U0346132

明清十八家名医医案

（第二版）

主　编　伊广谦　李占永

副主编　万　涛

编　委　张慧芳　岳雪莲　侯如艳　李　哲

唐哲光　关凤媛　潘英利　梁　晶

李　健　王文文　孙　诚

中国中医药出版社

·北京·

图书在版编目（CIP）数据

明清十八家名医医案／伊广谦，李占永主编．—2版．—北京：中国中医药出版社，2017.3（2023.4重印）

ISBN 978-7-5132-3931-8

Ⅰ.①明… Ⅱ.①伊… ②李… Ⅲ.①医案－汇编－中国－明清时代 Ⅳ.①R249.4

中国版本图书馆CIP数据核字(2016)第317679号

中国中医药出版社出版
北京经济技术开发区科创十三街31号院二区8号楼
邮政编码 100176
传真 010-64405721
山东临沂新华印刷物流集团有限责任公司印刷
各地新华书店经销

开本 787×1092 1/16 印张 119.25 字数 2408千字
2017年3月第2版 2023年4月第2次印刷
书号 ISBN 978-7-5132-3931-8

定价 480.00元
网址 www.cptcm.com

服务热线 010-64405510
购书热线 010-89535836
维权打假 010-64405753

微信服务号 zgzyycbs
微商城网址 https://kdt.im/LIdUGr
官方微博 http://e.weibo.com/cptcm
天猫旗舰店网址 https://zgzyycbs.tmall.com

如有印装质量问题请与本社出版部联系（010-64405510）

内容提要

本书共收明清两代十八位著名医家的二十一部医案。其中明代名医四人，即汪机（石山）、孙一奎（文垣）、喻昌（嘉言）、李中梓（士材）；清代名医十四人，即高斗魁（鼓峰）、尤怡（在泾）、徐大椿（灵胎）、薛雪（生白）、吴瑭（鞠通）、王士雄（孟英）、程文囿（杏轩）、蒋宝素（问斋）、谢星焕（映庐）、费伯雄（晋卿）、王泰林（旭高）、陈莲舫（秉钧）、张聿青（乃修）、余景和（听鸿）。这二十一部医案即是他们医疗实践的真实记录。医案中保存下来的极其丰富的宝贵临床经验，至今仍有很高的实用价值。本次出版，选取最佳底本，精心校点，以满足广大中医临床工作者及中医药爱好者的需要。

再版前言

在浩如烟海的中医文献中，医案文献历来为从医者所重视和喜爱，是一份非常宝贵的文化财富。

明人程鲁序《石山医案》有云："医之有案，其来远矣。若历代明医史传，之所以载其施治之法，神妙之效，皆凿凿可考，至丹溪之朱，樱宁之滑，其传皆出于名笔，动数千言莫之既。而于病之浅深，治之缓急，功之大小，昭然明甚，思欲起其人而不可得。"这段话概括了医案的几个特点：历史悠久，医家亲验，疗效卓著，文笔精彩。

所谓历史悠久，即"医之有案，其来远矣"，可追溯到司马迁撰《史记》，专立《扁鹊仓公列传》，记载两位名医的行迹事功。于仓公，则记其在狱中自陈为二十五例病人施治始末，每例记述患者姓名、职业、里籍、症状、脉象、诊断、治法、预后诸项，称为"诊籍"，是为后世医案的滥觞。元明之际，有人辑有《丹溪医案》，范行准认为"可说是个人医案专书之嚆矢"，以丹溪的成就和影响力，以其成书之早，应是一部医案佳作，可惜其书今已不传。现存最早，以"医案"名书的个人著作，当推明人汪机（石山）的《石山医案》，当然这也是"其传皆出于名笔"，出于汪机门人所辑，"其邑西石墅陈桷氏，实石山高第"。本书专集明清名家个人医案，故以《石山医案》开篇。明清之际，名医如云，医案著作联翩问世，佳作迭出，数量既丰，精品尤多，一时名医几乎皆有医案结集问世，堪称云蒸霞蔚，波澜壮阔，是医案最繁荣的时代。这就为我们的选择提供了充分的空间。经过反复斟酌，仔细挑选，遴选出了其中十八位名医的二十一部医案，明代四位四部，清代十四位十七部。十八位名医，皆为一时之选，所撰医案，亦是皆有定评影响昭著的佳钩。

所谓医家亲验，是指医案之作，乃是出于医家亲自治疗的真实记录，分析病情，诊断用药，判断预后，皆医家亲历亲为。这些亲历的经验体会，包括不成功案例，乃至误治误判的教训，都是他人无可替代的。这与医论、方书、汇编、综合性医书、医学全书等迥异。每见名家，下笔千言，议论滔滔，似乎无所不知。细想一位医家，几十年的阅历，岂能内外妇儿各科诸病，万千方剂药物，皆一一历验？其中不乏丛钞各家，荟萃群书者。杨照藜说得好："夫医主于愈病而已，偏执一途，而故持高论，纵明理湛深，与病情无与也。"（《王氏医案正编》杨照藜序）而医案的体例性质，决定了作者提供给读者的，必须得是一份真实可信、生动鲜活、愈病祛疾、足资借鉴的实录，是绝对不容向壁虚造的信史。正如柳宝诒评尤怡（在泾）《静香楼医案》："乃观此案，论病则切理餍心，源流俱澈，绝不泛引古书；用药则随证化裁，活泼泼地，从不蹈袭成方。”事实上，阅读医案时每有如随师侍诊，亲承謦咳，老师耳提面命一般“接地气”，倍感亲切。班固《汉书·司马迁传》谓：“然自刘向、扬雄博极群书，皆称（司马）迁有良史之材，服其善序事理，辨而不华，质而不俚，其文直，其事核，不虚美，不隐恶，故谓之实录。”虽为名医，其才也不足以比拟太史公，但在“善序事理，辨而不华，质而不俚，其文直，其事核，不虚美，不隐恶”方面，不少名医的医案，还是在努力践行。

所谓疗效卓著，是指诸家医案所选案例，几乎无一不是每位医家殚精竭虑，呕心沥血后的成功治例，得意之作。本书所选名医，不乏“其人皆负不可一世之才，而俯首降心于一艺之微”者（《王氏医案正编》杨照藜序）。譬如所选《吴鞠通先生医案》，可见其非但精于温病，对内伤杂病亦有不俗见解和非凡疗效。吴庆坻评其医案：“其辨微也，分肌擘理，若屠牛坦，一朝解十二牛而芒刃不顿；其纠谬也，如老吏谳狱，虽情伪万变，执吾法以绳之，而无所于挠。”并举吴氏“疗章氏颠狂之疾，而先激其羞恶之良心，几几于穷理尽性之学；治陈某肿胀之疾，与陈颂帚论药，齐轻重以决其效不效，折客座之气，而卒以服颂帚之心”。故称吴氏医案“可以为医学之阶梯”。历来编撰医案的传统做法，是选取成功案例，“其施治之法，神妙之效，皆凿凿可考”。因为前人认为，著述乃选优撷粹，传之后世的大事。卓越疗效的取得，或为个人创见，或为家传之秘，或有匠心独运的一招惊人，或有顿然醒悟后的智慧闪光，说到底都是医家临证多年心血的结晶。成功的取得，不仅有观察病情蛛丝马迹变化的精审和敏锐，判断病机的精准，权衡决断治法的轻重进退，遣方用药的精妙，甚至还有每一味药物炮制加工的精细讲求，真令人有“用药如用兵”之感。说医家治病“如老吏谳狱”，一位名医每每一天要面对数十名病人，其工作之繁剧要胜过“老吏”，其艰辛可想而知。治疗中不可避免的，间或也有失算和挫折，摸索试探后的成功，记录下来，都会给人以启发。

所谓文笔精彩，不是说要追求文字的华丽，而是要讲求表述清晰准确，恰到好处地描述症状，剖析病情。这十八家医案，都是出自名医之手，或是名医亲撰，或是门人代笔，他们均有相当文字素养，甚者学养深厚，声名藉甚。如身当明清之际的喻嘉言，以文章闻名遐迩，被列为清初文坛“十大圣人”之一。清代名医薛雪（生白），负有文名，撰有文论名著《一瓢诗话》。徐大椿（灵胎）精诗词戏曲，创作有《洄溪道情》，戏曲理论有《乐府传声》。尤怡（在泾）有诗名，入选《清诗别裁集》。宋人方勺在《泊宅编》中说：“古之贤人，不在朝廷，必在医卜之中。”洵非虚语。宋以后，医生的社会地位显著提高，儒医合流，文人热心医药，贤如苏轼、沈括，也关注医学，并有文字著述流传。本集诸位名医，“恒穷年兀兀，刻苦自励，以故能卓然成家，举世称道之，后学矜持式之”（《诊余集》薛元超序）。随手举一则薛雪治虚劳病案：“形瘦脉虚，左部空大。嗽病三年，行走气喘。据述从脐下气冲，必咳甚而呕。经言久咳不已，则三焦受之。乃他处累及，非治肺矣。思下之任脉失任，冲阳由胃及上，犯肺致咳，须固下摄纳滋养。肾病在下，必先形容憔悴者，此也。”药用：五味子、人参、鹿胎、补骨脂、茯苓、坎炁、胡桃、苁蓉。薛雪这则医案，记叙一位久病肾虚咳喘病人的病情证候，分析其病因病机，文字整饬，叙证清晰，辨证准确。上据经典之论，“久咳不已，则三焦受之”；下有个人经验，“肾病在下，必先形容憔悴”，确实是是值得后人细心玩味，认真学习的。言而无文，行之不远，前辈医家，在遣词用字上，是很考究的。个别医家，如清代名医余听鸿，兼擅内外两科，虽不谙文史，但其医案文字质朴无华，清通晓畅，反而为人称誉。

应该指出的是，宋・许叔微的《普济本事方》，明人合辑的《苏沈良方》，其中不少方剂叙其“本事”来历，一一记载病人姓名、年龄、性别、发病时间、地点、症状、所用药物、服用方法、治疗效果等，已大体具备医案的基本要素，但因其历来将其归类为方书，故未按医案收入本书。明代女医生谈允贤所撰《女医杂言》一书，收录验案三十余则，从其内容看，实为医案作品，而且成书时间也较早。由于关于谈氏影视的播放，如今谈氏已是名播天下。但考察《女医杂言》的学术影响，终究逊于入选的十八位医家，故予割爱。还有明・江瓘编《名医类案》，清・魏玉璜编《续名医类案》，是为合辑诸家医案，加以类编而成，不合本书个人医案体例，也未予收入。又如清俞震《古今医案按》、王孟英《古今医案按选》虽为医案名著，也因体例不合，亦未入选。

本书初版于1996年，迄今已经20年，许多读者反映欲购不得，出版社亦无库存。为满足社会需求，乃修订再版。这次修订，首先根据底本，改正了几处错别字。其次，我们注意到，近年多家出版社出版的同类书籍，对文中一些难解字词和典故，往往忽略不注，这次尽力酌加注释。自知错误难免，容有疏漏之处，敬祈方家不吝指正，是为至盼。

伊广谦

2016年11月2日于北京桂香书屋

前言

本书共收明清两代十八位著名医家的二十一部医案。其中明代名医四人，即汪机、孙一奎、喻昌、李中梓；清代名医十四人，即高斗魁、尤怡、徐大椿、薛雪、吴瑭、王士雄、程文囿、蒋宝素、谢星焕、费伯雄、王泰林、陈莲舫、张聿青、余景和。

医案之作，历史悠久。司马迁《史记·扁鹊仓公列传》中保存下来的汉代名医淳于意的“诊籍”，是我国现存最早的医案。此后，代有名医验案问世。明清两代，名医辈出，佳作如林。以医案的数量和记述的翔实、见识之卓越而言，明清两代均超越前代，彪炳医史。

本书所收十八家名医，既在理论上有突出建树，又有丰富的临证经验。他们高明的医疗技术，在当时赢得了病家的衷心信赖和普遍赞誉，也为后世提供了宝贵的借鉴。他们的医案，凝聚着他们终生辛勤钻研的心得，是艰苦摸索的结晶。这些医案风格各异，有的质朴无华，简明扼要；有的细密绵长，务求周详；有的议论风生，雄辩有力，展现了明清医案多姿多采的繁荣景象。但有一点是共同的，即各家医案都力求完整记录下成功治疗案例的经验和心得。有的也坦言不成功的教训，则更为可贵。下面简单介绍一下这十八位医家的简历、著述与医案特点。

汪机（1463—1539），字省之，号石山居士，安徽祁门人。宗法《内经》、仲景之说，而又博采朱丹溪、李东垣诸家之长。治病强调调补气血，而不偏执一端。于内、外、妇、儿诸科，均有造诣。其临证验案，由门人陈桷辑成《石山医案》，是汪氏学术之代表作，影响甚广。

孙一奎，明嘉靖、万历间（1552—1620）人，字文垣，号东宿，又号生生子，休宁（今属安徽）人。曾师从汪机弟子黄古潭，并遍游江浙，访求名师。历三十余年而精于医，治病每有良效。所撰《孙文垣医案》，又名《生生子医案》《赤水玄珠医案》，共收验案二百五十例。

喻昌（1585—1664），字嘉言，江西新建人。嘉言英才特立，志存高远。以生当明末鼎革之际，乃潜心医学，著述讲学，精研医理。著《寓意草》，录治案六十二例。每案反复论辨，文采斐然。并倡导“先议病，后用药”，所创“议病式”，是对标准病案书写规范最早而有益的探索。

李中梓（1588—1655），为明末清初著名医家。字士材，号念莪，又号尽凡居士，南汇（今属上海）人。著述甚丰，如《内经知要》《医宗必读》等，数百年来被视为医学入门之作，影响深远。《李中梓医案》被其侄李延昰收入《脉诀汇辨》。医案数量虽然不多，但可窥见李氏治病风范。

高斗魁（1623—1670），字旦中，四明人（今浙江鄞县）人。中年弃去诸生，读书于祖茔之侧鼓峰山下，因而自号鼓峰。家世以医名。学宗张景岳。治病强调脉、症、时三者合参。主张临证宜先察内外脏腑经络，新久虚实，食痰气血，再以脉合之。于内科及小儿麻痘惊疳，妇人胎前产后，均富治验。验案收入《四明医案》。

尤怡（？—1749），字在泾，号拙吾，别号饲鹤山人，长洲（今江苏吴县）人。治学勤奋，态度严谨，所撰《伤寒贯珠集》《金匮要略心典》皆为仲景著作之名注本，足为羽翼。晚年医术尤精，治病多验。《静香楼医案》即为其临证治验的记录。柳宝诒评其医案："治病则切理餍心，源流俱澈，绝不泛引古书；用药则随证化裁，活泼泼地，从不蹈袭成方。"柳氏编《柳选四家医案》，首为《静香楼医案》。又柳氏所加评按，发微抉隐，足资启发，故本书一并收入。

徐大椿（1693—1771），字灵胎，晚号洄溪老人，吴江（今属江苏）人。博学多才，著述丰富。撰有《医学源流论》《伤寒类方》《兰台轨范》《慎疾刍言》及评注叶天士《临证指南医案》。大椿医术高明，曾于乾隆年间两次应诏入京侍诊。殁后，于咸丰五年（1855年），王士雄得徐氏门人金复村所传《洄溪医案》一卷，编次梓行。士雄视如鸿宝，认为徐案"足以垂医鉴而活苍生"。

薛雪（1681—1770），字生白，号一瓢子，又号扫叶山人，吴县（今属江苏）人。精于医学，医名与叶天士相埒。为清代温病四大家之一，对湿热病的辨证治疗多有发挥。本书所收《扫叶庄一瓢老人医案》，原收载于《珍本医书集成》，经名医周小农初校。薛氏亦有文名，撰有《一瓢诗话》。文字清雅，于其医案亦可考见。

吴瑭（1758—1836），字鞠通，江苏淮阴人。所撰《温病条辨》，对温病学的发展贡献卓著，为后世学习温病学的必读书。《吴鞠通先生医案》四卷，包括温病、伤寒、杂病、妇科、儿科五十五门病证验案，全面反映了吴氏治疗经验。与诸家医案不同的是，吴氏于每一病例详细记述治疗经过，有的竟达数十诊之多，有助于读者了解治疗的全过程。

王士雄（1808—1868），字孟英，堂号潜斋，盐官（今浙江海宁）人。与叶天士、薛雪、吴鞠通并为清代温病四大家。王氏医案刻本较多，有《王氏医案正编》（《回春录》）、《王氏医案续编》（《仁术志》）、《王氏医案三编》、《王氏医案绎注》、《分类王孟英医案》、《王孟英医案》数种，其内容颇有重复之处。为避免重复，本书收入《王氏医案正编》及续编、三编。

程文囿，清乾隆、嘉庆间（1736—1820）人，字观泉，号杏轩，安徽歙县人。积数十年之功，编成《医述》十六卷。《杏轩医案》又名《程杏轩医案》，三集，汇集所治疑难验案。朱仲谨评论程氏，"随证处方，灵心独运，足度后学金针"。

蒋宝素（1795—1873），号问斋，京口（今江苏镇江）人，一说丹徒人。于治痰证，最具心得，倡用治疗痰饮“十补一清”“剿抚互用”诸法。《问斋医案》五卷，分为心、脾、肺、肾、肝五部，下分四十门，记录了蒋氏四十余年之治疗经验。

谢星焕（？—1857），字映庐，江西南城人，清代医家。谢氏祖、父皆以医为业，乃继承家学，宗法李东垣、喻嘉言。积四十余年之经验，撰成《得心集医案》。以兵燹之乱，散失过半，后经其子甘澍整编成书。全书六卷，分为二十一门，收载验案二百五十余例。后附其子甘澍《一得集医案》，亦可借以了解谢氏学术经验。谢氏受喻嘉言影响，临证讲求先议病后用药，于本书诸案可以体现。

费伯雄（1800—1879），字晋卿，江苏武进人，居武进西北之孟河。五世业医，世称“孟河费氏医学”。代表作为《医醇賸义》。认为“天下无神奇之法，只有平淡之极乃为神奇”。本书所收徐相任编《费氏医案》，收费伯雄临证验案一百零二条。通过这些医案，可以了解费氏寓神奇于平淡的医疗特色。

王泰林（1798—1862），字旭高，晚号退思居士，无锡（今属江苏）人。先从其舅父高锦亭学医，以疡科闻名。后专力内科，有治肝病三十法之论，以肝气、肝风、肝火三者条分缕析，多为后世遵循。撰有《王旭高医书六种》，包括《退思集类方歌注》《西溪书屋夜话录》等六书。医案有《环溪草堂医案》三卷（收入《柳选四家医案》）、《王旭高临证医案》（其门人方仁渊辑）。

陈莲舫（1840—1919），名秉钧，又号乐余老人，别署庸叟，青浦（今属上海）人。精通内外科，曾五次应召入京为光绪帝治病。足迹遍及直、粤、鄂、湘、皖、浙诸省。临证善通其变，处方灵妙，因其诊治对象多为王公贵族、达富贵人，故其用药不尚峻烈。撰有《女科秘诀大全》《加批时病论》。门人董韵笙辑有《陈莲舫医案秘钞》，所收医案，治以帝王及王公大臣居其大半。

张聿青（1844—?），字乃修。祖籍江苏常州，后迁无锡。屏弃举业，继承家学，锐志为医。其学以仲景之学为宗，别取刘、李、朱、薛诸家论著。于治病必探其本，救治奇难病症无数。医著有《张聿青医案》（又名《医论治案》）。其医案论证详而有要，议病理明言畅。秦伯未云其“论病处方，变化万端，不株守一家言”。

余景和（1847—1907），字听鸿，阳羡（今江苏宜兴）人。早年家境贫寒，入药肆为学徒，刻苦攻读医书。后得名医费兰泉帮助，收为入门弟子。又得与诸名医切磋学问，因而医术日精，医名日显。医案有《诊余集》与《外证医案汇编》。《诊余集》一书，大部为内科验案，亦收部分妇科、外科验案。所载主要为个人经验，案语朴实无华，而辨析病情则苦心揣摩，治疗亦灵活变通。《外证医案汇编》所收医案，以内外两科兼症者居多，并兼收陈学山、叶桂、薛雪、缪遵义、徐大椿等家方论。

在选择这十八位医家医案的底本时，皆取最早最精良的版本。并保持底本原貌，酌加校注。底本情况如下：

《石山医案》：明嘉靖十年（1531）陈桷校刻本（残）及《汪石山医书八种》明汪氏祠堂汇刻本。

《孙文垣医案》：明万历元年（1573）刻本。

《寓意草》：清康熙刻本。

《李中梓医案》：据《脉诀汇辨》清康熙五年（1666）刻本。

《四明医案》：《医宗己任编》道光十年（1830）涵古堂刻本。

《静香楼医案》：《柳选四家医案》清光绪三十年（1904）惜余小舍刻本。

《洄溪医案》：清咸丰五年（1855）刻本。

《扫叶庄一瓢老人医案》：《珍本医书集成》1936 年世界书局铅印本。

《吴鞠通先生医案》：1916 年绍兴医药学报社木活字本。

《王氏医案正编》《王氏医案续编》：清道光三十年（1850）浙江宝晋斋刻本。

《王氏医案三编》：清咸丰四年（1854）刻本。

《杏轩医案》：清嘉庆十年（1805）刻本。

《问斋医案》：清道光三十年（1850）镇江快志堂刻本。

《得心集医案》：清咸丰十一年（1861）浒湾延寿堂刻本。

《费氏医案》：1964 年上海科学技术出版社铅印本。

《王旭高临证医案》：清光绪二十四年（1898）琴川方氏倚云吟馆刻本。

《陈莲舫医案秘钞》：1921 年上海图书集成公司铅印本。

《张聿青医案》：1918 年江阴吴氏铅印本。

《诊余集》：1918 年海虞寄舫铅印本。

《外证医案汇编》：清光绪二十年（1894）苏州绿荫堂刻本。

本书力求精选明清最有影响的著名医家的医案，依据最佳底本，精心校点，汇编成帙。于叶天士医案，原拟收《临证指南医案》等书，因出版社将推出《叶天士医学全书》，故未收入。明代薛己是一位有广泛影响的重要医家，所遗医案甚丰，因编者近期已整理完成《薛氏医案》，即将出版，故亦未收入。读者可参见以上二书。考虑到篇幅容量，还有很多有成就的明清医家医案未能收入，容待续编明清名医医案时再说。

伊广谦

1996 年 10 月

总 目 录

Contents

石山医案

明·汪机　著

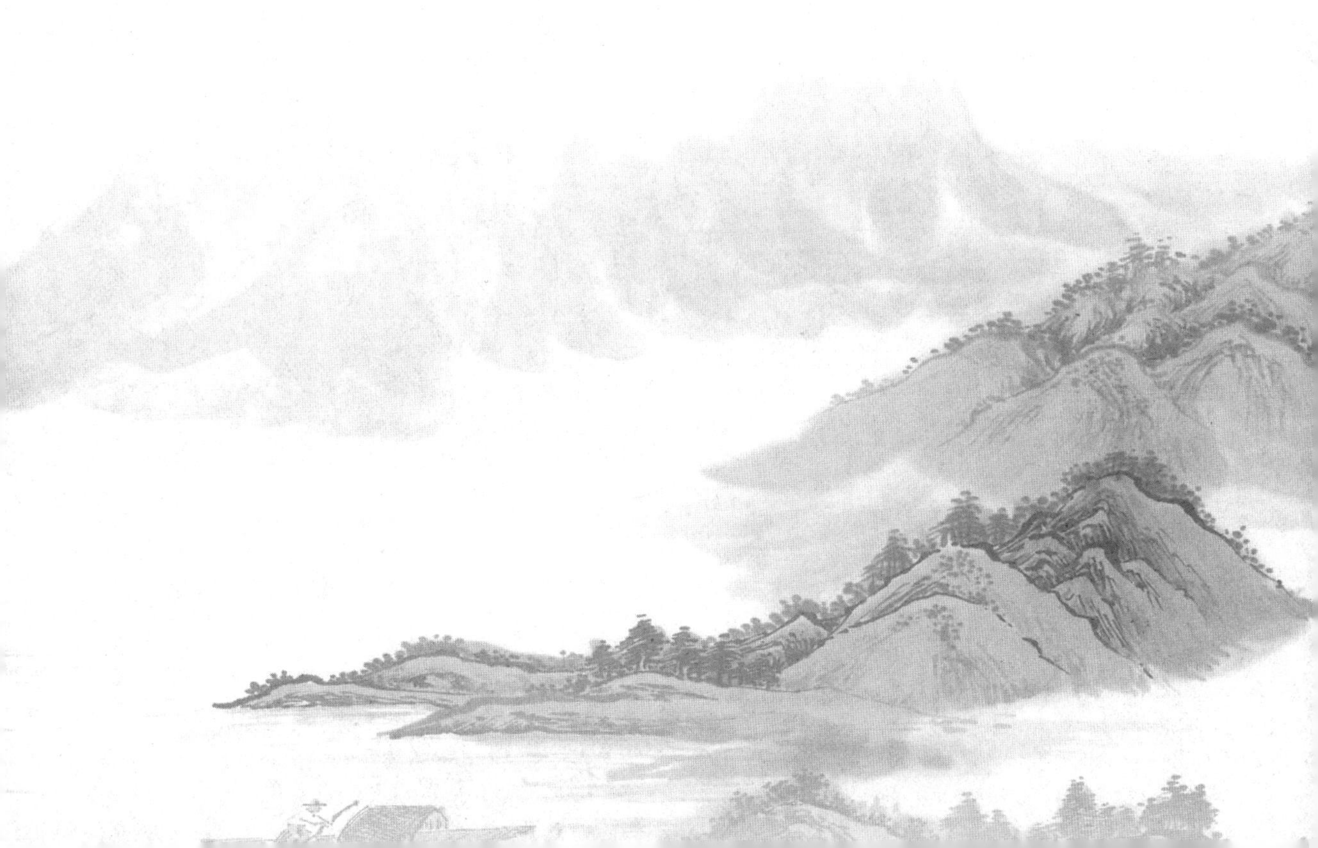

序

医之有案，其来远矣。若历代明医史传，之所以载其施治之法，神妙之效，皆凿凿可考。至丹溪之朱，樱宁生之滑，其传皆出于名笔，动数千言莫之既。而于病之浅深，治之缓急，功之大小，昭然明甚，思欲起其人而不可得。

吾郡祁之汪石山，儒医也，于《素问》则有补注，本草则有类钞，脉诊则有论著，运气则有提纲，外科及针灸等书则又俱有纂述。盖集古今诸名家之所长，而为一大成也乎。

其从事于医，殆四十余载。凡病家之求治者，因脉制方，随投辄效。从游之士，得于目击者，即手录之，以为成法。其邑西石墅陈桷氏，实石山高第。以其所录者，分为三卷，名曰《石山医案》，刻之梓以传，诣予终老楼属序之。

夫病之见治于石山也，如饥者得食而充，渴者得饮而解，溺者得援之而登，颠危者得扶持之而安，盖医之王道也。使同生朱、滑之时，其抱负设施，与之同驱并驾，未可必其或后先也。后人视此，不亦犹法家之有断案也哉。引伸触类，延惠无穷，其为慈孝之助多矣。

石山之传，撰于镜山，其未及载者，赖此以传，岂非后人之幸欤。石山名机，字省之，石山其号也。庸僭序之，以谂观者如此。

嘉靖辛卯年闰六月中浣休宁率口程鲁序

目　录

卷 一

荣卫论

丹溪论阳有余阴不足，乃据理论人之禀赋也。盖天之日为阳，月为阴。人禀日之阳为身之阳，而日不亏；禀月之阴为身之阴，而月常缺。可见人身气常有余，血常不足矣。故女人必须积养十四五年，血方足而经行。仅及三十余年，血便衰而经断，阴之不足，固可验矣。丹溪揭出而特论之，无非诫人保守阴气，不可妄耗损也。以人生天地间，营营于物，役于事，未免久行伤筋，久立伤骨，久坐伤肾，久视伤神，久思伤意。凡此数伤，皆伤阴也。以难成易亏之阴，而日犯此数伤，欲其不夭枉也难矣。此丹溪所以立论垂戒于后也，非论治阴虚之病也。若遇有病，气虚则补气，血虚则补血，未常专主阴虚而论治。且如产后的属阴虚，丹溪则曰：右脉不足，补气药多于补血药；左脉不足，补血药多于补气药。丹溪固不专主于血矣。何世人昧此，多以阴常不足之说，横于胸中，凡百诸病，一切主于阴虚，而于甘温助阳之药，一毫不敢轻用，岂理也哉。虽然，丹溪谓气病补血，虽不中亦无害也；血病补气，则血愈虚散，是谓诛罚无过。此指辛热燥烈之剂而言，亦将以诫人用药，宁可失于不及，不可失于太过。盖血药属阴而柔，气药属阳而刚。苟或认病不真，宁可药用柔和，不可过于刚烈也。《书》曰：罪疑惟轻，功疑惟重。本草曰与其毒也宁善，与其多也宁少之意，正相合也。虽然，血虚补气固为有害，气虚补血亦不可谓无害。吾见胃虚气弱，不能运行，血越上窍者，多用四物汤凉血之药，反致胸腹痞闷，饮食少进，上吐下泻，气喘呕血，去死不远，岂可谓无害耶？是以医者贵乎识病真耳。

或又曰：人禀天之阳，为身之阳，则阳常有余，无待于补，何方书尚有补阳之说？予曰：阳有余者，指卫气也，卫气固无待于补。而营之气，亦谓之阳，此气或虚或盈。虚而不补，则气愈虚怯矣，经曰怯者着而成病是也。况人于日用之间，不免劳则气耗，悲则气消，恐则气下，怒则气上，思则气结，喜则气缓，凡此数伤，皆伤气也。以有涯之气，而日犯此数伤，欲其不虚难矣！虚而不补，气何由行？或问：丹溪曰：人身之虚，皆阴虚也。若果阳虚，则暴绝死矣。是阳无益于补也。又曰：气无补法，世俗之言也。气虚不补，何由而行？是气又待于补也。何言之背戾耶？予曰：经云：卫气者，水谷之悍气也，慓疾不受诸邪。此则阳常有余，无益于补者也。朱子曰：天之阳气，健行不息，故阁得地，在中间一息，或停地即陷矣。与丹溪所谓阳虚则暴绝，同一意也。此固然矣。使阴气若虚，则阳亦无所依，附而飞越矣。故曰：天依形，地附气。丹溪曰，阴先虚而阳暴绝，是知阳亦赖阴而有所依附也。此丹溪所以拳拳于补阴也。经曰：营气者，水谷之精气，入于脉内，与息数呼吸应。此即所谓阴气，不能无盈虚也，不能不待于补也。分而言之，卫气为阳，营气为阴。合而言之，营阴而不禀卫之阳，莫能营昼夜，利关节矣。古人于营字下加一气字，可见卫固阳也，营亦阳也。故曰血之与气，异名而同类。补阳者，补营之阳；补阴者，补营之阴。又况各经分受，有气多血少者，有血多气少者。倘或为邪所中，而无损益，则藏府不平矣。此《内经》之所以作，而医道所以兴也。譬如天之日月，皆在火气之中，分而言之，日为阳，月为阴；合而言之，月虽阴，而不禀日之阳，则不能光照而运行矣。故古人于阴字下加一气字，可见阳固此气，阴亦此气也。故曰：阴中有阳，阳中有阴，阴阳同一气也。周子曰阴阳，一太极是也。然此气有亏有盈，如月有圆有缺也。圣人裁成补相，即医家用药损益之义也。是知人参、黄芪，补气亦补营之气，补营之气，即补营也，补营即补阴也。可见人身之虚，皆阴虚也。经曰：阴不足者，补之以味。参芪味甘，甘能生血，非补阴而何？又曰：阳不足者，温之以气。参芪气温，又能补阳，故仲景曰：气虚血弱，以人参补之。可见参芪不惟补阳，而亦补阴。东垣曰：血脱益气。仲景曰：阳生阴长。义本诸此。世谓参芪补阳不补阴，特未之考耳。予谓天之阳气，包括宇宙之外，即《易》所谓天行健，《内经》所谓大气举之者是也。此气如何得虚，虚则不能畜住地矣。天之阴，聚而成形者，形者乃地之坤也。故曰：天依形，地附气。可见人身之卫，即天之乾；人身之形，即地之坤。营运于藏府之内者，营气也，即天地中发生之气也。故以气质言，卫气为阳，形质为阴。以内外言，卫气护卫于外为阳，营气营养于内为阴。细而分之，营中亦自有阴阳焉。所谓一阴一阳，互为其根者是也。若执以营为卫；配而以营为纯阴，则孤阴不长，安得营养于藏府耶？经曰营为血，而血即水。朱子曰：水质阴，而性本阳。可见营非纯阴矣，况气者水之母。且天地间物有质者，不能无亏盈，既有质而亏盈，血中之气亦不免而亏盈矣。故丹溪以补阴为主，固为补营；东垣以补气为主，亦补营也，以营兼血气而然也。

答提学黄公如金所患书

生朴樕[①]小材，山林迂士。其于岐黄之书，卢扁之术，仅惟得其糠秕而已。升堂入室，诚有所未能也。兹蒙召置左右，以备顾问，夙夜祗惧，惟恐弗堪。虽然，一得之愚，不敢不尽。是以忘其固陋，谨述以闻。古人所谓刍荛之言，狂夫之语，庶几或有可采者也。伏惟天宽地容，海涵春育，人不求备，才不求全，片言有取，寸长必录。又且不作聪明，不大声色，靡恃其长，毋执其见，舍己从人，不知有彼此之别，使各得以纾其情也。用上敬下，相忘于势利之场，俾皆得以尽其辞也。是知所言或谬，殆必视如道旁苦

① 朴樕：《说文》："朴樕，小木。"喻平庸之材。谦词。

李①，唾而去之而已。必不索我于形骸之外，以言而见责焉。然生侍侧有日，聆诲已久，因而察其受病之源，详其致病之因，不过心过于劳而已。何则？心为血主，而血又所以养心，血属阴而主静，惟静则可以生水，故曰静则生阴是也。苟或心过于劳，则主动而属阳矣。阳则火之象也，故曰动则生阳。丹溪亦曰：诸动属火。动极火炽，阳亢阴微，血愈亏损，而心失所养矣。是以睡卧不宁，夜梦纷纭，职皆由于此也。经云：主闭藏者肾也。肾主相火，上系于心，心既动劳，则相火随起，而热则流通矣。是以闭藏之肾，反暗流疏泻，而梦遗精滑之疾，有所不能免矣。医书所谓情动于中，精淫于外是也。经云：东方实，西方虚。心劳火动，则西方之金愈虚，而东方之木愈实，脾土得不为之伤乎？脾土既伤，是以上或为呕，下或为泻，中或畏食之病，莫不层出而叠见矣。由是探本索元，其初固在于心，而支流余裔，不免延及他藏，而亦有所损也。又当参之以脉。夫左寸，心脉所出也，或时而浮洪，或时而敛小。盖由心之劳逸不常，以致脉之大小无定。劳则心动而火炽，故脉为之浮洪而躁扰；逸则心安而气和，故脉为之敛小而恬静。所可喜者，肝肾二部脉静而有常，久而不变。是知相火虽或有时而动，而势未至于燎原也。故今病未即瘳，而终有可瘳之理；邪未即伏，而终有可伏之机，尚复何虑之有？右手三部，肺脾命脉之所出也，亦或浮而稍洪，又或小而稍弱。良由火来侮肺，又乘于脾，遂延及命门，以致然耳。故曰火性躁扰强越，其燔灼之祸，无不着于物也。或时小而稍弱者，盖府藏之阴血阳气，未免为火暗伤而阴损。故火旺之时，脉来浮洪，而独见火象。及火静之后；则邪伏而虚见矣。脉之小而弱者，宁不基于此乎？或曰：血为火销，吾固闻其说矣，而气当赖之以为助，何谓亦伤其阳乎？经曰：少火生气，壮火食气。夫少火固可以生气，而壮火，火之旺甚也，安得不食其气而损之乎？又曰：热伤气，故暑月多致人无气以动，怠惰嗜卧。可见火之伤气，不待辨而明矣，又何疑之有哉？生于是察其脉，切其病，反复精思，参互考证。其所治之方，无出于八物汤之外也。或者专主四物滋阴，加黄柏、知母、玄参、生地之属以降火。此固一说也，未免寒伤胃气，而呕泻畏食之病，莫能去矣。或者专主四君子以养阳，加温暖消导燥热之剂以助胃，此亦一理也，未免阳刚伤阴，而夜梦遗精之患，不能除矣。求其万举万全而无一偏之害者，还当以八物为主。一则可以养阴，而心火不至于太炽；一则可以养阳，而脾土不至于太伤。其他清金降火，安神固肾之药，又当因其时月之宜，酌其病之轻重，更相出入，递为佐使，庶得变通之妙，而免执中无权之诮矣。守此以治，而谓病之不痊，吾未之信也。抑犹有说焉。夫人生气交之中，孰能无欲？所谓欲者，非特色欲之欲。凡耳之于声，目之于色，鼻之于臭，口之于味，皆所谓欲也。周子曰：欲动则情炽。炽从火，则火之炽可知矣。丹溪所谓诸动属火，其原盖出于此欤！故圣贤教人，不欲窒欲，则曰寡欲。此善治乎火也。不此是务，而惟日以百忧感其心，万事劳其形，惟恃刀圭之剂，以求旦夕之功，是

① 道旁苦李：无用之事或人。语出《世说新语·雅量》。

谓舍本而逐末，徇外以遗内也，岂自根自本之论哉！今之所患，诚能内观以养神，存心以养性，则水可升，火可降，坎离交而地天泰矣，又何待于笼中物耶！且胃气者，清纯冲和之气也。凡药之气皆偏，非若五谷可常食也。苟不知此，而惟药之是耽，则胃气之存者几希矣！有志养生者，不可以不谨。生既以症治之方，而详之于前，复以存养之要，而申之于后，无非致其叮咛忠爱之意也。伏乞高明议之，以订是否。

条答福建举人谢邦实所患书

——所示大便多燥，而色赤褐，意燥赤亦热所为。

大便燥赤，固热所为，亦挟血虚。盖大肠属阳明燥金，血旺则便润，血少则便燥。且肾主大便，而亦属血也。由此论之，则血虚无热，为两尽矣。

——所示夜卧少宁，舌生黑胎，唇口焦燥，静养服药二三日，胎始退，不知降火去胎之药更有何方法？唇舌焦干，更何调理？

此项数病，皆生于心。何则？心主血脉，心血一亏，则阳热随起，故夜卧不宁，唇舌焦燥，黑胎之病，层出而叠见矣。且舌乃心之苗，心火亢极，故舌生黑胎。静养二三日而始退者，盖静养则阴生，阴生则阳伏矣。周子所以定之以中正仁义，而主静者，良以此也。降火去胎，润唇滋燥之药，恐无出于四物，再加麦门冬、五味、黄柏、知母之属。

——所示目力亦短，五步之内，于人多不能识，直视天日，惟蒙蒙纷纷白花矣，白精血缕不断，睡醒反渍泪。

东垣云：能远视不能近视，气有余血不足也；能近视不能远视，血有余气不足也。今贵目既不能视远，又不能视近，此气血俱不足也。直视天日，惟见白花，白花乃肺之象。何则？肺为气主，属金而燥。肺金一虚，火来易侮。且天与日，皆阳火也，虚金受侮于天日之阳火，故白花纷纷，散漫而见于前矣。白精血缕不断，睡醒反渍泪者，属于肝火之动也，经云肝热甚则出泪是矣。所治之方，要当滋肾水以制火，保肺气以畏木；则眼中诸疾，虽不期愈而自愈矣。然加减补阴丸，正与病对，先生宜详审之。

——所示肾觉衰甚，不敢劳动，惟有患则腰足酸痛，或右肾酸疼，或久立，或劳皆然。意区区气病居多，故所患右体偏多，见须白眼赤，多自右为甚。

夫人之一身，气血周流。细而分之，则气属于右，血属于左。气属于右，则右体不免气旺而血劣也。且先生亦中年已后，血气日减，加之右体气旺血劣，宜乎腰足酸疼，右肾时痛，须白眼赤之症，多见于右也。补肾药方，亦无出于加减补阴丸药，生当别楮以呈。

——所示劳倦，时小便旁射，散逆如丝，不得顺直。意皆气之不足，药之不专，劳而失养然欤？

此条先生以为气之不足，药之不专，劳而失养之所致。以予观之，诚不出此三之外。

但先生徒托诸空言，不见诸行事，是以病根不除，时作而时止矣。

——所示近来腰复微痛，坐久屈伸不便，右侧腰腿相接处，曰环跳穴，旁多酸痛。

夫腰者，肾之外候。盖由肾水衰虚于内，以致肾之外候，或微痛，或屈伸不便，或环跳穴旁酸痛也。环跳虽属膀胱，膀胱亦肾之府，未有藏病而府不病也。

——示孤骨下，间有火热，或升于右脚股，一团三指许，有时微热如灯照。

丹溪有曰：火自涌泉穴起者，乃火起自九泉也。孤骨须亦属于膀胱，与肾相为表里，而又近于涌泉。即此观之，是亦肾水衰少，不足以制火，而火起于九泉之类也。此宜滋养肾水，以制妄火，经云滋阴水以制阳光是也。

疫

一人年弱时房劳，后忽洒洒恶寒，自汗发热，头背胃脘皆痛，唇赤舌强，呕吐，眼胞青色。医投补中益气，午后谵语，恶热，小便长。初日脉皆细弱而数，次日脉则浮弦而数。医以手按脐下痛，谊欲下之，遣书来问。予曰：疫也。疫兼两感，内伤重，外感轻耳。脐下痛者，肾水亏也。若用利药，是杀之也。古人云：疫有补有降有散。兹宜合补降二法以治，别清暑益气汤除苍术、泽泻、五味，加生地、黄芩、石膏。服十余贴而安。

疟

邑人汪大尹，年几七十，形色苍白，劳倦病疟，疟止，胸膈痞闷，心恶痰多，不思饮食，懒倦，口苦，头痛，夜梦纷纭，两腿时痒。予为诊之，脉皆浮濡无力，且过于缓。医书云：脉缓无力者，气虚也。又云：劳则气耗。又云：劳倦伤脾，脾伤不能运化精微，以养其心，故心神为之不安。宜仿归脾汤例治之：人参二钱，麦门冬、白术各一钱，归身、酸枣仁、茯神各八分，黄芩、陈皮各六分，枳实、甘草各五分，川芎七分，煎服。二贴，夜卧颇安，但药后觉嘈，食则吞酸口淡。减去枳实，加山楂七分，吴茱萸二分服之，仍用参、术、归、芎、山栀、山楂，丸服而愈。

一人年逾四十，形瘦，色紫淡，素劳伤脾。予令常服参苓白术散获安。住药一年，复劳，饮冷酒不爽，是夜头又被湿，遂致身冷不安，早起面目俱黄。医用零筋草根，酒煎服之，吐泻大作。又加姜煎，则心热膈壅，不进饮食，大便秘结，疟作，胸膈痞塞，粥饮不入，食此汤则嗳此气，呕逆吐涎，意向甚恶。予诊左脉浮濡无力，肝脉颇弦，右脉肺部囗散，脾部浮微，二部脉皆似有似无，或呼攻相引，又觉应指。曰：此脾虚之极也。初因劳热饮冷，头又被湿，内热因郁，故发为黄。若用搐药，以泄上焦湿热，则黄自退。乃用草药酒煎，湿热虽行，而脾气存也几希。且勿治疟，当用补脾为急，用人参五钱，橘红一钱，时时煎汤呷之，令其且莫食粥，以回胃气。彼如所言，旬余乃愈。

一人年逾四十，不肥不瘦，形色苍白。季秋久疟，医用丹剂一丸止之，呕吐不休，粒米不入，大便或泻，面赤，妄语，身热。予诊脉，皆浮而欲绝。仲景云：阳病得阴脉者死。今面赤、身热、妄语，其症属阳，而脉微欲绝，则阴脉矣，此一危也。经曰：得谷者昌，失谷者亡。今粒米不入，此二危也。又曰：泄而热不去者，死。今数泄泻，而面赤身热不除，此三危也。以理论之，法在不治。古人云：治而不愈者有也，未有不治而愈者也。令用人参五钱，白术二钱，御米一钱，橘红八分，煎服。四贴，渐有生意。

一人年近三十，形瘦淡紫，八月间病疟。予诊之，左脉颇和而驶①，右脉弱而无力。令用清暑益气汤加减服之，觉胸膈痞闷，遂畏人参。更医作疟治，而疟或进或退，服截药病稍增。延至十月，复邀予诊，脉皆浮小而濡带数，右则尤近不足。曰：正气久虚，邪留不出，疟尚不止也。宜用十全大补汤，减桂加苓倍参。服之渐愈。

一人年逾三十，形瘦色苍，八月间病疟，或用截药，或用符水，延缠不愈，胸膈痞满，饮食少进，大肠痔血，小便短赤，疟发于夜，寒少热多，自汗。予诊左脉濡小而缓，右脉濡弱无力。曰：此久疟伤脾也。用人参二钱，白术、归身、茯苓各一钱，芍药八分，黄芩七分，枳实五分，陈皮六分，甘草四分，煎服。后因痔血未止，吞槐角丸，而血愈多，仍服前方，而血减矣。

一妇，面色淡紫，年逾四十，九月病疟，夜发渴，多汗，呕吐，粒食不进数日。予诊脉皆浮濡而缓，按之无力。遂用人参五钱，橘红八分，甘草七分，白术一钱，煎服。十余贴，疟止，食进，渐有生意，但大便二十日不通。再诊，右脉浮小无力，左脉沉弱无力。前方加归身一钱，火麻仁钱半，如旧煎服，病除。

一妇，年逾三十，瘦长，淡紫，六月产，八月疟，疟止，胸膈痞闷，才劳气喘咳血，身热脚冷。予诊左脉濡弱，右脉肺部颇洪，关尺二部亦弱。以生地黄、白芍、麦门冬、白术各一钱，阿胶、归身、牡丹皮各七分，人参八分，陈皮五分，煎服，一贴。再令热服，泻止膈快，但盗汗而脚即软矣。前方加黄芪钱半，黄柏七分，依前煎服而安。

一人年三十，形色苍白，因劳感热，九月尽病疟，头痛口渴，呕吐，胸膈痞塞，不进饮食，自汗倦怠，热多寒少。医用截药，病增过，饮水吐甚。予诊脉皆浮大而濡，颇弦。曰：此劳倦伤脾，热伤气之疟也。令用人参三钱，黄芪钱半，白术、麦门冬各一钱，枳实五分，山楂七分，归身、黄柏、知母各七分，干姜、甘草各三分，煎服。三贴病减。复劳病作，前方人参加作四钱，服之向安。

一人年三十，久疟，医用补中益气汤，或止或作，延及半年，因解发结劳伤，咳嗽。医以前方加半夏、五味，遂致喉痛声哑，夜不能寝。邀予视之，右脉浮濡，左脉小弱。曰：经云阴火之动，发为喉痹是也。此必色欲不谨。久服参芪，徒增肺中伏火耳。令以甘桔汤加鼠粘子、蜜炙黄柏，煎服二贴，喉痛除而声出。继服保和汤，五贴而安。

一人年三十余，形瘦淡紫，素劳，久疟，三日一发，于夜呕吐，热多寒少，不进饮

---

① 驶：同“快”。

食，小便频数，气喘咳嗽，日夜打坐，不能伏枕几月矣，头身骨节皆痛。医作疟治，病甚。众皆危之。脉皆浮虚缓弱，而不甚大。予以参术加陈皮、黄柏、枳实、知母、麦门冬、北五味，煎服，三贴病退。越二日复病，令用四物加童便服之，则嗽除喘止，始能就卧。再用八物汤除茯苓，加枳实、香附，又用枳术丸加人参、砂仁、归身、黄芩，吞服，调理，热来常服童便，半年而安。

一妇形色脆白，年五十余，忧劳，六月背疮，艾灸百余壮，疮散病疟，身热，自汗，口渴，头晕，呕吐，泄泻，不进饮食，寒少热多。自用清暑益气汤，病甚。予诊左脉浮微，似有似无，右脉浮小，按之不足。曰：病须属疟，当作虚治。依方而用清暑益气，固与病宜，但邪重剂轻，病不去耳。令以参术加作五钱，芪三钱，茯苓一钱，陈皮七分，甘草五分，煎服，病退。

一人于嘉靖九年，因冒风病疟，热多寒少，头痛倦怠，食少自汗，已服参苏饮一贴。予适在彼，诊之，脉皆浮虚近驶。曰：此虚疟也，非参苏饮所宜。令将平日所服参、芪、归、术等药煎服，五六贴而愈。且喻之曰：元气素虚，不宜发散。凡遇一切外感，必须以补元气为主，少加发散之药以补佐之，庶为允当，宜永识之。

一妇常患咳嗽，加以疟疾，因仍左胁有块。疟止有孕，嗽尚不宁，喉干痰少，或时呕出顽痰钟许方止，夜亦如是。常觉热盛，胸膈壅满，背心亦胀，常要打摩。妊已六月，夜半如厕，身忽寒战，厚覆少顷乃愈。越两日，夜半又发寒热如疟，肢节痛，上身微汗，口中觉吐冷气，胸喉如有物碍，心前虚肿，按之即痛，头痛气喘，坐卧不宁。医作伤寒发散，又作痰症，而用二陈不效。予往视之，脉皆濡而近滑。曰：胃虚血热也。先以四君子汤加黄芩、枳壳、麦门冬，煎服二三贴，以保胃气。继以四物汤加槟榔、枳壳、麻仁、大黄。三服下之，遂滞下后重，虚坐努责，怠倦不食，时或昏闷乱叫，食则胀，不食饥，四肢痛，脚肿。予曰：胃虚，非汤药所宜。令合枳术丸加人参、当归、黄芩。服月余，诸症悉除，胎亦无损。

一人形瘦色脆，年几三十。正德十年四月，腹痛，惟觉气转左边，五日而止。次年四月亦然。八月病疟，间日一发，寒少热多，十余日止。第三年四月八月，如旧腹痛疟作。四年五年，四月八月亦然，但疟作腹痛，疟止痛止，旬余疟除。又泻痢十余日，泻止疟又作，但不腹痛。五日疟瘥。仲冬感寒，头痛发热，腹及右胁胀痛，气喘溏泻，内黑外红，日夜五六次不减，饮食难进。医用三乙承气汤二贴，继用木香枳术丸，诸症稍定。午后内热愈炽，遇食愈胀，得泻略宽，头痛不减。诣予诊治，脉皆浮濡近驶。曰：气属阳当升，虚则下陷矣。又屡服消克攻下之剂，所谓虚其虚也，安得不胀而频泻乎？经云：下者举之。其治此病之谓欤？或曰：胀满者气有余也，积块者气固结也。经云：结者散之，有余者损之。今有余而补，固结而益，何谓？予曰：人身之气，犹天之风。风性刚劲，扬沙走石，孰能御之？孟子曰至大至刚是也。馁则为物障蔽，反以为病。若能补养以复其刚大之性，则冲突排荡，又何胀满不散，积块不行？经曰壮者气行则愈，怯者著而成病是也。盖气之强壮者，则流动充满。或有积滞，且亦被冲突而行散矣，何病之有？气之怯弱，则力小迟钝，一有积滞，不免因仍承袭，积着成病，故此病法当升阳益胃。遂以参苓白术散煎升麻汤调服月余，仍令丸服，一料而愈。

一人形瘦色脆，年三十余，八月因劳病疟，寒少热多，自汗体倦，头痛，胸痞，略咳而渴，恶食，大便或秘或溏，发于寅申巳亥夜。医谊欲从丹溪用血药引出阳分之例治之。予诊其脉，濡弱近驶稍弦。曰：察形观色参脉，乃属气血两虚，疟已深入厥阴矣。专用血药，不免损胃，又损肺也。淹延岁月，久疟成痨。何也？自汗嗽渴，而苍术、白芷岂宜例用？恶食胸痞，而血药岂能独理？古人用药立例，指引迷途耳。因例达变，在后人推广之也。遂以补中益气汤加川芎、黄柏、枳实、神曲、麦门冬，倍用参、芪、术，煎服。三十余贴，诸症稍除，疟犹未止。乃语之曰：今当冬气沉潜，疟气亦因之以沉潜，难使浮达，况汗孔亦因以闭塞。经曰：疟以汗解。当此闭藏之时，安得违天时以汗之乎？且以参、术、枳实、陈皮、归身、黄芩丸服，胃气既壮，来年二月，疟当随其春气而发泄矣。果如期而安。

一人年三十，形色颇实，初因舟行过劳受热，咳嗽不已，续又病疟，素有热淋，求医服药，或作或辍，回家。予为诊之，脉皆濡弱近缓，左尺略驶。曰：此热伤气也。肺为气主，气伤肺亦伤矣，故发咳嗽。其疟亦因热而作。令用人参钱半，白术、麦门冬、茯苓各一钱，归身、知母各七分，青皮、黄柏、甘草各五分，煎服而安。九月复舟行，过劳感热，其疟复作，或一日一发，或二日一发，或三日一发，或连发一日。回家，医作疟治不效，仍用前方煎服，遂安。

一人年三十，六月因劳取凉，梦遗遂觉，恶寒连日，惨惨不爽，三日后头痛躁闷。家人诊之，惊曰：脉绝矣。谊作阴症，欲进附子汤未决，邀予往治。曰：阴症无头疼。今病如是，恐盛者乘虚入于阴分，故脉伏耳，非脉绝也。若进附子汤，恐以火济火，安能复生？姑待以观其变，然后议药。次日未末申初，果病寒少热多，头痛躁渴，痞闷呕食，自汗，大便或泻或结，脉皆濡小而驶，脾部兼弦。此非寻常驱疟燥烈劫剂所能。治遂用清暑益气汤减苍术、升麻，加柴胡、知母、厚朴、川芎，以人参加作二钱，黄芪钱半，白术、当归各一钱，煎服二十余贴而愈。

本县二尹大人，北人，形长魁伟，年逾四十。六月舟中，受热病疟，寒少热多，头疼躁渴，汗多，医用七保饮治之不愈。予诊其脉，浮濡而驶略弦。曰：此暑疟也。以白虎汤加人参三钱，煎服十余贴而疟止。

待御程公，形色清脆，年余四十，素善饮，形色苍。热病头痛，恶食泄泻，小便短少，午后恶寒发热。医用二陈、平胃、五苓共一服，治不退，反增腰腹拘急。邀予诊视，脉皆濡弱，颇弦而驶。曰：耗血伤胃，惟酒为甚。复加以时热，外伤其气。内外两伤，法当从补。若用草果、槟榔、常山、半夏燥烈之剂，譬犹抱薪救火，宁不益其病耶？遂以人参二钱，黄芪钱半，以益皮毛，不令汗泄；白术、茯苓、石膏、麦门冬各一钱，以导湿热，不使伤胃；知母、青皮、神曲、黄芩、归身、川芎、柴胡各七分，以消积滞而和表里；少加甘草二分，煎服十余贴，疟止。后以参苓白术散，常服收功。

一人年三十余，八月因劳病疟，诣予诊治，脉皆六至而数无力。曰：古人云：形瘦色黑者，气实血虚也。又云：脉数无力者，血虚也。间日发于午后，亦血分病也。以色脉论之，当从血治。但今汗多，乃阳虚表失所卫；消谷善饥，乃胃虚火乘其土，皆阳虚也。仲景法有凭症不凭脉者，兹当凭症，作阳虚治。以参、芪各二钱，白术、白芍、麦门冬各一钱，归身、生地、甘草各七分，黄柏、知母、陈皮各五分，煎服二十余贴而安。若用寻常驱疟劫剂，宁免后艰。

予年逾六十，形质近弱。八九月酷热时，往来休歙，外有药剂之功，内有病者之忧，内外弗宁，昼夜不静。至十月初旬，疟作三日，午后一发，寒不甚寒，热不甚热，喜热恶寒，寒去热来，则爽快矣。口干微渴，临发昏倦嗜卧。左脉沉小而数，右脉浮濡无力，亦近于数，独脾部弦而颇洪。疟去则脉皆大小浮沉相等，惟觉缓弱而矣。初服补中益气汤，十余贴，病无加减，夜苦盗汗。继服当归六黄汤，黄芪每贴四钱，五贴汗止，疟如旧。再服白虎汤，人参四钱，石膏三钱，知母一钱，甘草六分，米一撮，煎服。十余贴而疟止矣。

一人瘦长脆白，年三十余。久疟后，盗汗自汗过多，加以伤食，吐泻大作，吐止而泻，四日不住，筋惕肉瞤，惊悸梦遗，小便不禁。予诊脉皆缓弱，右则略弦而涩。曰：此下多亡阴，汗多亡阳，气血虚也。遂以参芪为君，白术为臣，山栀、麦门冬、牡蛎为佐，酸枣、归身、山楂为使，加以薄桂煎服。旬余诸症稍退。半年之间，常觉脐下内热一团，烘烘不散，时或梦遗。浮梁孙医谊作热郁，固欲下之。予曰：此非有余之热，乃阴虚生内热耳。若欲下之，是杀之耳。宜以前方加黄柏，热当自退。果验。

一人年十七八时，因读书饥[①]，感寒得疟，延缠三年，疟愈塞气，脐左触痛，热熨而散，仍或发或止。后因新娶往县，复受饥寒，似病伤寒，吐二日夜不止。接服理中汤、补中益气汤、固本丸、补阴丸、猪肚丸，其吐或作或止，饮食或进或不进。续后受饥劳倦，食则饱闷，子至午前睡安略爽，食稍进，午后气升，便觉胀闷，胸膈漉漉水响，四肢微厥，吐水或酸或苦，亦有间日吐者，大便燥结，小便赤短，身体瘦弱，不能起止。予曰：虽不见脉见症，必是禀赋素弱，不耐饥寒，宜作饮食劳倦为主，而感冒一节，且置诸度外。夫气升胀闷触痛者，脾虚不能健运，以致气郁而然。胸膈漉漉水声，谓之留饮。乃用独参汤，补养其气血。加姜以安其呕吐，黄柏以降其逆气。初服二贴，脐左痛除，吐止。将人参加作一两，吐又复作。此由补塞太过，而无行散佐使故也。人参减作七钱，附五分，炮姜七分，半夏八分，苍术七分，厚朴七分，茯苓一钱。服至二十余贴，吐止食进，余病皆减，颇喜肉味。以手揉擦其肚，尚有水声汩汩，微感寒，腹中气犹微

---

① 饥：原字漫漶不清，据《四库全书》本《石山医案》补。

动。或时鼻衄数点。近来忽泻，二日而自止。才住前药，又觉不爽。前方加黄芪四钱，山栀七分，减黄柏，如旧煎服。或曰：吐水或酸或苦，大便闭燥，小便赤短，诸书皆以为热。凡病昼轻夜重，诸书皆为血病。今用姜附，何也？予曰：吐水酸苦，由脾虚不能行湿，湿郁为热，而水作酸苦也。姜附性热辛散，湿逢热则收，郁逢热则散。湿收郁散，酸苦自除。大便燥结者，由吐而亡津液也。小便短少，由气虚不能运化也。兹用人参以养血气，则血润燥除，气运溺通矣。若用苦寒之药则苦伤血，寒伤气，宁不愈益其病哉？日轻夜重为血病者，道其常也。此则不然，虽似血病，而实气病也。医作血病，而用固本补阴等药，反不解，非血病可知。所以日轻者，日则阳得其位而气旺，故病减；夜则阳失其位而气衰，故病重。经曰至于所生而持，自得其位而起是也。故病则有常有变，而医不可不达其变也。病将愈，犹或鼻衄数点者，此浮溜之火也。加山枝，气味薄者以潜伏之。久当自愈。后闻食母猪肉，前病复作。予曰：脏腑习熟于药，病亦见化于药，再无如之何矣。

鼻衄流涕

一人形近肥而脆，年三十余，内有宠妻。三月间，因劳感热，鼻衄，久而流涕不休，臭秽难近，渐至目昏耳重，食少体倦。医用四物凉血，或用参芪补气，罔有效者。邀予诊视，脉皆浮濡而滑，按之无力。曰：病不起矣。初因水不制火，肺因火扰，涕流不休。经云肺热甚则出涕是也。况全体本燥，津液日泄，则燥者枯矣。久则头面诸阳之液，亦因以走泄。经云枯涩不能流通，逆于肉理，乃生痈疮是也。予归月余，而目耳傍果作痈疮而卒。后见流涕者数数，亦多不救。

痢

一妇年逾五十，病痢半载余。医用四物凉血之剂及香连丸，愈增，胃脘腹中痛甚，里急后重，下痢频并，嗳气，亦或咳嗽，遍身烦热。予为诊之，脉皆细弱而数。曰：此肠胃下久而虚也。医用寒凉，愈助降下之□，病何由安？经云：下者举之，虚者补之。其治此病之法欤！遂以参、术为君，茯苓、芍药为臣，陈皮、升麻为佐，甘草为使，研末，每服二钱，清米饮调下，一日二次，或三次，遂安。

一人八月病滞下，医用调胃承气、大承气汤下之，不利。邀予视之，面色痿黄，食少无味，大便不通，惟后重甚痛，脉皆细弱近滑，右脉觉弱。予曰：此气滞，非血滞也。医用硝黄利血，宜其气滞于下，而愈不通矣。遂令吞黄连阿胶丸，再用莲子、升麻、白芍、实[①]、黄芩、枳壳、归身，煎服而安。后用白术、人参二两，白芍、陈皮、山楂各一两，为末，粥丸，常服调理。

---

① 实：原文如此，疑有脱字。

予兄年逾六十，苍古素健。九月，患滞下，予适出外，自用利药三贴，病减。延至十月，后重未除，滞下未止。诊之，脉皆濡散颇缓。初用人参二钱，归身、升麻、白芍、桃仁、黄芩各一钱，槟榔五分，煎服，后重已除。再减桃仁、槟榔，加白术钱半，滞下亦定。惟粪门深入寸许，近后尾闾穴傍，内生一核如梅，颇觉胀痛不爽。予曰：此因努责，气血下滞于此。耐烦数日，脓溃自安。果如所言。后服槐角丸，痔痛如故。仍用人参三钱，归、芪、升麻等剂而愈。

胁　痛

予婿王琇，客扬州，病胁痛。医以为虚，用人参、羊肉补之，其痛愈甚。镇江钱医，治以龙荟丸，痛减。予闻，冒雪自芜湖徒行至彼。诊之，脉皆弦濡而弱。曰：脾胃为痛所伤，尚未复也。遂用橘皮枳术丸加黄连、当归，服之而安。越五年，腹胁插痛，彼思颇类前病，欲服龙荟丸，未决。予又冲寒陆路至彼，遂亲扶持，不成寐者数晚。诊之，脉皆濡弱而缓。曰：前病属实，今病属虚，非前药可治也。遂以人参为君，芎、归、芍药为臣，香附、陈皮为佐，甘草、山栀为使，煎服。十余贴，痛止而食进矣。又后十余年，来贺予寿，病滞下，腹痛后重，日夜四五十行。诊之，脉皆濡弱近驶。曰：此热伤血也。以四物加槟榔、大黄，下之四五行，腹痛稍减，后重不除。仍用前方除大黄，服十余贴，续吞香连丸获安。三病，予三起之，其劳甚矣。情虽丈婿，恩同父子，不知彼以父视我乎？以人视我乎？

黟县承，年逾五十，京回两胁肋痛。医用小柴胡汤，痛止。续后复痛，前方不效，请予往治。脉皆弦细而濡，按之不足。曰：此心肺为酒所伤，脾肾为色所损，两胁胀痛，相火亢极，肝亦自焚。经云：五脏已虚，六腑已极，九候虽调者死。此病之谓欤？果卒。

鼓　胀

一人年逾四十，春间患胀。医用肾苓汤及雄黄傅贴法，不效。邀予诊视，脉皆缓弱无力。曰：此气虚中满也，曾通利否？曰：已下五六次矣。予曰：病属气虚，医反下之，下多亡阴，是谓诛罚无过也。故脉缓，知其气虚；重按则无，知其阴亡。阳虚阴亡，药难倚仗。八月水土败时，实可忧也。乃问予曰：今不与药，病不起耶？尝闻胀病脐突不治，肚上青筋不治，吾今无是二者。予曰：然也，但久伤于药，故且停服。明日遂归，如期果卒。

一妇形瘦弱小，脉细濡近驶。又一妇身中材颇肥，脉缓弱无力。俱病鼓胀，大如箕，垂如囊，立则垂坠，遮拦两腿，有碍行步。邀予视之。曰：腹皮宽缒[①]已定，非药可敛也。惟宜安心寡欲，以保命尔。后皆因产而卒。或曰：鼓胀如此，何能有孕？予曰：气

① 宽缒：纵横之幅距，犹言宽窄。

病而血未病也，产则血亦病矣。阴阳两虚，安得不死？又一妇，瘦长苍白，年余五十，鼓胀如前二妇，颇能行立，不耐久远，越十余年无恙。恐由寡居，血无所损，故得久延。

一人年逾四十，瘦长善饮。诊之，脉皆洪滑。曰：可治。《脉诀》云：腹胀浮大，是出厄也。但湿热大重，宜远酒色，可保终吉。遂以香连丸，令日吞三次，每服七八十丸。月余良愈。

一人年三十余，酒色不谨，腹胀如鼓。医用平胃散、广茂软坚汤，不效。予为诊之，脉皆浮濡近驶。曰：此湿热甚也。戒酒远色，庶或可生。彼谓甚畏汤药。予曰：丸药亦可。遂以枳术丸加厚朴、黄连、当归、人参、荷叶，烧饭丸服。一月果安。越三余月，不谨复胀。再为诊之，曰：不可为也。脐突如胀，长二尺余，逾月而卒。脐突寸余者有矣，长余二尺者，亦事之异，故为记之。

茎中虫出

休邑西山金举人，尝语人曰，渠尝病小腹甚痛，百药不应。一医为灸关元十余壮，次日茎中淫淫而痒，视之如虫，出四五分。急用铁钳扯出，果虫，长五六寸。连日虫出如此者七条，痛不复作。初甚惊恐，复则视以为常，皆用手扯。此亦事之偶中也。仲景云：火力虽微，内攻有力。虫为火力所逼，势不能容，故从溺孔出也。其人善饮御内，膀胱不无湿热，遇有留血瘀浊，则附形蒸郁为虫矣。经云湿热生虫，有是理也。故痨虫、寸白虫，皆由内湿热蒸郁而生，非自外至者也。正如春夏之交，湿热郁蒸，而诸虫生焉是矣。此亦奇病，故记之。

身　痒

一人年逾六十，形瘦苍紫，夜常身痒，搔之热蒸皮内，肉磊如豆粒，痒止热散，肉磊亦消矣。医用乌药顺气、升麻和气等，不效。诣予诊之，脉皆细濡近驶。曰：此血虚热也。医为顺气、和气，所谓诛罚无过，治非所宜。遂以生地、玄参、白蒺藜、归、芎、芪、芍、黄芩、甘草、陈皮煎服，月余而愈。

膈　噎

一人年六十逾，色紫，平素过劳好酒。病膈，食至膈不下，则就化为脓痰吐出；食肉过宿吐出，尚不化也。初卧则气壅不安，稍久则定。医用五膈宽中散、丁沉透膈汤，或用四物加寒凉之剂，或用二陈加耗消之剂，罔有效者。来就予治，脉皆浮洪弦虚。予曰：此大虚症也。医见此脉，以为热症，而用凉药，则愈助其阴，而伤其阳。若以为痰为气，而用二陈香燥之剂，则愈耗其气，而伤其胃，是以病益甚也。况此病得之酒与劳也，酒性酷烈，耗血耗气，莫此为甚；又加以劳伤其胃，且年逾六十，血气已衰。脉见浮洪弦虚，非吉兆也。宜以人参三钱，白术、归身、麦门冬各一钱，白芍药八分，黄连三分，干姜四分，黄芩五分，陈皮七分，香附六分，煎服。五贴脉敛，而膈颇宽，食亦进矣。

淋

一人形肥苍白，年五十余。病淋沙石涩痛，医用五苓，或琥珀八政散[①]之类，病益加。邀予往诊，脉皆濡弱而缓近玦。曰：此气血虚也。经云：膀胱者，津液之府，气化出焉。今病气虚，不惟不能运化蒸溽，而亦气绥不能使之出也。经又云：血主濡之。血少则茎中枯涩，水道不利，安得不淋？医用通利，血愈燥，气愈伤矣。遂用大补汤加牛膝煎服，月余病减。仍服八味丸，除附子，加黄芪。服半月余，遂获安。

眼　目

一妇年逾四十，两眼昏昧，咳嗽，头痛似鸣，而痛若过饥恶心。医以眼科治之，病甚。予诊脉皆细弱，脾部尤近弦弱。曰：脾虚也。东垣云：五脏六腑，皆禀受于脾，上贯于目。脾虚则五脏精气皆失，所司不能归明于目矣。邪逢其身之虚，随眼系入于脑，则脑鸣而头痛。心者君火也，宜静，相火化行其令，劳役运动则妄行，侮其所胜，故咳嗽也。医不理脾养血，而以苦寒治眼，是谓治标不治本。乃用参、芪钱半，麦门冬、贝母各一钱，归身八分，陈皮、川芎、黄芩各七分，甘草、甘菊花各五分，麦芽四分，煎服。二贴诸症悉除。

白　浊

一人年逾三十，季夏日午，房后多汗，晚浴又近女色，因患白浊。医用胃苓汤，加右眼作痛。用物汤[②]入三黄服之，睡醒口愈加苦，又加左膝肿痛。仲冬不药浊止，渐次延至背痛，不能转侧，日轻夜重，嚏则如绳束撮，腰胁痛不可忍，呵气亦应背痛，或时梦遗。次年正月，请予诊治。脉皆缓弱无力，左脉缓而略滑。曰：此脾肾病也。夫缓，脾脉也。缓弱无力，脾虚可知。左脉滑者，血热也。遂以人参、黄芪各二钱，莪术、归身、麦门冬各一钱，牛膝、神曲、陈皮、黄柏各七分，甘草、五味各五分，煎服三十余贴。仍以龟板、参、芪、黄柏各二两，熟地、山茱萸、枸杞、杜仲、归、茯、牛膝各一两，丸服而愈。

咳　嗽

一人形长色苍，瘦，年逾四十。每遇秋凉，病痰嗽气喘，不能卧，春暖即安，病此

---

① 八政散：即八正散。

② 物汤：疑当作“四物汤”。

十余年矣。医用紫苏、薄荷、荆芥、麻黄等以发表，用桑白皮、石膏、滑石、半夏以疏内，暂虽轻快，不久复作。予为诊之，脉颇洪滑。曰：此内有郁热也。秋凉则皮肤致密，内热不能发泄，故病作矣。内热者，病本也。今不治其本，乃用发表，徒虚其外，愈不能当风寒；疏内徒耗其津，愈增郁热之势。遂以三补丸加大黄（酒炒三次）、贝母、瓜蒌，丸服。仍令每年立秋以前，服滚痰丸三五十粒，病渐向安。

一妇年逾五十，其形色脆弱。每遇秋冬，痰嗽气喘，自汗体倦，卧不安席，或呕恶心。诊之，脉皆浮缓而濡。曰：此表虚不御风寒，激内之郁热而然。遂用参、芪各三钱，麦门冬、白术各一钱，黄芩、归身、陈皮各七分，甘草、五味各五分，煎服十余贴而安。每年冬寒病发，即进此药。次年秋间，滞下腹痛后重，脉皆濡细稍滑。予曰：此内之郁热欲下也。体虽素弱，经云有故无损，遂以小承气汤。利两三行，腹痛稍除，后重未退。再以补中益气汤加枳壳、黄芩、芍药煎服，仍用醋浇热砖，布裹坐之而愈。是年遇寒，嗽喘亦不作矣。

一妇产后咳嗽痰多，昼轻夜重，不能安寝，饮食无味，或时自汗。医用人参清肺汤，嗽愈甚。予为诊之，脉浮濡近駃。曰：此肺热也。令服保和汤，五贴而安。

一妇怀妊七月，嗽喘不能伏枕，两臀坐久，皮皆溃烂。医用苏子降气汤、三拗汤、参苏饮，罔有效者。邀予诊之，右脉浮濡近駃，按之无力，左脉稍和。曰：此肺虚也，宜用补法。遂以人参钱半，白术、麦门冬各一钱，茯苓八分，归身、阿胶、黄芩各七分，陈皮、五味、甘草各五分，煎服，五七贴而痊。

一童子八岁，伤寒咳嗽，痰少面赤，日夜不休。丁氏小儿科治以参苏饮，数日嗽甚。予为诊之，脉洪近駃。曰：热伤肺也。令煎葛氏保和汤，二服如失。

气　痛 气逆

一妇瘦弱，年四十余。患走气遍身疼痛，或背胀痛，或两胁插痛，或一月二三发，发则呕尽所食方快，饮食不进，久伏床枕。医作气治，用流气饮，或作痰治，用丁藿二陈汤，病甚。邀予视之，脉皆细微而数，右脉尤弱。曰：此恐孀居，忧思伤脾而气郁也。理宜补脾散郁，以人参三钱，香附、砂仁、黄芩、甘草各五分，黄芪二钱，归身钱半，川芎八分，干姜四分，煎服。十余贴，脉之数而弱者，稍缓而健，诸痛亦减。仍服前方，再用人参、黄芪、川芎、香附、山栀、甘草，以神曲糊丸，服之病除。

邑庠司训萧先生，年逾五十，形肥色紫。病气后脐下冲逆而上，睡卧不安，饮食少，精神倦。予为诊之，脉皆浮濡而缓。曰：气虚也。问曰：丹溪云：气后脐下起者，阴火也。何谓气虚？予曰：难执定论。丹溪又云：肥人气虚，脉缓亦气虚。今据形与脉，当作气虚论。治遂以参、芪为君，白术、白芍为臣，归身、熟地为佐，黄柏、甘草、陈皮为使，煎服十余贴稍安。彼以胸膈不利，陈皮加作七分，气冲上，仍守前方，月余而愈。

身 麻

一妇，或时遍身麻痹，则懵不省人事，良久乃苏。医作风治，用乌药顺气散，又用小续命汤，病益甚。邀予诊之，脉皆浮濡缓弱。曰：此气虚也。麻者，气馁行迟，不能接续也。如人久坐膝屈，气道不利，故伸足起立而麻者是也。心之所养者血，所藏者神，气运不到，血亦罕来，由心失所养而昏懵也。遂用参、芪各二钱，归身、茯苓、门冬各一钱，黄芩、陈皮各七分，甘草五分，煎服而愈。

秘 结

一妇嫠居[①]改嫁，乘轿劳倦，加以忧惧，成婚之际，遂病小腹胀痛，大小便秘结不通。医以硝黄三下之，随通随闭，病增胸膈胃脘胀痛，自汗食少。予为诊之，脉皆濡细近驶，心脉颇大，右脉觉弱。予曰：此劳倦忧惧伤脾也。盖脾失健运之职，故气滞不行，以致秘结。今用硝黄，但利血而不能利气。遂用人参二钱，归身钱半，陈皮、枳壳、黄芩各七分，煎服而愈。

---

① 嫠居：寡居。嫠，寡妇。

卷 二

吐 血 咳血

一人年三十余，形瘦神瘁。性急作劳，伤于酒色，仲冬吐血二盥盆，腹胀肠鸣，不喜食饮。医作阴虚治，不应。明年春，又作食积，治更灸中脘、章门，复吐血碗许。灸疮不溃，令食鲜鱼，愈觉不爽，下午微发寒热，不知饥饱。予诊其脉，涩细而弱，右脉尤觉弱而似弦。曰：此劳倦，饮食伤脾也。宜用参、芪、白术、归身、甘草，甘温以养脾；生地、麦门冬、山枝，甘寒以凉血；陈皮、厚朴，辛苦以行滞，随时暄凉①加减煎服，久久庶或可安。三年病愈。后往临清买卖，复纵酒色，遂大吐血，顿没。

一人年二十余，形瘦色脆，病咳血。医用滋阴降火及清肺之药，延及二年不减。又一医用茯苓补心汤，及参苏饮，皆去人参，服之病增。邀予诊之，脉细而数，有五至余。曰：不可为也。或曰：《脉诀》云：四至五至，平和之则。何谓不可为？予曰：经云五藏已衰，六腑已极，九候虽调犹死是也。且视形症，皆属死候。经曰：肉脱热甚者死。嗽而加汗者死。嗽而下泄上喘者死。嗽而左不得眠肝胀，右不得眠肺胀，俱为死症。今皆犯之，虽饮食不为肌②肤，去死近矣。越五日，果卒。凡患虚劳，犯前数症，又或嗽而喉痛声哑，不能药，或嗽而肛门发瘘，皆在不救，医者不可不知。

一人年三十时，过于勤劳，呕血，彼甚忧惶。予为诊之，脉皆缓弱。曰：无虑也，由劳倦伤脾耳。遂用参、芪、归、术、陈皮、甘草、麦门冬等煎服，月余而愈。越十余年，叫号伤气，加以过饱，病膈壅闷有痰，间或咯红，噫酸，饮食难化，小便短赤，大便或溏，有时滑泄不止，睡醒口苦，梦多，或梦遗。医用胃苓汤，病甚。邀予诊视，脉或前大后小，或驶或缓，或细或大，或弱或弦，并无常度。其细缓弱时常多。曰：五藏皆受气于脾，脾伤食减，五藏俱无所禀矣。故脉之不常，脾之虚也。药用补脾，庶几允当。遂以参、术为君，茯、芍为臣，陈皮、神曲、贝母为佐，甘草、黄柏为使，服之泻止食进。后复伤食，前病又作。曰：再用汤药，肠胃习熟，而反见化于药矣，服之何益？令以参苓白术散加肉豆蔻，枣汤调下，累验。又伤于食，改用参、术、芍、苓、陈皮、砂仁，丸服，大便即泻。曰：脾虚甚矣，陈皮、砂仁尚不能当，况他消导药乎？惟宜节食，静以守之，勿药可也。问：命脉如何？予曰：孟子云：夭寿不贰，修身以俟之，所

---

① 暄凉：温热与寒凉。

② 肌：原作“饥”，据文义改。

以立命也①。夫寿夭固有定命，而人不可委之于命而不修也。人生于世，如烛在笼，火在灰也。罩以笼，壅以灰，则烛与火可保无虞。人能远色节食，养性存心，使汗不妄泄，精不妄施，数虽有修短，而得以终其修短之数，命虽有夭速，而得以尽其夭速之期。苟或反是，譬犹烛之彻笼，且置之两侧，则东流西缺，无复完物，修者短，短者亦不得以终其命矣。譬如火之失灰，且移之风外，左吹右击，无复全体，寿者夭，夭者不得尽其数矣。故曰：君子修之吉，小人悖之凶。又曰：静者寿，动者夭。又曰：自作孽，不可活。又曰：祸福无不自己求之者。圣贤叮咛告诫，无非欲人自保其命，不可戕害其命也。脉则气血之征兆，气血和则脉和，气血病则脉病，但可以知其病耳。命则在人，不在于脉也。故曰命在我。

一人年五十，形色苍白，性急，语不合则叫号气喊，呕吐。一日，左奶下忽一点痛。后又过劳恼怒，腹中觉有秽气冲上，即嗽极吐，或亦干咳无痰，甚则呕血，时发如疟。或以疟治，或以痰治，或以气治，药皆不效。予往诊之，脉皆浮细略弦而驶。曰：此土虚木旺也。性急多怒，肝火时动，故左奶下痛者，肝气郁也；秽气冲者，肝火凌脾而逆上也；呕血者，肝被火扰，不能藏其血也；咳嗽者，金失所养，又受火克而然也；呕吐者，脾虚不能运化，食郁为痰也；寒热者，木火交战也。兹宜泄肝木之实，补脾土之虚，清肺金之燥，庶几可安。遂以青皮、山栀各七分，白芍、黄芪、麦门冬各一钱，归身、阿胶各七分，甘草、五味各五分，白术钱半，人参三钱，煎服月余，诸症尽释。

一人年逾三十，形色清癯。病咳嗽吐痰，或时带红，饮食无味，易感风寒，行步喘促，夜梦纷纭，又有癫疝。医用芩、连、二陈，或用四物降火，或用清肺，初服俱效，久则不应。邀予诊之，脉皆浮濡无力而缓，右手脾部濡弱，颇弦。曰：此脾病也。脾属土，为肺之母，虚则肺子失养，故发为咳嗽。又肺主皮毛，失养则皮毛疏豁，而风寒易入。又脾为心之子，子虚则窃母气以自养，而母亦虚，故夜梦不安。脾属湿，湿喜下流，故入肝为癞疝，且癞疝不痛而属湿。宜用参、术、茯苓补脾为君，归身、麦门冬、黄芩清肺养心为臣，川芎、陈皮、山楂散郁去湿为佐，煎服累效。后以参四钱，芪三钱，术钱半，茯苓一钱，桂枝一钱，常服而安。

旸源谢大尹，年四十。时房劳，病咳血，头眩脚弱，口气梦遗，或时如冷水滴于身者数点。诣予诊视，脉皆濡缓而弱，独左关沉微，按之不应。曰：此气虚也。彼谓：房劳咳血、梦遗，皆血病也。左关沉微，亦主血病。且闻肥人白人病多气虚，今我形色苍紫，何谓气虚？予曰：初病伤肾。经云：肾乃胃之关也。关既失守，胃亦伤矣。故气壅逆，血随气逆而咳也。又经云：二阳之病发心脾，男子少精，女子不月。二阳者，肠胃也。肠胃之病，必延及心脾，故梦遗亦有由于胃气之不固也。左手关部，细而分之，虽属肝而主血。概而论之，两寸俱主上焦，而察心肺；两关俱主中焦，而察脾胃；两尺俱

---

① 夭寿不贰……立命也：语出《孟子·尽心上》。夭，原作“妖”。

主下焦，而察肝肾。是左关亦可以察脾胃之病也。古人治病，有凭症，有凭脉者，有凭形色者。今当凭症凭脉，而作气虚宜治焉。遂用参、芪各三钱，白术、白芍、归身、麦门冬各一钱，茯神、栀子、酸枣仁各八分，陈皮、甘草各五分，煎服。朝服六味地黄丸加黄柏、椿根皮，夜服安神丸，年余而安。越十余岁，致政归田，再为诊之，右手三部脉，皆隐而不见，身又无病，此亦事之异也。世谓太素脉法，片时诊候，能知人终身祸福，岂理也哉？

一人形瘦色悴，年三十余。因劳咳嗽吐血，或自汗痞满。每至早晨嗽甚，吐痰如腐渣、乳汁者一二碗，仍复吐尽所食稍定。医用参苏饮，及枳缩二陈汤，弥年弗效，众皆危之。邀予诊治，脉皆濡弱近驶。曰：此脾虚也，宜用参芪。或曰：久嗽肺有伏火，《杂著》[1] 云：咳血呕血，肺受火邪。二者禁用参芪。今病犯之而用禁药，何耶？予曰：此指肺嗽言也。五藏俱有嗽，今此在脾。丹溪曰：脾具坤静之德，而有乾健之运。脾虚不运，则气壅逆肺，为之动而嗽也。故脾所裹之血，胃所藏之食，亦随气逆而呕吐焉。兹用甘温以补之，则脾复其乾健之运。殆必壅者通，逆者顺，肺宁而嗽止，胃安而呕除，血和而循经，又何病之不去哉？遂以参、芪为君，白术、茯苓、麦门冬为臣，陈皮、神曲、归身为佐，甘草、黄芩、干姜为使，煎服旬余，遂安。

一人形色颇实，年四十余。病嗽，咯血而喘，不能伏枕。医用参苏饮、清肺饮，皆不效。予诊之，脉皆浮而近驶。曰：此酒热伤肺也。令嚼太平丸六七粒，其嗽如失。

村庄一妇，年五十余。久嗽，咯脓血，日轻夜重。诣诊视脉，皆细濡而滑。曰：此肺痿也，曾服何药？出示其方，非人参清肺散，乃知母茯苓汤也。二药皆犯人参、半夏，一助肺中伏火，一燥肺之津润，故病益加。为处一方，天麦门冬、阿胶、贝母为君，知母、生地、紫菀、山栀为臣，桑白皮、马兜铃为佐，款冬花、归身、甜葶苈、桔梗、甘草为使。煎服五贴，遂安。

一人年逾三十，形近肥，色淡紫。冬月感寒咳嗽，痰有血丝，头眩体倦。医作伤寒，发散不愈。更医用四物加黄柏、知母，益加身热自汗，胸膈痞闷，大便滑泻，饮食不进，夜不安寝。诣予诊治，右脉洪缓无力，左脉缓小而弱。曰：此气虚也。彼谓痰中有红，或咯黑痰者，皆血病也。古人云黑人气实，今我形色近黑，何谓气虚？予曰：古人治病，有凭色者，有凭脉者。丹溪云：脉缓无力者，气虚也。今脉皆缓弱，故知为气虚矣。气宜温补，反用寒凉，阳宜升举，反用降下，又加以发散，则阳气之存也几希。遂用参、芪各四钱，茯苓、白芍、麦门冬各一钱，归身八分，黄芩、陈皮、神曲各七分，苍术、甘草各五分。中间虽稍有加减，不过兼以行滞散郁而已。煎服百贴而安。

一人形色苍白，年三十余。咳嗽咯血，声哑，夜热，自汗。邀予诊视，脉皆细濡近驶。曰：此得之色欲也。遂以四物加麦门冬、紫菀、阿胶、黄柏、知母。煎服三十余贴，

---

[1] 杂著：指王纶《明医杂著》。

诸症悉减。又觉胸腹痞满，恶心畏食，或时粪溏。诊之脉皆缓弱，无复驶矣。曰：今阴虚之病已退，再用甘温养其脾胃，则病根去矣。遂以四君子汤加神曲、陈皮、麦门冬，服十余贴病安，视前尤健。

一人年逾三十，形瘦色脆，过于房劳。病怠惰嗜卧，食后腹痛，多痰，觉自胃中而上，又吐酸水，肺气不清，声音不亮。已更数医，或用补阴、消导等剂。邀予诊治，脉皆细濡无力，约有七至。问曰：热乎？曰：不觉。曰：嗽乎？夜间数声而已。曰：大便何如？近来带溏。粪门傍生一疖，今已溃脓，未收口耳。曰：最苦者何？夜卧不安，四肢无力而已。予思脉病不应。夫数脉主热，今觉不热，乃内蒸骨髓欤？或正气已极，无复能作热欤？据症似难起矣。何也？虚劳粪门生疖，必成瘘疮，脉不数者，尚不可为，况脉数乎？盖肺为吸门，司上。大肠为肛门，司下。肺与大肠，府藏相通。况肺为气主，气阳当升，虚则下陷，所谓物极则反也。今病内热燔灼，肺气久伤，故下陷肛门，而生疖瘘，肺伤极矣，非药能济。予遂告归。月余果卒。故凡虚劳之病，或久泄，或左或右，一边不得眠者，法皆不治也。

消 渴

一妇年三十余，常患消渴，善饥脚弱，冬亦不寒，小便白浊，浮于上者如油。予诊脉，皆细弱而缓，右脉尤弱。曰：此脾瘅也。宜用甘温助脾，甘寒润燥。方用参、芪各钱半，麦门冬、白术各一钱，白芍、天花粉各八分，黄柏、知母各七分，煎服病除。后口味不谨，前病复作不救。

汇 萃

一人形长苍紫，素善食，喜啖肉，年近六十。时六月，伤饥，又被雨湿。既而过食冷物，腹中疼胀，呕吐。次年至期前，病复作。医作伤食，或作冷气，率用香燥消导之药，时作时止。第三年十月，病又作，食则胃脘厉[①]痛。近来忽吐瘀血如指者三四条，大便溏泻，亦皆秽污。又常屡被盗惊，今犹卧则惊寤。予诊左脉沉弱，右脉浮虚，但觉颇弦。次早复诊，左脉濡小无力，右脉虚豁。令用人参二钱，白术钱半，茯神、当归、生地、黄芪、酸枣仁各一钱，石菖蒲五分，山栀七分。五贴，觉力健而食进。尚嗳气失气未除，饮食少味，令人参加作三钱，白术加作二钱，服愈。

一人年十九，形瘦，面色黄白。三月间，微觉身热。五月间，因劳伤于酒肉，遂大热膈闷，梦遗盗汗，午后热甚。或作食积，或作阴虚，或作痰火，治皆不应。予为诊之，午间脉皆洪滑。予曰：食饱之余，脉不定也。来早再诊，脉皆收敛而弱，右脉尤弱。遂以人参三钱，黄芪钱半，白术、麦门冬各一钱，黄柏、知母、山楂各七分，枳实、甘草

① 厉：原作“励”，据文义改。

各五分，煎服。一贴热减汗除，五服去泰去甚[1]。惟梦遗，一月或二次，或三次。令服固精丸五六两，仍令节食，守淡味，病当愈也。后又觉热，前方减甘草，加石膏钱半，牡丹皮八分。

一人年三十，形瘦淡紫。才觉气壅腹痛，背胀则吐，腹中气块翻动，嘈杂数日，乃吐黑水一盥盆，而作酸气，吐后嗳气，饮食不进，过一二日方食，大便二三日不通，小便一日一次，常时难向右卧，午后怕食，食则反饱胀痛，行立坐卧不安，日轻夜重。二年后，诣予诊治，脉皆浮弦细弱。曰：此脾虚也。脾失健运，故气郁而胀痛。吐黑水者，盖因土虚，不能制水，故膀胱之邪，乘虚而侮其脾土，经云以不胜侮其所胜是也。酸者木之所司，脾土既虚，水挟木势而凌之焉。医作痰治，而用二陈刚剂，则脾血愈虚。又作血治，而用四物柔剂，则是以滞益滞。又作热治，而用黄连解毒，则过于苦寒。又作气治，而用丁、沉、藿香，则过于香燥，俱不适中。遂以人参三钱，黄芪钱半，归身一钱，香附、陈皮、神曲各七分，黄芩、甘草各五分，吴茱萸三分，煎服。旬余又犯油腻，病作如前而尤重，仍以前方加减，或汤，或散丸，服至半年而愈。

一人年逾三十，形色瘦黑。饮食倍进，食后吐酸，食饭干恶难吞，尝有结痰注于胸中，不上不下，才劳则头晕眼花，或时鼻衄，粪后去红或黑，午后至晚，胸膈烦热，眉心时疼，好睡，醒来口舌干苦，盗汗梦遗，脚冷，手及臀尖生脓疱疮。医以四物汤凉血之剂，治之不效。诣予诊治，左脉小弱而数，右脉散弱而数，俱近六至。曰：症脉皆属阴虚，作阴虚治之不效，何也？此必脾虚，湿郁为热而然也。今用滋阴降火，反滋湿而生热，病何由安？宜用参芪甘温之剂，补脾去湿可焉。问曰：丹溪论瘦黑者、鼻衄者、脉数者，参芪皆所当禁。予曰：固也，岂可执为定论而不知变可乎？《脉经》云：一数脉所主，其邪为热，其症为虚。遂以人参二钱，黄芪钱半，白术、麻黄根、生地、茯苓、麦门冬各一[2]钱，归身、川芎各八分，黄芩七分，麦芽、厚朴、黄柏、枳实、五味各五分，服之而愈。因劳病疟，仍用前方，除麻黄根、牡蛎、麦芽、枳实、厚朴、黄柏、五味，加泽泻、柴胡、青皮、山栀各七分，甘草五分。服十余贴，胸、腹、腰、脐生小疥而愈。

一人于幼时误服毒药，泄痢后，复伤食腹痛，大泄不止。今虽能食，不作肌肤。每至六七月，遇服毒药之时，痛泄复作，善饥多食，胸膈似冷，夜间发热，嗜卧懒语，闻淫欲言，盗汗阳举，心动惊悸，喉中有痰，小便不利，大便或结或溏，过食则呕吐泻泄。脉皆濡弱而缓，右脉略大，尤觉弱也。次日左脉三五不调，或一二至缓，三五至驶，右脉如旧缓弱。予曰：左脉不调者，此必欲动，淫其精也。右脉尤弱者，由于毒药损其脾也。理宜固肾养脾。遂以人参钱半，白术、茯苓、芍药、黄芪、麦门冬各一钱，归身、

---

① 去泰去甚：去其过甚，适中之意。《老子》："天下神器不可为也。为者败之，执者失之……是以圣人去甚、去奢、去泰。"

② 各一：下原重"各一"二字，系衍文，删。

泽泻各八分，黄柏、知母、山楂各七分，煎服，旬余而安。

一人年五十余，形色苍古。五月间，泛木与人争辨，冒雨劳后受饥，且有内事，夜半忽病发热恶食，上吐下泻，昏闷烦躁，头痛身痛。因自发汗，汗遂不止。遣书来示，脉皆洪数。予曰：脉果洪数，乃危症矣。盖吐泻内虚，汗多表虚，兼之脉不为汗衰，亦不为泻减，在法不治。但古人有言，医而不活者有也，未有不医而活者也。令用人参五钱以救里，黄芪五钱以救表，白术三钱，干姜七分，甘草五分以和中安胃，白茯苓一钱，陈皮七分，以清神理气，水煎，不时温服一酒杯，看其病势何如。服至六七贴，则见红斑，而四肢尤甚，面赤，身及四肢胀闷，人来告急。予曰：斑症自吐泄者多吉，谓邪从上下出也。但伤寒发斑，胃热所致。今此发斑由胃虚，而无根失守之火，游行于外也。可补而不可泄，可温而不可凉。若用化斑汤，玄参、升麻之类，则死生反掌矣。仍令守前方，服十余贴，诸病悉减，斑则成疮，肢肿亦消而愈。

一人形短苍白，平素善饮。五月间，忽发寒热。医作疟治，躁渴益甚，时常啖梨，呕吐痰多，每次或至碗许，饮食少进，头晕昏闷，大便不通，小便如常或赤，夜梦不安，或一日连发二次，或二日三日一发，或连发二日。平素两关脉亦浮洪。邀予，适以事阻，令服独参汤二三贴，呕吐少止，寒热暂住。三日，他医曰：渴甚脉洪，热之极矣，复用独参，以助其热，非杀之而何？及予往视，脉皆浮洪近数。予曰：此非疟，而亦非热也。脉洪者，阴虚阳无所附，孤阳将欲飞越，故脉见此。其病属虚，非属热也。渴甚者，胃虚津少，不能上朝于口，亦非热也。盖年逾六十，血气已衰，加以疟药性皆躁烈，又当壮火食气之时，老人何以堪此？然则邪重剂轻，非参所能独治。遂以参、芪各七钱，归身、麦门冬各一钱，陈皮七分，甘草五分，水煎，每次温服一酒杯。服至六七贴，痰止病除，食进。大便旬余不通，导之以蜜，仍令服三十余贴，以断病根。续后脉亦收敛而缓，非复向之鼓击而駃也。

一人年逾三十，形瘦苍白。病食则胸膈痞闷，汗多，手肘汗出尤多，四肢倦怠或麻，晚食若迟，来早必泄。初取其脉，浮软近駃，两关脉乃略大。予曰：此脾虚不足也。彼曰：已服参术膏，胸膈亦觉痞闷，恐病不宜于参芪耶。予曰：膏则稠黏，难以行散故也。改用汤剂，痞或愈乎？令用参、芪各二钱，白术钱半，归身八分，枳实、甘草各五分，麦门冬一钱，煎服。一贴上觉胸痞，下觉失气。彼疑参芪使然。予曰：非也。若参芪使然，只当胸痞，不当失气。恐由脾胃过虚，莫当枳朴之耗耶。宜除枳朴，加陈皮六分。再服一贴，顿觉胸痞宽，失气除，精神爽恺，脉皆软缓不大，亦不駃矣。可见脾胃虚者，枳朴虽散，用为佐使，况有参芪归术为之君，尚不能制。然则医之用药，可不慎哉！

一妇五十七岁。五月间，因劳夜卧，天热开窗，醒来遍身胀痛。疑是沙症[1]，刮背起紫疙瘩，因而胸膈胀痛。磨木香服之，致小腹作痛，咳嗽气壅，不能伏枕，吐痰腥臭，

① 沙症：现通作“痧症”。

每次一二碗，亦或作泄，肛门胀急，自汗不止，身表浮肿。医作伤寒，而用发散；或作肺痈，而用寒凉。延绵一月，医皆辞去。其子来告予。予曰：第未知得何脉耳？告曰：医谓脉洪数也。予曰：年逾五十，血气已衰，又加以小劳，而当酷热之时，又不免壮火食气。且脉洪数，乃热伤元气而然，非热脉也。所可虑者，脉不为汗衰，为泄减耳。彼曰：用生脉汤，人参二钱，门冬二钱，五味一钱，病似觉甚。予曰：邪重剂轻也。理宜黄芪五钱以固表，人参五钱以养内，白术三钱，茯苓钱半，渗湿散肿，陈皮七分，吴茱萸四分，消痰下气，再加甘草五分以和之，门冬一钱以救肺。依法煎服，十余贴后，虽稍安，脉与病反，终不救。

一妇年逾三十，形色脆白，久病虚弱。余为调治十余载矣，须不能纯，去泰去甚。至嘉靖癸未，便道复为诊之，左脉似有似无，右脉浮濡无力。予曰：平素左脉不如此，今忽反常，深为之惧。越三日再诊，两手脉皆浮濡，左则不似有似无，右则略近于駃而已。乃知脉变不常，昨今异状者，由虚而然也。今医以片时诊察，即谓其病若何，遂解囊撮药，此亦失之疏略，未必能尽其病情也。近患头眩眼昏，四肢无力，两膝更弱，或时气上冲胸，哽于喉中，不得转动，则昏懵口禁，不省人事，内热口渴，鼻塞，饮食减，经水渐少。予用人参三钱，归身、白术、麦门冬各一钱，黄芪钱半，黄柏七分，枳实五分，甘草四分，煎服。缺药日久，前病复作，服之又安。

一人年逾三十，质弱色苍。初觉右耳不时冷气呵呵，如箭出一阵。越两月余，左耳亦如右而气出。早晨声哑，胸前有块攒热，饭后声哑稍开，攒热少息，顷间又觉攒热，或[1]嗽恶酸水，小便频赤，大便溏泄，睡熟被嗽而醒，哕恶二三声，胸腹作胀，头脑昏痛不堪，或时发热，遍身疼痛，天明前病少息，惟攒热不除。近来午后背甚觉寒，两腿麻冷。令用人参二钱半，茯苓、门冬、白术各一钱，黄连、甘草、枳实各五分，贝母、归身各一钱，白芍八分，煎服而愈。

一妇苍白，不肥不瘦，年逾五十。病舌尖痛三年，才劳喉中热痛，或额前一掌痛，早起头晕，饮食无味，胸膈痞闷。医用消导清热之药不效。予诊右脉濡散无力而缓，左脉比右颇胜，亦近无力。十五年前，哭子忒甚，遂作忧思伤脾，哭泣伤气，从东垣劳倦伤脾之例，用参、芪各钱半，白术、芍药、天麻各一钱，川芎、玄参各七分，甘草、枳实各五分，黄柏、陈皮各六分，煎服而愈。

杨梅疮

一人色苍黄瘦，年三十余。病遍身恶疮，因服轻粉，而脚拘挛，手指节肿，额前神庭下肿如鸡卵。大方士令服孩儿骨。其法取初生孩儿，置砖地上，周以炭火，煏使死孩成灰，纸裹放地上出火毒，为末，空心或酒或汤调服二三钱，谓能补也。邀予诊视，脉

① 觉攒热或：原文漫漶不清，据《四库全书》本补。

皆濡缓而弱。予曰：病已三年，毒已尽矣。但疮溃脓血过多，以致血液衰少，筋失所养，故脚为之拘挛。况手指节间，头上额前，皆血少运行难到之处，故多滞而成肿。理宜润经益血，行滞散肿。今服孩骨，猛火炮炙，燥烈殊甚。且向所服轻粉，性亦燥烈。丹溪曰：血难成易亏。今外被疮脓所涸，内被燥剂所熯，以难成易亏之血，曷能当此内外之耗乎？不惟肿不能消，殆必寿亦损也。问曰：本草轻粉辛冷，何谓燥烈？予曰：本草注云：朱砂伏火者大毒，杀人。水银乃火煅朱砂而成，其性滑动，走而不守，气味俱阳，从可知矣。阳属热火，故毒比朱砂为甚，入耳蚀脑，入肉百节拘挛也。然轻粉又水银和入皂矾，再加火煅而成，是为阳中之阳。又复资以矾之燥烈，非大毒燥烈而何？又问：此疮从何而生？予曰：肝属风而急暴，肾属水而主液，为相火所寄。淫夫淫妇，扰动厥阴之火，泄其肾水，既无以制火之冲逆，而反以为相火之助，经曰火自水中起是也。故肾之液皆被火郁成痰，浊痰瘀血流注茎头，发为奸疮。久而毒热不解，复于两腿厥阴经分，又生恶疮。以其疮状类杨梅，故俗名为杨梅疮。亦有如豌豆者，由其毒有微甚也。旬日之间，延及遍体者，以厥阴属风而急暴，又得相火以为之助，宜其发之暴且速也。初生之时，体气壮，大便坚，饮食进，惟防风通圣散为最宜。体气弱，大便溏，饮食少，则用四物加玄参、连翘、射干为主。大便稍泄，除射干。上体多者，黄芩或防风为佐。下体多者，黄柏或牛膝为佐。引以皂角针之锋锐，和以甘草节之甘缓。却厚味，绝房帷。随症出入，服之久久，无有不安。或有恶汤药者，壮盛之人，则以三补丸加大黄、生地，用猪胆汁丸服。怯弱之人，则以三补丸加玄参、生地，亦用猪胆汁丸服，似亦简便。世人欲求速效，皆用轻粉，湿痰被劫，三五日间，疮因暂愈，然燥热尚在。不越一旬二旬，疮又复作。翻思前药，又劫又愈，愈又复发，展转不休。殊不知用一次劫药，增一次燥热。由是肢体或痈溃，或挛曲，遂成痼废。《论语》欲速不达，厥有旨哉。又问：何以能相染也。予曰：其人内则素有湿热，外则表虚腠疏。或与同厕而为秽气所蒸，或与共床而为疮汁所渍，邪气乘虚而入，故亦染生此疮。经曰邪之所凑，其气必虚是也。亦有同厕同床而不染者，盖由内无湿热之积，外无表虚疏腠之患，是以邪不能入，而疮不相染矣。虽然，子之所慎斋战疾，然亦不可自恃而不加之意也。又问：已误于药，悔不可追，今将何药以解之乎？时正仲夏，予用十全汤去桂、附，加红花、牛膝、黄柏、薏苡仁、木香、火麻仁、羌活，煎服百贴。空心常服东坡四神丹加黄柏。又少加蜀椒，以其能来水银。然后脚伸能行，指肿亦消。惟额肿，傅膏而愈。

一人患此疮，脚膝挛痛。有人取虾蟆，治如食法，令食之，而挛痛遂愈。此亦偶中也。

又一人患此疮，脚痛而肿。或令采马鞭草，煎汤薰洗。汤气才到，便觉爽快。候温洗之，痛肿随减。此草在处有之，槛外空地尤多。其叶类菊，春开细碎紫花，秋复再花，抽穗如马鞭，故名马鞭草。

又一人患此，通身筋骨疼痛，遇一道流，问曰：神色憔悴，有病耶？曰：因疮遍身痛也。道流曰：轻粉多矣，吾亦被其毒矣。遂示一方，不过数味药也。但每贴入铅五钱，打扁同煎，服之果验。凡患此疮，年久不愈者，用萆薢二三两为君，随症虚实，加入他药，罔有不效。盖萆薢善驱湿热故也。

一人年三十余，因患此疮，服轻粉，致右腹肋下常有痞块，右眼黑珠时有丁子努出如雀屎，许间或又消，身有数疮未痊。一医为治疮毒，而用硝黄。一医为治痞块，而用攻克。一医为治眼丁，而用寒凉。诸症不减，反加腹痛肠鸣，大便滑泄，胸膈壅闷，不思饮食，嗳气吐沫，身热怠倦，夜卧不安。季冬请予往视，脉皆浮濡近駃。曰：误于药也。前药多系毒剂，胃中何堪此物耶？遂令弃去，更用人参四钱，黄芪二钱，白术三钱，茯苓、炒芍药各一钱，陈皮、神曲、升麻各七分，甘草、肉豆蔻各五分。煎服五贴，为泄痛定，减去升麻。又服五贴，膈宽食进，减去豆蔻。再服五贴，诸症皆除。月余痞块亦散，眼丁亦消。

肺 痈

一妇年近三十，形色瘦白。素时或咳嗽一二声，月水或前或后。夏月取凉，遂嗽甚不能伏枕者月余，痰中或带血，或兼脓，嗽紧则吐食。医用芩、连、二陈，不效。复用参、芪等补药，病重。予视左脉浮滑，右脉稍弱而滑。幼伤手腕，掌不能伸，右脉似难凭矣。乃以左脉验之，恐妊兼肺痈也。遂以清肺泄肺之剂，进之三服，而能着枕，痰不吐，脓不咯。惟时或恶阻，予曰：此妊之常病也。教用薏苡仁、白术、茯苓、麦门冬、黄芩、阿胶煎服，病减。月余复为诊脉，皆稍缓而浮。曰：热已减矣。但吐红太多，未免伤胃。教用四君子加陈皮、黄芩、枳壳，煎服调理。妊至六月，食鸡病作，却鸡而愈。至九月，病又复作，声哑，令服童便获安。予曰：产后病除，乃是佳兆。病若复来，非吾所知。月足而产，脾胃病作，加泄而卒。

脚 疮

一妇瘦长，面紫。每遇春末夏初，两脚生疮，脓泡根红，艰于行步，经水不调。邀予诊视，脉皆濡弱近駃，两尺稍滑。一曰：血热也。医用燥剂居多，故疮不瘥。合用东坡四神丹加黄柏，蜜丸服之，疮不复作。

痈 肿

邑庠司训余先生，年几六十，长瘦色苍。赴福建考试官回，病背腿痈肿，一肿愈，一肿作，小者如盏，大者如钟，继续不已，俗曰流注是也。医皆欲用十宣散、五香汤、托里散。予为诊之，脉皆濡弱。曰：此非前药所宜也。夫以血气既衰之年，冒暑远步热瘴之地，劳伤形，热伤气矣。经云：邪之所凑，其气必虚。理宜滋补，使气运血行，肿不作矣。遂用大补汤减桂，倍加参、芪、归、术，佐以黄柏、黄芩、红花。服至二三十贴，视肿稍软者，用砭决去其脓未成者，果皆消释。仍服二三十贴，以防后患。

一人肥短紫淡，年逾三十。因劳感湿，两腿胯间，结核痛甚。医用蒜片，又灸又针大敦、三阴交，又以药水洗之，遂致阴囊肿胀如升，茎皮肿如水泡。复进人参败毒散，皆不中病。邀予往诊，脉皆濡缓而弱略驶。曰：此湿气乘虚而入，郁而为热，成结核也。理宜补中行湿，可免后患。月余，左腿内廉厥阴经分，肿痛如碗，恶寒发热。复用蒜灸，六日后肿溃脓出，体倦，头面大汗，手足麻木，疮下又肿如碗，寒热大作，始信予言。用人参三钱，黄芪三钱，白术钱半，归身尾、牛膝、茯苓各一钱，青皮、黄柏各七分，甘草节五分，煎服。五六贴，右额[①]羊矢[②]穴分肿痛，长五寸许，亦作寒热。医谓补塞太过，欲前方。彼言：汪君已有先见，所制之方，必不误我。锐意服之，月余，肿皆脓溃成痂而愈。惟左脚委中，筋急短缩，艰于行步。彼疑为躄，遣书来询。予曰：脓血去多，筋失所养故也。药力足日，当不躄矣。果验。后觉阴囊肿缒，他医加茴香、吴茱萸治疝等药，不效。予适至彼，令守前方，减去治疝等药，加升麻一钱。服一二贴，囊即缩矣。乃语予曰：先生神医也。乃详告吾病原乎。予曰：经云：营气不从，逆于肉理，乃生痈肿。又云：受如持虚。盖谓气馁行迟，血少留滞，则阻逆肉理，乃作痈肿也。久则郁而为热，化肉腐筋，而成脓矣。肿在厥阴，虽曰多血，亦难供给日之所耗，夜之所损，故邪乘虚留结不散，如持虚器而受物也。身之血气，如风与水，风疾水急则颓陂溃堤，莫有能御之者也。风息水细，则砂障石壅，多有所阻碍矣。故今补其气血，使气壮而行健，血盛而流通，又何肿之不散，结之不行哉。彼曰：理也。

疝　肿

一儿八岁，癞疝，阴囊肿胀，核有大小。予令烧荔枝核灰，茴香炒为末，等分，食远温酒调服二钱，不过三服。

一儿六岁，阴囊胀大如盏，茎皮光肿如泡。一医为之渗湿行气，不效。邀予诊视，脉皆濡缓。曰：脉缓无力者，气虚也。经云：膀胱者津液之府，气化出焉。气虚不足，无能运化而使之出矣。宜升阳补气可也。遂以人参为君，黄芪、白术、茯苓为臣，牛膝、升麻、陈皮为佐，甘草梢为使，煎服。一二贴，囊皱肿消。三贴全愈。

调　经

一妇瘦小，年二十余。经水紫色，或前或后，临行腹痛，恶寒喜热，或时感寒，腹亦作痛。脉皆细濡近滑，两尺重按略洪而滑。予曰：血热也。或谓：恶寒如此，何得为热？曰：此热极似寒也。遂用黄连酒煮四两，香附、归身尾各二两，五灵脂一两，为末，

---

① 额：下文“羊矢穴分”，疑此字有误。

② 羊矢：穴位名。《医学入门》谓穴在“气冲下一寸”。《类经图翼》谓在“会阴旁三寸，股内横纹中，按皮肉间核知羊矢”。

粥丸，空腹吞之，病退。

一妇身瘦面黄，旧有白带，产后忧劳，经水不止五十余日，间或带下，心前热，上身麻，下身冷，背心胀，口鼻干，额角冷，小便频而多，大便溏而少，食则呕吐，素厌肉味。遣书示病如此。予曰：虽未见脉，详其所示，多属脾胃不足。令服四君子汤加黄芩、陈皮、神曲、归身，二贴红止白减。复以书示曰：药其神乎。继服十余贴，诸症悉除。

一妇经行，泻三日，然后行。诊其脉，皆濡弱。曰：此脾虚也。脾属血属湿，经水将动，脾血已先流注血海，然后下流为经。脾血既亏，则虚而不能运行其湿。故作参苓白术散，每服二钱，一日米饮调下二三次。月余，经行不泻矣。

一妇产后经行不止，或红或白或淡，病逾八月，面色黄白，性躁，头眩脚软。医用参芪补药，病益加；用止涩药，无效。邀予诊之，右脉濡弱无力，左脉略洪而駃。曰：右脉弱者，非病也。左脉偏盛，遂觉右脉弱耳，宜主左脉。治以凉血之剂，遂以生地、白芍、白术各一钱，黄芩、阿胶、归身各八分，陈皮、香附、川芎、椿根皮、茯苓各六分，柴胡、甘草各五分，煎服二十余贴而愈。

一妇形长质脆，面色黄白，孀居十余年，平素食少，内外俱劳，年五十二岁。二月，忽血崩，若左手觉热，崩则又甚。医用苦寒黑灰凉血止血之剂，益剧。更用胶艾汤，少愈。偶因子病，住药月余，后服前汤，崩则日少夜多。七月尽，来就予治。右脉浮软颇大，左脉软小而缓，独左尺尤近微弱。予谓：左脉主血，得此与病相应。右脉主气，今诊得浮软，此乃脾胃气不足也。盖脾具坤静之德，而有乾健之运，虚则不能健运其血矣。胃气者，阳气也，阳主升举，虚则不能升举其血矣。经曰阳病竭而下者，此也。又曰：阳病治阴，阴病治阳，正其血气，各守其乡。其治此病之谓欤。今气不能健运升举，以致血崩，法当治阳。世医昧此，但知血热则行，逢冷则疑，逢寒则止，故用苦寒黑灰之剂。殊不知苦以泄胃，寒则降下。故经曰：苦伤气，寒伤血。安能治其崩哉？盖脾胃属土恶湿，喜温畏寒，理宜甘温养其脾，则热自除，气自运，而血随气，各归其经矣。东垣曰：温能除大热。经曰：形不足者，温之以气。又曰：气生形。又曰：气固形实，形主血言。又曰：阳气者，精则养神，柔则养筋。故古人治血，多用养气，岂无所本哉？血逢黑则止，但可以治标耳。经曰：胃者五藏之本。苟不固本，未免止而复发。况其所病，或劳或怒，或恶食，而崩愈甚。此盖由脾胃不足，不胜其劳怒也。遂用参、芪各四钱，归、术各一钱，甘草、厚朴名五分，炒蒲黄、阿胶各七分，煎服。十余贴，崩则昼止夜来。夫夜则阴旺阳衰，阳不足以摄血故也。再以棕皮、五倍子、莲蓬烧灰，加阿胶、蒲黄，粥丸，临晚服。而夜亦止，但清水常流，大便结燥，小便日无夜有。又用润麻丸加木通、车前，空心吞之。然腰与小腹及脚腿皆痛，胸膈不宽。予适出月余，归诊脉皆沉细而数。予曰：数脉所主为热，其症为虚，脉与向日不同，而症反觉虚者，多因久服前药，失于加减，故藏府习熟，而病反见化于药矣。令暂止药。乘轿归家，登山度岭，加以应接人事，劳而又劳。越三日，血大崩，约一桶许。昏愦而气息奄奄，良久稍苏。是夜又崩二三碗许，仍复昏愦。予往视之，脉仍沉细而数。予曰：五十以后，血气大脱，实难求生，但不忍坐视其毙耳。乃用大剂参、芪各七钱，归、地、姜、附各一钱，甘草五分，煎服。二三贴，脉数略减，头痛昏弱，腰脚腿痛亦愈。日则胸膈似烦，至夜亦愈。但小腹时觉微痛，清水常流不绝。经曰：冲脉者，经脉之海，主渗溪谷，与阳明合于宗筋，会于气街，而阳明为之长，皆属于带脉。故阳明虚，则冲脉失养，不能渗灌，气化为水，而下流矣。待其胃气稍完，则清者运而为津液，浊者渗而为小便，而水或可止也。经曰壮者气行则愈是矣。若遇严寒，又觉小腹腰脚腿痛者，亦由阳虚不御其寒故也。天地稍和，又不觉矣。予曰：病虽少愈，然血气虚脱，来春恐无以资生发之气耳。至春果洞泻而殁。

丹溪曰：气病补血，虽不中，亦无所害。血病补气，则血愈虚散，是谓诛罚无过。今病血病，而治以参芪，宁不犯丹溪之戒乎？予曰：学贵疏通，不可执泥。丹溪又曰：冲任二脉为经脉之海。二脉无损，则血气之行，外循经络，内荣五藏。若劳动过极，损伤二脉，则冲任气虚，不能约制其血，故忽大下，谓之崩中。治宜举养脾胃，大补气血。丹溪治血，何尝不归于气虚，而养脾胃也。东垣亦曰：血脱益气，古圣人之法也。先理其胃，以助生发之气，诸甘药为之先务，盖甘能生血，此阳生阴长之理，故先助胃气。且人之身，纳谷为宝。予考圣经前贤所治血病，未尝专主于治血而不养气，要在临病识宜耳。虽然，此固不免于死，所以得迟延而无苦楚者，恐亦由于药力也。因笔之，幸同志者考其得失。

一妇年逾四十，形长色脆，病经不调。右脉浮软而大，左脉虚软而小近驶。尝时经前作泄。今年四月，感风咳嗽，用汤洗浴，汗多因泄。一月六月，复因洗浴，发疟六七次。疟虽止，而神思不爽。至八月尽，而经水过多，白带时下，泻泄，遂觉右脚疼痛。旧曾闪肭脚跟，今则假此延痛臀、腿、腰、胁、尾骨、胫、项，右边筋皆掣痛。或咳嗽一声，则腰眼痛如刀扎，日轻夜重，叫号不已。幸痛稍止，饮食如常。今详月水过多，白带时下，日轻夜重，泻泄无时，亦属下多亡阴，宜作血虚论治。然服四物止痛之剂益甚。九月，予复诊视，始悟此病，乃合仲景所谓阳生则阴长之法矣。夫经水多，白带下，常泻泄，皆由阳虚陷下而然，命曰阳脱是也。日轻夜重，盖日阳旺而得健运之职，故血亦无凝滞之患，而日故轻也。夜则阴旺，而阳不得其任，失其健运之常，血亦随滞，故夜重也。遂以参术助阳之药，煎服五七贴，痛减。此亦病症之变，治法殊常，故记之。

一妇年二十一岁。六月，经行腹痛如刮，难忍求死。脉得细软而驶，尺则沉弱而近驶。予曰：细软属湿。数则为热，尺沉属郁，此湿热郁滞也。以酒煮黄连半斤，炒香附六两，五灵脂半炒半生三两，归身尾二两，为末，粥丸，空心汤下三四钱。服至五六料。越九年，得一子。又越四年，经行两月不断，腹中微痛，又服前丸而愈。续后经行六七日，经止则流清水，腹中微痛，又服前丸，而痛亦止。又经住只有七八日，若至行时，或大行五六日，续则适来适断，或微红，或淡红，红后尝流清水，小腹大痛，渐连遍身胸背腰腿骨里皆痛，自巳至酉乃止痛，则遍身冷热，汗大出，汗止痛减，尚能饮食。自始痛至今，历十五年。前药屡服屡效，今罔效者，何也？予在休宁率口，其母伴女荷轿至彼就医。脉皆洪滑无力，幸其尚有精神。予曰：此非旧日比矣。旧乃郁热，今则虚寒，东垣曰始为热中终为寒中是也。经曰：脉至而从按之，不鼓，乃阴盛格阳，当作寒治。且始病时，而形敛小，今则形肥大矣。医书曰：瘦人血热，肥人气虚。岂可同一治耶？所可虑者，汗大泄而脉不为汗衰，血大崩而脉不为血减耳。其痛日重夜轻，知由阳虚，不能健运，故亦凝滞而作痛。以症参脉，宜用助阳。若得脉减痛轻，方为佳兆。遂投参、芪、归、术大剂，加桂、附一贴。来早再诊，脉皆稍宁，随即回宅。服至二三十贴。时当二月至五月，予适往城，视之病且愈矣。盖病有始终寒热之异，药有前后用舍不同，形有少壮肥瘦不等，岂可以一方而通治哉！后闻乳有隐核数枚，彼时失告于予，访之外科，归罪于多服参芪而然。殊不知肥人气虚多滞，若能久服前药，不惟乳无隐核，纵有亦当消矣。多因病退却药，血气未充，故气滞血凝而成此核，经曰壮者气行则愈是矣。予以书喻柢，恐一齐传众楚咻，莫能回其惑也。

一妇每临经时，腰腹胀痛，玉户淫淫虫出，如鼠粘子状绿色者数十枚，后经水随至。其夫问故。予曰：厥阴风木生虫，妇人血海属于厥阴，此必风木自甚，兼脾胃湿热而然也。正如春夏之交，木甚湿热之时，而生诸虫是也。宜清厥阴湿热耶。令以酒煮黄连为君，白术、香附为臣，研末粥丸，空腹吞之。月余经至，无虫而妊矣。

一妇形质瘦小，面色近紫。产后年余，经水不通。首夏忽病呕吐，手指麻痹，挛拳不能伸展，声音哑小，哕不出声。医皆视为风病，危之。予诊脉，皆细微近滑。曰：此妊娠恶阻病也。众谓经水不通，安有妊理。予谓天下之事，有常有变，此乃事之变也。脉虽细微，似近于滑，又尺按不绝，乃妊娠也。遂以四君子加二陈治之，诸症俱减。尚畏粥汤，惟食干糕香燥之物，而有生意。

出部脉

一妇年逾四十，形色颇实。常患产难倒生，经水不调，或时遍身骨节疼痛，食少倦怠，自汗。予为诊之，两手脉皆不应，惟右关轻按，隐隐然微觉动也。疑脉出部，以指寻按经渠、列缺穴分，亦不应。余甚怪之，乃叩其夫。曰：有孕时，医诊亦言无脉。后服八物汤，幸尔易产，而得一子。予曰：此由禀赋，本来脉不应也，无足怪为。可见天下事变出无穷，果难一一以常理测①也，如《脉经》所谓但道其常而已。两手无脉，不伤其生，又不妨于胎妊，岂《脉经》所能论及耶？脉或两手出部，或一手出部，予见多矣。两手无脉，而人如故，此亦理之所无，事之大变，故笔记。

---

① 测：原作“恻”，据文义改。

一妇有病，请予诊之。右脉缓濡而弱，左手无脉。再再寻之，动于腕臂外廉阳溪、偏历之分。乃语之曰：左脉离其部位，其病难以脉知。以右脉言之，似属于脾胃不足也，尚当言其病焉。告曰：每遇经未行前，咯血数口，心嘈不安，食少懒倦。予以四君子汤加山栀、陈皮、麦门冬、牡丹皮，煎服数贴而安。

予常考孙兆诊一释者，左脉出部，动于臂上，曰：此口脉也，医书不载。脉行常道，岂有移易，或者少年惊扑震动心神，故脉脱故道耳！年既长大，血气已定，不能复移也。僧曰：果如所言。予询此妇，未尝得惊，而脉如是，可见亦由于禀赋也。后在歙之江村，诊得两手脉俱出部者数人，或左或右，一手脉出部者尚多。信行诊一妇人，两手脉亦出部。凡此皆事变无穷，理之莫测，岂皆由于惊动哉！夫此虽非经水之病，因其脉类前案，故录于此。

妊　病

一妇怀妊八月，尝病腰痛不能转侧，大便燥结，医用人参等补剂，痛益加。用硝黄通利之药，燥结虽行，而痛如故。予为诊之，脉稍洪近驶。曰：血热血滞也。宜用四物加木香、乳、没、黄柏、火麻仁。煎服四五贴，痛稍减，燥结润。复加发热面赤，或时恶寒，仍用前方，去乳、没、黄柏，加柴胡、黄芩。服二贴而寒热除。又背心觉寒，腰痛复作。予曰：血已利矣，可于前方加人参一钱。服之获安。

一妇尝患横生逆产，七八胎矣，子皆不育。予诊脉，皆细濡颇弦。曰：此气血两虚兼热也。或曰：气血有余，方成妊娠。气血既亏，安能胎耶？予曰：观其形长瘦而脉细濡，属于气血两虚。色青脉弦，属于肝火时炽。而两尺浮滑，似血虚为轻，而气虚为重也。宜以补阴丸除陈皮，倍加香附、参、芪，蜜丸服之，常令接续。逾年临产果顺，而育一子。

产　后

一妇产后滑泄，勺水粒米弗能容，即时泄下，如此半月余矣。众皆危之。或用五苓散、平胃散，病益甚。邀予诊之，脉皆濡缓而弱。曰：此产中劳力，以伤其胃也。若用汤药，愈滋胃湿，非所宜也。令以参苓白术散除砂仁，加陈皮、肉豆蔻，煎姜枣汤调服。旬余而安。

一妇产后时发昏瞀，身热汗多，眩晕，口渴，或时头痛恶心。医用四物凉血之剂，病不减。复用小柴胡，病益甚。予为诊之，脉皆浮洪搏指。予谓产后而得是脉，又且汗多，而脉不为汗衰，法在不治。所幸者气不喘，不作泄耳。其脉如是，恐为凉药所激也。试用人参三钱，黄芪二钱，甘草、当归各七分，白术、门冬各一钱，干姜、陈皮、黄芩各五分。煎服五贴，脉敛而病渐安。

小儿惊痫

一女年六岁，病左手不能举动，三年矣。后复病痫，初用人参、半夏，或效或否。予诊左脉浮洪，右脉颇和。曰：痰热也。令以帛勒肚，取茶子去壳三钱，挼碎，以滚汤一碗，滤取汁，隔宿勿食，早晨温服，吐痰如大蒜瓣者三碗许，手能举动，痫亦不作。

予孙应达，初生未满一月，乳媪抱之怀间，往观春戏。时风寒甚切，及回即啼不乳，时发惊搐。始用苏合香，继用惊搐药不效，众皆危之。予曰：小儿初生，血气未足，风寒易袭，此必风邪乘虚而入也。风喜伤脾，脾主四肢，脾受风扰，故四肢发搐，日夜啼叫不乳，经曰风淫末疾是也。其治在脾，脾土不虚，则风邪无容留矣。因煎独参汤，初灌二三匙，啼声稍缓；再灌三五匙，惊搐稍定；再灌半酒杯，则吮乳渐有生意。

泄　泻

一孩孟秋泄泻，昼夜十数度。医用五苓散、香薷饮、胃苓汤加肉豆蔻，罔有效者。予曰：此儿形色娇嫩，外邪易入，且精神怠倦，明是胃气不足，而为暑热所中。胃虚挟暑，安能分别水谷？今专治暑，而不补胃，则胃愈虚，邪亦着而不出，经曰壮者气行则愈，怯者着而成病是也。令浓煎人参汤饮之。初服三四匙，精神稍回；再服半酒杯，泻泄稍减。由是节次服之，则乳进而病脱。

卷　三

答银台宋公书

医以望闻问切四者为务，蒙示贵恙，只得问之一事而已，余三事俱莫得而详也。依命奉去药方，或妨或否，故难预必。兹以理论，多属于阴虚，而无有热也。经曰：一胜则一负。盖血者阴也，阴虚则阳亢，理之必然。阳亢热动，宜其血得热而妄行，或嗽或吐，不免有血。此皆阴虚发热之病，理宜滋阴养血，清热润肺，是其治焉。此特论其理之常也。其中又有变其常者，亦当变其常以治之矣。经曰：冲任二脉，为血之海，主渗灌溪谷，而阳明为之长。阳明者，胃也。或有劳动，损其冲任，则血不得渗灌，而越上于上窍。故阳明胃脉，亦失所养，或饮食无味，或食则难饥，或恶心呕吐，或胸膈痞闷，或大便不常。此又初因阴虚，而终致于阳虚也。夫因阴虚而致阳虚，则滋阴降火之法，又难例用，当从东垣阳生阴长，而用甘温之剂矣。经曰：阳气者，精则养神，柔则养筋。盖心主血而藏神，肝主筋而藏血。若胃之阳气有亏，是阳气之精者亦虚。而心神失养，不能以主血，阳气之柔者亦损。而肝筋失养，不能以藏血。心既不能主血，肝又不能藏血，欲其血之不妄行也，难矣。此又阴变为阳之病，岂可以其阴虚例治，而损其阳也。尝考《褚氏遗书》有曰：人年十六，精始通。未及十六，而先损其精，则骨髓未满，后必有难名之疾。得闻所患，已犯褚氏之戒。必须远色节欲，以固其本。然后调之以药，以治其末，庶几内外兼修，本末两尽，病之愈也有日矣。苟徒恃乎药，而无敬谨之功，是谓舍重就轻，欲求病愈，难哉！四物汤加黄柏、知母，乃滋阴降火妙剂。若饮食无味，或饮食不思，此方又难例用，须宜兼用四君子汤。仲景曰：血虚气弱，一宜用人参。人参不惟补气，亦补血也。况药无定性，与热药同用则热，寒药同用则寒。今用人参，而以寒药制之，人参虽温，亦莫能逞其势矣。又曰：人参补气，今以耗气之药监之，虽欲补气，亦莫恣其性矣。幸毋以南北见疑。东垣北人也，常用人参，考之东垣书可证矣。但加减活法，在乎病者消息出入。如嗽加麦门冬，痰加贝母，咯血加藕节，气喘加阿胶，痞闷加枳实。二方相合，名曰八物汤，兼补血与气也。请与高明议其可否。

一人面色苍白，年四十六，素好酒色、犬肉。三月间，因酒连有二夜房事，遂病左腹痛甚。后延右腹，续延小腹，以及满腹皆痛。日夜叫号，足不能升，卧不能仰，汗出食阻。自用备急丸，利二三行而随止，痛仍不减。予诊之，脉皆细駃，右脉颇大于左，独脾脉弦而且滑。扶起诊之，右脉亦皆细数。恐伤酒肉，用二陈汤加黄芩、山楂、曲蘖，进之不效。再用小承气汤，仍复不利。蜜煎导之，亦不利。乃以大承气汤，利二三行，痛减未除。令其住药，只煎山楂饮之。次日烦躁呕恶，渴饮凉水，则觉恶止爽快。次早再诊，脉皆隐而不见，四肢逆冷，烦躁不宁，时复汗出，举家惊愕。疑是房后阴症，拟进附子理中汤。予曰：此治内寒逆冷也。《活人书》云：四逆无脉，当察症之寒热。今观所患，多属于热。况昨日脉皆细数，面色近赤，又兼酒后而病，六脉虽绝，盖由壮火食气也。四肢者，诸阳之本，气被壮火所食，不能营于四肢，故脉绝而逆冷也。此类伤暑之症，正合仲景所谓热厥者多，寒厥者少，急用大承气汤下之之类。向虽下以大承气，其热尚有未尽，难以四逆汤症与比。今用附子热药，宁不助火添病耶？如不得已，可用通脉四逆汤，尚庶几焉。以其内有童便、猪胆汁，监制附毒，不得以肆其虐也。连进二服，脉仍不应，逆冷不回，渴饮烦躁，小便不通，粪溏反频，腹或时痛。更进人参白虎汤，二贴燥渴如旧。更用参、术各三钱，茯苓、麦门冬、车前各一钱，北五味、当归各五分，煎服一贴，脉渐隐隐见如蛛丝。予曰：有生意也。仲景论绝脉，服药微续者生，脉暴出者死是也。左手左脚，亦略近和，不致冰人。右之手足，如旧逆冷。但口尚渴，大便尚溏，一日夜约有十数次，小便不通。予曰：渴而小便不利者，当利其小便。遂以天水散，冷水调服。三四剂不应，再以四苓散加车前、山栀。煎服二贴，小便颇通，但去大便，而小便亦去，不得独利。予曰：小便不利，烦渴未除，盖由内热耗其津液也。大便尚溏者，亦由内热损其阳气，阳气不固而然也。遂用参、术各三钱，茯苓钱半，白芍、车前、门冬各一钱，山枝七分，北五味五分。连进数服，至第九日，逆冷回，脉复见，诸症稍减而向安矣。

一人年逾四十，面色苍白。平素内外过劳。或为食伤，则咯硬痰，而带血丝。因服寒凉清肺消痰药，至五六十贴，声渐不清，而至于哑，夜卧不寐，醒来口苦舌干，而常白胎，或时喉中阁痛，或胸膈痛，或嗳气，夜食难消，或手靠物久则麻，常畏寒，不怕热。前有癞疝，后有内痔，遇劳则发。初诊左脉沉弱而缓，右脉浮软无力。续后三五日一诊，心肺二脉浮虚，按不应指，或时脾脉轻按阁指，重按不足。又时或駃或缓，或浮或沉，或小或大，变动全无定准。夫脉不常，血气虚也。譬之虚伪之人，朝更夕改，全无定准。的实之人，朝斯夕斯，常久不移。以脉参症，其虚无疑。虚属气虚为重也。盖劳则气耗而肺伤，肺伤则声哑。又劳则伤脾，脾伤则食易积。前疝后痔，遇劳而发者，皆因劳耗其气，上虚下陷，不能升举故也。且脾喜温畏寒，而肺亦恶寒，故曰形寒饮冷则伤肺。以已伤之脾肺，复伤于药之寒凉，则声安得不哑，舌安得不胎？胎者，仲景谓胃中有寒，丹田有热也。夜不寐者，由子盗母气，心虚而神不安也。痰中血丝者，由脾伤不能裹血也。胸痛嗳气者，气虚不能健运，故郁于中而嗳气，或滞于上则胸痛也。遂用参、芪各四钱，麦门、归身、贝母各一钱，远志、酸枣仁、牡丹皮、茯神各八分，石菖蒲、甘草各五分，其他山楂、麦芽、杜仲，随病出入。煎服年余，而复益以宁志丸药，前病日渐愈矣。且此病属于燥热，故白术尚不敢用，况他燥剂乎！

一人年十五，色黄悴。十二月间，忽呕瘀血一二碗，随止。当请小儿科丁氏调治。

肌体尚弱，常见头晕，近于三月间天热行路，出汗逾日。又少费力颇倦，日昃顿虽然昏晕，不省人事，手足搅乱，头倒错乱，将一时久方定。次日亦然。续后每日午时前后，如期发一次。近来渐早，自辰至午，连发二次，渐至三四次，比前稍轻。发时自下焦热上至胸，壅塞则昏晕，良久方苏。始疑是疟，或痫。医云火动，又云痰症，用牛黄丸，以竹沥、姜汁磨服，二次，共四丸。又与煎药，多清痰火之剂。服后每日只发一次，止则汗多，口干食少，身热时多，凉时少。予脉之，皆浮虚洪数，不任寻按。坐起则觉略小，亦不甚数。脉书曰：数脉所主为热，其症为虚。三日后再诊，左脉小而滑，右脉大而滑，独肺部浮软，按之似蛰蛰有声。与昨脉不同者，虚之故也。夫阳动其阳，变而为邪热矣。然脾胃以阳气为主，阳变为热，血必沸腾而越出于上矣。昏晕者，由热熏灼，故神昏运倒而类风也。风之旋转运动，与火相类。每觉下焦热上胸膈，壅塞而即发者，脾脉从足入腹至胸，今下焦热上，乃脾火也。然胸膈心肺之分，为阳之位。清阳居上，而邪热扰之，则阳不得畅达，而心肺之神魄，不免为之而溃乱矣。况五藏皆赖胃气以培养，胃受火邪，则五藏皆无所禀，而所藏之神，亦无所依，故肺之魄，心之神，肝之魂，脾之意，肾之志，安得不随之溃乱躁扰而昏瞀耶！多发于午前后者，乃阳气所主之时。阳为邪扰，不能用事，故每至其时而辄发也。且汗多津液泄，口干津液少，医用牛黄、朱砂、琥珀、南星、半夏等而复燥之，是愈益其燥，故暂止而复发，不能拔去其病根也。因取参、芪各二钱半，远志、山楂、川芎、黄芩各七分，天麻、茯神、麦门各一钱，甘草、陈皮各五分，归身八分，白术一钱半。煎服十余贴，而病不复发矣。

一人年逾三十，神色清减，初因伤寒过汗，是后两足时冷，身多恶寒，食则易饥，日见消瘦，梦遗甚频，筋骨痛疼，久伏床枕，不出门户。医用滋阴降火，不效。予视左脉浮虚而缓，右脉浮弦而缓，此阳虚也。病者言易饥善食，梦遗甚频，似属阴虚。若作阳虚，而用参芪，恐增病矣。予故为之备论其病。古人谓：脉数而无力者，阴虚也；脉缓而无力者，阳虚也。今脉皆浮虚弦缓，则脉为阳虚可知矣[①]。以症论之，病属阴虚，阴虚则发热。午后属阴，当为午后则遍身发热恶热，揭胸露手，蒸蒸热闷而烦躁也。今患并无是症，何得认作阴虚？夫阳虚则恶寒，虽天暖日和，犹恐出门怕寒恶风。今患两足时冷，身多畏寒，皆阳虚之验矣。又被汗多亡阳，非阳虚而何？今日食则易饥，非阴虚火动也。盖脾胃以气为主，气属阳，脾胃之阳已虚，又被苦寒属阴之药以泻其阳，则阳愈虚而内空竭，须假谷气以扶助之，故易饥而欲食，食亦不生肌肉也。经曰：饮食自倍，肠胃乃伤。又曰：饮食不为肌肤。其此之谓欤！梦遗亦非特阴虚。经曰：阳气者，精则养神，柔则养筋。今阳既虚，则阳之精气不能养神。而心藏神，神失所养，则飘荡飞扬，而多梦矣。阳之柔气不能养筋，而肝主筋以藏魂，筋失所养，则遍身筋骨为之疼痛，魂亦不藏，故梦寐欠安，何得而不遗乎？经曰：气固形实。阳虚则不能固而精门失守，此

① 矣："矣"字前原有"参"字，衍文，径删。

遗之所以频而不禁也。经曰：肾者胃之关也。今若助阳以使其固，养胃以守其关，不患遗之不止矣。遂用参、芪各二钱，白术一钱，甘草五分，枳实、香附、山楂、韭子各五分。煎服半年，随时令寒暄升降，而易其佐使，调理而安。

一人年近六十，面色苍白，病左耳聋，三十年矣。近年来，或头左边，及耳皆肿溃脓，脓从耳出甚多，时或又肿复脓。今则右耳亦聋。屡服祛风去热逐痰之药，不效。予诊左手心脉浮小而駃，肝肾沉小而駃，右脉皆虚散而数。此恐乘舆远来，脉未定耳。来早脉皆稍敛，不及五至，非此日前之甚数也。夫头之左边，及耳前后，皆属于少阳也。经曰：少阳多气少血。今用风药痰药，类皆燥剂，少血之经，又以燥剂燥之，则血愈虚少矣。血少则涩滞，涩滞则壅肿。且血逢冷则凝，今复以寒剂凝之，愈助其壅肿。久则郁而为热，腐肉成脓，从耳中出矣。渐至右耳亦聋者，脉络相贯，血气相依，未有血病而气不病也。是以始则左病，而终至于右亦病矣。况病久气血已虚，且人年六十，血气日涸，而又出外劳伤气血，又多服燥剂以损其气血，脓又大泄，已竭其气血，则虚而又虚可知矣。以理论之，当以滋养气血，气血健旺，则运行有常，而病自去矣。否则，不惟病且不除，而脑痈耳疽抑亦有不兑矣。人参二钱，黄芪三钱，归身、白术、生姜各一钱，鼠粘子、连翘、柴胡、陈皮各六分，川芎、片芩、白芍各七分，甘草五分，煎服数十贴而安。

一孺人年近五十，病腹痛，初从右手指冷起，渐上至头，则头如冷水浇灌，而腹痛大作。痛则遍身大热，热退则痛亦止。或过食，或不食，皆痛。每常或一年一发，近来二三日一发，远不过六七日。医用四物加柴胡、香附，不应。更医用四君、木香、槟榔，亦不效。又医用二陈加紫苏、豆蔻，又用七气汤等剂，皆不效。予诊脉皆微弱，似有似无，或一二至一止，或三五至一止，乃阳气大虚也。以独参五钱，陈皮七分，煎服十余贴而愈。夫四肢者，诸阳之末。头者，诸阳之会。经曰：阳虚则恶寒。又曰：一胜则一负。阳虚阴往，乘之则发寒；阴虚阳往，乘之则发热。今指稍逆冷，上至于头，则阳负阴胜可知矣。阳负则能健运，而痛大作。痛作而复热者，物极则反也。及其阴阳气衰，两不相争，则热歇而痛亦息矣。况脾胃多气多血，经曰气能生血，气不足则血亦不足。仲景曰：血虚气弱，以人参补之。故用独参汤服，而数年之痛遂愈矣。

一人年逾三十，神色怯弱。嘉靖八年，客外。七月，患热淋，诸药不效。至十一月，行房方愈。九年正月复作，亦行房而愈。至三月，伤寒咳嗽有痰，兼事烦恼，延至十月少愈。后复作，服芦吸散而愈。但身热不解，因服小便，腹内膨胀，小腹作痛。后又因晚卧，左胁有气，触上痛，不能睡，饮食减半，四肢无力，食则腹胀痛，或泻，兼胸膈饱闷，口舌干燥，夜卧盗汗，从腰已下常冷，久坐腰痛，脚软，手心常热。诊其左手，心脉浮数而滑，肾肝二脉沉弱颇缓，右手肺脉浮虚而駃，脾脉偏弦而駃，命门散弱而駃。第二日再诊，心肝二脉细软，稍不见駃矣，肾脉过于弱，肺脉浮软，亦不见駃，脾脉颇软，命门过浮略坚。予曰：膀胱者，津液之府，气化出焉。淋者，由气馁不能运化，故津液郁结为热而然也。房后而愈者，则郁结流利而热解矣。三月天日和煦，何得伤寒？多由肺气不足，莫能护卫皮毛，故为风邪所袭，郁热而动其肺，以致痰嗽也。得芦吸散而愈者，以辛温豁散其痰与热也。嗽止身热不退者，因嗽久肺虚，肺虚则脾弱，脾肺之气不能荣养皮肉，故热作也。经曰：形寒饮冷则伤肺。又曰：脾胃喜温而恶寒。今服小便之寒凉，宁不愈伤其脾肺耶？是以腹胀作痛，胁气触上，或泻或汗，种种诸病，皆由损其脾肺也。而脉时或变易不常者，亦由气血两虚，虚而为盈，难乎有常矣。遂用参、芪各一钱，茯苓、白术各一钱，归身、牛膝各七分，厚朴、陈皮、木香、甘草各五分，薄桂三分。煎服二十余贴，诸症悉退。后因解头劳倦，诸症复作，来就予治。脉与前颇同，但不数不駃而已。仍用参、芪各三钱，麦门、归身、厚朴、枳实、甘草、黄芩等剂而愈。

《书》曰：五志过为病。非药可治，须以情胜。古今方书，多略而不言。遇有此疾，无例可推。因搜采前贤治例，著之于后，以示将来者焉。如怒伤肝，肝属木，怒则气并于肝，而脾土受邪，木太过则肝亦自病；喜伤心，心属火，喜则气并于心，而肺金受邪，火大过则心亦自病；悲伤肺，肺属金，悲则气并于肺，而肝木受邪，金太过则肺亦自病；恐伤肾，肾属水，恐则气并于肾，而心火受邪，水太过则肾亦自病；思伤脾，脾属土，思则气并于脾，而肾水受邪，土太过则脾亦自病；寒伤形，形属阴，寒胜血则阳受邪，寒太过则阴亦自病；炅伤气，气属阳，热胜寒则阴受病，热太过则阳亦自病。凡此数者，更相为治。故悲可以治怒，以怆恻苦楚之言感之；喜可以治悲，以谑浪亵狎之言戏之；恐可以治喜，以逼遽死亡之言怖之；怒可以治思，以污辱欺罔之言触之；思可以治恐，以虑彼忘此之言夺之。凡此五者，必诡谲怪诈，无所不至，然后可以动人耳目，易人视听。若胸中无材器之人，亦不能用此法也。炅可以治寒，寒可以治炅，逸可以治劳，习可以治惊。经曰：惊者平之。夫惊以其忽然而遇之也，使习见习闻，则不惊矣。惟劳则气耗，恐则气夺者为难治。喜者少病，百脉舒和故也。

一人因喜成病。庄医切脉，为之失声，佯曰：吾取药去。数日更不来，病者悲泣，辞家人曰：处世不久矣。庄知其将愈，慰之。诘其故，引《素问》惧胜喜，可谓得玄关者也。

一妇因产，舌出不能收。医以朱砂傅其舌，仍命作产子状，令[①]以两女子掖之。乃于壁外潜累盆碗，危处堕地，以作声，声闻而舌收矣。夫舌乃心之苗，此必产难而惊，心火不宁，故舌因用力而出也。今以朱砂以镇其心火，又使倏闻异声以恐下。经曰：恐则气下。故以恐胜之也。

昔贵人有疾，天方不雨，更医十数罔效。最后一医至，脉已，则以指计甲子，曰某夕天必雨，竟出。贵人疑曰：岂谓吾疾不可为耶？何言雨而不及药我也。已而夕果雨，

① 令：原作“冷”，据文义改。

贵人喜，起而行乎庭。达旦，疾若脱去。明日，后至之医来谒贵人，喜且问曰：先生前日言雨，今得雨而瘳，何也？医对曰：君侯之疾，以忧得之。然私计君侯忠且仁，所忧者民耳。以旱而忧，以雨而瘳，理固然耳，何待药而愈耶？

一女婚后，夫经商二年不归，因不食，困卧如痴，无他病，多向床里坐。此思则气结也，药难独治，得喜可解。不然，令其怒讽，掌其面，诟以外情。果大怒而大哭，三时许，令解之与药，一贴即求食矣。予曰：病虽愈，得喜方已。乃诒以夫回，既而果然，病不举。

一人，县差拿犯人，以铁索锁所犯至县，行至中途，犯则投河而死。犯家告所差人索骗威逼至死。所差脱罪，未免费财，忧愤成病，如醉如痴，谬言妄语，无复知识。予诊之曰：此以费财而忧，必得而喜，病可愈也。药岂能治哉？令其熔锡作银数锭！置于其侧，病者见之，果喜，握视不置，后病遂愈。此谓以喜胜忧也。

一女与母相爱，既嫁母丧，女因思母成疾，精神短少，怠倦嗜卧，胸膈烦闷，日常恹恹，诸药不应。予视之曰：此病因思，非药可愈。彼俗酷信女巫，巫托神降言祸福，谓之卜童。因令其夫贿嘱之，托母降言，女与我前世有冤，汝故托生于我，以害我也。是以汝之生命克母，我死因汝。今在阴司，欲报汝仇。汝病奄奄[1]，实我所为。我生则与之母子，死则与之寇仇。夫回谑其妇曰：汝病如此，我他往，可请童婆卜之，何如？妇应曰：诺。遂请卜，一如夫所言。女闻大怒，诟曰：我因母病，母反[2]害我，何思之有耶？遂不思，病果愈。此以怒胜思也。

一官素谨言。一日会宾筵中，有萝卜颇大，客羡之。主曰：尚有大如人者。客皆笑，以为无。主则悔恨自咎，曰：人不见如是大者，而吾以是语之，宜其以吾言为妄为笑也。因而致疾，药不应。其子读书达事，思父素不轻言，因而愧赧成疾，必须实所言，庶可解。官所抵家往返十余日，遂遣人抵家取萝卜如人大者。至官所，复会旧宾，请父强疾而陪。酒酣，令车载置席前。客皆惊讶，其父大喜而疾愈。

重大之病，一日三脉，多变难治。沉痾日日脉不移，亦难治。伏经脉最难求，如积热之久，脉反沉细，而外症又寒，苟非兼以望闻问切，何可得也。世俗讳疾试医，医复讳情妄臆，而豪贵妇女，往往不得望闻，岂不大错。

论病必分兼经、专经、错经、伏经，知有宾主，而后分标本以处方。兼经并发如两感。专经独发，如太阳表症。错经乱发，如百合、狐惑病。伏经反发，如热极似水。

君臣佐使外，可用一标。使如剂中合从，辛以达金，则取引经一味，辛者倍加之，故其效速。

一士人形肥色白，因《明医杂著》谓人皆阴不足，服补阴丸至数十年，乃病虚胖短

---

① 奄奄：原作“淹淹”，据文义改。

② 反：下原有“我”字，衍文，径删。

气。予反之，用辛热剂，决去滞余，而燥其重阴，方得平和无恙。此则未达方书，而往自误，不可不戒也。

前数条出《医通》，予尝熟诸。以其暗与已合，故录之不忘。诗曰：我思古人，实获我心。此之谓也。

一妇年三十余，十八胎，九殡八天。复因惊过甚，遂昏昏不省人事，口唇舌皆疮，或至封喉，下部白带如注。如此四十余日，或时少醒，至欲自缢，自悲不堪。或投凉剂解其上，则下部疾愈甚；或投热剂，或以汤药薰蒸其下，则热晕欲绝。脉之，始知为亡阳症也。急以盐煮大附子九钱为君，制以薄荷、防风，佐以姜、桂、芎、归之属，水煎，入井水冷与之。未尽剂，鼾睡通宵，觉则能识人。众讶曰：何术也？医曰：方书有之，假对假，真对真尔。上乃假热，故以假冷之药从之；下乃真冷，故以真热之药反之。斯上下和，而疮解矣。续后，再服调元气药，乃生二子。续后又病痹一年，亦主以养元气，待饮食大进，然后劫以毒药，吐下块物甚多，投附子汤三钱而愈。

此条亦出《医通》，以其治病有法，用药有权，可谓知通变者也。故录之以为法。

一人四十余，色黄白。季春感冒，发汗过多，遂患左脚腿骱厥阴之分，微肿而痛，不能转动。医作阴毒，治以艾灸。予曰：阴毒虽无肉变高焮之势，缠绵月余，内必有瘀脓。令用毫针深探之，惟黄水数点而已。后又更医，以锋针于灸疮内深入寸许，则血大出，认为阴毒，似有可疑。吾以属于筋痛，经所谓筋痿者耶。痿虽软易，其亦有痛者。且其痛时，遍身筋皆肿胀，而右脚内廉，筋亦急痛，不能屈伸。以此验之，筋痛可知矣。经曰：厥阴少血之经。筋之所主，过汗则亡血，而筋失所养，故急痛也。腿骱肿者，盖人身之血，犹江河之水，洪泛则流沙走石，彼细流浅濑，则此阻彼碍，而壅肿矣，经曰怯者着而成病是也。兼之脾胃太虚，呕逆嗳气，饮食少进。经曰：胃者水谷之海。脾主与胃行其津液，以养皮肉筋脉。今胃不受而脾不运，筋脉愈失所养矣。又曾加以灸砭，焦骨伤筋，复耗其血。丹溪曰：血属阴，难成易亏者也。兹则针灸妄施，则血虚耗矣。欲其疾愈，岂可得哉？且经曰：筋枯者，举动则痛。是无血以养，俱难治也。所幸者精神尚好，大便固秘，夜卧安静。于此健其脾胃，使饮食进，则血自生，筋自舒，肿退痛除，庶或可愈。其脉初皆细软而缓，按之无力。予以独参汤一两，一剂与之，其效甚速。予适他往，更医复灸，又用参、芪、归、术加凉剂，胃气遂不能回矣。再诊脉变为滑数。脉书言：疮科滑脉，未溃宜内消，已溃宜补益。又曰：数脉所生为热，其症为虚。是脉与症皆属于虚，亦须大补托而出之，治亦同法，岂得歧[①]而两途？病居疑似，故详辨之。吾尝见一妇，产后遍身筋痛，遂致不救，是亦亡血故也。

一儿年十一，色白神怯。七月间，发热连月，父令就学，内外俱劳，循至热炽，头痛，正合补中益气汤症。失此不治，以致吐泻食少。其父知医，乃进理中汤，吐泻少止，

---

① 歧：原作“岐”，据文义改。

渐次眼合，咽哑不言，昏昧不省人事，粥饮有碍，手常搵住阴囊。为灸百会、尾骶，不应。其父质于予。予曰：儿本气怯，又当暑月过劳。经曰：劳则气耗。又曰：劳倦伤脾。即此观之，伤脾之病也。身热者，经曰：阳气者，烦劳则张。盖谓气本阳和，或劳烦，则阳和之气变为邪热矣。头痛者，经曰诸阳皆会于头，今阳气亢极，则邪热熏蒸于头而作痛也。吐泻者，脾胃之清气不升，浊气不降也。目闭者，盖诸脉皆属于目，而眼眶又脾所主，脾伤不能营养诸脉，故眼闭而不开也。咽哑者，盖脾之络连舌本，散舌下，脾伤则络失养不能言也。经曰：脾胃者，水谷之海。五藏皆禀气于脾，脾虚则五藏皆失所养，故肺之咽嗌为之不利而食难咽，故心之神明为之昏瞀而不知人。常欲手搵阴囊者，盖无病之人，阴升阳降，一有所伤，则升者降，降者升，经曰阴阳反作是也，是以阴升者降，使其类而入厥阴之囊，因阴多阳少，故手欲搵之也。此皆脾胃之病，经谓土极似木，亢则害承乃制也。症似风木，乃虚象耳。不治脾胃之土，而治肝木之风，欲儿不死难矣。且用参、芪、术各三钱，熟附一钱，煎。用匙灌半酒杯，候看如何。服后病无进退。连服二三日，神稍清，目稍开，如有生意，食仍难咽。予为诊之，脉皆浮缓，不及四至。予曰：药病相宜，再可减去附子。服之渐渐稍苏。初医或作风热施治，而用荆、防、芩、连、蚕、蝎[①]之类。或作惊痰，而用牛黄、朱砂、轻粉等药。此皆损胃之剂，岂可投诸？儿今得生，幸耳。实赖其父之知医也。或曰：经云无伐天和，其症又无四肢厥冷，时当酷暑，而用附子，何也？予曰：参芪非附子无速效，而经亦曰假者反之，正如冬月而用承气之类，此亦舍时从症之意也。

一妇年三十，质脆弱，产后咳嗽痰臭。或作肺痈治，愈剧，延及两脚，渐肿至膝，大便溏，小腹胀痛，午后发热，面红气促，不能向右卧。予诊脉虚小而数。予曰：凡咳嗽左右向不得眠者，上气促，下泻泄者，发热不为泻减者，此皆病之反也。按此皆原于脾。经曰：脾主诸臭，入肺腥臭，入心焦臭，入肝腐臭，自入为秽臭。盖脾不能运行其湿，湿郁为热，酿成痰而臭矣。经曰：左右者，阴阳之道路也。脾虚则肺金失养，气劣行迟，壅遏道路，故咳嗽气促，不能右卧也。脾虚必夺母气以自养，故心虚发热，而见于午也。脾主湿，湿胜则内渗为[②]肠胃为溏泄，外渗于皮肤为浮肿。令用参、术、甘草补脾为君，白术、茯苓渗湿为臣，麦门冬以保肺气，酸枣仁以安心神为佐，陈皮、前胡以消痰下气为使，用东壁土以受阳光最多，用之以为引用。盖土能解诸臭，用以补土，亦易为力矣。此窃取钱氏黄土汤之义也。服一帖，前症略减，病者甚喜。予曰：未也。数帖后无反复，方是佳兆。否则所谓过时失治。后发寒热，真阳脱矣；泄而脚肿，脾气绝矣，何能收救？予侄文焕妻亦患此，医作肺痈治，而用百合煎汤，煮粥食之，反剧。予诊其脉，细弱而缓。治以参芪甘温等剂，不二三贴而愈。此由治之早也。

---

① 蝎：原作“歇”，据文义改。
② 为：疑当作“于”。

一人年逾四十，形肥色苍。因劳后入房感风，夜半疟作，自汗，寒少热多，一日一作。医用清脾、小柴胡、四兽等剂，不效，渐至二日或三日一发。予诊左脉，浮洪虚豁而数，右脉虚小散数。头眩耳鸣，四肢懒倦，手足麻，大便溏，左胁疟母，时或梦遗，发则呕吐多痰，或辰或午，发至酉戌乃退。每至三十日连发二次，子时发至离明①，其发微；辰时发至酉戌，其发如常。予用参、芪、归、术、麦门、知母、厚朴、陈皮，大剂与之。初服一剂，痞块反高，小腹胀痛。予曰：药若不瞑眩，厥疾弗瘳。再当服之。数贴后，脉皆稍静不数。病者曰：脉平而病不减，何也？予曰：疟邪已深，非数剂之药，旦夕之功所能愈。当久服，待春分阳气发扬，方得全愈。苟惑人言而止药，不惟疟不能止，或痨或鼓，难免后忧。夫疟因感风暑寒水而作也。经曰：皮肤之外，肠胃之内，气血之所舍也。气属阳，风暑阳邪，而中于气。血属阴，寒水阴邪，而中于血。先中阳邪，后中阴邪，则先寒后热。先中阴邪，后中阳邪，则先热后寒。阳邪多则热多，渴而有汗，阴邪多则寒多而汗少。气血受邪，而居于其舍，悍卫之气②运行不息，不受邪也。日行阳二十五度，夜行阴二十五度。每一刻，则周身一度。行与邪遇，则邪壅遏其道路，故与相搏而疟作也。搏则一胜一负，负则不与之搏，而悍卫无碍，故疟止矣。夫邪之盛衰，因气血之盛衰。气血盛，邪亦盛；气血衰，邪亦衰；久则气血衰。或静养二三日，气血复盛，而邪亦盛，悍卫行与之遇，又复相抗而疟作。此疟每三十日速发二次者。盖二十八、九，三十日，晦日也，阴极阳生之时。夜半微阳始生，而力尚弱，故疟发亦轻。辰则阳旺矣，故疟亦重。此疟所感，阳邪居多，故随阳气盛衰，而为之轻重。其三日一发者，非入于藏也。由气血盛衰而然，非若伤寒之传经也。或曰：邪既因气血而盛衰，今补其气血，未免邪亦盛矣。予曰：邪之所凑，其气必虚。气血未补，终未至于强健。强健邪无容留矣，经曰邪正不两立是也。

夫疟三日一发，丹溪以发日之辰分属三阴。而药无三阴之别，总用抚芎、当归、红花、苍术、黄柏等药，掣起阳分。疟入阴分，由阳虚陷入也。须宜阳分助气之药，加血药引入阴分，方可掣起。专用血药，只恐邪愈不陷，何以能掣起哉！

一人年十九，面白质弱。因作文过劳，梦遗，遂吐血碗许，自是微咳倦弱。后身忽大热，出疹。疹愈，阴囊痒甚，搓擦水流。敷以壁土，囊肿大如盏许。遂去土，以五倍涂少蜜炙为末，敷之遂愈。因感风寒，其嗽尤甚，继以左右胁痛。予诊脉虚而数，见其畏风寒，呕恶，倦动，粪溏，气促。予曰：此金极似火也。夫心属火而藏神，肾属水而藏志。二经俱属少阴，而上下相通。今劳思则神不宁而梦，志不宁而遗，遗则水不升，而心火独亢也。肝属木而藏血，其象震，震为雷，心火既亢，则同类相应，引动龙雷之火，载血而越出乎上窍矣。肝脉环绕阴器，亦因火扰而痛痒肿胀也。火胜金，故肺金虚

① 离明：日出。《易·离》：“离为火，为日。”
② 悍卫之气：《素问·痹论》：“卫者，水谷之悍气也。其气慓疾滑利，不能入于脉也。”故曰悍卫之气。

而干咳。皮毛为之合，亦为火郁而发疹。大肠为之府，故亦传导失宜而粪溏。然金虚不能平木，故木火愈旺而凌脾，脾虚则呕恶而食减。经曰：壮火食气。脾肺之气为壮火所食，故倦于动作而易感风寒也。经言：两胁者，阴阳往来之道路也。为火阻碍，则气不利而痛矣。然火有虚有实，有似火而实非火。故经言：有者求之，无者求之，虚者责之，实者责之。此治火之大法也。前病之火皆虚，非水湿之可折伏，惟甘温之剂可以怯除。譬之龙雷之火，日出则自潜伏矣。若用苦寒降火，正如雨骤雷烈，而火愈炽盛矣。世医治火，不惟不求之有无虚实，专泥《明医杂著》咳嗽吐红皆属阴虚，误服参芪不救之语，概用滋阴等剂。况此服滋阴药已百余贴，而病反剧，岂可仍以阴虚治之耶？且经言形寒饮冷则伤肺，又谓脾胃喜温而恶寒。今用甘温健其脾，则肺金不虚，而咳嗽气促自愈；肝木有制，而胁痛吐血自除，虚妄之火亦自熄矣。遂用参、芪各四钱，神曲、山楂各七分，白术、贝母、麦门冬各一钱，甘草五分，炒干姜四分。煎服十余贴，脉数减，嗽少除，精神稍健。但后又适新婚，不免耗损真阴，将何以制其虚妄之火耶？盖咳属肺金，数脉属火，咳而脉数，火克金也。冬月水旺，而见数脉，亦违时也。大凡病见数脉，多难治疗。病久脉数，尤非所宜。此予所以深为之虑也。

一妇年三十余，性躁多能，素不孕育。每啜粥畏饭，时或心痛，春正忽大作。或作气，而用香燥。或作痰，而用二陈。或作火，而用寒凉。因粪结进润肠丸，遂泄不禁，小便不得独利。又发寒热，热则咳痰不止，寒则战栗鼓颔，肌肉瘦削，皮肤枯燥，月水不通，食少恶心，或烦躁而渴，或昏昏嗜卧，或小腹胀痛，诸治罔效。医皆视为死症，诣请予往治之。右脉浮大弦数，左脉稍敛而数。热来左右脉皆大而数，寒来脉皆沉微，似有似无。经言：脉浮为虚，脉大必病进。丹溪谓：脉大如葱管者，大虚也。经又谓：弦脉属木，见于右手，肝木克脾土也。又以数脉所主为热，其症为虚。左脉稍敛者，血分病轻也。今患素畏饭者，是胃气本弱矣。心痛即胃脘痛，由脾虚不运，故胃脘之阳不降，郁滞而作痛也。泻泄不禁，小便不得独行者，盖阳主固，且经言膀胱者津液之府，气化则能出矣，今阳虚不固于内，故频泄也，膀胱气虚不化，故小便不得独行也。又寒热互发者，盖气少不能运行，而滞于血分，故发热；血少不得流利，而滞于气分，故发寒。仲景曰阳入于阴则热，阴入于阳则寒是也。寒则战栗鼓颔者，阴邪入于阳明也。热则咳痰不已，阳邪入于阳明也。此则阴阳两虚，故相交并而然也。肌肉瘦削者，盖脾主身之肌肉，脾虚食少，故瘦削也。皮肤枯燥者，经曰脾主于胃行其津液，脾虚不能运行津液，灌溉于肌表，故枯燥也。月水不通者，经曰二阳之病发心脾，男子少精，女子不月，二阳手足阳明肠与胃也，阳明虚则心脾皆失所养，而血不生，故不月也。食少恶心，躁渴嗜卧，皆脾胃所生之症也。小腹胀痛者，乃阳虚下陷使然也，经曰阳病极而下是也。乃用人参五钱，黄芪四钱，白术三钱为君；升麻八分，茯苓一钱，猪苓、泽泻[1]各七分为

---

① 泻：原作“泄”，据文义改。

臣；苍术五分，香附七分为佐；归身七分，麦门冬一钱为使。煎服三贴，不效。一医曰：此病不先驱邪，一主于补，所谓闭门留贼。一曰：此属阴虚火动，今不滋阴降火，而徒补气，将见气愈盛火愈炽矣。风鉴相其夫曰：奸门青白，必主伤妻。日者[①]推其命曰：运限俱倒，其死必矣。其夫皱眉告予曰：每日扶之，似身渐重，皮枯黑燥，恐不济矣。予思仲景有曰：泄利不止，五藏之阳虚于内；寒热互发，六府之阳虚于外。是则内外两虚，在法不治。所恃者年尚壮，能受补而矣。但病家宁可于死中求活，岂可坐以待毙？且补药无速效，今服药不满四五剂，即责以效，岂王道之医乎？因令勉服前药。六七贴，寒已除，但热不减，汗出不至足。令壶盛热水蒸其足，汗亦过于委中矣。续后前症渐减，始有生意。追思医谓不先去邪者，因其寒热往来也。然去邪不过汗吐下三法，今病自汗、吐痰、泄利三者俱矣，再有何法而可施乎！且病有实邪，有虚邪，虚可补而实可泻。今病属虚，而以实邪治之，虚虚之祸，咎将谁归？一谓当滋阴降火，因其月事不通，病发于夜也。且服降火药，遂小腹胀而大便泄，是不宜于此矣。殊不知滋阴降火，皆甘寒苦泻之剂；今病食少泄利，明是脾虚，且脾胃喜温而恶寒，今尼于是，宁不愈伤其胃，而益其泄乎？吁！危哉！故不敢不辨。

① 日者：古时占卜以究人事者。《史记·日者列传》裴骃题解："古人占候卜筮，通谓之日者。"

孙文垣医案

明·孙一奎　著

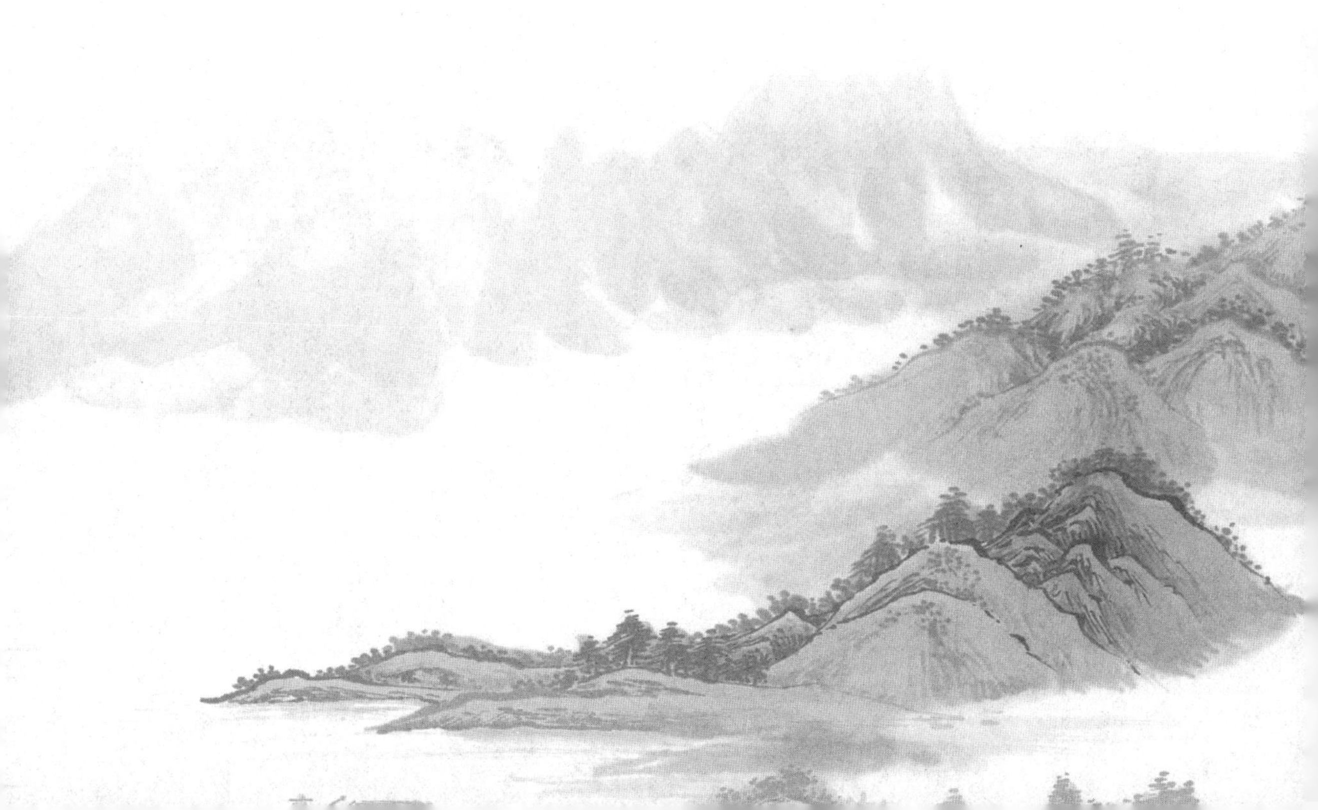

生生子医案序

《周礼》，姬公治书也。医，方技耳，而列之天官冢宰，此何说哉？盖天，生生者也。天能生生，不能使有生者尽尊其生，则生生之权于是乎穷。所以斡旋生理而佐化育，所不逮者，不得不寄于医。医，代天者也。故炎帝也而本草，轩岐也而《灵》《素》，伊尹也而汤液，皆承天好生之德，而立天下万世民物之命。顾天所以生生者，惟是阴阳动静之气，变化顺逆之机，燥湿虚实之宜。而长桑家生生之方，皆原于是。苟识不能探其玄，且不能达天，而恶能代天。善乎孙思邈之言曰：不知《易》者不足以言太医也。新安有生生子文垣者，博极典籍，剖生克如列眉，固已登濂、洛之堂。诸如柱下檀林，全生脱生之旨，靡不收为鼓吹之用。以故独观妙窍，而诊治之奇，驾和扁而轶其上，有声三吴者旧矣！余每见徐大史检老，辄啧啧生生子，生生子云，余窃私心向往。迨戊戌南还，适有天幸，值孙君起吴宫詹疾，见其囊中光焰若发，意又有神物，索之，果得《医旨绪余》《赤水玄珠》二书。展卷读之，命门右肾之辨，详而确也；十二经三焦之说，畅而明也；缘症投剂之方，精而当也；而尤精于相火一经。夫火者天以之生物，人以之生身，此生生之大者也。论者不翅聚讼，有认阴火为相火者矣，有以五志之火为相火者，有以龙雷之火为相火，又分天火为相火，人火为君火者矣。夫地二生火，天七成之，阴亦为主，何言相也。指五志则混君相，其失也杂；言龙雷则专肝肾，其失也偏；分天人则隔君相，其失也又支离决裂。惟心一动而万火奔驰。心，君也；十二经中，包络、三焦，相也。君至尊居中，主火之令；相守位列外，禀火之命。所谓君行意，相行令者也。经不云乎君火以名，相火以位。君相之名义，诚千古未发之奇也。斯论出而孙君生生之意，殆与火传而不尽者乎。闻其生平临症，殚精研虑，如梓人之削鐻，非誉巧拙不以间；如丈人之承蜩，天地万物不以易。圭匕之投，得心应手。而又随诊定方，缘方立案，笔之于帙，以为后日参考地，汇为六卷，名《历验医案》。余方倾注一日，其季君济孺，甫出以示余。曰：此家君终身苦心也。不肖兄弟，将付杀青，公生生之意于天下万世，徼先生一言为重。余受而翻阅，见其认症必合色脉，问动止，聆音声，察饮食；投剂则按寒暑，因虚实，定君臣佐使之宜，协七方十剂之妙。诚可羽翼《素》《难》，与《绪余》《玄珠》并行于世，亦鼎足之奇也。天有生生之权，而生生子代之；天有生生之理，而生生子泄之，于以列天官何忝焉。今以春秋高不能跋涉，其季君济孺甫绍明其家学于荆，荆之老稚，生死而骨肉，医济孺是赖，是生生之机相禅于不穷矣。余雅重其人，掇拾三书大旨，独详相火之论，弁于简端，以发明其生生之心云。

岁在己亥赐进士第中顺大夫奉敕整饬贵州思石道
兼抚苗夷按察司按察副使路云龙顿首序

刻生生子医案序

余阅《生生子医案》，益知其本体圆融，真机流畅，功德广运，无尽无边也。何者？天地以生生为大德，人含灵而参覆载者，以生生为真机。脱若逐境附物，障蔽灵源，则德亏而机塞，将人我山高，圣凡海阔，徒为宇宙一余赘焉尔！文垣性成奇颖，修葆精深，照体独立，物我皆如。往侍门墙，与谈名理，当下了悟，辄透玄关，妙本全彰，精光昭彻。以彼正觉，诠契轩岐，故能洽《灵》秘于心源，融《素》《难》于方寸，驱彼离朱，明索罔象，高超名相，迥出古今，冲虚一念，遍满十方，直可媲休和缓，踵美越人，又何论张、李、王、刘、彦修、撄宁辈也。始镌《医旨》，继刻《玄珠》，余谓其真发前哲之金钥，正后学之南车。兹又举生平已试之成效，授之剞劂，示人人而传世世。计文垣刊布，岂市名高，其博爱公心，谓一人所济者狭，不若使人人济之者奢也。譬彼日轮高揭，明晦同光，河源分透，遐尔并润，其心生生不息者，将与天壤同敝乎！余抚卷而三叹赏。

郡人潘士藻去华甫撰

刻生生子孙文垣医案序

穆叔称三不朽曰：太上立德，其次立功，其次立言。其论固矣！尝试思之，则有说焉。夐乎太上不可及也。其所谓次者，岂必勋树国家，伐勒彝鼎而后谓功；有能起疲癃，泽苍生，即功也。岂必典谟训诰，定保明征而后谓言；阐理窾，觉来兹，即言也。析之二而究之一也。何也？夫底迹之谓功，举其迹而纪之册，功亦言也；修词之谓言，据其辞而措之行，言亦功也。庸讵知功不可为言，言不可为功乎！孔门弟子独颜闵[①]以善言德行称，亦以得于心而见之行，此非功与言合一之征乎！孙文垣氏，习儒骎骎[②]有俊声矣。以尊人病痹，乃徙孔孟而肄[③]轩岐。从事之始，即念业不以出乎众为心，曷时能出乎众哉？众，医众矣。吾不愿从众而卑卑执方为也。彼丈人之承蜩[④]，若掇之者，何以故？专一故也。于是堕肢体，黜聪明，解心释神而大同乎溟涬，用能妙契《素》、《灵》，机洽仓、扁，下而张、李、王、朱之属，靡不咀英猎华而融会其神髓，因以得于心者运之治，察脉辨症辍，应手而奏奇功，声名郁勃，起吴越间矣！已出独见而著《医旨》，辑试方而成《玄珠》，命门有图，相火有辨，三焦包络有说，十二经名义无不精详，发群贤未有之论，破千古未决之疑。治言述之古，不为袭旧；治法酌之己，不为师心。江左之显贵隐约，闾右[⑤]檐穷，系惟文垣是赖。此之为功，直一手一足之烈哉！所全治者多矣，不可不谓之功。今兹复从诸缙绅文学之请，以历验之成案板之，与《医旨》《玄珠》并行于世。三书言皆凿凿可法，谓之立言溢美矣！夫以治之奇中者成之案，缘其著之论者施之行，功言立矣！即未能望太上之阃奥[⑥]，谓之尚德哉，若人非耶，文垣其亦可以不朽哉！余故知其心于济人，而又嘉其志于公物，用次数言，以弁之首云。

文林郎知将乐事眷弟汪文璧叔图甫撰

---

① 颜闵：孔子的弟子颜渊、闵损（子骞），贫而不仕，以德著称。

② 骎骎：马疾行状。《诗·小雅·四牡》：“驾彼四骆，载骤骎骎。”喻其勤勉。

③ 肄：学习。《礼记·曲礼下》：“君命，大夫与士肄。”郑玄注：“肄，习也。”

④ 承蜩：以杆取蝉。承，通拯。《庄子·达生》：“仲尼适楚，出于林中，见痀偻者承蜩，犹掇之也。”掇，拾取之意。喻其以杆取蝉十分娴熟。

⑤ 闾右：居住于闾巷右侧的人家，借指富豪之家，与穷檐（穷困之家）相对。上文显富与隐约相对。

⑥ 阃奥：深邃之内室。

孙君医案序

世谓医者意也，曷以案为然。非规矩难出方圆，去舟筏无由济渡，故善奕者不废谱，善阵者不释图。岂谓谱与图能尽奕秋[①]、孙、吴之术哉，意则在矣！余观司马子长、陈承祚，皆古所称良史，于扁鹊、仓公、华元化诸人，载其所治症甚悉，独其为人不朽计乎，夫亦欲后之人案之而知意也。自是而下，凡以医知名于时者，多有遗案。然或传或不传，其传又或用或不用。夫岂弋获[②]之虫，未必灼有定见；推陆之舟，不无异于古今，与则遗案与用案者，均失其意矣。新安孙君东宿，以医著名，既刻有《赤水玄珠》、《医旨绪余》诸书。其子济孺，复集君所常治症以为案。余观其书，巧发而奇中，用意甚精，诚有得乎仓、扁、元化之遗。借有良史如子长、承祚辈，其必有采焉。可知也。然余犹冀之人师君之意，毋泥君之案，庶无推舟于陆[③]乎。则君之案，不独济其所已济者矣。

赐进士出身中顺大夫太常寺少卿唐鹤征撰

---

① 奕秋：《孟子·告子上》："奕秋，通国之善奕者也。"

② 弋获：射而得禽。《诗·大雅·桑柔》："如彼飞虫，时亦戈获。"喻飞鸟难射，而偶有射获，却"未必灼有定见。"

③ 推舟于陆：推船在陆地行走，喻劳而无功。语出《庄子·天运》："今蕲行周于鲁，是犹推舟于陆地，劳而无功，身必有殃。"

孙氏医案序

孙长公东宿先生，早业医名，江以南邑国，逢迎结辙相望。长公尝为《医旨绪余》数十卷，悬之国门；已考前言、搜往牒，为《赤水玄珠》数百卷，递行于世，医家者便焉。而长公意不但已。太史公之传仓公、卢扁也，于病者、主名、症候、脉理、药物详焉，盖其重哉！由今而考之，则病不必雠脉，药不必雠病，方亦不必雠药，岂古今运气之异，南北风土之殊，其碍戾而赅格者，然乎哉！不佞早业医，日治病，拊脉之息以踵也，吹咀之精以养也，毋敢妄庸而轻自用，问切则精神通病者，佐使则损益准先民。语功效，毋能居十全；语诖误，毋敢措一失。乃今逾耆而指使老矣，概其生平而毕藉之，其人可考而原，其脉可按而覆，其方可悉而数。民命亦大矣！岂嫌伐一时事，不以告后人而失当世。嗟乎！长公之用心良勤且笃矣！夫医家上轩岐而下四氏，比之儒术，六经百家，其难均倍。业者纷如，祇事剽窃，甚或师心自信，倍古昔而托无能，其不及于殆者几希！何所病之？病不征也。病之于症，刹那变化。日久与病俱，而后无病病；视病以药用，而后无药药。故伛立而自首在门，貌荣而却视反走。彼其按图而坐索，执方而莽求，其不及于殆者几希！何所病之病不习也。长公故由儒徙医，轩岐四氏之书，穷二酉[1]而彻千古，章栉句比，意契心通，足则吾能征之，殆无间然。舞象而医，手之拊人脉，多于握匕箸[2]，吹咀之积，若丘陵然，以病病者霍然已，以不病者霍然已，不习无不利，于长公何多耶！余常从长公从子元素叙医旨以绪余，而多其谦德，乃今所籍则成案矣。语有之，医者意也。得意者亡法，案于何有？夫匠氏规矩，宫室所先；渔猎筌蹄，鱼兔是获，夫非所可案者哉！《关雎》麟趾之意，《周官》攸行，皆此类耳！是案行，讵惟长公之功医家，与诸医家之功天下者，俱不浅也。不习为吏，视已成事，殆谓是乎？元素跃然曰：余从父之核案也，不知者以为任德施也，知者以为博名高也。知言哉，生生之心为养生主，吾子得之矣！乃属剞劂，载之首简，以布海内。

眷生程涓巨源父拜撰

---

① 二酉：大酉、小酉二山合称二酉。藏书多称二酉，源自《太平御览》卷四十九："小酉山上石穴中有书千卷，相传秦人于此而学，因留之。"

② 匕箸：匙与筷子。

族叔生生子医案小序

族叔生生，抉《灵》《素》之秘，挟其术而周游江左，治辄奇中，声称郁勃起吴越间。揆厥由，盖临症殚思，务以己之精神，通于患者之精神，对病投剂，匪苟然尝试漫为也。即举册而笔其症脉治法，以为后之参考。计积三十余年，案牣[1]箧笥[2]，诸缙绅往往欲授梓人，以公天下。叔顾自视欲然，不欲自炫。而西吴见所公屡书督成之。谓：君昭彻理奥，熔铸古今，著论可羽翼轩岐而觉后学。仁者以博爱为公，君生平仁心为质，而亟济人，布其法之已试者，传之后，所济不尤奢乎！若梓工，余则捐俸任之，无预君也。不佞烨，因从旁赞之曰：古人成一家言类，藏之名山，以托不朽。叔于载籍未有之病机，与众人望之而却走者，皆得手应心起之，即以天下后世为藏室，何不可者！奈何硁硁[3]乎持己见，而重违诸荐绅之请也？春秋且逾耆，河清难俟，与其徒著之册而托之空言，孰若身亲见人习而见诸行事者之为实哉！叔始因余言而翻然首肯。乃其二子泰来、朋来，欣欣色喜云：此不肖兄弟子职所当尽者，曷敢琐琐溷潘大夫暨诸公。为用胠箧[4]仅得十之二三，以付剞劂。不佞获从事校阅，作而言曰：尝读史，司马子长传太仓令高矣，第叙其察病之精，而治法未详。近诸名公，传世医文，接子长之统古矣，而论症与治，似有差池。今生生子所记历验之案，色脉病形，较若指掌；缘病立方，确如金石。修词或未入二公之室，乃成案则凿凿乎补前贤之未备，为后来之金针也。世之从事此业者，服而习之，其有益于民生，非渺小矣，叔亦可托之不朽哉！不佞次其锓梓之由如此，观者谂之。

族侄烨元素顿首撰

---

① 牣：盈满。

② 箧笥：藏物之竹器。案盈箧笥，喻文稿甚多。

③ 硁硁：固执。《论语·子路》："言必信，行必果。硁硁然，小人哉。"

④ 胠箧：撬开箱子。从旁开为"胠"。《庄子·胠箧》："将为胠箧探囊发匮之盗而为守备。"

医案小引

生生子曰：医案者何？盖诊治有成效，剂有成法，因纪之于册，俾人人可据而用之。如老吏断狱，爰书一定，而不可移易也。医家有案伙矣，或寂寥数语而法不备，或帤[①]悦其辞，而于治法无当。何案之与有？尝窃慨焉！余兹举生平所偶中者笔之，著其症，详其脉，备述其治法，与药之君臣佐使，令之寒暑温凉，色之青红黑白，悉次而毕录者，固以识余临病不苟，投剂不妄，以一得之愚，就正有道；亦以俾我后人工是业者，一展卷间，较若指掌，可寻而从事矣。此予之意也，观者谂之。

孙东宿先生像赞

孙东宿先生小像

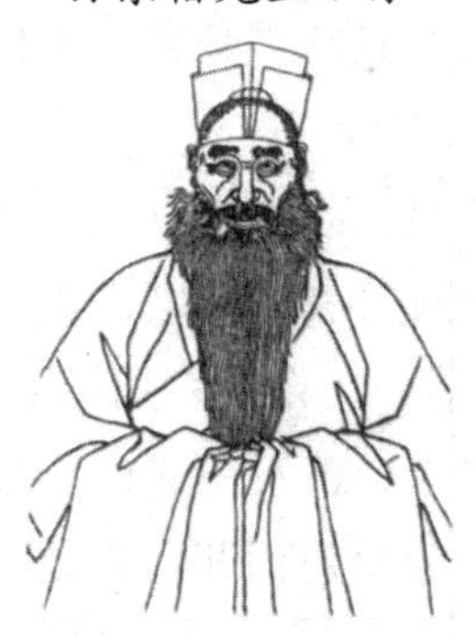

炯然其眸，飘然其髯，是常入龙宫而探石函耶？隆冬不寒，曰三秀草，沧海可田，思邈不老。

吴郡太史检庵徐显卿题

君邈昂藏[②]，君心孔良，庞眉美髯，玉质金相。威仪抑抑[③]而神采焕发，谈吐娓娓[④]而道术彪彰。搜岐轩之秘而泄其心髓，补张、朱之阙而订其雌黄。探玄珠于赤水[⑤]，蜚[⑥]玉屑于青囊[⑦]。绪余渺论，医案流芳。十三篇不得专美，晋春秋安能擅场？是用儒绅倾仰允矣！懿范垂光。

将药大令表弟汪文璧题

---

① 帤：音 pán。《说文·巾部》："帤，或以为首帤。"段玉裁注："首帤未闻。当依李善《思玄赋》注作首饰。"王筠《说文解字句读》："帤，《字林》作饰，当是帕头之类。帤悦其辞，使其文辞华丽悦目。"

② 昂藏：轩昂。

③ 抑抑：谦逊貌。

④ 娓娓：谈吐清雅华美之状。

⑤ 探玄珠于赤水：《庄子·天地》："黄帝游乎赤水之北，登乎昆仑之丘而南望。还归，遗其玄珠。"玄珠，陆德明《经典释文》引司马云："道真也。"指道的真谛。孙一奎著有《赤水玄珠》。

⑥ 蜚：通"飞"。

⑦ 青囊：医家存放医书的布袋。

诸缙绅名家赠文

赠太医东宿孙君序

盖士君子有济世之心者，必托经世之术以运之，遇不遇无论也。何也？得时而驾，则宇内之休戚利害，隐然共之，视其患若切于身之疾痛疴痒，不措之安全不止。此士君子之心，得位以行之者也。不幸不获遇，泽不及物，而心不得施，有志君子，往往怀其道而隐于医。故是昔人谓济人利物，无位者不能，惟医以救死扶生为功，故业之者，可以推不忍之心及于物，而于道有益。有味乎其言之也！然医岂易言哉？吾闻其宗旨，自《内经》《本草》以来，书之藏于有司者，一百七十九家。非博通钜儒，超悟上哲，专攻其业，何能探讨，洞明其阴阳、寒热、静躁、虚实，消息盈缩之奥，而措之行事。夫人之待命于医，生死攸系，乃以未谙浅薄者尝试之，其不贼人之命者几希！医以济人，至于贼人，可不畏耶！此医之所以难言也。余顷多病，谒告山居，尝叹济物之衷未措于用，顾思延医以求济其身。然而医之良者，苦不一遇也。乃壬申秋仲，吴君柳溪，谈新安海阳有孙君东宿者，医可谓称良矣。余亟请而相印证之，耳其论沨沨[①]乎《素》《难》之旨，而表里夫张、刘、孙、李、丹溪、伯仁诸家。其视余疾也，未投药，先谈余之经络、色脉、机能，与受病之自，即勿药而余病爽然若失。及详察其端方之度，沉着之思，渊渊之阃奥，则杳焉莫竟其涯，非所谓深于道而隐于医者耶！余因诘之曰：神农尝百草，先天而命之药；黄帝、岐伯，后天而著之经。此天以神授，圣以神符，不可及矣。嗣后若和、扁、华佗、淳于意、仲景、思邈、河间、东垣、朱、滑，莫不簸弄化机，制人命于掌上，术亦神也。何今日之事是业者，不能踵其芳躅耶？抑世代之不同也？孙君勃然曰：古今人非不相及，用心殊尔。宋儒有言：古之仕者为人，今之仕者为己。不佞亦谓古之医者为人，今之医者为己，道不同而受病一也。夫士君子之视天下，与吾身血脉相流通，天下病，若恫瘝[②]之切身，天下安，则惬然而无恨。虽以道为药石者，其济宏；以医为道术者，其济狭，其心一也。故古之医也，以救死扶生为心，其业专而用方也慎。专则精而造诣入室，慎则审而投药奏功。此和、扁诸名家，所以悉臻秘妙，称神奇。今之医，则异是也，将以市利，非以济人。黄、岐以来诸书，非不剽窃以资口说，乃其心

---

① 沨沨：《左传·襄公二九年》："美哉，沨沨乎！大而婉，险（俭）而易。以德辅此，则明主也。"注："沨沨，中庸之声。"

② 恫瘝：音 tōng guān。病痛，疾苦。《尚书·康诰》："恫瘝乃身。"《传》："恫，痛。瘝，病。"

则实胡越一膜。视天下，率以利之盈诎[1]，为心之重轻；人之济与否，若与吾术不相关。此何以比古人而接其芳躅[2]哉！不佞奎，何能造古贤哲之阃奥，第无愧于此心尔。余闻而喟然叹曰：孙君充是心而行是术，其将大有裨于时矣！虽隐而亦显也。因次其语而归之，爰以订夫业是术者，是为序。

时万历癸酉中秋日吴江孙质庵从龙敬书于符九草堂

① 盈诎：盈，盈余，多余。诎，音 qū，缩短，减少。
② 芳躅：躅，音 zhú，足迹，门径。芳躅，前贤之踪迹。

赠太医孙君东宿序

夫人间世操生死之柄者，在上有兵官、刑官，而在于下者有医。然一狱之决，即不得其平，非旦夕死也，必省于恤刑，谳于大理，罪当然后议死，非若医之伤人在呼吸间也。将不知兵，三军之命，悬于呼吸。然兵不常用，非若医之日视疾也。故医之责为尤重。神农尝草木，轩辕、岐伯作《内经》，彼皆所谓圣神贤哲也，然必身亲为之，诚重人命也。医果小道乎哉！后世若东垣，若仲景，若丹溪、撄宁诸人，其术虽不逮和、缓、仓、扁，然其心专用生人为务，故所治辄有功，古今称良。乃若晚近之医，其心本不务生人，惟借其名以罔利①。生平于轩岐之书，未一触目，其临病不能察人阴阳、寒热、虚实之变，而命药暗于君臣佐使之宜，用方书之活套，侥幸于一生，以蕲②人之利，而患者之安危，略不芥蒂于心，人死则归怨于天命之不为。嗟呼，嗟呼！其兵人而不剚刃③者耶？其操药饵以行贾者耶？若而人，皆新安孙君东宿所羞者矣。孙君术高而心务生人，余雅闻其名。尚未识，会儿子痘，迎群医诊视，平时皆称专门者，至此人人缚手，顾余曰：不可为矣。奈何！余因悲泣，而孙君适至，抚我曰：无为，若状可生也。遂授药。诸医或目笑之，或骇异之，竟起死而回之生。症屡变，亦屡更剂，莫不奇中。诸医惭而退。自后家人有疾，辄迎孙君治，亦莫不奇中者。余窃观其治疾也，食不甘，夜不卧，沉思以求病之自，翻阅《素》《难》诸书，以稽治之方，其心之务于生人也如此。亦无论富贵困乏，而此心无不周洽也。其处季世而存上古贤圣之心者耶？间语余曰：少游栝苍，遇一道士，与谈数日，两相欢也。因授异方一编，是时以少年喜游闲，仅录其半还之，今悔恨无及矣。与卢医之遇长桑君，不相类哉！虽然，孙君之心务生人，即不道士遇，其术固且良矣。

时万历丙子六月六日归安郑明选候升甫顿首拜撰

---

① 罔利：渔利。
② 蕲：祈求，追求。《庄子·养生主》："泽雉十步一啄，百步一饮，不蕲畜乎樊中。"郭象注："蕲，求也。"
③ 剚刃：用刀剑插入物体。剚，音 zì，插入。

赠孙太医东宿先生序

余齿甫及幼，无禄，先母见背，时夏六月也。是年月嘉平，遂事继母，以冲龄未闲礼教，因失爱焉。洎长，即尽礼善事，终莫能得父母心而承其欢。因出五湖授童子书，不受妻子之养者三百有七日。宵昼惊怖号泣，饥寒困苦，遂成脾疾。每一劳神，一饱饿，一寒暑，气郁即发，发则胃若刲刳[①]，四肢百骸，蜩甲[②]不能展尺寸，已则流两胁间胀急，朴之若鼗鼓[③]，不堪抚摩。客春，雪大如掌，新安孙从周君，为余社友，携觞岘山上，兴剧赋四十韵，浮大白，炙酥饼，故态复萌，而大嚼不知其劳也。果甫曙遂发，日惟以阖目为快，百医皆药以香燥，痛益甚。间一医辅以山栀，虽少有生气，然亦不能起也。东宿君为从周诸父，闻而视之，曰：此心脾肝三火炽结不可解，急泻之。且曰：木为智慧官，可达不可伐，伐则损智。余笑曰：惟求瘥，即独鱼甘心，遑恤其它。二越月，始能巾栉。东宿君知余贫，不受一钱，终日与论名理，或六经子史，言皆昭彻无龃龉。尝自言曰：凡存心爱人者，固无不爱，而茕独先之。又曰：王者简拔士庶，贤者优焉。君茕独人也，而又贤，王者之所亟也。医存王者，吾何忍于君哉。余曰：狂生可称贤耶？君曰：狂非贤，仲尼何思？余曰：孤臣孽子，古人称为疢疾。余不得于亲而疆年病脾，信疢疾人也。智愚惟系于君，余请尝试之。君曰：吾将成若之德慧术智矣。因援笔书之，以志孙君恩德。

万历丙子季春之吉吴兴红蓼滩人凤冈孙梧顿首拜书

---

① 刲刳：刲，音 kuī，刺、割。刳，音 kū，挖、割、劈。

② 蜩甲：蝉蜕落之外壳。《庄子·寓言》："予蜩甲也，蛇蜕也。"成玄英疏："蜩甲，蝉壳也。"

③ 鼗鼓：长柄摇鼓，即拨浪鼓。

医说赠孙君东宿

昔韩愈论大道，以为原远而末益分，故子夏之后流为庄周。夫道，犹菽粟也，岂以久而荑稗[1]乎哉！余念非道之敝也，求焉而失其原者敝也。医之为道也亦也。医自神农、黄帝、岐伯开其先，和、扁、仓公继其绪，其所以究草木金石之味，明阴阳寒暑之变，察盈虚消息之候，辨浮沉迟数之宜，而著之书者，由其心欲使天下万世措疵疠于安全，回夭瘥于绵永，而赞化育之所未逮也。道何宏远，而心何仁爱哉！胡今世事此业者不若是也，高者拘泥方书，诡焉以自矜；卑者窃人残喘，溷焉以规利，视圣神之教大谬戾矣！无怪乎记礼者，卑其术，不得与士齿也。新安孙君东宿，挟医道而游西吴，余初未之识也。秋日病风，始一遇之。继而儿病疹，妇病妊，获与朝夕处焉。余私视之，其远览之识，慈祥恺弟之心，殆思抉圣贤之秘密，拯斯世之恫瘝[2]者乎！其深于道者乎！何也？余见其不疏节于贤士大夫，而亦不骄色于佣夫野老，其争致于闾右豪阅[3]，而亦不辞召于穷檐蔀屋[4]，或肆谈名理，或雅歌投壶，或射覆角奕，或六博欢呼。苟有间，即正襟危峙，而黯然思，戚然念，默默然潜究也。徐叩之，则曰：治某疾，求其症而未得也。或曰：贫无力者，需我以生而未及赴也。或又曰：强有力者，笼我以利而不以礼致也。既切然于诊视调燮之余，而又能脱然于势利得丧之外。世之业者，皆失其原而流于伪，孙君独臻其妙而衍其传。孙君其深于道非耶？或曰孙君少业儒，以不就而思其次，因业医。余曰：此以迹论，未得其心也。孙君心存济物，托之医以行其所欲，故名奎，而别号东宿。夫奎，木神也，为春，为仁，为爱，知其名则知其心矣。孙君将储一己之精神，以康济斯世而禅天地于太和乎！不然，吾又不敢谓知孙君也。孙君闻而叹之曰：斯言岂知余哉！医道亦昭昭矣！因葺其说而贻之，并以告业是术者，毋失而流于伪。

万历纪元端阳日大中丞归安沈稠顿首拜书

---

① 荑稗：荑、稗，草名。荑，通“稊”。《孟子·告子上》：“五谷者，种之美者也。苟为不熟，不如荑稗。”

② 恫瘝：音 tōng guān，疾苦，病痛。

③ 阅：同阀。豪门巨室称“阅”。

④ 蔀屋，民居。

新安东宿孙君赠行篇什序

夫医，仁术也。君子每寄之以行其不忍之心者也。欲行不忍之心，故于病者，当轸其念而存亡生死之矣！夫何世之业是术者，不挟之以矜人，即借之以罔利，视人之疾疢，若与己不相关，术虽仁而心则忍矣。东宿孙君不然。君新安名阀，性旷朗超异，于古人之言无不读，读无不得古人之神髓，而消融其糟粕也。顷自海阳而来霅上[1]，延君之舟，衔舻而至。余企而慕者几年，始得遇，遇而睹其仪容，修然尘俗外人也。及见其诊视病之且亟者，详察沉思，必求其故而后投剂，剂投辄效。始而病家，专门名家环左右，各擅其奇，各逞其说。君略不为顾，惟以病者为兢兢。已而揖众叹曰：药求济人，不求济谈，空谈不如见之行事之为真也。时有干时誉而滥冠带者，厉色而遽言谇之，君漠然不与校，而病起矣。复曰：多士[2]久留此，为觊功而受糈[3]也，吾一旦而收之，非人情哉！拂袖而去，人益重之。而吾吴士大夫争相欣慕曰：之人也，之德也，其寄之医而行不忍人之心者也，此非族医之矜人而罔利者也。所至皆礼为上宾。今于君之行，而各为篇什以赠，藻之家多德君，已有赠矣，而又为之序云。

西吴怀玉潘玄藻拜撰

① 霅上：浙江湖州之别称。霅，音 shà。
② 多士：众多贤士，亦指百官。
③ 糈：音 xǔ，粮饷。

诸家赠诗

赠太医东宿孙君二首

此日孙思邈，医功更有神。尝游五岳遍，视见一垣人。采药山云里，投丹江水滨。短辕时出市，随路拥车尘。

怪尔有仙风，翩翩到霅东。能行洗脏术，共识美髯公。方授临菑里，声腾虢国中。文园今病渴，何以润衰翁？

东宿君，尝遍游天下，寻名师者十余人，受禁方者不可胜数。来我霅上，有气绝一两日者能活之，往往著奇效，故句有临菑、虢国之语云。

浔阳山人董份

太白山头缀紫霞，驯龙只爱圣童家。
翠微宫里勤清问，夜敕昭仪促写麻。
曾逐仙人饮上池，至今衿袖尚淋漓。
相如茂苑如相识，不乞金茎露一卮。
尘尾风清拂美髯，博山云袅译楞严。
药王尔是前身在，深院昙花昼卷帘。
紫藟岩头云不开，黄庭榻下绣烟苔。
松涛忽涌山风劲，知是山君卖杏回。
采药归来月满筐，碧桃朱杏对苍苍。
揭来勾漏惭仙吏，却向安期问禁方。

万历壬辰冬日海阳令祝世禄为孙生生赋

观我生，观梅也，非《易》之所谓观我生也。生生子山居十九，市游十一。予令休时，生生子携手轴索书，为书旧作《山居吟》归之。已而过汪虞卿，虞卿为作梅。岁丙申，过白门，访郑侯升，侯升因见虞卿所写梅，为书《见梅》旧作二首，而生生子怆然有感于其尊人之梦。盖生生子尊人，梦见万树梅花，梦破而生生子生，因改号曰见梅。夫虞卿之画，偶然也；侯升以虞卿之画而书其宿构《见梅》二诗，又偶然也。初不知生生子之生之兆如是，而事之相符，神之相召，若为生生子命之者。偶然之后，又复偶然，良不偶然。是冬之杪，雪大如掌，生生子顾予斋阁，丐予一题其端。题曰：观我生。《易》曰：观我生。又曰：生生之谓《易》。予之所题观我生，观梅也。非《易》之观我生也。亦未必非《易》之观我生也。

万历丙申嘉平月望日祝世禄呵笔书于金陵之梧竹居

周官建医疡，岁杪考其成。此典今废阁，医术遂已盲。我生百年骨，沉绵故相婴。新安有孙君，籍籍扬休声。用药中纪律，动如穰苴兵。问君焉所学，历历谈生平。十五好任侠，击剑技颇精。处州逢异人，谓此不足营。怀中出一书，禁方世所惊。亲口授秘密，不肯道姓名。当时长桑君，毋乃重降英。自昔畅真诀，游吴还适荆。活人以万数，力与造化争。乃知广福利，不在居公卿。平时多感慨，见君生百情。

右作书似　东宿先生　郑明选

荆南白岳任逍遥，药肆藏名不可招。气王似常餐沆瀣，丹成宁独比琼瑶。种成兰蕚盈阶砌，探得仙方出海潮。倘遇偓佺偕尔去，好将松实进神尧。

小诗送东宿先生　徐显卿

海阳闻孙君，蚤住天都山。幽觅轩皇灶，丹砂炼九还。初还今已就，亦可回衰颜。沉疴无劳针砭治，起死浑如反掌易。悬壶大半在西吴，年来到处称神异。市门日日盈高轩，雕龙琢玉多赠言。贫乏往往不责报，好生之心若大造。君乎君乎思邈知前身，宁忘水府龙宫春，有方三十授君非世有，散入《千金》，为我一一言其真。

东宿游方外已久，余思其人而未见。今山甫道其术之神异，而索一歌赠，走笔成此数韵，他日相逢霄上，此其左券耳。

十岳山人王仲房

幽人雅业企东垣，列宿东方寄一椽。桂子吹香邀月上，杏花飞雨得春先。已知思邈源流远，能继长桑厚泽绵。试看问医人有意，早随初日到门前。

文肇祉为东宿孙君赋

曾遇桑君饮上池，名留千古得玄滋。当年原诊能知政，此日还丹可济时。碧眼自应登玉籍，青英俄复驻松姿。怜余瘦骨堪云卧，迟尔阳和发隐芝。

右似东宿先生　潘若镜

守价知何意，专门自不同。书探鸿宝苑，法用淳于公。适国人争礼，承家业转工。更闻喉舌誉，新满汉庭中。服食书无误，刀圭不易寻。尔作三折手，谁解六通心。犬舐烧丹灶，人依种杏林。因嗤刘子政，强欲炼黄金。

臧晋叔

赠族弟东宿高手

太白山中啸白云，云窗雾阁总氤氲。神龙献得方犹秘，毒虎围将鼎尚焚。钟乳何时悬玉洞，石函此日启金文。回生霜雪都灵异，老稚环门为寿君。

族兄昆西良璧

喜孙君东宿至金陵席上为长歌赠之

老夫昼寝铃索鸣，叩门者谁白马生。思君急欲见君面，遽起不待衣冠迎。邻家昨送石榴酒，顾问中厨复何有？树上露鸡不弗钱，市头霜蟹初入手。钟山崥屼扑人青，潭水空虚芦满汀。江城寒色树烂烂，山阁雨意云冥冥。我且为君吟，君当和我一曲绿绮琴。君但为我饮，我自卧君三尺珊瑚枕。长安一月报五至，万事纷纭不得意。北阙上书违素心，南山看猎真高计。今日何日逢好客，大白可以浇胸臆。仰天大笑淳于生，何必遗簪坠珥倾一石。

司谏吴兴郑明选侯升甫题

赠孙东宿先生一首

孙君董仙流，杏株号一五。神楼活少君，橘井沛时雨。漫夸识秦良，原言泽西土。遐哉上升日，从容笑玄补。

西吴潘玄心著

赠孙东宿先生一首

君子重道义，贫贱非骄人。折肱不折腰，宏道无所亲。贤名闻诸侯，超然气概新。感子故意长，区区药石因。南国从此去，东野仰参辰。

西吴潘玄藻题

赠孙君东宿一首

孙公奇术诸侯闻，不羡舍客长桑君。杏林漫纪上升绩，橘井但泽东皋耘。古闻医国从此见，世间视色徒纷纷。劝君莫滞旌阳鹤，万民东望正如云。

西吴潘玄授题

胜日苕溪望，湖光片片霞。乘流唯一叶，浩荡兴无涯。费椽壶中术，董仙门外花。条桑乐风土，况得养生家。

万历甲戌始夏，余游苕霅，偶遇孙东宿，医国高手，走笔以赠。

吴下杜大中

赠东宿先生国医

紫髯碧眼新安客，十载仙都煮丹液。一片轻帆挂太湖，旋将大药回残疾。人言君药能驻颜，指顾便觉阳春还。何处公卿不倒屣，不妨茕独干空山。我闻医和足医国，满目疮痍废耕织。天上丝纶有钜公，调元未识冯谁力。由来用药未病先，肯随下乘扶颠连。因君翘首望廊庙，何人三策陈尧天。

山阴射堂张道

赠孙君东宿

恒心一点起沉疴，到处衔恩意若何。门外原留三尺地，年来种杏较前多。

吴郡陈尔见题

此道古谁传，粤泰一小子。君乘东维来，饫饮上池水。术名亚相良，心醉轩皇旨。都门一悬壶，居人兢摇指。生生有此君，病病皆能起。

东海传龙方，南天称药王。造化无遗秘，燮理祇寻常。徙心更置虑，刳腹以涤肠。授道安期生，种枣如瓜丸。卖杏不收谷，青缃满琳琅。

华山鼾睡客，长驾九龙游。道逢孙思邈，含笑输青眸。著书十万言，色色振前修。白日谁惊座，清麓尔上流。何时凌一叶，仙仙望斗牛。

人缘君起色，世属我醒心。长技胡相偶，昊苍各有任。所美太上者，不与俗浮沉。桃李媚春芬，松桂郁秋林。雅意离言说，临风递玉琴。

余游海阳，以任子绅得孙君东宿高品，玩其书，非徒诸无，且者流进于易矣。因索言为赠，爰赋四章，大都前赏识而末则心期有在耳。

九龙山人陈履祥

杏林何处花如绮，沧海龙方世余几。当今国手称者谁，先生崛向东南起。紫髯飘飒神仙姿，读书万卷穷玄旨。窗间著论翼轩岐，玉匮青囊差足拟。奇骨昂藏自不羁，振袂飘然山复水。藉藉声闻儒侠间，到处贤豪争倒屣。迩时隐迹居城中，请药门前纷错趾。刀圭起死十八九，傥非壶公即蓟子。长篇短赋多赠言，出示珠玑数百纸。我病经年眼不开，今日见君辄有喜。吁嗟乎！今日见君辄有喜。乞君神术一洗眼中尘与滓，白日青天复此始。

四岳汪元英

采真寻市隐，念尔此逃名。日月壶中世，烟霞物外情。弦琴青硐响，煮石白云生。更爱苏门啸，时闻鸾凤声。

海阳城中遇孙东宿道丈，因其高迈也，赋此以赠。

陈昭祥少明

白岳真人曾降神，梅花万树兆君身。逃名女子偏知姓，罢市壶中别有春。自昔上池传诀秘，于今赤水得珠新。怪来好事争题咏，点破生生梦里因。

生生子有观我生手卷，为祝无功、郑侯升题出生时奇兆。余既系以观梅杂诗，复赋此为赠。

阳羡澈如吴正志

东宿丈见过赋赠

一别宁云阔，欢然道故知。如何双鬓色，不似十年时。玄圃先栽杏，黄山独采芝。因君探秘诀，更与白云期。

故鄣姚弘道

诸缙绅名家尺牍

潘见所老先生寄

不肖垂残余息，乃至有此时者，足下再生之也。且小儿又蒙乳剂，小女舍亲俱赖国手，此生此德，其何以报之！佳刻已成，恨未一彻。其妙医案，不肖自当为足下广传，以寿天下苍生，俾与岐黄卢扁共传不朽，藉是以报足下百一，定不悋小费也。尚容图之。

文湘南老先生寄

别东宿二十六年矣，时时在念。以君之高，今世无两也。又窃计彼此各天，不得再见。昨忽蒙惠，诚三生幸矣。乃鄙人有西河之感，委顿几榻间，阍者遂以例辞，睽我良晤。次早即令人奉访，而仙舟遄发，颜教竟寥寥焉。惋恨何如！汨读尊著，该洽详妙，实古人肘后之论，不朽之业，令人羡仰。第世无司马子长，不能为太仓公立传。然此自足济世垂久，不待后有子云也。兹以陆承湖有苕溪便，聊附寸楮，用酬高情。仆今年政七十。

医案凡例

——是集不以症汇而以地汇者，以治之先后为次第也。欲观者易于检阅，故以各症病名，先注于目录之下。

——是集每症只搜集其可为定式者，锓之为成案。而于症同治同者，删之不录，惧繁也。

——是集有姓氏有名号者，此据实以录之。而有不列名号姓氏者，以其人当讳之，或妇女之隐疾，不可不讳，故不敢以薄道自处尔。

——家君治奇中者多，而积稿颇富，皆以年久而啮于虫鼠。今之梓，仅十之二三，聊以识家君之苦心也。同志者，加目于此，亦可以概其生平。

——是集所载有方语，有俚语，有夸诧不逊语，皆病家一时激奖之谈，故并书之，非不肖兄弟敢为诞而张皇也，观者鉴之。

——目录之下，有“发明”二字者，或发明其症，或发明其治，或发明其时令，或发明其经旨，或发明其性情，或其人偏迷不从治理而罕譬曲喻，诱掖歆动之者，故著于目录，以便观者，亦以识家君因时为变之一斑也。

——家君生平为缙绅钜阀、学士通人相延致，而折简相报者甚伙，乃以岁久，而仅什一于千百尔，因检附之梓，以征一时之良遇。

目 录

一 卷

三吴治验

万历龙飞二年小春月，予始游苕之东双林。于时，族兄吉泉之友吴小峰与其弟小川俱病目，专科者愈治愈重，其目始红肿，次加太阳痛，继则白星翳叠出。予不以目科名，而识者称予大方，因谋于吉泉曰：医以通变为良，昔秦越人过邯郸，闻贵妇人，则为带下医。过雒阳，闻周人爱老人，则为耳目痹医。闻东宿君国手也，必能随俗为变，愿一言去吾兄弟目疾。吉泉邀予，余曰：嘉靖间论医者，必首西吴，如周仲仁氏，凌汉章氏，王宾湖氏者，皆擅一时名，其家世必有传也，何需于予。吉泉曰：渠家慕弟久矣，且其尊人受博士易，为西吴名家，弟好《易》，幸一往，藉此为谈《易》地，毋逊。诊其脉，小峰之脉，濡而缓大，两目血缕直贯瞳人，薄暮则疼。小川之脉，皆洪大鼓指，黑珠有浮翳瘼，隐涩难开，大小便皆不利。故于小峰用补，先以清肝散与之。夏枯草五钱，香附四钱，甘草一钱五分，细茶五分，以彻其痛。药两进而痛止。继用人参、白茯苓、熟地黄、枸杞子、桂心、牛膝、破故纸、白蒺藜、牡丹皮，服八日而愈。于小川用泻，内用泻肝汤及当归龙荟丸。外用象牙、冰片为末点之，七日痊愈。其尊君我峰翁喜诣予曰：二目均病，年同齿，染同时，诸医同治而同不愈，先生一补一泻，而二病均愈，何哉？余曰：此阴阳虚实之辨也。经云：实者正治，虚者从治。令侄之症，惟厥阴肝火炽盛，肝尝有余，有余者泻之，正治也。郎君下虚，又为怒所激，怒则火起于肝，肝为藏血之地，故血丝贯瞳人，而薄暮作痛，方用夏枯草、香附为君，疏其肝气。经云：肝苦急，急食甘以缓之。故用甘草为臣，茶能清头目，用以为使，先为去此痛。经又云，水流湿，火就燥。故复用甘温补其下元之虚，俾火得归原，此从治也。若用苦寒降火之剂，不惟血凝而痛加，抑且激其火而使愈炽矣。我峰闻之，语人曰：孙君本阴阳而治寒热，是用易为医也。故补者补效，攻者攻效。语曰：不知易者，不可以为太医。孙君神于易而于医乎何有，愿于吾苕悬一壶也。余哂之，谓：昔韩伯休且不欲人间知其名，余又何壶之可悬哉。–

万历甲戌，其年自仲秋徂冬，瘄子盛行。三月内，予所治男妇婴孩共七十二人，苕之望族沈最著，大中丞观颐公当考功时，幼君瘄，喘嗽不宁，声哑，发热，泄泻，斑紫不敛。予以小无比散愈之。夫人妊，腹痛昏厥者五日，名医如高、陈二公者，沈姻娅，无巨细悉任之，亦不能措手。予至诊之，两手脉皆洪大，法当下，众佥以妊难之。予曰：经云：有故无殒，亦无殒也。妊已九月，将解，即胎动奚伤。若当下不下，不独其痛难忍，而变且不测。考功是予言而请药，予即且小承气汤加苏梗、砂仁，下之而安。考功偶冒风，头痛倦怠，发寒热如疟，脉浮弦而数。予曰：此小柴胡汤症也，一剂而瘥。考功请告家居者二十年，笃好方书，予初之苕，苕人未知予，考功闻予，亟欲识之，谓予治病甚奇，又与予论伤寒痘疹胎产皆中窾，深然之。语人曰：良相良医等尔，如孙君所诣，即千金不足为其重，特撰医说书于册，以不朽孙君云。二

张孝廉后渠，丁年，患大头疫。头大如斗，不见项，唇垂及乳，色如紫肝，昏愦不知人事。见者骇而走。其年疫甚疠，人畏传染，致废吊庆。张与考功公子，同受春秋于会稽陶春源所，陶邀予诊之。其脉皆浮弦而数，初以柴胡一两，黄芩、玄参各三钱，薄荷、连翘、葛根各二钱，甘草一钱。服三剂，寒热退，弦脉减，但洪大。予知其传于阳明也。改以贯众一两，葛根、天花粉各三钱，甘草一钱，黑豆四十九粒。一剂，肿消其半，再剂，全消。浆粒不入口者二十一日，再与小柴胡汤，两剂服之，始纳干糕如指者两条，次日进粥，而渐平矣。丁酉秋闱报捷。三

吴江孙质庵老先生行人，时患痛疯，两手自肩髃及曲池，以至手梢，两足自膝及跟尻，肿痛更甚，痛处热，饮食少，请告南还，而伏蓐者三年。里有吴君九宜者，沈考功西席也。见予起后渠疾，因语行人逆予。诊其脉，皆弦细而数，面青肌瘦，大小腿肉皆削。予与言：此病得之禀气弱，下虚多内，以伤其阴也。在燕地又多寒。经云：气主煦之，血主濡之。今阴血虚，则筋失养，故营不营于中，气为寒束，百骸拘挛，故卫不卫于外，营卫不行，故肢节肿而痛，痛而热，病名周痹是也。治当养血舒筋，疏湿润燥，使经络通畅，则肿消热退，而痛止矣。痛止，即以大补阴血之剂实其下元，则腿肉复生，稍愈之后，愿加珍重，年余始可出户。行人闻而喜曰：果如公言，是起白骨而肉之也。吾即未药，病似半去，惟公命剂。予先以五加皮、苍术、黄柏、苍耳子、当归、红花、苡仁、羌活、防风、秦艽、紫荆皮。服之二十剂，而筋渐舒，肿渐消，痛减大半。更以生地、龟板、牛膝、苍术、黄柏、晚蚕砂、苍耳子、苡仁、海桐皮、当归、秦艽，三十剂而肿痛全减。行人公益喜。予曰：病加于小愈，公下元虚惫，非岁月不能充实。古谓难足而易败者，阴也。须痛戒酒色，自培根本，斯饮药有效，而沉疴可除。据公六脉轻清流利，官必腰金，愿葆真以俟之，万毋自轻，来春气和，可北上也。乃用仙茅为君，枸杞子、牛膝、鹿角胶、虎骨、人参为臣，熟地黄、黄柏、晚蚕砂、茯苓、苍耳子为佐，桂心、秦艽、泽泻为使，蜜丸服，百日腿肉长完，精神复旧。又喜语予曰：贫官何以称报，撰次公济人泽物盛德于沈考功册后，以彰盛美云。后十年，行人官至江西副宪。四

郑都谏春寰公长君，四岁患痘，稠密烦躁，医者星罗，皆以为热盛不退，形枯色紫，顶有焦势，症逆，必不可为，将辞去。予至，细观之，见两太阳圆净，神气苍厚，谓当急为凉血解毒。用赤芍药、生地黄各三钱，紫草二钱，连翘、黄芩、贝母、山楂、木通各一钱，蝉退、甘草各五分，药成剂，而众止之曰：麻要清凉痘要温，故《博爱心鉴》以保元汤为良，吾侪将剂而进之，乃公独主寒凉，保元之谓何？予曰：用药贵对症，保

元汤良矣，必血活热清而后可用，今血热毒盛而用温剂，是火炽添油也。众曰：若虑毒未解，吾苕醇法甚佳，用桑虫、鸡冠血调酒服之，痘即立起。而慎氏、王氏、茅氏，皆苕上专门名家，亦以为言。予曰：此法亦可用于清解之后。经曰：诸痛疮疡，皆属心火。火未退而用，是以毒攻毒，其势愈炽。予故欲先清解，而后保元也。惟楚铜壁山人黄桂峰者，治痘高手也。独语郑公曰：孙公之剂，实与症对，众论皆胶固不达变者，第恐清解之剂，用迟一日尔，试煎服之，以观其后。郑公命仆速煎，众犹持议曰：如必服此剂，亦当拣去贝母、山楂。郑公听其减去。至夜予始闻，随语桂峰曰：减去二味，恐七八日后不能无它症。桂峰曰：何以故？予曰：此痘内伤外感俱未清楚，今带热而出，故其腹犹膨胀，去贝母恐抢喉，去山楂恐泄泻，七八日痘毒出尽，腹内空虚，变从虚出，诸君素以痘专科，何不虑及此。其夜服药后，即嗒然而睡，天明痘色明润，焦顶尽退，血亦渐活，惟呕哕抢喉。众又以昨日之剂太寒所致。予曰：此火毒未尽彻也，宜进竹茹汤。而慎云峰怫然曰：吾家世世业痘，年亦七十有五，曾未见治痘用竹茹者。春寰公令弟乐津公，捡痘疹全书用竹茹者以正，慎语塞，悻然而去。药进而哕止。至八日，果泄泻、发痒。予以保元汤加白术以治泻，大加何首乌以止痒，一贴而痒止。至十四日，天庭两颧皆回浆作靥，惟两颐浆未回，泄泻不止。予因偶出北门，半日归，见其口开项软，手足痘气尽瘪，复又作胀，已成内攻。举家啼泣，予亦茫然，不遑为计，叹息出门。乐津公把而送之，少间揖别，而闻衣间痘臭，语乐津公曰：公闻臭乎？曰：闻。予曰：似有生意，亟还起之。予思两颐乃肾经部位，独不回浆者，肾元虚也。峻补肾元，庶可使活。先以紫河车一钱，用酒浆调服，固其元气，服后即睡，继以人参一两，黄芪、菟丝子各三钱，作大剂服之，一日夜服人参一两八钱。黄桂峰是夜自松江还，时已四鼓，亟叩门而入，郑语之变，且告之服药。黄曰：俟吾看作何状。见其结靥之下，腹灌一线黄浆，赠痘尽起。桂峰曰：万全矣！非孙公不能起此病。桂峰由此益昵予，出必聊舟，归则同榻，相印正者三年。郑公感予而作序以赠，亲书孙宪副公册后，识不忘也。五

张文学子心，二尹可泉公长君也。自知医，弱冠病，吴下名医皆诊之，佥曰瘵，治久不效。子心亦自分必死，督家人具秘器，已沐浴，衣褪衣而卧正寝，断粒、绝药者二日。可泉闻予治其高第张星岳之婶奇，因访予曰：病心痹而尸寝浃旬者能起之，谁不啧啧称公高手，吾子病且革，幸怜而诊之。予至，诊其脉，左寸短弱，右关略弦，余皆洪大。其症咳嗽，下午热从两足心起，渐至头面，夜半乃退，面色青，形羸气促，多梦遗，交睫卧床褥奄奄一息耳。时则七月初旬也。诊毕，语可泉公曰：郎君病可治，不宜豫凶器也。可泉公曰：诸医佥谓火起九泉者，十不救一，大肉尽削者死，咳嗽加汗者死，脉不为汗衰者死，又当此铄石流金之候，又恐肺金将绝，豚子亦自谓无生理，先生何言可治也。予曰：汗多者，孤阳几于飞越也。可泉公曰：飞越亦死候也。予曰：几者，将成未成之辞也。症虽危，其色、其声音、其脉，尚有生意。终不可以一凶而废三善。两颧不赤，心火未焚也。声音不哑，肺金未痿也。耳轮不焦，肾水未涸也。相书云：面青者

忧疑不决，左寸短者心神不足，关略弦者谋为不遂。夫心者，万事万化之主。《内经》曰：主明则下安，主不明则十二官危。又肝主谋为，胆主决断。谋为不决，故色青。症与色与脉皆非瘵也。盖郎君志愿高而不遂其欲，殆心病，非肾病也。经曰：色脉相得者生。予故谓郎君之病可起也。病者闻言，明目语其父曰：吾今犹寐者初寤矣！从来未有此论沁吾心脾也。吾病由星士许决科于癸酉，是年予落第，而同窗者中，故怏怏至此。先生得吾心于色脉，神矣！此言可当药石，谨拜命。予为定方，煎方名调肝益神汤。以人参、酸枣仁、龙骨为君，丹参、石斛、贝母、麦冬、五味子为臣，山栀、香附为佐，服二十帖而病起。丸方则大龟板、熟地黄、枸杞子、人参、麦冬、五味、茯苓，蜜丸，服三月而精神健，肌肉完。次年生女。可泉公，苕中名士，奇予治，而延誉闻于大宗伯董浔阳公，宗伯交欢余者，由可泉公始也。六

大宗伯董浔老，年六十七，有脾胃疾，翁以过啖瓜果而胸膈胀痛，时当处暑也。延予治。诊其脉，寸关弦紧，观其色，神藏气固。翁门下蒋虹桥、沈乐闲者，多艺人也，翁素亲信二公，诘予曰：症脉何如？予曰：症脉虽胸腹胀痛，然易瘳也。二公曰：翁生平不能素食，食辍泻，今不茹荤者半月，燕居好奕，好看书，好作诗文，即盛暑亦手一编不言倦，日永亦不瞌，今不亲笔砚者月余，不栉沐者七日，它一切无所事事，倦极矣。诸名家如沈竹亭、沈春宇、金樗丘者，剂备尝之无益也，而公何言易？予曰：诸公不过用二陈平胃，加山楂、麦芽等消导剂耳，与症何涉。盖翁伤于瓜果，而为寒湿淫胜。经云：寒淫所胜，治以辛温。然瓜果非麝香、肉桂不能消，此诸公所以不能愈翁疾也。予以高良姜、香附各一两为君，肉桂五钱为臣，麝香一钱为佐，每服二钱，酒调下之。药入腹，胸次便宽，再而知饿，三服而巾栉，交接宾客如未病者。翁语沈、蒋曰：孙君所见所养，度越诸人若是。往闻治张氏子，气绝两日而能活之，今于活吾病益信，诚临菑虢国之遗，特书一轴以彰其高，因以纪一时之良遇云。七

大宗伯郎君董龙山公夫人，为宪副茅鹿门公女，年三十五而病便血，日二三下，腹不疼，诸医诊治者三年不效。予诊之，左脉沉涩，右脉漏出关外，诊不应病。予窃谓，血既久下，且当益其气而升提之，以探其症。乃用补中益气汤加阿胶、地榆、侧柏叶，服八剂，血不下者半月。彼自喜病愈矣。偶因劳而血复下，因索前药。予语龙山公曰：夫人之病，必有瘀血积于经隧，前药因右脉漏关难凭，故以升提兼补兼涩者，以探虚实耳。今得病情，法当下而除其根也。龙山公曰：三年间便血，虽一日二三下，而月汛之期不爽，每行且五日，如此尚有瘀血停蓄耶！予曰：此予因其日下月至而知其必有瘀血停蓄也。经云：不塞不流，不行不止。今之瘀，实由塞之行也，不可再涩。古人治痢，必先下之，亦此意也。公曰：明日试卜之。予曰：卜以决疑，不疑何卜。公随以语夫人，夫人曰：孙先生非误人者，识见往往出寻常，宜惟命。盖夫人读书能文，聪明谋断，不啻丈夫，故言下便能了悟。即用桃仁承气汤，加丹参、五灵脂、荷叶蒂，水煎，夜服之，五更下黑瘀血半桶，其日血竟不来，复令人索下药。予曰：姑以理脾药养之，病根已动，

俟五日而再下未晚也。至期复用下剂，又下黑瘀如前者半，继以补中益气汤、参苓白术散，调理痊愈。八

大宗伯董浔老门下有马厨者。七月初旬病，病二十余日愈剧，而势甚獗。时宗伯对余奕正酣，而蒋虹桥、沈乐闲报曰：马厨危在旦夕。宗伯闻之，推枰叹息曰：吾命吾命！予叩其故，语曰：能厨者，不下二十人，独此厨适吾意，将恃之以怡晚节，今病不可起，奈何？予诘何病，翁顾蒋与沈曰：第详道其状。蒋、沈述其症，大发寒热，寒至不惮入灶，热至不惮下井，痢兼红白，日夜八十余行，腹痛，恶心，汗多，神气倦甚。究其脉，曰：脉不吉，下痢脉洪大者死，细微者生，今洪大逆也。予曰：痢固忌洪大，寒热亦非细微所宜，其中必有故。二公曰：幸一往决之。浔翁不可，谓何可以细人而劳长者。予曰：医寄人生死，何论巨细，矧事翁之人，犹不可坐视不救也。浔翁欣然握余手偕行，至宅后桥，余入门，同居数十家，皆执香拱立以伺。诊其脉，察其症，果如蒋、沈所言。其面色微红，汗淋淋下，予究病所由起，渠谓过客众，厨间燥热，食瓜果菱藕过多，晚又过饮御内，而寝于楼檐之下，次日即寒热复痛，因而下痢。虽得其病情，尚未融通一治法，因沉思之，不觉行至桥，而浔老犹立而俟予，见予无婉容，知病重，遂置不问，如前握余手而回。蒋、沈谓予可治否？予曰：侥幸先生宠灵，偶有一得，乃背水阵也。人参、白术、石膏、滑石各五钱，知母、炮姜各三钱，大附子、炙甘草各二钱，作一大剂煎之。蒋、沈将问予，浔翁即命近侍煎于其侧，不欲蒋、沈问也。熟则付饮之，饮讫即睡。老先生曰：服后何状为佳？予曰：倘得一睡，则阴阳始和，和则汗可敛，而寒热呕恶可止也。蒋、沈曰：闻已睡矣。明日巳刻，二公鼓掌来言，夜来痢减半，汗吐全无，脉亦敛矣。再用人参、石膏、白术、白芍药、滑石各三钱，炮姜、肉桂、知母各二钱，炙甘草、附子各一钱，服后疟止，痢又减半，饮食渐进，神气渐转。改用白芍药酒炒五钱，人参、白术、滑石各二钱，甘草、陈皮、炮姜、肉桂各一钱，三剂而痢全止，饮食加，渐就安矣。蒋、沈问曰：公寒热均投，此为何症？而剂何名也？予笑曰：此滑公所谓混沌汤也。浔老又问，予对曰：经云：夏伤于暑，秋必疟痢。白虎汤、益元散，皆解暑之剂。瓜果寒凉伤其中气，酒后御色，损其下元，附子理中汤，正所以温中补下者。《内经》又云：实者，邪气实也。故以白虎汤、益元散应之。虚者，正气虚也。故以理中汤应之。若以寒热均用为疑，而张仲景附子甘草泻心汤，既用大黄、黄连，又用干姜、附子，此何说哉！盖假对假，真对真也。浔翁跃然喜曰：先生惟是，故能起垂毙之人而生之，余诗册中临菑虢国之谈，非虚语矣。九

吴江吴太仆长君肖峰令政，太宗伯董浔老次女也。患咳嗽，体倦，多汗，腹痛，呻吟不绝口者半月，吴江之医不效，访远近名最著者，如姑苏盛氏后湖，王氏后山，震泽沈氏竹亭，先后递治之而痛愈加。予适寓苕城，龙山公邀予乘快舡兼程而进，至则诊其脉，左手三五不调，右手沉弦，面色青而息甚微，腹中辘辘有声。予因问上年夏月曾病否？肖峰曰：曾头痛体多汗，动止无力，不能亲事，但不咳嗽，不腹痛，今五月初，病

如上年，而市医谓伤风所致，用参苏饮表之，始咳嗽。沈为其清嗽，则加腹痛，王与盛谓通则不痛，以沉香滚痰丸下之，则势惫而不可支。予方殚思，谓此乃注夏病。仲景谓春夏剧，秋冬瘥者是也。而龙山公诘问：注夏何为咳嗽？予曰：原不咳嗽，由参苏饮而咳嗽也。汗多又重发汗，肺金受伤，故燥而嗽。何为腹痛？予曰：原不腹痛，因治嗽而寒其中气，腹故痛也。后事者，又不究其因寒而痛，乃谓通则不痛，而用寒凉滚痰之剂，重伤其中气，不思五月六阳之气皆散于外，汗而又汗，汗多则亡阳，夏至一阴将萌，腹中尚虚，虚而复下，下多则亡阴，阴阳俱亡，不惫何待。予欲酌一方以起之，恐从事者又将议其后。龙山促之，乃用酒炒白芍药五钱，甘草、黄芪各三钱，桂枝二钱，大枣二枚，水煎，临服加饴糖一合。吴下诸公，果群然又辩。龙山公曰：不必辨，病者望此以苏其生，速煎饮之。饮讫而睡，自巳至申不醒，先事者，皆摇首，命仆急携药囊将去，且语龙山公曰：夺令妹之速者，孙君也。《本草》云：夏不用桂，伐天和也。诸痛不补，助邪气也。故一饮而不醒，吾侪行矣。龙山公以其言语余，因诘病者之熟睡。予曰：所善者，以其睡也。睡则阴气生，阴生则汗可敛，痛可止也。假令药不对症，安得有此。又诘所投之剂何名，予曰：此仲景小建中汤也。出《金匮要略》。盖建者立也，中者阳明所主，今腹痛如缚，带脉急缩也，东垣治例，腹痛以芍药为君，恶寒而痛，加桂。甘草，缓带脉之急缩，用以为臣。经曰，急者缓之。面青脉弦，肝气盛也，肝属木，木盛则脾土受制，而又误下，因伤之极，故痛之猛也。经云：木得桂而枯。佐以黄芪，伐肝补脾，又能敛汗止痛，此建中之所由名也。语未竟，内报病者醒而索粥，予曰：与之，谷气进则有本矣。粥后又睡至天明，腹全不痛，惟稍咳嗽，加五味子、麦门冬，兼治注夏而全瘳焉。龙山公述病之始末，剂之药味，报大宗伯，宗伯公致书于予曰：足下以四味之常药，振不起之危疴，名震三吴，声溢两浙。昔宋景濂为朱丹溪立传，吾固不敏，幸先生以所治节条付之，俾序以传于后，俾工是术者，有所藉乎。予怃然语龙山公曰：何修而得老先生宠幸之深也。第令妹被克伐太过，阴阳俱亡，今病虽愈，而脉弦不退，犹可为虑，幸叮咛戒暴怒，节饮食，谢去人事，恬澹多补，庶可永年。不然亥月阴极阳生，恐不能保无患也，慎之慎之。后至期，与肖峰龃龉，怒而绝药，果以凶闻。若人多予之直与先见云。+

大光禄庞公子远，吴江人也。其太夫人病头痛恶寒，胸膈懑且痛，时发寒热，吴医王后山者，有时名，吴人最所笃信。延治五日不瘥。闻予居吴，礼致为治。诊其脉，右滑大，左浮弦而数，问服何剂？光禄公曰：不识，而有药在。予视之，偶失言曰：左矣！时有西席项姓者，闻言而厉声曰：此三吴最名士也。渠发剂而有议者，辄面唾之，幸不在尔。予笑曰：渠是而议者非，则当唾人，渠非而议者是，是自唾且不暇，何暇唾人。四物汤，玄胡索、牡丹皮、香附子，养血调经剂也。太夫人七十余矣，而有经可调哉！投剂之左，由生平守常套，而不知因人因症随俗为变也。项子曰：此何症？予曰：仲景有云，头痛恶寒，外感病也。浮弦而数，胸膈懑痛，少阳脉症俱在，右脉滑，饮食滞而为痰。彼用当归、地黄、芍药，皆滞痰闭气之味，内伤何由得消，外感何由得出。此症只宜用柴胡汤合平胃散，一二帖可瘳也。项犹有言，光禄公曰：勿辩，饮药而泾渭明矣。一饮而寒热除，再饮而胸膈泰。光禄喜曰：奇公名不虚附矣！予私问项子何极誉王，光禄曰：项初受业于王，未睹大方，而独是其师说，多见其识之不广也。十一

光禄公后有事于庄所，值中秋，乘酒步月，失足一跌，扶起便胁痛不能立，昼夜不宁，行血散血活血之剂，一日三进，阅三月服二百余帖，痛不少减，因迎予治。诊之，脉左弦右滑数，予曰：此痰火症也。公曰：否，贱躯虽肥，生平未尝有痰，徒以遭跌，积血于胁间作痛尔。予曰：据脉，实痰火也，痰在经络间，不在肺，故不咳嗽，而亦不上出。脉书云：滑为痰，弦为饮，予据脉而认痰火。如瘀血，脉必沉伏，或芤或涩也，面色赤必带黄。前诸君以瘀血治者，皆徇公言，不以色脉为据。且多服峻厉克伐破坚之剂无效，此非瘀血之积明矣。公欣然请药，即用大栝蒌带壳者二枚，重二两，研碎，枳实、甘草、前胡各一钱，贝母二钱，与四帖，公以为少。予曰：愚见犹以为多，此症服此一二剂可瘳，又即报我，为制补益之药可也。公得药一更矣，仍煎服，五更腹中辘辘有声，天明大泻一二次，皆痰无血，痛减大半。再服又下痰数碗许，痛全止，随能挺立。三服腹中不复有声，亦不泻，盖前由痰积泻也，今无痰故不泻。公曰：望闻问切四者，医之要务，人人皆著之口吻，有先生独见之行事，即予母子之疾，先有事者，皆吴之名流，微先生，吾殆撞壁矣！何能还辕而生哉，吾于是益服先生之高。十二

进贤三尹张思轩公与潘少保印川公，皆受室于施氏，称联襟云。施故富家，而张公夫人贤慧，治家勤笃，为人精洁周致，以产多而气血惫，又以婚嫁繁而费用不支，积忧，年将五十，因病心痹，发则晕厥，小水短涩，胸膈痛不可忍，烦躁干哕，恶内蒸热，气猿猿上腾，肌削骨立，月汛不止。苕城时辈，有认为气怯者，有认为膈食者，皆束手无措，尸寝浃旬，浆粒不入口者五日，凶具备而待毙，举家计无所之，惟神是祷。予适在潘府，逆予诊之，脉左弦大，右滑大而数。诊毕，予曰：可生也。《病机》云：诸逆吐酸，皆属于火；诸风掉眩，皆属於木。法当调肝清热，开郁安神。诸医群然目摄而背谑曰：书云骨蒸肉脱者死，形瘦脉大胸中多气者死，绝谷食者死。孙君独许其生，果药王再世哉。予若不闻，而捡药以进。竹茹、滑石各三钱，白豆蔻仁七分，半夏曲、橘红、姜、连、茯苓各一钱，甘草五分，水煎，令一口口咽之。服毕，哕止晕定。次日用温胆汤调辰砂益元散三钱，服之，胸膈顿开，渐进饮食，小水通长，烦躁尽减，骎骎然安若无事。后用逍遥散、六君子汤，加黄连、香附，三越月而肌肉全，精神如旧。苕人骇然曰：能起此病，信药王矣。十三

马二尹迪庵公，年五十五，以扫墓而过食鳗肉卷饼，心腹胀痛，市医不知用吐，而遽用硝黄下之，大便不行，胀痛愈增。继至者，以用木香槟榔丸，继又有下以小承气汤者，有下以大承气汤者。十日多，胀痛益甚，饮食粒不能进，大便并不行，小水亦仅点滴。后医又以大黄、芒硝，多服不行。谓非白饼子不可，服五日，而胀痛尤加。又谓非

备急丸不可，服三日，胀痛益不可当。又用甘遂、芫花、大戟、牵牛之属，服三日，不惟大便不行，并小便点滴亦无矣，胀不可言。众医大叫称怪。自三月初二日起，至是念二日矣。有名士王南野者，用灸法灸中脘三十余壮，毫不为动，因断其越三日为念五戌时，当弃人间。迪老四子皆逢掖，闻言涕泗。时有张太学怀赤者，迪老甥也，见予起张思轩夫人疾，喻亟请予。予至，观其色苍黑，神藏不露，声音亮，惟腹大如覆箕，不能反侧，诊其脉，两手皆滑大，两尺尤有力。究其受病之源，查其历服之药，予骇然以为未闻且见也。因思一治法，先用六君子汤，加木香、砂仁、参、术，俱用二钱。乃旁有钱小松者，自称家世受医，见剂争之。予曰：非若所知也。彼犹喋喋诘予，谓：人言中满者，泻之于内，大小便不利者，当先利大小便，然欤？予曰：非人言，《素问》云云也。又云：诸痛不得用参、术，苍黑之人尤忌。先生既知《素问》，奈何不用通而用塞也？予愀然不答，顾迪老诸子言曰：钱君拘儒常见，何能起尊君病，尊君非中满胀症，内伤症也。当始伤时，犹在上膈，法当用吐，《素问》云在上者，因而越之是也。不用吐而用下药，以伤其脾，脾气伤则失运动之职，是以愈下愈伤，愈伤愈胀。不思脾气伤而神不为用，药不能行，以峻厉味益下之，是遵何说也。予因脾伤，故用六君子汤以醒其脾，木香、砂仁助其运动，再用吐法，吐出前药，予剂非治尊君之病，治诸君药也。予初欲为诸君讳，何钱君激予，而使暴其短哉。且予不虑大便不行，独虑行之不止也。钱又谬言：急则治标，今法用尽不能使一行，何以不止为虑。予曰：君试思，常人能服硝黄几何，服巴豆、白饼子几何，今硝黄服过五斤，巴豆白饼子之属服过五六两，又加甘遂、牵牛、芫花、大戟，至悍至急之剂，幸而大便未行，药性未动，尚可为计，若一行，而诸药性动，譬瓶水底漏，其中能蓄点滴哉，危矣！钱又诘：迪老多服下药，而大便不行何也？予曰：此易知之。始为食伤，继为药伤，所伤在上、中二焦，下元未损，故两尺脉尚有神气。《难经》曰：人有两尺，如树之有根也。《内经》曰：肾者，胃之关，盖肾主大便，观其色苍黑，神藏气固，皆由根本未动，赖此犹可为也。服药后，腹中大痛，予知其药力已动，改用人参芦、防风芦、升麻、桔梗各三钱，水煎服之，少顷，用鹅翎探喉中，令吐之。前服药物，一涌而出十数碗。病者以手加额曰：目前光矣。此巳时也。予曰：酉时大便必行，可预买人参数片，以备不虞，至午进至宝丹一帖，以温中气，未申间，腹中汩汩有声，浊气下滚，顷刻间，腹宽数寸。至晚，大便行一次，小水略通。予即用人参、白术各五钱，炮姜三钱，茯苓二钱，木香、甘草各五分，陈皮一钱，令急煎服。四鼓又大便一次，小水继至，胀痛渐减。次日大便泻十次余，因以前理中汤剂为丸，与煎剂兼补，腹胀全消，饮食渐进，共泻七十二日，服人参二斤余。苕人闻以补收功，群然异之。而钱小松始帖然心服。曰：奇哉！奇哉！人多用攻，孙君独用补，人多用下，孙君独用吐。由见之真，而所投者确也，医可易言哉。今而后，知孙君之高矣。

十四

潘大司马公，尝有肠风之疾。八月丁祭，学博馈鹿血，食之而血暴下。致予治，用槐角子五钱，黄连、枳壳、地榆、贯众各三钱，一服而止。大司马善其方，书之粘壁间，遇有便血者，辄依方药之，无不立愈。喜甚，鼓腹谓诸子曰：往而姨之疾，族医无不言必死，孙君独能生之，神哉！进乎技矣。予曰：昔扁鹊有言，予非能生死人也，此当自生者，越人使之起耳。予何能，亦张安人当自生也。大司马公由是益重予，病无巨细悉任之，而予亦得尽其术云。十五

迪老之子凤林，见予起乃翁疾，乘间语曰，内子包有隐疾，每月汛行，子户傍辍生一肿毒，胀而不痛，过三五日，以银簪烧红针破，出白脓盏余而消，不必贴膏药而生肉，无疤痕。初间用针刺，近只以指掏之，脓即出，但汛行即发，或上下左右而无定所，第不离子户也，于今八年，内外科历治不效，且致不孕，先生学博而思超，幸为筹之。予沉思两日而悟曰：此中焦湿痰，随经水下流，壅于子户也。经下而痰凝，故化为脓，以原非毒，故不痛。用白螺蛳壳火煅存性为君，南星、半夏为臣，柴胡、甘草为佐，面糊为丸，令早晚服之，未终剂而汛行不肿，次年生女。十六

舜田臧公，吴车驾涌澜公岳也，年将六旬，为人多怒多欲，胸膈否胀，饮食少，时医治以平胃散、枳术丸、香砂丸，不效。复以槟榔、三棱、莪术之类日消之，而大便溏泻，两足跟踝皆浮肿，渐及两手背，医又以其手足浮肿而认为黄胖者，以针砂丸与之，肿益加，面色黄且黑，自二月医至八月，身重不能动止，又有以水肿治者，车驾公雅善予，因延诊之，脉沉而濡弱，予曰：此气虚中满症也，法当温补兼升提，庶清阳升，则大便可实；浊阴降，则胸膈自宽。以人参、白术各三钱，炮姜、回阳、陈皮各一钱，茯苓、黄芪各二钱，泽泻、升麻、肉桂、苍术、防风各七分，三十帖而安。客有疑而诘予曰：此症，诸家非消导则淡渗，而先生独以温补收功，腹中积而为满为肿者，从何道而去也。予曰：胀满非肿满比也，故治不同。肿满由脾虚不能摄水，水渗皮肤，遍身光肿，今胀满者，先因中虚，以致皮胀，外坚中空，腹皮胀紧象鼓，故俗名鼓胀。盖由气虚以成中满，若气不虚，何中满之有，气虚为本，中满为标，是以治先温补，使脾气健运，则清浊始分，清浊分而胀斯愈也。十七

金溪令净涵臧公尊堂太夫人，以季春眉寿，连看戏文二十余本，且多食鱼腥虾蟹，偶发寒热，三日不退，第四日，左耳前后及颊车皆红肿，第五日，右边亦肿，第六日，肿及满头，红大如斗，眼合无缝，昏愦不知人事，谵语若有邪祟，粒米不进者八日，举家惊惶，逆予为治。诊其脉六部皆洪长而数，予曰：此大头疫也。即以贯众、石膏各六钱，柴胡、葛根各三钱，赤芍药、天花粉各二钱，甘草一钱，黑豆四十九粒，水煎服之，日进二帖，脉始减半。第九日，方进粥饮半钟。前药除石膏，又四帖而安。是役也，人皆为予危之，谓八十之尊年，八日之绝粒，头大如斗，体热如燔炭，昏愦谵语，乃不去而治，何冥行不知止如此。而其婿闵怀海亦言病势如此，吾心亦危疑，见先生安闲而甘寝食，赖少慰。予曰：此疾为阳明少阳二经热壅而然，夫阳明多气多血之经也，以高年故不敢用硝黄，惟投以轻清解散之剂，使因微汗而解。症脉相对，虽重可生。假如人言

以高年病危而弃不治，岂惟非医之存心，于病家相托之意亦孤矣，可乎哉。十八

丙申夏，见所潘公谒予于海阳邑邸，时霪浃旬，邑市水涨，公至，予惊问曰：公贵倨也者，何甚此？公曰：与君间者阔矣，且先君服阕，秋当北上，不卜补任南下，谒求一诊，他何计。予究何疾，公曰：无，第年甫逾疆，微觉阳萎。次早诊毕，语其随行俞金二字曰：公脉上盛下虚，上盛为痰与火，下虚为精元弱，切宜戒色慎怒，剂宜清上补下，不然，三年内恐中风不免。盖由痰生热，热生风也，谨之识之，乃为立方别去，公亦未暇制服。公次年八月，往返武林，不无劳怒，又届中秋，连宵酒色，平常色后，辍用鹿角胶三钱，人参一钱，酒送下。以连宵有犯，乃用鹿角胶五钱，人参三钱，空心服之。十七日薄暮，偶与社友谈诗，筵间，左手陡然颤动，把捉不住，随归房，左手重不能举，十八日早，左边半体手足皆不为用矣，亟令人逆予，予适在前丘吴宅，及至，公惊喜交集曰：君何先见若此也，先少保患在左体不遂者，三年而殁，不佞今亦左体，其风水致然欤！第先少保年七十余，不佞四十有七，先少保不能遇先生，不佞赖有先生，或可企无恙也。予始观面色赤，口微㖞向右，唇麻，手足軃拽，已成瘫痪。诊其脉左弦大，右滑大。先用乌药顺气散一帖，服后昏睡半日，醒觉面更加赤，㖞也稍加，知痰盛使然。即以二陈汤加全蝎、僵蚕、天麻、黄芩、石菖蒲、红花、秦艽，水煎。临服加竹沥一小酒杯，生姜汁五茶匙，一日两进，晚更与活络丹。服至第六日，手指梢头略能运动，足可倚棹而立。予喜曰：机动矣！改用归芍六君子汤，加红花、钩藤、天麻、竹沥、姜汁，服二十帖，行可二十步矣，手指先麻木不知痛痒，至是能执物。继用天麻丸，兼服全鹿丸，调理百日，病去十之九，次年二月，北上补任永清，公以病后，能戒色断酒，自知培养，故药功获奏。此症予历治历效者，良由先为疏通经络，活血调气，然后以补剂收功。惟经络疏通，宿痰磨去，新痰不生，何疾不瘳。此治类中风之法也。十九

见所公弱冠，随尊君大司马印老治河居北。患白浊，精淫淫下，自北地山东、淮杨、镇江及江右三吴诸名家，医药三年不效。癸酉冬，礼予诊之。其脉两寸短弱，两关滑，两尺洪滑，观其人襟期潇洒出尘，而神色闲雅，真翩翩佳公子也。一接见，便就暱而信余请药。予曰：公疾易愈，第待来春之仲，一剂可瘳，而今时不可。公固请曰：先生大方，而善拯人之急。以大方而治小疾，试可立效，何待来年。予曰：非秘其术不售也。《素问》有云：升降浮沉必顺之。又曰：天时不可伐。公脉为湿痰下流症也。经曰：治痰必先理气。而脉书亦谓，洪大而见于尺部者，阳乘于阴也。法当从阴引阳，今冬令为闭藏之候，冬之闭藏，实为来春发生根本，天人一理。若不顾天时而强用升提之法，是逆天时而泄元气，根本既竭，来春何以发生。故《素问》曰：必先岁气，毋伐天和，必养必和，待其来复。公疾本小，而历治三年不效者，良由诸医不知脉、不识病、不按时也。公闻言唯唯。乃尊君所遣之医踵接，治竟无效，至春分而逆予。以白螺蛳壳火煅四两为君，牡蛎二两为臣，半夏、葛根、柴胡、苦参各一两为佐，黄柏一两为使，面糊为丸，名曰端本丸。令早晚服之，不终剂而全愈。公复书曰：贱疾果如先生言，今勿药也，何

历治三年不效。窃谓天下无药，服端本丸而愈。又信天下有药矣。二十

少司空凌绎老夫人蒋，适绎老无几，腹胀痛，发热，经过期不行者五日。诸医皆以经期作痛，为调经不效。而绎老召予诊，左寸洪滑，两尺皆滑数，左尺之外，更有神气。予喜而语绎老曰：经闭非病，孕也，产必男。绎老雅信予，因究其说。予曰：滑非经闭之脉，左尺尤有神气，是以知产必男也。绎老谓：果孕矣，奈发热腹痛何？予曰：何伤，气虚血热耳。以安胎饮加减调理即安也。用人参、白术、白芍药为君，川芎、当归为臣，香附、柴胡、苏梗、条芩、甘草为佐，四帖，腹痛减热除。至期果生子。绎老德予，而多推毂云。二十一

金文学元岩之眷，产后两日，腹痛，下痢纯红，肠鸣三越月，时当孟秋，两脉皆软弱，用佛手散加减以治，川芎三钱，当归五钱，艾叶、炮姜各一钱，桂心五分，酒炒白芍药二钱，连进三帖，而疾减半。后因食新菱、新栗，又连为怒气所激，日晡晕厥，以生姜汤灌苏，腹胁大痛，手不可近，用二陈汤加香附、砂仁、桂皮、炮姜与之，痛亦不减。且胸膈胀甚，自以手探喉中，吐出菱栗，痛稍定。少顷复痛，又用手探吐，吐后泻三四次，而元气脱矣。脉皆散乱如解索状，神气惫而恍惚，循衣摸床，病势危急。用人参、白术各五钱，酒炒白芍药二钱，砂仁、炮姜、肉桂、甘草各一钱，急煎进之，痛乃稍定，精神清，仍泻二次，次日复进药，痛减泻止。加白术又四帖，而饮食进，精神勃勃兴起矣。此因初痢时，医者不以产后为重，徒以治痢苦寒之剂伤其中气，又为菱栗生冷所损，中气益坏然也，治可不慎哉。二十二

沈三石别驾公夫人严，产三日而腹不畅，南浔女科陈姓者，为下之，大泻五六次，遂发热恶心，又用温胆汤止吐，小柴胡退热，服四日，热吐四日，粒米不进亦四日，又进八珍汤加童便，服后昏愦，耳聋，眼合，口渴，肠鸣，眼胞上下及手足背皆有虚浮。因逆予治。诊其六脉皆数，时五月初二日也。予曰：脉书云数脉所主，其邪为热，其症为虚，法当以十全大补汤加炮姜进之。夜半稍清爽，进粥一盂，始开目言语，次日午时，以承值者倦而药不相接，且言语太多，复昏昧不知人事。初四日，以人参、白术各三钱，炮姜、茯苓、陈皮各一钱，甘草五分，煎服讫，体微汗，遍身痱痤，热退而神爽。下午又药不接，又动怒，昏昧复如前，六脉散乱无伦，状如解索，痱痤没而虚极矣。亟以人参、白术各五钱，炙甘草、炮姜、大附子各一钱，连进二帖。是夜熟寝，唯呼吸之息尚促，初六日，脉又数，下午发热不退，环跳穴边发一毒如碗大，红肿微痛，夫人父严翁，与陈女科交谮之，曰：向之发热恶心，皆此所致，由附子、干姜温补误也。须急用寒凉解毒之剂，予正色而谕以理曰：此乃胃中虚火游行无制，大虚之症，非毒也，若作毒治而用寒凉，速其死尔。《内经》云：壮者气行则愈，怯者着而成病。惟大补庶可万全。三石翁然予言，急煎附子理中汤进之，日夕两帖，参、术皆用七钱，服后痱痤复出，毒散无踪，热亦退，沾沾喜矣。复以参苓白术散调理而全安。皆由产后误用下药，致变百出。噫唏！彼不达变之专科，其可任哉。二十三

诰封吴太夫人者，车驾涌澜公母也。年余六十，久患白带，历治不效，变为白崩。逆予治之。诊得右寸滑，左寸短弱，两关濡，两尺皆软弱。予曰：据脉，心肾俱不足，而中焦不湿，《脉经》云，崩中日久为白带，漏下多时骨木枯。今白物下多，气血日败，法当燥脾，兼补心肾。以既济丹补其心肾，以断下丸燥中宫之湿，则万全矣。服果不终剂而愈。既济丹方：鹿角霜、当归、白茯苓各二两，石菖蒲、远志各一两五钱，龙骨、白石脂各一两，益智仁五钱，干山药打糊为丸，梧桐子大，空心白汤下七八十丸。

断下丸方：头二蚕砂炒，三两，黄荆子炒，二两，海螵蛸磨去黑甲、樗根白皮各一两。面糊为丸，下午白汤送下六十丸。二十四

吴北海太学令政，每月经行期之前，四肢累累发块，红紫胀痛，不思饮食，胃脘亦常痛，经水多不及期。诊其脉两手皆驶，以症脉参之，肝脾二经有郁火也。盖肝主怒，脾主思，多思多怒，隐而不发，郁滞于中，故临经累累发红肿于四肢也。以柴胡、川芎、香附、乌药、白芍药、青皮、丹参、玄胡索、郁金、酒炒黄连、山栀子，治之而愈。二十五

吴之清客周皱玉者，豪放不拘，人言有晋人风，酒后益恣而好男色，因患白浊。吴医有以补中益气汤升提者，有以六味地黄丸补阴者，有以五苓散、六一散渗利者，有为降火者，有为温补者，不效。又以草头药乱进之，肌瘦如削，膝软如痿，患有年所矣。因绍介吴太学北海而谒余，恳为治之。诊其脉右寸关皆数。予曰：皆由酒后不检所致也，中宫多湿多痰，积而为热，流于下部，故浊物淫淫而下，久不愈矣。与以加味端本丸服之而瘥。白螺蛳四两，牡蛎、苦参、葛根、黄柏各二两，陈皮、半夏、茯苓各一两，甘草五钱，面糊为丸，令早晚白汤下三钱。二十六

丁酉夏，予寓雉城顾乡宦宅。其门下竹匠妇，怀妊五月而患心痛。究其所由起，谓由失足坠楼也。始教饮韭菜汁一盏，而痛随止，其夫又从它医赎药二帖归，令煎服。服既，心复痛，吐鲜血盈盆，胸间怦怦上抵，疼不可言，危在顷刻。竹匠告急予仆孙安，安怜之，恳予诊治。六脉皆洪大，汗出如雨，喘息不相续，其妇楼居低小，予令亟移居楼下，随与益元散五钱，令用紫苏汤调服，又嘱之曰：今夜若睡，听其自醒，切勿惊动，汗止即苏也。服后果睡到晓，汗敛而胸膈不痛，喘息亦定，再与固胎饮一帖，煎服而全安矣。先是邻医诊其脉，谓吐血之脉宜沉细，今反洪大，而汗出喘息不休，危在今夜，及病起来，询余曰：妊妇不得汗、不得下、不得利小便，是谓三禁。昨日之剂悉犯之，而反获效，何哉？予曰：医贵审症，盖妇之患，非由病汗，以楼居低小，当酷暑而热逼故也。汗血去而胎失养，故怦怦上抵，喘息不续。移楼下以避暑气，益元散为解暑之圣药，而紫苏又安胎下气之妙品，气下则血归原而病痊矣。此对症之药，法出王海藏《医垒元戎》中四血饮是也。特诸君检阅不遍，即检阅亦不知为胎产之治。余何能，不过融会前人之法，用之而不胶焉耳。邻医俯首，唯唯而退。二十七

壬申秋仲，予东游携李，而王松泉、吴小峰偕行。小峰语予：中秋至矣，此间一妓

李姓者，行第七，殊可人意，须访之。晚令佐酒，至则见其态度果澹雅风致，坐少顷，连咳两声，少峰究其病曰：偶耳。小峰谓毋诳，孙公知人生死，不啻扁鹊，可求一诊。诊之，两寸短涩，两尺洪滑，关弦，予未语，而小峰问脉，予曰：脉甚怪，公可问经行否？曰：行仅一日，亦仅点滴。予曰：此脉在良家主梦遗，若不宜有也。妓曰：良然，即御客时亦或遗，遗则冷汗淫淫，体倦而不能支。小峰为请药。予曰：姑置之。小峰问何故？予曰：金木相胜，心神无主，法当不治。小峰谓人尚无恙，何得便至于此？予曰：弦为春令，当金旺之时，犹然猖獗，设在卯月木旺火相，肺金枯萎，水之上源已竭，且肾脉洪滑，妓以欲胜，阴血既亏，淫火愈炽，书云，阴虚则病，阴绝则死。今已咳嗽，其兆见矣，可治乎。次年二月果死。二十八

有老妓金姓者，其嫂三月患头痛、身热、口渴，水泻不止，身重不能反侧，日渐昏沉，耳聋眼合，梦多乱语，嘉秀医者，历试不效，视为必死。予适吴江归，便道过槜李，访南溪、吉泉二兄，吉泉兄以是症见询，且言诸医有以补中益气汤进者，有以附子理中汤进者，二药已煎成未服，幸弟至，乞为诊之。六脉洪大，观其色内红外黑，口唇干燥，舌心黑胎，不知人事。予曰：此疫症也，法当清解。急以小白汤进之，犹可生也，若附子理中汤，杀之耳，安可用。南溪兄问：小白何汤也？予曰：小柴胡、白虎汤，合而一之是也。南溪兄谓：泄泻昏沉如此，恐石膏不可用也。予曰：此挟热下利，但使清阳上升，则泻止热退，而神气自清也。服讫，夜半神气苏醒，惟小水不利，热渴不退。予思仲景法谓，渴而身热不退，小便不利者，当利其小便。乃以辰砂六一散一两，灯心汤调服之，两帖而瘳。南溪兄曰：死生信乎命也，弟顷刻不至，必服理中汤，此妇不为泉下人哉！二十九

有曹姓讳镗者，九月重阳，以胸膈不舒畅，而谒南溪兄为治，诊未竟，予至，南溪兄起语曹曰：舍弟高手，浼诊之。诊讫未有言。而南溪私问曰：曹何如脉？予曰：不治。会易货者沓至，予亦别去，曹果次年二月死。南溪兄问曰：何曹无它病，而弟见脉即断不治，何也？予曰：其脉两寸洪滑搏指，两关微弦，两尺微弱，《难经》所谓溢脉也。九月深秋，木凋零时也，不宜弦大，大则上盛下虚，至二月木旺，木能生火，火木性皆上升不下，下无真阴以相济，是有阳无阴，有升无降，《内经》曰：出入废则神机化灭，升降息则气立孤危。是以断曹子二月当呕吐而死也。三十

嘉善之妓李双，号素琴，体虽肥，而性冲淡，态度闲雅端重，歌调娼家推其擅场①，与予邑程芹溪处厚，患痛风，自二月起至仲冬，诸治不效，鸨母悭毒，遂视为痼疾，不为治。而芹溪固恳予诊之，六脉大而无力，手足肢节肿痛，两跨亦痛，不能起止，肌肉消其半，日仅进粥二碗，月汛两月一行，甚少。予曰：此行痹也。芹溪问：病可治否？予笑而应曰：君能娶，予能治之。芹溪曰：嫁娶乃风月中套语，公长者，乃亦此言。予

① 擅场：技艺超群，压倒全场。

曰：观此子虽堕风尘，实有良家风度，予故怜之，且君断弦未续，而彼有心于君，或天缘也。芹溪曰：诚吾素愿，恐鸨母高其价而难与言。予谓：乘其病而盟之，易与耳。芹溪以予言为然，乞为治之。以人参、白术、苡仁各三钱，当归、枸杞、杜仲、龟板、苍耳子各二钱，晚蚕砂、秦艽、防风各一钱，大附子、甘草、桂枝、黄柏各五分，十帖而痛止肿消。改用归芍六君子，加苡仁、丹参、红花、石斛、紫荆皮，三十帖而痊愈。芹溪娶之。善持家，举族称贤，而亦羡予知人焉。三十一

沈别驾翁，有老仆，头痛，遍身骨节痛，面色黑，发热，口渴，胸膈膨胀，饮食七日不入，复感寒，人皆危之。予诊其脉，左弦数，右洪大，以藿香、苍术、防风、葛根、白芷、紫苏、甘草、陈皮、大腹皮、麦芽、枳实，服后胸膈稍宽，热与痛更甚，改以麻黄、葛根、柴胡各二钱，石膏、滑石各三钱，紫苏叶、白芷、苍术各一钱，甘草五分，姜三片，服后大汗出，而热痛皆除，惟口渴，又以白芍药、当归、石膏、知母、柴胡、黄芩、麦冬、葛根、陈皮，煎服痊愈。别驾翁喜诘予曰：老仆病甚重，无不谓其必死，先生三日起之，此何症？而何汤剂饮之使起也。予曰：此三阳合病，先为饮食所伤，予故先用藿香正气汤，加消导之剂治其本，又以六神通解散，加助表之药治其标，病虽重，年虽高，喜其色脉相对，故投以对症之药易愈也。翁曰：在先生然耳，若它人轻者且重，况重者乎！吾未见其能起也。三十二

蔡中林文学内人，发热口渴，舌上燥裂，小腹痛，呕吐，药食不能入者七日，诸医之技殚矣。皆视为膈食而不可为。吴我峰翁固邀予诊，右寸脉绝不应指，关沉滑有力，左手弦数。予曰：此阳明少阳合病，邪热壅于上焦然也，非膈食，法当解散，数剂可愈，无恐。以软柴胡、石膏各五钱，半夏曲、枳实、黄芩、黄连、葛根、竹茹、人参各二钱，姜三片，煎服，药纳而不吐，五更下黑粪数块，热痛减半。次日仍与前药，右寸脉至是亦起，粥始进。改用小柴胡加橘红、竹茹、葛根，服三帖而全安。三十三

吴九宜先生，每早晨腹痛泄泻者半年，粪色青，腹膨脝，人皆认为脾肾泄也。为灸关元三十壮，服补脾肾之药皆不效，自亦知医，谓其尺寸俱无脉，惟两关沉滑，大以为忧，以人言泄久而六脉将绝也。予为诊之曰：君无忧，此中焦食积痰泄也，积胶于中，故尺寸脉隐伏不见。法当下去其积，诸公用补，谬矣！渠谓：敢下耶？予曰：何伤。《素问》云：有故无殒亦无殒也。若不乘时，久则元气愈弱，再下难矣。以丹溪保和丸二钱，加备急丸三粒，五更服之，巳刻下稠积半桶，胀痛随愈。次日六脉齐见，再以东垣木香化滞汤，调理而安。渠称谢言曰：人皆谓六脉将绝为虚极，公独见之真而下之，由公究理深邃，故见之行事，著之谈论，皆自理学中来，它人何敢望其后尘。三十四

沈大官，左膝肿痛，不能起止者年半，大便泻一日三次，诊其脉弦紧。予曰：此脾虚有湿热凝于经络，流于下部也。古谓肿属湿，痛属火。用苍术、黄柏、薏苡仁为君，泽泻、猪苓、五加皮为臣，炙甘草、防风、桂枝为佐，木通为使，四帖痛减肿消，泄泻亦止。改用苍术、苍耳子、五加皮、苡仁、当归、枸杞子、杜仲、丹参、黄柏、乌药叶。

酒糊为丸，调理月余，步履如故。三十五

沈继庵先生，下痢十二日，腹痛，脱肛，后重，嗳气，不知饥。一友用补中益气加白芍药，腹痛愈加，后重亦甚。予脉之，右关滑大搏指，曰：此积滞固结肠胃间，故后重脱肛也。当为推荡，以其素弱多郁，不敢，只为调气而兼消导。木香、山楂、槟榔、枳实、川芎、白芍药、黄连、黄芩、秦艽。服后稍宽。次日用七伤丸，二帖痊愈。

其内人患发热头痛，遍身痛，干呕口渴，胸膈胀闷，坐卧不安。医与以参苏饮，干呕愈甚，又加烦躁。予诊之，右手洪大倍于左，左浮数。予曰：干霍乱症也。与以藿香正气散，减去白术、桔梗，加白扁豆、香薷。一帖吐止食进，遍身痛除，惟口渴额痛未除，小水不利，以石膏、香薷、滑石各五钱，橘红、藿香、葛根各二钱，槟榔、木瓜各一钱，甘草五分，姜三片，一帖而愈。三十六

沈晴岳先生，五更耳鸣，腹不舒畅，稍劳则烘然热，自汗。脉右关滑大有力，左脉和缓，原为当风睡卧而得，素来上焦有痰火，午后过劳或受饿，大作眩晕，冷汗津津，再不敢动，稍动则呕吐，此皆痰火所致，盖无痰不作晕也。先与藿香正气散一帖，以去表里之邪，继与温胆汤加天麻，服后眩晕呕吐皆止。次日诊之，右关脉仍滑，此中焦食积痰饮胶固已久，卒难动摇。姑以二陈汤加枳实、黄连、滑石、天花粉、天麻、竹茹调理，后以当归龙荟丸加牛胆、南星、青礞石，凡数帖痊愈。三十七

潘景宇内人，后半夜不睡，面黄肌瘦，两太阳及眉棱骨痛，大便溏，稍劳动则体热，四肢无力。其脉左寸洪滑，自春至秋皆然。此由脾虚，肝心二经火盛然也。先用四君子加酒连、柴胡、白扁豆、泽泻、滑石调理，夜与钱仲阳安神丸数粒，灯心汤送下。服八日得睡，两太阳亦不痛。继用六君子加黄芪、秦艽、柴胡、泽泻、当归、白芍药、黄柏，全安。三十八

臧六老，上吐血，下泻血，胸膈背心皆胀，原从怒触，又犬肉所伤，故发热而渴。医者皆作阴虚火动，而为滋阴降火，胸背愈胀，血来更多。予诊之，两关俱洪滑有力。谓曰：此肝脾二经有余症也，作阴虚治左矣！《内经》曰：怒伤肝。甚则呕血，并下泄。胸背胀痛，瘀血使然。脾为犬肉所伤，故不能统血。今误用地黄、麦冬、黄柏、知母等剂，是以脾益伤，而上焦瘀血愈滞也。惟调气健脾兼之消导，则万全矣。六老曰：人皆谓劳怯，故发热吐红，血上吐，阳络伤也；血下行，阴络伤也。阴阳俱伤，法当不治，公独认非阴虚何也？予曰：脉书云：脉数无力者阴虚也。今脉固非阴虚。书又曰：凡阴虚之热，发于申酉戌间，夜半而退，明日犹是，如潮信然。以下午乃阴分主事，故曰阴虚潮热也。今热不分昼夜，而症亦非阴虚，故曰作阴虚治者左也。六老闻言大喜曰：公诚见垣一方者，幸惠一匕以生之。即与山楂、香附、枳实，调气消导为君。丹参、丹皮、桃仁、滑石、茅根化瘀血为臣，黄连、芦根解犬肉之热为佐，四帖，胸背宽，血吐止，惟腹中不舒，仍以前药同丹溪保和丸与之，四帖，大便下极臭黑粪半桶，寝食俱安矣。三十九

有臧氏之妇，原以有痰火，服降火之药过多，至秋痰积，因令气下行而滞于大肠，脐边有硬块，按之甚痛，痢下红白八日，下惟点滴，日夜二十余行，腹痛潮热，口渴，小水不利，大便里急后重，饮食不进，身重不能转侧。予诊之，喜左脉皆有神气，即从刘守真之法，行血则便脓自愈，调气则后重自除治之。用白芍药、滑石、桃仁为君，当归为臣，木香、槟榔、山楂、酒芩、酒连、枳壳为佐，服下大便稍流利，腹中稍宽舒，次日仍与前药，则滞下大行，痢减大半。第三日，用芍药、当归、滑石、桃仁、炙甘草、酒连、木香，与保和丸同服，下午大便行，上午所服丸药，随粪而下。乃知积滞已尽，诸症悉减，惟脐边痛未全止，以仲景小建中汤加当归、木香，服之而安。**四十**

丁耀川文学令堂，年四十四，常患胃脘痛，孀居十五年，日茹蔬素，其年七月，触于怒，吐血碗许，不数日平矣。九月又怒，而吐血如前，加腹痛。至次年二月，忽里急后重，肛门大疼，小便短涩，出惟点滴，痛不可言，腰与小腹之热，如滚汤泡者，日惟仰卧不能侧，一侧则左跨[1]并腿作痛，两跨原有痛，小便疼则肛门之痛减，肛门疼则小便之痛亦减。肛门以疼之故不能坐，遇惊恐则下愈坠而疼。经不行者两月，往常经来时腰腹必痛，下紫黑血块甚多，今又白带如注，口渴，通宵不寐，不思饮食，多怒，面与手足发虚浮，喉中梗梗有痰，肌肉半消，诊之脉仅四至，两寸软弱，右关滑，左关弦，两尺涩。据脉上焦气血不足，中焦有痰，下焦气凝血滞，郁而为火。盖下焦之疾，肝肾所摄，腰跨肝之所经，而二便乃肾之所主也。据症面与手足虚浮，则脾气甚弱，饮食不思，则胃气不充，不寐，由过于愁忧思虑而心血不足，总为七情所伤故尔。《内经》云：二阳之病发心脾，女子得之则不月。此病近之。且值火令当权之候，诚可虑也。所幸者，脉尚不数，声音清亮，尤可措手。因先为开郁清热，调达肝气，保过夏令后，再为骤补阴血。必戒绝怒气，使血得循经，而病可痊。不然，则仓扁亦难奏功矣。初投当归龙荟丸，以彻下部之热，继以四物汤、龙胆草、黄柏、知母、柴胡、泽兰叶，煎吞滋肾丸。连服四日，腰与小腹之热始退，后以香薷、石韦、龙胆草、桃仁、滑石、杜牛膝、甘草梢、软柴胡，煎吞滋肾丸，大小便痛全减。**四十一**

丁文学长令姊，常患晕厥，吐痰碗许乃苏，一月三五发，后又口渴，五更倒饱，肠鸣腹疼，泄泻，小水短涩，咳嗽。余脉之，两寸濡弱，两关滑大，此中焦痰积所致也。先与二陈汤，加苍术、山楂、麦芽以健脾去湿为臣，以白芍药止痛为君，以滑石、泽泻引湿热从小便出为佐，黄芩为裨佐。十帖，二阴之痛俱止，改以六味地黄丸加黄柏、知母、牛膝服之全安。**四十二**

有金良美者，年十八，患咳嗽吐红，下午潮热梦遗。市医进四物汤加天麦门冬、黄柏、知母之类，治半年，反加左胁胀疼，不能侧卧，声音渐哑，饮食辄恶心，肌肉大削，六脉俱数，医告技穷，因就予治。观其面色白，又隐隐有青气夹之，两足痿弱无力，予

---

① 跨：现通作“胯”。下同。

语之曰：此症气虚血热，而肝脉甚弦，弦则木气太旺，脾土受亏，不能统血，殆始怒气所触，继为寒凉之剂所伤，以致饮食恶心，肌肉瘦削。书云，脾胃一虚，肺气先绝。以肺金不足，则肝木愈不能制。浊痰瘀血凝于肺窍，故咳嗽声哑，滞于肝，故左胁不能贴席而卧，病势危矣。喜在青年，犹可措手。因急用人参二钱、鳖甲五钱为君，白术、白芍、陈皮、茯苓、通草、贝母各一钱为臣，甘草、牡丹皮各七分为佐，桔梗五分为使。二十帖，潮热止，咳嗽减大半。三十帖，声音开亮，左胁亦能贴席而卧。后以大造丸调理全安矣。乃嘱之曰：病愈虽可喜，而弦脉未退；须切忌怒气及劳心劳力之事。庶几可保无虞。苟不守予言，而劳怒相触，血来必不能御，戒之防之。此后精神日王，肌体丰肥，六年无事。一日遇事拂意，大怒，而又结算劳心，则血如泉涌，顷刻盈盆，上唇黑肿，汗出淋漓。急请予诊，脉乱无伦，诊毕，渠语近侍欲大解。予曰：此死征也，阴阳乖离矣。辞而出，未离门而气绝。父母哭谢予曰：始守翁训，苟活六年，一旦不戒，遂如翁所料，死生虽命，亦不自慎致之。其为人也，量窄而紧于财，因记此以戒世之重财轻生者。四十三

倪五娘子，以中风晕厥之后，口眼歪斜，左脚右手不能屈伸，口渴，小水不利，两颊紧，出语艰涩。问之则期期而对，不问默然，亦不思饮食，行年五十矣。诸医不效。予治始与凉膈散加石菖蒲、远志煎汤，化钱氏安神丸二颗服之。其夜大便四行，次日神气遂清，口眼半正，惟车颊尚紧，未能开声。细察形气，似弱也。即与六君子汤加麦门冬、滑石、天花粉、石菖蒲、远志、当归、薄荷，服后神思大清爽，能自坐，不须人扶，语言亦稍利。改以六君子汤加麦冬、天花粉、石菖蒲、当归、五加皮、薏苡仁、红花、天麻，十帖痊愈矣。四十四

王祖泉令政，患头疼夜热，洒淅恶寒，汗淋漓如雨，上身热，下身寒，渴不思饮，遍身疼，腹有一块，大如拳，硬如石，肠鸣，小水短少，饮食俱废。脉则右关滑，左弦数。究所由起，谓大怒后即伤于食，市医皆以地黄、门冬、芩、连、黄柏之剂治之，热愈甚，脾气大虚。予治用平胃散加山楂、麦芽、砂仁、香附、木香、川芎、枳实，连进四帖，中气稍能运动，而夜热如前。再与补中益气汤，寒热俱退矣。而腹痛里急后重，予知其积滞将行也，乃与白六神丸，而腹痛后重皆除，改进以参苓白术散加香附、乌梅、山楂，服之病良已。四十五

温巽桥子妇，吴车驾涌澜公长女也。发热恶心，小腹痛，原为怒后进食，因而成积，左脚酸已十日矣。南浔有陈女科，始作瘟疫疗治，呕哕益加，又作疟治，粒米不能进，变为滞下，里急后重，一日夜三十余行。陈技穷而辞去。且言曰：非不尽心，犯逆症也。下痢身凉者生，身热者死，脉沉细者生，脉洪大者死。今身热脉大，而又噤口，何可为哉，因请予治，脉之，两手皆滑大，尺部尤搏指。予曰：症非逆，误认为疫为疟，治者逆也。虽多日不食，而尺脉搏指。《内经》云：在下者引而竭之。法从下可生也。即与当归龙荟丸一钱五分，服下，去稠积半盆，痛减大半，不食者十四日，至此始进粥一瓯。

但胸膈仍饱闷不知饿，又与红六神丸二钱，胸膈舒而小腹软，惟两跨痛，小腹觉冷，用热砖熨之，子户中白物绵绵下，小水短涩。改用五苓散加白芷、小茴香、白鸡冠花、柴胡服之，至夜满腹作疼，亟以五灵脂醋炒为末，酒糊为丸三钱，白汤送下，通宵安寝。次日，精神清健，饮食大进，小水通利矣。而独白物仍下，再用香附炒黑存性、枯矾各一两，面糊为丸，每空心益母草煎汤送下二钱，不终剂而白物无，病全愈矣。专科赧然称奇而服，录其案验而去。四十六

温一渠内人，平素血虚咳嗽，近为饮食所伤，不知饥饿。专科作阴虚治，而胸膈愈胀。予脉之，右关滑大，左手软弱。法当先健脾，消去饮食，然后治嗽。若为补阴降火，不惟咳嗽无功，恐脾胃转伤，腹胀泄泻，变将不测。何也？脾胃喜温而恶寒也。即以二陈汤加山楂、麦芽、枳实、白术、川芎、香附与之。一剂而胸膈宽，再剂而饮食进。继用桑白皮、地骨皮、甘草、陈皮、贝母、瓜蒌仁、马兜铃、桔梗、紫菀，十帖而咳嗽脱然矣。四十七

温巽桥二令媳，产后五十余日，右胁胀痛，手不可近，赤白带多，下如脓，发热，大便燥结。予曰：此恶露未尽，瘀血化为脓，治宜急也。尝见数妇有此病，而不识治，积而成毒，有成肠痈者，有内成肿毒，溃从腰俞出者，皆以不知治法，则瘀血无从出故也。急用泽兰叶、山楂子、五灵脂消恶露为君，川芎、当归、茯苓、白芷为臣，益母草为佐，香附、青皮为使，外与当归龙荟丸，润大便，使热从大便去。服后次日，腹胁皆宽，痛亦尽止。又因食荤与鸡子，复作疼，但不如前之甚，随与保和丸，用山楂煎汤送下三钱，而痛愈矣。四十八

温天衢氏，冬月病目，医为发散太过，至春间吐血碗余。及夏，下午潮热咳嗽，胸膈胀疼，早晨冷汗淋漓，大便溏，一日两行，饮食少，肌肉消十之七，脉数，据症脉，法在不治。里中诸长老，以其素行端厚，群然恳予措剂。予以众恳不能辞，乃用泻白散加五味子、白芍药、贝母、马兜铃，服下，其夜帖然而卧，不嗽，惟大便溏。前药加白扁豆、山药、茯苓，汗亦渐止，复与泻白散，加石斛、马兜铃、贝母、陈皮、薏苡仁、白芍药、山药、五味子、桔梗，调理三月而痊。四十九

张二娘子，妊七月而呕吐不止，气壅咳嗽，胸与两胁皆胀，不能伏枕。予先与金花丸二服以止吐，服下立应，继与大腹皮、陈皮、枳壳、半夏、甘草、竹茹、茯苓、旋覆花、前胡、紫菀、黄芩、生姜，服二帖，气平嗽止，安然睡矣。五十

金花丸者，雄黄一钱五分，半夏一两，槟榔二钱，姜汁浸，蒸饼糊为丸是也。

王敬泉内眷，患痰嗽，腹饱胀，泄泻肠鸣，里急后重，发热，口鼻之气如火塞。以六君子汤加山楂、麦芽、柴胡、秦艽、青蒿、白芍药、益智仁，与香莲丸兼服，两剂，气舒嗽减，大便结实，鼻仍塞。前方加川芎，减白芍药而安。五十一

温南溪内人，居常大便秘结，面赤，不思饮食，头时眩晕。诊其脉，右关尺滑大有力，此痰火症也。用瓜蒌四钱为君，滑石三钱，枳实二钱，半夏一钱半为臣，萝卜子、

姜黄各一钱为佐，两帖愈矣。又教以或遇大便秘结，每服当归龙荟丸，加牛胆、南星一钱立应。五十二

陈春野孝廉二令爱，患丁奚疳痢，四肢浮肿，以布袋丸与大安丸同服，则大泻，用参苓白术散加泽泻、山楂、麦芽，泻亦不止。神气大弱，谷粒不入口，小水不利，大便一日仍三五次，积滞未除，改以参苓白术散加肉果与服，泻稍止，食粥一盏。下午因食红枣数枚，夜分痰忽起，其势甚危。急与苏合丸，服之而愈。再以参苓白术散加石菖蒲、藿香、炮姜、肉果，调理全安。五十三

潘敬斋令媳，原因经水不行，医投安胎之剂。越七月，经水忽大行，内有血块筋膜如手大者一二桶，昏冒困惫为剧。逆予治，其脉右关洪滑，左寸洪数，两尺皆洪大。病形夜分咬牙乱语，手心热，口噤，时手足皆冷，心头胀闷不快，面色青。始诸医皆谓难治。予曰：无恐，此浊痰流滞血海，以误服安胎之剂，益加其滞。夫血去多，故神魂无依，痰迷心窍，故神昏语乱。急为调气开痰，安神养血，可生也。即以温胆汤加石菖蒲、酒芩、天麻、酸枣仁、丹参与服。其夜子丑时，咬牙乱语皆减半，次日仍与前药，每帖加竹茹五钱，临睡，又与黑虎丹数粒，诸症悉去而愈。敬斋问曰：藉高手病痊矣，而每发于夜半何也？予曰：此心包络与胆经有痰热，故每至其时而发，单治此两经，痰既消，而神魂俱安也。敬斋曰：善。五十四

上舍张怀赤，每早晨肠鸣泻一二度，晚间泻一度，年四十二，且未有子。予诊之，尺寸短弱，右关滑大。予谓此中焦有湿痰，君相二火皆不足，故有此症。以六君子汤加破故纸、桂心、益智仁、肉豆蔻煎服，泻遂减半。又以前药加杜仲为丸，服之而愈，次年生子。五十五

臧七房二老夫人，年六十八，患痢，痢后过食熟菱与腐汤，以致大便滑泄不固，饮汤水，径直下不停，胸膈否闷，语言无力，舌干口燥生疮，咽津液则喉疼。元气大虚而热，皆虚火所致。且长素二十余年，又当痢后，益知非有余之症也。脉又尺寸俱弱，两关滑大。《内经》云：清气在下，必生飧泄，浊气在上，必生䐜胀，此之谓也。法当提清降浊，补助元气。用四君子汤加葛根、白芍药、黄连清虚热，止燥渴为君，桔梗辅佐葛根升提清气为臣，陈皮、麦芽降其浊气，以消胸膈否闷为佐，加乌梅为使。上使生津，下使止浊，连服二剂，尺寸之脉稍起，饮食亦得停腹，骎骎然始有生气。仍以前方加白扁豆、神曲，打糊为丸，调理而安。五十六

蔡乐川令眷，患头痛，痛如物破，发根稍动，则痛延满头，晕倒不省人事，逾半时乃苏。遍身亦作疼，胸膈饱闷，饮汤水停膈间不下。先一日吐清水数次，蛔虫三条。原为怒起，今或恶风，或恶热，口或渴，或不渴，大便秘，脉则六部皆滑大有力。予曰：此痰厥头痛症也。先以藿香正气散止其吐，继以牛黄丸、黑虎丹清其人事。头仍疼甚，又以天麻、藁本各三钱，半夏二钱，陈皮、白芷、薄荷、麻黄、生姜、葱白煎服，得少汗而头痛少止。至晚再服之，五更痛止大半，而人事未全清。予谓此中焦痰盛，非下不

可。乃用半夏五钱，巴霜一分，面糊为丸，每服三十丸，生姜汤送下。下午大便行三次，皆稠黏痰积也。由此饮食少进，余症差可，惟遍身仍略疼。改用二陈汤加前胡、石膏、藁本、薄荷、枳壳、黄芩、石菖蒲，调理而安。五十七

周芦汀乃眷，患胃脘痛，手心热，呕吐不食者四日，昼夜叫痛不辍声，脉则两手皆滑数。予谓当以清热止痛为先，故先与清热止痛末药二钱令服之，不一饭顷，痛遂止而睡。家人皆色喜。予曰：未也，此火暂息耳，其中痰积甚固，不乘时而下之，势必再作。因与总管丸三钱，服下腹中微痛，再服二钱，又睡至天明乃寤，而腹痛亦止，大便下痰积甚多。次日以二陈汤加枳实、姜黄、香附、山栀、黄连与之，服后胃脘之痛全止，惟小腹略觉膨脝。予谓其痰积未尽也。再与总管丸三钱，夜服之，天明又行一次，痰积之下如前，而胃脘之痛亦绝不发矣。五十八

二　卷

三吴治验

王文川令郎，原伤饮食，又伤于冷菱等物，遍身发黄，眼如金色，夜发热，天明则退，腹痛手不可近，号叫通宵。市医因其黄而曰胡苩真矣。众议以草头药进，予至，急止之，曰：向以草药几误其母，复欲误其子乎！盖脾胃喜温恶寒，且此症乃食积酿成，而黄为湿热所致，法当健脾。用温暖之剂下之，湿热去而黄自退。草头药性多寒，用之是损脾土而益其疾也，可用哉？即以保和丸一钱，入备急丸五分，作一次服之，少顷泻一次，又少顷，连下三次，积物所下甚多，腹痛尽止。再与调中丸服一月，不但一身之黄尽退，而步履轻捷如飞。其父喜曰：神不误我。问其故，曰：始议进草头药者十九，而孙君独吡其非，余不能决而决于神，神允孙君，服果有效。而吴我峰、小楼等曰：亦孙君之药神尔！设无孙君，神虽灵何所显哉！众拊掌而噱。五十九

施泾阳先生内人，年五十八，左胁有痰饮，每升至咽间，即胀闷不知人事，遍身皆胀，不能卧，小水赤。诊其脉，两寸关洪滑，六部皆数。予谓此痰火症也，痰生热，热生风，故每发人事不知尔。乃与牛黄清心、凉膈丸同黑虎丹服之，夜遂得睡，人事亦安静。再以二陈汤加滑石、竹茹、郁金、薄荷、黄芩、前胡，加灯心、生姜煎服，全安矣。六十

屠侍轩尊眷，产一日而触于怒，大便泄泻，昏愦不省人事，大热，气促，汗多。众医谓产后脉不宜大，今脉大左手散乱，又汗出喘促，法在不治。予曰：固然书云医而不起者有矣，未有不药而起者也。且不药而视其死，与药而或可图生者，孰优？予试之。亟与人参五钱，白术三钱，炙甘草一钱五分，炮姜二钱，肉果六分，五味子七分，煎服。其夜遂稍睡。予窃喜，补而得睡，其阴阳和矣。次早脉果稍收敛，喘促亦缓，大便前半夜泻三次，五更啜粥半盂，小便通利，大有生意也。再以人参、阿胶固元气、定喘为君，白术、炮姜补脾为臣，泽兰叶退产后之热，五味子敛神止汗，肉果止泻为佐，甘草和中为使，五帖而安。六十一

屠学恒先生乃眷，以产后欠补养，而精神疲困，脾胃亦弱，腹中间作痛，作泻，脉两手皆濡软无力，以六君子汤加藿香、砂仁、香附、苍术、泽泻，调理而安。六十二

周鉴泉令政，病伤寒，发热，谵语，口渴，咳嗽，胸膈痛，泄泻，呕吐，遍身发斑。诊之，六脉洪滑，予曰：此少阳阳明合病之症，势亦重矣。急以升麻葛根汤加滑石、五味子进之。服后汗大出，下午即退凉而谵语止。晚进柴苓汤加五味子、滑石，其夜泻止，

神思始清。次日左脉已和，右脉亦稍收敛。予喜曰：可无恙也。改用白芍药为君，陈皮、柴胡、酒芩、五味子、牡蛎、滑石、茯苓、泽泻、白术，服四帖而痊可。六十三

大国博臧顾渚先生，病两耳焮痒，唇燥舌干，咳嗽吐浓痰，脉左稍浮弦，右洪滑。此胃中痰火流入肺经，郁积久而生热生风也。先以总管丸导其痰，又与黑虎丹祛其风热，继以天花粉、薄荷、郁金、葛根、白药子、甘草、黄连、连翘、蝉蜕煎服而安。六十四

王南岗，咳嗽，气涌不能伏枕，吐痰不已，下午微热，胸膈膨胀，不知饱饿，口干，舌上白胎厚，小水短少，大便里急后重，间有紫黑血。脉右关洪滑，左手涩。据脉症，胃中有瘀血痰积，而肺气亦虚也。法当先补而后泻，以人参、白术、白芍药、柴胡、黄连、陈皮、半夏、五味子、桔梗，与三帖后，察其肺脉已旺，乃与总管丸下之，去黑血屑极多，诸症悉减，再与红六神丸调理而痊。六十五

张桃津乃政，原有小便癃闭之症，又小产后三日，脐下作疼，夜分发热，口渴，大便溏，日三四度。先与补中益气汤加玄胡索、泽兰叶、牡丹皮服之，连进三帖，大便实矣。惟小便频数，滴滴不断，一日夜二十余次，夜分尤多，精神甚惫。脉虽五至，不甚充指。此血虚有热，而气亦滞也。湿热在气分。故口中渴；血虚，故脐下痛。法当峻补其阴，而淡渗其阳。以熟地黄三钱，黄柏一钱补阴为君，萆薢去湿热为臣，瞿麦穗、泽泻淡渗为佐，乌药调气，甘草为使。服下脐痛全止，小便其夜亦不起，连进三帖，病脱然矣。六十六

陈光禄松峦翁，长厚君子也，而存心博爱。常五更胸膈胀疼，三吴名家遍延而治，寒热温凉药味备尝，竟无一效。礼予诊之，右寸软弱，左平，两尺亦弱。予曰：此肺肾二经之不足也，补而敛之，可无恙矣。以补骨脂、山茱萸、人参各三两，鹿角胶、鹿角霜各五两，杜仲、巴戟、白茯苓、车前子各一两五钱，干山药二两，鹿角胶酒化为丸，空心淡盐汤送下。又以御米壳去筋膜蜜水炒三两，诃子面煨去核一两，陈皮一两半，炼蜜丸，五更枕上白汤送下一钱。服一月，病不再发。翁由是交予极欢也。及见予《玄珠》稿，大称快，语曰：医家凡得一方，辄自秘以为高，君独欲公诸人，是有意于寿苍生者。亟付剞劂，予当助梓。因手录予百余方，制丸散以施，而亦无人德我之望。六十七

溧水令君吴涌澜公尊夫人，每五更倒饱，必泻一次，腹常作胀，间亦痛。脉两手寸关洪滑，两尺沉伏。予曰：此肠胃中有食积痰饮也。乃与总管丸三钱，生姜汤送下。大便虽行，不甚顺利，又以神授香连丸和之，外用滑石、甘草、木香、枳壳、山楂、陈白、白芍药、酒连调理而安。六十八

李悦斋先生夫人，胸胁大腹作疼，谵语如狂。寅卯辰三时稍轻，午后及夜痛甚，昼夜不睡，饮食不进者十八日。究其故，原有痰火与头疼、牙疼之疾，又因经行三日后，头疼发寒热。医以疟治，因大恶热，三四人交扇之，而两手浸冷水中，口噙水而不咽，鼻有微衄，又常自悲自哭，目以多哭而肿，痛时即壁上亦欲飞去，剧则咬人，小水直下不固，喉梗梗吞药不下。脉则左弦数，右关洪滑。予曰：此热入血室症也，误服治疟刚

燥之剂而动痰火，以致标本交作。诸人犹谓：热入血室，当夜间谵语如狂，如见鬼，何至胸胁疼剧咬人也？予曰：仲景云，经水适来适止，得疾，皆作热入血室治之，治同少阳。而以小柴胡汤为主，加凉血活血之药，此古人成法可守也。痛极咬人者，乃胃虚虫行，求食而不得，故喉中梗梗然也。即以小柴胡汤加桃仁、丹皮，而谵语减，次日以安蛔汤与服，而疼随止，饮食进，遂骎骎有生意。六十九

吴仲峰先生邀予诊时为仲秋初二日也，六部皆沉微，而左尤甚，隐隐又如蛛丝之细，症则原以肠风去血，过服寒凉，致伤脾胃，自春至秋，脾泄不愈，日夜十二三行，面色黄白带青，两颐浮肿，四肢亦浮，小水不能独利，利必与大便并行，肠鸣，四肢冷，口不渴，饮食大减，口唇龈肉皆白。其为人也，多忧思。夫四肢者，脾之所主，清冷为阳气不充。两颐乃肾经部位，浮肿益见肾气之不足也。脉沉微与面色黄肿，皆属于湿。书云：诸湿肿满，皆属脾土。合脉症观之，由脾虚不运积湿而然，虚寒明矣。病至此，势亦甚危，第形症相符，色脉相应，又能受补，庶几可生也。法当大温补升提，以东垣益胃升阳渗湿汤加减调理。人参三钱，白术五钱，黄芪二钱，茯苓、益智仁、苍术、泽泻各一钱，大附子五分，炮姜、炙甘草、升麻、防风各五分，连服八帖，诸症悉减。乃嘱之日，病虽暂愈，宜戒生冷、忧思，庶服药有效，切勿轻犯，犯之非药石可回也。翁曰：诺，敢不唯命。七十

张后溪先生令孙，遍身疥疮浮肿，肿自足背起，渐肿上大腿，今且至腹，大便泄泻，发热不得安寝，此风湿之症，当令与时违之候。治从开鬼门、洁净府二法。使清阳升，则泻可止。小水利，则浮肿可消。上下分去其湿之意也。苍术一钱，薏苡仁、桑白皮各三钱，青蒿、防风、升麻、柴胡各五钱，大腹皮、五加皮、赤茯苓、泽泻各六分，八帖全安。七十一

府佐张五桥先生夫人，患喘嗽，夜分气壅不能仰卧，体素弱，脉右滑大，左细弱，每咳嗽，必连连数十声，痰不易出，甚至作吐。以东垣人参平肺散加减治之，四日而愈。人参、桑白皮、地骨皮、青皮、茯苓、五味子、知母、滑石、麦芽、天麻、粳米、甘草水煎服，夜与白丸子。七十二

方东野，患脊骨痛，牵引胸腹皆疼，舌上黄胎甚厚，脉沉滑而数。先以川芎、羌活、炙甘草、苍术、姜黄、防风、藁本、枳壳、桔梗、柴胡服之。服后背脊痛减，腹仍痛。与木香、槟榔、姜黄、香附、青皮、酒连、大瓜蒌、柴胡、川芎服之，腹痛稍减，腰疼甚，知其痰积下行，欲去而不能也。即以木香槟榔丸下之，连行三四次，舌上黄胎始退，腹痛全止。脉亦软弱，改以人参、当归、白芍、甘草、茯苓、陈皮、白芥子、香附、柴胡、青皮、白术，调理而安。七十三

张净字文学，发热腹疼，泄泻口渴，呕吐不止。时师有认寒者，有认热者，有认伤食者。予至诊之曰：此时疫泻也。以二陈汤倍白术，加青蒿、葛根、酒芩、白芍药、猪苓、泽泻、滑石，一剂而安。七十四

张一尹近川翁。始以内伤外感，过服发散消导之剂，致胃脘当心而痛，六脉皆弦而弱，此法当补而敛之也。白芍药酒炒五钱，炙甘草三钱，桂枝一钱半，香附一钱，大枣三枚，饴糖一合，煎服一帖而瘳。七十五

闵文川先生，肛上生一肿毒，月余脓溃矣，但稍动则出鲜血不止，大便结燥，胸膈饱胀，饮食不思。脉两寸短弱，关弦，尺洪滑，此气虚血热，陷于下部。法宜补而升提也者，不然痔漏将作，可虑也。黄芪二钱，归身、地榆、槐花、枳壳各一钱，升麻、秦艽各七分，荆芥穗五分，甘草三分。服后胸膈宽，惟口苦甚，前方加酒连、连翘各五分而愈。七十六

李古愚先生，每食后即大便，腹皮稍胀急，胸膈饱闷。医与参术则痞闷愈甚，小水清而长。予脉之，左寸涩，右寸滑，按之如黄豆大，且鼓指，关尺之脉皆弦小，左尺脉迢迢有神气。据脉乃积痰郁滞于肺莫能出，以致大便之气不固也。法当效丹溪治乃叔用吐，吐去上焦痰积，而大便自实矣。先用苦梗、萝卜子各三钱，白豆仁、橘红、山栀仁各一钱，川芎五分，生姜三片，葱三根，水煎服之，取吐，服后半小时许，恶心，吐出清痰，心恶之势虽有，乃痰积胶固，犹不易出。又以萝卜子一合，擂浆水，加蜂蜜，与半碗饮之，始吐出胶痰二碗余。平日每小水则大便并行，吐后小水始能独利，连行三四次，而胸腹宽舒。初亦以吐为惧，至是豁然称快，大便五日不行。始以予言为不谬也。再以二陈汤加白术、旋覆花、麦芽，调理而全可矣。七十七

姚惠斋先生，夜多泄泻，泻必三五次，甚且十数次，小腹时作疼，按亦疼，口不渴，小便长，医半年不愈。予诊之，左寸滑，余五部皆濡弱。此阳气大虚，虚中有寒也。治当温补下元，兼之升举。人参一钱半，黄芪、白术各二钱，白芍药酒炒三钱，大附子五分，肉桂一钱，杜仲、补骨脂各一钱半，升麻、防风各七分，姜枣煎服。其夜大便减半，次早虽泻，俱是白积，如生豆汁状，小腹痛止。再诊之，右脉稍起，连服四帖而瘳。翁喜言曰：抱病半年，药无虚日，今收功于四剂，何速哉！认病真而投剂确也，敢不铭心。七十八

大京兆姚画老夫人，年几七十，右手疼不能上头。医者皆以痛风治不效，益加口渴烦躁，请予诊之。右手脉浮滑，左平。予谓此湿痰生热，热生风也。治宜化痰清热，兼流动经络可瘳也。二陈汤倍加威灵仙、酒芩、白僵蚕、秦艽，四剂而病去如脱。七十九

一仆发热头疼，口渴，腹疼，小便赤，大便泻，日夜不睡者六日。予诊之曰：据脉，汗后浮数，热尚不减，乃疫症也。以滑石三钱，青蒿、葛根、白芷、片芩各一钱半，炙甘草、升麻各五分，一帖即得睡，热减大半，头痛全除。惟小水赤，头晕，脚膝无力。此病后血虚之故。以四物汤加青蒿、酒芩、薏苡仁，服之而安。八十

一仆病与前类，而身如火铄，头痛如破，大便不泻，小水赤，口渴，鼻干，不得眠，胸膈膨胀，腹饥不能食，六脉弦而数。用竹叶石膏汤加知母、枳壳、白芷、葛根，大加青蒿，一帖而热痛减半，胸膈亦宽。惟口渴，小水短涩，睡卧不安。又与化瘟丹三钱，

井水化下，渴止，稍得睡，头晕脚软，喘急。与四物汤加青蒿、酒芩、薏苡仁、木瓜，服之全安。八十一

一仆之病亦前相似，以服丘一斋药而大吐大泻，热益增，头痛莫能当，烦躁口渴，鼻干，呕吐，小水短涩，寝食废者十四日，势甚危急。询前所服药，乃藿香正气散加砂仁、厚朴、山楂，大耗元气之味，且五月火令当权之疫，当以甘寒之剂治之，何可以辛热香窜者，益其火而枯其津也，其势危矣。此皆不知因时达变，惟习常胶，故以误人者。用急投人参白虎汤加竹茹、葛根、青蒿、升麻，一帖而热除，再帖而头痛止，诸症尽去。后连治数人，多如此类，何也？此天行之疫，故一方见之。治多先以甘寒清解之剂投之，热退即以四物汤以补阴血，稍加清热之剂，而青蒿之功居多，此固一时自得之愚。用录之以告同志者，使知治法当随时俗为变，而常套不可不脱也。八十二

马凤阳文学，五月患咳嗽，内热，额上多汗，恶风。脉左弦数，右滑数。予曰：据弦数为阴虚，滑为有痰。不亟调治，恐成虚怯。以白芍药、川归、茯苓、五味子、白术、甘草、陈皮、贝母、天花粉、酒芩、麦冬、知母、桑白皮，十帖，诸症皆瘳。七月复疟，间日一发，寒热相半，寒热亦俱极，渴甚，上身汗多。以石膏五钱，人参、黄芪、白芍药、麦冬、知母各二钱，柴胡三钱，桂枝、甘草、陈皮、贝母各一钱，竹叶三十片，一帖而愈。八十三

倪二南先生内人，小水不禁，一日二十余起，脉右寸洪而有力，左寸虚，右尺沉微。此心肾不交之症也。以当归、远志、丹参、牡丹皮、桑螵蛸、人参、山茱萸、益智仁、黄柏、知母为丸，服之，五日而安。后凡遇辛苦则发，以此服之立效。八十四

柱史严印老长媳，少司空沈镜老女也。患腹痛有小块藟藟然，腹觉冷甚，两寸关皆滑数，两尺皆沉微，此脾气弱而饮食不消，又当秋令湿淫之候，不利亦泻，宜预防。与白术、苍术、茯苓、甘草白豆仁、木香、半夏、陈皮、泽泻煎服。其夜果泻一度，次早又泻一度。小腹仍疼不少减，且里急后重。盖其禀赋素虚，当补中兼消兼利。白芍药三钱，桂心一钱，甘草、人参、茯苓、泽泻、陈皮、白术各八分，升麻、葛根各六分。服后脉皆软弱不滑，藟块亦消。改以人参、黄芪、白术、白芍药各二钱，炙甘草、陈皮、泽泻、葛根、柴胡、茯苓各一钱，调理而痊。八十五

新市陈鹿塘先生，原有肠风脏毒之症，大便燥结，数日不能一行，痛苦殊甚。此胃寒肠热之症，其脉两寸皆数，两关皆弦而无力，两尺洪滑而左尤甚。诊毕，渠告予曰：病数年，百医不效，望生难矣。闻公治多奇中，冀一奇而生之，实再造之恩也。予怜其苦，而俯想久之。因思李东垣有云，大肠喜清而恶热，脾胃喜温而恶寒，以胃属土，而大肠属金也。今治肠胃相兼之疾，必寒非凄凄，热非灼灼始可。乃详酌一方，专以肠风脏毒之药为君主，外以养血之剂裹之，使不伤胃气。盖药先入胃，而后传入大肠，入胃时裹药未化，及入大肠则裹药化，而君药始见，庶几两不相妨，亦假道灭虢之策也。因以大黄酒浸九蒸九晒者二两，槐花三两，木耳二两，郁李仁、皂角子、象牙屑、条芩各

一两，血余灰、升麻、荆芥穗各五钱为末，炼蜜为丸，赤豆大，外以四物汤加蒲黄各一两为衣，米汤送下，空心及下午各服二钱。服此果然血止，而大便不燥，饮食日加。鹿塘大喜曰：古称用药如用兵，奇正相生，鲜有不克敌者，其公之谓乎。八十六

张道南先生内人，以饮食忤于气，因腹痛不饮食五日矣。逆予诊之，两寸关弦，尺滑。予曰：此上焦气虚，下有郁滞也。以姜黄、青皮为君，山楂、槟榔、当归、杏仁、乌药、枳壳为臣，柴胡、木香为佐，吴茱萸为使。服后气稍顺，然后用葱二斤，前汤浴洗腰腹，即将熟葱擦摩腰腹，使气通透，洗毕即安卧少顷。其夜大便通，先下皆黑硬结块，后皆水，此积滞行而正气虚也。以建中汤加山楂、茯苓、泽泻、柴胡、香附、姜连调摄之而痊。八十七

张道南先生尊堂老夫人，以劳倦致早晨膈上有痰痞而恶心。每食热物，目中即出泪，脉右寸关皆滑，左寸短弱。此心血不足，而肺胃有痰也。以六君子汤加麦芽、白豆仁、旋覆花治之而愈。八十八

马迪庵先生内人，原以饮食过伤，又为风寒外袭，以内伤外感治之后，复至五更发热，唇燥，胸中冲跳不已，手足皆冷，脉两寸俱滑数。予谓此奇痰症也。以小陷胸汤加白芍药、萝卜子、前胡、酒芩二帖，次早大便行，下蛔虫八条，胸中即不冲跳，但觉力怯。再诊之，两寸减半，尺脉稍起。以二陈汤加白术、白芍药、酒芩调理，后四帖加当归而痊愈。八十九

大宗伯董浔老夫人，常眩晕，手指及肢节作胀。脉右寸软弱，关滑，左脉弦长，直上鱼际，两尺皆弱，此亢而不下之脉。《难经》所谓木行乘金之候也。总由未生育而肝经之血未破尔。《内经》云：诸风掉眩，皆属肝木。兼有痰火，治当养金平木，培土化痰。以白术半夏天麻汤，正与此对，服两帖而眩晕平。再与六君子汤加天麻、白僵蚕以治其晕，加白芍药以泻肝，麦门冬、人参以补肺金，麦芽、枳实、神曲、苍术以健脾，使宿痰去而新痰不生。少用黄柏二分为使，引热下行，令不再发。九十

张裕斋，恶寒，痰多，作呃，胸膈不宽。两寸俱短弱，关洪大，尺涩。此上焦气虚，中焦有痰，下元不实也。法当清中补下，不然，后将有中风之患。二陈汤加白蔻仁、香附、藿香以开胃气，白芥子、萝卜子、杏仁以降痰而润大便，两帖诸症悉去。乃录八味肾气丸方与之，令自调理。九十一

大柱史严印台夫人，年近六十，已孀居十年余，以孀居而食长素。其婿张怀赤善予，语曰：外母近鼻塞，大便泻，胸膈不畅，医者下之益甚。予曰：王海藏有云，杂病酒积，下之早必成痞满，所当慎也。用拉予诊之，两寸沉弱，关弦大，两尺亦弱。予曰：此阳气其弱，脾气大虚，不当下而误下之，故鼻作塞而胸痞闷也。用苍术、川芎、桂枝、白芷、防风、桔梗以疏风而升阳气，白豆仁、萝卜子宽胸利膈，麦芽以助脾气，服后鼻不塞而胸犹痞，复用东垣木香化滞汤，加吴茱萸、干姜而安。乃嘱之曰：病虽渐愈，第阳气虚，脾气弱，不宜久食素，恐中气不充，防作中满。谨识之，谨识之。九十二

王谷泉，大便作泻，上身热，耳中壅塞，头眩晕，胸膈不宽，口渴，痰多，咳嗽，六脉俱濡弱，汗大出。此正气大虚，或由克伐太过所致，当以补养为先。人参、白术、白芍药酒炒各四钱，柴胡、石菖蒲、陈皮各一钱，炙甘草五分，泽泻、茯苓各一钱。两服而神清膈宽脾健，惟汗不敛，眩晕未除。再与人参、白术、黄芪、酒炒白芍药各二钱，炙甘草五分，大附子五分，桂枝三分，泽泻一钱而愈。九十三

方东野，两胁痛，上壅至胸，发热，饮食不进。脉左手沉而弦数，乃积气也。右手滑，痰饮也。关脉濡弱，脾气不充也。据症或触于怒，故痛之暴耳。治当先去积热，消痰气，然后用补。瓜蒌仁六钱，枳壳、姜连、半夏各一钱半，白芥子一钱，牡蛎二钱，炙甘草五分，柴胡一钱五分，二帖，诸症尽去，饮食进矣。然恐其复发也，与当归龙荟丸使行之，以刈其根，服下果行两次。九十四

一妇人怀妊七月，内热咳嗽，胸膈饱闷。以条芩二钱，瓜蒌仁、白芍药、紫菀、贝母、桑白皮各一钱，甘草三分，枳壳、紫苏梗、知母、陈皮各七分，两帖而愈。九十五

一妇人心痛，唇红，痛则大发热，头疼，少顷出汗，脉大小不一。予曰：此虫痛之症，痛吐白沫可征也。槟榔、川椒各二钱，杏仁一钱五分，石菖蒲一钱，乌梅七个，炮姜、草豆仁、陈皮各五分，山栀仁一钱。一进而痛减半，再进而痛全除。九十六

倪二南内人，小产后小腹痛，夜分作热作晕。予曰：此气血虚而恶露未尽也。川芎一钱半，当归三钱，泽兰、益母草、香附、丹参各一钱，人参七分，荆芥穗五分，山楂、桂皮各一钱。一帖而小腹痛止，再帖而热晕悉除。九十七

倪少南，右颊车浮肿而疼，直冲太阳，大发寒热，两手寸关俱洪大有力，此阳明经风热交扇所致。以软石膏三钱，白芷、升麻各一钱，葛根二钱，生熟甘草一钱，薄荷、山栀子、牡丹皮、连翘各七分，天花粉、贯众各一钱半。两帖肿痛全消。九十八

倪少南内人，行经如崩，势不可遏，头晕眼花，脉右寸极软弱，左近駃，此气虚血热之候，由气虚而血不固也。仲景云：血脱益气。特用人参、黄芪各三钱，白术二钱，粉草五分，荆芥穗、蒲黄、侧柏叶、姜炭各一钱，三帖全瘳。九十九

高仰山内人，痔血，里急后重，饮食入腹，大便即行，昼夜行五六度，五更咳嗽，喉中痰响，肌肉脱，口作渴。由服痔科凉血之药过多，致脾虚不能统血也。脉六部皆软弱无力。以四君子汤加荆芥穗、秦艽、陈皮、炮姜，四帖而饮食进，血全止，嗽定而睡宁。后减炮姜，倍加何首乌，又四帖，而数年不发矣。一百

姚娘子小腹疼，饮食及药入腹皆疼，疼来遍身无力。此由血崩而致，宜急治之。人参、黄芪各二钱，白术一钱，茯苓、陈皮各八分，白芍药、贯众各一钱，姜炭、荆芥穗、莲蓬壳烧炭各三分，煎服而安。一百零一

张五桥先生令政，郑都谏春寰公令姊也。痰喘不能伏枕，且咳嗽甚则吐痰涎碗余乃止。以旋覆花汤为主治之。旋覆花、紫苏子各一钱，半夏一钱五分，厚朴、桂皮、粉草各三分，茯苓、陈皮、桑白皮、葶苈子各八分，姜三片，水煎服。临卧以养正丹二十粒

白汤送下。两帖，痰嗽喘各减十之七，乃去葶苈子，加白芥子、萝卜子，二帖而痊。**一百零二**

徐文学三泉先生令郎，每下午发热直至天明，夜热更甚，右胁胀痛，咳嗽吊疼，坐卧俱疼。医以疟治罔效。延及二十余日，热不能退。后医谓为虚热，投以参术为主，痛益增。逆予诊之，左弦大，右滑大搏指。予曰：《内经》：左右者阴阳之道路。据脉肝胆之火为痰所凝，必勉强作文，过思不决，木火之性不得通达，郁而为疼。夜甚者，肝邪实也。初治只当通调肝气，一剂可瘳。误以为疟，燥动其火，补以参术，闭塞其气。书云：体若燔炭，汗出而散。今汗不出，舌上之胎已沉香色，热之极矣。设不急治，立见凶危，乃以仲景小陷胸汤为主。大瓜蒌一两，黄连三钱，半夏曲二钱，前胡、青皮各一钱，水煎饮之。夜服当归龙荟丸微下之。诸公犹争之曰：病久而食不进，精神狼狈若此，宁可下乎？予曰：经云肝常有余。且脉亦为有余，故有余者泻之。前时误认为虚，投补左矣，岂容再误哉。服后，夜半痛止热退，两帖全安。**一百零三**

王祖泉乃眷，朝饭后稍寒，恶风发热，遍身疼痛，汗大出不止，口中热，腹中不知饿，小水短，六脉皆涩。以白芍药五钱，白术二钱，桂皮、黄芩各一钱，甘草八分。二帖而汗止，寒热除，减去白术，加当归而遍身痛止。**一百零四**

费少垣乃眷，妊已九月，痰多喘嗽，胎气上逆，眼撑不起，两太阳微疼，予曰：此子悬症兼痰火也。以大紫苏饮为主，才服一帖，逆即不逆，胸膈顿宽，惟喘嗽不止，与七制化痰丸而安。**一百零五**

费一吾先生令政，妊已四月，夜不能睡，小便淋痛，痰嗽内热。脉右关滑，左寸微弱，两手皆数。与橘红、贝母、片芩、黄连、茯苓、泽泻、枳壳、苏梗、前胡，水煎服之。其夜即能安寝。次日再以四君子汤加当归、香附、贝母、陈皮、条芩、紫苏梗、前胡，调理足月而产一子。**一百零六**

令弟媳六娘子，遍身痛，发热，汗大出，昏昏如醉，卧不能起。两寸脉短弱，两手皆数而无力，此劳倦之余，故汗大走也。黄芪三钱，白芍四钱，粉草一钱五分，桂皮八分，当归一钱，石斛二钱。一帖热除，痛、汗皆止。惟倦而不能起，仍以前方加人参、陈皮，两帖而痊。**一百零七**

又八娘子，头痛咳嗽，痰多有血，夜分发热，喉中常作血腥。每经水行，必腹中先痛二日。用香附、牡丹皮、滑石、甘草、桃仁、川芎、当归、柴胡、白芍、山栀子、茅根，八帖而瘳。**一百零八**

姚弁山老先生内人，自上年十月，左足不能履地。至十二月，产后忽好三日，复不能动，时常胸胁作痛，素多痰火，而治者卒以四物汤天麦门冬为主，间服独参汤，服将弥年，而病如故。予诊之：两寸脉俱洪滑而数，夜分发热，此系湿痰凝滞，补塞太重，故迁延不脱。乃以二陈汤加苍术、黄柏、威灵仙、五加皮、生地黄、白芥子、白芍药、当归，两帖胸胁痛止，热除，再加薏苡仁，八帖而足能举步矣。**一百零九**

李坦渠老先生令子室，十月发寒热起，一日一发，咳嗽，心痛，腰亦痛。至次年正月十七日，始间日一发，肌肉大瘦，喉疼，汗出如雨，白带如注，饮食减少，百试而汗不止，延予为诊。其脉右手软弱，左手散乱，此汗多而脉不敛，病势至此，危之甚矣。书云：火热似疟。此病之谓欤。以黄芪二钱，白芍一钱五分，粉草、阿胶各一钱，鳖甲三钱，桂枝五分，乌梅一个，水煎服，其夜汗止。次早诊之，左脉已敛，神气亦回，前方加何首乌、石斛、牡蛎，其日寒热亦不发，饮食稍加，骎骎然有幽谷回春之象。一百一十

太学周衡宇先生，吴江澜溪人，大冢宰白川公之令孙也。近来咯血色紫，胃中痰火素盛，壅于胸膈，作痞作疼，痰与瘀血挟而为热。脉左寸洪大，右寸关皆滑，两手尽数，此有余之候。总管丸四钱，再以滑石、桃仁各三钱，山楂二钱，枳壳、栀子、贝母、红花、丹皮各一钱，茅根五钱，水煎服之。次日大便行三次，痰积极多，内带瘀血。改以山栀子、紫菀、丹皮各一钱，滑石三钱，桃仁一钱五分，小蓟三钱，茅根五钱，水煎，加童便一酒杯，三帖全安。一百十一

大参张公，分守杭嘉湖道，因丧夫人，衙中亡者八口，心中惶惶。因凌绎翁交厚，而礼予为诊。左寸脉短，关弦，右关滑，两尺亦弦。据脉心血不足，中焦有痰，流于下部，凝于经络，以故腰膝酸疼，居常背心作胀，头多眩晕，夜睡多汗，先时诸医悉投风剂，非所宜也。予以陈皮、白芍药、木瓜、牛膝、五加皮、苡仁、黄柏、酒芩、甘草、生地、当归、威灵仙调理，十剂诸症悉愈。一百十二

大都谏郑春寰老先生，为春元时，头痛内热，入夜尤甚，汗出如流，通宵不止，小水短赤，舌上黄苔，右胁胀疼。先与桂枝白虎汤一帖，解其内热，敛去浮汗，再与白芥子一钱，瓜蒌仁四钱，枳实、姜黄、黄连各八分，水煎服，外与当归龙荟丸一钱五分下之，而胁痛安。一百十三

大参徐天目老夫人，胸膈痞闷，不思饮食，咳嗽多痰，或时恶心，上焦头目俱不清利，向来长素。两寸关滑大如豆，两尺沉微，痰火症也，二陈汤加酒芩、薄荷、前胡、枳壳、苍术、香附、郁金、川芎，调理而安。一百十四

张丽川，咳嗽多痰，面青，潮热，肌瘦，性躁而多自用，以数考不利，悒悒成疾。又新婚之后，饮食不节。脉之右关滑大，余部皆无神气，且粪门已发痿疮，溃流脓血。予曰：此阳病极而下也。法在不治，果不逾月而亡。一百十五

陈仰山先生内人，小产后二月而血大下，白沫如注，五更泄泻，面虚浮，下午身热口渴，面色青黄，脉右手豁大近芤，左濡弱。据此，大虚之候，血海尚有瘀血不尽，以致新血不得归源，稍动气即下如崩。盖脾乃统血之经，虚则不能约束，且面浮食少，脾虚剧矣。急宜温补，势或可为。人参、白术各二钱，姜炭、粉草各五分，茯苓六分，香附八分，丹参炒过一钱，水煎服，四帖而泻止。再以人参、白术各二钱，茯苓、丹参、黄芪、蒲黄各一钱，姜炭、泽兰叶、粉草各五分，调理痊愈。一百十六

张溪亭乃眷，喉中梗梗有肉如炙脔，吞之不下，吐之不出，鼻塞头晕，耳常啾啾不

安，汗出如雨，心惊胆怯，不敢出门，稍见风即遍身疼，小腹时疼，小水淋涩而疼。脉两寸皆短，两关滑大，右关尤搏指，此梅核气症也。以半夏四钱，厚朴一钱，紫苏叶一钱五分，茯苓一钱三分，姜三片，水煎，食后服。每用此汤调理多效。一百十七

溪亭子室，妊已七月。梦见亡过祖母，挥拳背打一下，惊醒即觉胎动不安，血已下，大小便皆急，腰与小腹胀疼者五日，此亦事之奇也。迓予为治。两寸脉俱短弱，此上焦元气大虚，当骤补之。人参、阿胶、黄芪、白术各二钱，当归、白芍、条芩、杜仲各一钱，砂仁、香附各五分，苎根嫩皮三钱，葱白六钱。一剂而血止，两剂诸症悉除，而神渐安。四帖后，减去苎根、葱白，调理旬日。足月而产一女。一百十八

陈茂之，劳倦之后，勉强色欲，精竭而血继至。续感风寒，发热头痛，胸膈饱闷。始从太阳而传之少阳，胸胁痛而耳聋，呕逆口苦，咳嗽，六脉俱弦数，此少阳症也。以小柴胡汤加枳壳、桔梗、竹茹，而呕逆止，热退。因进粥早，复热口渴，小水不利，大便一日夜六七次，所行皆清水。日晡热甚，舌上黄胎，昏沉振颤。此食复之候。书云：渴而小便不利者，当先利其小便。以猪苓汤为主。猪苓、泽泻各二钱，滑石三钱，赤茯苓一钱，柴胡八分，升麻、木通各五分。连进两帖，小便利而大便实，但热不退，以六神通解散一帖，其夜热仍不退。次早诊之，左脉不弦数矣。两寸脉虚，以故服药无汗，口渴，漱水而不欲咽，咽热，此邪传阳明经，不急凉血，必作鼻衄。病势至此，可谓极恶矣。投黄芩芍药汤合生脉散，以止嗽渴。用葛根汤以解肌热。白芍药三钱，葛根、升麻、黄芩各一钱，人参一钱五分，麦冬、滑石各三钱，甘草、五味子各五分，乌梅一枚。急煎二帖饮之。日中大便下燥粪十数枚，始得微汗，就得睡矣。晚进粥一盂，夜卧向安。一百十九

陈五山，胃脘疼，医作劳倦治，不效。又医作寒气治，而用刚燥，痛转极。又医以巴豆丸下之，大泻皆水，亦无积滞之物，痛虽稍减，然面有虚浮，胸痞足肿。又张医以人参、白术各二钱，大补脾胃，则痰嗽气逆，上膈热甚，喉咙干燥，右胁不能贴席，大便一日二三行。因向被巴豆丸泻起，迨今七日，犹泻不止，饮食大减。延予为治，诊两寸濡弱，两关滑，两尺洪大。予曰：据症，原起于郁火，乱投汤剂，大推大搬，以致加重。若平平治之，自当寻愈。二陈汤加姜连、枳实、姜黄、桔梗、萝卜子、前胡，一帖而热嗽除，右胁亦可贴席。再剂而饮食进，大便实。其晚又为怒气所加，痰嗽胁痛如旧，且多烦躁。改用橘红、贝母、栝蒌、茯苓、山栀子、前胡、青皮、甘草、桑白皮、萝卜子，水煎，饮之而平。一百二十一

吴小峰，年五十未有子，素有酒积作疼，晌午即泻，所下多稠黏之物。腹痛之疾，年已久矣。治当清洁中焦分湿热，兼养脾法。用白滑石三两，粉草、肉果各五钱，白芍药酒炒一两五钱，木香三钱，红曲四钱，神曲糊为丸，每早晚白汤送下二钱，服未竟而疾除。始举一子。一百二十一

沈大参玉阳老先生，中焦有食积痰饮而作痞滞，以故大便了而不了，间或作胀。予

脉之，两寸短弱，关滑，两尺沉滑有力。予曰：脾胃经有湿痰，蕴而为热，但清其中宫，使清阳升，浊阴降，而气血自旺，此不补之补也。以二陈汤加枳实、酒连、酒芩、滑石、姜黄、木香、干葛、山楂，两剂而愈。一百二十二

王敬泉，头晕且痛，起则倒仆，胸膈胀闷如绳束缚，呕吐而食饮皆不得入，六脉俱涩，此痰饮挟木火之势而作晕也。先以济生竹茹汤而吐不止，且烦躁发饨[①]、发热。再与芦根汤，连进二碗，气饨稍定。再以吴茱萸一两为末，以鸡子清调涂两足心，引火下行，外用二陈汤加姜汁炒黄芩、黄连、旋覆花、枇杷叶、丁香、白豆仁、槟榔、柴胡，水煎服之。服后热退，大便亦行，头晕呕吐皆止。惟胃脘有一块作痛，仍与前药两剂，而块亦消。一百二十三

张二官发热头痛，口渴，大便秘结三日未行，脉洪大，此阳明少阳二经之症。用大柴胡汤行三五次，所下者皆黑粪，夜出臭汗，次日清爽，惟额上仍热，用白虎汤加葛根、天花粉。因食粥太早，复发热咳嗽，口渴殊甚，且恶心，用小柴胡加枳实、山栀子、麦芽。次日渴不可当，改以白虎汤加麦门冬、天花粉，外与辰砂益元散以井水调下五钱，热始退，渴始定。不虞夜睡失盖，复受寒邪，天明又大发热，不知人事，急用小柴胡汤加升麻、葛根、前胡、薄荷进之而汗出热退。神思大瘁，四肢皆冷，语言懒倦，且咳嗽，以生脉散加石斛、百合、大枣、白芍药，服后咳嗽寻止，精神日加，饮食进而向安矣。一百二十四

大司马潘印川第三令子室，尚书蒋公孙女也。年二十五，体素弱，语言端谨。因难产伤力，继以生女拂意，后又女死悲戚，即时晕厥，醒而神思眯眯昧，手足瘈疭，目作上视。予更后始至，因瘈疭不能诊脉，细询之，自女落地，恶露绝无，比有女医在旁，乃昔所亲信者，时与人参大嚼，及独参汤并粥乱进，参与粥皆壅塞膈上不下，以故神昏瘈疭不已也。予教以手于喉中探而吐之，喜其随手吐出痰饮、粥、药盈盆，瘈疭方定。乃与川芎、山楂、泽兰叶、陈皮、半夏、茯苓、香附进之，稍得睡。予亦出中堂就寝，不虞女医又私与补药二帖。子丑时，陡然狂乱如降神之状，口中乱语云：我是观音大士降坛。所言皆儒雅官话，问答如流，声甚壮厉，殊无产后不足之态。生平不谙汉声，至是出语如生成者，人皆异之，目为神附，禳祷百般。予独诤之，语诸左右曰：此恶露不尽，乃蓄血如见鬼之症，非真有神佛相附也。徐以正言叱之即缄默。继以清魂散加滑石、童便与之。至天明小水乃行，狂乱皆定。迨予出房少顷，讵知女医意欲要功，又不知与何药服之，少刻狂乱如前。再与川芎一钱五分，当归四钱，泽兰叶、益母草各一钱，临服加童便，连饮二帖不效。予逆思之，胸中必有余痰作滞，前剂中无佐、使之品，故药力不行也。即用前剂大加山楂与之，恶露稍行，神思即静，嗣后稍睡少时，手足微动，

① 饨：同饦。《集韵·麦韵》："饦，《说文》：'饥也。'或作饨。"然意此处当作"呃"字解。《医宗金鉴·外科心法》："六恶身浮肿，肠鸣呕饨繁。大肠多滑泄，脏腑败之端。"可证。

或自以手掌其面，或自以手捶其胸，昏乱不息。诊其脉近虚，早间面红而光，申酉时面色白，此血行火退，故脉虚而当补矣。与人参、川芎、泽兰叶各一钱，当归、山楂各二钱，茯苓、陈皮各八分，卷荷叶一片，煎熟调琥珀末子五分，服下半时许，嗳气二声。予喜曰：此清阳升而浊阴降矣。自兹安静，夜中恶露行，大便亦利，乃索粥饮。问其昨日汉声何来？答曰：不知也。诸君始信蓄血如见鬼之言为不诬。昔秦越人有言曰，病有六不治，信巫不信医一不治也。古称用药如用兵。以郭子仪之英明，而以鱼朝恩监之，便不成功。予固非郭令公之俦，彼女医之误，则又有过于鱼朝恩矣。噫！宁不慎哉。**一百二十五**

孝廉臧茗泉老先生，脉左弦数，右寸弱，关大，重则滑，右尺微。原以疟后复伤饮食，大便泻而变痢，一日夜虽只五六行，皆积滞无粪，腹疼后重难安。午未后发热，至天明始退，此夏伤于暑而秋为疟痢也。其热仍疟之余邪，当先解散，然后以补剂投之，则大便自愈矣。与神授香连丸一服。服讫，腹中肠鸣，须臾大便行，且较前更多，方有粪下。改以白芍药四钱，泽泻、黄连各一钱，滑石二钱，粉草、桂皮、木香各四分，山楂七分，两日后，乃与补中益气汤加木香、黄连、白芍药。调理半月，潮热、大便皆愈。**一百二十六**

包继可先生令眷，孕三月而疟疾发，先寒后热，胸膈大胀疼，口渴，汤水入即吐，谵语，无汗，胎气上冲而成子悬。脉皆弦大，以川芎、柴胡、黄芩、知母、甘草、橘红、紫苏、枳壳、砂仁，水煎服之。吐止痛除。**一百二十七**

一张氏妇，年才二十一，其夫延予诊之。左寸关短弱，尺滑，右寸亦滑，关濡弱，尺沉微。诊毕问予曰：脉何如？予曰：心神脾志皆大不足，肺经有痰。夫曰：不然，乃有身也。予曰：左寸短弱如此，安得有孕？夫曰：已七十日矣。予俯思久之，问渠曰：曾经孕育否？夫曰：已经二次，今乃三也。予问：二产皆足月否？男耶女也？夫曰：实不敢讳，始产仅九个月，手足面目完全，而水火不分，脔肉一片，生下亦无啼声，抱起已身冷矣。细检之，乃知其无水火也。次亦九个月，产下又无啼声，看时口中无舌。二胎之异，不知何故？闻先生能细心察人病，特祈审之。予方悟前二胎之不完者，由心脾二经不足所致也。今左寸右关之脉可见矣。乃为筹思一方，专以补心血为主，令其多服，以百帖为率。酸枣仁、远志、茯神各一钱，白术二钱，白芍药、当归、枸杞子各一钱五分，甘草五分，生地黄八分，艾絮二分，龙眼肉五枚，水煎服。足月而产一子。次年又有身，不以前事为意，至九个月，产下形体俱具，外有脂膜一片包其面，耳目口鼻不见，但不能去此脂膜，产下即殁。因思上年之子，为药之力也。因子久不至苕，其家以予方粘于壁间，一觉有身，即照方服之。后生二子一女。里中以此方为补天手云。**一百二十八**

癸巳仲夏，吴比部凤麓父母，以次君弦台先生眼目红痛，恐学道按临，速于取效，乃听眼科罄寒凉而治，两越月无验。又眼科视之曰，目疾不宜多用寒凉，恐冰其血。以人参五钱，枸杞子一两，悉温补之剂。凡用人参、枸杞子五六斤矣。目肿如桃，绝不能开，又专科语之曰：红肿而痛，明是热症，误服温补，反助其热，宁不益肿。顾其势，即百寒凉亦不易瘳，捷径无如用下，此釜底抽薪法也。弦台惟其速效，一听下之，用大黄、芒硝、枳壳作大剂，下五六次，而饮食日减，恶心、畏风，则不能出房门矣。又专门谓前剂欠当，大泻之后，正合补也。又听补之。一补而目肿如旧，又有眼师云：目疾热症多，寒症少，只当滋补肾水，水升则火自降，火降而目疾斯愈矣。用是以滋阴降火之剂为恃，才数服而精滑不禁，一夜梦遗一二次，神气大脱。投补则目肿痛，用降则精元滑脱，屡试屡如是。诸医无策，悉谢而退。乃修书命使自淮阴之海阳，恳祝令君绍介，征予为治。予始以远为惧，祝再四为渠言，予亦素为渠重义，不得以远为辞，乃解行李向往。至即诊之，左寸脉甚短，右寸大而无力，左关弦弱，右滑，两尺亦滑。予见其坐在幔中，略不敢见风。问其日食几何？答曰三次，计二碗许，荤腥绝不能用。予曰：夜卧安否？答曰：迩来甚苦于睡，才合目即梦魇可畏，或被虎蛇交咬，或有鬼来勾摄，或落桥坠井，或与人争斗而负。猛然惊悟，冷汗淋淋，四肢瘫软，不能动惮，少顷乃定。今幸公不远千里而临，足征素雅。予曰：足下始无大恙，只缘大推大搬，以致狼狈若是。彼专科者，不足恃也。经谓五脏精华皆上注于目。今专科局局然守其死法，安知五脏盈虚，阴阳消长，随时出入哉。以愚管见，但平平治之易与耳。据足下之脉，心神脾志互相不足，肝胆之火郁而不散，致生目痹。今为补养心脾，壮其神志，则饮食日加，寝卧安稳，而精元有守，神水盈溢，何目痹之不愈哉。弦台曰：善。惟先生命剂。乃以归脾汤减去黄芪、木香，加丹参而补心脾，以大安丸专助脾胃，而磨谷食。俾新痰不生，则气血可继日而旺矣。后五日而饮食加，十日而梦魇少。寻能出户，不畏风日，半月而肌肉生，目可观奕，津津然而有万全之兆。不虞专门张氏子复至，以白眼药日频点之，一日凡七八次，后此复不能开，脸肉风粟生满。适予有南都之往，卒为所误。后幸有李少塘，打去风粟，眼始能开。李虽手法精熟，然于轩岐阃奥，尚亦未窥藩篱。予后自南都至，见左目虽愈，右目终成内障。予故曰：彼专科者，不足恃也，岂虚语哉。一百二十九

丘太守镇山翁令侄，淮阴人也。丁年患两手筋挛，指掉不能屈伸，臂肉瘦削，体瘠面白，寝食大减。市中诸友调治无验，乃任京口诸名家疗之半年，肉更消，色更瘁。闻予在吴比部衙中，敦予为治。诊其脉，六部俱弦，重按稍驶。诊竞，扣其受病之源，太守公曰：自上年冬底，偶发寒热，筋骨疼痛，迨于仲春，寒热虽退，而筋骨之疼不减。服药无虚日，甚之日三四进。肉渐消去，指掉不随，似有加于往昔。医之来者，一曰风，二曰风，三四五六皆曰风，即十数辈，又莫不皆曰风者。竭技尽方，卒无一应。奄奄床第，绝不知为何病。予对公曰：此筋痿症也，乃少年不谨欲而受风湿，邪气乘虚而入。医者不察天时，不分六经，概而汗之。仲景治风湿之法，但使微汗津津，则风湿尽去，若汗大出，则风去而湿存，由是血气俱虚。经云，阳气者，精则养神，柔则养筋。虚则筋无所养，渐成痿弱，乃不足之疾。故陈无择、朱丹溪、刘宗厚皆谓诸痿切不可作风治，误则成痼疾。公闻言愕然曰：服风药几二百剂矣，顾今已痼，奈之何？予对曰：令侄青

年，犹可图也。公曰：用何法？予曰：法当大补气血。经云：气主煦之，血主濡之。气血旺则筋柔而软，由是乃可以束骨而利机关也。抑何掉之有哉！病者闻言大喜曰：聆先生详病之源，治法之略，虽未服药，已觉沉疴去体矣！即请剂。予以五加皮、薏苡仁、红花、人参、鹿角胶、龟板、虎骨、当归、丹参、地黄、骨碎补、苍耳子之类。服两月，肌肉渐生，饮食大进，两手指掉亦平复。一百三十

一书办，年过五十，糟酒纵欲无惮，忽患下消之症，一日夜小便二十余度，清白而长，味且甜，少顷凝结如脂，色有油光。治半年不验，腰膝以下皆软弱，载身不起，饮食减半，神色大瘁。脉之六部大而无力。书云：脉至而从，按之不鼓，诸阳皆然。法当温补下焦。以熟地黄六两为君，鹿角霜、山茱萸各四两，桑螵蛸、鹿角胶、人参、白茯苓、枸杞子、远志、菟丝子、怀山药各三两为臣，益智仁一两为佐，大附子、桂心各七钱为使，炼蜜为丸，梧桐子大，每早晚淡盐汤送下七八十丸。不终剂而愈。或曰：凡云消者皆热症也。始公具方，人多议之，今果以温补成功，此何故哉？予曰：病由下元不足，无气升腾于上，故渴而多饮。以饮多，小便亦多也。今大补下元，使阳气充盛，熏蒸于上，口自不干。譬之釜盖，釜虽有水，若底下无火，则水气不得上升，釜盖干而不润。必釜底有火，则釜中水气升腾，熏蒸于上，盖才湿润不干也。予已详著《医旨绪余》中，兹不多赘。一百三十一

佥宪韩约斋老先生令子室，每动怒则夜卧不安，如见鬼魅，小水淋沥，今又大便秘结，腹中疼痛，腰胯胀坠如生产状，坐卧不安，因痛而脉多不应指。此肝经郁火所致，法当通利。以杏仁、桃仁各三钱，柏树根皮、山栀仁、青皮各一钱，槟榔五分，枳壳八分，水煎服之。少顷大便通，痛胀随减。一百三十二

佥宪韩约斋老先生夫人，向来夜分脐腹疼极甚，必用炒盐熨之，两时久乃止。次日必头痛，两太阳如箍，遍身亦疼，此上盛下虚症也。先用柴胡、川芎、粉草、酒连、薄荷、天麻、橘红、茯苓、半夏、蔓荆子，水煎服。数帖头痛全止，惟咳嗽胸前略痛。两寸脉浮滑，两尺弱。再用鹿角霜、鹿角胶、补骨脂、远志、枸杞子、金铃子、香附子，炼蜜为丸，梧桐子大，每空心及下午食前淡盐汤送下七十丸而瘳。一百三十三

孝廉丁震澜文令郎，才二岁，疟母上壅，咳嗽，每午后发热至子丑时乃退，终日啼哭不止，鹅口白屑，神气大弱，痘后遍身疮疥未愈，多方治之不效。有灸之者，有刺之者，有以膏药贴之者，种种施之，全然不应。予曰：乳下婴孩，脏腑薄脆，不可乱攻乱补，参芪足以增其嗽，灸刺适以惊其神，安能取效。予教以白术、鳖甲各一钱五分，青蒿、麦芽、陈皮各八分，乌梅一枚，贝母、知母各六分，甘草三分，八帖痊愈。一百三十四

武进令君孙康宇公子室，臧位宇丈女也。年十六，初产女，艰苦二日，偶感风邪，继食面饼。时师不察，竟以参术投之，即大热谵语，口渴，汗出如洗，气喘泄泻，泻皆黄水无粪，一日夜不计遍数，小水短少，饮食不进，症甚危恶。时当六月初旬，女科见热不除，乃投黄芩、芍药、黄连寒凉之剂，诸症更甚。又以参术大剂、肉果、干姜等止

泻。一日计用人参二两四钱，泻益频，热益剧，喘汗转加，谵语不彻口，医各缚手辞谢曰：书云汗出如油，喘而不休，死症也。又汗出而热不退，泻而热不止，且谵语神昏，产后而脉洪大，法皆犯逆，无生路矣。惟附子理中汤，庶徼倖于万一。适予为顾太守肖溪公延至，即过为一诊，六脉乱而无绪，七八至，独右关坚硬。踌躇久之，因思暑月汗出乃常事，但风邪面食瘀血皆未消融[1]，补剂太骤。书云，蓄血如见鬼。治当消瘀血、面食，解其暑气，犹可图生，勿遽弃也。有臧玉宇者，位宇堂兄也。医有雅致，深以予言为然，而速予措剂。予曰：剂凭症发，难拘常套，不常之症，须用不常之药。乃用益元散六钱，解暑气清热为君。仲景云：渴而小便不利者，当先利其小便。况水泻，尤当用之为君也。以糖球子三钱为臣；红曲、泽兰叶各一钱五分，消瘀血，安魂为佐；香附一钱五分为裨佐；橘红、半夏曲、茯苓，乃统理脾气为使；京三棱五分，消前参、术，决其壅滞为先锋。水煎饮之，饮下即稍睡，谵语竟止。连进二剂，其晚大便减半。次日仍用前剂饮之，其夜热大减，大便只二次，有黄粪矣。恶露略行黑血数枚。又次日诊之，脉始有绪，神亦收敛。进粥一盏，大有生意。前方减去京三棱、红曲，加白扁豆。其夜大便一次，所下皆黑粪。从此热尽退，大便亦实。改用四君子汤加益元散、青蒿、香附、白扁豆、酒炒白芍药、炮姜，调理而平。**一百三十五**

吴东星上舍，辰州太守公长君也。冒暑赴南都试，落第归而怏怏，因成疟。自八月中旬延至十月，疟虽止而腰痛白浊，日夜咳嗽，肌肉大消。药剂乱投，认为风者，以羌活、防风、续断等发散；认为虚者，以六味地黄丸为补；认为火者，以芩、连、栀子、黄柏、知母、天花粉、生地黄泻其火；认为半虚半实者，投以独活寄生汤；认为寒者，以大附子、肉桂、鹿角胶、参、术温补之。痛剧欲死，叫撼四邻。予脉之，左弦细，右滑大，俱六至。口渴眼赤，予知其昔患杨梅疮，余毒尚伏经络，适因疟后气血不足，旧毒感动，故痛而暴也。以当归、芍药、甘草、牛膝、钩藤、苡仁、木通、白鲜皮，用土茯苓四两煎汤代水煎前药。服下而痛止，咳嗽亦除，脉缓其半。连服数剂大效，精神渐复，乃起而督工视事。冬至日为酒兴鼓舞，纵欲无忌，次日腰如束缚，足面亦疼，左眼赤，小水短，足底有火从两胯直冲其上，痛不可言。予以当归、钩藤、甘草、白芍药、牛膝、苡仁、石斛、红花、生地、黄柏，调理三日，症已守定，略无进退。适大雪，寒冻殊甚，有女医为渠宅所亲信者，因其大便燥结，一日夜服玄明粉一两五钱，大便且不行，而腰痛愈猛，两足挛缩，气息奄奄，一语而三换气，面青惨，渠自觉危急，乃唤内人及弟叔嘱其后事。天明予至诊之，六脉俱伏，痛使然也。叩其由，乃知服玄明粉所致。予曰：症虽热，便虽燥，但公病不在肠胃，而在经络筋骨间，徒泻肠胃无益也。且冬月阳气闭藏，误泻则阳气亏乏，来春无发生根本矣。今四肢拘缩，腰胯痛剧者，由日来天令寒极，经络凝涩也。寒主收敛，法当温散寒邪之标，使痛定，然后复治其本，庶可保

① 消融：原作“消熔”，据文义改。

全。乃用桂心、杜仲、炙甘草、苍术、破故纸、五加皮，连与二剂，痛定而四肢柔和，饮食始进。予知渠宅素喜速效，予适有荆溪之往，乃宣言曰：足下之疾在经络，顾今天令严寒，幸宁耐以俟春和为足下拔去病根。渠宅不以予言为然，乃用张云溪调理，予亦赞张之可守，盖张氏药用养血清热，虽不去病，亦不害事。迨二月，太守公归，乃改用沈春宇，沈揣渠必以酒色而致阴虚。乃纯用滋阴降火之剂，以为旬日可奏功也。及调治月余，略无影响。予从荆溪归而谒渠，为三月初旬也。渠闻予至，即以沈药呈予，且语予：公许春和拔除病根，此其时也。予知太守公方笃信沈，随以温语慰渠曰：沈公名士也，可使彼展尽底蕴。沈又调理半月，以无功而行。沈去，予再以煨肾散进，大泻五六度，四肢冰冷，举家大恐，以予泻之为非也。予曰：病从此日减矣，夫奚忧。后进理脾药，服数帖，神气始转，腰胯柔和，可下床举数步矣。方始信而问予曰：人皆以补为治，公何得病源之真，于三月之前，先已预定，节节如公语也。予曰：此杨梅疮余毒伏于经络，岂补剂所能去哉。予故先为疏通湿热，然后以补剂收功，则无反复之患。后仍以威灵仙末子二钱，入猪腰子内煨熟食之。又泻一二度，病根尽拔。改用苡仁、当归、生熟地黄、白芍药、牛膝、黄柏、丹参、龟板，调理全安。**一百三十六**

潘见所老先生，有一小盛价①，年可十六七，发热于午后。城中周友以为阴虚，而为滋阴降火。服三十余剂，热益加，且腹中渐胀，面色清白。仍以六味地黄丸加黄柏、知母、麦冬、五味子之类。又三十剂，而腹大如斗，坚如石，饮食大减，发黄成穗，额颅光亮，口渴不可言，两腿大肉消尽，眼大，面肉皆消，肌肤枯燥如松树皮，奄奄一骷髅耳。予观其目之神，尚五分存，欲为治剂。潘公门下诸人语予曰：形症如是，死在目下，尚可服药乎。予曰：症非死候，为用药者误耳。譬之树木，若根本坏而枝叶枯焦，非力可生，今焦枯乃斧斤伤其枝叶，而根本仍在也。设灌溉有方，犹可冀生，安可遽弃。予以神授丹，日用一丸，煮猪肉四两饲之。十日腹软其半，热亦消其半，神色渐好。潘见老诘予曰：此何症？公能肉枯骨如此之神。予曰：此疳疾症也。彼误认为肾虚，而用补阴之药，是以滞益滞，腹焉得不大不坚。公曰：彼纯用寒而热愈炽，君用非寒而热反退，此何说焉？予曰：此热乃湿热，由脾虚所致，补阴之剂皆湿类，盖脾属土，恶湿喜燥，今以大芦荟丸、肥儿丸调理一月，可全瘳矣。公曰：善，微先生，此仆已为泉下物矣。**一百三十七**

少司空凌绎泉翁，年已古稀，原有痰火之疾，因正月上旬，为令孙大婚过劳，偶占风寒，内热咳嗽，痰中有血，血多而痰少，痰坚不易出，鼻流清水，舌生芒刺，色焦黄，语言强硬不清，大小便不利，喘急不能睡，亦不能仰，惟坐高椅，椅前安棹，棹上安枕，日惟额伏枕上而已。市医环治半月不瘳，敦予诊之。两手脉浮而洪，两关滑大有力。知其内有积热痰火，为风邪所闷，且为怒气所加，故血上逆，议者以高年见红，脉大发热

① 盛价：又作“盛介”，对别人仆役的尊称。

为惧。予曰：此有余症，诸公认为阴虚，而为滋阴降火，故不瘳。法当先驱中焦痰火积热，然后以地黄补血等剂收功，斯不失先后着也。翁以予言为然。用瓜蒌、石膏各三钱，橘红、半夏曲、桑白皮、前胡、杏仁、酒芩、紫苏子，水煎，临服加入萝卜汁一小酒盏，一剂而血止。次日诊之，脉仍浮而洪大，尚恶寒。予曰：古云伤风必恶风，伤寒必恶寒，此其常也。只因先时失于清散，表中之热未彻，竟用滋阴之剂，又加童便收敛，降下太速，以致风寒郁而不散，故热愈甚也。改以定喘汤，一剂而喘急减半，再剂热退而不恶寒。复为诊之，两手浮体已无，惟两关之脉甚鼓指，此中焦痰积胶固已久，不可不因其时而疏导之。以清中丸同当归龙荟丸共二钱进之。其夜大便所下稠黏秽积甚多。予忆朱丹溪有云：凡哮喘火盛者，以白虎汤加黄连、枳实有功。此法正绎翁对腔剂也。与十剂，外以清中丸同双玉丸夜服，调理而安。一百三十八

周凤亭公，年五十有八。正月肠风下血，又饮食过伤，大吐。而朱友以枸杞地黄膏一斤进之。不知此公肝气素盛，中焦原有痰积，且多思伤脾，又值卯木正旺之月，投以地黄、枸杞，适以滋其湿而益滞其痰耳。由是饮食减少，肌肉日消，腹中痞滞。又吴友以归脾汤进之。讵知湿热未除，先用温补，是以油扑火，势成燎原。以致大便燥结，口干舌燥。据巳午未三时，中焦蒸蒸发热，烦闷，酉时而退。此皆湿热壅滞于脾无疑矣。且面色黄中带黑，下午足面有浮气，皆是湿热伤脾之征。法宜清肃中焦，彻去湿热，则饮食自加，而新痰不生，宿痰磨去，庶五谷精华不生痰而生血矣。血充则精神长，而肌肉可复，且秋来无疟痢之患。公曰：清肃中焦，当用何剂？予曰：二陈汤加薏苡仁、酒炒白芍药、麦芽以养脾而消痰，以枳实、黄连泄痞而去热，以青蒿分利阴阳而消其黄，葛根升引清阳之气，使肌热清，而口渴可止矣。当服十剂。公曰：先生之方善，但枳实、黄连，恐体虚者不足以当之。予曰：惟此二味，适可以去公之病根，舍是则不效。缘中焦有余之疾，非此不能去，亦非它药所能代。公半信半疑，服四剂而诸疾皆愈。公遽中止，不复服完。至七月尽，果发痢疾，而以木香槟榔丸下去稠积甚多，乃追悔予言，而延之诊。予教以前方仍服十剂，夜以丹溪保和丸调理，则永无疟痢之患矣。一百三十九

令郎采石先生，中焦湿热生痰，痞闷，五更倒饱，且下午两股或膝下筋脉抽掣疼痛，时常嗳气，面色带黄，间常梦遗。予以清气大安化痰丸及猪肚丸二方调治而安。猪肚丸用白术五两，苦参酒炒二两，牡蛎煅过三两，为末，将雄猪肚子一具，摘去油，甘草汤洗过，将药装入肚中，缝其口，饭中蒸极烂为度，捣极匀为丸。此方极健脾去湿热，固精丸也。清气大安化痰丸用白术四两，橘红、半夏、山楂各三两，黄芩、黄连俱生姜汁炒，各一两五钱，枳实、瓜蒌仁各二两，白芥子、萝卜子各炒一两，姜黄碱水煮干一两，青黛五钱，麦芽取曲打糊为丸，绿豆大，每食后及夜，茶送下二钱。一百四十

令孙女才六岁，忽发寒热一日，过后腰脊中命门穴间骨节，肿一块，如大馒头之状，高三四寸。自此不能平身而立，绝不能下地走动，如此者半年。人皆以为龟背痼疾，莫能措一法。即如幼科治龟背古方治之亦不效。予曰：此非龟背，盖龟背在上，今在下部。

必初年乳母放在地上，坐早之过，比时筋骨未坚，坐久而背曲，因受风邪，初不觉，其渐入骨节间而生痰涎，致令骨节胀满而大。不急治之，必成痼疾。今起未久，可用万灵黑虎比天膏帖之。外再以晚蚕砂醋洗炒热，绢片包定于膏上，带热熨之，一夜熨一次。再以威灵仙为君，五加皮、乌药、红花、防风、独活，水煎服之。一月而消其半，骨节柔软，不复肿硬，便能下地行走如初矣。人皆以为神奇。此后三个月，蓦不能行，问之足膝酸软，载身不起，故不能行。予知其病去而下元虚也。用杜仲、晚蚕砂、五加皮、薏苡仁、当归、人参、牛膝、独活、苍耳子、仙茅，水煎服二十剂，行动如故。**一百四十一**

闵文学蜃楼，患虚损咳嗽，昼轻夜重。乃政丁氏，长兴富翁女也。躯甚肥，性甚躁，患痛风，手不能沐栉，足不能履地。凡痛处略肿，呻吟喊叫。比有朱远斋氏，为时推重，夫好倚朱治者七越月，纤毫不减。吴九宜翁乃举予治。至其家，蜃楼大兄岳楼，旦暮与偕。诊毕，语岳楼曰：令弟之症，虽易见功，然非百日不能断根。丁氏症，十日便可刈其根，但恐不能尽五剂，奈何！岳楼曰：何谓也？予曰：令弟咳嗽，由肺火未清，误服参术太过而然。但为清肺利肺，咳可立止，止后以补心安神之剂养之，则万全矣。药用麦门冬、桑白皮、白药子、贝母、桔梗、甘草、黄芩、枳壳，十帖咳嗽全止。惟心血不足，神不固精，以酸枣仁、远志、麦冬、莲花心、丹参，调养百日，果能出户肄业。丁症乃湿痰凝滞经络作痛，朱公作血虚而投以地黄、芍药、当归、人参、牛膝之类，宜其痛愈加而病愈久也。今必须燥湿流动之剂，疏决一番，庶经络通畅。虽不服补剂，而五谷精华足以自充，但疏决之剂，不能止痛，恐其不余信而中止也。岳楼曰：先生既已言明，惟命是听。用二陈汤加乌药叶、苍术、僵蚕、海桐皮、南星，服至五帖，果不怿[①]而欲止药。岳楼曰：孙君已先言十帖见功，今过半，何不勉强而使功亏一篑哉！又服一帖而止，百般强之不从。乃扬言曰：请医疗痛而反加痛，吾何药为，后四剂断断乎不敢奉命矣。时已申刻，予知其富家娇态，亦不强服。随以芫花醋炒过三分，海金沙一分为末，白汤调下。至晚泻一次，下稠痰半盆。足痛减大半，稍能动止。初更后吾辈酒犹未散，忽云腹中大痛，促予进看。行至后堂，内中人出而止曰：病者卒矣，不劳进看。予曰：此必痛厥，非长逝也，乌可不进一看，至即冷汗淋漓，兀坐溺器，面青息断。执而诊之，手冷如冰，但六脉俱在，惟沉伏耳。知其为痛极使然，用生姜汤灌之而苏。徐语近侍女使曰：适来腹中痛甚耳，后火光溅出，肛门如焚，大响一声，不知泻下何物？众看之，乃血鳅一条，长六寸，阔半寸余，鳞目俱在，盆中尚能游动，众皆悚骇。岳楼问曰：此鳅下可好否？予应之曰：此尤物也，得下岂不好。但丁症实由痰作，予特为行痰，初不知其有虫，如是第药中有芫花，乃杀虫之物，故偶中，亦令弟之福也。次日手足皆动，仍以二陈汤加苡仁、红花、五加皮，四帖，脱然如故。闵宅以予不矜功而益重予。**一百四十二**

① 不怿：不高兴，不喜欢。

金寄闲令堂，暑月患痢，小腹窘迫，胸膈膨胀，口舌焦渴。右寸关脉洪滑，左脉弦，乃气郁食积痢也。先与木香槟榔丸开而下之，微利一二度。因口渴食西瓜一片，即恶心而吐。昨日大便利后，胸膈宽快，就进饭一碗，致腹饱闷，兀兀欲吐，所吐皆痰涎。乃以温胆汤加减治之，半夏四钱，枳实一钱五分，竹茹二钱，橘红、茯苓各一钱，甘草五分，姜连八分，生姜五片，水煎服之。一饮而胸膈舒畅，便能就枕而睡，恶心顿无；痢赤寻止。一百四十三

徐中宇之妇，汗出如雨，昏昏愦愦，两手无所着落，胸要人足踹之不少放，少放即昏愦益甚，气促不能以息，稍近风则呕恶晕厥。与九龙镇心丹一丸，服下即稍定，少间则又发，始知胸喉中有物作梗而痛，汤水难入，即药仅能吞一口，多则弗能咽下。乃以苏合香丸与之，晕厥寻止，心痛始萌，昨日六脉俱伏，今早六部俱见，惟左寸短涩，知其痛为瘀血也。用玄胡索、桃仁、丹皮、丹参、青皮、当归、香附。其夜仍晕厥一次，由其痛极而然。再与玄胡、丹皮、桃仁、丹参、香附、青皮、乌梅、人参、贝母、桂枝、赤芍药，服此痛减大半。乃自云心虚，有热，头眩，加山栀仁。居常多梦交之症，近更甚，以其心虚故也。人参、石斛、丹参、贝母、当归、白芍药、酸枣仁、酒连、香附调理全安。一百四十四

金文学达泉先生令政，暑月患痢赤白，一日夜三十余度。后重，腿急，口渴，小腹痛。孕已二月，幸而腰不痛。右手脉弦，左脉滑。与白芍药三钱，黄连、黄芩、当归、陈皮、香附各一钱，桂皮、木香各五分，水煎服。外与香连丸，服下后重稍轻。因进饭太早，其夜仍十数度。次早诊之，右弦减半。前药煎成，吞女金丹。一帖痢减大半，六脉已和，但软弱。此气血不足，宜从补养。用八珍汤加陈皮、香附、阿胶、条芩，一帖全安。凡孕妇痢疾，后重稍轻，腹痛稍减，独痢不止，必须补养气血为主，加调气之剂为佐，庶可保胎。斯亦丹溪虚回而痢自止之意也。一百四十五

金元岩文学，下午发热，痢下红多白少，一日夜七十余度，后重下坠，饮食不思。左脉细数，右脉滑，此阴虚之候。询知二日前曾梦遗，续得痢疾，阴虚明矣。但滑脉，主食积。法当先补后攻。乃与小建中汤一帖，白芍药三钱，桂枝七分，粉草、酒连、酒芩各八分，当归一钱，槟榔五分，水煎饮之。夜半复诊，脉稍克指。改与枳壳三钱，桃仁一钱，当归四钱，煎熟，吞木香槟榔丸一钱五分。至天明大便泻三次，则见粪矣。次日午进饭，又食火肉，随即大便频，并后重如前。与山楂枳术丸一服不效。再为诊之，六部皆虚软无力，独右关滑，此进肉饭太早，脾弱不能消磨，宜健脾气兼为升举。人参、黄芪各二钱，白术一钱，升麻三钱，防风、藿香、炮姜、粉草各五分，白芍药一钱半，茯苓八分。连进两帖，痢减而后重宽。因食狗肉过多，复伤脾气。前方加砂仁、山楂，调理痊愈。一百四十六

金文学达泉先生，因食肝白肠内伤，续又冒风，就成疟痢。日夜四十余度，小腹痛甚，每登厕汗出如雨，下迫后重，小水涩痛。头疼口渴，下午发热，天明始退。左脉浮

弦而数，右软弱，中部稍滑。此内伤饮食，外感风邪，疟痢并作。法当速治，否则深秋阳气潜藏，邪因陷下，未易瘳也。乃先与柴苓汤一剂，小便即清，不痛。疟发时寒多热少，晚与人参败毒散加减，人参、干葛、防风、桂枝、粉草、茯苓、枳壳各五分，柴胡、白芍药各一钱，水煎饮之。次日头痛痢疾俱减，夜才起三次。改与补中益气汤加酒芩、桂枝、白芍药，其夜疟止，但微热。再改胃风汤，人参、白术、桂皮各二钱，白芍药四钱，当归一钱五分，茯苓、川芎各八分，酒芩、酒连各一钱，炮姜二分，地榆五分，服后寒热殄迹。夜起一次，已是真粪。前方减去桂枝，再三齐而巾栉出户矣。一百四十七

金寄闲先生，七月既望，患头痛，口渴，汗大泄不敛，呕恶发寒热，间日一发，而发于阳日。乃为诊之，两寸洪大有力，左浮弦而数，右脉稍软，亦弦长。此少阳与阳明合并为疟。以柴葛解肌汤主之。柴胡、葛根各二钱，白芍药、石膏各三钱，粉草、桂枝各五分，知母一钱，姜三片，水煎饮之。次早左脉稍退，乃与补阴鳖血何首乌丸截之，又与黄芪芍药汤一帖，以防作痢。白芍药、石膏、黄芪各三钱，桂枝五分，知母、粉草各一钱，柴胡七分，姜三片，煎服。后加人参七分，疟竟全止而向安矣。一百四十八

淮阴胡少泉翁，丽水县三尹也。令郎年弱冠患梦遗，百治不应。体倦而气弱，食少而汗多，四肢酸软，头眩，肌热，将成瘵疾。知予在理刑吴比部衙中，敦余为治。其脉两寸短，左寸尤甚，余部滑数。余曰：郎君之脉，心气大弱，盖心者，神之舍，神者，精之主，神旺始能固精。今遗不禁，由神弱不能固摄其精，致多妄泄。时近端阳，诸症丛集，乃兼注夏病也，法当养心安神，庶几不成瘵。翁曰：然，前此诸公，每为滋阴降火，多不见功，徒见损脾减食，今先生主以养神，愿以先生是听。乃与人参、黄芪、石莲子、酸枣仁、莲花心、石菖蒲、远志、当归补心安神为君，俾精固汗敛。经曰：汗者心之液。汗多则心血愈虚，故佐以甘草、白术、黄柏、麦门冬、五味子兼治注夏，使饮食加而四肢壮，缓而图之可万全矣。药进甚妥，竟以此方调理，果精固神全，肌热尽退。又令爱及及笄，头痛微热，经水愆期，日多咳嗽，食渐减，肌渐消，口渴，睡卧不宁，喉中血腥，四肢不劳而疲，体不动而汗。六脉弦而且数，左关长出寸口，余以逍遥散加石斛、丹参、牡丹皮、酸枣仁、山栀子、麦门冬调理而瘳。

又一文学，贫士也。忘其姓氏，与胡少泉翁为硕交。有奇疾，两足不酸不痛，每行动绝不听其所用，或扭于左而又坠于右，或扭于右而又坠于左，之玄而行，不能一步步正走。此亦目之稀觏，竟不识为何疾，书无所考。予臆度之，由筋软不能束骨所致，故行动则偏斜扭坠也。夫筋者肝之所主。肝属木，木纵不收，宜益金以制之。用人参、黄芪、白芍药以补肺金，薏苡仁、虎骨、龟板、杜仲以壮筋骨，以铁华粉专制肝木，炼蜜为丸，早晚服之。别后三载，族侄理问公敬亭南还，道出淮阴，胡少泉寄语云：向者铁粉所愈之疾，淮人极以为奇，远迩敦录其方，布传以颂，自恨贫儒，勿能致一芹为谢，日暮额手南斗，以识不忘云。一百四十九

一吴氏妇，有隐疾，其夫访于予，三造门而三不言，忸怩而去。后又至，未言而面

先赭。予因诘之曰：诸来诣予者，皆谓予能为人决疑疗急也。今子来者四，必有疑于中。疑而不露一语，虽百来而疑终不可决，疾终不可去矣。且盈天地间怪事甚多，非圣智所能尽识，然亦非圣智不能通疗也。彼《折肱录》《医说》《医鉴》等集，怪症猬毛，假非明哲决而治之，何以扩后人之闻见也。其夫乃俯首徐应曰：言之无任主臣，先生长者，即言之，谅无哂。山妇子户中突生一物，初长可三寸，今则五寸许矣。状如坚筋，色赤，大可拱把。胀而且痛，不便起止，憎寒壮热，寝食俱减。羞涩于言，每求自尽。闻先生能为人决疑疗怪，不啻扁华，特相访而祈一决。予曰：疾成几年？对曰：将百日。予曰：盖凡所谓怪者，耳目无所闻睹，书籍无所注载。今所言者，乃阴挺症也。书有所征，奚足言怪。夫曰：阴挺何自而生？何法而治？几何月日而可愈也？可无妨于生育否？予曰：子户属厥阴肝经，肝属木。肝有湿热，故生阴挺，犹木有湿热而生蕈然。法当以龙胆泻肝汤及猬皮散，当归、黄芩、牡蛎、猬皮、赤芍药为末，每用二钱，空心米饮调下。即而治之，大计月余可消释也，奚生育之有妨哉。其夫合手顶礼于地曰：愿如药王言，敢徼一料。随按法措剂，畀之而去。甫三月，来报云前疾果如所言，消释无痕。兹为汛期一月不至，敢问。予曰：此有身也。夫曰：疾才愈，未必即能受身，恐防他疾。予曰；前恙乃肝经有余之疾，肝为血海，书云：女人血盛则怀胎，据血盛行当先期，今汛逾期，实孕耳，匪病也。后果足月而产一子。一百五十

前丘一染匠之妇，腹痛两月矣。或以为寒，为热，为气，为虚，为食积，为虫，遽尝试之转加。一医与膏药如斗大者一个，满腹帖之，痛益剧。乃揭去膏药，即帖牢不可起，火熨油调，百计不能脱分寸，如生在肉上相类，无可奈何，知予在吴乡宦宅中，乃买舟就予诊。及抵吴门轿口，匠偕乃母乃姑四人尽力扶挽，绝不能动移一步。岸上环视如堵，莫不语匠曰：病势若此，时刻难抵，固乃强其起而欲污吾轿口耶，匠乃止妇舟中，起而恳予为治。至舟中，见其面色苍黑。及伸手求诊，皮肤燥若老松树皮之状。六脉皆洪数。问其腹中之痛何在？匠即为解衣露腹指其痛所，始知膏药粘牢之故，此甚希观。叩其不能举步之由，妇曰：非力弱不能行，乃左脚不可动，动即痛应于心，是以一步不能举也。予俯思，若色若脉，皆非死候，胡治而益剧也。此必肠痈，左脚莫能举是其征也。与营卫返鬼汤，加金银花为君，与四帖，酒水各一碗煎服。一帖痛稍减，二帖下臭脓半桶，痛全减。腹上膏药不须手揭，自脱而下。由热去而膏脱也。四帖完，其妇同匠诣吴宅拜谢予，并求善后之方。吴宅见之，一族皆惊。一百五十一

王祖泉，大便里急后重，腹痛，日夜下紫黑稠黏三四十度。市中凡有名者，雷同痢治。自秋历冬，三越月不瘳。形色瘦瘁，匙箸厌举，即勉强，仅一盏而止，眼阖懒开，悉以为不治弃去。访予脉之，六部濡弱，观其所下之色甚晦，如芋苗汁之状。予曰：观此色，非痢，乃脏毒下血症。《医说》中人参樗皮散，正此对腔剂也。即制与之，其夜果减半，终剂全愈。方以人参、樗根白皮各二两，为末，每空心米饮调服二钱，忌肉汁、生菜、鱼腥。一百五十二

癸巳秋仲，南都大司马袁洪溪老先生，以兼署工部都察院，操江印日，冲暑往来各衙门，而经略其政事，致发热燥渴。因解燥渴，而过食水浸瓜梨新藕，遂成泄泻，小水短少。医以胃苓汤加滑石、木通、车前子利之而泻止。大便又因之结燥，艰涩不堪。乃用润肠丸，复泻不止。又进以前通利之剂，泻虽止而小水竟不得流通直遂，脐下胀急。立起解之，则点滴不出，卧则流之不竭。以频取夜壶，致通宵不得寐也。治半月余，而精神削，寝食废。闻予寓崔勋剖衙，而征予治。初见即告以受病之源。又谓都城诸医俱不识为何症，将认为癃，则立解时点滴不出；认为秘，卧则涓涓而流；谓为脾约，大便又不结燥；谓气虚下陷，心血不足，而补中益气汤与安神丸，服过十昼夜无益。雅闻先生高手，愿一诊以决之。探其脉，两寸短弱，关缓大，两尺洪大。语之曰：此余暑未解，而司马素善饮，湿热流于下部也。今已下午，恐诊之未准，俟明早细察而再定方。公曰：延颈吾子久矣，适所言近似，愿亟求一剂饮之，徼夜间一睡。予不得已，以益元散三钱，煎香薷汤进之，略无进退。次早复诊，六脉如昨。予思之而恍然悟。又语之曰：此症尿窍不对也。司马曰：名出何书？予曰：《内经》云：膀胱者，脬之室也。脬中湿热下坠，故立解，而窍不对，小水因不得出。卧则脬不下坠，而尿渗出膀胱，亦以窍不对，小水虽涓涓而流，亦不能通达直遂，故了而不了也。治惟提补上中二焦元气，兼清下焦湿热，斯得矣。又有一法，今气虚下陷已久，一两剂未能取效，安得伏枕而睡。且此不寐，非心血不足之故，因着心防闲小便之了而不了而不敢寐也。暂将旧衣或布衬于席上，不必防而任其流出，又免取夜器而劳动其神，自然熟睡矣。以补中益气汤提补上中二焦之元气，加黄柏、知母，祛下焦之湿热。夫清阳升则浊阴自降，脬无湿热则不下坠，窍可对而病可瘳矣。司马忻然请药。夜如法衬之，果嗒然一睡，相忘其尿之出不出也。次早视衬布，虽湿而不甚。以久不阖目，得此一睡，神气顿回，胸臆爽快如未病者。调理四日而病全安。司马大喜，而欲留久住，缘漕运李公相延之亟，勿克也。差大马舡，鼓吹送予阡关而还。**一百五十三**

崔百原公者，河南人也。年余四十矣，而为南勋部郎。患右胁痛，右手足筋骨俱痛，艰于举动者三月，诸医作偏风治之不效。驰书邑大夫祝公征予治。予至，视其色苍，其神固，性多躁急。诊其脉，左弦数，右滑数。时当仲秋，予曰：此湿痰风热为痹也。脉之滑为痰，弦为风，数为热。盖湿生痰，痰生热，热壅经络，伤其营卫，变为风也。公曰：君何以治？予曰：痰生经络，虽不害事，然非假岁月不能愈也。随与二陈汤加钩藤、苍耳子、薏苡仁、红花、五加皮、秦艽、威灵仙、黄芩、竹沥、姜汁饮之。数日手足之痛稍减，而胁痛如旧。再加郁金、川芎、白芥子，痛俱稍安。予以赴漕运李公召而行速，劝公请假缓治，因嘱其慎怒、内观以需药力。公曰：内观何为主？予曰：正心。公曰：儒以正心为修身先务，每苦工夫无下手处。予曰：正之为义，一止而已，止于一，则静定而妄念不生，宋儒所谓主静。又曰：看喜怒哀乐，未发以前，作何气象。释氏之止观，老子之了得一万事毕[1]，皆此义也。孟子所谓有事勿正，勿忘，勿助长，是其工夫节度也。公曰：吾知止矣。遂上疏请告。予录前方，畀之北归，如法调养半年，而病根尽除。

一百五十四

三吴治验终。

① 老子之了得一万事毕：《老子·三十九章》："昔之得一者，天得一以清，地得一以宁，神得一以宁，谷得一以盈，万物得一以生，侯王得一以为天下正。"禅宗名言："识得一，万事毕。"

三　卷

新都治验

琼兄内伤饮食，外感风邪，洒淅恶寒发热，烦躁不宁，已经表汗泻吐之后，小水短赤，口渴，腹中疼，夜不能睡，耳聋气塞，神魂不安，懊侬不已。予脉之，两寸滑大，左关弦，右关滑，两尺皆弦，皆七至。据此乃少阳、阳明两经合病。仲景云：渴而小便不利者，当利其小便。先与柴苓汤加竹茹进之，耳稍聪，稍得睡，热仍不退，闻食气即呕，以济生竹茹汤加人参、麦冬、黄连，外与辰砂六一散三钱，服后神稍清，手足心仍热，用竹叶石膏汤，而热亦不退，且懊侬殊甚，合目即谵语。按仲景谓伤寒汗吐下后，懊侬不得眠者，热在心胸之间，宜轻涌之。以栀子豆豉汤主之。服后晚间仍不得眠，两耳气塞难当。改以小柴胡汤合白虎汤进之，即得睡。睡中汗出二次，耳顿通利，因进食早，及发热口渴，舌上黄苔，此阳明余热复萌，乃用石膏七钱，甘草一钱，知母三钱，黄连一钱五分，百合、竹茹各一钱，竹叶三十片，急进而热全退，始得获安。一

程龙丘翁，每行动即作热，发渴呕恶，腰与环跳常痛。脉左沉细，右寸滑，关尺濡弱。此上焦有痰火，下焦有湿热。治当流湿舒筋，然后施补。先用苡仁三钱，苍术、威灵仙、牛膝、黄柏、乌药叶、紫荆皮各一钱，红花、桂皮、防己各五分，水煎服。外以鹿茸、虎骨、晚蚕砂、仙茅、黄柏、龟板、苍术、牛膝、杜仲，蜜丸服之而安。二

汪松岗翁，原伤于酒，夜分有热，咳嗽咯血，不思饮食，左胁气不调，左寸脉芤，关涩，尺弱，右寸短，关滑。此胃中痰火正旺，气血俱虚。宜先清胃保肺，然后大补。麦冬、知母、寒水石、甘草、紫菀、人参、牡丹皮、白芍药、当归、贝母、桑白皮，煎服一帖，红仍未止。加侧柏叶、茅根四帖而红止。过后四月，又为怒气所伤，血又动，左不能睡。桃仁、滑石、红花、当归、人参、贝母、山栀仁、甘草、香附、青皮、牡丹皮，煎服而安。予嘱渠令子曰：寄语令堂，诸凡得意事，可与尊翁知之，如不得意者，切不可使之闻也。盖肝为藏血之所，况血去多，肝火刚燥，心主不足。《内经》云：主不明则十二官危。不可不谨防之。且左不得眠，肝胀可知，予甚为尊翁虑。后三年果为怒复，乃命使迎予，予固辞谢曰：何曾叮嘱，今病之来，非不佞所堪任也。不逾旬而殁。三

族妹经不行者八十日，每饮食入腹即疼痛，必尽吐出乃止，居常亦吐酸水。上焦热，下焦寒，大便半月始一行，食饮不进者四十日。六脉皆数，左滑，右软弱。妹能事者，以其夫多病，且不谙世故，由是悒悒，病从思虑而得，恐成膈症。今大便燥结，吐酸，乃膈之征，急宜拂虑，庶药有功。先与丁灵丸一粒而吐止，继用温胆汤，加大腹皮、姜、

连，痛吐全安。改以二陈汤加香附、条芩、山栀仁、丹参、砂仁，调理两月经行，大便始润，而膈症斯不作矣。四

孙华野，脉沉弦而数，喉痛颊车肿，两太阳作胀疼，遍身皆胀痛，憎寒发热。乃痰火上壅而变风热，将欲作毒也，宜急治之。薄荷、甘草、升麻、白芷、石膏、枳壳、天花粉、桔梗、大力子、连翘、玄参，一帖而愈。五

显兄每辛苦及酒多则咯血数口。脉二寸皆短弱，关尺洪数。此胃中有痰火，而下焦有阴火，由壮年酒色所伤故耳。以丹参、滑石各三钱，白芍药二钱，麦冬、贝母、桃仁、紫菀、牡丹皮各一钱，当归七分，甘草五分，煎服而安。六

歙邑吴遂兄，木商也，在吴兴，年七十。因冒雨劳力汗出，又以冷水澡浴，因而发热，口渴，心与背互相胀疼，小水长而赤，舌上黄苔，夜不得卧，眼目如金，皮肤尽黄。吴兴之医见之远走，不敢措剂，谓其年高不宜此病，赞劝回家，乃敦访予治。诊得左脉浮数，右濡弱，两手皆有七至。予曰：此湿热发黄症也，病虽重，年虽高，有是症，当有是药，毋庸仓皇。乃以柴胡三钱，酒芩、葛根、青蒿、香薷、天花粉各一钱，人参七分，粉草五分。连进二帖，晚得微汗，即能睡。次早热退其半，舌苔稍淡润，不焦燥矣，胸膈余热作烦，身黄如旧。以竹茹、青蒿、葛根各一钱，人参、麦门冬、天花粉、知母各八分，白芍药六分。二帖热退食进，精神陡长。后与补中益气汤，加青蒿、麦门冬、天花粉。十帖而眼目肌肤之黄尽释然矣。吴兴诸公，悉服其精当，各录方而传。七

族侄文学明之，以作文过劳，痰火上逆，大吐痰沫，因而呕血，一涌数碗，昏晕汗出，奄奄而卧，略不敢动，稍动即呕吐而血随出，色鲜红，饮食汤水皆不敢入，入即吐而眩运，血即随之。里有婺君程闻野氏为之诊，骇而走曰：血如涌泉，体热脉大，眩运而药食难入，似无佳兆。乃速予治。予诊视毕，语其乃兄勉之曰，可生也，何举家张皇若此！勉之以程言告予。予曰：看症要圆活，勿拘泥。据经云，心主血，肝藏血。又曰：怒则气上。又曰：脉虚身热，得之伤暑。今左脉弦大，右脉虚大，明之不独作文劳心动火，且亦被怒伤肝，抑又为暑所逼，以致木火上升，眩运作吐。经曰：诸风掉眩，皆属肝木。诸呕吐逆，皆属于火。又诸动属火，内为木火上冲，外为暑气所迫，故吐而汗多，血随吐出也。医贵识病，有是病则有是药。予特以白丸子三钱，解其暑气，清其痰饮，抑其冲逆，则吐可止。吐止气平，则血自能归经。服后果嗒然而睡。醒则吐止食进，眩晕寻已。继用滑石、香薷各三钱，甘草五分，黄连、白扁豆各一钱五分，竹茹一钱。四帖全安。八

从嫂程氏，年近五十，患咳嗽吐臭脓血，一日一夜碗余，发热昼轻夜重，肌肉大瘦。六脉浮而洪滑且数，人皆谓呕血身热脉大，法在不治。予曰：此非吐血比也。此为酿酒伤肺，又为怒气所触，瘀血浊痰，滞于肺之气窍，无从而出，久之化而为脓，成肺痈也。治宜开肺窍，活血化痰，使脓尽，当自愈也。诸人治之二年不效，予教以白及、薏苡仁各三钱，牡丹皮、桔梗、茜根、归尾、山栀子、贝母、白芍药各一钱，甘草、葶苈子各

五分，三十帖痊愈。后寿七十三，以他病而终，此疾再不复发。九

族侄媳叶氏，年三十，身面四肢浮肿，渐而入腹，腹大不可言，眼泡肿而无缝，饮食大减，小水不利，此滞气水胀也。以大腹皮、茯苓皮、姜黄、苍术、厚朴、泽泻、木香、乌药、陈皮，服四剂而眼目能开，饮食稍进。即为食伤而复肿，予改用七伤丸，调理全安。十

族侄孙伍仲立年，善饮好内，小便血淋疼痛。予以滑石、甘草梢、海金沙、琥珀、山栀子、青蒿、茅草根，煎膏为丸，梧桐子大，每空心及食前灯心汤送下三钱，不终剂而愈。后五年，因子迟，服补下丸药过多，血淋又发，小便中痛极，立而不能解，必蹲下如妇女小解样，始能解出，皆大血块，每行一二碗余，如是者半月。诸通利清热之剂，靡不遍尝不应。脉俱洪数。予以五灵脂、蒲黄、甘草梢各二钱，小蓟、龙牙草各三钱，水煎空心服，二帖而痛减半，血仍旧。改用瞿麦、山栀子、甘草各二钱，茅草根、杜牛膝、连叶车前草各三钱，生地黄、柴胡、黄柏、木通各一钱。四帖痛全减，血全止，惟小便了而不了，六脉亦和缓不似前矣。后以人参、葛根、青蒿、白术、茯苓、甘草、白芍药、升麻、黄柏、知母，调理万全。十一

令眷辰州太守石峰公女也。吐红发热，经水二十日一行，或一月行三次，白带且多，胸膈饱胀，脉洪数，以丹参、生地、山栀子、白芍药、小蓟、鹿角胶，水煎，临服加入童便一酒杯，二十剂而瘳。十二

亮卿即令嫒，右目红肿，如腹中饱，眼乃能开，饥则眼不能开，此疳积虚寒症也。以夏枯草二钱，甘草、谷精草各一钱，香附一钱五分，煎服四帖而安。十三

侄孙少竹大学生也。眼红肿胀，余云谷以苦寒治时疾之剂与之，眼愈肿，且增两太阳痛。前药中再加石膏，不惟眼肿不消，头痛不止，且令遍身胀闷，寝食俱废。予为脉之，弦大而无力。乃用蔓荆子、桑白皮、柴胡、香附、夏枯草、甘草、芽茶，一帖而痛定，两帖肿消，四帖全瘳。十四

一仆妇，产后恶露不尽，腹中作痛。且冒风咳嗽，呕吐头晕，脚麻木不知痛痒，亦不能转侧。与糖球子、紫苏、旋覆花、乌药、五灵脂、茯苓、川芎、当归、泽兰叶、玄胡索，加砂糖煎服而痛止。再进恶露行，咳嗽呕吐皆愈。十五

上舍程好吾公令孙，右耳后生一毒，肿痛，遍身生大泡疮，憎寒发热。与金银花、当归尾、甘草、赤芍、连翘、僵蚕、大力子、玄参，两剂而消。十六

华岳令堂，年五十余，向来小水短少，今则右背盐匙骨边一点痛，夜尤痛。已经半月，医治不效。辗转加剧，即于右边手臂肢节皆胀痛，筋皆暴起，肌肉上生红点子，脉两手皆滑数，右尺软弱。乃湿热伤筋而成痛痹。以东垣舒经汤为主。羌活、升麻、桃仁、麻黄、红花、当归、防风、甘草、独活、猪苓、黄柏、防己、知母、黄连，两帖痛减肿消，再亦不发。十七

由溪程两峰丈内人，患血痢。里急后重，呕吐不纳谷，两寸脉洪大，以竹茹温胆汤，

加姜连、滑石、橘红、酒芩，水服煎二帖，大便结实，脓血皆止，惟后重。与枳壳、当归、芍药、生地、桃仁、条芩、甘草、滑石、酒连，四帖全安。十八

由溪程七护兄，脐腹右边疼痛，小水短少，大便四日未行，呕吐不能进食，舌上白苔，面青手冷，势甚危急。脉之左沉伏，右滑大有力。予曰：此痰格中焦，气闭下焦，故大小便秘而不利，气逆呕吐也。不急治即无救矣！与柏树东行根皮二钱，滑石三钱，桃仁、青皮、枳实、槟榔各一钱，水煎服之。夜半吐出胶痰碗余，大便未行，痛亦不减，次日改用玄胡索五钱，水煎，临服调下玄明粉三钱。辰刻服下，午刻痛减大半，未刻大便始行，右脉平而左脉起矣，觉体倦无力，以生脉散，加甘草、山栀仁、黄柏、芍药、苡仁、陈皮，调理如故。十九

由溪程社贵兄，先醉酒，后御色，次早四肢冷，胃脘痛极，脉仅四至。先医以郁火为治，投以寒凉，痛更增极。三日前所食西瓜，仍吐出不化，乃翁以为阴症伤寒，欲用附子理中汤，不决，逆予治之。予观其面色青惨，叫痛而声不扬，坐卧烦乱。予曰：此霍乱兼蛔厥症也，先当止痛安蛔，后理霍乱，可免死也，迟则误事矣！急用五灵脂醋炒三钱，苍术一钱五分，乌梅三枚，川椒、炮姜、桂心各五分，水煎饮下，痛减大半，下午以大腹皮、藿香、半夏、陈皮、山楂、五灵脂、茯苓，两帖全安。二十

汪松岗令眷，左胁疼，咳嗽内热，每咳则胁下吊痛，寝食大减，与青皮、香附、甘草、芍药、诃子、山栀子、贝母、茯苓、柴胡、桃仁、滑石、人参，水煎饮之，热除痛减。二十一

文学赞皇令堂，产后左胁痛甚，咳嗽痰不易出，内热气壅，不能伏枕。予以瓜蒌仁六钱，桑白皮、紫苏子、杏仁、半夏、桔梗、枳壳各一钱，水煎服之，而气壅定，嗽渐减除。外与保和丸，及七制化痰丸而安。二十二

许少峰，胃中有痰，肝胆经有郁火，心血不足，面色黑而枯燥，肢节疼痛，健忘，精神恍惚，内热，将有中风之兆。左寸细数，关弦数，右关重按滑，两尺弱。治宜清肝胆之郁火而养心神，消胃中之痰涎而生气血。使神帅气，气帅血，气血周流，经络无壅，则诸疾不期愈而自愈矣，何中风之有哉！用石菖蒲、黄连、白茯苓、半夏、酸枣仁、天麻、橘红各一两，牛胆南星二两，白僵蚕、青黛、木香各五钱，柴胡七钱五分，竹沥、生姜汁打神曲糊为丸，绿豆大，每食后及夜，茶汤任下二钱，一日二三次。服完神气大健，肢节皆舒，面色开而手足轻健，种种皆瘳。少峰曰：吾生平服药少效，不期此方之神若是。不惟自服有功，即诸亲友有痰火者，服之莫不口响应。二十三

朱宅女眷，经水行一月不止，每黄昏先寒后热，夜遍身疼痛，胸前胀闷不通，必欲大喊叫嘶，用手于喉中斡而吐出痰涎乃宽。今且渴甚，此痰饮疟疾。今饮食不进，夜如见鬼者，乃热入血室也。用小柴胡汤，加生地黄、丹皮、陈皮、桃仁，两帖后，以白术三钱，何首乌二钱，陈皮、麦芽各一钱，乌梅一枚，生姜三片，水煎服之，而寒热止，诸症皆安。二十四

孙熙宇肢节肿痛，痰多呕恶，胸中气不畅达，语言亦不清利，梦皆亡人野鬼追陪，精神惨恶，惊恐不安，且汗多不止，饮食减三之二，远近名家医治逾月不应。敦予为治。诊其脉，左手甚弱，汗多故也。右手滑大，痰饮湿热而然。法当补敛，前医皆作风治，和疏散，泄其元神，将成柔痉。予以人参、麦门冬、五味子、白芍药、当归、苡仁、陈皮、石斛、木瓜、甘草、白术、桂枝，服此汗大敛而神思稍清，吐亦止矣。惟饮食不思，夜梦与亡人同游为恶耳。改用人参、黄芪、枸杞子、苡仁、白术各一钱五分，当归、远志、茯苓、木瓜、陈皮各一钱，甘草五分，水二钟，入雄猪心血一枚，煎作八分饮之，四帖乃能睡。始梦生人，不复梦亡人矣。二十五

爱泉，上年十月因伤风咳嗽，即时声哑，继闻父丧过忧，右边不能帖席而睡。医以滋阴降火之剂，治之半年，肌肉大削，大便溏泻，饮食减少，咳嗽声哑有加，喉且疼痛，迎予为治。诊得六脉俱弦数，此忧伤肺，思伤脾症也，危急甚矣。以白术、茯苓、陈皮、粉草、苡仁、桔梗、柴胡、桑白皮、酒炒白芍药、泽泻、麦芽、山楂，煎服一日，再以荆芥、桔梗、玄参、甘草、茯苓、白芍、酒连、扁豆、山药、山楂、木通，服此而右边可睡矣。改用参苓白术散加白芍药、乌梅、诃子、酒连、山楂，调理而愈。二十六

侄妇戴氏，有孕已五月矣，忽血大下，午后发战，六脉俱数，左寸滑大，右关搏指，左关软弱。予以白芍药二钱，生地、阿胶、人参、蒲黄各一钱，柴胡、香附、地榆、荆芥穗各七分，甘草五分煎服。午后发寒热，每夜凡三次，头痛恶心，腹中块硬，所下血块甚多，心下怯力，此虚无疑也。以补中益气汤加阿胶、炮姜、白芍药、乌梅煎服，下午右眼白珠发一白泡，光肿下垂，而面亦肿，此虚火游行无制之症。其夜大发寒热，指爪皆黑，唇白，汗大出，腹中作痛，牵引两乳皆痛。仍以补中益气汤加阿胶、白芍药、桂枝、五味子、麦冬，服后热退汗止渴除，神气稍定，乃有生气。次日咳嗽而胎坠，即以独参汤继服，其夜肠鸣泻二次，以人参、白术各三钱，炙甘草一钱五分，炮姜一钱，桂心、茯苓各五分，陈皮七分，莲子、大枣煎服。后因咳嗽，以四君子加炮姜、五味子、紫菀，调理而愈。二十七

灵岳乃眷，胃脘疼痛，手心热，头晕，舌麻，两太阳痛，背心亦胀，内热而外恶寒，必厚被盖覆，得微汗乃解。二陈汤加桔梗、杏仁、桑白皮、枳壳、青皮、白芥子、萝卜子、酒芩，煎服两帖，舌竟不麻。晚因食鸡过多，膈上气滞，二陈汤加萝卜子、枳实、山楂、川芎、香附、酒连，调理痊愈。二十八

歙溪南吴人峰先生内人，两胁胀急，抵于胃脘作痛。痛一阵则汗出一番。两颧红，唇口亦红，饮食汤水，饮之立吐，不受者三日夜矣。予为诊之，两寸脉洪大，两尺沉微。予以井水半碗，白滚汤半碗和之，名曰阴阳汤，用此调玄明粉一钱五分，服之不惟不吐，痛减半矣。少顷大便行二次，因食豆腐及粥太早，而痛复萌，唇脸皆红，此必有虫故如是也。与白芍药、桂枝、粉草、乌梅、花椒、五灵脂、杏仁，水煎，痛乃定其大半。再与苍术、厚朴、山楂、枳实、茯苓、玄胡索、香附，一帖全止。但心背皮肤外疼，不能

着席而睡，以川芎、当归、白术、厚朴、大腹皮、粉草、茯苓、香附、陈皮、半夏，调养痊愈。二十九

陈铁兄内人，产后腹痛发热，下痢脓血，里急后重。川芎一钱，当归三钱，茯苓、干姜、肉桂、山楂、陈皮、酒炒白芍药、白术各一钱，粉草五分。一帖而腹痛止，痢轻，后重亦除，惟发寒热多汗，改用人参、白芍药、桂枝、粉草、川芎、当归、白术、茯苓、香附、陈皮、山楂，再剂而诸症如释。三十

程石洲乃眷，因产难子死，忧闷，小腹有块作痛，下午发热，不思饮食。次早诊之，脉右大于左者三倍，且数。与芎归汤，加糖球子、泽兰叶、肉桂。次日下午，腰腹胀痛，诘之，晌午食圆眼一斤矣。从此小腹渐胀，大便三日未行，早晨鼻衄，夜间极热口渴，脉大无绪，势甚危急。用川芎、当归、红花、桃花、桃仁、青皮、槟榔、莪术、山楂，水煎，调玄明粉二钱，服后大便稍行结粪二枚，安而就寝，醒后进粥稍多，又复胀痛，腹大如斗，坚如石，气促不安，势危至此，亦已极矣。乃与五灵脂、糖球子各四钱，凌霄花二钱，赤芍药一钱，服后大便通，腹软气定，始可进粥，渐有生气。但脉仍鼓指，此腹中积滞尚多，不可不因其时而驱去也。用糖球子、大黄各三钱，桃仁二钱，桂心，红花各五分，炙甘草七分，水煎，临服调玄明粉一钱五分，其夜下黑粪四次，热始退。上腹虽消，脐下仍大。仍以桃仁承气，加山楂、滑石、红花煎饮之。五更大便行，脐腹胀又渐减。后与积块丸调理全消。是役也，女流只知女科专门为仗，故前发热腹痛之时，彼专门不察虚实，即以常套十全大补汤投之。讵知圆眼肉初入腹之时不觉，少顷渐渐胀开，故腹亦因之而胀也。且其味甘，尤能作滞，复加地黄、参、术，宁不塞其塞哉。由是而成大满大坚之症。《内经》谓中满者，泻之于内。良以此夫。彼亦泥乎丹溪产后须当大补气血之误也。三十一

程宅一老妪，年八十余，常头晕脚软，撑载上身不起，行须人扶，否则眩晕跌扑，大便溏泄，小水淋沥，此下元虚惫所致。以人参、黄芪、白术、薏苡仁各二钱，山茱萸、杜仲、茯苓各一钱，陈皮、山药、粉草各八分，八帖而愈。三十二

文学程道吾先生令眷，夜为梦魇所惊，时常晕厥，精神恍惚，一日三五发，咳嗽，面色青，不思谷食，日惟啖牛肉脯数块而已。时师屡治无功。吴渤海视为寒痰作厥，投以附子、肉桂，而厥尤加。逆予为治。诊左脉弦，右脉滑，两寸稍短。道吾先令眷二，皆卒于瘵，知其为传尸瘵症也，不易治之。乃权以壮神补养之剂，消息调理，俟饮食进，胃气转，始可用正治之法。姑用人参、茯苓、柏子仁、石菖蒲、远志、丹参、当归、石斛，以补养神气。以陈皮、贝母、甘草、紫菀，化痰治嗽。服半月而无进退。乃为制太上浑元丹，药用紫河车一具，辰砂、鳖甲、犀角各一两，鹿角胶、紫石英、石斛各八钱，沉香、乳香、安息香、茯苓、紫菀、牛膝、人参各五钱，麝香五分，炼蜜为丸，赤豆大，每早晚盐汤或酒送下三十六丸。又制霹雳出猎丹，药用牛黄、狗宝、阿魏、安息各一钱，虎头骨五钱，啄木鸟一只，獭爪一枚，败鼓心破皮三钱，麝香五分，天灵盖一个，炼蜜

为丸，雄黄三钱为衣，每五更空心葱白汤送下五分，三五日服一次，与太上浑元丹相兼服。才服半月，精神顿异，不似前时恍惚矣，但小腹左边一点疼，前煎药中加白芍药一钱，服之一月，精神大好，晕厥再不发矣。次年生一女，其宅瘵疾从此再亦不传。三十三

一仆妇，年三十，患瘟疫一月余矣，非劳复即食复，今则发热咳嗽，胸胁疼，耳聋口渴，大便七八日不行，不知人事。乃与柴胡、石膏各三钱，瓜蒌、桔梗、枳壳各一钱五分，黄芩、前胡各一钱，天花粉八分，甘草五分，黄连八分，急煎服之，人事稍清。因大便不行，次日以大柴胡汤下之。又次日，大便虽行，热仍不退，改以柴胡二钱，白芍药、黄芩、麦门冬各一钱，天花粉、茯苓、甘草各六分，四帖而愈。三十四

参军程方塘翁，年六十四，向以殗殜，服温补下元药太多，冬月下身着单裤，立溪边督工，受寒，致筋骨疼痛，肩井缺盆、脚膝跟踝、手肘掌后及骨节动处，皆红肿而痛，卧床褥三年。吴中溪视为虚而用虎潜丸，吴渤海视为寒而用大附子、肉桂、鹿茸。徐东皋认为湿，周皓认为血虚。张甲认为风，李乙认为历节，百治不瘳，腿间大肉尽消，惟各骨节处肿大而疼。予适在程道吾宅，乃逆予诊之。其脉弦涩有力，知其为湿热痰火，被寒气凝滞固涩经络也。节为药剂不对，故病日加。所取者，目中精神尚在，胃气仍未全损。但小水解下以瓦盆盛之，少顷则澄结为砂，色红而浊。两膝下及脚指，皆生大疮，疮靥如靴钉状。此皆平昔服温补春方所致。病虽久，年虽高，独为有余之疾，不可因高年疾痼，弃不治也。乃特为先驱逐经络中凝滞，然后健脾消痰。俾新痰不生，气血日长，最后以补剂收功，斯得矣。翁生平好补畏攻，故进门者皆务迎合，予独反之。以新取威灵仙一斤，装新竹筒中，入烧酒二斤，塞筒口，刮去筒外青皮，重汤煮三炷官香为度。取出威灵仙，晒干，为末，用竹沥打糊为丸，梧桐子大，每早晚酒送下一钱，一日服二次。五日后大便泻出稠黏痰积半桶，肿痛消去大半，改以人参、石斛、苍术、黄柏、苡仁、苍耳子、牛膝、乌药叶、龟板、红花、犀角屑、木通，煎服二十帖。又用前末药服三日，又下痰积如前之半。仍以前煎药服半月，又将末药服三日，腹中痰渐少，乃为制丸药。以虎骨、晚蚕砂、苍术、黄柏、丹参、杜牛膝茎叶、苡仁、红花、五加皮、苍耳子、龟板，酒打面糊为丸，梧桐子大，每空心白汤送下七八十丸，外以丹溪保和丸食后服，半年痊愈，腿肉复完，步履如故。三十五

汪省吾暮秋患疟，三日一次，发于夜。迨次年仲春，犹不能止。遍身疼，头疼背脊疼，百治不应。即灸亦仅止得一日，次日仍发，面色青，肌肉瘦。以症参之，邪在足太阳经。用麻黄一钱五分，人参、桂枝、白芍药、粉草、知母各一钱，陈皮、贝母各七分，姜枣煎服。诸疼减半而疟未止，以何首乌、白术各五钱，青蒿一钱，乌梅一个，陈皮二钱，生姜三大片，水煎，临发日五更服，寻常以六君子汤加黄芪、柴胡、五味子、乌梅、草果，调理而愈。三十六

江东之丈，七月初旬浙归，连日与客手谭过劳，口中生疮，医以香薷饮、清胃汤、泻黄汤、三黄丸、黄连解毒汤、白虎汤、凉膈散，凡治上焦热症之剂，竭寒凉而进之者

十一日矣。口疮日甚一日，不但饮食不进，即药亦难下咽，因疮延及于喉也。逆予为诊，其脉六部俱豁大无力。诊罢，有外科陈氏者，自称喉舌专门，炫其口疳敷药之妙。予曰：汝试为口中一洗，看是何状，才开口，见涎沫迷漫不能得见肉色，陈以荆芥汤洗而引之，搅出稠涎一二碗余，倾于地上，偶有二鸡争啄之，二鸡立毙。其毒何如，此亦疾之奇者。予嘱陈曰：汝用药只可吹入喉中，切不可敷其舌，必俟喉中全好，然后敷舌，待舌好，再敷口唇，甚毋得概敷，恐毒无出路，反攻入喉，极为误事。陈曰：诺。予对乃翁曰：令郎之疾乃虚阳口疮也。翁曰：当用何剂？予曰：附子理中汤，煎热待冷饮之可救，如它药，不能立功。翁曰：疮乃热症，况上身已热，又天时酷暑，大热之剂，其敢进乎？予曰：此阴盛格阳之症，初未尝如此，因服寒凉过剂激之使然耳，翁不看其两足膝下皆冷乎？翁用手探足果冷，乃欣然听用人参、白术各三钱，大附子、炮姜、炙甘草各一钱，水煎冷与之。服后即鼾睡达旦，次早便能食粥半盏，足膝下渐暖。药仍如前，早饭后予与二三友散步山溪，午刻归来，乃见举家大恸于地。见予至，哭语予曰：不可为矣。本是热病，误服热药，今舌肿大，塞满口中，不能言语，死在顷刻。奈何奈何！予骇然应曰：安得有是不祥语也，今晨诊脉，与昨不二，适往返不过二时许，何倏尔有此大变乎？待予再诊决之。及诊六脉渐敛，较昨大有神气，面色亦和，独舌胀大。予心知为陈寒凉敷药所致也。乃诘陈曰：我别后可用敷药否？陈点首曰：已二次矣。予抚翁及诸人曰：无恸，立看予为翁消之，急取官桂研末五钱，用生姜自然汁调涂舌上，才涂上，但见眼泪双流，鼻中涕出，口内涎垂，舌顿消去，语近侍曰：我无事矣。诸环侍者，男妇不下二十，皆面面相觑，以为神奇。予曰：可即取粥与食使压之，庶虚火不再升，适舌胀满者，乃敷药寒凉闭其毒气，毒无从出，故作胀耳。桂皮乃辛热之物，又以姜汁调涂，取辛散之义也。诸人皆服其论。三十七

东之丈令眷，妊已六月，为伤风咳嗽，腹中吊疼，痰壅，喉音不清，头且眩运。脉左滑数，右寸弱，关滑，左尺有力，右尺弱。予以人参、白术、陈皮、贝母、茯苓、桔梗、桑白皮、紫苏、粉草、黄芩、前胡，四帖而病痊愈。三十八

吴东渠，年五十又七，因上年患疟，胸痞作胀，肌肉大削，因连服攻克太重，脾胃败坏，膝跟踝皆浮肿，遍身发热口渴，小水短赤，舌止黄胎，舌心焦煤干燥，误服寒凉，大便连泻五六次，目不能开，手足无力，倦于言语。予诊之，六脉俱浮大，按之豁然空虚。饮食不进，此中气大虚，元神俱脱，可畏之甚。即以人参、白术、茯苓、粉草、木香、葛根、酒炒白芍药，水煎服之。连进二帖，始能开目，渐出声言语，后以六君子汤去半夏，加葛根、白扁豆、山药、藿香、苡仁、白芍药、石斛，调理而愈。三十九

吴西源令眷，因未有子，多郁多思，肌肉渐瘦，皮肤燥揭，遍身生疮，体如火燎，胸膈胀痛而应于背，咳嗽不住口，医治十越月，佥以为瘵疾不可治。知予在程方塘宅中，乃迓予治。诊得右寸关俱滑大有力，左弦数。予以瓜蒌仁四钱，萝卜子、贝母、枳壳，调气化痰开郁为君，桑白皮、葶苈子、黄芩泻肺火为臣，甘草、前胡为使，三十帖全愈。

仍以《千金》化痰丸调理，向来年年至冬月，则咳嗽痰喘不能睡，自此后遇冬月痰再不复发。**四十**

族嫂程氏，环跳穴边肿痛，憎寒发热，不能动止，寝食俱废，头重恶心，上身热，下身冷，天明乃退，口干，舌上白苔甚厚。以柴胡、防风、桂枝解其寒热，以苍术、黄柏、五加皮、桃仁、赤芍药治其痛，木通利其湿热，且引火下行。甘草调和诸药，使各得职。一帖而痛止大半，再进寒热除，三帖痛全减去。改以小柴胡汤，加牡丹、枳壳、桔梗，二帖而舌胎脱然。**四十一**

上舍恒宇先生，原因生杨梅疮后，偶遭一跌，环跳脱出不能复入窠臼，疼痛殊甚。两足因长短不齐。予思不能复入窠臼者，以瘀血流入窠臼，占满故窍，致骨不得复入也。今但消去瘀血，必以行气活血之剂为主，以下行向导之剂佐之，庶可复原。用陈年窖中砖瓦，洗净煅过四两，生地、杜牛膝、骨碎补、丹参、赤芍各一两五钱，自然铜三两，蒲黄、车前子、苏木各一两，鹿角二两，玄明粉五钱。各为末，以茅草根一斤，红花四两，煎膏，拌晒前药，再以炼蜜为丸，梧桐子大，每空心及食前，酒送下八九十丸。未服此药之先，病足长二寸余，服此丸药后，只差半寸，设再制久服，必能万全。惜渠素畏药，中道而止，故功亏一篑也。岂胜叹哉！**四十二**

族侄孙女一周岁时，发慢惊，眼开手拳，目不能移，脚指微动，先自囟门后遍身如火，喉中痰声，口中痰沫，腹胀放屁，大便亦行。先以牛黄丸、苏合香丸进之不效。及各治惊治痰等药，与之皆不受，即从痰沫流出。用通关散吹入鼻中，亦不作嚏。自申时至戌时，犹不动醒，面色素青而白，气禀甚弱，因婢者抱而偶失跌受惊发热。此惊气乘虚而入，在法已无生路，但不忍坐视，姑以人参三钱，生姜自然汁拌炒煎汤，频频用匙挑入口中。初二三四匙皆不受，后又与五六匙，偶能入一二匙下喉，便觉痰声稍缓。因此频频与之，十匙之中有二三匙入腹矣。喉中气转，目便能动，始有生意。再以六君子汤加天麻、石菖蒲、僵蚕、泽泻、薄荷煎服。至鸡鸣时乃略啼一二声，方识吮乳。次日咳嗽，语声不出，小水短少，以辰砂益元散一钱，用灯心汤调下，热退声出。惟嗽不尽止，改以四君子汤加陈皮、五味子、麦门冬、桑白皮、桔梗、杏仁、薄荷，一帖痊愈。**四十三**

程少湖因饮生酒，食硬干豆腐，以致次日面上浮肿，胸中作胀。今经半年，腹中肠鸣，四肢浮肿，两腿及阴囊皆肿，口干，大小便俱不利，年四十六矣。夜卧气喘，膝下冷。先以人参、苍术、陈皮、萝卜子、半夏曲、葛根、厚朴、枳实、破故纸、大附子、茯苓，煎服两帖。气喘稍定，腹中仍鸣，加白豆仁、白芥子、桑白皮，小水颇利，浮肿渐消。**四十四**

吴斗一丈，歙溪南人也。八月初旬，自新都往湖州途次，偶感风邪，发热多痰，且又腹痛下痢，里急后重。原有肠风下血之疾，又以旧年乃翁痢疾发热卒于湖州，心甚恐怖。予脉之，两关滑大有力，尺寸俱不足。乃以白芍药一半生一半酒炒五钱，止痛为君；

当归活血，酒连、酒芩、柴胡、桔梗，清热升提阳气为臣；枳壳、槐花，兼治肠风为佐；益元散、木香以实大肠；山楂以消瘀血，调肝安脾为裨佐。一帖热减半，痢稍轻。次日仍用前药，外与丹溪保和丸调理，五日而出户。**四十五**

侄孙二水，年三十，体甚肥胖，夏月常浸在溪中，卧于松阴之下。至八月大发寒热，于巳午间，至天明乃退，不能起床，饮食亦不进，呕吐黄苦胆汁，胸膈胀闷，舌上干燥，生芒刺，沉香色，强硬不能言语，必含冷水漱之始能说一句，若再语三语，必三噙水而后可，惟西瓜新藕是啖。先发寒热之日，吐血一口，今则大便下血，症甚危恶，且咳嗽，此温疟症也。由医失解散，遽用黄芪以闭邪气，致成大祸。今法当清解止吐，俾饮食进，然后庶可保其生也。柴胡、知母各三钱，石膏七钱，葛根二钱，橘红、竹茹各一钱五分，酒芩、枳实各二钱，甘草、贝母各五分，水煎服之，三帖而吐止，改用二陈汤加柴胡、枳实、黄芩、黄连、天花粉、鳖甲、白术、何首乌，调理而愈。乃嘱其不可食荤，食荤早，恐复发也。**四十六**

堪舆[1]张锡泉先生，患左胁皮里膜外疼痛，有恶寒发热之状。以白芥子一钱五分，川芎、柴胡、桔梗各一钱，桂枝、甘草各五分，水煎饮之，当愈其半。次日以八珍汤加青皮为君，木香为佐，柴胡为使，一帖痊愈。**四十七**

族侄云岳患偏坠，脐腹腰俞俱胀而痛，左关脉弦大鼓指。用小茴香、甘草、苍术、益智仁、防风各五分，荔枝核、橘核、糖球子、柴胡各一钱，山栀子、青皮各七钱，服后其痛如旧，脉且转数。恐作囊痈，急为解毒。瓜蒌五钱，当归、甘草节、金银花各一钱，连翘、柴胡、青皮各七分，水煎服之。痛定肿消。因食鸡鱼太早，次日脐腹又作胀痛，发热不能睡，昨日囊消后弦脉尽退，今复弦矣。改以山楂、瓜蒌各二钱，金银花、柴胡、连翘各八分，甘草节、黄连、当归各五分，青皮七分，两帖而愈。**四十八**

一妇时方妙龄，表虚易感风寒，致成鼻渊，流清涕不止，便觉头运，两太阳常作痛，且多喷嚏，脉之两寸洪大，用秦艽、酒芩、桑白皮、马兜铃各八分，白芍一钱，滑石、石膏各二钱，枳壳、蔓荆子各五分，甘草三分。四帖涕止病愈。**四十九**

程两峰丈，偶与乃侄稍有介蒂，其晚饮于侄家，归觉腹中胀满，呕哕不宁，次日眼珠面色皆黄，恶寒发热。时当仲秋，正疟痢为疠之候，医作疟治，五心加热，下午潮热烦躁，似呕不呕，且鼻衄腹痛，大便黑如墨，吐出黑血如烂猪肺者然，约碗余，有谓所吐之物如此，大便之黑又如彼，似有中蛊之象，心疑乃侄毒之也。正欲与乃侄争辩，予仲子泰来适在渠宅，徐语渠诸郎君曰：尊翁症尚可起，顾不为救症，而务与人哄，何舍重而图轻耶！渠家素不急予，仍迓所亲信者率相视之，见目珠如金，面若熏橘，腹大如斗，其中有块大如碟，坚如石，两足下皆浮肿，四肢且冷，小水赤，饮食不思，莫不面

① 堪舆：许慎：“堪，天道也；舆，地道也。”谓相地看风水。

面相觑，辞而不药。举家闻言，通宵号泣，惟欲攘臂[1]争哄，仲子泰来又语之曰：家君固不敏，其知识量不出诸公下，昨自华阳归，迓而诊之，当必有说。举家欣然，敦予求诊，其脉左涩右滑。予曰：据滑脉主痰饮，涩主有瘀血也。今所吐所下皆瘀之征，断非蛊也，使得早从事，曷有此猜忌，此号泣哉！两峰曰：吾生平颇谨疾，瘀自何致？予曰：《内经》云怒则伤肝，甚则呕血，不呕则积，积而瘀于经隧，满而溢也！两峰曰：若谓从怒而致，则此语恰当吾病源矣！敢请剂。予用当归尾三钱，赤芍药、牡丹皮、川芎各一钱五分，玄胡索、五灵脂、桃仁各一钱，滑石、茜根各二钱，水煎饮之。所下黑物甚多。腹中仍痛，块犹未软。前方再加青皮、山楂、酒蒸大黄服之，大便行三次，黑瘀及痰不计其数，从此腹渐宽，块渐融[2]，面色稍转，而黄日退，饮食津津有加，四肢微温，有生气矣。惟两足浮肿不消，改用六君子汤加炮姜、茜根、滑石、青蒿调理，而黑粪全无。一月精神复旧。里中谓予此役匪独认病投剂为足称，且俾二宅释猜疑，排忿争，其雅谊尤足重也。五十

予有表嫂，小产后，腹痛晕厥，冷汗淋淋，遍身麻木，心怔怔动。左脉绝不应指，虚极故也。以当归三钱，川芎一钱五分，人参、荆芥穗，灯火烧存性各一钱，益母草、泽兰叶各八分，甘草五分，水煎饮之，腹痛减。惟怔怔不宁，以四君子汤倍加黄芪为君，当归、香附、益母草为臣，川芎为佐，炮姜为使，两剂而安。五十一

陈士美，孤子也。年弱冠，由梦遗后患头疼发热。时值仲夏，医治不瘳。凡市中有名者，率延致，转治转热，反加水泻口渴，日夜不得眠者旬日，众视为危。时有俞氏者，用参、芪、白术为其敛汗止泻，而汗泻愈剧，呻吟不间昼夜，勺粒不入口，咳嗽胸痞，躁闷不宁，又四日矣！渠亲邵琼林交予，因浼邵逆予为治。诊其脉，左弦长，右洪大，俱七至，舌苔焦黄，体若火燎，神昏气促。予曰：此仲景伤寒热症也，邪在阳明、少阳二经。其危不啻风中烛，胡时师不认症察脉，徒以梦遗受病，率投补剂，无怪乎转治转剧也。幸予至，设迟一日，大事去矣。用石膏五钱，柴胡、知母各三钱，炙甘草、白芍药、枳壳、桔梗、黄芩、天花粉各一钱，粳米一撮，急煎饮之。夜半热稍退，神稍静，脉之仍数甚，继以前剂进，天明乃得睡，觉而热退，神清，泻止，膈宽。惟口尚渴，再用柴胡一钱五分，白芍药、麦门冬、知母各一钱，石膏三钱，甘草、五味子各五分，人参七分，服之舌润渴止，余热尽退，粥饮始入，渐向安矣！忽两足指前一截痛如犬啮，不能耐，以野蓼一握，入明矾四两，煎汤薰洗，痛势稍缓。又以薏苡仁三钱，木瓜二钱，黄柏、牛膝各一钱，汉防己三分，一帖而愈。后又干咳嗽，昼夜不住口，喉且疼，胸胀而体略热，此为误服参术太早之过，用马兜铃、百部、御米壳，各用蜜水制过一钱，五味子、甘草各五分，百合二钱，四帖而愈。五十二

[1] 攘臂：捋袖露臂，激愤之状。
[2] 融：原作“熔”，据文义改。

程松逸兄患酒疸，遍身皆黄，尿如糵汁，眼若金装，汗出沾衣如染。胸膈痞满，口不知味，四肢酸软。脉濡而数，以四苓散加厚朴、陈皮、糖球子、麦芽、葛根，倍加青蒿，水煎，临服加萱草根自然汁一小酒杯。四帖，其黄涣然脱去。五十三

太学岐原门下干人，名仲谏者，患跨马痈，大发寒热，红肿疼痛，呕恶不纳饮食，外科医月余，肿痛日加，饮食日减，肌肉日消，精神大惫，不能起止。岐原邀予脉之。六部数而无力，形气殊不胜息。时有专科唐氏，为渠调剂将进，予诘何剂？唐曰：真人活命饮也。曾服四剂，今始加大黄。予复诘曰：前此何剂？唐曰：败毒散，黄连解毒汤。予晓之曰：此皆治初起有余之疾，据今症仍气血大不足者，法当大补，托而出之，庶保终吉。唐曰：凡痛为实，痒为虚。今痛正盛，脉正数，饮食且不进，大补必加饱闷，饮食何由进，热毒何由出也？予正色语之曰：《素问》云：数脉所主，其邪为热，其症为虚。今痛极者皆由寒凉败毒之剂伤脾胃，凝气血，故饮食减而痛增也。又以败毒之剂进，是鸩之尔，安望脓出而全其生乎？唐曰：补剂迨脓溃之后，或因脓清而后用之。今脓未出，安可谓虚而补之？吾为专门，不敢任其责。予顾岐原曰：生死在此一剂，不可不慎。彼谓脓未出无补理。彼排脓内托散，十全大补汤，非外科急剂乎？大抵凡病宁使有余，后欲剥之，乃为易易，今狼狈若此，再株守成法剥削，后何以措手？岐原曰：井蛙之见，岂知有天，惟叔命剂。予用黄芪三钱，人参二钱，川芎、当归各一钱，白芷、官桂、甘草、防风各五分，急煎饮之。一帖痛止而精神回，饮食进，再剂而脓溃，十帖肉生能动止矣。唐乃拊膺，啧啧语同列曰：今而后知补剂能出脓而加食也。吾侪外科当永识此，以为法则。五十四

一妇咳嗽，痰中有红，大便一日五六度，恶心，饮食极难下膈。才下膈腹中即不安，立时欲泻，必尽泻出乃止。肌肉消瘦，下午发热。热将发时，四肢先麻，两足膝皆战摇，两寸关脉滑数，两尺沉细，此虚中有食积痰饮之候也！脉虽数，午后虽发热，不敢轻用寒凉，特为温补下元，庶关门有守，泻可止也。山茱萸、菟丝子、人参、破故纸、杜仲、山药、茯苓、泽泻、桂心、砂仁，服下甚安，四剂后，下体不战摇矣！但饮食腹中微疼，即欲登厕。前方减去山茱萸，加白术、肉果、木香，八帖愈。五十五

族侄煌，春温后，忽鼻衄寒战，小水不利，舌上焦黄，目珠极红，六脉浮而不见，举室惶惶。予曰：此作汗之兆，由热极使然也。因先时汗未透彻，阳明余热在经，迫血上行，越出鼻窍，故有此症。以石膏、滑石、生地黄、升麻、赤芍药、牡丹皮、麦门冬、天花粉、甘草，煎而服之，汗出如雨，直至两踝。舌润而胎尽退，衄亦止，目珠色淡，脉乃渐出。改用人参、麦门冬、五味子、白芍药、甘草、知母、黄芩、柴胡、竹叶、石膏，服下，大便原五日未通，今亦始行，精神大转，饮食亦渐进矣。五十六

富昨汪氏妇，对河程门女也。年仅三八，经不行者半载，腹大如斗，坚如石，时或作痛，里医尽技以治，月余弗瘳。乃举歙友为翼，又治月余，腹转胀急，小水涓滴不通，乃仿予治。孙仲暗法，而用温补下元之剂，则胀急欲裂，自经求尽。文学南瀛怜之，荐

予。诊其脉，两关洪滑鼓指，按之不下，乃有余之候也。症虽重，机可生。询其致病之源，由乃姑治家严而过俭，其母极事姑息，常令女童袖熟鸡牛舌之类私授之，因魆食冷物，积而渐成鼓胀。前任事者，并不察病源，不审脉候，误作气虚中满治之，胀而欲裂，宜其然也。乃用积块丸三下之，而胀消积去。后以丹溪保和丸，调养一月而愈。积块丸列《赤水玄珠》第五卷虫蛊后。五十七

族侄孙仲登，因与堂兄构讼，城中方归。时值二月末旬，醉后房事二，起而小溲，随即脐下作痛，水泻肠鸣，一日十数度，发热头痛。里医进理中汤一帖，反而呕逆烦躁口渴。敦予诊之。左脉弦大，右洪大，俱七至，饮食不能下咽，昼夜不得睡，面赤唇燥，舌上黄胎深厚，诊毕语予曰：我房失后，阴症伤寒也。小腹痛，且漏底，幸叔祖救之。予笑而应曰：以子所言，决为阴症，以予指下辨之，当是春温阳症也。且外症亦阳，乌得为有房事而遽以理中进之乎！族中相知者，交为予言，渠病的属阴症，故呕吐水泻，不可因其面赤便认为阳，顾戴阳症与此近似，幸加察之。吾辈正拟于理中汤内再加大附子、肉桂，庶可保全。予极言不可。仲景有云，桂枝下咽，阳盛则毙，况附子理中者乎！阴阳寒热之间，辨之不真，生死反掌耳！兹当舍症而从脉也。以温胆汤加姜汁炒黄连、柴胡、干葛，与二帖。嘱令当夜饮尽，俾明日不它传也。予别后，渠一服而呕逆止，余症悉在，诘朝子诊，竟扣渠曰，夜来二药必未服完，不然何两手之脉洪大搏指如是。佥曰：因有竹菇、黄连，恐非房失后所宜，故仅服一。予曰：不服黄连，致热转剧，今日非石膏不能已，乃与白虎汤加竹茹两剂。临别嘱渠曰：今症非昨日可比，用石膏者，岂得已哉。设当用不用，使经中之热传入于腑，非大黄不能瘳，切勿失时误事。讵知别后，又有惑之者，仍只服一帖，泻即随止，余小腹之痛具在，次日，予诊毕，语渠曰：昨临行时嘱之再三，何乃又不服完？今脉洪长坚硬，邪已入腑，奈何奈何！对曰：众谓石膏太寒，恐小腹加痛，实只服一帖而已。予曰：惧服石膏，今且服大黄矣！皆失时误事之过，周金人铭云：荧荧不灭，炎炎奈何，其斯之谓欤！思非桃仁承气汤不可，乃觌面煎服，连饮二剂，下极黑燥粪五六枚，痛热俱减。再为诊之，六脉皆缓弱，迨是病方尽去，改以四君子汤加白芍药、黄连、香附，调养数日而愈。五十八

汪希明，竹山丈长君也，年弱冠，性多躁，素有痰火，旧曾吐红，张医用收涩之剂太早，以致痰与瘀血留滞经络，酿成病根，恬不知觉。且为灸肺俞、膏肓，撼动前疾，止涩无功，滋阴作壅，咳不能睡。又误作风邪，而投散发风剂。不思火盛得风，其势愈炽。血从口鼻喷出，势如泉涌，延予为治。六部洪数，身热而烦，又时当三伏，内外之火夹攻，纵体质刚劲，宁能堪此销铄哉！予思，非釜底抽薪之法，难夺其上涌之势。乃以三制大黄三钱，石膏五钱，黄连、茜根、滑石各二钱，牡丹皮一钱，急煎饮之。大便微行二次，血来少缓，即用石膏、滑石、冬青子各三钱，旱莲草、茜根各二钱，黄连、山栀子、贝母各一钱，甘草五分，茅草根五钱，煎服，血乃全止。三日后大便结燥，火又上逆，咳咳连声，左关脉弦劲，右关洪滑。与当归龙荟丸下之，而咳始缓。改以瓜蒌

仁、茜根各一钱五分，贝母、旱莲草、麦门冬、知母各一钱，白芍药二钱，黄连、黄芩各七分，青皮、甘草各三分，仍加茅根，后每遇大便燥结，即进龙荟丸，迹此调理，三月大定，半载全瘳。书云病有六不灸，火盛者不灸。此由误灸，几于不保，故特识之，以为好灸者龟鉴。五十九

德兴文学祝弘吾公，祝令君叔祖也。在休衙偶有阴阳之患，子午潮热，咳嗽痰多，汗流不止，胸膈不畅，大便燥结，动作喘乏，口渴。以贝母、知母、瓜蒌仁、桑白皮各一钱，枳壳、黄连、麦门冬各八分，桔梗、柴胡、前胡各五分，甘草三分，五味子十一粒，服下，五更微汗，热退十之七，惟痰嗽喘乏，改用瓜蒌仁二钱，余如前，外以七制化痰丸夜服，热尽退，渠甚喜，以为自是以往，可勿药矣！予曰：未也，据脉弦数不减，恐防作疟，公未为然。予适东行半月，书报疟作，咳嗽转加，所出皆黄黏老痰。予曰：书云无痰不作疟。仍用前方，倍加柴胡、贝母为君，加乌梅一个，四剂，霍然良已。公曰：翁之视疾，应若桴鼓。古云智者不治已病治未病。吾于翁言征之，乃以是备言祝令公，祝令公喜曰：孙君匪独得岐黄正脉，其雅谊足称，祖叔尚未前闻，予当赋诗以赠，由是欣然手书若干律，以授予。其诗附后第六卷。六十

素封汪宥翁，年八十有一，因劳倦感冒，胸膈大热而痞，口渴，舌上苔白如敷粉，咳嗽夜不能睡，此少阳症也。柴胡一钱，桔梗、枳壳、竹茹、知母各八分，酒连、酒芩、天花粉各七分，甘草四分，姜三片，服下乃得睡。口仍渴，痰仍嗽，前方加半夏曲，夜与二母丸，治其热嗽而愈。六十一

汪炼兄内人，经水久不止，内有紫黑血块，今则胃脘胸腹皆痛，玉户且肿，手足皆冷，绝不知饿。脐腹之下有一块，坚如铁。脉左数右沉涩，此血瘕症也。用糖球子五钱，玄胡索、五灵脂、香附、麦芽、青皮各一钱，水煎服。夜即痛减其半，手足渐温，后加丹参、川芎、蒲黄、益母草、当归，四帖而痛全止，玉户亦消，再四帖而经调。六十二

程相如丈令政，孕四月，头疼，遍身皆痛，腰痛更甚，恶寒发热，咳嗽口渴，六脉浮数。以小柴胡汤加防风、羌活、葛根、姜、枣煎服。夜忽大发寒战，继而发热，五更又发战，告急于予。予曰：此作汗之兆。俄而汗出，口渴头疼身热皆减，惟胸膈胀闷，此胎气上逼而为子悬。以大紫苏饮与之。紫苏、人参、白术、茯苓、甘草、当归、陈皮、大腹皮、川芎、白芍药，服后身冷而汗出不止，胸腹胀痛。急以夺命丹进，服下嗒然而睡，觉则痛止胀消。始进饮食，身温汗止，骎骎向安。夺命丹用白茯苓、牡丹皮、桃仁、白芍药、桂枝，醋水煎服，止痛如神。六十三

余文台壮年咳嗽吐红，腹中常痛，夜多口渴，梦遗，背心作胀。两手脉短弱，两关弦大，左尺弱，右尺滑大。心血不足，中焦有痰积，膈间有瘀血，阴分有淫火。乃先为清肃上焦，用山栀仁、牡丹皮、丹参、茯苓、甘草、贝母、橘红、益元散，服十帖，背胀渐消，惟咳不止。改用黄芩、杏仁、半夏曲、益元散、黄连、瓜蒌仁、甘草，十帖而嗽止。惟腹痛不除，再以遇仙丹，同丹溪保和丸进之。大便下稠积痰甚多。后以人参、

白茯苓、白芍药、紫菀、知母、麦门冬、甘草、当归、五味子，调理而愈。六十四

邵伯成丈大令媛，经水适行，洗浴后，感冒风邪，误服人参补剂，大发寒热，呕吐烦躁，随即口噤，心烦不安，循衣摸床。时当仲夏之晦，予谓上焦有痰，因误补，故阻滞其气道而然。与加味温胆汤，半夏四钱，橘红二钱，白茯苓、枳实、竹茹、麦门冬各一钱，益元散三钱，生姜三片，水煎饮之。一帖而安。后稍劳，复头疼，痰火上冲，背胀腰痛。以柴胡、薄荷、甘草、枳壳、桔梗、酒芩、桑皮、半夏、麦门冬、山栀仁、茯苓、生姜，调养痊愈。六十五

金氏妇，苏双泉之亲妈也。旧秋患崩中，愈后方百日，时值上巳[1]，因洗浴受风邪，外寒而束内热，前后心胀，四肢肿痛，面有浮气，恶寒发热，呵欠不时，大小便欲行不行，口内常甜。六脉浮大而数，以柴胡、紫苏、麻黄、桔梗、枳壳、大腹皮、厚朴、酒芩、姜黄，服下，夜得微汗，胸腹稍安，四肢仍胀，再加萝卜子进之，觉烦躁，且醋心。改用二陈汤，加香附、大腹皮、桑白皮、姜连、枳壳、山栀子各八分，益元散二钱，薏苡仁三钱，吴茱萸三分，服下，四肢消半，面气全消，觉腰痛嗳气胸膈嘈辣。用六君子汤，加薏苡仁、姜连、厚朴、知母、泽泻、郁金、砂仁、枳实，调养半月，四肢悉平，嘈杂寻愈。六十六

文学张云门三令郎，丁年偶发寒热，右胁有一块，降起疼痛，手不可近，下午至夜尤甚，额颅手心皆热，脉右关洪滑，两尺尤有力，日夜不得睡。乃仿推气散例，姜黄、桔梗、川芎各一钱五分，枳实二钱，白芍药一钱，粉草五分，姜枣煎服。外与当归龙荟丸。其夜大便行一次，颇得睡，三更后，先发寒战，徐热，至五更微汗，而胁痛寒热悉减。再诊之，左脉略弦，舌有黄白厚胎，两胁重按微疼，大便燥结不行。以小柴胡汤减半夏，倍加瓜蒌，鳖甲，牡蛎，胁痛全瘳，睾丸略硬痛，彼自以为无恙矣。予语渠姐夫徐仲子伟曰：病先起胁下，顾胁下为肝之经，后及睾丸硬疼，其睾丸亦肝之地，此余热未尽彻故也。而彼已厌药，以小愈为全安。不出浃旬，必有奇疾。徐仲子曰：奇者若何？余曰：此君性急好胜，倘勉强作文，遇劳而发，憎寒壮热，非疟即囊痈也。予倘东行，子宜识之。别后半月，果因作文，夜发寒热，囊渐肿大，其热如火。及予至诊之，六部皆数，两尺且近于洪，知其脓已成，必溃而后已。彼心甚恐，予曰：无伤，易与耳！急以营卫返魂汤，加金银花为君，两帖而脓溃。再加人参，又两帖而肌生，十日痊愈。方用何首乌、赤芍药、当归、小茴香、甘草节、木通、金银花、贝母、枳壳、白芷，水与酒共煎服之。此方加独活，治流注尤神。六十七

朱宅内眷，孕已八月，因送殡受惊，胸膈胀闷，呕逆不入食。城中时师认为外感，为之发散，呕恶愈剧。举家恐胎有动，延予诊视。两寸脉皆洪滑，两尺弱，此亢上不下之候。胸膈胀者，盖由子悬而然，此一剂可瘳也。夫曰：胎妇难任峻剂，觑其呕恶之状，

① 上巳：农历三月三日，为上巳节。定为夏历之三月上旬的第一个巳日。

胀闷之势，时刻不祇，一剂曷愈？予曰：请试之，与温胆汤，加姜汁炒黄连、大腹皮，水煎成，送下姜汁益元丸，果一帖而呕止膈宽，即能进食，午后酣寝，怡然若未始有病者。其夫讶曰：温胆汤何神若此？幸详其义。予曰：胎孕之症，重在足少阳，足少阳者胆也，病起于惊，气逆，痰随胎气上逼，故脉亢上不下。在《难经》为溢候，由木火之性上而不下。经曰：上部有脉，下部无脉，其人当吐，不吐者死。予故云一剂可愈也。方名温胆者，此温字非温暖之温，乃温存之温，黄连、竹茹清其肝胆之火，同白茯苓而安心神，益元丸压其痰火下行，火下行而胎因之亦安矣！筠皋公曰：先生认症真，故投剂确，非神乎药，神乎用也。六十八

故邻泉令嫒及笄后患吐血，每吐碗余，下午倦怠，夜分潮热，呕吐不食，大便秘结。时师视为阴虚火动，投以滋阴之剂，反加饱闷，背心胀痛。予诊其脉，两寸洪大，两尺弱，知其有瘀血凝滞，以致新血不得归经，故满而溢也。法当消瘀为主，用白芍药、枳壳、前胡、益元散、桃仁、红花、牡丹皮、山栀子、贝母水煎，临服入萝卜汁一小酒杯。服后呕吐如旧，大便仍秘，乃以龙荟丸通之。更以石膏三钱，橘红、半夏曲、姜连、茜根、竹茹、黄连、枳壳各一钱，白茯苓八分，甘草三分，服后大便行三次，吐止食进。后用二陈汤加滑石、丹参、丹皮、茜根、白芍药、香附，二十剂后，经行热退，背胀悉愈。从此经调，血不上逆。六十九

汪思石令堂，年可五旬，大怒后小解，蓦然晕厥。口禁牙关，不省人事。以苏合香丸灌之而苏。左手右足疼痛不能举动，用二陈汤加酒芩、五加皮、秦艽、石菖蒲、防风、薏苡仁、紫荆皮，四帖而愈。七十

族侄孙君实，壮年患遍身筋骨疼痛，肢节肿痛。其痛极，状如虎啮，大小便起止，非三五人不能扶，诸痛处热如火燎，食饮不入，呻吟床褥，已经二候。有以疏风之剂投者不应，又以乳香、没药活血止痛之剂投者亦不应。延予诊治，六脉浮紧而数。予曰：此周痹也。势甚恶，俗名白虎历节风，乃湿热所致。丹溪云，肿属湿，痛属火，火性速，故痛暴猛若此。以生地黄、红花、酒芩、酒连、酒柏、秦艽、防风、羌活、独活、海桐皮、威灵仙、甘草，四剂而痛减大半。再加赤芍药、当归、苍耳子、薏苡仁，减去独活、秦艽，又八剂痊愈。七十一

叶子黑内人患疫，医为其汗，为其下，罄技不能起，尸寝者已浃旬。家事窭乏，亦不能复迎医，邻人睹其状，以生死在须臾间，群然发善愿，科敛助其殡敛之需。予闻为之诊，六部俱微弱不充指，右关稍滑，精神昏惫，仅一息奄奄，四肢冷厥，口渴。予诊毕语诸邻曰：据症甚危，据脉邪已尽退，惟虚惫而神气弱，非大补不能也，诸君苟能以助殡者助其市人参，庶几可起死而还之生也。诸君既怜其死，宁不以冀其生乎。予非毫有希觊，顾渠力不足赡，愿与诸君共圆满好生善果耳。诸邻固有善心，激于予言，益忻然相语曰：惟先生命。即以六君子汤加归、芍，补气血而化痰涎，以麦门冬、五味子复脉通心而生津液，以桂枝温其四体。午刻进药，晡刻四肢渐暖，精神焕发，尚无力开声。

改以生脉汤加远志、归、芍、苡仁、山药，调理而愈。诸邻人大快。七十二

孙如亭令政，年过四十，眼偶赤肿，两太阳疼痛，大便不行者三日。平时汛期一月仅二日，今行四日，犹且未止。里有开化余云谷者，自谓眼科捷手，医治逾候，肿亦不消，而右眼内眦突生一白泡，垂与鼻齐，大二寸余，余见而骇走，以为奇疾，莫能措剂。又见其呕吐眩运，伏于枕上，略不敢动，稍动则眩愈极，吐愈急，疑其变而不治。予为诊之，两寸关脉俱滑大有力，两尺沉微，予曰：此中焦有痰，肝胆有火，必为怒气所触而然。《内经》云：诸风掉眩，皆属肝木。诸逆冲上，皆属于火。盖无痰不作晕也。眼眦白泡，乃火性急速，怒气加之，气乘于络，上而不下，故直胀出眼外也。古壮士一怒而目眦裂，与白泡胀出眦外理同，肝为血海，故血亦来不止，治当抑其肝木，清镇痰火，则诸症自瘳。先用姜汁益元丸，压其痰火，以止其吐，再以二陈汤加酒连、酒芩、天麻、滑石、吴茱萸、竹茹、枳实，煎饮一帖，吐止运定，头稍能动。改用二陈汤加芩、连、谷精草、香附、夏枯草、吴茱萸、薏苡仁，两剂赤肿消，白泡敛，四剂痊愈，血海亦净，从是后不发。七十三

吴勉斋年近五十，有腹痛疾，或作或止，性极急，多躁多怒，今痛在当脐，不间昼夜。市里医者为下之，已五日，大便虽泻，痛则尤甚，饮食不进，手足清冷，形神俱倦，脉仅四至，重按则伏而有力，此由攻克太过，寒凉伤脾，脾虚则中气不运，积反凝滞，以故大便虽泻，而积不行，痛终不减也。治当建立中气为主，中气一回，痛当立止。先与海藏五神丸二钱，滚水送下，以止其痛。此丸补接元气，安和五脏，升降阴阳，极有神应，故名五神丸（方出《医垒元戎》第十卷中）。再用小建中汤，调肝养脾。盖脐下乃肝经部位，惟此汤乃对症剂也。白芍酒炒三钱，炙甘草一钱五分，桂心一钱，加香附一钱，生姜三片，水煎服。午牌进药，未牌已报痛止。因其夜进粥太频，且食鸭汁，撼动余积，腹又作痛，且加胀闷，面有浮气，里急后重，与四平丸而渐定。外以二陈汤加香附、砂仁、苍术、厚朴、山楂，腹中始觉宽快，三日无恙。又纵恣口腹，大啖肥甘糕粽肉鸡之类，不饱不止，腹中大痛，时刻难存，欲吐则食已下膈，欲泻则食尚未入腹，自喊叫云，可取木香槟榔丸、大承气汤，急与我下之，虽死无憾。予谕之曰：据痛虽甚，腹则不坚，顾今日适届冬节，礼曰：先王于至日，闭关安静以养微阳，曷敢以大寒峻剂而汩天和乎？设不得已，只须柏树东行根上白皮一钱，长流水煎饮之，一服可愈也。夜已二鼓，觅而煎服，天明泻三五行，痛减大半。仍以小建中汤和之，痛又旋减，惟脐下尚不脱然，常常以热手重熨之，大便欲行，及至厕，又不解，知其血少而气不调。用熟地三钱，白芍一钱，杏仁二钱，乌药一钱，木香五分，水煎饮既，下黑粪甚多，十年腹痛沉疴，从此再不复萌。此后勉斋常语人曰：吾得孙公五神丸、柏根皮、小建中汤三法，不啻脱胎换骨，数年来，岂惟饮食增加，即步履轻便，捷若少壮，皆孙君赐也。亲友有求其三法者，畀而服之，捷若桴鼓，彼家谓予殆三生夙缘云。七十四

黄颐斋内子，产未弥月，醉犯房事，血来如崩，势不可遏，发热头运，大小便俱热，

六脉洪大。以竹茹、蒲黄、白芍药各一钱，香附、茯苓、侧柏叶、青蒿各七分，甘草、炮姜、艾叶各三分。血止大半，腰犹胀痛，下午胸膈饱闷。改以川芎五分，当归、茯苓、破故纸、蒲黄、香附各八分，姜炭、甘草各一分，陈皮七分，人参一钱，服此血止，腰痛功愈。七十五

程心章兄，颊腮红肿，呕恶发热，不能进食，下午烦躁，口苦，夜不能睡。六脉洪大，此欲名鸬鹚瘟是也。乃少阳阳明二经之症，法当清解。以柴胡、贯众各二钱，干葛、竹茹、半夏曲各一钱，黄连、枳壳各七分，甘草四分，一帖而瘳其半，再服，肿消食进而安睡矣。七十六

程六十者，原有喘嗽。今肿发于面，四肢俱浮，大便溏，小水少，一时多怔忡，此痰饮症也。以旋覆花汤加桑白皮、薏苡仁主之。旋覆花、桑白皮各一钱，半夏、人参、橘红、茯苓各七分，厚朴五分，桂心、甘草各三分，薏苡仁一钱五分，生姜三片，水煎服。一剂而怔忡除，四剂喘肿俱消。七十七

程七护丈，发热背痛，起于伤酒，医治三月，反加里急后重，泻下红白黏稠。中脘有块，自鸠尾骨直硬至脐，如横梁状。小水少且涩，一日仅进粥二盏，卧不能起，才立起，即后重下坠，腹中隐隐痛。与积块丸消之，连与二日，所下血屑甚多，外与滑石三钱，当归二钱，桃仁、川芎、白芍药、枳实、山楂各一钱，酒芩、酒连各八分，木香六分，升麻五分，连进四帖，块软腹宽。再以丹溪保和丸兼服一月，而消其六，饮食大加，红白俱无，块痛硬势虽云稍可，然其根尚未易刈，素多纵性，饮啖无忌，每每为饮食所复。病久而中气虚弱，难任峻剂。乃与六君子汤，加香附、山楂、滑石、红曲、木香、酒连，调理而痊。乃嘱之曰：足下两撄危疾，皆纵恣所致，不佞殚力尽技，为足下拯之，非易易也，固三生之缘有在，幸无为再误。邵子谓：爽口物作疾，快心事为殃，足下其鉴诸。七十八

程孺人黄氏，予之内亲也。热发头痛，遍身如煅，口渴谵语，饮食不进。先已迎程文峰氏疗之，认为痛风症，授以蜡丸及辛温之剂进之。予适至，为之诊，六部弦而洪数，视其舌，皆沉香焦燥，芒刺深厚，神渐昏沉。乃语之曰：此春温过时热病也，法宜清解，彼视为痛风而用辛温，是谓如火益热，适足以戕生，非卫生也。方和宇氏亦以予言为是。乃用石膏五钱，知母、麦冬各三钱，竹茹、甘草、黄连各一钱，生姜三片，一帖而神清，再帖汗津津出，始能言，热解食进。又两帖，一身轻快，自能坐立。再用薏苡仁、麦门冬、白扁豆、甘草、黄连、白芍药、香薷、白茯苓，调养而愈。七十九

程有望孺人，年逾五十，月汛当止不止，来且甚多，遍身皆疼，手足牵扯而痛，牙疼经年不愈，此气虚血热症也。白芍药二钱，当归八分，人参七分，蒲黄、五灵脂、炒黑侧柏叶各一钱五分，甘草、姜炭各三分。四帖诸症悉减。惟牙疼尚存，改用石膏一钱五分，人参、石斛、当归各八分，地黄、白芍药各一钱，黄连、升麻各七分，白芷、甘草各三分，再四帖，牙痛亦愈。八十

上舍近洲，予族中至厚侄孙也。性拓落，豪放不羁，夏仲在苕，与诸友泛舟游于碧浪之间，兴至，即百觥不辞，亦以是终为酒困也。呕恶体热，胸胁胀闷，腹中疼痛，大便秘结，饮食大减。苕之名医，如杨调元者，桥梓悉方治之已三月，或愈或否，延至深秋，肌瘦神瘁，日进米仅二合，胸胁胀，腹中痛，漠然略无所减，懑然而不可支，两足皆有浮气，归谋于予。左脉沉弦而数，右关结实，大如碧豆，因诘其在苕所服之剂。答曰：彼谓侄孙禀薄肌脆，宜当理脾，向服多理脾之剂。予曰：否，子所苦者，胸胁胀闷，腹中疼痛，大便燥结，其累大矣！理脾曷可以去此哉？适足以益病耳！经曰：塞者通之。又曰：通则不痛。其治此病之谓欤！乃取当归龙荟丸三下之，大便行五六度，又与酒连、酒芩、青蒿、姜黄、槟榔、青皮、半夏、葛根饮之，豁然焦膈通达，呼吸开利，惟头略晕，足上浮未去，前方再加滑石、茯苓、薏苡仁、山楂，与调中丸兼服，半月痊愈。近洲喜曰：人皆谓我症似中满，今不满者，叔公力也。敢不德欤。予警之曰：吾闻君子之于身也，兢兢焉不敢轻父母之遗体，无伐天和，则疾疢不作。无反天常，则灾害不逢。蘧伯玉尝言：行年五十，而知四十九年之非。况新愈后，尤当痛惩，庶保遐龄，区区无足恃也。别未五年，予在宜兴闻讣，果以伤酒而卒，噫！惜哉！八十一

甲午仲秋下旬，黄源金先生以中馈病急，谒予于市，貌甚惨，步立栗然。语其症，怔怔言涩于吻，不胜其忧。执族医尺一白予云：病自仲夏吐血二碗余，初以芩、连、栀、檗、生地、芍药，大寒之剂投之，一帖而止，未几则咳嗽彻昼夜。后师谓咳自吐血后，当以滋阴降火之治。逾两月，尽其法而罔效。反加喘促泄泻，辰巳二时，发热烦躁。师告技穷，谓喘咳，乃火刑肺金，泄泻乃脾胃已惫。保脾则火愈炽而喘咳增加，滋阴则泄泻绵绵而元气下脱。经书所记，嗽而下泄上喘者死。此症之谓也。似无可奈何矣！语竟泪潸潸下。予观其忡忡之状，心不觉惕然动也，市去渠宅五里许，即步去一视，观其面青，喘促，抬肩撷项，息息连身而倒，胁背俱疼，日夜不得伏枕。脉之左涩，右寸关滑大。诊毕顾金兄犹泪盈眦。予抚其背曰：毋泪，尚可生也。适徐仲子同视，诘予曰：症若此，夫子曰可生，何也？予曰：是非汝所知也，第观予治，俟奏功，当语汝。遂以紫菀、茜根、牡丹皮、桃仁、益元散、桑白皮、茯苓、桔梗、瓜蒌仁、桂枝、白前，水煎，临服加韭菜汁半酒杯。服后背胁痛止，泻减半，乃得睡，但咳而声哑不除。次以杏仁、桔梗、紫菀、甘草、白前、五味子、瓜蒌、干姜、款冬花、半夏曲、通草，水煎服，服后声渐开，泻全止，惟嗽尚多。再以半夏曲、桔梗、茯苓、陈皮、甘草、杏仁、桑白皮、白前、苡仁、白芍、牡丹皮，水煎，后以丹溪治咳吐方，用泻白散加青皮、人参、白茯苓、五味子，调理痊愈。次年诞一子。是役也，徐仲子之功居多。盖金为徐仲子友也。徐仲子治疾多奇中，乃笃信予而推毂之，初投剂，人多置议，仲子独赞之曰：其必有见也。人人辟易，彼许可生，安得不望生哉！故金任之不贰。功成，余明甫、查仲修问予曰：病起于吐红发热，烦躁喘咳，皆是火邪，前后之师，滋阴降火药，法亦未爽，然而病转增剧，其故何也？予答曰：医不难于用药，而难于认病。余明甫、查仲修曰：市人

议先生治疾多不循方，每每师心，金之役，人皆市为火症，而用寒凉，先生独用温热，虽成功，小子窃为先生恐。予曰：病原于火，其势之剧，以治之太峻致然，夫血之初，来势如涌泉，安能一吐遂尽，必有余血伏于经络。思不及此，而以大寒之剂，一帖而止。大寒之剂，岂能止血，适以凝其血耳。血凝经络，滞于气道，气滞血凝，日甚一日。气滞又复生痰，痰与瘀血两滞经络，则肺气不利，故咳嗽声哑，不加察而为消瘀化痰导血归经，又以滋阴苦寒之剂施之，则痰瘀愈凝，而气道愈不利也。久则胃寒脾弱，反增泄泻，昼夜喘促不能卧矣！书云，上热未除，中寒复生，而为阴盛格阳之症。故咳而呕吐，予故始以桂枝、干姜之类温其胃，以桃仁、韭汁、丹皮、茜根之类活其血而消其瘀，故喘止而泻除。东垣曰：脾胃喜温而恶寒，信不欺也。古谓药不贵执方而贵合宜，方即兵家之阵图，匠氏之规矩也。图可授人，而不能授人斗。匠可授人规矩，而不能授人巧。此岳武穆对宗留守云，运用之妙，存乎一心也。予游方之外，亦不失方之内，惟不失方，窃谓知方，知方合法，岂区区能哉。观古人治虚怯之疾，即不治之症，亦能延之三五载。乃今治虚怯者，不半载而竟殒逝。犹驾言曰：殆今之天元运气使然，故人多不寿。愚谓天元运气，则人人皆如是夫？何予母八十有六，予父逾八望九，予伯母今九十有五，予表伯汪春元东台之父，年九十余，强健不啻少壮。不思速夭之由，皆为滋阴降火之误，而反归咎于天，天何尤哉！缘滋阴降火之法起于丹溪，继而王节斋、何大英之流，倡而和之，以成其风，此当今之大弊，而人未之警也。我师祖汪石山先生揭而指之，惜乎未有继其言者。一齐众楚，故滋阴之祸流而迨今，敝以继敝，无已时也。二三子其识之。徐仲子其闻之乎。仲修又问：先生何以认为是症为中寒而非阴虚之火，而又认其喘为瘀血也？予曰：脉与症皆可考。《脉经》云：涩为气滞，气滞则血凝。盛吐之后，大寒之药一帖而止，其未尽之余血，为寒凉所凝滞于气道为喘。书云：从前来者为本，从后来者为标。兹用活血消瘀之剂治其本，以温热暖胃之剂治其标，故泻止而喘定也。若夫阴虚火动之脉，乃细数之候，今脉滑大，非阴虚之脉。阴虚喘嗽之症，潮热于夜，两颊皆红，今热在辰巳阳分，而面色带青，由是以知其非阴虚之火，乃误用寒凉，激其火而上行也。经曰：水流湿，火就燥。中气既寒，火愈不能下矣。正如雨骤雷烈，则电光之火愈炽，日出而电光自息也。且阴虚火动，火起九泉，皆自足下涌泉穴起，以渐上升，今膝下冷而上身热，两尺脉又弱，盖由咳而气升。经曰：形寒饮冷则伤肺。肺气为寒药壅遏不得下降，故咳而吐酸。《丹溪纂要》云：阴气在下，阳气在上，喘咳呕吐，泻白散加人参、茯苓、五味子、青皮。故不从河间而用诸呕吐酸皆属于火之治。况今岁次甲午，为湿土司运，八月建酉，水土衰败之时。《内经》曰：毋违时，毋代化，且脾恶湿，湿多则泻，湿则生痰。前后之师，不考运气月令，一概而用滋阴降火之剂，助湿生痰，安望其痰之愈也。《丹溪纂要》云：实脾土、燥脾湿，是治痰之本也。遵而用之，如鼓应桴。予故曰：医不难于用药，而难于认病，有以也。八十二族侄合溪，年当八旬，春初偶为寒袭，发热咳嗽，医与芎苏散，即汗出不止，卮卮①连声，勺粒不入，昏愦经旬，汗日加，卮日甚。延予诊之，六部浮大无力，重按三五不调，六七至一止，右关近滑。诊毕，语嗣君敬所曰：尊翁由劳倦表虚感邪，脉故浮大无力，法当从东垣补中益气汤，一二剂可瘳也。医乃妄为散表，致汗漏神疲，昏愦发卮，高年值此，宁不殆乎？即可侥幸图安，亦不过千日养耳。敬所勃然俯而对曰：上巳后为家君寿期，不虞构疾，羸惫若此，苟保百日，俾菽水之心，庶几少尽，叔祖之赐多矣。若千日又出于望外也。予即以六君子汤，加竹茹、柿蒂以止卮，再加酸枣仁、石斛以敛汗，一进热退卮定，再进，汗止食入，三进，霈霈然精神长矣。乃减去竹茹、柿蒂，加当归，半月全安。先是祝令君谓渠有耆德，请为介宾，以疾辞不及赴，迨季春令君闻渠寿，即援例赐一级宠，以冠带扁，额用彰恩典，光于乡闾，后果三年而卒。八十三

孝廉方叔度令嫂江氏，年甫三旬，患胀满。诸名家或补或消，或分利，或温或寒，悉为整理一番，速手而去，举家惶惶，无所适从。叔度曰：闻孙仲暗昔患此，众亦束手，比得孙生生者治而起之。众皆敛衽钦服。仲暗伯仲适在馆中，盍咨访之。即发书介予，随绍向往。诊得左脉弦大，右滑大。予曰：此李东垣木香化滞汤症也。病从忧思而起，合如法按治，可保终吉。叔度喜曰：曩从事诸公悉云不治，先生谓可保终吉，此故仓公有言：拙者疑殆，良工取焉是也。幸先生早为措剂，予即照本方发四帖，服讫，腹果宽其半，继以人参消痞汤、琥珀调中丸，调理二月全瘳。叔度信予从此始，每推毂予于诸相知，多有奇中，卒为通家之好。八十四

临溪吴天威丈，年七十有三，客邸远归，偶坠马跌伤，左胁作痛，随治而愈。后半年，忽左胯肿痛，增寒作热，动止极艰。里中诸公有认湿痰者，有认风气者，有认湿热者，总罔效。闻歙外科洪氏能，且识杂病，迓以为治。居数日，视为疝气，率投荔枝核、大小茴香、川楝子、橘核之类，痛躁不可当，乃欲引绳自绝。诸子百般慰解，洪乃辞去。竟不知为何疾也。其婿汪开之，予之表弟也，邀予诊之。六脉浮而洪数，左寸尤甚。验其痛处，红肿光浮如匏，抚之烙手。予曰：此便痈也。洪系外科专门，胡独忽此？盖渠素慎重，见患者年高，乌敢认为便痈治哉！此殆千虑一失，毋足怪。诸郎君闻予言，皆骇然，诘予曰：家严不御色者十载，顾安得此，愿先生再思。予曰：此非近色而得，审胯属足厥阴肝经，肝为血海，乃昔时坠马恶血，消之未尽，瘀蓄经络，无门可出，化而为脓。由年高气虚，又被香燥克伐太过，不能溃而即出，故散漫浮肿。观其色青中隐黑，脓已成腐，必须外用镵针，引而出之，内用《千金》托里，庶可排脓生肉。但予生平心慈，不能用针。予弟警吾，外科良手，可延而决之。至即以镵针深入寸余，出青黑脓五六碗许，臭秽难近。即与诸郎君曰：使早决三日，可免一月之苦，今即日大补之，非百日不能痊，此俗名石米疮也。诸郎君及患者，见脓色如是，始信予言不爽，急以请剂。

① 卮：此处当作“呃”解，下同。

予乃用内托十宣散，参、芪每帖三钱，后加至五钱，一日两进，两越月，脓尽肉满而愈。一市称奇。八十五

文贵者，善为族文学岐原，出入子母者也。寓长兴邸中，病发热昼夜不止，口渴齿燥鼻干，舌胎黄厚，不得眠，服药不效。予适至雉城，岐原邀诊之。脉俱洪数，呕恶，胸膈痞懑，小水短而赤，大便下皆清水。予以石膏七钱，知母五钱，甘草一钱，软柴胡五钱，葛根三钱，黄芩二钱，枳壳、桔梗、竹茹各一钱，连进三帖，呕吐止，胸膈宽，热仍未退。无汗，泻未止也。时有问予者，谓胡不用柴苓汤而退热止泻也，服石膏故益泻耳！予戏之曰：予乃三脚猫耶，能认此为何症而用柴苓汤也。仍以柴胡、石膏各七钱为君，葛根、知母各五钱为臣，黄芩、甘草各一钱为佐，生姜五片，速进二帖，汗则津津然出，热退泻止，口不渴而眠矣。予因他往，留药三剂，而嘱之曰：胃气初回，势必思食，宜谨慎不可多进，若多则余热复作，必成食复，治将费手也。慎之慎之。后五日，果以食不慎而复病。予又至，热较前为重，且加懊侬，夜谵语如见鬼状，口太渴，齿燥，舌焦黑，有芒刺，势甚危急。以前方加枳实、栀子各三钱，淡豆豉二钱，煎饮之。二帖懊侬止余症犹然，夜更甚，前方减去豆豉，加黄连、麦冬、生地、白芍，一日二帖。舌以井水生姜擦去黑胎，用蜜调玄明粉涂之，而胎去矣！服三日始得微汗，诸症尽减。再四叮咛，慎饮食，调理半月而全。岐原问曰：人始皆认此症为漏底伤寒，谓叔不用柴苓汤退热止泻，而用石膏为非，乃竟以石膏收功，何也？予曰：此问甚善，盖医贵认症，此症乃少阳阳明合病也，柴胡白虎汤，葛根为二经对症之药，服之可解肌热，止口渴。若柴苓汤，为太阳少阳合病之剂，内有五苓散，乃太阳经之里药，症非太阳，曷敢用之？且其内有人参、白术、肉桂，皆助热发燥之味，误投则必发斑。其齿燥舌干而焦黑，又何敢用茯苓、泽泻、猪苓利之，使益亡其津液耶！古人谓以伤寒为大病，不察症而误投，则生死立见。《伤寒论》有言，不得汗，不得下，不得利小便，是谓三禁。故曰，少阳阳明，不从标本，从乎中治，小柴胡白虎汤，中治剂也。人徒见其大便作泻为漏底，不察泻皆清水无糟粕者，为热极所致。症乃春温时疫也。但为发散，使清气上升，而微有汗，泻当自止。此泻岂五苓散所能止哉？止则误事。岐原曰：夜重如见鬼者，何以故？予曰：热入血室故也。岐原曰：男子亦有血室乎？予曰：血室男妇同之，冲任二脉，为血之海，二脉附于阳明，今病乃阳明之热遗入血海也。故加生地、白芍而效。余治伤寒，用柴葛解肌汤及柴胡白虎汤，而热不解者，加此二味，则热无不退，汗无不出矣。且下午与夜，又阴分主事，欲解血海之热，必投此二味以收其功，此亦予一得之愚也。岐原曰：善，愿记之以诏后来。八十六

钟泽有程梦奎孺人者，年将五十，仅一子，念一岁而殁于痘，旦夕哭之，哀且弥月，揽镜自鉴曰：何子死而形色不瘁如此，因持铁如意捶其胸，绝粒断浆，肌容日瘁。时为初秋，寒热交作，呕哕懊侬，遍身疼。夫为遍延诊视，却药不饮，诸医百策开譬，拒而不听，媳与孙跽而恳，姻族就而谕其不纳者，若罔闻也。惟合睫以待死，已而作色语其

夫曰：病若此，汝曷不延名医一决生死乎？夫曰：所延皆名士。病者曰：昔尝闻程方塘参军患疯三年而起者谁？曰：孙君。又问：吴西源孺人病燥喝痰喘三年，与程道吾内眷劳瘵晕厥，谁为起之？夫答如前。病者曰：何不请孙君决我生死。夫闻言，物色征予，五日而后至则薄暮矣。病者犹疑为诞也。私至三家访予状，皆曰：魁然长髯者也。诘朝，觌面诊之毕，则问曰：何日死？予应曰：病势危，去死不远。病者喟然叹曰：死不足惜，第九华山香愿未了为恨耳！予曰：孺人大愿不思，何须以此小愿为孜孜也。孺人曰：无大愿。予曰：人之修短有数，今年之痘死者，不可胜计，令嗣之死亦数也。然有二孙可承宗祧①，孺人能忍哀抚孙，使其成立，娶妇以蕃后胤，令嗣虽死，犹不死也。而孺人亦有令名，若不此之思，忧伤以殒，夫君必娶，娶必少年，继室生子，则必厚其子，而薄孺人之孙，晚娘晚爷之谣，独不闻之耶。孺人万金之家，使令孙不得其所，令嗣九泉之下，恐不能无憾。孺人忧死，何益也，愿孰大于此者。予故谓未之思耳。孺人试思之，谁轻谁重当自辨也。语毕恍然曰：先生言至此，吾如寐者得醒矣！顾病热去死不远，何能得如吾愿？予曰：所谓近者病也，非脉也，脉左弱细，右关滑，故发热体痛呕哕，乃秋来疟症，非死脉也。若如前执拗不服药，不进饮食，书谓绝谷者亡，殆非虚语。孺人诚听予言，以二孙为念，以大体为重，予以活血养血之剂而治其伤损，以小柴胡加竹茹、滑石，以和阴阳而止其呕哕，不一月而可无恙矣。奚忧哉？果从予言而进食服药，调理五日，寒热呕哕皆止。后以丹参、刘寄奴各三钱为臣，五加皮五钱为君，香附一钱为佐，入四物煎服，果一月而全可矣。程孺人病起，而闻者皆曰：七发起太子之病，观于孙君益信。八十七

歙潜口汪召南令郎，年十四，患蛊胀，大如覆箕，经医三十余人，见症皆骇而走。独市之幼科汪养直者，调理数数见效，第此子溺于豢养，纵口腹，不守戒忌，病多反复。一日语召南曰：郎君之症，非求之孙生生者不能成功。召南曰：闻此公多游吴浙缙绅间，何可以月日致也？养直曰：归矣！吾有妹适罗田，为方与石丘嫂也，旧岁患症如蛊，治经弥月无功，生生子立全之。吾推毂孙君者，岂有他肠，为郎君也。召南即浼罗田延予，予至日已晡矣。观病者腹胀大极，青筋缕缕如蚯蚓大，上自胸脯，至上脘而止，惟喜其不下现也。脐平，四肢面目皆浮大，两足胻骨上各裂开，大出清水，一日间数为更衣易被，阴囊光肿如泡，淫淫渗湿，发寒热，脉以手肿不能取，必推开其肿，下指重按，浮而六至。予曰：症可谓重之极矣！仅可恃者，目瞳子有神耳，余皆险恶，将何以治。养直知予至，亟过相陪，宣言曰：病重不必言，引领先生久矣！幸为投剂，生死无憾。予曰：且先为理表，若表彻稍得微汗，使肺少利，则小水可通。召南喜而亟请药，乃用紫苏叶、苏子、陈皮、麻黄各一钱，桑白皮八分，防风、杏仁各七分，炙甘草、桂枝各三分，生姜三片，水煎服之。五更乃有微汗，次早面上气稍消，胸脯青筋皆退，余症虽仍

① 宗祧：家族嗣续。

旧，机括则可生矣！仍投前药，次日腹与四肢皆有皱纹，惟小水未利。乃改用破故纸、苍术、赤茯苓、泽泻、桑白皮、赤小豆、桂心、木香，二帖，而小水利，骎骎已有生意。乃以饮食过度，大便作泻，又以四君子汤，加苡仁、破故纸、泽泻、山楂、砂仁，调理而全安。此症予阅历者，不下数十。然青筋未有如此之粗。足胻出水有之，未有出水处如鲇鱼口之大。而取效亦未有如此之速。盖此子体未破而真全，故症虽重而收功速也。数十人间有五六不能成功者，由其纵欲恣情，不守禁忌，非药之罪也。召南昆仲，见人谈医，辄以不佞为称首。予笑曰：君得无到处逢人说项斯者耶。乃汪养直亦医道中白眉[1]，乃不收功于后，病者不忌口过耳。于养直何尤，养直不矜己之功，亦不忮[2]人之功，所谓忠厚长者非耶。八十八

岩镇郑景南丈病卧年余，百治不效。昔体丰腴，今瘦骨立。饮食少进，新都名士，皆辞不治。其家闻昔年方士荣孺人蛊症，时师亦皆辞去，予为起之，因征予治。时则六月望也。诊其脉，左弦大，右关滑大，两尺俱无，恶心，腹瘦削，状如仰瓦。肠鸣如雷，昼夜不住。小水不利，肌肤及眼珠色若黄金。腹中有块如碟，跳动不止。足膝以下皆冷，饮食不入。予详思其病机，昔肥而今瘦者，痰也。形虽瘦而目炯炯有神，先以五饮汤姑试之以观其势，再为加减。因用旋覆花八分，破故纸一钱，肉桂三分，白术、茯苓、泽泻、陈皮、半夏各八分，生姜三片，水煎服之。二帖，恶心肠鸣皆止，次早饮食稍进，举家欣欣色喜。令岳程钟山公，于予为石交[3]，闻病有起意，心殊异之。不知为予，因而过访，见予，抚掌大叫称快曰：吾固知是公也。指其甥而语之，此即所尝与尔曹言者，闻久为西吴缙绅递留，不意今归，城吾婿之幸也。相与谈对，两日而别。别之时，景南饮食稍加，小水利，肌肤面目黄气退，渐有生机。不虞逾半月，为拂意事所激而怒，复吐痰不思饮食。家人惊惶无措，亟请予诊。两寸滑大，左关弦劲搏指，右关亦滑大有力，两尺沉微。予语之曰：病甚重，脉非前比，且不敢以万全许，第尽吾心尔。病以药力而回，君之福也。时为七月之朔，予因留视七日，日进一剂，剂以人参、陈皮、半夏、茯苓、香附、白豆仁、黄连、旋覆花、麦芽、甘草与服，服三日恶心止，大便有稠痰下，其中间有瘀血，此皆大怒所致。故经云：怒则伤肝。甚则呕血，并下泄上吐，亦或有红点子在痰中吐出，是其征也。后改用六君子汤，加麦芽、黄连、枇杷叶、白扁豆调理，病势骎骎向安。腹中如碟之块亦渐消去。大仅如指耳，肌肉亦生，能下榻举足以步，市上之人称奇。后闻腊月又被郁怒，颈发瘰疬，外科以烂药点溃，服蜈蚣败毒药，卒莫能收口而终。伤哉！八十九

① 白眉：侪辈中之杰出者。《三国志·马良传》：“马良，字季常，襄阳宜城人。兄弟五人，并有才名，乡里为之谚曰：马氏五常，白眉最良。良眉中有白毛，故以称之。”

② 忮：音 zhì，嫉恨。

③ 石交：交谊坚固的朋友。《三国志·杨洪传》：“石交之道，举仇以相益，割骨肉以相明，犹不相谢也。”

四　卷

新都治验

孙文学子元，素多疮疥，近因沐浴，鼻涕出红，面足浮肿汗多。左脉大而有力，右寸亦大。据脉多思而气不畅。以葛根、大腹皮、厚朴、赤茯苓、青蒿、泽泻、白术、郁金、升麻、木通、滑石、黄芩，水煎饮之，浮肿渐消，惟鼻红尚在，口且渴。改用当归、白芍药、知母、甘草、石斛、麦门冬、五味子、山栀子、玄参，调理而愈。九十

一妇因夫荒于酒色，不事生计，多忧多郁，左跨疼痛，直下于膝，小水频数，大便频并，脐腹胀疼，口干。脉之左手数，右手弱，近又发热恶寒，汗因痛出，时刻不宁，此食积痰饮，瘀血流于下部，足厥阴之经，挟郁火而痛，恐成肠痈。与神效栝蒌散一帖，半夜后痛即减半，汗亦寻止。次日诊之，数脉稍退，小腹坚如石，按之且痛。再与前药，其夜环跳穴亦作痛，直至于膝，小腹稍软，小便仍痛，大便赤未通利。仍与前药。每帖用大栝蒌二枚，加牡丹皮、莪术、五灵脂、金银花，服下大便利而热退痛止，小水亦长，诸症悉平。九十一

太学恒宇侄令堂，仲春，右肩筋搐肿痛，夜尤甚。次日痛连胛下，出臑，入曲池，且洒淅寒热。以二陈汤加南星、酒芩、白僵蚕、羌活、秦艽、威灵仙，服后至子丑时，痛乃减半，而筋不搐矣，红肿略消。次日减去南星，加当归、川芎，其夜肩痛又递减，但一夜不睡，口干舌硬。用川芎、当归、防风、秦艽、甘草、威灵仙、白僵蚕、酒芩、白芍药，服此热全退，痛全减，饮食始进。以人参、川芎、白芍、当归、甘草、秦艽、僵蚕、防风、陈皮，调理良安。九十二

族侄孙君锡，头痛胸背胀，饮食下膈便吐，咳嗽不住口，痰浊如脓，大便结燥。脉之独右寸洪大。以二陈汤加竹茹、滑石、石膏、酒连、麦冬，连进四剂，夜与益元丸兼服，而嗽吐俱止，惟痰浊如脓色，且腥气触人，此将欲作肺痈。改用牡丹皮、麦门冬、山栀子、甘草、贝母、枳壳、桑白皮、紫菀、知母、当归、生地黄、桔梗，四帖全安。九十三

侄孙尔嘉内人，三孕而三小产。六脉滑数，乃气虚血热也。由其热，故多滑下，因其血频下，心甚恐怖，终日偃卧，略不敢起身，稍起，血即大下。与生地黄、白芍药、白术、地榆、桑寄生、续断、甘草、升麻、椿根白皮、黄柏、条芩服之，而血三日不来，惟白带绵绵下。过五日后，因有不得已事，起身稍劳，血又大下。予谓血滑已久，如水行旧路，若不涩之，必不能止。又思血海甚热，亦肝风所致。防风子芩丸，正与病对，

宜制与之。又制白芍药六两，侧柏叶、条芩各三两，防风、椿根白皮各二两，蜜丸服之。从此血止胎安，足月而产一子。此后连产三子，并无胎漏之患。后遇胎漏，递用此法，莫不良已。附告同志，以便取用。九十四

鸿胪薇垣侄内人，喉中焮痒，咳唾红痰。两寸关洪大，内热生疮。山栀子、小蓟、生地、牡丹皮、滑石、青皮、麦门冬、甘草、黄连、瓜蒌，水煎饮之，而血止嗽除。后遇劳心，即咳嗽，喉中血腥。总由上焦热盛而然。以枇杷叶、山栀子、生地、白芍药、甘草、牡丹皮、地动蜂、天花粉、滑石、紫菀，常服三五剂，两月而安。九十五

戴万奇丈中痰后，而右手不能伸动。与之牛胆南星、陈皮、茯苓、甘草、天麻、僵蚕、黄连、木通、石菖蒲、防己，服后手稍能动，惟左边头痛，喉舌俱痛，大便秘结，三日一行。又与川芎、荆芥、玄参、桔梗、柴胡、酒芩、蔓荆子、甘草、杏仁、枳壳，水煎饮之，诸症悉减。但下午体倦，右边头微痛，后又为怒气所触，舌掉不言，头复大痛。与连翘、甘草、山栀子、薄荷、石菖蒲、远志、木通、麦门冬、五味子、白芍药、黄柏，调理而愈。九十六

亮卿文学内人，头痛遍身痛，前后心、两乳皆胀，玉户撮急，肛门逼迫，大便三日未行，口干。因大拂意事而起。下午发热似疟，恶心烦躁不宁，而时当盛暑，乃怒气伤肝，挟暑热而然。以石膏三钱，青皮、柴胡、枳壳各一钱，半夏曲、黄芩各八分，甘草、桔梗各五分，夜与当归龙荟丸下之。大小便皆利，热退而诸症悉减。惟略恶心，与清脾饮两帖全安。九十七

梓林兄令眷，右手痛风，小水频迫，起身稍迟，即出不禁。足有浮气，年过六十。右寸关脉濡弱，左手和。此脾虚停湿之症。近且咳嗽，用六君子汤，加苍术、石菖蒲、远志、大附子、晚蚕砂，倍加薏苡仁，缓治而平。九十八

一妇经不行者三月，大便泻，腹胀嘈杂，吐酸水，时下白带，常恶心，自以为有孕。予脉之，候非有孕，乃脾经有湿热，心经有瘀血症也。与二陈汤加白术、泽泻、猪苓、酒连、木通、吴茱萸、滑石、麦芽、山楂，泻止腹宽，经行，腰腹作痛。以川芎三钱，当归五钱，香附、丹参、桃仁各一钱，水煎服之。经虽行，口中吐出黑血水甚多，且亦有如脓者，改用四物汤，加牡丹皮、丹参、桃仁、红花、山栀、滑石，调理两月而痊。九十九

侄妇程氏，下午喉痛，近来痰多晕厥，一日二三发，头痛面赤，素未生育。左脉弦大，右寸关滑大有力。以荆芥、薄荷、甘草、桔梗、玄参、僵蚕、柴胡、枳壳、竹茹、贝母，水煎饮之，连进两帖，其夜得睡。惟背胀怔忡，痰犹不清，面多热。用黄芩、枳壳、甘草、桑白皮、地骨皮、天花粉、玄参、前胡、半夏曲、橘红、山栀仁，调养而平。一百

汪铱兄时疫热病，被发汗过度，热留胸中，烦躁不止，呕恶不安，汗竟不敛，口且渴。脉之，独两关洪大，此阳明之热尚在，当以白虎生脉汤为主。石膏五钱，知母三钱，

人参、白芍药、甘草、石斛各一钱，麦门冬二钱，五味子十五粒，急煎饮之而热退。继以益元丸服之，而吐亦安。一百零一

何明吾，时疫食复，大便不通，呕恶，内热，昏愦不省人事。或作梦语，循衣摸床。此热在心包络经。以竹茹、麦冬、知母、山栀各一钱，陈皮、半夏曲、酸枣仁、枳实各八分，甘草三分，服之。至夜半，人事稍清，余热未散。用石膏三钱，知母二钱，竹茹、麦门冬、生酸枣仁各一钱，天花粉、陈皮各七分，枳实、麦芽、半夏曲各六分，水煎饮之。下午大便行而热退，诸症悉愈。一百零二

族侄元素，春温头痛发热，左脉弦大，右洪大，以小柴胡合白虎汤，二帖而愈。乃为食复，发斑色紫，神昏，人事不省，身重不能转动，即水火皆不自知。合目鼾睡，形如醉人，面赤发热。舌胎外黄内黑，皆有芒刺。三日后，予至脉之，六部俱浮洪，以三黄石膏汤，加枳实、鳖甲进之，稍得微汗，大便如有真粪，次日才开目言语。乃进粥一盏，改用小柴胡汤，加山栀、枳实、鳖甲、白芍药，调理而愈。一百零三

仆子孙安，空晨出门，途次食面三碗，饥劳感疫，因而内伤，表里皆热，及至绩溪衙中，昏闷谵语，头痛身疼腹痛。医不察为劳倦感疫，遽以遇仙丹下之，大便泻三四十行，邪因陷下而为挟热下利之候。急归视之，舌沉香色，额疼口干，燥渴烦闷，昏昏愦愦。脉左弦数，右洪数，但不克指，知为误下坏症。以柴胡、石膏各三钱，白芍药、黄芩、竹茹、葛根各一钱，天花粉、甘草各五分，山栀子、枳实各七分，葱白五茎，水煎服之。后半夜吐蛔一条，乃稍得睡。次早大便犹泻二次，呕吐酸水，腹仍痛。改用小柴胡加滑石、竹茹，夜热甚，与丝瓜汁一碗。饮既，神顿清爽，少顷药力过时，烦热如前。再以丝瓜汁一太碗进之，即大发战。予谓此战非寒战，乃作汗之征耳。不移时，汗果出而热犹然。忆《活人书》云再三汗下热不退，以人参白虎汤加苍术一钱如神。迹此，再加玄参、升麻、柴胡、白芍药、黄连，饮后身上之斑先发者紫，后发者红，中夜后，乃得睡而热散，斑寻退去。腹中微疼，肠鸣口渴。右脉尚滑，左脉已和。再与竹叶石膏汤，加白芍药、苍术，服后睡安，腹仍微痛。用柴胡、芍药各一钱，人参、酒芩、陈皮、半夏各六分，甘草三分，乌梅一枚，服此腹痛渐减，精神骎骎长矣。惟两跨痛，不能转动，此大病后汗多而筋失养之故，宜当补益。人参、黄芪、白芍药、桑寄生、枸杞子、薏苡仁、桂心、牛膝、熟地黄，水煎服。后加木瓜、黄柏、当归，减去桂心，调养而痊。一百零四

一人喉疼，夜卧气壅不能伏枕，痰嗽不出，遍身生疮，面足皆浮，夜间发热，睡醒多出冷汗。此由脾经有湿热，水气不利而然。薏苡仁、款冬花、陈皮、贝母、前胡、萝卜子、桔梗、桑白皮、茯苓、甘草，服此喘嗽大定，乃得伏枕。惟下体肿胀不消，且肤皮紧硬，小水黄，动作则头眩。用大腹皮、茯苓皮、陈皮、桑白皮、五加皮、生姜皮、木瓜、姜黄，四剂而消。一百零五

善易数者何洗心，每饮食稍冷，馆粥或稀，必作胀泻。理脾之剂，历试不瘳。就予诊

之，左三部皆濡弱，右寸亦然，关滑尺沉微，此下元虚寒所致，法当温补。以补骨脂、杜仲、菟丝子各二钱，山茱萸肉、人参、山药各一钱，白茯苓、泽泻各八分，肉果五分，数剂而愈。二百零六

程湘孺人孙氏，鼻衄后，眩晕嘈杂，呕吐清水，夜卧不安。腹中饥而食不下膈。由脾虚肝胆有郁火也。以人参、黄连、白术、扁豆、甘草、陈皮、半夏、竹茹、茯苓、石膏，水煎，调养而平。一百零七

侄君孝，后溪兄次子也。三月患头项痛，腰脊强，遍身如被杖，脐腹亦痛，口渴不寐，饮食不进，六脉浮数。吴医以为阴虚，为滋阴降火，三投而三剧，反加呕恶。又与疏通，热尤不退，下午烦乱。延方和宇丈视之，以为外感，拟进人参败毒散。吴争之，谓阴虚弱难再汗。仍用四物汤，加柴胡、葛根、薄荷、黄芩、知母，而热如焚，神且昏冒矣。予时远出，促归诊之，六脉浮弦而数，鼓指。语之曰：此春温症也，方诊良是。因复加内伤，以故病剧，滋阴之剂，壅而作滞，且引邪入于阴分，宜乎热加而躁闷也。法当清解兼消，可愈无伤。以二陈汤，加羌活、柴胡、防风、麦芽、山楂，服下得微汗，热退其半。惟下午作潮，大便未行，腰脐之痛不止。用小柴胡汤，加葛根、白芍药、青皮、黄连、山楂，饮下热又少退，大便已行，腰脐之痛亦随减去，但不知饿。再以柴胡、甘草、青皮、枳实、麦芽、知母、黄芩、白芍药，诸症悉平，惟觉体倦乏力。加人参、白扁豆、薏苡仁，减去柴胡、青皮，调养而痊。一百零八

一仆妇，头疼喉咙痛，咳嗽呕恶吐痰，胸膈作胀。经水适来，身热口干。此少阳经痰火症也。用柴胡为君，半夏、白芍药、竹茹为臣，葛根、天花粉、橘红、桑白皮、黄芩、知母为佐，甘草、桔梗为使。一帖，微汗而热散痛除，惟痰嗽不转，小水短涩，柴胡、知母、竹茹、麦冬各八分，白芍药一钱，滑石三钱，黄芩、贝母、桔梗各七分，五味子十二粒，甘草三分，一帖而瘳。二百零九

族侄妇范氏，大参晞老女也。素有痰涎，胸腹痞胀，近因乳肿，大发寒热，欲成痈毒。以加味神效瓜蒌散二帖，寒热虽退，而肿不消。用贝母、白芷为臣，瓜蒌为君，赤芍药、当归、连翘为佐，青皮、甘草、柴胡为使，痛虽减而肿仍不消。脉之近数，知已成脓，乃与内托十宣散，加金银花、蒲公英，两帖而脓溃。因脚上生疮，而有浮气，前方去蒲公英、金银花，加薏苡仁、苍耳子，调理全安。一百一十

表侄女黄氏，孕已七月，患赤痢腹痛后重，体素弱，举家甚忧。以白芍药三钱，条芩一钱五分，白术、地榆各八分，甘草三分。二帖而愈。后五日报云：因稍劳，痢又复来。教以当归三钱，川芎一钱半，真阿胶二钱，艾叶三分，一帖全瘳。一百一十一

一程氏妇，吾孙门女也。小产后二十日矣，患赤痢一日十余次，怯寒恶食，小腹胀痛。诊之右寸滑大，知其虚中有热，忆其恶露未尽，故小腹胀痛。专科泥丹溪产后大补气血之语概施之，因而作痢。乃翁曰：病尚怯寒，何云有热。予曰：书云恶寒非寒，明是热症，由热极而似水也，饮药后当自知之。以白芍药、当归、滑石为君，桃仁、酒芩、

酒连为臣，木香、桂皮、槟榔为佐，青皮为使，服下果去臭黑瘀血甚多，小腹顿宽，惟口干小水少，恶心，怕饮食，体倦，仍里急后重。人参、川芎、白芍药各一钱，当归一钱五分，酒连、陈皮各六分，木香二分，外与清六丸。服下热除，痢减十之八矣，但大便不实，恶心虚弱，以四君子汤，加酒炒白芍药、陈皮、木香、肉果、酒连、当归，养之而平。一百一十二

孙竹野，浙归，途次受暑，又为酒面所伤，因而作吐，胸膈痞闷。时师以消导之剂，燥动脾火，口渴嘈杂，躁乱不宁，目珠如金，一身尽黄，已成疸症。诊独右寸脉洪大有力。先以温胆汤，倍加香薷、滑石、葛根解暑止吐为君，黄连、麦门冬清热止渴为臣，使湿热散而黄自瘳也。连与三帖，吐止食进，黄亦定矣。再与五苓散加青蒿、葛根、黄连、枳实，八剂而黄释然。一百一十三

程菊泉，暑月患喘嗽，咳咳连声，浓痰滚滚，行动则喘促不宁。夜分口渴，胸膈胀闷。两寸脉滑而数，两关弦。此肺有宿痰，胆有郁火。《内经》云：火郁发之。又云：风寒外束者可发。用紫苏子、半夏曲、杏仁各一钱，石膏二钱，款冬花、桑白皮各八分，桔梗、枳壳各五分，麻黄三分。服下无进退，改以杏仁、陈皮、人参、贝母、款冬花、麦门冬各七分，薏苡仁一钱五分，桔梗、知母各五分，五味子十一粒，桑白皮一钱，陈皮六分，服下痰减大半，胸膈仍不舒，口仍干，脚仍热，前方减去款冬花、五味子，加枳壳、葶苈子，两帖全安。一百一十四

程应桢兄，胸膈背心时常胀疼，头眩晕，脚软弱，手指痛，咳吐红痰。诊其脉左关弦大，右寸关滑大。予谓此食饱后感于怒，老痰瘀血积在上焦，宜其胸背胀疼而热壅也。治当清化上焦，使新痰不生，宿瘀磨去，则万全矣。如落时套，用地黄、山茱萸等滋阴降火之剂，是以滞益滞，则热无由去，瘀无由消，而痰益增不去也。病者闻言愕然曰：未见公时，业已服过一月久矣，疑其饮食损而热寻加，胸背痛胀递长哉。予曰：今反辙幸早耳，再迟则败事。亟以青皮、枳壳、陈皮快其气而疏其壅滞，盖痰随气行也，贝母、桑白皮以消余痰而清其嗽，牡丹皮、滑石、桃仁消其瘀血，山栀仁开郁清热，白芍药伐肝补脾，甘草调和诸性。缓而理之，当见其去泰去甚也。别后半月，覆书报云：胸背之胀减三之二，血已十日止矣，痰如旧。改以山栀仁、牡丹皮、丹参、赤芍药、桃仁各八分，滑石三钱，五灵脂、当归尾各一钱，半夏曲、青皮各六分，诸症悉去，独足心热。再以黄柏、知母、苡仁、牛膝、甘草、白芍药、茯苓、陈皮、贝母、石斛、牡丹皮，调之如初。一百一十五

虚山内人，胸胁胀痛，五更嘈杂。每一嘈杂，则痛发更甚。左寸关脉洪滑，右关亦然。此肝胆有郁火，胃中有胶痰，乃有余之疾。《内经》云：木郁则达之。盖木火之性贵乎疏通。当以龙荟丸条而达之。顾痛则不通，通之则不痛也。服龙荟丸一钱五分，大便行一次，痛随殄迹，惟声不开，以陈皮、柴胡、贝母、茯苓、甘草、白芍药、酒芩、香附、杏仁、桔梗，调之而安。一百一十六

一妇当暑月，小便不利而痛，玉户肿，且又便血发热。左脉弦数，右寸短弱。此肺气不足，肝火太炽，盖肝为血海，肝又主小便，玉户为肝经所络之地，治当疏决肝经壅塞。脾气畅，则新血得以归经。热解，则小水可不痛，而肿亦可消矣。以滑石三钱、桃仁、当归、白芍药各一钱，柴胡、黄连、人参各八分，川芎六分，甘草、桂皮、白芷各三分，四剂而病如失。一百一十七

族弟妇戴氏，腹中痛，多在脐腹。白带如注，四肢酸疼，大便里急后重，已成赤白痢矣。脉之两寸关俱滑数，尺亦数。以白芍药、当归、黄连、黄芩、木香、槟榔、桂皮、甘草、滑石、桃仁、桔梗，一剂而红止，惟小水短涩，下午发热，大便一日夜仍四行，改用白芍药、当归、白术、陈皮、滑石、甘草、茯苓、厚朴、酒连、酒芩、桔梗、柴胡、木香，饮下，诸症悉愈，惟头痛腰疼。再以桂心、当归、白芍药、白术、茯苓、甘草、酒芩、酒连、破故纸、木通、黄柏，煎服全安。一百一十八

族弟应章，胃脘当心而痛，手不可近。疑有瘀血使然。玄胡、五灵脂、牡丹皮、滑石、川芎、当归、甘草、桃仁、桔梗、香附，水煎，临服加韭菜汁一小酒杯。其夜痛止，得睡，饮食亦进，惟大便下坠，逼迫不安。此瘀血已动欲下行也。前剂减去韭菜汁，一帖全安。一百一十九

予弟淑南，额痛遍身疼，口干，舌胎黄厚，左脉浮大，六部俱数。时当仲秋初旬，以小柴胡合白虎汤加羌活，热仍不退。下午用六神通解散，以葱汤调服三钱，热稍退。至半夜后，又复热，额疼，顶巅尤甚。舌根黄且焦黑，小水赤痛，烦躁不睡，遍身又痛。此三阳合病暑症也。次日以小柴胡大加石膏为君，藁本、白芷、竹叶、粳米、生姜、大枣，少顷，汗大出至足，热始尽退，犹烦躁不睡。仍以小柴胡汤加桂枝、山栀子、竹茹、竹叶，饮下，烦躁宁而得睡，余热悉平，精神爽而向安矣。一百二十

一富家妇，当仲秋大小便秘者三日。市师以巴豆丸二帖，大便泻而小便愈秘，胀闷脐突二寸余，前阴胀裂，不能坐卧，啼泣呻吟，欲求自尽。此转脬病也。柏树东行根皮一寸，滑石二钱，玄胡索、桃仁、当归、瞿麦各一钱，水煎，临服入韭菜汁半杯。服后食顷，而小便稍行，玉户痛甚，小便非极用力努之，则不能出。改用升麻、桔梗、枳壳、玄胡索，煎成，调玄明粉二钱，乃提清降浊之意。服后大小便俱行，始不胀急。次日报云每大小便来时，腹中先痛，有淡血水，小便短。再以丹参、丹皮、当归、白芍药、甘草、青皮、香附、玄胡、茯苓、山栀子、山楂，两帖各症良安。一百二十一

孙文约孺人，年八十有三，胃脘疼痛，手不可近。腹中饥而饮食不能下。两寸关脉滑大，两尺沉弱，此血虚气滞也。先与积气丸，一服而痛减半，再用生白芍药、山栀子、五灵脂各一钱，酒炒白芍药二钱，粉草、山楂、香附各八分，一帖全安。一百二十二

应章族弟，三阴疟发于子午卯酉日，已四越月矣。每发于夜，热多寒少，左脉微弦，右关滑大。以二陈汤，加柴胡、黄柏、川芎、当归、黄连，两帖而热稍轻。饮食不进，四肢懒倦，脾气大虚。白术、何首乌各三钱，鳖甲二钱，青皮七分，乌梅一个，一帖而

截。一百二十三

太学程好吾，倜傥博洽士也。季春患两太阳痛，胸胁稍疼，口渴，大便水泻。左脉浮弦而数，中按有力，右关滑大。予曰：春温症也。柴胡、前胡、葛根、粉草、青皮、黄芩、知母、桔梗、半夏曲、石膏，半夜后得微汗。因起大便感风，续又发热，依然口渴，更觉烦躁。石膏三钱，知母、柴胡各二钱，葛根、黄芩各一钱，粉草、桔梗各五分，竹叶二十片。两进而汗出热解，诸症悉平。四肢尚倦，口微干，语言乏力。以生脉汤，加薏苡仁、石斛、甘草、白芍叶、黄芩，调养如初。一百二十四

令媳长卿之妇，腹中微疼，经行不流利，喉痛，四肢麻木作战，不知饥饿。右脉洪大如豌豆。以川芎、香附、麦芽、山楂、乌梅、粉草、桔梗、酒芩、防风、荆芥、白术、茯苓，四剂而安。次月经水大行十日不止，以黄芪、阿胶、蒲黄各一钱，白芍药二钱，粉草三分，一帖而止。此后但觉浊气下坠，屁从子户中出，以补中益气汤，加酒炒黄连，调养而平。一百二十五

族子应章之弟，十月发三阴疟，至次年仲春未止。每发于辰戌丑未日午后，寒多热少，夜有盗汗。左脉软弱，右关尺弦数有力。用白芍药、当归各一钱，白术二钱，柴胡、川芎、粉草、砂仁、桂枝、酒芩各三分，生姜三片，水煎服。再以何首乌、白术、鳖甲各三钱，柴胡一钱，青皮、酒芩、甘草各五分，乌梅一个，生姜三片，水煎，临发日五更服之，两帖而止。后半月，下身大生疮疖，以东坡四神丹调理而痊。一百二十六

油潭吴中岳孺人，先感风邪，后伤饮食。发热头疼，腹中作胀。医与巴豆丸泻之，而热不减。后医又以大黄重泻之，而热亦如初。再后医谓泻而热不退者为虚，大用参、芪、白术补之，补经四日，神气昏沉，不知人事。乃敦予诊。左脉弦数，右关尺沉数有力。舌尖沉香色，舌根焦黑芒刺。语言含舌不清。叩前服药，始知妄下妄补。不思饥馑之余，疫气为厉，误成坏症，危而且殆。姑以知母、柴胡各三钱，石膏六钱，枳实、天花粉各五分，粉草、黄芩、麦冬各一钱，山栀子、生地黄各七分，人参六分，竹叶三十片，生姜三片，水煎饮之。中夜后人事稍清，微有汗，舌稍柔和，言语已不含舌，骎骎然有生气矣。次日，前方减去地黄，加白芍药，舌心焦黑尽退，诸症十减其七。但大便五日未行，遍身尚痛，咳嗽。与七制化痰丸二帖，再以石膏二钱，麦冬、贝母各一钱，前胡、枳实、黄芩、栀子各六分，甘草三分，桑白皮八分，煎服而安。一百二十七

鲍子五保，时疫耳聋，体有热，口干，大便五日不行，人事不清。竹叶、黄芩、柴胡、半夏曲、甘草、枳壳、天花粉、知母，煎服，而热渴更甚，大便行而泻，手挛缩不能伸，且发呃或又咳嗽，改以柴胡、石膏、竹茹、人参、甘草、麦冬、半夏曲、橘红、黄芩、黄连，一帖而呃止泻除，诸症悉罢而安睡矣。一百二十八

仆子孙守，以中麻咳嗽无痰，上唇厚肿，体热，大便燥，声哑。以麦门冬、知母、瓜蒌仁、甘草、白芍药、桑白皮、地骨皮、石斛、枳壳、五味子，服后嗽减其七。乃减去瓜蒌、枳壳，以其大便已溏，加生地黄、当归、薏苡仁，调理而安。一百二十九

仆子得贵，春温头痛体热面赤，舌心焦燥。以石膏、柴胡、葛根、甘草、黄芩、知母、天花粉白芍药，服之而舌不焦黑矣。进粥太早，半夜后又复发热，中脘硬痛，与大柴胡汤一帖，汗出津津，大便行二次，腹痛不止。乃以小承气汤，调下玄明粉一钱，大便又行二次，热不退而痛全减，旋作鼻衄，改以石膏、牡丹皮、生地黄、山栀子、甘草、升麻、黄芩、赤芍药，一帖而热散衄止。一百三十

元素侄令政，春温后经水适止，余热不退，口中甚渴，胸胁痛而耳重。脉左弦数，右滑大而数。小柴胡加石膏、知母、桔梗、枳壳、葛根、栝蒌、半夏曲，服下而热渴如旧。改用柴胡二钱，人参、甘草、天花粉、黄芩各七分，白芍药、红花、当归、牡丹皮、知母各八分，调理而瘳。一百三十一

朱氏子天送，时疾头疼，身若燔炭，口渴气促，申酉刻热潮更甚，舌心焦黑，遍体紫斑，语言含舌不清，时多发呃，耳聋。先治者误进藿香正气散，而加呕逆水泻。又医以柴苓汤，呕益甚，热转增剧。迎予为诊。六脉俱洪数，此少阳阳明合病之疫。以石膏五钱，知母、柴胡各三钱，黄芩一钱五分，半夏曲、麦门冬、竹茹、橘红、葛根各一钱，粉草、枳实各五分，服下热退其七，舌不燥矣。再以柴胡、半夏曲、白芍药、竹茹各一钱，石膏三钱，麦门冬、知母各一钱五分，黄连、甘草、人参各五分，水煎饮之而斑退，诸症悉平。一百三十二

朱桃源内人，胃脘疼，年五十有二，经水尚行不止，一月且二至，每至十余日不净。白带淫淫下，常苦梦遗，近又眩运。先与积气丸一帖，以止胃脘之痛。再以逍遥散，加石连子、莲花心、五倍子，炼蜜为丸，每早晚白汤送下二钱，梦遗竟绝。一百三十三

桂亭兄壮年原有湿热痰积，年逾艾，偶坠轿，跌伤背胁，专科以草药敷贴于外，内以药酒攻之而愈。越十五年，左胁痛，手不可近。左脉弦数，坚劲博指，小腹亦痛。知为旧瘀及痰积作祟。以青皮、赤芍药、黄连、当归尾各一钱，桃仁一钱五分，大黄二钱，滑石三钱，水煎，临服调玄明粉一钱，服下吐出痰涎碗余，大便仅行一次，而左跨及腿膝皆痛，夜睡不安，由小腹痛甚之故，此瘀物欲行而未能也。再与大黄、当归尾、红花、牡丹药各一钱，桃仁二钱，滑石三钱，青皮八分，调玄明粉一钱，再下之。大便行三次，皆沉香色，稠黏瘀物。腹痛虽除，髋痛仍在。用乳香、没药、归尾、红花各一钱，桃仁、滑石各三钱，大黄二钱，穿山甲、丹参各一钱五分。服后大便行四次，所下皆紫黑如筋膜者，不可胜计，诸病悉减。因食鸡汤牛肉，脐腹又痛，里急后重，此余积未尽，欲再下之。举家惊怖，谓六旬已外之年，已下数次，恐脾弱不能再下。予曰：医贵认病，何以年齿数下拘哉？今药力到而积已动矣，破竹之势，可迎刃而解，若失时姑息，恐他日滋蔓，欲下难动也。行后而补，庶无反顾之忧。大兄然之。以红花、桃仁、当归尾、赤芍药、山栀仁、玄胡索、牡丹皮、穿山甲、滑石，煎调玄明粉，下二次，紫黑瘀物如前之半，腿髋小腹痛则俱释。次日用人参、茯苓、白芍药、粉草、陈皮、山楂、桂心、当归、半夏，调养半月，精神步履饮啖一如旧矣。一百三十四

江右熊二官，疫后食复，额痛口渴，谵语神昏，面青舌黑，鼻中停灰，不省人事，小水短少，势已危急。以小柴胡汤，减去半夏，加石膏、知母、当归、山栀子、豆豉、枳实，急与服之。一饮便得微汗，热退大半。次日，以柴胡、滑石、甘草、知母、石膏、人参、桔梗、黄芩、天花粉与之，舌黑始退，人事乃清，饮食才进，霍然生矣。一百三十五

堂弟东里内子，咳嗽吐红，发热头眩，脚膝乏力。先已服滋阴降火十数剂不愈。饮食渐少，精神渐羸，恳予治之。两寸脉累累如贯珠，两尺俱软弱。此上盛下虚之候，上盛者痰与瘀血也；下虚者肾阴弱也。且生平好饮，不无助热，法当先清上焦，化去瘀血宿痰，然后以养阴收功，则病根可刈，痨瘵可免也。用贝母、枳壳、桑白皮清肺化痰，滑石、桃仁、牡丹皮、小蓟消除瘀血，山栀子、甘草、白芍药养血以祛余热。三帖后，红渐稀少，前后心始不胀痛。惟痰嗽不止，大便结燥。减去滑石、桃仁，加瓜蒌、黄芩、紫菀，调养而平。一百三十六

由溪程竹坡孺人，年过六十，为疫所染。头疼口渴，舌胎前黄燥，后紫黑，身热沉重，人事昏愦，语言错乱，小水短涩，呕逆烦躁，合目不开，谚语不辄口，耳聋，胸胁痛。时五月初旬也，迎予为诊。左浮而弦数，右洪长而数，诊毕，仲君清夷问曰何症？予曰：此热病类也。清夷曰：因体热便名热病乎？予曰：否！否！仲景谓春温过时为热病。矧兹又为热疠也。邪在阳明少阳二经。又问曰：可生乎？予曰：脉症对，可生也。此症远迩染延甚伙，不足怪。清夷曰：适方和宇亦云少阳阳明二经之病，二公所见既同，乞商确一方为幸。予与和宇诊多符合，即以柴胡、石膏为君，知母、麦门冬、天花粉、竹茹为臣，黄连为佐，甘草、枳壳、桔梗为使。连进二帖，丑刻微汗，热退神清。不虞即进荤粥，下午又复大热，谵语昏沉，举家惊怖。予曰：此食复也，即以小柴胡汤加山栀、枳实、淡豆豉、鳖甲，四剂复得汗，热从散去，神顿清爽，仍口渴烦躁。以生脉汤加黄连、香薷、竹茹、竹叶而安。一百三十七

程家内眷，藏溪汪氏女也。乃夫殁于疫疠，新寡七日，疫即及之。大热，头疼口渴，胸胁并痛。医与小柴胡汤，夜忽梦夫交泄而觉，冷汗淫淫，四肢如解，略不能动，神昏谵语，面如土色，舌若焦煤，强硬。迓予诊之，六脉沉弦而数，大小便俱秘，此亦阴阳易类也。疫后有是，危已极矣。予以生脉汤加柴胡、黄芩、桂枝、甘草，水煎成，将乃夫昔穿旧裤裆，烧灰调下，两剂而神醒，体温，汗敛，舌苔柔和，焦亦渐退。次日仍以前方，加酸枣仁、竹茹，四肢始能运动，乃饮粥汤。仅一子，甫十岁，一女，甫十四岁，继被疫困，均以六神通解散汗之而安。妯娌及婢辈六人，皆六神通解散瘳之。举家德予，以为再造。一百三十八

族侄太学从明，夏初，由客邸患滞下，调半痊而归。因食隔宿猪首而复，里急后重，昼夜三四十度，日渐沉困，口渴，胸膈焦辣，手必热，腹微痛，小水少，每解时，先干哕呕恶，汗出飞飞，下皆稠黏黑血，无粪。彼素知医，且慎重，不轻服人药，敦予诊之。脉左沉弦，右滑数，面色外黑内黄，饮食不入，肛门辣疼。予以渠原禀薄弱，今远归，

途次不能无劳，不敢疏下，姑以胃风汤加黄连，与二帖不效，腹稍加胀。渠叮予曰：古云无积不成痢，顾积势胶固，切勿用补，无以体素弱为疑。予曰：诺。改用黄芩芍药汤，三剂无进退，乃私语渠侄元亮曰：令伯之症，实实虚虚，热热寒寒，实不易治，且谷食噤口不入，干哕可虑，须得明哲参治。元亮从容言之，欲得方古墩为翼，诸相契及内眷递相赞言，太学不从。曰：吾岂不重命而吝费哉。顾新都之医，无如叔最明，吾之交，无如叔最厚，舍叔安所倚？元亮曰：叔祖善矣。能用人之长，得一隽商确[①]，可无后虑。太学拂然曰：知莫贵于知心，吾知其心久矣，专任勿疑也。予知渠信任坚若金石，益加研究。图欲先开胃口，使新谷食将宿秽压出，或补或攻，视缓急以为方略。乃背嘱元亮曰：令伯非人参不可，幸且勿露，俾予得以尽技。元亮曰：诺。乃仿朱丹溪法，用人参、黄连各二钱，煎浓细细呷之。但得一呷下咽，胃口便开，哕恶便止。盖胃口虚热冲上为哕也，其日用之，哕恶即止大半，连与二日，觉胸腹胀，即以保和丸应之。觉小水不利，又以清六丸应之。里急后重，以参、术加芩、连、木香、槟榔、滑石、桃仁应之。人参皆背加，太学不知也。渠每诊必叮予曰：日来疾稍平，叔之力也。幸勿遽补，恐废前功。予曰：如教。讵知人参已服过十日，计二两许矣。此后脉仅四至，软而无力。忆丹溪云：虚回而痢自止。又云：气虚甚者，非附子不能行参、芪。乃以胃风汤加黄芪、附子、姜炭，四剂而血全无，后重亦止，惟大便泻而不实，所下俱黄粪。渠知积滞已尽，始欲理脾，用参苓白术散，服十日，便仍不实。乃问予曰：补脾而泻不止，奈何？予曰：据脉乃下元虚寒，殆肾泄，非脾泄也，温补下元则固矣。盖肾者胃之关，初不敢用下剂者，虑有今日也。教以菟丝子、破故纸、杜仲、山茱萸、人参、大附子、白茯苓、泽泻，四帖全瘳。里中称太学能知人，而予不负所任也。一百三十九

查少川公，年四十三，夙有哮喘疾，每发则遍身如燎，气贲贲上腾，息息短促，喉中痰声响若汤沸，经七昼夜，汗而渐平。居常嗜饮，通宵不辍，醉后纵欲，不避风寒。族中有教以石膏、麻黄、杏仁、枳壳、细茶各一两，作大剂饮之，名曰五虎汤。喘至即以此御之，随饮而止，屡发屡进，应若桴鼓。公喜甚，恃为保命丹。寓大通一月，邑中麻黄、石膏为之缺市。讵知情欲无穷，胃中冲和有限，三年之间，饮五虎者，殆不可以数计，而胃中之冲和者，亦不知损之何若也。因而腹大若覆箕，两腿光肿如柱，内外臁疥疮中清水涓涓流之不竭，昼夜腥气逼人，不能伏枕而卧者五越月。自仪杨医起，闻京口之医，如何、张者最良，遍延治之弥月，卒无一验。又舍京口抵姑苏，历嘉杭，凡有名者，悉迎疗之，而势益剧。舁回至岩镇，镇医擅名者，吴与方也。先诣吴，吴骇辞不治。就方，方诊视久之曰：公疾非常，必得非常人乃可已。公曰：先生世家大方，昔在两淮，且人人引领，愿得先生一诊为快，何我弃而使需非常人，舍先生其谁。方曰：嘻，公贵邑孙生生者，名动三吴，今归不出，亟迎治之，或可无恙。公叩孙生生居何里，状

① 商确：通“商榷。”下同。

何若。方书予姓氏里居与之，归即恳程公山氏绍介迓予。时长至后一日也。至则见公坐高椅之上，气高而喘，身热而烦，覆以绵被，足纳火箱，前后左右环火五盆，首戴绒帽，帽外笼以貂套，套外仍束一帕，鼻用羢套笼之，门设重幔，犹凛凛怯寒。诊其脉，浮大无力。睇其色，白中隐青。徐问公曰：恶寒身热从何时起？公曰：十日。予曰：据色据脉，予已得其概矣。公历数府名家，认为何症，拟何汤剂，请详述之。公曰：众论落落不一，先生学博见真，愿惟命。予曰：公疾乃气虚中满，法当温补下元。人徒知利小水，不知小水不利者，由下焦之气不充，不能渗从膀胱故道而行。若利之急，则汛滥而横流肌肤，下于阴囊，甚则胀裂崩塌而出。若使下焦壮盛，则小水自通。譬之甑炊，釜底水火交旺，甑中之气，自然蒸腾，若雾若露。《内经》曰：上焦开发，宣五谷味，熏身充肤泽毛，若雾露之灌溉，是谓气。故曰：上焦如雾也。清阳升则浊阴降，降下则为小水，故曰：下焦如渎也。渎者水也。言下焦为决水之官，水道出焉者是也。人之汗，即此雾露之气，水小即降下之气。盖气者水之母，由气化而为水。故又曰气化则能出矣。融众理而观之，总由下焦元气壮盛，斯能升降变化。清阳升，浊阴降，即地天交之泰。阳不升，阴不降，即天地不交之否，否者塞也。此胀满之所由生也。公之疾起于五虎汤，致脏寒生满病也。公曰：善。吾乃今始知致病之源，第近来身热手热，膈内焦辣而外恶寒，竟不解孰为热，孰为寒也？予曰：仲景云，伤寒必恶寒。由寒邪在表而然，合先散之。胸膈焦辣者，乃阴盛格阳，虚阳之火，被寒气驱逼上行，非真热也。经云：水流湿，火就燥，但得下元一温，热自下行。公曰：然，惟先生命剂。予以紫苏、马蹄辛、炙甘草、防风、白豆仁、苍术、陈皮、人参、羌活、生姜。一帖而得微汗，悉彻去环列之火，仅存足底一盆。首上所覆之帕亦去。独鼻寒如初。乃用防风、黄芪二两，煎汤置器中，令熏其鼻，饭顷而止。一日凡三熏。次日鼻套亦除，呕恶不止，用人参温胆汤加丁香进之，一帖而止。又谓鲤鱼能利水，一日尽二斤半，夜胀极，乃告急于予。予曰：病势如是固乃纵恣若此，等闲之剂，曷能消释。沉思久之，以平胃散一两，入橄榄肉一两，水煎饮之，两剂而定。独腹胀小水不利，不能伏枕为苦。乃以附子理中汤，加砂仁、补骨脂、赤小豆、桂心，连进四帖，小水略长。继以尊重丸，日三服之，每服五丸。五日后，小水通利，可贴席而睡。守此调理，腹胀渐消，两月大平，三月而公出市，市中人信予，实从公始。**一百四十**

夏益吾，肢节肿痛，手足弯痛肿尤甚，不能动止。凡肿处皆红热，先起于左手右足，五日后，又传于左足右手，此行痹症也。且喘咳气涌不能睡。左脉浮数，中按弦，右滑数。乃湿热风痰壅遏经络而然。以茅山苍术、姜黄、苡仁、威灵仙、秦艽、知母、桑白皮、黄柏、酒芩、麻黄，水煎服下，而右手肿消痛减。夜服七制化痰丸，而嗽止，乃得睡。再剂，两足弯消其半。左手经渠列缺穴边肿痛殊甚。用苡仁、苍术、秦艽、甘草、天花粉、五加皮、石斛、前胡、枳壳、威灵仙、当归，旋服旋愈。**一百四十一**

初阳侄乃政，先时咳嗽，诸治无功，且嗽急则吐。用碧玉散二钱，白汤调下，立止。

后半年，复咳嗽，胸背隐隐疼痛，身常内热。咳出桃花脓，不可胜计，腥秽之气甚恶，右胁并乳胀痛，脉洪数，大便燥，肌瘦骨立，此肺痈症也。用贝母、茜根、白芍药各一钱，知母、麦门冬、山栀子、紫菀各八分，桑白皮、当归、牡丹皮、杏仁各七分，薏苡仁一钱五分，甘草、葶苈各五分，水煎服之。服此甚安，但要常服，若一缺药，其疾便发。据此肺窍中痰积瘀血尚多，未能即去，宜缓图之。书云：俟脓去尽，当自愈也。愚谓丹溪虽有此言，亦不可固执，设不以药消化之，必俟其脓自尽，恐岁月深而有他变。且中年之人，何能当此。莫若清热润肺，消痰化瘀，久而服之，或早愈也。方黄吴诸公谓久咳伤肺，每每投补，屡被紊之，每补必增热加痛加咳而脓转多。予晓之曰：诸公之意诚良，其如病加何，是姑息之谓也。古人不务姑息，惟以去病为安。夫姑息可以养病，非所以去病也。独汪无怀然予言，守予法，二年良愈，肌长如初。**一百四十二**

族侄仲木内人，贤淑妇也。不育，多郁，腹胀，左胁不能侧卧，亦不能仰卧，仰侧卧即气涌。每午夜背心作胀。气喘吐痰发热，必起坐令人揩摩久之始定。面有浮气。右寸关脉滑大有力，此气郁食积痰饮症也。盖忧思伤脾，思则脾气结，气结不行，则五谷之津液皆凝聚为痰，故喘急作胀。先与定喘汤二帖，而无进退。继用核桃肉五钱，杏仁三钱，人参、桑白皮各七分，水煎服之，气喘乃定，惟腹中胀急。改用橘红、半夏曲、木香、白豆仁、郁金、萝卜子、姜连、香附、茯苓，四剂，大便痰积随下，腹胀寻消而愈。**一百四十三**

族侄孙女，年甫十岁，大便脱肛，鼻中时常出血，夜多咬牙，肚热面黄，将成疳症。以山楂、青蒿、枳实、升麻、酒连、滑石各一两，甘草、芦荟、干蟾各五钱，俱为末，神曲糊为丸。一料痊愈。**一百四十四**

唐岩祈，首秋患痢赤自，延至次年春分不愈。腹中作胀不知饿，每行动则气喘。四阳之末皆冷，阴囊肿，大便日夜十数行，而肌肉甚瘦，小水短少，饮食减半，面黄，两跗肿大及踝。与平胃散加酒连、猪苓、泽泻、升麻、防风、酒炒白芍药、薏苡仁，外与香连丸合益元丸相兼服，四日而痢止，乃知饿而加食，精神爽快。再四剂，两跗阴囊之肿皆消，惟咳嗽。用薏苡仁、酒炒白芍药、粉草、泽泻、杏仁、桑白皮、陈皮、姜连、茯苓、姜黄、葛根、萝卜子，二帖而嗽除。但体乏力。与六君子汤，加补骨脂、薏苡仁、滑石、红曲、酒炒白芍药、桔梗、麦芽，调养半月而全瘳。**一百四十五**

侄婿程东山，仲夏患休息痢，所下皆紫血，腹痛，迨清明犹不愈，医药备尝，体倦肌瘦，或三五日一发，或七八日一发，发必三日乃止。予为诊之。左涩而右滑。据脉有瘀血痰积。近来小水不利，姑用四君子汤加滑石、红曲、陈皮、山楂、泽泻、升麻，服后微觉有热，改以四君子汤，加滑石、桃仁、红曲、酒连，神气稍旺，脾气始回。乃用番鸦胆三钱下之，果去紫黑血块及如败鱼肠者半桶。从此痛除痢止。次日，以六君子汤，去半夏，加酒炒白芍药、山楂、红曲、滑石、桃仁、升麻调之。报云：胸膈作胀，恐积滞未尽，而服参术，欲再下之。予为再诊。两寸短弱，两尺洪大，前日滑涩二脉俱无。

此阳虚下陷之候，宜当大升大补。以六君子汤，大加黄芪为君，酒炒芍药为臣，升麻、桔梗为使。服此胸膈宽快，精神亦好，惟肛门热。前方加酒连，减半夏，脱然平安。一百四十六

陈氏妇，肠鸣腹痛，大便溏泻，合目即汗出，下午潮热。医谓潮热盗汗乃虚怯之症，加之泄泻，脾气坏矣，视为不治。浼予诊之，右脉濡数，左脉洪数。予曰：此郁火痰积症也。盖忧伤肺，思伤脾，饮食因而不化，积而生痰，故腹痛溏泻。但理中焦，消去痰积可瘳也。以四君子汤，加半夏曲、滑石、红曲、麦芽、苡仁、酒炒白芍药、酒炒黄连、牡蛎、桔梗，八帖而病去如释。一百四十七

九德侄，耳鸣，气筑筑然，闭而不通，鼻塞不利，口不知味，痰多而膈热不清。脉左浮而弦大，右滑大，俱数。《内经》云：头痛耳鸣，九窍不利，肠胃之所生也。此由胃中痰火上壅，热极生风。乃以蔓荆子、升麻、木通、赤茯苓、桑白皮、麦门冬、生地黄、前胡、甘菊花、赤芍药、甘草、石膏，生姜三片，枣子一枚，水煎饮之四帖，左弦虽减半，而症尚如前。再用甘菊花、橘红、半夏曲、茯苓、甘草、知母、白芍药、酒芩、麻黄、石膏、桑白皮、桔梗，加姜枣，又四帖而诸症悉平。后以六君子加酒连、柴胡、川芎、白芍、麦门冬、升麻，两帖，饮食亦甘味矣。一百四十八

陈觉宇丈，常山县人也，年四十有三，体肥，患痰火十年多矣。每月必一发，或劳心过度则二发。吐痰身热，吼喘，饮食不进，不能倒头而睡，合目则乱语，面赤头痛。遍身痰气走动，牵扯作痛。必俟吐出痰后，则耳始不鸣，目始不泪。素服风痰药南星、半夏之类，不效。后服参、芪，则亦仅止四五个月。诊其脉，两寸洪滑，两尺沉微。殆上盛下虚之候，法当清上补下。以橘红、贝母、茯苓、甘草、桔梗、杏仁、前胡、钩藤、天麻、酒芩、枳壳，水煎服之，夜进七制化痰丸，再以八味丸，加人参、麦门冬、五味子，空心服之，半年而瘳。一百四十九

程绍溪，中年患鹤膝风症，两腿及脚肚内外臁肉尽削，独两膝肿大，乃酒后纵欲所致。经治苏松嘉湖杭严六府，视为痼疾。且四肢脓疥连片，淫烂腌臜，臭恶难近，自分必死。家人以渠病久，医药破家，今则衣食不抵，无门求生矣！渠有亲为予邻家。偶言及渠病之异，家道之窘，予闻恻然，邻素知予不以窘异为惮，恳为一看。予携仲子泰来同往。令渠沐手诊之，左寸关浮数，右寸短弱，两尺沉微。此气虚血热之候。法当大补气血，壮其筋骨，犹可冀生。病者闻言，命家人子媳罗拜于地，请药。予曰：病热已痼，非百日不见功。盖补血无速效。日浸月润，渐而濡之，关节通利，骨正筋柔，腿肉自生。初以龟板、苡仁各三钱，苍耳子、五加皮、头二蚕砂、节节香各一钱，当归、人参、黄芪、苍术、杜仲、黄柏各八分，红花五分，水煎服之。十剂而疮疥渐稀，精神稍长。再以薏苡仁、五加皮、龟板各二钱，节节香、苍耳子、地黄、丹参、苍术、黄柏、何首乌各一钱，人参、当归各八分，红花、木通各五分，三十帖，足可倚杖而行，腿肉渐生，疮疥尽愈，膝肿消去其六。后以虎潜丸，加鹿角胶、何首乌、金毛狗脊、节节香、牛膝，

用龟板胶为丸，服三越月，腿肉复完，出之苕上，苕人啧啧称奇，悉录其方以布。一百五十

予堂嫂程氏，喉间有物如脔，咯之不出，咽之不下，梗梗不安。腹中痛且泻，年五十有八矣！乃梅核气症也。腹痛乃新疾，以二陈汤加旋覆花、白术、香附、紫苏、桂皮、厚朴、泽泻，四剂腹痛仍在，泻亦不止，乃用胃苓汤，加麦芽、砂仁、香附，二帖痛止泻瘳，仍用二陈汤，加厚朴、桂皮、紫苏、旋覆花、细辛、人参，煎服四帖，而喉中病去如失。一百五十一

一妇先伤风发热咳嗽二日，乃分娩，热尚未退，又食鸡汁肉等太早，咳嗽发热愈盛，已八日矣。胸膈胀痛，头痛口渴，大便秘，咳出之痰，色黑而臭。小水短少，胁下扯痛，气逆而喘，不得卧。左胁不能着席。汗出不止，症甚危急。予以栝蒌五钱，紫苏子一钱，枳壳、酒芩各六分，前胡、桔梗各五分，粉草三分，生姜三片，水煎饮之。胸膈之痛减半，气喘稍定。次日再进前药，大便用蜜枣导之，热尽退，痛尽减，诸症寻愈。一百五十二

表嫂孀居二十年矣。右瘫不能举动，不出门者三年。今则神情恍惚，口乱语，常悲泣。诘其故，答曰：自亦不知为何故也。诊之，两寸脉短涩。以石菖蒲、远志、当归、茯苓、人参、黄芪、白术、大附子、晚蚕砂、陈皮、粉草，服四帖，精神较好于前，但悲泣如旧，夜更泣。予思仲景大枣小麦汤正与此对。即与服之，两帖而瘳。方用大枣十二枚，小麦一合，大甘草炙过三寸，水煎饮之。此忧伤肺脏，脏寒故多泣也。一百五十三

桂亭大兄，原因坠轿跌伤，腰胁胀痛，不能转侧，咳嗽吊痛。用三制大黄二钱、桃仁一钱五分，杏仁、红花、天花粉各一钱，穿山甲八分，甘草五分，水煎服之，两帖而大便行。继以五加皮、红花、川芎、当归、生地黄、白芍药、丹参、甘草、桃仁、穿山甲、柴胡，煎四剂饮之，而痛大定。后因过食荤腥，喘嗽腰痛，右肩背坠痛，素有湿热痰积。以威灵仙、紫苏子、枳实、酒芩、半夏曲、瓜蒌仁、甘草、陈皮、姜黄、防风、羌活，服后肠鸣，坐则重坠。此痰积已动，欲行而不可得也。与穿山甲、当归尾、红花、杏仁、枳壳、大黄、萝卜子、川芎、莪术、青皮，服后大便所下稠积秽瘀甚多，痛随减去。以保和丸调理而安。一百五十四

堂嫂王氏，两寸脉洪大，右关滑大，五六月间，必吐紫黑血块，足跟焮肿痒痛，时流黄水。与牡丹皮、山栀子、玄参、甘草、白芍药、当归、陈皮、滑石、桃仁，四剂而愈。一百五十五

族弟妇程氏，妊已五月，痢下脓血，里急后重，腰重坠难当。以白芍、当归、木香、砂仁、条芩、酒连、艾叶、陈皮煎服。夜仍痛痢三次，次日大便所下如烂鱼肠者甚多。夜半，忽两足脚底前半节红肿，疼痛难安。此厥阴肝经虚，胎气下坠也。当补气血，以川芎、当归、人参、白术、紫苏、茯苓、甘草、槟榔，服下夜半痛止，即得睡矣。左脚略痛。再以人参、紫苏、川芎、当归、白芍、甘草、陈皮、茯苓、大腹皮、柴胡，后左脚痛亦全减。后以补中益气汤，加白芍、黄芩、茯苓，调补而胎亦无恙。一百五十六

族嫂汪氏，发寒发热，头疼遍身痛，眼珠疼，小腹痛，里急后重，赤白脓血，日夜

三十余度，口渴，此疟痢并作也。以柴胡、葛根、甘草、青蒿、枳壳、酒芩、酒连、当归、白芍、桂枝、防风、羌活、川芎，水煎服之，外与神授香连丸。其夜痢减十之九，但遍身尚疼，略恶寒，不发热，头略晕而已。改以川芎、川归、白芍、木香、桂皮、陈皮、酒连、酒芩，调理三日全安。一百五十七

仲暗侄孙，赴府考试，过食牛面，且劳苦，因而发疟。城中医疟半月，形神俱瘦。疟愈而腹大如箕矣。健所黄夫人，仲暗岳母也。凡名家递为延至，率认疟后腹胀，其中必有疟母为祟也。诸消痞药尝之不效。又以五皮饮利之，不应。将议攻下，而予适至。观其色黄口渴，小水短涩，腹胀不可言，足膝之下，肿大不能行。两腿肿连阴囊，气壅不能卧。饮食绝少，脉才四至，大而不敛。予曰：此真气虚中满症也。法当温补下元，而兼理脾，病犹可愈。若攻下是杀之也。渠父与予厚，今宦河南，予安得不为渠任其重哉。顾歙友所用之剂，乃皂角、槟榔、三棱、莪术、姜黄、葶苈子、木通、枳实、青皮、厚朴、山栀、大黄、牵牛、黄连等，皆破敌有余之品，见之且骇然。但黄夫人荐来之医，又不能拒。正踌躇间，幸渠乃伯溪亭公知予心，卒谢歙医，而一任予治。予即以人参、白术各三钱，炙甘草五分，大附子、炮干姜、桂心各一钱，破故纸二钱，桑白皮、砂仁、茯苓、泽泻各八分，水煎饮之。其夜小水稍利，喘急稍缓。连饮五日，腹稍宽，皮作皱。因食猪肚子太早，依旧作胀。前方人参、白术加作五钱，再加陈皮八分，又二十剂。而腹消其大半，乃能伏枕而卧，始能移步行动。改以参苓白术散，加破故纸、肉桂，调养而安。溪亭公问曰：腹胀如此，口渴如此，小水短涩如此，诸人悉认为热，为有余，乃今以温补收功，何也？予曰：公不观古人以气虚中满名鼓胀耶？由气虚所以成中满。设气不虚，何中满之有哉。且鼓者，外皮坚紧而内空无物。若复泻之，真元脱矣，安能复生？故惟有补而已。口渴小水少者，皆元气虚弱，不能转运，清气不上升，故口渴；浊气不下降，故无小便。乃天地不交之否。兹特补其下元，俾水火充实，阳气上腾，浊气下降，中气运动，而诸疾皆瘳也。一百五十八

朱怀竹，壮年客外不谨，而生杨梅疮。恐人知之，又欲回家，乃求速愈。每日用药外熏，熏而不效，用药水频洗，洗而不瘳。乃以末药点之，一日凡服煎药三帖，如斯两月，不惟疮不能瘳，毒且赶入内。在下则肛脱二寸余，周匝疮满如蕈，弗克收入，因而不能行坐。在上则毒入于肺，喘咳气涌，胸膈胀闷，不能仰卧，内热而外恶寒，寝食俱废，合目即谵语。阴囊疙瘩红肿胀痛，两足疮延肿大，精神恍惚，软床舁归。乃兄少竹，逆予为诊。六脉俱洪大而数。语少竹曰：病至重，幸壮年，犹可治也。今予尚未可付药，俟彼胸中瘀血毒物出后，乃可服。否则彼以予药动血，而反致疑。顾城中诸友，鲜有识此病者，一误则大事去矣，慎之慎之。少竹素信予，固请予药而不与其服。怀竹见予不发药，乃延张程二公为治。晌午服药，晡刻大发喘咳，吐出紫黑血块如脓之类碗余，满房腥秽不可近。怀竹心慌，少竹慰之曰：毋恐。孙君先已预言，汝胸中胀闷者，由熏药逼毒入内，上迫于肺。痰与瘀壅遏肺窍，将欲成脓，故喘咳不能伏枕。顾脉洪大而数，

从可知也。必俟吐后，乘而消之，极易为力。今果如孙君言，孙君药具在，急煎饮之。药用牡丹皮、桑白皮、白鲜皮、木通、前胡、枳壳、桔梗、甘草、杏仁、苡仁、葶苈子，服后大便里急后重者二十余次。所下黑紫脓血甚多。喘咳稍定，痰红稍淡。二三剂乃能伏枕而睡。改用白芍、当归、白鲜皮、甘草、贝母、黄连、金银花、皂角子、苡仁、麦冬、木通，连饮二帖，足上跟踝疮肿渐消，其夜阴囊出臭脓血二碗许。次早诊之，两尺脉不洪大矣。仍用前剂，加丹参，又二帖。阴囊结靥甚厚，横裂一缝。三日后，随缝连皮落下，约重五六两，厚可半寸，色如猪肝。洞见两阴子，系一光薄白胞，令人骇然，此亦亘千古稀见者。举家谓阴囊乃致命之所，且未有子，今烂去，即使复好，亦不能育子矣！环哭甚悲。予谕之曰：此毒去也，而真元不伤，吾能使其生肉如故，亦不妨于生育，毋过虑焉。举家将信将疑。予即用红粉霜加生肌末药敷上，一日三次，并不作痛，脓水立干。外以人参、当归、酒炒白芍、白芷、甘草、白鲜皮、皂角子、苡仁、何首乌，调理一月，囊肌全生，诸症悉愈。乃令日用土茯苓、猪肉各半斤。同煮极烂，将肉入酱盐如常法食之，汤当茶饮。脱然全瘳，次年生女。**一百五十九**

查良本兄令眷，怒后偶食鱼头，骨梗于喉中，即以馒头、粽肉等压之。骨虽下，便觉胸膈不快。又服消骨药两日，迨今乃七日矣。胸膈胀痛殊甚，饮食悉从背后而下，恶寒发热，六脉弦数。予思骨梗之后，用硬物压之，伤其胃脘，必有瘀血停留膈间，将食管逼在背后，故饮食觉从背后下也。今但消去瘀血，使食管复原，胸膈之痛可瘳矣。药以五灵脂为君，山楂、玄胡索、桃仁、枳壳为臣，赤芍药、牡丹皮、香附、山栀仁为佐，柴胡、石菖蒲为使。水煎，临服入韭菜汁一酒杯饮之。其夜胸膈宽快。大便泻一次，痛减大半。饮食乃从右边而下，右边胸喉稍痛，吞物甚艰苦，吐出痰皆血腥气。改以山栀、赤芍药、归尾、桃仁、刘寄奴、五灵脂、牡丹皮、穿山甲，煎入韭菜汁服之，两帖全瘳。**一百六十**

后溪大兄孺人戴氏，勤笃严谨人也。秋患痢，所下皆血及屋漏水，内有血子如赤小豆者，不可计数。昼夜五六十行，里急后重，哕恶不住声者五日。予以刘守真芍药汤，与三剂而病无进退。适后溪兄在浙，侄女辈素信医博黄氏为女科专门，延而治之。投以芩、连、枳壳、槟榔、山栀、地榆、黄柏、滑石之类，服已五日。始虽哕恶，一日尚有碗粥，今则粒米不进，腹痛转加，必用重物压之乃稍定。神思昏弱，卧不能起，下午发热。女科仍以前剂加青皮、枳实。侄孙尔嘉持药见予曰：家姑酷信黄医为专门，今已任事五日，较前精神大瘁，叔翁为祖父至交，宁无一语启愚乎？予曰：吾非不言，欲诋黄，恐为妒妇之口，今子来，予可诊。六脉滑大无力，诊毕，慌语尔嘉曰：事急，可速令人促乃祖归，否则令姑女流，不谙医药，吾安能施其巧。比有西席汪带川闻之，决尔嘉曰：此事极要调停，留黄医以安女流心，黄发之剂，阁而不进，以东宿之剂作黄剂进之，内外无猜则妥矣。予然其言，以人参、白术、酒炒白芍各三钱，炙甘草一钱半，炮姜、肉桂各一钱，白茯苓、陈皮各八分，砂仁五分，大枣二枚，水煎饮之，哕恶减半，其夜痢减十之五，惟腹痛不甚减。次早诊之，脉稍敛。黄医以为渠功，大言自矜。仍以芩连之类。予仍以前剂，再加黄芪。其日下午始纳粥一茶盏，腹痛渐减。又次晨，黄医诊视，见夜来痢减其七，益得扬扬得志。语左右曰：寒家业医五代，似此大病，亦不多见。自以为非彼亦无能治也。尔嘉诘曰：疟痢亦寻常耳，何以为大？黄曰：丹溪云：下痢身凉者生，身热者死。下痢纯血者死。脉洪大者死。如屋漏水者，半死半生。今皆犯之，故云去也。尔嘉曰：然则今日当用何剂？黄曰：剂已投病，仍当确守前方，何敢轻改？尔嘉笑而点首。复向予求剂。予以理中汤，倍加酒炒白芍药，以肉桂佐之。腹痛身热悉愈，痢十去九矣。后溪兄亦浙回，尔嘉述病源，以黄方予方呈看。后溪唏嘘叹息。乃辞谢黄而诘予曰：人言下赤痢者热，唠恶者热。又身热脉大，吾弟何独认为寒，而用此大热之剂成功，曷故哉？予曰：此虚虚实实之处，极能误人。尊嫂之热，非真有余之热，乃内有虚寒，逼真虚火上升，故唠恶潮热耳。脉大而无力，仍作虚看，且向服寒凉不效，当自知警也。后溪兄曰：微弟几败乃事矣。一百六十一

邵敬圃令眷，常胃脘痛，由气郁而起。近以产后下痢红白，而胃脘之痛不止，汗多，六脉滑大无力。法当收敛。以小建中汤为主，白芍药酒炒四钱，炙甘草一钱半，桂皮、五灵脂醋炒各一钱，香附、糖球子各八分，水煎饮之。痛减，汗未全敛。次日前方加御米壳醋炒过一钱，两帖全止。一百六十二

苏文学望台患疟，一日一发。先寒后热，热多寒少。胸膈痞闷，口渴，小便溷浊，腥臊可不近。医五越月不效。面黄肌瘦，饮食减少。喘息呻吟，精神疲惫，起须人扶，乃敦予治。脉得沉弦而数。公问曰：是疟否？予曰：是。公曰：吾闻之，真病不治，治之无功。盖真者，死候也。疟殆常病，不过寒热虚实表里。诸名家曾认为表症者，麻黄、羌活、柴胡等汗之矣。有认为里症者，大柴胡汤辈下之矣。有认为痰饮者，常山、矾石吐之矣。有认虚寒者，附子理中汤，人参服过三斤矣。有认为实热，用白虎汤、枳实、青皮、槟榔、草果消之矣。尽法备尝，绝无一应，疟岂亦有真而卒至于死耶！言讫泪潸潸下。予曰：观公色脉，疟将发矣，不暇辨，第饮予药不死也。以柴胡、滑石各五钱为君，鳖甲三钱为臣，黄连、知母各一钱为佐，枳实、甘草各五分，黑豆四十九粒为使，水煎，送下昆布鳖甲丸。申刻疟至，戌初便止。公喜曰：向者疟发未申，夜半尚不能止，即止犹倦怠懒言。适饮先生药，不两时而止，止便能言，先生之功也。予曰：偶耳。今日服药已晏，明日五更幸早服之。服讫竟日不发。又次日，前方加人参、白术，小水腥臊之气已无。精神陡长。公又喜曰：两日无苦，先生之功也。予曰：偶然耳。公曰：嘻，吾疟几半载，休歙之名公，莫不历试，卒无影响，先生一举奏奇，有而不居，益见所养，不审汤名何剂，乞指示之，以诏将来。予曰：公何以名为哉。老子曰：无名天地之始。矧医亦道也，即道，亦是强名。医贵识病，苟识病，一二三品便能成剂立功。经云：约方如约囊。又曰：方以类聚，方凭病立。苟不识病，即尽本草一千六百五十六品，并而服之，未见其益也。疟固常疾，治亦不易。仲景有言曰，治疟当分六经。予谓即六经之

中，又各有寒热虚实阴阳在焉。是六六而三十六也。即三十六之中，又有挟痰、挟食、挟气者，禀弱者，曷能枚举。人与天地阴阳一致，天地变化无穷，人身灾患不一，岂拘拘一百一十三方，三百九十七法所能概哉。王节斋曰：古人因病以立方，非立方以待病也。斯言深得轩岐立方大意。然予今日所用之剂和剂也。仲景谓汗吐下后，而邪热不减者，是为坏症。以小柴胡汤加鳖甲治之。予恃仿仲景小柴胡例，加益元散彻邪热从小便中出。鳖甲虽治坏症，又能截疟。公曰：噫嘻，前此诸公，看病不过曰寒、曰热、曰虚实而已。未尝有此妙论。诚空谷跫音也。吾闻先生从祝令君潘去华辈，六邑会中讨究理致。又曾览先生序大易彀、序翼飞，乃知先生融三教而萃于医。先生之医，得之于性命窍中，故能全性命也有如此。一百六十三

一汪氏妪，寒痰壅滞于背，胸胁腹皆胀痛，小水频数。先与女金丹，以治胸胁之痛。以二陈汤，加益智仁、香附、白芥子、青皮、柴胡、苍术、桂枝，一帖而小水减半。次日以白豆仁易益智仁，以枳壳易青皮，再加川芎、桔梗，开提清气。诸胀痛悉减。一百六十四

大塘徐公讳客者，其子弱冠，肌肉瘦削，尻膝肿大。手肘肩髃皆肿，肿处皆痛而发热。时医有作风治者，有作湿痰治者，有作鹤膝鼓槌风治者。愈治愈重，伏床蓐奄奄一息耳。举家仓皇而决之蓍，揲者释策曰：易象可不死，天医上卦，第远在东方，相去百里而遥，迎而治之无恙也。因访予而迎之治。予诊其脉，六部皆弦。观其色青而白。饮食少，时当长至。予曰：此筋痿症也。书云诸痿皆不可作风治。病势几危者，以前药皆风剂耳。风能伤血，血枯则筋愈失养。况弦脉乃肝木所主，搀前而至，是肝有余而脾土受敌。脾为所伤，宜饮食少、肌肉削而势将危也。《内经》曰：诸痿独取于阳明为治。阳明者肠与胃也。法当滋补肠胃，俾饮食日加，五脏六腑有所禀受。营卫流行，气煦血濡，调养至春，淑气司令，君火主事之时，宗筋润而机关可利也。病者年虽少，而能闻言相信，恳予为治。予立方五加皮、苡仁、甘草、苍耳子、枸杞子、回阳、人参、杜仲、黄柏、黄芪、防风，服二十剂而精神壮，腰膂健，饮食加。惟间或梦遗，则为减去杜仲，而加远志、当归，三十帖而全安矣。此余初发之治也。一百六十五

邵都谏老封君思翁，年过古稀，右手足麻而无力，不为运用，足不良于行。以六君子汤，加川芎、当归、苡仁、大附子、鹿角胶、黄芪、桂枝，两剂便能步履。四剂手足强健。每隆冬，必服十数剂，则精神加，饮食美，睡卧亦安。翁喜语曰：吾得君方，服之可不杖。君剂当我几杖乎。嘻！一百六十六

太溏程巢父文学乃郎讳万里者，年十五，夏月患痢。族医为治弥月，痢止而筋骨肿痛，痛处发热，昼轻夜重。肌肉消，饮食少，烦躁。医者以白虎历节风治之，病剧而形削骨立矣。又作鹤膝鼓槌风治者，法愈更而病愈甚。其家有程松谷者，博洽嘉闻君子也，为巢父族大父，以余在西吴治多奇中，命巢父迎余。予至诊之，脉皆细涩。曰：此痢后风也。盖由治痢不善，以致寒湿秽瘀凝滞经络，日久气血为痛所伤。此症虚虚实实极难

认，而措药不易，欲补虚则肿愈剧，欲疏通则痛愈甚。惟《局方》大防风汤可愈此疾也。防风、熟地、黄芪、人参、白芍、当归、杜仲各一钱，白术一钱五分，羌活、牛膝、甘草、回阳各五分，川芎七分，加姜三片，水煎服，服三十帖而愈。

按：《局方》云：痢后脚缓痛，不良于行者，名曰痢风。或两脚肿痛，足胫枯腊者，名曰鹤膝风。并一切麻痹痿软风湿挟虚之候，服之其效如神。余故用之。亦谓治气血两虚，挟风气而成痿蹶者尔。非谓可并治初起有余之疾也。一百六十七

叶润斋年近四十，心膈嘈杂，好啖肉，尤好鸡，一日不能缺。缺即身浮力倦，神魂无措，必急得肉乃已，见则大嚼。及入腹，腹又大痛。痛极则吐酸水稠涎然后定。稍定，又思肉啖也。其痛苦之态，喊叫之厉难状。见者酸鼻，而润斋则甘心焉。市人咸以为祟。或有谕之者曰：古云与其好肉而受痛，孰若绝肉以无楚也。久病脾虚，肉入难化，故使作痛。此妇人女子且知之。汝丈夫独不慎，何哉？润斋曰：吾岂不知绝肉之为愈也。盖痛虽苦，尚能敷。若嘈杂，则遍身淫淫苏苏，左右无可奈何，手足无所把捉，顷刻不能自存，有近于死不能熬，急需肉少苏，吾岂纵口求痛哉！不得已也。乃翁延予为诊。六脉大小不等，观其色，唇红脸黄。予曰：据色脉乃虫症，非祟也。予能拯之。先与雄黄丸一服，不瘳。改以腻粉五分，使君子末一钱，用鸡子打饼，五更空心饲之。辰刻下长蛲十条。内有二大者，长尺有咫，自首贯尾皆红。下午又下小虫百余。自此再不喜肉，而嘈杂良愈。一百六十八

程相如丈令政郑氏，孕逾七月，因食冷患痢。所下皆白脓，腹痛后重，小水不利。两关脉滑数。以艾叶、砂仁、白芍药、白术、厚朴、泽泻、滑石、甘草与之。痢如旧，小水仍不通利，夜更痢频。改用当归、白芍药各二钱，益母草、酒连、酒芩各一钱，滑石三钱，枳壳七分，木香、甘草各三分，艾叶二分，两帖而安。一百六十九

太塘程晓山，程松谷从弟也。客湖州，年四十。悬弧之日，湖中亲友举贺，徵妓行酒，宴乐月余。一日忽言曰：近觉两手小指及无名指，掉硬不舒，亦不为用。口角一边，常牵扯引动，幸为诊之。六脉皆滑大而数，浮而不敛，其体肥，其面色苍紫。予曰：据脉滑大为痰，数为热，浮为风。盖湿生痰，痰生热，热生风也。君善饮，故多湿。近又荒于色，故真阴竭而脉浮，此手指不舒，口角牵扯，中风之症已兆也。所喜面色苍紫，其神藏，虽病犹可治，切宜戒酒色，以自保爱。为立一方，以二陈汤加滑石为君，芩、连为臣。健脾消痰，彻湿热从小便出。加胆星、天麻以定其风，用竹沥、姜汁三拌三晒，仍以竹沥打糊为丸，取竹沥引诸药入经络化痰。外又以天麻丸滋补其筋骨。标本两治，服二料，几半年，不惟病痊，且至十年无恙。迨行年五十，湖之贺者如旧，召妓宴乐者亦如旧，甘酒嗜音荒淫，而忘其旧之致病也。手指口角牵引掉硬尤甚。月余中风，右体瘫痪矣（瘫痪俗所谓半身不遂也）。归而逆予诊之。脉皆洪大不敛，汗多不收，呼吸气促。予曰：此下虚上竭之候。盖肾虚不能纳气归原，故汗出如油，喘而不休。虽和缓无能为矣。阅二十日而卒。一百七十

程晓山中风。归而逆予诊时，其子仅七岁。中麻（西吴呼为痦子，姑苏呼为沙子）一月余矣。发热如故，咳嗽声哑，肌削骨立，头发尽秃，众医束手，举家亦堕泪而已。余以诊晓山见之，曰：举家惊惶，谓此儿不保耶？此疳症，疳因麻后虚热而发。以大芦荟丸治之，可护万全。君家初不问予者，谓予非幼科专门也。不知此特大方家余事耳。为制药服之。药未尽而病瘳。松谷君语其乡人曰：东宿公见病而决死生，治病而随俗为变，一秦越人也，孙真人后身非耶？予闻之而三谢不敏。一百七十一

去予舍二里许，地名曰前坑口。一妇人，清明前十日，发热头痛，医以九味羌活汤、十神汤进之不效，而又加口渴，舌黑如煤。更一医，以如神白虎汤、竹叶石膏汤进之，亦不效，而加泄泻不止。人事昏沉，四肢厥冷，呼吸气微，米粒不进者十四日。其家为具含敛而待毙。适予扫祖墓而近其家。其子闻之，即告急于予，恳为一诊。其脉细如蛛丝。予曰：此疫症也。合理中生脉二汤饮之。连进二服，夜半神气稍苏，饮粥汤半盏，次早六脉渐见。予喜语其子曰：可保无事。书云脉绝微续者生。仍以前药与之。至晚泻止，口不渴，舌心焦煤退，精神清爽，骎骎向安矣。再用人参、白术各五钱，炮姜、炙甘草各二钱半，麦门冬三钱，五味子十五粒，水煎，不拘时服。不数日而痊愈。一百七十二

族太学从献长郎，七岁时，患痢红白稠黏，而红更多。饮食少，形气弱。于时太学应南都试，其兄从明雅知予，因逆予视。视毕，予曰：此不可以寻常治治也，法当补。从明曰：语云无积不成痢，故法先推。今不下而遽用补，积何从去？予曰：足下论者常也。治病贵先察症，古人有先攻后补，有先补后攻者，因症投剂，不胶于常也。今形瘦体弱，面色青，禀受大不足者，饮食又少，予故用补。欲使宁有余，即不如意，犹可措手。若拘常法下之，倘有变，将奈之何：从明是予而索药。即以四君子汤，加归、芍、黄连、山楂，与服三帖，而病无进退。妇道间有议予非幼科专门，令更请夏氏。夏至，即语予先不下而用补，以至迁延如是。夏曰：幸不下，若下今不可为。叩其故，曰：丹溪云大孔如竹筒者不治。今肛门有竹筒状，岂可下。然亦不必补，香连丸，六一散可愈耳。三服而痢愈频，其痛愈甚。又加恶心而神气惫。又更请汪恒春，汪至，亦以香连丸、黄芩芍药汤与之。痢下日夜不可以数计，饮食不入口。妇道信耳，谓二氏有时名，故递迎之。独从明持议复逆予。予往观其形神，大非昔比。知中气虚极，非理中汤不可。用人参、白术各二钱五分，酒炒白芍药、白茯苓各一钱，炙甘草、炮姜各八分，肉桂三分，四帖痢即减半。前方减其半料，又六帖，而饮食进，痢亦止。稠黏虽无，而血水日夜仍三五行。肌肉亦未生。予思其故，必疳疾从虚而动，用如圣丸以治疳病，则全瘳矣。一百七十三

族侄孙子忠，患痢于湖之东双林，腹大疼，日夜行百余次，下皆红脓，状若腐烂鱼肠，绝无粪。疼而喊叫，声震中外。由孟秋饥饱后，娼家纵欲而得也。一病即伏枕，已十日余矣。予时寓雉城，相去百里外，渠叔少崖，邀予往视。诊其脉，皆缓大无力。始用芎、归各五钱，加人参、白芍药、桂心、木香、黄连，服四日不效。改用胶艾汤，亦

不效。大孔状如竹筒，物食而下不变色犹原物。予思之，此脾经为寒湿所伤，脾不裹血故也，非附子理中汤加肉桂、肉果不可。进五六帖，痢始减半，饮食稍进。但所下秽恶仍若前状，亦无粪。渠父仲圭，家居闻报，即遍访徽之名家，佥嘱以切勿用补，兼程而抵莒城。傚虞留款，因询近用何剂，傚虞曰：闻用附子理中汤，人参每帖三钱。仲圭骇而堕箸，亟驰见予。潸然泪下。言曰：侄五旬仅此一子，症危如此，倘不测，后将何望？予曰：郎君险过矣，复何忧。亦以侄只此一子，故殚心力相扶也。仲圭曰：离家而徽之名公，俱嘱以勿轻用补。侄故兼程而来，竟以补收功，非叔几于误事。吾儿自今以往之年，皆叔之赐。侄父子何以报效。予曰：治疾如救焚，医家分内事，矧属在宗邻。且无德我之望，又何望报。第雉城之约不可失，若浼李钟泉邀吴䒧斋代视数日，俾予得践雉城之约，庶两尽矣。而吴子疑而辞曰：病者危在旦夕，何孙公欲自脱手，而愚我被恶声也。予闻而哂之曰：见何鄙哉。丹溪有言，虚回而痢自止。病者再五日可脱然矣，予亦暂留。即以东垣和中胜湿汤与之。服七日，即衣冠出市。报谢四邻。吴见之而悔，李钟泉靳之曰：孙公欲成尔名，尔欲自没没也，悔之何补！吴由是改容相敬，令其弟游予门，彼亦纳交予而称莫逆。子忠之始病也，其友李钟泉重交谊，日夕省候，督其仆事汤药，毋许离蛙步。所下秽物腥臭不可闻，皆用漆布拭之。昼夜有数十斤。悉其湔浣，了无难色，两月如一日也。此友亦今时所希观者。因并记之，以著其高。**一百七十四**

余侄元素内人，季夏难产。夜过半，亟叩予门。起而问之，为产者急矣。曰：然作何状？曰：产已及户，不能下。用力则胸膈间有物上冲，痛不可忍。予思少顷，曰：此必双胎，胞已分而一上一下也。及户者在下欲产，在上者以用力而上冲。惟上冲，胸膈故痛也。势亦险矣。乃诸书如《产宝》《良方》《胎产须知》，与各大方家，俱未论及。将何以处？因详思其治法。偶悟必安上而下始用力产也。即取益元散一两与之，以紫苏汤送下。嘱必如法。饮药入腹，而胸膈痛止。不逾时产二女，母亦无恙。予仲子泰来问曰：益元散非产科急剂，何能取效如是？予曰：紫苏安胎下气，滑石滑以利窍，亦催生之良品。盖医者意也。予亦以意裁处之耳。此法方书无载，故记之以备专女科者采而用焉。**一百七十五**

有邵兄而讳马者，年五十，患呕吐。吐物如烂猪肺状，胸背胀。市上诸医，皆以翻胃治之不效。而反加潮热烦躁，饮食不入口。歙医谓肺坏，辞去不治，延予治之。诊其脉，两寸滑数，左关尺涩。予曰：此瘀血痰饮症也，非肺坏。果若肺坏，声音当哑，今声亮而独胸背作胀，瘀血痰饮明矣。此症殆由酒后怒发所致。盖肝藏血，脾统血，酒伤脾，怒伤肝，以故不能藏，不能统。血随气上，积于胸膈，必吐出而胀始宽也。法当消瘀血，调气化痰。气调瘀消，则新血始得归经，大本端而病根可除矣。乃为立方：滑石三钱，甘草五分，茜根二钱，小蓟一钱五分，桃仁、贝母、归尾、香附各一钱，山栀仁、枳壳、桑白皮各八分，服十帖而全安。**一百七十六**

许卓峰者，多酒多怒人也。上吐血，下溲血，咳嗽声哑。族医皆以为瘵，辞去不治，迎予诊之。其脉左关弦大，右寸下半指累累如薏苡子状。予曰：此有余症也。作瘵治者非。客有辨之者。谓此症人皆认为瘵，而先生独谓非瘵，然何以失血而声哑也。予曰：其为人也好酒，酒属湿热而助火生痰，火性炎上，迫肺不降，积而生痰，壅瘀肺窍，肺属金，主声。书云金空则鸣。金壅塞而不通，故哑。此痰壅之哑，非肺痿之哑也。其性又多怒，《内经》曰：怒则伤肝，甚则呕血并下泄。盖血随气行，气妄动，血随之亦妄动而不归原，故上吐而下溲。法宜清热开郁化痰，导血归原，不半月而病可瘳也。若认为瘵而以地黄、天麦门冬、牛膝、山茱萸之类，将甚其塞而益其热，声音何由而开。血随气行，气不清，血又何得归原哉。诸君试观之。予用滑石、青蒿解酒热为君，贝母、郁金、山栀仁、香附开郁为臣，杏仁、桔梗同贝母化痰为佐，丹皮、丹参、小蓟、甘草导血归原为使。服十帖，血果归原。又以贝母一两，童便浸一日，为末，柿霜等分，时时抄舌上化下。五日而声音开亮矣！计期不出半月。一百七十七

族嫂钧孺人，年六旬，孀居已十余年，患痢，赤白俱下，腹微痛，昼夜二十余次。呕吐痰涎，粒米不入口者两月。日惟用薄白酒打鸡蛋花饮之。肌肉尽削，诸药不效。予归诊之，六脉滑数，知湿热痰火所致。以二陈汤加益元散、姜汁炒黄连、黄芩，服几四十帖，而呕止痢瘳。其病亦几危矣，予为治者，恃其神存。惟神存，虽形气不足不食，犹可不死。此亦医者当察也。一百七十八

邵来仪丈令眷，咳吐红痰，或如桃花脓色，前后心稍胀疼，两寸脉洪滑。此瘀血痰火郁滞肺之气道，而欲成肺痈也。治当调气化痰，兼消瘀血，清利肺金。以山栀子、牡丹皮、贝母、桑白皮、赤芍药、麦门冬各一钱，白滑石三钱，茅草根五钱，小蓟二钱，甘草五分，枳壳八分，四帖而瘳。一百七十九

程玄祖兄，春温食复。人事昏沉，内热口渴，舌如焦煤，胁痛耳聋，身热如火，僵硬不能转动，尸寝者十日，口中喃喃，盖梦语也。城中时疫正盛，亲友咸不吊庆。予为脉之。左弦数，右洪大而数。以柴胡、石膏各五钱，黄芩、知母、葛根各二钱，山栀子、枳实各三钱，甘草五分，连饮三剂，额上微汗，腹中雷鸣，其夜大便泻三次，皆清水，热仍不退。次早脉之，右寸稍软。前方加人参七分，又二帖而汗出热退。身仍僵，口仍渴，耳仍聋，泻亦不止，汗亦不收，四肢如冰，勺粒不进者已十三日。人皆以为死矣。予独不忍弃，以人参、麦门冬、白芍药、石斛各一钱，五味子十一粒，当归八分，桂枝三分，黄柏、甘草各五分。后再诊之，左脉已弱。咳嗽人事渐爽，粥饮稍进，乃能开目发声。泻已止，颇可转身，才有生气。后以四物汤，苡仁、甘草、陈皮、白术、石斛、百合、贝母，调理一月全瘳。一百八十

汪郎兄，腹痛，呕吐不止。城中诸友，毕力医治不痊。予为脉之。早晚大小缓急不一，知其为虫痛也。以干姜、槟榔、苍术各一钱，五灵脂三钱，乌梅三个，川椒三分，水煎饮之，痛吐立止。一百八十一

查景川兄遍身痱痤，红而焮痒。诸君以白蒺藜、荆芥、升麻、葛根、玄参、甘草、

石斛、酒芩、甘草与之，不愈。又谓为风热，以玄参、蝉蜕、赤芍药、羌活、防风、甘草、生地、当归、升麻、苍耳子、连翘，服之饮食顿减，遍身发疮，痛痒不可言。予脉之，两手俱缓弱。以六君子汤减去半夏，加白扁豆、砂仁、苡仁、山药、藿香、黄芪，一饮而饮食进，四帖而痛痒除，十帖疮疥如蜕。一百八十二

程玉吾内人，妊已七月，乳忽红肿而痛。洒淅恶寒发热，而成内吹。以大瓜蒌四钱为君，当归尾二钱为臣，甘草节、蒲公英、贝母、连翘各一钱二分为佐，青皮、柴胡各八分，橘叶五片为使。水煎饮之，两剂而瘳。此方治验不可胜数。缘妇女怒郁肝经为多，故栝蒌、甘草为缓肝之剂，贝母开郁，连翘、蒲公英解毒，柴胡、青皮调气，橘叶引经，当归活血，血活气调，毒解热散，而肿痛消释也。若将成脓，可加白芷。一百八十三

一黄氏妇，青年初妊，已及弥月。忽午夜口中呶呶，目作上视，角弓反张，裸裎不避羞耻，口眼偏邪，昏愦不知人事，问之不能言对，举家悚骇。予曰：此风痰为怒所动而成子痫。当从云箕子葛根汤加大腹皮，一两剂可愈也。方以葛根、贝母、丹皮、防风、川芎、当归、茯苓、桂心、泽泻、甘草各二钱，独活、石膏、人参各四钱，水煎饮之而苏。

按：贝母令人易产，未临月者用升麻代之。一百八十四

吴见南令郎心脾痛。因劳倦而致，每痛必得可口之物压之立止。两腿生疮。右脉滑，左脉弱。以白芍药三钱，甘草一钱五分，白蒺藜、碧胡麻各一钱，当归、黄柏各八分，石菖蒲、白茯苓各六分，四剂而痛止。仍用小建中汤，减去桂枝，加黄柏、苍耳子、白蒺藜、何首乌，炼蜜为丸，服之疮亦寻愈。一百八十五

又令郎八岁，原有疳积虫痛，因幼科攻克太过，脾气不足，面色青。以启脾丸为主，药用人参、白术、茯苓、甘草、白芍药、山楂、泽泻、薏苡仁、白扁豆、使君子、芦荟、鸡肫皮，以神曲糊为丸，一料而瘳。一百八十六

族侄女年甫八岁，腹高于胸，发热面红，咳嗽呕吐，甚则连血喷出。右关脉滑大有力。此风热羁绊于脾肺之间而然。以滑石二钱，枇杷叶一钱，麦芽、天麻、半夏曲各八分，枳实、枳壳、防风、青皮各五分，水煎服之。热退嗽定，吐亦良瘳。一百八十七

从兄锴年近五十，左胁痛，手足抽搐，不能步履。两手脉俱软弱。用当归、白芍药、木瓜、石斛、苍耳子、枸杞子各一钱，薏苡仁二钱，人参、牛膝各七分，陈皮、白芥子各六分，红花三分，水煎饮之。其夜大便下黑血二升，乃得睡，痛搐俱缓。改用人参、当归、白芍药各一钱二分，薏苡仁四钱，牛膝、木瓜、石斛各八分，红花、酒芩各五分，其夜大便仍有黑物，从此精神和好，寝食俱安。后五日，因为怒忤，且加食伤，右手左足大搐，左足大腿疼痛，缩而难伸，伸则痛甚。左胁极痛，小水短。用山楂、青皮、防己、人参、半夏曲、陈皮、苡仁、川芎、苍耳子、杜仲、石斛，以瓜蒌为君，服下左胁痛止，右手亦不搐矣。惟左大腿内股筋痛，一搐则膝抵于口，此亦事之异者。因改以人参、当归、薏苡仁、甘草、黄柏、白芍药、钩藤、牛膝、木通、山栀子，诸痛搐悉愈，

口亦不渴。后只以此法调理五日，随能纵步出户。一百八十八

一小童上达，年十六。忽面大肿，足亦微肿，喘息不安。此脾虚湿气壅盛所致。酒芩、桑白皮、防风、葶苈子、陈皮、羌活、升麻、甘草、泽泻、白术，此上下分消法也。服后肿势稍退，但正气甚虚。以六君子汤加麦芽、泽泻，调理而安。一日因多饮食，且感风寒，痰涌吐逆，见鬼，面掉，手足角弓反张，唇口色黑，势极危急，此痫症也。以胆星、半夏、天麻、僵蚕、橘红、炙甘草、枳实、麦芽、白术、紫苏子、杏仁、前胡、白茯苓，姜三片，水煎饮之。一剂而愈。此后再不复发。一百八十九

族侄良诠，患血痢腹痛，里急后重。时师治以香连丸、黄芩芍药汤不愈，腹反增痛。面赤唇红，有似涂朱。喊叫之声，四舍悚骇。比有太学宁宇者，仁心为质人也。怜其家贫莫秖，拉予为诊。六脉洪大，伏于床间，两眼泪而不能言。太学会其意，语予曰：症诚急，彼以后事无措，而难于言。予曰：诺！吾能起之。以生熟白芍药六钱，生熟甘草二钱，干姜、肉桂各一钱，木香五分，枣二枚，水煎饮之。饮竟嗒焉而卧。太学心疑，归嘱家奴曰：倘有急，叩门可即报我。及明见无动静，乃令人觇病者何若？复曰：夜来痢减十之五，痛减十之七，早间已啜粥半盏矣。太学喜而叩予曰：渠面赤唇红脉大，所下皆血，症皆属热，叔乃复投热剂，吾甚恐，一夜不能寐。乃今疾已减半，生有望焉。不卜今日用何剂？予曰：比昨剂差小耳。方仍昨也。太学曰：吾惑矣，何视热为寒耶？予曰：君知脉大为热，不知大而无力乃虚寒也。面赤唇红，由中寒而火不能下，阴盛格阳之症。设是真热腹痛，其人体仰而舒，寒则引而伏。所下血色带晦，均是假热，寒症明矣。前剂果再进而全瘳。太学复书报予曰：昨闻虚实真假之论，非饮上池水者不能道也。幸注之以诏后世。一百九十

一妇年三十二，大发寒热。胸膈有痰，大便泄泻。以二陈汤加白术、桂枝、白芍药、柴胡、酒芩，一帖而止，后因怒，早晨又复发热，吐血一盏，口渴汗多，脉甚数。陈皮、知母、柴胡、杏仁、丹皮、酒芩、白术、人参、乌梅、青皮、槟榔，水煎服之。用此调理，数脉渐退，惟左脉尚弦。寒热已止，喉中痰声已定。后又因将息失宜，两胁疼，痰多，嗽不易出，脉较前不甚数。以瓜蒌仁一钱半，贝母、白芥子各一钱，萝卜子、桃仁、滑石、牡丹皮、香附、山栀子各七分，青皮、赤芍药、甘草各四分，煎服。血绝不来，嗽热寝息而安。一百九十一

从弟妇程氏，右胁痛不能睡，背心疼，下午潮热，胸膈作梗，痰中有血，大便秘。用大黄，以韭菜汁、萝卜汁、芋根汁各和匀，将大黄拌湿炒干，再拌再炒，如此三次，以黑为度，三钱。瓜蒌仁二钱，贝母、当归、山栀子、牡丹皮各一钱，青皮、前胡、穿山甲各六分，甘草三分。水煎饮之，凡三帖而瘳，再亦不发。一百九十二

黄怀虚咳嗽呕吐。不知饥饿，气逆不调，不得仰卧，左胁亦不能着席。原曾吐红，近又伤食。先以丹溪保和丸进之，继以谷芽、橘红、白术、枳实、半夏曲、甘草、萝卜子、茯苓、杏仁、桑白皮，将养而安。一百九十三

一族姐，年近六十，咳嗽口渴，常吐蛔虫。用前胡、知母、天花粉、白芍药、当归、甘草、陈皮、桔梗、乌梅、桑白皮煎服，诸症悉止。后半年，膝弯红肿作痛，大便秘。黄柏、当归、生地、红花、威灵仙、羌活、苍耳子、五加皮、防风、苡仁，四剂全瘳。一百九十四

族侄妇戴氏，两寸脉滑大，两尺沉微，心痛彻背，背痛彻心，甚则必探吐其食乃已。近来每一痛必七日，仅进白水，粒食不能进，进则吐而痛更加，七日后痛渐已。如此者，十七年所矣。始则一年两发，又一年六七发。今则一月一发。以积气丸治之，不终剂而断根。一百九十五

老仆来兴咳嗽，胸胁背心胀痛，如刀刃所�。发热口渴，诸治不瘳。脉浮而数。此风寒鼓激痰火上涌而然。以前胡、麻黄、紫苏子散风邪为臣，以瓜蒌仁治痰火为君，橘红、半夏、旋覆花、杏仁为佐，枳壳、桔梗、甘草为使，两剂而平。一百九十六

一妇生女不生子，多思多郁，小便秘而不通，胀闷不安者二日。歙医汪氏，以备急丸进之。谓大便行，小水自利也。讵意大便行后而小水点滴不通，胀闷益急，时刻不能存，将欲自尽。家人急予为治。予询之曰：近来经水行否？答曰：行过十日矣。小腹肿大如一大西瓜之硬，自大便泻后，疲困不足以息，势若燃眉。予曰：此转脬病也，不急治则危矣。以补中益气汤，临服入韭菜汁一小酒杯，服讫，选有力妇人进房，令患者横卧床间，力妇以患者两脚膝弯架于肩上，将患者下身虚空提起，摇摆数四。俾尿脬倒上，徐徐放下。患者去衣不及，小便箭射而出。热如汤，黑如墨，顷刻盈盆，小腹立消而愈。后遇数人，不拘男妇，皆以此法治之而安。一百九十七

昆池太学内人患牙痛。一晚晕厥三次。次日两腮红肿，痛不可支。且洒淅恶寒，寝食废。以清胃汤加石膏为君，白芷为臣，连翘为佐，北细辛为使，饮下，痛顿释然，如风灭灯之速。外以明矾为末，大五倍子一枚，将矾装入，以满为率，炭火上炙焦，以矾红枯，为末，不时擦牙痛处，牙痛立止。此方多效。一百九十八

一仆妇，因产难而子宫坠出户外。半月不收，艰于坐卧。家贫不能求药。忧恐成痼，邻妪为访之专门，黄医博氏教之曰：此易事也。只须补中益气汤一百帖，每帖要人参三钱，计二斤可收功也。夫闻言，即大伸舌谢之曰：侬家朝佣暮食，无隔宿之储，甑生蛛网者半越月矣，安有人参二斤可服也，惟命是俟耳。妪复向予言之，且告以医博氏之治。予笑语妪曰：审如彼言，贫家则尽俟命矣。又奚医为？此必产时受寒，血凝滞，不能敛而收入。症虽名阴脱，未必尽由气虚下脱也。观其善餐而大小便如常可知矣。予有一法，价廉而功捷，三五日可瘳也。用未经水石灰干一块重二三斤者，又以韭菜二三斤，煎汤置盆中，将灰干投入，灰开汤沸，看沸声尽，乃滤去灰，带热坐于盆上，先熏后洗，即以热韭菜于患处揉挪。盖石灰能散寒消血，韭菜亦行气消血。一日洗一次，如法洗之，初极爽快，洗三日，果消软收入。此予臆度之方，初不期捷效如是，里中闻之，咸谓此方合命名曰“赛百帖人参汤”云。一百九十九

族侄孙媳程氏，双桂翁女也。年甫三旬，产曾五胎。今则经闭不行者八年。肌肉则丰肥于昔，饮食又倍加于昔，精采则艳美于昔。腹柔不坚，略无所谓病者。独经闭不行不生育耳。专科率用四物汤、玄胡索、牡丹皮，诸通调之剂计服千余帖矣。又如三棱、蓬术、干漆、桃仁、苏木之类，莫不概尝，罔有一应。访予为诊。六脉缓大有力。予曰：此脾湿生痰，脂满子宫，徒行血活血破血无益也。法宜调气消痰，燥湿溶脂，俾使清瘦，庶新饮食不复生痰，不助肥脂，复为经水，经不期行而自行矣。若彼专科者流，局局然养血活血破血，而欲望其经行，不亦难乎。盖前剂皆滋湿生痰之味，非有湿痰者所宜，而肥人尤不宜用也。乃为订一方，以平胃散加滑石、桃仁、黄连、姜黄、参丹、南星、半夏，作丸剂服之。半年而经行。次年生一子，后连生一子一女。**二百**

熊成八官江右，南昌人也。早起行路，忽见邪火二团，滚滚而来，大惊骇。次日腹中膨懑，渐成胀满。面白皮薄，两手瘦削，两足皆有浮气，按之窅然不起。行动气促，形神俱弱。医谓神弱气促，面白肌瘦，胸腹青筋缕缕如贯索，小水清长，形症如此，脾虚所致。以参苓白术散投之，十日堵然如鼓。中有一块，巍巍突出，坚如铁石。脐已平满，勺粒不入。医者复诊，与渠决曰：若疾法在不治。盍早图归，毋作异乡鬼也。病者闻言泪簌簌下。熊东溪怜而恳予为诊。脉沉弦有力。诊竟语渠曰：审脉验症，非气虚中满候也。前补太骤，适有助长。顾今霉雨，途遥即归，恐未能时刻可到。即到又未必遇良手。治稍异，则大事去矣。予有一药，尚可冀生。东溪力为之请。以琥珀调中丸，日二进之，一进甚甘，再进称快，十日腹渐宽，块渐熔，半月块尽消去，青筋俱敛。改以平胃散加萝卜子、姜黄、苡仁、砂仁、木香，调养一月，饮食大加，帖然安寝，两足之浮亦并消释。**二百零一**

从侄中叔太学，从暑月赴南雍，一日转斑出，索茶饮，饮辄逆流左鼻出，茶入腹者十之三。当迓白下[①]名家调理者尽其人。几一月，不惟饮茶不为然，食粥与饭亦多从鼻出。太学生平喜精洁，日与交游皆缙绅逢掖，遂以疾自惭，因告假图治。闻京口多名医，买舟访之。如何如张如团，无不谒治。然愈服药愈病，渐加恶心，头晕，肌肉削，四肢无力，心益惴惴。亟归就予治。予诊毕，因叩所见，诸名公认何症，投何剂？中叔曰：诸君皆谓此疾板籍无载，治法无稽，徒揣度为胃火。谓诸逆上冲，皆属于火。故投剂非黄连解毒，即三黄、石膏、栀子、黄柏、知母、天花粉、葛根之属。侄亦以初到白下，苦酒，因酒动火，理或为然，听其治而不遑它计也。予曰：治病贵辨明经络，与经络之出纳虚实，明藏象，察经度，究竟夫病机病能，此扁鹊所以随俗为变也。何常拘拘守方书哉。《内经》有云：咽喉者，水谷之道路也。喉咙者，气之所以上下者也。颃颡者，分气之所泄也。人之鼻渊涕出不收者，颃颡不开也。子之症，亦颃颡不开之类耳。颃颡不开，故气上而不下。会厌弱而不能掩其气喉。夫鼻与气喉相通，惟不掩，故饮食逆从鼻

① 白下：南京之别称。

窍而出。不见常人偶气逆，而饮食自喷嚏出乎，即其例也。且右脉缓弱无力，气虚明矣。《内经》云：形寒饮冷则伤肺。又曰：脾胃喜温而恶寒。又云：视听明而清凉，香臭辨而温暖。子多服寒凉，此所以恶心头晕肌消也。予但为温补，盖肺属金而主气，金气旺则收敛下降。气下降则饮食从气下矣。以六君子汤加辛夷、桑白皮、苡仁、沉香，一进而势缓，三进而止大半，七剂而全安。以此症旧无载，故笔之以俟后人采焉。**二百零二**

程达庵四媳戴氏，产半月而腿疼。迎专科诊视，曰虚。投以八珍汤，服十日，疼益甚。予赴邑候之召，道经其庐。达庵趋问：产后半月而腿疼，何症也？予曰：两腿皆疼，独一疼也。达庵曰：右腿疼。予问疼处热否？曰：热。予谓切不可认虚认风，此产后败血凝滞血海，流于经络，不急治，则血无从出。久必化脓成毒，或为肠痈。今腿痛是其征也。达庵默然而别。复迎专科，又曰风也。但丹溪有云，产后须当大补气血，虽有它症，以末治之。投以十全大补汤，痛转剧，大发寒热。小腹近髀果红肿出脓，外科又为生肌收口太早，致腰俞复发一毒。肿痛寒热如初。十日后大溃脓而不收口。精神委顿，肌肉陡削。饮食不进，恶心怯寒，奄奄一息尔。外科曰：不可为也。专科曰：余但治胎前产后，今为肿毒所坏。皆辞去而不下药。达庵始悔不听予言，以致误事。因急予。予往视，六脉濡大无力，疮口流清水而无脓。予曰：势棘矣，不暇治疾，速为保脾。盖五脏六腑，皆藉脾土以为养，然非大剂人参、附子不可。始以人参、白术各五钱，甘草、干姜、大附子各一钱，黄芪三钱，白芷、桂心各五分，以其能排脓止疼也。外科犹然阻曰：白术作脓，恐不可服。予曰：脓不死人。饮食不入口，则死人也。急进之，四帖而神气回，饮食进，诸症悉减，疮口成脓。予语之曰：生矣！改用参苓白术散，调理一月而安。达庵叩予曰：公何预知必为肿毒，当急治也？予曰：《内经》所谓脏象。又云：现症腿疼而热，症已现矣。生于产后，非败血所致而何？于时急为疏通，不留经络，何毒之有？专科不察而补，是益其毒而助之溃也。外科不审虚实强弱，概以毒治之，奈何不使患者几危哉。达庵曰：专科之不足恃也，如此夫。虽然不如是，无以见公之高矣！**二百零三**

五　卷

宜兴治验

学士徐检老，体丰厚，善饮，致有肠风，计下血不下数桶，因而委顿。己卯仲冬，右胁极疼痛，上至耳后，夜分尤甚，左右不能转动，转动则痛甚，饮食减，面色青，闭目汗出如雨，湿透衣被，故不敢合睫而睡。族医皆投以香附、青皮及辛散之剂，痛愈甚，汗愈多，面愈青。逆予诊之。两寸短弱，左关弦而搏指，右关沉滑，六脉皆近七至。予曰：据痛在少阳经分野，始必动于怒，木火之性上而不下，故上冲耳后而皆痛也。夜痛甚者，盖夜属肝气用事。《内经》云，司疏泄者肝也。邪在肝胆，故阖目汗即大出，中焦原有湿痰，法当调肝清热解毒为主，兼利小便，不可遽止汗而使邪无出路。今脉太数，如遽敛汗，是逆其木火之性，不惟痛加，且将发肿毒而害非浅矣。《内经》云：膏粱之变，足生大疔。当预防之。公曰：何为敛剂而谓不宜？予曰：当归六黄汤内有地黄、当归、黄芪，皆滞痰闭气之味，桔梗亦非所宜。书曰下虚者及怒气上升者皆不可用。故当慎也。因以柴胡、黄连为君，白芍、甘草、天花粉为臣，红花、连翘为佐，龙胆草为使，服后汗虽仍旧，痛即减三分之一，不妨睡矣。次日仍用前药，痛又减半，第三日又服，左右转动如常，饮食亦加。予未至，公已先迎姑苏盛氏，盛公幼时窗友也，家世受医。公初不急予，日引领期盛到，可刈枯铲朽也。盛至诊毕，遂诘曾用何剂，公出予发剂示盛，盛大叫称谬，谓当隆冬之候，汗多如此，阳气大泄，何敢以柴胡为君，喉中痰既未清，又何不用桔梗当归六黄汤？前贤已试之药置而不用，是舍纪律而务野战也。即取六黄汤加桔梗以进，公雅信盛，乃倾心以从，速煎服之，未逾时而旧病随作，色色加恶，左右复不能动，自戌而至子丑，苦不能支。有内侍语之曰：服孙君药虽未全可，亦已去泰去甚，彼曾言二药不可用，何为轻犯而受此苦？宜急取孙君药煎饮，饮下即伏枕鼾鼾，达旦始寤。命使速予至而叩予曰：人言隆冬汗出不当用柴胡，而公用为君，何旨？予曰：胆与肝为表里，肝胆之火郁而不发故痛，痛极而汗，汗出而痛减者，是火从汗出，盖汗乃邪出之门也。予故曰汗不可敛。本草云：柴胡泻肝胆火，而以黄连佐之。《内经》云：木郁则达，火郁则发。言当顺其性而利导之。势则易克。古人治火之法，轻则正治，重则从其性而升之者。以此，盖医贵通变，如阴虚火动而汗出者，内无有余邪，故以六黄汤敛而降之，常治法也。今内有余邪未出，遽敛降之，邪无从出，热必成毒，故变常而从治者，使邪有出路，木火之性不逆，则毒不成而痛可减也。公曰：善哉。孙君之剂，奇正相生，不下孙武子兵法，何轻以无纪律议之，愿投剂而奏凯也。予曰：公数日后，疮疡大发，两胯且有兴块作痛，此毒出之徵，公于时无恐。改用柴胡、白芍、甘草、丹参、苦参、茯苓、瞿麦、车前子、黄柏、金银花、连翘，服三日而痛全减，汗全收，左右不难转动矣。逾日，公谓肌肤甚痒，蔔蔔然似瘾疹，岂疮出与，欲以药浴之可乎？予曰：可。再三日，两胯果发兴块，如棋子大者数枚，且痛。予业已制蜡矾丸以待，至是授服之。疮果遍身大发，两腿为甚，一月余而瘳。公始信予防毒之言不谬。披愫交欢，且作序识胜，期与终身不替云。一

吴仪制主政尚卿先生，柱史安节公公子也。弱冠时，病鼻塞不能嚏者四年，且衄，寒月更甚，口渴，咽喉边有痰核，脉之右寸关洪滑。予曰：此肺经痰火症也。与前胡、秦艽、葛根、薄荷、石膏、天花粉、玄参、贝母、山栀子、甘草、白药子、桔梗、丹皮，四帖而衄止。夜与牛黄三清丸数粒噙之，鼻气即通利能嗅，噙未旬痊愈。先生初年绩学，心专志一，不知寒暑，致有塞衄疾。又万历己卯庚辰，郡邑试皆首选，如此者再，而皆不得籍名学宫，益郁然不适。予时把臂语之曰：先生何以一儒冠为汲汲。据脉，科甲当不在尊君下，即馆中二友亦金马客也。依愚见，史先登，公次之，吴又次之，日后当以斯言为左券，毋相忘。后三公先后登第，一如予言。万历戊戌春，余应吴宫詹召，公暨史玉老不爽前言，皆为予撰《玄珠》序，而纪其事，以见一时良遇云。二

宜兴宋令君，山东人也，太夫人年五十余，病胸腋胀痛。予时寓吴宫詹家，而绳庵安节二公，皆宋公年友，因二公而逆予。诊太夫人脉，右寸关洪滑弹指，如黄豆大，左三部散乱无绪，如解索状，两尺绝无神气。予不得其受病之源，而宋公亦不以病源告，卒然问曰：脉为何症？予曰：据左脉为虚弱久病，右脉似又为饮食所伤，必病小愈而又伤，反覆之疾也。其势亦危。宋公闻言危，乃拂其意，貌似不恭。予见其貌，即辞出，至后堂，有各佐贰及学博佘公在焉。佘公予乡人也，素亦知医。问曰：症候何如？予曰：不治。渠谓前诊者皆无难色，公何云然？予曰：两尺无神，如树无根，此《难经》所云也。左脉散乱，右脉如豆大弹指，不旬日当见，果后七日而卒。邑中乡先生士民相传，谓予能预决死生云。三

宫詹吴少溪先生，有酒积，常患胃脘疼，近右腰眼足跟肢节皆痛。予谓此皆由湿热伤筋，脾肺痰火所致，法宜清肃中宫，消痰去湿，俾经络流通，筋骨自不疼矣。切不可作风痛而用风剂。公极然之。用二陈汤加威灵仙、苍术、黄柏、五加皮、枳实、葛根、山栀子进之，肢节痛减，改用清气化痰丸加瓦楞子、苍术、枳实、姜黄，用竹沥、神曲打糊为丸，调理而安。四

宜兴令君胡镜阳公尊堂太夫人，年七十二，脾泄十五年不愈，近加吐红，咳嗽痰多，痰亦不易出，申酉时潮热，胸膈壅塞不能就枕，饮食大减，且恶风，终日坐幔中。诸医谓发热吐红，法当寒凉。脾泄多年，气虚老孱，法当温补。二病矛盾，难于投剂。又谓身热脉大，血家所忌。益束手无能为计，皆辞去。且归咎于长桥上拆屋，致正堂不利。以是前丁宋二公接迹忧去，邑中汹汹，因延予治。诊得两手脉皆浮而洪数，亦皆带滑。

予曰：据脉洪数为热，滑为痰，浮为风邪在表，以伤风故恶风。仲景曰：当汗不汗必作衄症。法当清解，可无恙也。公以诸医二病矛盾之说为问。予曰：此暗于先后者也。夫脾泄已久，未尝为害，新病势炽，宜当速去，所谓急则治其标也。俟邪去之后，补脾未晚，且潮热为风邪所致之热，而非阴虚火动之热，血乃当汗不汗之血，亦非阴火动之血。《内经》云：夺血者无汗，夺汗者无血。当汗不汗，邪鼓血动。但得表解热退，血自止耳。公怃然曰：噫嘻！畴昔老母过钱塘，遇风涛受惊，因发热咳嗽，血出痰多，今以公言质之，诚由风邪起病也，愿以药进。予用紫苏子、前胡、麻黄、薄荷解表为君，枳壳、桔梗、桑白皮、瓜蒌、紫菀、贝母消痰治嗽为臣，酒芩、甘草为佐，连服二帖，五更微汗而热退，胸膈不壅，嗽亦稍减，血止大半，始进粥。次日减麻黄，加白茯苓，夜服七制化痰丸，其夜痰嗽又减半，从是不恶风而去幔矣。前方再减枳壳，加薏苡仁，调理而安。五

曹同府东岗先生，右胁痛。脉之左弦大，右滑大，此由外伤风内伤食所致也。又加咳嗽，夜更痛，体肥面青，寝食俱废。予以紫苏、柴胡解其表，白芥子、桂皮、香附治其胁痛，山楂、萝卜子消其食，杏仁、陈皮、半夏、瓜蒌仁治其嗽，四帖，饮食进，嗽亦除，胁痛减十之七，再与保和丸服之而安。六

宜兴令君镜阳先生，上焦有浮热，胃中有食积痰饮，平常好食热物，稍凉即腹痛泄泻，大便后间有红，又因劳心动火，头面生疮疖作疼，脉左数，右滑数。以玄参、石斛、白芍药各二钱，甘草一钱，天花粉、连翘、贝母各一钱，茯苓八分，薄荷五分，四帖，疮疖皆愈。再以保和丸加姜连、滑石、红曲、白术丸与服，半月全安。七

吴鹂源先生，咳嗽口干，腹中如火滚动，不知饱饿，亦不思饮食，右胁痛，脉右滑数，左弦数，此中焦有痰积也。先以总管丸去其痰，而后养脾，服后大便下稠黏黄糜甚多，小水如血，此热下行也。继以保和丸理脾消余痰，又使新饮食不生痰也，外以橘红、贝母、天花粉、桔梗、酒芩、知母、葛根、甘草、滑石服之。其咳嗽亦除。八

吴鹤洲先生太夫人，年八十六，素有痰火，大便一日三四行，一夜两起，肠鸣，脐腹膨胀，脉三四至一止，或七八至一止，诸医不知温补，妄以平胃散加黄连、山楂、白芍，一切苦寒之剂投之，克伐太过，因致腹疼。顾不咎其误，但谓年高而脉歇，至是为凶兆，辞去不治。逆予诊之。予曰：据脉书云：脉缓而止曰结，数而止曰促。今结脉非凶脉也，由寒湿之痰凝滞所致。法当温补下元，俾火得以生土，所谓虚则补其母者，当无恙矣。鹤洲公曰：寿算何如？予曰：两尺迢迢有神，寿征也，即百年犹未艾。以补骨脂、白术各三钱为君，杜仲二钱为臣，白茯苓、泽泻、陈皮、甘草各一钱为佐，肉豆蔻、益智仁各五分为使，四帖，大便实，惟肠鸣未止。减肉豆蔻加炮姜五分而安。寿果至九十有八。九

吴鹤洲如夫人，病胃脘痛，医有认为虫者，有认为火者，又有认为痰、为气、为食、为虚、为血、为寒者，诸说纷纷，百治不效，群然指为怪疾。请予诊，两手大而无力，

皆六至。予曰：岂怪耶？肝脾相胜之症耳。东垣治例，腹痛以芍药为君，恶热而痛，加黄柏效，效此法则治当万全矣。白芍四钱，一半生，一半酒炒，伐肝补脾为君。大甘草二钱，一半炙，一半生，缓肝养脾为臣。山楂为佐。炒黑山栀仁、五灵脂各一钱，止痛为使。三帖而病愈，鹤洲公喜曰，君真能用药神而降病怪者也，嘻！十

曹宜岗常多梦遗，予曰：此神志不足也。又有疝气，近加嘈杂，食硬物喉中梗作疼。予谓病有缓急，则治有先后，咽喉之症，非急先而何？初为清肃上焦，次为补养神志，俾神旺而精有主，可不妄遗。然后以下部之剂治其疝。清肃上焦用六君子汤加滑石、酒连、枇杷叶、芦柴根、香附、吴茱萸，四帖，嘈杂止，喉中宽舒。再以猪肚丸补其神志，远志、石菖蒲、石莲子、韭菜子、黄连、贝母各二两，白术五两，枸杞子、白茯苓各一两为末，入雄猪肚内，饭中蒸熟，捣为丸，梧桐子大，朱砂为衣，每晚灯心汤送下二钱。治疝丸，橘核、昆布各四两，川椒、山栀子炒黑，山楂核各二两，柴胡、小茴香各一两，哺鸡子壳煅三两，曲糊为丸，空心白汤或酒送下三钱，不终剂而瘳。十一

吴荆樵文学，恺悌君子也。左关尺脉甚弦，疝气半年，两胯结核硬痛，予以平疝丸消之，海藻、昆布、橘核各酒醋炒四两，玄胡索、山栀子仁、山楂核、小茴香、柴胡各一两，龙胆草酒炒五钱，醋打面糊为丸，梧桐子大，空心酒下三钱，服一月而消。十二

吴鹤洲先生，中焦有痰，肺气不足，疟一日一发，热多寒少，口渴，小水不利，倦怠，头疼，脉左弦大，右寸短弱，关尺滑大。以石膏、知母、黄芪同柴苓汤煎服。服后腹作泻，前方去石膏、知母，邪热减大半，惟仅潮热而口渴甚，改以人参、葛根、知母、麦门冬、柴胡、陈皮、甘草、白术、鳖甲，五更服之而愈。十三

吴雪舫先生，左胁下红块大如鸡子，傍有小菩藟作疼，左脉弦大而数，右滑大而数，盖由生平嗜博炙，以致肝胆二经有热毒也。用大瓜蒌一枚，白芍三钱，当归、甘草、贝母各一钱，连进三帖，疼减其半，胁下红成一小疖，以解毒早，故硬块潜消，大毒不成也。仍当为活血清热，再用白芍三钱，当归一钱半，金银花、甘草各一钱，大瓜蒌一枚，连翘、山栀仁各八分，红花、柴胡各五分，四帖而愈。十四

吴孝廉球泉先生，心血不足，胃中有痰，下元阳气不充，脉六部皆弱，惟右关滑。以远志、枸杞子各四两，巴戟、菟丝子、破故纸、山茱萸各二两，五味子、白茯神、人参各一两，炼蜜为丸，空心淡盐汤送下三钱，外以固阳锁真丹助之，龙齿、益智仁各一两，黄柏二两，辰砂、甘草、莲花心各五钱，芡实粉打糊为丸，梧桐子大，每夜灯心汤送下一钱五分，极能固精。十五

李思椿患胸膈胀痛，痰中有紫色瘀血，其原有酒积郁火也。脉两寸短，关滑，两手皆数，先与红六神丸服之，继以山栀、酒连、郁金、香附、橘红、茯苓、半夏曲、甘草、滑石、紫苏子，服后胸膈稍宽，仍以山栀仁、贝母、益元散各二两，牡丹皮、黄连、橘红各一两半，白茯苓一两，紫苏子、郁金、红曲各五钱，茜根三两，神曲打糊为丸，每早晚白汤送下二钱，调理而愈。十六

吴双泉公，两尺脉洪大，两关滑，两尺沉微，此阳亢阴微之候，上盛而下虚也。上盛者，痰与火，下虚者，肾经真阴不足也。法当清上补下，上清则头目清利，耳鸣眩晕之症可除，下实则腰膝不酸，筋骨强健。清上用清中丸，贝母、橘红、枳实、海石、山楂、茯苓、白芥子、黄连、黄芩、滑石、青黛、神曲为丸，食后茶送下二钱。补下则用既济丹，辰砂、磁石各一两，熟生地四两，黄柏、知母、菟丝子、柏子仁各二两，牛膝、枸杞子、白茯苓各一两半，炼蜜为丸，梧桐子大，空心淡盐汤送下八九十丸。十七

李寅斋先生，患血淋，几二年不愈，每发十余日，小水艰涩难出，窍痛不可言，将发必先面热牙疼，后则血淋。前数日饮汤水欲温和，再二日欲热，又二日非冷如冰者不可，燥渴之甚，令速汲井水连饮二三碗，犹以为未足。未发时，大便燥结，四五日一行，发则泻而不实。脉左寸短弱，关弦大，右寸下半指与关皆滑大，两尺俱洪大，据此，中焦有痰，肝经有瘀血也。向服滋阴降火及淡渗利窍之剂皆无效，且年六十有三，病已久，血去多，何可不兼补，治当去瘀生新，提清降浊，用四物汤加杜牛膝补新血，滑石、桃仁消其瘀血，枳实、贝母以化痰，山栀仁以降火，柴胡升提清气，二十帖而诸症渐减。再以滑石、黄柏、知母各一两，琥珀、小茴香、桂心各一钱半，玄明粉三钱，海金沙、没药各五钱，茅根汁熬膏为丸，每服一钱，空心及晚，茅根汤送下而愈。十八

徐熙宇文学内眷，常患前后心痛，每痛必面赤手心热，耳鸣眩晕，即饮白汤，亦停膈间不下，且作酸呕逆，吐出皆酸水，五七日方止。四肢酸软无力，气逆上嗳，乃其常也。两手脉皆沉数，左弦，此上焦有痰饮故也。先以二陈汤加瓦楞子、滑石、吴茱萸、姜连、前胡、枳壳、竹茹、香附、大腹皮服，后以橘红、半夏、滑石各二两为臣，白螺蛳壳煅过四两为君，茯苓、姜连各一两半为佐，旋覆花一两，吴茱萸三钱为使，面糊为丸，每服三钱，调理而愈。十九

汤简庵封君，血分热甚，以善饮致肠风，且心肾不交。予以四物汤加酸枣仁、侧柏叶、槐花、连翘，炼蜜为丸，服之顿愈。二十

吴仰玄先生，患胃脘痛，痛则彻于背，以手重按之少止，痛时冷汗如雨，脉涩，此气虚而痛也。以小建中汤加御米壳服之而愈。二十一

杭芝岗文学，酒后近内，每行三峰采战、对景忘情之法，致成血淋。自仲夏至岁杪[①]未愈，便下或红或紫，中有块如筋膜状，或如苏木汁色，间有小黑子，三五日一发，或劳心，或劳力，或久立、坐亦发，访医问道，百治不效。以吴中书汉源公交善，逆予治之，观其色白而青，肌肉削甚，诊其脉，左寸沉弱，关尺弦细，右寸略滑。据此必肺经有浊痰，肝经有瘀血，总由酒后竭力纵欲，淫火交煽，精离故道，不识澄心调气摄精归源之法，以致凝滞经络，流于溺道，故新血行至，被阻塞而成淋浊也。三五日一至者，科盈满溢故耳。先与丹参加茅根浓煎服，小便解后，以瓦器盛之，少顷即成金色黄砂。

---

① 岁杪：年终岁末。

乃用肾气丸加琥珀、海金沙、黄柏，以杜牛膝连叶捣汁熬膏为丸调理，外以川芎三钱，当归七钱，杜牛膝草根煎服。临发时，用滑石、甘草梢、桃仁、海金沙、麝香为末，以韭菜汁、藕汁调服，去其凝精败血，则新血始得归源，而病根可除矣。三月痊愈。二十二

吴中翰汉源先生，肠风下血，腹中微痛，脉左寸短，右关滑，两尺弦大，以地榆、槐花、枳壳各三钱，荆芥穗、秦艽、青蒿、葛根各一钱半，黄连二钱，两剂而愈。二十三

大柱史吴安节公，脾肺二经有痰火，中焦有湿热，流于膀胱为淋浊，溲之前作痛，小便了而不了，脉左寸短弱，关弦大，右寸关滑，两尺洪大，六部皆数。法当先清上中二焦痰火，然后提清降浊，庶日后筋骨无疼痛之患。先与萆薢分清饮加山栀、黄柏、滑石服之，淋浊减半，改以二陈汤加山栀、黄柏、滑石、螺蛳壳、木通，以去湿热，而消中焦之痰，再加柴胡、升麻、桔梗以提清气，四帖而愈。二十四

吴宫詹少溪翁，原有酒积，且频伤于怒，致右胁之火冲上作疼，耳鸣眩晕，大便艰涩，脉右寸关滑数，左弦数，以当归龙荟丸加牛胆南星，治之而愈。二十五

吴孝廉球泉公内人，痢疾后感寒，又月水适至，大发热口渴，遍身疼，胸膈饱闷烦躁，头微疼，耳亦聋，大便泻，舌上白苔，脉七八至，乱而无序。此三阳合病春温症也。时师误以为漏底伤寒不治。予曰：病已危，医而不起者有矣，未有不医而起者也，且投三阳药服之，挑察征应，再相时而动。以柴胡三钱，葛根、白芍药各二钱，枳实、桔梗、酒芩、竹茹各一钱，天花粉八分，炙甘草、桂枝各五分，服后但觉遍身冷如冰，面与四肢尤甚，六脉俱无。举家及医者皆叹为物故①矣。予独曰：非死候也，盖夜半阴极阳生，势欲作汗，譬之天将雨而六合皆阴。球泉疑信相半，而诸医闻之皆笑去，四鼓后果战而汗出，衣被皆湿，四肢体面渐温，神思清爽，且索粥，举家欣欣，以为再生。次日惟耳尚聋，腹中大响，脉近六至，改以柴芩汤加乌梅，两帖而愈。二十六

吴西云先生庶母，筋骨无力，不能起止，将成痿症，上热下寒，易为惊恐，小腹左边疼。以玄胡索、五灵脂、陈皮、半夏、香附、青皮、白芍药、茯苓、山栀子煎服，小腹痛减，惟小水频数，改用青蒿、山栀子、苡仁、白芍药、甘草、瞿麦，服后热退，小水不频数，独胸膈微痛，夜不欲睡，再以当归、白芍药、山栀子、香附、柴胡、陈皮、甘草、茯苓、青蒿，调理痊愈。二十七

蒋近思令郎，胁痛气促，胸满喉疼，痰中有血屑，下午潮热，口渴头重，指梢冷，服滋阴降火之剂不效，且红愈多，痰咳不出。请予诊之，右寸关滑大，左尺亦大。予谓此肺经有瘀血，浊痰壅而为热也。治当先清化，不当先滋补，以瓜蒌仁三钱，红花、紫菀、丹皮、枳壳各一钱，滑石二钱，甘草五分，前胡、青蒿水煎，临服加童便一小酒杯，两帖而热退血止。惟咳嗽未除，胸膈不宽，再以瓜蒌、陈皮、贝母、萝卜子、马兜铃、白茯苓、甘草、紫菀、滑石、杏仁，调理而愈。二十八

① 物故：死亡。

徐学士检老，以正月食新蒜炒肉，又冒风寒，因咳嗽喉疼声哑。翁原有痰火，又为外邪所束，不得发越以致此。治当润肺清热、化痰调气以祛其本，兼散邪解表以治其标。庶乎喉痛可除，声音可开亮矣。先与瓜蒌仁、橘红、桔梗、薄荷、贝母、桑白皮、地骨皮、葛根、前胡、甘草，四帖，复以滚痰丸，同七制化痰丸，两帖夜服，诸症除而声且亮矣。此釜底抽薪法也。二十九

万肃庵先生令郎，发热十一日，口渴，舌心色若沉香，且甚干燥，额上热极，两胁亦热，耳微聋，曾未有汗，亦已下二次，热不少除，小水绝少，神昏足冷，饮食不思。市医技穷，乃告急于予。予诊之，左脉中按数而有力，右脉软弱，据症为阳明少阳并病也。当以柴葛汤清其热，看汗有无，再当机而处。柴胡五钱，葛根三钱，白芍药、石膏各二钱，人参、升麻、天花粉各一钱，粉草七分，水煎服之。次早诊数脉稍缓，热稍退，舌齿仍干，小水不利，神思尚昏沉。改用柴胡、粉草、天花粉、黄芩、人参、白术、茯苓、滑石、木通、泽泻。下午又觉微热，面赤，额上痛且重，即以益元散三钱服之，大便行一次，溏而色黄，热仍甚，面仍赤，服前药后，小水去二次。再诊之，寸关脉将和，两尺尚洪大，乃知邪热在下焦，惟利之而已。再与辰砂益元散五钱，口渴稍止，齿下盘虽润，上盘仍燥，神思昏沉，睡而不醒，睛彩不与人相当。又知热在心包络也。宜用陶节庵导赤散，二帖而神清，惟小水尚欠利，以四苓散加酒连、麦芽、木通煎服，再二帖而诸症悉退，饮食且进矣。三十

大宗伯万履庵老先生夫人，右胁下疼，咳嗽喉干，间亦吐红，或一碗，或半碗，肠鸣泄泻，年六十外，原因头风坏目，性急躁，左脉弦数，右滑数，以瓜蒌仁二钱，黄连、前胡、桔梗、枳壳、橘红、贝母、白茯苓各八分，甘草五分服之。次日红仍不止，惟胁疼减半，改用山栀仁、牡丹皮、香附、贝母、甘草、瓜蒌、紫菀、滑石，水煎服。方欲觅真郁金，苦不能得，唐凝庵老先生，乃夫人婿也，偶至闻之，应声曰：有。取磨三分，用煎药饮之，两帖而红止痛瘳。三十一

白仰云先生令眷，每触怒即晕厥，必闭门合目静坐，不留一人在房，手足皆冷，汗出如雨，气息俱微，越一时许，苏如常。原以颈生瘰疬，多服女医草头药，及专科用斑蝥等毒，因而脾胃损，元气亏也。年三十八，曾未生育，每日令二婢不住手敲两腿，俟其熟睡乃已。不然则睡不安，晚至二更后始睡，夜半心多惊跳不止，指甲皆无血色，经将行，小腹先疼二日，色紫有块，诸病虽如是，而肌肉饮食却如无事人，百治不效。慕予而请诊之。两寸短弱，左关大而有力，右关滑，左尺滑，右尺沉微，据脉肺气虚，肝木实，胃中有痰之症也。用六君子汤加丹参、酒连、青皮，外与珠母丸及独活汤二方调理而安。（二方出《医学纲目》）三十二

吴心逸先生之使，患额疼，口大渴，身大热，汗多，胸膈痞，恶心，昏沉。先与柴苓汤加枳壳、桔梗，热减大半。次日以六君子汤加黄芩、白芍药、当归，调摄而愈。盖劳倦伤寒以致虚极，而邪未散，故宜先散而后补也。三十三

吴文学齐阳先生，笃志士也。以积学劳心，又有星士以己卯决科许者，其星士前许历历有验，至期疟发不能终场，遂心忧而成癫狂，日间或悲或歌，或鼓掌，或顿足，甚则骂詈不避亲疏贵贱。乃叔邀予视之，面白而青，脉两寸短弱，关弦，右关滑，两尺平。予谓两寸脉既短弱，此心肺之神不足，志愿高，而不遂其欲，郁结不舒，津液生痰而不生血，又攻痰克伐太过，心神愈不得养，故昏乱而无所摄持。《内经》云：主不明则十二官危。按此，则治宜补养，收敛心神，而兼之清痰，可万全也。用酸枣仁、人参、茯神、小草、丹参、当归以补心安神，黄连、竹茹以清肝胆之火，玄参佐之。外以龙齿、珍珠、羚羊角、牛黄、胆星、天麻、青黛、辰砂、全蝎、冰片、黄连、甘草膏为丸，金箔为衣，调理而愈。三十四

宜兴令君胡镜阳老先生夫人，夜间热，口渴，经行过十日复行，小腹痛，两寸关短弱，两尺洪滑。予诊毕语曰：此《内经》所谓阴虚阳搏之候也。可预防之。以川芎、当归、条芩、蒲黄、白芍、侧柏叶、生地、荆芥进之，下午热甚，口中气如火喷，血下如倾，内有紫块，小腹仍痛。乃用川芎二钱，当归四钱，地榆、香附各钱半，黄芩一钱，莲蓬壳一枚烧灰，煎服两帖而止。三十五

太史徐检老，向为癞疝所苦，而妨生育。辛巳孟秋，有江右陈岭泉者，以是症为专科，寓芜锡，翁延而治，谓将烂药煮竹片夹阴囊，俾阴囊烂见子，又以烂药点开肾子，使其中蓄积臭水溃出，然后用生肌药长肉收功。翁以此治与道中诸友商之，无有动者，而谋于予。予曰：翁疾非常疾，则治当非常治也，陈能为翁治于外，予当佐陈补于内，内外兼治，必可成功。翁因予言而决用陈，是时予有湖州之役，而陈用其术治一月，囊烂子开，洞见水泡，第不能使泡破水出也。由是胸中气满，汗出如流，终夜不寐，饮食减三分之二，面青，肌肉瘦其半，形气弱而大便艰涩，腰肾俱痛，苦不可殚述。将令人急予。予适自湖州至荆溪，主吴少溪公家，翁时杜门谢客，闻予至，大喜而促予，诊脉两寸软弱，右尺大，右关滑。予诊毕曰：向许佐陈治内，今其时也，比陈技已竭，而水不得出，翁又难于痛，业已用收口药矣。予曰：无伤，痛由元气虚惫，而汗亦因痛来，汗去多则心血不足，心血不足则神失养，故不寐，脾胃为痛所伤，故饮食减，今只大补血气，不惟痛止疾除，即水泡亦可出也。陈谓用补收口生肌，或可使泡出水，或未必然。予曰：三日后，当自见。翁曰：补甚善，奈生平不能服参何？予曰：翁体非昔比也，脉症皆可服，又何忧，乃用人参、黄芪各三钱，当归、白芍、石斛各一钱五分，陈皮、贝母、红花、粉草各八分，饮下即睡。次早汗敛，且索粥，胸膈顿宽，连服二日，痛减大半，饮食顿加，精神亦爽。乃陈恐予夺功，私谮之曰：孙君之药虽善，但非外科所急，服之恐生肌收口后，而水终不得出也。翁谓必如何而后可。陈曰：当于前药加羌活、防风、白芷、远志，减去石斛，则外内两得矣。翁然其说，且服其药，饮未半而痛立至，汗立出，头热如火，气逆上升，夜竟不寐，种种病复矣。亟索予剂，予知陈之忌而行谮也。乃宣言曰：予实佐尔成功耳，尔何自败。尔知翁之痛乎，元气虚而毒药凝滞，故补

而助之，活动其血，则毒药自行，药行则泡可溃，水方可出，翁之谢尔已有成议。予雅善翁，来者为义，非为利也，鄙见与寻常较不牟矣。陈闻言而语塞，亦以投剂无功，遂乘机而听予治。仍用前方，加酸枣仁、枸杞子、皂角刺各一钱，两帖而泡溃，出臭水五六碗，囊随消瘪。陈拊掌曰：今而后知用补之神，其老先生之福也。太史受补自此始。三十六

丁酉冬，宫詹少溪吴公，年七十二，以长君秋闱之捷，应酬贺者过劳过饮，又伤于犬肉，市医概用消导之剂投之，漠如也，反加内热。常州张氏，荆溪缙绅大家恃为锁钥者，至则谓公高年过劳，消剂峻而致内热，用补可愈也。因投人参，则右胁胀痛，昼夜难支，张又谓补法不差，惟少行气之味，故无功耳。于前药加木香、砂仁，辛热止痛之剂，益呕吐不止，胀痛转剧，而大便燥结，张不自咎不认病而误投，乃遍语缙绅相知曰：吴少翁老年膈食，非其所宜，丹溪复生，无能为也。少翁闻予在苕，而急予治，予兼程而往，至则腊之念一日也。诊其脉，左弦右滑，两手皆数，且搏指，谛视其色，神藏气固，惟肌肉略瘦，手心甚热，予曰：此内伤症，非膈食症也。公曰：诸君言吐而大便燥结，食不得下，非膈而何？予曰：否，公原不热不痛又不吐，由误饮药而使然耳。书云通则不痛，痛则不通。大便既燥而用补，非也。经曰：食不得入，是有火也。尤用辛热，非之非也，以是而治，譬之以油救火，益令其炽耳。予见与诸医不侔也，即与琥珀调中丸一帖，其夜胁痛稍缓，次早诊之，脉仍如前，予决谓非通不可，即以龙荟丸与调中丸兼服之，五日内下黑粪十五六次，诸症悉减，饮食大进，改以保和丸，调中丸调理。念七日，公即能巾栉，元旦命庖人治酒，榜人舣舟拉予泛于南门，持觞为予寿曰：与兄别者十六年，不惮劳涉险而赴吾急，自今以后之齿，皆兄之赐也，敢不铭心。为欢竟日，至穀日，予乃别而复之苕。三十七

别贺吴勉斋翁，体丰腴，嗜炮炙，任性纵欲，年六十七，极躁急。一日跌伤其齿，恬不为意，阅三日，复跌，亦不为意，复跌之次日晚，左手足忽不能动，口眼歪邪。陆怀南先生，公通家友也，即往诊之，语公诸郎曰：此中风也，治不可缓，急取牛黄丸进之，诸郎皆有名博士弟子，延予为治。诊其脉，左洪大，右缓大，观其色苍黑，神昏鼾呼，呼长而吸短，呼至口气哮哮出不能回，终日偃卧如醉，人不能动。陆曰：此非半身不遂乎？予曰：症候甚恶，不特半身不遂也，半身不遂者，中风已过之疾，其势仍缓，亦有十余年无恙者，今才病，势便若此，乃中风之渐，方来且不可测，陆重厚长者，所诣亦精，闻予言，当下了然，即与予商确用药，始以六君子汤加全蝎、僵蚕、天麻与之两日，神气仍未清，犹昏睡，睡犹呼吸，口边哮哮然，间作吐，粒米尚不进，前药再加竹茹。又两日，神始苏，欲言而舌难掉，嗫嗫不能出诸口，前药又加石菖蒲、远志、红花，始能进粥数口，日计亦可茶瓯许。夜与正舌散，同前药饮之。又三日，能坐，粥亦颇加，惟言尚涩蹇，欲言以笔代口，写我左手甚痛，大小便艰少。又用四君子汤加陈皮、竹茹、当归、芍药、红花、钩藤、天麻，服三日，神思大好，饮食日加，以是方调理弥

月，手痛减，稍能动，足稍能伸，扶起能坐，且能自按谱铺牌，语言十分清至八九，骎骎有万全之望，惟大便有七八日或十余日始一行。予曰：此血少之故，补养久当自全，幸无他用而速害。公常自言吾疾乃痰在膈间，何能得一吐为快，此医家有授之言也。予曰：公脉大虚，非余痰为害，况今以补养而渐安，此其明验，何敢轻试一吐，愿宁耐静俟，毋涉险为也。此戊戌九月念五，予以是日别往苕城，别不及旬，公复倾心而任张甲，张大言曰：公病可吐，早吐早愈，诸郎君始信予言，持议不可，彼曰：公病痰也，不可不吐，吐而后补，可全愈而无后患，不然必成痼疾。公欲速效，决意吐之。诸郎君不能阻，一吐而烦躁，犹曰吐不快耳，须大吐始可，再吐而神昏气促，汗出如雨，立时就殂，可叹可叹！三十八

少冢宰徐检老，以万历丁酉三月初旬，往贺长兴臧老夫人眉寿而发寒热，臀近肛硬处生一毒，红肿而痛，坐卧为艰，因归荆溪访治外科，即以铙针点开，插药线于内，涂以烂药，使脓口急溃，又于疮口上以生肌药敷之，使易收口。可受谢而去，未半月，其傍之硬处，又红肿痛，寒热交作，几于成脓，以前医有功，遂复延之，至则又以向者之法治之，受谢而去。递医递患，递针而递插药，计其患者凡八遍，计其医之更者，如张，如鲁，如冯，凡八人，有陈外科者，则总其中而受谢独多，其时则丁酉三月至戊戌八月，几年半矣。于时，予赴吴少溪翁召，因知翁在蓐，亟往谒于卧榻间，翁见予至，悲喜交集，备陈其历病之由，针刀之苦，伏枕岁月之深，辄为痛心，予闻之亦为鼻酸。谛观其色则青惨，诊其脉皆濡弱，把其手足，则冷如冰，问其饮食，减平日之六，究其所服之药，则槐角、黄柏、生地，凉血解毒之类。予骇然而语翁曰：此痔痈非痔漏也，痔漏当用挂线，以五灰膏点之可愈。今肿硬无定处，离肛门且远，况其初原无硬块，硬块由插药凝滞中来。谚云：剜肉做疮者非耶？假令非翁禀气厚，胃气壮，安能六十以外之年，而当此剥削哉！初只可大补气血，即有毒，只宜托出一脓而愈，未成者，使活动消散，不复生毒，此王道之治，不胜于针刀万万？诸君之治，如避影者，不知息阴而急趋以求避，则影益速，而气促敝矣，自迨之道也。翁初不逆予者，以非外科，至听予之论，幡然有悟。又见《玄珠》集有外科二卷，益信予之善外科，而听予治。予即以十全大补汤进之，四帖而饮食加，手足暖，大便艰涩，百方润而不能行者，今亦通利，而肛门如不知也。诸外科犹哓哓议补非是，予极言排之，翁惟予为听，予以何首乌四两，人参、枸杞子、黄芪、当归、熟地各二两，槐角、秦艽各一两，蜜丸服之。不终剂，其肿处少出脓而全瘳，傍亦不生硬块。益信向之硬块为插药之毒所致也。翁喜为谑曰：予病非孙君，诸外科视我疾为金穴，其取宁有已耶。呵呵！三十九

宫詹吴少翁，患痢，赤白兼下，里急后重，市医治半月，后重不除，饮食渐减，最苦者，下午发热呕吐，乃遣使往苕招予，予闻状心怖，即涉险而过太湖，一昼夜而至荆溪，翁卧榻已二十日，观其色，唇红面瘁，听其声，微弱不扬，但一两语，气即不接续，下午潮热，至丑方退，形神俱弱，诊其脉，两手俱大而无力，右关略滑。予曰：据此乃

虚虚实实之候，不足中之有余也。治当补养，兼清兼消，缓以治之，庶可无恙。公深然之。以四君子汤加白芍药、黄连、山楂、滑石、陈皮、柴胡，两帖而潮热除，呕吐止。去柴胡，因口渴不止，加葛根，六剂而饮食渐进，血亦止，惟白脓不除。改用人参、白术各二钱，白茯苓、白芍药、当归、神曲各一钱，酒连、陈皮、泽泻各七分，滑石、山楂各一钱半，外以丸剂消息盈虚，调养半月，则神气回而饮食大进，肌肉渐生矣。少冢宰检翁问曰：诸医先谓老年痢非所宜，又呕吐饮食不进者，谓之噤口，且身热脉大为痢所忌，公不旬日而收功，盖诸医称书之忌皆幻妄哉？予曰：诸君所言，皆至言也，第非因时制宜耳，愚见以脾胃乃五脏六腑之仓廪，故曰纳谷者昌，又曰人身之内，谷气为宝。予姑舍痢不治，而先开胃口，俾进饮食，使新糟粕将宿秽压下，若见粪，则后重除而痢易愈也。然又相其机宜，若食入而腹胀作痛，又量势略与疏通，通后或气虚下坠，又因势而略与升提，大抵以理脾开胃进饮食为先，此亦远交近攻之策，日虽多，功可万全矣。斯仆一得之愚，屡试而屡验也者。设不先开胃口，不审老弱，不揣缓急，一概治痢，虽有得未必无失，岂能算哉！公曰：善。**四十**

臧少庚年五十，每饮食，胸膈不顺利，觉喉管中梗梗，宛转难下，大便燥结，内热，肌肉渐瘦，医与五香连翘汤、五膈丁香散诸治膈之剂，尝试之不效。时予方有事于先冢，久未远出，臧则不远千里而就予治。观其色苍黑，目中神炯炯不眊，惟气促骨立，予知其有机心人也。其脉左弦大，右滑大。予谓之曰：据脉，乃谋而不决，气郁成火，脾志不舒，致成痰涎，因而血少便燥，内热肌消。张鸡峰有言：膈乃神思间病。即是推之，子当减想虑，断色欲，薄滋味，绝妄想，俾神思清净，然后服药有功，不然，世无大丹，而草根木石何足恃哉！子既远来，予敢不以肝膈相照，兹酌一方颇妥，归即制服，但毋轻示人，恐见未精者，妄为加减，乃败事矣。慎之，慎之！臧曰谨如教。其方用桂府滑石六两，炙甘草一两，真北白芥子、萝卜子、射干、连翘子各一两半，辰砂五钱，以竹茹四两煎汤，打馒头糊为丸，绿豆大，每食后及夜，用灯心汤送下一钱半，一日三服，终剂而病如失。**四十一**

寓意草

明·喻昌　著

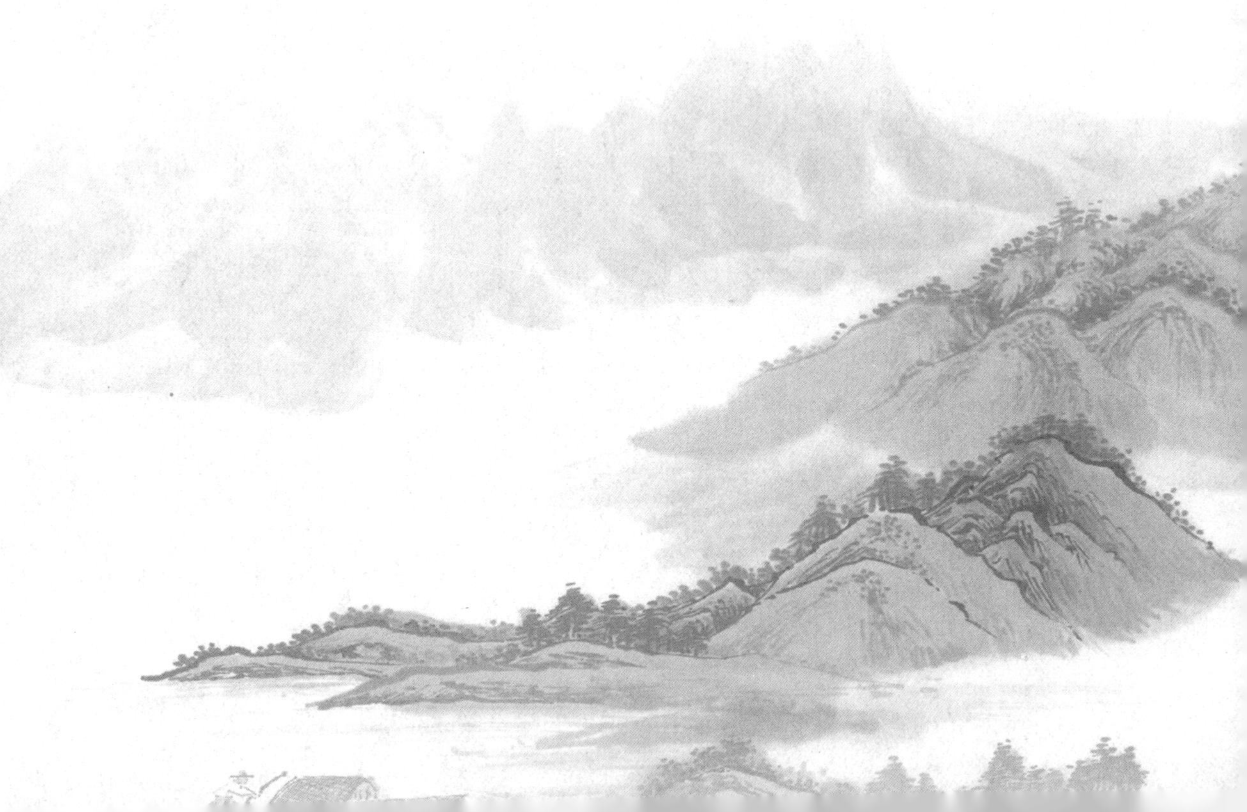

自　序

闻之医者意也。一病当前，先以意为运量，后乃经之以法，纬之以方，《内经》所谓微，妙在意是也。医孰无意，而浅深繇[1]是，枘凿[2]繇是，径庭繇是，而病机之安危倚伏，莫不繇是。意之凝释，剖判荒茫，顾不危耶？《大学》诚意之功，在于格致，而其辨尤严于欺慊[3]之两途。盖以杀机每随于阴幽，而生机恒苞于粹白。庄周曰："天地之道，近在胸臆。"万一肺腑能语，升坠可怜。先儒人关开之辨精矣。昌谓医事中之欺慊，即众人之人鬼关也。奈何世之业医者，辄艳而称儒；儒之诵读无灵者，辄徙而言医。究竟无主之衷，二三杂揉，医与儒之门两无当也。求其拔类者，长沙一人而已。代有哲人，然比之仙释，则寥寥易于指数。岂非以小道自隘，莫溯三氏渊源乎？夫人生驱光逐景，偶影同游，欣慨交心，况于生死安危，忍怀侥幸。芸芸者物也，何以不格？昭昭者知也，何以不致？惟虚惟无，萌于太素者意也，何以不诚？格一物即致一知，尚恐逐物求知。乃终日勘病，不知病为何物，而欲望其意之随举随当也，不亦难乎？昌于此道无他长，但自少至老，耳目所及之病，无不静气微心，呼吸与会，始化我身为病身，负影只立，而呻吟愁毒，恍惚而来，既化我心为病心。苟见其生，实欲其可，而头骨脑髓，捐之不惜。倘病多委折，治少精详，早已内炤，他病未痊，我身先瘁。渊明所谓斯情无假，以故不能广及。然求诚一念，多于生死轮上寂寂披回。不知者谓昌从纸上得之。夫活法在人，岂纸上所能与耶？譬之兵法军机，马上且不能得，况于纸上妄说孙吴。但令此心，勤密在先，冥灵之下，神挺自颖。迩年先议病后用药，如射者引弓，预定中的之高下，其后不失，亦自可观，何必剜肠涤肺，乃称奇特哉。不揣欲遍历名封，大彰其志。不谓一身将老，世态日纷。三年之久，不鸣一邑。幸值谏议卣臣胡老先生建言归里，一切修举，悉从朝廷起见。即昌之一得微长，并蒙格外引契，参定俚案之近理者，命名《寓意草》。捐赀付梓，其意欲使四方周览之士，大破成局，同心愍痛，以登斯民于寿城，而为圣天子中兴燮理之一助云。然则小试寓意，岂易易能哉。

崇祯癸未岁季冬月西昌喻昌嘉言甫识

---

① 繇：同"由"。

② 枘凿：方枘圆凿，扞格不入。《庄子·天下》："凿不围枘。"成玄英疏："凿，孔也；枘者，纳孔中之木。"

③ 欺慊：《大学》："所谓诚其意者，毋自欺也，如恶恶臭，如好好色，此之谓自慊，故君子必慎其独也。"指不自欺而快意满足，心安理得。

目 录

先议病后用药

从上古以至今时，一代有一代之医。虽神圣贤明，分量不同，然必不能舍规矩准绳，以为方圆平直也。故治病必先识病，识病然后议药。药者所以胜病者也，识病则千百药中，任举一二种用之且通神，不识病则歧多而用眩。凡药皆可伤人，况于性最偏驳者乎？迩来习医者众，医学愈荒，遂成一议药不议病之世界，其夭枉不可胜悼。或以为杀运使然，不知天道岂好杀恶生耶。每见仕宦家，诊毕即令定方，以示慎重。初不论病从何起，药以何应，致庸师以模棱迎合之术，妄为拟议。迨药之不效，诿于无药。非无药也，可以胜病之药，以不识病情而未敢议用也，危哉。《灵枢》、《素问》、《甲乙》、《难经》无方之书，全不考究；而后来一切有方之书，奉为灵宝。如朱丹溪一家之言，其《脉因症治》一书，先论脉，次因次症，后乃论治，其书即不行；而《心法》一书，群方错杂，则共宗之。又本草止述药性之功能，人不加嗜；乃缪氏《经疏》，兼述药性之过劣，则莫不悬之肘后。不思草木之性，亦取其偏以适人之用。其过劣不必言也，言之而弃置者众矣。曷不将本草诸药，尽行删抹，独留无过之药五七十种而用之乎？其于《周礼》令医人采毒药，以供医事之旨，及历代帝王，恐本草为未备，而博采增益之意，不太剌谬[1]乎？欲破此惑，无如议病精详。病经议明，则有是病即有是药，病千变药亦千变。且勿论造化生心之妙，即某病之以某药为良，某药为劫者，至是始有定名。若不论病，则药之良毒善恶，何从定之哉？可见药性所谓良毒善恶，与病体所谓良毒善恶不同也。而不知者，必欲执药性为去取，何其陋耶！故昌之议病非得已也。昔人登坛指顾，后效不爽前言；聚米如山，先事已饶硕画。医虽小道，何独不然？昌即不能变俗，实欲借此榜样，阐发病机，其能用不能用何计焉。

胡卣臣先生曰：先议病，后用药，真金匮未抽之论。多将熇熇，不可救药，是能议病者；若药不瞑眩，厥疾不瘳，是能用药者。

与门人定议病式

某年某月，某地某人，年纪若干，形之肥瘦长短若何，色之黑白枯润若何，声之清浊长短若何，人之形志苦乐若何；病始何日，初服何药，次后再服何药，某药稍效，某药不效；时下昼夜孰重，寒热孰多，饮食喜恶多寡，二便滑涩无有；脉之三部九候，何候独异，二十四脉中，何脉独见，何脉兼见；其症或内伤，或外感，或兼内外，或不内外；依经断为何病，其标本先后何在，汗吐下和寒温补泻何施，其药宜用七方中何方，

---

① 剌谬：悖谬。剌，音 lā，违异，相背。谬，荒诞，错误。

十剂中何剂，五气中何气，五味中何味，以何汤名为加减和合，其效验定于何时，一一详明，务令纤毫不爽。起众信从，允为医门矜式，不必演文可也。

某年者，年上之干支，治病先明运气也。某月者，治病必本四时也。某地者，辨高卑燥湿，五方异宜也。某龄某形某声某气者，用之合脉，图万全也。形志苦乐者，验七情劳逸也。始于何日者，察久近传变也。历问病症药物验否者，以之斟酌己见也。昼夜寒热者，辨气分血分也。饮食二便者，察肠胃乖和也。三部九候，何候独异，推十二经脉受病之所也。二十四脉见何脉者，审阴阳表里无差忒也。依经断为何病者，名正则言顺，事成如律度也。标本先后何在者，识轻重次第也。汗吐下和寒温补泻何施者，求一定不差之法也。七方，大、小、缓、急、奇、耦[①]复，乃药之制，不敢滥也。十剂，宣、通、补、泄、轻、重、滑、涩、燥、湿，乃药之宜，不敢泛也。五气中何气，五味中何味者，用药最上之法，寒、热、温、凉、平，合之酸、辛、甘、苦、咸也。引汤名为加减者，循古不自用也。刻效于何时者，逐款辨之不差，以病之新久五行定痊期也。若是则医案之在人者，工拙自定，积之数十年，治千万人而不爽也。

胡卣臣先生曰：此如条理始终，然智圣之事已备。

论金道宾真阳上脱之症

金道宾之诊，左尺脉和平，右尺脉如控弦，如贯索，上中甚锐。予为之骇曰：是病枝叶未有害，本实先拨，必得之醉而使内也。曰：诚有之。但已绝欲三年，服人参斤许，迄今诸无所苦，惟闭目转盼，则身非己有，恍若离魂者然。不识可治与否？予曰：可治。再四令疏方，未知方中之意。归语门人，因请立案。予曰：凡人佳冶[②]当前，贾勇以明得意，又助之以曲蘖[③]，五脏翻覆，宗筋纵弛，百脉动摇，以供一时之乐，不知难为继也。尝有未离女躯，倾刻告殒者矣。是病之有今日者幸也。绝欲三年，此丈夫之行，可收桑榆者。但不知能之不为乎？抑为之不能乎？不为者，一阳时生，斗柄尝运；不能者，相安于无事而已。夫人身之阴阳，相抱而不脱，是以百年有尝。故阳欲上脱，阴下吸之，不能脱也；阴欲下脱，阳上吸之，不能脱也。即病能非一，阴阳时有亢战，旋必两协其平。惟大醉大劳，乱其常度，二气乘之，脱离所争，不必其多，即寸中脱出一分，此一分便孤而无耦，使营魄不能自主。治法要在寻其罅漏而缄固之，断鳌立极[④]，炼石补天，非饰说也。若不识病所，而博搜以冀弋获，虽日服人参，徒竭重赀，究鲜实益。盖上脱者，妄见妄闻，有如神灵；下脱者，不见不闻，有如聋聩。上脱者，身轻快而汗多淋漓；下脱者，身重着而肉多青紫。昔有新贵人，马上扬扬得意，未及回寓，一笑而逝者，此

---

① 耦：同“偶”。

② 佳冶：佳美妖冶。

③ 曲蘖：酒曲，引申为酒。

④ 断鳌立极：神话，女娲断鳌之足以地之四极。鳌，巨龟。

上脱也。又有人寝而遭魇，身如被杖，九窍出血者，此下脱也。其有上下一时俱脱者，此则暴而又暴，不多经见者。其有左右相畸而脱者，右从下，左从上，魂升魄降同例也。但治分新久，药贵引用。新病者，阴阳相乖，补偏救敝，宜用其偏；久病者，阴阳渐入，扶元养正，宜用其平。若久病误以重药投之，转增其竭绝耳。引用之法，上脱者，用七分阳药，三分阴药而夜服，从阴以引其阳；下脱者，用七分阴药，三分阳药而昼服，从阳以引其阴。引之又引，阴阳忽不觉其相抱，虽登高临深无所恐，发表攻里无所伤矣。经云：阴平阳秘，精神乃治。正谓此也。善调者，使坎中之真阳上升，则周身之气，如冬至一阳初生，便葭管飞灰[1]，天地翕然从其阳；使离中之真阴下降，则周身之气，如夏至一阴初生，便祟蜩迭应，天地翕然从其阴。是身中原有大药，岂区区草木所能方其万一者耶?

胡卣臣先生曰：言脱微矣，言治脱更微。盖天地其犹橐籥[2]，理固然也。

金道宾后案

金道宾前案，次年始见而问治焉，今再伸治法。夫道宾之病，真阴上脱之病也。真阴者，父母构精时一点真气，结为露水小珠，而成胎之本也。故胎在母腹，先结两歧，即两肾也。肾为水藏，而真阳居于其中。在《易》坎中之阳为真阳，即此义也。真阳既以肾为窟宅，而潜伏水中，凝然不动，嘿与一身相管摄，是以足供百年之用。惟夫纵欲无度，肾水日竭，真阳之面目始露。夫阳者亲上者也，至于露则魄汗淋漓，目中有光，面如渥丹，其飞扬屑越，孰从把握之哉。所谓神魂飘荡，三年未有宁宇也。故每岁至冬而发，至春转剧。盖无以为冬水收藏之本，无以为春木发生之基。以故腰脊牵强，督脉缩而不舒，且眩掉动摇，有风之象，总由自伐其生生之根耳。夫生长化收藏之运，有一不称其职，便为不治之症。今奉藏者少，奉生者更少，为不治无疑矣。而仆断为可治者，以有法治之也。且再经寒暑，阴阳有渐入之机。而验之人事，三年间如处绝城，居围城，莫必旦夕之命，得于惩创者必深。夫是以知其可治也。初以煎剂治之，剂中兼用三法，一者以涩固脱，一者以重治怯，一者以补里虚。缘真阳散越于外，如求亡子，不得不多方图之。服之果获大效。于是为外迎之法以导之，更进而治其本焉。治本一法，实有鬼神不觑之机，未可以言语形容者。姑以格物之理明之。畜鱼千头者，必置介类于池中，不则其鱼乘雷雨而冉冉腾散。盖鱼虽潜物，而性乐于动，以介类沉重下伏之物，而引鱼之潜伏不动，同气相求，理通玄奥也。故治真阳之飞腾屑越，不以鼋鳖之类引之下伏不能也。此义直与奠玄圭而告平成，施八索以维地脉，同符合撰。前案中所谓断鳌立极，

---

① 葭管飞灰：古人烧苇膜成灰，置于律管中，放于密室，以占气候变化。到了某个季节，相应某律管可见葭灰飞出。葭管，即指装有葭灰（苇膜烧灰）的律管。

② 橐籥：古代冶炼时的鼓风装置，相当于现今之风箱。《老子》吴澄注："橐籥，冶铸所以吹风炽火之器也。为函以周罩于外者，橐也。为辖以鼓扁于内者，籥也。"

早已言之矣。然此法不可渎也，渎则鱼乱于下矣。其次用半引半收之法，又其次用大封大固之法。封固之法，世虽无传，先贤多有解其旨者。观其命方之名，有云三才封髓丸者，有云金锁正元丹者，封锁真阳，不使外越，意自显然，先得我心之同矣。前江鼎翁公祖案中，盏中加油，则灯愈明，炉中覆灰，则火不熄之说，亦早已言之矣。诚使真阳复返其宅，而凝然与真阴相恋，然后清明在躬，百年尝保无患。然道宾之病，始于溺情，今虽小愈，倘无以大夺其情，势必为情所坏。惟是积精以自刚，积气以自卫，积神以自王，再加平日之把持，庶乎参天之干，非斧斤所能骤伤者。若以其时之久而难于忍耐也，彼立功异域，啮雪虏庭，白首始得生还者，夫独非人也欤哉。前案中以绝欲三年为丈夫行，可收桑榆者，亦早已言之矣。今以药石生之，更不得不以苦言继之。仆不自度量，辄以一苇障狂澜也。其能乎否耶。

胡卣臣先生曰：妙理微机，一经抽发，真有一弹而三日乐，一徽而终日悲者。

辨袁仲卿小男死证再生奇验并详诲门人

袁仲卿乃郎，入水捉蟛蜞为戏，偶仆水中，家人救出，少顷大热呻吟。诸小儿医以镇惊清热合成丸散与服二日，遂至昏迷不醒，胸高三寸，项软头往侧倒，气已垂绝，万无生理。再四求余往视，诊其脉，止似蛛丝，过指全无。以汤二茶匙，滴入口中，微有吞意。谓之曰：吾从来不惧外症之重，但脉已无根，不可救矣。一赵姓医曰：鼻如烟煤，肺气已绝，纵有神丹，不可复活。余曰：此儿受症，何至此极？主人及客俱请稍远，待吾一人独坐，静筹其故。良久曰：得之矣。其父且惊且喜。医者愿闻其说，余曰：惊风一症，乃前人凿空妄谭，后之小儿受其害者，不知几千百亿兆。昔与余乡幼科争论，殊无证据，后见方中行先生《伤寒条辨》，后附痉书一册，颛言其事，始知昔贤先得我心，于道为不孤。如此症因惊而得，其实跌仆水中，感冷湿之气，为外感发热之病。其食物在胃中者，因而不化，当比夹食伤寒例，用五积散治之。医者不明，以金石寒冷药，镇坠外邪，深入脏腑，神识因而不清。其食停胃中者，得寒凉而不运，所进之药，皆在胃口之上，不能透入，转积转多，以致胸高而突。宜以理中药，运转前药。倘得症减脉出，然后从伤寒门用药，倘有生理。医者曰：鼻如烟煤，脉气已绝，而用理中，得毋重其绝乎？余曰：所以独坐沉思者，正为此耳。盖烟煤不过大肠燥结之征，若果肺绝，当汗出大喘，何得身热无汗？又何得胸高而气不逼？且鼻准有微润耶，此余之所以望其有生也。于是煎理中汤一盏与服，灌入喉中，大啖一口，果然从前二日所受之药，一齐俱出，胸突顿平，项亦稍硬。但脉仍不出，人亦不苏。余曰：其事已验，即是转机。此为食之未动，关窍堵塞之故。再灌前药些少，热已渐退，症复少减。乃从伤寒下例，以玄明粉一味化水，连灌三次，以开其大肠之燥结。是夜下黑粪甚多。次早忽言一声云：我要酒吃。此后尚不知人事。以生津药频灌，一日而苏。

胡卣臣先生曰：惊风一症，小儿生死大关。孰知其为外感耶。习幼科者，才虚心领会此案，便可免乎殃咎。若骇为异说，则造孽无极矣。

门人问曰：惊风一证，虽不见于古典，然相传几千百年。吾师虽辟其谬，顽钝辈尚不能无疑，请明辨之，以开聋聩。答曰：此问亦不可少。吾为子辈大破其惑，因以破天下后世之惑。盖小儿初生，以及童幼，肌肉筋骨，脏腑血脉，俱未充长，阳则有余，阴则不足。不比七尺之躯，阴阳交盛也。惟阴不足阳有余，故身内易至于生热，热盛则生痰生风生惊，亦所恒有。设当日直以四字立名曰热痰风惊，则后人不炫。因四字不便立名，乃节去二字，以惊字领头，风字煞尾。后人不解，遂以为奇特之病也。且谓此病有八候，以其头摇手劲也，而立抽掣之名；以其卒口噤脚挛急也，而立目邪心乱搐搦之名；以其脊强背反也，而立角弓反张之名。相传既久，不知其妄造，遇见此等证出，无不以为奇特，而不知小儿之腠理未密，易于感冒风寒。风寒中人，必先中入太阳经。太阳之脉，起于目内眦，上额交巅入脑，还出，别下项，夹脊抵腰中。是以病则筋脉牵强。因筋脉牵强，生出抽掣搐搦，角弓反张，种种不通名目。而用金石药，镇坠外邪，深入脏腑，千中千死，万中万死。间有体坚证轻得愈者，又诧为再造奇功，遂至各守颛门。虽日杀数儿，不自知其罪矣。百年之内，千里之远，出一二明哲，终不能一一尽剖疑关。如方书中有云：小儿八岁以前无伤寒。此等胡言，竟出自高明，偏足为惊风之说树帜。曾不思小儿不耐伤寒，初传太阳一经，早已身强汗多，筋脉牵动，人事昏沉，势已极于本经，汤药乱投，死亡接踵，何繇见其传经解散耶。此所以误言小儿无伤寒也。不知小儿易于外感，易于发热，伤寒为独多。世所妄称为惊风者，即是也。小儿伤寒，要在三日内即愈为贵。若待经尽方解，必不能耐矣。又刚痉无汗，柔痉有汗。小儿刚痉少，柔痉多。世医见其汗出不止，神昏不醒，往往以慢惊风为名，而用参芪术附等药，闭其腠理，热邪不得外越，亦为大害，但比金石药为差减耳。所以凡治小儿之热，但当彻其出表，不当固其入里也。仲景原有桂枝法，若舍而不用，从事东垣内伤为治，毫厘千里，最宜详细。又新产妇人去血过多，阴虚阳盛，其感冒发热，原与小儿无别，医者相传称为产后惊风，尤堪笑破口颊。要知吾辟惊风之说，非谓无惊病也。小儿气怯神弱，凡遇异形异声，骤然跌仆，皆生惊怖，其候面青粪青，多烦多哭。尝过于分别，不比热邪塞窍，神识昏迷，对面撞钟放铳，全然不闻者。细详勘验，自识惊风凿空之谬。子辈既游吾门，日引光明胜义，洗濯肺肠，忽然灵悟顿开，便与饮上池无二。若但于言下索解，则不能尽传者多矣。门人又问曰：伤寒原有一表一里之法，今谓热邪当从表出，不当令其深入，则里药全在所摈矣，岂于古法有未合欤？答曰：此问亦不可少。古法甚明，但后人卤莽不悟耳。盖人身一个壳子，包着脏腑在内，从壳子上论，即骨亦表，而从近壳子处论。即膀胱尾闾之间，亦出表之路也。在外以皮毛为表之表，在内以大小孔道为里之表，总驱热邪从外出也。惟有五脏之间，精神魂魄，意之所居，乃真谓之里，而不可令外邪深入耳。如盗至人家，近大门则驱从大门出，近后门则驱从后门出，正不使其深入而得窥寝室耳。若盗未至后门，必欲驱至，及已至后门，必欲驱从大门出，皆非自全之道也。试观心肺脾肝肾之内，并无血脉皮毛肌肉筋骨也。而所主者，乃在外之血脉皮毛肌肉筋骨。则安得以在外者，即名为表耶。所以伤寒之邪入内，有传腑传脏之不同，而传腑复有浅深之不同。胃之腑外主肌肉而近大门，故可施解肌之法；内通大小肠而近后门，故间有可下之法。至胆之腑，则深藏肝叶，乃寝室之内，去前后门俱远，故汗下两有不宜，但从和解而已。若传至三阴，则已舍大门而逼近寝室，设无他证牵制，惟有大开后门，极力攻之，使从大便出耳。今之治伤寒者，误以包脏腑之壳子分表里，故动辄乖错。诚知五脏深藏于壳内，而分主在外之血脉皮毛肌肉筋骨也，胸中了然矣。门人又问曰：获闻躯壳包乎五脏，奉之为主之诲，心地顿开。但尚有一疑，不识人身之头，奉何脏为主耶？答曰：头为一身之元首，穹然居上，乃主脏而不奉藏者也。虽目通肝，耳通肾，鼻通肺，口通脾，舌通心，不过借之为户牖，不得而主之也。其所主之脏，则以头之外壳包藏脑髓。脑为髓之海，主统一身骨中之精髓。以故老人髓减，即头倾视深也。《内经》原有九脏之说，五脏加脑、髓、骨、脉、胆、女子胞，神脏五，形脏四，共合为九，岂非脑之自为一脏之主耶？吾谓脑之中虽不藏神，而脑之上为天门，身中万神集会之所，泥丸一宫，所谓上八景也。惟致虚之极者，始能冥漠上通，子辈奈何妄问所主耶。凡伤寒显头痛之证者，用轻清药彻其邪从上出，所谓表也；用搐鼻药搐去脑中黄水，所谓里也。若热已平复，当虑热邪未尽，用下药时，大黄必须酒浸，藉酒力以上达，所谓乌巢高巅，射而取之之法也。今世治大头瘟一证，皆从身之躯壳分表里，不从头之躯壳分表里，是以死亡莫救。诚知脑之自为一脏，而颛力以攻之，思过半矣。

附沙宅小儿治验　卫庠沙无翼，门人王生之表兄也。得子甚迟，然纵啖生硬冷物，一夕吐食暴僵，不醒人事。医以惊风药治之，浑身壮热，面若妆[①]朱，眼吊唇掀，下利不计其数，满床皆污。至寓长跽[②]请救。诊毕，谓曰：此慢脾风候也。脾气素伤，更以金石药重伤，今已将绝，故显若干危症。本有法可救，但须七日方醒。恐信不笃而更医，无识反得诿罪生谤。王生坚请，监督其家，且以代劳，且以壮胆。于是用乌蝎四君子汤，每日灌一大剂，每剂用人参一钱。其家虽暗慌，然见面赤退而色转明润，便泻止而动移轻活，似有欲言不言之意，亦自隐忍。至第六晚，忽觉手足不宁，揭去衣被，喜吞汤水，始极诋人参之害。王生先自张皇，竟不来寓告明，任其转请他医。才用牛黄少许，从前危症复出，面上一围死气，但大便不泻耳。重服理脾药，又五日方苏。

是役也，王生于袁仲卿一案若罔见。而平日提命，凡治阴病，得其转为阳病，则不药自愈。纵不愈，用阴分药一剂，或四物二连汤，或六味地黄汤，以济其偏，则无不愈。亦若罔闻。姑为鸣鼓之攻，以明不屑之诲。

---

① 妆：原作“装”，据文义改。

② 跽：双膝着地，腰身挺直。

辨黄长人伤寒疑难危证治验并详诲门人

黄长人犯房劳，病伤寒，守不服药之戒，身热已退。十余日外，忽然昏沉，浑身战栗，手足如冰。举家忙乱，亟请余至，一医已合就姜桂之药矣。余适见而骇之。姑俟诊毕，再三辟其差谬。主家自疑阴证，言之不入，又不可以理服。只得与医者约曰：此一病，药入口中，出生入死，关系重大，吾与丈各立担承。倘至用药差误，责有所归。医者曰：吾治伤寒三十余年，不知甚么担承。余笑曰：吾有明眼在此，不忍见人活活就毙，吾亦不得已耳。如不担承，待吾用药。主家方才心安，亟请用药。余以调胃承气汤，约重五钱，煎成热服半盏，少顷，又热服半盏。其医见厥渐退，人渐苏，知药不误，辞去。仍与前药服至剂终，人事大清，忽然浑身壮热，再与大柴胡一剂，热退身安。门人问曰：病者云是阴证见厥，先生确认为阳证，而用下药果应，其理安在？答曰：其理颇微，吾从悟入，可得言也。凡伤寒病，初起发热，煎熬津液，鼻干口渴便秘，渐至发厥者，不问而知为热也。若阳证忽变阴厥者，万中无一，从古至今无一也。盖阴厥得之阴证，一起便直中阴经，唇青面白，遍体冷汗，便利不渴，身蜷多睡，醒则人事了了，与伤寒传经之热邪，转入转深，人事昏惑者，万万不同。诸书类载阴阳二厥为一门，即明者犹为所混，况昧者乎？如此病先犯房室，后成伤寒，世医无不为阴厥之名所惑，往往投以四逆等汤，促其暴亡，而诿之阴极莫救，致冤鬼夜嚎，尚不知悟，总由传派不清耳。盖犯房劳而病感者，其势不过比常较重，如发热则热之极，恶寒则寒之极，头痛则痛之极。所以然者，以阴虚阳往乘之，非阴乘无阳之比。况病者始能无药，阴邪必轻，旬日渐发，尤非暴证，安得以厥阴之例为治耶？且仲景明言：始发热六日，厥反九日，后复发热三日，与厥相应，则病旦暮愈。又云：厥五日，热亦五日，设六日当复厥，不厥者自愈。明明以热之日数，定厥之痊期也。又云：厥多热少则病进，热多厥少则病退。厥愈而热过久者，必便脓血发痈。厥应下而反汗之，必口伤烂赤。先厥后热，利必自止，见厥复利。利止，反汗出咽痛者，其喉为痹。厥而能食，恐为除中。厥止思食，邪退欲愈。凡此之类，无非热深热厥之旨，原未论及于阴厥也。至于阳分之病，而妄汗妄吐妄下，以至势极，如汗多亡阳，吐利烦躁，四肢逆冷者，皆因有药差误所致，非以四逆、真武等汤挽之，则阳不能回，亦原不为阴证立方也。盖伤寒才一发热发渴，定然阴分先亏，以其误治，阳分比阴分更亏，不得已从权，用辛热先救其阳，与纯阴无阳阴盛格阳之证，相去天渊。后人不窥制方之意，见有成法，转相效尤，不知治阴证以救阳为主，治伤寒以救阴为主。伤寒纵有阳虚当治，必看其人血肉充盛，阴分可受阳药者，方可回阳。若面黧舌黑，身如枯柴，一团邪火内燔者，则阴已先尽，何阳可回耶？故见厥除热，存津液元气于什一，已失之晚，况敢助阳劫阴乎？《证治方》云：若证未辨阴阳，且与四顺丸试之。《直指方》云：未辨疑似，且与理中丸试之。亦可见从前未透此关，纵有深心，无可奈何耳。因为子辈详辨，并以告后之业医者。

胡卣臣先生曰：性灵自启，应是轩岐堂上再来。

治金鉴伤寒死证奇验

金鉴春月病温，误治二旬，酿成极重死证，壮热不退，谵语无伦，皮肤枯涩，胸膛板结，舌卷唇焦，身蜷足冷，二便略通，半渴不渴，面上一团黑滞。从前诸医所用之药，大率不过汗下和温之法，绝无一效。求救于余。余曰：此证与两感伤寒无异。但两感证日传二经，三日传经已尽即死。不死者，又三日再传一周，定死矣。此春温证不传经，故虽邪气留连不退，亦必多延几日，待元气竭绝乃死。观其阴证阳证，两下混在一区，治阳则碍阴，治阴则碍阳，与两感证之病情符合。仲景原谓死证，不立治法。然曰发表攻里，本自不同，又谓活法在人，神而明之，未尝教人执定勿药也。吾有一法，即以仲景表里二方为治，虽未经试验，吾天机勃勃自动，忽生变化，若有鬼神相助，必可效也。于是以麻黄附子细辛汤，两解其在表阴阳之邪，果然皮间透汗，而热全清。再以附子泻心汤，两解其在里阴阳之邪，果然胸前柔活，人事明了，诸证俱退。次日即思粥，以后竟不需药。只此二剂，而起一生于九死，快哉！

辨徐国祯伤寒疑难急证治验

徐国祯伤寒六七日，身热目赤，索水到前，复置不饮，异常大躁，将门牖洞启，身卧地上，展转不快，更求入井。一医汹汹急以承气与服。余诊其脉洪大无伦，重按无力，谓曰：此用人参附子干姜之证，奈何认为下证耶？医曰：身热目赤，有余之邪，躁急若此，再以人参、附子、干姜服之，逾垣上屋矣。余曰：阳欲暴脱，外显假热，内有真寒，以姜附投之，尚恐不胜回阳之任，况敢纯阴之药，重劫其阳乎？观其得水不欲咽，情已大露。岂水尚不欲咽，而反可咽大黄、芒硝乎？天气燠蒸，必有大雨。此证顷刻一身大汗，不可救矣。且既认大热为阳证，则下之必成结胸，更可虑也。惟用姜附，可谓补中有发，并可以散邪退热，一举两得，至稳至当之法，何可致疑？吾在此久坐，如有差误，吾任其咎。于是以附子、干姜各五钱，人参三钱，甘草二钱，煎成冷服。服后寒战，嘎齿有声，以重绵和头覆之，缩手不肯与论，阳微之状始著。再与前药一剂，微汗热退而安。

胡卣臣先生曰：先生雄辩，可以当仁。

治钱仲昭伤寒发斑危证奇验

钱仲昭患时气外感三五日，发热头痛，服表汗药，疼止热不清，口干唇裂。因而下之，遍身红斑，神昏谵语，食饮不入，大便复秘，小便热赤，脉见紧小而急。谓曰："此证全因误治。阳明胃经表里不清，邪热在内，如火燎原，津液尽干，以故神昏谵语。若斑转紫黑，即刻死矣。目今本是难救，但其面色不枯，声音尚朗，乃平日保养，肾水有余，如旱田之侧，有下泉未竭，故神虽昏乱，而小水仍通，乃阴气未绝之征，尚可治之。不用表里，单单只一和法，取七方中小方，而气味甘寒者用之，惟如神白虎汤一方，足以疗此。盖中州元气已离，大剂、急剂、补剂俱不敢用。而虚热内炽，必甘寒气味，方可和之耳。但方须宜小，而服药则宜频。如饥人本欲得食，不得不渐渐与之。必一昼夜频进五七剂，为浸灌之法，庶几邪热以渐而解，元气以渐而生也。若小其剂复旷其日，纵用药得当，亦无及矣。”如法治之，更一昼夜而病者热退神清，脉和食进，其斑自化。

胡卣臣先生曰：病与药所以然之地，森森警发。

治伤寒坏证两腰偻废奇验

张令施乃弟伤寒坏证，两腰偻废，卧床彻夜痛叫，百治不效，求诊于余。其脉亦平顺无患，其痛则比前大减。余曰：病非死证，但恐成废人矣。此证之可以转移处，全在痛如刀刺，尚有邪正互争之象。若全然不痛，则邪正混为一家，相安于无事矣。今痛觉大减，实有可虑，宜速治之。病者曰：此身既废，命安从活，不如速死。余蹙额欲为救全，而无治法。谛思良之，谓热邪深入两腰，血脉久闭，不能复出，只有攻散一法。而邪入既久，正气全虚，攻之必不应，乃以桃仁承气汤，多加肉桂、附子二大剂与服。服后即能强起。再仿前意为丸，服至旬余全安。此非昔人之已试，乃一时之权宜也。然有自来矣，仲景于结胸证，有附子泻心汤一法，原是附子与大黄同用。但在上之证气多，故以此法泻心。然则在下之证血多，独不可仿其意，而合桃仁、肉桂以散腰间之血结乎？后江古生乃弟，伤寒两腰偻废痛楚，不劳思索，径用此法，二剂而愈。

胡卣臣先生曰：金针虽度，要解铸古熔今，始能下手。

辨黄起潜曙修时气伤寒治各不同

黄曙修与乃翁起潜，春月同时病温。乃翁年老而势轻，曙修年富而势重。势重者，以冬不藏精，体虚不任病耳。余见其头重着枕，身重着席，不能转侧，气止一丝，不能言语，畏闻声响，于表汗药中，用人参七分。伊表侄施济卿，恐其家妇女得知，不与进药，暗赠人参入药。服后汗出势减。次日再于和解药中，赠人参一钱与服。服后即大便一次，曙修颇觉轻爽，然疑药下之早也，遣人致问。余告以此证表已解矣，里已和矣，今后缓调，即日向安，不必再虑。往诊见老翁病尚未愈，头面甚红。谓曰：望八老翁，下元虚惫，阳浮于上，与在表之邪相合，所谓戴阳之证也。阳已戴于头面，不知者更行表散，则孤阳飞越，而危殆立至矣。此证从古至今，只有陶节庵立法甚妙，以人参附子等药，收拾阳气，归于下元，而加葱白透表以散外邪。如法用之即愈，万不宜迟。渠家父子俱病，无人敢主，且骇为偏僻之说。旋即更医，投以表药，顷刻阳气升腾，肌肤粟起。又顷刻寒颤咬牙，浑身冻裂而逝。翁虽海滨一氓，留心管晏[1]富国之略，而赍志以没[2]也，良足悼矣。其医于曙修调理药仍行克伐，致元气日削，谢绝医药，静养六十余日，方起于床。愈后，凡遇戚友家，见余用药，率多诋訾。设知当日解表和中，俱用人参，肯舍命从我乎？是其所以得全者，藉于济卿之权巧矣。

附伤寒戴阳证 石开晓病伤风咳嗽，未尝发热，日觉急迫欲死，呼吸不能相续，求余诊之。余见其头面赤红，躁扰不歇，脉亦豁大而空，谓曰：此证颇奇，全似伤寒戴阳证，何以伤风小恙亦有之？急宜用人参、附子等药，温补下元，收回阳气。不然子丑时一身大汗，脱阳而死矣。渠不以为然。及日落，阳不用事，愈慌乱不能少支，忙服前药。服后稍宁片刻，又为床侧添同寝一人，逼出其汗如雨。再用一剂，汗止身安，咳嗽俱不作。询其所繇，云连服麻黄药四剂，遂尔躁急欲死。然后知伤风亦有戴阳证，与伤寒无别。总因其人平素下虚，是以真阳易于上越耳。

胡卣臣先生曰：戴阳一证，剖析精详，有功来学。

辨王玉原伤寒后余热并永定善后要法

王玉原昔年感证，治之不善，一身津液，尽为邪热所铄。究竟十年余，热未尽去，右耳之窍尝闭。今夏复病感，缠绵五十多日，面足浮肿，卧寐不宁，耳间气往外触。盖新热与旧热相合，狼狈为患，是以难于去体。医者不察其绸缪胶结之情，治之茫不中窾，延至秋深，金寒水冷，病方自退。然浅者可退，深者莫由遽退也。面足浮肿者，肺金之气，为热所壅，失其清肃下行之权也。卧寐不宁者，胃中之津液干枯，不能内荣其魂魄也。耳间大气撞出者，久闭之窍，气来不觉。今病体虚羸，中无阻隔，气逆不冲，始知之也。外病虽愈，而饮食药饵之内调者，尚居其半，特挈二事大意，为凡病感者，明善后之法焉。盖人当感后，身中之元气已虚，身中之邪热未净。于此而补虚，则热不可除；于此而清热，则虚不能任。即一半补虚，一半清热，终属模糊，不得要领。然舍补虚清热外，更无别法，当细辨之。补虚有二法，一补脾，一补胃。如疟痢后脾气衰弱，饮食不能运化，宜补其脾；如伤寒后胃中津液久耗，新者未生，宜补其胃。二者有霄壤之殊也。清热亦有二法。初病时之热为实热，宜用苦寒药清之；大病后之热为虚热，宜用甘寒药清之。二者亦霄壤之殊也。

人身天真之气，全在胃口，津液不足即是虚，生津液即是补虚。故以生津之药，合甘寒泻热之药，而治感后之虚热，如麦门冬生地黄牡丹皮人参梨汁竹沥之属，皆为治法。仲景每用天水散以清虚热，正取滑石甘草，一甘一寒之义也。设误投参芪苓术补脾之药为补，宁不并邪热而补之乎？至于饮食之补。但取其气，不取其味，如五谷之气以养之，

① 管晏：管子与晏子。

② 赍志以没：赍，音jī，怀，抱。赍志以没，怀着未遂的志向而死去。

五菜之气以充之。每食之间，便觉津津汗透，将身中蕴蓄之邪热，以渐运出于毛孔，何其快哉。人皆不知此理，急于用肥甘之味以补之，目下虽精采健旺可喜，不思油腻阻滞经络，邪热不能外出，久久充养完固，愈无出期矣。前哲有监于此，宁食淡茹蔬，使体暂虚而邪易出，乃为贵耳。前药中以浮肿属脾，用苓、术为治；以不寐责心，用枣仁、茯神为治。总以补虚清热之旨未明，故详及之。

胡卣臣先生曰：伤寒后饮食、药饵二法，足开聋聩。

答门人问蒋中尊受病致死之因

门人问曰：崇明蒋中尊病伤寒，临危求肉汁淘饭半碗，食毕，大叫一声而逝，此何故也？答曰：今人外感病，兼内伤者多，用药全要分别。如七分外感，三分内伤，则治外感药中，宜用缓剂小剂，及姜枣和中为引，庶无大动正气汗血等累。若七分内伤，三分外感，则用药全以内伤为主，但加入透表药一味，而热服以助药势，则外感自散。盖以内伤之人，才有些微外感，即时发病。不似壮盛之人，必所感深重，其病乃发也。蒋中尊者，向曾见其满面油光，已知其精神外用，非永寿之人也。人惟欿然[1]不足，方有余地，可以应世，可以当病。若夫神采外扬，中之所存，宁复有几耶？近闻其宦情与声色交浓，宵征海面，冒蜃烟蛟雾之气，尚犯比顽之戒，则其病纯是内伤，而外感不过受雾露之气耳。雾露之邪，其中人也，但入气分清道，原不传经，故非发表攻里所能驱。惟培元气，厚谷气，则邪不驱而自出。设以其头晕发热，认为太阳之证，误表其汗，则内伤必转增，而危殆在所必致矣。且内伤之人，一饱一饥，早已生患。又误以为伤寒而绝其食，已虚益虚，致腹中馁惫，求救于食，食入大叫一声者，肠断而死也。此理甚明，如饥民仆地即死，气从中断，不相续也。又如膈病，展转不能得食，临危每多大叫而逝。以无外感之邪乱其神明，是以炯炯自知其绝也。果有外邪与正交争，其人未死前，先已昏惑不省矣，安得精明若是哉。子于望闻问切之先，早清其鉴可矣。

门人又问曰：每见人之神采外扬者。病发恒多汗而躁急，不识何药可以治之。答曰：上药在以神治神。盖神既外扬，必须内守，方可逆挽。老子所谓知其雄守其雌，知其白守其黑，真对证之药也。若夫草木之性，则取其气下达而味沉厚者。用之恒使勿缺，仿灌园之例，频频预沃之以水，而防其枯竭可也。

门人又问曰：临危索饭之时，尚有药可救否？曰：独参汤可以救之。吾尝治一孕妇伤寒，表汗过后，忽唤婢作申冤之声，知其扰动阳气，急迫无奈，令进参汤。不可捷得，遂以白术三两，熬浓汁一碗与服，即时安妥。况人参之力百倍白术耶。

---

① 欿然：欿，音 kǎn，不自满，内敛。《孟子·尽心上》："附之以韩魏之家，如其自视欿然，则过人远矣。"朱熹《四书集注》："欿然，不自满之意。"

论内伤转疟宜防虚脱并治验

袁继明素有房劳内伤，偶因小感，自煎姜葱汤表汗，因而发热三日，变成疟疾。余诊其脉，豁大空虚，且寒不成寒，热不成热，气急神扬，知为元阳衰脱之候，因谓其父曰：令郎光景，窃虑来日疟至，大汗不止，难于救药。倘信吾言，今晚急用人参二两，煎浓汁频服防危。渠父不以为意。次日五鼓时，病者精神便觉恍惚，扣门请救。及觅参至，疟已先发矣。余甚彷徨，恐以人参补住疟邪，虽救急无益也。只得姑俟疟势稍退，方与服之。服时已汗出沾濡，顷之果然大汗不止，昏不知人，口流白沫，灌药难入。直至日暮，白沫转从大孔遗出。余喜曰：沫下行，可无恐矣。但内虚肠滑，独参不能胜任。急以附子理中汤。连进四小剂，人事方苏，能言，但对面谭事不清。门外有探病客至，渠忽先知，家人惊以为祟。余曰：此正神魂之离舍耳。吾以独参及附子理中，驷马之力追之，尚在半返未返之界，以故能知宅外之事。再与前药二剂而安。

胡卣臣先生曰：病情上看得委息周至，大开生面。

推原陆中尊疟患病机及善后法

陆六息先生体伟神健，气旺血充，从来无病。莅任以后，适值奇荒巨寇，忧劳百倍，因而病疟，食饮减少，肌肉消瘦，形体困倦，口中时时嗳气。其候一日轻，一日重，缠绵三月，大为所苦。察脉辨证，因知先生之疟，乃饥饱劳佚所感，受伤在阳明胃之一经。夫阳经受病，邪气浅而易愈，乃至为所苦者，缘不识病之所在，药与病邪不相值，反伤其正耳。诚知病邪专专在胃，则胃为水谷之海，多气多血之区，一调其胃，而疟立止矣。故饮食减而大便转觉艰涩者，胃病而运化之机迟也。肌肉消瘦者，胃主肌肉也。形体困倦者，胃病而约束之机关不利也。口中时时嗳气者，胃中不和而显晦塞之象也。至于一日轻而一日重者，此人所不经见之证，病机之最当发明者，其候亦阳明胃经之候也。《内经·阳明脉解篇》有曰：阳明之病，恶人与火，闻木声则惕然而惊。及《刺疟篇》又曰：阳明之证，喜见火，喜见日月光。何经文之自为悖谬耶？不知此正更实更虚之妙义，而与日轻日重之理相通者也。夫阳明得病之始，则邪气有余，故恶人恶火恶木音者，恶其劫邪也。及其病久，则邪去而正亦虚，故喜火喜日月光者，喜其助正也。若是则时日干支之衰旺，其与人身相关之故，可类推矣。盖甲丙戊庚壬者，天时之阳也；乙丁己辛癸者，天时之阴也。疟久食减，胃中之正已虚，而邪去未尽。是以值阳日助正，而邪不能胜则轻；值阴日助邪，而正不能胜则重也。夫人身之病，至于与天时相召，亦云亟矣。使当日稍知分经用药，何至延绵若是哉。迄今吃紧之处，全以培养中气为主。盖人虽一胃，而有三脘之分：上脘象天，清气居多；下脘象地，浊气居多；而其能升清降浊者，全赖中脘为之运用，一如天地定位，不可无人焉参赞之也。先生下脘之浊气，本当下传也。而传入肠中则艰，不当上升也。而升至胸中甚易者，无他，中脘素受饮食之伤，不能阻下脘浊气上干清道耳。试观天地间，有时地气上而为云，必得天气下而为雨，则二气和而晴爽立至。若一味地气上升，天气不降，则太空窒塞，而成阴曀之象。人之胃中亦犹是也，清浊偶有相干，顷当自定。设有升无降，则逼矣。故中脘之气旺，则水谷之清气上升于肺，而灌输百脉；水谷之浊气，下达于大小肠，从便溺而消，胸中何窒塞之有哉。此所以培养中气为亟亟也。中气旺，则浊气不久停于下脘，而脐下丹田之真气，方能上下无碍，可以呼之于根，吸之于蒂，深深其息矣。所用六味地黄丸，凝滞不行之药，大为胃病所不宜，况于浊气上干，反以阴浊之属，扬波助流，尤无所取。今订理中汤一方，升清降浊，为合法耳。

胡卣臣先生曰：说病机处，花雨缤纷，令观者得未曾有。

力争截疟成胀临危救安奇验

刘泰来年三十二岁，体丰面白，夏月惯用冷水灌汗，坐卧巷曲当风。新秋病疟三五发，后用药截住，遂觉胸腹间胀满日增，不旬日外，腹大胸高，上气喘急，二便全无，饮食不入，能坐不能卧，能俛不能仰，势颇危急。虽延余至家，其专主者在他医也。其医以二便不通，服下药不应，商用大黄二两，作一剂。病者曰：不如此不能救急，可速煎之。余骇曰：此名何病也，而敢放胆杀人耶？医曰：伤寒肠结，下而不通，惟有大下一法，何谓放胆？余曰：世间有不发热之伤寒乎？伤寒病因发热，故津液枯槁，肠胃干结，而可用下药以开其结。然有下转失气者不可攻之戒，正恐误治太阴经之腹胀也。此病因腹中之气，散乱不收，故津水随气横决四溢而作胀，全是太阴脾气不能统摄所致。一散一结，相去天渊。再用大黄猛剂大散其气，若不胀死，定须腹破。曷不留此一命，必欲杀之为快耶。医唯唯曰：吾见不到，姑已之。出语家人曰：吾去矣。此人书多口溜，不能与争也。病家以余逐其医而含怒，私谓医虽去，药则存，且服其药，请来未迟。才取药进房，余从后追至，掷之沟中。病者殊错愕，而婉其辞曰：此药果不当服，亦未可知。但再有何法，可以救我？其二弟之不平，则微色而且发声矣。余即以一柬，面辨数十条，而定理中汤一方于后。病者见之曰：议论反复精透，但参术助胀，安敢轻用？大黄药已吃过二剂，尚未见行。不若今日且不服药，挨至明日，再看光景。亦无可奈何之辞也。余曰：何待明日？腹中真气渐散，今晚子丑二时，阴阳交剥之界，必大汗晕眩，难为力矣。病者曰：锉好一剂，俟半夜果有此证，即刻服下何如？不识此时，尚可及否？余曰：既畏吾药如虎，煎好备急亦通。余就客寝，坐待室中呼召，绝无动静。次早其子出云，昨晚果然出汗发晕，忙服尊剂，亦不见效，便略睡片时，仍旧作胀。进诊，病者曰：服药后，喜疾势不增，略觉减可，且再服一剂，未必大害。余遂以三剂药料作一剂，加人参至三钱，服过又进一大剂，少加黄连在内。病者扶身出厅云：内胀大减，即不用大黄亦可耐。但连日未得食，必用大黄些些，略通大便，吾即放心进食矣。余曰：如此争辨，还认作伤寒病，不肯进食。其实吃饭吃肉，亦无不可。于是以老米煮清汤饮之，不敢吞粒。余许以次日一剂，立通大便，病者始快。其二弟亦快云：定然必用大黄，但前后不同耳。次日，戚友俱至，病者出厅问药。余曰：腹中原是大黄推荡之泄粪，其所以不出者，以膀胱胀大，腹内难容，将大肠撑紧，任凭极力努挣，无隙可出。看吾以药通膀胱之气，不治大便，而大便自至，足为证验。于是以五苓散本方与服，药才入喉，病者即索秽桶，小便先出，大便随之，顷刻泄下半桶。观者动色，竟称华佗再出，然亦非心服也。一月后，小患伤风，取药四剂，与荤酒杂投，及伤风未止，并谓治胀亦属偶然，竟没其功。然余但恨不能分身剖心，指引迷津耳，实无居功之意也。

胡卣臣先生曰：世间不少血性男子，然肝脑无补者多矣。此段转移，全在危疑关头着力。所以为超。

详述陆平叔伤寒危证治验并释门人之疑

陆平叔文学，平素体虚气怯，面色痿黄，药宜温补，不宜寒凉，固其常也。秋月犹患三疟，孟冬复受外寒，虽逗寒热一班，而未至大寒大热。医者以为疟后虚邪，不知其为新受实邪也，投以参术补剂，转致奄奄一息，迁延两旬。间有从外感起见者，用人参白虎汤，略无寸效，昏昏嘿嘿，漫无主持。弥留之顷，昆弟子侄仓皇治木，召昌诊视，以决行期之早暮，非求治疗也。昌见其脉未大坏，腹未大满，小水尚利，但筋脉牵掣不停，因谓此病九分可治，只恐手足痿废。仲景有云：经脉动惕者，久而成痿。今病已廿三日之久，血枯筋燥，从可识矣。吾今用法，治则兼治，当于仲景之外，另施手眼。以仲景虽有大柴胡汤两解表里之法，而无治痿之法。变用防风通圣散成方，减白术，以方中防风、荆芥、薄荷、麻黄、桔梗为表药，大黄、芒硝、黄芩、连翘、栀子、石膏、滑石为里药。原与大柴胡之制相仿，但内有当归、川芎、芍药，正可领诸药深入血分，而通经脉。减白术者，以前既用之贻误，不可再误耳。当晚连服二剂，第一剂殊若相安，第二剂大便始通，少顷睡去，体间津津有汗。次早再诊，筋脉不为牵掣，但阳明胃脉洪大反加。随用大剂白虎汤，石膏、知母每各两许，次加柴胡、花粉、芩、柏、连翘、栀子，一派苦寒，连进十余剂，神识始得渐清，粥饮始得渐加。经半月始起坐于床，经一月始散步于地。人见其康复之难，咸忧其虚，抑且略一过啖，即尔腹痛便泄，俨似虚证。昌全不反顾，但于行滞药中加用柴胡、桂枝，升散余邪，不使下溜而变痢以取惫。然后改用葳蕤二冬，略和胃气，间用人参不过五分。前后用法，一一不违矩矱[①]，乃克起九死于一生也。门人不解，谓先生治此一病，藉有天幸。《内经》云：盛者责之，虚者责之。先生今但责其邪盛，而不责其体虚，是明与《内经》相背也。余笑曰：吾非骛末忘本，此中奥义，吾不明言，金针不度也。缘平叔所受外邪，不在太阳，而在阳明，故不但不恶寒，且并无传经之壮热，有时略显潮热，又与内伤发热相仿。误用参术补之，邪无出

① 矩矱：规矩，法度。《楚辞·离骚》："曰勉升降以上下兮，求矩矱之所同。"

路，久久遂与元气混合为一。如白银中倾入铅铜，则不成银色。所以神识昏惑，嘿嘿不知有人理耳。又阳明者，十二经脉之长，能束筋骨而利机关。阳明不治，故筋脉失义，而动惕不宁耳。然经虽阳明，而治法迥出思议之表。仲景云：阳明居中土也，万物所归，无所复传。又云：伤寒欲再传经者，针足阳明，使邪不传则愈。凡此皆指已汗已下已传经之邪为言，故中土可以消受。若夫未经汗下，未周六经，方盛之邪，中土果能消之否耶？所以仲景又云：阳明中风，脉弦浮大而短气，腹都满，胁下及心痛，久按之气不通，鼻干不得汗，嗜卧，一身及面目悉黄，小便难，有潮热，时时哕，耳前后肿，刺之小差，外不解，病过十日，脉续浮者，与小柴胡汤。脉但浮无余证者，与麻黄汤。若不尿，腹满加哕者不治。平叔之脉，弦浮大而短气，鼻干不得汗，嗜卧，一身及面目悉黄，过经二十余日不解，悉同此例。第其腹未满，小水尚利，则可治无疑。然治之较此例倍难者，以非一表所能办也。今为子辈畅发其义：夫天包地外，地处天中，以生以长，以收以藏，玄穹不尸其功，而功归后土。故土膏一动，百草莫不蕃茂；土气一收，万物莫不归根。仲景之言中土，但言收藏，而生长之义，在学者自会。设偏主收藏，则是地道有秋冬，无春夏，能化物而不能造物矣。治病之机亦然。平叔之病，举外邪而锢诸中土，则其土为火燔之焦土，而非膏沐之沃土矣。其土为灰砂打和之燥土，而非冲纯之柔土矣。焦土燥土，全无生气，而望其草木之生也，得乎？吾乘一息生机，大用苦寒，引北方之水，以润泽其枯槁。连进十余剂，其舌始不向唇外吮咂，所谓水到渠成。乃更甘寒一二剂，此后绝不置力者，知其饮食入胃，散精于脾，如灵雨霢霂，日复一日，优渥沾足，无藉人工灌溉，而中土可复稼墙之恒耳。必识此意，乃知吾前此滥用苦寒，正以培生气也，生气回而虚者实矣。夫岂不知其素虚，而反浚其生耶？

面议何茂倩令嫒病单腹胀脾虚将绝之候

从来肿病，遍身头面俱肿，尚易治；若只单单腹肿，则为难治。此其间有所以然之故，不可不辨也。盖传世诸方，皆是悍毒攻劫之法，伤耗元气，亏损脾胃，可一不可再之药。纵取效于一时，倘至复肿，则更无法可疗。此其一也。且遍身俱肿者，五脏六腑，各有见证，故泻肝、泻肺、泻膀胱、泻大小肠之药，间有取效之时。而单单腹肿，则中州之地，久窒其四运之轴，而清者不升，浊者不降，互相结聚，牢不可破，实因脾气之衰微所致，而泻脾之药，尚敢漫用乎？此又其一也。且肿病之可泻者，但可施之西北壮盛，及田野农夫之流，岂膏粱老少之所能受？设谓肿病为大满大实，必从乎泻，则病后肿与产后肿，将亦泻之耶？此又其一也。且古方原载肿病五不治，唇黑伤肝，缺盆平伤心，脐出伤脾，背平伤肺，足底平满伤肾，此五者不可治矣。是其立方之意，皆非为不可治之证而设。后人不察，概从攻泻者何耶？惟理脾一法，虽五脏见不治之证，而能治者尚多。此又其一也。张子和以汗吐下三法，劫除百病，后人有谓子和之书，非子和之笔，乃麻征君文之者，诚为知言。如常仲明云：世人以补剂疗病，宜乎不效。此则过信刘张之学，而不顾元气之羸劣耳。所以凡用劫夺之药者，其始非不遽消，其后攻之不消矣，其后再攻之如铁石矣。不知者见之，方谓何物邪气，若此之盛。自明者观之，不过为猛药所攻，即以此身之元气，转与此身为难者，实有如驱良民为寇之比。所谓赤子盗兵，弄于潢池，亶其然哉。明乎此，则有培养一法，补益元气是也；则有招纳一法，升举阳气是也；则有解散一法，开鬼门、洁净府是也。三法虽不言泻，而泻在其中矣，无余蕴矣。

胡卣臣先生曰：胀满必从乎泻，然善言泻者，补之中无非泻也。观者须识此意，始得立言之旨。

辨痢疾种种受证不同随证治验

胡太夫人，偶然肚腹不宁，泻下数行，医以痢疾药治之，其利转多。更引通因通用之法，用九蒸大黄丸三钱下之，遂扰动胃气胀痛，全不思食，有似噤口痢状。余诊之，见六脉皆沉而伏，应指模糊，亟曰：此非痢疾之证，乃误治之证也。今但安其胃，不必治痢，而痢自止；不必治胀痛，而胀痛自止。于是以四君子汤为主治，少加姜蔻暖胃之药。用之二剂，痢果不作。但苦胃中胀痛不安，必欲加入行气之药，以冀胀消痛止，而速得进食。余固争曰：宁可缓于食，不可急于药。盖以前因误治，引动胃气作楚，如治乱民，惟有安之之法。若再加行气，则胀痛必无纪极。坚持前说，即用橘皮和中，亦须炒而又炒，绝不惹动其气。凡五日未得大便，亦不惹动其便，听其缓缓痛止胀消，食进便利。其七日全安。浑不见药之功，其实为无功之功也。噫！今之随主见而图可喜之功者，即生出事端，亦谓病之所有，非医之所造。谁悬明鉴，而令丝毫莫遁耶？此所以成时医之世界也。

张仲仪初得痢疾三五行，即请往诊，行动如常，然得内伤之脉，而夹少阴之邪。余诊毕，即议云：此证仍宜一表一里，但表药中多用人参，里药中多用附子，方可无患。若用痢疾门诸药，必危之道也。仲仪以平日深信，径取前药不疑。然疾势尚未著也，及日西，忽发大热，身重如巨石，头在枕上，两人始能扶动，人事沉困。举家惶乱，忙忙服完表里二剂。次早诊时，即能起身出房，再与参附药二剂全安。若不辨证用药，痢疾门中几曾有此等治法乎？况于疾未著而早见乎？

周信川年七十三岁，平素体坚，不觉其老。秋月病痢，久而不愈，至冬月成休息痢，一昼夜十余行，面目浮肿，肌肤晦黑。求治于余，诊其脉沉数有力。谓曰：此阳邪陷入于阴之证也。吾当以法治之，尚可痊愈。明日吾自袖药来面治。于是以人参败毒散本方煎好，用厚被围椅上坐定，置火其下，更以布条卷成鹅蛋状，置椅褥上，垫定肛门，使内气不得下走，然后以前药滚热与服。良久又进前药，遂觉皮间有津津微润，再溉以滚汤，教令努力忍便，不得移身。如此约二时之久，皮间津润总未干，病者心躁畏热，忍不可忍，始令连被卧于床上。是晚止下痢二次。已后改用补中益气汤，一昼夜止下三次，不旬日而全愈。盖内陷之邪，欲提之转从表出，不以急流挽舟之法施之，其趋下之势，何所底哉？闻王星宰世兄，患久痢，诸药不效。苏郡老医，进以人参败毒散，其势差减，大有生机，但少此一段斡旋之法，竟无成功。故凡遇阳邪陷入阴分，如久疟、久痢、久热等证，当识此意，使其缓缓久久，透出表外，方为合法。若急而速，则恐才出又入，徒伤其正耳。

朱孔阳年二十五岁，形体清瘦，素享安佚。夏月因构讼，奔走日中，暑湿合内郁之火，而成痢疾，昼夜一二百次，不能起床。以粗纸铺于褥上，频频易置。但饮水而不进食。其痛甚厉，肛门如火烙。扬手踢足，躁扰无奈。余诊其脉，弦紧劲急，不为指挠。谓曰：此证一团毒火，蕴结在肠胃之内，其势如焚，救焚须在顷刻。若二三日外，肠胃朽腐矣。于是以大黄四两，黄连、甘草各二两，入大砂锅内煎，随滚随服。服下人事稍宁片刻，少顷仍前躁扰。一昼夜服至二十余碗，大黄俱已煎化，黄连、甘草，俱煎至无汁。次日病者再求前药。余诊毕，见脉势稍柔，知病可愈，便用急法，不用急药。遂改用生地、麦门冬各四两，另研生汁，而以天花粉、牡丹皮、赤芍、甘草各一两，煎成和汁大碗咽之。以其来势暴烈，一身津液，从之奔竭，待下痢止，然后生津养血，则枯槁一时难回。今脉势既减，则火邪俱退，不治痢而痢自止，岂可泥润滞之药，而不急用乎？服此药，果然下痢尽止，但遗些少气沫耳。第三日，思食豆腐浆。第四日，略进陈仓米清汁。缓缓调至旬余，方能消谷。亦见胃气之存留一线者，不可少此焦头烂额之客耳。

陈汝明病痢，发热如蒸，昏沉不食，重不可言。至第三日，危急将绝，方请余诊。其脉数大空虚，尺脉倍加洪盛。谓曰：此两病而凑于一时之证也。内有湿热，与时令外热相合，欲成痢证，尚不自觉；又犯房劳，而为骤寒所乘，以故发热身重，不食昏沉。皆属少阴肾经外感。少阴受邪，原要下痢清白。此因肠中湿热，已蒸成猪肝鱼脑败浊之形，故色虽变而下痢则同也。再用痢疾门药一剂，即刻不救矣。遂忙以麻黄附子细辛汤一剂，与之表散外邪，得汗后热即微减。再以附子理中汤，连进二剂，热退身轻能食。改用黄连理中汤丸，服至旬日全安。

叶茂卿幼男病痢，噤口发热十余日，呕哕连声不断。诊其关脉，上涌而无根。再诊其足脉，亦上涌而无根。谓其父曰：此非噤口痢之证，乃胃气将绝之证也。噤口痢者，虚热在胃，壅遏不宣，故觉其饱而不思食，治宜补虚清热两法。此因苦寒之药所伤，不能容食，治惟有颛颛温补一法而已。于是以理中汤连投二剂，不一时痢下十余行，遍地俱污。茂卿恐药不对证，求更方。余曰：吾意在先救胃气之绝，原不治痢。即治痢，人之大小肠，盘叠腹中甚远，虽神丹不能遽变其粪。今藉药力催之速下，正为美事，焉可疑之？遂与前药连服三日，人事大转，思食不哕，痢势亦减。四日后止便糟粕，以补中益气汤调理旬日全安。此可见小儿之痢，纵啖伤胃者多，内有积热者少，尤不宜轻用痢疾门中通套治法也。

浦君艺病痢疾，初起有表邪未散，而误用参术固表，使邪气深入；又误服黄连凉解，大黄推荡。治经月余，胃气不运，下痢一昼夜百余行。一夕呕出从前黄连药汁三五碗，呕至二三次后，胃与肠遂打为一家，内中幽门阑门，洞开无阻，不但粥饮直出，即人参浓膏，才吞入喉，已汩汩从肠奔下。危急之中，诸昆玉及内戚俱探余曰：此证可无恐乎？余曰：在此用药，便有可恃。吾岂不知病势之危，但无别人可任，姑以静镇之，而殚力以报知己耳。于是以大剂四君子汤，煎调赤石脂、禹余粮二味，连连与服。服后其下奔之势少衰，但腹中痛不可忍。君艺曰：前此下痢虽多，然尚不痛；服此药而痛增，未可再服矣。余曰：此正所谓通则不痛，痛则不通之说也。不痛则危，痛则安，何乐而不痛耶？仍以前药再进，俟势已大减，才用四君子倍茯苓，十余剂全安。

胡卣臣先生曰：闭门造车，出而合辙。使郡邑医学中，仿此议病，先衡量所造高下，然后用之则可矣。

面议少司马李萍槎先生误治宜用急疗之法

老先生玉体清瘦，澹泊宁静以御神，病邪无从窃入。虽食饮素约，然三日始一更衣，出孔比入孔尤约。故精神有余，足以虑周当世，而中外倚毗壮猷也。偶因大便后寒热，发作有时，颇似外感，其实内伤，非感也。缘素艰大便，努挣伤气，故便出则阴乘于阳而寒。顷之稍定，则阳复胜阴而热也。若果外感之寒热，何必大便后始然耶？此时但宜以和平之剂治内伤，辅养元气为上，加入外感药，驱导兼行，必致内伤转增。奈何先生方欲治肠中之燥，医家又欲除内蕴之湿，不思肠燥为相安之恒，可以不治。即治之不过润肠生血，亦无不可。若乃见为湿热，而用滑利之药以驱导之，则误甚矣。盖瘦人身中以湿为宝，有湿则润，无湿则燥。今指燥为湿，是指火为水也。且膀胱者水道也，大肠者谷道也，以三日一便之肠，误用滑药，转致澼出无度，犹不悔悟，每一大遗，辄矜祛湿之力，世间岂有湿从谷道而出之理哉？不过因主人暂快大肠之润，而谬饰其词耳。讵知沧海不足以实漏卮，而元气日削乎。始之阴阳交胜者，渐至交离，而阴从泻伤，阳从汗伤。两寸脉浮而空，阳气越于上；关尺脉微而细，阴气越于下。不相维附，势趋不返矣。然汗出尚有时，而下痢则无时。究竟阴阳之气，两竭于下，便出急如箭，肛门热如烙。此时尚以滑石、木通、猪苓、泽泻等，分利小水以止泄，不知阴虚自致泉竭，小便从何得来。止令数十年大肠之积蓄尽空，仰给于胃脘，食入毋俟停留，已挈柄而挹之下注。久久胃不能给，遂将肠中自有之垢，暗行驱下，其臭甚腥，色白如脓，垢尽而肠气亦不留。只是周身元气至宝，坐耗于空虚之府，非不服人参大补。然药力入胃则肠空，入肠则胃空，便出则肠胃俱空。繇是下空则上壅，胸膈不舒，喉间顽痰窒塞，口燥咽干，彻夜不寐。一切食物，惟味薄质轻者，胃中始爱而受之。此时尚图养血定神，调脾祛痰，旷日缓治，其不达时宜也甚矣。夫宣房瓠子[①]之决，天子公卿，咸轻掷金马璧鸡[②]奠之，以策群力，而襄底定。请以朝廷破格之法，而通于医药可乎。草野罔识忌讳，或者可与图功耳。

附药议 方用人参、白术、甘草、山茱萸、五味子、宣木瓜、白芍药、升麻、赤石脂、禹余粮。人参、白术、茯苓、甘草，为四君子汤，理脾胃之正药也。而不用茯苓者，以其淡渗，恐伤阴也。而用山茱萸以收肝气之散，五味子以收肾气之散，宣木瓜以收胃气之散，白芍药以收脾气及脏气之散。合之参术之补，甘草之缓，升麻之升，阴阳两和，俾元气上者下而下者上，团聚于中不散。斯脉不至上盛，腹不至雷鸣，汗不至淋漓，肛不至火热，食饮自加，便泄自止。是收气之散，为吃紧开头，故取四味重复，藉其颛力。至于用涩以固脱，药味多般不同。此用禹余粮、石脂者，取其颛固下焦之脱也。况肠胃之空，非二味不填；肠垢已去，非二味不复。其黏着之性，所谓下焦有病人难会，须用余粮、赤石脂者，以是故也。又况误以石之滑者伤之，必以石之涩者救之，尤有同气相求之义耶。所以必用大剂药料，煎浓膏，调二味服下。恐药力清薄，不遂其留恋，故以啜羹之法用之，取其久停；又以饮醇之法用之，取其缓入。非谓一饮尽剂，强以所难也。先生费解其意，见药剂过重，谓为难用；医者见二味涩药，又从旁破为不可用。不知十剂中涩居其一，如七曜经天，何可少一曜耶？且石脂不过土之赤者也，余粮不过土之外刚内柔者也。中州土病而引土为治，尚谓不宜，则诸草木之根荄，更无取矣。东海西海，天下后世，有明者出焉，理自相同，光自不掩，必求行其所知，则贱者售，而病乃殆矣，谓之何哉。

先生闻名而请，极其敬重，及见议病议方，反多疑意。不才即于方末慨叹数语，飘然而别。次日先生语戚友云：昨之论辨甚明。但石脂、余粮，生平未曾服过，即娄中[③]医者亦未曾用过，只得附未达不敢尝之义。华天御孝廉荐治陈彦质之病，比先生更重几倍，用石脂、余粮而收成功，其案具存，可覆阅也。其后往郡迎医，用补剂稍效，然不善于补，转致夜间健食，脾气泄露无余，肛门火烙，阳气下陷，久而不升，遂成臀痈，竟付外科治瘘。吁嗟！先生独何不身事视国也哉。

胡卣臣先生曰：萍槎司马扬历中外，清刚晓练，今之显允方叔也。从津门归，朝命再下，倚任方殷。司马淹留抱疴，竟至不起。使用嘉言之言，即以疆埸死，不犹愈易箦[④]家臣之手耶。

---

① 宣房瓠子：西汉元光中，黄河决口于瓠子（地名），二十余年未能堵塞。汉武帝亲临决口之处，发卒数万人，命群臣负薪以填，终于成功。之后筑宫其上，名宣房宫。

② 金马碧鸡：形状像马的金子，像鸡的碧玉。《汉书·郊祀志下》：“后方士言益州有益州有金马、碧鸡之宝，可祭祀致也。”颜师古注引如淳：“金形似马，碧形似鸡。”

③ 娄中：娄，古县名，治所在今江苏昆山东北。又江苏旧太仓州别称娄江。

④ 易箦：病重将死。

面议陈彦质临危之证有五可治

陈彦质患肠风下血，近三十年，体肥身健，零星去血，旋亦生长，不为害也。旧冬忽然下血数斗，盖谋虑忧郁，过伤肝脾。肝主血，脾统血，血无主统，故出之暴耳。彼时即宜大补急固。延至春月，则木旺土衰，脾气益加下溜矣。肝木之风，与肠风交煽，血尽而下尘水，水尽而去肠垢，垢尽而吸取胃中所纳之食，汩汩下行，总不停留变化，直出如箭，以致肛门脱出三五寸，无气可收。每以热汤浴之，睁叫托入，顷之去后，其肛复脱。一昼夜下痢二十余行，苦不可言，面色浮肿，夭然不泽，唇焦口干，鼻孔黑煤，种种不治，所共睹矣。仆诊其脉，察其证，因为借箸筹之，得五可治焉。若果阴血脱尽，则目盲无所视，今双眸尚炯，是所脱者下焦之阴，而上焦之阴犹存也，一也。若果阳气脱尽，当魄汗淋漓，目前无非鬼像，今汗出不过偶有，而见鬼亦止二次，是所脱者脾中之阳，而他脏之阳犹存也，二也。胃中尚能容谷些少，未显呕吐哕逆之证，则相连脏腑，未至交绝，三也。夜间虽艰于睡，然交睫时亦多，更不见有发热之候，四也。脉已虚软无力，而激之间亦鼓指，是禀受原丰，不易摧朽，五也。但脾脏大伤，兼以失治旷日，其气去绝不远耳。经云：阳气者如天之与日，失其所，则折寿而不彰。今阳气陷入阴中，大股热气，从肛门泄出，如火之烙，不但失所已也。所以犹存一线生意者，以他脏中未易动摇，如辅车唇齿，相为倚藉，供其绝乏耳。夫他脏何可恃也？生死大关，全于脾中之阳气，复与不复定之。阳气微复，则食饮微化，便泄微止，肛门微收；阳气全复，则食饮全化，便泄全止，肛门全收矣。然阴阳两竭之余，偏驳之药，即不可用。所藉者必参术之无陂，复气之中，即寓生血，始克有济。但人参力未易办，况才入胃中，即从肠出，不得不广服以继之。此则存乎自裁耳。于是以人参汤调赤石脂末，服之稍安。次以人参、白术、赤石脂、禹余粮为丸服之，全愈。其后李萍槎先生之病，视此尚轻数倍，乃见石脂、调粮之药，骇而不用，奈之何哉！

胡卣臣先生曰：似此死里求生，谁不乐从。其他拂情处，不无太直。然明道之与行术，则径庭矣。

论黄湛侯吐血暴证治验

黄湛侯素有失血病，一晨起至书房，陡爆一口，倾血一盆，喉间气涌，神思飘荡，壮热如蒸，颈筋粗劲。诊其脉，尺中甚乱。曰：此昨晚太犯房劳，自不用命也。因出验血，见色如太阳之红。其仆曰：此血如宰猪后半之血，其来甚远。不识痴人有此确喻。再至寝室，谓曰：少阴之脉，萦舌本。少阴者肾也。今肾中之血，汹涌而出，舌本已硬，无法可以救急。因谛思良久，曰：只有一法，不得已用丸药一服，坠安元气。若气转丹田，尚可缓图。因煎人参浓汤，下黑锡丹三十粒，喉间汩汩有声，渐下入腹。顷之，舌柔能言，但声不出。余亟用润下之剂，以继前药，遂与阿胶一味，重两许，溶化，分三次热服，溉以热汤。半日服尽，身热渐退，劲筋渐消。进粥，与补肾药。连服五日，声出喉清，人事向安。但每日尚出深红之血盏许，因时令大热，遵《内经》热淫血溢，治以咸寒之旨，于补肾药中，多加秋石，服之遂愈。

胡卣臣先生曰：此等治法，全在批郤导窾处用意，未许向痴人说梦。

论闻君求血证兼痰证治法

闻君求有失血疾，时一举发，其出颇多，咳嗽生痰，上气，面青少泽，其脉厥阴肝部独伤，原于忿怒之火无疑。合色脉谛详，总是阴血不足也。但从前所用之药，本以生血，反滋其痰，本以驱痰，转耗其血，似是而非，谁其辨之。夫脉之充也，色之华也，皆气与血为之也。以脱血故，致令气亦易脱，每每上升胸膈，喘促胀闷，不利于语言行持。虽举发有时，然非细故矣。乃用行气药以取快，何异操刀使割耶？诚欲气不上升，无过于血日滋长，暗将浮游之气，摄入不息之途，乃为良治。然胸膈肺胃间，顽痰胶结，既阻循环，又难培养，似乎痰不亟除，别无生血之法矣。不知此证而欲除痰，痰未必除，气已先尽，不得之数也。从来痰药入腹，其痰不过暂开复闭，劳而无功。吾于此每用乘机利导之法，先以微阳药开其痰，继以纯阴峻投，如决水转石，亟过痰之关隘。迨至痰之开者复闭，所用生血之药，早已从天而下，日续一日，久久而血生，血生而气返血室，如浪子归家，转能兴家。所藉以驱胶结之痰者，即此气也。此际始加除痰之药，庶几痰去气存，累年之疾，至是始得痊安耳。然饮食最宜致慎，不但肥甘生痰，厚味伤阴已也。人身自平旦至日中，行阳二十五度，饮食易消，故不成痰；自日中至合夜，行阴二十五度，饮食不消，故易成痰。释教以过午戒食，其大药王护身之一则欤。进之调摄，尤为紧关。盖贤人尝以秋冬养阴。秋者于时为收，冬者于时为藏，法天地之收藏，而宁茹毋吐，宁拒毋迎，宁早卧毋早兴。蛰虫尚知闭户，岂君子可无居室之功耶？况乎欲血不再脱，尤贵退藏于密耶。又况乎厥阴肝木受病，其憔悴之色，见于三时者，犹可诿之病色。至春月发荣之时，更何诿耶？然春月之荣，不自春月始也，始于秋冬收藏之固。设冬月水脏所储者少，春月木即欲发荣，其如泉竭，不足以溉苞稂何，故失此不治。至春病危始图之，则万无及矣。

胡卣臣先生曰：扪虱而谈，可惊四座。

为顾枚先议失血证治并论病机

顾枚先年二十余岁，身躯肥大，平素嗜酒，迩来鳏居郁郁。壬午孟夏，患失血证，每晚去血一二盏。至季夏时，去血无算，面色不见憔悴，肌肉不见消瘦，诊其脉亦不见洪盛，昼夜亦不见寒热。但苦上气喘促，夜多咳嗽，喉间窒塞，胸前紧逼，背后刺胀，腹中闷痛，躁急多怒。医以人参、阿胶治失血成法，用之月余，逾增其势。更医多方，以图用膏子之润上，而气时降也；用牛膝、黄柏之导下，而血时息也。及服酒研三七少许，则血止而咳亦不作。但未久，血复至，咳复增。又以为龙雷之火所致，思用八味丸中之些微桂附，以引火归原。总繇未识病情也。请因是证而益广病机焉。人身血为阴，男子不足于阴，故以血为宝。是以失血之证，阴虚多致发热，面色多致枯黑，肌肉多致消瘦。今病者不然，岂其有余于血哉？以病为饮醇伤胃，胃为水谷之海，多气多血，二十余年水谷充养之精华，以渐内亏，而外不觉也。胃之脉从头走足，本下行也，以呕血之故，逆而上行，则呼吸之音，必至喘急矣。胃之气传入大小肠、膀胱等处，亦本下行也。以屡呕之故，上逆而不下达，则肠腹之间，必致痛闷矣。胃气上奔，呕逆横决，则胸中之气必乱，至于紧逼痛楚，则乱之甚矣。胸中之位舍有限，已乱之气，无处可容，势必攻入于背，以背为胸之府也。至于肩髃骨空，钻如刃刺，则入之深矣。故一胃耳，分为三脘，上脘气多，下脘血多，中脘气血俱多。今胃中既乱，气血混矣。不但胃也，胃之上为膈，其心烦多怒者，正《内经》所谓血并于膈之上，气并于膈之下致然，气血倒矣，所以《内经》又言血并于阳，气并于阴，乃为热中。又言瘅成为消中，瘅即热也。消中者善食多饥，而肌肉暗减也。病者之嗜饮，为热积胃中。其不病消中，而病呕血者何耶?《内经》又以胃脉本宜洪盛，反得沉细者，为胃气已逆。若见人迎脉盛，则热聚于胃，而内生痈。今胃脉已见沉细，其不成胃痈，而成呕血者又何耶？不知病者呕血之源，与此二者同出异名耳。热积于中即为消，血积于中即为痈，而随积随呕，则为此证。揆其致此之繇，必以醉饱入房而得之。盖人身气动则血动，而构精时之气，有乾坤鼓铸之象，其血大动。精者血之所化也，灌输原不止胃之一经，独此一经所动之血，为醉饱之余所阻，不能与他经之血，缉续于不息之途。是以开此脱血一窦，今者竟成熟路矣。欲治此病，不如此其分经辨证，何从措手乎？岂惟经也，络亦宜辨。胃之大络，贯膈络肺，不辨其络，亦孰知膈间紧迸，肺间气胀痰胶，为胃病之所传哉。当此长夏土旺，不惟母病，而子失养，抑且母邪尽传于子。至三秋燥金司令，咳嗽喘满之患必增，不急治之，则无及矣。今岁少阴司天，少阴之上，热气主之，运气热也。夏月适当暑热，时令热也，而与胃中积热，合煽其虐，不治其热，血必不止。然不难于血之止也，第患其止而聚也。聚于中为蛊为痈，犹缓也；聚于上为喘为厥，则骤也。惟遵《内经》热淫血溢，治以咸寒之旨为主治。咸能走血，寒可胜热，庶于消渴痈疽两患，可无妨碍。然必先除经病，务俾经脉下走，经气下行，后乃可除络中之病。譬沟渠通而行潦始消也，未易言也。

病者呕血经久，无法可止，父兄敦请仆往救治。告以必须议病不议药，方能用。予乃定是案，用玄明粉化水煮黄柏，秋石化水煮知母，以清解蕴热而消瘀化疽，加甘草以调其苦，独取咸寒气味。进四剂而血止，可谓神矣。医者果然破药性太寒，渠家果不终其用。延至八月，病者胸胁高肿数围，肺内生痈，寒热大作，喘咳不休，食饮不入，俯几不敢动移，以致瘠肉磨穿，危在呼吸。百计强与医治，断不应命。父兄因生仇恨，再求为其所难。以曲尽人情，只得极力治之。变证蜂出，通计免于五死而得五生。病者不戒，兼啖生冷，肺复生痈，一夕呕痰，如猪胆状者，百十余枚。一脏两伤，竟至不起。

仆焦劳百日，心力俱殚，第无如末流难挽何哉。

胡卣臣先生曰：向传顾病治愈，兢称神仙。其后未免以成败论矣。倘用咸寒时，遇有识者赞之，何至渴而穿井，斗而铸兵耶。然此案自堪传也。

面论顾季掖乃室奇证治之奇验

顾季掖乃室，仲夏时，孕已五月，偶尔下血，医以人参、阿胶勉固其胎。又经一月，身肿气胀，血逆上奔，结聚于会厌胸膈间，食饮才入，触之痛楚，转下甚艰，稍急即连粒呕出，全如噎证。更医数手，咸以为胎气上逼，脾虚作肿，而成膈噎也。用人参之补，五味之收为治。延至白露节，计孕期已八月，而病造极中之极，呼吸将绝，始请余诊，毫不泄露病状。其脉尺部微涩难推，独肺部洪大无伦，其喘声如曳锯，其手臂青紫肿亮，如殴伤色。余骇曰：似此凶证，何不早商？季掖曰：昨闻黄咫旭乃室，有孕而膈噎，得遇良治而愈，是以请救。但内子身肿气急，不识亦可疗否？余曰：此证吾视若悬鉴，不必明言，以滋惊恐。姑以善药一二剂投之，通其下闭上壅可也。季掖必求病名，余曰：上壅者，以肺脉之洪大，合于会厌之结塞，知其肺当生痈也。下闭者，以尺脉之微涩，合于肉色之青肿，知其胎已久坏也。善药者，泻白散加芩桔之苦以开之，不用硝黄等厉药也。服一大剂，腹即努痛，如欲产状。季掖曰：产乎？余曰：肺气开而下行，数时闭拒，恶秽得出可也。奚产之云？再进一剂，身肿稍退，上气稍平，下白污如脓者数斗，裹朽胎而出。旬余尚去白污，并无点血相间，可知胎朽腹中，已近百日，荫胎之血，和胎俱化为脓也。病者当时胸膈即开。连连进粥，神思清爽。然朽胎虽去，而秽气充斥周身，为青肿者未去也；胸厌虽宽，而肺气壅遏，为寒热咳嗽者未除也。余认真一以清肺为主，旬余果获全痊。

顾生升恒曰：先生议内子病，余甚骇为不然。及投剂如匙开钥，其言果验。朽物既去，忽大肿大喘可畏，先生一以清肺药，批郤导窾，病邪旋即解散，不二旬体复康平，抑何神耶！内子全而老母不至尸饔，幼子不至啼饥，此身不至只影，厚德固难为报耳。因思谭医如先生，真为轩岐继后。世俗之知先生者，即谓之谤先生可也。然而百世之下，犹当有闻风兴起者矣。昆痒晚学顾升恒季掖甫谨识于案末。

面论姜宜人奇证与交肠不同治法迥异

姜宜人得奇证，简《本草经疏》治交肠用五苓散之说，以为神秘。余见之，辨曰：交肠一证，大小二便易位而出，若交易然。古用五苓治之，专为通前阴而设也。若此证闭在后阴，二便俱从前阴而出，拟之交肠，诚有似是实非者。况交肠乃暴病，骤然而气乱于中；此证乃久病，以渐而血枯于内，有毫厘千里之不同，安得拟之？原夫疾之所始，始于忧思，结而伤脾。脾统血者也，脾伤则不能统摄，而错出下行，有若崩漏，实名脱营。脱营病宜大补急固，乃误认为崩漏，以凉血清火为治，则脱出转多。不思天癸已尽，潮汛已绝，万无是病。其年高气弱，无血以实漏卮者，毫不念也。于是胞门子户之血，日渐消亡，势不得不借资，不仰给矣。借资于大肠，转将大肠之血，运输而渗入胞囊，久之大肠之血亦尽。而大肠之气，附血而行者，孤而无主，为拳为块，奔疼涣散，与林木池鱼之殃祸同矣。又如救荒者，剥邻国为立尽之墟所不顾矣。犹未也，仰给于胃脘，转将胃脘之血，吸引而渗入胞囊。久之胃脘之血亦尽，下脱之血，始无源自止。夫胃脘之血，所以荣周身而灌百脉者。今乃暗归乌有，则苞稂失润，而黍离足忧，血尽而止，较之血存而脱，又倍远矣。故血尽然后气乱，气乱然后水谷舍故趋新，舍宽趋隘，江汉两渠，并归一路，身中为之大乱，势必大肠之故道复通，乃可拨乱返治，与五苓一方，全无干涉。又况水谷由胃入肠，另有幽门泌别清浊。今以渗血之故，酿为谷道，是幽门辟为坦径矣，尚可用五苓再辟之乎。又况五苓之劫阴，为亡血家所深戒乎。今之见一病辄有一药横于胸中，与夫执成方奉为灵秘者，大率皆误人者也。若宜人之病，余三指才下，便问曰：病中多哭泣否？婢媪曰：时时泣下。乃知脏躁者多泣，大肠方废而不用也，交肠云乎哉！今大肠之脉，累累而现于指，可虞之时，其来春枣叶生乎？枣叶生而言果验。

胡卣臣先生曰：此等症，他人不能道只字。似此河汉无极，而更精切不可移易，为难能矣。

治陆令仪尊堂肺痈奇验

陆令仪尊堂，平日持斋，肠胃素枯，天癸已尽之后，经血犹不止，似有崩漏之意。余鉴姜宜人交肠之流弊，急为治之，久已痊可。值今岁秋月，燥金太过，湿虫不生，无人不病咳嗽，而尊堂血虚津枯之体，受伤独猛，胸胁紧胀，上气喘急，卧寐不宁，咳动则大痛，痰中带血而腥，食不易入，声不易出，寒热交作。而申酉二时，燥金用事，诸苦倍增。其脉时大时小，时牢时伏，时弦紧。服清肺药，如以勺水沃焦，无裨缓急。诸子彷徨无措，知为危候。余亦明告以肺痈将成，高年难任。于是以葶苈大枣泻肺汤，先通其肺气之壅，即觉气稍平，食稍入，痰稍易出，身稍可侧，大有生机。余曰：未也。吾见来势太急，不得已而取快于一时。究竟暂开者，易至复闭，迨复闭，则前法不可再用。迄今乘其暂开，多方以图，必在六十日后，交冬至节，方是愈期。盖身中之燥，与时令之燥，胶结不解，必俟燥金退气，而肺金乃得太宁耳。令仪昆季极恳专力治之。此六十日间，屡危屡安，大率皆用活法斡旋。缘肺病不可用补，而脾虚又不能生肺；肺燥喜于用润，而脾滞又艰运食。今日脾虚之极，食饮不思，则于清肺药中，少加参术以补脾。明日肺燥之极，热盛咳频，则于清肺药中，少加阿胶以润燥。日续一日，扶至立冬之午刻，病者忽然云：内中光景，大觉清爽，可得生矣，奇哉！天时之燥去，而肺金之燥，遂下传于大肠，五六日不一大便，略一润肠，旋即解散，正以客邪易去耳。至小雪节，康健加飧，倍于曩昔。盖胃中空虚已久，势必加飧。复其水谷容受之常，方为全愈也。令仪昆季咸录微功，而余于此症有退思焉。语云：宁医十男子，莫医一妇人。乃今宁医十妇人，不医一男子矣。

胡卣臣先生曰：还丹不过九转，举世模之不就。陈诠可袭，活法难通也。

议郭台尹将成血蛊之病

郭台尹年来似有劳怯意，胸腹不舒，治之罔效，茫不识病之所存也。闻仆治病，先议后药，姑请诊焉。见其精神言动，俱如平人，但面色痿黄，有蟹爪纹路，而得五虚脉应之。因窃疑而诘之曰：足下多怒乎？善忘乎？口燥乎？便秘乎？胸紧乎？胁胀乎？腹疼乎？渠曰：种种皆然。此何病也？余曰：外症尚未显，然内形已具，将来血蛊之候也。曰：何以知之？曰：合色与脉而知之也。夫血之充周于身也，荣华先见于面。今色黯不华，既无旧恙，又匪新疴，其所以憔悴不荣者何在？且壮盛之年，而脉见细损，宜一损皮毛，二损肌肉，三损筋骨，不起于床矣。乃皮毛、肌肉、步履如故，其所以微弱不健者又何居？是敢直断为血蛊。腹虽未大，而腹大之情形已著，如瓜瓠然。其日趋于长也易易耳。明哲可不见机于早耶？曰：血蛊乃妇人之病，男子亦有之乎？曰：男子病此者甚多，而东方沿海一带，比他处更多。医不识所繇来，漫用治气治水之法尝试，夭枉不可胜计，总缘不究病情耳。所以然者，以东海擅鱼盐之饶。鱼者甘美之味，多食使人热中。盐者咸苦之味，其性偏于走血。血为阴象，初与热合，不觉其病，日久月增，中焦冲和之气，亦积渐而化为热矣。气热则结，而血始不流矣。于是气居血中，血裹气外，一似妇女受孕者然。至弥月时，腹如抱瓮矣。但孕系于胞中，如熟果自落；虫蟠于腹内，如负赘难疗，又不可同语也。究而论之，岂有东方之水土致然？凡五方之因膏粱厚味，椒姜桂糈成热中者，除痈疽、消渴等症不常见外，至胀满一症，人人无不有之。但微则旋胀旋消，甚则胀久不消而成虫耳。倘能见微知著，宁至相寻于覆辙耶？要知人之有身，执中央以运四旁者也。今中央反竭四旁以奉其锢，尚有精华发见于色脉间乎？此所以脉细皮寒，少食多汗，尪羸之状，不一而足也。余言当不谬，请自揆之。月余病成，竟不能用，半载而逝。

胡卣臣先生曰：议病开此一法门，后有学者，不可及矣。

答门人问州守钱希声先生吐血治法

门人问曰：州尊暴病，呕血数升，指尖微冷，喉间窒塞，声不易出，安危之机。关于医药，有用温补，人参、阿胶之属者；有用凉血，生地、玄参之属者；有用降火，黄柏、知母之属者；漫难适从。请吾师确言其理，以开瞽聩。答曰：古今论失血之症，皆混在痰火一门，是以言之不中肯綮。吾试为子详之。夫血病有新久微甚，无不本之于火。然火有阴阳不同，治法因之迥远。州尊虽旧尝失血，不过伤损之类，其原颇轻。今入春以来，忽尔呕血数盂，则出之暴矣。经云：暴病非阳，则其为火也。即非阳火甚明。阳火者，五行之火，天地间经常可久之物，何暴之有？设其暴也，复可以五行之水折之，不能暴矣。惟夫龙雷之火，潜伏阴中，方其未动，不知其为火也。及其一发，暴不可御，以故载阴血而上溢。盖龙雷之性，必阴云四合，然后遂其升腾之势。若天青日朗，则退藏不动矣。故凡用凉血清火之药者，皆以水制火之常法，施之于阴火，未有不转助其虐者也。大法惟宜温补，而温补中之微细曲折，要在讲明有素。经曰：少阴之脉萦舌本。谓肾脉萦绕于舌根之间也。又曰：咯血者属肾。明乎阴火发于阴中，其血咯之成块而出，不比咳嗽痨症，痰中带血为阳火也。此义从前未有发明，惟汉代张仲景为医中之圣，于伤寒症中垂戒一款云：误发少阴汗，动其经血者，下竭上厥，为难治。后人随文读去，至下竭上厥之理，总置不讲。不知下竭者，阴血竭于下也；上厥者，阴气逆于上也。盖气与血，两相维附，气不得血，则散而无统；血不得气，则凝而不流。故阴火动，而阴气不得不上奔；阴气上奔，而阴血不得不从之上溢；阴血上溢，则下竭矣。血既上溢，其随血之气，散于胸中，不能复返本位，则上厥矣。阴气上逆，不过至颈而止，不能越高巅清阳之位，是以喉间窒塞，心忡耳鸣，胸膈不舒也。然岂但窒塞不舒已哉。阴气久居于上，势必龙雷之火应之于下，血不尽竭不止也，气不尽厥亦不止也。仲景所以断为难治者，其以是乎？但止曰难治，非谓不治也。仲景不立治法者，以另有《卒病论》一十六卷，专论暴病，后世散逸无传耳。吾为子大辟其扃，则以健脾中阳气为第一义。健脾之阳，一举有三善也：一者脾中之阳气旺，如天青日朗，而龙雷潜伏也；一者脾中之阳气旺，而胸中窒塞之阴气，如太空不留纤翳也；一者脾中之阳气旺，而饮食运化精微，复生其下竭之血也。况乎地气必先蒸土为湿，然后上升为云。若土燥而不湿，地气于中隔绝矣，天气不常清乎。今方书皆治阳火之法，至龙雷之火，徒有其名，而无其治，反妄引久嗽成痨，痰中带血之阳症，不敢用健脾增咳为例。不思咯血即有咳嗽，不过气逆上厥之咳，气下则不咳矣。况于原无咳嗽者乎？古方治龙雷之火，每用桂附引火归原之法。然施于暴血之症，可暂不可常。盖已亏之血，恐不能制其悍；而未动之血，恐不可滋之扰耳。究而论之，治龙雷之火，全以收藏为主，以秋冬则龙潜雷伏也。用收藏药不效，略用燥烈为响导，以示同气相求之义则可。既以收藏，宁敢漫用燥烈乎？先生宿有损伤失血之病，值此上下交匮，功令森严，人心欲逞，惴惴其不免，是劳伤又益以忧恐。恐则伤肾，而少阴之血，无端溢出，与仲景所谓误发少阴汗动其血者，初无少异矣。又况肝主谋虑，性喜疏泄，冬间肾气不藏，久已供肝木之挹取。今春令将行，而肝木居青龙之位，震雷之司，乘权用事，是以天时之龙雷未动，身中之龙雷先动，其血已暴涌而出。不识后此春夏十二气，龙雷大发之时，将何血以奉之耶？夫大病须用大药。大药者，天时春夏，而吾心寂然秋冬是也。昔人逃禅二字甚妙。夫禅而名之曰逃，其心境为何如哉？子后遇此病，必以崇土为先。土厚则阴浊不升，而血患必止。万物以土为根，元气以土为宅，不可不亟讲矣。

胡卣臣先生曰：今世失血一症甚多。前后四案，发明无穷奥义，垂诲殷殷。此篇详论阴火原委，尤补千古阙失。

李思萱乃室膈气危症治验

李思萱室人有孕，冬日感寒，至春而发。初不觉也，连食鸡面鸡子，遂成夹食伤寒，一月才愈。又伤食物，吐泻交作，前后七十日，共反五次，遂成膈症，滴饮不入。延诊时，其脉上涌而乱，重按全无，呕哕连绵不绝，声细如虫鸣，久久方大呕一声。余曰：病者胃中全无水谷，已翻空向外，此不可救之症也。思萱必求良治，以免余憾。余筹画良久，因曰：万不得已，必多用人参。但才入胃中，即从肠出，有日费斗金，不勾西风一浪之譬。奈何？渠曰：尽在十日之内，尚可勉备。余曰：足矣。乃煎人参汤，调赤石脂末，以坠安其翻出之胃。病者气若稍回，少顷大便，气即脱去。凡三日服过人参五两，赤石脂末一斤，俱从大便泻出，得食仍呕，但不呕药耳。因思必以药之渣滓，如粞粥之类与服，方可望其少停胃中。顷之传下，又可望其少停肠中。于是以人参、陈橘皮二味，剪如芥子大，和粟米同煎作粥，与服半盏，不呕。良久又与半盏。如是再三日，始得胃舍稍安。但大肠之空，尚未填实。复以赤石脂末为丸，每用人参汤吞两许，如是再三日，大便亦稀。此三日，参橘粥内，已加入陈仓米。每进一盏，日进十余次，人事遂大安矣。仍用四君子汤丸调理，通共用人参九两全愈。然此亦因其胎尚未堕，有一线生气可续，故为此法以续其生耳。不然者用参虽多，安能回元气于无何有之乡哉！后生一子，小甚，缘母疾百日失荫之故。

附叶氏妇治验　叶氏妇，亦伤寒将发，误食鸡面鸡子，大热喘胀。余怜其贫，乘病正传阳明胃经，日间与彼双表去邪，夜间即以酒大黄、玄明粉。连下三次，大便凡十六行，胎仍不动。次早即轻安，薄粥将养，数日全愈。此盖乘其一日骤病，元气大旺，尽驱宿物以免缠绵也。设泥有孕，而用四物药和合下之，则滞药反为食积树党矣。

胡卣臣先生曰：前治神矣，后治复不减。盖前治明，后治良也。行所明以持危扶颠，藉有天幸者多矣。此嘉言所以昭述其事，亦曰不得已欤。

辨黄咫旭乃室膈气危症宜用缓治法果验

咫旭乃室病膈气，二十余日，饮粒全不入口。延余诊时，尺脉已绝而不至矣。询其二便，自病起至今，从未一通。止是一味痰沫上涌，厌厌待尽，无法以处。邑庠有施姓者，善决生死，谓其脉已离根，顷刻当坏。余曰：不然。《脉经》明有开活一款云：上部有脉，下部无脉，其人当吐，不吐者死。是吐则未必死也。但得天气下降，则地道自通。故此症倍宜治中。以气高不返，中无开阖，因成危候。待吾以法缓缓治之，自然逐日见效。于是始独任以观验否。乃遂变旋覆代赭成法，而用其意，不泥其方。缘女病至尺脉全无，则莫可验其受孕。万一有而不求，以赭石、干姜辈伤之，呼吸立断矣。姑阙疑，以赤石脂易赭石，煨姜易干姜，用六君子汤加旋覆花煎调，服下呕即稍定。其岳父见用人参，以为劫病而致憾。余曰：无恐也。治此不愈，愿以三十金为罚。如愈一文不取。乃全神照应，药必亲调，始与服之。三日后，渐渐不呕。又三日后，粥饮渐加，举家称快。但病者全不大便，至是已月余矣。一则忧病之未除，再则忧食之不运，刻刻以通利为嘱。余曰：脏气久结，食饮入胃，每日止能透下肠中一二节，食饮积之既久，脏气自然通透。原议缓治，何得急图耶？举家佥以余为不情。每进诊脉，辄闻病者鼻息之扬，但未至发声相詈耳。盖余以归地润肠之药，恐滞膈而作呕；硝石大黄通肠之药，恐伤胎而殒命，姑拂其请。坚持三五日，果气下肠通，而病全瘳矣。病瘳而其家窃议曰：一便且不能通，曷贵于医耶？月余，腹中之孕，果渐形著，又议曰：一孕且不能知，安所称高耶？吁嗟！余之设诚而行，以全人夫妻子母，而反以得谤也。岂有他哉，惟余得谤，当世之所谓医者，然后乃得名耳。

胡卣臣先生曰：议病入理之深，自然入俗之浅。如中无开阖之语，及脏气逐日渐通之语，岂堪向寻常索解耶？

面议倪庆云危症再生治验

倪庆云病膈气十四日，粒米不入咽，始吐清水，次吐绿水，次吐黑水，次吐臭水，呼吸将绝，医已歇手。余适诊之，许以可救。渠家不信。余曰：尽今一昼夜，先服理中汤六剂，不令其绝，来早转方，一剂全安。渠家曰：病已至此，滴水不能入喉，安能服药六剂乎？余曰：但得此等甘温入口，必喜而再服，不须过虑。渠诸子或庠或弁，亦知理折。佥曰：既有妙方，何不即投见效，必先与理中，然后乃用，此何意耶？余曰：《金匮》有云：病人噫气不除者，旋覆代赭石汤主之。吾于此病，分别言之者有二道，一者以黑水为胃底之水，臭水为肠中之水，此水且出，则胃中之津液，久已不存，不敢用半夏以燥其胃也；一者以将绝之气，止有一丝，以代赭堕之，恐其立断，必先以理中分理阴阳，俾气易于降下，然后代赭得以建奇奏绩。一时之深心，即同千古之已试，何必更疑？及简仲景方，见方中止用煨姜而不用干姜，又谓干姜比半夏更燥，而不敢用。余曰：尊人所噫者，下焦之气也；所呕者，肠中之水也。阴乘阳位，加以日久不食，诸多蛔虫，必上居膈间。非干姜之辣，则蛔虫不下转，而上气亦必不下转。妙处正在此，君曷可泥哉？诸子私谓言有大而非夸者，此公颇似，姑进是药，观其验否。进后果再索药。三剂后，病者能言，云内气稍接，但恐太急，俟天明再服，后旦转方为妥。至次早未及服药，复请前医参酌，众医交口极沮，渠家并后三剂不肯服矣。余持前药一盏，勉令服之，曰：吾即于众医前立地转方，顷刻见效，再有何说？乃用旋覆花一味煎汤，调代赭石末，二茶匙与之。才一入口，病者曰：好药，吾气已转入丹田矣。但恐此药难得。余曰：易耳。病者十四日衣不解带，目不交睫，惫甚，因图脱衣安寝，冷气一触，复呕，与前药立止。思粥，令食半盏，渠饥甚，竟食二盏，少顷已食六盏，复呕，与前药立止。又因动怒以物击婢，复呕，与前药立止。已后不复呕，但困倦之极。服补药二十剂，丸药一斤，将息二月，始能远出，方悔从前少服理中二剂耳。

胡卣臣先生曰：旋覆代赭一方，案中屡建奇绩，但医家未肯信用。熟读前后诸案，自了无疑惑矣。

论吴圣符单腹胀治法

圣符病单腹胀，腹大如箕，紧硬如石，胃中时生酸水，吞吐皆然，经年罔效。盖由医辈用孟浪成法，不察病之所起，与病成而变之理，增其势耳。昨见云间老医煎方，庞杂全无取义。惟肾气丸一方，犹是前人已试之法，但此病用之，譬适燕而南其指也。夫肾气丸为肿胀之圣药者，以能收摄肾气，使水不泛溢耳。今小水一昼夜六七行，沟渠顺导，水无泛滥之虞也。且谓益火之源，以消阴翳耳，今酸味皆从火化，尚可更益其火乎？又有指腹胀为食积，用局方峻攻，尤属可骇。仆不得不疏明其旨。夫圣符之疾，起于脾气不宣，郁而成火。使当时用火郁发之之法，升阳散火，病已豁然解矣。惟其愈郁愈湮，渐至胀满，则身中之气，一如天地不交而成否塞，病成而变矣。症似无火，全以火为之根。不究其根，但治其胀，如槟榔、厚朴、莱菔子之类，皆能耗气助火，于是病转入胃。日渐一日，煎熬津液，变成酸汁。胃口有如醋瓮，胃中之热，有如曲蘗，俟谷饮一入，顷刻酿成酢味矣。有时新谷方咽，旧谷即为迸出，若互换者。缘新谷芳甘未变，胃爱而受之，其酸腐之余，自不能留也。夫人身天真之气，全在胃口，今暗从火化，津液升腾屑越，已非细故。况土曰稼穑，作甘者也；木曰曲直，作酸者也。甘反作酸，木来侮土，至春月木旺时，必为难治。及今可治，又治其胀，不治其酸。曾不思酸水入腹，胀必愈增，不塞源而遏流，其势有止极耶？试言其概，治火无过虚补实泻两法。内郁虽宜从补，然甘温除热泻火之法，施于作酸日，其酸转增，用必无功。故驱其酸而反其甘，惟有用刚药一法。刚药者，气吐俱雄之药，能变胃而不受胃变者也。参伍以协其平，但可用刚中之柔，不可用柔中之刚。如六味丸加桂附，柔中之刚也。于六味作酸药中，入二味止酸药，当乎不当乎？刚中之柔，如连理汤是也。刚非过刚，更有柔以济其刚，可收去酸之绩矣。酸去而后治胀，破竹之势已成，迎刃可解，锢疾顿蠲，脾君复辟，保合太和，常有天命矣。谓用药者后先铢两间，可无审乎？

善后多年，闻用黄柏、知母之属，始得全效，更奇。

刚柔诸药，为丸服之，胸中如天地交而成泰，爽不可言，胀病遂不劳余力而愈。

附论善后之法 门人请曰：吾师治病，每每议先于药，究竟桴鼓相应，纤毫不爽。今果酸止胀消，脐收腹小，奏全绩矣。不识意外尚有何患，恳同善后之法，究极言之。余答曰：悉乎哉问也。《内经》病机，刘河间阐发颇该。至于微茫要渺，不能言下尽传，吾为子益广其义。夫病有逆传顺传种种不同，所谓病成之机则然。至于病去之机，从来无人道及。前论圣符之病，乃自脾入传于胃。今酸去胀消，亦自胃返于脾。故善后之法，以理脾为急，而胃则次之。其机可得言也。设胃气未和，必不能驱疾。惟胃和方酸减谷增，渐复平人容蓄之常。然胃喜容蓄，脾未喜健运。倦怠多睡，惟乐按摩者有之。受食一盏，身若加重，受食三盏，身重若加一钧者有之。步履虽如常候，然登高涉险，则觉下轻上重，举足无力，身重肢疲，头昏气急者有之。脾阳弗旺，食后喜溉沸汤，借资于有形之热者有之。其病之余，有夏热为瘅，秋凉为疟，燥胜脾约，湿胜脾泄者有之。故理脾则百病不生，不理脾则诸疾续起，久之乃入于胃也。至若将息失宜，饮食房劳所犯，脾先受之，犹可言也。设忿怒之火一动，则挟木邪直侵胃土，原病陡发，不可言也。语以一朝之忿，亡身及亲为惑，垂戒深矣。又其始焉酸胀，胃中必另创一膜，囊如赘庞者，乃肝火冲入，透开胃膜。故所聚之水，暗从木化变酸，久久渐满，膜囊垂大，其腹之胀，以此为根。观其新谷入口，酸物迸出，而芳谷不出；及每食饴糖，如汲筒入喉，酸水随即涌出，皆可征也。若非另一窠臼，则其呕时宜新腐俱出，如膈气之类，何得分别甚清耶？昨游玉峰，渠家请授他医调摄之旨，及语以另辟膜囊，其医不觉失笑曰：若是，则先生真见隔垣[①]矣！吁嗟！下士闻道，固若此乎。订方用六君子汤，煎调赤石脂末，其医不解。岂知吾意中因其膜囊既空，而以是填之，俾不为异日患乎？吾昔治广陵一血蛊，服药百日后，大腹全消，左胁肋始露病根一长条，如小枕状，以法激之，呕出黑污斗许，余从大便泄去，始消。每思蛊胀，不论气血水痰，总必自辟一字。如寇贼蟠据，必依山傍险，方可久聚。《内经》论五脏之积，皆有定所，何独于六腑之聚久为患，如鼓胀等类者，遂谓漫无根柢区界乎？是亦可补病机之未逮。

附窠囊证据 许叔微《本事方》曰：微患饮澼三十年，始因少年夜坐写文，左向伏几，是以饮食多坠左边，中夜必饮酒数杯，又向左卧。壮时不觉，三五年后，觉酒止从左下有声，胁痛食减嘈杂，饮酒半盏即止，十数日必呕酸水数升，暑月止右边有汗，左边绝无。遍访名医及海上方，间或中病，止得月余复作。其补如天雄、附子、矾石，利如牵牛、大戟、甘遂，备尝之矣。自揣必有澼囊，如水之有科臼，不盈科不行。但清者自行，而浊者停滞，无路以决之，故积至五七日，必呕而去。脾土恶湿，而水则流湿，莫若燥脾以去湿，崇土以填科臼。乃制苍术丸，服三月而疾除。繇此观之，痰饮小患，尚有科臼，岂胀满大病，反无科臼乎？但许公酸水积至数升，必尽呕去，故不下渗于腹。若圣符则积之经年，腹中已容数斗，喉间连谷上涌者，不过数口而已。向非吾先治胃中酸水，腹内再可加一年之积乎？然腹中之事，言之反涉于诞，其不以为功也宜矣。昔贤自病三十年始悟，今之医辈，视人犹己者有几？况己病亦不知所繇耶！其更数医而不能为善后计者，总之未透此关耳。

胡卣臣先生曰：认病机处，溯流穷源，若河汉莫可纪极。然实凿凿有据，不涉影响。觉十年读书，三次折肱者，未必具此手眼。

---

① 隔垣：扁鹊得长桑君所授禁方，饮上池之水，能“视见垣一方人。”喻医术高明。

论吴叔宝无病而得死脉

吴叔宝先生，因治长公圣符之暇日，无病索为立案，岂求隔垣早见，而撤土先防乎。仆未悉翁平素之脉，因尝药而吐泻交作，始为诊之。见脉躁而不静，劲而不柔，疑所伤甚大。乃翁漫不介意，无非恃体之坚固耳。及具道平昔，始知禀受元阳甚旺，从前所患，皆为热中之病。盖膏粱厚味之热，阳气载以俱升，势必发为痈疽疔毒，及脓溃斗许，毒尽而阳不乏，夫非得于天者厚耶。然屡费不赀，久从暗耗，况人身候转不常，始传热中，今传寒中矣。热中则一身之痰，俱变为热，痰热则走，故发为疮疡。寒中则一身之痰，俱变为寒，痰寒则凝，故结塞于胸膈，不易开散。一繇阳气高亢，一繇阳气卑微耳。今见脉中或三至一转，或五至一转，不与指相值，自为区别。虽名三五不调，其实阳气孤危已甚。翁弗病则已，万一病出，必非纾徐迂缓。试即以冬时为譬，寒威凛冽，阴霾昼见，天日无光，或有之矣，能无虑乎？据所禀之厚，宜百年有常，乃今亦觉少衰，扶身药饵，有断不可缺者。服药而脉返其驯，缉续罔间，尚可臻古稀之列。盖所禀之丰，如有国者祖功宗德之隆，即当衰季，复有中兴一段光彩耳。

翁见案不怿，至冬月果患胸腹紧痛，胀闷不堪。以滚酒热盐，内浇外熨不止，服附子理中十数剂始安。次年四月，临丧过哀，呕血升余。服润滞药过多，饮食入胃，先痛后呕，大便黏滞而不坚燥，欲成痰膈。在郡更医十余手，杂投罔效。归用土医，服观音对坐草，而胃气搜削殆尽。最后饮水恶热，乃胃中久失谷养，津液尽枯，一团真火内炽。凡病此症者，无不皆然。医者不审痰膈与热膈异治，尚以牛黄狗实，漫图侥幸。仆以未病先识，不敢染指投剂。亦繇时辈媢嫉，欲借翁病为刀俎地，先以去年所用之药为谤端。是以即有旋覆代赭成法可施，承当不下耳，可胜悼哉。

胡卣臣先生曰：舆谤易兴易息，出于公耳。独埙篪中之鬼域，造端微而贻祸远。可慨可慨！

附与门人论饮滚酒过多成膈症之故过饮滚酒，多成膈症，人皆知之，而所以然之理不达也。盖膈有二种，一者上脘之艰于纳，一者下脘之艰于出耳。然人之胃中，全是一团冲和之气，所以上脘清阳居多，不觉其热；下脘浊阴居多，不觉其寒。即时令大热，而胃中之气，不变为热；时令大寒，而胃中之气，不变为寒。气惟冲和，故但能容食，不能化食；必藉脾中之阳气入胃，而运化之机始显，此身中自然之造化也。曲蘗之性，极能升腾。日饮沸酒不辍，势必将下脘之气，转升于中上二脘，而幽门之口，闭而不通者有之。且滚酒从喉而入，日将上脘炮灼，渐有腐熟之象；而生气不存，窄隘有加，止能咽水，不能纳谷者有之。此其所以多成膈症也。若夫热药之性，其伤人也必僭，以火曰炎上也；寒药之性，其伤人也必滥，以水曰润下也。不僭不滥，而独伤中焦冲和之气者，必无之理。设果服附子能成膈患，去年劝勿饮热酒时，何不蚤言？而治钱州尊失血，大剂倍用，又何自戾耶？赤土不容朱砂，巧于用谮，此方之不我谷者，岂偶哉！

面论大司马王岵翁公祖耳鸣用方大意

人身有九窍：阳窍七，眼耳鼻口是也；阴窍二，前后二阴是也。阳气走上窍，而下入于阴位，则有溺泄腹鸣之候；阴气走下窍，而上入于阳位，则有窒塞耳鸣之候。故人当五十以外，肾气渐衰于下，每每从阳上逆。而肾之窍开于耳，耳之聪司于肾，肾主闭藏，不欲外泄，因肝木为子，疏泄母气而散于外。是以谋虑郁怒之火一动，阴气从之上逆，耳窍窒塞不清，故能听之近不碍，而听远不无少碍。高年之体，大率类然。然较之聋病，一天一渊。聋病者，其窍中另有一膜，遮蔽外气，不得内入，故以开窍为主。而方书所用石菖蒲、麝香等药，及外填内攻等法者，皆为此而设。至于高年，阴气不自收摄，越出上窍，此理从无一人会及，反以治少壮耳聋药，及发表散气药，兼带阴虚为治，是以百无一效。不知阴气至上窍，亦隔一膜，不能越出窍外，止于窍中汩汩有声，如蛙鼓蚊锣，鼓吹不已。以故外入之声，为其内声所混，听之不清。若气稍不逆上，则听稍清；气全不逆上，则听全清矣。不肖悟明此理，凡治高年逆上之气，屡有奇效。方中大意，全以磁石为主，以其重能达下，性主下吸，又能制肝木之上吸故也；而用地黄、龟胶群阴之药辅之，更用五味子、山茱萸之酸以收之，令阴气自旺于本宫，不上触于阳窍。繇是空旷无碍，耳之于声，似谷之受响，万籁之音，尚可细聆，岂更与人声相拒，艰于远听耶？此实至理所在，但医术浅薄之辈，不能知之。试观人之收视而视愈明，返听而听愈聪者，然后知昌之斯言，非臆说也。谨论。

附答岵翁公祖书 捧读祖台钧论，耳中根原甚悉，且考究方书，揣察仲景，即深于医旨者，不能道只字。不肖昌竦然于金石之音，从兹倍加深入矣。庆幸庆幸。昨方论中，明知左耳有一膜遮蔽，姑置未论，但论右耳所以时清时混之故，在于阴气上触耳。盖人两肾之窍，虽开于耳，而肾气上入耳际，亦为隔膜所蔽，不能越于耳外，止于耳根下，少则微鸣，多则大鸣。甚且将萦耳之筋，触之跳动，直似撞穿耳轮之象者，然实必不可出也。设阴气能出耳外，而走阳窍，则阴阳相混，非三才之理矣。故耳之用，妙在虚而能受也。外入之气，随大随小，至耳无碍。惟内触之气，咶咶有声。所以外入之气，仅通其半。若郁怒之火动，内气转增，则外入之气转混，必内气渐走下窍，上窍复其虚而能受之体，然后清清朗朗，声入即通，无壅碍也。方书指为少阳胆、厥阴肝二经热多所致，是说左耳分部。然少阳之气，能走上窍，其穴皆络于脑巅，无触筋中耳之理，不当与厥阴混同立说。其通圣散一方，汗下兼用，乃治壮火之法，丹溪所取，亦无确见。惟滚痰丸一方，少壮用之，多有效者。则以大黄、黄芩、沉香之苦，最能下气，而礞石之重堕，大约与磁石之用相仿也。不肖昌所以不用此方者，以其大损脾胃，且耗胸中氤氲之气耳。至于肾虚耳鸣，指作膀胱相火上升，则阳火必能透出上窍，不为鸣也，尤见丹溪无据之谭。《易》言水中有火，原说真火。故坎中之一点真阳，即真火也。年高之人，肾水已竭，真火易露。故肾中之气，易出难收，况有厥阴之水，为之挹取乎？然则壮水之主，以制阳光，如盏中添油，而灯焰自小，诚为良治。乃云作阴虚治不效者，知其泛论世人，不为老人立法也。夫收摄肾气，原为老人之先务，岂丹溪明哲而为此等议论乎？不肖昌昨方论中欲返祖台右耳十余年之聪，以仰答帝鉴，慰藉苍生耳，非为左耳数十年之锢论也。草野不恭，统惟亮宥。谨复。

胡卣臣先生曰：耳鸣之故，从来无人说透。此案方大开法门。

直叙王岵翁公祖病中垂危复安始末

岵翁公祖，自春月论耳鸣后，见昌执理不阿，知为可用。至冬初以脾约便艰，再召诊视，进苁蓉、胡麻、山药、首乌等，四剂即润。盖缘肠中少血多风，与药适宜，故效敏耳。自是益加信悦，时沐枉驾就问，披衷相示。冬尽偶因饱食当风，忽然一吐，倾囊而出，胃气大伤。随召诊间，体中微似发热，左关之脉甚大。自云始先中脘不舒，今觉气反攻左，始用梨汁不投，今用蔗浆稍定，不知此何症也？昌因断曰：此虚风之候也。以胃中所受之水谷，出尽无留，空虚若谷，而风自内生；兼肠中久蓄之风，乘机上入，是以胃中不安。然风入于胃，必左投肝木而从其类，是以气反攻左，而左脉即为之大且劲。《内经》云：风淫于内，治以甘寒。梨汁蔗浆，俱甘寒对症之物，而一效一不效者，又可知胃中气虚已极，不耐梨性之达下，而喜蔗性之和中也。于是以甘寒一派之药定方，人参、竹沥、麦门冬、生地黄之属。众议除参不用。服后腹中呱呱有声，呕出黄痰少许，胸中遂快。次早大便亦通，症似向安。然有可怪者，本是胃经受病，而胃脉反不见其病，只是上下两傍，心肾肝肺之脉，时时另起一头，不安其常。因为剖心争论，谓此非上下两傍之见病端也，乃中央气弱，不能四迄，如母病而四子失乳，故现饥馁之象耳。观公祖自云：口中之味极淡。又云：水到喉管，即注住不肯下行。明明是胃中之气不转，宿水留住喉间，不能更吞新水耳。宜急用四君子汤以理胃气，则中央之枢轴转，而四畔之机关尽利，喉管之水气不逆，而口中之淡味亦除矣。如不见信，速请明者商之，不便在此羁时误事也。然而言过激烈，反怪为故意惊骇。改召二医，有谓中风者，有谓伤寒者，见各不同。至于人参之不可用，则同声和之；谓症之轻而易疗，则同力担之；微用发表之药，即汗出沾濡，又同口赞之。曾不顾已竭之胃气，追之实难，反开关而纵之去，于是气高神荡，呃逆不休矣。再侥幸而投黄连一剂，将绝之系，加极苦以速其绝，二医措手不及。复召昌至，则脉已大乱，如沸如羹，频转频歇，神昏不醒，身强莫移，年寿间一团黑滞，其气出则顺，而入必哕，通计昼夜一万三千五百息，即得一万三千五百哕矣。二医卸祸，谓昌前所议四君子汤，今始可用。吁嗟！呼吸存亡，尚图雍容樽俎乎？据理答之曰：气已出而不入，再加参术之腻阻，立断矣。惟有仲景旋覆代赭石一方，可收神功于百一。进一剂而哕势稍减。二剂加代赭石至五钱，哕遂大减，连连进粥，神清色亮，脉复体轻。再用参、苓、麦冬、木瓜、甘草，平调二日，遂康复如初。此盖祖翁少时纯朴不凋，故松柏之姿，老而弥劲，非尽药之功能也。即论药，亦非参之力，乃代赭坠参下行之力也。祖翁病剧，问昌何为不至；及病间，见昌进药，即鼓勇欣尝，抑何见知之深耶，而昌亦得藉汤药以行菽水之事。快矣快矣！

胡卣臣先生曰：左氏《春秋》，无与于兵，而名将以为兵法之至精。见理不到，则一心之运用不出也。噫！难与俗人言。

直推王岵翁公祖病后再误贻患

岵翁公祖，深知医理，投剂咸中肯綮，所以长年久世。然苦耳鸣，不乐对客。其左右侍从，谁能究心医药之事，前病获安，竟以为人参之力。而卸祸者反得居功，谓其意原欲用参，但不敢专主，姑进不肖商榷，以示详慎耳。于是善后之宜，一以诿之，曾不顾夫一误再误也。吁嗟！善后之图维，果易谋乎哉？前所论虚风一症，昌才用甘寒药一剂稍效，俄焉更医，误以伤寒为治，而致危殆。昌虽用旋覆代赭二剂回天，然前此虚风本症，尚无暇于驱除。而主家及医，其时方竟夸人参之力，谓调理更宜倍用，无俟参酌。曾不思虚风酝酿日深，他日再求良治，不能及矣。此际欲造庭力争，是谓生端；即上书陈说，又恐中格。惟有抚膺展转太息而已。吁嗟！时事之不可为，大都若此矣。然虽不得借箸前筹，未可不列眉而论也。《内经》云：风者善行而数变。言风之为病，无定体也。又曰：病成而变。此则专言胃风所传之病，变症最多也。变症有五：一曰风成为寒热。以风气通肝，则木盛而侮脾胃，故生寒热也。祖翁前病时，左关之脉独大，自云气反攻左，而每多寒热之候，致医辈视为外感者，是其征也。一曰厥成为巅疾。厥者逆也，谓胃气逆而上升，成巅顶之疾，如眩晕之类也。祖翁前病时，呃逆不休，时觉昏晕者，是其征也。一曰瘅成为消中。瘅者热也，热积胃中，善食而易饥，火之害也。祖翁胃中，素有积热，而多欲得食者，是其征也。一日久风为飧泄。言胃中风炽，飧已即泄，不留停也。祖翁平素三四日始一大便，今尝无故泄下数行，是其征也。一曰脉风成为疠。言胃中之风，酝酿既久，则荣气腐而不清，肌肉之间，渐至溃烂，以胃主肌肉也。祖翁四末及脉道之间，惯生疮疡，浸淫为害者，是其征也。此五者，总为胃风之病。祖翁俱已见端，又喜飧羊肉、河豚以召致之，然亦不自繇也。盖风煽胃中，如转丸之捷，食入易消，不得不借资于厚味。而不知胃中元气，久从暗耗，设虚风止熄，即清薄之味，尚不易化，况于肥甘乎？今之医者，全不究病前病后消息，明明语以虚风之症，竟不知虚风为何物，奈何言医耶？奈何言调摄耶？昌于此殆不胜古今家国之感矣。

案虽定，而狂瞽之言，未便呈览。兼值昌有浙游，旋日，祖翁复得重恙。召诊时，语昌云：一病几危，今幸稍可。但彻夜撰改本章不辍，神乱奈何？昌对曰：胃风久炽，津液干枯，真火内燔，宜用知母一两，人参、甘草各一钱，日进二剂自安。众议方中用参太少，且无补药佐之，全无取义，竟置不用。连进参术大剂，不效。越三日，剂中人参竟加一两，服后顷刻，气高不返而仙逝。八旬元老，勋勒鼎彝，子姓森森，绕榻三匝，夫复何憾。独昌亲承棫朴之化，于报称之心，有所未慊也。哀哉！

直叙立刻救甦刘筠枝不终其用之故

筠枝先生，创业维艰，大率得之节啬者多。然七旬御女不辍，此先天元阳固密，非人力之所为也。若能良贾深藏，可以百年用之不竭，奈何以御女之故，而数扰其阳耶？夫阳者亲上而卫外，易出而难收者也。在根基浅露之躯，毫不敢肆情纵欲；幸而根深蒂固，不易动摇。乃以房中之术，自伐其根，而重加栽接，致大命危于顷刻。岂误以节啬之方，而倒施之御女乎？夏月阳气在外，阴气在内，此时调摄之药，全以扶阳抑阴为主。翁偶不快，于饮食起居如常，医者以壮年伤暑之药，香薷、黄柏、石膏、知母、滑石、车前、木通投之，即刻不支，卧于床褥。次早余见时，则身僵颈硬，舌强喉哑，无生理矣。余诊毕云：此症虽危，然因误药所致，甫隔一晚，尚可以药速追。急以大附子、干姜、人参、白术各五钱，甘草三钱，大剂煎服，可解此厄，万不宜迟。渠诸子不能决。余忙取药自煎。众议姑以前方煎四分之一，服之安贴，再煎未迟，只得从之。药成送进，适前医再至，遂入诊良久，阻药不用。余面辱其医，进房亲督灌药。寸香之久，翁大呕一声，醒而能言，但声雌而颤，呼诸子乳名云：适才见州官回。询其所繇，开目视之不语，转问医者何人，曰江西喻。遂抬手一拱，又云：被缝有风来，塞塞。余甚快，忙出煎所存三分之药以再进。维时姻族杂至，商以肩舆送余归寓。余断欲进药，众劝云：且暂回寓，或者明日再请。其意中必惧吾之面折医辈耳。及他医进药，哑聩如前，越二日而逝。余为之叹惜不已焉。七旬御女不辍，斧斤于内；而假庸医以权，长子次子继夭，斧斤于外。而开姻族以衅，气机久动，尚自谓百年无患也，于人乎何尤。

胡卣臣先生曰：献玉而遭刖，认为顽石也；投珠而按剑，诧为不祥也。至剖石得玉，转灾为祥，尚然不识，则何见耶？医事固裂，亦所遇适穷耳。

论徐岳生将成痿痹之症

徐岳生躯盛气充。昔年因食指微伤见血，以冷水濯之，遂至血凝不散，肿溃出脓血数升，小筋脱出三节，指废不伸。迩来两足间，才至秋月，便觉畏冷。重绵蔽之，外拊仍热，内揣独觉其寒。近日从踵至膝后，筋痛不便远行。云间老医，令服八味丸，深中其意。及仆诊，自云平素脉难摸索，乃肝肺二部，反见洪大，大为病进，况在冬月木落金寒时，尤为不宜，方来之势，将有不可向迩者。八味丸之桂附，未可轻服也。何也？筋者肝之合也，附筋之血，既经食指之挹取，存留无几，不能荣养筋脉。加以忿怒，数动肝火，传热于筋，足跗之大筋，得热而短，是以牵强不便于行也。然肝之所主者惟肺，木性畏金，禀令拥戴，若君主然。故必肺气先清，周身气乃下行。今肺脉大，则肺气又为心主所伤，壅窒不清，是以阳气不能下达而足寒也。然则所患虽微，已犯三逆：平素脉细，而今脉大，一逆也；肝脉大而热下传，二逆也；肺脉大而气上壅，三逆也。设误以桂附治之，热者愈热，壅者愈壅，即日便成痿痹矣。此际用药，渊乎微乎，有寻常不能测识者。盖筋脉短劲，肝气内锢，须亟讲于金伐木荣之道，以金伐木，而木反荣，筋反舒。匪深通玄造者，其孰能知之。然非金气自壅，则木且奉令不暇，何敢内拒。惟金失其刚，转而为柔，是以木失其柔，转而为刚。故治此患，先以清金为第一义也。然清金又先以清胃为第一义。不清其胃，则饮酒焉，而热气输于肺矣；厚味焉，而浊气输于肺矣。药力几何，能胜清金之任哉？金不清，如大敌在前，主将懦弱，已不能望其成功。况舍清金而更加以助火铄金，倒行逆施以为治耶。必不得之数矣。

翁见药石之言，漫无忌讳，反疑为张大其说，而莫之信，竟服八味丸。一月后，痿痹之情悉著，不幸所言果验。乃卧床一载，必不令仆一见。闻最后阳道尽缩，小水全无，乃肺金之气，先绝于上。所以致此，明明言之，而竟蹈之。奈何奈何！

胡卣臣先生曰：此治痿痹症之妙法莲华经也。不当作文字亵视。

论江冲寰先生足患治法

庚辰冬，于鼎翁公祖园中，识先生半面，窃见身体重著，履步艰难，面色滞晦，语言迟缓，以为有虚风卒中之候也，因为过虑。辛巳秋召诊间，细察脾脉，缓急不调，肺脉劲大，然肝木尚平，阳气尚旺，是八风之邪，未可易中。而筋脉掣痛，不能安寝者，大率风而加之以湿，交煽其虐所致。以斯知尚可引年而施治也。何也？风者肝之病，天之气也；湿者脾之病，地之气也。天气迅疾，故发之暴。益以地气之迂缓，反有所牵制而不能暴矣。然气别则病殊，而气交则病合，有不可不明辨者。病殊者，在天气则风为百病之长，其来微，则随相克为传次，必遍五脏而始烈；其来甚，则不繇传次而直中。唯体虚之人，患始不测焉。在地气则湿为下体之患，其来微，则足跗肿大，然得所胜亦旋消；其来甚，则害及皮肉筋脉，以渐而上攻。亦唯阳虚之人，势始腾越焉。两者一本之天，一本之地，病各悬殊，治亦异法者也。病合者，天之气入于筋脉，地之气亦入于筋脉。时乎天气胜，则筋脉张而劲焉；时乎地气胜，则筋脉軃而缓焉。两者其源虽异，其流则同，交相蕴结，蔓而难图者也。先生房中之风，始虽不可知，然而所感则微也。至若湿之一字，既以醇酒厚味而酿之于内，又为炎蒸岚瘴而袭之于外，是以足患日炽，虽周身筋脉舒展，亦不自如。究竟不若足间昼夜掣痛，疮疡肿溃，浸淫无已也。夫春时之风也，夏时之湿与热也，秋时之燥也，三时之气，皆为先生一身之患者也。而一身之患，又惟一隅独当之，亦良苦矣。设内之风湿热燥不攘，足患其有宁宇乎？所可嘉者，惟冬月寒水司令，势稍末减。而医者不识此意，每投壮筋骨之药酒，以驱其湿。不知此乃治寒湿之法，惟冬月病增者方宜。岂以风湿热湿，而倒行逆施，宁不重其困耶？况乎先生肺脉劲大，三四日始一大便，虽冬月亦喜形寒饮冷，而不欲近火，何所见其为寒湿也哉？所以孙真人大小竹沥等方，风湿热燥寒五治之药俱备，笼统庞杂，后人全不知用。若识此义为去取，则神而明之之事矣。然则不辨症而用方者，几何而不误耶？

胡卣臣先生曰：辨症纵横无碍，剑光烨烨逼人。

论钱太封翁足患不宜用热药再误

钱叔翁太老先生，形体清瘦，平素多火少痰，迩年内蕴之热，蒸湿为痰。辛巳夏秋间，湿热交胜时，忽患右足麻木，冷如冰石。盖热极似寒，如暑月反雨冰雹之类。医者以其足跗之冷也，不细察其为热极似寒，误以牛膝、木瓜、防己、加皮、羌、独之属温之；甚且认为下元虚惫，误用附、桂、河车之属补之，以火济火，以热益热。由是肿溃出脓水，浸淫数月，踝骨以下，足背指踵，废而不用。总为误治而至此极耳。其理甚明，无难于辨。若果寒痰下坠，不过坚凝不散止耳，甚者不过痿痹不仁止耳。何至肿而且溃，黄水淋漓，腐肉穿筋耶？太翁不知为医药所误，乃委咎于方隅[1]神煞所致，岂其然哉？此与伤寒坏症，热邪深入经络而为流注，无少异也。所用参膏，但可黝理元气，而无清解湿热之药以佐之，是以未显厥效。以元老之官，不可以理烦剧。设与竹沥同事，人参固其经，竹沥通其络，则甘寒气味，相得益彰矣。徐太掖先生服人参以治虚风，误佐以附子之热，迄今筋脉短缩，不便行持，亦繇不识甘寒可通经络也。且太翁用参膏后，脾气亦既大旺，健运有加矣。此时倘能撙节饮食，俾脾中所生之阳气，得黝力以驱痰驱热，则痰热不留行，而足患并可结局。乃日食而外，加以夜食，虽脾气之旺，不为食所伤。然以参力所生之脾气，不用之运痰运热，止用之以运食，诚可惜也。今者食入亦不易运，以助长而反得衰。乃至痰饮胶结于胸中，为饱为闷，为频咳而痰不应。总为脾失其健，不为胃行津液，而饮食反以生痰，渐渍充满肺窍，咳不易出。虽以治痰为急，然治痰之药，大率耗气动虚，恐痰未出，而风先入也。唯是确以甘寒之药，杜风消热润燥补虚豁痰，乃为合法。至于辛热之药，断断不可再误矣。医者明明见此，辄用桂附无算，想必因脓水易干，认为辛热之功，而极力以催之结局耳，可胜诛哉。

胡卣先生曰：湿热伤足，自上而下也。足寒伤心，自下而上也。自上下者，先清其上；自下上者，先温其下。观此而民病伤国，可知治先在民矣。

论浦君艺喘病症治之法

人身难治之病有百症，喘病其最也。喘病无不本之于肺，然随所伤而互关，渐以造于其极。惟兼三阴之症者为最剧。三阴者，少阴肾、太阴脾、厥阴肝也。而三阴又以少阴肾为最剧。经云：肾病者善胀，尻以代踵，脊以代头。此喘病兼肾病之形也。又云：劳风发在肺下，巨阳引精者三日，中年者五日，不精者七日，当咳出青黄浓浊之痰如弹子大者。不出者伤肺，伤肺者死也。此喘病兼肾病之情也。故有此症者，首重在节欲，收摄肾气，不使上攻可也。其次则太阴脾、厥阴肝之兼症亦重，勿以饮食忿怒之故，重伤肝脾可也。若君艺之喘症，得之于髫幼，非有忿欲之伤，止见形寒饮冷，伤其肺耳。

① 方隅：四方和四隅，边侧、角落之地，借指拘于一偏。

然从幼惯生疮疖，疮疖之后，复生牙痈，脾中之湿热素多，胃中之壮火素盛，是肺经所以受伤之原，又不止于形寒饮冷也。脾之湿热，胃之壮火，交煽而互蒸，结为浊痰，溢入上窍，久久不散，透开肺膜，结为窠囊。清气入之，浑然不觉。浊气入之，顷刻与浊痰狼狈相依，合为党援，窒塞关隘，不容呼吸出入。而呼吸正气，转触其痰，鼾齁有声，头重耳响，胸背骨间，有如刀刺，涎涕交作，鼻頞酸辛，若伤风状，正《内经》所谓心肺有病，而呼吸为之不利也。必俟肺中所受之浊气，解散下行，从前后二阴而去，然后肺中之浓痰，咯之始得易出，而渐可相安。及夫浊气复上，则窠囊之痰复动，窒塞仍前复举，乃至寒之亦发，热之亦发，伤酒伤食亦发，动怒动气亦发。所以然者，总繇动其浊气耳。浊气本居下体，不易犯入清道，每随火势而上腾，所谓火动则气升者，浊气升也。肾火动，则寒气升；脾火动，则湿气升；肝火动，则风气升也。故以治火为先也。然浊气既随火而升，亦可随火而降。乃凝神入气以静调之，火降而气不降者何耶？则以浊气虽居于下，而肺中之窠囊，实其新造之区，可以侨寓其中，转使清气逼处不安。亦若为乱者然，如寇贼依山傍险，蟠据一方，此方之民，势必扰乱而从寇也。故虽以治火为先，然治火而不治痰，无益也。治痰而不治窠囊之痰，虽治与不治等也。治痰之法，曰驱，曰导，曰涤，曰化，曰涌，曰理脾，曰降火，曰行气，前人之法，不为不详。至于窠囊之痰，如蜂子之穴于房中，如莲子之嵌于蓬内，生长则易，剥落则难。繇其外窄中宽，任行驱导涤涌之药，徒伤他脏，此实闭拒而不纳耳。究而言之，岂但窠囊之中，痰不易除，即肺叶之外，膜原之间，顽痰胶结多年，如树之有萝，如屋之有游，如石之有苔，附托相安，仓卒有难于划伐者。古今之为医者伙矣，从无有为此渺论者。仆生平治此症最多，皆以活法而奏全绩。盖肺中浊痰为祟，若牛渚怪物，莫逃吾燃犀之炤者。因是旷观病机，异哉！肺金以脾土为母，而肺中之浊痰，亦以脾中之湿为母。脾性本喜燥恶湿，迨夫湿热久锢，遂至化刚为柔，居间用事。饮食入胃，既以精华输我周身，又以败浊填彼窍隧。始尚交相为养，最后挹彼注此，颛为外邪示岂弟，致使凭城凭社辈，得以久遂其奸。如附近流寇之地，益以巨家大族，暗为输导，其滋蔓难图也，有繇然矣。治法必静以驭气，使三阴之火不上升，以默杜外援；又必严以驭脾，使太阴之权有独伸而不假敌忾。我实彼虚，我坚彼瑕，批瑕捣虚，迅不掩耳，不崇朝而扫清秽浊。乃广服大药，以安和五脏，培养肺气。肺金之气一清，则周身之气，翕然从之下降，前此上升浊邪，允绝其源，百年之间，常保清明在躬矣。此盖行所当然，不得不然之法。夫岂涂饰听闻之赘词耶？君艺敦请颛治，果获全瘳，益见仆言非谬矣。

胡卣臣先生曰：岐黄论道以后，从不见有此精细快彻之谭。应是医门灵宝。又曰：君艺童年锢疾，非所易瘳，今疾愈而且得子矣。先议后药，功不伟耶！

论吴吉长乃室及王氏妇误药之治验

吉长乃室，新秋病洒淅恶寒，寒已发热，渐生咳嗽，然病未甚也。服表散药不愈，体日瘦羸，延至初冬。饮以参术补剂，转觉厌厌欲绝，食饮不思，有咳无声，泻利不止，危在旦暮。医者议以人参五钱，附子三钱，加入姜、桂、白术之属，作一剂服，以止泻补虚，而收背水之捷。吉长彷徨无措，延仆诊毕，未及交语，前医自外亟至，见仆在坐，即令疏方。仆飘然而出。盖以渠见既讹，难与语至理耳。吉长辞去前医，坚请用药。仆因谓曰：是病总繇误药所致。始先皮毛间洒淅恶寒发热，肺金为时令之燥所伤也。用表散已为非法，至用参术补之，则肺气闭锢，而咳嗽之声不扬，胸腹饱胀，不思食饮。肺中之热无处可宣，急奔大肠，食入则不待运化而直出。食不入，则肠中之垢污，亦随气奔而出，是以泻利无休也。今以润肺之药兼润其肠，则源流俱清，寒热咳嗽泄泻，一齐俱止矣。但取药四剂，服之必安，不足虑也。方用黄芩、地骨皮、甘草、杏仁、阿胶。初进一剂，泻即少止。四剂毕，而寒热俱除。再数剂，而咳嗽俱全愈矣。设当日与时辈商之，彼方执参附为是，能从我乎？又乡中王氏妇，秋月亦病寒热，服参术后，亦厌厌一息，但无咳嗽，十余日不进粒米，亦无大便，时时晕去，不省人事。其夫来寓中，详述其症，求发补剂归服。余以大黄、芒硝、石膏、甘草四味，为粗末与之。彼不能辨，归而煎服。其妻云：此药甚咸。夫喜曰：咸果补药。遂将二剂连服。顷之腹中努痛，下结粪数块，绝而复苏，进粥二盏，前病已如失矣。乡人致谢忱，始知之。凡此素有定见于中，故不为临歧所炫也。姑存是案，为治病者广其识焉。

胡卣臣先生曰：毫厘有差，千里悬绝。案中治法，似乎与症相反，究竟不爽。大难大难。

辨鼎翁公祖颐养天和宜用之药

旧宪治公祖江鼎寰先生，望七之龄，精神健旺，脉气坚实，声音洪亮，晋接不厌其繁，纷丝尚能兼理，不羡洛社耆英，行见熙朝元老矣。偶有胸膈弗爽，肺气不清，鼻多浊涕小恙。召诊日兼患齿痛，谨馈以天冬、熟地、石枣、丹皮、枸杞、五味等，收摄肾气药四剂，入桂些少为引经。服之齿痛顿止，鼻气亦清。第因喉中作干，未肯多服。门下医者素逢主，见治标热，不治本虚，特为辨曰：祖翁所禀先天阳气甚厚，冬月尚仍早兴晚寝，饮蔗啖梨，是以服药多喜清畏补。然补有阴阳之不同，阳气虽旺于上，阴气未必旺于下。髭鬓则黑，步履则迟，其一征也；运臂则轻，举腰则重，其一征也；阳道易兴，精液难固，其一征也；胃能多受，肠弗久留，其一征也。下本不虚，下之精华，暗输于上，是以虚也；上本不实，清阳之分，为阴所凑，似乎实也。故阴凑于上，而开窍于目则为泪，开窍于鼻则为涕，开窍于口则为涎为唾。经云：五十始衰。谓阴气至是始衰也。阴气衰，故不能自主而从阳上行，其屑越者，皆身中之至宝。向非收摄归元，将何底极？是以事亲养老诸方，皆以温补下元为务。诚有见于老少不同，治少年人惟恐有火，高年人惟恐无火。无火则运化艰而易衰，有火则精神健而难老。有火者老人性命之根，未可以水轻折也。昔贤治喉干，谓八味丸为圣药，譬之釜底加薪，则釜中津气上腾，理则然矣。可见下虚者，不但真阴虚，究竟真阳亦虚。何也？阳气以潜藏为贵，潜则弗亢，潜则可久。《易》道也。盏中加油，则灯愈明；炉中覆灰，则火不熄。与其孤阳上浮为热，曷若一并收归于下，则鼻中之浊涕不作，口中之清液常生，虽日进桂附，尚不觉其为热，矧清利润下之剂，而反致疑乎？是为辨。

胡卣臣先生曰：吾乡诸老，享有遐龄者最多。鼎寰廉访年来绝欲忘机，怡情悦性，大药不藉草木之偏，上寿更无涯涘可测。此案第借为高年立法，理自不诬。

论张受先先生漏症善后之宜

旧邻治父母张受先先生，久患穿肠痔漏，气血大为所耗。有荐吾乡黄先生善敷割者。先生神其术，一切内治之药，并取决焉。不肖昌雅重先生文章道德之身，居瀛海时，曾令门下往候脉息，私商善后之策。大意谓先生久困漏卮，一旦平成，精气内荣，自可百年无患。然新造之区，尚未坚固，则有浸淫之虞；脏气久虚，肠蓄易澼，则有转注之虞。清气久陷，既服甘温升举矣。然漏下已多，阴血暗耗，恐毗于阳，水谷易混，既用养脏厚肠矣。然润剂过多，脾气易溜，恐毗于阴，且漏孔原通精孔，精稍溢出，势必旁渗，则豢精当如豢虎。厚味最足濡脾，味稍不节，势必走泄，则生阴无取伤阴。盖人身脾气，每喜燥而恶湿。先生漏孔已完，败浊下行者，无路可出，必转渗于脾，湿固倍之。是宜补脾之阳，勿伤脾之阴，以复健运之常，而收和平之益云云。及至娄中，应召往诊，指下轻取鼓动有力，重按若觉微细，是阳未见不足，阴则大伤矣。先生每进补阴之药，则夜卧甚宁，肠澼亦稀。以故疡医妄引槐角、地榆，治肠风下血之法治之，亦不觉其误。其实漏病乃精窍之病。盖构精时，气留则精止，气动则精泄。大凡强力入房者，气每冲激而出，故精随之横决四射，不尽繇孔道而注，精溢于精管之外，久久渐成漏管。今漏管虽去，而肉中之空隙则存，填窍补隧，非此等药力所能胜也。不肖姑不言其非，但于其方中去槐角、地榆等，而加鹿角霜一味，所谓惟有斑龙顶上珠，能补玉堂关下缺者是也。况群阴之药，最能润下，不有以砥之，则肠中之水，更澼聚可虞耶。然此特微露一斑耳。疡医不解，已阻为不可用。因思吾乡一治漏者，溃管生肌外，更有二神方：先以丸药半斤，服之令人阳道骤痿；俟管中肉满，管外致密，后以丸药半斤，服之令人阳道复兴。虽宜于少，未必宜于老，然用意亦大奇矣。不肖才欲填满窍隧，而黄生阻之，岂未闻此人此法乎？

胡卣臣先生曰：漏管果通精窍，敷治易而填补难。案中所说，确乎有见。

详胡太封翁疝症治法并及运会之理剿寇之事

养翀太老先生，精神内守，百凡悉处谦退，年登古稀，面貌若童子。盖得于天全，而不受人损也。从来但苦脾气不旺，食饮厚自撙节。迩年少腹有疝，形如鸡卵，数发以后，其形渐大而长，从少腹坠入睾囊甚易，返位甚难，下体稍受微寒则发，发时必俟块中冷气渐转暖热，始得软溜而缩入，不然则鼓张于隘口，不能入也。近来其块益大，发时如卧酒瓶于胯上，半在少腹，半在睾囊。其势坚紧如石，其气迸入前后腰脐各道筋中，同时俱胀。繇是上攻入胃，大呕大吐。繇是上攻巅顶，战栗畏寒，安危止关呼吸。去冬偶见暴发光景，知为地气上攻，亟以大剂参附姜桂投之，一剂而愈。已后但遇举发，悉用桂附速效。今五月末旬，值昌他往，其症连日为累，服十全大补汤二十余剂，其效甚迟。然疑症重，不疑药轻也。值年家俞老先生督饷浙中，遥议此症，亦谓十全大补用到百剂自效，乃决意服。至仲秋，其症复发，发时昌仍用姜桂参附投之，令郎谏议卣翁老先生，两疑而莫所从也。昌请深言其理焉。夫人阳不足则用四君，阴不足则用四物，阴阳两不足，则合四君四物，而加味为十全大补。此中正和平之道也。若夫浊阴之气，结聚少腹，而成有形，则阴盛极矣，安得以阴虚之法治之，助邪而滋疾乎？何以言之？妇女有娠者之病伤寒，不得已而用麻、桂、硝、黄等伤胎之药，但加入四物，则万药即不能入胞而伤胎。岂欲除块中之邪，反可用四物护之乎？此一征也。凡生癥瘕痞块者，驯至身羸血枯，百计除之不减，一用四物，则其势立增。夫四物不能生血活血，而徒以增患，此又一征也。人身之血脉，全赖饮食为充长，四物之滞脾，原非男子所贵。既以浊阴极盛，时至横引阴筋，直冲阳络，则地气之上陵者，大有可虑。何得以半阴半阳之药，蔓而图之，四物之不当用无疑矣。即四君亦元老之官，不可以理繁治剧，必加以姜、桂、附子之猛，始克胜病。何也？阴邪为害，不发则已，其发必暴。试观天气下降则清明，地气上升则晦塞，而人身大略可睹。然人但见地气之静，而未见地气之动也。方书但言阴气之衰，而未言阴邪之盛也。医者每遇直中阴经之病，尚不知所措手，况杂症乎？请纵谭天地之道以明之。天地之道，《元会运世》一书，论之精矣。至于戌亥所以混茫之理，则置之不讲，以为其时天与地混而为一，无可讲耳。殊不知天不混于地，而地则混于天也。盖地气小动，尚有山崩川沸，陵迁谷变之应。况于地气大动，其雷炮迅击之威，百千万亿，遍震虚空，横冲逆撞。以上加于天，宁不至混天为一耶？必至子而天开，地气稍下，而高覆之体始露也；必至丑而地辟，地气始返于地，而太空之体始廓也。其时人物尚不能生者，则以地气自天而下，未至净尽，其青黄红紫赤白碧之九气而外，更有诸多悍疾之气，从空注下者，动辄绵亘千百丈，如木石之直坠，如箭弩之横流。人物非不萌生其中，但为诸多暴气所摧残，而不能长育耳。必至寅而驳劣之气，悉返冲和，然后人物得遂其生，以渐趋于繁衍耳。阴气之惨酷暴烈，一至于此。千古无人论及，何从知之耶？《大藏经》中，佛说世界成毁至详，而无此等论说者，盖其已包括于地水火风之内，不必更言也。夫地水火风，有一而非阴邪也哉。群阴之邪，酿成劫运。昌之所谓地气之混于天者，非臆说矣。堪舆家尚知趋天干之吉，而避地支之凶，奈何医之为道，遇地气上奔之症，曾不思避其凶祸耶？汉代张仲景，特著《卒病论》十六卷，禄山兵火以后，遂淹没不传，后人无繇获见。昌因悟明地气混天之理，凡见阴邪上冲，孤阳扰乱之症，陡进纯阳之药，急驱阴气，呱呱有声，从大孔而出，以辟乾坤而揭日月，功效亦既彰彰。如太翁之症，屡用姜附奏绩者，毋谓一时之权宜，实乃万世经常之法也。但悍烈之性，似非居恒所宜服，即举发时服之，未免有口干舌苦之过。其不敢轻用者，孰不知之，而不知不得不用也。即如兵者毒天下之物，而善用之则民从，不善用之则民叛。今讨寇之师，监而又监，制而又制，强悍之气，化而为软戾，不得不与寇为和同，至于所过之地，抢劫一空，荆棘生而凶年兆，尽驱良民而为寇矣。庙堂之上，罢兵不能，用兵无策，大略类然。昌请与医药之法，互相筹酌。夫坚块远在少腹，漫无平期，而毒药从喉入胃，从胃入肠，始得下究，旧病未除，新病必起矣。于此而用治法，先以姜、附、肉桂为小丸，曝令干坚，然后以参术厚为外廓，俾喉胃间知有参术，而不知有姜、桂、附子，递送达于积块之所，猛烈始露，庶几坚者削，而窠囊可尽空也。今监督之旄，充满行间，壮士金钱饱他人腹，性命悬他人手，其不能辨寇，固也。而其大病，在于兵护监督，不以监督护兵，所以迄无成功耳。诚令我兵四面与寇相当，而令监督于附近贼界，坚壁清野，与土著之民，习且耕且战之法，以厚为我兵之外廓，则不至于絷骐骥而缚孟贲。我兵可以贾勇而前，或击其首尾，或捣其中坚，或昼息夜奋，以乱其乌合，而廓清之功自致矣。况有监督以护之于外，诸凡外入之兵，不敢越伍而哗，庶几民不化为寇，而寇可返为民耳。山泽之癯，何知当世，然聊举医法之一端，若有可通者，因并及之。

卣臣先生问曰：外廓一说，于理甚长。何以古法不见用耶？答曰：古法用此者颇多，如用朱砂为衣者，取义南方赤色，入通于心，可以护送诸药而达于心也；如用青黛为衣者，取义东方青色，入通于肝，可以护送诸药而达于肝也。至于攻治恶疮之药，包入葱叶之中，更嚼葱厚罨而吞入，取其不伤喉膈，而直达疮所也。即煎剂亦有此法，如用大剂附桂药煎好，再投生黄连二三分，一滚即取起，俟冷服之，则熟者内行下行，而生者上行外行，自非外廓之意耶？仲景治阴症伤寒，用整两附子煎熟，而入生猪胆汁几滴和之。可见圣神用药，悉有法度也。卣臣先生曰善。

胡卣臣先生曰：家大人德全道备，生平无病，年六十，以冬月触寒，乃有疝疾。今更十年，每当病发，呕吐畏寒，发后即康好如旧。今遇嘉言救济，病且渐除，日安一日。家大人乐未央，皆先生赐矣。

详辩谏议胡老先生痰饮小恙并答明问

卣翁老先生，脉盛体坚，神采百倍，从无病邪敢犯。但每早浴面，必呕痰水几口，胸前惯自摩揉，乳下宗气，其动应衣。若夜睡宁，水道清，则胸中爽然。其候似病非病，遍考方书，广询明医，不得其解。昌谓是痰饮结于胸膈，小有窠囊。缘其气之壮盛，随聚随呕，是以痰饮不致为害，而膻中之气，因呕而伤矣。夫膻中者，与上焦同位胸膈。经云：上焦如雾。言其气之氤氲如雾也。又曰：膻中者臣使之官。言其能分布胸中之气而下传也。今以呕之故，而数动其气，则氤氲变为急迫上奔。然稍定则仍下布，亦不为害也。大率痰为标，气为本。治标易，而治本则难矣。非治本之难，以往哲从未言其治法，而后人不知所治耳。昌试论之。治气之源有三：一曰肺气，肺气清，则周身之气肃然下行，先生之肺气则素清也；一曰胃气，胃气和，则胸中之气亦易下行，先生之胃气则素和也；一曰膀胱之气，膀胱之气旺，则能吸引胸中之气下行，先生青年善养，膀胱之气则素旺也。其膻中之气，乱而即治，扰而即恬者，赖此三气暗为输运，是以不觉其累，即谓之无病也可。若三气反干胸膈之人，其为紧为胀，可胜道哉！故未形之病，可以不言；而屡动之气，不可不亟反于氤氲。先生但觉为痰饮所苦，昼日常鼓呼吸之气，触出胸膈之痰，而未知痰不可出，徒伤气也。盖夜卧则痰聚于胃，晨起自能呕出；日间胃之津液，四达藏府，即激之出不出耳。然而痰消则气自顺，是必以治痰为急。而体盛痰不易除，又必以健脾为先，脾健则新痰不生。其宿痰之在窠囊者，渐渍于胃，而上下分消，于是无痰则不呕，不呕则气不乱，气不乱则自返于氤氲矣。虽然，尚有一吃紧关头，当并讲也。人身胸中，空旷如太虚，地气上则为云，必天气降而为雨，地气始收藏不动。诚会上焦如雾，中焦如沤，下焦如渎之意，则知云行雨施，而后沟渎皆盈，水道通决，乾坤有一番新景象矣。此义首重在膀胱一经。经云：膀胱者州都之官，津液藏焉，气化则能出矣。如人之饮酒无算而不醉者，皆从膀胱之气化而出也。盖膻中位于膈内，膀胱位于腹内，膀胱之气化，则空洞善容，而膻中之气得以下运；若膀胱不化，则腹已先胀，膻中之气，安能下达耶？然欲膀胱之气化，其权尤在于葆肾。肾以膀胱为府者也，肾气动，必先注于膀胱，屡动不已，膀胱满胀，势必逆奔于胸膈，其窒塞之状，不可名言。肾气不动，则收藏愈固，膀胱得以清静无为，而膻中之气，注之不盈矣。膻中之气，下走既捷，则不为牵引所乱，而胸中旷若太空。昌更曰：气顺则痰不留，即不治痰而痰自运矣。谨论。

胡卣臣先生问曰：痰在膈中，去喉不远，每早必痛呕始出者何耶？曰：道不同也。胸膈之间，重重膈膜遮蔽，浑无空隙，痰从何出？所出者胃中之痰耳。曰：然则膈中之痰不出耶？曰：安得不出，但出之曲耳。盖膻中之气，四布于十二经。布于手足六阳经，则其气从喉吻而上出；布于手足六阴经，则其气从前后二阴而下出。然从下出者无碍，从上出者，亦必先下注阳明，始得上越，是以难也。曰：若是则所论膀胱气化一段，渊乎微矣。但吸引之机权，从不见于经典，岂有所自乎？曰：《内经》有巨阳引精之义，缘无注解，人不能会。巨阳者，太阳膀胱经也，谓膀胱能吸引胸中之气下行，而胸中之胀自消。此足证也。曰：胸中窠囊之说，确然无疑。不知始于何因，结于何处，消于何时也？曰：人身之气，经盛则注于络，络盛则注于经。窠囊之来，始于痰聚胃口，呕时数动胃气，胃气动则半从上出于喉，半从内入于络。胃之络贯膈者也，其气奔入之急，则冲透膈膜，而痰得以居之。痰入既久，则阻碍气道。而气之奔入者，复结一囊，如蜂子之营穴，日增一日，故治之甚难。必先去胃中之痰，而不呕不触，俾胃经之气，不急奔于络，转虚其胃，以听络中之气，返还于胃，逐渐以药开导其囊，而涤去其痰，则自愈矣。此昌独得之见，屡试之法也。曰：所言身内病情消息，如宝鉴列眉，令人钦服。生平读医书，于五脏位置，不能无疑，请并明之。人身戴九履一，左三右七，五居中宫，则心南肾北，肝东肺西，乃定位也。乃肾不居正北，而分隶东北西北者何耶？曰：肾有两，故分隶两傍，而虚其在中之位以为用。所谓两肾中间一点明，正北方水中之真火，而为藏精宅神之本。其体虽分左右，而用实在中，故心肾交媾之所，各该三寸六分。设从两肾歧行而上，其去中黄，不太远乎？凡内观五脏，当观其用也。曰：肺为一身之华盖，如莲花舒叶于心之上，位正乎中，何以定其位于西南耶？诚如两肾之例，则西南可位，岂东南独不可位乎？曰：肺居心上，其募不与左连，但从右达，其用亦在西也。曰：其不与左连者何也？曰：地不满东南，其位常空隙不用。设肺募得与左连，地无缺陷矣。曰：然则天不满西北，何以右肾居之耶？曰：两肾之用在中，此不过其空位耳。惟右肾为空位，故与三焦之有名无形者相配。而三焦则决渎之官，水道由之而出，正以天不满西北也。曰：然则脾胃居右，其用亦在右耶？曰：胃居中，脾居右，胃中所容之水谷，全赖脾以运得，而注其气以输周身，其用即在中也。其用在中，故西方可容肺脾二藏。若脾之用在右，则置肺之用于何所乎？曰：然则肝之用何在耶？曰：肝木居于正东。东南为地之空位，其气既无主，东北为左肾之本位，其用又不存，故肝之气得以彻上彻下，全运于东方，其为用也大矣。曰：然则心之用何在耶？曰：心之外有包络，包络之外曰膻中。心者君主之官，膻中者臣使之官，是膻中为心之用也。曰：心之神明，其用何在耶？曰：神明之用，无方无体，难言也。道经云：太玄无边际。妙哉。《大洞经》曰太玄，曰无边际，曰妙哉，形容殆尽矣。禅机云：赤肉团上，有一无位真人。旨哉斯言。惟无位乃称真人，设有位则仍为赤肉团矣。欲窥其倪，惟在感而遂通之界。先生曰：吾浅言之，人能常存敬畏，便可识神明之所起。曰：此尧兢舜业，而为允执者也。昌多言反晦，先生一言逗出，诚为布鼓过雷门矣。因并记之。

胡卣臣先生曰：每与嘉言接谭，如见刘颖川兄弟，使人神思清发。或体气偶有未佳，则陈琳一檄，枚氏七发，少陵五言诗，辋川见重图，无不备矣。观此论至明至正，至精至微，愧无马迁笔，为作仓公传也。

论顾鸣仲痞块锢疾根源及治法

顾鸣仲有腹疾近三十年，朝宽暮急，每一大发，腹胀十余日方减。食湿面及房劳，其应如响，腹左隐隐微高，鼓呼吸触之，汩汩有声。以痞块法治之，内攻外贴，究莫能疗。余为悬内炤之鉴，先与明之，后乃治之。人身五积六聚之症，心肝脾肺肾之邪，结于腹之上下左右，及当脐之中者，皆高如覆盂者也；胆胃大小肠膀胱命门之邪，各结于其本位，不甚形见者也。此症乃肾藏之阴气，聚于膀胱之阳经，有似于痞块耳。何以知之？肾有两窍，左肾之窍，从前通膀胱；右肾之窍，从后通命门。邪结于腹之左畔，即左肾与膀胱为之府也。六腑惟胆无输泻，其五腑受五脏浊气传入，不能久留，即为输泻者也。今肾邪传于膀胱，膀胱溺其输泻之职，旧邪未行，新邪踵至，势必以渐透入膜原，如革囊裹物者然。经曰：膀胱者州都之官，津液藏焉，气化则能出矣。然则肾气久聚不出，岂非膀胱之失其运化乎？夫人一团之腹，大小肠膀胱俱居其中，而胞又居膀胱之中，惟其不久留输泻，是以宽乎若有余地。今肾之气，不自收摄，悉输膀胱，膀胱蓄而不泻，有同胆府之清净无为，其能理乎？宜其胀也，有与生俱焉者矣。经曰：肾病者善胀，尻以代踵，脊以代头。倘膀胱能司其输泻，何致若此之极耶？又曰巨阳引精者三，曰太阳膀胱经，吸引精气者，其胀止于三日。此之为胀，且数十年之久，其吸引之权安在哉？治法补肾水而致充足，则精气深藏，而膀胱之胀自消；补膀胱而令气旺，则肾邪不蓄，而输化之机自裕。所以然者，以肾不补不能藏，膀胱不补不能泻。然补肾易而补膀胱则难，以本草诸药，多泻少补也。经于膀胱之予不足者，断以死期，后人莫解其故。吾诚揣之，岂非以膀胱愈不足则愈胀，胀极势必逆传于肾；肾胀极，势必逆传于小肠；小肠胀极，势必逆传于脾；乃至通身之气，散漫而无统耶。医者于未传之先，蚤见而预图之，能事殚矣。

胡卣臣先生曰：言腹中事，如张炬而游洞天，愈深愈朗。

袁聚东痞块危症治验

袁聚东年二十岁，生痞块，卧床数月，无医不投，日进化坚削痞之药，渐至枯瘁肉脱，面黧发卷，殆无生理。买舟载往郡中就医，因虑不能生还而止。然尚医巫日费，余至则家计已罄。姑请一诊，以决生死远近耳，无他望也。余诊时，先视其块，自少腹至脐傍，分为三歧，皆坚硬如石。以手拊之，痛不可忍。其脉止两尺洪盛，余微细。谓曰：是病由见块医块，不究其源而误治也。初起时块必不坚，以峻猛药攻之，至真气内乱，转护邪气为害。如人撕打，扭结一团，旁无解散，故迸紧不放。其实全是空气聚成，非如女子冲任血海之地，其月经凝而不行，即成血块之比。观两尺脉洪盛，明明是少阴肾经之气，传于膀胱。膀胱之气，本可传于前后二便而出，误以破血之药，兼破其气，其气遂不能转运，而结为石块，以手摩触则愈痛，情状大露。若是血块得手，则何痛之有？此病本一剂可瘳，但数月误治，从上至下，无病之地，亦先受伤。姑用补中药一剂，以通中下之气，然后用大剂药，内收肾气，外散膀胱之气，以解其相厮相结。约计三剂，可痊愈也。于是先以理中汤，少加附子五分，服一剂，块已减十之三。再用桂附药一大剂，腹中气响甚喧，顷之三块一时顿没，戚友共骇为神。再服一剂，果然全愈。调摄月余，肌肉复生，面转明润。堆云之发，才剩数茎而已。每遇天气阴寒，必用重裀厚被盖覆，不敢起身。余谓病根尚在。盖以肾气之收藏未固，膀胱之气化未旺，兼之年少新婚，倘犯房室，其块复作，仍为后日之累。更用补肾药，加入桂附，而多用河车为丸，取其以胞补胞，而助膀胱之化源也。服之竟不畏寒，腰围亦大，而体加充盛，年余又得子。

感前恩而思建祠肖像以报，以连值岁凶，姑尸祝[1]于家庭焉，亦厚之道矣。

胡卣臣先生曰：辨症十分明彻，故未用药，先早知其功效矣。又早善其后，得心应手之妙，一一传之纸上。大有可观。

论杨季蘅风废之症并答门人四问

季蘅翁禀丰躯伟，望七之龄，神采不衰。近得半身不遂之症，已二年矣。病发左半，口往右㖞，昏厥遗溺。初服参术颇当，为黠医簧以左半属血，不宜补气之说，几致大坏。云间施笠泽以参附疗之，稍得向安。然概从温补，未尽病情也。诊得脉体，软滑中时带劲疾。盖痰与风杂合之症，痰为主，风为标也；又热与寒杂合之症，热为主，寒为标也。平时手冷如冰，故痰动易至于厥。然厥已复苏，苏已呕去其痰，眠食自若。虽冬月亦能耐寒，无取重茵[2]复絮，可知寒为外显之假寒，而热为内蕴之真热。既有内蕴之热，自蒸脾湿为痰，久久阻塞窍隧，而卫气不周，外风易入，加以房帏不节，精气内虚，与风相召，是以杂合而成是症耳。及今大理右半脾胃之气，以运出左半之热痰虚风，此其间有微细曲折，非只温补一端所能尽者。何也？治杂合之病，必须用杂合之药，而随时令以尽无穷之变。即如冬月严寒用事，身内之热，为外寒所束，不得从皮肤外泄，势必深入筋骨为害矣。故用姜附以暂撤外寒，而内热反得宣泄。若时令之热，与内蕴之热相合，复助以姜附，三热交煽，有灼筋腐肉而已。孰是用药之权衡，可以一端尽耶？或者曰：左半风废，而察脉辨症，指为兼痰兼热似矣。痰者脾湿所生，寄居右畔，是则先宜中右，而何以反中左耶？既已中左，明系左半受病，而何以反治右耶？不知此正病机之最要者。但为丹溪等方书说，病在左血多，病在右气多，教人如此认症，因而起后人之偏执。至《内经》则无此说也。《内经》但言左右者，阴阳之道路。夫左右既为阴阳往还之道路，何尝可偏执哉？况左半虽血为主，非气以统之则不流；右半虽气为主，非血以丽之则易散。故肝胆居左，其气常行于右；脾胃居右，其气常行于左。往来灌注，是以生生不息也。肝木主风，脾湿为痰，而风与痰之中人，原不分于左右。但翁恃其体之健，过损精血，是以八八天癸已尽之后，左半先亏，而右半饮食所生之痰，与皮毛所入之风，以渐积于空虚之府，而骤发始觉耳。风脉劲疾，痰脉软滑。惟劲疾故病则大筋短缩，即舌筋亦短而蹇于言；小筋弛长，故从左而㖞于右，从左㖞右，即可知左畔之小筋，弛而不张也。若小筋能张，则左㖞矣。凡治一偏之病，法宜从阴引阳，从阳引阴，从左引右，从右引左。盍观树木之偏枯者，将溉其枯者乎？抑溉其未枯者使荣茂，而因以条畅其枯者乎？治法以参术为君臣，以附子、干姜为佐使，寒月可恃无恐；以参术为君臣，以羚羊角、柴胡、知母、石膏为佐使，而春夏秋三时，可无热病之累。然宜刺手足四末，以泄

---

① 尸祝：尸，代表鬼神受享祭者；祝，传告鬼神之言者。崇敬之意。此外因“连值凶岁”，无法建祠，故“尸祀”在家以表崇敬之情。

② 茵：褥子。

荣血而通气，恐热痰虚风，久而成痨也。

门人问曰：经文左右者，阴阳之道路，注解以运气之司天在泉，而有左间右间为训，遂令观者茫然。今先生贴以往还二字，与太极动而生阳，静而生阴，天地生成之数，春秋自然之运，适相符契矣。但不知往于何始，还于何终，可得闻乎？答曰：微哉问也！天地之道，春气始于左，而终于右；秋气始于右，而终于左；夏气始于上，而终于下；冬气始于下，而终于上。人身亦然。经云：欲知其始，先建其母。母者五脏相承之母也。又曰：五脏以生克而互乘。如右之肺金，往左而生肾水克肝木；左之心火，往右而生脾土克肺金之类，其往还交织无端。然始于金者，生则终于土，克则终于火；始于火者，生则终于木，克则终于水，此则交织之次第也。推之十二经，如子时注少阳胆，丑时注厥阴肝之类，亦交织中之次第也。诚建其母推其类，而始终大略睹矣。

又问曰：病机之左右上下，其往还亦有次第乎？答曰：病机往还之次第，不过顺传逆传两端。顺传者传其所生，乃天地自然之运。如春传夏，夏传长夏，长夏传秋，秋传冬，冬复传春，原不为病，即病亦轻。逆传者，传其所克，病轻者重，重者死矣。如春传长夏，长夏传冬，冬传夏，夏传秋，秋传春，非天地自然之运，故为病也。曰：经言间传者生，七传者死。则间传为顺传，七传为逆传无疑。曰：非也。注《难经》者，言间传是顺行，隔一位而传，误认病机但从右旋左，不从左旋右，皆繇不知左右往还之理，而以讹传讹。试诘以肾水间一位传心火，为逆传之贼邪？则无可置喙矣。故间传七传，俱于逆传中分生死耳。间传者，心病当逆传肺，乃不传肺，而传肺所逆传之肝；肺病当逆传肝，乃不传肝，而传肝所逆传之脾。推之肝病、脾病、肾病皆然。此则藏腑不受克贼，故可生也。七传者，前六传已逆周五藏，第七传重复逆行，如心脏初受病，二传于肺则肺脏伤，三传于肝则肝脏伤，四传脾，五传肾，六传仍归于心，至七传再入于肺，则肺已先伤，重受贼邪，气绝不支矣。所谓一藏不两伤，是以死也。不比伤寒传经之邪，经尽再传，反无害也。《针经》云：善针者以左治右，以右治左。夫人身之穴，左右同也，乃必互换为治。推之上下，莫不皆然，于往还之机，益明矣。

又问曰：半身不遂之病，原有左右之分，岂左右分属之后，病遂一往不返乎？而治之迄无成效者，何也？答曰：风与痰之中人，各随所造，初无定体；病成之后，亦非一往不返也。盖有往有复者，天运人事病机，无不皆然。如风者四时八方之气，从鼻而入，乃天之气也；痰者五谷百物之味，从口而入，脾胃之湿所结，乃地之气也。势本相辽，亦尝相兼，全似内伤之与外感，每夹杂而易炫。故风胜者先治其风，痰胜者先治其痰，相等则治风兼治痰，此定法也。《内经》云：风之中人也，先从皮毛而入，次传肌肉，次传筋，次传骨髓。故善治者，先治皮毛，其次治肌肉。繇此观之，乃从右而渐入于左也。皮毛者右肺主之，肌肉者右胃主之，筋脉者左肝主之，骨髓者左肾主之。从外入者转入转深，故治皮毛治肌肉，不使其深入也。又曰：湿之中人也，先从足始。此则自下而之上，无分左右者也。但内风素胜之人，偏与外风相召；内湿素胜之人，偏与外湿相召。

内风之人，大块[1]之噫气未动，而身已先伤；内湿之人，室中之础磉[2]未润，而体已先重。是以治病必从其类也。从外入者，以渐而驱之于外；从下上者，以渐而驱之于下。若任其一往不返，安贵其为治乎？

又问曰：从外入者，驱而之外；从下上者，驱而之下。骤闻令人爽然，不识古法亦有合欤？答曰：此正古人已试之法，但未挈出，则不知作者之意耳。如治风大小续命汤，方中桂附苓术麻防等药，表里庞杂，今人见为难用，不知用附桂者，驱在里之邪也；用苓术者，驱在中之邪也；而用麻防等表药独多者，正欲使内邪从外而出也。至于病久体虚，风入已深，又有一气微汗之法，一旬微利之法，平调半月十日，又微微驱散，古人原有规则也。至于治痰之规则，不见于方书。如在上者，用瓜蒂散、栀豉汤等方，在左者用龙荟丸，在右者用滚痰丸，以及虚人用竹沥达痰丸，沉寒锢冷用三建汤之类，全无奥义，岂得心应手之妙，未可传之纸上耶？吾今为子辈传之。盖五味入口，而藏于胃，胃为水谷之海，五脏六腑之总司，人之食饮太过，而结为痰涎者，每随脾之健运，而渗灌于经隧。其间往返之机，如海潮然，脾气行则潮去，脾气止则潮回。所以治沉锢之法，但取辛热，微动寒痰，已后止而不用，恐痰得热而妄行，为害不浅也。不但痰得热而妄行，即脾得热而亦过动不息，如潮之有去无回。其痰病之决裂，可胜道哉。从来服峻补之药者，深夜亦欲得食，皆不知其故，反以能食为庆。曾不思爱惜脾气，令其昼运夜息，乃可有常。况人身之痰，既繇胃以流于经隧，则经隧之痰，亦必返之于胃，然后可从口而上越，从肠而下达。此惟脾气静息之时，其痰可返。故人有痰症者，早食午食而外，但宜休养，脾气不动，使经隧之痰，得以返之于胃，而从胃之气上下，不从脾之气四达，乃为善也。试观人痰病轻者，夜间安卧，次早即能呕出泄出；痰病重者，昏迷复醒，反能呕出泄出者，岂非未曾得食，脾气静息，而予痰以出路耶？世之喜用热药峻攻者，能知此乎？噫！天下之服辛热，而转能夜食者多矣，肯因俚言而三思否？

胡卣臣先生曰：知之深，故言之详。然皆根据《内经》，而非创说；又自有神悟，而非袭说。予向者极叹服王宇泰、缪仲淳，真是齐人知管晏耳。

治叶茂卿小男奇症效验并详诲门人

叶茂卿乃郎，出痘未大成浆，其壳甚薄，两月后尚有着肉不脱者。一夕腹痛，大叫而绝。余取梨汁入温汤灌之，少苏。顷复痛绝，灌之复苏。遂以黄芩二两煎汤，和梨汁与服，痛止。令制膏子药频服，不听。其后忽肚大无伦，一夕痛叫，小肠突出脐外五寸，交纽各二寸半，如竹节壶顶状，茎物绞折长八九寸，明亮如灯笼，外症从来不经闻见。余以知之素审，仍为治之，以黄芩、阿胶二味，日进十余剂，三日后始得小水，五日后

---

① 大块：大自然。《庄子·齐物论》：“夫大块噫气，其名为风。”成玄英疏：“大块者，造物之名。”

② 础磉：柱下石。

水道清利，脐收肿缩而愈。门人骇而问曰：此等治法，顽钝一毫莫解，乞明示用药大意。答曰：夫人一身之气，全关于肺，肺清则气行，肺浊则气壅。肺主皮毛，痘不成浆，肺热而津不行也。壳着于肉，名曰甲错，甲错者多生肺痈。痈者壅也，岂非肺气壅而然与？腹痛叫绝者，壅之甚也，壅甚则并水道亦闭。是以其气横行于脐中，而小肠且为突出，至于外肾弛长，尤其剩事矣。吾以黄芩、阿胶清肺之热，润肺之燥，治其源也。气行而壅自通，源清斯流清矣。缘病已极中之极，惟单味多用，可以下行取效，故立方甚平，而奏功甚捷耳。试以格物之学，为子广之。凡禽畜之类，有肺者有尿，无肺者无尿。故水道不利而成肿满，以清肺为急。此义前人阐发不到，后之以五苓、五皮、八正等方治水者，总之未悟此旨。至于车水放塘，种种劫夺膀胱之剂，则杀人之事矣，可不辨之于蚤欤？

赵我完孝廉次郎，秋月肺气不能下行，两足肿溃，而小水全无，脐中之痛，不可名状，以手揉左，则痛攻于右，揉右则痛攻于左，当脐揉熨，则满脐俱痛，叫喊不绝。利水之药，服数十剂不效。用敷脐法，及单服琥珀末至两许，亦不效。昌见时弥留已极，无可救药矣。伤哉！

胡卣臣先生曰：凡求同理者，必不求同俗。嘉言之韬光匿采，宁甘讪谤，曾不令人窥识者，无意求知也。岂见此而有不心折者耶！

议沈若兹乃郎肠澼危症并治验

沈若兹乃郎，因痘后食物不节，病泻；泻久脾虚，病疟；遂尔腹痛胀大。三年来服消导药无算，腹胀及泻利总不愈。去岁迎医，服参苓白术稍效，医去仍复如故。病本腹胀，更兼肠澼，肠澼者，大肠之气，空洞易走，胃中传下之物，总不停留，澼出无度，腥水不臭，十中五死五生之症也。今则病势转深，又加四逆矣：暮热朝凉，一逆也；大渴引汤救急，二逆也；气喘不能仰睡，三逆也；多汗烦躁不宁，四逆也。无病人腹中之气，运转收摄，是以身体轻快，大便省约。今为久泻，遂至气散不收，腹之胀，肠之鸣，便出之不自知，皆此故也。气既散而不收，又服行气利水之药，不愈增其散乎？无病人身中营卫，两无偏胜，故阳胜则发热，阴胜则恶寒。病疟之时，寒热交作，犹是阴阳互战。迨泻久亡阴，整夜发热，一线之阴，为阳所乘，求其相战，不可得矣。内水亏竭，燎原之火自焚，不得不引外水以济急。然有形之水，不足以制无形之火，徒增胀泻，而重伤其阴气耳。医不清其源，以香燥之药，助火劫阴，如官桂、肉豆蔻等类，用之误矣。夫男子气海在于脐下，乃元气之舍，性命之根也。久泻则真气亦散，热必上干清道，而不下行，鼻中鼾鼾有声，不能仰卧，是其征也。夫此已散之气，必不能复归其处，但冀未散之气，不致尽散则可耳。屡服木香、槟榔、苏子、腹皮、厚朴等降气之药，尤误之误矣。至于汗出烦躁，则阴气虚尽，孤阳亦不能久留之兆也。总如岁运，有温热无寒凉，有生长无收藏，人物能免夭札疵疠乎？于此而图旋转之功，亦难之难矣。若兹见案，转托戚友，强恳用药。因以清燥润肺为主，阿胶、地黄、门冬等类同蜜熬膏三斤。渠男三年为药所苦，得此甘味，称为糖也，日争十余次服之。半月药尽，遂至大效，身凉气平，不渴不烦不泻，诸症俱退。另制补脾药末善后，全愈。

胡卣臣先生曰：久泻而用润药，与症相反，而究竟相宜。议病时先辟三种治法之误，已隐隐见大意矣。与吴吉长乃室治验，参看自明。

辨治杨季登二女奇症奇验

杨季登二女，俱及笄将字。长女病经闭年余，发热食少，肌削多汗，而成痨怯。医见汗多，误为虚也，投以参术，其血愈锢。余诊时见汗出如蒸笼气水，谓曰：此症可疗处，全在有汗。盖经血内闭，止有从皮毛间透出一路，以汗亦血也。设无汗而血不流，则皮毛干槁而死矣。宜用极苦之药，以敛其血入内，而下通于冲脉，则热退经行，而汗自止，非补药所能效也。于是以龙荟丸日进三次，月余忽觉经血略至。汗热稍轻，始减前丸，只日进一次。又一月，经血大至，淋漓五日，而诸病全瘳矣。第二女亦病多汗，食减肌削，诊时手间筋掣肉颤，身倦气怯。余曰：此大惊大虚之候，宜从温补者也。遂于补剂中多加茯神、枣仁，投十余剂，全不对病。余为徘徊治法，因自讦曰：非外感也，非内伤也，非杂症也。虚汗振掉不宁，能受补药，而病无增减；且闺中处子，素无家难，其神情浑似丧败之余，此曷故耶？忽而悟曰：此必邪祟之病也，何为其父不言？甚有可疑。往诊问其面色，曰时赤时黄。余曰：此症确有邪祟，附入脏腑。吾有神药可以驱之。季登才曰：此女每晚睡去，口流白沫，战栗而绝，以姜汤灌至良久方苏。挑灯侍寝防之，亦不能止。因见所用安神药甚当，兼恐婿家传闻，故不敢明告也。余曰：何不蚤言？吾一剂可愈。乃以犀角、羚羊角、龙齿、虎威骨、牡蛎粉、鹿角霜、人参、黄芪等药合末，令以羊肉半斤，煎取浓汁三盏，尽调其末，一次服之，果得安寝，竟不再发，相传以为神异。余盖以祟附于身，与人之神气交持，亦逼处不安，无隙可出。故用诸多灵物之遗形，引以羊肉之膻，俾邪祟转附骨角，移从大便而出，仿上古遗精变气祝繇遗事，充其义耳。吾乡熊仲纾先生幼男去疾，髫龄[①]患一奇症，食饮如常，但脉细神呆，气夺色夭。仲翁曰：此何病也？余曰：病名淹牒。《左传》所谓近女室晦，即是此病。彼因近女，又遭室晦，故不可为。令郎受室晦之邪，而未近女，是可为也。即前方少加牛黄丸，服旬日而安。今壬午去疾已举孝廉矣。

胡卣臣先生曰：辨症用药，通于神明，究莫测其涯涘。

直叙顾諟明二郎三郎布痘为宵小所误

顾諟明公郎种痘，即请往看。其痘苗淡红磊落，中含水色，明润可爱。且颗粒稀疏，

① 髫龄：髫，音 tiáo，童子下垂之发。髫龄，幼年。

如晨星之丽天。门下医者，先已夸为状元痘，昌未知也。踌躇良久，明告曰："此痘热尚未退，头重颈软，神躁心烦，便泄青白，全自一团时气外感，兼带内虚。若用痘门通套药，必危之道也。"谌明毫不动念。适值二尹请同挨户查赈饥民，出街亲董其事。余忙造其契戚家谓曰：我观谌明公郎在家布痘，而精神全用于赈饥，虽仁人长者之事，然此等处，他人可代，乃自任不辞。明明言之，绝不回头，此必有医者夸美献谀，而信之笃耳，不然岂有倒行逆施之理哉？此痘必得一二剂药，先退其外感，则痘不治自痊。若迟二三日，缓无及矣。相烦速往朝阳门内外追寻，直述鄙意。其戚闻言即往。余亦回寓修书投之，其辞激切，不避嫌疑。傍晚一仆携回书至，掷于几上，忿忿而去。余以为谌明之见责也，折视，则云尊翁大人必欲得方，始肯服药。余即定一方，并详论方中大意，令僮辈赍送。僮辈窃谓余之不智也，一日四次奔走大人之门，是自忘其耻辱矣。吁嗟！余岂不自爱，但当群小蒙蔽时，倘得一拨立转，所全颇钜。于是亲送其方至门，则内户已扃①，阍人②收之，次早送进。余暗地独行，往返六里，以图心安。次日再托其戚，促之进药，则云既是状元痘，何必服药耶？此后即欲一造其庭，末繇矣。吁嗟！朝廷之上，任者议者，不妨互用。使余得与其侧，此儿即不服药，亦必无死法。盖感症在身，而以虾鱼鸡笋发痘之物杂投，误上加误，适所以促其亡耳。才至六日而坏，正应感症坏期。若痘出既美，即有意外变症，亦在半月一月矣。越二日，三公郎即发热布痘，仍夹时气外感，仍用前医，仍六日而坏。旬日间两儿为一医所杀。谌明引为己辜，设局施药于城隍庙。余偶见之，蹙然曰：盛德之人，恐惧修省。皇天明神，岂无嘿庇。然赏善自应罚恶，而杀儿之医，宁无速夺其算耶。一夕此医暴亡。余深为悚惕。然尚有未畅者，左右之宵人，未尝显诛也。

胡卣臣先生曰：谗谄蔽明，邪曲害正，今古一辙。而幽愤所至，真足以动鬼神之吉凶。

论刘筠枝长郎失血之症

筠翁长郎病失血，岁二三发，其后所出渐多，咳嗽发热，食减肌削，屡至小康，不以为意。夏秋间偶发寒热如疟状，每夜达曙，微汗始解。嗣后寒热稍减，病转下利。医谓其虚也，进以参术，胸膈迷闷，喉音窒塞。服茯苓、山药，预收红铅末，下黑血块数升，胸喉顿舒，面容亦转。筠翁神之，以为得竹破竹补之法也。加用桂附二剂，于是下利一昼夜十数行，饮食难入，神识不清，病增沉剧。仆诊其脾脉大而空，肾脉小而乱，肺脉沉而伏。筠翁自谓知医，令仆疏方，并问此为何症。仆曰：此症患在亡阴。况所用峻热之药，如权臣悍帅，不至犯上无等不已。行期在立冬后三日，以今计之，不过信宿，

---

① 扃：音 jiōng，关闭。

② 阍人：守门人。

无以方为也。何以言之？经云：暴病非阳，久病非阴。则数年失血，其为阳盛阴虚无疑。况食减而血不生，渐至肌削而血日槁，虚者益虚，盛者益盛，势必阴火大炽，上炎而伤肺金，咳嗽生痰，清肃下行之令尽壅。繇是肾水无母气以生，不足以荫养百骸，柴栅瘦损。每申酉时洒淅恶寒，转而热至天明，微汗始退。正如夏日炎蒸，非雨不解。身中之象，明明有春夏无秋冬，用药方法，不亟使金寒水冷，以杀其势，一往不返矣。乃因下利，误用参术补剂，不知肺热已极，止有从皮毛透出一路。今补而不宣，势必移于大肠，所谓肺移热于大肠，传为肠澼者是也。至用红铅末下黑血者，盖阳分之血，随清气行者，久已呕出，其阴分之血，随浊气行至胸中，为膜原所蔽，久瘀膈间者，得经水阴分下出之血，引之而走下窍，声应气求之妙也。久积顿宽，面色稍转，言笑稍适者，得其下之之力，非得其补之之力也。乃平日预蓄此药，必为方士所惑，见为真阳大药，遂放胆加用，桂附燥热，以尽劫其阴。惜此时未得止之。今则两尺脉乱，火燔而泉竭，脾胃脉浮，下多阴亡，阳无所附，肺脉沉伏，金气缩敛不行，神识不清，而魄已先丧矣。昔医云：乱世溷浊，有同火化。夫以火济火，董曹乘权用事，汉数焉得不终耶？

胡卣臣先生曰：论症论药，俱从卓识中流出，大有关系之作。

论钱小鲁嗜酒积热之症

钱小鲁，奕秋之徒也，兼善饮，每奕必饮，饮必醉，岁无虚日。辛巳秋，浩饮晚归，呕吐寒热兼作，骨节烦疼。医以时行感冒表散药治之，不愈。更医知为酒毒，于寒凉药中用热药为乡导，治之亦不愈。卧床二十余日，始请余诊。其脉洪大促急，身软着席不能动展，左腿痛如刀刺，鼻煤。从病起至是，总不大便。此痈疽之候也。归语两门人，王生欣然有得，曰：迄今燥金司令，酒客素伤湿热，至此而发。金盛则木衰，是以筋骨疼痛，而不能起于床；脏燥而腑亦燥，是以津液干枯，而大肠失其润。以清金润燥治之可矣。吴生曰：不然。酒毒大发，肠胃如焚，能俟掘井取水乎？是必以大下为急也。余曰：下法果胜，但酒客胃气，素为多呕所伤，药入胃中，必致上壅，不能下达，即敷脐导肠等法，无所用之。掘井固难，开渠亦不易。奈何奈何？吾为子辈更开一窦。夫酒者清冽之物，不随浊秽下行，惟喜渗入者也。渗入之区，先从胃入胆，胆为清净之府，同气相交故也。然胆之收摄无几。其次从胃入肠，膀胱渗之，化溺为独多焉。迨至化溺，则所存者酒之余质，其烈性实惟胆独当之。每见善饮者，必慢斟缓酌，以俟腹中之渗。若连飞数觥，有倾囊而出耳，是以酒至半酣，虽懦夫有挥拳骂座之胆，虽窭人[①]有千金一掷之胆，虽狷士[②]有钻穴逾垣之胆，甚至凶徒有抚剑杀人之胆，以及放浪形骸之流，且有一饮数斛，不顾余生之胆。以小鲁之赤贫，而胆不丧落者，夫非藉赀于酒乎？其受病实

① 窭人：穷人。
② 狷士：拘谨、有所不为之士。《论语·子路》："狂者进取，狷者有所不为。"

有较他人不同者。盖胆之腑，原无输泻。胆之热，他人可移于脑，浊涕从鼻窍源源而出，亦少杀其势。若小鲁则阳分之阳过旺，阳分之阴甚衰，发鬓全无，直似南方不毛之地，热也极矣，肯受胆之移热乎？幸其头间多汗，脑热暗泄，不为大患。乃胆热既无可宣，又继以酒之热时之燥，热淫内炽，脉见促急，几何不致极惫耶？故胆之热汁满而溢出于外，以渐渗于经络，则身目俱黄，为酒瘅之病。以其渗而出也，可转驱而纳诸膀胱，从溺道而消也。今独攻环跳之穴，则在胆之本属，可无驱矣。且其步履素为此穴所苦也，受伤已久，气离血散，热邪弥满留连，服药纵多，有拒而不纳耳，何能取效。即欲针之，此久伤之穴，有难于抉泻者。设遇良工如古人辈，将何法以处此乎？吾更有虑焉。有身以后，全赖谷气充养，谷气即元气也。谷入素少之人，又即藉酒为元气。今以病而废饮，何所恃为久世之资耶？吾谛思一法：先搐脑中黄水出鼻，次针胆穴之络脑间者数处，务期胆中之热，移从脑鼻而出，庶乎环跳穴中，结邪渐运，而肠胃之枯槁渐回。然后以泻胆热之药入酒中，每日仍痛饮一醉，饮法同而酒性异，始得阴行而妙其用。盖其以生平之偏，造为坚垒，必藉酒为乡导，乃克有济也。岂清金润燥与下夺之法，能了其局乎？两生踊跃曰：蒙诲治法，令人心地开朗。请笔之以志一堂授受之快。录此付渠子，令送商顾幼疏孝廉求救。小鲁竟阻之。或以余言为不然耶？

胡卣臣先生曰：先写全神，后论治法，大是奇观。

面论李继江痰病奇症

李继江三二年来，尝苦咳嗽生痰，胸膈不宽。今夏秋间卧床不起，濒亡者再。其人以白手致素封，因无子自危，将家事分拨，安心服死。忽觉稍安，亦心死则身康之一征也。未几仍与家事，其病复作。然时作时止，疑为不死之病也。闻余善议病，托戚友领之就诊。见其两颐旁，有小小垒块数十高出，即已知其病之所在。因诘之曰：尔为何病？曰咳嗽，曰嗽中情状。试详述之，曰内中之事，愚者不知，是以求明耳。余为晒曰：尔寒暑饥渴，悉不自知耶？观尔脉盛筋强，必多好色，而喜任奔走。本病宜发痈疽，所以得免者，以未享膏粱之奉，且火才一动，便从精孔泄出耳。然虽不病痈，而病之所造，今更深矣。尔胸背肩髃间，巉岩如乱石插天，栉比如新笋出土，嵌空如蜂莲之房，芒锐如棘栗之刺。每当火动气升，痰壅紧逼之时，百苦交煎，求生不生，求死不死，比桁杨之罪人十倍过之，尚不自知耶？渠变容顿足而泣曰：果实如此。但吾说不出，亦无人说到耳。昔年背生痈疖，幸未至大害。然自疖愈，咳嗽至今，想因误治所成，亦未可知。余曰：不然。由尔好色作劳，气不归元，腾空而上，入于肝肺散叶空隙之间，膜原之内者。日续一日，久久渐成熟路。只俟肾气一动，千军万马，乘机一时奔辏，有入无出，如潮不返。海潮兼天涌至，倘后潮不息，则前后古今，冤于此病者，不知其几。但尔体坚堪耐，是以病至太甚，尚自无患，不然者久已打破昆仑关矣。尔宜归家休心息神，如同死去，俾火不妄动，则痰气不为助虐，而胸背之坚垒，始有隙可入。吾急备药，为尔覆巢捣穴，可得痊也。渠骇然以为遇仙，托主僧请以五金购药，十金为酬而去。次日复思病未即死，且往乡征租，旬日襄事，购药未迟。至则因劳陡发，暴不可言，痰出如泉，声响如锯，面大舌胀，喉硬目突，二日而卒于乡，真所谓打破昆仑关也。其人遇而不遇，亦顾家不顾身之炯戒[1]矣。治法详阴病论。

胡卣臣先生曰：论病以外灼内，因流识源，精鉴全非影响。

吴添官乃母厥巅疾及自病真火脱出治验

吴添官生母，时多暴怒，以致经行复止。入秋以来，渐觉气逆上厥，如畏舟船之状，动辄晕去，久久卧于床中，时若天翻地覆，不能强起。百般医治不效，因用人参三五分，略宁片刻；最后服至五钱一剂，日费数金。意图旦夕苟安，以视稚子。究竟家产尽费，病转凶危，大热引饮，脑间有如刀劈，食少泻多，已治木无他望矣。闻余返娄，延诊过，许以可救，因委命以听焉。余以怒甚则血菀于上，而气不返于下者，名曰厥巅疾。厥者逆也，巅者高也。气与血俱逆于高巅，故动辄眩晕也。又以上盛下虚者，过在少阳。少阳者足少阳胆也，胆之穴皆络于脑，郁怒之火，上攻于脑，得补而炽，其痛如劈，同为厥巅之疾也。风火相煽，故振摇而热蒸；土木相凌，故艰食而多泻也。于是会《内经》铁落镇坠之意，以代赭石、龙胆草、芦荟、黄连之属，降其上逆之气；以蜀漆、丹皮、赤芍之属，行其上菀之血；以牡蛎、龙骨、五味之属，敛其浮游之神。最要在每剂药中，生入猪胆汁二枚。盖以少阳热炽，胆汁必干，亟以同类之物济之，资其持危扶颠之用。病者药一入口，便若神返其舍，忘其苦口。连进十余剂，服猪胆二十余枚，热退身凉，饮食有加，便泻自止，始能起床行动数步。然尚觉身轻如叶，不能久支。仆恐药味太苦，不宜多服，减去猪胆及芦龙等药，加入当归一钱，人参三分，姜枣为引，平调数日而全愈。母病愈而添官即得腹痛之病，彻夜叫喊不绝，小水全无。以茱连汤加玄胡索投之，痛始安。又因伤食复发，病至二十余日，肌肉瘦削，眼胞下陷，才得略宁。适遭家难，症变壮热，目红腮肿，全似外感有余之候。余知其为激动真火上焚，令服六味地黄加知柏三十余剂，其火始退。退后遍身疮痍黄肿，腹中急欲得食，不能少待片顷，整日哭烦。余为勉慰其母曰：旬日后腹稍充，气稍固，即不哭烦矣。服二冬膏而全瘳。此母子二人，皆极难辨治之症，竟得相保，不大快哉！

胡卣臣先生曰：二病最多，此案深足嘉惠来学。

论体盛绝孕治法

一友继室夫人，身体肥盛，经候虽调，从未孕育，令仆定方而施转移化机之药，虽从古医书所未载，然可得言也。盖山之不可葬者五，童、断、过、石、独，纵有明师，

---

[1] 炯戒：明白之鉴戒。

无所施其翦裁，以故女之不可孕。如方书所志生禀之殊，非人工所能改移者，可不更论。若夫生禀不殊，但为形躯所累，而嗣孕终不乏者，古今来不知凡几。第夫妇之愚，天然凑合之妙，虽圣神有不能传者，所以方书缺焉未备耳。仆试言之。地之体本重厚，然得天气以苞举之，则生机不息。若重阴沍寒之区，天日之光不显，则物生实罕。人之体中肌肉丰盛，乃血之荣旺，极为美事。但血旺易至气衰，久而弥觉其偏也。夫气与血，两相维附，何以偏衰偏旺耶？盖气为主，则血流；血为主，则气反不流。非真气之衰也，气不流有似于衰耳。所以一切补气之药，皆不可用；而耗气之药，反有可施。缘气得补则愈錮，不若耗之以助其流动之势。久而久之，血仍归其统握之中耳。湖阳公主，体肥受孕，然不能产也。进诸御医商之，得明者定一伤胎之方，服数十剂，而临产始得顺利，母子俱无灾害。盖肥满之躯，胎处其中，全无空隙，以故伤胎之药，止能耗其外之血肉，而不能耗其内之真元也。此用药之妙也。仆仿是意而制方，预为受胎之地，夫岂无术而杜撰乎？然而精诚之感，贯于金石。女之宜男者，先平其心，心和则气和，气和则易于流动充满也。其次在节食，仙府清肌，恒存辟谷，宫中细腰，得之忍饥，志壹动气，何事不成耶？而且为斋心积德，以神道之教，补药饵之不逮，有不天人叶应者乎？仆于合浦求珠，蓝田种玉之举，而乐道之。

胡卣臣先生曰：观此一论，不必问方，而已得其意之所存，破尽寻常窠臼矣。奇创奇创。

华太夫人饵朮方论

天御孝廉太夫人，宿有胸膈气胀小恙，近臻勿药矣。孝廉膝下承欢，不以三公易一日者，今而后喜可知也。然以太夫人福体凝重，惟恐日增一日，转为暮年之累，欲仆订方，及早图之。仆不觉悚然而动于衷曰：孝廉未尝习医，乃思治未病消未萌，何其深于医旨若是？以知子道之贯彻者，无微不入矣。经曰：阴精所奉者其人寿。太夫人阴血有余，即年过百岁，而形不衰，此可不问而知者。然形盛须充之以气，而气者渐衰渐耗之物，必欲两得其平，所藉于药力不少耳。况气复有阴阳之别，身半已上阳主之，身半已下阴主之。阴气过盛而乘阳位，则胸膈胀闷不舒，所谓地气上为云者是也。云生而天地之寥阔，顷刻窒塞矣。故阴气不可盛也。阴气盛，势不得不用耗散之药。气日耗，则体日重，又不能兼理之术也。湖阳公主以体盛难产，御医为制枳壳、厚朴等耗气之药，名曰瘦胎散，亦以当其壮年耳。若夫年高气弱之时，而可堪其耗散乎？我仪图之，至人服天气而通神明，只此一语，足为太夫人用药之准矣。盖天食人以五气者也，地食人以五味者也。以地之味养阴，不若以天之气养阳。药力既久，天气运而不积，挈地气以周旋，所谓载华岳而不重者，大气举之之谓也。方用茅山苍术一味，取其气之雄烈，可驱阴邪而通天气，本草列之上品，仙经号为山精者，诚重之也。每岁修事五七斤，每早百沸汤吞下三钱，秋月止服二钱。另用天门冬一钱，煎汤吞下。初服一两月，微觉其燥。服至百日后，觉一日不可缺此矣。服之一年，身体轻健。服之三年，步履如飞，黑夜目中有光，可烛幽隐。所谓服天气而通神明者，其不诬如此。食物诸无所忌，但能稍远肥甘，白饭香蔬苦茗，种种清胜尤妙。仆饵术以后，身健无病，今服三十余斤矣。

胡卣臣先生曰：此成方也。用之通天气以苞举乎地，觉制方之人，未必辨此。

陆子坚调摄方论

子坚玉体清和，从来无病。迩因外感之余，益以饥饱内伤，遂至胸膈不快，胃中隐隐作痛，有时得食则已，有时得食反加，大便甚艰，小水不畅，右关之脉，乍弦乍迟，不相调适，有似锢疾之象。用药得当，驱之无难。若岁久日增，后来必为大患。大意人身胃中之脉，从头而走于足者也。胃中之气，一从小肠而达于膀胱，一从小肠而达于大肠者也。夫下行之气，浊气也，以失调之故，而令浊气乱于胸中，干其清道，因是窒塞不舒。其始本于病时，胃中津液，为邪火所铄；至今津液未充，火势内蕴，易于上燎。所以得食以厌其火则安。然邪火炽则正气消，若食饮稍过，则气不能运转其食，而痛亦增。是火不除则气不复，气不复则胃中清浊混乱，不肯下行，而痛终不免也。病属胃之下脘，而所以然之故，全在胃之中脘。盖中者，上下四傍之枢机。中脘之气旺盛有余，必驱下脘之气入于大小肠，从前后二阴而出。惟其不足，所以反受下脘之浊气而挠指也。夫至人之息以踵，呼之于根，吸之于蒂者也，以浊气上干之故。究竟吸入之气，艰于归根。且以痛之故，而令周身之气，凝滞不行，亦非细故也。为订降火生津，下气止痛一方，以为常用之药。尚有进者，在先收摄肾气，不使外出，然后浊气之源清，而膀胱得吸引上中二焦之气以下行，想明哲知所务矣。

胡卣臣先生曰：言一病即知其处。既知其处矣，又知其上下正反之因。犹珠玉之光，积而成照，非有意映重渊连赤极也。

与黄我兼世兄书

尊夫人惊痰堵塞窍隧，肝肺心包络间，无处不有，三部脉虚软无力，邪盛正衰，不易开散。有欲用涌剂稍吐十分之三，诚为快事。弟细筹之，此法殆不可行。盖涌法正如兵家劫营之法，安危反掌，原属险道，况痰迷不过片晌耳。设以涌药投之，痰才一动，人即晕去，探之指不得入，咽之气不能下，药势与病势相扼，转致连日不苏，将若之何？无已，如丹溪所云：惧吐者宜消息下之乎。不知窍隧之痰，万不能导；即导之下行，徒伤脾气，痰愈窒塞。此法亦不可用也。为今之计，确以理脾为先。脾气者，人身健运之阳气，如天之有日也。阴凝四塞者，日失其所，痰迷不省者，脾失其权耳。理脾则如烈日当空，片云纤翳，能掩之乎？其次莫如清肺。肺为将帅之官，气清则严肃下行。气下行，则痰之藉为坚城固垒者。方示以暇，而可用其攻击之力，所谓“攻坚则暇者亦坚，攻暇则坚者亦暇”[①] 是也。今四末肿麻，气壅已甚，尤不可不亟亟矣。其理脾之法，须药饵与食饮相参，白饭香蔬苦茗，便为佳珍。不但滑腻当禁，即粥亦不宜食。以粥饮之，结为痰饮易易耳。不但杂食当禁，即饭食亦宜少减，以脾气不用以消谷，转用之消痰，较药力万万耳。其辛辣酒脯，及煎煿日曝之物，俱能伤肺，并不宜食。至于用药，弟自有节次矩镬。俟日渐轻安，来春方奏全最也。缘此病人不识治，前贤亦未见高出手眼。弟思之累日，窃以为要领在是。所以必欲持久者，与金城方略同意。且先除胁从，后歼巨魁，自势所不易捷得之事。惟台兄裁酌进教，毋谓小恙过矜，迂远不切。幸孔幸孔。

惊痰之来，始于肝胆。冬月水气归根，不敢攻治，故但以理脾药平调。必至春月木旺，才用四君子汤加龙胆草、芦荟、代赭石、黄连、青黛等药为丸。服之痰迷之症，果获全瘳，此后不发。

胡卣臣先生曰：情形方略，指画无遗。古名将中求其人，不可多得也。

辨黄鸿轩臂生痈疖之症并治验

黄鸿轩手臂忽生痈疖，蔓肿无头，痛极莫耐。外科医者，咸谓热毒所致。揆之平素，淡泊明志，宁静居心，绝无生热致毒之因。究莫识其所起也。尊公我兼，谓昌善议病，盍舍樽俎而一代庖人乎？昌曰：吾议此症，请先为致贺，后乃言之。疮疡之起，莫不有因。外因者，天行不正之时毒也，起居传染之秽毒也；内因者，醇酒厚味之热毒也，郁怒横决之火毒也。治火毒与治诸毒，原自天渊。盖火与元气，势不两立，以寒凉折之，则元气转漓矣。鸿轩于四者总无其因，不问知为胎毒之余也。凡人禀受天地之气，有清浊之不同。惟纯粹以精之体，其福泽寿算，俱不可限量。然从父母构精而有身，未免夹杂欲火于形骸。所赖者，惟在痘疮一举，暗将所藏欲火，运出躯外，复其粹精之恒体。如矿金相似，必经红炉煅炼，而渣滓与精莹，始分之为两。吾常以此法观出痘者之眸子：七八日后，眼开之时，黑白分明者，精金也；赤筋红膜包裹者，混金也；至于瞳人模糊，神光不现，则全非金矣。鸿轩幼时出痘太多，元气不能充灌，又为杂症所妨，脏腑中之火毒虽尽，而躯壳间之留滞犹存。所以痘痈之发，必于手足之委中、曲池者，则以零星小毒，无处可容，而潜避于呼吸难到之处耳。今之痈疖，正当委中之穴，其为痘毒何疑？毒伏肘腋之下，原无所害。但粹精之体，微有夹杂，是亦宝鉴之纤尘，白璧之微瑕也。日者太和元气，充满周身，将十五年前之余滓，尽欲化为脓血而出。他人见之为毒，吾蚤已卜其为兴者机矣。岂有畅于四肢，而不发于事业者哉？治法外用马齿苋熬膏，攻之速破；内用保元汤，托之尽出。仍以痘痈门药为治。即日自当痊愈，必不似疮毒之旷日持久。但不识症，而以治疮毒寒凉泻火诸药投之，适以增楚贻患耳。孰谓外科小恙，可

① 攻坚则瑕者……亦瑕：语出《管子·制分》。意谓攻其坚固之处，则薄弱处也会变得坚固；攻其薄弱之处，则坚固处也会变得薄弱。

无樽俎折冲之人耶？如法治之，溃出脓水甚多，果不用生肌长肉而自愈。

胡卣臣先生曰：以慧心辨症，竟出恒理。而降衷所以不齐，受衷所以相远之故，尽逗毫端。治火一法，矿金一喻，验目一诀，种种指示，俱足令人心开神爽。

论士大夫喜服种子壮阳热药之误

人生有性分之乐，有势分之乐，有形体康健之乐。性分之乐，四时皆春，万物同体，虽环堵萧然，而乐在也；虽五官弗备，而乐在也；虽夷狄患难，而乐亦在也。溪山风月，有我便是主人；木石禽鱼，相亲悉为好友。何取溺情枕席，肆志淫佚也哉？即造物小儿，无所施其播弄矣。至于势分之乐，与康健难老之乐，惟福厚者，始兼有之。盖得贵之与得寿，其源若有分合两途。少年苍朴不凋，此寿基也，而嫌其精采不露；髫龀机神流动，此贵征也，而嫌其浑敦太凿。此其间半予天，半予人。而后天奉若之功，不知费几许小心，然后可凝休而永命。故在得志以后，既知此身为上天托畀之身，自应葆精啬神，以答天眷。若乃女爱毕席，男欢毕输，竭身中之自有，而借资于药饵，责效于眉睫，致宵小无知之辈，得阴操其祸人之术，以冀捷获，虽前代之覆辙皆然，而今时为益烈矣。盖今者雍熙之象，变为繁促，世运已从火化，复以躁急之药济之，几何不丧亡接踵乎？此道惟岐黄言之甚悉，但仕宦家不肯细心究讨耳。其云：凡阴阳之道，阳密乃固。两者不和，如春无秋，如冬无夏。是故因而同之，是谓圣度。此段经文，被从前注解埋没，不知乃是明言圣人于男女之际，其交会之法度。不过使阳气秘密，乃得坚固不泄耳。然而阴阳贵相和，有春无秋，是无阴也；有冬无夏，是无阳也。所以圣人但调其偏，以归和同，允为交会之法度而已。夫圣人太和元气，生机自握。我观夫调琴弄瑟，考钟伐鼓，虽闺坤之性情克谐，而况于己身之血气；礼陶乐淑，仁渐义摩，虽民物之殷阜坐致，而况于一人之嗣胤。所以凡为广嗣之计者，其用药之准，但取纯正以召和，无取杂霸以兆戾也。而经文又云阴平阳秘四字，尤足互畅其义。盖阴得其平，而无过不及；然后阳得其秘，而不走泄也。此可见阳之秘密，乃神圣交会所首重。然欲阳之秘密，即不得不予其权于阴，正以阳根于阴，培阴所以培阳之基也。今人以峻烈之药，劫尽其阴，以为培阳，益以房帏重耗，渐至髓消肉减，神昏气夺，毛瘁色夭，尚不知为药所误，可胜悼哉！向见一浙医宋姓者，在京师制成大颗弹丸，遍送仕宦，托名脐带胎发。其实用炼过硫黄在内，服之令人阳道骤坚可喜，未几燥病百出。吾乡诸大老受其祸者，历历可指。近游鹿城，闻张鸿一孝廉，以进红铅伤脑，而日夜精流不止。盖脑为髓海，脑热而通身之髓尽奔，究竟热未除而髓先竭，骨痿艰行矣。至娄过天如先生旧宅，见鼻中浊涕，凡落板壁者，深黄之色，透入木中，刬[1]刷不除。询之，亦由服种子热药所致。后以伤风小恙，竟至不起。噫嘻！脑热已极，蒸涕为黄，出鼻之热，尚能透木，曾不省悟。至热极生风，

① 刬：同“铲”。

尚治外而不治内也，复何言哉！吾乡刘石间先生，服热药而病消渴。医者邓橘存，坚令服六味地黄汤千剂，果效。盖得于壮水之主，以制阳光之旨也。高邮袁体仁种子经验方，皆用阴阳两平之药，盖得于阴平阳秘之旨也。此老于医而审于药者，因并表之。又方士取黑铅之水，名为神水金丹以惑人。凡痰火之病，初得其下行之力，亦觉稍爽；而不知铅性至燥，转致劫阴，为害反大。又有用蒸脐之药，名彭祖接命之法者。夫脐为人之命根，以麝香、硫黄、附子等大热散气之药，加艾火而蒸灼，幸而不中真气，尚无大害；若蒸动真气，散越不收，扰乱不宁，有速毙耳。闻娄中老医穆云谷，常诲人曰：蒸脐一法，有损无益，断不可行。旨哉言矣！亦并表之。

胡卣臣先生曰：艰嗣之故有五：一曰性偏刻，好发人阴私；一曰好洁，遇物多不适意处；一曰悭吝，持金钱不使漏一线；一曰喜娈童，非其所用，肝筋急伤；一曰多服热药，铄真阴而尽之。嘉言此论，曲畅经旨，以辟方士之谬，而破轻信之惑，真救世之药石也。

论治伤寒药中宜用人参之法以解世俗之惑

伤寒病有宜用人参入药者，其辨不可不明。盖人受外感之邪，必先发汗以驱之。其发汗时，惟元气大旺者，外邪始乘药势而出。若元气素弱之人，药虽外行，气从中馁，轻者半出不出，留连为困；重者随元气缩入，发热无休，去生远矣。所以虚弱之体，必用人参三五七分，入表药中，少助元气，以为驱邪之主，使邪气得药，一涌而去，全非补养虚弱之意也。即和解药中有人参之大力者居间，外邪遇正，自不争而退舍。设无大力者当之，而邪气足以胜正气，其猛悍纵恣，安肯听命和解耶？故和解中之用人参，不过藉之以得其平，亦非偏补一边之意也。而不知者，方谓伤寒无补法，邪得补弥炽，断不敢用。岂但伤寒一症，即痘疹初发不敢用，疟痢初发不敢用，中风中痰中寒中暑，及痈疽产后，初时概不敢用。而虚人之遇重病，一切可生之机，悉置之不理矣。古今诸方，表汗用五积散、参苏饮、败毒散，和解用小柴胡汤、白虎汤、竹叶石膏汤等方，都用人参，皆藉人参之力，领出在内之邪，不使久留，乃得速愈为快。奈何世俗不察耶？独不见感入体虚之人，大热呻吟，数日间铄尽津液，身如枯柴，初非不汗之，汗之热不退；后非不和之下之，和之下之，热亦不退。医者技穷，委身而去。不思《内经》所言：汗出，不为汗衰者死，三下而不应者死。正谓病人元气已漓，而药不应手耳。夫人得感之初，元气未漓也。惟壮热不退，灼干津液，元气始漓。愚哉愚哉！倘起先药中用人参三五七分，领药深入驱邪，即刻热退神清，何致汗下不应耶？况夫古今时势不同，膏粱藜藿异体。李东垣治内伤兼外感者，用补中益气，加表药一二味，热服而散外邪，有功千古，姑置不论。止论伤寒专科，从仲景以至于今，明贤方书充栋，无不用人参在内。何为今日医家，单单除去人参不用，以阿谀求容，全失一脉相传宗旨。其治体虚病感之人，百无一活，俟阎君对簿日知之，悔无及矣。乃市井不知医者，又交口劝病人不宜服参。

目睹男女亲族死亡，曾不悟旁操鄙见害之也。谨剖心沥血相告，且誓之曰：今后有以发表和中药内，不宜用人参之言误人者，死入犁耕地狱。盖不当用参而用之杀人者，皆是与黄芪、白术、当归、干姜、肉桂、大附子等药，同行温补之误所致，不与羌、独、柴、前、芎、桔、芷、芩、膏、半等药，同行汗和之法所致也。汗和药中兼用人参，从古至今，不曾伤人性命，安得视为砒鸩刀刃，固执不思耶？最可恨者，千百种药中，独归罪人参君主之药。世道人心，日趋于疾视长上，其酝酿皆始于此。昌安敢与乱同事，而不一亟辨之乎。

附人参败毒散注验 嘉靖己未，五六七月间，江南淮北，在处患时行瘟热病，沿门阖境，传染相似。用本方倍人参去前胡、独活，服者尽效，全无过失。万历戊子己丑年，时疫盛行，凡服本方发表者，无不全活。又云：饥馑兵荒之余，饮食不节，起居不常，致患时气者，宜同此法。昌按彼时用方之意，倍加人参者，以瘟气易染之人，体必素虚也。其用柴胡即不用前胡，用羌活即不用独活者，以体虚之人不敢用复药表汗也。饥馑兵荒之余，人已内虚久困，非行人参之力以驱邪，邪必不去。所以服此方者，无不全活。今崇祯辛巳壬午，时疫盛行，道殣相藉。各处医者。发汗和中药内，惟用人参者，多以活人。更有发斑一症最毒，惟用人参入消斑药内，全活者多，此人人所共见共闻者。而庸愚之人，泥执不破，诚可哀也。又有富贵人，平素全赖参术补助，及遇感发，尚不知而误用，譬之贼已至家，闭门攻之，反遭凶祸者有之。此则误用人参为温补，不得借之为口实也。

胡卣臣先生曰：将伤寒所以用人参之理，反复辩论，即妇人孺子闻之，无不醒然。此立言之善法也。

详论赵三公郎令室伤寒危症始末并传诲门人

赵景翁太史，闻昌来虞谭医，一旦先之以驷马。昌心仪其贤，欲敬事而效药笼之用久矣。孟冬末，三公郎令室患伤寒，医药无功，渐至危笃。先日进白虎汤，其热稍缓。次日进人参白虎汤，其势转重，皇皇求医，因而召诊。昌闻其咳声窘迫，诊其脉数无力，壮热不退，肌肤枯涩，沉困不食。语景翁先生曰：此病大难为。惟不肖尚可悉心图成，以报知己。疏方用仲景麻黄杏仁甘草石膏汤四味。先生颇疑麻黄僭汗，因问钱宗伯，公郎服西河柳、犀角而疾瘳，今可用乎？昌曰：论太阳阳明两经合病，其症颇似。但彼病秋热，此病冬寒，安得比而同治？况病中委曲多端，河柳、犀角，原非正法，惟仲景麻杏甘石一汤，允为此病天造地设，有一无二之良法。先生韪之。其房中女伴，以不省宜话，兼未悉昌之生平，争用本地经验名家，乃至服河柳而表终不解，服犀角而里终不解，且引热邪直攻心脏，其颠悖无伦，较胃实谵语更增十倍。医者始辞心偏，不可救药。吁嗟！人心位正中央，皇建有极，而何以忽偏耶？伤寒膀胱蓄血，有如狂一症，其最剧者，间一发狂，旋覆自定；即心脏最虚，元神飞越者，间有惊狂卧起不安一症。未闻有心偏之说也。而病者何以得此乎？未几阳反独留，形如烟熏，发直头摇，竟成心绝之候。此段疑案，直若千古不决。孰知有麻杏甘石为持危扶颠之大药也哉？门人请曰：麻杏甘石汤，不过一发表药耳，何以见其能起危困？万一用之罔效，又何以起后学之信从耶？余曰：此渊源一脉，仲景创法于前，吾阐扬于后，如锥入木，如范熔金，所以称为天造地设，有一无二之法，用则必效，确无疑也。盖伤寒一症，虽云传足不传手，其实足经而兼手经者恒多。医者每遇足经六传之病，尚尔分症模糊；至遇兼手十二经之症，鲜不五色无主矣。足经譬西北也，手经譬东南也，道理之近远不同，势自不能以飞渡。然乘衅召邪，阻险割据，岂曰无之。今病家为足太阳膀胱、足阳明胃两经合病，既已难任，更加两经之邪，袭入手太阴肺经，所以其重莫支。手太阴肺者，主统一身之气者也。气通则汗出，气闭则汗壅。从前发汗而不得汗，驯至肌肤枯涩，岂非肺主皮毛，肺气壅闭，津液不通，漫无润泽耶？任用柴胡、葛根、河柳辛凉解肌，如以水投石，有拒无纳，职此故耳。病者为昆邑开府王澄川先生之女，孝敬夙成，皎然与女曜争光。澄川先生，尝患鼻齇。诸女禀之，咸苦肺气不清，鼻间窒塞。所以邪易凑入，才病外感，便当蚤为足经传手之虑，通其肺气之壅，俾得汗出邪去，始称明哲。此病为足太阳膀胱、足阳明胃两经合病。则足太阳之邪，繇背而贯胸；足阳明之邪，由胸而彻背。肺为华盖，覆于胸背之上，如钱孝廉素无肺患者，病时尚且咳嗽紧逼，岂居尝肺气不清之体，可堪两经之邪交射乎？其用白虎汤，为秋令清肃之药，肺金所喜，故病势稍持，才加人参五分，即转沉重，岂非肺热反伤之左券[①]乎？至于犀角，乃手少阴心经之药，夏月心火亢甚，间有可用；冬月水盛火衰，断非所宜。又况手少阴心经，与手太阴肺经，膜属相联，以手经而传手经，其事最便，所以才一用之，随领注肺之邪，直攻心脏。正如足太阳误用葛根，即领其邪传入阳明之例耳。不然，伤寒之邪，过经不解，蕴祟日久，不过袭入厥阴心包络已耳，岂有直攻心脏之理哉。吾用麻黄发肺邪，杏仁下肺气，石膏清肺热，甘草缓肺急，盖深识仲景制方之妙。颛主足经太阳者，复可通于手经太阴用之，一举而解手足两经之危，游刃空虚，恢恢有余，宁致手复传手，而蹈凶祸乎？乃知肺脏连心，正如三辅接壤王畿，误用犀角领邪攻心，无异献门迎贼。天之报施圣君贤女，抑何惨耶！余非乏才无具者，而袖手旁观，不禁言之亲切，有如子规之啼血也已。

---

① 左券：券，契约。古时契券分左右两片，双方各执一片。左片为左券，归债权人作为凭据。用以喻事有把握。

李中梓医案

明·李中梓　著

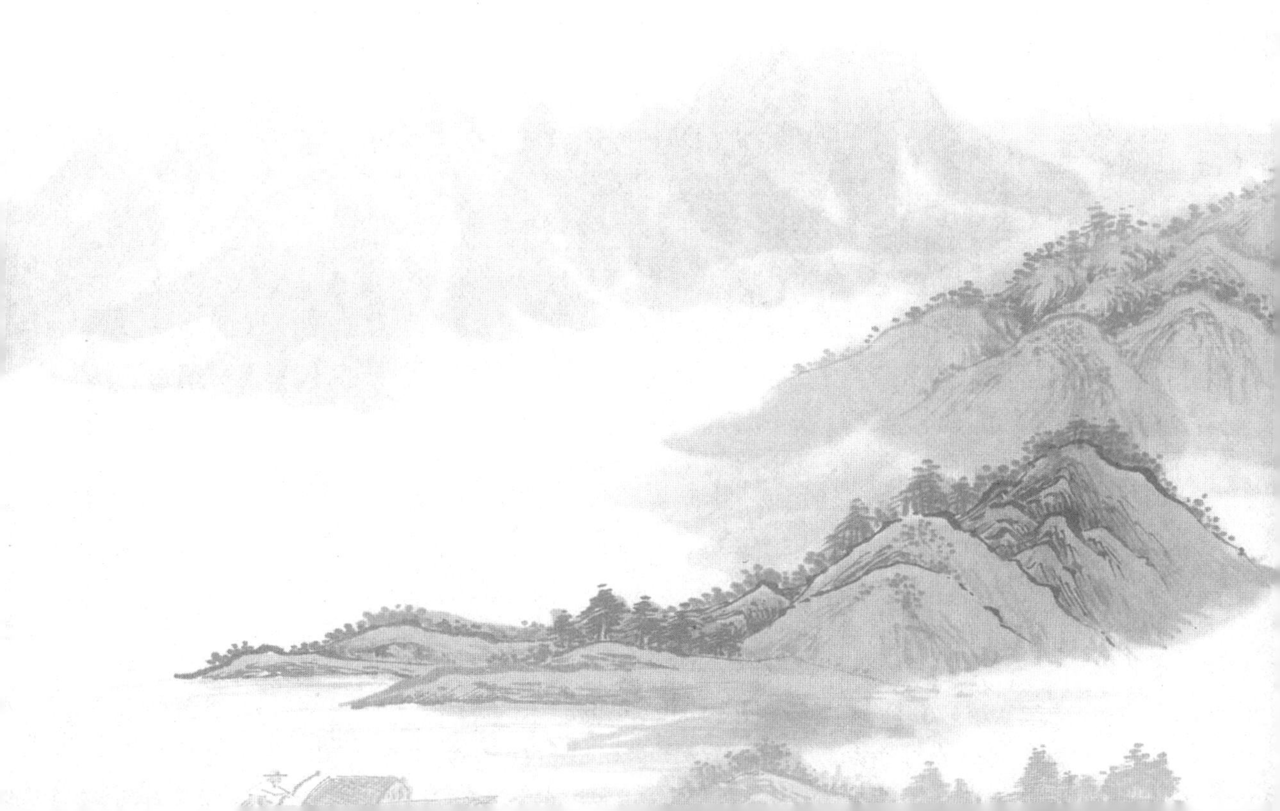

小　序

医之有案，如奕者之谱，可按而覆也。然使失之晦与冗，则胡取乎？家先生之医案等身矣，语简而意明，洵足以尽脉之变。谨取数十则殿之，由此以窥轩岐之诊法焉，千百世犹旦暮也。

新安吴文邃，眩晕者三载，战栗恶寒，居帏帐之内，数妾拥之，当五月而向火。姜桂屡投，病势日剧。千里延余。为诊其脉，浮之细小，沉之搏坚。是郁火内伏，不得宣越也。以山栀三钱，黄连二钱，黄檗一钱五分，柴胡一钱，甘草五分，生姜五片，乘热亟饮之。移时而恶寒少减，再剂而辍去火炉，逾月而起。更以六味丸加知、檗，人参汤送，两月全安。所以知文邃病者，虽恶寒而喜饮热汤，虽脉细而按之搏指，灼然为内真热而外假寒，热极反兼胜己之化。以凉药热饮者，内真寒而外假热之剂也。

制台张石林，胫膝肿痛，赤如涂丹。用槟榔、木通、牛膝、苡仁等药，继用苍术、黄檗，毫末无功。余诊之曰：尺大而软，责在少阴。遂用人参、地黄各三钱，麦冬二钱，丹皮、牛膝、枸杞各三钱，沉香一钱。连服四剂差减，二月而康复。

苏松道尊高玄圃，神气不充，两足酸软。或与安神壮骨，或与补肾养阴，或与清热去湿，卒不效也。召余诊之。六脉冲和，独有中州涩而无力，是土虚不能制水，湿气注于下焦。以补中益气汤加苍术，旬日即愈。夫脉虚下陷之证，误服牛膝、苡仁、黄檗等下行之剂则愈陷，此前药所以无功也。

车驾郎赵讳昌期，两臂痛甚，两手灼热。诸医皆谓脾主四肢，与之清胃健脾，至三日而溺色如泔。余曰：六脉俱涩，喉有喘呼。《内经》云：肺所生病者，上气喘满，臂痛，掌中热，溺色变。今诸证咸显，若合符节。遂与枳壳、桔梗各三钱，茯苓、知母各二钱，甘草一钱。一剂而痛减，再剂而溺清，三剂且霍然矣。

太常卿胡慕东，形神俱劳，十昼夜目不得瞑，自服归脾汤数剂；中夜见鬼，更服苏合丸无功。余曰：脉大而滑，痰气胶固也。二陈汤加枳实、苏子，两日进四剂，未获痊可。更以人参汤送滚痰丸，下痰积甚多。因而瞑眩，大剂六君子汤，服一月乃安。

内臣赵荣庵，忽然昏仆，胸腹硬满，气口独强，此食厥也。以枳实、橘红二两，煎汤四碗，加食盐少许，探吐颇多。更用香砂平胃散，数剂始安。

泗阳州学宪钱长玉夫人，腹痛肠鸣，或以怒伤肝气治，或以虫积血积治。余往视之，身伛偻而气喘呼，脉弦而细，此女子之疝也。青木香、广木香各一钱五分，川楝子、木通、肉桂、茴香各一钱，当归、甘草各八分。一剂知，四剂已。

新安吴声宏，荒于酒色，起立辄眩仆。余诊之，两尺如烂绵，左关弦且急。病得之立而使内，筋与骨并伤也。声宏鼓掌曰：先生胸中有镜，指下有神，古之扁仓勿是过也，幸善以救吾。与萆薢蠲痹汤加龟板、虎骨、鹿茸，服两旬而痛若失。

维扬孝廉王伟然，喜读书，不以寒暑废。忽呕血碗许，不药而愈。偶坐谈次，乞余诊视。余曰：尊恙虽愈，元本日亏，须兢兢保任①，过长夏乃安耳。伟然不以余言为意。

① 保任：保重珍摄。禅宗谓涵养真性之意。

余谓其弟张甫曰：今长公神门欲脱，水不胜火，炎赫之令，将不禄矣。张甫曰：可图否？余曰：阳躁而不鼓，阴衰而欲绝，虽有智者，靡所适从。果至六月十九日呕血而绝。

丹阳邑尊王维凝，染患伤寒，汗下后邪已解矣，时时灼热。或曰：汗后不为汗衰，邪气深重。禁其饮食，且与清剂。困倦已极，求治于余。诊其脉小，按其腹濡，此邪气已尽，正气未复，谷气不加，阳明失养，非病也，饥也。病者不能言，但首肯不已。以糜粥徐徐进之，日进五六次。居五日，弗药而愈。

吴门佥宪郭履台，春秋已高，少妾入房，昏倦不食。医者咸知其虚，投补中汤加姜、桂，不效。遣使迎余。兼夜而往视之，目不能瞬，口不能言，肌体如烙。或谓此人参、姜、桂之毒也。余捧腹曰：脉大而鼓，按之如无，真气欲绝，正嫌病重而药轻耳。遂以人参三两，熟附三钱，煎液，半日饮尽，目乃大开。再作剂如前，至旦日饮尽，口能言矣。数日而神气渐复，更以大剂补中，兼服八味丸。计五十日而起。

相国方禹修，足疮浸淫，绵延三载。若解毒，若燥湿，若清热祛风，靡不遍尝，而势不少衰。余曰：脉大无力，气虚之候也。气虚则下陷，日与疏利，有愈趋而愈下矣。以补中益气加萆薢、苍术服，外以当归白术膏和二妙散涂之，脓水渐干。更以六味丸加苍术、黄檗，间服一载而愈。

新安吴修予令侄，烦躁发热，肌体骨立，沉困着床，目不得瞑者已三年矣。大江以南，迎医几遍，求一刻安卧，竟不可得也。余诊其肝脉沉而坚，此怒火久伏，木郁宜达也。以柴胡五钱，白芍药、丹皮、栀子各三钱，甘草、桂枝各五分。日晡方进剂，未抵暮而熟寐，至旦日午后未寤。伊兄衷伯大为忧惧。余曰：卧则魂归于肝。三岁不归，疲劳已极，譬如久热得凉，乐而忘返，无庸虑也。至夜分方醒，喜不自禁。遗书致谢曰：积患沉深，揣无生理。三年之疾，一剂而起之，人非木石，刻骨感衷，当与江河俱永耳。

相国方禹修夫人，触于惊恐，身霭霭如在车船，开目则眩，起立欲仆。众议补虚化痰，屡投弗效。余为察脉，左独沉牢，是惊气入心，畜血为祟。用大黄、穿山甲、归尾、桃仁、降真、苏木、郁金，一剂而血下，再剂而复下数升，寻愈。

邵武邑宰何金阳令郎，久耽书癖，昕夕穷神，而不自节。气暴阴伤，形瘁于劳，精摇于梦，汗出乎寐而柴栅其中。饵药历岁，毫末无功。不远数千里，以乞刀圭，余比至而病益进矣。诊其脉，大而数，按之极软。此中气积虚，反为凉剂所苦。乃以归脾汤入桂一钱，人参五钱。当晚得熟寐。居二十日而汗敛精藏。更以还少丹与补中益气间服，数月而康。

南都许轮所孙女，十八岁，患痰喘羸弱。四月初诊之，手太阴脉搏指，足少阴脉如烂绵，水衰而火乘金也。余曰：金以火为仇，今不浮涩而反洪大，贼脉见矣。肾水不能救，秋令可忧。至八月初五日诊之，肺之洪者变而为细，肾之软者变而为大。岁在戊午，君火司天，法当两尺不应。今尺当不应而反大，寸当浮大而反细。经曰尺寸反者死，况肺脉如丝，悬悬欲绝。经云：脉至悬绝，十二日死。预之短期，当在十六日。然安谷者逾期，不安谷者不及期，以食不断，故当逾期。况十六、十七二日皆金，助其一线之气，安得遽绝！十八日交寒露节，又值火日。经曰：手太阴气绝，丙日笃，丁日死。寅时乃气血注肺之时，不能注则绝，必死于十八日寅时矣。轮所闻之，潸然泪下。以为能食，犹不肯信。果至十八日未晓而终。

闽中周东志，形羸善饭，忽胀满。众皆泥其食太多，不能运化，治以槟、枳、楂、芽、神曲、厚朴，胀势转增。余以其右手洪滑，知为胃火，用石膏、黄连、山栀、木香、陈皮、酒蒸大黄，二剂而胀止。

闽中太学张仲辉，纵饮无度，兼嗜瓜果，忽患泄泻，自中夜至黎明，洞下二十余次。先与分利，不应；继与燥剂，转见沉剧。余以其六脉俱浮，因思经云：春伤于风，夏生飧泄。非大汗之，不能解也。麻黄、升麻、干葛、甘草、生姜煎服。原医者笑云，书生好奇，妄行险峻。麻黄为重剂，虽在伤寒，且勿轻用。斯何证也，而以杀之耶！仲辉惑之。已而困甚，叹曰：吾命将尽，姑服此剂，以冀万一。遂服而取汗，泄泻顿止。

白下姚越甫，乙卯秋二子俱以痨瘵毙，悲痛不已。蒸热咳嗽，两目不明，腰肢无力，口吐清涎，唇有白点。或与滋阴，或与开郁，或与补中，或与清火，药无遗用，病日益深。夜梦亡父语之曰：汝病已深，时医束手，非士材先生不能疗也。醒时漏下四鼓，张灯叩门乞治。余诊视之，左脉数大无伦，右脉沉缓无力。此为传尸，有恶虫蚀藏，若不取去，决无生理。为治加味芎归血余散加甘遂、天灵盖，共为末，以东引桃枝煎汤。于八月初二天未明时，空心调服。至辰巳时，下虫如小鼠者三枚，两头尖者数枚。以病者困顿，亟与人参一两煎服。薄暮又服参一两。明日四鼓，更以末药减半服，又下两头尖虫数枚。所下之虫，烈火煅过，雄黄末研匀，入瓶封固，埋于僻地绝人行处。另用峻补，半载渐瘥。

江右给谏晏怀泉如夫人，盛暑腹痛，自汗淋漓。治之以清火行气，俱无当也。余诊其左脉涩，右脉濡。此气弱不能运行，血因以阻耳。与参、芪、姜、桂、桃仁、归尾、苏木、玄胡索、郁金，二剂而痊。当盛暑而行姜、桂，舍时从证也。

吏部少宰蒋恬庵，目中歧视，手足麻痹。或滋阴，或补土，或化痰，汤液屡更，迄无功验。余诊其寸口独大，两尺独清，是心肾不交也。以六味地黄丸料配补心丹作煎液，计进六剂而歧视收，一月而麻痹释然。更以十全大补丸服数斤，遂不复发。

给谏章鲁斋，肌体痒且麻，逾三日乃发黑块如博棋子，大便痛楚，呕恶。一岁之中，必四五发。医者以热毒治之，绝不取效。余诊其脉，举之则大，按之则缓，湿与风俱也。荆芥、防风、羌活、独活、苍术、白术、茯苓、木通、川芎、当归、黄芪、桔梗、甘草，十剂旋效。更以酒糊为丸，人参汤送，以杜其根蒂。

襄阳郡侯于鉴如，酒后腹痛，久而痛处渐坚。余曰：脉大而长，且搏指矣，必有坚积。然两尺濡软，不敢峻攻。先以四君子汤补完胃气，然后与攻积丸。下十数行，皆黑而韧者，腹中之痛犹未尽也。经曰：大积大聚，其可犯也，衰其半而止。但以补中益气加蓬术为丸，服两月而霍然。

休邑吴文哉，伤寒发躁，面赤足冷时时索水，却不能饮。伊弟日休问余决短期。手扬足掷，难以候脉。五六人制之，方得就诊。脉大而无伦，按之如无。余曰：浮大沉小，阴证似阳，谓之阴躁，与附子理中汤，当有生理。日休骇曰：医者十辈至，不曰柴胡、承气，则曰三黄、石膏，今反用热剂，乌乎敢哉！余曰：内真寒而外假热，服温补犹救十中之七；若用寒凉，立见败坏矣。日休卜之吉。遂用人参四钱，熟附一钱，白术二钱，干姜一钱，甘草八分，煎成，冰冷与饮。甫一时许，而狂躁稍定。数剂而神清气爽。

京卿须日华，暴怒伤阴，吐血甚多。余思《内经》云：大怒则血菀于上，令人薄厥。今血厥而呕数升，金气大虚，而木寡于畏也。以人参一两，培养金宫。且木欲实，金当平之。又况血脱益气，治其母也。以沉香三钱制肝木，更以炮姜少许为向导之兵，再进而血始定。然脉法则已违度矣。经云：至如颓土，按之不得，是肌气予不足，白藁发而死。言木克土也。及期果验。

江右袁启莘，居恒劳心，遇事沉滞。时当仲夏，溲便不通。五苓、六一，累进无功。诊其两寸洪大，知为心火刑金，故气化不及州都也。黄连、知、檗、麦冬、牛膝、茯苓、人参，两剂而小便如泉。

金陵朱修之，八年痿废，更医殆遍，卒无中病者。千里招余。诊其六脉有力，按之搏指。犹是强饭。此心阳独亢，壮火炎蒸，古称脉痿者是也。以承气下数行，右足展舒。再下之，手中可以持物。更以芩、连、山栀、酒蒸大黄蜜丸，以参汤送。一月之内，积滞尽去，四肢皆能屈伸。余曰：今积滞既祛，真元虚惫。与三才膏十斤，尽剂而康复。如是元气之实，如是治法之峻，如是相信之专，皆得未曾有，不可以为训也。

文学顾六吉，胸中有奇痛，不吐则不安者，已历两载。偶为怒触，四十日不进浆粥，三十日不下溲便，面赤如绯，神昏如醉。终事毕备，以为旦夕死矣。余视其脉，举之则濡，按之则滑，是胃中有火，膈上有痰，浸淫不已，侵犯膻中，壅遏心窍，故迷昧乃尔。以沉香、海石、胆星、瓦楞子、牛黄、雄黄、天竺黄、朱砂、冰、麝为细末，姜汁、竹沥和沸汤调送。初进犹吐其半，继进乃全纳矣。随服六君子加星、香、姜、沥，两日而溲便通，三日而糜饮进。调摄百余日，遂复其常。

征君陈眉公，患三日疟，浃气未瘥。素畏药饵，尤不喜人参。余诊其脉，浮之则濡，沉之则弱，营卫俱穷，故绵延不已。因固请曰：素不服参者，天畀之丰也；今不可缺者，病魔之久也。正气虚惫，脉如悬丝，而可拘以常乎？变通趋时，不得失也。先服钱许，口有津生，腹无烦满。乃色喜云：素所胶而不化者，今日发吾覆矣。敢以性命委重，惟兄所命耳。遂以人参一两，何首乌一两，煎成，入生姜汁一钟。甫一剂而势减七八，再进而疟遂截。

给谏许霞城，悲郁之余，陡发寒热，腹中满闷。医者谓为外感风而内挟食也。余独以为不然。举之无浮盛之象，按之无坚搏之形，安在其内伤外感乎？不过郁伤中气耳。

以补中益气加木香、白蔻，十剂而复其居处之常。

别驾施笠泽，两足肿重，痛若虎啮，叫号彻于户外。自用四物汤加槟榔、木通、牛膝、苡仁，数饮之，病不少杀。余曰：阴脉细矣，按之至骨则坚，未可竟以虚责也。况两膝如绯，拊之烙手，当以黄檗五钱为君，木通四钱为佐，槟榔一钱为使，日进两剂，可使遄已。笠泽颔余言，遂遵服之。十余剂后，竟安适如常矣。

文学朱文哉，遍体如虫螫，口舌糜烂，寅卯时必见二鬼执盘餐以献。向余恸哭曰：余年未满三十，高堂有垂白之亲，膝下无承欢之子，一旦抱疴，二鬼来侵，决无生理。倘邀如天之赐，得以不死，即今日之秦越人矣。遂叩头流血。诊其寸脉，乍大乍小，亦意其为祟矣。细察两关，弦滑且大，遂断定为痰饮之疴。投滚痰丸一服，微有所下，而病患如故。更以小胃丹下痰及积，身痛减半，至明日而鬼亦不见矣。更以参、术煎汤送小胃丹，复下数行，病若失矣。

内侄陆文蔚之内，自上脘抵少腹奇痛欲绝，有以山栀、枳、朴为治者，痛反弥甚。余曰：脉诚数矣，独不察其沉则软乎？不第土惫，抑且火衰。六君子加姜、桂大剂饮之，痛且应手减矣。而原医者犹曰：是火证也，复以火助之，痛得劫而暂伏，未几将不可知已。文蔚鄙其言竟信余勿疑。调治一月，而康复如常。

门人薛昙孚之内，十五岁，腹痛异甚，面黄体瘦。幼科与之清热，女科与之通经疏气，大方与之补血养气，越一月而腹痛转剧。余察其皮肤甲错，左尺独数，是小肠有痈。今脉数，知脓已成，当以药溃之。与葵根一两，皂角刺二钱，陈皮三钱，两剂而脓血大下。更以太乙膏为丸，参、芪汤送，一月而愈。

光禄卿吴玄水夫人，腹满而痛，喘急不能食。或以中满治之，无效。余诊其脉，右尺偏大，皮肤甲错。余曰：此大肠痈也。先与黄芪、白术、陈皮、当归、白芷托里，三日而脉始数，数则脓已熟矣。用黄芪、皂刺、白芷、穿山甲加葵根五钱，连投两剂而脓溃如注，昏晕不能支。即饮独参一两，更以八珍汤补养一月始康。

邑宰夏彝仲太夫人，年届八秩①。因彝仲远任闽中，忧思成疾，忽发热头疼。诸医误作伤寒，夺其饮食，恣行发散。才一剂而汗出如洗，气促而喘，神昏而倦。业已治凶具矣。始问治于余。诊其脉，大而无力。余曰：即令进食而投参、芪，犹惧或失之；反夺其食而攻之，未遽绝者幸耳。用人参、黄芪各五钱，白术三钱，橘、半各一钱五分，甘草六分，煨姜三钱。诸医皆曰：喘为气壅，参、芪入口，即不可救。余百口陈辨，赖许霞城至，力赞决之。甫一剂而喘汗差减。倍用参、术至一两，证愈七八，惟食未强耳。此火衰不能生土，加熟附二钱，干姜一钱，服二月乃痊。

儒者吴君明，伤寒六日，谵狂笑语，头痛有汗，大便不通，小便自利。众议承气下之。余诊其脉，浮而大；察其腹，不硬不痛。因思仲景云：伤寒不大便六七日，头疼有

---

① 秩：十年为一秩。

热，小便清，知不在里，仍在表也。方今仲冬严寒，宜与桂枝汤。众皆咋舌云：谵狂为阳盛，桂枝入口必死。余笑曰：汗多神昏，故有妄语。虽不大便，腹无所苦，和其营卫，必自愈耳。遂违众用之。及夜而笑语皆止，明日大便自通。故夫病变多端，不可胶执。既有谵语，而能察为表证者，百不得一也。向使病家狐疑，误行下剂，其不立毙者几希。

医者王月怀，伤寒五六日以来，下利日数十行，懊侬目胀。一时名医共议以山药、苡仁补之。且曰：不服是药，泻将脱矣。余独曰：脉沉且数，按其腹便攒眉作楚，此协热自利，谓之旁流，非正粪也，当有燥屎。饮以承气汤，果得结粪数枚，利乃止，懊侬乃定。

明经俞元济，背心一点痛，久而渐大。每用行气和血，绝不取效。余问之曰：遇天阴觉痛增否？元济曰：天阴痛即甚。余曰：脉既滑而遇阴辄甚，其为湿痰无疑。以胃苓汤加半夏三钱，数剂而不知痛所在矣。

刑部主政徐凌如，劳与怒并，遂汗出昏倦，语言错乱，危笃殆甚。迎余视之，脉滑而软，为气大虚而痰上涌。以补中益气汤加半夏、附子，四日而稍苏。更以六君子加姜汁、熟附，几两月而病乃却。

文学张方之，久忧暴惊，遂发颠妄。或补心神，或逐痰涎，均无裨也。求治于余。余曰：六脉结而有力，非大下其痰，无由痊也。先服宁志膏三日，遂以小胃丹下之。三月之内，服小胃丹数次，去痰积始尽。更以归脾、妙香加牛黄、龙骨为丸，剂毕而康。向使不与下之，或虽下之未必屡屡下之，以尽其痰，遂成痼疾矣。

邑侯张孟端夫人，忧愤交乘，食下辄噎，胸中隐隐痛。余诊曰：阳脉滑而阴脉搏，痰血互凝之象也。以二陈汤加归尾、桃仁、郁金、五灵脂，连进四剂，证犹未衰。因思人参与五灵脂同剂，善于浚血。即以前剂入人参二钱，倍用五灵脂，再剂而血从大便出，十剂而噎止，弥月而竟安矣。

金元之之内患噎，胸腹有奇痛。以经阻故，诸医咸以瘀血处疗。余察其脉，细为气衰，沉为寒痼，反与攻血，岂非加霜于雪乎？况自上及下，处处皆痛，明征非血矣。参、芪、术各二钱，木香、姜、桂各一钱，煎成，和醇酒进之。甫入口便快，半月而痛去如扫矣。自是岁服理中汤，数年弗辍。

顾淡之，劳神之后，躁热异甚，头角掣痛，时作时止。医者夺其食而与之解表，越四日而热不衰，议将攻里。余细视之，脉不浮紧，安得表耶？又不沉实，安得里耶？只有少阴大而无力，为劳神太过，乃虚烦类伤寒也。若禁其食，即益其疾耳。便以糜粥与之，且与大剂归脾汤，不十日安矣。

钱台石年近六秩，肢体不能转侧，昏倦不能语言，鼻窍不利，二便俱秘。是心肺俱虚，为类中风也。日伐其气，并攻其痰，已濒于危矣。比余诊之，六脉洪盛，按之搏指。此至虚有盛候，以形色验之，灼然也。法当从证不从脉，补中为主，方可回生。举家惑于他言，两日不决。余曰：今日不进药，将为性命忧矣。若补之而病进，余独任其咎。

乃以补中益气加秦艽、天麻、竹沥、姜汁，再剂而神清，十日而转侧利便。珍摄半载，始获全愈。

大宗伯董玄宰少妾，吐血喘嗽，蒸热烦心。先与清火，继进补中，药饵杂投，竟无少效，而后乞治于余。余曰：两尺沉且坚，小腹按之即痛，此有下焦瘀血，法当以峻剂行之。若与平和之剂行血，则坚血不得行也。以四物汤加郁金、穿山甲、䗪虫、大黄，武火煎服。一剂而黑血下二碗，而痛犹未去。更与一服，又下三四碗而痛方止。遂以十全大补丸四斤，而康复如常。

文学顾明华，十年哮喘，遍治无功，始向余叩首乞哀，泪潸然下。余诊其两寸俱涩，余部俱实。涩者痰凝之象，实者气壅之征。非吐利交行，则根深蒂固之痰，何能去耶？幸其恪遵余言，半载之间，吐者五次，下者七次，更以补中之剂加鸡子、秋石，期年而永绝其根。

王邃初，老于经商，患哮喘者二十年矣。偶值舟次谈及，问余尚可治否？余曰：年望六旬，困顿日久，恐不可治。姑与诊之，喜其脉尚有神，右寸浮滑，是风痰胶固于太阴之经。以杏仁、防风、甘、桔、白芥子、麻黄，连进三剂，而病状大减。因以丹溪治哮丸与之，仍日进六君子汤。喜其不畏药饵，连服无间，经岁而痊。

张远公，久嗽，得药如水，委命待尽。一日以他事晤谈，自谓必不可治，姑乞诊之。余曰：饥时胸中痛否？远公曰：大痛。视其上唇有白点，痛发则口角流涎，此虫啮其肺，故咳嗽耳。用百部、乌梅煎膏与服。居十日而痛如失，嗽竟止矣。令其家人从净桶中索之，得寸白虫数十条。自是永不复发。

上舍宋敬夫，心腹大痛，伛偻不可以仰。日与行气和血，无益也。余诊其左寸滑而急，视其气不能以息，偶得一咳，攒眉欲绝。此为心疝无疑。亟令其以酱姜进粥。乃取小茴香、川楝子、青木香、广木香、茱萸、木通、玄胡索、归身、青皮，一服而痛减，五日而安。

先兄念山，谪官浙江按察，郁怒之余，又当炎暑，小便不通，气高而喘。以自知医，频服胃苓汤不效。余曰：六脉且大且结，乃气滞也。但以盐炒枳壳八钱，木通三钱，生姜五大片，急火煎服。一剂遂通，四剂霍然矣。

邑宰章生公，南都应试。时八月初五日，心脾痛甚，食饮皆废。诊其两寸，涩而无力。与大剂归脾汤加人参三钱，官桂二钱。生公曰：尝闻痛无补法，骤补实所不敢，得无碍场期乎？余曰：第能信而服之，敢力保其无碍。若误投破气与寒凉，其碍也必矣。遂煎服之，不逾时而痛减。续进一剂，痛竟止，而场事获峻。

陈邃玄令郎，年十六岁，发尽脱落，无一茎存者。其脉数而大。余曰：肾之合骨也，其荣发也；多食甘则骨痛而发落，此《内经》之言也。揣其股髀间骨，果觉大痛。遂以还少丹加生地、当归作丸，日服一两。兼进清胃汤。半载之间，发尽出矣。

孝廉俞彦直，肌肤灼热，神气昏闷，闻食即呕，强进即吐，困惫不能支。医者欲与温补，而众论挠之。彼告彦直云：必延李士材商之。比余至，按之热处在骨间，脉亦沉而搏，此伏火也。不敢徇情面而违至理。乃以黄连一钱五分，山栀、黄檗各一钱，枳壳、陈皮各二钱，甘草五分，煎成入姜汁三匙。服之四剂而痊。更以六味丸加生脉散，调摄浃岁。

章仲舆令爱，未出阁时，困于邪祟，终日谵妄。日与安神化痰，祛邪辛香之剂，已无遗用，病不少间也。余曰：六脉忽大忽小，忽浮忽沉，确为祟象。内服八毒赤丸。外以帛紧拴两臂，复以二拇指相并扎定，以小艾炷于两介甲侧肉处灼之。甫十壮而乞哀愿去。更与四壮，旦日复报七壮，而祟遂绝矣。

鞠上舍，有所抑郁，蒸热如焚，引饮不休，奄奄床褥，喃喃呓语。每言户外事，历历如见。始则指为伤寒，继则疑为鬼祟。药饵日投，病且日进，方来乞治于余。诊得肝脉浮濡，肺脉沉数。余曰：木性虽浮，肝则藏血藏魂，而隶于下焦，脉当沉长而弦。金性虽沉，肺则主气藏魄，而居乎至高，脉当浮短而涩。肺燥而失其相傅之权，则肝为将军之官，无所畏制，遂飞扬而上越，不能自藏其魂耳。尝闻魄强者魂安，今魄弱而魂不肯退藏，乃逐虚阳而放荡，此名离魂。魂既离矣，则出入无时，故户外事皆能闻且见也。当急救肺金之燥，使金气足而肝木有制，则归魂不难耳。因以清燥汤加减，人参、黄芪、天冬、麦冬、五味子、当归以润肺养气，芍药、枣仁、栀子、甘草以摄肝归魂，橘红、沉香使九天之阳下降，升麻、柴胡使九地之阴上升。两剂而呓语顿止，十剂而烦渴皆除。摄治一月，而病魔永遁。

燕都王湛六兄，以脾泄求治，神疲色瘁。诊得促脉，或十四五至得一止，或十七八至得一止。余谓其原医者曰：法在不治。而医者争之曰：此非代脉，不过促耳，何先生之轻命耶？余曰：是真元败坏，阴阳交穷，而促脉呈形，与稽留凝泣而见促者，不相侔也。医者唯唯。居一月而果殁。

善化令黄桂岩，心疼夺食，脉三动一止，良久不能自还。原医云：五藏之气不至，法当旦夕死。余曰：古人谓痛甚者脉多代。周梅屋云：少得代脉者死，老得代脉者生。今桂岩春秋高矣，而胸腹负痛，虽有代脉，安足虑乎？果越两旬而桂岩起矣。故欲穷脉之变者，非博学者不能也。

面部分位

五色篇曰：明堂者，鼻也。阙者，眉间也。庭者，颜也。蕃者，颊侧也。蔽者，耳门也。其间欲方大，去之十步皆见于外，如是者寿必中百岁。

明堂骨高以起，平以直，五藏次于中央，六府挟其两侧，首面上于阙庭，王宫在于下极，五藏安于胸中。真色以致，病色不见，明堂润泽以清，五官恶得无辨乎！

藏府色见面部

庭者，首面也。阙上者，咽喉也。阙中者，肺也。下极者，心也。直下者，肝也。

肝左者，胆也。下者，脾也。方上者，胃也。中央者，大肠也。挟大肠者，肾也。当肾者，脐也。面王以上者，小肠也。面王以下者，膀胱、子处也。

男子色在于面王，为小腹痛，下为卵痛，其圆直为茎痛；在女子为膀胱、子处之病。散为痛，抟为聚。

肢节色见面部

颧者，肩也。颧后者，臂也。臂下者，手也。目内眦上者，膺乳也。挟绳而上者，背也。循牙车以下者，股也。中央者，膝也。膝以下者，胫也。当胫以下者，足也。巨分者，股里也。巨屈者，膝膑也。此五藏六府肢节之部也。

脉案图式

脉案者，窃公案之义。凡医者治病察脉，譬诸老吏断狱，一字莫移，使病家洞然信从，始可以接从上之道，塞纷纭之口。吴鹤皋向有此式，余为订定，以质之同志焉。

××年××月书年之干支，月之春秋者，占运气也。

×地书某地者，占方宜也。

××岁×形×声×色书年形声色者，用之以合脉也。

×苦×乐书苦乐者，占七情也。

×××日书始验何日者，占久近也。

×××药×验×问其病证药物，内书其验否者，以斟酌己见也。

昼×夜×书昼夜寒热者，辨气血也。

喜恶×物书喜恶何物者，察阴阳藏府也。

脉××书脉状者，以之合年形声色病证也。

经曰××××××××××××书经旨者，如法家引律，使不可逃也。

病名××××书病名者，用药如用兵，师出贵有名也。

××××××××书标本者，识轻重也。

×××××××××××××××××××××××书方药君臣之理者，欲病人达而尝也。

×地×××末书某地某人识，欲病家志之，以验己之工拙也。

四明医案

清·高斗魁　著
清·杨乘六　评

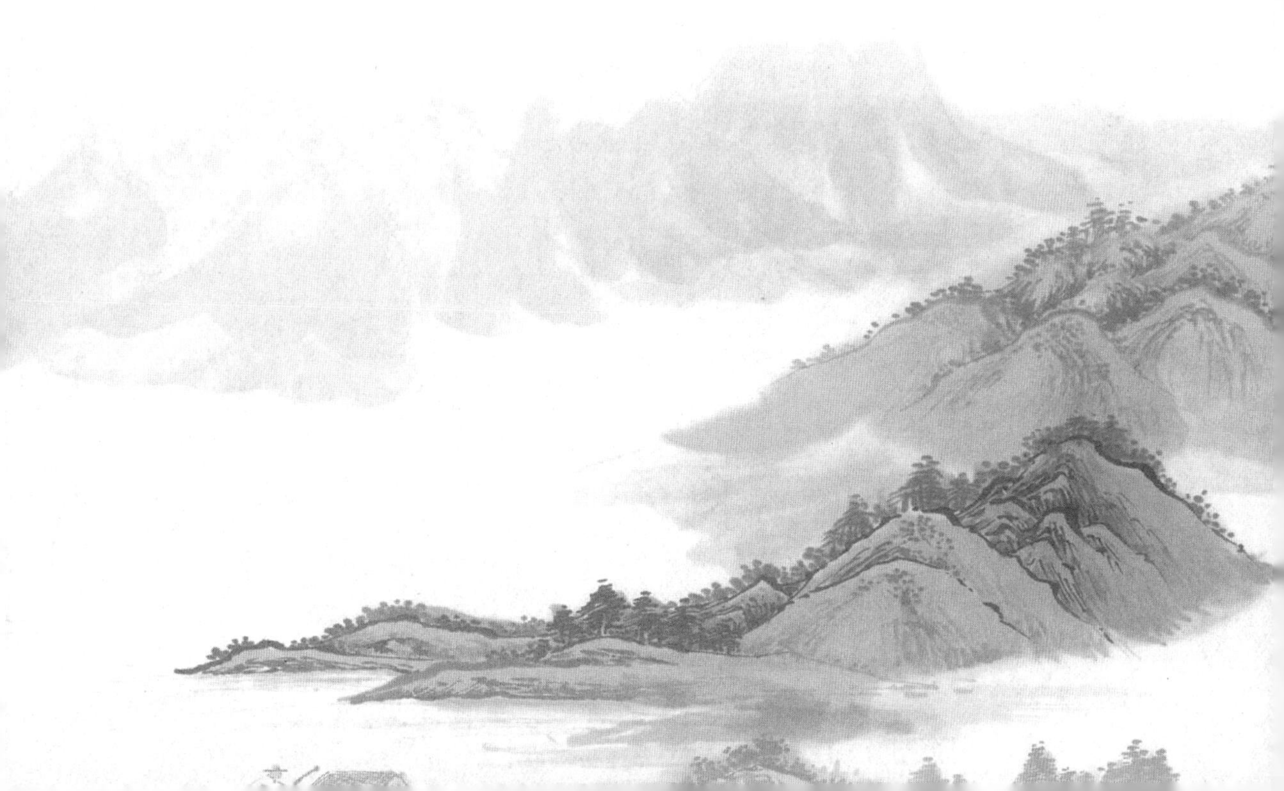

庚子六月，同晦木[①]过语溪访吕用晦[②]。适用晦病热症，造榻前与之语。察其神气，内伤症也。予因询其致病之由。曰：偶夜半出庭外与人语，移时就寝，次日便不爽快。渐次发热，饮食俱废，不更衣者数日矣。服药以来，百无一效。将何以处之？予曰：粗工皆以为风露所逼，故重用辛散；不进饮食，便曰停食，妄用消导。孰知邪之所凑，其气必虚，若投以补中益气汤，则汗至而便通，热自退矣。用晦欣然，辄命取药，立煎饮之。旁观者皆以热甚，又兼饱闷，遽投补药必致祸。予慰之曰：无容惊扰，即便矣。顷之索器，下燥矢数十块，觉胸膈通泰，旁观者始贺。是晚熟寐至五鼓，热退进粥。用晦曰：不谓君学问如此之深也，不然几败矣。连服补中益气数剂，神情如旧，逾日而别。

景岳云：医家不贵于能愈病，而贵于能愈难病；病家不贵于能延医，而贵于能延真医。如此症若非东庄笃信不疑，一为旁观所阻，则必误于粗工矣。无如病家之能延真医者，不易多得；遂使医家之能愈难病者，亦不易多觏[③]，则且奈之何哉！为之一慨。

七月初一日，用晦以室人病相邀，同黄晦木至语溪。用晦言室人病可缓治，业师徐五宜先生之长君伤寒危甚，须即往，子为我救之，我已致之业师矣。顷之有人来言，病者晚来狂叫晕去五六次，早起一晕竟绝，医不必往也。用晦为之痛惜。予问病来几日，云九日矣。予又问胸尚热否，曰胸但不冷耳。予语用晦曰：可救也。急趋，用晦同晦木往视之。至则僵尸在床，口鼻无气，面色青黯，口噤目闭，手撒，独唇色紫黑。予笑谓晦木曰：此人不死。阴虚症，误服白虎所致耳。切其脉，两尺尚在。时旁观者皆笑予妄。遂取人参一两，熟地二两，炮姜五钱，浓煎汤，挖而灌之。尽剂，口开面色转红。不及一时，大叫冷甚，连以热汤饮之，即发壮热，通身淋漓汗下而苏矣。此晚腹胀不便。予曰：无忧也。大汗之后，虚不能出耳，再饮药一钟即得解。次日，其尊人五宜先生来曰：诸病悉除，但多妄言怒骂，如有鬼神驱之者。先生将何以教之？予为之调治数日不得间，因就宿其家。至夜半诊其脉曰：虚至此乎。复以大剂附子理中、建中投之，数日而愈。

病热至九日，则其舌必黑，而脉之洪数无伦可知。斯时即以大剂参、地养其阴，何至阳无所附，而狂叫晕绝哉？犹幸胸尚不冷，则知阳分未尽，尚得起死回生耳。彼始焉杂用风燥以亡其阴，继焉纵加霜雪以亡其阳，遂使虽有明哲，亦只袖手以视，而莫可施其回挽者，盖不知其几也。有活人之心者，尚其于此等案中细加参究，将自不致有操刀之患矣。

---

① 晦木：即黄宗炎，字晦木，浙江余姚人。

② 吕用晦：吕留良，明末清初著名学者，字庄生，一字用晦，号晚村。浙江崇德县（今浙江省桐乡市崇福镇）人。崇福镇，古称语溪。

③ 觏：见。

用晦室人，患产后惊悸。初起时，见筐中绵絮，念将所生儿入绵絮中，不几闷死，即作惊恐忧患之状。后凡有所触，意中以为不耐，即忧患不止。或一端执想，数日才已。饮食不进，面少精采。服诸补心养血药无一效。至是用晦招予治之。予诊其脉曰：孩时得毋因齿病致大惊否？用晦向室人问之。曰：十岁时果曾病齿，治齿者用刀钳之，几受惊而死。子何以能识之也？解曰：脉法当如是耳，不精于象数钤法之学者不能也。少时以惊受损，伤其君火，心包气散，痰得留之。今产后大虚，痰因虚动，病端见矣。夫心为君主，主明则下安，国乃大昌，故凡七情皆由心起。今心气虚甚，痰邪侵扰，思虑亦因之多变。况喜乐气之阳也，忧患惊恐气之阴也，阳虚则阴得乘之。又儿为其所爱，气虚痰入，则爱不得其正，因爱而过为防护之，惟恐不至，遂因而生忧耳。今先用归脾、养荣、八味等类五十大剂，待其气血完备，然后攻之，痰可得而去，而病不再发矣。用晦如予言治之，果愈。

惊则气散，受惊而曰因齿者，肾主骨，齿乃骨余，其尺脉必沉而散。以是叹四明脉法之精者，犹浅于窥四明者也。难其于因齿受惊，因惊致损，痰因虚动，心由痰扰处，溯流穷源，晰辨无不精尽。先补后攻，治验更极神奇。医道中乃让此公出一头地耳。

新安程结先子病疟，每日至辰时大寒，午时大热，热即厥，两目直视，不能出声，颏脱，涎水从口角涌出不止，日流数升，至丑时始汗解，饮食不进，昏冒几绝。予往视之，皆诛伐太过所致也。投以补脾之药，不即效。延他医调治，用柴胡、防风、南星、半夏等药，病势转剧。其家复延予治之。值医者在，予请曰：此何证也，而用前药？曰：子不识乎？此肝疟也。肝疟令人色苍苍然太息，其状若死。予笑曰：据子述经言，当得通脉四逆矣，何用前药？予诚不识此何病，但知虚甚耳。请先救人后治病，何如？曰：子用何药？予曰：大剂参、附，庶可挽回。医力争参、附不便。予漫应曰：谨奉教。医始洋洋色喜而别。是夜用人参一两，黄芪二两，炮姜三钱。比晓，熟地、桂、附并进。次日辰时，病不复发矣。此缘劳役过度，寒热往来，医认为疟，且时当秋令，一味发散寒凉，重虚其虚，展转相因，肝脾大败。非峻补气血，何由得生？夫病由人生，人将死矣，而乃妄牵经义，强合病人；及至处方，又乖成法，自误误人，至死不觉。悲夫！

先救人后治病，以病由人生也。然病固由人而生，而人实由病而死。则欲救人，不又当先治病乎？不知补正乃所以去邪，救人即所以治病，原无彼此之分。四明见得此症只要峻补气血，速救肝脾，其病自除，故云云，以见彼所治病之药之谬，而不可服耳。读者当会其意，勿泥其词可也。

留人治病之法，非平时笃学，临症行权，不能起也。如见寒热烦躁[1]，仍以寒热烦躁治之，速之死耳，何以生为？正所谓拨乱反正，安危从此一举耳。余往往见此等症，皆

① 躁：原作“燥”，据文义改。

前医见而却走者，不得已用大剂参、芪、保元、生脉、理中，一昼夜一二斤药，挽回者不少矣。然胆大心小，不在当时，而在平日也。故云附子三五枚，人参少半斤。参力若不济，前功必尽弃；平时无学力，到此滋疑惧是也。

吕坦人子，生甫数月，忽急惊风，抽搐直视，发热不乳。医以抱龙丸及羌活、防风、薄荷、僵蚕等作煎调服。坦人商于曰。予曰：误矣。此脾土虚而肝木盛也，急用五味异功散加煨姜进之。少顷，熟睡微汗，热退而乳。

用异功以实脾土之虚，加煨姜以制肝木之盛，其处方之严密，直与长洲并驾。

杭友沈侨如甥病伤寒，诊其脉浮数有力，舌黑，胸脯痛胀。此得之劳倦后复伤饮食，医以寒凉消导攻之，火受遏抑，无所归也。急以大剂参、术、归、芪、炮姜救之。戒其家人曰：夜半当发战，战则汗而解矣。如战时，频频以粥与之。时予与黄晦木、黄复仲、吕用晦同卧天长寺。四鼓时，病家急叩门曰：服后果寒甚索被，顷之大热，昏沉而死矣。先生尚有法救之否？予曰：不足计也，汗来矣。但战时曾进粥否？曰：实未也。予笑曰：吾语汝战时须与粥，正所以助胃气，使汗来速而不至困乏耳。今亦不妨，子第归，此时当得汗矣。诸子皆为予疑，促予往视，至则汗解而鼻鼾鼾睡矣。归语数子，为发一笑。

心细如发，胆大于身，由其胸有灼见也。彼胸无灼见者，心小只见其畏葸[1]，胆大适成其孟浪[2]，因循以致祸，妄投而杀人，二者均失耳。以是知胆能大于用药之时者，必其心能小于临症之际；而心能小于临症之际者，尤必其识能超于群医之上者也。

吴餐霞室人，患妊娠胃口膜胀，不思饮食，口渴下利，面少精采。医以消导寒凉与之，病转甚而胎不安。予曰：此得于饮食后服凉水所致耳。投以大剂理中汤，数剂而愈。

水能灭火，饮食后服凉水，则伤胃中之阳可知。自宜救之理中，以养胃气。顾见病治病之医家，岂能窥寻及此哉。见其胃口膜胀，不思饮食也，则有消导而已矣；见其口渴下利也，则有寒凉而已矣。岂知胃气转伤，则病势转甚，而彼犹不知其故也。方且谓药本对症，而无如其病犯条款耳。呜呼！古今来弄假成真，而求生得死者，十中宁有八九也。冤哉！

桐乡曹献扆室人，十一月病疟，发则头重腰痛，寒从背起，顷之壮热烙手，汗出不止。予曰：此太阳经疟也，用大青龙汤。献扆曰：病来五六日，委顿甚矣。且病者禀素怯弱，又他医言有汗要无汗，带补为主。今汗如此，而子复用此药，恐不能当。予笑曰：

---

① 畏葸：畏惧。葸，音 xǐ。

② 孟浪：鲁莽，轻率。

第服此，其病自除。当晚汗犹未止，进一大剂即熟睡。次日不发。逾日以补中益气调理而痊。

既为太阳经疟，乃不用麻黄汤而用大青龙者，以症见壮热烙手，汗出不止也。即此见前辈用方之谛。

一妇人产后恶露不尽，至六七日，鲜血奔注，发热口渴，胁痛狂叫，饮食不进。或用四物汤调理，或用山楂、青皮、延胡索、黄芩等行血药，卒无一效。予至，见诸医议论纷纭，无一确实。细切其脉，洪大而数。予曰：此恶露未尽，留泊血海，凡新化之血，皆迷失故道。不去蓄利瘀，则以妄为常，曷以御之？遂以醋制大黄一两，生地黄一两，桃仁泥五钱，干漆三钱，浓煎饮之。或曰：产后大虚，药毋过峻否？予曰：生者自生，去者自去，何虚之有。第急饮之，果熟寐竟夜。次早下黑血块数升，诸病如失矣。复用补中益气调理而安。

前案以麻黄、桂枝等止汗，此案以大黄、桃仁等止血，变化莫测，谁不惊奇。而不知其所辨亦止在症，所窥亦止在脉也。

石门吴弁玉，发热多汗便秘，数日不止。医曰：此停食伤寒也。不宜与食，待热退始可以稀粥汤饮之。病势转甚，延予视之。予问曰：肚中饥否？曰：饥。索其日所用药，则芩、连、枳壳、花粉、厚朴之属。予笑曰：子但吃饭，病即除矣，无庸此等药也。病者喜甚。曰：吾本无食，医言有食，故耐此数日饿耳。然便秘云何？予曰：致新即推陈矣。胃中久无谷气，故前物积而不下。且子之发热多汗，一味虚症，遂用参、术调补而痊。

发热而且便秘，似非虚症，不宜遽投参、术矣。然多汗不止，则阳中之阳，其亏无疑，故以参、术调补而痊也。《伤寒心法》云：不能便而能食者，仓廪盈溢，自能通利，不便无忧。可见致新即推陈，实出至理；而所谓吃饭病即除者，本非趣话也。

沈启廷孙甫三岁，脾虚发肿，两足更甚，乳食不思，午后发热，头面羸瘦。俗医云：此病如用官料药，便成发黄鼓胀而死。但当服草头药，并以针挑其指，出黄水自愈。浙西人言出自医家药笼中者，谓之官料药。俗传单方一二味，谓之草头药。妇女酷信此说，不读书者从而和之，往往以此误事，决不为戒。启廷力排此说，延予调治。予曰：此脾虚也，非参、术不能收功。病已发黄鼓胀，将死矣，草头药何以治之？且官料药，皆草根树皮也，何出自医家，便为官料。启廷信而服之，渐有回色。未几又发泻，又头上生毒，烂至见骨，又出瘖，皆极重，病缠绵不休。予一味补正，他病见则随症稍加减之。如是者自夏迄冬尽，用参几斤余，才得脱体，次年始长肌肉。设惑于众论，能有救否？

发肿而两足尤甚者，脾虚下陷也；乳食不思者，属阳明胃土受病。盖脾运则阳明之气上达而胃开；今中州失运，则阳明之气亦不能上达也。补正者，补中益气。盖虚者实之，下者举之也。夫重症蜂起，冬夏迁延，而能徐收全效，固非有定见者不能。而知人善任，如彼其专且久，而不为庸俗所迷，则沈启廷也者，亦岂易得耶？至于官料、草头之说，直捷爽快，尤足破迷正讹。

石门镇朱殿臣病痢，日逾百余次，身发热，饮食不进。殿臣以平日所用药示予，率皆槟榔、大黄之属。予曰：此破气利血药也。治滞下当调气，不当破气；当和血，不当利血。以生地、当归、白芍、黄芩、木香等数大剂饮之，三日而愈。

当调气不当破气，当和血不当利血二语，是治痢家千古不易之则。临是症者，当援以为鹄也。

一妇人胃脘痛，勺水不入，寒热往来。或从火治，用芩、连、栀、柏；或从寒治，用姜、桂、茱萸。展转月余，形体羸瘦，六脉弦数，几于毙矣。予曰：此肝痛也，非胃脘也。其病起于郁结生火，阴血受伤，肝肾枯干，燥迫成痛；医复投以苦寒辛热之剂，胃脘重伤，其能瘳乎？急以滋肾生肝饮与之，一昼夜尽三大剂。五鼓熟寐，次日痛定觉饿矣。再用加味归脾汤加麦冬、五味，十余剂而愈。

肝痛一症，四明实补胃脘诸痛治法之所未及。予每祖其意，以治肝经血少者，加味逍遥散加生地；血少而燥者，疏肝益肾汤加当归，或左归饮加柴、芍。或滋肾生肝，或滋肾清肝，随症选方，无不立应。若从痰、火、寒、食等因求之，失之远矣。且痰、火、寒、食等因，如有诸内，必形诸外，而就其标可求其本。即如此案中列症，云寒热往来，又云六脉弦数，则已明明画出肝虚燥痛一症供状矣，临症者自不察耳。然脉症具在，识者固自胸中了了也。

一妇患内伤症，值孕八个月，身体壮热，口渴，舌胎焦黑，医用寒凉治之。予曰：无论内伤，即麻黄、桂枝症，也须先安胎后攻邪。今两手脉数大无伦，虚热盛极，乃复用寒凉，阳受阴逼，其能久乎？投以滋肾生肝饮，一剂热退。继用补中益气汤而愈。

症曰内伤，则一补中益气，足以治之矣。而先之以滋肾生肝者，盖症见壮热口渴，舌胎焦黑，脉见数大无伦，则阳邪燔灼，脉已无阴，不先救以甘温滋润之品，而遽投参、芪升补之剂，则阳火愈旺，而阴愈受伤矣。因为拈出，以告世之不识先后著者。

壬寅九月中，至海昌，封翁杨乘六延予诊脉，并子弟四五人遍诊之。其次郎在公者，六脉动甚，因语曰：兄脉紧而弦，往来无韵，不出一月，危病至矣。为之定方而别。斯时无甚病，其家不之深究。十月中，忽患咳嗽，痰中见血。医作风寒症治，数以羌防发散与之。十余日，遂大吼喘，痰涌如潮，作齁齁[1]声，不得卧。坐一人床上，以额俯靠其背，稍抬头即喘急欲死。走人至杭邀予。予诊之曰：以前日脉推之，病根固深，然不宜困败如此之速也。此殆攻伐之药逼成之耳，无救矣，奈何？病家哀恳，言不幸而先生之言中，今时刻难过，生死且不暇计，得喘息稍苏，又作区处。予曰：定喘不难，无如脉色皆去，纵喘定之后，仍虚脱而死耳。遂朝用参、芪、归、芍，暮用加减八味，三日而能卧，饮食倍进。其家喜甚，以为得生。予曰：出入废则神机化灭，升降息则气立孤危。今出入升降，俱废息矣，纵挽回何所施？兹不过暂接命门一丝未断之气，逾十日必死矣，无能为也。已而果然。向使病未见之先，即已见之后，医能以大剂填补峻补之药投之，即不能如旧，尚可稍延岁月，不至若是之促耳。此可为庸医妄肆攻伐之戒。

徐次镠案，定死期于一年之后。此案则决危病于一月之前，以其六脉弦紧无韵而皆动也。乃其期有远近者，以其脉之动有甚与未甚耳。两案合参，愈见四明指下之神。

徐彦为子，甫四岁，盛夏发热，惊搐不已，腰曲目直，小便短赤，面无神色。医作伤寒治，不应。邀予视之。予曰：火燥生风，风淫末疾，非伤寒也。用滋水清肝饮，尽一剂而汗解便利热退。予曰：痉至矣。翌日果然。立用五味异功散加麦冬、五味，十余剂而愈。

每验小儿惊症，产后痉症，以及类中风症，悉属火燥生风。而伤寒一症，尤多火燥生风者。盖因火燥而后风生，风从内出，非自外来，所以为风淫末疾也。医家若不知其风从火出，而杂用羌、防、辛、芷劫风燥血之剂，则火得风而转烈，阴被燥而必亡矣。只看案中列症，先曰发热，次及惊搐，便见非热不生风，非风不发搐。然其发热之由，总为肝肾阴虚所致；其腰曲者，肾水亏也；其目直者，肝血燥也。且肾合膀胱，肝主疏泄，未有肝肾阴虚而小便犹能清利者。症虽蜂起，其实蝉联；标有不同，其本则一。类如是也。学者须知其审症一毫不爽处，始知其处方一线不走处。若第用疏肝益肾及滋肾生肝等剂，非不对症，然尚有一膜之隔也，细按自知。

毗陵董缙风，寓湖上。一仆患热症，遍体壮热，烦躁作渴，医作伤寒治。予曰：发散寒凉，逼成外热，内转虚寒甚矣。急用补中益气汤加炮姜，一服而汗解热除，再服而饮食进，三服而安。

内真寒而外假热，乃长洲所发《内经》微旨也。然如此等症，最易辨却最难辨。如列症云遍体壮热，烦躁作渴，则已俱是火症，何遽知其内属虚寒乎？盖以症属外感，则未有既经发散而反遍身壮热者；内果实热，则未有既服寒凉而反烦躁作渴者。惟其症虽似乎外感，而实本于内伤，所以发散则亡阴；外虽似乎实热，而内本属虚寒，所以寒凉

① 齁齁：鼻息急促之状。

则减火。然则其为阴盛于内，逼阳于外也。凡有理解者，俱可臆度得之，况深究《内经》之精蕴者哉。

吴章成弟，八岁，发热闷乱，大便不通，医作外感治。予曰：此得之伤食，因发散太过，遂成虚热，兼风药燥血，故不便耳。先以六味饮加肉苁蓉三钱饮之，下黑矢十数枚；继以补中益气汤，数剂而诸病悉除。

伤食则气阻而脾不能运，斯时若以六君、补中等剂，少加枳、桔，助脾以消食，则气通脾运，而发热便秘等病预却矣。治者乃误认为外感，而妄加发散，则阴虚血燥，肠胃干枯，所伤之食，因愈秘而不出。设再遇粗工，吾知非倍进硝、黄，即重用枳、朴耳；岂能以滋肾润肠之剂，使阴血濡润，而燥矢自下哉。今而后，凡只求一便矢以毕其技能者，请以熟地、苁蓉代硝、黄、枳、朴可也。幸勿膺东庄所称矢医之荣号也。

一乡人力田辛苦，复饥甚饮食骤饱，蜷卧半晌，醒后忽喑哑不言，如是者二十余日矣。就予诊之。予曰：劳倦伤脾，饥饱伤胃，阳明之气，遏而不升，津液不行，贲门拥涩，故语言不能出耳。以补中益气汤十大剂与之，偶午睡觉，通身汗下，言语如常。

以补中益气治喑哑不言，而于喉舌置之不理，罔不共诧为异矣。讵知亦甚无奇哉，只是窥破受病之源耳。然则何病不有其源，而治病者，顾乃昧昧焉，而竟不为之寻耶？

一乡人患发背，上距风府，下连肾俞，通块肿起，肌肉青冷，坚硬如铁，饮食俱废，不省人事，医犹用解毒药。予诊之，六部细数，气血大亏，毒将内陷矣。急用养荣汤加附子、炮姜，三大剂而胃气开，十剂而坚硬者散去十之八九，只留左边如茶钟大，焮红作痛。予戒之曰：切莫箍药及刀针。气血温和，毒当自出。箍则反迟。非时而刺，收口难矣。彼以不任痛，竟受刺出血。予曰：当倍前药急服，以收口为度。仍戒以节嗜欲，慎饮食，兼服还少丹、八味丸等药而愈。

症有内外，理无彼此。彼专治外症，而不懂内症者，必其并不明于外症者也。故此症若一经外科粗技，则惟有败毒药以消肿，破气药以开胃耳。宁能顾其本之亏与不亏，毒之陷与不陷哉？四明内外泛应，无不曲当。由其脉症分辨处，无不清晰；更由其内外合一处，无不贯彻也。

曹远思内人，月水不至四月矣。腹痛不止，饮食少进，医作胎火治。予曰：此郁血也。然气禀怯弱，当补而行之。用八珍汤三大剂，果下血块升许。腹痛犹未除也，以大剂养荣等药调理，而痛除食进。

第九案中鲜血奔注，反以去蓄之药利之；此症瘀血郁蓄，反以补血之剂行之。时而攻人之所不敢攻，时而补人之所不敢补，洵非有胆者不能，尤非有识者不及也。

徽人江仲琏，冒寒发热，两颔拥肿如升子大，臂膊磊块无数，不食不便，狂躁发渴。诊其脉浮数无序。医作伤寒发毒治。予曰：误矣。此燥逐风生也。用大剂疏肝益肾汤，熟地加至二两许，五剂而肿退便解，十剂而热除食进。再用补中益气汤，加麦冬、五味调理而痊。

冒寒发热者，火为寒邪所郁也。郁久则血为火迫，而变生燥症矣。然同一燥症，而于徐彦为之子，则用清肝者，以彼有小便短赤一症也。夫赤为手少阴本色，而见于小便，则心火亢甚而达于膀胱矣。故用六味以滋肾，而加柴、栀、归、芍以清肝。滋肾者，滋夫火之所由制也；清肝者，清夫火之所自生也。尤妙在山栀、枣仁二味。盖心火既下逼膀胱，而不有屈曲下行之山栀，何以因其势而利导之，以泄心经之燥火哉？且本经之阳火既亢，则阴气必亏，不有枣仁，又何以使归地之阴，敛而纳诸包络之中，以滋心经之阴气哉？夫立方各有其旨，用方必求其当。知彼案用滋肾清肝之妙，则此案用疏肝益肾之妙，亦可见矣。

徐大千孙女，十余岁，发热数日，颈项牵绊疼痛，二便不利，忽四鼓厥逆，两目上窜，气喘口噤，牙关不开。予诊之，病自太阳传阳明，今传少阳，甲乙兄妹，遂传厥阴耳。语其家人曰：幸年小可救也。急以麻黄附子细辛汤，一夜尽三剂而始苏，五鼓能言矣。次用小柴胡汤合泻心汤等药，调理而愈。

凡从阳经传阴经者，不作阴症，乃从阳经中治。四明治感，据症辨经，按经用药。如此，仲景真不死矣。

杭人沈孟嘉妻，患吞酸膈痛屡年矣，肌肉枯削，几于绝粒。予诊之，六脉细数，此肝木乘脾土也。先投六君子汤加炮姜，十余剂觉吞酸减半；继用补中益气汤加半夏、炮姜，十余剂而吞酸尽去，膈痛亦除矣；次用归脾汤倍加木香、炮姜，吞八味丸而愈。

木曰曲直，曲直作酸。故凡酸症，悉属肝木，以酸为木气也。然此症在他人则混入逍遥、左金，疏肝滋肾等症去矣。四明乃从六脉细数中，看出肝木乘脾，而用六君、补中等剂，以培脾土；并加炮姜之辛，以制肝木之酸；复用归脾、八味补火生土，以善其后。试问今人临症，谁则能如此之分明不爽耶？

吕仲嘉内人，在室十四岁时，病寒热往来。迨后适仲嘉，又十余年，寒热如故。或作疟治，或作虚治，尫羸枯削，几于骨立。延予诊之。予曰：此非疟非虚，乃血风症耳。以五加皮散加熟地二两，每剂共药五六两许，水二升，浓煎一升，每日尽一剂。如是者二十剂，而寒热顿除。

此案症治，原从《准绳》中脱胎来者。然如此审症，非独具有只眼不能。

吴维师子，甫十岁，发热口渴，胸腹闷痛。予曰：少阳阳明症也。用加味小柴胡汤。是夜发晕逾一二时，维师惊甚。予曰：无伤也。但此病不传疟，必传痢。逾三日热退，果少腹痛，先解黑矢无数，随后便脓血而痢矣。连用当归解毒汤，五六剂而痢除。继以六君子汤调理而安。

胸痛发热，少阳症也；口渴腹闷，则为阳明症矣。疟发寒热，少阳症也；便痢脓血，则为阳明症矣。然症尚未来，四明何自而知之？盖以症属两经合病，则可知邪并于少阳，自当传疟；毒归于阳明，自当传痢。其所以不传疟而传痢者，则以小柴胡汤乃少阳之的剂也，服后既见发晕，则少阳之邪，业经汗散，特以正不胜邪，故不能托之尽出耳。然即有未尽，而既逾三日，则已由经入府，而于少阳无与矣，尚何传疟之有哉？故知将来流病，前辈亦只是就现在本病，依经据理而断之，非率胸臆，妄希偶中也。学者于此等处，果肯做个题目，仔细入思议来，则因此识彼，久则后来亦可居上矣，谁谓古今人竟不相及也。

范中行自省归石门，感冒风寒，又过于房劳，发热昏闷。医以为伤寒也，羌活、柴胡投入不应；又以为阴症也，肉桂、木香投之又不应。热且愈甚，饮食俱废，舌黑如炭，八日不便。医正议下，予往诊之。脉细数而沉，因语之曰：阴亏甚矣，胃气将绝矣。非温和甘润之剂，弗能救也。急以左归及滋水清肝等药，重加参、芪服之。他医以为不大便，奈何议补？予曰：子以为承气症耶？误矣！第服药自得便。至第四日，果下黑矢升许，热退，舌亦红润。但尚未进食，病家犹以用补为嫌。予慰之曰：本内伤症，一补中益气疗之足矣。无奈粗工杂投，胃气转伤，不能即复。今以药补之，以稀粥调之，不过数日，自然知味，公等勿忧。病家不信，另延一医，重用承气汤，服至二剂，不得便，病势反剧。无颜再恳予，往禾中延薛楚玉。楚玉至，病家叙病情及用药次第。楚玉曰：既用熟地而便，效可知矣。何至举将收之功而弃之耶？今无能为矣。逾数日果殁。病家目楚玉为予党，究不之信。嗟夫！举天下学问之人，而尽目之为党，为彼之医，不亦难乎？

此等症，一则败于医药之乱投，一则败于主见之不定，遂举将收之功而尽弃之，良可惋惜。然病者既因劳力致感，而又过犯房劳，则亦是自就死地也。悬此以为轻生好色者戒。

老友徐五宜之从侄次镠，病咳嗽。予细诊其脉，六部皆动，心窃疑之。因问君嗜酒乎。曰：然。又问君得毋服天麦门冬、生地、知母、贝母等类乎。曰：服逾斤许矣。予曰：君病与此等药相反，可禁勿服。写归脾汤、六味丸两方与之。予归与用晦曰：次镠病，即《素问》所谓二阳之病发心脾也。其人必劳心过度，又嗜酒多欲。急救三阴，乃为良法。医以阴寒逼之，火无所泄其怒，遂成燎原之势。今六脉纯是阴火，有出无入，不逾年死矣。是时座上有数客，皆惊曰：次镠无恙，不过患伤风，何遽至是？予曰：脉法当如是耳。八月中，予适与用晦寓孤山，次镠邀予至天竺。曰：闻子善太素，乞为我诊，辛丑可得第否？予曰：太素两字，出在三坟，后人窃之，以欺天下之耳目。且造为歌诀，妄言祸福，轩岐无是也。但《素问》自有一种荣枯、寿夭、贫富、贵贱、得失、成败之说，要不出乎圣人吉凶、悔吝、善恶、逆从之理。其道甚微，然我能约略言之。诊毕，予语之曰：辛丑固好，然不若甲辰更得当也。次问寿，予曰：子年甫三十外，不必问寿。予察其意，惟以科名为急，不及病情，似难直言。其尊人大千公，忠厚长者，遇予极厚，急返石门往告曰：令郎脉气不佳，如北上其不返乎？公何不阻其行？曰：予固阻之，弗能也。因为制大料参膏，语大千曰：公当戒令郎不绝服之，庶可冀其还家。如惑以火不清不宜补，殆矣。到京，果闽人有以前说进者，次镠信之，用发散寒凉，不十剂，吐血而绝。

木必有根，水必有源，而病亦必有本。本者，所以致病之根源也。长洲《医案》[1]二十四种，卷帙甚繁，然一言以蔽之，只是治病必求其本耳。案中劳心过度、嗜酒多欲八字，乃病者所以致病之本也。医家早以归脾、六味直从本治，宁遽至是。何不知出此，而以阴寒逼之。已濒于死，而又用发散寒凉等剂，遂使三阴立尽耶。可慨已。

① 长洲医案：指薛己《薛氏医案》。薛己，明代苏州人。长洲县，自唐至明，同属苏州府治。《薛氏医案》，二十四卷。

静香楼医案

清·尤怡　著

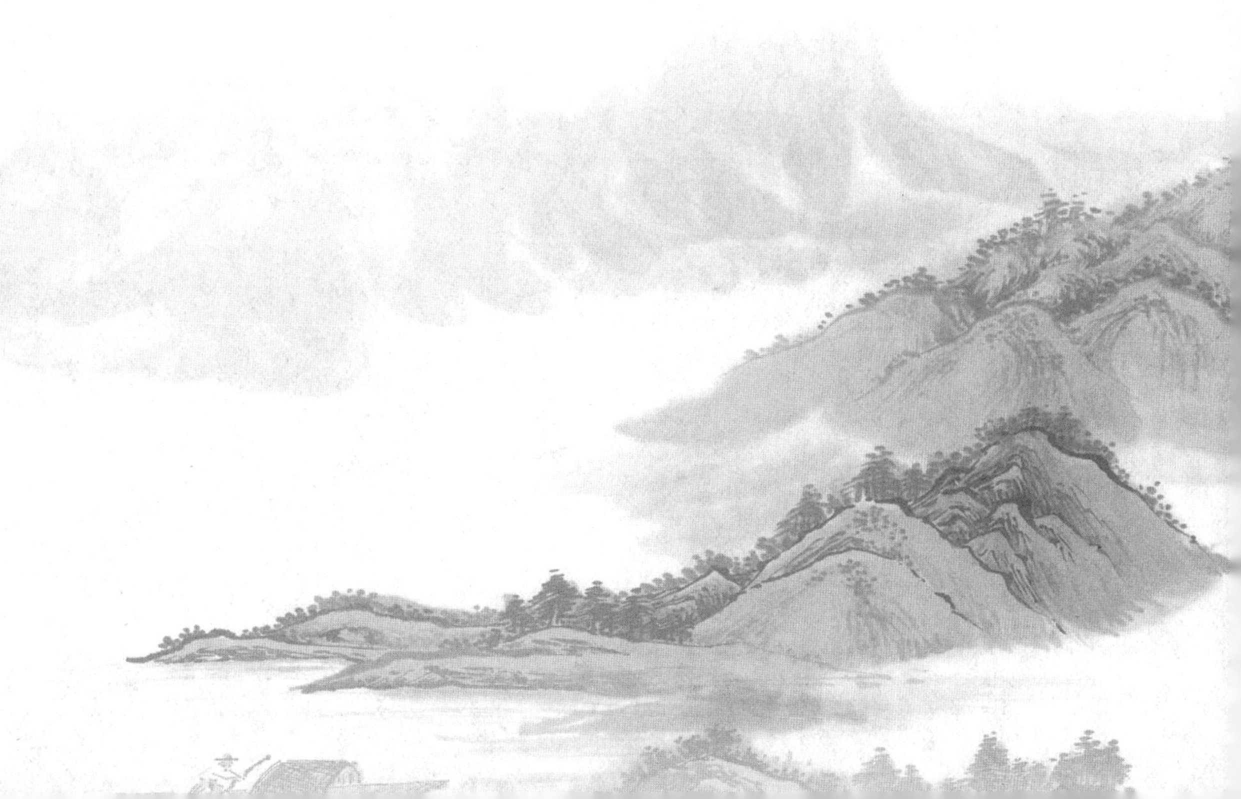

评选静香楼医案两卷

此案为尤在泾先生所著。先生名怡，字在泾，自号饲鹤山人，江苏长洲县人。邃于医学，于仲景书尤能钻研古训，独标心得。时吴下以医名者如叶氏桂、徐氏大椿、王氏子接，均煊耀一时，先生与之联镳接轸[①]，辉映后先，于医道中可谓能树一帜者。所著有《伤寒论贯珠集》、《金匮心典》、《医学读书记》，均刊行。惟此案未经授梓，其附刻于《读书记》后者，仅有三十余条，非全本也。此本为吾邑吴氏所抄藏，咸丰兵燹后，诒于詹文桥张氏斋头见之，假归抄录，复就其中选精粹者，得十之五，评录如左，分上下两卷。

窃念近时医学荒废，其简陋剽袭、毫无心得者无论已，间有钻研古籍，不知通变者，动辄以仲景为家法，而咎今人不能用古方，目为庸陋；其实古方今病，往往枘凿不相入，执而用之，偾事者多矣。及读先生此案，而不觉憬然有悟也。

先生博极群籍，尤服膺仲景之书，所著《伤寒论》《金匮》两注，上溯仲景心传，独抒己见，读其书者，无不知先生之于仲景，不啻升其堂而入其室已。乃观此案，论病则切理餍心[②]，源流俱澈，绝不泛引古书；用药则随证化裁，活泼泼地，从不蹈袭成方。可见食古[③]期乎能化，裁制贵乎因时，彼徒执古书者，不且与王安石之《周官》，房琯之车战，其弊适相当哉！是故读他人之案，有不用古方者，或犹疑其服古未深，未能得力于仲景也。若先生则读书不可谓不多，用功不可谓不切，其沈酣于仲景之书，尤不可谓其不深，乃其论病之平易近情也如是，立方之妥帖易施也如是，是则此案不第为治病之良规，并可为读古之心法已。用书之以审后之读此案者。

光绪二十六年庚子二月下旬江阴后学柳宝诒识

---

① 联镳接轸：联镳，相等。接轸：靠近，相当。

② 切理餍心：亦作“切理厌心”，切合事理而令人满意。餍：吃饱，满足。餍心，心满意足。

③ 食古：读古人之书。

目　录

上　卷

内伤杂病门

阴亏于下，阳浮于上，服八味丸不效者，以附子走窜不能收纳耳，宜加减法。

桂都气丸。

诒按　议论精细，可为用药者开一悟境。

肝阳盛，肝阴虚，吸引及肾，肾亦伤矣。益肝体，损肝用，滋养肾阴，俾水木相荣，病当自愈。

生地　白芍　小蓟　赤芍　当归　血余　丹皮　阿胶　甘草　茅根

诒按　此必因肝火而见血者，故方药如此。

左关独大，下侵入尺，知肝阳亢甚，下吸肾阴，阴愈亏，则阳益张矣。滋水清肝，乃正法也。

知柏八味丸　加天冬　龟板　杞子

诒按　方中似宜再增清肝之品。

阴不足者，阳必上亢而内燔。欲阳之降，必滋其阴，徒恃清凉无益也。

生地　知母　甘草　黑栀　麦冬　元参　丹皮　地骨皮

诒按　案语精粹，有名隽[1]气。

肾精不足，肝火乘之，故有筋挛骨痿，耳窍二阴气出等证。夫肝火宜泄，肾精宜秘，于一方之中，兼通补之法，庶几合理，然非旦夕所能奏功也。

生地　川楝子　茯苓　阿胶　丹皮　女贞子

诒按　论病深中肯綮。方中可增白芍、牡蛎。

肝阴不足，肝火偏胜，伤肺则咳，自伤则胁痛。

阿胶　兜铃　丹参　炙草　归身　白芍　玉竹　川斛

---

① 名隽：同“名俊”，俊秀出众。

诒按 既有胁痛见证，似当兼与通络清肝，宜加丹皮、山栀、青皮、橘络、旋覆等味。

咯血胁痛，项下有核，脉数恶热，咽痛便溏，此肝火乘脾之证。反能食者，脾求助于食，而又不能胜之，则痞耳。治在制肝益脾。

白芍 茯苓 川连 牡蛎 炙草 木瓜 益智 阿胶

诒按 论病明快，方中拟加丹、栀、夏枯草。

饮食既少，血去过多，阴气之伤，盖已甚矣。兹复忧劳惊恐，志火内动，阴气益伤，致有心烦、体痛、头痛等证，是当滋养心肝血液，以制浮动之阳者也。

生地 石斛 麦冬 丹皮 元参 知母 茯苓 甘草

诒按 肝阴既亏，肝火上升，宜再加归、芍，以滋养之，羚羊、菊、栀以清泄之。

肝藏失调，侵脾则腹痛，侮肺则干咳，病从内生，非外感客邪之比，是宜内和藏气，不当外夺卫气者也。但脉弱而数，形瘦色槁，上热下寒，根本已漓，恐难痊愈。

归身 白芍 炙草 茯苓 桂枝 饴糖

诒按 此内补建中法，宜于腹痛，而不宜于干咳，宜加清肝保肺之味，乃为周匝[1]。

形盛脉充，两尺独虚，下体麻痹，火浮气急。此根本不固，枝叶虽盛，未足恃也。

熟地 山药 沙苑 杞子 丹皮 茯苓 桑椹 牛膝

诒按 如此脉证，似可参用肾气法，以温摄之。

真阳以肾为宅，以阴为妃，肾虚阴衰，则阳无偶而荡矣，由是上炎则头耳口鼻为病，下走则膀胱二阴受伤。自春及秋，屡用滋养清利之剂，欲以养阴，而适以伤阳，不能治下，而反以戕中，《内经》所谓热病未已，寒病复起者是也。鄙意拟肾气丸，直走少阴，据其窟宅而招之，同声相应，同气相求之道也。所虑者病深气极，药入不能制病，而反为病所用，则有增剧耳。

肾气丸。

诒按 立论透切，医案中仅见之作。

真阳气弱，不荣于筋，则阴缩；不固于里，则精出；不卫于表，则汗泄。此三者，每相因而见，其病在三阴之枢，非后世方法可治。古方八味丸，专服久服，当有验也。

---

① 周匝：周到，周密。

八味丸。

诒按 见识老到，议论明确，此为可法可传之作。

胃寒背冷，食入则倦，喜温恶清。以背为阳位，胃为阳土，土寒而食不运，阳伤则气不振也。治宜温养阳气。

人参 桂枝 益智仁 厚朴 炮姜 茯苓 炙草 白术

诒按 此温中和气、平正通达之方。

中气虚寒，得冷则泻，而又火升齿衄，古人所谓胸中聚集之残火，腹内积久之沉寒也。此当温补中气，俾土厚则火自敛。

四君子汤加益智仁、干姜。

诒按 议病立方，均本喻氏[1]，近时黄坤载[2]亦有此法。

类中门

类中偏左，于法为逆，犹幸病势尚轻，可以缓图取效。原方补少通多，最为合理。惟是阳脉则缓，阴脉则急，所以指节能屈不能伸，此亦病之关键处，不可忽也。经云：肝苦急，宜食甘以缓之。于前方中，增进阴药之甘润者一二，更为美备。

人参 茯苓 半夏 白术 炙草 橘红 麦冬 竹沥 姜汁

诒按 此六君加麦冬、竹沥、姜汁也。再诊加当归。

脉虚而涩，左半手足麻痹，食不知味，此气血不能运行周体，乃类中之渐也。

桂枝 茯苓 归身 半夏 炙草 黄芪 天麻 首乌

诒按 滋养疏化，虚实兼到。

内风本皆阳气之化，然非有余也，乃二气不主交合之故。今形寒跗冷，似宜补阳为是，但景岳云：阳失阴而离者，非补阴无以摄既散之元阳。此证有升无降，舌绛牵掣，喑不出声，足躄不堪行动，当与河间肝肾气厥同例，参用丹溪虎潜法。

熟地 萸肉 牛膝 锁阳 虎骨 龟板

诒按 持论明通，立方简当。

再诊 地黄饮子去附子，加鹿鞭子，煎胶打丸。

热风中络，口歪舌蹇。咽痛，治以清滋。

---

① 喻氏：喻昌（嘉言）。

② 黄坤载：黄元御。

羚羊角　元参　钩藤　甘菊　甘草　石菖蒲　生地　竹沥

再诊　生地　阿胶　麦冬　知母　贝母　甘菊　甘草　元参

三诊　咽喉干痛，滋清不愈，宜从降导。

肾气丸　淡盐汤送下。

诒按　先清之，继滋之，终用引火下行之法。步伐井然，凌躐①急功者，可取法焉。

方书每以左瘫属血虚，右痪属气虚。述频年已来，齿疼舌赤，常有精浊，纳谷如昔，卒然右偏肢痿，舌强口㖞语蹇，脉浮数动。此乃肝肾两虚，水不涵木，肝风暴动，神必昏迷，河间所谓肝肾气厥，舌喑不语，足痱无力之证。但肾属坎水，真阳内藏，宜温以摄纳；而肝藏相火内寄，又宜凉以清之。温肾之方，参入凉肝，是为复方之用。

地黄饮子去桂附，加天冬、阿胶。

诒按　即古法而化裁之，参详脉证，斟酌尽善。

寒热后，邪走手少阴之络，猝然不语，肩背牵引不舒，宜辛以通之。

菖蒲　远志　甘草　木通　当归　丹皮　丹参　茯苓

诒按　方法轻灵，恰合余邪入络治法。

脉濡，按之则弦，右肩及手指麻木，两腿酸痒，难以名状。此脾饮肝风相合为病，乃类中之渐，不可不慎。

首乌　天麻　刺蒺藜　羚羊角　炙草　茯苓　半夏　白芍　丹皮　广皮　姜汁　和竹沥泛丸。

诒按　以二陈、姜汁、竹沥除痰饮，以丹、芍、羚、蒺、首乌、天麻治肝风，两层俱到，就见证论，归身、牛膝、橘络亦可加入。

痿痹门

脉虚而数，两膝先软后肿，不能屈伸。此湿热乘阴气之虚而下注，久则成鹤膝风矣。

生地　牛膝　茯苓　木瓜　丹皮　薏仁　山药　萸肉　泽泻　萆薢

诒按　正虚着邪，故补散宜并用；湿而兼热，故滋燥不可偏。此以六味治阴虚，增入牛膝、木瓜、薏仁、萆薢以除湿热，所谓虚实兼顾也。

内风门

肢麻头运，此肝病也；便溏食减，脾亦病矣。宜节劳养气，毋致风动为佳。

---

① 凌躐：超出正常秩序。

羚羊角　白术　刺蒺藜　茯苓　炙草　天麻　白芍　广皮

诒按　肝脾两治，方法周到。

眩运呕恶，胸满，小便短而数，口中干。水亏于下，风动于上，饮积于中，病非一端也。

羚羊角　细生地　钩钩　天麻　茯苓　广皮　半夏　竹茹

诒按　病非一端，方却打成一片，非熟于制方之义者不能。拟再增生牡蛎。

再诊　前方去生地，加麦冬。

三诊　人参　茯苓　麦冬　羚羊角　天麻　半夏　炙草　石斛　广皮

肝阴不足，则火动生风；脾失健运，则液聚成痰。调理肝脾，当渐愈也。

半夏　茯苓　广皮　钩钩　生地　竹沥　麻仁汁

诒按　案属通论，方中宜加用白芍，方能顾到肝经。

再诊　和养中气。

人参　陈皮　生谷芽　石斛　茯苓　木瓜

肝阳化风，逆行脾胃之分，胃液成痰，流走肝胆之络，右腿麻痹、胸膈痞闷所由来也。而风火性皆上行，故又有火升、气逆、鼻衄等证。此得之饥饱劳郁，积久而成，非一朝一夕之故也。治法清肝之火，健脾之气，亦非旦夕可图已。

羚羊角　广皮　天麻　甘草　枳实　半夏　茯苓　白术　麦冬

诒按　持论明通，立方周匝，看似平淡无奇，实非老手不办。亦当加入白芍。

此肝风挟痰上逆之证，肢冷自汗，有似阳脱，实非脱也，目与唇口牵引，时复歌笑。治宜先却邪气，而后养正。

羚羊角　白茯苓　竹茹　郁金　半夏　甘草　钩钩　橘红

诒按　治法的当。时复歌笑，是心藏受邪之象，菖蒲、远志、胆星、清心牛黄丸之类，均可选入。

肝属风木，性喜冲逆，其变动为振摇强直，其治法宜柔木熄风。

细生地　钩钩　归身　茯苓　阿胶　天麻　羚羊角　山药　柏子仁　刺蒺藜

诒按　此方可加木瓜、白芍。

脾失运而痰生，肝不柔而风动，眩运食少所由来也。

白术　天麻　首乌　广皮　半夏　羚羊角　茯苓　钩钩

诒按 案语简练，方亦纯净。

四肢禀气于脾胃，脾胃虚衰，无气以禀，则为振颤。土虚木必摇，故头运也。

归芍六君子汤加黄芪、天麻。

诒按 案语说理朴实，立方以扶正为主，似宜再加熄风之品。其所加之黄芪，恐非肝风升动者所宜。

木旺乘土，土气不宜，痰涎郁聚，传走经络，故头旋脚弱，有似虚象，实则未可徒补也。

首乌 橘红 茯苓 薏仁 木瓜 钩藤 刺蒺藜 半夏 炙草

诒按 首乌似嫌其涩，不如用生於术为妥。拟再加牛膝、竹沥、姜汁。

神志门

骤尔触惊，神出于舍，舍空痰入，神不得归，是以有恍惚昏乱等证。治当逐痰，以安神藏。

半夏 胆星 钩藤 竹茹 茯神 橘红 黑栀 枳实

诒按 叙病如话如画。此等方案，非有切实功夫者不能，所谓成如容易却艰辛也。

惊悸易泄，腰疼足软，有似虚象，而实因痰火，盖脉不弱数，形不枯瘁。未可遽与补也。

半夏 炙草 秫米 橘红 茯苓 竹茹 远志 石菖蒲

诒按 此秫、夏合温胆加味也。认证既确，立方自然入彀。

搐搦厥逆，合目则发。此肝胆痰热，得之惊恐，病名痫厥。

半夏 橘红 竹茹 胆星 炙草 石菖蒲 枳实 茯苓

诒按 痰火之邪，因惊恐直犯肝胆，故见证如此。卧则阳气入于阴，合目则发，是阳气扰动阴藏，致痰猝发而病作也。方中拟加羚羊角、黄连。

骤惊恐惧，手足逆冷，少腹气冲即厥，阳缩汗出，下元素亏，收摄失司，宜乎助阳以镇纳。第消渴心悸，忽然腹中空洞，此风消肝厥见象，非桂附刚剂所宜。

炒黑杞子 舶茴香 当归 紫石英 细辛 桂枝

诒按 风消肝厥之证，当于温养中佐以滋阴。方中细辛一味，不识何意。愚意再加牛膝、白芍、牡蛎。

肝火挟痰上逆，为厥颠疾。

半夏　钩藤　茯苓　枳实　广皮　竹茹　郁金　羚羊角

诒按　方极清稳。

痰饮门

肺饮

紫菀　半夏　桑皮　白前　杏仁

诒按　饮邪在肺，不及于胃，故专用肺药。

饮邪射肺为咳。

半夏　杏仁　干姜　北五味　白芍　炙草　茯苓　桂枝

诒按　此治饮正法也。

秋冬咳嗽，春暖自安，是肾气收纳失司，阳不潜藏，致水液变化痰沫，随气射肺，扰喉喘咳，不能卧息。入夜更重，清晨稍安，盖痰饮乃水寒阴浊之邪，夜为阴时，阳不用事，故重也。仲景云：饮病当以温药和之。《金匮》饮门短气倚息一条，分外饮治脾、内饮治肾。二藏阴阳含蓄，自然潜藏固摄。当以肾气丸方减牛膝、肉桂，加骨脂以敛精气。若以他药发越阳气，恐有暴厥之虑矣。

肾气丸减牛膝、肉桂，加补骨脂。

诒按　此案推阐病原，极其精凿。

往昔壮年，久寓闽粤，南方阳气易泄。中年以来，内聚痰饮，交冬背冷喘嗽，必吐痰沫，胸脘始爽。年逾六旬，恶寒喜暖，阳分之虚，亦所应尔。不宜搜逐攻劫，当养少阴肾藏，仿前辈水液化痰阻气以致喘嗽之例。

肾气丸减牛膝、肉桂，加北五味、沉香。

诒按　议论明确，立方亦极精当。

久遗下虚，秋冬咳甚，气冲于夜，上逆不能安卧，形寒足冷，显然水泛而为痰沫。当从内饮门治，若用肺药则谬矣。

桂枝　茯苓　五味　炙草　白芍　干姜

诒按　古人云：内饮治肾。据此证情，似可兼服肾气丸，以摄下元。

肝风与痰饮相搏，内壅藏府，外闭窍隧，以致不寐不饥，肢体麻痹。迄今经年，脉弱色悴。不攻则病不除，攻之则正益虚，最为棘手。

钩藤　菖蒲　刺蒺藜　远志　竹沥　郁金　胆星　天竺黄　另指迷茯苓丸临卧服。

诒按　病属难治，而立方却周匝平稳，非学有本原者不能办此。

肝阳因劳而化风，脾阴因滞而生痰，风痰相搏，上攻旁溢，是以昏运体痛等证见也。兹口腻不食，右关微滑，当先和养胃气，蠲除痰饮。俟胃健能食，然后培养阴气，未为晚也。

半夏　秫米　麦冬　橘红　茯苓

诒按　审察病机，以为立方步伐，临证者宜取法焉。

咳喘门

风热不解，袭入肺中，为咳为喘，日晡发热，食少体倦，渐成虚损，颇难调治。勉拟钱氏阿胶散，冀其肺宁喘平，方可再商他治。

阿胶　茯苓　马兜铃　薏米　杏仁　炙草　糯米　芡实

再诊　青蒿　丹皮　鳖甲　茯苓　石斛　甘草　归身　广皮　白芍

诒按　此正虚而兼感外邪之证，乃内伤挟外感病也。

久嗽脉不数，口不干，未必即成损证。此为肺饮，郁伏不达故也。

厚朴　煨姜　桑皮　杏仁　广皮　甘草　半夏

诒按　此属饮寒伤肺，乃内因之实证也。

体虚邪滞，肺络不清，脉弦而细，幸不数耳。

沙参　桑叶　杏仁　茯苓　马兜铃　贝母　甘草　粳米

诒按　案语得看病之窍，最宜留意。

肺阴不足，肺热有余，咳则涕出，肌体恶风。此热从窍泄，而气不外护也。他藏虽有病，宜先治肺。

阿胶　贝母　沙参　马兜铃　杏仁　茯苓　炙草　糯米

诒按　此等证虚实错杂，若粗工为之，或与疏散，或与补涩，均足致损。

肺病以中气健旺，能食便坚为佳。兹喘咳已久，而大便易溏，能食难运，殊非所宜。诊得脉象与前无异，但能节饮食，慎寒暖，犹可无虞。

沙参　贝母　炙草　杏仁　薏仁　橘红　枇杷叶

又丸方：六味丸加五味子、肉桂。

诒按　不刊之论，读者最宜记好。

咳嗽，食后则减。此中气虚馁所致，治宜培中下气法。

人参　半夏　粳米　南枣　麦冬　炙草　枇杷叶

诒按　此证不甚多见，学者须记之。

久嗽便溏，脉虚而数，脾肺俱病。培补中气为要，恐后泄不食，则瘦削日增也。

人参　白芍　扁豆　薏仁　广皮　茯苓　炙草　山药
蜜炙　炮姜炭

诒按　此亦脾肺两治之法，较前数方为切实。亦以此证中气虚寒，无咽干溺涩等虚热亢炎之证，故用药稍可着力耳。然欲求效难矣。

阴虚于下，阳浮于上，咳呛火升，甚于暮夜。治肺无益，法当补肾。

熟地　杞子　天冬　白芍　茯苓　山药　丹皮　龟板

诒按　此方即胡桃、五味均可加入。

干咳无痰，是肝气冲肺，非肺本病。仍宜治肝，兼滋肺气可也。

黄连　白芍　乌梅　甘草　归身　牡蛎　茯苓

诒按　方中少润肺之品，拟加北沙参、桑白皮。再肝之犯肺，必挟木火，栀、丹亦应用之药也。

风伤于上，湿伤于下，上为咳嗽痰多，下为跗肿酸痛。宜先治上，而后治下。

薄荷　杏仁　桔梗　旋覆花　甘草　象贝　连翘　前胡

诒按　肺主一身之治书，故以治肺为先。

咳甚于夜间，肌热于午后，此阴亏也。浊痰咳唾，鼻流清涕，是肺热也。病本如是，奏功不易。拟甘咸润燥法。

阿胶　燕窝　沙参　海浮石　瓜蒌霜　川贝　杏仁　甘草

诒按　此证痰必干黏，故用药如是。

内热与外热相合，肺胃受之，则咳而不能食，头胀肌热心烦。宜清上中二焦。

竹叶　芦根　花粉　杏仁　贝母　知母　桔梗　橘红

诒按　此外感温燥之咳，故专用清泄。

脉细数促，是肝肾精血内耗。咳嗽必吐呕清涎浊沫。此冲脉气逆，自下及上，气不收纳，喘而汗出。根本先拨，药难奏功。医若见血为热，见嗽治肺，是速其凶矣。

人参（秋石制）　熟地　五味子　紫衣　胡桃

诒按　此难治之证，在咳嗽门中，亦别是一种也。

脉虚数，颧红声低，咳甚吐食，晡时热升，多烦躁。此肝肾阴亏，阳浮于上，精液变化痰沫。病已三年，是为内损，非消痰治嗽可愈。固摄下焦，必须绝欲，以饮食如故，经年可望其愈。

都气丸加女贞子、枸杞子、天冬。

诒按　用药颇为切实。

脉微小，形寒，久嗽失音，是气馁阳损。议固胃阳，取甘温之属。

蜜炙生姜　炙草　白芍　黄芪　大枣

诒按　此亦虚咳中另一法门。

咽痛声哑，有肺损、肺闭之分，所谓金破不鸣，金实亦不鸣也。此证从外感风热而来，当作闭治，温补非宜，所虑者邪不外达而内并耳。

阿胶　杏仁　桔梗　贝母　牛蒡　元参　甘草　粳米　马兜铃

诒按　此钱氏补肺之类，乃虚实兼治之法。

用复脉甘润法，呛止音出，得益水濡润之力也。无如胃弱便溏，此药不宜再用。仿《金匮》麦门冬汤义，取养土之阴，以生肺金。

麦门冬汤。

诒按　此用药转换法也。

久咳便溏腹满，脾肺同病，已属难治，况脉数口干潮热，肝肾之阴亦不足耶。

白芍　薏仁　茯苓　莲肉　炙草　广皮　扁豆

诒按　病重药轻，恐难奏效，且于肝肾亦未顾到。拟加用水泛六味丸一两，绢包入煎。

咳而吐沫，食少恶心，动作多喘，中气伤矣，非清肺治咳所能愈也。

人参　半夏　麦冬　茯苓　粳米　大枣

诒按　此胃虚咳嗽也，方宗《金匮》大半夏、麦门冬两汤之意。

咳而衄，阴不足火内动也。恶心不食，宜先治胃。

竹茹　粳米　广皮　石斛　贝母　杏仁

诒按　既有火动而衄，见证宜兼清降。

浮肿咳喘，颈项强大，饮不得下，溺不得出，此肺病也，不下行而反上逆，治节之权废矣。虽有良剂，恐难奏效。

葶苈大枣泻肺汤。

脉寸关大而尺小，口干，上气不下，足冷不温。此阳气不潜，当用阴中阳药治之。

六味丸加牛膝、车前、五味、肉桂。

诒按　此兼肾气、都气两方之意。

脉数减，咳亦缓，但浮气不得全归根本。宜补益下焦，以为吸受之地。

六味丸加五味子、菟丝子。

又丸方　六味丸加五味子、杜仲、芡实、莲须、菟丝子、杞子，蜜丸，每服五钱。

诒按　议论稳实，方亦妥帖。

气喘，足冷至膝，唇口干，鼻塞，脉虚小，下气上逆，病在根本，勿以结痰在项，而漫用清克也。

肾气丸三钱，盐花汤送下。

诒按　识见老当。

久咳喘不得卧，颧赤足冷，胸满上气，饥不能食。此肺实于上，肾虚于下，脾困于中之候也。然而实不可攻，姑治其虚；中不可燥，姑温其下。且肾为胃关，火为土母，或有小补，未可知也。

金匮肾气丸。

诒按　拟再用旋覆代赭汤送下，则上中两层亦可关会①矣。

两寸浮大，关尺沉小，气上而不下，喘咳多痰。肝肾之气上冲于肺，宜以肾气丸补而下之。

肾气丸。

诒按　此治本之法。

下虚上实，当治其下，勿清其上。真气归元，痰热自降。宜以十味肾气丸主之。

① 关会：行文知照。此处意为可以兼顾。

十味肾气丸。

诒按 识见卓老。

失血门

络热血溢，时气所触，非阴虚火浮之比。慎勿以滋腻治也。

荆芥　丹皮　茺蔚子　丹参　郁金　藕汁　细生地　小蓟炭

诒按 勘证用药，老眼无花。

吐血得劳与怒即发，脉小数，微呛，得之思虑劳心。宜早图之，勿使延及肺家则吉。

阿胶　丹皮　牛膝　丹参　小蓟炭　三钱　藕汁　童便

诒按 此治吐血之正法，能止血而无留瘀之弊，最为稳当。

再诊 前方去丹参、三七、藕汁、童便，加生地、白芍、茺蔚子。

又丸方　六味丸加阿胶、五味子、小蓟炭、莲须，水泛丸。

失血咳逆，心下痞满，暮则发厥，血色黯，大便黑，肝脉独大。此有瘀血，积留不去。勿治其气，宜和其血。

制大黄　白芍　桃仁　甘草　当归　丹皮　降香

诒按 此专治瘀积之法。

病后失血，色紫黑不鲜，此系病前所蓄。胸中尚满，知瘀犹未尽也。正气虽虚，未可骤补，宜顺而下之。

小蓟炭　赤芍　生地　犀角　郁金　丹皮　茺蔚子　童便

诒按 此必尚有郁热见证，故方中用犀角。既有留瘀未尽，可加醋炙大黄炭。

凡有瘀血之人，其阴已伤，其气必逆。兹吐血紫黑无多，而胸中满闷，瘀犹未尽也；而舌绛无苔，此阴之亏也；呕吐不已，则气之逆也。且头重足冷，有下虚上脱之虑；恶寒谵语，为阳弱气馁之征。此证补之不投，攻之不可，殊属棘手。

人参　茯苓　三七　吴萸　乌梅　牡蛎　川连

诒按 论病则层层俱透，用药亦步步着实，此为高手。

失血后，气从下逆上，足冷头热。病在下焦，真气不纳。

六味丸加五味、牛膝、牡蛎。

诒按 方亦妥当。若再进一层，可用金匮肾气法，以导火下行。血去过多，气必上逆，肺被其冲，故作咳嗽。此非肺自病也，观其冲气甚则咳甚，冲气缓则咳缓，可以知矣。拟摄降法，先治冲气。

金匮肾气丸去肉桂加牡蛎。

诒按 认证独的，法亦老当。

脉寸静尺动，屡经失血，觉气从下焦上冲则呛，劳动则气促不舒。此病不在肺而在肾，治嗽无益，宜滋肾阴。

熟地 天麻 牡蛎 茯苓 杞子 萸肉 五味子

诒按 病与上条相同。方中用天麻，不知何意。

心脉独大，口干易汗，善怒血逆。此心阴不足，心阳独亢，宜犀角地黄汤。

犀角地黄汤加茅根、甘草、山栀。

诒按 方案均精简熨帖。

痰中有血点散漫，此心病也。口干心热，当是伤暑，因暑喜归心故耳。

生地 茯神 扁豆 甘草 丹皮 竹茹 麦冬 藕汁

诒按 方法清灵可喜。

葛可久论吐血治法，每于血止瘀消之后，用独参汤，以益心定志。兹以阴药参之，虑其上升而助肺热也。

人参 沙参 生地 阿胶 牛膝 茯苓

诒按 此失血后服人参一定之法。

劳伤失血，心下痛闷，不当作阴虚证治。但脉数咳嗽潮热，恐其渐入阴损一途耳。

生地 桃仁 楂炭 郁金 赤芍 制大黄 甘草 丹皮

诒按 此证如早服补涩，则留瘀化热，最易致损。须看其虚实兼到，绝不犯手①。

阴不足而阳有余，肝善逆而肺多郁，脉数气喘，咳逆见血，胁痛。治宜滋降，更宜静养。不尔，恐其血逆不已也。

小生地 荆芥炭 白芍 童便 郁金 藕汁 小蓟炭

诒按 此亦气火上逆之证，可加牛膝、丹皮。

离经之血未净，而郁于内，寒热之邪交煽，而乱其气，是以腹满呕泄，寒热口燥。

① 犯手：沾手。

治当平其乱气，导其积血。元气虽虚，未可骤补也。

丹皮　楂炭　泽兰　赤芍　郁金　丹参　牛膝　小蓟

诒按　此证挟外感之邪，可加荆芥炭、黑稆豆灰。

久咳见血，音喑咽痛，乍有寒热。此风寒久伏，伤肺成劳。拟钱氏补肺法，声出则佳。

阿胶　杏仁　马兜铃　牛蒡　薏仁　贝母　糯米

又膏方　阿胶　贝母　甘草　橘红　杏仁　苏子　米糖　白蜜　姜汁　紫菀　木通　梨汁　桔梗　牛膝　萝卜汁　茯苓

诒按　此正虚邪实之证，用药能两面兼顾，尚称稳适。

虚损门

虚损至食减形瘦，当以后天脾胃为要，异功散五六服，颇得加谷。今春半地气上升，肝木用事，热升心悸，汗出复咳，咳甚见血，肝阳上炽，络血遂沸。昨进和阳养阴之剂，得木火稍平。仍以前方加白芍，制肝安土。

生地　白芍　麦冬　阿胶　女贞子　甘草

诒按　方亦稳合。可加牡蛎、丹皮。

罗氏论虚劳之证，多因邪伏血郁而得，不独阴亏一端也。临晚寒热，时减时增，其为阳陷入阴可知。滋肾生肝，最为合法，略加损益，不必更张也。

熟地　白芍　茯苓　丹皮　山药　柴胡　炙草　鳖甲

诒按　于养阴中，加柴胡以达邪，佐鳖甲以搜阴，虚实兼到，极为灵巧。然既云邪伏血郁，似宜加当归。

再诊　热渐减，头中时痛，脉数不退，喉中痰滞不清。

青蒿　丹皮　熟地　鳖甲　炙草　牛膝　茯苓　小麦

诒按　似当兼清痰滞。两方中熟地，不如改用生地为稳。

三诊　体虽不热，脉仍细数，宜养阴气。

六味丸去萸肉、泽泻，加白芍、牛膝、青蒿、鳖甲。

面黧形瘦，脉虚而数，咳嗽气促，腰膝无力，大便时溏。此先后天俱虚，虑其延成虚损。清润治肺之品，能戕中气，勿更投也。

紫河车　熟地　山药　萸肉　五味子　丹皮　茯苓　杜仲　泽泻　牛膝　加蜜丸，每服五钱。

诒按　案语得治虚要旨，方亦精当。

络脉空隙，气必游行作痛，最虑春末夏初，地中阳气上升，血随气溢。趁此绸缪，当填精益髓。盖阴虚咳嗽，是他藏累及于肺，若治以清凉，不独病不去，而胃伤食减，立成虚损，难为力也。

熟地　金樱子膏　鹿角霜　五味子　湘莲子　萸肉　山药　茯苓　海参（漂净熬膏）

上为细末，即以二膏捣丸。

诒按　此必有遗精、腰酸等证，故用药亦不重在咳嗽也。

汗病门

汗出偏沮，脉来不柔，时自歇之，知肝阳有余，而胃阴不足，于是稠痰浊火，扰动于中，壅滞于外。目前虽尚安和，然古人治未病不治已病，知者见微知著，须加意调摄为当。

人参　川石斛　麦冬　南枣　制半夏　丹皮　茯苓　炙草　小麦

诒按　此想系左半有汗，右半无汗之证，细绎[1]案语，是防其将患偏痱之意。

心阴不足，心阳易动，则汗多善惊；肾阴不足，肾气不固，则无梦而泄。以汗为心液而精藏于肾故也。

生地　茯神　甘草　麦冬　川连　柏子仁　元参　小麦　大枣

诒按　案语心肾并重，方药似专重于心，再加五味子、牡蛎、沙苑等摄肾之品，则周匝矣。

诸郁门

中年脘闷，多嗳多咳，此气郁不解也。纳谷已减，未可破泄耗气。宜从胸痹例，微通上焦之阳。

薤白　瓜蒌　半夏　桂枝　茯苓　姜汁

诒按　方法轻灵。

郁气凝聚喉间，吞不下，吐不出，梅核气之渐也。

半夏　厚朴　茯苓　苏梗　旋覆花　橘红　枇杷叶　姜汁

诒按　此于《金匮》成方中加旋覆、杷叶，最有巧思。

寒热无期，中脘少腹剧痛，此肝藏之郁也，郁极则发为寒热。头不痛，非外感也。以加味逍遥散主之。

---

① 绎：体会，玩味。

加味逍遥散。

诒按 此木郁达之之法。

病从少阳，郁入厥阴，腹从厥阴，逆攻阳明，寒热往来，色青，巅顶及少腹痛，此其候也。泄厥阴之实，顾阳明之虚，此其治也。

人参　柴胡　川连　陈皮　半夏　黄芩　吴萸　茯苓　甘草

诒按 此从左金、逍遥化裁而出，若再合金铃子散，似更周到。

此血郁也，得之情志，其来有渐，其去亦不易也。

旋覆花　薤白　郁金　桃仁　代赭石　红花

诒按 此必因血郁而络气不通，有胸膈板痛等见证，故立方如此。

呕哕门

胃虚气热，干呕不便。

橘皮竹茹汤　加芦根、粳米。

再诊 呕止热退。

石斛　茯苓　半夏　广皮　麦冬　粳米　芦根　枇杷叶

三诊 大便不通。

生首乌　元明粉　枳壳

四诊 大便通，脉和，惟宜滋养。

石斛　归身　秦艽　白芍　丹皮　炙草　茯苓　广皮

诒按 选用四方，运意灵巧，自能与病机宛转相赴。

下既不通，势必上逆而为呕，所谓幽门之气，上冲吸门是也。治法自当疗下，但脉小目陷，中气大伤，宜先安中止呕，呕定再商。

人参　茯苓　刺蒺藜　竹茹　半夏　广皮　芦根　石斛

诒按 似当兼通幽门，乃能止呕，拟加生枳实。

痛呕之余，脉当和缓，而反搏大，头运欲呕，胸满不食，神倦欲卧。虑其土颓木张，渐致痉厥。法当安胃清肝，亦古人先事预防之意。

半夏　茯苓　广皮　白风米　钩藤　竹茹　枇杷叶　鲜佛手

诒按 议论极是，但恐药力不足以济之，然方却清稳。所谓清肝者，只不过钩藤、竹茹而已，拟再加木瓜、白芍，较似有力。

病从肝起，继乃及胃，兹又及于肺矣。然当以胃气为要，久病之体，必得安谷不呕，始可图功。

石斛　芦根　茯苓　麦冬　广皮　木瓜　枇杷叶　粳米

诒按　叙病简要清澈，非绩学[1]者不能，方亦中窾。

胃有火邪，故呕而不食；胆有热邪，故合目自汗。

橘皮竹茹汤加石斛。

诒按　山栀必不可少，以其专清胆热故也，川连亦在应用之列。

再诊　前方去石斛，加木瓜。

嘈杂得食则已。此痰火内动，心胃阴气不足。

生地　山栀　半夏　麦冬　茯苓　丹皮　竹茹　炙草

诒按　阴虚而挟痰者，用药最难恰好。方中可加石斛、广皮。

痰气阻逆咽嗌，时自呕恶。此证利在清降，失治则成噎嗝。

半夏　枇杷叶　旋覆花　竹茹　茯苓　麦冬　橘红　郁金　生姜

诒按　用药灵动。

气郁痰凝，阻隔胃脘，食入则噎，脉涩，难治。

旋覆花　代赭石　橘红　半夏　当归　川贝　郁金　枇杷叶

诒按　旋覆代赭为噎隔正方。食入则噎，肺气先郁，故加郁、贝、枇杷叶。惟脉涩者正虚，可加人参。

脉疾徐不常，食格不下，中气大衰，升降失度。

旋覆花　代赭石　麦冬　茯苓　半夏　广皮　人参　枇杷叶

诒按　此中气大伤，故用参、麦。

朝食暮吐，肝胃克贼，病属反胃。

旋覆花　代赭石　茯苓　半夏　吴萸　生姜　粳米　人参　枇杷叶

诒按　此专治吐，故加姜、萸。

谷之不入，非胃之不纳，有痰饮以阻之耳。是当以下气降痰为法。代赭之用，先得我心矣。

---

① 绩学：学识渊博。

旋覆代赭汤。

诒按 识既老当，笔亦爽健。

因气生痰，痰凝气滞，而中焦之道路塞矣。由是饮食不得下行，津液不得四布，不饥不食，口燥便坚，心悸头晕，经两月不愈。以法通调中气，庶无噎隔腹满之虑。

旋覆代赭汤加石菖蒲、枳实、陈皮。

诒按 论病则源流俱澈，用药则标本兼到，细腻熨帖，传作何疑。

中气叠伤，不能健运，朝食暮吐，完谷不腐。诊得脉虚色黑，腰脚少力。知不独胃病，肾亦病矣。此岂细故哉！

人参　附子　川椒　茯苓　益智仁

再诊 前方去川椒、益智，加川连、肉桂。

诒按 完谷不腐，色黑腰软，肾伤之征也。改方加桂、连，是交济法。

下　卷

伏气门

肝阴素亏，温邪扰之，发为痉病，神昏齘齿，瘛疭不定。法当滋肝养阴，以荣筋脉；清涤痰热，以安神明者也。若能应手，尚可无虑。

羚羊角　茯神　钩藤　贝母　阿胶　鲜菖蒲　竹沥

诒按　此证若表邪未解，当去阿胶，加小生地或鲜生地。

又按　此系伏气发温之证，与外感风温，有外内之别。此证邪由少阴外发，溃入厥阴，故见证如此。羚羊角、钩藤熄风清热，皆治标之品也。若图其本，当从阴分托邪，俾得外达三阳，再与随经清泄，乃奏全功。病原治法，详载《温热逢原》中，兹不赘述。

热伤津液，脉细口干，难治。

芦根　知母　川斛　蔗浆　细生地　麦冬　甘草　梨汁

诒按　此存阴泄热之正法。所云难治，想因脉细之故。

热不止，头痛不已，紫斑如锦纹，咽痛，表里邪盛，最为重证。

犀角　豆豉　赤芍　元参　牛蒡　丹皮　黄芩　甘草

诒按　当加鲜生地。

再诊　去豆豉、丹皮，加桔梗、鲜生地、射干。

热病十二日不解，舌绛口干，胸满气促，邪火为患亦已甚也。宜景岳玉女煎，清热而存阴，否则神识昏冒矣。

鲜生地　石膏　麦冬　知母　竹叶　甘草

诒按　此气血两燔之治法。

热病四日不汗，而舌黄、腹中痛、下利，宜先里而后表，不尔，恐发狂也。

大黄　柴胡　枳实　厚朴　赤芍

诒按　先里后表，因里证已急，于病机固当如是。

舌干脉数，汗为热隔，虽发之亦不得，唯宜甘寒养液，虽不发汗，汗当自出。然必足温而后热退，乃吉。

青蒿　知母　芦根　生地　蔗浆　竹叶

诒按　养液以为作汗之源，是治温要旨。

外感门

头面肿痛。此风邪上盛，宜辛凉解散。

荆芥　杏仁　桔梗　牛蒡　薄荷　甘草　马勃　苍耳子

风温挟痰，留滞上焦，辛凉解散，原为合法，时至不解，不足忧也。

牛蒡　连翘　薄荷　川贝　豆豉　杏仁　桔梗　葱白

诒按　此风温初起之方。

风温郁于肺胃，咳而胸满痰多，胁下痛，脉数口干。

芦根　薏米　瓜蒌　甘草　杏仁　红花　桃仁　贝母

诒按　桃仁、红花，因胁痛而用之，以和血络也。若邪郁可加豉、蒡，口干可加翘、芩。

脉右大，舌黄不渴，呕吐黏痰，神躁，语言不清，身热不解。此劳倦内伤，更感湿温之邪，须防变端。

厚朴　茯苓　滑石　陈皮　竹叶　蔻仁　菖蒲根汁

诒按　此温邪而挟湿者，湿热上蒙，故证情如是，此方可以为法。

湿病门

脐中时有湿液腥臭，按脉素大，此少阴有湿热也。六味能除肾间湿热，宜加减用之。

六味丸去山药，加黄柏、萆薢、女贞子、车前子。

诒按　六味治肾间湿热，前人曾有此论，借以治脐中流液，恰合病机。

疟疾门

暑风成疟，恶心胸满，和解则愈。

半夏　黄芩　茯苓　知母　厚朴　陈皮　竹叶　生姜

诒按　小柴胡法之和解，和其表里两歧之邪也。此之和解，和其湿热两混之邪也。姜、夏、朴、广，去其湿也；芩、知、竹叶，清其热也。两意兼用，故亦云和解也。

又按　此湿热并重者，故清燥兼用。此与下条皆暑湿内伏，发时疟之病，苦辛宣泄，最为合法。若拘拘于疟疾之成方，概用柴胡、鳖甲，则误矣。

暑风相搏，发为时疟，胸满作哕，汗不至足。邪气尚未清解，当以苦辛温法治之。

藿香　半夏　杏仁　通草　厚朴　广皮　竹叶

诒按　此湿重于热者，故用药稍偏温燥。

疟发而上下血溢，责之中虚，而邪又扰之也。血去既多，疟邪尚炽，中原之扰，犹未已也。谁能必其血之不复来耶？谨按古法，中虚血脱之证，从无独任血药之理。而疟病经久，亦必固其中气。兹拟理中一法，止血在是，止疟亦在是，唯高明裁之。

人参　白术　炮姜　炙草

诒按　识见老确，议论精切。所立理中一法，诚属血脱益气、固中止血之要药。惟愚意所欲商者，疟来而上下血溢，必因疟疾之热扰及血络而然，于理中法内参用安营清络之意，似乎更为周到，且标本兼顾，于立方正意，亦不相剌谬也。

三疟是邪伏阴分而发，非和解可愈。久发不止，补剂必兼升阳，引伏邪至阳分乃愈。

人参　归身　鹿角胶　杞子　鹿茸　附子　茯苓　沙苑

诒按　阴疟本有此法，而不能概用此法，须相题为之。

疟病方已，遂得脾约；脾约未已，又增厥疼；心腹时满时减，或得身热汗出，则疼满立止。明系疟邪内陷于太阴、阳明之间。是必邪气仍从少阳外达，则不治疼而疼自止，不治胀而胀自消矣。

诒按　论病已得要领，惜方佚未见。

疟后，胁下积癖作疼，夜热口干溺赤。阴虚邪伏，宜鳖甲煎。

鳖甲　白芍　青皮　丹皮　首乌　柴胡　知母　炙草

诒按　此邪伏阴分之治法，当归亦可加入。

疟后，胁下积痞不消，下连少腹作胀。此肝邪也，当以法疏利之。

人参　柴胡　青皮　桃仁　茯苓　半夏　甘草　牡蛎　黄芩　生姜

诒按　此小柴胡法也。加青皮以疏肝，桃仁以和瘀，牡蛎以软坚，用意可云周到。唯少腹作胀，乃肝邪下陷之证，若再加川楝子、归尾、延胡似更完密。

疟止复发，汗多作呕，中气虚逆，宜益阳明。

半夏　茯苓　广皮　人参　石斛　芦根　姜汁

再诊　寒热已止，汗呕并减，宜和养营卫。

人参　桂枝　石斛　广皮　归身　炙草　麦冬　白芍

诒按　此膏粱虚体治法，两方俱清稳熨帖。

黄疸门

面黑目黄，脉数而微，足寒至膝，皮肤爪甲不仁。其病深入少阴，而其邪则仍自酒湿得之，及女劳也。

肾气丸。

诒按 此证载在《金匮》，近于《爱庐医案》中见一方甚佳。此病兼有瘀血，不但湿也，肾气丸能否见效，尚未可定。

面目身体悉黄，而中无痞闷，小便自利。此仲景所谓虚黄也，即以仲景法治之。

桂枝　黄芪　白芍　茯苓　生姜　炙草　大枣

诒按 案明药当。

湿停热聚，上逆则咽嗌不利，外见则目为黄，下注则溺赤而痛。

茵陈　厚朴　豆豉　木通　猪苓　橘红　茯苓　黑栀

诒按 论病能一线穿成，用药自丝丝入扣。

又按 咽嗌不利，可加桔梗、前胡之类。

痹气门

胸背为阳之分，痹着不通，当通其阳。盖阳不外行，而郁于中，则内反热而外反寒。通阳必以辛温，而辛温又碍于藏气，拟辛润通肺以代之。

紫菀三两，煎汤服。

诒按 此巧法也，特未知效否若何。

湿邪郁遏，阳气不宣，外寒里热，胸满溺赤。宜开达上焦。

紫菀　桔梗　郁金　白蔻　枳壳　杏仁　贝母　甘草

诒按 此治肺痹之正法。

气窒不散，便闭喘急，不能偃卧，猝难消散也。

紫菀　葶苈　厚朴　杏仁　橘红　郁金　枳壳

诒按 此证较前更急，兼有便闭，故用药从中焦泄降。

再诊 大黄　厚朴　槟榔　枳壳　杏仁

诒按 轻剂不效，故更与通腑以泄肺。

胸中为阳之位，阳气不布，则窒而不通。不宜清开，愈开则愈窒矣。

桂枝　茯苓　干姜　炙草　益智仁

诒按　再参入开痹之品，如杏、菀、橘、桔等，似更灵动。

食入则胸背痞塞作胀，噫气不舒。此阳气不通，宜辛通之法。

草蔻仁　半夏　桂枝　茯苓　干姜　炙草

诒按　此证亦与胸痹相似。

脘腹痛门

蛔厥心痛，痛则呕吐酸水，手足厥冷。宜辛苦酸治之。

川连　桂枝　归身　延胡　乌梅　川椒　茯苓　川楝子　炮姜

诒按　此乌梅丸法也。

此肾厥也，心疼背胀，引及腰中。议用许学士香茸丸。

鹿茸　杞子　沙苑　大茴香　麝香

诒按　寒袭于肾，而气上逆，故用温养。胀及腰背者，督阳不用也。鹿茸温通督脉，麝香开泄浊阴，故以之为君。

脉弦小腹痛，食后胃脘痛，上至咽嗌。肝火乘胃，宜泄厥阴，和阳明。

川楝子　木通　茯苓　甘草　石斛　木瓜

诒按　拟加延胡、山栀仁。

心腹痛，脉弦，色青，是肝病也。

川楝子　归身　茯苓　石斛　延胡　木瓜

诒按　立方稳合。

瘕癖门

脐下积块，扪之则热。病者自言，前后二阴俱觉热痛，其为热结可知，况自来之病，皆出于肝邪。鄙见非泄厥阴，不能获效。

龙荟丸五十粒，酒下。

络病瘀痹，左胁板实。前年用虫蚁，通血升降，开发已效。但胸脘似是有形，按之微痛，前药太峻，兹用两调气血，以缓法图之。

醋炒延胡　姜黄　阿魏　桃仁　生香附　麝香　归须为末，蜜丸。每服二钱。

诒按　承前方来，虽曰两调气血，而仍以疏瘀为主。

脉虚数，色白不泽，左胁有块杯大，大便小便自利。病在肝家，营血不和。此为虚中有实，补必兼通。

白术　归身　炙草　白芍　生地　茯苓　琥珀　广皮　桃仁　红花　沉香　郁金

诒按　方治亲切不肤。

时病食复，至今不知饥饱，大便不爽，右胁之旁，虚里、天枢隐隐有形，此阳明胃络循行之所，多嗳气不化，并不烦渴，岂是攻消急驱实热之证耶？拟用丹溪泄木安土法。

小温中丸　如半月后有效，仍以前法。

诒按　此中焦湿积阻结之证。

左胁积块，日以益大，按之则痛，食入不安。凡痞结之处，必有阳火郁伏于中，故见烦躁、口干、心热等证。宜以苦辛寒药，清之开之，然非易事也。

川连　枳实　香附　川芎　神曲　茯苓　青皮　赤芍

诒按　胁块有形益大，则营络必窒，似宜兼通乃效。

大腹右有形为聚，脉大，食入即作胀。治在六腑。

白术　茯苓　广皮　生香附汁　三棱　厚朴　草果　山楂

诒按　方以疏通气分为主。

心下高突，延及左胁有形，渐加腹胀。思正月暴寒，口鼻吸受冷气，入胃络膜原，清阳不用，浊阴凝阻，胃气重伤，有单腹之累，殊非小恙。

厚朴　草果　半夏　干姜　茯苓　荜茇

另苏合香丸一粒，化服。

诒按　寒邪闭于营络，故用温通，方中可加桂枝尖。

肿胀门

脉迟胃冷，腹胀，气攻胸胁，恶心，少食，泄泻，宜振胃脾之阳。

干姜　益智仁　半夏　厚朴　神曲　槟榔　川椒　茯苓

诒按　此温中调气法也。

命门阳衰，脾失温养，不克健运，食入辄胀。法当温补下焦。

肾气丸去桂，加沉香、椒目。

诒按　此补火生土之法。

湿热内陷太阴而成胀。

茅术　川柏　厚朴　陈皮　桑皮　木通　泽泻　大腹皮　草果仁

诒按　此专治脾土湿热，古方小温中丸亦可服。

脉微迟，左胁宿痞，腹渐胀大，便溏溺少。此是浊阴上攻，当与通阳。

熟附子　远志　椒目　小茴香　泽泻　茯苓

诒按　此温通治胀之正法。

脾气本弱，而更受木克，克则益弱矣。由是脾健失职，食入不消，遂生胀满。脾愈弱则肝愈强，时时攻逆，上下有声。半载之疾，年逾六旬，非旦夕可图也。

人参　茯苓　川楝子　楂核　甘草　木瓜　白芍　吴萸　橘核

诒按　此肝脾两治，而偏重于肝者，以其不特胀满而兼有攻逆之证也。

脉弦中满，病在肝脾。

人参　吴萸　木瓜　厚朴　广皮　半夏

诒按　此肝脾两治之正法，立方精简可法。

右关独大而搏指，知病在中焦，饮食不化，痞闷时痛，积年不愈，喉间自觉热气上冲，口干作苦，舌苔白燥。此脾家积热郁湿，当以泻黄法治之。

茅术　葛根　茯苓　石膏　藿香　木香

诒按　此痞满门中不常见之证，存之以备一格。

脉证合参，乃气结在上，津不运行，蒸变浊痰，由无形渐变有形。徐之才谓轻可去实，非胶固阴药所宜。

白蔻　薏仁　杏仁　厚朴　枇杷叶汁　降香汁

诒按　此方具有轻、清、灵三字之妙。

劳郁交伤，营卫不和，胸中满痛，时有寒热。与六淫外感不同，治宜和养气血。

逍遥散。

诒按　再增枳、朴等宽中之品，则更周到矣。

脾以健运为职，心下痞不能食，食则满闷，脾失其职矣。但健运之品，迂缓无功，宜以补泻升降法治之。

人参　干姜　半夏　茯苓　川连　枳实　陈皮　生姜

诒按　此方仿泻心法加味。

胁下素有痞气，时时冲逆，今见中满，气攻作痛，吞酸呕吐，能俯而不能仰。此厥阴郁滞之气，侵入太阴之分，得之多怒，且善郁也。病久气弱，不任攻达；而病气久郁，亦难补养，为掣肘耳。姑以平调肝胃之剂和之，痛定食进，方许万全。

半夏　广皮　川楝子　橘核　茯苓　青皮　炙甘草　木瓜

诒按　审察病机，至为精细，立方亦周到熨帖。

胃阳衰惫，气阻痰凝，中脘不快，食下则胀。宜辛温之品治之。

草果仁　厚朴　茯苓　半夏　甘草　槟榔

诒按　此湿痰阻遏中宫之证。

热结气闭，腹胀便难。

厚朴　杏仁　滑石　黄芩　大腹皮　茯苓皮　木通

诒按　此运中兼泄热法也。

腹胀，面浮，跗肿，食不下，欲呕吐，脾虚受湿，健运失常，非轻证也。

茅术　茯苓　广皮　桑皮　木通　厚朴　泽泻　半夏　猪苓

诒按　此运中利湿法也。

面黑目黄，腹满，足肿，囊肿。湿热壅滞，从脾及肾，病深难治。

苍术　制军　厚朴　陈皮　木通　茵陈　猪苓　椒目　泽泻

诒按　邪机壅滞，正气已伤，故云难治。

卧则喘息有音。此肿胀乃气壅于上，宜用古人开鬼门之法，以治肺通表。

麻黄　杏仁　薏仁　甘草

诒按　此兼喘逆，故专制肺。

风湿相搏，面浮，腹满足肿，大小便不利。

杏仁　苏子　厚朴　陈皮　猪苓　大腹皮　姜皮　木通

诒按　此表里两通法也。

肿胀之病，而二便如常，肢冷气喘，是非行气逐水之法所能愈者矣。当用肾气丸，行阳化水，然亦剧病也。

肾气丸。

诒按　此病阳衰气窒，不治之证也。

头痛门

火升头痛耳鸣，心下痞满，饭后即发。此阳明、少阳二经痰火交郁，得食气而滋，与阴虚火炎不同，先与清理，继以补降。

竹茹　茯苓　橘红　炙草　半夏　羚羊角　石斛　嫩钩藤钩

诒按　案语分析病机极其圆到。惟立方似未恰，阳明药少，宜加知母、枳实。

头疼偏左，耳重听，目不明，脉寸大尺小。风火在上，姑为清解。

羚羊角　生地　甘草　菊花　丹皮　石决明　连翘　薄荷

诒按　此内风而兼外感者，故清散兼施。

风热上甚，头痛不已，如鸟巢高巅，宜射而去之。

制军　犀角　川芎　细茶

诒按　此虽前人成法，而选药颇精简。据此则大黄当用酒炒，以使之上行。

肢体诸痛门

风邪中入经络，从肩膊至项强痛，舌干唇紫而肿，痛处如针刺之状。此是内挟肝火，不宜过用温散，唯宜养阴熄肝火而已。

羚羊角　细生地　甘菊　黄芩　钩钩　秦艽　丹皮

诒按　因唇紫舌干，故知内夹肝火。方中黄芩，不若山栀为当。

项背痛，如刀割。治宜养血通络。

桂枝　钩藤　白芍　知母　羚羊角　阿胶　炙草　生地

诒按　拟去知母，加归须、刺蒺藜、丝瓜络。

身半以上，头痛引肩臂，风湿在于太阴之分，行动则气促不舒，胸肤高起。治在经络。

大活络丹。

诒按　拟用旋覆新绛汤送下。

脾肾寒湿下注，右膝肿痛，而色不赤，其脉当迟缓而小促，食少辄呕，中气之衰，亦已甚矣。此当以和养中气为要，肿痛姑置勿论，盖未有中气不复而膝得愈者也。

人参　半夏　木瓜　炒粳米　茯苓　广皮　益智仁

诒按　议论明通。

背脊为督脉所过之处，风冷乘之，脉不得通，则恶寒而痛。法宜通阳。

鹿角霜　白芍　炙草　桂枝　归身　半夏　生姜　南枣

诒按　方中半夏，无所取义。拟再加杜仲、狗脊以通阳。

身痛偏左，血不足，风乘之也。

半夏　秦艽　归身　广皮　茯苓　丹参　川断　炙草

诒按　案只一二句，却有简逸之致。

久咳胁痛，不能左侧，病在肝，逆在肺。得之情志，难以骤驱。治法不当求肺，而当求肝。

旋覆花　丹皮　桃仁　郁金　猩绛　甘草　牛膝　白芍

诒按　审证用药，巧力兼到。拟再加青皮、桑皮、紫苏、山栀、瓦楞子壳。

胁疼遇春即发，过之即止，此肝病也。春三月，肝木司令，肝阳方张，而阴不能从，则其气有不达之处，故痛；夏、秋、冬肝气就衰，与阴适协，故不痛也。

阿胶　白芍　茯苓　丹皮　茜草　炙草

鲍鱼汤代水。

诒按　朴实说理，绝无躲闪。方用胶、芍、鲍鱼，滋肝配阳，亦觉妥帖易施。

风气乘虚入于肾络，腰中痛引背胁。宜寄生汤，补虚通络祛风。

生地　归身　黑大豆　独活　山药　白蒺藜　杜仲　炙草　桑寄生

诒按　立方妥帖，层折①俱到。

脉数，耳鸣，吐痰，天柱与腰膝酸痛，两足常冷。病属阴亏阳升，法当填补实下。

熟地　鹿角霜　菟丝子　山药　萸肉　杞子　龟板胶

诸窍门

风热蓄于脑髓，发为鼻渊，五年不愈。此壅疾也，壅则宜通，不通则不治。

犀角　苍耳子　黄芩　郁金　杏仁　芦根

诒按　既欲其通，则辛夷、白芷似不可少。

肺之络，会于耳中，肺受风火，久而不清，窍与络俱为之闭，所以鼻塞不闻香臭，

① 层折：重重转折。

耳聋耳鸣，不闻音声也。兹当清通肺气。

苍耳子　薄荷　桔梗　连翘　辛夷　黄芩　山栀　杏仁　甘草　木通

诒按　语云耳聋治肺，观此信然。

少阳之脉，循耳外，走耳中，是经有风火，则耳脓而鸣。治宜清散。

薄荷　连翘　甘菊　芍药　黄芩　刺蒺藜　甘草　木通

诒按　案既老当，方亦清灵。

肾虚齿痛，入暮则发。非风非火，清散无益。

加减八味丸　每服三钱，盐花汤下。

诒按　立方精到。

脚气门

厥阳之邪，逆攻阳明，始为肿痛，继而腹痛，胸满呕吐。此属脚气冲心，非小恙也。拟《外台》法治之。

犀角　槟榔　茯苓　枳实　杏仁　橘红　半夏　木通　木瓜

再诊　半夏　木瓜　广皮　芦根　枳实　茯苓　竹茹　枇杷叶

诒按　脚气一证，前人归入类伤寒中，必憎寒壮热，病与伤寒相似。甚则有冲心之患，故谓之重证。《外台》有大犀角汤及风引汤，后人有鸡鸣散等方，均为专治脚气之重剂。乃今时所谓脚气者，则以脚膝酸软而肿者谓之湿脚气，不肿者谓之干脚气，专用防己、木瓜、牛膝、薏米等风湿之药治之，与前人所称者大相径庭，学者不可不辨。

遗精门

遗精无梦，小劳即发，饥不能食，食多即胀，面白唇热，小便黄赤。此脾家湿热，流入肾中为遗滑。不当徒用补涩之药，恐积热日增，致滋他疾。

萆薢　砂仁　茯苓　牡蛎　白术　黄柏　炙草　山药　生地　猪苓

诒按　此等证早服补涩，每多愈服愈甚者，先生此案可谓大声疾呼。

再诊　服药后遗精已止，唇热不除，脾家尚有余热故也。

前方去砂仁、黄柏，加川连、苦参。

诒按　唇热属脾。

少阴为三阴之枢，内司启闭，虚则失其常矣。法宜填补少阴，或通或塞，皆非其治。

六味丸去泻，加菟丝子、沙苑、杞子。

诒按　此补肾之平剂，可以常服无弊。

遗精伤肾，气不收摄，入夜卧著，气冲上膈，腹胀呼吸不通，竟夕危坐，足跗浮肿清冷，小便渐少。此本实先拨，枝将败矣，难治之证也。

都气丸加牛膝、肉桂。

诒按 此阴阳两损，气不摄纳之重证，舍此竟无良法，然亦未能必效也。

阴亏阳动，内热梦泄。

六味丸加黄柏、砂仁。

诒按 六味合封髓法也，亦妥帖易施。

小便门

两尺软弱，根本不固，小便浑浊。病在肾藏，久久不愈，则成下消。

六味丸加天冬、麦冬、杞子、五味子。

诒按 方法稳切。

形伟体丰，脉得小缓。凡阳气发泄之人，外似有余，内实不足。水谷之气，不得阳运，酿湿下注而为浊病，已三四年矣。气坠宜升阳为法，非比少壮阴火自灼之病。

菟丝子　茴香　车前子　韭子　蒺藜　茯苓　覆盆子　蛇床子　黄鱼骨捣丸，每服五钱。

诒按 此证当以脾土为主，但与温养下元，尚非洁源清流之道。

又按 此与相火下注者不同，故用药如是。

烦劳四十余天，心阳自亢，肾水暗伤，阳坠入阴，故溲数便血。不觉管窒痛痹，实与淋证不同。其中虽不无湿热，而寝食安然，不必渗泄利湿，宜宁心阳，益肾阴，宣通肾气以和之。

熟地炭　人参　霍石斛　丹皮　泽泻　茯苓　远志　柏子仁　湖莲肉

诒按 此治本之方，由其论病亲切，故立方自稳。

泄泻门

恼怒伤中，湿热乘之，脾气不运，水谷并趋大肠而为泄，腹中微疼，脉窒不和。治在中焦。

藿梗　川朴　神曲　泽泻　茯苓　陈皮　扁豆　木瓜

诒按 此方妙在木瓜一味，兼能疏肝。须知此意，乃识立方选药之妙。

又按 案中脉窒句，不甚明了。

痢疾门

暑湿外侵经络则为疟，内动肠藏则为痢，而所恃以攘外安内者，则在胃气，故宜和补之法。勿用攻削之剂，恐邪气乘虚尽入于里也。

诒按 案语殊妙，惜此方之佚也。

大便门

气郁不行，津枯不泽，饮食少，大便难，形瘦脉涩。未可概与通下，宜以养液顺气之剂治之。

生地　当归　桃仁　红花　枳壳　麻仁　甘草　杏仁

诒按 此气阻液枯之证，拟加鲜首乌。

大便闭结，水液旁流，便通则液止矣。

大承气汤加甘草。

诒按 据吴鞠通之论，用调胃承气法为稳。

再诊 前方加当归、白芍。

三诊 改用制军，加浔桂、厚朴。

下血后，大便燥闭不爽，继而自利，白滑胶黏，日数十行，形衰脉沉，必因久伏水谷之湿。府病宜通，以温下法。

生茅术　制军　熟附子　厚朴

诒按 自利胶滑，有因燥矢不行，气迫于肠，而脂膏自下者。当专行燥矢，兼养肠液，未可概以湿论也。

脾约者，津液约束不行，不饥，不大便。备尝诸药，中气大困。仿古人以食治之法。

黑芝麻　杜苏子

二味煎浓汁如饴，服三五日，即服人乳一杯，炖温入姜汁二匙。

诒按 此无法之法也，良工心苦矣。

便血不独责虚，亦当责湿，所以滋补无功，而疏利获益也。兹足酸无力，其湿不但在脾，又及肾矣。当作脾肾湿热成痹治之。

萆薢　薏仁　白术　石斛　牛膝　生姜

诒按 案语明确，方亦简当。

泻痢便血，五年不愈，色黄心悸，肢体无力。此病始于脾阳不振，继而脾阴亦伤，治当阴阳两顾为佳。

人参　白术　附子　炙草　熟地　阿胶　伏龙肝　黄芩

诒按　此理中合黄土汤法也，方案俱切实不肤。

鼻痒心辣，大便下血，形瘦脉小而数，已经数年。

黄芩　阿胶　白芍　炙草

诒按　此阴虚而有伏热之证，方特精简。

外疡门

肝经液聚气凝，为项间痰核，病虽在外，其本在内。切不可攻，攻之则愈甚矣。

首乌　象贝　白芍　牛膝　甘草　牡蛎粉　归身　生地　丹皮

诒按　议论平和，立方清稳。牡蛎粉一味，可以化痰消坚。

疡证以能食为要，兹先和养胃气。

石斛　茯苓　益智仁　谷芽　木瓜　广皮

诒按　案语片言居要，唯用药嫌少力量。

脉虚细数，阴不足也。鼠漏未愈，热在大肠。

六味丸加杞子、天冬、龟板、黄柏、知母、五味子。

诒按　此肛门漏也，名为鼠漏，未知所本，脉证已属损象，故以滋补肝肾为主。

妇人门

脾虚生湿，气为之滞，血为之不守，此与血热经多者不同。

白术　泽泻　白芍　广皮　炙草　茯苓　牛角䚡灰　川芎

诒按　认证既的，药亦丝丝入扣。

腹满足肿，泄泻。此属胎水，得之脾虚有湿。

白术　茯苓　泽泻　广皮　厚朴　川芎　苏叶　姜皮　黄芩

诒按　方案俱老当。

胎前喘咳肿痛，是脾湿不行，上侵于肺，手足太阴病也。治在去湿下气。

茯苓　陈皮　白芍　泽泻　厚朴　当归　苏梗　杏仁

诒按　方颇灵动，再加紫菀、枇杷叶何如？

产后恶露不行，小腹作痛，渐见面浮喘咳。此血滞于先，水渍于后，宜兼治血水，如甘遂、大黄之例。

紫菀　茯苓　桃仁　牛膝　青皮　杏仁　山楂肉　小川朴　延胡

诒按　用其例而易其药，因原方太峻也。

再诊　瘀血不下，走而上逆，急宜以法引而下之，否则冲逆成厥矣。

归身　滑石　蒲黄　通草　牛膝　瞿麦　五灵脂　赤芍

三诊　膈宽而腹满，血瘀胞中，宜以缓法下之。

大黄　青皮　炙草　丹皮　桃仁　赤芍　归身

又丸方　牛膝（一两）　赤芍　延胡　蒲黄　五灵脂　川芎　桂心　桃仁（各五钱）归尾　丹皮（各八钱）

诒按　迭换四方，一层深一层，次序井然，恰与病机宛转相赴。

胎前病子肿，产后四日即大泄，泄已一笑而厥，不省人事。及厥回神清，而左胁前后痛满，至今三月余矣，形瘦脉虚，食少，少腹满，足肿，小便不利。此脾病传心，心不受邪，即传之于肝；肝受病，而更传之于脾也。此为五藏相贼，与六府食气水血成胀者不同，所以攻补递进而绝无一效也。宜泄肝和脾法治之。

白术　木瓜　广皮　椒目　茯苓　白芍

诒按　此等证情，非胸中有古书者，不能道只字。

洄溪医案

清 · 徐大椿　著

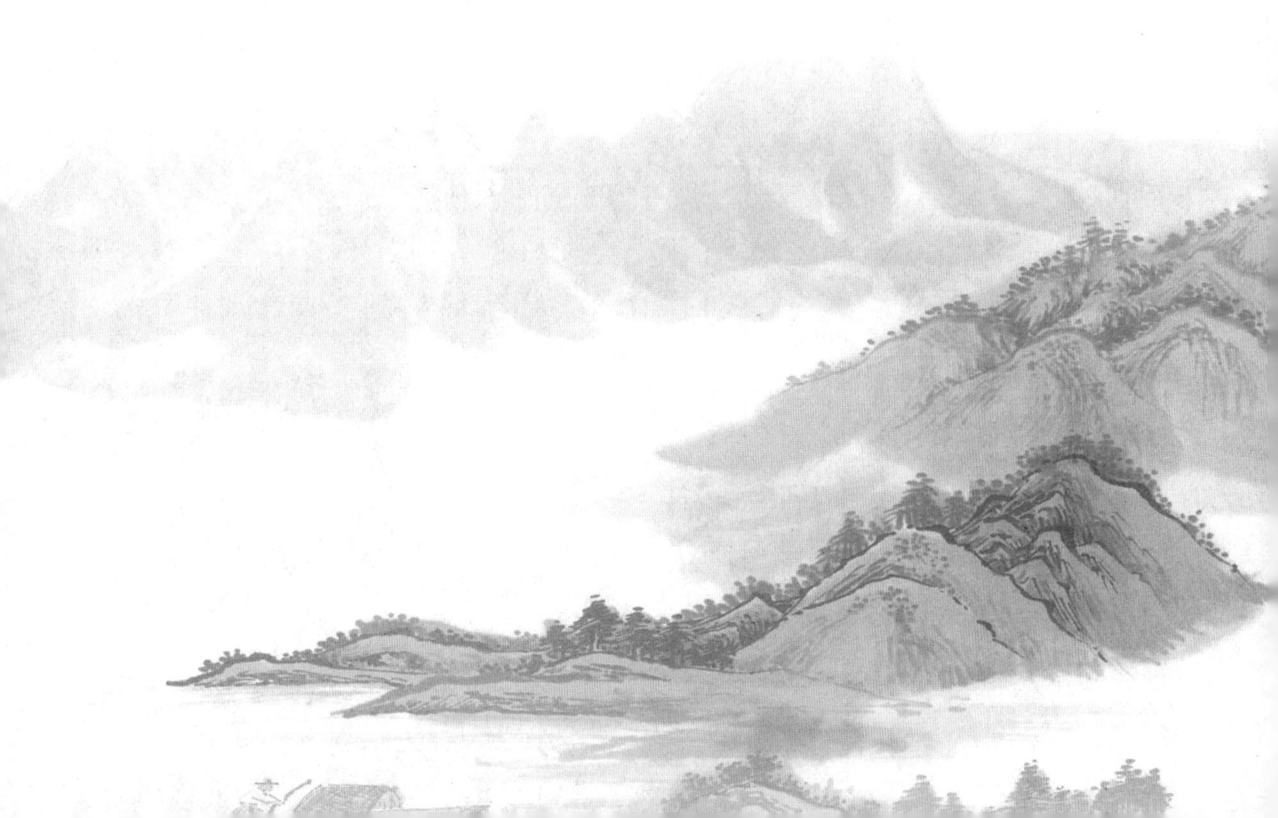

序

袁简斋太史作《灵胎先生传》云：欲采其奇方异术，以垂医鉴而活苍生，因仓卒不可得，仅载迮耕石、汪令闻数条，而语焉未详，余甚惜之。今夏吕君慎盦以《洄溪医案》钞本一卷寄赠，云得之徐氏及门金君复村者。余读之如获鸿宝，虽秘本而方药不甚详，然其穿穴[1]膏肓，神施鬼设之伎，足以垂医鉴而活苍生。爰为编次，窃附管窥，用俟高明，梓以传世，余殷望焉。

咸丰五年岁次乙卯十月海昌后学王士雄

① 穿穴：穿越，通过。

目 录

中 风

葑门金姓，早立门首，卒遇恶风，口眼喎邪，噤不能言。医用人参、桂、附诸品，此近日时医治风证不祧[1]之方也。趣余视之，其形如尸，面赤气粗，目瞪脉大，处以祛风消痰清火之剂。其家许以重赀，留数日。余曰：我非行道之人，可货取也。固请，余曰：与其误药以死，莫若服此三剂。醒而能食，不服药可也。后月余，至余家拜谢。问之，果服三剂而起，竟不敢服他药。惟腿膝未健，手臂犹麻，为立膏方而全愈。此正《内经》所谓虚邪贼风也，以辛热刚燥治之固非，以补阴滋腻治之亦谬。治以辛凉，佐以甘温，《内经》有明训也。

运使王公叙揆，自长芦罢官归里，每向余言，手足麻木而痰多。余谓公体本丰腴，又善饮啖，痰流经脉，宜撙节[2]为妙。一日忽昏厥遗尿，口噤手拳，痰声如锯，皆属危证。医者进参附熟地等药，煎成未服。余诊其脉，洪大有力，面赤气粗。此乃痰火充实，诸窍皆闭，服参附立毙矣。以小续命汤去桂附加生军一钱，为末，假称他药纳之，恐旁人之疑骇也。戚党[3]莫不讳然，太夫人素信余力，主服余药，三剂而有声，五剂而能言，然后以消痰养血之药调之，一月后步履如初。

张由庵刘松岑，素好饮，后结酒友数人，终年聚饮，余戒之不止。时年才四十，除夕向店沽酒，秤银手振，秤坠而身亦仆地，口噤不知人，急扶归。岁朝遣人邀余，与以至宝丹数粒，嘱其勿服他药，恐医者知其酒客，又新纳宠，必用温补也。初五至其家，竟未服药。诊其脉弦滑洪大，半身不遂，口强流涎，乃湿痰注经传腑之证。余用豁痰驱湿之品，调之月余而起。一手一足，不能如旧，言语始终艰涩。初无子，病愈后，连举子女皆成立，至七十三岁而卒。谁谓中风之人不能永年耶？凡病在经络筋骨，此为形体之病，能延岁月，不能除根。若求全愈，过用重剂，必至伤生。富贵之人闻此等说，不但不信，且触其怒。于是谄谀之人，群进温补，无不死者，终无一人悔悟也。

西门外汪姓，新正出门，遇友于途，一揖而仆，口噤目闭，四肢瘫痪，舁归不省人事，医亦用人参、熟地等药。其母前年曾抱危疾，余为之治愈，故信余求救。余曰：此所谓虚邪贼风也，以小续命汤加减。医者骇，谓壮年得此，必大虚之证，岂可用猛剂？其母排众议而服之。隔日再往，手揽余衣，两足踏地，欲作叩头势。余曰：欲谢余乎？亟点首，余止之。复作垂涕感恩状，余慰之，且谓其母曰：风毒深入，舌本坚硬，病虽愈，言语不能骤出，毋惊恐而误投温补也。果月余而后能言，百日乃痊。

---

① 不祧：古人立庙祭祖，世远迁庙曰："祧"，惟祖庙永远不迁，曰不祧。喻永远不变者。

② 撙节：节制，节省。

③ 戚党：亲族。

东山席以万，年六十余，患风痹，时医总投温补，幸不至如近日之重用参附，病尚未剧。余诊之，脉洪而气旺，此元气强实之体，而痰火充盛耳。清火消痰以治标，养血顺气以治本。然经络之痰，无全愈之理，于寿命无伤，十年可延也。以平淡之方，随时增损，调养数载，年七十余始卒。此所谓人实证实，养正驱邪以调和之，自可永年。重药伤正，速之死耳。

叔子静素无疾，一日，余集亲友小酌，叔亦在座吃饭，至第二碗仅半，头忽垂，箸亦落。同座问曰：醉耶？不应。又问骨哽耶？亦不应。细视之，目闭而口流涎，群起扶之别座，则颈已歪，脉已绝，痰声起，不知人矣。亟取至宝丹灌之，始不受，再灌而咽下。少顷开目，问扶者曰：此何地也？因告之故。曰：我欲归。扶之坐舆内以归。处以驱风消痰安神之品，明日已能起，惟软弱无力耳。以后亦不复发。此总名卒中，亦有食厥，亦有痰厥，亦有气厥，病因不同。如药不预备，则一时气不能纳，经络闭塞，周时而死。如更以参附等药助火助痰，则无一生者。及其死也，则以为病本不治，非温补之误，举世皆然也。

雄按：《资生经》云：有人忽觉心腹中热之甚。或曰：此中风之候，与治风药而风不作。夷陵某太守夏间忽患热甚，乃以水洒地，设簟卧其上，令人扇之，次日忽患中风而卒。人但咎其卧水簟而用扇也。暨见一澧阳老妇，见证与太守同，因服小续命汤而愈。合而观之，乃知中风由心腹中多大热而作也。徐氏之论，正与此合。《易》曰：风自火出。谚云：热极生风。何世人之不悟耶？若可用参附等药者，乃脱证治法，不可误施于闭证也。

恶　风

湖州副总戎穆公廷弼，气体极壮，忽患牙紧不开，不能饮食，绝粒者五日矣。延余治之，晋接如常，惟呼饥耳。余启视其齿，上下止开一细缝。抚其两颊，皮坚如革。细审病情，莫解其故。因问曰：此为恶风所吹，公曾受恶风否？曰：无之。既而恍然曰：诚哉！二十年前曾随围口外，卧帐房中，夜半怪风大作，帐房拔去，卒死者三人，我其一也。灌以热水，二人生而一人死。我初醒，口不能言者二日，岂至今复发乎？余曰：然。乃戏曰：凡治皮之工，皮坚则消之。我今欲用药消公之颊皮也。乃以蜈蚣头、蝎子尾及朴硝、硼砂、冰、麝等药擦其内，又以大黄、牙皂、川乌、桂心等药涂其外，如有痰涎，则吐出。明晨余卧未起，公启户曰：真神仙也，早已食粥数碗矣。遂进以驱风养血膏而愈。盖邪之中人，深则伏以脏腑骨脉之中，精气旺，则不发。至血气既衰，或有所感，虽数十年之久亦有复发者。不论内外之证尽然，亦所当知也。

雄按：皮肤顽痹，非外治不为功，此因其坚如革，故多用毒烈之品也。

周　痹

乌程王姓患周痹证，遍身疼痛，四肢瘫痪，日夕叫号，饮食大减。自问必死，欲就余一决。家人垂泪送至舟中。余视之曰：此历节也。病在筋节，非煎丸所能愈，须用外治。乃遵古法，敷之、拓之、蒸之、薰之，旬日而疼痛稍减，手足可动，乃遣归月余而病愈。大凡荣卫脏腑之病，服药可至病所。经络筋节，俱属有形，煎丸之力，如太轻则不能攻邪，太重则恐伤其正，必用气厚力重之药，敷、拓、蒸、薰之法，深入病所，提邪外出，古之所以独重针灸之法。医者不知，先服风药不验，即用温补，使邪气久留，即不死亦为废人，在在[①]皆然，岂不冤哉。

雄按：风药耗荣液，温补实隧络，皆能助邪益痛。若轻淡清通之剂，正宜频服，不可徒恃外治也。

痱

新郭沈又高续娶少艾[②]，未免不节，忽患气喘厥逆，语涩神昏，手足不举。医者以中风法治之，病益甚。余诊之曰：此《内经》所谓痱证也。少阴虚而精气不续，与大概偏中风、中风、痰厥、风厥等病，绝不相类。刘河间所立地黄饮子，正为此而设，何医者反忌之耶？一剂而喘逆定，神气清，声音出，四肢震动。三剂而病除八九，调以养精益气之品而愈。余所见类中而宜温补者，止此一人识之，以见余并非禁用补药，但必对证乃可施治耳。

雄按：古云真中属实，类中多虚，其实不然。若其人素禀阳盛，过啖肥甘，积热酿痰，壅塞隧络，多患类中。治宜化痰清热，流利机关。自始至终，忌投补滞。徐氏谓宜于温补者不多见，洵阅历之言也。

伤　寒

苏州柴行倪姓，伤寒失下，昏不知人，气喘舌焦，已办后事矣。余时欲往扬州，泊舟桐泾桥河内，适当其门，晚欲登舟，其子哀泣求治。余曰：此乃大承气汤证也。不必加减，书方与之。戒之曰：一剂不下则更服，下即止。遂至扬。月余而返，其人已强健如故矣。古方之神效如此。凡古方与病及证俱对者，不必加减；若病同而证稍有异，则随证加减。其理甚明，而人不能用。若不当下者反下之，遂成结胸，以致闻者遂以下为戒。颠倒若此，总由不肯以仲景《伤寒论》潜心体认耳。

刖足伤寒

嘉善黄姓，外感而兼郁热，乱投药石，继用补剂，邪留经络，无从而出，下注于足，两胫红肿大痛，气逆冲心，呼号不寐。余曰：此所谓刖足伤寒也，足将落矣。急用外治

---

① 在在：处处。

② 少艾：年轻美丽之女子。艾，美好。《孟子·万章上》："知好色，则慕少艾。"

之法，薰之、蒸之以提毒散瘀；又用丸散内消其痰火，并化其毒涎，从大便出；而以辛凉之煎剂，托其未透之邪，三日而安。大凡风寒留于经络，无从发泄，往往变为痈肿，上为发颐，中为肺痈、肝痈、脾积，下为肠痈、便毒，外则散为斑疹疮疡，留于关节则为痿痹拘挛，注于足胫则为刖足矣。此等证俱载于《内经》诸书，自内外科各分一门，此等证遂无人知之矣。

外感停食

淮安大商杨秀伦，年七十四，外感停食。医者以年高素封[1]，非补不纳，遂致闻饭气则呕，见人饮食辄叱曰：此等臭物，亏汝等如何吃下？不食不寝者匝月，惟以参汤续命而已。慕名来聘。余诊之曰：此病可治，但我立方必不服，不服则必死。若徇君等意以立方亦死，不如竟不立也。群问：当用何药？余曰：非生大黄不可。众果大骇。有一人曰：姑俟先生定方，再商其意。盖谓千里而至，不可不周全情面，俟药成而私弃之可也。觉其意，煎成，亲至病人所强服，旁人皆惶恐无措。止服其半，是夜即气平得寝，并不泻。明日全服一剂，下宿垢少许，身益和。第三日侵晨[2]，余卧书室中未起，闻外哗传云：老太爷在堂中扫地。余披衣起询，告者曰：老太爷久卧思起，欲亲来谢先生。出堂中，因果壳盈积，乃自用帚掠开，以便步履。旋入余卧所久谈。早膳至，病者观食，自向碗内撮数粒嚼之。且曰：何以不臭？从此饮食渐进，精神如旧，群以为奇。余曰：伤食恶食，人所共知。去宿食则食自进，老少同法。今之医者，以老人停食不可消，止宜补中气以待其自消，此等道，世反奉为金针，误人不知其几也。余之得有声淮扬者以此。

时　证

西塘倪福征患时证，神昏脉数，不食不寝。医者谓其虚，投以六味等药。此方乃浙中医家，不论何病用之方也。遂粒米不得下咽，而烦热益甚，诸人束手。余诊之曰：热邪留于胃也。凡外感之邪，久必归阳明。邪重而有食，则结成燥矢，三承气主之；邪轻而无食，则凝为热痰，三泻心汤主之。乃以泻心汤加减，及消痰开胃之药，两剂而安。诸人以为神奇，不知此乃浅近之理，《伤寒论》具在，细读自明也。若更误治，则无生理矣。

雄按：韩尧年年甫逾冠，体素丰而善饮，春间偶患血溢，广服六味等药。初夏患身热痞胀，医投泻心、陷胸等药，遂胀及少腹，且拒按，大便旁流，小溲不行，烦热益甚，汤饮不能下咽，谵语唇焦。改用承气、紫雪，亦如水投石。延余视之，黄苔满厚而不甚燥，脉滑数而按之虚软，不过湿热阻气，升降不调耳。以枳桔汤加白前、紫菀、射干、

[1] 素封：无官爵而富有资财者。《史记·货殖列传》：“今有无秩禄之奉，爵邑之入，而乐与之比者，命曰素封。”

[2] 侵晨：拂晓，天快亮时。侵，临近。

马兜铃、杏仁、厚朴、黄芩，用芦根汤煎。一剂谵语止，小溲行；二剂旁流止，胸渐舒；三剂可进稀糜；六剂胸腹皆舒，粥食渐加。改投清养法，又旬日得解燥矢而愈。诸人亦以为神奇，其实不过按证设法耳。又按：今夏衣贾戴七患暑湿，余以清解法治之，热退知饥。家人谓其积劳多虚，遽以补食啖之。三日后二便皆闭，四肢肿痛，气逆冲心，呼号不寐。又乞余往视，乃余邪得食而炽，壅塞胃府，府气实，则经气亦不通，而机关不利也。以苇茎汤去薏苡，加蒌仁、枳实、栀子、菔子、黄芩、桔梗，煎调元明粉，外用葱白杵烂，和蜜涂之。小溲先通，大便随行，三日而愈。

游　魂

郡中蒋氏子，患时证，身热不凉，神昏谵语，脉无伦次。余诊之曰：此游魂证也，虽服药必招其魂。因访招魂之法。有邻翁谓曰：我闻虔祷灶神，则能自言。父如其言，病者果言曰：我因看戏小台倒，几被压受惊，复往城隍庙中散步，魂落庙中，当以肩舆抬我归。如言往招。明日延余再诊，病者又言我魂方至房门，为父亲冲散；今日魂卧被上，又为母亲叠被掉落，今不知所向矣，咆哮不已。余慰之曰：无忧也，我今还汝。因用安神镇魄之药，加猪心尖、辰砂，绛帛包裹，悬药罐中煎服。戒曰：服药得寝，勿惊醒之，熟寐即神合。果一剂而安，调理而愈。问之俱不知也。

失　魂

平湖张振西，壁邻失火受惊，越数日而病发，无大寒热，烦闷不食，昏倦不寐。余视之，颇作寒暄语，而神不接。余曰：此失魂之证，不但风寒深入，而神志亦伤。不能速愈，亦不可用重剂。以煎方祛邪，以丸散安神，乃可渐复。时正岁除，酌与半月之药而归。至新正元宵，始知身在卧室间，问前所为，俱不知也。至二月身已健，同其弟元若来谢，候余山中。且曰：我昨晚脑后起一瘰，微痛。余视之，惊曰：此玉枕疽也，大险之证。此地乏药，急同之归。外提内托，诸法并用。其弟不能久留先归。明晨我子大惊呼余曰：张君危矣。余起视之，头大如斗，唇厚寸余，目止细缝，自顶及肩，脓泡数千。惟神不昏愦。毒未攻心，尚可施救。急遣舟招其弟。余先以护心药灌之，毋令毒气攻内；乃用煎剂从内托出；外用软坚消肿解毒提脓之药敷之。一日而出毒水斗余，至晚肿渐消，皮皱。明日舌口转动能食，竟不成疽，疮口仅如钱大，数日结痂。其弟闻信而至，已愈八九矣。凡病有留邪而无出路，必发肿毒，患者甚多，而医者则鲜能治之也。

扬州吴运台夫人，患消证，昼夜食粥数十碗，气逆火炎，通夕不寐。余诊之，六脉细数不伦，神不清爽。余曰：此似祟脉，必有他故。其家未信。忽一日仆妇晨起入候，见床上一女盛妆危坐，以为夫人也，谛视则无有，因以告，夫人曰：此女常卧我床内，以此不能成寐，而烦渴欲饮耳。服余药未甚效。一夕夜将半，病者大呼曰：速请三舅爷来，切不可启门，启门则我魂必走出。三舅爷者，即其弟唐君悔生也。卧室辽隔，呼之不能闻，女仆私启门邀之，魂即随出，偏历厅堂廊庑，及平昔足未经行者。遇唐君趋至，魂坚执其辫，仍返房，见己身卧床上，唐君抚之，魂遂归附于身。问所寓目皆不爽，细考所见之女，乃运台聘室也，未成婚而卒。卒之时，嘱其父母，谓吴郎必显贵，我死须恳其血食我，而葬我于祖墓。运台服官后，未暇办，故为祟。运台谓余曰：君言有为祟者，考果验，真神人也。将何以慰之？余曰：鬼有所归，乃不为厉。公当迎柩厝墓，立位而祀之可也。运台依余言以行，然后服药有效，而病根永除矣。

祟　病

同里朱翁元亮，侨居郡城，岁初其媳往郡拜贺其舅，舟过娄门，见城上蛇王庙，俗云烧香能免生疮肿，因往谒焉。归即狂言昏冒，舌动如蛇，称蛇王使二女仆一男仆来迎。延余诊视，以至宝丹一丸遣老妪灌之。病者言此系毒药，必不可服，含药喷妪，妪亦仆，不省人事，舌伸颈转，亦作蛇形。另易一人灌药讫，病者言一女使被烧死矣。凡鬼皆以朱砂为火也。次日煎药内用鬼箭羽，病者又言一男使又被射死矣，鬼以鬼箭为矢也。从此渐安，调以消痰安神之品，月余而愈。此亦客忤之类也，非金石及通灵之药，不能奏效。

林家巷周宅看门人之妻，缢死遇救得苏。余适寓周氏，随众往看，急以紫金锭捣烂，水灌之而醒。明日又缢亦遇救，余仍以前药灌之。因询其求死之故，则曰：我患心疼甚，有老妪劝我将绳系颈，则痛除矣，故从之，非求死也。余曰：此妪今安在？则曰：在床里。视之无有。则曰：相公来，已去矣。余曰：此缢死鬼，汝痛亦由彼作祟，今后若来，汝即嚼余药喷之。妇依余言，妪至，曰：尔口中何物，欲害我耶？詈骂而去。其自述如此，盖紫金锭之辟邪神效若此。

同学李鸣古，性诚笃而能文，八分书[①]为一时冠，家贫不得志，遂得奇疾：日夜有人骂之，闻声而不见其形，其骂语恶毒不堪。遂恼恨终日，不寝不食，多方晓之不喻也。其世叔何小山先生甚怜之，同余往诊。李曰：我无病，惟有人骂我耳。余曰：此即病也。不信，小山喻之曰：子之学问人品，人人钦服，岂有骂汝之人耶？李变色泣下曰：他人劝我犹可，世叔亦来劝我，则不情甚矣。昨日在间壁骂我一日，即世叔也，何今日反来面谀耶？小山云：我昨在某处竟日，安得来此？且汝间壁是谁家？我何从入？愈辨愈疑，惟垂首浩叹而已，卒以忧死。

瘟　疫

雍正十争，昆山瘟疫大行。因上年海啸，近海流民数万，皆死于昆，埋之城下，至夏暑蒸尸气，触之成病，死者数千人。汪翁天成亦染此症，身热神昏，闷乱烦躁，脉数

---

① 八分书：汉字书体名。

无定。余以清凉芳烈，如鲜菖蒲、泽兰叶、薄荷、青蒿、芦根、茅根等药，兼用辟邪解毒丸散进之，渐知人事。因自述其昏晕时所历之境，虽言之凿凿，终虚妄不足载也。余始至昆时，惧应酬，不令人知。会翁已愈，余将归矣，不妨施济，语出而求治者二十七家，检其所服，皆香燥升提之药，与证相反，余仍用前法疗之。归后有叶生为记姓氏，愈者二十四，死者止三人，又皆为他医所误者。因知死者皆枉。凡治病不可不知运气之转移，去岁因水湿得病，湿甚之极，必兼燥化，《内经》言之甚明。况因证用药，变化随机，岂可执定往年所治祛风逐湿之方，而以治温邪燥火之证耶？

雄按：风湿之邪，一经化热，即宜清解；温升之药，咸在禁例。喻氏论疫，主以解毒，韪矣！而独表彰败毒散一方，不知此方虽名败毒，而群集升散之品，凡温邪燥火之证，犯之即死，用者审之。

暑

同学赵子云居太湖之滨，患暑痢甚危，留治三日而愈。时值亢旱，人忙而舟亦绝少，余欲归不能。惟邻家有一舟，适有病人气方绝，欲往震泽买棺，乞借一日不许。有一老妪指余曰：此即治赵某病愈之人也。今此妇少年恋生甚，故气不即断，盍求一诊？余许之。脉绝而心尚温，皮色未变，此暑邪闭塞窍，未即死也。为处清暑通气方，病家以情不能却，借舟以归。越数日，子云之子来，询之，一剂而有声，二剂能转侧，三剂起矣。

余寓郡中林家巷，时值盛暑，优人某之母，忽呕吐厥僵，其形如尸，而齿噤不开，已办后事矣。居停之仆，怂优求救于余。余因近邻往诊，以箸启其齿，咬箸不能出。余曰：此暑邪闭塞诸窍耳。以紫金锭二粒，水磨灌之得下，再服清暑通气之方。明日，余泛舟游虎阜，其室临河，一老妪坐窗口榻上，仿佛病者。归访之，是夜黄昏即能言，更能煎剂而全愈。此等治法，极浅极易，而知者绝少。盖邪逆上诸窍皆闭，非芳香通灵之药，不能即令通达。徒以煎剂灌之，即使中病，亦不能入于经窍。况又误用相反之药，岂能起死回生乎？

芦墟连耕石，暑热坏证，脉微欲绝，遗尿谵语，寻衣摸床，此阳越之证，将大汗出而脱。急以参附加童便饮之，少苏而未识人也。余以事往郡，戒其家曰：如醒而能言，则来载我。越三日来请，亟往，果生矣。医者谓前药以效，仍用前方煎成未饮。余至曰：阳已回，火复炽，阴欲竭矣，附子入咽即危。命以西瓜啖之。病者大喜，连日啖数枚，更饮以清暑养胃而愈。后来谢，述昏迷所见，有一黑人立其前欲啖之，即寒冷入骨。一小儿以扇驱之，曰：汝不怕辟历耶？黑人曰：熬尔三辟历，奈我何？小儿曰：再加十个西瓜何如？黑人惶恐而退。余曰：附子古名霹雳散，果服三剂，非西瓜则伏暑何由退？其言皆有证据，亦奇事也。

雄按：袁简斋太史作《灵胎先生传》载此案云：先投一剂，须臾目瞑能言，再饮以汤，竟跃然起。故张柳吟先生，以为再饮之汤，当是白虎汤。今原案以西瓜啖之，因西瓜有天生白虎汤之名。而袁氏遂下一汤字，致启后人之疑，序事不可不慎，此类是矣。

毛履和之子介堂，暑病热极，大汗不止，脉微肢冷，面赤气短，医者仍作热证治。余曰：此即刻亡阳矣，急进参附以回其阳。其祖有难色。余曰：辱在相好，故不忍坐视，亦岂有不自信而尝试之理，死则愿甘偿命。乃勉饮之，一剂而汗止，身温得寐。更易以方，不十日而起。同时东山许心一之孙伦五，病形无异，余亦以参附进，举室皆疑骇。其外舅席际飞笃信余，力主用之，亦一剂而复。但此证乃热病所变，因热甚汗出而阳亡。苟非脉微足冷，汗出舌润，则仍是热证，误用即死。死者甚多，伤心惨目。此等方非有实见，不可试也。

雄按：舌润二字，最宜切记。

阊门内香店某姓，患暑热之证，服药既误，而楼小向西，楼下又香燥之气，薰铄津液，厥不知人，舌焦目裂。其家去店三里，欲从烈日中抬归以待毙。余曰：此证固危，然服药得法，或尚有生机。若更暴于烈日之中，必死于道矣。先进以至宝丹，随以黄连香薷饮，兼竹叶石膏汤，加芦根诸清凉滋润之品，徐徐灌之。一夕而目赤退，有声，神气复而能转侧。二日而身和，能食稀粥。乃归家调养而痊。

雄按：此证已津液受铄，舌焦目裂矣，则用至宝丹，不如用紫雪，而香薷亦可议也。

常熟席湘北，患暑热症，已十余日，身如炽炭，手不可近，烦躁昏沉，聚诸汗药，终无点汗。余曰：热极津枯，汗何从生？处以滋润清芳之品，三剂头先有汗，渐及手臂，继及遍身而热解。盖发汗有二法，湿邪则用香燥之药，发汗即以去湿；燥病则用滋润之药，滋水即以作汗。其理易知，而医者茫然，可慨也！

洞庭后山席姓者，暑邪内结，厥逆如尸，惟身未冷，脉尚微存，所谓尸厥也。余谓其父曰：邪气充塞，逼魂于外，通其诸窍，魂自返耳。先以紫金锭磨服，后用西瓜、芦根、萝卜、甘蔗打汁，时时灌之。一日两夜，纳二大碗而渐苏。问之，则曰：我坐新庙前大石上三日，见某家老妪，某家童子。忽闻香气扑鼻，渐知身在室中，有一人卧床上，我与之相并，乃能开目视物矣。新庙者，前山往后山必由之路，果有大石。询两家老妪、童子，俱实有其事。此类甚多，不能尽述，其理固然，非好言怪也。

阊门龚孝维，患热病，忽手足拘挛，呻吟不断，瞀乱昏迷。延余诊视，脉微而躁，肤冷汗出，阳将脱矣。急处以参附方。亲戚满座，谓大暑之时，热病方剧，力屏不用。其兄素信余，违众服之，身稍安。明日更进一剂，渐苏能言。余乃处以消暑养阴之方而愈。

郡中友人蒋奕兰，气体壮健，暑月于亲戚家祝寿，吃汤饼过多，回至阊门，又触臭秽，痧暑夹食，身热闷乱。延医治之，告以故，勉用轻药一剂，亦未能中病也。况食未消而暑未退，岂能一剂而愈？明日复诊曰：服清理而不愈，则必虚矣。即用参附，是夕烦躁发昏，四肢厥冷。复延名医治之，曰：此虚极矣。更重用参附，明日热冒昏厥而毙。余往唁之，伤心惨目，因念如此死者，遍地皆然，此风何时得息？又伤亲故多遭此祸，归而作《慎疾刍言》，刻印万册，广送诸人，冀世人之或悟也。

雄按：《慎疾刍言》，今罕流传。海丰张柳吟先生加以按语，改题曰《医砭》，欲以砭庸流之陋习也。余已刊入丛书。

暑邪热呃

东山席士俊者，暑月感冒，邪留上焦，神昏呃逆。医者以为坏证不治，进以参附等药，呃益甚。余曰：此热呃也，呃在上焦。令食西瓜，群医大哗。病者闻余言即欲食，食之呃渐止。进以清降之药，二剂而诸病渐愈。又有戚沈君伦者，年七十，时邪内陷而呃逆。是时余有扬州之行，乃嘱相好尤君在泾曰：此热呃也，君以枇杷叶、鲜芦根等清降之品饮之必愈。尤君依余治之亦痊。盖呃逆本有二因：由于虚寒，逆从脐下而起，其根在肾，为难治；由于热者，逆止在胸臆间，其根在胃，为易治，轻重悬绝。世人谓之冷呃，而概从寒治，无不死者。死之后，则云凡呃逆者，俱为绝证。不知无病之人，先冷物，后热物，冷热相争，亦可呃逆，不治自愈，人所共见，何不思也。

疟

洞庭姜锡常长郎佩芳，体素弱而患久疟，时余应山前叶氏之招，便道往晤。佩芳出诊，色夭脉微，而动易出汗。余骇曰：汝今夕当大汗出而亡阳矣！急进参附，或可挽回。其父子犹未全信，姑以西洋参三钱，偕附子饮之，仍回叶宅。夜二鼓叩门声甚急，启门而锡常以肩舆来迎。至则汗出如膏，两目直视，气有出无入。犹赖服过参附，阳未遽脱。适余偶带人参钱许，同附子、童便灌入，天明而汗止阳回，始知人事。然犹闻声即晕，倦卧不能起者两月，而后起坐。上工治未病，此之谓也。如此危急之证，不但误治必死，即治之稍迟，亦不及挽回。养生者，医理不可不知也。

痢

崇明施姓，迁居郡之盘门。其子患暑毒血痢，昼夜百余行，痛苦欲绝。嘉定张雨亭，其姻戚也，力恳余诊之。余曰：此热毒蕴结。治之以黄连、阿胶等药，一服而去十之七八矣。明日再往，神清气爽，面有喜色。余有事归家，约隔日重来。归后遇风潮，连日行舟断绝，三日后乃得往诊。病者怒目视余，问以安否？厉声而对曰：用得好药，病益重矣！余心疑之，问其父，曾服他人药否？隐而不言。余甚疑之，辞出，有二医者入门。因托雨亭访其故，其父因余不至，延郡中名医，仍进以人参、干姜等药。给病者曰：视汝脉者此地名医，而药则用徐先生方也。及服而痛愈剧，痢益增，故恨余入骨耳，岂不冤哉！又闻服药之后，口干如出火，欲啖西瓜，医者云痢疾吃西瓜必死；欲求凉水，尤禁不与；因给其童取井水漱口，夺盆中水饮其半，号呼两日而死。近日治暑痢者，皆用《伤寒论》中治阴寒入脏之寒痢法，以理中汤加减，无不腐脏惨死，甚至有七窍流血者。而医家病家视为一定治法，死者接踵，全不知悔，最可哀也。

东山叶宝伦，患五色痢，每日百余次。余悉治痢之法治之，五六日疾如故，私窃怪之。为抚其腹，腹内有块，大小各一，俨若葫芦形。余重揉之，大者裂破有声，暴下五色浓垢斗许，置烈日中，光彩眩目。以后痢顿减，饮食渐进。再揉其小者，不可执持，亦不能消，痢亦不全止。令其不必专力治之，惟以开胃消积之品，稍稍调之，三四月而后块消痢止。大抵积滞之物，久则成囊成癖，凡病皆然。古人原有此说，但元气已虚，不可骤消，惟养其胃气，使正足自能驱邪。但各有法度，不可并邪亦补之耳。

疟 痢

东山姜锡常，气体素弱，又患疟痢，每日一次，寒如冰而热如炭，随下血痢百余次，委顿无生理。因平日相契，不忍委之，朝夕诊视。为分途而治之，寒御其寒，热清其热，痢止其痢，俱用清和切病之品，以时消息，而最重者在保其胃气，无使生机又绝。经云：食养尽之，无使过之，伤其正也。诸证以次渐减而愈。或谓如此大虚，何以不用峻补？余曰：寒热未止，必有外邪；血痢未清，必有内邪，峻补则邪留不去。如此虚人，可使邪气日增乎？去邪毋伤正，使生机渐达，乃为良策。锡常亦深会此意，而医理渐明，嗣后小病皆自治之，所谓三折肱者也。

畏 寒

洞庭卜夫人，患寒疾，有名医进以参附，日以为常。十年以来，服附子数十斤，而寒愈剧，初冬即四面环火，绵衣几重，寒栗如故。余曰：此热邪并于内，逼阴于外。《内经》云：热深厥亦深。又云：热极生寒。当散其热，使达于外。用芦根数两，煎清凉疏散之药饮之，三剂而去火，十剂而减衣，常服养阴之品而身温。逾年，附毒积中者尽发，周身如火烧。服寒凉得少减，既又遍体及头、面、口、鼻俱生热疮，下体俱腐烂，脓血淋漓。余以外科治热毒之法治之，一年乃复。以后年弥高而反恶热，与前相反。如不知其理，而更进以热药，则热并于内，寒并于外，阴阳离绝而死。死之后，人亦终以为阳虚而死也。

畏 风

嘉善许阁学竹君夫人抱疾，医过用散剂以虚其表，继用补剂以固其邪，风入荣中，畏风如矢，闭户深藏者数月，与天光不相接，见微风则发寒热而晕。延余视。余至卧室，见窗槅皆重布遮蔽，又张帷于床前，暖帐之外，周以毡单。诊其脉，微软无阳。余曰：

先为药误而避风太过，阳气不接，卫气不闭。非照以阳光不可，且晒日中，药乃效。阁学谓见日必有风，奈何？曰：姑去其瓦，令日光下射晒之何如？如法行之，三日而能启窗户，十日可见风，诸病渐愈。明年阁学挈眷赴都，舟停河下，邀余定常服方。是日大风，临水窗候脉，余甚畏风，而夫人不觉也。盖卫气固，则反乐于见风，此自然而然，不可勉强也。

雄按：论证论治，可与戴人颉颃。

痰

嘉兴朱宗周，以阳盛阴亏之体，又兼痰凝气逆，医者以温补之，胸膈痞塞，而阳道痿。群医谓脾肾两亏，将恐无治。就余于山中。余视其体丰而气旺，阳升而不降，诸窍皆闭，笑谓之曰：此为肝肾双实证，先用清润之品，加石膏以降其逆气；后以消痰开胃之药，涤其中宫；更以滋肾强阴之味，镇其元气。阳事即通。五月以后，妾即怀孕，得一女。又一年，复得一子。惟觉周身火太旺，更以养阴清火膏丸为常馔。一或间断，则火旺随发，委盛如往日之情形矣。而世人乃以热药治阳，岂不谬哉。

雄按：今秋藩库吏孙位申，积劳善怒，陡然自汗凛寒，腕疼咳逆，呕吐苦水。延余诊之，脉弦软而滑，形瘦面黧，苔黄不渴，溲赤便难。以二陈去甘草，加沙参、竹茹、枇杷叶、竹叶、黄连、蒌仁为剂。渠云阳痿已匝月矣，恐不可服此凉药。余曰：此阳气上升，为痰所阻，而不能下降耳。一服逆平痛定，呕罢汗止，即能安谷。原方加人参，旬日阳事即通，诸恙若失。

苏州府治东首杨姓，年三十余，以狎游[①]私用父千金，父庭责之，体虚而兼郁怒，先似伤寒，后渐神昏身重。医者以为纯虚之证，惟事峻补，每日用人参三钱，痰火愈结，身强如尸，举家以为万无生理。余入视时，俱环而泣。余诊毕，及按其体，遍身皆生痰核，大小以千计，余不觉大笑，泣者尽骇。余曰：诸人之泣，以其将死耶？试往府中借大板重打四十，亦不死也。其父闻之颇不信，曰：如果能起，现今吃人参费千金矣，当更以千金为寿。一余曰：此可动他人，余无此例也，各尽其道而已。立清火安神极平淡之方，佐以末药，一服，三日而能言，五日而能坐，一月而行动如常。其时牡丹方开，其戚友为设饮花前以贺。余适至，戏之曰：一君服人参千金而几死，服余末药而愈，药本可不偿乎？其母舅在旁曰：必当偿先生，明示几何？余曰：增病之药值千金，去病之药自宜倍之。病者有惊惶色。余曰：无恐，不过八文钱买卜子为末耳。尚有服剩者，群取视之，果卜子也，相与大笑。其周身结核，皆补住痰邪所凝成者，半载方消，邪之不可留如此。幸而结在肤膜，若入脏则死已久矣。

---

① 狎游：行为放荡。

雄按：今夏，刘午亭，年六十三岁，久患痰喘自汗，群医皆以为虚，补剂备施，竟无效。徐月严嘱其浼余视之，汗如雨下，扇不停挥，睛凸囟高，面浮颈大，胸前痞塞，脉滑而长。妻女哀求，虑其暴脱。余曰：将塞死矣，何脱之云？与导痰汤加旋覆、海石、泽泻、白前，一饮而减，七日后囟门始平，匝月而愈。继有顾某年五十六岁，肥白多痰，因啖莲子匝月，渐觉不饥，喘逆自汗无眠。以为虚也，屡补之后，气逆欲死。速余视之，苔黄溲赤，脉滑不调，以清肺涤痰治之而愈，旋以茯苓饮善其后。

痰　喘

松江王孝贤夫人，素有血证，时发时止，发则微嗽。又因感冒变成痰喘，不能着枕，日夜俯几而坐，竟不能支持矣。是时有常州名医法丹书，调治无效。延余至。余曰：此小青龙证也。法曰：我固知之，但弱体而素有血证，麻桂等药可用乎？余曰：急则治标。若更喘数日，则立毙矣。且治其新病，愈后再治其本病可也。法曰：诚然。然病家焉能知之？治本病而死，死而无怨；如用麻桂而死，则不咎病本无治，而恨麻桂杀之矣。我乃行道之人，不能任其咎；君不以医名，我不与闻，君独任之可也。余曰：然。服之有害，我自当之，但求先生不阻之耳。遂与服。饮毕而气平就枕，终夕得安。然后以消痰润肺养阴开胃之方以次调之，体乃复旧。法翁颇有学识，并非时俗之医，然能知而不能行者。盖欲涉世行道，万一不中，则谤声随之。余则不欲以此求名，故毅然用之也。凡举世一有利害关心，即不能大行我志，天下事尽然，岂独医也哉。

雄按：风寒外束，饮邪内伏，动而为喘嗽者，不能舍小青龙为治。案中云感冒，是感冒风寒，设非风寒之邪，麻桂不可擅用，读者宜有会心也。

痰喘亡阴

苏州沈母，患寒热痰喘，浼其婿毛君延余诊视。先有一名医在座，执笔沉吟曰：大汗不止，阳将亡矣。奈何？非参、附、熟地、干姜不可。书方而去。余至不与通姓名，俟其去乃入，诊脉洪大，手足不冷，喘汗淋漓。余顾毛君曰：急买浮麦半合，大枣七枚，煮汤饮之可也。如法服而汗顿止，乃为立消痰降火之方二剂而安。盖亡阳亡阴，相似而实不同。一则脉微，汗冷如膏，手足厥逆而舌润；一则脉洪，汗热不粘，手足温和而舌干。但亡阴不止，阳从汗出，元气散脱，即为亡阳。然当亡阴之时，阳气方炽，不可即用阳药，宜收敛其阳气，不可不知也。亡阴之药宜凉，亡阳之药宜热，一或相反，无不立毙。标本先后之间，辨在毫发，乃举世更无知者，故动辄相反也。

雄按：吴馥斋令姊体属阴亏，归沈氏后，余久不诊。上年闻其久嗽，服大剂滋补而能食肌充，以为愈矣。今夏延诊云：嗽犹不愈。及往视，面浮色赤，脉滑不调，舌绛而干，非肉不饱。曰：此痰火为患也。不可以音嘶胁痛，遂疑为损怯之末传。予清肺化痰药为丸噙化，使其廓清上膈，果胶痰渐吐，各恙乃安。其形复瘦，始予养阴善后。病者云：前进补时，体颇渐丰，而腰间疼胀，略一抚摩，嗽即不已，自疑为痰。而医者谓为极虚所致，补益加峻，酿为偏体之痰也。

观察毛公裕，年届八旬，素有痰喘病，因劳大发，俯几不能卧者七日。举家惊惶，延余视之。余曰：此上实下虚之证。用清肺消痰饮，送下人参小块一钱，二剂而愈。毛翁曰：徐君学问之深，固不必言，但人参切块之法，此则聪明人以此炫奇耳。后岁余，病复作，照前方加人参煎入，而喘逆愈甚。后延余视，述用去年方而病有加。余曰：莫非以参和入药中耶？曰：然。余曰：宜其增病也。仍以参作块服之，亦二剂而愈。盖下虚固当补，但痰火在上，补必增盛。惟作块则参性未发，而清肺之药，已得力过腹中，而人参性始发，病自获痊。此等法古人亦有用者，人自不知耳。于是群相叹服。

雄按：痰喘碍眠，亦有不兼虚者。黄者华年逾五旬，自去冬因劳患喘，迄今春两旬不能卧，顾某作下喘治，病益甚。又旬日，迓余视之，脉弦滑，苔满布，舌边绛，乃冬温薄肺，失于清解耳，予轻清肃化药治之而痊。至参不入煎，欲其下达，与丸药噙化，欲其上恋，皆有妙义，用药者勿以一煎方为了事也。又有虚不在阴分者，余治方啸山今秋患痰喘汗多，医进清降药数剂，遂便溏肢冷，不食碍眠，气逆脘疼，面红汗冷。余诊之，脉弦软无神，苔白不渴，乃寒痰上实，肾阳下虚也。以真武汤去生姜，加干姜、五味、人参、厚朴、杏仁，一剂知，二剂已。又治顾某体肥白，脉沉弱，痰喘易汗，不渴痰多，啜粥即呕，以六君去甘草，加厚朴、杏仁、姜汁、川连，盖中虚痰滞也，投七日果愈。

饮 癖

洞庭席载岳，素胁下留饮，发则大痛呕吐，先清水，后黄水，再后吐黑水而兼以血，哀苦万状，不能支矣，愈则复发。余按其腹，有块在左胁下，所谓饮囊也。非消此则病根不除，法当外治，因合蒸药一料，用面作围，放药在内，上盖铜皮，以艾火蒸之，日十余次，蒸至三百六十火而止。依法治三月而毕，块尽消，其病永除，年至七十七而卒。此病极多，而医者俱不知，虽轻重不一，而蒸法为要。

雄按：今夏江阴沙沛生鹾尹，患胸下痞闷，腹中聚块，卧则膊间有气下行至指，而惕然惊寤。余谓气郁饮停，治以通降。适渠将赴都，自虑体弱，有医者迎合其意，投以大剂温补。初若相安，旬日后神呆不语，目眩不饥，便闭不眠，寒热时作。复延余诊，按其心下，则濯濯有声，环脐左右，块已累累，溺赤苔黄，脉弦而急。幸其家深信有年，旁无掣肘。凡通气涤饮清络舒肝之剂，调理三月，各恙皆瘳。

翻 胃

嘉兴朱亭立，曾任广信太守，向病呕吐，时发时愈。是时吐不止，粒米不下者三日，医以膈证回绝。其友人来邀诊。余曰：此翻胃证，非膈证也。膈乃胃腑干枯，翻胃乃痰火上逆，轻重悬殊。以半夏泻心汤加减治之，渐能进食，寻复旧。从此遂成知己。每因饮食无节，时时小发，且不善饭。如是数年，非余方不服，甚相安也。后余便道过其家，谓余曰：我遇武林名医，谓我体虚，非参附不可。今服其方，觉强旺加餐。余谓此乃助火以腐食，元气必耗，将有热毒之害。亭立笑而腹非之，似有恨不早遇此医之意。不两月，遣人连夜来迎。即登舟，抵暮入其寝室，见床前血污满地。骇问故，亭立已不能言，惟垂泪引过，作泣别之态而已。盖血涌斗余，无药可施矣，天明而逝。十年幸活，殒于一朝，天下之服热剂而隐受其害者，何可胜数也。

雄按：服温补药而强旺加餐，病家必以为对证矣，而孰知隐受其害哉！更有至死而犹不悟者。目击甚多，可为叹息。

娄门范昭，素患翻胃，粒米不能入咽者月余，胸中如有物蠢动。余曰：此虫膈也，积血所成。举家未信。余处以开膈末药，佐以硫黄。三剂后，吐出瘀血半瓯，随吐虫二十余枚，长者径尺，短者二寸，色微紫。其肠俱空，乃药入而虫积食之，皆洞肠而死者。举家惊喜，以为病愈。余曰：未也。姑以粥与之，连进二碗，全然不呕，更觉宽适。顷之粥停不下，不能再食。余曰：胃腑已为虫蚀，无藏食之地，无救也。辞不复用药，不旬日而卒。

呃

郡中陆某，患呃逆，不过偶尔胃中不和，挟痰挟气，世俗所谓冷呃也，不治自愈。非若病后呃逆，有虚实寒热之殊，关于生死也。陆乃膏粱之人，从未患此，遂大惧，延医调治。医者亦大骇云：此必大虚之体，所以无病见此。即用人参、白术等药，痰火凝结而胃络塞，呃遂不止。病者自问必死，举家惊惶。余诊视之，不觉狂笑。其昆仲在旁，怪而问故。余曰：不意近日诸名医冒昧至此，此非病也，一剂即愈矣。以泻心汤加旋覆花、枇杷叶，果一剂而呃止。越一月，呃又发，仍用前日诸医治之，数日而死。其老仆素相熟，偶遇于他所，问其主人安否，因述其故。余曰：前几死，我以一剂救之，何以蹈覆辙？曰：众论纷纷，谓补药一定不错，直至临死时欲来敦请，已无及矣。呜呼！岂非命耶！

雄按：吴雨峰大令，年七十一岁，今秋患感发热，而兼左胁偏痛，舌色干紫无苔，稍呷汤饮，小溲即行，不食不便，脉洪且数。余知其平素津虚脾约，气滞痰凝，连予轻肃宣濡之剂，热渐缓，胁渐舒，而舌色不润，仍不喜饮，溲赤便闭，呃逆频来，举家皇皇。余曰：无恐也，便行即止矣。逾二日，连得畅解，脉静身凉，舌色有津，呃仍不减。人皆谓高年病后之虚呃，议用镇补。余曰：此气为痰阻，升降失调，得食不舒。平时无嚏，是其征也。授以枳桔汤加蒌、薤、菖、茹、橘、半、柴胡，果一剂知，二剂已。

癃

学宫后金汝玉，忽患小便不通，医以通利导之，水愈聚而溺管益塞，腹胀欲裂，水气冲心即死。再饮汤药，必不能下，而反增其水。余曰：此因溺管闭极，不能稍通也。以发肿药涂之，使溺器大肿，随以消肿之药解之，一肿一消，溺管稍宽，再以药汤洗少腹而挤之，蓄溺涌出而全通矣。此无法中之法也。

木渎某，小便闭七日，腹胀如鼓，伛偻不能立，冲心在顷刻矣。就余山中求治。余以鲜车前根捣烂敷其腹，用诸利水药内服，又煎利水通气药，使坐汤中，令人揉挤之。未几溺进出，洒及揉者之面，溺出斗余，其所坐木桶几满，腹宽身直，徜徉而去。

雄按：内外治法皆妙。

水肿

洞庭席君际飞，形体壮实，喜饮喜啖，患水肿病，先从足起，遂及遍身，腰满腹胀。服利水之药稍快，旋即复肿。用针针之，水从针孔出，则稍宽，针眼闭则复肿。《内经》有刺水病之法，其穴有五十七，又须调养百日，且服闭药。而此法失传，所以十难疗一。余所治皆愈而复发，遂至不救。虽因病者不能守法，亦由医治法不全耳。惟皮水风水，则一时之骤病，驱风利水，无不立愈。病固各不同也。

消

常熟汪东山夫人，患消证，夜尤甚，每夜必以米二升，煮薄粥二十碗，而溲便不异常人，此乃为火所铄也。先延郡中叶天士，治以乌梅、木瓜等药，敛其胃气，消证少瘥，而烦闷羸瘦，饮食无味。余谓此热痰凝结，未有出路耳。以清火消痰，兼和中开胃调之。病情屡易，随证易方，半年而愈。

虫痛

苏州黄四房女，年十二，患腹痛，愈医愈甚。余偶至其家，昏厥一夕方苏，舌俱咬破，流血盈口，唇白而目犹直视，脉参错无常。余曰：此虫痛也，贯心则死，非煎药所能愈。合化虫丸与之，痛稍缓，忽复更痛，吐出虫二十余条，长者径尺，紫色，余长短不齐，淡红色，亦有白者。自此而大痛不复作，小痛未除，盖其窠未去也。复以杀虫之药，兼安胃补脾之方调之，而虫根遂绝。盖此证甚多，医者既不能知，惟认为寒与食。即以为虫，又无杀虫之方。在精力强旺者，久能自化；其不足者，变为丁奚、劳怯、痞膨等证，至死而人不能知，亦可哀也。余治此证不一，姑举其最剧者以明治法。

常州蒋公讳斌之孙，患心腹痛，上及于头，时作时止，医药罔效，向余求治。余曰：此虫病也。以杀虫之药，虫即退避，或在周身皮肤之中，或在头中，按之如有蠕动往来之象。余用杀虫之药为末，调如糊，到处敷上，而以热物熨之，虫又逃之他处，随逃随敷，渐次平安。而根终不除，遂授方令归。越二年书来，云虫根终未尽，但不甚为害耳。此真奇疾也。

怔 忡

淮安巨商程某，母患怔忡，日服参术峻补，病益甚，闻声即晕，持厚聘邀余。余以老母有恙，坚持不往。不得已，来就医诊视。见二女仆从背后抱持，二女仆遍体敲摩，呼太太无恐，吾侪俱在也，犹惊惕不已。余以消痰之药去其涎，以安神之药养其血，以重坠补精之药纳其气，稍得寝。半月余，惊恐全失，开船放炮，亦不为动，船挤喧嚷，欢然不厌。盖心为火脏，肾为水脏，肾气挟痰以冲心，水能克火，则心振荡不能自主；使各安其位，则不但不相克，而且相济，自然之理也。

长兴赵某，以经营过劳其心，患怔忡证，医者议论不一，远来就余。余以消痰补心之品治其上，滋肾纳气之药治其下，数日而安。此与程母病同，而法稍异。一则气体多痰，误服补剂，水溢而火受克之证；一则心血虚耗，相火不宁，侵犯天君之证，不得混淆也。

亢 阳

姻戚殷之晋，年近八旬，素有肠红证，病大发，饮食不进，小腹高起，阴囊肿亮，昏不知人。余因新年贺岁候之，正办后事。余诊其脉，洪大有力。先以灶灰、石灰作布袋，置阴囊于上，袋湿而囊肿消。饮以知母、黄柏泻肾之品。越三日，余饮于周氏，周与至戚相近半里，忽有叩门声，启视之，则其子扶病者至。在座无不惊喜，同问余曰：何以用伐肾之药而愈？余曰：此所谓欲女子而不得也。众以为戏言。翁曰：君真神人也。我向者馆谷京师，患亦相似，主人以为无生理也，遂送我归，归旬日即痊。今妻妾尽亡，独处十余年，贫不能蓄妾，又耻为苟且之事，故病至此，既不可以告人，亦无人能知之者。言毕凄然泪下。又阅五年而卒。盖人之气禀各殊，亢阳之害，与纵欲同，非通于六经之理，与岐黄之奥者，不足与言也。

雄按： 纵欲固伤阴，而亢阳亦铄阴。知柏泻肾者，泻肾火之有余，而保其不足之水也。

吐 血

平望镇张瑞五，素有血证。岁辛丑，余营葬先君，托其买砖灰等物，乡城往返，因劳悴而大病发，握手泣别，谓难再会矣。余是时始合琼玉膏未试也，赠以数两而去，自此不通音问者三四载。一日镇有延余者，出其前所服方，问：何人所写？则曰：张瑞五。曰：今何在？曰：即在馆桥之右。即往候之，精神强健，与昔迥异。因述服琼玉膏后，血不复吐，嗽亦渐止。因涉猎方书，试之颇有效，以此助馆谷所不足耳。余遂导以行医之要，惟存心救人，小心敬慎，择清淡切病之品，俾其病势稍减，即无大功，亦不贻害。若欺世徇人，止知求利，乱投重剂，一或有误，无从挽回，病者纵不知，我心何忍。瑞五深以为然，后其道大行，遂成一镇名家，年至七十余而卒。琼玉膏为治血证第一效方，然合法颇难，其时不用人参，只用参须，生地则以浙中所出鲜生地，打自然汁熬之，不用干地黄，治血证舍此无有无弊者。

雄按：行医要诀，尽此数语，所谓以约失之者鲜，学者勿以为浅论也。

洞庭吴伦宗夫人，席翁士俊女也，向患血证，每发余以清和之药调之，相安者数年。郡中名医有与席翁相好者，因他姓延请至山，适遇病发，邀之诊视，见余前方，谓翁曰：此阳虚失血，此公自命通博，乃阴阳不辨耶！立温补方加鹿茸二钱，连服六剂，血上冒，连吐十余碗，一身之血尽脱，脉微目闭，面青唇白，奄奄待毙，急延余治。余曰：今脏腑经络俱空，非可以轻剂治。亟以鲜生地十斤，绞汁煎浓，略加人参末，徐徐进之。历一昼夜尽生地汁，稍知人事，手足得展动，唇与面红白稍分。更进阿胶、三七诸养阴之品，调摄月余，血气渐复。夫血脱补阳，乃指大脱之后，阴尽而阳无所附，肢冷汗出，则先用参附以回其阳，而后补其阴。或现种种虚寒之证，亦当气血兼补。岂有素体阴虚之人，又遇气升火旺之时，偶尔见红，反用大热升发之剂，以扰其阳而铄其阴乎！此乃道听途说之人，闻有此法，而不能深思其理，误人不浅也。

嘉兴王蔚南，久患血证，左胁中有气逆冲喉旁，血来有声如沸。戊子冬！忽大吐数升，面色白而带青，脉微声哑，气喘不得卧，危在旦夕。余以阿胶、三七等药，保其阴而止其血；然后以降火纳气之品，止其冲逆；复以补血消痰，健脾安胃之方，上下分治；始令能卧，继令能食，数日之后，方能安卧。大凡脱血之后，断不可重用人参升气助火，亦不可多用滋腻以助痰滞胃。要知补血之道，不过令其阴阳相和，饮食渐进，则元气自复，非补剂入腹，即变为气血也。若以重剂塞其胃口，则永无生路矣。况更用温热重剂，助阳铄阴而速之死乎。

洞庭张姓，素有血证，是年为女办装，过费心力，其女方登轿，张忽血冒升余，昏不知人，医者浓煎参汤服之，命悬一息。邀余诊视，六脉似有如无，血已脱尽。急加阿胶、三七，少和人参以进，脉乃渐复，目开能言，手足展动。然后纯用补血之剂以填之，月余而起。盖人生不外气血两端，血脱则气亦脱，用人参以接其气，气稍接，即当用血药，否则孤阳独旺，而阴愈亏，先后主客之分，不可不辨也。

瘀留经络

乌镇莫秀东，患奇病，痛始于背，达于胸胁，昼则饮食如常，暮则痛发，呼号彻夜，邻里惨闻。医治五年，家资荡尽，秀东欲自缢。其母曰：汝有子女之累，尚须冀念，不如我死，免闻哀号之声。欲赴水，其戚怜之，引来就医。余曰：此瘀血留经络也。因谓余子曦曰：此怪病也。广求治法以疗之，非但济人，正可造就己之学问。因留于家，用针灸、熨、拓煎丸之法，无所不备，其痛渐轻亦渐短，一月而愈。其人感谢不置。余曰：我方欲谢子耳。凡病深者，须尽我之技而后奏功。今人必欲一剂见效，三剂不验，则易他医。子独始终相信，我之知己也，能无感乎！

肠红

淮安程春谷，素有肠红证，一日更衣，忽下血斗余，晕倒不知人，急灌以参一两，附子五钱而苏。遂日服人参五钱，附子三钱，而杂以他药。参附偶间断，则手足如冰，语言无力。医者亦守而不变，仅能支持。急棹来招余，则自述其全赖参附以得生之故。诊其六脉，极洪大而时伏，面赤有油光，舌红而不润，目不交睫者旬余矣。余曰：病可立愈，但我方君不可视也。春谷曰：我以命托君，止求效耳，方何必视。余用茅草根四两作汤，兼清凉平淡之药数品，与参附正相反。诸戚友俱骇。春谷弟风衣，明理见道之士也，谓其诸郎曰：尔父千里招徐君，信之至；徐君慨然力保无虞，任之至，安得有误耶？服一剂，是夕稍得寝，二剂手足温，三剂起坐不眩。然后示之以方，春谷骇叹，诸人请申其说。余曰：血脱扶阻，乃一时急救之法。脱血乃亡阴也，阳气既复，即当补阴。而更益其阳，则阴血愈亏，更有阳亢之病。其四肢冷者，《内经》所谓热深厥亦深也；不得卧者，《内经》所谓阳胜则不得入于阴，阴虚故目不瞑也。白茅根交春透发，能引阳气达于四肢，又能养血清火，用之，使平日所服参附之力，皆达于外，自能手足温而卧矣。于是始相折服。凡治血脱证俱同此。

雄按：论治既明，而茅根功用，尤为发人所未发。

血痢

洞庭葛允诚，患血痢五年，日夜百余次，约去血数石，骨瘦如柴，饮食不进，举家以为必无生理。余友姜君锡常次子萼芳，从余学医于山中，病者即萼芳妻弟也。锡常怜之，令同萼芳寄膳于家，朝夕诊视。余先用滋补之剂以养其血脉，复用开胃之药以滋其化源，稍健而能食。久痢至五载，大肠之内必生漏管，遂以填补之品塞其空窍，痢日减，饭日增，不半年而每食饭必六七碗。至冬病全愈，丰肥强壮。归至家，亲戚俱不相识认，无不叹以为奇。

崩

徽州盐商汪姓，始富终贫，其夫人年四十六，以忧劳患崩证，服参附诸药而病益剧，延余治之。处以养血清火之剂，而病稍衰，盖此病本难除根也。越三年夫卒，欲往武林依其亲戚，过吴江求方，且泣曰：我遇先生而得生，今远去，病发必死耳。余为立长服方，且赠以应用丸散而去。阅十数年，君中有洋客请治其室人，一白头老妪出拜，余惊问，曰：我即汪某妻也，服先生所赠方药，至五十二而崩证绝。今已六十余，强健逾昔。我婿迎我于此，病者即我女也。不但求治我女，必欲面谢，故相屈耳。盖崩证往往在五十岁以前天癸将绝之时，而冲任有火，不能摄纳，横决为害。至五十以后，天癸自绝，有不药而愈者，亦有气旺血热过时，而仍有此证者，当因时消息，总不外填阴补血之法。不知者以温热峻补，气愈旺而阴愈耗，祸不旋踵矣。此极易治之病，而往往不治，盖未能深考其理，而误杀之耳。

瘀血冲厥

东山水利同知，借余水利书，余往索出署，突有一人拦舆喊救命，谓我非告状，欲求神丹夺命耳。其家即对公署，因往视病者，死已三日，方欲入棺，而唇目忽动，按其心口尚温，误传余能起死回生，故泥首哀求。余辞之不获，乃绐之曰：余舟中有神丹可救。因随之舟中，与黑神丸二粒，教以水化灌之，非能必其效也。随即归家。后复至山中，其人已生。盖此乃瘀血冲心，厥而不返，黑神丸以陈墨为主，而以消瘀镇心之药佐之，为产后安神定魄去瘀生新之要品，医者苟不预备，一时何以奏效乎。

胎中毒火

南门陈昂发夫人怀娠三月，胎气上逆，舌肿如蛋，色紫黑，粒米不能下，医者束手，延余治。余曰：此胎中有毒火冲心。舌为心苗，故毒聚于舌，肿塞满口，则饮食绝矣。乃用珠黄散及解毒软坚之药，屡涂其舌，肿渐消而纳食；复用清凉通气之方，消息治之。或谓解毒清火，与胎有害。余曰：不然。胎气旺甚，愈凉愈安，但热毒伤阴，当滋养其血气耳。乃专服余药，孪生二子。后询其得病之故，乃曾听邪人之言，服不经之药，几致伤生，可为戒也。

子　利

兰溪潘开子表弟，其夫人怀娠患痢，昼夜百余次，延余视。余以黄芩汤加减，兼养胎药饮之，利遂减，饮食得进，而每日尚数十次，服药无效。余曰：此不必治，名曰子利，非产后则不愈。但既产，恐有变证耳。病家不信，更延他医，易一方，则利必增剧，始守余言，止服安胎药少许。后生产果甚易，而母气大衰，虚象百出。适余从浙中来，便道过其门，复以产后法消息治之，病痊而痢亦止。盖病有不必治而自愈，强求其愈，必反致害。此类甚多，不可不知也。

雄按：此所谓利，即是泄泻。古人名曰利下，非今之痢也。痢疾古名滞下。若胎前久痢不愈，产后其能免乎？

试 胎

余往候族兄龙友，坐谈之际，有老妪惶遽来曰：无救矣。余骇问故，龙友曰：我侄妇产二日不下，稳婆已回绝矣。问：何在？曰：即在前巷。余曰：试往诊之。龙友大喜，即同往。浆水已涸，疲极不能出声，稳婆犹令用力进下。余曰：无恐，此试胎也。尚未产，勿强之。扶令安卧，一月后始产，产必顺，且生男。稳婆[1]闻之微哂[2]，作不然之态，且曰：此何人？说此大话，我收生数十年，从未见有如此而可生者。其家亦半信半疑。余乃处以养血安胎之方，一饮而胎气安和，全无产意。越一月，果生一男，而产极易。众以为神，龙友请申其说。曰：凡胎旺而母有风寒劳碌等感动，则胎坠下如欲生之象，安之即愈。不知而以为真产，强之用力，则胎浆破而胎不能安矣。余诊其胎脉甚旺，而月分未足，故知不产。今已摇动其胎，将来产时必易脱，故知易产。左脉甚旺，故知男胎。此极浅近之理，人自不知耳。

产后风热

西濠陆炳若夫人，产后感风热，瘀血未尽，医者执产后属虚寒之说，用干姜、熟地治之，且云必无生理，汗出而身热于炭，唇燥舌紫，仍用前药。余是日偶步田间看菜花，近炳若之居，趋迎求诊。余曰：生产血枯火炽，又兼风热，复加以刚燥滋腻之品，益火塞窍以此死者，我见甚多。非石膏则阳明之盛火不解。遵仲景法，用竹皮、石膏等药。余归而他医至，笑且非之，谓自古无产后用石膏之理，盖生平未见仲景方也。其母素信余，立主服之，一剂而苏。明日炳若复求诊，余曰：更服一剂，病已去矣，无庸易方。如言而愈。医者群以为怪，不知此乃古人定法，惟服姜桂则必死。

产后血臌

苏州顾某继室，产后恶露不出，遂成血臌，医者束手。顾君之兄掌夫，余戚也，延余治之。余曰：此瘀血凝结，非桃仁等所能下。古法有抵当汤，今一时不及备，以唐人法，用肉桂、黄连、人参、大黄、五灵脂成剂，下其瘀血。群医无不大笑，谓寒热补泻并相犯之药合而成方，此怪人也。其家因平日相信，与服。明日，掌夫告余曰：病不可治矣。病者见鬼，窃饮所服药，乃大呼曰，我不能食鬼之所吐也，先生可无治矣。余往验之。药本气味最烈之品，尝之与水无二，怪之。仍以前方煎成，亲往饮之，病者不肯饮，以威迫之，惧而饮，是夕下瘀血升余，而腹渐平，思食。余以事暂归，隔日复往，其门首挂榜烧楮。余疑有他故，入门见者皆有喜色，询之，则曰：先生去之夕，病者梦

---

① 稳婆：接生婆。
② 哂：讥笑，微笑。

其前夫人怒曰，汝据余之室，夺余之财，虐余之女，余欲伤汝命。今为某所治，余将为大蛇以杀汝，即变为大蛇，大惊而醒，故特延僧修忏耳。盖前夫人以产后血臌亡，病状如一，而医者治不中病，遂致不死。盖一病有一病治法，学不可不博也。

产后肠痈

洞庭某妇，产后小腹痛甚，恶露不止，奄奄垂毙。余诊之曰：恶露如此多，何以其痛反剧？更询其所行之物，又如脓象。余曰：此乃子宫受伤，腐烂成痈也。宜令名手稳婆探之，果然，遂用绵作条，裹入生肌收口之药，而内服解毒消瘀之方，应手而愈。凡产后停瘀，每多外证，如此甚多，不可不知也。

恶　痘

吴超士家僮已弱冠，随超士往戏馆观戏，因寒热作而先归，夜半呻吟不绝。至明旦往视，则匿于床下，口称群鬼欲杀之。拽出视之，细点如麸。余曰：此恶痘也。色暗紫，急以升麻、羌活、生地等药，煎汤灌之。三日而痘形出，遍体无毫孔，头面结聚重叠。始终用滋养气血之品，不用时下恶药一味。二十余日始结痂，焦黑成片，大如手掌，形如缸片。剥去之后，非复本来面目，见者俱不相识。可知痘证之必死者绝少，皆医以寒凉克伐之药误之也。

毛履和之女患痘，医者曰：此闷痘也，五日而毙。举家扼腕。适余至，曰：先生亦治痘否？余曰：医者不肯治之痘则治。曰：已回绝矣。因入视，遍体大热，神昏不语，细点如鱼子，隐在肉中。余急以升麻羌活汤为主，而佐以养血透肌药饮之，三日而痘形显。前医群骇，告之以故，则又大笑曰：升麻、羌活等药，岂入痘科？不知升麻汤乃痘证初起之主方，而医者不知也。继以养血解毒补气之品。其结痂也，额如覆釜，身如树皮，发连痂脱，三年始生。时医见此等证，必用大黄、石膏及恶毒之物，虚其里而增其毒，五日而死之言必验。病家亦以为医者断期如神，孰知非其识之高，乃其药之灵也。呜呼惨哉！

余同学沈冠云之女，痘密黑陷而无浆，医者束手，冠云告以故。余曰：姑处以补托之法，用地黄、归身、黄芪、人参等药。闻者咸笑。一服而浆来，至明日以参贵停服。余曰：精力不充，毒发未尽，未尽必生痘毒。后果臂湾生二毒，复为治之而安。

余长孙女种痘，点密而色深赤，种痘之医束手。余用清发之药，并时含紫雪，赤色稍衰。将就寝，复往视，忽变灰白色而咬牙。余惊曰：证变虚寒矣。此所谓亢害承制也。即用人参、鹿茸等药托之，至三鼓而疮色复红，形渐高起，仍用清火养血之方而浆成。盖病变无常，顷刻转易，故凡属危险之证，医者当时时消息①，不可片刻离也。但不明理

① 消息：一消一长，调整，加减进退。

之医，则偏僻固执，又方法绝少，不能肆应不穷耳。

流 注

苏州一小儿，甫九龄，颇聪慧，而患流注，肩背腰胁十余处，百端医治无效。余视之曰：此惟大活络丹能愈。服至三十余丸，未破者消，已破者收口。更服补气血之药而愈。盖流注一证，由风寒入膜所致，膜在皮中，旁通四达，初无定处，所以随处作患。此真脉络之病，故古人制大活络丹以治之，其余煎丸，皆非正治。所谓一病有一病之法，药不对证，总难取效也。

本邑刘近曾夫人，患虚痰流注，色䐉脉虚，发无定处，痛极危险，非旦夕可奏功，余辞不能治。郡中一医以百金包好，因留在家治之。闻余有不能治之说，笑曰：我医好后，更请徐君质之，当无言可对耳。月余，刘君之兄元谷招余诊，近曾出曰：流注之疾，虽向愈而未收口，托在相好，肯一观否？余因视之，肩后疮孔大如钱，内膜干空，与皮不连，气促脉微。诊毕而出，近曾求方，余笑不答，书危在顷刻四字。刘不信，少顷内呼，刘父子入，已气绝矣。群执包好之医，欲加以无礼。余晓之曰：此病本不治，非药误也。但不知生死，为无目耳。乃释之。盖流注之证，其类不同，大段皆津液枯而痰流膜内之证，当内外交治，而祛邪补虚，亦另有切病方药，蛮补无益也。

嘉善张卓舟，未弱冠，患流注五年，自胁及腰腿，连生七八孔，寒热不食，仅存人形。历年共服人参二三千金，万无生理。父母先亡，只有嗣母①，其伯悉收其田产文契，专待其毙而取之。其从兄汪千造余家哀恳，余颇怜之，破格往视，半身几成枯骨。此乃虚痰流注，医者不能治其经络之痰，徒费重赀而无一中病者，则药之误，而非病之真无治也。余用大活络丹为主，而外敷拔管生肌之药。医者闻之大笑曰：活络丹辛暴之药，岂可入口？盖彼惟知俗本所载乌头、蚯蚓之活络丹，而不知古方五十余味之大活络丹也。盖流注之痰，全在于络，故非活络丹不效。以后脓稀肉长，管退筋舒，渐能起立，不二年而肌肉丰肥，强健反逾于常。呜呼！不知对病施药，徒事蛮补，举世尽然，枉死者不知其几也。

雄按：大澎络丹治虚痰流注，深为合法，而外科不知也。若实痰，则控涎丹最妙。

肠 痈

长兴朱季舫少子啸虎官，性极聪敏，年九岁，腹痛脚缩，抱膝而卧，背脊突出一疖，昼夜哀号。遍延内外科诊视，或云损证，或云宿食，或云发毒，当刺突出之骨以出脓血。其西席茅岂宿力荐余治。往登其堂，名医满座。岂宿偕余诊视，余曰：此缩脚肠痈也，幸未成脓，四日可消。闻者大笑，时季舫为滦州牧，其夫人孔氏，名族之女，独信余言。

① 嗣母：出继之儿子的继母。

余先饮以养血通气之方，并护心丸，痛遂大减，诸医谓偶中耳。明日进消瘀逐毒丸散，谓曰：服此又当微痛，无恐。其夜痛果稍加，诸医闻之哗然，曰：果应我辈之言也。明早又进和荣顺气之剂，痛止八九，而脚伸脊平，果四日而能步，诸医以次辞去。中有俞姓者，儒士也，虚心问故。余谓杂药乱投，气血伤矣，先和其气血，自得稍安。继则攻其所聚之邪，安能无痛？既乃滋养而通利之，则脏腑俱安矣。

南濠徐氏女，经停数月，寒热减食，肌肉消铄，小腹之右，下达环跳，隐痛微肿。医者或作怯弱，或作血痹，俱云不治。余诊其脉，洪数而滑，寒热无次，谓其父曰：此瘀血为痈，已成脓矣。必自破，破后必有变证，宜急治。与以外科托毒方并丸散，即返山中。越二日，天未明，叩门甚急，启视则徐之戚也。云脓已大溃，而人将脱矣。即登其舟往视，脓出升余，脉微肤冷，阳随阴脱。余不及处方，急以参附二味，煎汤灌之，气渐续而身渐温；然后以补血养气之品，兼托脓长肉之药，内外兼治，两月而漏口方满，精神渐复，月事以时。大凡瘀血久留，必致成痈。产后留瘀，及室女停经，外证极多。而医者俱不能知，至脓成之后，方觅外科施治，而外科又不得其法，以致枉死者，比比然也。

腿　痈

横泾钱某之女，素有痞块，从腹入少腹，又从少腹入环跳之下，大腿外臁，变成大痈，脓水淋漓成管，管中有饭粒流出，真不可解，日渐狼狈，诸医束手。其父泣而告余曰：寒俭之家，服人参已费百金，而毫无效验，惟有立而视其死耳。余曰：人参不可长继，祛脓填漏，外科自有正方也。乃为合治漏之药，内服外敷。所服末药，亦有从疮口流出者，继乃渐少。胃气亦开，肌肉内生，数月之后，痂结筋舒。前此从未生育，期年怀孕生子。凡治病各有对证方药，非可以泛治之方，图侥幸也。

臂　疽

长兴周某之子，臂生疽，经年脓水不干，变为多骨，所食米粒间有从疽中出者，奄奄待毙。余为内托外敷，所服末药，亦从疮口出，继而脓渐减少，所出碎骨，皆脓结成，出尽之后，肌肉日长，口收痂结而愈。

项　疽

郡中朱姓患项疽，大痛彻心，时时出血，延医施治，漫肿滋甚，神思昏迷，束手待毙，延余视。急用围药裹住根盘，敷以止血散，饮以护心丸，痛缓血止，神安得寝。明日前医来，告以故。医谓同一金黄散，我用无效，彼用神验，此命运不同，非药异也。彼盖不知围药每病各殊耳。疮口已定，乃大托其脓，兼以消痰开胃之品，饮食渐进，坐卧皆安，两月而愈。凡治痈疽之法，在视其人之肥瘠，瘦弱之躯，尤忌见血。疮口若大，则肌肉难生，所以最重围药。其方甚多，不可不广求而预备也。

同学沈自求，丧子忧愁郁结，疽发于项，调治无效。项三倍疮口，环颈长尺余，阔三寸，惟近咽喉处二寸未连，而枕骨直下之筋未断，血流不止。余辞不治。坚恳不已，先进护心丸二粒，令毒不内攻；又付止血散止其血，外用围药厚涂束其根；更以珠黄等药，时时敷疮口上，其膏药长一尺三寸；再以黄芪四两煎汤，煎药服之。势定而饮食稍进，数日血止脓成，肌与腐肉方有界限。疮口太大，皮肉不能合，以生肌等药，并参末厚涂而封之，月余口乃合。病家欲备人参斤许以待用，余曰：无庸[①]也。诸痛痒疮，皆属于火；脓流肉腐，皆伤于阴。凡属外证，总以清火养阴为主，而加开胃健脾之药，人参止用钱许，数剂即止。此从古一定之法。其用温补，乃后世讹传之术，无不阴受其害。余凡治大证，无不神效，时人多不之信也。

苏州章倚文夫人，体质本弱，平时饮食绝少，忽患项毒，平漫不肿，痛辄应心。医者谓大虚之证，投以峻补，毒伏神昏，奄奄一息，延余视之。余曰：毒无补理。疮口不高，则以围药束之，饮以清凉养血之品，托毒于外，兼服护心丸，痛定而疮根渐收。余暂归，转托一医代治。医者强作解事，曰围药不过金黄散之类，无益也，去之。用药亦意为改易，以炫己能。疮遂散大，血出不止，痛复甚而神疲。余再至大骇，询之，乃知其故。医者乃不复生议论。于是仍用前法，脓成食进，而后得安。盖外科病不治者绝少，皆由医之不得其道，所以动手辄误，病变日增，而药无一验，即束手无策矣。

对　口

白龙桥吴时臣，年七十余矣，患对口痛欲绝。余视其外无围药，疮内反有插药五条，乃三品一条枪，此古方蚀顽肉之恶药，而近日医者，误以为必用之品，所以痛极昏迷。余悉拔去，掺以珠黄解毒散，其痛立除而神安。复用围药裹住其根，使疮头高而脓易出。或谓七旬之人，精力已衰，宜用温补。余曰：外证俱属火，苟非现证虚寒，从无用热药之理。进清凉开胃之剂，胃气开则肌肉自生，调养月余而愈，精神较胜前矣。

平湖徐抡斋，阴毒对口，颈项漫肿而色紫，有头如痘者百余，神烦志乱，医者束手，就治于余。余曰：此乃阴毒，兼似有祟。其家为述患病之后，鬼声绕屋，鬼火不断。余曰：且敷药试之，色稍鲜，肿亦稍消。明晨视之，色转淡红，其如痘者，俱出微脓，而低软中聚一头，亦不甚大，势已消其十之三，神亦渐清，而思饮食。病虽属阴，亦不可用热药以增邪火。惟和血通气，使荣卫充盈，使血中一点真阳透出，则阴邪自退。若用热补，则反助毒火，而生机益绝。故治外科之阴证，非若伤寒之阴证，为外感之寒邪，可专用桂附以驱之也。今之号外科者，惟拾内科之绪论，以为热可御寒，则贻害不小矣。

---

① 无庸：无须，不需要。

发 背

洞庭吴姓，从徐州经纪返棹，背起粟粒，深紫色而痛应心，周围肌肉皆不仁，知非轻证，未至家而就余治。余辞不能，再三恳求，姑用围药束之。稍定，病者谓我尚未到家，当归处分家事，求借一廛，如果不治，死无余憾。归二日而复来，其疮不甚大，顶微高而坚黑，当用刀挑破，方可上药。以洋刀点之，洋刀坚利非凡，竟不能入。用力挑之，刀头折。乃用金针四面刺之，以泄毒气。内托外敷，其方屡变，然后脓从四旁出，顽盖自落，约深半寸，脊背隐露，其尖亦腐去。急以生肌散填补之，内服峻补之剂，两月而肉满皮完。此九死一生之证，不早为外束内托，则焦骨攻藏，无生理矣。

周庄陆姓，疽发背，周径尺余，一背尽肿，头以百计，毒气内攻，沉闷昏迷。医者以平塌无头，用桂附托之。余曰：此疮止宜收小，若欲加高，则根盘如此之大，而更加高，则背驮栲栳矣。此乃火毒，用热药必死。乃以束根提毒之药敷之，一夕而疮头俱平，皮肤亦润，止有大头如杯，高起于大椎骨之下，大三寸许。尚不思饮食，惟求食西瓜，医吓以入口即死。余令纵其所食，一日之内，连吃大西瓜两个。明日知饥，欲求肉饭，食肉四两，饭半碗，明日更加。始终用托毒清火之剂，而脓成口敛。余嘱曰：此疽初起盈背，背中脂膜皆空，非填补里膜，必有他变。有庸医献媚曰：病已全愈，为此说者，图厚谢也，我力能保之。病家利其省费，从之。至来年二月，忽旧疤中一细眼流血不止，放血斗余，两日而卒。盖其前一背尽肿，其中之脂膜俱化成脓，从大口出尽。庸医安知治法，贪利误人。富贵之家，往往最信此等人，可不省察耶！

对心发

郡中唐廷发，偶过余寓，时方暑，谓背上昨晚起一小瘰，搔之甚痒，先生肯一看否。余视之骇曰：此对心发也。唐不甚信，曰：姑与我药。余曰：君未信余言，一服药而毒大发，反疑我误君矣。含笑而去。明日已大如酒杯而痛甚，乃求医治。余曰：此非朝夕换方不可。我不能久留郡寓，奈何？因就医余家，旦暮易法，其中变迁不一，卒至收口。其收口前十日，忽头痛身热，神昏谵语，疮口黑陷，六脉参差。余适出门，两日归而大骇，疑为疮证变重，几无可药。细询其仆，乃贪凉当风而卧，疮口对风，膏药又落，风贯疮中，即所谓破伤风也。乃从外感治法，随用风药得汗而解，身凉神清。疮口复起，仍前治法而痊。若不审其故，又不明破伤风治法，则必无效，惟有相视莫解而已。

肺 痈

苏州钱君复庵，咳血不止，诸医以血证治之，病益剧。余往诊，见其吐血满地，细审之，中似有脓而腥臭者。余曰：此肺痈也，脓已成矣。《金匮》云：脓成则死。然有生者。余遂多方治之，钱亦始终相信，一月而愈。盖余平日因此证甚多，集唐人以来治肺痈之法，用甘凉之药以清其火，滋润之药以养其血，滑降之药以祛其痰，芳香之药以通其气，更以珠黄之药解其毒，金石之药填其空，兼数法而行之，屡试必效。今治钱君亦兼此数法而痊，强健逾旧，几二十年。至乾隆三十年，家业日隆，因迁居大造，途中相值，邀余视其新居，坐谈良久。辞出，见其右额有豆大黑点，问之，钱对曰：昨此处生一瘰，颇痒，无他苦也。余谛审之曰：此毒发于内，治之失宜，可以伤命，非轻疾也。钱笑而腹非之。余曰：本当为君竭力，但君未信，若一用药而毒大发，则反以为病由药作，故不敢。但多年相好，不可不尽言，如五六日病势增重，当来相闻，勿为人误。越五日，遣人邀余山中往，则见其额肿目闭，哀号竟夕，方悔信余之不早。细视皮中有物，乃三品一条枪也。拔去五条。嗟乎？此乃腐烂死肌之恶药，好肉用上，其痛应心；况额上皮内即骨，横插皮中，所以痛极。余既不能久留，又坏证难治，力辞归山。易以他医，面目俱腐而卒。嗟乎！前何相信之深，后何不信之至，岂非命乎！

乳疖

东洞庭刘某夫人，患乳疖，医者既不能消散，成功之后，又用刀向乳头上寸余出毒，疮口向上，脓反下注，乳囊皆腐，寒热不食，将成乳劳。内外二科聚议无定，群以为不治矣。延余诊之，曰：此非恶证，治不如法耳。尚可愈也，但须百日耳。其家戚族皆少年喜事，闻余言欲塞群医之口，向病家曰：我辈公恳先生留山中百日，必求收功而后已。如欲归家，备快舟以迎送。余初不允，继勉承之。多方治之，至九十日而未见功。盖病者柔弱畏痛，既不敢于乳下别出一头，而脓水从上注下，颇难出尽，故有传囊之患。忽生一法，用药袋一个，放乳头之下，用帛束缚之，使脓不能下注。外以热茶壶熨之，使药气乘热入内。又服生肌托脓之丸散。于是脓从上泛，厚而且多，七日而脓尽生肌，果百日而全愈。后以此法治他证，无不神效。可知医之为术，全赖心思转变，刻舟求剑，终无一验也。

下疳

濮院沈维德，患下疳，前阴连根烂尽，溺从骨缝中出，沥灌肾囊中，哀号痛楚，肛门亦复烂深半寸。载至余家，止求得生为幸。余亦从未见此病，姑勉为治之。内服不过解毒养血之剂，而敷药则每用必痛，屡易其方，至不痛而后已。两月后结痂能行，惟阴茎仅留根耳。余偶阅秘本，有再长灵根一方，内用胎狗一个。适余家狗生三子，取其一，泥裹煨燥，合药付之。逾二年，忽生一子，举族大哗，谓人道已无，焉能生子？盖维德颇有家资，应继者怀觊觎之心也。其岳徐君密询之，沈曰：我服药后阳道已长，生子何疑？徐君乃集其族人共验之，阳道果全，但累生如有节而无总皮。再期又生一子，众始寂然。远近传之，以为奇事，今犹有述之以为异闻者。

附 再长灵根方五十日复生效

煅乳石三钱五分 琥珀七分 朱砂六分 人参一钱 真珠七分 牛黄四分 真水粉五分 胎狗一个 雄黄六分 用灵仙、首乌、大力子、蓼草汁煮一昼夜，炒如银色。

上为末，每服三厘，日进四服，卧又一服，俱以土茯苓半斤，阴阳水十二碗，煎五碗，连送五服，七日验。

雄按：煮一昼夜而炒如银色之药品，即上文煅乳石等九味也。详玩文义，似宜移右字于用字之上方顺。第胎狗煨燥必黑，全狗分两，又必数倍于诸药，同煮同炒，不知何以能如银色，是必煨时不令黑也。

筋瘤

苏州一小童，背上肿大如覆碗，俯不能仰，群谓驼疾也。或戏余曰：君能治奇疾，若愈此，则我辈服矣。其父母以余为果能治也，亦力求焉。余实不知其中何物，姑以腐药涂上，数日皮开肉烂，视其肉，如蚯蚓者盘结数条。细审之，乃背上之筋所聚也。余颇悔轻举，急以舒筋收口丸散，外敷内服，筋渐散，创渐平，肤完而身直矣。此筋瘤之一种也。哄传以余为能治驼疾，从此求治驼者云集，余俱谢不能，此乃幸而偶中。古人并无此治法。癸未入都，尚有人询及者，余谢无此事而已，存此以识异。

雄按：洄溪神于外科，读其所评《外科正宗》等书，已见一斑。是编列案仅十余条，然各大证治法略备，洵痈疽家赤文绿字之书也，可不奉为圭臬哉！

附 刻许辛木农部札

惠书久不报，阙然于怀。承示医书二种奉缴，弟于此事茫然，《洄溪案》仅校出误字数处，即转寄吴葆山舍亲。葆山医学，与王君孟英在伯仲之间，亦极赞此书手眼通灵。即过录一本，奉为鸿宝。又校正数字，属转达左右，早付手民，以广其传，功德不细也。内有脱简，弟意得原本补之，大妙；无则于章末旁注一阙字，从郭公夏五之例，何如？覆蒋中堂书，与医案无异，似宜附刻。与秦司寇书，则皆寒暄语，可删耳。《疡科选粹》批点，确是徐氏手笔，足与所批《正宗》相辅而行，已过录珍藏矣。

又来书谓中多时俗口头语，弟意名医手笔既未可辄改，又此等书取其活人而已，不当以诗文例绳之。正如药物牛溲、马勃止期有用，非若佳花美卉，有一残缺便须摘去也。原本不分卷，亦可仍之。叶多则当分，叶不满百，可无分也。

此书原本传写多误，光熇与钱警石泰吉、广文许辛木楣农部两先生，商榷再四，始行付梓。兹摘录农部札如右，阙简已从原本校补，此外不敢增损一字，以见光熇于此，盖慎之又慎云。

海昌蒋光熇附识

扫叶庄一瓢老人医案

清·薛雪　著

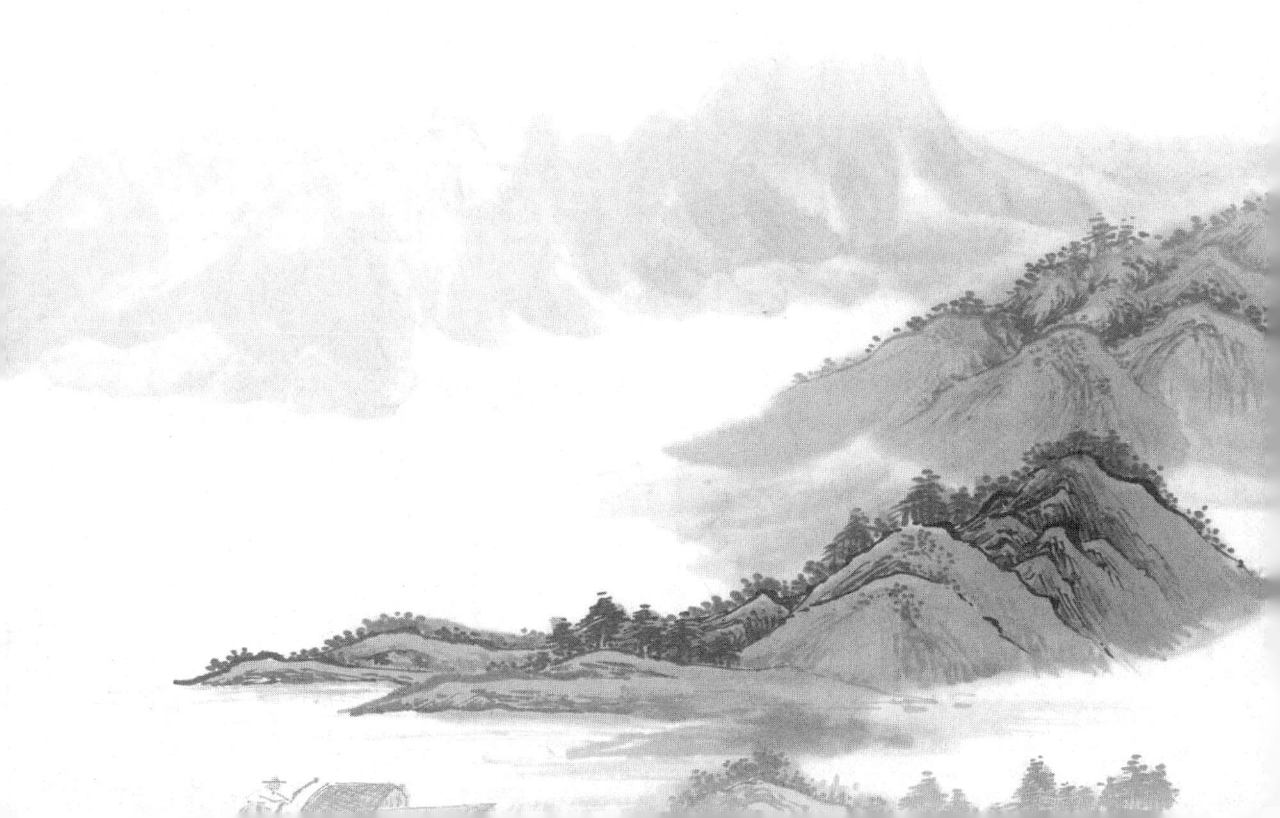

目　录

卷　一

虚　劳

形瘦体质，不为湿害，经言瘦人以湿为宝也。盖课诵动心，谋虑必由肝胆，君相皆动，气升血溢，诸经气皆升举。凡安静怡悦稍安，情志怫郁病加，皆内因之恙，且劳心曲运神机。去酒色致伤两途。神气无形，精血有形也。

生地　丹参　远志　枣仁　麦冬　柏子仁　天冬　桔梗　当归　五味　茯神　元参

肝胃络热，暮热甚，失血。

生地　川石斛　扁豆　麦冬　女贞子　茯神

久泻利至十余年，阴走泄而萎痿。肝肾真气，不主收摄，为胀瘕腹鸣。迩日形寒，不饥不欲食，缘阴损及阳，暴冷外加，口鼻吸入之寒，无有不侵及中土之阳。病根是肝肾精血内损。久病务以饮食为先，温胃苏阳为稳。用治中法。

人参　藿梗　木瓜　厚朴　茯苓　谷芽　益智仁　新会皮

能食不知饥，痰多咳逆。当先理气，清肃上焦。本质阴亏，再议。

太子参　白蔻仁　蒌仁　桑叶　杏仁　川贝母

肾虚督损。

都气丸

前方用丹溪补阴丸，午后头痛已止。精血有形，易亏难复。仍以咸补填阴法：

熟地　茯神　龟胶　阿胶　湖莲　锁阳　人中白　天冬　五味　猪脊髓和为丸。

揖拜皆动阴，不下固，必阳浮升举。况隆冬过暖，天气少藏，当春生令至，以乙癸同治，兼固其下。

六味去丹、泽，加二仙、知柏、五味。

阅病源诊脉，是肝肾精血暗亏，由至阴伤及阳明之脉，身半以上，渐致拘束，此非外来客邪也。

六味加鹿茸、五味。

劳伤肝肾，奇脉不用，遇烦必腰痛背垂，虽有失血，未可沉阴滋降。以柔剂温通补下，以充奇脉。

淡苁蓉　炒杞子　茯神　炒当归身　淡补骨脂　生杜仲　生羊肉肾

按案：中年夏秋失血再发，劳烦内伤，背痛腰板，肝肾下亏，跻维奇脉，不主用事。子后汗出，阴阳发泄，是包举温养勿迟。苟不安逸，药必无功。

鲜河车　人参　芡实　大熟地　茯神　北五味　金樱膏　石莲　炒黑远志

劳心至于阳痿，当以交合心肾。但中年以后，阳难充复，最不易效。

鹿茸　鱼胶　韭子　菟丝　补骨　舶茴香　沙苑　覆盆　五味　青盐　茯苓　远志　茅术生制

早食颇安，晚食不化，脉左弱细，右尺中虚动，是脾肾两虚，自阴伤及阳。以阴药中佐以温煦，以坎水中真阳内崇也。

早服都气丸加河车，午服异功散。

初春脉动而不鼓，亦收藏之司浅矣。当壮年未育，晨吐咸痰，皆水亏火炎，精气不充之象。胃旺能纳谷，当专理下焦，不必以痰为虑。

牛骨髓一具，隔水熬　羊骨髓熬去渣　海参胶　淡菜胶　线鱼胶　龟鹿胶　熟地　菟丝子　芡实　覆盆子　金樱子　家韭子　茯苓　五味子　建莲　远志肉　制首乌

少年奔走劳动，动则阳升，阴气不主内守。咳非外感，岂必肺伤？必情志未坚，龙相内灼，冲阳上举致咳。医见咳治肺，非辛解，即寒凉，治不中病，徒耗胃口，食减，其病日凶。病人自述自腰以下，筋脉不束，竟夜不寐，晨必咳呕。中下损极，显然明白。

桂枝木　南枣肉　炙黑草　白芍　白饴糖

能食反瘦，久嗽夜甚，冲年精血不生，下损难愈之病。

牛骨髓　猪脊髓　淮山药　茯苓　怀熟地　羊骨髓　湖莲肉　山萸肉　芡实

久损之阴不复，与柔剂滋填。

咸秋石　阿胶　熟地　天冬　茯神　元武板　知母　川斛膏和为丸。

中年脉细便燥，五液不充，即是阴亏。长夏失血，交秋再发，食减什三，为下损及胃，劳怯难愈之症。用药不宜偏寒偏热，但主养精血有情，勿损胃口者。

芡实　龟鹿胶　建莲肉　九蒸熟地黄　山药　五味子　猪脊髓　牛羊髓

脉小数，是精血内损成劳。阴虚生内热，久而不复，阳气不伤，夜不成寐。以包固大气。

一炁丹　河车　秋石　红铅　乳粉

形瘦脉虚，左部空大。嗽病三年，行走气喘。据述从脐下气冲，必咳甚而呕。经言久咳不已，则三焦受之。乃他处累及，非治肺矣。思下之任脉失任，冲阳由胃及上，犯肺致咳，须固下摄纳滋养。肾病在下，必先形容憔悴者，此也。

五味子　人参　鹿胎　骨脂　茯苓　坎炁　胡桃　苁蓉

脉细小，色白，食少不易运，形容入夏更瘦。不独精血不充，气弱易泄，不耐烦劳。此藏阴腑阳交损，补三阴为是。

人参　熟术　茯神　芡实　白芍　归身　北五味　熟地　桂圆煎汤和丸。

病是老劳，不肯充复。入夏时令热燥，气泄形肉日瘦，行动气喘，纳食日少。平昔喜用冷食，只宜用生脉、四君子。

人参　麦冬　北五味　熟术　茯神　炙草　熬膏服。

课诵烦心，情怀忧虑，五志之阳，郁勃少伸，直升直降，遂发肛疡。久而成漏，最难复为。劳怯必开怀怡悦，用药全以胃气为主。

人参　蒸白术　茯神　陈皮　炙甘草

面色青黄，脉垂入尺，吸气短促如喘，身热尤甚。此皆精血下夺，气不归元，肝肾损极不复。虽填精充髓，病深未必能效。

鲜河车　山萸肉　山药　茯神　熟地黄　芡实　北五味子　白莲藕捶取汁

今夏血症再发，入秋音哑喉痛，阴损难复。

生地　麦冬　天冬　北沙参　茯神　阿胶　鸡子黄

脉下垂右大。深春失血，入秋半不复。饮食仍纳，无以充长精神。由精血久损，肝肾不纳。行动则喘，语言气怯，着枕冲气上逆，咳呛，皆损及八脉，不易治之症。

河车　杞子　北五味　沙苑蒺藜　湖莲肉　大麦冬　人参　茯苓　熟地黄　山药浆同河车胶为丸。

脉数虚右大，入夏咳嗽失血，遂饮食顿减。此属劳伤内因。以养胃阴甘药，乃土旺金生之义。

黄芪　北沙参　苡米仁　炙甘草　黄精　茯苓

老劳有年，今夏血痰吐后，不但频咳不已，身动喘息不止。此乃下元气不收纳，以摄固肾藏，不与肺喘同治。

鲜河车　块苓　熟地黄　紫石英　北五味子　胡桃肉　湖莲　补骨脂　山药粉糊为丸。

自正月间吐血，至今形瘦气短，身动尤甚，饮食仍用，大便溏，着枕卧息不安，欲得坐起。此下焦冲脉之气冲上，遂令喘咳不已。痰系脂液所化，吐咯永不清爽。下损劳怯症，最不易治。

人参　紫石英　五味子　坎炁　石壳湖莲　锁阳　茯苓　山药粉糊为丸。

壮年脉形数垂入尺，痰多，曾嗽血，冬底盗汗。显然真阴不旺，精血难充。若不加保养，久延成怯。

人参　熟地黄　山药　茯苓　芡实　建莲肉　牛膝　五味子　河车胶和为丸。

向来体质是下元不足，上冬过暖气泄，暴冷直侵，暴嗽俛不能卧，痰多血冒，已是下焦厥逆于上。夫不卧之症，有余者治肺，不足者治肾。而参芪乃补中脾胃药，其见效之故，是从中堵截，聊以遮拦，架隔其冲，脾胃得醒，谷进精气少苏。究竟隔二三治法，非上乘工夫也。当以河车胶益冲任，以包举大气。以臭秽是下焦上泛，用重浊之补以填之，乃至理也。下午余功，以四君子汤益土生金，用之勿怠，确守可愈，非比客病传变，朝更夕改者。

先天原弱，继以病伤。是症精血不肯生旺，阴不恋阳，阳浮气升。煎方以酸收重镇，滋阴填精，颇效。调摄大旨，忌食辛辣，不宜夜坐，及奔走之劳。久服可冀复元。

金樱膏　青盐　芡实　磁石　龟鹿膏　山萸肉　熟地黄　湖莲　阿胶　锁阳　北五

味　云茯神

少壮脉小数，垂尺及泽穴。男子精血不肯充旺，情萌内震，阴火即动。此失血咳嗽，外寒内热，非外来客病。自能保养，不致成怯。用药不过治偏，无关于生长身中之精气。

复脉汤去参、桂、姜，加入北沙参、甘蔗浆。

病乃阴伤，已及阳分，形羸背寒。河车丸包举填精，究属浊阴之药，必兼建立中阳，以崇生气。若医咳治血滋阴，必然败坏决裂。

紫衣胡桃　米糖　煨姜　南枣肉　白芍　炙甘草

血后咳嗽食减，子后汗泄。虚损虽自下起，验诸色脉，扶中更要。理嗽清凉，愈治愈凶。

异功散。

形气精血消惫，生生不来，岂草木可以充复。古称人参益气，羊肉补阴。咽喉如痹，佐秋石为外廓，取咸味直至至阴。

人参　雄羊肉肾　赤石脂　鲜山药　捣浆丸，再以秋石为丸。

病原是阴伤及阳。其外寒内热，恶食，强食呕，以及泄泻。皆滋润凉药，希冀治嗽，嗽仍不止，胃反受伤。然虚损为肝肾病，当此地位，以脾胃进谷为宝，莫言治病。

戊己汤加入茯苓。

诊左脉浮弦，右大而缓。视面色萎黄，肤乏淖泽。据述泻血已二十年，频用清凉止血，血仍不止。食减神困，改进参术甘温有效。此乃救前药之谬，未明病机所由来。夫积劳者令阳伤，《金匮》云："脉大为劳，虚极者亦为劳。"圣人明示大而劳者，宜理阳虚，而劳之必宜理阴。自血去太过，自述大腿跳跃，按之不息。肾液肝血，无以养骨营筋，内风翔动，致奇脉跻维，全不司其约束。府阳藏阴，奇脉交损，中年以后，最难充复，日就衰惫宜矣。论久病内伤，必究寝食。今食少艰运，寐少寤多，莫言治病，当固护二气之衰，再参天运地气之胜复，斯身中阴阳消长，必有合也。

人参　生益智仁　木瓜　生於术

附方　人参　芡实　大熟地炭　茯神　五味子　石莲子

附方　北沙参，固本加阿胶，又加芡实、山药、茯神、莲肉；生脉合六味，去丹、泽，加女贞、芡实，都气汤加青铅；固本加茯神、芡实、阿胶、五味、莲肉、龟板、人参须，八珍汤料为末，加河车胶和丸。

形瘦脉细，色夺下焦，气冲心痛，咳甚。此肝肾精血内亏，冲脉之气逆于上所致。此治肺清润无益，乃内损之症，最不易治。

熟地　茯苓　五味　芡实　石莲肉　炒黄山药

诊脉左部弦大，若有锋锐；右脉如数，按之虚濡。述上秋失血，夏季再发，交秋咳嗽甚，必食谷哕呕而出。凡人身左升主肝，右降主肺。左升太过，必右降不及，木反刑金，气不肃化而咳，咳甚而呕。况冲年阴火易动，龙相交炽，胃少宁静。越人有下损及胃之文，此皆内动精气之恙。苟非屏绝欲念怒劳，徒以药饵为治，草木无情之物，不能充精益髓耳。

人参　饴糖浆　蜜炒新会皮　炙甘草　生白芍　南枣肉

脉右弦大数，左小数。据述操持过烦，遂咳嗽失血，血止半年不复。肌瘦色夺，身动喘促，鼻息有音，咽喉乍痛乍缓。显然精血枯瘘，下焦元海乏收摄之权，阴不上承，但有冲脉浮阳升举。有升无降，无秋收冬藏之应乎天地，故清凉润肺，无济乎喘咳诸症。皆由根本下怯，子令母虚，此谓内损。草木藉其偏胜攻邪，精血有情药味，未能充长，故衔药无功。惟潜心屏俗，静处山林，寒暑一更，凝然不动，间有病痊者。

早晨服琼玉膏，午服人乳。

色㿠白，脉小，不食不饥，便溏不爽，久坐脊骨痛软，行动如喘。此精气内夺，失血内损未复，更加时疟再伤。涎沫涌吐，五液所化，非阴腻之药所宜用。

参建中汤去姜。

攻毒金石重坠，其气流入骨髓，内蒸铄液，渐致内损虚怯。凡滋养萸地之药，决不应病。当常以青铅数两打薄，每日煮汁，用于煮粥煮饭，经年搜剔药毒。

方用聚精丸加茯苓。

夏至阴气不生，乃损不能复矣。今当大热，气泄愈甚。百脉诸气皆空，脂液尽耗，难更苏。为寒为热，无非阴阳互乘。阳由阴上越，则头巅痛；风木之火入中，则呕逆咳呛。总之液涸神竭，进两仪、琼玉，扶至稍凉，再为酌量。

人参　麦冬肉　竹叶　大麦仁　乌梅肉　鲜荷叶捣汁水煎沉冷服。

劳损三年，冬季病发，遂音哑无声。入春干咳，欲凉饮，大便不实。所幸胃纳颇安，以固摄下焦，望阴得上承，庶可延年。

熟地　茯神　芡实　川石斛　山药　湖莲

脉左数甚。夏季嗽血，入冬声嘶喉痛。阴损成劳，药不易治。

生地　甜北沙参　麦冬　阿胶　川斛　生鸡子黄

脉细促数，是肾精肝血内耗。咳嗽必呕吐清涎浊沫。此冲脉逆气，自下泛上，气不收纳，喘而汗出，根本先拨，药难奏功。医执见血为热，见嗽治肺，是速其凶矣。

人参　胡桃肉　秋石　熟地　五味子

阳伤背寒，阴损发热，久嗽失音，延及喘呕。两三年来，容瘦肤枯。谅非外邪壅遏，由营卫偏枯，劳损成疴。

黄芪　阿胶　枣仁　归身　牡蛎　炙甘草

暑解热止，咳嗽喉息有音，唾痰涎沫。此肾阴不固，虚热浮溢致咳，非汤药可愈。戒酒色嗔怒可安，否则延为劳怯。

都气汤中加入秋石、清阿胶。

向有失血阴虚，春夏又病时气，秋咳呛，舌根白苔，形质软弱。以热伤津液，治用复脉法。

生地　麦冬　阿胶　炙黑甘草　麻仁　南枣

劳损夜热咳甚，皆阴亏无以摄伏阳气，冲脉皆冲上扰为嗽。若以清肺治嗽，嗽必不愈，必致胃伤废食矣。

水煮熟地　五味　天冬　女贞实　茯神　阿胶

脉数形瘦，久嗽不止。

六味汤中加入天冬、麦冬。

色苍脉数，嗽已半年，纳食不多。姑以甘凉润剂，不得犯胃。

生白扁豆　玉竹　桑叶　大沙参　麦冬　生草

寒热半年，嗽血，前后胸背相映刺痛。是过劳受伤，营卫二气空隙。法当甘温益气，莫与清凉肺药。

归芪建中汤去姜、附；黄芪建中去姜，加牡蛎。

失血后咳呛不已，行走气喘，心热，脉细数促。此下焦肝肾精血伤损，阳浮上炽为咳，故清肺寒凉则谬。

复脉汤中去人参。

寐则呛咳，阳气不能收入阳跷，痰绿色，夜寐不能着枕。此为肾病。

薛氏加减八味汤中加入紫衣胡桃肉。

脉左数，咳必下气上冲。此为阴亏，乃怯症之根萌也。

熟地　茯神　芡实　五味　山药　建莲

诊得关前搏大，纳食颇多。据说饮酒食咸味太过，致嗽血失音，且形瘦面赤。从木火刑金治。凡酒客不喜甜腻药味。

枯黄芩淡泡　生石膏　知母　滑石飞　生甘草　川贝母

左升从肝，凡相火内风不宁，胃津化痰，扰肺为咳。而诵读久坐，都令君相上乘。藏阴不充，必夏至渐生。斯时且勿攻苦，养至白露可愈。

熟地　山药　女贞子　芡实　杞子　萸肉　咸秋石　茯苓　建莲肉　猪脊髓丸。

因痢阴阳宿病，咳嗽痰多。是下焦阴不上承，五液泛而为痰涎，药难奏功。必须安养，待精气充复可愈。

熟地炭　芡实　茯苓　炒山药　湖莲　川石斛

时气热病，久延伤阴，遂有失血咳嗽。夏秋晡热倦懒，受暑热伤气也。只宜养胃肾之阴，不必以其咳嗽而治肺。

复脉去参、姜、桂。

右脉虚大，色夺形瘦，肌燥疮痍，咳嗽经年，曾经失血。是津亏气馁，由精劳内损。但理胃阴，不必治咳。

《金匮》麦门冬汤去半夏。

脉数虚右大，久嗽咽喉痛，足冷。是虚阳气浮越，引导不应。曾服八味丸。

大造去人参、牛膝。

中下交虚，痰多嗽甚，血止，下焦冷，寅卯茎举。是阴不摄阳，阳自独升独降。冬失其藏，春深怕发。

熟地　茯苓　芡实　五味子　山药　建莲肉

久嗽食减，痰多气短，与麦门冬汤。

数年以外失血，形瘦食失，行走气喘。自述交夏血症必发，发则左胁有声，由下而上。盖肝阳内风，旋动血溢，皆肾水不主生木。若能安养怡悦，尚可带病延年。

九制首乌　旱莲草　天门冬　方解青盐　茯神　雄羊肉肾　女贞子　枸杞子　麋角胶

诊脉左部平和，右关弦大带滑。此失血，并非虚损。问胸脘不爽，是阳明胃气不和，气逆则扰动血络。只宜暂戒酒肉辛辣，胃和即愈，不须介怀。

紫降香锉末　金川斛　桔梗　广皮　杜苏子　杏仁　枳壳　莱菔子

脉细呛血。病从下焦，气冲根怯。宜戒酒色，妥守百日可旺。

六味加车前、牛膝。

服麻桂汤药，失血咳呛不已，过辛温，耗散动络。姑以甘柔药缓之。

炙黑甘草汤。

胁痛失血，数月不止。

降香末　桃仁　茯苓　桑叶　牡丹皮　苡米仁　藕节汁　苏子　韭菜根汁

脉小弦虚，久嗽，失血盈碗，血止仍然纳食，晨起顿嗽甚。此劳伤嗽血，宜养胃阴，治肺无用。

甜北沙参　炙甘草　黄芪　百合　白及　南枣肉蒸和丸。

左胁痛，必血溢黑点块，络有凝瘀。病发兼用通络消瘀。

藕节　桃仁　降香末　钩藤　苏子　漏芦

脉左如刃锋，多呛，夜少熟寐，呛甚必血溢。此冲脉中阳升，乃下元精血不足。法当滋填实下元。若但寒凉清热，必致胃减，便难调治。

地黄　元武板　茯苓　芡实　阿胶　山药　湖莲　藕汁膏　人乳粉

脉左空右濡，右胁先痛，继以呛痰血块。此肝胃络伤。都因情怀不舒之郁，形瘦食减。甘缓主治。

生黄芪　南枣　柏子仁　炙甘草　当归　茯神

形瘦脉数，长夏见血，入秋发疟。皆阴分不足，不耐时候，热蒸发泄。趁此胃口颇旺，只要静心保养百日，不及一年可复。

秋石　熟地　麦冬　阿胶　湖莲肉　淡菜胶　五味子　龟板　茯苓　山药　加蜜和为丸。

少年脉数形瘦，是先天遗热，真阴难旺。衄血上溢，阴亏无以制阳，疟热再伤其阴，血来更频，延及损怯。当以静药。

补阴，不必苦寒伤胃。

熟地黄　山药　清阿胶　秋石　大麦冬　山萸肉　茯苓

形充脉小，痰嗽带血。此非阴虚火升，乃辛燥劫动胃络。只宜薄味清养胃阴，戒酒肉烦劳可安。

茯苓　冬桑叶　炒黄川贝母　大沙参　甜杏仁　苡米仁

脉左数大而坚。用力致伤，气升血上。静坐安养，百日可安。用养肝阴和胃阳方。

细生地　川石斛　大沙参　白扁豆　大麦冬　清阿胶

诵读心烦，阳易动，阴不能守，血随气升。所喜胃旺，苟能安闲保养，经年不发，其脉络日固。药以壮水制火为主。

熟地黄　山药　建莲肉　大麦冬　龟板　山萸肉　五味子　茯苓　远志肉　川石斛膏和为丸。

劳力络动失血，脉大寸搏，能食，咳呛。用甘药养肺胃之阴。

白扁豆　北沙参　麦冬　细生地　茯神　丹参

久有咳嗽。涉水用力，劳伤失血，寒热不止。皆营卫单弱。

归芪建中汤去姜。一方并去饴。

痰中血不因咳呛而出，纳食渐减。此胃络受热，气不降津变。以甘凉润降，则不伤胃。

甘蔗捣浆　川石斛　生扁豆　大麦冬　茯苓

此劳力所伤，失血，能食无力。当养气以生精血。

生黄芪　当归身　淡苁蓉　茯苓　牛肉胶和丸。

脉数失血，不咳面槁，勿进阴药。

扁豆　苡米仁　枣仁　茯苓　川石斛　炙甘草　秋石少许冲服。

阴夺阴损，心动阳升，壮年失血成怯。所喜胃旺，只要戒欲，暂废读书，勿动心操持，百日渐可复。

熟地黄　山药　芡实　女贞子　茯神　湖莲

冬月无明，冲悸失血，心中惶惶无主。精血暗损，浮阳内震。法以镇固。

紫石英　杞子　萸肉　枣仁　龙骨　五味子

过动失血，升降失和。

阿胶　茯神　天冬　鲜生地　火麻仁　柏子仁

劳力，阳气发泄，血丝自溢出口。乃脾营胃卫受伤，法当甘药调之。

黄芪建中去姜，加薏苡仁。

嗜酒沉湎，胃虚络热，加以烦恼易怒，肝胆气火易炽，纳食味不甘美，脘闷常有嗳气。肝阳犯胃，血必带痰而出。从来酒客喜食爽口之物，不用滞腻甜食。脉大为阳气上逆。滋阴如地黄于肉，皆与体质不相投矣。

茯苓　丹皮　川石斛　生谷芽　桑叶　降香末

久咳失血，食少便溏，脉来虚小。当以后天脾胃为要，清气滋水，为第二义也。

戊己汤。

失血后，卧着呛甚，欲坐不饥，勉强纳食，脉细促，两足皆冷。此元海气乏不纳，冲脉之气逆冲。虚怯门常有，最不易治。

熟地炭　牛膝炭　石莲蓬　炒山药　真桂心　紫石英　芡实

脉左细数，右关弦大。失血两三年，咳嗽不已，行动气塞，腰膝酸软。显然下焦不主收纳，是精血内损。胃纳颇安。议从填实下元。勿以治嗽肺药，反令妨胃。必戒怒勿劳，庶百日可望小效，经年坚固乃安。

熟地　鱼胶　山药　芡实　五味子　茯神　湖莲　沙苑蒺藜　金樱子膏丸。

气过辛散，肺气散越，稚年痰血。益胃阴以供肺。

白扁豆　大麦冬　茯神　北沙参　肥玉竹

秋暑失血，初春再发。右脉大，颇能纳食。《金匮》云：男子脉大为劳，极虚亦为劳。要知脉大为劳，是烦劳伤气；极虚为劳，是情欲致损。欲驱病根，安静一年，可期其愈。

黄芪　苡米仁　南枣　北沙参　炙甘草　白及

脉细软涩，气冲失血，寐欲遗精。今纳谷不运，神思日倦，缘操作太过，上下失交。当先治中焦，心脾之营自旺，诸症可冀渐复。偏寒偏热，都主剥丧真元，宜禁。

九蒸於潜术　人参　茯神　归身　白芍　枣仁　广皮　炙甘草

当夏四月，阳气大升，体中阴弱失守，每有吐衄神烦。已交夏至，阴欲来复。进甘药，所谓下损不得犯胃也。

熟地黄　茯神　芡实　山药　莲肉　甘草

络脉空隙，气必游行作痛。最虑春末夏初，地中阳气上升，血从气溢。趁此绸缪，当填精益髓。盖阴虚咳嗽，是他藏累及于肺。若以清凉治肺，必然胃伤食减，立成虚损，蒙其害者累之。

海参胶　麋角胶　淮山药　山萸肉　芡实　茯神　北五味　湖莲肉　金樱膏　水煮熟地黄

失血以来，气从少腹上冲，即咳逆坐起不得寐。乃肾虚不司摄纳，冲脉上升而然。夫冲脉即血海，男子藏精，女子系胎。今精气内空，血独升举，食入瘕泄，火土交惫。时师每以清凉治肺治咳，不过通套而已，非论病也。

紫胡桃霜　人参　茯苓　淡骨脂　紫石英　鹿鞭子

温邪未得清理，食荤太早，蕴热攻络，咳嗽失血。必薄滋味乃效。

茅花　地骨皮　桑叶　茯苓　苡米仁　百合　大沙参　生甘草

嗽血三年，咽痛声嘶，腹大便溏。是清寒治嗽太过，嗽仍不减；胃伤阴耗，阳乃独升。

甜北沙参　生扁豆　茯苓　苡米仁　山药　炒芡实

额准痛，齿缝出血，口苦舌干，盗汗。或表散，或饮酒，更助阳泄，愈加不安。皆阴虚阳浮，当以静药益阴和阳。

熟地　龟板　秋石　茯苓　牛膝　萸肉　阿胶　五味

桑椹辛热，肺胃受灼，每交夏四月，阳气上升，遂致失血。以甘凉清肃，忌食厚味可愈。

川贝母　地骨皮　花粉　肥知母　苡米仁　生甘草

少年肠红，阴气走泄，咳嗽吐痰，食仍进，而声嘶气促，走动若喘。且口干咽燥，饮水渴不解，明系阴不上承矣。

六味汤中加入炒桃仁、当归须。

中年失血两日，陡然舌强无声，四肢麻木，身痿足热。此水枯木火化风，肾肝之病，静养方可向愈。

生地　麦冬　阿胶　天冬　川石斛　龟板

寝食如常，自上年失血之后，巅顶及周身肌肤，发疥瘰瘙痒，春发冬瘥。以和血平调方。

三角胡麻　制何首乌　金银花　桑叶　浙甘菊　炒黑杞子　红枣肉为丸。

胃减吐血后，早晨面肿，晡暮跗肿。气分乃弱，且理阳明。

生黄芪　苡米仁　生甘草　生扁豆　茯苓

久咳痰带血丝，纳谷已减，络热胃损。最要戒酒辛辣，甘寒不伤胃者宜之。

青甘蔗汁　麦冬　玉竹　沙参　知母　川贝母

春季痰嗽带血，交冬血大吐，头痛口糜。是阳不收藏，当填镇。

熟地炭　萸肉炭　牛膝炭　五味　茯苓　青铅

失血五年，今夏秋发作最重。脉左涩右弦，冲气逆则咳甚，天明汗泄。议用柔剂阳药以治下。病者四十三岁。

紫胡桃肉　茯苓　五味子　炒黑枸杞子　沙苑蒺藜　芡实　紫石英　石壳湖莲

接案：失血数发，卧枕气冲至喉，似乎痰阻，其实吐咯不出。此任脉不司提任，冲脉阳气直冲于上。纳食多嗳，下损及胃，秦越人尚称难治。便溏。凡填补下焦，必佐益胃，最忌清肺，寒润更伤中气。

大造丸去天麦二冬、黄柏、牛膝，加入二仙丹、人参、河车、熟地、龟板、五味、金樱子、芡实。

夏热劳力，饮酒助热泄气，血后咳嗽，胁痛火升，已是肝肾阴伤。胃逆多嗳，须虑食减。

熟地黄　茯神　北沙参　天冬　阿胶　建莲肉　人中白　川斛膏和为丸。

脉缓，寒热失血，自述负重伤力。已是营卫两怯，当以甘剂益中，勿见血辄与滋凉。

黄芪建中汤。

饮食先减，中焦已怯，辛辣都主走泄真气。二次反复血来，皆夜动不寐而至，因劳而发。《内经》曰：劳者温之。取乎温养气分也。

黄芪　白及　茯苓　米糖　米仁　炙草

奔走动阳失血，继而咳嗽吐痰。由真阴亏损，五液蒸痰。趁此胃口颇旺，以静药填阴摄阳。

熟地水制　阿胶　女贞子　天冬　米仁　刮白龟板　咸秋石　知母　霍山石斛

血脱补气，况汗血并至者乎？冬令。

人参　生芍　扁豆　熟地黄　玉竹　茯神　花蕊石　童便

脉微而芤，失血之象也；膺胸隐而痛，肺胃之络也。

当归须　炒黑山楂　苡米仁　赤芍药　川郁金　丝瓜络　通草

冬至已近，气候太温。少阳先升，地气不藏。发越之性，无物不拆，所以吐血之症皆发矣。

熟地黄　女贞子　茜草　炒白术　苡米仁　玉竹　旱莲草　炙甘草

声不变而粉红浊痰不已，是络伤，非肺伤也，所以臑内痛。

白及　麦冬　蒸术　米仁　苦参　北沙参　炙甘草　牡蛎

中气不摄，非阴弱吐血可比，勿进阴药。

四君子汤中加入牛膝、玉竹。

盛体失血，作酸嗳逆，脉得左涩右弦。合引血干之条，曲直作酸之旨，责之厥阴中阳气上乘为治。

旋覆花　代赭石　老枇杷叶　块茯苓　新绛屑

脉左数搏大，因骤然跌仆，吐血仍然，安谷如常。此阳气暴升莫制，络血不得宁静而泛越。夏三月至秋分，戒嗔怒情欲，莫令举发。

六味加入秋石、阿胶、川石斛。

春暖阳气升越，行走动阳失血。只宜安养静坐，药以甘缓，不伤胃气。

风温咳嗽初愈，暮汗继以痰血。春半阳气发泄，冲年阴未充盛，致血随气溢。读书声高则头痛，阳升显然。

六味去萸肉，加入白芍、阿胶、麦冬。

脉缓大，吐血甚多，仍然安谷。此阳明胃络病也。戒奔走烦劳，方可冀其奏效。

生黄芪　薏苡仁　南枣肉　山漆　茯苓

暑热伤气，秋燥上加，亦令伤气。舌干，咽痒欲呛，胃气不充肌肤，已曾失血。兼保阴液为宜，拟用：

喻西昌清燥汤减人参。

老年因秋燥咳嗽，食少胃弱，脉小数。当以清润甘药，不致伤胃。

南沙参　玉竹　桑叶　象贝　吧咀杏仁　炙甘草

脉虚数，形寒，心中烦热，五更后气升咳呛。当秋分节燥金司令，大热发泄之余，皆能化燥。肺为娇藏，最处上焦，先受其冲。宜润燥以滋其化源。

冬桑叶　大沙参　玉竹　南花粉　生米仁　蜜水炙橘红　白糯米泡汤煎药。

中　风

过劳阳动，内风上蒙清窍，头旋目暗。上实下虚，若能保养，冬藏可安。

炒黑杞子　甘菊炭　谷精珠　牛膝　稆豆皮　女贞实

此肝风升举，目珠胀，咽塞呕食，下焦独冷。常年久泻，今反便难。

石决明　香附汁　夏枯草　草决明　生神曲　橘红

眩厥心悸，咽中填塞，汗泄畏冷。都主肝阴虚馁，阳明内风上巅。

生牡蛎　天冬　稆豆皮　阿胶　茯神　小生地

凡动皆阳，冲气至脘，呕酸，乘巅旋运。食渐减，肌肉消。是肝木之阳趋胃，久而阳化内风，直上巅顶，而为晕矣。烦劳操持，君相过动所致。情志之病，不专功于药饵。

石决明　生地　柏子仁　阿胶　天门冬　茯神

耳鸣眩晕，心悸，寐醒汗出。身汗从牙宣失血所致。此皆肝肾致伤。内风勃升也。

生干何首乌　冬桑叶　茯神　黑芝麻　天冬肉　甜北沙参　蜜丸，秋石汤送下。

肝风头晕。

枸杞子　当归身　桑叶　蒺藜　何首乌　甘菊花　炒白芍　块茯苓　天麻

五志中阳气冲搏，心怔悸，眩晕，多劳多怒。老人腑液干枯，内风掀越使然。

生鸡子黄　柏子仁　生地黄　茯神　清阿胶　天门冬

入秋一月，天令肃降，脉得左寸搏数，左关小弦而动，是心烦君相少宁。肝阳变化，内风陡升莫制。巅顶皆眩，脑后筋惕，何一非阳动所致？此皆阴弱不主配，非肝藏有余之比。法当益水滋木培母，另开养心脾之营，使上下不致庞杂，肝肾方以摄固柔温。宗聚精七宝法以治之。

赤白何首乌　赤白茯苓　方解青盐　番舶茴香　补骨脂　鳇鱼胶　沙苑　北五味子

蒸饼和为丸。

临卧服心脾益气养营方，用归脾汤去芪桂。

六七年病，犹然纳食，行走办事。凡肝胆之气，从左升直至巅顶。风木必克土位，胃脘似乎闷闷，外象若冷为深。当以龙荟丸苦降治之。

龙荟丸。

肌腠干燥，而目因起胬肉，不饥仍能进食，神识昼昏夜慧。询中年鳏居，而阳事易痿，有梦遗精。其损伤在肝肾精血。

首乌九制　甘杞子　菊花炭　柏子仁　淡苁蓉　茯神

惊必动肝，久而阳气变化，内风旋越不已，有升无降，阳不交合入阴，不但遗沥精浊，入夜遑遑欲绝。宜摄阴镇阳法。

磁石　五味　龟板　枣仁　龙骨　萸肉　茯神　当归

胁左热，攻心及背，痰多，面浮，肢麻。肥人肝阳偏炽，乃性情易嗔怒所致。

复脉去参、姜、桂。

瘦人禀属阴亏，耳鸣眩晕，是内风阳气之震。磁石制肝阳上吸，质重镇纳归肾。然必少用填补于甘酸味厚之药为合法。用之不效，乃补摄力轻所致。

熟地黄　天门冬　龟板　紫胡桃肉　山萸肉　磁石　麦冬　五味　阿胶　芡实

各碾末，炼蜜和为丸。每早服六七钱。

五旬向衰，水不生木，则内风动越，巅顶眩晕，唇燥，跗无力，小便颇动。议填下元不足之阴。

人参　天冬　五味　杞子　茯神　熟地　生地　锁阳　首乌

据说夜坐久劳，胁下气升，耳鸣头晕，目中黑暗无光。此肝风阳气，上蒙清窍，久恐仆厥。

地黄汤加磁石、五味。

脾胃居右，气行于左。左手痿痹，不知痛痒，不能把握。所谓胃气虚，则不用者是也。王金坛云：偏枯之病，未有不因真气不用。旨哉斯言！治法专培气分，补而宣通，可望其效。

人参　黄芪　生白术　附子　生川乌头

右股痿痹无力，甚于秋冬，缓于春夏，是阳气不足也。但三旬壮年，不宜有此。

芪附汤。

右痪，舌喑无声，脉小微涩，病起上年十二月，仍能纳食。此中于脾络，治以宣通灵窍。

白附子　熟半夏　茯苓　鲜石菖蒲根汁　姜汁浸竹节　早服地黄饮子。

脉缓，男子右瘫麻木。丹溪议从血虚有风。思起病值冰雪寒威，以舒筋汤。

黄芪　当归　桂枝　羌活　防风　抚芎　姜黄　桐皮

半百已外，阳气日薄，卫弱不司护卫，右肢麻木，风虚也。

芪附汤合玉屏风散加桂枝、甘草、姜、枣。

附方　二陈汤加生白芍、桑叶、羚羊角、竹沥，姜汁法为丸。

中年麻木筋胀，阳气已衰，内风自动，最怕痱中。脉微色痿，宜温补通阳。

生黄芪　生於术　炙甘草　熟附子　南枣肉　老生姜　后加人参。

脉静，寝食便调。向有胃痛，饮暖烧酒相安。今年春季跌仆，右肢偏麻，语音不爽。是皆气伤痰阻，致内窍少灵也。

白金丸。菖蒲根汁法丸。

木兼金化，右痿，太阴受邪；声鼾，厥阴亢极；目瞑，内风扰动；汗出，呼欠频频，阴阳欲分；面淖泽，外越之象也。先拟熄风轻通之法，由节令初升之故耳。

羚羊角　鲜石菖蒲　生牡蛎　马料豆　天麻　橘红

接案：目瞑，戴阳，脉空大，肝风正甚，易回也。

钩藤　白芍　生地　羚羊角　料豆　桑叶　玉竹　川石斛

接服人参、杞子、远志、白芍、熟地、北五味、大熟地、茯苓、巴戟、橘红，后改归芍六君子丸。

素乏深藏，适逢冬阳泄越，真阳从阴中走出。金反畏木，右纵左拘；神清志昏，上实下虚。数日外腑气不泄，使阴阳渐交，方可商治。

人参　淡附子　炒远志肉　炒熟地黄　炒枸杞子　茯神分三次　每次调入猪胆汁，以味苦为度。

少阴不藏，肝阳升亢，发为痿痱。

玉竹　生地　羚羊角　川贝　赤芍　桑叶　知母　鲜石菖蒲　远志　川石斛

右痪，舌喑足痱，面赤戴阳，呵欠微呃，诊脉小濡而缓。此肾纳失司，肝风突震。但病起耳后暴肿，必兼湿热客气。清上轻扬，肿势颇减。七日以来，当阴阳经气一小周天，不必以时邪引病为惑。昔河间《宣明论》中，谓舌强难言，其咎在乎舌下经脉不主流通，以肾脉萦及舌下耳。其主地黄饮，取意浊药轻投，机关渐灵，并无碍乎上气痰热。仿此为法。

熟地黄　枸杞子　牛膝　石菖蒲　淡苁蓉　茯苓　川石斛　远志肉

接案：脉象左部稍振，水亏风动，左牙痛。盖风从内旋，乃阳之化气，只以春升少纳，下元不司收藏，虚症何疑？况因目恙，频用韭子烟熏。查本草辛辣升腾，助阳损真。人于遗浊用之，藉其升阳以涵阴，更无漏泄耳。今痱中八日，声音渐振者，乃精气略有宁静，里窍略有灵机，是顺境也。不明此理，仍用辛泄。加人参，亦是清散上焦之药。但肝肾藏虚，在于至阴，若再投辛苦，以伤其阴，必致虚症蜂起。专望其向安，倘必以上有火热。古称实火宜清，虚火宜补，温养柔和，与温热刚燥迥异，幸勿疑讶。

生地　麦冬　女贞子　阿胶　茯神　石斛

接案：十二日来干支一轮，右肢痿，右足跗略有痛象，舌窍未灵，味少甘美，虚象显然。三日前主家以齿痛为热，医迎主见，即投辛凉解散。此症虚在肝肾下焦，若不固纳维本，漫无着落。仍以前法加入凉肝可也。

熟地　茯神　牛膝　远志肉　杞子　川斛　天冬　甘菊花

内风皆阳之化气，然非有余，是二气不主交合。今形寒，跗胫背冷，似属阳虚。景岳云：阳失阴而离者，非补阴何以摄散失之阳？此病发皆主乎动，前法多以静药，谓病象在身中之左，有升无降。据说，舌络牵掣，喑不出声，足不堪行动。与河间肝肾气厥同例，主丹溪虎潜法。

虎潜丸。

又地黄饮子去附子，加鹿鞭子，煎汁捣为丸。

阳明脉衰，厥阴风动，头晕心悸，肉瞤麻木，有风痱之累。少饮加谷易安。

淮小麦　北沙参　炒麦冬　南枣肉　酸枣仁　炙甘草

中年脉弦，右臂肢指麻痹。凡男右属气分。气弱阳不运行，则痰日生，乃水谷不主变化精凝。当以健中佐运为主。盖脾胃主四肢，滋阴血药多腻，为痰树帜矣。

六君子加蒺藜，水泛为丸。

麻木在身半以上，清阳遏阻，亦夏秋伏热致伤。清上可愈。

桑叶　肥玉竹　枇杷叶　马兜铃　川贝母　杏仁　大沙参　天花粉

阴虚阳逆

是病遇劳即发，安养稍愈，身心不堪烦动。男子苟非素丰，难以坐食耐久者，不关肾药之治病也。

绵黄芪　茯神　远志肉　枣仁　炙甘草　当归　龙眼肉

营出中焦，心脾皆怯，滞补耗气皆忌。不耐烦心属虚。此辛甘养阳养营一法，有合乎心脾矣。

人参　茯苓　桂心　炙甘草　菖蒲　当归　桂圆煎浓汤泛为丸。

有年劳伤，神瘁，肤无膏泽，时欲腹鸣啾痛，营虚不得流行之象。开怀安逸，仅可带疾延年。

熟地黄　炙黑甘草　人参　肉桂　远志肉　当归身　白芍

养营膏子药方：

熟地黄　桂圆肉　茯神　黄芪　人参　枸杞　远志肉　炙甘草　当归　五味子

形神过劳，阳动不静，六脉皆弦大，彻夜无寐。以静摄心肝肾之阴。

大熟地　枣仁　天冬　青龙骨　龟板　茯神　生牡蛎　远志　知母　五味子　川斛膏丸。

述夏令气暖发泄，自觉跗臁筋骨，气空如坠。未至深冬，即欲暖护。兼以易怒热升。此属下元精血暗损，仍多操持烦劳。心阳动吸水亏，肝木少涵。平素不受温补，及参术益气。议以滋填充髓主方，且痰多食少，又必顾及胃气。

线鱼胶　沙苑蒺藜　茯神　盐水炙补骨脂　甘杞子　柏子仁霜　砂仁　九制赤白首乌　川黄柏　紫胡桃霜　茯苓　方解青盐

向多牙宣，阴虚火炎。三疟入于阴，蒸铄脂液，日加枯槁。消渴多饮，液涸引水自救。急当滋补肝肾之阴，加以血肉填精，包举大气。

制何首乌　天门冬　麦门冬　生地黄　熟地黄　各碾末，以河车胶和为丸。

能食知味，病不在上中。口糜，舌络紫绛，喉痛，腹热，小溲甚少，都因肝肾先亏，热伏于里，阴伤阳越，汗从此泄。

知母　生鸡子黄　细生地　黄柏　上阿胶　黑豆皮

接服大补阴丸中加入阿胶。

肾开窍于耳，胆脉绕出耳后。经以肾藏液三合，胆藏汁三合。烦劳太过，液耗汁干，少阴少阳，枢机不利，遂有失聪之状。中年有此，液少风动使然。

磁石地黄汤。

脉数，耳鸣，吐痰，天柱骨、腰膝酸，两足冷。此阴亏阳升，当填补实下。

左归去牛膝，合二仙膏。

冬至藏阳，肾主收纳。今质疲，阴亏偏热，夜深久坐，阳不入阴，浮越及耳鼻上窍。

先用东垣滋肾丸，盐汤送下。

勉强摇精，致阳缩囊纵。不但形弱伛偻，肛门脐窍皆为收引，咽喉牵绊似垂，食物渐渐减少。由精血之伤有形，最难自复。少阴、厥阴脉循喉咙，开窍于二阴，既遭损伤，其气不及充注于八脉，故症见拘束之状。上年进柔剂阳药，服后巅顶维脉皆胀，耳窍恋鸣。想藏阴宜静可藏，试以乘舆，身怖必加局促不安，宜乎升阳动药之不灵矣。夫少阴内藏，原有温蒸诸法。厥阴相火内寄，恶暖喜凉。仿丹溪法。

咸秋石　盐水炒知母　真阿胶　柏子仁　生地　白茯苓　炒黑远志肉　龟板去墙捣

遇天气郁勃泛潮，常以鲜省头草叶泡汤，服三次。取芳香不燥，不为秽浊所犯，可免夏令时令之病。鲜莲子汤亦好。若汗出口渴，夜坐火升舌碎，必用酸甘化阴，以制阳光。

乌梅肉三分，着饭蒸热　冰糖三钱　略煎一沸服。饭后茶饮，只宜炒大麦冬、汤芥片。至其松萝、六安，味苦气降，中虚者不宜用。

脉数，上盛下虚，当固其阴。

熟地黄　麦冬　炒山药　川石斛　茯神　阿胶　五味子　石建莲

劳倦阳虚寒热

脉濡，食少腹鸣，烦倦无力。此属劳伤阳气，当与甘温补其营卫。

苍桂术甘汤中加入姜、枣。

身半以上为阳，天明少阳生，动乃痛，清阳伤矣。酒肉浊味之补，皆阴凝助痰耗气，当以东垣法调之。

人参　茯苓　白术　桑叶　炙甘草　牡丹皮

劳倦中虚，阳少旋运，遂脘闷不饥。医投发散消导，中气更伤溏泻。

生谷芽　生於术　生益智　茯苓　广皮　米仁

向属阳虚体质，烦劳更伤阳气。春季暴冷两湿，脾胃之阳易困。纳食不运，嗳气䐜胀，皆清阳不司流行，浊阴欲聚，气滞无法。当辛温理阳，藉以通爽。用疏胃补脾法。

人参　块茯苓　紫厚朴　益智仁　广皮　生姜

因遭颠沛，胃痛食减，吐痰，遂致肌瘦形寒。此中宫阳气为思虑郁结，日就拘束之象。东垣升阳，扩充脾胃，郁舒则阳可复振。

炒焦白术　茯苓　高良姜　煨葛根　广皮　炙黑甘草　红豆蔻　煨升麻

诊脉弦涩之形已退，夏秋病邪已去，但食少，神不爽健，欲大便，肛门下坠。是皆阳气不复为之，气陷不藏。都因忧思致伤，开怀怡悦可安，不独恃药饵。用升阳法。

炙甘草　人参　茯苓　薄桂　生姜　当归　广皮　南枣

阳气素亏，背部怕寒。冬月嗽甚欲坐，入春纳谷䐜胀。脉左弱右弦。议湿中有热气蒸，肺气䐜郁，口舌咽喉仍窒。

早服苇茎汤，夜服威喜丸。

喜暖畏冷，阳气弱，少护卫。近日耳闭失聪，非外邪客侵，由乎气不下纳所致。先用镇逆导引主之。

磁石　萸肉　菖蒲　牛膝　茯苓　熟地　远志　五味　龟甲

夏秋气大发泄，身中之气久虚，无以主持，故见病治病无功，而安中纳下，每每获效。入秋进附子七味丸颇合。今秋分后天气渐升，地气收敛。缘久热伤气，虚体未能收肃，是以肢节时寒，巅顶欲冷。无非病久诸气交馁，斯外卫之阳少护。液髓暗枯，则血脉不营，而阴乏内守。凡此皆生气之浅薄也。急当温养益气，填补充形，助秋冬之收藏，豫为来春生发之用。《内经》有四季调神之训，今投药亦当如此旨。

鹿胎一具，酥炙　羊肉肾十对，熬膏　黄狗脊十副，熬膏　肉苁蓉　青盐　九蒸熟地黄　北五味肉　湖莲子　茯神　人乳粉　柏子霜　鲜河车一具，漂洗

用诸胶地黄捣和，余剂各为末，杵和为丸。每服四五钱，人参汤下。

痢久伤肾，气不收摄。肛门如锥刺，痛而下坠，小溲不利。先议升阳一法。

生鹿角　人参　茯苓　阳起石另研细，调入　当归身　生菟丝子

面黄肌瘦，脉数虚，形寒食少。乃劳倦致伤，不可为外感有余。议用：

小建中汤。

脉涩缓无神，胁痛吐痰腥秽，渐至减食，短气寒热。肝病入胃显然，劳伤不复。

当归建中汤去姜。

色夺，脉小，形寒久嗽。皆营卫二气久损，病属劳伤。《内经》云：劳者温之，损者益之。

参芪建中汤去姜。

脉大缓而无力，色黄痿瘁，喜暖恶凉，心下痛连及胁肋。此劳倦内伤，久则延为脾厥。脾主营，以辛甘温养血络。

当归　桂圆肉　茯苓　桂枝　远志肉　炙甘草

交四之气，热胜元虚，乃气泄之候。营卫本乎胃。不耐夜坐，舌心腐碎，吸短气似不接续，中焦喜按，始得畅达，目胞欲垂难舒，四肢微冷失和。从前调理，每以温足三阴藏，兼进血气充形，病减七八。今当长夏，脾胃主气，气泄中虚，最防客气之侵。是

补肾宜缓，而养胃生津，宁静敛液，仍不可少。俟待秋深天气下降，仍用前法为稳。拟逐日调理法。

人参　淡天门冬　茯神　建莲肉　酸枣仁　知母　川石斛　甘草　上各末为丸。

咳喘频发，脉细畏寒，乃下不纳。

桂苓五味甘草汤中加入紫壳胡桃肉。

劳倦内伤，更为暴冷外袭，营卫不和，咳逆身痛。忌食荤酒助邪，天暖阳和病去。

茯苓桂枝汤。

脉沉迟，背寒，色夺，久有劳倦，新年暴冷。再拟用：

桂枝加白术附子汤。

虚损暴寒外袭。

小建中汤。

郁

春交旬日，形症小愈。但右脉仍弦，舌白，味变酸甜。昔喻嘉言云：当以气雄刚药。能变胃，不为胃变。

人参　淡附子　吴茱萸　茯苓　熟半夏　生姜汁

三焦郁勃之热，因劳心而炽，口臭难饥，便燥。以苦辛暂用。

藿香叶　炒竹茹　黑山栀　白豆蔻　杏仁　广皮

酒客湿胜热郁，胀闷嗳气，无寐，得茶愈胀。先与三焦分消。

白蔻仁　杏仁　紫厚朴　茯苓皮　绵茵陈　金石斛　半夏

久痛，用辛温两通气血不应。病已十年，不明起病之由。今便溏，溺赤，水谷酒食不运，必挟湿阻气化。主以分消。

山茵陈　猪苓　厚朴　米仁　苓皮　泽泻　蔻仁

吞酸，欲呕吐，喜静恶动。从郁怒气逆，病在肝胃，此一藏一腑病。和阳解郁。

牡丹皮　黑山栀　钩藤　郁金　半夏　茯苓　金石斛　广皮

卷　二

痢疾泄泻便血

鼻痒，心辣闪烁，即大便下血，形瘦，脉小数，已经数年。

枯黄芩　生白芍　清阿胶

痢疾自止，头痛至腰，二便得通少安。议通太阳，以驱湿郁。

木防己　生白术　紫厚朴　桂枝木　苓皮　广皮

邪陷入里，疟变为痢，古称经藏两伤。方书都以先解外，后清里。拙见论病先究体质，今素有血症，且客游远归，从阴虚伏邪，是用药须避温燥劫阴矣。鼻煤，龈血，舌绛干涸，阴液有欲尽之势，奈何邪热内迫，有油干焰灭之危。医见病治病，不审肌如甲错，脉细尺不附骨，入夜烦躁不寐。议以护阴，急清阴中之邪热。

生鸡子黄　黄柏　清阿胶　白头翁　北秦皮　小川黄连　细生地

产后病起下焦为多，今右偏头痛，得暖为甚；纳食则脘腹加痛，必泻而后已。夫病随利减，已见湿郁气阻，热是湿升，恒有是症。从脾胃门调治。

下血后大便燥闭不爽，继而自利，白滑胶黏，日数行下不禁。年五旬，形衰脉沉。必因久伏水谷之湿。腑病宜通，以温下法。

生茅术　制附子　紫厚朴　制军

湿多成五泄，阳气日衰，下元不振。向有下焦痿躄，用四斤丸得愈。夏秋当用脾胃药。

生於潜术　木防己　川萆薢　白茯苓　川桂木

泻血原从痢起，食物不忌，垢泻不清，致延二年不愈。

胃苓汤。

湿伏为热先泻，泻止腹痛，耳窍脓水，微出血。淡渗以分消。

连翘　茯苓皮　淡枯芩　紫厚朴　滑石　赤芍　淡竹叶　煎送保和丸。

脉弱形瘦，食不适必泄泻。此阳气已伤，未寒下焦先冷。用：

缪仲淳双补丸。

向有遗精，肾阴不摄。正月间粪溏积下，入秋足胫浮肿，目下渐上，遇冷为甚。

脾肾双补丸。

久嗽，是宿疾。近日腹痛泻利，是脾胃受暑湿客气。当先理邪，痛泻止再议。

炒扁豆　藿香梗　茯苓　炙甘草　木瓜　广皮　厚朴

阳微湿聚成利。必温通其阳，斯湿可走。拟用：

冷香饮子。

长夏入秋，脾胃主气。湿郁阻气，为痛为泻，更月不愈。中宫阳气未醒，仍有膨满之象。导气利湿主方。

茯苓皮　草果　藿香梗　广皮　厚朴　大腹皮

脉微，晨泄，初冬未及藏阳，以脾肾治。最是纳谷减少，当以中焦兼理其下。

人参　炒干姜　炙甘草　生於术　淡熟附子　淡吴茱萸

肠红既止，便泻三年。火升则能食，热坠必妨食。此皆阴气走泄，阳不依附，当从阴引阳。

赤石脂　锁阳　五味子　水煮熟地黄砂仁末拌炒　禹余粮　远志　蒸饼为丸。

脾肾虚泻。

苓　术　菟丝　砂仁　山药粉和为丸。

幼稚，夏季不食，腹痛泻积，交冬未愈。忆今四五月久雨，潮湿之蒸，皆令脾胃受伤。半年来虚中留滞，当疏补兼投。食物冷滑肥甘须忌。

人参　麦芽　茯苓　生益智仁　白芍　炒山楂　广皮　焦术　砂仁　神曲浆和丸。

大病后，饮食起居皆不如法，以邪陷入里。舌干，自利。恐其深入阴中，则危矣。

白芍　甘草　附子　枳实

平素阴亏，热注入里为利，粪结便出痛坠，诊脉左坚下垂。不以脾胃燥药。

细生地　阿胶　炒楂　稆豆皮　生白芍

寒热，脘腹胀，呕恶，舌白，利。乃久痢不曾复元，再着风湿之邪。

藿香　白蔻　茯苓　广皮　厚朴　泽泻　保和丸

食物不运，太阴脾阳受伤，湿热内蕴。气窒，为腹胀痛下利。据说，胀起上年，痢在今秋。但主理气温脾祛湿。用冷香饮子。

草果　藿香梗　茯苓皮　木通　厚朴　大腹皮　广皮

目红黄，脘胀，下血紫滞，里急后重。此夏秋湿热，与水谷互蒸，致气分窒塞，三焦不清。当薄味蔬食，不致酿痢。

白蔻　银花　桔梗　厚朴　木通　茵陈　槐花　广皮　茯苓皮

本病下损，利再伤阴。从肝肾治，勿以泻痢投燥，燥则劫阴矣。

人参　炒黄山药　炒楂肉　熟地黄　广橘红　茯神

夏秋痢疾，大率水土湿热致病，用药都主苦寒攻消清火最多。但体质久虚，带淋经漏，当利起经带交炽。因时病累及本病，未宜香、连、槟、朴、大黄大泄之剂矣。良由下焦不固，利必亡阴。小肠气郁，粪垢欲出，痛坠不爽。此宣通垢滞，又必顾护阴气。凡看病必究体质，勿通套混治。

细生地　炒银花　炒黑砂糖　炙黑甘草　稆豆皮　炒楂肉　炒白芍

久痢，久泻，肛坠，频频不爽。此乃肾伤。脉来数小。医作脾胃病治，故不效。

熟地黄炭　炒焦归身　漂淡补骨脂　炒菟丝子　五味子

接案：久痢治法，非通即温。既曰肾病，则阳宜通，阴宜守矣。

熟地炭　熟附　桂枝木　五味　炒川椒　炒归身

接案：柔中佐刚，利未得减。下焦常冷过膝。

仲景四逆汤。

厥阴下利，少腹有形。

五味加茴香、椒目。

接案：动气在少腹左右，粪与血或前后，秋利交冬不愈。当温其营。

人参　浔桂　炮姜　当归以小茴香拌炒　茯苓　炙甘草

脉沉迟，下利血水，神呆不欲食，四肢冷，前已完谷。与温理其阳。

人参　附子　茯苓　炒黄干姜　生白芍

长夏痢症，皆因湿热。继而先泄气，后下血。盖变内风混处肠络，是为肠风。血去阴气日伤，为眩晕无力。主以甘酸，化风益阴。节劳，可以不反。

熟地黄炭　当归身炭　地榆炭　柿饼炭　槐米炭　炙甘草

下痢，腹痛。初因寒湿伤脾，久变湿热，着于肠胃。痛利不减，肠中硬起不和，不得流通明甚。当以苦泄小肠，兼分利而治。

川连　楂肉　木通　川柏　泽泻　苦楝皮

清暑和中，痢减痛缓。医惑于痰嗽，多以清凉。视面无华色，血气更偏。东垣云：疟痢都因脾弱。用：

戊己汤。

上有鼻窍浊涕紫血，下则遗精便血。但说肾虚阴不配阳，未必上下皆病。意者本质固虚，水谷之气聚湿，湿生热，热升热降，致上下不宁。此酒肉鲜腥须忌，谓助其湿热也。

生白术　黄连　黄柏　防风根　地榆　槐花　煨葛根　茯苓　水泛为丸。

上窒下坠，手太阴阳明病。下血久，兼理厥阴。

升麻　槐米　归身　桔梗　炒芍　炙甘草

血奔肠红，都是阴液走泄。阳浮发泄，易汗，背寒，心热。藏阴府阳交损，形体日渐消瘦，皆衰老液枯之象。

鲜生地　阿胶　茯神　火麻仁　柏子仁　天冬

先粪后血，为远血。临便先痛，恐有湿热凝阻。分利逐湿主之。

生於术　炒槐花　木瓜　茯苓　地榆　广皮

脉两关弦虚，先血后粪，两月未已。当年原有病根，遇劳而发，属虚。仿仲景黄土汤。

黄土汤加炒焦白术。四剂后加人参一钱。

阴络伤则血内溢，久药鲜当，以甘药投之。

人参　生地黄　升麻　槐米　血余　龟板

又方　人参　桂圆肉　炒白芍　白糯米　赤石脂　炙草炭

酒客便溏肠红，是内伤之湿。戒饮酒既愈，夏天湿胜，气泄病发。自述食腥油，大便即频。宗损庵劫胃水法。

生白术　熟附子　生白粳米　炮黑姜

汗

脉弦无胃，面青呻吟，汗出目瞑。是为肝阳外泄，宜与肾同治。

熟地　牡蛎　白芍　麦冬　小麦　大枣　炙草

自汗不止，目闭则胃郁，背热如火，心悸动而汗止。此肝苦急之候也，以甘缓之。

炙甘草　淮小麦　茯神　白薇　南枣肉　白龙骨　人参　柏子仁　枣仁

汗出亡阳，神虚畏怯，心悸则汗漏。勉议固阳守阴之药。

人参　桂枝　龙骨　茯神　炙甘草　左牡蛎

心悸狂痫

晕，吐，缓，心悸痛。

炙甘草　枸杞子　茯神　生谷芽　人参　当归身　肉桂　后改养营丸。

抑郁顿挫，侘傺无聊，心乃偏倚。十二官皆无主，则阴气并于阳也。投以重性之剂。

铁落　真郁金　半夏　苦参　块茯苓　橘红

读诵久坐，身似静，心多动，阳气皆令上亢，阴气无能上承，故心悸。惟静处为宜。药不易效也。

补心丹。

痞胀便秘

气分上热，吸铄津液，能令便艰。当滋养营液，其心痛必安。

柏仁　茯神　鲜生地　天冬　阿胶　炒桃仁

肠中变化失司，胃气不得下行，此不饥少食因由也。夫小肠为火腑，非苦不通。以六腑皆阳，气窒则变热矣。用小温中丸，苦药已得小效。

芦荟　砂仁壳　鸡肫皮　胡黄连　青皮

脾胃不和，食后不化，晡暮阳不用事，纳食痞胀，不寐。病起夏秋。必因时令之湿。久延半年未痊，又虑阳微。浊凝为胀满，故厚味须忌。

生於术　煨益智　炒泽泻　茯苓　煨姜　新会皮

脐左右两旁按之痛，交子夜漉漉有声，时或气胀。此皆腑阳不通，欲结肠痹，非藏病虚寒矣。八味汤不效谓此。

小茴香　川楝子　茯苓皮　青皮　猪苓　青木香

肠痹治肺，丹溪方，信不谬。但酒客久蕴湿热，亦有湿结便秘一症。当以辛苦寒，专理气分之滞。

真茅术　制半夏　冬葵子　生石膏　山栀仁　晚蚕砂　临服磨入大槟榔汁二匙。

老年脉沉，目黄，不饥不食，腹痛自利，后坠溺涩。此长夏湿邪，伤于太阴脾位，阳不运行，湿热凝注。法当温脾导湿，佐辛香以宣浊。补中益气，甘温升守壅气，宜乎䐜胀。议开太阳、温太阴方。

木防己　川桂枝　大腹皮　生厚朴　草果仁　新会皮　小茵陈　茯苓皮

痰滞，下泄痛缓，腹胀喜按。此属虚痞，为劳伤无形之气。

川桂枝　川黄连　生白术　厚朴　广皮

寒暖饥饱失和，日晚腹中䐜胀，脾胃气钝。深秋最防泻利。

藿香　生智仁　厚朴　炒元胡　茯苓皮　陈皮　大腹皮　炒黑楂肉　又橘术丸。

脉沉迟，食入腹胀，便溏。平昔饮酒中伤，留湿阻气。小便不爽。用香砂平胃散。

香附　砂仁　制茅术　厚朴　广皮　炙草　水泛丸。

血结为癥，气聚为瘕，病在络为胀。形寒鼓栗，已是阳微，夏季腹膨溺少，议暖水藏。

大针砂丸，滚水送下。

少腹宿瘕，悲哀痫厥。继而腹胀大满，直至心下。经来淋漓，过月乃止，其胀不减。便泻溺少，肢冷内热。是气血皆病。议温水藏法。

大针砂丸。

不饥少寐，二便不爽，经脉中牵制。此非风寒从表，乃长夏水土之湿与水谷之湿互蒸气阻，三焦不通。中年两月不愈，恐延格胀之累。

白蔻仁　杏仁　厚朴　广皮　苓皮　茵陈　防己

客游劳顿，阳气先伤。夏季湿邪，是阴郁遏身中之气。经旨谓阳邪外寒，胸中清阳不旋，不饥痞闷，先治其痞。仿仲景薤白汤。

桂枝　薤白　生姜　茯苓　半夏

自云膜胀，左胁痛势休息，大便日下黏浊，临便自觉冷痛。凡五藏锢结为胀，六府浊痹为聚。数年久病，难以廓清。议温下法。

大黄　草果　青皮　附子　厚朴　陈皮

经水不来，腹大，足冷，浮肿。此乃血分鼓胀，四大症候，何得渺视。

禹余粮丸。

接服　人参　泽泻　淡干姜　茯苓　淡附子　又禹余粮丸。

夏秋内伏暑湿，皆是阴邪。久疟，渐致食入痞满，形寒，脉小。当温中醒阳，莫以清凉治疟。

薏苡仁　茯苓　肉桂　生白术　猪苓　五加皮

阳微气不流畅，脘中痞满，嗳气。

人参　半夏　白旋覆花　煨姜　丁代赭　茯苓　广皮　南枣肉

阳气不旋，不饥强食。

薤白　茯苓　橘红皮　半夏　白酒

述小腹之右，入暮有形如梗，按之而痛。此为疝瘕肝病，乃浊阴凝聚，必犯胃气。大半夏汤有去痰扶胃之功，必加泄浊和肝，勿令致胀满。

人参　茯苓　炒小茴香　青木香　半夏　炒橘核　川楝子

脉沉，汤饮食物，呕吐吞酸，胸高腹胀，二便不爽。浊气上阻，柔温宣通。

熟半夏　白蔻仁　新会皮　藿梗　生姜汁　大杏仁　紫厚朴　茯苓皮

脉微小而迟，久食物不进，形色枯悴，畏寒。此为无阳，延久成胀。

人参　熟附子　生益智仁　茯苓　炒干姜

左脉独弦，脐突筋青，肝胀显然。脾愈虚，肝愈实，又不合实脾治肝之法，先泄肝。

郁李仁　柏子仁　茯苓皮　炒乌梅　炒桃仁　赤芍药　薏米仁

由食冷，脘胀溏泄，渐渐目眩神疲，筋纵脚弱，阴阳日衰。前进薛氏肾气丸相投，今夏月土衰木侮，必兼理阳宣通，不致浊阴结聚胀满矣。

人参　干姜　茯苓　椒目　淡附子　水泛丸晚服。早上仍用薛氏肾气丸。

腹右有形为聚，脉大，食入即胀。治在六腑。

香附生磨汁　草果　白术　茯苓　三棱　厚朴　南楂肉　广皮

脉微迟，左胁宿痞，渐腹胀，便溺少。明系浊阴上攻，当与通阳。

制附子　炒茴香　茯苓　椒目　泽泻　远志

时病食复，至今不知饥饱，大便不爽。右胁之旁，虚里天枢，隐隐有形，此阳胃络经行之所。多嗳气，食不化，并不烦渴。已非攻下急骤实热之症，先用：

丹溪小温中丸。

据述上年秋痢，峻剂攻逐，病愈不能复元。自小腹䐜胀，渐延中部，按之仍软。此真气不收，法当温养奇经，使元海壮而病却。

鹿茸斑龙丸法加茴香，夜服资生丸去连。

夏秋痢疾，是时令湿热。邪未清爽，即食腥味，致脾胃受伤，舌腻白苔，食减无味，气坠足肿，久久延成中满也。但数月久病，旦晚未能奏功。

生於术　广皮　生益智仁　茯苓　厚朴　生砂仁

三阳结乃成膈。先用更衣丸三钱，破小肠之结，后服煎方。

枇杷叶　桃仁　制半夏　柏子仁　蒌仁　杏仁　郁金　桔梗

高年阴结。

半硫丸三钱，分两次。人参一钱，煎汤送下。

食入不化，腹胀便泻不爽。长夏湿着脾胃，荤酒不忌，气分郁滞。据述嗔怒致此，未必皆然。

茵陈　草果　木通　腹皮　飞滑石　厚朴　茯苓皮　广皮

疟愈食腥太早，脾阳不司健，气郁不行，为肿为胀。宜忌食物中之黏腻者、味者。

小温中丸三钱，十服。

痰饮喘咳水气肿胀

昔肥今瘦，为痰病伤正气不复，下焦无力。议治脾肾。

补骨脂　茯苓　广皮　生智仁　生白术　川椒　蒸饼为丸。

少阴气逆，议通太阳。

川桂枝　五味　白芍　茯苓　炙草　淡干姜

少年背冷夜喘，此为伏饮成哮。痰饮属阴邪，乘夜阳不用事窃发。以辛甘淡微通其阳。

桂枝　炙草　米仁　茯苓　姜皮

饮酒便滑，胸中气逆，阳不运行，痰聚。当以温通其阳。

生智仁　半夏　干姜　茯苓　广皮　姜汁

饮酒聚湿，湿生痰生热，维脉为湿热所阻，遂为痹痛，犹是浅近之恙。其在里久酿痰饮，深处络中，二年以来，阳气日衰。痰湿皆属阴浊，乘夜冲举，有妨卧寝。仲景论饮非一，总以外饮治脾，内饮治肾为要法。总之，脾阳鼓运水谷之气，何以化湿变痰；

肾阳潜藏，斯水液无从上泛而为痰喘。试以过饮必泻甚，酒肉当禁忌矣。先议越婢[①]法，宣上郁热，以通痰饮。

桂枝木　木防己　茯苓　淡干姜　石膏　白芍　北五味

脉沉，背寒，咳嗽吐稀涎，夜不得卧。此为伏饮，遇冷即发。

小青龙汤去麻辛。

六旬又五，从未生育，先天坎阳未旺。所赖后天水谷精华，藉以形充气沛。男年八八，天癸向衰，形体似壮，其气已弱。向来味厚温补，与体质相宜。近因痰多火动，药力未能收纳及下，反为助痰妨胃之累。虚风暗旋，原非客感。冬藏未富，春木蠢动。风来肝肾，阴阳不交使然。木必凌土，而纳食不化，陡然便溏矣。再论痰饮，莫详仲景，由水液上泛者治肾，食减不运者治脾。今肝木生风，致麻痹渐软，亦当培土制木。

早服四斤丸，夜服茯苓饮。

痰饮一症，头绪甚多，以阳气不足之体，当此天暖发泄，反误服苦辛泄气之药，伤及胃口。此背冷不能纳食，是其明征。

茯苓　桂枝　甘草　生姜　南枣

痰饮皆阴浊，乘阳微浊，攻为呕吐。胃气伤，不主纳食。用真武汤驱浊饮醒阳。

真武汤。

脉濡，中宫阳不主运，湿浊聚痰，不饥，不渴，不食。

桂枝木　草果　广皮　茯苓　厚朴　炒谷芽

高年久不更衣，痰气上窒。

滚痰丸。

涎饮激射。

块苓　苏子　陈皮　郁金　半夏　芥子　姜汁

① 越婢：原作“越脾”，据文义改。

聚饮膈上，辛开淡降而已。

块苓　桂枝　炒熟半夏　姜汁　炒橘红　泽泻　苏子

冷哮气喘急数年，根深沉痼。发时以开太阳逐饮，平昔用：

肾气丸加沉香。

幼年哮喘，是寒暄失时，食味不调，致饮邪聚络。凡有内外感触，必喘逆气填胸臆，夜坐不得卧息，昼日稍可展舒，浊沫稀涎，必变浓痰，斯病势自缓。发于秋深冬月，盖饮为阴邪，乘天气下降，地中之阳未生，人身藏阳未旺，所伏饮邪与外凉相召而窃发矣。然伏于络脉之中，任行发散、攻表、涤痰、逐里、温补，与邪无干，久药不效。谓此治法，宜夏月阴气在内时候，艾灸肺俞等穴，更安静护养百日。一交秋分，暖护背部，勿得懈弛。病发之时，暂用汤药，三四日即止。平昔食物，尤宜谨慎。再经寒暑陶溶，可冀宿患之安。发时背冷气寒，宜用开太阳逐饮。

青龙法。

寒天痰嗽，乃阳气微弱，不能护卫，风冷来侵而起。久则饮泛上逆，入暮为剧，饮属阴浊耳。仍发散清肺，仿仲景饮门议治。

桂枝　五味　杏仁　茯苓　炙草　干姜

附方　橘半枳术，用竹沥、姜汁泛丸。

脉弦，脊骨中冷，深夜痰升欲坐。少阴寒饮上泛，议通太阳。

桂苓五味甘草汤，加淡干姜、北细辛。

痰饮入夜上泛，喘咳不得卧息。当治饮，不当治咳。

桂苓五味甘草汤加淡干姜、白芍。

寒热客邪，已过营卫，变为痰饮。遇冷遇暖，或加劳悴，饮泛阻塞升降，喘不得着枕。饮去便安。逐饮非一，最难除根。

小青龙去麻、辛。

久遗下虚，秋冬咳甚气冲，入夜上逆欲坐，不能安枕，形寒足冷。显然水泛为痰沫，当从内饮门治。医用肺药，则谬矣。

桂苓五味甘草汤加白芍、干姜。

壮年久寓闽、越、粤，南方阳气偏泄，中年以来，内聚痰饮，交冬背冷，喘嗽，必吐痰胃脘始爽。今六十四岁，已属向衰，喜暖怕寒，阳虚已露。不宜搜逐攻劫，当养少阴肾藏。仿前辈水泛化痰阻气以致喘嗽之例。

肾气去牛膝、肉桂，加沉香、五味子。

年老水入涌出，阳微伏饮。

大半夏汤加姜汁。

温邪挟饮上逆，肺胃不主宣降，咳逆身热，胠胁痹而不舒。素有肝邪，升多降少。以理气泄饮为治。

旋覆花　蒌仁霜　橘红　杏仁　冬瓜皮　苏子

左瘫经年，形体已少矫[①]捷运动。长夏气交之湿，与水谷不运之湿，皆令阻遏脾胃流畅之气，食减不化，大便不爽。渐渐喘急，四末肌理有中满之累。

杏仁　腹皮　厚朴　米仁　茯苓皮　桔梗　蔻仁　广皮　煎药送保和丸。

通泄肺气，喘缓，肿减偏右，则知内因水谷之湿，全在气分流通而解。凡腥浊厚味，皆滞气留着，与此病未合。

木防己　苓皮　萆薢　桂枝　米仁　厚朴

老年阳微，气窒浮肿。当通腑阳，勿进破气。

生於术　淡附子　川桂枝　厚朴　白茯苓

长夏湿邪，伤太阴脾阳，发疮不尽，其气浮肿，腹胀。议宜通腑气。

生白术　大腹皮　厚朴　生牡蛎　茯苓皮　泽泻　广皮　木防己

诊脉左沉右弦虚，过劳阳伤，清气不主流行。温中丸不应，非有形之滞。以辛温微通其阳。

桂枝韭白[②]汤。

又案：形盛气衰是阳虚。平素多饮酒，有湿有痰。其筋骨中渐渐畏寒刺痛，却主阳

① 矫：原作“跷”，据文义改。

② 韭白：疑当作“薤白”。

气不流行矣。同前方。

脾 胃

长斋数年，脾胃日弱，食进脘中少运，小溲入暮渐多，色萎黄，脉弦虚，皆中气不足。

香砂异功散，水泛为丸。

呕泻都令胃气受伤，凡不适意食物，更能妨胃。药用和中，谨慎口腹，使脾胃气壮，不致反复。

茯苓饮去元参，金石斛汤泛丸。

形劳嗜饮，中气受伤。凉药治肺，清痰降火，不过见病治病。急急理胃土以生金。

米仁　白及　黄芪　桔梗　茯苓

素嗜酸者，中气不利，治以此法。

粗桂木　炒陈皮　焦白术　白豆蔻　炙黑甘草

舌白滑，微呕，自利，阳微虚馁。急当温里。

人参　生於术　炮姜　炙草　淡附子　生益智

接服生白术、人参、茯苓、生益智、淡附子、炒芍、炮姜。

又服六君子汤丸方：生於术　人参　木瓜　茯苓　生益智　炮姜　陈皮　用煨姜、南枣肉煎汤泛丸。

饥饱失节为内伤，山岚瘴疠是外因。六腑阳气不通，滞浊蕴蓄不清，经年不愈，非汤药所宜。

生茅术　草果仁　厚朴　制军　广皮　薄桂心　水泛为丸。

脉左小涩，右弦，六旬有六，阳微肢冷，脘痞不易运化，大便三四日一更衣，初结后溏。此太阴脾阳受困，当用温中醒阳。

理中加桂汤。

温伏皆令脾胃受伤，寒热，随利黄水，小便短赤，热自湿中而出，痛扰虚里右胁，食入不运。仍是脾胃不和，升降失司。以温胃宣通治。

生於术　生智仁　新会皮　茯苓　紫厚朴　生姜渣

平昔饮酒，脾阳受伤聚湿，食少不化，大便久溏，哺食不安，饮水多，溲溺愈少。宜温中佐运。厚味酒醴须忌。

生於术　牡蛎　附子　泽泻

饥饱寒热用力，都伤营卫，内应脾胃。故萎黄无力，食入䐜胀溏泄。

平胃加炒黑川椒、草果。

茹素多年，中焦阳气易亏，纳食必胸脘痛及两胁，由乎脾藏阳弱，不主运行矣。治以辛香温暖，健脾佐运。

於术　荜茇　淡干姜　新会皮　益智仁　淡吴萸

夏秋湿胜滞脾，食物不为运化。阳不流行，湿滞久而壅热，此中气更困。以和胃健脾，分利水道逐湿。

生白术　草果仁　木通　茵陈　泽泻　厚朴　茯苓皮　新会皮

酒胜于谷，致形畏寒，嗽不止，咳甚呕吐。乃胃阳受伤，此治嗽清寒难用。

茯苓　半曲　煨姜　米仁　新会皮　南枣

胃阳不旺，晚暮腹鸣痞胀，晨起瘕泄。两方用胃苓治中相安。今吐沫上涌，仍属胃病。

人参　生於术　茯苓　益智　附子　干姜　各为末，水泛丸。

凡滋味食下不安，嗳出臭浊不变。盖在地之物，假粱肉成形者，皆阴类也。宜食飞翔之鸟，以无油膘滞腻。药用妙香散，芳香醒脾，不致燥烈伤肾。

人参　茯苓　石菖蒲　益智　茯神　炙甘草　檀香　或用木香、新会皮。

奔驰劳动摇精，精腐溺浊，继出血筋，真阴大泄于下；胸膈痞闷，不饥不食，腹内响动攻触，清阳结闭于上。由医者不察阴阳虚实，反以清降滋阴，伤及胃中之阳。

人参　谷芽　生益智　石菖蒲　茯苓　广木香　茯神　石斛　檀香末　广皮　服十剂后转斑龙丸。

食入脘胀且痛，是胃阳受伤。凡冷浊肥腻须戒。

藿香　草果　茵陈　广皮　厚朴　茯苓皮

向系积劳伤阳，肝风内动，症如类中。专以温肾补脾，运痰熄风得效。丁巳春深，诊脉不附骨而洞泄，迄今形瘦未复，频年久泻。法宗泻久伤肾，以固摄下焦。定议六君子汤，仍宜暮服勿间。以胃气弱，阳微呕酸。

吴萸　干姜　胡芦巴　茯苓　荜茇　南枣

食入恶心痞胀，先曾腹痛泻下。外因口鼻受邪，宜正气平胃辛香；久则脾胃阳伤，温中宜佐宣通，可使病愈。

附子　广皮　茯苓　草果　厚朴　煨木香

胃口弱极，肛坠如欲频便。夫肾为胃关，皆肾虚不司收纳，元海气逆，水化痰饮矣。

早上用八味丸减桂加五味子，以收肾气散越；午后服异功散，健中安胃。都气丸四服。

脘胁腹中诸痛

饥饱悲哀，内伤情志，痛无定所，忽闭忽开，主乎营卫流行失绪。凡心主营，肺主卫。当开爽怡悦，气血不致结痹，不必偏于寒热补泻也。

桂枝　石菖蒲　远志肉　茯苓　炙甘草　茯神

消渴，心嘈，心下痛，气塞自下而上，咽中堵塞。此厥阴肝阳升举，劳怒动阳必发，久则反胃欲厥。

阿胶　柏仁　天冬　小生地　女贞子　茯神

脉左涩伏，右弦。呕吐，脘痛引及胁肘，痛甚则四肢冷麻。是肝厥心痛，惊起佛郁致痛。

高良姜　沙延胡　吴萸　青皮子　生香附　川楝子　茯苓

接服苏合香丸，真川椒、乌梅肉泡汤化服。

接案：脉伏者起，似宜病减。而痛胀脘痞，口涌涎沫，舌仍白，鼻窍煤，面欲赤，头汗，显然肝厥犯胃。左升之气逆乱攻络，胁肱乳穴皆胀。辛香开气不应，便秘溺少。

用河间金铃子散，佐以润液，两通气血。

川楝子　青橘叶　左牡蛎　延胡索　炒桃仁　漏芦

病久绪繁，终不离乎厥阴一藏。今商佐金气以暗制之，滋营气以抚绥之，实太阴以渐御之，亦子贡存鲁霸越灭吴之意。

人参　制首乌　茯神　羚羊角　阿胶　麦冬

补肝法。

人参　茯神　归身　炒白芍　柏仁　炙草

又方　人参　茯神　广皮　天麻　蒸於术　炙草　钩藤

附方　戊己汤　砂仁汤法丸。

丸方　盐水炒川连　炒黑川椒　生白术　青皮　川楝子肉　淡干姜　当归身　细辛

脉沉小左弦，冲气至咽欲厥，下坠入前阴，溲溺不能，自利。此厥阴冲脉之病，当以秽药驱浊。

桂枝　韭白　茴香　川楝　茯苓皮　青木香

素有肝厥痛，气从胁腹厥逆至咽，胸痛彻背，且多痰饮，舌苔常垢白。病发不饥不食，呕酸症已数年。痼疾难效。

人参　炒焦白术　茯苓　制半夏　炙甘草　陈皮　炒焦当归　乌梅　肉桂心　炒川椒

病从少腹右痛，寒热呕吐，是肝病传胃。病去不复，寝食未如昔，二气不复，总属虚象。议治厥阴阳明，和阳益阴法。

小麦　石决明　阿胶　南枣　生地　炙甘草

连朝阴晦，阳气郁勃，食入运化失司，气滞为痛。性更躁动，木来乘土，况有血症。辛燥动络非宜，主两和肝胃。

生白芍　延胡索　神曲　炒枳实　广皮　炒山楂

用甘药呕缓，都因治嗽苦辛寒伤胃。冲脉亦阳明胃经管辖，此补胃以宁冲阳，实具至理。

川桂枝　炙甘草　生黄芪　生白芍　南枣肉　生牡蛎

呕吐苦水必在早晨。盖竟夜未进食物，胃空则阳中浊壅攻胃，胃底之水上溢。此病已八年，是食不谨慎，胃阳受伤矣。

淡吴萸　熟附子　块茯苓　生白芍

老人胃弱，多食甜物缓中，况入暴冷，亦走胃之募原，汤水尽呕，胃脘痛，气逆格拒。以辛香开之。

吴萸　高良姜　红豆蔻　块茯苓　熟半夏　研入苏合丸。

寒自口鼻中入内，发散疏表非法。便燥不爽，腑气不和。当先治痛理气。

生香附汁　草果仁　杏仁　高良姜　广皮　厚朴

丁巳风木，不及春半，阳未生旺。议养阳方法。

人参　熟於术　生智仁　茯苓　广皮　干姜

食入涎涌，脘胁痛胀在右边。近日天冷更加，前议胃阳已伤。浊沫凝涎，壅于胃脘，致浊气不降，肠中为痹。古称九窍不和，显然腑病。想暴寒口鼻吸入，近日反痛，为新寒凝冱之象。

苏合香丸。

辛香颇通，知迩日吸受寒威，与久蓄凝涎互结，以六日始更衣。论无形与有形交混，不独轻剂理阳矣。

荜茇　半夏　广皮白　良姜　茯苓　妙香丸

五年来饥饱失和，脐中胃脘啾唧痛，痛甚呕吐清水，显然中焦阳伤。但久痛不已，必致凝瘀沉锢。自述泄气则缓，病痛之根在乎腑络。

半夏　厚朴　草果　姜汁　广皮　胡芦巴

劳怒脘痛，是肝木乘土。屡经发作，脘聚瘀痰，上涌下泄，瘀去始缓。但痛发徒补则壅，议冬月用通补方。胃属腑，腑通为补。

制半夏　广皮　桂木　茯苓　生於术　石菖蒲　牛肉胶为丸。

心下高胀至少腹，其形横梗，大便不爽，咽中痰阻。从九窍不和，属胃虚。

小温中丸十服。

食不得化，是无阳也。盖胃阳受伤，阴浊上僭，为胀为呕。而酸水痰涎，都因阴浊。

通阳为正治法。

人参　半夏　附子　茯苓　干姜

胃气痛发。

五灵脂　川楝子　桂木　生蒲黄　元胡索　生香附

痛缓用后方：

炒桃仁　茯神　炒杞子　柏子仁　桂圆肉　新绛

丁巳风木司天，春木气震，胃土受侮，嗳气呕食。上年多以辛通得效，阳气因病致伤。姑以小半夏汤和胃，佐吴茱萸驱浊。

半夏　茯苓　干姜　吴茱萸

四年脐左有形闪动，发必坚大。腰软欲束缚，不饥不欲食。仿《金匮》桂姜苓术汤，转旋下焦之阳。

始而嘈杂，食进不化。数年前脘中渐痛微呕。此乃积劳伤及营络，络虚为补。安闲怡悦，可以少发。药饵攻病未必去根。

炒桃仁　桂枝木　桂圆肉　归须　炒延胡　茯神

病着右腹，甚至针刺刀割，牵引入于腰背，必泄浊气病缓。自述服蚌灰小效复发。夫蚌系介属，味咸攻坚，直入至阴之界。是病已在阴络，锢结瘀滞。蚌但咸寒，不能宣逐瘀腐。络病在下属血，缓攻为是。

䗪虫　炒桃仁　酒大黄熬膏为丸　麝香

阴中之阳失护，痛由前至肋。引经必用厥阴、阳明，是谓知医。

淡苁蓉　枸杞子　茯苓　沙苑蒺藜　当归　生精羊肉

阴气混阳，厥阴病难治。

吴茱萸　川椒　川楝子　干姜　乌梅　元胡

背脊痛不耐坐，左胁板实，吸气呛痛，左手冰冷，食入不化，常有遗精，久病三年在络。议甘温气剂。

川桂枝木　肉桂　当归　茯苓　左牡蛎　炙甘草

虚里穴为阳明胃，阳明气血皆多，络脉窒塞为痛，映及背部。脉络不和，必宣通望其痛息。彼萸地之凝，芪术之守，皆非络药。

桃仁　穿山甲　阿魏　归须　韭白根　麝香

先有血淋，淋止胁痛，脉来左部坚搏，是少阳郁热乘络所致。忌食酒肉厚味。

炒熟桃仁　茺蔚子　牡丹皮　当归须　山栀　泽兰

脉沉小，痛起胸脘，串及腰背，五年宿恙，寝食不改。此病在脉膝之间，痹阻不伤藏府。议以流通，周行气血，勿得峻剂。

川桂枝　抚芎　乳香　姜黄　香附　茯苓　酒水各半泛丸。

络气不通。

嫩苏梗　黄麻骨　块茯苓　煨葛根

左胁下硬，忽忽喜忘，是为蓄血之象。

桃仁　牡丹皮　郁金　钩藤　降香汁　赤芍药　橘红

气痹　噎膈　关格　呃逆

中年以后，阳气已微。午时嗳气，食纳上泛，皆胃弱气逆。视面明脉弦，必伏痰饮。仲景胃虚客气上逆例。

旋覆代赭汤。

气郁四年，脘结自能排遣，其结聚已散。近日喉间吐咯不清，食味甘必滞藏。是肺胃不降，以微辛微苦之属。久恙勿投峻剂。

枇杷叶　米仁　茯苓　川贝母　金石斛　橘红　白蔻仁　桔梗　蜜丸。

喉旁左右有形，咽物不碍，但略起未食，其形为虐。思未食时，胃中阳皆上蒸犯肺矣。从前致病，以火酒大辛，热结气壅，五年已为痼疾矣。

甜北沙参　生黄芪　麦冬　甜秋梨　金银花　熬膏服。

清肺胃化生津液。

玉女煎。

附方　苇茎合葶苈大枣汤。

附方　芦根　滑石　浙苓　生米仁　川贝　桑叶

附方　黄芪　白及　桔梗　黄精　米仁　百合

声嘶喉噎，食不适即呕逆呛逆。自述饮酒致伤，首先犯肺。开气理逆，清肃上焦。

鲜枇杷叶　薏米仁　射干　活水芦根　浙苓　降香汁

脉症乃气结在上，津不运行。蒸变浊痰，由无形渐变有形。徐之才谓轻可去实，非胶固阴药所宜。

鲜枇杷叶汁　杏仁　紫厚朴　白蔻仁　薏米仁　降香汁

脉小涩，面赤，目黄，喉痛咽物不碍，溺后淋浊。此水谷之气，凝聚成湿郁，气不升降，三焦不利。当以清肃上焦主治。

芦根　射干　米仁　白蔻　浙苓　通草

昔年强旺，夏秋热病顿减，精采不复，鼻窍不通，左胁有声，攻触痛呕，遇劳即发。必脉络中瘀留凝聚，顿然食减少饥，大络必聚血。病中衄血，已见一斑矣。

生蒲黄　桃仁　归须　五灵脂　穿山甲　桂枝木　韭白汁泛为丸。

此跌仆致经脉气血壅痹，胁背高凸，非汤药可效。

黎洞丸[1]每日服一丸。

脉虚浮，沉取直上下行。胃纳素减，病发从背彻心。先胀闷几日，气遂从下焦直冲至咽，手足厥逆发呃。细测病源，属胃虚，相火直冲清道而上也。夫冲脉并少阴之经，行乎幽门通谷，夹巨阙而上。故丹溪谓：呃逆属于肝肾之虚者，其气必从脐下直冲，上出于口，断续作声。右肾为相火所寓，相火炎上，挟其冲气乃能逆上为呃。主以大补阴丸。折火滋水，伏藏冲任。治虚呃用参术汤，崇土以制龙雷之火也。至东垣之论，又云胃为冲脉所逆，而反上行，其症气上冲咽不得息，名曰厥逆。宜调中益气汤加吴茱萸，观厥气多少而用之，且随四时寒热温凉而治。若夏月有此症为大热，宜加连、檗、知母，直至下元，以泻冲脉之邪也。两条治法井井，高出千古。今拟大补阴丸早服，调中益气午服。恪守勿懈，自可除根，远胜后人庞杂之方矣。

大补阴丸　调中益气汤秋冬去连、檗、知母

---

① 黎洞丸：通常作“黎峒丸”。

黄檗　熟地　人参　柴胡　木香　吴茱萸　黄柏[1]　知母　元武　白术　炙草　陈皮　黄连

右少腹中冲气，上至胃口，痛而呕欲呃。此阳微阴浊上踞，老人有关格之累。

炮黑附子　淡吴茱萸　生淡干姜　雄猪胆汁

接案：阴浊得辛热，反佐苦寒而降，阳明之阳必伤。然腑药以通为补，须忌食物厚味。

人参　制附子　茯苓　淡干姜

形寒呕逆，瘕痛上冲，嗳食稍减。

人参　半夏　吴茱萸　茯苓　高良姜

右脉如控弦。

北苏子　半夏　代赭　生枳实　淡姜　茯苓　新会皮　郁金

恶心，饥不能食。

旋覆花　人参　云苓　金石斛　代赭石　半夏　广皮　姜汁

接服　六君子去甘草，加生姜、煨益智仁。

附方　枇杷叶　金石斛　竹叶　橘红　鲜芦根　姜汁　后去竹沥、姜汁，加杏仁、紫菀。

老人脉右弦左涩，因嗔怒致呕吐䐜胀，不纳物，此肝木犯胃。涌逆不已，必致浊阻上下不通，老年复虑关格。

开口吴茱萸、姜汁，炖南枣肉捣丸，服六七分，日三服。

平昔嗜酒，肺胃积热，阴液下枯，阳津变痰。鼻塞多呛，减食无味。旬日更衣，粪如羊屎。老人关格，治之极难，况酒客不喜黏腻甘柔。形脉症象，不受温热。议以铁瓮申先生琼玉减蜜方法。

鲜生地　人参　水一盏，煎至四分，临服加入沉香末、琥珀末。

清阳不主转旋，强纳不运吐出，是不化之形。肠汁干涸，腑阳不得传导，便难艰涩。古称关格，为阴枯阳结，药难奏效。或以半硫丸宣浊通腑，仿戴元礼诸热药皆固秘，惟硫黄滑而不秘。

半硫丸。

---

① 黄柏：此方前已有黄檗（黄柏），此为重出。

六旬外阳气不旋反闭，上不纳食，下不更衣，此为关格。脉小结涩，伤于无形，最为难治。

妙香丸　每日三粒，十服。

接案：大凡噎格[①]反胃，老年闭于胃脘之上，是清阳不主旋转，乃无形之结。辛香通关，反觉热闷上升，虚症无疑。以大半夏汤合加黄连合泻心法。

人参　半夏　茯苓　川连　竹沥　姜汁

膻中为宗气之海，气无冲和之力，为噎为格，皆能致之。竟拟渐磨运荡之法，庶几得之。

郁金汁　檀香汁　川贝　瓜蒌皮　制半夏　沉香汁　枳实汁　块茯苓

先吐污浊，继而气逆吐食。平日腹痛，今已。便难。瘀留在络，气乱道路不通，有形阻及无形，议攻其瘀。

桃仁　制军　去皮桂枝　延胡　生蒲黄炒烟尽　五灵脂　韭白[②]汁　临服冲入三十匙。

凝瘀既久，三焦道路为壅，延成反胃噎膈。议缓逐一法。

人参研　桃仁去皮尖，烘脆　麝香研　大黄　䗪虫酒浸，新瓦上烘焙脆　当归梢烘　炼蜜为丸。

经云：食下不化，是无阳也。今早纳晚吐，仍然完谷，胃阳衰惫困穷。反胃涌吐，阳气结痹，浊阴壅遏。况少壮至中年，操持萦思，喜饮少谷，阳气积伤。虞天民有云：格拒反胃，必阴枯阳结。视面赤属饮，脉弦为痰，饮留气凝，焉得不痛。缓痛宜通，然非攻下荡涤之比，当从通阳镇逆为法。真寒辛酸，破泄真气，大伤胃肠，不可再服。仿仲景胃虚客气上逆例。

人参　淡附子　淡干姜　代赭　块苓　白旋覆花

酒热伤胃，谷食入脘即噎，涌出涎沫。阳明脉不用事，筋脉牵绊。与半夏泻心汤。

半夏　茯苓　金石斛　竹沥　姜汁

接服　杏仁　鲜枇杷叶　厚朴　茯苓　半夏

右脉弦长而数，左脉带涩，阻在胃之上脘。起自恚怒，不独伤肝，肺亦有之。何也？

---

① 噎格：通作“噎膈”，或作“噎隔”。

② 韭白：疑当作“薤白”。

以其循胃上膈，是肺之所属，金不及木。得反侮之。聚则气凝痰阻，眼胞足以证之。拟泄金平木何如。

姜制枇杷叶　苏子　水梨汁　醋制代赭石　桃仁　茯苓　姜汁　郁金　滑石　绛绢三四寸煎汤代水。

半硫通下颇效，妙香开上反吐，此中焦胃阳已虚也。用：

大半夏汤。

食不得化，是无阳也，脉络映痛，辛香芳温可效。当用：

苏合香丸。

昔年嗜饮，湿聚痰壅，致清升浊降，痹阻食脘窄隘，咽窍不纳，饮留气凝。治在上焦，以饮有质，气无形也。

生滑石　紫厚朴　竹沥冲　芦根　瓜蒌皮　姜汁冲

老人噎膈，不能纳谷，脘中窄隘，是气不通，非有余之比。

枇杷叶　米仁　橘红　芦根　茯苓　姜汁

途次吸入寒气，伤及络脉，每胸痛饮热酒，宣通小愈。中年屡发，阳气受伤，必有瘀聚，漫延反胃噎膈。宜薄味节劳。

姜汁　茯苓　炒桃仁　桂枝木　半夏　胡索

附方　早服淡豆腐浆，晚服枇杷叶膏。

噎膈为患，脉微而迟，乃胃之冲和之气，曲运神机所致也。今已颗粒不食，呃逆不止，仓廪顿惫之象。

人参　茯苓　陈皮　枳实　生术　炙甘草　半夏　磨冲纹银汁和入服。

《内经》无火无水之论原非泛指，张子和亦云汤中煮桂，火裹烧姜，岂不读耶？

芦根　生地　块苓　米仁　生术　枇杷叶　竹茹　郁金　代赭石

又接服　六君子去甘草，加枳实、代赭、姜、枣、黄米。

脉右弦，面色赤亮，纳谷咽干，脘阻碍不下。五十四岁清阳日薄，致转旋日钝，痰必阻气，结则脘窄不能宣通耳。大便仍利。但治脘膈之上。

白蔻仁　杏仁　厚朴　桔梗　枳实　半夏

半年脘闷，多嗳，咳嗽，此气郁不解。纳谷已减，破泄耗气非宜。从胸痞治。

薤白汤。

卷 三

疟 疾

疟母因不慎食物，腹鸣，痞胀，溏泄。以理脾胃之阳药。

草果仁 吴茱萸 茅术 厚朴 广皮 椒目 老姜捣，取汁泛为丸。

舌白，不渴，脉沉，腹满，不饥不食，二便不通。是暑湿发疟。后中气不复，骤食大荤，亦气结成胀。

大针砂丸一钱二分，十服。

脉左数搏，是先天真阴难充，则生内热，疟热再伤其阴。予滋养甘药填阴。

左归丸去杞子、牛膝，加天冬、女贞。

三疟乃邪伏阴分而发，数月始止，然畏风怕冷。因疟邪偏寒偏热已久，营卫皆弱，气薄不固，调养失宜，必致复病。议用大封大固，如天真丸。

天真丸去羊肉，加河车胶。

向来多咳肺伤。六月廿四风潮感邪，单热不寒，为瘅疟。仲景谓消灼肌肉，当以饮食消息之，在乎救胃阴以供肺也。医知是理否？

大竹叶 连翘 麦冬 生甘草 青甘蔗浆 甜秋梨浆

伏暑因新凉发疟，头胀，恶心脘痞。邪郁上焦，从肺疟治。

竹叶 连翘 滑石 杏仁 川贝 橘红 白蔻 紫厚朴

太阴湿疟，脾阳伤，气不运。舌白脘闷，水饮停蓄。当理气分。

草果 厚朴 藿梗 广皮 杏仁 苓皮 化苏合丸一丸

湿热未清，疟止，头目胸中不爽，不饥不思食，病在气分。

草果　白蔻　厚朴　广皮　茯苓　杏仁

瘅疟两旬不解，舌白，脘闷，色夺。

菖蒲根汁　白蔻仁　草果　厚朴　杏仁　茯苓皮　广皮　化牛黄丸一丸。一去杏、蔻，加木香、藿香，化入苏合丸。

接服　竹叶地黄汤法。

间日疟，不饥，心闷，不甚渴，从脾胃制邪可愈。

草果　知母　黄芩　生姜　厚朴　半夏　广皮

风湿着太阴疟。

草果　厚朴　广皮　茯苓　猪苓　藿香梗　化苏合香丸

农家夏季受冷湿之气，阳气不司宣畅，壮年形软无力，乃劳倦伤之疟。

生白术　生姜　草果　厚朴　广皮　藿香

此热伤气分而为瘅疟，寐则肢肿热渴。余暑尚炽，宜救胃津。

人参　麦冬　竹叶　知母　生甘草

疟止反复，必有所因。姑就色脉，气怯神弱，因病致虚。夏秋宜调中益气。

人参　益智　茯苓　广皮　炙甘草　炒白芍

今年疟疾，半由雨湿阴晦之邪，当以芳香逐秽理气分多效。但三疟系在阴伏，起必左足微冷，热过有汗。仍知饥知味，乃劳乏气怯之病，不必专以攻邪。是岁系湿土司天

桂枝木　生牡蛎　炒黑蜀漆　生芪　当归　防风根　生姜　大枣

接案：寒在四肢，热起额准至腹，此太阴三疟也。经水来期不移。脾主营，前议和血托邪，服后疟来热多，口渴，此太阴阳明两病。

草果仁　知母　细桂枝尖　黄芩　生姜　乌梅肉

劳倦伤阳不复，新凉再受为疟。质虚感邪，不可发散。

桂枝　生术　防己　茯苓皮　藿梗　广皮

三年前失血，今秋途次暑湿，热伤成疟，脘痞不饥。是邪结气分。

飞滑石　白蔻仁　杏仁　厚朴　藿香梗　广皮　木香

今年疟痢，皆水土湿郁之气，伤及脾阳，不司转旋，令人中痞不食。辛香理气驱湿，蔬粥易安。湿土司天

生草果　厚朴　桂枝　茯苓　藿梗　广皮

疟数月，三日一发，邪伏于阴。不忌荤酒，致胁腹有形，邪与气血胶固，结为疟母癥瘕。

鳖甲煎丸　每服三十丸。

疟伤阴气。

复脉去参、姜、桂。

疟热伤阴不复，干咳汗出。

桑叶　玉竹　炒川贝母　大沙参　麦冬　生草　南花粉

少阴疟误治，延及太阴，腹有动气。近暴冷，寒热甚。

淡附子　川桂枝　北细辛　炙甘草　生姜　南枣

寒自背起，热不烦渴，不饥不思食，指臂麻木，脉来小弱。近受温邪如疟，其实阳气久虚，当从本病调折。

川桂枝　茯苓　炙草　煨姜　南枣　生益智仁

背寒，肩胛拘束，阳微疟根。

人参　附子　桂枝木　炙甘草　生姜　南枣　生於术　生益智仁

接案：形寒拘束已止，身痛，食少。

生黄芪　归身　人参　南枣　淡附子　蒸冬术　广皮　炙甘草

又照前方去淡附子，加谷芽、煨姜。

热后寒，寒后热，此两阳遇于一阴，如《易》之离象，中宫必虚。大忌散发攻食。间日而作，疟势未罢，仍该和解。

鲜荷梗　白蔻仁　黄芩　郁金　乌梅肉　生白芍

夏秋所伏暑湿，至霜降节乃发，是新邪引动宿邪。初病头痛，汗出，寒热势猛，是新邪锋芒易解。继而势似差缓，疟来两日，越一日再发，半月竟成三疟。发于子午，地

支为太阴。盖邪气久伏，六淫客气，皆从火化。然中年形体丰伟，已见脉弱神倦，外似有余，里真不足。凡寒热之邪，必由四末渐攻中焦。病来心中热躁，渴饮，胸闷，不知饥知味，寒则肢背拘束，热甚心腹最剧。由邪聚为重，邪分稍缓。此为里中之表，病在络，不能汗解下夺，惟辛香宣通。以氤氲氛瘴，原非质滞，阻清阳流行之隧，日加蒙痹，致正气日疲，故深秋入冬，伏邪在阴发疟。不与时疟和解清热同例。

方缺。

寒热过后，从太阴劫疟。

紫厚朴　茯苓皮　川桂枝　草果仁　木防已　天花粉

先有遗精阴虚，疟邪坠入阴络。是少阴疟，非治疟通套柴芩可效。

素有遗精，疟来而遗止。阴中之阳，既因邪得深入留连。述寒热起由足跗臁，阳维失护，少阴内怯，不得以表里混治。

人参　归身　炙草　鹿茸　桂木　生牡蛎

阴疟上部先寒，年十三未出，是营卫疏，客邪留着，色黄脉小。

归芪建中去饧糖。

久疟营卫皆虚，血空气疏，头晕心悸，无以主张。先与甘缓益虚。

生黄芪　茯神　炙草　归身　米仁　桂圆

疟母遇劳而发，显然阳伤络窒。

阿魏丸。

今年患疟最多，皆因大地湿邪，湿伤阳气不旋，肛坠痔血，小便不利。宜旋转太阳之气。

五苓散。

疟邪伤阴，阳升不藏，衄血夜汗。

六味去丹、泽，加五味、女贞。

附方　补中益气汤加首乌、姜、枣。

又　首乌一两　白术五钱

又　生於术　龙骨　煨姜　桂枝木　牡蛎　南枣

湿疟失治，疮疥腹胀，形寒减食，都是脾胃受伤。勿强进腥浊厚味。

胃苓去甘草。

接案：昨服胃苓汤，粪后有血，小溲不利。久伏湿邪，三焦皆受，郁久成热。用分消法。

茯苓皮　山茵陈　木防己　紫厚朴　槐花　细木通　海金沙　萆薢

此厥阴疟症之最重者，烦躁吐蛔，脉弦数可征。拟苦辛酸法。

川连　川椒　桂枝　干姜　乌梅　白芍

疟三日一发，是邪伏在阴经，经年虽止，正伤难复。仲景鳖甲煎丸，专以升降宣瘀治肝。谓寒热不离少阳，久必入肝，肝主血，左胁为肝募俞也，故病固当如是。但久有遗精，食少不化诸恙，病非一端。此攻邪温补，未能却病，莫若养正气旺，邪自除，古有诸矣。

午服妙香散。

三日疟，是邪伏阴分而发，非和解可效。久疟不止，补剂必以升阳，引伏邪至阳分则愈，守补药则非。

人参　鹿茸　当归　茯苓　附子　鹿角霜　杞子　沙苑

热病继疟，交冬自止，左胁已结疟母。今食物难化，大便溏泄，神疲力倦。病由荤酒太早，致湿聚气阻。治以疏补脾胃。

茵陈四苓加厚朴、益智仁。

夏暑湿热

诊脉缓软涩，胃脘不爽，欲暖，夜来腹胀，吐痰酸水，口鼻吸冷。损及中阳，暂用冷香饮子方，宜缓进参术。

藿梗　草果仁　附子　广皮　厚朴　茯苓

脉沉缓，目黄，舌白，呕恶，脘腹闷胀。此冷暖不和，水谷之气酿湿，太阴脾阳不运周行，气遂为阻。法当辛香温脾，宣气逐湿。用冷香饮子。

草果　藿梗　半夏　茯苓皮　厚朴　广皮　杏仁　茵陈

舌白黄，不饥，筋骨甚软。自暑湿内蒸，脾胃受伤，阳明胃脉不司分布流行。若不早治，必延疟痢。

白蔻　杏仁　藿梗　木通　滑石　厚朴　广皮　桔梗

春夏地气上升，身处山麓，亦有瘴气混于水土之中，饮食不觉，脾胃气困。频年长夏，舌黄，腹胀，便秘成泻，皆湿阻清浊不分。两年治效，多以分消。每交春深，山行蔬食，俾气清流畅，则无是病。

生白术　米仁　广皮　苓皮　厚朴　生智仁　桔梗　金石斛汁法丸。

又煎方　草果　广皮　腹皮　猪苓　厚朴　苓皮　莱菔子　泽泻

失藏，人身应之，患此者最多。考古人温病忌表散，误投则劫津，逆传心包，最怕神昏谵妄。治法以辛甘凉润为主。盖伤寒入足经，温邪入手经也，上润则肺降，不致膹郁。胃热下移，知饥渴解矣。

嫩竹叶　麦冬　桑叶　蔗浆　石膏白糖拌炒　生草　杏仁

冬温伏邪，先厥后热，深热从里而发，汗出烦渴。当救胃汁。

竹叶心　麦冬　生谷芽　乌梅肉　生草　川石斛

风温咳嗽，下焦阴虚，先以辛甘凉剂清上。

桑叶　大沙参　麦冬　玉竹　川贝　生草糯米泡汤煎

冬月温邪内伏，入春寒热咳嗽，身痛微汗乃解。与温疟同法。

桂枝白虎汤。

咳嗽二年，形瘦谷减，冬季喉垂渐痛，可见水亏，阳气不藏。春月气日甚，皆阴乏上承，阳结于上，为喉痹矣。近日寒热风温客气，脉小数，为阴伤，忌用辛散。

桑叶　沙参　川贝　玉竹　麦冬　生草

风温变热，铄筋灼骨，足筋肿痛而热，二便不通，夜躁不眠。邪已入厥阴，多惊骇，面青，经水不应期而来。为脚气之症。

汉防已　川黄柏　川萆薢　晚蚕砂　海金沙　川通草五钱煎汤代水　鲜生地　阿胶　五味　牡蛎　麦冬　白芍　女贞

脉数右实左弦。服养阴药已得效，但未能愈耳。嘈杂恍惚，胸上动气。苦寒清热，用小柴胡汤治阳维之会。

桑叶经霜　赤丹皮　鲜生地　鲜桑叶　阿胶　女贞　生白芍　白丹皮

温邪感触，气从口鼻直走膜原中道。不同伤寒阳症，邪自太阳次第传经。盖春温夏热，鼻受气则肺受病，口入之气，竟由脘中，致以手经见症，不似伤寒足六经病也。仲景论温不可发汗，汗则劫津伤阳，身必灼热，一逆尚引日，再逆促命期。又云：鼻息鼾，语言难，剧则惊痫瘛疭。无非重劫阴阳而然。今病发热，原不是太阳客邪见症，所投羌防，辛温表汗，此即为逆矣，上窍不纳，下窍不便，亦属常事。必以攻下，希图泄热，殊不知强汗劫精而伤阳，妄下劫液而亡阴。顷诊脉两手如搐而战，舌干燥而无苔，嘴前干板，目欲瞑，口欲开，周身斑纹隐跃，时有呃逆，因胃乏谷气而中空，肝阳冲突，上冒肆虐耳。为今迫正，先用糜粥，使胃中得濡，厥阳不致上冒，而神昏之累可已。进药之理，甘温可以生津除热，即斑疹亦不必虑。观仲景论中，邪少虚多，阴液阳津并涸者，复脉汤主之，今仿此意。

炙草　生地　阿胶　人参　麦冬　白芍

温邪有升无降，经腑气机交逆，营卫失其常度，为寒热。胃津日耗，渴饮不饥，阳气独行，则头痛面赤。是皆冬春骤暖，天地阴虚温热，卫泄营热久延不已，最为棘手。拟从心营肺卫治之。

鲜生地　金银花　桑叶　小麦　郁金　犀角尖　淡黄芩

伏热久郁，营卫失调，汗泄心嘈，皆是内蒸气弱。肢足稍露则脐下便痛，正刘氏谓亢则害，承乃制①之义。

鲜生地　犀角　青蒿梗　生石膏　地骨皮　知母

汗多气泄，心包伏热，五心焦烦，形体反恶外寒。投清寒之品，热势稍减。但热蕴于里，必得水升火降，方能阴阳和快。

犀角尖　浮小麦　鲜石菖蒲　鲜生地　元参心　朱砂染麦冬

客冬感寒，入春化温。寒热药不中窾，致令汗泄正虚，因循难愈。议进咸镇一法。

桑叶　阿胶　茯神　生白芍　牡蛎　炙草

① 承乃制：原作“乘乃制”，据文义改。

日久寒热，正虚无以主持，频频汗泄，亟宜固阳摄阴。

生鳖甲　桑叶　阿胶　生芪皮　生白芍　枯芩　茯神　炙草

脉数上出鱼际一寸，心中热与背相控。

鲜生地　阿胶　麦冬　九孔石决明　生白芍　女贞子　五味　鸡子黄

脉数上出鱼际一寸，是谓溢脉，阴气不能上承于阳也。寒热，汗出身半以上，是亦阳失阴守，非寿征也。议摄阴救阳。

春温

过饮，酒热上炽，肺卫心营受迫。旬日间有寒热，痰饮阻气，咳逆胸痞。乃内因致病，薄滋味以清肃气分。

芦根　枇杷叶　桑叶　米仁　浙苓煎好，加入生石膏末，再煎

温邪蒸灼津液，酿为热痰，胃口不得清肃，不饥不食。只宜甘凉生津，峻利不可再投。

麦冬　蔗浆　花粉嘉定　川贝　桑叶　大沙参

津涸风动，肢强口噤，温邪内陷危笃。以甘缓生津息风，望其出音。

炙草　麦冬　阿胶　火麻仁　细生地蔗浆代水煎

高年左瘫，近加风温寒热。主客皆病，防其昏痉。

厚朴　广皮　豆蔻　杏仁　木通　苓皮

温邪入肺不解，遂逆传膻中，烦热昏躁，呛出血沫，犹然气喘不食。夫肺主气，心主血，辨症分经，最为要旨。

淡竹叶　阿胶　枯黄芩　六一散

病邪已去，虚热未除。

生地　玉竹　水梨　生草　麦冬　丹皮　花粉

热邪久伏，风寒外侵，春温气机不藏，内蓄之邪复彰，咳嗽，咽痛，两足畏冷。拟辛凉轻剂，掣其潜伏之邪热。

桑叶　南沙参　郁金　黑山栀　杏仁　菊花　桔梗　生草

牙龈常紫，膝盖酸痛，上年秋季为甚。此湿邪阻于经络，阳明之气，不司束筋利机。议宣通脉络之壅，使气血和平。

金毛脊　白蒺藜　生白术　油松节　生米仁　木防己

过饮晨泻，中宫留湿；干呕腹痛，是脾不和；阳气不主运行于四末，故四肢无力困顿矣。宜忌湿、肉，使清阳转旋，中宫得健。

草果　厚朴　藿香　广皮　茯苓　半夏

新沐头痛鼻塞，状似风温，次日寒战大热，胁肋痛不可转侧，自利稀水，乃湿聚于经脉。病在气分，热渴欲饮水。今目黄上视，手肢发痉，舌苔白，齿板燥，胸中隐隐痛，皆邪深痉变凶。

木防己　桂枝木　大豆黄卷　茯皮　天花粉　菖蒲汁

用木防己汤，痉厥已缓，经脉郁伏湿邪已解。胃汁大伤，痰嗽，气闪。与甘药不伤胃气。

甘蔗浆　南花粉　薏苡仁　炒黄川贝　麦冬

夏季水土之湿，口鼻受气，着于脾胃。潮热汗出稍凉，少顷又热，病名湿温。医但知发散清热消导，不知湿郁不由汗解。舌白，不饥，泄泻。

滑石　白蔻仁　茯苓皮　猪苓　通草　厚朴　泽泻

冷热湿秽，杂感太阴经受邪。

草果　桂枝　茵陈　藿梗　厚朴　防己　茯皮　广皮

湿郁气阻，疹发。

飞滑石　茯苓皮　射干　木防己　茵陈　槟榔磨汁

今年天运寒水，地气湿土，春夏雨湿泛潮，郁勃秽浊之气。人在气交之中，口鼻触受，直走胃络募原，分布上下。如此症初病头胀，痞闷呕恶，必舌白。病全在气分，为里中之表。芳香逐秽，淡渗逐痰，此不为，仅以陶氏全书方案竞进。彼寒分六经，热犯三焦，不同道也。且医药初用即泻，暑必挟湿也。消之不降，清之不应，此湿邪乃是无形，医治却是有形。今诊脉小涩，舌干口渴，不能汤饮，胸次软而涩，仍有呕逆之状。当温脾阳以运湿，仍佐辛香，可望其效。

草果　桂枝木　茯苓皮　厚朴　广皮　木防己

病本湿温，元气不能载邪外出，势有直犯神京之状矣。拟以栀豉上下分开之，姜枣左右升降之，芳香之草横解之。

西豆豉　黄芩　郁金　生香附　黑山栀　甘草　鲜菖蒲　生姜

舌赤，头痛，恶心，脉大，温邪入募原也。

白蔻仁　桔梗　枇杷叶　鲜醒兰　瓜蒌皮　天花粉　大杏仁　枳壳

脉右大，舌黄不渴，呕吐黏痰，神躁，语言不清，身热不除。此劳倦内伤，更感温邪，须防变痉。

竹叶　六一散　厚朴　茯苓　白豆蔻　广皮

暑湿郁蒸。

滑石飞　竹叶　连翘　淡芩　桑皮　木通

暑风上郁阳分，昼日头痛，鼻渊。

鲜荷叶汁　青菊叶　滑石　羚羊角　连翘　桑叶　银花

暑风痰嗽，目黄，舌白已退，遇风肌热，此肺病未和。薄味不致疟。

六一散　川贝母　瓜蒌根　地骨皮　桑叶　玉竹

形瘦阴亏，暑热客气未尽，气分有热，故不耐阴柔腻药。

竹叶　川贝母　麦冬　知母　生甘草

虽是伏暑湿邪，平素阴虚，久积劳倦，病发先有梦遗。此柴、芩、膏、连，苦辛皆忌。

鲜生地　连翘心　竹叶心　细木通　六一散　金银花

舌干黄，经脉软弱，脘中不爽，热伤津液，阴不上承。清热不应，以甘寒生津。

鲜生地　麦门冬　柏子仁　茯神　人参冷冲

伏暑热燥气分，津化痰，形瘦，嗽未止，不饥便溏。

米仁　芦根　白蔻　浙苓　桔梗　枇杷叶

阴弱之质，暑风外袭，头蒙口渴。以轻剂肃之。

鲜丝瓜叶　杏仁　连翘　大豆卷　川通草　桑皮

香茹饮泄越渗利，颇不宜于虚体。或有人参者，可以凉服暂用。药当平和清暑，以雨湿已久，中宫易困耳。

木瓜　扁豆　人参　茯苓　甘草　省头草

形瘦液少，暑湿泄泻初愈，又咽干咳嗽。以暑挟湿，秋热化燥，乃胜复之理。

玉竹　麦门冬　北沙参　生甘草　桑叶　南沙参

脉弱无力，心中洞，入夜神昏谵语，面目皆红，烦渴微饮。是劳倦内伤，频与苦辛消导滋阴，阳愈伤则浮越，有虚脱之虑。议用仲景救逆法。

生龙骨　炒黑蜀漆　生左牡蛎　炙甘草　川桂枝木　南枣肉

脉弦长，入尺而数，舌上沾苔，时或发热，大便或溏。显然素禀阴虚，复受暑湿。

草果仁　金石斛　紫厚朴　鳖甲　广橘皮　淡竹叶

尊体本阴虚，阳气并邪独发，热两旬余不解，无汗。盖因枯液不作汗，邪亦不解也。连剂养阴之后，邪少松则汗大出，是云行雨施，正品物咸亨之候，何疑其脱也？但弱体久病不解，元气愈亏，此邪稍出，大汗作，亦属接补关头，不可少懈耳。心静则气定而神住，切不可忧扰神气，致阳上升。

人参四钱　熟地黄一两　制首乌五钱　抱木茯神二钱　生左牡蛎六钱　天门冬三钱

积劳伤阳，哀戚动藏，重重内损。夏秋伏邪，已深入重围。此邪从阴经来，故三阴而施温补扶正，正谓托邪，知母入咽即呃。不饥，不食，不寐，阳不流行，三焦困，脾肾惫矣。肛坠属阴气陷，难任纯刚之剂。

人参　麋角　当归身　煨生姜　草果仁　紫厚朴

热甚，心烦，躁渴。宜宣膻中热气，兼驱伏暑。

清心牛黄丸　辰砂益元散三钱　竹叶心二钱　煎汤送下。

脾胃气困，郁蒸为黄，痛乃阳不流行。久病不可纯攻。

山茵陈　生益智仁　生白术　茯苓皮　紫厚朴　广橘皮　生香附磨汁

痘疹幼科杂治

稚年五疳，数年不愈，脾胃愈损，必肝木来乘。已有惊恐筋牵，皆欲成五痫矣。其腹中冲逆为痛，即木克土之象。用钱氏史君子丸未有大效，用制肝实脾疏腑方。

川楝子　厚朴　胡黄连　史君子　黑糖油　生白术

稚年纯阳体质，疟痢是夏秋暑湿热病。阅述几年调理，都以温补得效。但幼科必推钱仲阳方法，幼稚致伤，全在脾胃。脾阳少运，湿聚泄利，温暖脾阳，运行去湿，亦属至理。若骨脂、附子温肾，稚年恐未宜久进。今年太阳寒水司天，太阴湿土在泉，雨湿太过，阳气最伤，大忌苦寒。暂服方：

钱氏益黄散。

附方　干蟾　川连　白术　茯苓　青皮　鸡内金　人参须　薏米仁　神曲　泽泻

炼蜜丸，炒米汤下。

附惊风方　全蝎　僵蚕　天麻　川黄连　生甘草　胆星　犀牛黄　麝香　金箔为衣。

卷　四

遗精　淋浊　尿血

交白露，暑去凉来，阳降多遗，仍悸恐畏怯。用交心肾固摄。

人参　龙齿　归身　芡实粉　远志　柏仁　湖莲　茯神　熟地　五味子　金樱膏丸

苦寒直降，阴走泄为遗，阳浮越为头痛咳嗽。以摄固二气主之。

熟地　远志　龙骨　茯苓　芡实　牡蛎

疟热伤阴，数年春秋内热，仍安寝能食。想办事勤劳，阳气易于升动，此阳降为遗泄。

虎潜丸。

精浊四年，据述途中烦劳惊恐而得。头面眩晕，肌肉麻痹，遇房事必汗泄，顾体反壮。此阳微失护，精关不固。温肾宁心，冀渐交合，久恙未能速效。

韭子　龙骨　覆盆子　五味子　菖蒲　柏子仁　补骨脂　胡桃　金樱膏丸。

阴泄为遗，下焦诸脉既空，不主抱束，其阳浮上灼，自有首疢咳嗽。此治肺无益，必填实下元可愈。所虑少年精志未坚，失于保养，有劳怯内损。

熟地　山药　芡实　龙骨　龟板　山茱萸　茯苓　五味子　远志　金樱膏丸。

五液下泄，阳气上越壮盛，眩晕头重，痿弱不耐步趋，正《内经》谓下虚上实，为厥巅疾也。填精益肾，未尝不是，但医药未分动静，气味未专耳。法当潜其阳，益其阴，质重味厚，滑涩导引，确守勿懈，可冀其固。

鲜鹿尾一具，切片，隔纸烘脆　牛骨髓　羊骨髓俱隔水熬去滓　猪脊髓去膜，蒸　生白龙骨　生白左牡蛎　元武板　生鳖甲　五味子　茯苓　山茱萸　湘莲　山药　芡实　方解青盐

以髓丸，饥时服。

前用潜阳填精方，眩厥不至，而吸短遗精痿弱如昔，形精血未能生旺。今当长夏气

泄，易触秽热。最宜林泉寂静，秋分后稍可应接。

前方去龟、鳖，加人参、咸秋石。

淋变为泻。凡有余者为湿热，不足者属精败而腐。见症属虚，治以温养通补。

鲜河车　枸杞子　沙苑蒺藜　淡苁蓉　熟地　茯苓　归身小茴香拌炒

遗精溺浊，用填阴固涩之剂，小溲不通，背部腰膂，气掣攻触，乃湿热内郁，太阳之气不行。仿《金匮》渴者用猪苓汤。今夏疟疾，皆时令秽湿之邪，疟后食物不慎，湿留生热下注，遂患淋沥，茎痛便难。阅医取苦胜湿，寒胜热，甚是近理。但加地黄汁腻浊滋血，与通利未合。

海金沙　茯苓皮　山茵陈　晚蚕砂　菖蒲　黄柏　萆薢

精浊已久，肝血肾液皆损。心热精自出，先伤阴也。

二仙加熟地、茯苓、五味、龙骨、远志、覆盆子。

破伤淋沥，点滴不能宁忍，用通利则遗精，肾气仍无效。跌仆必属惊恐，以致逆乱。以东垣天真丹缓治，以转旋气血之痹。七旬年岁，下元已衰，淋闭久不肯愈。春正天寒，食减无味，下病传中，治法非易。《灵枢》谓：中气不足，溲便为衰。苟得知味知谷，然后议病。

大半夏汤。

下虚淋闷，柔剂温通。

杞子　淡苁蓉　鹿角霜　沙苑蒺藜　巴戟

色夺脉虚，夏秋日加烦倦，此非客痛。据说左胁中动气，因遗精惊恐而得，乃下损精血。仿气因精而伤，当补精以化气。

紫石英　杞子　制首乌　茯神　柏子仁　归身

浊病乃湿热下注，久而失治，变为精浊。不易速愈，先用丹法补阴丸一月再议。

大补阴丸，盐汤送下。

无梦精遗，腰髀酸软，入暮内热，五更盗汗。交节前后，体质更乏。显然真阴大亏，阳无依附，浮动不已，虚怯内伤。若不养阴，服药不效。

人参　五味　阿胶　天冬　莲肉　熟地　茯神　柏子仁　芡实　金樱膏丸。

尿血即血淋，热遗小肠膀胱为多。今四肢不温，膝酸足软，天暖犹欲火烘，脉缓小弱，此系八脉不摄。以壮冲任督脉，佐以凉肝，乃复方之剂。

鹿茸　鹿角霜　炒黑杞子　归身　生地　天冬

体伟肌丰，脉得缓小。凡阳气发泄，形似有余，里实不足。水谷之气，不得畅遂，酿湿下注为浊。已经三四年不效。气坠宜升阳为法，非比少壮阴火自灼之病。

菟丝子　车前子　蛇床子　大茴香　韭子　茯苓　覆盆子　蒺藜子

遗精伤肾，气不收纳。卧倒气冲上膈，旗胀，呼吸不通，竟夕危坐，足跗浮肿而冷，小便渐少。无非根底无以把握，难治之症。

肾气丸去牛膝、肉桂。

遗精三年不愈。寐则阳入于阴，溺必自出不禁；寤则欲溺大便遗。摄固下元不应，谅非升阳主治。以酸味柔和，制其阳气直升直降，是为的法。

山茱萸　山药　金樱子　五味子　湘莲　芡实

诊脉右数，左小数入尺，淋浊不止，继患目疾。是精血暗损，肝肾之症。凡操持用心，五志之火自亢。是情志突起，非客气六淫之邪，并不许以辛散清火为治。

熟地　枸子　茯神　夏枯草　柏子仁　甘菊　远志　香附

脉左弱下虚入尺，有梦久遗，足软如痿，行动气促似喘。此督任交亏，冲阳升举，务以填塞精窍，不及旁治。

方解青盐　炒黑远志　小茴香　抱木茯神　湘莲　紫衣胡桃

膏淋四年，夏秋但淋，入冬先两胁痛，左右横梗，必呕吐。痛时溺清，痛缓随淋。甲寅年四月，用海金沙、茵陈、萆薢，分利湿热，夏季颇安，入冬仍发。食物不消，味厚病甚。久蕴湿气，胶固阳明脉络。当天凉气收，饮邪阻气窒滞。发久病深，通剂必用缓法攻逐，用两通气血，佐以辛香入络。

姜汁炒厚朴　白芥子　韭白汁浸大黄　茯苓　桂木　土炙穿山甲　制半夏　麝香水法丸。

气郁发黄

饮食不司运纳，人皆知脾胃不和。但夏季之湿郁，必伤太阴脾，湿甚生热，热必窒于阳明胃脉。全以宣通气分，使气通湿走热清。四末微肿，黄未尽除，阳明之脉尚少流利机关也。宜忌厚味腥浊可愈。

生於术　陈皮　薏仁　刺蒺藜　茯苓　淡干姜　萆薢　桔梗　水法丸。

此长夏受病，湿着太阴，热在阳明。不忌食物，最有发黄疸胀之累。必须蔬食，使清浊转运。谓因病致伤，病去自复。

桑白皮　茯苓皮　大腹皮　陈皮　茵陈　木通　厚朴　莱菔子

久痢休息，脾胃皆弱。今夏湿胜，臂痛右痪，湿郁阻遏经脉流行之气。主以温脾辛香，为里中之表。治已得痛缓臂伸，当减姜黄、蒺藜之走经络矣。

生白术　生智仁　厚朴　草果　茯苓　陈皮

感长夏湿热，太阴阳明不司旋运。唇黑，肌黄，疸之象。近痔发便难，热注于肠，为湿结。宜腑经以清之泄之。

茵陈　黄柏　厚朴　蚕砂　茯苓皮　炒槐花　广皮　萆薢

夏病黄疸，是湿热中焦脾胃之病。病小愈能食，究未得水谷之精华。目微黄，肌膜胀，耳鸣，犹是气分未为流畅。盖热伤气，湿阻气也。能慎口腹，经月天降可愈。

生益智仁　白术　茯苓　广皮　紫厚朴　泽泻　生砂仁　苦参　上各碾细末，金石斛汤泛为丸。

痿　痹

寒湿着关节，痰饮阻气分，咳而痹痛。

川桂枝　茯苓　熟附子　熟半夏　木防己　北细辛

风毒三载，侵蚀血液。年才半百，已阳事不举，胫骨不胜步趋，可称沉痼之症。外治无功，当以柔温之剂，益精髓，壮筋骨，不得痿软为上。

虎胫骨　枸杞子　甘菊花　牛膝　肉苁蓉　川石斛

脉缓软，四肢牵强，环跳髀尻牵引，壮年有此病。起四月中，乃时湿邪入于经络，为痿痹之症。

木防己　生白术　羌活　防风　桂枝木　独活　生黄芪　川萆薢　后去羌活，加片姜黄、当归身。

内损痿痹，起于幼年，非三因之邪。此攻逐通经，及伤寒偏热，愈治愈剧。盖精气暗消，跻维不为己用。温柔固补，必须宣通，是静中有动，血肉形气。如藏器、可久，皆若此。

雄羊肉肾　鹿茸　金樱粉　虎骨胶　砂仁研末　当归身　小茴香　杜芡实　桑椹膏

脉小，足冷，四肢发瘮，骨骱肿痛，风湿已入经络成痹。形脉皆虚，护卫以攻邪。

防风　生黄芪　片姜黄　羌活　当归　独活　海桐皮

风寒久必入脉络，外卫阳失护，已现右肢麻木。虽鼻渊脑寒，不可发散。议和血脉，以逐留邪。

黄芪　归身　防风根　川桂枝　木防己　明天麻　熬膏。

风为阳，湿为阴，二气相搏，窒于肌腠之里，着于关节，周行不利为痛。得三焦气行，湿无沉着，气通病解。

飞滑石　紫厚朴　白蔻仁　茯苓皮　通草　杏仁　木防己　大豆黄卷

痈疡痔漏

肝虚痰疬，结在项下。

海石　香附　连翘　夏枯草　土贝母　天花粉　青黛　金银花

行走吸热，热自上受，肺热下移大肠，阴虚之质，阳坠成疡。有诸清养金水以治其源，务在寂静，莫专于药功。

麦冬　金银花　黑豆皮　甜北沙参　川石斛

痔血粪前后皆有，用力齿龈缝血，足冷及膝，大便燥艰。此属五液损伤，络虚所致。

炒焦当归　炒黑枸杞子　炒松熟地黄　五味子　淡苁蓉

知识之年，情欲易动，阴火直升直降，疡久成漏。乃内连藏府之络，脂液渗泄，不得收合。此外治无益，姑停课诵之扰动神气，闲坐嬉悦以调之，纳食肌肉，可得久恃。

人参　当归　沙苑蒺藜　大麋茸　枸杞　生仲

疝

知饥不欲，食则膜胀，小腹酸痛。乃肝胃两经病耳。

炒黑杞子　小茴香　广皮　厚朴　炒当归　沙苑蒺藜　益智仁　茯苓

脉形已小，痛移左右，由阳明虚，厥阴来侮。重按痛缓。

人参　生川椒　茯苓　细辛　舶茴香　附子

少腹急痛，胁中有形，因怒劳动肝，致气血凝结。久恙不宜峻攻，缓图有益。

川楝子　桃仁　炒楂　橘核　青皮　小茴香　五灵脂　青木香

当脐坚硬，上下气不相通，此浊阴聚。阿魏温润，泄秽通阳，故肠中浊气频出，但结于足太阴经。

炒黑川椒　茯苓　生淡干姜　葱白　炮黑附子　胡芦巴

阅病原，是肝肾虚，结为癞疝。但子和七疝主方，半属辛香开泄。既有盗汗、遗精、失血、咳嗽等症，辛香非宜，变温柔通补法。

蒺藜　补骨脂　紫胡桃　鱼胶　青盐　茯神　柏子霜　雄羊肉、肾煮丸。

湿热入肝，而为癞疝。

桂枝木　川萆薢　晚蚕砂　茯苓皮　川黄柏　海金沙　青黛

脉沉迟，疝冲瘕聚，收引拘束痛甚。是阳微阴浊痹阻，议以刚药。

三建汤。

脉沉伏，逆痛不止，厥阴挟冲气为患。

制附子　淡茱萸　炙甘草　葱白　炒白芍

久疝坚硬上攻，周身冰冷，显然一团浊阴上干。冷汗如油，须防阳脱。子和辛香破气难用，与驱浊救阳一法。

炮附子　炒川乌　生干姜　吴茱萸　雄猪胆一枚，冲入

接服　橘核　川楝子　炒川椒　炮黑川乌　炮黑附子　青木香　炒黑舶茴香

右胁下痛入少腹，阴囊肿大，便利觉热，小溲不爽。动怒肝胆气郁，肠胃谷气聚湿，

湿阻气胀，欲结疝瘕，故痛。

川楝子　小茴香　茯苓皮　青皮　橘核　青木香　大腹皮　炒延胡索

又照原方去延胡，加厚朴、山栀、茵陈。

又用更衣丸。

七疝肝病为多，子和辛香流气，丹溪分利湿热，皆治其有余偏胜。今七旬老年，下焦阳已衰微，浊阴聚而为胀，据说安卧自息，已非实症。暖肾真，少佐泄肝，是通阳驱浊方法。

人参　熟附子　舶茴香　茯苓　金铃子　川椒

色悴，脉芤，下焦疝瘕。是冲任病，乃肝肾精血不足致损耳。

精羊肉熬膏　茯苓　淡苁蓉　真沙苑蒺藜子　炒黑枸杞子　当归　小茴香　胶丸散

浊阴聚则为胀，疝坠则大便秘，便通则腹形胀大。肾肝之病，治宜宣通阳气。

安息香　炮生川乌头　炮黑川椒　淡干姜　舶茴香　炮生黑川附　蒸饼浆，捣和为丸。

少腹疝瘕，冲年不晓因由，起于夏月，渐加腹胀。夏季脾胃司令，水谷未运，或当怫郁，致肝木郁勃，热蒸气结，犯克中土，使湿热凝聚为胀。虽非情欲致病，已属内伤。延绵一载未痊，非速愈之病矣。

川楝子　炒黑小茴香　青木香　芦荟　炒橘核　黑山栀　炒黑山楂肉　青皮

肝疝症也。

淡吴茱萸　川楝子　橘核　干姜　肉桂　炒白芍　青木香　荔枝核　炒乌梅　后加七疝丸

地气混矣，拟以前方去白芍、青木香，加入：

牛膝　泽泻　胡芦巴　小茴香　橘核　荔枝核

脉微涩左弦，跗臁麻冷，走动无力，少腹微满，睾丸日肿。察神呆色衰，畏风怕寒，阳虚疝瘕，难愈之疾。

人参　炒黑枸杞子　茯苓　茴香　熟附子　当归　川椒

经产淋带女科杂治

阳维失护，自觉背脊烘热，汗则大泄出不止，汗过则周身冰冷畏寒。且不成寐，寐则气冲心跳，汗亦自止。以阴不内守，阳不外护。主治：

桂枝木　鹿茸　当归身　白芍　人参　柏子仁　左牡蛎　茯神

经云：阳维为病苦寒热，阴维为病苦心痛。盖维脉乃一身之纲维，阳司外护，阴主内营，若家庭夫妇，管辖内外事宜也。缘二炁日衰，营护不周，凡劳倦寒暄，皆乘其空隙为害，为寒为热，阴阳矛盾所致。是八脉奇经之病，温补不能入脉，不效亦无害。若以湿淫客气搜逐，其害大矣。

桂枝木　人参　生鹿茸　鹿角霜　柏子仁　当归身　茯神

多言耗气，劳倦伤形，吸气不利，痛起足跟，继贯胁肋。奇经虽非一，肝肾所该为多，不入奇经之方不效也。

当归　枸杞子　紫石英　生精羊肉　沙苑蒺藜

冲卫为病，气逆而里急。

青皮　金铃肉　淡吴茱萸　橘核　元胡　乌梅　沉香　代赭石

带脉横围于腰，维脉挟内外踝而行。劳伤受寒，脉络欹斜，不司拥护，而为瘕疝。麻木不仁，非小病也，久而痿痹，废弃淹淹。

当归身　生於潜术　淡苁蓉　肉桂　鹿角霜

后改桂姜术苓汤。

产后下焦阴亏，焦烦思虑，阳升内风皆动，上盛下衰，久延为厥。

石决明　小生地　茯神　龟板　阿胶　天冬　白芍

麻木，便后淋漓带下，两足冷逆，脊髀如坠。冲任不固，肝肾胃关皆欹。湿纳其下。

桑螵蛸　淡苁蓉　生杜仲　鹿角霜　巴戟天　炒杞子　沙苑蒺藜　茯苓　鲍鱼四两煎汁泛为丸。每早服三钱，红枣汤送下。

怀孕子淋，多热在下焦，产即当愈。仍心热嘈，腰酸骨软，是亏生热，主乎养肝阴矣。

稆豆皮　生地　续断　茯神　湖莲肉　阿胶　天门冬

产后十年，晨泄，形寒，汗出。是下元阴伤及阳，奇脉不固。遵古人用：

局方四神丸。

少腹微膨，经来后期多痛，秋冬膝跗冰冷，冲气致左胁攻触，脘中胀闷，痛不能食。此属气血郁痹，络脉不和。虽无性命之危，然恐有不得孕育之累矣。

炒延胡　炒小茴香　川楝子肉　穿山甲　当归尾　生牡蛎　炒烟尽五灵脂　生蒲黄

接服后药。

前方专主温通气血，痛果得缓，瘕气亦不上攻触。今复形寒，食不化，与养营方，兼暖冲任，为孕育之基。

人参　紫石英　艾粉　四制香附　淡苁蓉　肉桂　归身　巴戟天　各碾细末，以白花益母草膏为丸。

怀妊五月，昼夜身热。据述病起恶阻呕吐，吐止热来。思五月足太阴司胎，木火犯中，营卫自怯，必致胎不育长。滋养血液，佐以清肝胆气中之热。

小生地　白芍　麦冬　阿胶　条芩　胡黄连

天癸当绝，今屡次崩漏，乃冲任脉衰，久漏成带。延绵之病，且固其下。

乌贼骨　小生地　鲍鱼　茜草　阿胶　续断

胎前疟热伤阴，产后下焦之阴更损，冲任脉不下固。气冲咳逆，呕，午后潮热，子后汗泄，皆阴虚损及阳位。夏令大热发泄，络空胁痛，失血。虽颇纳谷，大便溏泄。蓐劳下损，渐干中上，故延绵不愈之疴，医药无效。

炒熟地　芡实　湖莲　五味子　茯神　乌鲗鱼骨

先病怀孕，到七八月胎吸母气，诸藏府经络先衰，自救不暇。至寝食废，呕胀不纳，日加衰惫，临产可危。无治病成法。

人参　石莲肉　川黄连　草决明

少年怀妊恶阻，误药殒胎，十余年后不孕育。每经来周身经络暨痛，少腹瘕触寒热皆至，乃八脉交损。八脉之治，非展转不效。

紫河车　归身　阿胶　紫石英　小茴香　蕲艾　茯苓　鹿角霜　枯黄芩　益母草膏丸。

质偏于热，阴液易亏。女人肝为先天，月事虽准，而里少乏储蓄，无以交会冲脉，此从不孕育之因由也。凡生气阴血，皆根于阳，阳浮为热，阴弱不主恋阳，脊背常痛。当从督任二脉治。

鹿胎　当归　桂圆肉　桑螵蛸　元武板　茯苓　枸杞子　细子芩

泄泻减食，经水不来，而寒热咳嗽日无间断。据说嗔怒病起，其象已是劳怯。郁劳经闭，最不易治。

人参　蒸冬术　广皮　茯苓　炙甘草　白芍

形冷惊怕，旬日经淋漏注，心怔悸若悬旌，自七八年产后致病。夫肝主惊，肾主恐，产病先虚在下，奇经不为固束。急急温补固摄，仍佐通药，其力可到八脉。

紫石英　茯苓　人参　乌鲗骨　鹿茸　炒枸杞子　沙苑蒺藜

悒郁内损经阻，筋骨皆痛，损伤不复，即起劳怯。温养流通，望其郁痹气血和融。若但清热，见血理嗽，百无一治。

当归　生杜仲　桑寄生　炒枸杞子　生鹿角

遇劳气泄胎坠，胎去下焦先空，足冷腰脊皆痛，阴阳两损。但以温养补之，怀孕即止。

归身　肉桂　白芍　茯神　人参　沙苑蒺藜　枸杞子　雄羊肉肾

产后失调，蓐劳下损，必映奇经。心腹痛，寒热，脊酸腰痿，形肌消铄殆尽。若缕缕而治，即是夯极。凡痛宜通补，而宣通能入奇经。患者年廿四岁

沙苑蒺藜　炒黑小茴香　人参　鹿茸　当归身　炒黑杞子

又方　人参三钱　熟地五钱　紫石英一两　肉桂心七分　后加枸杞三钱。

自产后五日，恶露渐少，遂卒然右胁下痛引少腹，手不可按，身体不能转侧。此乃卧着于右太早，致败血横行入络。痛甚神迷昏乱，皆瘀腐浊气，上冒胞络矣。此属产后重病。夫通则不痛，议宜通脉络之壅。

黑豆皮　西琥珀末　生蒲黄　乳香　苏木　益母草　五灵脂

黑珀失笑合方，恶露已下些少，而痛势不减。此乃病重药轻，瘀浊锢结，必有胀满、浮肿、喘急之变。议用回生丹，热童便化服。

回生丹一丸。

蓄血有如狂喜忘症象，今络中瘀聚，还注于冲脉，所以右胠痛缓，而少腹痛胀。大便黏腻白滑，亦瘀浊之化。但必前通溺浊，不致凶危，即痃痞癥瘕，犹可缓商调治矣。

大黑豆皮　杜牛膝　炒烟尽五灵脂　热童便　西琥珀末　炒楂肉　老韭白

络通痛减，病已挽回，但少腹余氛，瘀留冲脉。不必以宿佝偻为重，只宜溺通瘀下，斯为得矣。用交加虎杖合方，加炒灵脂。

鲜生地姜同捣汁和服　大黑豆皮　琥珀末　川楝子　炒小茴香　白花益母膏丸。

接服　当归　沙苑蒺藜　桂圆肉　炒小茴香　炒杞子　炒桃仁

丸方：生龟甲八钱，用酒醋熬成膏　当归三两　炒楂肉二两　炒黑小茴香一两　酒炒香附一两　炒桃仁三两　膏丸，每服三钱。

五旬因怒暴崩，继而气冲脘闷呕吐。此阴既走泄，阳升郁冒，最多暴厥。

乌鸡一双，炙　阿胶　湖莲　生地　茯神　天门冬　女贞子　川石斛　麦冬　甜北参　胶丸服。

经迟既通，两日骤止。新婚未及半月，溲溺痛，腹中有形，恐延淋带。当通阳宣浊。

老韭白　两头尖　炒黑小茴香　杜牛膝　当归须　益母草

自雍正八年八月间生产，血晕成疾。当七八朝后，减食，断乳，发渴，恶心，便难。至今经水不通，饮食减少，每交节候，常觉倦惫。或稍劳碌，及偶着寒，即手面浮肿，喉痛，面赤腰酸。服温补之剂，稍得效验。兼有带症，容易恼怒。今年饮食略好，小腹膨痛，便燥有血，或便溏不爽。

紫石英　乌鲗骨　人参　当归身　卷柏　桑寄生　川石斛　淡苁蓉　天冬　柏子霜　桂心　禹余粮　枯黄芩　远志肉　川椒　蜜丸服。

三月小产，宜凉营固下。

雄乌鸡一只，青蒿汁熬膏　生地黄　阿胶　天冬　知母　白芍　子芩　建莲　桑寄生

悲泣过甚失音，经言忧则伤肺，及读病原，向来左胁有形，春令陡发冲气，神迷气急若厥。更问经来先期三日，月月如此。夫左胁属肝，肝为风藏，内寄相火，凡人身之气，左升在肝，右降在肺，升太过必降不及，为木火反戕柔金。医经逆乘谓贼邪，最难向安。情志之恙，皆曰内伤。怡悦调养，可望渐和，非朝夕改之药图侥幸者耳。

甜北沙参　麦冬肉　清阿胶　鲜生地　龟甲刮光，醋炙　生左牡蛎　丹参肉　鲜生地　天冬肉　茯神

胎前咳嗽，产后更加失血，脉来左数，咳甚呕吐。是下虚气逆，冲任内损。医屡投

肺药，必致延为蓐劳。断乳调理为上。

都气丸四钱　淡盐汤送下，十服。

火升心悸，耳鸣少寐，月经迟。患者时年廿八岁

生地　阿胶　茯神　女贞子　柏子仁　天门冬

小产后去血过多，阴络空隙，气乘为胀两年。食减，腹现青筋，已属锢疾。

肾气丸。

奇脉空虚，腹中瘕痛。温补佐以宣通，其力可以入八脉。

鹿茸　白制鹿角霜　生紫石英　禹余粮　大茴香　归身　炒黑枸杞子　生杜仲粉　同州蒺藜　补骨脂

用滚水入盐少许研开，蒸饼为丸，丸须细坚，空心开水下。

因劳胎损一月。

人参　当归身　茯神　白芍　枣仁　桂心

膏方　人参　当归身　沙苑蒺藜　鹿角霜　桂圆肉　茯苓　淡苁蓉　枸杞子　熬膏服。

安胎。

人参　生杜仲　苏梗　茯苓　砂仁末　川续断　广皮建莲肉

丸方　乌骨鸡　鹿胶　女贞子　生地黄　茯苓　乌鲗骨　旱莲草　枸杞子　湖莲肉　胶丸服。

妊交三月。

苏梗　炒白芍　茯苓　砂仁末　生谷芽　广皮

丸方　生地黄　天门冬　制首乌　川石斛　桑叶　阿胶　胡麻　女贞子　茯神　蜜丸服。

产后潮。

山楂　黑豆皮　益母草　炒砂糖

又方　细生地　泽兰　黑豆皮　丹参　茯苓　炒山楂

又方　柏子仁　茯神　细生地　麻仁　丹参

丸方　人参　桑螵蛸　川续断　毛鹿角　炒小茴香　土炒归身　茯神　砂仁　醋炒元胡　青皮　益母膏法丸。

热劳丸方。

生地　胡黄连　川断　白芍　阿胶　丹参　茯神　湖莲肉　女贞子　乌骨鸡膏为丸。

腰痛附方。

人参　杜仲　熟地　归身　麋角胶　胡桃　杞子

三旬，有崩漏，形体日加充壮，此皆发泄，外盛内虚。如背部周身肌腠之中热烘，肢体皆为动摇，阴液内乏，阳风旋鼓。《病能》篇云：诸风掉眩，皆属肝木。风木不宁，阳明脉空，暴中暴厥，皆由此而起。

细生地　柏子仁　麦冬　阿胶　生白芍　茯神　冬桑叶　北沙参

此气血不和，脉络不通为胀，用大针砂丸胀减。其经水仍阻左胁，宿瘕久聚，此病根未去。

炒熟桃仁　生牡蛎　炒黑小茴香　炒延胡索　粗桂木　生香附

经迟，心腹痛，泄泻。十五岁

四制香附　川芎　延胡索　当归身　南枣肉　煨木香　红枣肉丸。

腰胁刺痛，虚里尤甚，头晕跗肿，形寒，临经诸病皆集。此病久八脉损伤，调经和养气血，不得见病治病。

川芎　沙苑蒺藜　桂心　鹿角霜　小茴香　茯苓　炒枸杞子　归身　益母草膏为丸。

寡居独阴无阳，下焦常冷，瘕泄带下，腰髀入夜痛甚，自觉肠腑膜胀，而胸次似高突，腹形未见膨满。凡诸腑皆阳，阳微必阴浊来聚。初夏曾定温通奇经法，原效，夏秋时邪暑湿客病贻延，痛复如昔。立冬后十日诊。议：

人参　川椒　小茴香　鹿茸　补骨脂　茯苓　归身　熟附子　胡芦巴　蒸饼煮糊为丸。

带下，眩晕，心嘈热，背恶寒，经来渐迟，属阴虚奇经损伤。三十五岁

细生地　茯神　续断　牡蛎　阿胶　生仲　柏子仁　湖莲肉

思虑忧愁谓之郁。气血暗伤，肌肉日瘦，不食不寐，心中时觉昏愦。是皆内因之症，酿痰为痫，枯槁成损。必得情怀开旷，斯郁结可开。目下用药，因夏秋失血以来，倏冷忽热，脘闷胸痛，自天柱夹脊至腰，酸软如折，不但营卫偏欹，八脉皆失其职司，先议宣畅脉络，勿以滋滞补涩。

鹿角霜　当归　炒枸杞子　茯苓　沙苑蒺藜　川桂枝　小茴香　炒香附

阳浮汗泄，如饥忽胀，眩晕，麻痹。产前心痛，谓之子悬。病起于产后，由肝肾内虚，真气不自收纳，内风掀旋不已，病传阳明脉络，筋骨不司步履，乃沉锢之疾。

河间地黄饮料中去其附桂二味，余药熬取自然膏。

连次小产，初伤冲任，久而督带跻维皆伤，八脉不匀约束。阴不下固，阳乃上浮，如经后期，淋滞，晨泄，上热下冷，浮肿，脊酸腰垂，耳鸣，不寐等症。久损不复，必以从阴引阳，通固兼用。若非积累工夫，未得旦晚得效。

人参　炒焦当归　补骨脂　茯苓　青盐　紫石英　鹿茸　炒黑小茴香　生蕲艾　蒸饼丸服三四钱。

小产未复，继为血崩二次，腹中刺痛，带下不已。当固冲任，使络血生聚，可望经调。

鹿角霜　当归身　紫石英　炒黑小茴香　沙苑蒺藜　枸杞子　炒黑蕲艾

热升冲咽，咳嗽不止，两足冷如冰而至骨，脉得细促。先天最弱，笄年不肯充长。倘经水忽闭，劳损难治。

滋肾丸三钱　六服。早上淡盐汤送下。

久病形神日消，脉象兼大，是谓脉无胃气矣。上年夏季曾诊，便泻，腹痛，食减，舒肝健脾疏补，春进安胃丸，总无效验。此生气不至。女子当天癸将通之年，经脉气机怫逆，久郁热聚，渐为枯涸之象。议用汪石山郁劳治法。

湘莲肉　川芎　熟地　青蒿　楂肉　归身　香附　白芍

蓐劳下损，不独病属八脉，则延及三焦，晨泄，呕食，心热，下冷，吸短，寒热。用药岂有止嗽清热之理，扶得胃气安谷，月事仍来，方得回春。

异功加南枣。

怒劳血吐成升，月余再吐。自述少腹常痛，夜必身汗出。必经水得通，可免干血劳怯。

醋炙鳖甲　炒山楂肉　胡黄连　炒桃仁　炒元胡索　茺蔚子

经来甚少，脉左坚搏仍然，咳呛嗽涎沫，夜热汗出。肝血肉枯，已属劳损。宜进甘缓，以养肝胃，令其纳谷，庶可望愈。若见热投凉，希图治嗽，胃伤速惫矣。

生地　沙苑蒺藜　女贞子　阿胶　石斛　黑栀

停经九月，少腹重坠而痛，及诊少阴脉涩小。并非妊象，且冲任虚馁，怕其暴崩。

八珍汤中加入砂仁。

经先期三日，热多寒少，脉右弦大。血分偏热，治厥阴疟，邪窒在血。

生鳖甲　青蒿梗　冬桑叶　炒桃仁　川贝母　炒牡丹皮

暴崩去血过多，络中空虚，浮阳挟内风，以心悸，筋脉酸软，奇经病也。

熟地黄　女贞子　白芍药　清阿胶　旱莲草　湘莲肉

冬季腹大，大便不爽。以通阳泄浊，初投相合，久则不应。寡居独阴无阳，郁虑至少腹结瘕，其病根在肝。五旬外正气日衰，邪不可峻攻矣。

六味汤中加入茴香、川楝子。

阴伤于下，热气上冒，脉左坚数。虑其失血，不可强迫通经。

丹参　柏子仁　茯苓　泽兰　牡丹皮　生麦芽

附　录

调经种子良方

此系原任提台陈大人所传，屡试效验如神。论曰：夫调经之法，在平肝保脾。脾统血，肝藏血。如郁怒伤肝，思虑伤脾，使脾虚不能统束，肝虚不能藏纳，多有经气不调之患。气一纵则血不随，血不随则疾如蜂起，肢体困倦，面目瘦黄，日晡寒热，昼静夜热，心胸胀痞，腰背酸软，饮食无味，神不安，赤白带下，久无孕育，或致半产，俱是经气不调所致。此药宜多服，必生双胎，屡验。

香附一斤去皮，打净。此药性温无毒。忌铁器。分作八分制：　一分酒浸。和养血气　一分童便制。滋离中之阴　一分小茴香、艾叶各二两，同浸，炒干，去茴、艾。补腰滋肾　一分醋浸。开气解郁　一分盐水制。清坎中之阳　一分益智仁二两，同浸，去仁。滋肾强阴　一分莱菔子、紫苏各三两，同浸，炒干，去苏、莱二味。化滞开滞　一分姜炒。化痰

上制法，春秋浸三日，夏浸一日，冬浸五日。制法完净，同入砂锅，加蕲艾四两，无灰酒随煮随搅，色黑为度，使气完固。平燥性和，调经顺气，女人之圣药也。血气之疾，俱不可缺。珍之宝之！再用后药开下：

当归身四两。酒浸。养血和气　白芍二两。酒洗。消瘀平肝　抚芎二两。开郁平肝　生地四两。酒洗，姜汁拌，炒干。生血凉血　人参二两。益气宁神。如无人参，亦可以白毛乌骨鸡一只代之，另有制法　天门冬二两。去心　熟地四两。酒洗，姜汁拌炒。益精补血　酸枣仁二两。微炒。清脾安神　炙甘草九钱。温中益气　白茯苓一两。乳浸，去皮　萸肉三两。生精益元　麦冬三两。补血润肺　益母草四两。酒洗。行气养血　白术二两。土炒。健脾理胃　橘红三两。清痰理气　元胡索一两五钱。炒。推陈致新　阿胶二两。蛤粉炒成珠　条芩二两五钱。酒洗。清三焦，安胎　砂仁一两。宽中理气。

康方伯传海上仙方

海参一斤酒洗，去砂熬膏　羊腰子十枚挑去血膜，生打极烂　猪脊髓十条去血丝，打极烂　甘州枸杞子四两炒脆　龟板胶四两酒化　破故纸四两盐水炒　杜仲八两盐水泡，炒断丝　淮牛膝四两酒洗　鹿角胶四两酒化　当归身四两酒洗　菟丝饼八两酒化　巴戟肉四两盐水炒　紫壳核桃肉一百枚生打烂

上剂各碾细末。先将羊腰、猪脊髓、核桃肉各捣如泥，然后和龟、鹿、海参等胶，杵匀入石臼中，将诸药末拌匀，杵至八九千下，方可为丸，丸梧子大。每服三钱。初服于七日内，每日晨、昼、昏三次，用淡盐汤、开水、黄酒挨次送下。服至七日后，只于

清早淡盐汤送下，或用开水送下服饵亦可。此方丸剂，艰于嗣育者服之，颇有应效也。甲戌清和之初，因菊溪先生以扫叶庄方案嘱钞，其卷后有一瓢老人附录军门陈公所传调经种子良方一页。窃思阴经既调，阳不健运，则亦不能成其化育之功。适于残编检得此方，附之于末，质诸高明，不识云可否。

吴鞠通先生医案

清・吴瑭　著

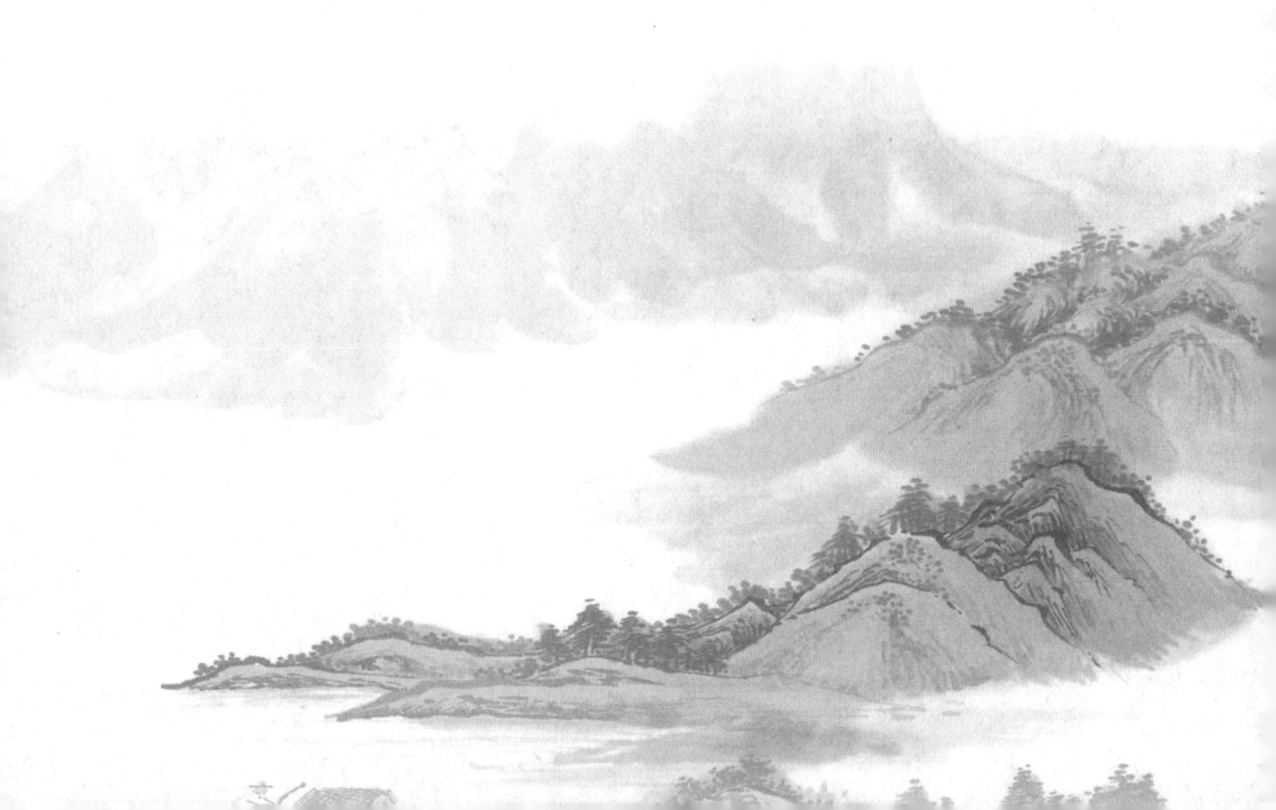

序

医之有案，犹国之有史也。治国者鉴于古代治乱兴衰之故，而后知所以为政理民之道；为医者察于昔人起疴拯危之神，而后知所以治病用药之方。盖皆积所经验以传诸后世，而资其师法者也，其为书顾不重哉。淮阴吴鞠通先生医声震海内，盖不特叶氏之高弟，抑亦仲圣之功臣也。生平著述有《温病条辨》《医医病书》及《吴氏医案》诸书，而《医案》尤先生毕生精力之所荟萃。今《条辨》既传布全国，为世宝贵；而《医医病书》亦已由本社刊于去冬；独《医案》一书，向鲜传本，偶有钞录，藏者亦秘不示人，遂使先生数十年经验之良模，不获见知于世，宁不惜哉！三十年前，余曾向下灶胡氏处假录一通，常置案头，用资师法。友人见者，均叹为良书，转相传钞，几于日不暇给。同社友吉生裘君有刊行《医药丛书》之举，欲将此籍收入之以广其传，因详加校雠而付之。夫传播古籍以嘉惠后学，吾人之责也。若谓表章先贤，则吾岂敢。至案中有用量过重处，佥谓刊时可删去，此余期期以为不可。盖刊行古书，须存古书真面，俾后学得窥遗泽。凡书内之或是或非，应在读者各自加其主见。倘妄行编次，随意割截，不若自行著作，何必借古人之名，而灭古人之实，逞一己之私，而贻后人之憾耶！

丙辰二月后学高德僧汝贤谨序

序

医案之作，昉于明人。《四库全书》医家类著录薛己、陈桷两家医案，世鲜传本。惟明·江瓘《名医类案》、国朝魏之琇《续名医类案》，乾隆间长塘鲍氏刊行之，同治间有重刻本。江氏征引古今方论，附以评语，颇多辨证；魏氏采摭尤繁富，而不能免芜杂之累。若喻嘉言《寓意草》，自述其所治验，而不以医案名；叶天士《临证指南》盛行吴越间，市医浅学，奉若科律，然中多门弟子伪托，不皆出于天士。故纯驳互见，胶柱鼓瑟，贻误后来，识者病焉。淮阴吴鞠通氏以医名大江南北，所著《温病条辨》，上为吴又可之诤臣，下导王孟英之先路，亦既家有其书矣。金君月笙覃精灵兰之秘，博观医家书，得鞠通氏医案手稿，分类编次，厘为五卷。金君谨斋为排印行之，而督余序其端。余于医学无所得，顾少而善病，颇事涉猎，因受而卒业焉。窃叹是书也，可以为医门之阶梯矣。其辨微也，分肌擘理，若屠牛坦，一朝解十二牛而芒刃不顿；其纠缪也，若老吏谳狱，虽情伪万变，执吾法以绳之，而无所于挠。至若疗章氏颠狂之疾，而先激其羞恶之良心，几几于穷理尽性之学；治陈某肿胀之疾，与陈颂帚论药，齐轻重以决其效不效，折座客之气，而卒以服颂帚之心，于戏，可不谓神矣乎。昔杭先生大宗序《名医类案》，括以三言：曰审脉，曰辨药，曰慎思，其论绝伟。余于是书，则但取鞠通氏之自道，曰认证无差，一言尽之矣。认证无差，非多读古书，善察时变者不能。今世言医者，十九下工耳。不读古书，不察时变，苟焉以医为市，其戕贼于芒昧者，不知其凡几矣。夫守一家之言，讵遂足为高手医。然得是书而深研其处方用意之所在，触类以充其识，隅反以神其悟，繇是上通五运六气、三部九候之旨，不愆于汤剂先后缓急之序，毋以学医人费，蒙世询病，驯至于祲诊潜消，民无夭札，则金君传布是书之举，不诚为仁人之用心矣乎！

岁在柔兆执徐涂月吴庆坻序

目　录

卷 一

暑 温

壬戌六月廿九日　甘　二十四岁　暑温邪传心包，谵语神昏，右脉洪大数实而模糊，势甚危险。

连翘六钱　生石膏一两　麦冬六钱　银花八钱　细生地六钱　知母五钱　元参六钱　生甘草三钱　竹叶三钱　煮成三碗，分三次服。牛黄丸二丸，紫雪丹三钱，另服。

七月初一日　温邪入心包络，神昏痉厥，极重之症。

连翘三钱　生石膏六钱　麦冬连心，五钱　银花五钱　细生地五钱　知母二钱　丹皮三钱　生甘草一钱五分　竹叶二钱

今晚二帖，明早一帖，再服紫雪丹四钱。

壬戌七月十四日　周　五十二岁　世人悉以羌防柴葛治四时杂感，竟谓天地有冬而无夏，不亦冤哉！以致暑邪不解，深入血分成厥，衄血不止，夜间烦躁，势已胶固[①]难解，焉得速功。

飞滑石三钱　犀角三钱　冬桑叶三钱　羚羊角三钱　元参五钱　鲜芦根一两　细生地五钱　丹皮五钱　鲜荷叶边一张　杏仁泥三钱

今晚一帖，明早一帖。

十五日　厥与热似乎稍缓，据云，夜间烦躁亦减，是其佳处。但脉弦细沉数，非痉厥所宜。急育阴而敛阳，复咸以制厥法。

生地六钱　生鳖甲六钱　犀角三钱　元参六钱　羚羊角三钱　丹皮三钱　麦冬连心，八钱　生白芍四钱　桑叶三钱

日服二帖。

十六日　脉之弦刚者大觉和缓，沉者已起，是为起色。但热病本属伤阴，况医者误以伤寒温燥药五六帖之多，无怪乎舌苔燥如草也。议启肾液法。

元参一两　天冬三钱　丹皮五钱　沙参三钱　麦冬五钱　银花三钱　犀角三钱　鳖甲八钱　桑叶二钱

日服三帖。

---

① 固：原作“锢”，下文暑温庚寅六月廿一日吴案作“胶固”，据之改。

十七日 即于前方内加细生地六钱，连翘一钱五分，鲜荷叶边三钱。

再按：暑热之邪，深入下焦血分。身半以下，地气主之。热来甚于上焦，岂非热邪深入之明征乎？必借芳香以为搜邪之用。不然，恐日久胶固之邪一时难解，则真阴正气日亏一日矣，此紫雪丹之必不可少也。紫雪丹一钱五分，分三次服。

十八日 厥已回，面赤，舌苔干黑芒刺，脉沉数有力，十余日不大便，皆下症也。人虽虚，然亦可以调胃承气汤小和之。

大黄生，五钱　元明粉冲，三钱　甘草生，三钱

先用一半煎一茶杯，缓缓服，俟夜间不便再服下半剂。服前方半剂，即解黑大便许多。

便后用此方：

麦冬一两　大生地一两　鳖甲一两　白芍六钱

十九日 大下宿粪若许，舌苔化而未滋润，脉仍洪数，微有潮热，除存阴无二法。

沙参三钱　大生地一两　鳖甲五钱　麦冬六钱　生白芍六钱　牡蛎五钱　天冬三钱　炙甘草三钱　丹皮四钱

日服二帖。

廿一日 小便短而赤甚，微咳，面微赤，尺脉仍有动数之象。议甘润益下，以治虚热，少复苦味，以治不尽之实邪。且甘苦合化阴气而利小便也。

按：甘苦合化阴气利小便法，举世不知，在温热门中诚为利小便之上上妙法。盖热伤阴液，小便无由而生，故以甘润益水之源；小肠火腑，非苦不通，为邪热所阻，故以苦药泻小肠而退邪热。甘得苦则不呆滞，苦得甘则不刚燥，合而成功也。

生鳖甲八钱　元参五钱　麦冬连心，六钱　生白芍六钱　丹皮三钱　麻仁三钱　古勇连一钱　阿胶三钱　沙参三钱　炙甘草四钱

日二帖。

廿二日 已得效，仍服前方二帖。

廿三日 复脉复苦法，清下焦血分之阴热。

元参五钱　鳖甲生，五钱　阿胶化冲，三钱　白芍生，六钱　天冬二钱　丹皮三钱　麻仁五钱　麦冬连心，五钱　甘草炙，五钱

日服二帖。

癸亥六月初五日　王　二十三岁　暑温，舌苔满布，色微黄，脉洪弦而刚甚，左反大于右，不渴。初起即现此等脉症，恐下焦精血之热，远甚于上焦气分之热也，且旧有血溢，故手心热又甚于手背。究竟初起，且清上焦，然不可不心知其所以然。

连翘二钱　细生地一钱五分　丹皮二钱　银花二钱　苦桔梗一钱　白茅根二钱　麦冬二钱　牛蒡子一钱五分　香豆豉一钱五分　元参一钱五分　藿香梗一钱　生甘草一钱　薄荷三分

日服三帖。

初六日 热退大半，胸痞，腹中自觉不和。

按：暑必夹湿，热退湿存之故，先清气分。

藿香梗三钱 飞滑石一钱五分 白扁豆二钱 杏仁泥二钱 连翘二钱 广郁金二钱 生苡仁三钱 银花一钱五分 白通草八分 香豆豉二钱

日二帖。

初七日 病后六腑不和。

藿香梗三钱 飞滑石三钱 香豆豉二钱 生苡仁三钱 半夏二钱 广皮炭一钱 广郁金一钱 厚朴二钱

日服一帖。

初十日 向有失血，又届暑病之后，五心发热，法当补阴以配阳。但脉双弦而细，不惟阴不充足，即真阳亦未见旺也。议二甲复脉汤，仍用旧有之桂枝、姜、枣。

白芍炒，四钱 大生地四钱 沙参三钱 桂枝二钱 生鳖甲五钱 麦冬四钱 麻仁二钱 生牡蛎五钱 生姜二片 阿胶化冲，二钱 炙甘草五钱 大枣去核，二枚

煮三杯，分三次服。

又丸方，八仙丸和麻仁、白芍。

麦冬连心，六两 真熟地八两 山药三两 茯苓四两 五味子三两 麻仁三两 泽泻三两 山萸肉酒炒，三两 白芍酒炒，六两 丹皮四两

蜜丸如梧子大，每服三钱，日三服。

癸亥六月初八日 马 三十八岁 暑热本易伤阴，误用消导攻伐，重伤阴气，致令头中、耳中鸣无止时。此系肝风内动，若不急救肝肾之阴，瘛疭热厥立至矣。

大生地六钱 麦冬五钱 生牡蛎五钱 炒白芍六钱 丹皮三钱 菊花炭二钱 生鳖甲五钱 桑叶一钱五分 炙甘草三钱 火麻仁二钱，如大便太稀去此

煮三杯，分三次服。

十二日 外邪虽退，无奈平素劳伤太过，虚不肯复，六脉无神，非参不可。

沙参三钱 大生地六钱 阿胶三钱 元参六钱 生鳖甲六钱 丹皮三钱 麦冬六钱 火麻仁三钱 甘草炙，四钱 白芍生，六钱

煮三杯，分三次服。得大便后，去元参，加牡蛎六钱，人参三钱，桂枝一钱，大枣去核二枚，生姜一片。

七月初六日 病后饮食不调，又兼暑湿着里，腹中绞痛，痛极便溏，脉微数，欲作滞下，议芩芍法，夺其滞下之源。

焦白芍一钱五分 厚朴二钱 广木香一钱 黄芩炭一钱二分 枳实一钱 小茴炭八分 南楂炭一钱五分 广皮炒，一钱五分 云连炭八分 神曲炭二钱

一二帖后腹痛除，仍服复脉汤。

乙丑六月十一日 荣女 十五岁 暑温夹痰饮怒郁，故脉芤身热而胁痛，误用足六

经表药，烦躁不宁，六日不解，至危之症。

生石膏四钱　杏仁三钱　生香附三钱　旋覆花包，三钱　连翘三钱　藿香梗三钱　广郁金二钱　薄荷一钱

煮两杯，分二次服，三时一帖。服二日大见效再商。

十三日　于前方内加青橘皮二钱，鲜荷叶边一枚，鲜芦根五钱。

乙丑六月十三日　富氏　廿二岁　暑伤足太阴，发为䐜胀，渴不欲饮，饮则呕，身微热，舌白滑，肢逆，二便闭塞，病在中焦居多，以香开腑浊为主。

杏仁泥三钱　半夏五钱　小枳实三钱　旋覆花包，三钱　厚朴四钱　广郁金二钱　生苡仁三钱　香附三钱　白蔻仁二钱　藿香梗三钱　广皮二钱

煮两杯，分二次服。今日一帖，明服二帖。

乙丑闰六月初六日　孙　四十五岁头痛，左关独高，责之少阳内风掀动，最有损一目之弊。若以外感风寒，则远甚矣。议清少阳胆络法。再此症除左关独高，余脉皆缓，所谓通体皆寒，一隅偏热，故先清一隅之热。《金匮》谓先治新病，旧病当后治也。

羚羊角二钱　丹皮一钱五分　茶菊花一钱五分　苦桔梗二钱　生甘草一钱　薄荷六分　刺蒺藜一钱　桑叶一钱五分　鲜荷叶去蒂，半张　钩藤钩一钱

今日一帖，明日两帖。

初八日　前日左关独浮而弦，系少阳头痛，因暑而发，用清胆络法。兹关左已平其半，但缓甚，舌苔白厚而滑，胸中痞闷，暑中之热已解，而湿尚存也。议先宣上焦气分之湿。

生苡仁五钱　飞滑石六钱　藿香梗三钱　杏仁泥五钱　半夏五钱　广郁金三钱　旋覆花包，三钱　广皮三钱　白通草一钱　茯苓皮三钱　白蔻仁连皮，二钱

煮两杯，今日服，渣再煮一杯，明早服。

初九日　诸症俱减，舌白未除，中湿尚多，议进法于前方内加生苍术三钱，草果炒一钱。

乙丑闰六月初三　王　廿八岁　暑伤两太阴，手太阴之症为多，一以化肺气为主。

飞滑石八钱　连翘三钱　白通草一钱　杏仁泥五钱　金银花三钱　白扁豆花一枝　生苡仁五钱　厚朴三钱　鲜荷叶去蒂，一张　藿香叶一钱　白蔻仁连皮，二钱

煮两杯，分两次服。今晚明早各一帖。

初四日　两太阴之暑症，昨用冷香合辛凉，暑中之热已退其半，但里湿与热未克即除，故大便红水，胸中痞闷。

飞滑石六钱　猪苓五钱　藿香梗三钱　杏仁泥三钱　泽泻五钱　广郁金二钱　茯苓皮三钱

生苡仁五钱　白通草二钱　白蔻仁一钱五分　厚朴三钱

煮三杯服。今晚明日各一帖。

初五日　舌苔白厚，腹甚不和，肠鸣泄泻，聚湿尚多，急宜分泄，以免延掩。

飞滑石六钱　半夏五钱　藿香梗三钱　茯苓皮六钱　泽泻五钱　南苍术三钱　生苡仁六钱　椒目五钱　白蔻仁三钱　老厚朴三钱　广皮三钱

水八碗，煮取三碗，分三次服，渣再煮一碗服。

乙丑十月廿二日　广　廿四岁　六脉洪大之极，左手更甚，目斜视，怒气可畏，两臂两手卷曲而瘛疭，舌斜而不语三四日，面赤身热，舌苔中黄边白。暑入心包胆络，以清心胆之邪为要，先与紫雪丹。

连翘连心，五钱　羚羊角三钱　竹茹三钱　金银花五钱　暹罗犀角三钱　丹皮三钱　麦冬五钱　细生地五钱　桑叶三钱　天冬三钱　鲜荷叶去蒂，一张

煮四杯，分四次服。又碧雪丹一两，每服三钱，凉开水调服。以神清热退为度，现在热厥。

廿三日　肝热之极，加天冬凉肝于前方内。加天冬三钱。其碧雪丹仍照前常服。

廿四日　暑入心胆两经，与清心络之伏热，已见小效，仍用前法而进之。

乌犀角五钱　连翘连心，四钱　粉丹皮五钱　羚羊角三钱　银花三钱　茶菊花三钱　细生地五钱　麦冬连心，五钱　冬桑叶三钱

煮四杯，分四次服。

廿五日　加黄芩三钱，白扁豆花一枝，山连一钱五分，鲜荷花叶一枚。

廿六日　暑入心胆两经，屡清两经之邪，业已见效。今日饮水过多，水入微呕。盖暑必挟湿，议于前方内去柔药，加淡渗。

茯苓皮五钱　银花三钱　黄柏炭二钱　生苡仁五钱　连翘连心，三钱　真川连一钱　羚羊角三钱　犀角二钱　冬桑叶三钱　黑山栀三钱　茵陈三钱　荷叶边二枚

煮三杯，分三次服。

廿七日　暑热退后，呕水，身微黄，热退湿存。

云苓块连皮，五钱　银花三钱　白蔻皮二钱　生苡仁五钱　连翘三钱　黄柏炭二钱　杏仁泥三钱　茵陈三钱　白通草一钱　黑山栀三钱

煮三杯，分三次服。

廿九日　热未尽退，舌起新白苔，胸痞。暑兼湿热，不能纯治一边。

飞滑石六钱　银花三钱　藿香梗三钱　云苓皮五钱　连翘不去心，三钱　真山连一钱五分　杏仁泥五钱　白蔻打碎，一钱五分　白通草一钱　生苡仁五钱

煮三杯，分三次服。

八月初二日　暑热已退七八，惟十余日不大便，微有谵语，脉沉。可与轻通阳明，

与增液承气法。

细生地六钱　元参八钱　麦冬不去心，六钱　生大黄四钱

煮成三杯，先服一杯。约二时不大便，再服第二杯。明早得大便，止后服，否则服第三杯。

初三日　温病下后，宜养阴；暑温下后，宜兼和胃。盖暑必夹湿，而舌苔白滑故也。脉缓，与《外台》茯苓饮意。

云苓块五钱　麦冬不去心，五钱　广郁金一钱　生苡仁五钱　半夏三钱　白蔻皮一钱五分　藿香梗三钱　厚朴二钱

煮三杯，分三次服。

初五日　暑温热退湿存，故呕，腹不和，而舌有白苔，与三仁汤，宜刚法。

杏仁五钱　益智仁一钱　苡仁五钱　半夏五钱　藿香梗三钱　黄芩三钱　厚朴二钱　白蔻仁一钱五分　生姜三片

煮三杯，分三次服。

丁卯六月十五日　王　三十八岁　暑温误表，汗如暴雨直流，有不可猝遏之势，脉洪芤，气短，与白虎人参汤。

生石膏八两　知母二两　粳米一钱　炙甘草一两　洋参八两

煮四碗，一时许服一碗，以汗止为度，不止再作服。

十六日　汗势减，照前方服半剂。

十七日　脉静身凉汗止，与三才汤三帖，痊愈。

丁巳六月十三日　吴　四十岁　先暑后风，大汗如雨，恶寒不可解。先服桂枝汤一帖，为君之桂枝用二两，尽剂，毫无效验。次日用桂枝八两，服半帖而愈。鞠通自医。

丁亥闰五月廿二日　某　暑温误表，致有谵语，邪侵心包，热重面赤，脉洪数，手太阴症为多。宜辛凉芳香，以清肺热，开心包。阳有汗，阴无汗，及颈而还，极大症也。

生石膏一两　连翘连心，三钱　丹皮三钱　飞滑石六钱　银花三钱　桑叶三钱　细生地五钱　知母炒，三钱　甘草二钱　苦桔梗三钱

煮三大杯，分三次服。外服紫雪丹五分。

廿三日　脉之洪数者少减，热亦少退，舌心黑滑，大便频溏。暑必夹湿，况体厚本身湿痰过重者乎？议两清湿热。

云苓皮五钱　连翘连心，三钱　藿香梗三钱　生苡仁五钱　银花四钱　六一散三钱　姜半夏三钱　黄芩一钱　白蔻仁一钱

煮三杯，分三次服。外紫雪丹五分。

廿四日　脉洪大又减，但沉数有力，伏邪未净，舌中黑滑，耳聋，大便仍频溏。

云苓皮六钱　苡仁五钱　黄芩三钱　姜半夏五钱　连翘三钱　银花三钱　雅连姜汁炒，一钱　六一散六钱　竹叶三钱

煮三杯，分三次服。外服紫雪丹五分。

廿五日 即于前方内连翘、银花加至五钱，苡仁加至八钱，紫雪丹仍服五分。

廿六日 热渐退而未尽，脉渐小而仍数，面赤减，大便频数亦少，余邪未尽。

连翘四钱 飞滑石六钱 黄芩三钱 银花四钱 云苓皮六钱 雅连一钱 苡仁五钱 姜半夏五钱 甘草一钱 白蔻连皮，一钱

煮四杯，分四次服。

廿七日 照前方仍服一帖。

廿八日 即于前方内加桑叶三钱，目白睛赤缕故也。

廿九日 大热虽退，余焰尚存，耳聋，与苦淡法。

银花五钱 飞滑石六钱 丹皮三钱 连翘连心，三钱 云苓皮六钱 苡仁六钱 雅连炒，一钱 苦丁茶三钱 牡蛎五钱 龙胆草一钱五分

煮四杯，分四次服。

六月初一日 脉静身凉，热已退矣；舌有新白滑苔，湿犹有存者。与三仁汤宣化三焦，通调水道。

云苓块连皮，六钱 苡仁五钱 晚蚕沙三钱 杏仁泥三钱 泽泻二钱 益智仁一钱五分 姜半夏三钱 白蔻仁一钱五分 黄芩炭一钱五分 藿香梗三钱 通草一钱

煮三杯，分三次服。

庚寅六月廿一日 吴 二十岁 暑兼湿热，暑温不比春温之但热无湿，可用酸甘化阴、咸以补肾等法，且无形无质之邪热，每借有形有质之湿邪以为依附。此症一月有余，佥用大剂纯柔补阴退热法，热总未减，而中宫痞塞，得食则痛胀，非抹不可，显系暑中之湿邪蟠踞不解，再得柔腻胶固之阴药与邪相搏，业已喘满，热甚重大。勉与通宣三焦法，仍以肺气为主。盖肺主化气，气化则湿热俱化。六脉弦细而沉洪。

苡仁五钱 生石膏二两 厚朴三钱 杏仁四钱 云苓皮五钱 青蒿二钱 连翘三钱 藿香梗三钱 白蔻仁一钱五分 银花三钱 鲜荷叶边一片

煮四杯，分四次服。两帖。

廿三日 暑湿误用阴柔药，致月余热不退，胸膈痞闷。前与通宣三焦，今日热减，脉已减，但痞满如故，喘仍未定，舌有白苔，犹为棘手。

生石膏一两 厚朴三钱 藿香梗三钱 飞滑石四钱 连翘三钱 小枳实二钱 云苓皮三钱 广皮三钱 白蔻仁二钱 生苡仁五钱

煮三杯，分三次服。二帖。

廿五日 热退喘减，脉已稍平，惟仍痞，且泄泻，皆阴柔之累，姑行湿止泻。

滑石五钱 姜半夏三钱 黄芩炒，二钱 猪苓三钱 云苓皮五钱 广郁金二钱 泽泻三钱 藿香梗三钱 通草一钱 苡仁五钱

煮三杯，分三次服。二帖。

廿七日 喘止，胸痞亦开，热虽减而未退，泻未止。

生石膏一两 泽泻三钱 姜半夏五钱 飞滑石六钱 黄芩三钱 藿香梗三钱 云苓皮六钱

煮三杯，分三次服。二帖。

廿九日 诸症俱减，惟微热，大便溏，调理饮食为要。

云苓块连皮，五钱 猪苓三钱 藿香梗三钱 生苡仁五钱 泽泻三钱 炒黄芩三钱 姜半夏三钱 苏梗二钱 白蔻仁一钱 杏仁泥二钱

煮三杯，分三次服。四帖。

伏暑

壬戌八月十六日 周 十四岁 伏暑内发，新凉外加。脉右大左弦，身热如烙，无汗，吐胶痰，舌苔满黄，不宜再见泄泻。不渴，腹胀，少腹痛，是谓阴阳并病，两太阳互争，难治之症。议先清上焦湿热，盖气化湿热亦化也。

飞滑石三钱 连翘二钱 象贝母一钱 杏仁泥一钱五分 银花二钱 白通草一钱 老厚朴二钱 芦根二钱 鲜梨皮二钱 生苡仁一钱五分 竹叶一钱

今晚一帖，明早一帖。

十七日 案仍前。

飞滑石三钱 连翘二钱 鲜梨皮钱半 杏仁泥一钱五分 冬桑叶一钱 银花二钱 老厚朴一钱五分 薄荷八分 扁豆皮二钱 苦桔梗一钱五分 芦根二钱 荷叶边一钱五分 炒知母一钱五分

午一帖，晚一帖，明早一帖。

十八日 两与清上焦，热已减其半，手心热甚于手背，谓之里热，舌苔红黄而厚，为实热。宜宣之，用苦辛寒法。

再按：暑必夹湿，腹中按之痛胀，故不得不暂用苦燥法。

杏仁泥三钱 木通二钱 真山连姜汁炒黄，一钱五分 广木香一钱 黄芩炭一钱 厚朴一钱五分 小茴香炒黑，一钱五分 栝楼连皮仁，八分 炒知母一钱五分 小枳实打碎，一钱五分 槟榔八分 广皮炭一钱

煮二杯，分二次服。

十九日 腹之痛胀俱减，舌苔干燥黄黑，肉色绛，呛咳痰黏。幼童阴气未坚，当与存阴退热。

麦冬不去心，六钱 煅石膏四钱 丹皮五钱 沙参三钱 细生地四钱 杏仁三钱 元参五钱 炒知母二钱 蛤粉三钱 犀角二钱 生甘草一钱

煮三杯，分三次服。

二十日 津液稍回，潮热，因宿粪未除，夜间透汗，因邪气还表，右脉仍然浮大，未可下，宜保津液，护火克肺金之嗽。

细生地六钱　元参六钱　霍石斛三钱　焦白芍四钱　麦冬六钱　柏子霜三钱　煅石膏三钱　沙参三钱　牡蛎粉一钱五分　杏仁泥二钱　犀角一钱

煮三杯，陆续服。

廿一日　诸症悉解，小有潮热，舌绛苔黑，深入血分之热未尽除也，用育阴法。

沙参三钱　大生地五钱　牡蛎三钱　麦冬不去心，六钱　焦白芍四钱　丹皮三钱　天冬一钱五分　柏子霜三钱　甘草炙，二钱

头煎二杯，二煎一杯，分三次服。

廿二日　津液消亡，舌黑干刺，用复脉法。

大生地六钱　麦冬不去心，六钱　柏子霜四钱　炒白芍六钱　丹皮四钱　火麻仁三钱　生鳖甲六钱　阿胶冲，三钱　炙甘草三钱　生牡蛎四钱

头煎三杯，今日服。二煎一杯，明早服。

廿三日　右脉仍数，余邪陷入肺中，咳甚痰艰，议甘润兼宣凉肺气。

麦冬不去心，一两　细生地五钱　象贝三钱　沙参三钱　杏仁泥三钱　冬桑叶三钱　玉竹三钱　苦桔梗三钱　甘草三钱　丹皮二钱　茶菊花三钱　梨皮三钱

一帖药分二次煎，每煎两茶杯，共分四次服。

廿四日　舌黑苔退，脉仍数，仍咳，腹中微胀。

细生地五钱　麦冬不去心，五钱　藿香梗二钱　茯苓块三钱　沙参三钱　广郁金一钱五分　杏仁粉三钱　丹皮三钱　生扁豆三钱　苦桔梗三钱　象贝二钱

煮三杯，渣再煎一杯，分四次服。

廿五日　昨晚得黑粪若许，潮热退，唇舌仍绛。热之所过，其阴必伤，与复脉法复其阴。

大生地八钱　麦冬不去心，一两　火麻仁三钱　炒白芍六钱　沙参三钱　真阿胶冲，二钱　生鳖甲五钱　元参三钱　炙甘草三钱　生牡蛎粉五钱　丹皮三钱

水八碗，煮成三碗，分三次服。渣再煮一碗，明早服。

廿六日　又得宿粪若许，邪气已退八九，但正阴虚耳，故不欲食，晚间干咳无痰。

大生地八钱　麦冬不去心，六钱　火麻仁三钱　生白芍五钱　天冬二钱　牡蛎粉三钱　北沙参三钱　阿胶冲，三钱　炙甘草三钱

煮三杯，分三次服。外用梨汁、荸荠汁、藕汁各一黄酒杯，重汤炖温频服。

廿七日　热伤津液，大便燥，微有潮热，干咳舌赤，用甘润法。

细生地五钱　元参六钱　知母炒黑，二钱　火麻仁三钱　麦冬不去心，六钱　阿胶二钱　郁李仁二钱　沙参三钱　梨汁一杯，冲　荸荠汁一杯，冲

煮三杯，分三次服。

廿八日　伏暑内溃，续出白痦若许，脉较前恰稍和，第二次舌苔未化，不大便。

麦冬不去心，六钱　大生地五钱　元参三钱　沙参三钱　牛蒡子炒，研细，三钱　阿胶一钱五分

连翘连心，二钱　生甘草一钱　麻仁三钱　银花炒，二钱

煮三杯，分三次服。服此，晚间大便。

九月初四日　潮热复作，四日不大便，燥粪复聚，与增液承气汤微和之。

元参五钱　细生地五钱　麦冬五钱　炙甘草一钱　生大黄二钱

煮二杯，分二次服。服此，得黑燥粪若许，而潮热退，脉静。以后与养阴收功。

癸亥十二月十一日　陈　廿八岁　左脉洪大数实，右脉阳微，阴阳逆乱，伏暑似疟，最难即愈。议领邪外出法。

生鳖甲二两　麦冬不去心，八钱　粉丹皮三钱　桂枝尖三钱　沙参三钱　炒知母三钱　焦白芍三钱　青蒿四钱　炙甘草一钱五分

煮三碗，分三次服。

十四日　伏暑寒热往来已愈，不食不饥不便，胸中痞闷，九窍不和，皆属胃病。

半夏五钱　茯苓块五钱　桂枝一钱五分　党参三钱　生苡仁五钱　广皮一钱五分　青皮一钱五分　广郁金二钱

煮三杯，分三次服。

十七日　久病真阳虚则膺痛，余邪化热则口苦，正气不复则肢倦。

生洋参二钱　桂枝三钱　广皮炭一钱五分　茯苓块三钱　半夏三钱　炙甘草一钱五分　焦白芍三钱　生姜二片　大胶枣二枚　黄芩炭一钱五分

煮三杯，分三次服。

乙丑八月廿二　靳　十九岁　不兼湿之伏暑误治，津液消亡，以致热不肯退，唇裂舌燥，四十余日不解，咳嗽胶痰，谵语口渴。可先服牛黄清心丸，清包络而搜伏邪。汤药与存阴退热法。

细生地三钱　麦冬不去心，五钱　生扁豆三钱　生鳖甲五钱　沙参三钱　生甘草一钱　生牡蛎五钱　炒白芍三钱

煮三杯，分三次服。

廿四日　暑之偏于热者，误以伤寒足经药治之，以致津液消亡。昨用存阴法兼芳香开络中闭伏之邪，已见大效。兹因小便赤甚而短，热虽减而未除，议甘苦合化阴气法。二甲复脉汤加黄芩三钱，如有谵语，牛黄丸仍服。

廿六日　昨用甘苦合化阴气法，服后大见凉汗，兹热已除，脉减，舌苔尽退，但六脉重按全无，舌仍干燥。议热之所过，其阴必伤例，用二甲复脉汤重加鳖甲、甘草。八帖。

乙丑九月十六日　兴　六十四岁　夏伤于湿，冬必咳嗽。况六脉俱弦，木旺克土，

脾土受克则泄泻，胃土受克则不食而欲呕，前曾腹胀，现在胸痞，舌白滑，此寒湿病也。而脉反数，思凉思酸，物极必反之象，岂浅鲜哉！急宜戒恼怒，小心一切为要。

姜半夏三钱　飞滑石三钱　生苡仁五钱　杏仁泥四钱　旋覆花包，二钱　广郁金二钱　茯苓皮五钱　白蔻皮一钱　白通草一钱

水五杯，煮取两杯，渣再煮一杯，分三次服。

十八日　脉数，甚思凉，一湿中生热之故。

飞滑石六钱　苡仁六钱　白蔻仁一钱五分　茯苓皮六钱　半夏四钱　广郁金二钱　杏仁泥六钱　黄芩二钱　白通草二钱　藿香梗三钱　枳实一钱

水八碗，煮取八分三茶碗，渣再煮一碗，日二夜一，分四次服。二帖。

廿日　伏暑必夹火与湿，不能单顾一边。至服药后反觉不快，乃久病体虚不任开泄之故。渴思凉者，火也。得水则停者，湿也。

生石膏六钱　半夏三钱　炒知母一钱五分　杏仁泥六钱　黄芩一钱　白蔻仁一钱

煮三杯，分三次服。

廿二日　于前方内去蔻仁，加生石膏四钱，藿香梗三钱，炒知母五分，飞滑石四钱，白通草一钱五分。加入前方内，煮四杯，分四次服。

廿七日　饮居右胁不得卧，格拒心火，不得下通于肾，反来铄喉，故嗌干。

姜半夏五钱　杏仁三钱　小枳实三钱　茯苓皮三钱　香附三钱　藿香梗三钱　旋覆花包，三钱　广皮二钱　苏子霜三钱

煮三杯，分三次服。

十月初二日　小便不通，于前方内加飞滑石三钱，生苡仁三钱，白通草一钱五分。前后共八帖。

初六日　小便已通。于前方内去滑石、通草、生苡仁，服五帖而痊愈。

巴　廿八岁　面色青黄，其为湿郁无疑。右脉单弦，其为伏饮无疑。嗳气胸痛，合之左脉弦，共为肝郁无疑。上年夏日，曾得淋症，误服六味汤丸酸甘化阴，致令暑湿隐伏久踞，故证现庞杂无伦。治法以宣化三焦，使邪有出路，兼和肝胃，能令食为要。

生石膏八钱　半夏五钱　生苡仁五钱　飞滑石一两　萆薢四钱　茯苓皮五钱　旋覆花包，三钱　香附三钱　广郁金三钱　杏仁泥三钱　通草二钱　晚蚕沙三钱

煮成四碗，分早、中、晚、夜四次服。

此症方案失收，故不全录。自四月至八月一日，不断服药，诸症从面目青黄逐渐退净而愈。其面青由额往下，由耳往中，约十日褪一晕，及褪至鼻柱，约月余方亮，皆误服柔药之弊。所用不出此方，故方不全而案可载，欲为隔年暑湿之症开一门路。

丙寅六月初六日　某　其人本有饮咳，又加内暑外凉，在经之邪似疟而未成，在腑

之邪泄泻未止，恐成滞下，急以提邪外出为要。按六脉俱弦之泄泻，古谓之木泄，即以小柴胡汤为主方，况加之寒热往来乎？六脉俱弦，古谓脉双弦者寒也，指中焦虚寒而言，岂补水之生熟地所可用哉！现在寒水客气燥金司天，而又大暑节气，与柴胡二桂枝一法。

柴胡六钱　焦白芍二钱　青蒿二钱　桂枝三钱　藿香梗三钱　生姜三钱　半夏六钱　广橘皮三钱　大枣去核，二枚　黄芩二钱　炙甘草一钱

煮三杯，分三次服。

初八日　寒暑兼受，成疟则轻，成痢则重。前与柴胡二桂枝一汤，现在面色青，热退寒重，痰多而稀，舌之赤者亦淡，脉之弦劲者微细，不渴，阳虚可知，与桂枝柴胡各半汤减黄芩加干姜。

桂枝三钱　半夏六钱　柴胡三钱　干姜三钱　炒黄芩一钱　生姜五钱　半夏六钱　炙甘草二钱　大枣去核，三枚

煮三杯，分三次服。

初九日　内暑外寒相搏成疟，大便溏泄，恐致成痢。口干不渴，经谓自利不渴者属太阴也，合之腹痛则更可知矣。仲景谓表急急当救表，里急急当救里。兹表里无偏急之象，议两救之：救表仍用柴胡桂枝各半汤法，以太、少两经俱有邪也；救里与理中汤。

桂枝四钱　焦白芍二钱　良姜二钱　柴胡四钱　黄芩炭一钱　半夏六钱　炙甘草一钱五分　川椒炭三钱　生姜五钱　苡仁五钱　白蔻仁一钱五分　大枣去核，三枚　干姜三钱

煮三杯，分三次服。

初十日　昨用两救表里，已见小效，今日仍宗前法而退之，以脉中阳气已有生动之机故也。不可性急，反致偾事。

桂枝三钱　炒白芍二钱　炒厚朴二钱　柴胡三钱　炒黄芩一钱五分　炙甘草一钱五分　半夏六钱　川椒炭二钱　生姜五钱　干姜二钱　煨草果一钱　大枣去核，二枚

煮三杯，分三次服。

十一日　内有痰饮蟠踞中焦，外而寒暑扰乱胃阳。连日已夺去成痢之路，一以和中蠲饮为要。盖无形之邪，每借有形质者以为依附也。

桂枝三钱　焦白芍二钱　枳实三钱　柴胡三钱　黄芩炭一钱五分　青蒿三钱　杏仁三钱　茯苓皮五钱　广皮二钱　半夏一两　白蔻仁一钱五分　生姜三片　苡仁五钱

煮三杯，分三次服。

十二日　杂受寒暑，再三分析，方成疟疾，以伏暑成疟则轻。寒多热少，脉沉弦，乃邪气深入，与两阴阳之中偏于温法。

青蒿三钱　藿香梗三钱　枳实二钱　柴胡三钱　姜半夏八钱　良姜二钱　厚朴三钱　瓜蒌皮二钱　生姜五片　槟榔一钱　黄芩炭一钱五分　大枣去核，二枚

煮三杯，分三次服。

十四日　寒热少减，胸痞甚，去甘加辛，去大枣加生姜。

十六日 脉弦细，指尖冷，阳微不及四末之故。兼之腹痛便溏，痰饮咳嗽，更可知矣。以和胃阳，温中汤，逐痰饮立法。

半夏六钱 生苡仁五钱 干姜二钱 杏仁五钱 川椒炭三钱 炒广皮三钱 桂枝三钱 白蔻仁二钱 生姜三片

煮三杯，分三次服。

十七日 张 伏暑酒毒，遇寒凉而发，九日不愈，脉缓而软，滞下，身热，谵语，湿热发黄。先清湿热，开心包络。

飞滑石五钱 茵陈五钱 黄柏炭三钱 茯苓皮五钱 黄芩二钱 真心连二钱 生苡仁三钱 通草一钱 栀子炭二钱

煮三杯，分三次服。先服牛黄清心丸一丸，戌时再服一丸。

十八日 热退，滞下已愈，黄未解。

飞滑石五钱 茵陈三钱 栀子炭三钱 茯苓皮五钱 萆薢三钱 真雅连 黄柏炭三钱 杏仁三钱 灯心草一钱 白通草一钱

煮三杯，分三次服。

十九日 黄亦少退，脉之软者亦鼓指；惟舌赤、小便赤而浊，余湿余热未尽，尚须清之。

飞滑石五钱 茵陈四钱 黑山栀三钱 茯苓皮五钱 半夏三钱 真雅连八分 生苡仁三钱 杏仁三钱 广皮炭二钱 黄柏炭二钱 萆薢三钱

煮三杯，分三次服。

二十日 黄退，小便赤浊，舌赤脉洪，湿热未尽。

飞滑石五钱 半夏三钱 海金沙三钱 炒栀皮二钱 萆薢三钱 真雅连一钱

煮三杯，分三次服。

乙酉三月二十日 王氏 廿八岁 上年初秋伏暑，午后身热汗出，医者误以为阴虚劳损，不食胸痞，咳嗽，舌苔白滑，四肢倦怠，不能起床。至今年三月不解，已经八月之久，深痼难救，勉与宣化三焦，兼从少阳提邪外出法。

飞滑石六钱 桂枝三钱 白蔻仁二钱 茯苓皮五钱 青蒿三钱 炒黄芩二钱 姜半夏五钱 苡仁五钱 白通草一钱 杏仁泥四钱 广皮三钱

煮三杯，分三次服。此方服二帖，能进饮食；服四帖，饮食大进，即起能行立。后八日复诊，以调理脾胃而愈。

乙酉二月廿六日 王氏 廿六岁 伏暑咳嗽寒热，将近一年不解，难望回生。既咳且呕而泄泻，勉与通宣三焦，俾邪得有出路，或者得有生机。何以知其为伏暑而非痨瘵？

劳之咳重在丑、寅、卯木旺之时，湿家之咳在戌、亥、子水旺之时；劳之寒热后无汗，伏暑寒热如疟状，丑、寅、卯阳升乃有汗而止；劳之阴虚身热，脉心芤大，伏暑之脉弦细而弱，故知其为伏暑而非痨瘵也。再左边卧不着席，水在肝也。

桂枝三钱　云苓皮五钱　郁金一钱　半夏五钱　生苡仁五钱　广皮二钱　青蒿八分　旋覆花包，三钱　生姜三钱　香附三钱　白蔻仁二钱　大枣去核，二枚

煮三杯，分三次服。此方服四帖，寒热减，去青蒿，服之十帖痊愈，后以调理脾胃收功。

乙酉四月廿五日　金氏　三十岁　上年伏暑，寒热时发如疟状，以通宣三焦立法，补阴补阳皆妄也。

半夏四钱　云苓皮五钱　黄芩二钱　杏仁三钱　藿香梗三钱　生姜三片　青蒿八分　白蔻仁一钱五分　大枣去核，二枚　苡仁五钱

煮三杯，分三次服。

五月初二日　伏暑愈后，以平补中焦为要，仍须宣通，勿得黏滞。

半夏三钱　云苓块五钱　莲子五钱　苡仁五钱　益智仁一钱　生姜三片　广皮二钱

煮三杯，分三次服。

乙酉八月初五日　裘　四十岁　酒客中虚湿重，面色暗滞，业已多日，现在又感伏暑新凉，头胀便溏，舌白滑，脉弦细，中虚寒湿可知。不能戒酒，病断不除。盖客症易除，久病伏湿虚寒难疗也。

云苓皮一两　杏仁三钱　藿香梗三钱　姜半夏六钱　青蒿二钱　白蔻仁三钱　生苡仁一两　广皮五钱　黄芩炭二钱

煮三杯，分三次服。头胀除，去青蒿，七帖痊愈。

乙酉九月十八日　陶　五十八岁　伏暑遇新凉而发，舌苔滑[1]白，上加灰黑，六脉不浮不沉而数，误与发表，胸痞不食，此危证也。何以云危？盖四气杂感，又加一层肾虚，又加一层肝郁，又加一层误治，又加一层酒客中虚，何以克当！勉与河间之苦辛寒法，一以通宣三焦，而以肺气为主，望其气化而湿热俱化也。

飞滑石五钱　杏仁四钱　藿香叶三钱　姜半夏五钱　苡仁五钱　广郁金三钱　云苓皮五钱　黄芩三钱　真雅连一钱　白蔻仁三钱　广皮三钱　白通草一钱五分

煮三碗，分三次服。

廿三日　舌之灰苔化黄，滑而不燥，唇赤颧赤，脉之弦者化为滑数，是湿与热俱

① 滑：原作“骯”，下文云舌苔“伏暑虽退，舌之白滑未化”，据改。

重也。

滑石一两　云苓皮六钱　杏仁五钱　苡仁六钱　黄柏炭四钱　雅连二钱　半夏五钱　白蔻仁三钱　木通三钱　茵陈五钱

煮三碗，分三次服。

廿六日　伏暑舌灰者化黄，兹黄虽退，而白滑未除，当退苦药，加辛药，脉滑甚，重加化痰，小心复感为要。

滑石一两　云苓皮五钱　郁金三钱　杏仁五钱　小枳实三钱　蔻仁三钱　半夏一两　黄柏炭三钱　广皮三钱　苡仁五钱　藿香梗三钱

煮三碗，分三次服。

十月初二日　伏暑虽退，舌之白滑未化，是暑中之伏湿尚存也，小心饮食要紧。脉之滑大者已减，是暑中之热去也。无奈太小而不甚流利，是阳气未充，不能化湿，重与辛温，助阳气，化湿气，以舌苔黄为度。

半夏六钱　白蔻仁研冲，三钱　木通二钱　杏仁五钱　益智仁三钱　广皮五钱　苡仁五钱　川椒炭三钱　干姜三钱

煮三杯，分三次服。

初六日　伏暑之外感者，因大汗而退，舌白滑苔究未化黄，前方用刚燥，苔未尽除，务要小心饮食，毋使脾困。

杏仁泥四钱　煨草果八分　川椒炭三钱　姜半夏五钱　苍术炭三钱　益智仁三钱　茯苓皮五钱　老厚朴二钱　白蔻仁三钱　生苡仁五钱　广皮炭五钱　神曲炭三钱

煮三碗，分三次服。

乙酉九月廿四日　薛氏　四十岁　初因肝郁，继而内饮招外风为病。现在寒热如疟状，又有伏暑内发新凉外加之象。六脉弦细而紧，两关独大而浮，厥阴克阳明。医者全然不知病从何来，亦不究脉象之是阴是阳，一概以地黄等阴柔补阴，以阴药助阴病，人命其何堪哉！势已沉重，欲成噎食反胃，勉与两和肝胃，兼提少阳之邪外出法。

桂枝三钱　姜半夏六钱　苡仁三钱　杏仁三钱　旋覆花包，三钱　青蒿一钱　白蔻仁二钱　香附三钱　生姜四钱　广皮三钱　川椒炭二钱

煮三杯，分三次服。

廿八日　寒热减半，呕止，舌苔满黄，但仍滑耳。即于前方内加炒黄芩二钱，再服四帖。如二三帖寒热止，去青蒿。如腹痛止，舌不滑不干燥，去川椒炭，加茯苓皮五钱。

十月初六日　伏暑已解七八，痰饮肝郁未除，下焦且有湿郁。

杏仁泥四钱　苡仁五钱　川萆薢五钱　旋覆花包，三钱　香附三钱　通草一钱　白蔻仁三钱　云苓皮五钱　晚蚕沙三钱　姜半夏五钱　广皮二钱

煮三杯，分三次服。数帖痊愈。

乙酉十二月初九日　李　十八岁　伏暑如疟伏，脉弦数，寒热往来，热多则寒，解后有汗，与青蒿鳖甲汤五帖痊愈。

丁亥九月初七日　图　廿七岁　伏暑内发，新凉外加，腹胀，身热身痛，胸胁痛，与柴胡桂枝各半汤。

云苓皮五钱　桂枝三钱　郁金二钱　姜半夏三钱　柴胡三钱　黄芩二钱　防己三钱　杏仁泥三钱　广皮三钱　藿香梗三钱

煮三杯，分三次服。

初八日　伏暑新凉，昨用各半汤一帖，腹胀、胸胁痛、身痛已愈，今日头痛泄泻，身热寒多。按自利而渴者属太阴也，与五苓散双解表里。

桂枝四钱　云苓皮五钱　苡仁五钱　猪苓三钱　益智仁二钱　木香二钱　泽泻三钱　苍术炭二钱　广皮三钱

煮三杯，分三次服。

初九日　伏暑新凉，以头痛身热而又泄泻之故，用五苓散双解表里，今日头痛身热虽减，而泄泻未止，咳嗽痰多，与开太阳阖阳明法。

桂枝五钱　姜半夏五钱　苡仁五钱　猪苓四钱　云苓皮五钱　广皮三钱　泽泻四钱　益智仁二钱　生姜五片　苍术三钱

煮四茶杯，日三夜一，分四次服。

初十日　泄泻已止，热退未净，咳嗽呕恶未平，头偏右痛，兼有肝郁。

姜半夏五钱　苡仁五钱　黄芩炒炭，一钱五分　旋覆花包，三钱　云苓皮五钱　香附三钱　桑叶三钱　苏梗三钱　广皮三钱　茶菊花三钱

煮三杯，分三次服。

十一日　伏暑身热，咳嗽呕恶，大便稀溏，兼有肝郁，偏头痛，舌绛口渴，腹微胀，湿中生热，与苦辛淡法。

云苓皮六钱　滑石六钱　通草一钱　姜半夏五钱　苡仁五钱　广皮一钱五分　藿香梗三钱　蔻仁一钱五分　生姜三片　黄芩炭三钱

煮三杯，分三次服。

十二日　伏暑未解，痰饮咳嗽太甚，胃不和，不寐，先与和胃令寐，治咳即愈。

云苓皮六钱　苡仁六钱　苏梗四钱　姜半夏二钱　秫米一合

煮三杯，分三次服。

十三日　伏暑饮渴不寐，昨与半夏汤法已寐，惟大便仍溏，咳未止，口渴甚，议渴者与猪苓汤加和胃止渴，去阿胶，以其滑腻也。

飞滑石六钱　猪苓四钱　苡仁五钱　云苓皮六钱　泽泻四钱　苏梗三钱　姜半夏六钱

煮三杯，分三次服。两帖。

十五日 伏暑已愈大半，惟咳未尽除，渴未全止。暑中伏湿难清，湿中生热，湿家之渴，猪苓汤最合拍，宗前法而进之。

飞滑石六钱 猪苓五钱 苏梗三钱 云苓皮六钱 泽泻五钱 广皮二钱 苡仁五钱 姜半夏五钱 甘草一钱五分

煮三杯，分三次服。两帖。

庚寅九月初八日 潘 三十岁 湿热发黄，已愈六七，继感劲金凉气，头晕而痛，身热而哕，伏暑漫延三焦，与苦辛淡渗法化气，气化则湿热俱化。

飞滑石五钱 猪苓三钱 薄荷八分 姜半夏三钱 杏仁三钱 桑叶三钱 苦桔梗三钱 茵陈五钱 竹茹二钱 荆芥穗二钱 连翘二钱 橘皮二钱 白蔻仁一钱

煮三杯，分三次服。

十一日 伏暑中之湿热，弥漫三焦，舌苔满布重浊，脉弦，一以化气为要，湿热相搏，徒治一边无益也。

猪苓五钱 云苓皮五钱 茵陈五钱 泽泻三钱 杏仁泥四钱 木通二钱 滑石六钱 姜半夏三钱 蔻仁一钱 苡仁五钱 黄柏炭二钱 广皮一钱五分

煮四小茶杯，日三夜一，分四次服。

十四日 湿热弥漫三焦，前与化气，昨日汗大出，今日大便通快，舌苔已化，惟小便未畅，余热未除，仍以化气为要。

滑石六钱 云苓皮五钱 苡仁五钱 猪苓三钱 藿香梗三钱 木通二钱 半夏三钱 生姜汁每杯冲三茶匙 蔻仁一钱 杏仁三钱

煮三杯，分三次服。两帖。

十七日 伏暑已解七八，余热未除，且有痰饮。

云苓块连皮，六钱 广皮三钱 姜半夏六钱 生苡仁五钱 杏仁四钱 小枳实三钱 猪苓四钱 藿香梗二钱 白蔻仁一钱

煮三杯，分三次服。五帖。

廿二日 伏暑诸症俱解，惟余痰饮，少腹不爽。

云苓块五钱 炒小茴香三钱 广皮三钱 姜半夏五钱 生苡仁五钱 杏仁泥三钱 生姜三片 小枳实一钱

甘澜水八杯，煮取三杯，分三次服。

辛卯七月廿八日 弈氏 三十六岁 暑伤两太阴，身热泄泻，腹微胀痛，舌苔不甚黄，口不甚渴，烦躁不安，昼夜不寐，脉洪数，业已十日以外为难治。

连翘不去心，五钱 云苓皮五钱 杏仁三钱 生苡仁五钱 金银花三钱 雅连一钱五分 猪苓

三钱　藿香叶二钱　蔻仁一钱　半夏三钱

煮三杯，分三次服。

廿九日　即于前方内减去连翘二钱，加半夏二钱，又加小枳实二钱，再服一帖。

八月初一日　脉小则病退，诸症渐减，惟心下痞闷，与泻心法。

半夏五钱　云苓块连皮，五钱　干姜三钱　炒黄芩三钱　生苡仁五钱　生姜汁每杯冲三小匙　炒黄连一钱五分　小枳实一钱五分

煮三杯，分三次服。

初二日　痞略减，仍不寐，微烦。

连翘三钱　云苓皮五钱　藿香半梗半叶，二钱　银花三钱　姜半夏五钱　蔻仁一钱　猪苓三钱　小枳实三钱　橘皮三钱　杏仁三钱　炒黄芩三钱

煮三杯，分三次服。

初三日　阳亢于上，不寐，脉洪数，口渴，恶人与火，与阖阳明法。

生石膏二两　苡仁五钱　炒知母三钱　茯苓块三钱　杏仁三钱　炒黄芩三钱　姜半夏三钱　蔻仁一钱　生甘草二钱

煮三杯，分三次服。

初四日　气上阻胸，不寐。

云苓块五钱　生苡仁五钱　白蔻一钱　旋覆花包，三钱　杏仁泥三钱　姜半夏五钱　香附三钱　炒黄芩三钱　橘皮三钱　小枳实三钱　炒黄连一钱五分　生姜汁每杯冲三小匙

煮三杯，分三次服。

初六日　伏暑夹肝郁，不寐烦躁虽减而未除。

云苓皮五钱　滑石六钱　炒黄芩四钱　姜半夏五钱　苡仁五钱　炒黄连一钱　杏仁泥四钱　郁金二钱　白豆蔻一钱　旋覆花包，三钱　香附二钱　生甘草一钱

煮三杯，分三次服。

初七日　嗳甚，即于前方内加代赭石六钱，每服两帖。

初九日　伏暑已愈七八，惟胸膈不舒，腹微痛，小便赤，余邪未净。

茯苓五钱　炒黄芩三钱　郁金二钱　苡仁五钱　白蔻仁一钱五分　香附三钱　半夏五钱　炒黄连八分　橘皮三钱　杏仁三钱　淡吴萸炒，八分

煮三杯，分三次服。

初十日　伏暑小愈后，又感燥金秋气，胸痞痛，舌起新苔，六脉弦紧，与温法。

茯苓连皮，五钱　姜半夏五钱　淡吴萸二钱　桂枝三钱　生苡仁三钱　藿香梗三钱　良姜三钱　川连与吴茱萸同炒，八分　姜汁每杯冲三茶匙　川椒炭三钱　广皮三钱

煮三杯，分三次服。

十一日　新感又减，惟夜间头痛。

桂枝三钱　焦白芍二钱　广皮三钱　茯苓连皮，五钱　川椒炭三钱　吴萸二钱　半夏五钱　炒

小茴香三钱　黄连与茱萸同炒，八分　苡仁五钱

煮三杯，分三次服。

十二日，头痛已止，旧有之癥瘕，上攻胃口，有妨于食，脉弦紧，多汗。

桂枝五钱　公丁香一钱　吴萸三钱　云苓五钱　川椒炭三钱　半夏五钱　黄连茱萸同炒，八分　炒小茴香二钱　橘皮三钱　良姜二钱

煮三杯，分三次服。外服化癥回生丹一钱。

十四日　胃中之痛与烦躁，系新受之燥气，腹中痞块上攻，系旧有之燥气，十数年之久，新旧并病，猝难速愈。

茯苓块五钱　吴萸三钱　川椒炭三钱　姜半夏五钱　栝蒌皮二钱　黄连茱萸同炒，一钱　高良姜二钱　广皮三钱　归横须一钱　公丁香一钱

煮三杯，分三次服。二帖。外间服化癥回生丹一钱。

十六日　大用阳刚，胃痛稍减，未申后阴气旺，犹不爽，胸痞，阴邪未尽退也。

半夏五钱　茯苓块五钱　厚朴三钱　吴茱萸二钱　川椒炭四钱　广皮三钱　黄连吴萸、黄酒同炒，一钱　小枳实三钱　生姜三片　良姜二钱　公丁香一钱

煮三杯，分三次服。二帖。仍间服化癥回生丹一钱。

十八日　燥气之胸痞痛，与纯刚大燥，七日方解，议病减者减其制。

茯苓块四钱　猪苓三钱　藿香梗三钱　姜半夏四钱　厚朴二钱　生苡仁二钱　川椒炭三钱　橘皮二钱　炒黄芩一钱五分

煮三杯，分三次服。三帖。仍间服化癥回生丹一钱。

廿一日　诸症向安，惟病后气弱，旧有之癥瘕未除，法宜通补阳气，兼之调和营卫。

茯苓三钱　焦白芍二钱　广皮三钱　桂枝三钱　柏子霜三钱　生姜三片　半夏三钱　白蔻仁一钱　胶枣去核，二枚　苡仁三钱　川椒炭一钱

煮三杯，分三次服。四帖。

廿五日　诸症皆愈，惟欲便先痛，便后痛减，当责之积重，且便后不爽，恐成滞下，俗名痢疾，少用温下法。

生大黄黄酒炒半黑，一钱五分　厚朴二钱　川椒炭二钱　熟附子制，二钱　广皮炭三钱　良姜二钱　南楂炭三钱　炒神曲三钱

煮二杯，分二次服。服一帖，如仍痛，又服一帖。

廿九日　阴邪愈后，兼有癥瘕，无补阴之理，即阳药中之守补者亦不可用。

茯苓五钱　姜半夏五钱　橘皮三钱　桂枝三钱　焦白芍三钱　生姜三片　苡仁五钱　炒小茴香三钱

煮三杯，分三次服。服二帖后，凡五钱改作三钱，凡三钱改作二钱，再服三五帖。俟大能饮食，早晚各服化癥回生丹一钱，以腹中癥瘕化尽为度。

癸巳九月初五日　俞　十九岁　伏暑误表十数剂之多，又误下十数剂之多，从古无此治法，以致正虚邪实，泄泻不止，热仍未退，舌苔白滑，脉弦细数急，咳嗽喘急，勉与宣通肺气。盖肺主气，气化则湿热俱化，万一邪退，再议补正。

生石膏八钱　猪苓五钱　姜半夏五钱　茯苓皮五钱　杏仁二钱　炒黄芩三钱　生苡仁五钱　橘皮三钱　白蔻仁一钱

煮三杯，分三次服。外间服紫雪丹一钱，分三次，凉开水调。

初七日　伏暑误治，前与宣通三焦，仍以肺气为主；今日诸多见效，热亦退，微见汗，惟咳嗽未除。

茯苓皮五钱　猪苓五钱　炒於术三钱　姜半夏五钱　杏仁三钱　白蔻仁一钱　生苡仁五钱　橘皮三钱　生姜汁每杯冲三小匙

煮三杯，分三次服。二帖收功。

湿　温

壬戌四月廿二日　王　三十三岁　证似温热，但心下两胁俱胀，舌白，渴不多饮，呕恶嗳气，则非温热而从湿温例矣。用生姜泻心汤之苦辛通降法。

茯苓块六钱　生姜一两　古勇连三钱　生苡仁五钱　半夏八钱　炒黄芩三钱　生香附五钱　干姜五钱

头煎水八杯，煮三茶杯，分三次服，约二时一杯。二煎用三杯水，煮一茶杯，明早服。

廿三日　心下阴霾已退，湿已转阳，应清气分之湿热。

煅石膏五钱　连翘五钱　广郁金三钱　飞滑石五钱　银花五钱　藿香梗三钱　杏仁泥三钱　芦根五寸　黄芩炭三钱　古勇连二钱

水八碗，煮成三碗，分三次服。渣再煮一碗服。

廿四日　斑疹已现，气血两燔，用玉女煎合犀角地黄汤法。

生石膏一两五钱　细生地六钱　犀角三钱　连翘一两　苦桔梗四钱　牛蒡子六钱　知母四钱　银花一两　炒黄芩四钱　元参八钱　人中黄一钱　薄荷三钱

水八碗，煮成四碗。早、中、晚、夜分四次服。

廿五日　面赤，舌黄大渴，脉沉肢厥，十日不大便，转矢气，谵语，下症也。议小承气汤。

生大黄八钱　小枳实五钱　厚朴四钱

水八碗，煮成三碗，先服一碗，约三时得大便，止后服；不便再服第二碗。

又　大便后，宜护津液，议增液法。

麦冬不去心，一两　细生地一两　连翘三钱　玄参四钱　炒甘草二钱　金银花三钱

煮三碗，分三次服。能寐不必服。

廿六日　陷下之余邪不清，仍思凉饮，舌黄微，以调胃承气汤小和之。

生大黄二钱　元明粉八分　生甘草一钱

头煎一杯，二煎一杯，分两次服。

廿七日　昨日虽大解而不爽，脉犹沉而有力，身热不退而微厥，渴甚面赤，犹宜微和之，但恐犯数下之戒，议增液承气合玉女煎法。

生石膏八钱　知母四钱　黄芩三钱　生大黄三钱，另煎，分三份，每次冲一份

煮成三杯，分三次服。若大便稀而不红黑，后服止大黄。

廿八日　大便虽不甚爽，今日脉浮不可下，渴思凉饮，气分热也；口中味甘，脾热甚也。议用气血两燔例之玉女煎，加苦药以清脾瘅。

生石膏三两　元参六钱　知母六钱　细生地一两　麦冬不去心，一两　古勇连三钱　黄芩三钱

煮四碗，分四次服。得凉汗，止后服，不渴亦止服。

廿九日　大用辛凉微甘合苦寒，斑疹续出若许，身热退其大半，不得再用辛凉重剂，议甘寒合化阴气加辛凉，以清斑疹。

连翘三钱　细生地五钱　犀角三钱　银花三钱　天花粉三钱　黄芩三钱　麦冬五钱　古勇连二钱　薄荷一钱　元参四钱

煮三碗，分三次服。渣再煮一碗服。

五月初一　大热虽减，余焰尚存，口甘弄舌，面光赤色未除，犹宜甘寒苦寒合法。

连翘三钱　细生地六钱　元参三钱　银花三钱　炒黄芩三钱　丹皮四钱　麦冬一两　古勇连一钱

水八碗，煮三碗，分三次服。

初二日　即于前方内加暹罗犀角二钱，知母一钱五分。煮法、服法如前。

初三日　邪少虚多，宜用复脉去大枣、桂枝，以其人本系酒客，再去甘草之重甘，加二甲、丹皮、黄芩。

麦冬一两　大生地五钱　阿胶三钱　丹皮五钱　炒白芍六钱　炒黄芩三钱　炙鳖甲四钱　牡蛎五钱　麻仁三钱

头煎三碗，二煎一碗，日三夜一，分四次服。此甘润化液，复微苦化阴，又苦甘咸寒法。

初四日　尚有余邪未尽，以甘苦合化入阴搜邪法。

元参二两　细生地六钱　知母二钱　麦冬不去心，八钱　生鳖甲八钱　粉丹皮五钱　黄芩二钱　连翘三钱　青蒿一钱　银花三钱

头煎三碗，二煎一碗，分四次服。

初九日　邪少虚多，仍用复脉法。

大生地六钱　元参四钱　生白芍六钱　生阿胶四钱　麦冬八钱　生鳖甲六钱　火麻仁四钱　丹皮四钱　炙甘草三钱

头煎三茶杯，二煎一茶杯，分四次服。

乙丑四月初七日　陈　三十二岁　面赤目赤，舌苔满布如积粉，至重之温病也。最忌发表，且用辛凉。

苦桔梗六钱　银花八钱　香豆豉五钱　连翘八钱　藿香叶五钱　广郁金四钱　荆芥穗五钱　杏仁五钱　生甘草三钱　牛蒡子五钱　薄荷四钱

共为粗末，分八包，一时许服一包，芦根汤煎，去渣服。

初九日　面赤目赤，舌苔满布，至重之温热病，脉反缓而弦，外热反不盛，口反不渴，肢微厥，所谓阳症阴脉，乃本身阳气不能十分充满，不肯化解耳。兹与化邪法。

广郁金二钱　杏仁二钱　藿香二钱　苦桔梗一钱五分　荆芥穗二钱　连翘心一钱五分　银花二钱　青蒿一钱　香豆豉一钱五分

煮二杯，今晚一帖，明早一帖。

十一日　温病未有不渴而燥者，今舌苔满布而不渴，虽黄而滑，脉缓甚，热不壮，盖夹湿之故也。议从湿温例治，用苦辛寒法。

生茅术三钱　杏仁泥三钱　藿香二钱　银花二钱　炒黄芩一钱　白蔻仁一钱　雅连一钱　连翘三钱　广皮二钱　郁金三钱

煮二杯。今晚一帖，明早一帖。

丙寅四月初八日　张　三十三岁　六脉弦细而劲，阴寒证脉也。咳嗽稀痰，阴湿咳也。舌苔刮白而滑，阴舌苔也。呕吐泄泻，阴湿症也。虽发热汗出不解，乃湿中兼风，病名湿温，天下有如是之阴虚症乎？

茯苓块四钱　桂枝三钱　炒白芍二钱　姜半夏五钱　於术三钱　广皮炭二钱　生苡仁五钱　泽泻四钱　生姜汁每杯冲三小匙

煮三杯，分三次服。

初十日　痰饮兼风，误治成坏症。前用温平逐饮除风，诸恶症俱成，惟寒少热多，热后汗出未除。现在面赤口渴，暮夜谵语，有风化热之象，但六脉尚弦，未尽转阳也。再咳嗽则胸胁小腹俱微痛，又有金克木之象。

桂枝三钱　生石膏六钱　青蒿三钱　半夏五钱　茯苓块四钱　生姜三片　杏仁三钱　焦白芍二钱　大枣去核，二枚　猪苓二钱　炙甘草二钱

煮三杯，分三次服。

十四日　脉弦数，午后潮热，前有白苔，兹变为黄，呕恶口渴，颇有湿疟之象；但咳嗽便溏，又有湿温之形。伏邪内陷所致，最难清理。

生石膏八钱　桂枝四钱　生苡仁五钱　飞滑石六钱　知母三钱　杏仁泥三钱　茯苓皮五钱　青蒿二钱　炙甘草二钱

煮三杯，分三次服。

初十日 某失其年月并人年岁 六脉俱弦而细，左手沉取数而有力，面色淡黄，目白睛黄。自春分午后身热，至今不愈。曾经大泻后，身软不渴，现在虽不泄泻，大便久未成条，午前小便清，午后小便赤浊。与湿中生热之苦辛寒法。

飞滑石六钱 茵陈四钱 苍术炭三钱 云苓皮五钱 杏仁三钱 晚蚕沙三钱 生苡仁五钱 黄芩二钱 白通草一钱五分 海金沙四钱 山连一钱

煮三碗，分三次服。

十三日 于前方内去苍术炭，加石膏，增黄连、黄芩。

丁卯七月初二日 文 三十八岁 湿温，舌苔白滑厚浊，脉象模糊，或弦细而濡。用通宣三焦法，先寒热，继微热，后不热，更方三十余帖，大抵不出渗湿之苦辛淡法。四十五日以后方解，解后以两理脾胃收功。

中 燥

乙酉四月十九日 傅 五十七岁 感受燥金之气，腹痛泄泻呕吐。现在泄泻虽止，而呕不能食，腹痛仍然，舌苔白滑，肉色刮白。宜急温之，兼与行太阴之湿。

云苓块五钱 吴萸二钱 川椒炭三钱 姜半夏五钱 良姜二钱 益智仁二钱 生苡仁五钱 广皮三钱 公丁香一钱

煮三杯，分三次服。服二帖。

廿二日 背仍痛，于原方加良姜一钱、吴萸二钱、桂枝五钱，再服四帖。

廿七日 已效，阴气未退，再服三帖，分四日服完。

五月初三日 已服三帖，痛减，呕与泄泻俱止，减川椒、吴萸、良姜之半，又服六帖。

乙酉四月廿一日 谢 四十八岁 燥金感后，所伤者阳气，何得以大剂熟地补阴？久久补之，胃阳困顿，无怪乎不能食而呕矣。六脉弦紧，岂不知脉双弦者寒乎？

半夏五钱 云苓块五钱 广皮三钱 苡仁五钱 川椒炭三钱 生姜三钱 干姜二钱 公丁香八分

煮三杯，分三次服。

五月初二日 于前方内加桂枝三钱、干姜一钱，减川椒之半。

十一日 呕痛皆止，饭食已加，惟肢软无力，阳气太虚；加甘草，合前辛药为辛甘补阳方法。

廿一日 复感燥气，呕而欲泻，于前方去甘药，加分量自愈。六脉弦细如丝，阳微之极。

桂枝五钱　淡吴萸三钱　半夏五钱　云苓五钱　川椒炭三钱　广皮三钱　干姜三钱　公丁香一钱五分　生姜五钱

煮三杯，分三次服。

廿七日　诸症悉减，脉稍有神，于原方中去吴萸、丁香之刚燥，加苡仁之平淡，阳明从中治也。

乙酉四月十六日　李　四十六岁　胃痛胁痛，或呕酸水，多年不愈。现在六脉弦紧，皆起初感受燥金之气，金来克木，木受病未有不克土者，土受病之由来，则自金始也。此等由外感而延及内伤者，自唐以后无闻焉。议变胃而不受胃变法，即火以克金也，又久病治络法。

云苓五钱　生苡仁五钱　枳实四钱　半夏五钱　川椒炭三钱　生姜五钱　广皮三钱　公丁香一钱

煮三杯，分三次服。

廿三日　复诊仍用原方。

五月初二日　现在胃痛、胁痛、吐酸之症不发，其六脉弦紧不变，是胸中绝少太和之气，议转方用温平，刚燥不可以久任也。

桂枝四钱　生苡仁五钱　广皮三钱　半夏五钱　云苓块五钱　生姜三钱　白芍四钱　炙甘草二钱　大枣去核，二枚　干姜二钱

煮三杯，分三次服。无弊可多服。

十一日　诊视已回阳，原方去干姜，减桂枝之半。

五月廿四日　复诊脉仍紧，加益智仁二钱，余仍照原方服。

桂枝二钱　焦白芍四钱　广皮三钱　云苓五钱　益智仁二钱　生姜三钱　半夏五钱　炙甘草二钱　大枣去核，二枚　苡仁五钱

煮三杯，分三次服。

乙酉五月初二日　余　五十二岁　胃痛胁痛，脉双弦，午后更甚，阴邪自旺于阴分也。

半夏五钱　川椒炭三钱　吴萸二钱　苡仁五钱　公丁香一钱五分　香附三钱　降香三钱　山楂炭二钱　广皮三钱　青皮二钱　青橘叶三钱

煮三杯，分三次服。接服霹雳散。

十七日　诊视病稍减，脉仍紧，加小枳实三钱，减川椒炭一钱，去山楂炭、青橘叶。

廿四日　脉之紧者稍和，腹痛已止，惟头晕不寐，且与和胃令寐，再商后法。

半夏一两　小枳实三钱　云苓五钱　苡仁一两

煮三杯，分三次服。以得寐为度。如服二帖后仍不寐，可加半夏至二两，再服一帖。

乙酉五月十六日　谭　四十七岁　感受金凉，胸痹头痛，脉弦细而紧。

桂枝三钱　姜半夏三钱　广皮三钱　薤白三钱　生苡仁五钱　生姜五片　厚朴二钱　川椒炭三钱　大枣去核，二枚　良姜二钱

煮三杯，分三次服。服二帖。

十八日　燥气虽化，六脉俱弦，舌苔白滑，与阳明从中治，用苦辛淡法，忌酸甘。

姜半夏四钱　广皮三钱　生苡仁五钱　云苓块四钱　香附三钱　益智仁二钱　川椒炭二钱　干姜一钱五分　白蔻仁一钱五分

煮三杯，分三次服。

廿一日　脉仍弦紧，热药难退，咳嗽减，效不更方。又胁微痛，于前方内增香附三钱。

廿三日　右胁痛甚，脉弦紧如故，加旋覆花包，三钱、降香末三钱、苏子霜三钱。

廿六日　胁痛咳嗽皆止，痰尚多，脉弦未和，于前方去香附、苏子霜、旋覆花、降香，加桂枝四钱，干姜一钱五分，以充其阳气，行痰饮，和弦脉。

霹雳散方：主治中燥吐泻腹痛，甚则四肢厥逆，腿痛转筋，肢麻，起卧不安，烦躁不宁，再甚则六脉全无，阴毒发斑，疝瘕等症，并一切凝寒固冷积聚之疾。寒轻者不可多服，寒重者不可少服，以愈为度。对症宜随时频服，但非实在纯受燥、湿、寒三气阴邪者不可服，孕妇对症五不忌。

桂枝六两　降香末五两　乌药三两　薤白四两　荜澄茄五两　吴萸四两　苡仁五两　川椒炭五两　干姜三两　附子三两　青木香四两　槟榔二两　防己三两　五灵脂二两　细辛二两　良姜三两　公丁香二两　雄黄五钱　草果二两　水菖蒲二两

方论：按《内经》有五疫之称，五行偏胜之极，皆可致疫。虽疠气之至，多见大症，而燥金寒湿之疫，亦复时有。盖风、火、暑三者为阳邪，与秽浊异气相参，则为温疠。湿、燥、寒三者为阴邪，与秽浊异气相参，则为寒疠。现在见症多有肢麻转筋，手足厥逆，吐泻腹痛，胁肋疼痛，甚至反恶热而大渴思凉者。经谓雾伤于上，湿伤于下。此症乃燥金寒湿之气直犯筋经，由大络别络内伤三阴脏真，所以转筋入腹即死也。既吐且泻者，阴阳逆乱也。诸痛者，燥金寒水之气所搏也。其渴思凉饮者，少阴篇谓自利而渴者属少阴，虚则少阴真水受克，阴火上炎，故饮水求救也。其头面赤者，阴邪内逼于上，阳不能降安其位，所谓戴阳也。其周身恶热喜凉者，阴邪蟠踞于内，阳气无附，欲散且脱也。诸斑疹者，阴邪凝结于血络，同于阳火熏灼也。阴病及见阳症，所谓水极似火，其受阴邪尤重也，诸阳症毕现，有认定为阴寒者，然必当脐腹痛甚拒按者，方谓阳中见纯阴，乃为真阴之症。否则必有转筋腿痛等寒症，此处断不可误。故立方荟萃温三阴经刚燥苦热之品，急温脏真，保住阳气。又经谓阳明之上，中见太阴，又谓阳明从中治，

且重用芳香，急驱秽浊。一面由脏真而别络大络，外出筋经经络，以达皮毛。一面由脏络腑络以通六腑，外达九窍，俾秽浊阴邪一齐立解。大抵皆扶阳抑阴，取义于雷霆奋迅，所谓离照当空，群阴退避也。

后注：再此证自唐宋以后，医者皆不识燥气所干，凡见前症，俗名曰痧。近时竟有著痧症书者，捉风捕影，杂乱无章，害人不浅。不能确切指出，故立方毫无准的，其误皆由前人谓燥不为病，又有燥气化火之说。瑭亦为其所误，故初刻《温病条辨》时，虽再三疑虑，多方辨难，见于杂说篇中，而正文只有化气之火证，无胜气之寒证。其燥不为病之误，误在阴阳应象大论中脱秋伤于燥一条，将在夏伤于湿，又错秋伤于湿，以为竟无燥证矣。不知天元纪、气交变、五运行、五常政、六微旨诸篇平列六气，燥气之为病，与诸气同，何尝燥不为病哉！经云：风为百病之长。按风属木，主仁。大易曰：元者，善之长也。得生生之机，开生化之源，尚且为病多端，况金为杀厉之气。欧阳氏曰：商者伤也，主义主收，主刑主杀。其伤人也最速而暴，竟有不终日而死者。瑭目击神伤，故再三致意，而后补于书云。

上药共为细末，开水和服。大人每服三钱，病重者五钱，小人减半。再病甚重者，连服数次，以痛止厥回，泻止筋不转为度。

乙酉七月廿四日　赵　三十八岁　感受燥金之气，腹痛甚，大呕不止，中有蓄水，误食水果。

半夏一两　川椒炭六钱　乌梅三钱　云苓五钱　公丁香三钱　广皮五钱　吴萸四钱　小枳实三钱　生姜一两　良姜四钱

以五碗水煮成二碗，渣再煮三碗，另以生姜一两，煮汤一碗，候药汤凉，先服姜汤一口，接服汤药一口，停半刻，俟不吐再服第二口，如上法以呕止腹不痛为度。

廿五日　燥气，腹痛虽止，当脐仍坚，按去微痛，舌苔微黄而滑，周身筋骨痛，脉缓，阳明之上，中见太阴，当与阳明从中治例。

桂枝六钱　焦白芍三钱　苡仁五钱　云苓六钱　川椒炭二钱　防己三钱　半夏五钱　公丁香五钱　生姜三钱

煮三杯，分三次服，服此身痛止。

廿六日　脉小于前，身痛已止，六脉未和，舌黄苔白。

云苓五钱　大腹皮三钱　厚朴一钱五分　半夏五钱　川椒炭一钱　广皮三钱　苡仁五钱　白蔻仁一钱五分　生姜三钱

煮三杯　分三次服。

廿八日　腹痛如故，不寐，加半夏一两。

八月初一日　太阳痹。

飞滑石六钱　桂枝六钱　片姜黄三钱　云苓块五钱　杏仁五钱　晚蚕沙三钱　生苡仁五钱

防己四钱　白通草一钱

煮三杯，分三次服。

初六日　腹胀停饮，于前方去滑石，加苦辛之通。

大腹皮三钱　厚朴三钱　广皮三钱　小枳实三钱

初十日　六脉俱弦，胃口不开，腹胀肢倦，宜通六腑及劳者温之之法也。

云苓块五钱　桂枝六钱　大腹皮三钱　姜半夏五钱　厚朴二钱　小枳实二钱　益智仁三钱　广皮五钱　川椒炭三钱

煮三杯，分三次服。服此方五帖而愈。

张女　十五岁　燥金之气，直中入里，六脉全无，僵卧如死，四肢逆冷，已过肘膝，腿痛转筋。与通脉四逆汤加川椒、吴萸、公丁香一大剂，厥回脉出一昼夜。次日以食粥太早，复中宛如前症，脉复厥，体厥又死去矣。仍用前方，重加温热，一剂厥回其半，又二剂而复活，后以补阳收功。

顾　五十岁　直中燥气，呕少泻多，四肢厥逆无脉，目开无语，睛不转。与通脉四逆汤加人参、川椒、吴萸、丁香，一剂而效，三剂脉渐复，重与补阳而愈。

杨室女　年五十岁　胁痛心痛懊侬，拘急肢冷，脉弦细而紧，欲坐不得坐，欲立不得立，欲卧不得卧，随坐即欲立，刚立又欲坐，坐又不安，一刻较一刻，脉渐小，立刻要脱。与霹雳散不住灌之，约计二时服散约计四两而稍定，后与两和肝胃而愈。

郑　年二十六岁　先是三月初九日得太阳中风，与桂枝汤已愈。十二日晚已卧，下身有微汗，因厨房不戒于火，只穿小汗衫一件，未着袜，出外救火，俟火熄复卧一觉，身微热恶寒，腹中胀痛，脉弦数。与桂枝柴胡各半汤，汗出稍轻，究不能解。以后外虽化热，面赤汗多，如温病状，以当脐之痛未休，舌白不燥，断不敢用辛凉，而辛温之药，或进或退，十日不解，至廿四日反重。用温热反佐顶高黄连三钱，次日表症里症一齐俱解如失，后与调理脾胃两阳而痊愈。

多　十六岁　燥淫于内，表里兼病，面赤身热，舌黄燥，口渴，六脉洪数而紧，经谓脉盛大以涩者寒也。大便秘，小便短，通体全似火症，只有当脐一点痛拒按。此谓阳中之阴，乃为真阴。与苦热芳香，一剂而热退。减分量，三帖而病痊愈。

丁亥九月十三日　华　二十三岁　感受燥金之气，阳明之上，中见太阴，胸痛胁痛，腹胀泄泻，饮咳，皆太阴病也。误服寒凉，势已重大，勉与开太阳合阳明法。

云苓皮五钱　猪苓三钱　厚朴二钱　姜半夏五钱　泽泻三钱　干姜二钱　桂枝三钱　川椒炭三钱　广皮四钱　广木香一钱五分

煮三杯，分三次服。

十四日　仍服一帖。

十五日　燥症误用凉药，泄泻不止，右脉如无，左脉弦细而紧，不寐，痰饮咳嗽仍旧，惟胸胁痛止。

云苓皮六钱　猪苓四钱　大腹皮三钱　姜半夏八钱　泽泻四钱　广木香三钱　南苍术炒，二钱　桂枝四钱　广陈皮三钱

煮四杯，分四次服。

十六日　再服一帖。

十七日　诸症皆退，惟余咳嗽口渴，与辛能润法。

云苓皮五钱　苏梗三钱　杏仁泥三钱　姜半夏六钱　干姜二钱　五味子二钱　生苡仁五钱　广皮三钱　炙甘草三钱

煮三杯，分三次服。

十八日　于前方内减五味子一钱，加炙甘草一钱，改云苓皮为块。

十九日　咳嗽已止，脉静身凉，惟舌白口干，尚有伏饮，调理饮食要紧，药与通补脾胃两阳。

云苓块三钱　益智仁二钱　广皮一钱　姜半夏三钱　苍术炭二钱　生姜三片　生苡仁五钱　炙甘草二钱　大枣去核，二枚

煮三杯，分三次服。

二十日　以后通补中焦可收功。

丁亥九月廿八日　李氏　四十岁　六脉阳微之极，弦细而紧，内而饮聚，外而瘰痛，兼之内疴，饮食减少，得食易呕，乃内伤生冷，外感燥金之气而然，以急救三焦之阳与阳明之阳为要。

桂枝三钱　姜半夏六钱　干姜三钱　降香三钱　云苓块连皮，五钱　苡仁五钱　吴萸一钱五分　川椒炭三钱　广皮三钱　薤白三钱　公丁香一钱　生姜五大片

煮四杯，日三夜一，分四次服。二帖。

三十日　阳虚已久，急难猝复，余有原案。

姜半夏一两　云苓皮五钱　厚朴三钱　小枳实三钱　薤白三钱　川椒炭三钱　广皮五钱　干姜三钱　生姜五大片　公丁香二钱

煮三杯，分三次服。三帖。

十月初三日　如是刚燥，脉仍弦紧，受病太深之故。于前方内去薤白，加川椒炭五钱，再服三帖。

初六日 阳气稍复，痰饮上冲，咳声重浊，昼夜不寐，暂与《灵枢》半夏汤和胃，令得寐。

姜半夏二两 广皮五钱 秫米一合 云苓块五钱

甘澜水十杯，煮成四杯，日三夜一，分四次服。二帖。

初八日 阳微饮聚不寐，与半夏汤已得寐，但六脉无神，阳难猝复，病久而又误用阴柔苦寒之故，一以复阳为要。

姜半夏八钱 桂枝五钱 川椒炭三钱 云苓块六钱 干姜三钱 小枳实二钱 杏仁泥三钱 广皮三钱 炙甘草二钱

甘澜水八杯，煮三杯，分三次服。二帖。

初十日 脉之紧者已和，诸见症亦减，脉仍太细，阳未全复。

姜半夏五钱 桂枝三钱 焦白芍三钱 云苓块五钱 干姜二钱 川椒炭二钱 小枳实一钱五分 炙甘草二钱 广皮炭三钱

煮三小茶杯，分三次服。四帖。

十四日 胃不和则卧不安，饮以半夏汤，脉又弦紧，胃阳为痰饮所困，皆日前过伤生冷之故。

姜半夏二两 公丁香一钱五分 秫米一合 川椒炭三钱

煮三杯，分三次服。二帖。

十七日 痰饮喘咳不得卧，周身觉冷，脉弦紧，阳虚极矣。

姜半夏一两 桂枝五钱 干姜四钱 小枳实五钱 杏仁四钱 广皮五钱 川椒炭三钱

煮三杯，分三次服。此方服至二十余帖，或作或止，后以蠲饮丸收功。

戊子十月二十日 某 燥金克木，由厥阴外犯太阳，季胁偏右攻腰痛。不发于春夏，而发于冬令，不发于巳前，而发于午后，六脉弦数，其为阴邪留滞络中沉着不移可知，以故久而不愈。此症当于络中求之。

霹雳散四两，每服二钱，每日早、中、晚三次，开水和服，以清络中之邪。

又《金匮》谓凡病至其年月日时复发者，当下之。此症病发时不得大便，乃肝主疏泄，肝受病则不得疏泄，但不可寒下耳。

天台乌药散一钱，加巴豆霜六厘，以泄络中沉着之伏邪，庶可拔其根也。

戊子八月十八日 瑞 二十岁 感受燥金之气，表里兼受，与各半汤加苦温甘热法。

桂枝五钱 姜半夏四钱 广皮三钱 柴胡三钱 川椒炭三钱 生姜二钱 吴萸三钱 炙甘草一钱 大枣去核，二枚 黄芩三钱

煮三杯，分三次服。

廿三日 十九至廿二日，误服他人苦寒药，今议阳明从中治，燥中见湿，故宗其法。

桂枝木五钱　猪苓三钱　淡吴萸三钱　姜半夏四钱　川椒炭存性，三钱　泽泻三钱　云苓皮六钱　干姜三钱　炒真山连二钱　苍术炭三钱

煮三杯，分三次服。

廿四日　六脉俱弦，怯寒泄泻，表里三阳皆虚，仍与阳明从中治法。

桂枝五钱　姜半夏五钱　吴萸三钱　猪苓三钱　云苓块连皮，六钱　干姜三钱　泽泻三钱　川椒炭三钱　广皮二钱　苍术三钱

煮三杯，分三次服。

廿五日　燥症本属阴邪，误用大苦大寒，致伤胃阳，昼夜无眠，与胃不和则卧不安之半夏汤。

姜半夏二两　秫米二合

急流水八杯，煮取三杯，分三次服。二帖。

廿七日　燥症误服凉药，胃阳受伤，以致不食不饥，不便不寐，峻用半夏汤和胃，稍有转机，仍以和胃为要。

云苓半块半皮，五钱　姜半夏一两　秫米一合　广皮三钱　小枳实二钱　姜汁每杯冲三茶匙

煮三杯，分三次服。二帖。

廿九日　胃不和，两用半夏汤和胃，已得眠食，腹中疝瘕未消，微痛，脉弦，夜间身微热，七日不大便，小便短赤，与辛通苦降淡渗法。

姜半夏六钱　青皮二钱　公丁香七分　小茴香三钱　炒山连一钱五分　吴萸三钱　川椒炭三钱　广皮三钱

煮三杯，分三次服。

九月初一日　腹胀甚，于前方内加生苡仁五钱，半夏二钱，炒山连五分，厚朴三钱，云苓皮三钱。

再服二帖，分量加则力更进。

初三日　于前方内去丁香五分，山连五分。仍服二帖。

初五日　疝瘕寒热，俱未尽除。

姜半夏八钱　吴萸三钱　炒小茴香三钱　云苓块五钱　厚朴二钱　青蒿二钱　川椒炭三钱　桂枝尖三钱　槟榔剪一钱　公丁香五钱　广皮三钱

煮三杯，分三次服。服此方二帖方见效。

初七日　前天大用刚热，下焦方知药力，其中寒甚可知，犹宜温热，兼之透络。

桂枝三钱　炒小茴香三钱　厚朴二钱　半夏五钱　川椒炭三钱　槟榔剪一钱　青蒿八分　吴萸三钱　公丁香一钱五分　广皮三钱　良姜二钱

煮三杯，分三次服。二帖。

己丑正月十五日　檀氏　三十二岁　燥金克木，连少腹久痛不休，腿脚俱痛，兼有

溢饮，与阳明从中治法。

姜半夏五钱　云苓半块半皮，六钱　淡吴萸三钱　川椒炭六钱　益智仁三钱　良姜三钱　公丁香一钱五分　广皮三钱

煮三杯，分三次服。七帖。

疟

癸亥七月十六日　吴　二十五岁　但寒不热，似乎牝疟。然渴甚，皮肤扪之亦热，乃伏暑内发，新凉外加，热未透出之故。仍用苦辛寒法，加以升提。

飞滑石三钱　花粉二钱　藿香叶二钱　杏仁泥三钱　知母一钱　广郁金二钱　生苡仁三钱　青蒿一钱　白蔻仁二钱　老厚朴二钱　黄芩一钱

煮三杯，分三次服。一帖。

十七日　但寒不热之疟，昨用升提，已出阳分，渴甚，脉洪数甚，热反多，昨云热邪深伏未曾透出，不得作牝疟看，非虚言也。用苦辛寒重剂。

生石膏八钱　厚朴三钱　广郁金三钱　飞滑石三钱　知母二钱　白蔻仁三钱　杏仁粉五钱　黄芩二钱　生甘草一钱五分　藿香梗三钱

煮三杯，分三次服。

丙寅正月初七日　伊氏　二十二岁　妊娠七月，每日午后先寒后热，热到戌时微汗而解，已近十日。此上年伏暑成疟，由初春升发之气而发，病在少阳，与小柴胡法。

柴胡五钱　姜半夏四钱　生姜三钱　人参二钱　炙甘草二钱　大枣去核，二枚　黄芩三钱

煮三杯，分三次服。一剂寒热减，二帖减大半，第三日用前方三分之一痊愈。

庚申八月廿五日　朱　三十二岁　体厚，本有小肠寒湿，粪后便血，舌苔灰白而厚，中黑滑，呕恶不食，但寒不热。此湿疟也，与劫法。

茯苓块五钱　生草果三钱　熟附子一钱　生苍术五钱　杏仁三钱　槟榔三钱　黄芩炭三钱　生苡仁五钱

煮三杯，分三次服。

廿八日　前方服三帖而病势渐减，舌苔化黄，减其制，再服三帖而寒来甚微，一以理脾为主。

姜半夏三钱　苡仁二钱　白蔻仁二钱　炒於术三钱　广皮三钱　黄芩炭二钱　益智仁二钱

煮三杯，分三次服。服七帖而胃开。

孙　四十岁　少阴三疟，二年不愈，寒多热少，脉弦细，阳微损及八脉。与通补奇经丸四两，服完痊愈。

萧　三十三岁　少阴三疟，久而不愈，六脉弦紧，形寒嗜卧，发时口不知味，不渴，肾气上泛，面目黧黑，与扶阳法。

毛鹿茸三钱，生剉末，先用酒煎　桂枝三钱　当归三钱　熟附子二钱　人参一钱　蜀漆二钱

煮三杯，分三次服。四帖。

乙酉四月十九日　郑　五十五岁　脉双弦，伏暑成疟，间三日一至，舌苔白滑，热多寒少，十月之久不止。邪已深入，急难速出，且与通宣三焦，使邪有出路，勿得骤补。

云苓皮五钱　知母三钱　杏仁泥三钱　生苡仁五钱　炒黄芩二钱　青蒿二钱　藿香梗三钱　姜半夏三钱　白蔻仁二钱

煮三杯，分三次服。四帖。

廿六日　加青蒿一钱，白蔻仁一钱，服四帖。

五月初四日　脉紧汗多，加桂枝三钱，服二帖。

初六日　脉已活动，色已华，寒大减，热亦少减，共计已减其半，汗至足底，时已早至八刻。议去青蒿，加黄芩一钱。舌苔虽减而仍白。余药如故，再服四帖。

十四日　三疟与宣三焦，右脉稍大，热多汗多，舌苔少白滑虽薄而未尽化。湿中生热，不能骤补，与两清湿热。

茯苓皮五钱　黄芩三钱　杏仁泥三钱　姜半夏五钱　知母三钱　生苡仁五钱　白蔻仁一钱五分　黄连姜汁炒，二钱　白通草一钱

煮三杯，分三次服。

十九日　加广皮炭三钱、藿香梗三钱，服四帖。

廿二日　病减者减其制，每日服半帖，六日服三帖。

廿九日　病又减，去黄连，加益智仁，以其脉大而尚紧也。仍以六日服三帖。

六月初五日　余邪未尽，仍以六日服三帖。

十三日　三疟与宣化三焦，十退其九，白苔尚未尽退。今日诊脉弦中兼缓，气来至静，是阳气未充，议与前法退苦寒进辛温。

茯苓块连皮，五钱　桂枝三钱　藿香梗三钱　杏仁泥三钱　焦白芍二钱　黄芩炭三钱　姜半夏五钱　苡仁五钱　白蔻仁研，三钱　益智仁三钱　广皮三钱

煮三杯，分三次服。

廿三日　左脉弦紧，右大而缓，舌白未化，疟虽止而余湿未消，此方仍服，去白蔻仁一钱、黄芩一钱、益智仁一钱，以后又服八帖。

七月初二日　四疟已止，胃亦开，脉已回阳，与平补中焦。

茯苓块五钱　焦於术三钱　炙甘草二钱　姜半夏三钱　生苡仁五钱　白蔻仁一钱五分　生姜三片　广皮炭三钱　大枣去核，二枚

煮三杯，分三次服。服七帖后，可加人参二钱，服至收功。

八月初八日 丸方 疟后六脉俱弦微数，与脾肾双补法。

茯苓六两 何首乌四两 炒黑杞子四两 野术四两 沙蒺藜二两 蔻仁五钱 人参四钱 五味子二两 莲子去心，六两 山药四两

上为细末，炼蜜为丸，如梧子大，每服二三钱，开水送。每逢节气，以辽参三五分煎汤送。

乙酉六月初十日 高 十六岁 间三疟，脉弦，暑邪深入矣。

滑石五钱 茯苓皮三钱 知母二钱 杏仁三钱 制半夏三钱 黄芩三钱 柴胡二钱 藿香叶三钱 生姜三片 青蒿三钱 白蔻仁一钱 大枣去核，二枚 苡仁三钱 炙甘草一钱

煮三杯，分三次服。

十二日 诊脉数，热重，加知母二钱。

廿三日 疟止热退，去知母、柴胡、青蒿、生姜、大枣，改藿香梗二钱，减滑石二钱。

廿九日 余邪已轻，再服数帖。

朱 三十八岁 但寒不热，舌苔白滑而厚三四日，灰黑而滑五六日，黑滑可畏，脉沉弦而紧。太阴寒湿之疟，与牝疟相参。但牝疟表寒重，此则偏于在里之寒湿重也。初起三日，用桂枝、苍术、草果、茯苓、苡仁、广皮、泽泻、猪苓、黄芩，三四日加附子，五六日又加苍术、草果分量，再加生姜，舌苔始微化黄，恶寒渐减。服至十二三日，舌苔恶寒始退。疟愈之后，峻补脾肾两阳，然后收功。

乙酉七月廿五日 姚 二十五岁 久疟不愈，寒多，舌苔白滑，湿气重也。宜通宣三焦，微偏于湿。

杏仁五钱 茯苓皮五钱 青蒿二钱 半夏五钱 煨草果一钱五分 广皮四钱 苡仁五钱 炒黄芩一钱五分 生姜三片 蔻仁三钱

煮三杯，分三次服。

八月初三日 前方服六帖，疟疾已止。照原方去草果、青蒿，加滑石六钱、益智仁三钱。

冬 温

甲子十一月廿五日 张 六十八岁 舌黄口渴，头不痛而恶寒，面赤目赤，脉洪热甚，形似伤寒，实乃冬温夹痰饮，与伏暑一类。

连翘六钱 苦桔梗八钱 荆芥穗五钱 金银花六钱 广郁金三钱 广皮三钱 半夏八钱 藿香梗五钱 甘草三钱 杏仁六钱 白通草三钱

共为粗末，分七包，一时许服一包，芦根汤煎。

廿六日 于前方内去芥穗、通草。

廿七日 冬温余热未清。

连翘三钱 细生地三钱 薄荷一钱 银花二钱 苦桔梗三钱 黄芩一钱五分 杏仁三钱 炒知母三钱 甘草一钱

水五杯，煮二杯，分两次服。

廿九日 温病渴甚热甚，面赤甚，脉洪甚。

石膏八钱 苦桔梗五钱 荆芥穗三钱 连翘三钱 杏仁泥五钱 广郁金三钱 银花二钱 姜半夏四钱 甘草三钱 薄荷三钱

煮三杯，分三次服。

三十日 温病最忌食复，况老年气血已衰，再复则难治矣。口渴甚，痰多胁痛。

银花五钱 苦桔梗五钱 半夏六钱 连翘三钱 杏仁霜五钱 薄荷一钱五分 石膏四钱 广郁金三钱 甘草二钱

煮成三杯，分三次服。二帖。

十二月初二 大势已退，余势尚存，仍须清淡数日，无使邪复。

连翘三钱 细生地五钱 元参二钱 银花三钱 粉丹皮二钱 黄芩二钱 连心麦冬五钱 生甘草二钱

头煎二杯，二煎一杯，分三次服。

初三日 脉洪滑，即于前方加半夏三钱。

乙丑二月廿二日 某 脉不浮而细数，大渴引饮，大汗，里不足之热病也。用玉女煎法。

知母四钱 生石膏一两 甘草三钱 麦冬五钱 细生地五钱 京米一撮 桑叶三钱

煮三杯，分三次服。

廿三日 温热，大渴大汗，脉数，昨用玉女煎，诸症俱减。平素有消渴病，用玉女煎大便稀溏。加牡蛎，一面护阴，一面收下。

牡蛎一两 生石膏五钱 炙甘草三钱 麦冬五钱 大生地五钱 炒知母二钱 京米一撮

煮三杯，分三次服。

丙寅十一月初一日 某 冬温，脉沉细之极，舌赤面赤，谵语，大便闭。邪机纯然在血分之里，与润下法。

细生地六钱 元参六钱 粉丹皮三钱 生大黄五钱 连心麦冬六钱 生甘草二钱 元明粉一钱

煮三杯，先服一杯，得快便，止后服。外牛黄清心丸二丸。

初二日 冬温谵语神昏，皆误表之故。邪在心包，宜急急速开膻中，不然则内闭外脱矣。大便闭，面正赤。昨因润下未通，经谓下不通者死，非细故也。得药则呕，忌甘也。先与广东牛黄丸二三丸，以开膻中，继以大承气汤攻阳明之实。

生大黄八钱　玄参八钱　老厚朴二钱　元明粉三钱　丹皮五钱　小枳实四钱

煮三杯，先服一杯，得便即止，不便再服。

伤　寒

癸亥二月初二日　唐　五十八岁　太阳中风尚未十分清解，兼之湿痹髀痛。

茯苓皮五钱　桂枝四钱　片姜黄二钱　杏仁三钱　防己三钱　厚朴二钱　陈橘皮一钱五分　晚蚕沙三钱　炙甘草一钱五分

煮三杯，分三次服。二帖。

初四日　行经络而和营卫，则风痹自止。

桂枝八钱　焦白芍四钱　生姜五片　防己六钱　生於术五钱　大枣去核，二枚　半夏五钱　炙甘草三钱

水八碗，煮取三碗，分三次服。头一次饮稀粥，令微汗佳，其二三次不必啜粥。

初五日　左脉沉紧，即于前方内加热附子五钱。

初六日　脉洪大而数，经络痛虽解而未尽除，痹也；小便白而浊，湿也。

飞滑石五钱　桂枝三钱　生苡仁五钱　茯苓皮五钱　猪苓三钱　黄柏炭一钱　杏仁泥五钱　泽泻三钱　白通草三钱

煮三碗，分三次服。

初七日　昨服开肺与大肠痹法，湿滞已下，小便已清，身热已退，但大便与痰中微有血迹。症从寒湿化热而来，未便即用柔药以清血分。今日且与宣行腑阳，右脉仍见数大，可加苦药，如明日血分未清，再清血分未迟。

飞滑石五钱　半夏三钱　生苡仁五钱　杏仁泥三钱　厚朴二钱　黄柏炭一钱　黄芩炭二钱　广皮一钱五分　细苏梗一钱

头煎两杯，二煎一杯，分三次服。

初八日　舌苔仍有新白，衣被稍薄而畏寒，身热已退，阳虚湿气未净无疑。

姜半夏五钱　桂枝三钱　焦白芍二钱　生苡仁五钱　厚朴二钱　生茅术二钱　杏仁泥三钱　广皮一钱五分　全当归一钱五分

头煎两杯，二煎一杯，分三次服。二帖。

初十日　诸症向安，惟营气与卫不和，寐后自觉身凉，以调和营卫为主。

桂枝三钱　茯苓块三钱　广皮一钱五分　白芍三钱　生苡仁五钱　生姜三片　半夏六钱　炙甘草二钱　大枣去核，二枚

头煎两杯，二煎一杯，分三次服。六帖。

十六日　营卫已和，即于前方内增白芍二钱，加胶饴三钱，服七帖而安。

癸亥二月十六日　唐氏　五十六岁　太阳中风漏汗，桂枝加附子汤主之。

桂枝六钱　焦白芍四钱　生姜三片　炙甘草三钱　熟附子三钱　大枣去核，三枚

煮三杯，分三次缓缓服。

十七日　中风漏汗，兼之肾水上凌心，心悸腹痛。昨用桂枝加附子汤，诸症悉退。今左脉沉缓，右脉滑数，表虽清而浊阴未退。议苓、桂伐肾邪，归、茴温冲脉，吴萸、半夏、生姜两和肝胃，白芍以收阴气，合桂枝而调营卫，加黄芩以清风化之热，合诸药为苦辛通法。此外感之余，兼有下焦里症之治法也。

茯苓块五钱　桂枝四钱　淡吴萸三钱　姜半夏四钱　青皮一钱五分　全当归为黑，三钱　小茴香炒黑，三钱　生姜三片　黄芩炭一钱　焦白芍二钱

甘澜水煮三杯，分三次服。

十九日　脉缓，浊阴久踞，兼有滞物续下。用药仍不外苦辛通法，稍加推荡之品，因其势而利导之。大意通补阳明之阳，正以驱浊阴之阴。若其人阳明本旺，胃阴自能下降，六腑通调，浊阴何以能聚？再胃旺自能坐镇中州，浊阴何能越胃而上攻心下？反复推求，病情自现。

桂枝尖四钱　厚朴三钱　焦白芍二钱　茯苓块三钱　青皮一钱五分　小枳实一钱五分　淡吴萸三钱　乌药二钱　广木香一钱　小茴香吴萸同炒黑，三钱　广皮一钱　黄芩炭一钱　川楝子二钱

煮三杯，分三次服。

廿二日　凡痛胀滞下，必用苦辛通降，兼护阳明，固不待言。前法业已见效，细询病情已十有余年，以半产后得之，误用壅补而成。按久病在络，再痛胀在左，下至少腹板着，其中必有瘀滞，非纯用汤药所能成功。盖汤者荡也，涤荡肠胃，通和百脉，固其所长；至于细雕密镂，缓行攻络，是其所短，非兼用化癥回生丹缓通不可。且汤剂过重，有瘕散为蛊之虞，不得不思患预防也。

桂枝尖一钱　半夏三钱　广木香八分　炒白芍二钱　厚朴一钱　地榆炭一钱　降香末二钱　红花七分　炒桃仁一钱五分　川楝子二钱　小茴香炒黑，二钱　广郁金一钱　全当归炒黑，一钱　乌药一钱五分　两头尖二钱　黄芩炭一钱　黄连八分　广皮炭八分

甘澜水煎，前后四杯，日三夜一，分四次服。五帖。

昔李东垣用药有至三十余味者，张仲景鳖甲煎亦有三十几味。后人学问不到，妄生议论，不知治经治以急，急则用少而分量多；治络治以缓，缓则用多而分量少。治新则用急，治旧则用缓。治急可独用，治旧必用众。独则无推诿而一力成功，众则分功而互相调济，此又用药多寡之权衡也。兼服化癥回生丹一丸。

廿七日　宣络法兼两和肝胃。

炒白芍六钱　半夏三钱　炒丹皮三钱　制香附二钱　川芎五分　炒蒺藜三钱　小茴香炒黑，三钱　炒青皮八分

煮三杯，分三次服。

廿八日 瘀仍不实，于前方内加生苡仁六钱，半夏二钱，服三帖。

三月初一日 案仍前。

姜半夏五钱 全当归三钱 制香附一钱五分 降香末二钱 良姜二钱 桃仁泥一钱五分 小茴香三钱 乌药二钱 广皮炭八分 干姜炭五分 青皮八分

煮三杯，分三次服。三帖。

初五日 络瘀多年，腹痛胀攻胃，食后膜胀，今搜去络中瘀滞，饥甚则如刀刮竹，络气虚也。与通补络法。

炒白芍六钱 丹参三钱 炒杞子一钱 当归身三钱 丹皮三钱 桂圆肉三钱 小茴香一钱

煮三杯，分三次服。九帖痊愈。

甲子二月廿一日 吴氏 二十三岁 头项强痛而恶寒，脉缓有汗，太阳中风，主以桂枝汤。

桂枝三钱 炙甘草二钱 大枣去核，二枚 白芍二钱 生姜三钱

水五杯，煮二杯。头杯即啜稀热粥，令微汗佳。有汗二杯，不必啜粥，无汗仍然。

廿四日 不解，于前方内加羌活五钱。

廿五日 服前方业已脉静身凉，不肯避风，因而复中，脉紧无汗，用麻黄汤法。

麻黄自去节，三钱 白芍三钱 生姜三片 桂枝三钱 炙甘草二钱 羌活三钱 大枣去核，二枚

煮两杯，分两次服。

廿六日 服前药不知身重疼痛，其人肥而阳气本虚，平素面色淡黄，舌白。湿气又重，非加助阳胜湿之品不可，于前方内加重。

麻黄去节，五钱，共成八钱 桂枝二钱，共成五钱 杏仁泥三钱 白术三钱 熟附子三钱 炙甘草一钱，共成三钱

水五碗 先煮麻黄，去上沫，入诸药取两碗，分两次服。服一帖而汗出愈。

甲子三月十六日 唐 五十九岁 头痛恶寒脉紧，言謇肢冷，舌色淡，太阳中风。虽系季春天气，不得看作春温。早间阴晦，雨气甚寒，以桂枝二麻黄一法。

桂枝六钱 杏仁五钱 生姜六片 麻黄去节，三钱 炙甘草三钱 大枣去核，二枚

煮三杯，先服一杯，得微汗，止后服。不汗再服。再不汗，促役其间。

十七日 于原方倍麻黄，减桂枝，加附子三钱。一帖。

十八日 照原方服一帖。

十九日 诸症悉减，药当暂停以消息之。

二十日 中风表解后，言謇，减食则汗头行痛，舌白滑，脉微紧，宜桂枝加附子汤除风实表护阳。

桂枝六钱 焦白芍四钱 生姜五片 附子三钱 炙甘草二钱 大枣去核，二枚

水五杯，煮二杯，分温二服。渣再煮一杯服。

廿一日 表解后复中，恶寒胸痞，舌苔厚而白，脉迟紧，里急。

桂枝六钱 茯苓块五钱 厚朴三钱 苡仁五钱 熟附子四钱 干姜三钱 茅术三钱 小枳实二钱 广皮二钱

日二帖。

廿二日 于前方内去茯苓，减苡仁，加炙甘草二钱，生姜二钱，日二帖。

廿三日 诸症悉衰，当减其制，照前方日服一帖。

廿四日 中风表解后，余邪入里，舌黄身热胸痞。议泻心汤泻其痞。

半夏六钱 黄芩炒半黄，三钱 生姜五钱 干姜五钱 黄连炒半黄，二钱

头煎两杯，二煎一杯，分三次服。

某 先寒后热，胁痛腰痛，少阳症也。议从少阳领邪外出太阳法。

柴胡六钱 党参三钱 甘草三钱 桂枝四钱 黄芩三钱 羌活一钱五分 生姜三片 半夏一钱五分

煮三杯，分三次服。

又 热后，寒退热存，胁胀。

半夏五钱 广郁金二钱 生姜三钱 黄芩四钱 广皮炭一钱五分 香附三钱 大枣去核，二枚 生甘草一钱五分

煮三杯，分三次服。

廿五日 张 今年风木司天，现在寒水客气，故时近初夏，犹有太阳中风之症。

按太阳中风，系伤寒门中第一关，最忌误下。时人不读晋唐以上之书，故不识症之所由来。仲景谓太阳至五六日，太阳症不罢者，仍从太阳驱出，宜桂枝汤。现在头与身仍微痛，既身热而又仍恶风寒，的是太阳未罢，理宜用桂枝汤。但其人素有湿热，不喜甘，又有微咳，议于桂枝汤内去甘药，加辛燥，服如桂枝汤法。

桂枝六钱 陈皮三钱 白芍四钱 半夏四钱 杏仁三钱

水八杯，煮成三杯，先服一杯，即啜稀热粥令微汗佳。有汗二三杯，不必啜粥，无汗仍然。

廿六日 太阳中风误下，胸痞四五日，太阳症未罢，昨用太阳症仍在例之桂枝汤法，今日恶寒已罢，头目已清，惟胸痞特甚，不渴，舌白而壮热，泄泻稀水频仍。仲景法云：病发于阳而误下之成胸痞者，泻心汤主之。今用其法。再经谓脉不动数者，为不传经也，昨日已动数太甚，断无不传之理，可畏在此。

茯苓连皮，五钱 干姜五钱 生姜三片 半夏五钱 黄连三钱

煮三杯，分三次服。

廿七日 太阳中风误下，前日先与解外，昨日太阳症罢，即泻胸痞，今日胸痞解，惟自利不渴，舌灰白，脉沉数。经谓自利不渴者，属太阴也。太阴宜温，但理中之人参、甘草恐不合拍，议用其法，而不用其方。

茯苓连皮，一两　苍术炭四钱　干姜五钱　半夏六钱　广皮炭二钱　生姜五钱

煮三杯，分三次服。

廿八日 太阳中风，先与解外，外解已，即与泻误下之胸痞，痞解而现自利不渴之太阴症，今日口不渴而利止，是由阴出阳也。脉亦顿小其半，古云脉小则病退，但仍沉数，身犹热，而气粗不寐，陷下之余邪不净。仲景《伤寒论》谓真阴已虚阳邪尚盛之不寐，用阿胶鸡子黄汤。按此汤重用黄芩、黄连，议用甘草泻心法。

半夏五钱　黄芩四钱　生姜三钱　云苓三钱　山连三钱　大枣去核，二枚　甘草三钱

煮三杯，分三次服。

廿九日 脉沉数，阴经热，阳经不热，是陷下之余邪在里也。气不伸而哕，哕者，伤寒门中之大忌也，皆误下之故。议少用丁香柿蒂汤法，加黄连以彻里热，疏逆气。

公丁香一钱　黄芩三钱　柿蒂九枚　真山连一钱　广皮二钱　姜汁冲，三茶匙

煮二杯，分二次服。

初一日 误下成胸痞自利，两用泻心，胸痞自利俱止，但陷下之邪，与受伤之胃气搏而成哕。昨用丁香柿蒂汤去人参加芩、连，方虽易，仍不外仲景先师苦辛通降之法，病者畏而不服。今日哕不止，而左脉加进，勉与仲景哕门中之橘皮竹茹汤，其力量减前方数等矣。所以如此用者，病多一日，则气虚一日，仲景于小柴胡汤中即用人参，况误下中虚者乎？

广皮六钱　半夏三钱　生姜五钱　竹茹五钱　炙甘草四钱　人参二钱。若无人参，以洋参代之　大枣去核，四枚

煮三杯，分三次服。

初二日 误下中虚气结成哕。昨与《金匮》橘皮竹茹汤，今日哕减过半。古谓效不更方，仍用前法。但微喘而舌苔白，仲景谓喘家加厚朴、杏子佳，议以前方内加厚朴、杏仁。

广皮六钱　老厚朴二钱　生姜三钱　竹茹五钱　杏仁泥三钱　大枣去核，二枚　洋参三钱　炙甘草五钱

煮三杯，分三次服。

初三日 于原方内加柿蒂三钱。

初四日 误下之陷症，哕而喘，昨连与《金匮》橘皮竹茹汤，一面补中，一面宣邪，兹已邪溃，诸恶候如失，脉亦渐平。但其人宗气受伤不浅，议与小建中汤加橘皮、半夏，小小建立中气，调和营卫，兼宣胃阳，令能进食安眠。

焦白芍六钱　桂枝四钱　生姜三片　新会皮一钱　半夏四钱　大枣去核，三枚　炙甘草三钱

胶饴一两，去渣后化入，搅令匀，再上火二三沸

煮三杯，分三次服。

初五日 病解后，微有饮咳，议与小建中去胶饴，加半夏、广皮、茯苓、苡仁、蔻仁、杏仁。

桂枝四钱 炒白芍六钱 广皮三钱 半夏五钱 茯苓块三钱 生姜三片 苡仁五钱 白蔻仁一钱 大枣去核，二枚 杏仁二钱 炙甘草三钱

煮三杯，分三次服。

初六日 病后两服建中，胃阳已复，脾阳不醒。何以知之？安眠进食，是为胃阳复；舌起白滑苔，小便短，大便水解，脉作数，是脾阳未醒而上蒸于肺也。议与宣利三焦法，以醒脾阳。

半夏五钱 小枳实三钱 苡仁五钱 茯苓五钱 益智仁一钱 广皮三钱 杏仁五钱 白通草一钱

煮三杯，分三次服。

初八日 大小便已利，脉仍洪数，舌白滑，苔未除，仍宜苦辛淡法，转运脾阳，宣行湿热。

茯苓皮五钱 半夏五钱 黄柏炭三钱 生苡仁五钱 杏仁三钱 苍术炭三钱 白蔻仁一钱五分 广皮一钱五分 黄芩炭一钱五分

煮三杯，分三次服。

十一日 脉仍沉数，舌苔反白滑，仍宜建中行湿，以除伏邪。湿最伤气，非湿去气不得健，与急劫湿法。

茯苓皮五钱 制苍术四钱 白蔻仁一钱五分 姜半夏五钱 生苡仁五钱 黄芩炭二钱 煨草果四钱 黄柏炭二钱 炒广皮一钱五分 杏仁泥三钱 益智仁二钱

煮三杯，周十二时服完。

乙酉十一月十二日 吴 五十六岁 内热外寒，兼发痰饮，喉哑咳嗽痰多，头痛恶寒，脉浮，与麻杏石甘汤加半夏、广皮、苦桔梗。

生石膏六两 麻黄去节，五钱 苦桔梗六钱 姜半夏一两 广皮四钱 炙甘草四钱 杏仁泥八钱

煮四杯，先服一杯，得汗即止，不汗再服，汗后避风。

十四日 肺脉独浮，去麻黄三钱。

十七日 脉浮，喉哑咳嗽痰多。

生石膏四两 麻黄去节，三钱 桔梗五钱 半夏六钱 广皮三钱 炙甘草二钱 杏仁六钱

煮三杯，先服一杯，得汗止后服。

廿三日 脉浮，喉哑咳嗽痰多，内饮招外风为病，与大青龙汤法。

麻黄去节，五钱　生石膏四两　广皮五钱　杏仁八钱　姜半夏八钱　生姜三钱　桔梗五钱　炙甘草三钱　大枣去核，二枚

煮二杯，先服一杯，得汗止后服，不汗再服。

廿四日　病减者减其制，去麻黄三钱、广皮、生姜、大枣，于原方加木通一钱，以小便短也。

廿七日　喉复哑，脉洪数，小便已长，照前方去木通，加生石膏二两。

乙酉十一月廿九日　赵　十三岁　头痛，脉浮弦不甚紧，无汗，与杏苏散法。

杏仁二钱　羌活一钱　生姜三片　苏叶三钱　桔梗三钱　大枣去核，二枚　防风二钱　甘草一钱五分

煮二茶杯，先服一杯，复被令微汗，不可使汗淋漓。得汗止后服，不汗再服第二杯，又不汗再作服，以得汗为度。汗后避风，只啜粥，须忌荤。

丁亥十一月十一日　某　四十余岁　头项强痛而恶寒，脉浮而紧，无汗。的系伤寒，法当发汗，何得妄为冬温而恣用凉药？

麻黄去节，六钱　杏仁四钱　甘草四钱　桂枝五钱

煮三杯，先服一杯，复被令微汗周身佳。得汗止后服，不汗再服。尽剂而汗始至足。

十二日　伤寒与麻黄汤，头项强痛已解，脉不浮紧，胃亦开；但受伤太重，阳虚体痛畏寒，与温太阳经脉。

桂枝六钱　焦白芍四钱　甘草三钱　防己一钱　杏仁泥三钱　生姜五片　广皮四钱　熟附子三钱　大枣去核，二枚

煮三杯，分三次服。

十三日　脉症仍旧，阳未全复，照前方加附子，再服一帖，服药后不必啜粥。

十四日　痹症身痛大减，惟足痛甚，湿伤于下，仍旧于下也。仍与温通太阳经络。

云苓皮六钱　桂枝六钱　熟附子五钱　生苡仁六钱　防己四钱　片姜黄三钱　杏仁泥四钱　甘草三钱　海桐皮三钱

煮四杯，分早、中、晚、夜四次服。

十五日　诸症向安，惟六脉阳微之极，仍以补阳为要。但去痹未远，宜通不宜守，俟三四日后毫无遗症，再议守补。

云苓块三钱　桂枝六钱　生苡仁二钱　熟附子三钱　萆薢三钱　炙甘草三钱

煮三杯，分三次服。二帖。

十七日　脉沉细，背脊仍有畏寒之意，舌白滑，苔颇厚。寒湿未清，犹未敢呆补。

云苓皮五钱　桂枝八钱　川萆薢四钱　生苡仁五钱　防己二钱　白通草一钱　姜半夏四钱　广皮二钱　炙甘草三钱　熟附子四钱

煮三杯，分三次服。

戊子正月十六日　史　三十二岁　脉浮洪而数，头痛身痛，恶寒有汗，此为太阳中风。但中风脉缓，今洪数有力，恐传经也，桂枝汤主之。

桂枝六钱　炙甘草三钱　大枣去核，三枚　白芍四钱　生姜五钱

煮两杯，先服一杯，即啜稀粥一碗，复被令微汗佳。得汗止后服，不汗再服。

十七日　脉之洪大已减，头痛身热恶寒俱减，余邪陷入少阳，干呕口苦，与小柴胡汤。渴者加天花粉。

柴胡三钱　姜半夏五钱　生姜三钱　黄芩三钱　天花粉一钱五分　广皮三钱　大枣去核，二枚　炙甘草一钱五分

煮二大杯，分二次服。

廿八日　脉静身凉，外感已解，唯舌上白浊，夹黄苔太甚，胃口不清，与宣通腑阳。切忌早食多食。

姜半夏五钱　益智仁二钱　白蔻仁八分　云苓皮五钱　小枳实三钱　广陈皮三钱　杏仁泥三钱　炒神曲三钱　白通草八分

煮三杯，分三次服。二帖。

己丑正月初五日　刘氏　五十余岁　太阳中风，耽延五日不解，冲气上动，宛若奔豚，腹满泄泻而渴，兼有少阴症矣。两层两感，太阳少阳并见，此一两感也；人其积怒内伤，又加外感，此二两感也。可畏之至，且先伐其冲气。

桂枝八钱　云苓块一两　川芎一钱五分　当归三钱　川椒炭三钱　生姜五大片

煮三杯，分三次服。

初六日　太阳少阳两感，冲气上动如奔豚，与苓、桂重伐肾邪，今日一齐俱解，脉静身凉，冲气寂然，可喜之至！微有痰饮咳嗽，当与和胃令能食。

云苓块六钱　桂枝三钱　生姜三片　姜半夏五钱　广皮三钱　大枣去核，二枚　焦白芍三钱

煮三杯，分三次服。

己丑正月二十日　钱　三十四岁　太阳中风汗多，误与收涩，引入少阳，寒热往来，口苦脉弦，与小柴胡汤和法。其人向有痰饮喘症，加枳实、橘皮，去人参。

柴胡五钱　姜半夏六钱　生姜五钱　广皮五钱　小枳实四钱　大枣去核，二枚　炙甘草三钱　黄芩炭一钱五分

煮三杯，先服一杯。寒热止，止后服。尽剂不止，再作服。二帖。

廿三日　风入少阳，与小柴胡汤已解其关，仍须用和法。寒多热少而口渴，较前方退柴胡，进黄芩，加天花粉。

姜半夏三钱　柴胡二钱　生姜三大片　天花粉三钱　炒黄芩三钱　大枣去核，二枚　炙甘草二钱

煮三杯，分三次服。

己丑十一月十四日　某　四十岁　风寒夹痰饮，喘咳吐血，业已发汗，身热不退，现已右脉洪大数滑。病势太重，勉与大青龙法去表药，加半夏。

生石膏四两　云苓块五钱　生姜汁冲，三小匙　姜半夏六钱　杏仁泥五钱

甘澜水八杯，煮三杯，分三次服。

十七日　伤寒夹痰饮吐血，误治，喘咳脉数极，与大青龙法去表药，加半夏，身热已退，喘已定，惟咳血未除。

生石膏三两　姜半夏六钱　橘皮三钱　云苓皮六钱　杏仁泥五钱　生姜汁冲，三茶匙

煮三杯，分三次服。

卷 二

中 风

陶氏　六十八岁　左肢拘挛，舌厚而謇，不能言，上有白苔，滴水不能下咽，饮水则呛，此中风挟痰之实症。前医误与腻药补阴，故隧道俱塞。先与开肺。

生石膏四两　杏仁四钱　鲜桑枝五钱　防己五钱　白通草一钱五分　姜半夏五钱　广皮三钱

煮三杯，分三次服。服一帖而饮下咽，服七帖而舌肿消。服二十帖诸病虽减而无大效，左肢拘挛如故，舌肿虽消而语言不清，兼结。余曰：此络中有块痰堵塞，皆误补致壅之故，非针不可。于是延郏七兄针之。针法本高，于舌上中泉穴一针，出紫黑血半茶杯。随后有物如蚯蚓，令伊子以手探之，即从针孔中拉出胶痰一条，如勺粉，长七八寸。左手支沟穴一针透关，左手背三阳之络用小针针十余针。以后用药日日见效。前方止减石膏之半，服至七十余帖而能策杖行矣。服九十帖，能自行出堂上轿矣，诸症悉除。

哈　六十六岁　中风湿，口歪，臂不举，腿肿，脉洪数，口渴，胃不开，与辛凉开水道法。

石膏生，四两　茯苓皮一两　桂枝三钱　飞滑石一两　晚蚕沙三钱　防己二钱　半夏五钱　白通草二钱　桑枝五钱

煮三杯，分三次服。二帖而效，十四帖痊愈，后以补脾胃收全功。

叶氏　三十六岁　中风神呆不语，前能语时，自云头晕左肢麻，口大歪，不食，六脉弦数。此痱中也，与柔肝法。

直生地八钱　白芍生，三钱　左牡蛎五钱　生鳖甲五钱　麦冬二钱　炙甘草三钱

煮三杯，分三次服。一帖而神有清意，人与之言能点头也。又于前方加生阿胶三钱、丹皮四钱，三帖而半语，七帖而大愈能食，十二三帖而如故。

李氏　七十二岁　伏暑夹痰饮肝郁，又加中风，头痛，舌厚白苔，言謇畏寒，脉洪数而弦。先与辛凉清上。

连翘三钱　苦桔梗三钱　桑叶三钱　银花三钱　茶菊花三钱　甘草一钱　薄荷一钱五分　刺蒺藜二钱

煮三杯，分三次服。

四帖而头痛畏寒止，舌厚渐消，苔不退。兹以通宣三焦，兼开肝郁。

飞滑石六钱　半夏四钱　白蔻仁二钱　云茯苓连皮，五钱　薏仁五钱　广郁金二钱　杏仁泥五钱　香附二钱　白通草一钱

煮三杯，分三次服。服二十余帖而大安，一切复元。

瘛疭

己卯七月　某氏　其人本有肝风头痛，病根少阳郁勃，真水不能上济可知。又现伏暑内发，新凉外加，金来克木，木愈病矣。少阳所致为瘛疭，理固然也。勉与清胆络，兼清心包。

犀角三钱　羚羊角三钱　茶菊花三钱　丹皮五钱　细生地五钱　钩藤钩二钱　桑叶三钱　苦桔梗二钱　鲜荷叶去蒂，一枚　甘草一钱五分

煮三杯，分三次服。间服紫雪丹一二钱。

又　此症肝风无疑，昨服柔肝清热之剂而烧退，是外邪已解。现在六脉弦细，手足发凉，似有厥意。治法熄风之中，似宜添入开心包之络为是。倘一二天不醒，便难挽回矣。

细生地五钱　沙参二钱　生牡蛎三钱　羚羊角三钱　丹皮五钱　刺蒺藜二钱　生鳖甲三钱　阿胶二钱　石菖蒲一钱　茶菊花三钱　甘草一钱　嫩桑枝廿寸

煮三杯，分三次服。间服紫雪丹及牛黄丸。

又　用玉女煎加犀角、丹皮。

又　用玉女煎加犀角、丹皮、连翘、银花，重用石膏、知母。

又　少阳头痛甚急，外因亦未尽解。

生石膏一两　连翘连心，三钱　茶菊花三钱　细生地五钱　银花三钱　冬桑叶三钱　左牡蛎五钱　麦冬不去心，五钱　钩藤钩二钱　羚羊角三钱　丹皮五钱　生甘草二钱　炒知母二钱　天冬二钱

煮三杯，分三次服，间服紫雪丹三分。

肝风

癸亥正月廿八日　章氏　七十二岁　老年上虚下盛，又当厥阴司天之年，厥阴主令之候，以故少阳风动，头偏右痛，目系引急，最有坏眼之虑，刻下且与清上。

羚羊角三钱　连翘一钱　刺蒺藜二钱　茶菊花二钱　桑叶二钱　生甘草八分　苦桔梗一钱五分　薄荷八分

煮二杯，分二次服。日二帖，服二日。

三十日　少阳头痛已止，现在胸痞胁胀，肝胃不和，肢痛腰痛。议两和肝胃之中，兼与宣行经络。

桂枝尖二钱　半夏五钱　制香附二钱　杏仁泥三钱　广皮一钱五分　生姜汁三匙　广郁金二钱　青皮一钱

煮三杯，分三次服。二帖。

二月初二日　因食冷物昼寐，中焦停滞，腹不和，泄泻，与开太阳阖阳明法。

桂枝五钱　茯苓块五钱　肉果煨，一钱五分　半夏三钱　生茅术三钱　炮姜一钱五分　猪苓三钱　藿香梗三钱　广皮一钱　泽泻三钱　广木香一钱五分

头煎两茶杯，二煎一茶杯，分三次服。

初四日　诸症向安，惟余晨泄，左手脉紧，宜补肾阳。

茯苓块五钱　补骨脂三钱　莲子连皮，五钱，去心　生於术三钱　煨肉果三钱　芡实三钱　菟丝子二钱　五味子一钱

水五碗，煮成两碗，分二次服。渣再煮一碗，明早服。

初七日　即于前方内去菟丝子，加牡蛎粉三钱。

初十日　太阳微风，以桂枝法小和之。

桂枝二钱　茯苓块三钱　生姜二片　半夏三钱　炒白芍二钱　大枣去核，一枚　广皮二钱　炙甘草八分

煮二杯，分二次服。

十一日　右目涩小，酉刻后眼前如有黑雾。议松肝络、熄肝风、益肝阴法。

何首乌三钱　沙参三钱　茶菊花一钱五分　沙蒺藜二钱　桔梗一钱五分　生甘草八分　青葙子二钱

煮二杯，分二次服。三帖后了然如故。

癸酉二月十五日　陶氏　右脉洪大，尺部更甚，左脉弦细，上盛下虚，卒中不能言，如中风状，乃肝风内动络热窍闭之故，证势甚重。

羚羊角一钱　沙参一钱五分　茶菊花一钱五分　苦桔梗一钱　麦冬二钱　刺蒺藜一钱　生鳖甲三钱　桑叶一钱　生甘草八分　细生地一钱五分

煮二杯，分二次服。日二帖，服三日。

二十日　上盛下虚，窍闭不能言，用轻清合芳香开上，今稍能言，但虚烦不眠，心悸头晕，仍系厥阴未熄。兹用补心肝之体，兼实下法。

大生地五钱　沙参三钱　茯苓块三钱　炒白芍六钱　麦冬不去心，五钱　炒枣仁三钱　生龟板四钱　阿胶二钱　炙甘草三钱　整朱砂绵裹，五钱　莲子连皮心，五钱

水五杯，煮取两杯，分二次服。渣再煮一杯服。

黄　三十岁　肝风内动，脉弦数，乃真水不配相火，水不生木，故木强而直上行，头晕甚，即巅厥也。久不治为痱中。医云：痰者妄也。先与清肃少阳胆络，继以填补真

阴可也。此症最易错看，贻害不小。

羚羊角三钱　桑叶三钱　苦桔梗二钱　黑芝麻研细，三钱　丹皮二钱　钩藤钩二钱　茶菊花三钱　薄荷七分　生甘草一钱

煮三杯，分三次服。

丸方：定风珠。

肝　厥

乙丑十一月十一日　高氏　四十五岁　肝阳上窜，因怒即发，十余年矣。经云久病在络，岂经药可效？再肝厥之证，亦有寒热之不同。此证脉沉而弦细，其为寒也无疑。大凡寒厥必死，今不死者，以其为腑厥而非脏厥也。现胁下有块有声，经色紫黑。议先用温通络脉法。

新绛纱三钱　半夏五钱　降香末三钱　川椒炒黑，二钱　旋覆花包，三钱　生香附三钱　桂枝嫩尖三钱　归须二钱　桃仁炭三钱

煮三杯，分二次服。三帖。

额氏　二十二岁　除夕日亥时，先是产后受寒痹痛，医用桂附等极燥之品，服之大效。医见其效也，以为此人非此不可，用之一年有余。不知温燥与温养不同，可以治病，不可以养生，以致少阳津液被劫无余，厥阴头痛，单巅顶一点痛不可忍；畏明，至于窗间有豆大微光即大叫，必室如漆黑而后少安；一日厥去四五次；脉弦细数，按之无力。危急已极，勉与定风珠潜阳育阴，以熄肝风。

大生地八钱　麻仁四钱　生白芍四钱　生龟板六钱　麦冬不去心，四钱　生阿胶四钱　生鳖甲六钱　海参二条　生牡蛎六钱　鸡子黄去渣后化入搅匀，二枚　甘草炙，五钱

煮成八杯，去渣上火煎成四杯，不时频服。

正月初一日　微见小效，加鲍鱼片一两。煮成十杯，去渣煎至五杯，服如前。

初二日　又见效，方法如前。

初三日　厥止，头痛大减，犹畏明，方法如前。

初四日　腰以上发热，腰以下冰凉，上下浑如两截；身左半有汗，身右半无汗，左右浑如两畔。自古方书未见是症，窃思古人云琴瑟不调，必改弦而更张之，此症当令其复厥后再安则愈。照前方定风珠减半，加青蒿八分，当夜即厥二三次。

初五日　照前定风珠原方分量一帖，服后厥止神安。

初七日　仍照前方。

初八日　方皆如前，渐不畏明，至正月二十日外，撤去帐幔，汤药服至二月春分后，与专翕大生膏一料痊愈。

甲申十一月初二日　杨女　四十九岁　初因肝厥犯胃，医者不识病名肝着，与络病治法，无非滋阴补虚，或用凉药，以致十年之久，不能吃饭，饮粥汤只一口，食炒米粉只一酒杯，稍闻声响即痉厥，终夜抽搐，二三日方渐平，六脉弦紧而长，经闭二年，周身疼痛，痰饮咳嗽，终年无已时，骨瘦如柴，奄奄一息。此症内犯阳明，故不食；木克脾土，故饮聚；阳明空虚，故无主，闻声而惊；外犯太阳，故身痛而痉；本脏自病，故痉。经谓治病必求其本，仍肝络论治。

新绛纱　旋覆花包　降香末　广郁金　归横须　川椒炭　苏子霜　桂枝　半夏　青皮

十四日　服前方七帖，胁痛虽轻，痰饮特甚，咳嗽频仍，夜卧不安，暂停络药，专与和胃蠲饮。

半夏八钱　生薏仁五钱　枳实二钱　茯苓六钱　淡干姜三钱　广皮四钱　桂枝三钱

煮三杯，分三次服。

廿七日　胃口稍开，能食稀粥半碗，仍服前活络方，内去川椒炭，加广皮。

十二月初四日　胁痛平，咳嗽未除，再服前蠲饮方。

十一日　因余有由淮上赴绍兴之行，令其常服和胃方，胁痛发时，暂服新绛旋覆花汤，此时已能吃烂饭半碗矣。

乙酉二月廿八日　脉稍平，虽弦而有胃气，干饭能吃一碗有半，经亦复通，仍间服前二方。

三月初九日　夜间偶感燥气症，欲起不得起，欲坐不得坐，欲卧不得卧，烦躁无奈不可当，约二时，服霹雳散三两许始安。次日仍与和胃。

十八日　能食干饭两小碗矣，六脉又和一等，仍间服前二方。

四月初三日，余复由淮至绍，初八日至苏州，不放心此病，作书一封，令其调适性情。五月间又作书一封，痛以大道理开导之。十月间始得回书，据云竟以余书作座右铭，每日讽诵一过，饮食又进，精神大长，合家欢乐。

胁　痛

伊氏　二十岁　肝郁胁痛，病名肝着，亦妇科之常症，无足怪香。奈医者不识，见其有寒热也，误以为风寒而用风药。夫肝主风，同气相求，以风从风，致风鸱张；肝主筋，致令一身筋胀；肝开窍于目，致令昼夜目不合不得卧者七八日；肝主疏泄，肝病则有升无降，失其疏泄之职，故不大便，小溲仅通而短赤特甚。医者又不识，误以为肠胃之病，而以大黄通之，麻仁润之，致令不食不饥，不便不寐，六脉洪大无伦，身热，且坐不得卧，时时欲呕，烦躁欲怒，是两犯逆也。《金匮》谓一逆尚引日，再逆促命期，不待智者而知其难愈也。议宣通络脉法，肝藏血，络主血故也；必加苦寒泄热，脉沉洪有力，且胆居肝内，肝病胆即相随故也。

新绛纱四钱　苏子研，四钱　归横须四钱　桃仁四钱　旋覆花包，五钱　降香末四钱　川楝

皮五钱　云连炒，二钱　广郁金三钱

急流水八碗，煮成三碗，昼夜六次服。

又　服前方见小效，即于前方内减川楝皮二钱，加丹皮炒黑，三钱，生香附二钱。

又　胁痛减其大半，但不得寐，时时欲呕，议两和阳明、厥阴，仍兼宣络。

半夏醋炒，五钱　降香末三钱　黄芩二钱　新绛三钱　苏子霜三钱　青皮一钱五分　桃仁三钱　川楝子二钱　秫米一撮　归须三钱　广郁金二钱

煮三碗，分日二夜一，三次服。

又　昨方业已效，今日再复苦药，即苦与辛合能降能通之意，即于前方内加古勇连姜汁炒二钱。

又　昨用苦辛法，脉减便通。今日腹觉痛，将近经期，一以宣络为主。

新绛纱包，五钱　丹皮炒，三钱　元胡索二钱　旋覆花包，三钱　归须三钱　制香附二钱　降香末三钱　郁金二钱　两头尖二钱　桃仁泥三钱　条芩酒炒，一钱五分　苏子霜二钱

水八杯，煮取三杯，分日二夜一，三次服。

又　昨日一味通络，已得大便通利，腹中痛止，但不成寐。今日用胃不和则卧不安，饮以半夏汤复杯则寐法，仍兼宣络。此仲景先师所谓冲脉累及阳明，先治冲脉后治阳明法也。

新绛纱四钱　半夏一两　降香末二钱　旋覆花包，五钱　秫米二两

水十杯，煮成四杯，日三夜一，分四次服。

又　昨与半夏汤和胃，业已得寐，但脉沉数，溲赤短，议加苦药，泄肝热而通小肠火府。

新绛纱四钱　黄柏盐水炒，二钱　生香附三钱　旋覆花包，五钱　半夏六钱　炒云连二钱　降香末三钱　秫米一两

煎法如前。

又　昨日和胃宣络，兼用苦通火府，今日得寐，溲色稍淡，口亦知味，是阳明已有渐和之机矣。惟胸中微痛，背亦掣痛，按肝脉络胸，背则太阳经也，是由厥阴而累及少阳，肝胆为夫妻也；由少阳而累及太阳，少太阳兄弟也。今日仍用前法，加通太阳络法。

新绛纱三钱　黄柏盐水炒，一钱五分　桂枝嫩尖三钱　旋覆花包，三钱　半夏五钱　川楝子皮二钱　降香末三钱　秫米六钱　古勇黄连一钱　生香附三钱

煎法如前。

又　绕脐痛瘕也，亦冲脉肝经之病。

桂枝尖三钱　云连炒黑，一钱　淡吴萸炒黑，三钱，　新绛纱三钱　半夏五钱　生香附三钱　全当归炒，三钱　秫米八钱　小茴香炒黑，三钱　川楝子三钱

煎法如前。

又　两和肝胃，兼治瘕痛。

淡吴萸炒黑，三钱　半夏八钱　全当归三钱　新绛纱三钱　乌药三钱　生香附三钱　旋覆花包，三钱　青皮二钱　小茴香炒黑，三钱　降香末三钱　云连炒黑，一钱五分　淡干姜二钱　桂枝尖三钱　秫米一两

煮成四杯，日三夜一，分四次服。

又　腹中拘急而痛，小便短赤，皆阴络阻塞，浊阴凝聚之象。与宣通阴络降浊法。

桂枝尖三钱　降香末三钱　归须三钱　小茴香炒，三钱　吴萸一钱五分　桃仁泥炒，二钱　川楝子三钱　琥珀研细，冲，三分　元胡索二钱　新绛纱三钱　麝香研细，冲，五厘　两头尖二钱

水六杯，煮成二杯，每服半杯，冲薤白汁两小茶匙，日二夜一，明早一，分四次服。

又　仍用前法，但昨日未用半夏，今彻夜不寐，酉刻再服《灵枢》半夏汤一帖。

又　因肝病不得疏泄，兼有痹痛，议两疏气血法。

桂枝尖三钱　新绛纱三钱　归须三钱　川楝子三钱　小茴香炒黑，三钱　防已二钱　降香末三钱　晚蚕沙三钱　牛膝三钱　桃仁泥三钱

古勇连吴萸汁炒，一钱。不用田连，田连即种连，徒伤脾胃也

煮三杯，分三次服。

又　诸症悉减而未尽除，左脉已和，右脉弦大，是土中有木，于疏气血之中，兼泄木安土法。

桂枝尖三钱　半夏五钱　新绛纱三钱　川楝子三钱　白芍酒炒，三钱　小茴香炒，三钱　降香末三钱　防已二钱　归横须三钱　茯苓皮三钱　青皮二钱　广郁金二钱　杏仁泥三钱　牛膝二钱　晚蚕沙三钱

煮三杯，分三次服。

又　右脉弦刚，土中木盛。

姜半夏六钱　白芍酒炒，六钱　新绛纱三钱　桂枝尖四钱　归须三钱　川楝子三钱　茯苓块四钱　郁金二钱　小茴香三钱　降香末三钱　广皮二钱

煎法如前。

又　脉弦数，头痛时微时盛，向来时发时止，已非一日。此乃少阳络病，虚风内动也。今日且与清胆络法，勿犯中焦。

苦桔梗一钱　白芍焦，二钱　甘菊花炒，二钱　羚羊角八分　丹皮一钱五分　刺蒺藜一钱　钩藤钩一钱　桑叶二钱　生甘草八分

共为粗末，分三包服。

又　治下焦络法。

整当归酒洗，五钱　白芍酒炒，六钱　生香附三钱　新绛纱二钱　泽兰一钱五分　广郁金三钱　桂枝尖二钱　砂仁一钱五分

煮三杯，分次服。

又　同前。

桂枝尖一钱　炒白芍六钱　生香附三钱　降香末三钱　泽兰一钱　广木香一钱　新绛纱三钱　川芎八分　桂圆肉二钱　全当归三钱

煮三杯，分三次服。

尹氏　三十二岁　误服大辛大温，致伤心阳，使下焦浊阴来攻，过提致少阳无忌，有升无降，上愈盛而下愈虚。且与镇固法，非治病也，特医药耳。

新绛纱三钱　姜半夏六钱　焦白芍三钱　旋覆花包，三钱　炙龟板五钱　黑栀子三钱　代赭石煅，一两　降香末三钱　古勇连一钱五分　紫石英研细，一两

煮成三大茶杯，分三次服，渣再煎一杯服。

又　镇冲脉，泄胆阳，业已得效，仍宗其法。其血络之郁痛未能纯洽，盖事有缓急也。

紫石英一两　新绛纱三钱　焦白芍五钱　代赭石一两　旋覆花包，四钱　炒栀子三钱　炙龟板八钱　姜半夏六钱　古勇连一钱

煮成三大茶杯，分三次服。

渣再煎一杯服。

癸亥十一月廿八日　苏氏　三十二岁　脉弦数，左尺独大，瘕居右胁，发则攻心，痛跃不止，病名肝着。先宜宣络，后补八脉。

新绛纱三钱　桃仁炒，三钱　炒丹皮三钱　旋覆花包，三钱　郁金二钱　元胡索二钱　降香末三钱　归须二钱　两头尖拣净，三钱

煮三杯，分三次服。

十二月初一日　肝着用通络法，业已见效，仍宗前法。但必须用化癥回生丹间服为妙，取其治病不伤正耳。

新绛纱三钱　半夏三钱　生香附三钱　旋覆花包，三钱　桃仁三钱　苏子霜三钱　降香末三钱　乌药二钱　元胡索二钱　广郁金二钱　归须二钱

煮三杯，分三次服。二帖。

初三日　于前方内加两头尖三钱，丹皮炒黑五钱，白芍炒三钱，薤白汁三小匙。

初六日　药力不及，且用进法。

新绛纱三钱　生香附三钱　桃仁泥三钱　旋覆花包，三钱　归须一钱五分　焦白芍六钱　川楝子三钱　丹皮五钱　藏红花二钱

煮三杯，分三次服。三帖。

十四日　仍宗前法。

新绛纱三钱　桃仁泥五钱　归须一钱五分　旋覆花包，三钱　藏红花三钱　降香末三钱　栀子炒黑，五钱　生香附三钱　元胡索三钱　川楝子三钱

煮三杯，分三次服。

十六日 业已见效，照前方日服半帖，丸药减三分之二。

甲子正月十九日 经来五日，颜色已正，不得过行伤正，其瘕气留为丸药缓化可也。兹议宁心止汗。

白芍炒，六钱 直熟地五钱 牡蛎五钱 茯苓块五钱 制五味一钱 炙龟板八钱 丹皮三钱 麦冬不去心，五钱 小麦洗净后入，三钱 洋参二钱 整朱砂大红纱包，三钱 大枣去核，二枚

水八碗，煮取八分三碗，分三次服。三帖。

戊子二月十四日 继 脉弦紧，肝郁瘀血作烧，兼之痰饮喘咳不得卧，不能进食，当脐疝痛，为日已久，势甚危急。勉与逐痰开胃，兼之化瘀止热。

新绛纱三钱 良姜二钱 桃仁泥三钱 旋覆花包，三钱 青皮二钱 小枳实三钱 姜半夏六钱 归须二钱 苏子霜三钱 降香末三钱 广皮三钱 川椒炭三钱

煮三杯，分三次服。二帖［此方下有案未全］。

庚寅六月廿九日 恒妇 十九岁 肝郁兼受燥金，胁痛二三年之久，与血相搏，发时痛不可忍，呕吐不食，行经不能按月，色黑且少，渐至经止不行，少腹痛胀。汤药先宣肝络，兼之和胃，再以丸药缓通阴络。

新绛纱三钱 桃仁三钱 川椒炭三钱 旋覆花包，三钱 归须三钱 苏子霜三钱 姜半夏五钱 青皮二钱 广橘皮三钱 降香末三钱 生姜五钱

煮三杯，分三次服。十四帖。外以化癥回生丹，每日清晨服一钱，开水调服。

七月十四日 诸症俱减，照原方再服七帖，分十四帖。每日仍服化癥回生丹一钱。

廿八日 痛止胀除，饮食大进，惟经仍未行，六脉弦细，右更短紧，与建中合二陈汤以复其阳。

姜半夏四钱 桂枝四钱 生姜三大片 广橘皮三钱 白芍炒，二钱 大枣去核，二枚 炙甘草三钱 胶饴一两，去渣后化入

煮二杯，分二次服。每日服化癥回生丹一钱。

八月十七日 服前方十数帖，兼服化癥回生丹十数丸。一切俱佳，经亦大行。

肝 痈

辛巳三月廿四日 谢 四十四岁 病起肝郁，胁痛，痰中带血，病名肝着。医者不识络病治法，非见血投凉，即见血补阴，无怪乎愈穷也。大凡血症之脉，左脉坚搏，治在下焦血分；右脉坚搏，治在上焦气分。兹左手脉浮取弦，沉取洪大而数，重按即芤，前曾痰有气味，现在痰夹瘀滞黑色，唇舌皖白，其为肝经络瘀夹痰饮咳血无疑。势已惫极，勉与宣络止血，兼之两和肝胃，以逐痰定咳。

新绛纱三钱　桃仁三钱　广郁金二钱　旋覆花包，三钱　半夏三钱　苏子霜一钱　降香末一钱五分　归须一钱五分　广皮炭二钱

煮两茶杯，分四次服。二帖。

四月初一日　血家左手坚搏，治在下焦血分。此症先因肝络瘀滞，以致血不归经，日久不治，由阴经损及阳气，自汗，溺变，痿弱，阳虚也；身热，左脉洪数而芤，阴伤也。如是阴阳两伤之极，而瘀滞仍然未净，通络则虚急，补虚又络滞，两难措手。不得已用新绛一方，缓通其络，其补药则用阴阳两摄法，聊尽人力而已。

辽参一钱　沙蒺藜三钱　牡蛎六钱　茯神五钱　枸杞子三钱　龟板五钱　麦冬不去心，四钱　五味子一钱　海参二条

煮三杯，分三次服。

初四日　病起胁痛瘀血，误补致壅，久嗽成劳，至骨痿不能起床，仍有瘀滞不化之形，且痰有臭味，即系肝着成痈。前日脉虽芤大而涩，昨日大见瘀血后，今日则纯然芤矣，岂非瘀血之明征乎？若一味贪补，断难再起。兼之宣络，万一得苏。妄诞之论，高明酌之。又新绛复花汤与前补剂间服。

新绛纱三钱　桃仁泥三钱　归横须八分　旋覆花包，二钱　丹皮炭五钱　广皮炭一钱　制半夏一钱五分

煮二杯，分二次服。

此方《金匮》载在妇人虚劳门，有识者其悟之。上半日服此方完，下半日服前补方。

初五日　痰中臭味太甚，黑痰未净，是活络之方不能除；脉芤自汗甚，是补摄之方又不可缓。痰稀唇白，内有支饮，于补方中去牡蛎、海参盐味之碍饮者。此症极虚极实，时人但知其虚而不知其实，所以日误一日，以至于此。治实碍虚，治虚碍实，焉望成功。一通一补，俱每日照前服法未改。

初七日　脉较前敛戢，于新绛方内半夏加一钱五分，成三钱，余仍旧，服法亦如之。

初八日　今日左尺脉独大，加封固肾气法，余有原案，二方每日间服如前。

炙龟板八钱　人参一钱　沙蒺藜二钱　左牡蛎六钱　麦冬不去心，三钱　五味子制，一钱　真云苓五钱　杞子炒黑，三钱　炙甘草三钱　焦白芍三钱　莲子五钱

煮二杯，分二次服。

初十日　于前方内加辽参五分作钱半，又加海参一条，淡苁蓉三钱，余悉如前。四帖。

十三日　仍照前每日间服一通一补方。

十七日　左脉空大未敛，精神较前虽好，犹宜收摄下焦。于前补方内去龟板、五味子、白芍、海参、苁蓉，余如旧间服法。煮好去渣，再上火煎成二杯，分二次服。

同日　痰色犹不能清白，气味亦不净，仍须宣络。

新绛纱三钱　姜半夏五钱　归横须一钱　旋覆花包，二钱　广郁金一钱五分　广皮炭一钱五分

煮二杯，分二次服。上半日服此方。四帖。

廿一日 脉少敛，通补二方间服如前。四帖。

廿四日 痰浊未变，脉象少敛，午后微热不寐，饮食由渐而加，不可太过不及。

人参一钱五分 左牡蛎五钱 莲子连皮心，五钱 云苓五钱 枸杞子炒黑，三钱 沙蒺藜三钱 麦冬不去心，三钱 炒枣仁三钱 炙甘草五钱 海参洗，二小条

煮三杯，分三次服。新绛方仍如前，服七帖。

五月初四日 身热不寐已愈，脉象大为敛戢，面色亦佳，惟痰浊未净耳。仍用二方间服，后方以逐未尽之痈脓，而宣肝络，即所以开肝络郁也。

人参一钱五分 左牡蛎五钱 蒺藜三钱 麦冬不去心，三钱 枸杞子炒黑，三钱 海参洗，二条 云苓五钱 炒枣仁三钱 淡菜大，三钱 莲子连心，皮，五钱 五味子熟，一钱 炙甘草三钱

煮二杯，分二次服。午后服此。

又方 新绛纱二钱 香附二钱 桃仁泥二钱 旋覆花包，二钱 归须二钱 广郁金二钱 姜半夏三钱 广皮八分

煮两小茶杯，午前服。

初八、九日 复诊于补方内去牡蛎、五味子，余仍旧。

十三日 痰已渐清，肝亦渐平，精神渐旺，议去搜逐而补中，与《外台》茯苓饮意。专用一方。

人参二钱 云苓块六钱 香附三钱 生於术五钱 生薏仁五钱 广皮三钱 半夏五钱 小枳实一钱 炙甘草三钱 麦冬不去心，三钱

煮三杯，分三次服。四帖。

十七日 复诊于前方内去麦冬，加白蔻仁研，一钱，以腹微不和也。

二十一日 大便频而不爽，气滞而有湿也。

云苓块六钱 辽参一钱五分 姜半夏三钱 生薏仁五钱 於术焦，三钱 广皮炭二钱 白蔻研净，一钱 杏仁三钱 白通草一钱

煮三杯，分三次服。四帖。

孙氏 三十三岁 呛咳脓血气臭，午后身热面赤，宛若阴虚，但左胁痛甚，脓血之中，兼有稀痰，乃肝痈夹痰饮所致。先治肝痈，与活肝络。

新绛纱 半夏 归须 旋覆花包 广皮 郁金 降香末 桃仁 苏子 元胡索 人参后方加入 青皮

煮□杯，分□次服。

服六七帖，脓血由渐而少，热退，胁痛大减。于前方加人参，又服四五帖，后以补脾胃逐痰饮收功。

癫 狂

陀 五十九岁 病由情志而伤，中年下焦精气不固，上年露痱中之萌，近因情志重

伤，又届相火主令，君火司天，君火客气内与本身君相火相应，以致肝风鸱张，初起如狂。医者仍然攻风劫痰，大用辛温刚燥，复以苦寒直下，是助贼为虐也。现在左脉实大坚牢，大非佳兆。勉与紫雪丹定瘛疭肢厥，而泄有余之客热；再以定风珠济不足之真阴，而熄内风之震动。如果病有回机，神色稍清，再议后法。

紫雪丹二两，每服二钱，二时一服，以神清为度。牙关紧闭，用乌梅蘸醋擦牙根，其牙即开。

直大生地一两　生白芍一两　左牡蛎八钱　麦冬不去心，八钱　真阿胶四钱　麻仁四钱　生鳖甲一两　炙甘草一两　蚌水冷开水冲入，半酒杯　鸡子黄二枚，药煮成，去渣后和入，上火一二沸

煮成三碗，渣再煮二碗，共成五碗，四刻服半碗，尽剂再作服。

二十日　左脉仍然牢固，较昨日诸症俱减，舌苔黄黑，尺肤热，阳明络现。昨谓不止本身虚热，且有客气加临，非虚语也。汤药仍照前方，再以清宫汤化牛黄丸、紫雪丹辈，二时一次。

连翘心三钱　连心麦冬五钱　元参心五钱　竹叶卷心三钱　莲子心一钱五分

煮一大碗。服牛黄丸、紫雪丹时即以此汤化服。待汤已凉，化入丹丸。

二十一日　瘛疭肢厥虽止，其狂如故。会厌不利，脉仍牢固数大。按阳并于上则狂，的系阳火有余，非极苦之药直折其上盛之威，其势未必得减；况小肠火腑，非苦不通，火降痰也因之而降，其会厌庶可得利矣。

洋芦荟三钱　真雅连三钱　龙胆草三钱　犀角八钱，先煎代水　元参五钱　麦冬不去心，八钱　知母六钱　丹皮八钱　白芍六钱　细生地六钱

头煎三碗，今日服；二煎二碗，明早服。二帖半。

廿四日　脉气大减，但阳升阻络，机窍不灵，议兼清会厌胆络之热。

羚羊角三钱　麦冬不去心，三钱　洋芦荟一钱五分　直生地三钱　知母三钱　龙胆草一钱五分　钩藤钩二钱　连翘一钱五分　冬桑叶一钱五分

煮成三杯。外米醋杯半，每药一茶杯冲入半酒杯。今晚一帖，明早一帖。

廿五日　于前方内加石膏二两。

廿六日　稍进糜粥，觉勇力倍常，舌红黑，脉亦较昨日实大，犹为阳火有余。

犀角六钱　细生地四钱　雅连四钱　麦冬不去心，五钱　洋芦荟四钱　丹皮五钱　知母五钱　龙胆草三钱　米醋每药一杯，冲入半杯

浓煎三杯，分三次服。渣再煮二杯，明早服。

廿七日　于前方内加铁落一两，煎汤代水。铁落，即铁铺中打铁时所落铁皮片。

初二日　诸证与脉皆减，然未能净，苦药犹不能减也。颊肿系客气，议加辛凉。

犀角五钱　洋芦荟三钱　雅连三钱　麦冬不去心，六钱　龙胆草三钱　知母四钱　连翘三钱　羚羊角三钱　丹皮五钱　银花三钱　钩藤钩三钱

铁落水煎，头煎三碗，二煎三碗，分六次服。明日午前令尽，间服牛黄丸、紫雪丹，

三次。

初三日 于前方内加生地八钱。

己巳二月初三日 齐 四十二岁 脉弦数而劲，初因肝郁，久升无降，以致阳并于上则狂。心体之虚，以用胜而更虚，心用之强，因体虚而更强。间日举发，气伏最深，已难调治。现在卯中乙木盛时，今岁又系风木司天，有木火相扇之象。勉与补心体、泻心用两法。

洋参三钱 大生地一两 丹参三钱 白芍六钱 生龟板一两 黄柏三钱 麦冬不去心，六钱 莲子心一钱 山连三钱 丹皮四钱

煮三碗，分三次服。外用紫雪丹六钱，每次一钱，与此方间服。

初六日 操持太过，致伤心气之狂疾。前用补心体、泻心用、摄心神，已见大效，脉势亦减，经谓脉小则病退是也。

洋参三钱 女贞子四钱 丹皮五钱 龟板二两 龙胆草一钱 山连三钱 白芍六钱 黄柏炭二钱 莲子五钱 麦冬不去心，六钱

铁落水煎，煎三杯，分三次服。外以米醋一黄酒杯冲。

廿七日 某 左脉弦劲，经谓单弦饮澼。前五日因观剧后做恶梦，遂病狂肢厥，经谓阳并于上则狂，两阴交尽则厥。《灵枢》有淫邪发梦一卷，大意以五脏偏胜，非因梦而后病也。前人有诸般怪症皆属于痰之论，虽不尽然，然此症现在咳嗽块痰，左脉单弦，应作痰治。

石菖蒲二钱 半夏五钱 茯神块五钱 天竺黄二钱 丹皮三钱 白附子三钱

煮三杯，分三次服。先服陈李济牛黄清心丸一二丸，温开水调服。

廿八日 狂而厥，左脉单弦，咳嗽痰块，昨议应作痰治。今日左脉渐有和平之象，证现于外者亦效，但形貌怯弱，色白而嫩，脉亦不壮。此症之痰，究因惊起。凡神气壮者不惊，况惊后恶梦，梦后大汗，其为阳虚神怯显然。此症将来必归大补而后收功，现在不得以攻痰见效而忘其虚怯，与化痰中微加益气。

半夏五钱 茯神块五钱 秋小麦八钱 石菖蒲一钱 麦冬不去心，五钱 大枣去核，二枚

煮三杯，分三次服。

廿九日 体虚有痰之症，不能纯治一边。今日脉微滑数，于昨日方法中少加逐痰。

茯神块五钱 半夏五钱 陈胆星一钱 白附子二钱 麦冬不去心，三钱 秋小麦一合 石菖蒲一钱五分

煮三杯，分三次服。先服牛黄丸半丸。

初一日 昨日稍加逐痰，痰出如许，大势安静，但多怒耳。右脉仍滑，痰未净也。

茯神块三钱 半夏六钱 石菖蒲一钱 代赭石煅，飞，五钱 白附子二钱 秋小麦八钱 旋

覆花包，三钱　炙甘草一钱

煮三杯，分三次服。其后痰去，以大补心脾而安。

十一月初二日　鲍　三十二岁　大狂七年，先因功名不遂而病。本京先医、市医、儒医，已历不少。既而徽州医、杭州医、苏州医、湖北医，所阅之医不下数十百矣。大概补虚者多，攻实者少，间有已时，不旋踵而即发。余初诊时，见其蓬首垢面，下体俱赤；衣不遮身，随着随毁；门窗粉碎，随钉随拆；镣拷手足，外有铁索数根，锢锁于大石磨盘上；言语之乱，形体之羸，更不待言。细询其情，每日非见妇人不可，妇人不愿见彼，竟闹不可言，叫号声嘶哀鸣，令人不忍闻。只得令伊姬妾强侍之，然后少安，次日仍然，无一日之空。诊其脉，六部弦长而劲。余曰：此实症，非虚症也。于是用极苦以泻心胆二经之火。泻心者必泻小肠，病在脏，治其腑也；胆无出路，借小肠以为出路，亦必泻小肠也。

龙胆草三钱　天冬三钱　细生地三钱　胡黄连三钱　麦冬不去心，三钱　粉丹皮三钱

煮三杯，分三次服。服二帖而大效，妄语少而举动安静。

初三日　见其效也，以为久病体虚，恐过刚则折，用病减者减其制例，于原方减苦药，加补阴之甘润。

初五日　病家来告云：昨服改方二帖，病势大重，较前之叫哮妄语加数倍之多，无一刻之静。此症想不能治，谅其必死，先生可不必再诊矣。余曰：不然，初用重剂而大效，继用轻剂加补阴而大重，吾知进退矣。复诊其脉，弦长而数，于是重用苦药。

龙胆草六钱　天冬五钱　真雅连五钱　洋芦荟六钱　麦冬不去心，二钱　乌梅肉五钱　胡黄连五钱　秋石二钱

煮三碗，分次服。服此方一气六帖，一日较一日大效，至十一日大为明白。于是将其得病之由，因伊念头之差，因未识文章至高之境，即能至高，尚有命在，非人力所能强为，何怒之有？人生以体亲心为孝，痛乎责之，俯首无辞。以后渐减苦药，加补阴，半月以后，去刑具，着衣冠，同跪拜，神识与好人无异。服专翕大生膏一料而大壮，下科竟中矣。

章氏　四十二岁　先是二月间病神识恍惚，误服肉桂、熟地等补药，因而大狂。余于三月间用极苦以折其上盛之威，间服芳香开心包，医治三十日而愈。但脉仍洪数，余嘱其戒酒肉，服专翕大生膏补阴配阳。彼不惟不服丸药，至午节大开酒肉，于是狂不可当，足臭远闻至邻，不时脱净衣裤上大街，一二男子不能搏之使回。

五月十四日　又延余诊视，余再用前法随效，二三日仍然如故。盖少阳相火旺极，挟制君主行令，药虽暂开其闭，暂折其威，相火一动，而仍然如故。延至六月十六日午刻，复自撕碎其裤，人不及防，而出大门矣。余坐视不忍，复自惭无术以已其病，因谓

其胞弟曰：此症非打之使极痛，令其自着衣裤也不可。盖羞恶之心，亦统于仁，能仁则不忍，忍则不仁，不仁之至，羞恶全丧。打之极痛，则不能忍，不忍而仁心复，仁心复而羞恶之心亦复矣。此古圣王扑作教刑之义也。伊弟见其乃姊如是景况，羞而成怒，以保父母体面为义，于是以小竹板责其腿，令着裤，彼知痛后而自着衣，着后稍明。次月十七日立秋，余与大剂苦药一帖而痊愈。盖打之功，与天时秋金之气药之力相须而成功也。后以专翕大生膏而收全功。

丁亥三月十七日　富　二十岁　阳并于上则狂，先以极苦折其上盛之威，左脉洪大，胆无出路，泻胆者必泻小肠，心主言，多言者必泻心，泻心者亦必泻小肠，小肠火腑，非苦不通。

龙胆草四钱　天冬三钱　生牡蛎打碎，五钱　洋芦荟三钱　麦冬不去心，四钱　胡黄连三钱　细生地五钱　丹皮三钱

铁落水煎，煮三杯，分三次服。二帖。

十九日　狂病与极苦泻小肠已效，仍宗前法，少加收摄阴气，余有原案，以前人误下，大便太稀故也。

龙胆草三钱　天冬三钱　生鳖甲打，五钱　洋芦荟二钱　麦冬不去心，三钱　生牡蛎五钱　胡黄连三钱　丹皮五钱　五味子一钱　次生地五钱

铁落水煮成去渣，加陈米醋半酒杯，分三次服。

廿一日　狂病与育阴兼泻小肠，病退其半，脉之洪大者亦渐小。经谓脉小则病退，宗其法而减其制。

龙胆草二钱　天冬二钱　牡蛎五钱　洋芦荟一钱　麦冬不去心，三钱　白芍三钱　胡黄连二钱　丹皮三钱　秋石一钱　细生地五钱

铁落水煮三杯，分三次服。

廿六日　狂病左关洪大有力，得苦药反大于前，议进前法，余有原案。

龙胆草五钱　知母四钱　天门冬四钱　洋芦荟五钱　丹皮二钱　细生地二钱　胡黄连五钱　秋石一钱

铁落水煎成三杯，加陈米醋一酒杯，分三次服。其碧雪丹仍服。

丁亥三月十八日　彦　廿一岁　狂病有年，六脉洪大有力，左关更甚，与极苦折其上盛之威。

龙胆草三钱　胡黄连三钱　麦冬不去心，三钱　洋芦荟三钱　细生地三钱　丹皮三钱

煮二杯，分二次服。碧雪丹二钱，温开水冲。

虚　劳

伊氏　二十岁　劳伤，急怒吐血。二者皆治肝络，医者不识，见血投凉，以致胃口

为苦寒伤残，脾阳肾阳亦为苦寒滑润伐其生发健运之常，此腹痛晨泄不食，脉沉弦细之所由来也。按三焦俱损，先建中焦，补土可以生金，肾关之虚，亦可仰赖于胃关矣。

茯苓块三钱　人参一钱　莲子去心，五钱　白扁豆一钱五分　芡实三钱　冰糖三钱　广皮炭一钱

缓缓服，多服为宜。

甲子四月初五日　陈氏　三十三岁　脉弦细，失音，谓之金碎不鸣，暮热不食，食则呕，亦系三焦俱损，为难治。

茯苓块三钱　洋参二钱　冬桑叶二钱　甜杏仁三钱　沙参二钱　白扁豆五钱　柏子霜三钱　冰糖三钱　胡桃肉三钱

煮三杯，分三次服。另含鲍鱼片、洋参片。

甲子四月初五　陈　二十三岁　左脉搏大，下焦肝肾吐血，上焦咳嗽，中焦不食，谓之三焦俱损，例在不治。勉议三焦俱损，先建中焦法。

茯苓块二钱　沙参三钱　莲子三钱　焦白芍一钱五分　桂枝二钱　芡实三钱　白扁豆三钱　桑叶二钱　冰糖三钱　胡桃肉三钱

煮三杯，分三次服。服此方四帖后能食。

乙酉四月廿三日　施　二十岁　形寒而六脉弦细，时而身热，先天不足，与诸虚不足之小建中法。

白芍六钱　炙甘草三钱　生姜四钱　桂枝四钱　胶饴一两，去渣后化入　大枣去核，四枚

煮三杯，分三次服。

八月初二日　前方服过六十剂，诸皆见效，阳虽转而虚未复，于前方内减姜、桂之半，加柔药与护阴。

大生地五钱　麦冬不去心，四钱　五味子二钱

乙酉五月初二日　姚　三十岁　六脉弦细而紧，劳伤吐血，诸虚不足，小建中汤主之。

白芍六钱　炙甘草三钱　生姜五钱　桂枝四钱　胶饴化入，一两　大枣去核，三枚　茯神四钱

煮三杯，分三次服。共服二十一帖愈矣。

乙酉五月初三日　李　廿四岁　每日五更，胃痛欲食，得食少安。胃痛则背冷如冰，六脉弦细，阳微，是太阳之阳虚累及阳明之阳虚。阳明之阳虚现症，则太阳之阳更觉其虚。此等阳虚只宜通补，不宜守补。

桂枝八钱　广皮四钱　川椒炭五钱　半夏六钱　干姜四钱

煮三杯，分三次服。

十四日　背寒减，腹痛下移，减桂枝，加茱萸、良姜。

乙酉五月十三日　傅　十八岁　六脉弦细而紧，吐血遗精，阳气不摄，胃口不开，法当与建中复其阳。奈酒客中焦湿热壅聚，不可与甘，改用辛淡微甘以和胃，胃旺得食，而后诸虚可复也。

半夏五钱　云苓块五钱　麦冬不去心，三钱　白芍五钱　生苡仁五钱　神曲炒，五钱　桂枝三钱　广皮炭三钱　姜汁每杯点三小匙

煮三杯、分三次服。七帖。

廿二日　业已见效，胃口得开，进食，脉尚弦紧，多服为宜。

乙酉五月十五日　沈　十五岁　幼孩脉双弦而细紧，瘰疬结核，胃阳不开，色白食少，且呕，形体羸瘦，与通补胃阳。

云苓块四钱　半夏四钱　生姜三钱　白扁豆四钱　广皮炒，二钱

煮三杯，分三次服。

六月十二日　前药已服十二帖，呕止胃开，腹微胀，脉有回阳之气。于前方加厚朴、杉皮消胀，胀消后接服后方化结。于前方内去生姜、广皮，加香附、土贝母、忍冬藤、青橘叶、海藻以化瘰疬结核。

乙酉五月廿八日　钱　廿七岁　六脉弦紧，胃痛。久痛在络，当与和络。

降香末三钱　桂枝尖三钱　乌药二钱　小茴香炒炭，二钱　半夏三钱　归须二钱　公丁香八分　良姜一钱　生姜三片

煮三杯，分三次服。此方服七帖后痛止，以二十帖为末，神曲糊丸，服过一料。

八月十九日　六脉弦细而紧，脏气之沉寒可知。食难用饱，稍饱则腹胀，食何物则嗳何气，间有胃痛时，皆腑阳之衰也。阳虚症，与通补脏腑之阳法。大抵劳病劳阳者十之八九，劳阴者十之二三。不然，经何云劳者温之。世人佥以六味、八味治虚损，人命其何堪哉！永戒生冷，暂戒猪肉、介属。

云苓块五钱　半夏六钱　公丁香二钱　白蔻仁三钱　良姜三钱　小枳实二钱　益智仁三钱　生姜五钱　广皮炭四钱　川椒炭三钱

煮三杯，分三次服。经谓必先岁气，毋伐天和。今年阳明燥金，太乙天符，故用药如上，他年温热宜减。

廿四日　前方已服五帖，脉之紧无胃气者已和，痛楚已止，颇能加餐，神气亦旺。照前方减川椒一钱、公丁香一钱，再服七帖，可定丸方。

三十日 前因脉中之阳气已回，颇有活泼之机。恐刚燥太过，减去川椒、丁香各一钱。今日诊脉，虽不似初诊之脉紧，亦不似廿四日脉和肢凉，阳微不及四末之故。与前方内加桂枝五钱，再服七帖。

丸方：诸症向安，惟六脉尚弦，与通补脾胃两阳。

云苓块八两 小枳实二两 人参二两 益智仁四两 生苡仁八两 半夏八两 于白术四两 广皮四两 白蔻仁一两

共为细末，神曲八两煎汤法，丸如梧子大。每服二三钱，日再服、日三服，自行斟酌。

备用方：阳虚之体质，如冬日畏寒，四肢冷，有阳微不及四末之象，服此方五七帖，以充阳气。

桂枝四钱 炙甘草三钱 生姜五钱 白芍六钱 胶饴去渣，化入，一两 大枣去核，三枚

煮二杯，分二次服。此方亦可加绵黄芪、人参、云苓、白术、广皮。

乙酉八月廿三日 谭 四十七岁 病后六脉弦细而紧，绝少阳和之气，形体羸瘦。幸喜胃旺，可以守补，与形不足者补之以气法。

白芍六钱 云苓块四钱 甘草炙，三钱 桂枝四钱 炙黄芪四钱 生姜三片 人参二钱 桂圆肉三钱 大枣去核，二枚 胶饴去渣后化入，一两

煮三杯，分三次服。

陈 十九岁 脉虚数，头目眩冒，暮有微热，饮食少减，面似桃花，身如柳叶，与二甲复脉法。

熟地六钱 生鳖甲八钱 白芍生，六钱 麦冬不去心，五钱 生牡蛎五钱 麻仁二钱 阿胶三钱 炙甘草六钱

煮三杯，分三次服。服廿帖，红退晕止，食进，后用专翕大生膏四斤收功。

李 四十岁 面赤舌绛，脉虚弦而数，闻妇人声则遗，令其移居至大庙深处，与三甲复脉法。

干地黄 麦冬连心 生鳖甲 生白芍 生龟板 炙甘草 生牡蛎 阿胶 麻仁

煮□杯，分□次。服四十帖，由渐而效，后以天根月窟膏一料计二十四斤收功。

罗 四十二岁 精关开泄太早，兼之读书谋虑，遗滑多年，耳鸣，目至暮昏，头晕，头中觉有物旋转，时忽响，精神不振，饮食短少。与专翕大生膏，每日一两，服至二年始愈。

常　二十四岁　久遗，脉弦细，与桂枝龙骨牡蛎汤，服六十帖而愈。

吐　血

王　脉弦如刃，吐出血后，左胁胀痛，喉中如有物阻。治在肝络，使血不瘀，则吐血可止，止后当与补阴。

新绛纱三钱　郁金二钱　降香末三钱　旋覆花包，三钱　桃仁炒，三钱　元胡索二钱　归横须二钱　丹皮三钱　苏子霜二钱

煮三杯，分三次服。

又　如刃之脉，已见平减，但虚细如故耳。

降香末三钱　丹皮炒，五钱　细生地三钱　新绛纱三钱　归须二钱　焦白芍三钱　旋覆花包，三钱　香附制，一钱五分　广郁金二钱

煮三杯，分三次服。

又　肝为刚脏，劲气初平，未便腻补，取松灵之能入肝络者宜之。

辽沙参三钱　麦冬不去心，五钱　白蒺藜三钱　细生地三钱　丹皮炒，五钱　广郁金二钱　焦白芍六钱　归身一钱五分　生甘草一钱　整石斛三钱　桑叶一钱五分

煮三杯，分三次服。

又　昨日仍有瘀血吐出，今尚未可呆补。

细生地三钱　沙参三钱　焦白芍三钱　羚羊角二钱　麦冬不去心，五钱　沙蒺藜二钱　整石斛五钱　当归一钱五分　茶菊花二钱　炒丹皮五钱　桑叶一钱五分　生甘草一钱

煮三杯，分三次服。

外另服新绛纱三钱。

普女　廿二岁　大凡吐血，左脉坚搏，治在下焦血分；右脉坚搏，治在上焦气分。又有心血、肝血、大肠血、小肠血、胃血、冲脉血各种不同，岂一概见血投凉所可治哉！无怪室女、童男劳瘵干血之多，皆世无明眼医士识病故也。此症左脉沉大有力，类紧不甚数，体厚色白，少腹痛，小便短赤，咳吐瘀紫，继见鲜色，喉中咸，此冲脉袭受寒邪，致经不得行，倒逆而吐耳。大忌柔润寒凉，议温镇冲脉，行至阴之瘀浊，使经得行而血症愈矣。苦辛通法。

川楝子三钱　降香三钱　两头尖二钱　小茴香二钱　桃仁三钱　琥珀屑冲，三分　紫石英三钱　归须二钱　韭白汁三匙

煮三杯，分三次服。

壬戌八月廿八日　罗　三十二岁　右脉浮洪，咳痰吐血，唇绛，治在上焦气分。

茯苓块五钱　沙参三钱　生扁豆五钱　生苡仁五钱　连翘八分　冬桑叶二钱　杏仁泥三钱

煮三杯，分三次服。三帖。

九月初二日 血后咳不止，进食不香，右脉不浮而仍洪，兼与养阳明之阴。

沙参三钱 生苡仁三钱 扁豆三钱 麦冬三钱 茯苓块三钱 百合二钱 玉竹二钱 甜杏仁二钱 桑叶一钱五分

煮三杯，分三次服。

初五日 诸证俱退，惟进食不旺，右脉大垂尺泽，先与甘寒养胃阴。

大麦冬不去心，六钱 沙参三钱 生扁豆三钱 细生地三钱 玉竹炒香，三钱 秋梨汁冲，一杯 甜杏仁三钱 桑叶一钱

煮三杯，分三次服。

初九日 甘润养阴。

大生地三钱 沙参三钱 火麻仁二钱 甜杏仁去皮、尖，二钱 麦冬不去心，六钱 柏子霜二钱 生白芍三钱 桑叶一钱 生扁豆三钱 炒玉竹三钱 冰糖三钱

煮三杯，分三次服。四帖。

癸亥七月廿五日 伊 二十四岁 六脉弦数，两关独浮，左更甚，右胁痛，胸中痞塞，肝郁吐血，先理肝络。

新绛纱三钱 降香末二钱 炒丹皮三钱 旋覆花包，二钱 归须二钱 苏子霜三钱 广郁金二钱

煮三杯，分三次服。三帖。

三十日 血家胁痛，与和肝络，胁痛已愈，但咳嗽黄痰，气短懒食，脉弦细数。议甘能益气，补土生金，清凉降热而护胃阴，令能食。

沙参三钱 细生地三钱 桑叶二钱 麦冬不去心，三钱 甜杏仁三钱 藕汁冲，一酒杯 玉竹炒香，二钱 荸荠汁冲，一酒杯

煮三杯，分三次服。四帖。

八月初四日 血家胁痛不食，与和肝络、养胃阴，两法俱效，仍咳嗽，兼胸中隐痛，动则喘气虚。《金匮》谓诸虚不足与小建中，复其阳，和营卫，令能食，从食中复其虚，诊脉弦为减，正合其论。但脉数而痰浓，阴亦大亏。议复脉法两补阴阳，方中亦包建中法在内，仍然甘能益气，而补土生金也。但肆中阿胶不佳，又兼滑腻，且大便溏，以牡蛎易之。

沙参三钱 大生地三钱 麻仁一钱 麦冬不去心，三钱 左牡蛎三钱 大枣去核，二枚 白芍炒，三钱 炙甘草三钱 姜汁冲，二小匙 桂枝二钱

煮三杯，分三次服。

初九日 血后咳嗽气虚，用复脉法甘缓理中，补土生金之义，饮食渐加，是其大效。如果胃土旺，无不生金之理；如果饮食加，无不可复之虚劳。因前法而进之。

洋参炒，二钱　大生地六钱　麻仁二钱　桂枝三钱　杭白芍六钱　芡实二钱　麦冬不去心，六钱　炙甘草五钱　鳖甲三钱

煮三碗，分三次服。

九月初七日　现因相火行令，血复来，右脉大，暂清肺胃。

麦冬不去心，六钱　北沙参三钱　白花百合二钱　石斛一两　甜杏仁去皮、尖，研，三钱　秋梨五钱　桑叶三钱　生扁豆三钱

煮三杯，分三次服。

史　五十四岁　酒客脉洪面赤，吐狂血不止，仍然饮食如常。议《金匮》大黄黄连泻心汤，急泻三阳实火，而血自止。

又　前法已效，不可再进。议甘凉法，服三日再议。

又　前以泻心法大效，未敢再进，血复来。议再用泻心法，减其制。

又　昨用泻心法，减其制，虽见效而血未尽，今仍照原方服二日，大效，以后永不再发。

癸亥九月二十日　唐　三十岁　凡咳血者，右脉坚搏，治在上焦气分。

白扁豆皮三钱　桃仁二钱　白茅根三钱　炒黑栀皮一钱　生苡仁三钱　桑叶一钱五分　侧柏叶炭三钱

煮三杯，分三次服。二帖而愈。

乙丑三月十七日　陈　三十二岁　吐血，左手脉坚搏，治在下焦血分。

沙参三钱　细生地五钱　丹皮五钱　白芍四钱　黄芩炭二钱　麻仁三钱　阿胶二钱　天门冬三钱　三七一钱五分　云连炒黑，一钱　麦门冬四钱　甘草一钱五分

水八杯，煮取三杯，分三次服。

廿三日　左脉沉弦细数，锋铓如刃，吐血，左手脉坚搏，治在下焦血分。

沙参三钱　细生地五钱　阿胶二钱　麦冬不去心，四钱　茯苓块三钱　甘草一钱五分　丹皮五钱

煮四杯，分四次服。

廿六日　脉数减，弦刚甚。

洋参三钱　直大生地五钱　阿胶三钱　麦冬四钱　茯苓块三钱　麻仁二钱　白芍炒，四钱　生牡蛎三钱　炙甘草一钱五分　丹皮五钱

煮四杯，分四次服。

丙寅二月初九日　赵　劳伤吐血，脉双弦。《金匮》谓大则为虚，弦则为减，虚弦相

搏，其名曰革，男子失精亡血，诸虚不足，小建中汤主之。

白芍六钱　炙甘草三钱　生姜五片　桂枝四钱　胶饴去渣后化入，上火二三沸，一两　大枣去核，二枚

水五碗，煮取两碗，渣再煮一碗，分三次服。轻者日一帖，重则日再服。

丙寅二月廿四日　章　右脉空大，左脉弦细，血后咳吐浊痰腥臭。真液不守，阴火上冲克金，非纯补纯清之症，然而惫矣。

沙参三钱　甜杏仁去皮、尖，研，二钱　扁豆生，三钱　麦冬不去心，三钱　枇杷叶蜜炙，一钱五分　桑叶三钱　天冬三钱　五味子一钱五分　白花百合二钱　阿胶三钱　霍石斛五钱，煎汤代水

浓煎两杯，分二次服。

二十八日　脉少敛，痰咳亦减，切戒用心。

沙参三钱　生白扁豆三钱　阿胶三钱　洋参一钱五分　制五味子三钱　牡蛎生，三钱　麦冬不去心，三钱　白花百合三钱　桑叶二钱　天冬三钱

水五杯，煮取两杯，渣再煮一杯服。日二帖。

三月初三日　脉大敛戢，古所谓脉小则病退是也。颇有起色，若得舌苔化去，则更妙矣。

生苡仁五钱　沙参三钱　天冬三钱　生白扁豆三钱　洋参一钱五分　桑叶三钱　制五味子三钱　麦冬不去心，三钱　梨汁冲，一小杯　鲜芦根汁冲，五杯

煮三杯，分三次服。四帖。

乙酉四月廿八日　胡　三十一岁　劳伤吐血，汗多足麻，六脉弦细不数，小建中汤主之。

白芍六钱　甘草炙三钱　生姜五钱　桂枝四钱　胶饴后入，一两　大枣去核，三枚

煮三杯，去渣后，将胶饴化入，上火二三沸，搅和匀，分三次服。

五月初六日　汗减，足麻愈，食少，加原方再服。

十五日　前药已服十四帖，诸症皆愈，惟咳嗽未止，于前原方加云苓、半夏。

乙酉正月初十日　沈　二十四岁　六脉弦数，劳伤吐血，建中汤主之。

白芍炒，六钱　丹皮三钱　大枣去核，三枚　桂枝三钱　甘草炙，三钱　姜汁冲，三匙　麦冬不去心，五钱　胶饴一两，去渣后化入，上火二三沸，搅匀

煮三杯，分三次服。

十四日　肝郁胁痛，病名肝着。治在肝经之络，经药弗愈也。

新绛纱三钱　半夏三钱　苏子霜三钱　旋覆花包，三钱　青皮二钱　归横须二钱　降香末三钱　吴萸泡淡，一钱　广皮炭二钱　广郁金二钱

煮三杯，分三次服。

十五日 六脉弦劲，前用建中，现在右脉已和，左手仍劲，胸中咳甚则痛，间有一二口紫色之血。按肝脉络胸，是络中尚有瘀滞，且与建中宣络。

新绛纱三钱 降香三钱 丹皮炭三钱 旋覆花包，三钱 郁金二钱 苏子霜二钱 桃仁泥三钱 归须二钱 广皮炭二钱 姜半夏五钱

煮三杯，分三次服。四帖。

廿一日 六脉弦数，以春气在头之故，偶受微风，右寸独浮大而衄血，暂与清清道之风热。

白茅根五钱 甜杏仁三钱 茶菊花三钱 侧柏炭三钱 桑叶三钱 鲜芦根三钱 黑山栀二钱

煮三小杯，分三次服。

吴 七十岁 周身痒不可当，脉洪，吐狂血，与大黄黄连泻心汤，以后永不发。

史 五十岁 酒客大吐狂血成盆，六脉洪数，面赤，三阳实火为病，与：

大黄六钱 黄连五钱 黄芩五钱

泻心汤一帖而止，二帖脉平。后七日又复发，脉如故，又二帖。

吴 二十五岁 每日饱食就床，脾阳致困，因失其统血之职，此为伤食吐血，脉弦，与灶中黄土每日一斤，分二次煎服，将尽半月而愈，戒其夜食，永远不发。

乙酉十一月十二日 岳 二十岁 怒伤吐血，两胁俱痛，六脉弦紧，误补难愈。凡怒伤肝郁，必有瘀血，故症现胁痛。一以活络为主，俟瘀血去净，而后可以补虚。

新绛纱三钱 桃仁三钱 苏子霜二钱 旋覆花包，三钱 归须三钱 丹皮炭五钱 广郁金二钱 降香末三钱

煮三杯，分三次服。四帖。

廿二日 复诊脉之弦紧虽减，而未和缓，胁痛虽大减，而未尽除。与原方去桃仁，加细生地五钱。

十二月初五日 六脉弦细紧，《金匮》谓脉双弦者寒也，弦则为减，男子失精亡血，小建中汤主之。怒伤吐血后，以建中复阳生阴。

白芍焦，六钱 麦冬三钱 大枣去核，二枚 桂枝三钱 丹皮三钱 生姜三片 炙甘草三钱 胶饴一两，去渣后化入，上火二三沸，搅匀

煮三杯，分三次服。服八帖

十八日 诸症痊愈，胃口大开，虚未全复。于原方加麦冬二钱，使分布胃中津液于十二经，脏之虚则从饮食中复矣。

戊子七月十七日　汝　三十七岁　本有肝郁胁痛症，又受秋凉燥金之气，不惟腹痛大发，且有表症，午后身热。虽见血，乃燥气，非湿温也。治在肝经与络也。

桂枝尖三钱　柴胡三钱　淡吴萸二钱　姜半夏四钱　归须二钱　苏子霜二钱　降香末三钱　广皮三钱　川椒炭三钱

煮三杯，分三次服。服此方一二日，燥气已退，去柴胡，再服二三帖。

日　肝郁胁痛，乃肝络中有瘀血方痛。古人佥用新绛旋覆花汤，横走络者也。后人多用逍遥散，坚走经者也，故多不见效，况久病必治络乎？

新绛纱三钱　桃仁二钱　广郁金二钱　旋覆花包，三钱　归须二钱　苏子霜二钱　姜半夏三钱　广皮炭二钱　降香末二钱

煮三杯，分三次服。

日　有肝郁者必克脾，脾受克者必停饮，饮停射肺者必咳嗽，渍胃者必不寐，故《灵枢》谓胃不和则卧不安，饮以半夏汤覆杯则寐法。

姜半夏二两　秫米二合

急流水八杯，煮三杯，分三次服，切戒生冷猪肉。

己丑二月初九日　王　四十五岁　咳嗽胸满，短气自汗，夜甚，大便燥，六脉俱弦而微紧，虽嗽甚见血，的系痰饮而非虚劳。法宜温通阳气，和胃逐饮，忌生冷、猪肉、介属、咸味。

云苓块六钱　桂枝四钱　焦白芍三钱　姜半夏六钱　杏仁五钱　五味子四钱　小枳实五钱　广皮五钱　干姜炭四钱　麻黄根去芦，三钱　甘草炙，三钱

甘澜水六大茶杯，煮成二茶杯，渣再以六杯水煮两杯，日三夜一，分四次服。服此方四帖，吐血喘满痊愈，咳嗽亦愈六七。

方论：按痰饮十数日，大便燥结，乃肺气不降，肺与大肠相表里，肺痹则大肠亦痹，开肺痹即所以开大肠之痹也，故此方重用杏仁。又由于津液屯聚胃中，不得下行，以致大肠干燥，故用枳实、橘皮直通幽门，俾津液下行，又辛能润也。再九窍不和，皆属胃病，故重用半夏，合橘皮和胃，病由痰饮，逐痰即所以和胃也，故其应如响。今人佥用大黄苦寒坚阴，甚至用元参、麦冬、生地作增水行舟之计，岂非背道而驰哉！

初十日　照前方再服一帖。

十一日　少阳胆络头痛，与清胆络之热，不犯中下二焦。今日头痛全止，六脉沉弦不数，咳嗽喘满，短气自汗，不食面黄，肢微肿，纯然痰饮见症，断无补阴助邪之理。议病痰饮者当以温药和之。

桂枝木三钱　杏仁三钱　焦白芍二钱　麻黄根去芦，三钱　干姜三钱　五味子一钱五分　姜半夏五钱　广皮三钱　炙甘草三钱　小枳实三钱

煮三杯，分三次服。

壬辰八月初七日　王　三十岁　六脉弦细而沉，吐血久而不止，久病当于络中求之。且先吐红血，后吐黑紫，络中显有瘀滞。《金匮》谓凡病至其年月日时复发者，当下之。此下字须活看，谓拔去病根，则不再发矣。《金匮》又谓脉双弦者寒也。此证断不可用阴柔呆腻之品，致永无愈期。议先与温通络脉，拔去病根，继以建中收功。

新绛纱二钱　桂枝三钱　姜半夏三钱　旋覆花包，三钱　归须二钱　橘皮炭二钱　茯苓块三钱　干姜炒半黑，一钱五分

煮三杯，分三次服。

衄　血

己丑正月十六日　暨　四十岁　衄血，右脉洪大，误用大剂当归，以致大衄不止。无论辛走行气之药不可用，即凉血和血而不走清道者亦不见效。议清清道之热。

侧柏炭五钱　连翘连心，三钱　银花炭三钱　黑山栀四钱　桑叶三钱　白茅根一两　凌霄花三钱

煮三杯，分三次服。

廿一日　衄虽止，而气血两虚，脉双弦而细。法当补阳，以衄血初罢之候，且与复脉法。

大生地五钱　麦冬不去心，四钱　炒白芍三钱　生鳖甲五钱　阿胶二钱　炙甘草四钱　生牡蛎五钱　麻仁二钱

煮三杯，分三次服。

廿五日　前日衄血初止，六脉俱弦而细，气血暴虚也。似当补阳而未敢骤补，与一甲复脉汤四帖，今日六脉俱大而滑，气血暴复也。仍与翕摄真阴，与三甲复脉汤法。

大生地六钱　白芍四钱　生牡蛎五钱　生鳖甲五钱　麦冬不去心，四钱　生阿胶三钱　生龟板五钱　麻仁三钱　炙甘草五钱

煮三杯，分三次服。

便　血

癸亥十二月初二日　毛　十二岁　粪后便血，责之小肠寒湿，不与粪前为大肠湿热同科。举世业医者不知有此，无怪乎数年不愈也。用古法黄土汤。

灶中黄土二两　生地三钱　黄芩炒，三钱　制苍术三钱　阿胶三钱　甘草炙，三钱　熟附子三钱　白芍酒炒，三钱　全归一钱五分

水八碗，煮成三碗，分三次服。三帖。

初七日　小儿脉当数而反缓，粪后便血，前用黄土汤业已见效。仍照前方加刚药，即于前方内去白芍、全归，加附子一钱，苍术二钱。

戊寅七月初一日　孙　三十八岁　湖州孝廉，其人素有便红之症，自十八岁起至今不绝，现在面色萎黄，失血太多。急宜用古法，有病则病受之，虽暑月无碍也。

方法、分两同前，服一帖即止。次日停服。后半月复发，再服一帖痊愈。

福　廿九岁　初因恣饮冰镇[1]黄酒，冰浸水果，又受外风，致成风水。头面与身肿大难状，肿起自头。先与越婢汤发其汗，头面肿消；继与利小便，下截肿消胀消；后与调理脾胃。自上年十月间服药起，至次年三月方止，共计汤药一百四十三帖，其病始安。嘱其戒酒肉生冷，不意夏热甚时，仍恣吃冰浸水果。自八月后，粪后大下狂血，每次有升许之多。余用黄土汤去柔药加刚药，每剂黄土用一斤，附子用六钱，他药称是。服至九十余帖，始大愈。

乙酉九月十七日　胡　三十岁　本系酒客，湿中生热，久而发黄，颜色暗滞，六脉俱弦，其来也渐，此非阳黄，况粪后见血，又为小肠寒湿乎！

灶中黄土八两　猪苓三钱　附子熟，三钱　云茯苓皮三钱　泽泻三钱　茵陈五钱　炒苍术炭三钱　黄柏三钱

煮三杯，分三次服，五帖痊愈。

乙酉四月廿二日　陈　三十四岁　粪后便血，寒湿为病，误补误凉，胃口伤残，气从溺管而出，若女阴吹之属瘕气者然。左胁肝部卧不着席，得油腻则寒战。丛杂无伦，几于无处下手。议治病必求其本，仍从寒湿论治，令能安食再商。与黄土汤中去柔药，加刚药。

灶中黄土四两　云苓五钱　川椒炭三钱　茅山苍术生，三钱　附子熟，三钱　香附三钱　生益智仁三钱　广皮三钱　生姜三钱

煮三杯，分三次服。二帖。

五月初一日　后又再服二帖。

初三日　心悸短气，加小枳实四钱、干姜二钱。四帖。

十一日　于原方去川椒炭。五帖。

廿一日　诸症皆效，大势未退，左脉紧甚，加熟附子一钱、干姜一钱、降香末三钱。三帖。

廿七日　诸症向安，惟粪后便血又发，与黄土汤法。粪后便血乃小肠寒湿，不与粪前为大肠湿热同科。

灶中黄土八两　附子熟，四钱　黄芩炭四钱　云茯苓块五钱　苍术炒，四钱　广皮炭三钱

---

① 镇：原作“振”，据文义改。

生益智仁二钱

煮三杯，分三次服。以血不来为度。

七月十四日 面色青黄滞暗，六脉弦细无阳，胃阳不振。暂与和胃，其黄土汤俟便红发时再服。

姜半夏六钱 益智仁三钱 川椒炭一钱 云苓块五钱 白蔻仁一钱 广皮三钱 生薏仁五钱

煮三杯，分三次服。

十七日 于原方加桂枝五钱。

十一月十五日 肝郁夹痰饮寒湿为病，前与黄土汤治粪后便血之寒湿，兹便红已止；继与通补胃阳，现在饮食大进，诸症渐安，惟六脉弦细，右手有胃气，左手弦紧，痰多畏寒，胁下仍有伏饮。与通补胃阳，兼逐痰饮。

姜半夏八钱 桂枝六钱 川椒炭三钱 云苓块连皮，二两 全当归三钱 猺桂去粗皮，五钱 炙甘草五钱 川芎二钱

煮三杯，分三次服。

服一帖，冲气已止，当服药后，吐顽痰二口。

十一日 冲气已止，六脉紧退而弦未除。可将初十日方再服半帖，以后接服廿九日改定方，以不畏寒为度。

十二、三日 服十一月十五日疏肝药二帖。

十四日 背畏寒，脉仍弦紧，再服十二月初十日桂枝加桂汤二帖，以峻补卫阳。服药后吐黑顽痰二口。

十七日 脉仍弦紧，背犹畏寒，阳未全复，照原方再服二剂，分四日服。

廿九日 前日之畏寒，至今虽减而未痊愈，脉之弦紧亦未充和，冲气微有上动之象，可取十四日桂枝加桂汤再服二帖，分四日，立春以后故也。

丙戌正月初五日 六脉俱弦，右脉更紧，粪后便红，小肠寒湿，黄土汤为主方，议黄土汤去柔药，加渗湿通阳。虽自觉心中热，背心如水浇，所谓自云热者，非热也，况有恶寒乎？

灶中黄土八两 桂枝五钱 黄芩炭四钱 云茯苓块六钱 附子熟，四钱 广皮四钱 生薏苡仁五钱 苍术炭四钱

煮四杯，分四次服。血多则多服，血少则少服。万一血来甚涌，附子加至七八钱，以血止为度。

再发再服，切勿听浅学者忘转方也。

丸方：阳虚脉弦，素有寒湿痰饮，与蠲饮丸法，通阳渗湿而补脾胃。

云苓块八两 桂枝八两 干姜炭四两 姜半夏八两 苍术炭四两 益智仁四两 生薏仁八两 广皮六两 炙甘草三两

上为细末，神曲糊丸，小梧子大。每服三钱，日三服。忌生冷、介属。

初十日　粪后便红虽止，寒湿未尽，脉之紧者虽减，当退刚药，背恶寒未罢，行湿之中，兼与调和营卫。

灶中黄土一两　桂枝四钱　广皮炒，二钱　云茯苓块三钱　白芍炒，四钱　生姜三钱　生薏苡仁三钱　苍术炭三钱　大枣去核，二枚　姜制半夏三钱　黄芩炭一钱五分

煮三杯，分三次服。

肿　胀

甲寅二月初四日　陈　三十二岁　太阴所至，发为䐜胀者，脾主散津，脾病不能散津，土曰敦阜，斯䐜胀矣。厥阴所至，发为䐜胀者，肝主疏泄，肝病不能疏泄，木穿土位，亦䐜胀矣。此症起于肝经郁勃，从头面肿起，腹固胀大，的系蛊胀，而非水肿。何以知之？满腹青筋暴起如虫纹，并非本身筋骨之筋，故知之。治法以行太阳之阳，泄厥阴之阴为要。医者误用八味丸，反摄少阴之阴，又重加牡蛎涩阴恋阴，使阳不得行，而阴凝日甚，六脉沉弦而细，耳无所闻，目无所见，口中血块累累续出。经所谓血脉凝泣者是也。势太危急，不敢骤然用药。思至阳而极灵者，莫如龙，非龙不足以行水，而开介属之翕，惟鲤鱼三十六鳞能化龙，孙真人曾用之矣。但孙真人《千金》原方去鳞甲用醋煮，兹改用活鲤鱼大者一尾，得六斤，不去鳞甲，不破肚，加葱一斤，姜一斤，水煮熟透，加醋一斤，任服之。服鲤鱼汤一昼夜，耳闻如旧，目视如旧，口中血块全无，神气清爽，但肿胀未除。

初五日　经谓病始于下，而盛于上者，先治其下，后治其上；病始于上而盛于下者，先治其上，后治其下。此症始于上肿，当发其汗，与《金匮》麻黄附子甘草汤。

麻黄去节，二两　熟附子一两六钱　炙甘草一两二钱

煮成五饭碗，先服半碗，得汗止后服，不汗再服，以得汗为度。

此方甫立，未书分量，陈颂帚先生一见云：断然无效。予问曰：何以不效？陈先生云：吾曾用来。予曰：此方在先生用诚然不效，予用或可效耳。王先生名谟，忘其字，云：吾甚不解，同一方也，药止三味，并无增减，何以为吴用则效，陈用则否？岂无知之草木，独听吾兄使令哉？余曰：盖有故也。陈先生性情忠厚，其胆最小，伊恐麻黄法阳，必用八分；附子护阳，用至一钱，以监麻黄；又恐麻黄、附子皆慓悍药也，甘草平缓，遂用一钱二分，又监制麻黄、附子，服一帖无汗，改用八味丸矣。八味阴柔药多，乃敢大用，如何能效？陈荫山先生入内室，取二十八日陈颂帚所用原方，分量一毫不差。在坐者六七人皆哗然，笑曰：何吴先生之神也？余曰：余常与颂帚先生一同医病，故知之深矣。于是麻黄去净节用二两，附子大者一枚，得一两六钱，少麻黄四钱，让麻黄出头，甘草一两二钱，又少附子四钱，让麻黄、附子出头，甘草但坐镇中州而已。众见分量，又大哗曰：麻黄可如是用乎？颂帚先生云：不妨，如有过差，吾敢保。众云：君用

八分，未敢足钱，反敢保二两之多乎？颂帚云：吾在菊溪先生处治产后郁冒，用当归二钱，吴兄痛责，谓当归血中气药，最能窜阳，产后阴虚阳越，例在禁条，岂可用乎？夫麻黄之去当归，奚啻十百，吾用当归，伊责之甚，岂伊用麻黄又如是之多，竟无定见乎？余曰：人之所以畏麻黄如虎者，为其能大汗亡阳也。未有汗不出而阳亡于内者，汤虽多，但服一杯或半杯，得汗即止，不汗再服，不可使汗淋漓，何畏其亡阳哉？但此症闭锢已久，阴霾太重，虽尽剂未必有汗，余明日再来发汗。病家始敢买药，而仙芝堂药铺竟不卖，谓钱字想是先生误写两字。主人亲自去买，方得药。服尽剂，竟无汗。

初六日 众人见汗不出，佥谓汗不出者死，此症不可为矣。予曰：不然，若竟系死症，鲤鱼汤不见效矣。余化裁仲景先师桂枝汤，用粥发胃家汗法，竟用原方分量一剂，再备用一帖，又用活鲤鱼一尾，得四斤，煮如前法。服麻黄汤一饭碗，即接服鲤鱼汤一碗，汗至眉上；又一次，汗至上眼皮；又一次，汗至下眼皮；又一次，汗至鼻；又一次，汗至上唇。大约每一次汗出寸许。二帖俱服完，鲤鱼汤一锅，合一昼夜亦服尽，汗至伏兔而已，未过膝也。脐以上肿俱消，腹仍大。

经谓：汗出不至足者死。此症未全活。虽腰以上肿消，而腹仍大，腰以下其肿如故。因用腰以下肿当利小便例，与五苓散，服至二十一日，共十五天，不效，病亦不增不减。陈荫山云：先生用麻黄，其效如神，兹小便涓滴不下，奈何？祈转方。予曰：病之所以不效者，药不精良耳。今日先生去求好肉桂，若仍系前所用之桂，明日予不能立方，方固无可转也。

二十二日 陈荫山购得新鲜紫油安边青花桂一枝，重八钱，乞余视之。予曰：得此桂，必有小便，但恐脱耳。膀胱为州都之官，气化则能出焉，气虚亦不能化。于是用五苓散二两，加桂四钱、顶高辽参三钱。服之尽剂，病者所睡系棕床，予嘱其备大盆二三枚，置之床下，溺完被湿不可动，俟明日予亲视挪床。其溺自子正始通，至卯正方完，共得溺三大盆有半。予辰正至其家，视其周身如空布袋，又如腐皮，于是用调理脾胃，百日痊愈。

洪氏　六十八岁　孀居三十余年，体厚，忧郁太多，肝经郁勃久矣。又因暴怒重忧，致成厥阴太阴两经䐜胀并发，水不得行，肿从跗起。先与腰以下肿当利小便例之五苓散法。但阴气太重，六脉沉细如丝，断非轻剂所能了。

桂枝五钱　茯苓皮六钱　肉桂四钱　猪苓五钱　生苍术五钱　广皮五钱　泽泻五钱　老厚朴四钱

煮三杯，分三次服。

前方服三五帖不效，亦无坏处。小便总不见长，肉桂加至二三两，桂枝加至四五两，他药称是，每剂近一斤之多，作五六碗，服五七帖后，六脉丝毫不起，肿不消，便亦不长。所以然之故，肉桂不佳，阴气太重，忧郁多年，暴怒伤肝，必有陈菀，仍用原方加鸡矢醴熬净烟六钱，又加附子八钱，服之小便稍通。一连七帖，肿渐消，饮食渐进，形色渐喜。于是渐减前方分量，服至十四帖，肿胀全消，后以补脾阳，疏肝郁收功。

郭氏　六十二岁　先是郭氏丧夫于二百里外其祖墓之侧，郭氏携子奔丧，饥不欲食，寒不欲衣，悲痛太过，葬后庐墓百日，席地而卧，哭泣不休，食少衣薄，回家后致成单腹胀。六脉弦，无胃气，气喘不能食，唇口刮白，面色淡黄，身体羸瘦。余思无情之草木，不能治有形之病，必得开其愚蒙，使情志畅遂，方可冀见效于万一。因问曰：汝之痛心疾首十倍于常人者何故？伊答曰：夫死不可复生，所遗二子恐难成立。余曰：汝何不明之甚也。大凡妇人夫死曰未亡人，言将待死也。汝如思夫念切，即死于墓侧，得遂同穴之情，则亦已矣，虽有病何必医？医者求其更苏也。其所以不死者，以有子在也。夫未死，以夫为重；夫既死，以教子为重者，仍系相夫之事业也。汝子之父已死，汝子已失其荫；汝再死，汝子岂不更无所赖乎？汝之死，汝之病，不惟无益于夫，而反重害其子；害其子，不惟无益于子，而且大失夫心。汝此刻欲尽妇人之道，必体亡夫之心，尽教子之职，汝必不可死也。不可死，且不可病；不可病，必得开怀畅遂而后可愈。单腹胀，死症也。脉无胃气，死脉也。以死症而见死脉，必得心火旺相，折泄肝郁之阴气，而后血脉通，血脉通，脏气遂，死症亦有可生之道。《诗云》见晛曰消者是也。伊闻余言大笑。余曰：笑则生矣。伊云：自此以后，吾不惟不哭，并不敢忧思，一味以喜乐从事，但求其得生以育吾儿而已。余曰：汝自欲生则生矣。于是为之立开郁方，十数剂而收全功。

旋覆花新绛纱包，三钱　香附三钱　广郁金三钱　姜半夏四钱　青皮二钱　苏子霜三钱　降香末三钱　广皮三钱　归横须二钱　川厚朴三钱

煮三杯，分三次服。

吴氏　廿八岁　春夏间乘舟由南而北，途间温毒愈后，感受风湿，内胀外肿。又因寡居肝郁之故，时当季夏，左手劳宫穴忽起劳宫毒，如桃大。此症有治热碍湿，治湿碍热之弊。选用幼科痘后余毒归肺，喘促咳逆之实脾利水法，加极苦合为苦淡法，俾热毒由小肠下入膀胱，随湿气一齐泄出也。盖劳宫毒属心火，泻心者必泻小肠，小肠火腑非苦不通；腰以下肿，当利小便，利小便者亦用苦淡也。

飞滑石二两　茯苓皮一两　黄柏四钱　猪苓一两　晚蚕沙四钱　黄芩四钱　泽泻一两　白通草三钱　雅连四钱

煮成五杯，分五次服。以小便长为度。

此方服七帖，分量不增不减，肿胀与劳宫毒俱消，以后补脾收功。

乙酉五月十五日　陈　二十六岁　脉弦细而紧，不知饥，内胀外肿，小便不利，与

腰以下肿当利小便法，阳欲灭绝，重加温热以通。况今年燥金，太乙天符，经谓必先岁气，毋伐天和。

桂枝六钱　茯苓皮六钱　川椒炭五钱　猪苓五钱　生茅术三钱　广皮三钱　泽泻五钱　公丁香二钱　杉皮一两　厚朴四钱

煮四杯，分四次服。

廿五日　诸症皆效，知饥，肿胀消其大半，惟少腹有疝，竟若有一根筋吊痛。于原方内减丁香一钱，加小茴香三钱。

乙酉十月十七日　单氏　四十二岁　肿胀六年之久，时发时止，由于肝郁，应照厥阴䐜胀例治。

云苓皮六钱　厚朴三钱　归横须三钱　旋覆花包，三钱　香附三钱　大腹皮三钱　姜半夏四钱　青皮二钱　广郁金二钱　降香末三钱　木通二钱

煮三杯，分三次服。不能宽怀消怒，不必服药。

廿六日　服前方八帖，肿胀稍退。惟阳弱，加川椒三钱；大便不通，加两头尖三钱，去陈菀。

壬辰四月十一日　缪　五十一岁　先喘后肿，六脉洪大有力，左尺独大，肺肾之热可知。腰以下肿，本当利小便，但不宜温利耳。且置喘于不问，其如治病必求其本者何哉！

生石膏四两　云苓皮五钱　海金沙五钱，先煎代水　飞滑石一两　姜半夏三钱　晚蚕沙三钱　杏仁泥六钱　小枳实四钱　白通草一钱五分

甘澜水八杯，煮成三杯，分三次服。

十七日　六脉仍洪数，左尺仍独大，犹宜凉利小便。

飞滑石一两，先煎代水　海金沙五钱　杏仁六钱　生石膏四钱　小枳实四钱　厚朴三钱　半夏五钱　晚蚕沙三钱　橘皮三钱　云苓皮五钱　白通草一钱五分

甘澜水八杯，煮三杯，分三次服。

单腹胀

癸巳四月初四日　毛　四十四岁　病起肝郁，木郁则克土，克阳土则不寐，克阴土则䐜胀，自郁则胁痛。肝主疏泄，肝病则不能疏泄，故二便亦不能宣通。肝主血络，亦主血，故治肝者必治络。

新绛纱三钱　香附三钱　苏子霜三钱　旋覆花包，三钱　归须三钱　小茴香三钱　姜半夏八钱　青皮三钱　广郁金三钱　降香末三钱

头煎二杯，二煎一杯，分三次服。三帖。

初七日 服肝络药，胀满胁痛不寐少减，惟觉胸痛。按肝脉络胸，亦是肝郁之故；再小便赤浊，气分湿也。

旋覆花新绛纱包，三钱 桂枝三钱 小茴香炒黑，三钱 川楝子三钱 半夏六钱 晚蚕沙三钱 降香末三钱 归须二钱 两头尖三钱 茯苓皮三钱 橘皮青，三钱 白通草二钱

煮三杯，分三次服。服三帖。

初十日 驱浊阴而和阳明，现在得寐，小便少清。但肝郁必克土，阴土郁则胀，阳土郁则食少而无以生阳，故清阳虚而成胸痹。暂与开痹。

半夏一两 茯苓皮五钱 厚朴三钱 桂枝尖五钱 广郁金三钱 薤白三钱 生苡仁五钱 小枳实二钱 栝蒌连皮、仁，研，三钱

煮三杯，分三次服。

十四日 脉缓，太阳已开，而小便清通，阳明已阖，而得寐能食。但䐜胀不除，病起肝郁，与行湿之中必兼开郁。

茯苓皮五钱 半夏五钱 广木香二钱 生苡仁五钱 厚朴三钱 煨肉果一钱五分 降香末三钱 广皮二钱 白通草三钱 广郁金二钱

煮三杯，分三次服。

腹 胀

徐 三十岁 腹胀且痛，脉弦细，大便泄，小便短，身不热，此属寒湿伤足太阴。

桂枝三钱 生苡仁五钱 厚朴三钱 猪苓三钱 黄芩炭一钱 干姜一钱五分 泽泻三钱 白通草二钱 广皮二钱

煮三杯，分三次服。

滞 下

丁氏 五十八岁 滞下白积，欲便先痛，便后痛减，责之积重。脉迟而弦，痛甚，盖冷积也，非温下不可。

熟附子五钱 生大黄五钱 厚朴五钱 广木香三钱 南楂炭三钱 良姜炭二钱 黄芩炭三钱 广皮五钱 槟榔三钱 小枳实二钱 焦白芍三钱

煮三杯，分三次服。

梁 廿八岁 滞下白积，欲便先痛，便后痛减，责之有积，用温下法。

生大黄酒炒黑，三钱 厚朴三钱 槟榔尖一钱五分 熟附子三钱 枳实一钱五分 广木香一钱 炒白芍二钱 广皮二钱 炒云连一钱 炒黄芩二钱

水五杯，煮成二杯，分二次服。

甲子十一月十八日　张　三十八岁　先泄而后滞下，脾虚传肾，症为难治。

白芍二钱　黄芩炭一钱二分　雅连吴萸炒枯，一钱二分　猪苓三钱　川椒目三钱　厚朴二钱　泽泻三钱　生茅术三钱　良姜二钱　生苡仁二钱　广木香一钱五分　广皮一钱五分

水六杯，煮取二杯，渣再煮一杯，分三次服。

二十日　先泄后滞下，古云难治，非一时可了。且喜脉弱，尚有生机。

白芍炒，三钱　真山连酒炒半枯，二钱　红曲二钱　黄芩酒炒，二钱　地榆炭三钱　归尾一钱　厚朴去白皮，姜汁炒，三钱　小枳实捣碎，二钱　广皮二钱　槟榔一钱五分　广木香一钱五分

煎法如前。

二十二日　脉沉而有力，滞下胀痛太甚，便后少减，片时其痛仍然。议网开一面，用温下法。

生大黄酒炒黑，五钱　白芍酒炒黑，三钱　广木香二钱　安边桂去粗皮、净，二钱　黄芩酒酒炒半焦，三钱　小枳实二钱　红曲二钱　广皮炭二钱　真山连酒炒半焦，二钱　老厚朴三钱　归尾一钱五分

水五杯，煮成三杯，分三次服。

廿三日　于二十日方内加两头尖三钱。

廿四日　肾症复归于脾，用四苓合芩芍汤法。

茯苓皮五钱　猪苓五钱　生苡仁五钱　生茅术五钱　泽泻五钱　广木香一钱五分　焦白芍二钱　厚朴二钱　炒川连一钱五分　炒黄芩一钱五分　广皮一钱五分

水八杯，煮取三杯，分三次服。

廿五日　于前方内加白通草二钱。

廿六日　肝郁则小便亦不能通，此徒用四苓不效，议开阴络法。

猪苓三钱　小茴香三钱　归须二钱　泽泻三钱　川楝子一钱五分　琥珀研、冲，三分　降香三钱　两头尖一钱　口麝研、冲，五厘　桃仁三钱

煮三杯，分三次服。

廿七日　开阴络已效，于前方内加安边桂三分、郁金三钱、生香附三钱。

廿八日　九窍不和，皆属胃病。用开太阳阖阳明，兼泻心法。

半夏六钱　茯苓皮连块，三钱　黄芩二钱　猪苓三钱　生苡仁三钱　厚朴姜汁炒，一钱　泽泻三钱　广木香一钱　青皮二钱　广皮二钱　炒川连一钱五分　干姜二钱

水五杯，煮取二杯，渣再煮一杯，分三次服。

廿九日　开太阳阖阳明，兼去湿中之热。

姜半夏六钱　猪苓三钱　黄芩炭二钱　茯苓皮三钱　泽泻三钱　广木香一钱　生苡仁三钱　白芍二钱　真山连一钱五分　川萆薢二钱　广皮二钱　白通草二钱

煮三杯，分三次服。

三十日　粪后带血，加黄土汤法。

半夏五钱　广木香一钱　灶中黄土六钱　萆薢三钱　全归一钱五分　云茯苓皮三钱　炒白芍三钱　黄芩炭二钱　炒茅苍术三钱　厚朴二钱　广皮二钱

水五杯，煮取二杯，渣再煮一杯，分三次服。

十二月初一日，舌绛甚，胸中嘈杂无奈，喉且痛，粪中犹带血迹。议酸苦泄热法。

肉桂去粗皮，八分　黄芩二钱　生大黄片酒炒黑，二钱　桃仁八分　厚朴一钱五分　灶中黄土八钱　枳壳六分　神曲一钱五分　炒地榆炭一钱　槟榔八分　归尾一钱　净乌梅肉九枚　广皮七分　广木香八分

头煎二杯，二煎一杯，分三次服。服一帖，去大黄、肉桂，再服一二贴。

又　即于方内去大黄、肉桂方中，再去归尾、地榆、桃仁，加苍术一钱五分。

初二日　四苓合芩芍法，以小便短，口糜，犹有滞下也。

焦白芍二钱　半夏三钱　灶中黄土三钱　炒黄芩一钱五分　云茯苓皮三钱　猪苓三钱　当归一钱　净乌梅肉三钱　泽泻三钱　山连一钱五分

头煎两杯，分三次服。

初三日　少腹胀痛，不小便，仍系肝郁不主疏泄之故。

降香三钱　小茴香炒黑，三钱　归须二钱　桃仁三钱　黄芩炭二钱　生香附三钱　两头尖三钱　琥珀五分　口麝同研、冲，五厘　云连炒，二钱韭白汁三滴

煮三杯，分三次服。

初四日　于前方内加广郁金二钱。

初五日　苦辛淡，开下焦湿热，兼泻肝火法。

萆薢五钱　川楝子三钱　吴萸炒黑，一钱五分　生香附三钱　小茴香炒黑，三钱　白通草二钱　云连炒黑，三钱　黄柏炭二钱

水五杯，煮取二杯，分二次服。

某小儿　滞下红积，欲便先痛，便后痛减，积滞太重，非温下不为功。恐缠绵久，幼孩力不能胜，滞下为脏病也。

生大黄一钱五分　黄芩一钱五分　真黄连一钱　安边桂一钱　红曲一钱五分　槟榔剪一钱　焦白芍一钱五分　归尾一钱　广木香八分

煮两杯，先服一杯，再便不痛即止，否则再服一杯。

丙戌六月十五日　孙　四十余岁　感受燥气，燥金克木，本有肝郁，故邪气乘之。现在胸痞微痛，先与开痞化郁。

旋覆花包，三钱　香附二钱　杏仁泥三钱　降香末三钱　广皮二钱　广郁金三钱

煮三杯，分三次服。外紫雪丹一钱，分二次服。

十六日　神昏烦躁，邪入心包，而又发黄，势甚重大。勉与开心包一法，与紫雪丹

二三钱，以神清为度。汤药清湿热之黄。

飞滑石六钱　猪苓三钱　麦冬不去心，四钱　云苓块连皮，五钱　泽泻三钱　茵陈三钱

煮三杯，分三次服。

十七日　伏暑成痢，滞下红积，欲便先痛，便后痛减，责之积重，非温下不可。

生大黄酒炒成黑，五钱　川连二钱　广木香一钱　安边桂三钱　黄芩二钱　生白芍三钱　降香末三钱　红曲三钱　乌梅肉三钱　广皮炭二钱　归须二钱

煮成三大茶杯，每服半杯，以便前之痛止为度。

十八日　昨与温下，服药一杯而痛更甚，下皆红积，邪入肝络之故。于前方内加桃仁泥三钱、槟榔剪一钱五分、地榆炭二钱。煎小半杯，投入前药，分二次服。

十九日　滞下红积，用温下法，服药竟剂而痛略减。仍用前法，稍减其制。

生大黄酒炒半黑，三钱　归须二钱　广木香二钱　安边桂去粗皮，二钱　红曲三钱　槟榔剪一钱五分　生白芍二钱　黄芩一钱五分　炒广皮勿可太枯，二钱　小茴香炒黑，二钱　川连一钱五分　乌梅肉二钱

煮三杯，分三次服。以痛止为度。

二十日　滞下痛减六七，脉渐小。拟仍服前方，不必竟剂。如痛止接服此方。

生白芍二钱　厚朴三钱　小枳实二钱　炒黄芩二钱　槟榔一钱五分　炒广皮二钱　杏仁泥三钱　川连一钱五分　白通草三钱　广木香三钱　红曲三钱　乌梅肉一钱五分

煮三杯，分三次服。

廿一日　陈积已去，余邪未净，右脉未静，目白睛仍黄，故知气分不清。议进苦辛淡法，宣导脉气，使余邪由膀胱化气而出；兼与开胃，令能纳谷。

云苓皮五钱　猪苓三钱　广木香三钱　姜半夏四钱　泽泻三钱　杏仁泥三钱　炒白芍三钱　厚朴三钱　炒广皮二钱　炒黄芩二钱　川连姜汁炒半枯，一钱五分

煮三杯，分三次服。

廿二日　邪着里不易外达，虽经下，气机究未宣畅，肛门坠滞。盖由受邪之际渐而深，故其化也亦缓而滞，非苦无能胜湿，非辛无能通利邪气，仍用前法，重与行气。

炒银花二钱　泽泻三钱　炒黄芩二钱　广木香三钱　茵陈三钱　归横须二钱　小枳实三钱　赤芍一钱五发　细甘草梢二钱　槟榔剪三钱　川连一钱五分　乌梅肉二钱

煮三杯，分三次服。

廿三日　夜半肛门痛甚，阴分邪气久羁，今日渐觉畏寒，阳明久不纳谷，胃气不充之故。未可纯任苦寒。今拟暂用白头翁汤法加温药，仍是苦辛复法，此权宜之计也。

白头翁二钱　秦皮二钱　广木香三钱　姜半夏五钱　归须二钱　丹皮炭一钱五分　川连五分　广橘皮二钱　防风根一钱　上肉桂一钱五分

煮三杯，分三次服。

廿四日　凡病日轻夜重，皆属阴邪。昨药之偏于温者以此，今日肛门痛减者亦坐此。

兹邪去大半，少寐不饥，正须商进疏补脾胃，胜湿仍不可少，盖胃和则神安矣，脾治则痢减矣。

焦白芍三钱　於术土炒，二钱　白头翁整，二钱　黄芩炭一钱　肉桂一钱　广木香三钱　姜半夏五钱　山连炒，五分　苍术炭一钱　云苓块四钱　广皮炒，二钱　乌梅肉一钱五分　高丽参一钱

煮三杯，分三次服。

此方进而肛门愈赘痛，积滞反多，秽浊特甚者，扶正则余邪续出也。

廿五日　昨得轻补，肛门赘痛又甚，正旺驱邪之故。今日暂停扶正，注意逐邪，然久病亦不敢太过。舌白苔。

炒白芍一钱五分　安桂二钱　小茴香炒炭，三钱　炒黄芩一钱五分　归须二钱　槟榔剪二钱　姜半夏五钱　秦皮二钱　南楂炭二钱　白头翁整，三钱　红曲一钱　炒山连一钱

煮三杯，分三四次缓缓服。

廿六日　昨与逐邪，浊腻续下，痛减。今议再加疏补，以扶正气。

白头翁整，三钱　肉桂去皮，一钱五分　炒於术二钱　炒白芍二钱　黄芩炒，一钱五分　小茴香炒，三钱　姜半夏五钱　归须一钱五分　南楂炭二钱　云苓块五钱　秦皮二钱　槟榔剪八分　高丽参一钱　红曲二钱　炒山连一钱

煮三杯，分三次服。

廿七日　积滞渐轻微，有寒热，舌起白苔。

云苓块连皮，三钱　白芍炒，一钱　广木香一钱　姜半夏三钱　黄芩炭八分　焦神曲一钱五分　焦於术二钱　广皮二钱　南楂炭八分　高丽参一钱

煮三杯，分三次服。

廿八日　寒热止，积滞尚未尽，舌苔白浊而厚，是其微也。少寐少食，皆其故。于前方增其制，加宣通中焦。

云苓块四钱　白芍炒，一钱　广木香三钱　姜半夏五钱　黄芩炒，一钱五分　焦神曲三钱　益智仁一钱五分　於术焦，二钱　白蔻仁一钱　高丽参一钱　广皮炒，三钱　南楂炭二钱

煮三杯，分三次服。

七月初一日　今日夜间尚有宿积，舌微黄，则其伏邪未尽可知，犹非纯补纯清之症。

云苓块四钱　炒白芍二钱　焦於术一钱五分　姜半夏三钱　炒黄芩二钱　焦神曲三钱，研　益智仁一钱五分　生薏仁三钱　白蔻仁冲，一钱　高丽参一钱　炒广皮二钱

煮三杯，分三次服。

初四日　宿积犹然未净，舌白苔。

云苓块五钱　生苡仁五钱　於术炭三钱　姜半夏四钱　神曲二钱　白蔻仁一钱五分　益智仁一钱五分　广皮炒，三钱

煮三杯，分三次服。

初八日　今日仍下宿积许多，舌根黑苔未净，肛门热痛，不寐。暂与清积，一二日

后再议补法。

云苓块五钱　白头翁二钱　焦神曲三钱　焦白芍三钱　姜半夏三钱，研　益智仁二钱　黄芩炭二钱　焦於术三钱　炒广皮三钱

煮三杯，分三次服。

十一日　痢虽止，而不寐不饥仍然，固系胃不和之故；但其人平素好用心机，又届心事业杂之际，未免过虑。议一面和胃，一面兼补心气。

云苓五钱　野山参二钱　枣仁炒熟，三钱　麦冬不去心，三钱　焦於术二钱　莲子连皮、心，打，三钱　远志去净骨，三钱　姜半夏三钱　冰糖三钱

煮三杯，分三次服。

丁亥九月初九日　史　红白滞下，一月有余。痢疾之脉忌洪大，喜腹胀，此症腹不胀而洪大，所以难已。日久便滑而频数。清滞之中，兼与固下。

黄芩炭三钱　白芍三钱　真山连一钱五分　焦於术二钱　归须二钱　南楂炭二钱　广木香三钱　木瓜二钱　五味子一钱　肉果霜二钱　红曲二钱　乌梅肉三钱　丹皮炭三钱

煮三杯，分三次服。

十五日　滞下已久，六脉洪大，有阳无阴。前与重收阴气，而去积滞即在收阴之中，以故脉见小而滞下少。现在两关独浮，有木陷入土之象。切忌恼怒助肝克脾伤胃；又忌生冷、猪肉，滑大便而助湿邪。今日用药大意仍不能骤离前法，加入土中拔木，兼补宗气。

高丽参三钱　白芍黄酒炒，五钱　广木香三钱　云苓块三钱　黄芩黄酒炒，三钱　南楂炭二钱　焦於术三钱　归须二钱　五味子一钱　肉果霜三钱　红曲二钱　乌梅肉三钱

浓煎三茶杯，分三次服。

丁亥十月初八日　德氏　七十三岁　七旬以外之老人，滞下红白积，业已一月有余。六脉洪大滑数，而且歇止，乃痢疾之大忌。舌苔老黄，积滞未清，腹痛当脐。医者一味收补，置积滞于不问，邪无出路，焉得收功？势已重大之极，勉与化滞，兼与温通下焦。

姜半夏五钱　白芍炒，三钱　焦神曲三钱　杏仁泥三钱　黄芩炒，二钱　真山连一钱五分　广木香三钱　槟榔二钱　广皮炭三钱　川椒炭三钱　归须二钱　乌梅肉三钱　公丁香一钱五分　红曲二钱

煮四小茶杯，日三夜一，分四次服。

初十日　滞下本系积滞暑湿之实症，前医一味呆补，希图止泻，不知邪无出路，如何能止？腹痛已减，议且减其制。

姜半夏三钱　白芍炒，一钱五分　槟榔剪，一钱　苍术炭一钱　黄芩炒，一钱五分　广皮炭二钱　广木香一钱　山连炒，一钱　乌梅肉二钱　川椒炭一钱五分　红曲一钱

煮三杯，分早、中、晚三次服。

戊子二月初七日　陈　休息痢本系不治之症，为其久久累赘，气血虚尽矣。此症且

喜年轻形状，而又欲便先痛，便后痛减，陈积不行，尚可借手于一下，所谓网开一面也。《金匮》谓凡病至其年月日时复发者，当下之。

生大黄酒炒半黑，五钱　归须三钱　降香末三钱　上安桂二钱　槟榔二钱　广木香一钱五分　炒白芍三钱　真山连二钱　炒黄芩三钱　广皮三钱　乌梅肉五钱　红曲三钱

煮三杯，分六次服。

初八日　腹仍痛，照前方再服一帖。

初九日　再服一帖。

初十日　血分久痢，三用温下，陈积。尚多，皆起于误补留邪在络之故。未便再用大下，恐致伤阴。暂用通阴络法，细搜络中闭锢之陈积。三日后再服化癥回生丹，十丸，早中晚各服一丸，温开水和。

十七日　余邪留肝络中，一时难尽。切戒厚味以固之。药宜搜剔法。

降香末三钱　黄芩炭二钱　川椒炭三钱　南楂炭二钱　焦白芍三钱　广木香二钱　真山连八分　归须二钱　广皮炭三钱　丹皮炭三钱　红曲三钱　乌梅肉三钱

煮两大杯，分两次。午一杯，晚一杯。清晨空心服丸药一丸。

十八日　复诊于前方内去广皮，加白芍二钱、乌梅二钱。丸药照常服。

十九日　久痢邪留肝络，绵绵不已。合苦辛搜络，无他谬巧，仍宗前法。

白头翁整，三钱　大黄酒炒黑，三钱　川椒炭三钱　焦白芍三钱　肉桂顶好，一钱五分　广木香三钱　黄芩炭二钱　归须三钱　南楂炭二钱　降香末三钱　山连姜汁炒枯，一钱　乌梅肉五钱

煮三杯，分三次服。丸药仍照前方。

壬辰九月十一日　长　四岁　肠澼身热，古所大忌。兹幼孩滞下红白而身又热，症非浅鲜。

炒白芍二钱　桃仁一钱　广木香八分　炒黄芩一钱　归须一钱　炒山连一钱　降香末一钱五分　红曲一钱五分　炒神曲二钱　南楂炭一钱五分

煮三杯，分三次服。

十三日　又加斑疹。

炒白芍二钱　连翘二钱　真山连炒，一钱　炒黄芩一钱　银花二钱　广木香八分　槟榔剪，二钱　僵蚕二钱　炒神曲二钱　桃仁泥一钱　蝉蜕一钱　乌梅肉二钱　归横须一钱　红曲二钱

煮三杯，分三次服。

十五日　肠澼身热，本所大忌，又加温疹，难就一边。现在斑疹已过四日，业有渐化之机。但身壮热如火，谵语烦躁，起卧不安，滞下红积，后重太甚，欲便先痛，便后痛减，责之积重，不得不借手于一下，所以网开一面也。

黄芩一钱五分　生大黄酒炒半黑，二钱五分　红曲一钱　白芍一钱五分　安边桂一钱　归须一钱　槟榔一钱五分　广木香一钱五分　广皮一钱五分　川连八分　乌梅肉一钱五分

煮三小茶杯，分三次服。外紫雪丹一钱五分，每服五分，温开水调。

十七日 滞下血积，狂热谵语，后重，欲便先痛。前日与温下法，兹大热与谵语均退，惟后重未除，滞下未清，腰酸特甚。虽仍腹痛，且暂停下药，俟二日后细察病情再商。

炒黄芩二钱 桂枝一钱五分 广木香一钱 炒白芍二钱 神曲炒，二钱 广皮炭一钱 槟榔剪，二钱 川连炒，一钱 乌梅肉三钱 川椒炭一钱 红曲二钱

煮三杯，分三次服。

十九日 热虽退而未尽，舌色尚绛，口干，滞下白积，腰酸甚。

炒黄芩二钱 槟榔一钱五分 小茴香炒，三钱 炒白芍二钱 厚朴一钱 焦神曲三钱 茯苓块三钱 银花二钱 炒川连一钱 广木香一钱

煮三杯，分三次服。

廿一日 诸症皆减，滞下未清，舌绛甚，口渴，仍后重，脉仍数。

云苓三钱 银花三钱 细生地三钱 炒黄芩二钱 归须二钱 槟榔二钱 丹皮炭二钱 炒白芍二钱 川连炒，七分 乌梅肉三钱

煮三杯，分三次服。

廿三日 滞下白积未清，便前仍痛，微有身热，再少与温下法。

大黄酒炒半黑，三钱 熟附子一钱 神曲二钱 黄芩二钱 云苓块三钱 川连一钱 白芍二钱 乌梅肉三钱 广皮二钱

煮三杯，先服一二杯，痛除则止。

廿五日 去附子、大黄，又服一帖。

廿六日 腹痛，于原方内仍加附子、大黄，又加南楂炭一钱、小枳实一钱、川椒炭一钱五分，再服二帖。

廿八日 照原方再服二帖。

三十日 滞下虽已大减，仍有潮热腹痛，积滞仍未清也。

炒白芍三钱 南楂炭二钱 炒神曲三钱 黄芩炭二钱 广木香一钱 橘皮炭一钱五分 云苓皮三钱 川椒炭一钱 乌梅肉三钱 生苡仁三钱

煮三杯，分三次服。

积聚

甲子二月十三日 张 二十七岁 脐右有积气，以故右脉沉伏弦细，阳微之极，浊阴太盛克之也。溯其初，原从左胁注痛而起，其为肝着之咳无疑。此症不必治咳，但宜通肝之阴络，久病在络故也，使浊阴得有出路，病可自已。所谓治病必求其本者是也。若不识纲领，而妄冀速愈，必致剥削阳气殆尽而亡。

旋覆花新绛纱包，三钱 乌药三钱 川楝子二钱 桂枝尖三钱 青皮一钱 小茴香三钱 降香

末三钱　归须三钱　苏子霜三钱　桃仁泥三钱　广皮一钱

煮三杯，分三次服。

十九日　服通络药已见小效，脉气大为回转，但右胁着席则咳甚，胁下有支饮故也。议于前方内去桃仁、川楝子、小茴香，加生香附三钱、半夏六钱、杏仁三钱、肉桂八分，再服四帖。

廿三日　先痛后便而见血，议通阴络法。

降香末三钱　半夏五钱　归横须二钱　小茴香三钱　香附二钱　苏子霜三钱　藏红花一钱　桃仁二钱　广皮炭一钱　广木香一钱　丹皮三钱　两头尖三钱

煮三杯，分三次服。

张　二十八岁　脐左症，面黄肢倦，食少不能作文，看书亦不能久，宛如虚损。与化癥回生丹缓通阴络法，每日空心服一丸，亦有早晚各服一丸之时。服至二年有余，计服化癥回生丹六七百丸之多，癥始化净，气体复原，看书作文，始举进士。

吴　三十一岁　脐右结癥，径广五寸，睾丸如鹅卵大，以受重凉，又加暴怒而得。痛不可忍，不能立，不能坐，并不能卧。服辛香流气饮，三日服五贴，重加附子、肉桂至五七钱之多，丝毫无效。因服天台乌药散，初服二钱，满腹热如火烧，明知药至脐右患处，如搏物者然，痛加十倍。少时腹中起蓓蕾无数，凡一蓓蕾下浊气一次，如是者二三十次。腹中痛楚松快，少时痛又大作，服药如前，腹中热痛起蓓蕾下浊气亦如前，但少轻耳。自巳初服药起，至亥正共服五次，每次轻一等。次早腹微痛，再服乌药散，则腹中不知热矣。以后每日服二三次，七日后肿痛全消，后以习射助阳而体壮。

乙酉四月廿六日　叶　四十五岁　无论癥瘕，虽有气血之分，然皆系阴病结于阴部，岂有用阴药之理？维日已久，沉寒痼冷之疾，非巴豆不能除根。用天台乌药散。

六月初九日　业已见效，未能除根。照常服前药，早晚各五分，瘕痛发时服二钱。舌苔白厚，面色淡黄而暗，左脉沉细，阳微，再予汤药行湿通阳。

云苓块五钱　半夏五钱　益智仁一钱五分　生苡仁五钱　白蔻仁连皮，一钱　川萆薢四钱　广皮三钱　白通草一钱

煮三杯，分三次服。服至舌苔退为度。

乙酉五月初一日　甘　三十九岁　十年瘕气，六脉弦细而紧。

乌药三钱　小茴香炒黑，五钱　吴萸泡淡，三钱　良姜二钱　川椒炭五钱　归须二钱

煮三杯，分三次服。

初九日　病减者减其制，每日服半帖。

乙酉五月廿一日　王氏　四十岁　六脉弦紧，心下伏梁，非易化之症。一生忧泣，肝之郁也可知。又当燥金太乙天符之年，金来克木，痛愈甚矣。与温络法，其吐血亦络中寒也。

降香末三钱　半夏三钱　小枳实三钱　川椒炭二钱　广皮二钱　归横须三钱　公丁香八分

煮三杯，分三次服。四帖。

廿五日　诸症皆效，自觉气上阻咽，加旋覆花包，五钱。

廿九日　效不更方，再服。

六月初六日　加淡吴茱萸三钱。

乙酉五月廿五日　余氏　三十岁　瘕结脐左，经来必痛，六脉沉细，阳微。

川楝子三钱　全归三钱　淡吴萸三钱　降香末三钱　良姜二钱　公丁香二钱　小茴香三钱　艾炭三钱

煮三杯，分三次服。服七帖后，接服化癥回生丹。

六月初二日　业已见效，每日服半帖，再服十天。

二十日　每行经前三日，腹微痛时，空心服化癥回生丹一丸，服至经尽后腹中丝毫不痛为止；下月经行腹痛发时，再如此服法。癥瘕痛亦空心服一丸，化净为度。

丙辰口月口日　车　五十五岁　须发已白大半，脐左坚大如盘，隐隐微痛，不大便数十日。先延外科治之，外科谓肠痈，以大承气下之三四次，终不通。延余诊视，按之坚，冷如石，面色青黄，脉短涩而迟。先尚能食，屡下之后，糜粥不进，不大便已四十九日。余曰：此瘕也。金气之所结也。以肝木抑郁，又感秋金燥气，小邪中里，久而结成。愈久愈坚，非下不可，然寒下非其治也。以天台乌药散二钱，加巴豆霜一分，姜汤和服。设三伏以待之，如不通，第二次加巴豆霜一分五厘；再不通，第三次加巴豆霜二分。服至三次后，始下黑亮球四十九枚，坚莫能破。继以苦温甘辛之法调理，渐次能食。又十五日不大便，余如前法下至第二次而通，下黑球十五枚，虽亦坚结，然破之能碎，但燥极耳。外以香油熬川椒熨其坚处，内服苦温芳香透络，月余化尽。于此症方知燥金之气伤人如此，而温下寒下之法，断不容紊也。

乙丑年　治通廷尉久疝不愈，时年六十八岁。先是通廷尉外任时每发疝，医者必用人参，故留邪在络，久不得愈。至乙丑季夏，受凉复发，坚结肛门，坐卧不得，胀痛不可忍，汗如雨下，七日不大便。余曰：疝本寒邪，凡坚结牢固，皆属金象。况现在势甚危急，非温下不可。于是用天台乌药散一钱，加巴豆霜分许，下至三次始通。通后痛渐定，调以倭硫黄丸，兼用《金匮》蜘蛛散，渐次化净。

淋浊 大小便闭

郎 五十六岁 便浊带血，既有膀胱之湿，又有小肠之热，用导赤合四苓汤法。

滑石飞，五钱 茯苓皮五钱 猪苓三钱 萆薢五钱 次生地五钱 泽泻三钱 木通三钱 甘草梢一钱 竹叶二钱

煮三杯，分三次服。

又 少腹痛，于前方内加川楝子三钱，小茴香三钱。

王 十七岁 湿土司天，湿热下注，致成淋症茎肿。

茯苓皮五钱 萆薢五钱 车前子二钱 生苡仁五钱 泽泻三钱 甘草梢三钱 飞滑石二钱 芦根三钱 白通草一钱

煮三杯，分三次服。

又 于前方内加黄柏炭二钱。

龚 五十八岁 先是大小便俱闭，自用大黄八钱，大便虽通，而小便涓滴全无，续用五苓仍不通。诊其六脉弦紧，病因肝郁而成，当开阴络法。

降香末三钱 归须三钱 两头尖三钱 丹皮三钱 琥珀三分 麝香同研，冲，五厘 韭白[1]汁冲，三匙

煮三杯，分三次服。一帖而通，二帖而畅。

普 三十八岁 小便淋浊，茎管痛不可忍，自用五苓、八正、萆薢分清饮等渗湿，愈利愈痛。细询病情，由房事不遂而成。余曰：溺管与精管异途，此症当通精管为是，用虎杖散。现无虎杖，以杜牛膝代之。

杜牛膝五钱 丹皮三钱 归横须三钱 降香末三钱 琥珀同麝研末，六分 两头尖三钱 桃仁泥三钱 麝香同研，冲，五厘

煮三杯，分三次服。一帖而痛减，五帖而痛止，七帖浊净，后以补奇经而愈。

珍 十八岁 血淋太多，先与导赤不应，继以脉弦细。询由怒郁而起，转方与活肝络。

新绛纱三钱 归须三钱 片姜黄二钱 旋覆花包，三钱 香附三钱 苏子霜二钱 降香末三钱 郁金二钱 丹皮炭三钱 桃仁泥三钱 红花二钱

煮三杯，分三次服。四帖而安。

---

① 韭白：疑当做“薤白”。下同。

王　四十五岁，小便狂血，脉弦数，病因怒转。

细生地五钱　香附三钱　降香末三钱　新绛纱三钱　归须三钱　桃仁泥三钱　青皮二钱　旋覆花包，三钱　丹皮炭五钱

煮三杯，分三次服。服四帖而血止，止后两月，又因动怒而发，仍与前方七帖而愈。

范　七十二岁　因怒郁而大小便闭，与极苦以通小肠，借通胆腑法。

芦荟三钱　龙胆草三钱　郁金三钱　胡连三钱　桃仁泥三钱　归须三钱

煮三杯，分三次服。服二帖而大小便皆通。

保女　十八岁　怒郁，少腹胀大如斗，小便涓滴全无，已三日矣。急不可忍，仰卧不能转侧起立。与开阴络。

降香末三钱　香附三钱　广郁金二钱　龙胆草三钱　两头尖三钱　归横须三钱　韭白汁冲，三匙　琥珀五分　麝香同研，冲，五厘　小青皮五钱

煮三杯，分三次服。一帖而通，二帖而畅。

保　五岁　夏日痘后受暑，小便不通，脉洪数，玉茎肿亮，蜷曲如钩。与凉利膀胱法。

飞滑石六钱　云苓皮五钱　杏仁三钱　苡仁五钱　白通草一钱五分　蚕沙三钱

煮三杯，分三次服。一帖而通，三帖而玉茎复元。

乙酉七月初一日　王　三十八岁　金实无声，六脉俱弦，痰饮而兼湿痹，小便白浊。先与行湿。

姜半夏五钱　滑石六钱　杏仁泥四钱　云苓皮五钱　桂枝三钱　晚蚕沙三钱　川萆薢五钱　防己三钱　白通草一钱　生苡仁五钱　甘草一钱

煮三杯，分三次服。

十四日　复诊于原方加猪苓三钱，泽泻三钱。

九月初三日　伏饮湿痹便浊，前与淡渗通阳，已服过三十三帖。因停药二十余日，现在饮又上泛，胸满短气，腰酸，淋浊未除，且与行心下之饮。脉弦细，阳不复。

云苓皮五钱　桂枝四钱　晚蚕沙三钱　姜半夏五钱　杏仁四钱　广橘皮五钱　川萆薢五钱　防己四钱　白通草一钱五分　小枳实四钱

煮三杯，分三次服。

十二日　于前方去杏仁、防己，加姜半夏五钱、生苡仁五钱。

十月初五日　痰饮、痹症、淋浊，皆寒湿为病，误与补阴，以致湿邪胶痼沉着，急难清楚。前与开痹和胃，现虽见效不少，究系湿为阴柔之邪，久为呆补所困，难以旦晚

奏功也。

飞滑石六钱　桂枝四钱　生苡仁五钱　姜半夏六钱　猪苓三钱　小枳实三钱　云苓皮五钱　泽泻三钱　晚蚕沙三钱　川萆薢五钱　广皮五钱　车前子三钱

煮三杯，分三次服。

廿五日　浊湿误补久留，与开太阳阖阳明法，数十帖之多，虽大见效，究未清楚，小便仍间有浊时，腿仍微有酸痛。

姜半夏一两　桂枝四钱　川椒炭三钱　云苓皮五钱　猪苓三钱　片姜黄二钱　生苡仁五钱　防己三钱　晚蚕沙三钱　川萆薢五钱　广皮五钱　白通草一钱　小枳实三钱

煮三杯，分三次服。

十一月十八日　痹症夹痰饮，小便浊，喉哑。先开上焦，后行中、下之湿。余有原案。

苦桔梗五钱　半夏一两　云苓皮五钱　生苡仁五钱　杏仁五钱　生甘草三钱

煮三杯，分三次服。喉哑服此。

备用方：行中、下两焦浊湿法。

飞滑石一两　桂枝四钱　生苡仁五钱　云苓皮六钱　黄柏盐水炒，三钱　车前子四钱　姜半夏六钱　广皮三钱　晚蚕沙三钱　川萆薢五钱

煮三杯，分三次服。便浊服此。

戊子二月二十日　桑　先淋后见血，篡后痒而胀痛，脉洪数。应从精道论治，与虎杖散合导赤法。

杜牛膝三钱　白芍三钱　木通二钱　细生地三钱　丹皮五钱　琥珀同麝研细，冲，三分　降香末二钱　归须二钱　两头尖三钱　口麝同研，冲，五厘

煮三杯，分三次服。

辛卯三月二十日　满　六十七岁　血淋多年不愈，起于惊闪。现在痛甚，有妨于溺。溺则痛更甚，且有紫血条。显系瘀血之故，法当宣络。再久病在络，又定痛亦须络药，盖定痛之药，无不走络，走络之药无不定痛，但有大络、别络、腑络、脏络之分，此症治在阴络。左脉沉弦而细，所谓沉弦内痛是也。

杜牛膝三钱　桃仁三钱　归横须三钱　降香末三钱　琥珀同研细，冲，三分　两头尖三钱　丹皮炭五钱　口麝同研细，冲，五厘

煮成三小茶杯，分三次食远服。

二十一日　照前方服一帖。

二十二日　于前方内加小茴香炭五钱、杜牛膝加二钱，成五钱、琥珀加二分，成五分、口麝加二厘，成七厘。再服二帖。

二十四日 血淋之后膏淋，显有秽浊之物下出不畅，以故效而未愈。再用前法而进之，大抵以浊攻浊。

杜牛膝五钱 归须三钱 两头尖三钱 小茴香五钱 琥珀八分 口麝同研细，冲，八厘 川椒炭二钱 降香末三钱 韭白汁每杯点三小匙 丹皮炭三钱

煮三杯，分三次服。

二十六日 病减者减其制，照原方服半帖。

二十七日 脉数身热，风温所致。如今晚仍然大热，明日服此方。温病宜辛凉，最忌发表；且有下焦病，以纯走上焦勿犯中、下二焦为要。

连翘三钱 苦桔梗三钱 甘草二钱 银花三钱 香豆豉三钱 芦根三钱 薄荷八分 荆芥穗一钱

煮三小杯，分三次服。

二十八日 照原方再服一帖。

二十九日 风温解后，服温药治他病太急，微有喉痛之意，且与清上焦，开提肺气，无任温病余邪滋长。其下焦温药，初一日晚再服未迟。

桔梗三钱 僵蚕二钱 甘草一钱 连翘三钱 蝉蜕去头足，一钱 芦根三钱 银花一钱

煮二杯，分二次服。

三十日 照前方服一帖。

四月初一日 以病退八九，故未服药。

初二日 风温已解无余，膏淋亦清至九分，惟溺后微痛，微有丝毫浊滞未清。议用前通络泄浊法五分之一，以清余邪。俟十分清楚，再商善后。

茯苓连皮，三钱 杜牛膝一钱 丹皮二钱 琥珀三分 小茴香二钱 归须八分 两头尖一钱 口麝同琥珀研细，冲，二厘

煮一大茶杯，分二次服。以浊滞净尽为度。

初三日 照前方服一帖。

初四日 大痛之后，胃气受伤，食少而阳气不振，再九窍不和，皆属胃病。拟通补胃阳，冀开胃健食，谷气以生宗气。

云苓块五钱 益智仁二钱 麦冬不去心，三钱 高丽参二钱 橘皮炭四钱 生姜三片 姜半夏三钱 炙甘草二钱 大枣去核，二枚

煮三杯，分三次服。

初五日 仍服前方。

初六日 前方仍再服。

泄 泻

乙酉四月十五日 陶 四十五岁 久泄脉弦，自春而来，古谓之木泄，侮其所胜也。

柴胡三钱　云苓块五钱　广皮三钱　桂枝三钱　姜半夏五钱　生姜五钱　猪苓三钱　炙甘草二钱　大枣去核，三枚　泽泻三钱

煮三杯，分三次服。

十九日　泄泻已减，于前方内加炒苍术三钱。前后共服十三帖痊愈。

五月初六　前曾木泄，与小柴胡汤十三帖而愈。向有粪后便血，乃小肠寒湿之证；现在脉虽弦而不劲，且兼缓象，大便复溏，不必用柴胡法矣，转用黄土汤法，去柔药避其滑润。

灶心土四两　云苓块连皮，五钱　熟附子三钱　炒苍术五钱　黄芩炭二钱　广皮炭二钱

煮三碗，分三次服。

十二日　湿多成五泄，先与行湿止泄。其粪后便血，少停再议。

云苓连皮，六钱　生苡仁五钱　桂枝五钱　猪苓五钱　茅苍术四钱　广皮四钱　泽泻五钱　广木香二钱

煮三杯，分三次服。以泄止为度。

八月初六日　胃不开，大便溏，小便不畅，脉弦。

云苓皮五钱　柴胡一钱　白蔻仁一钱　生苡仁五钱　猪苓三钱　广橘皮二钱　姜半夏三钱　泽泻三钱

煮三杯，分三次服。

乙酉五月十九日　陆氏　二十七岁　六脉弦细，面色淡黄，泄则脾虚，食少则胃虚。中焦不能建立，安望行经？议先与强土。

云苓块三钱　半夏三钱　藿香梗二钱　益智仁一钱　苡仁二钱　白蔻皮一钱　广木香一钱五分　苏梗一钱五分　广皮炭一钱五分

煮三杯，分三次服。

廿八日　右脉宽泛，缓也。胃口稍开，泄则加添，小便不通。加实脾利水。

云苓块五钱　猪苓三钱　泽泻二钱　生苡仁五钱　加在前方内。

六月十八日　前方服十四帖。泄止胃稍醒，脘中闷，舌苔滑，周身痹痛，六脉弦细而沉。先与和胃，治痹在后。

生苡仁五钱　桂枝三钱　益智仁一钱五分　姜半夏五钱　杏仁三钱　藿香梗三钱　白蔻仁二钱　防己三钱　广橘皮三钱

煮三杯，分三次服。

卷　三

头　痛

乙丑三月初八日　赵氏　五十五岁　六脉弦而迟，巅顶痛甚，下连太阳，阳虚内风眩动之故。

桂枝六钱　生黄芪六钱　生姜五钱　白芍三钱　全当归二钱　大枣去核，三枚　炙甘草三钱　川芎一钱　胶饴化入，五钱

辛甘为阳，一法也；辛甘化风，二法也；兼补肝经之正，三法也。服二帖。

初十日　阳虚头痛，愈后用芪建中。

桂枝四钱　生绵芪五钱　生姜三片　白芍六钱　大枣去核，三枚　炙甘草三钱　胶饴化入，五钱

季　少阳头痛，本有损一目之弊，无奈盲医不识，混用辛温，反助少阳之火，甚至有用附子之雄烈者，无怪乎医者盲，致令病者亦盲矣。况此病由于伏暑发疟，疟久不愈，抑郁不舒而起，肝之郁勃难伸，肝愈郁而胆愈热矣。现在仍然少阳头痛未罢，议仍从少阳胆络论治。

刺蒺藜五钱　麦冬不去心，五钱　茶菊花三钱　羚羊角三钱　苦桔梗三钱　钩藤钩三钱　丹皮三钱　青葙子二钱　苦丁茶一钱　麻仁三钱　生甘草一钱五分　桑叶三钱

乙丑十月廿二日　陈　三十五岁　少阳风动，又袭外风为病，头偏左痛，左脉浮弦而数，大于右脉一倍，最有损一目之弊。议急清胆络之热，用辛甘化风方法。

羚羊角三钱　丹皮五钱　青葙子二钱　苦桔梗三钱　茶菊花三钱　钩藤钩二钱　薄荷二钱　刺蒺藜二钱　生甘草一钱　桑叶三钱

水五杯，煮取两杯，分二次服，渣再煮一杯服。二帖。

廿五日　于前方内减薄荷一钱四分，加木贼草一钱五分、蕤仁三钱。头痛眼矇甚，日三帖。少轻，日二帖。

十一月初八日　于前方内加蕤仁、白茅根、麦冬。

乙酉四月十八日　章　四十三岁　衄血之因，由于热行清道，法当以清轻之品，清清道之热。无奈所用皆重药，至头偏左痛，乃少阳胆络之热，最有损一目之患，岂熟地、

桂、附、鹿茸所可用？悖谬极矣！无怪乎深痼难拔也。勉与清少阳胆络法，当用羚羊角散，以无羚羊故不用。

苦梗一两　桑叶一两　连翘连心，八钱　丹皮八钱　薄荷二钱　茶菊花一两　钩藤钩六钱　白蒺藜四钱　苦丁茶三钱　甘草四钱

共为极细末，每服二钱，日三次。每服白扁豆花汤调。外以豆浆一担，熬至碗许，摊贴马刀患处，以化净为度。必须盐卤点之做豆腐水，并非可吃之豆腐浆。

廿七日　复诊症见小效，脉尚仍旧，照前清少阳胆络方，再服二三帖，俟大效后再议。如此时无扁豆花为引，改用鲜荷边煎汤为引亦可。

五月初二日　少阳络热，误用峻补阳气，以致头目左半麻木发痒，耳后痈肿，发为马刀。现在六脉沉洪而数，头目中风火相煽。前用羚羊角散法，虽见小效，而不能大愈，议加一煎方，暂清脑户之风热，其散方仍用勿停。

苦桔梗三钱　生黄芩三钱　茶菊花三钱　侧柏叶炭三钱　炒苍耳子一钱五分　连翘半心，半谷，三钱　桑叶三钱　辛夷一钱五分　鲜荷叶去蒂，一张黑山栀五枚。大便溏，去山栀

六月初五日　细阅病状，由少阳移热于阳明。加生石膏一两、知母三钱、葛根三钱。

十二日　偏头痛系少阳胆络病，医者误认为虚，而用鹿茸等峻补其阳，以致将少阳之热移于阳明部分，项肿牙痛，半边头脸肿痛。议与代赈普济散，急急两清少阳阳明之热毒。

代赈普济散十包，每包五钱，用鲜芦根煎汤，水二杯，煮成一杯，去渣，先服半杯，含化，得稀涎即吐之。一时许，再煎一包，服如上法。

十六日　舌黄更甚，脉犹数，肿未全消，目白睛赤缕自下而上，其名曰倒垂帘，治在阳明；不比自上而下者，治在太阳也。

代赈普济散，每日服五包，咽下大半，嗽吐小半，每包加生石膏三钱，煎成一小碗，服二日。外以连心麦冬一两，分二次煎代茶。

十八日　今日偏头痛甚，且清少阳之络，其消肿之普济散加石膏，午前服一包，余时服此方。

羚羊角一钱　连翘一钱　刺蒺藜六分　凌霄花一钱　钩藤钩六分　茶菊花一钱　银花一钱　苦桔梗八分　冬桑叶一钱　生甘草四分　犀角八分　丹皮一钱

两杯半水，煎一杯，顿服之。日三帖。

二十日　大便结加玄参二钱，溏则去之。

廿三日　经谓脉有独大独小独浮独沉，斯病之所在也。兹左关独大独浮，胆阳太旺，清胆络之热，已服过数十帖之多，但胆脉尚如是之旺，络药轻清上浮，服至何日得了？议胆无出路，借小肠以为出路。小肠火腑，非苦不通，暂与极苦下夺法。然此等药可暂而不可久，恐化燥也。

洋芦荟二钱　麦冬连心，五钱　川连二钱　胡黄连二钱　龙胆草三钱　丹皮五钱　秋石一钱

廿六日 前方服二帖，左关独大独浮之脉已平。续服羚羊角散一天，代赈普济散一天，目之赤缕大退，其耳前后之马刀坚硬未消，仍服代赈普济散。日四五次。

七月初一日 脉沉数，马刀之坚结未化，少阳阳明经脉受毒之处，犹然牵扯板滞。议外面改用水仙膏敷患处，每日早服羚羊散一帖已，午后服代赈普济散四包。

初九日 服前药，喉咙较前甚为清亮，舌苔之黄浊去其大半，脉渐小仍数，里症日轻，是大佳处。外症以水仙膏拔出黄疮若许，毒气尚未化透，仍须急急再敷，务期拔尽方妙，至于见功迟缓，乃前人误用峻补之累，速速解此重围，非旦晚可了。只好宁耐性情，宽限令其自化，太紧恐致过刚则折之虞。前羚羊角散每日午前服一帖，午后服代赈普济散四包，分四次。再以二三包煎汤漱口，以护牙齿。

十七日 数日大便不爽，左脉关部复浮，疮口痛甚。再用极苦以泻小肠，加芳香活络定痛。

生大黄酒炒黑，三钱　龙胆草三钱　乳香三钱　归尾三钱　没药二钱　洋芦荟二钱　胡黄连三钱　银花五钱　川连二钱　秋石三钱

煮三小杯，分三次服。得快大便一次即止。

十八日 马刀虽溃，少阳阳明之热毒未除，两手关脉独浮，胆气太旺。与清少阳阳明络热之中，兼疏肝郁，软坚化核。

苦桔梗三钱　金银花三钱　夏枯草三钱　生香附三钱　连翘三钱　冬霜叶三钱　凌霄花三钱　茶菊花三钱　粉丹皮五钱　海藻二钱

廿五日 马刀以误补太重而成，为日已久，一时未能化净，以畏疼停止水仙膏之故。舌上白苔浮面微黄，其毒尚重。现在胃口稍减，木来克土之故。于前方加宣肝郁。

银花三钱　丹皮炭三钱　香附二钱　桑叶三钱　连翘三钱　郁金二钱　茶菊三钱

仍以代赈普济散漱口勿咽。

廿八日 肝郁误补，结成马刀，目几坏。现在马刀已平其半，目亦渐愈，脉之数者已平，惟左关独浮。其性甚急，肝郁总未能降，胃不甚开，胸中饭后觉痞，舌白滑微黄，皆木旺克土之故。其败毒清热之凉剂暂时停止，且与两和肝胃。

新绛纱三钱　姜半夏五钱　粉丹皮三钱　广皮炭二钱　归横须二钱　旋覆花三钱，包煎　广郁金二钱　降香末一钱五分　苏子霜一钱五分

八月初三日 少阳相火，误补成马刀，原应用凉络。奈连日白苔太重，胃不和，暂与和胃。现在舌苔虽化，纳食不旺而呕，未可用凉，恐伤胃也。于前方减其制。

新绛纱三钱　半夏五钱　黄芩炭二钱　广郁金二钱　生姜汁三匙　旋覆花三钱，包煎　丹皮三钱

仍用代赈普济散漱口。

初六日 于前方内去黄芩，加香附三钱、广皮炭二钱。

初八日 肝移热于脑，下为鼻渊，则鼻塞不通，甚则衄血。议清脑户之热，以开鼻

塞，兼宣少阳络气，外有马刀故也。

炒苍耳子四钱　连翘二钱　银花二钱　辛夷炒去毛，四钱　桑叶三钱　茶菊花三钱

又　加旋覆花三钱，包煎、广郁金二钱疏肝郁，加半夏二钱止呕。

十六日　马刀已出大脓，左胁肝郁作痛，痛则大便，日下六七次，其色间黄间黑，时欲呕，有大瘕泄之象。与两和肝胃。

新绛纱三钱　炒黄芩二钱　降香末三钱　香附三钱　归须二钱　姜汁三匙　旋覆花三钱，包煎　广郁金二钱　焦白芍三钱　姜半夏四钱　广皮炭三钱

十九日　外症未除，内又受伏暑成痢，舌白苔黄滑，小便不畅，大便五七次，有黑有白，便又不多，非积滞而何？不惟此也，时而呕水与痰，胃又不和，内外夹攻，何以克当？勉与四苓合芩芍汤法。

云苓皮五钱　猪苓三钱　炒黄芩二钱　泽泻三钱　炒广皮三钱　姜半夏五钱　红曲二钱　炒白芍三钱　炒广皮三钱　姜炒川连一钱五分　广木香二钱　降香末二钱

廿四日　病由胆而入肝，客邪已退，所见皆肝胆病，外而经络，内而脏腑，无所不病。初诊时即云深痼难拔，皆误用大热纯阳之累，所谓虽有善者亦无如之何矣！再勉与泻小肠以泻胆火法。

龙胆草三钱　连翘三钱　茶菊花三钱　真雅连一钱五分　炒黄芩三钱　姜半夏三钱　竹茹三钱　冬霜叶三钱　乌梅去核，三钱

廿六日　脉少大而数，即于前方内加苦桔梗三钱、金银花三钱、云苓皮三钱。

廿九日　脉仍数，肝胆俱病，不能纯治一边。

金银花三钱　姜半夏三钱　川连五分　黄芩六分　连翘三钱　茶菊花三钱　冬桑叶三钱　乌梅三钱　云苓三钱　麦冬连心，五钱

九月十二日　前方服十一帖，胃口大开，舌苔化尽，肝气亦渐和，惟马刀核未消尽，鼻犹塞，唇犹强，变衄为鼽，脉弦数，大便黑。议于原方内去护土之刚药，加入脑户之络药。盖由风热蟠聚于脑户，故鼻塞而衄或鼽，误补而邪不得出也。

连翘心三钱　银花三钱　乌梅三钱　苍耳子三钱，炒　麦冬五钱　苦桔梗三钱　辛夷三钱　川连二钱　茶菊花三钱　桑叶三钱　龙胆草一钱　黄芩二钱　人中黄一钱五分

廿八日　阅来札，前方服七帖，肺胃之火太甚，议于原方内加生石膏一两，杏仁二钱，开天气以通鼻窍，清阳明以定牙痛。如二三帖不知，酌加石膏，渐至二两。再敷水仙膏以消核之未尽。

廿九日　右脉洪大而数，渴欲饮水，牙床肿甚，阳明热也。于前方内加石膏一两，共二两，银花二钱，桑叶二钱，共五钱。如服三五帖后肿不消，加石膏至四两。

丁亥八月初二日　长氏　五十一岁　先牙痛，阳明热也；继因怒而偏头痛，少阳热也；痛甚而厥，口歪。议清少阳阳明两经之络热。

金银花三钱　茶菊花三钱　桑叶三钱　连翘不去心，三钱　钩藤钩三钱　生石膏六钱。牙疼甚加此，疼止去此　苦梗三钱　黄芩炭二钱　丹皮五钱　儿茶二钱　甘草二钱

牙痛甚加此，疼止去此。

胃痛

甲子十月廿七日　伊氏　年三十岁　脉弦急，胁胀，攻心痛，痛极欲呕。甫十五日而经水暴至甚多，几不能起，不欲饮，少腹坠胀而痛。此怒郁伤肝，暴注血海，肝厥犯胃也。议胞宫阳明同治法。盖《金匮》谓胞宫累及阳明，治在胞宫；阳明累及胞宫，治在阳明。兹因肝病下注胞宫，横穿土位，两伤者两救之，仍以厥阴为主，虽变《金匮》之法，而实法乎《金匮》之法者也。

台乌药二钱　半夏五钱　小茴香二钱　制香附三钱　血余炭本人之发更佳，三钱　广郁金二钱　青皮八分　五灵脂一钱五分　黄芩炭一钱　艾炭三钱

水五杯，煮取两杯，分二次服。

廿九日　《金匮》谓胞宫累及阳明，则治在胞宫；阳明累及胞宫，则治在阳明。兹肝厥既克阳明，又累胞宫，必以厥阴为主，而阳明胞宫两护之。

制香附三钱　半夏五钱　台乌药二钱，炒　桂枝三钱　萆薢二钱　艾炭一钱五分　杜仲炭二钱　淡吴萸二钱　黑栀子三钱　川楝子三钱　小茴香三钱

水五杯，煮取两杯，分二次服。

甲子十月廿九日　尹氏　二十一岁　脉双弦而细，肝厥犯胃。以开朗心地为要紧，无使久而成患也。

降香末三钱　半夏六钱　乌药二钱　广皮一钱五分　广郁金二钱　淡吴萸二钱　川椒炒黑，二钱　青皮一钱五分　生姜三片　川楝皮二钱

水五杯，煮取两杯，分二次服。三帖。

甲子十一月初四日　王氏　二十六岁　肝厥犯胃，浊阴上攻，万不能出通阳泄浊法外，但分轻重耳。前三方之所以不大效者，病重药轻故也，兹重用之。

姜半夏五钱　厚朴三钱　降香末三钱　川椒炭五钱　台乌药三钱　淡吴萸五钱　良姜五钱　小枳实三钱　云连一钱　两头尖拣净，两头圆，三钱

用甘澜水八碗，煮取三碗，分六次服。

初六日　重刚劫浊阴，业已见效，当小其制。

姜半夏三钱　台乌药二钱　厚朴二钱　良姜三钱　川椒炭三钱　小枳实二钱　青皮二钱　广皮一钱五分

用甘澜水八碗，煮取三碗，分三次服。二帖。

车　脉沉弦而紧，呕而不渴，肢逆且麻，浊阴上攻，厥阴克阳明所致，急宜温之。

台乌药三钱　淡吴萸五钱　半夏五钱　厚朴三钱　荜茇二钱　小枳实三钱　川椒炭三钱　干姜三钱　青皮二钱

头煎两杯，二煎一杯，分三次服。

脾　胃

癸亥二月二十日　许　四十七岁　脉弦而紧，弦则木旺，紧则为寒，木旺则土衰，中寒则阳不运。土衰而阳不运，故吞酸嗳气，不寐不食，不饥不便，九窍不和，皆属胃病。浊阴蟠踞中焦，格拒心火不得下达，则心热如火。议苦辛通法。

半夏一两　小枳实三钱　广皮二钱　薏仁五钱　厚朴三钱　淡吴萸三钱　生姜六片　炒云连二钱

用甘澜水八碗，煮成三碗，分三次服。渣再煮一碗服。

廿四日　六脉阳微，浊阴蟠踞，不食不饥不便，用和阳明兼驱浊阴法。今腹大痛已归下焦，十余日不大便，肝病不能疏泄，用驱浊阴通阴络法，又苦辛通法，兼以浊攻浊法。

台乌药二钱　厚朴三钱　淡吴萸三钱　川楝子三钱　小茴香炒黑，三钱　两头尖拣净，三钱　槟榔二钱　小枳实二钱　炒良姜二钱　广皮一钱五分　以得通大便为度。

廿七日　服以浊攻浊法，大便已通。但欲便先痛，便后痛减，责之络中宿积未能通清。脐上且有动气，又非汤药所能速攻，攻急恐有瘕散为虫之虞。议化癥回生丹缓攻为妙。

某　脉沉紧为里寒，木旺土衰，浊阴上攻，腹拘急时痛，胁胀腰痛。议苦辛通法兼醒脾阳。

藿香梗三钱　厚朴二钱　生香附三钱　生薏仁三钱　广郁金二钱　官桂一钱　姜半夏三钱　广木香八分　白蔻仁一钱　荜茇一钱　台乌药二钱　广皮一钱五分

初五日　某　脉弦细而紧，浊阴上攻，胸痛。用辛香流气法。

川楝子三钱　良姜三钱　厚朴二钱　乌药二钱　淡吴萸三钱　槟榔一钱五分　小枳实二钱　荜茇二钱　陈皮二钱　广木香一钱

三帖。

初八日　补火生土，兼泄浊阴。

茯苓块三钱　台乌药二钱　淡干姜二钱　益智仁煨，一钱五分　生薏仁三钱　半夏三钱　广皮一钱五分　淡吴萸二钱

四帖。

乙酉五月十四日　李　十三岁　六脉俱弦，不浮不沉不数，舌苔白而滑，不食不饥，不便不寐，九窍不和，皆属胃病。卧时自觉气上阻咽，致令卧不着席，此肝气之逆也。额角上有虫斑，神气若昏，目闭不欲开，视不远。医云有虫，亦复有理。议先与两和肝胃，如再不应，再议治虫。

半夏一两　旋覆花五钱，包煎　秫米一合

二十日　六腑不通，九窍不和。医者不知六腑为阳，以通为补，每见其二便闭也，则以大黄、蒌仁寒药下之，以后非下不通，屡下屡伤，遂致神气若昏，目闭不开，脉弦缓，而九窍愈不通矣。已成坏症，勉与通阳。

姜半夏三钱　云苓皮三钱　白蔻仁二钱　益智仁二钱，煨　鸡内金二钱，炒　广皮二钱　大腹皮二钱

廿三日　六腑闭塞不通，有若否卦之象。按否之得名，以坤阴长阳消之候，将来必致上下皆坤而后已。坤为腹，故腹大无外，坤为纯阴，初爻变震为复；然则欲复其阳，非性烈如震者不可，岂大黄等阴寒药所可用哉！

天台乌药散二钱，加巴霜二分，和匀，分三份。先服一份，候五时不便，再服第二份，得快便即止。

廿四日　服一次，五时得快便，宿物下者甚多。目之闭者已开，神气亦清，稍食粥饮，知顽笑矣。

廿五日　六腑不通，温下后大便虽通，而小便仍然未解，心下窒塞，不饥不食，六脉弦迟。急急通阴为要，与开太阳阖阳明法。

半夏五钱　云苓皮五钱　良姜二钱　猪苓三钱　川椒炭三钱　安边桂一钱　公丁香一钱　泽泻三钱　广皮一钱

六月初一日　大便已能自解，胃能进食，是阳明已阖；惟小便不通，是太阳不开。与专开太阳。

云苓皮五钱　桂枝三钱　猪苓三钱　安边桂一钱五分　晚蚕沙三钱　苍术二钱　泽泻三钱　飞滑石三钱

煮三杯，分三次服，以小便通为度。若小便已通而尚浑浊者，再服一帖，以小便清为度。

初六日　服前方二帖，小便暂通，连日大小便复闭，大便不通已七日，自觉胃中痞塞，脸上虫斑未退。议用前配成之乌药散，再服四份。如二便俱通，即停药，统俟初八日清晨再商。如大便通一次，而小便不通，或大便竟不通，明日再服三份。若大便二三次，而小便仍然不通者，即勿服。

初八日　服乌药散四份，内巴霜四厘，已得快便，今朝且能自行小便，六腑俱通矣。只与和胃，令能进食，可以收功。盖十二经皆取决于胆，皆秉气于胃也。

云苓块四钱　益智仁一钱，煨　半夏三钱　生薏仁五钱　广皮炭二钱　生姜五钱

庆室女　十六岁　不食十余日，诸医不效，面赤脉洪。与五汁饮降胃阴法，兼服牛乳，三日而大食矣。

甘蔗汁　梨汁　芦根汁　荸荠汁　藕汁

各等分拌匀。

邱　十八岁　温热愈后，午后微热不除，脉弦数，面赤。与五汁饮三日，热退进食，七日痊愈。

噎　食

王　左尺独大，肾液不充，肾阳不安其位，尺脉以大为虚，经所谓阴衰于下是也；右手三部俱弦，食入则痛，经所谓阳结于上者也。有阴衰而累及阳结者，有阳结而累及阴衰者。此症形体长大，五官俱露木火通明之象。凡木火太旺者，其阴必素虚，古所谓瘦人多火，又所谓瘦人之病，虑虚其阴。凡噎症治法，必究阴衰阳结，何者为先，何者为后，何者为轻，何者为重。此症即系阴虚为本，阳结为标，何得妄用大黄十剂之多？虽一时暂通阳结，其如阴虚而愈虚何！业医者岂不知数下亡阴乎？且云岐子九法，大半皆攻，喻嘉言痛论其非，医者岂未之见耶？愚谓因怒停食，名之食膈，或可一时暂用大黄，亦不得恃行数用。今议五汁饮果实之甘寒，牛乳血肉之变化，降胃阴以和阳结，治其标；大用专翕大生膏，峻补肝肾之阴，以救阴衰，治其本。再能痛戒怒恼，善保天和，犹可望愈。

专翕大生膏方酸甘成腥臭直达下焦法

大熟地四斤　海参四斤　山萸肉二斤　拣洋参四斤　鳖甲四斤　桂圆肉二斤　鲍鱼四斤　提麦冬四斤　杭白芍四斤　牡蛎四斤　龟板胶四斤　云苓四斤　猪脊髓一斤　乌骨鸡一对　莲子四斤　沙蒺藜四斤　芡实二斤　羊腰子三十二对　真阿胶四斤　白蜜四斤　鸡子黄六十四个

取尽汁，文火煎烂成膏。

癸亥十月十三日　李　五十五岁　大凡噎症，由于半百之年，阴衰阳结。古来纷纷议论，各疏所长，俱未定宗。大抵偏于阳结而阴衰者，宜通阳气，如旋覆代赭汤，进退黄连汤之类；偏于阴衰而阳结者，重在阴衰，断不可见一毫香燥，如丹溪之论是也。又有食膈宜下，痰膈宜导，血膈宜通，络气膈宜宣肝，呕吐太过而伤胃液者宜牛转草复其液；老僧寡妇，强制太过，精气结而成骨，横处幽门，宜鹅血以化之；厨役受秽浊之气伤肺，酒肉胜食气而伤胃，宜化清气，不可胜数。按此症脉沉数有力而渴，面色苍而兼红，甫过五旬，须发皆白，其为平日用心太过，重伤其阴，而又伏火无疑。议且用玉女煎法。

煅石膏八钱　麦冬不去心，六钱　牛膝三钱　旋覆花新绛纱包，三钱　大熟地六钱　白粳米一撮

知母二钱　炙甘草三钱

每早服牛乳一茶碗。

甲子二月十三日　张　六十三岁　老年阳结，又因久饮怒郁，肝旺克土，气上阻咽，致成噎食。按阳气不虚不结，断非破气可疗。议一面通补胃阳，一面镇守肝阴法。

代赭石煅，一两二钱　半夏一两　洋参二钱，姜一片，同捣炒枯　桂枝六钱　旋覆花五钱，包煎　生姜六钱　茯苓块四钱

七帖。

二十日　阳脉已起，恐过涸其液，议进阴药，退阳药。

代赭石一两，煅　半夏六钱　炒白芍六钱　旋覆花六钱，包煎　洋参四钱　炙甘草三钱　桂枝三钱　茯苓块三钱　姜汁每杯冲三小匙

廿五日　前日脉数，因退阳进阴。今日脉缓而痰多，仍须进阳，俾中焦得运，以复其健顺有常之体。

半夏一两二钱　代赭石一两六钱　生姜五片　焦白芍三钱　桂枝六钱　茯苓块八钱　洋参二钱　旋覆花六钱，包煎

两帖。

傅　五十五岁　先因酒楼中饮酒，食烧小猪响皮，甫及下咽，即有家人报知朋友凶信，随即下楼寻车。车夫不知去向，因步行四五里，寻至其友救难，未遇。又步行四里，又未遇。渴急饮冰镇[1]乌梅汤一二碗，然后雇车回家，心下隐隐微痛，一月后痛如刀割，干饭不下咽已月余矣。闰五月初八日，计一粒不下已十日，骨瘦如柴，面赤如赭，脉沉洪有力，胃中痛处高起如桃大，按之更痛不可忍。余曰：此食膈也，当下之。因用大承气汤加牵牛，作三碗。伊家见方重不敢服，求签而后服一碗，痛至脐；服二碗，痛至少腹；服三碗，痛至肛门，大痛不可忍，又不得下。于是又作半剂，服一碗，外加蜜导法，始下如鸡蛋，黑而有毛，坚不可破。次日先吃烂面半碗，又次日饮粥汤，三日食粥，五日吃干饭矣！下后所用者，五汁饮也。

杨　四十六岁　先因微有痰饮咳嗽，误补于前，误下于后，津液受伤，又因肝郁性急，致成噎食，不食而大便燥，六脉弦数。治在阴衰。

大生地六钱　麦冬五钱　麻仁三钱　广郁金八分　生阿胶三钱　白芍四钱　丹皮三钱　炙甘草三钱

服七帖而效，又于前方加鳖甲四钱，杞子三钱，服十七八帖而大效，进食如常。惟

[1] 镇：原作“振”，据文义改。

余痰饮，后以《外台》茯苓饮减广皮、枳实收全功。

庚寅五月十八日　陈　三十五岁　酒客不戒于怒，致成噎食。其势已成，非急急离家，玩游山水，开怀畅遂，断不以为功。盖无情草木，不能治有情之病。与进退黄连汤法。

云苓块四钱　人参三钱　炙甘草一钱　旋覆花新绛纱包，四钱　半夏四钱　生姜汁冲，三匙　薤白三钱

煮三杯，分三次服。

廿三日　效不更方，再服四帖。

廿八日　即于前方内加广橘皮三钱，又服四帖。

六月初四日　怒郁兼酒毒，与进退黄连汤法，业已见效，仍宗前法，余有原案。

人参三钱　云苓块四钱　生姜汁三匙　神曲三钱　旋覆花新绛纱包，四钱　半夏四钱　炙甘草一钱　炒黄连一钱五分　薤白三钱　广橘皮三钱

煮三杯，分三次服。

十二日　诸症虽减，六脉弦紧，于前方减去黄连加温药，调和营卫，余有原案。

人参三钱　云苓块四钱　生白芍三钱　姜半夏四钱　广橘皮三钱　桂枝三钱　旋覆花四钱，包煎　炒黄连五分　炙甘草一钱　大枣肉二钱　薤白三钱　神曲三钱　生姜三钱

煮三杯，分三次服。

廿二日　诸症虽减，六脉弦紧，于前方内去黄连、薤白，加代赭石四钱。

十月十五日　赵　四十岁　噎食，脉弦细，胁痛，前与宣肝络，其痛已止。与代赭旋覆汤治其噎。

代赭石煅飞，八钱　人参三钱　姜半夏五钱　炙甘草三钱　旋覆花五钱，包煎　洋参一钱　云苓块五钱　大枣肉三枚　生姜五钱

煮三杯，分三次服。

廿四日　复诊效不更方，再服四帖。能用关东参更妙。

廿九日　又服四帖。

呕　吐

癸亥三月二十日　金　六十八岁　旧有痰饮，或发呕吐，仍系痰饮见症。医者不识，乃用苦寒坚阴，无怪乎无可存之物矣。议食入则吐是无火例。

淡吴萸五钱　半夏八钱　淡干姜五钱　生薏仁六钱　广皮三钱　生姜汁每次冲三匙

水五杯，煮二杯，分二次服，渣再煮一杯服。

廿三日　前方业已见效，但脉迟紧，与通养胃阳。

人参一钱五分　淡吴萸三钱　半夏三钱　生薏仁三钱　茯苓二钱　生姜五片

不拘帖。

恒氏　二十七岁　初因大惊，肝气厥逆，呕吐频仍。后因误补，大呕不止，呕即避人，以剪自刎，渐至粒米不下，体瘦如柴，奄奄一息，仍不时干呕，四肢如冰，后事俱备，脉弦如丝而劲。与乌梅丸法。

辽参三钱　川椒炭四钱　吴萸泡淡，三钱　半夏四钱　姜汁三匙　川连姜炒，二钱　云苓块五钱　乌梅去核，五钱　黄芩炭一钱

服二帖而进米饮，服四帖而食粥，七帖后痊愈。后以两和肝胃到底而大安。

己丑正月初十日　珠氏　二十五岁　呕吐不食已久，六脉弦细而弱，与安胃丸法。

姜半夏八钱　川椒炭五钱　广皮五钱　云苓块六钱　乌梅肉四钱　生姜五钱

甘澜水八茶杯，煮成三杯，分三次服。

十四日　呕吐不食，与安胃丸法已效，但小便犹短，兼有口疮。议兼开太阳。

云苓半皮半块，六钱　姜半夏六钱　猪苓三钱　桂枝三钱　生薏仁五钱　吴萸拌川连炒，三钱　泽泻三钱　川连八分，炒　川椒炭四钱　生姜三钱

煮三杯，分三次服。

辛卯五月廿八日　喻　六十一岁　肝郁停痰，呕吐百余日，治不如法，肝未愈而胃大伤。议与苦辛以伐肝，甘淡以养胃阳。

姜半夏五钱　人参三钱　淡吴萸三钱　云苓五钱　川椒炭四钱　炒川连五钱　生姜汁三匙，冲

煮三杯，分三次服。

六月初四日　于前方内减川椒炭一钱、淡吴萸一钱，加旋覆花（新绛纱包）三钱、香附三钱、姜半夏一钱。

初六日　肝木横穿土位，呕逆百余日不止，与苦辛伐肝，用甘淡养胃阳已见大效，俟胁下丝毫不胀，用此方镇肝逆，养肝阴，补中阳。性情之病，胸中须海阔天空，以迓天和。

代赭石八钱　人参三钱　姜半夏六钱　云苓块六钱　炙甘草三钱　旋覆花三钱，包煎　生姜三钱

煮三杯，分三次服。

反胃

甲子十一月廿五日　周　七十五岁　老年阳微浊聚，以致胸痹反胃。三焦之阳齐闭，难望有成。议先通胸上清阳。

桂枝尖五钱　半夏五钱　栝蒌三钱　薤白三钱　小枳实八分　茯苓二钱　白蜜半酒杯　厚朴一钱　姜汁三小匙

水八杯，煮取三杯，分三次服。

三十日　老年阳微浊聚，反胃胸痹，用开清阳法，业已见效，但呕痰仍多。议食入则吐为无火例，用茱萸汤合大半夏法。

吴萸泡淡，八钱　半夏一两二钱　白蜜一黄酒杯　洋参姜炒，八钱　生姜二两

水八碗，煮取三碗，分三次服，渣再煮半碗服。

初三日　即于前方内加茯苓块五钱。

初十日　于前方内去吴萸，加薤白三钱。

哕 于决切，与呃同

癸亥六月十五日　王　三十岁　六脉俱濡，右寸独大，湿淫于中，肺气膹[①]郁，因而作哕。与伤寒阳明、足太阴之寒哕有间，以宣肺气之痹为主。

飞滑石三钱　竹茹三钱　白通草二钱　生姜汁每杯冲入三小匙　杏仁泥三钱　柿蒂三钱　生薏仁三钱　广皮二钱

十七日　泄泻胸闷，于前方内加茯苓三钱、藿香梗二钱。

十九日　脉之濡者已解，寸之大者已平，惟胃中有饮，隔拒上焦之气，不得下通，故于其旺时而哕甚。今从阳明主治。

茯苓块五钱　半夏六钱　杏仁泥二钱　飞滑石三钱　小枳实一钱五分　生薏仁五钱　广皮三钱　藿香梗三钱　白通草三钱　柿蒂三钱

三帖。

廿二日　哕虽止，而六脉俱数，右手更大，泄泻色黑，舌黄，气分湿热可知。

连翘二钱　茯苓皮五钱　黄芩炭一钱　银花二钱　飞滑石三钱　厚朴一钱　扁豆皮三钱　生薏仁三钱　泽泻三钱　白通草二钱

煮三杯，分三次服。三日六帖。

咳　嗽

甲子四月廿四日　吴　二十岁　六脉弦劲，有阴无阳，但咳无痰，且清上焦气分

沙参三钱　生扁豆三钱　连翘一钱五分　麦冬三钱　冬霜叶三钱　玉竹三钱　冰糖三钱　茶菊花三钱　杏仁三钱

煮三杯，分三次服。三帖。

廿六日　于前方内去连翘，加丹皮二钱、地骨皮三钱。

---

① 膹：原作“贲”，据文义改。

肺 痈

癸亥三月初八日 王氏 五十八岁 初起喉痹，为快利药所伤，致成肺痈。胸中痛，口中燥，痹仍未痊，不食不寐，痰气腥臭，已有成脓之象，脉短而数，寒热，且移热于大肠而泄泻。难愈之证，勉与急急开提肺气，议《千金》苇茎汤与甘桔合法。

苦桔梗二两 桃仁五钱 冬瓜仁五钱 生薏仁一两 甘草一两 鲜苇根四两

水八碗，煮成三碗，渣再煮一碗，分四次服。

己巳年冬月 堂伯兄 四十岁 饮火酒，坐热炕，昼夜不寐，喜汗出，误服枇杷叶、麻黄等利肺药，致伤津液，遂成肺痈，臭不可当，日吐脓二升许。用《千金》苇茎汤合甘桔汤。

苇根八两 苦桔梗三两 桃仁一两五钱 薏仁二两 冬瓜仁一两五钱 生甘草一两

煮成两大茶碗，昼夜服完碗半，脓去十之七八。尽剂，脓去八九。又服半剂，毫无臭味。后以调理脾胃收功。

己卯年 朱咏斋世兄 五十余岁 以二月初受风，与桂枝汤一帖，风解，胆怯不敢去厚衣，因而汗多。初四五日，又受风温，口渴思凉，脉洪数。先与六凉轻剂不解，脉又大，汗更多，口更渴，身更热。因与辛凉重剂石膏等一帖，身凉渴止脉静，仍胆怯不去厚衣。初十日，当大内差使，坐夜起五更，衣更厚，途间不敢去皮衣，以致重亡津液，而成肺痈。与苇茎汤日二三帖，服之五七日不应，脓成臭极，加苦葶苈子五钱，脓始退，未能十分净尽。后十日又发，脓又成，吐如绿豆汁脓臭，每吐一碗余，又与前方加葶苈三钱，服二帖方平。后以补胃逐痰饮收功。再其人色白体肥，夙有痰饮，未病之年前，秋冬两季，已在上书房行走，早起恐寒，误服俗传药酒方，本不嗜酒，每早强饮数小杯，次年患此恙之由也。

失 音

乙丑二月初二日 朱 右脉洪数有力，金实无声，麻杏石甘汤证也。奈已为前医发汗，麻黄未便再用，议清音汤加石、杏。

半夏六钱 苦桔梗六钱 石膏六钱 杏仁粉五钱 苇根五钱 生甘草二钱

水五杯，煮成二杯，渣再煮一杯，分三次服。

初三日 肺脏本热，为外风所搏，实而无声，究系麻杏石甘之法为速。

生石膏一两 麻黄去节，五钱 炙甘草三钱 杏仁泥六钱 半夏五钱

初四日 右脉之洪数有力者已成其半，而音亦渐开，仍用麻杏石甘加半夏一帖。

生麻黄去节，净，三钱　生石膏一两　杏仁霜七钱　姜半夏七钱　炙甘草三钱

甘澜水八碗，煮成三碗，分三次服。以后病减者减其制。

乙酉正月廿九日　沈　二十岁　六脉弦细如丝，阳微极矣。咳嗽便溏，纳食不旺，由上焦损及中焦。所以致损之由，初因遗精，继因秋伤于湿，冬必咳嗽，外邪未清，骤然用补，使邪无出路，致咳嗽不已。古谓病有三虚一实者，先治其实，后治其虚。现在喉哑，治实先与开提肺气；治虚与诸虚不足之小建中汤。

苦桔梗四钱　云苓块五钱　杏仁泥二钱　姜半夏四钱　生薏仁五钱　生甘草二钱

煮二杯，分二次服。

二月初六日　六脉弦细之极，阴阳俱损，急需用补，以外感未净，喉音未清，暂与理肺，二帖后再诊。

茯苓块四钱　苦桔梗二钱　生甘草三钱　甜杏仁四钱　冰糖四钱　鲜芦根四钱　姜半夏三钱

煮三小杯，分三次服。

珠　四十五岁　酒客失音，与麻杏石甘汤。

生石膏四两　麻黄五钱　杏仁四钱　炙甘草三钱

服一帖，汗，音不出。服二帖，微汗，音出不甚响。仍用前法。

蜜炙麻黄三钱　生石膏三钱　炙甘草三钱　杏仁四钱

又　服五帖，音大出，但脉滑耳。与清音汤。

苦桔梗六钱　姜半夏六钱　炙甘草二钱

又　服五帖，音清，脉滑，痰饮不尽，与《外台》茯苓饮法，减辛药。

茯苓八钱　沙参三钱　半夏五钱　广皮二钱　甘草一钱五分　麦冬不去心，五钱　小枳实一钱五分

七帖而安。

歌儿　十五岁　失音，歌唱劳伤，肺火喉哑。

洋参切薄片，一两　鲍鱼切薄片，四两

早晚各取鲍鱼二钱，洋参五分，煎汤顿服之。歌时取鲍鱼、洋参各一片，贴牙后腮间，咽其津液，以后不复哑矣。

歌儿　十六岁　因饮酒过度，贪食水果，寒热相搏，湿热内壅。

苏梗　苦桔梗　神曲　半夏　甘草　芦根　茯苓块

服数帖而愈。

水　气

甲子三月廿一日　兰女　十四岁　脉数，水气由面肿至足心。经谓病始于上而盛于下者，先治其上，后治其下。议腰以上肿当发汗例，越婢加术汤法。

麻黄去节，五钱　白术三钱　杏仁泥五钱　石膏六钱　桂枝三钱　炙甘草一钱

水五杯，煮取二杯。先服一杯，得汗止后服，不汗再服。

廿二日　生石膏八钱　麻黄去节，三钱　生姜三片　炙甘草二钱　杏仁泥五钱　桂枝二钱　大枣去核，二枚

水八杯，煮取三杯，分三次服。以汗出至足为度，又不可使汗淋漓。

廿四日　水气由头面肿至足下，与越婢法，上身之肿已消其半。兹脉弦而数，以凉淡复微苦，利其小便。

飞滑石五钱　生薏仁五钱　杏仁三钱　茯苓皮六钱　黄柏炭一钱　海金沙六钱　泽泻三钱　白通草三钱

不能戒咸，不必服药。

甲子三月廿一日　通女　十九岁　右脉大于左，浮而紧。诸有水气者，腰以上肿当发汗。但其人自汗，不得再发。咳而衄，仍以肺气为主。用小青龙汤去麻、辛。

杏仁泥四钱　半夏五钱　制五味一钱　生薏仁三钱　炙甘草二钱　桂枝三钱　炒白芍一钱五分　干姜二钱

水五杯，煮取二杯，分二次服。

廿二日　于前方内加茯苓块五钱。

廿四日　风水愈后，咳亦止，多汗。议苓桂术甘汤加黄芪蠲饮而护表。

茯苓五钱　生绵芪三钱　炙甘草三钱　桂枝四钱　於术三钱

煮取二杯，分二次服。三帖。

章　四十岁腰以下肿，当利小便。六脉沉细之极，肠鸣色黑，阳气几微湮没矣！

茯苓皮八钱　桂枝八钱　良姜三钱　生茅术五钱　泽泻六钱　老厚朴三钱　猪苓六钱　椒目三钱　安边桂三钱　广皮二钱

水八碗，煮取三碗，渣再煮一碗，分四次服。以小便利为度。

初九日　肿胀胸痞，用半夏泻心汤法，俟痞愈再服前方。

半夏　川连　生姜　黄芩　干姜

甲子三月廿六日　某　前因中焦停饮咳嗽，转用温药，今虽饮咳见效，小便究未畅行。脉之沉部洪较有力。症本湿中生热，又有酒毒，仍以凉利小便之苦辛淡法。

飞滑石六钱　晚蚕沙三钱　杏仁四钱　云苓皮五钱　黄柏炭二钱　海金沙五钱　生薏仁四钱　半夏二钱　白蔻仁一钱五分　白通草一钱　桑叶三钱

煮成三杯，分三次服。

廿八日　风水已愈其半，复感风寒，身热头痛虽减，身半以上复肿，口渴脉浮数，与越婢加术法。

生石膏二两　麻黄去节，五钱　炒苍术三钱　杏仁泥五钱　桂枝三钱　炙甘草二钱

煮成三杯，先服一杯，得微汗即止。

廿九日　风水汗后，脉洪数，渴而停水，肿未全消，犹宜凉开膀胱。

生石膏二两　云苓皮五钱　白蔻仁二钱　杏仁泥五钱　姜半夏三钱　飞滑石六钱　小枳实四钱　晚蚕沙三钱　生薏仁三钱　海金沙五钱　益智仁三钱　白通草一钱　猪苓三钱　广皮一钱

煮成三杯，分三次服。

四月初一日　改用前方去石膏。

初三日　水肿未全消，脾阳不醒，食不能磨，粪后见红。

灶中黄土二两　飞滑石五钱　熟附子二钱　杏仁泥五钱　云茯苓皮五钱　黄芩炭一钱　海金沙四钱　白通草一钱　鹅眼枳实二钱　生薏仁五钱　南苍术三钱

煮成三杯，分三次服。

初五日　小便犹不甚长，胃中得热物微噎，右脉滑数。

飞滑石五钱　杏仁五钱　小枳实二钱　萆薢三钱　益智仁一钱　云苓皮五钱　厚朴一钱　海金沙五钱　木通一钱　广皮炭二钱　生薏仁三钱

煮成三杯，分三次服。

初七日　小便仍未通畅，右脉数大未退，仍宜凉肺以开膀胱。

飞滑石六钱　杏仁五钱　晚蚕沙三钱　云苓皮五钱　蔻仁连皮，一钱五分　大腹皮二钱　厚朴二钱　生薏仁四钱　海金沙六钱　桑皮三钱　白通草一钱

煮成三杯，分三次服。

初九日　肿未全消，又发痰饮咳嗽，表通则小便长，右脉洪数。议照溢饮例，与大青龙法。

生石膏一两　麻黄蜜炙，三钱　细辛一钱　桂枝四钱　云苓块连皮，五钱　半夏五钱　杏仁五钱　生姜三钱　大枣去核，二枚　炙甘草三钱

煮成三杯，分三次服。

十一日　咳减，小便数而欠，渴思凉饮，鼻衄，肺热之故。

生石膏四钱　姜半夏五钱　桂枝五钱　杏仁泥六钱　小枳实三钱　云苓皮三钱　炙黄芪三钱　生姜三片　炙甘草三钱　大枣去核，二枚

煮成三杯，分三次服。

十三日　腰以下肿已消，腰以上肿尚重，与治上焦法。

茯苓皮五钱　生薏仁五钱　麻黄去节，三钱　姜半夏五钱　白茅根三钱　生石膏四两　白通草一钱五分　杏仁五钱　芦根五钱

煮成三杯，分三次服。

十五日　肿减咳增，脉洪数，衄未止。

杏仁泥八钱　麻黄蜜炙，三钱　生薏仁三钱　姜半夏五钱　旋覆花三钱，包煎　生石膏四钱　半夏三钱　白茅根三钱　白通草一钱　飞滑石六钱　芦根五钱

煮成三杯，分三次服。

十七日　咳虽减，脉仍滑数，肿未全消。

生石膏四两　杏仁六钱　苦葶苈三钱，炒　飞滑石六钱　海金沙五钱　茯苓皮三钱　半夏三钱　苏叶连梗，三钱

福　二十四岁　初因爱饮冰镇[1]黄酒与冰糖水果，内湿不行，又受外风，从头面肿起，不能卧，昼夜坐被上，头大如斗，六脉洪大。先以越婢汤发汗，肿渐消；继以调理脾胃药，服至一百四十三帖而愈。嘱其戒猪肉、黄酒、水果，伊虽不饮，而冰镇水果不能戒也。一年后，粪后便血如注，与《金匮》黄土汤，每剂黄土用一斤，附子用八钱，服至三十余剂而始止。后与温补脾阳，至九十帖而始壮。

范　十八岁　风水肿胀。

生石膏四两　麻黄去节，六钱　生姜三钱　桂枝三钱　杏仁泥五钱　炙甘草三钱　大枣去核，二枚

煮成三杯，分三次服。

一帖而汗解，头面肿消。次日与实脾饮利水，五日痊愈。戒其避风，伊不听，后八日腹肿如故，仍与前法而愈。后受戒规，故不再发。

周　十八岁　肿从头面起。

麻黄去节，六钱　生石膏一两　杏仁五钱　桂枝三钱　炙甘草三钱　苍术三钱

煮成三杯，分三次服。如汗出不止，以松花粉扑之。服一帖，分三次，汗出不至足；次日又服半帖，肿全消。后以理脾收功。

寒　湿

乙丑六月十二日　郭　三十二岁　太阴中湿，病势沉闷，最难速功，非极刚以变脾胃两阳不可。

---

① 镇：原作“振”，据文义改，下同。

姜半夏六钱　桂枝五钱　生茅术四钱　茯苓皮五钱　椒目三钱　小枳实三钱　广皮三钱　生薏仁五钱　生草果三钱　生姜一两　老厚朴四钱

煮成三碗，分三次服。

十九日　寒湿为病，误用硝、黄，致浊阴蟠踞，坚凝如石，苟非重刚，何以直透重围。

川椒炒黑，四钱　安边桂二钱　生薏仁五钱　熟附子五钱　猪苓三钱　老厚朴四钱　茯苓皮五钱　泽泻三钱　干姜四钱　小茴香三钱　生草果二钱　白通草二钱　广皮三钱

煮四碗，分四次服。共服十三帖而后脉转。

辛卯十月十八日　薛　二十二岁　外痹寒湿太重，内痰饮，不食不寐，咳嗽口渴，大小便赤，脉数。先开肺痹。

生石膏先煎代水，一两　桂枝四钱　姜半夏三钱　飞滑石先煎，六钱　生薏仁三钱　杏仁泥五钱　小枳实三钱　茯苓皮五钱　防己五钱　橘皮三钱

煮四杯，日三夜一，分四次服。

二十日　外痹痛而内痰饮，内外俱痹。

生石膏先煎代水，二两　桂枝三钱　海桐皮三钱　飞滑石六钱　杏仁五钱　片姜黄三钱　茯苓皮五钱　穿山甲三钱，炒　姜半夏五钱　地龙三钱　生薏仁三钱　白通草一钱　橘皮三钱

煮四杯，分四次服。二帖。

廿二日　痹痛腕重，用药以由经达络为要。

生石膏二两　桂枝尖三钱　防己五钱　飞滑石六钱　穿山甲三钱，炒　杏仁泥五钱　片姜黄三钱　地龙三钱　茯苓皮五钱　嫩桑枝三钱　姜半夏三钱　乳香二钱　橘皮二钱

煮四杯，分四次服。二帖。

廿四日　痹症先腿重而后腕重，昨与通经活络，兹上下皆轻，痛减能动，脉亦渐小，脉小则病退也，但加饮咳。

生石膏八钱　飞滑石四钱　防己五钱　苏子霜三钱　杏仁泥五钱　姜半夏六钱　穿山甲三钱，炒　地龙三钱　晚蚕沙三钱　云苓皮五钱　桂枝尖三钱　桑枝尖三钱　橘皮三钱

煮四杯，分四次服。二帖。

廿六日　右寸犹大，腿痛未除。

生石膏一两　飞滑石六钱　杏仁六钱　海桐皮三钱　云苓皮三钱　片姜黄三钱　穿山甲三钱，炒　防己六钱　晚蚕沙三钱　姜半夏三钱　桂枝尖三钱　白通草一钱　地龙三钱

煮四杯，分四次服。二帖。

廿八日　右寸已小，故右肢痛减；左脉弦，故左肢仍痛。

杏仁泥五钱　云苓皮五钱　独活一钱五分　防己六钱　乳香三钱　穿山甲三钱，炒　桂枝尖五钱　没药三钱　地龙三钱　归须三钱　片姜黄三钱　海桐皮三钱

煮四杯，分四次服。二帖。

壬辰七月廿七日　毓氏　二十六岁　风寒湿三气合而为痹，脉弦，又感燥金凉气，腹痛。峻温犹恐不及，尚可吃生冷、猪肉、介属等阴物乎？

熟附子三钱　桂枝五钱　吴茱萸二钱　茯苓块连皮，六钱　生薏仁五钱　杏仁三钱　高良姜二钱　片姜黄二钱　川椒炭二钱　橘皮三钱

煮四杯，分四次服。二帖。

廿九日　表里俱痹，肢痛板痛。前用峻温，现在板痛少减，游走作痛，兼有痰饮不寐。先与和里。

姜半夏八钱　桂枝五钱　吴茱萸三钱　小枳实三钱　茯苓块连皮，六钱　防己三钱　高良姜二钱　川椒炭三钱　橘皮三钱

煮三杯，分三次服。二帖。

八月初二日　诸症已愈八九，惟痹痛尚有斯须，自觉胸中气阻，饱食反不阻矣，宗气之虚可知。议通补中焦。

茯苓块六钱　桂枝四钱　姜半夏三钱　焦於术三钱　高丽参二钱　杏仁三钱　片姜黄二钱　炙甘草二钱　橘皮三钱

煮三杯，分三次服，四帖。

痹

五月初十日　昆氏　二十六岁　风湿相搏，一身尽痛。既以误汗伤表，又以误下伤里。渴思凉饮，面赤舌绛，得饮反停，胁胀胸痛，皆不知病因而妄治之累也。议木防己汤两开表里之痹。

生石膏一两　桂枝六钱　木防己四钱　杏仁四钱　生香附三钱　炙甘草三钱　苍术五钱

煮三杯，渣再煮一杯，分四次服。

十二日　胁胀止而胸痛未愈，于前方内加薤白、广皮以通补胸上之阳。

薤白三钱　广皮三钱

十四日　痹症愈后，胃不和，土恶湿也。

姜半夏一两　秫米二合　生姜三片　茯苓块五钱

水五碗，煮取二碗，渣再煮一碗，分三次服。

十六日　痹后清阳不伸，右胁瘕痛。

半夏六钱　薤白三钱　吴萸一钱　桂枝二钱　乌药二钱　青皮一钱五分　广皮二钱　郁金二钱

煮取两杯，渣再煮一杯，分三次服。

吴　十一岁　行痹。

生石膏五钱　桂枝三钱　海桐皮一钱五分　杏仁泥三钱　生薏仁三钱　防己二钱　茯苓皮二钱　片姜黄一钱五分　炙甘草一钱　牛膝一钱五分

煮三杯，分三次服。

癸亥十一月十五日　张　二十五岁　风湿。

羌活三钱　苦桔梗三钱　桂枝二钱　半夏二钱　苏叶三钱　杏仁泥三钱　陈皮二钱　生姜三片　炙甘草一钱

煮三杯，分三次服。

十六日　风湿相搏，一身尽痛，汗之不汗。用麻黄加术法。

黄麻去节，五钱　苍术五钱　杏仁五钱　桂枝三钱　炙甘草三钱　羌活一钱五分　生姜三片

煮三杯，分三次服。晚于前方内加熟附子三钱，半帖而愈。

乙酉四月廿九日　胡　十八岁　跗肿，右脉洪数，痰多咳嗽，口渴，茎中痛。与凉利小便法。

生石膏八钱　滑石六钱　海金沙五钱　云苓皮五钱　生薏仁五钱　甘草梢一钱五分　半夏三钱

煮三杯，分三次服。四帖。

五月初六日　脉之洪数者减，去石膏二钱，加杏仁三钱、广皮三钱。

十二日　湿热伤气，气伤则短，汗多必渴，湿聚则跗肿。与猪苓汤去阿胶，加银花以化湿热，湿热化则诸证皆愈。

飞滑石六钱　猪苓四钱　银花三钱　云苓皮五钱　泽泻三钱

煮三杯，分三次服。

二十日　湿热不攘，下注腿肿，小便不利，茎中痛。

滑石六钱　茯苓皮五钱　萆薢五钱　猪苓三钱　薏仁三钱　晚蚕沙三钱　泽泻三钱　木通二钱　甘草梢一钱五分

煮三杯，分三次服。服至小便畅为度。

廿四日　脉洪数，小便反黄，加黄柏、滑石。茎痛止，去甘草梢。

七月初四日　小便已长，肿未全消，脉弦滑，咳嗽多痰。

半夏六钱　生薏仁五钱　萆薢五钱　猪苓三钱　泽泻三钱　广皮四钱　茯苓皮五钱

煮三杯，分三次服。

乙酉四月十九日　张　二十二岁　身热头痛，腰痛肢痛，无汗，六脉弦细，两目不明，食少，寒湿痹也。

川乌头三钱　桂枝五钱　防己三钱　熟附子三钱　生薏仁五钱　杏仁五钱　羌活二钱　泽泻

三钱　茯苓皮五钱　广皮三钱

煮三杯，分三次服。二帖。

五月初三日　服前方二帖，头痛止。旋即误服他人补阴药，便溏腹胀。今日复诊，因头痛愈，用原方去羌活，治药逆加厚朴三钱。

初八日　痹症已愈，颇能举步，便溏泄泻皆止，目已复明，胃口较前加餐，因多服一帖，脉稍数。寒湿有化热之象。当与平药逐其化热之余邪而已。

飞滑石六钱　杏仁二钱　蚕沙三钱　桑枝五钱　茯苓皮五钱　生薏仁五钱　泽泻三钱　防己二钱

煮三杯，分三次服。

六月十八日　又感受暑湿，泄泻，脉弦，腹胀，与五苓法。

桂枝五钱　云苓皮五钱　生薏仁五钱　猪苓四钱　泽泻三钱　广木香二钱　炒苍术三钱　广皮三钱　大腹皮三钱

煮三杯，分三次服。

乙酉六月二十日　赵氏　四十七岁　太阳寒痹，脉弦，背心板着而痛。

茯苓皮五钱　桂枝五钱　川椒炭三钱　生薏仁五钱　川乌头三钱　白通草一钱　防己三钱

煮三杯，分三次服。

廿五日　服前药已效，而背痛难除，加附子二钱。

七月初二日　脉已回阳，痛未止，每日服半帖，六日三帖，晚蚕沙四钱，加木通三钱。

初九日　脉仍小，阳未回，背仍痛，再服三帖，分六日。

乙酉五月初六日　赵　三十六岁　痹症夹伏湿，腹胀痛，且有肥气，湿已化热，故六脉洪滑。此症本寒标热，先治其标，本当在后。

生石膏四两　桂枝六钱　厚朴五钱　防己四钱　杏仁泥六钱　姜半夏五钱　广皮四钱

煮三杯，分三次服。四帖。

初十日　复诊尺脉洪数更甚，加云苓皮六钱、黄柏三钱、木通三钱。

十二日　尺脉仍洪，腹痛欲便，便后肛门热痛，原方再服二帖。

十六日　水停心下，辘辘有声，暂与逐水，无暇治痹。

初五日　诸症向安，脉亦适调，胃口亦开。以调理脾胃立法。

云苓皮五钱　半夏五钱　白蔻仁一钱五分　生薏仁五钱　黄芩炭二钱　广皮二钱

煮三杯，分三次服。

二十日　误食西瓜寒冷，未有不发停饮者。

云苓块五钱　半夏五钱　公丁香八分　干姜三钱　小枳实三钱　白蔻仁一钱　广皮三钱　益智仁一钱五分

煮三杯，分三次服。

乙酉五月廿九日　钱氏　三十四岁　寒痹，脉弦短涩而紧，由腿上连少腹痛不可忍，甚至欲厥，兼有痰饮胃痛。

桂枝六钱　云苓皮五钱　小茴香三钱，炒　川椒炭三钱　防己四钱　生薏仁五钱　川乌头三钱　海桐皮三钱　广皮三钱　片姜黄三钱

煮三杯，分三次服。

六月初一日　左脉稍长，仍然紧甚，再服二帖。

丸方：寒湿为病。

云苓块八两　炒苍术六两　熟附子二两　萆薢四两　川椒炭三两　生薏仁八两　小茴香四两，炒　川楝子三两　木通四两

共为细末，神曲为丸，如小梧子大。每服三钱，姜汤下。

乙酉正月初七日　杨氏　二十六岁　前曾崩带，后得痿痹。病者自疑虚损，询病情，寒时轻，热时重，正所谓经热则痹，络热则痿也。再行经有紫有黑，经来时不惟腰腿大痛，少腹亦痛，经亦不调，或多或寡，日数亦然。此中不但湿热，且有瘀血。治湿热用汤药，治瘀血用丸药。左脉浮取弦，而沉取宽泛；右脉浮取弦，沉取洪。汤药用诸痹独取太阴法，丸药用化癥回生丹。

生石膏二两　桂枝四钱　海桐皮三钱　杏仁泥五钱　生薏仁五钱　防己四钱　晚蚕沙三钱　云苓皮五钱　白通草一钱

煮三杯，分三次服。

乙酉□月□日　邱　四十六岁　暑湿痹症，误以熟地等柔药滑脾，致令泄泻，卧床不起，两足蜷曲不伸，饮食少进，兼之疝痛。先以五苓加川椒、广皮、木香止其泻，继以半夏、广皮、良姜、益智、白蔻开其胃，复以丁香、川椒、吴萸、云苓、薏仁、姜黄平其疝，又以防己、杏仁、桂枝、乌头、薏仁、云苓皮、川椒等伸其痹，末惟引痛，风在筋也，重用地龙、桂枝，引痛亦止，后以补脾胃而痊愈。

王　四十六岁　寒湿为痹，背痛不能转侧，昼夜不寐二十余日，两腿拘挛，手不能握，口眼歪斜，烦躁不宁，畏风自汗，脉弦，舌苔白滑，面色昏暗且黄，睛黄，大便闭。先以桂枝、杏仁、薏仁、羌活、广皮、半夏、茯苓、防己、川椒、滑石令得寐，继以前方去川椒、羌活，加白通草、蚕沙、萆薢，得大便一连七八日，均如黑弹子。服至二十余剂，身半以上稍松，足背痛甚，于前方去半夏，加附子、片姜黄、地龙、海桐皮。又服十数帖，痛渐止。又去附子、地龙，又服十数帖，足渐伸。后用二妙丸加云苓、薏仁、

萆薢、白术等药收功。

何　六十二岁　手足拘挛，误服桂、附、人参、熟地等补阳，以致面赤，脉洪数，小便闭，身重不能转侧，手不能上至鬓，足蜷曲，丝毫不能转侧移动。细询病情，因大饮食肉而然，所谓湿热不攘，大筋软短，小筋弛长，软短为拘，弛长为痿者也。与极苦通小肠，淡渗利膀胱法。

生石膏八两　防己五钱　胡黄连三钱　茯苓皮六钱　晚蚕沙四钱　飞滑石一两　杏仁三钱　龙胆草四钱　穿山甲三钱　白通草二钱　洋芦荟三钱　桑枝五钱　地龙三钱

煮三碗，分三次服。

前方服至七日后，小便红黑而浊臭不可当，半月后，手渐动、足渐伸，一月后，下床扶椅桌能行，四十日后走至檐前，不能下阶，又半月始下阶，三月后能行四十步，后因痰饮，用理脾肺收功。此症始于三月廿三日，至八月廿三日停药。

周　四十二岁　两腿紫绛而肿，上起小细疮如痱，已三年矣。两腿膝酸痛不能立，六脉弦细而紧，窦氏《扁鹊心书》谓之苏木腿，盖寒湿着痹也。

附子八钱　云苓皮一两　桂枝一两　生薏仁一两　乌头六钱

煮四杯，分四次服。服至三十余帖而始策杖能行，后去乌、附，用通经活络渗湿而愈。

成　五十四岁　腰间酸软，两腿无力，不能跪拜，间有腰痛，六脉洪大而滑。前医无非补阴，故曰重一日。此湿热痿也，与诸痿独取阳明法。

生石膏四两　杏仁四钱　晚蚕沙三钱　防己四钱　海桐皮二钱　飞滑石一两　萆薢五钱　生薏仁八钱　桑枝五钱　云苓皮五钱　白通草二钱

煮三碗，分三次服。前后共服九十余帖。病重时自加石膏一倍，后用二妙散收功。

乙酉正月十五日　赵　四十四岁　肝郁夹痰饮，肾水上凌心，心悸短气，腹胀胸痹，六脉反沉洪，水极而似火也。与蠲饮伐肾邪兼降肝逆法。

云苓皮一两　桂枝五钱　苏子霜三钱　小枳实五钱　川椒炭三钱　姜半夏八钱　降香三钱　旋覆花三钱，包煎　生姜汁每杯冲三匙　广皮四钱

甘澜水煮四杯，分早、中、晚、夜四次服。四帖。戒生冷、猪肉、咸菜。

二十日　痰饮兼痹，肾水上凌心，惊悸短气，腰脊背痛，皆太阳所过之地。小便短而腹胀，肚脐突出，是内而脏腑，外而肌肉，无不痹者。且与开太阳之痹，脉洪大，与大青龙合木防己汤法。

生石膏四两　杏仁四钱　厚朴三钱　云苓皮六钱　防己四钱　滑石六钱　桂枝五钱　半夏五

钱　生薏仁五钱　广皮三钱　小枳实五钱　白通草一钱五分

煮四杯，分四次服。

廿一日　于前方内加飞滑石四钱，晚蚕沙三钱。

廿三日　外而经络之痹，内而脏腑之痹，行痰开痹，俱不甚应。现在脉洪大，少腹胀，小便短浊而臭。先与开支河，使湿热得有出路，再商后法。

飞滑石一两二钱　海金沙五钱　猪苓四钱　云苓皮五钱　白通草一钱五分　小茴香三钱　川萆薢五钱　泽泻三钱

煮三杯，分三次服。二帖。

廿五日　加去陈莝法：两头尖三钱，半夏五钱。三帖。

廿九日　痹症夹痰饮，六脉洪数，湿已化热，屡利小便不应，非重用石膏宣肺热不可，诸痹独取太阴也。

生石膏四两　桂枝五钱　生薏仁五钱　防己五钱　晚蚕沙三钱　飞滑石二两　杏仁五钱　云苓皮五钱　黄柏四钱　白通草一钱五分　羌活一钱

煮四杯，分四次服。四帖。

二月初四日　痹症十年，误补三年，以致层层固结，开之非易，石膏用至二斤有余，脉象方小其半。现在少腹胀甚，而小便不畅，腰痛胸痛，邪无出路，必得小便畅行，方有转机。

生石膏四两　桂枝六钱　杏仁泥六钱　老厚朴五钱　飞滑石四钱　防己五钱　小茴香三钱，炒炭　小枳实五钱　云苓皮一两　木通六钱

煮四杯，分四次服。以后脉大而小便不利用此，小便利者去滑石。

初五日　大用石膏，六脉已小。经谓脉小则病退。盖脉为病之帅，脉退不怕病不退。经又谓脉病人不病者死，人病脉不病者生。现在病归下焦血分，其人本有肝郁，兼通下焦血分。

云苓皮一两　桂枝六钱　小枳实五钱　防己六钱　小茴香炒炭，六钱　海桐皮三钱　木通四钱　炒黄柏三钱　广皮三钱　川椒炭二钱　全当归三钱

煮三杯，分三次服。

初六日　脉复洪大，加石膏三两、滑石一两。

初七日　加厚朴三钱、姜半夏五钱。

蜣螂丸方：痹症夹痰饮疝瘕，六脉洪大，用诸痹独取太阴法。脉洪大之极已小，《难经》所谓人病脉不病者生。但脉虽平而瘕胀痹痛未除，议以乌药散退瘕痹之所难退者，以久病在络故也。再以缓通肝络法。脉若复大，仍服前方数帖，见效即止。

蜣螂虫一两　降香三两　小茴香三两，炒　穿山甲三两，炒　片姜黄三两　归须四两　川楝子三两　两头尖二两　海桐皮三两　口麝三两　滴乳香一两　地龙去泥，二两

共为细末，酒水各半为丸。每服二钱，日二三次。从此服蜣螂丸起，两月而止。

三月廿四日 痹症夹痰饮，脉本洪数，前用辛凉脉减，兼用通络散瘕丸散亦效。现在六脉中部仍洪，但不数耳。议暂用宣肺。

生石膏四两 桂枝八钱 半夏八钱 杏仁八钱 云苓块一两 飞滑石二两 防己六钱 全归三钱 广皮三钱 小枳实四钱 海桐皮三钱

煮四杯，分四次服。

二十六日 复诊右脉更大，小便反短，用苦辛淡法，于前方内加炒黄柏三钱。

四月十六日 痹痛夹痰饮。

生石膏八钱 桂枝五钱 生薏仁五钱 云苓皮五钱 晚蚕沙三钱 防己四钱 杏仁泥五钱 姜半夏五钱 白通草一钱五分 广皮三钱

煮三杯，分三次服。

十七日 内而胁痛，外而腰背痹，是气血兼痹也。

桂枝尖五钱 云苓皮三钱 防己三钱 杏仁泥五钱 旋覆花三钱，包煎 生薏仁三钱 广郁金二钱 半夏四钱 小枳实四钱 片姜黄二钱 白蔻仁一钱五分 归须二钱 广皮三钱

煮三杯，分三次服。

二十五日 痰饮踞于中焦，痹痛结于太阳，气上冲胸，二便不利。

云苓块一两二钱 桂枝八钱 小枳实六钱 飞滑石六钱 姜半夏五钱 防己六钱 杏仁泥八钱 白通草一钱 广皮三钱

煮三杯，分三次服。

五月初三日 大凡腹胀之疾，不责之太阴，即责之厥阴。此症自正月以来，开太阳之药，未有不泄太阴者，他症虽减其半，而腹胀不除。其故有三：一者病起肝郁；二者肝主疏泄，误补致壅；三者自正月以来，以右脉洪大之故，痹症虽重，治在肺经，经有诸痹独取太阴之明训。兹右脉平，而左脉大，不得着于前议，暂与泄厥阴之络，久病在络故也。

半夏五钱 旋覆花五钱，包煎 黄芩三钱 苏子霜三钱 归须三钱 厚朴五钱 小枳实五钱 降香三钱 晚蚕沙三钱 广皮三钱 杉皮三钱 广郁金三钱

煮三杯，分三次服。

二十三日 左胁痛胀，卧不着席，胸亦闷胀，气短，肝脉络胸之故。

旋覆花三钱，包煎 归横须三钱 半夏五钱 广郁金三钱 广皮三钱 新绛纱三钱，包煎 苏子霜三钱 香附四钱 小枳实四钱 青皮三钱 川椒炭四钱 降香末三钱

煮三杯，分三次服。七帖。

六月初一日 痰饮肝郁，脉弦细，气上冲胸。

旋覆花四钱，包煎 苏子霜三钱 半夏六钱 降香末三钱 小枳实三钱 广郁金三钱 桂枝尖三钱 广皮五钱 公丁香二钱 片姜黄三钱 小青皮三钱

煮三杯，分三次服。

初三日 痰饮上泛，咳嗽稀痰，兼发痹症。

桂枝六钱 云苓皮五钱 川乌三钱 小枳实四钱 防己六钱 杏仁五钱 飞滑石四钱 薏仁三钱 炒黄柏三钱 桂心二钱 广皮五钱 白通草二钱

煮三杯，分三次服。

初六日 小便不畅，下焦湿聚，于原方复滋肾丸法。

十一日 痹症未尽除，痰饮未全消，当盛暑流行之际，逐饮开痹，即所以防暑。

半夏六钱 云苓块六钱 防己三钱 生薏仁六钱 桂枝三钱 杏仁三钱 小枳实二钱 广皮二钱

煮三杯，分三次服。

十三日 暑泄腹胀，舌黄，其人本有痰饮、痹症，议五苓去术，加滑石、厚朴、杉皮、木香、半夏、藿香、广皮。

桂枝三钱 云苓皮五钱 木香一钱五分 飞滑石六钱 猪苓四钱 泽泻四钱 白蔻仁三钱 厚朴三钱 藿香梗三钱 山连一钱 半夏三钱 川椒炭二钱 杉皮三钱

十五日 脉缓，服前方。

十六日 脉缓甚，服前方。

二十二日 久病在络，其本病统俟丸药。立方但逐痰饮，宣气化，捍时令之暑湿而已。

半夏六钱 云苓块五钱 厚朴二钱 小枳实三钱 香附三钱 杉皮三钱 大腹皮三钱 广皮三钱

煮三杯，分三次服。

六月二十六日 服化癥回生丹起，每日一丸。

二十七日 脉浮，筋骨酸痛，气短，五心烦热。新感暑湿之气加以辛凉，与宣三焦。

银花三钱 小枳实三钱 杏仁三钱 藿香叶三钱 连翘三钱 广皮三钱 白蔻仁二钱 薏仁五钱

煮三杯，分三次服。

七月初二日 背痛甚，先与通太阳之痹。

桂枝六钱 云苓皮八钱 小枳实五钱，打碎 杏仁泥三钱 防己五钱 半夏五钱 川椒炭二钱

煮三杯，分三次服，亥初令完。

初九日 近日阴雨连绵，背痛腹胀不减，两便不爽，非嗳则哕。与宣痹开郁，兼去陈莝。

杏仁泥六钱 桂枝六钱 云苓皮半皮半块，二两 防己六钱 小枳实五钱 公丁香三钱 厚朴五钱 晚蚕沙三钱 白蔻仁三钱 两头尖三钱 小茴香三钱

煮四杯，分四次服。

二十一日 寒湿发痹，脉缓甚，中有痰饮。

茯苓连皮，八钱 生薏仁四钱 枳实三钱 熟附子二钱 防己五钱 桂枝八钱 片姜黄三钱

薤白三钱　川萆薢五钱　杏仁四钱　川乌二钱　白通一钱五分　广皮五钱

煮四杯，分四次服。

二十八日　脉弦紧，痰饮痹症癥瘕，因燥气而发，脏腑经络俱痹，故肢冷而畏寒也。峻与通阳。

桂枝一两　小枳实四钱　杏仁五钱　公丁香三钱　泽泻三钱　川椒五钱　片姜黄三钱　半夏五钱　穿山甲一钱　防己五钱　归须二钱　广皮六钱

煮四杯，分四次服。

自六月二十六日起，每日空心服化癥回生丹一丸。七月二十九日以后，每日服天台乌药散三分、五分、一钱、二钱不等。至十月十二日，每两乌药散中加巴霜一分，每晚服三分、五分不等，间有服至一钱。十一月初一日以后，每晚间服奇经丸。

十二月初十日　痹痛饮咳，脉弦细。

云苓皮六钱　桂枝八钱　生薏仁五钱　川萆薢五钱　飞滑石四钱　防己五钱　小枳实三钱　川椒炭三钱　川乌头三钱　杏仁四钱

煮四杯，分四次服。

十二日　冲气上动，畏寒，脉沉细。与桂枝加桂汤法，直伐中气。

桂枝尖一两二钱　紫石英六钱，研　小茴香五钱，炒　肉桂心八钱　云苓块三钱

煮四杯，分四次服。

十三日　大寒节冲气未止，脉反弦紧。于原方内加当归五钱、川芎三钱。服二帖，脉中阳气生动，冲气平，畏寒止。仍然早服化癥回生丹一丸，晚服奇经丸三钱。

戊子十一月初十日　宋女　十六岁　六脉弦紧，面色青白，寒痹攻胃，呕吐不能食，足酸痛不能行。误与阴虚门中之阴柔以助其阴，又大用苦寒坚阴，重伤胃阳，无怪日重一日也。先与和胃令能食，再商治痹。

姜半夏六钱　生薏仁六钱　生姜三大片　云苓块六钱　川椒炭三钱

甘澜水八杯，煮取三杯，分三次服。

六脉俱弦而紧，经谓脉双弦者寒也，又谓紧则为寒；面色青黄，是色脉皆阴也。症现两腿足酸痛，不能履步跪拜。按阳明主前，不能前者阳明伤也；太阳主却，不能却者太阳伤也。足太阳、阳明两经为风寒湿三邪之干而成痹，更可知矣。痛甚则气上冲心，呕不能食。

按：诸上升之气，皆自肝而来。姑娘年轻失母，肝郁多端，肝木病则克胃土，挟寒上升，能不呕乎？《金匮》谓脚气攻心，发作欲死者是也。

再按：脚气即痹症之一端。湿燥寒三者为阴邪，此乃阴邪太实之症，医法自当以通经达络和胃开郁为要。无奈不识阴阳，不分寒热，不知虚实，一以补阴寒凉纯阴之品误助病邪，甚有以大黄、芒硝混下者，病家以得二便通利则病势小减，故屡用之，以致胃

气伤残，日重一日矣。其大便通而病少减之故，盖肝主疏泄，肝病则不得疏泄，又痹者闭也，初病在络，经误治成久病，延及脏腑矣。即用通大便法，亦当温下，不当用寒下，既助寒湿之邪，又重伤胃阳，继伤肾阴，精神血气，无一不伤，从兹以往，尚有生理乎？经云劳者温之，未闻劳者寒之也。又云得谷者昌，又云有胃气者生，无胃气死。治此症第一义，急救胃气为要，胃气和而得食则寐，再商治痹。如居家者然，万事从缓，先安炉灶也。

十二日 脉弦细而紧，寒湿上攻，呕吐不食，与和胃止呕，稍能进食。仍宗前法，小便短，兼开太阳。

姜半夏六钱 萆薢五钱 益智仁二钱 生姜汁三匙，冲 云苓皮六钱 香附三钱

煮三杯，分三次服。

十五日 寒痹六脉弦紧，不食而呕，便短，纯阴冱寒之疾。与阖阳明，呕止得进食；与开太阳，便稍通。前方单救阳明，次方兼醒脾阳，将来治痹且须峻补肾中真阳，而世人以予药为热不可服，不知头等阳药如乌、附之类，尚未服也。

姜半夏六钱 云苓半块半皮，六钱 鸡内金三钱 生薏仁六钱 益智仁二钱 香附三钱 川萆薢四钱 白通草一钱 白蔻仁三钱 广皮二钱

煮三杯，分三次服。

十七日 误伤胃阳，不食而呕，自以复阳明之阳为主。即以十七岁不月而论，经谓二阳之病发心脾，女子不月。此病亦当以通补阳明立法。再阳明主约束筋骨而利机关，经谓诸痿独取阳明，痿痹更以通补阳明为要。又谓虚则补其母，阳明阳土也，其母火也，补火焉能不用热药哉！

姜半夏五钱 萆薢三钱 川椒炭一钱五分 生薏仁三钱 云苓块五钱 香附三钱 益智仁一钱五分 广皮炭三钱 生姜三钱

煮三杯，分三次服。

己丑十一月初九日 鲁氏 三十八岁 太阳痹，腰腿痛甚，脉弦迟。与温通经络。

云苓皮五钱 桂枝五钱 片姜黄三钱 生薏仁五钱 海桐皮三钱 羌活一钱 木防己三钱 公丁香一钱 乳香一钱

煮三杯，分三次服。服一帖去羌活，再服一帖。

十二日 太阳痹，腰腿痛，因风寒而起，脉弦迟，与温通经络。兹风已化热，右脉洪大，痛未止。议用经热则痹例。

生石膏二两 桂枝六钱 小茴香三钱，炒 云苓皮六钱 杏仁泥五钱 生薏仁六钱 防己六钱 片姜黄三钱

煮三杯，分三次服。

十七日 太阳痹，与经热则痹例已效，仍宗前法，加利小便，使邪有出路。

生石膏二两　桂枝六钱　生薏仁六钱　飞滑石四钱　晚蚕沙三钱　云苓皮六钱　防己六钱　杏仁泥五钱　小茴香三钱，炒　川萆薢三钱

煮四杯，分日三夜一，四次服。

痰　饮

壬戌八月二十五日　张氏　四十岁　内而伏饮，外而新凉，内外相搏，痰饮斯发。

姜半夏五钱　杏仁粉三钱　厚朴三钱　飞滑石三钱　小枳实二钱　生薏仁五钱　桂枝木三钱　广皮二钱　茯苓皮三钱　白通草三钱　生姜三片

煮三杯，分三次服。

二十八日　支饮射肺，眩冒，小青龙去麻、辛。

焦於术三钱　桂枝四钱　生薏仁五钱　半夏六钱　小枳实二钱　杏仁粉五钱　干姜二钱　制五味一钱　生姜三片　炙甘草二钱　炒白芍三钱

煮三杯，分三次服。

九月初一日　渴为痰饮欲去，不寐为胃仍未和，故以枳实橘皮汤逐不尽之痰饮，以半夏汤和胃令得寐。

半夏一两　生薏仁五钱　秫米一合　小枳实二钱，打碎　桂枝三钱　杏仁粉三钱　广皮三钱　生姜三片

煮三杯，分三次服。得寐再诊。

初六日　服半夏汤既得寐矣，而反更咳，痰多。议桂枝干姜五味茯苓汤合葶苈大枣泻肺汤逐饮。

半夏五钱　茯苓块六钱　苦葶苈子三钱，炒黄　干姜五钱　桂枝五钱　五味子三钱　肥大枣肉四钱

甘澜水五碗，煮取二碗，分二次服，渣再煮一碗服。

初八日　先以葶苈大枣泻肺汤，行业已攻动之饮，令其速去。

苦葶苈四钱　肥大枣五枚，去核

水五杯，煮取八分二杯，分二次服。

又　服葶苈大枣汤后，即以半夏汤和胃。

半夏一两　小枳实四钱　生姜五片　洋参二钱，生姜二十块同捣，炒老黄色

水八杯，煮取三杯，分三次服。

九月初十日　逐去水后，用《外台》茯苓饮消痰气，令能食。

炒於术六钱　茯苓块六钱　广皮三钱　半夏三钱　小枳实四钱　生姜八钱　洋参二钱，姜汁制黄色

煮三杯，分三次服。

十五日　饮踞胁下则肝病，肝病则脾气愈衰，故得后与气则快。先与行胁下之饮，

泄肝即以舒脾，俟胁痛止，再议补脾。

生香附三钱　半夏四钱　苏子霜三钱　广皮二钱　旋覆花三钱，包　小枳实一钱五分　青皮一钱五分　降香末三钱

煮三杯，分三次服。

二十日　行胁络之饮，业已见效。尚有不尽，仍用前法。

生香附三钱　半夏三钱　广郁金二钱　旋覆花三钱，包　苏子霜一钱五分　归须一钱　降香末一钱五分　广皮一钱　小枳实一钱

煮三杯，分三次服。二帖。

二十二日　通补中阳，兼行胁下不尽之饮。

代赭石五钱　半夏五钱　焦白术三钱　桂枝三钱　旋覆花三钱，包煎　茯苓块五钱　生姜三片　炙甘草三钱

煮三杯，分三次服。四帖。

十月初二日　通降胁下之痰饮，兼与两和肝胃。

半夏六钱　旋覆花三钱，包　广皮二钱　桂枝尖二钱　小枳实二钱，打碎　干姜一钱五分　苏子霜三钱　生姜三片

煮三杯，分三次服。

癸亥二月初十日　金氏　二十六岁　风寒夹痰饮为病，自汗恶风，喘满短气，渴不多饮，饮则呕，夜咳甚，倚息不得卧。小青龙去麻、辛，加枳实、广皮，行饮而降气。

桂枝六钱　茯苓块六钱　广皮二钱　小枳实二钱　炒白芍三钱　半夏六钱　炙甘草三钱　干姜三钱　制五味一钱五分　生姜三片

甘澜水八杯，煮取三杯，分三次服。

十一日　昨用小青龙，咳虽稍减，仍不得寐。今日用葶苈大枣合法。

桂枝木八钱　半夏六钱　小枳实二钱　苦葶苈三钱，炒香　炙甘草三钱　炒白芍四钱　干姜五钱　五味子二钱　大枣肉五钱　广皮三钱

水八杯，煮取三杯，分三次服，渣再煮一杯服。

十二日　用小青龙逐饮兼利小便，使水有出路。

杏仁泥五钱　桂枝五钱　小枳实二钱　干姜二钱　炒白芍二钱　生薏仁五钱　半夏五钱　白通草一钱五分　生姜三片　制五味一钱五分　炙甘草一钱

煮成两杯，分二次服，渣再煮一杯服。

十三日　脉稍平，病起本渴，大服姜桂渴反止者，饮居心下，格拒心火之渴也。仍以蠲饮为主，微恶寒，兼和营卫。

茯苓块三钱　桂枝六钱　小枳实一钱五分　炒白芍三钱　大枣肉二钱　杏仁泥四钱　半夏六钱　炙甘草一钱五分　广陈皮一钱　制五味一钱五分　干姜三钱　生姜三钱

煮成二杯，分二次服，渣再煮一杯服。

十四日 咳则胁痛，不惟支饮射肺，且有悬饮内痛之虞，兼逐胁下悬饮。

姜半夏八钱 桂枝六钱 苏子霜二钱 旋覆花三钱，包煎 杏仁泥四钱 干姜四钱 小枳实二钱 广陈皮二钱 广郁金三钱 青皮二钱 生香附三钱 制五味一钱五分 生姜五钱

煮三碗，分三次服，渣再煮一碗服。

十五日 咳止大半，惟胸胁攻痛，肝胃不和之故。切戒恼怒，用通肝络法。

姜半夏六钱 桂枝尖三钱 干姜三钱 广郁金三钱 旋覆花三钱，包煎 苏子霜三钱 降香末三钱 归须二钱 生香附二钱 青皮二钱

头煎两杯，二煎一杯，分三次服。

癸亥二月二十二日 谢氏 二十五岁 痰饮哮喘，咳嗽声重，有汗，六脉弦细，有七月之孕，与小青龙去麻、辛主之。

桂枝五钱 小枳实二钱 干姜三钱 炙甘草一钱 半夏五钱 五味子一钱 广皮一钱五分 白芍三钱

甘澜水五杯，煮取二杯，分二次服，渣再煮一杯服。

二十三日 其人本渴，服桂枝、干姜热药当更渴，今渴反止者，饮也。恶寒未罢，仍用小青龙法，胸痹痛加薤白。按饮为阴邪，以误服苦寒坚阴，不能速愈。

桂枝八钱 小枳实二钱 半夏六钱 炒白芍四钱 薤白三钱 干姜五钱 制五味一钱 厚朴三钱 炙甘草二钱 广皮二钱

甘澜水五杯，煮取二杯，渣再煮二杯，分四次服。

二十四日 胃不和则卧不安，亥子属水，故更重。胀也痛也，皆阴病也，无非受苦寒药之累。

姜半夏八钱 桂枝八钱 杏仁泥三钱 炒白芍三钱 茯苓块五钱 干姜五钱 五味子一钱五分 苦桔梗三钱 生薏仁五钱 厚朴三钱 炙甘草一钱 薤白三钱

甘澜水八碗，煮取三碗，分三次服，渣再煮一碗服。

二十五日 寒饮误服苦寒坚阴，大用辛温三帖，今日甫能转热，右脉始大，左仍弦细，咳嗽反重者，是温药启其封闭也。再以温药兼滑痰，痰出自然松快。

桂枝五钱 杏仁泥三钱 厚朴三钱 小枳实二钱 半夏八钱 茯苓五钱 炒白芍三钱 薤白三钱 制五味一钱五分 干姜三钱 苡仁五钱 瓜蒌二钱

煎法、服法如前。

二十六日 右脉已退，病势稍减，但寒热汗多胸痹，恐成漏汗，则阳愈虚，饮更难愈。议桂枝加附子，去甘草，以助胀故也，合栝蒌薤白汤意，通中上之清阳，护表阳为急。

桂枝六钱 厚朴二钱 小枳实一钱五分 炒白芍四钱 熟附子二钱 薤白三钱 大枣去核，二

枚　生姜三片

甘澜水五杯，煮取两杯，渣再煮一杯，分三次服。其第一杯服后，即啜稀热粥半碗，令微汗佳；其二三次不必啜粥。

二十七日　昨日用桂枝汤加附子再加薤白法，漏汗已止，表之寒热已和。但咳甚，议与逐饮。

桂枝六钱　姜半夏五钱　葶苈子炒，研细，二钱　茯苓六钱　生薏仁五钱　大枣去核，五枚

甘澜水八杯，煮取三杯，分三次服。

僧　四十二岁　脉双弦而紧，寒也。不欲饮水，寒饮也；喉中痒，病从外感来；痰清不黏，亦寒饮也；咳而呕，胃阳衰而寒饮乘之，谓之胃咳也；背恶寒，时欲厚衣向火，卫外之阳虚，而寒欲乘太阳经也；面色淡黄微青，唇色淡白，亦寒也。法当温中阳而护表阳，未便以吐血之后而用柔润寒凉。小青龙去麻、辛，加枳实、广皮、杏仁、生姜汤主之。用此方十数帖而愈。

癸亥二月初十日　徐　二十六岁　酒客脉弦细而沉，喘满短气，胁连腰痛，有汗，舌白滑而厚，恶风寒，倚息不得卧。此系里水招外风为病，小青龙去麻、辛证也。

姜半夏六钱　桂枝六钱　炒白芍四钱　旋覆花包煎，三钱　杏仁泥五钱　干姜三钱　制五味一钱五分　炙甘草一钱　生姜五片

煮三杯，分三次服。

癸亥七月二十三日　邵　二十六岁　右关单弦饮癖，少阴独盛，水脏盛而土气衰也，至吞酸，饭后吐痰不止。治在胃肾两关。不能戒酒，不必服药。用真武汤法。

熟附子五钱　真山连同吴茱萸浸炒，一钱五分　细辛一钱五分　茯苓块六钱　生姜五片　吴茱萸三钱　生薏仁六钱

水八杯，煮三杯，分三次服。四帖。

二十八日　内饮用温水脏法，已见大效。但药太阳刚，不可再用，所谓一张一弛，文武之道。且议理阳明以为过峡文字。

姜半夏六钱　小枳实一钱五分　广皮一钱　茯苓块六钱　白豆蔻一钱　生薏仁六钱　生姜六钱

煮三杯，分三次服。四帖。

八月初三日　用理阳明亦复见效，惟吐酸仍然未止。按吞酸究属肝病，议肝胃同治法。

半夏六钱　茯苓三钱　青皮二钱　桂枝三钱　吴萸三钱　生姜三片　生姜三片　薏仁五钱　山连姜炒，二钱

煮三杯，分三次服。四帖。

某氏　内饮招外风为病，既喘且咳，议小青龙法。

桂枝三钱　茯苓块三钱　炒白芍一钱五分　干姜三钱　麻黄蜜炙，一钱　制五味一钱　生薏仁五钱　细辛八分　半夏三钱　炙甘草一钱五分

煮三杯，分三次服。

又　痰饮喘咳，前用小青龙业已见效，但非常服之品。脉迟缓，议外饮治脾法。

茯苓块六钱　桂枝五钱　生於术三钱　益智仁一钱五分　制茅术四钱　半夏六钱　生薏仁五钱　炙甘草二钱　生姜五片

煮三杯，分三次服。四帖。

甲子十二月二十八日　皮氏　四十八岁　痰饮喘咳，左脉浮弦沉紧，自汗，势甚凶危。议小青龙去麻、辛，加厚朴、杏仁。

桂枝六钱　杏仁霜五钱　厚朴三钱　制五味二钱　半夏六钱　炙甘草三钱　干姜五钱　炒白芍四钱

甘澜水八杯，煮取三杯，分三次服。

二十九日　于前方内加云苓块五钱，半夏五钱。

三十日　服小青龙已效，然其水尚洋溢，未能一时平复。

桂枝八钱　杏仁霜五钱　干姜五钱　五味子三钱　云苓八钱　半夏一两二钱　炒白芍五钱　广皮三钱　炙甘草三钱　生姜五片

甘澜水煮成四碗，分四次服。

十一月初二日　以眩冒甚，于前方内加於术六钱。

初四日　脉现单弦，喘止咳减，眩冒未宁。再太阴属土，既重且缓，万不能一时速愈，且痰饮五年，岂三五日可了。

於术六钱　杏仁霜五钱　桂枝五钱　五味子六钱　半夏一两　炙甘草三钱　干姜三钱　云苓六钱

甘澜水八碗，煮取三碗，分三次服。三帖。

乙丑二月初三日　福　三十二岁　痰饮胸痹，兼有胁下悬饮。

旋覆花包煎，三钱　桂枝三钱　厚朴二钱　薤白二钱　小枳实三钱　杏仁泥三钱　半夏五钱　栝蒌二钱　广皮一钱五分　生香附三钱

水八碗，煮取三碗，分三次服。三帖。

初七日　胸痹悬饮已愈，惟肠痹食不甘味。议和肝胃，兼开肠痹。

生薏仁五钱　半夏三钱　广皮二钱　白通草二钱　小枳实二钱　杏仁八钱　姜汁三匙

水五杯，煮取二杯，渣再煮一杯，分三次服。

乙丑十一月十一日　李　三十八岁　脉弦细而沉，咳逆倚息不得卧，胸满口渴。用小青龙去麻、辛法。

桂枝六钱　小枳实七钱　白芍四钱　干姜五钱　半夏一两五钱　五味子二钱　茯苓一两　广皮三钱　炙甘草三钱

煮四碗，分四次服。

十三日　服小青龙已效，但喉哑知渴，脉见微数，为痰饮欲去，转用辛凉开提肺气法。

蜜麻黄三钱　石膏八钱　杏仁五钱　半夏三钱　苦桔梗三钱　生甘草三钱　广皮一钱

煮三杯，分三次服。

丙寅正月十四日　焕氏　三十八岁　痰饮法当恶水，反喜水者，饮在肺也。喜水法当甘润，今反用温燥者，以其为饮也。既喜水，曷以知其为饮？以得水不行，心悸短气，喘满眩冒，咳嗽多痰呕恶，诸饮证毕具也。既为饮证，何以反喜水？以水停心下，格拒心火，不得下通于肾，反来上铄华盖。又格拒肾中真水，不得上潮于喉，故嗌干而喜水以救之也，是之谓反燥。反燥者，用辛能润法。

半夏一两　小枳实八钱　云苓块一两　杏仁泥六钱　广皮五钱　生姜一两

甘澜水八碗，煮取三碗，渣再煮一碗，分四次服。

丙寅正月二十四日　颜　四十二岁　嗽不欲饮，倚息不得卧，胁痛自汗，不寐，脉弦缓。议小青龙去麻、辛，加杏仁、薏仁，再重加半夏。

杏仁泥六钱　桂枝六钱　五味子一钱五分　焦白芍三钱　生薏仁一两　半夏一两　炙甘草一钱五分　干姜三钱

甘澜水八碗，煮取三碗，分三次服。

二十七日　呕凉水，于前方内加干姜、广皮以消痰气。加干姜二钱、广皮三钱，以消痰气。

二月初一日　《金匮》谓桂枝、干姜为热药，服之当遂渴，今反不渴者饮也。兹证不惟不渴，反呕凉水不止，其为寒饮无疑。既真知其为饮，虽重用姜、桂何惧乎？世人之不能立方者，皆未真知病情也。畏而不敢服者，亦未真知病情也。

桂枝八钱　小枳实三钱　干姜七钱　焦白芍四钱　带皮苓四钱　半夏二两　五味子一钱五分　广皮三钱　炙甘草二钱　生姜五片

甘澜水八杯，煮取三杯，渣再煮一杯，分四次服。

丙寅正月廿六日　昆　四十二岁　饮家眩冒，用白术泽泻汤法。脉洪滑而沉。

半夏一两　茯苓块一两　泽泻二两　白术一两　小枳实三钱

甘澜水八碗，煮取三碗，渣再煮一碗，分四次服。

二十七日　于前方内加竹茹六钱，生姜汁每杯冲三小匙。

二月初十日　脉沉微数。

於术一两　半夏一两　竹茹一两　泽泻二两　茯苓块一两

甘澜水八碗，煮取三碗，渣再煮一碗，分四次服。

丸方：半夏八两　泽泻八两　云苓块六两　天麻八两　白术六两

共为细末，神曲、姜汁糊丸，如桐子大。每服三钱，日再服，重则三服。

丙寅二月二十五日　陶氏　三十六岁　痰饮脉洪数，咳嗽倚息不得卧，有汗，胸痹。

生石膏八钱　桂枝五钱　老厚朴三钱　半夏六钱　杏仁泥五钱　小枳实五钱　广皮二钱　炙甘草三钱

煮三杯，分三次服。

某　悬饮者，水在肝也，非下不可。但初次诊视，且用轻法。

半夏一两　旋覆花四钱，包煎　生香附五钱　青皮三钱　广皮三钱　降香末三钱　苏子霜三钱

煮三杯，分三次服。

己巳二月十六日　佟氏　七十五岁　脉沉细而不调，喘满短气，心悸，气上阻胸，咳嗽倚息不得卧，乃中焦痰饮、下焦浊阴为患。年老全赖阳气生活，兹阴气阴邪上僭如此，何以克当！勉与通阳降浊法。

半夏二两　旋覆花四钱，包煎　秫米一合　小枳实一两　茯苓六钱　广皮六钱　干姜六钱

煮三碗，分三次服。

十七日　悬饮内痛肠鸣，非下不可。以老年久虚，且不敢下，止有降逆而已。

半夏二两　桂枝五钱　广皮五钱　薤白五钱　小枳实一两　秫米四钱　椒目四钱　生姜一两　旋覆花三钱，包煎

煮三碗，分三次服。

十八日　年近八旬，五饮俱备，兼之下焦浊阴随肝上逆，逼迫心火不得下降，以致胸满而愦愦然，无奈两用通阳降逆，丝毫不应。盖老年真阳太虚，一刻难生难长，故阴霾一时难退也。议于前方内加香开一法。

半夏一两　桂枝六钱　小枳实一两　栝蒌三钱　干姜五钱　茯苓连皮，一两　沉香研细末，冲，二钱　广皮五钱　生姜一两　薤白三钱　降香三钱

煮三碗，分三次服。

又　五饮而兼浊阴上攻，昨用苓、桂重伐肾邪，大辛以开中阳，虽见小效，大势阴太盛而阳太衰，恐即时难以复解也。勉与齐通三焦之阳法。

桂枝六钱　姜半夏六钱　厚朴三钱　公丁香三钱　茯苓一两　干姜五钱　黑沉香三钱　薤白四钱　小枳实六钱　生姜一两　广皮四钱　肉桂研细末，冲，二钱

煮三碗，分三次服。

二十日　仍宗前法而小变之。

桂枝六钱　姜半夏八钱　干姜五钱　茯苓块一两　薤白三钱　广皮四钱　小枳实五钱　肉桂三钱　炒川椒五钱　厚朴三钱　生姜一两

煮三杯，分三次服。

二十三日　膀胱已开，今日可无伐肾邪，心下气阻，不能寐。仍然议中焦降逆法，令得寐。

代赭石八钱　姜半夏二两　旋覆花五钱　秫米一合　广皮五钱　小枳实八钱　生姜自然汁冲，半杯

煮三碗，分三次服。

二十四日　昨用降逆和胃，业已见效。但逆气虽降，仍然有时上阻，阴霾太重，肝气厥逆也。

代赭石八钱　半夏一两　旋覆花四钱，包煎　茯苓连皮，一两　姜汁冲，半酒杯　小枳实六钱　广皮四钱

煮三碗，分三次服。

乙酉正月二十五日　陈　四十五岁　病由疟邪伤胃，正虚邪实，六脉俱结，且有块痰塞滞经络隧道。病有三虚一实者，先治其实，后治其虚。

姜半夏六钱　茯苓块五钱　杏仁泥一两　鹅眼枳实四钱　广皮三钱　苏子霜二钱

甘澜水八碗，煮成三碗，分早、中、晚三次服。二帖。

二十八日　脊痛，痹也；右腿偏软，痿也；咳嗽而喘，支饮射肺也。日久不愈，皆误补用熟地等壅塞隧道之故。脉洪。

生石膏研末，三两　桂枝五钱　茯苓皮五钱　姜半夏五钱　杏仁泥五钱　防己四钱　片姜黄三钱　广皮炭三钱　薏仁五钱

煮四碗，分四次服。两帖后，退生石膏一两，加赤茯苓块一两。再二帖后，复加生石膏一两；以左乳旁有结核作痛，加青橘叶五钱。

二月初六日　痹夹痰饮，与开痹蠲饮法。现在痹解而饮未除，脉之洪者亦减，病减者减其制。

姜半夏五钱　桂枝五钱　茯苓连皮，六钱　防己三钱　小枳实三钱　青橘叶三钱　薏仁五钱　广皮三钱

煮三杯，分三次服。

初八日 加小枳实二钱，广皮二钱，飞滑石六钱。

初九日 加生石膏一两。

十一日 肝郁夹痰饮，咳嗽痰多，吐瘀血。

旋覆花三钱，包煎 蒌仁二钱 桃仁泥二钱 广皮炭二钱 姜半夏六钱 青皮二钱 降香末三钱 青橘叶三钱 苏子霜三钱 归须二钱

煮三杯，分三次服。

又 痰饮夹肝郁，吐出瘀血后，以两和肝胃为主。

丸方：云苓连皮，八两 香附六两 生薏仁八两 半夏十两 郁金二两 泽泻八两 益智仁四两 广皮五两

共为极细末，神曲水法为丸，如小梧子大。每服三钱，日三服，白开水送下。

六月初五日 暑湿行令，脉弦细，胃不开，渴而小便短。议渴者与猪苓汤法。

飞滑石六钱 猪苓五钱 云苓四钱 泽泻五钱 姜半夏四钱 益智仁一钱五分 广皮三钱

煮三杯，分三次服。胃开即止。

初六日 痰饮之质，冒暑欲呕，六脉俱弦，虽渴甚，难用寒凉，与《局方》消暑丸法。

姜半夏八钱 茯苓四钱 藿香梗三钱 广皮三钱 生甘草二钱 生姜汁每杯冲三小匙

煮三杯，分三次服。

初八日 病减者减其制，减半夏四钱，茯苓四钱。

十二日 腰以下肿，当利小便。渴而小便短，议渴者与猪苓汤例。

飞滑石一两二钱 猪苓八钱 半夏四钱 泽泻八钱 云苓皮六钱

煮三杯，分三次服。以渴减肿消为度。

十四日 脉沉细，胃不开，减猪苓三钱、泽泻三钱、飞滑石三钱，加广皮三钱、藿香梗三钱、益智仁三钱。

十六日 暑湿病退，小便已长。阳气不振，与通补阳气。

云苓块五钱 桂枝三钱 茅苍术二钱 半夏三钱 生薏仁五钱 白蔻仁一钱，研 广皮二钱 炙甘草二钱

煮三杯，分三次服。

十七日 头胀胸闷，脉缓气歉，暑必夹湿也。

藿香半梗半叶，三钱 云苓皮五钱 杏仁三钱 半夏三钱 薏仁五钱 白蔻仁二钱，研 广皮三钱

煮三杯，分三次服。

十九日 小便浊，加猪苓四钱，泽泻四钱。

二十四日 暑月头胀微痛，与清上焦。

藿香叶三钱　薄荷一钱　荷叶边去蒂，一张

二十五日　六脉阳微，暑湿之余，小便白浊，与分利法。

萆薢五钱　生薏仁五钱　桂枝三钱　益智仁三钱　猪苓三钱　苍术三钱　云苓皮五钱　泽泻三钱

煮三杯，分三次服。

七月十九日　湿热为病，与苦辛淡法。

半夏五钱　飞滑石六钱　猪苓三钱　杏仁三钱　泽泻三钱　木通三钱　云苓皮五钱　生薏仁五钱　桂枝三钱

煮三杯，分三次服。

二十二日　湿热为病，与苦辛淡法，小便已长，胃不开，与阖阳明。

半夏六钱　茯苓皮五钱　广皮三钱　生姜三钱　薏仁五钱　益智仁三钱

煮三杯，分三次服。

二十五日　加桂枝三钱，枳实三钱，白蔻仁三钱。

九月二十一日　痰饮喘咳，脉弦，与小青龙法。

姜半夏五钱　桂枝三钱　炒白芍二钱　杏仁泥四钱　小枳实三钱　干姜二钱　五味子二钱　广皮三钱　炙甘草一钱

煮三杯，分三次服。

二十四日　痰饮胁痛而咳嗽，是谓悬饮。悬饮者，水在肺也。脉弦数水在内者，外风未净也。

姜半夏六钱　杏仁三钱　旋覆花三钱，包煎　葶苈子二钱　香附三钱　桂枝尖三钱　青蒿三钱　黄芩炭一钱五分　广皮二钱　小枳实四钱　生姜汁三小匙，冲

煮三杯，分三次服。

二十五日　身热退，去青蒿、黄芩炭、葶苈子，加杏仁三钱。共服五帖。

二十七日　痰饮胁痛而咳嗽，是谓悬饮，水在肝也。脉弦数。

半夏六钱　桂枝尖三钱　小枳实三钱　旋覆花三钱，包煎　杏仁三钱　苏子霜三钱　降香末三钱　生姜汁三匙　香附三钱　广皮二钱

煮三杯，分三次服。

二十九日　病减者减其制，减半夏三钱、枳实一钱、苏子一钱、降香末一钱、桂枝一钱。连前共服五帖收功。

乙酉四月二十七日　钱　十七岁　春初前曾不寐，与胃不和之《灵枢》半夏汤，服至二十帖始得寐。兹胃仍不甚和，犹有不寐之弊，纳食不旺，再与和胃。

半夏六钱　生苡仁五钱　白蔻仁一钱，连皮　益智仁一钱　云苓四钱　姜汁冲，三小匙　广皮炭一钱五分

煮二杯，分二次服。

备用方：肝遗热于脑，则成鼻渊，苍耳子散主之。

辛夷一两　苍耳子炒，一两　连翘连心，八钱　苦桔梗五钱　桑叶六钱　银花八钱　茶菊花六钱　甘草三钱　黄芩炭二钱　薄荷二钱

共为极细末，每服二钱，雨前茶调，日二次。

五月初一日　胃不和，数与和胃，已得寐进食。夜眠必流口水者，经谓胃热则虫动，虫动则廉泉开，廉泉开则液自出。与辛凉和胃法。

半夏六钱　生石膏四钱　茯苓连皮，六钱　白蔻皮一钱五分　杏仁三钱　生薏仁五钱　生姜汁每杯冲三小匙

煮三杯，分三次服。四帖。

初六日　口水减，牙痛，脉如故，再服四帖。

十一日　方如前，再服四帖。

十六日　风淫所胜，治以辛凉，佐以苦甘。

金银花三钱　荆芥穗八分　苦桔梗二钱　连翘二钱　香豆豉三钱　杏仁二钱　生甘草一钱　桑叶二钱

煮两杯，分二次服，热退为度。二帖热退。

十八日　胃热，夜间口中液自出，与和胃阴法。

生石膏六钱　半夏五钱　茯苓五钱　麦冬连心，三钱　白蔻仁一钱五分

煮三杯，分三次服。

二十二日　诸症皆减，去石膏，加麦冬二钱。

二十八日　胃中向有饮聚，不寐，服半夏汤已愈。后因痰涎自出，与凉阳明亦减。余饮未除，与服《外台》茯苓饮意。

茯苓五钱　洋参二钱　生姜三片　半夏三钱　麦冬不去心，一钱　大枣去核，二枚　广皮一钱五分　枳实一钱五分

煮二杯，分二次服。

乙酉四月二十九日　吴　五十七岁　六脉洪数，右寸独大，酒客痰多，肺热之至。

生石膏四两　半夏五钱　薏仁五钱　杏仁五钱　云苓皮五钱　防己三钱

煮三碗，分三次服。

五月初十日　加广皮三钱，至五月二十日，共服二十帖。

二十六日　酒客形体壮盛而阳痿，为湿中生热，非精血之虚，其象显然。与诸痿独取阳明法。

生石膏三两　半夏五钱　防己四钱　薏仁八钱　黄柏五钱　茯苓皮八钱　木通三钱

煮三碗，分三次服。

六月十二日 去黄柏二钱，木通三钱。以喉呛太久，今可兼清肺气，加苦桔梗三钱、飞滑石六钱、甘草一钱。

二十日 脉洪数，右大于左，喉哑痰多，戒油腻。

生石膏四两 半夏六钱 苏叶半梗，三钱 炙甘草一钱 苦桔梗三钱 杏仁五钱

煮三碗，分三次服。

七月二十一日

生石膏三两 半夏六钱 苦桔梗四钱 生甘草一钱 茯苓皮六钱 杏仁四钱

煮三杯，分三次服。

八月初四日 右寸脉独大，金实无声，已效而未痊愈。照前方再服三剂。前后共服三十余帖，计石膏三百数十两。

乙酉五月初二日 严 三十九岁 六脉弦细短涩，吐血三年不愈，兼有痰饮咳嗽，五更汗出。经谓阳络伤则血上溢，要知络之所以伤者，有寒有热，并非人之有络只许阳火伤之，不准寒水伤之也。今人见血投凉，见血补阴，为医士一大痼疾。医士之疾不愈，安望病家之病愈哉！此症阳欲亡矣，已难救治，勉照脉症立方。

姜半夏六钱 焦白芍三钱 干姜炭三钱 桂枝木三钱 茯苓块五钱 五味子二钱 广皮炭三钱 小枳实二钱

煮三杯，分三次服。

初六日 复诊据云饮食已增，午后之五心烦热如故，脉稍和缓。诸病必究眠食，得谷者昌，方无可转。至午后之热，方即甘温除大热法也。因脉稍和缓，去干姜炭。

十三日 前后共服过十剂，汗敛食增，血亦不吐，头中发空，得甜食则咳减，中气虚也。加甘草三钱，以补中气，再服四帖，脉仍紧故也。

十七日 前后共服十四帖，诸症向安，惟脉之弦紧如故，咳甚则欲呕。于原方去五味子，减甘草，再服四帖。

二十一日 诸症皆渐减，痰亦渐厚，心悸甚。加枳实一钱，再服四帖。

二十五日 脉弦细如故，咳嗽日减夜甚，阳微阴盛可知。午后身热已减，惟食后反觉嘈杂，胸中有水状，少时即平，于原方加干姜一钱，枳实二钱。

三十日 汗止嗽减，五心烦热亦减，脉弦数，夜间咳甚。服热药反不渴，饮尚重也。病痰饮者，冬夏难治。

茯苓块五钱 桂枝三钱 半夏六钱 五味子一钱五分 小枳实五钱 薏仁五钱 白芍三钱 广皮炭三钱，存性 炙甘草一钱 干姜一钱

煮三杯，分三次服。

六月初四日 前方已服四帖，脉弦紧不数，仍不知渴。于前方内加炙甘草一钱五分，干姜二钱。再服三帖。

初八日 脉弦紧如故，呛咳如故，舌白滑甚，加桂枝二钱，再加干姜三钱。

十二日 脉之短涩退而弦细如故，痰饮仍重，于前方内加桂枝二钱，再加干姜二钱，茯苓三钱，以化饮。

十七日 夜咳已止，是其佳处，咳来日浅亦是最好。左脉沉细，右脉弦紧，饮未尽除。至遍身骨痛，久病之故。古人云劳者温之，甘温调营卫而复胃气，胃旺进食，久久自愈，病减者减其制。

桂枝三钱 五味子一钱五分 干姜三钱 半夏五钱 枳实五钱 广皮三钱 炙甘草二钱

煮三杯，分三次服。

蠲饮丸：痰饮久聚，未能一时猝去，业已见效，与丸药缓化可也。戒生冷恼怒。

桂枝半斤 小枳实四两 干姜六两 苍术炭六两 茯苓斤半 半夏一斤 益智仁四两 广皮十二两 炙甘草六两

共为细末，神曲糊为丸，如梧子大。每服三钱，日三服。饮甚时服小青龙汤。

乙酉五月初十日 陈 五十一岁 人尚未老，阳痿多年。眩冒昏迷，胸中如伤油腻状，饮水多则胃不快，此伏饮眩冒症也。先与白术泽泻汤逐其饮，再议缓治湿热之阳痿。岂有六脉俱弦细，而恣用熟地，久服六味之理哉！

於术二两 泽泻二两

煮三杯，分三次服。

十三日 已效而未尽除，再服原方十数帖而愈。

乙酉五月初一日 李 四十八岁 其人向有痰饮，至冬季水旺之时必发，后因伏暑成痢，痢后便溏，竟夜不寐者多日，寒热饥饱皆不自知，大便不通。按暑必挟湿，况素有痰饮，饮即湿水之所化。医者毫不识病，以致如此。久卧床褥而不得起，不亦冤哉！议不食不饥，不便不寐，九窍不和皆属胃病例，与《灵枢》半夏汤，令得寐再商。

姜半夏二两 秫米二合

急流水八杯，煮取三杯，分三次服。得寐为度。

十一日 诸窍不和，六脉纯阴，皆痰饮为呆腻补药所闭。昨用半夏汤已得寐而未熟，再服前方三帖，续用小青龙去表药，加广皮、枳实以和其饮。盖现在面色光亮，水主明也。六脉有阴无阳，饮为阴邪故也。左脉弦甚，经谓单弦饮澼也。有一症必有一症之色脉，何医者盲无所知，吾不知伊一生所学何事，宁不愧死！

姜半夏六钱 桂枝五钱 五味子二钱 炒白芍三钱 小枳实五钱 干姜二钱 炙甘草三钱 广皮三钱

甘澜水八杯，煮成三杯，分三次服。

十八日 胃之所以不和者，土恶湿而阳困也。昨日纯刚大燥以复胃阳，今诊脉象较前生动，胃阳已有生动之机。但小便白浊，湿气尚未畅行，胃终不得和也。与开太阳阖阳明法。

姜半夏二两　秫米二合　猪苓六钱　桂枝四钱　茯苓皮六钱　飞滑石三钱　广皮三钱　泽泻六钱　通草一钱

急流水十一碗，煮成四碗，分早、中、晚、夜四次服。

六月初三日　于原方内去滑石、通草，加川椒炒去汗，三钱。

乙酉五月十六日　高　五十二岁　脉弦痰饮喘咳，与小青龙去麻、辛，加广皮、枳实。

姜半夏六钱　桂枝五钱　小枳实五钱　广皮三钱　炙甘草三钱　五味子二钱　白芍三钱　干姜二钱

煮三杯，分三次服。二帖。

十八日　已见小效，汗多，加净麻黄根三钱。

二十日　病减者减其制，去桂枝、枳实各二钱。

二十四日　服前药汗少，惟善嚏，周身酸痛。于原方减干姜一钱，加杏仁三钱，防已三钱。

乙酉五月二十七日　董　四十五岁　脉沉细弦弱，咳嗽夜甚，久而不愈，饮也。最忌补阴，补阴必死，以饮为阴邪，脉为阴脉也。经曰：无实实。

桂枝六钱　小枳实二钱　干姜三钱　五味子一钱　白芍四钱　半夏五钱　炙甘草一钱　广皮三钱，炒

煮三杯，分三次服。

六月初一日　复诊加云苓三钱，枳实二钱。

十七日　其人本有痰饮，服小青龙胃口已开。连日午后颇有寒热，正当暑湿流行之际，恐成疟疾。且与通宣三焦。

茯苓皮五钱　杏仁三钱　姜半夏四钱　生薏仁五钱　小枳实三钱　青蒿二钱　藿香梗三钱　白蔻仁一钱五分　广皮三钱

煮三杯，分三次服。

十九日　寒热已止，脉微弱，去蔻仁、青蒿，加桂枝、干姜以治其咳。

二十二日　咳减，寒热止，胃口开，嗽未尽除，脉尚细小。效不更方，服至不咳为度。

乙酉五月初八日　周　二十二岁　六脉弦紧，右脉沉取洪大。先从腰以上肿例，舌白滑，喘而咳，无汗，从溢饮例之大青龙法。减甘药，为其重而滞也。

生石膏末一两　杏仁去皮留尖，五钱　桂枝五钱　炙甘草二钱　细辛二钱　大枣去核，二枚　麻黄去节，六钱　生姜三钱

煮成三杯，先服一杯，覆被令微汗佳。得汗即止后服。不汗再服第二杯，如上法。

十一日　溢饮脉紧无汗，喘咳浮肿，昨用大青龙，汗出肿消，喘咳减。与开太阳阖阳明法。

半夏五钱　飞滑石五钱　茯苓五钱　生薏仁五钱　桂枝一钱五分　泽泻三钱　苍术炭二钱　猪苓三钱　广皮三钱

煮三杯，分三次服。已服十数帖，后加益智仁二钱，莲子五钱。

乙酉正月初十　陈　七十六岁　悬饮脉弦，左胁不快，为水在肝，法当用十枣汤。近八旬之老人，难任药力，与两和肝胃可也。

旋覆花三钱，包煎　半夏五钱　香附五钱　广皮三钱　小枳实三钱　淡吴萸二钱　青皮三钱

煮三杯，分三次服。

二十三日　前方已服十数帖，复诊脉结，加杏仁泥六钱，再服三帖。

壬戌正月十三日　觉罗　六十二岁　酒客痰饮哮喘，脉弦紧数，急与小青龙去麻、辛，加枳实橘皮汤不应，右胁痛甚。此悬饮也，故与治支饮之小青龙不应。应与十枣汤，以十枣太峻，降用控涎丹。

甘遂五钱　大戟五钱　白芥子五钱

共为细末，神曲糊丸如梧子大，先服十三丸不知，渐加至二十一丸，以得快便下黑绿水为度。三服而水下喘止，继以和胃收功。

汪室女　十七岁　伏暑夹痰饮，与三仁汤重加半夏、广皮，屡效而热不退，痰不除，右脉微结，中有痰块堵塞隧道。因延郑芷谷兄针中泉穴，紫血出后，继咳老痰二口，以后用药无不见效，半月后伏暑痰饮皆愈矣。

甲子八月初十日　钱氏　三十二岁　咳嗽，胃中停水，与小青龙去麻、辛，重加枳实、广皮五帖，已愈八九。因回母家为父祝寿，大开酒肉。其父亦时医也，性喜用人参，爱其女，遂用六君子汤，服关东参数十帖。将近一年，胃中积水胀而且痛。又延其父视之，所用之药，大抵不出守补中焦之外，愈治愈胀，愈治愈痛，以致胸高不可以俯，夜坐不可以卧，已数日不食矣。其翁见势已急，力辞其父，延余治之。余见其目欲努出，面色青黄，胸大胀痛不可忍，六脉弦急七八至之多。余曰：势急矣，断非缓药所能救。因服巴豆霜三分，下黑水将近一桶，势稍平，以和脾胃药调之，三四日后渐平，胃大开，于是吃羊肉饺三十二枚，胃中大痛一昼夜，又用巴豆霜一分五厘，下后痛止，严禁鱼肉，

通补脾胃，一月而安。

乙酉正月三十日　赵　四十六岁　太阳痹则腰脊痛，或左或右，风胜则引也；或喘或不喘者，中焦留饮上泛则喘，不泛则不喘也。切戒生冷猪肉与一切补药，周年可愈。六脉洪大已极，石膏用少万不见效，命且难保。

生石膏六两　桂枝五钱　小枳实五钱　生薏仁五钱　姜半夏五钱　杏仁五钱　云苓皮五钱　黄柏炭二钱　白通草一钱　防己四钱

煮三杯，分三次服。四帖。

二月初三日　复诊于前方内加猪苓三钱，飞滑石一两，小枳实三钱。四帖。

初七日　于前方内去半夏、猪苓，加海桐皮三钱、片子姜黄三钱、晚蚕沙三钱、黄柏一钱。服至二十五日止，计十八帖，于前方再加桑皮三钱。

二十六日　于前方用石膏四两，去黄柏炭，加姜半夏五钱。

二十七、八日　两日减石膏，止留二两。

二十九日、三月初一日　石膏仍用四两，因拜扫停药六天。

初八、九日　石膏每剂用二两。

初十日　右手脉洪大已减，石膏只用一两。

十一、二日　每日用石膏二两。

十三、四日　石膏每日用一两。

十五日至十九日　因感燥气，停药五天。

二十日、二十一日　石膏每帖用一两。

二十二日至三十日　每剂石膏用二两，共服九帖。

四月十五日　自淮安复至绍兴，又诊得洪大之脉较前已减七八，然较之平脉仍大而有力。现在小便赤浊，牙缝臭味复出，痹痛虽止，阳明太阳两经湿热未净，太阴化气未复。

生石膏四两　杏仁四钱　云苓皮五钱　飞滑石六钱　海金沙五钱　晚蚕沙三钱　木通三钱　薏仁五钱

煮三杯，分三次服。四帖。

十九日　脉渐退，减石膏至二两，加姜半夏五钱，广皮三钱。

二十日至二十二日　每日用石膏一两。

二十三日至二十六日　每日用石膏二两。

二十七日　小便不利。

生石膏四两　杏仁四钱　姜半夏五钱　飞滑石六钱　生薏仁五钱　木通三钱　云苓皮五钱　海金沙五钱　陈皮三钱

煮三杯，分三次服。四帖。

五月初一日 感受风寒，服桂枝汤。

初四日 仍服前二十七日方。三帖。

初七日 内饮招外风为病。

姜半夏五钱 桂枝四钱 杏仁三钱 白芍二钱 小枳实五钱 防己三钱 干姜一钱 广皮三钱 炙甘草一钱五分

煮三杯，先服一杯，即啜稀热粥一碗，覆被令微汗即解。得汗后余药不必啜粥。服四帖。

十一日 前因风寒夹饮之故，用小青龙法。现在风寒解而饮未除，脉复洪大。仍与大青龙与木防己汤合法，兼治饮与痹也。

桂枝六钱 生石膏六钱 防己四钱 茯苓皮六钱 飞滑石六钱 半夏六钱 木通三钱 小枳实三钱 杏仁四钱 广皮三钱

煮三杯，分三次服。

十四日 其人本有痹症痰饮，现届盛暑发泄，暑湿伤气，故四肢酸软少气，口中胶腻欲呕。与《局方》消暑丸意。

茯苓连皮，一两 炙甘草三钱 半夏六钱 生姜汁三匙 鲜荷叶去蒂，三钱

煮三杯，分三次服。

十九至二十三日 停药。

二十四日 仍服十一日方，至六月初七日止。共服十一帖。

六月初八日 停药。

十八日 气急欲喘，新感暑湿之故。于原方内加小枳实二钱，广皮二钱。服五帖。

二十三日

生石膏六两 桂枝四钱 半夏六钱 飞滑石六钱 茯苓皮六钱 杏仁四钱 防己四钱 广皮三钱 小枳实四钱 木通三钱

煮三杯，分三次服。四帖。

二十七日 于原方内减石膏三钱，加飞滑石六钱，共成一两二钱；木通二钱，共成五钱；晚蚕沙三钱。服四帖。

二十九日 渴欲饮水，水入则吐者，名曰水逆，五苓散主之。

苍术三钱，炒枯 桂枝三钱 茯苓皮六钱 半夏五钱 猪苓四钱 泽泻四钱 藿香三钱 生姜汁三匙

煮三杯，分三次服。

七月初二日 饮食有难化之象，于原方内去苍术，加广皮炭四钱、神曲三钱、益智仁二钱、小枳实三钱，以通胃腑、醒脾阳。二帖。

初七日 右脉洪数，六腑不和，食后恶心，二便不爽，暑湿所干之故。议宣三焦。

生石膏三两 茯苓皮六钱 黄芩炭三钱 飞滑石六钱 生薏仁五钱 姜半夏五钱 小枳实三

钱　益智仁三钱　白蔻仁一钱五分　广皮三钱　生姜三片

煮三杯，分三次服。

初九日　加益智仁、小枳实。

初十日　中焦停饮，晚食倒饱，是脾阳不伸之故。一以理脾阳立法。

姜半夏五钱　茯苓五钱　益智仁一钱五分　川椒炭八分　生薏仁五钱　广皮三钱　小枳实二钱　煨草果五分　白蔻仁一钱五分

煮三杯，分三次服。

十七日　停饮兼痹，脉洪，向用石膏，并不见效。数日前因食后倒饱，脉不大。石膏已用至三十斤之多，转用温醒脾阳，丝毫不应，水之蓄聚如故，跗肿不消，胃反不开，右脉复洪大有力，小便短。思天下无肺者无溺，肺寒者溺短，肺热者亦无溺。仍用石膏凉肺胃。

生石膏四两　桂枝三钱　枳实五钱　防己四钱　姜半夏五钱　生薏仁五钱　广皮五钱

煮三杯，分三次服。

二十一日　于前方内加茯苓皮五钱、杉皮五钱，减石膏二两。

二十二日至二十四日　石膏只用四两，一帖

二十五日至二十八日　石膏每帖只用二两。

二十九日　饮聚不行，小便已清，少时即变臭浊，六腑之不通可知。大药已用不少，而犹然如是，病机之顽钝又可知矣。议暂用重剂，余有原案。

生石膏四两　杏仁八钱　云苓皮八钱　飞滑石一两　姜半夏八钱　防己三钱　海金沙八钱　小枳实五钱　广皮四钱

煮三杯，分三次服。

八月初一日　加石膏二两。

初二日　又加石膏二两。

初七日　减去广皮四钱、小枳实二钱。

初十日　脉之洪大不减，加石膏二两。

十一日至二十七日　仍服前方。

九月初四日　服石膏至五十斤之多，而脉犹洪，千古来未有如是之顽病，皆误下伤正于前，误补留邪于后之累。今日去补阳明药，盖阳明之脉大也。

生石膏八两　防己五钱　云苓皮一两　木通三钱　飞滑石二两　杏仁泥一两　小枳实五钱

煮四杯，分四次服。专以苦淡行水，服二帖再商。

初七日　复诊加生石膏四两，共成十二两。服四帖。

十三日　脉洪滑，痰饮未除，晨起微喘，足跗肿未消尽，余有原案。

生石膏八两　半夏六钱　生薏仁六钱　飞滑石一两　云苓皮六钱　杏仁四钱　葶苈子三钱　木通四钱

十五日 气已不急，去葶苈子；右脉仍洪，加石膏一倍，共成一斤。

十六日 气急者得葶苈而止，右脉之洪大者得石膏一斤大减。病减者减其制，但脉仍滑数，加行痰饮。

生石膏六两 半夏一两 枳实三钱 杏仁四钱 云苓皮五钱 旋覆花四钱，包煎 广皮四钱 香附五钱

煮四杯，分四次服。

十八日 脉渐小，减石膏二两。服二帖。

二十日 脉洪数，加石膏八两，共成十二两。服二帖。

二十二日 脉洪数减，减石膏六两，加葶苈子一钱五分。

二十五日 脉之洪大者，得石膏一斤，业经大减。病减者减其制，俟脉复洪大有力，再酌加其制。

生石膏十二两 半夏一两 香附五钱 枳实五钱 云苓皮五钱 旋覆花四钱，包煎 广皮四钱 杏仁四钱

煮四杯，分四次服。

二十九日 小便短，于原方加飞滑石一两。

妙应丸方：《金匮》谓：凡病至其年月日时复发者当下之。此证痰饮兼痹，自正月服药至十月，石膏将近百斤之多，虽无不见效，究未拔除病根。左胁间辘辘有声，不时喘咳，此水在肺也。《金匮》：水在肺，十枣汤主之。又谓：偏弦饮澼。又谓：咳家之脉弦为有水，十枣汤主之。又谓：咳家一百日至一岁不死者，十枣汤主之。合而观之，此症当用十枣无疑。但十枣太峻，南人胆怯，未敢骤用，降用妙应丸续续下之，庶无差忒也。

制甘遂五钱 制大戟五钱 白芥子五钱

共为细末，神曲糊为丸，如小梧子大。从三十丸服起，得下痰水即止。停数日水不尽再服，以尽为度。

十月初二日 服妙应丸二分六厘，大枣三枚煎汤下，清晨服。约二刻，先从左胁作响，坠痛至少腹，便下绿水胶痰碗许。

初三日 服妙应丸二分六厘，大枣二枚煎汤下，便下痰水如前，汤药未服。

初四日 气喘，于前方内加石膏四两，共成一斤；杏仁四钱，共成八钱；广皮二钱，共成六钱；加桂枝六钱，生姜四钱。服四帖。

初八日

生石膏一斤 半夏一两 茯苓皮六钱 飞滑石一两 小枳实五钱 杏仁八钱 旋覆花四钱，包煎 苏子霜二钱 广皮三钱

煮四杯，分四次服。三帖。

十一日 服妙应丸三分。

十二日 脉仍洪大有力。

生石膏八两　薏仁六钱　半夏六钱　香附三钱　云苓皮六钱　旋覆花四钱，包煎　杏仁四钱　广皮三钱

煮三杯，分三次服。

十三日

飞滑石一两　半夏一两　杏仁八钱　桂枝六钱　枳实五钱　茯苓皮五钱　旋覆花四钱，包煎　广皮四钱　香附三钱　苏子霜二钱

煮三杯，分三次服。

二十日　去香附，加苏子霜。

二十二日　妙应丸三分四厘，服之即下痰水。

二十九日　妙应丸三分八厘，服之下痰如前。

十一月初四日　右脉洪数，本有聚饮，小便不长。

生石膏一斤　飞滑石一两　小枳实四钱　半夏六钱　茯苓皮六钱　晚蚕沙三钱　生薏仁六钱　杏仁六钱　白通草二钱

煮三杯，分三次服。

初六日　服妙应丸三分八厘，下痰水如前。

十一日　于前方加郁金三钱。

十二日　于前方加广皮三钱，石膏八两。

十三日　于前方加枳实二钱，旋覆花四钱，服四帖。绢包。

十四日　于前方加苏子霜四钱。

十五日　服妙应丸四分六厘，下痰水如前。

十六日　服妙应丸六分，下痰水如前。

十七日　痰饮喘咳，右脉洪，左关独浮。与建金制木法。

生石膏八两　半夏六钱　杏仁六钱　香附四钱　旋覆花四钱，包煎　苏子霜三钱　青皮三钱

煮三杯，分三次服。

二十二日　服妙应丸六分。自服丸药，每次皆下痰水，惟此次未下，以服药后即食粥也。

二十三日　服妙应丸六分，大便仍行痰水。

二十七日　洪大之脉已退，惟两关独浮，右大于左而兼实。木陷入土，与两利肝胃，兼开膀胱，小短而水易停故也。

飞滑石一两　半夏六钱　云苓皮六钱　白芍四钱，酒炒　旋覆花三钱，包煎　香附三钱　苏子霜三钱　广皮三钱

煮三杯，分三次服。

十二月初一日　数日不服石膏，右脉复洪数，左关之独浮者，也未十分平静。与金木同治法。

生石膏六两　半夏六钱　云苓皮六钱　杏仁六钱　飞滑石一两　小枳实六钱　香附四钱　旋覆花四钱，包煎

煮三杯，分三次服。以后凡右脉大者服此小即止。

初二日　服妙应丸六分，下痰水如前。

初三日　仍服初一日原方。二帖。

初五日　于初一日方内加桂枝五钱，广皮四钱，以畏寒故也。服五帖。

初十日　服妙应丸八分，下痰水如前。

十一日　于前方去桂枝、广皮，脉不肯小故也。再服五帖。

十六日　服妙应丸一钱，仍下痰水如前。

丁亥正月十九日　曹　四十五岁　咳嗽，脉洪大数实，面色黧黑，已为难治。况左胁板痛，卧不着席，此水在肝也，更为重极之症。先与大青龙以平其脉，再议逐胁下之饮。

生石膏四两　麻黄去节，三钱　生姜五片　炙甘草三钱　杏仁泥五钱　桂枝三钱　大枣去核，三枚　细辛二钱

煮三杯，先服一杯。得汗止后服，不汗再服。

二十日　痰饮喘咳无汗，六脉洪大数实。与大青龙全剂，脉小咳减，惟口渴思凉未除，脉仍带数。仍与大青龙去麻、辛可也。

生石膏三两，先煎代水　桂枝三钱　小枳实三钱　姜半夏六钱　杏仁泥六钱　云苓半皮半块，六钱　炙甘草三钱

煮三杯，分三次服。

二十一日　于原方内减石膏一两，加枳实二钱、广皮五钱。

二十二日　痰饮喘咳，左边卧不着席，脉洪大数实。与大青龙三次见效，脉已平复，惟仍数耳。

生石膏二两　云苓半块半皮，六钱　桂枝三钱　小枳实三钱　姜半夏六钱　炙甘草三钱　杏仁泥五钱　广皮五钱

煮三杯，分三次服。二帖。

丙戌四月十五日　陈女　十五岁　六脉弦数，午后身热，前曾腹胀泄泻，痰多喘咳，气上阻胸，内饮招外风为病，兼有伏暑之象。与通宣三焦。

云苓块六钱　生薏仁五钱　白蔻仁一钱五分　姜半夏五钱　杏仁泥三钱　旋覆花三钱，包煎　黄芩炭一钱五分　藿香梗三钱

煮三杯，分三次服。

十八日　六脉弦数，较前虽减，而身热未除，喘咳亦减，胃少开，郁得舒。仍宗前

法，余有原案。

云苓皮六钱　生薏仁五钱　广郁金二钱　姜半夏五钱　旋覆花三钱，包煎　黄芩炭三钱　白蔻仁二钱　藿香梗三钱　杏仁三钱　青皮二钱　青蒿二钱

煮三杯，分三次服。

二十日　肝郁夹痰饮，咳嗽气上阻胸，寒热。与宣肝络以开郁，和胃以逐饮，降肝气、镇肝逆以去气阻，调营卫以止寒热。余有原案。

代赭石五钱，煅　桂枝三钱　炒白芍三钱　旋覆花三钱，包煎　姜半夏五钱　香附三钱　广郁金二钱　归横须二钱　降香末三钱　广皮三钱

煮三杯，分三次服。

二十三日　肝郁夹痰饮，兼有伏暑寒热，前与通宣三焦，继以调和营卫，宣肝郁，逐痰饮。两法俱效，仍宗第二法。

代赭石三钱，煅，飞　桂枝三钱　生薏仁五钱　香附三钱　旋覆花三钱，包煎　炒白芍三钱　归须二钱　姜半夏五钱　广皮三钱　白蔻仁一钱　广郁金二钱　降香末二钱

煮三杯，分三次服。

二十六日　脉大则病进，脉小则病退。肝郁夹痰饮，三法俱效，仍以两和肝胃，调和营卫立法。

代赭石五钱，煅，飞　桂枝三钱　降香末二钱　香附三钱　新绛纱三钱　炒白芍三钱　归须二钱　旋覆花三钱，包煎　广皮三钱　益智仁一钱五分　姜半夏五钱

煮三杯，分三次服。

二十九日　诸症向安，惟余痰饮，经未行。仍与两和肝胃。

茯苓块五钱　桂枝三钱　姜半夏五钱　香附三钱　炒白芍三钱　广皮三钱　降香末三钱　生姜三大片　全当归二钱

煮三杯，分三次服。

五月初四日　脉和，昨日经行，经前腹痛，色紫黑，今日不痛，但少腹胀。须服化癥回生丹一二丸。

姜半夏三钱　桂枝二钱　香附三钱　广皮二钱　焦白芍二钱　降香末二钱　归须二钱　生姜三片

煮二杯，分二次服。

己丑正月初七日　舒氏　四十一岁　痰饮喘咳夜甚，胁痛，少腹亦痛，溺浊，水在肝也，经谓之悬饮。悬饮者，十枣汤主之。恐其太峻，宗其法而不用其方。

姜半夏五钱　生薏仁六钱　旋覆花三钱，包　香附三钱　云苓皮六钱　小枳实三钱　降香末二钱　广皮三钱　苏子霜三钱

煮三杯，分三次服。

己丑正月十一日　鲁氏　七十二岁　痰饮喘咳，倚息不得卧，左畔更不能着席，下有饮，水在肝也。加逐肝中之饮，与小青龙法。

姜半夏六钱　桂枝四钱　广橘皮三钱　旋覆花三钱，包　小枳实四钱　香附三钱　五味子一钱五分　干姜四钱　炙甘草二钱

煮三杯，分三次服。

十四日　痰饮喘咳，倚息不得卧。前与小青龙法，痰少活，右手今日脉结，块痰所致。重与利肺气为要。

姜半夏六钱　苦桔梗五钱　杏仁五钱　云苓块五钱　小枳实四钱　旋覆花三钱，包煎　广皮三钱　苏子霜三钱　生姜汁二匙，冲

煮三杯，分三次服。

十八日　痰饮喘咳，倚息不得卧，脉结。前与利肺气治结脉法，兹结脉已愈，但自觉冷气上冲，当伐其冲气。

云苓块一两　桂枝六钱　广橘皮三钱　姜汁三匙，冲　小枳实四钱　姜半夏六钱　干姜四钱

甘澜水煮三杯，分三次服。

庚寅十月十六日　潘　二十九岁　痰饮喘咳，脉弦。

姜半夏六钱　桂枝五钱　广橘皮三钱　白芍三钱　小枳实三钱　炙甘草三钱　干姜二钱　五味子二钱

煮三杯，分三次服。

十八日　喘稍定而不寐，与胃不和则卧不安，饮以《灵枢》半夏汤，喘止能寐，伏饮未除。

姜半夏二两　秫米二合

甘澜水八杯，煮取三杯，分三次服。

廿四日　左脉弦甚，所谓单弦饮澼也。久饮受风因而大喘不寐，与半夏汤，喘止能寐，伏饮未除。

姜半夏六钱　桂枝三钱　小枳实三钱　干姜三钱　云苓块五钱　炙甘草三钱　广皮三钱　炒於术三钱

煮三杯，分三次服。

己丑二月初八日　觉罗氏　少阳胆络偏头痛，系上焦火病属阳；胸满短气，不食不便，咳喘，脉沉弦，头面肢肿，欲小便则寒噤，系中下焦水病属阴。阴阳水火兼病，碍难措手，勉与清上焦，勿犯中下二焦，俟上焦愈，再治中下焦。

连翘三钱　牛蒡子二钱　钩藤三钱　刺蒺藜二钱　银花三钱　荆芥穗一钱　丹皮二钱　茶菊花三钱　桑叶三钱

煮三小杯，分三次服。服一帖，头痛减。

初九日 痰饮误用苦寒，以致胸满短气，便闭不食。

姜半夏八钱 小枳实四钱 广皮三钱 杏仁泥八钱

煮三杯，分三次服。以大便通为度。服一帖，便通思食，胸满除，但头复微胀。

壬辰正月二十八日 珠氏 三十岁 六脉沉弦细弱，阳气虚极，呕吐停水，食少，再吃生冷、猪肉、咸味，不可救矣。

茯苓块六钱 吴萸三钱 橘皮四钱 良姜三钱 川椒炭三钱 姜半夏六钱 生姜五钱

煮三茶杯，分三次服。

二月初二日 即于前方内去良姜，加干姜炭三钱。

初五日 阳虚受寒，服温药已效，仍有胁胀脐痛，六脉弦细。

姜半夏五钱 吴萸二钱 厚朴二钱 川椒炭三钱 小茴香三钱，炒黑 良姜二钱 香附三钱 青皮二钱 广橘皮三钱

煮三杯，分三次服。

初九日 于前方内加茯苓块五钱。

十二日 阳微，脉弦细，胁胀减而腹痛未除。

吴茱萸三钱 乌药二钱 槟榔二钱 小茴香三钱，炒 广橘皮三钱 良姜三钱 青皮二钱 生姜三片 川椒炭三钱

煮三杯，分三次服。

二十二日 本受燥金寒气，又加肝郁胁痛，治在肝络。

新绛纱三钱 香附三钱 苏子霜三钱 旋覆花三钱，包煎 姜半夏五钱 青皮二钱 川椒炭三钱 归横须二钱 降香末三钱 橘皮三钱

煮三杯，分三次服。

壬辰二月初五日 某 其人本有痰饮喘咳，又感风温，不恶寒，反恶热，口渴，暮夜身热，头晕汗多。暂与辛凉清上。

连翘三钱 苦桔梗三钱 银花三钱 香豆豉二钱 芦根三钱 杏仁泥三钱 桑叶三钱 炙甘草一钱五分 竹叶三钱

煮三杯，分三次服。

初七日 痰饮喘咳，又加温热。前与辛凉，兹温热已退，脉犹微数。尚不能纯然大温以治饮，且与平剂为稳。

茯苓皮六钱 杏仁五钱 小枳实四钱 香附三钱 姜半夏六钱 旋覆花三钱，包煎 橘皮四钱 苏子霜三钱

煮三茶杯，分三次服。

初九日 胃不和则卧不安，与《灵枢》半夏汤和胃。

姜半夏二两五钱 秫米一合

急流水八杯，煮取三杯，分三次服。

十一日 痰饮喘咳，脉弦细。

姜半夏六钱 桂枝四钱 五味子一钱五分 焦白芍二钱 广橘皮四钱 干姜三钱 小枳实一钱 细辛一钱 炙甘草三钱

甘澜水八杯，煮取三杯，分三次服。二帖。

十三日 痰饮喘咳，与温中降气已效，仍宗前法而进之。

桂枝三钱 小枳实五钱 细辛一钱 苏子霜三钱 杏仁三钱 焦白芍二钱 干姜三钱 广橘皮五钱 炙甘草三钱

甘澜水八杯，煮取三杯，分三次服。二帖。

十五日 痰饮喘咳，已愈五六，惟口干头晕不寐。与辛能润法。

姜半夏二两 秫米一合

急流水八碗，煮取三碗，分三次服。

十八日 痰饮不寐，与半夏汤已寐，惟短气心悸未除，汗多。

姜半夏六钱 桂枝三钱 小枳实三钱 云苓块五钱 五味子三钱 干姜三钱 炙甘草三钱 广橘皮三钱 麻黄根去净芦，三钱

煮三杯，分三次服。

二十一日 痰饮喘咳俱愈，又感风温，头晕脉数身热。与辛凉法。

连翘三钱 苦桔梗三钱 桑叶三钱 荆芥穗一钱五分 银花三钱 香豆豉三钱 竹叶二钱 炙甘草一钱 薄荷一钱

煮三小杯，分三次服。

二十三日 风温已解，痰饮不寐，左胁痛。与两和肝胃。

姜半夏六钱 桂枝三钱 降香末三钱 归须二钱 旋覆花三钱，包煎 香附四钱 广橘皮三钱 青皮二钱 苏子霜三钱 秫米一撮

煮三杯，分三次服。

二十五日 饮胀，胁下痛而咳。

姜半夏六钱 桂枝尖三钱 香附四钱 降香末三钱 小枳实四钱 旋覆花三钱，包煎 杏仁泥三钱 干姜三钱 苏子霜三钱 广橘皮四钱

甘澜水八杯，煮取三杯，分三次服。

二十八日 病减者减其制，余有原案。

姜半夏六钱 香附三钱 小枳实二钱 干姜三钱 旋覆花二钱，包煎 广橘皮三钱 青皮二钱 苏子霜二钱

煮三杯，分三次服。

三月初八日 痰饮未尽除，胁下有癥瘕硬块，与温通络法。

姜半夏五钱 香附三钱 小枳实三钱 旋覆花三钱，包煎 川椒炭三钱 干姜三钱 吴茱萸二钱 苏子霜三钱 小茴香三钱，炒 广皮三钱

煮三杯，分三次服。

卷四

疝瘕

壬戌八月廿三日　胡氏　二十二岁　脉沉而细，体厚而白，阳虚可知。奔豚从少腹上攻心胸，发作欲死，气回则已。呕酸瘰疬，大便结燥，头晕心悸，皆肝经累及冲脉为病。

桂枝尖二钱　降香三钱　川楝子一钱五分　淡吴萸三钱　广木香一钱　炒全归三钱　云连炭一钱　炒小茴香三钱　川芎一钱　广郁金二钱　青皮三钱　两头尖二钱

煮三杯，分三次服。三帖。

廿六日

桂枝一钱五分　制香附三钱　全归三钱　降香三钱　炒小茴香三钱　川芎五分　半夏三钱　淡吴萸二钱　广皮二钱　青皮二钱　云连炭一钱

煮三杯，分三次服。三帖。

二十九日

紫石英研细，五钱　生香附三钱　淡吴萸三钱　降香末三钱　广皮二钱　桃仁泥二钱　川楝子三钱　炒全归三钱　两头尖三钱　炒小茴香三钱　青皮一钱五分

煮三杯，分三次服。

九月初三日　通补八脉。

生鹿角四钱　肉桂去粗皮净，八分　降香末三钱　紫石英生，研细，五钱　杞子三钱　炒全归三钱　桂枝尖二钱　生香附三钱　炒小茴香三钱

煮三杯，分三次服。

乙丑四月二十七日　章氏　七十四岁　老年瘕泄，小腹坚痛，上连季胁，小便短赤之极，六脉洪数。法宜急开阴络，且令得小便，庶可痛减进食。

川楝子三钱　归须三钱　藏红花一钱　降香末三钱　良姜一钱五分　两头尖三钱　炒小茴香三钱　琥珀三分　韭白汁点，三匙　生香附三钱　口麝八厘，与琥珀研细，冲

煮三杯，分三次服。

二十八日　六脉洪数，觉前更甚。于前方内去两头尖，加川黄连一钱。

二十九日　脉小则病退，较平人犹觉大也。

川楝子三钱　槟榔一钱五分　淡吴萸二钱　降香末三钱　青皮一钱五分　真雅连一钱　炒小

茴香三钱　琥珀四分　藏红花八分　生香附三钱　归横须八分　口麝同琥珀研极细，冲入，五厘

煮三杯，分三次服。

三十日　病势少减，惟呕恶不食，兼与和胃。

乌药二钱　制半夏三钱　槟榔一钱五分　归须二钱　降香末三钱　红花五分　川连一钱五分　淡吴萸三钱　血珀三分，研　青皮二钱　炒小茴香三钱　口麝五厘，与血珀同研极细。冲

头煎八分两茶杯，二煎一茶杯，分三次服。

五月初一日　带下、瘕聚，皆冲任脉为病。数日来急通阴络，效已不少，但六脉洪数有力，谨防下部生疮。凡疮皆属君火，泻心者必泻小肠，且胆无出路，必借小肠以为出路。小肠火腑，非苦不通。

芦荟一钱　龙胆草三钱　山连一钱五分　半夏三钱　川楝子三钱　青皮一钱五分　归须三钱　生香附三钱　琥珀三分，研　口麝五厘，同研极细，冲　乌药二钱　淡吴萸三钱　槟榔二钱　小茴香三钱

煮三杯，分三次服。

初二日　今日脉虽小，而泄较多。

吴萸泡淡，三钱　降香末三钱　萆薢三钱　良姜三钱　生香附三钱　乌药二钱　半夏二钱　川楝子三钱　归须二钱　青皮一钱五分　小茴香三钱　广皮二钱

煮三杯，分三次服。

初三日　大瘕泄痛甚，且有瘀血积滞，法宜通阳和络。

吴萸泡淡，三钱　降香末三钱　红花五分　安桂一钱五分　川楝子三钱　琥珀三分　口麝同研极细，冲，五厘　归须三钱　广木香二钱　生香附三钱　川椒炭三钱　青皮一钱五分　川连一钱五分

煮三杯，分三次服。

初四日　脉证俱减，惟胁胀呕恶，仍用前法而小变之。

川楝子三钱　安桂一钱五分　川椒炭三钱　降香末三钱　青皮二钱　生香附三钱　淡吴萸三钱　红花五分　广郁金二钱　小茴香三钱　广皮二钱　川黄连一钱五分

煮三杯，分三次服。

初五日　于前方内去川椒炭，再一帖。

初六日　老年久病，势已缓。且减其制，间服乌药散五分，不痛不服。

半夏六钱　炒小茴香五钱　全归土炒老黄色，三钱　川楝子三钱　吴萸泡淡，一钱五分　桂心研细，冲，一钱　生香附三钱　广皮一钱　红花五分

煎二杯，分二次服。

初七日　老年久病，诸症悉减。未便纯任攻伐，议通补兼施，能入奇经者宜之。

炙龟板三钱　全归黄酒炒，三钱　小茴香少加黄酒炒黑，三钱　鹿角霜二钱　艾炭一钱　生香附三钱　枸杞子炒，二钱　砂仁一钱五分

煎二杯，分二次服。

二十六日　王氏　浊阴上僭，滴水不下，痛胀不可忍，而又加之以大瘕泄，六脉几于无阳，殆哉！

炒川椒八钱　荜茇四钱　小枳实五钱　良姜三钱　焦白芍三钱　安边桂去粗皮，五钱　红曲三钱　炒黄芩二钱　老厚朴五钱　归须一钱五分　炒川连二钱

九碗水，煮成三碗，加桂再煮，得八分三碗，分三次服。

初一日　浊阴之上攻者少平，积滞之下趋者未净，且有黑暗紫秽之形。思有形有质之邪，非急趋不可，议温下法。欲便先痛，便后痛减，是其可下之据也。再以体虚而论，急逐其实，正所以护其虚也。不然，缠绵日久，终归于惫，反欲下而不能矣，古人所谓网开一面也。

桂心三钱　生大黄酒炒黑，五钱　炒黄芩二钱　川椒炒黑，五钱　炒白芍三钱　红曲二钱　厚朴三钱　淡吴萸五钱　广皮三钱　归尾二钱　炒川连二钱

水八杯，煮成三杯。先服二杯，以知消息之，即得快大便方已之意。

化癥回生丹方：

鳖甲胶一斤　人参六两　桃仁三两　益母膏八两　熟地四两　红花二两　公丁香三两　白芍四两　麝香二两　小茴炭三两　归尾四两　干漆二两　五灵脂二两　杏仁三两　川芎二两　京三棱二两　苏木三两　香附二两　苏子霜二两　安桂二两　阿魏二两　元胡索二两　降香二两　艾炭二两　片姜黄二两　吴萸二两　良姜二两　两头尖二两　乳香二两　水蛭香油炒焦，二两　川椒炭二两　没药二两　虻虫二两　蒲黄炭一两　大黄八两，此药为细末，以高米醋一斤半，熬浓晒干为末，再加醋熬，如是三次，晒干末之。

上药共为细末，以鳖甲、大黄、益母三胶和匀，再加炼蜜为丸，重一钱五分，蜡皮封护。用时温开水和空心服。瘀甚之症，黄酒下。

一治瘕结不散不痛。

一治癥发痛甚。

一治血痹。

一治疟母左胁痛而寒热者。

一治妇女干血痨症之属实者。

一治妇女经前作痛，古谓之痛经者。

一治妇女将欲行经而寒热者。

一治妇女将欲行经，误食生冷腹痛者。

一治妇女经闭。

一治妇女经来紫黑，甚至成块者。

一治产后瘀血少腹痛拒按者。

一治腰痛之因于跌仆死血者。

一治跌仆昏晕欲死者。

一治金疮、棒疮之有瘀滞者。

马氏　二十四岁瘕痛十数年不愈，三日一发，或五日、十日一发，或半月一发，发时痛不能食，无一月不发者。与天台乌药散，发时服二钱，痛经服一钱，不痛时服三五分。一年以外，其瘕化尽，永不再发。

史氏　三十二岁　少腹痛不可忍，六脉弦细而紧。其夫曰：妊孕业已足月，想欲产耳。余曰：胎脉流利，弦紧乃贼克之脉，此瘕也。见病脉故不见胎脉。与辛香流气饮二帖而痛止，三日后大生如故。

乙酉八月三十日　王室女　二十岁　肝郁结成癥瘕，左脉沉浮如无，右脉浮弦，下焦血分闭塞极矣！此干血痨之先声也。急宜调情志，切戒怒恼，时刻能以恕字待人，则病可愈矣。治法以宣络为要。

新绛纱三钱　桃仁泥三钱　广郁金三钱　苏子霜三钱　旋覆花包，三钱　归横须三钱　降香末三钱　公丁香一钱五分

煮三杯，分三次服。

九月初四日　服前药四帖，六脉沉伏如故，丝毫不起。病重则药轻，于前方内加川椒炭三钱，良姜二钱。再用化癥回生丹早晚各服一丸，服至癥瘕化尽为度，三四百丸均未可定，断不改弦易辙也。

十月十七日　癥瘕瘀滞，服宣络温经药二十二剂，化癥回生丹四十余丸，业已见效不浅，脉亦生动，经亦畅行。药当减其制，化癥回生丹每早空心服一丸，效则不必加。切戒生冷、猪肉、介属，可收全功。

新绛纱三钱　丹皮五钱　广郁金二钱　香附三钱　旋覆花包，三钱　归横须二钱　降香末二钱　广皮二钱　苏子霜一钱五分

煮三杯，分三次服。此方常服可痊愈。

胎前

癸亥七月初五日　汪氏　三十七岁　痢疾古称滞下，况久病脉实，欲便先痛，便后痛减，其为积滞未清无疑。非网开一面不能补虚，议温下法。所以敢用此者，经谓有故无殒，故无殒也。

生大黄三钱　官桂一钱五分　焦神曲二钱　炒白芍二钱　黄芩一钱五分　南楂炭一钱　老厚朴二钱　云连一钱　广木香一钱　桃仁泥一钱　归须一钱

水四茶杯，煮成六分三茶杯。先服一杯，候四个时辰间病人再便腹不痛，止后服。若欲便之先痛减其半，再服一分之半；痛仍照前，再服一分。其第三次亦如前候法。

初七日 服前药全然不痛。

焦白芍一钱五分 茯苓二钱 广木香八分 黄芩炭八分 云连酒炒，三分 老厚朴一钱 焦茅术一钱 莲子二钱 广皮炭一钱

煮二杯，分二次服。

初九日 滞下腹痛，已去七八，咳嗽冷痰，脉近缓，仍然鸡鸣欲便。议宣滞之中，兼醒脾胃两阳。

茯苓块四钱 厚朴二钱 制茅术三钱 焦白芍二钱 半夏二钱 煨肉果一钱五分 黄芩炭一钱二分 广皮一钱 广木香一钱

煮三杯，分三次服。

黄氏 三十岁 死胎不下，已三日矣。六脉芤大，心悸甚，汗大出而喘。

按：俗派佥以平胃散加朴、硝，兹阳虚欲脱，前法下咽即死矣。

与救逆法，护阳敛汗，阴阳和而胎自下。

辽参三钱 牡蛎五钱 莲子五钱 云苓四钱 龙骨五钱 炙甘草三钱 麦冬朱砂拌，三钱

煮三杯，服一杯而汗减喘定，服二杯而死胎自下，服三杯而神定。以天根月窟膏两补下焦阴阳法，两月而安。

关氏 三十九岁 难产三日不下，脉大，年长阴气不足，交骨不开。

生龟板八两

煮两碗，尽剂而生，生后补阴而安。

满氏 三十四岁 难产五日不下，呼吸定息脉再至，阳气不充，里寒，且有癥瘕。与温经。

肉桂五钱 云苓块五钱 川芎二钱 人参一钱 川椒炭三钱 全归三钱

煮三杯，分三次服。尽剂而生，大小无恙。

又 产后惟腹中癥痛甚，仍以前方内加炮姜四钱，淡吴萸三钱，炒小茴香三钱，桃仁三钱。煮三杯，分三次服。服后下血块长六七寸者二枚，略如狗形，无腿。腹中尚有一枚，不敢再攻。以服通补奇经丸化净，而身体大健。

史氏 妊娠七月温热，用承气大下，已载温热门中，胎气全然无伤，其所生之子已三十三岁矣。

范氏 二十八岁 每殒胎必三月，肝虚而热也。已殒过三次。考古法用桑寄生汤，按寄生汤内用人参五钱，又非二三帖所能保。况业已见红，即人参甚便，亦不能定其必

可以保。况力不足者多，能用参者少。且寄生未定其桑也，柳寄生亦复不少，药不真焉能见效。《内经》谓上工治未病，何若于未孕未殒之前，先用药为妙。故用专翕大生膏一料，计二十四斤，每日服一两，分早、中、晚三次，一料尽，又受孕，自二百四十天仍旧不保。其夫来报，余甚惭愧，自以为计之不善也。其夫云：不然。前此之殒，滑不可解，若不知者。然此次之殒，宛如大生，艰难万状，是药力已到而未足其补之量也，皆久滑难补之故。望先生为加减，急急再做一料，乘月内服起，必可大生也。于是照前方加重分量，共计生料八十斤，外加嫩麋茸二斤，作细末和膏内，得干丸药三十斤。以后连生四五胎，无一小产者。

专翕大生膏酸甘咸法

人参二斤，无力者以制洋参代之　熟地黄三斤　杞子炒黑，一斤　白芍二斤　沙蒺藜一斤　牡蛎一斤　茯苓二斤　五味子半斤　海参刺大者，二斤　麦冬不去心，二斤　乌骨鸡雌雄一对　鲍鱼二斤　龟板另熬胶，一斤　猪脊髓一斤　莲子湖南，二斤　鳖甲另熬胶，一斤　羊腰子八对　芡实三斤　阿胶二斤　鸡子黄去白，二十圆　白蜜一斤

上药分四铜锅忌铁器搅，用铜勺，以有情归有情者二，无情归无情者二，文火细炼三昼夜，去渣再熬六昼夜，陆续合为一锅，煎炼成膏，末下三胶合蜜和匀，以方中有粉无汁之茯苓、白芍、莲子、芡实为末，合膏为丸。每服二钱，渐加至三钱，日三服，一日一两，期年为度。每殒胎必三月，肝虚而热者加天冬一斤同熬膏，再加鹿茸二十四两为末。本方以阴生于八、成于七，故用三七二十一之奇方守阴也。加方用阳生于七、成于八，三八二十四之偶方以生胎之阳也。古法通方多用偶，守方多用奇，阴阳互也。或加桑寄生一斤。

方论：夫乾其动也直，其静也专，是以大生焉；夫坤其动也辟，其静也翕，是以广生焉。此方法乾坤之静，取静以制动之义，专治阳极而亢，阴衰而躁，如产后血虚郁冒，自汗出，大便难，瘛疭俗名惊风，每殒胎必三月，温热误下误汗，邪退后阴之所存无几，一切阴虚而阳不损之症，荟萃三阴柔药，半用血肉有情蠕动而不呆板之物，养阴最速，接其生气，而以收藏纳缩之少阴为主。盖阳主开，阴主闭，故从来治肾以大封大固为主，经云：肾为封藏之本。兼湿、燥、寒三项阴邪之病者禁用。

于氏　每殒胎必三月，前人谓肝虚而热，用桑寄生汤。余前保范氏胎，以寄生汤药品难得，又鞭长莫及，改用专翕大生膏，纯然补阴，为乙癸同源之治，遂大生四五胎。兹症面青黄，脉弦细，不惟不热，且虚寒之甚，改用天根月窟膏，两补下焦阴阳，兼补八脉，始大生一胎，孩体冰凉不赤，未能存活。又服药一年，又大生一胎，婴儿仍不甚温。又服药一年，又大生两胎，存活一男一女矣。

产　后

癸亥二月初四日　王氏　二十六岁　热虽重而阴脉有余，非虚证也。乃伏暑为病，

阳陷入阴之故，痰多咳嗽，胸闷不饥，忌柔药。

炙鳖甲五钱　茯苓皮三钱　干姜一钱　青蒿三钱　广郁金三钱　青皮一钱五分　半夏三钱　青橘叶三钱　生姜三片　广皮一钱五分　黄芩炭一钱五分

煮三杯，分三次服。

初六日　服刚药而寒反多，热反少，脉反缓而小，不渴，太阴湿重也。

茯苓连皮，五钱　茅术炭三钱　青蒿三钱　半夏五钱　广郁金二钱　广皮二钱　干姜三钱　黄芩炭一钱五分　生姜三钱　草果煨，一钱

煮三杯，分三次服。

初七日　脉缓舌苔重，便溏胸痞，色淡黄白。合而观之，为湿重脾寒之象。

半夏五钱　茯苓块五钱　薏仁五钱　杏仁二钱　生茅术三钱　炒黄芩二钱　槟榔一钱　煨草果五分　广皮二钱　干姜三钱　白蔻仁六分

煮三杯，分三次服。

初八日　诸症俱减，宜减其制。

茯苓三钱　淡干姜一钱五分　生茅术二钱　半夏三钱　黄芩炭一钱　槟榔八分　杏仁二钱　白蔻仁六分　广皮一钱

煮二杯，分二次服。

初十日　病退八九，以养中焦为法。

半夏三钱　茯苓块五钱　薏仁五钱　杏仁三钱　炒於术二钱　莲子连皮打碎，去心，三钱　广皮一钱五分　白蔻仁研，八分

煮三杯，分三次服。

十三日　产后阴伤，因有寒湿外感症，但见脉缓而阴脉有余之寒湿疟症，故忌柔用刚。兹湿症痊愈，而阴虚脉洪数，阴脉不足之症现，则不得不退刚用柔，因时制宜，医贵乎活泼流动，神明变化，以求合乎道者此也，岂有一毫私意存乎其间哉！

大生地四钱　麦冬不去心，四钱　熟五味打碎，九粒　焦白芍六钱　生牡蛎四钱　炙甘草二钱　炙鳖甲三钱

煮三杯，分三次服。

癸亥五月二十六日　丁氏　二十八岁　血与水搏，产后恶露不行，腹坚大拒按，神思昏冒，其为瘀血上攻无疑。

归尾五钱　藏红花三钱　川芎一钱　桃仁三钱　两头尖三钱

煮三杯，分三次服。间服化癥回生丹五丸。

二十七日　血化为水，瘀滞攻心，昨已危急，因用回生丹，以直入厥阴阴络之两头尖为向导，续下瘀滞，而神气已清，但瘀滞尚多。议以化癥回生丹缓攻为宜。

藏红花二钱　泽兰二钱　两头尖三钱　广郁金三钱

煮二杯，渣再煮一杯，分三次服。化癥回生丹三丸，每次和服一丸。

二十八日 腹中无处不痛，脉沉数有力，瘀血尚多。

归尾五钱 元胡索四钱 泽兰三钱 桃仁三钱 京三棱三钱 莪术三钱 红花二钱 两头尖五钱 川芎一钱五分

煮四杯，每杯和化癥回生丹一丸服。

二十九日 瘀滞已去不少，腹痛减去八九。经谓大毒治病，十衰其六，即无毒治病，十衰其九，勿使过剂。今日头晕而冒，视歧见两物，不可猛浪再与攻瘀。议七味丸加车前子、牛膝、琥珀，一面摄少阴生气，一面宣络脉之血，方为合拍。此时生死相关之际，不可不精细也。

茯苓炒黄，四钱 熟地炭八钱 肉桂炒焦，三钱 炒泽泻六钱 萸肉炭三钱 丹皮炒焦，四钱 山药炒焦，三钱 车前子四钱 牛膝四钱

共炒炭，煮成三碗，又加琥珀细末九分，分三次冲服。

三十日 同前。

六月初一日 瘀血随冲气上攻，神昏，又用化癥回生丹五丸。

初二日 前用摄少阴开太阳法，小便稍利，肿胀微消，但冲气上动，咳而不寐。议伐肾邪止冲气，和胃以令寐。

茯苓块连皮，八钱 半夏六钱 紫石英生，研细，三钱 桂枝木三钱 秫米一撮 制五味一钱

甘澜水煮成三杯，分三次服。

初三日 昨与伐冲气兼和胃，业已见效，仍宗前法。腰冷少腹胀，加小茴香。

猪苓三钱 茯苓块连皮，八钱 半夏八钱 泽泻三钱 老厚朴一钱 秫米一合 桂枝三钱 小茴香炒炭，一钱五分

甘澜水煮成三杯，分三次服。

初五日 脉渐小为病退；左关独大，为肝旺。夜间气上冲胸，浊阴随肝阳上升之故。产后阴虚，不敢峻攻，食少，宜开太阳，兼与和胃。

茯苓块连皮，五钱 桂枝三钱 小枳实打碎，一钱 旋覆花包，三钱 泽泻三钱 五味子制，一钱 焦白芍三钱 半夏六钱 广皮炭一钱五分 广郁金一钱五分 泽兰一钱五分

煮三杯，分三次服。

初七日 诸症悉除，惟余痰饮咳嗽，喘满短气胸痹，皆系应有之症，无足怪者。经谓病痰饮者冬夏难治，况十数年之痼疾又届产后乎？

桂枝五钱 姜半夏六钱 厚朴二钱 桂心冲，三分 生薏仁五分 薤白一钱五分 猪苓三钱 茯苓块五钱 广皮二钱 泽泻三钱

煮三大杯，分三次服。

王氏 郁冒，自汗出，大便难，产后三大症俱备。因血虚极而身热发厥，六脉散大。

俗云产后惊风，不知皆内症也。断断不可误认外感症。议翕摄真阴法。

大生地六钱　麦冬不去心，三钱　白芍二钱，炒　生龟板五钱　阿胶三钱　五味子制，一钱　生牡蛎三钱　鲍鱼三钱　炙甘草一钱　鸡子黄二枚，去渣后搅入，上火二三沸　海参二条

煮三杯，分三次服。

又夜间汗多，加龙骨三钱。

又产后郁冒，自汗出，六日不大便，血少而淡。二以增津补液为主。

元参五钱　大生地六钱　洋参一钱　麻仁五钱　炒白芍三钱　鲍鱼四钱　麦冬不去心，四钱　生龟板三钱　海参三条　阿胶三钱　五味子一钱五分　炙甘草一钱五分　白蜜一酒杯，得大便去此

煮三大杯，分三次服。见大便去元参。

又于前方内去洋参、甘草。

乙丑四月二十四日　文氏　太阴湿土司天之年，六脉沉细而缓，舌苔满布白滑，得饮则胸满，大便溏泄，面青黄，唇白，身痿不起，显系寒湿所伤，致脾胃两阳大败。法以通补腑阳，使寒湿得行方妙；岂有横补中焦，守补脏真之理？皆因其产后而误也。

生茅术三钱　半夏五钱　小枳实三钱　猪苓三钱　茯苓块连皮，五钱　煨草果一钱五分　生薏仁五钱　泽泻三钱　广木香一钱五分　老厚朴三钱　广皮一钱五分

甘澜水煮三杯，分三次服。

二十五日　产后中湿，昨用刚燥通阳，业已见效。今日细询，鼻出凉气，肠鸣腹痛，背恶寒，吞酸，皆表里阳虚见症。余详前案。

姜半夏五钱　桂枝三钱　小枳实一钱五分　生薏仁五钱　干姜三钱　煨草果一钱五分　老厚朴三钱　椒目三钱　广橘皮三钱　生茅术三钱

煮三杯，分三次服。

二十六日　六脉阳微之极，稍缓则难救矣。即于前方内加桂枝二钱，共五钱，煨草果五分，共二钱，吴萸泡淡，二钱，良姜二钱，生茅术二钱，共五钱，干姜二钱，共五钱。

二十七日　产后中湿，大用苦辛刚燥，已见大效。古法效者减其制，但夜间不寐，非重用半夏不可，宗《素问》也。

半夏一两二钱　茯苓皮五钱　干姜三钱　椒目五钱　生茅术五钱　秫米一合　草果二钱五分　生薏仁五钱

甘澜水煮三杯，分三次服。

二十八日　吞酸不得寐，照前方内加半夏八钱，共二两，淡吴萸五钱，秫米一合，共二合。

二十九日　前因得效而减其制，但与和胃令寐，而旧症复来。仍与二十六日方，再服一帖。

三十日　产后中湿，昨日复行大用刚燥，又见大效，今日仍减其制。

茯苓块五钱　半夏八钱　椒目三钱　生茅术三钱　桂枝三钱　干姜三钱　老厚朴三钱　薏仁

三钱　广皮二钱　小枳实一钱五分

煎法、服法如前。

五月初一日　昨日减制，病便不大效。今日于前方内加薏仁二钱，生茅术二钱，干姜二钱，草果一钱五分。

初二日　诸症悉减，惟口不知味，不能起坐，脉微，阳未复也。用真武法。

熟附子三钱　桂枝五钱　生白术三钱　生茅术五钱　椒目五钱　煨草果一钱五分　茯苓块五钱　生姜五片　生薏仁五钱

煮三杯，分三次服。

初三日　于前方内加干姜三钱，附子五钱，良姜三钱，去白术。

初四日　又于前方内加厚朴三钱，枳实三钱，广皮三钱。

初六日　微恶寒，右脉未起，阳不复也。

桂枝六钱　熟附子四钱　干姜二钱　茅术三钱　茯苓块三钱　生姜五片　薏仁五钱　小枳实二钱

煮三杯，分三次服。

初八日　诸症悉减，脉滑不寐，胃不和也，与《素问》半夏汤。

茯苓三钱　姜半夏八钱　秫米一合　薏仁五钱　杏仁泥三钱

煮三杯，分三次服。

初九日　仍不寐，加半夏至成两半，寐则不必加。

初十日　温毒颊肿喉痛，牙床木痛，与普济消毒饮。但久病大虚初愈，药不宜过重耳。

元参二钱　苦桔梗一钱　射干一钱　银花一钱五分　牛蒡子一钱　芥穗八分　连翘一钱五分　人中黄八分　僵蚕一钱　薄荷五分　茶菊花一钱五分　马勃八分

午刻一帖，申刻一帖。戌刻不见重，明早服一帖。若口渴身热痛重甚，戌刻加一帖。

十一日　照初十日方，服三帖。

十二日　再服三帖。外洗目方：赤烂风弦，脾经湿热，他症不可用此方也。

桑叶三钱　薄荷一钱　明矾六分　连翘三钱　枳壳二钱　胆矾三分

先煎四味草药，去渣，后入二矾，上火化令相得。先熏后洗，洗后勿令见风。

十三日　病减者减其制。

银花一钱　青葙子一钱　茶菊花一钱五分　连翘一钱　苦桔梗八分　冬桑叶八分　薄荷三分　牛蒡子一钱　生甘草五分　射干八分

煮二杯，分二次服。

十四日　诸症悉减，余热未除，大势可无虞矣。

苦桔梗一钱　银花一钱　冬桑叶一钱　草决明一钱　连翘一钱　黄芩炭五分　茶菊花一钱　儿茶八分　生甘草一钱

煮二杯，分二次服。今晚一帖，明早一帖。

十五日 于前方内加刺蒺藜八分。

十六日 于前方内加草决明、黄芩。

十七日 诸症悉平，惟余肝郁，仍宜两和肝胃，兼宣络脉。

降香末三钱 青皮二钱 生薏仁五钱 旋覆花包，三钱 香附三钱 广木香一钱 制半夏六钱 广皮二钱 益智仁一钱

煮三杯，分三次服。

二十日 进食不旺，且与和胃。

茯苓块三钱 半夏五钱 白蔻仁一钱 藿香梗三钱 生薏仁五钱 广郁金二钱 益智仁一钱 广皮炒黑，三钱 大麦芽二钱

煮三杯，分三次服。

二十一日 下焦浊阴，因寒湿蟠踞，且来上攻心胸若痞，舌白滑浊。议蠲饮法。

川椒三钱 淡吴萸三钱 厚朴三钱 良姜三钱 小茴香三钱 广皮二钱 青皮二钱 小枳实三钱

煮三杯，分三次服。药服后，如腹痛不止，可服天台乌药散一钱；不知，服二钱。

二十二日 昨晚泄泻一次，今日痛减，仍不知味。

茯苓块三钱 泽泻二钱 熟附子三钱 生茅术三钱 广皮二钱 老厚朴二钱 淡吴萸三钱 生姜片三片 益智仁一钱五分 生薏仁三钱

煮三杯，分三次服。

二十三日 腹中水气仍然未尽。

茯苓块五钱 半夏五钱 生茅术三钱 生薏仁五钱 干姜三钱 小枳实三钱 老厚朴二钱，姜炒 生姜五片 益智仁二钱

甘澜水头煎两杯，二煎一杯，分三次服。

二十五日 舌色渐正，是其佳处。大便溏滑，湿正行而未尽也，责在脾不和。不寐者，胃不和也。

半夏一两 茯苓块六钱 薏仁五钱 猪苓三钱 生茅术五钱 干姜三钱 泽泻三钱 益智仁三钱 秫米二合 桂枝三钱

甘澜水八碗，煮取三碗，分三次服。一日一帖，令尽。

二十八日 下焦浊阴上攻，心悸，即冲疝奔豚之类也。议桂枝加桂法。

茯苓五钱 熟附子三钱 全归三钱 桂枝五钱 焦白芍二钱 川芎一钱五分 川椒炒黑，三钱 小茴香炒黑，三钱 生姜三片 肉桂去粗皮，研细，冲，三钱

煮三杯，分三次服。

二十九日 脾阳几无，非再与重劫脾阴不可。

茯苓块五钱 桂枝三钱 生薏仁五钱 生茅术五钱 肉桂去粗皮，一钱五分 黑川椒三钱 熟

附子三钱　广皮二钱　煨草果一钱五分

煮三杯，分三次服。

六月初一日　于前方内加附子二钱，干全蝎二个，煨草果五分，肉桂五分。

初二日　肝郁胁痛，久必成肝着。速速开朗情志要紧，以痛止为度。

新绛纱三钱　半夏三钱　生香附三钱　归须一钱五分　旋覆花包，三钱　广郁金二钱　降香末三钱　青皮一钱五分　苏子霜三钱　高良姜二钱

煮三杯，分三次服。

初八日　肝郁则胁痛，寒湿则腹痛。

淡吴萸三钱　良姜二钱　生香附三钱　旋覆花包，三钱　青皮二钱　广郁金二钱　降香末三钱　荜茇一钱五分

煮三杯，分三次服。

初九日　久病脾胃两虚，切戒大饱大饥，现在不寐。

半夏一两　藿香梗三钱　益智仁煨，一钱五分　秫米一合　广郁金三钱

甘澜水煮三杯，分三次服。以得寐为度。

十一日　诸症悉减，惟余舌白滑，胁下瘕痛。

半夏五钱　降香末三钱　生香附三钱　青皮二钱　生薏仁三钱　广郁金二钱　归须二钱　台乌药二钱　元胡索二钱　良姜二钱

煮三杯，分三次服。

十四日　脾气久虚未复，调理饮食要紧，防成痢疾。在暑月虽常人之脾必虚，况久病乎？

半夏五钱　茯苓块三钱　厚朴三钱　良姜二钱　广木香一钱　香附三钱　乌药二钱　益智仁一钱　椒目二钱　青皮二钱

煮三杯，分三次服。

十六日　寒湿未净，复受暑湿。议开太阳阖阳明法。

桂枝五钱　茯苓块五钱　薏仁五钱　半夏六钱　生茅术三钱　椒目五钱　安桂二钱　肉果霜去净油，三钱　干姜二钱　猪苓五钱　益智仁一钱　广皮三钱　泽泻五钱

煮四杯，分早、中、晚、夜四次服。

十八日　客气加临之温病已退，舌苔白滑，寒湿伤阳之本病复举。先与和阳明之阳，以为坐镇中州之计，微泄厥阴之阴，斯乃拨乱反正之规。

茯苓块三钱　生薏仁五钱　淡干姜二钱　制半夏四钱　吴萸泡淡，二钱　益智仁一钱　生茅术三钱　川椒炒黑，二钱

煮三杯，分三次服。

十九日　今日腹疼。

茯苓块三钱　半夏三钱　藿香梗二钱　生薏仁五钱　良姜二钱　广郁金二钱　淡吴萸三钱

厚朴三钱　炒干姜一钱　小茴香三钱　广皮一钱五分

煮三杯，分三次服。

二十一日　面色犹然暗淡青黄，舌苔刮白，时退时复，大便或泄或不泄，得油腻则滑甚，四末时或一冷，则其脾阳未能一时全复可知。仍以醒脾利湿立法。

生茅术四钱　半夏三钱　川桂枝三钱　茯苓块连皮，三钱　肉桂去粗皮，一钱　广郁金二钱　生薏仁三钱　椒目三钱　生益智二钱　大豆卷三钱　神曲二钱　广皮炭二钱

煮三杯，分三次服。

二十五日　暑湿伤气，腹中按之微痛。善悲者，肺气虚也，补之以辛。

苍术炭三钱　半夏三钱　老厚朴二钱　茯苓块三钱　良姜一钱　生益智一钱五分　生薏仁五钱　干姜一钱五分　广皮炭一钱五分　川椒炭二钱

煮三杯，分三次服。

闰六月初二日　鼻尖凉，与胸中凉风上升者，皆脾阳久困，一时不能复辟之象。口舌淡稍减，思饮是其佳处。

生茅术八钱　桂枝五钱　熟附子三钱　茯苓块五钱　神曲三钱　小枳实三钱　生薏仁五钱　广皮三钱　煨益智三钱

煮三杯，分三次服。

初四日　诸症悉减，惟余便溏腹痛，口已渴，且减大热纯刚，暂与分利。

薏仁五钱　生茅术八钱　椒目三钱　猪苓三钱　广木香一钱五分　神曲二钱　泽泻三钱　益智仁一钱五分　广皮一钱五分

煮三杯，分三次服。

初六日　泄泻已止，惟食后欠安。

生茅术三钱　半夏三钱　广郁金二钱　老厚朴姜炒，二钱　青皮一钱　焦神曲二钱　生薏仁三钱　广皮一钱五分　益智仁一钱　淡吴萸二钱

煮三杯，分三次服。

十一日　诸症悉除，惟余晨泄，由脾虚及肾矣。议兼理下焦。

桂枝三钱　生茅术三钱　莲子去心，三钱　茯苓三钱　肉果霜三钱　芡实三钱　半夏三钱　大豆卷二钱　生姜三片　椒目研，三钱

煮三杯，分三次服。

二十七日　溏泄虽止，但终夜不寐，胃尚未和也。专与和胃。

半夏二两　生薏仁一两　秫米一合

甘澜水八碗，煮取三碗，渣再煮一碗，分四次服。

周氏　三十三岁　产后子肠不收，突出户外，如小西瓜大一块，但软扁耳，脉弦数。气血皆虚，着重在气。先以吴萸细末作袋垫身下。汤药以补中益气汤少加川芎八分，一帖

而收，二帖去川芎，三帖去升、柴，加桂圆，弥月而安。

百氏　二十六岁　产后郁冒，一日厥去四五次。先与定风珠，即复脉汤去姜、桂、大枣，加龟板、鳖甲、牡蛎、海参、鲍鱼、鸡子黄，一帖而效，服至七日大安。于是作专翕大生膏一料，全壮。

吕氏　二十七岁　产后腰疼不可忍，八脉虚而受寒。

桂枝三钱　安边桂二钱　杏仁三钱　鹿茸三钱　鹿角霜三钱　炒杜仲三钱　苍术三钱　枸杞子炒，三钱　牛膝二钱

煮三杯，分三次服。服十余帖而大安。

秀氏　三十二岁　产后不寐，脉弦呛咳，与《灵枢》半夏汤。先用半夏一两不应，次服二两得熟寐，又减至一两仍不寐，又加至二两又得寐。又减又不得寐。于是竟用二两。服七八帖后，以《外台》茯苓饮收功。

丁亥四月十二日　某氏　三十岁　产后感受风温，自汗身热，七八日不解。现在脉沉数，邪陷下焦，瘛疭，俗云产后惊风。与复脉法，但须先轻后重。

细生地四钱　麦冬不去心，四钱　麻仁二钱　生白芍二钱　丹皮三钱　炙甘草一钱　生鳖甲打碎，五钱　阿胶二钱

煮三杯，分三次服。

十四日　产后阴虚，又感风温，身热，与复脉法身热已退，但脉仍数，虚未能复，仍宗前法而进之。

丹参三钱　大生地五钱　生牡蛎五钱　炒白芍三钱　生鳖甲五钱　麻仁三钱　麦冬不去心，三钱　炙甘草二钱　丹皮三钱　阿胶三钱

浓煎三茶杯，分三次服。二帖。

辛卯七月二十七日　普氏　二十七岁　产前暑伤肺卫，身大热，三日而生产，后十五日热不解，并前三日，已十八日矣。逆传心包，神呆瘛疭，全入心营。大便结，六脉芤虚，症已深危。勉与邪少虚多之复脉汤法，兼以清上。

细生地五钱　元参四钱　茶菊花三钱　焦白芍三钱　麦冬不去心，四钱　冬桑叶三钱　火麻仁四钱　丹皮三钱　炙甘草三钱　生鳖甲五钱　阿胶三钱

煮三杯，分三次服。外服牛黄清心丸一丸。

八月初九日　产后伏暑瘛疭，与复脉法已愈。惟大便结，脉虚，不可以下，只有导法可行，汤药润津液为要。

元参一两　大生地五钱　阿胶五钱　麦冬不去心，五钱　生白芍三钱　麻仁五钱

煮三杯，分三次服。此方服三帖大便通。

十二日　产后阴虚。

大生地六钱　沙参三钱　大麻仁三钱　生阿胶三钱　麦冬不去心，四钱　炙甘草三钱　炙阿胶三钱　归身二钱　桂圆肉三钱　生白芍三钱　萸肉三钱

煮三杯，分三次服。

阴　吹

英氏　三十八岁　阴吹。按《金匮》妇人门之阴吹，治以猪膏发煎，纯然补阴，注谓肠胃俱槁。

再按：肠胃俱槁，阴不足者，阳必有余，脉当数，面与唇舌当赤，口当渴。

兹面青脉弦而迟，不食不肌，不便不寐，盖痰饮蟠踞胃中，津液不行大肠，肠虽槁而胃不槁。议通幽门法。

半夏两　桂枝六钱　广皮五钱　枳实八钱

煮三杯，分三次服。服一帖而减，三帖而退。惟余痰饮，调理脾胃数月而痰饮亦愈。

黄氏　四十岁　痰饮误补，喘而脉洪，汗出。先与大青龙去麻、辛而安。半月后又因感燥金之气，兼之怒郁伤肝，脉弦紧，身热腹痛，先与柴胡桂枝各半汤，热退而腹痛未愈，且泄泻、阴吹，焉得肠槁？用川椒、吴萸、良姜、丁香合五令散，而阴吹愈，后调理痰饮一月而安。

李氏　二十七岁　脐左有块痛，少腹亦痛，大便自调，阴吹，亦非肠槁。与化癥回生丹而愈。

交　肠

穆氏　前阴出粪，病名交肠，湿热之故。以其人喜饮黄酒，大食猪肉之所致也。与五苓散法：五苓散加黄柏、黄连、龙胆草，数帖而愈。告以切戒猪肉、黄酒，伊遵戒半年，饮食精神大好，已复原矣。八月节开肉，后又开酒，病复发，不可为矣。

调　经

杨室女　二十一岁　经停一年，腹有癥瘕，寒热往来，食少，肝阳郁勃下陷，木来克土。先与提少阳生发之气。

姜半夏五钱　桂枝三钱　全当归二钱　焦白芍三钱　青蒿一钱　白蔻仁二钱　生薏仁五钱　广皮二钱　黄芩炭二钱

煮三杯，分三次服。

服三四帖，而寒热尽退。再与天台乌药散，每日早晚各服一钱。驱脏中之浊阴，即所以通下焦之阳气，不惟通下焦之阳，亦且大通胃阳，胃阳得开而健食，健食而生血，所谓受气谓谷气取汁取胃汁，变化而赤，是为血。此血也，心主之，脾统之，肝藏之，由脉下注冲脉，在男子上潮于唇，生须髭，在女子下泄为经。故此方服二十余日，而瘕散经通矣。盖巴豆[①]多用则杀人，少用则和胃。此方中用巴豆之气，而不用其质，少之又少，既能祛下焦之浊阴，又能通胃中之真阳，以胃虽受浊而最恶浊，驱阴正所以护阳，通阳正所以驱浊，一笔文字，而两面俱醒，此其所以见效若神也。伏暑门中王氏之方，亦同此义。

乙酉八月十九日　余氏　二十三岁　无论半产与暴崩，六脉沉软而细如伏，阳虚体质，产后漏经半年，经止后一年有余，忽来如崩，又疑半产。一以温经为要。

阿胶四钱，去渣后化入　小茴香炒炭，四钱　干姜炭三钱　艾四钱　全当归二钱　炙甘草二钱

煮两大茶杯，分二次服。

二十三日　经停年余始行，故多若暴崩，脉沉细若伏，少腹痛甚，故用胶艾汤温经。兹又感受燥金寒湿，面肿胸痛而泄，少腹痛拒按，舌上白苔满布。仍与温法，去守补之阿胶、甘草。

艾叶炭五钱　炮姜五钱　小茴香炒炭，三钱　姜半夏五钱　云苓五钱　淡吴萸三钱　生薏仁五钱　全归二钱　川椒炭三钱　降香末三钱

煮三杯，分三次服。

二十七日　经色全然不赤，面肿已消，似当用补。但六脉滑甚，舌苔较前虽薄，仍然纯白，腹中按之则胀，少腹仍痛，湿邪之归下焦者未消。仍与温经行湿。

艾叶炭五钱　薏仁五钱　车前子五钱　姜半夏五钱　白通草一钱　炮姜三钱　大腹皮三钱　云苓皮五钱　厚朴二钱　小茴香炒炭，三钱　广皮二钱　益母膏二钱

煮三杯，分三次服。

九月初一日　停经一年有余，经通后舌白滑，五日前面肿腹痛，带下特甚，其为带脉之寒湿下注无疑。

艾叶炭五钱　薏仁五钱　车前子三钱　小茴香炒炭，五钱　萆薢五钱　白通草一钱　姜半夏三钱　全归三钱　益母草二钱　大腹皮三钱　炮姜三钱

煮三杯，分三次服。

十六日　湿多成五泄，兼之口糜。与五苓散法加薏仁、木通。

猪苓五钱　云苓皮五钱　桂枝一钱　泽泻五钱　苍术炭一钱　木通二钱　薏仁五钱

① 巴豆：案中所用天台乌药散方中有巴豆。

煮三杯，分三次服。服二帖痊愈。

十一月十四日 带症已久，不时举发。经不调，六脉阳微之极，皆产后受伤，虚不肯复之故。治在八脉，非通补奇经丸不可。且与汤剂行湿而温经，体厚脉细易肿者湿多，此方不妨多服。

云苓皮六钱　全归三钱　紫石英三钱　川萆薢六钱　艾叶炭三钱　莲子去心连皮，五钱　炒杞子三钱　小茴香三钱　芡实五钱

煮三杯，分三次服。

通补奇经丸方：带下本系八脉虚寒之病，久带则下焦愈虚，古人所以有漏卮之喻也。一以通补八脉为要。此证阳虚兼湿，一用熟地、萸肉阴柔之品，断无生理。

鹿角胶四两　鹿茸八两　沙蒺藜四两　肉苁蓉六两　小茴香炒炭，六两　人参四两　补骨脂四两　川萆薢六两　当归六两　炙龟板四两　乌贼骨四两　桑螵蛸六两　生牡蛎六两　杜仲炭二两　紫石英生研，二两　枸杞子四两

上为细末，益母膏和丸，如小梧子大。每服三钱，早晚各服一次。不知，午刻加一次。暂戒生冷，若不能戒，不必服药。间服震灵丸四五十丸。

丙戌正月初六日　大凡胞宫累及阳明者，治在胞宫；阳明累及胞宫者，治在阳明。此症兼而有之。病起产后，漏经半年，胞宫之损可知。体厚湿重易肿，纳食不旺，阳明之虚又可知矣。当兼治之。每日空心服奇经丸三钱，以补胞宫；午间、晚间各服汤药一碗，汤药以理阳明为主。

姜半夏六钱　云苓六钱　益智仁三钱　川萆薢六钱　广皮四钱　川椒炭三钱　生薏仁八钱　生姜三钱

水八碗，煮取两碗，午服一碗，临卧服一碗。纳食渐旺，形体稍瘦，则不必服；食减不瘦，则再服。

丁亥五月十二日　阮氏　三十七岁　六脉俱细，左兼弦紧，下焦虚寒，八脉不固，阳气不摄之病，岂纯阴所能静守？虽暂用固涩，不旋踵而仍复崩溃。古谓初崩宜温，将来非峻补八脉不可，以兼有带症故也。

鹿角霜五钱　艾炭三钱　小茴香黄酒炒，三钱　真阿胶四钱　全归二钱　干姜炭三钱

煮二杯，分二次服。二帖。

十四日　《金匮》谓脉双弦者寒也。又谓大则为虚，弦则为减，女子半产漏下，主以小建中。其意盖以中焦阳气为要，令营卫调和，胃旺自能生血。前以崩漏而用温下焦之阳，现在虽止，脉仍弦紧，阳未复也。况又自汗，纳食不旺。今日仍宗前法，兼与建中，以卫阳虚故也。

鹿角霜三钱　桂枝二钱　黑杞子二钱　焦白芍四钱　全归三钱　真阿胶二钱　艾炭二钱　炙

甘草一钱，加黄酒湿透，炒半黑　小茴香三钱　川萆薢三钱

煮三杯，分三次服。服此方四肢畏寒解，纳食旺。

十六日　崩带脉弦，左手更紧，四肢畏寒，纳食不旺，皆误用阴药之故。昨与温补下焦，兼用建中调中焦，现在四肢畏寒解，纳食稍旺，左脉之紧亦解，崩止而带未除。与通补八脉法。

鹿角霜五钱　萆薢四钱　小茴香三钱　云苓块三钱　全归三钱　紫石英生，研细，三钱　炙龟板四钱　杞子炒黑，三钱　生姜炭一钱

煮三杯，分三次服。

十九日　于前方内去生姜炭，加桑螵蛸三钱。

廿二日　崩止而带未除，于前方内加人参、海螵蛸、鲍鱼。

二十三日　八脉虚寒，脉弦紧，与通补奇经丸。

鹿角胶四两　真黄毛鹿茸十二两　小茴香加黄酒湿透，同炒黑，六两　鹿角霜四两　云苓六两　补骨脂六两　生牡蛎六两　杞子炒黑，六两　肉苁蓉四两　炙龟板八两　萆薢六两　菟丝子四两　高丽参四两　全归六两　紫石英生，研，水飞，四两

上为细末，老蜜丸，如小梧子大。每服二钱，日三服。若服三钱，早晚各一次。

丁亥闰五月初四日　池氏　前因中下焦有寒，服霹雳散已效，惟月事总不应期。经云：二阳之病发心脾，女子不月。二阳者，阳明也。阳明阳气受伤，肝来克土，故常吐白沫。胃虚而肝乘之，故时发呕逆。现在受病，确与经文相合。议与和胃。盖胃和则不呕，肝不来克，纳食旺，自然生血。经所谓中焦受气取汁，变化而赤，是为血。又谓营出中焦，阳气充满，则血无阻滞。此等调经法，世人绝不知之。

姜半夏五钱　薏仁五钱　生香附三钱　云苓块三钱　广皮三钱　降香末三钱　生姜五大片

煮成三杯，分三次服。以至不呕、不吐沫、纳食旺为度。

带　下

李氏　三十五岁　久带，甚至流入跗踵，可谓狂带矣。脉弦数，下焦阴阳八脉皆虚，与天根月窟膏，每日一两，分早、中、晚三次服。服至百日外而愈。

戊子二月初十日　达女　十七岁　初因内伤生冷，又加伏暑中之湿热，去冬寒热频仍可知，以致经闭淋带腹痛等症。现在食太少，大便溏，议先与和腑。经谓二阳之病发心脾，女子不月。应从此处入手，近世罕知之。再补土者必先行湿，土恶湿故也。

姜半夏五钱　薏仁五钱　川椒炭二钱　云苓块五钱　萆薢五钱　白蔻仁一钱　益智仁二钱　广皮二钱

煮三杯，分三次服。

十三日 照前方再服三帖。

十七日 瘕气绕脐痛，少腹亦时痛。天台乌药散二两，每服一钱，分早、中、晚、夜四次服，淡姜汤和。如痛甚服二钱，服二三日后再商。

二十一日 腹痛已减，胃亦渐开，脉仍弦数，肢倦。与宣肝络之中，兼两和肝胃。

新绛纱三钱 归须二钱 姜半夏五钱 郁金二钱 旋覆花包，三钱 降香末三钱 云苓块五钱 广皮三钱 益智仁三钱 生薏仁五钱

煮三杯，分三次服。每日空心服天台乌药散五六分。此方服十二帖，胃渐开，腹痛止，肢倦减，面色稍红。

脏 燥

陈室女 年十五岁 脉弦数，时时欲哭，每日哭四五次，劝住一时又哭，无故而然，每逢经后更甚。此行经太早，脏气燥也，与《金匮》甘麦大枣汤以润之，服十数剂渐愈。后服专翕大生膏四斤全安。

痘 症 庚申十月起

周女 一周零一月 身热耳冷，隐隐有点，防痘夏令感温暑而发。先宜辛凉解肌，令其易出。切忌辛温发表，致表虚发痒溃烂，且助温热。

连翘三钱 苦桔梗三钱 甘草一钱 炒银花三钱 荆芥穗八分 芦根三钱 薄荷八分

二朝 点出未透，仍宜解肌。照前方。

三朝 险痘，三天业已出齐，但顶陷色暗，与活血提顶法。再色白皮薄，两太阴素虚之体，此痘若用羌防，必致痒塌，一进苦降，必致泄泻。

全归土炒，二钱 苦桔梗一钱五分 木通二钱 炒银花三钱 黄芩炭一钱五分 白芷二钱 连翘二钱 焦白芍一钱五分 紫草八分 暹罗犀角一钱 南楂炭一钱

四朝 气虚则根松顶陷，血郁则色淡盘软，毒重则攒簇。且与清毒活血提顶，扶过七日，能用补托，方可有成；不然，九朝塌痒可虑，况现在泄泻。

全归土炒，二钱 苦桔梗二钱 白芷二钱 暹罗犀角三钱 羚羊角三钱 紫草一钱五分 连翘三钱 炒银花三钱 红花一钱 皂针一钱 生甘草一钱五分 公鸡冠血每大半黄酒杯，点入三小匙

五朝 痘五天半，气虚不能载毒外出，迁延时日，必致内陷塌痒。今日仍然外感用事，未敢大补，亦须用托法。

绵芪生，三钱 白归身三钱 白芷二钱 连翘一钱五分 苦桔梗二钱 皂针一钱五分 丹皮二钱 燕窝根五钱 紫草一钱 甘草五分 鸡冠血三、五匙

浓煎一茶杯，服完，渣再浓煮半杯，明早服。

六朝 六天，少用补托，业已起胀，颜色颇鲜，但皮薄壳亮。今日须大补，明日须峻补。

党参三钱　生黄芪五钱　白归身三钱　白芷二钱　苦桔梗三钱　炙甘草一钱五分　紫草二钱　燕窝根一两　广皮炭一钱　川芎一钱　鸡冠血每一酒杯三点

公鸡汤煎药。

七朝　两用补托，色鲜而润，陷者复起，但青浆十之二三，壳亮颇多。今日七日，脏腑已周，气血用事，正好施补气载毒之方。

人参一钱　生黄芪五钱　广木香八分　白芷一钱　苦桔梗三钱　炙甘草二钱　川芎四分　煨草果一钱五分　燕窝根一两　广皮一钱

公鸡煎汤。

八朝　八天，痘顶圆绽者不过一二，头面行浆，胸背清浆三四日，四肢全然空壳，根盘色淡，此气血两虚。急宜峻补，用参、归、鹿茸合陈氏异功法。

生黄芪一两　黄毛鹿茸水黄酒另煎，五钱　煨肉果二钱　茯苓块三钱　人参一钱　广木香一钱　苦桔梗三钱　归身六钱　炙甘草三钱　广皮炭二钱　白芷三钱　燕窝根一两　公鸡汤一碗

上药煮成四茶杯，加鹿茸汁半茶杯，鸡汤一中碗，燕窝汤一碗，和匀，上火煨浓。小人服一半，大人服一半。

九朝　九天，昨用峻补，两臂虽有黄浆，四肢仍然空壳，泄泻之故。用陈文中①大异功散。

嫩生黄芪一两　人参一钱　煨诃子三钱　茯苓块六钱　肉桂去粗皮为末，一钱　广木香二钱　鹿茸尖酒煎，六钱　炒於术五钱　煨肉果三钱　广皮炭二钱　归身土炒，五钱　炙甘草三钱

十朝　即于前方内去肉桂、鹿茸尖、归身，加生黄芪四钱，泽泻五钱。

十一朝　照前方。

十二朝　即于前方内加薏仁五钱。

十三朝　浆未十分满足，四肢间有破损，难保无痘毒咳嗽等事。兹用利水以助结痂，驱逐余毒即在其中，所谓一举而两得者也。

茯苓块五钱　洋参三钱　广木香一钱　焦於术三钱　薏仁八钱　煨诃子二钱　煨肉果二钱　泽泻三钱　炙甘草一钱五分　广皮炭一钱

十四朝　脚肿胸闷溲短，水不利也。

茯苓块五钱　冬术三钱　炒银花二钱　生薏仁五钱　连翘二钱　广皮炭一钱五分　飞滑石二钱　泽泻二钱　五谷虫一钱五分

九月初四日　何男　四岁　三天，气虚毒重，粘连成片，兼之色滞顶陷。攻毒则碍虚，温托则碍毒，两难措手。和中安表，更不济事。勉与活血摆毒，不犯中、下二焦。

乌犀角五钱　连翘三钱　全当归三钱　羚羊角三钱　紫草三钱　南楂炭三钱　苦桔梗三钱

① 陈文中：原作“陈文仲”，据文义改。

白芷一钱　直天虫二钱　粉丹皮三钱　薄荷一钱　生甘草一钱

每一酒杯和猪尾膏三小匙。

初五日　四天，昨用活血解毒，大有起色，但喉声微哑，面目浮肿太甚，唇色绛红，时疠之火毒太重，今日犹宜解毒。

暹罗犀角六钱　羚羊角三钱　紫草三钱　连翘三钱　苦桔梗六钱　白芷一钱　丹皮三钱　谷精草三钱　炒楂肉二钱　全归二钱　永黄连一钱　天虫三钱　桃仁一钱五分　人中黄三钱

用银花五钱、紫花地丁五钱，煎汤带水。

初六日　五天半，渐有起色，但险症变幻不一，时刻小心为要。今日仍宜活血提顶，微加托里。

犀角三钱　生绵芪三钱　紫草三钱　银花三钱　谷精草三钱　白芷二钱　连翘三钱　全归土炒，三钱　皂针一钱　红花三分　炙甘草一钱五分　鸡冠血每一酒杯药加三小匙

初七日　六天半，时疠已退，气血用事，头面清浆三四，周身亮壳，非重用温托不可。看守不懈，不致破损，可望成功。

生绵芪八钱　党参三钱　炙甘草三钱　白归身三钱　紫草二钱　燕窝根五钱　广木香一钱五分　白芷二钱　鸡冠血每杯酒冲三小匙

十二时服二帖。

初八日　七天半，浆未及半，咬牙寒战，灰白塌陷，非陈文中大异功散不可。

绵芪八钱　茯苓块二钱　白芷三钱　人参一钱五分　焦於术三钱　广皮一钱五分　桂心一钱五分　广木香二钱　糯米一撮　归身四钱　炙甘草三钱

公鸡煎汤。

初九日　八天半，昨用大异功法，咬牙寒战已去大半，但浆犹未足。用异功合参归鹿茸法。

绵黄芪一两　人参三钱　诃子肉二钱　黄毛鹿茸片五钱　肉桂去粗皮，二钱　煨肉果二钱　茯苓块三钱　全归三钱　广皮炭二钱　焦於术三钱　白芷二钱　炙甘草一钱五分　广木香二钱

浓煎。

初十日　九天半，咬牙寒战已去十分之九，但身上清浆，腿足未灌，泄泻频仍。翁仲仁有泄泻安宁土虚少毒之论。今日犹宜峻补，如泄泻不止，再加涩肠。

绵黄芪一两　人参三钱　诃子肉煨，三钱　生鹿茸酒另煎，五钱　厚朴二钱　广木香一钱五分　上肉桂二钱　白芷二钱　炙甘草二钱　煨肉果三钱　广皮一钱五分

十一日　十天半，用异功得效，但泄泻未止，肤痒浆薄，必有余毒。今日仍可补托一天，议于明日用实脾利水收痂法，俾不尽之热毒，从小便而去。

绵黄芪一两　人参二钱　广木香二钱　上肉桂一钱　诃子肉三钱　焦於术三钱　厚朴二钱　广皮炭二钱　茯苓块三钱　肉果煨，三钱　炙甘草一钱五分

十二日　十一天半，痂虽结而浆薄，泄泻。以实脾利水为法，仍兼涩肠。

炙黄芪五钱　人参八分　广木香二钱　生薏仁五钱　肉桂一钱　诃子肉三钱　焦於术三钱　厚朴二钱　广皮炭二钱　茯苓块三钱　肉果煨，三钱　炙甘草一钱五分

十三日　十二天，浆薄微嗽，痂痒便溏。仍当补气，兼与实脾。

生黄芪五钱　人参八分　诃子肉二钱　茯苓块五钱　肉果煨，一钱五分　广皮炭一钱　焦於术三钱　薏仁五钱　炙甘草三钱　广木香一钱　厚朴二钱

十四日　十三天，喉哑咳嗽而渴，肺中余毒宜清；便溏溺短，痘后脾虚宜实。

茯苓块三钱　银花炒，二钱　诃子肉煨，二钱　炒冬术三钱　连翘一钱五分　地骨皮二钱　苦桔梗三钱　厚朴一钱五分　五谷虫一钱　生薏仁五钱

己酉九月二十日　何女　五岁　险中逆痘三天，繁红扁阔成片不起，翁仲仁谓毒重壅遏，其形退缩；且烦躁肢冷，唇焦舌黄，溲短腹痛，痘顶先出者已焦。勉用双解法。

芥穗三钱　生大黄五钱　楂肉三钱　银花三钱　苦桔梗三钱　桃仁二钱　连翘二钱　牛蒡子三钱　薄荷一钱　全归三钱　猪尾膏三匙，入梅冰二分　生甘草一钱

二十一日　四天，鲜红扁阔，下后稍见起发，究不肥绽，何能起胀成浆？咳嗽痰多。且与清凉败毒，活血松肌，开提肺气。

犀角三钱　羚羊角三钱　紫草二钱，和猪尾膏　银花三钱　苦桔梗五钱　芥穗三钱　连翘三钱　牛蒡子三钱　归尾一钱　杏仁三钱　南楂炭五钱　甘草一钱

二十二日　五天，密布不齐，身热未退，扁阔瘪陷，形色滞暗，不能起胀，那得成浆？勉与清毒之中，兼活血提顶。

犀角三钱　羚羊角三角[①]　白芷二钱　银花三钱　苦桔梗三钱　紫草二钱　连翘三钱　牛蒡子三钱　皂针一钱　杏仁三钱　南楂肉二钱　天虫二钱　归须二钱　鸡冠血每杯冲四茶匙　甘草一钱

二十三日　六天，头面虽有行浆之势，究竟周身平陷，较昨日颜色略润耳。仍与清毒活血提顶，少加托里。

黄芪二钱　苦桔梗五钱　全归三钱　犀角三钱　牛蒡子三钱　天虫二钱　杏仁三钱　穿山甲一钱　紫草三钱　银花三钱　人中黄一钱　白芷二钱　连翘二钱　鸡冠血每杯冲四茶匙　皂针一钱五分

二十四日　七天，头面行浆，周身半塌空壳，用伍氏内托法。

绵黄芪八钱　洋参炒老黄色，一钱五分　炙甘草一钱五分　苦桔梗三钱　川芎一钱五分　燕窝根五钱　牛蒡子炒研细，三钱　紫草二钱　公鸡汤一茶杯　全当归三钱　白芷二钱　鸡冠血每杯冲三茶匙

二十五日　八天，头面浆足，周身平塌者已起，空壳者亦有行浆之势。翁仲仁谓喉哑声嘶，浆行饱满亦何妨！再咬牙在七日以后属气虚，况其食少乎？非阴虚也。

---

① 三角：原文如此。

洋参炒老黄色，一钱五分　苦桔梗五钱　白芷二钱　黄芪八钱　牛蒡子三钱　天虫三钱　象贝二钱　公丁香四分　鸡汤一茶杯　炙甘草一钱

二十六日　九天，浆已行及大半，但气虚作痒。看守勿懈，毋令破损为要。

绵黄芪一两二钱　洋参二钱　象贝母三钱　苦桔梗六钱　白芷三钱　广木香一钱　牛蒡子三钱　天虫三钱　炙甘草三钱　冬白术二钱

二十七日　十天，浆行已及十之七八，惟痰咳微痒，眼中出脓为可虑。

绵黄芪五钱　连翘一钱五分　谷精草一两　焦冬术三钱　桑叶一钱　生薏仁三钱　苦桔梗三钱　甘草一钱　土贝母三钱

二十八日　十一天，湿重，小便不利，胃寒咬牙。

生黄芪五钱　洋参一钱五分　谷精草三钱　茯苓块三钱　薏仁五钱　广皮炭一钱五分　焦冬术三钱　炙甘草三钱

二十九日　十二天，实脾利水，以收痂止嗽，加辛凉败毒以护目疾。

生黄芪二钱　银花炒，二钱　谷精草三钱　茯苓块三钱　连翘二钱　地骨皮二钱　生薏仁五钱　冬术炒，三钱　炙甘草一钱五分

十月初一日　十三天，湿行痂结者过半，气化痂落者过半，饮食甚好，目开无恙，已收全功。惟咳嗽减而未清，仍宜实脾利水，复以辛凉败毒。

茯苓块三钱　银花炒，一钱五分　地骨皮一钱　生薏仁三钱　连翘一钱五分　五谷虫一钱　炒冬术三钱　象贝一钱五分

某七官　痘粒分颗，原属纯正；但壳薄顶平无浆，间有二三陷者，且有灰色。明日七朝，气血用事，非峻补不可。一切辛窜走里者必不可不用，为其温中而托络也；其走表者断不可用，以其虚表而致痒塌也。再九日以后，须防咳嗽泄泻。

初十日　嵩女　五个月　相火用事，民病温，防发痘。先宜辛凉达表，切忌发汗。

银花二钱　苦桔梗二钱　薄荷五分　连翘二钱　牛蒡子二钱　甘草一钱　芥穗八分　杏仁粉二钱　芦根三把

十一日　险痘一天。

银花二钱　苦桔梗二钱　紫草一钱　连翘二钱　牛蒡子二钱　薄荷八分　芥穗一钱　归横须八分　甘草一钱　芦根一两

煎汤代水。

十二日　脾经险痘二天，色重粘连，船小载重，夜间烦躁。先以活血败毒。

南楂肉三钱　银花五钱　地丁三钱　苦桔梗二钱　连翘二钱　丹皮二钱　桃仁泥八分　犀角一钱　当归土炒，八分　人中黄一钱　红花三分　猪尾膏三小匙　白茅根一两

煎汤代水。

十三日 险痘三天，色重粘连，间有陷顶。宜凉血提顶。

犀角八分 羚羊角二钱 归须八分 连翘二钱 细生地一钱五分 红花五分 银花一钱五分 苦桔梗一钱 甘草八分 丹皮二钱 白茅根三钱 芦根三把

十四日 险痘四天，形色俱有起色，但顶平便溏耳，将就可望有成。

生黄芪三钱 洋参炒，一钱 白茅根三钱 茯苓块三钱 银花炒，二钱 炙甘草一钱五分 白术炭二钱 白芷一钱 鸡冠血三小匙 穿山甲炒，一钱 皂针八分

公鸡汤煎药。

十五日 五天，即于前方内去银花、鸡冠血，加广皮一钱。

十六日 六天，虽然行浆，但不可色灰便溏。

绵黄芪三钱 洋参姜炒，二钱 广木香一钱 茯苓块三钱 肉果煨，一钱五分 诃子肉一钱 焦於术一钱五分 甘草炙，二钱 广皮炭一钱

十七日 七天，业已回浆，十分全功；但便溏湿重，仍有意外之虞。法宜实脾利水。

茯苓块三钱 洋参姜炒，一钱 诃子肉一钱 焦於术三钱 薏仁三钱 广皮炭八分 广木香一钱 肉果煨，一钱 炙甘草一钱五分

癸亥十一月初十日 嵩女 三岁

芥穗一钱五分 苦桔梗二钱 防风一钱 杏仁一钱 藿香叶八分 桑叶一钱 薄荷八分 生甘草一钱 芦根二把 连翘二钱

十一日 重险痘一天，热一日而见点，阳明络现，粘连成片，汗多便溏，气虚毒重，九朝痒塌难防，勉与摆毒松肌。

连翘三钱 苦桔梗三钱 归尾八分 桑叶三钱 牛蒡子研，八钱 芦根五钱 丹皮二钱 猪尾膏三匙，入冰片二厘 银花五钱 甘草一钱 紫花地丁五钱，与银花先煎代水。

十二日 出不爽快。按未三岁之儿，九日限期，时刻有违限之虑。即于前方内加白茅根五钱，暹罗犀角一钱。

十三日 重险痘三天，面貌繁红，壳薄顶陷根松，粘连成片，身上色淡不起，小便清，大便多而稀，头温足冷，应作气虚不能送毒外出看，总之九朝塌痒之症。勉与活血提顶，而兼补气。

洋参一钱 生绵芪三钱 白芷二钱 犀角一钱 穿山甲一钱 红花一钱 连翘二钱 生甘草一钱 皂针一钱 归尾一钱五分 猪尾膏三匙，入冰片二厘

十四日 重险痘四天，较昨日稍好，然不能起胀，焉得成浆？塌陷之症，勉与提顶。

犀角二钱 生黄芪五钱 白芷二钱 杏仁二钱 苦桔梗二钱 红花一钱 银花二钱 穿山甲一钱 皂针一钱 薄荷八分 鸡冠血五匙 甘草一钱

十五日 重险痘五天，较昨日略好，究竟不能起胀，面红身色灰白，头温足冷。虚寒之极，勉用辛温而甘者助其元阳。

生绵芪五钱　洋参二钱　穿山甲二钱　焦白术一钱五分　半夏一钱五分　藏红花一钱五分　广木香一钱五分　白芷二钱　公丁香五分　煨肉果八分　桑蚕生捣，冲，一条　炙甘草一钱五分

浓煎如膏。

十六日　六天，虚寒凉壳。急用峻补，以救万一。

生绵芪一两　洋参六钱　藏红花一钱五分　茯苓块三钱　鹿茸五钱　穿山甲三钱　焦於术四钱　归身土炒，三钱　广皮炭二钱　广木香三钱　白芷三钱　炙甘草三钱　煨肉果一钱五分

老公鸡汤煎如膏。

十七日　七天，壳薄无浆，便溏，气血两虚。用陈文中法。

生绵芪一两　洋参姜炒，三钱　煨诃子二钱　鹿茸尖酒炒，六钱　猺桂去皮净，八分　公丁香八分　焦於术二钱　半夏一钱五分　广皮炭一钱五分　广木香煨，二钱　白芷二钱　炙甘草三钱　煨肉果二钱

公鸡汤煎如膏。

十八日　八天，咬牙泄泻，目开，壳薄无浆，皆系虚寒塌痒之象。急用陈文中大异功散法，惜无力用参耳。

党参五钱　熟附子一钱　茯苓三钱　洋参五钱　广木香三钱　白芷二钱　於术四钱　肉果霜三钱　广皮二钱　绵芪三钱　诃子肉三钱　炙甘草三钱　猺桂一钱五分　公丁香三钱

浓煎如膏，分七八次服。

十九日　九天，昨用陈文中大异功，仍然塌陷咬牙，浆水不得入口，然根盘未散，断不可弃而不治。议于前方内加肉果二钱，公丁香二钱，连服二帖。

二十日　十天，昨日此方连服二帖，头面业已行浆，下身仍然灰白塌陷。再用前方二帖。

二十一日　十一天，痘灰白色，浆不足必陷。仍服前方二帖。

二十二日　十二天，头面浆足，四肢空壳尚多。于前方内改肉桂为桂枝，再服二帖。

二十三日　十三天，仍须托里温中，白日服完，夜间再服半帖皆可。

二十四日　十四天，灰白咬牙泄泻，犹在险途。

生绵芪五钱　洋参五钱　公丁香六钱　肉果霜六钱　党参五钱　生薏仁五钱　茯苓块五钱　桂枝五钱　广木香五钱　于白术五钱　白芷三钱　炙甘草三钱　诃子肉三钱　广皮三钱

水九碗，浓煎如膏。

癸亥十二月初四日　徐　六岁　重险痘三天，骨立无肉，血枯而燥，干红色暗，粘连成片，皆隐在皮中，乃枭毒把持之故。勉与两解重法。若照常理立方，恐鞭长莫及。

紫花地丁一两　大黄半生，半用黄酒炒黑，四两　楂肉半生半炒，三两　暹罗犀角一两　桃仁半生半炒，四两　银花二两　红花三钱　青皮二两

加上上梅片三厘，研细，冲入汤药内　小猪尾血每次半酒杯

水八碗，煮成三碗。先服半碗，约二时再进，以舌苔退，痘起发为度。

初五日 重险痘四天，大下后，业已起发。不必再用沉降，议凉血提顶。

银花八钱 乌犀角八钱 羚羊角五钱 连翘五钱 紫花地丁五钱 人中黄三钱 白芷二钱 苦桔梗五钱 白茅根一两 皂针二钱

初六日 重险痘五天，大有起色，仍宜凉血活血，兼与败毒。

银花八钱 细生地八钱 紫花地丁五钱 连翘四钱 苦桔梗五钱 人中黄二钱 犀角五钱 羚羊角五钱 白茅根一两 白芷三钱

分四次服。

初七日 重险痘六天，虽然行浆，但火毒太重，不必用补，亦不可用补。犹宜凉血解毒，以为结痂之地。

细生地一两 银花八钱 苦桔梗五钱 乌犀角一两 连翘三钱 人中黄二钱 粉丹皮八钱 元参五钱 白茅根一两 紫花地丁六钱

初八日 七天，于前方内减犀角一半，加麦冬五钱。

初九日 八天，浆已满足，色已苍，胃已旺。议辛凉以助结痂之用。

银花三钱 白茅根五钱 麦冬不去心，五钱 连翘三钱 五谷虫一钱五分 甘草一钱五分

初十日 九天，四肢太热，非重用辛凉，其痂不结。

银花五钱 细生地三钱 元参五钱 连翘五钱 白茅根六钱 丹皮五钱 麦冬不去心，八钱 生甘草一钱五分 黄芩酒炒黑，一钱五分

十一日 十天，回浆甚缓，微咳，用辛凉少兼实脾。

细生地三钱 连翘三钱 粉丹皮三钱 生薏仁五钱 麦冬不去心，三钱 人中黄一钱五分 地骨皮一钱 黄芩一钱 白茅根三钱 冬桑叶一钱

十二日 十一天，仍服前方一帖。

十三日 十二天，再服前方一帖。

十五日 十四天，十分全功，惟败余毒而已。

仙人杖皮二钱 连翘三钱 五谷虫二钱 人中黄一钱五分 丹皮三钱 白茅根三钱

癸亥十二月十三日 吕女 重险痘二天，色重粘连成片，攒簇颇多。第一方以达外感、活血松肌为法。

薄荷一钱 牛蒡子三钱 当归一钱五分 芥穗二钱 南红花一钱 前胡一钱五分 半夏二钱 苦桔梗三钱 苏叶一钱 杏仁三钱 生甘草一钱

十四日 早 第二方以摆开枭毒为主。盖攒簇者必攻也，况色重乎？

生大黄一半生用，一半酒炒黑，一两 桃仁半生半炭，六钱 南山楂半生半炭，六钱 苦桔梗四钱 人中黄二钱 猪尾膏一小酒杯，研入上上梅冰五厘，每次冲三小匙 青皮四钱

申刻 重险痘三天早用必胜法，现在颜色已退，唇重色绛，抱鬓蒙头，腰中肾俞太

重，弄舌咂嘴，心火太重，恣议以凉重败毒。

次生地三钱　杏仁三钱　全归三钱　羚羊角三钱　犀角六钱　川连一钱　苦桔梗三钱　银花三钱　广皮一钱五分　牛蒡子二钱　连翘三钱　甘草一钱五分　猪尾膏每次三匙，研入冰片五厘

十五日　险中逆痘四天，气既虚而毒又重，色暗根松，瘪阔壳薄，头温足冷，抱鬓攒腰。下不可，补又不可，此其所以难也。勉与活血提顶。

苦桔梗六钱　犀角五钱　银花五钱　紫花地丁五钱　全归三钱　白芷三钱　穿山甲二钱　楂肉六钱　皂针三钱　人中黄三钱　丹皮五钱　红花一钱五分　猪尾膏研入冰片五厘，每次冲三小匙　夺命丹三粒

十六日　险中逆痘五天，较昨日虽有起色，究竟色滞而重，板着不行，二日不大便。皆系枭毒把持，恐不能行浆。若过此关，则不能再用沉降法。议必胜法。

桃仁生炒各半，一两　生大黄半生半酒炒，一两　红花一钱五分　楂肉炒，一两　苦桔梗六钱　甘草三钱　青皮六钱

十七日　险中逆痘六天，昨日复用必胜法，虽有起色，究竟头面不如周身之半。枭毒把持，阳亢可知。

紫花丁五钱　大黄酒炒黑，五钱　白芷三钱　苦桔梗五钱　犀角五钱　红花二钱　南楂炭三钱　银花五钱　皂针三钱　穿山甲炙，二钱　全归三钱　广皮二钱　人中黄三钱

十八日　险中逆痘七天，头面起发色鲜，周身色淡，逆者已顺。现有行浆之势，一以上浆为主。

党参五钱　生绵芪嘴豆大，一两　归身土炒，二钱　洋参姜炒，三钱　茯苓块三钱　防风三钱　桂枝五钱　炒广皮二钱　白芷三钱　於术三钱　炙甘草三钱

十九日　八天，照前方再服二帖。

二十日　九天，身上灰色，四肢尚空，大便频，仍寒战发痒，皆系虚象。急急用陈文中法，防其内陷。

党参三钱　茯苓块五钱　半夏三钱　洋参姜汁炒黄，三钱　肉果霜五钱　白芷三钱　於术土炒，五钱　诃子肉煨，五钱　广皮炒，二钱　官桂去粗皮，一钱　广木香三钱　甘草炙，三钱　附子熟，一钱　大枣肉二枚　生姜三片

咬牙加公丁香三钱。第二帖做极细末。

二十一日　将昨日第二帖之末药，每服三钱，约两三时辰做一服。

甲子正月十二日　吕男　二岁　状元痘，原不必服药；但现在半生半熟，泄泻唇色寒，犹恐遗毒损目。议温托法。

生绵芪三钱　党参二钱　诃子肉二钱　茯苓块三钱　白术一钱　生薏仁二钱　制半夏一钱　广皮一钱　炙甘草三钱

初六日　汪男　三岁　初报痘点，形即繁重，表虚脉滑，心热恣甚。谨防八九朝痒塌，且与辛凉解肌透毒。

银花五钱　苦桔梗五钱　丹皮三钱　连翘连心，二钱　牛蒡子三钱　全归一钱　薄荷三分　杏仁泥二钱

初七日　险痘一天，头面粘连，点现瘪阔，足凉，非纯然毒重，亦非纯然气虚。且与活血松肌摆毒，大凉大温皆在难施之例。

犀角镑，五钱　苦桔梗五钱　全归一钱五分　银花五钱　牛蒡子一钱　青皮二钱　连翘三钱　南楂炭三钱　甘草二钱　薄荷八分　猪尾膏三匙

外以胡荽酒洗足。

初八日　险痘二天半，但唇肿右颧肿，心脾之火甚也。足已温，痘苗稍大者即顶陷。

白茅根一两　犀角五钱　楂肉一钱五分　紫花丁五钱　银花五钱　红花八分　苦桔梗三钱　连翘三钱　广皮八分　牛蒡子二钱　全归二钱甘草一钱五分　猪尾膏三匙

按：白茅根禀燥金之体，感风木而花，藏胎内异于众草，生发最速。其性喜洁，故能化毒开清。其味甘凉，故能走肺胃而不伤肺胃之阴。本草称其主衄症，盖言其所然，而不言其所以然也。但此物性平和，不假以重权，不为功也。凡一切清窍病用之最良，而痘症中护眼护喉，走清道血分，为尤良也。

初九日　险痘三天半，两颧两眼肉肿，疮不肿，心脾之火太甚也。血无不活，故今日不加血药。

羚羊角五钱　元参五钱　细生地三钱　乌犀角五钱　银花五钱　紫花丁五钱　苦桔梗六钱　连翘三钱　白茅根一两　牛蒡子五钱　白芷二钱　生甘草一钱五分　谷精草三钱

初十日　重险痘四天半，额滞于颏，颏滞于身，此阳火有余之象。虽不必大下，仍以败毒为主，而提顶次之。

羚羊角五钱　犀角五钱　紫花丁五钱　次生地五钱　银花五钱　谷精草三钱　苦桔梗五钱　元参二钱　真山连一钱五分　牛蒡子二钱　黄芩三钱　生甘草二钱　白茅根一两

十二茶杯水，煮五杯，分十次服。

十一日　五天半，已有行浆之势，不必提顶托浆，但喉已声哑。趁此犹系外感用事之时，仍用昨日方开提肺气败毒，减其蒸腾炼毒之火，使归于和平，即行此阳火痘之浆法，所谓道无定体者此也。高明以为何如？

仍用昨日方一帖，限明日黎明服完。

十二日　六天半，面已有浆，四肢腰背皆空，五更大便两次，痛快而溏。今晚已入气血用事之关，须渐进补托，兼与清毒。

炙绵芪三钱　党参一钱五分　白茅根六钱　乌犀角三钱　银花三钱　苦桔梗一钱　冬白术二钱　白芷二钱　广皮炭一钱　茯苓块三钱

日入①后服。

十三日 七天半，头面浆已七八，腰背不足，四肢尚空。今日正是气血当令，已有痒态，必得扶其不及，多得一分浆，少得一分后患，此身小痘多之定法也。

生绵芪五钱 白术土炒黄，三钱 藏红花一钱 茯苓块三钱 党参三钱 广皮炭一钱五分 广木香一钱 白芷二钱 炙甘草一钱五分

十四日 晚足九天，于前方内去红花。

十五日 十天浆足色苍，形势圆绽，四肢陆续上浆，皮肤扪之平和，不冷亦不过热，脉洪数有力，合观皆情理之正。其不食畏缩，皆痛象也。痘多浆亦多，炼气血而成浆。痛亦情理之正，断非陷症。议补气以胜痛，活络以定痛法，似不歧于路矣。

人参五分 生绵芪三钱 红花四分 冬术三钱 熟绵芪三钱 厚朴六分 乳香八分 茯苓块三钱 广皮一钱 没药八分 广木香一钱 甘草炙，三钱 白芷二钱

十六日 十一天，大势已有成功之象，犹须防其泄泻作痒。

茯苓块三钱 洋参炒黄，一钱 广木香煨，八分 炒冬术二钱 党参二钱 炙甘草一钱五分 焦白芍二钱 广皮炒半黑，一钱

十七日 十二天，小便长，大便滞。暂与宣化肠胃。

茯苓块三钱 党参一钱五分 五谷虫三钱 谷精草三钱 厚朴一钱

十八日 十三天，痘后肺液受伤，渴而咳。

沙参三钱 地骨皮三钱 象贝一钱五分 麦冬三钱 白茅根六钱 苇根三钱

二十六日 某男 风温发热三天，耳冷尻冷，已有微点，谨防天花。法宜辛凉解肌，芳香透络。最忌三阳表药多汗，致成痒塌。

银花三钱 苦桔梗三钱 芥穗一钱五分 连翘三钱 牛蒡子炒，研，二钱 桑叶三钱 薄荷八分 白茅根三钱 甘草一钱

当日晚大泻水粪，加黄芩三钱，泻止。

二十七日 虚寒痘二朝，甫二日热退其半，神气安静，大便溏泄，布痘不多，亦属均称，但痘形扁阔根松，色亦过淡。观其皮色，脾经素有饮食伤损。议异功保元合法。

生绵芪三钱 人参一钱 广木香一钱五分 云苓块三钱 广皮二钱 炙甘草二钱 生於术二钱

二十八日 仍用前方。

初七日 十二朝，痘虽稀少，浆行薄弱，腰下尚未结痂，乘此机会，再用保元以助余浆。

云苓块三钱 人参一钱 炙甘草一钱五分 生薏仁三钱 绵芪三钱

① 日入：日落。

初八日 仍用前方。

补案，辛巳年述：癸酉初夏，余有涟水之游。长女甫二龄，于四月十一日见点，至二十五日已半月矣。余适回家，见其形势鼓立者半，顶陷者半，根抱者半，散者半，毫无汁浆。本系谢宝灵兄调治，因请同看。伊立一方，余视之曰：此方若上得起浆，甘受重罚；此方若上不起浆，亦受重罚。谢兄愕然曰：足下左右皆受罚，何故？余曰：今且不必明言，明日来视浆色。伊去后，余仍用其方，照方制二十帖，加燕窝十二两，此味亦原方所有，但加重耳。大公鸡一只重九斤，紫河车一具，并药共十余斤。先分九锅煎，去渣后，复并一锅煎，自早至暮，不敢草率，成浓膏得二碗许。令乃母饮半茶杯，小人饮半酒杯。二鼓时，其母因乳胀谓余曰：药甚灵，余无乳者已数日，今忽蓬蓬，岂非药力乎？余曰：可急令小儿吮之。彼曰：小儿不得寐者已数日，今方熟睡，可惊之乎？余曰：限期已紧，所以令汝服药，为以乳汁上浆也。今乳胀，可与之吃矣。因促之醒，痛吮一饱，少时又寐。漏下三鼓，清浆如露矣。未至四鼓，又令母女服药如前。四鼓未罢，浆如蜡色。五鼓以后，又如茶色浓厚，如及时之浆然。天明已十七朝矣。又延谢兄至，彼一视曰：奇哉！何因得此？余曰：用君原方。彼曰：只添得燕窝一味，何神至此？余曰：余昨云此方若上得起浆，甘受重罚者，先生于七八朝即用此方，彼时气血方壮，毫无汁浆，今以十五朝气血消耗，岂能上浆乎？余又谓此方不能上浆，亦受重罚者，以先生之方若错，小女早不活矣。因令伊执方之背面视之，伊见照方二十帖之文，又令视诸药渣，因谢曰：余实不能。

二十日 某女 十九朝，痘后便溏而频。久则脾肾两伤，补涩为稳。

真云苓五钱 白术土炒，三钱 肉果霜三钱 生薏仁五钱 半夏一钱 诃子肉三钱

二十四日 实脾利水之中，兼化清气。

云苓五钱 生薏仁五钱 晚蚕沙三钱 於术土炒，三钱 地骨皮三钱 五谷虫三钱 蝉蜕去头足，七枚 炙甘草一钱五分

初一日 三十天，痘后余毒肿溃，补托之中，加以败毒。

人参一钱 生薏仁五钱 黄芪三钱 於术三钱 五谷虫三钱 银花三钱 云苓三钱

初四日 痘后余毒肿溃，稍加银花，大便即溏。议于前方去银花，加肉果、诃子。

茯苓块三钱 人参一钱 广木香一钱 生薏仁五钱 於术三钱 五谷虫二钱 肉果霜一钱五分 黄芪三钱 炙甘草一钱五分 诃子肉炒，三钱

初七日 三十六天，痘毒溃烂，应照溃疡例，即用痘科门中之保元合异功法。

人参一钱 生薏仁三钱 於术二钱 云苓五钱 炙甘草二钱 广皮一钱 绵芪五钱

初八日 伤食暮热呕吐，痘后太饱之故。与止渴消食，其热自止，调理饮食要紧。

茯苓三钱 地骨皮三钱 薏仁三钱 半夏二钱 炒广皮一钱 神曲一钱五分

二十日　某男　风木司天之年，又当风木可令之候，风木内含相火，时有痘疹。无论但受风温，身热而不发痘，或因风温而竟发痘，或发斑疹，皆忌辛温表药，惟与辛凉解肌透络为稳。此时医所不知。盖风淫所胜，治以辛凉，佐以苦甘，《内经》之正法也。

银花三钱　苦桔梗三钱　薄荷八分，汗多不用　连翘一钱　牛蒡子三钱五分　桑叶三钱　芥穗一钱　鲜芦根五钱　甘草一钱

二帖。此方治痘初起，多能化少，凉络而易出，见点亦服此。

二十一日　申刻　险兼逆痘二天，痘色艳红，唇赤舌赤，见点繁琐，三五成群，毒参阳位。勉与凉血摆毒。

石膏生末，一两八钱　生大黄炒黑，三钱　地丁紫花，三钱　犀角五钱　苦桔梗三钱　桃仁三钱　银花五钱　人中黄三钱　地龙三钱　连翘三钱　白茅根三钱　丹皮三钱

此案为抄录者失去十四帖，大意以犀角地黄汤加连翘、银花、白茅根、细生地等，一味凉血收功，至十五朝犹用犀角，十六朝以辛凉清余热一方，服至二十一朝。

乙酉六月二十二日　十二姑　九岁　暑伤两太阴，身热而呕，舌白滑。

云苓皮四钱　连翘三钱　藿香叶二钱　生薏仁三钱　银花三钱　白蔻仁一钱　制半夏三钱　杏仁三钱　黄芩炭三钱

二十三日　痘三天，顶平根松色暗，夹虚夹毒之症。与活血提顶败毒，扶到七天，方好补托。

苦梗三钱　牛蒡子二钱　白芷三钱　防风三钱　紫花丁三钱　红花二钱　连翘三钱　人中黄一钱五分　全归二钱　银花三钱　紫草茸一钱　楂炭二钱

廿四日　痘四天，顶平根松色暗，便闭不食。昨用活血败毒宣络，今夜已见大便，热退能食，头面已有起胀之势，前后心续出盈千，皆根泛顶平暗滞，稍大者顶即陷。应照虚寒例治，与宣气活络提顶，不得过用败毒清里，致令便溏内陷。

当归土炒，二钱　顶高藏红花二钱　楂炭二钱　防风二钱　广木香一钱　蘑菰一钱　银花炒，三钱　穿山甲炒，一钱　甘草炙，五分　白芷三钱　广皮炭二钱

二十五日　痘五天，顶平带陷，根松色暗。昨日即照虚寒例治，而用温煦芳香；今日口并不渴，而舌苔白厚。盛暑之际，尚兼足太阴之暑湿症。七日以前外感用事，必视其在何脏腑而清之，以为七日以后上浆之地。

茯苓皮三钱　当归土炒，三钱　六一散三钱　生薏仁三钱　银花四钱　藏红花二钱　广木香一钱　防风三钱　广皮炭二钱　白豆蔻一钱　白芷三钱

煮四小杯，分四次服。

二十六日　痘六天，顶平多陷，根松色暗，头面色已华，前后心尚多陷而暗，身痛口不渴。与活血提顶，令其易于上浆。

当归三钱，土炒　生绵芪五钱　上上红花二钱　银花五钱　穿山甲三钱　白芷三钱　乳香二钱

广木香二钱　广皮三钱　没药二钱　鸡冠血每杯点三匙　甘草炙，三钱

公鸡汤煎煮三杯，分三次服。

二十七日　七朝已有行浆之势，平顶陷顶尚多，加补托以助之。

二十八日　痘八天，头面行浆已有七成，臂次于手，足次于胸，顺也。胸以下陷顶多，面色灰。仍须温煦以助行浆之势。

绵芪八钱　高丽参三钱　白芷三钱　防风三钱　茯苓块三钱　红花二钱　当归土炒，三钱　广木香三钱　甘草炙，一钱五分　广皮三钱

二十九日　痘九天，正在行浆之际，便频眼开，即是虚象。粘连之处颜色即灰，非虚而何？急急补托，而兼温煦为要。

人参三钱　炙绵芪一两　白芷二钱　於术炒，三钱　肉果霜三钱　广皮三钱　茯苓三钱　广木香二钱　甘草炙，三钱　防风三钱

七月初一日　十天，虽已结痂，浆未十分满足，尚有正行浆之处。仍用前方再为补托，明日再与收痂未迟。

初二日　十一天，痘已结痂，浆未十分满足之故，皆因连日便频，受暑积滞而成痢疾。先拟温下其积。今视四肢鼓立、胸前全陷，并非正结，恐一进沉降，并四肢而亦陷矣。前方系必不可不用之药，兹且暂停。勉与实脾利水以结痂，少加化积，俟十四朝之后，痘势收场，如积滞未化，再与下法。

生薏仁五钱　茯苓连皮，五钱　黄芩炭一钱五分　焦白芍二钱　槟榔二钱　真山连姜炒枯，一钱　益智仁二钱　神曲炒，三钱　广皮炭三钱　南楂炭三钱

初三日　痘十二天，仍服前方。

初四日　痘十三天，业已结痂，原可妥当收功，不意盛暑流行之际，食物不化，致成欲便先痛、便后痛减、里急后重之痢疾。法当温下，假使畏缩不前，掩延日久，必无好音。莫若乘此邪气初聚之时，急夺其邪，冀邪去正存，方收拾一切未完也。

生大黄半生，半酒炒半黑，五钱　白芍三钱　炒黄芪三钱　熟附子二钱　槟榔三钱　小枳实三钱　赤瑶[1]桂一钱五分　神曲四钱　广皮炭三钱　真山连二钱，炒　楂炭三钱

煮成三杯，先服一杯，候一二时，俟其再便腹不痛，即勿服。腹仍痛，再服第二杯，三杯亦如之。

初五日　痘十四天，四肢结痂十有其五。昨日服药后腹痛愈甚，便中粪多积少，日夜共七八次。今用前方减附子一钱，瑶桂二分，服后巳刻至未刻便红积一次，腹中仍痛，粪色如赭。后二杯即加赤瑶桂八分，约服一杯半，腹痛即便红积，仍有粪色黄。夜半服第三杯，丑、寅时连便两次，粪色仍赭，微有红积，腹仍微痛。

初六日　痘十五天，膝下至足趾痂尚未结全，巳刻便一次，燥粪黄色兼赭色，溏粪

① 瑶：原作“猺”，据文义改。下同。

微带红积，腹不痛，午刻服下第一杯，至亥刻便一次，粪色黄，丑刻便一次，无积粪黄。

高丽参三钱　白芍炒，三钱　黄芩炭一钱五分　云苓皮五钱　槟榔二钱　赤桂心一钱五分　生薏仁五钱　山连姜炒，一钱　广皮炭三钱　南楂炭二钱　神曲炒，三钱　炙甘草一钱

初七日　痘十六天，痂已结齐，痢已痊，可不必服药。目带微肿，谷精草泡茶饮之。

初八日　青睛有云翳，速清胆络之热毒。

谷精草四钱　连翘三钱　青葙子三钱　茶菊花三钱　桑叶三钱

初九日　痘浆未足，毒流胆络，故青睛白翳，又感时令燥气化火，故白睛起太阴睛疮。考古治法以六味丸作汤，改茯苓为君，再加清胆络之热毒以退翳。

茯苓四钱　谷精草三钱　萸肉一钱五分　生地二钱　茶菊花二钱　丹皮二钱　山药一钱五分　青葙子二钱　桑叶二钱　泽泻一钱五分

初十日　仍照前方服，内加银花五钱，连翘三钱，生甘草一钱五分，目内白翳稍退，烦躁常哭，因痘后血虚化燥故也。与甘麦大枣汤主之。

甘草生，一钱五分　小麦七合　大枣五枚

煮粥服之。

十一日　因疮痛而哭，目内白翳仍有，身上起大小疮十数粒，复生细痘，在旧痂窝内，痘浆未足，流毒成疮故也。仍服初九日方。

十二日　目内白翳退，太阳睛疮仍在，疮未见消落。原方再服。

十三日　目内太阴睛疮仍在，续出之疮痘未退。仍服原方，疮贴紫草膏如烂草炭。

十四日　服原方一帖。

十五日　未服药。

十六日　目内太阴睛疮稍退，仍有翳，身上疮痂已落者复生小疮，未落之处复有倒浆欲溃，总之流毒未清之故也。原方再服，目内翳以四蜕散治之。

四蜕散：主治目睛老翳。

人指蜕　蛇蜕　鸡蜕即凤凰衣　蝉蜕

每药一两，加顶高梅冰片一分。左眼右鼻闻，右眼左鼻闻，每闻少许，两月痊愈。

乙酉六月十五日　赵女　十岁　体坚痘少，原可不必服药，但愈少浆更不可不足，舌苔厚中黄边白。且与清毒一帖，明日再与托浆一帖。

苦桔梗一钱　连翘三钱　人中黄八分　牛蒡子一钱五分　银花三钱　鲜荷叶一角　全当归一钱五分

煮二小杯，分三次服。

十六日　于前方内加生绵芪四钱，白芷五钱，党参三钱，炙甘草一钱五分。

十七日　辛凉结痂，古之正法也；实脾利水，亦有湿者所宜施之。兹当暑月，舌苔厚而白，湿也；身热未尽退，热也。二法可合用。

银花三钱　茯苓块连皮，三钱　芦根三钱　连翘三钱　生薏仁三钱

福　一岁三天，布痘稀疏，苗头纯正。但色白皮薄之儿，顶平根松色淡，有壳薄无浆之虑。虽在初起，即用保元汤为当。

党参三钱　连翘二钱　红花三钱　绵芪生，三钱　银花炒，二钱　甘草炙，二钱　胡荽一根

服三帖。

五朝　气血两虚之症，色淡根松顶平，大便溏泄而频，痘不鼓立，焉得成浆？浆即清薄，痂必不厚，虽系顺症，有痘后坏目牙疳之虑。此等症举世轻忽之，及至坏证已现，必不可为，余见之屡矣。议陈氏木香散法，必得浆足结痂为要。

绵芪炙，五钱　高丽参三钱　广皮一钱五分　於术二钱　茯苓块二钱　甘草炙，二钱　白芷二钱　肉果霜三钱　生姜二片　木香一钱　诃子肉三钱　大枣去核，二枚

七朝　痘已成浆，兼有结痂，究竟未满足，大便仍溏。于前方内去高丽参、诃子、白芷，再服三帖收功。

二十九日　某　见点之初，神气昏冒。先开心包透络，继以辛凉达表，使其易出，再商后法。切忌发汗伤无辜之表。

紫雪丹二钱，分四次服，凉开水送，以神清为度。辛凉散七包，二时服一包。

初一日　头面色赤，而顶平根宽松，反不如腰以下鼓立。甫三日，小便浊，须兼分利，形体胖本系湿胎，应照毒搏论治。扶过六七朝以后，能用补托方妙。

茯苓皮四钱　猪苓三钱　白通草一钱　苦桔梗三钱　泽泻三钱　芥穗二钱　牛蒡子炒，研，一钱五分　连翘三钱　甘草一钱五分　紫花地丁二钱　银花五钱　芦根五钱　晚蚕沙二钱

医者，补偏救弊之谓也。三五日前见有何处偏胜，及时去之，以免七日以后纠缠。时人不知，以为此等方非治症也。初二日四天，色陷顶平根松，夜间烦躁，毒气未化，气分更虚，与化毒提顶。

连翘三钱　紫花地丁二钱　白芷三钱　银花三钱　苦桔梗三钱　甘草二钱　丹皮三钱　牛蒡子二钱　苇根五钱　防风二钱　白茅根三钱

煮两杯，分四次服。

初三日　五天，根已抱住，顶平皮薄。议于化毒之中，稍加安表。

苦桔梗三钱　绵芪生，三钱　防风二钱　牛蒡子炒，研，三钱　连翘三钱　白芷二钱　人中黄二钱　银花三钱　苇根五钱　白茅根三钱

初四日　六天，面色佳，惟顶间有平者，身上色淡，时有痒意。表虚皮薄之症，重与实表提顶。

洋参半炒，二钱　生绵芪六钱　白芷二钱　银花三钱　炙甘草三钱　芦根五钱　防风二钱

初五日　七天，面上稍有浑浆，余皆清而皮薄。急急内托为要。体胖湿多加苓、术，

预为收痂之地，又合小异功法。

人参三钱　生绵芪一两　广皮炒，三钱　於术三钱　云苓块三片　防风三钱　广木香煨，二钱　大枣去核，二枚　白芷三钱

初六日　仍用前方，加肉果霜二钱。

初七日　照前方再服一帖。

初八日　湿体虚痘十天，虽已回痂之期，但破损太多，仍然发痒。暂与护表实脾一帖，明朝再议。

生绵芪五钱　防风二钱　生薏仁三钱　茯苓块五钱　白芷二钱　广皮炭二钱　炒白术三钱

初八日　某　险兼逆痘六天，额颧攒聚，本系毒重，色白皮薄，痘顶下陷，头温足冷，根晕不红，气血两虚。先与提顶，将来能受陈文中法，方望成功。

人参一钱　煨肉果去净油，二钱　红花三钱　绵芪生，五钱　穿山甲二钱　广皮二钱　防风三钱　广木香一钱五分　甘草炙，二钱　白芷二钱

初九日　险兼逆痘七天，昨用陈氏温托法，今日稍有起色，但顶陷者尚多，已有损坏，亦且汗多不能满湛，焉能炼毒成浆？今日再以陈氏木香散法温中托络，毋使内陷痒塌，看守勿懈，不致再有破损，方可有望。

人参一钱五分　广木香三钱　白芷三钱　绵芪八钱　肉果霜二钱　半夏三钱　於术二钱　藏红花一钱五分　广皮二钱　防风三钱　公丁香一钱　甘草炙，三钱　归身二钱

再加公鸡冠血以提顶。

初十日　便溏而频，加诃子肉，余药加分量以助浆。自初十至十五日皆服此方，惟分量加重。

十六日　白痘十四朝，头面虽然浆足，两足尚在行浆，其势未能十分充满，犹然大便数，又有咳嗽。设大便不调，尚在险关。仍须补涩，兼充养已丧之气血，立方候裁。

人参七分　广木香二钱五分　诃子二钱五分　於术炒，三钱　肉果霜二钱五分　半夏一钱　云苓二钱　赤石脂二钱　广皮炒，二钱五分　薏仁五钱

二十二日　庆　十一岁　痘后余毒未清，又加温疠阳明发斑，口臭之极，唇肿而黑，目肿而闭，胃几烂矣！急救犹恐不及，况再缓乎？

元参一两　生石膏八两　知母二两　麦冬不去心，一两　乌犀角一两　丹皮一两　银花一两　人中黄五钱　一时许服一茶杯。

二十四日　得大效，原方再服一帖。匀二日。

二十六日　于原方内减元参为三钱，加射干五钱，黄芩五钱。

丙戌九月十四日　色　五岁　秋日燥气化火，现在君火客气司令，故有发痘之孩。

本有自汗，何可再以羌活发汗，致令表虚，身壮热，肢厥，舌黄赤，口渴，脉洪大而数，晚间微有谵语，大便结，皆火证也；皮色黄，痘之顶平根松，气虚苗也。先以辛凉松肌摆毒清热，扶过七日，能用补托方妙。

生石膏五钱　元参三钱　炒黄芪二钱　苦桔梗三钱　连翘三钱　全当归一钱五分　牛蒡子二钱　银花三钱　人中黄一钱五分　紫花地丁二钱

外紫雪丹六分，夜间服。

十五日　险痘三天半，尚未出齐，稍大者业已顶陷，其为气虚可知。虽不大便，未可沉降。与活血提顶摆毒。

次生地五钱　苦桔梗三钱　全归二钱　元参三钱　牛蒡子三钱　黄芩二钱　连翘三钱　紫草茸三钱　白芷二钱　银花三钱　人中黄一钱五分

煮三杯，分三次服。

十六日　险痘四天，头面颜色虽重，腿脚甚淡，顶陷者不少，大便已见，舌尖有红刺，而苔白柔润易退，谨防大便溏滑，梦语仍有，口仍渴。且与辛凉清上，芳香透络，使火毒及热邪从内达外。

苦桔梗三钱　连翘三钱　天虫二钱　皂角刺二钱　银花三钱　白芷三钱　白茅根三钱　杏仁二钱　黄芩一钱五分　人中黄二钱

煮三杯，分三次服。另和服《局方》至宝丹一丸。

十七日　五天，陷者稍起，色渐匀，寐少安，舌苔白腻，是中宫食滞未清；口仍渴，上焦之热未退。仍用前法，兼与和中。

杏仁三钱　苦桔梗三钱　白芷三钱　连翘半壳半心，三钱　藏红花一钱　黄芩二钱　丹皮三钱　南楂炭二钱　广皮一钱五分　皂针二钱　生甘草一钱五分

另服《局方》至宝丹一丸。

十八日　六天，身半以上清浆七八，惟退过半，颜色尚属适中，顶平便溏舌白，气虚有湿之征。今日宜轻与补托清上，仍不可少；中焦有滞，必须急急清理，能受补剂厚味方妙。

生绵芪三钱　於术二钱　炒神曲三钱　苦桔梗三钱　白芷三钱　广皮炭一钱五分　云苓块连皮，四钱　银花一钱五分　生甘草一钱五分　连翘心三钱　楂炭三钱

煮三杯，分三次服。

十九日　七日有奇，正气血用事之期，浆行尚不黝顸，头面颜色亦佳，身上与四肢微觉稍暗，四末微凉，大便溏，微呕，皆脾阳不足之象。今日疏补为宜，稍加香温托里。

生绵芪五钱　白芷三钱　高丽参二钱　云苓块五钱　楂炭二钱　广木香三钱　炒於术四钱　广皮三钱　肉果霜去净油，一钱五分　姜半夏三钱

煮三杯，分三次服。

二十日　八天半，浆不十分浓足，食少便溏，尚觉安静，周身有疼痛之象。气虚而

湿重，难于峻补，仍以补脾渗湿为主，稍加宣络定痛。仍须看守防护，不致再有损伤要紧。

生绵芪五钱　於术炒，三钱　肉果霜一钱五分　云苓块五钱　半夏三钱　广皮炭三钱　谷精草三钱　白芷二钱　炙甘草二钱　诃子肉煨，三钱

浓煎三小杯，分三四次服。

二十一日　九天，浆未满足，眼开太早，大便稀溏，有痘毒目疾之虞。喜胃开进食，仍宜补涩。

生绵芪六钱　人参三钱　肉果霜三钱　诃子肉煨，三钱　於术炒，三钱　广皮炭三钱　谷精草三钱　半夏三钱　炙甘草二钱　广木香二钱　白芷二钱

煮三杯，分三次服。

二十二日　浆未满足，即以收痂，气虚火欠，大便已止。且免收涩，与实脾为主。

云苓块五钱　人参一钱五分　谷精草三钱　炒於术四钱　半夏三钱　五谷虫三钱　生薏仁五钱　白芷二钱　广橘皮三钱　广木香三钱

煮三杯，分三次服。

二十三日　实脾，兼收余毒。

云苓块三钱　於术一钱五分　广木香一钱　生薏仁三钱　银花炒，三钱　黄芩炭一钱　谷精草三钱　归须一钱　五谷虫一钱五分

二十四日　气虚湿重之痘，甫经落痂，即作滞下，舌苔白滑，唇淡而宣浮，脾湿之象。与实脾利水之中，不用守药，加微苦兼入血分。

云苓块连皮，五钱　猪苓二钱　谷精草三钱　苍术炭一钱五分　白荷一钱五分　南楂炭三钱　广木香三钱　黄芩炒，二钱　五谷虫三钱　炒银花二钱　归须一钱五分　橘皮炭二钱　丹皮炭二钱

二十五日　便后仍有积垢兼血，脉与舌苔唇口较昨日皆佳，并喜眠食均好，神气亦清爽，痂落尚不艰难。一以实脾为主，兼败毒宣络。

猪苓三钱　茯苓块连皮，五钱　归须二钱　赤芍一钱五分　广木香三钱　桃仁一钱五分　黄芩二钱　南楂炭三钱　蝉蜕去头足，二钱　半夏打碎，一钱　五谷虫三钱　青皮二钱　银花炒，二钱　炒丹皮二钱

二十六日　便后垢腻兼血，脾与小肠寒湿，右脉仍大，好在眠食俱佳。与燥湿宣络。

灶中黄土二两，先煎代水　猪苓二钱　广木香三钱　云苓块五钱　归须一钱　川黄连姜汁拌炒，六分　苍术炭二钱　蝉蜕去头足，二钱　南楂炭二钱　桃仁一钱五分

二十七日　痘后余毒不安，大便中夹有血积红滞，小便白浊。与宣络清湿败毒，兼化浊中清气。

云苓皮五钱　猪苓二钱　黄芩一钱五分　苍术炭一钱　泽泻二钱　白芍一钱　晚蚕沙一钱五分　桃仁二钱　蝉蜕去头足，一钱五分　五谷虫一钱五分　银花炒，二钱　山连炒黑，八分　南楂炭二钱

煮两大茶杯，分三四次服。

廿八日 粪后瘀血未净，舌白滑苔，脉滑甚。

猪苓三钱 灶中黄土五钱 地榆炒炭，二钱 泽泻二钱 苍术炭二钱 归须二钱 半夏二钱 云苓皮三钱 蝉蜕去头足，二钱 丹皮二钱 黄芩炭一钱五分

煮三杯，分三次服。

二十九日 粪后之血已无，惟舌厚白苔，脉洪滑，小便白浊，湿气尚重。

云苓连皮，三钱 生薏仁三钱 黄芩炒，二钱 猪苓三钱 苍术炭一钱五分 归须一钱五分 泽泻三钱 晚蚕沙二钱 蝉蜕去头足，一钱 半夏一钱五分 五谷虫一钱五分

煮三杯，分三次服。

三十日 于前方内加灶中黄土五钱。

初一日 红未见，小便白浊，仍然脉洪大。

灶中黄土五钱 云苓皮三钱 猪苓二钱 飞净滑石三钱 晚蚕沙三钱 泽泻二钱 生薏苡仁三钱 五谷虫一钱五分 白通草一钱 南苍术炭一钱五分 黄柏炭一钱

煮三小杯，分三四次服。

九月二十八日 色女 六个月 周身湿毒，又加痘疮，舌苔黄厚，脉洪数之至，又赤烂风弦。甫经六月之孩，船小载重，恐难胜任，勉与辛凉解肌败毒。

连翘三钱 茯苓皮三钱 木通一钱 银花三钱 茶菊花一钱五分 桑叶一钱五分 苦梗一钱 人中黄八分 芦根三钱 泽泻一钱

煮两茶杯，每服半酒杯。

二十九日 险痘三天，湿毒已多，痘亦不少，舌苔黄厚满布。船小载重，恐难胜任。

银花三钱 紫花地丁三钱 冬桑叶三钱 连翘一钱五分 苦桔梗一钱五分 茶菊花二钱 黄芩一钱 牛蒡子一钱 人中黄一钱 丹皮二钱

煮两茶杯，每服半酒杯。服至明早令完。

三十日 于前方内加细生地二钱。

十月初一日 险痘四天，色太艳，血热也。眼未封，大者顶陷，气亦不旺，外有湿疮，余有原案。与犀角地黄汤法。

犀角一钱五分 细生地五钱 白芍炒，一钱五分 银花三钱 茶菊花二钱 黄芩八分 连翘二钱 炙甘草一钱 丹皮二钱

煮两茶杯，分四五次服。

初二日 险痘五天，未周岁之孩，只有七天限期，便要收攻。五天后半日，即系三岁以后之七日，忽尔泄泻七八次，大非所宜。急与补托透络。

云苓块三钱 泽泻一钱五分 肉果霜一钱五分 炒於术二钱 白芷一钱五分 广皮炭一钱 广木香一钱 木通八分

煮两茶杯，频频服，以泻止为度。

初三日 险痘六天，业已上浆，但因泄泻之后，顶平有发痒之象。急宜实表内托。

生绵芪五钱 半夏二钱 肉果霜一钱五分 云苓块连皮，三钱 防风二钱 广木香八分 炒於术二钱 白芷三钱

煮两茶杯，分四五次服。

初四日 险痘七天，浆未足而泄泻发痒，喉哑声嘶，必得泻止浆足方妙。

生绵芪五钱 於术炒，三钱 姜半夏三钱 茯苓块连皮，三钱 防风二钱 肉果霜一钱五分 苦桔梗三钱 白芷二钱 广皮炭二钱 广木香一钱五分

煮三杯，自服一半，乳母服一半。

初五日 八天，于前方内肉果霜加至二钱，仍服一帖。

初六日 九天，业已收痂，湿疮所生之痘，尚有余浆，大便仍多，犹有痒象。

生绵芪三钱 半夏三钱 肉果霜一钱 炒於术二钱 防风二钱 广木香一钱 云苓块三钱 白芷二钱 五谷虫二钱 苦桔梗二钱

煮两大杯，频频服。

初七日 十天，业已结痂，大便犹溏而频。与实脾利水法。

云苓块三钱 於术二钱 肉果霜去净油，一钱 谷精草三钱 薏仁五钱 五谷虫一钱五分 广木香一钱

煮两大杯，缓缓服。服至明日令完。

初八日 于前方内去半夏，减肉果霜四分。

初九日 十二天，大便溏。

谷精草三钱 云苓二钱 五谷虫一钱五分 肉果霜一钱 於术炒，二钱 广皮炭一钱五分 广木香一钱 蝉蜕去头、足，一钱

煮两杯，分二三次服。

初十日十三天痘前本湿疮，赤烂风弦。湿疮随痘已落，惟眼边赤烂虽较前势减而未愈，微有羞明之象。

云苓皮三钱 连翘不去心，一钱 草决明二钱 生薏仁三钱 银花一钱 冬桑叶一钱 谷精草二钱 泽泻二钱

十一日 十四天，于前方内加茶菊花一钱。

十二日 十五天，眼皮之肿较昨已消其半，眼亦能开，仍用辛凉，以清余热。

云苓皮三钱 连翘一钱五分 草决明二钱 生薏仁三钱 银花一钱五分 五谷虫一钱 谷精草二钱 桑叶一钱

煮二杯，分数次服。以肿消为度。

九月初二日 色 二岁 身热瘾疢，脉数自汗，耳冷脚冷唇冷，有风温欲痘之象。大便频仍，亦风邪也。辛甘化风为宜。

连翘一钱五分　苦桔梗一钱　丹皮五分　银花一钱五分　钩藤钩一钱　甘草生，五分　麦冬八分　茶菊花一钱

初三日　瘛疭之后，业已见点，泄泻呕恶太重，里症重于表症，脉滑甚。

连翘三钱　苦桔梗二钱　黄芩二钱　银花三钱　粉丹皮三钱　牡蛎五钱

煮两杯，频频服。

初四日　二天，根松色白，泄泻咳嗽，乳食有不化之形，初起之经表虽热，现在热已退，里虚可知。虽不敢峻补，亦不可再凉。

云苓块连皮，三钱　广木香一钱　藏红花二钱　於术炭三钱　当归须一钱　广皮炭一钱　姜半夏二钱　煮三杯，分三次服。

初五日　三天，色白根松皮薄之虚寒痘。昨日两天，即用两补气血。今日色稍红，泄泻咳嗽大减，但皮薄太甚。恐表虚痒塌，与昨日方内再加实表。

生绵芪三钱　防风二钱　藏红花二钱　茯苓块三钱　归身一钱五分　广木香一钱五分　於术炭三钱　广皮二钱　桂圆肉二钱　姜半夏二钱

初六日　四天，面色稍红，周身尚白。仍宜温托补血。

生绵芪五钱　半夏三钱　藏红花三钱　云苓块三钱　防风二钱　肉果霜一钱　焦於术二钱　白芷二钱　炒广皮一钱五分　广木香一钱五分　归身二钱　桂圆肉二钱

煮三杯，分四次服。

初七日　五天，下半已红，头面行浆。于前方内去红花，减肉果霜七分。

初八日　六天，浆已足，但皮薄易破，看守勿懈为要。

生绵芪三钱　半夏二钱　广木香一钱五分　茯苓块三钱　防风二钱　炙甘草五分　焦於术二钱

煮两小杯，分四次服。

初九日　七天，业已收痂，大便溏。与实脾利水，兼之补气。

焦於术二钱　云苓三钱　五谷虫一钱　广皮炭一钱　薏仁三钱

煮一大杯，分二次服。

初十日　八天，大便仍溏，与实脾利水，兼之化气。

云苓块三钱　薏仁三钱　五谷虫二钱　焦於术三钱　蝉蜕去头足，一钱　广皮炭一钱

切忌发物、生冷。

十一日　九天，于前方内加晚蚕沙三钱。

十二日　十天，实脾利水。

云苓块三钱　蝉蜕去头足，一钱　晚蚕沙一钱　焦於术二钱　通草七分　五谷虫一钱　生薏仁三钱

九月二十六日　奕　四岁　痘疮见点一日，面色青暗，阳部白，阴部红，额似轻而

白，颏甚重而红，兼之三五成群，游蚕、蠨窠①不少，实系逆症。勉与活血摆毒，松肌透络，令其易出再商。

紫花地丁二钱　连翘五钱　藏红花三钱　苦桔梗五钱　银花五钱　荆芥穗三钱　牛蒡子三钱　薄荷二钱　南楂炭三钱　桃仁泥三钱　归尾三钱　人中黄二钱

煮成三茶杯，和入猪尾膏，加入大梅冰片一分。每次服一黄酒杯，愈多愈妙。

二十七日　逆痘二天，阳部不发，阴部稍有起色。阳部之阳额也，见点若有若无；阳部之阴颏也，甚为显透，其为毒郁不发可知。周身根松皮薄扁阔色暗，其为气虚又可知矣。现当生发之际，舍摆毒活血松肌，皆外道也。扶过六天，至七天能用补托方妙。

紫花地丁三钱　银花五钱　荆芥穗三钱　苦桔梗三钱　白芷二钱　南楂炭三钱　南红花三钱　防风二钱　人中黄二钱　桃仁泥三钱　归须三钱

煮三杯，分四次服，仍和猪尾膏，加入梅片五厘。

二十八日　三天，逆痘有渐顺之机，夜卧安静，饮食尚可，是其佳处。但攒簇太多，顶平根松，扁阔不起。今日议减败毒，加以提顶，令其起胀，预护将来之虚。

连翘二钱　苦桔梗三钱　红花三钱　芥穗三钱　南楂炭三钱　川芎一钱　全归三钱　人中黄一钱五分

煮三杯，分四次服。仍和猪尾膏，频频服。

二十九日　四天，渐有起色，但根松顶平，扁阔太多，必得鼓立方妙。

银花五钱　苦桔梗三钱　红花三钱　连翘不去心，三钱　穿山甲炒，一钱五分　全归二钱　防风二钱　广木香八分　川芎八分　白芷三钱　人中黄二钱　广皮炒炭，一钱

煮三杯，分三次服。

三十日　五天，虽已起胀，究竟顶平根松，颜色灰白，水泡亦多，大便频而溏，口渴。且与提顶败毒。

银花五钱　苦桔梗三钱　南红花二钱　连翘三钱　穿山甲二钱　白芷三钱　防风二钱　人中黄二钱　广皮炒炭，一钱五分

煮三茶杯，频频缓服，服至明日子前令完。

十月初一日　六天，正在行浆之际，大便溏泄，睡卧安静，痘势虽未塌陷，较昨见改观，颜色虽未灰白，而暗淡根松顶陷，兼有皱纹，正合大虚少毒之象。急与木香散法，令泄止方妙。

生绵芪五钱　人参一钱　肉果霜去净油，三钱　云苓块五钱　防风三钱　诃子肉二钱　炒於术三钱　白芷三钱　广木香三钱　姜半夏三钱　广皮三钱　炙甘草三钱

浓煎三大茶杯，不时频服。

---

① 游蚕、蠨窠：游蚕，痘疹形状，"贯珠成条，其形如蚕"，故名。出现部位，身上者轻，头面者重。蠨窠，又作"蠨窝"。蠨，又称喜蛛。谓痘疹之形如蠨之窝，较"迭钱而更大"，为痘疹重症。迭钱，痘"圆圆如攒簇，绝不成点，（如）钱许之大"。

丁亥正月初四日　汪　七岁　痘三天，攒簇四五处，虽不过多，究竟毒遏，与摆毒松肌为妥。但痘形扁阔不耸，气虚之苗，扶过七朝，必须补托方好上浆。

紫花地丁二钱　银花五钱　南红花二钱　苦桔梗三钱　连翘三钱　生甘草一钱　牛蒡子三钱　芥穗二钱　猪尾膏三匙　南楂炭二钱　全归二钱

初五日　四天，痘已布齐，神气亦清，无烦躁之象，唇舌不绛，是其佳处。但额上色淡，与面颐四肢亦过淡，形势间有扁阔气虚之征。今日大便已行不干，火毒有限。辛凉只须轻用，七日后必须补托。

连翘三钱　苦桔梗三钱　川芎四钱　银花一钱五分　南红花三钱　全归二钱　芥穗一钱　生甘草一钱　天虫三钱

煮三小杯，分三次服。

初六日　五天，形间扁阔而色鲜明，已有起胀之势。惟足微冷，气虚之征。七朝必须补托，方可浆足。

连翘三钱　苦桔梗三钱　白芷二钱　银花三钱　南红花二钱　甘草二钱　防风二钱　炒广皮二钱

煮两杯，分二次服。明日如再便溏，可加广木香。

初七日　六天，于前方内银花、甘草俱减至一钱五分，连翘减至二钱，加广木香二钱。

初八日　七天，头面虽有行浆之势，但色稍暗而足冷，古谓头温足冷便作虚看。议温托法以助其浆。

人参一钱　生绵芪六钱　白芷二钱　桂枝五分　广木香二钱　广皮三钱　防风二钱　炙甘草一钱五分

煮三杯，分三次服。

初九日　八天，浆未足而大便溏，加宣络塞便，即于前方内加茯苓三钱，肉果霜二钱，诃子肉二钱，於术炒炭，一钱五分。

初十日　九天，头面业已回痂，腿足浆尚未足，虽温而不热。犹宜轻轻托之。

人参八分　生绵芪三钱　白芷一钱五分　於术炒，三钱　肉果霜一钱五分　广皮一钱五分　云苓三钱　广木香一钱　甘草炙，一钱　防风一钱

煮二小杯，分三次服。

十一日　十天，业已收痂，足温，大便干而唇赤。与辛凉助结痂，兼解余毒。

连翘三钱　五谷虫三钱　麦冬不去心，三钱　银花二钱　晚蚕沙二钱　甘草一钱　茯苓连皮，三钱

十二日　十一天，唇赤较昨已退，大便干，去茯苓。

戊子正月二十六日　汪　三岁　见点即多攒簇，热重可知。且与辛凉摆毒解肌，令其易出。如明日攒簇太多，再攻未迟。

紫花地丁三钱　连翘三钱　荆芥穗一钱五分　苦桔梗三钱　银花三钱　冬桑叶三钱　牛蒡子三钱　薄荷一钱　人中黄一钱　猪尾膏三匙，加梅冰片三厘

煮三小杯，分三次服。明日午前令完。

二十七日　二天，攒簇太多，必须摆毒松肌方妙。

紫花地丁一钱五分　连翘三钱　南楂肉炒，三钱　苦桔梗三钱　银花三钱　归横须二钱　牛蒡子三钱　芥穗二钱　人中黄一钱　猪尾膏三匙，加梅冰片四厘　芦根四钱

二十八日　三天，色重，大便干燥，小便短而白浊，湿重可知。不可用大黄。

细生地三钱　紫花地丁二钱　萆薢三钱　连翘三钱　苦桔梗三钱　丹皮三钱　银花三钱　牛蒡子三钱　全归一钱五分　元参二钱　人中黄一钱

煮三小杯，分三次服。

廿九日　四天，色艳，大便微溏，小便已长，顶未全起。于前方内去润下，稍加提顶。

细生地三钱　苦桔梗三钱　防风一钱　白芍炒，二钱　紫花地丁一钱五分　白芷一钱　连翘三钱　人中黄三钱　丹皮三钱　银花三钱

煮三小杯，分三四次服。

三十日　五天，大便溏，小便白浊。

连翘三钱　云苓块三钱　白芷二钱　银花一钱五分　广木香一钱五分　广皮炒，二钱　防风二钱　白茅根三钱

二月初一日　六天，大便稀溏，小便白浊。

云苓块三钱　泽泻三钱　生薏仁三钱　於术炭二钱　防风一钱五分　广皮炭二钱　广木香二钱　白芷一钱

煮二杯，分二次服。

初二日　七天，大便泄泻。于前方内去防风、白芷、泽泻，加肉果霜、诃子。

己丑十月二十二日　多　十个月　周岁以内，身热三日，时时恶寒，上令余火太甚。现在冬寒司令，本系寒热交加之际，于兹发痘，最为气分阻遏，身面隐隐有点，背腰尤显。先宜辛凉达表，使外感速清。

连翘一钱　苦桔梗一钱　橘红一钱　银花一钱五分　荆芥穗一钱五分　生姜三片　薄荷一钱　人中黄三分　芦根一钱

二十三日　二天，神识安静，头温足冷，大便稀溏，形势不振，似乎虚寒一边，但面上颜色较身上甚淡，未为无毒，气虚不能送之外出耳。总须顺此机括[1]，方为无虑。姑

① 机括：弩上发矢的机件。《庄子·齐物论》："其若发机括，其司是非之谓也。"成玄英疏："机，弩牙；括，箭括。"此处喻事物、病机的关键之处。

与开提肺气，使易充长。

苦桔梗一钱五分　银花一钱五分　归尾一钱　荆芥穗一钱　天虫二钱　红花一钱　人中黄五分　蝉蜕去头足，一钱　白芷一钱　鸡冠血冲，三小匙

二十四日　重险痘三天，两腮攒簇，面色淡于身，即系毒参阳位。身太小，形太弱，既气虚而又毒重，此其所以棘手也。且与活血凉血，败毒摆毒，令其易出再商。

紫花地丁二钱　连翘二钱　当归尾三钱　苦桔梗二钱　银花二钱　荆芥穗一钱　牛蒡子一钱　犀角一钱五分　南红花一钱　猪尾膏一大酒杯，加冰片五厘　丹皮一钱　人中黄一钱

二十五日　重险痘四天，按痘四日当齐，兹头面与身较昨日颇长，但色太重，足心尚未见点，为可虑耳！舌苔老黄，毒不为不重。犹宜败毒凉血。

紫花地丁二钱　犀角一钱五分　归横须一钱　苦桔梗二钱　连翘二钱　南红花一钱五分　荆芥穗一钱五分　银花二钱　人中黄一钱　猪尾膏一大酒杯，加生麝香三厘　丹皮一钱五分　广皮炭二钱

二十六日　五天，色渐淡，神清，大便溏。

於术炒，一钱　云苓块一钱　白芷一钱　防风一钱　广木香一钱五分　广皮二钱　川芎七分　高丽参八分

煮一大茶杯，分三次服。

二十七日　六天，色淡便频。与异功法。

云苓块一钱　人参一钱　肉果霜一钱　炒於术一钱　白芷一钱　广橘皮一钱　姜半夏一钱　防风八分　炙甘草五分　广木香一钱　生姜二片　黑大枣去核，一枚　诃子肉八分

煮一大茶杯，分三次服。

二十八日　七天，正届行浆之际，不宜四肢俱冷，急宜温补。

云苓块一钱五分　人参一钱　诃子肉一钱　炒於术一钱　白芷一钱　肉果霜一钱五分　姜半夏一钱五分　防风一钱　公丁香五分　广木香一钱　广皮一钱五分　炙甘草八分

浓煎一大茶杯，分四次服。

二十九日　八天，色白皮薄之孩，两太阴必虚，易于泄泻，当与实脾。

云苓块一钱五分　人参一钱　广木香一钱　炒於术一钱　广皮一钱五分　炙甘草八分

煮一大茶杯，分三四次服。

己丑十月十一日　舒　六岁　喜痘三天，形小密碎。此毒火过甚，以归宗法主之。然余素不谙此科，仍须高明。

大黄一钱五分　生栀子二钱　厚朴一钱　生地三钱　小枳实一钱　知母一钱五分　麦冬三钱　炙甘草一钱　芦根三把　元参二钱

煮一杯，分两次服。此方文先生所定。

十二日　四天，蠕窠游蚕，是毒重也；足冷顶平，扁阔无轮，腹痛，是气虚也。既

毒重而又气虚，两难兼顾，勉与败毒松肌活血。

连翘三钱　紫花地丁三钱　南楂炒炭，三钱　银花三钱　苦桔梗三钱　全归三钱　白芷二钱　大力子二钱　广皮三钱　红花三钱　人中黄一钱五分　芦根三钱　皂针一钱五分　猪尾膏一酒杯，加入麝香五厘，研细

十三日　五天，气虚毒重之痘，昨与活血败毒松肌，今日大有起色，两足已温，血色已活，梦语似谵语，包络中之热也。以紫雪丹清之。

苦桔梗三钱　紫花地丁三钱　白芷二钱　银花五钱　大力子三钱　南楂二钱　连翘三钱　人中黄三钱　芦根五钱　防风二钱

外紫雪丹一钱，分二次，温开水送。

十四日　六天，毒已渐化，梦语已除。大凉大热之品皆在所忌。于和中安表之中，稍加托浆。

银花三钱　生绵芪三钱　广皮三钱　防风三钱　姜半夏二钱　甘草一钱　白芷二钱　苦桔梗二钱　芦根二钱

煮两杯，分三次服。

十五日　七天，痘已放肥，浆清色淡。须与渐次补托，必得浆浓满足方妙。

半夏三钱　生绵芪四钱　白芷三钱　全归三钱　益智仁一钱五分　红花一钱　防风三钱　炙甘草二钱　广皮三钱

煮三杯，分三四次服。

十六日　八天，业已行浆，但空壳居多，根犹有不红者。稍用温托。

防风二钱　生绵芪五钱　神曲炒，三钱　白芷二钱　姜半夏三钱　广皮三钱　青皮二钱　炙甘草三钱　芦根三钱

十七日　九天，浆有渐足之势。仍宜助浆，盖未足九天，犹有空处也。

生绵芪五钱　姜半夏三钱　白芷二钱　防风二钱　焦神曲三钱　广皮二钱　青皮二钱　炙甘草三钱　糯米二钱

十八日　十天，此方缺。

十九日　十一天，业已收痂。与辛凉化毒，兼清湿热。

银花三钱　生薏仁四钱　甘草一钱　连翘二钱　谷精草三钱　芦根三钱　麦冬不去心，三钱　五谷虫三钱

己丑十月二十七日　明女　四岁　重险痘两天，攒簇细碎顶平，谵语色淡。既毒重而又气虚，且与摆毒松肌。

苦桔梗三钱　连翘三钱　红花三钱　南楂炭五钱　银花三钱　杏仁二钱　牛蒡子三钱　薄荷三钱　全归二钱　人中黄一钱五分　芦根三钱　猪尾膏一酒杯，加入麝香六厘，研细冲

煮三杯，分四次服。外紫雪丹二钱，分四包，每包五分。今日分服两包，明日再服

两包。

廿八日　重险痘三天，大便闭，毒遏不发，与必胜汤法。余有原案。

生大黄酒炒半黑，五钱　银花五钱　南红花三钱　紫花地丁五钱　元参三钱　苦桔梗三钱　南山楂五钱　归尾二钱　牛蒡子二钱　桃仁泥三钱　天虫二钱　人中黄一钱五分　猪尾膏一酒杯，加入麝香六厘，研细，冲

煮四大茶杯，分五六次服，服至明日午刻令完。

二十九日　重险痘四天，昨用大黄五钱，大便未通，并小便全无，唇肿渴甚。仍用必胜法，两解气血之毒。余有原案。

生石膏四两，先煎代水　元参五钱　桃仁泥三钱　生大黄酒炒半黑，一两　银花五钱　苦桔梗三钱　紫花地丁五钱　归尾三钱　牛蒡子三钱　猪尾膏一酒杯，加入麝香六厘，研细　天虫三钱　人中黄二钱

煮四茶杯，分四次服。

十一月初一日　重险痘五天，昨日用大黄、石膏，大便已畅，周一昼夜，小便止一次。呛咳，肺气之热可知。形色较昨日颇觉起发，头面已有行浆之势。仍宜败毒凉肺护喉，兼之提顶。

元参五钱　生石膏二两，先煎代水　黄芩三钱　银花五钱　紫花地丁三钱　红花二钱　苦梗三钱　牛蒡子三钱　白芍二钱　防风二钱　人中黄二钱　皂针一钱　天虫二钱

煮三大茶杯，分三次服。

初二日　六天，业已行浆，头面脊背甚可，四肢平顶，稍觉灰白，似当补托。但痘太多，毒太重，身太热，且与清毒护喉。明日七朝，再托未迟，寒凉似不可重耳。

细生地三钱　苦桔梗三钱　银花三钱　元参三钱　藏红花三钱　皂针三钱　防风三钱　牛蒡子三钱　白芷三钱　天虫三钱　人中黄二钱　黄芩二钱

初三日　七天，浆行五六，肠鸣下气，恐有泄泻之患。急宜温托。

人参一钱　云苓块三钱　广皮二钱　黄芪炙，六钱　姜半夏三钱　甘草炙，二钱　於术三钱　肉果霜三钱　生姜三片　白芷三钱　诃子肉三钱　大枣去核，二枚　防风二钱　广木香三钱

煮四杯，烤三杯，分四五次服。

初四日　八天，浆行至足，颜色鲜明饱绽，可以成功。再照前方一帖，分八九两朝浓煎缓缓服。

初六日　十天，业已结痂，惟脚肿。与实脾利水法。

云苓块连皮，三钱　银花五钱　谷精草四钱　于白术一钱五分　连翘三钱　五谷虫三钱　生薏仁五钱

煮三杯，分三次服。

初七日　痘十一天，仍用前方再服一帖。

己丑十月二十九日　富使女　十二岁　痘因温毒而发，喉痛身热，鼻衄呕恶，苗出扁阔根松，多不可解。勉与先清温毒。

生大黄酒炒半黑，六钱　苦桔梗五钱　芥穗三钱　连翘三钱　牛蒡子五钱　丹皮三钱　银花三钱　人中黄三钱　射干三钱　元参五钱　侧柏炭三钱　天虫三钱　薄荷三钱　白茅根五钱　马勃一钱五分

煮六杯，分六次服。服至明日午刻令完。

十一月初一日　重险痘二天，苗暗紫而根扁阔。昨用大黄六钱，仍然大渴便闭。先以败毒通腑凉血立法。

生石膏四两，先煎代水　银花五钱　荆芥穗五钱　生大黄酒炒半黑，一两　桃仁五钱　紫草茸三钱　苦桔梗五钱　归尾三钱　人中黄二钱　紫花地丁五钱　射干三钱　白茅根三钱　牛蒡子五钱

煮五大茶杯，分五次服。

初二日　重险痘三天，大便已见，喉痛甚。急清温毒。

紫花地丁五钱　银花五钱　射干三钱　苦桔梗五钱　元参五钱　天虫三钱　牛蒡子五钱　归尾五钱　蝉蜕去头足，二钱　人中黄五钱　芥穗三钱　马勃一钱　白茅根三钱

煮五杯，分五次服。

初三日　重险痘四天，顶平根松色重，喉痛。且与败毒提顶。

银花五钱　紫花地丁五钱　天虫三钱　连翘三钱　穿山甲二钱　白芷三钱　苦梗三钱　牛蒡子三钱　皂针三钱　全归一钱五分　人中黄一钱

煮三杯，分三次服。

己丑十一月初一日　某男　色暗扁阔，形体太弱，气虚之症，以渴而烦躁，故且与松肌摆毒。

苦梗三钱　生石膏六钱　芥穗八分　连翘三钱　南楂炭一钱　红花八分　银花二钱　人中黄一钱　芦根三钱　知母炒，一钱

煮二小杯，分二次服。

初二日　重险痘二天，既气虚而又毒重，泄泻舌绛，烦躁汗多。勉与凉血摆毒，须避滑润。

生石膏一两　犀角三钱　凌霄花三钱　紫花地丁五钱　丹皮三钱　炒黄芩二钱　金银花五钱　连翘三钱　人中黄一钱五分　苦桔梗三钱　川连酒炒，一钱　白茅根三钱

初三日　重险痘三天，毒遏不发，正看似少，傍看甚多，身半以下甚显而赤，头面甚暗而平，即系毒参阳位，合之舌绛烦躁泄泻，势非轻浅。

紫花地丁五钱　银花五钱　凌霄花三钱　云苓皮三钱　犀角三钱　炒山连一钱　苦桔梗三钱　丹皮三钱　人中黄一钱五分　炒黄芩二钱　桑叶三钱　白茅根三钱

初四日　重险兼逆痘四天，毒参阳位。昨日大用凉血解毒，今日大有起色，头面颇

长，但攒簇太多，根松顶平。毒重气虚，虽当补托，然必清出地界，七日气血用事再商。舌绛不渴，邪归血分，故不用石膏，而加甘润。

紫花地丁五钱　犀角三钱　金银花五钱　细生地五钱　丹皮四钱　苦桔梗三钱　凌霄花三钱　麦冬不去心，三钱　人中黄二钱　猪尾膏一酒杯，加入麝香五厘，研细冲　桑叶三钱　白茅根三钱

初五日　重险痘五天，昨用凉血败毒甘润，今日津液颇回，痘亦充长，但平顶尚多，大便频溏。议于凉血摆毒之中，少加提顶理脾，去甘润，扶过明日至七朝，能用补托，可望有成。

苦梗三钱　紫花地丁三钱　丹皮三钱　银花三钱　云苓皮三钱　白芷二钱　犀角三钱　广木香一钱　皂针二钱　防风二钱　人中黄一钱

煮三杯，分三四次服。

初六日　痘六天，已有行浆之势，大便仍频。可少与补托，兼之实脾。

人参五分　云苓块三钱　防风二钱　绵芪五钱　广木香一钱　白芷二钱　於术一钱五分　炙甘草二钱

煮三杯，分三次服。

初七日　七天，浆虽已行，但色淡皮薄，大便溏，气虚之至。重用补托，浆虽不能十分满足，必须八成方妙，男子故也。

炙绵芪八钱　辽参二钱　广木香二钱　云苓块三钱　於术炒，三钱　肉果霜三钱　姜半夏三钱　白芷三钱　炙甘草三钱　诃子肉煨，三钱　广皮三钱

浓煎四大茶杯，一时辰服半杯。

初八日　八天，浆行五六，形势鼓粒而浆色不黄，微带灰色，四肢空壳尚多。仍须重用温托，成功在此一举。

炙绵芪一两　人参三钱　肉果霜三钱　云苓块三钱　於术炒，三钱　诃子肉煨，三钱　姜半夏三钱　白芷五钱　广木香三钱　公丁香五分　广皮五钱　炙甘草三钱

浓煎四杯，分四次服。

初九日　九天，浆未足而色灰，虽不咬牙，而微有寒战，虽不泄泻，而大便频溏。与十四味异功散法，减其大者之分量可也。

茯苓块三钱　人参五钱　肉果霜研细，三钱　姜半夏三钱　防风三钱　诃子肉三钱　白术土炒，三钱　白芷三钱　广木香三钱　熟附子一钱　肉桂一钱　炙甘草二钱　公丁香一钱五分　广皮三钱

煮三杯，分四五次服。

初十日　十天，浆虽不足，而灰色颇变，间有黄者，大便频溏，仍旧虚寒之象，可怜仍须补托。

云苓块三钱　人参三钱　肉果霜三钱　土炒於术三钱　白芷三钱　诃子肉煨，三钱　广木香三钱　防风二钱　炙甘草二钱　姜半夏三钱　广皮三钱

煮三大杯，烤二杯，分六次服。

十一日 十一天，业已收痂，浆未足，大便太滑，十四朝犹系险关，仍不得离补托收涩法。

生薏仁三钱 人参一钱 肉果霜一钱五分 云苓块一钱 於术一钱五分 煨诃子一钱 姜半夏二钱 广皮一钱五分 炙甘草一钱 广木香一钱

煮两茶杯，分四次服。

十二日 十二天，仍照前方再服一帖。

十三日 十三天，再服一帖。

十四日 十四天，于前方内去人参、肉果、诃子、云苓，再服一帖。

己丑十一月初三日 张氏 十七岁 重险痘两天，雁行[1]扁阔，胸痞呕恶，头痛口渴。先解温毒为要。

生石膏四两，先煎代水 连翘五钱 黄芩三钱 苦桔梗五钱 银花五钱 知母三钱 薄荷三钱 牛蒡子五钱 芦根三钱 人中黄二钱 芥穗三钱

初四日 重险痘三天，昨因雁行扁阔，胸痞呕恶，大用石膏。今日症退，形势鼓粒，分颗原纯正。不合前医误与发表，甫三日，痒不可解，喉痛。温毒未尽，未可大食。

元参五钱 生石膏二两 黄芩三钱 防风三钱 苦桔梗五钱 白芷三钱 知母二钱 牛蒡子三钱 桑叶三钱 天虫三钱 人中黄二钱

煮三杯，分三次服。

初五日 重险痘四天，痘之形色颇佳，但温毒之喉痛未止，又加性急动肝，则更痛矣。误伤表气之发痒，恐破损致伤，此其所以为险也。

元参五钱 乌犀角三钱 射干三钱 知母五钱 苦桔梗五钱 桑叶三钱 防风三钱 牛蒡子五钱 芦根五钱 白芷三钱 人中黄二钱

煮三杯，分三次服。

初六日 五天，喉痛减而未除，已有行浆之势，但有二三成顶平者。少用托法。

元参三钱 生绵芪五钱 皂针一钱五分 防风三钱 牛蒡子三钱 芦根三钱 白芷三钱 金银花三钱

初七日 六天，头面浆已有七八，肢尚未足，大便未见，口干。

元参五钱 生绵芪五钱 白芷三钱 麦冬不去心，四钱 次生地四钱 芦根三钱 防风三钱 金银花三钱 糯米一撮

初八日 七天，头面浆足，口干热重，大便结。不必再为托浆，与甘润法，以配阳之有余。

---

[1] 雁行：痘疹形状，“状似游蚕，但曲而甚长，以其排行而若雁字”。单见者亦重，不一者更重。

元参六钱　次生地五钱　甘草二钱　麦冬不去心，四钱　黄芩炭二钱　芦根三钱　银花三钱

初九日　八天，浆已足，眼未封，多泪不爽。防余毒伤目，兼之辛凉结痂。

元参五钱　谷精草六钱　黄芩二钱　银花三钱　五谷虫三钱　桑叶三钱　丹皮三钱　生甘草一钱五分　芦根三钱

初十日　九天，辛凉结痂，目未封，兼清心胆两经之余毒。

薏仁五钱　谷精草五钱　黄芩三钱　连翘三钱　茶菊花三钱　丹皮三钱　银花三钱　五谷虫三钱　桑叶三钱

十一日　十天，目已愈，有水泡未干，脉已不洪数。与实脾利水。

薏仁五钱　云苓块五钱　於术炒，二钱　连翘三钱　五谷虫三钱　芦根三钱　银花三钱

煮三杯，分三次服。

己丑十一月初三日　明女　二个月　身热三天见点，有发痘之机，微咳，最忌发表，恐虚表致痒。盖痘由少阴而发至太阳之位，而上浆结痂，以成全功。无辜诛伐太阳，是毁其成功之地。且痘因温热之气而发，又最忌发汗。与辛凉法。

银花三钱　苦桔梗三钱　芥穗一钱　连翘二钱　牛蒡子三钱　天虫二钱　杏仁一钱五分　生甘草一钱　芦根三钱　薄荷六分

煮两茶杯，分四次服。

初四日　逆痘二天，面色青白，身体羸瘦，见点似出不出，毒遏不发，呻吟昼夜，烦闷咳嗽有汗。

苦梗三钱　穿山甲三钱　芥穗二钱　银花五钱　南楂炭五钱　天虫二钱　连翘三钱　牛蒡子三钱　地龙二钱　薄荷一钱　人中黄一钱

煮三杯，分五六次服。外紫雪丹二钱，分四包。先服一包，晚间服一包，明晨再服一包，与汤药间服。

初五日　重险痘三天，面色稍转，呻吟咳嗽俱减，身腰点亦明亮，惟头面尚不显彰，毒遏不发之故。

苦梗三钱　穿山甲二钱　川芎一钱五分　银花五分　全当归二钱　天虫三钱　薄荷一钱　牛蒡子三钱　地龙三钱　芥穗二钱　人中黄一钱五分

初六日　重险痘四天，痘形起立，惟色淡，四肢与身不热，不住哭叫，腹不和也。

苦桔梗三钱　白芷二钱　南楂炭三钱　炒神曲三钱　川芎一钱　藏红花二钱　全当归一钱五分　广皮二钱　人中黄一钱

初七日　重险痘五天，已放肥者皆破损，可虑之至，四肢不热，与温托法。

生绵芪五钱　防风二钱　广木香一钱五分　姜半夏三钱　白芷二钱　炙甘草二钱　藏红花三钱　广皮三钱

煮三小杯，分四次服。

初八日重险痘六天，色暗顶平，身不热，虽有行浆之势，但清而不畅。须急与补托。

人参一钱　生绵芪六钱　红花三钱　半夏二钱　广木香二钱　广皮三钱　防风二钱　熟附子八分　生姜三钱　白芷二钱　炙甘草二钱　大枣去核，二枚

煮三杯，烤成一杯，分三四次服，三更令完。

壬辰九月二十七日　刘　四岁　三朝，三五成群之痘，且有叠钱二三块，岂善证哉！且与松肌达表，活血摆毒。

苦桔梗一钱五分　连翘三钱　南山楂二钱　全当归一钱　银花三钱　炒黄芩一钱　荆芥穗八分　薄荷六分　紫草茸一钱　牛蒡子一钱　僵蚕一钱　人中黄一钱五分　猪尾膏研入上上梅冰片五厘，半酒杯

煮三小杯，分三次服。

二十八日　四天，于原方内加石膏生，一两，生大黄酒炒，五钱。

二十九日　五天，色淡根松顶平。与败毒活血提顶，于前方内加白芷二钱，防风二钱，皂针二钱，红花三钱。

闰九月初一日　七天，已有行浆之势，但色淡间有根松。一味托补使浆行饱满，诸毒随浆而泄。

洋参炒，二钱　生绵芪二钱　白芷二钱　银花三钱　藏红花一钱　全归一钱　防风二钱　炙甘草三钱

煮三杯，分三四次服。

初三日　九天，浆已足，而口渴甚，火未退，与辛凉助结痂之用。

连翘三钱　生石膏一两　黄芩二钱　银花三钱　细生地五钱　桑叶三钱　麦冬不去心，三钱　生甘草一钱

煮三杯，分三次服。口渴止，去石膏。

初五日　十一天，痂已落而热未退。与辛凉清热加纳气归原法。

次生地三钱　地骨皮三钱　黄芩三钱　银花三钱　五谷虫一钱五分　桑叶三钱　连翘二钱　生甘草一钱

煮三杯，分三次服。

壬辰十二月二十一日　孟　三岁　头面腰间有粒，身热防痘。宜辛凉，最忌发汗。

连翘三钱　苦桔梗二钱　元参二钱　银花三钱　牛蒡子三钱　芥穗一钱　薄荷一钱五分　南楂炭二钱　甘草一钱

煮三杯，分三次服。

二十二日　仍服原方一帖。

二十三日　险痘二天，脸面独重，根松顶平，地界不清。

紫花地丁三钱　连翘三钱　东山楂三钱　细生地三钱　银花三钱　粉丹皮三钱　苦桔梗二钱　天虫二钱　荆芥穗一钱五分　牛蒡子二钱　芦根三钱　人中黄一钱五分　猪尾膏半酒杯，加入梅冰片三厘

煮三杯，分三次服。

二十四日　险痘三天，脸面之板滞已化活润。不合两腿鼠迹①，不大便，须微攻之。

紫花地丁四钱　银花五钱　苦桔梗三钱　生大黄三钱　连翘三钱　荆芥穗二钱　牛蒡子三钱　天虫二钱　人中黄二钱　猪尾膏一酒杯，加入梅冰片四厘

煮三杯，分三次服。

二十五日　重险痘四天，头面根松顶平，背与两退蟢巢鼠迹太多，有壳薄浆清之虞。虽不大便，不敢峻攻，以有疝瘕故也，且与提顶拔毒。

紫花地丁五钱　苦梗三钱　白芷二钱　牛蒡子三钱　银花五钱　皂针一钱　白茅根二钱　连翘三钱　天虫三钱　人中黄二钱　防风二钱　芦根三钱　猪尾膏一酒杯，加入梅冰片五厘

煮三杯，分三次服。

二十六日　险痘五天，昨用提顶，今日顶起者大半，根亦渐紧，业有行浆之势，大便昨日已通。兹与领清气以行浆。

连翘三钱　苦桔梗三钱　丹皮二钱　银花三钱　牛蒡子三钱　白芷二钱　防风二钱　人中黄一钱五分　天虫二钱　橘皮二钱　白茅根三钱　芦根三钱

煮三杯，分三次服。

二十七日　痘六天，业已气血用事之际，当与托浆。

银花三钱　生绵芪五钱　白芷二钱　防风二钱　白茅根三钱　芦根三钱　丹皮二钱　炙甘草一钱五分

煮三小杯，分三次服。

二十八日　痘七天，仍须托浆。

生绵芪五钱　银花三钱　白芷三钱　细生地五钱　防风三钱　甘草炙，一钱五分　白茅根五钱

煮三小杯，分三次服。

二十九日　痘八天，浆不甚足，仍须托之，于原方内去生地、银花、白茅根，加人参、橘皮。

三十日　痘九天，与辛凉结痂，于原方内加五谷虫、谷精草。

壬辰十二月二十七日早　福女　三岁　身热色绛，谵语癫狂。先与紫雪丹二钱，分二次服，以开心包。

二十七日午　重险痘一天，心经报痘，谵语癫狂，得香开少定。其见点已有连珠之

① 鼠迹：痘疹形状，“痘或四五粒，或六七粒，相簇如鼠迹”，故名。天多者轻，见于周身者重。

形，恐将来攒簇必多。唇舌色绛，心火太急，阳亢不寐，又恐八九朝痒塌。急宜预防，或可避也。

暹罗犀角五钱　银花五钱　桃仁泥五钱　紫花地丁五钱　连翘三钱　荆芥穗三钱　细生地五钱　丹皮三钱　苦桔梗三钱　凌霄花三钱　薄荷一钱　归横须一钱　川连一钱五分　人中黄二钱　猪尾膏一酒杯，加入梅冰片五厘

煮三大茶杯，分五六次服。一帖后得寐。

二十七日　神识不清，仍服紫雪丹一钱。

二十八日　照原方再服一帖。

二十九日　重险逆痘三天，连珠[1]雁行太多，急宜摆毒，色重用凉血，便溏宜坚阴。

暹罗犀角四钱　银花五钱　苦桔梗三钱　紫花地丁五钱　连翘五钱　凌霄花三钱　细生地三钱　川连酒炒，二钱　牛蒡子三钱　猪尾膏一酒杯，研入梅冰片五厘　天虫二钱　人中黄三钱

煮三杯，分三次服。

癸巳正月初二日　痘六天，将至气血用事，业已行浆，变逆为顺，是其佳处。但头面虽起，周身色白，火反不足，与温托法。

银花三钱　生黄芪五钱　白芷三钱　防风三钱　炙甘草三钱　橘皮五钱

煮三杯，分三次服。

初四日　九天，顶下已有结痂之势，大便溏而频。与实脾利水以收痂，少加败毒。

生薏仁五钱　银花三钱　谷精草三钱　云苓块三钱　芦根三钱　五谷虫三钱　於术炭二钱

煮三杯，分三次服。三帖。

痉 太阳所至为痉

癸亥闰二月二十九日　温　甫六十日之幼孩，痉已二十余日。现在脉不数，额上凉汗，并无外感可知。乃杂药乱投，致伤脾胃，故乳食有不化之形，恐成柔痉，俗所谓慢脾风。议护中焦，乃实土制风法；又肝苦急，急食以甘以缓之义也。

生薏仁五钱　肉果煨，一钱　明天麻三钱　茯苓块五钱　干姜二钱　广木香八分　焦於术三钱　甘草炙，三钱　煨生姜一片

甘润水五茶杯，煮成两茶杯。小人服十之一二，乳母服十之八九。渣再煮一茶杯，服如前法。

三月初一日　赤子不赤，而刮白兼青，脉迟凉汗，舌苔白滑而厚，食物不化洞泄者，必中寒。按痉必因于湿，古所谓柔痉是也。议从中治，经谓有者求之，无者求之。此症全无风火之象，纯然虚寒，乳中之湿不化，土愈虚则肝中内风愈动。若不崇土而惟肝是

① 连珠：痘疹形状，“如珠环绕”。痘如圈而聚。于臂稍轻，于项则重。头身亦有，为重症。

求，恐日见穷促矣。

生於术一钱　人参四分　明天麻一钱　焦白芍一钱　肉果煨，五分　生薏仁一钱　广木香五分　甘草炙，一钱　广皮炭三分

初二日　风湿相搏，有汗为柔痉，形若反弓者，病在太阳。俯视目珠向下者，病在阳明，以阳明为目下纲也。今久病为杂药困伤脾胃，大便泄，乳食不化，为湿多风少，痉时俯视多，为病在阳明，故此症以脾胃为主。议补中益气法渗湿下行，内用风药领邪外出。

人参三分　茯苓块三钱　山药一钱　桂枝二分　甘草炙，五分　焦白芍二钱　葛根二钱　白术一钱　生薏仁一钱五分

初三日　寒湿柔痉，昨用升阳益气法，从阳明提出太阳。兹精神倍昔，颜色生动，舌上白苔化净，大便已实，甚为可喜。但痉家有灸疮者难治。

人参三分　茯苓块一钱　薏仁一钱　於术一钱　嫩桂枝三分　葛根二分　白芍炒，一钱　广皮炭二分　甘草炙，五分　莲子三粒，去心不去皮，打碎

初四日　痉家自汗有灸疮者难治。刻下且保住脾胃，从脾胃中土以条达四肢，是久痉一定之至理。若镂治其痉，是速之也。

茯苓块一钱　人参三分　诃子肉煨五分　焦於术八分　桂枝二分　煨肉果三分　生薏仁一钱　广皮三分　炙甘草八分　茅术炭六分

初五日　痉家重为苦寒所伤，脾阳下陷，又有灸疮，其痉万万不能即愈。议护中阳，勿致虚脱为要。非深读钱仲阳、陈文中、薛立斋、叶天士之书者，不知此义。

茯苓块一钱　人参四分　诃子肉煨，六分　炒於术一钱　桂枝三分　广皮炭三分　煨肉果六分　白芍二钱　炙甘草一钱五分　广木香四分　薏仁一钱五分

浓煎。

初七日　脉仍不数，大便犹溏，但舌苔微黄，神气渐复，不似前虚寒太甚之象。宜退刚药少进柔药。医经谓上守神，粗守形；兵法谓见可而进，知难而退，此之谓也。

人参三分　茯苓块一钱　莲子整用，一钱　於术炒，一钱　炒白芍一钱　广皮盐水炒黑，四分　麦冬米炒，一钱　炙甘草七分

初九日　诸症渐退，神气亦佳，但舌上复起重浊之白苔，乳湿之故。暂停参药，且用疏补法。

茯苓块一钱　麦冬不去心，一钱　焦神曲八分　生薏仁一钱五分　厚朴五分　广皮炭五分　广木香四分　莲子整用，一钱

乙酉六月初三日　张　十三岁　脉沉细而弱，舌苔白滑，幼童体厚，纯然湿邪致痉，一年有余。

生薏仁六钱　桂枝三钱　川椒炭三钱　云苓皮五钱　广皮三钱　白蔻仁一钱　苍术炭三钱

初八日　痉症发来渐稀，效不更方，服八帖。

十六日　脉至沉至细至缓，舌白滑甚，湿气太重，故效而不愈。于前方加劫湿而通补脾阳之草果，调和营卫之桂枝、白芍、甘草。五帖。

二十一日　痉症脉沉细至缓，舌白滑甚，湿气太重，与温淡法，发来渐稀，未得除根。于前法内去刚燥，加化痰。

半夏六钱　云苓块五钱　广皮三钱　桂枝四钱　益智仁二钱　甘草炙，一钱　薏仁五钱　炒白芍三钱　姜汁冲，三匙

二十五日　服前方四帖已效，舌苔仍然白滑，六脉阳微，照前方再服四帖。

二十九日　前方已服四帖，诸症皆安，惟痰尚多，再服四帖。

七月初九日　前方又服九帖，痉症止发一次甚轻，已不呕，吐痰尚多，脉甚小，照前方再服。

瘛疭

乙丑闰六月二十五日　陈　十五岁　病久阴伤已极，骨瘦如柴，又加卒然中暑、中热气，舌绛芒刺，唇干夜涸，无怪乎痉厥神昏，十指蠕动，危险之至。以脉尚浮弦而芤，勉与一面香开心包，一面大队填阴，兼咸以止厥法。

先与紫雪丹二钱，凉开水和服。共服六钱

犀角五钱　羚羊角三钱　白芍五钱　鳖甲五钱　细生地二钱　阿胶三钱　牡蛎五钱　炙甘草二钱　麻仁二钱

浓煎缓缓服。

廿八日　神识未清，间有谵语。

犀角五钱　直生地八钱　麦冬不去心，八钱　鳖甲五钱　生白芍五钱　麻仁三钱　阿胶三钱　炙甘草六钱

七月初一日　邪少虚多，用复脉已当，但舌上黑苔未化，宿粪未见，兼加润法。

元参二两　直生地八钱　麦冬不去心，六钱　鳖甲六钱　生白芍六钱　麻仁五钱　犀角五钱　炙甘草四钱　阿胶三钱

煮成三碗，分三次服。

初五日　服前药五帖，见宿粪若许，黑苔已化，但神识尚未十分清楚。用三甲复脉汤加犀角。即于三甲复脉汤内加犀角四钱。

初八日　神识尚未清楚，汤药照前，间服牛黄丸三丸。

乙丑九月十六日　陈　三岁　燥气化火，壮热，舌黄脉数，瘛疭而厥。法宜辛凉解肌，切忌发表。

银花八钱　羚羊角三钱　黄芩二钱　连翘六钱　苦桔梗六钱　丹皮三钱　杏仁四钱　牛蒡子

三钱　甘草二钱　薄荷二钱

共为粗末，分五包。一时许服一包，芦根汤煎，去渣服。

十七日　燥气化火，身壮热，渴甚。于前方内去薄荷、羚羊角、牛蒡子、丹皮，加煅石膏、生地、麦冬、炒知母。

乙丑六月二十八日　岳　八个月　未及岁之儿，温毒头肿，既痉且厥，壮热气促，脉极数。大恐真阴不胜阳邪，先以普济消毒宣毒外出，必去升麻、柴胡之直升少阳阳明者，加犀角、羚羊角泻心胆之热。

连翘六钱　苦桔梗三钱　薄荷二钱　银花六钱　牛蒡子六钱　芥穗二钱　元参五钱　板蓝根二钱　天虫三钱　马勃三钱　人中黄二钱

共为粗末，分八包，一时许服一包。外以鲜荷叶一张，鲜芦根一两，煎汤代水，加犀角镑，四钱，另包，不必为末。于前药每包加犀角五分，羚羊角五分，同煎。

六月初九日　吴　三岁　辰刻以跌扑惊后瘛疭，至戌正始醒，醒后身大热，口渴脉数，舌无苔。用复脉汤六帖，热退脉静，又服二帖而安。

尹　十五岁　卒中暑风，瘛疭口歪，四肢抽掣，头微痛。与清少阳胆络法。

羚羊角二钱　连翘二钱　粉丹皮一钱　苦桔梗一钱五分　银花二钱　冬桑叶一钱　茶菊花二钱　薄荷八分　生甘草一钱　钩藤钩一钱

五帖痊愈。

百　五岁　痘后余邪入少阳阳明之络，但唇口与眼皮瘛疭，致饮食不能收合，每从口张时随即吐出，四肢不掣，与清二经之络法。

连翘连心，二钱　细生地三钱　钩藤一钱　银花二钱　苦桔梗二钱　桑叶二钱　麦冬不去心，三钱　茶菊花二钱　生甘草一钱　丹皮二钱　刺蒺藜一钱

先服汤药数帖，后以三十帖作散，每日早、中、晚三次各服二钱。服至半年方愈。

食　积

乙酉七月十一日　金男　三岁　幼孩手心热，舌苔厚而浊，呕吐，食积也。法当和胃而醒脾，宜降不宜升。

藿香梗二钱　半夏二钱　广皮炭一钱　焦神曲一钱五分　厚朴一钱五分　鸡内金一钱　白豆蔻研，三分　薏仁研，二钱　煨生姜三小片

十三日　热退脉平，以调理脾胃为主。

茯苓块三钱　半夏一钱　白扁豆一钱　炒白术二钱　山药炒，一钱　广皮炭六分　炒神曲一

钱　厚朴六分

二十三日　泄久脾虚，将成滞下。

焦白芍一钱　茯苓二钱　煨益智五分　广木香八分　厚朴二钱　鸡内金二钱　焦神曲二钱　薏仁三钱　广皮炭一钱五分　黄芩炭八分

乙酉七月初一日　陶　二岁　幼孩手心热甚，舌微黄，身微热，体瘦神不足，防成疳疾。与疏补中焦，兼之消食。

云苓块三钱　薏仁三钱　广皮炭一钱　炒神曲一钱　厚朴八分　鸡内金一钱　益智仁七分

煮三小杯，分三次服。三帖而愈。

丁亥七月二十五日　孙　九岁　疳疾已久，若不急让调理饮食，则势不可为矣！用药以疏补中焦立法。

姜半夏三钱　云苓连皮，四钱　鸡内金炒，二钱　益智仁一钱五分　厚朴二钱　南楂炭一钱五分　广木香一钱　广皮炒炭，二钱

煮三小杯，分三次服。

丁亥十月二十四日　继　脉大，浮取弦数，脾虚食滞，疳疾将成，大便频仍，面肿腹大。与温宣中焦法。

云苓皮三钱　薏仁四钱　益智仁一钱五分　姜半夏三钱　神曲炒，三钱　黄芩炭一钱五分　白蔻仁一钱　广皮炒炭，二钱

煮三小杯，分三次服。三帖。

二十八日　大便后见血，乃小肠寒湿。加黄土汤法，于前方内加附子熟一钱，苍术炭三钱，灶中黄土四两，再服三帖。

飧泄

甲申六月十三日　章男　十一个月，泄久伤脾，恐成柔痉，俗所谓慢脾风。议疏补中焦。

茯苓块三钱　厚朴一钱　煨肉果一钱　炒薏仁三钱　莲子连皮，去心，三钱　炒扁豆二钱　广木香五分　芡实一钱五分　广皮炭八分

十四日　今日仍用通补而进之。

茯苓块二钱　人参五分　煨肉果一钱　炒薏仁二钱　半夏二钱　小茴香一钱　藿香梗八分　厚朴八分　焦范曲八分　广木香七分　扁豆炒，三钱　广皮炭八分

十六日　疏补中焦，业已见效，仍不能外此法。

茯苓块三钱　人参五分　煨肉果一钱五分　薏苡仁炒，三钱　於术一钱　炒扁豆三钱　藿香

梗八分　半夏二钱　广皮炭八分　广木香八分　厚朴八分

十七日　神气声音稍健，皮热亦觉平和，大有起色，但积虚非早晚可充。

茯苓块三钱　人参五分　肉果霜一钱五分　淮山药一钱五分　半夏二钱　炒扁豆二钱　广木香八分　莲子二钱　广皮炭一钱五分

十八日　舌有黄苔，小便色黄，微有积，皆脾虚不运之故。且暂停参药，加宣通法。

茯苓块三钱　於术一钱　白蔻仁五分　生薏仁三钱　半夏炒，二钱　鸡内金一钱　煨肉果一钱　厚朴一钱　广皮炭八分　广木香七分　莲子去心，二钱

十九日　大便有不化之形，思乳食为血肉有情，应于疏补之中，加消血肉积者。

茯苓块三钱　薏仁三钱　白蔻仁三分　煨肉果一钱　厚朴一钱五分　鸡内金炒，一钱　南楂肉一钱　神曲八分　广皮炭一钱　广木香七分

二十日　脾虚火衰，则食物有不化之形，肝肾与冲脉伏寒，怒甚则疝痛。

制茅术一钱　茯苓一钱　煨肉果一钱五分　小茴香炒黑，二钱　薏仁三钱　白蔻仁五分　南楂炭一钱五分　乌药八分　广皮炭八分　广木香一钱　青皮六分

二十二日　通补中下。

茯苓块三钱　人参三分　小茴香炒黑，一钱五分　煨肉果一钱　薏仁一钱五分　白蔻仁五分　广木香六分　苍术制，八分　南楂炭八分

张男　八个月　泄泻四五日，暑邪深入下焦，头热如火，手冷如冰，谓之暑厥。羸瘦难堪，脉迟紧。未必得愈，姑立方以救之。先与紫雪丹五分，作三次服。

桂枝木一钱　猪苓二钱　制苍术一钱　茯苓块二钱　泽泻一钱　广皮炭七分　广木香七分　扁豆一钱

又　略有转机，然终可畏也。

薏仁三钱　茅术炭一钱　半夏一钱五分　猪苓二钱　广木香八分　厚朴六分　泽泻一钱五分　炒扁豆一钱五分　广皮五分

乙酉八月初六日　孟　十五岁　伏暑泄泻，加以停食，欲泻腹痛，泻后痛减，防成滞下。与五苓散加消食。脉弦细而缓。

云苓皮五钱　桂枝三钱　南楂炭二钱　苍术炭三钱　猪苓三钱　小枳实二钱　炒神曲四钱　泽泻三钱　广皮炭四钱　川椒炭二钱

一月后复诊，病已大愈，善后方与调理脾胃。

咳　嗽

癸亥七月十一日　郭男　八岁　咳而呕，胃咳也。痰涎壅塞，喘满气短。

半夏三钱　茯苓块三钱　生薏仁三钱　杏仁二钱　小枳实一钱　陈皮一钱　苏梗二钱　藿香

梗一钱　生姜二钱

十八日　即于前方内去藿香梗、苏梗，加半夏二钱，苦葶苈一钱五分，苏子二钱。再服一帖。

二十日　小儿脾虚，湿重胃咳。

茯苓块三钱　半夏六钱　焦神曲二钱　生薏仁五钱　杏仁三钱　苏子霜一钱五分　旋覆花包，三钱　生扁豆三钱　生姜汁每次冲三小匙　小枳实一钱五分

二十二日　即于前方内去焦神曲，加杏仁二钱，苏子霜一钱五分，广皮三钱。服十帖。

吴　三岁　五岁　八岁　三幼孩连咳数十声不止，八岁者且衄。与《千金》苇茎汤加苦苈葶子三钱，有二帖愈者，有三四帖愈者，第三四帖减葶苈子之半，甚衄者加白茅根五钱。

文　四岁　幼孩呛咳，数十日不止，百药不效。用《千金》苇茎汤加苦葶苈子，二帖而愈。

周女　十岁　春风呛咳，医用麻黄向外发，又用诃子、白果、百合向内收，以致呛不可解，吐出者皆血沫。用金沸草汤三贴而愈。

乙酉五月廿四日　刘　十七岁　三月间春温呛咳见血。现在六脉弦细，五更丑寅卯时单声咳嗽甚，谓之木叩金鸣，风本生于木也。议辛甘化风，甘凉柔木。

连翘三钱　细生地三钱　薄荷一钱　银花二钱　苦桔梗三钱　桑叶三钱　天冬一钱　茶菊花三钱　甘草二钱　麦冬三钱　鲜芦根三钱

二十八日　咳嗽减，食加，脉犹洪数，左大于右，效不更方，再服四五帖。

六月初二日　木叩金鸣，与柔肝清肺已效，左脉洪数已减于前。方去气分辛药，加甘润。

沙参三钱　麦冬三钱　冰糖三钱　玉竹三钱

己丑二月初十日　李女　四岁　风温夹痰饮喘咳，壮热太甚，势甚危急。勉与宣肺络清肺热法。

生石膏末二两　杏仁五钱　芦根五钱　苦葶苈子三钱　黄芩炒，三钱

煮三杯，分三次服。

十二日　温热夹痰饮，喘咳。

生石膏二钱　杏仁四钱　茯苓皮三钱　苦葶苈炒，研，一钱五分　芦根五钱　冬瓜仁三钱

煮三小杯，分三次服。服此方二帖而烧退。

暑温

癸亥六月十二日　史男　七岁　右脉洪大无伦，暑伤手太阴，有逆传心包之势，喘渴太甚，烦躁不宁，时有谵语，身热且呕。议两清心营肺卫之热。

川连一钱　知母一钱　藿香梗一钱　竹叶一钱　丹皮一钱　生甘草八分

日二帖。

十三日　诸症俱减，热已退，但右脉仍洪，舌黄而滑，呕未尽除。

飞滑石一钱　连翘一钱五分　川黄连一钱　杏仁泥一钱五分　银花一钱五分　生甘草八分　生薏仁二钱　苇根三钱　荷叶边二钱　炒知母八分

二帖。

癸亥七月初二　兴男　三岁　暑湿伤脾，暮夜不安，小儿脉当数而反不数，且少腹以下常肿痛，肝肾亦复虚寒，况面色青黄，舌苔白，手心时热。调理乳食要紧，防成疳疾。议腑以通为补，食非温不化例。

生薏仁二钱　半夏炒，一钱五分　小枳实八分　杏仁泥一钱五分　厚朴一钱五分　白蔻仁四分　焦神曲一钱五分　扁豆炒，一钱　广皮炭八分　小茴香炒，一钱　生姜煨，三小片　鸡内金一钱

四帖。

初六日　前证已愈，惟脾尚虚弱，以疏补中焦为主。

田　十四岁　暑温误下，寒凉太多，洞泄之后，关闸不藏，随食随便，完谷丝毫不化，脉弦。与桃花汤改粥法。

人参　赤石脂末　干姜　甘草炙　禹余粮细末　粳米

先以人参、甘草、干姜三味煎去渣，汤煮粥成，然后加入赤石脂、禹余粮末。愈后补脾阳而大健。

伏暑

周　五岁　本系伏暑，误以为风寒夹食，发表消导，致邪气深入下焦血分，夜热早凉，与煎厥、瘴疟相似，食减脉大，汗多便结。先与救阳明之阴。

元参五钱　梨汁一酒杯　荸荠汁一酒杯　麦冬不去心，五钱　藕汁一酒杯　芦根汁一酒杯

三帖。

丁亥八月十二日　台氏　十六岁　伏暑内发，新凉外加，误与三阳经表药，以致谵语神昏。前用芳香开包络，神识已清，惟舌苔白厚，腹胀，热未尽除。与通宣三焦法。

云苓皮五钱　厚朴二钱　藿香梗三钱　飞滑石五钱　香附二钱　炒黄芩二钱　杏仁泥三钱

广皮二钱　白蔻仁一钱　生薏仁五钱

煮三杯，分三次服。二帖。

十四日　伏暑新凉，今日新凉之邪已退，而伏暑之湿邪未除，腹未全消，故知之。

云苓皮五钱　薏仁五钱　大腹皮三钱　姜半夏三钱　猪苓三钱　黄芩炭二钱　杏仁泥二钱　厚朴三钱　白蔻仁一钱五分　藿香梗三钱　广皮三钱

煮三杯，分三次服。二帖。

王氏医案正编（回春录）

清·王士雄　著

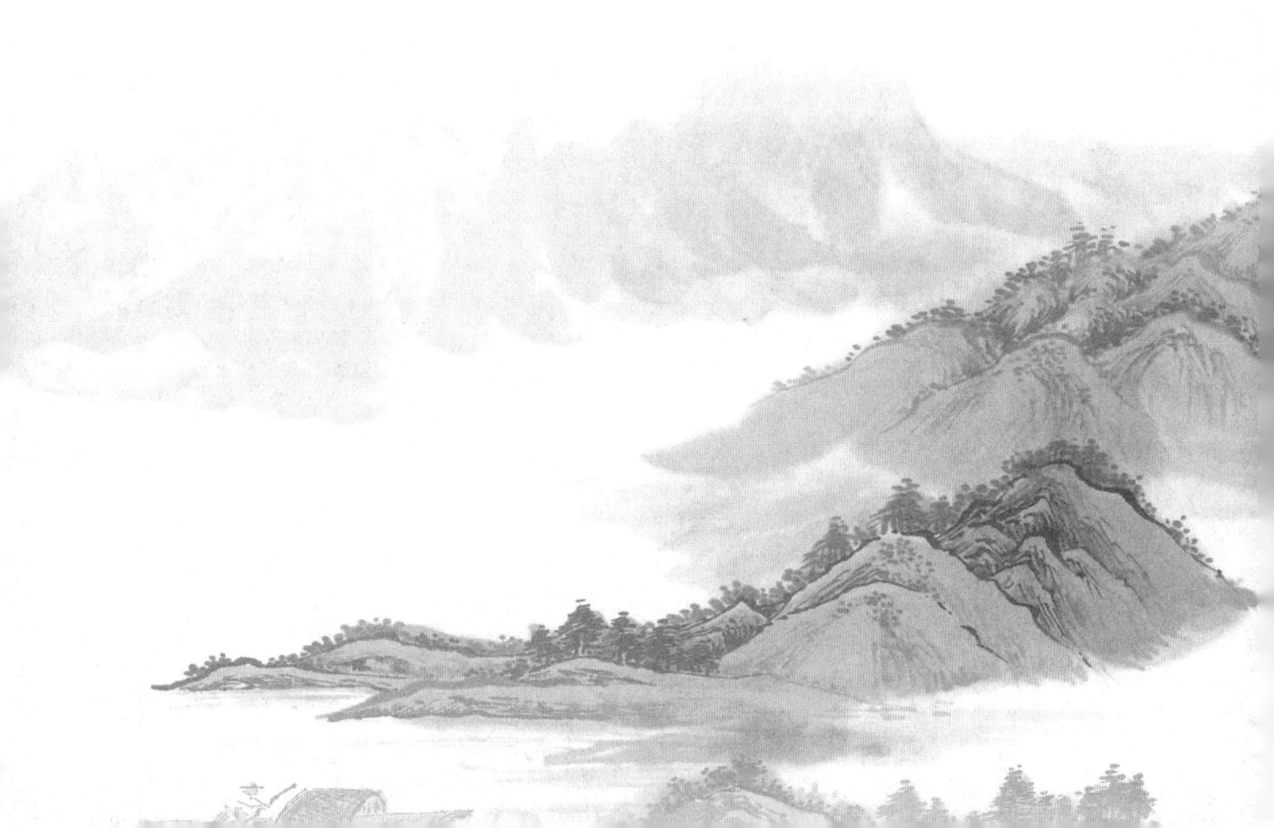

杨　序

才不足以包乎所业之外，则其业不精；心不足以周乎所业之中，则其业亦不精。羿之射、僚之丸[①]、张旭之草书、兰子之舞剑[②]，其人皆负不可一世之才，而俯首降心于一艺之微，研穷玩索，不能自已。迨其业之既成，而天下莫能尚。况乎医之为道，参天人之奥，操性命之权，其理至深，其责至重。而世顾以无才无识之人，挟不专不精之术，贸贸施治，绝人长年，宜乎古人有学医人费[③]之慨也。

余自束发受书，笃嗜轩岐之学，以家贫无力致书，所蓄者，《灵》《素》而外，立斋、景岳诸种而已。观其援引之繁富，议论之辨博，窃以为道在于是，而按法施治，辄为所困。

嗣得西昌喻氏之书，伏而诵之，始有以识夫病情之蕃变，方剂之准绳，与夫寒暑阴阳之变化。其才大而学博，识高而法密，有非薛、张诸公所能仿佛者。然而《尚论》一编，犹袭三纲之谬；《春温》一论，混入伤寒之中。白璧微瑕，不能不为此老惜也。

岁在乙巳，服官江右，广搜百氏之书，如叶天士之高超，尤在泾之切实，王晋三[④]之精奥，张路玉之明达，以及吴又可、徐洄溪、柯韵伯、陈修园诸君子，罔弗各具精心，独抒伟论，灵兰之秘，阐发靡遗。然而宗古训者，矩矱[⑤]弗失，而不免于穿凿附会；崇妙悟者，化裁生心，而或涉于支离背谬。夫医主于愈病而已，偏执一途，而故持高论，纵名理湛深，与病情无与也。

偶于坊间，得武林王君孟英所著《霍乱论》一帙，其理明，其词达，指陈病机，判然若黑白之不可混淆，以为饲鹤山人之流亚，私心窃向往之。

己酉冬，余室人患痰饮胁痛，屡药弗痊，渐即沈困。适孟英来抚之金溪，视吴侯醖香之疾，亟走伻[⑥]相邀，惴惴然恐不得一当。乃孟英惠然肯来，投药五剂而大效，并出初刊医案《回春录》见示。因纵谈古今之同异，百家之得失，滔滔滚滚，折衷悉当。始知《霍乱》一论，不过孟英一端之绪余，而又窃幸余向之私心倾慕者为不诬也。

询其近案，积有数卷，乃张柳吟、赵菊斋诸君子所辑定，而题其篇曰《仁术志》。余

---

① 僚之丸：僚，指春秋时楚国勇士熊宜僚。龚自珍《明良论》："庖丁之解牛，伯牙之操琴，羿之发羽，僚之弄丸，故之所谓神技也。"弄丸，指两手上下抛接多个弹，不适落地的技艺。

② 兰子之舞剑：春秋时宋国人，以舞剑著称。《列子·说符》："宋有兰子者……其技以双枝，长倍其身，属其胫，并趋并驰，弄七剑迭而跃之，五剑常在空中。"

③ 学医人费：费，耗费。苏轼《墨宝堂记》："蜀之谚曰：学书者纸费，学医者人费。此言虽小，可以喻大。"

④ 王晋三：王子接，字晋三，著有《绛雪园古方选注》等。

⑤ 矩矱：规矩法度。

⑥ 走伻：派遣仆人。

取而读之，喜其崇论闳议，足为世法，因易其名，曰《王氏医案》；与《回春录》合为一编，而附《霍乱论》于后；并谬加评点，付诸攻木之工[①]，以广其传。

盖医者，生人之术也，医而无术，则不足以生人。医而误用其术，则不惟不足以生人，而其弊反致于杀人。夫医虽至庸，未有忍于杀人者也。而才不足以应纷纭之变，学不足以穷古今之宜，识不足以定真伪之幻，则其术不精，斯曰杀人而不自知。故为医而无才、无学、无识，不可也；为医而恃才、恃学、恃识，亦不可也。必也平心以察之，虚心以应之，庶乎其可也。夫古人因病而生法，因法而成方，理势自然，本非神妙，唯用之而当，斯神妙矣。今才如孟英，学如孟英，识力精超如孟英，而每临一证，息心静气，曲证旁参，务有以究乎病情之真而后已。宜乎出奇制胜，变化无方，著之医案，卓卓可传如是也。

余读孟英之书于数年以前，以为迢迢二千里，山遥水阻，必无相见之期。乃吴君病而孟英来，孟英来而余室适病，宛转牵引，卒使数年来望风相思之友，把袂盘桓，倾吐肝鬲，极合岑遇合之奇，夙世因缘，谅非浅鲜。孟英勉乎哉！异日者，撷众籍之精华，订群言之谬伪，删繁提要，勒为一书，以保全天下万世之民命，厥功甚巨，而为力亦甚艰。天末故人所企望于良友者，讵止斯医案一编而已耶！

道光三十年岁次庚戌知宜黄县事杨照藜书于吟香书屋

① 攻木之木：刻字、刮刻书籍的工人。

周　序

予友王君孟英，少年失怙[1]。其尊人弥留之际，执孟英手而嘱曰："人生天地之间，必期有用于世。汝识斯言，吾无憾矣。"孟英泣拜而铭诸心版。然自顾家贫性介，不能为利达之人，将何以为世用耶？闻先哲有不为良相，则为良医之语，因自颜其室曰潜斋，而锐志于轩岐之学，潜心研究，遂抉其微。

年未冠，游长山，即纳交于予。每见其治病之奇，若有天授。而视疾之暇，恒手一编不辍也。继瞻其斋头一联云："读书明理，好学虚心。"可见苦志力学，蕴之胸中者，渊深莫测；乃能究理尽性，出之指下者，神妙难言。二十年来，活人无算，岂非以用世之才，运其济世之术，而可垂诸后世者哉？

今就予耳目所及之妙法，仿丁长孺刻仲淳案之例，录而付梓，名曰《回春录》。见闻有限，遗美极多。世之君子，必有如庄敛之、华岫云其人者，更为之远搜博采，以广其传。而予糠秕在前，有荣施[2]矣。

道光二十三年天卯冬十二月愚弟周鑅拜题

① 失怙：失父。《诗经·小雅·蓼莪》："无父何怙，无母何恃。"
② 荣施：称誉别人对自己施惠之辞。

例　言

——所录皆二十年来见闻所及，详载字姓，历历可征。间有逸其姓氏者，偶忘之耳。

——浅易之证，寻常治法所能瘳者，概不泛录。

——难辨之证，误药即成危候，而初病乃能洞烛，遽尔霍然，虽若无奇，不可不录。后学苟能留意，庶免以药酿病之辜。

——病有虚实寒热，治分补泻温凉，更有补泻互投之法，寒热并用之宜者，以标本异情，证因错杂也。此录诸案具备，法无偏倚，不愧一代之良工矣！

——六气皆从火化，凡外感之邪，虽伤寒必以顾阴为主；况温热暑燥之病，更多于伤寒，而热之灼阴，尤为势所必然耶！观案中治感多以凉润清解为法，是参天人一致之理以谈医，非泥古耳食之徒所能窥测也。

——孟英可传之案，何仅止此，惜予未能穷搜广讨也。凡荷其再造之人，不妨陆续补刊，以推广仁术而嘉惠来兹，匪惟忠厚当然，即是心存济世。故不以上下分帙，而以卷一卷二为次，盖欲卷数之递增无已耳。

——案中辨证，固多发人之未发，他如论阿片之燥烈伤津，猪肉之柔润充液之类，尤为有功于世。是不仅某药治愈某病之案，读者须加咀嚼，勿囫囵咽下也。

——孟英虽用药极平淡，而治病多奇中，故其辨证处方，同道莫不折服。兹所录案，已见一斑。附采玉芝丸数方，药易功优，更征立法之善。至烂喉痧方，虽从《金匮翼》录出，而孟英命其名曰锡类散；且闻授其方于庄芝阶、金愿谷两中翰，修合济人，救全不少；凡属外淫喉患，无不应手而瘳，不特烂喉痧藉以为神丹也；敢不附载，以广其传乎！

目　录

卷 一

甲申夏，予于登厕时，忽然体冷汗出，气怯神疲。孟英视之曰：“阳气欲脱也。”卒不及得药，适有三年女佩姜一块，约重四五钱，急煎而灌之即安。后用培补药，率以参、芪、术、草为主，盖气分偏虚也。

干姜辛温，故用之以回阳气。若并此不得，则令壮盛人以气呵之，亦可救仓卒之变。

范庆簪年逾五十，素患痰嗽。乙酉秋在婺，骤然吐血，势颇可危。孟英诊曰：“气虚而血无统摄也，虽向来咳嗽阴亏，阴药切不可服。然非格阳吐血，附、桂更为禁剂。”乃以潞参、芪、术、苓、草、山药、扁豆、橘皮、木瓜、酒炒芍药为方，五帖而安。继去甘草、木瓜，加熟地黄、黑驴皮胶、紫石英、麦冬、五味子、龙骨、牡蛎熬膏，服之全愈，亦不复发。后范旋里，数年以他疾终。

丙戌春，仓夫郑德顺患急证，时已二鼓，丐孟英视之。见其扒床拉席，口不能言，惟以两手指心抓舌而已。孟英曰：“中毒也。”取绿豆二升，急火煎清汤，澄冷灌之，果即霍然。诘朝[1]询其故，始言久患臂痛，因饵草头药，下咽后，即心闷不可耐，舌麻不能言，而旁人不知也。录此足以征孟英临证之烛照如神，亦可见草药之不可轻试也。

婺人罗元奎，丁亥夏，卒发寒热，旋即呕吐，不能立，自言胯间痛不可当。孟英视其痛处，焮赤肿硬，形如肥皂荚，横梗于毛际之左。乃曰：“此证颇恶，然乘初起，可一击去之也。”用金银花六两，生甘草一两，皂角刺五钱，水煎，和酒服之。一剂减其势，再剂病若失。逾年患伤寒，孟英切脉虚细已极，曰：“此不可徒攻其病者，以阴分太亏耳。”与景岳法，以熟地、当归、酒炒白芍、炙甘草、橘皮、柴胡等药，一剂而瘳。此法予亦屡用获效，气虚者并可加参。但表药止柴胡一味，犹嫌力微。

予每以此法治阳证疮毒，莫不应手取效，真妙方也。

予素患噫气，凡体稍不适，其病即至，既响且多，势不可遏。戊子冬，发之最甚，苦不可言。孟英曰：“此阳气式微而浊阴上逆也。”先服理中汤一剂，随以旋覆代赭汤投之，遂愈。嗣后每发，如法服之辄效。后来发亦极轻，今已不甚发矣。予闻孟英常云：“此仲圣妙方，药极平淡，奈世人畏不敢用，殊可陋也。”

法本喻氏。

有患阴虚火炎者，面赤常如饮酒之态（非戴阳证）。孟英主一味元参汤，其效若神，而屡试皆验。

---

① 诘朝：清晨，平明。

元参能滋水以制火，独用则力厚，取效倍捷。

黟人叶殿和，庚寅秋，患感，旬日后，汗出昏瞀（热甚阴竭之象）。医皆束手，乃甥余薇垣浼[1]孟英勘之。曰："此真阴素亏，过服升散，与仲圣误发少阴汗同例（比例精当）。下竭则上厥，岂得引亡阳为比，而以附、桂速其毙耶？"以元参、地黄、知母、甘草、白芍、黄连、茯苓、小麦、龟板、鳖甲、牡蛎、驴皮胶为大剂，投之得愈。

海阳赵子升，辛卯夏病疟，急延孟英诊之。曰："暑热为患耳，不可胶守于小柴胡也。"与白虎汤（专清暑邪），一啜而瘥。甲午秋，范丽门患温疟，孟英用白虎加桂枝（清热兼驱风）以痊之。丙申夏，盛少云病湿热疟，孟英以白虎加苍术汤（清热兼燥湿）而安。己亥夏，予舅母患疟，服柴胡药二三帖后，汗出昏厥，妄语遗溺。或谓其体质素虚，虑有脱变，劝服独参汤。幸表弟寿者不敢遽进，乃邀孟英商焉。切其脉洪大滑数，曰："阳明暑疟也，与伤寒三阳合病同符。"处竹叶石膏汤（清热兼益气）两剂而瘳。庚子夏，滇人黄肖农，自福清赴都，道出武林，患暑疟，孟英投白虎汤加西洋参（清热益气，与前方意同），数帖始愈。辛丑秋，顾味吾室人病瘅疟，孟英亦主是方而效。庄芝阶中翰张安人，年逾花甲，疟热甚炽，孟英审视再四，亦与竹叶石膏汤而安。闻者无不惊异。予谓："如此数证，体分南北，质有壮衰，苟非识证之明，焉能药与病相当，而用皆适宜哉？"

壬辰八月，范蔚然患感旬余，诸医束手，乃弟丽门恳孟英治之。见其气促音微，呃忒自汗，饮水下咽，随即倾吐无余。曰："伏暑在肺，必由温散以致剧也。盖肺气受病，治节不行，一身之气皆失其顺降之机，即水精四布，亦赖清肃之权以主之。气既逆而上奔，水亦泛而不溢矣。但清其肺，则诸恙自安。"乃阅前服诸方，始则柴、葛、羌、防以升提之，火藉风威，吐逆不已；犹谓其胃中有寒也，改用桂枝、干姜以温燥之，火上添油，肺津欲绝，自然气促音微；疑其虚阳将脱也，径与参、归、蛤蚧、柿蒂、丁香，以补而纳之；愈补愈逆，邪愈不出，欲其愈也难矣。亟屏前，以泻白散合清燥救肺汤，数服而平。

妙论！不独治暑为然，凡上而不下之证，皆可类推。

何叟，年近八旬，冬月伤风，有面赤气逆，烦躁不安之象。孟英曰："此喻氏所谓伤风亦有戴阳证也，不可藐视。"以东洋人参、细辛、炙甘草、熟附片、白术、白芍、茯苓、干姜、五味、胡桃肉、细茶、葱白，一剂而瘳。孟英曰："此真阳素扰，痰饮内动，卫阳不固，风邪外入，有根蒂欲拔之虞，误投表散，一汗亡阳。故以真武、四逆诸法，回阳镇饮，攘外安内以为剂也。不可轻试于人，致于操刃之辜，慎之慎之。"（以此二语，印证前方，可知用法之周到）

癸巳秋，予在婺患疟，大为医人所误，初则表散，继则滋补，延及月余，肌肉尽削，

① 浼：请托。

寒热不休，且善呕恶食，溺赤畏冷。乃买棹旋杭，托孟英诊视。曰：“足太阴湿疟也。”以金不换正气散，三啜而安。然元气为误药所伤，多方调补，甫得康健。次年秋，复患疟于婺，友人咸举医疗，予概却之。忆病情与前无异，即于箧中检得孟英原方，按序三帖，病亦霍然，闻者无不称叹。后归里为孟英述而谢之。孟英曰：“疟情如是，恐其按年而作。”乃授崇土胜湿丸方。明年夏令，预服以堵御之，迄秋果无恙。后竟不发矣。

钟耀辉年逾花甲，在都患肿，起自肾囊，气逆便溏，诸治不效。急买车返杭，托所亲谢金堂邀孟英治之。切其脉微而弱，询其溺清且长（虚象显然），曰：“都中所服，其五苓、八正耶？抑肾气、五皮也？”钟云：“诚如君言，遍尝之矣，而病反日剧者，何哉？”孟英曰：“此土虚不制水也。通利无功，滋阴亦谬，法宜补土胜湿。”（此即张景岳所云理中加茯苓附子之证也）与大剂参术，果即向安。越八载，以他疾终。

金元章媳于甲午新寡后，患脓窠疥，大抵湿热之病耳。疡医连某，疑为遗毒，径作广疮疗，渐至上吐下利，不进饮食。另从内科治，亦无寸效。延至未春，更兼腹痛自汗，汛愆肌削，诸医皆见而却走矣。王仲安荐孟英视之。曰：“此胃气为苦寒所败，肝阳为辛热所煽，前此每服阳刚，即如昏冒，稍投滋腻，泄泻必增，遂谓不治之证，未免轻弃。”乃以四君子加左金、椒、梅、莲子、木瓜、余粮、石脂等出入为方，百日而愈。第信犹未转也。诸亲友环议，再不通经，病必有变。孟英力辨此非经阻可通之证，惟有培养生化之源，使其气旺血生，则流行自裕；若不揣其本，而齐其末，则砻糠不能榨油，徒伤正气，尽隳前功，岂不可惜！众议始息。恪守其方，服至仲冬，天癸至而肌肉充，康复如常矣。

朱某患呕吐，诸药不效，甚至大小便秘，粪从口出，臭不可当，自问不起矣。孟英用代赭旋覆汤加蜣螂虫服之而愈。

上者下之之法，而意甚巧。

孟英邃于医学，从不侈谈脉理，足以见其歉然不自足也。而脉理之最不易切者，莫如妊娠。予闻孟英于乙未春诊黄履吉室人之脉，曰妊也，是月天癸犹来，人皆不以为然。次月仍转，但不多耳。复邀孟英诊之，曰：“果妊也，汛不断者，荫胎之血有余耳。”逾月，汛复行，觉更少矣，人犹以为妄也。四月后，经始停，娠亦显，娩如期，人始服其见老。丙申夏，满洲某选粤东盐场，携眷之任，过浙，主于李云台家，请孟英视其如君[①]之恙。孟英诊曰：“非病也，熊罴入梦[②]矣。”某颇不信，谓经甫停，何以遽断为孕，而又必其为男乎？反生言过其实之疑。既而某延云台入幕，偕赴粤任。次年，云台于家书中述及居停[③]果得子，深叹孟英指妙。予荆人[④]久无孕，辛丑秋，汛事偶愆。孟英一诊，即

① 如君：他人之妾。
② 熊罴入梦：生男孩之征兆。《诗·小雅·斯干》：“大人占之，维熊维罴，男子之祥。”
③ 居停：寄居的处所。
④ 荆人：谦词，自己的妻子。

以妊断，且以男许。次夏果举一子，惜不育耳。邵鱼竹给谏仲媳怀妊，孟英于寅春初诊，即许抱孙，秋杪果应。表弟胡寿者室，偶有小忿，经事涩少，腰腹微胀，自以为怒气所滞也，延孟英调之。切其脉曰："怀麟[1]矣。"初犹疑之，既而始信，卯春果弄璋[2]。吴云阶室年四十余，寅秋汛断，其腹日胀，医谓病也，治之罔效。迓孟英诊之，孕也。彼犹不自信，及腹中渐动，始服其言，至期产一女。癸秋，孟英治石诵羲室，脘痛甫愈，适汛逾期，即曰娠矣。既而果日形著。其指下之神妙如此。

娠孕之脉，最为难凭：有初娠即现于脉者，有三四月始现于脉者，有始终不现于脉者。此与凭脉断证，有时可凭，有时不足凭，同一至理。予尝以此质之孟英，孟英亦以为然。可见真学问人，必不恃虚言以眩世也。

朱恒山久患胸痞多痰，诸药罔瘳。孟英诊曰："清阳之气不司旋运也。"与参、芪、苓、术之剂，豁然顿愈，因极钦服。后数年，果以汗脱。闻其垂危之际，口不能言，犹以左手横三指，右手伸一指加于上，作王字状，以示家人。有会其意者，急追孟英至，而他医之中风药，早灌入矣，遂以长逝。癸卯冬至前一日，管大中丞亦是气从溺脱，当以参、附挽回者，及孟英至，而痰药、痧药、风药灌之遍矣，脉仅若蛛丝过指，孟英坚不与方，须臾而卒。

无棣张柳吟封翁，于乙未夏，偕令嗣恒齐刺史赴滇南任，道出武林。其家人郑九者，封翁宠人[3]之弟也，途次抱恙。抵杭日，招越医陈六顺诊治。服药后，汗出昏狂，精流欲脱。封翁大骇，躬诣孟英，以希挽救。孟英切其脉，既数且乱，沉取极细。乃语封翁曰："此证颇危，生机仅存一钱，亦斯人之阴分素亏，不可竟谓附、桂之罪也。"封翁闻言大悦，曰："长者也。不斥前手之非以自伐[4]，不以见证之险而要誉。"相见恨晚，遂订忘年之交。彼此尽吐生平，始知封翁最喜谈医，岐黄之言，无所不览，惟不肯为人勘病，亦慎重之意耳。于是孟英以元参、知、檗、桑枝、龙、牡、生地、白芍、甘草、百合、石斛、栀子、盐水炒豆豉，为大剂灌之，下咽即安。次日去栀、豉、甘草，加龟板、鳖甲、盐水炒橘红，十余帖而康。

吴馥斋令妹，禀质素弱。幼时凤山诊之，许其不秀。癸巳失其怙恃，情怀悒悒，汛事渐愆，寝食皆废，肌瘦吞酸，势极可畏。孟英以高丽参、盐水炒黄连、甘草、小麦、红枣、百合、茯苓、牡蛎、白芍、旋覆花、新绛等治之（甘以缓之，苦以降之，酸以敛之，皆古圣之良法也），各恙渐已。继参、归、地滋阴，康强竟胜于昔。

一男子患喉痹，专科治之，甫愈，而通身肿势日甚，医者惊走。孟英诊之，曰："病药也。"投附子理中汤数剂而痊。予谓喉痹治以寒凉，法原不谬，而药过于病，翻成温补

---

① 怀麟：怀孕。麟儿，对别人家孩子的赞美之辞。
② 弄璋：生男孩。
③ 宠人：受宠爱之人，旧指姬妾佞臣。
④ 自伐：自夸。

之证，是病于药也，非病于病也。尝闻孟英云："病于病而死者，十之三；病于药而死者，十之七。"以予观之，诚非激论也。吁！可叹已！

朱氏妇，产后恶露不行，而宿哮顿发，专是科者，不能下手。孟英以丹参、桃仁、贝母、茯苓、滑石、花粉、桂枝、通草、蛤壳、苡仁、紫菀、山楂、丝瓜子、茺蔚子、旋覆、琥珀，出入为方，三日而愈。

局医黄秀元之舆人[①]韩名谅者，有儿妇重身患热病，局中诸医，皆虑胎陨，率以补血为方。旬日后，势已垂危，浼人求孟英诊之。曰："胎早腐矣，宜急下之，或可冀幸；若欲保胎，则吾不知也。"其家力恳疏方，遂以调胃承气合犀角地黄汤，加西洋参、麦冬、知母、石斛、牛膝投之，胎落，果已臭烂，而神气即清，热亦渐缓。次与西洋参、元参、生地、知母、麦冬、丹参、丹皮、茯苓、山楂、石斛、豆卷、茺蔚、琥珀等药调之，粥食日加，旬余而愈。

一少年骤患遗精，数日后，形肉大脱，连服滋阴涩精之药，如水投石。孟英与桂枝汤加参、芪、龙、牡，服下即效，匝月而瘳。（此阳浮于上，阴孤于下，故非滋阴涩精所能治。仲景桂枝龙骨牡蛎汤能调和阴阳，收摄精气，又复参、芪以建其中，故取效甚速。）

家叔南山，于秋间患感，日治日剧，渐至神昏谵妄，肢振动惕。施、秦两医，皆谓元虚欲脱，议投峻补。家慈闻而疑之，曰："盍与孟英商之？"孟英诊曰："无恐也，通络蠲痰，可以即愈。"用石菖蒲、羚羊角、丝瓜络、冬瓜子、苡仁、桑枝、旋覆、橘络、葱须、贝母、钩藤、胆星为剂，化服万氏牛黄清心丸一颗，覆杯即安，调理半月而愈。

美政关毛内使，年逾花甲，而患喘嗽。医与肾气汤、全鹿丸等药，反致小溲涩痛，病日以剧。孟英诊之，与纯阴壮水之治。毛曰："我辈向吸阿片烟，岂敢服此凉药。"孟英曰："此齐东之野语[②]也，误尽天下苍生。幸汝一问，吾当为世人道破机关，不致误堕火坑者，再为积薪贮油之举也。夫阿片本罂粟花之脂液，性味温涩，而又产于南夷之热地，煎晒以成土，熬煎而为膏，吸其烟时，还须火炼，燥热毒烈，不亚于砒。久吸之，令人枯槁，岂非燥烈伤阴之明验哉？"毛极拜服，果得霍然。或问曰："阿片之性，殆与酒相近乎？"孟英曰："曲糵之性虽热，然人饮之，则质仍化水，故阴虚者饮之则伤阴，阳虚者饮之则伤阳，景岳论之详矣。若阿片虽具水土之质，而性从火变，且人吸之，则质化为烟，纯乎火之气焰，直行清道，烁人津液。故吸烟之后，口必作渴。久吸则津枯液竭，精血源穷，而宗筋失润。人因见其阳痿也，不察其所以痿之故，遂指阿片为性冷之物，抑何愚耶？凡吸阿片烟而醉者，以陈酱少许，瀹汤服即醒。若熬烟时，少著以盐，即涣散不凝膏。吸时舌上预舐以盐，则不成瘾。虽瘾深者，但令舐盐而吸，则瘾自断。

---

① 舆人：轿夫。

② 齐东之野语：道听途说，不足为据之言。

岂非润下之精，能制炎上之毒乎？”

金元章，年逾七旬，久患疝厥，每病于冬，以为寒也。服热药而暂愈，终不能霍然。孟英诊曰：“脾肾虽寒，肝阳内盛，徒服刚烈，焉能中肯？”以参、术、枸杞、苁蓉、茴香、当归、菟丝、鹿角霜、桂、茯苓、楝实、黄连、吴萸、橘核等药为方服之，今数年无恙矣。

丙申春，蜀人石符生将赴邓云厓司马之招，经杭抱病，侨于张柳吟之旧馆，亦为寓侧陈六顺治困。居停主人知之，即告以柳吟仆病之事，石闻之悚然，亟遣人延孟英诊焉。脉沉而涩滞，模糊不分至数，肢凉畏冷，涎沫上涌，二便涩少，神气不爽。曰：“此途次感风湿之邪，失于解散，已从热化，加以温补，致气机愈形窒塞，邪热漫无出路，必致烁液成痰，逆行而上。但与舒展气机，则痰行热降，诸恙自瘳矣。”以黄连、黄芩、枳实、橘皮、栀子、淡豉、桔梗、杏仁、贝母、郁金、通草、紫菀、竹茹、芦菔汁等药，三服而起，调理匝旬遂愈。

夏间王某患感，越医谢树金治之，病虽退而能食矣，但不能起坐，类乎瘫痪。延已月余，人皆谓其成废。所亲钟某浼孟英视之。曰：“此多服表散，汗出过分，气血两伤，肢骸失其营养。”脉微而细，舌亮无苔。与大剂参、芪、归、术、熟地、杜仲、菟丝、牛膝、枸杞、山药、木瓜、萸肉、萎蕤、续断、桑枝，数十帖而起。气血双补而补血之药重于补气，以汗为血液，阴分偏伤也。

一劳力人，阴分素亏，骤感风湿，两膝刺痛酸软，不能稍立（此证延久即成鹤膝风）。孟英以六味地黄汤加独活、豆卷（精当），一剂知，二剂已。

张养之令正[1]，饮食如常，而肌肤消瘦；信事[2]如期，而紫淡不恒；两腓发热，而别处仍和；面色青黄而隐隐有黑气（叙证详明）。俨似虚寒，多药不效。始逆孟英诊之。脉似虚细而沉分略形弦滑。曰：“此阳明有余，少阴不足，土燥水涸，仲圣有急下存阴之法。然彼外感也，有余之邪，可以直泻；此内伤也，无形之热，宜以甘寒，义虽同而药则异也。”赠以西洋参、生地、生白芍、生石膏、知、檗、芩、栀、麦冬、花粉、楝实、丹皮、木通、天冬诸品，服至数斤，黑气退而肌渐充，腓热去而经亦调矣。

孟英善用甘寒，投之此证尤宜。

姚氏妇产后，昏谵汗厥，肌肤浮肿。医投补虚破血、祛祟安神之药，皆不能治，举家惶怖，转延孟英诊焉。询知恶露仍行，曰：“此证医家必以为奇病，其实易愈也。昔金尚陶先生曾治一人，与此相似，载于沈尧封《女科辑要》中。方用石菖蒲、胆星、旋覆、茯苓、橘红、半夏曲，名蠲饮六神汤。凡产后恶露行而昏谵者，多属痰饮，不可误投攻补，此汤最著神效。”如方服之良愈。

---

① 令正：嫡妻。

② 信事：月经。

牙行[1]王炳华妻，患舌疮，痛碍饮食，内治外敷皆不效。孟英视其舌色红润，脉形空数，曰："此血虚火浮也。"以产后发热例施之，用熟地、当归、酒炒白芍、炙甘草、茯苓、炮姜投之，其病如失。

一老人霍乱后，目闭呃忒，医谓脱陷在即，与桂附回阳之药，业已煎矣。适孟英至。询知溺赤口干，诊得脉形软数，而药香扑鼻，即曰："此药中有肉桂，叟勿服也，服之必死。"迫令将药倾泼，而与肃肺清胃之剂，果得渐安。

丁酉中秋夜，牙行张鉴录，年逾花甲，卒仆于地，急延孟英。脉之，弦滑而大。曰："痰气食相并而逆于上也。"先以乌梅擦开牙关，横一竹箸于口，灌以淡盐姜汤，随入鹅翎探之，吐出痰食，太息一声而苏，次与调气和中而愈。后数年，以他疾终。此案虽无奇，而辨证之明，不可不录。

姚树庭以古稀之年，而患久泻，群医杂治不效，佥以为不起矣。延至季秋，邀孟英决行期之早晚，非敢望愈也。孟英曰："弦象独见于右关，按之极弱，乃土虚木贼也。调治得法，犹可引年，何以遽尔束手乎？"乃出从前诸方阅之，皆主温补升阳。曰："理原不背，义则未尽耳。如姜、附、肉蔻、骨脂之类，气热味辣，难能温脏，反助肝阳，肝愈强则脾愈受戕；且辛走气，而性能通泄，与脱者收之之义，大相剌谬。而鹿茸、升麻，可治气陷之泻，而非斡旋枢机之品。至熟地味厚滋阴，更非土受木克，脾失健行之所宜。纵加砂仁酒炒，终不能革其腻滑之性。方才用之，无怪乎愈服愈泻，徒藉景岳穷必及肾为口实也。"与异功散加山药、扁豆、莲子、乌梅、木瓜、芍药、蒺藜、石脂、余粮（扶脾抑肝，加以收摄下焦，须看其与病证针锋相对处），服之果效。恪守百日，竟得康强。越三载，以他疾终。

语语精义。由此类推，可以知用药之权衡矣。

戊戌春，张雨农司马必欲孟英再赴环山。孟英因其受病之深，且公事掣肘，心境不能泰然，诚非药石之可以为力也，固辞不往。司马泫然哀恳，但冀偕行，旋署则任君去留可耳，并嘱赵兰舟再四代陈悃曲[2]。孟英感其情，同舟渡江。次剡溪，司马谈及体气羸惫情形，孟英忽曰："公其久不作嚏乎？"司马曰："诚然有年矣，此曷故也？"孟英曰："是阳气之不宣布耳。古惟仲景论及之，然未立治法。今拟鄙方奉赠，博公一嚏如何？"司马称善。遂以高丽人参、干姜、五味、石菖蒲、酒炒薤白、半夏、橘皮、紫菀、桔梗、甘草为剂。舟行抵嵊，登陆取药，煎而服之，驾舆以行。未及二十里，司马命从人诣孟英车前报曰："已得嚏矣。"其用药之妙如此。

夏间，牙行倪怀周室，新产数日，泄泻自汗，呕吐不纳。专科谓犯三禁，不敢肩任。孟英诊脉，虚微欲绝，证极可虞，宜急补之，迟不及矣。用东洋参、芪、术、龙、牡、

① 牙行：为买卖双方从中说合交易，从中收取佣金的商行。

② 悃曲：诚挚的心意。

酒炒白芍、桑枝、木瓜、扁豆、茯神、橘皮、紫石英、黑大豆，投之四剂，渐以向安。予谓新产后用参芪大补，而又当盛夏之时，非有真知灼见者不能也。诚以天下之病，千变万化，原无一定之治。奈耳食[1]之徒，惟知执死方以治活病，岂非造孽无穷！亦何苦人人皆欲为医，而自取罪戾耶？

张养之令侄女，患泛愆，而饮食渐减。于某与通经药服之，尤恶谷。请孟英诊之，脉缓滑，曰："此痰气凝滞，经遂不宣，病由安坐不劳，法以豁痰流气，勿投血药，经自流通。"于某闻而笑曰："其人从不吐痰，血有病而妄治其气，胀病可立待也。"及服孟英药，果渐吐痰，而病遂愈，养之大为折服。予谓，世人头痛治头，脚疼疗脚，偶中而愈，贪为己功，误药而亡，冤将奚白？此《寓意草》之所以首列议病之训也。孟英深得力于喻氏，故其议病，迥出凡流。要知识见之超，总由读书而得。虽然，人存政举，未易言也。

毛允之戊冬患感，初治以温散，继即以滋阴，病日以剧。延至亥春，或疑为百日之劳，或谓是伤寒坏证。而凤山僧主升、柴、芪、术以补之，丁卯桥用轻粉、巴霜以下之，杂药遍投，形神日瘁。乃尊学周，延孟英视之。脉来涩数上溢，呃忒口腻，虽觉嗜饮，而水难下膈，频吐涎沫，便秘溺赤，潮热往来，少腹如烙，按之亦不坚满。曰："此病原属冬温，治以表散，则津液伤而热乃炽；继以滋填，热邪愈锢；再施温补，气机更窒。升、柴、芪、术，欲升其清，而反助其逆；巴霜、轻粉，欲降其浊，而尽劫其阴。病及三月，发热不是表邪；便秘旬余，结涩非关积滞。且脉涩为津液之已伤，数是热邪之留著，溢乃气机为热邪所壅而不得下行，岂非温邪未去，得补而胶固难除，徒使其内烁真阴，上薰清道，以致一身之气，尽失肃清之令。法当搜剔余邪，使热去津存，即是培元之道；伸其治节，俾浊气下趋，乃为宣达之机。何必执参、茸为补虚，指硝、黄为通降哉？"以北沙参、紫菀、麦冬、知母、花粉、兰草、石斛、丹皮、黄芩、桑叶、栀子、黄连、木通、银花、橘皮、竹茹、芦根、橄榄、枇杷叶、地栗、海蛇等，出入为方。服之各恙递减，糜粥渐加。半月后始得大解，而腹热全消，谷食亦安，乃与滋阴善后而愈。

清热生津，治法固善，然亦此人本元坚固，故屡误之后，犹能挽回，否则亦难为力矣。

张养之所亲李某，戊冬醉饮夜归，为查段巡员所吓，神志即以渐昏，治之罔效。至于不避亲疏，裸衣笑骂，力大无制，粪秽不知。己夏延孟英视之，用石菖蒲、远志、龙齿、龟板、犀角、羚羊角、元参、丹参、知、柏、栀子、龙胆草、枳实、黄连、竹黄、竹沥、石膏、赭石、黑铅、铁落，出入为方，十余帖，吐泻胶痰甚多。继与磁朱丸，渐以向愈。

祛痰清热，滋阴镇惊，力量甚大。此必本虚标实者，故其方如此。

---

[1] 耳食：不加省察，徒信传闻。

一祝叟，年近古稀，己亥春赴席，忽仆地痰涌，肢强眼斜，舌蹇不语。外科王瑞芝荐孟英视之。投六君子加蝎梢、羚羊角、胆星、石菖蒲、竹沥、姜汁而瘳（扶脾抑肝驱痰，面面圆到）。

茅家埠翁嘉润患腰疽，愈而复发者五年，费用不赀[1]，诸疡医治之不效。盛少云嘱其求治于孟英。切其脉弦细以数，曰："子之幸也，此内损证，外科恶乎知?"（肾俞发亦然）与大剂甘润滋填之药，匝月而痊，至今不发。

胡琴泉舅氏家一潘妪，年逾古稀，患霍乱转筋濒危，孟英用自制蚕矢汤而瘳。

一少妇分娩，胞水早破，胎涩不能下，俗谓之沥浆生，催生药遍试不应。孟英令买鲜猪肉一二斤，洗净切大块，急火煎汤，吹去浮油，恣饮之，即产，母子皆生。且云："猪为水畜，其肉最腴，大补肾阴，而生津液。予尝用治肾水枯涸之消渴，阴虚阳越之喘嗽，并著奇效。仲圣治少阴咽痛用猪肤，亦取其补阴虚而戢浮阳也。后贤不察，反指为有毒之物，汪讱庵非之是矣。惟外感初愈，及虚寒滑泻，湿盛生痰之证，概不可食，以其滋腻更甚于阿胶、熟地、龙眼也。然猪以浙产者为良，北猪不堪用。吾杭燥肉鲊即猪皮为之，可以致远入药，尤为简当，不必泥于皮与肤之字面，而穿凿以夸考据也。"

秋初，家慈猝仆于地，急延孟英诊之。脉浮弦以滑，用羚羊角、胆星、牡蛎、石菖蒲、丹参、茯苓、钩藤、桑叶、贝母、橘红、蒺藜等，以顺气蠲痰，息风降火而痊。癸卯春前数日，忽作欠伸而厥。孟英切脉微弱而弦，曰："病虽与前相似，而证则异矣。"以高丽参、白术、何首乌、山茱萸、枸杞、桑椹、石斛、牛膝、蒺藜、橘红、牡蛎等，镇补摄纳以瘳。予谓，此等证安危在呼吸之间，观前后卒仆数案，可见其辨证之神，虽古人不多让，况世俗之所谓医乎。家慈两次类中，予皆远出，微孟英吾将焉活？感铭五内，聊识数言，惟愿读是书者，体其济世之心，临证得能如是，将胥天下之沈疴而尽起矣。

张养之弱冠失怙，后即遘无妄之疾，缠绵七载，罄其资财，经百十三医之手，而病莫能愈。因广购岐黄家言，静心参考，居然自疗而痊，然鼻已坏矣。抱此不白之冤，自惭形秽，乃闭户学书，专工作楷，其志良可悼也。孟英因与之交，见其体怯面青，易招外感，夏月亦著复衣，频吐白沫。询知阳痿多年，常服温辛之药，孟英屡谏之。而己亥九月间，患恶寒头痛，自饵温散不效，逆孟英诊之。脉极沉，重按至骨，则弦滑隐然。卧曲房密帐之中，炉火重裘，尚觉不足以御寒。且涎沫仍吐，毫不作渴，胸腹无胀闷之苦，咳嗽无暂辍之时。惟大解坚燥，小溲不多，口气极重耳。乃谓曰："此积热深锢，气机郁而不达，非大苦寒以泻之不可也。"养之初犹疑焉，及见方案，辨论滔滔，乃大呼曰："弟之死生，系乎一家之命，唯君怜而救之。"孟英慰之曰："我不惑外显之假象，而直断为实热之内蕴者，非揣度之见，而确有脉证可凭。但请放心静养，不必稍存疑畏。"

---

① 不赀：不可计数。

及二三帖后，病不略减。诸友戚皆诋药偏于峻，究宜慎重服之。有于某者，扬言于其族党曰："养之之命，必送于孟英之手矣！"众楚交咻[①]，举家惶惑。次日另延陈启东暨俞某并诊。孟英闻之，急诣病榻前谓曰："兄非我之知己也，则任兄服谁之药，我不敢与闻也。兄苟裕如也，则任兄广征明哲，我不敢阻挠也。今兄贫士也，与我至交也，拮据资囊，延来妙手，果能洞识病情，投剂必效，则我亦当竭力怂恿也。第恐虽识是病，而用药断不能如我之力专而剂大也。苟未能确识是证，而以无毁无誉之方，应酬塞责，则因循养患，谁任其咎也？或竟不识是病，而开口言虚，动手即补，甘言悦耳，兄必信之。我不能坐观成败，如秦人视越人之肥瘠也。今俞某之方如是，陈医殊可却之，速著人赶去辞绝，留此一款，以作药资，不无小补。况连服苦寒，病无增减，是药已对证；不比平淡之剂，误投数帖，尚不见害也。实由热伏深锢，药未及病。今日再重用硝、黄、犀角，冀顽邪蕴毒，得以通泄下行，则周身之气机自然流布矣。"养之伏枕恭听，大为感悟，如法服之。越二日，大便下如胶漆，秽恶之气，达于户外，而畏寒即以递减，糜粥日以加增。旬日后粪色始正，百日后康健胜常。嗣后虽严冬亦不甚畏冷，偶有小恙，辄服清润之方，阳道复兴，近添一女。养之尝颂于人曰："孟英之手眼，或可得而学也；孟英之心地，不可得而及也。我之病，奇病也，孟英虽具明眼，而无此种热情，势必筑室道旁，乱尝药饵，不能有今日矣！况不但有今日，而十余年深藏久伏之疴，一旦扫除，自觉精神胜昔，可为后日之根基，再生之德，不亦大哉！"

孙午泉进士，患哮，痰多气逆，不能著枕，服温散滋纳药皆不效。孟英与北沙参、桂枝、茯苓、贝母、花粉、杏仁、冬瓜仁、丝瓜络、枇杷叶、旋覆、海石、蛤壳等药，覆杯即卧，数日而痊。

此是热痰伏于肺络，故用药如此。

石符生随乃翁自蜀来浙，同时患疟。医者以小柴胡汤加姜、桂投之不效，改用四兽、休疟等法，反致恶寒日甚，谷食不进，惟饮烧酒姜汤，围火榻前，重裘厚覆，胸腹痞闷，喜以热熨，犹觉冷气上冲，频吐黏稠痰沫。延至腊初，疲惫不堪，始忆及丙申之恙，访孟英过诊。脉沉而滑数，苔色黄腻，不渴，便溏，溺赤。曰："是途次所受之暑湿，失于清解，复以温补之品，从而附益之，酿成痰饮，盘踞三焦，气机为之阻塞，所以喜得热熨、热饮，气冲反觉如冰。若不推测其所以然之故，而但知闻问在切脉之先，一听气冷喜热，无不以为真赃现获。孰知病机善幻，理必合参，以脉形兼证并究（审病要法），则其为真热假寒，自昭昭若揭矣。"与大剂苦寒之药，而以芦菔汤煎，渐服渐不畏寒，痰渐少，谷渐增，继用甘凉善后，乔梓皆得安痊。

---

① 众楚交咻：又作"众楚群咻"。众多楚国人群来喧扰。《孟子·滕文公下》："一齐人傅之，众楚人咻之，虽日挞而求其也，不可得也。"咻，吵，喧。喻众多外来干扰。

卷　二

庚子春，戴氏妇产后，恶露不多，用山楂、益母草酒煎，连服数日，遂发热自汗，口渴不饿，眩晕欲脱，彻夜不眠。孟英视之曰："此禀属阴亏，血已随胎而去，虽恶露甚少，但无胀痛之苦者，不可妄投药饵。酒煎益母、山楂，不特伤阴，且能散气。而汗泄口干，津液有立竭之势，即仲圣所谓无阳也。盖人身天真之气谓之阳，阳根于津，阴化于液，津液既夺，则阳气无根而眩晕，阴血不生而无寐。若补气养阴，则舍本求末，气血不能生津液也。惟有澄源洁流，使津液充而气血自复，庶可无忧。"以西洋参、生黄芪、龙骨、牡蛎、萎蕤、百合、甘草、麦冬、生薏苡、生扁豆、石斛、木瓜、桑叶、蔗浆投之，一剂即安，数日而愈。后以滋填阴分，服之乃健。

王某久患吐血，体极孱弱。沈琴痴嘱其丐孟英治之，服药甫有小愈。而酷暑之时，陡患霍乱转筋，大汗如雨，一息如丝。孟英视曰："阴血久夺，暑热鸱张，吾《霍乱论》中之缺典也，姑变法救之。"用北沙参、枇杷叶、龙、牡、木瓜、扁豆、苡仁、滑石、桑叶、蚕砂、石斛、豆卷，投之良愈。调理每日仍服滋补，以治宿恙。越二载，闻服温补药，致血暴涌而亡。

赤山埠李氏女，素禀怯弱，春间汛事不行，胁腹聚气如瘕，减餐肌削，屡服温通之药。至孟秋加以微寒壮热，医仍作经闭治，势濒于危。乃母托伊表兄林豫堂措辨后事，豫堂特请孟英一诊以决之。孟英切其脉时，壮热烙指，汗出如雨，其汗珠落于脉枕上，微有粉红色，乃曰："虚损是其本也。今暑热炽盛，先当治其客邪（急则治标之法），庶可希冀。"疏白虎汤加西洋参、元参、竹片、荷杆、桑叶。及何医至，一筹莫展。闻孟英主白虎汤，乃谓其母曰："危险至此，尚可服石膏乎？且本草于石膏条下致戒云，'血虚胃弱者禁用'，岂彼未之知也？"豫堂毅然曰："我主药，与其束手待毙，盍从孟英死里求生之路耶？"遂服二帖，热果退，汗渐收。改用甘凉清余热，日以向安。继与调气养营阴，宿瘕亦消。培补至仲冬，汛至而痊。次年适[1]孙夔之弟。

张氏妇，患气机不舒，似喘非喘，似逆非逆，似太息非太息，似虚促非虚促，似短非短，似闷非闷，面赤眩晕，不饥不卧。补虚清火，行气消痰，服之不应。孟英诊之曰："小恙耳，旬日可安。"但须惩忿是嘱。与黄连、黄芩、栀子、楝实、鳖甲、羚羊角、旋覆、赭石、海蛇[2]、地栗为大剂，送当归龙荟丸。未及十日，汛至，其色如墨，其病已若

① 适：女子出嫁。

② 蛇：音 zhà，海蜇。

失。后与养血和肝，调理而康。

牙行王炳华室，夏患臂痛。孙某曰风也，服参、芪、归、芍数帖，臂稍愈而脘痛；孙曰寒也，加以附、桂，痛不止，而渐觉痰多；孙曰肝肾不足也，重用熟地、枸杞，令其多服取效，不料愈服愈剧，渐至昏厥。孙尚以为药力之未到，病体之久虚，前方复为加重，甚而时时发厥，始请孟英诊之。脉沉而有弦滑且数之象，乃谓炳华曰："此由过投温补，引动肝风，煽其津液为痰，痰复乘风而上，此晕厥之由来也。余波则奔流经络，四肢因而抽搐；阳气尽逆于上，宜乎鼻塞面浮；浊气不能下达，是以便滞不饥。"炳华曰："神见也！温补药服几三月矣，不知尚可救乎？"孟英曰："勿疑吾药，犹有望焉。"遂与大剂甘寒息风化饮，佐以凉苦泄热清肝，厥果渐止，各恙递蠲，两月后康复如常。予偶于旧书中检得无名氏钞本一册，所录多岐黄之言，内一条云："附桂回阳，在一二帖之间。万一误投，害亦立至，功过不掩。"其性之毒烈也，概可见矣。奈世人不知药为治病而设，徒以贪生畏死之念，横于胸中，遂不暇顾及体之有病无病，病之在表在里，但闻温补之药，无不欣然乐从者。模棱之辈，趋兢存心，知其死于温补而无怨悔也，乃衣钵相传，不必察其体病脉证之千头万绪，仅以温补之品二十余味，相迭为用，即成一媚世之方。且托足《金匮》之门，摹拟肾气之变。盖知熟地之阴柔，可缚附桂之刚猛，误投不致即败，偶中又可邀功。包藏祸心，文奸饰诈，何异新莽[1]比周公，子云[2]学孔圣哉！人以其貌古人而口圣贤也，多深信而不疑。迨积薪既厚，突火顿燃，虽来烂额焦头之客，其不至于焚身者幸矣。较彼孟浪之徒，误投纯阳药，致人顷刻流血而死者，其罪当加十等。诛心之论，救世之言，知我罪我，不遑计焉。孟英见之，拜读千过，且曰："剿汉学以欺世，由来久矣。徐灵胎之论，无此透彻，可与退之《原道》文并峙。当考其姓字，于仲景先师庙内建护圣祠以祀之。"予谓孟英如此称许，则其可传也奚疑，故附刊此案之后，以证王氏妇温补药服及三月，即所谓阴柔束缚刚猛之故，致人受其愚而不觉者，后之人可以鉴矣。

庄半霞，芝阶中翰之三郎也。闱后患感，日作寒热七八次，神气昏迷，微斑隐隐。医者无策，始迎孟英视之。曰："此平昔饮酒，积热深蕴，挟感而发，理从清解。必误投温补，以致热势披猖若是。"询之，果三场皆服参，且携枣子浸烧酒入闱。初病尚不至此，因连服羌、防、姜、桂，渐以滋甚。孟英曰："是矣。"先以白虎汤三剂，斑化而寒热渐已；继用大苦寒之药，泻其结热，所下黑矢皆作枣子气。旬日后，与甘润滋濡之法，两月始得全愈。

金愿谷舍人次郎魁官，九月间患五色痢，日下数十行，七八日来，口噤不纳，腹痛呻吟，危不旦夕矣。有主人参以补之者，有主生军以荡之者，举家皇皇，不知所措。孟

---

① 新莽：指王莽，建立新朝。
② 子云：扬雄，汉代学者，字子云。

英视之，曰："暑挟食耳，误服热药矣！攻补皆不可施也。轻清取之，可即愈焉。"以北沙参、黄连、鲜莲子、栀子、黄芩、枇杷叶、石斛、扁豆、银花、桔梗、山楂、神曲、滑石为方。其家以为病深药淡，恐不济事。西席庄晓村云："纵使药不胜病，而议论极是，定不致加病也。"竭力赞其居停投之，覆杯[1]即安，旬日而起。予闻孟英尝曰："莲子最补胃气，而镇虚逆。若反胃由于胃虚而气冲不纳者，但日以干莲子细嚼而咽之，胜于他药多矣。凡胃气薄弱者，常服玉芝丸，能令人肥健。至痢证噤口，皆是热邪伤其胃中清和之气，故以黄连苦泄其邪，即仗莲子甘镇其胃（要言不烦）。今肆中石莲皆伪，味苦反能伤胃，切不可用。惟鲜莲子煎之，清香不浑，镇胃之功独胜。如无鲜莲，则干莲亦可用。或产莲之地，湖池中淘得入水不腐之老莲，即古所谓真石莲也，昔人治噤口痢多用此。然可不必拘泥，庶免作伪之人，以赝乱真，反致用而无效，徒使病不即愈也。"

噤口痢，虚热在胃也，补虚则碍热，清热则妨虚。兹又加以食积，尤为棘手。须看其用药圆到处。

附：玉芝丸（孟英）

猪肚一具，治净，以莲子去心，入肚内，水煎糜烂，收干，捣为丸服。

陈足甫，禀质素弱，上年曾经吐血。今夏患感之后，咳嗽夜热，饮食渐减。医作损治，滋阴潜阳，久服不效。秋杪，孟英诊之，曰："阴分诚虚，第感后余热逗留于肺，阻气机之肃降，搏津液以为痰。此关不清，虽与滋填培补之药，亦焉能飞渡而行其事耶？先清肺气以保胃津，俾治节行而灌溉输；然后以甘润浓厚之法，补实真阴，始克有济。"乃尊仰山闻之，击节叹服，如法施之，果渐康复。（晡热夜热，原有肺热血瘀二候，断非滋阴所能愈。况温病之后，咳嗽夜热，显为遗邪在肺，滋阴药愈没干涉矣。）

胡蔚堂舅氏，年近古稀，患囊肿，小溲赤短，寒热如疟。孟英曰："非外感也。乃久蕴之湿热下流，气机尚未宣泄。"与五苓合滋肾，加楝实、栀子、木通。两剂后，囊间出腥黏黄水甚多，小溲渐行，寒热亦去。继与知柏八味去山药、萸肉，加栀子、楝实、芍药、苡仁等，久服而愈。壬寅夏，感受暑湿，误投温散，以致谵语神昏，势濒于危，而肛前囊后之间，溃出腥脓，疮口深大。疡科以为悬痈也，敷治罔效。时孟英患店未痊，予固邀其扶病一诊。孟英曰："悬痈乃损怯证，成之以渐。今病来迅速，腥秽异常，是身中久蕴厚味，湿热之毒挟外受之暑邪，无所宣泄，下注而为此证。切勿敷药，以遏其外走之势。但舌强而紫赤，脉细而滑数，客邪炽盛，伏热蕴隆，阴分甚亏，深虞津涸。"（卓识）先与清营之剂，三投而神气渐清；次以凉润阳明，便畅而热蠲脓净；改用甘柔滋养，月余溃处肌平；善后参入参芪，竟得康强如昔。

用药次第可法。

汪吉哉久疟不愈，医谓元气已虚，杂投温补，渐至肌瘦内燔，口干，咳嗽，寝汗，

---

[1] 覆杯：倒置酒杯，喻事极易办成。

溺赤，饮食不甘。孟英视之曰："余邪逗留血分也。"与秦艽鳖甲散而瘳。其堂兄养余亦患疟数月，多医疗之罔效，肌瘦自汗，腰膝酸软，不能稍坐，极其畏冷。孟英曰："此大虚证，胡反不补，犹以消导，是何居心？"与参、芪、术、草、熟地、白芍、五味、杜仲、山药、龙骨、牡蛎、桂枝、大枣、木瓜，服数十帖而起。

孟英治其令叔，高年痰嗽，喘逆碍卧，肢冷颧红，饮食不进，与真武汤而安。照戴阳例治法。

湖墅张春桥，素禀不坚，头眩脑鸣，频服温补药，甚觉畏冷，人皆谓其体偏于寒也。辛丑春，始请孟英诊之，脉甚数，曰："阴亏也，温补非宜。"改服滋水培元之剂，颇为有效。夏间，或劝以灸火，云可以除百病。盖未知灼艾之可以除百病者，谓可除寒湿凝滞、阳气不能宣通之证，非谓内伤外感，一切之病，皆可灸以除之也。故仲景有微数之脉，慎不可灸之训，正以艾火大能伤阴也。灸后数日，即寒少热多，宛如疟疾。医者以为脾寒病，投以温散，日以滋甚。春桥知药治未符，坚不肯服。乃父与之询其故，漫曰："要儿服药，须延王先生诊视。"与之遂邀孟英治之。切其脉滑数倍加，曰："阴虚之体，内热自生；灸之以艾，火气内攻；时当溽暑，天热外烁。三者相交，阴何以堪？再投温散，如火益热。当从瘅疟治，专以甘寒息热（孟英长技）。则阴津不致枯涸，而寒热不攻自去，所谓治病必求其本也。"竟不用一分表散药而治愈。

眼前道理，而人多不悟。一经拈出，便成名论。此与以针治虚损者，同一悖谬。

栖流所司药陈芝田，于仲夏患感，诸医投以温散，延至旬日，神昏谵妄，肢搐耳聋，舌黑唇焦，囊缩溺滴，胸口隐隐微斑，一望而知其危矣。转邀孟英诊之，脉细数而促，曰："阴亏热炽，液将涸矣。"遂用西洋参、元参、生地、二冬、知柏、楝实、石斛、白芍、甘草梢、银花、木通、犀角、石菖蒲，大剂投之。（孟英能用大剂，故能起不治之证，亦古人所未有也。） 次日复诊，其家人云："七八日来，小溲不过涓滴，昨药服六七个时辰后，解得小溲半杯。"孟英曰："此即转机也。然阴气枯竭，甘凉濡润，不厌其多。"于前方再加龟板、鳖甲、百合、花粉，大锅煎之，频灌勿歇。如是者八日，神气始清，诸恙悉退。纯用滋阴之药，调治匝月而瘳。予谓孟英学识过人，热肠独具，凡遇危险之候，从不轻弃，最肯出心任怨以图之。如此案，八日后神气始清，若经别手，纵使治法不错，而一二帖后不甚起色，必规避坚辞，致病家惑乱，谋及道旁，虽不死于病，亦必死于药矣。此在医者之识老心坚，又须病家之善于择而任之专也。谈何易耶！且闻孟英尝云："温热液涸神昏，有投犀角、地黄等药至十余剂，始得神清液复者。"因温热案最伙，不暇详录，姑识此以告司人之命者。

一派甘寒之药，既可涤热，又以生津，真治温良法也。惟湿温证宜稍加斟酌耳。

江小香，病势危笃，浼人迎孟英诊之。脉虚弦而小数，头痛偏于左后，子夜热躁，肢冷欲呕，口干不欲饮，不饥不欲食，舌蹇言涩，溺黄而频。曰："体属素虚，此由患感时过投温散，阴津阳气皆伤。后来进补而势反日剧者，滋腻妨其中运，刚烈动其内风。

（知此二语，方可论药。）　以致医者佥云，表之不应，补亦无功，竟成无药可治之证。虽然，不过难治耳，未可遽弃也。”与秋石水拌制高丽参、苁蓉、首乌、生白芍、牡蛎、楝实、盐水炒橘红、桑椹、石斛、蒺藜、茯苓，煎，吞饭丸内桂心五分。一剂躁平呕止，各恙皆减。连投数服，粥食渐安。乃去首乌、桂、楝，加砂仁末拌炒熟地、菊花、枸杞，半月而瘳。

从阴引阳，从阳引阴，绝妙机轴。

溽暑之令，瘄疹盛行，幼科仅知套药，升、柴、防、葛乱施，殆亦疫疠之病，造化默行其杀运欤！陈仰山家，患此者十余人。其长郎书芾孝廉之女，势最剧，以瘄甫出而汛至也。医者却走，始延孟英视之。脉滑而数，舌绛大渴，面赤失音，不食便泻。曰：“此由发散太过，火盛风炽，气血两燔，气分之邪，由泻而略泄其焰，营分之热，由汛而稍解其焚，岂可畏其脱陷，妄投止涩耶？”与西洋参、石膏、知母、麦冬、犀角、生地、连翘、甘草、石斛、丹皮、桑叶、竹叶，大剂投之，三日而愈。养阴善后，遂以渐安。其余或轻或重，孟英一以清解而痊。

石诵羲夏杪患感，多医广药，病势日增。延逾一月，始请孟英诊焉。脉至右寸关滑数上溢，左手弦数，耳聋口苦，热甚于夜，胸次迷闷，频吐黏沫，啜饮，咽喉阻塞，便溏溺赤，间有谵语。曰：“此暑热始终在肺，并不传经，一剂白虎汤可愈者，何以久延至此也？”乃尊北涯出前所服方见示，孟英一一阅之。“惟初诊顾听泉用清解肺卫法为不谬耳。其余温散升提，滋阴凉血，各有来历，皆费心思，原是好方，惜未中病！”而北涯因其溏泄，见孟英君石膏以为治，不敢与服。次日复诊，自陈昨药未投，惟求另施妥法。孟英曰：“我法最妥，而君以为未妥者，为石膏之性寒耳。第药以对病为妥，此病舍此法，别无再妥之方。若必以模棱迎合为妥，恐贤郎之病不妥矣。”北涯闻而感悟，颇有姑且服之之意。而病者偶索方一看，见首列石膏，即曰：“我胸中但觉一团冷气，汤水皆须热呷，此药安可投乎？”坚不肯服。然素仰孟英手眼，越日仍延过诊，且告之故。孟英曰：“吾于是证，正欲发明。夫邪在肺经，清肃之令不行，津液凝滞，结成涎沫，盘踞胸中，升降之机亦窒，大气仅能旁趋而转旋。是一团涎沫之中，为气机所不能流行之地，其觉冷也，不亦宜乎？且予初诊时，即断为不传经之候，所以尚有今日，而能自觉胸中之冷。若传入心包，则舌黑神昏，才合吴古年之犀角地黄矣。然虽不传经，延之逾月，热愈久而液愈涸，药愈乱而病愈深，切勿以白虎为不妥，急急投之为妙。”于是有敢服之心矣。而又有人云，曾目击所亲某，石膏甫下咽，而命亦随之。况月余之病，耳聋泄泻，正气已亏，究宜慎用。北涯闻之，惶惑仍不敢投。乃约翌日，广征名士，会商可否。比孟英往诊，而群贤毕至，且见北涯求神拜佛，意乱心慌，殊可怜悯！欲与众商榷，恐转生掣肘，以误其病。遂不遑谦让，援笔立案云：“病既久延，药无小效，主人之方寸乱矣！予三疏白虎而不用，今仍赴招诊视者，欲求其病之愈也。夫有是病则有是药，诸君不必各抒高见，希原自用之愚。古云：鼻塞治心，耳聋治肺。肺移热于大肠，则为肠澼。

是皆白虎之专司，何必拘少阳而疑虚寒哉？放胆服之，勿再因循，致贻伊戚[①]也。”坐中顾听泉见案，即谓北涯曰：“孟英肠热胆坚，极堪倚赖。如犹不信，我辈别无善法也。”顾友梅、许芷卿、赵笛楼亦皆谓是。疏方以白虎加西洋参、贝母、花粉、黄芩、紫菀、杏仁、冬瓜仁、枇杷叶、竹叶、竹茹、竹黄，而一剂甫投，咽喉即利。三服后各恙皆去，糜粥渐安。乃改甘润生津，调理而愈。予谓此案，不仅治法可传，其阐发病情处，识见直超古人之上。

论亦根柢[②]喻氏，而更加明透。

刘廉方，常州名士也。在西湖受暑，移榻于崔仲迁别驾处，医治垂危。庄芝阶舍人拉孟英往诊之，裸卧昏狂，舌黑大渴，溺赤便秘，脉数而芤。与犀角地黄汤加减服之，神识已清，略能进粥。次日复诊，颇知问答，大有生机。仍处甘凉法以赠之，并嘱伊格外谨慎。而越日，庄半霞诣孟英偕往诊视，见其目张睛瞪，齿露唇焦，气喘汗出，扬手掷足，而不可救药矣。众楚交咻，谓是寒凉药凝闭而然。孟英曰：“病之宜凉宜热，汝辈不知也。脉乃皮里之事，汝等不见也，吾亦不屑为之争辨。惟目瞪唇焦，人所共睹，则其死于何药，自有定论。”遂拂衣出。半霞再三请罪。孟英曰：“俗人之见，何足介怀。是非日后自明，于我心无慊焉。第斯人斯病，皆可惜也！”既而始知有人主热药以偾事，岂非命耶？仅二载而仲迁病，孟英闻之，曰：“殆矣。”盖知其阴虚而受暑湿，恐主药者未必能悔悟于前车也。后果闻其广服温补之剂，以致真阴竭绝而死。覆辙相寻，迷而不醒，可哀也已！

瓯镇孙总戎令郎楚楼，自镇江来浙，主于石北涯家。途次即患寒热如疟，胁痛痰嗽。北涯见其面黧形瘦，颇以为忧，即延医与诊。医谓秋疟，与疏散方，北涯犹疑其药不胜病，复邀孟英视之。曰：“阴亏也，勿从疟治。”以苇茎汤加北沙参、熟地、桑叶、丹皮、海石、旋覆、贝母、枇杷叶为剂。北涯见用熟地，大为骇然。孟英曰：“君虑彼药之不胜病，吾恐此病之不胜药，赠此肃肺润燥，滋肾清肝之法，病必自安。”楚楼闻之，叹曰：“妙手也！所论深合病情。前在姑苏服疏散药，甚不相安。居停毋疑，我服王公之药矣。”果数日而痊，逾旬即东渡赴瓯去。

姚雪蕉孝廉之太夫人，年逾花甲，患感两月，医皆束手，始延孟英诊之。身已不能转侧，水饮难于下咽，声音不出，便溺不通。曰：“此热邪逗留不去，津液剥削殆尽。计其受病之时，正当酷暑，岂即温补是投，但知其虚，而不知其病邪？”阅前服诸方，惟初手顾听泉从吸受暑邪，轻清开上立治，为合法耳。余方非不是起死回生之药，其如与病无涉何？而阮某小柴胡方服之最多，盖医者执此和解之法，谓不犯汗吐下三者之险，岂不稳当。病家见其参、胡并用，谓补正祛邪，具一举两全之美，最为上策。孰知和解足

---

① 伊戚：烦恼，忧患。《诗经・小雅・小明》：“心之忧矣，自诒伊戚。”

② 根柢：柢，根也。事物根基，学术渊源。

少阳传经伤寒之剂，不可以概和各经各气之各病，徒使参、胡提升热邪以上逆，致一身之治节，无以清肃下行；而姜、枣温腻湿浊于中焦，致运化之枢机，失其灌溉之布。气机愈窒，津液愈干，和解之汤愈进，而气愈不和，病愈不解。今则虽有良治，而咽喉仅容点滴，气结津枯，至于此极，英雄无用武之地矣。雪蕉昆季力恳挽救，乃疏甘凉濡润之方，嘱其不限时刻，不计多寡，频以水匙挑入，使其渐渗下喉。而一日之间，仅灌一小杯许，其病势之危，于此可想。直灌至旬余，气机始渐流行，药可服小半剂矣。人见转机之难，不无议论旁生。赖孟英静镇不摇，乃得日以向愈，粥食递加。惟大解久不行，或以为忧。孟英曰："无恐也，水到渠成，谷食安而津液充，则自解矣。若欲速妄攻，则久不纳谷之胃，尚有何物以供其荡涤哉？"至九月下旬，始有欲解之势。孟英连与补气益血之药，尚不能下；于前方加蜣螂一对，热服即解。凡不更衣者，计及五十日矣，闻者莫不惊异。继以平补善后而痊。

仲冬大雪连朝，积厚丈许，严寒久冻，西湖可行车马。斯时也，盛少云患痰嗽夜热，自汗不寐，左胁痛如针刺，肌削不饥，自问不起矣，请孟英托以后事。及诊其脉，许以可生。盖病来虽恶，未经误药也。与固本加龟板、鳖甲、苁蓉、知、檗、青黛、石斛、花粉、白芍、楝实、海石、旋覆、贝母、蛤壳、牛膝，出入为大剂。投之即效，连服四五十帖而痊。予谓斯证患于斯时，若经别手，未有不投温补者。而少云能与孟英游，其亦具眼之人乎？此真所谓患难交，不可不留心于平日也。然亦不能人人而遇之，殆佛氏所谓有缘存乎其间欤？

壬寅春，邵小墀室患汛愆，释医诊以为妊，广服保胎药，渐至腹胀跗肿，气逆碍卧，饮食不进。入夏，延孟英视之。曰："血虚气滞，误补成胀也。"先以黄连、厚朴、山楂、鸡内金、橘皮、大腹皮、枳实、茯苓、栀子、楝实、杏仁、紫菀、旋覆等药，少佐参、术服之。（先疏其滞以治脉，亦一定之法。） 气机渐运，胀去食安。渐入滋阴养血之治，数月经行而愈。

一人患晨泄有年，累治不效，而春间尤甚。孟英按其脉曰："汝虽苦泻，而泻后腹中反觉舒畅乎？"曰："诚然。苟不泄泻，又胀闷减食矣。而服四神、附、桂之药，其泻必加。此曷故也？"曰："此非温升补涩之证，乃肝强脾弱，木土相凌。"处一方令其常服，数帖即安，后竟无此恙矣。方用白术、苡仁、黄连、楝实、桂枝、茯苓、木瓜、芍药、蒺藜、橘皮而已。

扶脾抑肝，制方灵动。

邵鱼竹给谏，起居食饮如常，惟仅能侧卧，略难仰睡。仰而寤，无恙也。稍一合眼，则惊窜而醒，虽再侧眠，亦彻夜不得寐矣。多年莫能治。孟英以三才[①]合枕中丹加黄连、

① 三才：三才汤，《温病条辨》方。药用人参、天门冬、干地黄。《卫生宝鉴》有三才封髓丹，较前方多黄柏、砂仁、甘草。

肉桂，服之良效。（心肾交治，而以黄连、肉桂媾合之，用意甚巧。） 其长郎子旒，久患痰多，胸膈满闷，连年发痫，药之罔效。孟英脉之曰：“气分偏虚，痰饮阻其清阳之旋运。宜法天之健以为方，则大气自强而流行不息，胸次乃廓然如太空矣。”与六君去甘草，加黄芪、桂枝、薤白、蒌仁、石菖蒲、蒺藜、旋覆服之，满闷渐舒，痫亦不发矣。凡心肾不交之人，多不能仰卧，以仰则肾气不能上承，而心气愈浮也。

予荆人娩后，恶露不行，或劝服生化汤。适孟英枉顾，诊曰：“阴虚内热，天令炎蒸，虽赤沙糖不可服也。”以生地、丹参、丹皮、豆卷、茺蔚子、茯苓、桃仁、山楂、栀子、泽兰、琥珀，投之即效，且无别恙而易健。可见体质不齐，药难概用，况其致病之因不一，病机传变无穷。语云量体裁衣，而治病者可不辨证而施治耶？孟英常曰：“凡产后，世俗多尚生化汤，是以一定之死方，疗万人之活病。体寒者固为妙法，若血热之人，或兼感温热之气者，而一概投之，骤则变证蜂起，缓则蓐损渐成。人但知产后之常有，而不知半由生化汤之厉阶。此风最盛于越，方本传于越之钱氏，自景岳采入八阵，遂致流播四海，人之阴受其害者，数百年矣。从无一人能议其非，今特为此长夜之灯，冀后人不致永远冥行，或可稍补于世。但景岳最偏于温补，而独于产后一门，力辨丹溪大补气血为主之非，可谓此老之一隙微明，惜犹泥于产后宜温之谬说，盖由未入仲圣之宫墙也。”

不寒不燥，真阴虚血滞者之良剂。

通人之论，无论寒药热药，用不得当，皆足误人，不可不知。

戚媪者，年六十余矣。自幼佣食于黄莲泉家，忠勤敏干，老而弥甚，主仆之谊，胜于亲戚也。秋间患霍乱转筋，孟英视之，暑也。投自制蚕矢汤两服而安。三日后，忽然倦卧不能反侧，气少不能语言，不饮不食。莲泉惶惧，不暇远致孟英，即邀济仁堂朱某诊之。以为霍乱皆属于寒，且昏沉欲脱，疏附子理中汤与焉。莲泉知药猛烈，不敢遽投，商之王安伯。安伯云：“以予度之，且勿服也。若谓寒证，则前日之药下咽即毙，吐泻安能渐止乎？”莲泉闻之大悟，著人飞赶孟英至，而切其脉曰：“此高年之体，元气随泻而泄，固当补者。第余暑未清，热药在所禁耳。若在孟浪之家，必以前之凉药为未当，今日温补为极是，纵下咽不及救，亦惟归罪于前手寒凉之误也。设初起即误死于温补，而世人亦但知霍乱转筋是危险之证，从无一人能知此证有阴阳之异，治法有寒热之殊，而一正其得失者。此病之所以不易治，而医之所以不可为也！今君见姜附而生疑，安伯察病机之已转，好问者心虚，识机者智赡，二美相济，遂使病者跳出鬼门关，医者卸脱无妄罪。幸矣！幸矣！”乃以高丽参、麦冬、知母、萎蕤、木瓜、扁豆、石斛、白芍、苡仁、茯苓、蒺藜为方，服六剂始能言动，渐进饮食，调理月余而健。

七月十八日夜，予患霍乱转筋甚剧，仓卒间误服青麟丸钱许，比晓，急邀孟英诊之。脉微弱如无，耳聋目陷，汗出肢冷，音哑肌削，危象毕呈。药恐迟滞，因嘱家慈先浓煎高丽参汤，亟为接续；随以参、术、白芍、茯苓、附、桂、干姜、木瓜、苡仁、扁豆、莲实为方，一剂而各证皆减。次日复诊，孟英曰："气分偏虚，那堪吐泻之泄夺，误饵苦寒，微阳欲绝。昨与真武、理中合法，脾肾之阳复辟矣。刚猛之品，可以撤去。盖吐泻甚，而津液伤，筋失其养则为之转，薛生白比之痉病，例可推也。凡治转筋，最要顾其津液。若阳既回，而再投刚烈，则津液不能复而内风动矣。此治寒霍乱之用附、桂，亦贵有权衡而不可漫无节制，致堕前功也。"（此一段议论极精微，凡用寒用热，俱宜具此权衡，方无过当之弊。否则药虽中病，而服之不止，反受其害矣！喻氏论中寒证，亦具此意。）即于前方裁去姜、附、肉桂，加黄芪、石斛，服至旬日而愈。予谓此番之病，危同朝露，若非孟英恐不能救。常闻张柳吟云："但使病者听孟英论病之无微不入，用药之无处不到，源源本本，信笔成章，已觉疾瘳过半。古云檄愈头风，良有以也。"

可见浙人禀赋之薄。若幽冀之人，即误服青麟丸数钱，亦不至如斯之甚也。

陈艺圃亦知医，其室人于仲秋患霍乱转筋，自诊以为寒也，投热剂，势益甚。延朱茂才视之，亦同乎主人之见也，病尤剧，始请孟英决之。曰："寒为外束之新邪，热是内伏之真病，口苦而渴，姜、附不可投矣。"与河间法，人皆不之信也。再与他医商之，仍投热药，乃至口鼻出血而死。极其悔叹，始服孟英之卓见。予谓霍乱一证，近来时有，而医皆不甚识得清楚，死于误治者极多。孟英特著专论，虽急就成章，而辨晰简当，略无支漏，实今日医家首要之书。以其切于时用，不可不亟为熟读而研究也。

顾云垞体丰年迈，患疟于秋，脉芤而稍有歇止。孟英曰："芤者，暑也；歇止者，痰湿阻气机之流行也。大忌温补以助邪气。"（卓识）及与清解蠲痰之法，病不少减，而大便带血（邪将去矣）。孟英曰："暑湿无形之气，而平素多痰，邪反得以盘踞，颇似有形之病。清解不克胜其任，气血皆受其滋扰，必攻去其痰，使邪无依附，而病自去。切勿以高年而畏峻药。"伊侄桂生少府，亦精于医者也，闻之极口称是。遂以桃仁承气汤加西洋参、滑石、芩、连、橘红、贝母、石斛为方，送礞石滚痰丸。乃郎石甫孝廉云："此药在他人必畏而不敢服。我昔年曾患暑湿证，深悉温补之不可轻试，况高明所见相同，更何疑乎？"径服二剂，下黏痰污血甚多，疟即不作。仍以清润法善后而康。

此必别有外证可凭，故直断为暑与痰湿。未有专视脉之芤与歇止而如是定断者。读者勿被瞒过。

此方可谓峻极，良由识高，非徒胆大。

邵子受令壶，患吐血，肌肤枯涩，口渴，脉虚大。孟英曰："气分之阴亏也，温补既非，滋填亦谬。"以参、芪、二冬、知母、百合、萎蕤、石斛、桑叶、枇杷叶投之而愈。

用补亦要用得其宜，方能奏效。非一味蛮补，即能愈疾也。案中诸治，可以为法。

九月间，张春桥患疟，寒少热多，间二日而作，甫两发，形即清瘦。孟英诊曰："脉弦而细，尺中甚数，疾作于子夜，口干嗜饮，乃足少阴热疟也。两发遽尔形消，胡可玩视？吾以妙药奉赠，可期即已。但请即服，不可商于人，而致生疑议也。"方用元参、生地、知母、丹皮、地骨皮、天冬、龟板、茯苓、石斛、桑叶。春桥以向所心折，遂服之。

一剂，疟即止。再以滋阴善后而愈。予谓此证一帖而瘳，似乎轻易，但非真才实学，焉有此种妙治。设遇别手，非温补即提表，其祸可胜道哉！然天下之病，无论轻重，总贵初治得法，何致轻者重，而重者危耶？奈世俗之情，必使轻者重而后转安，始知医药之功，殊可叹也！按此证世人但知其为三阴疟，笼统治以温补之法，从未闻有分经用药者。今提出少阴二字，创立清凉之剂，用药精当，取效敏捷，法似新奇，理自完足，所谓活人治活病，全以活泼运之也。可以启人慧悟，垂作典型。

金宽甫初冬患感，局医黄某，闻其向来不拘何病，总须温药而痊，胸怀成见，进以姜、桂之方，渐至足冷面赤，谵语烦躁，疑为戴阳而束手矣。举家彷徨，延孟英诊焉。曰：“此伏邪晚发，误与升提，热浮于上，清解可安。”宽甫犹以向不服凉药为疑，方中芩、连之类，坚不肯用。乃兄愿谷中翰，极力开导，督人煎而饮之，果得霍然。

周晓沧乃郎品方，患冬温，所亲顾听泉知其体属阴亏，病非风寒也，不犯一分温升之品，而证不能减，势颇可危，乃虚怀转邀孟英诊之。曰：“所治良是也。”但于方中加贝母、杏仁、紫菀、冬瓜子等味，与之遂效。可见药贵对病，虽平淡之品，亦有奇功。孟英尝云重病有轻取之法，于此可见。

癸卯春，邵秋子令堂，年近六旬，患寒热如疟者久矣，诸医杂治罔效。孟英视之曰：“此湿邪久蕴，已从热化，误投提补，动其肝阳，痰饮因而上逆。与通降之法，寒热即减。”而包某谓疟久阴虚，理宜滋养，病家闻之近是。遂进首乌、鳖甲等药，渐至脉伏胸痞，呃忒自汗，渴饮不食，颧赤便泄。包某束手，疏生脉散以塞责。举家彷徨，再求孟英诊之。曰：“此滋腻阻塞气机，清阳不司旋运，痰饮闭滞隧络（喜用熟地者鉴之），非脱象也，补药不可进。”从瓜蒌薤白合小陷胸，加菖蒲、竹茹、旋覆、贝母、杏仁、紫菀、枇杷叶投之（清热涤饮，旋转气机，以救滋腻之失），呃止脉出，大有转机。而郑某谓病固属痰，须温热以宣通，勿寒凉而凝遏，病家又惑焉。姜、桂频投，既而唇肿咽疼，不能进饮，舌干短硬，难出语言。复请孟英救疗，与犀角地黄汤加元参、知母、银花、竹黄、花粉、胆星、石菖蒲、竹沥之类六七剂（甘寒生津，以救燥烈之失），吐出极臭胶痰甚多，粥饮渐进，此第三次生机也。奈狂澜莫障，邪说横行，辄以凉药不宜擅服，久病必定元虚。甘言悦耳，遂至升散温补，各逞所能；符咒乩方，罔不遍试。延至仲夏，腭腐龈糜，唇高数寸，竟成燎原莫救。仍恳孟英设法，乃坚辞不能措手，付局医黄某敷治，肿烂日甚而终。

上年秋燥冬暖，略无霜雪，河井并涸。吾杭自九月间起，天花流行，十不救五。小儿之殇于是者，日以百计。孟英曰：“此痘疫也，治法当与常痘有异，惜幼科未之察耳。且天令发泄，不主闭藏，入春恐多喉患。特刊加味三豆饮方，俾未曾布痘者，预服免患，将出者恣饮冀轻。”又劝人频服青龙白虎汤，以杜春来喉恙。不料其言果应，三春不雨，喉痧甚多。医者犹不悟其致病之因，仅知发散，正如火上添油。孟英胸有成竹，一以仲圣白虎汤为救焚主剂。若已及于营分者，用晋三犀角地黄汤相机加减。又刊青龙白虎汤暨锡类散方，广为印送。赖此以活者，不可胜数。

痘原感疫而发，《医林改错》中言之甚详。

附：加味三豆饮

生绿豆　生黄豆　生黑大豆或用生白扁豆亦可　生甘草　金银花　水煎服。

孟英原刻自注云：古方三豆饮，为痘证始终可服之妙药。未出时常服，痘可使稀；将出时急服，重可冀轻；已出时恣服，逆可转顺；尽出时频服，毒可易清。俗传种痘，是密室烘花。更有初生小儿于十八日内服药，令其出痘之法，是揠苗助长。此等矫揉造作，阴受其害者，古今来不知几恒河沙数①矣！至于种种稀痘之方，皆无意义，或以毒药损人元气，或以秽物致生别恙，慎勿为其所惑。惟此方药极简易，性最平和，味不恶劣，易办易服，不必论其体质，久服无弊，诚尽善尽美之王道药也。杭人惑于患痘不食豆之说，甚属可鄙。今特辨明，冀人醒悟。凡小儿能啜饮后，即以此药日日代茶，诚保赤之首章焉。原方用赤豆，性燥伤阴，予以黑大豆易之，更有补阴之绩，虽燥令燥体，皆无碍矣。再益银花、甘草，而化毒之功尤胜。或疑银花性凉，似难久用，不知三豆皆谷也，性能实脾，得银花以济之，更觉冲和。况小儿体禀纯阳，极宜此甘凉补阴之味，岂特稀痘，尤能明目消疳，不生疮疖泄泻等病，其功未能殚述也。

附：青龙白虎汤

橄榄　生芦菔　水煎服。

孟英自注云：此予自制方也。橄榄色青，清足厥阴内寄之火风，而靖其上腾之焰。芦菔色白，化手太阴外来之燥热，而肃其下行之气。合而为剂，消经络留滞之痰，解膏粱鱼面之毒。用以代茶，则龙驯虎伏，藏府清和，岂但喉病之可免耶？且二味处处皆有，人人可服，物异功优，久任无弊，实能弭未形之患，勿以平淡而忽诸。

附：锡类散

象牙屑焙　真珠各二分　飞净青黛六分　梅花冰片三厘　壁钱二十个，俗名喜儿窠，木板上者勿用　西牛黄　人指甲各五厘，男病用女，女病用男，合送济人，须分别配之

共研极细粉，吹患处，流出恶涎即愈。

孟英自注云：此专治烂喉痧疹之神方也。尤鹤年附载于《金匮翼》云：张瑞符传此方以救人而得子，故予名之曰锡类散。

段春木之室，烂喉，内外科治之束手。姚雪蕉孝廉荐孟英视之。骨瘦如柴，肌热如烙，韧痰阻于咽喉，不能咯吐，须以纸帛搅而曳之，患处红肿白腐，龈舌皆糜，米饮不沾，汛事非期而至，按其脉左细数，右弦滑。曰："此阴亏之体，伏火之病，失于清降，扰及于营。"先以犀角地黄汤清营分而调妄行之血；续与白虎汤加西洋参等，肃气道而泻燎原之火，外用锡类散扫痰腐而消恶毒；继投甘润药蠲余热而充津液，日以向安，月余

① 恒河沙数：数量之多，无法数计。佛家语。

而起。

吴雨峰明府家，嘱儿科为其仲郎所出之两孙种痘。下苗二三日，发热咽疼。医以为痘之将形也，投以升透之药（痘疹一门，以护咽为第一要义，一见喉痛，即急清降，大忌升提，何专科而不知此耶），赤斑似锦，喉烂如焚。半月之间，合家传染，诸医莫敢入其室。孟英往诊时，见其三郎耕有、四郎小峰尚未病，亟曰："已病者固当图治，未病者尤宜防患。"传以青龙白虎汤代茶恣饮，竟得无恙。其令阃洪宜人及仲媳，皆为之治愈。此外如其长媳、其令爱、其三孙、其仆、其探病之女戚，殒于是病者七人焉。时雨峰筑岩两乔梓咸宦于外，仲郎亦幕游江右，不料因种痘而酿此家祸，益信孟英劝人勿种痘之说为可训矣。

种痘之法，以人巧而夺天工。原属妙法，但须慎于择时。若疫气流行之时，感其气者，尚有肿颐烂喉之酷，况又加以痘毒耶？此乃医之不明，未可尽归咎于种痘也。

潘洪畴托儿医为其仲郎春波所出之孙种痘，下苗三日，即咽痛。医与升散药，发热斑烂，七朝而夭（咽痛而复升之，即非种出之痘，亦必不免）。春波及其弟祥衍皆染其病。春波之证，顾听泉治而愈矣。祥衍之恙，咽喉烂至于舌，胸膈痞塞不通，牙关紧涩，小溲淋痛，口流紫黑血块，人皆谓其脏腑烂焉。孟英视之曰："恶血毒涎，正欲其出。"吹以锡类散。用碗承其口，流出涎血甚多，咽喉牙环胸膈皆得渐舒。投以犀角地黄汤加元参、银花、童溺、藕汁、竹黄、花粉、贝母、石菖蒲之类，渐以向安。继与生津填补而痊。

夏间，顾听泉邀孟英视其所亲屠绿堂之恙。孟英曰："阴生可虑。"果于夏至前五日而卒。屠之五令郎患痰嗽者数年，近因悲哀病作，徐某见其嗽甚则吐也，投以参、术之剂，病益甚。闰七月十七夜，绿堂忽示梦云："汝病须延孟英诊视，服温养药可愈。"觉而异之，即迓过诊。孟英曰："此阴虚劳嗽，嗽久而冲气不纳，则呕吐，非胃寒也。经言劳者温之，亦温养之谓，非可以温补施之者。"病者见案，更为惊叹，始以父梦告焉，孟英亦为之肃然。方用西洋参、熟地、苁蓉、二冬、茯苓、坎板、牡蛎、紫石英、萎蕤、枇杷叶、橘皮（滋阴降气，加以镇摄，乃虚嗽良法，非兼外感者所可用），服之果安。予谓，凡事皆可以感天地、格神鬼，况医为性命之学耶！即此一案，可以知孟英之手眼通天，非幸获虚名者所能仰望也。

胡秋纫于酷热时，偶有不适，医以柴、葛、香薷散之，反恶寒胸痞，更医用枳、朴、槟榔以泻之，势日剧。延孟英视之，自汗不收，肢背极冷，奄奄一息，脉微无神。曰："禀赋素亏，阳气欲脱，此必误认表证使然。"与救逆汤加参、芪，服之渐安。继以补气生津，调理匝月而痊。

陈芰裳患淋，久不愈，延至溽暑，邀孟英诊之。曰："易事耳。"与补中益气汤而愈。其子荷官，病痞积腹胀，发热干呛，善食黄瘦，便溏溺赤，儿科药广服无功，已将绝望矣。孟英闻而怜之，曰："吾于幼科虽未讨论，姑赠一方，或有生机也。"以黄连、白芍、牡蛎、鳖甲、鸡肫皮、五谷虫、霞天曲、木瓜、山楂、楝实、橘皮、桔梗、旋覆、栀子、丹皮等药投之（作痞疾治），一剂知，旬余愈。

段尧卿之太夫人，患霍乱转筋，年逾七十矣。孟英投自制连朴饮，三啜而瘳。霍乱案甚伙，不遑广采，姑录数则，以示一斑。

石诵羲室，久患痰嗽，诸医药之勿瘳。孟英切其脉，曰："非伤风也。"与北沙参、熟地、百合、麦冬、贝母、紫菀、萎蕤、枇杷叶、盐水炒橘皮、燕窝，一剂知，数剂已。初秋又患脘痛，上及肩尖，向以为肝气，辄服破削之品。孟英曰："亦非也。"以砂仁炒熟地、炙橘红、楝实、延胡、枸杞、当归、茯苓、桑椹、蒺藜为方，服之良效，继即受孕矣。

合观二案，其人必阴虚肺燥之质，故用药如此。

石芷卿患感，张某连投柴、葛药，热果渐退，而复热之后，势更孔甚，乃延孟英诊焉。先以栀、豉、芩、连等药，清解其升浮之热；俟邪归于府，脉来弦滑而实，径用承气汤下之。时其尊人北涯赴瓯，无人敢主其可服否也。另招他医决之，以为太峻，且腹不坚满，妄攻虑变。举家闻之摇惑，暮夜复恳再诊。孟英辨论洋洋，坚主前议，服后果下黑矢。次日大热、大汗、大渴引饮，孟英曰："此府垢行而经热始显。"与竹叶石膏汤二剂而安，继以育阴充液，调理而康。

朱某患痢于越，表散、荡涤、滋腻等药，备尝之矣，势濒于危，始返杭乞孟英诊之。神气昏沉，耳聋脘闷，口干身热，环脐硬痛异常，昼夜下五色者数十行，小溲涩痛，四肢抽搐，时时晕厥。曰："此暑湿之邪，失于清解，表散荡涤，正气伤残，而邪乃传入厥阴；再以滋腻之品，补而锢之，遂成牢不可拔之势。正虚邪实，危险极矣。"与白头翁汤加楝实、苁蓉、芩、连、栀、芍、银花、石斛、桑叶、橘叶、羚羊角、牡蛎、海蛇、鳖甲、鸡内金等药，大剂频灌。一帖而抽厥减半；四帖而抽厥始息；旬日后便色始正，溲渐清长，粥食渐进；半月后，脐间之硬，始得尽消。改用养阴调理，逾月而康。

邻人汪氏妇之父王叟，仲秋患痰嗽不食，气喘不卧，囊缩便秘，心摇摇不能把握，势极可危。伊女浼家慈招孟英救之。曰："根蒂欲脱耳，非病也。"以八味地黄汤去丹、泽，合生脉，加紫石英、青铅、龙、牡、胡桃肉、楝实、苁蓉投之，大解行而诸恙减。乃去苁蓉、麦冬，服旬日以瘳。初冬，邵可亭患痰嗽，面浮微喘。医谓年逾花甲，总属下部虚寒，进以温补纳气之药，喘嗽日甚，口涎自流，茎囊渐肿，两腿肿硬至踵，不能稍立，开口则喘逆欲死，不敢发言，头仰则咳呛咽疼，不容略卧，痰色黄浓带血，小溲微黄而长。许芷卿荐孟英视之，脉形弦滑有力。曰："此高年孤阳炽于内，时令燥火薄其外。外病或可图治，真阴未必能复。且平昔便如羊矢，津液素干，再投温补，如火益热矣。"乃以白虎汤合泻白散，加西洋参、贝母、花粉、黄芩，大剂投之，并用北梨捣汁，频饮润喉，以缓其上僭之火。数帖后，势渐减，改投苇茎汤合清燥救肺汤，加海蛇、蛤壳、青黛、荸荠、竹沥为方。旬日外，梨已用及百斤，而喘始息。继加坎板、鳖甲、犀角，而以猪肉汤代水煎药（此却不必，以病者难服也，何不另用之），大滋其阴，而潜其阳，火始下行，小溲赤如苏木汁，而诸证悉平，下部之肿随病递消。一月已来，共用梨二百余斤矣。适大雪祁寒，更衣时略感冷风，腹中微痛。自啜姜糖汤两碗，而喘嗽复作，口干咽痛，大渴舌破，仍不能眠。复用前方，以绿豆煎清汤代水煮药，始渐向安。孟英谓其乃郎步梅曰："《内经》云：阴精所奉其人寿。今尊翁阴液久亏，阳气独治，病虽去矣，阴精非药石所能继续。况年逾六秩，长不胜消，治病已竭人谋，引年且希天眷。予以脉察之，终属可虞，毋谓治法不周，赠言不早，致有他日之疑成败之论也。"

一卖酒人姓陆，极窘而又遭颠沛，久而患一异疾，形消善痒，虱从皮肤而出，搔之蠕蠕，医治莫效。孟英诊曰："悲哀劳苦，阳气受伤，曲蘖浸淫，乃从虫化。"与补气药加杉木、桑枝而愈。（亦湿热生虫之治法）

陈芰裳之太夫人，陡患呕吐，彻夜不止。次早延孟英诊之，自述因寒而致。孟英知芰裳进场，家无主药之人，若明言属热，必致畏药不服矣。漫应曰："固寒也。"而疏方则芩、连、栀、楝，以大苦寒为剂，投之良愈。

张郑封室，娩后即发热，服生化汤二帖，热益炽而发赤疹。顾听泉诊之，即与清解，三剂不应，欲进犀角地黄汤，而恐病家之狃于产后以生疑也，乃拉孟英质之。诊其脉，弦滑而数，面赤热躁，胸闷善悲，肢肿而疼，两肘白疱如扁豆大者数十颗，舌上亦有一颗，痛碍水饮，大便不解已旬日矣。曰："此不但胎前伏暑，且有蕴毒，而误服生化汤，以助其虐。幸初手即用清解，尚不致于昏陷。犀角地黄极是治法，犹恐不能胜任。"乃与听泉商加西洋参、滑石、知母、银花、花粉、人中白、蒌仁、竹黄、贝母、桑叶、栀子为剂。其所亲曰："高朋断为热证，何以病者虽渴而喜热饮耶?"孟英曰："此方中所以多用痰药也。凡胸中有热痰阻碍气机者每如是，不可以其向不吐痰，而疑吾言妄也。若因此而指为寒证，则祸不旋踵矣。"进四帖，始得大解，频吐稠痰，而各恙皆减，饮食渐加。孟英曰："病势虽稳，余火尚炽。苟不亟为清涤，而遽投补益，犹有蓐损之虞。"其母家果疑药过寒凉，必欲招专科调治。幸将前方示彼，尚不妄施温补。然隔靴搔痒，纪律全无。旬日后余火复燃，郑封坚恳孟英法，仍用甘寒疗之，周身肤蜕如蛇皮，爪甲更新，其病之再生可知。继与滋补真阴而起。

叶昼三患咳逆上气，头偏左痛，口渴不饥，便泻如水。王瘦石荐孟英视之。曰："此肝阴胃汁交虚，时令燥邪外薄。"与育阴息风、清燥滋液之法，日以渐安。服及两月，大解反形干结而痊。

郑某吐血盈碗。孟英脉之，右关洪滑，自汗口渴，稍一动摇，血即上溢。人皆虑其脱，意欲补之。孟英曰："如脱，惟我是问。"与白虎汤加西洋参、大黄炭，一剂霍然。

季秋，顾听泉邀孟英视康康侯副转之恙。切其脉滑数，而右歇左促，且肝部间有雀啄，气口又兼解索。望其面，宛如薰黄，头汗自出，呼吸粗促，似不接续，坐卧无须臾之宁。便溺涩滞，浑赤极臭。心下坚硬拒按，形若覆碗。观其舌色边紫苔黄，殊不甚干燥。问其所苦，曰："口渴甜腻，不欲饮食。苟一合眼，即气升欲喘，烦躁不能自持。胸中懊侬，莫可言状。"孟英曰："此由湿热误补，漫无出路，充斥三焦，气机为其阻塞而不流行，蔓延日久，津液为之凝滞而成痰饮，不啻人禽杂处，苗莠同畴，邪正混为一家。医见肢冷自汗，不知病由壅闭而然，欲以培正，而邪气方张，得补反为树帜，岂非资寇兵而赍盗粮哉？非其类者，锄而去之，乃为吃紧之治。"听泉曰："良是也。夏间起病，闻自心悸少寐，杨某以为虚而补之，时尚出差办事，暑湿外侵，受而不觉。迨闱差未竣，其病斯发。而诸医之药，总不外乎温补一途，以致愈补愈剧。今拟温胆法，待君可否。"孟英曰："脉证多怪，皆属于痰。今胸痞如斯，略无痰吐，盖由痰能阻气，气不能运痰耳。宜于温胆中加薤白、蒌仁，通其胸中之阳；又合小陷胸，为治饮痞之圣法；参以栀、豉，泄其久郁之热，以除懊侬；佐以兰草，涤其陈腐之气，而醒脾胃。"听泉深然之。连投二剂，各恙皆减，脉亦略和。而病者以为既系实证，何妨一泻而去之，连服大黄丸二次，承气汤半帖。孟英急止之，曰："畏虚进补固非，欲速妄攻亦谬。盖湿蒸为热，灼液成痰，病非一朝一夕而成，治以上下分消为是。不比热邪传府，可一荡而愈也。"越日，下部果渐肿。孟英曰："攻痞太速之戒，古人不我欺也。"与听泉商以前法加黄芩，合泻心意，再配雪羹投之。痰果渐吐，痞亦日消。而自腹至足，以及茎囊，肿势日加。孟英谓："势已如此，难以遽消。但从三焦设法，则自上而下，病必无虞。"与听泉商用河间桂苓甘露饮意。而姚平泉孝廉力主崇土胜湿之法，深以寒凉为不可用。众议仍投前日之药。孟英曰："前药原可服也，嫌力不足耳。"次日，痰中带血甚多。孟英曰："湿热薰蒸不已，自气及营矣。"与听泉暨王子能参军商，以知、檗、生地、犀角、鳖甲、白芍、苡仁、贝母、石斛、茅根、麦冬、滑石、栀子、藕汁、童溺，投之而止。逾数日又吐，且肢冷自汗，心馁畏脱。姚平泉谓气不摄血，当主归脾汤以统之。举家皇皇，连请诊脉者三次。孟英曰："脉来屡变，陈芝江所以不能指实其病，而杨、阮诸人，皆疑为大虚之候也。然望、闻、问、切，不可独凭于指下。今溲如赭石汤，浑赤有脚，其为湿热之病，昭昭若揭。初伤于气分，则津液受灼以为痰；渐及于营分，则阴血不安而妄溢。邪气内盛，岂非病实？而真实类虚，吾不受病之欺也。"坚守前议，静镇不摇。服二剂，果止。孟英曰："血之复吐也，由于气分之邪以扰及也。欲清气道之邪，必先去其邪所依附之痰。盖津液既为邪热灼烁以成痰，而痰反即为邪热之山险也。不妨峻攻其实，而缓行其势。"初进滚痰丸三钱，得下泄气一次。副转云："四十日来，未有之通畅也。"连投数日，始解胶痰黑矢多遍，而小溲亦渐清长，苔色亦退，寝食遂安，惟下部之肿犹尔也。马香崖、陆虚舟皆主实脾行水之法。孟英曰："谛参脉证，病不在脾。况善饥便燥，口渴溺多，吾方虑转消证，亟投甘润之不遑，恶可渗利伤阴，补土劫液耶？且脾虚下陷之肿，与湿盛而肿之肿，其膝之上下内外形势，必然相贯。今膝之上下内外，凹凸迥判，毫不毗连。盖由湿热所酿之痰饮，既误补而痞塞中焦，复妄攻以流窜隧络，所谓不能一荡而蠲势，必旁趋四射。吾当以法取之。"会又咳痰带血，而精神食饮如常。孟英曰："无恐也。此乃前次嚼三七太多，兜涩留瘀，最不宜用，吐而去之极妙。但须金水同治，冀咳止而血络不震动为要耳。”与甘露饮加藕汁、童溺服之，四剂而止，咳嗽亦宁。于是专治其下部之肿，以固本加知、檗、贝母、花粉、旋覆、橘络、丝瓜络、羚羊角、楝实、葱须、豆卷、薏苡、竹沥，出入为剂。二三帖间，其高突隆肿之处，即觉甚痒，搔之水出，如汗而作葱气。六七日后，两腿反觉干瘦燥痛，茎囊亦随之而消矣。孟英曰：“用此润药消肿，尚且干痛咽燥；设从他议，而投燥脾利水之法，更当何如哉？盖寒湿则伤阳，热湿则伤阴。血液皆阴也，善后之法，还宜滋养血液，稍佐竹沥以搜络中未净之痰，使愈后不为他日之患，更属法中之法。”服之饮食中节，便溺有权，幸无消渴之虞，而竟愈焉。

前云不可妄攻，此又投峻下之剂，何也？盖前徒攻其热，故不中病，而致生他证；此则直攻其痰，始能与病相当也。

广孔愚司马，久患溏泄，而舌黑气短，自春徂冬，治而不效。孟英视之曰：“劳心太过，阳烁其阴。人见其溏泄，辄与温中。不知肺受火刑，气失清肃，而短促于上，则水源不生，自然溺少便泻矣。”投以肃肺清心，凉肝滋肾之法，果得渐瘳。

周菊生令正，患少腹酸坠，小溲频数而疼。医投通利不效，继以升提温补，诸法备试，至于不食不寐，大解不行，口渴不敢饮水，闻声即生惊悸。孟英脉之曰：“厥阴为病也，不可徒治其太阳。”先与咸苦以泄其热，续用甘润以滋其阴，毫不犯通渗之药而愈。

王氏医案续编（仁术志）

清·王士雄　著

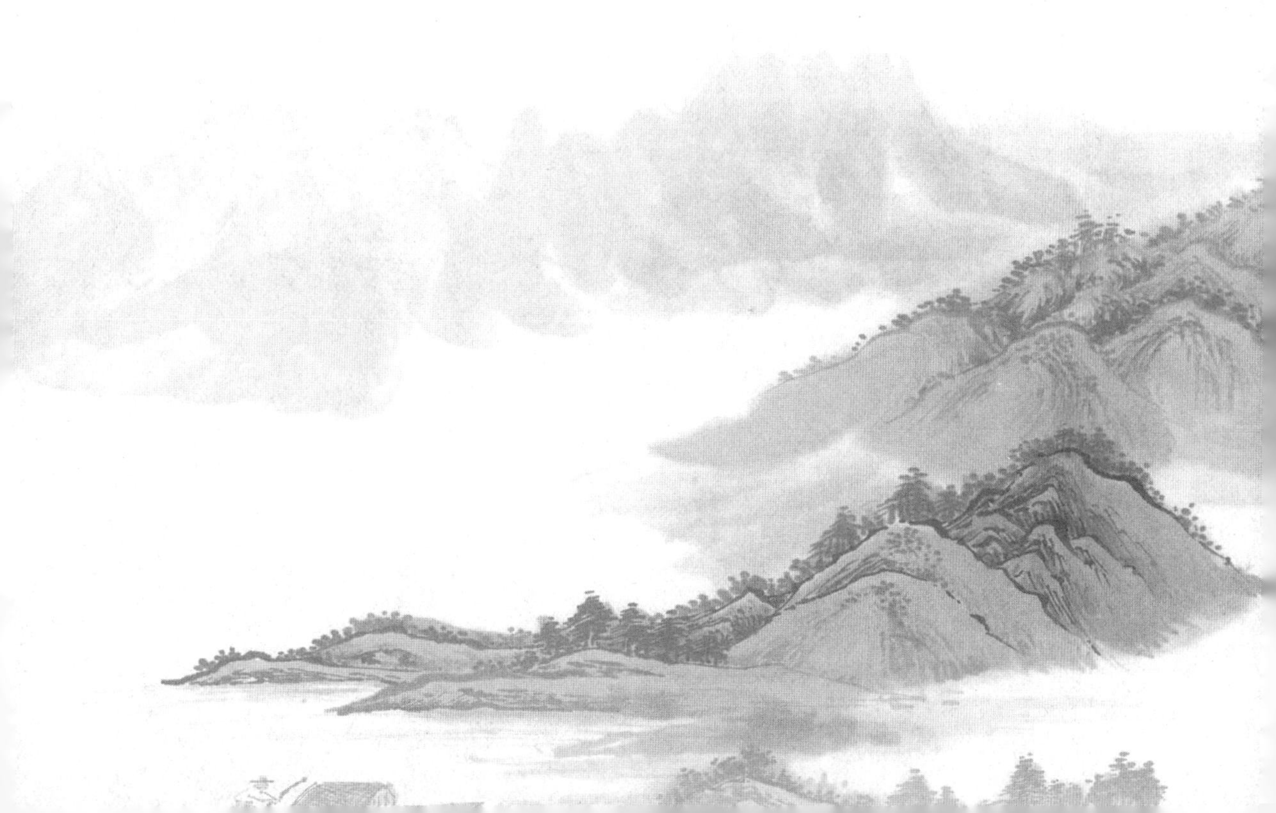

张　序

甲辰春，予馆于苏抚孙赏谷亲家署中，偶见《回春录》二卷，乃吾畏友王君之医案也。亟为卒读，因叹孟英抱用世之才，工寿世之术，周君辑而存之，其功大矣，其传必矣。

或疑案中多引而未发之言，似非嘉惠来兹之道，余谓不然。夫医者意也。昔人云：吾意所解，口不能宣，讵有所吝而不言耶？录其已言，垂为后世法，辑案者之意也；求所未言，默契作者意，读案者之法也。试以此质之孟英，必以余为善读焉。后之览者，将更有好学深思，心知其意，而为之注释其书，神明其法，以宏其寿世之道，奚止善读如余而已哉？

惟余老矣，没世无称，圣人所疾，羡周君之先我著鞭，敢不勉为追步，以期附骥而彰？爰采今年耳目所及之如干案，志诸剞劂。且《回春》之名，似与《万病回春》相袭，乃题其篇曰《仁术志》。袁子所谓尧舜之政，周孔之教，神农之药，皆术也，皆所以行其仁也。推广仁术，是所望于续刻之君子。

赵 序

古王者虑民之疾痛夭札[1]也，而设医官，予之禄，使士人为之，綦善也。降自后世，民不聊生，于是去而为医，以糊余口。问之医，盖茫如，此非生民之灾乎？

孟英，志古之士也，尊甫[2]睫沧先生喜施予，捐馆[3]之日，家赤贫，赖母夫人以俭勤支拄。孟英孤露，辄思自异，精于医，非所志也。故尝披览坟素，慨慕古人，落落自喜，其胸次有如此。而余则窥其处己之私，有较然不欺者，如与弟同财，事母无私蓄，交友不负平生之言，数端者，于古人为难，其他隐德细行，可无论也。

今年春，儿妇产后病剧，诸医罔效，孟英自江右归，而五阅月之锢患以释。夫自来操术之奇，或富有著述，或独行堪师，见诸志乘者，代不过数人。若孟英兼而有之，其必传无疑。顾予独慨乎今之世，去古日远，而士之有志于古者，不能不挟术以与今游，则几何而不以今之医溷之也？然则孟英亦慎持此志乎哉？

孟英向有《回春录》医案行世，张君柳吟复辑近案，名曰《仁术志》。余参与其事，今将续梓，谨以余所知其人者，录其大概焉。以序。

庚戌七月仁和赵梦龄

① 夭札：遭疫病而致早死。《左传·昭公四年》："疠病不降，民不夭札。"杜预注："短折为夭，夭死为札。"

② 尊甫：甫，通"父"。

③ 捐馆：死亡的婉辞。

庄　序

医之道难言矣！非有绝人之智，则不克澈其精深；非有济世之仁，则不肯殚其心力。仁且智矣，而无著述以传，则泽及一时，而勿能垂百世，此轩岐所以有著述也。

古者，医必三世，治尚十全。医者皆深通是道，故《内经》之书，简奥不繁，至汉张机始备方，至宋许叔微始有医案。由后世以医为市业者多，而知者愈少，不得不详述医案，俾循途不误，亦仁人之用心也。叔微之后，张杲有《医说》，明孙泰来辑其父一奎之治验，陈桷记其师汪机之治验，并为医案，江瓘复有《名医类案》，国朝魏之琇续之，此皆宅心仁智，非炫世弋名者，故其书至今重焉。

余家杭州五十载，阅医多矣，求其能通《内经》者盖尠，能自述其治验者，则未尝有也。后交王君孟英而得见其书，心窃异之。今闻杨君素园，将为续梓，余不知孟英之学于仲景何如也，若以继叔微诸君之书，城无愧矣，故为之序。孟英内行之笃，治术之精，已见杨、赵序中，不复赘云。

庚戌七月既望秀水庄仲方

例　言

——孟英医案，周氏采自甲申，迄于癸卯，凡二十年治验，仅得二卷，其遗漏必多，然不遑补辑。兹起甲辰，仍仿编年之例，以便逐年采续。

——详载姓字，信而可征，此前例当遵，非浪费笔墨；第见闻有限，难免遗珠，还望四方同志，广为搜罗也。

——《回春录》所载，杂证之案为多。感证之案，间及而已。良以感证方治，每多相似，周氏不谙斯道，谅难鉴别。而孟英于内伤外感，无所不长，至于治温，尤推巨擘。兹编于温证治案，不忍多删，读者须于大同小异之中，澄心研究，自可悟其微妙也。

——孟英之案，不徒以某方治愈某病而已，或议病，或辨证，或论方药，或谈四诊，至理名言，随处阐发，或繁或简，或浅或深，别有会心，俱宜细玩。

——案中有直用古方者，是胸有成竹，信手拈来，头头是道也。有不用古方之药，而用其意者，盖用药如用兵，不能执死方以治活病也。有竟不用古方者，乃良药期于利济，不必期于古方也。苟非读书多而融会贯通于其心，奚能辨证清，而神明化裁出其手，天机活泼，生面别开，不愧名数一家，道行千里矣。

——同人辑此，原为开医家之智慧，扩病者之生机，非有利心，翻刻不究，但须校对真确，庶不贻误后人。

目　录

卷　一

高若舟偶患腹胀，医投温运，渐至有形如痞，时欲冲逆吐酸；益信为虚寒之疾，温补之药备尝，饮食日减，其痞日增，肌肉渐消，卧榻半载。甲辰春，迓孟英诊，脉沉弦而软滑，大解不畅，小溲浑短，苔色黄腻，乃肝郁气结，郁则生热，补则凝痰。与栀、楝、萸、连、元胡、乌药、旋、枳、鸡金、鳖甲、茹、橘、苓、夏等药服之，证虽递减，时发寒热，四肢酸痛（少阳之气郁而欲伸之象）。或疑为疟。孟英曰："此气机宣达，郁热外泄，病之出路，岂可截乎？"参以秦艽、柴胡、豆卷、羚羊、蚕砂、桑枝之类（清热涤饮，条达肝气，允属合法），迎而导之。人皆疑久病元虚，药过凉散。而若舟坚信不疑，孟英识定不惑，寒热渐息，攻冲亦止。按其腹尚坚硬，时从龙荟、滚痰丸缓导之（峻药缓投法），饮食递加，渐次向愈。若舟善作隶，因集《诗品》书一联以赠孟英云："古镜照神，是有真宰；明漪绝底，如见道心。"盖颂其隔垣之视也。

赵听樵室，高若舟之妹也。去冬偶患脘痛，黄某治之，渐增头疼眩晕，气逆呕吐，痰多不寐，便溏不食，经事不行（脘痛而过投香燥，亦能致此证，况误投温补乎）。始谓其虚，三月后又疑为娠，诸药遍试，病日以进。若舟延孟英脉之，左弦而数，右滑以驶，曰："病药耳，旬余可瘳。"赵疑大病小视，不服其方。越半月，病者颈软头难举，医谓天柱已倒，势无望矣。若舟闻之，复恳援于孟英，疏方仍是前诊之法。赵问："此病诸医束手，大剂补药尚无寸效，而君两次用药，皆极清淡，虽分两颇重，亦焉能有济乎？"孟英曰："子何愚耶！药惟对证乃克愈病，病未去而补之，是助桀也；病日加而补益峻，是速死也。原彼初意，非欲以药杀人，总缘医理未明，世故先熟，不须辨证，补可媚人，病家虽死不怨，医者至老无闻，一唱百和，孰能挽此颓风？令壸①体质虽丰而阴虚有素，是以木少水涵，肝阳偏盛，上侮于胃，则为脘痛。斯时投以酸苦泄肝，甘凉养胃（叶氏独得之秘），数日而愈矣。乃温补妄施，油添火上，肺津胃液，灼烁无余，怒木直升，枢机窒塞，水饮入胃，凝结为痰，虽见证多端，皆气失下降。岂可指眠食废以为劳，月汛爽而为妊耶？予以大剂轻淡之品，肃清气道，俾一身治节之令，肝胆逆升之火，胃府逗留之浊，枢机郁遏之热，水饮凝滞之痰，咸得下趋，自可向愈，不必矫枉过正而妄以硝黄伤正气。所谓药贵对证，而重病有轻取之法，非敢藐视人命，故将疲药塞责也。"赵极感悟。投匕即效，逾旬果安，又一月经至。嗣与滋养，康复如常。越二载又病，复惑于黄某，而孟英之功尽堕，惜哉！

---

① 令壸：壸，音 kǔn，妇女居住之内室。令壸，对对方妻室的尊称。

马某年三十余，素用力，患发热恶寒，肢振自汗，少腹气上冲胸，头疼口渴。孟英诊曰："卫虚风袭，而络脉久伤，肝风内动。"与建中去饧，加龙、牡、石英、苁蓉、楝实、桑枝，数帖而痊。（建中之力在饴糖，今去饴，仍是桂枝法）

发热恶寒，头疼自汗，皆桂枝证。此人必津液素亏，因汗出而益耗其津，故肝失所养而上冲脾，胃失所养而口渴也。

李燕标参戎于癸夏将欲赴都，馆于石北涯家，项后患疽，外科佥云不治，孟英荐老医朱嵩年疗之渐安。孟英偶诊其脉，谓北涯曰："李证有可愈之机，脉难久享其年。"北涯惊问所以，孟英曰："左尺坚搏，真阴已伤，非善象也。"既而告痊北上，今春果卒于京。

李叟年越古稀，意欲纳妾，虽露其情而子孙以其耄且瞽也，不敢从，因此渐病狂惑。群医咸谓神志不足，广投热补之药，愈服愈剧，始延孟英诊之。脉劲搏指，面赤不言，口涎自流，力大无制。曰："此禀赋过强，阳气偏盛。姑勿论其脉证，即起病一端，概可见矣。如果命门火衰，早已痿靡不振，焉能兴此念头？医见其老，辄疑其虚。须知根本不坚实者，不能享长年；既享大寿，其得于天者必厚。况人年五十，阴气先衰，徐灵胎所谓千年之木，往往自焚，阴尽火炎，万物皆然。去冬吾治邵可亭孤阳喘逆，壮水清火之外，天生甘露饮灌至二百余斤，即梨汁也，病已渐平，仅误于两盏姜汤，前功尽堕。可见阴难充长，火易燎原。今附、桂、仙茅、鹿茸、参、戟、河车等药，服之已久，更将何物以生其涸竭之水，而和其亢极之阳乎？"寻果不起。

程燮庭乃郎芷香，今春病温而精关不固，旬日后陡然茎缩寒颤，自问不支。人皆谓为虚疟，欲投参附。孟英曰："非疟也。平日体丰多湿，厚味酿痰，是以苔腻不渴，善噫易吐。而吸受风温，即以痰湿为山险，乘其阴亏阳扰，流入厥阴甚易，岂容再投温补，以劫液锢邪而速其痉厥耶？"伊家以六代单传，父母深忧之，坚求良治。孟英曰："予虽洞识其证，而病情轇轕，纵有妙剂，难许速功，治法稍乖，亦防延损，虽主人笃信，我有坚持，恐病不即瘳，必招物议，中途歧惑，其过谁归？倘信吾言，当邀顾听泉会诊，既可匡予之不逮，即以杜人之妄议。"程深然之。于是王、顾熟筹妥治，午后进肃清肺胃方，以解客邪、蠲痰湿而斡枢机；早晨投凉肾舒肝法，以靖浮越、搜隧络而守关键，病果递减。奈善生嗔怒，易招外感，不甘淡泊，反复多次。每复必茎缩寒颤，甚至齿缝见紫血瓣，指甲有微红色，溺短而浑黑极臭。孟英曰："幸上焦已清，中枢已运，亟宜填肾阴，清肝热。"以西洋参、二冬、二地、苁蓉、花粉、知、檗、连、楝、斛、芍、石英、牡蛎、龟板、鳖甲、阿胶、鸡子黄之类，相迭为方，大剂连服二十余帖，各恙渐退。继以此药熬膏晨服，午用缪氏资生丸方，各品不炒，皆生晒研末，竹沥为丸，枇杷叶汤送下。服至入秋，始得康健。孟英曰："古人丸药皆用蜜，最属无谓，宜各因其证而变通之，此其一法也。"

此四损证之最重者，治稍不善，变证纷如，便不可保。此案深可为法。

翁嘉顺室娩后发热，竹林寺僧治之不应，温、龚二医皆主生化汤加减，病益剧。请孟英诊之，脉软滑微数，曰：“素体阴亏，热自内生，新产血去，是以发热。惟谵妄昏瞀，最是吓医之证；渴喜热饮，宛似虚寒之据。宜其猜风寒而表散，疑瘀血以攻通，帖帖炮姜，人人桃桂，阴愈受劫，病乃日加。幸而痰饮内盛，津液未致涸竭。”与蠲饮六神汤去橘半，加西洋参、生地、花粉、竹茹、知母、生白芍为剂，数日而瘳。逾旬复发热，或疑凉药之弊，或谓产蓐成劳，众楚咻之，病渐进矣。其小姑适吴氏者，向役于冥曹，俗谓之活无常，偶来探病，忽仆地而僵，口中喃喃。或问汝嫂病何如，答云须服王先生药，人皆异之。次日仍乞诊于孟英，曰：“脉浮数而弦，是风温也，与前病异。便泻无溺，肺热所迫，大渴无苔，胃汁受烁，亟与天生建中汤频灌，即庶汁也。”药主大剂甘凉，果得津回舌润，渐以痊可。病染于姑，孟英诊曰：“高年阴气太亏，邪气偏盛。《玉版论要》云：病温虚甚死。言人之真阴甚虚，曷足以御邪热而息燎原？可虞在两候之期乎？”至十四天果殒。而嘉顺亦染焉，初发热即舌赤而渴，脉数且涩。孟英曰：“非善证也。盖阴虚有素，值忧劳哀痛之余，五志内燔，温邪外迫，不必由卫及气，自气而营。”急与清营，继投凉血，病不稍减。且家无主药之人，旁议哗然，幸其旧工人陈七颇有胆识，力恳援手。孟英曰：“我肠最热，奈病来颇恶，治虽合法，势必转重，若初起不先觑破，早已殆矣。吾若畏难推诿，恐他手虽识其证，亦无如此大剂，车薪杯水，何益于事？吾且肩劳任怨，殚心尽力以图之。”病果日重，昏瞀耳聋，自利红水，目赤妄言。孟英惟以晋三犀角地黄汤加银花、石膏、知、斛、栀、贝、花粉、兰草、菖蒲、元参、竹沥、竹茹、竹叶、凫茈、海蛇等，出入互用。至十余剂，舌上忽布秽浊垢苔，口气喷出，臭难迴迩，手冷如冰，头面自汗，咸谓绝望矣。孟英曰：“生机也。彼阴虚热邪深入，予一以清营凉血之法，服已愈旬，始得营阴渐振，推邪外出，乃现此苔。惟本元素弱，不能战解，故显肢冷而汗仅出于头面，非阳虚欲脱也。”复与甘寒频灌。越三日，汗收热退，苔化肢温。自始迄终，犀角共服三两许，未犯一毫相悖之药，且赖陈七悋诚，始克起九死于一生。继以滋阴善后而康。

凡痰饮内盛之人，服寒热药皆如石投火。人皆以为禀赋之异，不知皆痰饮为患也。

三江地气卑湿，天时温暖，伤寒之证绝少，最多湿温风温之证。又人体质柔脆，不任荡涤之药，故惟以甘寒清解之剂，渐次搜剔，斯邪去而正不伤。若在北方刚坚之体，此等药虽服百剂，亦若罔知。非加硝黄荡涤，邪终不去。故叶氏之法，擅誉江浙，而吴氏之方，驰名幽冀，易地则皆然，亦智者之因地制宜也。

翁嘉顺之妹亦染病，势极危，因役于冥曹，自以为不起。孟英曰：“年壮阴充，药治不谬，焉能死乎？昔人云：见理明者，阴阳五行不能拘。吾当以理胜数。”遂按法治之，病乃日减。且慎寒暄，节饮食，守禁忌，调治二旬，果然康健。又，其姑亦病温，初不服药，七日外始迓孟英诊之。曰：“此病邪虽不盛，第频吐涎沫，不能出口，须以手撩，不饮不食，不便不眠，或多言不倦，或久问不答，是七情郁结，气久不舒，津液凝痰，邪得依附。治之中肯，尚难即愈；不药而待，病从何去?”遂于清解方中，寓蠲痰流气、通胃舒肝之品，交十四日而热退；又数日，痰沫渐少；又旬日，大解始行，粥食日加而愈。此治一法直贯到底，不但不犯一分温燥升补之药，而滋腻入血之品，亦皆避之，尚须三十剂奏绩。若病家不笃信，医者不坚持，旁人多议论，则焉克有济耶？然非乃媳前车之鉴，亦未必遽尔任贤不贰也。

沈东屏年逾八秩，患腹胀便秘，孟英诊曰：“耄年脉实，天畀独厚，证属阳结，法宜清火。”与西洋参、石膏、白芍、知母、花粉、桑皮、杏仁、橘皮、枳壳、甘草，送更衣丸，四剂而愈。设投别药，势必迁延而败。人亦谓其天年之得尽，断不料其药治之误也。后四年始没。夏间，汪湘筠明府，因食肉病胀，医谓老年气弱火衰，辄投温补，直至腹如抱瓮，始延孟英视之。弥留已极，不可救药矣。

顾石甫宰娄县，患恙，医治日剧，解任归，求诊于孟英。脉见左寸如钩，曰：“病不能夏矣。”许子双适至，闻而疑之，谓：“此证气逆血溢，腹胀囊肿，宛似上年康康侯之疾。若以外象观之，似较轻焉，胡彼可愈而此勿治耶?”孟英曰：“彼为邪气之壅塞，脉虽怪而搏指不挠，证实脉亦实也；此为真气之散漫，脉来瞥瞥如羹上肥，而左寸如钩，是心之真藏见矣。壅塞可以疏通，散漫不能收拾；客邪草木能攻，神病刀圭莫济。证虽相似，病判天渊，纵有神丹，终无裨也。”季春果殁。

孙氏女，年将及笄，久患齿衄，多医莫疗。孟英诊曰：“六脉缓滑，天癸将至耳。”与丹参、生地、桃仁、牛膝、茯苓、白薇、滑石、茺蔚子（亦治倒经之法）。一剂知，数日愈，寻即起汛，略无他患。

遂安余皆山贰尹，起复赴都，道出武林而患疟。范某云春寒所致，用辛温散之。来某谓酒湿之疴，治以五苓，且杂参、归、姜、枣之类。病乃日甚。旬日后，脘闷腹胀，便秘气逆，躁渴自汗，昏瞀不瞑，亟迎孟英视之。曰：“蕴湿固然，而温风外袭，已从热化，何必夏秋始有热疟耶？清解之法，十剂可安。”服之果效，旬日径瘥。

朱念民患泄泻，自谓春寒偶薄而饮烧酒，次日转为滞下，左腹起一痞块，痢时绞痛异常。孟英曰：“阴虚木燥，侮胃为泄，误饮火酒，怒木愈张，非寒也。”亟屏辛温之物，用白头翁汤加芩、楝、栀、连、海蛇、银花、草决明、枳椇子、绿豆皮，十余剂而愈。

锁某弱冠吐血，杨医连进归脾汤，吐益甚。孟英视之，面有红光，脉形豁大，因问曰：“足冷乎?”探之果然。遂与六味地黄汤送饭丸肉桂心一钱，覆杯而愈。

此虚火上炎之证，归脾中参芪性皆上升，故吐益甚，易以引火归原之法，斯愈矣。

沈裕昆室偶发脘痛，范某与逍遥法，痛颇止而发热咽疼。邀顾听泉视之，知感温邪，与清散法，疼已而热不退。七日后，目闭鼻塞，耳聋肢搐，不言语，不饮食。顾疑证险，愿质之孟英，而沈之两郎皆从王瘦石学，因请决于师。瘦石亦谓孟英识超我，当为汝致之。时已薄暮，乃飞刺[1]追邀。比孟英往诊，见其外候如是，而左手诊毕即缩去，随以右手出之，遽曰："非神昏也。"继挖牙关，察其苔色白滑。询知大解未行。曰："病是风温，然不逆传膻中，而顺传胃府，证可无恐。听泉学问胜我，知证有疑窦而虚心下问，岂非胸襟过人处？但邪传胃，世所常有，而此证如是骇人者，因素有痰饮盘踞胃中，外邪入之，得以凭藉。苔色之不形黄燥者，亦此故耳。不可误认为寒。夫温为热邪，脉象既形弦滑以数，但令痰饮一降，苔必转黄。此殆云遮雾隐之时，须具温太真燃犀之照，庶不为病所欺。且昔人于温证，仅言逆传，不言顺传，后世遂执定伤寒在足经，温热在手经。不知经络贯串，岂容界限？喻氏谓伤寒亦传手经，但足经先受之耳。吾谓温热亦传足经，但手经先受之耳。一隅三反，既有其逆，岂无其顺？盖自肺之心包，病机渐进而内陷，故曰逆；自肺之胃府，病机欲出而下行，故曰顺。今邪虽顺传，欲出未能，所谓胃病则九窍不和，与逆传神昏之犀角地黄汤证，大相径庭。郭云台云：胃实不和，投滚痰而非峻。可谓治斯疾之真诠。"遂疏小陷胸合蠲饮六神汤，加枳朴，以芦菔煮水煎药，和入竹沥一杯，送下礞石滚痰丸四钱。沈嫌药峻，似有难色。孟英曰："既患骇人之病，必服骇人之药。药不瞑眩，厥疾勿瘳。盍再质之瘦石、听泉乎。"沈颔之。王、顾阅方，佥以为是，且云如畏剂重，陆续徐投可也。翌日，孟英与听泉会诊，脉证不甚减，询知昨药分数次而服。孟英曰："是势分力缓之故也。今可释疑急进，病必转机。"听泉深然之，病家亦胆壮矣。如法服下，黎明果解胶韧痰秽数升，各恙即减，略吐语言。稍啜稀粥，苔转黄燥。药改轻清，渐以向安。嗣与育阴柔肝而愈。

朱氏妇素畏药，虽极淡之品，服之即吐。近患晡寒夜热，寝汗咽干，咳嗽胁痛，月余后渐至减餐经少，肌削神疲，始迓孟英诊之。左手弦而数，右部涩且弱。曰："既多悒郁，又善思虑，所谓病发心脾是也。而平昔畏药，岂可强药，再戕其胃？诚大窘事。"再四思维，以甘草、小麦、红枣、藕四味，令其煮汤频饮勿辍（妙想可以益人神智）。病者尝药大喜，径日夜服之。逾旬复诊，脉证大减。其家请更方，孟英曰："毋庸，此本仲圣治藏躁之妙剂，吾以红枣易大枣，取其色赤补心，气香悦胃，加藕以舒郁怡情，合之甘麦，并能益气养血，润燥缓急。虽若平淡无奇，而非恶劣损胃之比，不妨久任，胡可以果子药而忽之哉？"恪守两月，病果霍然。

江某年三十余，忽两目发赤，牙龈肿痛，渐致狂妄，奔走骂人，不避亲长，其父惶惶求孟英诊焉。脉大而数，重按虚散，与东洋参、熟地黄、辰砂、磁石、龙齿、菖蒲、枣仁、琥珀、肉桂、金箔、龙眼肉为剂，投匕即安，翌日能课徒矣。

昔余友彭香林患此证，医虽知其虚而治不如法，竟以不起。今读此案，弥增惋叹。

金禄卿室，沈裕昆之女也，患温，顾听泉连进轻清凉解而病不减，气逆无寐，咳吐黏痰，舌绛咽干，耳聋谵语，旬日外始逆孟英诊焉。曰："体瘦脉细数，尺中更乱，竟是

---

[1] 飞刺：刺，古人书信往来，及姓名相通，早期以竹木为之，名曰刺。飞刺，急件信。

阴气先伤，阳气独发，所谓伤寒偏死下虚人。譬之火患将临，既无池井，缸贮又空，纵竭心力，曷能有济？”再四研诘，乃知发热前一日陡然带下如崩，是真液早经漏泄矣。否则药治未讹，胡反燎原益炽？痉厥之变，不须旋踵。禄卿坚恳勉图。孟英以西洋参、生地、二冬、二至、元参、犀角、黄连、鸡子黄、知母为方，另用石斛、龟板、鳖甲各四两，左牡蛎一斤，煮汤代水煎药。顾听泉又加阿胶，且云：“我侪用此育阴镇阳，育液息风大剂，焉能津枯风动，痉厥陡生乎？”服两剂，果不能减。后惑旁言而祷药，附桂干姜，罔知顾忌，径至四肢拘挛而逝，是误药速其毙而增其惨也。继而裕昆患湿瘟，亦犯重暍而亡。

一妪患右腰痛胀欲捶，多药不效。孟英视其形虽羸瘦，而脉滑痰多，苔黄舌绛。曰：“体虚病实，温补非宜。苟不攻去其疾，徒以疲药因循，则病益实，体益虚，糜帑劳师，养成寇患，岂治病之道哉？”先以雪羹加竹茹、楝实、绿萼梅、杏仁、花粉、橘红、茯苓、旋覆花，送控涎丹。服后果下胶痰，三进而病若失。嗣与调补获痊。

杨氏妇孀居患泻，久治不瘥。孟英曰：“风木行胃也。”彼不之信，另招张某，大进温补，乃致腹胀不食，夜热不眠，吐酸经闭，头疼如劈。复乞孟英视之，先投苦泄佐辛通以治其药，嗣以酸苦息风安胃，匝月乃瘳。续与调补，汛至而康。

魏舲谷浼孟英视其郁甥之病，热逾半月，自胸次胀及少腹，痛而不可抚摩，便秘溺赤，舌黑口干，自汗烦躁，六脉弦强无胃。曰：“此恙酷似伤寒大结胸证，结胸烦躁，无药可治。”越二日，便行而殁。孟英曰：“伤寒之邪在表，误下则邪陷而成结胸；未经误下，不为结胸。温热之邪在里，逆传于心包而误汗，则内闭以外脱；顺传于胃府而误汗，则盘踞而结胸。前人但云误汗劫夺胃汁，而未及于结胸者，因结胸证不多见耳。然亦不可不知也，故谨识之。”郁病初起，某医用葛根一剂，继则胡某之柴葛羌防十余剂，酿成是证。

温病忌误汗，不忌误下，以汗则津涸而热益炽，下则热势可藉以少减也。

施氏妇产后，四肢患痛，药治罔效，医谓其成瘫痪矣。延已逾月，丐孟英视之。膏药遍贴，呻吟不息，脉数而洪，舌绛大渴。曰：“此非风湿为病，膏药亟为揭去。近日服药，谅皆温补祛风之剂，营血耗伤，内风欲动，势将弄假成真。且吾向见其体丰血旺，何以娩后遽患斯疾？必生化汤、砂糖酒之类所酿耳。”其父倪某目虽瞽，闻而笑云：“君诚天医也。小女服过生化汤二帖，赤沙糖八斤，从此渐病不识。尚可起废图全否？”孟英曰：“幸其体足于阴，恢复尚易。若阴虚血少之人而蹈此辙，虽不即死，难免不成蓐损。”因投大剂凉润壮水之药，一剂知，旬日安，匝月起。

王士乾室，素多郁怒，气聚于腹，上攻脘痛，旋发旋安，花甲外病益甚，医治益剧。李西园荐孟英视之。曰：“此非人间之药所能疗矣。”辞不与方。其夫、子及婿环乞手援，孟英曰：“既尔，吾当尽力以冀延可也。然腹中聚气为瘕，攻痛呕吐，原属于肝。第病已三十载，从前服药，谅不外乎温补一途。如近服逍遥散，最劫肝阴，理中汤极伤胃液。

名虽疗疾，实则助桀（用古方不可不知此意）。人但知呕吐为寒，而未识风阳内煽，水自沸腾，专于炉内添薪，津液渐形涸竭。奈医者犹云水已不吐，病似渐轻，是不察其水已吐尽，仅能哕逆空呕。所以不能纳谷，便秘不行，脉弦无胃，舌痿难伸，蕴隆虫虫，何所措手？可谓女人亦有孤阳之病矣。"勉以西洋参、肉苁蓉、麦冬、葳蕤、生白芍、石斛、竹茹、柏子霜、紫石英为方，猪肉煮汤煎药，和入青蔗浆、人乳。服后呕哕皆止，人以为转机。孟英曰："譬草木干枯已久，骤加灌溉，枝叶似转青葱，奈根荄槁矣，生气不存，亦何益耶？"继而糜粥渐进，颇思肉味，其家更喜，以为有望。孟英曰："且看解后何如。"越数日，大便颇畅，殊若相安，亟迓复诊。孟英曰："枉费苦心矣。脉不柔和，舌不润泽（审病者宜识此二语），虽谷进便行，而生津化液之源已绝，药石焉能于无中生有哉？"夏至后果殒。

五月下旬，天即酷热异常，道路受暑而卒死者甚多，即古所谓中暍也。而不出户庭之人，亦有是病。延医不及，医亦不识此证。虽死，身不遽冷，且有口鼻流血者。孟英曰："是暑从吸入，直犯心藏也。惟新产妇人，阴血大去，热邪易袭，故死者尤多。奈愚者不知因时制宜，尚扃其窗户，幕以帘帏，环侍多人，皆能致病。又粗工不察天时人秉之不齐，动辄生化汤，以致覆杯而毙者比比。即砂糖酒亦能杀人，不可不慎。"孟英曰："六一散既清暑热，又行瘀血。当此酷暑之令，诚为产后第一妙方，特为拈出，幸救将来。"孟英曰："吾闻姚氏妇妊已临月，腹中作痛，家人谓其将娩，急煎参汤令服，服后痛益甚。忙唤稳婆至，已浑身赤斑，喘逆昏狂，虽知受暑，竟不及救。又曹氏妇亦怀妊，临月腹痛，家人疑其欲产而煎参汤。迨汤成痛已止，察其情景，知不即娩。然炎威甚烈，参汤久存欲坏，其姑云：妇既未娩，岂可服参滞胎？我体素虚，常服补剂，参汤定亦相宜，遂服之。甫下咽，即觉气闷躁扰，霎时危殆，多方拯治，逾刻而终。"予按：富贵人之死于温补者固为常事，当酷暑之令，漫不少惩，诚下愚之不可移矣。附录于此，以冀司命之士，鉴而戒之。

酷热之际，疟疾甚行。有储丽波患此，陆某泥今岁寒水司天，湿土在泉，中运又从湿化，是以多疟，率投平胃、理中之法，渐至危殆。伊表兄徐和圃荐孟英视之，热炽神昏，胸高气逆，苔若姜黄，溺如赭赤，脉伏口渴，不食不便。曰："舍现病之暑热，拘司气而论治，谓之执死书以困活人。幸其体丰阴足，尚可救药，然非白虎汤十剂不能愈也。"和圃然之。遂以生石膏、知母、银花、枳、贝、黄连、木通、花粉、茹、芩、杏、斛、海蛇、竹叶等，相迭为方。服旬日，疟果断。

外甥庄迪卿患疟，大渴而喜热饮，脘闷脉伏，苔腻欲呕。孟英曰："蕴湿内盛，暑热外侵，法当清解。然脉证如是，乃痰阻气道使然，清之无益，温之助桀，宜以礞石滚痰丸先为开导。"服后痰出甚多，脉即见弦滑而数，呕止胸舒，苔形黄燥，与石膏、知母、连、朴、杏、橘、半、茯、滑、斛、菖蒲、花粉等药而安。

论证论治，俱极明透。

庄晓村，芝阶姐夫之侄孙也，馆于金愿谷舍人家，病疟。孟英曰：“吸受暑热，清涤即瘳。”阅数日，疟作甚剧，目赤狂言，汗如雨下。居停大惊，闻服凉剂，疑为药误。亟速孟英至，正在披狂莫制之时，按其脉洪滑无伦，视其舌深黄厚燥，心疑其另服他药之故，而扑鼻吹来一阵姜枣气，因诘曰：“得无服姜枣汤乎？”曰：“恣饮三日矣。”孟英即令取西瓜一枚（解暑妙品），劈开任病者食之。方从白虎，而生石膏用一两六钱，病即霍然。逾六年，以他疾亡。继有陈仰山如君患疟，孟英连与清暑法，病不少减。孟英疑亦姜枣汤所致，询知果然，亟令屏绝，遂愈。余如汪子宽、魏云裳、胡秋纫等暑疟治案，皆以白虎化裁，案多不备载，录此以待读者之隅反焉。

陈某自黔来浙，一小儿发热肢搐，幼科与惊风药，遂神昏气促，汗出无溺。适孟英至而视之，曰：暑也，令取蕉叶铺于泥地，与儿卧之。投以辰砂六一散，加石膏、知母、西洋参、竹叶、荷花露，一剂而瘳。继有胡氏女病略同，儿科云不治，因恳于孟英，亦以此法活之。

潘红茶方伯之孙翼廷，馆于许双南家。酷热之时，啜冷石膏一碗，遂致心下痞闷，四肢渐冷而上过肘膝，脉伏自汗。方某诊谓阳虚阴暑，脱陷在即，疏大剂姜附丁桂以回阳。双南在苏，其三郎杏书骇，难主药，邀族人许芷卿诊而决之。芷卿云：“此药断不可投，第证极危急，须逆孟英商之。”时夜已半，孟英往视，曰：“既受暑热，复为冷饮，冰伏胸中，大气不能转旋，是以肢冷脉伏，二便不行。”速取六一散一两，以淡盐汤搅之，澄去滓，调下紫雪丹一钱（藉辛香以通冰伏之气，用意精妙）。翼日再诊，脉见胸舒，溺行肢热，口干舌绛，暑象毕呈，化而为疟，与多剂白虎汤而愈。丙午举于乡。

认证既确，治法又极精妙，真可为万世法程。

金晓耕发热二旬，医与表散，竟无汗泄。嗣投温补，而大解泄泻，小水不行，口干肌削，势濒于危。胡秋纫荐孟英诊之，右寸独见沉数，曰：“暑热锢于肺经耳。”与白虎、苇茎、天水，加苓、桔、杏、贝为方。服后头面痦疹遍发，密无针缝，明如水晶光，人皆危之。孟英曰：“此肺邪得泄也。”果肤润热退，泻止知饥。又服甘凉濡润二十余剂，痦疹始愈。亦仅见之证也。

此温证之轻者，用药合法，故其愈甚捷。

何永昌者，孟英之舆人也。其妻病疟，间二日而作。乃母曰：“疟不可服官料药。”径服签方。旬日后，势甚危，永昌乞孟英救之。脉沉细而数，尺为甚，口渴，目不欲张，两腰收痛，宛如锥刺，寒少热多，心慌不能把握。曰：“异哉病也。此暑入足少阴之证（卓识），喻氏所谓汗下温三法皆不可行者。若病在别家，虑其未必我信。病在汝而求诊于我，事非偶然也。汝母云官料药不可治疟，此语出于何书？而药别官私，何人所创？既官料之勿服，则私料更不可妄试矣，殊属可嗤。然是证若延医诊，非表散即温补，不可谓非汝母之一得也。”疏方：元参八钱，龟板、石斛各一两，地骨皮六钱，知母五钱，桑叶、金银花各四钱，花粉三钱，丹皮二钱，令用大砂锅煎而频服，不必限剂。服三日，疟断而各恙皆减，粥食渐进，不劳余药而起。

暑邪入肾，必伤肾液，故重用滋阴之品以救之。

慎氏妇产后，腹胀泄泻，面浮足肿，医与渗湿温补，月余不效，疑为蓐损。孟英视之，舌色如常，小溲通畅，宛似气虚之证，惟脉至梗涩，毫无微弱之形。因与丹参、滑石、泽兰、茯苓、茺蔚、蛤壳、桃仁、海蛇、五灵脂、豆卷（亦行瘀利水之法），数服即瘥。

孙某患感，医投温散，竟无汗泄。延至十一日，始请孟英视之，业已神昏囊缩，面赤舌绛，目不识人，口不出声，胸膈微斑，便泻而小溲不行者已三日，医皆束手。或议大投温补以冀转机（温病已至神昏，尚议温补，真盲论也）。孟英急止之，曰："阴分素亏，而温散劫津，邪热愈炽，则营卫不行，岂可妄云漏底，欲以温燥竭其欲绝之阴乎？曩浦上林先生治予先君之病云：泄泻为热邪之出路，求之不可得者。胡可止也？"以西洋参、生地、麦冬、丹皮、连翘、生芍、石菖蒲、盐水炒黄连、甘草梢、百合、茯苓、贝母、银花、紫菀为方。一剂即周身微汗而斑退，三剂始得小溲一杯而识人，四剂乃得大汗而身热退，面赤去，茎亦舒，复解小溲二杯。次日于方中减连翘、菖蒲、丹皮、黄连，加知母、葳蕤、竹叶投之，舌始润，神始清，知渴索水。孟英令将蔗、梨等榨汁，频灌不歇，其汗如雨下者三昼夜始休。于是粥渐进，泻渐止，溲渐长，前方又去贝母、银花、紫菀，加石斛、龙眼肉，服之全愈。

汪子与病暑，始延孟英视之。曰："阴虚之质，暑热胶锢，殆误投补药矣。"乃叔少洪云："侄素孱弱，医投熟地等药十余剂耳。"孟英曰："暑热证必看邪到血分，始可议用生地，何初病即进熟地？岂仅知禀赋之虚，未睹外来之疾耶？昔贤治暑，但申表散温补之戒，讵料今人于律外，更犯滋腻之辜！而一误至此，略无悔悟，不啻如油入面，如漆投胶，将何法以挽回哉？"越日果卒。夫小米舍人仅此一脉，完姻未久，遽尔珠沉，殊为惨然。冬间，吴忻山亦惟一子，素禀虚怯，滋补频投。医者不察其患温发热，佥谓阴虚，竟投腻滞培元之剂，乃至舌黑卷短，唇焦溺赤。孟英一诊，即云不救。顾听泉竭力图维，终不能愈。按虚人受感，每蹈此辙，特录以为戒。

汪左泉病滞下，昼夜数十行，而即日须补岁考遗才，浼孟英商速愈之策。切脉弦滑，苔黄满布，曰："易事耳。"重用芩连，佐以楂朴，送服青麟丸四钱，投匕而痊，略无他恙。

陈昼三病滞下，某进通因通用法，痛泄无度，呕恶不纳，汗出息微，脉弱眩晕。孟英曰："近多伏暑之痢，此独非其证也，元将脱矣。"急投大剂温补，脉候渐安。一月后甫得健复。

金朗然之母偶发脘疼呕吐，医与温补药，初若相安，渐至畏寒不寐，四肢不仁。更医云是风痹，仍投温补，因而不饥不食，二便不行，肌肉尽削，带下如溺，始延孟英诊之。曰："暑伏肺胃耳。其多投温补而不遽变者，以熟地等阴柔腻滞为之挟制也。然津气灼烁而殆尽，脂液奔迫以妄行，治节无权，阳明涸竭，焉能卫皮毛而畅四肢，利机关以和九窍哉？”与白虎汤加西洋参、竹茹、橘皮、丝瓜络、石斛、花粉、竹沥、海蛇。连进二十剂，始解黑矢，而各恙渐安。嗣与和肝胃，调八脉以善后，遂愈。

李某向患脘痛，孟英频以建中法获瘳。今秋病偶发，他医诊之，闻其温补相投，径依样而画葫芦，服后耳闭腿疼，不饥便滞，仍就孟英视之。曰：“暑邪内伏，误投补药使然。治宜清涤为先。”彼不之信，反疑为风气，付外科灼灸，遂致筋不能伸而成锢疾。孟英曰：“此证较金病轻逾十倍，惜其惑于浅见，致成终身之患，良可叹也！独怪谋利之徒，假河间太乙针之名而妄施毒手，举国若狂，竟有不惜重价求其一针，随以命殉之者，吾目击不少矣。夫《内经》治病，原有熨之一法，然但可以疗寒湿凝滞之证。河间原方惟二活、黄连加麝香、乳香耳，主治风痹。今乃托诸鬼神，矜夸秘授，云可治尽内伤外感，四时十二经，一切之病，天下有是理乎？况其所用之药，群集辛热香窜之品，点之以火，显必伤阴，一熨而吐血者有之，其不可轻试于阴虚之体与挟热之证也，概可见矣。吾友盛少云之尊人卧云先生误于此，而致周身溃烂，卧床数载以亡。仲圣焦骨伤筋之训，言犹在耳，操医术者胡忍执炮烙之严刑，欺世俗而罔利哉？”

汪子与证误服熟地而不救，此证误服温补兼熟地而竟愈，盖体有虚实，治有迟早，邪有重轻，未可以一端拘也。

乔有南之侄甫五龄，发热数日，儿医与柴葛解肌汤一剂，肢搐而厥，目张不语，其母孀居，仅此一脉，遍求治疗，毫无寸效。所亲徐和甫托王瘦石访一擅幼科之长者，瘦石谓：“宜求善于外感者。盖人有大小，病无二致，切勿舍大方而信专科，此喻嘉言活幼金针也。盍延孟英视之？”徐从之。孟英曰：“病是暑邪，治以风药，热得风而焰烈，津受烁以风腾，乃风药引起肝风，再投俗尚惊风之剂，稚子根本不牢，而狂风不息，折拔堪虞。”与王氏犀角地黄汤加羚羊角、生石膏、元参、桑叶、菊花、银花、牡蛎、知母、麦冬、竹叶诸药，数服而痊。

清暑热，熄肝风，方极平允。

赵铁珊乃郎子善，康康侯之婿也，因事抑郁，凛寒发热。汤某作血虚治，进以归芎丹参之类，多剂不效。乃移榻康寓，延孟英诊之。脉涩而兼沉弦以数，然舌无苔，口不渴，便溺如常，纳谷稍减，惟左胁下及少腹自觉梗塞不舒，按之亦无形迹，时欲抚摩，似乎稍适。曰：“阴虚挟郁，暑邪内伏。夫郁则气机不宣，伏邪无从走泄，遽投血药，引之深入，血为邪踞，更不流行，胁腹不舒，乃其真谛。第病虽在血而治宜清气为先，气得宣布，热象必露，瘀滞得行，厥疾始瘳。”子善因目击去年妇翁之恙，颇极饮服。连投清气，热果渐壮，谵妄不眠，口干痰嗽。孟英曰：“脉已转为弦滑，瘀血伏邪皆有欲出之机，继此当用凉血清瘀为治，但恐旁观诧异，事反掣肘。”嘱邀顾听泉质之，顾亦云然，遂同定犀角地黄汤加味。而所亲陈眉生、许小琴暨乃兄子勉皆疑药凉剂重，纵是热证，岂无冰伏之虞。顾为之再四开导，总不领解。适病者鼻衄大流，孟英笑曰：“真赃获矣！

诸公之疑可否冰释?”渠舅氏陈谷人鹾尹云：“证有疑似，原难主药。鼻血如是，病情已露。毋庸再议，径煎而饮之。”次日，衄复至，苔色转黑。孟英曰：“三日不大便，瘀热未能下行也。”于前方加滑石、桃仁、木通、海蛇、竹沥、石斛、银花、知母、花粉之类，又二剂，大解始行，黑如胶漆。三日间，共下七十余次而止。乃去木通、桃仁辈，加西洋参、麦冬以生液。病者疲惫已极，沉寐三昼夜，人皆危之。孟英曰：“听之使其阴气之来复，最是好机。”醒后尚有微热谵语，药仍前法。又旬日，始解一次黑燥大便，而各恙悉退。惟口尚渴，与大剂甘凉以濡之。又旬日，大解甫得复行，色始不黑，乃用滋阴填补而康。

此证不遇孟英，必成虚损，讫无知其为伏暑者，虽死亦不知前药之误也。

一圃人诣孟英泣请救命，诘其所以，云：“家住清泰门内马婆巷，因本年二月十五日卯刻，雷从地奋，火药局适当其冲，墙垣廨宇，一震泯然，虽不伤人，而附近民房撼摇如簸。其时妻在睡中惊醒，即觉气不舒畅。半载以来，渐至食减形消，神疲汛少，惟卧则其病如失，药治罔效。或疑邪祟所凭，祈禳厌镇，亦属无灵，敢乞手援，幸无却焉。”孟英许之，往见妇卧于榻，神色言动，固若无恙。诊毕，病人云：“君欲睹我之疾也?”坐而起，果即面赤如火，气息如奔，似不能接续者。苟登圊溲便，必贲逆欲死。前所服药，破气行血，和肝补肺，运脾纳肾，清火安神，诸法具备，辄如水投石。孟英仿喻氏治厥巅疾之法用药，一剂知，旬余愈。

仍是治肝之法。

高若舟之庶母，年逾花甲，体丰善泻，张某向用参术取效。今秋患白痢，张谓寒湿滞中，仍与理中加减，病遂日增。因疑老年火衰，蒸变无权，前药中复加附子，白痢果减而腹胀且疼，不食不溺，哕逆发热，势已危殆，始迓孟英视之，脉沉而滑数梗梗。曰：“暑热未清，得无补药早投乎?”与芩、连、杏、朴、曲、芍、滑、楝、银花、海蛇、鸡内金之类，一剂溺行痛减，而痢下仍白。其女为屠西园之室，乃云：“向服补药，白痢已止；今服凉药，白痢复作。盖病本久寒，凉药不可再用矣。”孟英曰：“言颇近理，使他医闻之，必改温补，但病机隐伏，测识匪易。前此之止，非邪净而止之，乃邪得补而不行之止。邪气止而不行，是以痛胀欲死。夫强止其痢，遽截其疟，犹之乎新产后妄涩其恶露也。世人但知恶露之宜通，而不知间有不可妄通者；但知疟痢之当止，而不知邪未去而强止之，其害较不止为尤甚也。今邪未清涤，而以温补药壅塞其流行之道，以致邪不能出，逆而上冲，哕不能食，是痢证之所畏。吾以通降凉润之剂，搜邪扫浊，惟恐其去之不速，胡反以白痢复作为忧?岂欲留此垢滞于腹中，冀其化脂膏而填空隙，故若是之宝惜而不愿其去耶?”幸若舟深信，竟从孟英议，寻愈。

通达之论，医所宜知。

十八涧徐有堂室病痢，医作寒湿治，广服温补之药，痢出觉冷，遂谓沉寒，改投燥热。半月后，发热无溺，口渴不饥，腹疼且胀，巅痛不眠。翁嘉顺嘱其求诊于孟英。察脉弦细，沉取甚数，舌绛无津，肌肉尽削，是暑热胶锢，阴气受烁。与北沙参、肉苁蓉、芩、斛、楝、芍、银花、桑叶、丹皮、阿胶合白头翁汤为剂，次日各患皆减，痢出反热。有堂不解问故，孟英曰："热证误投热药，热结而大便不行者有之，或热势奔迫而泄泻如火者有之。若误服热药而痢出反冷者，殊不多见，无怪医者指为久伏之沉寒。吾以脉证参之，显为暑热。然暑热之邪，本无形质。其为滞下也，必挟身中有形之垢浊。故治之之道，最忌补涩壅滞之品。设误用之，则邪得补而愈炽，浊被壅而愈塞，耗其真液之灌溉，阻其正气之流行，液耗则出艰，气阻则觉冷。大凡有形之邪皆能阻气机之周流，如痰盛于中，胸头觉冷，积滞于府，脐下欲熨之类，皆非真冷，人不易识。吾曾治愈多人矣。"徐极叹服。仍议育阴涤热，病果渐瘳。

萧某素患痰多，常服六君子汤。偶延孟英诊之，脉细数而兼弦滑。曰："六君亟当屏绝，病由阴亏火盛，津液受灼而成痰，须服壮水之剂，庶可杜患将来。"萧因向吸鸦片烟，自疑虚寒，滋阴不敢频服。继患咽痛，专科治而不效，仍乞诊于孟英。因谓曰："早从吾策，奚至是耶？此阴虚于下，阳浮于上，喉科药不可试也。"大剂育阴潜阳，其痛日瘥，而喉腭皆形白腐。孟英曰："吸烟既久，毒气熏蒸之故耳。"令吹锡类散，始得渐退。愈后复患滞下。孟英曰："今秋痢虽盛行，而此独异于人，切勿以痢药治之。盖火迫津液，结为痰饮，酿以烟毒，熏成喉患。吾以燃犀之照，而投激浊扬清之治，病虽愈矣，内蕴之痰浊尚多，奈向来为温补药所禁锢于肠胃曲折之间而不得出。今广投壮水之剂，不啻决江河而涤陈莝，岂可与时行暑热之痢，同年而语耶？"治不易法，食不减餐，日数十行，精神反加。逾月之后，大解始正。计服甘凉约二百剂，肌肉复充，痰患若失。

孙位申患感，证见耳聋，医者泥于少阳小柴胡之例，聋益甚。孟英视之，曰："伏暑也，与伤寒治法何涉？"改投清肺之药，聋减病安。将进善后法矣。忽一日，耳复聋，孟英诊之，莫测其故。因诘其食物，云："昨日曾吃藕粉一碗。"孟英曰："是矣。肆间藕粉罕真，每以他粉掺[①]混，此必葛粉耳，不啻误服小柴胡一剂。"复投肃清肺胃药，寻愈。录此以见其审证周详，所谓无微不入也。

顾宗武偶患微寒发热，医进温散法，热虽退而不饥不大便。复用平胃散数帖，腹渐胀而偏于右。尚疑其中气之虚寒也，遂与温运燥补诸药，胀乃日增，杳不进谷。或谓恐属痈疡，因招外科连某诊之，作胁疽治，病如故。黄某作肠痈论，以大黄泻之，亦不应。严某谓胁疽部位不对，肠痈证据不符，作内疝治，仿子和活人之法，及当归龙荟丸相间而投，亦无效。乃延孟英视之，脉极弦细而促，舌绛大渴，小溲赤少，饮而不食者月余矣。证实脉虚，坚辞不治。其家问曰："此证究是何病，乞为指示。"孟英曰："据述，病人素慎起居而薄滋味，显非停滞与痈疽之患，良由暑湿内蕴，势欲外泄，是以初起有微寒发热之候。误与风寒药，热虽暂退于表，邪仍伏处乎中，不饥不便，肺胃失其下行。

① 搀：同"掺"。

再加辛燥温补，气机更形窒滞，伏邪永无出路，津液潜消，膜胀日甚。以气血流行之藏府，为暑湿割据之窠巢，补之不可，攻之不能，病虽不在膏肓，卢扁望而惊走。”逾旬径殁。

杂药乱投，一何可笑。

黄莲泉家戚妪病痢，朱某以其年老而为舍病顾虚之治，渐至少腹结块，攻痛异常，大渴无溺，杳不知饥，昼夜百余行，五色并见，呼号欲绝，始延孟英诊之。脉至沉滑而数，因谓曰：“纵使暑热深受，见证奚至是耶？此必温补所酿耳。夫痢疾古称滞下，明指欲下而涩滞不通也。顾名思义，岂可以守补之品更滞其气，燥烈之药再助其虐乎？少腹聚气如瘕，痢证初起，因于停滞者有之。今见于七八日之后，时欲冲逆，按之不硬，则显非停滞之可拟，实为药剂之误投，以致邪浊蟠踞，滋蔓难图。”及检所服诸方，果是参、术、姜、萸、附、桂、粟壳、故纸、川椒、乌梅等，一派与病剌谬之药。孟英曰：“彼岂仇于汝哉？畏老而补之，见痢而止之，亦未尝不煞费苦心而欲汝病之即愈。惜徒有欲愈之心，未明致愈之道；但知年老元虚，不闻邪盛则实。彼亦年近古稀，悬壶多载，竟毕世沉迷于立斋、景岳诸书，良可叹也！岂造化果假权于若辈乎？不然，何彼书彼术之风行哉？”戚云：“壬寅之病，赖君再生。今乃一误至此，恐仙丹不能救矣！”孟英曰：“幸未呕哕，尚可希冀一二。”遂与苁蓉、楝、芍、芩、连、橘、斛、楂、曲、元胡、绿梅、鳖甲、鸡金、鼠矢、海蛇，出入互用，数帖渐安。继加驻车丸吞服，逾月始健。

痢疾初起即补，变成噤口者有之，延为休息者有之。邪因补而固结不解，虽有明手，无如之何，良可叹恨！

周某患疟，间二日而作，寒少热多。医谓老年三疟，放手温补，渐至杳不进谷。所亲李石泉孝廉嘱迎孟英诊之，脉细硬如弦，毫无胃气，右尺洪数，舌色光绛，大渴溺滴。曰：“此足少阴暑疟也，广服温补，津液尽劫，欲以草木生之，事不及矣。世但知治疟不善有三患：邪留肝络则为疟母，戕及脾元则为疟鼓，耗乎肾阴则为疟劳。而此证以药助邪，邪将劫命，求转三患，亦不能得。所谓热得补而更炽，阴受烁以速亡，阴愈亡则邪愈炽，何殊炮烙之刑！病者何辜？可惨！可惨！”逾日果殁。特录以为戒，医者鉴之！

一老广文，俸满来省验看，患眩晕，医谓上虚，进以参芪等药，因而不食不便，烦躁气逆。孟英诊曰：“下虚之证，误补其上，气分实而不降，先当治药，然后疗病。”与栀、豉、芩、桔、枳、橘、菀、贝一剂，粥进便行，嗣用滋阴息风法而愈。

上虞陈茂才患头痛，三日一发，发则恶寒，多药不效，饮食渐减。或拟大剂姜附，或议须投金石。葛仲信嘱其质于孟英。察脉甚弦，重按则滑。曰：“热暑伏厥阴也，温补皆为戈戟。”与左金加楝、芍、楝、桑、羚、丹、菊、橘为剂，兼吞当归龙荟丸，三服而减，旬日即痊。

关颖庵患寒热，医者泥于今岁之司天在泉，率投温燥，以致壮热不休。阮某用小柴胡和解之治，遂自汗神昏，苔黑舌强，肢掣不语，唇茧齿焦。张某谓斑疹不达，拟进角刺荆蒡。越医指为格阳假热，欲以附子引火归原。许芷卿知为伏暑，而病家疑便溏不可服凉药，复逆孟英诊之。曰："阴虚之体，热邪失清，最易劫液。幸得溏泄，邪气尚有出路。正宜乘此一线生机，迎而导之，切勿迟疑。"遂与芷卿商投晋三[①]犀角地黄汤，加知、麦、花粉、西洋参、元参、贝、斛之类。大剂服八九日，甫得转机。续以甘凉充液，六七剂，忽大汗如雨者一夜，人皆疑其虚脱。孟英曰："此阴气复而邪气解也，切勿惊惶。"嗣后，果渐安谷，投以滋补而愈。继有陈菊人明府乃郎，病较轻于此，因畏犀角不敢服，竟致不救，岂不惜哉！

余某年三十余，发热数日，医投凉解之法，遂呕吐自汗，肢冷神疲。亟延孟英诊之，脉微弱。曰："内伤也，岂可视同伏暑而一概治之？径不详辨其证耶？"与黄芪建中去饴，加龙骨、生姜、茯苓、橘皮，投剂即安。续加参术，逾旬而愈。

钱氏妇怀妊四月而患寒热如疟，医与发散安胎，乃至舌黑神昏，大渴便泄，臭痰频吐，腰腹痛坠，人皆不能措手。孟英诊曰："伏暑失于清解，舌虽黑而脉形滑数，痰虽臭而气息调和，是胎尚未坏，犹可治也。"重用气血两清之药，五剂而安，糜粥渐进，腰腹皆舒，胎亦跃跃。

方氏女久患泄泻脘痛，间兼齿痛，汛事[②]不调，极其畏热，治不能愈。上年初夏，所亲崔映溪为延孟英诊之，体丰脉不甚显，而隐隐然弦且滑焉，曰："此肝强痰盛耳，然病根深锢，不可再行妄补。"渠母云："溏泄十余年，本元虚极，广服培补，尚无寸效，再攻其病，岂不可虞？"孟英曰："非然也，今之医者，每以漫无著落之虚字，括尽天下一切之病，动手辄补，举国如狂，目击心伤，可胜浩叹！且所谓虚者，不外乎阴与阳也。今肌肉不瘦，冬不知寒，是阴虚乎？抑阳虚乎？只因久泻，遂不察其脉证，而佥疑为虚寒之病矣。须知痰之为病，最顽且幻，益以风阳，性尤善变。治必先去其病而后补其虚，不为晚也。否则养痈为患，不但徒费参药耳。"母不之信，遍访医疗，千方一律，无非补药。至今秋，颈下起一痰核，黄某敷之使平，更以大剂温补，连投百日，忽吐泻胶痰斗许而亡。予按此痰饮滋蔓，木土相仇，久则我不敌彼而溃败决裂。设早从孟英之言，断不遽死于今日也。

凡病皆宜如此，不独痰饮为然。

康康侯司马之夫人，泄泻频年，纳食甚少。稍投燥烈，咽喉即疼。治经多手，不能获效。孟英诊曰："脾虚饮滞，肝盛风生之候也。"用参、术、橘、半、桂、苓、楝、芍、木瓜、蒺藜（健脾涤饮平肝，丝丝入扣）。投之渐愈。今冬又患眩晕头汗，面热肢冷，心头似绞，呻吟欲绝。孟英以石英、苁蓉、牡蛎、绿萼梅、苓、蒺、楝、芍、旋覆为方，竟剂即康（仍是柔肝涤饮之法）。

---

① 晋三：王晋三。清代医家王子接，字晋三。

② 汛事：月经。

盛墨庄冬患间疟，因腹胀畏寒，自服神曲姜汤，势益甚。延孟英视之，曰："暑湿内伏也。"以黄连、枳、朴、栀、苓、杏、贝、知、斛、旋、橘、兰草等为剂，芦菔煮汤煎药（清暑渗湿而无燥烈之弊，洵妙方也），三啜而瘳。

鲍继仲患哮，每发于冬，医作虚寒治，更剧。孟英诊之，脉滑苔厚，溺赤痰浓，与知母、花粉、冬瓜子、杏、贝、茯苓、滑石、栀子、石斛而安。孙渭川令侄亦患此，气逆欲死，孟英视之，口渴头汗，二便不行，径与生石膏、橘、贝、桂、苓、知母、花粉、杏、菀、海蛇等药而愈。一耳姓回妇病哮，自以为寒，频饮烧酒，不但病加，更兼呕吐泄泻，两脚筋掣，既不能卧，又不能坐。孟英诊曰："口苦而渴乎？泻出如火乎？小溲不行乎？痰黏且韧乎？"病者云："诚如君言，想受寒太重使然。"孟英曰："汝何愚耶！见证如是，犹谓受寒。设遇他医，必然承教。况当此小寒之候，而哮喘与霍乱，世俗无不硬指为寒者，误投姜附，汝命休矣！"与北沙参、生薏苡、冬瓜子、丝瓜络、竹茹、石斛、枇杷叶、贝母、知母、栀子、芦根、橄榄、海蛇、芦菔汁为方，一剂知，二剂已。哮证乃热痰伏于肺络也，至冬则热为寒束，故应时而发。古人治法，于未寒时，先以滚痰丸下之，使冬时无热可束则愈。但其法太峻，人多不敢用。今孟英以轻清通透之品搜络中之伏痰，斯有利而无弊，真可补古人所未及。

吴芸阁因壮年时患梅疮，过服寒凉之药，疮虽愈，阳气伤残，虚寒病起。投温补如金液丹、大造丸之类，始得获安。奈医者昧于药为补偏救弊而设，漫无节制，率以为常，驯致血溢于上，便泄于下，食少痰多，喘逆碍卧，两足不能屈伸。童某犹云寒湿为患，进以苓姜术桂汤多剂，势益剧，且溲渐少而色绿如胆汁，医皆不能明其故。延孟英诊之，脉弦硬无情。曰："从前寒戕阳，今则热药竭阴矣。胃中津液皆灼烁以为痰，五藏咸失所养而见证如上。水源欲绝，小溲自然渐少。木火内焚，乃露东方之色。与章虚谷所治暑结厥阴，用来复丹攻其邪从溺出，而见深碧之色者，彼实此虚，判分天壤。恐和缓再来，亦难为力矣。"寻果殁。

戴氏妇年五十六岁，仲冬患感，初服杨某归柴丹参药一剂，继服朱某干姜、苍术、厚朴药五剂，遂崩血一阵，谓其热入血室，不可治矣，始延孟英诊之。脉形空软促数，苔黑舌绛，足冷而强，息微善笑，询其汛断逾十载。曰："冬温失于清解，营血暴脱于下，岂可与热入血室同年而语耶？必由误服热药所致。"因检所服各方而叹曰："小柴胡汤与冬温何涉？即以伤寒论，亦不能初感即投。况以丹参代人参，尤为悖谬。夫人参补气，丹参行血，主治天渊。不论风寒暑湿各气，初感皆禁用血药，为其早用反致引邪深入也。既引而入，再误于辛热燥烈之数投，焉得不将其仅存无几之血，逼迫而使之尽脱于下乎？女人以血为主，天癸既绝，无病者尚不宜有所漏泄，况温邪方炽而阴从下脱，可不畏哉？"病家再四求治，孟英与西洋参、苁蓉、生地、犀角、石斛、生芍、银花、知母、麦冬、甘草、蔗浆、童溺两剂，足温舌润，得解酱粪，脉数渐减而软益甚。乃去犀角，加高丽参数帖，脉渐和，热退进粥。随以调补，幸得向安。

即热入血室，亦岂不可治之证？可见此人并不知热入血室为何病，第妄指其名耳。

王开荣素患痰嗽，兼有红证。今冬病头疼发热，渴饮不饥，便溏溺少，谵语神昏，自述胸中冷气上冲。医见其面赤痰喘，欲投附桂黑锡丹等药。所亲翁嘉顺嘱勿轻服，为延孟英诊之，脉滑且数。曰："温邪挟宿饮上逆，法当清解。"与北沙参、冬瓜子、知母、滑石、花粉、石菖蒲、贝母、杏仁、芦根、葱白、淡豉、竹沥。两剂后，面赤退，乃去葱、豉，加麦冬、桑叶、枇杷叶。数帖热去泻减，谵语止，头痛息，喘定神清，乃裁葛、滑，加梨汁、地栗、海蛇。服数日，痰渐少，谷渐安，渴止溺行，始进养阴之法，遂以霍然。

此人肺气素不清肃，又兼阴虚挟饮，故感受温邪，弥见轇轕。非此始终如法施治，殊难奏效也。

石子章患腹胀，朱某与大剂温补之药，殊若相安。孟英见而非之。彼云："服之略不助胀，正须多服图痊，君何疑焉？"孟英曰："形瘦脉数，舌色干红，此为阴虚热胀。昔年范次侯室暨杨改之如君之恙皆类此，医咸攻补遍施，病无小效。吾以极苦泄热，微辛通络之法投之，应手而瘳。今子病初起时胀不碍食，证非气分可知。而温补不助胀，遂服之不疑，不知阴愈耗，络愈痹，胀虽不加，而肌愈削，脉愈数，干呛气急，与女子之风消、息贲何以异耶？"寻果不起。予按喻氏始言男子亦有血蛊证。可见男女虽别，而异中有同，同中有异，临证者不可胶柱以鼓瑟也。

沈某患脘痛呕吐，二便秘涩，诸治不效。请孟英视之，脉弦软，苔黄腻。曰："此饮证也，岂沉湎于酒乎？"沈云："素不饮酒，性嗜茶耳。然恐茶寒致病，向以武彝红茶熬浓而饮，谅无害焉。"孟英曰："茶虽凉而味清气降，性不停留。惟蒸遏为红，味变甘浊，全失肃清之气，遂为酿疾之媒，较彼曲蘗，殆一间耳。医者不察，仅知呕吐为寒，姜萸沉附不特与病相反，抑且更煽风阳，饮借风腾，但升不降，是以上不能纳，下不得通，宛似关格，然非阴枯阳结之候。"以连、楝、栀、芩、旋覆、竹茹、枇杷叶、橘、半、苓、泽、蛤谷、荷茎、生姜衣为方，送服震灵丹数剂而平，匝月而起。

此上有停饮，下元虚寒，故用药如此。

石芷卿骤患腹胀，旬日后脐间出脓（湿热积于小肠）。外科视为肠痈，与温补内托之药，遂咳嗽不眠，腹中绞痛异常，痰色红绿，大便不行，乃延孟英商之。脉弦细以数，舌绛而大渴。曰："察脉候是真阴大虚之证（乃真阴为热药所耗，非本如是也），芪、术、归、桂皆为禁剂。"以甘露饮加西洋参、花粉、贝母、杏仁、冬瓜子投之，痰咳即安。外科谓此恙最忌泄泻，润药不宜多服（此何恙也？而以为最忌泄泻，真呓语也）。孟英曰："阴虚液燥，津不易生，虽求其泻不可得也。恶可拘泥一偏而不知通变哉？"仍以前法去杏、贝、花粉，加知母、百合、合欢为方。并嘱其另邀老医朱嵩年敷治其外。如法施之，果渐向安。久之，当脐痂落，如小儿蜕脐带状，脐内新肉莹然而愈。

肠痈无温补内托之法。

清其上源而下流自清，亦喻氏法也。

袁某患噫，声闻于邻。俞某与理中汤暨旋覆代赭汤皆不效。孟英诊之，尺中虚大，乃诘之曰："尔觉气自少腹上冲乎？"病者云诚然。孟英曰："此病在下焦。"用胡桃肉、故纸、韭子、菟丝、小茴、鹿角霜、枸杞、当归、茯苓、覆盆、龙齿、牡蛎，服一剂，其冲气即至喉而止，不作声为噫矣。再剂寂然，多服竟愈。

沈春旸之母偶患咽喉微痛，服轻清药一剂，即觉稍安，且起居作劳如常，第五日犹操针黹至四鼓。第六日忽云坐立不支，甫就榻，即昏沉如寐。亟延王瘦石视之，用犀角地黄汤化万氏牛黄丸灌之。继邀徐小坡，亦主是汤。云恐无济，乃邀孟英决之。切其脉左数右滑，皆极虚软。曰："王徐所见极是。但虽感冬温，邪尚轻微。因积劳久虚之体，肝阳内动，烁液成痰，逆升而厥，俨似温邪内陷之候。方中犀角靖内风，牛黄化痰热，不妨借用，病可无虞。今日不必再投药饵矣。"翼日复诊，神气虽清，苔色将黑。孟英与肃肺蠲痰、息风充液之剂，热退而苔色松浮。孟英曰："舌将蜕矣。"仍与前药。越宿视之，苔果尽褪，宛如脱液之舌，且呕恶时作，大解未行。孟英于甘润生津药内，仍佐竹茹、竹沥、柿蒂、海蛇。数剂呕止便行，而舌上忽布白腐之苔，以及齿龈唇颊，满口遍生，揩拭不去，人皆异之（此湿热熏蒸于肺也）。孟英坚守肃清肺胃，仍佐茹、沥，加橄榄、银花、建兰叶。数剂白腐渐以脱下，舌色如露，惟啜粥则胸次梗梗不舒，夜不成寐。孟英曰："胃汁不充，热痰未净也。"仍守前议。病家疑之，复商于瘦石。瘦石云："勿论其他，即如满口腐苔，酷似小儿鹅白，大方证甚属罕见，苟胸无学识者见之，必按剑而诧。今医者有不惑之智，而病家乃中道生疑，岂求愈之道耶？"沈大愧服，一遵孟英设法。既而吐痰渐少，纳谷颇适，两胁又添辣痛。孟英诊脉，左关弦数。曰："必犯忿怒矣。"诘之果然。加栀、楝、旱莲、女贞、生白芍、绿萼梅等，数服各恙皆安，肤蜕成片，而右腿肿痛不能屈伸。或疑风气，思用艾灸，孟英急止之，曰："此阴亏耳，误灸必成废疾。吾以妙药奉赠，但不许速效也。"疏方以西洋参、熟地黄、苁蓉、桑椹、石斛、木瓜、归、芍、二冬、杞、菊、楝实、牛膝，加无核白蒲桃干为剂，久服果得向愈。越三载，以他疾终。

孙执中于春前四日，忽患鼻衄如注，诸法莫塞。夤夜请孟英视之，脉弦而数。曰："冬暖气泄，天令不主闭藏。今晚雷声大震，人身应之，肝阳乃动，血亦随而上溢。不可以其体肥头汗，畏虚脱而进温补也。"投以元参、生地、犀角、牡蛎、知母、生白芍、牛膝、茯苓、侧柏叶、童溺诸药，一剂知，二剂已。既而胁痛流乳，人皆异之。孟英与甘露饮加女贞、旱莲、龟板、鳖甲、牡蛎而瘳。

卷　二

庄芝阶舍人之外孙汪震官，春前陡患赤痢。孟英诊之，脉滑数而沉，面赤苔黄，手足冷过肘膝，当脐硬痛，小溲涩少，伏热为病也。与大剂芩、连、栀、楝、滑石、丹皮、砂仁、延胡、楂、曲、银花、草决明等药（此大实证也，何不加大黄荡涤之）。两服手足渐温（清热之效），而脚背红肿起疱如蒲桃大一二十枚（湿热下注也，若于前方加大黄荡涤，当不至此）。四服后腹痛减，苔退而渴，于原方去楂、曲、砂仁，加白头翁、赤芍、海蛇。旬日后，痢色转白而腿筋抽痛（热久伤阴也，古人急下存阴之法原以防此），乃去丹皮、滑石、赤芍，加鸡金、橘红、生苡、石斛（救法好）。两服痛止溲长，粪色亦正，脚疱溃黄水而平，谷食遂安。改用养胃阴、清余热（合法）之法而愈。闻孟英治此证，每剂银花辄两许，尚须半月而瘳。设病在他家，焉能如此恪信？苟遇别手，断无如此重剂，况在冬春之交。诚古所未有之痢案，后人恐难企及。

此案步步合法，特少一番荡涤之功，故觉少延时日耳。然凉剂已畏其寒，若加荡涤之品，必不敢服，此治病之所以难也。

吴馥斋室新产后呕吐不止，汤水不能下咽，头痛痰多，苔色白滑。孟英用苏梗、橘、半、吴萸、茯苓、旋覆、姜皮、柿蒂、紫石英、竹茹，此痰饮挟肝气上逆也，故方以降气涤饮为治。一剂知，二剂已。

郑妪患咳嗽，自觉痰从腰下而起，吐出甚冷。医作肾虚水泛治，渐至咽喉阻塞，饮食碍进，即勉强咽之，而胸次梗不能下，便溏溲频，无一人不从虚论。孟英诊曰："脉虽不甚有力，右部微有弦滑，苔色黄腻，岂属虚证？"以苇茎汤合雪羹，加贝母、知母、花粉、竹茹、麦冬、枇杷叶、柿蒂等药，进十余剂而痊。

此证明明虚寒，何以作虚寒治不效？盖虚寒乃此人之本体，而痰咳乃新受之外邪，不治其邪而专补其虚，则邪无出路，以致积补生热，此舌胎之所以黄腻也。孟英以清热化痰为治，尚是一半治病，一半治药误也。

满洲少妇怀娠漏血，医投补药，漏如故，间或不漏则吐血。延逾二载，腹中渐动，孕已无疑。然血久溢于上下，甚至纳食即吐，多医不能治。孟英诊之，脉滑数有力。是气实而血热也。证不属虚，补药反能助病，愈补愈漏，胎无血荫而不长。其所以不堕者，气分坚实耳。与大剂清营药，血溢遂止，而稀沫频吐，得饮即呕，口渴心忡，气短似促。乃用西洋参、麦冬、知母、石斛、枇杷叶、竹茹、柿蒂、生白芍、木瓜，重加乌梅投之（清肺柔肝，益气生津，与证针锋相对），覆杯即安，次日能吃饭矣。

珠小辉太守令嫒[1]，骤患颐肿，连及唇鼻，乃至口不能开，舌不得出。孟英视之，曰："温毒也。"（此俗所谓虾蟆瘟也）用射干、山豆根、马勃、羚羊、薄荷、银花、贝母、花粉、杏仁、竹黄为剂（仿普济消毒饮意），并以紫雪搽于唇内，锡类散吹入咽喉，外将橄榄核磨涂肿处，果吐韧涎而肿渐消，诘朝即啜稀粥，数日而愈。

一男子患便血，医投温补，血虽止而反泄泻浮肿，延及半年。孟英诊之，脉数舌绛。曰："此病原湿热，温补反伤阴液。"与芩、连、栀、芍、桑叶、丹皮、银花、石斛、楝实、冬瓜皮、龟甲、鸡金等药，旬余而愈。

陆厚甫室，陈芷浔主事之女也，产后经旬，偶发脘痛，专用与温补药（脘痛何以投温补？不问可知其误矣），因寒热气逆，自汗不寐，登圊不能解，而卧则稀水自流，口渴善呕，杳不纳谷，佥云不起矣。乃父速孟英诊之，脉弦数而滑。曰："本属阴亏，肝阳侮胃（产后肝血大亏，所以阴虚；肝失血养，故阳独盛），误投温补涩滞之剂，气机全不下降，以致诸证蜂起。医者见而却走，是未明其故也。"与沙参、竹茹、楝实、延胡、栀、连、橘、贝、杏、斛、枇杷叶，为肃肺以和肝胃法，覆杯即安。但少腹隐隐作痛，于前方去杏、贝、竹茹，加知母、花粉、苁蓉、白芍、橘核、海蛇，乃解宿垢（此脘痛之根）而瘳。

周子朝患恶寒头痛发热，酷似伤寒，而兼心下疼胀。孟英脉之，右部沉滑，苔黄不渴，溲如苏木汁。先以葱豉汤加栀、连、杏、贝、蒌、橘为方（先解表）。服后微汗而不恶寒，反恶热，虽汤饮略温，即气逆欲死。孟英曰："客邪解矣，清其痰热可也。"与知母、花粉、杏、贝、旋、滑、斛、橘、杷、茹、茅根、芦根、地栗、海蛇等药（后清里），果吐胶痰甚多，而纳食渐复。惟动则欲喘，于肃上之中佐以滋下，为善其后而瘥。

濮树堂室怀妊五月患春温，口渴善呕，壮热无汗，旬日后始浼孟英视之。见其烦躁谵语，苔黄不燥，曰："痰热阻气也，病不传营，血药禁用。"试令按其胸次，果然坚痛，而大解仍行。法当开上，用小陷胸加石菖蒲、枳实、杏、贝、茹、郁、栀、翘等药，芦菔汤煎服，服二剂神情即安，四帖心下豁然。惟心腹如烙，呕吐不纳，改投大剂甘寒加乌梅，频啜渐康。秋间得子，亦无恙。

孟英于温热痰饮独有心得，故遇此等证如摧枯拉朽。合观诸案，可以得治温病之法。

胡振华以花甲之年，患溺后出血水甚痛，自云溲颇长激，似非火证。孟英察脉有滑数之象，与元参、生地、犀角、栀、楝、槐蕊、侧柏、知母、花粉、石斛、银花、甘草梢、绿豆等药，旬日而痊。逾四载，以他疾终。

管氏妇自去秋患赤痢，多医罔效，延至暮春。孟英诊脉弦数，苔黄渴饮，腹胀而坠，日热夜甚。用白头翁汤合金铃子散，加芩、芍、栀、斛，吞驻车丸，浃旬而愈。

濮树堂室病，孟英甫为参愈，而树堂继焉。起即四肢厥逆，脉伏，恶寒发热，头痛

① 令嫒：同"令爱"，称对方女儿的敬语。

左为甚，惟口渴。因与葱豉二帖解表，热虽退，脉仍伏，四肢冷过肘膝，大解频行，人皆疑为虚寒。孟英曰："此证俨似阴厥，然渴饮溲赤，真情已露，岂可泥于一起即厥而必定其为寒乎?"径投凉解，热果复发，而肢冷脉伏如故。幸病者坚信，服药不疑。至第七日，大便泻出红水，溺则管痛，呕恶烦躁，彻夜不瞑，人更危之。孟英曰："热邪既已下行，可望转机。"以白头翁汤加银花、通草、芩、芍、茹、滑、知、斛、栀、楝、羚角之类，投三日，红水始止，四肢渐和。颇有昏瞀谵语，用王氏犀角地黄汤一剂，四肢热而脉显滑数，苔转灰黄，大渴遗溺。病人自述如卧烘箱上，于昨方加入元参、银花、竹叶、生石膏、知、贝、栀、斛，服一剂，夜间即安寐而苔转黑燥。于昨方复加花粉，服一剂，热退而头面汗多（阳越于上)。懒言倦寐，小溲欲解不通（阴虚于下)。诸戚友咸以为危，各举所知。而群医佥云挽救不及（病已将愈，何危之有?)，病家皇皇。孟英曰："此证幸初起即予诊视，得尽力以为死里求生之举。非比他人之病，皆因误治致危。然不明言其险者，恐病家惶惑，而寻室于道旁也。今生机已得，不过邪去真阴未复，但当恪守予法，自然水到渠成，切勿二三其德，以致为山亏篑。"赖有一二知音，竟从孟英议，服西洋参、生地、苁蓉、麦冬、楝、芍、知、斛药。一剂溺行索粥，再服而黑苔退，三服而神清音朗，舌润津回。唯有韧痰不能吐，左偏头微痛，于原方加二至、桑、菊、贝母、牡蛎。又复五剂，得解硬矢一次，各恙始安，眠食渐适而瘳。

凡厥逆脉伏之证，其热深藏，多不易解，非卓识定力，不惑于证，亦必摇于众议矣。

陈足甫溲后见血，管痛[①]异常，减餐气短。孟英以元参、生地、知母、楝实、银花、侧柏叶、栀子、桑叶、丹皮、绿豆为方，藕汤煎服。二剂，病大减。乃去丹皮、柏叶，加西洋参、熟地，服之而瘥。

王开荣偶患腹中绞痛（伏暑在内)，自服治痧诸药（香燥可以益热)，而大便泻血如注。孟英诊之，左颇和，右关尺弦大而滑（弦滑者痰也，大者热也)，面色油红，喘逆不寐。与苇茎汤合金铃子散，加银花、侧柏叶、栀、斛、芩、连。二帖后，面红退，血亦止，乃裁柏叶、银花，加雪羹、枯荷杆。又二帖，始发热，一夜得大汗周时，而腹之痛胀爽然若失，即能安寐进粥。改投沙参、知母、花粉、桑叶、杷叶、石斛、白芍、橘络、杏仁、冬瓜子、茅根、荷杆，三帖大解行而脉柔安谷。

陈叟久患痰嗽气逆（肺气不清)，夏初因恶寒（热结在肺)，自服理中汤，遂痰中带血，气喘而厥，二便不通，冷汗腹胀。孟英察脉洪大，按腹如烙，与苇茎汤加栀、楝、旋、贝、花粉、海蛇，外以田螺、大蒜、车前草捣贴脐下，即溺行而平。

高某患两膝后筋络酸疼，略不红肿，卧则痛不可当，彻夜危坐（血不养筋)。孟英切脉虚细，苔色黄腻，咽燥溺赤（阴虚于下，火炎于上)，与知、斛、栀、楝、牛膝、豆卷、桂枝、竹沥为方，送虎潜丸（煎剂以治其上，丸药以培其下，井井有法)，旬日

① 管痛：尿管（尿道）疼痛。

而瘳。

杨某方作事，不知背后有人潜立，回顾失惊，遂不言不食，不寐不便，别无他苦。孟英按脉沉弦，以石菖蒲、远志、琥珀、胆星、旋、贝、竹黄、杏仁、省头草、羚羊角为剂，化服苏合香丸。二帖大解行而啜粥，夜得寐而能言。复与调气宁神蠲饮药，数日霍然。

惊则气乱，恐则气下，痰乘其虚而郁闭清道，故成此证。通其闭结，镇其惊恐，斯愈矣。

赵听樵令妹，每汛至则腹胀呕吐（肝气逆），腰脊酸疼，两腿肿痛，筋掣脘疼，甚至痉厥（肝血虚），多药不效。孟英以金铃子散合左金，加二陈、竹茹、枳实、桂、苓，数剂而愈。续用苁蓉、菟丝、淫羊、杜仲、桑椹、木瓜、续断、香附、归、芍、茴、楝调之（养血不用地黄，避其腻也，斯为收用补之利而去其弊），汛至如期，略无痛苦。初冬适杨子朴，寻即受孕。

俱肝气横逆之证，其发于汛期者，肝失所养也。孟英先平肝驱痰，而后养血柔肝，亦先标后本之法。

濮东明令孙女素禀阴虚，时发夜热，少餐不寐，仲夏患感发疹（肺热），汛不当期而至（血热）。孟英用犀、羚、知、贝、石膏、生地、栀、翘、花粉、甘草、竹叶、芦根等药，疹透神清。唯鼻燥异常，吸气入喉，辣痛难忍（肺中余热），甚至肢冷，复于方中加元参、竹茹、菊叶、荷杆，各患始减，而心忡吐沫（血因热而虚），彻夜不瞑，渴汗便泻，改投西洋参、生地、麦冬、小麦、竹叶、黄连、真珠、百合、贝母、石斛、牡蛎、龟板、蔗汁诸药而愈。季秋适姚益斋为室。

病不甚重，治亦合法，而难收捷效者，以阴虚之体，不胜温热之气也。此即四损不可正治之例。设治不如法，则危矣。

金亚伯廷尉簉室，产后恶露不行，渴泻痰多。孟英以北沙参、滑石、生薏苡、生扁豆、蛤壳、豆卷、石斛、竹茹、枇杷叶、琥珀、茯苓等药，数剂而愈。

顾竹如孝廉令嫒，患感十余日，耳聋不语，昏不识人，而客未入室，彼反先知（热极而神外越）。医以为祟，凡犀角地黄、牛黄清心、复脉等汤，遍服无效（药不误，特病重药轻耳），已摒挡后事矣。所亲濮根厓嘱其延诊于孟英。脉至滑数，舌不能伸，苔色黄腻，遗溺便秘，目不交睫者已四昼夜，胸腹按之不柔（下证已悉备矣），与白虎汤去米、草，加石菖蒲、元参、犀角、龟甲、花粉、杏仁、竹叶、竹黄、竹沥，投一剂即谵语滔滔，渠父母疑药不对病。孟英曰：“不语者欲其语，是转机也。”再投之，大渴而喜极热之饮，又疑凉药非宜。孟英姑应之，曰：“再服一剂，更方可也。”三投之，痰果渐吐。四剂后，舌伸便下，神识渐清，乃去菖蒲、石膏、犀角、鳖甲，加生地、石斛、麦冬、贝母（温病后阴必耗竭，宜急救其阴，转方甚合法）。数帖热尽退，而痰味甚咸，又去杏、贝、竹黄，加西洋参、牡蛎、龟板、苁蓉，服之全愈。逾年失怙，继遭祝融，郁损情怀，误投温补，至戊申年殒。

叶氏云，温邪中人，首先犯肺，其次则入心，正此病也。

虽不用下剂，而通经透络之品大剂用之，亦足以荡涤邪秽。

邵鱼竹给谏患感，杨某作疟治不应，始迓孟英诊之。脉软（热为湿所持，故脉软），汗多，热不甚壮，苔色厚腻，呕恶烦躁，痰多腿酸，显是湿温。因谓其令郎子旎曰："湿温者，湿蕴久而从时令之感以化热也，不可从表治，更勿畏虚率补。"与宣解一剂，各恙颇减。奈众楚交咻，谓病由心力劳瘁而来，况汗多防脱，岂可不顾本原，众医附和，遂服参、归、熟地之药，病日以剧（增湿益热，宜乎不救）。最后吴古年诊之云："此湿温也，何妄投补剂?"然已末从挽救，交十四日而殒，始悔不从王议。

康康候司马之夫人，久伤谋虑，心火外浮，面赤齿疼，因啖西瓜，遂脘闷不舒，喜得热按，泄泻不饥，自觉舌厚数寸，苔色灰腻（此寒湿郁闭其热也，用辛通淡渗之剂，斯愈矣）。孟英与厚朴、滑石、葱白、薤白、枇杷叶、橘皮、薄荷、旋覆、省头草，一剂霍然。

叶杏江仲郎患发热泄泻（肺移热于大肠），医治十七日不效，骨瘦如柴，音嘶气逆。所亲许芷卿荐孟英诊之，脉数大渴，汗多苔黄，以竹叶石膏汤加减十余剂，渐以向愈，大解反极坚燥。继与滋养而康。

张某患发热，医知其非寒邪也，用清解药数帖，腿痛异常，身面渐黄。孟英诊之，脉滑实，腹胀口干，与茵陈大黄汤，两剂便行，而各恙霍然。

魏女患脚肿呕吐，寒热便秘，孟英与龙胆泻肝汤而立效。继有孙氏妇患此，亦以是药获痊。

冯媪患左目胞起瘰，继而痛及眉棱额角，颠顶脑后，筋掣难忍。医投风剂，其势孔亟。孟英诊脉弦劲，舌绛不饥，与固本合二至、桑、菊、犀、羚、元参、牡蛎、龟甲、白芍、知母、石斛、丹皮、细茶等出入互用，匝月始愈。

此亦肝经郁热之证，孟英善于调肝，故应手辄效。

濮妪于酷热之秋，浑身生疖如疔，痛楚难堪，小溲或秘或频，大便登圊则努挣不下，卧则不能收摄，人皆谓其虚也（未闻虚而生疖者）。孟英诊脉滑数，舌紫苔黄而渴，与白虎加花粉、竹叶、栀子、白薇、紫菀、石斛、黄柏，十余剂而痊。

姚小蘅太史令侄女，初秋患寒热而汛适至，医用正气散两帖，遂壮热狂烦，目赤谵语，甚至欲刎欲缢，势不可制。孟英按脉洪滑且数，苔色干黄尖绛，脘闷腹胀拒按，畏明口渴，气逆痰多，与桃仁承气汤加犀角、石膏、知母、花粉、竹沥、甘菊（照热入血室例治）。人谓热虽炽而汛尚行，何必大破其血，而又加以极寒之药哉？孟英曰："叟勿过虑，恐一二剂尚不足以济事。"果服两大剂始得大便，而神清苔化，目赤亦退，改用甘寒以清之。继而又不更衣，即脉滑苔黄而腹胀，更与小承气汤二帖，便行而各恙遄已。数日后又如此，仍投小承气汤二帖。凡前后六投下剂，才得波浪不兴，渐以清养而瘳。

季秋适江右上高令孙明府之子沛堂为室。

董晓书令正素患脘痛，甚至晕厥。今秋病腰疼腿木，胸闷气逆，不能卧。胡某进温补药而喘汗欲脱，杳不思谷。孟英切脉，虚细中兼有弦滑，舌绛而渴，乃阴虚挟痰耳。与沙参、苁蓉、木瓜、石斛、蛤壳、蒺藜、石英、茯苓、紫菀、杏仁、楝实、首乌、牛膝诸药（滋阴调肝而不腻，祛饮利痰而不燥，此孟英独得之秘），旬日而安。继加熟地黄，服之全愈。

王苇塘患滞下，医投枳朴槟楂之药，数服后肢冷自汗，杳不进谷，脘闷腹痛，小溲牵疼，举家皇皇。孟英视脉细涩，舌绛无津，是高年阴亏，伏暑伤液，况平昔茹素，胃汁不充，加以燥烈之药，津何以堪？因与沙参、银花、苁蓉、白芍、石斛、木瓜、甘草、楝实、扁豆花、鲜稻头（滋阴养液兼调肝气），数剂痛闷渐去，汗止肢温。乃加生地、阿胶、麦冬、柿饼、蒲桃干等以滋之，居然而痢止餐加。惟舌色至匝月始津润复常，阴液之难充也如此。

沈绶斋令堂患滞下色白，医与温运，病势日剧，腹胀昏瞀，汤饮不下。孟英诊为伏暑，用芩连滑朴等药。沈疑高年，且素患脘痛，岂可辄用苦寒。孟英再四剖陈，始服半剂，病果大减，不数帖即愈。按此等证甚多，奈执迷不悟者虽剀切言之不能解其惑，亦可哀也已。

一叟患滞下色白不黏，不饥不渴，腹微痛而不胀。孟英切脉迟微，进大剂真武汤加参而愈。

程秋霞子患脑漏（肺移热于肝），医与辛夷、苍耳之药（方书所载不过如此），渐有寒热。改用柴、葛、羌、防数帖，遂致寒热日发数次，神昏自汗，势甚可危。孟英用竹叶石膏汤一剂（肃清肺气），寒热退而神清进粥。继以甘凉清肃，复投滋润填阴（上病取下），旬日而健。

朱浚宣令堂患滞下，医闻色白而与升提温补，旬日后肢冷自汗，液脱肛坠。群医束手，虑其虚脱。因浼祥树堂乞诊于孟英。日“药误耳”，与大剂行气蠲痰清热之药，果渐吐痰而痢愈。又其令弟同时患此，五色并见，神昏肢搐，大渴茎肿，腹痛后热，危险异常。孟英察脉细数，与白头翁汤加犀角、生地、银花、石斛、楝实、延胡、芩、连、滑石、丹皮、木通、甘草梢等药。三帖后，热退神清，溺行搐止。乃去犀角、草梢、丹皮、滑石、木通，加砂仁拌炒熟地，山楂炭，服之渐安，半月而愈。

姚小蘅大令患疟，寒微热甚，日作二次。汪某与柴胡药二帖，势遂剧，舌绛大渴，小溲全无。孟英曰：“津欲涸矣。”与西洋参、生地、知母、花粉、石斛、麦冬、栀子、百合、竹叶，投之五剂而疟止。越三载，以他疾终。其簉室同时患此，呕吐胁痛，畏寒不渴，苔色微白，孟英与小柴胡汤，三饮而瘳。

孙渭川年逾七旬，脉象六阴，按之如无，偶患音嘶痰嗽，舌绛无津。孟英用甘凉清润法，音开而嗽不已。仍与前药，转为滞下，色酱溺赤，脐旁坚硬，按之趯趯，舌犹枯绛，渴饮不饥，人皆危之。孟英曰："藏热由府而出，痢不足虑（此语甚精）。第高年阴液难充，不能舍凉润为方。苟犯温燥，其败可必。"幸渠家平素恪信，竟服犀角、地黄、知母、银花、苁蓉、花粉、麦冬、白芍、石斛、楝实等药，十余剂痢止而脐旁柔软。因去犀角，加西洋参，又服两旬，始解燥矢而溲澈胃苏。又服半月，复得畅解，舌亦润泽而愈。

王耕蓝室素患脘痛，近发寒热（此肝郁之证，非疟也）。医与温补，渐至胸痞呕呃，谵语神昏，舌绛面赤，足冷自汗，疟仍不休。孟英用元参、犀角、石膏、石菖蒲、连翘、杏仁、贝母、旋覆、竹茹、枇杷叶、竹黄、柿蒂、竹沥、郁金诸药，化服万氏牛黄清心丸（全是救温补之误而开郁降气化痰，故本病亦愈），数服而愈。

潘祥行在外患疟，买舟归就孟英视。曰："苔腻脉软，伏邪所化，不与正疟同科，风寒药一味不可犯，姜枣汤一滴不可啜。"与知、芩、橘、半、滑、朴、杏、斛、花粉、省头草，一剂而病若失。此等案极多，姑载一二。

张与之令堂久患痰嗽碍卧，素不投补药。孟英偶持其脉，曰："非补不可。"与大剂熟地药，一饮而睡。与之曰："吾母有十七载不能服熟地矣，君何所见而重用颇投？"孟英曰："脉细痰咸，阴虚水泛，非此不为功。从前服之增病者，想必杂以参术之助气。昔人云：勿执一药以论方。故处方者，贵于用药之恰当病情而取舍得宜也。"

陈足甫室，怀妊九月而患疟，目不能瞑，口渴自汗，便溏气短。医进育阴清解法，数剂不应。改用小柴胡，一帖而咽疼舌黑，心头绞痛。乃翁仰山闻之，疑其胎坏，延孟英过诊。曰："右脉洪滑，虽舌黑而胎固无恙也。病由伏暑，育阴嫌其滋腻。小柴胡乃正疟之主方，古人谓为和剂，须知是伤寒之和剂，在温暑等证，不特手足异经，而人参、半夏、姜、枣，皆不可轻用之药。虽有黄芩之苦寒，而仲圣于伤寒之治，犹有渴者去半夏加栝楼根之文。古人立方之严密，何后人不加体察耶？"投以竹叶石膏汤，四剂疟止便秘，口渴不休。与甘凉濡润法数帖，忽腹鸣泄泻。或疑寒凉所致，孟英曰："吾当以凉药解之。"人莫识其意，问难终朝，语多不备录，果以白头翁汤两啜而愈。迨季秋娩后，发热不蒸乳，恶露淡且少。家人欲用生化汤，孟英急止之，曰："血去阴更伤，岂可妄疑瘀停而攻之？"与西洋参、生地、茯苓、石斛、女贞、旱莲、甘草为大剂，数日而安。继因触怒，少腹聚气如瘕，酸痛夜甚，人又疑为凉药凝瘀所致。孟英力为辨析，与橘核、橘叶、橘络、楝实、苁蓉、木香、栀炭、乌药、丝瓜络、海粰、藕、石斛、两头尖等药，外以葱头捣烂贴之。两帖后腹中雷鸣，周身汗出而痛止。人见其汗，虑为虚脱，急追孟英视之。曰："此气行而病解矣。但脉形细数，阴津大伤，苔黄苦渴，亟宜润补。奈枢机室滞，滋腻难投，且以濡养八脉为法。"服之各恙皆蠲，眠食渐适。缘平素多郁，易犯痧气，频发脘痛，屡次反复，孟英竭力图维，幸得转危为安，渐投滋补而愈。

疟亦分经而治，若阳明疟正以白虎汤为主剂，岂有专守一小柴胡而能愈病者？

胡季权子珍官甫六岁，目患内障，继则夜热痰嗽，小溲过多。医作童损治，服滋补数月，病日以甚。孟英持脉右大，口渴苔黄，曰：“伏热在肺，法当清解。”及详诘其因，始言病起痞后，盖余热未净而投补太早。与滑石、知母、花粉、桑叶、茅根、枇杷叶、芦根、冬瓜子、杏仁，服二剂，遍身发出斑块。又二剂，斑退苔化，乃去滑石，加沙参饵之。其热头面先退，次退四肢以及胸背，又数日甫退于腹。人皆诧其热退之异。孟英谓：“热伏既久，复为半年之补药腻滞于其间，焉能一旦尽涤？其势必渐清而渐去也。”热退既净，溺亦有节，痰嗽递蠲，餐加肌润，而内障亦渐除矣。

顾奏云季秋患感，医作虚治，补及旬日，舌卷痉厥，腰以下不能略动，危在须臾。所亲石诵义延孟英设死里求生之策。察脉虚促欲绝，先灌紫雪一钱，随溉犀角地黄汤二大剂。服下厥虽止而舌腭满黑，目赤如鸠，仍用前汤。三日间计服犀角两许，黑苔渐退，神识乃清。而呃忒频作，人犹疑其虚也。孟英曰：“营热虽解，气道未肃耳。”以犀角、元参、石斛、连翘、银花、竹茹、知母、花粉、贝母、竹叶为方服之，次日即下黑韧矢甚多，而呃忒止。又三剂，连解胶黑矢四次，舌色始润，略进米饮，腿能稍动，然臀已磨穿矣。与甘润育阴药，续解黑矢又五次，便溺之色始正。投以滋养，日渐向安。己酉举于乡。其弟翰云患左胯间肿硬而疼，暮热溺赤，舌绛而渴。孟英按脉细数（阴虚血热），径用西洋参、生地、麦冬、楝实、知母、花粉、银花、连翘、甘草、黄檗等药，服旬余而愈。

康康侯司马令郎尔九，在玉环署中患心忡自汗，气短面赤，霎时溲溺数十次，澄澈如水。医佥谓虚，补之日剧，乃来省就孟英诊焉。左寸关数，右弦滑，心下似阻，因作痰火阻气，心热移肺，治用蛤壳、黄连、枳实、楝实、旋覆、花粉、橘红、杏仁、百合、丝瓜络、冬瓜子、海蛇、勃脐、竹茹、竹沥、梨汁等出入为方，服之良愈。而司马为职守所羁，尝患恙，函请孟英诊视者再四，竟不克往，继闻司马于冬仲竟卒于瓯。乃知病而得遇良手，原非偶然，前岁遇而今岁不能致，岂非命也耶？

许自堂令孙子社患感，延至秋杪，证交二十八日，诸医束手。渠伯母鲍玉士夫人荐孟英诊之。左部数，右手俨若鱼翔，痰嗽气促，自汗瘈疭，苔色灰厚，渴无一息之停，垂危若是。而皓首之祖，孀母少妻，相依为命，环乞拯救，甚可悯也。孟英曰：“据脉莫能下手，吾且竭力勉图。第恐一齐众楚，信任不坚，则绝无可望之机矣。”其母长跽而言，曰：“唯君所命，虽砒鸩勿疑也。”于是先以竹叶石膏汤加减。至五剂，气平嗽减，汗亦渐收，苔色转黑，舌尖露绛。改投元参、生地、犀角、石膏、知母、花粉、竹叶、银花等药，又五剂，瘈疭渐减，舌绛渐退。彼妇翁石羽士为其拜斗，飞符噀水，鼓乐喧阗。病者即谵妄不安，神昏如醉，羽士反为吓退。夤夜速孟英视之，与紫雪钱余，神即清爽。仍用前方，重加竹沥。服八剂，始解黑如胶漆之大便，而黑苔渐退，右脉之至数始清。惟烦渴不减，令其恣啖北梨，舌绕不燥，痰出亦多。又六剂，舌色乃淡，溲出管痛，热邪得从下行矣。凡十二日之间，共服大剂寒凉已二十四帖，计用犀角三两有奇，而险浪始平。续以前法缓制服六剂，又解黑矢五次，手足始知为己有。又五剂，筋络之振惕始定，略能侧卧，呓语乃息，渐进稀糜。继灌甘润充其胃汁（非此无以善其后），七八剂后，渴止知饥，脉皆和缓。又浃旬，谷食乃复。又旬余，便溺之色始正。前后共下黑矢四十余次，苔色亦净，授滋填善后而康。是役也，凡同道暨许之族人戚友，莫不以为秋冬之交，用药偏寒，况病延已久，败象毕呈，苟不即投峻补，必致失手。既闻鲍夫人云，归许氏二十余年，目击多人，无不死于温补。此等病曾见之，此等药盖未尝闻也。孰知如此之证，有如此之治，求之古案亦未前闻，传诸后贤亦难追步。盖学识可造，而肠热胆坚非人力所能及，此孟英所以为不世出之良医也。

段春木秋杪患发热（外感温邪），而腰腿痛如刀割（真阴内损）。孟英视之，略不红肿，脉至细数（热伤少阴），苔色黑燥，溺赤便黑。与西洋参、麦冬、生地、犀角、银花、楝实、石斛、知母、甘草、竹沥、蔗汁，为大剂投之，热渐退，痛渐已。惟舌绛无津（阴亏也），仍与甘凉濡润为方。数日后，忽舌绛倍加，燥及咽膈，水饮不能下咽。孟英曰："真阴涸竭，药难奏绩矣。然窃疑其何以小愈之后，骤尔阴枯，或者背予而服别药乎？"继其契友来询，云段死而舌出，此曷故欤？孟英闻之，爽然大悟，因撷伤寒女劳复之文示之。其人顿足云良然。彼于小愈后曾宿于外，次日归即转剧。苟直陈不讳，或尚可治。孟英曰："未必然也，烧裈散、鼠矢汤，皆从足少阴以逐邪，不过热邪袭入此经，所谓阴阳易是也。今少腹无绞痛之苦，原非他人之病易于我，真是女劳之复，以致真阴枯涸，更将何药以骤复其真阴哉？然从此而女劳复与阴阳易，一虚一实有定论，不致混同而谈治矣。"

顾升庵参军之仲郎，久患多疑善恐，不出房者数年矣。食则不肯与人共案，卧则须人防护（痰之见证），寡言善笑，时或遗精（热之见证），多医广药，略无寸效。孟英切脉甚滑数（脉与证合），与元参、丹参、竹黄、竹茹、丹皮、黄连、花粉、栀子、海蛇、荸荠为剂，送服当归龙荟丸（从痰火治）。四帖即能出署观剧，游净慈而登吴山。参军大喜，叹为神治。次年为之配室。

陈某偶患溏泄，所亲鲍继仲云："余往岁患泻，治不中肯，延逾半载，几为所困。今秋患此，服孟英方数剂霍然，故服药不可不慎也。盍延孟英治之？"陈因中表二人皆知医，招而视之，以为省便。辄投以温补健脾之药，数日后泻果减，而发热昏痉，咽喉黑腐（热得补而不行），其居停瞿颖山疑病变太速，嘱其请援于孟英。孟英诊曰："迟矣！病起泄泻，何必为寒？正是伏邪自寻出路，而温补以固留之，自然内陷厥阴，不可救药。"果即殒焉。继有高小坨孝廉令弟雨生，因食蟹患泻，黄某用大剂温补药，泻果止而颈筋酸痛，舌绛呕渴，口气甚臭。孟英持脉沉数，曰："食蟹而后泻，会逢其适耳。脉证如斯，理应清润。"奈病人自畏凉药，复质于吴某，亦主温补，服及旬日，昏痉舌黑而毙。

金某久患脘痛，按之辘辘有声，便秘溲赤，口渴苔黄，杳不知饥，绝粒五日，诸药下咽，倾吐无余。孟英察脉沉弱而弦，用海蛇、荸荠各四两，煮汤饮之，径不吐，痛亦大减。继以此汤煎高丽参、黄连、楝实、延胡、栀子、枳椇、石斛、竹茹、柿蒂等药，送服当归龙荟丸，旬日而安。续与春泽汤调补收绩。盖其人善饮而嗜瓜果以成疾也。

此肝气挟停饮上逆也，缘素嗜瓜果，胃阳久伤，故于平肝涤饮之中加参以扶胃气。

乔有南年三十九岁，患牝疟二旬，医治罔效。所亲徐和圃疑为伏暑，迓孟英往诊。脉微无神，倦卧奄奄，便秘半月，溺赤不饥，痰多口甘，稍呷米饮必揉胸捶背而始下，苔色黑腻而有蒙茸之象。乃曰："此精气神三者交虚之证，不可与时行伏暑晚发同年而语也。幸前手之药，法主运中，尚无大害。"与参、术、桂、附、沉香拌炒熟地、鹿角、石英、苁、杞、归、茯、杜仲、枣仁、菟丝、山茱、橘皮、霞天曲、胡桃肉等出入为大剂，投十余帖，寒后始有热，而苔色乃退，口不作渴，甘痰亦日少，粥食渐加。即裁桂、附、白术，加石斛，又服七剂，解黑燥大便甚多，凡不更衣者四旬二日矣，寒热亦断，安谷溲澄而竟愈。或谓，"先生尝訾人温补之非，何一旦放手而大用?"孟英曰："温补亦治病之一法，何可废也，第用较少耳。世之医者，眼不识病，仅知此法可以媚富贵之人，动手辄用，杀人无算，岂非将古人活世之方，翻为误世之药，可不痛恨耶!"

陈媪患牝疟月余，腹胀便秘，嗳多不饥，口淡脉滑。孟英主连、朴、橘、贝、杏、茹、旋、菀、杷、蒺为方，数剂即瘳。

此与前案虚实相反，正可对看。

孟英治其令弟季杰之簉[1]室，因夜间未寐，侵晨饮酒解寒，适见人争谇，即觉心跳欲吐，家人疑其醉也；而欲吐不出，气即逆奔如喘，且肢麻手握，语言难出，又疑为急痧而欲刺之。孟英闻而视之，脉象弦駃，曰："夜坐阳升，饮醇则肝阳益浮，见人争谇，是惊则气更上逆，不可刺也。"灌以苏合香丸一颗，下咽即瘥。

此当是痰闭气结之故，苏合丸辛香通气故愈。若是肝浮气逆，益以香窜之药，安能愈乎?

黄履吉截疟后患浮肿，赵某闻其体素虚，切其脉弦细，遂用温补，驯致呃忒不休，气冲碍卧，饮食不进，势濒于危，请孟英决其及返余杭否。孟英曰："脉虽弦细而有力，子必误服温补矣。肯服吾药，犹可无恐。"因与瓜蒌薤白合小陷胸、橘皮竹茹汤，加柿蒂、旋覆、苏子、香附、赭石、紫菀、杷叶为方，四剂而瘳。

吴馥斋室春间娩子不育，汛事亦未一行，偶患呕吐发热，眩晕心嘈，大解溏泄，口渴溲痛。或疑其娠，或疑为损。孟英诊曰："产及一载而经不至，腹不胀，脉弦缓，非娠非损，乃血虚痰滞而感冬温也。"以羚羊、淡豉、竹茹、白薇、栀子、杷叶、知母、葱白、花粉投之，三剂热退吐止。去葱、豉、羚羊，加生地、甘草、橘皮，调之而愈。

盛犀林广文之仆患血痢，自秋徂冬，半年罔效。孟英察脉细弱，而口干腰膝酸疼，与鹿角霜、苁蓉、枸杞、杜仲、菟丝、续断、血余、石脂、木瓜、砂仁末炒熟地黄，十

---

① 簉：妾。

余剂而痊。

徐月岩室患周身麻木，四肢瘫痪，口苦而渴，痰冷如冰，气逆欲呕，汛愆腹胀。频饮极热姜汤，似乎畅适。深秋延至季冬，服药不愈。孟英诊脉沉弦而数，曰：“溺热如火乎？间有发厥乎？”病者唯唯。遂以雪羹、旋、赭、栀、楝、茹、斛、知母、花粉、桑枝、羚羊、橄榄、蛤壳为方，送下当归龙荟丸。服之递效，二十剂即能起榻。乃去羚、赭，加西洋参、生地、苁蓉、藕，投之渐愈。

张肖江妹暮冬患感，朱某进温散药数服，病日剧。比孟英视之，目瞪不语，面赤气逆，昼夜需人抱坐，四日不著枕矣。乃冬温挟痰误提而气不肃降也，以旋、赭、杏、贝、花粉、茅根、冬瓜子、紫菀、薤白、蒌仁、苏子、石菖蒲、竹沥为剂，芦菔汤煎，三帖大便行而能卧矣。自言胸中迷闷，改用小陷胸合三子养亲，加沙参、知母、旋、贝、竹茹、枇杷叶，数剂热退知饥而愈。嗣有王炳华子患感，叶某用温散药而气逆碍卧。四明老医王秉衡作肾虚不能纳气治，连服大剂温补，喘嗽益剧，面浮跗肿，抬肩自汗，大渴胁痛。乞治于孟英，已半月不交睫矣。诊其脉右部弦大而强，舌根黑苔如煤者两条，面黧形瘦。幸而大解溏泄，得能消受许多误药。经与旋、赭、黄连、枳实、瓜蒌、苏子、杏仁、紫菀、生石膏、芦菔汁，六大剂始能就枕。而大渴不止，脘腹反形痞胀，按之坚痛，乃去旋、赭，少加白芥子、半夏、薤白，兼令日啖北梨数十枚。服旬日，胸腹皆舒，苔色尽退。唯嗽未已，改用西洋参、杏、贝、芦根、知母、冬瓜子、花粉、柿霜、杷叶、竹沥。十许剂，嗽止而跗肿渴泻亦皆霍然矣。凡啖梨三百余斤，闻者莫不诧异。

卷　三

丙午春，高汉芳患滞下色酱，日数十行。年已七十七岁。自去秋以来，渐形疲惫，即服补药，驯致见痢。黄某经用温补，势乃剧。延孟英诊之，右脉弦细芤迟，口渴溲涩，时时面赤自汗。乃吸受暑邪（脉虚证实），误作虚治。幸其所禀极坚，尚能转痢。一误再误，邪愈盛而正反虚矣。以白头翁汤加参、术、银花、芩、芍、楝、斛、延胡，二剂即减，五剂而安。继与调补，竟得霍然。后三载，以他疾终。

叶昼三侄女适朱氏，上年四月分娩，七月患赤痢。其家谓产后之病，不敢服药。延至今春，肌消膝软，见食欲呕。昼三迓孟英诊之，左细软，右滑数，伏暑为病，幸未误药。与沙参、陈仓米、归、芍、续断、木瓜、扁豆、连、斛、石莲、荷蒂、柿蒂、枇杷叶、橘皮为方，送驻车丸而愈。

郑芷塘令岳母年逾花甲，仲春患右手足不遂，舌蹇不语，面赤便秘，医与疏风不效。第四日，延诊于孟英，右洪滑，左弦数，为阳明府实之候。疏石菖蒲、胆星、知母、花粉、枳实、蒌仁、秦艽、旋覆、麻仁、竹沥为方。或虑便泻欲脱，置不敢用，而不知古人"中藏宜下"之"藏"字，乃"府"字之讹。柯氏云："读书无眼，病人无命。"此之谓也。延至二旬，病势危急。芷塘浼童秋门复恳孟英视之，苔裂舌绛，米饮不沾，腹胀息粗，阴津欲竭。非急下不可也，即以前方加大黄四钱绞汁服，连下黑矢五次（急下存阴，合法），舌蹇顿减，渐啜稀糜。乃去大黄，加西洋参、生地、麦冬、丹皮、薄荷（滋阴生津，尤合法），服五剂，复更衣，语言乃清。专用甘凉充津涤热，又旬日，舌色始淡，纳谷如常。改以滋阴，渐收全绩。逾三载，闻以他疾终。

章养云室患感，适遇猝惊，黄、包二医皆主温补，乃至昏谵痉厥，势极危殆，棺衾咸备，无生望矣。所亲陈仰山闻之，谓云："去秋顾奏云之恙，仅存一息，得孟英救愈，子盍图之?"章遂求诊于孟英。证交三十八日，脉至细数无伦（阴将竭矣），两手拘挛，宛如角弓之反张（肝无血养），痰升自汗，渴饮苔黄，面赤臀穿，昼夜不能合眼。先与犀、羚、贝、斛、元参、连翘、知母、花粉、胆星、牛黄、鳖甲、珍珠、竹黄、竹叶、竹茹、竹沥为方，三剂，两手渐柔，汗亦渐收。又五剂，热退痰降，脉较和而自言自答，日夜不休。乃去羚、斛、珠、黄，加西洋参、生地、大块朱砂两许（太多），服之聒絮不减。或疑为癫，似有摇惑之意。孟英恐其再误，嘱邀许芷卿商之，芷卿极言治法之丝丝入扣。复于方中加青黛、龙牡，服二剂，仍喋喋不已（热在心而用肝肾药，宜乎不效）。孟英苦思数四，经于前方加木通一钱，投匕即效。次日，病者自云："前此小溲业已通畅，不甚觉热。昨药服后，似有一团热气从心头直趋于下，由溺而泄。"从此神气安谧，粥食渐加，两腿能动，大解亦坚。忽咽肿大痛，水饮不下，孟英曰：“余火上炎也。”仍与前方，更吹锡类散而安。惟臀疮未敛，腿痛不已，乃下焦气血伤残，改用参、芪、归、芍、生地、合欢、山药、麦冬、牛膝、石斛、木瓜、桑枝、藕肉，数服痛止餐加。又与峻补生肌而愈。

温病误补，未有能生者。孟英独出手眼，实发前人所未发。用木通精当。凡心经蕴热，用犀角、黄连等药，必兼木通，其效乃捷，以能引心经之热从小肠出也。

吴酝香孝廉三令嫒患感，诸医首以升散，继进温补，至三月下旬，证交三十五日，昏痉谵语，六昼夜不交睫，旬日不沾米饮。许芷卿视之，俨似养云室证，即拉孟英暨顾听泉、赵笛楼会诊。脉弦滑而微数，齿不能开，窥其舌缩苔垢。孟英曰：“尖虽卷，色犹红润，且二便不秘，尚有一线生机未绝也。揆其受病，原不甚重，只因谬治逾月，误药酿成大证。势虽危险，吾侪当协力援之，第勿再犯一味悖药，事或有济。”酝香颇极信从。孟英复询其服事婢媪曰：“病已逾月，腰以下得毋有磨坏之虞乎？”皆曰：“无之。惟数日前易其所遗，略有血渍，必月事之不愆也。”孟英颇疑之，嘱其再易之时，留心细察。疏方以犀角四钱、石菖蒲二钱、贝母二两、整块朱砂两许（朱砂不宜入煎剂）、竹沥碗许，佐以竹叶、竹黄、竹茹、知母、花粉、元参、旋覆、丝瓜络、苇茎、银花、鳖甲，调下紫雪丹。次日，诸君复会，渠母徐夫人即云：“王君明视隔垣，小女腰下果已磨穿，糜溃如柈，婢媪辈粗忽，竟未之知也。昨药服后，证亦少减。”孟英仍主原方，四服后，夜始眠，痉才息，舌甫伸，苔乃黑。孟英于前方去鳖甲、朱砂、菖蒲，加生地、栀子，数服后，苔转黄，大便黑如胶漆且有痰色。盖从前大解黄色，似乎无甚大热，不知热由补药所酿，滞于肠胃曲折之地，而不能下行，势必熏蒸于上，致有内陷入藏之逆也。黑矢下而神识渐清，余热复从气分而达，痰嗽不爽，右脉滑搏。孟英主用竹叶石膏汤加减，四剂渐安。而外患痛楚，彻夜呻吟，虽敷以珠黄，滋以甘润，未能向愈。孟英令以大蟾蜍治净煮汤，煎育阴充液之药服之，果痛止肌生，眠食渐进，汛事如期而瘳。冬间，适张舟甫之子为室。或疑其病虽愈，而过饵凉药，恐难受孕。迨戊申夏，已得子矣。

非此大剂不足以起垂危之证。

吴酝香之仆吴森在越患感，旋杭日，鼻衄数升，苔黄大渴，脉滑而洪，孟英投白虎汤二帖而安。遽食肥甘，复发壮热，脘闷昏倦，孟英以枳实栀豉汤而瘥。数日后，又昏沉欲寐，发热自汗，舌绛溺涩，仍求孟英诊之。左尺细数而芤，右尺洪大，是女劳复也。研诘之果然，与大剂滋阴清热药，吞豭鼠矢而愈。

王月锄令媳于庙见时忽目偏左视，扬手妄言，诸亲骇然。诘其婢媵，素无此恙。速孟英视之，脉弦滑而微数，苔黄脘闷。盖时虽春暮，天气酷热，兼以劳则火升，挟其素有之痰而使然也。与犀、羚、栀、翘、元参、丹参、薄荷、花粉，送礞石滚痰丸，三服而痰下神清。改投清养，遂愈。次年即诞子。

一妇患证年余，药治罔效。初夏延孟英视之，发热甚于未申，足冷须以火烘，痰嗽苔黄，间有谵语，渴饮无汗。亟令撤去火盆，以生附子捣贴涌泉穴，且嘱恣啖梨蔗。方用人参白虎汤投之，七帖而年余之热尽退。继与养阴药而瘳。

单小园巡检患右胁痛，医与温运药，病益甚，至于音喑不能出声，仰卧不能反侧，坐起则气逆如奔，便溺不行，汤饮不进者已三日矣。孟英诊其脉沉而弦，与旋覆、赭石、薤白、蒌仁、连、夏、茹、贝、枳实、紫菀，加雪羹服之，一剂知，数剂愈。

一妇患带下腰疼，足心如烙，不能移步，孟英投大剂甘露饮而瘳。

赵子善令爱患发热呕吐，口渴便秘，而年甫三龄，不能自言病苦。孟英视其舌微绛而苔色干黄，因与海蛇、鼠矢、竹茹、知母、花粉、杏、贝、栀、斛之药，二剂，果下未化宿食，色酱黏腻。设投俗尚温燥消导法，必致阴竭而亡。继往维扬，孟英临别赠言，谓其体质勿宜温补。次年偶病，果为参术殒命。惜哉！

许某于醉饱后腹中胀闷，大解不行，自恃强壮，仍饮酒食肉。二日后，腹痛，犹疑为寒，又饮火酒，兼吸洋烟，并小溲而不通矣。继而大渴引饮，饮而即吐，而起居如常也。四朝，走恳孟英诊之。脉促歇止，满舌黄苔，极其秽腻，而体丰肉颤，证颇可危。因婉言告之曰："不过停食耳，且饮山楂神曲汤可也。"午后始觉指冷倦怠，尚能坐轿出城，到家气逆，夜分痰升，比晓胸腹额上俱胀裂而死。盖知下之不及，故不与药也。

何新之，亦儒医也，患感旬日，胡士扬诊谓势欲内陷，举家皇皇。渠表弟沈悦亭茂才亦工岐黄，而心折于孟英，因拉视之。呃忒苔腻，便秘痰多，心下拒按。持其脉，右手洪大滑数。与小陷胸加沙参、菖、贝、菀、薤、茹、杏、旋、杷之剂，数帖而安。继以甘凉，二旬后得大解而痊。何乃执柯为王、沈联姻娅焉。

翁氏妇患目疾，自春徂夏，治不能瘳，渐至腹中痞胀，痛不可当，食不能下，便秘形消。孟英视之，乃肝郁痰滞而误补以致殆也，脉弦数而滑。与金铃子散合雪羹煎，吞当归龙荟丸暨礞石滚痰丸，三投即效。服至二十余日，各恙皆蠲，眠食如旧。

仲夏瘖疹流行，幼科执用套药，夭札实多。有王子能参军所亲楚人刘某，仅一子，甫五龄。陆某见其瘖点不绽，连进柽柳等药，壮热无汗，面赤静卧，二便不行。参军闻其殆，迎孟英视之，投犀羚白虎汤而转机。陆某力沮石膏不可再饵，仍进温散，以至气喘痰升。复加麻黄八分，欲图定喘而喘汗濒危（麻黄定喘，乃方脉中感受风寒之证，施之麻疹，何其不通），二便复秘。再恳孟英救之，投白虎加西洋参、竹叶而愈。继有房氏子，亦为陆某误用温散致剧，痰喘便秘，口渴神昏，溲碧肢瘈，孟英与大剂白虎汤加犀角、元参、竹叶、木通，调紫雪，四帖而始安。

疹为阳邪，乃肺胃湿热所致。初宜辛凉发散，令其尽出；不宜骤用寒凉，恐冰伏热邪不能发出也。继即宜大清肺胃之药以解余毒。从未有温散之法，至麻黄尤为禁剂，何儿科之愦愦耶？

李新畲仲郎，瘖未齐而痰嗽气喘（疹中应有之证），苔绿白滑，小溲不赤。或主犀角地黄汤加紫雪服而不效（热在气而清其肝，故不效）。延孟英诊之，右脉洪滑而口渴（脉证相符)，乃天时酷热，暑邪薄肺，挟其素有之痰，而阻其治节，所以气机不行，而疹不能达，苔不能化，溺不能赤也。温散大忌，凉血亦非。与竹叶石膏汤合苇茎，加杏、菀、旋、杷、海石投之，气平疹透，苔退舌红，小溲亦赤，数日而愈。

治疹原以清肺为第一义。

杭城温元帅，例于五月十六日出巡遣疫。有魏氏女者，家住横河桥之北，会过其门，将及天晓，适有带发头陀由门前趋过，瞥见之，大为惊骇。注目视之，知为僧也，遂亦释然。而次日即不知饥，眩晕便秘。医谓神虚，投补数帖，反致时欲昏厥（不问何证，概投温补，何其愚耶），更医作中风治，势益甚。旬日后，孟英持其脉弦伏而滑，胸腹无胀闷之苦，旬余不更衣，是惊则气乱，挟痰逆升，正仲圣所谓诸厥应下者，应下其痰与气也。以旋、赭、栀、连、雪羹、楝、贝、金箔、竹沥、菔汁为方，并以铁器烧红淬醋，令吸其气，二剂厥止，旬日而瘳。

某媪年六十余，患腰腿串痛，闻响声即两腿筋掣不可耐，日必二三十次。卧榻数载，诸药罔效。孟英察脉沉弦，苔腻便秘，亦广服温补而致病日剧也。与雪羹、羚、楝、胆星、橘络、竹沥、丝瓜络，吞礞石滚痰丸及当归龙荟丸，四剂，大泻数十次，臭韧异常，筋掣即已。乃去二丸，加栀、连、羊藿，服六剂，即健饭而可扶掖以行矣。

此人初病，必系血虚不足以养肝。因妄服温补，以致积痰蕴热，胶固不开。孟英治法，亦是救药误为多。愈后必继以滋养血液之药，方收全功。

姚令舆令郎，瘖后两腿筋掣，卧则更痛，幼科作风治（不通）而愈剧。孟英以犀角、生地、木通、豆卷、葳蕤、桑枝、丹皮、栀子、丝瓜络，投之而效。

此疹后血为热毒所耗，不足以养肝也，与前证大略相同，特未受温补之累耳。

徐艮生室，年四十余，于酷暑之时患瘖，所亲沈悦亭连与清解不能杀其势，为邀孟英视之。体厚痰多，脉甚滑数，扬掷谵妄，舌绛面赤，渴饮便涩。乃与大剂白虎加犀角、元参、银花、花粉、贝母、竹黄、竹叶、竹茹、竹沥，送滚痰丸。服后大便下如胶漆，脉证渐和。数日后去丸药，其势复剧，甚至发厥，仍加丸药乃平。如是者三次，险浪始息。悦亭复以白金丸涤其膈下留痰，续用甘凉濡润法，充津液而搜余热，渐以告愈。

此大实证也，非峻攻不愈。

沈新予令岳母陡患昏厥，速孟英视之。病者楼居，酷热如蒸，因曰："此阴虚肝阳素盛之体，暑邪吸入包络，亟宜移榻清凉之地，随以紫雪丹一钱，新汲水调下可安。"而病者自言手足已受缧绁，坚不肯移。家人惊以为祟，闻而束手。孟英督令移之如法，灌药果即帖然。

徐氏妇重身而患四肢疼痛，不可屈伸，药之罔效。或疑为瘫痪。任殿华令其舍专科而质于孟英。诊曰："暑热入于隧络耳。吾室人曾患此，愈以桑枝、竹叶、扁豆叶、丝瓜络、羚羊、豆卷、知母、黄芩、白薇、栀子者。"照方服之，果即得愈。

吴天士《医验录》有寒中经络之证，与此正相对待。可见病证有寒即有热，不可执一而论也。

陈氏妇素无病，娩后甚健，乳极多而善饭。六月初，形忽遽瘦，犹疑天热使然，渐至减餐。所亲徐丽生嘱延孟英视之。脉细数，舌光绛，曰：“急劳也，无以药为。夫乳者，血之所化也，乳之多寡，可征血之盛衰。兹乳溢过中，与草木将枯，精华尽发于外者何异？即今断乳，亦不及矣。”其家闻之，尚未深信，即日断乳服药，及秋而逝。

吴酝香孝廉令孙兑官，患发热洞泻，大渴溲少，涕泪全无。孟英曰：“暑风行于脾胃也。”以沙参、生薏苡、生扁豆、银花、石斛、滑石、甘草、竹叶、冬瓜皮，澄地浆煎服，数日而痊。按此等证幼科无不作惊风治，因而夭折者多矣。

蒋北瓯二尹患疟，医与小柴胡、平胃散而渐甚；继以大剂温补，势濒于危；复用桂枝白虎，狂乱如故。所亲董兰初鹾尹延孟英视之，曰：“暑疟也。桂枝白虎用于起病之时则妙矣，今为温散补燥，诸药助邪烁液，脉数无伦，汗渴不已，虽宜白虎，岂可监以桂枝助热耗津，而自掣其肘耶？”（分别了亮）因与大剂白虎，加花粉、竹叶、西洋参、元参、石斛，服之即安。至十余帖，疟始瘳。而舌尚无苔，渴犹不止，与甘凉濡润三十余剂，始告痊。

孙心言以七十之年患滞下，胡某知为暑热，以清麟丸下之，治颇不谬。继则连投术、朴、夏、葛等药，渐至咽疼口糜，呃忒噤口。诸医进补，其势孔亟[1]。伊婿童秋门迓孟英诊之。右脉滑数上溢，身热面赤，溲涩无眠，体厚痰多，时欲出汗。在痢疾门中固为危候，第以脉证参之，岂是阳虚欲脱，实由升散温燥之剂烁其阴液，肺胃之气窒塞而不能下行也。与大剂肃清之药，一剂知，二剂已。随以生津药溉之，痢亦寻愈。按此等痢呃，古书未载，而治法悬殊。世人但守成法，不知变通，治而不愈，诿之证危。况属高年，病家亦不之咎也。孰知有此随时而中之妙法耶？

曹泳之二尹将赴代理昌化任，而疟痢并作，寒少热多，滞下五色。逆孟英视之，面垢苔黄，干呕口渴，痛胀溺赤，汗出神疲，脉至洪数不清。与大剂芩、连、滑、朴、知母、花粉、银花、石膏、连翘、竹茹等药，投匕即减，三服而起。

陈邠眉令郎孟秋患感，医与表散温补，病随药剧。至八月初，渠叔祖陈霭山延孟英视之，目瞪神呆，气喘时作，舌绛不语，便泻稀水，肢搐而厥，人皆以为必死矣。察其脉弦而软数，乃阴亏肝盛之质，提表助其升逆，温补滞其枢机，痰饮轇轕[2]，风阳肆横，祷神驱祟，有何益哉？与鳖甲、龙、牡、旋、赭、芩、连、楝、贝、菖、茹、胆星、犀、羚等药，息风镇逆，清热蠲痰，数帖而平。

龚念匏室，故舍人汪小米之女也，患秋感，服温散药而日重，渠叔母韩宜人请援于孟英。脉见弦数软滑，苔黑肢瘈。疏方用沙参、元参、知母、花粉、犀、羚、茹、贝、

---

① 孔亟：很急迫。

② 轇轕：交杂纠结。

栀、菖等药。曰："亟饵之，否将厥矣。"时念匏幕于江南，族人皆应试入场，侍疾者多母党。伊叔少洪疑药凉，不敢与服。迨暮果欲厥矣，众皆皇皇。幸彼女兄为故孝廉金访叔之室，颇具卓识，急煎孟英方灌之，遂得生机。次日复诊，脉较和。一路清凉，渐以向愈。

仲秋久雨，吴汾伯于乡试后患恙，自言坐于水号，浸及于膝，人皆以为寒湿之病。孟英切脉甚数，溲赤苔黄，口干燥呛，因谓其尊人酝香曰："病由暑湿，而体极阳亏，已从热化，不可以便泄而稍犯温燥之药。"先与轻清肃解，继用甘凉撤热，渐能安谷。半月后，热始退尽，而寝汗不眠，投以大剂滋填潜摄之药，兼吞五味子、磁朱丸，数十帖乃得康复。此证误治即败，少谬亦必成损。苟非识信于平日，焉能诚服于斯时？闻其寝汗不收，夜不成寐之间，旁言啧啧，孟英恐其摇动主意，必致全功尽弃，嘱其邀顾听泉、许芷卿质政，而顾、许咸是孟英议，于是主人之意益坚，而大病乃痊。吁！谈何易耶！

张慈斋室自春间半产后，发热有时，迄于季秋，广服滋阴之药，竟不能愈。其大父陈霭山延孟英诊脉，按之豁然，投当归补血汤而热退，继以小建中愈之（此众人用滋阴者，而孟英以阳和之品愈之，可见医在认证不在执方也）。

俞博泉令郎患感，即兼腹痛而胀，胡某投以温散，二便不行，昏谵大渴，舌苔黑刺。孟英以犀、翘、楝、薄、栀、连、花粉、元参、大黄服之，便下神清。为去犀角，加丹皮，二帖苔化热退。惟少腹梗胀不甚知饥，改投栀、连、楝、蒺、延胡、橘核、苁蓉、花粉、制军诸药，连解黑矢，渐以向安。正欲养阴之际，而惑于旁言，另招金某服大剂温补药，以图元气骤复，不知余烬内燔，营受灼而血上溢，液被烁而肌渐消，犹谓吐血宜补，形瘦为虚，竟竭力补死而后已。

周同甫患疟多汗，医恐其脱，与救逆汤而势剧。孟英视之曰："湿疟耳，湿家多汗无恐也。况口渴溺赤，温补勿投。"与清解药渐安。继而乃翁秋叔病，初服温补病进。更医，知为伏暑，与药数剂，热果渐退。偶延孟英诊之，尺中甚乱，因谓其侄赤霞曰："令叔之证必不能起，吾不能药也。"已而果然。

许守存久患痰嗽，孟英主滋水舒肝法，以阴亏而兼郁也。业已向愈，所亲某亦涉猎医书，谓滋阴药不可过服，投以温补，已而咳嗽复作，渐至咽痛。冬初又延诊于孟英。曰："六脉皆数，见于水令，其不能春乎？"果验。世人不辨证之阴阳，但论药之凉热，因而偾事者多矣。

朱砥斋司李之夫人，屡患半产。每怀妊服保胎药，卒无效。今秋受孕后病嗽，孟英视之，尽屏温补，纯与清肺。或诘其故，曰："胎之不固，或由元气之弱者，宜补正。或由病气之侵者，宜治病。今右寸脉滑大搏指，吾治其病，正所以保其胎。苟不知其所以然，而徒以俗尚保胎之药投之，则肺气愈壅，咳逆愈甚，震动胞系，其胎必堕矣。"朱极钦佩，服之良效。次年复，诞子甚茁壮。

通达之论，凡病俱宜如此看。

项肖卿家拥厚资，人极好善，年甫三十五岁，体甚壮伟。微感冬温，门下医者进以姜桂之剂，即觉躁扰。更医迎媚，经用大剂温补，两帖后发狂莫制。又招多医会诊，仅以青麟丸数钱服之。所亲梁楚生宜人①闻其危，速孟英视之，业已决裂，不可救药。甚矣！服药之不可不慎也，富贵之家可为炯戒。

邵奕堂室以花甲之年，仲冬患喘嗽，药之罔效，坐而不能卧者，旬日矣。乞诊于孟英。邵述病原云："每进参汤，则喘稍定。虽服补剂，仍易出汗。"虑其欲脱，及察脉弦滑右甚。孟英曰："甚矣，望闻问切之难，不可胸无权衡也。此证当凭脉设治，参汤切勿沾唇。"以瓜蒌、薤白、旋覆、苏子、花粉、杏仁、蛤壳、茯苓、青黛、海蛇为方，而以竹沥、菔汁和服，投匕即减，十余帖全愈。同时有石媪者，患此极相似，脉见虚弦细滑。孟英于沙参、蛤壳、旋覆、杏仁、苏子、贝母、桂枝、茯苓中，重加熟地而瘳。所谓病同体异，难执成方也。

许太常滇生之夫人，患腿痛而素多噫气，若指头一搓，或眉间一抹，其噫即不已。向以为虚，在都时，服补剂竟不能愈。冬间旋里，孟英诊脉弦滑，乃痰阻于络，气不得宣也。以丝瓜络、竹茹、旋覆、橘络、羚羊、茯苓、豆卷、金铃、柿蒂、海蛇、荸荠、藕为方，吞当归龙荟丸而安。其媳为阮芸台太傅之女孙，在都因丧子悲哀，患发厥，屡服补剂，以致汛愆，或疑为娠。孟英曰："脉虽弦数以滑，乃痰挟风阳而为厥也。"与大剂蠲痰息风、舒郁清营之剂，渐以获愈。

歙人吴永言，于十年前读《论语》不撤姜食之文，因日服之，虽盛夏不辍。至三年前患大溢血，虽以凉药治瘳，而时时火升，迄今不愈。季冬就诊于孟英，身不衣绵，头面之汗蓬蓬也。且云服芩连则烦渴益甚，以苦能化燥也；用生地即闷滞不饥，以甘能缓中也，蔗梨入口亦然。按其脉，沉取滑数，是从前之积热深伏于内。与白虎汤去草、米，加竹叶、竹茹、花粉、海蛇、荸荠、银花、绿豆恣服，渐吐胶痰而愈。继闻赵秋舲进士令郎子循，每啖蔗则鼻衄必至。或疑蔗为大热之性。孟英曰："蔗甘而凉，然甘味太重，生津之力有余，凉性甚微，荡热之功不足，津虚热不甚炽者最属相宜，风温证中救液之良药，吾名之曰天生复脉汤。若湿热痰火内盛者服之，则喻氏所谓翻受胃变，从而化热矣。凡药皆当量人之体气而施，岂可拘乎一定之寒热耶？子循之体，水虚而火旺者也，蔗性不能敌，反从其气而化热，正如蔗经火炼则成糖，全失清凉之本气矣。枸杞子亦然。"

精透之论，由斯类推，可以知药性之功能矣。

李华甫继室娠三月而崩，孟英按脉弦洪而数，与大剂生地、银花、茅根、柏叶、青蒿、白薇、黄芩、续断、驴皮胶、藕节、胎发灰、海螵蛸而安。奈不能安佚，越数日，胎堕复崩，孟英于前方去后六味，加犀角、竹茹、元参为治。或谓胎前宜凉，产后则否。

① 宜人：旧时女人因丈夫或儿子而得之一种封号。

乃招专科暨萧山竹林寺僧治之，咸用温药，且执暴崩宜补。服药数剂，虚象日著，时时汗出，昏晕畏闻人声，懒言息微，不食不眠，间有呃忒，崩仍不止，皆束手待毙矣。复邀孟英视之，曰："此执死书以治活病也。夫血因热而崩，胎因崩而堕。岂胎堕之后，热即化为寒乎（妙语解颐）？参、术、姜、桂、棕灰、五味之类，温补酸涩，既助其热，血益奔流，又窒其气，津亦潜消，致现以上诸证。脉或不知，而苔黄黑燥，岂不见乎？"因与犀角、石膏、元参、知母、花粉、竹沥、麦冬、银花、栀子、石斛、旋覆、青蒿、白薇等，大剂投之，神气渐清。旬日后，各恙始平。继去犀角加生地，服两月全愈。

卷四

小引

余承世业，幼读医书，而阅历三十年，愈觉斯道之难精。窃谓宋元以来，名家伙矣，无不立言有所偏倚，若薛立斋、张会卿、赵养葵、李士材之派，则其尤甚者也。国朝一切著述，莫不迈越前古。医林自喻氏崛起之后，群贤迭出，于斯为盛。然张路玉精于论温，而劳损之阴阳不别；徐灵胎通乎古今之变，而拘守柴胡以治疟。虽尺有所短，而瑕不掩瑜。彼柯韵伯之辨，而好为穿凿，黄坤载、陈修园之博，而偏于温燥。坐而言则可，起而行则碍。以吴鞠通之明，而混疫于温，致招章虚谷之议；更不知霍乱有寒热之分，则尤陋矣。此孟英《霍乱论》之所由述也。余读其书，神交数载。幸一苇可杭，复蒙寄示《回春》医案二卷，展绎之余，益信其抱有猷、有为、有守之才，故能铸古熔今，随机应变，可以坐而言，可以起而行，不愧为一代之名家。今春来越视槜里王姓之证，始得把臂。快慰平生，赏奇析疑，别聆妙悟，反恨相见太迟，致余闻道之晚也。且知尚有《仁术志》一书，乃张、赵诸君辑其近案，犹未梓行，余不敏，敢不步尘续采，以当执鞭之忻慕乎！

丁未春，金朗然令堂[1]陡吐狂血，肢冷自汗。孟英切脉弦涩，察血紫黯，乃肝郁凝瘀也。证虽可愈，复发难瘳。予丹参、丹皮、茺蔚、旋覆、苓、栀、柏叶、郁金、海蛇之方，覆杯果愈。然不能惩忿，逾二年复吐，竟不起。

张孟皋少府令堂，年逾古稀，患气逆殿屎，烦躁不寐。孟英切脉滑实，且便闷面赤，舌绛痰多，以承气汤下之霍然。逾年以他疾终。

王致青鹾尹令正患痰喘，胡某进补肾纳气及二陈三子诸方，证濒于危。顾升庵参军令延孟英诊之。脉沉而涩，体冷自汗，宛似虚脱之证。惟二便不通，脘闷苔腻，是痰热为补药所遏，一身之气机窒痹而不行也。与蒌、薤、旋、赭、杏、贝、栀、菀、兜铃、海蛇、竹沥等以升降，覆杯即减，再服而安。

王汇涵室年逾六旬，久患痰嗽，食减形消，夜不能眠，寝汗舌绛。广服补剂，病日以增。孟英视之，曰："固虚证之当补者，想未分经辨证而囫囵颟顸，反与证悖，是以无功。"投以熟地、苁蓉、坎板、胡桃、百合、石英、茯苓、冬虫夏草等药，一剂知，旬日

① 令堂：对对方母亲的敬称。

愈。以其左脉弦细而虚，右尺寸皆数，为阴亏气不潜纳之候。及阅前服方，果杂用芪术，以助气，二陈、故纸、附桂等以劫阴也，宜乎愈补而愈剧矣。

张篪伯之室患感，连服温散。继邀顾听泉诊之，云有骤变，须延孟英商治，渠不之信。旬日后，倏然昏厥，自寅正至辰初不苏。病者之兄吴次瓯速孟英视之，脉伏而弦滑，与大剂犀、羚、茹、贝、知母、花粉、元参、银花，调局方至宝丹，灌下即安。

赵子循患喉痹，渠叔笛楼用大剂生军下之（病在上而用荡涤肠胃之药，殊未合法），而药不能入。孟英以锡类散吹之即开，与白虎法而瘥。

王雪山令媳患心悸眩晕，广服补剂，初若甚效，继乃日剧，时时出汗，肢冷息微，气逆欲脱。灌以参汤，稍有把握。延逾半载，大费不资。庄芝阶舍人令延孟英诊视。脉沈弦且滑，舌绛而有黄腻之苔，口苦溲热，汛事仍行，病属痰热轇轕，误补则气机壅塞。与大剂清热涤痰药，吞当归龙荟丸（痰热体实者，此丸颇有殊功），服之渐以向安。仲夏即受孕，次年二月诞一子。惜其娠后停药，去疾未尽，娩后复患悸晕不眠，气短不饥。或作产后血虚治不效。仍请孟英视之，脉极滑数，曰："病根未刈也。"与蠲痰清气法果应。

许子双令堂梁宜人，仲春之杪偶患微感，医与温散，热已渐退。孟英偶过，诊右寸脉促数不调，因谓子双曰："此风温证，其误表乎，恐有骤变。"渠复质之前医，以为妄论，仍用温燥。越二日，即见鼾睡。再延孟英诊之，促数尤甚。曰："鼻息鼾矣，必至语言难出，仲圣岂欺我哉？风温误汗，往往皆然，况在高年，殊难救药。"果浃旬而逝。

此证虽经仲景指出，而人多不识。往往杂药乱投，卒至鼾睡而死。医家病家，两俱茫然。孟英此案，可为仲景之功臣矣。

姚某年未三旬，烟瘾甚大。适伊母病温而殁，劳瘁悲哀之际，吸受温邪，胁痛筋掣，气逆痰多，热壮神昏，茎缩自汗，医皆束手。所亲徐丽生嘱其速孟英诊之。脉见芤数，舌绛无津，有阴虚阳越，热炽液枯之险。况初发即尔，其根蒂之不坚可知。与犀、羚、元参、知母，壮水息风；苁蓉、楝实、鼠矢、石英，潜阳镇逆；沙参、麦冬、石斛、葳蕤，益气充津；花粉、栀子、银花、丝瓜络，蠲痰清热。一剂知，四剂安，随以大剂养阴而愈。

吸食鸦片之人，津液素亏，感受温邪，较平人倍重。非此标本并治之剂，必不救矣。

周光远无疾而逝，其母夫人年逾七旬，遭此惨痛，渐生咳嗽，气逆痰咸，夜多漩溺，口苦不饥。孟英曰："根蒂虚而兼怫郁也。"与沙参、甘草、麦冬、熟地、龟板、石斛、贝母、蛤壳、小麦、大枣而安。迨夏间，吸暑而患腹痛滞下，小溲热涩，其嗽复作，脉仍虚弦，略加软数，但于前方增滑石（去暑），吞香连丸（治痢）而瘳。因平昔畏药，既愈即停，至仲秋嗽又作，惟口不苦而能食，因于前方去沙参，加高丽参、五味、石英、牛膝，熬膏频服而痊。十月下旬，天气骤冷，陡患吐泻腹痛，肢冷音嘶。急邀孟英视之，脉微为寒邪直中，亟与大剂理中加吴萸、橘皮、杜仲、故纸、石脂、余粮而瘥。其夫人亦因悲郁而患崩漏，面黄腹胀，寝食皆废。孟英用龟板、海螵蛸、女贞、旱莲、贝母、柏叶、青蒿、白薇、小麦、茯苓、藕肉、莲子心而康。次年夏，其母夫人患温邪痰嗽，脘闷汗多。孟英投石膏、竹茹、知母、花粉、旋覆、贝母、蒌仁、紫菀等药，三十剂而愈。闻者无不叹异。

此因不兼外邪，故加五味、牛膝等药，径固其本。若少兼外邪者，断不可用。

胡季权令正，许子双之女弟也。初于乙巳患乳房结核，外科杂投温补（此乳岩之渐也，岂有用补之理），核渐增而疼胀日甚，驯致形消汛愆，夜热减餐，骨痿于床。孟英诊曰："郁损情怀，徒补奚益?"（岂惟无益，愈增其病矣）。初以蠲痰开郁之剂，吞当归龙荟丸（因误补之后，故用此丸，否则可以不必），痛胀递减，热退能餐，月事乃行。改投虎潜加减法，服半年余而起。凡前后计用川贝母七八斤，他药称是。今春因哭母悲哀，陡然发厥，与甘麦大枣，加龙牡、龟、鳖、磁朱、金箔、龙眼而安。

王小谷体厚善饮，偶患气逆，多医咸从虚治，渐至一身尽肿，酷肖《回春录》所载康付转之证，因恳治于孟英。脉甚细数，舌绛无津，间有谵语，乃真阴欲匮，外候虽较轻于康，然不能收绩矣。再四求疏方，与西洋参、元参、二地、二冬、知母、花粉、茹、贝、竹沥、葱须等药，三剂而囊肿全消，举家忻幸。孟英以脉象依然，坚辞不肯承手，寻果不起。

脉至细数，则阴竭阳亢，不拘何病，均忌此脉，而虚劳为尤甚。

朱敦书令爱患感，医投温散，服二剂，遍身麻瘄，汛事适来。医进小柴胡汤，遂狂妄莫制，乞援于孟英。脉至洪滑弦数，目赤苔黄，大渴不寐。是瘄因温邪而发，所以起病至今，时时大汗，何必再攻其表。汛行为热迫于营，胡反以姜枣温之，参柴升之？宜其燎原而不可遏也。与大剂犀角、元参、生地、石膏、知母、花粉、银花、竹叶、贝母、白薇，以清卫凉营。服后即眠，久而未醒。或疑为昏沉也，屡为呼唤（俗情可哂），病者惊寤，即令家人启箧易服，穿鞋梳发，告别父母，云欲往花神庙归位（此即一呼唤之效也），人莫能拦，举家痛哭。急迓孟英复视，脉象依然。嘱其家静守勿哭，仍以前方加重，和以竹沥、童溲，灌下即安。继用养阴清热而愈。

温散惟宜于伤寒，何可乱投。且既已见疹，则肺胃之热已现于外矣，与柴胡汤有何干涉，此医直是不通。

瞿颖山仲媳，许培之之妹也，患舌糜。沈悦亭知其素禀阴亏，虚火之上炎也，与清凉滋降之法及朱黄等敷药而不愈。乃兄延孟英往视，舌心糜腐黄厚，边尖俱已无皮，汤饮入口，痛不可当，此服药所不能愈者，令将锡类散掺[1]之，果即霍然。或疑喉药治舌，何以敏捷如斯？孟英曰："此散擅生肌蚀腐之长，不但喉舌之相近者可以借用，苟能隅反，未可言罄，贵用者之善悟耳。且糜腐厚腻，不仅阴虚，要须识此，自知其故。"（妙

① 掺：原作"糁"，据文义改。

语可思）

高禄卿室，吴濂仲之妹也，孟夏分娩发热，初疑蒸乳，数日不退。产科治之，知挟温邪，进以清解而大便溏泄（此邪去之微，识力不坚，遂为所眩）。遂改温燥，其泄不减。另招张某视之，因谓专科误用蒌仁所致，与参、芪、姜、术、鹿角、肉果等药，泄泻愈甚。连服之，热壮神昏，汗出不止，势频于危。酝香都廉徐夫人，病者之从母也，心慈似佛，有子十人，皆己出[①]。闻其殆，夤夜命四郎季眉请援于孟英。按脉洪数七至，口渴苔黄，洞泻如火，小溲不行，因谓季眉曰："病犹可治，第药太惊人，未必敢服。"季眉坚欲求方，且云在此监服。乃疏白头翁汤加石膏、犀角、银花、知母、花粉、竹叶、栀、楝、桑叶与之。次日复诊，脉证较减，仍用前方，而病家群哗，以为产后最忌寒凉，况洞泄数日乎？仍招张某商之，张谓幸我屡投温补在前，否则昨药下咽，顷刻亡阳（盲语）。复定芪术之方，业已煎矣。所亲张芷舟孝廉闻之，飞告于酝香处，汾伯昆季即驰至病家，幸未入口，夺盏倾之，索孟英方煎而督灌，且嘱群季轮流守视，免致再投别药。孟英感其情谊，快舒所长，大剂凉解，服至七帖，泻全止，热尽退。乃去白头翁汤，加生地、元参、茹、贝，服半月，始解黑色燥矢，而眠食渐安。第府藏之邪虽已清涤，而从前温补将热邪壅滞于膜络之间者，复发数痈于胸乳之间。孟英令其恪守前法，复入蒲公英、丝瓜络、橘叶、菊叶等药。服至百剂，始告全愈，而天癸亦至。孟英曰："世俗泥于产后宜温之谬说，况兼泄泻，即使温补而死，病家不怨，医者无憾也。或具只眼，谁其信之？此证苟非汾伯昆仲笃信于平时，而力排众论于危难之间，余虽见到不疑，亦恶能有济耶！余尝曰，病不易识，尤不易患；医不易荐，尤不易任；药不易用，尤不易服。诚宇宙间第一难事也。而世人浅视之，可不悲哉？"

方遵古法，并不惊人。特读立斋、景岳书者，见之未免吃惊耳。

不意浙省名手，狃于温补如此，真不能不归咎于景岳、立斋诸公矣。

赵秋舲进士去秋患左半不遂，伊弟笛楼暨高弟许芷卿茂才，主清热蠲痰治之，未能遽效。邀孟英诊之，脉甚迟缓，苔极黄腻，便秘多言。令于药中和入竹沥一碗，且以龙荟、滚痰二丸相间而投（用药固甚合法，何于脉之迟缓处未见照顾）。二丸各用斤许，证始向愈（如此而止，殊少善后之法）。今春出房，眠食已复，而素嗜厚味，不戒肥甘，孟夏其病陡发。孟英诊之，脉形滑驶如蛇，断其不起，秋初果殁。

吴云门年逾花甲，素患脘痛，以为虚寒，辄服温补，久而益剧。孟英诊曰："肝火宜清。"彼不之言，延至仲夏，形已消瘦，倏然浮肿，胁背刺痛，气逆不眠，心辣如焚，善嗔畏热，大便时泻，饮食下咽即吐。诸医束手，乃恳治于孟英。脉弦软而数，与竹茹、黄连、枇杷叶、知母、栀、楝、旋、赭等药而吐止。饮食虽进，各恙未已，投大剂沙参、生地、龟板、鳖甲、女贞、旱莲、桑叶、丹皮、银花、茅根、茹、贝、知、柏、枇杷叶、

---

① 己出：亲生。

菊花等药，出入为方二三十剂。后周身发疥疮而肿渐消，右耳出黏稠脓水而泻止，此诸经之伏热得以宣泄也。仍以此药，令其久服，迨秋始愈，冬间能出门矣。

所现诸证俱属痰热，与弦数之脉相合，但软则根无不坚。初方乃急则治标之法，次方乃顾及根本，亦不易之次第也。

比丘尼心能体厚蹒跚，偶患眩悸，医以为虚，久服温补，渐至发肿不饥。仲夏延孟英视之，脉甚弦滑，舌色光绛。主清痰热，尽撤补药。彼不之信，仍服八味等方。至季夏再屈孟英诊之，脉数七至，眠食尽废，不可救药矣。果及秋而荼毗。

金叶仙大令病，其媳刲股以进，因无效也，悲哀欲绝，遂发热。胡某治以伤寒药而神迷自汗，惊惕畏冷。改换补药，乃气逆不进水谷矣。孟英视之，七情有伤，痰因火迫，堵塞空灵之所也，与沙参、元参、丹参、丹皮、茯苓、麦冬、连翘、竹茹、竹叶、莲心、小麦，加以川贝母一两投之，数剂而瘥。

李竹虚令郎，初秋患感，医闻便溏而止之，乃至目赤谵妄，舌绛苔黄，溲涩善呕，粒米不能下咽。孟英先与犀角、石膏、竹叶、竹茹、枇杷叶、茅根、知母、花粉、栀子以清之，呕止神清，热亦渐缓。继以承气汤加减，三下黑矢，黄苔始退，即能啜粥。以其右关尺迟缓有力，故知有燥矢也，续投甘凉调理而痊。

朱养之令弟媳，初患目赤，服药后渐至满面红肿，壮热神昏，医者束手。孟英切脉洪实滑数，舌绛大渴，腹微胀，以酒洗大黄、犀角、元参、滑石、甘草、知母、花粉、银花、黄芩、连翘、薄荷、菊花、丹皮两下之，径愈。

都城售透土长寿丹，极言其功之大，能治诸疾而价甚廉，人皆称之。孟英谓勿论其所用何药，执一方以疗百病，无此治法。每以禀赋不齐，证因有别，劝人切勿轻尝。况以绿豆汤为引，必有热毒之品在内，不可不慎也。继而张孟皋少府饵之患疽，广粤亭司马服之咽烂，孟英投多剂甘寒而愈。王雪山久患下部畏冷，吞未百丸，齿痛目赤，诸恙蜂起。孟英察脉弦滑，与多剂石膏药，兼以当归龙荟丸频服，新疾既瘳，腿亦渐温。令其常饮柿饼汤，以杜将来之恙。伊弟患腹胀而喜服温补，久而不效。孟英曰："湿热也，宜清化。"彼不信，因服透土丹，初颇应，而血大溢，始得悔悟。志此数则，以为世之好服奇药者戒。

广孔愚司马之大公子，仲秋患间疟，寒少热多，面目甚黄，苔腻大渴，腹胀溺赤，仍能纳谷，且素嗜肥甘，不能撙节。孟英按其脉滑实而数，与承气加知、芩、半、贝、翘、连、滑石、石膏、大腹、花粉之类，二十余剂而始愈。是膏粱挟暑湿热之治也。

王瘦石禀属阴亏，卒闻惊吓之声而气逆肢冷，自汗息微。速孟英视之，身面皆青绿之色，脉沉弦而细，乃素伤忧虑而风阳陡动也。与牡蛎四两、鳖甲二两、蛤壳一两、石英五钱、龙齿、小麦、辰砂、麦冬、茯神、贝母、竹茹为方，一剂知，二剂已，续以滋养而瘳。

凡阴虚之体，血不足以养肝，则肝阳易僭用。大剂镇逆养阴开郁，治法丝丝入扣，宜乎应手辄效也。

陈书伯庶常令弟保和，年未冠，患失音咽痛。孟英与犀、羚、石膏、元参、豆根、牛蒡、射干等大剂清肃之药，音开而咽糜。吹以锡类散，糜愈而疹点满布，左目及耳后皆肿。方中加以鲜菊叶二两，疹愈。痰嗽不已，仍主前法，服三十余帖而痊。此证脉滑且数，口大渴，初终未曾误药，故能愈。其庶母同时患喉糜而头偏左痛，肝风心悸欲呕，壮热烦躁，脉弦细数。孟英曰："此兼阴亏风动也。"初以犀、羚、元参、菊花、丹参、栀子、桑叶、马勃投之，外吹锡类散，咽愈热退，续用二至、二冬、生地、石英、苁蓉、龟板、茯苓，滋阴潜阳而瘳（善后之法，非此则细数之脉何以能复）。又其二令妹亦患喉疹，汛事适行，四肢酸痛，略难举动，气塞于咽。孟英诊脉弦滑，以犀、羚、旋、赭、茹、贝、兜铃、牛蒡、射干、豆根、花粉、银花、海蛇、竹沥、丝瓜络等出入为方，兼吹锡类散而瘥。（此则专事清热蠲痰而已，须合三案而细参其同异处，方有会心）

变证虽多，不外肺胃二经积热，得其主脑，尚非难愈之证。

吴尔纯八月下旬患滞下，腹痛异常。伊外祖许仲廉延孟英往诊。形瘦，脉数而弦，口渴音微溺涩，乃阴分极虚，肝阳炽盛，伏暑为痢。治法不但与寒痢迥异，即与他人之伏暑成痢者，亦当分别用药也。与白头翁汤加知母、花粉、银花、丹皮、金铃、延胡、沙参、芩、连服之（亦通治伏暑成痢之方）。次日复视，痢减音开，而右腹疼胀拒按，为加冬瓜子、乌药、鼠矢，三剂而消，滞下亦愈。惟薄暮火升，面赤自汗，重加介类潜阳而痊（此方顾及阴虚）。

杨某患感旬日，初则便溏，医与温散，泻止热不退，昼夜静卧，饮食不进。孟英诊脉迟缓，浮取甚微，目眵，舌色光红，口不渴，溲亦行，胸腹无所苦，语懒音低，寻即睡去。是暑湿内伏而有燥矢在胃，机关为之不利也。先与清营通胃药二剂，热退舌淡，而脉证依然。加以酒洗大黄、省头草，即下坚黑燥矢甚多，而睡减啜粥。继以凉润，旬日而痊。

此湿胜于热之暑证也，以其湿胜，故不甚现热证，最足眩人，断为暑湿，足征卓识。

陈春湖令郎子庄，体素弱，季秋患腹痛自汗，肢冷息微，咸谓元虚欲脱。孟英诊之，脉虽沉伏难寻（痛脉多沉），而苔色黄腻，口干溺赤。当从证也，与连、朴、楝、栀、元胡、蚕砂、醒头草等药而康。次年患感，复误死于补。又夏酝泉延孟英视钱妪腹痛欲绝证，因见弦滑之脉，与当归龙荟丸而安。

朱湘槎令媳患小溲涩痛，医与渗利，反发热头疼，不饥口渴，夜不成眠。孟英诊之，脉细数，乃阴虚肝郁，化热生风，津液已烁，岂容再利？与白薇、栀子、金铃、知母、花粉、紫菀、麦冬、石斛、菊花，服之即愈（愈后仍当以滋阴善后）。其侄新泉之室，怀娠患痢，医投温燥止涩，腹痛甚而遍身发黄，饮食不思。孟英视之，暑湿也，与芩、连、银花、茅根、桑叶、栀、楝、竹叶、茵陈、冬瓜皮而愈。

吴酝香大令仲媳，汛愆而崩之后，脘痛发厥，自汗肢冷。孟英脉之，细而弦滑，口苦便涩。乃素体多痰，风阳内鼓，虽当崩后，病不在血。与旋、赭、羚、茹、枳、贝、薤、蒌、蛤壳为方，痛乃渐下，厥亦止。再加金铃、延胡、苁蓉、鼠矢，服之而愈。迨季冬因卒惊发狂，笑骂不避亲疏。孟英察脉弦滑而数，与犀、羚、元参、丹皮、丹参、栀子、菖蒲、竹叶、鳖甲、竹沥，吞当归龙荟丸，息风阳以涤痰热，果数剂而安然。平时喜服补药，或有眩晕，不知为风痰内动，益疑为元气大虚。孟英尝谏阻之，而彼不能从。至次年季春，因伤感而狂证陡发，毁器登高，更甚于昔。孟英视之，苔黑大渴，与前方加真珠、牛黄。服之苔色转黄，弦滑之脉略减，而狂莫可制。改以石膏、朱砂、铁落、菖蒲、青黛、知母、胆星、鳖甲、金铃、旋覆、元参、竹沥为大剂，送礞石滚痰丸，四服而平。继而脚气大发，腹痛便秘，上冲于心，肢冷汗出，昏晕欲厥，与连、楝、栀、茹、小麦、百合、旋、贝、元胡、乌药、雪羹、石英、鼠矢、黄柏、藕等药而安。

凡药中用朱砂者，宜另研冲服，不可同入煎剂。

徐氏妇怀妊患痢，医投温补，胸腹痛极，昏厥咽糜，水饮碍下。孟英诊之，脉洪数，舌绛燥。亟吹锡类散，灌以犀角、元参、海蛇、茹、贝、栀、菀、知、斛、豆根、射干、银花、楝实诸药，胎下已朽，咽腹之疾随愈。续用甘凉清热存津调之。

许培之令祖母，年逾七旬，久患淋漏，屡发风斑。孟英持其脉弦而滑，舌绛口干，每以犀角、生地、二至、芩、蒿、白薇、元参、龟板、海螵之类息其暴，甘露饮增损调其常。人皆疑药过凉。孟英曰："量体裁衣，禀属阳旺，气血有余，察其脉色，治当如是。"病者乃云："十余年前，偶患崩，而广服温补，遂成此恙，始知先天阳气虽充，亦由药酿为病。"秋杪患寒热如疟，善怒不眠，苦渴易饥，不能纳食。孟英察脉弦数倍常，与清肺蠲痰、柔肝充液之法，渐以向安。今冬有荐吴古年诊治者，询知病原，作高年脱营论，而以血脱益气裁方，初服三四剂，饮食骤增，举家忻幸；已而血漏甚多，眠食欲废。复延孟英视之，仍主前议，果得渐康。

王天成牙行一妇，年五十余，初患左目赤，渐至发热。医投温散，便泄而厥。进以补剂，少腹宿瘕攻痛，势极危殆。丐孟英诊之，脉甚弦软。舌绛而渴，与苁蓉、橘核、当归、元胡、龟板、石英、螵蛸、茯苓、栀、楝、萸、连，数服而安。逾年以他病卒。

何新之令爱适汤氏，孟冬分娩，次日便泻一次，即发热痉厥，谵语昏狂，举家皇皇。乃翁邀孟英审之，脉弦滑，恶露仍行。曰："此胎前伏暑，乘新产血虚痰滞而发也。"与大剂犀、羚、元参、竹叶、知母、花粉、栀、楝、银花投之，遍身得赤疹而痉止神清。乃翁随以清肃调之而愈。

有是病则有是药，不拘拘于产后之元虚，此明医之所以异于庸医也。

胡秋谷令媛年甫笄，往岁患眩晕。孟英切其脉滑，作痰治，服一二剂未愈。更医谓虚，进以补药颇效，渠信为实。然今冬复病，经服补药，半月后眠食皆废，闻声惊惕，寒颤自汗，肢冷如冰，以为久虚欲脱，乞援于孟英。脉极细数（阴已伤矣），目赤便秘，胸下痞塞如柈。力辨其非虚证。盖痰饮为患，乍补每若相安，具只眼者始不为病所欺也。

投以旋、赭、茹、贝、蛤壳、花粉、桑、栀、蒌、薤、连、枳等药，数服即安。而晕不能止，乃去赭、薤、蒌、枳，加元参、菊花、二至、三甲之类，服匝月始能起榻。

痰火为患，十人常居八九。而医书所载，皆治寒痰之法，十投而十不效。今得孟英大阐治热痰之法，真可谓独标精义矣。

汪氏妇自孟秋患痢之后，大解溏泄未愈，已而怀娠，恐其堕也，投补不辍。延至仲冬，两目赤障满遮，气逆碍眠，脘疼拒按，痰嗽不食，苦渴无溺。屈孟英诊之，脉甚滑数。曰："此温补所酿之疾也。夫秋间滞下，原属暑湿热为病，既失清解，逗留而为溏泄。受孕以来，业经四月，虑其堕而补益峻，将肺胃下行之令皆挽以逆升，是以胸次堵塞而疼，喘嗽不能卧。又恐其上喘下泄而脱也，补之愈力，治节尽废，溲闭不饥，浊气壅至清窍，两目之所以蒙障而瞽也。"与沙参、蛤壳、枇杷叶、冬瓜子、海石、旋覆、苏子、杏仁、黄连、枳实、海蛇、黄芩、栀子，重加贝母，服二剂即知饥下榻，目能睹物矣。

论极透快，说尽庸医之弊。

黄履吉患痛吐，孟英已为治愈。仲冬复发，他医药之，已七日不进谷矣，二便秘涩，形肉遽消。再托孟英诊之，与旋、赭、茹、苓、萸、连、柿蒂、楝实、延胡等药，一剂知，三剂愈。

许仲筠患腹痛不饥，医与参、术、姜、附诸药，疼胀日加，水饮不沾，沉沉如寐。孟英诊脉弦细，苔色黄腻，投以枳、朴、萸、连、栀、楝、香附、蒺藜、延胡等药，二剂便行，脉起苔退，知饥而愈。

毕方来室患痰嗽碍眠，医与补摄而至涕泪全无，耳闭不饥，二便涩滞，干嗽无痰，气逆自汗。孟英切脉，右寸沉滑，左手细数而弦，乃高年阴亏，温邪在肺，未经清化，率为补药所锢。宜开其痹而通其胃，与蒌、薤、紫菀、兜铃、杏、贝、冬瓜子、甘、桔、旋、茹之剂而安（亦少善后之法）。逾二年，以他疾终。

赖炳也令堂，年近古稀，患左半不遂，医与再造丸暨补剂，服二旬，病如故。孟英按脉弦缓而滑，颧赤苔黄，音微舌蹇，便涩无痰。曰："此痰中也，伏而未化。"与犀、羚、茹、贝、菖、夏、花粉、知母、白薇、豆卷、桑枝、丝瓜络等药，服三剂而苔化，音渐清朗。六七剂腿知痛，痰渐吐，便亦通。既而腿痛难忍，其热如烙，孟英令涂葱蜜以吸其热，痛果渐止。半月后，眠食渐安。二旬外，手能握。月余，可扶掖以行矣。

胡季权令郎珍官，右颧偶发紫斑一块，时当季冬，孟英与犀角、石膏凉解之药。二三帖后，始发热，斑渐透。犀角服二十帖始撤。素有目疾，余热复从目发，令以石膏药久服，居然渐愈，且能食肌充，略无他患。闻者莫不异之。

赵春山司马向患痰嗽，自秋仲以来，屡发寒热。吴古年从伏暑化疟治，颇为应手，而一旬半月之后，病必复至。延至季冬，董兰痴鹾尹嘱其质于孟英。按脉滑数，舌绛苔黄，渴饮溲赤，动则喘逆，夜不成眠，痰多畏冷，自问不能起矣。孟英曰："无恐也，不过膏粱酿痰，温补助热，是为病根，迨夏吸暑邪，互相轇轕，秋半而发，势颇类疟。古年虽识其证，惜手段小耳。”因与羚羊、豆豉、连翘、薄荷、知母、花粉、竹茹、贝母、旋覆、海蛇、元参、栀子、醒头草、梨汁等药，服五剂，热退不畏冷。去前四味，加沙参、麦冬、葳蕤、枇杷叶，渐能安寐，各恙递减。再加生地，服匝月而体健胜昔，登高不喘。司马云：“余昔曾服参茸大补之药而阳痿，今服君方而沈疴顿起，乃知药贵对证，不贵补也。”

卷　五

戊申元旦，陈秋槎参军大便骤下黑血数升，继即大吐鲜红之血（血为热迫而妄行），而汗出神昏，肢冷搐搦（心无血养故神昏，肝无血养故痉厥），躁乱妄言。速孟英至，举家跪泣救命。察其脉左手如无（虚在阴分），右弦软，按之数（热在气分）。以六十八岁之年，佥虑其脱，参汤煎就，将欲灌之，孟英急止勿服。曰："高年阴分久亏，肝血大去，而风阳陡动，殆由忿怒，兼服热药所致耶?"其夫人云："日来颇有郁怒，热药则未服也。惟冬间久服姜枣汤，且饮都中药烧酒一瓶耳。"孟英曰："是矣。"以西洋参、犀角、生地、银花、绿豆、栀子、元参、茯苓、羚羊、茅根为剂，冲入热童溲灌之，外以烧铁淬醋令吸其气，龙牡研粉扑汗，生附子捣贴涌泉穴引纳浮阳，两服血止，左脉渐起。又加以龟板、鳖甲（介以潜阳法），服三帖，神气始清，各恙渐息，稍能啜粥。乃去犀、羚，加麦冬、天冬、女贞、旱莲投之，眠食日安。半月后，始解黑燥矢。两旬外，便溺之色皆正，与滋补药调痊。仍充抚辕巡捕，矍铄如常。秋间赴任绍兴，酉秋以他疾终。

姚令舆室素患喘嗽而病春温（新旧合邪），医知其本元久亏，投以温补，痉厥神昏（肺原包心而生，故肺热必及于心），耳聋谵语，面青舌绛，痰喘不眠，皆束手矣。延孟英诊之，脉犹弦滑。曰："证虽危险，生机未绝，遽尔轻弃，毋乃太忍。"与犀角、羚羊、元参、沙参、知母、花粉、石膏以清热息风、救阴生液，佐苁蓉、石英、鳖甲、金铃、旋覆、贝母、竹沥以潜阳镇逆、通络蠲痰，三剂而平。继去犀、羚、石膏，加生地黄，服旬日而愈。仲秋令舆病，竟误服温补，数日而殒，岂非命耶?

运粮千总马香谷患溺秘欲死，所亲赵春山司马延孟英视之，脉坚体厚，口渴苔黄，投知、柏、栀、楝、犀、菀、蒌、茹之药，送当归龙荟丸而瘳，竟不复发。

谢某患嗽，卧难偏左。孟英切其脉右寸软滑，曰："此肺虚而痰贮于络。"以苇茎、丝瓜络、生蛤粉、贝母、冬瓜子、茯苓、葳蕤、枇杷叶、燕窝、梨肉，投之果愈。

许叔超令大母患疟，延孟英治之，脉弦滑而数，脘闷便秘，合目汗出，口渴不饥。或虑高年欲脱，孟英曰："此温邪挟素盛之痰所化，补药断不可投。"与知、芩、蒌、杏、翘、贝、旋、茹、连、斛、雪羹为方，服果渐效。

蒲艾田年逾花甲，陡患鼻衄，诸法不能止，速孟英救之。面色黑黯而有红光，脉弦洪而芤，询知冬间广服助阳药，是热亢阴虚之证。与大剂犀角、元参、茅根、女贞、旱莲、石斛、茯苓、泽泻、天冬、知母，投匕而安，续予滋阴药填补而康。

许少卿室，故医陈启东先生之从女也。夏初患感，何新之十进清解，病不略减，因邀诊于孟英。脉至弦洪豁大，左手为尤，大渴大汗，能食妄言，面赤足冷，彻夜不瞑。

孟英曰："证虽属温，而真阴素亏，久伤思虑，心阳外越，内风鸱张。幸遇明手，未投温散，尚可无恐。"与龙、牡、犀、珠、龟板、鳖甲、贝母、竹沥、竹叶、辰砂、小麦、元参、丹参、生地、麦冬为大剂投之，外以烧铁淬醋令吸其气，蛎粉扑止其汗，捣生附子贴于涌泉穴。甫服一剂，所亲荐胡某往视，大斥王议为非，而主透疹之法（真盲人）。病家惑之，即煎胡药进焉。病者神气昏瞀，忽见世父启东扼其喉，使药不能下嗌，且嘱云："宜服王先生药。"少卿闻之大骇，专服王药，渐以向愈。而阴不易复，频灌甘柔滋镇，月余始能起榻。季夏汛行，惟情志不怡，易生惊恐，与麦、参、熟地、石英、茯神、龙眼、甘麦、大枣、三甲等药善其后（定不易之法）。秋杪归宁，微吸客邪，寒热如疟。孟英投以清解，已得向安，胡某闻之，复于所亲处云："此证实由夏间治法不善，以致邪气留恋，再服清凉必死无疑。"汤某复从而和之（总是病者该死，故一时有此二妖孽）。许氏即招汤某诊治，谓其阳气伤残，沉寒久伏（既已沉寒，焉能作寒热）。以理中汤加威灵仙、桂枝、半夏、厚朴、姜、枣等药（勿论其认证之误与不误，即理中汤亦岂有此等加减法耶），病者颇疑药太燥烈，汤复鼓吞拭舌，说得天花乱坠，病家惑之。初服胃气倍加，继而痰嗽不饥，黄苔满布，肌消汛断，内热汗多，心悸不眠，卧榻不起。病者坚却其药，然已进二十剂矣。再邀何新之商之，亦难措手，仍嘱其求诊于孟英。按脉弦细软数，篡患悬痈，纵有神丹，不可救药矣。

服清解药致邪气留恋，岂服滋补药邪气反不留恋耶？此等人而亦自命为医，岂非怪物！

周鹤亭令郎，年甫五令，痘后月余，清凉药尚未辍，忽发壮热。幼科治之，势益张，肢瘈面赤，呕吐苔黄，渴而溺清，时或昏厥。证交六日，其外祖何新之邀孟英诊之，脉甚弦洪滑数，心下拒按，便秘汗多。投小陷胸加石膏、知母、花粉、竹叶、枇杷叶、贝母、雪羹，二剂，各恙皆减，溲赤便行。继与清养而安。

凉药未辍而忽见如此之证，即不按脉，亦可知为新感温邪矣。

费伯元分司患烦躁不眠，医见其苔白也，投以温药，因而狂妄瘈疭，多方不应。余荐孟英视之，左脉弦细而数，右软滑，乃阴虚之体，心火炽，肝风动，而痰盛于中也。先以犀、羚、桑、菊息其风，元参、丹皮、莲心、童溲清其火，茹、贝、雪羹化其痰，两剂而安。随与三甲、二至、磁朱潜其阳，甘麦大枣缓其急，地黄、麦冬养其阴，渐次康复。

何搢阶令正素患肝厥，仲夏患感，沈越亭按温证法治之，内风不至陡动，而大便泄泻（泄泻乃湿温应有之证，不足为异），脉细而弦，渴饮痰多，不饥不寐。因邀孟英商之，投白头翁汤加三甲、石斛、茯苓、竹茹而安。随以峻补善后而痊。

许氏妇患间疟，寒少热多，不饥大渴，善呕无汗，脉滑而弦。孟英投白虎汤加花粉、柴胡而愈。

吴酝香大令四令媳，时患腹胀减餐，牙宣腿痛，久治不效，肌肉渐消。孟英诊脉弦细而数，肝气虽滞而阴虚营热，岂辛通温运之可投耶？以乌梅、黄连、楝、芍、栀子、木瓜、首乌、鳖甲、茹、贝服之，果愈。继与甘润滋填，肌充胃旺，汛准脉和，积岁沉疴，宛然若失。

顾云萝令正，久患脚气，屡治屡发，驯致周身筋掣，上及于巅，龈痛指麻，腰酸目眩，口干食少，夜不能眠。孟英察其脉芤而弦数，真阴大亏，腿虽痛从无赤肿之形，脚气药岂徒无益而已？与二地、二冬、二至、知、檗、桑、菊、栀、楝、蒿、薇、龟板、鳖甲、藕等药服之，各恙渐减。盖因平素带下太甚，阴液漏泄而筋骨失其濡养也，故治病须澄源以洁流。秋间以海螵蛸粉、鱼螵、黄檗、阿胶为丸，服之全愈。

石北涯令正，久患龈疼，渐至身面浮肿。或以为虚，或以为湿，病日以剧，气逆不饥。孟英察脉左洪数，右弦滑，阴分虽虚，先当清其肺胃之痰热者。投白虎加沙参、花粉、冬瓜皮、枇杷叶、栀子、竹茹、芦根服之，肿即消。继佐滋阴，龈疼亦止。

金畹香令媳，半产后营分不摄，淋漓数月，治之弗瘳。孟英于季夏诊视，两尺皆浮，左寸关弦，与三甲、二至、二地、蒿、薇、柏叶、螵蛸、黄檗为方，服之渐愈。仲秋诊其脉，即断受孕。渠谓怀娠必无病矣，而不知病久初痊，正须培养，虽即受孕，涵蓄无权，果至仲冬而胎堕矣。

肝主疏泄，肾主闭藏。两尺浮而不沉，是肾失其闭藏之职矣；左寸关弦，是肝木太过独行其疏泄之权矣。填补肾阴，即以涵养肝木，加黄柏之苦以坚之，螵蛸之涩以固之。用药如法，故收效倍捷。

德清蔡初泉陡发寒热，咽痛大渴，脘闷舌绛。孟英诊脉甚数，经投大剂犀、羚、元参、丹皮、桑、栀、银花、花粉、翘、蒡之药，服后遍身发赤疹，而热退知饥矣。

歙人吴茂林，患右颊肿痛，颏下结核，牙关仅能呷稀糜，外科称名不一，治若罔知。孟英投以天麻、僵蚕、羚羊、石膏、醒头草、升麻、当归、秦艽、花粉、黄芩等药（祛肝风清痰热之法），渐愈。

吴诵青室，年近五旬，天癸已绝。偶患腹胀，局医黄某知其体素羸也，投以肾气汤而寒热渐作。改从建中法，旬日后病剧而崩，愈补愈甚，乞援于孟英。脉洪而数，渴饮苔黄，是吸受暑邪，得温补而血下漏也。与犀角、元参、茅根、柏叶、栀、楝、知、斛、花粉、白薇等药，数剂始安。续加生地、二至、二冬，滋养而愈。次年患病，仍为误药而殒。

阮范书明府令正，患腹痛欲厥。医见其体甚弱也，与镇逆通补之法而势日甚。孟英察脉弦数左溢，是因忿怒而肝阳勃升也，便秘不饥，口苦而渴。与雪羹、栀、楝、旋、绛、元胡、丹皮、茹、贝，下左金丸而愈。逾年以他疾殁于任所。

海盐周子因工于画，体素弱，偶患间疟。黄某用首乌、鳖甲、姜、枣等药，病日甚。加以参、桂，狂躁妄言，始延孟英视之。面赤舌绛，溲涩便溏，渴饮汗多，脉形细数，是暑证也。与元参、银花、知、芩、茹、贝、竹叶、荷杆、莲心、西瓜皮为剂，寻愈。

吴薇客太史令堂患痰嗽喘逆，便秘不眠，微热不饥，口干畏热，年逾六旬，多药勿痊。孟英切其脉，右寸关弦滑而浮，左关尺细软无神，是阴虚于下，痰实于上，微兼客热也。攻补皆难偏任，与茹、贝、旋、斛、乳石、芦根、冬瓜子、枇杷叶、杏仁、花粉为剂，而以熟地泡汤煎服，则浊药轻投，清上滋下，是一举两全之策也。投匕果应，再服而大便行，渐次调养获瘳。戊春患感证，比孟英自江西归，已不能治矣。

谢谱香素属阴亏，情志抑郁，因远行持重而患咳逆，左肋刺痛，寸步难移，杳不知饥，卧难著枕。延孟英诊之，脉象弦细软数，苔腻痰黏，便艰溲少，乃肾气不纳，肝气不舒，肺气不清，胃气不降。投以沙参、枇杷叶、茹、贝、旋、栀、龟板、鳖甲、丝瓜络、冬瓜子、青铅、白前、金铃、藕肉，而以熟地汤煎服，数剂而平，继渐滋填向愈。

叶承恩室，怀妊患感，昏谵不眠，善呕便秘，汗出不解，脉涩口干，乃营阴素亏，邪热内炽。以元参、石膏、知、芩、茹、贝、银花、枇杷叶、薇、栀、楝、斛，投数帖而愈。

江梦花如君患两目肿痛，不能略张。医投风药，昏痉欲厥。浼孟英诊之，脉至洪滑，大渴便秘，与白虎汤，二剂霍然。

潘馥堂令爱患感，沈悦亭治之渐愈，惟咽阻无形，水谷碍下。孟英以竹叶石膏汤加紫菀、白前、旋覆、枇杷叶，以清肺热而降肺气，果即帖然。

吴西瀍患疟，寒微热甚，旬余不愈。孟英诊之，脉滑而长，疏大剂白虎汤与之。渠兄濂仲云："沈、顾二君皆主是方，屡服无效。"孟英索方阅之，汤虽白虎，而石膏既少且煨，兼不去米。因谓其兄曰："汤虽同，君药已重用，而去米加花粉、竹茹等，其力不同科矣。"濂仲大悟，服之寻愈。此可以见服药不可徒有汤头之名也。

曹稼梅令爱，患眩晕脘痛，筋掣吐酸，渴饮不饥，咽中如有炙脔。朱某与温胃药，病日剧。孟英诊脉弦滑，投茹、贝、萸、连、旋、赭、栀、楝、枳、郁、雪羹之药（和肝开郁清痰），十余剂始愈。

夏氏妇怀娠患感，医投温散，渐至气冲不寐，时欲痉厥，脘闷呻吟，渴难受饮。所亲张养之延孟英诊之，脉滑数而溢，与小陷胸加旋、薤、石膏、知、栀、茹、杏、腹皮、苏子、竹沥、海蛇大剂，投旬日而愈。设用轻浅之方，焉克有济邪！

沈悦亭令正齿衄，五日不止，去血已多，诸方不应。孟英脉之，弦滑上溢，投犀角、泽兰、元参、旋覆、生地、花粉、茯苓、牛膝、桃仁、泽泻而安。既而询其经事，本月果已愆期，盖即逆行之候也。继用滋阴清热，乃渐康复。

王雪山于上年误饵透土丹之时，孟英诊治向愈，即嘱其常饮柿饼汤，以杜关格于将来。迨今四月间，形体日瘦，张某进以导湿疏风补气之药。孟英偶见之，力劝其温补莫投，且以凡物遇火则干瘪，得滋则肥润为譬，雪山深韪之。奈为张某辈朝夕虚言所眩，仍服补剂。延至秋间，始延孟英视之。胁痛畏风，周身络胀，时欲敲朴，食少便难，日晡微有寒热，脉来弦涩而数，右寸关弦软以滑。是升降之令久窒，痰邪袭于隧络，关格之势将成（将断语与脉证合参，便知审病之法）。再四求治，与沙参、茹、贝、薇、蒿、旋、斛、楝、兰草、枇杷叶、丝瓜络、冬瓜子、芦根、茅根等，出入为方。服之寒热既蠲，胁痛亦减。雪山大喜，复请诊之，脉颇转和。第肝阴久为谋虑所伤，最怕情志不怡，必生枝节，小愈奚足为恃？嘱其另邀明眼图之。渠即招沈辛甫、顾听泉、吴卯君、任心柏诸君商之，方案皆与孟英相合。雪山转恳孟英设法，且云："读君之案，洞彻病情，侥幸成全，足感再生之德。即使无效，我亦瞑目而亡。"孟英感其言，殚竭心力以图久延。无如嗔怒萦思，诸多枨触，频有转关，屡生枝节，大便必极捶背尻而始解，上则吐痰恶谷，果成关格之候。肩至伊子旋杭，惑于谗言，反以竹茹、竹沥为药性太凉，而以不用温补为谤。求乩方经以麻黄、细辛、鹿角等药投之，遂至舌色干紫，津涸而亡。不知者未免以成败论，所谓道高谤多。然柿饼汤投于年余未病之前，其卓见已不可及。而见危受命，勉力图维，肠热心孤，更可钦也。特采其案，以为世之有识者鉴焉！

此证即叶氏所谓下竭上结之候也。叶氏虽有方案，亦未知果能取效否。不知古名家遇此当作何治法，方书中迄无论及者。孟英此案，已是开人不敢开之口。至其悉当病情与否，则殊未敢轻论也。

徐梦香年近六旬，患手颤不能握管，孟英以通补息风药，吞指迷茯苓丸而安。仲秋类中，遗溺痰升，昏瞀妄言，汗多面赤。急延孟英视之，脉浮弦洪滑，盖吸受热邪，而连日适服参汤也。与羚羊角、石菖蒲、连翘、栀子、桑叶、菊花、楝、斛、知母、花粉、竹沥、银花、蒿、薇等药，一剂知，二剂神清。乃去羚、菖，加茹、贝、滑石投之，下利赤白如脓垢者数日，始知饥纳谷，渐以调理而愈。匝月即能作画，季秋仍幕游江右。

张月波令弟陡患腹痛，适饱啖羊肉面条之后，医皆以为食滞，连进消导，痛甚而渴，得饮大吐，二便不行。又疑寒结，叠投燥热，其病益加，呻吟欲绝，已四日矣。孟英视之，脉弦数，苔干微黄，按腹不坚，以海蛇一斤，凫茈一斤，煎汤频灌，果不吐。令将余汤煎栀、连、楝、斛、茹、芩、枇杷叶、知母、延胡、柿蒂、旋覆为剂，吞龙荟丸，投匕而溲行痛减，次日更衣而愈。

黄鼎如令堂，年七十七岁，季秋患间疟，每发加剧，寒甚微而热必昏痉，舌不能伸，三发之后，人皆危之。孟英视之，颧赤目垂，鼻冷，额颏微汗，苔色黄腻，舌根纯红，口渴痰多，不思粥饮，脉至弦数，重按少神。证属伏暑挟痰，而阴虚阳越。先与苁蓉、鳖甲、楝、斛、茹、贝、燕窝、藕，两剂而颧红颏汗皆蠲。继佐参、沥、薤、麦、枇杷叶、旋覆，去竹茹、苁蓉，投三帖而昏痉不作。又去薤、楝，加生地、花粉，服五日而疟休，饮食渐加，居然告愈。方疟势披猖之际，鼎如、上水两昆仲颇以为忧，延诸名家议治，有主人参白虎汤者，有用犀角地黄汤者，有欲大剂温补者，有执小柴胡加减者，赖孟英力排众论，病家始有把握。与孟英意见相合者，何君新之也，怂恿参赞，与有功焉。

许芷卿患外寒，须覆重衾，内热饮不解渴，仍能安谷，便溺皆行。或以为虚寒，或以为疡患。投以温散，即显咽疼。孟英脉之，沉弦而缓，作痰热内伏，投以犀、羚、元参、丹皮、白薇、黑栀、茹、贝、旋、蒡之剂，两帖而寒濕咽疼皆减。乃去犀、羚、牛蒡，加二至、知母、花粉、银花，解酱矢而瘳。

韩组林年近古稀，孟冬患肢厥头肿，谵语遗溺。包某作虚风类，进以温补，势益剧。孟英脉之，脉弦数右滑溢，乃痰热内阻，风温外侵，与羚、贝、茹、栀、翘、薇、桑、菊、丹皮、花粉、旋覆，以芦菔汤煎服而瘳。

钱闻远仲郎患感，汤某进桂、朴、姜、柴等药，而痰血频咯，神瞀耳聋，谵语便溏，不饥大渴，苔黑溲少，彻夜无眠。范应枢、顾听泉叠进轻清，黑苔渐退，舌绛无津，外证依然不能措手。孟英诊之，脉皆细数，乃真阴素亏，营液受烁，不必以便溏不食而畏滋腻也。授以西洋参、生地、二至、二冬、龟板、燕窝、茹、贝、银花、藕汁、梨汁、葳蕤、百合等药。二剂咯血渐止，痰出甚多，渐进稀糜，夜能稍寐。五剂热退泻止，渴始减，脉渐和。旬日后解燥矢而痊。

朱湘槎令郎留耕，忽于饱食后大吐而厥，冷汗息微。急延孟英视之，厥甫回而腹痛异常，口极苦渴，二便不行，脉来弦缓，乃痰滞而热伏厥阴，肝气无从疏泄也。投雪羹、栀、楝、元胡、苁蓉、萸、连、橘核、旋覆、竹茹、菔汁之药，一剂痛减，再服便行而愈。

韩妪年近花甲，患三疟于仲冬。朱某主温散，并以姜枣汤恣饮，旬日后粒米不沾，疟至大吐。黄某以热补进，势益甚。又浃旬，孟英视之，胸中痞结如柈，苔黄苦渴，溲如热汤，脉弦滑右甚，带下如注。投小陷胸合温胆，加薤白，服后大吐胶痰。十余日，胸痞始消，改授甘凉，疟亦渐罢。递参滋阴，遂以霍然。

魏西林令侄女，娩后恶露延至两月。继闻乃翁条珊主政及两弟卒于京，悲哀不释，而为干嗽吐血，头痛偏左，不饥不食，不眠不便，渴饮而溲，必间日一行，久治不效。孟英切脉虚弦豁大，与甘麦大枣加熟地、首乌、鳖甲、二至、菊花、旋覆、芍药、贝母、麻仁、青盐等药，服后脉渐敛，血亦止。七八剂，头疼始息。旬日后，便行安谷。逾年接柩悲恸，血复溢，误投温补而亡。

韩石甫大令令正[1]，患感发疹。沈悦亭治以清解，热渐退而神气不爽，舌黑难伸，太息便秘，胸次拒按，脉弦缓而滑。投凉膈散加知母、花粉、枳实、竹茹，一帖而苔即退黄，再服而黑矢下，神气清，即以向愈。

陈赤堂令正患感，面赤不眠，烦躁谵语，口甘渴腻，溲涩而疼，顾听泉多剂清解未应。孟英切其脉，左弦洪而数，右滑而溢，胸次痞结，大解未行，肝阳上浮，肺气不降，痰热阻痹，邪乃逗留。与小陷胸合温胆、雪羹，加旋、薤投之，胸结渐开。乃去半、薤，而送当归龙荟丸，谵语止且能眠。参以通幽汤，下其黑矢。三次后，始进养阴和胃而痊。

① 令正：对对方嫡妻的敬称。

翁嘉顺令正，娩后阴户坠下一物，形色如肺，多方疗之不收，第三日始求治于孟英（气虚不固）。令以泽兰叶二两煎浓汤，熏而温洗；随以海螵蛸、五倍子等分，研细粉糁之，果即收上。继而恶露不行，白带时下，乳汁全无，两腿作痛（前方只治其标，未治其本，故复发此患），又求方以通之。孟英曰：“此血虚也，乳与恶露虽无，其腹必不胀。前证亦属大虚，合而论之，毋庸诊视。”因与黄芪、当归、甘草、生地、杜仲、大枣、糯米、脂麻、藕，浓煎羊肉汤煮药。服后乳汁渐充，久服乃健。

屠某患梦遗，久治不愈，耳出脓水，目泪难开，肩肋胸背酸疼，微有寒热，食减神疲。孟英察脉左弦数，右虚软，以三才封髓加龙牡、黄芪、桑、丹、栀、菊，旬日而瘳。

李华甫令正患头震。孟英脉之弦滑，乃肝经郁怒火升也，投当归龙荟丸而瘥。然不能惩忿，其病屡发之后，更兼溺秘腹胀，喘汗欲绝。亟邀孟英视之，脉甚弦涩，口苦苔黄，舌色紫黯，汛虽不愆，内有瘀滞也。以雪羹加金铃、旋覆、栀子、滑石、桃仁、茺蔚、车前子、木通，仍吞龙荟丸，外以田赢、大蒜、车前草，捣帖脐下。服后果先下黑血，溲即随通，继而更衣，粪色亦黑，遂愈。

卷　六

己酉春，胡孟绅山长[1]患疑，坐卧不安，如畏人捕。自知为痰，饵白金丸吐之，汗出头面，神躁妄闻（撩动其猖狂之势）。孟英切其脉，弦滑洪数，不为指挠。投石膏、竹茹、枳实、黄连、旋覆、花粉、胆星、石菖蒲，加雪羹、竹沥、童溲，吞礞石滚痰丸，下其痰火，连得大解，夜分较安。惟不能断酒，为加绿豆、银花、枳椇子，吞当归龙荟丸。旬余，脉证渐平，神气亦静，尚多疑惧。改授犀角、元参、丹参、丹皮、竹叶、竹茹、贝母、百合、莲心、猪胆汁炒枣仁、盐水炒黄连，吞枕中丹，以清包络肝胆之有余，而调神志。又旬日，各恙皆蠲，即能拈韵，继与十味温胆法善其后。乃弟季权同时患黑斑，苔秽脉浑，气粗面垢。孟英即以凉膈散投之，大解得行，脘亦不闷，斑皆透绽，脉显滑数而洪。遂与大剂凉润清肃之药，直俟其旬日外大解不泻，药始缓授。复又沉卧不醒，人皆疑之。孟英曰："痰热尚炽也。"仍投大剂数帖，果频吐胶痰累日，而眠食渐安。是役也，当两病披猖之际，举家皇皇。他医或以前证为神不守舍，议投温补，后证则以为必败，闻者无不危之。赖季权之夫人独具卓识，任贤不贰，孟英始无掣肘之虑，而咸得收功也。

屠敬思体气素弱，去冬因子殇于痘，医与舒郁填阴，病日以剧，佥云不治，乃延孟英诊之。两关甚数，寸上洪滑，嗽逆痰多，卧不著枕，溺赤便难，极其畏冷，是冬温未罢，误补热郁之候。世间之死于劳损者，何尝尽是虚证，每为补药偾事。授以廓清肺胃之药，周身发疥，各恙渐安。蕴伏既清，始投滋养善后，不仅病愈，次年春更得一子。

许芷卿亦精于医，偶患外感，即服清散之药而证不减。或疑其非春温也，邀孟英质之。诊脉迟涩，二便皆行，筋掣不眠，畏寒能食，喉舌皆赤（血热之征）。与大剂清营药，数服而瘥。迨夏两腿患疥，外科治之，久而不愈。孟英谓其平昔善饮，蕴热深沉，疡科药亟宜概屏，令以雪羹汤送当归龙荟丸，果得渐瘳。秋间其太夫人患感，连服温散，转为肢厥便秘，面赤冷汗，脉来一息一歇，举家惶惶，虑即脱变（肢厥而便秘面赤，可决其非脱症矣）。孟英视其苔黄腻不渴，按其胸闷而不舒，且闻其嗅诸食物，无不极臭，断为暑湿内伏，挟痰阻肺。肺主一身之气，气壅不行，法宜开降。是虚脱之反面也。设投补药，则内闭而外脱。昧者犹以为投补，迟疑而不及救。孰知真实类虚，不必以老年怀成见（世之愈补愈虚，以至于脱者，大半由此），总须以对证为良药。果一剂而脉至不歇，转为弦滑。再服汗止肢和，便行进粥。数帖而痊。方用紫菀、白前、竹茹、枳实、

---

[1] 山长：书院院长。

旋、贝、杏、蒌、兜铃、枇杷叶也。

沈辛甫善轩岐之学，其令正体素弱而勤于操作，年逾四秩，汛事过多，兼以便溏，冷汗气逆，参芪屡进，病日以危。孟英诊曰："心脾之脉尚有根，犹可望也。"与龙骨、牡蛎、龟板、鳖甲、海螵蛸、石英、石脂、余粮、熟地、茯苓为方，一剂转机，渐以向愈。

亦下虚而误补其上者。应补之证，补不如法尚且致害，况不应补而补者乎？

陈舜廷患疟久不愈，其体素亏，医皆束手。孟英视之，舌绛无津，微寒溲赤。原属春温化疟，体与病皆不是小柴胡之例，过投温散，热炽阴伤。与竹叶石膏汤，撤热存津而愈。

谢再华室素患肝厥，孟英于癸卯岁授药一剂，六载安然。今夏偶患齿衄，继渐臭腐，头疼汛阻，彻夜无眠。盖秦某作格阳证治，进以肾气汤数服而致剧也。孟英与大剂神犀汤加知柏，旬日而瘳。

胡韵梅年已逾冠，因夜坐感寒，患头疼恶冷，呕吐肢冷。孟英视之，曰："舌绛脉数，斑疹之候，断非受寒也。"幸胡平昔钦信，遂与清透药服之。次日点形圆绽，细询果未出痘。但火势甚炽，恐其惑于俗论，嘱请专科王蔚文会诊，所见略同。一路清凉，自起发至落痂，毫不杂一味温升攻托之药，而满身密布，形色粗紫，浆浓痂黑，便秘不饥，渴无一息之停。苟不如是用药，其能免乎？此建中《琐言》之所以有功于世也。

此大实之证，故治宜如此。予见一小儿出痘，自始至终，参茸不辍于口，稍停其药，即恢然不振，正与此案相对待。可见用寒用热，皆宜随证变通，未可执一而论也。

朱养心后人名大镛者，新婚后神呆目瞪，言语失伦。或疑其体弱神怯，与镇补安神诸药，驯致善饥善怒，骂詈如狂。其族兄已生邀孟英诊之，右脉洪滑，与犀角、石膏、菖蒲、胆星、竹沥、知母，吞礞石滚痰丸而愈。其大父患四肢冷颤，常服温补，延久不痊。孟英切其脉弦而缓，曰："非虚也。"与通络方吞指迷茯苓丸而瘥。

许安卿患咽痛，疡科黄秀元连与升散之药，延及龈肿，牙关不开，舌不出齿，自汗脉涩，绝谷濒危。其族兄辛泉逆孟英往勘，即洗去满颈敷药，而以菊叶捣涂，吹以锡类散，煎犀、羚、元参、射干、马勃、栀、贝、山豆根等药灌之，数日而痊。

宜降而反升之，宜其病之增剧也。

庄芝阶舍人三令媳患搐搦，间日而作，孟英诊脉弦数，泛泛欲呕，口苦不饥，凛寒头痛，汛事愆期，溲热如火，乃厥阴暑疟也。投以大剂犀、羚、元参、栀、菊、木通、知、楝、花粉、银花之药，数日而愈。

仲夏淫雨匝月，泛滥为灾，季夏酷暑如焚，人多热病。有沈小园者，患病于越，医者但知湿甚而不知化热，投以平胃散数帖，壮热昏狂，证极危殆。返杭日，渠居停吴仲庄浼孟英视之，脉滑实而数，大渴溲赤，稀水旁流，与石膏大黄数下之而愈。仲庄欲施药济人，托孟英定一善法。孟英曰："余不敢师心自用。考古惟叶天士甘露消毒丹、神犀丹二方，为湿温暑疫最妥之药，一治气分，一治营分，规模已具。即有兼证，尚可通融。司天在泉，不必拘泥。今岁奇荒，明年恐有奇疫，但甘露二字，人必疑为大寒之药，消毒二字，世人或误作外证之方，因易其名曰普济解疫丹。”吴君与诸好善之家，依方合送，救活不知若干人也。

附：普济解疫丹雍正癸丑叶天士先生定

飞滑石十五两　绵茵陈十一两　淡黄芩十两　石菖蒲六两川贝母五两　木通五两　藿香　射干　连翘　薄荷　白豆蔻各四两

上药晒燥，生研细末（见火则药尽热）。每服三钱，开水调服，日二次。或以神曲糊丸如弹子大，开水化服，亦可。

孟英自注云：此治湿温时疫之主方也。按六元正纪，五运分步，每年春分后十三日交二运，征火旺，天乃渐温；芒种后十日交三运，宫土旺，地乃渐湿。温湿蒸腾，更加烈日之暑，烁石流金，人在气交之中，口鼻吸受其气，留而不去，乃成温热暑疫之病，则为发热倦怠，胸闷腹胀，肢酸咽肿，斑疹身黄，颐肿口渴，溺赤便秘，吐泻疟痢，淋浊疮疡等证。但看病人舌苔淡白，或厚腻，或干黄者，是暑湿热疫之邪尚在气分，悉以此丹治之立效。而薄滋味家慈每于夏季茹素，且云汝辈为医者当知之。吾见疫疠流行之岁，无论贫富，无可避之，总由不知坚壁清野之故耳。试看茹素者独可不染，岂非胃中清虚，邪不能留乎？旨哉斯言，特谨识之，远酒色，尤为辟疫之仙方，智者识之。医家临证，能准此化裁，自可十全为上。上参喻嘉言、张石顽、叶天士、沈尧封诸家。

附：神犀丹

犀角尖磨汁　石菖蒲　黄芩各六两　直生地冷水洗净浸透，捣绞汁　银花各一斤。如有鲜者，捣汁用尤良　粪清　连翘各十两　板蓝根九两。无则以飞净青黛代之　香豉八两　元参七两　花粉　紫草各四两

各药生晒切忌火炒，研细，以犀角、地黄汁、粪清和捣为丸。切勿加蜜。如难丸，可将香豉煮烂。

每重三钱，凉开水化服，小儿用半丸。如无粪清，可加人中黄四两研入。

孟英自注云：温热暑疫诸病，邪不即解，耗液伤营，逆传内陷，痉厥昏狂，谵语发斑等证，但看病人舌色干光，或紫绛，或圆硬，或黑苔，皆以此丹救之。若初病即觉神情昏躁而舌赤口干者，是温暑直入营分。酷热之时，阴虚之体，及新产妇人患此最多，急须用此，多可挽回，切勿拘泥日数，误投别药以偾事也。兼治痘瘄毒重，夹带紫斑危证，暨痘瘄后余毒内炽，口糜咽腐，目赤神烦诸证。上本叶氏。参治验。

姚禄皆在金陵，适遇大水，继而回杭，途次酷热患感。顾某诊为湿邪，与桂枝葛根药三帖，病乃剧。赵笛楼知其误治，连用清解，因见蓝斑，不肯承手。迓孟英视之，脉细数而体瘦，平昔阴亏，热邪藉风药而披猖，营液得温燥而干涸，斑色既绀，危险万分。勉投大剂石膏、知母、白薇、栀子、青蒿、丹皮、竹叶、竹沥、童溲之药，调以神犀丹，

三服，大解下如胶漆，斑色渐退而昏狂遗溺，大渴不已。仍与前方，调以紫雪数剂，热退神清，而言出无伦，犹如梦呓。或虑其成癫，孟英曰："痰留包络也。"与犀角、菖蒲、元参、鳖甲、花粉、竹茹、黄连、生地、木通、甘草为方，调以真珠、牛黄，始得渐安。改授存阴调理而愈。

陈蕴泉陡患昏谵，夤夜乞诊于孟英。脉甚滑数，苔色腻黄，乃平素多痰，兼吸暑热。与清解药一剂，化而为疟，脉亦较平。或谓其体弱不宜凉药，须用人参，渠家惶惑，孟英坚持以为不可。盖暑脉颇类乎虚，而痰阻于肺，呼吸不调，又与气虚短促者相似。平昔虽虚，有病必先去病。况热能伤气，清暑热即所以顾元气也。何新之亦赞是议。遂连投白虎加减而愈。次年春，因丧妾悲悼，复感温邪，失于肃清，病日以甚，迨孟英自豫章归，诊已不可救药矣。

暑证人多不识。此二层，昔人虽曾论及，而无此明晰。

高若舟庶母患脱肛，孟英脉之弦而滑，溲涩苔黄，虽属高年，非虚证也。清其湿热而痊。

谢再华请孟英治乍浦人滞下证，昼夜百余行，不饥不渴而欲呕，腰痛上及于心胸，切其脉颇平和。是寒湿也，与时行暑湿痢大相径庭，投姜桂萸朴之剂，数服霍然。

赵子善患疟，畏冷不饥。孟英诊之，脉滑数，苔黄溲赤，脘闷善呕，投竹叶石膏汤加减，以清伏暑而痊。

王一峰次郎患疟，多服姜枣温散之药，因致壮热耳聋，谵语遗屎，不寐昏狂，见人欲咬。顾听泉从伏暑治，亦不效。延至初冬，吴爱棠嘱其求诊于孟英。按脉皆滑，即以顾疏犀角等药内，加菖蒲、胆星、竹沥、珍珠、牛黄为剂，吞白金丸（大驱风痰，极为合法），一服即减，旬日霍然。继其令堂发热善呕，频吐黏沫，头疼如劈，口苦耳聋，神识昏瞀，脉弦而数，乃伏暑挟内风之鸱张，与犀角、元参、竹茹、花粉、知、翘、苓、斛、栀、菊、雪羹等药，七日而瘳。

王子能参军令正，久患吐血，医不能愈，延孟英视之。脉弦滑而搏指，右手较甚，渴喜冷饮，米谷碍于下咽，小溲如沸，夜不成眠，久服滋阴，毫无寸效。孟英以苇茎汤合雪羹，加石膏、知母、花粉、枇杷叶、竹茹、旋覆、滑石、梨汁，大剂投三十剂而痊。继而参军旋省，患久积忧劳真阴欲匮，竟难救药，寻果仙游。

余朗斋令堂秋间患伏暑，孟英已为治愈。失于调理，复患气冲自汗，肢冷少餐，攻补不投。仍邀孟英治之，与填补冲任，清涤伏痰法，合甘麦大枣以补血而愈。

高瑞生令弟疟久不痊，形消不食。医谓虚也，投补药而便增自汗。孟英诊之，脉弦滑，脘下聚气，投小陷胸加竹茹、旋、枳，以开痰结，渐能纳谷。继以清养，病去肌充。

张篪伯纪纲李贵，患感数日，忽然昏厥，比沿途追求孟英往视，业已薄暮。主人谓自朝至此，一息奄奄，恐不及灌药矣，实不便屈诊。孟英曰"余既来，且视之。"见其面色灰黯，戴眼口开，按其脉尚不绝。与菖蒲、胆星、竹茹、旋覆等为剂，和入童溺，调以牛黄至宝丹灌之，覆杯而起。

吴酝香大令宰金溪，自春仲感冒而起，迨夏徂秋，痰多气逆，肌肉消瘦。延至初冬，诸证蜂起，耳鸣腰痛，卧即火升，梦必干戈，凛寒善怒。多医咸主补虚，讫无小效，卧理南阳已将半载。群公子计无所施，飞函至家，嘱大公子汾伯副车叩求孟英来署，已冬仲之杪日矣。诊脉弦细，而左寸与右尺甚数，右寸关急搏不调，且病者颈垂不仰，气促难言，舌黯无苔，面黧不渴。孟英曰："病虽起于劳伤挟感，而延已经年，然溯其所自，平昔善饮，三十年来期在必醉，非仅外来之客邪失于清解，殆由内伏之积热久锢深沉。温补杂投，互相煽动，营津受烁，肉削痰多，升降愆常，火浮足冷，病机错杂，求愈殊难。既承千里相招，姑且按经设法。"以石膏、知母、花粉、黄芩等清肺涤痰，青蒿，鳖甲、栀子、金铃等柔肝泄热，元参、女贞、天冬、黄柏等壮水制火，竹茹、旋覆、杷叶、橘红等宣中降气，出入为方，间佐龙荟丸直泻胆经之酒毒，紫雪丹搜逐隧络之留邪。服三剂而舌布黄苔，蕴热渐泄。服六剂而嗽减知饥，渴喜热饮，伏痰渐化。季冬八日，即能出堂讯案。十剂后，凛寒始罢，足亦渐温，肺气已得下降。望日出署行香，继而兵火之梦渐清，夜亦能眠。迎春东郊，审结积案，亦不觉其劳矣。方中参以西洋参、生地、麦冬充其液，银花、绿豆、雪羹化其积。至庚戌岁朝，各处贺年，午后护日，极其裕如，且肌肉渐丰，面黑亦退。药之对病如是之神。调养至开篆时，起居如旧，各恙皆瘥。而孟英将赴宜黄杨明府之招，酝香为录其逐日方案，跋而帙之。兹特采其大略如此。

蕴香之证，予于五月间曾为一视，知其感受温邪，投以清解，三服后颇觉轻减，又以赴饮而病复如故，然步履尚无恙也。后乃惑于温补之说，熟地、鹿胶等腻滞之药，恣服不辍。此孟英至而其势已棘，虽逐渐清解，大势向愈，然病久元虚，邪去而正亦随之，此所以终于不起也。

定州杨素园明府宰宜黄，吏治有声，精于医学。其夫人多病，自治不痊。毗陵吴子和嘱其函恳酝香，屈孟英诊视。而孟英因母老急欲旋里，坚辞不往，即据来信所述病状，拟方立案云：细阅病原，证延二十余年，始因啖杏，生冷伤乎胃阳，肝木乘虚，遂患胁疼挛掣。身躯素厚，湿盛为痰，温药相投，是其效也。驯致积温成热，反助风阳，消烁胃津，渐形瘦削。而痰饮者，本水谷之悍气，缘肝升太过，胃降无权，另辟窠囊，据为山险。初则气滞以停饮，继则饮蟠而气阻。气既阻痹，血亦愆其行度，积以为瘀。前此神术丸、控涎丹之涤饮，丹参饮、桃核承气之逐血，皆为杰构，已无遁情。迨延久元虚，即其气滞而实者，亦将转为散漫而无把握矣。是以气升火浮，颧红面肿；气降火息，黄瘦日增。苟情志不怡，病必陡发。以肝为刚脏，在志为怒，血不濡养，性愈侜张[①]。胃土属阳，宜通宜降，通则不痛。六腑以通为用，更衣得畅，体觉宽舒，是其征也。体已虚，病似实，虚则虚于胃之液，实则实于肝之阳。中虚原欲纳食，而肝逆蛔扰欲呕，吐出之

① 侜张：妄语，胡诌，期诳。

水已见黑色，似属胃底之浊阴，风鼓波澜，翻空向上，势难再攻。承示脉至两关中取似形鼓指，重按杳然，讵为细故？际此春令，正鸢飞鱼跃[①]之时，仰屋图维[②]，参彻土绸缪[③]之议。是否有当，仰就斤绳。

沙参八钱　鲜竹茹四钱　川椒红二分　乌梅肉炭六分　茯苓三钱　旋覆三钱　金铃肉二钱　柿蒂十个　仙半夏一钱　淡肉苁蓉一钱五分　吴萸汤炒黄连四分　冬虫夏草一钱五分

另用炙龟板、藕各四两，漂淡陈海蛇二两，凫茈一两，赭石四钱，先煮清汤代水煎药。正月十四日

上拟方案，来差星夜赍回，于十六日到宜，素园读案狂喜，以为洞见脏腑，必欲孟英一诊，以冀霍然。遂夤夜备舆，专丁持函，求孟英暂缓归期。酝香笃于寅谊，再四劝驾，并嘱四令郎季眉偕行。孟英迫于情不可却，二十二日抵宜署。初诊案云：证逾二十年，右肋聚气，有升无降，饮阻不宣，呕逆减餐，亦将半载。二便非攻不畅，容色改换不常，吐苦吞酸，苔黄舌绛，渴喜冷饮，畏食甘甜，甘能缓中，冷堪沃热。病机于此逗露，根深难即蠲除。标实本虚，求痊匪易。据述脉亦屡迁，似无定象。夫既流善幻，显属于痰，兹按脉左缓滑，右软迟，两尺有根，不甚弦涩，是汛愆因乎气阻，尚非阴血之枯。春令肝木乘权，胃土久受戕克，病已入络，法贵缓通，通则不痛。腑以通为补，法虽时变，不能舍通字以图切。布鼓雷门，诸希教正。

沙参八钱　鲜竹茹四钱　青黛五分　旋覆三钱　酒炒黄连六分　白前一两　生白蒺三钱　紫菀一钱　海石五钱　川楝肉三钱　川贝二钱　黑栀三钱

另以生蛤粉、生冬瓜子、芦根、芦菔各壹两，丝瓜络五钱，漂蛇二两，柿蒂十个，先煮汤代水煎药，葱须二分后下。

再诊：左脉如昨兼弦，右寸亦转缓滑，中脘气渐下降，二便欲解不行。盖升降愆常，枢机窒涩，由乎风阳浮动，治节横斜，肺既不主肃清，一身之气皆滞也。轻可去实，先廓上游。

前方去海石，加瓜蒌三钱、枳实一钱。

三诊：脉来较静，小溲渐行，虽未更衣，已能安谷。浊得下降，导以清通。

前方去贝、楝，加归尾钱半、桃仁十粒，送服导水丸十粒。

四诊：腿凉便滞，气少下趋；颧面时红，火炎上僭；两肋较热，络聚痰瘀。叠授清宣，更衣色黑，噫气渐罢，酸水不呕，纳谷颇增。脉稍和缓，法仍缓导，冀刈根株。

前方去枳实、归尾，减导水丸五粒。

---

① 鸢飞鱼跃：自然万物各得其所。

② 仰屋图维：仰屋，仰卧床上。图维，看着房梁而思考著述。喻苦思冥想。

③ 彻土绸缪：《诗经·豳风·鸱鸮》："迨天之未阴雨，彻彼桑土，绸缪牖户。"朱熹注："彻，取也。桑土，桑根皮也。绸缪，缠绵也。牖，巢之通气处。户，其出入处也。亦为鸟言，我及天未阴雨之时，而往取桑根以缠绵（堵塞）巢之隙穴，使之坚固，以备阴雨之患。"

五诊：各恙皆减，眠食渐安，火犹易升，头疼面赤，颊酸结核，肋热未蠲，脉渐柔和，且参清养。

前方去白前、青黛、紫菀、黄连，加银花、贝母、黄菊、丹参、陈细茶、橄榄。

六诊：积痰下降，颈核渐平，舌紫口干，卯辰热僭，阴虚木旺，气道尚未肃清，养血靖风，自可使其向愈。

前方去陈茶、葱须，加石斛。

留赠善后方便色转正用此

沙参八钱　冬虫夏草一钱　女贞三钱　丹参三钱　鲜竹茹四钱　川斛五钱　盐水泡橘红八分　黄菊三钱　旋覆三钱　黑栀三钱　川贝四钱　金铃肉钱半

另以炙鳖甲、漂蛇各一两，苇茎二两，丝瓜络五钱，煮汤代水煎药。

又诸恙尽瘳，用此滋养

前方去橘红、菊花、金铃、栀子、旋覆，加石英、沙蒺、茯苓各三钱，苁蓉、当归各钱半，汤引去苇茎，加炙坎板一两，藕二两。

予室人患痰饮胁痛二十年矣。初则畏寒喜热，颇宜健脾利气之品。至甲辰冬，服神术丸一料，夙患顿捐，渐不畏寒。己酉冬，因气恼而复病，误服游山散钱许，势遂披猖。得孟英诊视，始渐就安痊，但痰饮未能尽除。每日须按摩数百下，嗳气数十口，方觉稍快，否则胸痞异常。二便恒秘，而便出仍不干燥。偶有时二便通调，则为之体适者终日。正《内经》所谓得后与气则快然而衰也。明明痰饮之证，特以阴血久亏，既不任香燥，而气机素滞，又不利滋填，遂至莫可为计。安得孟英常加诊视，而尽刈其根株耶。

余侄森伯患发热面赤，渴而微汗。孟英视之曰："春温也。乘其初犯，邪尚在肺，是以右寸之脉洪大，宜令其下行，由腑而出，则即可霍然。"投知母、花粉、冬瓜子、桑叶、杷叶、黄芩、苇茎、栀子等药，果大便连泻极热之水二次，而脉静身凉，知饥啜粥，遂痊。设他人治之，初感总用汗药，势必酿成大证。

卷七

谢谱香素体阴虚，忽患环跳穴痛。始而下及左腿，继而移于右腿，甚至两足转筋，上冲于腹间。或痛自乳起，下注于髀。日夜呼号，肢冷自汗，略难反侧。医见其血不华色，辄投补剂。迨仲春孟英自江西归，诊脉弦软微滑，畏热知饥，溲短便坚，舌红不渴，乃阴虚而痰气滞于厥阴也。以苁蓉、鼠矢、竹茹、丝瓜络、橘核、茴香汤炒当归、吴萸汤炒黄连、川椒汤炒乌梅、延胡汤炒楝实、海蛇、凫茈为剂，一服即减，数啜而安。继与虎潜加秦艽而起。

陈建周令郎患春温，初起即神气躁乱，惊惧不眠，两脉甚数。孟英谓温邪直入营分也，与神犀丹佐紫雪两剂而瘥。夏间吴守旃暨高若舟令郎、胡秋纫四令爱患温，初起即肢瘈妄言，神情瞀乱，孟英皆用此法，寻即霍然。世人每执汗解之法为初感之治，孰知病无定体，药贵得宜，无如具眼人稀，以致夭枉载道。归诸天数，岂尽然欤？

鲍继仲于季春望日，忽然发冷而喘汗欲厥。速孟英视之，脉沉弦而软滑带数，是素患痰饮，必误服温补所致也。家人始述去冬服胡某肾气汤，颇若相安，至今久不吐痰矣。孟英曰："病在肺，肺气展布，痰始能行。虽属久病，与少阴水泛迥殊。辨证不明，何可妄治？初服颇若相安者，方中附桂刚猛，直往无前，痰亦不得不为之辟易；又得地黄等厚浊下趋之品，回护其跋扈跳梁之性。然暴戾之气，久而必露；柔腻之质，反阻枢机。治节不伸，二便涩少；痰无出路，愈伏愈多。一朝卒发，遂壅塞于清阳升降之路，是以危险如斯。须知与少阴虚喘，判分霄壤，切勿畏虚妄补。"投以薤、蒌、枳、杏、旋、赭、橘、半、菀、茹、芦根、蛤粉、雪羹之剂而平，继与肃清肺气而涤留痰，匝月始愈。

王皱石广文令弟患春温，始则谵语发狂，连服清解大剂，遂昏沉不语，肢冷如冰，目闭不开，遗溺不饮，医皆束手。孟英诊其脉弦大而缓滑，黄腻之苔满布，秽气直喷，投承气汤加银花、石斛、黄芩、竹茹、元参、石菖蒲，下胶黑矢甚多而神稍清，略进汤饮。次日去硝黄，加海蛇、芦菔、黄连、石膏，服二剂而战解肢和，苔退进粥，不劳余力而愈。继有张镜江邀治叶某，又钱希敏之妹丈李某，孟英咸一下而瘳。惟吴守旃之室暨郑又侨皆下至十余次始痊。今年时疫盛行，医多失手。孟英随机应变，治法无穷，救活独多，不胜缕载。

此正吴氏所谓凉药无涤秽之功而反冰伏其邪也。

吴又可之法，切于疫而不甚切于温，观此可见。

褚芹香女校书患汛愆寒热，医以为损，辄投温补，驯致腹胀不饥，带淋便秘，溲涩而痛。孟英诊脉弦劲而数，乃热伏厥阴，误治而肺亦壅塞也。与清肃开上之剂，吞当归龙荟丸两服，寒热不作而知饥，旬日诸恙悉安。

闻氏妇孟夏患间疟而妊身八月，数发后热炽昏沉，腰疼欲堕。张养之嘱援于孟英。脉来洪滑且数，苔色黄腻垢浊，与黄芩、知母、竹茹、竹叶、银花、桑叶、丝瓜络、石斛、石膏、石菖蒲，一剂而痊。

案中所载多温疟暑症，故治多凉解。疟证多端，寒热俱有，不可执一而论。此症亦温疟也。

朱佳木令尊患间疟，年逾七旬，人颇忧之。孟英切脉弦滑，脘闷苔黄，曰："无恐也。"投清热涤痰药，数剂霍然。

李明府令正，年逾花甲，素患痰嗽。近兼晡热不饥，头疼不食，医治罔效。姚小荷荐孟英视之。脉滑数，乃痰火内伏，温热外侵。投石膏药二服而热退知饥，又数剂并宿恙而愈矣。

宋氏妇患感反覆，已经向痊，忽然腹胀，上至心下，气喘便泻溺闭，汤饮不能下咽，自汗不能倚息。家人皇皇，且极贫不能延诊，走乞孟英拟方挽救。因以桂枝、石膏、旋、赭、杏、朴、芩、半、黄连、通草为剂，果覆杯而病若失。张养之目击，叹为神治。

翁嘉顺之妇弟吴某，劳伤之后发热身黄，自以为脱力也。孟英察脉软数，是湿温重证，故初起即黄。亟与清解，大便渐溏，小溲甚赤，湿热已得下行，其热即减。因家住茅家埠，吝惜舆金，遽尔辍药。七八日后复热，谵语昏聋，抽痉遗溺。再恳孟英视之，湿热之邪扰营矣，投元参、犀角、菖蒲、连翘、竹茹、竹叶、银花、石膏泄卫清营之法，佐牛黄丸、紫雪丹而瘳。臀皮已塌，亟令贴羊皮金，不致成疮而愈。

朱惇书令正患感，吴某与表药二帖，发出赤疹，神气渐昏。叶某知其素患耳聋目障，为阴虚之体，改用犀角地黄汤，二剂而遗溺痉厥，始延孟英视之。曰："虽形瘦阴亏，邪易扰营，幸非湿盛之躯，尚可设法。但心下拒按，呃逆便秘，是痰热尚阻气分，误服升提，每成结胸。地黄滋滞，实为禁药，今人临证不能详审，往往用非所当用。本年败证甚多，余每见神未全昏，便不甚秘，惟胸前痞结，不可救药而死者，皆升提之误进，或滋滞之早投也。"石北涯在旁闻之，叹曰："无怪乎君素以犀角地黄汤奏奇绩，而他人效尤屡偾事，岂非能与人规矩，不能与人巧耶？"于是以犀角、元参、茹、贝、旋、蒌、杷、菀、白前、菖蒲为方调紫雪，两服呃逆止，神渐清。而咽疼口渴，乃去紫雪、前、菖，加射干、山豆根、知母、花粉，吹以锡类散，二日咽喉即愈，胸次渐舒，疹回热退。去犀角、紫菀、射干、豆根，加银花、栀子、竹叶、海蛇、凫茈，渐安眠食。唯大解久不行，孟英曰："腹无痛苦，虚体只宜润养。"佐以苁蓉、麻仁、当归、生地等药，多服而下，遂愈。

李德昌之母仲夏患感，医诊为湿，辄与燥剂，大便反泻。遂疑高年气陷，改用补土，驯致气逆神昏，汗多舌缩。已办后事，始乞诊于孟英。脉洪数无伦，右尺更甚，与大剂犀角、石膏、黄芩、黄连、黄柏、知母、花粉、栀子、石斛、竹叶、莲心、元参、生地之药，另以冷雪水调紫雪，灌一昼夜，舌即出齿。而喉舌赤腐，咽水甚痛，乃去三黄，加银花、射干、豆根，并吹锡类散。三日后，脉证渐和，稀糜渐受，改授甘凉缓剂。旬日得坚黑矢而愈。

余朗斋形瘦体弱，患间日疟，寒少热多，二便涩滞，脘膈闷极，苔腻不渴。孟英切脉缓滑而上溢，曰："素禀虽阴亏，而痰湿阻痹，既不可以提表助其升逆，亦未宜以凉润碍其枢机。"投以滑、朴、茹、旋、通草、枇杷叶、苇茎、郁金、兰叶之方，苔色渐退。即去朴、郁，加连、枳、半夏，胸闷渐开，疟亦减，便乃畅。再去滑、半、连、枳，加沙参、石斛、橘皮、黄芩，浃旬而愈。

运枢机、通经络，为孟英用药秘诀。无论用补用清，皆不离此意。细观各案自知。

董哲卿贰尹令正，胎前患嗽，娩后不痊，渐至寝汗减餐，头疼口燥，奄奄而卧，略难起坐。孟英诊脉虚弦软数，视舌光赤无苔，曰："此头疼口燥，乃阳升无液使然，岂可从外感治？是冲气上逆之嗽，初非伤风之证也。"与苁蓉、石英、龟板、茯苓、冬虫夏草、牡蛎、穞豆衣、甘草、小麦、红枣、藕，数帖嗽减餐加，头疼不作。加以熟地，服之遂愈。

庆云圃观察令郎恩荫堂司马，陡患偏坠，医与茴香、芦巴、乌药、荔核等剂，遂痛不可忍。浼赵棠村鹾尹邀孟英视之。按其脉肤甚热，曰："非疝也，睾丸肿痛必偏于右。此湿热时邪也，设以疝治之，必成痈。"按法治之，果覆杯而痛减，三服而便行热退。因食羊肉，肿痛复作，再与清解，谆嘱慎口腹而瘳。

吴宪章年逾花甲患感，医知其为湿温也，投药不应，而仍能起榻理事。石北涯拉孟英视之，冀其勿致加剧。及诊脉，左寸数疾，余皆软大，谷食略减，便溏溲少，苔色腻黄，舌尖独黑，孟英不肯予方，人咸诧之。因曰："证原不重，吾以脉象舌色察之，是平昔曲运心机，离火内亢。坎水不制，势必自焚，况兼湿温之感乎？"果数日而殒。

黄纯光年七十八岁患湿温，至旬余，脉形歇代，呃忒连朝，诸医望而畏之。孟英诊曰："脉虽歇而弦搏有根，是得乎天者厚，虽属高年，犹为实象。参以病深声哕，原非小故。而二便窒涩，苔腻而灰，似府气未宣，痰湿热阻其气化流行之道也。清宣展布，尚可图焉。"何新之韪其议，因以旋、茹、栀、楝、杷、杏、萸、连、菀、蒌、雪羹为剂，方通草一两煎汤煮药，投匕即减。数服而大吐胶痰，连次更衣，遂安粥食。惟动则嗽逆，渐露下虚之象，予西洋参、龟板、牡蛎、苁蓉、石斛、牛膝、冬虫夏草、石英、茯苓、当归等药。而各恙递安。继加砂仁、熟地而起。

钱闻远自春间偶患痰嗽，医投苏葛而失音。更医大剂滋补，渐致饮水则呛，久延愈剧。邀孟英诊曰：左寸动数，尺细关弦，右则涩，乃心阳过扰而暗耗营阴，肺金受烁，清肃不行，水失化源，根无荫庇，左升太过，右降无权，气之经度既乖，血之络隧亦痹，饮水则呛，是其据也。金遇火而伏，其可虑乎？继而瘀血果吐，纳食稍舒。老医严少眉以为可治，竭力图维，仍殒于伏。

汤西塍年逾花甲，感证初起，周身肤赤，满舌苔黄，头痛腰疼，便溏溲痛。伊亲家何新之诊为险候，嘱延孟英诊之。脉见弦细而软，乃阴虚劳倦，湿温毒重之证。清解之中，须寓存阴，以犀角、羚、苓、茹、银、翘、桑、苇、通草、兰叶为方，煎以冬瓜汤。服之偏身赤疹，而左眼胞忽肿，右臂酸疼不举，耳聋，神不清爽，亟以元参、丹皮、菊花、栀子、桑枝、丝瓜络、石斛、竹叶，煎调神犀丹为剂。偶邀疡科视外患，亦知病因湿热，连进木通等药，脉更细弱，神益昏惫，饮食不进，溲涩愈疼，新之以为难挽矣。孟英曰："急救阴液，尚可转机。"授复脉汤去姜、桂、麻仁，易西洋参，加知母、花粉、竹叶、蔗浆灌之，一剂神苏脉起，再服苔退知饥，三啜身凉溺畅，六帖后肤蜕安眠，目开舌润。或疑甘柔滑腻之药，何以能清湿热，孟英曰："阴虚内热之人，蕴湿易于化火，火能烁液，濡布无权。频溉甘凉，津回气达。徒知利湿，阴气先亡。须脉证详参，法难执一也。"又服数剂后，忽然肢肿，偏发风块，搔痒异常。或又疑证之有变也，孟英曰："此阴液充而余邪自寻出路耳。"与轻清药数帖，果瘥。

赵菊斋仲媳素患阴虚内热，时或咯血，去年孟英已为治愈。既而汛事偶愆，孟英诊曰："病去而孕矣。"今春娩后患泻，适孟英赴豫章之诊，专科进以温热之方而咳嗽乃作。更医改授养营之剂，则滑泄必加。签药乱方，备尝莫效。比孟英归，投以甘麦大枣，配梅连之法，证渐轻减。继为其姻党[①]尼之[②]，多方蛮补，遂致腹痛减餐，日下数十行，皆莹白坚圆如白蒲桃之形，上萦血丝。菊斋悔闷，仍乞援于孟英。予仲景当归生姜羊肉汤，每剂吞雅胆仁二十一粒，以龙眼肉为衣，果两服而便转为溏，痛即递减。再与温养奇经之龟板、鹿霜、归、苓、杞、菟、甘、芍、乌鲗、苁蓉、蒲桃、藕等药，调理而痊。

海盐任斐庭馆于关琴楚家，季复患感，黄某闻其身热而时有微寒也，进以姜、萸、柴、枣等药，数帖热愈壮而二便不行。更医连用渗利之剂，初服溲略通，既而益秘。居停以为忧，始延孟英视焉。证交十四日，骨瘦如柴[③]，脉弦细而涩，舌色光紫，满布白糜，夜不成眠，渴不多饮，粒米不进，少腹拒按，势将喘逆，虽属下证而形脉如斯，法难直授。先令取大田蠃一枚，鲜车前草一握，大蒜六瓣，共捣烂，加麝香少许罨脐下水分穴（外治法甚妥）。方以元参、紫菀、栀子、知母、花粉、海蛇、凫茈、苁蓉、牛膝、天冬为剂，加鲜地黄汁服之。其夜小溲即行，气平略寐。又两剂，大解始下，退热而渐进稀糜。乃去雪羹、栀、菀、苁蓉、膝、地黄汁，加西洋参、麦冬、石斛、干生地、竹茹、银花等药。又服十余帖，凡三解黑矢而舌色复于红润，眠食渐安而起矣。

庄芝阶舍人令爱，孀居在室，陡患气冲欲厥，脘痛莫当。自服沉香、吴萸等药，病益剧而呕吐发热，略有微寒。孟英按脉弦滑且数，苔色滑腻微黄，而渴喜冷饮，便秘溲热，眠食皆废，是伏痰内盛，肝逆上升，而兼吸受暑热也。予吴萸水炒黄连、枳实、竹

① 姻党：有姻亲关系的家族成员。

② 尼之：阻挡，阻止。

③ 骨瘦如柴：原作"骨瘦如豺"，据文义改。

茹、瓜蒌、石膏、旋覆、赭石、知母、半夏、雪羹。服二剂吐止痛减，五剂热退而解犹不畅，旬日始得豁然。乃去石膏、知母、旋、赭，调之而愈。

陈书伯太史令弟妇，娩后三日，发热汗多，苔黄眩悸。孟英切脉弦细虚数，乃营阴素亏，酷热外烁，风阳浮动，痉厥之萌也。予元参、白薇、青蒿、生地、小麦、穞豆衣、石斛、鳖甲、竹叶，两剂热退知饥，悸汗不止，去蒿、薇，加龙、牡、莲心、龟板、石英而安。继又暑风外袭，壮热如焚，渴饮不饥，睹物尽赤，改授白虎加西洋参、竹叶、莲杆，一啜而瘳。仍与镇摄滋潜，善其后而愈。

顾氏妇半产后，因吃饭脘痛，人以为停食也，进以消导，痛甚发热，卧则右肋筋掣难忍。孟英曰："此非发散攻消可疗。"予旋覆、丝瓜络、冬瓜子、莲杆、苇茎、竹茹、贝母、枇杷叶、兰叶、通草为方，一剂知，二剂已。

高氏妇因戒鸦片而服外洋丸药，诸无所苦，惟便秘不通。医治两月，迄不能下，且仍安谷，而面赤龈胀欲挑。每以银针嵌入齿缝，而拔出之时，银色已如煤黑。孟英诊脉滑数，予犀角、石膏、硝、黄、升麻、蜣螂为剂，和以鲜银花汁一杯（解毒妙品）。服后夜间登圊三四行而病去及半，再予清解化毒而痊。

太仓陆竹琴令正陡患心悸，肢冷如冰。其子皇皇，浼吴江程勉耘恳援于孟英。察其脉浮弦而数，视其舌尖赤无苔，乃阴虚阳越，煎厥根萌，予元参、二至、三甲、龙齿、石英、生地、牛膝、茯神、莲子心而愈。

赵子循室娩后，服生化汤二帖，更因惊吓，三朝发热，连投四物、六合等汤，病日以甚，半月后始延孟英诊之。脉象左弦急，右洪滑数，苔黄大渴，谵语嗽痰，恶露仍行，唇齿干燥。是因阴虚之体，血去过多，木火上浮，酷暑外烁，津液大耗，兼有伏痰之候也。亟与营卫两清，冀免他变。而母家极畏石膏，坚不与服。越三日，势益剧，计无所施。子循之叔笛楼与其表兄许芷卿，经以白虎加减投之，证有转机。翼日再迓孟英，会同笛楼暨其舅氏许吉斋山长，协商妥治，咸是王议，且以西瓜汁助其药力，热始日渐下行，二便如火。又数日，渐安粥食，神气亦清，起坐梳头，夜能静寐。然热蕴太多，下焦患痈，脓虽即溃，阴液漏伤，脉复空数浮大，便泄善嗔，口干多梦，皆木少水涵，烁津侮胃之见证也。孟英与笛楼商以白头翁汤加龙骨、三甲、甘草、木瓜以育阴潜阳，余粮石脂丸中加梅连以息风镇胃，果得疮口脓干，餐加泻止，脉柔热净，苔退神怡。正须善后，甫授滋填，不期酷热兼旬，甘霖忽降，窗开彻夜，复感风邪，身热微寒，鼻流清涕，而阴液久夺，外患未痂，培养碍投，又难发汗，肝风内应，瘈瘲旋形，九仞之功，遂成画饼。门外汉未免以成败论，然此案自堪传也。

仍是阴血大虚，故变证如此，非尽由于风邪也。

陈某患嗽，嗽则先吐稀痰，次则黄浓甜浊之痰，继之以深红带紫之血，仍能安谷，别无所苦，多药不愈。孟英切其脉缓大而右关较甚，乃劳倦伤阳，而兼湿热蕴积也。予沙参、生薏苡、木瓜、茯苓、竹茹、桑叶、枇杷叶、生扁豆、苇茎、花粉为剂，吞松石猪肚丸而愈。

王瘦石夫人患滞下，腹痛微呕，不饥口苦，溲短耳鸣。孟英诊曰：“脉见细弱之形，肌无华泽之色，汛不行而早断，舌紫黯以无津，是素质阴亏，情怀悒郁，二阳默炽，五液潜消，虽吸暑邪，莫投套药。”予白头翁汤加雪羹、银花、栀子、楝实（先清暑邪），数剂而减。继去雪羹，加生地、苁蓉、柿饼、藕汁而安。改授甘麦大枣加西洋参、生地、苁蓉、竹茹、归、芍、蒲桃干，而以藕汤煎服，调养体质以痊。

卷八

《仁术志》者，海丰张君柳吟所题孟英之医案也。吾师赵菊斋先生暨庄舍人芝阶为之序。余以未与其事，深以为歉。秋间偶过孟英，适有陈姓者牵羊来谢，孟英颇疑之。其人曰："三月间，次媳患时感而气逆不能眠，医皆畏却，特延君诊。甫按脉，云：甚滑疾，是为娠象，用药必须顾及。此时次媳于去秋娩后，月事尚未一行。君为此言，阖家未尝不窃笑也。迨疾渐平，哺儿之乳亦不觉少，虽自问亦断断非孕。至六月间，腹渐胀，方谓有病，不料昨日倏产一孙。举家敬服高明，故来致谢耳。"孟英因谓余云："昨诊魏子恒之室，亦妊也。诸医作虚损治。脉虽虚微软数，而滑象仍形。病家深不以吾言为然者，缘病人之女兄二人皆死于虚劳也。然其伯仲之证吾皆诊焉，今已十余年矣，犹忆伯字于关氏，未嫁而卒。证非不治，亦为药误。病中阅吾方案，极为折服。且曰：先生来暮，侬不能起矣。前此延致诸名家，徒曰虚证宜补而不治其所以虚。方则群聚补药，必以地黄为之冠，虽有参芪，亦列于后。即使用药不乖，而阳生阴长，气为血帅之旨，尚未分晓，况其他乎？吾闻而愕然，何以闺中女子亦解谈医？细询始知为乾隆间名医吴颖昭先生之女孙也，尤为惋惜。仲适于陈少帘少府，的系损证。若季者，因其家怀先人之见，遂致医人迎合误事，岂不可叹？"迨秋仲，果闻魏氏分娩，母子皆亡，方叹孟英之卓见为不可及也。爰采秋冬诸案之治法不同于寻常者，而续成一卷云。

便血至三十余年，且已形瘦腰疼，嗽痰气逆，似宜温补之法矣。而嘉定沈酝书患此濒危，求孟英以决归程之及否。比按脉弦数，视舌苔黄，询溺短赤，曰："痔血也，殆误于温补矣。肯服吾药，旬日可瘳。"酝书欣感，力排众论，经服其方，果不旬而愈。方用苇茎合白头翁汤，加枇杷叶、旋覆花、侧柏叶、藕，是肃肺祛痰，清肝凉血互用也。

徐灵胎批叶案云："便血无至十余年者，惟痔血则有之。"今便血三十余年，不问可知为痔血矣。惟徐氏未尝出方，孟英此案足为程式。

产后诸证，首必通瘀，然有不可以常理测者。表弟周鹤庭室新产晕汗，目不能开，心若悬旌，毫无恶露。乃父何君新之按其脉有虚弦豁大之形，亟拉孟英图之。予以三甲、石英、丹参、琥珀、甘草、小麦、稆豆衣等药（滋阴镇逆，仍兼行血之品，斯灵动而不滞），覆杯即安，数服而愈。或诘其何以知非瘀血为患，曰："此阴虚之体，既产而营液大脱，风阳上冒，虽无恶露，胸腹皆舒，岂可误作瘀冲而妄投破血之药耶？"

许季眉别驾室，归自维扬，仲秋患疟，自作寒湿治，势益剧。其从子芷卿以为挟风暑也，连进清解，病不减。邀孟英诊之，脉弦滑而洪，体丰多汗，苔黄便血，呕渴妄言，彻夜不瞑，欲卧于地，乃伏痰内盛，暑扰阳明也。投大剂石膏、知母、犀角、元参、石斛、银花、黄芩、花粉、兰叶、竹沥，三帖证始平。芷卿随以多剂肃清而愈。

庄芝阶舍人年七十矣，患间虐，寒则战栗，热则妄言。孟英视之，脉弦数而促，苔黑口干，是素有热痰，暑邪内伏。予知母、花粉、元参、石斛、黄芩、竹茹、连翘、海蛇、芦菔、莲子心等药，数啜而瘳。至仲冬，因泛湖宴客，感冒风邪，痰嗽头疼，不饥寒栗，自服羌、苏、荆芥药二剂，势益甚而口渴无溺。孟英切其脉与季秋无异，但兼浮耳。证属风温，既服温散，所谓热得风而更炽也。舌绛无津，亟宜清化，以桑叶、枇杷叶、栀子、知母、冬瓜子、元参、菊花、花粉、贝母、梨汁为剂，投匕即减，旬日而痊。

孙位申室，平昔阴虚肝滞，痛胀少餐，暮热形消，咽疼喉痒，不孕育者九年矣。往岁汛愆，人皆谓将不起，而孟英切其脉尚不细，肤犹淖泽，许筹带病延年之策，果月事仍行而诸恙皆缓，且能作劳，惟饭食日不过合米。今秋延孟英往诊云："经自三月至今未转，一切旧恙弥见其增，君术虽仁，恐难再延其算矣。"及举脉弦滑左甚，递曰："岂仅可延其算哉，且有熊罴入梦矣。"其家闻之骇异。迨季冬，果得一子，颇快而健。

翁嘉顺于去年秋间偶从梯半跌仆，初无所伤，旬日外陡发寒热，膝旁肿痛。外科汪某治之，溃后不能收功。另招许某疗之，识为伤络，应手渐效，翁极信服。然培补年余，虽纳食不减，而肌肉渐削，面色黧黑，步履蹇滞。且一旬半月之间，必患处疼肿，大发寒热，卧榻数日，始能强起。大费不赀，愈发愈剧。至冬间，咽糜龈腐，睛赤音嘶，乃恳孟英以决吉凶。按脉滑数，舌绛便艰，口臭溲少，蕴隆虫虫。良由疡医仅知温托一法，既溃之后，更以温补收功善后，竟未察其体气病情，以致平时所有之湿热痰火，一齐关住，病犹自寻出路，寒热频作。而医者不识，妄指为虚，补及逾年，人财两瘠，真谚所云将钱买憔悴也。予元参、黄柏、知母、甘草、银花、花粉、绿豆、栀子、海蛇、凫茈为大剂投之，外吹以锡类散，且令日啖梨、蔗、麒麟菜、柿饼等物。至五十日，诸恙悉蠲，体腴善步。（孟英诸案，大抵救温补之失，故寒凉为多。然斟酌尽善，不以苦寒伤生气，则非他人所能学步也）

胎前产后，疑似极多，号曰专科，尚难措手。陈肖岩孝廉媳，屠仲如之女也，汛愆一度，次月仍行，方疑其病也。孟英诊曰："尺虽小弱，来去缓和，是娠也。"继而果然。仲如令弟子绿之室，经事稍迟，孟英偶诊，亦以孕断，寻验。甫三月，患胎漏，适孟英丁内艰，遂不克保而堕。堕后恶露虽行，而寒热头疼，时或自汗，且觉冷自心中出。医谓类疟，与温化之药，病日甚。交八日，孟英始出门，即延诊之。脉来沉实而数，舌色紫黯，乃瘀血为患耳。予桃仁、泽兰、山楂、茺蔚、旋覆、红花、丹参、通草、琥珀、蛤壳、丝瓜络之剂，服后腹大痛，下瘀血如肺者一枚。次日诸恙较减，乳汁大流，再以前方去通草，加麦柏投之。服后腹仍痛，复下瘀块累累，而诸恙若失。或问："先生尝言，产后腹无痛苦者，不可妄行其血。此证恶露已行，腹无疼胀，何以断为瘀阻而再行其血耶?"孟英曰："正产如瓜熟蒂落，诸经荫胎之血贯串流通，苟有瘀停，必形痛胀。堕胎如痈疡未熟，强挤其脓，尚有未化之根柈，不能一齐尽出。所以胎虽堕而诸经荫胎之血萃而未涣，浅者虽出，深者尚留。况是血旺之躯，加以温升之药，挽其顺流之路，窒其欲出之机，未到腹中，胀疼奚作？吾以循经通络，宣气行瘀之法，导使下行，故出路始通，而后腹痛瘀来。然必有脉可征，非谓凡属堕胎皆有是证也。通血之剂，亦清灵无弊。

锁容亭令姐自太仓归宁，即患时疟。顾某一手清解，业已安谷下榻矣，忽然气逆肢寒，神疲欲寐，耳聋舌蹇，杳不知饥，大便仍行，别无痛苦。顾知其素患脱血，元气久虚，改用参附等药，势愈剧，以为欲脱矣。所亲吴久山嘱拉孟英图之。切脉弦缓，视苔黄腻，乃胎之初孕，阻气凝痰，窒碍枢机。治当宣豁，以石菖蒲、枳实、旋覆、半夏、黄连、茯苓、橘皮、葱白、海蛇、竹沥为方，投匕即效，三啜霍然。继而久山令妹为锁绳先之室，患疟而驯致脘痞呕呃，鼻冷自汗，不食不眠，脉来歇止，医者危之。孟英视之，亦痰为患耳，即以此方去葱、蛇、竹沥，加薤白、蒌仁、竹茹，投之果验。

高石泉仲媳，骨小肉脆，质本素虚。冬间偶涉烦劳，不饥不寐，心无把握，夜汗耳鸣。冯某连进滋阴法，病日甚。孟英察其左寸甚动，两关弦滑，苔色腻黄，乃心肝之火内燔，胃府之气不降。阴亏固其本病，滋填未可为非，然必升降先调，而后补之有益（精要语，业医者宜谨识）。授盐水炒黄连、石菖蒲、元参、丹参、栀子、石斛、小麦、知母、麦冬、竹叶、莲子心等药，服之即应。续予女贞、旱莲、牡蛎、龟板、地黄，善后而瘥。

古方书云："喘无善证。喘而且汗，尤属可危。"潘肯堂室仲冬陡患气喘，医治日剧。何新之诊其脉无常候，嘱请孟英质焉。孟英曰："两气口之脉皆肺经所主，今肺为痰壅，气不流行，虚促虽形，未必即为虚谛。况年甫三旬，平时善饭，病起于暴，苔腻痰胨，纵有足冷面红，不饥不寐，自汗等证，无非痰阻枢机，有升无降耳。"遂与石膏、黄芩、知母、花粉、旋覆、赭石、蒌仁、通草、海蛇、竹沥、菔汁、梨汁等药，一剂知，三剂平。乃去二石，加元参、杏仁，服旬日而安。俟其痰嗽全蠲，始用沙参、地黄、麦冬等，以滋阴善后。

室女多抑郁，干嗽为火郁，夫人而知之者。王杞庭之姐，年逾摽梅，陡患干嗽，无一息之停，目不交睫，服药无功，求孟英诊焉。两脉上溢，左兼弦细，口渴无苔，乃真阴久虚，风阳上僭，冲嗽不已，厥脱堪虞。授牡蛎、龟板、鳖甲、石英、苁蓉、茯苓、熟地、归身、牛膝、冬虫夏草、胡桃肉之方。药甫煎，果欲厥，亟灌之即寐。次日黄昏，犹发寒痉，仍灌前药。至第三夜，仅有寝汗而已。四剂后，诸恙不作，眠食就安。设此等潜阳镇逆之方，迟投一二日，变恐不可知矣！况作郁治，而再用开泄之品耶？故辨证为医家第一要务也。

《寓意草》谓伤风亦有戴阳证，此为高年而言，然有似是而非者。黄鼎如令堂，年登大耋，季冬感冒，痰嗽气逆，额汗颧红，胸痞不饥，神情躁扰。孟英诊脉，左弦疾而促，右滑数而溢，苔色满布，系冬温挟痰阻肺，治节不伸，肝阳鼓舞直升。罗谦甫有治痰火类孤阳之案，颇相似也。以小陷胸汤加薤白、旋覆、赭石、花粉、海蛇、凫茈、竹沥为大剂投之，痰活便通，数日而瘥。继有陈舜廷之父，年逾花甲，患痰嗽气逆，惟饮姜汤则胸次舒畅。医者以为真属虚寒矣，连投温补之剂，驯致咽痛不食，苔色灰刺，便秘无溺。求孟英诊之，脉至双弦，按之索然，略无胃气。曰："渴喜姜汤者，不过为痰阻清阳之证据耳，岂可妄指为寒，叠投刚烈？胃阴已竭，药不能为矣。"

东垣云，中年以后，已行降令，清阳易陷，升举为宜。吾师赵菊斋先生年逾花甲，偶因奔走之劳，肛翻患痔，小溲不行，医者拟用补中益气及肾气丸等法。孟英按其脉软滑而数，苔色腻滞，此平昔善饮，湿热内蕴，奔走过劳，邪乃下注。想由强忍其肛坠之势，以致膀胱气阻，溲涩不通。既非真火无权，亦讵清阳下陷！师闻而叹曰："论证如见肺肝，虽我自言无此明切也。"方以车前、通草、乌药、延胡、栀子、橘核、金铃子、泽泻、海金沙，调膀胱之气化而渗水，服之溲即渐行。改用防风、地榆、丹皮、银花、荆芥、槐蕊、石斛、黄连、当归，清血分之热而导湿（后治痔漏），肛痔亦平。设不辨证而服升提温补之方，则气愈窒塞，浊亦上行，况在高年，告危极易也。

许芷卿痁起季秋，孟英尝清其伏暑而将愈。其从母亦知医，强投以小柴胡一剂，势复剧。孟英予温胆汤去甘草，加生石膏、黄芩、知母、花粉、芦菔而安。继因作劳太早而复发，适孟英丁忧，赵君笛楼仍用清解而瘥。迨季冬，移居劳顿，疟复间作，且面浮跗肿，喘嗽易嗔，人皆以为大虚之候。孟英切脉左弦劲而数，右滑大不调，苔黄且腻，口渴溺多，乃肺胃之痰热有余，肝胆之风阳上僭，畏虚率补，必不能瘳。用西洋参、知母、花粉、竹茹、蛤壳、石斛、枇杷叶、青蒿、秦艽、白薇、银花、海蛇为方，连投四剂，大吐胶痰，而各恙悉除。

《薛氏医案》每以补中益气汤与地黄丸并用为治，虽虑不远之贤，亦或效尤，其实非用药之法也。如果清阳下陷而当升举者，则地黄丸之阴凝滞腻非所宜也。设属真阴不足当用滋填者，则升柴之耗散不可投也，自相矛盾，纪律毫无。然上下分治，原有矩矱。屠敬思素属阴亏，久患痰嗽，动即气逆，夜不能眠，频服滋潜，纳食渐减，稍沾厚味，呕腐吞酸。孟英视脉左弦而微数，右则软滑兼弦，水常泛滥，土失堤防，肝木过升，肺金少降。良由久投滋腻，湿浊内蟠，无益于下焦，反碍乎中运，左强右弱，升降不调。以苁蓉、黄柏、当归、芍药、熟地、丹皮、茯苓、楝实、砂仁研为末，藕粉为丸，早服温肾水以清肝；以党参、白术、枳实、菖蒲、半夏、茯苓、橘皮、黄连、蒺藜生晒研末，竹沥为丸，午服培中土而消痰；暮吞威喜丸，肃上源以化浊。三焦分治，各恙皆安。悉用丸剂者，避汤药之助痰湿耳。

方俱灵妙，可以为法。

本朝乾纲丕振①，雀顶尚红，冠饰朱缨，口燔烟草，皆为阳盛之象，是以火证偏多。

① 丕振：大力振兴。丕，大。

夫药者补偏之物，医为救弊之人，岂可不识此大气运，而硁硁然泥夫司天在泉以论治，何异痴人说梦耶？安徽人程某在余姑丈许辛泉典中司会计，仲冬患感，医者闻其病前一日曾啖生芦菔一枚，而大便又溏，苔色又白，今年又为湿土在泉，遂指为中虚寒湿之病。参术桂附，多剂率投，驯致舌黑神昏，尚疑为大虚之候。禾中沈柳衣见之，知其药误，另招张镜江诊之。曰："冬温也。"连与犀角地黄汤而无起色。二十日外，始乞孟英视焉。舌缩底绛，苔黑如漆，口干茎萎，脉细数而弦，右则按之如无。阴液尽烁，温毒深蟠，甘露琼浆，不能复其已竭之津矣。俄而果败。继有潘圣征于仲冬患感，至十四日退热之后，杳不知饥。群医杂治，迨季冬下旬，转为滞下五色，腿肿裂血，溲涩口干，始延孟英诊之。左脉弦细而数，右弦滑而空，苔色黄腻根焦，时或自汗，乃气液两竭，热毒逗留之象。必从前过服温补之药，否则热退在十四日之期，何至延今五十余朝，而见证若是之棘手哉？其弟鸿轩云："此番之病，补药不过二三剂。惟仲秋患疟时，医谓其苔白体丰，云是寒湿，当饵附桂数十剂，且日饮烧酒耳。"孟英曰："此即酿病之具矣。治病且难，何况有如许之药毒内伏，更将何法以生之耶？"坚不立方。其家必欲求药，以期扶持度岁。孟英曰："是则可也。"以白头翁汤加银花、绿豆、归身、白芍、陈米、燕根、兰叶、藕为剂，而以补中益气大料蒸露代水煎药，服后焦苔渐退，粪色亦正。举家喜出望外，复丐孟英图之，奈脉无转色，遂力辞之。又沈听松鹾尹太夫人，季秋患疟，孟英尝往诊之，曰："伏暑所化，且体属阳强而多痰火，切勿畏虚，辄从温补。"奈病者期于速愈，广征医疗，或以为证属三阴，或谓是子母疟，或指为老年胎疟，众楚交咻，病不能愈。延至季冬，亦转为痢，且肤肿臀疮，口糜舌疱，诸医束手，复请诊于孟英。脉与潘同，不可救药。

谢谱香体属久虚，初冬患嗽痰减食。适孟英丁艰[1]，邀施某视之，云是肾气不纳，命火无权，叠进肾气汤月余，遂致呕恶便溏，不饥无溺，乃束手以为必败矣。季冬仍延孟英诊之，脉甚弦软，苔腻舌红，乃中虚而健运失职，误投滋腻，更滞枢机，附桂之刚，徒增肝横。予党参、白术、茯苓、泽泻、橘皮、半夏、竹茹、栀子、薏苡、蒺藜、兰叶、柿蒂之剂，培中泄木，行水蠲痰，旬日而愈。

古人补肾不如补脾，补脾不如补肾之说，均有至理。而用违其宜，亦均足致败。此医所以首贵认证也。

藁砧远出，妇病如狂，似属七情而亦有不尽然者。有陈氏妇患此月余，巫医屡易，所费既钜，厥疾日增。孟英切其脉弦而数，能食便行，气每上冲，腹时痛胀。询其月事，云病起汛后，继多白带。孟英曰："病因如是，而昼则明了，夜多妄言，酷似热入血室之候，径从瘀血治可也。"予桃仁、红花、犀角、菖蒲、胆星、旋覆、赭石、丹参、琥珀、葱白之剂，两服而瘀血果行，神情爽慧。继去桃仁、红花，加当归、元参，服数剂而瘳。

① 丁艰：遭父母之丧。

范廉居夫妇与其令爱一时患恙，旬日后咸剧，金粟香荐孟英视之。廉居则大解已行，热退未净，气逆不饥，呃忒自汗，脉形虚大，舌紫无苔，为上焦热恋，下部阴亏之象。予西洋参、旋覆、竹茹、枇杷叶、石斛、柿蒂、牡蛎、龟板、刀豆、牛膝之剂，两服即舌润知饥，呃汗皆罢。去刀豆、旋覆、柿蒂，加熟地、胡桃肉、当归，投之而愈。其室则苔腻口酸，耳鸣不寐，不饥神惫，脘痛头摇，脉至虚弦，按之涩弱，以当归、白芍、枸杞、木瓜、楝实、半夏、石斛、茯神、竹茹、兰叶、白豆蔻，为养营调气、和胃柔肝之法，数啜而瘳。渠女则壮热殿屎，二便皆秘，苔黄大渴，胀闷难堪，脉来弦滑数实，系府证也。投桃核承气加海蛇、芦菔，二剂而痊。廉居尊人颖禾曰："甚矣，服药之不可不慎也。三人之证，医者皆谓可危而治之日剧，君悉以一二剂起之，抑何神欤？因忆四十二岁时患疟，胡魁先用首乌太早，遂致客邪留恋，缠绵百日，大为所困，嗣后不敢服药，今四十年矣。昨闻韩组林年虽七十，饮啖兼人，而平时喜服药，医以为老，辄用附桂参茸等药，以期可享遐龄。讵料初八日晚膳尚健饭，三更睡醒，倏寒栗发颤，俄而四肢瘓痪，越日云亡，得非即世人所谓之子午证耶？"孟英曰："此老系阳旺之体，肥甘过度，痰火日增，年至古稀，真阴日耗。而久服此等助火烁阴之药，以致风从火出，立拔根蒡，与儿科所云急惊风证，殆无异焉。"

古云，肥白之人多气虚；又云，痰饮须以温药和之。儒医顾听泉，体丰色白，平昔多痰，晨起必喘逆，饱食稍安，颇有气虚之象。季冬感冒，自服疏解未效，迓孟英诊焉。左关弦，寸滑如珠，尺细而干，舌尖甚绛，乃真阴素亏，水不涵木，风阳内炽，搏液成痰，谋虑操持，心阳太扰，肺金受烁，治节不伸，苔虽白而已干，热虽微而睛赤，忌投温燥，宜予轻清。用元参、石斛、栀子、竹茹、旋覆、蛤壳、贝母、枇杷叶、竹叶、兰叶、莲心为剂，三啜而安。自谓气虚，遽服党参、枸杞、当归等药。下咽之后，即觉火升气逆，渐至言语支离，溲频自汗。夤夜复迎孟英拯治，脉已虚促不调，即投牡蛎、龟板、鳖甲、女贞、旱莲、元参、甘草、小麦、竹叶、莲心，以和心肝之阳而镇龙雷之奋，一剂而平。继又作劳复感，仍授轻清之法。两剂后，又因怫怒萦思，肝阳复僭，颧红目赤，左耳时聋，夜不成眠，神情烦躁。越日陡然大汗，湿透衣衾，再速孟英图之。脉极弦数而细，仍为阴虚阳越，不可误认阳虚而妄旋附桂者。先令熏以炭醋，扑以蛎粉，随灌以大剂二至、二冬、三甲、元参、丹参、人参、黄连、童溲而瘳。继予多剂育阴清肝，始得全愈。又其媳新产之后，头痛甚剧，孟英按其脉右甚滑大，予清阳明法得大解而瘥。

跋

或疑孟英医案二种，虽证治多条，而善用清凉，短于温补，以之立法，毋乃偏乎？余曰：火烈，民望而畏之。故鲜死焉；水懦弱，民狎而玩之，故多死焉。药则反是，凉解则人望而畏之。设以凉解生之而不感；温补则人狎而玩之，设以温补杀之而不怨。徇人欲而求合于世者，或操此术焉。

而孟英者，读书明道，知药为治病之具也，见是病用是药，宜热宜凉，初无成见。然七情内动，即是火邪；六气外侵，皆从热化。自然热证浮于寒证，凉解多于温补，正是补偏救弊，随时而中之法，胡可谓之偏耶？

再以余数十年来目击亲族之病而验之，大抵不死于温则死于补，即不遽死而渐成锢疾，亦迁延以死，言之痛心，指不胜屈。

姑就余一家而言，胞叔偶于秋间发热，舌色黄腻，医以其七旬有余也，投温补而寻毙。余从母患痰火，医以其右尺之沉微无力也，而投温补，旋变癫狂，延数年毙。余长男周岁发热，医谓慢惊，投参术而殒。次男亦然，乃变痫证，久之亦殒。吁！可不惨哉！可不畏哉！迨季男患滞下，幼科治之渐剧，佥议参附挽回。余谓殷鉴不远，与其死于火，宁死于水，经投犀角等药多剂得生。考古有救溺死之方，即此可悟，又何疑欤？

庚戌秋七月族兄燮瘦石谨跋

王氏医案三编

清·王士雄　著

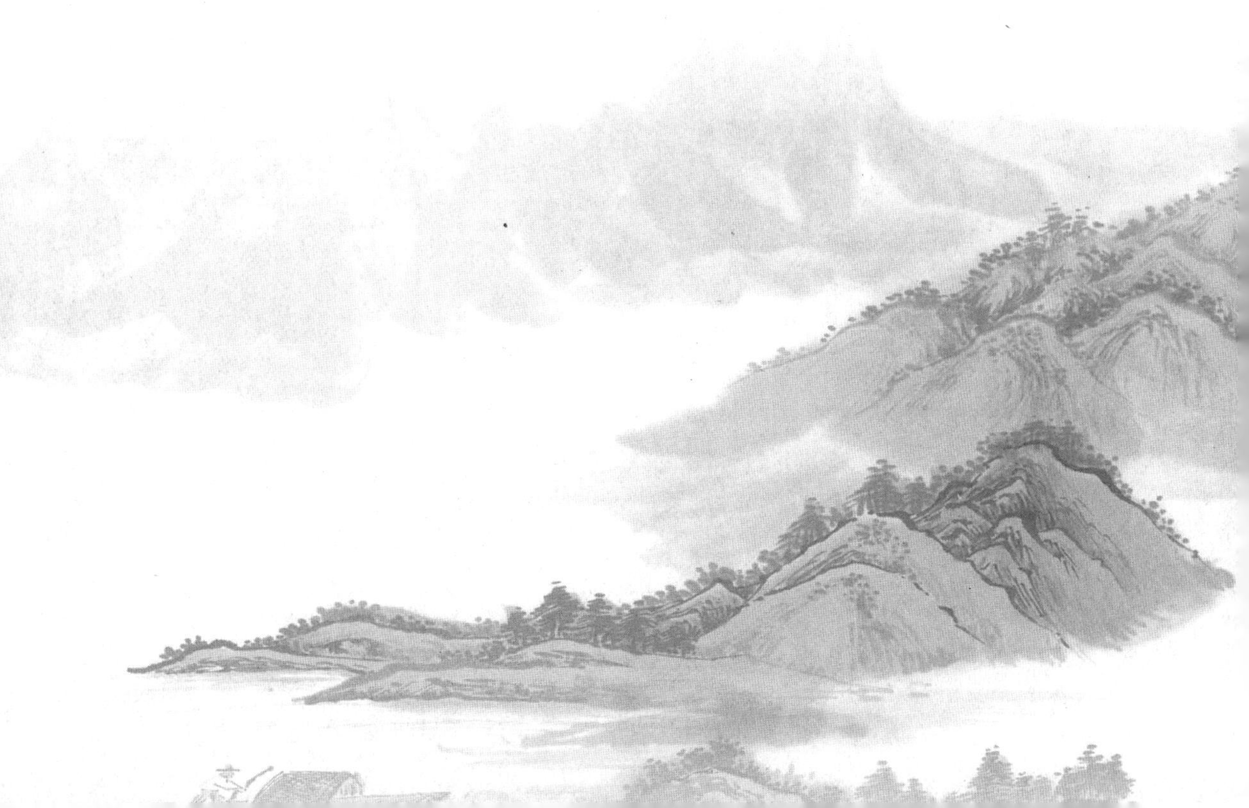

序

尝闻“有是病即有是药”。但些小之病，脏气固有抵抗病菌之能力，虽不药亦能自愈。若偶遇疑难危症，认为寒者必投热，认为热者必投寒，认为虚者必投补，认为实者必投泻，虽广延诸医于一堂，其主见必各是其是。际此吉凶反掌之时，反令人茫无适从。甚至日易多医，不问寒凉补泻，遇药即投，直至气绝人亡，病家亦竟委之于寿命，听之于大数①。呜呼！兴言及此，不胜扼腕！讵知皆由后人学识未精，审证不确之误耳。苟能推寻奥妙，研究精微，博览前人医案，参察脉理，一思百虑，感而遂通，鲜有不能取效者。

俞桂庭先生云：医理深微，非上智不能讨究。以百人皆医，无十人成就；成就之中，无一人精通。得一明医，谈何容易！然事在人为，贵乎自立。如王甥孟英之锐志于医也，足不出户者十年，手不释卷者永夜，迩年在葽屡起沉疴，余每闻而喜跃。所有历年治验，曾令其须存底稿。史缙臣先生亦云：无论内外大小，一年之中，岂无一二奇证？若怀之于胸臆，则近于秘道不传。何不将所治奇病，现何证，服何药，如何疗，如何愈，以为医案，使后人有遗迹可循，而无识认不真之憾。俞氏又云：“缙臣先生亦有此话，可谓先得我心。”世之为医者，遵史氏之格言，效吾甥之苦志，出而问世，必可加人一等也。

孟英之留存案，可谓承舅氏之遗训，遵史氏之格言，久而行之，渐积成卷。迨癸卯冬，周君光远选刊，自道光甲申迄癸卯医案二卷，曰《回春录》。张君柳吟等，复集甲辰至庚戌医案七卷，题曰《仁术志》。咸丰丁亥春，杨大令素园，重为删定，详加评点，附霍乱于后，合梓于江西，改题曰《王氏医案正续编》，总刊于江浙，久已脍炙人口。后如徐君亚枝等，续采自辛亥至咸丰甲寅之验案，亦名《王氏医案三编》。然仍仿编年之例，以期递增无已也。又如乙卯至丁巳医案，由先生自编，即《归砚录》之卷四是也。其余验案，散见于《古今医案按选》及《洄溪医案》、《名医类案》者亦不少。惟《医案三编》及《归砚录》刻于《潜斋十种》之末，原版已遭兵燹，且后无翻印行世，故流传甚稀。民国元年，李氏校刊《潜斋八种》，亦未采此二种。余于丁巳秋，偶在旧书肆，得《潜斋十种》，备重值购归。恐再散佚，为此即谋石印，并增王案正续编，冠于三编前，俾相接续，而成全璧。

余尝读先生案，益佩先生敏而好学，尝寝馈于医学，更能参究性理诸书，以格物穷理。故审病辨证，能控虚实，察浅深，权缓急，每多创辟之处，然仍根据古书。其裁方

① 大数：寿数，寿限。

用药，无论用补用泻，皆不离运枢机，通经络，能以轻药愈重证，为自古名家所未达者。更有自始至终，一法至底，不更方而愈者。良由读书多，而能融会贯通，悟超象外。故杨氏有云：《王氏医案》议论精透，前无古人；周氏谓其治病若天授，皆不易之定评也。

中华民国七年二月四明后学曹炳章赤电氏序于古越之养性庐

半痴山人医案三编序

山人王君孟英，名士雄。尝经宜黄令杨君素园刻其医案续编，余既序之矣。今同人复刊医案三编，以谂于余。余谓：山人盖隐君子也，托于医以资事育耳，不可仅以医目之。山人有夙慧，书一览即领解。十岁知三党五服之别，通算术。十四失怙，衣食于奔走。不喜时艺，暇则泛览史籍古文词。或劝以博功名，叹曰：功名何必势位哉！颜其室曰潜斋。父尝诫山人曰：为人必期有用于世。山人志之不忘。因思有用莫如济世，济世莫如良医，遂研究轩岐之学。未冠即能瘳剧疾，不悬壶，不受扁。遇濒危之证，人望而却走者，必竭思以拯焉，人皆痴之。山人曰：我于世无所溺，而独溺于不避嫌怨，以期愈疾，是尚有半点痴心耳。因自号半痴。凡人有所求，力能者必应之。

其心交赵君菊斋知之深，谓山人有数善焉：其贫而业医也，有所得必献之母，不私之于妻。其弟性拙，辟一业造就之，俾成材得赡其室家。此古人子妇无私，兄弟同财之义。其待友也，久要不忘平生之言。能治生而无余赀，曰祖父家风如是，幼孤贫而不填沟壑幸矣。其守道轻利有如此。

然则吾之所以重山人者，非惊其绝技之工，而钦其内行之笃也。君子先德行而后材艺，其成而下者，有成而上者为之主也。昔朱君震亨以医名一世，而游于白云先生之门，《元史》且进而附于道学传。吾愿山人敦行不怠，将见学益懋而业益充，不以方技自域，以媲美于丹溪，则固吾之所深望哉！

咸丰四年秋日秀水庄仲方书时年七十有五

题王氏医案三编

王君半痴，读书好学，雅尚气节，而隐于医者也。与余交有年，论事知本末而洞中窍要。壬子秋，余病痢几殆，君活之，今又三年矣。承以所刻初二三编医案十三篇见示，读之皆道其平生阅历之艰苦，与病情之百出其变以相尝试。而君顾能以一心之灵明，疏瀹脏腑，使药无不及病，病无不受治于药，何医之神哉！

从古圣贤著书垂世，大抵出于不得已之苦心，而非仅以博一时之誉，求千载之名也。自《素问》《难经》及汉唐宋元明以来，其可传不朽之医书医案，藏之秘府，流传世间者，不过数百十家，知其久而湮没无闻者多矣。君之所著，其殆有不得已之苦心，而足以不朽于世也。与忆君制服中，有贵人延之治病，老耄多忌讳，欲君易服而进，君怫然去之，其守节不阿如此。余不知医，而能知君之为人与其所用心，故乐为述之者。君即以此为是书之弁言，则有玷君书矣，恶乎可。

咸丰甲寅闰月仁和朱瑞菘生甫书

例 言

——《王氏医案》周氏初刻二卷，曰《回春录》，久已脍炙人口。张氏续选之稿，曰《仁术志》，杨氏改题曰《王氏医案续编》，并初编详加评点，合刻于抚州。故兹选以《三编》名其篇，仍仿编年之例，以期递增无已也。评骘[①]阙如，俟诸博雅。

——杨氏云：王氏医案议论精透，前无古人。余将初续二编合刊后，求读者甚众。若能以此一书转移江西温补陋习，则功德不可限量矣。盖不察病因，动辄温补，实是举世陋习，惟江西为尤甚。而山人之于医也，初从《景岳全书》入手。其用药也，能不偏尚温补，想天心仁爱，默异以转移之任耶？周氏谓其治病若天授，固是定评。

——杨氏云：运枢机通经络，为王氏用药之秘诀。无论用补用清，皆不离此意。愚谓此山人独得之长，故能以轻药愈重证，为自古名家所未达者。兹编二卷中治何氏妇一案，度尽金针，有裨后学匪浅。

——山人幼而好学，尝寝馈于性理诸书。及观其言行，殊无一毫迂腐气。故其于医也，辨证裁方，亦无窒滞气。更难者，山人体禀虚寒，起居惟谨，而不轻服药。乃临证不执已赋之偏，而能泛应曲当。圣人云“毋固，毋我”，半痴有焉。

——案中治法，不但温凉补泻，随病而施，可为后学津梁也，须观其论证必通盘筹算，量而后入，故能愈人所不能愈之病。至于随机应变，移步换形，用药如用兵，固当如是。更有自始至终一法到底，不必更方而愈者，尤见定识定力之不可及也。

——案中议论固多创辟之处，然皆根据古书，既非杜撰谰语[②]，亦不剿袭[③]浮言。良由读书多而性情朗澈，故能融会贯通，悟超象外，临证则洞如观火，用药斯左右逢原矣。然凌虚仙子总须实地修行，苟非苦志力学之功深，亦焉能臻于此极乎？读是书者，当知此义。

——山人用药固皆信手拈来，头头是道，然间有煞费苦心者。闻囊治康副转之证，业已向愈，而囊腿之肿，多药不消。山人废寝忘餐，穷日夜之力以思之，而得葱须一味加入原方，与服，果水出有葱气，而霍然病已。《回春录》虽载其案，未叙及此。爰赘之，以为好学深思之证。

---

① 评骘：评定。

② 谰语：妄言。

③ 剿袭：剽窃别人之言。

——山人疏方必先立案，虽运笔如飞，不劳思索，而人情物理，体贴入微。往往有阅其案病即已，不必更服其药者。如某夫人辟谷慕仙，屏人独处，或以为颠，施治则拒。家人无策，延山人往。书一案，令读之，果渐纳谷而瘳。其神妙类如此。闻德清蔡初泉尝馆病者家，能琅琅诵其案；而山人弃若唾余①，概不存稿。如此类者，容再访辑。

① 唾余：唾液之余，喻别人言论之点滴，不足观。

目　录

卷　一

辛亥春，孟英治其令正，诞子三朝，忽浑身麻冷，寻即壮热大渴，汗出不解，耳鸣，眼泪，舌绛无津，苔色燥黄，腹痛拒按，不饥脘闷，恶露仍行，小溲极热，脉则弦滑右甚。是胎前吸受风温，兼挟痰食内滞。虽新产血去阴伤，见证较剧，然病不在营，亟宜撤热以安营，不可破血以伤营，亦不可养阴而助病。遂以元参、白薇、栀子、知母、竹茹、旋覆、菖蒲、枳实、瓜蒌为方。服之，热虽退而脉不减。仍用此方，越二日，复麻冷而后热，惟舌稍润，苔较薄耳。再饮之，热亦即退，并吐胶痰数碗，略进稀糜。间一日又发寒热，或疑为疟，或疑分娩不易，用力劳伤，恐是虚证，苟不及早温补，蓐损堪虞。孟英一一頷之[1]，复与前药，热果渐短，渴亦递减。逾日寒热犹来，亦不更方。至十一朝，始下黑燥矢，而寒热乃休，即能安谷。计服此药已十大剂矣，始出方与戚党阅之，盖恐眷属之预闻[2]凉解而有阻挠也。诸亲莫不骇诧。然此证非孟英独断独行，断难成功。设泥新娩而通瘀，或以为疟而温散，或疑其虚而滋补，势必骤变。即稍有瞻顾，亦必邪热纠缠而延成蓐损。世人之病，往往弄假成真者，大率类此。

王瘦石令郎迟生，年未冠而体甚弱，夜梦中忽如魇如惊，肢摇目眩，虽多燃灯烛，总然黑暗，醒后纳食如常，月一二发。乃父以为忧，而商于孟英。脉之弦细而涩。曰："真阴不足，肝胆火炎所致耳。"令服神犀丹一月，病遂不发。继予西洋参、二地、二冬、三甲、黄连、阿胶、甘草、小麦、红枣，熬膏服之，竟刈其根。逾年完姻，癸丑已生子矣。

朱绀云令正，去年娩后，自乳而月事仍行，至仲冬乳少汛愆，咸以为妊也。既而右胁筋绊作疼，渐及肩背。医投平肝药，痛益甚。改用补剂，遂嗽痰带血。人皆以为损矣，广服温补，其病日增。延至仲春，卧榻已匝月，群医束手，始求诊于孟英。面赤，足冷，时时出汗，食减，无眠。脉来右寸溢，关尺滑而微数，左手弦而带滑。舌赤而润，微有白苔。气逆口渴，所吐之血淡红而夹痰涎，大解溏，小溲短且热。曰："冲为血海而隶于阳明，自乳而姅不爽期者，血本有余也。因阳明经气为痰所阻，而不能流通输布，致经断乳少，痰血轇轕，而为络痹窜痛。医者不为分导下行，病无出路，以致逆而上溢。再投补剂，气愈窒塞。在山过颡，夫岂水之性哉！"予苇茎汤加茜根、海螵蛸、旋覆、滑石、竹茹、海蛇为剂，和藕汁童溺服，以肃肺通胃，导气化痰，而领血下行，覆杯即愈。

---

① 頷之：点头，表示领会。

② 预闻：知道内情。

旬余汛至，不劳培补，寻即受孕。此证不遇孟英，必至补死，而人亦但知其死于虚劳也。服药可不慎耶！

韩贡甫，于去冬偶患足疮，疡科治之，疮愈而大便下血，渐至腰背疼胀。医谓其虚，率投温补，病日以剧。迨仲春寒热时作，卧榻不起，诸医束手，已治木矣。所亲陈季竹嘱延孟英图之。脉弦缓而涩，苔黄，溺赤，饮食不思。曰："此药病也。良由气机郁滞，湿热不清，补药乱投，病渐入血，然犹自寻出路。奈医者不知因病而下血，不治其病，徒涩其血，则气机愈窒，营卫不通，寒热不饥，固其宜也。而又疑为土败阴亏，脾肾两补，药力愈峻，病势愈危。若我视之，原非大病。肯服吾药，不日可瘳。"乃兄聪甫闻之，大为折服。以海蛇芦菔汤煎芦根、厚朴、丝瓜筋、通草、白薇、栀子、楝实、竹茹等药投之。三剂而寒热不作，胃渐知饥。旬余血止溺澄，各恙皆已。改服清养药而康。

邵氏子于母殡发引之时，忽仆倒不省人事，亟请孟英视之，灌苏合香丸苏。又屠氏女送父殡至厝所归，即神气瞀乱，如癫如疯，速孟英治之，投以玉枢丹而瘳。此即所谓飞尸之候也。

殳某久患寒热，精遗，自汗，能食，神疲，肌肉渐瘦。诣孟英诊之，脉大微弦，予黄芪建中加参、归、龙牡而瘥。

夏初，孟英挈眷送太夫人葬于皋亭山，越日归。其令郎心官患微热，音嗄，夜啼搐搦。幼科谓其生未三月，即感外邪，又兼客忤，复停乳食，证极重也。疏方甚庞杂。孟英不以为然，乃用蚱蝉三枚煎汤饮之。盖取其清热息风，开声音而止夜啼，一物而擅此数长，与证适相对也。果覆杯而愈。赵笛楼闻而叹曰："用药原不贵多而贵专，精思巧妙，抑何至于此极耶？然即古之奇方也，今人不能用，而孟英每以此法奏神效。"录此以见一斑。

钱希敏室坐草二日，既未分娩，忽患小便不通，势甚亟，乃速孟英视之。脉至滑数，睛赤，口干，以为热结膀胱，气不化达。予车前子、滑石、血余、瓜蒌、知母、栀子、牛膝、紫菀、紫草为大剂投之，是通溺催生互用之法。服后溲仍不行，径产一男。既而胞下，溺满其中。始知儿出胞后，频饮汤水，尽贮其中也。孟英曰："此证古所未闻。余虽初不料其如此，然非开泄导下，则儿不即娩，吉凶未可知矣。"而《折肱漫录》[1] 云：孕妇将产，如患小便不通，乃脾气虚弱不能胜胞，故胞下坠，压塞膀胱使然。宜重剂白术大健其脾，则胞举而小便自通者，正与此证虚实相对待。想其脉必有虚微之象也。

幼科王蔚文之甥女，向依舅氏。于三年前患热病甚危，服多剂凉解始愈。第寝食虽如常人，而五心恒热，黑苔不退，口苦而渴，畏食荤膻，频饵甘凉之药，经来色黑不红。去年适吴氏，仍服凉药，迄不能痊。今夏伊舅氏浼孟英诊之，脉甚滑数。曰："此热毒逗留阳明之络，陷入冲脉，以冲隶阳明也。然久蕴深沉，尚不为大患者，以月事时下，犹

① 折肱漫录：医书名，明黄承昊著。

有宣泄之路也。其频年药饵，寒之不寒者，以热藏隧络，汤剂不能搜剔也。”令每日以豆腐皮包紫雪五分吞下。半月后苔果退，渴渐减，改用元参、丹参、白薇、黄芩、青蒿，煎汤送服当归龙荟丸。又半月经行色正，各恙皆蠲，寻即受孕焉。

朱生甫明经令郎仲和，于六月初旬患疟，寒少热多，呕渴痞闷。逆[1]孟英视之，曰：“曩曾屡患此疾，证形大略相同，广延名手治疗，总难即愈。病辄经年，大受其累。闻君疗疟极神，不知能否于月内即痊?”孟英曰：“何限之宽耶？余非神于此，盖寒暑燥湿风五气之感于人也，重则为伤寒，轻则为疟疾。今所患者，暑湿之疟也，清其暑湿，旬日可瘥。前此之缠绵岁月而不能已者，必是不分五气之源流，徒以见疟治疟，而用柴胡、姜、枣等风疟之方，以致暑湿之邪滋蔓难图耳。兹以清暑化湿汤奉赠，放胆服之。不可商于人，恐其于五种伤寒未能辨晰，而泥少阳正疟之法以相争也。”仲和韪之。方用石膏、杏仁、半夏、厚朴、知母、竹叶，果八剂而安。既而梁甫之仲郎亦患疟。孟英视曰：“脉数舌绛，热炽寒微，素质阴亏，暑邪为患也。更不可用疟门套药。”予元参、青蒿、白薇、丹皮、黄菊、知母、花粉、银花、竹叶、栀子，数剂而脉减。乃去青蒿、丹皮，加生地、甘草，数服而瘳。

石北涯之大令媳患疟，壮热如焚，背微恶冷，汗多大渴，舌绛神烦，不食不眠，奄奄一息。亟迓[2]孟英诊之，脉细数而芤，知其阴分久亏，暑邪深入。遂予白虎汤去米，加西洋参、元参、犀角、竹叶、银花、石斛为方，六剂而愈。人皆闻而异之。孟英曰：“见病治病耳，何异之有?”然与见疟治疟而不治其所以疟者，固有异焉。

韩正甫患疟，越医王某进以柴、桂、姜、朴等药，势乃剧。所亲何新之知为药误，改用清解而不效，始乞诊于孟英。脉数而右更滑大搏指，胸闷不堪，溲赤而渴，苔极垢腻。以凉膈散去芒硝、甘草，合雪羹，加厚朴、杏仁、石膏、半夏、石菖蒲。投四帖，频下宿垢，各恙皆减。改投轻清以涤余邪，遂以向愈。其时渠兄贡甫之室，患疟初起，肢麻且冷，口渴，苔黄，眩瞀善呕，心烦无寐。孟英诊曰：“此亦暑湿为疟，不可温散者。”而越医劝服术、朴、姜、椒等药。病家闻用温化，恪信弗疑。二剂后呕渴愈甚，经不当期而至，四肢终日不温，汗频出而热不休。再邀孟英诊之，脉渐伏。曰：“此热深厥深之谓也。温燥热补，切弗再服。”病家不信，另招张某黄某会诊，佥云阴暑，宜舍时从证，径用姜附六君加萸、桂、沉香等药服之。肢愈冷，药愈重，八剂后，血脱如崩而逝，即以春间为贡甫所治之棺殓焉，岂非数已早定耶？故虽一家之中，同时之病，而疑信不同，死生判别。况春间贡甫之病，治有成效，尚蹈此辙。无怪乎未经目击温热之害者，宜其以服凉解药为可耻矣。

吾师赵菊斋先生令郎廉士之如君，新娩后微寒壮热，小溲全无，恶露稍行，大便如

---

① 逆：迎接。
② 迓：迎接。

痢，神烦善哭，大渴不眠。专科谓疟痢交作，不能图治，遂请孟英援手。脉来洪大滑数。曰："暑为患耳，不必治其疟痢。"以辰砂益元散加竹叶、银花、丹皮、木通、元参、丹参、莲杆，为大剂投之，三帖各恙皆平。第营阴素亏，即改甘凉濡养善后而愈，尚且乳汁全无，显由血少。设非清解，又当何如耶？继有表弟潘少梅乔梓同时患暑湿疟，孟英咸与清化法，数剂皆愈。潘反生疑，谓病邪被凉药遏伏，故疟遽止，恐将来必有他患。孟英喟然曰："甚矣！医之不可为也！世人患疟，苦无良治，缠绵不愈，习见不疑。余之治疟则不然，但专力治其所以病故。疟疾虽与伤寒同有五种之别，而受病究比伤寒为轻。苟治之如法，无有不数剂而愈者。设误药以遏其邪之出路，则苔不能化，溲不能澄，神不能清，食不能进矣。子自思之，其真愈乎，抑假愈乎？"潘始恍然大悟而首肯焉。

蔡西斋令正，腹有聚气，时欲攻冲。医者以为下部虚寒，进以温补摄纳，如桂、附、沉香、芦巴、故纸、吴萸之类，愈服愈剧。酷暑之时，其发益横，日厥数十次，医皆望而却走。乃迎孟英视之，脉数舌绛，面赤睛红，溺如沸汤，渴同奔骥，少腹拒按，饥不能餐。曰："事急矣！缓剂恐无速效。"令以豆腐皮包紫雪一钱，另用海蛇、凫茈[1]煎浓汤，俟冷吞下，取其芳香清散之性，直达病所也。服后腹如雷鸣，浑身大汗，小溲如注，宛似婴儿坠地，腹中为之一空，其病已如失矣。继有许梅生八令爱，患痛屡日，筋掣神迷，肢冷息微，脉伏唇紫，多药无效。孟英亦以此药灌之而苏。

新秋汪子与室寡居患疟，范某叠进小柴胡法，昏热欲厥，腹痛汗淋，人皆危之。乃祖朱椿年太史逆孟英往视，两尺空数，左关弦寸溢，右寸关滑驶。曰："此真阴素亏，腹有聚气，吸受暑热，最忌升提。"与元参、西洋参、百合、竹叶、莲子心、龟甲、牡蛎、楝实、小麦、黄连等药，两剂而减。其族人谓疟禁凉剂，而尺脉无根，苟非温补，猝变可虞。母家不从，两疑莫决，因请乩方服之。数日后，势复剧，苔渐黑，伊父朱次膺仍乞援于孟英。及诊脉，更数于前，因于前法中加犀角两帖而安，续以滋潜善其后而愈。

易振甫患疟于嘉兴，医知为暑，与清解法，转为泄泻。以为暑去而湿存，改用温燥，泻益甚而发热不休，神气昏瞀。因而束手，令其买棹旋杭。所亲陈雪舫延孟英视之，苔黑，面红，胸间拒按，便如胶漆，小溲全无，谵妄，耳聋，不眠，善笑，脉则洪数而芤。予黄连、黄檗、黄芩、银花、石斛、栀子、楝实、知母、蒌仁、元参为方，绿豆煎清汤煮药，调下神犀丹。四剂而胸次渐舒，稍啜稀粥，便色渐正，小溲亦通。乃去神犀、楝、檗，加生地、石膏。服三日热净神清，脉来柔缓。以甘凉养液，十余剂而瘳。大凡温热暑证，而大解溏泄者，正是热邪下行，岂可误投温燥之药，反助燎原之势哉！同时一男子患感濒危，浼孟英勘之，神昏，舌黑，瘛疭，脉微。曰："迟矣！此犀角地黄证，惜无人用。"病家云："陆某已屡用之矣。"因索其方阅之，虽用犀角屑八分，生地五钱，缘病者便溏，配以枳壳炒焦白术三钱。孟英喟然曰："此方从无如此加减法。况清凉不敌湿

---

[1] 凫茨：又作"凫茨"，即荸荠。

燥，是徒有犀角地黄之名耳。古人治病，必放出路，兹反截其去路，良由学无理路，遂致人无生路，良可哀也。”

朱次膺令正娩后偶有微寒微热，医与解散药一剂，遂神疲自汗，不食不眠，泛泛欲呕，时时欲晕，肢麻且软，气欲上冲，舌赤微苔，溺频脘痛，便溏不畅，目不欲张，心悸懒言，欲噫不达。孟英察其脉，虚弦软数。曰：“此营阴素亏，忧愁劳瘁之余，血从下夺，八脉交虚，正所谓阳维为病苦寒热，阴维为病苦心痛也，岂可以有寒热而即从疟治哉！”授以龟板、鹿角霜、当归、枸杞、白薇、紫石英、甘草、大枣、小麦、牡蛎，数剂而安。嗣与熟地、枣仁、当归、杞子、麦冬、楝实、苡仁、黄连，壮水和肝而愈。

陈妪年已七旬，患霍乱转筋甚危，亟拉孟英救之。已目陷形消，肢冷音飒，脉伏无溺，口渴汗多，腹痛苔黄，自欲投井。令取西瓜汁先与恣饮，方用白虎加芩、连、黄檗、木瓜、威灵仙，略佐细辛分许为剂，覆杯即安。人皆疑用药太凉，何以径效？孟英曰：“凡夏热亢旱之年，入秋多有此病，岂非伏暑使然？况见证如是之炽烈乎！今秋余已治愈多人。询其病前有无影响，或曰五心烦热者数日矣，或曰别无所苦，惟睹物皆红如火，已而病即陡发。夫端倪如此，更为伏暑之的据焉。”

李华甫继室，陡患霍乱而兼溺血如注，头疼如劈，自汗息微，势极危殆，迎孟英诊视。脉极弦驶，是肝阳内炽，暑热外侵。先用犀角、木通、滑石、栀子、竹茹、薏苡、银花、茅根、菊叶为大剂，和入藕汁，送当归龙荟丸，而霍乱即安。惟溺血虽减，而小溲时头犹大痛，必使人紧抱其头，重揿其巅，始可略耐。尚是风阳僭极，肺胃不清也。以苇茎汤去桃仁，加百合、白薇、元参、竹叶、西瓜翠衣、菊叶、莲子心为方，和入童溺，仍吞龙荟丸，服旬日而愈。继有祝氏妇患溺血五六年矣，医皆作淋治。孟英诊视，脉弦数，苔黄，口苦，头疼溺热。曰：“是溺血也，法宜清肝，与久淋当滋补者迥殊。”病者极为首肯。盖其出路自知，而赧于细述，故医者但知其为淋也。

陈楚珍仲媳，陡患霍乱，亟迓孟英治之。云：“昨晚曾食冷鱼，夜深病作，想由寒重致此。然脐间贴以回阳膏而不效奈何？”及诊脉，右甚滑数，口渴，苔黄。令按胸下，果坚硬而痛。曰：“吐泻虽多，宿食恋膈，非寒证也。”回阳膏亟为揭去，以石菖蒲、枳实、苏叶、黄连、半夏、竹茹、海蛇、芦菔为方服之，一剂霍然。

同门相简哉室患疟，始则消散，继则补中益气，治之匝月，萎靡不堪，腹中似有聚气，时欲上冲，气促心摇，汗多眩晕，左胁震跃，渴饮无眠，骨瘦如柴①，医皆束手。吾师赵菊斋先生拉孟英往诊，脉弦细以数，按之不鼓，因谓相曰：“不可再以疟字横于胸中，则旬日可安。若见其久疟而欲截之，且闻前医谓令正初次患疟为胎疟，务令发透，不妨形瘦似鹤，此皆非余之所知也。夫一生不患疟者有之矣，未闻先在胞中患过疟疾而后生者也。若以初次患疟为胎疟，则他病之初患者，无不可以胎字冠之矣！何以不闻有

① 骨瘦如柴：原作“骨瘦如豺”，据文义改。

胎痢、胎伤寒之名乎？因医者治疟而不知治其所以疟，以致缠绵难愈者多，遂妄立胎疟、鬼疟等名，以绐[①]世俗而自文其浅陋。今昔相沿，贤者不免。故世人又有疟疾不可服官料药之戒，其实药亦何尝有官私之别耶？服药不当，皆能增病。不服药为中医，不仅为疟疾而言也。令正素禀阴亏，感邪不重，过投消散，营液重虚，再升其阳，本实欲拔。补中益气，原是成方，与证不宜，于体不合，即为毒药。我仪图之介类潜阳，重镇理怯，甘酸化液，厚味滋阴，大剂而投，肤功[②]可奏。"相极感服，如法服之，果未浃旬，霍然病已。方以西洋参、熟地、牡蛎、紫石英、龟板、鳖甲、枸杞、当归、冬虫夏草、龙齿、阿胶、麦冬、龙眼、甘草、蒲桃、干红枣、莲子心、小麦等出入互用也。

王雨苍室，仲秋患滞下，治两旬而罔效。何新之荐孟英往视，脉来弦数而滑，腹坠腰疼，溲少口干，面红烦躁，知饥能食，夜不成眠，而滞下赤白，从无粪色相兼，及至更衣，又极艰涩，略无痢色相杂。通补温凉，服皆不应；稍投升举，气塞于胸。询其月事，因痢愆期。孟英曰："此病不在肠中也。能食便坚，府气并不窒滞。阴虚木旺，营液因而旁溢。缘冲任隶于阳明，平人气血循经，各行其度，岂有冲任之血液，可从大肠而出之理乎？然天地虽有定位，山泽可以通气，周身脉络，原自贯穿，挹彼注兹，风阳所煽，犹之交肠证粪从前阴而出。举一反三，病机可悟。"何极叹服。爰以乌鲗、茜根、阿胶、鲍鱼、苁蓉、枸杞、柏子仁、黄檗、银花、藕为剂，一服即减，不旬而瘥。续参熟地、当归、龟板、鹿霜，善后而愈。鲍鱼，淡干鱼也。诸鱼皆可为之，然以石首鱼为胜，俗谓白鲞是也。惟台州三伏时所干者，味淡而香，色白尾圆，世称松门台鲞。可以入药，无腥咸作吐之弊。其误用鳆鱼者，盖失考也。

洪张伯孝廉令弟苏仲，乡试后自以场作不惬于怀，怏怏数日，渐以发热。医作伏暑治，日形困顿，懒语音低，神情恍惚，稍合眼辄以文有疵累，如何中式云云。屡服牛黄、犀角等药，竟无寸效。延孟英视之，时时出汗，不饥溺少，舌绛口干，切脉虚软以数。曰："此心火外浮也。昔贤惟王损庵论之独详，今人罕读其书，每与温暑逆传证混淆施治。夫心犹镜也，彼热邪内陷，袭入心包，则雾障尘蒙之象也，故可磨之使明，是为实证。今心阳过扰，火动神浮，乃铜质将熔之候也，法宜坚之使凝，是为虚证。良由阴分素亏，心营易耗，功名念切，虑落孙山。病属内伤，似乎外感，大忌发表，更禁寒凉，又非东垣补中益气之例，无怪医者为之技窘也。而有药治病，无药移情。余有一言，可广其意：文之不自惬于怀者，安知不中试官之意乎？且祸盈福谦，《易》之道也。尝见自命不凡者，偏不易售；而自视欿然之士，恒于意外得之。即此一端，吾可必其中也。"病者闻之，极为怡旷，服药后各恙渐安，半月而愈。及榜发，果获隽。佥云："药既神妙，而慧吐齿牙，竟成吉签。仁言仁术，医道通仙，可于孟英信之矣！"其方则甘草、干地黄、麦冬、枸杞、盐水炒黄连、紫石英、龟板、龙齿、珍珠也。迨季冬两孝廉将北上，

---

① 绐：绐，音 daì，欺哄。

② 肤功：通"肤公"。大功。《诗·小雅·六月》："薄伐猃狁，以奏肤公。"毛传："肤，大；公，功也。"

其母夫人陡病恍惚，孟英往诊曰："高年素多忧虑，而别离在即，神倏飞扬，纵有仙丹，亦难救药。"另邀他医视之，皆云冬温，须过十四日。及旬而没，神气不昏，始信孟英镜质消熔与尘蒙雾障有殊也。

一妪患面目肢体浮肿，便溏腹胀，肠鸣时痛，饮食日减。医与理中、肾气多剂，病日剧而束手矣，始丐孟英诊焉。按脉弦细，沉之带数，舌绛口干，肿处赤痛，溺少而热。乃阴虚肝热，郁火无从宣泄而成此病。火愈郁则气愈胀，气愈胀则津愈枯，再服温燥，如火益热矣。授白头翁汤加楝实、银花、元参、丹皮、绿豆皮、栀子、冬瓜皮。数剂证减知饥，渐佐养血充津之品而愈。前此诸医谓其山居久受湿蒸，且病起霉雨之时，而又便溏脉细，遂不察其兼证，而群指为寒湿也。嗣有黄梅溪令堂患证类此，而燥热之药服之更多，肌削津枯，脉无胃气。邀孟英往勘，不遑救药矣。

石北涯仲媳胎前患泻，季秋娩后，泻如漏水，不分遍数，恶露不行。专科束手，咸虑其脱，亟请孟英脉之。左弦而数，右大不空，口苦不饥，苔黄无溺。曰："非虚证也，参汤断弗沾唇。"予白头翁合石顽伏龙肝汤丸治之，一剂知，三剂愈。

孙位申陡患喉偏左痛，下及乳旁，神疲欲卧，动即凛寒。速孟英视之，脉弦细以软，苔薄白，口不渴，痰多且韧，溺赤不饥。是暑湿内伏而肝郁不舒，且阴分素亏，复伤劳倦也。昔人之清暑益气汤、藿香正气丸皆是成法，设误投之，悉为戈戟。幸病家深信不疑，旁无掣肘。予射干、兜铃、蒌壳、通草、滑石、竹茹、丝瓜络、冬瓜子、枇杷叶、荷杆极轻清之药。一剂即吐胶痰数碗，汗出周身，喉痛较松，凛寒亦罢，而身痛微热，苔色转黄。去射干、兜铃，加栀子、豆卷服之，热退痛减。再去滑石、豆卷，加石斛、沙参、野蔷薇露投之，知饥啜粥，诸恙悉安。嗣用养阴充液而愈。

施玉林患感，治经多手，延将匝月，热退未净，苔腻垢黄，脘闷便溏，腰疼溺短，不饥不眠，气短音低，医者技穷。李华甫荐孟英视之，脉弦软不调，而尺中虚细。是痰热尚结于上焦，房劳素伤于下部。初治即从清解，并无背谬之方。奈不足以开有形之结，而滋久耗之阴，以致旷日相持，神气日形消索也。以小陷胸汤加苇茎、竹茹、枇杷叶、兰叶、石斛、归身、枸杞为方，加野蔷薇露和服。一剂苔即化，三服而结粪下，胸乃舒。去蒌仁，加西洋参，服四帖，苔净能餐，诸恙冰释。续投峻补肝肾而康。

儒医何新之素患脘痛，每日必吐水数缶始舒畅，吐后啖面食肉，如汤沃雪，第不能吃饭者十余年矣。季秋痛吐益甚，饮食不进。平肝通络，诸治不瘳，人极委顿。屈孟英视之，脉弦滑而软，曰中虚停饮也。以六君去甘草，加桂枝、厚朴、牵牛，服之积饮果下，痛亦渐休，吐止餐加，精神稍振。乃去牵、朴，加附子、白芍、薏仁，与之遂愈，且能吃饭。病者谓既能吃饭，善后药不肯多服。迨仲冬中旬出门诊疾，骤与严寒，归即痛作，连服荔香散，数日而逝。盖中气素虚者，不可专用香散之药也。

许兰屿令正自夏间半产后患感证，虽已治愈，而腰腹左痛时作，多医杂治，其痛日增，食减汛愆，卧床不起。黄某谓诸药无功，惟有肾气汤先固其根本。频服之，痛益剧，且痛作之时，则带下如注。黄谓显系真火无权，附桂复为加重，遂至痛无停晷，呻吟欲绝。陈春湖嘱迎孟英诊之，左关尺弦数无伦，形消舌赤，彻夜无眠。是肾阴大亏，肝阳极炽，营液耗夺，八脉交虚之证也。用龟板、乌鲗、苁蓉、枸杞、归身、楝实、竹茹、白薇、黄檗、丝瓜络、蒲桃、干藕为方，一剂知，数剂已。续加熟地、阿胶，调理月余，经行而愈。

陈笠塘年近花甲，于初冬时偶从梯半一跌，遂发寒热，痰多咳逆。沈辛甫作虚痰类中挟风温治，热退便行，而痰逆不休，且兼呃忒。改从清肃镇摄，其呃日甚。因拉孟英商之，诊脉左弦涩不调，右兼软滑。察其呃，时有微甚而有欲呃不爽之象。询其喷嚏，久不作矣。曰："此气郁于肝，欲升而不能升；痰阻于肺，欲降而不能降之证也。补摄之品，咸在禁例。"以柴胡、枳壳、石菖蒲、紫苏、薤白、蒌仁、竹茹、橘皮、白前为剂，覆杯而减，再剂而安。

翁笠渔素健啖，偶患发热。钱某谓劳倦内伤，进补中益气法，病日剧。张某诊为停食感冒，用承气法下之，连解黑矢，热如故。与养阴药多剂，热仍不退，且从此不食不便，不渴不眠。佥云攻补难施，已成坏证。所亲孙诒堂迓孟英诊之，脉形涩数不调，神呆静卧，倦于语言，溺少苔黄，时时面赤。曰：无虑也。卫分之邪失于清解，补中益气实卫锢邪，何异适燕而南其指乎？承气通府，但能下其肠胃有形之物，不能散其卫分无形之邪。下后养阴，固是方法，然必表里皆和者，方可投之；卫气未清，徒增窒滞。枢机日钝，此神识之所以如呆也；升降失司，此出入之所以皆废也。延之虽久，病犹在卫，故可治也。予苇茎、葱豉，加芩、桔、栀子、瓜蒌。服一剂而遍身赤疹。神气爽悟。乃去芩、桔、葱，加雪羹、芦菔、银花、兰叶。服数帖解酱矢二十余次，苔退知饥，脉和而愈。

咸丰纪元冬十月，荆人忽患头痛，偏左为甚。医治日剧，延半月，痛及颈项颊车。始艰于步，继艰于食。驯致舌强语蹇，目闭神蒙，呼之弗应，日夜沉睡，如木偶焉。医者察其舌黑，灌犀角、牛黄、紫雪之类，并无小效。扶乩求仙，药亦类是。乃兄周雨禾云，此证非孟英先生不能救，吾当踵其门而求之。及先生来视，曰："苔虽黑而边犹白润，唇虽焦而齿色尚津，非热证也。投药如匙开锁，数日霍然。"缘识数语，并录方案如下，用表再生之大德，而垂为后学之津梁云。仁和蒋寅谨识。

真阴素亏，两番半产，兼以劳瘁，内风陡升。病起头疼，左偏筋掣，旬日不语，二便不行，不食唇焦，苔黑边白，胸腹柔软，神气不昏，脉至弦缓，并不洪数。此非热邪内陷，乃阴虚痰滞机缄。宜予清宣，勿投寒腻，转其关键，可许渐瘳。十月二十五日初诊

石菖蒲　麸炒枳实　仙制半夏　盐水泡橘红各一钱　解竹茹四钱　旋覆花　茯苓　当归各三钱　陈胆星八分　钩藤五钱，后下　竹沥一杯，生姜汁三小匙和服，苏合香丸涂于心下，以舒气郁。

舌稍出齿，未能全伸，苔稍转黄，小溲较畅，羞明，头痛，显属风升，咽膈不舒，

痰凝气阻，本虚标实，脉软且弦，不可峻攻，法先开泄。二十六日再诊

前方去胆星、半夏、茯苓，加枸杞三钱，淡苁蓉一钱，蒌仁五钱。

舌能出齿，小溲渐行，神识稍清，苔犹灰滞，头疼似减，语未出声，脉至虚弦，右兼微弱。本虚标实，难授峻攻，开养兼参，庶无他变。二十七日三诊

前方去枳实、旋覆、钩藤、竹沥、姜汁，加参须一钱，麦冬三钱，远志七分，老蝉一对，淡海蛇一两，凫茈三个。

稍能出语，尚未有声，舌色淡红，苔犹灰腻。毫不作渴，非热可知。脉软以迟，不食不便。宜参温煦，以豁凝痰。二十八日四诊

前方去雪羹，加酒炒黄连、肉桂心各五分。

苔渐化而舌渐出，语稍吐而尚无音，头痛未蠲，略思粥食。胃气渐动，肝火未平。久不更衣，脉仍弦软。徐为疏瀹，法主温通。二十九日五诊

前方去麦冬，加麻仁四钱，野蔷薇露二两和服。

连投温养，神气渐清，语亦有声。头犹左痛，苔退未净，大解不行，左脉微迟。法当补血，血充风息，府气自行。十一月初一日六诊

前方去远志、菖蒲、老蝉，加天麻一钱，白芍二钱，桑椹三钱。

脉已渐起，尚未更衣，浊未下行，语犹错乱，时或头痛，寐则梦多。濡导下行，且为先授。初二日七诊

前方去天麻、桑椹，加牛膝三钱，生首乌四钱，柏子仁二钱。

虽已知饥，未得大解。肝无宣泄，时欲上冲；阴分久亏，岂容妄下。素伤思虑，肝郁神虚。脉软而迟，语言错乱。法当养正，通镇相参。初三日八诊

前方去白芍、首乌，加紫石英四钱，砂仁末炒熟地六钱，远志七分，菖蒲五分。

大解已行，并不黑燥。肝犹未戢，乘胃脘疼。幸已加餐，可从镇息。初四日九诊

参须　仙半夏各一钱　砂仁末炒熟地八钱　牡蛎六钱　紫石英四钱　归身三钱　枸杞二钱　淡苁蓉一钱五分　川楝肉一钱　酒炒黄连三分　桂心五分，研调三帖

复得大解，苔退餐加。肝血久亏，筋无所养。头疼脘痛，掣悸不安。柔养滋潜，内风自息。初七日十诊

前方去半夏、连、楝，加炙草、橘饼各一钱，乌头肉八分。四帖。

神气渐振，安谷耳鸣，脉弱，口干，面无华色。积虚未复，平补是投。十一日十一诊

前方去桂心、橘饼、乌梅，加龟板六钱，麦冬、蒲桃干各三钱。十帖后，汛至体康而愈矣。

许自堂叔岳年越古稀，忽头面赤肿磊痒，渐及两臂，烦躁不眠，饮食日减。外科治而勿效。孟英脉之，弦洪疾驶，重按细软。曰："高年气血两亏，郁火内燔，不可从疡科治。"予黄芪、当归、栀、芍、元参、生地、甘草、桑叶、菊花、丹皮、蒺藜、荆芥等出入为方，十余剂而瘳。

顾仙槎年越古稀，仲冬偶患痰嗽。服表散药数帖，气喘如奔，欲卧而不能著枕，欲食而不能吸纳，痰欲出而气不能吐，便欲行而气不能送，日夜危坐，躁汗时形。其婿家请孟英视之，按脉虚洪豁大，而舌色干绛，溲赤点滴。证属阴亏，忌投刚燥。与西洋参、熟地、苁蓉、枸杞、蒌仁、麦冬、牛膝、茯苓、白芍、冬虫夏草、青铅为大剂，以猪肉煮清汤煎服。果韧痰渐活，坚矢下行，眠食亦安，递以告愈。

伤风虽小恙，过表伤阴，与邪未净而早投补剂，皆能延损。其高年下虚而误服升提者，往往阳浮上戴，须以温补救之。更有一种似伤风而实非伤风之证，乃根蒂空虚，肾水泛溢以成痰，浮阳冲逆而为嗽也，此自古未经道及者。今年四月十二日，孟英诣高石泉处谢吊，偶诊其脉，左关尺忽见浮弦而空。因私嘱其次郎隽生曰："尊翁之脉，颇有可虑，子其慎之。"继无所苦，方疑其言之未当。虽有小恙，亦未邀诊。迨隽生登贤书，计偕有日，石泉忽患痰嗽，酷似伤风。冯某视之，与解散药一帖，次日便泻数行。黄某进分清药一剂，第三日痰升气逆，自觉唇肿不能啜饮。隽生始忆及孟英之言，速其拯治。脉如蛛丝过指，舌色晦黯无津，唇不略肿。其不能吸饮者，盖由气有出而无入耳。阴既脱于下，阳将脱于上，莫可救药，翼日云亡。此十二月春前事也。闻霜降后，许吉斋山长微患伤风，数日而逝。立春后，许砚邻亦然。皆同为似伤风证也。据孟英曰："儿子阿心，长成太速，心性太灵，余固知其不秀。秋分后小患伤风，适余酬应纷繁，不遑顾视；且闻无甚大病，亦不延儿科诊视。不料三日倏然而殇。或云惜不早治，余谓襁褓而患根蒂之病，虽治愈亦何益哉?"然则不必高年虑有此证，即小儿亦间有之矣，医者其可以伤风而概视为小恙哉?《不居集》专论伤风误补成劳，犹是一隅之见焉。

孙书三仲郎菊如之室，因儿女过多，不欲生产，怀妊屡服下胎药不应。娩后三朝，陡发寒热，兼以痛泻，所下皆黑，而小溲不行。医作瘀治，用回生丹等药，已觉渐愈，惟寒热间作不休。至八朝，或嘱其邀孟英诊视。神气颇安静，苔色黄腻不厚，胃略既饥，惟右寸关空大，有静中一跃之形。诊毕，适前医至，孟英谓右脉不佳，恐有骤变。彼按脉云："较昨已大和矣，必无害也。"孟英唯唯而退。菊如送至门外，复嘱以令正元气大伤，莫投峻药而别。继闻是夜寒热复作，腹仍大痛，更服回生丹，越日而亡。

书贾陈南桥患冬温，数日后谵妄不眠。所亲任殿华竭力清解，热退便行，忽然不语，因迓孟英视之。入房见其危坐于榻，面无病容，两目开阖自如，呼之不闻不答，若无知识者。按脉左寸细数无伦，尺中微细如丝。乃肾阴素伤，心阳过扰，真水下竭，真火将炮，纵有神丹，不能接续。吾师赵菊斋先生暨许少卿皆在座，佥云："渠有八旬老父，一岁孤儿，盍忍恝然！勉为设法，如犀角、紫雪之类以图万一，不亦可乎?"孟英曰："此非痰滞于络，亦非热传手少阴。适从高、孙两家来，并此为三败证。余一日而遇之，皆无药可用，不敢立方。平素不畏大证，君辈共知，稍有可为，毋劳谆嘱也。"既而果逝。

李健伯夫人因伤情志而患心跳，服药数月，大解渐溏，气逆不眠，面红易汗，卧榻不起，势已濒危。其次婿余朗斋浼孟英诊之，坚辞不治。其长婿瞿彝斋力恳设法，且云妇翁游楚，须春节旋里，纵使不治，亦须妙药稽延时日。孟英曰："是则可也。"立案云："此本郁痰证，缘谋虑伤肝，营阴久耗，风阳独炽，铄液成痰。痰因火动，跳跃如舂。若心为君主之官，苟一跳动，即无生理，焉能淹缠至此乎？但郁痰之病，人多不识，广服温补，阴液将枯。脉至右寸关虽滑，而别部虚弦软数，指下无情。养液开痰，不过暂作缓兵之计。一交春令，更将何物以奉其生？莫谓赠言之不详，姑顺人情而予药。"方用西洋参、贝母、竹茹、麦冬、茯神、丹参、苁蓉、薏苡、紫石英、蛤壳等。服之痰果渐吐，火降汗收，纳谷能眠，胸次舒适。而舌色光绛，津液毫无，改授集灵膏法。扶至健伯归，因谓其两婿曰："我辈之心尽矣，春节后终虞痉厥之变也。"已而果然。

朱仲和令正，向于娩后陡患痉厥，多医以图，广服补剂，其人虽起，厥疾弗瘳。再产亦然。延已数载，安之若素。孟英闻之，尝谓仲和曰："将来受孕，宜预药以痊之。"今冬怀妊，病发益频，遂邀过诊。脉甚弦滑，厥前必先作胀，更衣得泻始舒，巅顶时疼，饮食不减。曰："肝风挟痰为患耳。"仲和云："肝风则良是，痰则从来未吐。"曰："惟其不吐，所以为患。沈尧封谓胎前病痰证居半，产时痰涎不下，诸病丛生。医者未知此理，徒知产后为虚。痰处络中，如何自吐。亦幸而痰在络中，补之不为大害，不过锢之愈深耳。岂可以不见痰面，遂云无痰乎。"爰授蠲饮六神汤合雪羹，加蒌仁、竹沥，服三十剂，病果渐愈。次年娩后安然，知病根已拔矣。

卷　二

壬子春，沈峻扬年五十七岁，素患痰嗽，年前顾某与小青龙汤一剂，喘逆渐甚。汪某进肾气汤一服，势更濒危。医云治实治虚，不能舍此二法，而皆不应，病真药假，不可为矣。王月锄嘱迎孟英图之。脉来虚弦软滑，尺中小数，颧红微汗，吸气不能至腹，小便短数，大解甚艰，舌红微有黄苔，而渴不多饮，胸中痞闷不舒。曰："根蒂虚于下，痰热阻于上。小青龙治风寒挟饮之实喘，肾气汤治下部水泛之虚喘，皆为仲景圣法。用之得当，如鼓应桴；用失其宜，亦同操刃。所以读书须具双眼，辨证尤要具双眼也。此证下虽虚而肺不清肃，温补反助其壅塞；上虽实而非寒饮，温散徒耗其气液。耗之于先，则虚气益奔；壅之于后，则热痰愈锢，其加病也，不亦宜乎?"爰以杏仁、苇茎、紫菀、白前、蒌仁、竹沥开气行痰以治上实，而佐苁蓉、胡桃仁以摄纳下焦之虚阳。一剂知，再剂平。旋去紫菀、白前，加枸杞、麦冬、白石英。服三帖而便畅溺长，即能安谷。再去杏仁、竹沥、苇茎，加熟地、当归、薏苡、巴戟，填补而痊。

陈舜廷继室，娩后略有咳嗽，微有寒热，恶露不多，少腹似有聚瘕，时觉窜痛，腰疼不能反侧，齿衄频流，溺少口干，仍不喜饮，舌色无液，善怒不眠，四肢牵掣不舒，易于出汗。逆孟英诊之，脉至虚弦细弱。系素属阴亏，新产血去之后，八脉皆空，阳不能潜，游行于上。见证虽然错杂，治当清息风阳，表散攻瘀，毫不可犯。爰以沙参、竹茹、白薇、丹参、丝瓜络、石斛、栀子、小麦、甘草、红枣、藕为方。服数帖，嗽衄皆蠲。为去丹参、麦、枣、栀、斛，加归身、熟地、枸杞、麦冬、楝实，服之各恙渐瘥。复因卒闻惊吓之声，心悸自汗，肢麻欲厥，乃定集灵膏加紫石英、牡蛎、龙齿，合甘麦大枣熬膏，服之而康。继有汪少洪令侄女适孙彬士者，产后患证与此相似，误投温散，发热愈壮，但在上部。医者犹不知为阴虚阳越，仍从感治。迨脉脱汗淋，始邀孟英视之。始知是虚阳外越，然已不能拯救，病者自赋绝命词而逝。盖凡属虚脱之证，至死而神不昏也。医者识之。

许兰屿令正，正月中旬偶食蒸饼，即觉腹中攻痛，而寒热间作，以为疟也。请孟英诊之，脉弦软而微数。曰："此不可以疟论。缘营素亏，往岁愈后少于调补，仍当濡养奇经。盖阳维为病，亦能作寒热，而八脉隶于肝肾，温肾凉肝，病即霍然矣。"授以苁蓉、枸杞、当归、白薇、青蒿、茯苓、竹茹、龟甲、楝实、藕，数帖果愈。迨二月中旬，其病复作，举家佥以为疟。或云必前次早补，留邪未去使然。而兰屿远出，家无主议之人。孟英曰："前次愈之太易，我之罪也；不为善后，谁之过欤？如信我言，指日可瘳。第须多服培养之剂，保无后患。"于是仍服前药，亦数剂而安。续以集灵膏去牛膝，加羊藿、阿胶、当归、黄檗、菟丝、苁蓉、蒲桃干，熬膏服之，竟不再发。

张友三室，去春受孕后，忽梦见其亡妹。而妹之亡也，由于娩难。心恶之，因嘱婢媪辈广购堕胎药饵服，卒无验。冬间娩子后，亦无恙。自疑多饵堕胎药，元气必伤，召朱某治之，述其故。朱即迎合其意，而断为大虚之候，且云苟不极早补救，恐延蓐损。病者闻而益惧，广服补剂，渐至卧榻不起，多药弗效。延至仲春，族人张镜江为邀孟英视之。不饥不寐，时或气升，面赤口干，二便闷涩[1]，痰多易汗，胸次如舂，咽有炙脔，畏明善怒，刻刻怕死，哭笑不常，脉至左部弦数，右手沉滑。曰："此郁痰证，误补致剧也，与上年李健伯令正之病情极相类。第彼已年衰，而伤于忧思谋虑，是为虚郁；此年壮体坚，而成于惊疑惑惧，是为实郁。虚郁不为舒养，而辄投温补，则郁者愈郁而虚者愈虚；实郁不为通泄，而误施温补，则郁不能开而反露虚象。所谓大实有羸状也。医者但云补药日投，虚象日著。不知虚象日形，病机日锢，彼岂故酿其病而使之深耶？亦是一片仁心，无如药与病相僻而驰，盖即好仁不好学之谓耳。余非好翻人案，恐不为此忠告，未必肯舍补药而从余议也。"病者闻之大悟。即授小陷胸合雪羹，加菖蒲、薤白、竹茹、知母、栀子、枳实、旋、赭出入为方，吞当归龙荟丸。三剂后，蒌仁每帖用至八钱，而大解始行，各恙乃减。半月后心头之舂杵始得全休。改用清肃濡养之法，调理匝月，汛至而痊。

蒋礼园三令弟拜枫，自去年疟后，左胁聚气不消，时时窜痛，疑为疟母。孟英脉之，弦软且滑。曰："非疟母也。"予旋覆、海石、竹茹、丝瓜络、绛屑、葱白、蛤壳、凫茈、海蛇为方，十余剂而刈其根。

关寅伯赞府家某厨患春温，渠主人颖庵治之弗瘳。为速孟英诊焉。脉来弦软而寸数，舌绛苔黑而神昏，谵渴溺红，胸腹拒按。是双传证也。夫顺传者宜通其胃，逆传者宜清其营，治法不容紊也。然气血流通，经络贯串，邪之所凑，随处可传，其合其分，莫从界限。故临证者宜审病机而施活变，弗执死法以困生人。此证属双传，即当双解。予凉膈散加犀角、菖蒲、元参，下之果愈。

何氏妇年未四旬，于庚戌冬患腹胀善呕。或云寒凝气滞，宜吸雅片[2]烟以温运之。及烟瘾既成，而病如故。或云冷积也，莫妙于蒜罨。往夏遂以蒜杵如泥，遍涂脊骨，名曰水灸。灸后起疱痛溃，骨蒸减餐，其胀反加，经乃渐断。招越医庄某治之，云劳损也，进以温补，病乃日甚。复邀张凤喈、包次桥、姚益斋诸人视之，佥云劳损已成，或补阴，或补阳。服至冬令，便泻不饥，骨立形消，卧床不起。今春请神方于各乩坛，皆云不治。其夫因蒲艾田荐于许信臣学使，随任广东，家无主意，束手待毙而已。蒲闻而怜之，为屈孟英一诊，以决危期之迟速，初无救愈之心也。切其脉弦细数，循其尺索刺粗，舌绛

---

① 闷涩：便秘不畅。
② 雅片：即"鸦片"。

无津，饮而不食，两腿肿痛，挛不能伸，痰多善怒，腹胀坚高，上肤黄粗，循之戚戚然，昼夜殿屎，愁容黎瘁，小溲短涩而如沸，大便日泻十余行。脉色相参，万分棘手。惟目光炯炯，音朗神清，是精气神之本实未拔，病虽造于极中之极，却非虚损之末传也。殆由木土相凌，为呕为胀；洋烟提涩其气，益令疏泄无权；蒜灸劫耗其阴，更使郁攸内铄；进以温补，徒为壮火竖帜而涸其津；溉以滋填，反致运化无权而酿为泻；固之涩之，煞费苦心。余谓赖有此泻，尚堪消受许多补剂。纵临证心粗，不询其泻出之热而且腻，岂有肾虚脾败之泻，可以久不安谷而延之至今乎？夫人气以成形耳，法天行健，本无一息之停。而性主疏泄者肝也，职司敷布者肺也，权衡出纳者胃也，运化精微者脾也；咸以气为用者也。肝气不疏，则郁而为火；肺气不肃，则津结成痰；胃气不通，则废其容纳；脾气不达，则滞其枢机。一气偶愆，即能成病。推诸外感，理亦相同。如酷暑严寒，人所共受，而有病有不病者，不尽关乎老少强弱也，以身中之气有愆有不愆也。愆则邪留著而为病，不愆则气默运而潜消。调其愆而使之不愆，治外感内伤诸病无余蕴矣。今气愆其道，津液不行，血无化源，人日枯瘁。率投补药，更阻气机，是不调其愆而反锢其疾也。疾日锢，腹愈胀；气日愆，血愈枯。或以为干血劳，或以为单腹胀。然汛断于腹胀半年之后，是气愆而致血无以化，非血病而成胀矣。既胀而驯致腿肿筋挛，不可谓之单胀矣。肿处裂有血纹，坚如鳞甲，显为热壅，不属虚寒。借著而筹，气行则热自泄。首重调愆，展以轻清，忌投刚燥。热泄则液自生，佐以养血，须避滋腻，宜取流通。徐洄溪所谓病去则虚者亦生，病留则实者亦死。勿以药太平淡，而疑其不足以去病也。艾田云："薛一瓢谓人须修到半个神仙身分，才可当得名医二字。聆君妙论，不愧名医!"于是以沙参、竹茹、丝瓜络、银花、楝实、枇杷叶、冬瓜皮、黄檗、当归、麦冬、枸杞、白芍出入为方，用水露煮苇茎、藕汤煎药。服四剂，脉柔溲畅，泻减餐加。乃参以西洋参、生地、黄连、花粉、薏苡、栀子之类。又六剂，舌色渐淡，腿肿渐消。服至匝月，忽然周身汗出溱溱，而肿胀皆退，舌亦津润，皮肤渐蜕，肌肉渐生，足亦能伸，便溺有节。并不另授峻补，两月后可策杖而行矣。天时渐热，服药已久，以虎潜丸方熬为膏，用藕粉溲捣成丸。因丸剂皆药之渣质，脾运殊艰，孟英凡治阴虚须滋补者，悉熬取其精华，而以可为佐使者和之为丸，不但药力较优，亦且饵之易化。如法服至长夏，健步经通，遂以康复。艾田云："此证人不能治，神亦不能治。君竟能肉白骨而生之，不仅半个神仙，殆人而仙者耶，抑仙而降为人者耶?"水露以甜水贮甑，蒸取其露。宜临时蒸用，取其有升降之机而养津液也。一名甑汗水，停久则失性矣。

应氏妇年逾四旬，去年难产后，患左目无光，火升心悸，诸治不效。所亲沈玉庭嘱延孟英治之。予集灵膏合甘麦大枣汤，以峻滋肝肾之阴而愈。

一机匠久患寒热，兼以痰嗽，形消肌削。人皆以劳怯治之，久而不愈。或嘱其就诊于孟英。脉弦缓而大，畏冷异常，动即气逆，时欲出汗，暮热从骨髓中出，痰色绿而且臭，便坚溺赤。曰："痰火为患耳，误投补药矣。"以苇茎汤合雪羹，加白薇、花粉、旋覆、蛤壳。服二十剂，体健加餐，其病如失。

诸暨张某者有跛疾，业点翠，终日坐。而三四年来，行数十武，即喘不能已，别无他苦，饮食如常。医咸谓虚，频补不应。诣孟英视之。曰：“久坐不劳，气行迟滞，痰凝久伏，故为此患。脉缓而滑，岂为虚象？”授雪羹合小陷胸，加竹茹、旋覆、海石、杏仁、半夏。服之果吐多痰而愈。

高隽生孝廉令堂患痰嗽，服伤风而喘汗欲脱。孟英予人参、茯苓、半夏、甘草、桂枝、白石英、牡蛎、胡桃仁、冬虫夏草而瘳。以其年近五旬，冲任不足，虽素有饮邪，而悲哀劳瘁之余，经事忽行。一投表散，气即随而上逆，故用药如此。

孟夏，许芷卿偶自按脉，左寸如无。招他医诊之，佥云心散。举家惊惧，已亦皇皇。屈孟英视之，曰：“劳心而兼痰火之郁，故脉伏耳。其火升面赤，不寐胁鸣，乃惊骇激动，肝胆之阳勃然升越，非本病也。”予人参、黄连、菖蒲、紫石英、小麦、麦冬、莲子心、红枣、竹叶、甘草为方，一剂知，二剂已。

蒋礼园令堂年七十三岁，患疟寒少热多，时时自汗。咸虑其脱，议欲进补。孟英切脉洪数而滑，舌绛口干，是暑为病也，与清解法，数剂而痊。

许子厚令庶母，年未四旬，患晡热发于上焦。心悸头疼，腰酸腿软，饥不欲食，暮则目如盲而无所睹，时或腹胀，自汗带多。孟英脉之，弦细而弱，气短不足以息，舌赤无苔。曰：“此营血大亏，不可作暑治也。”授人参、熟地、枣仁、枸杞、归身、麦冬、乌鲗骨、牡蛎、龟板、蒺藜、芍药、杜仲、羊藿等药数十剂，而康复如常。

吴曲城三令郎年未冠，患疟，医作食疟、暑疟、阴虚疟治之，诸法不应。逆孟英视之，面色浮黄，便溏呕恶，脘闷腹胀，溺少汗多。曰湿疟也。予枳、朴、苓、滑、苍术、半夏为方，送服香连丸而愈。继用六君子善其后。或云：“先生近辑《温热经纬》，力辨暑必兼湿之非。今年霉雨全无，夏至后酷热亢旱，流金铄石，湿自何来。方叹先生析理之精，胡以此证是湿邪？大剂铄药，果然获效，又何说欤？”孟英曰：“暑即天上之日，有何湿气？人因畏暑贪凉，瓜果过度，虽无两湿相杂，湿亦自内而生。所以暑每易于挟湿，而昧者遂指湿热相合之病为暑证。殆由未见天日，故不识暑之真面目也。”一笑。

兰溪吴氏妇盛夏患恶阻，洪某进旋覆、姜、桂等药，而壮热神昏，腰疼欲堕，二便秘涩，呕吐不休，脉数而洪。予栀、芩、连、楝、竹茹、知母、银花、绿豆为剂，佐以苏叶二分，冬瓜煮汤煎药。下咽即安，数服而愈。

张六桥年逾七旬，素不耐病，新秋患疟，托孟英筹速愈之方。曰：“易事耳。第寒少热多，苔黄渴汗，溺赤便秘，体厚多痰，杳不知饥，极其畏热，其年虽耄，其证宜清。”以大剂知、芩、连、滑、花粉、竹茹、厚朴、石膏，加雪羹投之。数剂而痊，康强如昔。

吴奏云三令郎甫八龄患感，幼科治以清解弗瘥。迓孟英视之，脘闷便闭。曰：“气机未展耳。”投小陷胸加紫菀、通草、杏仁。服三剂，先战汗而解，寻更衣以愈。当战解之时，家人不知，诧为将脱，欲煎参汤灌之。孟英适至，阻其勿服。既而其妇弟陈某之病略相似，亦用此法而痊。

朱生甫明经以花甲之年，偶在嘉兴患滞下甚剧，急买棹旋杭，集诸医议治。许敬斋宗景岳，谓痢必本于寒湿，主干姜、桂、朴以温化。洪石生尚东垣，闻其向患脱肛，主清暑益气以举陷。或云素善饮而有鼻衄，血热阴亏，既受暑邪，宜玉女法以两清。或云痢必有积，不必问其余，宜大黄、归、枳以荡涤。聚讼纷纭，乃郎仲和等，不知所从，而质诸孟英。诊毕，遂问此证何，当用何药。曰："此滞下证之最难治者也。痢初作即不能起于榻，而五色并见，噤口不食，非暑热之深受，一何至于此极耶！满面红光，鼻赤尤甚，肺热素炽，暑火铄金，故水失化源，溺少而涩，此不可以温燥，再劫其津也。肢掣无眠，合目呓语，时时烦躁，视物不明，畏热喜风，口干易汗，阳气浮越，暑渐侵营，故苔虽腻黄，尖红根黑，此不可以升散，再扰其阳也。胸次不舒，饮水欲噎，欲噫不达，欲嚏不能，茎缩易嗔，时有恶梦，肝多怫郁，痰阻清阳，故升降不调，中枢窒滞，此不可以滋涩，再碍其机也。又非寻常之痢，病仅在府，可以推荡以为功也。参之于脉，右寸关缓滑而寸较抑，左则弦洪而数兼上溢，故知其气郁痰凝，暑火深受，风阳内动，久耗心营。所幸两尺皆平，身无大热，如能治之中肯，尽可无虞。"仲和出诸方云："然则此皆不可服乎？"曰："咸治痢之法也。惜尊翁之证不能合于此药耳。若尊翁之恙，见证虽太错杂，而责重在于肝经。肝属厥阴，风火内寄，故此经之痢，宜柔宜凉，忌刚忌温。以肝为角木，龙性难驯，变化飞腾，病机莫测。但使风阳靖息，庶几险浪不兴。纵有别脉未清，自可徐为疏瀹也。"仲和闻而心折，力恳图维。于是以仲圣白头翁汤为主方，加石菖蒲、川贝母、竹茹，开痰舒郁以调其气，犀角、银花、竹叶，凉血息风以清其心，冬瓜、蔗梢、凫茈、海蛇煮汤煎药，以清胃热而生津，化府气而濯垢，吞送滋肾丸三十料，引肝火迅速下行。服后诸恙递减，粪色渐见，痰果频吐，神气亦安。既而粥食日增，夜眠恬适。始去犀角、雪羹、滋肾丸，加西洋参、阿胶以复其津液。迨痢净而时有血随粪下，为加鸦胆仁，以龙眼肉包而吞之，果止。惟肠鸣气泄，稀粪随流，肛坠难收，脉亦弦软，知其病去而正虚也，改用三奇散而安。继予气血交培善后，仍佐蠲痰舒郁，康健较胜曩时，盖并其积年宿疾而去之也。故生甫谢孟英诗五排，结句云："不因施上药，那得挽沉疴！魂磊从今尽，先生殆缓和。"

赵菊斋外孙华颖官，易患痰嗽。幼科治之，渐至发热，口渴便泻，汗多烦哭。以为将成慢惊，参入温补，日以加剧。孟英视之，曰肺热也。投苇茎汤，加滑石、黄芩、枇杷叶、桑叶、地骨皮，旬日而愈。

顾媪因比邻失火，几焚其庐，惊吓之余，不能起榻，胁痛偏右，便秘，神瞀，身面发黄。医云湿热，治之罔效。乞诊孟英，脉涩而弦，按之甚软。曰："此因惊恐，气结不行所致。"予沙参、桑叶、栀子、丝瓜络、冬瓜子、苇茎、枇杷叶、旋覆、葱须、竹茹，数剂而痊。

金愿谷中翰患便秘，广服润剂，粪黑而坚如弹丸，必旬余始一更衣，极其艰涩。孟英诊脉迟软，舌润不渴，小溲甚多。乃久患痹证，坐卧不行，健运迂迟。法宜补气，俾液濡布，所谓中气足则便溺如常矣，非凉润药所能治也。予大剂参、术、橘、半，加旋覆花以旋转中枢，鸡肶胵以宣通大肠之气（鸡不溺而粪易下也）。更仿《金匮》谷实之例，佐血余、苁蓉，俾为流通府气之先导。如法服之，数日即解，且较畅润。至三十剂，其病若失。

沈氏子年甫髫，仲秋患感两旬，屡医弗愈，求孟英视之。神昏谵语，面惨无眠，舌绛耳聋，频吐白沫，脉数溺少，渴饮不饥，热已甚微，汗亦频出，牛黄、紫雪，数进无功。以元参、丹参、白薇、知母、苇茎、竹茹、旋覆、冬瓜子、蛤壳、石斛、枇杷叶、竹叶、花粉、莲子心、西瓜翠衣等出入为方，数服而愈。盖邪虽传营，气分未廓，故虽善饮水而敷布无权，不能下行为溺，但能旁溢为汗，上行为沫。良由初起不知为暑，治以表散风寒之药；及至传营，又不知营卫两解之法，徒以直走膻中之药漫图侥倖。何异鹦鹉学人言，而不知所以言耶。

沙沛生鹾尹患身热头重，腹胀便溏，脘闷不饥，口流涎沫，腿酸溺少，脉软神疲。孟英诊曰："内湿素盛，兼吸客邪，不可谓值此亢旱之年，竟无泛滥之病也。"予槟、朴、蔻、苓、猪、泽、橘、半、防己、秦艽之剂，小溲虽行，其口涎水，流出尤多，病遂以愈。既而其子龙官初次患疟，耳聋舌绛，溺赤痰多，脉数而弦，寒微热甚。幼科云胎疟，不能即愈。孟英曰："此齐东野语也。"予滑石、竹茹、知母、花粉、苓、翘、橘、半、青蒿、鳖甲，八帖而痊。

温敬斋令正，九月间忽然四肢麻木，头晕汗淋，寻不能言，目垂遗溺，浑身肤冷。急请孟英视之，脉微弱如无，乃虚风内动，阳浮欲脱也。先令煮水以待药，与东洋参、黄芪、龙、牡、桂枝、甘草、茯苓、木瓜、附子九味煎数沸，随陆续灌之。未终剂，人渐苏。盖恐稍缓，则药不能追也。

朱伤庵孝廉年未三旬，自都中奔丧回杭，患滞下赤白，腹不甚痛，而奔迫异常，能食溺长，医治罔效。孟英脉之，虚弦而软。曰："此不可以常痢视也。"以三奇散加归、芍，送香连丸而愈。

王子庵令堂，年已古稀，患便闷不舒，时欲努挣，汗出头晕。医谓其肝气素滞，辄与麻仁丸等药，其势孔亟。伊婿陈载陶屈孟英诊焉。脉虚弦而弱，是虚风秘结。予人参、苁蓉、当归、柏子仁、冬虫夏草、白芍、枸杞、楝实、胡桃仁，数帖而痊。次年秋患脘痞疼胀，医者率进温补香燥之药，驯致形消舌绛，气结津枯，始延孟英视之，不及救矣。

屠小苏令正，自乳经停，泛泛欲吐，或疑为妊。所亲高啸琴进以养阴之药，渐致时有微热，脘闷不饥，气逆嗽痰，卧难著枕，二便闷涩，耳闭汗频。孟英脉之，虚软而涩。曰："根蒂素亏，经停乳少，血之不足。泛泛欲呕，肝乘于胃。率投滋腻，窒滞不行。略受风邪，无从解散，气机痹塞，九窍不和。"先以葱、豉、通草、射干、兜铃、杏仁、蒌壳、枇杷叶、白蔻开上，两剂热退。次用小陷胸合雪羹，加竹茹、旋覆、白前、紫菀宣中，三剂便行安谷。继予冬虫夏草、苁蓉、当归、枸杞、麦冬、紫石英、楝实、熟地、牛膝滋下而瘳。又顾氏子患发热，独炽于头。医进发散，汗出不解，胸次痞闷，便滞溺艰，舌绛口干，饮不下膈，不眠头痛，脉数而弦。孟英曰：“体质素虚，热薄于肺，痰结于胸，治宜轻解。羌防柴葛，恶可妄投？膏粱与藜藿有殊，暑热与风寒迥异。治上焦如羽展，气化宜轻。以通草、苇茎、冬瓜子、丝瓜络、紫菀、枇杷叶、射干、兜铃、白前九味，天泉水急火煎服，覆杯即已。盖席丰履厚之家，密室深居，风寒湿三气所不能侵，惟暑燥之邪易于吸受。误用温散，最易劫津。若田野农夫，栉风沐雨，肌坚气实，当用辛温。设进轻清，焉能济事？故医者须量体以裁衣，弗胶柱而鼓瑟也。”炳按：汪谢城云：覆杯即已下宜删去，以言过当也。若然，则藜藿人[1]温证暑证，亦可用辛温矣。此评甚是。

孙氏子患腿酸寝汗，溺赤脘疼，食减口干。或疑为损。孟英按脉缓大，苔色微黄，乃劳力火升，内兼湿热也。以沙参、竹茹、甘草梢、小麦、石斛、楝实、丝瓜络、绿萼梅、建兰叶、带露桑叶为方，送服松石猪肚丸，旬日而愈。嗣有任氏女校书患带，诸药罔瘳。孟英视曰：“脉软数而长，非虚也，宜猪肚丸清其湿火。”服匝月，病良已。

沈妪素患肝气，初冬便泻，医药勿瘥。所亲吴馥斋迓孟英诊之。脉至弦梗，舌赤无津，杳不知饥，胁腹时胀。乃风阳内炽，津液耗伤。香燥忌投，法宜濡润，否将阴涸，毋畏甘凉。予甘草、地黄、麦冬、阿胶、枸杞、薏苡、楝实、葳蕤、乌梅为剂，牡蛎一斤，甘烂水煮浓汤煎药，和入蔗浆服之，数日而瘳。已能安谷，忽然舌不能伸，心摇语蹇，不眠头晕，面赤火升，仍速孟英视之。脉梗虽和，极其弦细，是阴液未复，木火失涵。以前方去薏、楝、乌梅，加人参、龙眼肉，少佐黄连，授之而愈。

罗氏妇先患痰嗽，气逆碍眠，后兼疟痢并作，医者佥云无法。浼人乞诊于孟英。脉见滑数，口渴苔黄，不饥脘闷，溺以沸汤。曰：“无恐也。虽见三证，其实一病。盖肺胃大肠一气流通。暑伏肺经，始为痰嗽；失于清解，气逆上奔，温纳妄投，胃枢塞滞，郁遏成疟；渴饮汗多，热甚寒微，病情毕露，温化再误，转入大肠，赤白稠黏，无非热迫。不必见证治证，但治其暑，则源清流自洁矣。”以苇茎汤加滑石、黄芩、竹茹、石膏、厚朴授之，不旬日而三证悉瘳。

沙沛生鹾尹令正，胎前痰嗽，娩后尤甚。孟英视之，面赤能餐，汗多畏热，脉滑而数，呕渴苔黄，恶露流通。血分无病，乃燥火伏于肺胃。法宜清肃上焦，不可谓产后禁凉润也。剂以沙参、茹、滑、知、斛、冬、甘、枇杷叶、冬瓜子、苇茎、梨皮、桑叶、蛤壳，出入互用，旬日而痊。

钱氏妇患嗽数月，多医莫治，渐至废寝忘餐，凛寒乍热，经停形瘦，心悸耳鸣。滋补填阴，转兼便泄。孟英视脉，虚弦缓大，而气短懒言，卧榻不支，动即自汗。曰：“固虚也，然非滋阴药所宜。”予参、芪、龙、牡、桂、苓、甘、芍、冬虫夏草、饧糖，大剂

---

① 藜藿人：藜藿，藜与藿，喻粗穷之饭菜。藜藿人，指贫寒之人，与上文“席丰履厚人家”对举。

服，旬日而安。继去龙、牡，加归、杞，服二十剂，汛至而康。病者欲常服补药，孟英止之曰："病痊体健，何以药为？吾先慈尝云：人如欹器，虚则欹，中则正，满则覆。世之过服补剂，致招盈满之灾者比比焉，可不鉴哉。"

高鲁川三令爱，为外科姚仰余令郎杏村之室，年三十五岁，自去年仲夏患痢，白少赤多，昼夜一二十行，或有溏粪相杂，医治日殆。延至今冬，经断半年，胁腹聚块，时时上窜，宛如虫行，痒至于咽，食压始下，腹胀腿肿，唇白口糜，舌绛无津，耳鸣巅痛，略有干呛，渴饮汗频，热泪常流，溺短而热，善嗔多梦，暮热无眠，心似悬旌，屡发昏晕。痢门与虫门方药，遍试无功。舍病而补法备施，亦无寸效。佥云不能过冬至，棺衾咸备，无生望矣。杏村之僚婿蒋礼园、黄上水交荐孟英图之。脉至左弦数上溢，尺中滑大，按之细弱，右手软滑，略兼弦数。诊毕，谓杏村曰："令正幸能安谷，得以久延。然下痢至五百日，喉腭辣燥，阴液固已耗伤，而尺肤淖泽，脂膏未剥，其中盖别有故焉。腹中之块，痢前曾有乎？痢后始起乎？"杏村云："起于痢前。""然则前此曾有产育乎？"云："去年二月间分娩艰难，胞已糜碎，生而未育。"曰："是矣，此实似痢而非痢也。夫胞衣糜碎，必有收拾未尽而遗留于腹中者。恶露虽行，此物未去，沾濡血气，结块渐成，阻碍冲任之常道。而冲任二脉，皆隶阳明，月事既不能循度以时下，遂另辟捷径，旁灌于阳明，致赤白之物悉由谷道而出，宛如痢疾。据云姅期向在中旬，故每月此时，痢必加甚，仍与月汛相符。虽改途易辙而行，尚是应去之血，所以痢至年半，尺肤犹不至枯瘁也。且其痢由腰脊酸楚而下，显非肠胃之本病。缘病起夏月，正痢疾流行之候，病者自云患痢，医者何暇他求。通之，涩之，举之，填之，无非肠胃之药，不但未切于病情，抑且更广其病机。试思肠胃之痢，必脂膏削尽而后经枯，则焉能纳食如常而充肌肤耶？然非谓不必治其痢也，欲治痢，必治其所以痢，则当治冲任；必治冲任之所以病，则当去其遗留之物；遗留之物去，则冲任二脉遵道而行，月事如期，痢亦自愈。第物留已将两载，既能上行求食，谅已成形。前医指为虫病，而无面白唇红之证据者，虫必饮食挟湿热之气所化。此但为本身血气所凝，似是而非，判分霄壤。况此物早已脱蒂，不过应去而未去，欲出而不能，开通冲任二脉，其物自下。不比肠覃、石瘕，有牢不可拔之势，必用毒药以攻之者。"爰以乌鲗、鲍鱼、茜根、龟鳖甲、血余、车前子、茺蔚子、藕汁为初方。众见方案，佥云："舍垂危之痢而不顾，乃远推将及两年之产后，而指为未经人道之怪证，不但迂远穿凿，未免立异矜奇，疑不敢从。"蒋礼园令弟敬堂云："徐洄溪批叶案，以十年九年之病仍标产后为大不然。谓产后过百日而起病者，不作产后看，举世皆以为定评。余读孟英所辑叶案瑕瑜，谓案中所云十年九年者，乃病从产后起，延至于今而屡发也。否则胀泻浮肿，何必远推多载之前而隶于产后耶。更有新产之后，其病不因产育所致者，虽在百日之内，亦不可谓之产后病，仅可云病于产后耳。此证痢虽起于百日之外，块早形于两月之前，因流溯源，正是治病必求其本也。今人之病，何必古书尽载。此医之所以不易为，而辨证之所以为最难也。听其议论，具有根柢，并非捕风捉影之谈。况药极平和，又非毒剂，似与久病元虚无碍。他医既皆束手，盍从其计求生。”具嘱仰余勿改其方，于是群议始息。服两剂后，病者忽觉粪从前阴而出，大骇，急视之，乃血裹一物，头大尾小，形如鱼鳔而有口，剖之甚韧，血满其中。众始诧为神治。而病者汗晕不支，孟英即与人参、龙骨、牡蛎、茯苓、麦冬、甘草、小麦、红枣为方，服数剂神气安爽。始知脐下之块已落，而左胁下者犹存。然上窜之势，向亦脐下为甚。窜势既减，痢亦渐稀。改用白头翁汤加阿胶、甘草、小麦、红枣，吞仲景乌梅丸，和肝脾之相贼，养营液而息风。旬日后头目渐清，肿消胀减。复以初方合《金匮》旋覆花汤。服四剂，又下一物较前差小，而胁块乃消，窜痒悉罢，痢亦径止。惟溺热便溏口犹辣渴，心摇易汗，酸软，无眠，烦躁火升，脉形虚豁。乃阴火内炽，脾受木乘，营液久伤，浮阳不敛也。授归芪建中汤，去姜，加黄檗、乌梅、龙骨、牡蛎、小麦，以羊肉汤煎，送下交泰丸一钱。脉证虽觉渐和，惟病久元虚，屡生枝节，孟英坚持此法，不过随机略为进退而已。而旁观者议论纷纭，因嘱邀王笣伯会诊。笣伯亦主是法，浮言乃息。服至匝月，喉间渐生甘液，而各恙递平。又匝月，甘液布及舌尖而满口皆润。次年二月中旬，经至肌充而愈。适吴楚之警，遂辍药。迨仲冬患疮，误用药水洗之，致毒内陷而殒。惜哉！炳按：交泰丸系黄连、瑶桂心研末为丸。

施秋涛室，仲冬分娩。因前岁初产艰难，稳婆妄施毒手，脔而出之，自怀忧惧，产周时不下，举家皇皇。稳婆以为奇货可居，力赞仍唤原手相助。竟仍前例，索谢而去。孟英闻之恻然，谓其乃尊赵菊斋曰：难产自古有之，庄公寤生，见于《左传》。故“先生如达，不坼不副”[①]，诗人以为异征。然先生难而后生易，理之常也，晚嫁者尤可必焉。但亦有虽晚嫁而初产不难者；非晚嫁而初产虽易，继产反难者；或频产皆易，间有一次甚难者；有一生所产皆易，一生所产皆难者。此或由禀赋之不齐，或由人事之所召，未可以一例论也。谚云：十个孩儿十样生。至哉言乎。若得儿身顺下，纵稽时日，不必惊惶，安心静俟可耳。会稽施圃生茂才诞时，其母产十三日而始下，母子皆安。世俗不知此理，稍觉不易，先自慌张。凶恶稳婆故为恫吓，使人不敢不从其计，要取重价，操刃脔生[②]，索谢去后，产母随以告殒者有之。奈贸贸者不知堕彼术中，尚夸其手段之高。忍心害理，惨莫惨于此矣。设果胎不能下，自有因证调治诸法。即胎死腹中，亦有可下之药。自古方书，未闻有脔割之刑，加诸投生之婴儿者。惟有一种羸[③]形女子，交骨如环，不能开坼，名锁子骨，能受孕而不能产，如怀妊，必以娩难亡。此乃异禀，千万人中不得其一二者。如寻常可开之交骨，断无不能娩之理也。菊斋闻而浩叹。产后患干呛不饥，少眠善梦，口干溺数，继发寒热。孟英诊曰：“幸体气坚实，不过因惊惧而感冬温耳。”

① 先生如达不坼不副：语出《诗·大雅·生民》：“诞弥厥月，先生如达，不坼不副。”坼副，割裂，经剖割而娩。不坼不副，即不经剖割而娩，无灾无害。

② 脔生：剖割而生。

③ 羸：通“骡”，女性阴户异形如骡，为五不可孕之。亦作“螺”。

与白薇、栀子、丹参、竹茹、茯苓、青黛、蛤壳、枇杷叶、豆豉、葱白，投匕而安。数日后寒热又作，仍投前方，覆杯即愈。继去葱豉，加百合、石斛、知母，服之各恙皆痊。孟英又曰：“羸形为五不可孕①之一，方书误作螺②者，非也。盖驴与马交则生羸，纯牝如牡，其交骨如环无端，不能孕育。体纯阴，性极驯，而善走胜于驴马，然亦马之属也。故《易》曰：坤为马，行地无疆，利牝马之贞。皆取象于此也。人赋此形而不能安其贞，则厄于娩矣。”秋涛闻之，方疑其室之羸形也。迨癸丑冬，产一子竟无恙，始悔前此为稳婆所愚也。

顾子襄体素丰，患颐肿，医投升散之药，神昏气逆，鼻衄大流。伊舅氏朱生甫明经为延孟英视之。面赤音低，不眠脘闷，大渴溺赤，脉滑数而洪。曰：“冬温也。其苔色白而不燥者，内有伏痰耳；便泻如水者，肺热下迫大肠耳，岂可以为寒乎？”予犀角、元参、旋覆、栀、芩、射干、竹茹、通、银花、石菖蒲服之，衄止神清，泻亦不作。去犀、射，加花粉、贝母，服二剂，解坚矢，吐胶痰，知饥热退而愈。继有朱氏子右颈肿突，外科围药甚痛，身热不饥。孟英诊曰：“冬温耳，非患痈也。”敷药亟令洗净，另以芙蓉叶杵烂涂之，投以清解肺卫药，数日而痊。

蒋氏妇年逾四旬，患一奇证，痰必自少腹突冲而上，其势甚猛，其坚如石，其热如火。故突然而冲之际，周身为之震撼。日夜二十余次，每次止须一咯，即脱然出口。四肢渐形牵掣，口极渴而溺如沸汤，食减少眠，形日消瘦。诸医皆知为痰火病，而治无寸效。孟英视之曰：“证治非谬，而药不胜病者，殆积热深锢，必从前多饵温补所酿也。”其夫云：“诚然。向来本无病，因无生育，紫河车已服过数十具，他药称是。”曰：“愚哉！药之治病，犹兵之戡乱也。所谓用药如用兵，无病而药，是黩武也。既无生育，何不纳妾？凡服温补之药以求子者，其药毒钟于小儿，生子多不育，况食人之胞乎。无论忍害理，已属不仁，即偶然得子，多患异疾，或顽蠢狠戾，而无人心，亦何益哉。昨闻沙沛生令妹患痘服此，致鼻穿而痘仍不救。设非胞衣之毒，奚至此乎？故余临证三十年，从不用之。纵病家要用，亦必剖陈利害，以劝止之。或令以羊肾代之，温养有情，且无秽毒，功较胜焉。令正服过数十具而从未生育，毒气毫无出路，欲种子者，翻种病矣。岂寻常清凉之剂所能愈哉。考古惟紫雪能搜剔久蕴深藏之毒火，试饵之，或有验也。”爰用紫草、银花、元参、土茯苓、甘草、绿豆、海蛇、凫茈为方，和入竹沥，另以豆腐皮包吞紫雪五分，服之果效，匝月而瘳。

陆渭川令媳患感，适遇妌期，医治数日，经止而昏狂陡作。改从热入血室治，转为痉厥，不省人事。所亲沈雨阶为延孟英诊之。脉弦软而虚滑，气逆面青，牙关不开，遗溺便闷。令按胸次，坚鞭如柈。此冬温尚在气分，如果热入血室，何至昼亦昏迷。良由

① 五不可孕：方书谓女性阴户形作螺、纹、鼓、角、脉者，无生育能力。

② 螺：谓女子阴户中有螺旋纹，不适于交媾者。

素多怫郁，气滞痰凝，用柴胡则肝气愈升，攻瘀血则诛伐无过。予小陷胸合蠲饮六神汤，加竹沥，调服牛黄至宝丹一颗，外以苏合丸涂于心下，痰即涌出，胸次渐柔，厥醒能言，脉较有力。次日仍用前方，调万氏清心丸一粒，果下痰矢，渐啜稀糜。改授肃清，数日而愈。续有顾某陡患昏狂，苔黄便闷，卧则身挺，汗出五心。医云热入膻中，宜透斑疹，治之加剧。孟英诊脉，弦缓不鼓，身无大热，小溲清长，的非外感，乃心虚胆怯，疑虑忧愁，情志不怡，郁痰堵窍也。以蠲饮六神汤合雪羹，加竹叶、莲子心、竹沥。服二剂狂止，自言腹胀而头偏左痛。仍以前方吞当归龙荟丸，大解始下。改用清火养心化痰舒郁之法而愈。

孟英治其令弟季杰之簉室，怀妊患嗽，嗽则鼻衄如喷，憎寒乍热，口渴头疼，右脉洪数。授白虎汤合葱豉，投匕而瘳。或云时已隆冬，何以径投白虎？孟英曰："脉证如是，当用是剂。况今年自夏徂冬，亢旱不雨，寒虽外束，伏热蕴隆，此即麻杏甘膏之变法耳。"

朱介眉年逾花甲，患感于季冬。初服温散，苔色遂黑。即投白虎，胸胁大疼，面赤不眠，口干气逆，音低神惫，溺赤便溏。医者佥云不治。孟英切脉，虚数而弦，是真阴素亏，痰多气郁。今年自夏徂冬，亢旱已极，所伏之邪，无非燥热。稍一温散，火即燎原。一见黑苔，即投白虎，而不知其枢机室滞，气道未舒，且阴液耗伤，亦非白虎汤仅能涤热者之任也。予沙参、苇茎、竹茹、冬瓜子、丝瓜络，展气开痰；苁蓉、当归、紫石英、冬虫夏草，潜阳镇逆。覆杯即减，旬日而瘥。

石北涯之大令媳，忽患多言不寐，面赤火升，汗出心摇，仓皇欲死。孟英察脉，虚弦小数，乃赋质阴亏，将交春令，虚阳浮动，有鸢飞鱼跃之虞。亟以人参、龙齿、牡蛎、石英、甘草、百合、小麦、竹叶、红枣、青盐、水炒黄连为剂，引以鸡子黄，投匕即安。续加熟地、阿胶，滋填而愈。

蒋敬堂令正怀妊九月，忽患胎上撞心，面浮痰塞，四肢搐搦，神气昏瞀。亟延孟英视之。予紫苏、菖蒲、半夏、枳实、茯苓、橘皮、羚羊、钩藤、旋覆、赭石为剂。服后即举一男，母子皆安而愈。同时闻幼科王蔚文令媳妊已临月，患证亦尔，治不如法，不产而亡。

乙巳秋，拙荆年三十二岁，忽患四肢酸痛，早晚尤甚。初谓其平素劳瘁所致，已而日剧，延医治之，以为痛风，服药不效。单方针灸，无不遍试。至冬令渐难行走。次年春，山阴俞某作虚风治，用参、术、熟地、桂、附等药，文恐太热，减去附子。服十余帖，遂手足拘挛，不能屈伸，日夜号痛，如受炮烙，眠食皆废，痰韧如石，皮肤燥裂，鳞起如松。至夏更加两腋肿核，阴户疮糜，痛不可支。业师顾听泉先生，荆人之舅氏也，求其援手。云两脉弦数，舌绛无津，况汛断半年，破䐃[1]脱肉，经言九候虽调，犹属不

① 䐃：音菌 jùn，肌肉突起之处。

治，危殆若此，不能过夏至矣。因请孟英先生救之。先生来视，曰："营分素亏，阴液尽铄，幸病在经络，犹可图治，第恐成废耳。"授以西洋参、元参、生地、天冬、麦冬、知母、花粉、银花、甘草、葳蕤、石斛、丝瓜络等药出入为剂，用竹沥、梨蔗诸汁和服，酷暑之时则加生石膏、西瓜汁。文遵方恪服，计烧沥之竹四五十竿，榨浆之蔗七八十枝，捣汁之梨五六十斤，绞汁之瓜三四十枚。果痛渐以减，疮渐以平，肤渐以蜕，食渐以增。仍溉以凉润生津，兼佐熟地、枸杞、归身之类。服至两载，月事乃行。又半年，肌肉渐充，手足亦能舒展，闻者无不惊异。今则形神如昔，步履虽未能如常，已可坐轿出门。是证也，不遇先生，必致夭枉。既铭诸心，复录之以为后人鉴。钱塘张文辉月卿谨识。病人久卧床褥，则腰股磨穿，《内经》谓之"破䐃"，俗呼"肭疮"是也，最为难治。孟英令人于初起时，即用广东羊皮金贴之甚效。然此等佳案，前未收辑。今张君闻有三编之辑，附录于此，益信遗珠不少也。

卷　三

癸丑孟春，陈舜廷自宁波旋杭，迓孟英诊视。云："去冬患痰嗽，彼处医家初以疏散，继则建中，诸药备尝，日渐羸困。左胁跃跃跳动，胸次痒如虫行，舌素无苔，食不甘味，嗽甚则汗，夜不安眠，痰色清稀，便溏溲短，恐成肺痿，惟君图之。"孟英诊曰："病始肺伤干燥，治节不行，体质素属阴亏，风阳内煽，铄其津液，故右脉软滑而虚，温以辛甘，致左脉浮弦且数。虽非肺痿，而上下交虚。治先保液息风，续宜壮水，可奏肤功。徒化痰理嗽，见病治病，有何益乎？"爰以沙参、苇茎、冬瓜子、丝瓜络、竹茹肃肺气，甘草、石斛、燕窝生津液，冬虫夏草、石英、牡蛎息风阳，投剂即嗽减能眠。旬日后去冬子、石斛，加归身、麦冬、茯苓，服数帖两脉较和，餐加溺畅。再去牡蛎、甘草、丝瓜络，加熟地、盐橘红，十余剂，各恙皆安。以高丽参易沙参，善后而康。

马翠庭鹾尹令宠，患两腿疼肿，便溏不渴。医进苍术、木瓜、萆薢、独活等药，其病日甚，不食不眠，筋掣欲厥。孟英切其脉弦滑而数，询其溺极热如沸。曰："非寒湿也，肝火为患耳。便泻是土受木乘，不渴乃内有伏痰。"予栀、柏、芩、连、茹、楝、通草、蚕砂、丝瓜络为方，一剂知，二剂已。

许康侯令堂，初夏患坐卧不安，饥不能食，食则滞膈，欲噫不宣，善恐畏烦，少眠形瘦，便艰溲短，多药莫瘳。孟英按脉，弦细而滑，乃七情怫郁，五火铄痰，误认为虚，妄投补药，气机窒塞，升降失常，面赤痰黄。宜先清展，方用旋覆、菖蒲、紫菀、白前、竹茹、茯苓、黄连、半夏、枇杷叶、兰叶，不旬而眠食皆安。为去前四味，加沙参、归身、紫石英、麦冬，调养而痊。

康尔九令正患汛愆，而致左胁疼胀，口苦吞酸，不饥不寐，溲热便难，时时欲哭。乃尊马翠庭鹾尹延孟英诊之。左甚弦数，以雪羹汤吞龙荟丸，经行如墨而瘳。继因思乡念切，久断家书，心若悬旌，似无把握，火升面赤，汗出肢凉。乃父皇皇，亟邀孟英视之。左寸关弦数，尺中如无，乃阴虚木火上亢也。以元参、黄连、牡蛎、麦冬、生地、甘草、女贞、旱莲、百合、石英、小麦、红枣为剂，引以青盐一分，覆杯而愈。

钱某患感，医治旬日，渐致神昏瘛疭，大便泄泻，以其体素弱而吸洋烟也。胥束手矣。始丐诊于孟英。左脉弦软，右则虚大而滑，汗出不解，目瞀耳聋，呓语溲红，时时呃逆，心下拒按，舌不能伸，龄齿视苔，满黄微燥。曰："温邪虽陷，气分未清，里气虽虚，伏痰内盛。幸泻数次，邪势稍衰。"先予人参、牡蛎、犀角、元参、竹叶、银花、石斛、枇杷叶、川贝母、莲子心为剂，调服万氏清心丸一颗。目明热退，呃减舌伸，臂显赤斑，夜亦能寐。诘朝去参、蛎、牛黄丸，加竹沥、桑枝、丝瓜络，痰果大吐，瘛疭即平。再去犀、元、桑枝，加紫菀、海蛇，呃止胸舒，苔色渐退，稀糜渐进，耳听略聪。再去竹叶、莲心、紫菀，加沙参、花粉，服五帖而下坚矢。嗣投调养而安。

李华甫年六十三岁，仲夏患恶寒，气逆不饥，即请孟英视之。脉甚虚软，舌本紫而滑泽无苔，溲频数而浓赤不禁，阳茎[1]已缩，两手紫黯。乃心阳过扰，热伏厥阴之象。不可谓无热恶寒发于阴，而认为真伤寒也。虽平昔耽饮嗜茶，设投燥剂，则液之涸也，不须旋踵。爰以葱、豉、茹、芩、栀、薇、桑叶、通草轻解其外。至夜始发热，再剂微汗而解，独腹热如烙，舌渐干而口渴。改予西洋参、元参、生地、麦冬、甘草、花粉、栀、楝、苁、茹，和青蔗汁。服二帖下坚矢，而舌愈干，且谵语不寐。于前方加竹叶、木通，服之舌根始见黄苔，知伏热渐化。再一剂，苔转黑。原方调以神犀丹一丸，即战解而舌始润。稍啜稀糜，犹妄言无寐，乃心阴久耗，阳不能收也。仍以前方加童溲和服两帖，大解复行，神气渐谧，诸恙寻愈。此证设犯温升，即难救药。幸初发得遇名手，始克扶危持颠，旬日而愈。故为相者治天下，当因民之所利而利之，不必务虚名而复井田、肉刑也；为医者治人，亦当因病之所利而利之，不可守成法而泥麻黄、桂枝也。

王炳华之媳屡次坠胎，人渐尪羸，月事乱行，其色甚淡。医谓虚也，大投补剂，其瘦日甚，食少带多。遂加桂附，五心如烙，面浮咳逆，痰壅碍眠，大渴善嗔。医皆束手，始请孟英脉之。两尺虚软，左寸关弦数，右兼浮滑。乃阴虚火炎也，然下焦之阴虽虚，而痰火实于上焦。古人治内伤，于虚处求实；治外感，于实处求虚，乃用药之矩矱也。爰以沙参、竹茹、冬瓜子、芦笋、枇杷叶、冬虫夏草、石英、紫菀、苁蓉、旋覆为方。两剂即能寐，五六剂嗽止餐加。乃去紫菀、旋覆、沙参，加西洋参、归身、黄檗，服五剂热减带稀，口和能食。再去芦笋、冬瓜子、枇杷叶，加熟地、枸杞、乌鲗骨，服之而愈。又吴氏妇陡患咳嗽，痰不甚多，不能著枕者旬日矣，神极委顿。孟英察脉虚数，授枸杞、苁蓉、归身、石英、龟板、牡蛎、冬虫夏草、麦冬、牛膝、胡桃肉之剂，覆杯而病若失。

吴菉园患发热呕吐，茎缩腹痛。孟英诊脉弦软而数，苔色腻黄。曰："热伏厥阴也。"与楝实、通草、栀、莲、茹、斛、丝瓜络，一剂知，数剂愈。

朱生甫明经令郎莱云之室，娩后月余患间疟。孟英脉之，虚数而弦，头疼腹痛，苔色甚薄，乳少善呕。乃营虚而邪客少阳也，令郎断乳，庶免蓐劳。剂以柴、芩、茹、半、桑、楝、延胡、枇杷叶，二帖呕止，腹不痛。去楝实、延胡，加当归，四帖，疟罢能餐，而头尚痛。再加杞菊，服三剂，头不疼。改用甘麦大枣，加归、芍、杞、菊、竹茹、蒲桃、干藕调之，经行而愈。

陈氏妇季夏患疟，寒微热炽，舌红不渴，而思啖瓜果，不饥不食，二便皆通，夜不成眠，汗多神惫。孟英审脉虚软微数，虽属暑疟，邪不甚重，惟营阴久亏，不须重剂诛

---

① 阳茎：同"阴茎"。

罚无辜。以西洋参、知母、芩、茹、白薇、麦冬、西瓜翠衣为剂，果三啜而瘳。

胡氏妇患疟，寒少热多，自云阴分素亏，医进清解凉营之药多剂，其热愈炽。改用养阴法，呕恶烦躁，自欲投井。或谓今年中伏之时，风雨连朝，人须挟纩，有何暑热？而多服凉剂，以致疟来发躁。必属虚火，拟以姜附治之。病者云："吾舌已脱液，阴将涸矣。"坚不肯服，而请决于孟英。脉至滑数，右寸关更甚。视其舌，淡白而光滑，俨似无苔，其实有苔如膜，满包于舌也。证属阴虚吸暑，兼以痰阻清阳，初治失于开泄耳。授菖、茹、连、半、旋、茯、苏、枳、枇杷叶为小剂，取其轻清开上也。两服舌即露红，呕止受谷，疟热亦减。又两服，疟竟罢。孟英曰："余亦初不料其若是之神也。"随以清养善后而安。

高某以阴虚之体而患疟于暑月，久而不愈。冯、黄二医佥用补养矣，而杳不知饥，欲噫不畅，便溺艰涩，渴喜沸汤。孟英诊脉，缓涩不调，按其胸次，坚而不柔，舌上满布干黄薄苔。曰："气机郁结，痰滞未行，如何遽投补剂？"予菖、贝、旋、蒌、苏、桔、连、半、紫菀、枇杷叶为方，四帖而愈。始从调养以善其后。嗣有王雨苍仲郎之证治，与此略同。

谢氏妇素孱弱，亦属阴虚，暑疟久延，舌色鲜赤。医投养血，竟不见功。孟英视之曰："舌虽无苔，色绛而泽，此非脱液，乃液为痰隔而不能上布，故不生苔。如果脱液，讵能如是之鲜泽哉？盖痰虽因火灼成，究是水液所结，其潮气上胜，舌自不燥。"与茹、贝、菖、蒌、芩、桔、蛤粉、枇杷叶等药，痰果渐吐。三日后热减知饥，白苔渐布，改用养阴清热而瘳。孟英尝曰："临证必先辨其病属何因，继必察其体性何似，更当审其有无宿恙，然后权其先后之宜，才可用药，自然手到病除，无枘凿之不入矣。"又曰："热证有见白润苔者，亦痰盛于中，潮气上蒸也。此不可遽施凉润，先宜开以辛通。而昧者但知苔色白润为寒证之的据，遂不详勘其兼证，而妄投温散燥补以误事者多矣。"附录于此，学者识之。

沈峻扬令妹年逾五旬，体素瘦弱，不能寐者数夜，证遂濒危。乃兄延孟英视之，目张不能阖，泪则常流，口开不能闭，舌不能伸，语难出声，苔黄不渴，饮不下咽，足冷不温，筋瘛而疼，胸膈板闷，溲少便秘，身硬不柔。脉则弦细软涩，重按如无。或疑中暑，或虑虚脱。孟英曰："身不发热，神又不昏，非中暑也。二便艰涩，咽膈阻闷，非脱证也。殆由情志郁结，怒木直升，痰亦随之，堵塞华盖，故治节不行，脉道不利也。误进补药，其死可必。但宜宣肺，气行自愈。"方用紫菀、白前、兜铃、射干、菖蒲、枇杷叶、丝瓜络、白豆蔻，果一剂知，四剂瘳。

胡某素患耳鸣，且吸亚片[1]，时服补药，渐至食减痰多，舌上起灰黄厚腻之苔者三年矣，多医莫愈。孟英脉之，弦细软滑。曰："真阴亏于下，痰热阻于上耳。"以西洋参、

---

① 亚片：鸦片。

菖蒲、远志、麦冬、竹茹、苁蓉、归身、石英、牡蛎、冬虫夏草，少加黄连服之。不半月痰少餐加，舌苔尽退，三年之病，遂以霍然。

陈德斋令侄缉庵患疟，黄某连投小柴胡汤，渐至热势加长，抚之烙手。时当盛暑，帐幔不启而不得汗，神情瞀乱，大渴苔黄，脘闷欲呕，便秘溺赤。孟英按脉，软滑而数，身面肤赤。乃暑湿挟痰轇轕于中，气机阻痹。宜予清宣剂。以菖、茹、蒌、枳、知、滑、芩、连、花粉、枇杷叶、西瓜翠，服后痰即渐吐。异日疟来有汗，病者卧于藤榻，身穿西洋布衫短裤，其汗但出于衣不遮蔽之处。孟英适至，诊毕令裸其体，汗即遍出，热亦寻退。方不加减，四剂疟断更衣，胸舒安谷。另以轻清肃涤余邪而愈。世人不论天时，不究病因，但知盖覆以取汗者，宜于此案探讨其未发之义。不可草草读过也。

许子芍年甫冠，平素饮食不节，气滞多痰，偶患时疟，溺赤苔黄，脉至滑数，脘闷不饥。孟英投清解药一剂。其门下医者黄某云："疟疾以小柴胡汤为主方，乃舍之不用，而以竹茹大寒之品遏伏其邪，菖蒲散心之药耗损其神，此病虽轻，而药已误，恐有变证。"病家闻而惑之。次日即服其方，病势日进，辄云菖蒲散心以致神气不安，竹茹寒滞以致邪不能解。小柴胡方内加入桂枝、首乌等药，狂热尤甚。黄复荐招任某会诊，交口以为开手一药之误，恐延虚脱。经用生脉、六味加龙、牡、杜仲、续断、阿胶之类服之，半月后病者目不能张，畏闻声音，语出无音，身挺而重，不能转侧，略一摇则手足震掉，如擂鼓然，房中几案皆为撼簸。黄、任二医佥云汗脱在即，举家皇皇。其堂兄兰屿夤夜拉孟英往视，脉甚弦疾。曰："病药也，其何能脱？"疏方以天竹黄、竹茹、竹叶、竹沥并用。病者闻而咋舌，谓一味竹茹酿成大病，一方四竹能不杀人？仍服任某补剂，以冀留人而再治病也。又旬日，疟径不作，至时惟脑后之枕骨与两足跟著席，身则反张如弓。如是数刻，则昏乱狂走。医者诿为祟病，符醮水陆，大费不赀，而病如故。既而黄某疽发于背，任亦托病不出。所亲陈雪舫力举孟英胸无畦畛，不妨再恳其挽救。病家计穷，始为谆请。脉仍弦疾，而左尤坚搏，且善啖而腹胀如石矣。孟英曰："幸而便通，犹可无虑。"以旋覆、赭石、菖蒲、胆星、枳实、黄连、青黛、整块朱砂两许，合四竹为方，调服苏合香丸。一剂而反张狂谵皆减。病者云："我今日如梦初醒，而精神自觉惘惘。"次日仍用原方，调以玉枢丹，得泻四次，腹胀遂减，反张狂谵悉蠲，惟至时尚有气逆肢掣耳。乃去玉枢丹，令吞送当归龙荟丸，大便日泻，胸腹渐柔。又服五剂，逆掣皆平。改用沙参、丹参、石英、茯神、白薇、栀子、丝瓜络、贝母、海蛇、凫茈等清理善后而愈。孟冬已完姻矣。嗣其仆陈福，陡患身面如金，便血吐血。求孟英视之，身热苔垢，而肢冷手紫，脉至如丝。曰："此急黄证，而兼血溢于上下，即所谓瓜瓤瘟也，药不及救。"越日果亡。黄某，敦爱局疡医也，年逾六旬，忽患背疽，闻服参茸等药，七日而亡。夫背疽之败，向至如是之速，必是暑热为患，而误从温托耳。杨素园大令批《仁术志》云：朱砂不宜入煎剂，当生研少许调服。愚谓朱砂但忌火炼，不忌汤煎。且整块而煎，仅取其气，较研服其质者，尤无弊也。余涧花《印雪轩随笔》云：刑幕郑春潭患秋感发狂，谵语喃喃，若与人争辨，谓有二鬼向其索命。乃索笔作遗嘱，处分身后事。如是者数昼夜。山右武君视之曰：非鬼也。病由邪热未清，遽服补剂耳。如法治之，浃旬而起。设非武君，不又为谈因果者添一公案哉。子芍之证，亦犹是耳。

邱小敏，初发热即肢瘛腹痛，卧则昏谵，坐起即清，膈间痞闷，饮亦碍下，舌色紫肿，苔厚腻黄，身面赤色，龈肿而疼。医见其病情错杂，初以为斑疹之候，进透发之剂，浑身冷汗。又虑内闭外脱，灌以紫雪，病如故。又疑热入血室，用桃仁、茺蔚、丹皮、藕汁、童溲等药。又恐其虚，用西洋参、龟板等味，遂言蹇呃逆。正在彷徨，适病者登圊更衣，忽然昏晕，谓欲虚脱，欲进生脉饮以固元气。举家无措。所亲姜柳湖请孟英往诊之。脉洪弦而兼滑数，病属暑湿，惟肝气素郁，肺胃多痰，是以升降失常，邪气壅塞。卧即神昏者，乃湿热上熏也，故坐起则爽。彼热入血室，乃昼明了而夜谵语，非昼卧即昏，夜坐即明也。治宜清展气机，病必化疟而解。设以温散表其汗，则邪炽而津劫；若以滋补固其元，则邪闭而正脱；误用血分药，则引邪入营；徒用寒润法，则遏邪不化。先以雪羹、栀、楝、旋、枳、连、蒌、芩、半、菖、茹、元参、银花、丝瓜络等出入为方，吞当归龙荟丸，果转为疟，各恙递减，连下黑矢。半月后，便色始正，而疟亦止，胃醒安谷而瘳。停药数日，偶因嗔怒，其疟复作，寒少热多，睛赤龈疼，汗多足冷。孟英曰：“余热逗留，风阳内煽也。”视其苔灰黄夹黑，因谓其弟桂山曰：“但看黑苔退净，则邪自清矣。”仍予元参、白薇、知、芩、栀、茹、银花、木通、丝瓜络、菊叶等，送龙荟丸，疟即递减。逾旬苔净，眠食如常而起矣。

陈雪舫令郎小舫，年甫冠，人极清癯。偶患疟，医与柴、葛、羌、防数帖，遂不饥不寐，胸膈阻塞，汤水不能下咽，壮热神疲，汗出不解，二便闷涩，舌绛龈疼，齿缝血流，凝结于腭。孟英持其脉细而数，有下厥上竭之势，而肺未肃清，宜用轻剂。以苇茎、冬瓜子、紫菀、元参、通草、枇杷叶、旋覆、滑石、蒌皮、西瓜翠衣为方，数啜而安。嗣用养阴，西洋参不过一钱，生地不过三钱。缘其禀赋极弱，不但攻散难堪，即滋培稍重，亦痞闷而不能运也。芪、术之类，更难略试。故量体裁衣，乃用药之首务也。

传与三令正年已花甲，患疟服药，浃旬而断，乃夜不能眠者数日，忽然吐泻交作，肢冷自汗，渴喜热汤，神气张皇而有谵语。张某谓元虚，而所用之药，乃桂、芍、萸、连、葛、藿、乌药、木香之类。病家欲投温补，迎孟英质之。脉来浮弦软数，尺中甚弱，舌绛无液，稍有黄苔。乃真阴素亏，久伤谋虑，吸受暑热，化疟未清，扰及中州，则为吐泻。询所吐，果有酸甘苦辣之味，泻亦色酱而热如火，岂非伏热之的据耶。然邪已自寻出路，故腹无痛苦。况汗出如淋，不独用香燥疏散之药为耗液，即温补如理中、四逆，亦无非助热而重劫其津也。乃定沙参、龙、牡、朱染茯神、黑豆皮、薏苡、木瓜、小麦、竹针、鲜莲子之方。一剂而吐泻皆止，得寐神清，且略知饥，稍能收谷。次日复诊，病者云：“侬舌上脱液者三十年矣，是以最怕热药。奈群医谓疟宜温化，以致愈服愈殆。设非先生眼光如炬，恐昨日已登鬼录矣。”寻以充液柔肝而愈。

高鲁川，家兄礼园之外舅也，年近古稀，新秋患感，顾某进清解药二剂热即退。以其年高，遂用滋养。越日复热，谓欲转疟，改用厚朴、姜、枣等药，遂热壮神昏。速孟英视之，脉形滑数，舌心已黑，溲赤干呕，粥饮不入。亟予元参、知母、花粉、银花、竹茹、枇杷叶、莲子心、栀子、白薇、西瓜翠衣为剂，数帖霍然。

吕慎庵云："余于去冬，行路过劳，两足剧痛，调治至今年春杪，似觉小效。而阴头觉冷，因食牛骨髓，以冀收功。遂患便浊，茎中梗涩，时欲小溲，腰脊板痛，俯不能仰。清心益肾之品，备尝无效。秋初，掩舟直诣潜斋请诊。"孟英先生曰："胆经郁火未清，所服牛髓壅气助火，是犹适燕而南其指矣。"爰定沙参四钱、直生地六钱、淡当归一钱、女贞三钱、旱莲三钱、盐川檗一钱、酒龙胆八分、生薏仁四钱、川楝肉半钱、丝瓜络半钱、生甘草梢六分、砂仁八分研冲一方，服十剂溺涩已减，腰足犹疼。请改方，先生以沙参四钱、生地六钱、淡归身半钱、络石四钱、柏子霜三钱、淡肉苁蓉一钱、酒川檗一钱、川楝肉半钱、鲜竹茹三钱、藕汁一杯和服为剂，亦服十数帖，证去八九，而小溲犹浑，有秽气。先生令以虎潜丸料熬成膏，藕粉和杵为丸。服至三料，小溲清畅，粗健如常。是证也，历半载有余，屡访前辈证治，未有毅然直指病源如先生者。获痊后铭感无既，隔垣之视，兄宜垂世，敢赘数言，以备采辑。

陈载陶年五十五岁，患疟两旬，始迓孟英诊之。脉不浮，而弦滑且数，按之愈甚，苔色黄腻满布，热至大渴，极喜冷饮，小溲赤臭，热时则点滴茎痛，大解不行，间数日则略下稀水。是暑热挟痰见证，疏清解法予之。及阅前医之方，初则柴、桂、姜、枣，嗣用参、甘、芪、术、首乌、草果之类，温补杂投，其疟日甚，其发日迟，其补日峻，其口日渴。乃令热时少饮西瓜汁一二杯。病者饮瓜汁而大快，辄恣饮一二碗。盖谓其体厚阳虚，中气不足，故溺赤而便稀水。又云暑是阴邪，热自湿来，不可稍犯寒凉之药。因仿景岳治阴虚伤寒，以冷水与桂附并行之例，而令其服温补以治疟，少佐瓜汁以解渴也。噫！景岳此案之不可为训，叶香岩发挥于前，魏玉璜辨谬于后，奚可尤而效之乎？治而勿愈，反责病人过饮瓜汁使然。余谓此证，苟非日饮瓜汁一二碗，早已液涸痰胶，燎原莫救矣。病者闻而颔之。服数剂，胸前赤斑密布，疟渴皆减，溲渐通，苔转白。前医云再不温补，恐其骤变。病者惑之，仍服其药，并加鹿茸、附子。又旬余，疟如故而形瘦面黧，气冲干嗽，白糜满舌，言蹇无眠，医者皇皇，病家戚戚。复延孟英视之，脉仍数。曰："邪较衰矣，西瓜汁之功也。阴受劫矣，温补药之力也。极早回头，尚堪登岸。"爰以西洋、生地、甘草、石斛、白石英、葳蕤、麦冬、黄连、阿胶、牛膝为方，并令熬鳖汁饮之。五剂而疟罢嗽蠲，得眠安谷，苔亦全退。但舌红口辣，溲赤不清，前方去连、膝，加归、杞。服八剂，始解坚燥黑矢而愈。然病者喜温补，既愈仍嘱前医善后，故舌红口辣，与胸前斑点，久不能消。直至冬令，孟英力劝停药，始渐除也。有朱湘槎者，与载陶年相若，体相似也。秋杪自越患疟旋杭，屡药不应。迟孟英视之，面赤脘闷，二便不行，热则谵言，苔焦口渴。予小陷胸汤加菖、茹、栀、翘、花粉、竹叶等药。群谓肥人之体，虑虚其阳，不敢服此凉剂。治载陶之前医迎合主见，大投温补。载陶偶见孟英而述之，孟英曰："湘槎殆矣！此时恐无西瓜汁以救药误也。"旬日后果狂躁而亡。其未亡前一日，人已昏狂，毕某诊云，暑热内陷。意欲挽救，投以犀角等药一帖。故前医于陈证则攘为温补之功，于朱证则卸为犀角之罪。盖明知温补易售，可以避罪徼功，故乐操其术，而不肯改弦易辙也。后载陶令兄哲堂乔梓同时患疟，因前车之鉴，虽汗多懒语，酷类虚象，不敢从补，均依孟英作暑湿内伏治而愈。

家嫂患疥遍身，外科治之不愈，且形瘦而左臂酸疼不能举。孟英按脉，弦洪而数。授清肝涤暑之剂，旬余而愈。又闻治一妊妇患疥，疡科治而弗愈。以灵寿寺所售疮药搽之，遂浑身壮热，肤赤神昏，阴户疼肿，尤为惨酷，气逆不饥，彻夜无寐，医皆无策。延孟英视之，脉甚洪数，舌绛无苔，四肢拘挛，溲热如火。乃暑火证，而复为毒烈燥热之药助其疟也。谁谓外治不比内服，可以擅用哉！与大剂银花、元参、石膏、甘草、栀子、鲜生地、竹叶、莲子心、菊叶、冬瓜皮、丝瓜络、西瓜翠衣，而以绿豆、黑豆煮清汤煎药。服三帖，肤淡神清，略进稀粥。又三帖，热退始尽，四肢渐舒。浃旬肿尽消，周身肤蜕如蛇皮而愈。

家慈年七十四岁，陡患泄泻，腹微痛，身发热，神思不清，自汗呕恶，不进饮食。亟延医视，云虑其脱，拟进参药。迨孟英来诊，曰："暑脉微弱，不可谓之虚也。且兼数象，参不可投。高年固属阴亏，然去其所本无，即所以全其所本有也。"爰定芩、连、滑、斛、茹、檗、竹叶、银花、橘皮、枇杷叶之方，东瓜汤煎药。一剂而热退神清，二剂霍然矣。既而五弟妇偶患微寒发热，医与柴、芎等药一剂，遂昏狂悲哭，见人辄怒詈欲搏。屈孟英过诊，脉弦滑而数，面赤不瞑，苔色黄腻，胸下拒按。曰："痰热肝火为患耳。"以菖蒲、胆星、旋、赭、连、蒌、枳、半，合雪羹投之，一剂而安。翼日寒热复作，孟英曰："幸其体实，药不可缓，庶免化疟也。"照方服五剂，果寒热三作而遂痊。

蔡湘帆之女甫周岁，断乳后患腹膨泄泻。儿科以为疳也，遍治不愈，谓其将成慢惊。丐孟英视之，苔甚白滑，曰瓜果伤也。以生厚朴、生苍术、丁香柄、鸡肶胵、五谷虫、陈皮、苡仁、木香、黄连、防风投之。服后连下十余次而腹即消，次日竟不泻而能安谷矣。闻者佥以为异。或云尤有异者，许子双大令令爱宜姑，幼时患发热神昏，幼科皆束手矣。孟英偶一望见，曰犀角证也。与以方，果投匕而瘳。此案辑《仁术志》者失采。今子双宦粤东，不能询其详矣。姑附其略于此，以识望而知之之神。

关琴楚令孙少西，年三十四岁，素善饮。夏间已患著枕即嗽，讳而不言，家人未之知也。迨秋发热，呕吐腹痛，伊父母以为痧也，诸痧药遍投之，寻即气冲咳嗽，血涌如泉。不能稍动，动即气涌血溢。沈某但知其素禀阴亏，遽从滋补，服后益剧。迟孟英诊焉，脉弦洪而数。曰："虽属阴虚，但饮醇积热于内，暑火外侵；而加以治痧丹丸，无不香窜燥烈，诚如火益热矣。亟当清解客热。昔孙东宿治族侄明之一案与此略同。必俟热退血止，再为滋养。知所先后，则近道矣。"病家素畏凉药，而滋补又不应，遂求乩方服之。药甚离奇，并木鳖、麝香，亦信而不疑。旬日后血已吐尽，气逆如奔，不寐形消，汗多热壮。再乞诊于孟英，已不可救药矣。

沈友闻令郎厚栽，久患羸弱，驯致腹痛便泻，恶谷形消，诸医束手。求孟英图之，脉虚弦而空软。曰："不可为矣！虽然治之得法，尚可起榻。可虞者，其明年春令乎。"爰以潞参、鳖甲、芪、芍、甘、檗、薏、斛、木瓜、橘皮为方，吞仲景乌梅丸。不旬日而便坚食进，又旬日即下楼而肌充矣。又其大令郎子槎之室，体素怯，夏间曾患久泻，多剂温补始瘳。忽发寒热，肢麻头痛，彻夜不眠，嘈杂如饥，咽喉似阻，食饮难下，汗仅出于上焦，佥以为虚损将成。孟英持其脉，弦弱而数，视苔微黄满腻。曰："暑湿时疟也，补药乌可投耶。"以茹、滑、芩、连、桑叶、紫菀、银花、橘皮、冬瓜子、枇杷叶、丝瓜络等药，芦根汤煎，服数剂而痊。嗣与滋养善其后。既而子槎自上海归，亦患疟。孟英视之，暑湿挟痰也，予温胆汤数服而愈。次年春杪，厚栽竟逝。

陈氏妇年逾四旬，娩后忽然发狂。时值秋热甚烈，或以为受热，移之清凉之所，势不减。或以为瘀，投以通血之药而不效。金、顾二医皆谓虚火，进以大剂温补，则狂莫能制。或云痰也，灌以牛黄丸亦不应。浼孟英视之，切脉弦数，头痛睛红，胸腹皆舒，身不发热，乃阴虚而肝阳陡动也。先灌童溲，势即减。剂以三甲、二至、丹参、石英、生地、菊花、牛膝、藕，用金饰同煎，一饮而病若失。愈后询之，果因弄瓦而拂其意耳。

吴曲城仲郎偶患少腹坚胀，左胁聚气。群医见其面黄，作暑湿治，攻补杂施，两月弗效。孟英视脉弦涩，溺赤便艰，口苦不饥，肢冷形瘦。曰："非外因也，肝郁耳。"予旋覆花汤合金铃子散，加雪羹、竹茹、青皮、白芍煎，吞当归龙荟丸。八剂而病如失矣。

濮树堂患滞下，医者以其脉弱体虚，第三日即参补养。延至匝月，痛痢不减，谷食不思，肌瘦如豺，面浮足肿，口干舌绛，懒语音低，气短汗多，略难转侧。诸医无策，始迓孟英诊之。曰："初起脉微弱，为暑之本象。今按之尚数，乃阴液已伤。渴饮无苔，岂容温补？溲赤而痛，胡可酸收？见证明危，治不可紊。"为定白头翁汤加西洋参、干地黄、炙草、白芍、麦冬、阿胶、酒炒银花之剂，以水露煮陈仓米汤煎药。群议以为药太凉润，不可轻试。孟英曰："此厥阴证而胃液已伤，幸而脉未空数浮弦，亟予养阴清热，庶可图功。若徒议药不议病，纵有一片婆心，未免好仁不好学矣。"病者忆及乙巳之病，深信不疑，遂服之。一剂知，六剂而痢净，舌润知饥，溲通得睡。第便溏腹痛，日必两行，左龈赤肿而疼，外涂以玉枢丹，内治以三奇散加潞参、炙草、薏仁、扁豆、鸡䏶胵、黄檗、橘皮，吞香连丸。旬余而浮肿消，大便坚，舌苔生，起于榻。而口腹不节，发热口干，乃食复也，按法治之热退，至七日始更衣。因嘱其加意珍摄，俾易康痊。奈家务纷繁，既愈即不能静养，神机曲运，心气涣散不收，液涸津枯，而前功尽堕。惜哉！然此案自可传也。

孙位申令正左内踝患一疮，外科敷割，杂治两月，渐至疮色黑陷，食减神疲，寒热时形，痛无停晷，始延孟英诊之。脉象弦细无神。曰："此营阴大亏之证。余于外科虽疏，然初起既无寒热，患处亦不红肿，其非火毒可知。并不流脓，虚象更著。始则攻散劫津，继则温托壅气，妄施敷割，真是好肉剜成疮矣。况病在下焦，素患肝郁，芪茸芎归，益令阳浮。两腿不温，岂为真冷。”亟煎葱汤将患处洗净，切勿再行钩割。以生附子杵烂，贴涌泉穴，引火下行。患处日用葱汤温洗。方用血余、当归、冬虫夏草、枸杞、牛膝、苁蓉、猪肤、藕白、蒲桃干煎服。五剂寒热全休，腿温安谷，黑处转紫，痛减脉和。旬日后紫转为红，陷处日浅。始令以珍珠八宝丹糁之，匝月而肌生体泰。

沈陶安寒热初作，医用温散药，即眩悗不安。延孟英视之，舌绛无苔，大渴多汗，疟则寒微热甚，发时咳嗽兼呕，溺少不饥，脉洪且数。清癯之体，阴分素亏，而伏暑化疟也。予知、芩、茹、贝、花粉、白薇、银花、元参、枇杷叶、紫菀、冬瓜子等药出入为方。服后连解赤粪，疟即递轻，不半月而愈。乃兄秋粟贾于苏，因八月初五日上海寇警，吴门震恐，遂踉跄旋里。迨十七日忽发疟，但热无寒，汗多昏谵，脉亦洪数，呕嗽溺频，曲蘖素耽，体丰痰滞。孟英即以治陶安法，佐以开痰治之。溏解频行，其色皆赤。伏邪虽有去路，缘心阳过扰，谵渴不休，加犀角、竹叶、莲子心之类。至月杪诊时，适大战大汗之际，其家疑为有祟，方在禳祷，铙鼓喧阗，病者神气更不安恬。孟英令将醮坛移远，并灌以神犀丹一丸。其家问此证何不用石膏，孟英曰：“药有定性，病无定形。况旬日以来苔退将净，疟即可罢，何必石膏。”次日乃叔兰谷另邀一医视之，方虽相似，而迎合主人之意，加入石膏三钱，冰糖四钱，粳米一两。连进两帖，左胁即痞胀不堪，按之如柈，杳不思谷。病者悔恨云：“月杪大汗之后，吾疟已休，何以更医，致生痞胀?”仍迓孟英诊之，脉来涩滞，苔复腻黄。因询曾服滋腻之药乎，陶安始述其所以。孟英曰：“石膏为治暑良药，吾非不善用者。因此证不止肺胃二经受暑，心肝二经皆有所病，故不用也。且内挟痰湿者，虽当用亦必佐以宣化之品。辛丑夏家笵伯茂才患疟，初起误服此公石膏两剂，腹遽胀，延成疟鼓，几至不起。后服多剂桂附及金液丹而始愈。盖此公但见其疟，至睛赤，裸衣狂走，而不研察其病情也。余究其因，遽云疟发时其热自下而上，比至心头，即觉昏冒，且口不渴而恶凉饮，乃湿上甚为热之证。彼时若以苍术同用，则湿热之邪一齐同解，奚至延鼓哉。贤昆仲之疟，热亦自下而上，系挟肝阳上升，故热升则必呕嗽。而令兄更有伏痰，故余剂中多用连、夏、菖蒲、滑石之类以化之。今疟罢热去之后，痰湿未清，石膏已误，再佐糖米之甘缓，俾腻塞而不行。苟不急为宣导，则鼓胀之萌也。”遂以蒌、薤、菖、枳、连、夏、旋、橘、楝实、延胡、鸡金、雪羹之类，出入互用。至二十剂，痞始泯然，粥食递加，苔亦退尽，而竟不更衣。改用参、归、杞、芍、橘、半、苁蓉、首乌、鳖甲等药，十剂，大解始下，坚黑异常，连解数日始净。随予峻补善后而痊。秋粟之室，怀妊九月，加以忧劳，九月初七日患疟间作，寒热之时，胎痛上窜，或下坠腰疼，更兼痰嗽带下，口渴无苔，其势甚危。孟英但于清解之中，加葱白、苏梗投之，连下赤矢，痛势递减。第疟虽渐杀，至期必两发，病者苦之。孟英曰：“愈机也，毋忧焉。”果浃旬而愈。复苦脘痛呕吐，勺水不纳，药亦不受。授以藕汁、芦汁、梨汁，少加生姜汁，和入蔷薇露、枇杷叶露、香橼露，徐徐呷之，渐瘥。嗣予滋养药加黄檗，服之而愈。迨冬至分娩，甚快健。又秋粟令郎十岁，陶安令爱八岁，俱患间疟，佥虑胎疟难瘳。孟英曰："无是理也。小儿内无七情，苟能慎饮食，较大人易治焉。"剂以清解，旬日胥痊。

施玉林之侄顺老，患疟失治，自头至足庞然浮肿，溲赤便溏，不饥痰嗽。孟英授杏、朴、橘、半、苏、滑、桑皮、通草、银花、冬瓜皮、芦菔为方。服六剂疟愈肿消，便坚溲畅而善饭矣。

陈载陶令郎夏间患嗽泻愈后，时发微热，寝汗如蒸，医治两月，迄不能退，时犹作嗽，咸以为劳。其世父哲堂逆孟英视之。热甚于颈面，形瘦口干，脉则右大。曰："肺热不清也。养阴之药久服，势必弄假成真，热锢深入，而为损怯之证。亟宜澹泊滋味，屏绝补物。"以苓、栀、地骨、桑叶、苡仁、枇杷叶、冬瓜皮、梨皮、苇茎为剂，服后热汗递减。至九帖，解酱矢赤溲，皆极热而臭，自此热尽退而汗不出矣。惟噫犹不畅，时欲太息，饱则胸下不舒，乃滋腻药所酿之痰未去也。改用沙参、枳实、旋覆、冬瓜子、竹茹、白前、瓜蒌、海蛇、橘皮数帖，而胸舒嗽断，体健餐加。

张某患四肢发热，久治不痊，食减便溏，汗多形瘦。张孝子谓此证非孟英不能愈，遂往就诊。曰："热厥也。前必误服补药矣，故脉来甚涩。"以苓、栀、连、檗、白薇、通草、地骨、青蒿、丝瓜络为方，十余剂而瘥。

董茂清患疟，脉软脘胀，手紫面黄，便秘溺红，苔腻而渴。孟英曰："暑湿挟秽，气阻于募原。"用菖、朴、橘、半、杏、滑、苓、翘、蒌、枳、银花，加雪羹出入为方。服五剂便泻知饥，疟休而愈。

陈诵芬令堂年越古稀，精神素旺，滞下数月，病日以剧。所亲蒋策勋嘱延孟英图之。已粒米不纳，虽啜饮而咽膈阻塞，唇舌皆紫，痰中带血，吐之甚艰，日夜更衣数十次，稀粪挟以赤垢。若欲小溲，必令人重按肛门，始能涓滴而出，热如沸汤。脉则左手弦洪涩数而上溢，软滑而大，按之无神。孟英曰："此证本滞下，良由七情郁结，木土相乘。医谓高年，辄投温补，酿成危证。药不可为。"诵芬云："先生之言是也。家慈因春间叠闻江南之警，心甚皇皇，举家迁避，饮食顿减。夏初旋里，似已稍安。六月间患泻，饮食又减。屡进参、术、熟地、附、桂、炮姜之剂，竟无寸效。惟望鼎力斡旋是幸。"孟英曰："上不能分，中气无权，营津两匮。既承下问，姑拟一方，仅许小瘥，不能奏绩也。"诵芬从之。服后即思粥食，小溲单行。再求转方，孟英坚不承手。果至季秋而没。其方乃沙参、冬瓜子、丝瓜络、芦根、紫菀、菖蒲、竹茹、通草、薏仁、枇杷叶、陈仓米，以水露煎服也。顾铁舟赞府，精于医者也，目击其一服而进粥溺行，因叹曰仙方也。惜遇之不早，命休矣。

徐仲荣四令弟德生，患感至旬余，忽然大战大汗，而大便兼下瘀血。朱茂才视之，不知战解之义，以为将脱也，率投大剂温补药一服，汗收壮热，杳不知饥，渴饮无眠，舌赤溲少，遂束手。更医谓汗下伤阴，滋填叠进，驯致身难转侧，懒语音低者，又旬余矣。所亲吴爱棠嘱延孟英图之。脉弦数而驶，按其胸下坚且痛，舌绛而根苔黄滞。曰："汗下伤阴固然，惟府犹实也，滋腻曷可投耶？然一病至此，又难攻夺，姑以善药通之。"因予小陷胸汤合雪羹，加茹、杏、紫菀、白前、冬瓜子、芦菔，和梨汁。服二帖，坚黑之矢果下，仍夹瘀血，身热遂缓，稍进稀糜。改用清养肺胃，以充津液。旬日后热净溲澄，知饥安谷。惟舌不生苔，寐即汗出，授大剂滋阴而愈。德生有一婢，年十七矣，陡患腹痛，稍一言动，则痛不可支。举家疑为急痧中恶，多方以图，皆不应。飞速孟英往视。见其神色如常，并不吐泻，脉则牢涩，苔则腻黄。曰："此多食酸甘而汛阻也。"询之果然。以桃仁、红花、生蒲黄、灵脂、海蛇、香附、延胡、芍药，芦菔汤煎药，吞当归龙荟丸而愈。

许梅生仲郎恬甫，年未冠，仲秋患感。医知其阴虚伏暑也，叠进清卫凉营之法，旬余热退，以为无虑矣。惟六日不更衣，因用生地、麻仁、花粉等药，服后果欲大解。及登圊，大泻一次，人即汗晕。急扶上榻，连泻二三十次，满床皆污，尽是黄水。身复发热，肢痉音低，唇焦齿槁，苔色干黄而渴，舌不能伸，目不欲张。速孟英勘之，脉微细欲绝，而呼吸甚促，按其心下坚而且痛。曰："疾不可为也。缘初治失于开泄，胸中痞结而津液不能敷布，尽从下脱，攻补皆难措手矣。"翼日果殒。

许兰屿令正素属阴亏，舌常脱液。季秋患脘下疼胀，得食愈甚，映及胁背，宛如针刺，稍合眼则心掣动而惊寤，自按痛处，则涌水苦辣，渴不欲饮，溲少神疲。自疑停食，服楂曲而益剧。孟英视脉弦软，曰："此停食也。饮停则液不能上，故口渴而饮即水也。内有停水，故不喜饮。其舌上脱液，虽属阴虚，亦由饮隔。寐即心掣者，水凌火也。得食痛加者，遏其流也。"以苓、泽、橘、半、旋、蛤、连、蛇，加生姜衣投之，溲行得睡。惟晚食则脘下犹疼，疼即心热如火，且面赤头痛，腿冷腰酸。必俟脘间食下，则诸恙皆平。孟英曰："此停饮虽蠲，而肝火升也。宜参潜养为治矣。"改授沙参、苁、归、竹茹、楝、檗、石决明、丝瓜络、姜汁炒栀子，少佐生黄连，服之遂愈。

蔡湘帆年二十岁，体素丰。偶发寒热，翼日尚吃饭出门，自不知为病也。第三日寒热大作，茎缩不能小溲，气喘大汗，眩晕不支。乞孟英往诊，举家仓皇大哭。循其脉缓大而滑，苔色黄腻，脘下拒按。曰："无恐也。"予菖、枳、旋、蒌、栀、豉、连、半、茹、蛇，以芦菔汤煎服。一剂，大吐痰涎而喘汗平。二剂，茎舒溲畅，而大解行。越日寒热即减。又两剂，疟罢知饥而愈。然李东垣谆谆以内伤类外感为言，而温热暑湿之病，初起极类内伤，往往身未发热而手心先热，或兼眩晕自汗。设泥古法而不辨证，祸可言哉。

叶承恩年五十岁，患发热暮甚，肢厥头疼，呕恶便溏，睡则呓语，不饥不渴，汗出上焦。自觉把握不住，延孟英诊之。脉软涩而不鼓指，右手尤甚，宛似虚寒之证。惟舌本紫，苔虽薄而黄腻口苦，眼鼻时觉出火。是真阴素亏，而热伏于内也。予栀、连、桑、菊、茹、翘、芩、斛、银花、丝瓜络、莲子心。出入数剂，热呓皆减，脉亦较和，溲赤而疼，大解色酱，知其伏热下行矣。又数剂，苔始退而知饥，参以养阴而愈。

一劳力人发热，左胁疼，咳嗽碍眠，痰出甚臭，苔黄舌绛，渴饮谵语，便秘溲赤，脉形滑数，乃伏暑证。询其平昔嗜饮，醉后必向左卧，故湿热酿痰，久积于左，非内痈也。以苇茎汤去苡仁，加雪羹、芩、滑、茹、翘、栀、蒌、旋覆、木通等出入。三剂大便行，谵语止，而痰出更多，其臭益甚。仍用前药，又四剂，痰始少而不臭，热净能眠，知饥苔退。改授甘凉养液而瘳。

陈芷浔主政患疟，跗肿便溏，痰多食少，时欲呕吐，间有郑声。孟英取其脉，微弱而弦，不渴无苔，小溲不赤，乃中虚寒湿为患也。方以六君去甘草，加桂枝、苡仁、白芍、吴萸。投剂即减，半月而愈。

周光远令正孀居十载，年已五十三岁，汛犹未绝。稍涉劳瘁，其至如崩。偶患少腹偏左掌大一块作疼，其疼似在皮里膜外，拊之痛甚。越日发热自汗，眩冒谵语，呕渴不饥，耳聋烦躁。孟英循其脉虚微数，左兼弦细，便溏溲热，舌本不赤，略布黄苔。营分素亏，而有伏热，阻于隧络。重药碍投，姑予芩、连、芍、楝、竹茹、桑叶、白薇、通草、橘核、丝瓜络、灯薪，少加朱砂和服。一剂势即减。二剂热退呕止，啜粥神清。第腹犹痛，去桑、芩、灯薪、朱砂，加苁、归、苡、藕，服数帖而起。迨季冬，其君姑七十八岁，患腹痛，痛亦仅在皮膜，仍能纳食，二便无疴。数日后痛及两腰，机关不利。碍于咳嗽，痰出甚艰，而有咸味，夜不能瞑。孟英视曰："肝肾大虚，脉络失养也。"以沙参、熟地、归、杞、苁、膝、杜仲、石英、羊藿、络石、薏苡、胡桃等药进之，日以递愈。继用一味桑椹，善后而康。

四舍弟西甫年二十四岁，秋杪患感，至六日神渐昏。延孟英诊之，脉形涩滞，苔垢头疼，气逆汗频，腰疼溲少，脘闷拒按。乃伏暑晚发，而本元极亏也。亟与开中，俾有去路。小陷胸加栀、豉、菖、芩、白薇、翘、枳，芦菔汤煎服。一剂，脘不拒按，苔亦稍退，汗不达于下部，脉来软而且涩。改授茹、半、芩、栀、橘、翘、知、蛤、花粉、莲子心之剂。三帖脉转弦数，大解未行，谵语不休，夜间热炽，腿凉头晕，浊热上熏也。以芩、蒌、栀、连、茹、翘、元参、白薇、丹皮、海蛇、竹叶投之，乃下坚黑大便。而圊后神晕，苔渐薄而转黑，为去芩、连、蒌、蛇，加犀角、鲜生地、知母、花粉。两帖，更衣仍黑，气乃渐平，腿亦渐温，热渴均减，犹不知饥，脉软而虚，苔退未净。乃去犀、翘，加西洋参、麦冬、银花、菖蒲。服三剂，又解黑矢，舌色始津。而寐不安神，汗多心悸，因去知母、花粉、丹皮，加甘草、丹参、茯苓，而地黄用干者。两帖大解甚畅，胃渐知饥，稍渐稀糜，力不胜啜，脉亦虚大，寐即神驰，乃邪未清而虚毕露也。用西洋参、生地、龙齿、归、芍、芩、甘、连、檗、麦冬、小麦，服五剂，复下酱矢，而右脉尚虚大。又六帖，粪色始正，汗减神安，脉渐柔和，寝食乃适。嗣又食复数次，赖孟英活泼如龙，随机应变，竟以告愈，洵属再生。

四弟妇怀娠临月，西甫起病之次日即患疟，因弟病日剧，不免忧劳。至第五日，孟英视之，脉欲离经，腰疼腹坠。伏暑化疟，将娩之征。以栀、豉、苏、归、芩、连、茹、半、知母、葱白，服两帖而产。产后疟来颇减，恶露不行，腹不胀疼，不饥而渴。投栀、滑、微、茹、泽、兰、丹参、通草、桃仁、茺蔚药一剂，恶露即行。而狂言不寐，面红口渴，人皆危之。盖杭谚有云："夫病妻怀孕，铁船过海难逃命。"未产先萦忧惧，既娩血去火炎，故昼夜辄以"铁船沉海"云云。孟英于前方去泽兰、通草，加琥珀、菖蒲、胆星、灯薪，和以童溲投之。一饮神识渐清，再剂即安睡矣。去琥珀、菖、星、桃仁、灯草、茺蔚，加知母、麦冬、甘草、沙参、枇杷叶，冲入藕汁一杯，三服解赤矢而苔退，疟亦减而嗽痰。改用沙参、枇杷叶、冬瓜子、甘、斛、栀、薇、茹、翘。两帖，嗽减犹渴而身痛。去栀、薇、枇杷叶，加归、贝、鳖甲，四帖而疟罢，眠食咸安。调养至弥月，即出房矣。

三舍弟拜枫之室，汛后患感。孟英视曰："冬温也。而营分素亏，左腹聚气，肝阳铄液，痰阻枢机。脉数而虚，黄苔满布，腰疼碍于呼吸，口淡，不饥不渴，嗽则欲呕，溲热便秘。当变法治之。"初授葱、豉、连、楝、栀、薇、延胡、丝瓜络、竹茹，少加苏叶。服二剂，解溏矢，苔稍化而身热退。起榻梳发，复发热，脉尚数，改用南沙参、枇杷叶、橘、斛、栀、薇、芩、翘，芦菔服。二帖，脉数渐退，大解复行，心悸汗多，时或发热，间有谵语，胁痛不饥，苔色根黄。即参养血，以北沙参、归身、石英、丹参、茯苓、黄连、萎蕤、甘草、小麦、红枣核为方。服三帖，虚热不作，谵语亦休，大解已坚。夜不成寐，不饥胸痞，痰滞未清也，为去后四味，加竹茹、半夏、盐橘红、姜汁、炒栀子。二帖，痰果吐，胸渐舒。仍不知饥，神疲不语，脉甚细软，乃去芩、连、栀、半，加石斛、麦冬、冬瓜子、藕，而易沙参以西洋参，用陈仓米汤煎药，和入野蔷薇露。服五帖，脉渐起，神亦振。七帖后知饥，而苔花少液。去竹茹、冬瓜子、蔷薇露，加甘草、生地、白蒲桃干。服二帖，粥食虽增，耳鸣神惫，复加枸杞，而地黄用熟者，易洋参以高丽参。服后苔净加餐，再加黄芪、杜仲而愈。惟素患带多，仿虎潜法善其后，汛至而康。

五舍弟树廷，时患喘逆，初冬尤甚。稍食甜物，其病即发。孟英察脉迟弱，苔黄垢而不渴，指冷腿酸，乃中虚痰湿内盛也。授参、术、苍、枳、旋、半、薤、朴、杏仁、生姜之剂。服后痰果大吐，气亦渐平。嗣以六君去甘草，加当归、木香，调补而痊。

沙沛生鹾尹令堂年五十七岁，体素弱而多怫郁。秋间患疟于诸暨，医治未效。冬初来杭，谢某叠进温补，其势孔亟，寒微热炽，昏谵瘛疭，目不识人，舌绛无液，苔色黄燥，便秘不行。延孟英视之，脉洪滑右甚，左手兼弦。乃痰热深蟠，内风煽动也。予知母、花粉、蒌仁、竹茹各三钱，佐以栀、薇、翘、贝、橘红、莲心。一饮而更衣溲畅，胸次较宽，痰嗽口糜，且知头晕，乃去知母、花粉、蒌、翘，加沙参、苡、斛、麦冬、野蔷薇露。次日疟来甚减，糜退口干，神惫音低，津虚痰滞也，去苡仁、枇杷叶、蔷薇露，加知母、花粉各一钱五分，甘草五分，和入藕汁一杯。服二帖疟至甚微，口干倦卧，脉则右虚左数，用养气充津，蠲痰清热法：西洋参、盐橘红、归、甘、杞、斛、冬、茯、茹、蕤，和入藕汁。服两帖，疟休神爽，咽痛唇糜，饥不能餐，余陷内燃也，去杞、斛、甘草，加生地、牛膝。四剂后，咽唇皆愈，神惫懒言，仍加杞子、甘草。服二剂，胃气渐苏，口犹少液，因涉嗔怒，暮有微热，肤肿欲呕，口干便秘，即去地、冬、蕤、杞、甘、膝，加连、楝、蒺藜、石英、丝瓜络、冬瓜皮。一啜热去呕蠲，而腹犹胀，去西洋参、归身、冬瓜皮、石英、黄连，加沙参、旋、芍、延胡、香附、藕。一剂胀消而口淡便秘，饥不能餐，改用西洋参、木瓜、银花、延胡、蒺藜、苁、归、芍、斛为方。投匕而便行，三啜而肿尽消。始予高丽参、紫石英、橘、半、归、冬、菖、茹、牡蛎调养，续去菖、半，加杞、地、鳖甲而愈。嗣因登圊跌仆，而发寒热，周身骨痛，会阴穴起一瘰甚疼，乃以高丽参、骨碎补、合欢、木瓜、杜仲、丝瓜络、鹿角霜、首乌、鳖甲、杞、檗、归、甘、苡、膝、苁、斛等出入为方，外用葱白杵烂，蜜调傅患处，七日而痊。

沛生令庶母亦在越患疟，来杭后孟英视之，脘闷欲呕，汗多头重，脉来弦数，苔色腻黄。乃余邪逗留，兼挟肝郁。以枳、朴、芩、半、茹、斛、蒌、菖，加苏叶、炒黄连投之，痰涎大吐，邪已外越。脘胀口干，寒热复作，乃去朴、半，而加芄、翘。吐犹不止，聚气上冲，渴饮无眠，筋瘛便秘，改用金铃子散合雪羹，加旋、赭、茹、半、姜汁炒栀子、苏叶炒黄连。一饮而呕渴减，气下行，即去金铃子散、旋、赭，加沙参、归、斛。服五剂，各恙皆安，神惫汗多，为用沙参、归、斛、芩、橘、栀、连、茹、藕二帖。又因嗔怒左胁作胀，苦渴不饥，暮热便秘，于前方加柴、芍、金铃子散，一啜胁胀即舒。惟气冲口苦，饥不能餐，自汗耳鸣，头左筋惕，改授沙参、当归、鳖甲、石英、竹茹、牡蛎、蒺藜、菊花、丝瓜络。服旬余，眠食皆适，但暮则火升，口干易汗，去蒺藜、丝瓜络，加黄连、麦冬，合甘麦大枣汤服。浃旬经行腰痛，头震耳鸣，八脉久亏，调养奇经以善后而康。

沛生令宠，平素阴虚肝旺，而腹有聚瘕，时胀时疼。初冬患疟，苔黑口干。孟英脉左弦数而洪，右滑数而溢。初以栀豉合金铃子散、雪羹，加元参、白薇、竹茹。服四帖疼胀皆减，疟缓汗多，溲涩口干，饥不能食，气时冲逆，予沙参、归、斛、茹、橘、石英、丝瓜络、蛤壳、藕。两帖后汛行腰痛，口渴少餐，气郁营虚，兼有痰滞也，去蛤壳，加旋覆、冬瓜子、花粉。两帖而更衣乃畅。然犹脘闷不饥，汛少且黑，口渴头疼，疟亦未罢，乃去石英、旋覆，加栀、滑、枳实。四剂各恙皆安，疟犹未断，以归、苁、甘、杞、橘、半、蒌、芩、竹茹、花粉，少佐桂枝调其营卫。奈病者因口苦而恶粥食，嗜啖甘酸，病既曲折，邪益留恋，此方服至半月而疟始休。惟宿瘕时痛，肛痔便难，口苦吞酸，神疲寝汗，去芩、桂、甘草、花粉，加鳖甲、乌鲗骨、白芍、延胡、仙灵脾，出入调补而痊。

德清徐子瑞令正，屡次堕胎，复多忧郁。汛行之际，患疟经止，而两耳骤聋，虽对面疾呼，亦不闻也，不饥不渴，不语不眠，便秘遗溺，仰面静卧而已，惟热至则昏谵欲厥。乃父沈悦亭谓其热入血室，拉孟英视之。脉滑数而右大，按之皆虚，两尺尤甚，胸下拒按。曰："此下元虚损，故耳聋若是。即精脱之征，岂可因汛遽止，而辄通其血乎？然气郁痰凝，苔色白腻，上焦邪实，补且缓商。"先予小陷胸合蠲饮六神汤，加雪羹开痰行气。悦亭韪之。三服便通，胸不拒按，苔化黄色，疟即较轻，改以沙参、归、斛、茹、半、翘、芩、菖、橘、甘、芄。五剂疟止，渐思饮食，二便皆调，两耳仍聋，脉形细弱，乃用大剂培养药善后而愈。

沈南台年三十七岁，初冬在乡收租，将归饱啖羊肉面条，途次即发热头疼。到家招沈某视之，谓其体丰，阳气不足，以致伤寒夹食，表散消导之中，佐以姜、附。数帖后，热壮神昏，诸医束手。交八日，所亲许锡卿、吴久山交荐孟英图之。苔色黄腻，口不甚渴，粒米不沾，时时火升，汗躁谵语，溲赤便秘，面晦睛红，呼吸不调，胸前拒按，脉则虚软微带弦滑，不甚鼓指。曰："体气素亏，然脉证太觉悬殊，必因痰阻清阳，故气壅塞而脉更无力也。"剂以小陷胸合雪羹，加旋、菖、薤、枳、栀子、胆星。服后痰即吐，脉较起。再服谵语息。三服痰中带出紫血数块。四服热退而汗躁胥蠲。七服苔净胸舒，溲长口渴，改予甘凉濡润之法。服数帖痰已渐少，舌布新苔。而仍不更衣，觉有秽气上冲，亦不知饥，仍予甘凉养胃，佐以兰叶、野蔷薇露，降其浊气。数帖后秽气除，粥食进。但不大解，家人忧之。孟英曰："既无所苦，能食脉和，静俟水到渠成，不可妄行催动也。"既而加谷起床，便犹不解，病者停药旬日，计起病已交一月矣。粥嫌不饱，意欲食饭，复请孟英商之。孟英曰："可食也，药则不当停，亟宜培养涵濡，俾其转运也。"授参、术、归、苁、杞、麻、半、芍，少佐枳壳为方。服十二剂，始得畅解坚矢。嗣与峻补善后，寻即复元。续有宣氏妇脉体极虚，患温而胸次痞闷，苔黄垢腻，医皆畏难而退。孟英以轻清肃化之药数剂，苔退胸舒，即能进粥。随予生津养血，又旬日更衣而愈。观此则黄苔宜下之说，须合脉体以为可否也。

曹氏妇孀居而操家政，人极精干。患恙旬余，诸医以为冬温，而多药罔瘥，势濒于危。伊亲孙位申速孟英挽之。面赤耳聋，脉状细软，舌赤无液，粒米不沾，夜不成眠，便溏溲赤，痰咸咳逆，腹胀气冲，龈肿巅疼，音低自汗，口中甚辣，心下如焚，两足不温，时欲发晕。乃肝肾素亏，心阳内亢。原非感证，药误已深。纵是冬温，亦不可妄施柴、葛，况足冷面赤，非浑身发热之比也，既耗其气，更铄其营，阴火潜燃。治宜镇息，方以参、蛎、连、芍、茹、冬、楝、斛、丹参、小麦、龟板、鳖甲，煎吞磁朱丸。一饮胀消，余证不减。去楝、芍、龟板、鳖甲，加龙齿、银花、导赤散，三服晕止便坚，小溲亦畅，略安寝食。再去银花、木通、磁朱丸，加知、檗、红枣、紫石英，而麦冬以朱砂染。两帖火降足和，舌色渐润。又两帖，汗嗽胥减，心下始凉，乃易生地以熟地，滋补而瘳。

叶茂栽年三旬余，寒热时形，身振多汗。医从疟治，数日而危。速孟英视之，脉微欲脱，语难出声，舌光无苔，筋惕肉瞤。亟宜救逆合建中汤灌之，覆杯即愈。续服多剂培补而安。

翁某年甫冠，仲冬患感，医与温散药数帖，神悦耳聋，苔黑便泻，胸痞腹胀，溲少妄言。孟英切脉，细数而涩，乃暑湿内伏，气郁不宣也。投以犀角、银花、元参、连翘、菖蒲、郁金、黄连。药一剂，热退神清，脘不拒按，别恙未减，脉则弦细而数，口转发渴。改用芩、翘、朴、斛、连、楝、银花、通草、兰叶、冬瓜皮为剂。两啜化为间疟，其疟发一次，则苔化一层，胀减一分，粥加一钱。药不更张，凡四发而苔净胀消，脉和溲畅。嗣予调养而康。

潘妪久患痛吐，多药莫痊。孟英视之，脉弦劲而数。曰："口苦而渴乎？大便不畅乎？小溲如沸乎？"病者云："诚然。第冷气时冲，欲呕不畅，渴喜饮沸，吐沫极酸。总由积寒深重耳。"孟英曰："因此谅诸医必用温燥之药矣。须知气冲觉冷者，热极似寒。渴欲饮沸者，饮邪内踞。吐沫作酸者，曲直所化。其病在络，故吐之不易。"方以茹、旋、栀、楝、枇杷叶、丝瓜络、木通、生姜衣、海蛇、凫茈、苏叶、炒黄连，煎吞当归龙荟丸。一剂知，五剂愈。

张氏妇先于四月间患呕吐，医以为寒，叠进姜、萸之药，致血溢自汗。丐孟英诊之，脉甚滑，按之不绝，舌光无苔，曰孕也。询其经事，果愆两度。予沙参、枇杷叶、生地、芦根、连、苏、旋、斛之剂而安，仲冬举一男。胎前即患痰嗽，娩后招专科治之。服四物汤增损多剂，而气逆碍眠，嗽则汗出，便溏遗溺，口渴不饥。再乞援于孟英，脉洪大，按之虚软。授沙参、石英、黄芪、苡仁、甘草、牡蛎、石斛、茯苓、小麦、红枣、冬虫夏草之方。两帖而汗收安谷，四帖而渴减便坚，旬余遂愈。

朱庆云室年六十六岁，初发热即舌赤无津。钱、丁、任、顾诸医，胥云高年液少，津涸堪忧。甘润之方，连投八剂，驯致神悗耳聋，不饮不食，沉沉欲寐，呃忒面红，势已濒危。徐德生嘱其延孟英图之。审其脉弦滑而数，视其舌绛，而扪之甚燥，然体丰呼吸不调，呃声亦不畅达。合脉证与体而论之，虽无脘闷拒按之候，确是肝阳内炽，痰阻枢机，液不上承，非津涸也。剂以小陷胸汤加茹、薤、旋、菖、枇杷叶、苏叶。一饮而夜得微汗，身热即退。次日痰嗽大作，舌滑流涎。病家诧曰："奇矣！许多润药，求其润而愈燥，何以此剂一投，而反津津若是耶！殆仙丹矣！"三帖后更衣呃止，痰嗽亦减，渐进稀粥，改用沙参、紫菀、苡、斛、归、茹、麦冬、冬瓜子。服数帖，溲畅餐加。而觉肢麻头晕，予参、芪、归、芍、橘、半、熟地、天麻、石英、牛膝、茯苓、桑枝，补虚息风化痰而健。

朱逵士令正，怀妊八月，脘痛便溏，跗肿腰疼，频吐水，温补不效。孟英诊之，脉软而弦，舌绛无液，口干少寐，形瘦神疲。木土相乘，阴液大耗，虽宜培养，燥烈禁施。以参、连、归、斛、杜仲、灵脾、冬虫夏草、檗、橘、茹、英为剂，果各恙递安，脘舒泻止。加以熟地，舌渐生津而愈。

黄漱庄司马素患左目失明，今春右目患障，多药未瘳，延至秋间。孟英视曰："脉甚弦滑，痰火之疴。温补宜停，庶免瞽患。”奈司马性喜温补，不以为然，渐至耳亦失聪。冬季再请孟英往诊，右目但能视碗大之字，稍小者不能见矣。耳则虽对面撞钟放炮，胥无闻也。且巅肿而疼，时咳白沫，脉来搏劲不挠。见其案头有顾某所定丸方，用药四十味，皆贵重温补及血肉之品。盖其病在络，不在藏府，故服此如胶似漆之药，仅能锢疾成废，而无性命之虞也。闻辛亥春许辛泉患类中，诸医佥从虚治。孟英诊脉沉滑而数，且体厚苔黄，亟宜化痰清热。疏方毕，人皆不以为然。惟其子秋芦极佩服，云：“五年前家父患恐惧多疑，曾屈诊视，方案犹存，若合符节。只因家父性喜温补，前之病根不拔，酿成今日之疴。先生卓见不可及也。”奈病者依然不悟，不刈根株，延至壬子夏，复中而殒，年未五旬也。并识之，以为不究病情，好服温补者鉴。

施瀛洲体丰色白，夏月在绍患泻，医进参、术、桂、附、熟地、四神之类，略无寸效。季冬来杭，就诊于孟英。其脉微弱，左手及右尺沉取有弦数之象，眩晕形消，舌色深紫，无苔不渴，纳食腹胀，溲少而赤，泻必肠鸣。中气固虚，理应投补。但不可佐滋腻以滞中枢，而助其溜下之势。又不宜杂燥热以煽风阳，而壮其食气之火。予参、芪、术、苡、升、柴、苓、泽、香、连为剂，吞通关丸，乃宣清升降，补运兼施之法也。服之良效，浃旬舌淡溲行，胀消晕止，惟大便未实耳。去苓、泽、升、柴、香、连、通关丸，加菟丝、木瓜、橘皮、黄檗、石脂、白芍，善后而瘳。

两间之事，两两间之理为之。故有一事必有一理，无可假也。王丈孟英之处事，必曰近人情。盖近情即不远于理矣。丈内行纯笃，人无闲言。其精于医也，孳孳焉以济世为怀，骎骎乎入古人之室，贫而得肆其志，肥遁[1]无不利焉。医案三编梓成，吾祖既序之。益孙蒙期许，今逾壮岁，方愧理未明，情未协，顾犹不以为不肖，命赘数语于后。谨述平昔之得闻于丈者，以志三世至交，不胜钦佩云。世晚庄益孙谨跋。

① 肥遁：遁亦作“遯”。隐居避世。

杏轩医案

清·程文囿　著

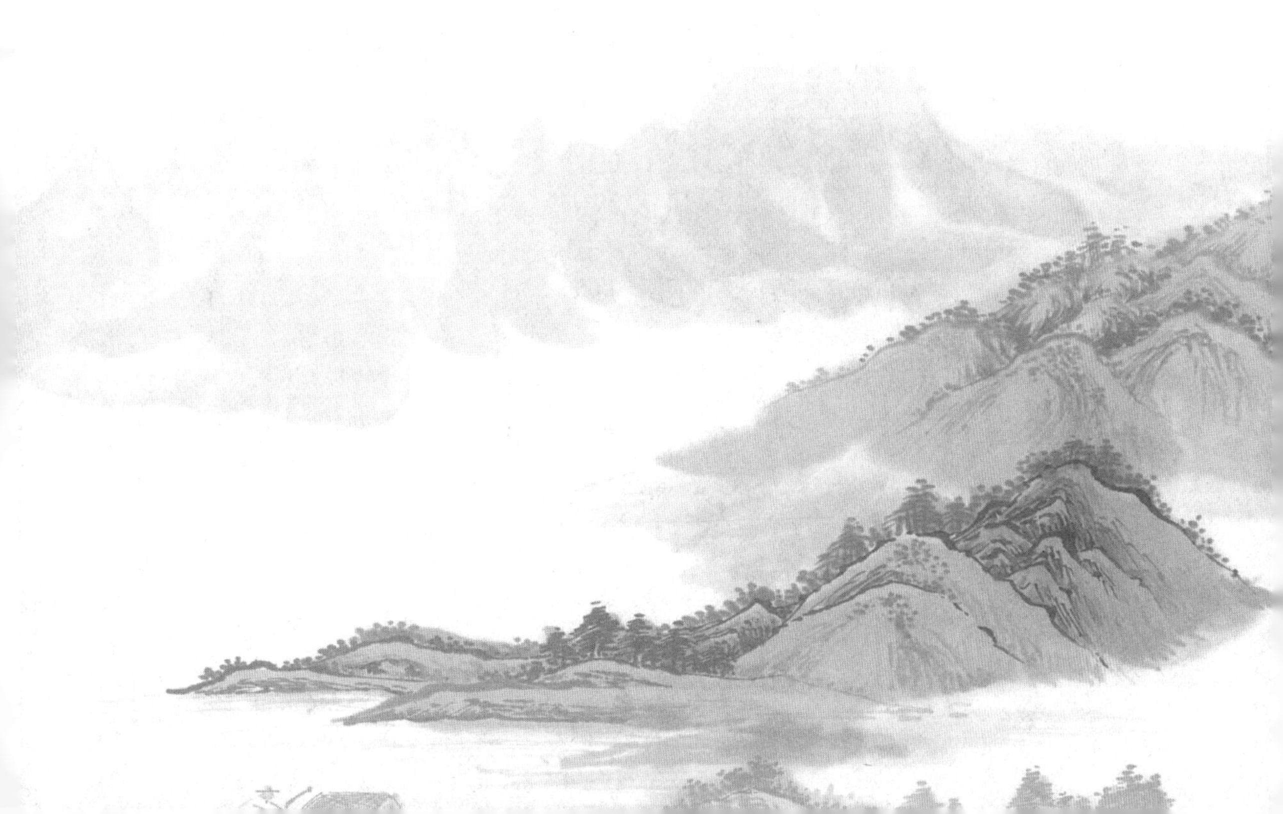

医案初集序一

新安程子杏轩，深于医，著有医案一书，发明其理甚悉。予因思医书惟《灵枢》《素问》最古，虽未敢必为神农氏以后之书，然其为战国时神于是术者之所为无疑也。由是推之，《春秋左氏传》医和、医缓诸论说，更推之《周官》医师、食医、疡医诸职守，所云阴、阳、风、雨、晦、明之生疾，九窍、九藏之变动，辞约义备，医之理尽矣。后世著书者代作，短长往往互见。程子去其短，集其长，盖尤有心得。《医案》一书，谓与《灵枢》《素问》并传可也。

嘉庆十年孟夏月长沙刘权之

医案初集序二

轩埃绵藐①，岐风阒寥②，《素》《灵》之书，辽乎远矣。杏轩程子高悟绝世，精思迈伦，擅潘陆③之诗名，工俞扁④之道术。平生疗疾，多著奇效，或蹈背而出血，或举水而灌头，瞩垣一方⑤，腾誉千里。仆尝遘危候，赖君获全。爰契洽夫兰金⑥，实感深于肉骨。暇日造膝⑦，示我成编。紧要则象内之挈元珠⑧，钩沉则纪昌之贯轮虱⑨。生枯起朽，能事匪一；视色察毫，殊绩累奏。虽葛仙《金匮》之作，孙氏龙宫之秘⑩，隐居本草之录⑪，宣公《集验》之书⑫，方兹蔑⑬矣，懑然⑭心服⑮。退而弁言，洵堪拯夫膏肓，请以授之剞劂。

嘉庆庚申长夏愚弟鲍桂星

---

① 轩埃绵藐：轩辕黄帝埃尘一样悠远。

② 岐风阒寥：岐伯风一般寂寥。

③ 潘陆：晋代潘岳和陆机。

④ 俞扁：上古名医俞跗与扁鹊。

⑤ 瞩垣一方：《史记·扁鹊仓公列传》载扁鹊能“视见垣一方人”。

⑥ 兰金：即“金兰”，结拜兄弟。

⑦ 造膝：同“促膝”。

⑧ 象内之挈元珠：元珠，即玄珠，喻“道”。《庄子·天地》：“黄帝游乎赤水之北，登乎昆仑之丘而南望，还归，遗其玄珠……乃使象罔，象罔得之。”吕惠卿注云：“象则非无，罔则非有，非有非无，不皦不昧，此玄珠之所以得也。”

⑨ 纪昌之贯轮虱：纪昌，古之善射者。《列子·汤问》载：“尝以氂（犛牛尾毛）县虱于窗牖，引弓射之，贯虱之心而氂不断。”喻技艺高超。

⑩ 孙氏龙宫之秘：传孙思邈《千金要方》内藏龙宫秘方。

⑪ 隐居本草之录：南朝梁陶弘景，号华阳隐居，尝整理《神农本草经》旧文，增收魏晋以来名医所撰《名医别录》，为《神农本草经集注》七卷。

⑫ 宣公集验之书：宣公，指唐代陆贽，收录医方，为《陆氏集验方》十五卷。

⑬ 蔑：没有，无。

⑭ 懑然：烦闷的样子。

⑮ 心服：内心哀痛，哀悼。《累书·袁昂传》：“昔马陵与弟毅同居，毅亡，棱为心服三年。”

医案初集序三

《子华子》有言，医者理也，意也。盖理明则意得，意得则审脉处方，无所施而不中，于以称国工不难。吾家杏轩先生其人也。先生性颖悟，工诗，隐于医，为人疗疾，应手辄奏效。余同年鲍觉生尝遘危疾，赖先生起之，每称道不去口。一日出先生所著医案，属余弁言。余受而读之，见其审脉处方，深得古人四然二反[①]之理，而神明其意，以是叹先生之艺之精，非寻常执经方习针石者所能望其项背也。然则是书其桐君[②]之别录，越人[③]之逸篇也夫！

嘉庆十年岁在旃蒙赤奋若余月中浣鹤樵国仁拜书

---

① 四然二反：《子华子·北宫意问》："子华子曰：医者理也，理者意也；药者瀹也，瀹者养也。脏腑之伏也，血气之留也，空窾之塞也，关鬲之碍也，意其所未然也，意其所将然也。察于四然而谨训于理，夫是之谓医。以其所有余也而养其所乏也，以其所益多也而养其所损也。反其所养则益者弥损矣，仅其所养则有余者弥乏矣，察于二反者而加疏瀹焉，夫是之谓药。故曰：医者理也，理者意也；药者瀹也，瀹者养也。"

② 桐君：传说之上古药学家。《隋书·经籍志》著录其有《采药录》三卷，《药性》四卷，均佚。

③ 越人：秦越人，人称"扁鹊"。《汉书·艺文志》载有《扁鹊内经》九卷，《外经》十二卷，已佚。

医案初集自序

医之有案也，昉于汉之仓公。继仓公而作者，代有其人。若明之薛氏立斋，喻氏嘉言，其尤著矣。余自渐颛陋[1]，安敢步诸贤之后尘？虽然，庄生不云乎，轮扁[2]之斲轮[3]也，得之于心，而应之于手。余亦自道其得心应手者而已矣。且夫医之为术也，蔑古则失之纵，泥古又失之拘。余自业医以来，以古为师，亦或间出新意，以济古法所未及。虽未能发皆中鹄[4]，而郑重不苟之心，固有可自信者。故凡应手之处，往往录而存之，以自验学力之浅深。太史鲍君觉生，见之称善，劝付剞劂，余迟疑者久之。迄今所存之案日益多，友人江君晋三，复促梓行，窃不自揆，竟徇其请，因即其信于心而应于手者，聊录一二，尚乞海内高明君子，进而教之。

岁在阏逢困敦嘉平月既望程文囿自序

---

① 颛陋：愚昧浅陋。

② 轮扁：春秋时造车工匠。

③ 斲轮：《庄子·天道》："轮扁曰：以臣之事观之，斲轮徐则甘而不固，疾则苦而不入。不徐不疾，得之于手，而应于心。"喻经验丰富，技艺娴熟。

④ 中鹄：射中靶子，准确。

医案续录序一

曩余在都门，知鲍觉生侍读，少遘奇疾，赖程君杏轩获全。越二十年，觉生视学中州，复病如前，杏轩又起之。心奇其人，以不得一见为恨。嘉庆丁卯春，余撄疾南归，遇杏轩于大梁使院，乞刀圭焉，十数年来，殆不知其疾之在体也。丁丑夏，余再至新安，杏轩亦倦游归，相见甚喜。晤语浃旬[1]，尽出其所著书数种示余，上溯轩岐，旁及越人、仲景，下逮河间、东垣、丹溪诸家，靡不究其精微，扩其旨趣。就中医案续录一编，说理精当，视前刻初集尤佳。余劝其付梓，杏轩让未遑。余曰："子无然也，余见世所为医者多矣，读《汤头歌括》一册，诵《药性赋》一篇，遂榜于门曰医室，号于人曰医师。病者不察，从而求诊乞方焉。幸而得赀财，愈益肆其欺谩，乘坚车，策怒马，驰骋以耀于衢人。尊信之者日益众，杀人日益多。其不忍为此态者，又或达心而懦，讷于言语，拙于文词，为世所轻，而医理卒以不明于天下。今先生立卢扁[2]之帜，入孙葛[3]之垒，使是书不胫而走，风行海内，天下望而争趋，登苍生于仁寿，甚盛事也。纵山川修阻，针砭莫及，世医即可奉为准绳，以奏效于旦夕。其善养生者，得领绪余，亦足以却病驻年，所全不已多乎？夫士君子之托业，国家之设官，皆为养人计也。先生少业儒术，长习方书，常自恨不得用于世，以竟其学。余观所载斯编，审是非于毫厘，察虚实于微渺，其良有司之矜慎以折狱乎！补养以培元气，和解使无郁湮，其良有司之和煦以爱民乎！法当攻伐，如厉鹰鹯以逐鸟雀；法当清凉，如沃渊泉以救燎原，其良有司之锄暴安良，不事姑息乎！吾愿与先生同业者，皆以先生之学为学；其不与先生同业者，皆以先生之心为心，则郡邑之呻吟皆起矣。先生斯编，顾可秘而不宣乎哉？"杏轩曰："唯唯。"然犹藏之箧笥，自是又增入数十条。今年春邮寄是书，问序于余，披阅之下，犹记曩在新安，与吾杏轩晤言一室时也，爰追述之以为序。

道光四年岁次甲申季春月桐城吴赓枚

---

① 浃旬：浃，周匝。浃旬，一旬，十天。

② 卢扁：即扁鹊，因其家于卢国，故名。

③ 孙葛：孙思邈、葛洪。

医案续录序二

家弟瑞生，昔游新安，适遘痁疟[1]，观泉先生为之蠲疴，归述盛名。越数年，予始得见，丰颐蔼度，信为有道者。既乃读所刻古近体稿，多隐居冲澹，及壮游奇丽之作。既又读所著医案，益肃然于先生之为通儒也。夫医者意也，必有与天地同流之意，而后能诵古人方药之书；又必一空胶窒方药之言，而后能伸其用当通神之意。医果可以意为，案果可以臆说哉！先生尚有未刻之书，曰《医述》，盖博览《灵》《素》以后历代诸家之论，采其精当者，萃为一集，卷帙盈尺，其精勤过于海录。他日刊布，读者参考互证，当益知通儒之所阐扬，不仅功侔良相也。

道光六年子月上浣白下侯云松拜识

① 痁疟：痁，音 shān。多日一发的疟疾。

医案续录序三

内传称良医者再。医缓视晋侯疾曰：“在肓之上，膏之下，攻之不可，达之不及。”数语即案也。又医和视晋侯疾曰：“是为近女室，疾如蛊。非鬼非食，惑以丧志，后及六气六淫，不节不时。”并括《内经》运气诸篇精义，所言亦案也。医案如谳案，根源洞澈，治法精严，均系乎此。顾非博物君子，深于医理，未足语此。

杏轩先生于嘉庆九年刊有医案初集，随证处方，灵心独运，足度后学金针矣。嗣后所闻见益扩，所全活益众，又汇记治验若干条，定为二集。出以示钟，反复读之，弥叹先生之才大心细，师古而不泥于古也，虚实判之病，寒燠审之时，南北燥湿因乎地，弱壮贫富视乎人，批却导窾，有指于物化，而不以心稽之妙，因亟请付梓以善世。其初集藏版，不戒于火，今乃一并补刊，以著双玉为珏。钟盖于道光丁亥冬日，访道至岩镇，亲见先生，勤求医奥，手不释卷，积数十年博览之功，年弥高而学弥笃，真所谓博物君子，深于医理者也。吾愿先生自今以往，日记所治，由周甲而晋期颐，灵舟救世无尽，而新编传世亦无尽，三刻四刻。钟且不揣梼昧，自订续为序言，以期附名于骥尾也。

虹桥朱钟谨序

医案辑录序

嘉庆九年，岁在阏逢困敦[1]。先生既成《医案初集》一编，寿诸世矣。原版不戒于火，其续录尚藏巾笥中。今年春，又成《医述》十六卷。集诸家之大成，垂不刊之定论，诚医宗之盛轨也。既乃合《医案》前后集，付剞劂氏。而先生行踪所至，与凡所施治，随笔札记。及榜等录存者，历时既久，积而盈帙。先生以出于一时论列，详略或殊，始末未备，不欲付梓。榜等窃以近世叶氏一家，亦临证笔记，然惜其辞多简括，而义少发明。若先生斯编，证必求其本，治必折其衷，发聋觉聩，引示迷津，实有前贤屐齿所未及者。昔史迁传太仓公，论证论治，辞繁不杀，几及三十条，岂不以活人指南，端在是乎？乃敦请于先生，排次而梓行之。因并附记数语于其后云。

时道光九年岁在屠维赤奋若阳月上浣门人倪榜许朴

小门人许俊洪鼎彝汪有容叶光煦郑立传等谨识

---

① 阏逢困敦：干支纪年，阏逢为甲，困敦为子，即甲子年。

二刻本跋

吾宗观泉先生，博学工诗，而尤精于医。著声嘉道[①]间，求诊者踵相接，名公巨卿咸相倾仰。盖先生每治一病必详审立案，穷其病所由来，察其病所由伏。间有疑难之证，征引博洽，动中肯綮，举《灵枢》《素问》以后诸名家，融会贯通，师古而不泥，随证以立方，著手辄应，全活甚众。余昔年犹及接颜色，聆绪论，丰颐蔼度，仿佛如在目也。著有《医述》一书，最为详备，其余医案各种，亦经刊布行世，惜兵燹后多遭灰烬。顷哲嗣北垣司马来鄂，述其先人手泽尚有存本，第囊无余资，未克全付剞劂，拟先将《医案》三种重为校刊，以桓习闻世德，嘱缀数言用志颠末。余既敬其孝思，且冀先生全书将复接续付梓，俾广流传，则利人济世之功，岂浅鲜哉！爰不辞而为之跋。

光绪六年岁次庚辰秋九月后学桓生拜撰于汉皋鹾次

① 嘉道：清嘉庆、道光年。

目　录

初 集

许静亭翁夫人产后感邪重用清下治验

丹溪云：产后当以大补气血为主，他证从末治之。言固善矣，然事竟有不可执者。乾隆乙巳仲夏，岩镇许静（亭）翁夫人病，延诊。据述：产后十二朝，初起洒淅寒热，医投温散不解，即进温补，病渐加重，发热不退，口渴心烦，胸闷便闭。时值溽暑，病人楼居，闭户塞牖。诊脉弦数，视舌胎黄。告静翁曰："夫人病候，乃产后感邪，医药姑息，邪无出路，郁而为热。今日本欲即用重剂清解，恐生疑畏，且与一柴胡饮试之，但病重药轻，不能见效，明早再为进步。"并令移榻下楼，免暑气蒸逼。诘朝视之，脉证如故，舌胎转黑，众犹疑是阴证。予曰："不然。阴阳二证，舌胎皆黑。阴证舌黑，黑而润滑，病初即见，肾水凌心也；阳证舌黑，黑而焦干，热久才见，薪化炭也。"前方力薄，不能胜任，议用白虎汤加芩连。饮药周时，家人报曰："热退手足微冷。"少顷，又曰："周身冷甚。"静翁骇然，亦谓恐系阴证，服此药必殆。予曰："无忧。果系阴证，服温补药效矣，否则昨服柴胡饮死矣，安能延至此刻？此即仲景所谓热深厥亦深也。姑待之。"薄暮厥回，复热烦渴，欲饮冷水。令取井水一碗与饮，甚快。予曰："扬汤止沸，不若釜底抽薪。"竟与玉烛散下之。初服不动，再剂便解黑矢五六枚，热势稍轻，改用玉女煎数剂，诸候悉平，调养经月而愈。众尚虑其产后凉药服多，不能生育。予曰："无伤。经曰：有故无殒。"至今廿载，数生子女矣。壬戌岁，与订朱陈[①]焉。予来岩镇谭医，自静翁始。

刘明府少君先天不足心脾内亏治法

刘少君年近三旬，春间由都来徽，抱疾数月，食减形倦，心悸少寐，浮火上升，间或见血。医云：肝肺火盛。药投清降，屡治不效。金文舫中翰，荐延予诊。谓曰："病由先天不足，心脾内亏所致。"丹溪云：虚火可补、实火可泻。虚以实治，宜乎无功。拟黑归脾汤合生脉散，数服稍应。复诊令照原方再进，诸恙渐平，接服丸药。次春北上，秋归晤之，状貌丰腴，前病如失。

鲍觉生宫詹郁伤心脾证类噎隔殆而复生

鲍宫詹未第时，游昆陵幕，抱疴半载，百治不痊。因买舟回里，延予治之。望色颊

① 朱陈：两姓联姻。白居易《朱陈村》："徐州古丰县，有村名朱陈……一村唯两姓，世世为婚姻。"

赤面青。诊脉虚弦细急。自述数月来通宵不寐，闻声即惊，畏见亲朋，胸膈嘈痛，食粥一盂，且呕其半，粪如羊矢，色绿而坚，平时作文颇敏，今则只字难书，得无已成隔症耶？予曰："君质本弱，兼多抑郁，心脾受伤。脾不能为胃行其津液，故食阻；二肠无所禀接，故便干。若在高年，即虑成隔，今方少壮，犹可无虞。"方仿逍遥、归脾出入，服至数十剂，病尚未减，众忧之。予曰："内伤日久，原无速效，况病关情志，当内顾静养，未可徒恃药力。"续得弄璋之喜。予曰："喜能胜忧，病可却矣。"半月后，果渐瘥，仍劝往僧斋静养。共服煎药百剂，丸药数斤乃瘳。因更号觉生，盖幸其殆而复生也。

洪楚峰孝廉中脏殆证再生奇验

洪楚峰孝廉病，遣使延诊。问其使曰："何候？"曰："中风。"问："年几何？"曰："耋[1]矣。"予曰："殆证也。"辞不往。使者强之，将及门，闻邻人语云："病将就木，医来何为，若能起之，其卢扁乎。"入视，身僵若尸，神昏不语，目阖口张，声鼾痰鸣。遗尿手撒。切脉虚大歇至。予曰："此中脏也。高年脏真已亏，况见五绝之候，不可为矣。"其弟曰："固知病不可为，然尚有一息之存，安忍坐视，求惠一方，姑冀万一。"勉处地黄饮子，合大补元煎，以为聊尽人事而已，讵意服药后，痰平鼾定，目开能言。再剂神清食进。复诊更加河车、鹿茸，脉证大转。续订丸方付之，半载后，因视他病，过其家，见翁矍铄如常矣。

方萃岩翁公郎滑精证治

萃翁公郎，禀质向亏，诵读烦劳，心神伤耗。初病浮火上升，继则阳强不密，精时自下，诊脉虚细无力，方定六味地黄汤，除茯苓、泽泻，加麦冬、五味　远志、枣仁、牡蛎、芡实。期以功成百日。服药数剂未应，更医病状依然。复召诊视，予曰："此水火失济象也，岂能速效。"仍用前方，再加龙骨、蒺藜、桑螵蛸、莲蕊须，合乎滑者涩之之意。守服两旬，虚阳渐敛，精下日减，但病久形羸食少，究由脾胃有亏。经云：肾者主水，受五脏六腑之精而藏之。是精藏于肾，非生于肾也。譬诸钱粮虽贮库中，然非库中自出。须补脾胃化源，欲于前方内参入脾药，嫌其杂而不专，乃从脾肾分治之法。早用参苓白术散，晚间仍进前药，服之益效。续拟丸方，调养而瘳。

余氏子疟后变证

余氏子八龄，形瘦阴虚，夏患瘅疟，愈后失调。值秋燥时，偶作寒热，幼科泛投疏散之剂，转致躁扰搐搦，危证百出。余翁求视，以决生死。予视其儿，肢掣痰鸣，身热烦躁，势颇危笃。诊脉神根未败。予曰："疾固剧矣，然尚可生。"翁喜叩其说。予曰：

---

① 耋：七八十岁。

"惊风一证，时世无传，小儿受害，不可胜数。喻氏虽辟其谬，特重外感轻内伤。经曰：东方青色，入通于肝，其病发惊骇。医昧病因，用方通套，偶遇强实而应者有之。特此儿所患，本非外因，良由肾水下虚，肝失所养，木逢金制，故作寒热，状似外感，误投疏散，津液更伤，因而肝风鼓动，变幻若此。予尚望其生者，因其脉犹未败耳。方拟六味地黄汤，滋水生木，更加归芍甘草钩藤之属，和阳熄风，风熄而惊自定矣。"翁闻言甚悦。服药痰平热退，不搐不烦，另制膏子药与服全愈。

汪典扬翁外孙女体弱感邪证变抽掣

典翁外孙女，年三岁，病经旬日，发热便泻。初服疏导药不应，忽作抽掣，复请前医视之，云系动惊，更加金药琥珀。典翁邀予商酌。望其儿，色白神疲，头身虽热，四肢冰冷，按脉沉细无力。谓曰："病乃质亏感邪，便泻多日，脾元受伤，以致肝风内动，金石之品，不可用也。"拟六君子汤加炮姜、桂枝。服药热退泻稀，再服肢温泻止，惊亦不作。

方玉堂翁孙女暑风惊证详论病机治法

玉翁孙女年四龄，夏间感受暑风，热发不退，肢搐体僵，目斜口啮。予曰："此暑风急惊也。暑喜伤心，风喜伤肝，心肝为脏，脏者藏也，邪难入亦复难出，证虽可治，然非旦晚能愈，且内服煎药，仍须参以外治之法。"令挑黄土一石，捶细摊于凉地，上铺荷叶，再用蒲席与儿垫卧，慎勿姑息，俟热退惊定，方可抱起。药用防风、香薷、柴胡、钩藤、连翘、川连、石膏、木通、生甘草，引加鲜菖蒲、扁荚叶，清暑疏风，一切金石之类，概置不用。盖病因暑风生热，热生惊，金石镇坠锢邪，最为害事。依法服药，守至七朝，热退惊定。渠家以为病愈，恐久卧凉地不宜，将儿抱置床上，当晚热复发。予令仍放土上，热即退。尚不之信，次晚复抱起，热又发，乃问所由。予曰："邪未净也。"又问："邪何日可净?"予曰："伤寒以十二朝为经尽，大概亦需此期。"届期上床安卧，不复热矣。药换养阴调和肝胃，诸恙皆平。惟喑哑不能言，其母忧甚。予曰："无伤，将自复。"阅三月，果能言。予按此证，小儿夏间患者甚多，治不如法，往往不救，较之寻常惊证特异。考诸古训，鲜有发明。惟近时吾郡许宣治先生，叙有十则，辨论颇详。至若卧置土上，垫用荷叶一法犹未言及。予治此证，每用此法获验，盖土能吸热，荷叶清暑故耳。特其惊之作，必由热盛而成。然有一热即作者，有热二三日而作者，其状悉皆昏迷搐搦，肢厥咬牙，轻者时昏时醒，重者七日方苏，极重者至十二朝始转。若由吐泻而起，脉细质亏，不能受清凉者，多不可治。倘不因吐泻，一热即惊，脉洪质实，能受清凉者，十中可救七八，勿视其危而弃之也。再按惊后喑哑一证，诸书亦未论及，每见证轻者，病后多无此患，重者有之。然有喑至一两月愈者，有三四月愈者，有终身不愈者。予堂侄女，惊后数载始能言。又见保村族人子，惊后喑哑，至今十余年，竟不能愈，其故总因多服金石之药所致。若未服此等药，虽包络暂闭，当自开耳。

方宅揆翁幼孙暑风惊证病愈之奇

宅翁幼孙，夏月患暑风惊证，热盛神迷，肢掣，齿龂、目斜。予照治玉翁孙女法，数日证犹不转，不啼不食，气息奄奄，俨如就毙，翁以为殆。予曰："病诚可畏，若在他候，则无生理，惟此证乃暑邪内闭心窍，幸得窍开，尚可挽回。"仍令守视勿懈。一夕迅雷骤至，儿卧地上，忽然作声，如梦初觉。此后神明渐苏，热平惊定。斯证予虽为治愈，然理殊不可测。岂雷气通于心，雷动则蛰启，心为邪闭，得雷声而启耶?

洪荔原翁尊堂大头时疫真热假寒之证

荔翁尊堂，年届六旬，初发寒热，疏散不解，越日头颅红肿，渐及面目颐颊，舌焦口渴，发热脉数。予视之曰："此大头时疫证也，东垣普济消毒饮最妙。"翁云："家慈向患肠风，体质素弱，苦寒之剂，恐难胜耳。"予曰："有病当之不害，若恐药峻，方内不用黄连亦可。"市药煎熟，仅饮一杯，旋覆吐出，病人自觉喉冷，吸气如冰，以袖掩口始快。众见其拒药喉冷，疑药有误，促予复诊，商欲更方。细审脉证，复告翁曰："此正丹溪所谓病人自觉冷者，非真冷也，因热郁于内，而外反见寒象耳。其饮药旋吐者，此诸逆冲上，皆属于火也。如盈炉之炭，有热无焰，试以杯水沃之，自必烟焰上腾。前治不谬，无庸迟疑。"令将前药饮毕，喉冷渐除，随服复煎，干渴更甚，头肿舌焦如前。荔翁着急，无所适从。予曰："无他，病重药轻耳。再加黄连，多服自效。"如言服至匝旬，热退肿消，诸恙尽释。可见寒热真假之间，最易惑人。若非细心审察，能不为所误耶。

又夫人子嗽

荔翁夫人，怀孕数月，嗽喘胸痹，夜不安卧，食少形羸。予曰："此子嗽也。病由胎火上冲，肺金被刑，相傅失职，治节不行。经云：咳嗽上气，厥在胸中，过在阳明太阴。夫嗽则周身百脉震动，久嗽不已，必致动胎。古治子嗽，有紫菀散、百合汤，法犹未善，鄙见惟补肺阿胶汤，内有甘草、兜铃、杏仁、牛蒡，清金降火，糯米、阿胶，润肺安胎。一方而胎病两调，至稳至当。"服药两日咳嗽虽减，喘痹未舒。方内加苇茎一味，取其色白中空，轻清宣痹再服数剂，胸宽喘定，逾月分娩无恙。

族兄奏韩挟虚伤寒，因循贻误救治原委

族兄奏韩，年逾四旬，外腴内亏，邪乘虚人，寒热咳嗽，头身疼痛，脉大无力。予初投温散不解，转用补中益气汤加姜枣辅正托邪，语其侄曰："令叔病候不轻，慎勿泛视。"旁人以为病轻药重更医，漫不为意，迁延数日，势渐鸱张。延同道余朗亭先生诊治，不肯立方。既而曰："程某现在比邻，胡不邀来同议。"乃复相招。观其病状增剧，

面红目赤，舌黑唇焦，神识昏乱，脉息豁大空虚，势欲内陷。因与余君商以壮中温托，仿六味回阳饮方法。无如渠家皆系女流，其侄少不谙医理，或谓烦热若此，再投姜附，必致龄墙上屋。故此迟疑，药不敢服。又复因循，病势更剧。再请余君不至，阖家张皇。其侄偕鲍履平兄来舍恳治，并乞扎邀余君。予为作书，余君始至。宾朋交集，时金若融兄在坐，私谓予曰："子可尽力举方，服药之事，吾能任之。"复与余君斟酌，仍用前方。融兄俟药煎熟，面督复下。次日神采稍回，脉象渐敛。方除炮姜，加枸杞、山萸，又服一剂，热退舌润。再将附子分两减半，加杜仲、山药。继进大补元煎，两月始康。

方牧夫兄尊堂寒湿内伏加感外邪

嘉庆甲子初秋，牧兄邀视伊母恙。云："家慈年逾五旬，外腴内亏，病经八日，上热下冷，痰多汗少，咳嗽作呕。昔患淋痛，兹亦带发。医为散风清暑，治俱不应，又以为肝火，拟用龙胆泻肝汤。"求为决之。予曰："淋证为本，感证为标，从本从标，当观病之缓急，未可臆断也。"比往诊视，脉细面青，身热足冷。时正酷热，病人犹盖毡被，舌苔白滑，胸腹胀闷，不渴不饥。谓牧兄曰："尊堂之病，乃寒湿内伏，加感外邪，治宜温中逐邪，淋痛无暇兼顾。"方用苍白二陈汤，加姜附、白蔻以温中燥湿，桂枝、秦艽以彻其表。牧兄问："服药以何为验？何期可愈？"予曰："伤寒以舌为凭，舌苔退净，病邪自清，计非二候不可。"初服舌苔稍退，再剂已退其半，服至四剂，寒热全解，舌苔退净，淋痛亦止。惟腹闷食少，大便未行。次日忽便泻数次，佥以伤寒漏底为虑。予曰："无妨。仲圣云：胃家实，秽腐当去也。"方易六君子汤加谷芽、苡仁、泽泻、神曲健脾渗湿。三日内共泻二十余行，始得胸宽食进。越日忽又发热，诊脉浮大。予曰："此复感也。"牧兄曰："病人日来，俱卧帐中，邪何由入？"予曰："想因日前便泻，夜间下床，恙久体虚，易于感耳。"仍用六君子汤，加姜、附、秦艽，一服即平。

曹近轩翁感后食复

近翁同道友也，夏月患感证，自用白虎汤治愈后，因饮食不节，病复发热腹胀，服消导药不效，再服白虎汤亦不效。热盛口渴，舌黄便闭。予曰："此食复也。"投以枳实栀豉汤，加大黄，一剂和，二剂已。仲景祖方，用之对证，无不桴鼓相应。

曹肖岩翁春温两感危证

道友曹肖岩翁，故居杨村，侨寓岩镇。乾隆甲寅春，初病寒热头痛，自服温散不解。又因胸膈胀闷，疑夹食滞，加用消导药不效。直至七朝，热发不退，精神恍惚。予视之曰："病由冬不藏精，又伤于寒，邪伏少阴，乘时触发，即春温两感证也。"渠虑客中不便乃归。诘朝延诊，势渐加重，神昏脉大，面赤舌黑。方仿理阴煎，补中托邪。渠师仇心谷先生见方称善。次早复诊，予告仇公曰："此病全是真元内亏，邪伏于里，猝难驱逐。吾料其热烦过二候，始能退去，热退神自清耳。”复订六味回阳饮与之。越日再视，热盛舌干，烦躁脉数，因易左归饮，令服两剂，期届二候，果汗出热退。守至两旬，饮食大进，日啜糜粥十余碗，便犹未圊。其昆季问故，予曰：“胃中常留水谷三斗五升，每日入五升，出五升。缘病中全不能食，胃中水谷，久经告竭，今虽日啜糜粥，不足弥缝其阙，并未有余，焉能骤便。予阅方书，案载一人病后纳食颇多，并不欲便，亦无胀楚，众疑之。医曰：胃津亏耗，燥火用事，所进之食即销熔，其渣滓须待津回燥润，方能便利如常，阅月余便始通。今才两旬，何虑为?”后至三十余日便通，病亦全却。

又三郎麻闭急证

肖翁三郎心成兄，幼时出麻，冒风隐闭。喘促烦躁，鼻扇目阖，肌肤枯涩，不啼不食，投药莫应。翁商于予，见其势濒危，谓曰：“此麻闭急证，药非精锐，蔑能挽救。”方疏麻杏石甘汤与之。一服肤润，麻渐发出。再服周身麻出如痱，神爽躁安，目开喘定。继用泻白散，清肺解毒。复用养阴退阳之剂而愈。予治麻闭危候，每用此方获验。盖麻出于肺，闭则火毒内攻，多致喘闷而殆。此方麻黄发肺邪，杏仁下肺气，甘草缓肺急，石膏清肺热。药简功专，所以效速。可见仲景方，不独专治伤寒，并能通治杂病也。

吴芳崖兄幼孙胎疟

芳兄乃孙，甫生两月，即患胎疟，幼科佥用疏导和解，不愈，面色黄滞，口鼻手足俱冷。予疏六君子汤，加炮姜。芳兄曰：“襁褓即可服参耶?”予曰：“小儿如初生萌芽，不惯风日，攻伐宜少，补益宜多，况疟久脾伤，温补脾元，重扶生气，不易法也。”服药色泽肢温，疟止无恙。

方理丰翁中寒脱阳殆证救苏

理翁年逾五旬，耽于酒色，时值寒夜，邻家邀饮，起身小解，昏眩仆地。促余往视，面白肢厥，口鼻气冷，神昏遗溺，脉细如丝。予曰：“阳脱矣，奈何!”渠子弟泣求拯治，仓卒市药不及，令先取艾火灸气海、关元数壮，并煎姜汤灌之，少顷呻吟出声。方订参附汤，因其力难办参，姑用党参二两，附子一两，浓煎服讫，四肢渐温，目开能言，舁归。诘朝脉色略回，惟呕恶畏寒，不思饮食。将前方分两减半，参合理中法，与服二日。转用右归饮，温补肾元，月余方能起箦。

方晋偕翁乃媳咳嗽成痨预决不治

晋翁乃媳，秋间咳嗽，不以为意，交冬渐甚，午后寒热。医云外感，服药不效，遂致形倦肌瘦，食少便溏。予视其行动气促，诊脉弦劲无胃，询其经期，三月未至。私谓晋翁曰：“此殆证也，危期速矣。”翁惊曰：“是病不过咳嗽寒热，何以至此。”予曰：

“经云：二阳之病发心脾，有不得隐曲，女子不月，传为风消息贲者，死不治。矧脉弦劲无胃，乃真脏也。经又云：形瘦脉大，胸中多气者死。脉证如此，何以得生。”辞不举方，逾旬而殁。

潘氏室女经闭成痨不治之证

潘氏室女，年十五岁，初患腹痛，驯至咳嗽寒热，形瘦食少，诊脉细数，询经事愆期三月。予曰：“瘵证也。”辞不治，未百日而殁。历见妇人咳嗽寒热，脉数经闭者，多不可治，若室女更无一生。任用补虚清热，解郁调经诸法，总无灵效。求诸古训，鲜有良法，惟《金匮》载有大黄䗪虫丸及百劳丸二方，喻氏阐发其义。窃思此证，当其初起血痹不行，痨瘵将成未成之际，即以此药投之，祛旧生新，或能图功，亦未可料。倘迁延时日，元气已衰，则无及矣。识此质诸明哲。

方灿侣翁腹痛蓄瘀脱血治愈并商善后法

灿翁年近七旬，向患腹痛，一夕忽吐下紫瘀血块数碗，头晕自汗，目阖神疲，诊脉芤虚。谓其子曰：“此血脱证也。”书云：久痛多蓄瘀。盖腹痛数年，瘀蓄已久，一旦倾囊而出，夫气为血之帅，高年气虚，切虑晕脱。古人治血脱，每用独参汤以益其气，但目下参价甚昂，恐难措办，乃订大剂黑归脾汤，资其化源，固其统摄，未几获痊。次年病复，虽不若前之剧，亦觉困倦莫支，仍守前法治愈。其子忧甚，恐其再发，商图善后之策。予思蓄之故，必有窠囊，如水之盈科而进。按胃为生血之源，脾为统血之脏，苟脾健胃强，则气血周流，何蓄之有。经以六经为川，肠胃为海，譬诸洪水泛滥，究缘江河失疏。为订二方，早用归脾丸，晚用参苓白术散，每方俱加丹参、干漆二味，冀其去瘀生新。服药经年，其病遂绝。

农人某攻痞动血昏晕急证

农人某，久患痞积，腹如抱瓮。偶遇方士，教以外用灸法，内服末药，即可刈根。某信之。数日后忽觉心嘈如饥，吐下紫瘀成碗成盆，头晕不能起坐，无力延医。舁至镇中戚家，招予往视。病者踡卧榻上，闭目呻吟。方欲诊脉，血又涌出，状如豚肝，遍地皆污，昏晕手战咬牙。戚家恐其脱去，急欲扛回。予按脉虽虚细，尚未散乱，戒勿惊扰，姑俟之。少顷晕定，令先灌米饮，以安其胃。续党参汤，以益其气。再予八珍汤一剂，嘱尽今晚服尽，明日再商。诘朝来人请云：昨服药血幸止，惟心慌气坠，睡卧不安，思血脱之后，心脾必亏，乃易归脾汤加黑姜，令其扛归，多服自效，后果如言。

王以仁翁乃郎暑病热久伤阴

以翁乃郎年五岁，夏月病逾两旬，诸药罔效，发热不退，汗多口渴，色白肌瘦，切脉虚数无力。阅前方悉皆清散之属。翁问："病势何如？"答曰："极重。"又问："此为何病？"予曰："暑病也。初治甚易，医不如法，热久伤阴，元气被伐，犹幸肝风未动，急宜养阴保金生水，尚有生机。"方用首乌、料豆衣、扁豆、沙参、玉竹、麦冬、五味、石斛、茯苓、丹皮，令取稻露煎药，守服四剂，汗止热退。更进麦易地黄汤，神采渐转，惟饮食欠旺，参用六神散，餐加无复。

又翁自病肝郁证似外感

以翁自病，寒热胁痛，口苦食少，呻吟不寐，已经月余。服药不应，自以为殆。诊脉弦急，知其平日情志抑郁，肝木不舒，病似外感，因系内伤。与加味逍遥散，一服而效，数服而安。

吴秀森翁干脚气

秀翁年将五十，体虚多劳，初病足痹，医治数月不效。诊脉虚濡无力。视其腓肉枯瘪，膝盖肿大。谓曰："此干脚气也，又名鹤膝风。病由肝肾下亏，邪乘虚伏。医者不知，温补托邪，泛从标治，转致血气耗伤，无性命之虞，有终身之患。"治仿大营煎加附子、党参、河车、鹿角胶，初服十剂，其痛已减，再服十剂，足能履地。续服丸药，枯回槁泽，行动如常。

洪临川兄幼女偏废

临兄女三岁，右肢痿软，不能举动，医作风治。予曰："此偏废证也。病由先天不足，肝肾内亏，药当温补，若作风治，误矣。"临兄曰："偏废乃老人病，孩提安得患此？"予曰："肝主筋，肾主骨，肝充则筋健，肾充则骨强。老人肾气已衰，小儿肾气未足，其理一也。"与右归饮，加参、耆、鹿角胶，数十服乃愈。

吴礼庭兄时感肿腮消后睾丸肿痛

礼兄平素体虚，时感寒热，耳旁肿痛。维时此证盛行，俗称猪头瘟。医与清散药两剂，耳旁肿消，睾丸旋肿，痛不可耐，寒热更甚。仿暖肝煎加吴萸，一剂而效。同时族人泽瞻兄病此，予诊之曰："得无耳旁肿消，睾丸肿痛乎？"泽兄惊曰："子何神耶！"亦用煎法治愈。后阅《会心录》，载有肿腮一证云：医不知治，混投表散，邪乘虚临，传入厥阴，睾丸肿痛，耳后全消，昔贤之言，询不诬也。

庄炳南兄素禀火体病治与众不同

炳兄禀质多火，喜惊恶热，夏月常以冷水灌汗，露卧石地为快。素患痰火，方用生地、丹皮、麦冬、山栀、瓜蒌、黄芩、知母等味，发时服之即安，乃至他病亦服此方，并食肚肺馄饨汤，汗出即解。暇时向予道及。予曰："痰火药应用凉，若凡病守服一方，似无其理，倘属伤寒阴证，恐其误事，后当慎之。"一月果患阴暑感证，寒热身痛，脉细肢冷。予投附子理中汤不应，再强服之，病反加重，坚不服药。索食馄饨肚肺汤。予谓："荤油腻邪。戒勿与食。"不听，食后得汗反安。欲服常治痰火方，家人劝阻不可，竟服之，病却，后亦无损。予思咫尺间，人病体质之殊若此，则南北土地不同，风气各异，其人其病，又何如耶？《素问·异法方宜论》不可不玩索也。

柳荫干兄令爱无故发癍

嘉庆甲子秋，予在邻村，偶值余朗亭先生云："日前往富堨视一女子病甚奇。初起无故发癍，医言是火，多投凉药，渐变损怯。今脉证俱败，此何故也？"予曰："无故发癍事属罕闻。若云变怯，大都清凉过剂，元气被戕耳。"越日荫兄令爱，两胫癍出密密，形如锦纹，诊脉和平，询其寝食如常，别无他疾。予曰："勿药。"荫兄曰："癍乃重候，安可勿药？"因以余公所云告之，竟听予言，后癍退无恙。设当时杂投汤药，不几踵富堨女子覆辙乎。

柳闻莺兄挟虚伤寒并后患阴疟误截致变拯治始末

闻兄体虚感邪，兼挟内伤，病起寒热肢厥，诊脉沉细。初投当归四逆汤，肢厥虽回，身热未退，审属下亏，邪乘虚陷，更进理阴煎两剂。复诊脉转浮大，舌黑面红，奄奄欲脱。贫士无力服参，姑以党参、熟地各四两，熬成浓汁，昼夜与浆粥间进，神稍回，脉稍敛，尚觉心烦内热，舌枯津涸。嘱煮团鱼汤煎药，诸候渐平。又转为疟，发时甚剧，多方图治，百日始痊，后数年因夏伤于暑，秋发痎疟，邪伏于阴，寒热夜作。予用补中益气汤，参香薷饮，数剂未止，自求速愈，杂服截疟诸方，气血大伤，面青形倦，寝食俱废，目中时见红光，溲溺淋漓。复迓予治，悉屏疟门套药，仿四明治久疟不愈，用养营汤，送八味丸法，十剂而止。

方绣文兄夫人怀孕日吐清涎数碗

绣兄夫人旧冬曾患弱证，今春又病肝风，俱予治愈，续复得一奇证，口吐清涎，日计数碗。道经云：涕、唾、精、津、汗、血、液七般灵物，总属阴涎，亦液属，久吐真阴必伤，然百计治之不止。语其妇曰："古有咽华池真水之法，咽之不吐何如？"妇曰："若强咽下，即愦愦欲呕。"诊手少阴脉微动，问经事两月未行。告绣兄曰："脉象似属妊娠，不卜昔年怀孕有此证否？"曰："拙荆往年受孕，原有吐证，但所吐者食耳，此番证绝不类，况旧病体虚未复，焉能受孕？"予曰："据脉多属重身，不然断无此等奇证。今不论其孕否，专意补养肝肾，兼益脾胃，以俟消息。"交夏后腹中跃动，孕形渐露，复邀诊视。绣兄笑曰："拙荆果孕矣。但吐涎如故奈何！"予曰："无伤，产后当自止。"分娩后涎竟止。计自春徂冬，十月之间，所吐涎沫无算，而津液竟无所损，且胎前诸治不应，产后不治自痊，亦异事也。

曹德酹兄乃郎水肿

德兄乃郎，年十四岁，证患水肿，医投利水诸药无效，转致腹大如鼓，足冷如水，头身俱肿，阴囊光亮欲裂，行动喘促，势甚危急。诊脉沉细无力，谓曰："此脾肺肾三脏内亏之病也。肺虚则气不化精而化水，脾虚则水无所制而反克，肾虚则水无所主而妄行。仲师金匮肾气丸如禹之治水，行所无事，实为至当不易之方，无如病久形羸，消耗药多，真元败坏，恐难挽矣。"德兄固请救治，仍用本方，旬日而验，不月而痊。

方咏葭兄伤寒转疟并论胎疟病因

咏兄先天不足，形瘦质弱，夏夜贪凉，醉而使内，邪乘虚伏，交秋病发。初诊脉细肢冷，舌白面青，畏寒不热，腰痛无汗，方订附子理阴煎，服后夜发壮热。次日复视，谓其尊人曰："令郎病候，乃夹阴伤寒，势防内陷，药当温中托邪，冀其云蒸雨化。"令守原方，服至六日，病犹未减，举家忧甚。予曰："正亏邪重，未易驱除，日来证未变幻，即为见效，须过二候，方望转机。"方内加入参、芪、枸杞、杜仲，一意照顾真元，毫不杂投标药，届期得汗热退，渠家以为病愈，是晚复发寒热。诘朝往视，予曰："疟作矣。"咏兄曰："疟疾吾生平未曾患过，恐其缠绵，恳为截之。"予曰："子病乃极重伤寒，赖温补诸剂，守住三阴门户，不使内陷。经言少阳为枢，今未净之邪，得从少阳转枢而出，乃佳兆也，乌可言截。"于是早进八味丸，晚服补中益气汤，十数发才止。予曰："慎之，防复。"旬日后，疟果复，更用养营汤吞八味丸乃愈。按胎疟一证，诸书鲜有言及，患者多至淹缠，轻则月余，重则数月，治不如法，或成虚劳，或变肿胀，即质实之人，亦累成疟母，为终身之患。且常疟有不入阴，胎疟每多入阴，常症愈后少复，胎疟愈后多复。又究此病淹缠之故，想由经隧路径生疏，故邪不易出耳。续阅《会心录》云：常发疟者，邪从毛窍熟径而出，其愈易。若胎疟，则隧道少疏通之机，毛窍非熟由之路，其愈难。乃知昔贤之言，先得我心矣。再按其证，似与痘疹相类，人生皆不能免。夫人禀父母之精血以成形，其所以必患痘疹者，盖因淫火种于有形之先，发于有生之后，不识胎疟之因，果何所本耶？录中惜未详及，或谓此乃胎中感受风邪，故名胎疟，是说予未之信。

闵方田兄初患少阴伤寒喉痹治愈后患脚气杂治成痿

方兄体素清癯，证见身热足冷，喉红肿痛，脉息沉细无力。诊毕谓予曰："贱恙似属风热，烦君为我散之，不卜喉痛可吹冰硼散否？"予曰："不然。君病乃少阴伤寒，少阴之脉循喉咙，良由肾元下虚，寒邪客之。雷龙不安其宅，是以上热下寒，其喉为痹。治当温补下元，引火归根。若泛视为风热，而清散之殆矣。”方仿镇阴煎，一服喉痹愈，再服寒热退。是日有何生者，从本里吴谵泉先生游，证候相类。向与喉科某善，因便道托诊，某与清散药一剂，服后彻夜烦躁不安。比晓吴公迓予，至已逝矣，归告闵君，骇为吐舌。后数年渠又患脚气肿痛，予初为祛风渗湿，因其下元素亏，兼益肝肾，诊视数次，病犹未减。更医消散过剂，血气耗伤，腿膝枯瘪，致成痿废，足不任地，阅十余年，始能出户。

汪心涤兄夫人半产血晕危证

汪心涤兄夫人，体孱多病，怀孕三月，腹痛见血，势欲小产，延予至时，胎已下矣。血来如崩，昏晕汗淋，面白如纸，身冷脉伏。予曰：“事急矣，非参附汤莫挽。”佥谓：“用参恐阻恶露。”予曰：“人将死矣，何远虑为。”亟煎参附汤灌之，少苏，旋复晕去，随晕随灌，终夕渐定。续用参、术、芪、草、归、地、枸杞，大剂浓煎，与粥饮肉汁间服，旬日始安。再投归脾汤数十剂乃愈。后张效伊翁夫人证同，亦照此法治验。乾隆甲寅秋，予室人叶孕三月，胎堕血晕，日进参芪十数两乃定。后仍半产数次，势皆危险，均赖补剂挽回，倘惑于浮议，并殆矣。

吴立亭翁幼孙伤暑危证治验

嘉庆辛酉夏，立翁幼孙，伤暑发热，吐泻不止，神烦体躁，唇赤舌黄，口渴欲饮，饮后即吐。诊脉沉伏，手冷过肘，足冷过膝。料非寒厥，欲投凉剂，恐其吐泻，脾胃受伤。拟用六君子汤，除白术，加川连、木瓜、黄土、稻花安脾胃，祛暑邪，服药不效。维时赤日当空，暑气正酷，偶见庭前花卉枝叶枯萎，童子汲水溉之，因悟病机，乃与生脉地黄汤，一服吐泻即止，再服脉出肢温，未及旬而愈。思前脉伏肢厥者，乃童真未充，吐泻日频，津液顿伤。脉乃血脉，脾主四肢，脾不能为胃行其津液，四肢不得禀水谷之气故也。六味大培真阴，生脉保金化液，小儿脏气，易为虚实，是以效速。

梅文彩兄令堂病类噎隔奇证

噎隔一病，古人论之甚详，尚有似隔非隔之证，犹未言及。文兄令堂，年届四旬，病经数月，初时不能食饭，后并米饮俱不能咽，强之即吐，隔证无疑，然每日尚可啖干面粿[①]数枚。思古人论隔证，不出胃脘枯槁四字，又称阳气结于上，阴液亏于下，今既不能食饭，何独能食面，且饮汤即吐，干食反安，理殊不解。与逍遥散，数服不应。考《张氏医通》有饮鹅血法，行之又不验，更医多方图治，亦不效，因劝勿药。两载后可食面汤，并精猪肉。今十余年，肌肉不瘦，起居如常，亦奇证也。

---

① 粿：米粉制成之食品。

郑鹤鸣挟阴伤寒

郑鹤鸣，君平之流①，冬月适患伤寒，初起寒热身痛，不以为意。延挨数日，陡然肢冷脉伏，肌肉青紫，面赤烦躁，呃逆频频。请同道曹肖岩翁诊视，询知系欲事后起病，以为少阴下亏，寒邪乘之，逼其真阳外越，与六味回阳饮，服之不应。势已濒危，邀予商酌。予曰："景岳回阳二方，皆能救急，其中尚有分别。夫寒中阴经，审其阴阳俱伤，而病尚缓者，则从阴阳两回之法。苟真阳飞越，重阴用事，须取单骑突入重围。搴旗树帜，使既散之阳，望帜争趋。若加合阴药，反牵制其雄入之势。"定方单用姜、附、参、草四味，煎令冷服。外用葱艾炒热熨脐，老姜附子皮煮汁蒸洗手足，于是一昼夜厥始回，脉始出。惟呃未止，每呃必至有声，知为肾气上冲，于前药中参以熟地、枸杞、五味、丁香，摄纳真元，诸恙渐减。改用右归饮，与服二日，口辣舌燥。投六味地黄汤，浮阳顿平。复为调理脾胃，及脾肾双补而起。

郑媪便闭

郑媪年逾古稀，证患便闭，腹痛肛胀，寝食俱废，已经两旬，诸治不应。延诊以下为嘱，切脉虚细而涩。谓曰："此虚闭也。一补中益气汤足矣，何下为。"服药两日，便仍不通。自言胀痛欲死，刻不可耐，必欲下之。予曰："下法吾非不知，但年高病久，正气亏虚，下后恐其脱耳。"媪曰："与其胀闭而死，莫若脱之为快。"因忆《心悟篇》云：病有不可下，而又不可以不下，下之不得其法，多致误人。沉思良久，于前汤内加入制大黄三钱，仿古人寓攻于补之意。饮后肠鸣矢气，当晚便解结粪数枚，略能安卧。次日少腹尚痛，知其燥矢未净，仍用前方，大黄分两减半，再剂便行。两次先硬后溏，痛止食进而愈。夫补中益气汤，原无加大黄之法，此虽予之创见，然医贵变通，固不容胶柱鼓瑟也。

吴光先翁偏中便闭

光翁年逾七旬，偏中卧床不起，治用地黄饮子，参左右二归饮。服药半月，证已守住。惟大便两旬未圊，腹痛肛胀。盖由气血俱亏，不能传送。方如通幽汤、补中益气汤、五仁汤、济川煎，屡投不验，思用猪胆汁蜜煎导法。无如燥粪已抵肛门，阻不能入，每一努挣，魄汗淋漓，头晕欲脱，无可如何。偶记叶氏案中，载治便闭，有用挖法，令病人自用中指染油探入肛内将燥粪挖碎而出。奈病者肢废，自难掉动，嘱其孙依法行之，当即挖出燥粪数块，随后自解秽腐甚多，不劳余力，病者称快，洵治便闭捷法也。

---

① 君平之流：隐士之类。汉严遵，隐居不仕，曾卖卜于成都。

董千云伤寒格阳证

董千云卖花为业，年逾四旬，外状丰腴。冬月患伤寒，诊脉沉细无力，证见寒热烦躁，头身疼痛，面红目赤，舌吐唇外数寸，病来势暴。询因房劳感受寒邪，逼其虚阳外露，即格阳证也。方定六味回阳饮，令其煎成冷服。无如饮药旋呕，并吐蛔虫，躁扰如故，甚为踌躇。其母跪求救治。勉取前药半盏，冲入猪胆汁数匙，试服不呕。良久又与半盏，夜间尽剂。晨诊躁象略安，舌收吐止，仍照原方再进。次易八味地黄汤。时届九朝，忽口噤不语。十一二日，又寒热如疟。有从外感起见者，予曰："温中即可以散邪，强主正所以逐寇。"力排众议，坚持数日，稍见转机。此后尚多枝节，极力扶住正气。守至两旬，寝食虽安，神采欠爽。因思前病重时，只图固正，未暇驱邪，温补药多，未免留邪闭窍。曾记方书论伤寒时疫，愈后神识不清，有属邪滞心包之语。与服蛮煎两剂，神明顿清，续为调理而痊。

许妪伤寒疑难证治

许妪冬月病伤寒，寒热头痛。医投疏表和解不应，渐致昏谵口渴，更进芩连清之亦不应，便秘经旬，用大黄亦不下。予初望其面赤烦躁，意属阳证。及切脉细涩又疑阳证阴脉，思维未决。因问其汗，自病起至今未出，扪之肤熇而枯。予曰："是矣。"且不立方，姑先与药剂，有验再商。幸彼农家，不谙药性，与药即服。次日往视，面红稍退，烦躁略平，肤腠微润，予曰："生矣。"疏方付之，乃大青龙汤也。又服一剂，更见起色，转为调理而安。渠族人佩之兄与予善，亦知医理。问曰："君治此病，殆有神助，不然如斯重候，何药之奇效之速也。"予曰："仲圣云，太阳病不罢，面色缘缘正赤者，此阳气怫郁在表，其人躁烦，不知痛处，但坐以汗出不彻，更发汗则愈。何以知之？脉涩故也。"子能参悟此篇，自知此病之治法矣。

吴某时疟变证

吴某尝富后贫，体虚多郁，病患时疟，坚不服药，已半月矣。一夕忽发热不退，胸闷干呕。医投小柴胡汤不应。热盛汗多，神昏体倦，脉细无力，呓语音低。急延予诊，按仲师云：谵语有虚实，实则谵语，虚则郑声。《素问》云："言而微，终日乃复言者，此夺气也。"用补元煎合生脉散，两服霍然。

族叔晓堂失志狂妄

族叔晓堂，向在吴地贸易，情志不舒，抑郁成病，神迷谵妄，诸医无效。同人虑有不测，送回里中。诊脉弦急搏指，知其因郁生火，因火生痰，痰火扰其神明，蒙其心窍，是以语言不正，举动异常，与阳明胃实狂乱之候不同，故前医下药不应。病久正气固虚，补之又恐助其痰火，爰仿服蚕煎，加犁尖铁、琥珀、辰砂为引。初服谵妄稍定，再服寝食渐安。共服十二剂，神清语正，举止如常。盖此方能清心肝之热而通神明，故效速如此。

族人联升休息痢证治奇验

族人联升，患休息痢，淹缠两载。药如清火、固涩、补中、升提遍尝无效。偶遇诸涂，望其色萎气怯，知为脱血之候。谓曰："尔病已深，不治将殆。"渠告其故，予曰："吾寓有药，能愈尔病，盍往取之。"比随至寓付药，再服即愈。渠以两年之疾，百治不瘳，此药效速如此，称为神丹。方用鸦胆子一味，去壳取仁，外包桂圆肉捻丸，每早米汤送下三十粒，旋以食压之。此方初得之人传，专治休息痢，并治肠风便血，少则一二服，多则三四服无不应验。然其物不载本草，无从稽考，其味极苦，似属性寒。后阅《幼幼集成》书云：痢久邪附大肠屈曲之处，药力所不能到，用此奇效。思治虚怯沉疴，参耆归地有用数斤愈者；治伤寒热病，姜附硝黄有用数两愈者；何此物每用不过二三分，治积年之病，其效如神，物理真不可测。先哲云：千方易得，一效难求。信矣。

堂妹感冒暑风证治

堂妹适邻村许姓。夏日浴罢，忽头晕仆地，家人扶起旋即发热。夜间热盛，烦渴呕吐，谵妄不安，手指掣动，医药无效。予诊脉息弦数，视舌尖绛苔黄。谓其翁曰："病由暑风相搏，邪热燔炽，亟宜清解，以杜痉厥之患。"方用川连、香薷、甘草、半夏、茯苓、钩藤、防风、青蒿、羚羊角、荷叶、扁豆荚叶。服药两剂，热缓神清，呕渴亦止。方内除川连、香薷、钩藤、防风、半夏，加沙参、麦冬、石斛、稻露，又服两日，证减七八。再除青蒿、羚羊角、荷叶、扁豆荚叶，加玉竹、生扁豆、女贞子、当归、白芍，调养而愈。

家炳然兄女肝郁气厥实有羸状

炳兄女在室，年已及笄，性躁多郁。初春曾患吐血，夏间陡然发厥，厥回呕吐不止，汗冷肢麻，其言微气短，胸膈胀闷。脉息细涩，状似虚象，医投补剂益剧。予诊之曰："此郁病也。"经云：大怒则形气绝，而血菀于上，使人薄厥。又云：血之与气并走于上，乃为大厥。议与越鞠丸，加郁金、枳壳、茯苓、陈皮、半夏。兄曰："女病卧床数日，粒米不入，脉细言微，恐其虚脱奈何？"予曰："依吾用药则生，否则难救。此脉乃郁而不流，非真细弱，欲言而讷，乃气机阻闭故也。观其以手频捶胸臆，全属中焦郁而不舒，且叫喊声彻户外，岂脱证所有耶。请速备药，吾守此勿迟疑也。"取药煎服。少顷，膈间漉漉有声，嗳气数口，胸次略宽。再服呕止，寝食俱安。转用八味逍遥散，除白术，加香附、郁金、陈皮，病愈血证亦泯。

陈某子感证，体脉俱厥

陈某子，年十六岁，夏月患感证，壮热神昏，面赤烦渴，唇燥舌焦，口鼻牙根出血，俱属热象，惟脉息沉细，四肢厥冷，诸医不效。时届九朝，延予商之。予曰："此非阴证，乃阳证也。今日本应重用凉药，恐汝家畏而不服，姑以小柴胡汤去半夏、人参，加生地、花粉、山栀、丹皮试之。"无如歙俗以为吃坏热药有救，凉药无救。因见方有凉药果畏不服。三日后势更剧，复来迓予，予辞不往，乃浼友人胡君景三代请。予曰："救病如救焚，彼病已重，况复迁延，恐难治矣。"胡君曰："试往一决，可治则治之。"至诊其脉，前之沉细者，今竟绝无，扪其肢，则冷过肘膝，更加腹痛拒按，欲便不解，惊狂不定。予曰："疾急矣，非承气汤下之不可。"疏方讫，胡君私叩予曰："从来伤寒阴阳二证，凭脉用药，不拘浮沉大小，总以有力无力分之，有力为阳，无力为阴，今按脉全无，四肢冷甚，恐属阴证，奈何！"予曰："此乃阳极似阴，证载吴又可瘟疫论中，所谓体脉二厥也。"归检书与阅，胡君以为然，竟服下剂，夜间便行二次，比晓厥回脉出。改用甘露饮，后易生脉地黄汤，匝月而痊。

又妇忧劳传染药误致变

陈某子病愈后，其妇忧劳传染。初起头疼寒热，予与香苏饮，一服汗解。旋又劳复发热，口苦耳聋，兼值经期，恐其热入血室，酌以柴芩煎，加生地、赤芍、丹皮、热犹不退，更加面赤舌黄，谵语脉数。予曰："邪犯少阳阳明也。"仿生生子小白汤，炒黄芩换生黄芩，加竹叶、灯心为引，并语某曰："予适有事他出，倘明日迟到，可请胡君商之，或照原方先服一渣亦可。"次日午刻予归，渠已着人相促数次。急造其庐，其泣曰："病大变矣。"问其何状，曰："昨日服尊剂，夜来烦热不眠，今早忽咬牙闭目，昏厥遗尿。已请胡君斟酌，并照原方煎服一渣，迄今不转奈何？"予曰："昨病虽重，然已加增药味，即不应验，亦不至此，岂更服他医药欤？"某曰："小儿病承救活，深为感佩。今且专心倚伏，曷敢易医。"胡君恍然曰："往日市药，吾未之阅，今早阅剂内生黄芩，药店错发生黄芪，比令换去，得无昨剂中误服黄耆耶？"因验昨倾之药渣，果然。予曰："此病受邪本重，前药悉力驱之，尚不能解，误服黄芪将邪热补住，内攻心包，迷塞窍隧，故致变若此。惟有急泻心包之热，通窍避邪，庶有生机。"拟导赤各半汤，除人参，加银花、金汁，外用紫雪点舌。饮药至暮，神采略回，连投四剂，浸有起色。惟神呆耳聋，时多妄语，易以服蛮煎，两服神明稍清。后用养阴定志之品，月余始平。是役也，使非胡君验明药误，在病家必归咎于医，而医亦不自知其故矣。识此，凡治重病，所市药剂，医须亲验，不可忽也。

许生母伤食腹痛

许生咏堂母病请治，据云因食豚肝面饼，后偶触怫郁，致患腹痛，自用麦芽、楂曲、香砂、二陈不应。因其痛在少腹，以为寒凝厥阴，加吴萸、炮姜，服之益剧。予问：“痛处可按乎？”曰：“拒按。”又问：“日来便乎？”曰：“未也。”切脉沉细，视舌胎黄中心焦燥，顾谓生曰：“此下证也。”生曰：“连服温消，诸剂不验，思亦及此。因家母平素质亏，且脉沉细，故未敢下。”予曰：“痛剧脉伏，此理之常，质虽虚而病则实，书称腑病以通为补，仲师云腹满不减，减不足言，当下之。”又云：“舌黄未下者，下之黄自去。今痛满拒按，舌黄焦燥，下证悉具，夫复何疑！”方定大承气汤，用元明粉代芒硝，仍加香砂、楂曲，兼行气滞。服头煎后，便行一次，其痛略定。随服复煎，夜半连下三次，痛势大减，舌干转润。易以调中和胃，旬后起居如常。

叶习方甥麻疳

予甥习方，稚年出麻，麻后热久不退，干咳无痰，肌瘠食少，粪如羊矢，神形疲困，诸医束手，姊氏忧惶，抱负来舍。予曰：“此麻疳也，病属难疗。”姊嘱拯治。思麻后热久，阴血必伤，干咳便难，津液必涸。计惟养阴保液，清肺润肠，庶可望效。方定麦易地黄汤，加石斛、沙参、玉竹、芝麻、阿胶、梨汁、白蜜。并令饮人乳，食猪汤。姊言：“前医以嗽热未清，戒勿食荤。”予曰：“谷肉果菜，食养尽之。今病久肠胃干枯，须假物类脂膏，以补人身血液。古有猪肤汤，猪肚丸可法也。”于是药食并进，热嗽渐减，便润食加，调制一月，诸候均愈，肌肉复生，乃送归焉。

族兄女痘证并妇感证濒危救回大略

族兄女三岁，出痘如蚕种，医初认为麻，越日始识为痘，骇甚辞去。更医泛投清解套药，延至九朝，色白顶陷，势欲痒塌。兄商于予。予曰：“毒盛气虚，船轻载重，本属险逆，初起按法图治，尚望生机，今无及矣。”兄恳救治，勉订保元汤，用糯米、鲫鱼、羊肉煮汁煎药，昼夜频灌，喜得浆行陷起。再加熟地、当归、枸杞、鹿茸温补之品，侥幸收功。

无何，妇病感证，两进逍遥散不应，热盛脉数，口渴舌黄。照方加生地、黄芩。次日证仍未减，神昏舌胎干黑。予曰：“疾急矣，非重剂莫挽。”乃用大剂甘露饮，令其浓煎数碗，尽今日夜服尽。诘朝复视，昏热舌黑如故，反增胸腹胀闷。旁议二冬寒凉，二地滋腻，与胀不合。予曰：“古人论治感证，始终以存津液为主。今热炽舌涸如嘶，舍是别无良法。”兄曰：“固知药好，然腹胀药势不行奈何？”沉思良久，令市大西瓜一枚，取汁与服，汁尽少顷，忽寒战。目阖昏睡，汗出如雨，衣被皆濡，至晚始定。兄问故。予曰：“此战汗也，非此则邪不能达，今无忧矣。”嗣此热退神清，知饥纳食，惟觉身轻如叶，倦怠不支，徐为培养血气而安。

菜佣某单腹胀

菜佣某，初患腹胀，二便不利。予用胃苓之属稍效。渠欲求速功，更医目为脏寒生满病，进桂附姜萸，胀甚。腹如抱瓮，脐突口干，溲滴如墨，揣无生理。其兄同来，代为恳治。予谓某曰：“尔病由湿热内蕴，致成单胀，复被狠药吃坏，似非草木可疗。吾有妙药，汝勿嫌秽可乎！”某泣曰：“我今只图愈疾，焉敢嫌秽。”令取干鸡矢一升炒研为末，分作数次，每次加大黄一钱，五更清酒煎服，有效再商。某归依法制就。初服肠鸣便泻数行，腹胀稍舒。再服腹软胀宽。又服数日，十愈六七。更用理脾末药而瘳，众以为奇。不知此本《内经》方法，何奇之有？予治此证，每服此法，效者颇多，视禹功、神佑诸方，其功相出远矣。

胡某乃媳感证

胡某乃媳，夏月患感证，延诊时已七日矣。切脉弦数搏指，壮热谵狂，面目都赤，舌黑便秘，腹痛拒按。诊毕，令先取冷水一碗与服，某有难色。予曰：“冷水即是妙药，饮之无伤。盖欲观其饮水多寡，察其势轻重耳。”其姑取水至，虽闻予言，必尚犹豫，勉倾半盅与饮。妇恚曰：“何少乃尔。”予令尽碗与之，一饮而罄。问曰：“饮此何如？”妇曰：“其甘如饴，心地顿快。吾日来原欲饮水，奈诸人坚禁不与，致焦烦如此。”予曰：“毋忧，今令与汝饮，但勿纵耳。”因谓某曰：“汝媳病乃极重感证，邪踞阳明，已成胃实。”问所服何药？某出前方，乃小柴胡汤也。予曰：“杯水能救车薪之火乎？即投白虎泻心，尚是扬汤止沸耳。”某曰：“然则当用何方？”予疏大承气汤与之。某持方不决。邻人曰：“吾妇昔病此，曾服此方得效。”于是取药煎服。夜间便行两次，次早腹痛虽止，他证依然，改用白虎泻心及甘露饮三方出入，石膏用至四两，芩、连各用数钱，佐以银花、金汁，驱秽解毒。数日间，共计用药数斤，冷水十余碗，始得热退病除。众皆服予胆大。予曰：“非胆大也，此等重证，不得不用此重剂耳。”

汪氏妇热病喜饮沸汤

汪氏妇患热病，壮热不退，目赤唇干，舌黑起刺，便闭溲赤。诊脉弦数有力，应用清剂无疑。试问：“渴乎？”曰：“不甚渴，惟喜饮沸汤，数口稍凉，即不思饮。”如此热证，当渴饮水，何反嗜饮沸汤？若以此一端而从阴治，似乎不可。偶忆律云，二罪俱犯，以重者论。今脉证均属阳热，乌可以喜饮沸汤一事为疑。先与小白汤，病状仿佛。知其药不胜病，乃进大剂白虎汤，石膏重用四两。因其胃热上冲，呕恶不食，更加芦根、竹茹为引。另取元明粉蜜拌涂舌，以润其燥。如此寒凉迭进，阅十四朝，始得热退神清，便通舌润。使拘古法，以喜热从阴而投温药，不几抱薪救火乎。孟子云：“尽信书则不如无书。”斯言可证矣。

蒋某阴暑

蒋某夏月病患发热、口渴、头疼、身痛。医云伤暑，初用香薷饮不应。因其热甚，更加青蒿、连翘，服之益剧。诊脉沉细，望色舌白面青，身虽热而反近衣，口虽渴而喜热饮，谓曰："此阴暑证也，非姜附莫治。"其家人曰："病者日来热盛，连服凉剂，尚未见效，且天时酷暑，姜附恐未可用。"予曰："夏月伏阴在内，人多畏热贪凉，受寒最易，若云夏月不可服热药，则冬月不可服凉药矣。何仲景治冬月伤寒，每用石膏芩连耶。舍时从证，自古有之。"乃投附子理中汤，一服热退，再服病却。

汪木工感证舌胎变易之奇

汪木工年二旬余，夏间患感证，初起寒热呕泻，自汗头痛。他医与疏表和中药，呕泻虽止，发热不退，汗多口渴，形倦懒言，望色青白不泽，舌胎微黄而润，诊脉虚细。经云："脉虚身热，得之伤暑。"因拟清暑益气汤加减。服药一剂，夜热更甚，谵狂不安，次早复诊，其脉更细，疑为阳证阴脉，及视舌胎，与昨大异，色紫肉碎，凝有血痕，渴嗜冷饮。予思此必内有热邪，蕴伏未透，当舍脉从证，改用白虎汤，加生地、丹皮、黑栀、黄芩、竹茹、灯心。下午人来请云："服煎药后，周身汗出，谵狂虽定，神呆肢冷，不识何故？"予往扪其手足，果冰冷异常，按脉至骨不见，阖目不省人事，知为热厥。命再进药，旁议以为体脉如此，怕系阴证，前药恐未合宜。予曰："此非阴证，乃阳极似阴耳。若误投热剂则殆，否则今晚勿药，明日不看何如。"众然之。次日神呆略回，体脉如故。视其舌胎，又与昨异，形短而厚，满舌俱起紫泡，大如葡萄，并有青黄黑绿杂色，腻胎罩于其上。予甚惊异，辞以不治。其母哀恳拯救，予悯之，揣摩再四，令其紫雪蜜调涂舌，于前方内加入犀角、黄连、元参以清热，金汁、人中黄、银花、绿豆以解毒，另用雪水煎药。翌日再诊，厥回脉出。观其泡，舌消胎退，仅干紫耳。再剂，热净神清，舌色如常。是役也，予虽能审其阳证似阴于后，然未能察其实证类虚于前。自咎学力未到，但生平历治伤寒瘟疫诸候，曾未见此舌胎之异。且诊视五日，变幻如出五人。前贤诸书，亦鲜言及，真匪夷所思也。谚云：读尽王叔和，不如临证多。洵非妄语。

农人某伤寒误服凉药舌见人字纹

农人某，患伤寒数日，寒热交作，自汗如雨，就予诊治。脉虚神倦，视其舌胎白滑，分开两歧，宛如刀划。考《己任编》中有阴证误服凉药，舌见人字纹之语，阅前方果然，予辞不治。渠恳拯救，先与六味回阳饮，服之有效。继进左、右二归饮数剂，舌胎渐退，诸恙续痊。

李某阴证伤寒见纯红舌

李某患伤寒发热，下体如冰，脉息沉细，饮沸汤犹不知热，阴寒脉证悉具，药当从温无疑。然视其舌色如朱，方书云：舌见纯红热蓄里，与证不符。因其病初起，凭脉用药，先与小剂理中汤，探之无碍，随用重剂六味回阳饮，数服病痊，舌色亦退。为详其故，殆所谓肾水凌心，逼其心阳外越者欤。

郑氏妇肝风头痛

郑妇年近三旬，质亏多郁，证患头痛，上及巅顶，下连齿颊，医称太阳风邪，药用羌防芎芷，痛剧而厥，呕吐不食，经脉动惕。予曰："此肝风也。经云：'诸风掉眩，皆属于肝。'下虚上实，为厥巅疾，究由水虚不能涵木，怒木生风，勃勃欲功，误投温散，益助其威，鼓舞鸱张，渐变痉厥，诚可虑耳。"方用地黄汤，加菊花、钩藤、白芍、甘草，数服稍应。思阳但上冒，阴不下吸，熄风务用咸寒，潜阳必须介类。方加阿胶、鸡子黄、牡蛎、龟板，取用磁石为引，使其吸引肝肾之气归原，服之病释。

汪某头痛预见真脏脉

汪某冲年，质薄且多斲丧①，头痛时作时止。夏间诊脉弦急而枯，嘱以脉象欠佳，速宜静养，多服补药，切勿因循。病者以疾虽时发，然寝食如常，犹不为意。逮冬至前二日，忽目花面赤，昏晕不支，延予至，势已败坏，且无力服参，因辞不治，逾日而逝。是病虽败于冬，而真脏脉早见于夏，乃枝叶未害，本实先拨故也。

方氏妇目疾误治变证

方氏妇本体血虚，偶患目疾，眼科认为实火，初用芩连清之，更用大黄下之。饮药一盏，顷忽晕去，舌吐唇外，不能缩入，肢厥脉伏。时已薄暮，急延予诊。谓曰："寒下耗伤真阳，阳气暴脱，势属可畏，速投温补，希冀挽回。"方疏通脉四逆汤。药热不能下咽，令取艾火灸气海、关元数壮，身始动，舌始收；惟灌药一盅，移时又厥；仍令再灸，厥回，复进前药，守至黎明始苏。续进左归饮及滋肾生肝诸剂，病痊目亦明矣。

闵某心脾虚脘痛

闵某处境艰难，向多忧虑，脘痛经岁，诸治不瘳，望色萎黄，切脉细弱，问："痛喜按乎？"曰："然。""得食痛缓乎？"曰："然。"予曰："此虚痛也。"古云痛无补法，此特为强实者言，非概论也。为订归脾汤，嘱多服乃效。如言，服廿剂有应，百剂获痊。后一丐者患同，某检方与之，服数十剂亦愈。

许细长食厥

许细长石工也。病起少腹胀痛，坚硬如石。医用消导药，转致吐蛔，便溺俱闭。更医目为寒凝厥阴，投以姜附吴萸，痛剧而厥，肢冷脉伏，急来延予。予以手按其少腹，

---

① 斲丧：沉溺酒色，伤害身体。

见其眉攒难忍之状，谓其妇曰："此食厥证也。"妇曰："病果因食冷面而起，然已服过消导药无效，或药力不及亦未可知，第停食小恙，何至厥逆吐蛔便溺俱闭?"予曰："谷食下行，由少腹右角后出广肠。今食积不下，故大便不通；直肠紧张，撑迫膀胱，小溲因而不利；下既不通，气反上行，故为呕吐；呕多胃逆，蛔必上攻，是以随呕而出。务得大便一通，通则不痛，诸证自释矣。但病经多日，凝冱已坚，非精锐之品，不能奏绩。"旋进备急丸三钱，顷之腹中雷鸣，下结粪数枚，再予钱半，复泻十余行，厥回脉出，痛减腹软，观者动色，惊有神助，后畏药不服，将息而起。

商人某唇衄奇证奇治

唇衄之名，医书未载，而予则亲见之，证治之奇，理不可测。乾隆壬子秋，一商人求诊，据述上唇偶起一疮，擦破血出不止，或直射如箭，已经旬矣，求与止血之药。按唇属脾，必由脾热上蒸，以故血流不止。补用清剂不效。因血流多，恐其阴伤，更用滋水养阴之剂，亦不效。及敷外科金疮各种止血药，又不效。挨至月余，去血无算，形神羸惫，自分必死，忽梦其先亡语曰：尔病非医药能治，可用栗一枚，连壳烧灰，同硫黄等分，研末和敷自愈。醒后依法敷之，血果止。商人亲向予言，真咄咄怪事也。

汪氏妇鼻衄止衄奇法

汪氏妇，夏月初患齿衄，衄止旋吐血，血止，鼻又衄，大流三月，诸治不应，诊脉弦搏，知其肺胃火盛，非寒凉折之不可。乃用犀角地黄汤，取鲜地黄绞汁，和童便冲药，外用热酒洗足，独蒜捣涂足心，一昼夜衄仍不止。因忆门人许生曾言，人传止衄奇法，先用粗琴线数尺，两头各系钱百文，悬挂项下，再用手指掐定大谿穴，神验。外治之法，于病无伤，今既诸治罔效，姑一试之，衄竟止。惟神形疲困，头昏少寐，思血去过多，真阴必伤，改用麦易地黄汤，加龟板、石斛、白芍、女贞、沙参、阿胶，旬日霍然。识此以广见闻。

某妇胎动下血

昔闻先辈云：补中益气汤乃安胎圣药，予未深信。乾隆癸丑秋，某妇怀孕数月，腰腹俱痛，恶露行多，势欲胎堕，诸药不应，投以此方，加阿胶即安，后屡用皆验。下方中有参芪归术培补气血，妙在升柴二味升举之力，俾胎元不至下陷，然后补药得以奏功。血热加黄芩，血虚加地黄尤妙。

吕妇产后胞衣不下误药晕脱

吕妇年甫三旬，平时面黄体弱，因少乳求方，与八珍汤服之有验。数年后，又因胎产，胞衣不下。予诊之曰："此气虚不能传送，血虚不能濡润故也。"令服十全大补汤。

众议以为新产胞衣积血，阻障不出，补之不宜，或授以单方，用芒硝一两煎服，云下胞如神，众咸称善，一匕入喉，即时晕脱。

族媪血崩奇证

族媪年逾八旬，天癸复行，日渐淋漓，时或如崩，头昏食少，心悸不寐。予与黑归脾汤，服之不应。他医投以清补固涩诸方，亦不效，淹缠数月而殁。予历见老妇病此，皆不能治。古罕言之，亦奇疾也。

方氏女孩带下罕见之证

邻村方氏女，年才四岁，其母抱负来舍求治。予问："何疾?"曰："带下。"问："疾何时起?"曰："女夜遗溺，常以帛垫卧，旧春晨起晒帛，乍见白物，以为偶然，后频下不已，渐觉面黄肌瘦，饮食减少。今经一载，时发时止，附近求医，皆言未见之证。"予曰："此先天禀弱，脾虚挟湿故也。"但童真未充，早泄诚非所宜，令夜服地黄丸，早服参苓白术散，匝月而效。半载后，疾复发，仍令守原方服愈，嗣后不闻消息。及阅《怡堂散记》载一七岁幼女患此证，虽已治痊，后出室怀孕，一产即脱，亦夭之由也。方氏女孩，得无类此。

洪大登痉病

洪大登为人厮役，体虚多劳。初病夹车紧痛，服疏风药二剂，卧不能起，口不能张。日饮米泔，仅以茶瓶嘴灌入，四肢挛急，每小便须两人抬起，痛甚汗淋。诊脉细濡，两尺尤弱。有从外感起见，仍欲用风药者。予曰："此痉病也，气血大亏，服此即不救。"拟用大剂补元煎，旬余未效。病家亟请更方，予曰："毋庸，药力未到耳。"原方令守服二十剂，渐能掉动，服至两月，始出户庭。

王木工反关脉

王某木工也。向患胃痛，诸治不效。一医以草药与服，陡然便血半桶，时时晕去，闭目懒言，汗淋气怯，诊脉全无，按脉乃血脉，此必血脱之故。然血脱益气，须用人参，彼木工焉能得此，辞不与治，料其旦晚必脱也。越月遇诸途，见其行动如常，心窃讶之，后因他病来视，问其前恙，如何得此。曰："先生言我病危，非参莫救，求医无益，只得日煎党参汤饮之，侥幸得活。"予曰："此亦血脱益气法也。"再诊两手，仍然无脉。思人久无脉，焉能得生，沉吟半晌，恍然悟曰：此必反关脉也，覆候之，果然。渠乃匠人，脉之如何，原不自知。予前诊时，因见其外证之危，仓卒未及细究，识此告诸诊家，务须留神详察也。

王某血证频发

老医方星岩曾向予言：昔从上海王协中先生游，论及血证愈后，每多反复者。此由胃膜破伤，须用法补之。思之至再，订方用白及、鱼膘、丝绵三味，烧灰等分，为丸服之，永不复发。王某患此证，莫能除根，令服此丸，果验。

族子石淋奇证

族子年方舞勺，初时小便欠利，不以为意。后每溺茎中涩痛。医作淋治，溺更点滴不通，少腹胀硬，卧床号叫，昼夜靡安。延予至家，其母手拈一物与予视之，云病者连日小便全无，昨夕努挣多时，突然溺出此物，当觉通快，喜为疾却，今又复闭，岂尿管内尚有此物塞住耶。予视其形如豆，色苍而坚，置臼中捣之不碎。考方出虽有石淋一证，即予平素目睹患此者，亦不过如盐沙之细。今此石形大如豆，从未之见。初以为妄，试取簪柄探入茎中，拨之硁然有声，方信溺之不通，竟由于此。思将此石取出，特古无是法，不敢妄出意见，辞不与治。闻后石不得出，茎根烂开一孔，溲由彼泄，迁延而殁。越数年，道出庐江，遇吕墨从先生，言彼邑昔有徐姓老医，能治此证，亲见其治愈数人。其术用刀将阴茎剖开，取出石子，敷以末药，旬日即愈。予心异之，欲求其方，其人已物故矣，因并志之，倘后有患此者，须求巧手剖之可也。

曹某忍精淋痛

淋痛一证，今人多用八正、分清等方，然有效有不效者。盖阴茎有精、溺二窍，若因湿热阻闭膀胱，病在溺窍，则前药投之是矣。但因房劳忍精，病在精窍，乃有形败浊，阻于隧道，徒进清利无益。此证叶香岩论之甚详。言古有虎杖散，近世不识此药。治用杜牛膝根绞汁一盅，冲入麝香少许，隔汤炖服，并宗朱南阳方法，用两头尖、川楝子、韭白、归尾等味。曹某患此证，予仿前法治愈。后治数人俱验，因并识之。

王氏妇痹证

王妇周体痹痛，医作风治，卧箦月余，肢挛头晕。予见之曰："此痹证也。驱壳外疾，虽无害命之理，但病久寝食不安，神形困顿，速救根本，犹可支撑，若见病医病，则殆矣。"方定十全大补汤，加枸杞、杜仲、鹿角胶，两服未应，众疑之。予曰："缓则疗病，急则顾命。今病势败坏如斯，舍是不救。且补虚与攻实不同，非数十剂莫效。"又服十日，周身发肿，众称病变。予曰："勿忧。凡风寒客于人，壮者气行则已，怯者著而为病。本由营气不足，邪陷于里，今服补剂，托邪外出，乃佳兆也。"仍命照方多服，痛止肿消而愈。识此，为治痹恣用风燥药者戒。

自病臂痛

嘉庆癸亥岁，予因夏热，夜卧石地受凉。秋后臂痛莫能屈伸。初服温经散邪之剂不效。外贴膏药又不效。思筋骨间病，药力难到。古有暖洗一法，日洗药水，其痛如故。偶阅《韩氏医通》云：有痿痹疾者，偎卧患处于壮阴之怀，久之生气和浃，病气潜消。试仿其法，将痛臂夜令室人以热体偎之，数日而愈。按《归田录》云："人气能粉犀。"则疗痹固其宜矣。

续 录

黄敬修兄咳血

敬兄向在金华贸易，恙患咳血，医治无效，食微肌瘦，虑成损怯。予时至兰豀，友人荐延诊视，阅前诸方，偏于温补。谓曰："古人治血症，虽有此法，然须审其证属虚寒，方为合辙。"据兹脉证，责诸肺肾阴亏，肝阳上僭，咳甚火炎，血随溢出。理应滋水生木，润肺保金，得以咳稀，血当自止。服药投机，予欲辞回，敬兄固留，为治月余，咳血全好，餐加神旺，肌肉复生。

鲍宗海风寒喘嗽误补肺胀欲绝治验

黄敬修兄店内，有同事鲍宗海者。因感风寒，喘嗽多日。就彼地某姓老医看视，谓其证属内亏，药与地归参术。予见方劝其勿服。宗海以为伊体素虚，老医见识不谬，潜服其药，是夜喘嗽益甚。次日复往加减，医谓前药尚轻更增黄芪、五味子。服后胸高气筑，莫能卧下，呷呀不休，闭闷欲绝。敬兄询知其故，嘱予拯治。予曰："前药吾原劝其勿服，伊不之信，况加酸敛，邪锢益坚，如何排解。"敬兄云："渠与我同事多年，不忍见其死而不救。"揣摩至再，立方用麻黄、桂枝、细辛、半夏、甘草、生姜、杏仁、葶苈子，并语之曰："此乃风寒客肺，气阻痰凝，因而喘嗽。医不开解，反投敛补，以致闭者愈闭，壅者愈壅，酿成肺胀危证。《金匮》云：咳逆倚息不得卧，小青龙汤主之。予于方中除五味、白芍之酸收，加葶苈、杏仁之苦泻者，盖肺苦气上逆，急食苦以泻之，如救眉燃，不容缓待也。"敬兄欣以为然，即令市药，煎服少顷，嗽出稠痰两盂，胸膈顿宽。再服复渣，又吐痰涎盏许，喘定，能卧。宗海始悟前药之误，泣求救援。予笑曰："无妨，枉自吃几日苦耳。"次剂麻桂等味分量减轻，参入桔梗、橘红、茯苓、苏子，更为调和肺胃而痊。

胡某妇脏躁面论证治方法

长林胡某，延诊妇病，据述证经半载，外无寒热，饭食月事如常，惟时时悲泣，劝之不止，询其何故，伊不自知。延医多人，有云抑郁用逍遥散者，有云痰火用温胆汤者，药俱不效。又疑邪祟，禳祷无灵，咸称怪证，恳为诊治。视毕出语某曰："易治耳。"立方药用甘草、小麦、大枣。某问病名及用药方法，予曰："病名脏躁，方乃甘麦大枣汤，详载《金匮玉函》中，未见是书，不识病名，焉知治法，宜乎目为怪证也。"某曰："适承指教，足见高明，但拙荆病久，诸治无功，尊方药只三味，且皆平淡，未卜果能去疾否？”予曰：“此仲圣祖方。神化莫测，必效无疑。”服之果验。

余振如兄幼子胎痫

振兄乃郎，出胎两月，突然肢搐目斜，逾时乃定。乳食如常，以为偶然。次日又发，幼科作胎惊治。药用疏风镇惊不应。发经数日，俱在巳午时候。予视之曰：“此非胎惊，乃胎痫也。”振兄云：“胎惊则尝闻之矣，胎痫之名，请问出于何典？”予曰：“名出《内经》。”帝曰：人生而有癫疾者，病名曰何？安所得之？岐伯曰：名为胎病，此得之在母腹中时，其母有所大惊，故令子发为癫疾也。经云：癫痫也。夫惊之搐搦无定，痫之发作有时，大人之痫疾亦然，惟其发作有时，故较惊稍轻耳。爰用茯神、远志、麦冬、丹参、甘草、白芍、菊花、钩藤、桑寄生，以安神定志，养肝熄风；少入橘红、半夏曲，以涤扰心之痰涎。盖疾由母腹受惊而得，病在心肝二脏，神安风息，其疾自平，妄行疏散，则风益动。襁褓胃气薄弱，金石镇坠，尤非所宜。服药其发渐轻，未几而定。所见数儿证同，皆照此法治愈。

柳圣依翁夫人热病战汗而解

圣翁夫人，夏间病患热盛无汗，烦渴昏谵医治旬余不解。圣翁外贸，伊郎荫千兄延予诊视，脉数舌黄。谓曰：“此热病也，非清不可。”疏竹叶石膏汤与之。时夜将半，闻叩扉声甚急，启视，荫兄慌入而言曰：“病危矣。”询其故。曰：“妙剂当服头渣，至暮未见动静。再服复渣，更静，后忽寒战肢抖，少顷汗出如浆，肤冷息微，闭目不语。众以为殆，归咎药性太凉，欲投参附以救其脱，亟求复诊以决之。”予即随往，扪其肌肤果冷。细按脉虽虚耎，然至数和缓，并不急疾。曰：“无妨，此战汗也。因本气不足，邪气鸱张，予重用清剂驱之，邪不能留，逐与正争，是以战而汗出。邪虽从此而解，正亦由此而亏，且任其养息，切勿惊扰，元气来复，自然肤暖神苏，若骤进参附，诚恐余烬复炎，反为害矣。叶氏论温热病战汗解后，胃气空虚，有肤冷一昼夜之说。”取书与阅，群疑始释。另立一方，用生脉散加茯神、玉竹、白芍、甘草，嘱市药煎好，俟其苏醒与服，并啜稀粥，以养胃气。次早荫兄来谢云：“昨夕非子有定见，几为旁言所误，遵嘱静守，逾时汗敛神苏，忙将煎好之药服讫，复睡至晓，肌肤已温，唯形倦气怠耳。”更为辅正养阴和胃，渐次而康。

鲍子钦兄感风停食小恙猝变虚脱宜用急疗之法

子钦兄幼年质弱，偶因停感，发热腹痛，儿科药用荆防楂麴，服后热退痛止，以为应验。距意次日卧床不起，头重目阖，气怯懒言，不饮不食。急延予至，见其形状倦怠，切脉细软无神。维时伊舅柳荫千兄在座，予告之曰：“令甥之恙，乃元气不支，切恐虚脱，亟宜峻补，迟则难救。”荫兄云：“舍甥病才两日，消散又未过剂，童质固虚，何至遽脱，岂可骤投重补耶？”予曰：“小儿脏气易为虚实，脉证疲惫如斯，舍此别无他策。”仿补元煎方法，与服二剂，病仍未转，伊乃堂忧甚，子曰：“凡治病，补虚与攻实不同，攻实可求速效，补虚本无近功，服药病既不增，虚能受补，即为见效。古称填补如地有陷阱，方能容填，若平地填之，成敦阜矣。”仍以原方加入耆术茯神，枣仁合归脾汤，守服浃旬，头竖目开，饮食照常，俨如无病。

族妇眩晕续堂弟媳所患证同治皆无效不药自痊

予童时见族中一妇人，头额常系一带，行动须人扶掖，云无他病，惟头目昏眩，饮食倍增，形体加胖，稍饥心内即觉难过，医治无效，只得屏药，越数年疾自愈，形体退瘦，饮食起居如常。其致病之由，及所服方药，均不同考。后堂弟媳，年二旬余，因遭回禄，忧郁成疾，见证与族妇仿佛。予知其疾由郁而起，初投逍遥达郁，继加丹栀清火，更进地黄、阿胶，滋水生木，白芍、菊花，平肝息风，磁石、牡蛎，镇逆潜阳等法，俱不应。他医以为无痰不作眩，药用豁痰，又以为无虚不作眩，药用补虚，亦皆无验，遂不服药，四旬外，病自瘳。予生平所见眩晕之疾，未有甚于此二证者，且病中诸治不应，后皆不药自痊，事亦奇矣。细求其故，盖病关情志，是以草木无灵。由此观之，凡情志内伤致病，皆可类推。

洪荔原翁挟虚伤寒

荔翁年逾强仕，冬月重感寒邪，诊脉细紧，见证寒热无汗，头疼体痛。初投附子理阴煎，汗发不出。复诊方加人参、麻黄。翁曰：“麻黄性悍，驮不能御，吾质素弱，恐不可服。”予笑谓曰：“他人之麻黄或不可服，予之麻黄放心服之，盖医当论方，不当论药，若以此加入表散药中，则诚驶不能御，今合补剂，有人参熟地监制之，虽勇过孟贲，亦难肆强悍之性矣。古人用散法有皮毛肌肉血脉筋骨之殊，峻散平散温散凉散之异。至于阳根于阴、汗化于液、云腾致雨之妙，独景岳先生得之。其所制理阴煎，及麻桂饮、大温中饮数方，真可称长沙之功臣，而补其所未备也，况理阴煎方后有原加麻黄之法，又何疑耶？”翁信予言，一服汗出而解。

洪召亭翁夫人胎动血晕急救保全

召翁夫人怀孕三月，胎动血崩发晕。促往诊视，乃告翁曰：“妊娠胎下血晕，已为重险，今胎未下而晕先见，倘胎下晕脱奈何？”翁嘱立方。予曰：“血脱益气，舍独参汤别无良药。”翁问所需若干？予曰：“数非一两不可。”翁出取参，予闻房内雇妇私语，胎产服参不宜。亟呼之出，语曰：“尔何知，勿妄言以乱人意。”少顷翁持参至，予欲辞回，思适才雇妇所言，恐病人闻之疑而不服，岂不偾事，只得俟之，翁持参汤，予随入房，病人果不肯服，翁无如何。予正色言曰："性命安危，在此一举，今若不服此汤，胎下晕脱莫救。俗见胎产忌服人参，无非恐其补住恶露。在胎下后，犹或可言，今胎未下，与平常临产无异，岂平常临产可以服参，今昏晕欲脱，反不可服乎？予治此症颇多，勿为旁言所惑。"病人疑释，一饮而罄。予曰："有此砥柱中流，大势可守，尚防胎下复晕，其参相再煎与服为妙。"诘朝复诊，翁云："昨遵谕，仍将参租煎服。薄暮胎下，恶露无多，晕亦未作。"令多服培养气血之剂而痊。续翁媳升冶兄令政半产，胎下血晕，时值寒冬，夤夜招诊，两脉已脱，面白肢冷，亟以参附汤灌苏。一家两证，势俱危险，皆仗参力保全。胎产不可服参，殊属谬语。

曹引泉翁竹筒痢

引翁年将花甲，秋季患痢，缠绵日久，清利过剂，肛如竹筒，直下无度，卧床不起。诊脉细濡，望色憔悴，知为脾肾两亏，元气下夺，所幸尚能纳谷，胃气未败。仿胃关煎调石脂、余粮末与服。两日其痢稍减，再加桑螵蛸，晚间参服四神丸，治疗匝月止。

王策勋先生幼孙疳疾

子弟倚兰，服贾庐江。戊辰冬，予自中州回，道经彼地，羁留信宿。有王策勋先生者，与予弟善，抱其幼孙，恳为诊治。视其体热面黄，肢细腹大，发焦目暗，颈起结核。予曰此乃疳疾。疳者干也。小儿肠胃柔脆，乳食失调运化不及，停积发热，热久津干，故名曰疳。又谓之丁奚哺露。丁奚者，言奚童枯瘠如丁。哺露者，言愈哺而骨愈露。但是疾，每多生虫，虫匿日滋，侵蚀脏腑，非寻常药饵所能去病。古方有布袋丸，治此症多验。药用人参、白术、茯苓、使君子肉各一两，芦荟、夜明砂、芜荑、甘草各五钱，共为末，蒸饼糊丸，每粒约重三钱，日用一丸，以夏布袋盛之。另切精猪肉二两，同煮汁服，肉亦可食。如法制就，服完一料而愈。

金荫陶封翁久泻滑脱之证

封翁年逾古稀，恙患泄泻，公郎迈伦兄善岐黄，屡进温补脾肾诸药，淹缠日久，泻总不止，招予诊视。谓迈兄曰："尊翁所患，乃泻久肠胃滑脱之候也。十剂云，补可去弱，涩可固脱，泻久元气未有不虚，但补仅可益虚，未能固脱。仲景云，理中者理中焦，此利在下焦，赤石脂禹余粮丸主之。李先知云，下焦有病人难会，须用余粮赤石脂。况肠胃之空，非此不能填，肠垢已去，非此不能复其黏着之性。喻西昌治陈彦质、浦君艺泻利久而不愈，用此奏奇功。"遂于原方内加入石指、余粮，服之果效。

洪梅渚翁肝郁犯胃痛呕发黄温补药误危而复安

嘉庆辛未春，予患眩晕，不出户者累月。友人张汝功兄来，言洪梅翁病剧，述其症状，起初少腹痛呕吐，医谓寒凝厥阴，投以暖肝煎，痛呕益甚。又谓肾气上冲，更用理阴煎合六君子汤，每剂俱用人参，服之愈剧。脘痞畏食，昼夜呻吟，面目色黄，医称体亏病重，补之不应，虑其虚脱，举室忧惶。复有指为疸症，欲进茵陈蒿汤者。嘱邀予诊以决之。予辞以疾，汝兄强之，于是扶掖而往。诊毕笑谓翁曰："病可无妨，但药只须数文一剂，毋大费主人物料。"方疏加味逍遥散，加郁金、陈皮、谷芽、兰叶。乃弟并锋翁曰："家兄年将花甲，病经多日，痛呕不食，胃气空虚，轻淡之品，恐不济事。"予曰："此非虚证，药不中病，致益剧耳。"经云：诸痛属肝。病由肝郁不舒，气机遏抑，少腹乃厥阴部位，因而致痛。肝气上逆，冲胃为呕，温补太过，木郁则火郁，诸逆冲上，皆属于火。食不得入，是有火也。至于面目色黄，亦肝郁之所使然，非疸症也。逍遥一方，治木郁而诸郁皆解，其说出赵氏《医贯》，予辑载拙集《医述》中。检书与阅，翁以为然。初服各症均减，服至四剂，不痛不呕，黄色尽退。共服药十二剂，服食如常。是役也，翁病召诊，日皆汝兄代邀，语予曰："翁前服参药不应，自以为殆，予药如此之轻，见效如此之速，甚为感佩，嘱予致意，容当图感。"予曰："医者愈病，分所当然，惟自抱疾为人疗疾，行动蹒跚，殊可笑耳。翁有盛情，拙集辑成，藉代付梓，亦善果也，胜酬多矣。"晤间，翁问："尊集成乎？"予曰："未也。"翁曰："且俟脱稿，薄助剞劂。"阅兹廿载，集成而翁已仙矣。集首阅书姓氏款中，谨登翁名，不忘其言。

又乃爱暑邪扰胃发热吐泻欲作惊搐

梅翁令爱，年甫两龄，仲夏时，发热吐泻。渠宅同事方心树兄知医，作暑风食滞治。热甚烦渴，吐泻益频。延予至，心兄述其病状，并用药大意。予视其儿，身热肢冷，舌绛苔黄，烦扰不定。谓心兄曰："证属暑邪扰胃，热气上冲，以故渴饮吐泻。经云：诸逆冲上，皆属于火，暴注下迫，皆属于热。但婴儿质脆，暑邪酷烈，最易激动肝风。许宣治先生论暑风惊候，由吐泻而后发搐者，谓之慢惊，治之不易。且吐甚于泻，吐多胃伤，不能宣布津液，是以诸药无验，必得生机活泼，方转灵轴。所制黄土稻花汤一方甚妙，予遇此证，每仿其法，治多应手。"于是方疏黄土、稻花、沙参、茯苓、甘草、半夏、乌梅、木瓜、扁荚叶。因其热甚，再加黄连，一剂而效。夏月小儿感受暑邪，热渴吐呕，不利于香砂术曲者，服此方而晏如。

又乃郎湿温感证

梅翁幼郎，夏间患感证，见其发热口干，舌苔白腻，知有伏邪，思膏粱稚子，提携捧负，邪何由受。询其乳媪，据云："向系楼居，近缘天暑，移住地房，霉气甚重，病因此受，亦未可知。"予曰："是矣。盖霉湿之气，从口鼻吸入，伏于膜原，酝酿为热，自里达表，不比风寒客于皮毛，可以辛温发散而治也。"初用淡豉、苏梗、鲜藿香、秦艽、广皮、桔梗、连翘、甘草、通草之属。芳香解秽，辛凉透邪。服药热甚烦渴，舌苔转黄。

方除苏梗、广皮，加入黄芩、黑栀、赤苓、泽泻，热渴不止，舌色欲焦，予素手战，渠宅视恙，方俱心树兄代书，乃谓之曰：“此证热势炽甚，非白虎汤不能去病。”心兄云：“据证应用此方，但白虎之名，俗多恐畏，或至明日如病不减，再进如何？”予曰：“拯溺救焚，急不及待，今舌欲焦，邪热燔灼，胃津已伤，倘到明日，舌若变黑，而成胃实，则非白虎所能胜任，再投承气，岂不更骇听闻？”因将病原治法，细与渠宅说明。当用石膏一两，知母一钱，并加滑石、芦根，其余栀芩等味，分量均照前加重。次日复看，身热较轻，舌焦亦润，但病来势暴，若骤松手，恐其余烬复燃，仍守原方，再服一剂，转用沙参、玉竹、麦冬、丹皮、石斛、料豆、梨汁、芝麻养阴濡液而痊。

张汝功兄乃郎嗽久伤阴奇治验

汝兄乃郎，年方龆龀，秋间咳嗽，入冬不止。初起呛嗽痰涩，气急面红，渐次潮热脉数，食减肌瘦。药如泻白散、止嗽散、清燥救肺汤，遍尝无验。汝兄虑成童怯，嘱予筹治。令且停药，每日用甜雪梨一枚，去皮祖，雄猪肉四两同切块，清水煮汤啜之，其肉与粳米稀粥同食。儿病日久，戒食荤油，复为药苦，得此可口，食而甘之，数日而效，浃旬而痊。汝兄称谢，并问其故。予曰：“斯证即喻西昌所谓秋伤于燥，冬生咳嗽之候也。夫燥者濡之，其所以服诸清润之剂而不应者，缘童质向亏，嗽久阴伤。凡药皆草木根荄，只可濡其时邪之燥，未能滋其津液之干耳。经云：阴之所生，本在五味，五谷为养，五果为助，五畜为益，故用猪肉、雪梨、粳米诸多濡液滋干之品，气味合而服之，以补精益气，岂寻常方剂可同语耶。”汝兄慨然曰：“人知药能疗病，不知药反增病；人知食肉病复，不知食肉病愈。今而后益信医理渊深，不易知也。”

又令爱暑入心包拯治无功后见数人证同皆不可救并答门人四问

汝兄令爱笄年在室。时届季夏，薄暮忽觉微寒，夜发壮热，头痛呕吐。次早迓予，其女出房就诊。脉弦急数，舌苔白腻。谓汝兄曰：“证属时感暑风，来势不轻，防其生变。”方用葛根、防风以祛风，香薷、茯苓、甘草、半夏、滑石、扁荚叶以清暑。诘朝入房诊视，脉证如故，舌苔转黄，热盛口渴，目定神呆。方除葛根、防风、半夏，加入连翘、知母、花粉、鲜荷叶，四朝再视，病者扶坐榻上，昏冒不语，令其伸舌，勉伸半截，尖绛起刺。汝兄云：“小女夜来热炽烦渴，呻吟不安，黎明稍定，以为病减，不意神更昏迷，肢渐厥冷，未识何故？”予曰：“此暑入心包，邪陷于里，热深厥深，肝风欲萌，势属危险，可延他医酌之。”汝兄坚嘱拯治。思暑由上受，首先犯卫，渐传入营，叶氏有清络热必佐芳香，开里窍以清神识，用至宝丹一法。吾乡苦无此药，姑用生地、元参、银花、麦冬、川连、犀角、鲜菖蒲、西瓜翠衣，令取荷露煎药。翌日复召，病势益剧。目阖肢掣，口噤牙咬。予曰：“肝风已动，证成痉厥，不可为矣。”汝兄乞筹以希万一。揣诸病情治法，不过如此，奈服药不应，无已再想外法。令桃黄土摊地，上铺荷叶，将病人抬置其上，另用紫雪、牛黄、蜜调涂舌，方加钩藤、桑寄生、羚羊角平肝息风。至第六朝，汝兄来云："昨晚肢掣不作，口噤已开，似有生意，再烦视之。"至见病人，眼戴口张，痰声辘辘，切脉如丝。予曰："此非掣定。乃元气内夺，无力鼓动故也。脉证俱败，危期速矣。"延至七朝而殁。未几又见鲍莑莪翁令媳之证。

莑翁邀视媳病，云："日前因热贪凉，起初头痛呕恶，旋即怯风发热，至今热犹未退，似属外感，烦为解散，免致成疟。"导予入室，诊际问其头痛乎？病者不答。转令使女询之，亦复默然。予曰："殆证也！"辞不治。莑翁云："小媳病才两日，其候不过发热头痛，何以言殆？"予曰："害虽未形，其机已露。盖此病因于冒暑，夫暑喜伤心，心者，君主之官，神明出焉。顷问病原，蔑知应对，足征邪犯心包，神明为之紊乱，按心肝为脏，脏者，藏也。邪已入脏，断难驱逐，且手足厥阴相表里，肝风痉厥，蝉联而至，预期一候，恐有风波，并将张汝兄令爱病状告之。"翁虽唯唯，然未深信，续延他医疗治，诸证蜂生。果至七朝而逝，始信予言不虚。后旬日，又见许礼门翁令侄媳之证。

礼翁儒而通医。因乃侄媳病见招。晤间，予告以近视张鲍两女，病均不治之故。翁蹙然云："舍侄媳病候与此仿佛，奈何？"予问病经几日矣。曰："五日。"问其状。曰："身热肢凉，昏迷瘈疭。"予曰："邪已入脏，不可救矣。"其姑坚托诊视，脉证俱殆。翁求举方，予曰："适谈前视张鲍两女证，维时病人犹能行动，尚不可疗，况如是乎。"辞欲登车，其仆乞诊妇病。询其何疾。云："病起三朝，发热不退，神渐昏冒，今早手足微掣。"予曰："此亦暑入心包之候也，可不必往。"翁强之。偕至其家，见妇昏卧于床，热盛息粗，面赤唇干，舌伸不前，扶视舌绛苔黄，切脉弦数，辞不用药，仆人跪恳，勉议清解暑邪，芳香宣窍之剂，并嘱用黄土、荷叶垫卧。越日，仆来言，主母已故。妻病服药热缓掣定，神识稍清，复为加减，幸得获痊。后期年再见洪蕊春兄令媳之证。

蕊兄乃媳，长夏患病四朝，热盛神昏，舌黄口渴，肢冷脉细。予诊之曰："此暑邪内犯心包，棘手之候。"蕊兄嘱治，勉商清暑涤邪，参以芳香开窍，并语之曰："服药热减神苏，庶可图幸，若肝风一动，则难救矣。"旁议予方过凉，另延他医，以病者肢冷脉细，认为阴寒，遂用姜附，置诸阳证不问。歙俗病家服药，喜热畏凉，膏粱殆甚。维时姻娅咸集，度其少年新婚，当从阴证治法。蕊兄自不知医，因听众咻，信以为是。友人方瑞徵，病者之表兄也，予视病时，渠亦在座，见后医之方与予相左，私叩所以。予曰："病属暑邪入脏，热极似寒，实非阴证。亟为清解，犹恐不及，再投姜附，岂不火上添油乎。"瑞兄云："家姑现在伊宅，吾往告之，勿服其药如何？"予曰："子固婆心，但予虽能决其服彼药而必死，然未能料其服予药而必生。"续闻竟服彼药，肝风大动，颠簸反张，凭空跃起数尺，爬床搔席，啮舌断齿，未至一候而亡。予所见数证临危俱动风抽掣，然不若此之剧，盖由姜附燥烈，以刚与刚，益助其威耳。后十余年复见吴蔚扬兄令爱之证。

蔚兄令爱，适本里洪宅，即星恒翁之乃媳也，年近二旬，形瘦质弱。星翁乃郎，向外贸易，因病遄归。媳侍汤药，忧劳交集，时值溽暑，偶作寒热，次日热发不退，头痛呕吐，逆予诊之。拟属暑风相搏，投以轻解之剂。诘朝脉证如故，神识欠慧。予谓星翁曰："令媳病势颇剧，刻防传变，可速告知令亲，切勿轻忽。"原方佐以清热辟邪。四朝再召，蔚兄在座。据言昨夕热盛烦躁，今晨人事更迷。予入房诊毕曰："邪已入脏，旦晚肝风即至。"病人体薄，且多忧劳，料难支撑，并将畴昔所见诸证向说，嘱早延医斟酌。蔚兄务求画策，勉于昨剂中参入芳香开窍，以尽人工。五日黎明，星翁遣价来请，予辞不往，再四相邀，至见病者，昏卧肢掣，喉中痰鸣。予曰："内闭外脱，蔑能为力。"他医用药亦无效灵，越日而殂。

门人问曰："暑入心包一证，古人略而不详，近叶氏案载证治数条，似非不救之候，且六淫首重伤寒，其危莫如两感，虽轩岐只有死期而无治法，然后贤谓用药先后，发表攻里，复推出可生之机。今读先生所著暑入心包数案，咸辞不治，或拯无功，果斯候之危甚于两感而竟不可救耶？"答曰："伤寒两感困危，毕竟其邪表里双传，犹或可据可疗；暑邪变幻无常，彼暴中之激烈，扁鹊不及攦指而投咀，盖缘心为君主之官，心包乃其外郭，邪犯心包至危至急，乌可同类而语乎？"又问曰："暑入心包，危急之故，已闻命矣，然三因病候多端，岂无一二可与比类者乎？"答曰："安得无之。小儿夏月冒暑发热，陡然神昏肢搐，俗呼暑风急惊，其证仿佛，其原相同，洵可以称比类也，但暑邪感触，小儿即作惊搐者多，大人即入心包者少。小儿暑风即惊，十中可救七八，大人暑入心包，十中难拯一二，此中奥义，不可不明。盖小儿质弱，脏气未实，邪入易，故病多；大人体强，脏气已实，邪入难，故病少。惟其入之易则出亦易，故治易，入之难则其出亦难，故治难。即此观之，病情思过半矣。"又问曰："夫子发蒙解惑，畅论病机，顿开茅塞，顽钝辈以为古人治病，证分寒热，药析温凉，今见数治法，悉是清暑辟邪，参以芳香通窍，不识此外尚有他法可施与？"答曰："凡治他病，证有寒热之殊，药有温凉之异，惟此一证有热无寒。此例温病，病必有阳而无阴，药必用寒而远热。夫暴病暴死，皆属于火，若寒则凝沍稽迟，焉有如此之激烈哉！"予为子辈再伸其义。医方八法，汗、吐、下、和、温、清、补、渗是也。此证邪已入脏，汗之不宜。腑病宜通，脏无下法。温则以刚与刚，和解渗和绝无干涉。痰食结胸则吐之，脏邪从无吐出之理。至于补法，伤寒、中风、邪陷于里，往往用之，无如此证邪入弥漫，虚实闭塞，不涤其邪徒补无益，故舍清法，别无可施。譬诸救焚，舍水他无可用。再按小儿暑风惊证，质实能受清凉者可治，质虚不受清凉者不可治，此证亦然。曩治许礼门翁仆妇之证得愈者，亦因其藜藿体坚，能受清凉故也。膏粱羸弱患此，欲求幸免者几希。又问曰："《伤寒论》云，太阳病，头痛至七日以上自愈者，以行其经尽故也，若欲作再经者，针足阳明，使经不传则愈，此仲师验治伤寒传经之法也。夫子言暑入心包之候，危于伤寒，但寒之伤人尚少，暑之伤人甚多。暑邪之入藏如伤寒之传经，应可予知。曷不仿仲师针法，使其不入可乎？"答曰："此未可易言也。夫寒邪未传之先，有证可据，暑邪未入之先，无证可凭。当其疾作之始，身热头痛，呕吐口渴与寻常暑证不殊，有此慧眼能预知其邪之欲入，而为设法堵御耶。《内经》论卒中云：急虚身中卒至，譬如堕溺，不可为期，可类推矣。虽然邪之未入固难预知，而邪之既入，不可不识。凡诊暑证二三日间，视病者神识微呆，即是邪入之征，此语未经人道。舟子望云而知风汛，予阅历有年之一得耳。既知邪之已入，维时其入尚浅，肝风未萌，似可极力驱之，勿令入深可也，无如暑邪变幻，电掣雷奔，迅速异常，纵使驱逐，枉竭其力，罕见其功，亦非临证目击不能知之。兹因子辈之间，一伸病机，惜未水饮上池，无浣肠涤胃之木，能起人于九死一生之中，徒自歉耳。"

叶蔚如兄胁痛便闭一剂而效

蔚兄来诊云："病初右胁刺痛，皮肤如烙，渐致大便闭结，坐卧不安，每便努挣，痛剧难耐。理气清火，养血润肠，药皆不应。"切脉弦急欠柔。谓曰："易治耳，一剂可愈。"蔚兄云："吾病日久，诸药无灵，何言易治?"予曰："此乃燥证。肺苦燥，其脉行于右，与大肠相表里。方书论胁痛，以左属肝，右属肺，今痛在右胁，而便闭结，肺病显然。但肝虽位于左而其脉萦于两胁，《内经》言：'邪在肝则两胁中痛。'今痛虽在右胁，不得谓其专属肺病已也。夫金制木，忧伤肺，金失其刚，转而为柔，致令木失其柔，转而为刚，辛香益助其刚，苦寒愈资其燥，润肠养血，缓不济急。"订方用栝蒌一枚，甘草二钱，红花五分。蔚兄见方称奇，乃询所以。予曰："方出《赤水玄珠》。夫栝蒌柔而润下，能治插胁之痛，合之甘草，缓中濡燥。稍入红花，流通血脉，肝柔肺润，效可必矣。"服药便通痛减，能以定卧，随服复渣，微溏两次，其痛如失。

曹静川翁孙女颏脱音哑

静翁孙女，年甫三龄，夏月发热，医作暑风治，投清散药两剂，忽颏脱音哑，食莫能嚼，饮莫能啜。又以为风中会厌，仍用散药，静翁迟疑，邀予商酌。谓曰："颏属肾，颏脱肾虚之证。肾脉循喉咙，挟舌本，为声音之根。经云，内夺而厥，则为喑痱。儿质本薄，暑复伤气，更服辛散，元气益漓，致变若此，倘再行疏泄，肝风一动，慢惊旋至，不可救矣。"仿左归饮，合生脉散，服之而瘥。

堂妹吐证

堂妹年二旬，因情怀忧郁，致患吐证，每餐鬲间哽哽，少顷即吐，轻则只吐数口，甚则所食之物，倾囊而出。温中调气，清火解郁，治俱不应，予用安胃制肝法亦不验，只得停药。越十余年，疾仍如故，肌肉不瘦，产育如常。予见此证数人，药皆罔效，然亦无损。复有梅氏女一证，案载辑录卷中，其候更加经期阻闭，缠绵数年，咸目为殆，出室后得自愈。可见情志之病，药饵难疗。至于病久而血气无损者，良由胃为多气多血之经，腑病较脏病轻耳。若果脏真损伤，焉能久延不坏乎？

方萃岩翁乃郎跌后又患腹痛药伤胃气治验

萃翁公郎葆晨兄，禀质素弱，曩患滑精，予为治愈，案载初集中。斯病之治，偶因登山跌仆伤足。吾乡专科接骨颇善，但其药狠，弱者每不能胜。葆兄缘伤重欲图速成，日服其药，已戕胃气。又患腹痛，更服温肝行气活血等方，胃气益伤。神疲倦卧，痛呕不止，药食不纳，邀予诊视，脉虚细涩，气怯言微，面青自汗。谓萃翁曰："公郎病候，乃药戕胃气，恐蹈脱机。人以胃气为本，安谷则昌，治先救胃，冀其呕止谷安，然后以大补气血之剂继之，不徒愈病，且足得血而能步矣。但治呕之药，最宜详辨气味，不独苦劣腥臊不能受，即微郁微酸亦不能受。惟人参力大，气味和平，胃伤已极，非此莫可扶持。而单味独用，分两需多，购办不易，姑以高丽参代之。"日用数钱，陈米水煎，缓缓呷之。守服数日，呕止食纳，神采略转。接服大补元煎，渐可下床，移步尚苦，筋脉牵强，行动艰难，翁虑成跛。予曰："无忧，血气未复耳。"仍服前方，半载后，步履如常。

又翁自患阴疽复中寒阳脱救急治法

壬午冬，萃翁患外证甚重，因往候之。翁卧于床，谓予曰："背偶生毒，已经旬矣，知子不专疡科，故请潘日章兄看视，溃脓无多，并不痛楚，惟形疲食少，烦为诊之。"切脉沉细而耎[①]，观其毒形平塌，乃告之曰："此疽也，其病在阴，治须温补内托，由阴转阳，焮肿作痛，毒化成脓，庶几无虑。"嘱邀潘日章兄同议。方订十全大补汤加白芷、穿山甲。薄暮使来促云：刻病甚剧，祈速往。入室见翁靠坐于地，众皆仓皇，予惊问故。乃弟子桥先生言："家兄因起身更衣，站立不住，忽然跌仆，遂作昏厥，故此不能动移。"按脉迟细欲伏，面青肢冷，呕恶频频。予曰："此中寒也，病上加病，切防脱变，计惟参附汤以济其急，呕多胃逆，更以干姜佐之，古有霹雳散之名，形其迅速也。"适日兄亦至，意见相符，于是用高丽参五钱，附子、干姜各二钱五分，令先扶掖上床，药熟倾服。予与日兄同坐室中，俟其消息。时届三鼓，渐见呕定肢温，神苏脉出。予喜曰："可无忧矣。"令煎二渣与服。次日复召。谓日兄曰："昨夕中寒急暴，幸赖参附汤挽回，今视其疽形仍平塌，尚不知痛，昨同议之方，犹恐不济。"商以大剂养荣汤加附子。再诊更增枸杞、菟丝、巴戟天及河车、鹿茸血肉之属，日渐知痛，肿起脓稠，腐化新生，治疗月余，疮口始敛。

次儿光墀单腹胀奇验

墀儿年逾弱冠，向无疾病。夏间偶患腹胀，以为湿滞，无关紧要，虽服药饵，然饮

---

① 耎：同"软"。

食起居，失于谨慎，纠缠两月，腹形渐大，肌瘦食减，时作呕吐。自疗不愈，就同道曹肖岩、余朗亭二公诊治，药如和渗温清消补，遍尝无验。其时尚能勉力出户，犹不介意。予思既诸药无功，谚云："不药得中医。"遂令停药。迨至冬初，因事触怒，病益增剧，食入旋呕，卧即气冲，二便欠利。予忆经云："肝主怒，怒则气上。"得无肝气横逆，阻胃之降，是以为呕为胀。与自拟越鞠、逍遥，及安胃制肝之法，亦不应。渐至腹大如鼓，坚硬如石，筋绽脐突，骨立形羸，行步气促。予技已穷，复邀同道诸公视之，皆称证成中满，消补两难，有进专治鼓胀丸药者，言其音如响，一下其腹即消。予料彼药乃巴黄霸劫之品，今恙久胃虚，如何能受，即古治单胀，有用鸡矢醴一方，顾斯畏食呕吐，气味亦不相投。昼夕踌躇，无策可画。俄延至腊，忽睹梅梢蕊放，见景生情，旋摘数十枝，令以汤泡代茶，日啜数次。机关勘破，触类旁通，家有藏酿，用木瓜橘饼各三钱，另以村醪煎熟，与藏酿对冲，晚饮两杯，以前腹胀否塞，绝不响动。如此啜饮三日，腹中微鸣，不时矢气，坚硬稍软。迨至旬余，胀势减半，二便觉爽，食入不呕，夜能安卧。匝月后，腹胀全消，当时胀甚，腹如抱瓮，疑谓何物邪气若此之盛，及其胀消，大便并无秽恶遗出，可知即此身之元气，与此身为难首耳。儿病愈后，咸以为奇。友人问予，所用梅花治胀，出于何书？予曰："运用之妙，存乎一心。此予之会心偶中，无古可师，大概梅占先春，花发最早，其气芳香，故能舒肝醒脾。橘皮调和诸气。肝以敛为泻，木瓜酸柔，能于土中泻木，更藉酒力，是以得效。"友人喟然曰："子良工也。公郎之疾，固虽有术起之于后，尚无法疗之于前。此医之难也。然使此证患于不明医理之家，当其迫切之际，未有不随下药而毙者，此又医之不可不知也。"予聆斯语，不觉悚然。

巴声茂生布痘斑闭险逆一剂救转

巴生居近比邻，尊公秉昭翁早子俱殇于痘。是春痘令盛行，儿多夭折。生年数龄，尚未出痘，翁以为忧。一夕急发热呕吐，卧寐不安。比晓迓予，望其颊赤唇干，扪其身热指冷，烦渴舌黄，细验周身标点隐隐，夹有紫瘢，顾谓翁曰："此布痘瘢闭，险逆之证也，服药瘢消痘透，庶可无虞。"方定羌活散郁汤加石膏、灯心。午后复视云："服头渣药后，热盛闷乱，头摇肢掣。"予曰："此欲作惊。"令服复渣，薄暮寒热益甚，昏谵渴饮，舌吐唇外，举家仓皇。旁议剂中石膏过凉，冰伏为害。予辞焉。秉翁坚求拯治，因在邻居素契，且此子又从次儿受业，情难固却，复告之曰："方书虽有痘初宜于升发，忌用清凉，恐其冰伏之说，特此证乃心胃火毒壅遏，致成瘢闭，不清其火，瘢何由消？痘何由透？前方清药力轻，故不胜任。"于是重用石膏为君，佐以犀角、酒炒黄连、玄参、升麻、连翘、赤芍、牛蒡、紫草之属，灯心尖为引，每服另冲无比散，取其去热利小便，亦釜底抽薪之义。方已写就，思舌为心苗，今舌吐弄不休，内服煎药，须外用紫雪丹涂之。奈此物吾乡甚罕，乞诸其邻，所与些微，亦不济事。翁云："吾有紫雪，藏之久矣。"取出称有三钱，快甚。即令蜜调涂舌，并速煎药与服，次早翁来云："昨夕遵谕服药涂舌，至半夜热缓舌收，泻止躁定，似有转机，再烦一看。”果诸证悉平，瘢消痘透。予曰：“生矣。”询其紫雪，只剩三分，余皆涂去。予笑谓翁曰：“此证虽仗力挽回，然非如许紫雪，亦无此速效。”今火势既平，药当禔松，酌以十神解毒汤，仍稍用石膏、犀角清其余火，转用太乙保和汤，人参易沙参，加天虫、白芷、贝母、鲜鳞。浆成之后，补脾利水，清凉解毒，渐次收功。此等险证，幸在比邻，朝夕看视，药随病转，得以保全，使病家与医居隔远，仓卒变幻，鞭长莫及，欲图庆成，不亦难乎。

答鲍北山翁询伊郎饮澼证治始末并商善后之策

饮证名载《内经》，特经文专论运气，司天在泉，胜复之义，仅启大端。仲圣于《金匮玉函》中，阐发病机，详辨治法，条分缕析，后世有所遵循，可称幸甚云云。“水火者，阴阳之征兆也。”水为阴，火为阳，足见饮为阴类。致病之由，必其人之元气亏乏，阴盛阳衰，津液凝滞，不能输布，留于胸中，则清者悉变为浊矣。使果真气充足，饮入于胃，游溢清气，上输于脾，脾气散精，上归于肺，通调水道，下输膀胱，何患之有？经又云：“阳化气，阴成形。”夫气即水也，水即气也，气可化水，水可化气。今则阴翳弥漫，水精凝聚，得无阳衰气无以化之故乎。人身之阳有三：一曰膻中之阳，如离照当空，纤云不掩，膻中阳虚，则浊阴上干，窃据阳位，所谓浊气在上，则生䐜胀也。一曰肾中之阳，如釜底之火，熟腐水谷，肾中阳虚，则釜底无火，物终不熟。所谓戊癸少化火之机，命阳无蒸变之力也。一曰膀胱之阳，膀胱者州都之官，津液藏焉，气化则能出。膻中位于膈内，膀胱位于腹内，膀胱气化，则膻中之气得以下行，膀胱阳虚则气不化，失其通调水道之职矣。童年既无色欲之戕，又鲜情志之扰，其膻中、肾命、膀胱之阳，从何而亏？饮病从何而起？得无水果生冷所伤之咎欤。轩岐于病治之后，尚以谷肉果菜食养尽之。非谓水果不可食也，惟食之有节，无使过之。过则伤矣。童质禀薄，素嗜水果，胃阳受伤，致成饮澼。夫蔗性寒清胃，诗称大官还有蔗浆寒者此也。旧夏日啖蔗浆，致发宿疾，胸膈支满，辘辘有声，愦然无奈，呕吐冷水，成碗成盆。投以苓桂术甘理中六君之属，通阳涤饮。服至月余，始得获效。复订温健脾胃丸方，并嘱戒食生冷，冀杜病根。仲秋病复，召诊，询知丸药未服，复食梨菱，此则自误，非医咎也。窥其病状，较前加甚，不但呕吐冷水，并且脘中喉口，俱冷如冰，食姜不辣，溲色如泔。经云：“中气不足，溲便为变。”诸病水液，澄澈清冷，皆属于寒。初则胃阳之伤，继及膀胱肾命，一寒至此，诚为可畏。姜椒桂附，屡投不应，思商硫黄丸，大热纯阳，差堪有济。此药吾乡苦无市处，无已每日方内附子加至五钱，连进十二剂，才见春回肠谷。细揣此病，定有窠囊，附于膈间。如贼寇依山傍险，结成巢穴，出没不常。窠囊之说，许叔微论之于前，喻嘉言详之于后。师古而非杜撰。前番势轻，病后只须治脾；此番势重，病后务须治肾。因仿肾气丸方法，令其上紧制服，并嘱水果不可沾唇，即菜蔬性寒之品，均不可食。讵意旁人少所见，多所怪，因见方内附子分量加重，咻为有毒，不可多服，致令药已奏功，反生疑畏，又将所立丸方，付“未达不敢尝”之例。无如病虽暂愈，其根尤在。交春萌动，一夕吐水半桶。夫水之为物，不盈科[①]不行，积之日久，故复倾囊而出。不明窠囊之因，反诋温药之过。嗟呼！《周礼》冬至采毒药以供医事。凡攻疾之药，俱是有毒，不独附子为然，但有病病当，彼性攻寒不逮，何暇留连作毒。如兵者毒物也，然剿贼必须用之。若无故用兵，则受其毒矣。倘用兵以剿贼，剿贼以安民，则不惟不见其毒，而反受其益，故第论用之当不当，不必问其毒不毒。苟用之不当，即无毒亦转为大毒；用之得当，即有毒亦化为无毒。仲圣伤寒方中，如四逆汤回阳救急，生附俱有一枚。今时种附力薄，况经童便甘草制透，其力更缓，方将虑其无毒以攻疾，何至虑其有毒以伤人乎？试思一月之中，附子服过斤许，设不对证，早已祸起萧墙，何以病后毫无喉痛口疮之恙，安得视为砒鸩，执迷不悟耶？果疑温药非是，盍请他医疗之？医来案称胃寒气痛，药用吴萸、丁香，杂以枳、朴、芦根、石斛。仆因素契，不忍缄口，复突告以证属寒凝饮积，且发经数次，吐多胃伤，岂特不可寒凉，即枳朴消耗真气，亦属不合。此次病发，得以势轻，未始非仗从前温药回阳之力。观其吐后即渴，《金匮》饮证条中，以渴者为欲解也，愈期非遥，不药亦可。但窠囊不除，终为后患耳。如言停药数日即安，谕商善后之策。所云五气朝云丹，仆前原思及此，惟是此番疾作，寒象既已减轻，温药亦应稍损。纯阳刚愎，拟可无需。矧窠囊之疾，非迅速可以荡扫，药性过悍，久防增气。且前仅用附子，众咸诋其有毒。今若再进硫黄，更骇听闻。莫若仍从外饮治脾，内饮治肾，不偏不倚，中正和平。禹之治水，行所无事，病去元气不伤，斯为尽善。再按治饮用温，固属无难，要知其病虽由虚而成，非同全实，可以直行攻消，然亦非同全虚，可以专行温补。酌予温药中少加开导，俾饮邪不至逗留，合乎温而和之之旨。考诸《金匮》云：“心下有痰饮，胸胁支满目眩，苓桂术甘汤主之。心下有支饮，小半夏加茯苓汤主之。”原痰饮之作，不外脾胃阳虚，浊阴凝聚，而施治之法，亦不外燥土升阳，驱导饮邪。盖胃寒则痰生，胃暖则痰消，脾湿则饮留，脾燥则饮去。二方虽治支饮，然用之于诸饮，亦无不行。并考许叔微《本事方》，专用苍术一味，疗痰饮之游囊。喻氏《寓意草》中，有华太夫人饵术方法，效验彰彰。圣域贤关，心心相印，外饮治脾，当如是也。《金匮》又云：“短气有微饮，当从小便去之，苓桂术甘汤主之，肾气丸亦主之。”盖治饮虽以升阳燥土为第一义，然以小便去之，尤为先务。苓桂术甘亦导水利小便之剂也，设其人肾阳不充，则难胜任，故又主之以肾气丸，以桂附加入六味，补肾药中益火之原，蒸暖中焦之阳，使胃利于消，而脾快于运，则饮邪自无伏留之患矣。况方内苓泽，原有淡渗水邪之能，亦本温而和之之意，较他温补诸方，相去径庭。奈世无好桂，而种附力复浅薄，虽以枸、兔[②]佐之，犹恐不逮，再假斑龙血肉，纯阳温煦奇经，以补玉堂关下之

---

① 盈科：水充满坑坎。《孟子·离娄下》：“原泉混混、不舍昼夜，盈科而后进，放乎四海。”赵岐注：“盈，满；科，坎。”

② 枸兔：枸杞、兔（菟）丝子。

阙。方内减丹皮者，恐其清泻相火故也。内饮治肾，不亦宜乎。

许玉书翁大郎腹痛吐泻危证拯治之奇

玉翁大郎，童年曾患头昏，诸药不愈。予作肝风治，疏归芍地黄汤。佥谓头昏是有风寒，童子不可轻服熟地。翁排众议，依方多服而瘳。次春又患腹痛，呕吐便泻。延诊，药用温中调气，两服未愈。家人着急，令更他医，日请数人，或以为虫，或以为血，或以为火，治总不验，淹缠旬余，痛甚不止，呕泻不停，寝食俱废。复邀诊视，脉细面青，呻吟疲惫。予思病势增剧，玉翁固虽相信，然旁议纷，难与着手，转荐同道余朗亭先生诊治。初投五苓散，续进真武汤，亦俱不应。玉翁坚嘱想法。予曰："非不欲为借筹，奈令郎病久，胃气必空，轻剂谅不济事，若背城借一，尊公爱孙如珍，见方骇然，焉肯与服。"翁沉吟云："有一善策，今早友人谈及邻村有扶鸾治病者。家人欲往求方，予呵止之，祈拟一方，予持语家人云：是乩仙所开，自必信服。"予曰："策固善矣，治法尚难，令郎之病，起初不过寒凝气滞，本无大害，因求速效，诸治庞杂，痛久伤气，吐多伤胃，泻多伤脾，故困顿若此，倘仍见病疗病，必至土败气脱。计惟扶阳益气，以拯其急。"爰议附子理中汤，米水煎饮，气固胃安，庶堪保守。诘朝玉翁来舍，喜云："曩服他药，如水投石，昨服尊方，不但病减，并可啜粥。家人信为神丹，相烦往视，恳为加减。"予曰："药已对证，勿轻易辙，今日照方仍服一剂，明日再为斟酌。"次早往诊，病势大转，因其体素阴虚，方内除去附子，又服两日，更用参苓白术散调理而痊。是役也，非玉翁平素信心，兼施权变，安能图成。志此所见医家临证。不特病情之难窥，而人情之难处尤甚也。

又次郎脾肾阳虚伏寒凝冱重用温补而瘳

玉翁次郎，形貌丰腴，向无疾病，丁亥季秋望后，陡作寒热，延予次儿光墀诊治，药投温解，其热即退。嗣后单寒不热，肢麻指凉，口吐冷涎，脐腹隐痛，便溏畏食。知系伏寒凝冱，方换姜附六君，附子初用八分，增至一钱，未见松动，邀予商酌，切脉迟细无力，望色面白舌润。予曰："此正仲圣所谓无热恶寒发于阴也。"前方不谬，尚恐病重药轻，附子加用二钱，更加吴萸、肉桂、砂仁、川椒。次日复诊，病状仿佛。思火为土母，阳虚生寒，温理脾阳不应，非补火生土不可，王冰所谓益火之原，以消阴翳也。仿生生子壮原汤，加吴茱萸、胡芦巴、肉果、巴戟天，附子增至三钱，以为必效矣。诘朝脉证依然，玉翁问故。予曰："无他，药力未到耳。"盖市中种附力薄，况经制透，其味更淡，可增四钱，再加鹿茸、枸杞，峻补真阳，自可春回旸谷。依法服之，证仍如旧。翁侄召成兄私询予曰："舍弟之病，先生审属阴寒，第用如许热药，毫不见功，理殊不解，且附子大毒，今已服过数两，久而增气，可无患否？"予曰："其他勿论，时下秋燥，此等纯阳之药，若不对证，一匕亦不能堪，况其多乎？夫攻病之药，皆有毒，无毒之品，不能攻病。凡伤寒中阴等证，非附子不能驱阴回阳，有病则病受之，何有余性，遗留作毒。即使有毒而生，不胜于无毒而死乎？”仍守原方，附子加至五钱。维时旁议沸腾，幸玉翁信而不疑。予告之曰：“此证确属沉寒痼冷，然煎剂温药止矣，再得硫黄丸佐之，庶有裨益。”于是煎丸并进，渐见转机，热药稍减。参入熟地、河车、杜仲。予与墀儿日为诊视，两阅月，始得全愈。共计服过附子一斤，硫黄丸二两，干姜六两，鹿茸一架，党参三斤，高丽人参共十余两，其他肉桂、吴萸、川椒等，不可胜计。予生平治阴证，用温药未有若斯之多，而效验亦无如此之迟也。

鲍宅京翁仆人中寒暴脱救转之奇

宅翁令政，质亏恙久，是岁季春，病剧延诊，投以大补之剂，诸证渐减。六月初旬，病人夜卧受惊，微觉怯寒体痛。其时宅翁往淮，公郎辉远兄遣仆相招。予至视毕，谓曰：“此新感阴暑，但病躯不胜表散，暂进参附汤，得以邪从寒解。”仍服本药，比用人参二钱，附子钱半，各煎和就，正待与服，恰病人睡去。少顷辉兄出告白：“家母方才睡醒，身已有汗，体痛已松，不甚怯寒。日内天暑，附子过温，或可不用，即服本药何如？”予曰：“质虚偶感，邪原无多，标证既除，自应治本。”仍将旧方加减配药，其所和之参附汤，留贮盏内，置方几上。时值正午，辉兄留餐，甫将举箸，忽仆人之妇，张皇奔入，泣云伊夫病在重危，叩求拯救。予曰：“尔夫早间迓我，随同归来，并未见有病状。”妇云：“陡然晕倒，不知所由。”辉兄本家莆田翁偕往，果见神昏汗冷，肢厥脉伏，初为踌躇，继而猛省，笑顾莆翁曰：“证固危殆，然有一大奇事，可望生机。”翁惊问故。予曰：“此证乃卒中阴寒，阳欲暴脱，而救脱必须人参，伊等焉能得此，况安危呼吸，急不可待，顷辉兄乃堂所煎之参附汤未服，人参虽贵重之物，但和有附子在内，他人无此病，断难服此药，不意盛纪突遘斯疾，适与此药吻合，岂非天造地设乎？”令妇跟至辉兄宅中，予道其详，众咸称异。当将几上参附药盏付之持去，谕其稍温与服，再看动静。下午其妇来云：“服药逾时，汗敛肢温，人事渐苏。”复诊脉出神清，惟倦怠耳。方疏参芪建中汤，仍加附子，嘱向其主人处乞高丽参四钱，分两剂服，更见起色，续增枸杞、山萸、当归、杜仲，服之而瘳。观此可见人之死生有数，而一饮一啄，莫非前定矣。

许绚之兄齿痛

绚兄质亏多病，予为调治，所用药剂，不外归脾汤、补元煎之属。一日遣使相促，至时薄暮，绚兄蜷卧榻上，起告予曰：“早晨齿牙忽痛，甚不可耐，至今不止，恐挟风热外因，故停前药，相烦诊视，暂解标邪。”切脉沉细无力，见证形寒足冷，谓曰：“此属虚寒，非关外感，不徒用补，更须以温。”爰仿古方八味地黄汤，加骨碎补，一服痛已。

鲍智原翁令孙痘后鬼肿溃久药投温补而愈

智翁令孙三岁，痘后左手曲池穴侧，鬼肿溃经年余，外科疗治，不能收口，逆予商之。维时伊兄朗玉翁及同事叶殿扬兄在座，二公俱知医理。予视毕告曰："毒生手足，固不害命，然溃久脓水流多，气血受伤，面黄肌瘦，神形疲倦，目无精采，天柱骨垂，一派大虚之象，最为可虑，溃口收否？无暇计也。"朗翁云："证既属虚，虚则当补。"予曰："不但用补，且须用温。"智翁云："时下炎暑如蒸，过温恐其难受。"予曰："医家治病，盛夏遇寒证用热药，隆冬遇热证用凉药，所谓舍时从证也。病若虚而不寒，单补亦可见功。今虚而兼寒，非温补莫能奏效。"爰定人参养营汤，加附子、鹿茸、枸杞、杜仲，合乎《内经》"形不足者，温之以气；精不足者，补之以味"之义。二公见方称善。初服精神略转，再服颈骨不倾，守服数十剂，气血恢复，溃口亦敛。此证获痊，虽予之执理不阿，亦赖二公赞襄之力也。

吴尚时兄春温两感危证治愈附载郑晋康兄令弟病同致殂之故并诲门人

尚兄体素清癯，夏月病温延诊。金迈斋翁偕往，据述昨午先寒后热，头痛汗出，热灼不退，口渴心烦，夜不安卧，形倦莫支。就榻诊之，脉虚浮大而数，视舌无胎，抚如干版。予为之骇曰："此证乃春温两感，至危至急。仲圣云，发热而渴，不恶寒者为温病，发汗已，身灼热者，名曰风温。《内经》云：冬伤于寒，春必病温。冬不藏精，春必病温。既伤于寒，又不藏精，同时病发，谓之两感。凡伤寒瘟疫，热盛舌干，亦须至一候之外始见，今病才一日，舌即干涸，足征肾水素亏。冬伤于寒，邪伏少阴。暗吸肾真，劫其家室，故一见发热，津液无以上供，舌即干矣。《热论篇》云：伤寒一日，巨阳与少阴俱病则头痛口干而烦满，断为两感，不可救药。比类而推，殊难着手。"爰用熟地一两，当归三钱，料豆五钱，玉竹五钱，甘草一钱。疏方讫，告迈翁曰："予生平治少阴先溃于里，太阳复感于表，伤寒春温两感危殆之候，初起悉宗景岳新方，理阴托邪，往往获效，无如此证津液既涸，再投姜附，则阴立亡，故但师其意以广期前辈风温汤佐之，虽一时之权宜，亦经营之惨淡耳。"迈翁曰："善。"遂服其药，热减神安，舌稍转润，再加沙参、麦冬、女贞、石斛，更进复脉、左归，渐次而愈。

郑晋康兄侨居潜口，设帐汪宅，予因其居停延诊。晤间云："舍弟抱恙，便托一看。"予问："恙经几日矣？"曰："昨日起病，发热至今未退。"予曰："此感证也。"汪宅去伊家不数武[1]，即与偕行。途次谈及时下患感证者颇多，须验其舌，若初起舌胎腻厚，则受邪深重，缠绵难愈。既至其室，病者出房就诊。令其伸舌，干涸无胎，形如镜面。予曰："殆矣！"晋兄惊问所以。予曰："适言感证轻重须验舌苔厚薄，不意令弟舌毫无胎，光明如镜，初病见之，甚非佳兆。"晋兄云："子言感证胎薄病轻，今舌无胎，反以为殆，此曷故耶？"因将曩视吴尚时兄病情向说。即照所用治法疏方付之，并告之曰："服药应效

① 数武：古以六尺为步，半步为武。数武，几步之距离，不远。

则吉，否则难救。”渠以予言为过，另更他医，甚一日。挨至六朝，势已沉笃，予言果验，欲复相招。恐予不至，乃扎托家芃生兄劝驾。予曰：“非不肯往，奈彼病本重，即服予药，亦难必效，况复稽迟。《内经》论两感之危，在于六日，今已届期，卢扁再世，亦无能为。”芃兄曰：“固难如此，但渠昆仲与吾交契，今急而相求，且屈一行，以全吾之友谊耳!”勉为呼车，将及门，其疾已革。

门人问曰：“叔和序例云：寒毒藏于肌肤。思肤肌浅近，岂容邪栖数月而病始发欤?”答曰：“喻氏云：寒邪由肌肤而入，辛苦之人邪藏肌肤则有之，若膏粱之辈，冬不藏精者，其寒邪且有藏于骨髓者矣。程扶生云：藏于肌肤，当云藏于骨髓。周禹载云，逆冬气则少阴不藏，不藏寒邪得而入之，伤于肌肤，伏于骨髓，合三条而观之，谓伤于肌肤则可，谓藏于肌肤则不可。”又问曰：“序例又云，至春变为温病。喻氏谓‘变’字下得怪诞骇人。周禹载言，‘变’字大妙。未审孰是?”答曰：“《内经》论伏气为病，如冬伤于寒，春必病温，春伤于风，夏生飧泄，夏伤于暑，秋必痎疟，秋伤于湿，冬生咳嗽等条，未言变也。又如夏暑汗不出者，秋成风疟，亦未言变也。其有称变者，如高梁之变，足生大疔，逆春气则少阳不生，肝气内变，逆之则伤肝，夏为寒变等条，乃谓病之由此变。彼如实证变虚、热证变寒之类，始可言变。若春温则本冬伤于寒，至春病作，流异源同，似未可言变也。经又云：秋阳伤于湿，上逆而咳，发为痿厥。曷不一宗经旨曰：至春发为温病，岂不尠乎?”又问曰：“经云：冬不藏精，春必病温，然则室女童男，旷夫嫠妇，皆无温病乎?”答曰：“经语浑融，在人之意会耳。盖冬不藏精一语，亦指天时，非专指人事也。试观天明则日月不明之句，义可见矣。夫一日之中，早明而夜晦者，即藏精也，一岁之中，春生而冬藏者，亦藏精也。使人夜不晦，人冬不藏，人物能无夭札疵疠乎。轩岐于此分定两例，曰：冬伤于寒，春必病温，冬不藏精，春必病温，但寒乃冬令之正气，人知畏避，受病尚少，冬阳开泄，天暖而雷，乃为淫气，受病殊多。此虽予之臆说，然揆其理似当不谬。”又问曰：“刘松峰谓：《内经》冬伤于寒，春必病温，《云笈七签》改作‘冬伤于汗’。盖言冬时过暖以致汗出，来春必病温，冬日严寒，来春并无瘟疫，以其应寒而寒得时令之正故耳。以‘汗’易‘寒’可乎?”答曰：“此创论也，似亦近理，但《内经》格言，岂容率改耶?”

家芃生兄怔忡治法

芃兄恙抱怔忡，久而不愈，每发心旌摇摇，头晕神倦，辗转不安。予诊之曰：“此烦劳郁伤，心脾肝三经病也。”方定黑归脾汤去木香，加白芍、柴胡，合逍遥散，间参以麦冬、五味子、柏子仁、丹参、牡蛎之属。疾发虽轻，然犹未断，芃兄忧之。予曰：“神者伸也，人之神好伸而恶郁，郁则伤神。孔圣二论，首揭说乐，佛家《般若经》，首称自在，庄生著南华，首标逍遥游，情志中病，未可全凭药力，务须屏烦颐养，方能除根。”如言闲散半载，服煎药两百剂，至今疾不复发。

汪靖臣兄乃郎冒暑泻甚欲脱亟挽元气一法

靖兄乃郎，年甫四龄，禀质向亏，夏冒暑邪，发热便泻。幼科佥用清散消导之品，邪至匝旬，泻热如故，形疲气馁，食入作呕。医称邪滞未净，仍用前药，乃至食粥泻粥，饮药泻药。更医以为脾虚，投六君子汤不应，始来迓予。儿卧几上，阖目无神，脉细如丝。予曰："胃气告竭，慢惊欲来，不可为矣。"靖兄曰："固知病久属虚，然昨服六君补药，亦无灵效，何也？"予曰："病有倒悬之危，一缕千钧，焉能有济？考古人制六君子汤，原为平时调养脾胃而设，非为救急拯危而设也。且阅方内并无人参，仅用钱许党参，数分白术，而市中种术，味苦性烈，与苍术等，不能补脾，复有二陈消之，茯苓利之，欲求拨乱反正之功，真蚍蜉之撼大树矣。"靖兄曰："然则治当如何？"予曰："非真人参不可。盖参者桑也，与元气为桑赞也。鱼一刻无水即死，人一刻无气即亡，儿质本薄，泻久气伤，加以医药重戕胃气。经云：'食入则胃实而肠虚，食下则肠实而胃虚。'今肠胃通为一家，幽门阑门洞开不固，饮食入胃，不使少留，即从肠出。仓廪之官，废弛厥职，此诚危急存亡之秋，惟仗参力，急固其气，气不夺则命不倾，然须独用，始克见功，古有独参汤可法也。"靖兄闻言大悦，即恳立方。专用人参二钱，令分两次，米水煎服，热退泻稀，次日照方再进，便泻全止，啜粥不呕，更制八仙糕与服而痊。

又幼女外感咳嗽误药酿成肺痹急证

歙俗信神，无知之徒将神庙签诗混编药名，乡愚患病，辄往求之，呼为神药，贻害甚多。靖兄外贸，幼女在襁褓中。时值冬寒，感冒外邪，发热咳嗽，其妻误听人言，往求神签。药用贝母三钱。女流不谙药性，即市煎灌，咳嗽顿止，以为神验。少顷忽痰涌气促，头仰胸高，彻夜搅扰。次早迓予，视其儿身热肢冷，口张鼻扇，啼声如鸦。乃姑告其所以。予曰：此肺痹大证，危期甚速。夫肺主皮毛，皮毛受邪，肺气闭塞，因而发热咳嗽，不为疏解，反投寒敛之品，且单味重用，为害更烈。经云：风寒客于人，使人毫毛毕直，皮肤闭而为热，病入舍于肺，名曰：肺痹。孩提弱质，焉能堪乎？辞不举方。友人谭萃州翁代恳试施一方，以图侥幸。予思病既濒危，药非精锐，料难应效。方用麻黄、桂枝、杏仁、桔梗、橘红、半夏、姜汁，并嘱服药，竖抱旋走，勿令卧倒。如此一昼夜，始得咳嗽出声，痰喘略定，知其痹象稍宽。但病势过重，药虽见效，未便骤松，麻黄昨用三分，令其减半，余照原制，再进一剂，汗出肤润，热退喘平。更用六安煎加桔梗，卧稳嗽稀。予曰："痹开病去，大局无虞。古云：小儿勿多服药，盖儿质薄弱，脏腑娇嫩，药多恐伤真气，今可停药，乳哺调之，自然恢复。"果如予言，识此为乡愚信求神药者戒。

黄曙堂翁乃郎头痛忽变痉厥续见数证皆不治

头痛久而不愈，名曰头风。头风多瞎眼，方书固已言之矣。尚有一种突变神迷肢掣，不可救治之证，前贤未经道及。曾见曙翁乃郎，年约十岁，头痛时发，予因他事过其家，见儿号泣，询之。翁告之故，出方药，皆辛散之属。予曰："此由先天不足，木失水涵，风阳上冒，辛散不宜。"翁求方，疏归芍地黄汤付之。翁惑旁言，遂置不服。仍请原医看视，以为前药尚轻，更增细辛、藁本，一夕痛剧而厥，手足瘈疭，急来延予。予曰："肝风动矣，不可为也。"翁恳拯救，勉用熟地、党参、麦冬、阿胶、炙甘草、麻仁、枣肉、茯神、白芍，合复脉汤参入牡蛎、龟板，仿诸水介潜之法，不验。辞之。更医无功，迁延数日而殁。续见仇姓稚子，及方氏女证同，皆不治。推详病机，证属头痛巅疾，下虚上实，治当上病下取，医昧病原，恣行辛散，以致变幻，其理显然。凡诸痛厥可治者尚多，惟此证一经神迷，即莫能救，此其故，岂所谓甚则入肾，内夺而厥，则为喑痱者欤！初集载有郑氏妇一证，予虽为治愈，然亦幸也。

家秀翘兄肝郁痛伤胃气详论病机治法

秀兄年逾五旬，向在维扬[①]贸易，患病数月，延医多人，愈疗愈剧，因买舟载归。望其形容枯槁，行动艰难。诊脉弦劲欠柔。询其病原，据述旧冬少腹病起，渐次痛连中脘，时作呕恶，彼时纳谷虽减，尚餐烂饭一盂，交春病势日增，即啜稀糜亦吐，形羸肉脱，药饵遍尝，毫无一效。迩来更加恶闻药气，入口即吐，君将何以教之。予曰：医之审病，如吏之审案，审案必得其情，审病须明其理，推详脉证，其病机已了然心目矣。按弦为肝脉，诸痛属肝，厥阴之脉循少腹，究缘平日情怀不适，木郁失条，少腹因而致痛。然肝为将军之官，脏刚性急，医投辛香温燥，希图止痛，肝阴被劫，怒木益横，冲胃为呕。此肝为受病之原，胃为传病之所，医多药杂，胃气益伤。夫胃为水谷之海，气血俱多之经，既不安谷，气血从何生化。肤无血润则枯槁，肠无血润则干燥，阳气结于上，阴液衰于下，欲走噎途，岂区区草木所能回枯转泽耶。经云：诸涩枯涸，干劲皴揭，皆属于燥。燥者濡之，治法固无难也，无如濡润之品，恒多凝滞。现今胃气空虚，呕吐恶闻药气，焉能强进。考古人治血气两伤之候，先当益气，气为血之帅也。但益气药品殊多，首推人参者，以其能回元气于无何有之乡也。再考东垣云：胃中虚热，谷气久虚而为呕吐者，但得五谷之阴以和之，则呕吐自止，不必用药。谨择参米水饮一方，气味冲和，谅当合辙。于是每日用人参二钱，陈米水煎，果受不呕，服至匝旬，餐加色转，再合参乳汤，守服两月，便濡肤泽而起。如此大证，只此二方，并未别参他味，药简功专信矣。

别驾菽田何公仆妇子痫

吾郡别驾何公，续迁甘肃，眷属仍居郡城。宅中一仆妇，重身九月，偶患头痛，医作外感治，其痛益甚，呕吐汗淋，至二更时，忽神昏肢掣，目吊口噤，乍作乍止。何公

① 维扬：扬州。

少君六吉兄，当晚遣力相召，晓造其宅，六吉兄告以病危之故，入视搐搦形状，诊脉虚弦劲急，谓曰："此子痫证也，势虽危险，幸在初起，当不殒命。"六兄曰："昨夕仓皇，恐驾到迟，故近邀女科一看，亦言证属子痫，然药不效奈何?"出方阅之，羚羊角散也。予曰："此乃古方，原属不谬，不知子痫疾作之由，因子在母腹，阴虚火炽，经脉空疏，精不养神，气不养筋，而如厥如痫，神魂失守，手足抽掣。其病初头痛者，即内风欲动之征也。医家误作外风，浪投疏散，致变若此。至羚羊角散方内，惟羚角入肝舒筋，当归、枣仁补肝益血，茯神安神，甘草缓急，与证相符，其余防、独、木香、杏仁，俱耗真气，苡仁下胎，多不合宜，岂可以为古人成方，漫不加察耶。"于是乃以本方除去防、独等味，参入熟地、沙参、麦冬、阿胶、芝麻，养阴濡液，少佐钩藤、桑寄生，平肝息风。头煎服后，其搐渐平，随服二煎，搐定，头痛亦减。六兄喜甚。予曰："病来势暴，今虽暂熄，犹恐复萌。"嘱再市药一剂，尽今晚服尽，搐不再作，方许无虞。次日复诊，痛搐俱止，神清脉静，纳食不呕。方除钩藤、寄生，加白芍、玉竹、女贞、石斛。逾月分娩，母子俱得无恙。

鲍觉生宫詹病发三次不能复起

宫詹前于乾隆丁未冬，自毗陵抱疾归，证类噎隔，已濒于危，予为治之而愈。嘉庆乙丑，宫詹视学中州，病发召诊，又为治愈，案载初集及辑录中。道光乙酉秋，宫詹在都，前疾又作，初时尚轻，来书语状，予辄忧之，虑其年逾花甲，血气既衰，非前此少壮可比，末又云：幸得请假南归，便图就诊，深为之喜。及至腊底，伊宅报中，详述病情，较前两次发时更剧，体惫不支，势甚危笃。令侄子硕兄亟欲邀予入都诊治。予虽老迈，谊不容辞，适迫岁暮，冰雪严凝，水陆舟车，都难进发，道阻且长，恐其病不及待。子硕兄踌躇无策，再四相商，痴只得酌拟一方，专足送去，冀幸得以扶持，即可回籍调治，另函致意，劝令速归。回书云：手翰再颁，感浃[①]肌髓，妙剂服之，不似昔年之应手。盖衰惫日久之故，欲归不得，进退维谷，负我良友，何以为人，弟之心绪，不可名状；永别之戚，惨剧难言。然奄忽而徂，胜于痴狂而活也。专泐[②]敬谢，不能多写，企不知结草何时，南望故乡，惟有怅结，未几遂卒。悲夫！宫詹自订年谱未竟，令弟时任乾州，续成之谱，末有云：兄病中尝语人曰：吾生平患此疾，及今而三矣。丁未、乙丑，皆濒于危，皆赖程杏轩治之而愈，今无杏轩，吾病殆不可为矣。予阅及此，不禁泫然。

黄就唐表兄脘痛呕吐危证治验

就兄体素虚寒，向患腹痛，服温药相安。年来痛移上脘，气逆呕吐，饮食渐减。丁

① 感浃：同"感通"，此有所感而通于彼。
② 专泐：泐，音 lè，雕刻，引申为书写。专泐，特地写信。

亥之秋，病发益剧，食全不纳，自服理中六君之属，温理脾阳未应，形羸气怯，卧床不起，遣价迎予。诊脉胃少弦多，望色青白不泽，自以为殆。予曰："无妨，治未中肯耳。尊体平素虚寒，原宜温理。据兹脉证，由于心境欠舒，木郁不达，厥阴干犯阳明，肝气逆横，胃降失职。"仲圣云：厥阴为病，气上冲心，心中热疼，饥不欲食。夫肝为将军之官，脏刚性急，脾胃虽俱属土，然须分别治之，不容笼统而论。叶香岩谓胃司受纳，脾主运化，脾宜升则健，胃宜降则和，太阴湿土，得阳始运，阳明燥土，得阴自安。数语实发前人之所未发。观其食入即呕，足见其病在胃而不在脾。理中、六君皆是脾药，不能治胃，今胃空若谷，必须参力扶持，始克有济。寒士购参不易，姑思其次，以高丽参代之，乃于六君子汤除术、甘之柔，加入川椒、乌梅、干姜、木瓜、白芍。另用陈老米水煎服。药则辛酸并投，法合制肝安胃。予辞归。越日就兄专札来云：妙方连服两剂，痛缓呕止，稍能安谷，颇见效灵，深为感佩，尚祈加减，照原法略为出入，守服而痊。次春相晤郡城饶君扬翁宅中，丰采倍胜于前。

燕云亭司马伏暑感证

戊子夏，徽郡蛟水暴涨，横流泛滥，田庐人畜，到处被湮，歙休尤甚。公奉委往勘，暑湿烦蒸，感伏膜原，交秋疾作，始而寒热似疟，继则单热不寒。吾宗思敏翁为治两旬，大热已退，日晡微潮，拟属邪去正亏，转为养阴和胃。越日寒热又作，以为感复，辅正驱邪，病状如故，神形益疲。度其恙久，阴阳两虚，连投补剂，寒热总不能止，嘱邀予商。予进署时，公寒热正发，卧榻呻吟。诊毕，思翁适至，谓予曰："燕公祖之恙，吾看多次，愈而反复，烦子酌之。"予曰："顷诊脉象，数犹带弦，热时口犹作渴，是属秋时晚发，感证似疟之候，大局无妨。但恙久正气固虚，余波似仍未净，过补恐其腻邪，过清虑其伤正，酌以辅正剂中微寓和解之意，邪退而正不伤，斯为美也。"思翁称"善"。遂令疏方，药用首乌、人参、当归、茯苓、甘草、料豆衣、扁豆壳、陈皮、半夏、糯稻根须，引加鲜姜、红枣，另以井河水各半煎露一宿，明早温服，后且再议。届期复召，询其家人云："昨服药后，寒热未来，夜眠安稳。"入室公起坐就诊，笑曰："疟魔已被君驱去矣。"复与思翁斟酌加减，不旬日而愈。公善画山水，有倪迂[①]风，惜墨如金，求之不得，病痊后，亲绘一箑[②]赠予，并序其事。

饶君扬翁公郎风温证治原委

道光戊子冬，郡城饶君扬翁公郎厚卿兄病，初起寒热、头痛、咳嗽，服辛散药一剂，次日单热不寒，口渴烦躁，嗽痰带血，下午突作昏晕。当晚折简逆予，黎明至郡。见其

① 倪迂：元代著名画家倪瓒，性情迂快，人称"倪迂。"

② 箑：扇。

面目俱赤，舌黄耳聋，呛咳胁痛，汗出而热不衰，诊脉洪大数疾。谓君翁曰："公郎之恙，乃风温犯肺，邪在上焦，速为清解，免致蔓延中下，辛散之品不宜用也。"方用料豆、甘草、桑叶、蒌皮、杏仁、桔梗、牛蒡子、贝母、梨皮之属。诘朝复召，问知夜来热甚烦谵，咳血甚多。望其面目仍赤，诊毕昏晕又作，额汗淋漓，翁甚彷徨。适黄就唐表兄至，予告之曰："此证确属风温为病，但质亏病重，虑难支持，昨方力薄，故不应效。"就兄曰："鄙见亦然，不识当如何用药?"予曰："噫！难言。考风温名载仲景《伤寒论》中，但只言脉证及误治之变，并未出方，叔和以下，亦皆无治法，惟朱奉议创立六方，可谓登坛树帜，然既言不可发汗，何萎蕤汤中又用麻黄、羌活等药耶。宋元迄今，名贤代出，所论风温证治，未有一言折衷可为法守者。惟近时休邑汪广期先生所立风温汤一方，只萎蕤、料豆、甘草三味，药简功专，颇有深意。予治此证，每宗此范围而扩充之，往往获验。"就兄以为然。于是照方加入沙参、生地、丹皮、地骨皮、知母、贝母、黄芩，引用芦根、梨汁、白蜜，服之大效。诊视数次，热势渐退，苦寒渐减，转手养阴润肺，调理两月，幸得保全。是役也，使非君翁信而不疑，就兄推诚赞助，未见其有成功也。予常语人曰："凡起一大证，务须病家能笃信，医者有主持，旁人不妄议，三者失一，不可为矣。"

饶厚卿兄幼女因热生风之证治愈并明其理

厚兄病愈，其女三岁，发热目赤，医谓证属因风生热，投以羌活荆防，目肿如李，眵流如脓，热甚搐搦。尊公君扬翁，嘱予治之。予曰："此因热生风证也，非清不可。"方用生地、丹皮、山栀、生甘草、菊花、桑叶、石决明、羚羊角服之，热退搐定，目肿亦消。君翁疑而问曰：小孙女之病，医云因风生热，子云因热生风，同一风耳。风则当散，何服散剂而病反增，服清剂而病旋愈，此曷故也？予曰："风热二字不可概言，须知内外标本之别。因风生热者，乃外入之风，风胜则热遏，散其风而热自解，所谓火郁发之，此风为本热为标也。因热生风者，乃内出之风，热胜则风旋，清热而风自息，所谓热者寒之，此热为本风为标也。医家因风热二字，义未解明，模棱施治，是以多误。"翁喟然曰："医患不明理，理明则治病视诸掌矣。"

又仆人肝风用药大意

君翁盛纪年将二旬，暮春之初，始觉头筋抽痛，旋见口眼歪斜，肢凉脉细，此为风寒外感。药投温散，其病益剧，肢掣头昏，心悸汗浆。君翁令舁至舍，嘱为诊治。按诸风掉眩，皆属于肝，春深时强木长，水不涵木，阳化内风，乘虚绕络。凡治风须分内外，外入之风，则可散，内出之风，散之益助其升腾鼓动之势。现在左肢瘈疭，防变痉厥神迷。议以滋水涵木和阳息风。方用炙甘草、党参、熟地、麦冬、阿胶、芝麻、茯神、枣仁、五味子、牡蛎、小麦、南枣。初服四剂，势已减轻。更加白芍、当归、萎蕤服至廿剂病瘥。虚犹未复，令制丸药，数阅月，始得元复如初。

许兑岩兄尊堂久痢治验

兑兄尊堂，年将及耋，本质阴虚，时常头昏口干，耳鸣心悸，药服滋补相安。秋初患痢，后成休息，延至次春，昼夜或十余行七八行之不等。每便腹痛后重，粪带鲜红，间见白垢。形疲食少，医治无效。召诊脉如平时。予曰："体素阴亏，原宜滋养，但痢久脾虚肠滑，滋药又非所宜。"方仿异功散，加首乌、白芍、山药、扁豆、莲肉、老米，剂内俱用人参，数服痢仍不止。复诊告兑兄曰："令堂证属休息痢疾，病根在大肠曲折之处，诸药力不能到，即复人参，亦皆无益。"兑兄云："然则奈何?"予曰："非鸦胆子莫能奏效，特此物本草未收，他书亦鲜论及，惟《幼幼集成》载其功能，名为至圣丹，予用治此证，颇多获验。"检书与阅。兑兄云："据书所言，并先生经验，自必不谬，第恐此药性猛，家慈年迈难胜耳。"予曰："所虑固是，但每用只三十粒，去壳取仁，不过二三分，且有桂圆肉包裹，兼服补剂，扶持正气，断乎无伤，盖非此莫达病所，病不能除，正反伤矣。"如法制服，三日全瘳。是秋其疾复作，家菡洲兄为治，多日未瘥，复邀同议。予曰："上春曾投鸦胆子见功，何不再用。"兑兄仍以高年质虚为忧。予曰："有病当之不害，亦三服而愈。"兑兄虑疾复萌，商用此味，研入调养丸药内，冀刈病根。予曰："善后之图固妙，然研末入丸，似不合法。"更与菡兄斟酌，仍照原制，每以五粒与丸药和吞，服之两月，至今三年，其病不发，可见此药之功效如神。

许月邻翁令爱齿衄

翁令爱患齿衄，药用生地、丹皮、赤芍、连翘、石膏、升麻之属，衄反甚。予于方内，除升麻加犀角，一服即止。翁问曰："古人治血证，用犀角地黄汤。云：无犀角代以升麻，盖升麻能引诸药入阳明也。今服之不效，岂古方不足信欤?"予曰："朱二允有言：升麻性升，犀角性降，用犀角止血，乃借其下降之气，清心肝之火，使血下行归经耳。倘误用升麻，血随气升，不愈涌出不止乎，古方未可尽泥也。"翁又问："入阳明，清胃热，药品尚多，惟犀角与齿衄相宜者，得无齿属上部，角长于头，本乎天者亲上之义耶?"予曰："不宁惟是，人之上齿属足阳明。礼云：戴角者，无上齿。阳明之血脉，上贯于角，齿衄用之辄应者，职是故也。"

族弟羲采血涌欲脱

予侨居岩镇，距祖居之东溪几五十里。丁亥春，族弟羲采证患吐血。近延予弟春圃门生咏堂酌治，血涌不止，势欲晕脱。专价星夜逆予至。见病者仰靠于床，气息奄奄。自云：脐下热气上冲，血即涌出，切脉虚大不敛。顾谓弟与生曰："此水火失济之候也。经云：水为阴，火为阳。夫人身之阴阳，相抱而不脱，是以百年有常，故阳欲上脱，阴下吸之，不能脱也。今阳但上越，阴不下吸，恐蹈危机，所服皆滋纳之品。药病相当，其所以不验者，病重药轻故耳。”方定大剂两仪煎合生脉散，更加龟板、怀牛膝、白芍、茯苓、山药、童便、阿胶之属。服后血虽不涌，脉犹未敛。予曰：“慎之，防复吐。”上午因亲属问病，应答烦劳，血又上涌，神思飘荡，几欲脱去。忙照原方，熟地由一两增至二两，再加磁石吸引肾气归原，另煮团鱼汤煎药。盖治真阳之飞越，不以鼋鳖之类引之下伏不能也。如言饮药，血旋止。日晡又因家人嘈杂，血复溢出，虽不若前之甚，亦觉难支。思血属阴，喜静，动则阳化，故越出上窍，令其闭户屏烦，如此两昼夜，始得脉敛神安，血止不吐。仍守前法，调治月余而瘳。

何少君令政传尸虫异附载历见诸证并详治法

何别驾少君六吉兄召视令政病。诊之曰：“此瘵证也，危期甚速，可勿药。”忆别驾公如君，前亦患此疾而殁。因谓六兄曰：“令政病状，显属传尸，此证五内有虫，人将殁，虫先出，迭相传染，为害最烈，慎防之。”六兄曰：“吾亦疑及此。据内子云：家庶母病笃时，伊坐榻旁，见帐中一物飞出，攒入伊鼻，自此得病。”予曰：“是矣。”六兄求杜患之策。令研獭肝末，每人日服钱许。思虫由鼻入，当以法御之。嘱捻纸球，外裹雄黄，入病人房，以此塞鼻，倘见虫出，即钳置火中炼之。一夕六兄入房，实有物飞集于头，似觉蜿蜒多足，惊拨堕地而殁。秉烛四照，瞥见其物，潜伏几下，蠢蠢然。急呼家人持钳夹住，视形如蝶，翅翼生毛，毛色杂花，投诸火，唧唧如鼠声。六兄有妹，时又病剧，越日令政逝。有邻媪来慰，顺至伊妹房中问疾，归家脱衣，陡见一虫缀其裙，媪亦如法炼毙。伊妹殂后，患遂绝。

曩见方理丰翁宅中，始而妻死于是，继而媳死于是，后弟媳又死于是，一岁之中，同病而死者三人。次春皆续弦，未几长子死焉。翁娶继室，质伟体坚，自以为无患，不数月而病矣。其前妻之女，年已及笄，侍继母汤药，忽见病人鼻内，有物蠕蠕而出，心异之。其物飞扑女面，条不见，继室殂。女疾作，未百日亦殒，一岁之中又同病而死者三人。传尸之祸，可胜言哉！又许玉生翁有女四人。先是二、三女俱患此证，相继而夭。居无何，四女又病。予谓之曰：“此证有虫传染，三传乃宁，符药莫制，宜设法以杜后患。”翁因将长女远送戚家，病女移于后院，家人日服獭肝。女殁，患幸泯。但三病临危，俱未睹有虫出，或能变化，而人莫之见欤？

愚按传尸，乃虚劳中另自一种，虚劳无虫，传尸有虫，虚劳不传染，传尸传染。但此病与虚劳形状仿佛，卒难认识，而治之之法，诸说不同，务将证治辨明，则临病庶有主持，亦医家之不可不讲也。请先以证言之。稽求古训，如苏游之说，道藏之言，不为不详。然后人谓其类于不经，流于妄诞，似难取信。夫传尸之异在于虫，但其虫须俟人之疾笃而后见，不比别病之虫，可先从吐从便而见也。紫庭方用乳香熏病人手背。有毛出者为传尸，法虽未试，然恐不验，又烧安息香烟，令病人吸之，嗽不止者为传尸，不嗽者非也。此说亦不足凭。凡虚劳多嗽，嗽最畏烟，断无吸之不嗽之理。惟喻氏谓狐惑声哑嗄，劳瘵亦声哑嗄。是则声哑者，气管为虫所蚀明矣，斯言可为此证之一验。愚于此更有一得焉。如一家之中，先有患虚劳而殁，未几又一人所患证同，不问前病之见虫有无，后病之声哑与否，即可断为传尸。盖寻常虚劳不传染也。至于治法，《肘后》有獭肝散，治冷劳鬼疰，一门相染。《青囊》有取虫用啄木鸟法。喻氏又谓虚劳热久，蒸其所瘀之血，化而为虫，遂成传尸瘵证，獭肝散非不可以杀虫，而未可以行血去瘀。仲景所制大黄䗪虫丸及授陈大夫之百劳丸，驱旧生新，诚无有一无二之圣法。愚考二方，《金匮》原文只言治五劳七伤，内有干血，并未云治传尸。喻氏从《金匮》叙虚劳于血痹之下悟入，以为血痹则瘀，瘀则生虫，非具过人之识，不能若是。然则䗪虫丸、百劳丸，可涤虫之原；獭肝散、青囊药，可除虫之害。证有辨之之法，虫有治之之方。传尸之候，或有可生。然须及早除之，若待其势已成，噬脐何及！

汪绍由翁尊堂脱证救苏

戊子之春，予由旌邑至孙村汪生德辉家，伊族绍由翁尊堂病剧延诊，比至已治木矣。入见病者，色白如盐，切脉弦劲少胃。予曰："此脱证也，何以至此?"翁述病原云："家慈年近古稀，体虚多忧，间患气痛，服辛香之品稍快。旧夏病目，眼科疗治，其目已盲。今春又因痰嗽，药如二陈、枳、桔、杏仁、苏子，服经多日，前夕忽心慌晕汗，至今不止，畏食懒言。"出所服诸方，予阅之曰："病伤犹可治，药伤最难医。今脱机甚速，驷马追之，尚恐不及，奈何?"翁恳举方。商以两仪煎合生脉散。每剂拟用人参三钱，熟地八钱。翁云："家慈因患气痛，补剂向不取尝，分两过重，虑其不受，请小试之如何?"予曰："亦可。但大厦摇摇，一木恐难支耳。"姑用人参一钱，熟地三钱，麦冬一钱五分，五味子五分。予下榻汪生宅中。次早翁郎岷山兄来云："家祖母昨夕服妙药后，安睡片时，汗敛晕定，略啜稀粥，稍能言语，幸已获效，乞求复诊。"予曰："子归先煎人参二钱，熟地五钱备用。"往察脉证，颇有起色，仍守原方。续仿千金复脉汤，以救阴液，再加茯神、归、芍、牡蛎、女贞、石斛柔肝养胃，渐次而瘥。

汪商彝翁夫人风寒袭络之证

商翁夫人本质虚寒，常多疾病。旧春曾为诊治，药投温补有效，今春因乃郎心疾，昼夜看守辛劳，风寒之邪乘虚袭络，比时不觉，渐致颈脊酸痛，喜暖畏寒，欲人揉打，纠缠两月，医用羌、独、防风以驱风，香砂、陈皮以理气，屡服不应。季夏予至孙树，延诊，谓曰："此风寒袭络之证也。"夫初痛在经，久痛入络。经主气，络主血。考督脉并于脊里，至风府入属于脑。《素问》云，痛者，寒气多也。寒则冱而不流。温则消而去之。方法治风先治血，血行风自灭。理当养血为君，佐以温通脉络，非驱风理气所能治也。方定当归、枸杞、杜仲、巴戟天、附子、鹿角胶霜、狗脊、五加皮、秦艽、桑枝，四剂全愈。

予久患腹痛忽下瘀血而痊

予患腹痛多年，由午餐饭冷，强食而起。痛处在脐之上，痛时腹冷，掌按热熨稍瘥，虽盛暑亦必以帛护其腹，饮食渐减，喜暖畏凉，他物食尚相安，惟饭蒸煮未透，或稍冷食，则必痛。素嗜瓜果，得疾后不敢尝。向患痔红，食姜蒜烧酒即发，故忌之。此疾作时，食入阻滞，饮烧酒一二杯，反觉通畅，不但姜蒜不忌，即食椒末辣酱，均与痔红无碍。经云：痛者，寒气多也。证属寒凝气滞无碍，予素畏药，痛发无何，香砂、姜、萸、陈、半、谷芽、神曲之类，服一两剂即罢去。往岁发疏尚轻，惟餐饭不能如常，年来发频且重，不拘何物，餐后必痛，须食下行，其痛方止。于是餐后不敢坐卧，乃学古人养生，食后行百步，常宜手摩腹之法，并遵释教，过午戒食，然亦无益于病，遂视食为畏途。无如疾经多载，消恐耗元，补防助壅，踌躇无策。友人谓予年近古稀，命阳衰弱，寒从内生，是以喜暖畏凉，釜底无火，物终不熟，是以谷食难化，须用八味丸补火生土。所论固是，予意终未坦然。思痛若在鬲，虑其妨食成噎，今幸在腹，当不害命，药饵乱投，恐反有伤，恪守不药得中医之诫。

己丑季夏，旌邑孙村汪宅延诊。下榻塾中，时二鼓既寝，急欲大便。灯灭，暗中摸索跌仆，莫能挣扎，大孔汩汩，遗出如泻水状。呼仆持火至，扶起视地，皆污色如漆，汗淋气坠，即忙就枕。汪宅献楠、志仁二公闻之，驰至，殊为着惊。予曰："无妨。此因久痛蓄瘀，刻瘀下脱，未免伤气耳。"饮党参、桂圆汤。少顷，气稍续，汗亦敛。次早登而厕，犹有余瘀。予恐其瘀复脱，遄归。到家更衣，瘀已无矣。自此，腹不再痛，餐饭如常。细求其故，究由瘀凝肠胃，阻其传导之机，以故食入则痛。夫血犹水也，血之结而为瘀亦如水之结而为冰，所以痛处常冷，按熨饮醇，热气至，故觉稍快。至于瘀蓄年久，胶固已深，一旦倾囊自出，理殊不解，得无长夏炎蒸，奔驰烦劳，动则相化，如雪消而春水来耶？从斯悟入，书称久痛在络，络主血，不独肢体之痛为在络，即胸腹之痛，痞积之痛，皆为在络，皆宜治血，无徒从事于气。又如噎隔一证，方书虽有胃脘枯槁，及阳气结于上，阴液衰于下等语，然由瘀血阻塞胃口者恒多。进而思之，予疾将十年，固未能自知瘀蓄于先，然不药稳持，尚不失为中驷，不然补泻杂投，不殒于病，而殒于药矣。予见败坏之证，自萎者十之二三，药伤者，十之七八。药本生人，而反杀人，可不惧哉！自今以往，伏愿医家，证未审明，勿轻用药，病家疾如可待，勿急求医，如此或亦可为卫生之一助耳。

辑　录

庆敬斋方伯耳鸣

经言：肾气通于耳。故人至中年以后，肾气渐衰，每多耳鸣之患。喻氏论之甚晰。然不独肝。肾之阴气上逆，必兼挟有内风乘虚上升。夫风善入孔窍。试观帘栊稍疏，风即透入。人之清窍本属空虚，是以外感风邪，其息即鸣。韩昌黎云：草木之无声，风挠之鸣；水之无声，风荡之鸣。凡物之鸣，由于不得其平。人身之阴失其平，阳失其秘，化风盘旋，上干清窍，汩汩之声，昼夜不息，其义亦然。议与潜阳熄风，静以制动之治。

又公子痘证

见点九朝，成浆之期，孩提先天禀薄，痘形陷伏，根脚不齐，浆清色白，便溏食少，嗜卧无神，一派气血虚寒之象；亟亟温补内托，尚有生机。医犹以为肌热未退，火毒未消，药仍清解，误之甚矣。夫痘证发热，此其正候，盖不热则表不能透，标不能长，浆不能蒸，靥不能结，故痘证始终无不赖此热力为之主持。若欲尽攻其热，不顾戕损其元，元气受伤，安能送毒归窠，苗而不秀，能成实者鲜矣。外科论痈疽，谓有脓则生，无脓则死，痘证亦然。又伤寒有养汗之法，痘证有养浆之法。伤寒须七朝以前，邪气未传，尚可养得汗来，痘证须七朝以前，逆证未见，尚可养得浆来。倘至七朝以外，生气已离，再思养浆，亦犹伤寒邪气已传，再思养汗，其可得乎？无脓痒塌，势所必至，十二险关，虑有风波。勉议保元汤合参归鹿茸一法，冀其堆沙发臭，或可侥幸图成。

齐方伯胁痛

肝者，将军之官，谋虑出焉。情志不舒，木郁为病。据谕恙起数年，左季胁下不时作痛，饮食入胃，其气常注于左，不行于右。经言：左右者，阴阳之道路也。肝位居左，其气常行于右，脾位居右，其气常行于左，左升右降，如环无端。今气偏注一隅，岂非升降失司、肝脾不和之为使然？目前虽无大患，窃恐肝病日久，土困木横，冲胃为呕，攻脾为胀，可不早为曲突徙薪之计乎。

福方伯哮嗽

哮嗽多年，原属锢疾，往岁举发尚轻。此番发剧，胸满喘促，呼吸欠利，夜卧不堪着枕。药投温通苦降，闭开喘定，吐出稠痰而后即安。思病之频发，膈间必有窠囊，痰饮日聚其中，盈科后进。肺为华盖，位处上焦，司清肃之职。痰气上逆，阻肺之降，是以喘闭不通。务将所聚之痰，倾囊吐出，膈间空旷，始得安堵。无如窠囊之痰如蜂子之穴于房中，莲子之嵌于蓬内，生长则易，剥落则难，不刈其根，患何由杜。考《金匮》分外饮治脾，内饮治肾。且曰：饮邪当以温药和之。议以早服肾气丸，温通肾阳，使饮邪不致上泛。晚用六君，变汤为散，默健坤元，冀其土能生金，兼可制水。夫痰即津液所化，使脾肾得强，则日入之饮食，但生津液而不生痰，痰既不生，疾自不作。上工治病，须求其本，平常守服丸散，疾发间用煎剂搜逐，譬诸宵小，潜伏里闬[1]，乘其行动犯窃，易于拘执，剿抚并行，渐可杜患。

台静亭州尊阴阳两亏伤及奇经

复诊寒热依然，神采更倦，前方初服微见痰红，疑系附子温燥所致。续服五剂，红不再吐，口并不渴。仲圣云：身大热而反近衣者，热在皮肤，寒在骨髓也。且越人明以阳维为病，苦寒热为训，岂寒栗如此，经年累月，憔悴不堪，不从温补，尚有何策可施耶？王太仆云：热之不热，是无火也，益火之源以消阴翳，旨可悟矣，虽《内经》有诸禁鼓栗，如丧神守，皆属于火之言，丹溪有治用清凉之案，然与此似乎不合。无如补虚门中归脾、十全、补元煎、养营汤之属，均已服过，即治奇经之鹿茸、河车，亦无应验，殊为棘手。但细详脉证，总不外乎阴阳精气两亏。张介宾所谓以精气分阴阳，则阴阳不可离，以寒热分阴阳，则阴阳不可混。古人复起，不易斯言。

长中堂病机治法

经云：阴阳者，万物之能始也。水为阴，火为阳。是病机虽繁，可一言以蔽之曰：阴阳而已。试观天有四时，以生寒暑燥湿风，人有五脏，以生喜怒悲忧恐。五脏所患不同，要不外乎心肾，此阴阳窟宅，水火根基。恙缘夙夜烦劳，心肾不交，水火失济。夫营卫二气行阳则寤，行阴则寐。若卫气不得入阴，则但寤而无寐矣。医用补心丹、养心汤安神定志，未为不良，要知心为虚灵之脏，草木无情，非假物类之灵以引之，焉能望效。拟以纯甘，加入龟板、虎睛、龙齿、琥珀、珍珠，谅当有应。

马朗山制军公子中寒阳脱急救不及

诊脉沉伏模糊，证见肢厥声鼾，口鼻气冷，人事迷惑。良由真元内戕，阴寒直中，阳气外脱，势属危殆。《内经》以阳气者，若天与日。今则冱寒凝泣，阴霾用事，使非重阳见晛，何以复其散失之元乎？夫人身之真阳，譬之鳌山走马灯，拜舞飞走，无一不具，其间惟是一点火耳。火旺则动速，火微则动缓，火熄则寂然不动，而拜舞飞走之躯壳，

① 闬：闬，音 hàn，门。

未尝不存也。方用参附二味，重加分两，昼夜频进。《本草》言：人参能回元气于无何有之乡，附子为斩关夺门之将。潭底日红阴怪灭，分阳未尽则不死，但脉证败坏如斯，欲图断鳌立极之功，亦难之难矣。

温景侨制军饮伤脾胃商善后之策

脉沉细缓，外腴内虚，饮多谷少。恙经三载，发时脘痞嗳噫，小便欠利。年来戒饮，其疾虽平，然精神起居，未能如昔，饮食稍有失调，脘中犹觉不快。虑其病根复萌，商图善后之策，此不治已病而治未病也。夫脾胃清和始能生化气血，酒者熟谷之液，其气慓悍，入于胃中则胃胀，气上逆满于胸中，故致患若此。今病虽愈，而仓廪之官未得骤反清和之旧。计惟调养脾胃，以资运化。考古治病，有煎膏丸散之别，心肺病在上焦，宜用煎膏，肝肾病在下焦，宜用丸，脾胃病在中焦，宜用散，审其致疾之由，投药自中肯矣。

周都宪咳久医误治用温肺涤邪

岐伯虽言五脏六腑皆令人咳，然其所重，全在于肺。盖皮毛者，肺之合也，皮毛先受邪气，邪气以从其合。其寒饮食入胃，从胃脉上至于肺，则肺寒，肺寒则外内合邪，因而客之则为肺咳。是咳之不离乎肺，犹疟之不离乎少阳。据谕病缘夏热晓起，感冒凉风，更兼饮冷，始而微咳，渐至咳甚，服药月余，咳仍不已。经云：形寒饮冷则伤肺，此致病之大端。医者只知天时之气热，不察人身之脏寒，频投滋润，希冀清火止咳，适燕指南，无怪药愈服而咳愈频也。盖肺为娇脏，性虽畏热，然尤畏寒，金被火刑固为咳，金寒水冷亦为咳。五行之理，生中有克，克中有生，金固生水者也。然金寒则水冷。使非火克金，则金不能生水矣。譬诸水冰地拆，犹以霜雪压之，其能堪乎。诊脉沉细，口不干渴，时当盛暑，背犹怯风，使非温中涤邪，何以春回旸谷，倘再因循贻误，寒邪不解，久咳肺伤，更难为计，拟温肺汤一法。

方耒青制军便泻溲数

经云：中气不足，溲便为之变。人之二便全藉中气为之转输，故不失其常度。肾气虚则关门不固，脾气虚则仓廪失藏，便泻溲数之病生焉，方定补中益气汤升举脾元，四神丸固摄肾气，二药合投，并行不悖。加枸兔佐蔻萸之功，增莲芡辅参术之力，方则脾肾分施，病则溲便并治矣。

曾宾谷中丞痢疾

痢疾古名滞下，然此滞字，非单指饮食停滞之谓，言其暑湿内侵，腑气阻遏而为滞耳。长夏感受暑邪，伏于肠胃，新秋患痢，腹痛后重，赤白稠黏，日夜频次。考古贤治痢，不外通涩两法。大都初痢宜通，久痢宜涩。夫暑湿邪热，客于营卫，则生疮疖；入于肠胃，则为泻痢。痢之红白，如疖之脓血。脓血不净，疖不收；红白不净，痢不止。证在初起，治贵乎通。经曰：通因通用，然此通字，亦非专指攻下之谓，言其气机流行，而无壅滞，乃为通耳。丹溪以河间发明滞下证治，和血则便脓自愈，调气则后重自除。二语实盲者之日月，聋者之雷霆。特其方法，每用芩连槟枳，苦寒攻伐，藜藿洵属合宜，膏粱恐难胜任。歙郡汪氏蕴谷书称，痢疾即时疫，浊邪中下名曰滞，亦杂气之所乘，故多传染于人。其自定黄金汤一方，药虽平淡无奇，然于逐邪解毒之义，颇为切当。谷食不减，胃气尚强，约期二候，可以奏功。

张观察如夫人经期不调

先天禀薄，情志欠舒，心脾抑郁，诊脉细涩，细为气少，涩主血虚。问寝食如常，惟月事失调，每值经期，洒淅恶寒，腰膂酸疼。按冲为血海，任主胞胎，二脉交通，乃能有子。脉证若此，即无他患，恐难孕育。间进加味归脾汤，调养心脾血气之源，常服毓麟珠，补益冲任，阴阳和协，冲任调匀，则合浦珠还，蓝田玉茁可预必也。

龚闾斋观察令媳瘵证

轩岐论五郁，首究乎肝。肝主春生之气，春气不生，则长养收藏之令息矣，而欲其无灾害者几希。夫病端虽始于肝，久则滋蔓他脏。肤浅见血投凉，因咳治肺者，固无足论，即知求本，而不审诸阴阳消长之理，依然隔膜。所谓补阴补阳，义各有二。芩连知柏，有形之水也；麦味地黄，无形之水也。以无形之水，制无形之火，如盏中加油，其灯自明。干姜桂附，温烈之温也；参耆甘草，温存之温也。以温存之温，煦虚无之气，如炉中复灰，其火不息。日内咳频，痰犹带血，似须先投甘寒以降火，未可骤用参耆以补阳耳。《医贯》云：凡人肺金之气，夜卧则归藏于肾水之中，肾水干枯，无可容之地，故复上逆而为患矣。病始不得隐曲，渐至不月风消，喘咳息贲，莫能正偃。所以然者，虽云火炽之相煎，实由水亏之莫济。夫火空则发，使非真实填空，炎焰何能敛纳。王太仆云：益心之阳，寒亦通行；强肾之阴，热之犹可。诚见道之论。昨论便溏多恐脾元下陷。夜来便圊数次，烦热少寐。夫土为物母，心肝肺肾，若四子焉，子虚尚可仰给母气，苟土母倾颓，中无砥柱矣。古人论脾肺两亏之证，最难措置，方欲培土强脾，恐燥剂有妨于阴液；方欲濡燥生津，恐润剂有碍于中州。惟上嗽热而下不便溏，下便溏而上不嗽热者，方好施治耳。今日用药，当以扶脾为急。昔士材先生虚劳，尝云：今日肺病多，保肺药中兼佐扶脾；明日脾病多，扶脾药中兼佐保肺，亦因时制宜法也。但脏真损伤已极，药饵恐难图成。

吴春麓仪曹不寐眩晕

经曰：水火者，阴阳之征兆也。肾为坎卦，一阳居二阴之间，故须阴得其平，然后阳藏于密。童年知识已开，阴精早泄，此致病之大端。及壮，血气方刚，尚不觉其所苦。人四十而阴气自半，起居日衰，精神不充，蝉联疾作。诊脉尺虚细涩，寸关大于平时。按尺为肾部，脉见细涩肾虚奚疑？寸关大于平时，阴弱阳浮之象耳。夫医之治病，不以用补为难，而以分别水火气血为难。冯氏书云，小病治气血，大病治水火。盖气血者后天有形之阴阳也，水火者，先天无形之阴阳也。太极之理，无形而生有形，是治大病，可不以水火为首重耶？请以不寐言之：人知其为心病，而不知其为肾病也，心虽为神舍，而坎离尤贵交通。越人以阳不入阴，令人不寐，岂非水火未济，坎离失交之故乎？《内经》又有头痛巅疾，下虚上实，过在足少阴、巨阳之语，形容厥晕病机最切。方书称风，称火，称痰漫无定见。景岳师其意，以为无虚不作眩，治当上病疗下，滋苗灌根，精矣精矣。暂服煎剂，再订丸方，王道无近功①，内观颐养为要。旧患眩晕怔忡，不寐遗泄，本属心肾两亏，水火失济，曾订煎丸，服经十载。兹诊脉候平和，精神矍铄，此亦颐养之功，非全关草木之力也。惟食多尚难运化，腰膂时痛，遗泄间或有之，药物所需，仍不可缺。考古人用药，有攻病保躬②两途，攻病则或凉或热，当取其偏；保躬则适其寒温，宜用其平。盖温多恐助相火，精关不藏；润多虑伤脾阳，坤元失健。如云食蜜便即溏泻，脾虚不胜润滑之征。青娥丸固能治肾虚腰痛，但故纸、胡桃，味辛性温，久而增气，恐其助火，且常服丸药，亦须分别气候。夏令炎热，远刚近柔，以防金水之伤；冬令严寒，远柔近刚，以遂就温之意。将交夏至，一阴初变，元精不足之时，商以益阴保金，兼调脾胃，秋季再为斟酌。

又少君水火失济之证

水火之道，宜交而不宜分，水上火下名曰交，交为既济，不交为未济。由是观之，水火之切于人身者大矣。据脉与证，良由肾元下亏，水火失济，以致魄汗淋漓，玉关滑泄。腰为肾腑，肾虚则腰膂多疼。心为神舍，心虚则夜卧欠逸。面赤颈热，虚阳上炎；体倦头倾，髓海不足。且金乃生水之源，肺肾为子母之脏，子虚盗窃母气，此喘咳之所由。肾开窍于二阴，心与小肠相表里，心热移于小肠，此血淋之所自。昔肥今瘦，虚里跳动，种种见证，虚象奚疑？不知持满御神，日啖草木无益。积精自刚，积气自卫，积神自旺。酸以收之，介以潜之，厚味以填之。水火交，精神治矣。

胡观察疝证

经云：任脉为病，男子内结七疝。督脉为病，不得前后为冲疝。是疝病，虽属于肝，而实冲任督三脉所主。据证睾肿，少腹形坚，痛甚攻冲腰俞，病根深远，愈发愈剧。考

---

① 王道无近功：即王者所行之正道，有平正之义。如医者用药有王道、霸道之分。“王道”稳而效缓，故“无近功”。

② 保躬：躬，身体。保躬，保护身体。

任脉起于中极之下，上毛际，循腹里；冲脉起于气街；督脉统督诸脉而为奇经之长。叶氏云：大凡冲气从背而上者，系督脉主病，治在少阴；从腹而上者，系冲任主病，治在厥阴。揣诸病情，确为奇经受病无疑。医不中肯，是以药治无功。

郭松崖郡侯疟疾

疟虽小病，而《内经》论之最详，首称夏伤于暑，藏于皮肤之内，肠胃之外，因得秋气，汗出遇风，内外相搏，是以日作，可知疟病由于暑风相搏而成。然暑必兼湿，若无湿，但为干热，非暑也。即此推之，疟病虽属暑风相搏而成，又必挟有湿邪酝酿之所致矣。特六淫分配四时，暑之与湿，气虽异而因则同，有可分不可分之义也。今岁太阴司天，湿土主事，其变骤注，其灾霖溃，人在气交之中，感而即病者，为霍乱、吐泻、肿满诸候。其不即病，邪伏膜原，内趋大肠则为痢，外走少阳则为疟。故疟之寒热往来，亦犹痢之赤白胶黏耳。恙逾匝旬，疟经五发，胸腹饱闷，呕恶不渴，脉沉弦缓，显系湿郁中焦，腑阳失运，幸得从枢外达，不致滞下痘满，邪净自瘳，无须过虑。

鲍莳春部曹尊堂血枯久伤奇经

产育多胎，冲任受亏，兼之自乳，阴血更耗。恙经年远，腰膂刺痛，转侧维艰，小便血淋，痛引少腹，揣摩其故，非特血气之伤，而且奇经亦损，故归地养阴，参耆益气，均无灵效。冲脉起于气街，任脉起于中极之下，淋痛诸候，必有所关，即寒热一端，亦阳维为病耳。病由血海空虚，损及奇经八脉，寻常药饵，谅难奏功，宗《内经》血枯，治以四乌鲗骨一藘茹丸。

周司马非风病后足膝软弱

前患非风，调治小愈，案牍劳形，元虚未复，腰膂虽能转侧，足膝尚觉软弱。肝肾真元下亏，八脉不司约束。参芪归地，仅可益其气血，未能通及八脉。古人治奇经精髓之伤，佥用血肉有情，岂诸草木根荄，可同日而语。推之腰为肾府，膝之筋府，转摇不能，行则振掉，不求自强功夫，恐难弥缝其阙。恬淡虚无，御神持满。庶几松柏之姿，老而益劲也。

王明府夫人积聚久痛

脉弱质亏，操持多劳，昔年产后，少腹起有痞块，不时作痛，迩来痛于早晨，日日如是。经云：任脉起于中极之下，循腹里。任之为病，其内若结，男子七疝，女子瘕聚。再考古人论积聚，分癥瘕两端，瘕者征也，有块可征，其病在血。瘕者假也，聚则有形，散则无迹，其病在气。良由新产之后，或因寒侵，或因气滞，以致循经之血，凝结成形，胶黏牢固，长大则易，铲削则难，须待本身元气充旺，始能消磨，倘务急攻，非但积不可消，反伤正气。《内经》有大积大聚，其可犯也之戒，旨可见矣。现在痛势攻冲较甚，滋腻之补，似非所宜。思久痛在络，冲为血海，先商煎剂，调和冲任，使其脉络流通，气机条畅，痛势稍缓，再议丸药，图刈病根。

沈虹桥广文疫证

时疫十朝，正虚挟邪，证见神倦耳聋，热发不退，脉息沉细无力。凭脉用药，理应壮中温托，阅方曾服理阴煎三剂，病样日增，前法似难再进。夫阳证阴脉，原属不宜，方书有时疫邪伏于里，脉多沉细，不同伤寒，邪自外来，脉多浮大，语属可参。仿赵氏六味汤加柴胡一法。复诊脉仍虚细，神形倦怠，唇齿干枯，舌胎黄燥变黑。夫邪热最为真阴之贼，高年肾阴本亏，热甚津液更耗。《己任编》所谓感证始终以存津液为第一义，盖阳明燥土，全赖少阴肾水以滋养之。如旱田侧有井泉，犹可供其灌溉之资，倘并井泉干涸，燥土炎蒸，则苗槁矣。宗甘露饮。

洪广文少君损过脾胃

书云：卫虚则恶寒，营虚则发热。证见日晡寒热往来，已经数月，洵为营卫二气之虚，断非客邪外感也。病既属虚，虚则当补，昨服补剂，胸鬲反增滞闷，此中消息，颇难窥测。盖非药不能应病，乃胃气不行药力耳。夫上损过胃，下损过脾，越人且畏，姑遵经旨，虚痨不足，当与甘药。

两进甘药，寒热依然，惟粥食稍增，咳嗽略缓，药病尚觉相符。稽古补虚方法，千蹊万径，而其关键，总以脾胃为之主脑。夫人之一身，内而五脏六腑，外而皮肉经脉，何一非藉谷气长养之功，苟土母倾颓，既难输化饮食之精微，焉能传送药力，宜乎虚不纳补也。《难经》发明五损勿过脾胃，仲景治虚痨诸不足，出活人手眼，其所立建中方法，亦皆稼穑作甘，此古圣贤明训，内伤大病，可不以脾胃为首重耶。然病真药假，终难图功。

鲍觉生宫詹精气内亏，详叙证治次第

恙经半载，脉证合参，究属质亏烦劳以致坎离不交，水火失济，五液内涸，虚阳不藏。误服苦寒，重伐胃气，诸证蜂生，纠缠不已。揆之古训，以虚能受补者可治。虚火可补，参耆之类；实火可泻，芩、连之类。劳伤之火，虚乎？实乎？泻之可乎？赵氏谓阴虚之火如盏中油干，灯焰自炽，须以膏油养之，专主补阴，其说是已。然阴生于阳，血去于气。顾此食少欲呕，脘闷不快，又难强投滋腻。反复推详，计惟培养脾胃，默运坤元，以为先着。脾为土母，安谷则昌。《金匮》治虚劳，首用建中。越人言：损其脾者，调其饮食。脾元日健，饮食日增，变化精微，滋荣脏腑，不治火而火自熄，不润燥而燥自濡，充肤热肉之功可渐见矣。然，内伤之病，宜内观静养，所谓大病，须服大药。

大药者，天时春夏，吾心寂然秋冬也。参透此关，以佐草木之不逮为妙。

服药旬余，脉象稍转，寝食略安，惟足膝酸软，项脊时疼，形神疲倦。考治五脏之虚，《难经》言之甚悉。曰：损其肺者，益其气；损其心者，调其营卫；损其脾者，调其饮食，适其寒温；损其肝者，缓其中；损其肾者，益其精。阐发精微，了无遗蕴。再考《金匮》云：男子脉大为劳，极虚亦为劳。夫脉大为真气泄越，心脾耗伤，此归脾、建中、养营、四君等汤之所宜。极虚亦为劳，乃精血内夺，肝肾下衰，此六味、八味、天真、大造等丸之所宜也。但病证多端，治须次第，首先稼穑作甘，培补中宫，专崇其土，次当荣养心脾。盖心为离阳，补心阳以生胃土，虚则补母之义。至于皮枯肉瘠，肢懈形羸，精髓内竭，筋骨废弛，明属本实先拔，舍填纳固摄，则解㑊何由而振？枯槁何由而回？特草木无情，须假物类之脂膏，益人身之血液，煎丸并服，脾肾分施，炼石补天，而收桑榆之效矣。

调治两旬，虽未大效，然处境烦剧，犹能支撑，未始非赖药饵扶持之力。七年之病，三年之艾，原无速功。春三月，此谓发陈，恪服煎丸，春气得生，夏可得长，一阴来复，自可霍然。

病机前案已详，其中奥义难测者，尚有数端，请再陈之。凡人病若劳动，反觉精神强健者，此阴火沸腾扶助于内，不觉其元气之衰，若静养调适，反觉神疲气弱者，此阴火退，本相露故也。病情有类乎此者一也。解㑊一证，由于肝肾二经之虚。肝虚则筋软，无力以束，周身肌肉皆涣散而若解；肾虚则骨痿，不能自强，遍体骨节皆松懈而多㑊，故恹恹悒悒若不知所以为人，病情有类乎此者二也。男子精未满而早摇其精，五脏有不满之处，异日有难状之病。病情有类乎此者三也。卫气昼行于阳，主寤，夜行于阴，主寐。平人夜卧，则阳升阴降，阴阳交合，然后渐入睡乡。若营弱卫强，坎离失媾，神明之地，扰乱不安，万虑纷纭，却之不去。卫气刚入于阴，契合浅而脱离快，升而复升，降者复降，是以欲寐之时，忽惊而寤矣。病情有类乎此者四也。至若饮食虽能强餐，腹中常觉不畅者，胃得受纳之司，脾失健运之职也。大便燥结，数日始一更衣者，肠脂枯涩，传导艰难也。脘中时痛者，木失水涵，肝叶怒张而迫鬲也。心乍怔忡，营虚之故。臂多青脉，血脱之征。更有皮肉之间，时如冰水滴溜，证状之奇，方书未载。曾治一妇，患此疾数年，投补百剂而愈，岂非血气空虚，失其温分肉、实腠理之司耶。

殷仲周先生筋挛便浊

据谕病原始末，考诸经云：肝主筋，身之所束者筋也，所以荣筋者血也。病本血不荣筋，而踋筋之血，又耗于足瘤之渗漏，加之时疫热邪，深入经络，足踋之大筋，得热而短。经又云：肝气热，胆泄口苦，筋膜干，则筋急而挛者是矣。然治挛固难，而治浊亦不易，虽津液藏于膀胱，气化能出，但肺为生水之源，金燥则水不生。诸病水液浑浊，皆属于热，义可知矣。进而求之，筋挛血涸，使非养血荣筋不可也。然徒知荣养，而不明夫辅金制木之法，亦不可也，苟以金制木，而木反荣，筋反舒矣。且金清则水生而热降，此荣筋即可以治浊也。水足则木畅而筋柔，此治浊即可以荣筋也，明见谅以为然。

张佩韦先生肝肾两亏证治

两尺细涩，肝肾下亏，必得之醉而后使内也。壮时血气方刚，故无所苦，自强仕①以来，渐觉目盲不能远视，耳如蝉吟蛙鼓，虚里其动应衣，阖目转盼，则身非己有，腰膝酸楚，行步不正，种种病状，就衰之征。经云：肝开窍于目，肾开窍于耳，目得血而能视，耳得血而能听，血气衰耗，不能上充，故视听失其常度。心为君主之官，血虚心无所养，故掣动不安。脑为髓海，下通命门，上气不足，头为之苦倾。腰者肾之府，肾疲则惮于转侧。膝者筋之府，筋疲则艰于屈伸。方用人参为君，形不足温之以气；地黄、河车、龟鹿胶为佐，精不足补之以味，更用山萸、五味，摄纳肾气归元，气旺精充，百骸司职，收视而视明，返听而听聪矣。

家近陶翁肝阳逆肺咳嗽加感风温标本异治

两寸关脉候俱大，左关尤急。据述前冬因情志抑郁，先见此脉，后觉心烦不安。旧春心烦稍定，咳嗽至今不止，舌苔时黄时退。此肝为受病之源，肾为传病之所。夫肝之伤脾，人所易知，肝之伤肾，人所不识。譬如折花枝安插瓶中，花枝日茂，瓶水日为吸干。肝阳吸引肾阴，此之谓也。且肺为肾母，子虚必盗母气，不特金不制木，而木反得侮金。肝阳上升，冲心为烦，冲肺为咳。脉大不敛，舌见黄胎，要皆阳亢阴亏之所使然。所幸寝食如常，别无兼证。议以滋肾生肝，保金化液，辛温刚愎，似非所宜。

复诊脉急依然，连日嗽甚于前，夜卧欠安，头额手心俱热，是属挟有风温外因。若云阴虚之热，当发于日晡，不应发在午前，且其来也渐，何骤若此？质虚恙久，固不能正从标治，然亦未可过补。仿汪广期前辈风温汤方法。

汪舜赓翁令爱水肿

色白肤嫩，肾气不充，数月病魔，脾元又困，诸医调治，病势日增，请求其本而论治焉。经言：诸湿肿满，皆属于脾。曩服五苓、五皮，非无所据，但肾为胃关，关门不利，故聚水而从其类。仲师主用肾气丸，即此意也。若谓童年精气未泄，补之不宜，然治标不应，理应求本，所谓有者求之，无者求之是已。夫水流湿，火就燥，二阳结谓之消，三阴结谓之水。消者患其有火，水者患其无火，且水病虽出三阴，而其权尤重于肾。肾居水脏而火寓焉，此火者，真火也。天非此火，不能生物；人非此水，不能有生。即膀胱津液藏焉，亦必由命门气化而出。华元化曰：肾气壮则水还于肾，肾气虚则水散于

① 强仕：四十岁。《礼记·曲礼上》："四十曰强，而仕。"

皮。前服肾气丸颇应，日来饮食不节，病复再投不效。考诸《已任编》云：此病单用肾气丸不效，单用补中益气汤亦不效，须用补中益气汤吞金匮肾气丸。谨宗其旨。

方芷南茂才夫人产后心脾两亏之证

《金匮》云：妇人新产有三证：一曰痉，二曰郁冒，三曰大便难。三证所因，无非阴阳血耗之所致耳。人知四物汤能补血，此第认其面目，而未审其根源。夫血生于心，统于脾，欲求其源，舍此谁与？再按脾主肌肉，脾虚故肌肉发热；心主神明，心虚故神明失藏。计惟黑归脾汤一方，可称对证之药，泛涉他求，恐多歧也。

语云：宁医十男子，莫医一妇人。盖女科病本无难，其所难者，胎产两端而已。胎前诸病尚须培养气血，况乎产后百脉空虚，不言可知矣。产经十朝，发热昏冒，肢掣烦躁，夜卧欠安，脉息数大无力，断非蓄瘀风邪，显属阴亏阳越。病关根本，非枝叶小恙可比。归脾汤培养心脾化源，喜其虚能受补。第补药治虚，如旱田稼穑灌溉宜频。病人畏药，昨晨至今停药未进，心烦肢扰，痉厥欲萌。原方加胶黄枣麦，守服勿懈。

鲍禹京翁夫人厥证治法节略

伤寒论厥证，分别阴阳，阴厥属寒，阳厥属热，寒宜温而热宜凉。杂病论厥证，分别虚实，夺厥、煎厥、痿厥为虚，薄厥、尸厥、食厥为实，实可消而虚可补。病由情怀不释，肝失条达，血气日偏，阴阳不相顺接，因而致厥，与全虚全实者有间，理偏就和，宜用其平，偏补偏消，怎能治情志中病？

厥证妇人常有之，其为情志郁勃致病显然，惟昼夜频发，阴阳脏气俱伤，却为可虑。若乍发乍止，殊而且轻，亦无妨碍。所嫌病关情志，难以除根，务必戒怒舒怀，惜劳静养。冬令收藏之际，加意慎持，来春草木萌动，庶可不致复发。

厥证有因痰者，有不因痰者，因痰而厥，厥时喉中必有痰声辘辘，此则厥来寂然无闻，且痰厥脉应带滑，今脉细兼弦涩，洵属气厥无疑。

持脉之道，须知人之平脉，然后察其病脉。质亏脉细，此其常也。惟细中见涩，右寸关兼带弦象，故主病耳。涩者，血虚气滞；弦者，胃弱肝强；细小弦涩，主病尚轻；牢大弦长，主病重矣。

诸厥属肝，女子以肝为先天。肝主怒，怒则气上。经云：血之与气并走于上，乃为大厥。其由肝郁为病可知。考古人治郁证，多用越鞠、逍遥二方，但越鞠燥而逍遥则润矣，越鞠峻而逍遥则和矣。

治肝三法，辛散、酸收、甘缓。逍遥一方，三法俱备。木郁则火郁，加丹栀名加味逍遥，滋水以生木，加熟地名黑逍遥。《已任编》中，一变疏肝益肾汤，再变滋肾生肝饮，前用逍遥减术者，恐其守中，用丹皮减山栀者，恐其苦泄伤胃也。

肝胃二经同病，须分别其肝阴胃液已亏未亏。如阴液未亏，气药可以暂投，若阴液已亏，治惟养阴濡液。所谓胃为阳土，宜凉宜润；肝为刚脏，宜柔宜和。

叶氏论治郁证，不重在偏攻偏补，其要在乎用苦泄热而不损胃，用辛理气而不破气，用滑润濡燥涩而不滋腻气机，用宣通而不揠苗助长。数语深得治郁之理。

血虚治当补血，四物汤为补血之首方，然其中尚须分别阴阳。若血虚肝燥，木火沸腾，芍药微酸微寒，在所必需；地黄先用生，凉血生血，继则用熟，补水涵木；川芎辛窜，固属不合，当归亦须蒸去辛温之性。

养血诸药除四物外，惟丹参为胜，《本草》言其色赤入心，有去瘀生新之能，功兼四物，乃女科要药。可以备用。

木郁生火，火则宜凉。第此火非从外来，良由木失水涵，以致肝阳内炽。芩连知柏，苦寒伤胃，洵非所宜，不若生地、丹皮之属，清肝凉血为稳。

五行克制，木必犯土，肝气上逆，胃当其冲。洵其厥来，脘中有块，按之则痛，食下阻滞，此肝犯胃，厥阳顺乘阳明故也。既知气逆为患，治应先理其气，无如气药，多燥肝阴，胃液已亏，如何燥得。经言，兰除陈气，并能醒胃舒肝，可加为引。桑叶轻清，能泻肝胆之郁热，叶案每与丹皮同用见功。虚则补其母，肝肾同治，乙癸同源，乃治肝病第一要诀。然须俟其痞消厥定，以作善后之筹。若用六味汤，可加当归、白芍，或去山萸，恐其温肝故也。如用须陈者乃佳，分两减轻，并用盐水拌炒。

肢掣名为肝风，此非外来之风，由乎身中阳气变化。故曰：诸风眩掉，皆属于肝。第肝为刚脏，须和柔济之。治用和阳息风及养阴甘缓等法。至于钩藤、菊花、桑寄生均有平肝息风之能，发时随宜加入。

《内经》有肝苦急，急食甘以缓之之语。《金匮》出甘麦大枣汤，只用甘草、小麦、枣肉三味。盖小麦春生，肝之谷也，最能养肝，合诸甘草、枣肉之甘，以缓其急。后贤治肝风诸风诸病，每参此法。

木喜滋而恶燥，阴亏血燥之体，或逢天时阳气泄越，或触情志恚嗔，因而激动肝风，变幻痉厥，纠缠日久，阴液内竭，可以借用《千金》之复脉汤。盖脉乃血脉，血脉既亏，藉其药力，以通营卫致津液。叶氏于方内除去姜桂益精。

诸厥虽属肝病，然心为君主之官，主安则十二官各得其职。厥发日久，肝风为扇，震动心营。养心安神药品虽多，首推抱木茯神者，盖茯神本治心，而中抱之木又属肝，以木制木之义。其次柏子霜既能养心，更可润肾滋肝。用枣仁须猪心血拌蒸晒。用麦冬须辰砂拌染。或加琥珀、龙蛎，均有镇静之功。

肥人之病虑虚其阳，瘦人之病虑虚其阴。阴亏于下，则阳越于上，下虚上实，而为厥巅之疾。是故养阴药中，必作以潜阳者，如畜鱼千头，须置介类于池中之意。牡蛎、鳖甲者，取蛎之咸能软坚，鳖之色青入肝，不独潜阳已也。

张仲篪翁息贲喘嗽

情志抑郁原属肝病，辛散、酸收、甘缓，俱厥阴正治之方，屡投未应。窃思肝木不平，金失其刚，肺脏不能无患。肺欲收，观其胸痞喘咳不得卧，岂非肺张不收，卧则叶粘背俞，阻塞气道之故乎。经言："诸气膹郁，皆属于肺。"喻氏发明秋伤于燥，冬生咳嗽之义，是知郁病可不专责于肝，而燥证则全关于肺也。盖肺主气，居相傅之官，苟治节有权，则清肃下行克称其职。病缘木郁生火，兼挟燥邪，金受火刑，令失清肃，肺燥叶张阻塞气机而为患矣。倘果专属肝病而不涉肺，何至喘咳不能着枕耶？且肝病治肺，辅金制木，道犹不悖。设令肺病不救，则烦冤逆满，内闭外脱，更何如耶？拟千金苇茎汤大意。

方竹坪翁头痛

质亏烦劳，证经多日，诊脉虚弦带急，精神欠充，夜寐少逸。询其病初并无寒热，知非外因。惟头痛乍轻乍重，推求其故。东垣云：内伤头痛，时痛时止。究缘烦劳抑郁，水不涵木，肝风上扰清空，鼓动不定。夫头痛神烦，倏然而至，迅速莫如风火。但身中阳化内风，非发散可解，寒凉可平，必须阳和，庶乎风息。经旨以下虚则上实，阴伤阳浮冒，上病疗下，滋苗灌根，语可味也。

洪并锋翁脾阳虚寒湿内伏重用温补治法

夏月伏阴在内，当于寒湿中求之。议以理中汤，温理脾阳。服药泻止呕减，舌苔少退。此由脾阳向亏，卑监之土易于酿湿，阳气不中，寒自内生，既无外邪干之，本气自能为病。今既投机，只可于方内增分两，不必于方外求他味。其所以不骤加阴药者，盖恐肥人之病，虑虚其阳耳。

经云：阳气者，若天与日，失其所则折寿而不彰，故天运当以日光明。日光不到之处恒多湿生，土之薄也。经又云：脾苦湿，急食苦以燥之。脾阳健，可冀运矣。昨方加增分两有效，足见尚是病重药轻。然当此盛暑，参附大剂服逾两旬，病犹未却，虚寒情状亦可畏矣。安心稳守，功到自成。

洪庭光兄肝风眩晕证类猝中

病起偶然眩仆，医谓急虚身中，猛进甘温峻补，转增胸胀呕吐，不饥不便。有时浮阳上腾，面赤唇口干燥。然脉尚和平，寝尚安稳，言语尚觉明白，求其所因，良由肾元下虚，水不生木，肝风鸱张，以致发时状如中厥。经谓：诸风眩掉，皆属于肝。温补药重，激动肝阳，其胸胀呕吐，不饥不便者，无非肝风扰胃，阻胃之降而然。使果真阳飞越，雷龙不藏，则脉必浮大无根，证必烦躁，无暂安时。且前服温补诸方，岂有不效，而反病增之理。所定制肝安胃，尚有商者。盖肝阳冲逆，非介不足潜其威；木火沸腾，舍酸无可敛其焰。拟于方内加牡蛎、乌梅二味，更觉相宜。痰涎频吐，胃液必伤，再加石斛、蔗汁，益阴保液，尤为符合。

叶振标翁证患似隔非隔

肝主怒，怒则伤肝。脾主思，思则伤脾。病缘情志不适，初患上焦痞闷嗳噫，此肝气横逆，阻其胃降而然。医者不察，浪投槟榔枳朴，损伤胃气，转致胸脘胀痛，泛泛欲呕，食面尚安，稍饮米汤，脘中即觉不爽。纠缠三载，似隔非隔，百计图之，总不见效。经云：肝在地为木，其谷麦。不能食谷而能食麦者，肝强胃弱之故也。盖胃弱故谷不安，肝强故麦可受耳。安胃制肝，法当不谬，但证属情志内伤未可全凭药力。张鸡峰以为神思间病，当内观静养，惟逃禅[1]二字甚妙。夫禅而名之曰逃，其心境为何如哉？

洪星门翁吐血

脉大不敛，阳虚体质，兼多烦劳，旧病喘、汗，服温补煎丸相安。月前偶感咳嗽，续见鼻衄痰红，日来吐多不止，口苦食减，头昏气促。若论寻常吐血，不过肝肺之火，药投清降，火平其血自止。尊体精气本虚，一阳初复，形神交劳，水火不交，气随血脱，病关根本，再投清降损真则阴阳离决矣。先哲有见血休治血之语，可味[2]也。议从黑归脾汤，培养心脾，佐以生脉保金，摄纳肾气。

服药三剂，血止脉敛。经云：人四十而阴气自半。平素质亏多病，今复大失其血，生生不继，脏真耗伤，灌溉栽培，尤非易事。夫血虽生于心，藏于肝，实则统于脾。古人治血证，每以胃药收功，良有以也。再按痰之本，水也，原于肾；痰之动，湿也，由于脾。《内经》以痰多为白血，此果痰也，果精血也，岂精血之外别有称痰者耶？故昔贤又有见痰休治痰之论。参五阴煎，水、土、金，先天一气化源也。

龚西崖兄咳血

向患血证，发将匝月，医用血脱益气之法未为不是，惟嫌脉数不静，肌肉咽干，呛咳莫能正偃，咳甚则血来，咳止血亦止。血去阴阳，阴不恋阳，水不制火，刻值金燥秉权，肺被火刑，金水不相施化。《医贯》云：不投甘寒以降火，骤用参耆以补阳，此非医误，不知先后着也。自述胸脘乍觉烦冤，即咳频血溢。按冲为血海，其经起于气街，挟脐上行至胸中。冲脉动，则诸脉皆动，岂非下焦阴火上逆，血随火升之故耶？火在丹田以下曰少火，出丹田以上曰壮火，少火生气，壮火食气，欲止其血，须止其嗽，欲止其嗽，须熄其火。然非寻常清火止嗽之药所能奏功。务使下焦阴火敛藏，火不上逆；金不受刑，嗽止血自止矣。

---

① 逃禅：遁世而参禅。
② 可味：值得玩味。

吴曜泉翁乃媳痉厥变幻证治之奇

前议安胃制肝，呕吐稍止，脘仍痞痛，大便未圊，手抖目窜，齿龂唇干，舌黄肌热，肝风痉厥，状已显著。据述病因情怀郁勃，夹食而起。郁则伤肝，食则伤胃。木郁宜达，腑病宜通。

昨宗仲圣厥应下例，便解结粪数枚，中宫痞形稍软，饮入不呕。惟肝风未息，痉厥仍发，肌热口渴，面赤齿干，胸脘嘈杂。病由肝木抑郁，腑气阻闭，变化火风。下焦腑气虽通，上脘火犹未降。姑议平肝息风，舒郁清热。

诸厥属肝，肝为风木之脏，相火内寄，体阴用阳。肝气上逆，胃当其冲，食不得入，是有火也。古称寒热之气相结于心下而成痞，相阻于心下而成格。又云：厥阴为郁，气上冲心，心中疼热，饥不能食。仿半夏泻心，减去守中之品。

肝郁逆胃，阻胃之降，中焦痞塞，不食不便，连日肝风势平，脘热亦减。惟胸痞未宽，不思饮食。前用润下，微解结粪，昨晚两番欲便，未得解出，似有宿滞未净。胃宜通，肝宜凉，乃病治之法则。

郁抑夹食，激动肝风，神昏肢掣，烦热胸痞，不饥不便，曾投承气泻心获效，加怒病复，连日诊治，证犹未减。自言脘中热闷，口渴唇干，头筋抽痛，有时气冲，厥晕即发，大便欲出不解。病久反复，诚难想法。然扬汤止沸，不若仍用釜底抽薪，阳明腑气一通，厥阴风木自平。但成败利钝，虽武侯①之明，亦难逆睹也。

便通复闭，脘痞依然，按之尚痛，食不阻塞不行。然下法用经两次，燥粪已圊，所有热滞，亦应推荡。何至牢锢若此，迁延两旬。言微形倦，似未可以再攻。奈痞结不开、补之不纳，仍宗土郁夺之，实有羸状之义。

叶震先兄肝风眩晕

肝者，将军之官，刚极之本，其藏血，其主筋，肝病则血病，筋失所养，眩掉强直，诸证生焉。要知此乃肝家自生之风，非外中之风也，治肝之法可不以为先着耶？但东方木，生于北方水，使无此水，何以生之？使水不足，何以涵之？虚则补母，厥有深意。平昔嗜饮，醪醴伤阴，足间常患流火，行步振掉，皮肉干瘠，春来渐有眩晕之象，肝风勃勃内动，加以阴络之血，又从痔孔内溢，淋漓不已，将何以荣筋泽肉乎？斯恙由来有自矣。目下年纪尚壮，犹可撑持，过此以往，欲求良治，不可得也。

吴双翘兄幼女目疾

目得血而能视。黑轮上戴日久，涩痒羞明，弦烂流泪。眼科苦寒消散，屡服无功，

① 武侯：诸葛亮。

可知无形之火，原非苦寒可折。王太仆云：寒之不寒，是无水也，壮水之主，以镇阳光。小儿纯阳，从钱氏六味地黄汤治法。

曩缘血虚肝燥，目痛羞明，苦寒消散，阴气益弱。今年厥阴司天，风木气王，秋深燥气倍张。肝藏血，其荣在爪。观其爪甲，枯槁剥落，肝血内涸显然。前议壮水，以平厥阳冲逆之威，继佐芍甘培土，酸味入阴，甘缓其急，交冬肾水主事，木得水涵，庶可冀安。

哭泣躁烦，究由脏燥。肝在窍为目，肺在声为哭。地黄滋肾生肝，二冬清肺润燥，所加黑羊胆汁引之者，盖肝位将军，胆司决断，胆附肝叶之下，肝燥胆亦燥矣。故取物类胆汁以济之，同气相求之义也。

汪式如兄阴暑感证转为瘅疟前后治法不同

证经七朝，两投温解，寒热退而复发，干呕不渴，舌腻、头痛。病缘本质不足，因热贪凉，感受阴暑之邪，怯者着而为病。方订理阴煎，冀其云蒸雨化，邪从少阳转枢，归于疟途则吉。

寒热如期，呵欠，指甲变色，似走疟途。证因阴暑逗留，非开手正疟可比，仍宜壮中温托，参以姜枣和解。现在寒来，且看晚间热势若何，明日再议。

寒热仍来，邪犯未解，口仍不渴，体犹怕风，时当盛夏，姜附服至四剂，并无火象，使非阴暑，安能胜任？不问是疟非疟，总属正虚邪留，辅正即所以祛邪，强主即所以逐寇。

昨发热至五更，汗出始退。今日午初又至，呕恶呵欠。前次尚有微寒，此番并无寒意，脉见弦急，由阴转阳之机。大凡阴证，得以转阳为顺。证既转阳，温药当退，中病则已，过恐伤阴。病经多日，正气受亏。辅正驱邪为是。

汗出热退，头痛稍减，脉仍弦急，舌胎转黄，疮刺俱见，寒邪化热无疑。恐其热盛伤阴，酌以补阴益气煎出入。

质亏感证，经十二朝，单热无寒，午初起势，黎明汗出退凉，确系伏暑为病，较之伤寒，其状稍缓，较之正疟，寒热又不分明。经云：少阳为枢。阴暑伏邪，得从枢转，尚属好机，不然则邪正溷淆[1]，如白银中参入铅铜，不成银色矣。夫伤寒一汗可解，温暑数汗不除。盖暑湿之邪，伏匿膜原，所以驱之不易。今寒邪既传，似可清凉，惟嫌受病之原，终从阴分而来，甫经转阳，苦寒未便骤进。昨日养阴和解，夜热稍轻，头痛稍减，脉急稍平，窥其大局，守过二候，当可获效。

热来稍晏，势觉和平，黎明退凉，渴饮较多。汗至午时，尚未收静。夫暑汗和虚汗不同。经言：暑当与汗皆出，勿止。脉急渐缓，头痛渐轻，小便渐淡，邪剩无多，今将

① 溷淆：混论，杂乱。

二候，愈期不远。按纯热无寒曰瘅疟，瘅即阳亢之名，用药自应转手。

昨热乍止，势犹仿佛，脉急已平，神采稍好。惟舌根尚有黄胎，口犹作渴，仍属伏暑余波，今朝两日，热难骤止，好在发作有时，上瘅疟同例。《内经》以为阴气孤绝，阳气独发，参加减一阴煎。

昨热仍作，其势较轻，证属瘅疟，因系伏暑，了无遗义。喻氏论瘅疟，会《内经》、《金匮》微旨，从饮食消息，调以甘药二语悟入。主用甘寒，保阴存液，《指南医案》治用梨蔗，亦此意也。推诸病状，与秋时晚发之证相类，气候稍有不符，情形大略则一，必须两三候外，日减一日，方得全解，届期可许霍然。

又乃嫂喉痛清药过剂变证

恙经两旬，起初喉痛，清凉迭进，喉痛虽好，变出舌强语涩，食少形疲，头昏足麻，虚里跳动，一派虚象，切防肝风变幻，若恐余烬未熄，亦当壮水养阴，断无再用苦寒之理。舌乃心苗，肾脉系舌本。当于心肾两家，求其水火既济之道。

早诊言防肝风变幻，午后突然口眼歪斜，心悸，肢掣，此肾真下虚，水不涵木，以致内风鼓动，更怕痉厥之险。经云：肝苦急，急食甘以缓之。祖《千金》复脉方法。

连日肝风已平，食少欲呕。人以胃气为本。病久正亏，全仗饮食扶持，胃气不旺，药难奏功。究缘前患喉证，煎、吹二药，清凉过度，脾胃受伤，不必虑其有火，且恐变为虚寒。脾开窍于口，脾和则口能知五味。口冷不渴，岂非脾胃虚寒之明验。与温养脾阳，仿理中六君方意。

服药两剂，呕止胃安，虚里跳动，舌强，口歪诸证尚未见效。虚风不息，谷少胃虚，固当扶助脾元，建其中气。第土由火生，既虚且寒，更须兼补其母。

又患伏暑危证拯治原委

日前诊视，拟属质亏受暑，热伤胃阴。诸呕吐酸，皆属于热。商仿黄土稻花汤，养胃涤邪，服药呕减热缓，惟舌腻未退，脉急未和，寐仍欠逸，心烦体躁。正虚邪留，辅正兼理余波，治法固虽不谬，所嫌热久呕多，形倦不支，目阖少神，不独伤阴，亦复伤气。不患邪之不除，而患正之不守，未可以呕减小效，恃而不恐。

昨夜仍不安寐，今日巳刻，陡然神昏齿噤，状类痉厥，舌苔黄腻，反甚于前。证虽多朝，伏邪未透，本体向亏，况经三候之久，驱辅两难。暑喜伤心，风喜伤肝，入心则昏迷，入肝则瘈疭，其危若此。姑订甘露饮合乾一老人汤①，养正涤邪，稳持不变，庶可转危为安。

夏暑内伏，秋时晚发。前见热势鸱张，不得不为清凉，复虑正气不胜，兼佐养阴固

① 乾一老人汤：方出清·汪蕴谷《杂症会心录》。方用黑豆、甘草、金银花、鲜黄土。用于疫证初起发热者。

本，以杜痉厥脱变，其热朝轻暮重，口渴心烦，舌黄欲黑，足征内热燔灼，若非急为徙薪，必致焦头烂额，幸得热退，方许坦途。质亏伏暑，病经多朝，邪热虽减，正气更虚。自云：心中焦烦，口渴嗜冷，固知邪热未清，然形倦如此，清凉又难再进。前案所谓不患邪之不除，而患正之不守，洵非虚谬。原知邪实正虚，未敢直行扫荡，无知邪热蕴炽，舌苔欲焦，神迷欲厥，所商养阴固正，清热涤邪，睹斯证状，邪未净而正欲倾，将何图治耶？复脉生脉合参，再望幸成。

昨订亟固真元，以拯危殆，夜来狂叫晕汗，黎明神识渐苏，脉大稍敛，面赤略退，舌苔仍黄，口仍作渴，头额手心尚有微热，倦怠依然。惟询问病原，略能应对，较昨昏沉形状稍好。质亏载邪，纠缠四候，正虚固不待言，余烬似乎未熄，苦寒虽不投，甘寒尚可取用。

证将匝月，危而复苏，虽属伏邪黏着迅速难驱，亦由正气不充，无力托达。凡治质亏加感之病，起初最难着手，不比壮实之躯发表攻里，邪去病除之为易也。神明清爽，似属转机，然肌热未退，大便欲圊不解，固非实热为殃，亦缘虚焰不熄，仍议育阴固正，濡液存津，阴血下润，便自通耳。

养阴濡润，便仍未圊，热仍未净。病人自言心烦，口渴喜吃生冷，总属热久阴伤，津液被劫。虽仲景有急下存津之法，现在正气动摇，焉能商进？考诸张介宾及高鼓峰前辈所论，伤寒温暑，热甚伤阴，舌黑便闭之候，悉用左归、六味、甘露等方，以代白虎、承气。见效虽迟，稳当过之，谨宗其旨。

病候缠绵，变幻不测，刻诊脉耎，形疲气坠，都系虚象。外热已轻，舌苔既退，内热料亦无多。大便未圊，腹无苦楚，听其自然。知饥啜粥，胃气渐开。一意固本培元，当此九仞[①]，加意留神为上。

吴妇血崩

经云：阴虚阳搏谓之崩。又云：悲哀动中则胞络绝，阳气内动，发为心下崩。病机已见大端。至于治法，方书虽有暴崩宜温、久崩宜清之语，要知此温清二字，乃示人大意，未可执论也。夫气为血之帅，暴崩气随血脱，每见晕汗诸证，故宜甘温以益其气。盖有形之血不能速生，无形之气所当急固。初非指温字为温烈之温也。阴为阳之守，久崩血耗阴阳，每见躁热诸证，又当滋养以培其阴。盖壮水之主，以镇阳光。盏中加油，浮焰自敛，亦非指清字为清凉之清也。

病由半产失调，始而经漏，继则崩中，黑归脾汤一方，按心、脾、肝三经用药，暴崩之顷，洵属合宜。若谓反复之故，除肝脾失其藏、统之外，或情怀不释，因怒动血者

---

① 九仞：仞，七尺为仞，或者八尺为仞，则九仞或为六十三尺，或为七十二尺。形容极高或极浑。《书·旅獒》："为山九仞，功亏一篑。"此处谓已胃气渐开，应加意留神，莫使功亏一篑。

有之；或冲脉空虚，不司约束者有之；或肾水下亏，不能坐镇心火者有之；或元气大虚，不能收摄其血者有之，断无因服归脾汤而反致崩之理。

凡血离宫便成块，未可见血之有块即认为瘀。果真内有蓄瘀，必然胀痛拒按，何崩决数番，腹无所苦耶？血色紫黑固多属热，然须辨其热之虚实。经言：阳搏其阴必虚。心崩由乎悲哀太甚，其旨可见。再按肾开窍于二阴，冲为血海，脉起气街。据言：小解后，血随溢出，此肾真下亏。冲脉不固，益彰彰矣。

许妇内伤经闭辨明非孕

病由不得隐曲，以致脏真内伤，经期阻闭。女科不察病原，佥用清热安胎，愈医愈剧。考《金匮》虽有䗪虫丸治虚痨血痹之法，顾此羸躯恐难胜任，即水、土、金俱病，古人亦无笼统治理。议以早用四阴煎，育阴保金；晚仿周慎斋前辈，淡养胃气，甘益脾阴。盖土为物母，脾乃至阴。其他退热止嗽之药皆置不用。叶氏云：勿见热而投凉，勿因咳而理肺。诚哉是言也。

形瘦阴亏，脉虚近数，证见咳嗽侧卧，汗多食少，经停九月，失红三次。据述曩因腹中微动，疑是妊娠。经云：妇人手少阴脉动甚者，孕子也。又云：身有病而无邪脉也。今脉证如此，谅非孕征。果真有孕，不过气血之虚，胎不长养，虽费调理，尚在可为。无孕则血海干枯，势走怯途，殊难着手。且妇人重身，即有病端，但去其病而胎自安，漫究妊娠之是否。惟论疗治之何知。君以育阴保金，佐以调养胃气，夏至一阴能复，差可保守。

汪孚占翁乃孙暑风惊证反复治法

一热即搐，幼科呼为急惊。经云：东方青色，入通于肝，其病发惊骇。昨日惊作，至今热发不退，神识昏迷，哭不出声，唇干鼻燥，舌苔中黄尖绛。虽属时感燥邪，然必挟有伏暑，两邪相合，致病势暴如此。叫喊作努，头仰肢搐，肝风动摇，亟亟清解。守过一候，邪净热退，庶可安稳。

夏暑伏邪，秋时感发，病起三日，热甚作惊，新旧两邪内犯心肝二脏。入心则昏迷，入肝则抽掣。观其撮唇弄舌，尖绛苔黄，伏邪化热显著。夫邪在皮毛，疏散可解；伏热内蕴，非清不除。病来势暴，未可因循，亟当清解伏邪，舍此别无法想。

两服清解，热退七八，惊势虽定，神犹未清，舌仍干黄，唇红目赤，伏邪未尽故也。口中生疮，火寻窍出，心热外解之征，清药仍不可少。虑其热盛伤阴，参以养阴亦可。

九朝惊定复作，余烬复燃，肝风息而复动。幸病不由吐泻而来，证属急惊，犹可无妨。热蕴在里，外反不热，肢反厥冷，所谓热深厥亦深也。若谓热盛伤阴，理则有之，若直指为虚寒，思投温补，断乎不可，仍当涤邪清热，平肝息风。

病逾两旬，惊犹未定，神迷齿齘，肢掣头摇。证由夏伏暑邪，兼感秋燥之气，两邪相并，一热即惊。邪传手足厥阴，深伏于里，所谓脏者，藏也，邪难入亦复难出，故治法宜守。更有初、中、末三法，病初邪热炽甚，治宜清解，急驱其邪，不使陷伏；中治则和阳熄风，末治惟有养阴存津、缓肝之急而已。若云初起热甚惊作之时，当服桂枝汤，岂不抱薪救火，而犯桂枝下咽，阳盛则毙之戒乎？是病纠缠至今，尚有生机可图者，幸能纳谷，胃气未败，倘一投桂附温补，阳遇阳则为焦枯，胃气消亡殆尽矣。病势溃裂若此，恐难扭转机关。

伏暑至秋而发，邪陷手足厥阴，证经五十余日，肝风虽定，神躁未安，舌绛唇红，鼻疮便结。虽属病久阴亏，心肝伏邪总未涤净。今岁少阴君火司天，阳明燥金在泉，故多热燥之证，治病须明运气也。缓肝之急以息风，滋肾之液以驱热。

服药数日，躁定寐安，时或仍有强直之状。经云：诸暴强直，皆属于风。许宣治前辈书称，暑风惊后强直者，属阴虚，治当养阴舒筋，僭仿其旨。

黄禹功兄阴虚咳血误服阳药致害

操持经营劳思过度，病起咯血，后加咳嗽。孟秋诊过，告以肺肾阴亏，久咳虚火上升。津液生痰不生血，治当补水制火，则其痰自除。第此甘醇静药本无速功，更医参附养阳，服至半月，诸证倍增。经曰：刚与刚，阳气破散，阴气乃消亡。是知证有阴阳，药有动静，阳主动，以动济动，火上添油也，不焦烂乎？且一星之火能烘千仞之山，一杯之水难救车薪之火。恙本火多水少，救阴尚恐不逮，岂堪燥烈更灼其阴乎？三冬肾水枯涸，来春奉生者少。语云：昌阳引年，欲进豨苓①。其斯之谓欤。

方侣丰兄挟虚伤寒误治致变坏病

年届五旬，心事内伤兼挟外邪，误药因循，邪留不解，脉濡无神，汗多头晕，交午寒热，此阴阳衰惫，邪正交争，乌可与传经少阳之寒热同语。张介宾云：邪气如贼，其来在外；元气如民，其守在中。足民即所以强中，强中即所以御外。斯证斯时，曰但驱邪可以却病，吾不信也；曰舍辅正可以拯援，亦不信也。仲圣云：伤寒若吐、若汗、若下、若温针不解者，名曰坏病，知犯何逆，随证治之。虽然理固如斯，而病已濒危，大厦欲覆，一木恐难撑持。

劳感经旬，因循误治，邪陷正亏。喻氏所谓轻则半出不出，重则反随元气缩入。观其晕汗，每现于寒热之顷，此阴阳交争，正不胜邪，脱机显露。如盗入人家，门户洞开，藩篱不固。主惫如斯，何堪与贼角胜负耶。请先救人后医病。

---

① 昌阳引年欲进豨苓：语出唐·韩愈《进学解》："是所谓诘匠氏之不以杙代楹，訾医师以昌阳引年，欲进其豨苓也。"昌阳，《广雅·释草》："昌阳，菖蒲也。"豨苓，即猪苓。祝充注："楚人呼猪为豨，豨苓乃猪苓也。"引年，古礼对年老而贤者加以尊养，谓之"引年"。《礼记·王制》："凡三王养老，皆引年。"此处以本应用菖蒲养老，反用猪苓为譬，批评前医用药失当。

谢翁证治并答所问

年逾花甲，天真既薄，酒多谷少，脾胃复亏。书称胃主四肢，脾主肌肉。脾宜升则健，胃宜降则和。睹此手足牵强，肤腠绷急麻痒岂非脾胃不和，失其升降之道乎？《内经》以胃之大络，名曰虚里，出于左乳下。即今乳房肿胀，胃络不和之症。又按：痰生于湿，湿生于脾，由土薄也。土厚则无湿，无湿则无痰矣。阅所服诸方，均从肝治，以为凡病皆生于郁。但土为万物之母，试以五行言之。木虽生于水，然江河湖海，无土之处，则无水生。是故树木之枝叶萎悴，必由土气之衰，一培其土，则根木坚固；津汁上升，布达周流，木欣欣以向荣矣。

又问肾气丸能治手足麻木否？答曰：天一生水，水之凝处为土，坚者为石，其最坚者为金。水、土、金原同一气。凡人戴九履一，心肺居上，脾胃居中，肝肾居下。胚胎始基，先具两肾，此肾为先天之根，元牝之宅。肾气丸先天之药也，能助右肾命门火，使肾火生脾土，脾土生肺金，肺金生肾水，肾水生肝木。一方而五脏皆调，一法而水火两备。且夫人之手足，犹树之有枝也，人之肾命，犹树之有根也。乌有根本充盈，而枝叶不敷荣畅茂者乎？引指使臂，灌叶救根，何可与言至道？

饶君扬翁脾虚泻血肺燥咳嗽证治异歧

诊脉细濡，恙经多时，始而便泻，继则下血，渐致食少欲呕，形疲心愦，药无灵效，略投辛温，血下即多，稍用清凉，饮食即减，辗转却难借箸。然，医贵变通，未可见病治病，印定眼目。经曰：湿多成五泻。病始于泻，脾虚酿湿。治湿固宜于燥，但脾为血之统，刚燥过剂，致动其血，内溢不已，阴络受伤，无如养阴之品恒多腻滞，又与脾胃欠合，此培其中州，抉其土母，不得不为之亟亟也。昔贤治血证，每以胃药收功，土厚自能胜湿耳。酌以淡养胃气，甘益脾阴，宗嘉禾饮。

服药数日，谷食稍增。视其病状与痢相似，即痢久正气未有不亏，亦当培养本元，资其生气。据述脘中如饥如嘈，是属下多亡阴，兼伤其气，观其得食则安，情已显露。方内参力加重，佐以乌梅，取其酸能生津，并可摄血。再考方书论久痢病根在大肠曲折之处，药力所不能到。有用至圣丹一方，余仿其法治验颇多，可备采择。

经云：阴络伤血内溢。然药用清热养阴而不效者何耶？经曰：营出中焦，中焦取汁变化而赤是谓血。中焦盖指胃而言。夫胃为水谷之海，气血俱多之经。药之浅者，饮食如常，旋去旋生；病之深者，谷少气衰，所生不偿所耗。脾与胃以膜相连，胃弱则生化无权，脾虚则统摄失职。书称不问阴阳与冷热，先将脾胃为调和。万物以土为根，元气以土为宅。议进归脾，理当如是。又述向有肝阳冲逆之恙，近兼举发。方内加入首乌，既可益阴，又可固摄，非熟地滋腻可比，乌梅畏酸不用亦可，但肠滑已久，须参涩以固脱。李先知云：下焦有病人难会，须用余粮赤石脂。

便稀食进，大有好机。病缠两月，气血受伤，以故尻骨酸楚，颊车乍痛，便时急坠，行动乏力。初议专培脾胃乃血脱益气之法，续进归脾乃虚则补母之方。李士材先生云：先天之本在肾，后天之本在脾，二脏安和，百骸皆治。今既食增泻减，脾胃已调，自当进加肾药。

治疗匝月，诸证均减，寝食俱安，精神渐长。体素阴亏，加以便血久伤阴络，屡服胃药，气分虽充，阴犹未复。金为生水之源，金燥不能生水是以上膈焦干，鼻痒咳呛。夫药随病转，移步换形，医如珠之走盘贵乎活泼。气不足便是寒，气有余便是火。改议养阴润肺，金水相生，津回燥自濡矣。

经言：虚邪贼风避之有时。恙后体亏，加受外因，形寒头痛，脘闷欲呕，然舌无胎，脉不急，受邪知不甚重。正气不充，未可直行表散，治宜辅正驱邪。

外感已解，痔疮举发，肛痛便复见红。然每日便止一次，并不溏泻，此乃痔血，非前肠血可比，痔平血当自止。知饥能食，食后脘中微痛。按胃司受纳，脾主运化，脾健失职，运化较迟。若果食滞致痛，则饱闷不饥矣。地黄益阴固妙，稍嫌其腻，不利于脾。暂商养胃调脾，复诊再筹进步。据谕向来冬春，左畔畏风，夏秋上焦热闷，药投清散，服时虽效，过后依然。揆度其故，谅缘营卫失和，箔篱不固，邪之所凑，其气必虚，断无六淫之邪，久羁人身之理，使非探本寻源，徒泛治标无益。且俟新病瘥后再为图之。

下极为魄门，魄门亦为五脏使。痔血去多，阴亏阳冒，上焦燥热干咳，阳加于阴谓之汗。前则泻多纳少，故仿胃药收功，兹则大便如常，多食善饥，病情迥别。丹溪谓：男子阳常有余，阴常不足，阳主动，阴主静。理当育阴济阳，静以制动。据言：每届秋时即患咳嗽，服清润之剂颇验。目前感后恐有余邪，地黄滋腻似未可服。按质虚偶感，邪本无多，既已驱逐，谅无逗留。肺与大肠相表里，肠热上熏，肺燥则痒，痒则咳，此咳嗽之故，非关于风而实由于燥也。经云：燥者濡之。痔血、咳嗽，同归一途，无烦分治矣。

方女慢惊

周岁女婴，病经两月，消散多剂，脾元内伤，面青目定，肢掣指冷，证属慢惊。势颇危殆，无风可逐，无惊可疗，治惟温补脾阳，百中冀图一二。

病缘脾元大亏，木横土困，变生慢惊。屡进六君温补脾元，已臻小效，日来停药，神形复疲。小儿脏腑柔脆，初生萌芽，非花枝老干可比。根蒂伤伐，恐难图效，尽人工以邀天眷耳。

某妪市病风痱加感暑邪

本证风痱，近加受暑，脉虚身热，倦怠口渴。经云：脉虚身热，得之伤暑。暑伤气，是以倦怠。夫暑乃六淫标邪，虽无大害，特恐质亏不胜病耳。商仿清暑益气汤大意，以俟消息。

脉仍虚急，热甚心烦，夜不安寐。方内酌除耆术，加以玉竹。《本草》言，其用代参耆，不寒不燥，且能治风淫湿毒，寒热痁疟。大便五日未圊，小溲数热。肺与大肠相表里，又与膀胱通气化。古人治暑证，每用生脉散者，以其有保肺清金之能也。

病躯加受暑邪，恙经六日，两进清暑益气，辅正涤邪。形倦肤干，热仍熇熇，心烦口渴，溲数便闭。张介宾云：干锅赤裂，润自何来？但加以水，则郁蒸畅，然而气化四达。宗玉女煎。

早服玉女煎，薄暮复视，病势依然，暑邪留着，原难急驱。今日已服药两渣，未便再进，暂与荷蜜煎代茶。便通肤泽，往日早晨热缓，交午复甚，心内如焚，今午热势平和，无焦烦辗转之状。病躯治标，亦不得已。兹既势平，自当斟酌，无使过也。

前药退松，昨午其热复甚，溲数口渴，心如煎熬。质虚恙重，况加反复，切虑变更。揣诸病情，得无心营胃液，为热灼伤，以致焦烦嘈杂者与？宗阿胶鸡子黄汤法。

胡某令郎麻后颈生瘰疬筹治三法

麻出于脏，由阴而及乎阳，火毒燔灼，营血耗伤，故麻后每多遗毒之患。不可补气以助火，只宜养阴以退阳，此治法之大纲也。

病由麻后颈生瘰疬，自春徂冬，滋蔓不已，鄙筹三法而论治焉。盖瘰之未消，由毒之未清。然，毒即火也，欲去其毒，须去其火。要知火有虚实，病有新久。麻出之先，其火属实，药宜清凉；麻敛之后，其火属虚，药宜滋养。酌以六味地黄汤煎送消瘰丸，庶乎瘰消而元气不伤。且人以胃气为本，久病服药，必究脾胃，此养阴软坚消其瘰，培补脾胃扶其元，道并行而不悖也。

家若谷兄乃郎胁痛

感证已逾两旬，胁痛依然不愈。按外感胁痛，病在少阳；内伤胁痛，病在厥阴。今外邪解经多日，胁痛何以不瘳？既无情志抑郁，定属动作闪力之伤，外邪引发耳。夫久痛在络，络主血。防其蓄瘀动红，从《金匮》“肝着”例，用旋覆花汤一法。

梅氏女呕吐经闭

病逾四载，起初呕吐，渐致经期不行，温清攻下遍投无验，医乃视为痨瘵，弃而不治。诊脉不数，亦无风消、息贲、寒热、咳嗽兼证，似与痨瘵有间。果真损怯已成，病入膏肓，焉能久延岁月乎？经云：治病必求其本。又云：先病为本，后病为标，恙由呕吐而起，自当以呕吐为病之本也。苟能止其呕吐，则仓廪得藏，生生有赖，气血周流，诸证不治而自安矣。考诸方书，论吐证非止一途。斯病既非真寒，又非实火，所以温清俱不投机。至于下法，乃治伤寒暴急之方，施于内伤久病，殊属悖谬。询其饮食下嗌，停注膈间，不肯下行，旋即呕出，冲逆不平，时时嗳噫。所以然者，乃肝为受病之源，胃为传病之所。胃宜降则和。肝气横逆，阻胃之降，致失其和而为患也。夫脾为湿土，胃为燥土，六君、异功，止可健运脾阳。今病在胃，而不在脾，湿燥异歧，不容笼统而论矣。再按肝为将军之官，脏刚性急，木喜条达，最嫌抑郁。古人治肝病，辛散，酸收，甘缓，与夫补水生木，培土御木，方法多端，非仅伐之、泻之而已。治宜安胃制肝，厥阴、阳明两调。王道无近功，戒怒舒怀，以佐药力为要。

叶某喉痛

病逾一年，医称阴亏阳升、水不制火，育阴清火、潜阳，屡治无效。若云痨瘵已成，非草木之所能治。现在饮食如常，脉不细数，似又不侔。求其何以屡治不效之故，理殊难测，岂非另有隔膜未窥透耶？据述病缘旧春郊外垂钓，感冒风热而起。经云：肺主皮毛，皮毛者，肺之合也。皮毛先受邪气，邪气以从其合。此肺为受病之原。比诸劳风，法在肺下，巨阳不能引精，青黄之涕不能咳出，适足伤肺之例。当时虽曾服过清解之剂，但外邪入肺，如油入面，有仓卒难以浣涤者，胶黏酝酿，郁而为热，郁热熏灼，津液受伤。所谓因病致虚者，由肺病而累及之也。何以言之？凡人咽喉两管，咽通于胃，喉通于肺。今喉虽辣痛，而纳食无碍，可知其病在喉而不在咽。人身之气，左升右降。肝主升，其脉萦于左，肺主降，其脉萦于右。今左畔肢体如常，而病端偏着于右，足见其病在肺而不在肝。肺脉虽萦于右，然位居上焦，为脏腑之华盖。观其上脘烦热，时冲喉咙，颈下皮肤作痒，搔爬如痱，咯吐痰色灰黄等因，其为肺脏蕴热，金燥液干，情已大露。再按大便坚硬，数日始一更衣者，肺与大肠相表里也。倘果因虚致病，悉属内伤，水不制火而致喉痛，早已咳血音嘶，走入怯途，焉能缓待？且滋阴壮水，药证相符，何以久服不应耶？然病情虽窥一斑，治法尚难计议。盖治病须分新久，用药贵审机宜。病初体质无亏，治惟涤邪，无庸顾虑。兹则病魔经岁，正气已亏，岂容孟浪。进而求之，肺之娇脏，喜润恶燥，邪热久处肺中，金被火刑，津干液涸。是以养阴药饵，只可滋其津液之干，莫能驱其蕴伏之燥耳。古人治燥，甚少良方，惟西昌喻氏，会悟经旨，发明燥病根源，见得诸气膹郁，诸痿喘呕，以及心移热于肺，二阳之病发心脾，各种病机俱关于肺。所立清燥救肺一方，颇有深意。盖辅金制木即所以治肝，清肺澄源即所以治肾，僭仿其法，谅当有应。

朱百春兄令婶半产崩晕寒热似疟

质亏生育多胎，此番重身三月又复半产，气随血脱，昏晕频发，幸赖独参汤挽回。日来热发不退，时时怯寒，舌白喜饮热汤，头痛形倦，脉急无力。合参脉证，明是气血两虚，即有外邪，投鼠忌器。丹溪云：“产后当以大补气血为主，他证从末治之。”仿甘温除大热之旨。

下午复诊，脉象仿佛。早间服药，安眠片时，顷复寒热交作，此属阴阳两虚，正气不胜，非疟证也。原方更进一渣，明日再议。

两进甘温，昨午寒后热甚，扶掖下床，小溲遗出，直至半夜，热始渐缓，切恐今午寒热复来，撑持不住。揣其寒热之故，非阴阳两亏，即正虚邪陷。当时危迫，不问有邪无邪，一意扶元固本。盖辅正即所以祛邪也。《本草》谓："人参能回元气于无何有之乡。"古人治气随血脱之候，悉伏参力斡旋。昨药分两固虽加重，惜乏参力，故难奏效耳。

昨午寒热仍来，神形益倦，二更后，热势渐平，然起床劳顿，即作昏晕，顷进诊间，晕又复发。连服温补大剂，尚未见功，即云寒热由于外因，睹此狼狈情形，焉可再从标治。仍守原制，佐以河车，亟挽真元。医当医人，不当医病。

昨夕昏晕频作，顷诊右脉虚实，左犹带数，体倦无力，气怯懒言，虚象无疑。病缘质亏半产，加之寒热纠缠，波涛汹涌。现在热退神清，固见小效，奈病来势暴，大厦摇摇。前议补元归脾，更从养营进步。

两日未诊，脉象依然。在前发热之际，脉由热搏而数，今外热既退，理当和缓，何至数犹未平。口不干渴，并无火象，无非产时血去过多，营阴受亏，脉乃血脉，是以急数不平耳，但诸药皆是草木根荄，人身真元耗伤，仓卒焉能挽转。参力既艰，他策又无可画，前方减去辛温，稍佐柔和之品。

产后崩晕，血气大亏，阴阳枢纽不固，见出种种疲惫之候，赖诸温补药饵，竭力挽回。寒热已除，胃安谷纳，无如事多磨折，臀生疡毒，痛楚不安，疡甫溃脓，痛势稍定。又加时感湿邪，腹痛便泻，节外生枝。暂与香砂六君，俟其痛泻愈后，仍须峻补真元，冀图恢复。

王氏妇妊娠二便闭塞

孕妇脉来滑数，证见便溺不通，二阴牵胀，足膝浮肿，医药滋阴、疏利、升举，屡施不验。按肺与大肠相表里，又与膀胱通气化，是二便之通闭，肺有所关系焉。金燥水无以生，清肃之令不能下降，是以二肠交阻。喻氏谓：人生之气，全关于肺，肺清则气行，肺浊则气壅。清肺之热，救肺之燥，治其源也。气行则壅自通，源澄斯流清矣。凡禽畜之类，有肺者有溲，无肺者无溲。故诸水道不利而成肿满者，以治肺为急。前商清燥救肺，小溲虽通，大便未畅，足肿未消，二阴仍然牵张，夜卧不适，口苦舌黄，原方加枯芩、梨汁。

李某鼻渊孔溃

经云：肺气通于鼻。又云：胆移热于脑，则辛頞鼻渊。可知鼻渊一证，病端虽责于肺，实由胆热移脑之所使然。证经数载，腥涕流多。肺肾为子母之脏，金被火刑，阴液受伤，加之鼻窍右侧，旧夏曾已穿溃，甫经收口，左侧又溃一孔，至今红肿未消。经谓：热胜则肿。虽由胆移之热，酝酿为患，但治病须分新久。诊脉数大无力，是属恙久，阴虚阳浮，非新病实热可比，苦寒伤胃，洵非所宜。计惟壮水保金，冀其水升火降，庶几红肿可消，溃口可敛也。

五某背疡溃后余毒未净

痈从六腑生，疽从五脏生。营气不循，逆于肉理，乃生痈肿，此先圣论痈疽之大端，疡科之纲领也。

证起月余，毒发于背，始初平塌不痛，药服温补内托，得以由阴转阳，焮肿溃脓，腐化新生，疮口渐敛。无如一波未平，一波又起，日前龈微肿痛，渐次肿甚流血。病中饮食本少，兹因龈肿，米汁难啜。人以胃气为本，疡溃之后，胃气空虚，全藉饮食精华资其生气。既不安谷，仓廪必倾，何恃不恐？且疡后与产后同理，应培养气血。现在龈肿咽干，下利粪色如酱，利下龈肿稍轻，利止肿痛复剧。详审病机，似乎余毒未清，奈病久困顿如斯，固正则火势不平，清火则正气不守，如何借箸？姑仿少阴不足，阳明有余之例，宗玉女煎方法。盖肾主骨，齿者骨之余，上龈属手阳明，下龈属足阳明。据理推详，冀图侥幸。

王锡章肺肾虚喘畏补致脱

经云：呼出心与肺，吸入肾与肝。是肺主出气，肾主纳气。肺为气之主，肾乃气之根。母藏子宫，子隐母胎，金水相生之义也。前商保金生水，纳气归根，正本澄源，治不为谬。据述服药，脘中微觉痞闷，心疑药补，即不敢尝。此由胃虚不能传送药力之故，与补无干。如果补之为害，何喘不见增，病不见甚耶？经曰：能合脉色，可以万全。岂色悴神疲，喝喝不继者如是，而能以耗散收功者乎？先哲有云：喘生毋耗气。气本弱而复耗之，元本亏而复竭之，抱薪救火，入井下石，脱机甚速，勿怪言之不祥。

吴媪肺痹

恙经三月，脉大而急，证见呛咳气筑，胸满背胀，夜不安卧，卧则气冲，呼吸不利，目烂舌赤，口干心烦。审诸脉证，是属肺感燥邪，加之抑郁，痰气胶结，肺窍阻闭，清肃失司，酿成肺痹危险。盖肺为气之主，肺气逆，则诸气皆因之而逆矣。平素质亏受补，兹则补剂不投，虽虚而病则实，不去其病，徒补无益。经云：诸气膹郁，皆属于肺。秋伤于燥，冬生咳嗽。计惟清燥宣痹，幸得胸展痹开，方许机关扭转。仿苇茎汤，遵《金匮》法。

服药四剂，喉口燥象稍减，舌根焦苔亦退，脉象依然，痹犹时发，甚则胸膈䐜胀，喘喝不已，欲人捶摩，咯出浊痰，略觉宽展。病由燥邪蕴伏上焦，治节不行。痰壅无形之火，火灼有形之痰，交相为患。夫痹者，闭也。内闭则外脱，至危至急，无如上焦不开，未能填补其下，是以每投补剂，其闭更剧。按肺窍蕴结之痰，如屋之游、树之萝、石之苔，胶黏滋蔓，岂寻常消痰之品，所能芟刈。原方加萎皮、海石。

轻清宣痹，病象未减，下虚不能纳补，上实通之无功。消补两难，颇为棘手。据述每痹甚时，惟饮菔水，则痰气稍平。即此推求，定有顽痰胶黏肺管，阻塞气机。苇茎频投不应，惟有进步葶苈一法，非不虑及老人质亏难任，当此危迫，畏首畏尾，身其余几，奈何？

苇茎、葶苈乃《金匮》治肺痹两大法门。前因年高恙久，不敢骤用葶苈峻攻，惟取苇茎轻清宣痹，冀其病去，元气不伤。服药虽见小效，痹终未宣。前论燥热酝酿为痰，肺窍气机阻塞，清肃失司，因而逆满，却非谬语。夫顽痰滋蔓，譬诸顽民，不服王化，不忍猛而宽，则萑苻盗风，何由而息。所加葶苈，虽系无可如何，亦理之所当然，非徒行险侥幸也。现在痹势稍松，足见有故无殒。从来峻剂原属可暂而不可常，然证经数月之久，痰热弥漫已极，甫得稍开，若旋行易辙，病根尚在，虑其复萌。今早鼻仍流血，可知肺火未清，方加石膏、山栀、竹沥彻其痰热余波，今夜得以痹再减轻，明日可为转手。

老人病逾百日，痰凝气壅，肺痹不舒，上实下虚，原难想法。数番诊视，因其痰火势盛，不能受补，无已，初投苇茎，轻清宣肺，继进葶苈，涤饮除痰，佐以膏、栀、竹沥以彻痰热余波，此皆古人成法，非杜撰也。今痹象稍减，虚状渐露，高年恙久，恐其元气不支，商佐保金辅正。

施妇感证

证逾三候，始而寒热溷淆，继则不寒单热，日晡热甚，黎明渐退。阅方初投逍遥，次用桃仁承气，愈医愈剧。食少便泻，足肿腹胀，热甚胀亦甚，热缓胀亦缓。若云肝气，未必发热，亦不必胀随热至。若云血痹，当在下焦，不应胀在中脘。求诸病因，非关气滞血凝，乃伏邪留着故也。《己任编》云：秋时晚发，感证似疟。本是伏暑之病，暑必挟湿，盘踞膜原，膜原即中焦部位。邪伏既久，乘时而发，自里达表，是以外热内胀。至于便泻足肿，更属湿病无疑。欲消其胀，须祛其邪，邪一日不去，胀一日不除。所谓伤寒究六经，温暑辨三焦。上焦不解，势必蔓延中下，淡渗佐以微辛。盖无形之邪，未可作有形攻击耳。

前议服药，汗出、热退、胀减，伏邪外达之机。盖暑湿伏邪与风寒外邪不同，新邪当先彻表，伏邪当先清里，里清表自解也。日来兼见咳嗽，泻仍未止。按外感以嗽为轻，腑病以通为补，嗽泻均系伏邪之出路，不可止遏。

江妇崩证

女子二七而天癸至，任脉通，太冲脉盛，月事以时下，故曰月经。经者，常也，反常则为病矣。是以妇人首重调经，经调则百病不生，失调则诸证蜂起。夫血生于心，藏于肝，统于脾，而冲为血海。血犹水也。若江河之流行。设有枯涸崩决，其为患也大矣。求其致病之因，有谓血枯者。盖女子以肝为先天，素性多郁，木郁生火，火灼阴伤，以致经血日耗，地道不通。经言：二阳之病发心脾，有不得隐曲，女子不月者，此也。有谓崩决者，崩如山冢崒崩。决如波涛横决。盖血属阴，静则循经营内，动则错经妄行。经言：阴虚阳搏谓之崩。阳气内动，发为心下崩者，此也。

病经日久，形瘦阴亏，木火郁勃。旧春经阻崩晕，现又愆期两月，勿愁血之不行，切恐崩患复发。议养肾阴以济心阳，兼培冲任，冀其生生有自，血气调匀，无错妄之虞，复经常之度，不徒病去人安，更可勿药有喜。

江氏子足痹误治成废

经云：风寒湿三气杂至，合而为痹。风气胜者为行痹。据述证由右足膝盖痛引腿胛，渐移于左，状类行痹。行痹属风，治以驱逐，理不为谬，但邪之所凑，其气必虚，况童质禀薄，肾元未充，驱逐过猛，血气受亏。肝主筋，筋无血养则挛急，脾主肉，肉无气煦则枯瘦，以致腓日干，髀日肿，足不任地，酿成废疾矣。古云：治风先治血，血行风自灭。闻所服诸方，非全无治血之品也，无如桂麻羌独，药性太狠，难以监制，故只见其害，不见其益。在病初血气未衰，犹可辅驱并行，今则疲惫如斯，尚有何风可逐，何络可通。倘再求速功，见病医病，非但病不能医，而命亦难保矣。要知疾既成废，欲图转泽回枯，诚非易事，惟有培肝肾一法，膝为筋府，肝肾之脉丽于足，足得血而能步。复有调养脾胃一法，四肢皆禀气于胃，脾病不能为胃行其津液，脉道不利，筋骨肌肉皆无气以生，故不用焉。脾强胃健，四肢得禀谷气，脉道流行，自能充肤热肉。二法虽不言治病，然治病之旨在其中矣。

叶翰周世侄感证反复状类内伤

曩议和中通腑，大便解后，痞闷渐舒，谷食稍进，时候寒暄不常，质虚最宜加感，以致寒热愈而复作。日来寒象虽除，热犹未净，脉虚近急，是属节外生枝，尚非本证变幻，特元亏未复，腠理空疏，起居最宜谨慎。若谓此番寒热不关外感，全属内伤，则是阴阳两虚，奇经为病，不应急骤至此，且内伤之寒热，当在日晡，日日如是，不能偶然，其状洒淅，亦不若此之重。据理推详，似当不类。现在大便又复旬余未解，腹中虽无所苦，总觉欠舒，呆补惟恐不受。所以然者，病由湿凝气滞而起，医药庞杂，胃腑欠和，输化失职故耳。淡养胃气，甘益脾阴，参以润肠，不至蹭蹬再生，自可渐跻蔗境。

复诊便虽半月半圊，腹无所苦，下不嫌迟，毋庸亟亟。日前感复，寒热作后，至今申刻仍有微潮。热时口渴，交戌汗出始退，固属余波未清，但热久津液必伤。商进养阴，阴血下润则便通，非徒退热已也。

感证反复，热盛阴伤，肠枯便结，叠进养阴濡液，热退餐加，脉急已平，神采渐转。据述昨午便圊，燥粪依然，努挣艰难，足见病魔经久。元气受亏，津液未充，便通犹防复闭。按救阳气当用建中，救阴液须投复脉。宗千金方法，佐以人乳、团鱼、燕窝，血肉有情。且俟液复虚回，胃强脾健，再议善后之图。

问斋医案

清·蒋宝素　著

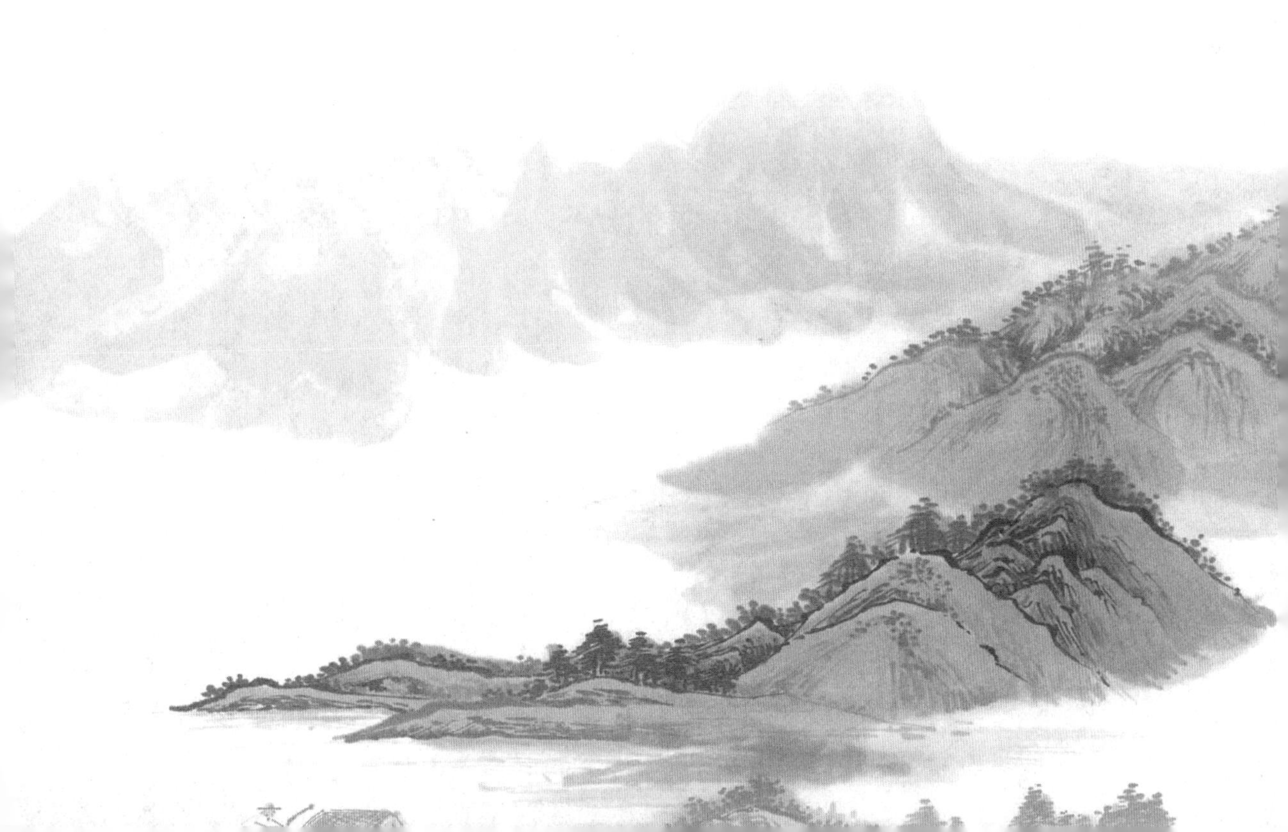

序

古治疗家，各以所得，著书垂后。其余论病处方，言之详矣。而承学之士，临证惝恍，鲜所适从。所以然者，疑似同异之间，病情百变，其说虽存，而治疗之迹不可得而复按也。旧惟刘禹锡《传信方》，许叔微《本事方》，间具治疾原委，览者心目豁然，遇证之偶相类者，用之无疑，效可立俟。自是以后，丹溪、濒湖、立斋诸家医案，往往出矣。余友蒋君宝素，既著《医略十三篇》行世已，又辑生平医案，分别部居，系于五脏，条其细目，列四十三门，凡内、外因诸证悉备矣。夫官府兴除成例谓之案，事无巨细，必稽旧案，以其曾经斟酌，可以万全无弊也。于医何独不然。一切病情，介在疑似，稽之旧案，则以上工之斟酌，救粗工之孟浪，所全必多。且官府之案，当生者必不死，当死者必不生，法依乎情也。医之为案，其决人生死亦然，治符乎疾也。吴门前哲，尝著医案，其书甫出，而方与案违，有授人以指摘者，我知蒋君必无是也，虽与丹溪、濒湖、立斋相代与可也。

同里愚弟李承霖拜序

序①

宝素先生以医名世者四十余年。余顷遇于沙溪，先生出所著医案示余曰：此平生所用以治人者，遭乱亡失过半，不忍尽弃，时辑以问世，子为我序之。余素不知医，何足以言先生之蕴奥。然观先生活人之多，则其术之精焉可知矣。是书为先生已试之效，其非空言无补，又可信也。先生资禀绝人，于诸子百家靡不通，而于医学为尤邃。凡人精力所贯注，必有不可磨灭之处，是书必行于今而传于后，更无疑也，奚待余言哉。抑余于先生重有感焉。方吾乡晏安时，先君子家居，与先生相过从至乐也。先君子而得危疾，皆赖先生治之获痊。迄粤寇西至，先生徙而北，先君子徙而南，音问阻隔。丙辰岁，寇氛益逼，先君子复徙于金沙，悒悒得疾，余时思迎先生一诊，而烽烟满目，道路乖分，卒不可得，而先君子之疾遂以不起。是以一见先生，既感且悲，而又深抱为人子不知医之憾，虽欲从游，亦已晚矣。然则余于是书，即欲无言，乌能已乎，爰敬识数语而归之。

同里韩弼元顿首拜撰

① "序"字原无，据文义加。

序

医之原始于黄帝，恣于六臣。黄帝，玄极之神圣也。六臣，命世之鸿才也。然鬼臾区对黄帝之问，犹称臣斯十世，言习医经十世于兹矣。医盖若此其难也。帝与六臣平素讲求问难，以拯元元，所谓《内经》《尚书》不载，儒者或不传。盖殷末周初，良医述黄岐之论，而《内经》出焉。《内经》以后五百余年，而有扁鹊设《八十一难》。扁鹊没，又五百余年，而有仲景作《伤寒论》。仲景没后，《内经》大义日湮。汉魏以降，唐宋以来，名家竞起，方书充栋，求其与经旨全符者鲜矣。如真风、类风之错乱，阴暑、阳暑之不经，湿热、湿温之疏略，金燥、火燥之混同，君火、相火之无凭，六淫且昧其五，安问其余，此医案所由作也。

医案五卷，分心、脾、肺、肾、肝五部，合火、土、金、水、木五行，共四十三门，令百病各有所系，如日以系月，月以系年。先正其名，而后论治，类聚诸家之说，参以经史子集之言，别是非，定从违，必符经旨而后已。岂好辨哉。为去前贤白璧之瑕，为明圣经垂训之旨耳。值瓜洲淦堂李永福精于医，为余参订付梓。

天不言医，生神圣以言之；天不治病，生草木以治之。代天言医治病者，神农著《本草》，黄帝著《内经》，上穷天文，下极地理，中悉人事，辨药品之良毒，论疾病之是非，阴阳五行之生克，四时六气之正邪，八方风土之殊治，脏腑气血之盈亏。当年不能究其文，累世不能通其意，学者各因其才以取之耳。故上医医国，能医未病；其次医已病，并医百世之病；医一世之病，不能医百世之病，斯为下矣。扁鹊、秦和、秦缓医国，医未病之医者也。仲景医已病，医百世之医者也。仲景以后至于今，著书立说者，盖二百余家矣，皆能医一世之病，不能医百世之病。离圣久远，仰参经旨，何异居九壤而测九天，然有所得，亦能取效一时。世转风移，成法翻为疑案，以偏救弊，鲜得其中，偏弊相承，有乖经义，以故二百余家所著之书，均皆有病。此《医案》所以正名为主，名正则言顺治当，而无偏倚之弊。本《内经》之旨，聚诸家之说，证以经史子集之言，令其是非自见，膏肓既针，废疾俱起，然则吾祖乃医书病之医者也。

长孙安吉谨识

目　录

卷　一

心　部 共十门

暑　证

暑得君火而蒸，无蒸不病暑。暑为君火，炎蒸湿郁，阳淫热疾。身热，恶热，气虚，脉虚。《医话》白虎生脉饮宜之。

生石膏　白知母　炙甘草　人参　大麦冬　五味子　粳米　青荷叶

冒暑经营，乘风露卧，暑为凉抑，营卫俱伤。发热恶寒，头身俱痛，脉来虚数少神。《医话》樾荫汤加减主治。

广藿香　紫苏梗　川厚朴　赤茯苓　白扁豆　制半夏醋炒　薏苡仁　炙甘草　枇杷叶

风暑外袭，瓜果内停，苔白，巅疼，憎寒身热，心烦喜呕，腹痛，溲频，汗不透，脉虚弦。不转疟痢为妙。

广藿香　紫苏叶　赤茯苓　炙甘草　川厚朴　制半夏醋炒　新会皮　大砂仁　焦白术　蓼花根

暑从口鼻而入，伤于心包之络，烦则喘喝，静则多言，身热而烦，消渴引饮，巅疼，无汗，六脉浮空。火铄金伤，不能平木，有风生发痉之虑。清心利小便为宜。

香薷　黄芩　制半夏醋炒　川黄连　知母　赤茯苓　猪苓　福泽泻　冬白术　飞滑石　生甘草　蓼花根

仲景有言：君子固密，则不伤于寒。然则君子静定，则不伤于暑，不可拘静而得之为阴暑之说。安居大厦，因热贪凉，头疼发热，恶寒无汗，身形拘急，肢节烦疼。乃夏令感寒之症，犹冬温之理。正气散加减主之。

紫苏叶　广藿香　赤茯苓　炙甘草　陈橘皮　制半夏醋炒　川厚朴　小川芎　生姜皮

长夏炎蒸湿郁，阳明胃土先伤。土贯四旁，四肢萎弱，气高而喘，身热而烦，便泻溲频，饮食少进。暑既伤气，湿复伤脾，二气素亏，正不敌邪，堪虑。

人参　嫩黄芪　大麦冬　冬白术　赤茯苓　制半夏醋炒　炙甘草　煨甘葛　川黄连　甜杏仁泥　枇杷叶

头痛如破，身热如燔，自汗如浴，但背恶寒，形神倦怠，口渴心烦。白虎为主，生脉相参。

人参　生石膏　白知母　炙甘草　大麦冬　黄芩　五味子　荷蒂　粳米

经以气虚身热，得之伤暑。

藿香梗　白扁豆　川厚朴　川黄连　桂心　制半夏醋炒　赤茯苓　炙甘草　生姜

风、暑、湿、食互结，身热，便泻，溲频。

广藿香　老苏梗　赤茯苓　炙甘草　川厚朴　制半夏醋炒　焦白术　白扁豆　生姜皮

寒、暑、食、湿互结，腹痛如刺，便泻不爽，不至肢冷、脉伏为顺。

广藿香　老苏梗　川厚朴　广木香　尖槟榔　草果仁　赤茯苓　炙甘草　制半夏醋炒　大砂仁　鬼箭羽

伏暑为已凉之气所抑，苔白，溲频，身热汗少，脉数。阴分本亏，正不敌邪，为可虑耳。

广藿香　紫苏叶　赤茯苓　炙甘草　焦白术　大腹皮　川厚朴　陈橘皮　制半夏醋炒　生姜皮

暑湿内伏，秋凉外感，苔白不腐，汗少，溲频，寒热不甚分明，腹痛，便泻不爽，脉来弦数少神，不致转痢作疟为妙。

广藿香　紫苏梗　云茯苓　炙甘草　川厚朴　海南槟榔　枳壳　制苍术　陈橘皮　制半夏醋炒　生姜　茶叶

暑伤气，火烁金，金不平木，热极生风。卒口噤，背反张，神志沉迷，四肢瘛疭，俗名暑风，归心不治。

香薷　白扁豆　制半夏醋炒　云茯苓　宣木瓜　炙甘草　人参　蓼花根

体若燔炭，汗如霖雨，消渴引饮，六脉洪长，乃中暍危疴。勉拟人参白虎加味挽之，迟则变生无及。

人参　生石膏　白知母　炙甘草　云茯苓　制半夏醋炒　粳米　新荷叶

蓼花根煎水代茶饮。

暑有八症：脉虚、身热、面垢、背寒、烦渴、自汗、体重、肢冷。八症悉具，犹云非暑可耶。

制苍术　桂枝　生石膏　人参　白知母　炙甘草　粳米　生姜　茶叶

经以冬伤于寒，夏必病暑。又言：后夏至日为病暑。乃伏邪因暑而发，小便必赤；中暑无伏邪，小便必清，以此为别。见在小便清澄，身热憎寒，有汗，肢尖时冷，此中暑，非伏邪可比。《医话》樾荫汤加减主之。

广藿香　老苏梗　赤茯苓　炙甘草　焦白术　白扁豆　薏仁米　川厚朴　制半夏醋炒

风暑伤卫，身热有汗，寒从背起，洒淅散于四肢。

广藿香　老苏梗　赤茯苓　炙甘草　陈皮　制半夏醋炒　川厚朴　焦白术　福泽泻　肥桔梗　生姜　茶叶

外受风暑，内动七情。暑善归心，神昏如醉；风淫末疾，肢冷动摇；暑为凉抑，苔白不化。脉来虚数少神，病势危如朝露。勉拟樾荫汤加减挽之。

紫苏叶　广藿香　赤茯苓　白扁豆　宣木瓜　制半夏　炙甘草　焦白术　福泽泻　生姜　新花蒂　茶叶

身热有汗，烦渴溲频，脉数。

白茯苓　白知母　炙甘草　白菊花　大麦冬　元参　滑石　粳米　生姜皮　茶叶

巅疼，足软，身热，神倦，食减，俗传注夏症，属脾虚。

人参　云茯苓　冬白术　炙甘草　当归身　陈皮　银柴胡　绿升麻　大麦冬　五味子　生姜　大枣

火　证

相火得明而烁，无烁不病火。火炎水耗，阴枯液涸，宜壮水之主。

大生地　粉丹皮　建泽泻　淮山药　山萸肉　云茯苓　白知母　川黄柏　玄武板

五行各一，火独有二。君火以明，如日光明；相火以位，如物有质，焚之则火见。以人言之，心为君火，心不受病，火症皆守位之相火。火炎水耗，阳亢阴亏，明淫心疾，包络受邪，烦惑莫能自主，即煎厥之属。《医话》灵犀解毒汤主之。

灵犀角　川黄连　川黄柏　黄芩　黑山栀　秋梨汁

郁怒，火起于肝；烦劳，火起于心包；思虑，火起于脾；悲哀，火起于肺；恐惧，火起于肾。五志过极，皆从火化。火炎水耗，饥嘈求食，自觉烟焰上腾，贯膈冲咽，口糜起泡。火乘阴位，腰下蒸热。值半产去血过多，又复因惊气乱，肝失荣养，血燥化风，头眩如载舟车。时觉憎寒，火极似水。病起客夏，延今一载，现在饥嘈，求食反欲淡素，肌肤反觉充盈，血色不华，又非浮肿。盖胃火炽甚，饮食倍常，肌肤漫长，不得其正，是以似肿非肿。腹中作胀，胸次即舒；胸中作胀或饥嘈，腹中即畅，此乃惊恐乱气所致。六脉弦数少神。暂以清和中胃，静养三阴，观其进退。

大生地　人参　川黄连　川黄柏　黄芩　云茯苓　炙甘草　制半夏　陈橘皮

清和胃气，静养三阴，已服四剂。饥嘈较减，喉间烟焰渐平，夜来蒸热渐退，血色渐华，眩晕亦轻。水火既济，有机。小便觉热，火从下降；胸次郁闷，热蒸气腾；腰脊髀股憎寒，热极反兼寒化。六脉渐转洪长，乃夏令时脉，最是佳征。药合机宜，原方增损。

大生地　人参　川黄连　黄芩　川黄柏　陈橘皮　紫琥珀　淡竹沥　生姜汁

原方增损，又服二剂。腹中微痛，便泻，痛随泻减，腹内觉宽。此乃热泻，火从下降。心胸嘈杂较前虽减，一日尚有十余次，嘈时能食粥一碗。是症但能由重而轻，自能渐入佳境。脉仍洪数而长，乃夏令本位之脉。服药前此共六剂，已获效机，依方进步可也。

大生地　人参　川黄连　川黄柏　黄芩　陈橘皮　赤茯苓　福泽泻　淡竹沥　生姜汁　金钗一股

依方进步，又服二剂。血色渐华，饥嘈亦减。胸次仍然气闷，热蒸气腾；四肢麻涩不和，荣卫俱虚，二气源头不畅；唇色不红，脾虚不能化血；腹中隐痛，气机不利；食多便少，胃强脾弱；面目浮肿，湿热相乘。仍以两仪三黄为主，加以清气化痰之品。

大生地　人参　川黄连　川黄柏　黄芩　黑山栀　制半夏　陈橘皮　冬白术　淡竹沥　生姜汁　金钗一股

两仪三黄为主，辅以清气化痰之品，共服十有二剂。大火已平，余氛未靖，其余别症，自可徐徐调治。《经》以心为君主之官，神明出焉；肝为将军之官，谋虑出焉；胆为中正之官，决断出焉；胃为仓廪之官，五味出焉；脾为谏议之官，知周出焉。烦劳伤心，抑郁伤肝，思虑伤脾，因嘈饮食不节则伤胃，因惊气乱则伤胆。情志不治，二气乖违，致病之由本此。宜乎和喜怒，适寒温，省思虑，一精神，辅以药饵，何恙不已。

大熟地　人参　白茯神　当归身　冬白术　柏子仁　酸枣仁　远志肉　琥珀

水叠丸。早晚各服三钱，滚水下。

阴亏于下，火升于上，水不济火，阴不潜阳，怔忡，消谷善饥，惊悸，神烦少寐，眩晕时作。虚火间起，甚则心震、面热、目花、耳鸣，常服壮水潜阳之剂无效，当以介属潜阳为主。爰以《医话》介潜汤，服三十剂再议。

玄武板　九肋鳖甲　左顾牡蛎　白螺壳　九孔石决明　蛤蜊壳　蚌珠

五志过极，皆从火化。心火暴盛，肾水虚衰，水不济火，阴不敛阳，内热烦蒸，寤不成寐，其至心烦虑乱，不致所从。良由百虑交积于心主之宫，厚味熏蒸于仓廪之府。纵难恬淡虚无，澄心息虑，亦当淡薄食味，以养冲和。肉虽多，无使胜食气，圣人之于味亦慎矣。《传》曰：宾主终日百拜，而酒三行，言有节也。孟子曰：饥者甘食，渴者甘饮。未得饮食之正味，又况烹饪调和，鲜肥杂进之味乎。天产作阳，厚味发热，肾水何由而生，心火何由而降。《内经》曰：阴之所生，本在五味。乃天赋淡薄疏通之味也。又曰：阴之五宫，伤在五味。乃人工造作烹调偏厚之味也。故丹溪曰：安于冲和之味者，心之收，火之降也。然则淡薄食味亦良药也，幸留意焉。

大生地　玄武板　九肋鳖甲　生牡蛎　酸枣仁　柏子仁　川黄柏　白知母

龙雷之火上升，心震面热，溃溃莫能自主，渴不思饮，小便清澄，脉来浮大无伦，阴盛格阳已著。速宜益火之本，以消阴霾。

大熟地　淮山药　山萸肉　云茯苓　制附子　上肉桂　当归身　枸杞子

火症侵扰于衰年，如夕阳西下，阳光尚振，最是寿征。宜服《医话》晚晴丸。

大熟地　淮山药　枸杞子　人参　鹿茸　菟丝子　冬白术　玄武板

水叠丸。早晚各服二钱，淡盐汤下。

痎　疟

经以夏伤于暑，秋为痎疟。疟来热重寒轻，有汗，苔黄溲赤，神烦不寐，间有谵语，脉来弦数少神。兼有伏邪横连膜原，则一小柴、达原加减主之。

柴胡根　黄芩　炙甘草　制半夏　鸡心槟榔　川厚朴　草果仁　赤芍　生姜

昨服小柴、达原加减，诸症未见退机。第伏邪与疟相持，疟胜则寒热，两协其平为顺，伏邪胜则热不退为逆。仍以小柴、达原加减主之。

柴胡根　黄芩　炙甘草　制半夏　陈橘皮　海南槟榔　草果仁　知母　赤芍药　川厚朴　生姜

昨服小柴、达原加减，疟势已正，寒热相等，夜寐渐安，黄苔渐腐，浑赤之溲亦淡，弦数之脉亦缓，都是佳征。宜从小柴加减论治。

柴胡根　黄芩　赤茯苓　炙甘草　制半夏　陈橘皮　赤芍　生姜　大枣

伏暑秋凉作疟，寒热俱重，脉弦数，无汗。发汗为主。

羌活　柴胡根　黄芩　赤茯苓　炙甘草　制半夏　陈橘皮　青防风　生姜

疟来寒热虽轻，脉象虚弦无力，多汗。扶正为先。

银柴胡　炙鳖甲　赤茯苓　炙甘草　法制半夏　化州橘红　当归身　赤芍药　生姜　大枣

但热不寒为瘅疟，非无寒也，以寒微不觉其寒也。

生石膏　白知母　炙甘草　人参　大麦冬　鲜生地　荷叶　粳米

但寒不热为牝疟，非无热也，以热微不觉其热也。

常山苗　柴胡根　制附子　桂枝　赤芍　炙甘草　生姜　大枣

间日转为连日，阴出于阳，佳兆。

柴胡根　黄芩　炙甘草　制半夏　陈橘皮　小青皮　赤茯苓　赤芍　生姜

连作转为间作，阳入之阴，重候。

柴胡根　赤茯苓　炙甘草　制半夏　草果仁　小青皮　海南槟榔　川厚朴　生姜

久疟不已，暑湿、痰涎、肝气互结成疟母，在左胁下大如覆碗，即肝积肥气之属，极难奏效。爰以《医话》夜光丸加减，以渐图功。

成块朱砂　透明雄黄　海南槟榔　九肋鳖甲　夜明砂　醋炒常山　草果仁　广木香　银柴胡　制半夏　制南星　川厚朴

乌梅肉煎水叠丸。早晚各服三钱。

三疟名痎。《说文解字》：痎，间二日一发，疟也。乃暑湿痰滞盘踞三阴脾经，非阴症也。非夜光丸加减，乌能奏效。

夜明砂　醋煮常山　透明雄黄　大块朱砂　九肋鳖甲　银州柴胡　草果仁　乌梅肉　姜、枣汤叠丸。早服三钱。

间数日一发之疟，见于《内经·疟论篇》中。乃夏暑秋凉，痰滞互结深远，不能与卫气俱行，甚于痎疾。

柴胡根　黄芩　人参　制半夏　鸡心槟榔　草果仁　川厚朴　醋炒常山　九肋鳖甲　生姜　大枣

疟之寒热轻重犹权衡，重日反轻，轻日反重，必得两协其平为正。

柴胡根　黄芩　人参　制半夏　炙甘草　大生地　当归身　生姜　大枣

疟来七次，热忽不退，黄苔转黑起刺，烦躁不寐，妄语，溲浑赤，协热利，脉数，汗不达下，疟转伏邪，危症。

柴胡根　黄芩　制半夏　尖槟榔　川厚朴　草果仁　枳实　赤芍药　炙甘草　生大黄　元明粉

疟来寒不转热，遂至肢冷脉伏，神昏不语。中阳内脱，不治。勉拟一方，冀其或免。

大熟地　人参　制附子　当归身　冬白术　油肉桂　炮姜炭　炙甘草

疟来寒热，不见于外，而伏于内，神糊谵语，无汗脉代，退则神清，同于伏邪内陷。勉拟一方，尽其心力。

柴胡根　生大黄　人参　醋炒常山　草果仁　川厚朴　尖槟榔　生姜　大枣

先热后寒为温疟。溲赤而浑，苔黄，有汗，脉来弦数。得之冬，中于风。不至呃逆、神糊为顺。

北柴胡　黄芩　白知母　海南槟榔　川厚朴　草果仁　赤芍　炙甘草　制半夏　生石膏　荷蒂　粳米

伏邪转疟，寒热分明，有汗苔黄，溲赤脉数，心烦喜呕。从少阳经论治。

柴胡根　黄芩　赤芍　赤茯苓　炙甘草　制半夏　陈橘皮　青蒿梗　生姜　大枣

疟鼓[1]见于《东医宝鉴》，主以金甲散，参入《医话》夜光丸，然难奏效。

透明雄黄　穿山甲　九肋鳖甲　夜明砂　大块朱砂　醋炒常山　乌梅肉　生姜　大枣

初次病疟，俗名胎疟。本是缠绵，延今三月有余，汗出太过，阴阳营卫俱伤，驯致

① 疟鼓：疟因失治而致鼓胀，谓之疟鼓。《王氏医案译注》卷三周某患疟案："治疟不善有三患：邪留肝络则为疟母，戕及脾元则为疟鼓，耗乎肾阴则为疟劳。"

头眩，怔忡不寐，脉来弦数少神。症本阴亏体质，法当扶正祛邪为主。

人参　银柴胡　当归身　白茯神　冬白术　炙甘草　制半夏　陈橘皮　醋炒常山　草果仁　乌梅肉　生姜　大枣

昨服扶正祛邪之剂，汗眩俱轻，怔忡较减。虚能受补，便是佳征。但得二气渐充，胎疟亦无足虑。药合机宜，依方进步。

人参　鲜首乌　银州柴胡　当归身　白茯苓　冬白术　制半夏　陈橘皮　炙甘草　乌梅肉　生姜　大枣

依方进步服后，疟来寒热如作，巅痛时作时止，属血虚。现交霜降节令，宜加温暖之品。经言：必先岁气，无伐天和，此之谓也。

人参　冬白术　炙甘草　制半夏　陈橘皮　炮姜炭　赤茯苓　草果仁　白豆蔻　生姜　大枣　乌梅肉

昨服原方加温暖之品，疟势似有如无，胃气亦开，弦数之脉亦缓，邪退正复，佳征。第天令暴冷，卫阳不固，宜慎风寒，节饮食，省思虑，一精神，辅以药饵，何恙不已。

人参　云茯苓　冬白术　炙甘草　当归身　陈橘皮　远志肉　制半夏　酸枣仁　生姜　大枣　龙眼肉

三阴胎疟，起自客秋，今春未已，寒热虽轻，饮食少进，汗亦不透。《内经》：夏伤于暑，秋必痎疟。三疟即《内经》痎疟。《说文解字》“痎，乃间二日一发疟”是也。《医话》夜光丸加减主之。

夜明砂　酒炒常山　乌梅肉　鲜首乌　人参　当归身　制半夏　草果仁　朱砂　明雄黄　生姜　大枣

经以夏伤于暑，秋为痎疟。疟来寒热不甚分明，连日转为间日，汗不透，苔淡黄不腐，舌尖赤无津，心烦作呕，痰涎上泛，脉来弦数无神。素本阴亏血少，有疟乘陷之虚。法当扶阴化邪为主。

大生地　柴胡根　黄芩　当归身　赤芍　青蒿根　制半夏　炙甘草　九肋鳖甲　活水芦根

昨服扶阴化邪之剂，疟势欲作不作，引伸数欠，热不外达，郁蒸于内，汗出齐腰而还，皮肤麻涩，即是恶寒。心神不敛，夜卧不安。总属正虚不能驱邪外达。然呕吐较减，胸次渐开，痰涎渐少，舌尖赤色渐淡，舌后黄苔渐腐，六脉浮、中、沉三取均皆和缓，都为佳兆。扶阴化邪，前贤心法。况真阴素弱之人，尤当扶阴化邪为主，依方进步可也。

大生地　人参　银州柴胡　赤茯苓　炙甘草　九肋鳖甲　制半夏　黄芩　淮牛膝　生姜　大枣　活水芦根

外因风暑，内因七情、饮食、劳倦不内外因，邪正交争，寒热更作，间日热重，热时有汗，舌强无津，间期似有寒热，脉来弦数少神，阴液受戕，堪虑。

鲜生地　柴胡根　黄芩　白知母　赤茯苓　炙甘草　北沙参　当归身　活水芦根

疟因伏暑而作，与温热因伏寒而发一体，所伏寒暑虽殊，横连膜原则一，故伏邪、痎疟多有互转之症。盖由寒暑两伏于中，前次之疟轻而易解者，伏暑因秋风而作，风从大汗已散也。今次之疟，寒热大作者，伏邪内动于伏暑，交并于少阳经也。苔白，溲红，乃伏邪之据。然伏邪化疟亦无足虑。爰以小柴、达原加减，一达膜原之邪，一开少阳之路，使伏邪速化，无得稽留而已。

柴胡根　黄芩　炙甘草　制半夏　尖槟榔　川厚朴　草果仁　赤芍药　生姜

痢　疾

经以肠澼便脓血，即痢之赤白。乃暑湿、君火为患。广肠生痈，与溃疡同法。故有身热，脉浮大，噤口不能食之忌，色如烂鱼肠、屋漏水之变。现在腹痛，里急后重，赤多白少，其色鲜明浓厚，能食，身凉，脉小，无足虑也。宜《医话》香连顺气汤。

川黄连　广木香　鸡心槟榔　生大黄　当归身　赤芍药　枳实　黄芩

痢疾挟表，宜先服人参败毒散。

人参　白茯苓　柴胡　羌活　独活　川芎　前胡　枳壳　桔梗　炙甘草

昨服人参败毒散，得汗表解，痢益甚，腹痛后重，赤多，不欲食，防成噤口。香连顺气汤加减主之。

赤芍　当归身　川黄连　生木香　尖槟榔　炙甘草　黄芩　生大黄　细滑石

昨服香连顺气汤略为加减，痢之赤白畅行，腹痛、里急后重俱减，饮食亦进。再拟东垣法，以善其后。

人参　黄芪　冬白术　炙甘草　当归身　陈橘皮　柴胡根　绿升麻　生木香　生姜　大枣

泄泻转痢，乃脾传肾之逆候。

广藿香　广木香　赤茯苓　炙甘草　川厚朴　海南槟榔　制半夏　陈橘皮　生姜

疟转痢为逆，乃暑毒、湿热、痰滞下注。不至噤口为妙。河间法挽之。

赤芍药　当归身　川黄连　广木香　尖槟榔　炙甘草　生大黄　黄芩　金银花

白痢乃热伤气分，犹痈疽出白脓之理。

白丑末　白头翁　黄芩　金银花　生木香　尖槟榔　桂府滑石　炙甘草

赤痢热伤血分，阴络受戕，甚于白痢，防成休息。

赤芍　当归身　黄连　黑山栀　川黄柏　犀角片　大生地　制军

痢成噤口，本是危疴。舌苔黄厚，胸腹胀满，为有痰滞，可挽回。勉拟《医话》参连顺气汤，应手乃吉。

人参　川黄连　生大黄　川厚朴　枳实　元明粉　陈仓米　荷蒂

痢下呕吐，不能进食，为噤口。勉拟丹溪法，尽心焉耳矣。

人参　川黄连　湘莲肉　白扁豆　赤小豆　绿豆　真砂糖

痢成休息，犹痈疽成漏之理，以故脓血下注，经年累月不瘳。爰以《医话》赤松丸主之。

赤松皮　赤石脂　禹余粮　椿根皮　罂粟壳　五倍子　海桐皮　五味子　鸦胆子

水叠丸。早晚各服三钱。

血痢、肠风、脏毒相类，即《内经》肠澼之属。由于暑毒、湿热、相火互伤连络交经之处，化为脓血，流注肠中，漂澼而下，极难调治。非《医话》苦参丸，乌能奏效。

白苦参　胡黄连　地榆　鸦胆子　三七　刘寄奴　蒲黄　血余炭　乌梅肉　牛角炭　羊角炭

水叠丸，明雄黄为衣。早晚各服三钱，滚水下。

阳虚久痢，须假草零。

五倍子　人参　冬白术　肉豆蔻　炙甘草　当归身　白芍药　罂粟壳　鸡子黄

痢下脓血清冷，同于溃疡里虚之候。宜十全汤加味主之。

大熟地　当归身　白茯苓　川芎　人参　白芍药　冬白术　炙甘草　上肉桂　生黄芪　制附子　炮姜

狂　癫

五志不伸，七情不适，多从火化，火盛生痰。痰火扰乱阳明气分则狂，盘踞太阴血分则癫。狂者，猖狂多怒，易愈；癫者，癫沛多喜，难已。故曰：重阳者狂，重阴者癫。以痰火重叠在太阴、阳明，非狂为阳症，癫为阴病。宜《医话》灵犀通圣丸为主，服一月再议。

灵犀角　桃花瓣　白苦参　天门冬　蚕退纸　牙皂角　生大黄　川黄连　元明粉　生石膏　生知母　龙胆草　芦荟　制南星　琥珀　枯矾　青礞石　雷丸

为末，生铁落煎水，和竹沥叠丸，朱砂、雄黄为衣。早晚各服二钱，淡盐汤下。

脉来薄疾，阴不胜阳，阳郁不伸，幻生痰火，上扰心包，清狂不慧。

灵犀角　鲜生地　粉丹皮　赤芍药　川黄连　制半夏　制南星　琥珀　芦荟　桃花蕊　淡竹沥　生铁落

每早服《医话》灵犀通圣丸三钱。

经以诸躁狂越，皆属于火。火体外清内浊，动乱参差。故为病乖越礼法，失其常度，脉流薄疾，定志安神为主。

大生地　白茯神　酸枣仁　远志肉　元参　琥珀　犀角　羚羊　生铁落

每早服灵犀通圣丸三钱。

重阳者狂，狂荒猖獗，妄言骂詈，不避亲疏。乃痰火重叠在阳明所致。

生石膏　白知母　生甘草　粳米　淡竹沥　生铁落

早服灵犀通圣丸三钱。

重阴者癫，癫沛留连，沉迷渊默，如痴如醉。乃痰火重叠在太阴所致。

川黄连　制半夏　制南星　瓜蒌仁　琥珀　黄郁金　白枯矾　生铁落

早服灵犀通圣丸三钱。

经以胎癫乃在母腹中时，其母有所大惊。故令子发痴呆不慧，眩仆羊鸣，终身之累矣。可服《医话》灵犀通圣丸三钱，用紫河车一钱，白檀香一钱，煎汤送下。不拘时，多多益善。

惊怖为狂，宜十味温胆汤。

大生地　人参　云茯苓　炙甘草　制半夏　陈橘皮　酸枣仁　远志肉　枳实　淡竹茹　生姜　大枣

长流水煎，送《医话》灵犀通圣丸三钱。

心违至愿，志结幽怀，动作云为，异乎平素。

当归身　龙胆草　龙齿　芦荟　犀角　羚羊　黄郁金　白枯矾　红桃花　淡竹沥

生姜汁　生铁落

早服灵犀通圣丸三钱。

人心如鉴，为痰所扰，照物模糊，妄见妄言，是非颠倒，高贤贵倨，意不存人。自服商陆根，吐痰盈盆无效。非大承气汤不可。

生大黄　枳实　芒硝　川厚朴

流水煎，送《医话》五行丹三钱。五行丹见肾部伏邪门。

七进大承气送五行丹，大下黑粪、瘀血、汁沫共三十余次，诸症悉退，脉亦调平。但火起于妄，变幻不测，尚宜静补真阴，交心肾而行清肃之令。清痰之本，和智意，不容痰火上扰心君，更益以镇重之品，定其气血，各守其乡，庶无反复之虑。

大熟地　玄武板　川黄柏　白知母　犀角　羚羊　牛黄　蚌珠　磁石　朱砂

为末，神曲糊丸。早晚各服三钱，淡盐汤下。

气有余便是火，湿凝渍则生痰，火炎痰扰，入心为笑，入肺为悲，入肝为怒，入脾为歌，入肾为恐。治当求本。

川黄连　黄芩　制半夏　全瓜蒌　牛胆　制南星　炙甘草　淡竹沥　生铁落

煎送《医话》五行丹三钱。

痰因火生，火由气郁，扰乱心神，语无伦次，乃东方实症。宜先服泻青之剂。

龙胆草　黄芩　黑山栀　细木通　泽泻　生铁落　芦荟　淡竹沥　当归身

煎送《医话》灵犀通圣丸三钱。

肝为将军之官，谋虑出焉。屈无所伸，怒无所泄，驯致终宵不寐，间有怏怏之言，竟日行吟，时作申申之詈，情志中病。宜乎以理遣之，使情与境离，不为所转，心君泰定，自然获愈。

大生地　白茯神　玄武板　桃仁泥　犀角片　琥珀　制大黄　淡竹沥　生铁落

煎送《医话》五行丹三钱。

失心狂症，已历多年，诸药不效。可服《医话》桃花散。

桃花瓣晒干为末，每服二钱，清茶调下。

不　寐

心肾素亏，七情不适，卒加惊恐，惊则神伤，恐则精却。神因精却而无依，精为神伤而不化，以故神摇于上，精消于下，阴阳不交，终宵不寐。

大熟地　人参　白茯神　冬白术　炙甘草　当归身　酸枣仁　远志肉　制半夏　秫米　乌梅肉

甘澜水煎。

忧思抑郁，最损心脾。心主藏神，脾司智意。意无所主，神无所归，以故神摇意乱，不知何由，无故多思，通宵不寐。

人参　白茯神　冬白术　炙甘草　当归身　酸枣仁　远志肉　绵黄芪　龙眼肉

肾水下亏，心阳上亢，阳跻脉满，寤不成寐。

大熟地　牡丹皮　白茯神　大麦冬　酸枣仁　白知母　紫石英　乌梅肉　制半夏　黄小米

甘澜水煎。

经以胃不和则卧不安。阴虚则不寐。胃者，卫之源。卫气独卫其外，行于阳，不得入于阴，则阳跻脉盛，故目不瞑。阳跻乃奇经八脉之一，不拘于十二经中。如天雨下降，沟渠满溢，莫之能御。是以经旨有论无方，即诸家本草亦无专入奇经之品。独伯高用半夏、秫米假道胃卫以入脾营，而达阳跻之络。复用流水轻扬，苇薪武火，寓升降交通之意，阴阳和，卧立至矣。

制半夏　黄粟米

用千里长流水，木勺扬万遍，炊以苇薪，饮一小杯稍益，以知为度，覆杯则卧。

脉来弦数，时多疑虑，幻生惊恐。惊则伤胆，恐则伤肾，精无所倚，胆冷无眠。所服诸方，理路甚是。仍请一手调治，何必远涉就诊。

大熟地　人参　白茯神　琥珀　酸枣仁　竹茹　陈橘皮　制半夏　枳实　秫米　柏子仁　远志肉　炙甘草

甘澜水煎。

阴不敛阳，竟夜不寐。

大熟地　玄武板　白知母　川黄柏　鳖甲　牡蛎　琥珀　制半夏　秫米

甘澜水煎。

形开则寤，魂交则寐。

大熟地　牡丹皮　福泽泻　淮山药　云茯苓　人参　大麦冬　五味子　琥珀

心与身仇，形为神役，婴姹不交，寤不能寐。

大熟地　柏子仁　丹参　琥珀　人参　天门冬　麦冬　灵犀角　熟枣仁　五味子　元参　远志肉　白茯神　当归身

胆冷魂清，无梦寐。

制半夏　秫米　人参　淡竹茹　川白蜜

怔忡惊悸

经以胃之大络，名曰虚里，出于左乳下，其动应衣。脉，宗气也。动甚则为怔忡，令人惶惕不安，凄怆不乐，甚至心烦虑乱，不知所从，无故多思，寤不成寐。良由心劳肾损，有动乎中，宗气上浮，憾于胸臆。伐下者，必枯其上。滋苗者，必灌其根。上不安者，必由于下。心气虚者，必因于精。精也者，纯一无二之谓也。至圣随遇而安，大贤浩然之气，《内经》恬淡虚无，南华自适其适，皆专精之道，有一于此，病安从来。昔韩魏公病心疾，怔忡、惊悸、健忘、寤寐恍惚，异状无不有，心药无不服，未能收效。后服十四友丸，徐徐而愈。今宗其法，略为增损主之。

大熟地　人参　白茯神　绵黄芪　当归身　柏子仁　酸枣仁　远志肉　五味子　大麦冬　紫石英　龙齿　灵犀角　羚羊角

水叠丸。早晚各服三钱，滚水下。

阴亏有火、有痰，怔忡、惊悸，如丧神守。

大生地　大麦冬　川黄连　元参　远志肉　白知母　制半夏　制南星　犀角片　羚羊片　淡竹沥

惊恐伤于心肾。肾藏精，恐则精却。心藏神，惊则神乱。心胸震动，莫能自主。

大熟地　人参　白茯神　酸枣仁　犀角片　羚羊片　琥珀　象牙　龙齿　雷震木　猪心血　透明朱砂

怔忡、惊悸、汗眩、饥嘈、不寐，乃一体之症。直以肾水不能承制心火，火极似水则善惊，反兼肾水之恐。肾虚求食，非消中可比。心液泄而为汗，与阳虚有间。上虚则眩，阴亏不寐。法当壮水之主，以镇阳光。

大生地　建泽泻　粉丹皮　淮山药　玄武板　赤茯苓　犀角片　川黄连　白知母　川黄柏

阴亏于下，火升于上，水不济火，阴不潜阳。心下怔忡，身脉皆动，脉来软数少神。

固肾清心为主。

大生地　云茯神　当归身　柏子仁　酸枣仁　大麦冬　东洋参　五味子　川黄连　紫石英

怔忡、惊悸，固属阴亏。然亦有阳虚之症。譬如夜行心胆自怯，日中则无恐惧，服补阴诸法无效，当以益火之源，以消阴翳为主。

大熟地　抱木茯神　淮山药　山萸肉　当归身　上肉桂　制附子　人参　鹿茸

舌有黑斑，中有红槽，忧心忡忡，虚里穴动。

大生地　粉丹皮　赤茯苓　川黄连　黄芩　川黄柏　酸枣仁　柏子仁　紫石英

虚里穴动为怔忡，动处为痰饮所阻，则脉动而中止，非代脉可比。足跟作痛属肾虚，腰痛亦肾虚，兼湿热不化。惊悸眩晕，气血俱虚。有火，有痰，小便澄如膏糊，阴消于下。良由过劳神思，暗耗肾阴，水不济火，又不涵木，土为木克，饮聚痰生。岂旦夕之故，所从来远矣。难期速效，当以缓图。

大生地　白茯神　东洋参　绵黄芪　当归身　酸枣仁　柏子仁　紫石英　制半夏

水叠丸。早晚各服三钱。

宗气上浮，虚里穴动，怔忡不安，怆然不乐。脾闭则舌苔不退，非积食可比。消谷善饥，阳明腑火有余。内热燔蒸，少阴脏水不足。形反充盈，精华外露，中干之象。脉来弦数少神，专补肾阴为主。

大熟地　玄武板　川黄柏　白知母　赤茯苓　九肋鳖甲　淮山药　山萸肉

肝木犯中，幻生痰饮，横扰胃之大络，致有怔忡之患，甚则惊悸莫能自主。服培养心脾、条达肝木等剂，诸恙虽痊，形神未振。今远涉江汉，志意多违，饮食起居异乎故土。防微杜渐，恐有来复之虞。安不忘危，必以寡欲澄心为主。水为物源，土为物母，水土平调，则木无犯中之弊。拟《医话》脾肾双补丸主之。

大熟地　粉丹皮　福泽泻　淮山药　山萸肉　赤茯苓　人参　绵黄芪　冬白术　炙甘草　当归身　酸枣仁　远志肉　广木香

龙眼肉煎水叠丸。早晚各服三钱，滚水下。

阴消于下，火炎于上，水不济火，阴不胜阳，缘昔年过服克伐之剂，心肾受戕，乃见怔忡、惊悸等症。自服养心之剂是理，然治上当求其下，滋苗必灌其根，不必治心，宜专补肾。

大熟地　淮山药　山萸肉　牡丹皮　赤茯苓　建泽泻　枸杞子　菟丝子　玄武板　人参　鹿茸　紫石英

水叠丸。早晚各服三钱。

阳亢阴亏，心震面热，莫能自主。

大生地　川黄连　当归身　川黄柏　黄芩　朱砂染麦冬　元参　远志肉

因惊恐致病，主于肝胆。因病致生惊恐，属乎心肾。心为君主之官，垂拱无为，相火代心行事。肾为作强之官，技巧出焉。盖人之动作云为皆赖肾中相火。症本忧思抑郁，致火不宣扬，不能生土，土不胜湿，幻生痰饮，痰随气行，无处不到。下关于肾，肾志为恐，而蔽障于痰则惊。譬如水滴火中，则烟焰勃然而起。故气自脐下上腾，震动惶惧，莫能自主，旋觉攻冲，两臂酸痿不收，逾时而已。横走于肝，肝主谋虑。胆附于肝，胆主决断，为痰所扰则怯。诸恙虽见于当前，而致病之由已萌于在昔。人年至半百而衰，必少壮有恃强之弊，非一朝一夕之故，所从来渐矣。亦当以渐治之。大法补肝肾，运中枢，以杜生痰之源。省思虑，一精神，以养冲和之气。愚见如是，明哲正之。

大熟地　淮山药　山萸肉　赤茯苓　当归身　人参　冬白术　炙甘草　制半夏　陈橘皮　酸枣仁　远志肉

水叠丸。早晚各服三钱。

三　消

消症有三，上消善渴，中消善饥，下消则小便如膏如糊。万物入火无不消，然有无火阴消之症。现在脉来细涩，食少化迟，肌肉瘦损，血色不华，形神不振，夜来小便倍常，澄澈清冷。乃命门真火虚衰，不能敷畅阳和之气，驯致水精不布，有降无升。乃无火阴消危症。速宜益火之本，以消阴霾。在经旨饮一溲二，不治。

大熟地　牡丹皮　车前子　淮山药　山萸肉　建泽泻　制附子　上肉桂　赤茯苓　淮牛膝　人参　鹿茸

经以消渴乃膏粱之疾。形逸心劳，君火暴甚，服甘助热，肾水重伤。内水不足，欲得外水相救，故消渴引饮。如溪涧涸于炎晖，釜水耗于烈火。谨防疽发于背，治之以兰。

佩兰叶　天花粉　川黄连　北沙参　白知母　川贝母

常服《医话》九汁饮解渴。

秋梨汁　鲜藕汁　甘蔗汁　芦根汁　西瓜汁　淡竹沥　生姜汁　生地汁　银花汁

九汁和匀，重汤温服，代茶解渴。

五行之内，火独能消，燔木为炭，焚石为灰，煅锡为粉，煮海为盐。消为火症明矣。上消属肺，烦渴引饮，舌赤，喉干，脉数。火铄金伤，清肃不行。法当清上。

生石膏　白知母　天花粉　大麦冬　佩兰叶

《医话》九汁饮代茶解渴。

经以二阳结谓之消。手足阳明胃与大肠俱病。胃为水谷之海，大肠为传导之官，二经热结，运纳倍常，传导失度。渴多消上，饥甚消中。介乎中上之间，白虎、三黄加减主治。不至外发痈疽为顺。

生石膏　白知母　川黄连　川黄柏　黄芩　细滑石　大麦冬　秋梨汁

经以善食而瘦，名食亦，即中消症也。乃火结阳明胃腑，宜速下之，否则有发痈疽之变。

生大黄　元明粉　川黄连　川黄柏　细滑石　生甘草　天门冬　大麦冬　活水芦根

小便如膏如油为下消。乃左肾阴亏，水不济火，败精、五液下注危疴。非右命火虚阴消，溲色澄清，饮一溲二可比。谨防发背脑烁之变。

大生地　川黄柏　白知母　玄武板　淮山药　山萸肉　左牡蛎　五味子　乌梅肉

形乐志苦，外强中干，饥嘈欲食，食不能多，消中未著。凡治消症，必先荡涤积热，然后补阴。拟先服泻心汤加减。

川黄连　黄芩　炙甘草　制半夏　北沙参　川黄柏　生姜　大枣

消瘅渴饮，舌赤唇焦，火铄金伤，清肃不降，防痈窃发。

生石膏　白知母　生甘草　粳米

常服《医话》九汁饮，代茶解渴。

小便如膏，面色黧黑，耳轮干槁，肌肉瘦削，六脉细数少神，病延一载之久。由烦劳火起于心，下应于肾，二火交炽，五液全消，损及肾脂，乃下消危症。勉拟六味滋肾挽之。

大生地　牡丹皮　福泽泻　淮山药　山萸肉　云茯苓　川黄柏　白知母　上肉桂

病延八月之久，消谷善饥，好食肥美，形体日丰，精神日短。现在腹大如鼓，食入反胀，愈胀愈饥，愈食愈胀，胀不可当，痛不能忍，大解常带蛔虫，此乃虫消异疾。《医话》芫花散挽之。

芫花　朴硝　明雄黄　五灵脂　鸡肫皮　苦楝根　制大黄　制附子　乌梅肉

等分为末，每服一钱，清茶调下，虫从大便下尽为度。

溢饮之渴，除中之饥，皆非消症。上消水气不入肌肤，中消大便不泻，饥渴交加，中上俱病。三黄白虎为宜。

川黄连　川黄柏　黄芩　生石膏　白知母　生甘草　粳米

胃热则口淡，脾热则口甜，口甘转消渴，脾胃积热无疑。

佩兰叶　芦荟　胡黄连　川黄柏　黄芩　青竹沥

诸　汗

素称善饮，连宵大醉，呕吐痰水盈盆，遂至汗出如浴，恶风少气，身热不欲去衣。岐伯治酒风用泽泻、术与鹿衔，更益以解醒之品。

福泽泻　冬白术　鹿衔　葛花　人参　猪苓　云茯苓　制半夏　陈橘皮　生姜　大枣

自汗多属阳虚。经以阳之汗，犹天地之雨。淫雨不止，阴盛可知。脉细，食减，身常清。由七情不适所致，有亡阳之虑。

人参　黄芪　冬白术　制附子　上肉桂　大白芍　炙甘草　炮姜炭　南枣肉

盗汗多属阴虚。寐则出，寤则收，犹盗窃之意。如秋晴气暖，白露夜零，阳盛可据。由五志不伸，皆从火化所致。宜当归六黄汤加味主之。

当归身　生地黄　熟地黄　黄芪　黄柏　黄连　黄芩　牡蛎粉　麻黄根

自汗固属阳虚，然有阴亏之症。素昔多能少寐，近乃汗出沾衣，消谷善饥，数食甘美，脉来软数无神。症属阴亏，水不济火。法当壮水之主，以镇阳光。

大生地　牡丹皮　福泽泻　淮山药　赤茯苓　大麦冬　五味子　白知母　川黄柏　麻黄根　乌梅肉

汗为心液，外出之阳。自汗频仍，诸药无效，当专服凉心之品。

大生地　胡黄连　赤茯苓　当归身　川黄连　犀角片　元参　丹参　天门冬　大麦冬　酸枣仁　五味子　麻黄根

在内为血，发外为汗，血从汗出，内外失守，阴阳、表里、气血交亏，五志、七情之火互扰，乃肌衄、脉溢危疴。有转风痉之虑。

大熟地　人参　玄武板　鹿茸　龙骨　牡蛎　犀角片　三七　血余　童便　藕汁

脾虚湿热熏蒸，自汗频频不已，面戴阳色，心下怔忡，经来不能应月盈亏，饮食迟于运化，缘过劳神思。健中为主。

上肉桂　大白芍　炙甘草　饴糖　生姜　大枣

阴湿自汗，犹山云之润柱础。宜用风药胜之。

桂枝　炙甘草　大白芍　独活　汉防己　蔓荆子　川芎　藁本

头汗常流，终年不已，饮食起居如故，乃气胜。如名山瀑布，非病也。可服地黄丸。

呃　逆

脉细如丝，体素羸弱，命火中阳不振，阴盛上走阳明，气从脐下款款上行为呃。

大熟地　淮山药　山萸肉　制附子　油肉桂　公丁香　川椒红　柿蒂　生姜汁

呃逆即噫气，非哕哕畹，乃干呕之甚。嗳亦倒饱之属。噫呃吃吃有声，自下逆冲于上，延今七年之久，时作时止。作时头眩，食减，心慌，神倦，夜卧不安，筋脉动惕，脉来弦数。由便血过多，伤于冲脉，极难调治。

人参　冬白术　云茯苓　炙甘草　制半夏　陈橘皮　旋覆花　代赭石　公丁香　柿蒂　生姜　大枣

呃逆已历多年，甚则连珠不断，大便素来坚结，胸次窒息不舒，六脉且大且数。阴亏气火上腾，如雨中之雷，水中之汩。经言诸逆冲上，皆属于火是矣。丹溪谓宜大补阴丸，东垣主滋肾法，今宗二家之意合治之。

大生地　玄武板　川黄柏　白知母　油肉桂　柿蒂　淡竹茹

噫气上升，气味浑如败卵，胃中饮食壅塞馊腐所致。

广藿香　广木香　枳壳　川厚朴　炒麦芽　大砂仁　山楂肉　陈橘皮　生姜

阴亏木郁化火，噫气上腾，胸喉气哽。诸逆冲上属于火。厥阴肝脉绕于咽，少阴肾脉循于喉，阴液下亏，气火上僭，有转三阳内结之虑。

大生地　粉丹皮　福泽泻　赤茯苓　炙甘草　甜桔梗　柿蒂　淡竹茹

大块嘻气，其名为风嘻。气上升，逾时而止，乃风振痰升之象。良由肾虚水不涵木，肝燥化风，土为木克，脾湿生痰。昔年精泄于频，气伤于渐。近日忧劳思虑，心脾交困，驯致嘻气转增，胁肋且胀。胆汁不满，则善惊；健运失常，则食减。时有酸水上泛，或如盐汤，曲直作酸，润下作咸，脉来软数兼弦。法当静补肾阴为主，辅以条达肝木，畅和中土之意。

大生地　牡丹皮　建泽泻　当归身　大白芍　黄郁金　制半夏　陈橘皮　佩兰叶　柿蒂　淡竹茹

肝胃不和，气逆为呃。

当归身　制香附　旋覆花　代赫石　公丁香　柿蒂　陈橘皮　淡竹茹

外逐名场，内多眷慕，心神、肾志俱伤。君子之近琴瑟以仪节，非以慆心也。不节不时，惑以丧志。伤于冲脉，冲脉动则身脉皆动，故气从少腹上冲，呃逆连珠不断，振动百骸，甚则发痉，神情恍惚，语言谬误。此所谓女阳物而晦时，晦淫惑疾是也。昔晋侯病此，医和不能保全，所幸年当盛壮，二气源头甚涌，生生之气勃然，是乃生机，戒之在色。但草木功能难与性情争胜，宜读嵇康《养生论》以解之。

大生地　人参　紫河车　玄武板　川黄柏　白知母　旋覆花　代赭石　沉香　陈橘皮　淡竹茹

卷　二

脾　部 共十门

湿　证

湿得土而侵，无侵不病湿。湿从土化，土无成位，湿无专主，遇伏邪化为湿温。身痛异常，溲更浑浊，多汗，苔黄不腐，竟夜神烦不寐，脉来软数少神。慎防呃逆、神糊之变。

尖槟榔　川厚朴　草果仁　独活　青防风　川芎　西茵陈　黑山栀　柴胡　黄芩　炙甘草　制半夏　生姜

经以伤于湿者，下先受之。然雾露之湿，亦能伤上。雾伤皮腠，湿流关节，遍体烦疼，苔白厚，溲红浑，不能食。乃湿温之属，非风痹也。

羌活　防风　尖槟榔　草果仁　川厚朴　制苍术　川芎　威灵仙　生姜

关节痛如锥刺，多汗，身重如山，竟夜神烦，溲浑，苔厚。风湿与伏邪交并，热不外达，内陷危疴。勉拟一方，应手为顺。

羌活　独活　防己　防风　尖槟榔　川厚朴　草果仁　威灵仙　西茵陈　秦艽　藁本　生姜

脉浮，苔白，溲浑，神烦，身痛不能转侧。湿温已著，热不外达，内传危证。

尖槟榔　川厚朴　草果仁　柴胡根　黄芩　制半夏　威灵仙　西茵陈　炙甘草　独活　秦艽　生姜

东南卑湿，湿多化热。地之湿气，感则害人皮肉筋骨，遍身浮肿，骨节烦疼，逢阴雨风霾益甚。宜《医话》化湿汤加风药以胜之。

羌活　独活　防己　防风　赤茯苓　制苍术　白苦参　炙甘草　焦白术　制半夏　薏苡仁　煨木香

西北高寒，内湿潜浸，渍之于脾，注之于肺。痰嗽，面浮，食减，不至中满为顺。

扶脾化湿主之。

东洋参　云茯苓　冬白术　制苍术　炙甘草　制半夏　陈橘皮　生木香　大砂仁　川厚朴　生姜　大枣

雾伤皮腠，湿流关节，身痛异常，热不外达，夜烦，苔白，溲浑，酿成湿温危症。

独活　秦艽　防风　藁本　尖槟榔　川厚朴　草果仁　炙甘草　生姜

湿热盘踞日久，浸润之渐，难期速效。

制苍术　川厚朴　新会皮　炙甘草　赤茯苓　猪苓　福泽泻　川黄柏

治湿之法，分利水道，固是良模。然东垣谓分利太过，有降无升，恐戕生气。法当大升清气，佐以风药胜之。

云茯苓　冬白术　柴胡根　绿升麻　羌活　青防风　制半夏　橘红　生姜　大枣肉

诸痉项强，皆属于湿。

麻黄　桂枝尖　甘葛根　青防风　川芎　蔓荆子　藁本　炙甘草　生姜　大枣

外湿伤下，足胫红肿，寒热类感，为脚气。晋永嘉南渡，人多此疾，感湿明矣。鸡鸣散主之。

鸡心槟榔　老苏梗　甜桔梗　青防风　赤茯苓　陈橘皮　宣木瓜　淡吴萸　川芎　藁本　生姜

腹胀便溏，逢阴雨即发，雨淫腹疾症也。

赤茯苓　猪苓　福泽泻　制苍术　川厚朴　陈橘皮　炙甘草　煨木香　大砂仁　车前子　生姜　大枣

汗出当风，风湿潜浸腠理，身热烦疼，夕加夜甚。法当轻剂扬之。

桂枝　炙甘草　苦杏仁　薏苡仁　制苍术　陈橘皮　川厚朴　生姜

汗出如浴，身重如山，苔白滑，溲黄浑。风湿伏邪交并，外无热，内传堪虑。

汉防己　生黄芪　冬白术　炙甘草　尖槟榔　川厚朴　草果仁　生姜

酒湿伤脾，便溏食减，面色黄如秋叶。解酲汤加减主之。

人参　冬白术　白茯苓　大砂仁　白蔻仁　小青皮　葛花　福泽泻　猪苓　陈橘皮　生姜　大枣

肾主湿，脾化湿，水流湿，湿归于囊。服扶脾化湿之剂不应，宜顺其势以导之。

赤茯苓　猪苓　福泽泻　冬白术　白通草　车前子　淮牛膝　滑石　生甘草梢

经以因于湿，首如裹。宜风药胜之。

羌活　独活　防己　防风　川芎　白芷　蔓荆子　藁本　生姜

南华有言：民湿寝，则腰脊偏废，其是症之谓欤。

羌活　防风　藁本　制附子　上肉桂　陈牛胆星　乳香　没药　白颈蚯蚓

鱼盐之地，海滨傍水，湿热潜侵，内伤于脾。胸腹时满，大便时泻，饮食减少，脉来沉涩少神。通调水道为主。

赤茯苓　猪苓　福泽泻　生木香　蟾蜍皮　冬白术　大腹皮　川厚朴　大砂仁　新会皮　车前子　生姜

心肺之火上升，肝肾之阴下耗，风湿乘虚而入。面赤游风如癣，久延有眉发苍陨之变。

大生地　淮牛膝　白知母　大麦冬　黄芩　黑山栀　薄荷　制豨莶　三角胡麻　制大黄　紫背浮萍

湿热流注奇经八脉，入于督脉为龟背，入于任脉为鸡胸，注入膝髌为鹤膝。病在先天，发于后天。七节之旁，中有小心，脊骨高起，六脉滑数。乃湿热生痰，注于督脉，转为龟背危疴，当请专科调治。

大熟地　鹿角胶　白芥子　油足肉桂　陈胆星　制半夏　威灵仙　淮牛膝　山萸肉　西牛黄　淮山药　透明乳香

脾虚湿热不化，肺伤易于召感。胸次作胀，饮食减少，六脉弦数少神。久延有中满之虑。爰以《医话》化湿汤加减主之。

东洋参　云茯苓　冬白术　炙甘草　制半夏　广皮　生木香　薏仁米　白苦参　大砂仁　蟾蜍皮　生姜

脾主四肢，土贯四旁，湿蕴于脾，风淫末疾。髀股、膝髌、四末相引而痛，难以屈伸。有湿痰流注之虑，速请专科调治要紧。

大熟地　东洋参　白芥子　当归身　鹿角胶　云茯苓　制附子　西茵陈　制半夏

西牛黄　北细辛　上肉桂　冬白术　炙甘草

肾虚湿热不化，肺热清肃不行。足心蒸热无力，目黄面色不霁，脉来软数少神。补阴化湿为主。

大生地　粉丹皮　福泽泻　淮山药　云茯苓　制苍术　川黄柏　西茵陈　黑山栀　车前子　淮牛膝　白知母

脉来沉数而滑，湿郁化热生风。先是脚面麻涩痛酸，上延两手，右手食指跳动，肩井、环跳二穴俱痒，入暮潮热往来。当理太阴阳明，化湿热，杜其风患。

制苍术　川黄柏　赤茯苓　大生地　车前子　生甘草　制豨莶　薏仁米

进二妙加味，理太阴、阳明，化湿热，杜其风患，共服十有七剂。手足痛酸麻瞀俱苏，环跳、肩井瘙痒俱已，潮热亦除，沉数之脉亦起。惟右手无名指尚觉跳动。余波未靖，以丸缓缓图痊可也。

大熟地　淮山药　山萸肉　云茯苓　粉丹皮　建泽泻　制豨莶　制苍术　川黄柏

为末，水叠丸。早晚各服三钱，滚水下。

地之湿气入通于脾，脾湿则腹胀，湿化热则熏蒸。神不安舍，中心如摇。三秋感疟之后，遍身瘾疹，渐变疮疡。总属阴伤，湿热不化。扶阴化湿主之。

大生地　人参　冬白术　生甘草　当归身　淮牛膝　云茯苓　福泽泻　淮山药　新会皮　蟾蜍皮

湿热化火伤阴，五心蒸热，中心尤甚，甚则心神烦惑莫能自主。良由思虑烦劳太过，驯致湿热挟五志之火内扰。补阴碍湿，利湿伤阴，调治不易。拟化阴中之湿，补中寓泄主之。

大生地　川黄柏　粉丹皮　制苍术　淮山药　云茯苓　炙甘草　建泽泻　薏仁米　生姜

拟化阴中之湿，补中寓泻，共服三十剂，颇合机宜。依方进步为丸，缓缓图痊可也。

大生地　粉丹皮　福泽泻　淮山药　山萸肉　云茯苓　车前子　淮牛膝　川黄柏　茅苍术　制豨莶

为末，水叠丸。早晚各服三钱，开水下。

水湿、寒凉交并中州，泄泻，温中是理。延今月余，绕脐仍痛，痛则便泻，腹中气坠，湿郁化热之象。精通之年，阴未和谐，泻久伤阴，殊为可虑。补阴益气主之。

大生地　云茯苓　冬白术　人参　陈橘皮　北柴胡根　炙甘草　煨木香　川黄连

绿升麻

腰如束带，重痛如带五千钱，病名肾着。

云茯苓　冬白术　炙甘草　炮姜炭　建泽泻　桂枝木　制附子　羌活

霍　乱

经以气乱于肠胃，则为霍乱。胃为仓廪，肠为传导。误服馊食则吐泻，糟粕自馊成霍乱。肠馊则泻，胃馊则吐，有六化之变。苔白，肢冷，脉细，不渴，从寒化也。《医话》六化理中汤主之。

广藿香　广木香　紫降香　白檀香　黑沉香　东壁土　人参　冬白术　炙甘草　炮姜

吐泻霍乱，口渴心烦，苔黄脉数，从热化也。六化四苓散主之。

广藿香　广木香　紫降香　白檀香　黑沉香　东壁土　云茯苓　木猪苓　冬白术　福泽泻

霍乱吐泻，头痛，发热恶寒，脉数，从表化也。六化正气散主之。

广藿香　广木香　紫降香　白檀香　黑沉香　东壁土　苏叶　厚朴　大腹皮　赤茯苓　炙甘草　制半夏　新会皮　生姜

吐泻不止，胸腹作胀，苔厚，身凉，脉数，从里化也。六化泻心汤主之。

广藿香　广木香　紫降香　白檀香　黑沉香　东壁土　川黄连　炙甘草　制半夏　黄芩　生姜

吐泻不出，烦扰闷乱，为干霍乱危症，从实化也。六化备急汤主之。

广藿香　广木香　紫降香　白檀香　黑沉香　东壁土　巴豆　生大黄　炮姜

吐泻虽止，柔汗不收，四肢渐冷，六脉渐伏，从虚化也。目不陷，肢不麻，非沙蜮可比。六化四逆汤主之。

广藿香　广木香　紫降香　白檀香　黑沉香　东壁土　制附子　炮姜　炙甘草

饮食不节，起居失常，气乱于胃，湿郁于脾，糟粕败馁，吐泻交作，胸腹痛如锥刺，不至肢冷、脉伏为顺。

藿香梗　赤茯苓　川厚朴　鸡心槟榔　老苏梗　炙甘草　制半夏　陈橘皮　生姜

夏秋之交，寒暑不齐，瓜果肥甘杂进，肠胃糟粕酸馊。胃馊脐下痛则吐，肠馊脐下痛则泻，上下俱痛，吐泻交作。

藿香梗　紫苏叶　赤茯苓　川厚朴　福泽泻　宣木瓜　广木香　大砂仁　鸡心槟榔　白檀香　生姜

仓廪水谷败馁，脐上痛，但吐不泻，其治在胃。

东洋参　冬白术　炙甘草　炮姜　川厚朴　陈橘皮　广藿香　广木香　白檀香

传导糟粕酸馊，脐下痛，但泻不吐，其治在肠。

赤茯苓　猪苓　福泽泻　冬白术　白豆蔻　川厚朴　广木香　海南槟榔　车前子　白檀香

经以足太阴厥气上逆，则霍乱。脾湿熏蒸，肠胃气乱，糟粕败馁酸馊，正气不容，吐泻交作，芳香之剂宜之。

藿香梗　白檀香　广木香　黑沉香　川厚朴　鸡心槟榔　赤茯苓　福泽泻　冬白术

有诸内必形诸外，霍乱吐下，其味浊恶馁败，酸馊不可近，亦可从外而知糟粕先败馁于内。《医话》九香煎主之。

广藿香　广木香　降真香　白檀香　黑沉香　丁香　乳香　安息香　苏合香

经以岁土不及，民病霍乱，从虚化也。

人参　冬白术　炙甘草　炮姜炭　赤茯苓　木猪苓　福泽泻　桂枝

外感六气，内伤七情，水谷不归正化。吐泻，腹痛，转筋。不至脾阳内脱为吉。昔鲁襄朝荆，度岁悲愁，泥雨暑湿，士卒多霍乱之病，可以为证矣。

广藿香　广木香　宣木瓜　云茯苓　老苏梗　制半夏醋炒　人参　冬白术　炙甘草　生姜　大枣

干霍乱本是危疴，昔柳子厚病此，服炒盐、童便而愈。宗法主之。食盐一两炒黄，童子小便三茶杯和服，得吐泻则生。

转筋总是津枯液涸所致。古法男子以手挽其阴，女子以手牵其乳。盖前阴与乳乃宗筋所聚，太阴、阳明所合之处也。

人参　冬白术　宣木瓜　炙甘草　白扁豆　乌梅肉　芦根汁　藕汁　蓼花根汁

经以土郁之发，心痛、呕吐、霍乱，明其脾湿蕴积，糟粕糜烂，肠胃不容，霍然变乱非常，吐下交见，慎防转筋、肢冷、脉伏之变。

藿香　生木香　冬白术　赤茯苓　福泽泻　草豆蔻　川厚朴　海南槟榔

暑湿为夜凉之气所抑，肠胃失其健运，停留腐朽酸馊，遂致霍乱吐下，从乎中治可也。

藿香梗　苏叶　尖槟榔　川厚朴　赤茯苓　炙甘草　制半夏　陈橘皮　广木香　生姜　大枣

沙　蜮

为鬼为蜮，则不可得，沙毒流行如鬼行役，直中太阴。吐泻交作，目陷，肢冷，脉伏，脚麻，筋转。男子手挽前阴，女子手挽其乳，则筋不转。刺血紫黑，须臾不救，宜急回阳。

东洋参　制附子　炮姜炭　冬白术　炙甘草　淡吴萸　白通草　宣木瓜　鬼箭羽　雷丸　童子小便　净黄土

附子理中合通脉四逆加减，一日夜共服四剂，如冰肢冷微和，绝无之脉似有，筋舒不转。吐泻虽减，冷汗未收，双眸仍陷。危症转机，再效乃吉。

东洋参　冬白术　炙甘草　制附子　炮姜　白通草　淡吴萸　雷丸　鬼箭羽　山慈菇　童便　净黄土

昨方一日又服三剂，游丝之脉竟起，指尖转热，掌后仍冷，目陷，柔汗如故，反觉愦躁欲卧泥水之中。阴盛格阳已著，依方进步可也。

东洋参　冬白术　炙甘草　制附子　炮姜　淡吴萸　鬼箭羽　雷丸　油肉桂

原方加减，一日又服二剂，愦躁转为虚烦，阴毒化作瘾疹，举体皆温，六脉尽起。危症复安，乃天授，非人力也。再拟《医话》燮理汤，以善其后。

东洋参　冬白术　炙甘草　炮姜　大熟地　当归身　童子小便

沙蜮即霍乱之属。以目陷、脚麻为异，腹痛、吐泻、肢冷、脉伏皆同。乃射工虫毒，故其症如中毒。然宜刺曲池、委中、十指尖出血，及刮痧等法。《椿田医话》射影汤挽之。

制附子　油肉桂　香白芷　山慈菇　鸡心槟榔　川厚朴　草果仁　射干　龙齿　雷丸　琥珀　鬼箭羽　朱砂　雄黄　枯矾末　净黄土　人中黄

腹痛，吐泻，转筋，肢冷，脉伏，目陷，刺血色紫。偏于右，如中风偏枯之状，是乃生机。附子理中为主。

制附子　东洋参　冬白术　炮姜　炙甘草　宣木瓜　淡吴萸　鬼箭羽　雷丸　云茯苓　净黄土

昨药后，伏脉虽起，肢冷更甚，如冰冷处大汗如雨，汗收渐觉温和，邪从汗解之佳兆也。照前方加油肉桂。

原方加肉桂又服一剂，汗更大出，厥逆遂和，阳回毒解，诸症悉退。安不忘危，万万小心自重。

东洋参　冬白术　炙甘草　云茯苓　制半夏　新会皮　炒谷芽　六和神曲　白豆蔻　生姜　大枣

转筋，在吐泻之前属热。诸转反戾，皆属于热是也。然热随注泻而去，脾阳亦脱，两败俱伤，宜急回阳。爰以《医话》燮理汤加减挽之，冀其厥回脉起为吉。

大熟地　东洋参　炙甘草　制附子　炮姜　冬白术　宣木瓜　鬼箭羽　净黄土

昨进《医话》燮理汤加减，力挽真阳，肢冷竟和，伏脉亦起，筋舒不转，大汗全收。进锐退速，平素善于调摄，正气无亏之使然也。

云茯苓　冬白术　炙甘草　制半夏　陈橘皮　炒谷芽　六和神曲　生姜　大枣

沙毒大泻亡津，口渴非热，同于霍乱。春泽汤主之。

东洋参　云茯苓　冬白术　木猪苓　建泽泻

含沙射流影吹，蛊病行辉，水土不服，为少蜮所乘。吐泻肢冷，脉不伏为可治。正气散加减主之。

广藿香　老苏梗　赤茯苓　炙甘草　制半夏　陈橘皮　大腹皮　川厚朴　生姜

吐泻交作，手足俱麻，脉未全伏，目赤如鸠，苔黄如杏，有汗，口渴，溲红。沙域、伏邪交并。五苓、达原加减兼治。

赤茯苓　猪苓　泽泻　冬白术　尖槟榔　川厚朴　草果仁　炙甘草　生姜

昨药后，竟转为疟。寒热作时，手足仍麻，吐泻仍作，汗更大出，溲更红浑，消渴引饮，苔转灰黑，脉转滑数。再以柴胡白虎加以平沙之品。

柴胡根　黄芩　知母　东洋参　炙甘草　生石膏　制大黄　鬼箭羽　雷丸　枯矾末　红蓼花根

煎方服二剂，疟来二次，得大汗如浴，诸症悉平，再以《医话》曲谷二陈汤，以善其后。

六和神曲　生熟谷芽　云茯苓　炙甘草　制半夏　陈橘皮　蓼花根

沙毒直中太阴，泻脱中阳。足麻，筋转，目陷，冷汗，肢冷，脉伏，针刺无血，不治。或用附子理中加味，尽心焉耳矣。

人参　制附子　冬白术　炙甘草　炮姜　油肉桂　吴茱萸　倭硫黄

沙毒、伏邪交并，连进附子理中，吐泻虽止，肢冷虽和，伏脉虽起，反觉心胸热炽，渴欲冷饮，烦乱不安，用扇扇胸则定。乃伏邪乘沙毒新解，变幻非常，慎防发痉。

黑山栀　川黄柏　黄芩　川黄连　制大黄　元明粉　生甘草

昨服调胃承气合黄连解毒，诸症如失，尚宜和胃。

云茯苓　炙甘草　法制半夏　福橘皮　白豆蔻　小青皮　生熟谷芽　六和神曲

足麻，腹痛，吐泻，肢冷，脉伏，目陷，筋转，乃沙毒中脏，不治。惟《医话》黄砂洗毒汤或可挽回。

净黄土　大块朱砂　明雄黄

白水煎，温服，多多益善。

沙毒本为热症，吐泻猛于霍乱，中阳脱陷。肢冷，汗冷，目陷，脉伏，肢麻，筋转。权用从治，回阳大热之剂。现在阳回，沙虫毒气内扰胸前，用扇扇风，风停如鱼失水，舌苔灰黑无津，口渴思欲冷饮，掌心热炽，脉象反洪，攻心不治。黄连解毒汤加味挽之。

川黄连　黄芩　川黄柏　黑山栀　犀角片　金银花　连翘　生甘草　元参

呕吐反胃噎膈

有声无物谓之呕，有声有物谓之吐。呕吐乃反胃之始，良由肝木犯中，饮聚痰生为患。

云茯苓　炙甘草　制半夏　陈橘皮　广藿香　广木香　冬白术　白豆蔻　生姜　大枣

呕吐痰涎甚涌，动怒即发，土为木克可知。不至反胃为妙。

东洋参　云茯苓　冬白术　炙甘草　制半夏　陈橘皮　广藿香　广木香　制南星　生姜　大枣

食入反吐为胃反。乃噎膈之始，由中阳不运。理中汤加味主之。

人参　冬白术　炙甘草　炮姜炭　制半夏　制南星　公丁香　白豆蔻　陈橘皮

中胃如釜，命火如薪。朝食午化，午食暮化，胃中之热，何异大烹之鼎。食入反吐，火力不足可知。

大熟地　人参　冬白术　当归身　炙甘草　炮姜炭　制附子　油肉桂

益火之源，以消阴翳，治其反胃之本。

大熟地　粉丹皮　福泽泻　淮山药　山萸肉　云茯苓　制附子　油肉桂　车前子　淮牛膝

朝食暮吐，暮食朝吐，原谷不化，显系中寒，理中为主。

人参　冬白术　炙甘草　炮姜　公丁香　白豆蔻　广木香

饮食能进，食入即吐，口渴心烦，脉数。胃热壅塞，《金匮》法主之。

生大黄　生甘草　赤茯苓　福泽泻　川黄连　大白芍　活水芦根

《金匮要略》曰：胃反呕吐者，大半夏汤主之。

人参　制半夏　川白蜜

胃主容纳，脾司运化，赖肾中水火为之斡旋。右命火亏，不能生土，则运化失常。左肾水虚，盗气于金，则治节传导失职，以故食入反吐。所服补中益气，助春升之气极是。然三阳从地而起，方能渐入春和，命火从肾而升，庶可以消阴翳。阳生阴长，阴从阳化，而收既济之功。愚见云然，未识高明以为当否。

大熟地　粉丹皮　建泽泻　淮山药　山萸肉　云茯苓　制附子　油肉桂　淮牛膝　车前子　枸杞子　肉苁蓉

经以三阳结谓之膈。人迎三盛，病在阳明。胃液干枯，如结不解。症本神思中起，火不归原，离出三阳本位，犹火在釜盖之上，安能腐熟水谷而化精微，以故吐逆，食不得入，弥留寡效。远来就诊，义不容辞。拟助甲木春升之气，化生气液，濡润阳明，倒吸离出三日之火，化作釜底之薪，真火归原，真水自化，水火既济，天地交通，何恙不已。

大熟地　人参　云茯苓　炙甘草　当归身　陈橘皮　银柴胡　绿升麻　制半夏　枳壳　淡竹茹　罂粟米

经闭半载，带下如注，吐逆，食难下咽，大便兼旬不解，小便如癃淋。阳明胃液就枯，合明之气化火，金伤节制不行，幽门失其启闭，气化不及州都，为三阳内结之危痾也。

大生地　当归身　大白芍　川芎　桃仁泥　红花　炮姜炭　罂粟米　淡竹沥　牛乳粉

神思中病，宜乎恬淡无为，返观为守，徒资药力，未易及也。

人参　云茯苓　冬白术　炙甘草　制半夏　陈橘皮　生姜　大枣　杵头糠　罂粟米　川白蜜

经以三阳结谓之膈。结有阴结、阳结之分，阳结宜攻下，阴结宜温补。又有十膈、五噎、七红症。治多方寡效者，盖草木功能难与性情争胜，病本神思中起故也。与其攻补失宜，莫若《医话》交泰丸，中正和平为妙。

《椿田医话》交泰丸，主治噎膈、反胃、呕吐诸症。呕吐，即反胃之始。反胃，即噎膈之始。噎膈，即关格之始。关格，即噎膈、反胃、呕吐之终。《内经》言：人迎一盛病在少阳，二盛病在太阳，三盛病在阳明。寸口一盛病在厥阴，二盛病在少阴，三盛病在太阴。人迎、寸口俱盛四倍以上名曰关格。关格者，不得尽期命而死。又言：三阳结为膈。又言：一阳发病，其传为膈。盖三阳结为膈，即人迎三盛病在阳明，未至四盛以上，故名膈。此膈乃关格之始。一阳发病，其传为膈，即人迎一盛病在少阳，二盛病在太阳，三盛病在阳明。以渐而传，由呕吐传反胃，反胃传噎膈之始。仲景言：关则不得小便，格则吐逆，食不得入。即由呕吐、反胃、噎膈传关格之终。不得小便，明其饮亦不入。用此观之，饮食皆格，二便皆关，上不得入，下不得出为关格。即人迎、气口俱盛四倍以上，不得尽期命而死之症也。胸膈之间，噎塞不通，干食不能下咽，或吐或痛，大便难解，或如羊粪为噎膈，即三阳结谓之膈。人迎三盛病在阳明，介乎反胃、关格之间，可生可死之症也。食入反吐，或朝食暮吐、暮食朝吐为反胃。即一阳发病，其传为膈之症。介乎呕吐、噎膈之间，乃木乘土位，为可治之症也。其呕吐即反胃之轻者也。前贤分关格、噎膈、反胃、呕吐为四门，创制数十百方，鲜有获效者，盖未达《内经》、仲景之旨，而失病之情实故也。治此大法，交通阴阳，既济水火，天地泰而不否，而云蒸雨化，则呕吐、反胃、噎膈可痊，不致酿成关格，故以交泰名之。

桂、附制熟地　人参　当归身　冬白术　云茯苓　炙甘草　制半夏　陈橘皮　沉水沉香　广木香　酸枣仁　远志肉　白檀香　青黛

为末，水叠丸。早晚各服三钱，滚水下。

桂、附制熟地法：大生地八两，用制附子四两，肉桂二两，车前子一两五钱，砂仁一两，生姜二两，无灰酒二斤和水一斗，桑柴火煮三日，就汤干，去桂、附、砂仁、生姜，独取熟地备用。

命火非桂、附不能生，肾水非地黄不能养。桂、附燥烈则伤阴，地黄滞腻则伤脾。能使地黄不腻，桂、附不燥，非桂、附煮地黄不能两全。盖地黄能夺桂、附燥烈之气，桂、附能化地黄滞腻之性。独取地黄用其体，弃其桂、附用其用，而相须、相使、相通之妙，亦足以发前人之未备耳。

干食难于下咽，胸脘胀痛频仍，汩汩有声。湿痰中阻，痼疾弥留，诸药寡效。祛痰排气，或可图功。勉拟一方尽其心力。

四制香附　广木香　陈橘皮　天台乌药　川厚朴　礞石滚痰丸

泄　泻

经以长夏善病洞泄寒中。盖有伏阴在内，视井泉之水，可以知中寒矣。

广藿香　广木香　炙甘草　炮姜炭　焦白术　川厚朴　陈橘皮　赤茯苓　木猪苓　福泽泻　生姜

霖雨兼旬，雨淫腹疾，湿甚则泻，清浊混淆，法当分利。

赤茯苓　猪苓　建泽泻　制苍术　川厚朴　大腹皮　车前子　白通草　生姜

暴泻为实，久泻为虚。曾经饮食失调致泻，延今半载有余，其色淡黄，甚至完谷不化。乃火不生土，命母虚寒，非佳候也。

大熟地　淮山药　淡吴萸　云茯苓　补骨脂　五味子　冬白术　肉豆蔻　制附子　东洋参　生姜　大枣

天开于子，地辟于丑，人生于寅。三阳泄泻，先进东垣法。

人参　云茯苓　冬白术　炙甘草　绵黄芪　银柴胡　绿升麻　肉豆蔻　破故纸　淡吴萸　五味子　生姜　大枣

经以清气在下，则生飧泄。

东洋参　云茯苓　冬白术　炙甘草　新会皮　柴胡根　绿升麻　广藿香　煨木香　生姜　大枣

经以湿甚则濡泄。《医话》胜湿汤加减主之。

赤茯苓　炙甘草　制半夏　广木香　薏仁米　制苍术　川厚朴　福泽泻　陈橘皮　车前子　生姜　大枣

频年泄泻，脾肾久亏，仓廪不藏，胃关不固，清气反从下降。法当益火之本，兼理中阳。

大熟地　人参　冬白术　淮山药　炮姜　炙甘草　山萸肉　云茯苓　制附子　油肉桂

暑湿司令，湿甚则泻，色黄属脾，烦渴属热。四苓、六一加味主之。

赤茯苓　猪苓　福泽泻　焦白术　滑石　生甘草　大腹皮　广藿香梗

暴注下迫，皆属于热。

赤茯苓　福泽泻　木猪苓　冬白术　飞滑石　生甘草　白通草　车前子　黑山栀　灯心草

脾统诸经之血，肾司五内之精。曾经三次血崩，七胎半产，脾肾久亏。脾之与胃，以膜相连，为中土之脏，仓廪、谏议之官。容受水谷，则有坤顺之德。化生气血，则有乾健之功。中土有亏，化机不振，湿热由生，乃见呕吐、吞酸、肠鸣、泄泻等症。湿乘肾虚，戊邪传癸，转为肠澼。肾气不支，澼势危殆。昼夜无度，五色相兼，呕哕，大汗，绝食，神迷。所服热涩之剂，正合《局方》之理，是以获愈未能如故，脾肾仍亏。肾兼水火之司，火虚不能生土，水虚盗气于金。脾土乃肺金之母，大肠与肺相为表里。辛金上虚，庚金下损，脾虚不能胜湿，肾虚胃关不固，且南方卑湿，脾土常亏，既失所生，又素不足，土弱金寒，湿甚濡泄，以故每至夏令必泻。《内经》所谓长夏善病洞泄、寒中是矣。经旨为常人立论，而况脾肾久亏之人乎，是以泻后虚症蜂起。所幸盛年能受峻补，病势一退，精神如故。然峻补之剂，仅使暂愈，未能杜源。近复一月、二月之间，或情志违和，饮食失宜，泄泻、吞酸、不寐、怔忡、惊悸等症立起，即以峻补之剂投之立愈。已而复发，反复频仍于兹四载。今年六月，因忧劳病发，仍以前法治之立已。药入则减，药过依然，洞泄日加，虚症叠见。怔忡、惊悸莫能自主，奔响腹胀，竟夜无眠，呕吐，吞酸，时欲大便。若便即泻，泻则虚不能支。欲便能忍，忍则数日方解，精神不败。盖肾主藏精，开窍于二阴。泻则阴精不固，精不化气，气不归精，宗气上浮，怔忡惊悸。阴阳不交则不寐。土不制水，故肠鸣、吞酸，乃西金收气太过。呕吐是东木犯土有余，五内互相克制，二气莫得其平，卒然颓败。倏尔神清，使非气火为病，安能迅速如此。治病必求其本。症本火亏于下，气不依精。屡服益火之剂，病势未能尽却者，以火能生土，亦能烁金。肺司百脉之气，热剂过当，肺气受戕，是以卒然疲败。补火固是治本之法，所失在不兼治肺标之急。今拟早服清金安神之剂，以济心肺之标；晚服益火生土之剂，以治受病之本；午后服崇土生金之剂，以杜致病之源。疗治标本虽殊，三法同归一体。冀其阳生于下，阴精上蒸。中土畅和，金令清肃，二气两协其平，水火同居一窟，阴平阳秘，精神乃治。

早服清金安神之剂：

大生地　白茯神　北沙参　大麦冬　天门冬　五味子　酸枣仁　柏子仁　炙甘草　当归身

晚服益火生土之剂：

大熟地　淮山药　山萸肉　云茯苓　粉丹皮　福泽泻　鹿茸　制附子　油肉桂　车前子　淮牛膝

午后服崇土生金之剂：

人参　云茯苓　冬白术　炙甘草　制半夏　陈橘皮　煨木香　酸枣仁　远志肉　绵黄芪　龙眼肉　生姜　大枣

服十日后，照早、晚、午后服三方各十剂。为末，为叠丸，仍在早、晚、午后各服二钱，滚水下。

清气在下，则生飧泄，浊气在上，则生䐜胀。肝脉循乎两胁，脾络布于胸中，肝实胁胀，脾虚腹满。土为木克，食少运迟。营卫不和，往来寒热。补中益气是其法程，更益以四神之意。

东洋参　淡吴萸　冬白术　炙甘草　福橘皮　银柴胡　绿升麻　云茯苓　肉豆蔻　补骨脂　生姜　大枣

洞泄数载，脾肾久伤，清阳不升，浊阴不降，胃关不固，仓廪不藏，虑难取效。

东洋参　炙黄芪　冬白术　炙甘草　北柴胡　绿升麻　补骨脂　肉豆蔻　煨木香　生姜　大枣

平明泄泻，完谷不化，少腹痛，脉沉数，丹田不暖，尾闾不固，阴中火虚候也。

大熟地　淮山药　制附子　茯苓　山萸肉　上肉桂　淡吴萸　肉豆蔻　五味子　生姜　大枣

木乘土位，健运失常，升降失司，便泻频作，遇怒即发，绵历数载，气泻已著，法当崇土。

东洋参　云茯苓　炙甘草　冬白术　陈橘皮　川厚朴　广木香　广藿香　荜茇　生姜　大枣　牛乳

阳气者，若天与日，失其所，则折寿而不彰。故天运当以日光明。人与天地相参，与日月相应。膻中为阳气之海，生化著于神明。命门为阳气之根，长养由乎阳土。故曰：

君火以明，相火以位。明即位之光，位即明之质。症本相火下亏，不能生土，土虚无以生金。肺司百脉之气，脾乃化生之本，肾开窍于二阴。相火不振，膻中阴瞑。脾失斡旋，肺失治节，中土苦于阴湿，乌能敷布诸经。湿甚则濡泻。下注于二阴，是以大便一溏；小便频数，虚症蜂起。譬如久雨淋漓，土为水漫，防堤溃决，庶物乖离。益火之本，以消阴霾。离照当空，化生万物。阴平阳秘，自无不愈。

大熟地　人参　冬白术　鹿角胶　制附子　肉豆蔻　补骨脂　诃子肉　淡吴萸　淮山药　山萸肉　油肉桂

为末，水叠丸。早晚服三钱。

素患洞泄，又值大产，脾肾双亏。经以肾乃胃之关。清气在下，则生飧泄。脾虚则清阳不升，肾虚则胃关不固，是以洞泄日增，近乃完谷不化。脾主运化，属土，赖火以生，火虚不能生土，土虚无以运化精微。胃能容纳，脾不健运，肾火不足可知。脉来细弱无神，有血枯经闭之虚。治宜益火之本，以消阴霾。

大熟地　淮山药　淡吴萸　东洋参　冬白术　补骨脂　肉豆蔻　制附子　油足肉桂　罂粟壳　五味子

为末，石榴皮四两煎水叠丸。早晚服三钱。

服益火之本，以消阴霾丸剂，洞泄已而复作。症本火亏土弱，不能运化精微，驯致清气不升，胃关不固。益火之源，以消阴翳。前哲良模反复者，必有所因，自述多因怒发。怒固伤肝，盛怒亦能伤肾。肾主秘藏，肝司疏泄，木必克土，肝病传脾。肾欲固而肝泄之，脾欲健而木克之，是以反复相仍于兹三载，非药不对症，盖草木功能难与性情争胜，是宜澄心息虑，恬淡无为，辅以药饵，何恙不已。

大熟地　东洋参　冬白术　石榴皮　炙甘草　煨木香　诃子肉　制附子　油肉桂　肉豆蔻　补骨脂　淮山药　山萸肉　云茯苓

为末，水叠丸。早晚服三钱。

尊年脾肾素亏，值暑湿余氛未靖，饮食少思，便泻不止。肾虚胃关不固，脾虚传化失常，驯致水谷精微之气不能上升，反从下降，有降无升，犹四时有秋冬而无春夏。拟进东垣法，行其春令。

东洋参　云茯苓　冬白术　炙甘草　淮山药　陈皮　柴胡　绿升麻　煨木香　生姜　南枣

清气在下，则生飧泄。平明泄泻，于兹三载。胃关不固，仓廪不藏，失守之兆，非佳候也。

大熟地　淮山药　山萸肉　淡吴萸　五味子　肉豆蔻　破故纸　罂粟壳　诃子肉

冬白术　绿升麻　东洋参　生姜　大枣

思虑伤脾，脾阳不运，食入化迟，大便溏泄。脾胃属土，为仓廪之官，具坤静之德，有乾健之运，虚则不能斡旋中气以化精微。本当益火之源，以消阴翳。然桂无佳品，乌能奏效。姑拟归脾、六君加减，从乎中治。

东洋参　云茯苓　冬白术　炙甘草　制半夏　新会皮　煨木香　熟枣仁　远志肉　肉豆蔻　补骨脂　生姜　大枣

肾主湿，湿多成五液。泻色黄属脾。后重如痢疾之状者，热也。脉数少神，防转肠澼。

广藿香　煨木香　大腹皮　川厚朴　赤茯苓　猪苓　福泽泻　焦白术　新会皮　生姜　大枣

痰　饮

《内经》有饮症，无痰字。盖痰因病生，非病因痰致。治其所以生痰之源，则痰自清。若但从事于痰，任行攻击，恐违实实虚虚之旨。

人参　云茯苓　冬白术　炙甘草　制半夏　陈橘皮　制南星　枳壳　生姜　大枣

痰饮始于《金匮》，虽有支、留、伏、溢、悬诸名，不离水湿、津液所化。昔肥今瘦，水走肠间，漉漉有声，为痰饮，苓桂术甘汤主之。然莫若《医话》桃花丸为妙。

云茯苓　桂枝　冬白术　炙甘草

长流水煎，送桃花丸三钱。

《椿田医话》桃花丸统治痰饮，可常服。

桃花清明节采，不拘红白，单叶为妙，晒干　制半夏　制南星　制苍术　冬白术　人参　云茯苓　陈橘皮　炙甘草　硼砂　大贝母　桔梗　白芥子　白僵蚕　煅蛤粉　煅蚌粉　海浮石　海螵蛸　朱砂

上十八味各一两，为末，入桃花末四两，共十九味，水叠丸。每服三钱，滚水下。

水停心下，支流入肺，喘咳不得卧，如哮喘水肿之状，为支饮。

赤茯苓　炙甘草　制半夏　川厚朴　苦杏仁　甜葶苈　大枣肉

流水煎，送《医话》桃花丸三钱。

积饮停痰，清水上泛，气喘不得卧，脉平，为支饮。《外台》茯苓饮主之。

人参　云茯苓　冬白术　枳实　陈橘皮　生姜

流水煎，送《医话》桃花丸三钱。

经以饮发于中，水气横溢，悬留胁下，咳唾引痛，脉沉弦，为悬饮。宜《医话》变体十枣汤主之。

大枣肉十枚，用芫花一钱，甘遂一钱，大戟一钱，同枣肉炒焦，独取枣肉煎汤，下《医话》桃花丸三钱。

逆流之水从乎气，气水相搏，溢于四末，沉重疼痛，为溢饮。宜发汗，议取大青龙。

麻黄　桂枝　杏仁泥　炙甘草　生石膏　生姜　大枣

经以水饮内蓄，短气似喘，作渴，四肢关节痛如风痹，为留饮。宜《医话》变体甘遂半夏汤主之。

制半夏三钱，用甘遂二钱，同半夏炒焦，独取半夏煎汤，送《医话》桃花丸三钱。

寒热类感，喘咳目泪，身振肉瞤，腰背相引而痛，为伏饮。小青龙汤主之。

麻黄　桂枝　炙甘草　赤芍　五味子　北细辛　炮姜炭　制半夏

煎送《医话》桃花丸三钱。

痰喘不得卧，脉平，为支饮。

云茯苓　桂枝　冬白术　制半夏　木防己　炙甘草　福泽泻　厚朴　生姜

内饮治肾，外饮治脾。腰痛，头眩，呕吐痰涎、酸水，咽喉不利，胸腹汩汩有声。《内经》有饮症而无痰字。痰饮始于仲景，详于近代。痰即津液、精血、脂膏之所化。犹乱世之盗贼，即治世之良民，亦当安抚。然肾为水脏而司五液，当以肾为生痰之源为是。故庞安常、吴茭山皆言八味丸治痰之本。今宗二家之意主之。

大熟地　淮山药　山萸肉　粉丹皮　建泽泻　云茯苓　制附子　油肉桂　鹿茸

水叠丸。早晚各服三钱，开水下。

肾水上泛，脾液倒行。饮伏于中，久成窠臼，盈科而进，呕吐如倾，屡发不已。许叔微用苍术以填科泊宅，编制二贤散以润下。是皆良法，更益以阴阳双补，异类有情之品。

制苍术　福橘红　炙甘草　人参　大熟地　左牡蛎　云茯苓　海螵蛸　五倍子

等分为末，水叠丸。早晚各服二钱，淡盐汤下。

前哲以脾为生痰之源，肺为贮痰之器。五液皆属于肾，化生于胃，当以肾为生痰之源，胃为贮痰之器为是。肾水上泛，胃液倒行，呕吐痰涎甚涌，食少，咽干，脉数。爰以六味地黄合《外台》茯苓饮，从肾胃论治。

大生地　粉丹皮　建泽泻　淮山药　山萸肉　云茯苓　人参　冬白术　枳实　陈橘皮　生姜

胃气不平，湿热不化，饮聚痰生，变幻不一。爰以平胃散加味，平其胃气之不平，则湿痰自化矣。

制苍术　川厚朴　炙甘草　陈橘皮　炒麦芽　莱菔子　制香附　六和神曲　制半夏　生姜　大枣

中枢不转，肝郁不伸，积寒，积饮，吐食，吐酸，间吐甜苦。木必克土，曲直作酸，稼穑作甘，炎上作苦，积寒化热，积饮化痰。舌苔焦黄，胸中热炽。先以左金、二陈加味，观其进退。

川黄连　淡吴萸　赤茯苓　炙甘草　制半夏　陈橘皮　酒炒黄芩　枳实

连进左金、二陈加味，胸中热减，呕吐亦轻。夜来神魄不安，时多惊惧，痰热化之不尽，上扰心包。仍以左金、二陈参入泻心、温胆。

川黄连　淡吴萸　赤茯苓　酒炒黄芩　干姜　人参　枳实　淡竹茹　大枣

左金、二陈、泻心、温胆共服八剂，神魄已安，痰饮已化，余氛未靖，尚宜丸剂缓缓以尽根株。即以原方十剂为末，水叠丸。早晚各服三钱。

二气素虚，七情不适，土为木克，饮聚痰生。胸腹汩汩有声，胃脘隐隐作痛，经闭半载，带下频仍，血色不华，饮食减少，脉来弦细无神。已入虚劳之境，虑难收效。勉拟丹溪白螺丸加减主之。

白螺蛳壳土墙上多年者佳　草豆蔻　云茯苓　炙甘草　五灵脂　陈橘皮　延胡索　没药　广木香　制半夏　当归身　川芎　四制香附

为末，水叠丸。早晚各服三钱。

脉来软数无力，症本脏阴营液有亏，水不济火，火旺生痰，痰随气行，无处不到。入心则烦惑莫能自主，入肝则恚怒意不存人，入肺则悲哀不解，入脾则无故多思，入肾则恐惧如人将捕。是皆火炎痰扰所致。亦由烦劳伤心，抑郁伤肝，悲哀伤肺，思虑伤脾，惊恐伤肾。非旦夕之故，所从来远矣。亦当以渐治之，欲速则有反迟之弊。

大生地　人参　冬白术　当归身　绵黄芪　炙甘草　酸枣仁　远志肉　龙眼肉

长流水煎，送《医话》桃花丸三钱，服三十剂再议。

前哲有言，痰为百病之母，奇病异疾多属于痰。痰之变幻不测，胸喉气哽，浑如怪石交撑，口角涎流，竟似惊涛乱泻，时觉身中之气运，若荡舟于逆水。夜多妄梦，其极至迷。症延七载之久，名剂遍尝无效。近服《医话》桃花丸，颇合机宜，守常调治可也。每早晚各服《医话》桃花丸三钱。用竹沥一钱，荆沥一钱，姜汁一滴，和滚水送下，一月后再议。

土为木克，中伤积饮，清水上泛，呕肚胀痛，已历多年。病起于肝，传之于脾，注之于肺，下连于肾。治病求本，金匮肾气加减主之。

大熟地　云茯苓　福泽泻　淮山药　山萸肉　制附子　油足肉桂　车前子

流水煎，送《医话》桃花丸三钱。

肥人多痰，痰阻气机，胸腹汩汩有声，不时太息。

云茯苓　炙甘草　制半夏　化州橘红　杏仁泥　紫金牛　制南星　枳壳　制豨莶

素本脾肾不足，饮聚痰生，饮食少思，形神不振，近值客邪新解，阴液受戕。经以肾为封藏之本，脾为谏议之官。脾健则痰清，肾固则饮化。前哲有谓，肾为生痰之源，诚是也。肾为先天，脾为后天。土为物母，水为物源，水土调平，脾肾强健，又何痰饮之有。

大熟地　人参　冬白术　炙甘草　玄武板　枸杞子　鹿角霜　云茯苓　山萸肉　菟丝子　淮山药　陈橘皮　陈半夏

为末，水叠丸。早晚服三钱。

木乘土位，健运失常，清不能升，浊无由降，饮食精微之气不归正化，反化为痰。痰随气行，无处不到。入于厥、少二经，绕咽循喉，渍于咽喉之间，如梅核之状，咯不能出，咽不能下。流注阳明之络，则肩背牵疼。痰郁生热，热蒸气腾，则舌心赤裂，脉来滑数兼弦。治痰当求其本。

大生地　东洋参　元茯苓　冬白术　炙甘草　陈橘皮　当归身　制半夏　建泽泻　苦桔梗　生姜

痰饮始于《金匮》，后世以脾为生痰之源，肺乃贮痰之器。然五液皆属于肾，化生于胃，当以脾肾为生痰之源，肺胃乃贮痰之器。痰饮蕴积中州，逢湿土司令举发。涎沫上溢，食少运迟，呕吐，咽干，脉弦无力。显系肾水上泛，脾液倒行。治病求本，滋苗灌根。爰以六味、六君加减，扶脾固肾，以杜生痰之源，方合《内经》之旨。

大熟地　粉丹皮　建泽泻　淮山药　云茯苓　陈橘皮　冬白术　人参　制半夏　炙甘草

为末，水叠丸。早晚服三钱，滚水下。

脾虚湿热不化，酝酿生痰，痰随气升，气急痰涌，喉间声如拽锯，神志沉迷，所幸脉缓而迟，尚属可治。暂以六君子汤加味，观其进退。

东洋参　云茯苓　麸炒枳实　冬白术　炙甘草　陈半夏　陈橘皮　川贝母　生姜

六君加味，先取化源，已服三剂。喉间痰声虽息，气尚未平；宿痰虽化，未尽；日晡憎寒，额与手足皆冷。乃痰郁中州，清气不升，不能卫护于外而敷荣四末。间有错语者，痰郁生热也。肝热则目多眵，脾热则食少、苔厚、曲直作酸，非停寒可比。仍以六君为主，辅以升清降浊之意。

东洋参　云茯苓　绿升麻　炙甘草　柴胡根　陈橘皮　当归身　冬白术　制半夏　生姜　大枣

昨服六君，辅以升清降浊之品，湿痰虽化，未尽。痰本生热，肝火素盛，值天令暴暖，二火相济，以故潮热、谵语、类感。二便如常，非伏邪可比。胃不和则卧不安，阴虚则不寐，不平则腹鸣，脾闭则舌苔不退，兼感浮风，痰嗽较甚。再拟东垣法，标本兼治。

东洋参　云茯苓　冬白术　炙甘草　当归身　陈橘皮　北柴胡　绿升麻　陈半夏　老苏梗　杏仁泥　生姜

本患遗精，入房易泄，面戴阳色，耳内常鸣，肾之阴亏则精不藏，肝之强阳则气不固。肾虚水泛为痰，胸次汩汩有声，气息往来，咽喉不利，饮食减少，脉象沉弦、且滑、且数。沉者，郁也，水也；数者，热也，火也；滑者，痰也，湿也。香燥难投，腻补不受，从心、脾、肾进步。

大熟地　淮山药　云茯苓　粉丹皮　福泽泻　东洋参　枳壳　熟枣仁　远志肉　冬白术　陈皮

眩晕遗精，互相举发，乃脾肾两亏，湿土生痰所致。经以诸风掉眩，皆属于肝。肝木化风，风主动摇故也。木从风化，必由肾水虚衰，水不涵木，木复克土，土虚则津液不归正化，脾湿郁而生痰，风振痰升，上扰清虚之所，丹溪所谓无痰不作眩是也。夫痰本津液、精血之所化，必使血液各守其乡，方为治痰大法。若但攻痰，旋攻旋化，势必攻尽血液、脂膏而后已。治病求本，滋苗灌根。法当壮水生木，崇土生金。木欲实，金以平之。木欲动，土以安之。木平则风息，中土无伤。脾健则痰清，化机自转。阴平阳秘，精神乃治。

大熟地　鹿茸　人参　云茯苓　山萸肉　淮山药　陈橘皮　芡实粉　金樱子皮　冬白术　炙甘草　制半夏

为末，水叠丸。早晚服三钱，滚水下。

服斑龙加减，半载有余，诸症俱平。惟胸次时或不舒，懊憹莫能名状，大便于时不爽，肢体无力，神气萧然。久客鱼盐之地，海滨傍水，湿蕴痰饮未清，原方加减主治。

大熟地　人参　鹿茸胶　云茯苓　炙甘草　冬白术　芡实粉　陈皮　玄武胶　淮山药　福泽泻　制半夏

为末，水叠丸。早晚服三钱。

体素怯寒，生阳不布，嗜酒恶食，湿胜中虚，津液凝渍生痰。曾有哮喘之患，秋杪冬初举发，近因忧恚伤气，寒暑伤形，形气俱伤，诸证蜂起。服药以来，暑虽解而气未平，不平则鸣，以故胸喉漉漉有声，痰涎上溢，有妨饮食，脉来弦数无神，症本五志不伸所致。《内经》有饮症而无痰字。痰饮始于《金匮》，详于近代，有六淫、七情之别。六淫外入之痰，可攻，可伐。七情内伤之痰，宜补，宜温。故前哲比之乱世之盗贼，即治世之良民，法当剿抚互用。痰为津液、精血之属，肾实统之。以肾为水脏，而司五液故也。当以肾为生痰之源为是。庞安常、吴茭山皆云八味丸治痰之本，今宗二家之意合治之。然酒客恶甘，桂无佳品，以鹿代之，服二十剂再议。

大熟地　粉丹皮　建泽泻　淮山药　云茯苓　山黄肉　制附子　鹿茸　人参

脉来三五不调，缓而一止为结，非代脉可比。乃思虑伤脾，脾湿生痰，痰阻气机所致。法当斡旋中气，以畅清阳为主。

人参　云茯苓　冬白术　炙甘草　陈橘皮　熟枣仁　当归身　远志肉　生木香　制陈半夏　生姜　大枣

心痛彻背，背痛彻心，卒然痛甚，倏尔神清。缘产育过多，精血两亏，不能荣养肝脾。土为木克，木郁生虫，土郁生痰。肠鸣漉漉有声，痛止便能饮食。乃蛟蛔、痰饮之征。脉来弦数无神。证延数载之久，难期速效，当以缓图。

大生地　东洋参　当归身　抚芎　淡天冬　细榧肉　冬白术　野黄精　乌贼骨　枸杞子　紫河车　五倍子　陈阿胶

为末，水叠丸。早晚服三钱。

清阳无时不升，浊阴无时不降，升降出于自然，不觉其升降也。升降之道，为痰所阻，则气机不利，故觉身中气运之盘旋，若波澜之洄溯。宜先顺气。

广藿香　生木香　制香附　小青皮　制半夏　台乌药　制南星　陈橘皮

年过始满，形体素羸。心为君主之官，神明出焉。肝为将军之官，谋虑出焉。脾为谏议之官，知周出焉。烦劳则伤心，思虑则伤脾，抑郁则伤肝。肝病必传脾，脾伤则津液不归正化，凝渍成痰，痰随气行，无处不到。身中气血犹川源也。盛则流畅，畅则宣通，通则不痛；少则凝泣，涩则不通，故痛。痛处可按为虚。痰阻气机，二气源流不畅，胁肋隐痛，下连少腹以及髀关。皆肝脾经脉所过之处。痰犹乱世之盗贼，即治世之良民。至于暑湿乘虚而入，犹浮云之过太虚。治当求本。六脉软数少神，爰以六君、归脾加减，从肝病治脾论治。愚见如是，明哲正之。

东洋参　云茯苓　冬白术　煨木香　远志肉　酸枣仁　新会皮　当归身　片姜黄　佩兰叶　制半夏　生姜　大枣

昨进归脾、六君加减，一助坤顺，一法乾健。夜来胁痛蔓延于下，至三更安寐痛缓，可知症本肝郁脾伤，土为木克，健运失常，痰生饮聚，驯致气血周行之道路乖分，络脉间亦为之间断，已故隐急作痛。面色黄如秋叶，胭肉渐消，皆脾虚痰饮不化之明验也。脉仍软数少神。治病必求其本。仍以斡旋中气，以畅清阳为主。夜服《灵枢》半夏秫米汤，合《金匮》大半夏法。

人参　赤茯苓　当归身　炙甘草　煨木香　大白芍　四制香附　片姜黄　远志肉　生姜　大枣

夜服《灵枢》半夏秫米汤，合《金匮》大半夏法。

制半夏　黄粟米　人参　川白蜜

甘澜水煎。

病原已载前方，但痛势进退有时，犹痎疟之意。乃气血源流不畅，湿痰凝结经络之间，营卫循环道阻，所谓痛则不通是也。《内经》有饮症而无痰字。盖痰为治病之标，非受病之本。治其所以生痰之源，则痰自清，当培脾肾为主。治肝大法有二，先培其土，复灌其水，则木欣欣以向荣。此不治肝而肝自治，方合《内经》治病求本之旨。

人参　茯神　冬白术　当归身　黄郁金　大白芍　制香附　熟枣仁　远志肉　煨木香　淮山药　龙眼肉　生姜　大枣

昨药后，夜来痛势反增，如前次之进退。足见痰阻气机，气血源流不畅，营卫失其常度。天枢之上，天气主之，天枢之下，地气主之。厥阴之脉络于少腹，少腹隐痛，乃有形之痰。且小便自利，尚有瘀血。痛则伤胃，食少可虑。仍以斡旋中土为主，参入调血中之气，和气中之血之品，待胃气一振，痛势一定，再进攻痰之剂可也。

东洋参　小青皮　制半夏　冬白术　广木香　广橘皮　红花　当归身　熟枣仁　远志肉　片姜黄　生姜　大枣

昨药后，痛势虽定，第痛退三日复进，显系痰阻气机，营卫揆度失常，犹痎疟之意。脉仍软数少神，痛时脉伏，二气本虚。补虚则痰饮不开，攻痰则元气不继，所谓人虚症实，攻补均难是也。且病非一朝一夕之故，其所由来者，渐矣。亦当以渐治之。王道功迟，非畅和中土，乌能奏效。间进攻痰之品，宗前哲十补一攻，剿抚互用之意，冀其痰饮下行，清气上升，脾阳中运为顺。早服《医话》桃花丸三钱。

东洋参　冬白术　广橘皮　炙甘草　云茯苓　制半夏　黑山栀　桃仁泥　藕节

夜来痛势虽轻，左胁仍如锥刺，髀肉痛如动脉之状，痛由少腹而起，夜甚于昼，痛缓脉起。素有痰饮之患，现在吐痰如膏，即精血、津液、脂膏所化。脾肾无亏，二气充盈，何痰之有。肾虚水泛为痰，脾虚液化为痰，痰随气行，无处不到，回搏脏腑曲折之处，经络交互之间，药力难达，故前哲有见痰休治痰之说。当以脾肾双培，潜消融化，又难拘痛！无补法之论。然将化未化之痰，宜引归正，已成之痰，非攻不可。是以古人用药有用兵之譬，十补一清之例，剿抚互用之法。兵贵圆通，药宜瞑眩，养精蓄锐，出其不意，攻其无备，适足以振军声。培补数日，暂以一攻，未必大伤元气，如是病则疲于奔命，药则以逸待劳。正气无伤，病势日削，何忧不尽根株。不过因循时日，谬蒙藻鉴，敢不尽心，愚见云然，未知当否。早服《医话》桃花丸三钱。

大生地　人参　云茯苓　冬白术　炙甘草　粉丹皮　新会皮　黑山栀　福泽泻　制半夏

昨药后，髀肉筋骨之痛渐平，少腹之痛未减，更觉懊侬，大解后重。厥阴肝脉络于少腹，治痰必先顺气。然肝病善痛，久痛非寒，可按为虚，虚疼宜补，岂能拘痛无补法之说。但痰饮回搏肠胃曲折之处，盘踞经络交互之间，又非平淡所能奏效。书不云乎，若药不瞑眩，厥疾弗瘳。爰以攻补兼施为主，早服滚痰丸二钱，申刻进补脾肾之剂。至于脉反细涩，乃天令暴冷，无足虑也。

人参　大熟地　山萸肉　冬白术　云茯苓　淮山药　福泽泻　粉丹皮　炙甘草　制半夏　福橘皮

病原已载前方，想痛逢三日转甚之理，犹痎疟之意。盖百病举发无期，惟疟有期。疟必外受风寒，内有伏暑，夹湿痰交并营卫之间。会于少阳之经而疟作，离于少阳之经而疟止。其道近，其气浅，其行速，则日作。其道远，其气深，其行迟，则间日或三日。今则不然，暑、湿、痰涎内伏营卫之间，外无风寒，以故不能作疟。然湿痰扰乱营卫，与疟理同归一体。但病延四月之久，人虚症实，攻补均难，能令攻不伤气，补不碍痰则善。仍以攻补兼施，辅以治疟之品，引入营卫，导引湿痰渗入肠胃，从大便而下，宜有效矣。早服桃花丸三钱。

大生地　制半夏　鳖血炒柴胡　东洋参　炒黄芩　酒炒透常山　小青皮　生姜　大枣

接展瑶函，备知一切，照前议之方，服后病势未减，痛极似闭，酸痛之处，仍在少腹之右，牵至右胯，右胁为甚，左边及两胯后亦复引疼，时及两腿。若论有痰无痰之说，试看控涎丹、滚痰丸主治诸经络痛处可知。且痰为百病之长，病涉奇异，百药不效，多主于痰。服滚痰丸反甚，药浅病深，此常理也，何足怪乎。守常调治，药力积渐，方能一旦豁然。若云无痰，则所服诸方，各门皆备，并无一效，又何疑焉。此由太夫人二气本虚，肝气本郁，心境本劳，或为六气所乘，驯致津液、脂膏幻为痰饮。痰阻气机，络脉无以通调，以故作痛。痛则伤胃，胃伤则有食减、风消之虑。深思病在下部，当以肾经为主，脾经次之。所虑者，人虚症实，攻补均难，故前哲有十补一攻之法，剿抚互用之旨，所谓兴利不如除害，补正不如去邪是也。遥拟一方，是否有当，明哲正之，每早仍服桃花丸三钱。

大熟地　冬白术　粉丹皮　福泽泻　人参　当归身　川芎　云茯苓　煨木香　制香附　化州橘红　制半夏　生姜　大枣

接来病原照方，共服七十余剂，诸恙一旦豁然。此乃天授，恐非人力，谬蒙赞美，有愧于心，遥拟丸方，以善其后，特此奉复，谨返谦简。

大熟地　淮山药　山萸肉　云茯苓　建泽泻　粉丹皮　人参　冬白术　炙甘草　法制半夏　陈橘皮

流水叠丸。早晚各服三钱。

肿　胀

经以胸腹乃脏腑之郭，膻中为心主之宫，如匣匮而藏禁器，异名同处一域之中。心劳太过，十二官危，驯致气水相搏，身尽浮肿，筋骨沉滞，血脉壅塞，九窍寥寥，曲失其宜。宜开玄门，洁净府。

羌活　独活　防己　防风　苍术　白术　茯苓　猪苓　泽泻　黄芪　葶苈　大枣

肿胀虽有十，水鼓胀、肤胀、肠覃、石瘕诸名，不越气水相搏，血脉壅塞，关津不利，有所钟聚而成。身半以上，天气主之，身半以下，地气主之。自上而下，男从女逆，自下而上，男逆女从。上宜发汗，下宜分利，上下齐肿，汗利兼行，乃古之成法。现在身半以上尽肿，颈脉动，喘咳，食减，经闭。血亦化水，水不润下，上泛为灾，乃坤道危疴。勉拟《医话》启玄煎挽之。

麻黄　桂枝　苍术　独活　苦杏仁　炙甘草　防己　制半夏　厚朴

经以心腹满，旦食不能暮食，为鼓胀。脐平筋露不治。《医话》法制鸡矢醴主之。

雄鸡矢白四两，无灰酒四两，炒干　陈仓米二两，巴豆不去油十枚，老丝瓜络一两，无灰酒二两，同炒焦，去巴豆、瓜络　蟾蜍一个，约重四两，打烂，砂仁末二两，无灰酒二两，同炒焦，去砂仁末

上三味，无灰酒一斤，长流水三斤，煮数千滚，约减半，布袋绞汁，澄清，分三、

五次温服。

腹大如鼓，按之不坚，色不变为肤胀，宜发汗。

麻黄　制附子　桂枝　防风　苦杏仁　炙甘草　黄芪　冬白术　生姜　大枣

腹大如孕，经不闭，按之则坚，推之则移，为肠覃，非垢胎。乃败血盘踞子宫，危症。

油足肉桂　桃仁泥　赤芍药　生大黄　炙甘草　红花　淮牛膝　䗪虫

经以诸胀腹大，皆属于热。又言脏寒生满病。盖热者，湿热也；寒者，脾虚也。《易传》离为大腹中空之象，故名曰鼓。鼓亦作蛊，蛊以三虫为首，虫亦能胀也。故仓公治临菑泛里女子病胀满，且芫花下虫数升而愈。《旧唐书》甄立言治尼明律患心腹鼓胀，用雄黄散，吐出虫大如人指。《明皇杂录》：太医令周顾，治黄门奉使交广回腹中坚痞，用硝石雄黄散，涌吐有虫生鳞甲者，此皆鼓胀有虫之明验也。脉来弦数少神，症由郁怒操劳而起，驯致水火不济，升降失司，否而不泰，更为湿热所乘，肝风内扰，风动湿盦虫生，以故腹胀如鼓，虚阳上越，面赤如妆。肝燥善怒，肺燥善哭。气虚则自汗，湿甚则便溏。所服诸方，都是法程。寡效者，病势深远也。爰以扶二气、扫虫氛、息肝风、渗脾湿、逐停瘀，观其进退。

大生地　人参　当归身　冬白术　明雄黄　元明粉　制苍术　使君子　桃仁泥　川厚朴　雄鸡矢白

服煎四剂，鼻衄无多，经通色紫，停瘀融化，有机。症本血凝气阻，湿盦虫生。肿胀唇色多白，而反鲜红，虫气也。脉仍弦数少神，依方进步。更益以荡涤之品，补中寓泻，两协其平。不逐停瘀，气无以通，不固其气，血何由化。血非气不行，气非血不附。血瘀则气阻，气滞则血凝，血行气亦通，气通血亦运。此攻补兼施，所以并行不悖。书不云乎，药不瞑眩，厥疾不瘳，此之谓也。

大熟地八钱　人参八钱　明雄黄一钱，为细末和服　元明粉二钱，和服　制苍术钱半　川厚朴一钱　雄鸡矢中白二两，阴阳瓦酒炒香　蟾蜍皮一具，砂仁一钱，煎水炒黄　大枣肉十枚，葶苈二钱，芫花二钱，煎水炒焦，去葶苈、芫花　陈仓米一两，巴豆七粒，打碎，不去油；丝瓜络三钱，切细，同炒黄，不可焦。去巴豆、丝瓜络

前方共服十有五剂，鼓胀全消，眠食俱安，行健如故。安不忘危，戒之在怒，再拟《医话》向荣丸，专治肝木久失条舒，杜其反复之患。

大生地　人参　制半夏　当归身　大白芍　黄郁金　佩兰叶　云茯苓　冬白术　炙甘草　陈橘皮　银柴胡

水叠丸。早晚各服二钱。

肾统诸经之水，肺司百脉之气，脾为中土之脏。肾虚不能约水，肺虚不能行水，脾虚不能制水，泛溢皮肤则肿，流注脏腑则胀。脾土非肾火不生，肺金非脾土不长，补脾必先补肾，肾为先天之本，补肾宜兼补脾，脾为生化之源。治水必先治气，气化水亦化。治气宜兼治水，水行气亦行。此脾肾气水之难分，而治当兼顾。考前贤治法，惟薛立斋加减金匮肾气汤最当。如所用附子、肉桂以补阴中之火，熟地、山药、山萸、牛膝以益阴中之水，茯苓、泽泻、车前以利阴中之湿，能使气化于精。即所以治肺补火生土，即所以治脾壮水通窍，即所以治肾补而不滞，利而不伐。通阳气致津液，开玄门，洁净府，一以贯之矣。

大熟地　粉丹皮　建泽泻　淮山药　山萸肉　云茯苓　制附子　油肉桂　淮牛膝　车前子

脾为中土之脏，谏议之官，赖真火以煦和，真水以濡润。肾中水火皆亏，气不归精则喘，土不制水则肿，健运失常则胀。背为阳，乃五脏所系，胀从背起，五五二十五阳均皆不足，非独脾肾为言也。脉来细涩如丝，喘、肿、满危疴已著。勉拟金匮肾气挽之。金匮肾气汤见前。

病起秋杪，延今入春，食饮少思，心神恍惚，面色戴阳，二便不爽，肿自足起，蔓延于上。乾道为逆，显系火亏，土困水流，湿而就下，阴病下行，极而上留于脾则中满，注入肺则气喘，最有喘满之变。脉细无神，虑难收效。勉拟金匮肾气挽之。金匮肾气汤见前。

六脉沉细如丝，命门真火不足，火不生土，土不生金，水道无以通调，肿胀由兹而起。法当益火之源，以消阴翳。金匮肾气主之。金匮肾气汤见前。

喘、满、肿乃命门真火不足，不能生土，土不生金，脾、肺、肾交困。考之于古，验之于今，非金匮肾气，乌能奏效。金匮肾气汤见前。

腹满，筋露，脐平，遍身悉肿，下部尤甚，面戴阳色，气促不得卧，喉间水鸡声。显是火亏于下，土困于中，肺虚于上，气不行水，脾不制水，肾不约水，乃水鼓危疴。勉拟金匮肾气，然桂无佳品，终属不济。金匮肾气汤见前。

脾、肺、肾交亏，喘、满、肿俱见。急以金匮肾气挽之。金匮肾气汤见前。

产后血化为水，肿胀出于《金匮要略》，肾气汤主之。然桂无佳品，以鹿代之。

大熟地　淮山药　山萸肉　云茯苓　粉丹皮　建泽泻　制附子　鹿茸

久客鱼盐之地，海滨傍水，湿热由生。腹大渐至脐平，竟似河鱼腹疾，虑难收效。

制苍术　川厚朴　赤茯苓　猪苓　福泽泻　车前子　木通　白丑末　赤小豆　雄鸡矢白，酒、水各半煎。

水肿有阴阳之别，逆顺之异。阳水易治，阴水难医。男子自下肿上为逆，女子反之。肿处色红，内热作渴，能食，脉数。此为阳水，乃逆中顺候，补中寓泻主之。

大生地　粉丹皮　福泽泻　淮山药　云茯苓　黑丑末　淮牛膝　车前子　小茴香　细滑石　生甘草

经以肾乃胃之关。关门不利，故聚水而从其类。其本在肾，其末在肺，气水不顺，钟聚为肿，宜顺其势，上下分消为主。

羌活　独活　防己　防风　冬瓜子　苦杏仁　茯苓皮　五加皮　桑白皮　大腹皮　生姜皮　紫背萍

疟作数次忽止，腹胀渐至脐平，四肢先肿，肿消而更瘦削，如蜘蛛之状，乃疟鼓危疴。拟《东医宝鉴》金甲散加味，尽其心力。

鸡冠雄黄　穿山甲　常山　草豆蔻　川厚朴　海南槟榔　人参　冬白术　制半夏　陈橘皮　生姜　大枣

肾为水之下源，肺为水之上源，膀胱为水之导引，脾土为水之防堤。水肿总是气化无权。治水之法，禹功疏凿虽善，然非羸弱所宜，虚则崇土。前贤成法，如商陆、甘遂、大戟、芫花等，行水虽速，防堤不固，正气不支，终属不济。

人参　冬白术　云茯苓　炙甘草　木猪苓　福泽泻　油足肉桂　生姜　大枣

素饮涧水沉寒，水流湿就下，肾气先伤，传之于脾，注之于肺，遂成单腹危疴。勉拟附子理中，冀其或免。

制附子　人参　冬白术　炙甘草　炮姜

经以诸湿肿满，皆属于脾。脾虚湿热不化，气水钟聚而为肿胀，扶脾渗湿主之。

人参　赤茯苓　广藿香　大砂仁　制香附　冬白术　制附子　雄鸡矢白

谚有之，淡薄不堪生肿胀。念年常素，脾土久亏。脾具坤静之德，而有乾健之运，故能使心肺之阳降，肝肾之阴升，而成天地交通之泰。脾伤不能为胃行其津液，反成天地不交之否。经言五畜为益，宜食肥美以壮脾土。用药归脾、六君助坤顺、法乾健为宜。

人参　云茯苓　冬白术　炙甘草　制半夏　陈橘皮　绵黄芪　当归身　酸枣仁　远志肉　广木香　生姜　大枣　龙眼肉

接展来函，知服金匮肾气丸以来，肿胀虽消，余氛未靖。现交夏令温热，何妨有是症，则投是药，不见泉源之水乎。冬温而夏冷，外热而中寒，症本火亏，药当温补，况夏月伏阴在内，理必扶阳。居深堂大夏之中，不致伤暑。所欲更方，不过参入酸收之意，照原方加生脉散，待九秋木落，仍服金匮肾气丸可也。特此奉覆，谨返谦简。

盛年经闭，血逆于营，遍身浮肿，紫筋暴露，为血肿，难治。宜急通经。

刘寄奴　泽兰叶　红花　紫草　桃仁泥　生大黄　制附子　油肉桂

面肿曰风。颈脉动，喘咳，足胫肿曰水。病名风水。不至入腹为妙。

羌活　防己　防风　柴胡　旋覆花　马兜铃　冬葵子　海金沙

土为木克，幻生虫鼓。鼓与蛊通。虫蛊始于孙一奎，张景岳以为独得之奇。盖未考《扁鹊仓公列传》及《旧唐书》，与《明皇杂录》，具言虫蛊之症。服药以来，下虫三次，鼓胀全消，饮食亦进，脉神形色俱起，安不忘危，一切小心要紧。

东洋参　冬白术　云茯苓　炙甘草　薏仁米　广木香　蟾蜍皮　大砂仁　使君子　透明雄黄

水叠丸。早晚服三钱。

曾经抑郁伤肝，近乃脾虚气馁，饮食迟于运化，二便带血频仍。现在腹满脐平，胸胁俱胀，呕吐，恶闻食臭，大便十日不行，脉来弦数无神。鼓胀危疴已著。至于或轻或重，乃剥复之象。所服诸方都是法程，病势良深，殊难奏效。勉拟附子理中加味，从乎中治。是否质诸明哲。

人参　制附子　冬白术　炙甘草　炮姜炭　当归身　陈橘红　小青皮

病原已载前方，第五进附子理中加味，不见燥热之象，阴霾不散可知。中满退而复进，剥极则复，复而又剥故也。小便如淋不痛，阳虚气化不及州都。大解昝溏，火力不足，失其常度。人身清阳无时不升，浊阴无刻不降，升降循其常度，不觉其升降也。清阳当升不升，则气坠；浊阴当降不降，则气哽。总是命门真火阳和之气不足，以腐熟胃中水谷之精微，驯致糟粕壅塞于中而不化，是以上为饮食难进，下为二便不爽，大腹如鼓，胁肋胀痛，时有太息、呻吟之状。弦数之脉如前，诚为剥极之候。考前贤证治诸方，惟附子理中、金匮肾气最为合法。然三焦否塞不开，金匮肾气难于过中达下，服附子理中又如水投石。深思釜底加薪，氤氲彻顶，槁禾经雨，生意归巅，孰非根蒂阳和之气使然也。谨拟二方合治，观其进退。

大熟地　淮山药　山萸肉　粉丹皮　建泽泻　赤茯苓　制附子　油肉桂　车前子　淮牛膝　人参　冬白术　炙甘草　炮姜炭

昨拟金匮肾气、附子理中二方合治，取其过中达下，益火之本，釜底添薪，冀有效机。而事乃有大谬，不然时值飘风，溽暑流行，邪乘虚入，遂至身热，汗出发背，沾衣，正气由此更虚。乃见痰嗽气急，喉间水鸡声，痰中间带粉红之色，继有鲜红之血，肺胃络伤所致。暑善归心，言乃心声，以故多言，间有谬误之语。经言因于暑，汗，烦则喘喝，静则多言。气虚身热，得之伤暑是矣。大法微者，逆之；盛者，从之。火亏，本证不受清暑寒凉之品，宜乎从治。仍非理中不可，且理中汤能治伤胃吐血，不可见血畏而不服。张景岳以理中汤去参、术，加归、地，用理真阴。即以二方合一，燮理阴阳，冀其命火内生，阳淫外散。谬蒙藻鉴，敢不尽心，是否有当，质诸明哲。

人参　冬白术　炙甘草　炮姜炭　大熟地　当归身

肺肾两亏，气水钟聚，肿胀由生。肾本肺标，关门不利，故取水而从其类。宜开玄门，洁净府，观其进退。

汉防己　独活　制苍术　川厚朴　福橘皮　云茯苓　木猪苓　建泽泻　车前子　炙甘草　桂府滑石

素有巅疼，瘛疭，呕吐宿疾，近由少腹满硬，驯致腹大脐平，青筋暴露，鼓胀已著。本无药治，面谕谆谆，勉拟一方，冀其百一。

人参　冬白术　炙甘草　炮姜炭　蟾蜍皮　广木香　大砂仁　油多肉桂　大腹皮　鸡屎白　无灰酒

腹大如怀，月事时下，过月不产，病名石瘕。危如朝露，多酌明哲。勉拟《医话》五花煎挽之。

月季花　山茶花　水红花　红桃花　玫瑰花　益母草　花蕊石　抚糖炒山楂　蛤粉炒阿胶

黄疸

疸虽有五，总是湿郁于脾，与盦曲相似，有六化之变。土无成位，湿无专主故也。身黄如柏，其色鲜明，能食，脉数。因热化热，阳黄症也。

西茵陈　黑山栀　生大黄　元明粉　生甘草　飞滑石　川黄柏　川黄连　连翘　赤小豆

身目黄如秋叶，暗淡无光，为阴黄，从寒化也。胸痞，食少为难治。茵陈附子汤加味挽之。

西茵陈　制附子　炙甘草　赤茯苓　福泽泻　油足肉桂　人参　冬白术

积食伤脾，发黄，为谷疸。

西茵陈　黑山栀　川厚朴　炒山楂　广木香　大砂仁　炒枳壳　炒麦芽　六和神曲　生姜　大枣

身黄不甚鲜明，如烟熏之状，寒热类感，二便色变，额上色黑。因女劳得之，名黑疸。腹满为难治。

大生地枯矾、元明粉炒　云茯苓　福泽泻　粉丹皮　淮山药　山萸肉　西茵陈　黑山栀　妇人发猪油炙焦

经以黄如枳实者，危。犹草木将凋，无生生之气故也。勉拟金匮肾气加减，或可挽回。

大熟地　淮山药　山萸肉　云茯苓　粉丹皮　建泽泻　制附子　油肉桂　当归身　人参　炮姜炭

脉滑数，身黄如柏，腹满，溲赤，便秘，从实化也。

西茵陈　黑山栀　生大黄　川黄柏　元明粉　炙甘草

消渴，小便不利，必发黄。水湿内蓄，今小便自利，不渴而身黄，从虚化也。小建中加减主之。

绵州黄芪　冬白术　油肉桂　饴糖　鸡子黄　赤芍药　炙甘草　椒红

溺黄赤，安卧，已食如饥，目黄。显系湿热蕴于脾胃，上蒸于肺，下注膀胱，符于经旨。

西茵陈　黑山栀　赤茯苓　福泽泻　木猪苓　冬白术　白通草　萹蓄　川黄柏　川黄连　制大黄　柳根白皮

本证瘀血发黄，非伤寒、伏邪可比，当求有无虚实论治。疾因便血而起，腹中膜胀不舒，黄如秋叶，治在太阴。

人参　云茯苓　冬白术　炙甘草　当归身　广木香　酸枣仁　远志肉　炮姜炭　桃

仁泥　龙眼肉

湿奞发黄。茵陈五苓之属宜之。

西茵陈　黑山栀　制大黄　赤茯苓　木猪苓　冬白术　福泽泻　油肉桂　川黄连　飞滑石　白苦参

经以面肿曰风，色黄属湿，风湿相搏，从表化也。

麻黄酒炒　桂枝　炙甘草　赤芍　黄芪防风水炒　生姜　大枣

黄因酒发为酒疸，由大醉当风沐浴所致。《医话》解醒汤加减主之。

西茵陈　黑山栀　制大黄　赤茯苓　福泽泻　葛花　鸡距子　冬白术　木猪苓　人参　枳实

酒水各半煎。

身目如金，自汗如雨，溲赤如血，腹胀如鼓，从里化也。

西茵陈　黑山栀　山黄柏　生大黄　元明粉

胆黄因惊而得，黄必兼青。盖胆汁色青，昔太学生魏准，惶惧走胆而死，举体皆青，足以为证。宜《医话》逍遥温胆汤或可挽回。

人参　银柴胡　当归身　冬白术　大白芍　炙甘草　云茯苓　制半夏　陈橘皮　枳实　淡竹茹

积　聚

经以心积伏梁，肝积肥气，脾积痞气，肺积息贲，肾积奔豚。后世又有癥瘕、痃癖、血鳖诸名，总不离《内经》之五积也。心下有形，大如覆杯，动作牵疼，饮食减少，便溏溲数，面色黧黑，目珠暗黄。由笃志好学，深宵不寐，血凝气阻，饮聚痰生所致。乃伏梁危症，于兹二载，诸药不应，当求其本。

人参　云茯苓　冬白术　炙甘草　制半夏　陈橘皮　当归身　酸枣仁　远志肉　广木香　水红花子　四制香附

伏梁盘踞膻中，横连虚里穴处，大如覆碗，按之不移，由盛怒，纵饮食，感风寒所致。然积以寒留，留久则寒多化热风以致积，积成则症已非风。古人虽有养正积除之法，效者甚鲜。经言：坚者削之，留者攻之，结者散之，客者除之。盖有形之积，以攻为是。

宜《医话》伏梁煎主之。

人参　川黄连　川椒红　猪牙皂角　京三棱　蓬莪术　肥桔梗　巴豆霜　乌梅肉

心积伏梁踞心下，大如覆碗，痛而不移。宜《医话》伏梁煎加减主之。

京三棱　蓬莪术　黄郁金　醋炒香附　牡丹皮　赤芍药　大丹参　当归身　川芎䓖　延胡索　成块朱砂　桃枭

左胁下坚硬，大如覆碗，按之则痛，弹之有声，不时寒热，乃肝积肥气，同于疟母。《医话》肥气散为宜。

京三棱　蓬莪术　醋煮常山　九肋鳖甲　夜明砂　枳实　海南槟榔　威灵仙　银州柴胡　人参　当归身

当脐有形大如手掌，按之坚硬作痛，乃脾积痞气。《医话》痞气饮为宜。

京三棱　蓬莪术　枯麦芽　山楂肉　鸡心槟榔　麸炒枳实　青木香　川厚朴　冬白术　制半夏　陈橘皮　小青皮

胸右按之有形，大如覆杯，坚硬如石，动劳气急，饮食减少，痰嗽频仍，由食味酸、咸、甜太过所致。与哮喘相近，乃肺积息贲危症。宜《医话》息贲丸，缓缓图痊可也。

人参　枳实　制半夏　京三棱　蓬莪术　制南星　陈橘皮　苦杏仁　甜桔梗

共为末，水叠丸。早晚各服三钱，开水下。

脐下按之坚满，有气上冲，惊悸烦乱。水不润下，上泛为灾，乃肾积奔豚危症。拟《医话》奔豚汤主治。

油肉桂　赤芍药　炙甘草　云茯苓　制半夏　冬白术　李根白皮　生姜　大枣

伏梁在脐上，奔豚在脐下，肥气在脐左，息贲在脐右，痞气在当脐。现在当脐、脐上、脐左，横亘有形，乃伏梁、肥气、痞气兼症，极难奏效。

京三棱　蓬莪术　人参　川黄连　猪牙皂角　川椒红　海南槟榔　醋炒香附　麸炒枳实　川厚朴　山楂肉　冬白术　生姜　大枣

五味失宜，七情不节，二气失其和顺之机，驯致水谷精华不归正化，凝于肠胃之外，膜原之间，心下脐旁有形，或见或隐，为气聚，理气为先。

广藿香　广木香　川厚朴　枳实　冬白术　陈橘皮　蛀青皮　制香附　台乌药　黑沉香　公丁香　白檀香

心下痞，按之软，推之则移，寻之无迹，为气聚。《难经》言：聚者，阳气也。阳浮而动，六腑所成是也。

四制香附　天台乌药　广木香　莱菔子　鸡心槟榔　枳实　小青皮　陈橘皮

用力络伤，血溢凝结成癥，心下当脐有形，大如覆碗，动作牵引而痛，饮食减少，脉象沉潜，介乎伏梁、痞积之间。延今二载之久，难期速效。

京三棱　蓬莪术　醋炒香附　当归身　川芎藭　赤芍药　延胡索　山楂肉　广木香　桃仁泥　生姜　大枣

壮人无积，虚人则有。由于脾失健运，湿痰、瘀血互结，如中满之状。故前哲有养正积除之法，譬如满坐皆君子，纵有一小人，自无容地而去。

人参　於潜白术　广木香　水红花子　四制香附　陈橘皮　当归身　赤芍药　蚌青皮　制半夏　制南星

盛年经闭一载，左胁至少腹坚硬如石，大如覆杯，有三横亘相连。由产后而起，近乃右胁又生横梗。《难经》言：积者，五脏所生；聚乃六腑所成。阳浮而动，阴沉而伏。肝脾郁结，气浊血瘀，与湿痰交并，沉伏于肠胃之外，膜原之间，为痃为癖。服攻坚破结、养正除积等法无效。勉拟补中寓泻，观其进退。服二十剂再议。

人参　云茯苓　冬白术　炙甘草　制半夏　陈橘皮　京三棱　蓬莪术　广木香　当归身　赤芍药　川芎藭　水红花子

诊脉五十动，浮、中、沉三取，虽有力有神，而弦数不静。弦为肝逆，数乃脾虚。因昔年抑郁、烦劳、思虑太过，土为木克。肝脾已致病，于前客冬复感风寒，标本交互难分，因循怠治，二气潜消在昔，所致病由于兹益著。驯致心下有形，大如覆碗，略偏于左，饮食减少，呕吐，痰多，血色不华，精神慵倦。现在呕甚，间带血缕，大便紫黑，亦带停瘀。显系肝木犯中，肝不藏，脾失统，故血妄行。上逆则见于呕吐之中，下溜则见于大便之内。治此大法，壮水以生木，培土以安木，水土调平，则木欣欣以向荣，而无克制之患，自能渐入佳境。服五十剂再议。

大熟地　粉丹皮　福泽泻　人参　冬白术　制半夏　陈橘皮　当归身　赤芍药　广木香　水红花子　血余炭

年甫十五，经水未通。少腹右角有形，大如覆杯，痛如锥刺，痛时其形反隐，脉亦沉伏，小便如淋，气亦短促。先天不足，木横土虚，湿痰、瘀血互结厥阴肝部，即肥气之属。交加散加味主之。

大生地　老生姜等分，各捣汁，以生地汁炒生姜，生姜汁炒生地，互相炒焦为度　当归身　川芎䓖　油肉桂　桃仁泥　炮姜炭　京三棱　蓬莪术　四制香附　广木香

七癥属血，八瘕属气。癥者，征也；瘕者，假也。在左属肝，大如覆杯，隐隐作痛，经闭，食减。由怒郁伤肝所致。法当调畅气机为主。

四制香附　广木香　黄郁金　天台乌药　陈橘皮　佩兰叶　当归身　川芎䓖

妇人瘕聚，与男子七疝同法，皆任脉为病，极难调治。

赤茯苓　猪苓　福泽泻　冬白术　川楝子　广木香　小茴香　黑丑末

湿痰为痞，汩汩有声。脾为生痰之源，治痰，顺气为主。

四制香附　广藿香　陈橘皮　天台乌药　广木香　川厚朴　麸炒枳实　制半夏　制南星　生姜　大枣

痞满

心下满，按之不痛为痞，泻心汤加减主之。

人参　制半夏　黄芩　广木香　制香附　枳实　厚朴　陈橘皮　冬白术

肝不条达，胃失冲和，脾失健运，痞塞不开。不知饥，不能食，脉来胃少弦多，斡运中枢为主。

东洋参　云茯苓　冬白术　广木香　酸枣仁　远志肉　制香附　制半夏　陈橘皮　生姜　大枣

流水不腐，止水伤脾。脾伤则痞，饮食减少，便泻频仍，䐃肉渐消，脉来弦细。土不安木，肝木化风，液为风耗，症近风消。昔元人居中国，食鱼饮止水，多病痞，惟服草果即愈。宗法主之。

草果仁　人参　云茯苓　冬白术　制半夏　新会皮　炮姜炭　炙甘草

三经客感，病后绝不思食，时或知饥，食入则痞，显系中伤未复。脾胃为中土之脏，仓廪之官，赖命门真火以生。火不足以生土，驯致营卫不和，时有寒热。脉来胃少弦多。温健中阳为主。

人参　冬白术　炙甘草　炮姜炭　制附子　蛀青皮　化州橘红　南枣肉

服附子治中汤四十余剂，中州复振，健运如初。第肾火久亏，治中虽效，未能达下。再拟金匮肾气加减，以善其后。

大熟地　淮山药　山萸肉　制附子　油肉桂　枸杞子　鹿角霜　当归身

水叠丸。早晚各服三钱，淡盐汤下。

胃阳式微，寒凝气结，胸痞，食减，嗳噫，吞酸，脉来细涩少神，附子理中为主。

人参　冬白术　炙甘草　制附子　炮姜炭

饮食起居不节不时，脾胃受戕，化机不转。经月不食，心下似满，六脉缓弱，阳气不伸，阴翳蔽障，虑难奏效。

东洋参　云茯苓　冬白术　炙甘草　当归身　酸枣仁　远志肉　广木香　制附子　生姜　大枣

塞而不通谓之痞，胀而不消谓之满。有邪滞为实，无邪滞为虚。但不知饥，时疑若满，乃中阳不运。非消导所宜，当塞因塞用。

人参　云茯苓　冬白术　炙甘草　制半夏　陈橘皮　炮姜炭　制附子

湿土司令，脾胃受伤。邪滞互结，心下有形，按之无痛，脉来滑数少神，胃苓加减主治。

制苍术　陈橘皮　川厚朴　炙甘草　赤茯苓　猪苓　建泽泻　枳壳　生姜

经以浊气在上，则生䐜胀。土为木克，健运失常，升降失司，变生痞象。东垣谓痞从血中来。仲景言病发于阴而反下之，因作痞。盖皆营分受伤，当理脾营为主。

人参　川黄连　枳实　炮姜炭　制半夏　当归身　赤芍药　川厚朴　大枣

心下满，按之微痛，如心积伏梁之状。延今半载有余，诸药无效。年当盛壮，二气素充，非五泻心汤合治不可。

制半夏　黄芩　炮姜　炙甘草　人参　川黄连　生大黄　制附子　生姜　大枣

三进五泻心，大便畅行十余次，痞势全消，饮食如故，沉痼之疾，一旦霍然。安不忘危，善后宜慎。

人参　云茯苓　炙甘草　冬白术　当归身　陈橘皮　银柴胡　绿升麻　制半夏　生姜　大枣

胃为仓廪，脾司谏议，为中土之脏，赖肾火以生，畏肝木之克。症本木乘土位，命火虚衰，更为湿热所乘。驯致默默不思饮食，四肢无力以动，六脉细软无神。治病必求其本，折其郁气，先取化源，再补命门真火可也。

东洋参　云茯苓　冬白术　炙甘草　当归身　广木香　陈橘皮　紫豆蔻　制半夏　六和神曲　炒麦芽　生姜　大枣　龙眼肉

昨药后，夜来平善，二便通调，惟饮食仍然不畅。乃因湿热盘踞脾经日久，又为肝木所乘，命火素亏，乌能腐熟水谷而化精微。前哲有中胃如釜，命火如薪之比。食不能化，火力不足可知。本当益火之源，以消阴翳。肉桂无交趾，何能直达丹田。再思其次，温健中阳，冀其清阳上升，浊阴下降，天地交通，水火既济。

东洋参　冬白术　炙甘草　炮姜炭　白豆蔻　当归身　公丁香　广木香　福建神曲　炒谷芽　生姜　大枣　龙眼肉

昨进六君子汤合神香散加减，温建中土，以畅清阳。今辰胃气已开，饮食能进，形神亦振，细软之脉亦起，中阳命火来复有机。第病非一朝一夕之故，其所由来者，渐矣。亦当以渐治之。经以肝为将军之官，怒则克土。现在脾土四面受敌，命门真火不足以生，又为思虑所伤，肝木所克，饮食不节，起居不时，及劳倦等因，皆是脾土受困。脾在中央，土灌四旁故也。治病求本，补火生土，乃正治之方。肉桂无能道地，温健中阳是从权之法。然能渐入佳境，亦可图十全之功。宜乎体圣贤之道，至圣随遇而安，大贤浩然之气。《内经》恬淡无为，南华自适其适，有一于此，病安从来。药合机宜，依方进步可也。

东洋参　冬白术　炙甘草　炮姜炭　公丁香　紫豆蔻　制附子　小青皮　化橘红　大枣

昨进附子治中汤，参入神香散，温健中阳。细涩之脉，转为洪数，阳象即是佳征。饮食尚未畅进，命火久亏，难于聚复故也。能受温热助火之剂，不见燥烁之象，药力渐积，自有愈期。既获效机，原方增损，更益以血肉有情之品。

东洋参　冬白术　炙甘草　炮姜炭　公丁香　白豆蔻　毛鹿片　制附子　破故纸　生姜　大枣　金橘皮　龙眼肉

益火之本，以消阴霾，大获效机，依方进步可也。但胃气初开，饮食宜节。肉虽多无使胜食气，圣人之于味亦慎矣。已饥方食，未饱先止，乃东坡之秘诀。调脾胃之良模，最宜留意。

东洋参　冬白术　炙甘草　制附子　炮姜炭　公丁香　紫豆蔻　破故纸　毛鹿角　枸杞子　菟丝子　龙眼肉　胡桃肉　生姜　大枣

釜底添薪，氤氲贯顶，槁禾得雨，生意归巅，孰非根蒂阳和之气使然也。五脏各一，肾独有二，左属肾水，右属命火。补火虑其水耗，补水虑其火微。故《内经》有言：无阳则阴无以生，无阴则阳无以化。阴阳本不相离，水火同居一窟。今服温健中阳之剂，虽获效机，但附子、炮姜等皆燥烈之品，无润下之性，所以交趾肉桂有油，能润下为神口，今也则无。当思益火燥烈之中，有温润之意，方能收既济之功。不妨壮水之主，以镇阳光；益火之源，以消阴翳；亦可并行而不悖。愚见如是，明哲正之。

东洋参　冬白术　桂、附制熟地　淮山药　山萸肉　炮姜炭　当归身　肉苁蓉　毛鹿角　真锁阳　枸杞子　公丁香　白豆蔻　淮牛膝　生姜　大枣　龙眼肉　胡桃肉

服壮水之主，益火之源，并行不悖，虽合机宜，犹虑大热燥烈，耗伤肾水，故用桂、附制地黄一法。制法见呕吐反胃门。然恙因五志七情中来，及湿热乘虚而入，善后亦当兼治。心为君主之官，尤当澄心息虑，返观内守为要，恬淡无为以舒神志，冀其阴阳、水火两协其平，自臻安吉。

桂、附制熟地　东洋参　冬白术　毛鹿角　枸杞子　淮牛膝　肉苁蓉　真锁阳　公丁香　白豆蔻　当归身

进桂、附制熟地，从阴引阳，从阳引阴，脉神形色俱起，饮食如常，便是佳征。补肾非地黄不可。然前服地黄滞腻，胃气受戕，经月不思饮食，以故畏而不服。今设法用桂、附制过，服之已受，可无疑也。《内经》从阴引阳，从阳引阴，阳生阴长，阴充阳化，乃天地阴阳、五运六气循环之至理。但有太过不及之弊，其间出入进退，加减变化，则又存乎其人。守常调治无差，何恙不已。

桂、附制熟地　淮山药　山萸肉　东洋参　毛角片　枸杞子　公丁香　紫豆蔻　肉苁蓉　当归身

连进桂、附制熟地，并无滞腻之意，可见药病相投，饮食不减，坐卧如常，脉象更觉和平，惟䐃肉消而未起。症本肾中水火皆亏，水不涵木，肝木犯中，火不生土，脾土生湿。肾水乃天一之精，脾土为物之母。能使水土两协其平，则五脏六腑各得其位，则百病无由而入。至于湿热化毒，譬如小人，正气亦如君子，脾土气足，犹满坐君子，小人自无容地。但补肾中水火阴阳为主，方合《内经》治病求本之旨。

桂、附制熟地　淮山药　山萸肉　云茯苓　福泽泻　粉丹皮　枸杞子　毛角片　淮牛膝　车前子　东洋参　珍珠粉　琥珀粉

屡进桂、附制熟地，及补肾中水火阴阳之品，尚合机宜。然饮食虽不见减，亦未加增。胃为生化之源，与脾相为表里。脾具坤静之德，而有乾健之运，能使饮食畅进，化源分布，则五脏六腑、筋骨皮肉日见生长充盈。饮食之于人，所关非细。补肾固是求本之法，所谓补肾有开胃之功，而扶脾亦有生阳之妙。拟间服黑归脾汤加味，助坤顺，法乾健，行其春令，冀其饮食加餐为妙。

桂、附制熟地　东洋参　冬白术　当归身　酸枣仁　远志肉　大有黄芪　公丁香　白豆蔻　抱木茯神　生姜　大枣　龙眼肉

诸症悉退，眠食俱安，精神复振，惟䐃肉全消未复。症本阴阳两损，脾肾双亏。五

脏之伤，穷必及肾，故当治肾为主。东垣又谓补肾宜先补脾，以脾为生化之源。褚侍中以补脾当先补肾，以肾为先天之本。用此观之，脾肾双补，一以贯之为是。

桂、附制熟地　淮山药　山萸肉　人参　鹿茸　枸杞子　当归身　云茯苓　炙甘草　冬白术　酸枣仁　远志肉

水叠丸。早晚各服三钱。

卷　三

肺　部 共七门

喘　促

经以诸气膹郁，皆属于肺。肺合皮毛，为气之主，风寒外束，肺卫不舒，气壅作喘。

麻黄　桂枝　炙甘草　赤芍　五味子　北细辛　炮姜　制半夏　苦杏仁

形寒饮冷则伤肺，肺气不利，胸盈仰息。

麻黄　紫苏子　桑白皮　苦杏仁　桂枝　北细辛　制半夏　款冬花　银杏

水寒射肺，服小青龙，气喘未平，再以神秘汤加减主治。

人参　苏叶　赤茯苓　炙甘草　制半夏　陈橘皮　桑白皮　苦杏仁　甜桔梗

风寒外束，胃火内炎，肺热气壅作喘。一解外束之寒，一清上炎之火，麻杏石甘汤主之。

麻黄　苦杏仁　生甘草　生石膏

脉洪数且滑，烦渴，气喘，痰不豁。火郁肺中，宜清上。

南沙参　天门冬　大麦冬　白知母　黄芩　生石膏　白茅根　蓝叶　秋梨汁

汗出而喘，邪在表。喘而汗出，邪在里。此伤寒家事。本症则不然，烦渴，多汗，气喘，脉数，为火铄肺金，宜清降。

生石膏　白知母　生甘草　大麦冬　南沙参　天花粉　黄芩　秋梨汁

肺为气之主，肾乃气之根。肾虚气不归源，肺损气无依附。孤阳浮泛作喘，诚为剥极之候。

大熟地　淮山药　山萸肉　当归身　枸杞子　制附子　油足肉桂　人参　鹿茸

喘在子、丑、寅之时，阳气孤浮于上可据。法当纳气归源，导龙归海。金匮肾气加味主之。第肾不纳气，本是危疴，多酌明哲。

大熟地　粉丹皮　建泽泻　淮山药　山萸肉　赤茯苓　制附子　上肉桂　人参　车前子　淮牛膝　鹿茸

连进金匮肾气加减，喘促渐平，脉神形色俱起，肾气摄纳有机。肾乃立命之根，阳无剥尽之理。纳气归源，导龙归海，前哲良规，依方进步。

大熟地　淮山药　山萸肉　赤茯苓　淮牛膝　制附子　油多肉桂　当归身　枸杞子　人参　鹿茸

金匮肾气加减，又服六剂，喘促虽定，反觉痰多。痰即肾水津液、脂膏所化，犹乱世盗贼，即治世良民，法当安抚。且金匮肾气能治痰之本，依方加减为丸，以善其后。

大熟地　淮山药　山萸肉　赤茯苓　菟丝子　制附子　油肉桂　淮牛膝　鹿茸　当归身　枸杞子　人参

水叠丸。早晚各服三钱，淡盐汤下。

呼出心与肺，吸入肾与肝。呼吸短促，不能相续，提之若不能升，咽之若不能下，乃子午不交，元海无根危候。谨防大汗。

大熟地　人参　鹿茸　淮山药　当归身　炙甘草　山萸肉　制附子　油足肉桂

诸逆冲上，皆属于火。气从少腹上冲则喘，水不济火可据。肾失摄纳，非宜诸喘，皆为恶候。多酌明哲要紧。

大生地　粉丹皮　建泽泻　淮山药　山萸肉　赤茯苓　白知母　川黄柏　淮牛膝　车前子

宿痰弥留，气浮作喘，非其所宜。

人参　黄芪　冬白术　炙甘草　当归身　云茯苓　法制半夏　陈橘皮　生姜　南枣肉

产后去血过多，气无依附，浮泛为喘，不宜有汗。

人参　当归身　炙甘草　炮姜炭

白水煎，送金匮肾气丸。

经以诸痿喘呕，皆属于上。肺气不降则喘；金不平木，土为木克则呕；肺热叶焦则足膝无力。皆宜清上。

北沙参　大麦冬　天门冬　白知母　川贝母　黄芩　炙甘草　甜桔梗　活水芦根

肺实为喘，肺虚为促。喘为气壅，争出为舒。促为气短，引长为快。呼吸出入，短促不能相续，求伸不得，乃虚促危疴。不宜有汗。

大生地　当归身　炙甘草　人参　黄芪　紫菀茸　五味子　款冬花　陈阿胶　马兜铃　胡桃肉　鸡子清

脾湿生痰，上注于肺为喘。

紫苏子　白芥子　莱菔子　赤茯苓　炙甘草　制半夏　制南星　陈橘皮　枳壳

风温痰热，交并于肺，喘咳不能平卧。

瓜蒌皮　大贝母　前胡　甜桔梗　桑白皮　制半夏　陈橘皮　桃仁　苦杏仁

经以阳盛则身热，腠理闭，喘粗为之俛仰，汗不出面热，齿干烦冤，腹满不治。勉拟麻杏石甘汤加味，尽心焉耳矣。

麻黄　生石膏　白知母　杏仁泥　炙甘草　天门冬　大麦冬　黄芩　新荷叶

病延四月之久，喘咳不能平卧，食少痰多，血不华色，脉来弦细少神。子盗母气已著，虑难有济。

大熟地　粉丹皮　福泽泻　淮山药　山萸肉　赤茯苓　人参　冬白术　炙甘草　制半夏　陈橘皮

喘因痰作，痰由火生，总是阴亏，治当求本。

大生地　粉丹皮　建泽泻　当归身　赤茯苓　炙甘草　制半夏　陈橘皮　天门冬　大麦冬　北沙参

哮　喘

《内经》无哮喘之名，有肺痹、肺壅、息奔之旨。《难经》有肺积、息贲之论。《金匮》有胸痹、短气之条。后世又有呷嗽、齁𪖧、齁船诸病，皆其类也。由于先天不足，酸咸甜味太过，为风寒所袭，幻生痰饮，如胶如漆，为窠为臼，黏于肺系之中，与呼吸出入之气搏击有声。起自幼年，延今二十余载，终身之累，现在举发，疏解豁痰为主。平复后，脾肾双补为宜。

淡豆豉　紫苏子　桑白皮　款冬花　苦杏仁　制半夏　陈橘皮　海螵蛸　白螺壳　银杏

四进疏解豁痰之剂，哮喘已平，浊痰亦豁，自当培补脾肾，以求其本。褚侍中、李东垣补脾肾各有争先之说，莫若双补并行不悖为妙。即以《医话》脾肾双补丸主之。

人参　黄芪　冬白术　当归身　炙甘草　制半夏　陈橘皮　云茯苓　广木香　酸枣

仁　远志肉　大熟地　粉丹皮　建泽泻　淮山药　山萸肉

水叠丸。早晚各服三钱，滚水下。

二天不足，脾肾双亏，驯致风伏肺经，哮喘屡发。不扶其土，无以生金；不固其下，无以清上。法当固肾扶脾为主，清上实下辅之。爰以六味、六君加减，守常调治，或可图功。质之高明，未知当否。

大熟地　牡丹皮　建泽泻　淮山药　山萸肉　绵州黄芪防风煎水炒　人参　冬白术　制半夏　陈橘皮　炙甘草

水叠丸。早晚各服三钱。

诸气膹郁，皆属于肺。肺有伏风，遇风则发，气喘不能平卧，喉间水鸡声。拟先服小青龙，从标论治。

麻黄　桂枝　炙甘草　赤芍药　五味子　北细辛　炮姜炭　制半夏

脉来滑数，数为热，滑为痰，痰热郁于肺中，清肃之令下降。哮喘痰鸣，巅痛，唇干舌燥，溲浑，食减。宜先清肃肺金。

南沙参　桑白皮　地骨皮　苦杏仁　甜桔梗　生甘草　白知母　黄芩　羚羊片　活水芦根

清肃肺金，已服三剂。哮喘稍平，痰声渐息，数脉渐缓。饮食未畅，溲色未清，巅顶犹疼，唇舌仍干。原方加减。

北沙参　大麦冬　甜桔梗　羚羊片　黄芩　白知母　生甘草　甜杏仁　活水芦根

原方加减，又服四剂。饮食较进，哮喘大减，巅疼、唇燥、舌干俱已。惟溲色犹浑，值暑湿司权，金令不肃，移热州都，仍宜清上。

北沙参　甜杏仁　天门冬　大麦冬　甜桔梗　生甘草　川贝母　瓜蒌皮　白知母　黄芩　活水芦根

清上之法，又服六剂。溲色已清，诸症悉退，眠食俱安，形神复振。哮喘既平，自宜清补，近交秋令，最得时宜。仍以清上为主，实下辅之。

南沙参　北沙参　天门冬　大麦冬　白知母　川贝母　大熟地　大生地

水叠丸。早晚各服三钱。

宿哮起自幼年，延今二十余载。六味、六君、二陈、三子、小青龙、定喘汤等，遍尝无效。盖伏风、痰饮凝结肺胃曲折之处，为窠为臼，必借真火以煦和，真水以濡润，方能融化。非《医话》阳和饮，乌能奏效。

大熟地　麻黄　制附子　淮山药　山萸肉　白芥子　人参　鹿茸　油肉桂　赤茯苓

菟丝子　胡桃肉

冲年哮喘，起自风寒。风伏于肺，液化为痰，风痰盘踞脾肺连络之间，每遇秋冬举发。近乃喘兼咳嗽，痰带红丝白沫，齁鮯声闻四近，形盛脉细，外强中干。补则风痰愈结，散则正气难支，邪正既不两立，攻补又属两难，暂从中治。

北沙参　老苏梗　苦杏仁　赤茯苓　炙甘草　制半夏　陈橘皮　冬白术　当归身　大白芍　银杏　猪牙皂角灰

宿哮有年，脾湿、肺风交并。

桂枝　炙甘草　川厚朴　苦杏仁　麻黄　赤芍　制半夏　陈橘皮　白芥子

哮喘屡发，发时以散风为主。

老苏梗　苦杏仁　赤茯苓　炙甘草　制半夏　陈橘皮　甜桔梗　淡豆豉　银杏仁

哮喘胸凭仰息，自汗不收，饮食少进，虚难议补，实不可攻，从乎中治。

云茯苓　炙甘草　制半夏　陈橘皮　甜杏仁　海螵蛸　榆白皮　脂麻秸灰　皂角炭

哮喘虽有伏风，总是湿痰盘踞脾肺曲折之处，回摶经络交互之间，岂铢两之丸散所能窥其繁牖，故前哲在立秋前后，用攻剂捣其巢穴，今值其时，拟三化汤下之。

生大黄　朴硝　枳实　川厚朴　羌活　皂角炭

连进三化汤，大下痰涎、结粪盈盆，哮喘立止。宜戒酸、咸、甜味。再以《医话》阳和饮加减为丸，以善其后。

大熟地　麻黄　淮山药　山萸肉　鹿角霜　人参　白芥子　油多肉桂　制附子　赤茯苓　猪牙皂角　白枯矾

水叠丸。早晚各服三钱。

哮喘即《内经》肺积息贲。由于肺风、脾湿挟酸、咸、甜味酿生痰饮，黏于肺系之中，以故胸盈仰息。非《医话》阳和饮加减，乌能取效。

大熟地　麻黄　制附子　北细辛　白芥子　制半夏　制南星　肉桂　鹿茸　银杏

哮喘因感而发，二陈、三子宜之。

赤茯苓　炙甘草　制半夏　新会皮　紫苏子　白芥子　莱菔子　生姜　银杏

哮喘即《内经》肺积息贲之属。由于肺风深伏，湿痰上扰，痰染酸、咸、甜味，醌酿如胶如漆，黏于肺管之中。呼吸出入之气不平则鸣，以故喘鸣肩息，不时举发，延今二十余年，诸药不应，无方可拟，惟《医话》变体倒仓法，或可图功，谨录于下，备参末议。

黄牛肉一斤，煮汤一碗，去油净，空心早服，服二十日为度。如无效，再服。服至有效为止，多多益善。

朱丹溪倒仓法：用黄牛肉二十斤，煮浓汤三四碗，隔宿不食，空腹服尽，令其吐下。其法太猛，故后世畏而不行。今用一斤一服，则一日二十斤，分为二十日服，缓缓而行，从容不迫，万无一失，屡奏奇功，难以尽述。凡沉疴痼疾，诸药罔效，皆可行此法。故笔之于此，以俟识者。

咳 嗽

外感六淫咳嗽，由肺传于他脏；内伤七情之嗽，由他脏而传于肺，久则传于六腑。故经言：五脏六腑皆令人咳，非独肺也。曾经秋感，误服地黄、乌梅酸收腻补，酿生胶固之痰，盘踞脏腑曲折之处，回抱经络交互之间。痰嗽绵绵不已，多方寡效者，未能求本故也。昔宋徽宗盛暑食冰得腹疾，服附子理中汤无效，因用冰煎药，治其受病之本，下咽即愈。今咳因误服乌梅、地黄，仍用乌梅、地黄为之向导，直达受病之所，宜有效矣。

大熟地　乌梅肉　云茯苓　炙甘草　制半夏　陈橘皮　人参　冬白术　制南星

水叠丸。早晚各服三钱。

风袭肺络，痰嗽不舒，现在春令发陈。宜于和解法中参入清和之品。

老苏梗　苦杏仁　赤茯苓　炙甘草　制半夏　陈橘皮　瓜蒌皮　前胡

风伤肺卫，痰嗽食减。现交夏令，心先受之。当以和解法中佐以清凉之品。

赤茯苓　炙甘草　制半夏　新会皮　黄芩　大贝母　白知母　苦杏仁

经以秋伤于湿，上逆而咳，非独专主于风也。法当和解药中加以燥湿之品。

赤茯苓　炙甘草　制半夏　新会皮　制苍术　制南星　苦杏仁　枳壳

冬有咳嗽上气疾，乃秋伤于湿，冬寒束肺。非小青龙加减，无能奏效。

麻黄　桂枝　炙甘草　赤芍药　炮姜炭　北细辛　制半夏　赤茯苓　制苍术

经以劳风法在肺下，巨阳引精三日，中年五日，不精七日。咳出清黄涕，其状如脓，大如弹丸，从口中若鼻中出，不出则伤肺，伤肺则危矣。宜先服《医话》黄叶饮。

麻黄　苏叶　白前　白芥子　北细辛　款冬花　苦杏仁　生姜

久嗽不已，三焦受之。每咳痰涎、白沫盈碗，食减形羸，苔白厚，脉双弦、中虚。水湿浸淫于脾、肺、肾之间，三焦不治，为可虑耳。真武汤主之。

赤茯苓　冬白术　大白芍　制附子　生姜

连进真武虽效，亦非常法。第三焦不治，脾、肺、肾俱伤，从乎中治可也。崇土既能渗湿，亦可生金。脾为生化之源，补脾即是补肾。再以归脾、六君合为偶方为丸，缓缓图痊可也。

人参　黄芪　冬白术　炙甘草　云茯苓　当归身　酸枣仁　远志肉　广木香　制半夏　新会皮

生姜、大枣、龙眼肉煎水，叠丸。早晚各服三钱。

髫年咳嗽，秋冬举发，延今二十余年。胸次痞闷不舒，咳甚饮食并出。寒束肺俞之外，火郁肺络之中，寒包积热，饮聚痰凝。先解外束之寒，再清内蕴之热。

麻黄　苏叶　前胡　北细辛　白芥子　旋覆花　款冬花　制半夏　陈橘皮

阴亏体质，肺络干槁，咳痰不豁，气机不利，动引百骸，声闻四近，法当辛润。

赤茯苓　炙甘草　制半夏　陈橘皮　当归身　甜杏仁　甜桔梗　大贝母　胡桃肉　生姜　川白蜜

肺金清肃，为水之母，咳起于渐，日以益甚，夜热喉干，子盗母气，不宜辛散。气液耗伤，则为涸辙之鲋。

大熟地　当归身　赤茯苓　粉丹皮　福泽泻　淮山药　川贝母　五味子　北沙参　大麦冬　胡桃肉

命火下亏，生阳不布，火不生土，土不生金，脾肺交困，痰嗽不已。脉来细涩少神，法当益火之本。

大熟地　淮山药　山萸肉　粉丹皮　福泽泻　云茯苓　制附子　油足肉桂　人参　鹿茸

风伤于肺，湿动于脾，风湿化痰，咳嗽不已。咳以痰凝，痰随嗽溢。河间云：咳嗽当以治痰为先，治痰必以顺气为主，是以南星、半夏胜其痰，而咳自已。枳壳、陈皮利其气，而痰自下。宗法主之。

制南星　制半夏　枳壳　陈橘皮　旋覆花　紫苏子　白芥子　莱菔子

经以五脏六腑皆令人咳，非独肺也。气从少腹上冲则咳，腰背相引而痛，甚则吐涎。此属肾咳，实下为宜。

大熟地　粉丹皮　建泽泻　淮山药　山萸肉　赤茯苓　厚杜仲　胡桃肉

久咳喉疼，痰多食少，血不华色，便泻频仍，脉来紧数少神。土败金残已著，勉拟一方，以副远来就诊之意。

人参　云茯苓　冬白术　炙甘草　制半夏　陈橘皮　诃子肉　罂粟壳

五志过极，皆从火化。火炎水耗，肾不涵肝，木击金鸣，晡热作渴，脉来软数少神。延今二年之久，诸药不应，勉拟琼玉膏法，冀有效机。

人参末　琥珀末　沉香末　生地汁　川白蜜

重汤隔水慢火煎，线香一枝为度。温服。

培土生金，治其久咳，脾肺俱伤之本。

人参　黄芪　冬白术　炙甘草　制半夏　陈橘皮　紫菀茸　款冬花　胡桃肉

咳经五载有余，每到凉秋举发，入冬益甚，开春渐止，至夏方平。显系湿痰盘踞于脾，风伏于肺，已成痼疾。

大熟地　麻黄　鹿角胶　白芥子　桂枝　制附子　赤茯苓　炙甘草　制半夏　陈橘皮　生姜

干咳无痰，痰郁火邪在肺，久延成损。

苦桔梗　大生地　南沙参　大麦冬　百部　琥珀粉　沉香末　淡竹沥　川白蜜

肺虚易感，过散固非所宜，不散风何由去。故古法有十味参苏饮，金水六君煎，从扶正散风论治。

人参　苏叶　大生地　当归身　荆芥　甜桔梗　甜杏仁　制半夏　陈橘皮

脉来弦数无神，久咳音声不振，咽喉肿痛。阴分本亏，水不济火，清肃不行。清金保肺，引益肾水。

大生地　天门冬　北沙参　紫菀茸　大麦冬　川贝母　甜桔梗　生甘草　炒牛子

清金保肺，引益肾水，已服六剂。结喉肿痛全消，弦数之脉亦缓。每早咳嗽、痰多、音声未振，午后心烦，总属金水俱亏，依方进步。

大生地　大麦冬　北沙参　甜杏仁　甜桔梗　黄芩　白知母　大贝母　天花粉

依方进步，又服六剂。痰嗽虽减未平，音声稍振。脉仍弦数，口干唇燥，反觉胸中逆气上冲，咽喉又复肿痛。值暑湿司令，暂从清养肺胃。

北沙参　大麦冬　象贝母　肥桔梗　炒牛子　甜杏仁　白知母　薏仁米　生甘草　陈仓米　新荷叶

清养肺胃，以御暑湿。暑湿司权，厥、少二阴虚耗。厥阴绕咽，少阴循喉，以故咽喉肿痛复萌，午后心烦口渴。总属阴亏，水不济火，仍以清上为主，实下辅之。

大生地　粉丹皮　建泽泻　生甘草　甜桔梗　南沙参　大麦冬　炒牛子　白知母　活水芦根

清上则肺无畏火之炎，实下则肾有生水之渐。肾水承制五火，肺金运行诸气，金水相生，若雨露之溉。结喉肿痛复消，胸中逆气亦解，饮食亦进，夜寐亦安。惟平明痰嗽犹存，音声未振，脉仍弦数。肺肾伤而未复，凝神静养为宜。

大生地　粉丹皮　建泽泻　淮山药　赤茯苓　北沙参　大麦冬　五味子

水叠丸。早晚各服三钱。

去秋疟后中伤，湿痰盘踞，为风所引，痰嗽日以益甚，岁杪虚火上升，入春以来，面色戴阳，胁肋隐痛。显系阴亏，木旺金衰，防成上损。

大生地　老苏梗　赤茯苓　炙甘草　桑白皮　甜杏仁　薏苡仁　大麦冬　北沙参　活水芦根

髫年入蜀，江风伤肺，加以舟中炊烟，多食橘柚，遂致痰嗽频仍，酿成痼疾，年年举发，发时饮食、汤水一并呕出，肺经治节不行，延今三十余年。年甫四十有五，经水已断，痰嗽益甚，动劳气喘，夜来盗汗，总属阴亏。痰色白属肺，黄属脾，黑属肾。土生金，金生水，脾、肺、肾本子母之脏，病久子母相传。今春痰带血缕，鲜瘀不一，夜甚于昼，饮食迟于运化，胸腹䐜胀不舒，耳啸心烦，寤不成寐，脉来弦数少神。阴亏水不济火，又不涵木，土为木克，健运失常，阴不敛阳，火载血上，已入虚劳之境，殊属可虑。勉拟八仙长寿丹加减，从敛上实下论治。愚见如是，未识明哲以为然否。

大熟地　淮山药　山萸肉　云茯苓　五味子　大麦冬　川贝母　北沙参　当归身　大白芍　白花百合

肺痈肺痿

经以肺为相傅之官。实则为痈，虚则为痿。久咳痰带花红，腥臭异常，中府、云门穴痛，肺痈已著。始萌可治，脓成则危。

肥桔梗　苦杏仁　生甘草　紫菀茸　大贝母　薏苡仁　合欢皮　陈芥汁

风伏肺经，久咳痰腥带血，红紫、粉红不一，脉紧。肺痈脓成，为难治。

苦桔梗　苦杏仁　薏苡仁　炙甘草　紫菀茸　赤茯苓　金银花　大贝母　血余炭　合欢皮　陈芥汁

劳力络损瘀血，伤肺生痈，咳吐臭痰，痰带粉红，项背强，气促，脉滑数，不能食。堪虑。

桑白皮　地骨皮　生甘草　苦桔梗　苦杏仁　桃仁　血余炭　陈芥汁

虚风久伏肺经，常吐腥痰。近乃带血，中府穴痛，肺痈可据。《医话》陈芥饮主之。

薏苡仁　苦杏仁　瓜蒌仁　生甘草　肥桔梗　大贝母　紫菀茸　夜合根皮　陈芥汁

十进《医话》陈芥饮，肺痈虽愈，痰嗽未已，中府犹疼。素本阴亏，肾不涵肝，土为木克，无以生金，肺难复振。再以《医话》合欢丸，以善其后。

合欢皮　人参　大生地　淮山药　大麦冬　川贝母　川百合　炙甘草　肥桔梗　冬白术　当归身　白蔹

水叠丸。早服三钱，开水下。

《金匮》以肺脉数实为痈。痈者，壅也。风热、湿痰壅塞肺中，呕吐腥痰，间有花红脓血，咳喘不得卧。葶苈大枣泻肺汤加味挽之。

甜葶苈　苦桔梗　苦杏仁　桑白皮　炙甘草　地骨皮　射干　大枣　陈芥汁

《金匮》以肺脉虚数为痿。痿者，萎也。由于肾虚，火烁金伤，子盗母气。声哑，喉疼，咳吐粉红脓血。现在午火司权，恐娇脏不耐炎蒸，致生歧变。

大生地　北沙参　川贝母　白知母　天门冬　大麦冬　紫菀茸　薏仁米

咳嗽痰带粉红，肺损音声不振。病起客秋，今春未已，四肢蒸热，口干，心悸，脉来虚数，金伤成痿。

北沙参　生甘草　苦桔梗　甜杏仁　炒牛子　紫菀茸　川贝母　蛤粉炒陈阿胶

病延半载，咳嗽声嘶，痰带粉红，涎沫上涌，喉疼如裂，内热如蒸。肾水本亏，肝火素旺。六脉虚数少神，肺痿危疴已著。

大生地　北沙参　淡天冬　生甘草　肥桔梗　大麦冬　白知母　炒牛子　川百合

紫菀茸　猪肤

咳喘，吐痰腥臭，胸满，喉干，脉软数无力，为肺痿。

紫菀茸　白知母　大贝母　北沙参　五味子　生甘草　苦桔梗　童便

经以肺为相傅之官，治节出焉。肺虚节制不行，为风所袭。痰嗽日久，酿成肺痿，痰带粉红腥臭，短气似喘，寒热往来。上损已著，多酌为要。

大生地　人参　当归身　银柴胡　绿升麻　紫菀茸　川贝母　生甘草　甜桔梗　薏苡仁　童子小便

久咳，肺风未尽。现在音哑喉疼，咳吐涎沫，中见粉红之色，饮食减少，脉象虚弦。肺痿危疴已著，虑难有效。

汉防己　款冬花　人参　天门冬　大麦冬　炙甘草　苦桔梗　黄芩　童子小便

久咳，痰带粉红，云门穴痛，音哑喉干，脉来虚数，肺痿已著。

人参　大麦冬　五味子　白知母　黄芩　生甘草　苦桔梗　人中白　淡竹沥　王瓜子

痿　躄

经以肺热叶焦，则生痿躄。吕览云：台高则多阳，多阳则痿。又云：户枢不蠹，流水不腐，动也。形气亦然，形不动则精不流，精不流则气郁，郁处足则为痿。《淮南子》云，木气多伛，用此观之，痿躄乃水亏火盛，木郁肝伤所致。泻南补北主之。

川黄连　黄芩　川黄柏　连翘　大生地　淮山药　山萸肉　福泽泻　赤茯苓

连进泻南补北之剂，两足自可徐行，饮食亦增，形神亦振，软数之脉亦缓，都是佳征。盖泻南方火，则肺金清而东方不实，何脾伤之有。补北方水，则心火降而西方不虚，何肺热之有。药获效机，原方增损。

大生地　淮山药　云茯苓　福泽泻　淮牛膝　制豨莶　川黄柏　制苍术　黄芩　川黄连

痿症无寒，皆缘肺然，肺热由于胃火。故治痿独取阳明，当以清胃为主。

大生地　白知母　川黄连　赤茯苓　福泽泻　鲜石斛　大麦冬　黄芩

风痉非枯不生，痛痹无寒不作。寒侵于骨，枯削于筋故也。痿症有异，右脚软短，时觉酸疼，行步不正，汤偏禹跳，乃肺热失其治节。肺在卦为乾，其用在右，天气右降，故患生于右。亦由肝肾阴亏，不能荣养筋骨，阳明气馁，无以约束机关，非风痉、痛痹可比。徒事追风散湿，愈治愈穷，愈驱愈远，非徒无益，而又害之。培养肝肾，畅和胃气，清肃令行，何忧不已。

大生地　大麦冬　淮牛膝　白知母　生石膏　北沙参　生甘草　鲜石斛

下痿固属肾虚，亦是阳明热甚，上蒸于肺，故《内经》治痿独取阳明。盖以清胃为主，胃气清和，则金令下降，如雨露之溉，草木森然，何痿之有。徒劳温补无益。

大生地　川黄连　鲜石斛　粉丹皮　大麦冬　白知母　飞滑石　生甘草　制大黄

忧劳伤肺，损及三阴，足胫无力，步履攲斜，脉来软数而空，症类柔风、脚气。经以肺热叶焦，则生痿躄。足之三阴，从足走腹，一阴主筋，二阴主骨，三阴主肌肉。肺为相傅之官，治节出焉。三阴亏，则筋骨、肌肉不能自收持。肺热则失其治节，竟成骨痿。泻南补北，前哲良模，独取阳明，《内经》奥旨。《医话》伸躄饮加减主之。

大生地　白知母　淮牛膝　川黄柏　冬白术　鲜石斛　宣木瓜　桑寄生　虎胫骨　川黄连　黄芩　玄武板

痿躄有诸，其症不离湿热、相火，其治不越独取阳明。胃主四肢，土贯四旁，胃气清和，则脾为之行其津液，荣养四末，又何萎弱之有。

川黄柏　制苍术　鲜石斛　白知母　大生地　赤茯苓　建泽泻　猪苓　五加皮　川黄连

独取阳明，清和胃气，共服三十余剂。足虽能步，掌虽能握，未能徐疾自如，尚宜虎潜丸加减，徐徐调治。

川黄柏　白知母　大熟地　玄武板　当归身　大白芍　淮牛膝　虎胫骨

水叠丸。早晚各服三钱，开水下。

脉来弦数，按之无力。三阴本亏，湿郁不化，肾气不衡，肝不荣筋，脾不化血。足胫酸痛无力，左腿形如鹤膝，行步不正，坐卧不安，饮食少进。病延七年之久，下痿已著，虑难有效。

大生地　粉丹皮　建泽泻　淮山药　山萸肉　云茯苓　川黄柏　制苍术

六味、二妙，化阴中之湿热，胃气渐开，酸痛较减，扶持自可徐行。心中不时嘈杂，似觉空悬无倚，食物下咽即定，小便频数。病历有年，亏损已极，煎剂不宜多服，原方加减为丸，缓缓图痊可也。

大熟地　淮山药　山萸肉　粉丹皮　福泽泻　云茯苓　川黄柏　白知母　玄武胶　虎骨胶

水叠丸。早晚各服三钱，滚盐汤下。

酒湿酿热伤阴，肝肾不足以束筋骨而利机关，腰背胁肋相引而痛，足胫、膝髌麻痹不仁，步履攲斜，渐成下痿。虎潜丸加减主之。

大熟地　玄武板　川黄柏　白知母　淮牛膝　虎胫骨　当归身　大白芍　锁阳　威灵仙　制豨莶

水叠丸。早晚各服三钱，淡盐汤下。

形瘦、脉细，先天薄弱，湿热不攘，大筋软短，小筋弛长，右腿形如鹤膝，左足不能履地。二气不相流贯，筋骨、肌肉无以收持；痿躄已著。殊难奏效，勉拟《医话》起废丸挽之。

大生地　云茯苓　建泽泻　淮山药　制苍术　川黄柏　制豨莶　当归身　大白芍　淮牛膝　五加皮

水叠丸。早晚各服三钱，淡盐汤下。

诸　血

吐血有三，伤胃、肺疽、内衄。血如涌泉，势若釜沸，盈碗、盈盆，不竭不已。危急之秋，药宜瞑眩。勉拟理中合桃仁承气，从伤胃论治。

人参　冬白术　炙甘草　炮姜炭　桃仁泥　油肉桂　生大黄　赤芍药　童子小便

理中汤力挽随血散亡之气复聚，桃仁承气逐瘀泻火，帅倒行之血归经。服后大便畅行起沫，中有黑块。血止神清，安不忘危，善后宜慎。

大生地　粉丹皮　建泽泻　淮山药　赤茯苓　人参　大麦冬　五味子

咳血属脏，难出道远。由于肾虚，水不济火，又不涵木，木击金鸣，火载血上。已入虚劳之境。

大熟地　粉丹皮　福泽泻　淮山药　云茯苓　川贝母　当归身　白芍药　童子小便

咯血从喉，无声易出，道近络伤，犹鼻衄之理，即肺管之衄，故有内衄之名。火旺阴亏，养阴清火为主。

灵犀角　大生地　粉丹皮　大白芍　当归身　淮牛膝　藕节　童便

呕血从咽，有声难出，道远。由大怒肝伤，木犯中胃，血随气火上腾，假胃道而出，故有伤胃之名，即胃管之衄，在《内经》谓之薄厥。昔息夫躬、肖惠开等，俱惯怒呕血致败，不亦危乎。

大生地　当归身　大白芍　淮牛膝　粉丹皮　川黄连　犀角片　炙甘草　制军　龙胆草　黄芩　黑山栀　福泽泻　童子小便

唾血属肾虚胃热，舌下廉泉穴开，唾与血并出，非吐血可比，乃伤胃热症。当从阳明有余，少阴不足论治。

大生地　粉丹皮　建泽泻　白知母　大麦冬　淮牛膝　滑石　茜草根　藕汁

鼻血为衄，势如涌泉，乃胃火迫血倒行所致。经以阳明之脉，挟鼻是矣。亦伤胃之属也。

大生地　大麦冬　淮牛膝　丹参　粉丹皮　滑石　黄芩　白知母　童便

齿衄，乃手足阳明胃与大肠之火烁阴，血热妄行，亦有伤胃之意。以二经之脉，循上下齿中故也。

大生地　川黄连　大麦冬　生大黄　元明粉　犀角　粉丹皮　大白芍　童便

舌衄，乃心火盛，肾水虚。法当壮水之主。

大生地　粉丹皮　建泽泻　赤茯苓　淮山药　川黄柏　白知母　玄武板　灵犀角　秋槐蕊

汗血曰蔑。汗为心液，血从心生，心火暴甚，肾水虚衰，大亏之症。

大生地　灵犀角　人参　龙骨　牡蛎　龟板　当归身　生黄芪　冬白术　郁李仁　黄芩　朱砂　人中白　藕汁　鹅血

便血虽有肠风、脏毒、血痔诸名，然大肠本无血，总由脾胃而来，非脾虚失统，即火犯阳明，阴络内损，不必拘便前、便后、远血、近血之说。皆宜先服《医话》玄珠散。

川黄连　川黄柏　黄芩　山栀　地榆　干姜　绿升麻　柿饼

上八味，俱用酒炒黑，加血余炭、百草霜、陈京墨，共十一味。等分为末，红花、苏木煎汤，调服三钱。

思虑伤脾，血失统摄，流注肠中，便血屡发。

人参　绵黄芪　冬白术　炙甘草　云茯苓　当归身　酸枣仁　远志肉　龙眼肉

便血有年，诸药不效。近乃下如豚肝，日以益甚，乃结阴危症。三阴郁结不行，则无以和调于五脏，洒陈于六腑，但流注大肠为便血，此命门真火不足之所致也。

大熟地　淮山药　山萸肉　制附子　油肉桂　人参　当归身　枸杞子　冬白术　绵黄芪　绿升麻

酒湿伤脾，脾不统血，便血不已。服归脾、解醒、渗湿等剂寡效，岂药中无向导之品，治非同气相求。用酒煎药宜有效矣。

人参　冬白术　云茯苓　炙甘草　地榆　丹参　大白芍　福泽泻　甘葛花

酒水各半煎，温服。

经以包移热于膀胱，则癃溺血。痛与不痛有别，不痛为溺血，痛则为血淋。先溲后血，不痛，有时瘀停溺管，令不得溲，窘迫莫能名状。必得血块如红豆数枚先出，则小便随行，已而复作，于兹五载。当从热入血室论治。

大生地　木通　甘草梢　淮牛膝　犀角片　粉丹皮　桂府滑石　琥珀

溺血，乃心包之热移于膀胱。宜地髓煎合犀角地黄汤。

淮牛膝　鲜生地　犀角尖　大白芍　粉丹皮

肝为藏血之脏，脾为统血之经。血随气以流行，气亦赖血依附，气血互相流贯，荣养一身，赖经络以堤防，隧道以流注。症缘怒动肝阳，阳乘阴位，血热妄行，浑如春水泛涨，防堤溃决，涌吐如倾，所服六味、三才、犀角地黄，均皆不应。盖草木功难与性情争胜，戒之在怒，静养为宜。

侧柏叶　茶花　白茅根　枇杷叶　柿饼霜　陈京墨　血余炭　生地汁　藕汁　童子小便

肾虚水不济火，又不涵木，火载血上，木击金鸣。脉来弦数少神，不致气喘、喉疼为妙。法当壮水之主，加以介潜之意。

大熟地　淮山药　青蒿梗　云茯苓　粉丹皮　地骨皮　百部　酥炙龟板　醋炙鳖甲

天地无逆流之水，从乎气也。人身无倒行之血，由于火也。然气火有余，乃真阴不足。苦寒虽效，究非常服之方。血虽阴类，运之者，其和阳乎。

大熟地　当归身　大白芍　丹参　三七　茜草根　桃仁　藕汁　童便

逆流之水，从乎气。倒行之血，由于火。不可见血投凉，当以甘温壮水之主。

大生地　粉丹皮　福泽泻　淮山药　云茯苓　山萸肉　当归身　大白芍　丹参　藕节　童便

甘温壮水之主，已获效机。再以十剂为末。水叠丸。早晚各服三钱，滚水下。

暮春风温上受，发热三日，吐血鲜红。四月中旬，血又涌来，至今不断，胸胁相引而痛，显是肝胃不和。胃为多血之腑，肝为藏血之脏，肝阴少藏，胃血上涌，脉来洪豁少神。当从伤胃论治。

川黄连　人参　冬白术　炮姜炭　炙甘草　黑山栀　藕汁　童子小便

连进连理汤加味，吐血竟止，胸胁之痛亦平，洪豁之脉亦敛，肝胃和顺，有机。但先后二天不振，尚宜固肾扶脾为主，杜其反复之患。

大熟地　淮山药　山萸肉　人参　云茯苓　冬白术　炙甘草　当归身　陈橘皮　酸枣仁　五味子　绵黄芪

水叠丸。早晚各服三钱，滚水下。

经以中焦取汁，变化而赤是谓血。积劳积损，中气大伤，所吐黑瘀，即经中败血，继吐白涎，即未变之血也。《灵枢经》谓白血出者危。勉拟理中汤，从伤胃论治。

人参　冬白术　炙甘草　炮姜炭　童子小便

血吐如倾，气随血脱，危急之秋，当先其急，固气为主。有形之血不能即生，无形之气所当急固。使气不尽脱，则血可渐生。血脱益气，古之成法，十全汤加减主之。

大熟地　当归身　大白芍　人参　云茯苓　冬白术　炙甘草　绵黄芪　五味子　陈阿胶

血逆上焦，已吐紫黑。胸中板滞，仍有蓄瘀，尚宜行散。

大生地　当归身　大白芍　川芎䓖　黄郁金　制香附　三七　茜草根　红花　苏方木　藕汁　童子小便

伤风咳嗽见血，必是肾虚盗气于金，精损移枯于肺。痰多食少，盗汗耳鸣，脉数。速远房帏，独居静养，庶可保全。

大熟地　淮山药　山萸肉　北沙参　大麦冬　五味子　紫菀茸　川贝母　蛤粉炒阿胶　炙甘草　苦桔梗

失血之脉，缓静为顺，洪大为逆。半产后二气紊乱，血随气上，咳血甚涌，食少痰多，脉洪长、且大、且数，即肺痈之类。虑难收效。

大生地　羚羊角　金银花　北沙参　大麦冬　紫菀茸　蛤粉　炒阿胶　当归身　川贝母　苦桔梗　炙甘草　童子小便

血吐盈杯，间断而发，鲜瘀不一，试水而浮，从肺胃而来可据。延今半年之久，服降气不降火，行血不止血，补肝不伐肝等法无效。乃肺痈之属，药亦难恃，宜停煎剂，从褚侍中服溲溺加诸汁，静守为妙。

童子小便　白茅根汁　陈京墨汁　藕汁　生地露　荷叶露　侧柏叶露

先天不足，知识早开，水不养肝，肝燥易怒，怒则气上，甚则呕血，鲜瘀不一，形神不振。木击金鸣为咳，肾水上泛为痰。始则痰少血多，近乃痰多血少，阴亏水不制火，中伤气不摄血。壮水滋肝，兼和肺胃。

大生地　粉丹皮　福泽泻　淮山药　云茯苓　北沙参　川百合　紫菀茸　藕节

气有余便是火。火载血上，屡发甚涌。木叩金鸣为咳，津液凝结为痰。营卫乖分，往来寒热，六脉细数无神。二阳之病发心脾已著。有风消、息责之变。

大生地　北沙参　大麦冬　当归身　大白芍　田三七　粉丹皮　黑山栀　童子小便

血渍喉间，咯出甚易，屡发不瘳，鲜瘀不一。素有肝积肥气。肝为藏血之脏，赖肾水以滋荣，肾水不足以荣肝木，驯致血失潜藏。少阴循喉，以是血从喉上。脉见芤象，殊属不宜。

大熟地　淮山药　山萸肉　粉丹皮　云茯苓　建泽泻　当归身　大白芍　玄武板　生牡蛎　九肋鳖甲

五志七情化火，脏阴营液潜消。三春咯血，试水而浮，肺血可据，调治难痊。入夏反咳，经秋举发，狂吐盈碗，入水而沉属肾。肌肉渐消，饮食日减，脉来数疾，自服犀角地黄汤加味，血虽止，其咳更甚。肺肾交损，上损从阳，下损从阴，过中难治。勉拟归脾、六君加减，以副远来就诊之意。

东洋参　云茯苓　冬白术　炙甘草　当归身　酸枣仁　远志肉　陈橘皮　制半夏　川百合　龙眼肉

失血后，咳不止，痰不豁，夜甚于昼，饮食少进。虚火时升，肾水不足以涵肝济火，金为火烁，又为木击，虚劳渐著。有气喘喉疼之变。法当甘温。壮水之主，辅以介属潜阳之品，以资金水二脏之源，冀其肾升肺降为妙。

九制熟地　淮山药　白茯苓　酥炙龟板　粉丹皮　大麦冬　醋炙鳖甲　百部　天门冬

气火不两立，血热则妄行。吐血屡发，愈发愈近，服养阴壮水等剂不应，当以介属潜阳为主。《医话》介潜汤加减为宜。

酥炙龟板　醋炙鳖甲　蛤粉炒阿胶　生牡蛎　石决明　血余炭　田三七　鸡血藤膏　童子小便　陈京墨　藕汁

肺无因不咳。络不伤，血不出。曾经风热伤肺，继以烦劳伤心，思虑伤脾，抑郁伤肝，五志火迫血妄行。出诸口鼻，势如涌泉，入水不浮不沉，显是从肝脾而来，假肺胃之道而出。所幸脉无芤象，不必见血投凉。盖血为阴类，融运必借阳和之气。

大熟地　人参　当归身　冬白术　云茯苓　炙甘草　茜草根　血余炭　童子小便

脉体六阳，先天本厚。神思过用，阴液潜消，无以涵木济火，木击金鸣，火载血上。阴不敛阳则不寐，虚里穴动为怔忡。病历有年，难期速效。

大生地　北沙参　云茯苓　当归身　酸枣仁　柏子仁　白芍药　大麦冬　天门冬　五味子　枇杷叶

去夏失血，肺肾两伤。阴络内损，云门碎痛，阳跻脉盛，竟夕无眠，脉象虚弦，殊难奏效。壮水之主以镇阳光，是其大法。仍请原手调治，何用多歧。现在火令司权，远来就诊，非其所宜。

大生地　淮山药　陈阿胶　白知母　大麦冬　当归身　北沙参　五味子　白芍药　净银花　新荷蒂

先是腹中䐜胀，卒然吐血盈碗，血去胀消，精神饮食俱减。由思虑伤脾，郁怒伤肝，肝不潜藏，脾失统摄，血无依附以故。先胀后吐，宜养肝脾之气，嘘血归源为主。

东洋参　云茯苓　冬白术　炙甘草　陈橘皮　当归身　酸枣仁　大白芍　黄郁金

肾不涵肝，血失潜藏，水不济火，火载血上，肺热不能下荫于肾，肾虚子盗肺母之气，上下交损，过中不治。相火内寄于肝，君火动，相火随之。心有所思，意有所注，梦泄之病见矣。有情之血受伤，培以无情草木，声势必难相应。宜速屏除尘绊，一切皆空，方克有济。

大生地　粉丹皮　建泽泻　淮山药　云茯苓　当归身　大白芍　煅牡蛎　蛤粉炒阿胶　黄郁金　血余炭　藕节

思为脾志，心主藏神。神思过用，病所由生。心为君主之官，脾司谏议之职。二经受病，五内乖分。肾虚水不涵木，又不济火，火载血上。土为木克，饮食减少。肝血少藏，忽忽善怒。心肾不交，心烦虑乱，夜或不寐。失位之血，远来则紫，后吐色红，近血又渐淡。与痰合而为一者，血迫近而未及化也。痰血本为同类，脏气盛则痰即化血，脏气衰则血即化痰。如乱世盗贼，即治世良民。舌上白苔，丹田有热，非积食可比。足得血而能步，血少故难行。荣弱心虚则口难言。牛属坤土，主治中央，最宜服食。土不制水，水溢高原，涎吐不禁，清气在下则生飧泄。病势弥留，脉来细涩，殊属可虑。昔黄帝问于岐伯曰：形弊血尽而功不立者，神不使也。精神不进，志意不治，精坏神去，荣卫不可复收何者，嗜欲无穷，而忧患不止。诚能内无眷慕之累，外无绅宦之形，以恬愉为务，以自得为功，从欲快志于虚无之守，何恙不已。

大熟地　人参　云茯苓　冬白术　当归身　绵州黄芪　酸枣仁　远志肉　柏子仁　白芍药

血富于冲，所在皆是赖络脉以通调。络伤血随咳上，鲜瘀不一，其来甚涌，六脉弦数少神。素昔性情多怒，胸次窒塞。尚有停瘀，未宜骤补。王肯堂治血症，必先荡涤，然后培补。今宗其法。

当归尾　桃仁泥　赤芍药　田三七　黑山栀　茜草根　制军　油足肉桂　抚糖炒山楂　淮牛膝　藕节　童子小便

脉来滑数少神，水弱肝虚，三阴不足，兼有湿热，液化为痰。痰也，血也，液也，三者同归一体。肾司五液，入脾为涎，自入为唾。涎唾不禁，痰间血点，从上腭而来，如铜壶滴漏。乃心脾之火，挟湿热上蒸巅顶，髓海之气不能调摄。六味、三才加减主之。

大生地　粉丹皮　建泽泻　淮山药　云茯苓　淡天冬　北沙参　生甘草　辛夷　细滑石　薄荷　活水芦根

咯血甚涌，心嘈，舌赤，脉数兼弦。操劳体质，心脾之火不静，肝肾之阴有亏，阴络不固，血热妄行。宜补肝肾之阴，以制心脾之火。降气清火，以导气火下行。水升火降，血自归经。

大生地　粉丹皮　建泽泻　元参　大麦冬　白知母　赤茯苓　胡黄连　赤芍药　田三七　制大黄

身怀六甲，火犯阳经，迫血倒行为衄。

大生地　黄芩　川黄柏　白知母　大麦冬　生甘草　龟板　白茅根　藕节

阴虚火动，齿衄甚涌，消渴引饮，便结溲频。当从阳明有余，少阴不足论治。

大生地　大麦冬　淮牛膝　白知母　生石膏　炙甘草　秋梨汁　藕汁

气主煦之，血主濡之。气之与血，譬如流水，赖经络、脉道以流注皮骨、筋肉，如堤防环周不休，而无泛溢。阴亏火盛，血热妄行，如决江河，莫之能御。狂吐盈盆，口鼻并出，脉见芤象，大非所宜。勉拟一方，多酌明哲。

大丹参四两，用童子小便一升，煎分二次温服。

五志不伸，皆从火化。壮火食气，气不摄血，血不化精，为湿热所乘，致有溺血之患。屡发不已，曾服导赤、四苓而愈，后又不应。现服知柏地黄，壮肾水，化阴中之湿，理路甚好。无效者，情志郁结也。然情志中病，虽有五脏之分，总不外乎心肾。再以地黄汤合补心丹加减兼治。

大生地　粉丹皮　建泽泻　淮山药　云茯苓　东洋参　五味子　元参　丹参　天门冬　大麦冬　酸枣仁　远志肉　柏子仁

思虑伤脾，脾失统摄。抑郁伤肝，肝不潜藏。流注肠中为便血。不必拘前后、远近之说，调治肝脾为主。

银柴胡　当归身　冬白术　大白芍　炙甘草　白茯苓　东洋参　酸枣仁　远志肉　绵州黄芪　广木香　龙眼肉

便血如痢，湿热化火烁阴。

赤石脂　禹余粮　金银花　当归身　赤芍药　大贝母　连翘　元参　夏枯草　广木香　川黄连

失血后，停瘀未尽，与湿痰互结于中，酿成腥臭之气，从咽喉而来，并无咳嗽，非肺痈可比。法当和脾胃以潜消，资化源而融化。

东洋参　绵州黄芪　冬白术　炙甘草　制半夏　陈橘皮　酸枣仁　远志肉　当归身　白茯苓　广木香　龙眼肉　生姜　大枣

气火不两立，血热则妄行。出络之血宜清，新生之血宜固。爰以补阴益气，帅血归经，参入苦坚之品。

大熟地　人参　炙甘草　淮山药　当归身　陈橘皮　绿升麻　银柴胡　川黄连　川黄柏　乌梅肉

溲血源源而来，自觉心下如铜壶滴漏。在《内经》名心下崩。犹坤道血崩之理。良由心火盛，肾水虚，肝不藏，脾失统。脉来弦数而空。年逾七旬，能无汗眩之虑。

大生地　人参　犀角片　粉丹皮　大白芍　大麦冬　元参　丹参　天门冬　白茯神

酸枣仁　柏子仁　海螵蛸　五味子　琥珀粉

便血年余，逾发逾多，诸药不效。乃《内经》结阴危症。经以结阴者，便血一升，再结二升，三结三升。言其约数，一结一升，共三升。盖一阴主肝，二阴主肾，三阴主脾。三经真阴自结，无以调和于他脏，洒陈于六腑，惟流注于大肠。此命门真火虚衰所致。速宜益火之本，以消阴霾。

大熟地　淮山药　山萸肉　制附子　油多肉桂　枸杞子　鹿角胶　人参　当归身　补骨脂　紫衣胡桃肉

人皮应天，无所不包。破则血溢，内膜亦复宜然。血症名目太多，徒资惑乱，当以内衄、外衄为例，如吐、咯、呕、唾、嗽、咳、溲、便、淋、痔、薄厥等血为内衄，齿、鼻、目、耳、舌、汗等血为外衄。五脏俞穴衄为重，六腑俞穴衄为轻。咳血虽少，难治，属肺脏。呕血虽多，易已，属胃腑。举一可知十。内衄逆于肉理，则生痈疽，故血症死生、轻重与痈疽部位同。现在左颊黑痣忽破，血如箭发，前阴根与肾囊连处亦破，血如泉涌，或名血箭，衄出于六腑无虑。《医话》念一散主之。

广西思州田三七，水磨如粉，晒干备用。并能统治内外诸衄。外敷醋调，内服酒下。谅人老少、强弱，病之轻重、新旧，一钱至三五钱不等。

倒行之血为逆，咯血从咽，属胃。势如涌泉，血如釜沸，阳明热极。亡阴脉大，尤为棘手，危急之秋，药宜瞑眩。宗肯堂法，导血下行，转逆为顺，应手乃吉。

大生地　桃仁泥　醋炒生大黄　粉丹皮　黑山栀　赤芍药　当归身　鲜藕汁

咳血出于肺，呕血出于胃。咳呕交加，肺胃并损，脉见芤象，尤非所宜。

犀角片　鲜生地　大白芍　粉丹皮　黑山栀　桃仁泥　当归身　侧柏叶

先吐后咳为阴虚，先咳后吐为痰热。咳吐相仍，无分先后，痰血交并，其来甚涌，所幸脉无芤象。三才、四物加减主之。

桂水炒生地　竹沥炒人参　荷汁炒天冬　姜汁炒黄连　柏叶炒当归　韭汁炒白芍　童便炒山栀　酒炒黄郁金　蜜炙枇杷叶

饮食男女，人之大欲存焉。太过则真阴不固，真阳失守。无根之火，逼血上涌，狂吐如倾，面色戴阳，气促非喘，四末微冷，小便澄清，脉来细涩如丝，阴盛格阳已著。速宜引火归原，否则有汗眩之变。

大熟地　淮山药　山萸肉　建泽泻　云茯苓　粉丹皮　油多肉桂　制附子

衄如泉涌，口鼻皆出，竟日不止，诸药不应。虽有倒经之说，伤于冲脉则一。宜先用草纸十层，冷水浸透，贴在顶心，熨斗熨纸上，顶心觉热去熨斗，其衄即止，后服药。

川贝母　桑白皮　地骨皮　大麦冬　五味子　空沙参　薏苡仁　川百合　枇杷叶

肝郁，气火上腾，呕血甚涌，鲜瘀不一，胸满胁痛，内热心烦，脉数。乃薄厥危疴，不至汗喘为顺。

大生地　粉丹皮　建泽泻　大白芍　黄芩　黑山栀　川黄连　大贝母　陈橘皮　枳壳　小青皮

吐血忌参，乃火旺烁金之症。肺热还伤肺故也。现在所吐之血色暗，食少无味，面色不华，形神不振，脉来细数少神。症因忧思抑郁而起，显是中气有亏，不能收摄。宜归脾汤。

人参　绵州黄芪　冬白术　炙甘草　当归身　酸枣仁　云茯苓　远志肉　广木香　龙眼肉

溽暑流行，心火素旺，二火相济。咯血不止，气高而喘，脉虚身热。热极亡阴之象，虑难收效。不可拘服寒凉百无一生之说。勉拟一方，质诸明哲。

人参　大麦冬　五味子　生石膏　白知母　炙甘草　犀角片　鲜生地　赤芍　粉丹皮　青竹叶　童子小便

干咳无痰有血，脏阴营液就枯，肺肾干槁危疴。拟方多酌明哲。

大生地　天门冬　大麦冬　川贝母　川百合　柏子仁　茜草根　当归身

诸　窍

风热肝火，交并于上，目赤生翳，胬肉攀睛，不宜过散。

龙胆草　黄芩　黑山栀　白通草　车前子　柴胡根　建泽泻　白菊花　羚羊片　制大黄

内障乃湿热、肝火熏蒸，脑液下溜，贯入瞳仁之中，色白与外翳一体，视物如隔烟雾，久则失明。虽有银风、仰月、偃月诸名，总是郁损太和清纯之气。法当通利，不宜温补。

大生地　白蒺藜　石决明　青葙子　白菊花　细滑石　生甘草　羚羊角　龙胆草

灵犀角　制大黄

尊年目疾，瞳子无恙，视物不明。宜常服《医话》桑麻杞菊丸。

霜桑叶　黑芝麻　枸杞子　白菊花

水叠丸。早晚各服三钱，淡盐汤下。

经以心开窍于耳，肾之所司也。肾主水，水沸则鸣，或如风潮，或如蝉蚓。宜泻阴中伏火。

川黄柏　白知母　玄武板　大生地　元参　大麦冬　黑山栀　灵犀角　牡丹皮

经以胆移热于脑，则为鼻渊。由于甲木之火与湿热上蒸巅顶，脑渗为涕，溶溢而下。天罗散加味主之。

丝瓜藤　苍耳子　辛夷　生甘草　细滑石　柴胡根　黄芩　薄荷

咽喉乃肺胃之道路。天气通于肺，地气通于咽。喉主肺候，气也。咽主胃，咽物也。思虑烦劳，火起心脾。火炎水耗，肺胃干槁，致有咽喉凝碍之患。饮食能进，非三阳内结可比，亦非四七汤形症。宜壮水之主。

大生地　粉丹皮　福泽泻　淮山药　云茯苓　硼砂　甜桔梗　生甘草　猪肤

阴亏喉痛，本属不治。多服猪肤甘桔汤，或可图功。

猪肤　炙甘草　桔梗

风寒外来，怒火上炎，喉起双蛾。法当双解。

荆芥　青防风　生甘草　苦桔梗　猪牙皂角　硼砂　元明粉　生大黄

厥少阴亏，带脉不固。咽嗌常疼，带下如注，颜色憔悴，形容枯槁，甚至心烦虑乱，不知所从。脉来弦细少神。症延七年之久。宜乎澄心息虑，恬淡无为，徒资药力，未易及也。

大熟地　人参　椿根白皮　生甘草　甜桔梗　济水阿胶　当归身　酸枣仁　柏子仁

热在上焦，则为口糜。

黑山栀　薄荷　黄芩　连翘　元参　大麦冬　生甘草　川黄柏　川黄连　甜桔梗

舌光如镜，症属阴亏。

大熟地　玄武板　川黄柏　白知母　牡丹皮　大白芍　灵犀角　灯心草

胆热则口苦，从足少阳经论治。

柴胡根　黄芩　炙甘草　川黄连　龙胆草　瓜蒌皮　淡竹茹

脾热则口甘，治之以兰。

佩兰叶，甘澜水煎。

肝热则口酸，从足厥阴论治。

龙胆草　银柴胡　川黄连　黄芩　莱菔子　淡吴萸　制半夏　陈橘皮　生姜

曲直作酸，酸乃肝木之味。由于土为木克，健运失常，糟粕壅遏，酸馊非寒非热。宜先理气。

广藿香　广木香　鸡心槟榔　川厚朴　炙甘草　冬白术　陈橘皮　枳实　生姜

口糜日久不已，屡服苦寒无效。法当同气相求，衰之以属。

制附子　炮姜炭　炙甘草　人参　冬白术

痰为百病之母，奇疾皆属于痰。痰之为患，变幻不一，七窍俱动，腹中气响如鸡鸣。至于或为之症，不能枚举。良由种痘，先天胎毒未清，蕴酿生痰，与知识早开，五体有不满之处，异日有难状之疾交并。宜《医话》寿星煎。

大熟地　紫河车　白檀香　陈胆星　制半夏

煎送《医话》五行丹一粒。五行丹见伏邪门。

经以南方赤色，入通于心，开窍于耳，外候于舌。心火暴甚，舌为之糜。不必治心，当专补肾。

大生地　粉丹皮　建泽泻　云茯苓　淮山药　川黄柏　白知母　玄武板

龙雷之火与肝木之风，交并于上，风雷搏击有声，不平则鸣，耳内常如奏乐，于兹七载。谨拟六味、磁朱主治。

大生地　粉丹皮　建泽泻　淮山药　云茯苓　山萸肉　朱砂　磁石

吟诵劳心，心火烁金，金热不鸣，声哑，语言难竟。治宜壮水清金，行其清肃之令。

大生地　北沙参　天门冬　大麦冬　元参　白知母　川百合　黄芩　五味子　薄荷诃子　鸡子清

五脏六腑之精气，皆上注于目。白珠属肺，黑珠属肝，瞳仁属肾，目裹属脾，目系属心。右目已损，左目赤缕参差，眩花乱坠，视物如有云烟。服药多方寡效，总属根蒂有亏，五志之火，更伤五脏，所从来远矣。伐下者，必枯其上。滋苗者，必灌其根。六味、灵犀虽好，莫若寡欲清心为妙。

大生地　淮山药　羚羊片　犀角片　大麦冬　五味子　白菊花　枸杞子　大块透明朱砂　摄铁活磁石　雅州黄连

水叠丸。早服三钱。

卷 四

肾 部 共七门

伤 寒

寒得水而冰，无冰不病寒。故伤寒先伤膀胱寒水之经，足太阳经脉所过之处皆病。是以头身俱痛，项背腰脊俱强，寒热无汗，脉浮紧。宜《医话》云蒸饮。

麻黄　制附子　北细辛　桂枝　制苍术　炙甘草　川芎　当归身　白芷　生姜　葱白

无热恶寒发于阴，非无热也。谓身无热时先恶寒，然后发热，乃寒伤营血。头身俱痛，无汗，脉紧，舌苔未起，溲色澄清。宜《医话》麻黄四物汤。

麻黄　桂枝　炙甘草　苦杏仁　大生地　当归身　赤芍药　川芎　生姜　葱白

身热，脉沉，头不痛，溲清，乃少阴表症也。宜仲景麻黄附子细辛汤加味主之。

麻黄　制附子　北细辛　云茯苓　大白芍　炙甘草　冬白术　生姜

脉双弦，苔白滑，寒已而热，热已而寒，昼夜如是。邪踞少阳之枢，二阳三阴之间，变生难测。小柴胡加减主之。

柴胡根　黄芩　当归身　炙甘草　制半夏　新会皮　赤芍　赤茯苓　生姜　大枣

经水适来，热入血室，寒热如疟，暮则谵语。血室即冲脉，乃奇经八脉之一，不拘十二经中，如天雨下降，沟渠不能约束。故仲景无方可拟，但云：无犯胃气及上二焦。《医话》灵犀饮近是。

灵犀角　大生地　当归身　白芍　川芎　青蒿梗　九肋鳖甲　抚糖炒山楂肉　童子小便

脉浮，头痛身疼，寒热无汗。现在孟冬时令，乃正伤寒危症。宜《医话》麻黄四物汤加减主之。

麻黄　桂枝　炙甘草　苦杏仁　当归身　川芎　白芷　苍术　生姜

昨服麻黄四物加减，开太阳之表，得汗，寒热未解，夜反不寐，乃太阳传阳明症也。柴葛解肌汤加减主之。

柴胡根　甘葛　黄芩　赤茯苓　炙甘草　制半夏　陈橘皮　当归身　川芎䓖　生姜

脉浮缓，汗自出，身热恶风，不欲去衣。风送寒来，寒随风入，风寒两伤，营卫俱病。桂枝汤加味主之。

桂枝　炙甘草　赤芍药　赤茯苓　制半夏　陈橘皮　当归身　川芎䓖　生姜　大枣

自利，小便色白，少阴病形悉具。极寒反汗出，身冷如冰，加以痛呕不止，六脉皆伏。乃阳气闭塞，阴霾四翳，交通不表，寒中少阴危症。勉拟通脉四逆加减，力挽垂绝之阳，未识阳能回否。

制附子　炮姜　炙甘草　白通草　当归身　淡吴萸　肉桂　童子小便　猪胆汁

昨进通脉四逆，六脉微续，便是生机。腹内时疼，呕吐间作，真阳无剥尽之理。剥极则复。现在纯阴之月，尚有复剥之虑。无阳则阴无以生，无阴则阳无以化。再拟从阴引阳，从阳引阴，《医话》燮理汤为宜。

人参　冬白术　炙甘草　制附子　桂枝　炮姜　当归身　大生地

寒伤营血，血涩无汗，头痛身疼，腰脊强，胀浮紧。宜发汗。

羌活　防风　北细辛　制苍术　川芎　白芷　炙甘草　生姜　葱白

昨药后，得汗未透，诸症未减。解肌兼汗，议取青龙。

麻黄　桂枝　炙甘草　杏仁泥　煅石膏　赤芍药　北细辛　炮姜　制半夏　甘葛　柴胡根

伏　邪

伏邪，乃冬伤于寒，春必病温，夏必病热。邪从中发，表里分传，即数月后化热之伤寒，非正伤寒数日后化热可比。既从热化，从无寒症，以溲赤为据。今第三日苔黄，溲赤，神烦不寐，身热，有汗不透，六脉皆数。显是伏邪化热伤阴，有神糊、呃逆之虑。《医话》双解饮为宜。

羌活　柴胡根　甘葛　黄芩　炙甘草　鸡心槟榔　川厚朴　枳壳　苦桔梗　赤芍药　生姜

第四日，进双解饮得大汗，热退不静，舌苔转黑起刺，溲更浑赤，大便未解，夜烦谵语，邪入阳明胃腑，热极亡阴之象。速宜下结存津，不至呃逆、神昏为吉。

柴胡根　黄芩　赤芍　枳实　制半夏　生大黄　元明粉　炙甘草

第五日，服下结存津法，大解三次，色如败酱，夜寐稍安，苔刺稍软。谵语虽止，神志未清，心下反觉拒按，伏邪传胃，化之不尽。宜复下之。

黑山栀　薄荷　连翘　黄芩　生大黄　元明粉　炙甘草

第六日，复下，夜来大解颇多，中带痰涎汁沫，遂得大汗发背沾衣，诸症如失。然脉犹带数，余氛未靖，养阴涤热主之。

犀角片　大生地　粉丹皮　白芍　黄芩　薄荷　黑山栀　连翘

第七日，进养阴涤热之剂，数脉已缓，胃气亦醒，溲色澄清，阴伤未复，善后宜慎。食肉则复，多食则遗，此其禁也。

北沙参　大麦冬　五味子　君眉茶叶　生姜

滚水浸，代茶解渴。

第三日，恶寒自罢，身热无汗，竟夜神烦不寐，苔白，溲红，脉数。伏邪化热伤阴，慎防呃逆、神糊之变。

柴胡　黄芩　赤芍　尖槟榔　羌活　炙甘草　川厚朴　草果仁　黑山栀　生姜

第四日，夜仍不寐，舌转干黄，溲更浑赤，得汗，蒸蒸发热，脉数，大便未解。伏邪并入阳明，液耗阴伤可虑。

柴胡根　黄芩　枳实　赤芍　薄荷　海南槟榔　川厚朴　草果仁　生大黄

第五日，大便未解，黄苔变黑起刺，未申潮热，溲赤而浑，夜烦谵语。阳明腑实已著，宜急下之。公订小承气合犀角地黄，应手乃吉。

生大黄　厚朴　枳实　犀角尖　大生地　牡丹皮　赤芍

第六日，大解三次，色如败酱，竟得战汗。诸证虽平，余氛未靖，尚宜清理。

犀角片　粉丹皮　大白芍　大生地　银柴胡　连翘　元参　麦冬　活水芦根

畅和中气，以扫余氛。

当归身　大白芍　赤茯苓　炙甘草　制半夏　陈橘皮　炒谷芽　六和神曲　活水芦根

第五日，苔白，溲红，身热，汗不透，神烦不寐，脉数。伏邪盘踞膜原，化热伤阴，不至神糊、呃逆为顺。

柴胡　尖槟榔　川厚朴　草果仁　知母　黄芩　赤芍　炙甘草　生姜

第六日，舌苔转黄，溲更浑赤，六脉仍数，得汗身热未减，竟夜神烦不寐，间有错语，协热下利，口渴反欲热饮。热极反兼寒化，邪传入胃之始，有亡阴之虑。

柴胡根　甘葛　尖槟榔　川厚朴　草果仁　黄芩　知母　赤芍　炙甘草　制大黄　秋梨汁

第七日，黄苔转黑起刺，赤溲，涓滴作痛，热汗如雨，夜烦谵妄，粪水旁流，阳明邪火暴甚，少阴营液就枯，谨防呃逆之变。宜急下之。

生大黄　芒硝　枳实　厚朴

第八日，服大承气，大下结粪如胶如漆，遂得战汗，现在脉静身凉，神清气爽，惟阴分受戕未复，血中余热未清。宜服犀角地黄汤，以善其后。

灵犀角　大生地　粉丹皮　大白芍

三日，苔白溲红，巅痛身疼，发热无汗，夜烦不寐，脉数。邪伏膜原，化热伤阴，出表为顺，入里为逆。

羌活　尖槟榔　川厚朴　草果仁　赤芍　炙甘草　黄芩　生姜

四日，得汗未透，苔转深黄，溲更浑赤，表热虽减，头身之痛未除，数脉未缓，夜烦益甚。内陷之象，慎防呃逆、神昏之变。

柴胡根　甘葛　黄芩　尖槟榔　川厚朴　草果仁　知母　赤芍　制军

五日，便解如酱，赤溲更少，黄苔起燥，夜烦谵语，脉数。伏邪直入阳明胃腑，阴液受戕，堪虑。

犀角片　大生地　粉丹皮　赤芍　生大黄　枳实　炙甘草

六日，下后得汗如浴。诸症虽平，余氛未靖，阴伤未复，尚宜清理。

大生地　北沙参　当归身　白芍　赤茯苓　炙甘草　制半夏　新会皮

七日，诸症悉退，惟胃气未开。胃为仓廪，非谷不养，宜用同气相求之品。

白花百合　六和神曲　炒谷芽　炒麦芽　炒薏仁　黑大豆　黄小米　法制半夏　活水芦根

第二日，舌苔黄厚、无津，身热有汗，胸满，夜烦作渴，溲赤而浑，六脉皆数，膜原伏邪溃入阳明，急症急攻。不可拘未满三日，不宜下之说。

柴胡　黄芩　枳实　厚朴　尖槟榔　赤芍　生甘草　生大黄

三日，下后，大解不爽，黄苔转黑起刺，大热入胃，水竭烦躁，溲更浑赤，脉如釜沸。宜再下之。

生大黄　芒硝　川厚朴　枳实　炙甘草

四日，昨服三一承气，大下结粪盈盆，得汗，衣衤皆湿，诸症霍然而愈。善后静养为宜。

元参　大麦冬　五味子　鲜石斛　金银花

滚水浸，代茶解渴。

第九日，下后，热退不静，有汗，夜烦口渴，脉数，伏邪余热浮游于表。宜重剂汗之。

生石膏　白知母　炙甘草　大生地　柴胡根　黄芩　东洋参　陈仓米　荷蒂

十日，进重剂发汗，竟得大汗，热退，脉静，神安。宜和中胃。

当归身　白芍　赤茯苓　炙甘草　制半夏　陈橘皮　炒谷芽　六和神曲　白豆蔻　活水芦根

经以其满三日者，可下而已。四日，下后，脉浮，身热，邪气复还于表。《医话》柴胡白虎汤加减为宜。

柴胡根　黄芩　炙甘草　生石膏　白知母　东洋参　当归身　甘葛　陈仓米

五日，昨进柴胡白虎加减，得汗，诸症脱然。宜养阴和胃。

大生地　当归身　白芍　云茯苓　炙甘草　制半夏　陈橘皮　鲜石斛　活水芦根

屡下得汗，汗出辄复热，脉不躁，非阴阳交。乃伏然中溃，如炉火拨开，烟焰上腾，不久自散，无足虑也。

大生地　银柴胡　黄芩　炙甘草　薄荷　连翘　黑山栀　元参　大麦冬

脉症虽平，大便三旬不解，呕吐，不能纳谷，非反胃可比。乃留邪宿滞，凝结肠胃之中，前路未服下药故也。吴氏所谓下格危症。勉拟《医话》中承气汤加参挽之。

生大黄　元明粉　枳实　人参

昨进中承气加参，大解紫黑恶臭结粪颇多，呕吐竟止，陈米清汤亦受，向愈有机。再以《医话》归芍二陈，用和中胃。

当归身　赤芍　赤茯苓　炙甘草　制半夏　新会皮　炒谷芽　六和神曲

始得病，苔黄如杏，寒战后身热如烙，无汗溲红，脉数。《金匮要略》言：舌黄者，下之黄自去。不必拘一二日不可下之说。有是症则投是药。《医话》双解饮加减主之。

羌活　柴胡　尖槟榔　川厚朴　草果仁　黄芩　赤芍　炙甘草　生大黄

第二日，昨服《医话》双解饮加减，得汗，热稍退。脉仍数，便未解，溲更赤，苔更黄，卧反不安，间有谵语，伏邪入胃之据。宜再下之。

生大黄　枳实　川厚朴

第三日，昨服小承气，大解色如败酱，黄苔反觉干焦，中见灰黑，夜烦更甚，小便更红，脉象更数。伏邪贯入阳明胃腑，宜更下之。《医话》中承气汤主之。

生大黄　元明粉　枳实

第四日，昨进《医话》中承气汤，大解仍然不爽，诸症未见退机，舌心灰苔变黑、起刺，如小舌之状。伏邪全入阳明胃腑。阳明居中，土也，万物所归。邪气入胃，无所复传，宜猛下之。

生大黄　芒硝　枳实　川厚朴

第五日，服大承气，猛下结粪盈盆，竟得躁汗而解。《医话》归芍二陈汤加减和之。

当归身　大白芍　赤茯苓　炙甘草　制半夏　新会皮　元参　大麦冬　活水芦根

卒然便血，紫黑不一，妄语如狂，热入血室之属。少腹满，小便利，乃蓄血危疴。延今十有七日，良由失下，血为热搏，两败俱伤，虑难有济。勉拟桃仁承气合犀角地黄加人参，冀其百一。

桃仁泥　生大黄　赤芍　犀角尖　大生地　粉丹皮　人参　油足肉桂　炙甘草

战汗犹疟之理，邪正交战于少阳之地，自营达卫。卫气应，乃作寒热，大汗而解。卫气不应，邪气内陷，则寒战不能转热，遂至肢冷、脉伏，如疟内陷之变。宜急回阳，勉拟《医话》燮理汤加味挽之。

大熟地　人参　冬白术　当归身　炮姜　炙甘草　制附子　油多肉桂　淡吴萸

斑疹互见不透，苔黄，舌短难伸，神志沉迷如醉，间有谬误之语，溲赤而浑，便解如酱，饮食不进，身有微热，脉来细数无力、无神。延今十有八日，邪气虽有欲解之势，正虚渺无祛逐之能，失下弥留，危如朝露。勉拟一方，尽其心力，以俟天命。

大生地　犀角片　粉丹皮　白芍药　当归身　煨甘葛　大麦冬　五味子　人参　制军　活水芦根

反复三次，皆在七日得战汗而解，犹转疟之意。《内经》疟论有间数日一发之疟。仲景言病发于阳，七日解。战汗如疟之理，在其中矣。爰以小柴、达原，杜其转疟之患。

柴胡根　黄芩　东洋参　炙甘草　制半夏　海南槟榔　川厚朴　草果仁　白知母　赤芍　生姜　大枣

第八日，疫疹不透，汗少，潮热，喉燥舌干，夜烦，溲赤，协热利，脉数。伏邪中溃，表里分传重症。不至呃逆、神糊为顺。

绿升麻　甘葛　赤芍　炙甘草　薄荷　黄芩　连翘　黑山栀　犀角尖　生大黄　羚羊尖

第九日，服升麻葛根汤合凉膈散加减，疹势虽透，诸症未平，未申潮热加重。阳明里实，下之无辞。

黑山栀　薄荷　黄芩　连翘　生大黄　元明粉　生甘草　犀角尖　羚羊尖

第十日，服犀羚凉膈，大便畅行，诸症悉退。惟舌上干燥无津，乃脏阴营液受戕未复，余氛未靖故也。

大生地　粉丹皮　建泽泻　当归身　赤芍药　北沙参　大麦冬　五味子

《医话》五行丹一粒，和药服。

《医话》五行丹方，神物效灵，不拘常制，至理开惑，智不能知。此方用药合五行，分五色，入五脏，主五时，属五方。应天地阴阳、五运六气，斡旋不息，一正一副，共十有三味，象闰余成岁，故以五行名之。主治六淫、七情、中风、伤寒、伏邪、温疫、暑湿、燥火、疟痢、狂癫、不寐、怔忡、惊悸、三消、呕吐、反胃、噎膈、痰饮、肿胀、黄疸、积聚、痞满、喘促、哮喘、咳嗽、肺痈、肺痿、痿躄、诸痛、诸血、诸窍、诸汗、痨瘵、便结、癃闭、遗精、淋浊、风眩、三痹、七疝、外症痈疽、妇女杂病及奇疾怪症，诸药不效，立奏奇功。惟命门火亏等症与孕妇，禁服。

青礞石一两，硝煅，色青入肝，主春，属东方木。青黛一两副之　大块朱砂一两，色赤入心，主夏，属南方火。丹皮一两副之　鸡冠雄黄一两，色黄入脾，主长夏，属中央土。生大黄一两、生地黄一两、西牛黄五钱、黄芩一两副之　白枯矾一两，色白入肺，主秋，属西方金。白芍药一两副之　活磁石一两，醋煅七次。色黑入肾，主冬，属北方水。犀角一两副之

上十三味为细末，炼川白蜜和丸，每丸重一钱五分，醋壳外护备用。

三下大便畅行，心下满不减，按之不痛为痞。仲景言：病发于阴而反下之，因作痞。无热恶寒发于阴。盖身无热时先恶寒，而后发热，若真无热，下反立败。以邪发于阴血之中。泻心汤加减主之。故东垣谓痞从血中来是矣。

川黄连　炮姜炭　枳实　制半夏　黄芩　炙甘草　广木香　陈橘皮　东洋参

手足自热而至温，由温而四逆，由四逆而厥，乃传经热症。非始得病即逆冷为寒症可比。症延十有八日，四肢逆冷，举体如冰，苔黑起刺，唇齿俱焦，溲赤便秘，六脉近伏。厥深热亦深，热极反兼寒化，虑难有济。勉拟黄龙汤加减挽之。

人参　大生地　当归身　白芍药　元明粉　炙甘草　生大黄　枳实

昨进黄龙法，大便畅行，色如败酱，未能得汗，厥逆稍和，苔刺稍润。唇齿仍焦，细涩之脉未起，似有转机。宜间服养阴之剂。

大生地　建泽泻　粉丹皮　羚羊角　大白芍　当归身　北沙参　大麦冬　五味子

昨进养阴之剂，诸症未见退机。再进黄龙为是，更益以灵犀为辅。

人参　鲜生地　当归身　生大黄　大白芍　枳实　灵犀角尖

昨进黄龙辅以灵犀，又得大解畅行，其色仍如败酱，中带痰沫，得汗肢冷，体厥竟和，苔刺亦退，唇齿焦干亦润，如丝之脉亦起。危症向安，一切小心要紧。

犀角片　羚羊片　玄武板　鳖甲　大生地　当归身　大麦冬　大白芍　活水芦根

半产后，百脉空虚，邪乘虚入，八进犀角地黄加味，危症悉平。身半以上瘾疹大如麻豆，瘙痒不安，余热由营达卫，最为佳兆。头重不欲举，气虚于上。心胆震惊如人将

捕之，阴亏于下。脉仍软数无神，延今二十一日。再以十味温胆加减主之。

大生地　东洋参　云茯苓　炙甘草　制半夏　陈橘皮　酸枣仁　柏子仁　当归身　远志肉　淡竹茹

伏邪过经不解，情志郁结不伸，主宰无权，邪乘虚陷，异状蜂起，变生难测。设法挽之。

灵犀片　羚羊片　廉珠粉　西牛黄　生牡蛎　龟甲　鳖甲　陈胆星　五色龙骨　淡竹沥　生姜汁　五行丹

第九日，忽然狂走，阳明热极，阴液就枯，危如朝露。宜急下之。

生大黄　犀角片　粉丹皮　元明粉　大生地　白知母　生甘草　大白芍　黄芩　秋梨汁

病经一月之久，寒热八九日一作，乃转疟，战汗之属。伏邪盘踞膜原，化之不尽故也。尚宜小柴、达原加减主之。

尖槟榔　川厚朴　草果仁　柴胡根　黄芩　制半夏　白知母　炙甘草　陈橘皮　生姜　五行丹

未申潮热，如瘅疟之状。协然下利不止，心下拒按。未经下者，非结胸也。亦非俗说漏底。乃邪伏阳明，化热伤阴，阴消邪陷危证。慎防呃逆、神昏之变。勉拟仲景下结存津法挽之。

生大黄　薄荷　黑山栀　元明粉　连翘　桂府滑石　生甘草　黄芩

大热新除，元阴未复。饮食虽进，形神未充。安不忘危，善后宜慎。

大生地　人参　淮山药　炙甘草　当归身　陈橘皮　银柴胡　绿升麻　五行丹

病延两月之久，素昔过用神思，近值伏邪新解，阴液受戕未复，心脾与肾俱亏。心藏神，肾藏志，脾藏智与意。人与事物相接，裁之于心，虑之于脾，志之于肾。心为君主，无为，肾相代心行事，相火居肾，藏志之处，真水之内宰乎。其中知觉、运动皆是相火为用。志意乖违，心相不静，驯致形神不振，食少化迟，竟夜无眠，血不华色。脉体素本六阴，从乎中治，观其进退。

大生地　人参　白茯神　冬白术　炙甘草　当归身　酸枣仁　远志肉　柏子仁　法制半夏　黄粟米

昨议从乎中治，药后夜来平善，今晨颇觉神清。第肝木久失条舒，必犯中胃，以故默默不思饮食。再拟东垣升清降浊法，行其春令。

人参　黄芪　冬白术　炙甘草　当归身　陈橘皮　银州柴胡　绿升麻　制陈半夏　黄小米　生姜　大枣

服东垣降浊升清，行其春令，胃气渐醒，思食麦面。姑从其好以诱之。

人参　云茯苓　冬白术　炙甘草　当归身　陈橘皮　柴胡根　绿升麻　枯麦芽　生姜　大枣

投其所好，诱开胃气，竟能食粥。清升浊降，春令已行，可无足虑，徐徐培养可也。

大生地　人参　淮山药　炙甘草　当归身　陈橘皮　银柴胡　绿升麻　生须谷芽　六和神曲

经水涌来，诸症遂解，犹鼻衄之意。脉象未静，余焰犹存，尚属可虑。

大生地　当归身　云茯苓　大白芍　北沙参　大麦冬　炙甘草　丹参　童便　藕节　五行丹

伏邪化疟未著，热退不静，时觉憎寒，胸满不食，舌苔不腐，溲赤便秘，痰带血缕。脏阴营液受戕，膜原隐伏之邪化之不尽，延今二十四日，正气难支，虑生歧变。

银州柴胡　黄芩　大生地　当归身　赤芍　杏仁泥　炙甘草　瓜蒌仁　桃仁泥　五行丹

昨药后，寒热较减，胸次渐开，舌后之苔转为沉香之色。口内反觉无津，痰中仍带血缕，大便虽行不畅，小便仍红，数脉未缓。再拟扶阴化邪为主。

大生地　犀角尖　粉丹皮　白芍药　当归身　薄荷　连翘　银柴胡　黄芩　五行丹

昨进扶阴化邪之剂，大解二次，色如败酱，中有痰涎、汁沫，寒热俱平，老黄近黑之苔亦腐，浑赤之溲亦淡，数脉亦缓，痰中血缕亦无，口中亦润。邪退正复，佳征。惟身动则振寒，乃表虚。卫气不能卫护于外，非外感也。

大生地　东洋参　淮山药　炙甘草　当归身　陈橘皮　银柴胡　绿升麻　云茯苓　制半夏　生姜　大枣

恙后阴伤未复，心境不可烦劳，劳则火炎水耗。口中出入之气，吹嘘舌上，亦能干燥生刺，非邪火烁阴可比。舌边一点黑斑不退，乃伏邪余焰孤悬一处，不攻自散，亦无足虑。脉来软数少神。六味、三才主治。

大生地　粉丹皮　建泽泻　淮山药　云茯苓　山萸肉　东洋参　天门冬

未申潮热，本属阳明。舌有红槽，阴亏已著。面戴阳色，下虚故也。热入膀胱，则溲赤；阴伤胃不和，则卧不安；肾虚胆热，则耳闭。六脉数疾，来去至止不甚分明。病延五十余日，良由暑湿、秋凉、伏邪交并盘踞阳明，化之不尽，邪正相持，日久势必两败俱伤。勉拟一方，尽其心力，以俟天命。

大生地　大麦冬　东洋参　玄武板　九肋鳖甲　五味子　当归身　粉丹皮　建泽泻　赤茯苓

第十有六日，诊脉软数无力，舌尖赤，苔淡黄不腐，有汗热不退，神志沉迷，音声不振，瘾疹不透，小便黄浑，大便有沫，心下至少腹并不拒按。显系肾虚不能化邪外达，反从内陷。所服诸方都是法程，病势良深，虑难奏效。勉拟扶阴化邪为主，冀其疹透、神清为吉。然否，质诸明哲。

大生地　粉丹皮　大白芍　犀角尖　当归身　绿升麻　炙甘草　甘葛　活水芦根

热极亡阴，消渴引饮，身热有汗，斑红，溲赤便黑，脉数。灵犀、白虎、玉女、五行合挽之。

生石膏　白知母　炙甘草　灵犀角　大白芍　粉丹皮　大生地　淮牛膝　大麦冬　陈仓米　五行丹

苔黑起刺，神昏如醉，热不外达，内陷已著。勉拟一方，应手乃吉。

生大黄　元明粉　生甘草　犀角片　大生地　粉丹皮　大白芍　枳实

雪水煎。

昨服灵犀调胃，大便未行，乃邪结已深，药不胜病，非佳兆也。仲景以三汗无汗，不治。下亦宜然，姑再下之。

生大黄　枳实　厚朴　黑山栀　薄荷　连翘　黄芩　元明粉　炙甘草

昨拟大承气合凉膈，连服二剂，大便畅行，诸症悉平。胃开食进，尚宜养阴。

大生地　大麦冬　当归身　犀角片　粉丹皮　五味子　大白芍　建泽泻　北沙参　白知母　活水芦根

身怀六甲，胎火、肝阳、伏邪化热，互扰脏阴，营液、胃气俱伤。入心为笑，神迷错语，太息不伸，脉数无力，谨防发痉。

犀角尖　大生地　当归身　大白芍　黄芩　白知母　元参　大麦冬　梨汁

十有一日，苔灰黑，便秘，溲浑赤，内壅无汗，渴欲热饮。同气相求，热极反兼寒化。宜急下之。

生大黄　元明粉　枳实　川厚朴

昨进大承气，如汤渥雪。安不忘危，一切小心要紧。

大生地　当归身　大麦冬　元参　薄荷　连翘　鲜石斛　活水芦根　五行丹

伏邪七日，有孕四月，苔色焦黄，心烦虚乱，太息不伸，身热有汗，脉数无力。阴液受戕，慎防胎陨。邪火伤胎，甚于大黄。下之为是。

柴胡　黄芩　白知母　黑山栀　当归身　赤芍　炙甘草　大生地　大麦冬　生大黄

再经不解，鼻衄二次，身热不退，但头汗出，剂颈而还。在内为血，发外为汗，汗血同归一体。经中阳盛则衄，衄血过多，故汗不能遍身，随诸阳上会而见于头。非阳气上脱及水结胸可比。大便色黑，兼有蓄血。可知水液浑浊，皆属于热。溲浑而赤，热入膀胱，清肃之令不及州都。舌苔干黑，试水回润，阴亏五液不足以济二阳之火。脉来软散而空，谨防呃逆、神昏之变。公议灵犀玉女煎挽之。

灵犀角尖　白知母　白芍药　羚羊角尖　桂府滑石　大贝母　生石膏　白通草

昨进灵犀玉女，竟得大汗如浴，诸症悉平。安不忘危，善后宜慎。再拟《医话》三露饮，以渥余焰。

生地露　银花露　荷花露无花以荷叶代吊

三露等分和匀，重汤温服，代茶饮，不拘多少。

身黄，少腹满，小便自利，妄语如狂，乃蓄血危症。连进桃仁承气不应，再拟《医话》代抵当，尽心焉耳矣。

当归身三钱，水蛭三条同炒焦，去水蛭　生大黄三钱　赤芍药三钱，虻虫三个同炒焦，去虻虫　桃仁泥三钱

汗出辄复热，而脉躁疾，不为汗衰，狂言，不能食，病名阴阳交。岐伯与仓公皆言不治。年当少壮，才气过人，或可挽回。勉拟《医话》三生饮，尽其心力。

大生地　生牡蛎　生大黄　人参　大麦冬　五味子　犀角尖　羚羊角尖　龟甲　九肋鳖甲　童子小便　陈金汁

大头天行，乃阳明湿邪资实少阳相火。湿以热化则肿，木盛则痛。河间、东垣皆言内有伏邪，因时温热而发，俱用急药缓服。宗法主之。

川黄连　黄芩　炙甘草　生大黄　牛子　白僵蚕　青黛　犀角片　五行丹

甘澜水和酒煎，分十余次缓服。

呃逆五日不止，服橘皮、竹茹、旋花、代赭、丁香、柿蒂、刀豆子等均皆无效，当求其本。以呃因病而生，非病因呃而致。现在消渴引饮，身热脉大，苔灰，溲赤，夜烦

谵语，乃阳明邪焰烁金。白虎、承气症俱，即以二方合治之。

生石膏　白知母　生甘草　生大黄　元明粉　粳米

苔黑起刺，神迷谵语，溲赤便秘，四肢忽冷，六脉忽细，热极反兼寒化，宜急下之。不揣其本，而齐其末，以肢冷脉细为阴寒，用参附回阳等法，是犹抱薪救火。谬蒙以国士相遇，敢不以国士报之。非仲景三承气，别无生路。

生大黄　元明粉　枳实　川厚朴　生甘草

昨进三承气，大解五次，色如败酱，中带痰涎、瘀血，得汗，苔刺回润，神志渐清，肢冷渐和，细数之脉渐起，邪退正复，有机。犹有欲用附子泻心汤者，毋持布鼓。依方进步。

生大黄　元明粉　枳实　川厚朴　炙甘草　犀角尖　大生地　赤芍药　粉丹皮

昨进三承气合犀角地黄，又得大解三次，竟得战汗，诸症霍然如失。宜犀角地黄汤，以善其后。

犀角尖　大生地　大白芍　粉丹皮

苔黄，溲赤，神烦不寐，身热汗不透，脉数，腰股筋骨之间痛如锥刺。乃伏邪、湿温毒焰内焰，入骨不治。勉拟一方，尽心焉耳矣。

尖槟榔　川厚朴　草果仁　炙甘草　赤芍药　秦艽　独活　制大黄

四时温热之气，发于冬时，伏寒为温疫，小便必赤，恶寒后，但热不寒，从伏邪论治。若因春寒、夏凉、秋热、冬温非时之气，感动伏邪，必寒热大作，先治客邪。春夏易老九味羌活汤，秋冬南阳败毒散。如内无伏邪，单治时行客气，亦以二方为主。此治伏邪、温疫主客二气之成法也。现在春行冬令，寒热大作，头身俱痛，无汗，苔白，溲红，神烦不寐，脉数。客邪胜主，先治客邪，易老法为宜。

羌活　青防风　北细辛　制苍术　川芎　白芷　炙甘草　黄芩　大生地　生姜

秋热冬温，发动伏邪，客气胜主。宜先服南阳败毒散。

羌活　独活　柴胡根　前胡　枳壳　川芎　炙甘草　桔梗　赤茯苓　人参　生姜

推五运六气，疫疠总因时令温热，感动内伏化热之邪，同气相求而发，从无寒症。凉散为宜。

柴胡根　黄芩　薄荷　连翘　黑山栀　炙甘草　鸡心槟榔　厚朴　草果仁　赤芍药　生姜

身凉脉静为顺，身热脉静为逆。《内经》热病脉反静，《难经》脉不应病，仲景症阳脉阴，皆言不治。勉拟仲景救逆汤加减，或可挽回。

五色龙骨　生牡蛎　人参　大麦冬　五味子　川黄连　油肉桂　炙甘草　炮姜

下后，心下痞满反甚，当以仲景泻心汤加减论治。

制半夏　黄芩　炙甘草　炮姜炭　人参　川黄连　制附子　大枣肉

苔黑起刺，夜烦谵语，身热汗不透，溲赤便秘，脉数。值有妊足月，攻补两难。然邪热伤胎，甚于药饵。爰以《医话》归芍顺气汤，质诸明哲。

当归身　赤芍　枳壳　川厚朴　生大黄

舌黑而润，属阴盛格阳，附子理中汤主治。然阴盛之阴字，当作虚字解。乃肾气虚脱，真阳散越，虑难有济。

人参　冬白术　炙甘草　制附子　炮姜

据来病原是月初八日，以前证治诸方，姑置勿论。自初八日，服正气散之宣和正气，夜来平善。初九日，辅以清上之品。至初十日，似觉痰多。十一日，佐以六一散兼清伏暑、湿热，诸恙较减，拟进十味温胆。未服前，语言似有错乱、神糊之意。已服后，呕吐痰水色青。十二日，神志渐觉模糊，脉象滑而有力，用小陷胸合泻心、温胆加减，夜来未见进退，小便一昼夜未行。十三日，早间议用犀角地黄汤送滚痰丸，未服。因思此症延绵一月，有奇前路，固属多歧。然自初八日以后，井井有条。寡效者，必因肝气素失条舒，横乘中土，化机不健，否而不泰，乌能斡旋药力，敷布诸经故也。现在大便十余日不行，小溲黄浑甚少，胸次不开，胃气不醒，神志不清，显系伏邪隐伏，阴液潜消，邪正相持，日久势必两败俱伤。且无苔刺、痞满、谵语、狂躁可攻之据，及能食不胀，虚烦少寐可补之证。此所谓更虚更实、更逆更从，虚难进补，实不可攻，攻补两难。殊难奏效。斯时有胃气则生，无胃气则败。得谷者昌，失谷者亡。遥拟旋转中枢，冀其胃开食进为吉。然否，诸明哲正之。

当归身　赤芍　云茯苓　制陈半夏　真化州橘红　炙甘草　生熟谷芽　六和神曲　白花百合　活水芦根

痨瘵

阴虚生内热，阳虚汗自出。舌有红槽，痰嗽夜甚，健忘眩晕，怔忡惊悸，嘈杂，俱是阴阳两损，有火有痰。肝郁则胁痛，肺热则气促。经来色淡，带下频仍，奇经八脉亦损。脉来弦细少神，服药数年寡效。药难道地，病势良深，勉拟从阴引阳，从阳引阴，观其进退。

大熟地　人参　当归身　冬白术　女贞子　旱莲草　玄武板　鹿角胶

四进阴阳相引之剂，未见退机。然虚能受补，自有愈期。无阳则阴无以生，无阴则阳无以化。照原方加白茯苓，再服八剂。

原方加味又服八剂，诸恙虽然未减，饮食颇觉加增，但得药病相投，便宜长驱大进，未可朝更夕改。照方加益母草，服一百剂再议。

流传瘵症，本是危疴。木击金鸣，痰嗽声哑，阴虚内热，气馁虫生，金伤成痿。肾虚盗气于金，精损移枯于肺。下损于上，乾道自肾传心，脉见双弦。殊难奏效，勉拟一方，以副远来就诊之意。

大熟地　淮山药　山萸肉　东洋参　大麦冬　五味子　川百合　百部

舌赤无苔，阴亏已极。水不涵木，风动虫生。前哲以坤道自心传肺，肺传肝，肝传脾，脾传肾，五脏传遍，复传六腑而终。女子以肝为主，当以肝传脾为是。心虚汗泄；肺损为咳；肝燥善怒；脾伤食减；肾亏蒸热。䐃肉全消，血枯经闭，脉来七至而空，传疰危疴已著。勉拟十药神书法，冀其万一。

大生地　紫菀茸　五味子　川贝母　白知母　款冬花　马兜铃　百部　虎头骨　獭肝

曾经大产后百脉空虚，病从虚起，恶露未尽，瘀停少腹成癥。小便色紫，澄如膏糊，巅顶时疼，浊痰上溢，心中烦热不安，寒热往来如疟，经闭半载有余，饮食迟于运化。舌尖微赤，边隐黑斑，舌本苔黄，红槽时见。病起客春，今秋益甚。脉来细数无神，已入虚劳之境。良由抑郁伤肝，烦劳伤心，思虑伤脾，脾失健运，血积为癥。肝主小便，肝不藏血，小便色紫，如膏如浊。舌为心苗，汗为心液，心火上炎，则黑斑红槽互见，虚烦自汗相仍。营卫不和，往来寒热。奇经八脉不振则经闭。清气不升则巅疼。诸症虽见于当前，而致病之由已萌于畴昔，虑难收效。治病求本，病本于肝，传之于脾，上连于心，下关于肾，损及奇经八脉。当以治肝为先。土能安木，又当治脾。水能生木，亦当治肾。爰以六味、归脾加减，一以贯之。

大生地　淮山药　山萸肉　云茯苓　炙黄芪　人参　冬白术　炙甘草　酸枣仁　当归身

六味、归脾加减，共服五十余剂，诸证相继而退。现在眠食俱安，精神如旧，再拟十剂为末，水叠丸。早服三钱，以善其后。

自汗阳虚，盗汗阴弱。关津不固，精时自下。咯血咳血，痰带血丝、血点，皆属脏阴有亏，心火动，相火随之渐至，阴枯阳竭。保心肾、固关津为主。

大熟地　东洋参　白茯神　大麦冬　酸枣仁　淮山药　牡蛎粉　线鱼鳔　獭肝

病延二十余年，曾经微咳微热历年，咳热转甚，月事不以时下，近复四肢蒸热，足胫酸痟，容色憔悴，春剧秋缓。因五志不伸，致损冲任血海之本。坤道以血为主，血海既亏，不能周于四末，则蒸热酸痟；不能润泽皮肤，则色不华；不能充满奇经八脉，则经来不一，六脉细数无神。虚劳之势渐著，大法折其郁气，先取化源。宜服《医话》胶艾八珍汤五十剂再议。

大熟地　当归身　大白芍　川芎　人参　云茯苓　冬白术　炙甘草　陈阿胶　艾叶

外劳其形，内摇其精。精虚无以化气，气虚无以生神。以故形气日衰，精神日短。经以精食气，形食味；味归形，形归气；气归精，精归化。非徒用药，食亦宜然。欲补无形之气，须益有形之精；欲补有形之形，须益无形之气。形气者，有无之象也。爰以气味俱厚之品。味厚补坎，气厚填离，冀其阴阳相引，而收既济之功。阴平阳秘，精神乃治。

大熟地　人参　紫鹿茸　龟板胶　紫河车　黄鱼鳔　桑螵蛸　虎胫骨　制附子　油肉桂

客春三月初旬，少腹胀，小便不利，如癃淋之状。肝木已失条舒。肝主小便，厥阴之络结于少腹。是月底有妊，胀渐减，至五月胀平，而恶阻、呕吐较甚者，肝木犯中也。又因天令炎暑，势不容已，衣厚受热等情。阴络受伤，血热上溢，痰带紫色血块，约三四日共七八口。心生疑惧，气馁于中，致戕甲胆果敢之气。经以十一脏取决于胆。胆力不雄，则十一脏之气均皆不振，以故多疑少决。木郁化火，火烁金伤，木击金鸣，咳始于此。其时饮食反增，五内精华不足以奉胎元，欲得外食以相助也。痰内忽带红丝一次，阴络未能扃固。薄暮咳甚，火浮于肺。至十一月，每夜交子饥嘈、躁热、善食；十二月饥嘈消谷更甚，胎愈长，血液不足以滋荣，而求食相助亦急也。乃至忍饥分娩，受伤最重。产后眠食虽安，痰嗽未减，更增盗汗，阴液愈亏。气从少腹煽动而升，乃子午不交，元海无根之象。咳吐白沫者，清肃不行，火烁金伤也。延至本年正月初，因悲哀动中，再伤肺志，至十二日又因惊恐，惊则神伤，恐则精却，精无所倚，神无所归，竟夕不寐。十三日舌苔反白如积粉，乃脾闭。非丹田有热，胸上有寒可比。终日嗳噫，土为木克。至十七日，面戴阳色，虚火上升，下虚所致。胸次胀满，脾阳不运，饮食从兹亦减。十八至二十五日间，于四五鼓能寐片刻，阴暂敛阳。二十六日，日晡憎寒，觉腹中热气上腾，寒热往来之始，营卫不和之据。二十七日，入夜复添烦躁，烦出于肺，躁出于肾，金水愈亏。至二月初二日，更衣坚结不爽。至十四日再更衣，色黑颇多，饮食仍少，总属脾肾两亏，化源不振。肾为先天，脾为后天。脾土之强健，赖肾气之充盈。阴精不能上蒸，中土无由健运。胃者，卫之源。脾乃营之本。胃虚则卫气不能卫护于外，脾虚则营血不能营守于中。卫失外护则寒，营失中守则热。营卫乖分，往来寒热。脐上有积，大如龙眼，接连一核，按之则退，入左胁或见或隐，此肝积肥气之属，瘵症伏连之类。脉来七至，上下、来去、至止不甚分明，浮中沉三取皆失冲和胃气。所服诸方，都是法程，寡效弥留，虑难有济。是症也，肝为受病之本，肝传之于脾，脾传之于肾，肾传之于心，心传之于肺，肺传之于肝，肝复传之于脾，脾复传之于肾，此经旨所谓七传者是也。今以形证前后校论，始得病，少腹胀，小便涩，肝经受病也。继之子呕吐，肝传脾也。继之于痰内带血，阴络内损，脾传肾也。继之于咳嗽、饥嘈，肾传心也。心火盛，故饥嘈。火烁金亦能咳。又值大产阴亏，心火愈炽。汗为心液，以是更增盗汗。水不济火，气从少腹上升，如奔豚之状，亦可为肾传于心之一端也。继之于咳吐白沫，心传肺也。继之于因惊不寐，魂魄不安，肺传肝也。继之于嗳噫、胸闷、食减，往来寒热复萌，肝复传之于脾也。若脾复传之于肾，则阴络复伤，痰血复见，势必更增泄泻、喉疼、呕吐、不能纳谷等症。犯经旨七传之忌，虽司命不可为也。现在肝复传之于脾，脾尚未复传之于肾，勉拟六味、归脾加减，二天兼补，脾肾双培。壮水生木，崇土安木，以截七传之路，而治受病之本，冀其间传，传于所生，生生之气复来，自能渐入佳境。余见如是，未识明哲以为然否。

大熟地　淮山药　山萸肉　云茯苓　人参　绵黄芪　冬白术　炙甘草　当归身　酸枣仁　远志肉　广木香　龙眼肉

传症之症，男子自肾传心，女子自心传肺，肺传肝，肝传脾，脾传肾，五脏传尽，复传六腑而终矣。去秋痰内带血，血崩；今春寒热往来，咳血。此乃心传于肺。心生血，血必随肺气而行故也。心营肺卫俱伤，以故往来寒热。大便热泻，小便亦热，肝主小便而司疏泄，肺传肝也。肌肉消瘦，精神短少，肝传脾也。潮热间作，白痰上涌，水泛为痰，骨蒸内热，脾传肾也。至于暑湿乘虚而入等症，如浮云之过太虚耳。脉来七至无神，症势危如朝露，勉拟十药神书法，尽其人力，以俟天命。

紫菀茸　白知母　川贝母　天门冬　天花粉　款冬花　马兜铃　百部　鳗鱼骨

阳邪之极，害必归阴。五脏之伤，穷必及肾。肾伤水不济火，又不涵木，木击金鸣，火载血上，吐血甚涌，痰嗽频仍，面戴阳色，内热燔蒸，舌有红槽，形神不振，心烦自汗，夜寐不沉，脉来弦数少神。已入虚劳之境，殊属可虑。爰以《十药神书》法，观其进退。

花蕊石　大小蓟尖　茜草根　大生地　黑山栀　大白芍　犀角片　粉丹皮　十三制大黄　侧柏叶　新荷叶　白茅草根　白藕节　陈京墨　童子小便

四进神书法，涌吐之血竟止。痰嗽未平，戴阳蒸热，自汗，心烦少寐，舌上红槽等症均皆未减，弦数之脉未缓，总是阴亏水火不济，心肾不交。岂旦夕之故，所从来远矣。仍以稚川法加以三才意。

天门冬　大生地　人参　紫菀茸　川贝母　五味子　马兜铃　百部　川百合　炙甘草　桔梗

连进稚川法加以三才汤，诸症未见退机，反觉痰嗽更甚。良由肾室久亏，子盗母气。肺损于上，清肃之令不行，金衰不能平木，反为肝火所烁，将成肺痿危疴。仍以稚川法参入紫庭方。

大生地　大熟地　天门冬　麦门冬　白知母　川贝母　当归身　款冬花　杏仁泥　肥桔梗　诃黎勒　十三制大黄

两进稚川法合紫庭方，痰嗽减半，夜寐颇安，虚烦亦定，戴阳之色稍退，燔蒸内热稍减，自汗渐收。药合机宜，依方进步。

大生地　大熟地　天门冬　大麦冬　川黄柏　白知母　人参　五味子　诃子肉　地骨皮

依方进步又服二剂，痰嗽全止，骨蒸亦除，戴阳亦退，饮食亦增，形神亦振，弦数之脉亦缓，都是佳征。惟舌上红槽更阔，自汗仍多，润下之水不足以济炎上之火，再以清上实下主之。

大生地　赤茯苓　白知母　天门冬　大麦冬　川黄柏　北沙参　五味子　玄武板

昨进清上实下之剂，舌上红槽较淡，自汗亦觉渐收。症属阴亏，阴难骤补。经言无阳则阴无以生，无阴则阳无以化。再以阴阳相引之剂主之。

大生地　人参　女贞子　旱莲草　鹿角霜　玄武板　大麦冬　五味子　附子水炒川黄柏　肉桂水炒川黄连

服阴阳相引之剂，因合机宜，遂连服八剂，舌上红槽十退八九，自汗尚未全收。汗为心液，舌为心苗。阴难来复，乃因巳月纯阳，天地之阴亏极，而况于人。用药迎夏至一阴来复可也。

大生地　人参　大麦冬　五味子　粉丹皮　建泽泻　淮山药　云茯苓　白知母　川黄柏　玄武板

连服迎夏至一阴来复之剂，已交夏至，反觉虚炎之火上腾，亦由偶心感神伤之事。舌上红槽未减，自汗依然。《经》言：阴气者，静则神藏，躁则消亡。静不胜动，恐来复之阴如牛山之木。宜乎澄心息虑，恬淡无为。再以壮水济火，补阴潜阳为主。

大生地　玄武板　九肋鳖甲　川黄柏　白知母　人参　大麦冬　五味子　犀角片　羚羊片

壮水济火，补阴潜阳，又服四剂，虚炎之火已平，舌上红槽全退，自汗全收，脉神形色俱起，眠食俱安。惟真阴虽复未固。以阴液难成易亏，况值五阳一阴时令，切戒烦劳、动怒，清心静养为宜。再以《医话》介潜丸加减，杜其反复。

大生地　玄武板　九肋鳖甲　左牡蛎　石决明　蚌珠粉　人参　麦门冬　五味子

水叠丸。早服三钱。

经以二阳之病发心脾，其在女子不月。经闭二月有余，呛咳无痰，内热食减，呕吐时作，虚火间起，脉来紧数，胭肉瘦损。已传风消，再传息贲，不治。勉拟八珍加减挽之，多酌明眼要紧。

大生地　当归身　大白芍　东洋参　冬白术　肥桔梗　益母草　蛤粉炒阿胶　炙甘草　大麦冬　五味子

便　结

肾主二阴，而司五液。饮食入胃，津液输于脾，归于肺，注入膀胱，是为小便。糟粕受盛小肠，传送大肠，是为大便。现在大便秘，小便多，正与大便泻，小便少一理。便泻溲少，清浊不分；便秘溲多，清浊太分，过犹不及。脉来软数少神。症本阴亏火盛，养阴涤热主之。

大生地　淮牛膝　当归尾　芦荟　大麦冬　桃仁　杏仁　柏子仁　白蜜

肺经节制不行，大肠传送失职，大便十五日不解。舌有红槽，阴分本亏。胸次不畅，肝气素郁。薄粥能进，呕吐痰多，土为木克。脉来小快于迟。温润养劳为主。

大生地　淡苁蓉　当归尾　郁李仁　火麻仁　松子仁　柏子仁　杏仁　白蜜

脉来细涩如丝，大便兼旬不解，此为阴结。饮食少进，呕吐痰涎，屡进益火之剂，幸有效机。桂无交趾，假借非真，终难有济。

大熟地　淮山药　山萸肉　制附子　油肉桂　淡苁蓉　枸杞子　当归尾

长流水煎，送《局方》半硫丸二钱。《局方》半硫丸方。

倭硫黄大肠包煮，肠烂取出　制陈半夏

等分为末，白蜜丸，桐子大。

连进温通之品，煎送半硫丸，大便三旬方解，足见命火式微。补火之药无多，又难道地，能无复秘之虑。病真药假，奈若之何。

大熟地　淡苁蓉　真锁阳　枸杞子　制附子　油肉桂　当归尾　淮牛膝　人参　鹿茸　倭硫黄

能食不大便，脉实为阳结。宜《医话》黑奴煎。

黑丑　猪牙皂角　元参　生大黄　生地黄

经以诸厥固泄，皆属于下。便泄溲固，为清浊不分。便固溲泄，为清浊太分，乃脾经约束，津液上归于肺，直注膀胱，其脾为约。仲景脾约丸主之。

麻仁　赤芍　厚朴　生大黄　枳实　杏仁

等分为末，白蜜丸，桐子大，每服三钱，滚水下。

便秘不能食，脉细为阴结。慎防肢冷。

大熟地　粉丹皮　建泽泻　淮山药　山萸肉　云茯苓　制附子　油肉桂　巴豆霜

长流水煎，送半硫丸二钱。半硫丸见前。

五志之火，耗伤阴液，大便坚结难解。

大生地　当归尾　淮牛膝　桃仁　郁李仁　冬葵子　川黄柏　白知母

流水煎，送《医话》黑奴丸三钱。黑奴丸即前黑奴煎为丸。

经以北方黑色，入通于肾，开窍于二阴。后阴秘结三十余日，现在前阴亦闭，涓滴皆无。少腹䐜胀不堪名状，所服三承气、通幽汤、更衣丸及猪胆蜜导法，利小便五苓、七正、八正、蟋蟀、藏葱、陈麦荄、西瓜子壳等杂进，均皆无效。危急之秋，无方可拟，勉用《医话》仓公火剂汤，冀其一得。

倭国石硫黄二钱　火硝一钱　巴豆三粒

上三味，千里长流水煎，冷服。

昨进《医话》仓公火剂汤，二便争出有声，浑如炝炮轰击，诸症悉平，神奇难信。用药用兵，任医任将，专精之力，一至于此。书不云乎，药不瞑眩，厥疾不瘳。此之谓也。再以金匮肾气加减，以善其后。

大熟地　粉丹皮　福泽泻　淮山药　山萸肉　淮牛膝　制附子　油肉桂　车前子　淡苁蓉　枸杞子

癃　闭

经以膀胱为州都之官，津液藏焉，气化则能出矣。气不化液，由于肺热，清肃之令不及州都。烦渴，乃肺热之明验也。延今六日，危急之秋。勉拟《医话》导引汤，应手为顺。

白丑末　黑山栀　云茯苓　福泽泻　白知母　白通草　细滑石　生甘草梢　琥珀末　甜桔梗　菊花根

昨进《医话》导引汤，癃闭虽通未畅，金令虽行未肃。依方进步可也。

白丑末　黑山栀　滑石　生甘草梢　甜桔梗　萹蓄　瞿麦　车前子　白通草　蜀葵子　灯心草　菊花根

经以大小不利治其标。小便闭癃，最为急症，急宜通调水道。拟《医话》下输煎主之。

赤茯苓　猪苓　福泽泻　车前子　白通草　滑石　甘草梢　萹蓄　瞿麦　陈麦荄　西瓜子壳　菊花根汁

肾主二阴而司五液。年逾七十，阴液就枯，素昔二便牵疼，今乃小溲癃闭，脉软无神，症属棘手。勉拟六味滋肾挽之。

大生地　粉丹皮　福泽泻　云茯苓　淮山药　山萸肉　白知母　川黄柏　油肉桂

上闭下不通，气升水自降。宜东垣补中益气汤。

人参　生黄芪　冬白术　炙甘草　当归身　陈橘皮　春柴胡　绿升麻　生姜　大枣肉

两进补中益气，升清降浊，癃闭已通，节制已行，金令直到州都，气液化归常度。是方本非通利。盖小便利与不利，中气为之斡旋。真阴本亏，再以景岳补阴益气煎，以善其后。

大生地　人参　淮山药　炙甘草　当归身　陈橘皮　柴胡根　绿升麻

癃闭六日，诸药不应，大便亦闭，汤水不入，万无法想之中，勉拟倒行之剂。

生山栀　莱菔子　青盐　童子小便

长流水煎，灌入喉中，用指探吐。

经以饮入于胃，游溢精气，上输于脾，脾气散精，上归于肺，通调水道，下输膀胱，水精四布，五经并行。下损中虚，则胃无游溢之能，脾失散精之道，肺失下输之令，膀胱无气化之权，遂成闭癃危症。勉拟《医话》斡旋煎挽之。

大熟地　淮山药　人参　炙甘草　福泽泻　云茯苓　冬白术　木猪苓　东阿胶　细滑石　当归身　新会皮　绿升麻　银柴胡

小便不通，大便亦闭。先通大便，小便自行。

生大黄　白牵牛　猪牙皂角

便有阴阳二结，溲亦宜然。脉细，皮寒，食少，小便不通，为阴闭。宜金匮肾气加减主之。

大熟地　粉丹皮　福泽泻　淮山药　山萸肉　云茯苓　制附子　油肉桂　车前子

白通草　琥珀

天产作阳，厚味发热。肥甘过当，热壅膀胱，水道无以通调，遂成闭癃危症。

黑山栀　白丑末　赤茯苓　冬白术　福泽泻　猪苓　生甘草梢　滑石　车前子　萹蓄　瞿麦　白通草　灯心草

昨药后，小便虽通未畅，湿热虽化未清，宜乎淡薄食味，以养冲和。盖蔬食有疏通之意，无壅塞之弊，幸留意焉。

制苍术　新会皮　炙甘草　川厚朴　赤茯苓　猪苓　福泽泻　车前子　灯心草

妊娠胎压膀胱，小便不利。

大生地　当归身　大白芍　川芎　新会皮　柴胡根　绿升麻　东洋参　枳壳

遗　精

《素问》无遗精之说，有白淫之旨。《灵枢》有恐惧伤精，精时自下之条。饮食男女，人之大欲存焉。思想无穷，所愿不得，意淫于外，能无恐惧，感伤肾志。遗精之患，使非心如秋水，终难脱累。《椿田医话》紫石英丸主之。

紫石英　人参　赤茯苓　柏子仁　益智仁　五味子　远志肉　厚杜仲　家韭子　九肋鳖甲　廉州珠粉　左顾牡蛎

水叠丸。早晚各服三钱。

经以肾主藏精，受五脏六腑之精而藏之，不独专主于肾也。当察四属以求其治。吟诵不倦，深宵不寐，寐则梦遗，形神日羸，饮食日减，脉来细数无神。此属心虚血耗，气不摄精，水不济火，肾不交心；非萦思不遂可比。心不受病，当从手厥阴包络论治。拟《医话》归神丹加减主之。

大熟地　人参　白茯神　灵犀角　紫石英　酸枣仁　柏子仁　远志肉　五味子　当归身　菟丝子　益智[1]仁

为末，水叠丸，朱砂为衣。早晚各服三钱，淡盐汤下。

肝司疏泄，肾主封藏，二经皆有相火。其系上属于心，心为君火。为有所感，则相火翕然而起，遗泄之患由是而生。宜先服荆公妙香散。

人参　白茯神　五色龙骨　赤茯苓　益智仁　大远志肉　大块朱砂　炙甘草

为细末。每服三钱，临卧时温酒调下。

思为脾志，色本于心。神思妄动，暗吸肾阴，肾阴不固，无以藏精，精失其位，遗泄频频。有梦无梦，心肾分明。治肾宜固，治心宜清。持心息虑，扫去尘情。

---

① 益智：原作“益志”，据文义改。

大熟地　东洋参　白茯神　柏子仁　五味子　酸枣仁　远志肉　桑螵蛸　冬白术　菟丝子　紫衣胡桃肉

心为主宰，肾本藏精。心火上炎，相火下应，驯致关津不固。有梦，宜先治心。

大生地　东洋参　白茯神　酸枣仁　远志肉　大麦冬　柏子仁　灵犀角

丝竹乱耳，案牍劳形，形为神役，心与身仇，心肾不交，精时自下。无梦，宜先治肾。

大熟地　人参　淮山药　山萸肉　玄武板　牡蛎粉　厚杜仲　云茯苓　五味子　紫石英　胡桃肉

心动神驰，肾虚精滑，五日一遗，非徒心肾不交，乃中土大亏之据。五为土之生数，生气不固，殊属不宜。

东洋参　绵黄芪　冬白术　炙甘草　当归身　益智仁　酸枣仁　远志肉　云茯苓　龙眼肉

精之藏，制在肾，主宰在心。心有所慕，意有所想，所欲不遂，精离其位。心藏神，脾藏意，肾藏志。神、志、意不洽，心、脾、肾乖离，故遗泄之患弥留不已。心为姹女，肾为婴儿，脾为黄婆，欢交心肾，必媒脾土，调剂黄婆，媒妁婴姹主之。

人参　绵州黄芪　冬白术　炙甘草　白茯神　酸枣仁　远志肉　广木香　当归身　龙眼肉

肾藏五内之精，肺司百脉之气。精不化气，气不归精，无故精滑，自不能禁。脉来软数无力，法当温固三阴。

大熟地　淮山药　山萸肉　赤茯苓　当归身　枸杞子　石莲肉　芡实粉　金樱子

肾之阴亏，则精不藏。肝之阳强，则气不固。无梦，当先治肾。

大生地　淮山药　山萸肉　粉丹皮　福泽泻　赤茯苓　五色龙骨　左顾牡蛎　芡实粉　金樱子　川黄柏　厚杜仲

精泄于频，气伤于渐，每值劳倦、思虑，辄遗。肝为罢极之本。思为脾志，土为木克之使然也。

东洋参　云茯苓　冬白术　绵州黄芪　当归身　炙甘草　陈橘皮　银州柴胡　绿升麻　芡实粉　金樱子　胡桃肉

二天不足，梦泄频仍，真阳不固，真阴失守，自述实无思想。法当温固命门。

大熟地　淮山药　山萸肉　枸杞子　菟丝子　家韭子　人参　鹿茸　金樱子　五色龙骨　左顾牡蛎

水叠丸。早晚各服三钱，淡盐汤下。

梦遗精滑有年，近乃阴痿。精也者，神依之如鱼得水，气依之如雾覆渊。天地氤氲，男女媾精，水升火降，二气和谐，欢欣之举，自然入壳。不可从事于阳，燥热烁阴，致有亢龙有悔之弊。非徒无益，而又害之。

大熟地　人参　淮山药　山萸肉　枸杞子　淡苁蓉　云茯苓　冬白术　菟丝子　五味子　家韭子

水叠丸，早晚各服三钱，淡盐汤下。

经以思想无穷，所愿不得，意淫于外，入房太甚，宗筋弛纵，发为筋痿，及为白淫。是阴痿而犹遗泄，非命门真火衰微，乃思虑焦劳，致火不宣扬，譬如盛火蔽障则微，透风则翕然而起。宜服《医话》十味逍遥散。

大熟地　人参　熟枣仁　远志肉　银柴胡　当归身　大白芍　云茯苓　炙甘草　冬白术

为极细末。每服三钱，温酒调下，不拘时候。

遗泄其原有二：《灵枢・本神篇》以恐惧不解则伤精，精伤则骨酸痿厥，精时自下；《素问・痿论篇》言思想无穷，所愿不得，意淫于外，入房太甚，宗筋弛纵，发为筋痿，及为白淫。其治亦有二：去其思想，加以心正意诚，为无为之事乐，恬淡之能从欲快志于虚无之守。用药不过六味、六君而已。

大熟地　淮山药　山萸肉　粉丹皮　云茯苓　建泽泻　人参　冬白术　炙甘草　制半夏　新会皮

水叠丸。早服三钱。

世人患伤寒，大病之后，有犯房室而败者。未闻有因遗泄而变者，则遗泄轻于房事明矣。然当自重。人之所赖者，精、气、神耳。精虚无以化气，气虚无以生神，可不慎哉。

大熟地　淮山药　山萸肉　云茯苓　粉丹皮　建泽泻　金樱子　芡实粉

水叠丸。早服三钱。

心与身仇，形为神役，心神过用，病所由生。君火上摇，相火下应，驯致关津不固，遗泄频频。今又因劳益甚，更增虚阳上越，眩晕等症。不能久立久坐者，肝主筋，肾主骨，肝肾不足以滋荣筋骨也。诸风掉眩，皆属于肝。面戴阳色，肾虚故也。眼花、耳啸者，肾气通于耳，肝开窍于目，水弱不能上升，血少无以归明于目也。《经》以二阳之病发心脾，有不得隐曲。前阴为宗筋之会，会于气街，而阳明为之长。心脾不足，冲脉不充，宗筋不振，阴缩不兴。滋阴降火，苦坚之法，最是良模。惜少通以济塞之品，以故无效。胸背之间，隐痛如裂者，二气不能流贯，脉络不通也。呕吐黄绿水者，肝色青，脾色黄，青黄合色则绿，乃木乘土位之征也。不受温补热塞之剂者，盖壮年非相火真衰，乃抑郁致火不宣扬，膻中阴暝离光不振也。相火不足，治宜益火之源，以消阴翳。相火不宣，则宜斡旋中气，以畅诸经。譬如盛火蔽障则微，透风则翕然而起是矣。

云茯苓　当归身　酸枣仁　远志肉　川芎　银柴胡　陈橘皮　广木香　绿升麻

淋浊

精败为浊，水腐为淋。淋出溺道，浊出精道。阴亏火盛，湿热互扰，淋浊交流，涓滴作痛。泄中寓补，通以济塞主之。

大生地　木通　生甘草梢　滑石　粉丹皮　福泽泻　云茯苓　淮山药　山萸肉

昨服导赤、六一之泄水，六味地黄之补肾，泄中寓补，通以济塞。夜来淋浊皆少，平旦至日中较轻，日中至黄昏亦减，玉茎痛涩亦缓，溲色夜黄昼清，已获效机。依方进步。

大生地　粉丹皮　福泽泻　云茯苓　车前子　淮牛膝　白通草　琥珀

依方进步，又服四剂，淋浊悉平。惟阴茎时觉微疼，肝肾阴伤未复，湿蕴余热未清。再以六味、三才、二至，以善其后。

大熟地　粉丹皮　福泽泻　淮山药　山萸肉　云茯苓　天门冬　人参　女贞子　旱莲草

水液浑浊，皆属于火。肥甘过当，湿热内生。液败为淋，茎中痛涩。七正散主之。

赤茯苓　车前子　木通　龙胆草　黑山栀　生甘草梢　萹蓄　灯心草　淡竹叶

痛则为淋，口渴乃肺热清肃之令不降。宜滋水之上源为主。

北沙参　云茯苓　福泽泻　大麦冬　萹蓄　瞿麦　白通草　车前子　琥珀　灯心草

肾水不足，肝火有余，水不济火，木横土虚。经以中气不足，溲便为之变。膀胱不利为癃，不约为遗溺。包移热于膀胱，则癃、溺血。膀胱为州都之官，津液藏焉，气化则能出矣。饮入于胃，游溢精气，上输于脾，脾气散精，上归于肺，通调水道，下注膀胱。土为木克，则胃无游溢之能，脾失散精之道。金为火烁，则肺失下输之令，膀胱无气化之权。由是癃淋、溺血、遗溲更相叠见。寒热、温凉、补泻、宣通均皆不应。今拟从阴引阳，从阳引阴，用《医话》合璧饮，宜有效矣。

大生地　大熟地　南沙参　北沙参　天门冬　大麦冬　川黄柏　白知母　制附子　油肉桂　淮牛膝　车前子

年甫念三六岁时，暑月闭癃，涓滴作痛，溲赤带血，乃热郁也。以后每年发一、二次，十岁外逐次较重。溲浑赤中有血丝，血块鲜瘀不一，玉茎痛寒半月方平。今春三月完姻后举发，血色鲜红，痛甚。痛则为血淋，乃阴分重亏，水不涵木，木复生火，火逼精关，危候。拟《医话》竭淋煎加减主之。

大生地　赤茯苓　建泽泻　淮牛膝　车前子　萹蓄　瞿麦　滑石　生甘草梢　血余炭　藕汁

三进加减竭淋煎，血淋痛涩俱平。盖不药亦尝自愈，每发不过十余日即已。郁热随血而解故也。久之郁热复聚，肝木复燥。肝主小便，乙癸同源。水不济火，火烁金伤，清肃不降，移热膀胱，气化失常，故屡发不已。病势已退，当专补阴。少壮年华，戒之在色。

大熟地　粉丹皮　福泽泻　淮山药　云茯苓　琥珀　淮牛膝　血余

为末，水叠丸。早晚各服三钱，灯心汤下。

溲浑涓滴，作痛为淋。湿热相火为患。宜泻东方之实。

龙胆草　黄芩　黑山栀　白通草　福泽泻　车前子　炙甘草　银柴胡　小生地　制大黄

溲如鸡子清，无痛为浊。肾虚精败所致。宜补北方之虚。

大熟地　淮山药　山萸肉　云茯苓　人参　鹿茸　五味子　菟丝子

血淋，乃心包之热下移膀胱，非膀胱蓄血可比。凉心之剂为宜。

灵犀角　大生地　粉丹皮　大白芍　黑山栀　丹参　淮山药　元参　大麦冬　血余炭　藕节

沙石之淋，乃暑湿、火毒凝结，犹疮疡结痂之理。解毒为先。

乌犀角　川黄连　川黄柏　黄芩　黑山栀　连翘　生大黄　金银花　大贝母

附：淋浊论

《椿田医话》淋浊论曰：淋浊，乃二症合一言之也。淋出溺道，浊出精道。淋者，小便淋漓，涓滴作痛者是也。若不痛，即是遗溲。《素问·奇病论》曰：有癃者，一日数十溲。此淋症之本原也。浊者，败精浊滞，阴道不兴，浸淫不已者是也。若有至止，即是精滑。《素问·痿论》曰：思想无穷，所愿不得，意淫于外，入房太甚，宗筋弛纵，发为筋痿，及为白淫。此浊症之本原也。沙淋石淋者，溺管中生小疡，窍流脓液，凝结而成，随小便荡流而下者是也。《素问·至真要大论》曰：太阳之胜，阴中乃疡，隐曲不利，互引阴股。此沙淋、石淋之本原也。巢元方以浊由劳伤肾气。淋属肾虚，膀胱有热极是。然未及淋浊之症，据在溺在精，有痛无痛，孰为淋，孰为浊之别。刘河间以小便浑浊为浊症。引天热则水浑，天寒则水清，水体清，火体浊为验。此水液之浊，诸病皆然，不得为之浊症。盖未解《痿论篇》之义，浊乃败精所致也。又以水衰而沸热，客其二阴，郁结则痿痹，而神无所用，故溲便遗失为淋。此溲便既然遗失，何得为淋。亦未达《奇病论》有癃者，一日数十溲之旨。李东垣以淋症当分在气在血，而治之以渴与不渴为别，论治则善，亦不言淋症所以为淋之故。朱丹溪以淋症皆属于热，以浊主湿热，有痰有虚，赤属血，白属气，痢带同法，大率皆是湿痰流注。此以淋属热固是，以浊同乎痢带则否。盖其意欲以湿热为主，为未达《痿论篇》之白淫为浊，《奇病论》之癃者，一日数十溲为淋之旨。方约之以淋症乃忿怒、醇酒、厚味、房劳酿成湿热所致则然也。以淋久煎熬水液，稠浊如膏、如沙、如石则否也。余以为如沙、如石，非小便凝结也。必溺管内生小疡如粉刺、痱痤之类，犹目泪成眵，鼻涕成干之义，而窍流脓液凝结成痂，以管内深潜润泽，痂不能成，为小便荡流而下，故如沙如石。若以沙石为小便成碱，则小便中何以仅成沙石，而其余仍小便也。且小便倘都成碱，则小便永无出矣。薛立斋以赤白二浊与梦遗、精滑互参治法，盖宗《内经·痿论》之旨，与巢元方用意同。戴元礼以精塞溺道，精溺并出，淋如米泔，浊如鼻涕。浊则是矣，淋则非也。小便色如米泔，小儿多有此症。盖中气不足，为湿热所乘，经所谓中气不足，溲便为之变。乃水液之浊，而非淋症。王肯堂谓淋症由湿热甚，水液浑浊而为淋本是，又以服金石之药，入房太甚，则精流入胞中，及饮食、痰积渗入者，则皆成淋。此以湿痰、败精为淋，则误以浊为淋。又言溺与精所出之道不同，淋病在溺道，浊病在精道。此又自证其以败精为淋之误。又言患浊者，虽便时茎中如刀割火烁，而溺自清。惟窍端时有秽物如疮脓、目眵，淋漓不断，初与便溺不相混滥。犹河中之济焉。此又误以沙淋、石淋为浊证。又言精者，血之所化，有浊去太多，精化不及，赤未变白，故成赤浊。此虚之甚也。何以知之，有人天癸未至，强力好色，所泄半精半血，此论赤浊极是。如何误以败精为淋，沙石之淋为浊，岂因精塞溺道之浊，水道不得通调，小便亦觉痛涩，见其不利且痛，故误以败精为淋乎。不知沙石之淋，用溺管内生小疡，如疮疥之类，窍流脓液，凝结如沙如石，见其坚凝浊滞，故误以沙石之淋为浊乎。张景岳云：赤浊有溺，赤有带血，而赤白浊在溺白如泔浆。此以小便水液之浊为浊症，同于河间之误。又云：浊在精者，由相火妄动，淫欲逆精，精离其位，淫溢而下，此以败精为浊则是。又云：移热膀胱，溺管涩痛，清浊并至。此又误以精塞溺道之痛，为移热膀胱之痛也。又云：有脾虚土不制湿，水道不清；有相火已杀，心肾不交，精关不固，遗浊不止。此又误以精溺之间俱有浊症。又云：淋之为病，小便痛涩滴沥，欲去不去，欲止不止。此论淋症则是。又云：淋症是亦便浊之类，而实浊之甚者，但浊出于暂，久而不已则为淋，其症或有流如膏液者，或如沙石痛不可当者。此以淋、浊、精、溺不分，其误更甚。盖不知沙石之淋，乃溺道中生小疡，窍流脓液，凝结如痂，阻塞水道，故痛不可当。岂可以淋为浊症之甚。用此观之，浊主精分，与梦遗、精滑一体。有梦精泄者，梦遗也。无梦精泄者，滑精也。阴道不兴，无故精侵不已，无痛者，浊症也。赤浊者，血化为精未及变白也。淋主溺分，与癃闭、遗尿一体。少腹急胀，小便全无者，癃闭也。小便自下不禁者，遗尿也。滴沥淋漓，欲去不去，欲止不止而痛者，淋症也。沙淋、石淋者，溺管中生小疡，窍流脓液，凝结成痂，从小便荡流而下，痛难忍也。淋乃湿热、相火为患，皆属于热。以痛为据，不得与精塞溺道之痛相混。浊乃心肾不交，败精为患，皆属于虚。以不痛为据，不得与沙淋、石淋之浊相混。治淋浊大法，淋属热，宜清利；浊属虚，宜温补。今立竭淋煎，统治诸淋；原浊散，统治诸浊。二方一以贯之矣。

竭淋煎，统治诸淋。淋出溺道，小便淋漓，溺管作痛，如痢疾里急后重之状，其色或赤或黄而浑，或带如沙如石及血，乃湿热、相火为患。若败精塞于溺道，亦能作痛，当以浊症论治。若溺管不痛，又当从遗尿论治。《内经》曰：其下者，引而竭之。立方之意本此。

赤茯苓　木猪苓　福泽泻　萹蓄　瞿麦　车前子　木通　黑山栀　滑石　生甘草梢　琥珀　血余炭　王不留行　菊花根汁

血淋加淮牛膝、地榆炭、小蓟；沙淋、石淋加元明粉、鲤鱼齿磨汁、石首鱼头中石磨汁。

原浊散，统治诸浊。浊出精道，精败为浊，随小便荡流而下，其色或白或赤，或如鸡子清，或如鼻涕，溲自溲，浊自浊，溲浊分明有别，非淋之混浊不分可比。若其中有浑浊如沙、如石，为沙石之淋。当从淋治。若精塞溺道，亦能作痛如淋，仍从浊治。原其症，即梦遗、精滑之甚者。

大熟地　淮山药　云茯苓　人参　鹿茸片　黄芪　五味子　巴戟肉　肉苁蓉　菟丝子　益智仁　远志肉

下消如膏如糊加五色龙骨、左顾牡蛎、羊胫骨炭。

卷　五

肝　部 共九门

真中风

风得木而动，无动不病风。肝风有动乎中，外风同气相求而入。虽与六淫一体，然正气全亏有异。现在神昏如醉，口眼㖞斜，苔白，溲红，身热，脉数。乃真中危疴，虑难有济。勉拟《金匮》续命、《医话》黄风二方加减挽之。

大熟地麻黄水炒　绵黄芪防风水炒　大白芍　人参　桂枝　当归身　淡竹沥　生姜汁

再造丸一粒，和服。

再造丸方　主治真中、类中皆宜。

蕲蛇　白僵蚕　血竭　交趾肉桂　麻黄　草豆蔻　天麻　炙甘草　赤芍　羌活　玄参　川萆薢　青防风　北细辛　乳香　龟板　广藿香　制首乌　没药　香白芷　天竺黄　绵黄芪　制附子　云茯苓　虎胫骨　制香附　补骨脂　生大黄　母丁香　冬白术　威灵仙　桑寄生　川芎　红花　乌药　川黄连　冰片　麝香　大熟地　小青皮　松香　白项地龙　沉香　当归身　三七　朱砂　白豆蔻　犀角　人参　琥珀　牛黄　片姜黄　全蝎　甘葛　安息香　雄鼠粪

上五十六味，共为末，川白蜜炼熟和丸，每一丸重二钱二分，蜡壳外护。偏枯在左，四物汤加桑枝，煎汤下。偏枯在右，四君子汤加桑枝，煎汤下。

按：此丸一时海内风行，屡获奇效。即《丹溪心法》附余神效活络丹去黄芩、木香、山羊血，加黄芪、川萆薢、桑寄生、红花、犀角、姜黄、三七、琥珀。

二气偏虚，虚风偏中，汗出偏沮，令人偏枯。在右宜从肺治。

人参　云茯苓　冬白术　炙甘草　青防风　绵黄芪　桂枝　生姜　大枣

再造丸一粒，和服。

风乃六淫之首，乘虚卒中，倾跌神迷，口眼㖞斜，巅痛身热，苔黄溲赤，左肢不展，大便不行，脉来弦数。外有六经形症，内有二便阻塞，本拟续命、三化，表里双解，奈阴阳、脾肾交亏，不堪攻击，姑从缓治。

大生地　人参　绵黄芪　青防风　冬白术　当归身　川芎　大白芍　制豨莶　嫩桑枝

再造丸一粒，和服。

昨药后，六经形症未解，二便阻塞仍然，舌上黄苔转黑、起刺，溲更浑赤，脉更弦数。危急之秋，竟非续命、三化，辅以《医话》黄风不可。与其坐待，莫如一决。愚见如是，未识明哲以为然否。

麻黄　桂枝　人参　当归身　生大黄　枳实　绵黄芪　青防风　冬白术

再造丸一粒，和服。

昨进续命、三化、黄风三方加减，大便畅行三次，色如败酱，得汗，遍身悉润，巅疼身热俱已，苔刺亦退，神识亦清，弦数之脉亦缓。惟左肢未展，偏枯渐著。带病延年益寿，安心静养为宜。

大生地　犀角　当归身　牡丹皮　大白芍　小川芎　苏木　红花　嫩桑枝

再造丸一粒，和服。

经以风为百病之始。八风乘三虚，卒中，口目歪斜，神迷如醉，身热多汗，苔白不腐，脉来浮数无神。六经形症不备，内无二便之阻，非续命、三化所宜。《医话》第一真黄风汤加减。

绵黄芪　青防风　云茯苓　炙甘草　制半夏　陈橘皮　人参　老苏梗　当归身　淡竹沥　生姜汁

真中虽有经络、脏腑之分，不离内风相召。风乘虚入，入络则肉苛；入经则沉重；入腑则神昏；入脏则不语。卒然半身苛痹不仁，沉重如山，偏于左属肝。舌苔黄，小便赤，身微热，脉弦数。内外之风交并经络之间，偏枯已著。爰以侯氏黑散加减主之。

白菊花　冬白术　云茯苓　青防风　甜桔梗　人参　当归身　川芎䓖　绵州黄芪　桂枝　炙甘草

共为末。每服三钱，温酒调下，服二十日再议。

经以避风如避箭。乘年之虚，遇月之空，失时之和，偏中于风，则为击仆。偏枯在右属肺。身热，苔白，胸满不食，脉数，从《医话》真黄风汤加减论治。

绵州黄芪　青防风　云茯苓　炙甘草　制半夏　陈橘皮　桂枝　赤芍药　生姜　大枣　淡竹沥

再造丸一粒，和服。

经以诸风掉眩，皆属于肝。卒然眩仆，神志沉迷，口眼歙斜，语言蹇塞，苔黄，溲赤而浑，脉体虚弦不静。阴亏血少，肝风内动，以召外风，乃真中之危症也。

大生地　人参　青防风　当归身　白芍药　绵州黄芪　云茯苓　炙甘草　制半夏

化橘红　淡竹沥　生姜

再造丸一粒，和服。

伤寒有眩晕、郁冒、摇头、戴眼、瘛疭、遗尿、刚柔二痉，久而成痿诸症。风亦宜然。风门未经仲景论定，故有真中、类中之疑，驯致真、类诸症混同论治。然有邪症、邪脉为真中，无邪症、邪脉为类中。以此为别。脉来浮数，邪脉也。苔白、溲红，邪症也。头眩倾跌，口眼㖞斜，四肢瘛疭，语言蹇塞，皆风乘虚入，真中已著。勉拟《医话》第一真黄风汤挽之。

绵黄芪　青防风　云茯苓　炙甘草　制半夏　陈橘皮　当归身　大白芍　制豨莶　淡竹沥　生姜汁

醉卧当风，不语，风中心脾。

绵州黄芪　青防风　冬白术　川黄连　葛花　云茯苓　人参　白豆蔻　制半夏　陈橘皮　生姜汁　淡竹沥

再造丸一粒，和服。

许胤宗治柳太后感风不能言，口噤不能进药，用黄芪、防风煎汤，置床下熏蒸而愈，况能服乎。

绵州黄芪　青防风

类中风

中风有真、类之别。风以类名，明其与真中相类，而非外来之风。故刘河间谓将息失宜，五志过极，心火暴甚，肾水虚衰。李东垣谓本气自病。朱丹溪谓脾生痰，痰生热，热生风。脉来滑数，寸口有余，尺部不足，右肢不展，面戴阳色，小便时遗。显是肾水久亏，无以济火，又不涵木，土为木克，脾湿生痰。痰生热，热生风，风淫末疾。良由心境劳烦太过。心为君主之官。心君百凡俱动，肾相翕然而起，烁阴蚀气，气虚挟痰。此类中偏枯在右之所由生也。公订《医话》第一类黄风汤加减主之。

绵州黄芪　青防风　人参　大熟地　云茯苓　炙甘草　化州橘红　制陈半夏　制豨莶　当归身　淡竹沥　生姜汁

再造丸一粒，和服。

昨进《医话》第一类黄风汤加减，尚合机宜。第脉体两尺素弱，阴分素亏；两寸本数，心火本旺；中见滑象，痰热可据。右肢麻痹，营气虚则不仁，卫气虚则不用。《内经》所谓肉苛是也。肾虚不能灌溉一身，脾虚无以荣养四末。治病必求其本，滋苗必灌其根。仍以类黄风加减主治。

绵黄芪　青防风　人参　大熟地　制豨莶　当归身　冬白术　淮山药　云茯苓　炙甘草　淡竹沥　生姜汁

再造丸一粒，和服。

连进类黄风加减，诸症未见进退，但大便八日不解。脏阴营液本亏，右肢苛痹。土为木克，无以生金，风旋痰扰于肺，小便时遗，清肃之令不行，肾虚膀胱有热。仍以类黄风为主，加以清上实下之意。

绵州黄芪　青防风　大熟地　云茯苓　淮山药　大麦冬　羚羊尖　牡丹皮　淡竹沥　生姜汁

再造丸一粒，和服。

昨服黄风法，加清上实下之品，未申时，神志微觉模糊，膀胱复有不约之意。阳明旺于未申，痰热内扰阳明，上冒心包，肺热气化不及州都。宜间服泻南补北之剂，从心火暴甚，肾水虚衰论治。

川黄连　黄芩　炙甘草　人参　大熟地　淮山药　云茯苓　制半夏　山萸肉　生姜汁　淡竹茹

再造丸一粒，和服。

昨进泻南补北之剂，心火稍杀，阴液未升，命门真火颇有上越之势，夜来躁而不烦，阴盛格阳之象。大便仍然不解，仲景所谓不更衣十日，无所苦，转为阴结。饮食少进，舌苔反白，神情恍惚，间有谬误之语，尺脉按之不鼓，总属肾中水火俱亏。肾为作强之官，水火同居一窟。无阳则阴无以生，无阴则阳无以化。大法折其郁气，先取化源，再拟河间地黄饮子，略为增减。从阴引阳，从阳引阴，冀其阴阳相引，水火既济。

大熟地　制附子　油足肉桂　巴戟肉　淡苁蓉　钗石斛　山萸肉　远志肉　五味子　淮山药　大麦冬　淮牛膝

昨进地黄饮子，尺脉渐起，饮食较进，神识亦清，真阳命火返窟，有机。但阳无剥尽之理，剥极则复，复而不剥则安，剥而不复则危，安危之机，总在阴阳来复。益火之源，以消阴翳；壮水之主，以镇阳光。从阳引阴，从阴引阳，可谓并行不悖而收既济之功。仍以阴阳相引之剂为主。

大熟地　人参　当归身　冬白术　云茯苓　大白芍　川黄连　油足肉桂　生姜汁　淡竹沥

再造丸一粒，和服。

昨服阴阳相引之剂，夜来平善，今晨饮食加增，舌苔渐退，浊痰亦豁，都是佳征。但尺脉仍然不起，乃肾中水火久亏。言乃心声，语言不能流贯，间有词不达意之处。心阳不能下交于肾，肾水无以上承于心。大便十二日不行，五液不足以润手足阳明之燥。小便时有不约之势，肺虚气化不及州都。诸症虽见于当前，而致病之由已萌于在昔，所从来远矣。岂能一旦霍然，仍以阴阳相引之剂，参入定志安神之品。

大熟地　人参　当归身　川黄连　油肉桂　珍珠粉　琥珀粉　酸枣仁　白茯神　柏子仁　姜汁　竹沥

再造丸一粒，和服。

昨服阴阳相引，定志安神之剂，寸脉数象虽平，两尺仍然无力。扁鹊言：人之有尺，犹树之有根。枝叶虽枯槁，根本将自生。尺脉不起，根蒂有亏，殊属可虑。仍以阴阳相引之剂，加以固肾真精之品。

大熟地　人参　制附子　川黄柏　鹿茸　当归身　枸杞子　厚杜仲　生姜汁　淡竹沥

再造丸一粒，和服。

昨服阴阳相引，固肾填精之剂，脉神形色虽起，然大便十四日不解，其责在肾。肾主二阴，水虚必盗气于金，精损必移枯于肺。肺为相傅之官，治节出焉。肺与大肠相为表里，上之节制不行，下之传导失职，此大便不解之本原也。况命火不足，中阳不运，否而不泰。心下至少腹并无痞、满、燥、实、坚可据，非硝、黄所宜。治此大法，必温通右命以煦和，静补左肾以濡润。肾中水火上蒸，则脾胃化机自转，肺金清肃令行，大肠传导守职，肾得开阖之权，何忧大便不解。仍以阴阳相引之剂，加以温润之品。

大熟地　人参　淡苁蓉　当归身　淮山药　山萸肉　柏子仁　郁李仁　制附子　油肉桂　淮牛膝　枸杞子　生姜汁　淡竹沥

再造丸一粒，和服。

昨服阴阳相引之剂，加以温润之品。益右命之火，以煦和；补左肾之水，以濡润；清肃肺金，以行治节；斡旋中气，以化湿痰。大便仍然不解，饮食又复不思，神情似觉沉迷，尺脉如前不起，命火、真阴、中气久亏难复故也。仍以阴阳相引之剂，加以脾肾双培之品，冀其药力积渐，日久自能一旦豁然。

大熟地　淮山药　山萸肉　淡苁蓉　当归尾　淮牛膝　人参　冬白术　枸杞子　生姜汁　淡竹沥　川白蜜

昨药后，精神稍振，智慧稍开。大便仍然未解，饮食仍然少进，尺脉仍然未起。盖肾气通于胃，肾中水火俱亏，胃气不能敷布药力，以故寒之不寒，热之不热，润之不润。仍以阴阳相引之剂，加以温通之品。

大熟地　人参　冬白术　当归身　淡苁蓉　枸杞子　柏子仁　松子仁　淮牛膝

《局方》半硫丸一钱，和服。半硫丸即石硫黄、制半夏，等分蜜丸。

昨药后，大便仍然未解，总是命火、中阳不振，转运机迟，清不能升，浊无由降。胃为仓禀，脾司谏议。容受水谷则有坤顺之德，化生气血则有乾健之功。升降失司，反成天地不交之否。午刻，腹中转矢气，隐隐作痛，脾转清阳，胃行浊气之象。仍以阴阳相引之剂，加以升清降浊之品，外用猪胆导法。

大熟地　人参　女贞子　旱莲草　当归身　陈橘皮　银柴胡　绿升麻　生姜汁　淡

竹沥　半硫丸一钱

猪肚汁灌入肛门内。

昨药后，及猪胆导法，大便仍然不解，总是肾中水火不能上蒸，兼素多肝郁，值春木司权，两重木克，胃气大伤，难于下降。仍以阴阳相引为主，参入斡运中枢兼益右命之品。

大熟地　人参　当归身　陈橘皮　银州柴胡　绿升麻　广木香　佩兰叶　生姜　大枣　半硫丸一钱五分

昨药后，今日春分大节，脉神形色如昨，便是佳兆。大便仍然未解，虽无所苦，然当升不升，当降不降，亦非所宜。六经为川，肠胃为海，宜通不宜塞，无痞、满燥、实、坚可据，非硝、黄所能攻。总属肾中水火不能上蒸于胃，胃失下降之职。久则大便一解，恐肾中水火阴阳不相接续，反有钳口不语之虑。仍以阴阳相引为主，加以温通肾命，畅和中胃之品。

大熟地　人参　女贞子　旱莲草　法制半夏　陈橘皮　云茯苓　炙甘草　当归身　生姜　大枣　半硫丸一钱五分

昨药后，尺脉竟起，诸症竟起，诸症向安。惟大便兼旬不解，虽云肺气不降，亦由肾气不升。肾兼水火之司，火不生土，水不涵木，木复克土，中土重伤，无以生金，相传治节不行，传导之官失职，大便不解之由本此。仍以阴阳相引之剂，加以温通命火，引益肾水，斡旋中土，清肃肺金主治。

大熟地　人参　制首乌　冬白术　云茯苓　炙甘草　大麦冬　五味子　羚羊角　生姜　大枣　半硫丸二钱

昨拟方中半硫丸益右命之火；熟地、首乌壮左肾之水；四君子汤斡旋中气；生脉散加羚羊清肃肺金。服后，便解神清，胃开食进，脉起。危症获安，乃天授，非人力也。

大熟地　人参　鹿茸　制豨莶　当归身　枸杞子　冬白术　淮山药　山萸肉

水叠丸。早晚各服三钱，淡盐汤下。

肝气本郁，面赤如妆，肾虚火不归源，龙雷上扰。仲景所谓面戴阳色，下虚故也。五十日来，默默不思饮食，显是命火虚衰，不能腐熟胃中水谷。卒然寒栗大哭、昏厥者，阳虚则寒，哭泣从阴，阴盛则厥也。口歪于左，小便时遗，类中已著。气痛腹膨，二气源流不畅；大便溏泄，火虚清气不升；胸喉噫气，阴盛上走阳明；从来不渴，火虚可据。脾闭，则舌苔非食滞可比。竟夜不寐，阴不敛阳。自觉神魂散越，虚阳欲脱，危如朝露。有气急、痰涌、大汗之变，勉拟回阳之剂挽之。

大熟地　淮山药　山萸肉　制附子　油肉桂　人参　鹿茸　云茯苓　当归身　枸杞子　生姜汁　淡竹沥

连进回阳之剂，昏厥虽苏，小便虽固，口㖞未正，语言大而有力，阳回阴未复。间有错语，神虚所致。阴不敛阳则不寐。烦躁者，烦出于肺，躁出于肾。躁为阴盛格阳，烦为热蒸阴耗。口不作渴，非真热也。命火真阳借药力假回，而脏阴营液久亏，难于真复。无阳则阴无以生，无阴则阳无以化。补阴补阳，皆当以化源为主。肾为先天之化源，脾为后天之化源。再拟脾肾双补之剂为主，加以阴阳相引之品。

大熟地　淮山药　山萸肉　人参　云茯苓　冬白术　玄武板　鹿茸　女贞子　旱莲草　生姜汁　淡竹沥

连进培补化源，辅以阴阳相引之剂，已获效机。症本真阴亏于前，命火衰于后，素多抑郁，情志乖违，二气不能两协其平，五内互相克制，岂旦夕之故，所从来远矣。然大病慎于小愈，一切更宜加意。

大熟地　淮山药　山萸肉　人参　冬白术　当归身　大麦冬　五味子　玄武板　紫鹿茸　生姜汁　淡竹沥

口目常动，故风生焉。卒然口目歪斜，涎流不止，四逆，右肢偏废，六脉弦细如丝，显系阳虚，本气自病。良由少壮真阴不固，真阳失守，所以致病于前。今病已及身，不知节涩，未有能善其后者。拟《医话》第一类黄风汤加减主之。

防风水炒黄芪　大熟地　淮山药　山萸肉　当归身　枸杞子　制附子　油足肉桂　生姜汁　淡竹沥

人身一小天地，天地一大人身。天之风，由东方而生。人之风，从肝木而起。故经言：阳之气，以天地之疾风名之。又以大气入脏，即败气，即人之风也。风入于脏，卒倒无知，形神颓败，口噤不语，为类中危病。脉来迟慢，尚属可治。

人参　云茯苓　冬白术　炙甘草　制半夏　陈橘皮　当归身　大白芍　防风水炒黄芪　淡竹沥　生姜汁

经以三阴三阳发病，为偏枯。男子发左，女子发右。不喑，舌转为可治。今坤道发左，风从肝起。肝乃阴中之阳，犯中扰胃。三阳属胃，三阴属脾。当从太阴、阳明论治。不致阴阳异位，更虚更实，更逆更从为顺。

大熟地　当归身　川芎䓖　人参　冬白术　云茯苓　制半夏　陈橘皮　红花　桃仁　生姜汁　淡竹沥

经以阳明血燥，则口喎。润血息风为主。

大熟地　当归身　大白芍　制豨莶　三七　防风水炒黄芪　红花　苏木　桃仁

外用肉桂浸烧酒，加马脂涂颊，桑枝钩钩正。

经以击仆偏枯，肥贵人则膏粱之疾也。宜乎淡薄食味，以养冲和。恬淡无为，以舒神志，自无不愈。

人参　云茯苓　冬白术　炙甘草　制半夏　陈橘皮　制豨莶　生姜　大枣

经以忧愁不解，则伤脾。脾主意，失意则悗乱，四肢不举。宜归脾汤。

人参　云茯苓　防风水炒黄芪　冬白术　炙甘草　当归身　酸枣仁　远志肉　广木香　龙眼肉　生姜　大枣

经以内夺而厥，则为喑痱。此肾虚也。宜金匮肾气汤加味。

大熟地　淮山药　山萸肉　云茯苓　牡丹皮　福泽泻　制附子　上肉桂　淮牛膝　车前子　人参　鹿茸

经以少阳枢折则骨摇，行则振掉。乃类中之始。

大熟地　当归身　赤茯苓　炙甘草　制半夏　陈橘皮　制豨莶　宣木瓜

再造丸一粒，和服。

类中脉多迟慢，与真中脉多浮数不同，本气自病故也。口㖞、舌蹇、言徐，左手难于举动。肝火素旺，情性多怒，便血有年，时发时止，显是血不养肝，风淫末疾。戒之在怒，静养为宜。

大生地　当归身　大白芍　川芎䓖　红花　苏木　丹参　桃仁　乳香

诸风掉眩，皆属于肝。战栗动摇，火之象也。阴亏火旺，风生巅眩，口㖞目涉，心震面热，筋惕肉瞤，脉来迟慢少神。法当壮水济火，润血息风。

大生地　犀角尖　羚羊尖　川黄连　当归身　大白芍　童子小便　淡竹沥

五志过极，皆从火化。阴阳相引为欠。言迟者，风也。因欠而眩晕、言迟，乃风振痰升，阻碍阴阳相引之道，故引伸数欠。良由素昔思虑、烦劳、抑郁，土为木克，液化为痰所致。崇土安木主之。

人参　云茯苓　冬白术　炙甘草　制半夏　陈橘皮　当归身　酸枣仁　远志肉　制豨莶　青防风水炒黄芪

阴虚有二。有阴中之水虚，有阴中之火虚。服壮水潜阳之剂，左肢偏废能起，眠食俱安，阴中之水方生。现在舌蹇言徐，阳道不振，乃阴中之火未复。宜间服益火之剂。然桂无佳品，附子非真，姑以杞鹿代之。

大熟地　枸杞子　紫鹿茸　淮山药　山萸肉　淡苁蓉　巴戟肉　五味子　云茯苓

二气贯于一身，不必拘左血右气。气主煦之，血主濡之。血蕴气以煦和，气含血以濡润。血由忧煎，气随悲减，不能灌溉一身，无以荣养四末。偏枯在左，亦当治右。《经》言以左治右，以右治左，上病下取，下病上取，一以贯之矣。

大熟地　人参　当归身　冬白术　大白芍　川芎䓖　云茯苓　炙甘草　绵州黄芪　制豨莶　紫鹿茸

阴亏火旺，痰生风动，头眩足软，口眼㖞斜，消谷善饥，形盛脉软，外强中干，类风已著。爰以《医话》第一类黄风汤加减主之。

大熟地　人参　防风水炒黄芪　当归身　云茯苓　炙甘草　制半夏　陈橘皮　川黄连　制豨莶

曾经肢尖麻木，头眩心慄，为类中之兆。现在左肢酸软无力，屈伸不便，乃偏估之始。形肉日以益充，六脉迟慢无力，此惟不慎其初，所以致病于前。今病已及身，恐难善后。

大熟地　淮山药　山萸肉　当归身　大白芍　制豨莶　枸杞子　淮牛膝　嫩桑枝

再造丸一粒，和服。

舌喑不能言，足废不能行，乃少阴气厥不至，急当温之。昔魏其侯救灌夫，伤意病此，名曰风痱。宜刘河间地黄饮子。

大熟地　制附子　油足肉桂　云茯苓　巴戟肉　石菖蒲　远志肉　山萸肉　淡苁蓉　鲜石斛　五味子　大麦冬

再造丸一粒，和服。

脉来迟慢，命火式微，风霾上翳清空，以故巅疼寒栗，唇吻㖞斜。斜乃风之象也。法当益火之本，以消阴霾。譬如赤日当空，群阴屏伏，又何霾翳、风斜之有。爰以金匮肾气法加以扁鹊玉壶丹。

大熟地　淮山药　山萸肉　云茯苓　牡丹皮　福泽泻　制附子　交趾肉桂　淮牛膝　车前子　玉壶丹一钱，和服。玉壶丹即硫黄一味丸

气虚则麻，血虚则木。营气虚则不仁，卫气虚则不用。遍体麻痹不苏，《内经》所谓肉苛是也。四肢尤甚者，风淫末疾也。脉来迟慢无神。症缘崩漏，血不荣肝，肝虚化风，兼多抑郁，土为木克，营卫乖分所致。胃者，卫之源，脾乃营之本。欲调营卫，必治中枢。欲治中枢，宜兼补肾。水能生木，土能安木，水土调平，则木欣欣以向荣，又何克制化风之有。营卫畅和，肉苛自已。爰以《医话》第一类黄风汤加减为丸，缓缓图痊可也。

大熟地　淮山药　山萸肉　人参　云茯苓　当归身　枸杞子　冬白术　炙甘草　陈橘皮

水叠丸。早晚各服三钱。

肝为将军之官，谋虑出焉。肾为作强之官，伎巧出焉。脾为谏议之官，知周出焉。曾经身痛，寒热往来，二便不爽，延绵不已。已见木土违和，下关于肾之象。意非雨湿所乘。病人云：曾冒雨、卧湿地。盖三气合而为痹，不应二便阻塞。脾虚土不安木，肾虚水不涵肝。肝主一身之筋。脾统诸经之血。中气不足，溲便为之变。肾开窍于二阴，中虚气馁，不能化血归经，筋失营养则痛。脾与胃以膜相连。胃者卫之源，脾乃营之本。胃虚则卫气不能卫护于外，脾虚则营血不能营守于中。卫不外护则寒，营失中守则热。与六淫有间。饮入于胃，游溢精气，上输于脾，脾气散精，上归于肺，通调水道，下输膀胱，水精四布，五经并行。下损中虚，则胃无游溢之能，脾失散精之道，肺失下输之令，膀胱无气化之权，故小便频数如癃淋之状。肾主二阴而司五液。五液不足，大便必难。六味、归脾王道，固难速效，更投攻剂取一时之快。脾肾愈亏，驯致大便更难，兼旬不解。膀胱不约，涓滴常遗，而龙雷之火上腾，心震面热。补阴潜阳是其法程。病势良深，服之不应。内水不足，欲得外水相救，故渴与上消有异。脾主肌肉，土贯四旁。龙雷扰乱，诸经外症更相叠起，非湿热可比。筋痛是血虚不能荣养，肢痹乃气虚不能流贯。血非气不行，气非血不附。气主煦之，血主濡之。气血俱虚，无以煦濡经络，以故气痛频仍，麻痹不已。两足忽热如焚，乃足三阴亏极。阳往乘之，未必尽由实火。大便愈解愈结，阴液枯涸可知。肾兼水火之司，火虚不能生土，水虚盗气于金，土不安木，肝病传脾，木反侮金，肺病及肾，五内互相克制，二气莫得其平，反复相因，病情转剧。近乃精神疲败，形志颓残，四肢不收，肉瞤筋惕，水泉不止，涎下不禁，大便更难，饮食不进，面戴阳色，足冷如冰，皆属命火虚衰。火不生土，四肢不用。土不载木，筋惕肉瞤。脾虚失摄，涎流不止。水不得火，有降无升，水便不禁。阴中无阳，寒凝气海，大便不行。化机不转，饮食不进。阳越于上则戴阳。火不归源则足冷。阴阳离决，水火乖分，危如朝露，勉拟景岳参附理阴煎。从阴引阳，从阳引阴，引其散越之火，得返其源，或可挽回于万一。是方也，君以参附，以迎阳气来复之机；臣以地黄固肾，使阳从阴化；佐以当归温润养营，干姜助附子之热，斡旋中气；使以甘草缓姜附之性，协和群品，可谓有制之兵。然否，质诸明哲。

大熟地　制附子　当归身　人参　干姜　炙甘草

风　眩

头眩为小中风。中风即大头眩。外风之眩犹真中，内风之眩犹类中。然无虚不眩。风亦能眩，痰亦能眩，保元为主。眩晕欲倾，卧不能起，恶风不欲去衣，咳喘痰多，食少。风乘虚入，扶正为先。

苏叶　人参　赤茯苓　炙甘草　制半夏　陈橘皮　甜杏仁泥　甜桔梗　桂枝　赤芍药　生姜　大枣

高巅之上，惟风可到。风从虚受，头为之旋，目为之眩。汉光武感风吐、眩，可为风眩之据。桂枝汤加味主之。

桂枝　人参　炙甘草　赤芍药　制半夏　明天麻　冬白术　生姜　大枣

经以春脉太过，令人眩冒。风邪入脑，引目系，脑转则头旋。

独活　荆芥　桂枝　白菊花　赤茯苓　炙甘草　制半夏　新会皮　生姜

眩，悬也。目视动乱，如物悬摇无定。当从风治。

大生地　人参　老苏梗　川芎藭　白菊花　制半夏　冬白术　明天麻　荆芥

素称善饮，痰热素盛，醉卧当风。风眩，卧不能起。

制半夏　冬白术　明天麻　天花粉　黄芩　川黄连　白菊花　牛胆星　酒制大黄

无灰酒一杯，和长流水煎。温服。

肝郁化火，脾湿生痰，火炎痰扰，热甚生风，风眩如载舟车。有类中、风痱之虑。

川黄连　黄芩　川黄柏　黑山栀　制半夏　制南星　陈橘皮　甜桔梗　明天麻　淡竹沥　生姜汁

经以诸风掉眩，皆属于肝。河间云：风主动故也。风气甚，则头目旋转者，由风木旺，必是金衰。金不平木，木复生火，风火皆属阳。阳主乎动，两动相搏，则头为之旋。火本动也，焰得风，则自然旋转是矣。

明天麻　白菊花　大麦冬　羚羊角　大生地　当归身　川黄连　抱木茯神

风眩屡发，阴亏为本，痰热为标。痰犹良民化为盗贼，岂可尽攻。阴难骤补，治当以渐。呕吐时作，虚火间起，良由过用神思，心劳肾损，脏阴营液潜消，已非一日，逮夫精力就衰，由微而著，势所必然。法当补阴制火，清气化痰，标本兼治。宜乎裁节嗜欲，恬淡自守，方克全济。

大生地　淮山药　山萸肉　云茯苓　羚羊角　建泽泻　天花粉　酒炒黄芩　制半夏　制南星　生姜汁　淡竹沥

经以上虚则眩。汗为心液。五志过极，皆从火化。心神过用，虑竭将来，追穷已往，驯致肝肾阴亏，龙雷火起，汗眩交并，如驾风云。高卧不能动摇，动则天旋地转，甚则心烦虑乱，不知所从。似类中而近煎厥，难期速效。当以缓图，假以岁月，辅以药饵，方克有济。

大生地　淮山药　山萸肉　赤茯苓　建泽泻　川黄连　羚羊角　淡竹沥　生姜汁

服药四剂，汗眩虽减，心更烦乱，脉仍细软。《经》以上气不足，脑为之不满，耳为之苦鸣，头为之苦倾，目为之眩。上不足者，必由于下。心烦乱者，必因肾虚。症本深思远虑，扰动五志之阳，化作龙雷之火，消烁脏阴营液。经旨有煎厥症名，近于此也。上病下取，滋苗灌根，实下为主。

大熟地　淮山药　山萸肉　云茯苓　人参　鹿茸　玄武板　大麦冬　五味子　生牡蛎　淡竹沥

实下之剂，又服四剂，汗眩渐平，心烦较定。然脏阴营液久亏难复。所谓阴者，即五脏六腑清淳之精，非独足少阴肾水之阴也。阴之受伤，由阳气先伤。所谓阳者，即五脏六腑五五二十五阳太和之气，非独手少阴心火之阳也。阳邪之至，害必归阴。五脏之伤，穷必及肾。火有君相，天一生水，坎离本不相离，水火同居一窟。心君百凡俱动，肾相翕然而起，煎熬阴液，昼夜不息，甚于欲火。补阴必得五脏六腑之精充，潜阳必得二十五阳太和之气固，岂独心肾为然哉。无阳则阴无以生，无阴则阳无以化。阳生阴长，阴从阳化。又当以化源为主。然脏腑各有化源，又非独脾肾为然也。用此观之，阴阳、水火、脏腑、气血，未易分途治也。爰以六味、三才、生脉、二仙、二至，合为偶方主治。

大生地　牡丹皮　建泽泻　淮山药　山萸肉　云茯苓　天门冬　人参　五味子　麦门冬　玄武板　紫鹿茸　女贞子　旱莲草

水叠丸。早晚各服三钱，淡盐汤下。

眩晕欲倾，心胆自怯。诸风掉眩，皆属于肝。上病下取，滋苗灌根，肝病治脾，心病治肾。

大熟地　淮山药　山萸肉　人参　云茯苓　冬白术　炙甘草　制半夏　陈橘皮　酸枣仁　远志肉

素多郁怒肝伤。曾患肠风下血，血去阴亏火旺，木燥风生。风火盘旋，头眩眼花，不能起坐。虚里穴动为怔忡，小便浑浊属于热。浊时形神舒展者，肝主小便，肝火下降也。清时反觉不安者，肝火上升也。得食诸症暂平者，显系内虚也。遍身疼痛，游走不定者，二气源头不足以流畅诸经也。所服诸方都是法程，仍请一手调治，何必远涉就诊。

大熟地　粉丹皮　建泽泻　淮山药　山萸肉　云茯苓　人参　大麦冬　五味子

诸风掉眩，皆属于肝。肝木犯中，脾湿生痰。风振痰升，眩晕屡发。面色黄如秋叶，为阴黄。厥阴肝脉与督脉会于巅顶，肝阳上扰，巅顶蝉鸣。胃脉在足，胃气不得下通，故足冷至膝。木击金鸣为咳。虚里穴动为怔忡。阴不敛阳则不寐，内风鼓动则肉瞤，风淫末疾则肢颤，带脉不固则带下，阳虚汗自出，肝热溺自赤。脉来弦细少神，有类中偏枯之虑。切戒烦劳动怒，安心静养为宜。

大熟地　人参　白茯神　冬白术　炙甘草　当归身　柏子仁　酸枣仁　广木香　绵州黄芪　老生姜　大南枣

非风不眩，无虚不晕。当脐气动，筋惕肉瞤。《内经》有虚里穴动之旨。扁鹊、仲景有脐之上下左右动气，不可汗、下等症。总是阴亏气馁，法当脾肾双培。

大熟地　淮山药　山萸肉　云茯苓　人参　绵黄芪　冬白术　炙甘草　当归身　酸枣仁　远志肉　龙眼肉

头眩如立舟车，心内空悬无倚。

大熟地　人参　当归身　白茯神　冬白术　炙甘草　酸枣仁　柏子仁　大麦冬　五味子　大白芍

六淫头眩属表。伤风咳嗽，亦令头眩。治宜平散。

荆芥　青防风　川芎䓖　赤茯苓　炙甘草　制半夏　陈橘皮　桔梗　生姜

痰因火动，头眩莫能自主，屡发不已。防转五痫。

川黄连　黄芩　制半夏　制南星　枳壳　化州橘红　天花粉　淡竹沥

邑邑不能久立。久坐，起则头眩，目䀮䀮无所见，乃阴阳内夺之使然也。宜《医话》参茸六味汤。

人参　紫鹿茸　大熟地　牡丹皮　建泽泻　淮山药　山萸肉　云茯苓

风　痹

经以风寒湿三气合而为痹。遍身痛处不移，乃湿胜之着痹也。胜湿汤加减主之。

羌活　独活　汉防己　青防风　制苍术　冬白术　川芎　藁本

经以卧出而风吹之，血凝于肤者为痹。遍身痛无定所，游走不一，乃风胜之行痹也。桂枝汤加味主之。

桂枝　炙甘草　赤芍药　麻黄　制附子　当归身　川芎䓖　生姜　大枣

经以厥阴有余为阴痹。遍身痛如虎咬，关节尤甚，故又名白虎历节风，乃寒胜之痛痹也。小青龙加减主之。

麻黄　桂枝　炙甘草　赤芍药　北细辛　制半夏　制附子　油松节　炮姜

尊荣体质，骨弱形丰，因劳汗泄，三气乘虚而入，合而为痹，痛无定止。

当归身　川芎䓖　青防风　炙黄芪　冬白术　五加皮　晚蚕砂　油松节　生姜

血热召风，遍体酸疼如掣。

大生地　当归身　川芎䓖　白芍药　丹参　威灵仙　独活　秦艽　汉防己　片姜黄

左臂隐痛，麻涩难伸，右腕不随人用。由于肝木化风，脾湿生痰，与外风寒湿相合，风淫末疾，痰阻气机，有转类中偏枯之虑。扶二气、却三邪为主。

绵黄芪　青防风　冬白术　当归身　川芎䓖　秦艽　独活　威灵仙　嫩桑枝

服药四剂，左臂之痛渐苏，右腕之弱如故。气机不利，太息不伸。肝木素失条舒，脾蕴湿痰，外与三邪相搏，六脉转觉沉潜。依方进步可也。

绵黄芪　青防风　冬白术　人参　桂枝　当归身　川芎䓖　制半夏　制南星　嫩桑枝　油松节

病原已载前方，第痹聚在臂腕之间，乃太阴、阳明、厥阴连络交经之处。肝不条达，胃失冲和，脾失健运，风寒湿得以乘之。扶二气，却三邪已获效机，更益以斡旋中气，以畅清阳之品为丸，缓缓图痊可也。

人参　绵黄芪　冬白术　青防风　当归身　川芎䓖　桂枝　茜草根　陈橘皮　银州柴胡　绿升麻

水叠丸。早晚各服三钱。

阳虚则寒从中生，血燥则风从肝起。脾弱不能渗湿，本气自病为痹。筋骨痛无定止，犹类中之意，扶正为先。

大熟地　当归身　防风水炒黄芪　白芍药　川芎䓖　淮牛膝　制附子　油足肉桂　炙甘草　油松节　宣木瓜

中有病，旁取之。中者，脾胃也。旁者，少阳甲胆也。脾湿不运而成湿痹。宜助甲胆春升之气，用风药以胜之。

羌活　独活　汉防己　青防风　柴胡根　绿升麻　制苍术　威灵仙　川芎　白芷

藁本　生姜

天之风属木，人之风属肝。内风引动外风，与寒湿合而为痹。四肢隐痛不适，时觉肉瞤筋惕。有转偏枯之虑。

绵州黄芪　青防风　川芎䓖　当归身　桂枝　威灵仙　赤茯苓　炙甘草　嫩桑枝

始因拇指强直，麻痹不舒，蔓延肢体，彼此相牵。近乃痛如针刺，或筋脉动惕，延今半载。素本阴亏体质，风寒湿得以乘之，合而为痹。邪正不两立，气血如泉源，源流不畅则不通，寒湿稽留而不去。法当静补真阴为主，流气活血辅之。

大熟地　淮山药　山萸肉　当归身　宣木瓜　淮牛膝　红花　苏木　制香附　威灵仙

病延三载之久，半体酸疼在右，逢阴雨、烦劳益甚。居处过湿，湿合风寒，凝滞营卫之间，肝脾肺三经受困。肝恶风，脾恶湿，肺恶寒故也。肝位于左，肺藏于右，脾用在右，木必克土，故痛偏在右。有偏枯之虑。

人参　冬白术　云茯苓　炙甘草　制半夏　陈橘皮　当归身　芎䓖　桂枝　香白芷　生姜　大枣

气主煦之，血主濡之。气血不足以煦和濡润，为风寒湿所乘，合而为痹。肩项痛无定止，肢臂难以屈伸，脉来细软如绵。素昔心境烦劳过当，二气潜消于畴昔，诸症互见于当前，有类中偏枯之虑。难期速效，当以缓图。

大熟地　人参　绵州黄芪　青防风　冬白术　当归身　芎䓖　制豨莶　桂枝　炙甘草　赤芍药

二气素虚，三邪易袭。痛自缺盆，斜连肩背，举发无时，逢阴雨风霾益甚。缘产育多胎，去血过当，不能荣养经络所致。扶二气，却三邪为主。

大熟地　人参　制苍术　川芎䓖　当归身　制豨莶　桂枝　赤芍药　炙甘草　生姜　大枣

风袭风池，湿著风府。项背强痛，不能旁顾。

麻黄　桂枝　制苍术　青防风　香白芷　蔓荆子　川芎䓖　藁本　炙甘草　赤芍药　生姜　大枣

经以伤于湿者，下先受之。足之三阴，从足走腹。肝为一阴，主筋。肾为二阴，主骨。脾为三阴，主肌肉。邪之所凑，其气必虚。风寒湿乘虚，合而为痹。水流湿就下，故痹自下而上。肌肉筋骨相引而痛，痛处不移为着痹。逢阴雨腹中膹胀，湿甚可知。虽云治湿宜利小便，然新湿可利，久湿非其所宜。过利能无伤阴耗液之虑。宜乎崇土为先。

人参　云茯苓　冬白术　炙甘草　绵黄芪　青防风　制半夏　陈橘皮　晚蚕砂　油松节　薏仁米

风湿相搏，骨节烦疼，有汗恶风，不欲去衣。温通卫阳主治。

制附子　桂枝　羌活　青防风　炙甘草　威灵仙　赤芍药　生姜　大枣

风 痉

风痉与中风相近，而筋独转，转于头则摇，转于项则强，转于眼则戴，转于口则噤，转于背则反张，转于四肢则瘛疭。总是阴亏血少，津枯液涸，无以荣筋。大虚之症，急宜峻补。《医话》木瓜煎主之。

宣木瓜　大熟地　人参　当归身　白茯神　紫河车　川芎䓖　冬白术　枸杞子　何首乌　龙齿　琥珀　鸡子清　净黄土

经以诸痉项强，皆属于湿；诸暴强直，皆属于风。仲景谓身热足寒，颈项强急，头摇口噤，背反张，是皆风湿乘虚而入，伤筋筋转所致。无汗为刚，有汗为柔。今有汗不透，介乎刚柔之间，从乎中治可也。《医话》荆芥饮主之。

荆芥　大生地　人参　独活　汉防己　宣木瓜　当归身　川芎

无汗为刚痉，加麻黄；有汗为柔痉，加桂枝；不兼表症，不加。

经以风痉身反折，取足太阳。以足太阳之脉起于目内眦，上额交巅，络脑，出项，循肩，夹脊，抵腰。故目反、头摇、项强、腰脊反张，乃阴枯血涸，无以荣筋，为风所乘，筋伤扭转。亏极之症，谨防汗脱。《医话》息风煎主之。

大熟地　人参　防风水炒黄芪　宣木瓜　当归身　桂枝水炒　白芍　云茯苓　炙甘草　荆芥炭　冬白术　生姜　大枣

经以肺移热于肾，传为柔痉。肾虚肺热，木肆其强，风生筋转，犹类中之理。宜润血息风。

大熟地　当归身　大白芍　人参　牡丹皮　天门冬　羚羊角　灵犀角　陈阿胶

口噤头摇，身卧如弓，背不着席，由发汗太过所致。显是血虚无以荣筋，在内为血，发外为汗故也。

大熟地　人参　宣木瓜　淮牛膝　当归身　龙骨　大白芍　柏子仁　酸枣仁　牡蛎

血余炭

产后百脉空虚，肝风内起。筋伤自转，身形强直，口目牵引，神情恍惚，慎防汗脱。举卿古拜散加味主之。

荆芥炭三钱，为末　人参三钱　鸡子清三枚

煎水调服。

曾以关津不固，梦泄频仍，驯致肝风内起。筋燥则转，头摇目反，口噤背张，四肢瘛疭，乃风痉危疴。治当温补。

大熟地　紫河车　当归身　宣木瓜　桑寄生　冬白术　人参　绵州黄芪

肝郁化火烁阴，又值纯阳之月，阴液重伤，筋失荣养，致发风痉。一身筋转，多汗。慎防筋转入腹之变。

大熟地　淮山药　山萸肉　宣木瓜　人参　大麦冬　五味子　羚羊角　净黄土

身重如山，气促似喘，肉瞤筋惕，多汗恶风，肺移热于肾，传为柔痉。诚危候也。

大生地　白知母　川黄柏　淮山药　天门冬　黄芩　桑白皮　羚羊角　大麦冬　地骨皮　梨汁　川百合

溃痈发痉，显系阴亏火旺，风生筋转。凡物遇火则纵。养阴涤热挽之。

大熟地　当归身　大白芍　人参　宣木瓜　白茯神　龙齿　玄武板　灵犀角　石决明　羚羊角　生黄芪

经行后，卒然口噤，昏厥无知，延沫上涌，脉虚弦无力。素本阴亏，兼多抑郁，血燥无以荣筋，遂成风痉危症。虑难奏效。

大熟地　当归身　绵州黄芪　冬白术　化州橘红　宣木瓜　人参　制豨莶

风痉即痫瘛、肝厥、痰厥、气厥之属。然痫瘛、诸厥间有实症，惟痉则全虚，以阴亏血少，枯削于筋故也。急宜峻补。

大熟地　人参　当归身　冬白术　宣木瓜　鹿茸　龟板　紫河车　何首乌

痫　瘛

《灵枢·经筋篇》以足少阴之筋转，主痫瘛及痉。是痫与痉相近，总因转筋为患。然痫有实症，痉则全虚。张景岳以痫为癫疾，谓《内经》无痫症，误矣。痫症间断而发，发则眩仆，昏不知人，甚则抽搐，食顷方苏。由于足少阴肾水不足，无以涵肝，肝主一身之筋，筋燥则转，转极则返，或因惊痰，或因风火。治当求本。

大生地　牡丹皮　建泽泻　淮山药　赤茯苓　当归身　紫河车　牛胆星　制半夏　川黄连　灵犀角　宣木瓜

间断而发为痫，有牛、马、猪、羊、鸡之别，言其声音相似也。卒然倾跌沉迷，痰涎上涌，四肢瘛疭，逾时而已。二十余日一发，已经二十余次，其声不一，五痫未著。脉来滑数兼弦。症缘丝竹乱耳，火动痰生所致。年未弱冠，戒之在色，否则终身之累矣。

大熟地　紫河车　白檀香　人参　宣木瓜　西牛黄　马齿　羚羊角　猪胆汁　鸡子清

倾跌抽搐，或哭或笑，已而复作。阴亏脏燥，火旺痰生，气阻筋急。养阴清气，化痰主治。

川黄连　瓜蒌仁　牛胆星　制半夏　龙齿末　琥珀屑　新会皮　炙甘草　宣木瓜　淮小麦　大南枣

卒然倾倒，嗳噫上腾，胸喉气哽，悲不能自止，容貌变更，食顷方苏，间断而发，痫症已著。无性命之忧，有终身之累。

大熟地　紫河车　白檀香　宣木瓜　牛胆星　柏子仁　川黄连　羚羊角　炙甘草　淮小麦　大南枣

《灵枢·寒热病篇》言：暴挛痫眩即卒。然眩仆挛搐，乃转筋为患，阴枯液涸之使然也。

大熟地　紫河车　当归身　羚羊角　白茯神　人参　大白芍　宣木瓜　桑寄生　淮山药　山萸肉

痫瘛乃先天不足，生气之源不振，为痰蔽障所致。极难奏效。

大熟地　紫河车　人参　牛胆星　化州橘红　白檀香　紫鹿茸　宣木瓜　黑沉香

痫瘛有五，其症不离先天不足，肾不涵肝，筋失荣养，痰阻气机。其治不越补肾柔肝，舒筋活血，清气化痰。爰以《医话》五痫煎加味主之。

大熟地　人参　紫鹿茸　牛胆星　马齿　羊头骨　宣木瓜　当归身　赤芍药　猪胆汁　鸡子清

痫瘛因惊恐而得，间断而发。

大生地　人参　抱木茯神　龙齿　远志肉　石菖蒲　紫菀茸　青黛　灵犀角　紫葳花　雷震木

《素问·大奇论》以心脉满大，肝脉小急，皆为痫瘛。又以二阴急为痫厥。良由肾水不能承制心火，肝燥筋急为患。从手足少阴、足厥阴论治。

大熟地　败龟板　川黄柏　白知母　灵犀角　羚羊角　柏子仁　黄郁金　宣木瓜　灵磁石　大块朱砂

五志化火生痰，痰与肝风交并，致发痫瘛。

川黄连　制南星　制半夏　宣木瓜　白僵蚕　西牛黄　化州橘红　青黛　明天麻

昨药下咽，痫瘛旋平。盖不药亦尝自愈，已而复发，于兹七载。夫痰变幻不一，如化州橘红、西牛黄等，皆难道地，以故难尽根株。前方增减为丸缓治。

川黄连　牛胆星　瓜蒌仁　陈半夏　宣木瓜　桃花蕊　白僵蚕　白苦参　化州橘红　西牛黄　黄郁金　白枯矾

竹沥、姜汁叠丸。

病延十载之久，因惊而起，忽焉昏厥，口目蠕瞤，四肢瘛疭，一身筋转，食顷方苏。不时举发，诸药不应。《灵枢》有转筋痫瘛之条，《素问》有痫瘛筋挛之旨。间断而发为痫。转筋即筋挛。筋脉相引而急为瘛。良由先天不足，生气之源不振，为惊、痰、败血互扰。痰随气以流行，无处不到，变幻不一，驯致阴阳揆度失常，营卫循行道阻，而络脉支流亦为之间断。盖奇异之疾，皆属于痰。痰为致病之标，治痰当求其本。痰即血液、脂膏之所化，岂可尽攻。爰以剿抚互用之法主治。

大熟地　紫河车　宣木瓜　胡黄连　芦荟　牛胆星　桃花瓣　海石粉　雷震木　白僵蚕　陈半夏　桑寄生

白檀香煎水，叠丸。服三钱。

七　疝

经以任脉为病，内结七疝。心、肺、冲、厥、狐、癫、癃是也。巢元方有厥、癥、寒、气、盘、腑、狼七名。张子和立寒、水、筋、血、气、狐、癞七症。仓公又有涌疝、牡疝之说。总不离任脉不胜其任，或因六气，或因七情，或因饮食、劳倦，随感而发，皆属于肝。无关于肾。故《医话》立七疝煎统治之。

赤茯苓　猪苓　泽泻　制苍术　川楝子　鸡心槟榔　小茴香　黑丑末　制附子　油足肉桂　细木通　黑山栀　福橘核

经以七疝皆属任脉。水疝，肾囊肿痛，阴汗常出。由于水湿生痰，水流湿就下归肾，肾主湿故也。七疝煎加减主之。

赤茯苓　猪苓　冬白术　福泽泻　桂枝　川楝子　小茴香　黑丑末　藁本　赤小豆　荔枝核

不知痛痒为㿉疝，乃湿热蕴于中，寒气束于外。任与冲、督一本而三株，任行身前，督行身后，冲脉从中直上。任督犹天之子午，子午不交，有妨子嗣。昔辛稼轩患疝疾重坠，服薏苡以收功，湿郁可据。

薏苡仁　制附子　黑山栀　赤茯苓　猪苓　建泽泻　制苍术　桂枝　柴胡根　龙胆草

行则出于坠囊，卧则入于小腹，为狐疝。良由湿热伤于气分，气为外寒之所束也。

制附子　黑山栀　藁本　白鲜皮　地肤子　独活　赤茯苓　冬白术　炙甘草　薏仁米

七疝皆属于肝。肝郁化火，热甚则肿，木胜则痛，腰如束带，湿热相乘。目赤唇红，脉数。肝乃东方实脏，法当先泻后补。

龙胆草　黄芩　黑山栀　细木通　建泽泻　北柴胡　生大黄　枳实　车前子

症延三载，起自腰疼，肾囊随肿，气从少腹攻冲作痛。由怒郁、倦卧湿地所致。显系湿热生痰，夹瘀血盘踞厥阴之络。有上凌于心，下转囊痈之虑。

制苍术　制香附　制南星　制半夏　黑丑末　小茴香　京三棱　蓬莪炭　桃仁　红花　苏方木　五灵脂　延胡索　蒲黄

任脉为病，内结七疝。经脉横解，肠澼为痔。湿热相火互扰为淋。由于肝木犯中，脾湿生痰，痰郁生热所致。脉来软数少神，症属虚中之实。法当剿抚互用，公议六味禹功主治。冀其阴中湿化，任脉通调，非徒宿疾安痊，且有兰征之庆。

大熟地　淮山药　山萸肉　赤茯苓　建泽泻　黑丑末　小茴香　牡丹皮

水叠丸。早晚各服三钱。

诸痛

头风痛偏在右属肺。时痛时止为虚。延今半年之久，诸药无效。都梁丸加味为宜。

香白芷　当归身　大白芍　川芎䓖　白菊花　蔓荆子　北沙参　羚羊角

流水叠丸。早晚各服三钱。

巅痛时作时止，东垣以为血虚。眩晕如载舟车，气虚有痰。往来寒热，营卫乖分。带下频仍，带脉不固。少腹左有血瘕，瘀停脉络。绕脐作痛，气机不利。舌有红槽，阴亏水不济火。饮食减少，脾虚健运失常。心嘈惶惕，悽怆恍惚，宗气撼于虚里。热自足胫而起，三阴俱伤。由产育多胎，志意多违所致。治当求本。

大生地　当归身　川芎䓖　人参　制香附　大白芍　水红花子　牡丹皮　冬白术

高巅之上，惟风可到。巅疼下引颊车，痛处青筋暴露，如动脉之状。显是肝木化风，夹阳明胃火上扰。《医话》灵犀玉女煎加味主之。

灵犀角　大生地　生石膏　大麦冬　淮牛膝　白知母　白菊花　薄荷

巅痛，脉来弦细，面色暗淡无光。阴霾上翳清空。温建中阳为主。

人参　冬白术　炙甘草　炮姜炭　制附子　川芎䓖　香白芷

头痛如破，呕吐频作，胸胁胀满。湿痰盘踞中州，清气无由上达。前哲所谓痰厥头痛是也。宜《局方》玉壶丸加减主之。

制半夏　制南星　天麻　香白芷　枳壳　化州橘红　牡蛎粉　白螺壳

等分，水叠丸。早服三钱。

肝郁不伸，土为木克，脾湿生痰，痰阻气机，胸腹胀痛。痛则不通，通则不痛。《医话》会通煎主之。

制香附　乌药　广木香　广藿香　枳壳　陈橘皮　川厚朴　制半夏　延胡索　五灵脂　蒲黄　没药

怒动肝阳，食停中脘，痛如锥刺。

广木香　鸡心槟榔　川厚朴　延胡索　五灵脂　蒲黄　当归身　川芎　白芍

积食停寒，胃脘当心而痛。

广藿香　广木香　枳实　川厚朴　制香附　乌药　炒山楂肉　炒麦芽　大砂仁　陈橘皮　炮姜炭　小青皮

肝病善痛，脾病善胀，屡发不已。近乃干食难于下咽，三阳内结之始。良由土为木克，饮聚痰生为患，虑难收效。

云茯苓　炙甘草　制半夏　陈橘皮　当归身　延胡索　广木香　四制香附

煎送《医话》五行丹。五行丹见伏邪门。

暴痛多实，久痛多虚。拒按为实，可按为虚。久痛可按，虚症奚疑。宜归脾汤略为增损。

人参　云茯苓　冬白术　炙甘草　当归身　酸枣仁　远志肉　广木香　陈橘皮　制香附　生姜　大枣

血随气行，气赖血附，气血犹源流也。畅盛则宣通，通则不痛。壅滞则不通，故痛。调血中之气，和气中之血主之。

四制香附　广木香　当归身　川芎䓖　大白芍　延胡索　黄郁金　五灵脂　蒲黄

调血中之气，和气中之血，共服十有六剂，大获效机。第脘痛八年之久，痛时心下横亘有形，乃气聚胸腹。汩汩有声，为痰饮。痰阻气机，源流壅塞，故痛。现在气聚已散，脘痛已平，肌肉亦生，形神亦振，血色亦华，六脉皆起，都是佳征。然沉痼之疴，获效殊难，善后一切，万万小心自重。

人参　云茯苓　冬白术　当归身　川芎䓖　四制香附　广木香　延胡索　黄郁金　炙甘草　大生地　大白芍

水叠丸。早晚各服三钱。

肾主二阴，胃司九窍。肾水承制诸火，肺金运行诸气，气液不足濡润肝肠，木横中伤，转输失职，血燥肠干，大便不解，痛呕不舒，通夕不寐。生脉散上行肺金治节，下滋肾水之源，清肃令行，肝胃自治。病不拘方，因人而使，运用之妙，存乎一心。公议如是，敬呈钧鉴。

人参　大麦冬　北五味子

昨进生脉散，液得少寐，今仍痛呕。禀赋虽充，然病将三月之久，脾胃必受其困。肝木犹旺，必犯中土，胃气愈逆，饮食不进。转输愈钝，大便愈结。肝为将军之官。怒则克土，郁则化火。火旺痰生，痰凝气阻，幻生实象，非食积壅滞可下也。公议仍以生脉散加以大半夏汤。

人参　大麦冬　北五味子　制半夏　白蜂蜜

昨进生脉散合大半夏汤，痛呕仍未止，饮食仍不进，大便仍不解。总由水不涵木，火烁阴消，两阳合明之气，未能和洽，故上不入，下不出，中脘痛、呕不舒也。此时惟宜壮水清金，两和肝胃。木欲实，金当平之。肝苦急，甘以缓之。水能生木，土能安木。肝和则痛定胃开，胃开则安寐便解。此不治痛而痛止，不通便而便通。仍以生脉散合大半夏法加以三才汤。

人参　大麦冬　北五味子　制半夏　天门冬　大生地　川白蜜

昨进生脉、三才、参、蜜、半夏，大便虽通未畅，痛尚未止。总因肝气横逆。夫肝木赖，肾水以滋荣，究其原委，皆缘平昔肝阳内炽，耗损肾阴，驯致水亏于下，莫能制火，火性炎上，上与诸阳相率为患。王道之法，惟有壮水之主，以镇阳光。水能济火又能涵木，木火平宁，则胃开食进，痛自止矣。再以六味、生脉主之。

大生地　粉丹皮　建泽泻　淮山药　云茯苓　山萸肉　人参　大麦冬　五味子

昨进六味、生脉，大获效机。大便通，大肠之气已顺。痛呕止，阳明之气已和。中阳贵建明，金令宜清肃，仍以六味、生脉专滋金水二脏之源。水能生木，金能平木，俾春生之气，萃于一身，自能勿药有喜。

大熟地　牡丹皮　建泽泻　淮山药　云茯苓　山萸肉　人参　大麦冬　五味子　当归身　淮牛膝　枸杞子

水叠丸。早晚各服三钱，淡盐汤下。

《内经·举痛论》二十余条，多属于寒，惟大便秘结属热。现在大便八日不行，小溲浑赤，渴欲冷饮，心下至少腹胀痛拒按，脉来滑数。痰滞互结，热壅三焦，宜速下之。

生大黄　元明粉　延胡索　川厚朴　枳实　广木香　鸡心槟榔

肝胆气郁不伸，胁肋痛如锥刺。

柴胡根　黄芩　制半夏　川黄连　淡吴萸　油足肉桂　枳壳　片姜黄　炙甘草　生姜　大枣

胁痛本属肝胆气滞，以二经脉络皆循胁肋故也。逍遥散加减主之。

银州柴胡　当归身　大白芍　赤茯苓　川芎䓖　制香附　青橘皮　黑山栀

胁痛有年，屡发不已。寒热攻补，调气养血，遍尝无效。

芦荟　龙胆草　猪胆汁　炒黄连　青黛　牛胆星　牡蛎粉　白芥子　文蛤　小青皮　广木香　桂枝

肝火内郁，胁痛，二便不爽。

川黄连　淡吴萸　白苦参　川楝子　黄芩　元明粉　生大黄　炙甘草　龙胆草　柴胡根

腰为肾府，痛属肾虚。肾与膀胱相为表里，太阳之脉夹脊抵腰，督、带、冲、任要会于此。寒湿乘虚而入，损及奇经，极难调治。

厚杜仲　补骨脂　当归身　川芎　独活　藁本　制附子　胡桃肉

肾虚湿热不化，腰痛屡发不已。

大熟地　粉丹皮　福泽泻　淮山药　山萸肉　赤茯苓　制苍术　薏苡仁

腰痛如折，屡发不瘳。久客鱼盐之地，海滨傍水，湿热乘虚而入。法当补泻兼施。

厚杜仲　破故纸　淮牛膝　川萆薢　五加皮　威灵仙　白菊花　青木香　胡桃肉

妇人杂病

肝　郁

女子肝无不郁，如男子肾无不虚，乙癸同源故也。肝郁善怒，犯中扰胃、克脾。胸脘胀痛，呕吐食减，经来不一，血色不华，默默寡言，忽忽不乐。是皆肝郁不伸之所致也。宜《医话》山鞠穷煎。

雀脑　芎劳　茅山苍术　云南茯苓　四制香附　六和神曲　砂糖炒山楂　炒麦芽　制南星　法制半夏

长流水煎。

抑郁伤肝，土为木克，脾湿生痰，气为痰阻，气痰壅塞于咽嗌之间，提之不升，咽之不下，甚至气闭、肢冷、柔汗，脉伏如痉厥之状。岂尊年所宜，戒之在得。

东洋参　云茯苓　紫苏叶　法制半夏　陈橘皮　川厚朴　苦桔梗　炙甘草　银柴胡　当归身　生姜　大枣

扶疏条达，木之性也。郁则伤肝，肝必传脾，脾湿蕴积，瘾疹屡发。肝病善痛，脾病善胀，此乃素来宿疾也。近复营卫乖分，往来寒热，非疟可比。胸次不舒者，肝气之郁也。饮食少进者，土为木克也。经来不能应月盈亏，其色或淡黄、或灰黑者，脾不化血，肝火灼阴也。逐月渐少者，由少至闭也。舌苔淡黄，中有断纹，唇燥不渴，皆属阴亏。失红一次，火载血上，由是言之，病起于肝，传之于脾，下关于肾，损及奇经八脉，已入虚劳之境。有经闭、喉疼、喘咳之虑。

川芎　当归身　人参　冬白术　大生地　银柴胡　云茯苓　酸枣仁　远志肉　淮山药

乳头属肝，乳房属胃。乳房结核，数载方溃为乳岩，以其形似岩穴故也。未有不因忧思气结、肝郁脾伤所致。夫坤道以肝为先天，故乳大于男子。肝郁不伸，脾土受克。肝主筋，筋挛为结核。脾主肉，肉溃为岩穴。水不济火，舌赤，时或有苔。土为木克，大便非溏即泻。初溃间流鲜血，怒动肝火之征。近流污水清脓，气血双亏之象。火灼金伤，燥甚则痒，痒则咳，咳则振动，乳中掣痛，喉中如烟焰上腾，总属阴亏所致。是证遍考前贤诸论，皆言不治。盖由情志乖离，人心不能如寒灰槁木故也。若能心先身死，则人活病除。虽有此说，未见其人也。勉拟香贝养荣汤加减，尽其心力。

制香附　川贝母　人参　云茯苓　冬白术　炙甘草　大熟地　当归身　川芎　大白芍

乳岩本是危疴，前贤方论皆言不治。惟孙思邈《千金翼方》及《东医宝鉴》有不必治岩，补其阴阳气血，自可带病延年之说。此即昔人解结、解庄以不解解之之意。夫治岩成法，非芳香开郁，即清凉泻火，二者能无耗气伤阴、败胃之虑乎。故有以取乎不解解之之法也。素本阴亏火盛，木郁脾伤，土不生金，清肃不降，一水不胜二火，脏阴营液潜消，是以疾弥甚以留连，药多方而效寡，气血复伤于迟暮之年，抑郁更继以沉疴之际，因循展转益觉多歧。用药大要，甘为迟钝，范我驰驱。仍以养荣汤加减，尽其人力，以俟天命。

大熟地　人参　冬白术　云茯苓　当归身　大白芍　女贞子　旱莲草　肥玉竹　济水阿胶

长流水，桑柴火熬膏，入胶熔化。早晚服三钱。

左乳之上，缺盆之下，赤肿高耸如岩，溃处血流甚涌，瘀条如箭。素昔忧思郁结，脏阴营液俱亏，水不济火，又不涵木，木复生火，二火迫血妄行，从阳明胃脉直贯乳房涌出。水之逆流从乎气，血之倒行由于火，治火又非苦寒所宜。盖苦寒无生气而败胃故也。脉来软数而空，证势危如朝露，必得血止方能引延时日，否则汗喘、神昏、痉厥诸危证所由至也。爰以血肉有情，静养真阴，引益肾水，以济二火，冀有转机。

灵犀角　玄武板　生牡蛎　大生地　野三七　济水阿胶　当归身　大白芍　廉州珍珠粉

血肉有情，壮水养阴，共服一百余剂，岩势未见效机。考古证今，皆为不治。与其坐以待毙，何如一决以出再生之路。幻想乳中结核，犹男子之睾丸，溃流脓血即囊痈之属。际此药力，养精蓄锐，日久正可一战，以奏其功。死而后生，亡而后存，古法有诸。

龙胆草　黄芩　黑山栀　木通　建泽泻　车前子　当归身　柴胡根　炙甘草　大生地　川黄连　生大黄

连进龙胆泻肝加味，大获效机。高耸之岩渐颓，深潜之穴渐满，眠食俱安，二便通调，六脉和缓，五善悉具，七恶全无。安不忘危，凝神静养。

大熟地　人参　绵州黄芪　当归身　冬白术　川郁金　炙甘草　酸枣仁　广木香　生姜　大枣　龙眼肉

木郁化风，土湿生痰，风振痰升，气机壅塞，卒然倾跌，非痫症也。经来色淡，乌能应月盈亏。脉象虚弦，证由情志中起，切戒烦劳动怒，最宜恬淡无为。王道功迟，徐徐调治。

东洋参　云茯苓　冬白术　炙甘草　当归身　大白芍　制陈　半夏　陈橘皮　羚羊角

为末，生姜、大枣煎汤，和淡竹沥叠丸。早晚服三钱。

忧思郁结，肝木受戕，木乘土位，健运失常，津液凝结成痰，痰随气行，变幻不一。流注四肢及人迎之穴则瘾疢、项胀，上扰巅顶及心包则头摇痉厥。经来色紫，眠不竟夕，木叩金鸣，带下如注，脉来弦数无神。法当崇土安木。

人参　云茯苓　冬白术　炙甘草　制陈半夏　陈橘皮　当归身　大白芍　羚羊片　百部　姜汁　淡竹沥

肝郁幻生乳岩，考之于古，验之于今，耳之所闻，目之所见，均皆不治。气血羸弱，不待决裂而终。气血充盈，相持日久，则有洞胸之惨。潜思乳岩，必因脏腑乖戾之气所生。譬如草木花实之异，亦由根干之气所化。人在气交之中，何所不有。不幸而有斯疾，独恨《经》无明文。即万变总由一气所化，能化其气，异疾可消，正不胜邪，终期于尽。爰以异类有情之品，化其脏腑生岩异气，或可图功。然亦无中生有之法，所谓人力尽而归天命。拟《医话》异类有情丹主之。

大廉珠　西牛黄　大块丹砂　灵犀角　真狗宝　透明琥珀　真象牙　生玳瑁

等分，水飞至无声。每服一钱，用人参八分，煎浓汁一茶杯调下。

脉来弦数无力，症本脏阴营液有亏。素昔木失条舒，土为木克，化源不健，运纳失常，以故饮食迟于运化，经来不能应月盈亏。脾虚则四肢浮肿，肝郁则气机不利。有二阳之病发心脾之虑。土能安木，肝病治脾。爰以归脾、六君加减，折其郁气，先取化源。

东洋参　云茯苓　冬白术　炙甘草　当归身　熟枣仁　远志肉　陈橘皮　制陈半夏　煨木香　四制香附

服折其郁气，先取化源等剂，数十日来，诸症小愈。值天令溽暑，炎蒸湿郁，伤气伤阴，加以辛苦、忧劳，二气潜消，风暑乘虚而入，赖人功药力有以预防，幸未猖獗。现在暑氛虽解，阴液受戕未复，形神未振，夜寐不沉，饮食少思，经来不一，经前作痛，乳房作胀，乃肝不条达，郁结不伸。损及奇经则不孕；宗气上撼为怔忡；宗气不足，溲便为之变。至于或为之症，如浮云之过太虚耳。治当求本。

大熟地　淮山药　东洋参　当归身　山萸肉　云茯苓　远志肉　於潜野白术　酸枣仁　绵州黄芪　炙甘草　济水阿胶

木失条舒，必乘中土，脾胃受伤，营卫失度。胃者，卫之源。脾乃营之本。胃虚则卫气不能卫护于外，脾虚则营血不能营守于中。卫失外护则寒，营不中守则热。非外感可比。清阳不升则头眩，浊阴不降则脘痛。更兼带下伤精，水不济火，手足掉摇。战栗动摇，火之象也。脉来细数无神。有损怯、风痱之虑。宜先静补真阴为主。

大生地　淮山药　炙甘草　东洋参　当归身　福泽泻　女贞子　旱莲草

为末，水叠丸。早晚服三钱。

怒郁伤肝，木乘土位。肝为血海，脾为血源。血凝气滞，痛在经前。痛则不通，先与通剂。

当归身　大白芍　制香附　生木香　陈橘皮　台乌药　蛀青皮　云茯苓　五灵脂　没药　延胡索　草豆蔻　真蒲黄　荔枝核

忧思怒郁，最损肝脾。木性条达，不扬则抑。土德敦厚，不运则壅。二气无能流贯诸经，营卫循环道阻。肝乃肾之子，子病则盗母气以自养，致令水亏于下。水不济火，灼阴耗血，筋失荣养。瘰疬结于项侧之右，脉来细数无神，溃久脓清不敛。法当壮水生木，益气养荣。仍须恬淡无为，以舒神志，方克有济。

大生地　东洋参　当归身　抚芎　制香附　象贝母　冬白术　甜桔梗　嫩黄芪　玄参　海藻　海带

长流水叠丸。早晚各服三钱。

抑郁伤肝，土为木克，健运失常，升降道阻。呕吐食少，泄泻频频，中脘胀痛不舒，舌赤无苔、近紫，胸喉气哽，面目浮虚，脉来弦数少神，不至三阳内结为顺。爰以归脾、六君加减，一助坤顺，一法乾健。

大生地　绵州黄芪　酸枣仁　东洋参　云茯苓　冬白术　炙甘草　当归身　陈橘皮　制陈半夏　煨木香　远志肉

归脾、六君加减，共服二十四剂，饮食渐进，便泻较减，六脉亦缓，中枢颇有旋转之机。肝气仍然胀痛，舌色仍然紫赤，面目仍然浮肿。证本木郁脾伤，阴阳并损，驯致肾中水火俱亏。水不涵木，火不生土，又值春木司权，中土益困，脾胃重伤。是以上为呕吐、食少，下为便泻频仍。忽焉昏厥无知，肝风发痉之象。论其主治诸法：益火生土，则桂无佳品，附子非真，乃乌喙，服之不应；补阴和肝，与脾胃饮食不利；香燥开胃则伤气；通调水道，分利清浊则伤阴。然则不从标本，从乎中治可也。至哉坤元，万物资生，诸虚百损，皆赖脾胃为之斡旋。所谓有胃气则生，无胃气则败。但得饮食渐进，便泻渐止，方有生机。治脾胃诸方，惟归脾汤最得中正和平之气，脾土得健，则肝木自安，饮食自进，便泻自止。其余诸症自可徐徐调治。若便泻不止，饮食不进，虽扁鹊、仓公复起，乌能措其手足。

人参　云茯苓　冬白术　炙甘草　绵州黄芪　熟枣仁　远志肉　煨木香　龙眼肉　老生姜　大黑枣　净黄土

病原已载前方，兹不复赘。第治肝大法有二：壮水以生木；崇土以安木是也。譬植林木，先培其土，后灌其水，则根干敷荣，故前哲见肝之病，当先实脾，又宜补肾。盖土薄则木摇，水涸则木枯。木离土则不能独生，土无木则块然无用。木土虽有相克之机，亦有相生之意，固在调剂之何如耳。服归脾五十日以来，便泻已止，浮肿已消，饮食较进，胀痛亦减，六脉亦起，都是崇土之功。宜间进壮水之剂，水能生木，土能安木，水土调平，云蒸雨化，则木欣欣以向荣。此不治肝而肝自治。再以六味、六君令其水土平均，无令太过不及而已。

大熟地　淮山药　山萸肉　云茯苓　粉丹皮　福泽泻　人参　冬白术　炙甘草　法制陈半夏　广橘皮

水叠丸。早晚各服三钱。

郁则伤肝，怒则气上。土为木克，饮聚痰生，痰阻气机，胸喉气噎，状如梅核，饮食少思，脉来弦数。有三阳内结之虑。当以调畅气机为主。

藿香梗　生木香　四制香附　麸炒枳实　云茯苓　於潜白术　法制半夏　陈橘皮　川厚朴　老苏梗　生姜

形盛脉细，肝郁脾伤。阴虚无以潜阳，土弱不能安木。肝气犯中扰胃，呕吐不安。水弱不能济火，心烦内热。阴不敛阳则不寐，水中伏火则耳鸣，带脉不固则带下，肾虚则腰痛，血不荣筋则身痛。腹中汩汩有声者，痰也。神志有时不爽者，痰扰心包也。治病必求其本，滋苗必灌其根。肝犹干也，培土灌水则根干敷荣。痰犹乱世之盗贼，即治世之良民，无非精血、津液、脂膏之所化也。法当安抚。爰以脾肾双培为主。

大熟地　粉丹皮　建泽泻　淮山药　云茯苓　东洋参　冬白术　炙甘草　陈橘皮　熟枣仁　远志肉　当归身　四制香附　制陈半夏

为末，水叠丸。早晚各服三钱。

经以肝为将军之官。怒则克土，郁则化火。火旺阴消，脾伤食减，诸病由生。现在心下隐痛，腹中膜胀，经来不一，脉来弦数。显是肝郁脾伤，土为木克。肝病善痛，脾病善胀，损及奇经八脉，有二阳之病发心脾，传为风消、息贲之虑。暂与《医话》扶疏饮，观其进退。

当归身　大白芍　四制香附　川芎　银柴胡　天台乌药　陈橘皮　黄郁金　佩兰叶

肝病固宜治脾。脾之与胃，以膜相连，亦当治胃。肾气通于胃，又当治肾。水土平调，则木欣欣以向荣，又何肝郁之有。

大熟地 粉丹皮 建泽泻 淮山药 山萸肉 云茯苓 西洋参 冬白术 炙甘草 当归身 酸枣仁 远志肉 广木香 龙眼肉

经言：木郁达之。诸病弥留则郁，木郁则蠹。善呕蛔虫、善吐、善痛、善胀、善噫，皆肝郁使然也。宜条达之剂，戒之在怒。

银柴胡 当归身 川芎 制苍术 制香附 黄郁金 佩兰叶 广木香 使君子 制半夏 陈橘皮 生姜

经不调

天癸二七而至，七七而止，此其常也。先期为热，后期为寒，或先或后，从乎中治。

大生地 当归身 大白芍 藘茹茜草乃藘茹，鸡血藤膏可代 川芎䓖 人参 冬白术 云茯苓 炙甘草 乌贼鱼骨 鲍鱼肉 麻雀卵

经血乃至阴之精，上应于月，月以三十日而一盈。经血三旬而一至，应月满则亏，亏极则病。先期为热，治当补阴。

大熟地 当归身 女贞子 乌鲗骨 玄武板 熟枣仁 白茯神 大丹参 旱莲草 济水阿胶

诸血藏受于肝，肝脉络于少腹，木不条达，气滞血凝。经闭，少腹常疼。暂以调畅气机为主。

四制香附 生木香 蛀青皮 黄郁金 佩兰叶 当归身 大白芍 陈橘皮 抚糖炒山楂肉

经以女子二七而经通，七七而经断，此其常也。反此者病。年逾五十，经不犹行，一月双至，其来甚涌，鲜瘀不一，腹胀心嘈，巅痛时作时止，四肢或冷或热，或痛。显系血不归经，无以敷荣四末，上潮巅顶。素昔思虑烦劳过度，常有手足麻痹、懊侬、气胀、气噎、气疼、气厥诸症，互相隐见，于兹三十余载。脉来弦数无神。法当培补化源，引血归经为主。

大生地 醋炒黄芩 三七 海螵蛸 当归身 大白芍 绿升麻 川续断 云茯苓 东洋参 冬白术

年当四九，经水犹来。肝不潜藏，脾失统摄。素昔经前作痛，肝木久失条舒，木必克土，健运失常，饮食减少，口中无味。脾为生痰之源，痰饮留于心下，心中懊侬。脾不化血，血不荣筋，遍身疼痛。便溏、浮肿者，脾虚湿热不化也。夜间痰多者，水泛为痰也。酸水上泛，曲直作酸，非停寒可比。形丰脉软，外强中干。良由少壮抑郁忧思过当，所以致病如前。今精力始衰，病从虚见，非一朝一夕之故。其所由来者，渐矣。有类中、风痱之虑。

大熟地　当归身　川黄连　柏子仁　海螵蛸　熟枣仁　抱木茯神　人参　远志肉　炙甘草　制陈半夏　於潜野白术

左脉弦出寸口，志意隐曲不伸，郁损心脾，脾伤不能为胃行其津液而化精微，精血日以益衰，脉络为之枯涩。经闭半载有余，腹中虚胀作痛，容色憔悴，饮食减少。《经》言：二阳之病发心脾，有不得隐曲，女子不月。其传为风消、息贲者危。

东洋参　白茯神　当归身　大远志　酸枣仁　冬白术　煨木香　炙甘草　陈阿胶　佩兰叶　柏子仁

经候愆期，胸腹相引而痛，痛时手足逆冷，食生冷寒凉即发。腹中雷鸣，脉卫沉细，显是命火中阳不足以煦和五内，敷荣四末。由产后气血双亏，虚寒为祟。治宜益火之源，以消阴翳。

大熟地　粉丹皮　福泽泻　淮山药　山萸肉　云茯苓　制附子　油肉桂　当归身　人参　川芎　炮姜

经闭五载有余，饮食起居如故，无骨蒸、痰嗽等证，非血枯可比。十指肿胀色紫，不时鼻衄，经血倒行可知。营气不从，逆于肉理，遍体疮疡。脉来滑数而长，有痈疽肿满之虑。拟子和玉烛散行之，冀其经通为吉。病势深远，药性慓悍，多酌高明，再服可也。

大生地　当归身　赤芍药　川芎　生大黄　元明粉　炙甘草

经以女子七七则天癸竭，地道不通。盖人年至半百而衰，则生发之气少，而和平之血当蕴于五内，荣养百骸，所以奉生而周于性命。年甫四九，经水犹来，一月数次，真阴不固，冲任受亏，血为热迫，失其宁谧。目得血而能视，血少，故目视不明。血不华色，形容憔悴。水不济火，潮热往来。脉为血府，血实脉实，血虚脉虚，脉来虚数而空。法当静补真阴为主，加以介属潜阳之意，冀其气血各守其乡，诸恙自然平复。

大生地　大熟地　人参　大麦冬　大沙参　天门冬　生甘草　酸枣仁　玄武板　鳖甲　当归身　大白芍　左牡蛎　女贞子　旱莲草

奇经下损，冲任无权，经水非时而下。

大生地　东洋参　云茯苓　冬白术　嫩黄芪　当归身　酸枣仁　炙甘草　五倍子　绿升麻　龙眼肉

曾经疟后失于调摄，驯致经水不以时下，色黑，腰背相引胀痛，偏于左侧，每交秋令，舌苔中黑而润，舌尖赤而疼，痰嗽不舒，晡热作渴，胸胁且胀且疼，脉象且弦且数，逢阴雨较爽。显系阴亏水不济火，木失敷荣，木乘土位，土不生金。木击金鸣为咳，肾水上泛为痰。肝病善痛，脾病善胀。暑氛不靖，则经秋舌苔黧黑。治当求本。

大生地　粉丹皮　福泽泻　当归身　川芎　杜仲　西洋参　大麦冬　五味子　云茯苓　白芍药

经水先期，经前胀痛，食少作呕，夜热心烦，巅眩，带下，便泻，脉软。阴亏水不涵木，土为木克，损及奇经。心为生血之源，脾为统血之脏，胃为水谷之海，大肠为传导之官。心火暴甚则烦，脾失健运则胀，胃虚则呕，肠虚则泻，上虚则眩，气血源流不畅则痛，带脉失其约束则带下，冲任无权则经来不能应月盈亏。经所谓二阳之病发心脾是矣。有风消、息贲之虑。

大熟地　白茯神　当归身　人参　冬白术　云茯苓　绵州黄芪　炙甘草　广木香　酸枣仁　四制香附　龙眼肉

年甫十五，经尚未通，曾患伤食、恶食之病。去秋落发重生。饮食素少，性情多怒，脉来弦细。脾虚延伤八脉，有二阳之病发心脾之虑。

大生地　柏子仁　当归身　人参　佩兰叶　大丹参　雀脑　芎䓖　大白芍　女贞子　冬白术　济水阿胶

年逾五十，经行不断。奇经八脉本亏，素有巅疼、腰痛、身热宿疾。自前次经来涌后，其热益甚，今乃更剧，竟夜不退。显系阴亏水不制火，饮食减少，虚火不能消谷可知。脾闭，则舌苔非积食可比。至于耳啸心烦，唇燥颊赤，虚里穴动，寤寐不安，梦境迷离，头目眩晕，无非阴不敛阳，不水济火所致。六脉软数兼弦，静补三阴为主。

大生地　玄武板　大丹参　五味子　炙鳖甲　大麦冬　地骨皮　酸枣仁　青蒿梗　济水阿胶　龙眼肉

月以三十日而一圆。经血三旬而一至，象月满则亏，此其常也。反此者病。经不及期，十余日一至，经前作痛，内热食减，形神不振，脉细如丝，按之无力。气血双亏，冲任并损，由郁怒烦劳所致。有虚劳之虑。拟八珍加减主之。

大生地　人参　冬白术　炙甘草　川芎　当归身　大白芍　佩兰叶　煨木香　熟枣仁　远志肉　济水阿胶

年甫稔六，经尚未通，饮食不甘，形神不振。二天不足，脾肾双亏。肾不藏精，脾不化血，驯致奇经下损，冲任无权。冲为血海，任主胞胎。源头不畅，生气不来，以故不孕。非暗经可比。脉来弦数无神。不可忧劳动怒。治此大法，脾肾双培，二天兼补。

大生地　人参　冬白术　炙甘草　当归身　大白芍　川芎　淮牛膝　柏子仁　淮山药　山萸肉　云茯苓

经以二阳之病发心脾，有不得隐曲，女子不月。经闭年余，饮食日减，化源不足以荣养心脾，驯致形容枯槁，如风干之物。喘鸣肩息似奔走之人，犯经旨风消、息贲之忌。虽扁、仓复起，难以挽回。姑拟一方，以慰远涉就医之望。

何首乌　陈阿胶　紫河车　大熟地　人参　冬白术　当归身　艾叶　鸡血藤膏

经不及期，一月双至，阴亏血热可知。壮水潜阳为主。

大生地　牡丹皮　大白芍　犀角尖　海螵蛸　玄武板　九肋鳖甲　左顾牡蛎

经过期色淡，血虚可据。宜归脾合四物汤。

东洋参　云茯苓　冬白术　炙甘草　绵黄芪　当归身　酸枣仁　远志肉　广木香　大熟地　川芎䓖　大白芍

经血乃水谷之精气和调五脏，洒陈六腑，生于心，藏于肝，统于脾，布于肺，泄于肾，灌溉一身，荣养八脉，上为乳汁，下为月水。上应于月，月以三十日而一盈，经水三旬而一至，应月满则亏，亏极则病。症本阴亏血少，无以荣胎。三经半产，血少不能应月盈亏，经来不一，经前作痛。血不养心则怔忡，血不化赤则白带。血不濡润阳明则乳房隐痛，大便燥结。血热则盗汗。总是阴亏血少，损及奇经。任行一身之阴，督行一身之阳。任督犹天之子午，子午不交，以故不孕。脉来细弱无神，治病必求其本。无阳则阴无以生，无阴则阳无以化。法当从阴引阳，从阳引阴，阴平阳秘，精神乃治。

大熟地　人参　玄武胶　女贞子　旱莲草　鹿角胶　当归身　白芍药　冬白术　云茯苓　海螵蛸　鸡血藤膏

经前作痛为气滞，经后作痛乃血虚。带脉不固，带下或少或多。肝不条达，胸腹时宽时胀，食少运迟，脉来弦数。由抑郁伤肝，烦劳伤心，思虑伤脾所致。调畅心脾为主。

东洋参　云茯苓　冬白术　炙甘草　陈橘皮　当归身　熟枣仁　远志肉　煨木香　大白芍　益母花　四制香附

经闭五十日而行，甚涌，少腹右角反疼，上攻于乳，舌苔中黄，六脉弦数。显系肝气郁结不伸，奇经八脉源头不畅。经以任脉为病，男子内结七疝，女子带下瘕聚。盖血瘕气聚，乃妇人女子之疝。疝亦肝经所主。治宜调血中之气，和气中之血。

全当归　川芎　四制香附　生木香　延胡索　川楝子　大白芍　小青皮　抚糖炒山楂

经闭三月，血结成癥，下离天枢寸许，正当冲脉上冲之道，是以跳跃如梭，攻痛如咬，自按有头足，凝生血鳖。肝乘脾位食减，木击金鸣为咳。中虚营卫不和，寒热往来如疟，从日晡至寅初，汗出而退。脾伤血不化，赤白带淋漓。脉象空弦，虚劳渐著。第情志郁结之病，必得心境开舒，方能有效。

大生地　当归身　小川芎　大白芍　五灵脂　生蒲黄　淮牛膝　茜草根

昨暮进药，三更腹痛，四更经行，淡红而少，五更紫色而多，小腹胀坠而痛，停瘀未尽。依方进步。

大生地　当归身　小川芎　大白芍　五灵脂　生蒲黄　淮牛膝　茜草根　蛀青皮　延胡索

经通，瘀紫之血迤逦而行，诸症俱解。小腹犹疼，瘀尚未尽，癥势稍减，跳动如初。盖所下之血，乃子宫停瘀癥结，盘踞肠胃之外，膜原之间，无能骤下。癥本不动，跳动者，正当冲脉上冲之道故也。幸借冲脉上升之气，可以逐渐消磨。若癥踞脉络幽潜之处，则终身之累矣。交加散主之。

大生地　老生姜

等分，捣汁互炒为末。茶调服三钱。

素本经前作痛，今次经来甚涌，痛乃不休，延经二十余日。痛在经前为实，痛在经后为虚。始焉气郁不宣，近乃血虚失养，右肋左腿俱疼，肺降肝升失度。脉来软数而空。益气养荣为主。

东洋参　云茯苓　冬白术　炙甘草　当归身　酸枣仁　大熟地　煨木香　小川芎　大远志　四制香附

年甫稔三，病延九载，经候不调，尚未妊子。喉干不渴，腹中沉坠，脉来软数。肝脾肾气血交伤，气郁无以煦和，血燥不能濡润。沉痼之疴，殊难奏效。益母八珍合胶艾，徐徐培养。

益母花　大熟地　当归身　川芎　大白芍　东洋参　云茯苓　冬白术　炙甘草　陈阿胶　真艾叶

为末，水叠丸。早晚各服三钱。

经以齿乃骨之所终。手足阳明之脉上循于齿。地癸主于冲脉，冲为血海，并足阳明经而行。阴虚无以配阳，水弱不能济火。经事先期，不时齿痛。当从阳明有余，少阴①不足论治。

大生地　粉丹皮　福泽泻　白知母　当归身　鲜石斛　大麦冬　黑山栀

气不卫外则寒，血失中营则热，经无约束则愆期。二气素虚，奇经亦损。督行一身之阳，任行一身之阴，冲脉从中直上，任督扰天之子午，子午不交，乌能受孕。

大熟地　人参　黄鱼鳔　山萸肉　五味子　淮山药　大麦冬　当归身　左牡蛎

经来作痛名痛经。乃任脉之病，即妇女之疝。不能受孕。

川楝子　小茴香　制香附　当归身　川芎䓖　上肉桂　延胡索　乳香　乌药　广木香

居经行，四季可服八珍汤。

大熟地　当归身　川芎䓖　东洋参　云茯苓　大白芍　冬白术　炙甘草

经前作痛为气滞，经后作痛为血虚。经来前后俱痛，乃血中之气滞，气中之血虚。宜调血中之气，和气中之血。

制香附　当归身　川芎䓖　延胡索　丹参　佩兰叶　海螵蛸　鲍鱼汁

年逾五十，经行甚涌，眠不竟夕，食不甘味，自②汗头眩，脉来濡弱。七情不适，肝郁脾伤，慎防汗脱。拟进《医话》五参汤。

人参　丹参　元参　南北沙参　东西洋参

素昔经前作痛，肝木久失条舒，木必克土，健运失常，饮食减少。脾为生痰之源，痰饮留中，心下懊侬。脾不化血，血不荣筋则痛。便溏浮肿，湿甚脾虚，酸水上泛，曲直作酸，非停寒可比。年过五十，经来不断，奇经八脉亦损。良由少壮抑郁，忧劳过当，所以致病于前，精力就衰，病从虚见，岂旦夕之故，所从来远矣。有类中、风痱之虑。宜乎恬淡无为，返观内守。

大熟地　人参　云茯苓　冬白术　炙甘草　当归身　海螵蛸　鲍鱼汁

---

① 阴：原作“阳”，据文义改。
② 自：原作“目”，据石竹山房石印本改。

经水愆期，胸腹相引而痛，痛时手足逆冷，食生冷、寒凉即发。显是命火中阳不足，治宜益火之源。

大熟地　淮山药　山萸肉　当归身　制附子　油肉桂　炮姜炭　炙甘草

崩　漏

经以阴虚阳搏谓之崩。血热则横流，气火不两立，壮火食气。气虚不能帅血归经，致有妄行之患。

大熟地　人参　乌鲗骨　当归身　玄武板　左牡蛎　冬白术　陈阿胶　灵犀角　大白芍

崩证有五。有心、肝、脾、肺、肾之分，青、黄、赤、白、黑之异，金、木、水、火、土之属，阴阳、寒热、虚实之别，外因、内因、不内外之因。宿患带下如涌泉，色白属金，主肺，乃白崩，非带下也。脉来迟缓，寒也，阴也。腰痛可按，虚也。五志不洽，内因也。肺司百脉之气，气不帅血，血不化赤，白崩甚于赤崩。乃大虚之证，有汗喘之虑。当以固气摄血为主，崇土生金辅之，更益以升清之品。《内经》所谓陷者举之是矣。《医话》宝元煎加减主之。

人参　冬白术　绵州黄芪　乌鲗骨　藘茹　椿根白皮　炙甘草　绿升麻　当归身

脾为统血之经，肝为藏血之脏。血随气行，气赖血辅。肝虚不能藏血，脾虚不能统血，以故崩淋屡发。脉来软数无神。治宜崇土培木，冀其中州气健，方能嘘血归经。

人参　云茯苓　冬白术　炙甘草　当归身　煨木香　嫩黄芪　酸枣仁　大远志　绿升麻　五倍子

妇人崩症，与男子溲血一体。经以悲哀动中发为心崩。数崩[1]血，当先治心。

犀角片　大生地　粉丹皮　大白芍　乌贼骨　藘茹　藕汁　童便

昨进犀角地黄汤合乌贼骨鱼丸，崩势减半，依方进步可也。

犀角片　大生地　大白芍　乌鲗骨　藘茹　大丹参　熟枣仁　当归身　五倍子　藕汁　童便

经行不止，阴血常亏，阴亏阳搏成崩。崩久成漏。然诸血皆统于脾，当以治脾为主。拟归脾加减主之，冀其新生之血统属于脾，方无妄行之患，否则有停瘀变成中满之虑。

大熟地　人参　冬白术　炙甘草　当归身　酸枣仁　远志肉　煨木香　大白芍　大

① 崩：原作“溲”，据本案复诊改。

丹参　海螵蛸　五倍子

经以阴虚阳搏谓之崩。阴络伤则血内溢。经血乃水谷之精气，和调于五脏，洒陈于六腑，源源而来，生化于心，统摄于脾，藏受于肝，宣布于肺，施泄于肾，灌溉一身，所在皆是。上为乳汁，下为月水。上以应月，月以三旬而一盈，经以三旬而一至。应月满则亏，亏极则病。阴亏无以配阳，阳盛则搏阴络，络伤则血妄行，血去则气随以散，气散则不能摄血，必至气血散亡而后已。现在年逾四十，素患崩淋，数载以来，屡发不已，至今益甚。其色或紫或鲜，腹无胀满，非停瘀可比。血去后必继之呕吐，中虚可知。甚至心烦虑乱，不知所从，动作云为异乎平昔。人年四十，阴气自半矣。当阴气减半之年，值屡崩亡血之后，阴液愈亏。木失滋荣，必乘土位，胃虚不能容受水谷，脾虚不能运化精微，故呕。肾阴虚无以配阳，包络之火入心为笑。脉来软数而空，有喘汗痉厥之虑。

大熟地　淮山药　山萸肉　人参　野三七　五倍子　北五味　大麦冬　嫩黄芪　煅牡蛎　桑螵蛸　冬白术　五色龙骨

赤白带

带下赤白，气血俱伤。肥人多痰，瘦人多火。昔肥今瘦，痰火互扰，由带脉出于精道，极难奏效。

赤石脂　禹余粮　海石粉　制半夏　制南星　炒黄柏　制苍术　椿根皮　赤白葵花　川黄连　赤芍药

河间、丹溪谓带下犹诸痢也。以赤白脓血相同，亦内痈之属，解作交肠之理，凿矣。新病宜攻，久则宜补、宜固。带下腥臭，少腹痛，经迟，食少，形盛脉细，延今三载之久，托补何凝。

大熟地　人参　冬白术　淮山药　山萸肉　云茯苓　当归身　海螵蛸　鸡血藤膏　凌霄花

经闭血瘀，化为带下。

赤芍药　当归身　茜草根　红花　大生地　川芎䓖　五灵脂　生黄芪　桃仁　炮姜炭

《金匮要略》谓妇人经断下痢，晡热，腹满，少腹里急，掌心烦热，唇口干燥，属带下。故河间、丹溪俱以痢带同法。今诸恙相符，当以《金匮》法参入河间意。

当归身　大白芍　人参　陈阿胶　炙甘草　油肉桂　制半夏　广木香　制大黄　鸡心槟榔　川黄连　艾叶

经以脾传之肾，少腹冤热而痛，出白。其带下之理，犹诸痢也。

赤芍药　制苍术　白扁豆　赤茯苓　冬瓜子　猪苓　夏枯草　椿根白皮

经以任脉为病，女子带下瘕聚。客秋溲血后，带见五色，溲痛如淋，夜寐不安，饮食少进，往来寒热。心移热于小肠，损及奇经八脉，湿热、肝火内扰所致也。

大生地　赤茯苓　白通草　粉丹皮　当归身　生甘草梢　福泽泻　萹蓄　瞿麦　龙胆草　川黄柏

服煎四剂，带下白减赤多，寒热已轻，溲痛已缓，夜卧渐安，饮食亦进。原方去黄柏，加银柴胡。

原方加减又服四剂，寒热已解，溲痛亦除，饮食畅进，赤带仍多，原方加椿根白皮。

原方加椿根白皮又服四剂，赤带亦除，诸症悉退。但二气久伤未复，当以阴阳两补，脾肾双培，以善其后。

大熟地　淮山药　山萸肉　粉丹皮　福泽泻　赤茯苓　人参　冬白术　炙甘草　绵黄芪　当归身　酸枣仁　远志肉　广木香

生姜、大枣、龙眼肉煎水叠丸。早晚各服三钱。

带兼赤白，下如漏卮，舌有红槽，大便结燥，少腹左角作痛，遍体关节亦疼。咳嗽振动，呼吸往来，具觉牵引痛处。此皆血液、脂膏耗损，不能荣养一身，隧道滞涩，脉络乖分，二气不足以流贯连络交经之处。宜于温补法中，寓以收涩之意。

大熟地　人参　陈阿胶　赤石脂　禹余粮　厚杜仲　海螵蛸　鲍鱼肉　金樱子　芡实　艾叶

温补法中寓收涩之意，取通以济塞，服后带下竟减，痛楚渐舒。舌上红槽未退，乃真阴亏损之据。药获效机，依方进步可也。

大熟地　人参　赤石脂　禹余粮　海螵蛸　鲍鱼肉　三七　白敛　蒲黄　陈阿胶　艾叶　赤白鸡冠花

连进温补收涩之方，带下十减八九，少腹关节酸疼俱缓。症本血液、脂膏耗损，奇经八脉俱伤，岂铢两之丸散所能窥其繁牖。再以一通一塞、大封大固之品，共煎浓汁，如膏如饴，下咽之后，入胃舒脾，上归于肺，下注州都，若雨露之溉，濡枯泽槁，则晬然之气充满一身，自能勿药有喜。

大熟地　人参　陈阿胶　何首乌　当归身　川芎䓖　黄鱼鳔　绵黄芪　椿根白皮　石菖蒲　牡蛎粉　龙眼肉

桑柴火熬膏。

带下即崩漏之类，固属带脉失其约束，然任脉为病，带下瘕聚，则任脉不胜其任，亦能带下。总是阴亏肝郁，脾伤损及奇经八脉。《内经》有八脉之论，无治八脉之方，前贤未有成法，《本草》又无专入奇经之品，此奇经八脉中病，所以调治不易也。然湿热盘踞，亦能下带，故河间、丹溪言痢带同法，从湿热论治，亦不入奇经。思入八脉之方，惟《内经》乌鲗骨鱼丸可入冲脉。丸中有藘茹，今人不识，谬言即茜草根，然茜草根名藘茹。或以鸡血藤膏代之近是。

乌鲗鱼骨　鸡血藤膏　大生地　玄武板　九肋鳖甲　灵犀角　川黄柏　制苍术　川黄连　广木香　雀卵　鲍鱼肉

五进《内经》七法加味，病势退而复进，药浅病深。经以冲脉起于肾下，出下气街，并足阳明之经夹脐上行，至胸中而散，为十二经脉之海。自觉胸中一嘈，带即下溜，显是冲脉之血散而为带。且带下、瘕聚、淋漏赤白互见，任脉亦损。非调八脉，乌能奏效。仍以《内经》七法加味主之。

乌鲗鱼骨　鸡血藤膏　灵犀角　大生地　大白芍　粉丹皮　五色龙骨　玄武板　生牡蛎　当归身　线鱼鳔　麻雀卵　鲍鱼肉

《内经》七法加味又服五剂，带下未见退机，良由八脉满溢。八脉者，冲脉从中直上，任脉行于身前，督脉行于身后，带脉环周一身如束带。然阴跻、阳跻，阴阳相交；阴维、阳维，阴阳相维。有病则见，无病则隐。故自《内经》以下至于今，皆无一定成法，惟在见病详情，察其所以，可入奇经，且有意会于心，口不能言之处，神明变化，则又存乎其人。此所以调治不易也。

乌鲗鱼骨　鸡血藤膏　紫河车　灵犀角　大生地　五倍子　玄武板　九肋鳖甲　桑螵蛸　鹿角霜　线鱼镖　鲍鱼肉　制陈半夏　雀卵　黄小米

前方加减又服五剂，带下稍退。带出经道，即天癸之变，属于奇经，有病则见，无病则隐，如天雨下降，沟渠满溢，雨后则平。又似济水伏行地下，时或上泛，或见或隐，或上或下，故难以专方主治。惟乌鲗骨鱼丸能入冲脉血分，半夏秫米汤能入跻脉气分。思河间、丹溪有痢带同法之语，仍以《内经》七法为主，参入治痢之品，观其进退。

乌鲗鱼骨　鸡血藤膏　灵犀角　紫河车　线鱼鳔　五倍子　桑螵蛸　赤芍药　当归身　川黄连　鸦胆子　赤石脂　人参　椿根白皮　麻雀卵　鲍鱼肉

深思治痢之品，以副《内经》七法，又服五剂，未见退机，总是药力难入奇经故也。经以任脉为病，内结七疝，女子带下瘕聚。然则七疝、瘕聚诸方，亦可通用。任脉不胜其任，延伤带脉而下，犹男子败精为浊之理。赤带甚于白带，化不及白也。诊脉日见其起，论症由于肝郁在数十年前，其势已深，故难速效。仍以《内经》七法为主，参入七疝、瘕聚诸方之意。

乌鲗鱼骨　鸡血藤膏　桑螵蛸　五倍子　线鱼鳔　赤石脂　川楝子　小茴香　当归身　白芍药　云茯苓　福泽泻　冬白术　麻雀卵　鲍鱼肉

《内经》七法为主，参入疝瘕诸方，又服五剂，未见进退。乃因巳月乾卦纯阳，又值明日立夏，带浊又是阴亏，八脉中病自古又无专主之方。然八脉在中，亦赖先后二天脾肾之气以荣养，能使脾肾气充，水土调平，亦可潜入奇经八脉。仍以《内经》七法为主，加以脾肾双培之品。

乌鲗鱼骨　鸡血藤　大生地　淮山药　山萸肉　人参　云茯苓　冬白术　炙甘草　当归身　酸枣仁　麻雀卵　线鱼鳔　鲍鱼肉

双补脾肾，以副《内经》七法，共服十剂，赤带暂止，冲脉扃固，有机。白带犹存，任脉湿热化之不尽。腹中雷鸣，龙雷之火与肝木化风，风雷搏击有声，幻作阴吹之症。按脉六部，浮、中、沉三取虽和，时有弦数之象，风雷鼓动可知。现值纯阳之月，天地之阴亏极，况于人乎。阴亏无以潜阳，水弱伺能济火，火烁金伤，不能平木，木复生火，阴分重亏。再以大补真阴，以副七法。

乌鲗鱼骨　鸡血藤膏　大生地　玄武板　川黄柏　白知母　九肋鳖甲　石决明　雀卵　线鱼鳔　鲍鱼肉

大补真阴，以副七法，今晨诊脉如昨，夜来赤带未下，白带中有黄色。白属肺金，黄属脾土，二经不固之使然也。仍以《内经》七法，佐以培土生金。

乌鲗鱼骨　鸡血藤膏　人参　冬白术　云茯苓　炙甘草　当归身　酸枣仁　远志肉　麻雀卵　线鱼鳔　鲍鱼肉

昨进《内经》七法，佐以培土生金，今晨诊脉，六部三取，均皆和缓，两尺尤觉调平。人之有尺，犹树之有根，枝叶虽枯槁，根本将自生，根本坚固，最是佳征。然白带之中又见粉红之色，总是血不归经，肝少潜藏，脾失统摄，而八脉支流不固。仍以七法为主，辅以肝脾两和之品，令其气血各守其乡，又何赤白带下之有。

乌鲗鱼骨　鸡血藤膏　大生地　当归身　白芍药　人参　冬白术　炙甘草　云茯苓　酸枣仁　雀卵　鲍鱼肉　线鱼鳔

肝脾两和，以佐《内经》七法，颇合机宜。五日以来，六脉更觉和平，尺部尤好，根本坚固，佳征。赤带鲜红虽止，白带中有粉红。此乃五脏六腑、奇经八脉相通流，脉损伤，如痈疡陷脉为漏之理。仍以七法为主，辅以固涩之品。

乌鲗鱼骨　鸡血藤膏　人参　冬白术　赤石脂　禹余粮　五倍子　绵州黄芪　血余炭　田三七　雀卵　乌梅肉　鲍鱼肉

昨进《内经》七法。加以固涩之品，反见鲜红数点，陷脉为漏无疑。盖暴崩、久漏一体，崩如山崩，为重，漏如卮漏，为轻。赤属冲脉，白属任脉，皆假道于带脉而下，故名带下。自觉心下懊侬，即见赤漏，亦心下崩之类。现在脉神、形色俱起，眠食俱安，舌光如镜生苔，面色戴阳亦退。崩患殊属多虞，漏下频仍难断，前贤未立专主之方，缓缓设法图痊可也。

乌鲗鱼骨　鸡血藤膏　大生地　人参　赤石脂　五倍子　象牙末　思州田三七　血

余炭　丹参　乌梅肉　雀卵　鲍鱼肉　线鱼鳔

设法缓图之方，已服十剂，望色湿润，闻声清爽，问食畅进，诊脉和平。惟赤带侵漏不止，总是血不归冲，冲脉支流，脉络损伤成漏。引血归于脏腑，皆有成法，引血归于冲脉，竟少专方，惟《内经》乌鲗骨鱼丸能入冲脉。方中所用藘茹，谬为茜草，非是。雀卵非时难得。半夏秫米汤能入阳跻，不能治带，以故浸漏不止。然血统于脾，藏于肝，布于肺，生于心，施于肾。能使五脏气血充盈，自可潜通八脉。仍以《内经》七法为主，益以五福、十灰等品为丸，缓图痊济可也。

乌鲗鱼骨　鸡血藤膏　大熟地　人参　当归身　冬白术　绵州黄芪　炙甘草　血余炭　陈阿胶　线鱼鳔　麻雀卵　陈棕灰　莲房灰　故锦灰　乌梅灰　地榆灰　石榴皮灰　槐蕊灰　百草霜　败蒲灰

为末，鲍鱼煎水，叠水。早晚各服三钱，温水下。

胎　前

经水过期，尺脉搏手，乃胎候，非经闭也。宜常服《医话》芎归芩术丸。《医话》芎归芩术丸：

川芎䓖　当归身　黄芩　冬白术

水叠丸。早晚各服三钱，滚水下。腹痛，艾叶煎汤下。恶阻，呕吐不食，独参汤下。子淋，小便难，车前子煎汤下。胎水浮肿，小便不利，茯苓、泽泻、车前子煎汤下。束胎，枳壳煎汤下。胎漏下血，童便下。吐血，藕汁、童便下。子烦，黄连、知母煎汤下。胎啼，黄连煎汤下。子痫，木瓜煎汤下。过年不产为羸胎，阿胶、艾叶煎汤下。临月，麻油、白蜜和滚水下。难产，血余、龟板煎汤下。

经闭半载，尺脉并不搏手，亦无紧数之象，非虚劳可比。乃肝郁脾伤，土为木克，化源不振，无以荣胎。爰以一味丹参散，安生胎，化败胎。

大丹参，井泉水煎，温服。

妊娠泄泻不止，脾虚清浊混浑，气馁中伤，临产可虑。《诗》不云乎：采采芣苡。言芣苡能治胎前诸病，通调水道，清浊自分，便泻自已。《医话》芣苡散主之。

车前子　福建泽泻　云茯苓

上三味等分为末，每服三钱，滚水调下。

素有阴亏火盛，肝风内扰之症。近值有妊三月，离火司胎，阴液愈亏，不能承制五火，煎熬津液成痰。呕吐烦作，浊痰上溢，此为恶阻。饮食迟于运化，肝木久失条舒，脉来弦数无神，虑有子痫之患。当以壮水济火，补阴潜阳为主，辅以养血荣胎之意。

大生地　当归身　大丹参　黄芩　冬白术　白知母　天门冬　大麦冬　大白芍　玄

武胶

服壮水潜阳之剂，胎元竟过离宫。半载以来，阴平阳秘，脉亦和平。曾经受孕，即觉体倦神疲，由渐而甚，至产后方平。现在形神拘倦，甚于畴昔，皆缘火盛阴亏所致。仍以壮水潜阳为主。

大生地　当归身　冬白术　黄芩　酸枣仁　玄武胶　肥杜仲　益母花　川黄柏　大白芍

胎元本于气血，盛则胎壮，虚则胎怯。气主生胎，血主成胎。气血调平则胎固，气血偏胜则胎堕。曾经五次半产，俱在三月之间。三月，手心主厥阴胞络司胎。心主一名膻中，为阳气之海。阳气者，若天与日，离照当空，化生万物，生化著于神明，长养由于阳土。君火以明，相火以位，天非此火不能生长万物，人非此火不能生长胎元。人与天地相参，与日月相应，天人一理也。但此火平则为恩，亢则为害。胎至三月则堕，正属离光暴甚，阴液虚衰，胎失滋荣，势必憔悴。譬如久旱，赤日当空，泉源干涸，草木焦枯，瓜果自落。脉来滑数无神，症见咽干、舌赤。法宜壮水之主，以镇阳光。

大生地　冬白术　黄芩　玄武板　炙甘草　当归身　大白芍　川续断　肥杜仲　玄参　白知母　川黄柏

素本阴虚火盛，近值有妊三月。三月，手厥阴包络离火司胎。经以阳气者，若天与日。离光暴甚，阴液潜消，无以灌溉胎元，深为可虑。非徒子在胎中受制，即异日之强弱未必不由乎。此血为热迫，吐红一次，胎欠荣养可知。伐下者，必枯其上，滋苗者，必灌其根。法当峻补真阴，以培其本。

大熟地　大生地　玄武板　淮山药　云茯苓　当归身　冬白术　黄芩　大白芍　肥杜仲　牡蛎　真白薇

妊娠九月，小便闭癃涓滴，血下如珠。乃胎压膀胱，兼有蓄血所致。《诗》不云乎：采采芣苡，薄言采之①。爰以《医话》芣苡散加味主之。

车前子　云茯苓　建泽泻　当归身　川芎　黄芩　冬白术

前胎产后惊风，近值有妊足月，又复呕吐吞酸，浊痰上溢。良由肝木克制脾土，津液凝结为痰。肝气郁结化火，火炎痰扰，曲直作酸，脉来弦数无神。法当养阴济火，清气化痰，杜其产后惊风之患。

犀角片　当归身　黄芩　大生地　陈橘皮　连翘　大白芍　车前子　薄荷　白知母　益母草

① 采采芣苡，薄言采之：语出《诗经·芣莒》。芣苡，又作芣莒，车前。

服膏以来，受孕三月，奇经、脾肾复振，有机。第潮热犹存，脏阴营液久亏未复，恐至三月离火司胎，阴不潜阳，则有半产之虑。脉来软数少神。法当静补真阴为主。然无阳则阴无以生，无阴则阳无以化。阳生阴长，又当益气为先。爰以八珍加减主治。

大生地　当归身　大白芍　东洋参　冬白术　炙甘草　益母草　大麦冬　黄芩　厚杜仲　川续断　肥玉竹

长流水、桑柴火熬膏。

妊娠临月，血下不止，非佳兆也。

当归身　川芎　紫丹参　厚杜仲　大生地　东洋参　藕汁　童便

产后

产后阴亏，水不济火，又不涵木，木击金鸣，火载血上，痰嗽带血。营卫不和，往来寒热。清气在下，则泻。湿热不化，则肿。脉细无神，虚劳已著，虑难奏效。

大熟地　人参　冬白术　云茯苓　法制半夏　炙甘草　陈橘皮　肥桔梗　甜杏仁

产后痢下无度，服药幸获效机。痢虽止，神情恍惚，语言谬误，腹中仍痛，面赤如妆，饮食少思，痰嗽频作，显系二气交伤，土为木克，津液凝结为痰，扰乱厥阴、阳明之络。现交春令，木横土虚，中枢益困，有痉厥之虑。崇土为先。

东洋参　冬白术　云茯苓　当归身　炙甘草　制陈半夏　陈橘皮　益母花　抚糖炒山楂　生姜　大枣

产后百脉空虚，阴虚则不寐，阳虚汗自出。眩晕，肝木化风。食少作呕，木乘土位。怔忡，血色不华，脉象虚弦无力，已入虚劳之境。宜先荣养心脾。

东洋参　云茯苓　冬白术　炙甘草　远志肉　煨木香　熟枣仁　陈橘皮　陈半夏　当归身　龙眼肉　生姜　大枣

麻疹渐退，阴液大亏，潮热往来，舌糜唇燥。肺阴伤则皮肤皴揭；脾阴伤则目眶赤肿；心阴伤则舌为之糜；肝阴伤则内风欲动；胃阴伤则不思饮食；大小肠阴伤则热泻而溲黄。又值产后阴伤，际此纯阳之月，当真阴亏极之时，能无液涸阴枯之虑。法当急救真阴为主。至于儿枕作痛，可从缓治。

大生地　南沙参　大麦冬　鲜石斛　云茯苓　生甘草　牡丹皮　福泽泻　白知母　玄武板　元参　川黄柏　秋梨汁

大产后阴伤未复，内热，目涩羞明，形神慵倦，脉象虚弦。水不涵木，火灼金伤，清肃不降，咳唾痰醒，有肺痿之虑。清上实下主之。

大生地　当归身　云茯苓　孩儿参　粉丹皮　福泽泻　大麦冬　陈阿胶　五味子　淡天冬　石决明

产后营卫不和，往来寒热，非疟可比。

东洋参　云茯苓　冬白术　炙甘草　当归身　陈皮　银柴胡　绿升麻　生姜　黑枣

产后阴亏，又值惊恐。惊则伤胆，恐则伤肾，驯致肝风内动。口噤背张，瘛疭摇头，神虚妄语。入心为笑，入肺为悲，入脾为歌，入肝为怒，入肾为恐。俗名产后惊风，乃全亏危症。急宜峻补。

大熟地　人参　何首乌　当归身　枸杞子　玄武板　黄精　五味子　陈阿胶　紫河车

产后惊风，甚于风痉。皆缘血不养筋，筋转所致。法当峻补。

大熟地　人参　宣木瓜　当归身　冬白术　防风水炒黄芪　陈阿胶　荆芥灰　鸡子清

半　产

胎气系于脾，脾虚则蒂无所附，故易落。

连胎半产，八脉皆空。内热燔蒸，阴亏可据。由郁怒伤肝，火灼金伤所致。极难奏效。

大生地　当归身　大白芍　抚川芎　潞党参　冬白术　炙甘草　川续断　黄芩　大砂仁　益母花　粳米

半产后恶露未尽，瘀停络脉之间，腹痛且胀。宜生化汤加味主之。

大熟地　当归身　抚芎　炮姜炭　桃仁泥　生木香　藿香梗　制香附

连胎半产，去血过多，无以荣肝，虚里穴动，六脉弦数少神。爰以《医统》养心汤，观其进退。

大生地　白茯神　当归身　柏子仁　酸枣仁　炙甘草　人参　大麦冬　五味子

三经半产，阴伤未复。经来色淡，血虚可知。阴亏，水不济火。血少，木失敷荣。肝病传脾，脾伤不能为胃行其津液，荣养诸经，以故形神不振，脉来软数无神。有血枯经闭之虑。法当静补真阴为主。

大熟地　当归身　左牡蛎　大麦冬　淮山药　山萸肉　粉丹皮　福泽泻　女贞子　旱莲草　玄武胶

有妊至七月则堕。七月手太阴肺脉司胎。肺司百脉之气，气火不两立。壮火蚀气，肺脏乃伤，无以奉秋收之令。金水同源，肺与大肠相为表里，肾开窍于二阴，大便坚结难解，阴亏火盛可知。治宜壮水潜阳为主，加以清肃上焦之意。

大生地　玄武板　大麦冬　大白芍　西洋参　云茯苓　冬白术　炙甘草　川续断　黄芩

曾经半产，去血过多，无以滋荣五内，流贯诸经。舌有红槽，时觉头眩、心悸，饮食减少，经来不能应月盈亏。清气不升，肛痔下坠。久延有二阳之病发心脾，传为风消、息贲之虑。

大熟地　东洋参　云茯苓　炙甘草　冬白术　当归身　大白芍　五味子　龙眼肉

流水、武火熬膏。早晚各服四钱。

半产后停瘀虽化，胀痛虽痊，往来寒热犹存，饮食迟于运化，血色不华，形神不振，六脉弦数，按之无力。良由肝郁不伸，土为木克，化机不健，营卫乖分，有虚劳之虑。宜补阴益气为主。

大熟地　东洋参　当归身　抚芎　陈橘皮　柴胡根　绿升麻　淮山药

半产后，百脉空虚，阴阳并损，气不生血，血不华色。阴亏，舌有红槽。脾虚，大便不实。良由怒郁伤肝，土为木克，值辛苦悲劳之际，静不胜动，脏阴营液愈亏，以故精气形神不振。不可烦劳动怒，当思静则生阴之理。拟益母八珍加减主之。

东洋参　云茯苓　冬白术　炙甘草　当归身　抚芎　大熟地　益母花　佩兰叶

经淋二十余日不断，败胎可知。腰不痛者，胎本不固也。脉来滑数而空，阴亏水不制火，血热无以荣胎，有覆辙相寻之虑。宜静养真阴，以清营热为主。

大生地　当归身　大丹参　冬白术　生甘草　陈阿胶　东洋参　奎白芍　川续断　枯黄芩　肥玉竹

三经半产，八脉俱伤。任主胞胎，冲为血海。任行身前，督行身后，冲脉从中直上。冲虚血不荣胎，任弱不胜其任，督脉不能总督诸阳，以故胎孕不育，有终身之累。拟盘石散加减主之。

大熟地　当归身　抚芎　炙甘草　云茯苓　冬白术　人参　肥玉竹　煅牡蛎　川续

断　酒炒黄芩　蛤粉炒阿胶

连胎半产，八脉俱亏，食少运迟，血不华色。冲为血海，任主胞胎。至哉坤元，万物资生。当以治脾为主，每早晚服十九味资生丸。

半产后，血去阴亏，水不济火，木失敷荣，脾失健运。饮食少思，怔忡，眩晕。现在春木司权，中州益困，脉来弦数而空。拟六味、六君加减，从水能生木，土能安木论治。

大生地　粉丹皮　建泽泻　淮山药　云茯苓　东洋参　冬白术　炙甘草　远志肉　福橘皮　酸枣仁　法制陈半夏

有妊至三月则堕，三月，手厥阴包络离火司胎。素本阴亏，水不济火，离光暴甚，阴液潜消，无以溉灌胎元。譬如草木萌芽，无雨露滋荣，被阳光消烁，安能不萎。已经二次，冲任失其扃固，恐胎至离宫，永为滑例。拟《局方》磐石散主之。

大熟地　全当归　川芎　大白芍　人参　云茯苓　冬白术　炙甘草　川续断　黄芩　缩砂仁

为末，粳米四两煎水叠丸。早服三钱，晚服三钱。

半产甚于大产，为其非出自然，多在三月、七月之间。以三月离火司胎，二火相济。七月肺金司胎，金为火烁。至哉坤元，万物资生，物生于土，胎亦宜然。欲杜半产之患，法当崇土为先。

每食后，服十九味资生丸三钱。

子　嗣

天地絪缊，万物化醇，男女媾精，万物化生，得胎必得醇正之气。经水先期而至，胀痛相仍，木失条舒，土不健运，驯致奇经下损，任督无权。任行一身之阴，督行一身之阳，任督犹天之子午，子午不交，以故不孕。经旨有八脉之论，无治八脉之方，所以调治不易。爰以《医话》征兰散主之。

大熟地　东洋参　冬白术　当归身　鲤鱼子　紫河车　真血余　生木香　川芎䓖　佩兰叶　四制香附　济水阿胶

为末，水叠丸。早晚各服三钱，开水下。

服药种子，不如种德。天地絪缊，万物化醇，男女媾精，万物化生，得胎必得醇正之气。心之所至，气必至焉，正心诚意，自然孕育。用药不过偏以救偏，并无一定成法，阴偏不足，补阴可也。

大生地　淮山药　云茯苓　玄武板　真锁阳　玄参　远志肉　女贞子　旱莲草

水末，水叠丸。早晚各服三钱。

肝木乃东方生发之本，宜条达，不宜抑郁。郁则生发之气不振，脏腑皆失冲和。况坤道偏阴，阴性偏执，每不可解，皆缘肝木不能条达。素来沉默寡言，脉象虚弦无力，肝木郁结可知。拟逍遥、归脾、八珍加减主治。

大生地　东洋参　白茯苓　冬白术　炙甘草　银柴胡　川芎䓖　大远志　紫河车　酸枣仁　当归身　乌贼骨　杭白芍　煨木香　鲤鱼子

为末，水叠丸。早晚各服三钱。

阴不维阳，阳不维阴，卫失外护，营失中守，寒热往来。七载经候不能应月盈亏，是以未能孕育。肝木乃东方生发之本，郁怒则失其化育之机。法当条畅肝脾，以充营卫。补阴益气，以护两维，冀其二气，两协其平，方有兰征之庆。

大生地　当归身　抚芎　东洋参　淮山药　炙甘草　银柴胡　绿升麻　青蒿梗　乌贼骨　大丹参　肥玉竹　佩兰叶　厚杜仲

为末，水叠丸。早晚服三钱，开水下。

常有吐血之患，阴亏血热可知。血热无以荣胎，以故未能孕育。天地无逆流之水，从乎气。人身无倒行之血，由于火。气之不顺，火之上炎，皆肝郁之所致也。六脉弦数少神。治肝，大法有二。肝者，干也。壮水以生木，培土以安木。譬植林木，培土灌水，则根干敷荣。戒之在怒，静养为妙。

大生地　人参　当归身　紫河车　抱木茯神　大白芍　冬白术　炙甘草　熟枣仁　远志肉　柏子仁　益母花　佩兰叶　川芎

为末，水叠丸。早晚服三钱，开水下。

如思种玉生辉，须待蓝田日暖。爰以《医话》玉辉丸主之。

玉茗花　大熟地　当归身　东洋参　冬白术　熟枣仁　淮山药　山萸肉　石首鱼鳔　柏子仁　五味子　女贞子　旱莲草　玄武胶　鹿角胶

为末，水叠丸。早晚服三钱。

乏嗣未尝不由男子，未可尽归妇人。《医话》阴阳相引丸可通用也。从阴引阳，从阳引阴，男女互服为妙。

从阴引阳，女服。

大熟地　玄武板　女贞子　当归身　大白芍　制香附　丹参　柏子仁　佩兰叶　益

母花　台乌药　熟枣仁

为末，水叠丸。早晚服三钱，开水下。

从阳引阴，男服。

人参　旱莲草　连脑骨活鹿角　枸杞子　菟丝子　五味子　厚杜仲　破故纸　紫衣胡桃肉　远志肉　抱木茯神　於潜野白术

为末，水叠丸。早晚服三钱，开水下。

水为物源，土为物母，水土平调，自能孕育。

大熟地　淮山药　云茯苓　当归身　孩儿参　大白芍　冬白术　炙甘草　黄郁金　佩兰叶　熟枣仁　远志肉

为末，水叠丸。早晚服三钱。

得心集医案

清·谢星焕　著

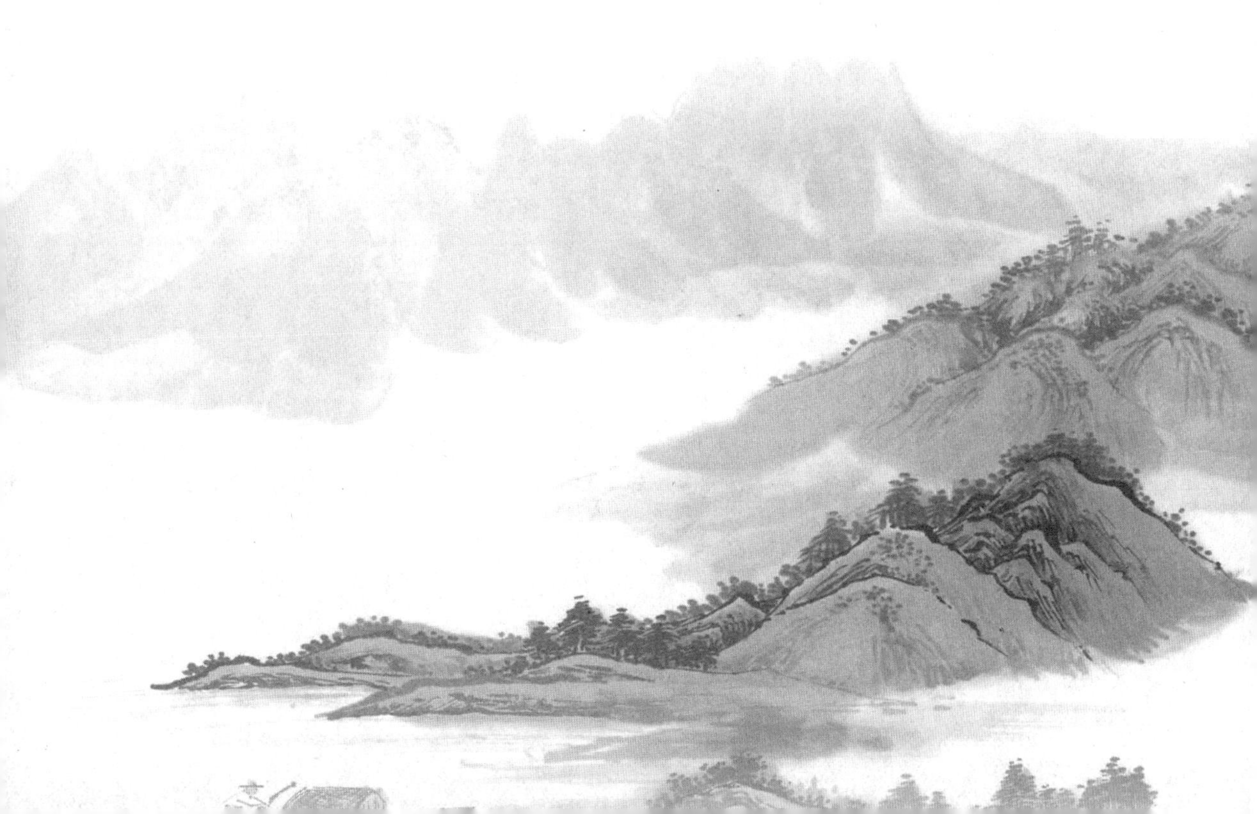

序　一

映庐谢先生，父执[①]也，实余心交。忆自先君弃世[②]，先生悯余贫，重余守，每当燕坐[③]倾谈，必出佳酿相饷，酒酣耳热，肝胆相示。先生常以箸击案，呼曰：读书能如吾子，吾友有子矣。由今思之，謦咳[④]如新。何世易沧桑，风流云散，先生遂不可复见。然不得见先生，得见先生著述，如见先生也。

先生自幼读祖父书，以医道济世，阅历近五十余年。所治验各症，存案不下千余条，题目《得心集》，得乎心，斯应乎手，固先生本意也。

近岁迭遭播迁，案多遗失。诸嗣君亟为纂集，而属勘定于余。余受而读之，益知先生医学俎豆[⑤]《内经》，鼓吹仲景，襟带[⑥]李、刘，炉冶喻、薛，几于有书皆我，无古非今。以余浅识，独不虑买椟还珠，佛头着粪耶？虽然，精于理者意境毕呈，达于道者智愚共喻。夫以先生之医，匠心独运，故其案妙手写生，洞然秩然，需于余者无多。顾曩者先生不鄙不才，尝授笔砚，序家乘，记祭产，碑传题赞，出于一手。今先生殁，而于是集垂成，作袖手观，无以对先生，更何以谢诸嗣君？况杏园所编，动中肯綮，法律谨严，予惟赞成之耳，乌乎辞。于是夜以继日，孜孜评点，以冀其成。亦既成矣，杏园又能出己所著《一得集》附于后。予甚乐之，因即以先生当称予者，转为先生颂曰：谢公有子矣！惜也予则守如故，贫亦如故，无可慰先君于九泉者，遂无可慰先生。而先生乃以嗣君力得成遗集，予亦幸共肩斯任，则即此报父执、印心交也，奚而不可？是为序。

咸丰辛酉仲冬上浣世愚侄金溪姜演谨撰并书

---

① 父执：父亲的朋友。

② 弃世：离开人世，去世。

③ 燕坐：闲坐。

④ 謦咳：谈笑。

⑤ 俎豆：祭祀，奉祀，引申为崇奉。

⑥ 襟带：贴近。

序　二

医之道玄矣哉！自神农氏尝百草以兴斯道，后之宗岐黄者千百家，而得其传以不朽者盖数十人。医学之难，自古然矣。顾近代聪明之士，苟心通其意，每得其不传之绪，出所学以活人，且有非古成法所能拘者，世固时有其人，而医学之传，亦时赖其人以不绝于世。善夫！明喻子嘉言之自名其书有日《寓意草》者，盖亦本乎医者意之说也。喻子真善言医者矣！

我盱南映庐谢先生，少业儒，以贫故弃学，肆力于医，遂通其术。其治病无常法，方投辄应。暇时则又取所治之已效于世者，具书于册，名曰《得心集》。先生之心盖欲以医一时者医天下后世矣。

今夫学问之道，公天下者也。而世之一二善诗能文之士，往往私其所学，家有传书，非其子弟不得观焉。降而至于方技术数者流，苟能神明其法，终将秘之，不以授人。而先生独以活人之具为人言之，且著为成书，以示天下，视世之私其子弟秘不示人者，相去何远也！

先生季子杏园，能读父书，克世其业。惧先生之书泯灭不传，亟为别类分门，授诸梓人。杏园可谓善继先人之志而克述其事者矣！书成，嘱序于予。予惟世之览是编者，得先生以医人之法推而广之，知医之不尽可以成法拘也，则读先生之《得心集》，即以为明喻子之《寓意草》也可。

金溪世愚侄赵承恩谨撰

序　三

人生悲欢离合，如梦幻泡影，无从端倪，亦莫能超脱。顾当其时不觉也，由后追思，则感慨系之，甚且涕泣随之。

余年四十后，迭遭大故，又值东南寇起，亲朋俎谢过半，屈指人琴[①]，渺若山河。惟于后世继述，得瞻手泽[②]，遂不啻謦咳亲聆，颜色相对，此余读《得心集医案》所为往复嘘唏于映庐谢先生不置也。

先生于余为世交，以精于医，余家老幼男妇，无弗乐就其诊。而于余姐与妇，尤有起死回生之恩，盖至是而交情益深矣。

窃尝计之，自余髫龄以至既壮，二十余年中，余年鼎盛，而先生年未老，彼此家世更怡熙康乐，其间离合久暂，视为泛常，无容悲欢者。迨庚戌春，先君弃养，先生与汪伟堂世丈来吊，悯余孤苦，潸然出涕，则悲之矣。后二年，余自武宁晋谒先生，先生久病初起，萧萧白发，步履蹒跚，余知为老景也，亦隐悲之。又四年，余至自粤东，为先生慈介寿[③]，先生饮余家，旋招余饮，寓室平安聚晤，则又欢甚。越岁，寇陷郡城，余随李观察次青先生入大营奔走局务，先生朝夕惴惴，惧余为贼害。是冬寇复张，余奔信州，先生亦避匿盱南故里。居半载，有客自故乡来河镇者，传言先生以忧愤病卒。余为大恸，悲莫能已。其时地棘天荆，只鸡斗酒，无以致奠。幸再岁而全省肃清，余以秋试报罢，归省先慈，虽不得见先生，而与先生哲嗣杏园日久燕聚，于是悲欢交集矣。

今年秋，余方司铎高安，逆氛又大至吾邑，先慈见背，先姐、先内同时殉孝，家人相继亡者三口。余匍匐归里，勉营窀穸[④]，苫块[⑤]之次，念先生如在，当不知如何悲余也。

未几，杏园出先生医案相示，余心如眢井[⑥]，不能匡赞一字。惟追念曩者先君病越月，兹先慈病四越月，均蒙先生暨杏园诊视，而余瞀乱，俱未能一志信从，致有今日。捧读遗案，夜阑感泣，不能成声，盖继悲而痛，且为之恨。此余与先生数十载离合悲欢历历可数者，梦幻耶？泡影耶？俱不得而知也。至先生是集，审症之确，处方之良，与夫杏园编集校雠之妥，善观者知之，诸序详之，无待余言。

时咸丰辛酉十月既望世愚侄金溪黄春魁补之谨序并书

---

① 人琴：即“人琴俱亡”，为睹物思人之典。

② 手泽：先人、前辈的遗墨、手迹。

③ 介寿：祝寿。《诗经·豳风·七月》：“为此春酒，以介眉寿。”

④ 窀穸：墓穴。

⑤ 苫块：即“寝苫枕块”，古人居父母之丧，草垫为席，土块为枕。

⑥ 眢井：枯井。

序　四

吕东莱先生曰：不忧算之不多，而徒忧敌之难胜，天下之庸将也；不忧术之未精，而徒忧病之难治，天下之庸医也。医之道难言哉！夫医有医于未病，有医于将病，有医于已病。又或视有病若无病，见不病而实病，病之端多，即医之道大，医诚难言矣哉！得斯旨者，其谢映庐先生乎！

先生少颖慧，嗜读书，士林每乐与之游。旋以境窘，弃举子业而就医。医于谢氏，固世精其者也。先生既能自力其学，而又得先世心法之传，于是教人节饮食，慎寒暑，戒嗜欲，此则医人之病于未然；阳亢者抑之，纯阴者化之，阴阳驳离者调之，此则医人之病于将然；辨症之表里虚实，审脉之浮沉迟数，且证以色之生旺休衰，而后拟方奏效，此则医人之病于已然。又或谵语癫狂，趋炎赴冷，人多仓皇失措，先生独声色不惊，应手而立愈。又神光外铄，竖匿膏肓，人每玩忽轻之，先生独深思竭虑，多方乃痊，此则医夫病如不病、不病而病之病。噫！先生之医，其良矣哉！

若夫望五色，听五声，辨五行，度五候，因以定五气所由病，五病所由发，五邪所由乱，五劳所由伤，由是而调其五脏，顺其五气，固其五精，和其五味，此又先生数十年中精心苦志，济人之准绳也。夫至病必穷源，症必对方，以故疾无弗瘳，药无弗效，亦如兵家之战必克，攻必胜，此邑侯所以有妙手仁心之赠，而先生所以有得心应手之篇也。噫！先生之医，诚良矣哉！

先生哲嗣杏园，克承父志，医人亦多奇效，家学渊源，后先辉映。汇其先人手泽，辑而成书，并附己所见效数十则于后，亦继志述事之意也。梓成而问序于余。余素不文，且不知医，以日与杏园游，谊不获辞，因即杏园平日所述先生之薪传独得者，撮其大要而著之于篇。

时咸丰十一年岁辛酉孟冬月上浣南州云岩李霖谨撰并书

序　五

古之不朽者三：太上贵德，次立功，次立言。医之为道大，其济人也普，以云功德，无涯涘[1]矣。而非立言以阐发之，后之人又乌能测其端倪，取法而推行之也。然则立言乌容易哉！此先生之案所由立与？

先生姓谢氏，映庐其别字也。予于甲寅秋一获见之，状貌清癯，有翛然出世之概，知必有所得于中，而非冒为孤高所能假托，予心仪久之。

今得与哲嗣杏园交，因得读先生《得心集》。夫既有得于心，则表里粗精，无所不至，是化裁通变，因心作则，方不外乎古人，实不囿于古人。先生以数十年精力，本先人信心之端，参古贤启心之秘，原始要终，彻上彻下，而始有此得心之候。夫岂偶有一得，即自视为神明，矜为创获，以欺世盗名者所得而拟耶？然则先生功德岂有涯涘哉！

先生季子杏园，以聪明之士，学先生之学，心先生之心，取精用宏，无微不入。当世知名士皆乐就之，即名公巨卿如节相曾涤生[2]先生，亦延之为坐上宾。殆以良相良医皆有调燮阴阳之寄，故有相契于微者乎！其汉丞相丙吉郊行，见民斗不问，见牛喘辄问，惧阴阳之乖舛，燮理之失宜也。先生乔梓，可谓先得丞相之心矣！故精益求精，而效无不著，案亦于是乎始立。犹忆赠黄静夫先生句云：救时济世具深心，天有罅漏公能补。予将以之移赠先生，即以之移赠杏园，深识者当不以余言为河汉也。是为序。

时咸丰辛酉仲冬月谷旦金溪小麓弟王敬遵拜撰

---

① 涯涘：边际。

② 曾涤生：曾国藩，号涤生。

序　六

理莫难究于阴阳，即莫难通于医理，非知不能明，非仁不能任，非勇不能决。映庐先生于斯道，余虽不敢知，日已臻夫知、仁、勇之神品，然而明矣，任矣，决矣！盖尝观其治病，阴阳虚实，辨之最悉而微，明也；扶正去邪，或攻坚破结，不肯稍从因循，任也；审正必确，处方无疑，决也。三善备而先生之医著，先生之医案，如山之立。盖惟得之心也，乃应乎手，《得心集》岂空言无补可同语哉！

夫燮理阴阳，宰相事也；顺阴阳气化之流行，以愈六淫七情之疾，医之良也。先生平昔谈论，恒不离夫阴阳之理，故其医竟符夫宰相燮理之妙，即以知、仁、勇归之，谁曰不宜？是为序。

时咸丰辛酉十月既望东乡舜臣王禹绪顿首拜撰并书

凡　例

——伤寒：伤寒治法，乃医家第一着工夫。溯前贤诸案，各症备集，独于伤寒症验，多从简略。大抵忽于初起，淆于变症。案中分门别类，凡由外感而起，或误治传经，及兼挟风、寒、暑、湿、燥、火六气不同者，悉列卷一伤寒门。实遵《证治准绳》之例，非敢妄为创也。

——虚寒：案中有真元不足，阴寒直中，状如伤寒，误表亡阳，疑于白虎症者，用表里先后救援缓急诸法取效，是为虚寒专症，故特标虚寒门。

——内伤：案中治虚损不复，喘咳、痰鸣、气促、泄泻、不寐等症，按此皆属五脏虚损，与六腑无涉，自应列入内伤。其有阴阳不和，水亏木郁，偏寒偏热，发作如疟者，亦由心肾亏损，同列内伤。至若燥气焚金，五心潮热，悉本嘉言秋燥论治法，兼参《内经》肾恶燥、母病而子失养之旨，似又于东垣法外，另施手眼。缘病在肺肾二脏，故亦列内伤门。

——痿症：痿躄一症，《内经》论之详矣。首言因于湿，首如裹。头目昏重，如物裹之。湿热不攘，大筋緛短，小筋弛长，緛短为拘，弛长为痿。次言肺热叶焦，则皮毛虚弱急薄，著则生痿躄也。注云：肺主皮毛，传精布气。肺叶热焦，则不能输精于皮毛，故虚弱急薄，皮肤燥着，而痿躄不能行，犹木皮剥不能行津液于枝干而枯也。又曰：筋膜干，则筋急而挛，发为筋痿。下言治法，独取阳明，以阳明为五脏六腑之海，主润宗筋，宗筋主束骨而利机关也。由此合观，肺焦固生痿躄，而湿热不攘亦生痿躄。至于筋急拘挛之形，虽与痿躄弛长稍异，而筋受热伤则一也。今案中治验，痿躄拘挛诸症，悉从阳胜阴伤、燥气焚金、热盛筋急之旨治之。更有风热内蕴、表里交迫之症，则仿用河间之法。至若阳痿不起，或缩不伸，则从独阳不生，及肝胆内郁，筋急而挛，按法施治，更参乙癸同乡之义，以收全效。似于痿躄拘挛之治，无遗蕴矣。阴寒阳缩见虚寒门。另附门人问答，是又案中法外之法，当参阅之。

——中风：按中风症诸书咸列首卷，盖风为百病之长。而中风原有真中、类中之分，经络、脏腑、气血之别，故治有浅深次第之殊，法有攻风、劫痰、润燥、理气之异，大抵见症百无一同，治法因人而施。总之经络素虚，风乘虚入也。案中风邪在上，卒然牙关紧闭者，为中风本门。其偏头风痛，脑鸣肢痹，及肠风喑厥，血虚风袭，筋脉抽搐之治者，为虚风与肝风为患者，附列本门。

——风火：案中治牙紧唇肿，咽喉壅塞，以及缠喉风之最急者，悉遵经旨火郁发之、甘以缓之之义。其或仓卒之际，汤药不及，用探吐法治之，然后斟酌处方，无非使风邪外达，不致内留为患，故统列风火门。

——痰饮：痰饮之辨，仲景创论于前，嘉言阐发于后。愚窃谓昔贤以悬饮、支饮、溢饮为端绪，究未若以内饮、外饮为纲纪也。观大小青龙、半夏、苓桂、甘术。肾气等方，实为治内外二饮大法。大抵痰饮之萌，由于中焦不运，脾肾为患者居多。如木郁则土不生，火衰则水泛溢，中州泥泞，为痰为壅，聚于肺胃，为咳为呕，流于经络，为疼为痛。可由涌吐而治者为外饮，可由攻涤而治者为内饮。案中牙关紧闭，壅塞咽喉者，引之吐之，搜之逐之，治外饮法也；流注经络，肩臂疼痛者，攻之刮之，泄之下之，治内饮法也。又有脾阳不运，阴浊潜踞，用益阳消阴之法治之者，附列焉。

——便闭：二便不通之症，古人有下不嫌迟之说，恐误下也。今案中治验，发前人未发者固多，阐轩岐底蕴者亦复不少。如治男子腹胀拒食，二便不通，诸医束手，先君独于伤寒门中，触悟妇人外感传经热邪，经水适来，热邪既可乘虚而入，则男子内伤湿热，连值房劳，湿热亦可乘虚而入。旁通曲喻，揣摩入神。此外如阴气弥漫，三焦窒塞，用枳实理中以导之，术桂复剂以通之；胃腑冷积，呕吐呃逆，用景岳赤金豆，热以攻之，温以化之；膀胱湿热，用滋肾丸，寒以清之，辛以通之；脾阳不运，胸腹胀满，用枳朴理中以疏之，半硫丸以消之；冷积阻碍，势成关格，用姜附通阳，硝黄泄浊，更加草乌、皂角为之向导。种种治法，悉遵《内经》治胜复大旨，而神明其用焉。

——癃闭：案中治小便不通，少腹胀急，有因湿热内蓄，膀胱气阻，用东垣滋肾法，取知柏泻内蓄湿热，肉桂通膀胱壅气而化之者；有独阳不生，腰腹胀痛，用六味地黄合滋肾丸作汤，滋阴而化之者，外仍用熨法摩法，通中以消之；又有木郁不疏，举东垣升阳法，用六君子汤加升麻、防风而化之者。同一癃闭，而治不一法，医道之不可拘滞如此。更有述治，详列于后。

——吐泻：吐泻一症，责之脾胃，理固然也。治之不善，安危反掌。惟能窥其六淫之兼并，脏腑之寒热，则治之之法，思过半矣。案中治吐泻胸胀，有从《内经》胃寒肠热之旨，则用连理汤及半夏泻心汤诸法；土虚木乘，面白飧泄，则仿古人培土必先制木之法；更有暴吐泄泻，厥逆无脉者，则从肾为胃关，用白通汤加猪胆汁，反佐通阳之法，较诸安脾理胃，不大相悬殊乎。又治下痢不以红白评寒热，而于营卫议虚实，以营主血、卫主气，红属血、白属气也。营卫不固者，先建立中气；脾胃虚寒者，理中焦之阳，俾脾胃有权，阳气乃运，庶气血各守其乡。其积热下痢，又有黄连解毒丸、六一散之治，附列本门。

——冲逆：自下冲上之症也，如噎膈拒食，噫嗳呕呃，气急冲咽等类。有因七情起者，肝火僭越者，痰火上攻者，又有阴火上干清道，阴浊上泛咽喉，及肺气不降，与七情郁结诸症，俱列本门。总之此症，其冲也皆逆，惟逆也故冲，察其因乘其机而消息之，遵经旨而仍出以心裁耳。

——肿胀：此症考诸古治，无非开鬼门、洁净府、除陈莝三大法门。喻嘉言增谓培养、招纳二法，而亦不外补养、升举两端。后人仿用得宜，可应无穷之变。案中肺气壅遏，周身尽肿，是为表实，实者自宜疏降；营卫不行，六淫内陷，是为表虚，虚者自宜升举。若夫脾肾阳虚，则专一补火生土；脾虚肺壅，肾囊如斗，则兼固本除标。更有病机变幻，如面跗庞然，壅害于言者，则从风中廉泉，肾水泛溢而治。因病立方，随手取效。至于高者平之，坚者削之，是又案中常法，未可殚述也。

——疟症：案中治寒热往来，或独寒无热，或独热无寒，以及阳维为病，病若寒热；或元气不足，脾阳困惫，阴阳不和，亦恒偏寒偏热按期而至者。治虽不同，皆可以疟症统之。更有淫气喘急，痹聚在肺，见为寒热往来者，并列焉。

——头痛：考三阳三阴，惟厥阴有头痛，无身热；太阴少阴无头痛，有身热；若头痛身热，则属三阳经矣。阴阳既辨，主治各有所当，古法森然，乌可混施。只以兼挟不同，内因非一，审症用药，权变在人。案中中虚气乏，清阳不升者，则仿东垣法以升之；痰火实热上攻清道者，则仿王隐君滚痰丸，仲景小承气、大柴胡及竹叶石膏等方，而从经旨上病下取之义。至若阴虚头痛，水亏火炎，肝木震动者，则用叶氏养肝熄风、滋阴潜阳诸法。要皆头痛本症，不越内外二因。案仅数症，而治之大旨，尽在中矣。

——诸痛：案中凡治各症，惟痛症最繁。如手足、肩臂、肘膝、腰胁、心腹，以及疝气为患者，症皆属痛，故列诸痛门。其妇人因产患癥瘕等类而痛者，另列入产后。

——淋浊：淋浊一症，方书诸罕确论。余于辛酉秋避乱后，曾患是疾，茎中热痛，如刀刺剔，溲溺仍清，惟窍端时流白浊，淋漓不断，腿缝间有核作痛，或牵引睾丸，溺时难涩不堪。推原其故，精溺本同门异路，原浊流管中，逗留其间，溲溺直趋而下，故并道相迫而痛，观于溺出四射，足为明征。治之者若专以利水之剂杂投不已，必至增剧。盖败精腐浊，因劳役而成者，十居六七；脾虚下陷，湿热下注者，十仅三四。主治不越升清、祛浊、清热、利湿诸法，所谓澄其源，流自清耳。今案中治败精阻窍者，则仿古人制虎杖汤意，虎杖汤，牛膝、麝香。用宣通窍隧、逐瘀祛腐之品。其热结肝经，阴器肿胀，溺则号痛不已者，必下血乃愈，直用龙胆泻肝之法。昔叶天士论厥阴内患，少腹绕前阴如刺，小水涓沥难通，环阴之络脉皆痹，气化之机关将息，其症最急，曾引朱南阳法，用归、桂、金铃、小茴通阳泄急，佐入韭白、鼠矢循经入络，实发前人未发奥旨，足与是案互相发明，岂执用五苓、八正散者，可同日语哉。

——杂症：是门特就案中治上下内外各症列之，与内因七情，外因六气，不内外因之伤食跌仆，确有区别。如上则目盲不见，因火衰者，以暖命门治之。其精华不注，虚火上炎，则又用甘温泻火之法。阴火上冲，咽喉肿痛，则仿喻嘉言偷关之法。下则腹中疞痛，下利白脓，是为肠痈，故用托里排脓之法。内则时饥嘈杂，见为胃强脾弱，用扶脾抑胃之法。外则颈项生疽，日久浮烂，由于虚火内灼，遵经旨营气不行，逆于肉之条理，用归脾加减法。更有唇口腐烂，则从虫蚀其肛，用椒梅、理中之类。症难统同，治非一律，故以杂症分门。

——产后：案中治妇人产后五更泄泻，崩漏不止，阴菌下坠，前后二阴诸疾，专以固奇经八脉为纲纪。或腹中胀痛，血寒凝泣，交骨未缝，寒入阴中，厥阴中寒，呕吐胁痛，中虚血寒，夜热咳嗽，津液内涸，口渴自汗，潮热腹痛，口舌浮烂，妄见妄言，诸症悉分虚实寒热，酌治取效。缘皆起于产后，故概列入产后。

——痉痫：案中分痉厥、痫厥二门，以大小男妇为区别。缘小儿体气孱弱，血脉未充，筋骨柔脆，易感六淫之邪，为患最速。以手足抽搐，角弓反张为痉；四肢逆冷为厥。太阳中风，亦可类推。若方脉男妇，有七情之郁结，六淫之兼并，血气之盛衰，由来之暴渐，与夫产后血虚，及厥阴肝邪为患，四肢僵痹，不省人事者，皆为痫厥。

——小儿：小儿体气稚弱，易于变幻，只凭望色审症，处治尤难。今案中治验小儿诸症，因伤寒传经误治变痉者固多，而烦渴、吐、泻、霍乱、慢脾者，端绪种种，亦复不一而足，及消渴、哮喘、目盲、啼哭等类，汇列卷六，特标小儿门，以便查阅。

谨按先君治验诸案，既分二十有一门，尚有述治、答问二类，可与某门某案相发明者，附列某门某案之后，而标述治、答问字样别之。又男澍管见数十余案，有可附载某门，亦标一得集三字，低一格载于某门之末，非敢自炫，凛庭训也。

男甘澍谨识

目　录

卷　一

伤寒门

阳症似阴

吴双龙乃室得伤寒病，信巫不药，渐至潮热大作，胸前板结，谵语耳聋，数日未食，犹不服药，遂尔神识昏迷，眼翻牙紧。合室惊惶，延余治之。脉得细涩，十指微冷，面色黄白，问之不饮汤水，潮热时有时无，俨然虚极之象。细审此症，寒邪成热为阳，其反成阴候者，古人谓大实有羸状，即此类也。又河间云：郁热蓄盛，神昏厥逆，脉反滞涩，有微细欲绝之象，使投以温药，则不可救矣。盖其初原因伤寒失表，遂入于里，寒郁成热，热极变寒，理宜表里两解，治以柴胡、薄荷、菖蒲、大黄、枳实、甘草等味，急服两剂，连泄三次，潮热大作，口反大渴，知其里舒热出。三焦经络之热，法当清之，以竹叶石膏汤四剂而安。

竹叶石膏汤仲景

竹叶　石膏　人参　甘草　麦冬　半夏　粳米　生姜

误下呕泄

危廷阶，年二十，始病发热恶寒，进表散药二剂，汗已大出，热仍不解。更医又用柴葛解肌之法，反增气逆干呕，胸前板结。一医进大柴胡汤一剂，遂尔腹中雷鸣，利下不止。其父亦知医理，邀集同道相商，交口当进七味白术散。余独议曰：仲景云：胸中实，下利不止者死。其父惶悚，诸医默然。余又曰：此真谓之死症耶，但症极险耳。俟吾以法治之，二剂可收神效。其父且惊且喜，及见疏方乃生姜泻心汤，又疑芩、连不服。余曰：此症吾揣摩有素，非一时之拟用也。服下果然呕热顿止，但渴泄未止，更与甘草泻心汤，呕利随止。归语门人，门人不解。因诲之曰：此症头绪错杂，无非汗下伤胃，胃中不和，客气上逆，伏饮抟结聚膈。夫胸前板结，即心中痞硬也。胃虚火盛，中焦鼓激，以致腹中雷鸣。盖火走空窍，是以上呕下泄也。生姜性温，善助胃阳，甘草味甘，最益胃阴。因仿长沙之诀，汗后胃虚，是阳气外伤，故用生姜之温以助阳；下后胃虚，是阴气内伤，故用甘草之甘以补阴。药仅更一味，意则有二。先后两剂，欲起一生于九死者，敢操无师之智哉。门人问曰：甘草补阴止利之义，先贤开导来学。但此症胸前板实，生姜散满，固其宜也；吾师复用甘草，独不虑其资满乎？答曰：甘草味甘补土，土健而满自除也。况施诸火性急迫，阴气不守之症耶。且甘草之功用甚长，惟仲景之圣，方知举用。试观发表药中，如桂枝、麻黄、大小青龙辈，必用甘草者，欲以载邪外达，不使陷入阴分也。若邪入里，必无复用甘草之理。如五苓、承气、陷胸、十枣诸方，俱不用也。至桃核、调胃两方，以其邪兼太阳，尚属用之。若阴血大伤，竟重用甘草以复脉。可见前贤用药，取舍自有法度。而后之叶天士、黄宫绣辈，每视甘草为畏物，致令良药见屈，固不识此取舍之妙，又不察资满泄满之意也。又问曰：土健而满自除，则凡满症，俱不必忌乎？曰：非也。阴气内盛之满，法所必忌；阴气下亡之满，法所必施。如发表药中之甘草，必不可少；攻利药中之甘草，有断不可用者。举一隅不以三隅反，则不复也。

半夏泻心汤仲景

治伤寒下之早，胸满而不痛者为痞，身寒而呕，饮食不下，非柴胡症。

半夏　黄芩　黄连　甘草　人参　干姜　大枣

本方除人参、再加甘草，名甘草泻心汤。

本方加生姜，名生姜泻心汤。凡用泻心者，皆属误下之症，非传经热邪也。

误下胀满

何挺芳患伤寒病，服表散药而头痛、身痛、发热、恶寒诸症已除，可知表邪固解；惟大小便不利，咳唾多涎。医者不察，拘于伤寒法中有表邪既除，里邪可下之说，误与承气一服，遂至通腹反满，呕逆上气。前医再视，骇然辞去。余视口不渴，身不热，且脉来弦滑，知无热邪实结在里，不过痰饮阻滞肠胃。承气苦寒，徒损胃气，以致传化失常，湿邪不走，痰饮愈逆，故胃气愈乱，胀满愈增也。当取五苓散，重桂化气利湿，加入陈、半、甘遂，和中逐饮，一剂二便俱通，病者立时精神爽利，未劳再剂而愈。盖气化湿走。又病机中当以小便不通之为标急也。

五苓散仲景

猪苓　泽泻　茯苓　白术　官桂

误治传经

龚初福，初起畏寒发热，腹痛而呕。医以柴胡、当归之属治之，更加大热。继以藿香、砂仁温中之药，愈加沉重，以致人事昏愦，言语声微，通身如火，然发热犹衣被不离，四肢时冷，有如疟状，时忽痛泄，昼夜不寐。欲服归脾、理中药未决，与余商。余诊之曰：此症全为药误，病之初起，原是太阳腑症，若以五苓散投之，得非对症之药乎。奈何以柴胡引入少阳，当归引入厥阴；病剧又误以藿砂香燥之药，而劫其胆之津液，以助其火，又安得寐？而乃以久病体虚，欲服归脾、理中之剂，岂相宜耶？夫寒邪郁而成热，颠倒错误，已成坏症，理宜急通经络，而兼以直降其郁火，庶几寒去而热除，热除而人事清，人事清而寤寐安矣。以仲景附子泻心汤，附子以通经，芩、连以降火，正合其宜。乃渠犹畏芩、连之凉，竟不肯服。力争之，一剂大便下泄，小便红赤；再剂诸症悉除。惟不寐，加入温胆汤，四剂而痊。

附子泻心汤

大黄　黄连　黄芩　附子

温胆汤

陈皮　茯苓　竹茹　半夏　甘草　枳实　或加姜、枣

阳邪入里

吴秀华，时值秋尽，头痛畏寒，略有潮热，食减便泄，来寓索方。予视面色晦黑，舌色干裂。因告之曰：内有湿热，外感风寒，当节口腹，免成疟痢。疏与小柴合平胃与服，病已霍然。殊伊归里，房室不谨，食物不节，疟症果起。其疟寒少热多，自汗口渴，不能自支，自服理中丸。次日疟发颇重，延医称为热症，与石膏、知母之属，热势虽轻，却无退刻。乃热邪内陷，非热邪外解，果然里急后重，下痢红白相兼，烦渴谵语，其势转重。延予视时，人事昏惑，细按其脉，弦数劲指，重按有力，上则呕逆胸满，下则后重逼迫，中则腹痛拒按，且身虽发热，尚有头痛畏寒。此热邪内陷，气血怫郁，充斥三焦，故有谵语妄见，是表里内外交困，棘手重症矣。反覆思议，非表里交攻之法，势所难挽。与仲景治伤寒发热，汗出不解，阳邪入里，热结在里，表邪未除，里邪又急之例相符，处以大柴胡汤，寒热红白顿除，谵语亦息。仍与前汤除枳实，再进而安，后与甘寒而健。噫！圣人之法，布在方策，倘能寻其端倪，而起一生于九死者，岂非仲景之徒哉。

大柴胡汤

柴胡　半夏　黄芩　芍药　枳实　大黄　姜　枣

失表发黄二条

仁元，佣工也，躬耕田亩，年及半百。时值暑月，发热畏寒，未药已痊，渐次肢体怠惰，头腰重坠，通身带浮，面色黄，唇舌指爪皆白，二便如常，告于余。余曰：此乃太阳病未经发表，邪陷肌肤之中，非湿热发黄之证也。次早诊脉，按得三部浮紧而数，时或喘咳。复告余曰：已服黄疸草药，头上如蒙，腰间愈重，四肢忽麻，胸前时紧。余曰：昨之所拟，更无疑矣。以仲景麻黄汤加厚朴，连服四剂，每剂令啜热稀粥以助药力。俱得微汗，头腰方轻，症稍减，然脉象仍如前。与五积散一料，药完而病愈矣。

五积散

白芷　陈皮　厚朴　当归　川芎　芍药　茯苓　桔梗　苍术　枳壳　半夏　麻黄　干姜　肉桂　甘草　葱　枣

麻黄汤

麻黄　杏仁　桂枝　甘草

王富春，新婚匝月，得太阳伤寒病，头痛、发热、恶寒。误用补剂，邪无出路，遍身骨节疼痛，满头大汗热蒸，其面目如橘色之黄，其小便如栀子之汁。所服皆清补疏利，势愈迫切，诸医技穷，始延余诊。幸脉无阴象，腹无满结，胸无呕哕。谓曰：此症虽危，吾一剂立愈。其家且疑且信，服之果然。原仲景《伤寒论》中有太阳病失汗，一身尽痛，头汗发热而黄者，有麻黄连翘赤小豆汤之例，盖发汗利水，令郁拂之邪，表里两解之

意耳。

阴阳易症

王富春愈后，其妻一日微觉飒飒寒热，少腹疼痛，小水紧急，欲解不出，痛甚牵引腰胯，两目花乱，头重莫举。其家见症急厉，告诸母家。诸医群集，日寒、日火，莫辨其症。余曰：小腹痛引腰胯，小便不利，头重眼中生花，岂非阴阳易之症乎？处逍遥汤，调烧裈散，药下果验。

按：阴阳易症，男病新瘥与女交，其病遂遗于女；女病新瘥与男交，其病遂遗于男，故名。裈，裤裆也。男澍谨识。

柯韵伯先生云：此证无内外因，本非伤寒，而冠以伤寒者，原其因也。因淫情之不禁，而余邪得以乘其隙而移患于无病之人，顿令一身之精气神形，皆受欲火之害，是不病于伤寒，而病于阴阳之易，故未可以男女分名也。夫邪之所凑，其气必虚，阴虚而淫邪凑之，故少气飒飒寒热，不能运躯，头重不举，身体皆重。精神散乱，故眼中生花。邪中于阴，故阴中拘挛，痛引腰胯，少腹里急，小便不利耳。谅非草木之味所能愈，仍须阴阳感召之理以制之，斯裈裆之以意相求也。裈裆者，男女阴阳之卫，阴阳之以息相吹、气相聚、精相向者也。卫乎外者，自能清乎内。感于无形，以之治有形。故取其近阴处烧而服之，形气邪感得其隐曲，小便自利，乃清阳出上窍，浊阴归下窍，而诸症悉除矣。然女病可服男裈，男病亦可服女裈，仍合阴阳交易之理，格物之义。至秽之品，为至奇之方。愚谓前贤用药奥旨，非立言阐发之，乌能使后人测其端倪，知所取法而推行之也。男澍再识

麻黄连翘赤小豆汤

麻黄　连翘　杏仁　甘草　赤小豆　姜　枣

逍遥散《局方》

柴胡　白芍　当归　白术　茯苓　甘草　薄荷　煨姜

汗不得法

辛卯冬月，有同道长子患伤寒病，畏寒头痛，发热无汗，屡服发散，汗不能出，热不能止，变痉而逝。其次子旋得此症，连进发表，皮肤干涩，发热愈炽。同道骇怖请视，告余曰：明是寒邪伤营，见症俱属外感，奈何汗之不应，又岂死症耶？余曰：辨症虽真，未能相体故耳。郎君关弦尺迟，面白露筋，乃中气虚而血不足。故寒邪外感，非滋其血液，何能作汗？汗既不出，热何由解？宜与当归建中汤。同道又欲减除饴糖。余曰：建中之用，妙义正在于此。且糖乃米谷所造，所谓汗生于谷也。如法啜之，果微汗热退而安。壬辰春，复闻乃郎患中虚气痛，缘脾向虚，肝木自强，且春升木旺之际，正宜补土荣肝，反以极力消导，竟堕前功，殊可惜耳。

建中汤仲景

桂枝　生姜　芍药　甘草　大枣　饴糖　加当归

风湿相搏

高汉章，得风湿病，遍身骨节疼痛，手不可触，近之则痛甚，微汗自出，小水不利。时当初夏，自汉返舟求治。见其身面手足俱有微肿，且天气颇热，尚重裘不脱，脉象颇大，而气不相续。其戚友满座，问是何症。予曰：此风湿为病。渠曰：凡驱风利湿之药，服之多矣，不惟无益，而反增重。答曰：夫风本外邪，当从表治，但尊体表虚，何敢发汗？又湿本内邪，须从里治，而尊体里虚，岂敢利水乎！当遵仲景法。处甘草附子汤，一剂如神。服至三剂，诸款悉愈。可见古人之法，用之得当，灵应若此，学者可不求诸古哉。

甘草附子汤

甘草　附子　桂枝　白术

湿热内攻

张怀久乃郎，年方及冠，遍身忽发疮疹，形如麻粒。询诸疡科，内以凉血托里之剂，外以药汤沐浴，其疮尽伏，以致湿热内攻，恶寒发热，头痛身疼。此表邪确据。延医又误为疟症，投以清脾饮服之此误认为半表半里，以致寒不成寒，热不成热，人事昏惑，绝粒不进。乃叩于余。脉颇浮数，问之不应，扪之身热，视之唇舌俱淡。此风热内蕴，抑遏于中，若不外达，势必内攻脏腑，机窍尽闭而毙。当与升阳之药，提出肌表。与升阳散火汤二剂，遍身发热，躁扰不安。其家惊惶，促余再视。其身虽热，而问之能答，则神识将清；且粥饮亦进，则胃气有权。余曰：吉也。夫躁扰不安者，正邪气外达之征，明日毒气外出，则内可安。更与辛凉解表之法，以人参败毒散二剂，果然疮疹尽皆发出，形如绿豆粒。再与前法，疮皆灌脓结痂而安。仍与清散药而健。须知此症若不如此施治，脏腑能堪此毒乎？

升阳散火汤东垣

葛根　羌活　防风　升麻　甘草生炙　柴胡　独活　人参　白芍　姜　枣

人参败毒散《活人》

人参　羌活　独活　柴胡　前胡　川芎　枳壳　桔梗　茯苓　甘草　薄荷　生姜

同病异治

许庆承之子，及黄起生之弟，年俱二十，同患瘟疫，医进达原饮、大柴胡汤，潮热不熄，燥渴反加，因而下利谵语。许氏子病经两旬，身体倦怠，两目赤涩，谵语声高，脉来数急，知其下多亡阴。所幸小水甚长，足征下源未绝。与犀角地黄汤加蔗汁、梨汁、乌梅甘酸救阴之法，频进而安。黄氏弟悉同此证，但此病不过三日，即身重如山，躯骸疼痛，谵语重复，声微息短，脉来鼓指无力。此病虽未久，然表里有交困之象，阴阳有立绝之势。急进十全大补汤，重加附子，二十剂始安。夫同一潮热燥渴，同一谵语下利，而用药角立，毫厘千里，岂易言哉。

犀角地黄汤

犀角　地黄　白芍　丹皮　或加芩、连

十全大补汤

地黄　当归　川芎　芍药　人参　白术　茯苓　甘草　黄芪　肉桂

风　温答问附

家万生廷诏之子，春杪远归，头痛寒热，默默欲睡。医者不知风温之症，当用清凉之法，误作伤寒之病，而以辛温之药，渐至神识昏迷，谵语不食，大便不通，小溲或遗，与水则啜一口，与粥亦啜一口。延余两门人同治，汪生争用附子、干姜，陈生争用芒硝、大黄。两争莫决，急延余视。两生俱称脉象模糊，余诊亦然。及抉齿视，舌白干刺，唇虽干而色稍淡。脉与症参，病邪不在脏腑，仅在三焦。因谓汪生曰：尔以为诸虚乘寒，有神虚谵语之例耶，但舌不应干刺。又谓陈生曰：尔以为三阳传经，有胃实谵语之条耶，然舌色不应尽白。究竟温脏攻腑，俱属偾事。盖此症乃风温热邪蒙闭上焦气分，致令肺气痹极，古称郁冒者即此症也。但有入气入血之分，若入血分，则邪在膻中之内，此则仅入气分耳。夫肺主气，气阻血亦不行，故脉模糊，然亦重按触指。上焦不清，则胞中之络外蒙闭，故神昏谵语也。浮障之邪，惟与轻清味淡之药，可行去也。汪生问小便自遗如何。答曰：曷不闻肺与膀胱司气化，热甚而阴挺失职乎。陈生又问大便不通如何。曰：肺与大肠相表里，且天气不布，地道亦阻之说，吾已讲明有素，何遽忘耶？两生愕然。促以疏方，佥用杏仁、杷叶、知母、通草、蒌皮、山栀皮、竺黄、灯草。药下安睡，大便果通。次早复视，能述病苦。再加琥珀镇心安神而安，仍以清肺药而健。越日，两生叩曰：风温邪入气分之治，既闻命矣，但未知邪入血分当以何法治之。答曰：若邪入血分，则入胞络之内，舌胎当必黑刺，而凉膈、导赤、黄连阿胶鸡子之属养阴退阳之法，按症举用，以积热藉以宣散，而心胸和畅，脉渐以生。又曰：风温初起，脉症如何？治当何法？曰：温症甚该，凡春温、温热、湿温、暑温、风温，以及温疫、大头瘟，皆不可汗，故书日温邪忌汗也。今仅举风温之症言之。发热头痛，状似伤寒，但自汗身重多眠。夫身重似伤寒，然寒应无汗；自汗似伤风，而风应身轻，此当辨也。且鼻息多鼾睡，语言多难出，脉象尺寸当俱浮，唇口齿舌当不润，无非风温酝酿之机，此当辨也。总由表邪蓄热，故曰风温。治之之法，当与辛凉解表，如葛根、薄荷、防风、杏仁、连翘、通草、白薇、甘草之属，内清经络，外彻肌肤，清温而不阻风之出路，祛风而不助温之暴虐，庶内外之邪，表里两解，为清散法也。若犯香、苏、羌、独、葱、姜、陈、半，是以温治温，故在禁耳。两生退而喜曰：既闻风温入气入血之治，又闻诸温忌汗之理，真所谓闻一得三。

夏伤于暑

傅瑞廷，六月新婚后，触暑病热，头脑大痛，误用补剂，大热焦渴。医以瘟疫热症治之，凡清解疏利、升散养阴之药，治经数月，而病不瘳。节届大雪，始延余诊。视其形瘦面垢，身热谵语，自汗多渴，头痛有如刀劈，脉来长而不洪。是时医巫浩费，家计已索。病者因头痛难任，其叔孔翁曰：尚可治否？余曰：可治。友咸问病名，余语以暑邪之症。众诧为不然。问曰：何以知之？余曰：以气虚身热，谵语自汗，合于面之垢，脉之长，而知之也。因请用药。余曰：甘寒解暑之剂，惟有天生白虎一方。旋重价觅至二枚，先将一枚破而与之。病者心躁口干，见辄鲸吞虎嗜，顿觉神清气爽。因再求瓜，家人止之。余更与之，食毕汗收渴止，头痛如失。但暑邪虽解，而阴气被阳热之伤，尚未复也，夜仍微热，咽微干，睡不寐。仿仲景少阴病咽干口燥不得卧之例，处黄连阿胶鸡子汤三服而健。

黄连阿胶鸡子汤

黄连　黄芩　芍药

上三味煎，去滓，入阿胶烊尽，少冷，入鸡子黄搅匀，服。

温热传变

车觐廷妻，傅羽仪令爱也。初日恶寒发热，次日大热不寒，饮水不辍，唇焦红，舌燥裂，大便闭，胸前板痛，烦躁莫当。余诊之，脉纯躁无静，刚劲冲指。谓曰：此乃温热病，非伤寒症也。若伤寒症，从皮毛而入，由传变渐入于胃，结成可下之症；至温热病，从口鼻而入，不由传变，直入而附近于胃，结成大下之症。其来路异，其去路一也。然此症才二日，即一团邪热内结，如火燎原，其势已极，亦温热病之最速者。须防物极则反，或有痉厥之变，稍迟有朽肠腐胃之事矣。是所谓急症急攻，无庸迂缓。疏方以凉膈散，大黄重用。药方煎时，掀衣发狂，怒目而视，牙关略紧，面红目赤，扬手掷足，乃邪火一概上冲，莫可止遏之势。忙进前药，灌至半，势稍平。剂终，人事略醒，自索前药，以其滓再煎服之，随取前方再进一剂，其病悉清。讵调摄不善，半月后因口角盛怒，时见微热。初不以为意，倏于某日申酉刻，自觉难支，晬时[①]声音悉闭，奄奄一息。问其苦否，但点额摇头，可见心地尚明，惟哑不能声耳。尤有奇者，腰以上发热去被，扬手摸胸；腰以下畏寒厚覆，两足僵直。医数辈，未敢下药。举家慌甚，羽兄即夜来请。余念知己之女，戴月而往。诊脉寸部浮数，尺中紧涩，似乎上下阻截。因其症从未经见，方非易拟。然目睹其状，心甚怜之，兼之房中稚子失乳，老姑抚孙相哭，吾大为踌躇，默以其症证诸经旨，以冀一悟。其夫含泪问曰：前日重恙，幸叨再造，今复病此，先生亦蹙额无法耶？答曰：斯疾大奇大疑，泛泛一视，难明其理。吾正在谛审，且止啼哭，吾自当竭诚以报知己。因环步思议，已而笑谓曰：此症虽奇，吾得之矣。窃思人身之气，全赖肺以运之，今上下不通，无非治节不行，失其常度，而为上热下寒之症。其上热下寒之由，盖前此温邪未得清解，今复加感冒，又值大怒，其气愈阻，愈阻愈结，其气遂横于胸。其热邪因气不流行，仍亲乎上，热多动，必扰其血，故见上热去被之症；其寒邪新感，亦因气不流行，仍亲乎下，寒多静，必滞其血，故见下寒僵硬之症。总因气结于胸，不能周流，以故旧热新寒，各随上下而相亲，热自热，寒自寒，俨然分疆界焉。

① 晬时：一周时（一个时辰）。

曰：此先生大开生路之论，未知古圣亦有此论否？余曰：大哉问也！吾为子悉言之。尝读经曰：气并于阳，血并于阴。此上下相亲之义也。曰：其声哑如何？曰：夫声音发于肺，肺为娇脏，最易受伤，今气已结，更被热邪伤之，又被寒邪塞之，欲其出声，其可得乎？譬之钟磬，内以物塞之，外虽重敲，冀其响不可得。是其病之所受，全在于肺，法宜先开肺气而祛寒，使气宣通，热得下流，而胸结可散；后泻其蕴热，则肺可清，而壅塞自除。时际鸡鸣。疏方先以乌药顺气散一剂，以开肺气而祛寒。比晓，遍体微汗，下身发热减盖，脚可屈伸，胸前亦宽。惟声音虽出，犹不清，时仍哑。日出，进泻白散合白虎加桂枝汤，此方足以泻热而清肺，一剂潮热悉退，声音清亮。前后两剂，病如冰释。后以保肺生津之药调理而健。

白虎汤

石膏　知母　甘草　粳米

凉膈散

连翘　甘草　薄荷　大黄　栀子　竹叶　芒硝　黄芩　蜂蜜

乌药顺气散

乌药　橘红　麻黄　川芎　白芷　桔梗　枳壳　僵蚕　干姜　甘草　加葱、姜

泻白散

桑白皮　甘草　地骨皮　粳米

咳嗽失血二条

李赓飏先生，苦诵读，馆僧寺。冬月衣被单薄，就炉向火，而严寒外束，虚热内蕴，渐致咳嗽吐血。医者见其神形不足，谬称痨损，日与养阴之药，遂至胸紧减食，卧床不起。余诊其脉，六部俱紧，重按无力，略有弦意，并无数大之象。密室中揭帐诊脉，犹云恶风；被褥[1]垫盖，尚背心寒凛。按脉据症，明是风寒两伤营卫之病。若不疏泄腠理，则肺气愈郁，邪无出路。法当夺其汗，则血可止。经曰：夺血者无汗，夺汗者无血。奈体质孱弱，加以劳心过度，不敢峻行麻黄。然肺气久闭，营分之邪，非麻黄何以驱逐。考古治虚人外感法，莫出东垣围范，因思麻黄人参芍药汤原治虚人吐血，内蕴虚热，外感寒邪之方。按方与服，一剂微汗血止，再剂神爽思食，改进异功合生脉调理而安。亦仿古治血症以胃药收功之意也，然余窃为偶中。厥后曾经数人恶寒脉紧咳嗽痰血者，悉遵此法，皆获全效。可见古人制方之妙，医者平时不可不详考也。

麻黄人参芍药汤

麻黄　芍药　黄芪　当归　甘草　人参　麦冬　五味　桂枝

异功散

人参　茯苓　白术　甘草　陈皮

① 褥：原作“缛”，据文义改。

生脉散

人参　麦冬　五味

徐晓窗，年逾五十，形伟体强，忽患潮热咳血。楚南诸医，咸称血因火动，叠进寒凉，渐至胸紧头疼，不能自支。于是检囊归家，坐以待毙。延医数手，无非养阴清火，迨至饮食愈减，咳红日促。予按脉象紧数之至，且病经数月，而形神未衰，声音犹重，肌肤虽热，而厚衣不除，久病面色苍黑，额痛时如锥刺。内外谛审，并无内伤确据，一派外感明征。伏思表邪入阴，扰乱营血，必当提出阳分，庶几营内可安。乃以参苏饮除半夏，加入止嗽散，与服二剂，助以热粥，始得微汗，似觉头疼稍减，潮热颇息。以后加减出入，不越二方，或增金钗、麦冬，或参泻白散。调理一月，药仅十服，沉疴竟起，未尝稍费思索也。

附　后李维翰先生畏寒发热，脉紧无汗，咳嗽失红之症，医治弗效，慕名虔请。及余疏方，畏而不服，细为讲论，疑团稍释。奈前医纷纷，既不识表邪入阴之症，又不解夺汗无血之义，中坚阻之。而余独吹无和，以致热肠不投，越月见讣音悬市，自恨遇而不遇，抚躬一叹而已。

参苏饮

人参　紫苏　陈皮　枳壳　前胡　半夏　干葛　木香　甘草　桔梗　茯苓　姜　枣

止嗽散

桔梗　甘草　橘红　百部　白前　紫菀

泻白散

方见前本门温热传变。

温热不治二条

黄成斋学博，外艰[①]解组[②]后，忧思百倍。今春面色如赭，坐谈口秽，神情张皇，若有所失，盖显孤阳不生之机。予见而骇之。曰：足下神形面色，阳气独治，无阴以守，然尚不倦，得毋出于强勉乎？渠曰：不然。又曰：人身负阴抱阳，阴阳交恋不露，所以生生不息。今神形相失，急当潜心静养，庶几亢阳自返，所谓静则阴生也。渠曰：唯唯。厥后闻伊不但应酬不节，抑且多方会计，延至秋深，忽潮热不退。自拟因食物未节，屡进消导发散，因而汗出呕逆，乃邀余治。余固早知其病必重也。视之，汗大如雨，身热烙手，舌胎满黄，口秽难闻，抑且绝粒不进，彻宵不寐，热微则神识稍清，热甚则神乱妄言。及诊其脉，洪大躁疾非常。余以谊关世好，而又金丹莫觅，直以病在不治之例辞之。盖《内经·素问》云：有病温者，汗出辄复热，而脉躁疾，不为汗衰，狂言不能食，病名阴阳交，交者死也。人所以汗出者，皆生于谷，谷生精气。今邪气交争于骨肉而得

① 外艰：父丧。
② 解组：解免官职。

汗者，是邪却而精胜也。精胜则当能食而不复热，复热者邪气也，汗者精气也。今汗出而辄复热者，是邪气胜也。不能食者，精无俾也。病而留者，其寿可立而倾也。此《素问》之言，已属吻合矣。又《灵枢》云：热病已得汗，而脉尚躁盛者死。今脉不与汗相应，此不胜其病也。狂言者是失志，失志者死。今见三死，不见一生，虽愈必死也。况叔和云：汗后脉静，身凉则安。汗后脉躁，热盛必难。余以揣摩有素，莫敢援手，盖攻邪保精，两难立法耳。闻余告辞后，旋延二医，商从表里两解。未逾日，气高不返而逝，惜哉！设当日春升相见之时，肯听予言，急捣养阴镇阳之药，转刚为柔，归于中和，加以潜心静养，虽有此番病累，决无汗后洪大躁疾之脉矣。笔此以为养生者鉴，并为业医者鉴也。

车启南之子，年方二十，发热头痛，服表散药，汗出淋漓，而热反炽，更狂言乱语，口渴粥饮不进。其戚友知医者多，特邀余诊之。脉洪大急疾异常，尺肤烁指，余知此症为阴阳交矣，坚辞不治。门人在旁，嘱其不可用药。余出复延二医相商，与竹叶石膏汤，众皆谓可，未晚果卒。次早，门人问曰：昨车姓之病，愚辈视之颇轻，而先生直云不治者，何也？答曰：此症《内经》明有开示一款，云：有病温者，汗出辄复热，而脉躁疾，不为汗衰，狂言不能食，病名阴阳交，交者死也。盖谓阴阳交尽也。凡治温症，若得战汗，理当脉静身凉，伤寒汗后亦然。今大汗既出，而热反炽，是汗为阴气之亡，而热为阳气之丧。夫汗为阴液，阴气既出，而孤阳独亢，因显躁疾之脉，已属不治。再加狂言乱语，是心肾阴精绝于内，神明越于外。合于脉之躁疾，其何以施救援乎！若能饮食入胃，游溢精气，或使精生于谷，尚可幸图于万一。今口虽渴，而粥饮不入，合于脉之躁疾，全失和缓之象，又无胃气矣。所谓今见三死，不见一生，虽愈必死也。吾侪身肩是任，可不见及此乎？门人促余笔之，以为后学之训。

述　治

述治张高腾兄暑温病书

予临斯症时，病已四五日矣。某月十一日，睹神呆色垢，烦冤莫耐，潮热微而恶寒，脉小数促，舌赤唇燥，溺短而艰，是暑温之邪，深陷于营，势非易治。姑与淡渗轻清之药，而溺愈不通，脉现涩小。因思温邪固不可缓图，而淋秘尤当急治，且数脉转涩，下元阴必不充，仿滋阴化气之法，下午随疏滋肾丸作汤亟进，溺始得长。次日便泄溺短，更用五苓散加知母、木瓜，而二便无恙。十三日复诊，其寒热烦冤之状仍若，脉仍小数促。盖温邪虽陷于营，其去路已非从下，必当提出于表，方为合法。遂给兰草分消饮连服，而恶寒发热之恙稍减其半。十五日复诊，脉舒不促，但数小不长，谅非滋阴清热之法不可。连日服之，而寒热更减二三，神始清，耳始聪，惟烦冤之状尚未能解。十八日脉转迟数，舌清唇红，但指尖时微冷，天庭倏潮热而不自觉。盖温邪虽从表达，然脉象迟为阳虚，数断阴亢，是身中素虚之阴阳，尤当亟调。夫养正邪自除，理所有也。因订附桂八味，连服二日，而脉皆平，诸病稍退。自云嗳气犹。带地黄之味，意拟丹泽之寒乎，故改附桂理阴煎。脉来数多迟少，固知剂中过助其阳，念日更用柔阴扶阳之药，一服而寐已安。是日再视，二便寤寐如常，是暑温之邪已解。但脉来右犹带迟，左犹带数，口甘唇红，当从中治。似此阴阳两虚之体，寒热错杂余邪，最宜斟酌，非刚不足以涤秽，非柔何以济其刚。孔氏曰：宽以济猛，猛以济宽，政是以和。不佞谨以治国之法，而通于治病，可乎？其药味必嘉言所谓能变胃，而不受胃变者宜之，故疏连理汤与服。连进二日，所喜药与病机相投，但未知鄙见有悖于理否？至善后之治，犹未敢臆揣，缘一病变态不常，四方水土有异。谨陈颠末，附质慧眼采鉴。而善后之法，是有望于高明焉。后闻病者至家，仍以理中加枸杞，服旬余而安。

一得集

阳症似阴

熊清平乃郎，将冠，得温热病，自以感冒法治之，已不中病。延医更谓阴虚，投以六味地黄汤，益不中病。迁延旬日，胸腹饱胀，稍按甚痛，潮热渐退，四肢冰冷，手足爪甲皆黑，舌胎干燥，口不知渴，与之以水则咽，大便五日未通，小便赤涩而少，咽喉肿塞，口不能言，耳聋不知所问，六脉举按皆无。医者不审热深厥深之旨，郁热蓄盛，脉反滞涩之变，热甚神昏，口不知渴之情，复不将望闻问切四字校勘，仅守发厥脉伏之假象，冒为真据。且将胸腹饱胀，为阴寒上逆，而可按拒按，置之不辨。咽喉肿塞，妄为虚阳上浮，而色之赤白，口气温冷，又置之不辨。又以大便燥结，谬为阴凝不化，而痞满实坚全具，又置之不察。直将一切内热明证，概为假热，竟用四逆汤，附子用到一两。清夫妇疑而未进，就正于余。内外一探，知为温热重病，阳邪亢热已极，反兼寒化，如酷暑雨雹之象，势亦在危。而细勘详询，明是在表失表，在里失时，酿成极重热症。再诊其脉，举按虽无，而沉候至骨，劲指甚坚，根蒂未绝，喜其可治。因谓曰：此大热症也。遂疏黄连解毒汤合普济消毒饮，重加大黄，嘱其日夜两剂，务俾大便通则火不伏，而厥可回，脉可出。清因二医一用附子、干姜，一用黄连、大黄，冰炭莫辨，无所适从。然其妇急欲将余方购药。而清究不能决，更延一医，匆匆一视，又谓为阴毒。其妇曰：生死有数，若服谢先生药，死亦无恨。清因妻意甚坚，勉为煎就，意仍狐疑。其妇强为徐灌，约二时之久，一剂已终，小水甚长，即索水饮。清见人事略醒，复煎一剂。是夜连得大利，果厥回脉出。次早复视，更以凉膈散，重服清胃药而健。后置酒于家道谢。清因述曰：众医谓为阴寒，独先生断为阳热，小儿几希之命，固蒙再造。但承赐妙方，若非内子坚意，几乎误矣。余惊疑之，嫂何以独信予也？适其妇出房道谢。其妇曰：先生初视之时，面有忧色，是忧其难治也。及诊毕而踌躇深思，是思其可治也。至再诊而面忽有喜色，是喜其得法也。且审症而战战兢兢，疏方乃洋洋溢溢，是直无所疑也。先生慎重若斯，无疑若斯，予复何疑：余闻言深为叹服。夫医家望闻问切，而望居其首，业医者往往忽之。今熊妇竟能望医之神色而知医，吾辈昧昧，不且有愧乎。

黄连解毒汤

黄连　黄芩　黄柏　栀子等分

普济消毒饮东垣

黄芩　黄连　甘草　玄参　连翘　板蓝根　马勃　牛蒡子　薄荷　僵蚕　升麻　柴胡　桔梗　陈皮

凉膈散

方见前本门温热传变。

水气头汗

尝读《医门八法》云：伤风自汗，用桂枝汤。伤暑自汗，则不可用。又曰：人知发汗退热之法，而不知敛汗退热之法。敛也者，非五味、酸枣之类，是谓致病有因，出汗有由，治得其法，自敛耳。如傅金生一症，时当暑月，天气燥，饮水过多，得胸痛病，大汗呕吐不止。视之口不渴，脉煐不躁。投以温胃之剂，胸痛遂愈，而呕吐未除，自汗头眩加甚。其父来寓更方，余以昨剂颇效，原方加黄芪与服。服后亦不见躁，惟汗出抹拭不逮，稍动则眩晕难支，心下悸动。举家成以为脱。吾许以一剂立愈，以半夏五钱，茯苓三钱，生姜一片，令即煎服。少顷汗收呕止，头眩心悸顿除。盖缘饮水过多，水停心下，火位不安，故惕惕悸动。本仅当心下作痞，兹以阳气素虚，更重为心下作痛。所以前投温胃之剂，助阳消寒，其痛自除，但水饮犹未下耳。水气上逆，则呕吐不止；水气上干，则汗眩难支。举以小半夏加茯苓汤行水散逆，使水下行，则呕悸汗眩俱止，所谓治得其法，汗自敛耳。由此益悟认症宜真，而辨症宜细也。试观瘀血症亦头汗出，然必小便不利，而目珠先黄。又邪在少阳亦头汗出，虽有呕吐、目眩、胸满之兼症，然必有寒热往来之本症。至于伤暑自汗，郁热陷里自汗，阳明热自汗，三阳合病自汗，更有中寒冷汗，表虚自汗，阳脱自汗，汗多亡阳，与夫惊恐房劳，风湿漏风，产蓐津脱，以及盗汗诸症，凡阴虚阳胜，阳虚阴乘，种种汗出不一，各有兼症不同。且头与身皆汗，又与独见头汗迥异，乌可概指为虚脱耶。此余趋庭传受心法，今并志之。

小半夏加茯苓汤《三因》名大半夏汤

半夏　茯苓　生姜

本方除茯苓，名小半夏汤，治支饮呕吐不渴，亦治黄疸。

本方除茯苓、生姜，加人参、白蜜，名大半夏汤。治反胃食入即吐。李东垣曰：辛药生姜之类治呕吐，但治上焦气壅表实之病。若胃虚谷气不行，胸中闭塞而呕者，惟宜益胃推扬谷气而已，勿作表实用辛药泻之。故服小半夏汤不愈者，服大半夏汤立愈。此仲景心法也。

伤暑自汗

丁麒寿，时当暑月，腹痛泄泻，自汗神疲。叠进温补，遂至二便窘急，日益危笃。适一邻医，年六十余，谓胃病经数日，汗出不知几斛，兼之四肢逆冷，法在不治。且补剂服至附子、鹿茸，仍无寸效，今脉绝，无可为也。其家固贫，医药已难继矣，又听邻医之言，遂无复再生之想。奈病人呻吟在床，不忍坐视。遥闻先君善治危症，托人求诊，适应酬未暇，命余前视。诊得脉虚重按若无，审得额汗溺短，气虚烦渴，背微恶寒，四肢逆冷。余笑曰：此伤暑也，安得以阳虚目之。经云：气虚身寒，得之伤寒。气虚身热，得之伤暑。今症见烦渴溺短，气促脉虚，伤暑奚疑？议进清暑益气合桂枝汤一剂，嘱其即服可效。前医执余方私语病家，曰：年少之医，孟浪殊甚。临危之症，犹谓伤暑。今汗出淋漓，收敛尚恐不及，反用升、柴、桂枝以发汗，非速其毙耶。其家虽疑，缘病由奔走日中而起，信余不谬。即进一剂，病势减半。继进二剂，兼吞消暑丸一两，腹中呱呱有声，二便一时通利，汗收渴止，烦退而安。复将原方除桂枝，二剂全愈。越三日来寓酬谢，始述前医之非，予不禁为之一快。夫暑属阳邪，心属离火，故伤暑必先入心。心主血脉，故脉虚大，不足重按。意在邻医不知浮中沉三取之法。且暑脉多芤，状如葱管，浮沉二候易见，中取正在空处，故断为脉绝。余用参、芪、归、术合生脉散，养心而裕脉，固土以保金。其暑热伤津，故口渴溺短，饮水过多，停聚中脘。误进温补收敛之药，故二便不利，水气上涌，宜其头汗如雨。余二剂中兼吞消暑丸，虽曰消暑，亦仿小半夏加茯苓汤，治水头汗之意也。方中升、柴、葛、泽，升清降浊，譬之云行雨施，然后沟渎自通，注之不盈，而额汗自收矣。

清暑益气汤东垣

黄芪　人参　白术　苍术　神曲　青皮　陈皮　甘草　麦冬　五味　当归　黄柏　泽泻　升麻　葛根　姜　枣

中风门虚风肝风附

牙紧舌胀

傅品金先生尊壶，于归后节届大暑，天气炎蒸，一日群坐中堂，忽身冷怯寒，遍体麻木。进房加衣，犹然不足。唤婢取被盖卧，遂昏迷不醒，牙紧手撒，舌胀出于齿外，喉间微有曳锯声。急延乡医诊治，进姜附之药。因牙紧未得下，复用通关散吹鼻，未能得嚏。其医见病危急，束手而去。曰：此脱绝之症，不可救矣。举族群集，皆曰：今年新生一种哑症，概不可治，此病近之。余至视之，既非木舌，又非噼舌，明是中风之病。但喑厥风痱之症，从未闻有舌胀出于齿外者，殆经所谓廉泉穴虚，风邪上入耶？夫廉泉舌根小孔也，人之津唾出焉。此女必然痰涎素蓄，风从廉泉内入，内涎召外风，外风挟内涎，结聚于心包络中。又舌为心苗，是胞络之风涎，仰从廉泉上壅，遂舌胀牙紧矣。撬齿视之，舌胀满口，黏涎壅塞，汤水难入，呼吸难通。危在顷刻，虽有神丹，其何以下？然出奇之病，非出奇之方必不能济。因自计曰：无病忽畏寒麻木，是外风内入之征，风为清邪，清邪中上，故见牙紧舌胀之症。今病最急处，尤在上也。经曰：病之高者，因而越之。非涌剂不可。考矾性涌吐风涎最捷，且居室易得，于是取白矾一块，开水调化，鹅翎蘸水，撬齿渗入，深探喉中。立时即呕出痰涎，舌即微缩开声，起身下床。自谓丑态难堪，盖不自知其病至斯极也。嗟乎！以几死之症，旋得回生，族众称以为神。余曰：非神术，实心术也。然此不过暂开其闭，尚未尽扫其根。随观其舌下根两旁，竟生两小泡，状如虾眼，明若水晶。问之，别无所苦，惟是身不知热，大便数日未通。因用疏风化痰之药，比日饮食亦进。次早复身麻舌大，昏迷不苏。余至，遂与稀涎散调灌，下喉即呕，涎出即苏。惜乎未得大吐，兼之大便未通，内中必有结聚胶凝难解之涎，恐非攻剂不足以劫饮通幽。然宜温通，最忌苦寒。遂进雄黄解毒丸十粒，热水调服，连泄二次，随饮冷茶立止。自云轻快如常，遂不肯吃药。虽吐下兼用，犹然未尽病情。越数日，复发如前，仍用稀涎散调灌立苏。梳洗如旧，厚衣不除，足知风涎尚未尽扫。于是制霹雳劫巢之药频服，汗出知热，减衣而安。然舌下虾眼，犹然未除，与白矾、肉桂末放于舌下，一宿遂消。盖桂能散风，矾能散痰故耳。后因瓜果无忌，晕腥杂进，复发前疾，仍与前药而痊。细思此症固奇，而治法亦奇。因详录此案，并记其方于下。

附　后九月，治范室，年近三十，悉同此症，未费思索，直与稀涎散灌之即吐，复进霹雳劫巢汤，戒口慎寒，病随药愈。因此益悟实邪盘踞上焦胀闭之症，随其上而治之可也。如风热、痰饮、填食、喉风、胃痈，以及卒忤、中恶、魇梦、中毒之类，古人曾有瓜蒂散、稀涎散、葱豉汤、淡盐汤、莱菔子末、生姜汁、葱白酒、雄黄丸等。古之成方，随症施治，历历可纪。尤有寒痰闭塞，以及中脏脱绝之症，古人曾有橘红半夏汤、人参附子汤。因痰筑喉间，稍为变通，随灌随吐，痰随药出，又随吐随灌，拭出其痰。少顷痰开下药，随症处方，其人立苏。此皆古人之成法，皆可效为变通者。由是观之，吐法所关甚钜。奈何近时医家，每将此法置之高阁，似乎汗下和温之外，更无吐法可施，以致危迫之际，坐以待毙者固多，即轻者转重，重者愈危，亦复不少。今勘破迷途，尚赖同道好生之士，会而参之为幸。

自制霹雳劫巢汤

草乌　牙皂　麻黄　细辛　僵蚕　全蝎　南星　半夏　雄黄　姜汁　竹沥

如便闭加玄明粉，如口臭加石膏，大解后除牙皂加白术、茯苓，以不畏寒为度。

稀涎散

皂角四挺，去皮弦，炙　白矾一两　或加藜芦

考古《简便方》云：治重舌、木舌，肿满强硬，或疼不止，不能言语，宜用粗针线扎箸头上刺患处，甚者数十刺。只针舌尖及舌两旁，舌中心及舌下俱不可针，犯之令出血不止。而刺出之血，以红色者为毒轻，紫色者重，黑色者最危。仍以蒲黄研末擦舌上即消。舌或胀大肿硬，即时气绝，名为翣舌。翣，杉，入声。翣，蔽棺之饰，谓如翣之蔽于棺上也。用皂矾不拘多少，焙新瓦上，以火煅成红色为度，放地候冷，研细，搽舌上立愈。重舌、木舌皆效。舌肿满不能出声，以梅花冰片研烂敷之，或以食盐、百草霜共为末，井水调敷即效。

男澍谨识

牙紧咽肿

傅妇，叶孕四月，恶寒体木，咽肿牙紧。付外科医治，内服外敷，直至声音不出，汤水难入。危急之顷，商治于余，其意中仍泥为痈毒之病。其延余者，欲决生死，非求治也。诊得脉来浮滑，身中麻木畏寒，悉是风痰为病。盖风邪中上，故多有咽喉上痹之症，此与前案治品翁内人牙紧舌胀相符。余令将外敷之药洗去，先与稀涎散调水灌之，涎出口开。更有奇者，视其舌下另生一齿，观者数十人，咸称从未见闻。其齿大如枣核，摸之棱指，按之似痛。遂以白矾、肉桂末点于舌下齿旁，立时取落，敲之即碎，外黄内白，遂乃开声。疏以驱风消痰之方，二剂而痊，胎亦无恙。然意谓向治品兄内人舌下之虾眼固奇，今治惠先兄室人舌下之鬼齿，则又更奇矣。究皆风涎所生。可见风无定体，其为病之变态，人难测识，类多如此。

附方

防风　荆芥　薄荷　胆星　桔梗　僵蚕　白芷　矾石　甘草　姜汁　竹沥

稀涎散

方见前本门牙紧舌胀。

偏头风痛

汪亮辉，年逾五十，患偏头风症，自汗不止，脑中觉有冷涕一阵，自鼻而出。医人不识，与苍耳散，盖错认鼻渊症也，汗愈大，涕愈冷，痛愈甚。又与真武汤，盖误作阳虚头痛也，渐至火升便难。更医又与茶调散，满头筋胀，二便阻滞，盖不识虚实内外之风故也。考虚风内动之症，仲景以后，罕识其旨。惟近代天士叶氏，养肝息风，颇得其法。今此症脉左浮大，同居空窍，扰乱不息，头汗不止，是为内风虚风可知矣。夫风气通于肝，必养肝之中佐祛风之品。然头脑空窍，隧隙颇多，最难尽逐，必兼佐以堵塞之义，则空窍之风，无隙可乘。乃仿《金匮》侯氏黑散，内取桂枝、牡蛎、菊花驱风填窍，更取叶氏养肝息风之法，如首乌、黑芝麻、金钗、钩藤、桑叶、荷叶之属，不数剂诸病如失。此症余经验颇多，向未发明。学者鉴此，当知治法矣。

脑鸣肢痹

赵近仁，年将五十，须鬓已苍。左臂自肩臑肘胛，麻木不舒，脑中鸣响。医者见其满面油光，饮食如常，辄称其气血之华。谁识真阳外露，肝风内鼓。所服之药，不出独活寄生汤之法，欲为驱风，适以招风，乃由平时不讲内外之风故耳。即有进以八珍之属，冀其血行风灭，无如杯水车薪，不济所事。且值冬初，寒风凛冽，木叶尽脱之际，渐显头眩耳鸣肢堕等症。余诊脉象缓大，知水不濡木，肝风始张，肾气将腾，卒倒、痱中之日来矣。授以河间地黄饮子加鹿茸，大剂煎服，欲其火归水中，水能生木。兼制扶桑丸，用以流利关节，祛湿润燥。服至腊月，肢体劲强，神采内蓄，自觉神魂返宅。适因岁暮，停药未进，故头眩虽息，而脑鸣未止。应知髓海难充，亦功亏一篑之过耳。

地黄饮子

地黄　巴戟　山萸　苁蓉　附子　肉桂　石斛　茯苓　菖蒲　远志　麦冬　薄荷　五味　姜　枣

肠风下血

王惠阶，年壮形伟，大便下血。医治半载，以平素嗜酒，无不利湿清热以止血，如地榆、柏叶、姜、连之类，服之不应。厥后补中、胃风、四神之属，投亦罔效。求治于余。诊脉小弦，大便或溏或泄，不及至圊，每多自遗，其血清淡，间有鲜色。更有奇者，腹中无痛，但觉愊愊有声鼓动。因悟此必虚风内扰，以风属无形有声，与经旨久风成飧泄吻合。且脉弦者肝象也，肝风内动，血不能藏故耳。因与玉屏风，重防风，加白术，乃扶土制木之意；更加葛根，辛甘属阳，鼓舞胃气，荷叶仰盂象震，挺达肝风，叠投多剂。其症一日或减，越日复增，轻重无常。予思虚风内动，按症投剂，疾不能瘳者，何故？潜思累夕，不得其解。忽记经有虚风邪害空窍之语。盖风居肠间，尽是空窍之地，非补填窍隧，旧风虽出，新风复入，无所底止，故暂退而复进。乃从《金匮》侯氏黑散驱风堵截之义悟出治法，填塞空窍，将原方加入龙骨、石脂，兼吞景岳玉关丸。不数日果获全瘳。

侯氏黑散

菊花　防风　白术　桔梗　人参　茯苓　当归　川芎　干姜　桂枝　细辛　牡蛎　矾石　黄芩

玉关丸

灰曲　枯矾　文蛤　五味　诃子

喑厥风痱

俞昌太，初病恶寒发热，继则热而不寒，喜睡羞明，二便略通。医以为外感，进败毒散，症变热炽谵语。又以为瘟疫，投达原饮，症变神识昏迷。更医断为虚脱，与理中汤，舌胎干黑，肢体若僵，绝食不进。家人治棺待毙，姑延一诊，以决卒期。诊得左脉沉缓，右脉数急，面黑目赤，昏昏嘿嘿，耳聋不知所问，上部扪之觉热，下部扪之觉冷。统计之，有似水衰火炎之象。细视左肢微肿，扪之觉有痛色，于是知为风邪所中，误治而至此也。法参喑厥风痱之例，以地黄饮子，服至二日方醒，七日全愈。

地黄饮子

方见前本门脑鸣肢痹。

四肢抽搐二条

何允中，年二十，两腿疮毒，脓水淋漓，医治半载，内服外敷，愈加浮烂。一日忽微热，身体抽掣，两目上瞪，喉中痰响，全似小儿惊风之形。请余视之。方诊脉，其老妪捧药一碗，辛散异常。诊毕，问所捧何药。系大秦艽汤也。余掷之于地。遂疏理阴煎加黄芪、附子，大剂与之。连服两剂，而眼已不戴，身已不强。随服十全大补汤数十剂，疮毒全愈。然此症实有天幸，倘不遇余，大秦艽汤已投之矣。盖医者只知风邪为害，不知风从何来，彼其阴血先已失守，津液枯涸，筋脉不荣，阳气不藏，是为阴阳两竭之候，此际收摄已晚，尚堪辛散耶。况古云治风先治血，血行风自灭。不但疮家，凡误汗、失血、泄泻、痘疹，以及产后、老弱、小儿诸人，此症最多，皆当审察。

十全大补汤

方见卷一伤寒门同病异治。

理阴煎

方见卷二虚寒门误表戴阳。

吴承先令爱，体素孱弱，勤于针黹，忽浑身战栗，牙关紧急，舌可略露，口不能言，时露抽搐角弓之状，寒热悉无，小水仍利。疏风解表之药不效，病经两日，其势渐危。诸医见大便未通，欲行攻下，未决。余至，众皆推治。诊之，脉来缓大，方思议间，手足抽搐，角弓反张，牙关紧急，两目翻视。诸医告退。窃此症其来甚暴，应知暴病非阳，且无寒热，决非三阳实邪。若果外邪固闭，其人早已昏迷不醒，安得清明若是。此必血虚风中，筋脉瘛疭无疑。与大剂十全大补汤，重肉桂加附子急进，抉齿灌入，俾得略睡，其势稍止。昼夜一周，进药三剂，乃得口开能言。然犹微搐，共进十余剂始安。

附　厥后，郭永明老年独子，稚龄体弱，深夜看戏回家，立时即病，悉同此症，明是血虚风中。余与前药，畏不敢进，竞争疏风化痰，兼进法司符水。分明可生之症，竟至不起，诚可惜也、须知阳邪之发，其来必渐，阴邪之发，其来必骤，人鬼关头，先具成见，况闭症多握拳，脱症多撒手。又凡中症，有中腑、中脏、中血脉、中经络之殊，有真中、类中之别，若不平时领会，岂不害人于冥冥中耶。

十全大补汤

方见卷一伤寒门同病异治。

肝风胎痫

傅海翁之媳，于归匝月，时值暮春，忽然仆地，眼翻口噤，两手握固，半晌方醒，已而复发。他医认为痰火闭窍，进大黄、槟榔、菖蒲、桃仁之属。治经半月不痊，人皆束手，延余诊治。见其唇红面赤，脉沉实而滑，问得饮食间微若有呕，因称贺。海翁惊问。余曰：令媳之症乃胎痫，怀孕使然。因其体素有火，即误服破泻之药，而体坚病实，亦无大碍，不治并亦无妨，但得药早愈，免合室惊惶耳。因以四物加枯芩、半夏与之，仍然发闭。病者瞑目，口中呓语曰：我要银子还，不然，我要索尔命。众议此必邪祟所侵。又见其两手撮空，循衣摸床，皆曰：昨谢某在此，妄言胎痫，今已将危，何不延他一视。慌忙来寓，急延余往。余曰：早言胎痫小恙，何必如此大惊。此女肝家枯燥，此刻胎中正肝经主事，肝藏魂，血燥神魂不安，所以目中见鬼，口中乱语。又肝属木，木喜摇，所以手循摸耳。今吾以收魂药招之镇之，的可痊愈。疏方与服，数日未发。然不可停药，停药数日，往往复发如前，竟服至足月方已。后获弄璋，肥大之甚，母子均安，众称良治。

附方

首乌　胡麻　茯神　枣仁　钩藤　小麦　菊花　法夏　麦冬

金银汤代水，煎。

大凡中风、中痰、气厥、血厥，病虽起于仓卒，决无屡发不愈。兼之妇科患此，即不论脉与症，亦当拟度其胎。况有脉可凭，有症可据，有因可问，是以预许为胎痫之疾。今方中具有收魂、养神、镇惊、消痰、补虚、润燥种种妙用，全无方书所用胎药，一概出乎心裁。

男澍谨识

肝风眩晕

姜吉甫翁令正，据述今春分娩，得子甚小，患胎风症，不育。今秋燥气异常，患咳者比比，及大雪，正值肾阴当权，得咳嗽气促畏寒之恙，每临夜两颧赤如火烙，认为寒邪外束。与以疏散之药，数日未效。然亦不介意。偶于五鼓时，忽然眩晕，四肢如麻，倏时冰冷，人事默默，胸紧气促，喉内痰鸣，逾时方醒，醒而复发。医者认为虚寒痰厥，进附杞陈半之剂，未中。余见其形体清瘦，脉来弦数劲指，问知数日不寐，寐则口中乱语，且睡中每多惊怖，如坠于地，唇舌二便如常。因谓曰：尊阃之体，肝火太旺，以致血燥无以荫胞，所以胎小而多风。即今之病，亦属肝风之症。夫人之一身，心高肾下，水火固不相射，然须相济。经曰：君火之下，阴精乘之。今元阴浇薄，何供所乘，所以火愈炎、木愈燥、风愈张，风火相煽，心主撩乱，而人事眩晕矣。治法发散、攻下、温补诸方，皆不相宜，发散而火愈升，攻下而阴愈亡，温补而阳愈亢。即补水之剂，亦后来调养之法，施于此际，殊属迂远。大约木喜条达，风宜静镇，火宜滋润，遂其生发之性，不令抑郁枯槁，使守其常而不变。吉翁闻余议，颇不以为非，促令疏方，连进数剂而愈。

附方

当归　白芍　丹参　丹皮　桑叶　川贝　柴胡　薄荷　枣仁　黑麻　洋参　麦冬　天冬　甘草　金银煎汤

越旬日，人事清健，诸病顿除，更委善后之法。余诊毕论云：尊阃玉体清瘦，为尺涩关弦，夫涩者，血虚也，弦者，肝燥也。至于形质，在五行之中，禀木火而生者，其为人也性急，主正直，主多惊，主多怒，主善忧，主善敏，种种不一。大抵木有凋谢之日，又有生发之期；火有遏止之时，又有炎威之候。而火生乎木，木又畏火。前此之眩冒，肝风张也。吾不用驱风之药，但取养肝润燥之品，既已呈效。今嘱善后，所云补水之剂，可参用矣。诚能怡情善养，药饵平调，滋润苞根，不使枯槁作燃，即保无虞。管见酌方。后如叶梦，即当赐音召诊。

附方

地黄　人参　麦冬　茯神　当归　生芍　枸杞　萎蕤　阿胶

肝风搐指

杨桂生，初起呕吐，继而呵欠甚长，腹中绞痛，难以名状，身摇心振，十指紧撮，自谓爪掐肉痛，头汗气蒸如雨，发经片时，已而复发。日延数医，用尽驱风化痰之药，而无效验，咸谓方书罕见，决无治法。余诊其脉，沉伏中忽显弦数，弦数中忽然沉伏。诊毕，一医旁问曰：先生，此何病也。余曰：木强土弱，肝风病耳。试观疟之初发，始必呵欠，今呕吐呵欠腹痛，显系土衰木往乘之，所以胃中不能容谷，肝阴被火所劫，是以筋急而牵引撮紧。但肝为刚脏，一切逐风辛散之药，反能助火劫阴，岂非愈加其病。况风热虽一，而木属有二，若病在少阳甲木之风热，固当放小柴胡之制，今病在厥阴乙木之风热，又当变通小柴胡之制，仿喻嘉言先生所谓丹田有热、胸中有寒之例治之，二剂而愈。

附方

桂枝　白芍　柴胡　姜夏　黄连　干姜　胆草　山栀　甘草

一得集

四肢拘挛

周秋帆茂才内人，怀孕数月，一日周身痛痹，四肢拘挛，肌肤及手指掌皮，数变如蛇蜕之形，惊痛交并，恐成废疾。余诊脉得浮大，按浮为风，大为虚，此营卫不固，血虚风袭之候也。原中风有中腑、中脏、中经络血脉之分，故见症各著其形。今起居如故，饮食如常，外无六经之形症，内无便溺之阻格，惟苦肢节间病，风中血脉奚疑。处以当归四逆汤，当归重用，佐以一派祛风之味。连四剂而愈。

当归四逆汤　方见卷二虚寒门寒毒中脏。

头痛门

肝肾阴虚

黄锦盛，头左大痛，医以为偏头风，凡疏风清火之药，服之其疼愈甚。观其脉盛筋强，纵欲必多，以致水因下竭，而火愈上炽。宜养肝以息风，滋阴以潜阳，仿仲景济阴复脉之例，参入嘉言畜鱼置介之法，与何首乌、阿胶、胡麻、麦冬、白芍、菊花、桑叶、牡蛎、龟板，药下其痛立止。惟其房劳不节，加以服药不坚，宜其愈而复发也。凡阴虚头痛之症，法当准此。

清阳不升

曾魁星，六月由家赴湾，舟中被风寒所客，恶寒头痛。连进发表，头痛愈甚。又与归、附、芎、芷之属，痛愈不耐，呻吟床褥。同事中见表之加重，补又加重，且有呻吟不已之状，莫敢措手。余诊之，脉来浮缓，二便胸腹如常，问其所苦，仅云头痛，问其畏寒，亦惟点额，又问饮食若何，则日腹中难过，得食稍可，又不能多食，所以呻吟也。余曰：此中气大虚，清阳不升，浊阴不降，以致头疼不息。过辛过温，非中虚所宜。本宜补中益气，则清阳可升，浊阴自降，而头患自除，中虚自实。但因前药辛温过亢，肾水被劫故舌苔满黄，小水短赤，故用益气聪明汤，果一剂而愈。可见医贵精思，不可拘泥也。

益气聪明汤

黄芪　人参　白芍　甘草　黄柏　蔓荆　升麻　葛根

痰火上攻

傅璜生，苦头痛，呕吐黄水胶痰，口渴喜饮热汤，发热恶寒，诊得寸口洪滑。此诸逆冲上，皆属于火之症。因令先服滚痰丸，继服小承气，一剂头痛如失，呕吐亦止。外症反加热象，目赤鼻干，小水短赤，咽喉作痛，口渴喜热。细察之，悉属阳明之火，其喜热饮者，同气相求之义，有非中寒者比。遂与竹叶石膏汤加茶叶，一剂诸症方清，后与六味丸调理而痊。可见医之为道，权变在人，倘入庸手，见其恶寒呕吐，错认外感，误投散剂，其火岂不愈升乎。又如口渴喜热属寒之论，要未可胶柱而鼓瑟也。

附　后治张宇山，猝然头痛，因前医误服附桂、理中等药，以致日晡尤甚。诊得寸口洪大，令服大柴胡，倍加大黄，兼进滚痰丸，加茶叶，二剂而愈。按此二症，乃实热挟风寒痰火上攻之患也。

滚痰丸

青礞石　大黄　黄芩　沉香

小承气汤

大黄　厚朴　枳实

竹叶石膏汤

方见卷一伤寒门阳症似阴。

述　　治

与龚渔庄先生论头风原委治法书

头风一症，古无确论。原风虽属阳邪，实有内外之分，浅深之别，病多委曲，治少精详，且更混列于头痛门，悖谬不可胜纪。惟近代叶氏、黄氏始有头风失明之说。仆鉴头风害目之流弊，颇得其旨，知眼科内外诸障，即方脉科之内外头风也。日者，仁兄语以头风之病，欲为急治，且谓多因饮食失宜，烦劳过度，以致内风为患。足下虽未习医，不啻深于医理者。及今诊脉，益信不诬。盖头痛一症，或风、或火、或寒、或痰，而脉遂成或浮、或数、或紧、或滑之形。今脉来主绪清晰，丝毫不紊，且来去应指纯静，在叔和则谓六阴永寿之征，在太素则称脉清品贵之验，正岐伯所言众脉不见，众凶弗闻。然脉既无病，则内无实据之风、火、寒、痰可知，而其所以头痛者，诚以萦思过度，加以夜坐气升，扰动肝阳，化风内起。夫肝为刚脏，体阴而用阳。又经言：肝为将军之官，谋虑出焉。内因之病，当从此脏悟之。夫肝喜疏泄，故常有梦遗精泄之症。又上盛而下必虚，故见有足寒筋惕之症。且肝阳既已化风内动，必乘阳明而走空窍，故兼有牙龈牵痛之症。窃拟头形象天，为精虚之界，惟风得以居之。夫肝阳伏，则风息而镇静，肝阳升，则风旋而鼓舞。足下之头痛时止时发者，关乎肝阳升伏之故也。《内经》以目为肝窍，内风日旋，肝阴日耗，神水消烁，清窍遂蒙，阳亢阴涸，其明渐丧。然则头风害目之弊，亟宜除之。仆尝揆人身一小天地，天地不外阴阳以为运用，人身不外水火以为健行。审症当求虚实，治法必从标本。足下水非不足，火非有余，只因肝阳上行逆僭，不肯下伏潜藏。至于用药大旨，不过和肝息风育阴潜阳已耳。然犹有权宜者，务在识机观变，巧施手眼。风若鼓时，乃标重于本，则兼治标以固本，凡轻清甘缓抑扬之味，不得不为酌投。风若静时，乃本重于标，则当固本以除标，凡介类沉潜柔濡之品，不得不为亟进。审度于可否之间，权衡于化裁之内。必使肾阴上注，肝阳下降，庶几清空之窍，永保光明之旧矣。辱承下问，敢抒蠡测。惟仁兄鉴之。

一得集

眉棱骨痛

夫病有未经临治之症，亦必有未经用过之方。果症奇耶，抑方奇耶。总之，内外之因，变幻不一。未经临治之症，汗、吐、下、消、和、温、清、补八法，凡未经主用者，皆当触类旁通，分经别络为之主用其间，而收捷效者，乃日善。壬子冬，临治林用礼，心腹气痛，牵引头巅，绵绵半载，犹可治事。偶因用椒炒鸡两块下咽头痛如破，神昏气喘，不敢稍动。诊得脉如平人，不疾不徐，惟眉棱骨内痛如刀刺，天明痛发，至午如刺，至夜如失。余，临症十余载，未常一遇，即平日所读书中，亦不见载，惭愧实甚。勉从厥阳上冒，鸡性助肝之旨，且痛甚于左眉骨，用息风和阳，两剂不效。更进清肝凉血之剂，亦如故。窃思痛发天明，正肝木旺于寅卯，显属肝火为患，治之不中肯綮，其理安在。复将三阳头痛疆界辨别，计眉棱骨属阳明，明者胃府也。经曰：葛根阳明药，柴胡少阳药。于太阳有何涉乎。此三阳之药，治三阳之病，稍逊毫厘，尚无干涉。今眉棱骨痛，果阳明胃火，而主治厥阴，宜乎罔效。乃疏以石膏、石斛、生地、丹皮之属，佐以葛根为使，服之果获痊愈。余甚愕然怪其速愈也。一日检阅诸书，适见《张氏医通》于头痛门中，集有眉棱骨痛一条，分虚实两途，并用选奇汤，虚加归、芍，实加葛、膏。又曰：虚而痛者，天明时发，实而痛者，昼静夜剧。此虽与余治验痛发天明属热稍异。足征先贤纂述，用心颇苦。想张氏当日集头痛诸症，特拈出眉棱骨痛一条，多属阳明风热之语，以一时之心裁，启后人之端绪者，多也。若曰分门别汇之症，先贤皆经临治，溯百岁之师，未尝尽遇也。所谓审机之士，不拘于文，通变之才，自符千古，亦视乎人之心思耳。

卷二

虚寒门

寒毒中脏

汤胜参，傍山而居，其地甚小，以农为业。时值暑月，其家腹痛呕吐，老幼相似，已亡数口。病之传染沿门合境而邻族中死者病者，更复不少。其戚友以为天灾流行，不相探问，近地诸医，咸远迹不至。及胜参自病，医巫交错，身已将危，始托友求治于余。至其村，满目凄凉，览其病，舌红口渴，目泛神昏。因问初起若何。其家哭云：起先腹痛呕吐，身热肢厥。余曰：此阴毒也，服何药而至此。乃将前医之方递出，悉柴胡、香薷、芩、连之属。余曰：是矣，不待诊脉。先取药至，疏以附子理中汤，随进附子理中丸，于是汤丸互进，昼夜不辍。次早复视，其浊阴驳劣之逆赖以潜消，但微阳复返之象，尚属游移，遍身小泡攒发，肤腠溱溱自汗，濈濈发热，脉来浮大，舌赤无津。转方以八味地黄汤加黄芪、五味，大剂缓进。昼夜再周，方得起坐思食，肤泡渐退，遍身复发小硬疖，肤无空隙，乃阴浊之毒，内伏而外出也。仍与八味小剂频服。于是合村颠连之家，悉求治于余。初起者多腹痛、呕恶、发热、恶寒之候，给以藿香正气散，加附桂温中而通阳。有阴寒极甚而格药不入者，与之白通汤，加猪胆汁引导而通阳。有阴寒入于血脉，厥逆无汗者，投以当归四逆汤，加附子、吴萸温经而通阳。种种治法，随症而施。匝月以来，虽皆安好，然愈而复发，病风尚炽，细揣必有其故。因忆临治以来，各家之茶皆混浊不清，初意以为不洁，久而疑之，因令取冷水一碗，视之其色混浊，尝之其气冷劣，而味苦硬。因叹曰：此地毒也，岂天灾乎。即问水从何出。众曰：屋后山下有土井一孔，历有年矣。亲往视之，满井混浊。余曰：毒也。试问时值六月，本当清泉澄映，况一向酷暑未雨，若非地毒，此水安得混耶。众皆醒悟，咸谓从无混水，今若此，或者山上旧冬所葬新冢之碍乎。嗟嗟乡愚，昔清今浊，显然不识，其斯地之数乎。盖六月天时，阴气在下，人身阴气在内，再逢山脉之变，阴毒侵脏，酿成种种寒症。急令他处掘地取水。并制贯仲、甘草、雄黄、黄土，备用斤许，煎汤一斛，与之皆啜。更经半月，病风遂息。由此观之，凡为医者，水土不可不辨。

附　右案方成，有二三同道来寓索览。览毕，问曰：如斯治病，用心苦矣。但胜参之病，子视其舌红口渴，目泛神昏，人多认为阳毒，何能直指为阴毒，而又敢急进附子、干姜乎？答曰：大凡治病，必当始终审察，看书尤宜上下留心。盖此症全因误治而致，非病势之自然也。余初望之际，亦尚骇疑，不得不以问字继之。据述初起腹痛呕吐，身热肢厥，则厥之来也，不为不暴矣。经曰：暴病非阳。其厥为阴厥，已无疑义。况前医既误认其症，肆进苦寒攻散，重竭其阳，逼其虚阳外越，故舌红口渴，目泛神昏，势将立竭，不得不以大剂姜、附，急挽残阳而驱阴浊，舍此安从治哉？今诸君仅观俚案明言显语，漫不加察，其何以得经文之妙意乎？又问曰：子辨症敏捷，足征渊源有自，肯与传欤？答曰：自古伤寒诸书，原有内外深浅伤中之别，岂无传乎。要知此症初起，原属内伤直中之例，故厥之来也暴。若外感伤寒传变之症，乃热深厥深，热微厥微，其厥之来也必渐。此阴厥阳厥，最紧关头，务在揣摩有素，庶危迫之顷，一问了然。余于斯道，虽上古经典疑关，达微通元之功，自知未足，而阴阳二义，以静而求，颇为得心。同道曰：适来观案，既得治病之要，复得辨症之诀，更知博古静求之功，请录之以质来者。

记读《景岳全书》，有括沙新按，云：向予荆人，年及四旬，于八月终初寒之时，偶因暴雨后中阴寒沙毒之气，忽于二鼓时，上为呕恶，下为胸腹搅痛，势不可当。时值暮夜，药饵不及，因以盐汤探吐之。痛不为减，遂连吐数次。其气愈升，其痛愈剧，因而上塞咽喉，甚至声不能出，水药毫不可入，危在顷刻间矣。余忽仏幼时曾得秘传括沙法。乃择一光滑细瓷碗，别用热汤一钟，入香油一二匙，却将碗口蘸油汤内，令其暖而且滑。乃两手覆执其碗，于病者背心，轻轻向下刮之，以渐加重。碗干而寒，则再浸再刮。良久，觉胸中胀滞渐有下行之意，稍见宽舒，始能出声。顷之，腹中大响，遂大泻如倾，其痛遂减，幸而得活。泻后得睡一饭顷，复通身瘙痒之极，随发出疙瘩风饼如钱大者不计其数，至四鼓而退。愈后细穷其义。盖于五脏之系，咸附于背，故向下刮之，则邪气亦随而降。凡毒气上行则逆，下行则顺，改逆为顺，所以得愈。虽近有两臂刮法之法，亦能治痛，然毒深病急者，非治背不可也。至若风饼疙瘩之由，正以寒毒之气充塞表里，经脏俱闭，故致危剧。令其脏毒既解，然后经气得行，而表里俱散也。可见寒邪感之毒，凡脏气未调，则表亦不解，表邪未散，则脏必不和，此其表里相关，义自如此。故治分缓急，权衡在人矣。遇窃思寒毒中脏，脏为里所以里气不达，外受之邪，表亦不散，非温经通脉，鲜克有济。足与是案互相发明，故特录出以公诸世。

男澍谨识

附子理中汤

附子　干姜　人参　白术　甘草

四逆汤

附子　干姜　甘草

冷服。

白通汤

附子　干姜　葱白　或加入尿、猪胆汁

当归四逆汤

当归　桂枝　芍药　细辛　甘草　通草　大枣　或加吴萸、生姜以上皆仲景方。

藿香正气散《局方》

藿香　白芷　茯苓　橘皮　厚朴　白术　紫苏　半夏　桔梗　大腹皮　甘草　姜枣

八味地黄汤

熟地　山药　茯苓　泽泻　山茱萸　丹皮　附子　肉桂

内寒外热

胡生考成，夜半潮热，头脑晕痛，脉来浮数，舌心带燥，似表有热邪。然其平时面色失华，声音不扬，知为中虚之体，不敢清散，姑以六君去术加金钗与之。是夜潮热愈炽，口出谵语。次早再诊，脉仍浮数，目赤舌刺，汗出透衣，开目谵语，昏不知人，小水赤色，大便不通。种种见症，颇似实热。但潮热虽重，尚可覆被，舌虽干刺，不喜冷水，与粥一杯，便如虎嗜，再啜发呕。参诸平时声色，而又发自半夜，知其表虽热而里实寒。若果阳明实热见此症候，便扬手掷足，安得覆被昏睡耶，又安得渴不消水啜粥辄呕耶。昔喻嘉言有谓热邪既盛，真阳复虚，此是真阳既虚，而热邪复盛耳。授以益元汤，原方中姜、附、参、草、艾叶、葱白回阳补虚，合乎甘温能除大热之旨，浮火之泛，有黄连折之，阴气下竭，有知母滋之。且二味苦寒，更藉以制姜、附之猛烈，庶于口干舌刺之症，服之坦然无碍。若夫大汗伤津，有麦冬、五味生精敛液，仍以姜、枣和谐营卫，更入童便冷服者，犹恐格阳之症，拒药不入，合乎热因寒用，其始则同，其终则异，统而言之，究归清补之药耳。一剂诸款悉减，再剂热退身凉。但愈后难健，调理之药，大剂养荣汤，叠服数十剂，始获如原。盖由少年禀赋不足故耳。

益元汤《活人》

附子　艾叶　干姜　麦冬　五味　知母　黄连　人参　甘草　姜　枣　童便　葱白冷服。

误表戴阳二条

陈怡太，年老体弱，辛苦劳力之人，得伤风小病，头身作痛，发热畏寒，医者不以劳力伤风之例施治，乃以败毒散二服，遂变大汗如雨，舌干如刺，满面赤色，神志昏惑，问其小便不利，大解不通，俨似极热之症。余固知为误治所致。老年阴气既衰，误汗愈涸，故舌刺口渴，而泉源既竭，二便必变。诊脉洪大，按之寂然，虽无急疾之象，然恐误表戴阳于面，元气随汗立散。意欲行真武坐镇之法，但津液内竭，难受辛温之亢味。将欲与生脉救阴之意，而甘酸之药，其何以回垂绝之元阳。继思独阳不生，盖阳无阴，则孤阳失所，而飞越戴出矣，必得扶阳之药，而兼济阴可也。处古益元汤回阳生阴，药一下咽，果获熟睡，舌刺少减。再剂，热退身凉，汗收食进，与理阴煎数服而康。

理阴煎

熟地　黑姜　当归　炙草

许晴霁室人，患伤风咳嗽，诸医投以疏风清肺之药，渐至潮热口渴，尚不知误，更以柴、葛、知母、花粉之属进之，遂变面红目赤，舌刺无津，渴汗齐来，谵语无次。余临其帷，视之骇怖。固知其阳已戴于上也。而前医本所素信，匆匆复至，惘惘一视，尚谓传经热症，急取雪水服之。盖仅知其上热，而不知其下寒也，知其脉洪，而不知其大空也。因令煎龙眼汤斤许，遂疏八味汤合生脉散，是晚进药不辍。次早复视，俾无根飞越孤阳，才得退藏于穴。复追进附桂理阴煎，数十剂全愈。

八味汤

方见前本门寒毒中脏。

生脉散

人参　麦冬　五味

误表亡阳二条

陈南圃先生，由京归里，舟泊浒湾，忽觉浑身麻痹，自服灵宝如意丸，得稍安，日西浑身大热，谵语无伦。昏夜邀视，见其面色如妆朱红，热势沸腾，脉虽鼓指，重按全无，上身躁扰，下半僵冷，知为肾气素虚，真阳浮越肌表，恐其战汗不止，藩篱洞开，势必飞越而亡。宜用表里先后救援之法。因处大剂真武汤与之，坐镇北方，以安肾气。饮毕，复预煎黄芪二两，附子二两，五味、龙骨、牡蛎各五钱，沉香、肉桂各一钱，此畜鱼置介之法，以救既散之阳。后药方煎，人事已清。亥刻果然浑身战栗，魄汗不止，叉手冒心。即将预煎之药，亟为啜尽，俾得战止汗收。盖未绝之阳，先已安堵，而既散之阳，复以驷追。千金之身，救援有数，诚非偶然。重服养荣汤而健。

真武汤

附子　白术　茯苓　白芍　生姜

人参养荣汤

人参　白术　黄芪　甘草　陈皮　桂心　地黄　五味　茯苓　远志　白芍　当归　姜　枣

陈甫三内人，洒淅恶寒，倏忽潮热。时值夏初，疫症流行。余诊其脉，缓大而空，舌白苔滑，又询其素有肠风便血，经不及期，且外虽肥盛，内实不足，察脉审症，知中气大虚，病从饮食劳倦中来，乃外耗于卫内夺于营之症。与东垣益气汤托里散邪之法，畏不敢服。更医谓是疫邪初起，当服达原饮，服后大热谵语。又见大便不通，更与大柴胡汤，连进二剂，症变热炽躁扰，张目不眠，谵语发狂，且甚有力。医见其表里皆热，更疏白虎合承气一方。甫三素与余契，药虽煎成，疑未敢服，就正于余。余视其目红面赤，乱言无伦及诊脉下指洪大，按指索然，此五脏空虚，血气离守之验。是日午刻，以人参养荣汤武火急煎，药才下咽，时忽咬齿，两手撮空。余甚怵惕。盖昆仑飞焰，挽救弗及，旁怨莫解。但审症既真，自当极力处治。时方申刻，又将原方四倍，加入附子二两，入釜急煎，逾时服毕，谵语未息，而发狂少止，似寐非寐，与粥一杯，大呕稠痰，其色青碧，是又不得不先救胃阳。戌刻，复煎附桂理中一剂，药未下咽，寒战咬牙，肉瞤筋惕，此假热一去，真寒便生之应也，只恐油汗一出，孤阳立越，幸药已备，亟与进服。亥刻果汗厥齐来，又与理中一剂，遂得安眠片刻，汗收肢温。复与粥饮不呕，差喜阴阳两交，胃气稍苏。余亦安睡。次早视之，阳已不戴，脉亦有根，然昏迷困惫，犹言见鬼，目尚赤，口尚干，此阴火未熄，虚阳未返，津液未生，神魂未敛，以归脾汤吞八味丸。数日喜获生全。但口苦少寐，与归脾汤加山栀、丹皮，大便已闭十五日，至此始得一通。盖胃气素虚，仓廪空乏，经血不荣之故。更与十全大补汤，服半月方健。愈后，窃自笑昔吴又可先生治温疫热邪内盛，一日三变，急症急攻之条，数日之法，一日行之。余今治虚寒真阳外越，一日三变有急症急补之验，亦数日之法，一日行之。症治不同，用意则一。学者当于读书之余，亟将阴阳真假之辨，逆从反正之法，殚力追寻，极穷其奥，日常闭目凝神，讨求至理，有如悬镜当空，妖魔悉显，庶几胸有定见，不为假症所惑，于以扶危拯溺，救世之慈航也。

八味丸

方见前本门寒毒中脏。

归脾汤

人参　白术　茯神　枣仁　黄芪　当归　远志　木香　甘草　龙眼　姜　枣

十全大补汤

方见卷一伤寒门同病异治。

人参养荣汤

方见前本门误表亡阳。

误表气脱

陈祥光，老年劳力感寒。医者不究其内伤色脉，拘定潮热咳嗽，日与外感之药，极力疏散。乃至气急神昏，烦冤莫耐，与之以水，可饮一杯，与之以食，仅尝一口，问其头痛，则云头痛，问其胸紧，便云胸紧。此气脱神昏，与热盛神昏者，迥然不同。余察其形羸色晦，黏涎满口，二便如常，按脉冲指，忽散如汤沸腾，知为虚阳上攻，脱绝之候。急与大剂附桂理阴煎，吞黑锡丸数钱，得安卧，重服前药而健。

附　后其乃媳小产后感冒寒热咳嗽。余视其面白唇燥，脉来虚大，其热忽有忽无，此产后血虚感寒。与补中益气加熟地、姜炭。其家咸议恐补住寒邪瘀血。更医进发表一剂，即变气促大汗。复延余治。更见其面红目赤，耳聋谵语，脉来如汤沸腾。此阴虚阳越，势在险笃。疏与八味地黄，重附子、加五味，嘱其急服，尚可挽回。岂知复疑不决，且嫌言过激烈。旋延一医相商，妄称热入血室，竟用四物柴胡，一剂大汗发痉而逝。岂非下井压石者耶。呜呼，病家固不识病，又不识医，医者产后药禁不明，兼症不考，两者俱昧，每致伤生，悲哉！

附桂理阴煎

附子　肉桂　地黄　干姜　当归　甘草

黑锡丸

附子　葫巴　沉香　故纸　小茴　木香　肉桂　黑铅　肉蔻霜　金铃子　阳起石　硫黄

一得集

阳虚自汗

陈希正学博，素禀阳虚，时届秋令，偶伤于风，寒热间作，脉来浮缓，议用桂枝汤重加附子。将疏方，寒战鼓栗，热汗骤至。进药少安。越日咳嗽，知汗后腠理空疏，复召外邪，遂将原方去白芍，加荆、防。服下，汗倍于前，而寒热咳嗽悉除。后因口干鼻热，类于火气上炎，自认秋燥焚金，未审汗后津伤、辛散耗阳之理，误进甘寒一剂，熟睡良久。越时口渴，火愈上炎，又误进参叶汤一碗，继进稀粥二碗，遂至胸腹饱胀，汗出如雨。复请予视，满面红赤，脉来冲指，内外一探，阴气弥漫，知为参叶，稀粥阴壅之气无由转输，上冲心肺，从皮肤而作汗也。因悟搏激过颡、逆行在山之理，取五苓散加姜、附以进，俾得膀胱气化，小便长行，汗止胀消而安。未越日，体间又津津自汗，于是汤扑兼施，按治不辍。面红虽息，汗仍不止。经云：阳气者若天与日，失其所，则折寿而不彰。故天运常以日光明，是故阳因而上卫外者也。今汗止复出，非由腠理空疏，阳不卫外之咎欤。遂用真武重加附子，少佐收摄之味。服下，汗虽渐止，而四肢渐厥，口渴喜饮，频引热汤自救。其间有议伏疟未分者，有议口渴服燥药太过者，纷纷聚讼。惟余独唱无和，坚执扶阳之法，复以附子四两，人参一两，浓煎汤服。服未终剂，汗收渴止厥回，诸症悉安。无何，越日汗渴厥逆交至，是为去而复返，必有所因。经云：欲伏其所主，必先其所因，可使气和，可使必已。兹者叠投汤剂，悉皆刚燥，于阳不违，于阴有乖，宜其退而复返也。乃进四逆汤加童便。未甚效。继进白通加猪胆汁汤，吞黑锡丸数钱。药方下咽，忽然战栗，四肢渐温，阳气得所，顷刻间诸症如失，所谓药不瞑眩，厥疾弗瘳是也。善后之法，一月未弃姜、附，并须按日两剂，迨至卧不受被，有时手梗略冷，或掌心作热，是皆阴阳和而不合之势。乃将归脾、养心、十全大补进退酌用，兼吞八味地黄丸。又遵阴平阳秘、精神乃治之旨，调理而后全安。

内伤门

五心潮热

周祥彩，肌体肥盛，惯服班龙丸。客秋在汉，连餐炙煿，复患伤风感冒，微觉咳嗽气急，自进橘附汤，得小愈，但苦头眩难支，惟坐睡片刻少可，深以暴脱为虑。医者又以内伤为词，参、芪日用，病势日增，渐至五心潮热，肌肉消瘦。一日眩晕时，忽饮龙眼汤一碗，觉少可，以后每发，悉皆倚之。病已逾年，医药日费，客囊殆尽，带棺买舟归里，坐以待毙。其戚友知余循理治病，请诊而求治焉。见其面额黧黑，形似烟熏，唇口齿舌，干燥异常，时欲得食，食已即便，所泄完谷不化，脉虽细涩，然寸关劲指甚锐。余以千虑一得之悟，直许可治，疏方与之。时门人在旁，问曰：周兄之病，势已趋危，吾师许其可治，必有奥旨，可得闻乎？曰：此症始因饮食之火内焚，后加风寒外束，是内热而复外寒也。夫病之在身，始先居肺，肺为华盖，耸然居上。经曰：形寒饮冷则伤肺。注云：形寒伤外，饮寒伤内。今热伤于内，寒伤于外，故病咳嗽气急。此际但取辛凉解表之剂，岂不金彻水清耶。奈何自服橘附之药，以致热邪愈固，肺失清肃，无从输泄。由是身中之气，有升无降，所谓气有余便是火，其头眩难支者，气升火亦升也。医者不揣病因大旨，专守眩晕为虚，日进参、芪、龙眼，愈加锢闭，无一外隙可通，火既无出，只得奔走空窍。夫大肠者，肺之合也，下利奔迫，辛庚移热可知。时欲得食，消中之累又萌。至于完谷而下，固属火性急速，不及变化，正嘉言所谓其土已为火焚之焦土，而非膏沐之沃土，安可望其生化耶。经云：暴病非阳，久病非阴，今病经年余，洞泄半载，其为阳火甚明。其火属阳，其阴必伤，急救其阴，夫复何疑，岂可再用参、芪，复蹈前辙乎。且吾之许以可治者有二：两目尚明，瞳神光亮，上焦之阴未绝，一也；下利虽急，小水犹长，下焦之阴亦未绝，二也。况下利奔迫，胸中不实，身体和温，即五心潮热，尚未至于大热躁扰，可见所禀阴气丰厚。即肠胃空洞奔迫，而粥饮饭食，尚能继进不辍。吾乘此一线生机，仿壮水镇阳之法，使无上僭下竭之虞，效泻南补北之意，而无金热土伤之虑。爰引一派甘寒润濡之味，清肺泻火，救阴抑阳，如仲景立黄芩汤治协热下利，虽清火迥殊，而存阴则一也。彼因胆火肆虐，移热于脾，故用苦甘之剂，直清胆火而存阴。此因肺火肆虐，奔迫大肠，故取甘寒之味，专清肺火而存阴。取用萎蕤为君，专清肺热，乃水出高源，象乎天也。地黄为臣，壮水保金，乃子母相生，象乎地也。佐以梨汁、蔗浆、蜂蜜、竹沥，除肠胃激烈之燥，济经络津液之枯，象乎人也。无论其邪火、正火、君火、相火、阴火、阳火，得此甘霖霡霂，如饥人求食，到口便消，吾故直许其可治也。下咽未久，便觉神魂返宅，安睡一晚。继进二剂，不饥不泄矣。至善后之法，仍从肺胃立方，节养百日，沉疴顿起。

仲景黄芩汤

黄芩　芍药　甘草　大枣

寒热如疟三条

吴俊明，年二十，咳嗽多痰，微有寒热，缠绵数月，形体日羸，举动促，似疟非疟，似损非损，温凉补散杂投，渐至潮热，时忽畏寒，嗽痰食少，卧难熟睡。医者病家，咸言痨瘵已成，委为不治。闻余精究脉理，姑就一诊，以决死期。因见形神衰夺，知为内损，脉得缓中一止，直以结代之脉而取法焉。此阳衰阴凝之象，营卫虚弱之征，卫阳虚则发热，营阴凝则畏寒，盖肺卫心营之机阻滞，气血不得周流，故见为结代时止之脉。谛思结代之脉，仲景原有复脉汤法，方中地黄、阿胶、麦冬，正滋肾之阴以保金，乃热之犹可也，人参、桂枝、枣仁、生姜、清酒，正益心之阳以复脉，乃寒亦通行也。用以治之，数月沉疴，一月而愈。按结代之脉，须知必缓中一止，方为可治，若急中一止，便为三五不调，乍疏乍数，安可治乎。故古人有譬之徐行而怠，偶羁一步[1]之语，旨哉斯言，堪为结代之脉传神矣。世人惟知仲景为治伤寒之祖，抑知更为治虚劳之祖乎！

复脉汤仲景　一名炙甘草汤

甘草　生姜　桂枝　人参　阿胶　地黄　麦冬　麻仁　大枣　水酒

傅妪，年逾七旬，素属阴亏。今春初起微寒微热，余以二陈加麦冬与之，一剂颇安。次日耳中忽流血水，耳傍筋痛。余曰：耳门属肾，老年下元先衰，非湿热聘耳之症，乃肾气上奔之象。《易》曰：龙战于野，其血玄黄。议早与金匮肾气汤，晚进当归、枸杞、萸肉、牡蛎、菊花、熟地，各二剂，筋痛血水齐愈。比晚寒去热来，是为阴阳不和，致令偏寒偏热，非疟症也。法当人参养荣汤，为阴阳两补之剂，嘱之曰：药固大剂，必多服乃可。岂知只投两剂，症未增减。更医误服升、柴、陈、半之属，是夜大寒大热大汗，陡然人事昏沉，几欲脱矣。再延余诊。脉来鼓指，洪大无伦，声微息促，气高上迫，危在顷刻。细思此寒此热，固宜调阴阳，而值此气脱，又当收阳为主，以大剂六味回阳散，加芪、术、龙眼、鹿茸，连进二剂，徐徐与服。次日人事清爽，寒热亦除而健。

六味回阳饮

人参　熟地　附子　当归　黑姜　甘草

人参养荣汤

方见前虚寒门误表亡阳。

彭绍英，年十八，向有咳嗽，曾经失血，客腊婚毕，新正病疟，延医数手，疟未减而神大衰，咳嗽仍作；夜不得寝，每巳午时，寒去热来，寒少热多，热止无汗，间日一发，迨至人事昏困，肌肤削极，饮食减少，始就余诊，脉得浮大而空，两关甚急，余知其失血也。视其舌干发槁，面色枯焦，更知其阴虚也。因谓曰：此冬不藏精，肾水愈涸，至春地气上升，肝木发荣，全赖肾水灌其苞根，则枝叶畅茂。今水泉将竭，何供所乘，以致木郁不舒，发为寒热，渐至枯槁，岂细故哉。奈何医者以柴、芩斧斤之药，愈伐其生，见其人事昏困，凉散不效，更投补中益气，芪、术助火，其阴愈烁。今议专以滋阴为主，又忌滞濡而胃愈戕，清营为佐，更忌苦寒而阳愈损，经曰“损其肝者缓其中，损其肾者益其精”。“缓肝益精”四字尽之矣。随症处方，因人而施，以一派生津甘缓之药频服而健。

咳嗽喘促四条

陈东正，辛苦劳力之人，年近五十，一向时寒时热，咳嗽气急，而苏子、桑皮、枳、

---

① 徐行而怠，偶羁一步：《诊家正眼·结脉》：“结之为义，结而不散，迟行中时见一止也。古人譬之徐行而怠，偶羁一步，可为结脉传神。”

桔之药，恣投屡矣。迨至两足浮肿，气急上冲，胶痰满口，卧不着席，医者见其小水涓沥，不知其肾阳不化之故，尤泥其大肠壅滞，未识其肺气不输之因，复误进滚痰丸，气愈急，痰愈鸣。及延余视，肩耸目直，脉辟辟然如弹石，势难逆挽。余悯其贫，求生无法，辞去不忍，姑疏肾气汤，以附子为君，互进黑锡丸五钱。私与其戚徐刘二友及乃郎曰：病本不治，只因尊翁垂危之际，尚有必求余剂死无憾之语，吾益不忍坐视其困。细按仅得一线生机，以小便不长，大解滞涩，盖上欲脱而下未遽脱也。所订汤丸，乃郎竟复与前医相商。其医曰：前后俱秘，岂有可投补药之理。复给丸药一包，约重两许，嘱其急服。乃郎方进药时，适徐刘二友见而掷之，怒曰：竟闻谢氏生平谨慎，特因病势已极，故不肯担此重任，然视病反复，论症精详，足征持重有识，遂将余订汤丸亟进。次早复视，症未增减，脉亦如故，病之安危，犹未敢许。复将肾气汤加五味大剂以进，每剂吞黑锡丸五钱，令其昼夜三剂。是晚虽未能安枕，然展转反侧，尚可着席，知其气已返矣。越日复诊，指下辟辟弹石之脉，方得柔软于冲和。再进三日，二便如常，卧可安枕。其后或投真武汤，或进景岳右归丸，亟培土金水三脏之本，经月之久，方得散步于外。而起一生于九死者，皆徐刘二友之功也，乃归功于余。因为记之。

金匮肾气汤

熟地　山药　山萸　茯苓　丹皮　泽泻　附子　肉桂　车前　牛膝

黑锡丸

方见前虚寒门误表气脱。

右归丸

熟地　枸杞　山萸　山药　菟丝　鹿胶　杜仲　当归　附子　肉桂

真武汤

方见前虚寒门误表亡阳。

傅孔翁，于忧怒后旬日，鼻塞声重，咳嗽多痰，来寓索方。余知其元阳素亏，拟是肺胃虚寒，因与金水六君煎。一剂，咳嗽更盛，卧不安枕，气喘痰鸣，专人请诊。余思日间所服之药，其不疑陈皮之散，必议熟地之滞。再诊之，脉得尺部浮大而空，气促面赤，喉中痰响，元海无根，真阳上脱。急与黑锡丸，服后气略平，痰亦少止，随进大补元煎加桂、附一方。众曰：熟地滞痰，万不可用。余曰：下部之痰，非此不可。令服之，遂安卧，气亦归源。犹然鼻塞咳嗽，以原方加故纸而痊。

又越月，行房后入水，胁傍微痛，发热恶寒。误投发汗之药，服后身热大汗不止，囊茎俱缩，胁肋胀痛愈盛，咳嗽带红，危在顷刻。不知仲景先生有动气在下、不可发汗之戒，汗则肝肾阳亡。夫其胁痛者，肾气奔也。咳血者，龙雷动也。身热大汗，虚阳发外也。玉茎痿缩，阳气败也。法当镇摄封固，外用回阳火救之，内服黑锡丸镇纳真气，叠服后方而愈。

附方回阳火图见卷三吐泻门阴寒直中。

人参　白术　附子　熟地　枸杞　当归　牡蛎　肉桂　沉香

金水六君煎《景岳》

熟地　当归　半夏　茯苓　陈皮　甘草

大补元煎

人参　熟地　当归　山药　杜仲　山萸　枸杞　甘草

欧生石匠，夏间咳嗽，秋初益甚，但云胸紧气促，似属伤寒感冒之症，然无寒热舌苔之据，且声音面色，俱属不足。此劳伤中气，土不生金，金气衰馁，气耗咳嗽无疑。惟胸紧气促，参、术难以骤进，姑先与建中汤，三服稍安，再加参、芪、当归、薏苡，数剂而痊。

建中汤

方见卷一伤寒门汗不得法。

杨明质，三载劳损，咳嗽多痰，大便常滞，呼吸急促，卧不着席，买舟访治于余。诊得右脉数急，左脉迟软，系阴液虚也。仿古救阴液须投复脉，因与炙甘草汤，令服百剂。逾年来寓谢曰：贱躯微命，自分必死，幸叨再造，感德不朽矣。

炙甘草汤　一名复脉汤

方见前本门寒热如疟。

泄泻不食

胡晓鹤孝廉尊堂，素体虚弱，频年咳嗽，众称老痨不治。今春咳嗽大作，时发潮热，泄泻不食。诸医进参、术之剂，则潮热愈增，用地黄、鹿胶之药，而泄泻胸紧尤甚。延医数手，无非脾肾两补，迨至弗效，便引劳损咳泻不治辞之。时值六月，始邀予诊，欲卜逝期，非求治也。诊之脉俱迟软，时多歇止，如徐行而怠，偶羁一步之象，知为结代之脉，独左关肝部弦大不歇，有土败木贼之势。因思诸虚不足者，当补之以味，又劳者温之，损者益之，但补脾肾之法，前辙可鉴，然舍补一着，又无他法可施。因悟各脏俱虚之脉，独肝脏自盛，忽记洁古云：假令五脏胜，则各刑己胜，法当补其不胜，而泻其胜，重实其不胜，微泻其胜。此病肝木自盛，脾土不胜，法当补土制肝，直取黄芪建中汤与之。盖方中桂、芍，微泻肝木之胜，甘、糖味厚，重实脾土之不胜，久病营卫行涩，正宜姜、枣通调，而姜以制木，枣能扶土也。用黄芪补肺者，盖恐脾胃一虚，肺气先绝。连进数剂，果获起死回生。但掌心微热不除，且口苦不寐，咳泻虽止，肝木犹强，原方加入丹皮，重泻肝木之胜，再进而安。

黄芪建中汤

黄芪　芍药　肉桂　甘草　煨姜　饴糖　大枣

肾虚不寐

钱赞府，客秋患脱症，下元属虚，叠进芪、术、地、归、桂、附颇效。而左胁气扇，夜难成睡，至今未除，服尽归脾养心之剂不应。面色㿠白，舌尖深红，肢体怠倦，脉来虚软，此乃心、脾、肝、肾俱病，前服归脾养心之剂，未能疗及肝肾。而不寐由于气扇，气扇由于阳明脉络空虚，肝风得以内鼓，是填纳封固之法，万不可少。今议专以甘温填纳封固之品。服至十剂，饮食倍常，夜寐得安。及二十剂，左胁之气亦不鼓矣。可见医者得心应手之妙，务在分清病源而已。

附方

熟地　白术　山萸　当归　石脂　牡蛎　枣仁　山药　肉桂　附子　甘草　枸杞

述　治五条

与许勋翁论失血书

常观万物生成之道，惟阴与阳而已。盖非阳无以生，非阴何以成。有阴阳即为血气，阳主气，故气全则神旺；阴主血，故血盛则形强，人生所赖，惟斯而已。尊阃玉体违和，前承不鄙，冒雨赴召。脉证相参，由来者渐，先天禀赋，已为薄弱之体，客腊分娩，调理不无失宜，心旌摇摇，内铄真阴，阴血既伤，则阳气偏盛而变为火矣，是谓虚火劳瘵之萌也。前经治数手，不过见症投剂，未探真情，见其潮热，概行清火，目睹形羸，即为补血。孰知阴精日损，食饮无味，转劳转虚，转虚转劳，脉从内变，色不外华，而鼻血辄溢，食少力稀，正大易所谓龙战于野，其血元黄，乃亢龙有悔之象，非一二法所能疗。仆虽不敏，既叨不鄙，用敢直陈颠末。稍能深信，何辞病势之重，药进数剂，当有应验之功。足下勿以愚一管之见，视为泛常，幸甚。

复冯晓南先生论气喘书

阁下病志情形，愚心洞悉，然药之不愈，何也，请推言之。盖天地阴阳之道，得其和平，则气自调而万物生，此造化生成之理也。故道家曰：分阴未尽则不仙，分阳未尽则不死，可见阳为生之本，阴实死之基。阁下先天禀赋薄弱，而后天又暗凋残，故客冬病之将萌，即见气短喘促。一身之中，百体之内，阳气殒灭，阴气混扰，雾云遮蔽，日月无光，中州先失，脾肾两伤，以致木无所滋，金无所养。至今木帝司天之际，肝已告困，脾亦言伤，欲其不筋粗囊缩，其可得乎。设使脾气强健，尤赖施布药力以养生。今病势已剧，胃气日竭，汤药纵下，胃气不能施化，虽有神丹，亦难为力矣。所以叠进辛热之味，甘温之品，究竟呼之不应，遣之不灵。而桂附理中之补，黑锡丹之燥，两者之力量，素称猛将，今用之于此，亦毫无功。忝在相契，愚不能袖手旁观，姑为竭力疏方，稍尽知己之谊，倘能藉此挽回万一，此固愚之私愿，亦阁下之厚幸也。

论治姜吉甫翁丸药善后方启

尊体阴阳均亏，五脏皆弱，中焦困钝，气机不宣。故以术、苓、山药，大培土气，建立中宫，以运四旁，则胀满可磨，娇金可旺。熟地、枸杞、女贞，质纯能滋阴，使水源充足，庶肾家有归藏之安。附子、肉桂、小茴，气厚能扶阳，俾火宅温煦，中州无壅塞之患。鹿茸助阳，而精府常富，鹿胶补血，则形骸自强。斯中焦运而四脏和，水火交而阴阳偶，身中元气，岂不太朴淳全乎。或议地、丹之寒，附、桂之热，抑知非刚不足以化气，非柔何以济刚，且非从阴何以引其阳，亦非从阳何以引其阴，于理固合，于法不悖。谨启其端，附呈明鉴。此番已验宿年之胀，今日之痢，缘补中固肾而解，康健月余，谅无反复。但七情之郁，脏气之衰，必养调摄。历岁一周，寒暑再经，方可无忧。倘加情志感触，不遵戒忌，轻则痰咳复起，重则胀势复萌，莫谓赠言之不详也。

述治陈鸿儒内伤痨症

陈鸿儒，年二十，时值春月，满面青白，步履不前，咳嗽多痰，声短语促，知其内伤甚重。余念世谊，谓乃尊曰：郎君青年，当此春生，反见尫羸之象，大有可虑。乃尊唯唯。匝月，其病益剧，不能出户，始邀余治。诊得脉来弦数，时忽一止。自云：别无所苦，只是少腹之气不上则已，上则心中战栗，周身寒冷，片刻内外皆热，冲至咽喉，不安必咳嗽。数月以来，请医专治，服疏表药则汗多热重；服补脾药则胸紧咳促服滋阴药则食少多痰；服降气药则气愈升逼。余知其误，恐鄙见难以取信，因索纸书云：谨按脉来弦数停止，诀称乍疏乍数，三五不调，谓之死脉，但数而不急，此处尚可转旋。据云气上寒热咳嗽等证，乃厥阴伤寒病也。缘阴精素弱，肾气衰微，不能领邪外达，仅依脏气推迁。《灵枢》云：厥阴之脉，自少腹上贯膈、循喉咙，病则气上冲心。惟具冲触不已，故心主不安其位，见为悸动。夫心主血脉，因营卫不调，遂悖乱失常。寒热顿起，且脉来结代矣。若逆冲咽喉，乃肺肾脉络之所，肝气乘水侮金，故为咳嗽多痰，实肝威猖獗，心主失权之象也。《内经》又谓主明则是安，主不明则十二官危，可不畏哉。今欲治此，必滋肾之阴以补金，益心之阳以复脉，非刚不足以去暴，非柔何以制刚，能识此意，方可言治。拟以炙甘草汤滋阴和阳，养肝益心，庶肝火息而不升，则心主安而血脉复其常矣，其寒热咳嗽，不治而治也。方中地黄、阿胶、麦冬、麻仁，一派柔药，济肝之刚，乃乙癸同乡，热之犹可之义也。人参、桂枝、生姜、清酒，一派刚药，去肝之暴乃木火相生，寒亦通行之义也。谨将病机传变，并用药大旨，一一陈之，愿高明垂鉴焉。乃尊世全，见余议论精详，亟将药进。甫投三剂，诸苦减半，寒热悉瘥，药已显有明效矣。讵知前医适至，大訾其药，阅余案，反议迂儒之言何足为信，又议痨症尚不能识，岂有厥阴伤寒之书，且议桂枝、姜、枣之药，大非痨症所宜。于是停药数日，寒热复起，诸苦复增。值余归里，复延他医，俱议桂枝、姜、酒，痨症最忌，每日令服人乳数瓯。其家戚友，咸称稳当，按日不辍。岂知人乳滑肠腻膈，卒至食少便溏，尚不知悟，犹以其阴清肺之药，卧床滑泄，竟致不起。嗟嗟，投珠按剑，诧为不祥，道穷于遇，可慨也已。

论王玉溪脱营失精

王玉溪先生，莅任之初，适报海寇滋扰，缉究为艰，复值饥馑凶岁，亟筹赈救，数载以来，辛苦百倍，突增太翁之变，惊忧备集，因而成病。语言慌惚，步履攲斜，颇似癫狂。春杪至家，其病益甚，走书托治于余。因见人事瞀乱，两目左右顾盼，有时发怒乱走胡言，然禁之即止，是不明中尚有明机也。且时以手按摩心胸，可知膻中之地，必有郁结怔忡之苦。诊脉浮大而软，夫浮软为虚，大则病进。仆合脉审症，知先生病从七情忧劳中来也，订归脾汤加龙齿、五味。其戚友知医者多，悉皆诧异，且谓此癫狂之病，城中诸医悉称痰火闭窍，已服竹沥、铁落，火且不衰，若投人参、芪、术，则不可救。予复详为辨日，狂之为病，阳郁太过，挟胆胃两阳之火上炎，故越人称为重阳，发之甚，则水火不避，笑骂声强，登高逾墙，迅速非常，其脉来或弦劲有力，或鼓激冲指，故有唇焦齿燥，胃实不便诸症，是以有铁落，石膏之治，乃制胆清胃，重而抑之使下也。此则不然，其有时发狂，不过有狂之意，中无所恃，故禁之则止。若谓痰火闭窍，则窍便塞矣，岂能禁之即止乎！又果重阳之病，岂无鼓指之阳脉乎。盖先生之累，始于忧思不遂，抑郁不舒，渐至心精日耗，神明丧失矣。君主之官自燃，谋虑之舍乃枯，如木将朽，何堪斧斤。《内经》有言：尝贵后贱，虽不中邪，病从内生，名曰脱营；尝富后贫，名曰失精。曰失，曰脱，收摄之法，其可缓乎。坐谈一午，众皆唯唯，孰意执迷不返，余药未投。厥后或服当归龙荟丸，或进礞石滚痰丸，其病日笃，大便溏泄。至六月，醴香少君抵家省视，复邀余诊。脉来如火发燃，残阳尽逼指下，乃知心精已夺，告以事不可为。因问逝日。余以霜降为断，至期果卒。

答门人问死期脉解

门人问曰：玉溪先生精营脱失之病，吾师朗若明镜，某等业已解悟矣。至死期之验，犹有未明，请更示之。答曰：《素问》云脉至如火薪然，是心精之予夺也，草干而死。又曰君火之下，阴气承之。今脉来如火薪然，然者，燃也，是洪大已极之脉也，久病见此，乃真脏之脉尽发于外，岂非心精已夺乎。夫心为阳，夏令赤帝司权，天时之阳犹在，是内绝而外未遽绝，非死期也。草干之时，秋令金气已深，阳气已消，万类咸萎，残阳之脉已极，极则必尽，再合天时之阳气并消，安得生乎。门人曰：唯唯。然某等尚有一疑，请并示之。经又谓脉至如弦缕，是胞精之不足也，病善言，下霜而死。不言，可治。夫既言胞精不足，又安能善言，既能善言，又安得主死耶，又不言为机关已阻，不曰主死，而曰可治者，何也？答曰：读《内经》之法，当字字推想，且上古文字古奥，尤宜贯通，庶得其真。弦缕之脉，其体虽细，最当玩其弦字，缕者，乃丝缕之谓，如弦缕，便伏有绞紧急疾下坠之象，此心阳已有亢熯之机，故言胞精不足也。胞精不足，残阳有丧亡之渐，神明失守之征。夫言自心发，其言必妄，善字当作妄字解，故云病善言。下霜之时，乃冬令水帝司权，正水来克火之候，残阳岂不消灭乎。故云下霜而死。若不妄言，则虽见胞精不足，却无神明丧失之症，城廓虽病，而君主尚安，亟以养营补心之类，尚可频施救援之法，故云不言可治也。某等跃然领悟。余因喜其明而复语之曰：前条盖言予夺，故必无可生之望，后条但言不足，故或有可治之症。此千古奥义，为尔辈笔之，以志一堂授受之心法云。

痿证门

肺热叶焦

黄守基，年二十岁，客汉阳，当秋寒热咳嗽，足跗浮肿，延疡科医治，误用敷药，足大趾溃烂沥沥。又误用燥血药，煎熬津液，勉强收功，渐至足不能移，肌肤益削，已成瘫痪。历医不瘳，皆以不痛为不治。次年六月，买舟归里，求治于余。两人抬出诊视，余视其形羸发脱，脉象细数，腿股大肉已尽，脚垂纵缓废弛。因思经云：大筋软短，小筋弛长，软短为拘，弛长为痿。又曰：阳明虚则宗筋失润，不能束骨而利机关。法当专取阳明。且起自秋间，寒热咳嗽，肺失清肃，误进燥药，津液枯焦，此燥气焚金，当以肺热叶焦，则生痿躄论治，盖痿者枯萎之象，非滋血液，何以得生。惟胃为生血之源，又为金之母，故曰治痿独取阳明也。况寒暑交迁，又值燥金用事，宜清金润燥，佐以甘淡益胃之药。于是以二地二冬石斛、薏苡、梨汁、蔗汁之属，日进大剂，按治十日，饮食稍加，改进虎潜丸，加黄芪、白术、薏苡、桑枝、茅根，补助阳明。自秋至腊，按日不歇，仅得肌肉稍充，筋骨稍束，尚未能开步。次年继进前药百日，至夏乃愈。计治一载，始获全功。

虎潜丸

黄柏　知母　地黄　虎胫　龟板　锁阳　当归　牛膝　白芍　陈皮　羊肉

火铄金伤

何国开乃媳得足痛病，医谓为血虚生风，凡疏风养血之药，自春至夏，任服无间。迨至七月燥金用事，足不能移，形体羸瘦，又加痰饮呕逆不已。此火铄金伤，兼之阳明失节，以致机关不利。与丹溪大补阴丸及虎潜合法，重加石斛、桑叶汁，三十剂全愈。

大补阴丸

黄柏　知母　地黄　龟板　猪脊髓　蜜丸

风火内淫

傅妪，四肢疼痛，不能运动，医进驱风燥湿清火补血之剂，烦热大作，汗出淋漓，耳聋口燥，胸紧气促，四体不知痛痒。前医仍认为筋骨之病，投附子、草乌、秦艽、独活、牛膝、木瓜等药，愈治愈笃，延予商治。乃翁问曰：服药两月，愈见沉重，果是何症。余曰：此症原由形体肥盛，素多痰火，痰火盛于内，而召风以入，风入空窍，痰火随之共入经络，初犹不觉，迨至机关不利，而痰火与风聚结一家矣。书目：肺主周身之气。虽痰火风杂并为病，无不关乎肺脏，正《内经》所谓肺热叶焦，则生痿躄是也。夫风药多燥，岂非助热而加其痿躄乎。《内经》云：风淫于内，治以甘寒。夫甘寒清火，人所共知，而息风谁能深信，不知风走空窍，原由火召，非甘寒厚味监督其间，不能填塞其隙。开方服二剂，潮热减半，汗止，大便难，却无痞满，尚属枯焦，未敢议下。更方又服二剂，潮热蠲除，人事始清。但时言痛楚，非病进也，盖经脉流通之佳兆耳。复立第三方，服至五剂，手足运动，再服五剂，形骸如常。人皆谓奇，实非奇也。后七月余访友至高姓，治一妇，悉同此症，但初起多服芪、术、龙眼等药，筋加短缩，与以前第三方，每剂加倍，半月而愈。可知医贵洞悉病情，运巧思以制方，毋按图以索骥，斯得之耳。

初方歌

风淫于内，痰火倒颠。肺热叶焦，发为痿偏。医用辛燥，病益迍邅[1]。古哲立法，泽枯为先。药与病坶，庶几其痊。毋具滞腻，休使油煎。香疏茶饭，苦茗相兼。从兹调摄，永保天年。

第一方

桂枝　白芍　槟榔　薄荷　黄芩　石膏　麦冬　芥子　甘遂　竹沥　寒水石

第二方

生地　丹皮　白芍　薄荷　枇杷叶　矾石　牙皂　石膏　芒硝　薏苡仁　胆南星　竹沥

第三方

生地　石斛　萎蕤　麦冬　薏苡仁　天冬　石膏　地骨皮　黑芝麻　竹沥　蔗汁

表里风热

江妪，下元素虚，今秋四肢十指肿痛，手足不能运动，有时右边肿甚，即右边痛加，似恶寒，或微热，舌苔灰白，二便略通，面色枯黑，口不作渴。有以血虚为治者，有以风湿为治者，有以痰饮为治者，竟无一效。卧床贴席，转侧维艰。其兄光裕来寓请诊。脉得弦紧而数，时劲于指，认定为表里风热之症，踌躇良久，乃得其方。病者蹙额问曰：贱躯可活否。曰：三日之内即安。与防风通圣散，每日连进二剂，一剂而大便通，肿消肢软，二剂连泄黑粪两次，遍体得汗，痛止身轻，次早下榻向家人云：昨服药后，懵懂一日，至晚汗出始清，今晨周身轻快。但许久未经盥面，方取水间，乍闻余至，即出房诊脉。惟步履尚艰，犹须扶持，舌苔变黄，颇思饮茶。仍令原方再进一剂，复泄二次。下午速求止泄之药。余于原方中除硝黄，加葛根，服之泄止渴住，安睡进食，其病如失。病者急求补养之药。令买白皮梨，每日啜四五枚，十日外，更取熟早米煮稀粥，调养两旬，诸症悉痊。后其兄光裕来寓问曰：舍妹之病，几致废弛。先生一视，预限三日成功，果符所言，必有奥秘，可得闻乎：余曰：令妹之症，必先有饮食之热，后受外入之风，因其体虚不先伤卫，所以不病身热拘急，而直入于营，发为筋挛肿痛，与身中向有之热，凝聚经络。夫风无定所，走注疼痛，或左或右，流注关节。风入既久，郁而成热，未经解散，久之必入于胃。夫阳明胃者，主束骨而利机关，阳明既病，机关不利，手足岂能运动。恶寒发热者，表邪之征也。舌苔灰白者，伏热之验也。合推此症，是上中下三焦表里俱实，有非轻剂所能疗者。又风邪散漫，非仅苦寒可以直劫，兼之下元素虚，即用重剂，又恐其放逸，更当以固护驾驭其间。由是观之，发表攻里之外，尤当寓一补字于中。然余自幼从不肯用错杂之方。追思古人表里门中成方，而得防风通圣散，此盖刘氏河间所制，虽非为此症而设，然与用旨默合，是以借之取效。方中麻黄、荆、防等药，

① 迍邅：难行之状。

能逐在表之风热从皮毛而出，石膏、硝、黄等药，能驱在里之风热从二便而出，风热深入于营，有归、芎引表之药而入于营，风热淫聚于中，有术、芍引里之药而入于中，而芎、归、术、芍，又赖以扶持正气，使上中下表里之邪，悉从上中下表里而出，虽经络空隙之所，尽皆驱逐，何致久羁迁延。兼之汗不伤表，下不伤里，非比世俗补泻杂投之治，余是以知效可计日而获耳。至病人药后而大便得通者，人皆知其攻里之验，其自云药后懞懂[1]一日汗后始清者，人尚不得其解。夫懞懂者，冒闷之谓，乃身中作汗使然，譬之天欲雨，必地气蒸上为云，云升于天，雨施于地，而天地清矣，所以冒闷发汗者，发表之验也。至泄多而方仍不变，全不虑其虚者，此时补剂难投，只于原方除硝、黄，以防身中在表之气，因咸寒而坠下，而加葛根升提，使身中清气上升，自然泄止渴住矣。以后不再制方者，以病虽至重，而表里未伤，只身中风热既久，津液必然受灼，故但以梨汁粥饮灌溉之，饮食消息之。此余自始至终，毫不紊乱如此。夫秘理深奥，化裁生心，本难言喻，今因吾兄愿闻奥秘一言，特一一剖之。光裕曰：医理真玄，治法果奥，请为立案，因详记之。后双某之子亦患是疾，未费深思，按法而愈。此与前治傅妪一案大同，但病变稍异，故治法略殊，学者当合观之。

防风通圣散河间

防风　荆芥　连翘　麻黄　薄荷　川芎　当归　白芍　白术　山栀　大黄　芒硝　黄芩　石膏　桔梗　甘草　滑石　姜　枣

阳强足痿二条

吴新祺，冲年困于酒色，阳道强而不痿，股胫痿而不坚，呻吟床褥，百治不效。籍居崇邑，就治于余。余谓此症始则阳胜阴伤，金被火炼，今则矫阳独升，真阴欲尽，所进苦寒固谬，而温补尤非所宜。记古降心火益肾水法，惟三才封髓丹于此最合，按方大剂令服。喜胃气尚强，每日纳药二碗，服至六十剂，两症始痊。因忆向治龚生初起便血，渐至两足痿弱，不能稍移，服归、芪、参、术，其血愈下，其足愈软。买舟由抚来湾，就治于余，两脉细劲，面黑耳聋。余曰：肝血大伤，肾水将竭也。然从来补阴之药，难期速效，疏与虎潜作汤，冷服百剂，许以病根可拔。殊伊服至五十剂，脚可趋步，便血已除，吝费停药。逾年肠红复来，乃将前方再服。稍愈又停。以致便血不息，竟至不起，惜哉。世之剖腹藏珠[2]者，可以为鉴。

虎潜丸

方见前本门肺热叶焦。

三才封髓丹《拔萃》

天冬　地黄　人参　黄柏　砂仁　甘草

---

① 懞懂：昏昧，糊涂。

② 剖腹藏珠：以身徇物。《资治通鉴》：“西域贾胡得美珠，剖身以藏之。”

阳痿不起

陈鸣皋，体丰多劳，喜食辛酸爽口之物。医者不知味过于酸，肝气以津，脾气乃绝，以致形肉消夺，辄用参、术培土，不思土不能生，徒壅肝热，故复阳痿不起。颠沛三载，百治不效，盖未悉《内经》有筋膜干，则筋急而挛，发为筋痿之例。余诊脉左数右涩，知为肝气太过，脾阴不及，直以加味逍遥散令服百剂，阳事顿起，更制六味地黄丸十余斤，居然形体复旧。此种治妙，惟智者可悟。《内经》一书，岂寻常思议所可到哉。

加味逍遥散

柴胡　当归　白芍　茯苓　甘草　薄荷　煨姜　丹皮　山栀

六味地黄丸

地黄　山药　丹皮　泽泻　山茱萸　茯苓

阳缩不伸二条

陈春初乃郎将婚，服补养丸剂半月，反致两足无力，阳痿不举。医谓当用大补，加附子、鹿茸，服之无算，渐至两足难移，玉茎缩。诊得肾脉独大，右尺尤甚，与滋肾丸一斤，服至一半，阳事已举，药毕，步履如旧。此孤阳不生之义也。

滋肾丸

黄柏　知母　肉桂　蜜丸

黄钦三，病发时浑身洒淅麻痹，腹痛囊胀茎缩，一时灯火、姜、附乱投，得少安，其后屡发。更医数手，无非前法。盖医者总以阴症为治，而病者刻以缩阳为虑，紧持玉茎，诚恐缩完。诊得弦紧异常，目红唇燥。余知其误，以宽言慰之，令急服左金丸合温胆汤，数剂顿安，后以一派养血济阴镇心潜阳之药，调理而健。同道不解其故。余曰：吾人身中，惟色胆最大，肾家之强，均由胆家之旺，请鉴诸好色之流，有逾垣乘隙高深不畏之胆，黄夜私奔神鬼无惧之胆，而后能遂其欲。是凡潜踪入房，其胆家之火必先燃，而肾家之火乃盛。当其欲火初起，但制之以恐惧，其阳必顷刻而痿，岂非肾强由胆旺之验乎。故肝为阴脏，缘胆藏于中，相火内寄，其体虽柔，其用实刚，其性也，主动主升，其气也，彻上彻下，脏腑表里，为寒为热，身中内外，或现或隐，高自顶巅，深至血海，变幻莫测，病害最多。至其脉络阴器，尤喜疏泄。兹诊钦兄脉盛筋强，目红唇燥，乃肝胆俱旺，血燥不荣，且常有遗泄一病，明明肝火激动精关。诸医不察其遗泄之故，只想汇聚涩精补阳之药，岂非炽火涸血之弊乎。夫火愈炽血必愈涸，血愈涸火必愈炽，由是筋脉失滋，遂成结束，乃筋疝之象，非真缩也。加以惊恐，不缩亦缩矣。吾以宽言慰之，释其惊恐之缩，继以苦药清之，解其筋脉之结，补之以气，补肝即是补胆，养之以润，养肾便可养肝。吾临斯症，实非偶然，法参乙癸同乡之义，推观好色之原，丝毫不爽，所以获效。较诸阴症缩阳、面青脉静、肢冷息微者，不大相径庭乎。

左金丸

黄连六两　吴萸一两　水丸

温胆汤

方见卷一伤寒门误治传经。

答门人问足弛治法

门人问曰：曾视一症，病后足膝痿弱，其机关骨节，俱如平人，惟软不能举，难以行立所进皆气血两补加疏风之药，本古人治风先治血，血行风自灭之旨。然调治一载，绝无效验。意疑药力不及，更进十全大补加鹿茸，服数十剂，病亦如故，岂药犹未及乎？抑尚有说乎？答曰：焉得无说。夫血非气不行，气非血不化，凡血中无气，则为纵缓废弛，气中无血，则不能静，不能静则不能舒矣，故筋缓者，当责其无气，筋急者，当责其无血。今子所论，乃软弱不举之症，是为纵缓废弛之疾，与血无与，但当偏益其气。所进十全大补，乃气血平补之药，犹是气不胜血，所以不能取效。法当四君子加黄芪、附、桂，可收全功。如法治之，果愈。

一得集

风淫于内

汪宝泉，时届长夏，夜卧当风，值梦遗后，得风痹病，始苦左足肿痛，难以移立。即邀予视，亟祈补剂。诊之，脉大舌黄，身有微热，虽初起，其势已重，颇类脚气病，但无恶寒、发热、胸满、呕吐之症，且脉大舌黄，必是风痹。因告之曰：此风湿内蕴，久而化热，萃于经脉之中，法当轻扬辛凉之药宣通经隧，兼以甘寒味淡之属息风渗湿。但湿凝为肿，风胜为痛，而风为阳，阳主动，势必流走经隧，恐身中四肢关节处，难免流注之苦。以风性游移，非比寒湿之邪仅着一处，留而不散，是以《内经》有周痹、行痹之称，即此症也，必邪去然后正安，不可谓因遗精而病，辄与温补助邪。疏与杏仁、桂枝、防己、防风、蚕砂、羚角、桑叶、通草之属，日夜连进二剂，左足稍愈，身热已除，果然右脚肿痛，更加薏苡、萆薢以利湿。按服三日，两足肿痛虽轻，忽又肘腕掌节肩髃各处，逐日游移，肿痛不堪，又以前方参加石斛、黄柏、天冬、玄参、茅根、桑枝、梨汁、竹沥，便闭稍加明粉，盖遵《内经》风淫于内，治以甘寒，热淫于内、治以咸寒。半月之久，按日两剂，其功始半，续进地黄丸一斤，乃奏全绩。原自古风痹痿厥之症，治不得法，常多殒命，治或稍差，亦成痼疾。总由不知风痹痿厥该何证，寒热虚实从何据，捡方试病，误人良多。夫四末之疾，必识动而劲者为风，不仁或痛者为痹，软弱不举者为痿，逆而寒热者为厥。况风者必多风热相兼，痹者必风寒湿相合，痿者必火乘金，厥者或寒或热，皆从下起而逆上也。然又病机变化，寒热虚实，皆从人之脏腑转移，表寒里寒，表热里热，阴虚阳虚，自有分别。或曰：风淫四末之症，案中分析甚明，但所言寒热虚实，皆从人之脏腑转移者何。答曰：凡邪之所凑，必乘人身之隙而入，内外相召也。如其人身中素有蕴热，外风一袭，则风为热风。若其人身中素有虚寒，外风一袭则风为寒风。古之三化汤、防风通圣散，皆为治实火之风而设。八珍、十全、地黄饮子之类，皆为治虚火之风而设。经曰：风者善行而数变。正为变虚变实，必从人之脏腑虚实转变也。其间祛邪养正，必察其脏气之偏胜，究其邪气之深浅，庶几了然在望，投剂无差耳。

燥气焚金

刘瑞奇，余火角交也。经营异地，奔走长途有年，某年秋末患足疾，初起咳嗽，筋痛，步履艰难，两腿尤痛，并无红肿。或治以燥湿利水，益剧，更医疑为气血虚损，与以归脾养心，初获微效，继进无益，渐至腰屈不伸，夜多梦寐，深虞身废。次年春尽，买舟归里，邀余视之。面色憔悴，形空枯槁，毛发脱落，大肉尽削。余细询病源，复验其两腿，膝筋浮于外，抽束一团。骇叹之余，沉思再四。念此症发自秋末，彼时肃杀气深，水亏之体，必挟时序之燥气而肺先受病，故初起见咳嗽，若是时以喻嘉言清燥救肺投之，岂不金彻水清耶。无如误投燥湿利水之药，焚肺劫阴，加以芪、术叠进，壅塞机关，虽曰补气生血，而实助火耗津，所以身中百骸之筋，无阴养荣，遂至抽束结聚。计惟清火为先，而清其火又虑其虚，则补阴清肺，尤为紧要，水果充足，火自平矣。且此症余心所恃者，尤在胃旺，便得生气，甘药亦可多投。疏方每日三剂，服至二十剂，筋舒痛除，三十剂，腰伸阔步，五十剂、肌肤充盛，面容泽润矣。

附方

萎蕤　首乌　当归　狗脊　薏苡仁　石斛　麦冬　丹皮　黑芝麻　黑阿胶

或加早米、茅根，补助阳明，或减麦冬、丹皮，防损胃气，或加竹沥、桑枝，通经达络。

清燥救肺汤嘉言

治诸气膹郁，诸痿喘呕。

桑叶经霜者得金气而柔润不凋，取之为君，去枝梗，三钱　石膏煅，禀清肃之气，极清肺热，二钱五分　人参生胃之津，养肺之气，七分　甘草和胃生金，一钱　胡麻仁炒，研，一钱　真阿胶八分　麦门冬去心，一钱二分　杏仁泡，去皮尖，炒黄七分　枇杷叶一片，刷去毛，蜜涂炙黄

水一碗，煎六分，频频二三次滚热服。痰多加贝母、瓜蒌，血枯加生地黄，热甚加犀角、羚羊角，或加牛黄。

痫厥门

内热生风

吴元东之妇，形瘦多火，患风热病，头疼身痛，发热畏寒。医者不知风为阳邪，寒为阴邪，误用辛温发散，汗出昏厥，不省人事，迫切求治。视之，面红脉大，知为火气焚灼，以血液衰弱之体，又值汗出过多之变，决非清降可投。盖人身阴阳相抱，乃能动静有常，今阳失阴守，是以阳气独上而不下，而为厥逆之症。又与亡阳之症有别。法当生阴以维阳，古有此例，处用白薇汤，以白薇达冲任而利阴，参、归生血液而固气，合甘草以缓火势，许其必效。药下果然。

白薇汤

白薇一两　当归一两　人参五钱　甘草钱五分

按：讱庵先生云：阴虚火旺，则内热生风，火气焚灼，故身热支满，痰随火涌，故不知人。又曰：汗出过多，血少阳气独上，气塞不下而厥，妇人尤多此症，宜白薇汤。愚窃谓此方之妙，后人罕识其旨。且方载于本草小注，每多泛泛读过。今先君用治斯症，随手取效，殆所谓读书能化，因时以制其宜乎。

男澍谨识

风火内淫

傅孚远女孙，形体清瘦，前夏月遍身发出红块，大小不一，医以丹证治之，用草药搽敷而愈。至秋初，忽然仆地，神昏不醒，喉内痰鸣，片刻复清，一日数发。请医数手，通用化痰顺气等剂，毫无寸效，日夜数十发，举家慌乱，急请余诊。脉得寸口洪大，两尺弦紧，自云腹中如焚，欲饮冷水，言未毕，猝然昏倒，口开手撒，身凉默默，面白唇红，任捏不知，头仰垂下。因思此症杂出，拟是肾阴枯槁，水火相错，发为痱中。陡进地黄饮子服之，未效。推原其故，中寒条中决无此例。夏月君火专权之令，发出遍身红块，未经清解，误用草药搽敷，逼毒入内，留于心包。况且素禀木火之质，肾水不足可知，心火过亢，肝木有余，木盛生风，风火相煽，两淫于中。先哲有云：心火内蕴，膻中如焚，凉膈清心，功见一斑。又《内经》有云：风淫于内，治以甘寒。理宜先进清心散，后服二丹丸，庶为合法。于是疏方连翘、薄荷，清上焦之热，大黄、芒硝，救北方之水，芩、连、竹叶，清心肺而治风，甘草、山栀，通三焦而泻火，调以蜂蜜，合为一剂。服之安睡一顿，醒起更衣，其病如失。仍令二丹丸调理而健。

二丹丸

丹参　丹砂　天冬　麦冬　地黄　人参　菖蒲　云神　远志　甘草

寒痰堵塞

越日复治傅孔岳乃孙，忽然默默，手足抽搐，口开眼闭，面白痰鸣，一日十数发。此症原因小儿脾气未健，寒痰堵塞经隧，治宜健脾暖痰，于是以星附四君子汤与之。众云：此儿之病，与伊女之症相符，昨先生大黄一剂而愈，兹未周之儿，敢用附子乎。余哂之曰：昨之痰，热痰也；今之痰，寒痰也；寒热迥别，岂曰相符，寒热不知，何复言医。遂令服之。一剂不发，二剂神爽。众皆称奇。余曰：医者理也，凭症望色，又何奇哉。姑笔之，以为后学法耳。

星附四君子汤

南星　附子　人参　茯苓　白术　甘草

肝火生风

王作仪先生之内人，形长肌瘦，平时喜进温补，时值暮春，乳房胁肋渐次作胀，初尚不以为意，一日忽牙关紧闭，不知人事，手撒遗溺，张目精遗。诸医咸称手撒脾绝，遗溺肾绝，叠进补剂，欲图固脱。淹治旬日，渐至筋敛抽掣，始延余诊。各部应指急数有力，唇齿干燥，大便不通，乃知虽属类中，实为肝火厥逆之候也。若果脱结之症，五脏凶例全见，当顷刻告变，安得尚延旬日，且六脉俱有力耶。缘素禀木形，兼挟内火，且令当木旺，肝气躁急，故乳胁作胀。夫肝主筋，筋胀不萦，故四体不用。木火生风，故目精动摇。筋脉不和，颊车不开，故牙关紧闭。肝威沸腾，津液妄泄，故汗大如雨。肝邪热炽，阴挺失职，故小溲自遗。津液被劫，故筋敛抽掣。统计之，悉皆肝火为患。处龙胆泻肝汤合当归龙荟丸，连进二剂，病势大减。后进犀角地黄汤兼龙荟丸，进食能言。随用八珍汤除川芎重加白芍、丹皮，调理而健。

龙胆泻肝汤《局方》

胆草　黄芩　栀子　泽泻　木通　车前　当归　地黄　柴胡　甘草

犀角地黄汤

方见卷一伤寒门同病异治。

当归龙荟丸

当归　胆草　栀子　黄连　黄柏　黄芩　大黄　青黛　芦荟　木香　麝香

蜜丸。

中　食二条

李妇，胸腹大痛，忽然昏倒，手足逆冷，口不能言，两手握固，两尺脉细。先一医断其脉绝必死，已煎就附子理中之药，希图援救。适闻余至，请视。诊得两尺果无，而症与脉反，若果真脱，岂有不面青大汗之理。书云：上部有脉，下部无脉，其人当吐，不吐者死。似此必伤食所致，以致胸中痞塞，阴阳不通，上下阻绝，理宜先开上窗，俾其中舒。因问曾伤食否？伊姑应曰：曾到戚家贺寿，油腻肉面，颇为大啖。因放胆用法而不用药，令炒食盐一两，热水灌服，兼用通关散吹鼻，大嚏大吐，顷刻而醒。吐出完肉数块，面蛋带痰数碗，其病如失。

陈茂初，年壮体强，早膳后忽然胸膈大痛，叫喊数声，卧地不省人事，四肢逆冷，身体仍温。余诊尺脉虽无，而寸关甚坚，且面色未变，喉无痰声，如此卒暴之恙决非中风、中寒、中气之症。意揣食前无恙，食后即胸膈作痛，盖胸中阳位，食物犹在贲门，阻遏阳气不得下行，合乎尺脉不至，古人原有食厥之条，当作中食之症。至于治法，有“上部有脉、下部无脉、其人当吐”之训。于是烧盐一两，煎水一碗灌之，涌出痰食二升而愈。

一得集

七情郁结

记昔先君授澍曰：病欲十全，入门只先求无过，肱当三折，斯时莫道学有功，临症无论大小缓急，总当于望闻问切四字加意，不中不远。旨哉言乎，何敢一日忘诸。昨视徐妇中气一症，素无他病，顷刻仆倒，目闭口噤，手撒脚僵。其夫曰：早吃胡椒汤一碗，身战作寒，午吃龙眼汤一碗，嗳气不舒，因而仆倒。余忽忽一视，以为龙眼壅滞，用神香散调灌，不效。诊脉上浮下伏，与经言：上部有脉，下部无脉、其人当吐之例相符，又以盐汤引之，不吐。再掐太冲穴，身略动，自以两手扪胸，知心地尚明，无非会厌机枢不利，转瞬依然，四肢僵冷，细聆呼吸，状如死人，再诊脉伏。乃静念曰：面色青白，必挟肝邪为患，脉来紧伏，可是经络皆痹，今日不过服汤两碗，仓廪之官，久已运化而下，故引之无吐，想非风、非痰、非食、非火，其闭不通者气而已矣。再问素性好怒否。家人曰：多气多怒，曾因丧子，悒郁至今。夫郁气素横于胸，加以椒性助肝，龙眼壅气，肝愈横，郁愈结，膻中之气无由转输，安得不猝然仆倒。然则斯症虽危，自有斡旋之法，用乌附散，沸汤调灌。方下咽，喉间汩汩有声，即呕稀涎一口而苏。惟苦胸闷不舒，噫嗳自揉。继进越鞠丸一两，气畅郁舒，安睡复旧。越半月，胸紧头昏，复倒无知，目瞪口张，势似已危，脉象又伏，知非死候。余与伊夫常聚首，因谓曰：前番目闭口噤脉伏，今脉同症异，当从原意变通。言未已，开声知人，并云头晕目眩，重如石坠，面如火燎，转盼间狂言见鬼，歌笑呻哭。众皆诧异，窃思中气之后，因思复结，仆倒无知，固其宜也。然面赤神昏，妄见妄言，必因郁久化火，挟肝邪为患，应用清肝泻火之剂。又胸紧气急，头重如坠，必缘郁气固结，经道久闭，故脉沉伏，与《内经》“血并于上，气并于下，心烦惋善怒”之旨合符。遂疏方以逍遥散加丹参、牛膝、玄胡、降香，兼进当归龙荟丸。服下未久，神识顿清，诸症渐减。按方再服，诸症悉除。越日复诊，脉转沉数，沉无固结之患，数有流动之机矣。再询经期，果闭四月有余。本拟速行决津之法，但昨议已效，仍仿原意再投。后更方未费思索，直以解结通经而愈。

逍遥散

方见卷二痿证门阳痿不起。

当归龙荟丸

方见前本门肝火生风。

乌附散

乌药　香附

越鞠丸《丹溪》

香附　苍术　川芎　山栀　神曲

卷　三

便闭门

湿热阻塞

游长万，连值房劳，忽患小腹胀痛，喜以手按，二便阻滞，腰膝酸楚，屈而不伸，食饮难入，食即吐出，却无烦热，唇舌如常。医者认为阴症腹痛，进参、术、附、桂之剂，病仍如故，亦不见燥，但腹中愈满。更医，见二便不通，又以实热作痛，大进硝、黄、枳、朴、车前、滑石之属，愈增胀满，腹中窒塞。更服巴霜丸，欲求一利，竟不可得，日吐涎水如青菜汁者数升。众皆骇然。竟至粒米不入，二便不通者五日，小腹极痛，胀闭难忍，百方不效，愈治愈危，诸医束手，坐以待毙，求治于余。余思人非金石，岂有竭尽攻剂，竟不能通者，今上不得入，下不得出，内关外格证悉具，本当死在旦夕，何五日尚未死耶。仲景云：上便不利，腹胀喘急者死。今幸未喘急，所以尚可生也。脉得肝部独强而横，初甚踌躇，久之脉症相参，始悟与妇人热入血室一症，其义相同。夫妇人先因外感传经热邪，经水适来，热邪既可乘虚而入血室。此亦必先因内伤饮食湿热，积聚于中，适值房劳，精道陡虚，所有积聚湿热，亦可乘虚而入精道。其内外所伤虽异，其乘虚而入一也。惟其阻塞经隧，胀闭二阴，故前后二便皆阻。夫少腹者肝经所属，阴器者肝脉所络，今湿热乘虚阻塞，如横一闩于中，湿热之气愈阻，肝木之气愈横，所以胀痛难忍。下既不通，无由疏泄，拂逆充溢，势必上冲直侮所克，上乘于胃，土受木克而为呕吐，观其吐出如青菜汁者，显然肝威之现形矣。此症若不循经引治，何以解肝之结，搜湿热之陷，通其经络而消其阻塞乎。法用牵牛达肾道、走精隧搜热逐湿为君，以吴萸、小茴、川楝、橘核、桃仁，解肝散结为佐，加以苦酒之酸以入肝，明粉之咸以入肾，二味化水拌炒诸药引之以入肝肾，引上加引，使之直达。初剂小水长，仅得数屁，腹中气响，而痛大减。二剂前后悉通，诸苦如失。可见凡病必当曲尽其情，悉心审度，自有一定之理，既得其理，自可应手取效。若但见病治病，不为推求，而谓知医，可乎。原此症从前未经阐发，医者端守下法，屡攻不通，愕愕惊奇，殊堪浩叹。余临斯症，从伤寒门中妇人经水适来，热入血室，悟出男子适值房劳，湿热入精道。补前人之缺陷，广后学之见闻。详述受病之由，并纪制方之妙，俾后之患斯疾者，得开一生路也。

附方

牵牛　桃仁　小茴　吴萸　苦楝子　橘核

外用米醋调元明粉，拌炒诸药，水煎热服。

酒毒内结

吴继文，有腹痛病，时呕吐苦水，汤水难入，二便阻塞，而虽屡发得安，不过腹中宿积，由呕稍尽，究竟绸缪融结之情，并未去也。今春宿疾举发，倍盛于前，四肢厥逆，呕吐口渴，小水涓沥不通，大肠壅塞不行。延绵旬日，遍尝诸药，未能下咽，绝粒不进。脉尚弦数冲指。攒腹攻痛，每痛极时，索饮烧酒盏许，似若稍可。吴问曰：阴症乎？余曰：非也。若是阴症，当早已入阴矣。又问曰：热症乎。余曰：非也。若是热症，岂有汤水不入，而反可咽饮烧酒乎！吴不悦曰：无病乎。余曰：兄之病，乃兄自招。良由舍命嗜酒，将息失宜，以致酒毒内结，已成酒癖，治疗之法，未易言也。亟宜从此痛戒，庶几希之命，得延岁月。言未毕，痛复作，呕复升，急急促令疏方。数剂，诸苦如失。但善后之法，犹未尽也。越日，寓中诸生偶问吴之病，经先生手到病除，难明其妙，而酒癖之义，尤所不识，请受教焉。答曰：癖义颇微，难以言象，当喻而达之。酒关甚钜，夭枉死亡，吾不知其几许人矣。吾侪其操司命之权，各有尊生之任，可不亟讲乎！夫酒虽谷造，原藉曲水两性，湿热二气酿成，少饮未必无益，过饮暗中损命，多饮则乱血，恣饮则注肝。且酒后食必少，中必虚，饮入于胃，中虚未能施化，其浊质虽输注于小肠，而烈性必聚蓄乎肝经，故善饮者面常青，于此可验。盖酒性助肝，肝性横逆，克于脾则腹痛，乘于胃则啘呕，横于血则肢痹，逆于气则便塞，是肝邪为患，此又历历可征也。又善饮之人，其有终于痿厥偏枯之疾者，禀阳藏而伤于热烈之曲性故也。有终于肿胀膈噎之疾者，禀阴藏而伤于寒冷之水性故也。吴之病，其始必因过量，肝胃受伤，气血多乱，由是乱气乱血，随酒性而溢于络，其气血酒性，交互凝结，势难分解，傍依肝胃之膜，藏于隐微之中，结成囊癖，如燕之巢，如蜂之窠，其积垒非一日也。继是所饮淫质，随饮随渗，由胃肝而入囊癖，久之囊癖充塞，满则必溢，势必仰冲肝胃，犯肝而为痛厥，犯胃而为呕吐。向者病发，呕吐数日，得以安者，不过囊癖之蓄积，由呕暂空，得以暂息。其后仍饮仍聚，癖势日增，关隘渐塞，故所呕渐艰，未易出也。他日此癖，为蛊为胀，滋蔓难图者，在所难辞。然则今日之治，尤当亟讲矣。大抵酒客忌甘，酸味助肝，最难相适，斯义惟喻嘉言透此一关，必取其气味俱雄之药，所谓能变胃，而不受胃变者，今师其意而扩用之。有如寇匪蟠踞，侵漫已极，使非有斩关夺门之将，其何以突围而劫寨乎！方中附子、吴萸、肉桂、草蔻之辛热者，用之以通经入络、散痞消癥。然讨寇之兵，性情暴烈，每多峻厉，恐其放肆僭佚，不得不以法度制之，故以黄柏、桃仁、明粉苦寒咸下者，以制其猛烈，且藉以泄热佐之也。但膈膜隐僻之区，道路常多曲折，非所易入，恐难决胜，故复使丑牛、草乌、牙皂气味俱雄者，有锋锐巧捷之能，且有逐水搜湿之功。饮之下咽，犹号令一举，各皆走而不守，直达癖所，赞襄成事，取功易易。然征伐之地，难免受伤，隐曲之处，尚未尽扫，故锐兵利导之举，可暂而不可常，则善后清净之法，尤不可无。越日，吴闻余与诸生会讲是疾，透彻异常，于是坚志戒酒，亟求善后之方。疏平胃散，打糊小丸，晒令干坚，以攻寇也。另以理中加黄连，研极细末，护晒极坚，以安民也。每日空心沸汤吞服数钱，毋令间断。逾年疾不再发，胸膈顿宽，色枯者泽，肌槁者润。

冷积阻格二条

胡懋光，四肢逆冷，面色青白，吞酸呕吐，食不得入，六脉沉伏，大便不通，小水短赤。细察诸症，皆由阳气不舒，理宜先将下部疏通，庶几清气上升，浊气下降，因与大承气汤。叠进三剂，毫不为动，脉症如故。举家惊怖，余亦骇之，谓岂有大黄、芒硝重剂，竟不能通者。继知其人嗜酒，每患足疾，今足未病，湿热未曾下注，致停中焦，将成关格之象。视舌滑润，非燥症也。中焦必有停积冷痰，以致闭结胶黏，正所谓阳微阴浊僭倨，非仅承气咸寒可能开者，法当通阳泄浊，开结驱阴。于是以姜、附通阳以驱阴，硝、黄开结以泄浊，加草乌、皂角，名为霹雳通关之将，以直劫其巢。方成药煎，即忙与服未及片时，下秽污数斗，小便清长，四肢温暖，食粥二碗，不用再剂，诸症悉痊。此可为冷积绳墨，因详记之。

附方

大黄　芒硝　附子　干姜　草乌　牙皂

邓学文，初起小水短赤，继则腹胀便秘，已服硝、黄寒下之药，腹愈窒塞，更进车前渗利之药，尿愈涓沥，胀闭欲死。危迫之际，延余往治。至时呃逆呕吐，汤水难入。审知素多酒色，湿热壅于膀胱，冷积聚于胃腑，故前阻小便，后塞大肠，气无下降之权，只有升逼之势。细察人迎、气口两脉，紧急可骇，症属关格已极，势在难挽。举家苦劝求治，勉为推寻。因思胃腑冷积，当宗热以攻之，辛以通之。膀胱湿热，宜遵寒以清之，温以化之。于是攻与赤金豆，化与滋肾丸。连进未呕，昼夜三服，俾浊污升逼之气，方得下降于沟渎。不再剂，诸症悉痊。

赤金豆景岳　亦名八仙丹

巴霜　天竺黄　木香　皂角　朱砂　丁香　轻粉　生附子切略炒燥

滋肾丸

方见卷二痿证门阳痿不举。

脾阳不运二条

胡生新科，胸腹胀痛，大解不通，已服枳、桔、香、朴之属，毫无一效。又与滚痰丸，仍然闭塞。饮食虽甘，而食下作胀，每日探吐痰水数口，似觉稍宽，有粪结于肛门，努挣不下，挖之略出，延余视时，大便未通者，已十日矣。然脉来浮缓迟弱，身无寒热，口不作渴，舌无苔积，知为阴结之类，非阴结可比。此必胃气虚弱，津液不布，大肠传送之令不行，而胃中所蓄水谷，结而为胀，虽探吐稍宽，究竟津液愈涸，传送愈艰，与理中汤加半夏、厚朴、枳实。才一疏方，众皆不悦。盖病家与病者，急欲求通大便，满想大黄、巴霜之药。余独吹无和，只得详为辨曰：行医治大便不通，仅用大黄、巴霜之药，奚难之有。但攻法颇多，古人有通气之法，有逐血之法，有疏风润燥之法，有流行肺气之法，气虚多汗则有补中益气之法，阴气凝结则有开冰解冻之法，且有导法、熨法，无往而非通也，岂仅大黄、巴霜已哉。今病原胃气空虚，津液不足，即按症投剂，亦必三五日始通，决非一二剂可效，盖胃气虚而运行迟也。但依吾见，力可承任。胡生闻言姑信不疑，每日二剂，腹中毫不为动，殊料服至五日，药已十剂，仍然如故，急欲更医。余恐前功尽堕，又苦劝之。因思蓄饮不行，加入半硫丸四钱，仍与前药吞服。再加婉言，把持二日，共计十七日之便，仅得半升溏粪而已。自此饮食起居，未费调理而健。然病家与戚友俱议曰：行医仅通大便，如此为难，何贵于明耶？嗟嗟！医固难知，医则愈难也。

吴立成，素好色多劳，吸洋烟，忽因忧郁气结，渐至胸膈不舒。医者妄投消导发散之药，遂至腹胀便秘，呕逆不食，大便不通。更投承气汤二剂，腹中窒塞，痛楚愈增。及余视时，前医先至，又谓病重药轻，大黄今须加倍。余思凡病外感，或热邪传经，或热结胃腑，断无不发寒热之理，且有一攻不转矢气者、不可再攻之戒，又况攻之愈塞，其不可攻也，明矣。其非热结也，又明矣。此脾气衰败，运行失常，出纳将废，而腹中所受苦寒之药，一团阴气弥漫，身中冲和之气，愈攻愈散，使非大助脾阳，其何以驱此滔滔之阴邪也哉。然病者方急索巴霜丸，前医专主，竟欲与服，余力止之。医者病家，均觉不悦。余不得已，乃婉为讲辨。索纸疏枳实理中汤，坐视进药，进毕一剂。病者恍然曰：平时断烟瘾，理中丸亦曾服过，但此时腹中胀闭，务求先通大便。余曰：此正所以通大便也。病者不答而睡。嗣煎一剂，又亲进之。其医问病者，若何？曰：腹中全无动静，但素日未睡，今忽得睡，而满似稍宽。其医寂然而去。余复将原方加倍，计术一两，增桂一钱，服下腹中气响甚喧，二便一齐通利，所泄之粪，半绿半黄，尽是稀糜秽水，并无结粪相间，此腹中一团阴气之验也。愈后调理之药，制附桂理中数斤，自是饮食渐增，烟瘾亦止。其家虽不以为功，余亦窃喜免谤。最后其医犹谓此等之治，不过偶中耳。

癃闭门

独阳不化

都昌舟子，大小便秘，腰屈不伸，少腹胀痛，倩人扶持来寓求救，狼狈之状，势甚可骇。细视之，面色正赤，鼻准微黄，额汗如珠，舌灯中黄。诘之曰、小便秘乎。其倩人曰：二日一夜，并无半沥，大便亦闭。余知鼻黄者多患淋秘，淋秘鼻黄者势必危。仲景云：无尿额汗者死。因谓之曰：事急矣，恐难治也。病者闻言大哭。余为之恻然，姑为诊之。尺寸沉小，幸劲指有力。复慰之曰：此症虽危，吾可以法救之。意仿无阴则阳不化之旨，欲举东垣滋肾之法。病者忽云：服车前草及六一散大黄药一剂，愈加胀痛难忍，此又凉寒，不服。意者，冷结关元乎。然脉象症候，固非无阳，且似有火，乃寒之而反重者，何耶。因思《内经》有云：诸寒之而热者取之阴，所谓求其属也。遂订六味地黄合滋肾作汤，大剂以进，滋阴以化气，外用捣葱合盐炒热布包熨脐，通中以软坚。自午至戌，内外按法不辍，俾得关通，二便顿解。此症生死反掌，读仲景书者方知。

滋肾丸

方见卷二痿证门阳缩不伸。

六味地黄丸

方见卷二痿证门阳痿不起。

湿热内阻二条

王辅弼，初起腹鼓脚浮，小水短少，大便甚艰，气逆上冲。医用五苓、八正诸方，愈加腹鼓，小水涓沥不通。按脉洪大，神采尚存，足征禀赋甚厚，方可耐此重症。诊毕谓曰：此乃湿热内蓄，恐成单胀，膀胱气壅不行，以致小水悉闭，今欲治此，须通小水为急，但通小水非气化不出，因问欲汤水否。曰：极不口渴。乃知确由下焦湿热所致，与李东垣先生治王善夫一案大同，遂以黄柏、知母之苦寒，以泻内蓄湿热，肉桂之辛热，以化膀胱之气。才下咽，腹中甚痛，小水遂行，胀满亦消。后以八味地黄丸数服而痊。

八味地黄丸

方见卷二虚寒门寒毒中脏。

黄万顺，善饮，素嗜炙食，每患淋秘，医投以五苓、八正散，辄小效，渐至溺必艰涩，少腹觉满，时平时笃，已半载矣。一日房劳，前症倍盛，仍进五苓、八正之属，服之溺愈不通，涓沥难出，腹胀腰屈，不可俯仰，匍匐就诊。脉得两尺坚搏，知为素蕴湿热聚于下焦，膀胱之气不化，仿东垣法以知母三钱，黄柏三钱，肉桂一钱，服之半晌，安睡一顷，诸症如失。厥后一月数发，或一年数发，悉以此方必效。惟其酒色不节，调理不善，宜乎病源不清，湿热日聚，肾阳日耗，他日腹鼓喘急之患，殆所不免矣。越岁，果患是疾而死。

木郁不舒

许福生，春月腹痛泄泻，小水短涩，余门人以五苓散利水止泄，尿愈闭，腹愈痛，痛泄不耐，呼吸将危，急请余诊。门人问曰：分利而尿愈闭者，曷故。答曰：所谓木敛病耳。《内经》有云：生郁于下，病名木敛。盖木者，肝也，敛者，束也，肝喜疏放，春月木气当升，今木气抑郁敛束，再被渗利沉降之药，致令生气愈不得舒，是有秋冬而无春夏，安望其能疏放乎。用六君子汤加防风、升麻、桑叶，数剂遂其条达而愈。

述　治

论治小便不通

小水不通，《内经》称为淋秘、癃闭，最当详审。夫小水之源出于肺，故经曰：水出高源也。其道由于三焦，故经曰：三焦者，决渎之官，水道出焉。其藏在于膀胱，膀胱者，州都之官，津液藏焉，气化乃出。可见小便之通与不通，全在气之化与不化。然而气化二字难言之矣。有因湿热郁闭而气不化者，用五苓、八正、禹功、舟车之剂，清热导湿而化之。有因上窍吸而下窍之气不化者，用搐鼻法、探吐法，是求北风，开南牖之义，通其上窍而化之。有有阴无阳而阴不生者，用八味丸、肾气汤，引入肾命，熏蒸而化之。有因无阴而阳无以化者，用六味丸、滋肾丸，壮水制阳光而化之。有因中气下陷而气虚不化，补中益气，升举而化之。有因冷结关元而气凝不化，真武汤、苓姜术桂之类，开冰解冻，通阳泄浊而化之。有因脾虚而九窍不和者，理中汤、七味白术散之类，挟土制水而化之。古法森立，难以枚举。总之，治病必求其本。奈何近时业医者日益众，而古法日益荒，每遇小水闭塞之症，不究其本，执用车前、木通、苓、泽沉寒淡渗之药，以为知医。幸遇湿热聚蓄内结，幸得功，以为能事。倘遭一切阳虚之症，而用淡渗沉寒之药，其阳愈虚而阴愈盛，阴愈盛而便愈不利，势必腹胀，仍执槟榔、牵牛之药，而阳愈损，其气愈乱，转输无由，势必上奔而为喘急无救矣。仲景云：小水不利，腹胀喘急者死。正因阳亡气散故也。吾先君深知此理，曾有治詹姓冷结关元一案，足为承先启后之资。今秋尽冬初时，有字春和者，体肥面白，一日，二更时忽然腹痛，敲门邀视。余念邻谊，披衣而往。见其腰屈不伸，自以两手抚按，小腹膨胀，腹中甚痛，面唇俱痛，十指梢冷，小水紧迫，欲解不出，脉来沉迟。内外一探，阳气太虚。因问曰：日间曾服物否。应曰：清晨无病，上午小便时，身中忽然战栗，尚有一半未能解出，以后微觉小腹带坠，服六一散一文，愈觉腹胀，腹中大痛。余曰：起先小便时寒战，足见身之阳虚，再进滑石沉寒之物，凝而不化，是犹雪上加霜，自然关元冷结。时值二鼓，正阴气充盛之时，阳愈不耐，故病见剧。法宜助阳开结，暖其水而冰自解，冰解而水自流，水流而壅塞自开，塞开而胀痛自消矣。疏方以附子为君，姜、桂为臣，茯苓、甘草为佐，沉香为使，意用姜、附、桂以消阴也，茯、草以泄满也，沉香以鼓升下焦氤氲之气也。药味精专，丝毫不杂。因病势已极，重剂与之，恐其阴盛亡阳。彼疑药之燥，分之重，竟不敢服。再四叮咛，勉强服之。余回寓。药下未半刻，彼见病虽未加，而痛尚未减，即更他医。至则大罪吾药。幸彼亦仅用猪苓、泽泻、车前、茯苓、陈皮、桔梗之轻剂，药一下咽，小水长行，立时而痛胀俱矣。岂知余剂为之向导哉。次日医者病者皆曰：昨非后剂，几被姜桂闭死矣。嗟乎，彼居无功之功，我得无罪之罪，安得同道高明之士，为我一正之。

记读先祖著《医卜同源论》，末附治验，有詹姓癃闭一案，云：病自腹痛，连日服药未愈。一日偶用车前草煎服，须臾痛转加甚，小水紧迫，膨胀不出。延余诊时，痛闷于床，呼吸将危，四肢厥冷，脉得寸部浮弦时止，尺部沉迟而疾。潜思阳明实痛，热结膀胱，痛极必汗，今无汗，知非阳症也。又初无恶寒头痛，则于表里无涉。此必生冷伤脏，是为冷结关元，阳气不化。经曰：膀胱者，州都之官，津液藏焉，气化则能出矣。重用附、桂，加苓、草，佐以枳实，合为逐冷化气。一剂后，人事稍苏，小便紧急十余行，仅得半盏。再剂后，安睡一顷，下榻小水长行，痛止而安。此症因案中引而未发，故特表而出之。

男澍谨识

吐泻门下痢红白症附

冒寒肠热

黄平福，形瘦面白，时当暑热，得呕吐泄泻之病。医见口渴溺赤，与竹叶石膏汤，而呕泄未止，反加心胸胀满，神气昏冒，躁扰不安，势甚危急。诊之脉来浮数，肌热灼指，舌边红刺，满舌白苔，中心黄黑。伊父绍邦，年老独子，求治甚切。因慰之曰：俟吾以二法治之，毋庸惧也。先与连理汤，继进半夏泻心汤，果得呕泄顿止，热退纳食而安。门人问曰：吾师治病每预定安危，令人莫测。此症先定二法，服下丝毫不爽，其理安在？答曰：业医必揣摩有素，方有把握。《内经》有云：肠中热，胃中寒；胃中热，肠中寒。肠中热，则出黄如糜；胃中热，消谷善饥；胃中寒，则腹胀；肠中寒，则肠鸣飧泄；胃中寒，肠中热，则胀而且泄；胃中热，肠中寒，则疾饥小腹痛胀。斯人斯症，合乎胃中寒，肠中热，故胀而且泻也。然胃中之寒，始先原是盛暑逼于外，阴冷伏其中，而医又以大寒之药清胃，则胃愈寒矣。故虽寒热错杂，不得不先与连理调其胃气分其阴阳也。然阳邪内陷，已成痞结，非苦以泻之、辛以通之，其何以解寒热错杂之邪耶。世医治病，但守寒以热治，热以寒治，倘遇寒热错杂之邪，不知《内经》胃热肠寒，胃寒肠热之旨，及仲景诸泻心，嘉言进退黄连汤法者，其何以肩斯任也。

半夏泻心汤

方见卷一伤寒门误下呕泄。

连理汤

人参　干姜　白术　黄连　茯苓　甘草

阴寒直中

傅德生，善饮，衣食弗给，时值暑月，吐泻交作，大汗如洗，口渴饮水，四肢厥冷，尚能匍匐来寓求治。余见而骇之，忙与附桂理中丸一两，更与附桂理中汤一剂，俱呕不纳。又托人求诊，见其吐泻汗厥恶症未减，余益骇之。尤可畏者，六脉全无，四肢冰冷，扪之寒彻指骨，顷刻间肌肉大夺，指掌尤甚。急以回阳火淬之，诸逆幸挽，始获斟酌处方，以大剂附子理中汤加益智，又呕而不纳。因思胃者，肾之关也，寒邪直入，舍此大热之药，将安求乎？复悟肾胃之关，一脏一腑，寒邪斩关直入，与少阴肾寒之气，滔天莫制，大热之药，势必拒格，夫理中者，理太阴也，与少阴各别。原仲景治少阴病下利厥逆无脉之症，格药不入者，有反佐通阳之法。用白通加人尿猪胆汁汤，按法煎进，下咽乃受。渐喜脉微续出，阴浊潜消，阳光复辟，九死一生之症，赖以生全。

白通加人尿猪胆汤

葱白　附子　干姜　人屎　猪胆汁

按：回阳火不惟能回阳于无何有之乡，凡一切暴中阴寒、阳缩、痰厥、气闭等证，用之得当，无不立效。惟脐下平平三焦，中焦宜稍偏病人长，则下焦宜疏，病人短，则下焦宜密，诊脉之理，下指亦然，此余趋庭传受心法，未忍私秘，但焦之大小，淬之轻重，与夫按穴不差，神而明之，存乎其人。

附夏禹铸[1]治小儿脐风灯火图说

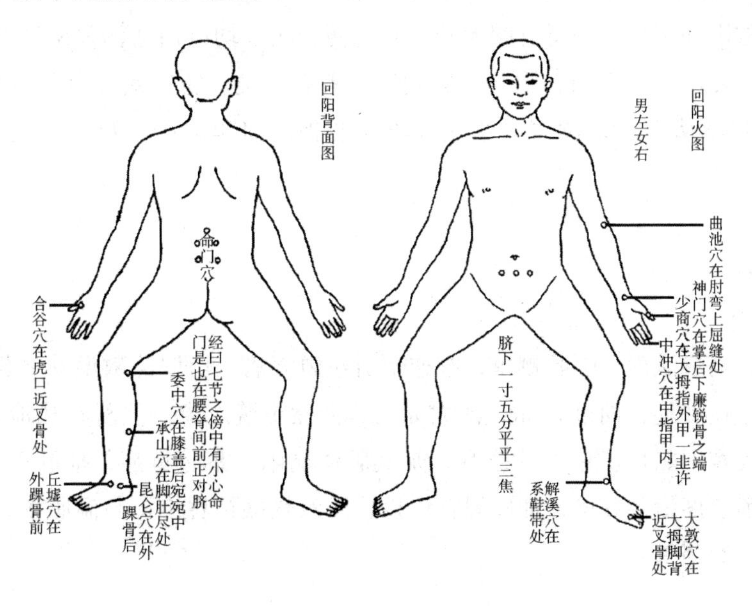

脐风症初发，吮乳必口松，两眼角挨眉心处忽有黄色，宜争治之，治之最易。黄色到鼻，治之亦易。到人中、承浆，治之稍难。口不撮紧，微有吹嘘，犹可治也。至唇口收束，舌头强直，不必治矣。一见眉心、鼻准有黄色，即用灯火于囟门一燋，人中、承浆、两少商穴各一燋，脐轮、绕脐六燋，脐带未落、于带口一燋，既落、于落处一燋，共十三燋，风便止而黄即退矣。

道光庚戌冬月，许柱臣先生，初产一子，即患此症，邀余往视。渠母曰：已不吮乳，胡请医为。余欲回寓。柱臣色有不忍。勉为视之。眉心至鼻俱黄，口紧不哭，微有吹嘘而已，即以夏氏十三燋灯火治之，遂果苏，吮乳不辍。越早复视，生机勃然，以指迷七气汤调集成沆瀣丹疏利脏腑而愈。

用白通汤异症同验并答门人问

周孔昌，体肥而弱，忽然腹痛泄泻，十指梢冷，脉甚微，因与理中汤。服后，泄未

① 夏禹铸：夏鼎，字禹铸，清代儿科学家。

止而厥逆愈进，腹痛愈甚，再诊无脉，知阴寒入肾。盖理中者，仅理中焦，与下焦迥别。改进白通汤，一服而安。

附　次日其堂兄腹痛缠绵，渐至厥逆，二便阻闭，胀闷之极，已进攻下，而痛愈重。促余诊治。六脉俱无，且面青唇白，知为寒邪入肾。亦与白通汤，溺长便利而安。

门人不解，疑而问曰：一泄泻不止，一二便阻闭，何以俱用白通汤而愈。答曰：少阴肾者，胃之关也，前阴利水，后阴利谷，其输泄有常度者，原赖肾脏司开阖之权耳。若肾受寒侵，则开阖失职，胃气告止，故厥逆无脉也。今两症虽异，而受病则同，一者有开无阖，故下利不止；一者有阖无开，故二便皆闭。均以白通汤复阳散寒，温暖肾气，使肾气得权，复其开阖之旧，则开者有阖，阖者有开矣。噫！此《金匮》奥义仲景隐而未发者，子辈既从吾游，读书必悟境，悟能通神，洵非虚语，乃知圣人之法，变化无穷也。

白通汤

葱白　附子　干姜

木邪侮土

熊锦松，潮热泄泻，呕吐蛔虫，咳逆牵引左胁疼痛，历服清散温补之药，愈治愈危。迨至夜半，气逆神昏，面红目赤，汗大如雨，俨然虚脱之象。但从来热泄之症，最虑阴液消亡，断无戴阳之理。诊两寸弦数，知其脏体属阳，察脉审症，推肝火冲逆，犯土侮金，是以呕泄咳疼诸苦并增，加以温补误投，以致热盛神昏也。与温胆汤，加石斛五钱，桑叶、白附，数剂果安。

温胆汤

方见卷一伤寒门误治传经。

答　问

门人问曰：傅孔英之子，夜半腹痛，自服曲蘖砂糖，次日上则呕吐而虫出，下则泄泻而血出，医者以桂枝、白芍、黄芩、木香之药，连下瘀血数升，四肢厥逆，辗转躁扰极危，索饭一碗，食毕频笑频哭而逝，此曷故也？答曰：大凡治病，必先察其外感内伤，为吾侪临症之权衡。次究其在营在卫，为人身气血之分别。然人有两死，而无两生，故曰脱血者无汗，脱汗者无血，盖汗即血，血即汗。孔翁乃郎，吾早见其语声低陷，神采外扬，声陷而气必弱，神扬而内必空，固知其非永寿人也。今腹痛自半夜，其阳虚阴盛可见。奈何误为食积腹痛，而用曲蘖砂糖，极力消导，大戕其脾胃生气耶。盖曲蘖能化米为酒，而砂糖破血尤速，尝于吾乡幼科并方脉诸士及处家者皆切戒之。乃世俗通弊，无论寒热虚实，一见小儿腹痛，即以曲蘖服之，产后腹痛，即以砂糖服之，盖只知其利之小，而不知其害之大也。幸遇体坚病实者服之。虽得取快之一时，每多暗损于后日，至若病虚体弱之人，害可胜言哉。且今人之禀气虚弱者多，虚弱之体，脾胃既伤，安得不止呕吐胃虚，虫无所养而上出，下泄泻脾虚，血无所统而下脱乎！当是时中气大困，安之固之，犹恐不及。奈何医者尚认为外感实火之证，投以发散清上，致令阴阳表里俱伤，是其外感内伤之辨不明矣。夫其临危索饭者，仓廪空求救填也，大凡虚病将危，食饮倍常，俗云：装路食者，此也。至此已为除中不治之证，除中者，言中气已除尽也。躁扰不安者，虚阳外绝，中气内断。厥逆脾绝，频笑心绝，频哭肝绝。盖心主血，肝藏血，脾统血，以三脏俱绝而殒，岂非寒中决裂之验耶。何孔翁及世俗尚不知曲糖医药之误，乃归咎于方隅鬼祟，不亦异哉。故医者能于望闻问切之间，先清其内伤外感之由，则几矣。子辈后遇此症，必当以扶土救阳为先，盖万物以土为根，以阳为生，无土不立，无阳不长，此其大要也。门人又问曰：此证今先生道破，固知其为内伤矣。但分明下血，即为血虚，似宜救阴补血，乃言扶土救阳，其理安在？曰：吾早已言之，夫汗即血，血即汗，有形之血不能速生，无形之气所当急固，况中虚之病，何堪辛散苦寒戕劫之剂，当知治此症与仲景治误汗亡阳救逆之法无少异。且中土一脏，尤为人身吃紧关头。试以五行言之。土能生金，不待言矣。设使木无土，何以载其根，遂其生，水无土，何以御其边底、折其江淮河汉之流。又火能生土，而实火生于土，设使火无土，固无从始其赫曦之化，又何以蓄其升明伏明之胜复乎。盖土非火不坚，非木不疏，非金不泄，是以一岁之中，春夏秋冬木火金水各旺七十二日，土寓四季之末，每旺十八日，大哉地道，土膏一动，百草蕃茂，土气一收，万物归藏，究而言之，万物归于土，万物生于土也。推而广之，水火相克，水火又同穴，设使水中无火，则神机寂灭矣，火中无水，则万物枯焦矣。其实水包火外，火胎水腹，故《仙经》曰：龙从火里出，虎向水中生。又《道经》云：两肾一般无二样，中间一点是阳精。学者必须从此推求，自然心地顿开，所谓知其要者，一言而终，不知其要者，流散无穷。读书若但随文解义，何能精义入神。今因子辈不知人身以土为重之要，故并及之。

按：陈修园著三字经，有曰：若河间，专主火，遵之经，断自我。注云：原病式十九条俱本《内经·至真要大论》，多以火立论，而不能参透经旨，如火之平气曰升明，太过曰赫曦，不及曰伏明，其虚实不辨，若冰炭之反也。

男澍谨识

劳伤中气痢疾附

聂安生，腹痛下痢，红多白少，诸医以腹痛为积，又以红多为热，屡进消导不应，更与芩连归芍。服之潮热时起，下坠难支，欲进巴霜丸，疑而未决。余为诊视，左关弦大之至，唇舌虽红，然不喜茶水，脉症相参，知为劳伤中气，以致营卫不调。盖营虚则血不藏，卫虚则气不固，而为下痢红白也。加之苦寒迭进，致使阳虚外扰而潮热，中气内伤而下坠。意拟理中焦之阳，使气血各守其乡。但脉无沉细，且有弦大，又兼腹痛。据症按脉，斯制木、补土、提气三法，在所必须，与黄芪建中加姜炭，四剂始安。后与附桂理中加故纸、鹿茸，十剂而健。孰谓下利脓血定为热耶。

黄芪建中汤

方见卷二内伤门泄泻不食。

脾胃虚冷痢疾附

陈丹林之子，十岁，病痢发热呕恶，医以藿香正气散，二日绝粒不进，所下血多白少。诸医见血为热，又称胃火之呕，进左金、二陈之属，腹胀胸高，指尖时冷。余视其血，先下者凝黑成片，后下者点滴晦淡，知为脾胃虚冷，致阳气浮越而发热，阴气不守而下奔，中焦困乏而不纳。与干姜甘草汤，一剂呕止，再剂胃胀已消，以早米汤亦受，更方与理中汤，发热下痢顿止。盖脾胃得权，阳气乃运，使气血各守其乡耳。

肠胃积热痢疾附

王子仪先生，素善病，尝读医书，艰于嗣息，喜补畏凉。客春举子，属胎寒甚小，自周以来，未进凉药，不知《内经》所谓久而增气，物化之常也。今秋深，得挟热下利症，自进止涩之药，利愈甚。及延医，言其为热，用连翘、黄芩清火之药，更呕乳，于是畏凉如虎，日延数医，迄无定见。子仪日夕看书，对本宣科，漫无适从，轻剂小试，以图稳当，日复一日，遂酿成一极重热症，犹自认为虚阳发外。即有医者认其为热，不令开方，即行辞去。然又不能自主，请余往治。余见症是一团火毒内焚、暴注下迫、诸逆冲上之大热症，非大寒不能胜病，而力争明辨，不足以破其惑，乃佯不发声，疏方附子、白术、干姜、肉桂、蔻霜，才一开出，众皆唯唯，共相契赏。及开等分术、附一两，其余俱五钱，众皆缄口。子仪亲自持方曰：承赐妙方，大符鄙见，但儿小未免分两过重。余勃然曰：既不信，何劳相请。即欲回寓。子仪坚留，众共挽，又佯为辞曰：事至此，不可缓矣，余有人参补药丸，两副同进。众谓此中必有真参，忙调灌之。岂知余用黄连解毒丸及六一散，一服呕住神安，再服泄止热退，但口尚渴，与六一散，令煎洋参、麦冬汤调，频服而痊。子仪致谢曰：多蒙妙药，有费重赀。余不觉一笑，然亦未敢明言其事，盖此乃一时权变之法，诚恐不知者将以我为欺人之尤。然苟可救人，有所弗辞也。

黄连解毒汤

黄连　黄芩　黄柏　栀子各等分

一得集

木邪侮土

邹锦元之妻，小腹绞痛，里急泄泻，每欲小便，腹筋牵引阴中，诸医见泄止泄，投尽理脾涩剂，月余不瘳，势甚危笃。继复呕吐，汤水不入，胸以上发热，腹以下畏寒。余诊之曰：若果内寒外热，安得月余痛泄之病，尚有弦数之脉，此必木邪乘土，下寒上热，当推关格之例治之，仿进退黄连汤，加吴萸、木瓜、蜀椒、川楝、乌梅。月余重病，不过三服而安，盖仿先君治熊锦松泄泻吐蛔潮热咳逆一症、推肝火冲逆犯土侮金用温胆之法，扩而充之也。

进退黄连汤嘉言

黄连　干姜　人参　桂枝　半夏　大枣

按：此方本仲景黄连汤。而黄连汤有甘草，与小柴胡汤同意。以桂枝易柴胡，以黄连易黄芩，以干姜易生姜，余药皆同和解之意。一以和解表里之进热，一以和解上下之寒热。仲景心法如此。嘉言有进退其上下之法以治关格，非中人所能辨也。

风火门

牙紧唇肿

陈元东，连日微觉恶寒，两耳痛引及脑，然饮食自若。曾向吴医诊治，服川芎茶调散，下咽即浑身大热，面红目赤，牙紧唇肿，咽喉窒塞，瘾疹红块，攒发满项。举家惊布，急延吴医复视。吴医束手无法，陈氏昆季伯侄交口怨为所误。乃一面闭阻吴医，一面各寻别医。及余至时，数医在堂，未敢用药。有谓此非桂附不可治者。余因问曰：此何症也。一医曰：误表戴阳于上，阴斑发于皮肤，必须桂、附，方可收阳。余笑曰：先生可独领治否？其医曰：如此坏症，谁肯领治。余曰：吾可领之。遂将吴医原方加甘草五钱，并曰立可呈效。其家见余言直切，急煎与服。药一入喉，微汗热退疹消，头目俱清，一时人事大爽。诸医见余言已验，各自回寓。而吴问曰：加病是此药，愈病仍此药，且加病甚速，愈病仍速，如斯奇治，令人莫测，肯以传乎？答曰：五行之速，莫如风火。此症本风火内伏，阁下特未察其隐而未出之故耳。原药升发宣扬，治本合法，但一剂，其伏邪只到肌表，宜乎逼蒸发热，头目赤肿，皮肤疙瘩，盖发犹未透也。余乘机再剂，解肌败毒，攻其汗出，则邪可尽达，自然风静火平，合乎火郁发之之义。但风火交炽，势甚暴急，故重加甘草以缓其火势，乃甘以缓之之意。法遵经旨，有何奇哉。

牙关紧闭二条

傅毓尚长子，潮热畏寒，医以羌、防、柴、葛之属，热愈甚，大汗淋漓，四肢怠惰，食已即饥。医者犹谓能食为美，见其潮热不退，更认为疟疾，复用柴胡、槟榔之属，其热如故。问其大便甚难，又加大黄、枳壳。便仍未通，乃至牙关紧闭，口中流涎面唇俱白，大汗嗜卧，腹中欲食，口不能入。前医束手而去。始延余诊。问其初有潮热畏寒，继则大汗易饥便坚，四体倦怠，后乃牙紧床肿涎流，诊得诸脉弦小，惟两关洪大之至。细察此症，虽属三阳经病，但与太阳少阳全无相涉，悉是阳明胃病。盖胃中伏火。为中消候也。以泻黄散加七厘、升麻、大黄与之。方中最妙防风、升麻有升阳泻木之用，所以能启发胃中伏火，不致清阳邪火两遏其中，使之尽行舒畅，又有七厘诱之，石膏凉之，大黄泄之，栀子引之，甘草调之，蜂蜜润之，井井有法，诚为胃中伏热之妙剂也。下咽后熟睡一顷，牙关即开，流涎亦止，潮热亦退。更以搜风润肠之药频服而健。

泻黄汤

防风　藿香　山栀　石膏　甘草　蜂蜜

熊妇，年十七岁，起日畏寒发热，次早大热不寒，不知人事，牙关紧闭，面唇俱赤，胶痰满口，遍身痿软，状若无骨，六脉急数，二便阻滞。医者见其身软，咸称不治。不知寒则筋急，热则筋弛，此真风火之症，古称类中之属也。询知食炒豆子过多。盖身中素积内火，加以外入之热，继受外入之风，风乘火势，火借风威，所以卒倒无知。理宜两彻内外之邪，使表里清而神识朗。先以稀涎散吐之，随进疏风清热、通关化痰之药而痊。后以生津之药而健。

附方

防风　荆芥　连翘　薄荷　大黄　明粉　黄连　南星　僵蚕　草乌　牙皂　甘草　姜汁　竹沥

稀涎散

方见卷一中风门牙紧舌胀。

缠　喉　风

熊惟忠女，年近二十，未出阁，素无病，六月夜食新炒花生，就睡，次早日高不起。家人视之，牙紧气促，遍身大热，昏迷不醒。即遣人报知姻家。其姻王君植阶，与余相契，邀余同往。路途遥远，日晚始至，伊家已具棺殡矣。熊君邀入书室就歇，告余曰：早间遣人报请时，尚身软大热，随后身冷僵硬，两家不幸，空劳台驾，姑请歇息。余思此症，若非虚脱，必是闭塞，因谓熊君曰：人之生死，原有定数，亦有定理，今令爱之病，揣理不明，欲为一视，以明其理。熊君止曰：小女不幸，然劳驾远来，微礼自当奉敬，但今将殓，断不敢烦。余曰：非为利也，不过明其死于何症耳。于是持烛入室，去帛，谛视满面红色，鼻准尚有汗注。余曰：如此活人，何故埋之。遂与雄黄解毒丸合稀涎散，调匀一杯，彻枕从鼻灌下，灌至一半，药从齿缝溢出，其口忽动，牙关忽开。观者大惊。复将所余之药，从口灌入，喉内有涎溢出，手足一时齐动。观者益惊。余益振发精神，仍加前药再灌，立时侧面而吐。又与前药，呕出胶痰一瓯。呻吟不已，人事始苏，然尚不能发声。时已鸡鸣，抱入卧床，嘱其开口细视，满喉胶痰，红丝绕塞，乃知缠喉风也。迨天色将晓，觅取土牛膝捣汁，调玄明粉一两，鹅翎卷出其痰，随呕随卷，乃得发声开目。与疏风清火药三剂，又频进生津药而安。是时竞羡为神，究竟不过察其情、求其理耳。

稀涎散

方见卷一中风门牙紧舌胀。

雄黄解毒丸

雄黄一钱　郁金二钱　巴霜一钱

西茵糊丸。

痰饮门

喘息不已

王毅垣先生，平日操劳，劳倦思虑，俱伤脾气。素有痰饮，稍饮食未节，或风寒偶感，必气喘痰鸣。十余年来，临病投药，无非括痰降气之品。迩来年益就衰，病亦渐进。值今秋尽，天气暴寒，饮邪大发，喘息不休，日进陈、半、香、砂之属，渐至气往上奔，咽中窒塞，喉如曳锯，密室中重裘拥炉，尚觉凛凛，痰如浮沫，二便艰涩。余见其面赤、足胫冷，阳被阴逼外出。两人靠起扶坐，气逼咽嗌，不能发声，脉得左手沉涩，右手缓大。因思喘急沉涩，已属败症，且四肢虽未厥逆，而足胫已冷，实未易治。继思胸中乃太空阳位，今被饮邪阴类僭踞，阴乘于阳，有地气加天之象，急以仲景苓桂术甘汤加附子一两，连进二剂。病全不减。再诊，左涩之脉，已转滑象，而右大之形，仍然如昨。乃知中土大虚，不能制水，饮即水也。嘉言喻氏目：地气蒸土为湿，然后上升为云，若中州土燥而不湿，地气于中隔绝矣。天气不常清乎。遂将原方重加白术，减附子，大剂再进，而阴浊始消，胸次稍展，溺长口渴。毅翁恐药过燥。余曰：非也，此症仲景所谓短气有微饮者，当从小便去之。况渴者，饮邪去也，何惧其燥耶。仍将前药叠进，乃得阳光复照，阴浊下行。其善后之计，仍仿嘉言崇土填臼之法。缘饮水窃踞，必有科囊故耳。

咽喉壅塞

陈霁云尊堂，年逾五旬，形体肥盛，平素多痰，余每以姜、附投之辄效。厥后医者步辙屡进，渐有肩胛疼痛，手足拘挛之状。医又云：当防中风，日进茸、附子药。既不知久而增气之例，又不审病因气变之理，竟到危急之极。深夜邀视，牙关紧急，咽喉闭塞，且满面火光炎炎。诸医环睹，皆认中风，称为戴阳危症。家人忙进参、附。余见病势甚急，不能与辨。令取盐梅捣汁擦牙，俾得牙开，始见满口胶痰，壅塞咽喉，随用稀涎散调水卷取其痰，约呕升余，其声稍开，然尚不能言。又以元明粉搅洗喉中，随呕随搅，又呕涎升余，方云要睡。次日连进控涎丹，二日中捋进六十粒，始得微泄。改进清肝化痰之药而健。

肩臂疼痛

傅沐初，年壮体强，性豪善饮，患肩臂疼痛，每晚酸麻尤甚，手不能举，自虑风废。吴城诸医，疏风补血，历尝不瘳。余视其声音壮厉，又大便颇坚，知为酒湿内蕴，痰饮流入经隧。原人身卫气昼行于阳，阳主动，动则流，故昼轻，夜行于阴，阴主静，静则凝，故夜重。按此症实痰阻滞经隧，法当攻刮搜逐。先与控涎丹，继进茯苓丸，旬日，微泄数次而安。

控涎丹

甘遂　大戟　芥子

等分为末，糊丸，临卧姜汤服。

茯苓丸《指迷方》

茯苓一两　半夏曲二两　枳壳五钱　风化硝一钱五分

姜汁糊丸

左右胁痛

余素胃气不清，喉间有腐秽结痰如豆粒者时出。一日倚栏片刻，觉右胁疼痛，右肩肘胛重坠莫举，身稍转侧，即牵引胁肋疼痛颇甚，身略恶寒，投发表药不应。因思此症非风非气，必败痰失道，偏注右胁之故。以平胃、二陈，加芥子、蒌仁，二剂而安。

附　后治周成翁，恶寒胃痛，医与疏渗药，胃痛偶减，忽加左胁疼痛，时发眩晕，欲补未决。延余诊之，脉来濡滑。因推胃中痰饮，流注肝络，故有风旋痰眩之象。与二陈加芥子、瓜蒌、枳实而痊。

平胃散

苍术　厚朴　陈皮　甘草

二陈汤

半夏　茯苓　陈皮　甘草

疟症门

独热无寒

杨有成先生患疟两月，历试诸药弗效。其疟独热无寒，间日一发，口不渴，身无汗，自觉热从骨髓发透肌表，四肢如焚，扪之烙手，视舌润，脉又沉迟。窃思果属瘅疟，安得脉不弦数，口不作渴，且神采面色不为病衰耶。此必过食生冷，抑遏阳气于脾土之中，阳既被郁，郁极不通，而脾主信，故至期发热如疟也。治之之法，必使清阳出上窍，浊阴归下窍，则中焦之抑遏可解。与升阳散火汤，果汗出便利而安。

附　陈友生病疟，脉象形色悉同，惟独寒无热，医治三月不痊。察其溺短无汗，知为外寒内热伏火畏寒之症。盖火郁土中，而脾土主信，故至期如疟。惟有发之一法，亦与升阳散火汤而愈。

按：此二症，一寒一热，俱用升阳散火汤，无非升发脾阳，与古人以肾气汤治消渴溺多，又治水肿溺少，一开一阖，无非蒸动肾气。非深造微妙者，难与语也。

男澍谨识

升阳散火汤东垣

人参　防风　柴胡　葛根　升麻　独活　羌活　白芍　生熟甘草　姜　枣

寒少热多

陈奇生室人，妊身九月，得疟病久治弗痊。其疟寒少热多，汗大口渴，迨至坐卧不安，势难支持，腹中胎气乱动。诸医以安胎攻病，无从措手。余诊其脉，略有躁乱，再视其舌，已显镜光，面白唇红，青筋满露，此木邪侮土。乃津液大伤，胃火掀腾，虽年少体强，然汗后脉躁，最犯禁例。盖恐明日疟至，而正虚邪盛，治不得法，则母子难保矣。因思胃火掀腾而久疟食减，芩、连决不能进，津液大伤而土败木贼，归、术又难酌投。拟补虚清热之药，惟有纯甘可采，因举黄芪五钱、石斛五钱、人参五钱、桂枝八分、乌梅一个，煎汤已成，另捣梨汁一杯、姜汁少许冲服。嘱其即服一剂，至夜备煎一剂，明早将曙再进。病者两服药后，俱云好药，以味甘可口，与胃相适也。是日疟竟不至，再与甘温调理而健。但此症脉来躁疾，面白唇红，青筋满露，若用柴芍伐肝，必毙。

饮食伤胃

周秋帆先生秋间患疟，每日午发，寒热相平，退时有汗，头疼或又不疼，口渴或又不渴，二便无恙，夜寐亦安。此客邪尚浅。然治经二旬，凡发表、清里、和解、补中诸法，投之渐剧。况体气素虚，而烦惋莫耐。叠投补剂，而胸膈加痞。余诊其脉，亦皆和平，舌苔黄滑，审症察脉，似当温补，然又补之不投，岂敢再陷前辙乎。谛思良久，不得其情，惟于审症中察其略有嗳气，或时以手摸胸，知饮食伤胃，食滞未消，方书称为食疟者也。法当消补兼行，疏通脾胃，庶几中无阻滞，营卫自通，脾枢机流利，其疟不治而治。方以生白术为君，佐以陈、半、草、果、藿、朴、苓、泽之属，一剂疟轻，二剂果愈。足见医家治病，如老吏审案，倘正案难凭，当以旁情参之，庶不为假证所惑也。

元气不足

许抡能，患疟，间日一发，寒时渴饮，热时汗出，久治弗痊，因而食少困倦。予诊外邪已透，正气未复。抡以病苦为虑，疟未至而先恐。余曰：俟吾截之，尔当胆壮可也。令煎人参五钱，生姜三钱，将曙即服，疟果不至。其内人小产后感触发疟，余以补血桂枝二方合剂与之，疟虽轻而屡发不止，仍以参姜二味重用按服，其疟亦止。抡问生姜、人参二味，诚为截疟之妙药乎。余曰：非也。凡病虚实多端，用药温凉不一，岂可以一法尽之。且古截疟之方，难以枚举，然有效于此者、不效于彼，甚至因截而误事者，皆由不识元气之厚薄、邪气之盛衰耳。今子夫妇，疟邪已透，经络无阻，但元气未复，且中无大寒，又无内热。夫参性寒，姜性温，寒温并举，参补脾肺而回元，姜通神明而去秽，用以平调寒热之疾，故药不多味，而病已痊。

风温暑热

许书升之媳，秋深患疟，无汗。一日疟至，大衄不止。促余视之，乃风温暑热，合而为疟，迫蒸营中，以致营中扰乱，血行清道故也。然而血为红汗，疟邪当从衄解。惟衄血过多，神气昏倦，令取茅根一握，入龙眼二十枚，同煎饮之，其衄遂止。但肺气未肃，疏与泻白散，令其再进。其家见次日疟果不来，停药未服。越数日，忽然寒热如疟，牙关不开，二便阻闭，气升呃逆，忙延数医，咸议中风重症，无从措手。余至视之，知为肺气郁痹。因慰之曰：如此轻症，吾一剂可愈，疏与紫菀、杏仁、蒌皮、桑叶、柿蒂之属，另浸乌梅擦牙，牙开进药，顷刻二便通利，呃逆顿止。诸医不解。归语门人曰：天气下降则清明，地气上升则晦塞，此降令不布，则升令必促，故经言上焦不行、则下脘不通，夫下脘不通，则地道亦塞，总之，天失下降则如是耳。且人身脏腑，肺位最高，端司清肃之权，当知肺主治节，原与大肠相表里，水出高源，又与膀胱司气化，故二便之通闭，肺之关系常多。今肺气郁痹，治节不行，则周身气机上下皆阻矣，故自飞门至魄门亦阻矣。爰取微苦微辛之属，用以开降肺气，令其机化流通，启其橐籥，故二便自利而愈。仿徐之才轻可去实之义也。

似疟非疟三条

许静常之女，于归后患疟数月，自秋徂冬，百治不效，转居母家，就治于余。视其面黄肌瘦，唇淡口和，本属虚象，阅前医成方，悉多峻补，无一可投。询其病，间日一发，或二日一发，甚或一日一发，总无定期。此当着眼。须知脾主信，今无信，病不在脾胃也。又询发时，或早或晏，亦无定候。尤属无信。且发时寒则身冷如冰，热则身热如烙，有阴阳分离之象。口渴饮水，面赤如朱。有虚阳外浮之据。及诊其脉，颇觉弦大。当推水不生木。因谓此症全非疟疾，乃阴阳不协，致亢龙有悔，故为似疟非疟耳。处以八味丸，令服四剂，其疟不治果愈。蒙称神治，安知循古而非新裁也。

八味丸

方见卷二虚寒门寒毒中脏。

傅妪，于疟疾流行之年，秋将尽忽然浑身战栗，瞬息大热烦躁，热去寒复生，寒止热复至，行寒后热，心烦意躁，脉来洪大无伦，两尺上涌抵指，唇红面赤，喜饮热汤，舌上白苔布满，时吐稠痰甚多，正《内经》所谓阳维为病，病苦寒热，发为劳疟。证虽疟名，方非疟治，急宜引阳回宅，整顿纲维，大固中州，阴阳调和，寒热自止。以六味回阳饮为主，加暖中摄下之药。是晚连进三剂，寒热顿止。次早精神爽利，仍服三剂。间日微寒微热复至，再服原剂而痊。

附方

地黄　当归　人参　附子　甘草　干姜以上名六味回阳饮益智　肉桂　白术　澄茄　半夏

韵语：详批徐廷达先生疟病按治获愈

食鳖发疟，阳虚之因。先后天弱，病剧缠身。跻维失固，寒热交征。非关表里，损在奇经。气虚寒至，血虚热兴。似疟非疟，朝惕夕兢。治宜扶阳，乃中病情。消散叠进，病何以胜。连日受困，营卫失真。形憔容悴，面黄唇青。自汗盗汗，手足如冰。便频遗泄，火衰明征。假疟夜剧，阳损沉沦。诊脉控弦，明者亦惊。于斯时也，药不可轻。甘温之剂，辰戌两巡。通阳泄浊，补血益精。鲜肉萝卜，加飧可珍。喜饮难禁，龙眼一瓶，枸杞八两，乌豆半升，窨酒十缶，价值连城。更有妙要，养心安神。远房独宿，保命守真。阳固元足，福禄骈臻。

附　方

〔辰进〕　首乌　当归　枸杞　鹿茸　鹿角霜　黄芪　甘草

〔戌进〕　白术　附子　干姜　葫巴　故纸　五味　益智　牡蛎　枣仁　甘草　龙眼

淫气痹肺三条

王云周之子，秋间患疟，其疟二日一发，以其邪气内藏于风府，其道远、其气深故也。在病经两月，而神不衰。惟发时心中寒，寒久热甚、多惊。一日偶触外风，以致寒不成寒，热不成热，四肢僵硬。医者不知内风召外风之理，犹以归、附燥血，羌、防升气，乃至气急上冲，两人挟坐，不能着枕。危急之顷，始延余治。诊得便秘脉浮，许以一剂可愈。遂疏桂枝、桔便、蒌皮、苏子、杏仁、紫菀、杷叶之药，果得便通气平，诸症皆安。五弟启明，未识此中妙义，问曰：此症之最急处似在气逆上冲，但气逆便阻，惟有虚实两途，一则收摄温通，一则破气攻利，今不治气而气得平，不攻便而便得通，且药味平淡，而取效甚捷，何也？答曰：此病见症虽多，无非全在于肺，察其疟时心中寒，多惊，尝考《内经》论病，惟疟最详，有云：肺疟者令人心寒。注云：肺为心盖也。又云：热间善惊。注云、肝主惊，有金克木之象也。夫内风召外风，最易成痹，然外风既入，内风必乱，故寒不成寒，热不成热。夫肺主皮毛，经云：皮痹不已，复感外邪，内舍于肺。因而营卫行涩，故四肢僵硬也。至于气逆一冲，能坐不能卧者，正《内经》淫气喘息，痹聚在肺也。盖人身之气，全赖肺以运之，今肺气痹矣，机关必窒，是以肢僵、便秘、气逆诸症业集。方中惟桂枝、桔梗二味，领风邪外出，余皆轻清疏降之药，且桔梗能通天气于地道，观其有升无降，但得天气下降而地道自通也，肺气通调，而百体自舒也。至于取效甚捷之义，原《内经》所谓风气胜者，寻其治，病易已也。五弟退而专功《内经》。

刘正魁患疟症，先寒后热，发时胸旁气闭，喘咳不伸，热甚口渴，自午至酉大热，直至彻晓微汗乃解，间日依然，屡治弗效。余以胸痹喘急之兼症，悟出《内经》肺疟之例，而取法治之。夫人身营卫昼夜流行不息，今肺素有热，复感外风，则肺气窒痹，毛窍不舒，经络乃阻，故发为寒热。日晡金旺之时，故发热尤甚。胸膈之旁，乃肺位之道，淫气痹聚，则喘咳不伸。法当疏利肺气，使淫气尽达于表则同可宣通庶几其疟不治自愈耳。与紫菀、杏仁、知母、桔梗、半夏，加入桂枝汤中，除姜、枣，一剂而安，孰谓不循古而敢自用哉。

附　王衍堂之孙，年三十，初起咳嗽，腹中觉热，命妻煮鸡子食之，便觉寒凉、胸紧、气急，四肢发痹，若作风痉之状。以后但热不寒，大便闭塞，小水亦短，诸医发表攻里，作痉愈形。此乃表寒束其内热，亦是《内经》淫气喘急、痹聚在肺之症，仍以此方取用。因未得汗，不取芍药之酸收，大肠气闭，更加苏子、杷叶以宣肺，兼入竹沥、姜汁，疏导经络，以通四肢之痹，一剂症减六七，再剂全愈，按此二症当与前治王云周之子一案参看。

徐锦窗先生，年逾六旬，患时行疟症，尚未分清，医以柴、葛、大黄之药治之，寒愈入里，反至纯热无寒，口渴饮水，小水全无，时欲登桶，溺不得出，诸医日投四苓、芩、连之属。逮至神识昏迷，舌白干刺，奄奄一息，无从措手，始延余治。余曰：此症之最急处，全在小水不通。夫溺闭虽属下病，然有上取之法，东垣有云：渴而小便不利者，热在上焦气分，故脉之浮数，舌之白刺，口之渴饮，神之昏迷，非热邪蒙闭上焦气分乎。盖上焦肺部，主周身之气，司治节之权，今肺热痹，清窍已窒，浊窍自阻，非与轻清之药，其何以解上焦窒塞之邪，上焦不布，降令弗行，其何以望其输泻乎。疏以蒌蕤、石斛、知母、通草、桂枝、杏仁、紫菀、杷叶一派轻清之药，果臻奇验。

肿胀门

肺气壅遏

陈景阶内人，初冬忽然遍身浮肿，小溲不利，医以利水消导之药，胀满日甚，气急不能着枕。视其形色苍赤，脉象浮大，独肺部沉数，舌苔灰黄，以苏叶、杏仁、防风、姜皮四味，连进二剂，气急消减。再与人参败毒散加入生黄芪与服，小水通，肿胀遂消。缘此症时当秋尽，肺气消索，天气暴寒，衣被单薄，风邪内入，腠理闭遏，营卫不通，肺气愈塞，致失清肃之令，又无转输之权，水邪泛溢，充斥三焦。故启其皮毛，疏其肺窍，合《内经》开鬼门之法，盖腠理疏通，天气下降，而水气自行也。

人参败毒散

方见卷一伤寒门湿热内伏。

阳气不升

龚甥可象，时值秋尽，偶患咳嗽气急微有寒热，已服参苏败毒之类如故，改与泻白散一剂，小水短涩，渐次遍身肿满，略与导湿利水之药，更加腹胀气促。窃思治病不过表里虚实，然散之表不除，清之里反逆，固非尽属实邪。又脉来弦数豉指，唇皱红，舌灰白，此岂尽属于虚。其中错杂，有非一途可尽。然既见寒热、咳嗽、气急、尿短、肤胀，无不关乎肺脏。肺气受病，既不服散，更不容清，其挟虚也审矣。况时值秋尽，燥金之气已虚，天令下降已极，人身莫不应之。今肺气已虚，便衰其护卫，失其治节，护卫衰，风寒得以外郁，治节失、湿热藉以内停，由是闭而不行。而肺家通调下输之道，其权已废，邪气正气，清浊相混，一概窒塞于中，无由输泄，只得散越皮肤。再加泻肺利药，以致阳愈下陷，阴愈上冲，故见腹胀气急。诊其脉来数急者，乃阴火上冲之明征矣。法当疏其肺、益其气、举其阳、降其阴，为法中之法，设使疏肺而不益气，则肺气重虚矣，益气而不疏肺，则抑郁不开矣，举阳而不降阴，则阴火不服矣，降阴而不举阳，则阳愈下陷矣，是必法兼四备，无可缺。初欲仿补中益气方加入知柏之属，虽有举阳、降阴、益气之能，却少疏肺、开郁之力。后悟李东垣先生原有升阳益胃一法，直取其方，加入黄柏一味，服之小水倍常，乃降阴洁净府之验。连服十剂，诸症悉痊。愈后遍身发疮痍，可见里蕴之热，久被表寒外束，乃至内外交郁成毒，缘得开鬼门之药逼其外出，不致内陷之明征也。方中参、术、芪、草，益气升阳也；柴、陈、羌、独、防风，升阳疏肺也；苓、泻、连、柏，降阴导湿也；白芍敛阴和血，散中有收；姜、枣调和营卫，补中有散。一举而诸法兼备，可谓先得我心矣。夫人知利药可去湿，而不知风以胜湿；人知破气以消肿，而不知益气以收肿；又知发表以散邪，而不知升阳亦散邪也。外此以及通因通用、塞因塞用、寒因热用、热因寒用、上病下取、下病上取、阴病取阳、阳病取阴，医家诸法，最当素谙，学者于此一案，倘能类推其余，则于诸症，皆可得法外之法矣。

升阳益胃汤

黄芪　人参　甘草　半夏　白芍　羌活　独活　防风　陈皮　茯苓　泽泻　柴胡　白术　黄连　姜　枣

表实上壅

吴应新乃郎，腋下肿痛，将欲作毒，疡医外用敷药已愈，随忽遍身微肿，其饮食二便如常。复延幼科，以消导利水之药，倏然头痛潮热，肿势甚急，肾囊肿大，状若水晶饮食顿减，神气困倦。更医又议理脾利湿。医者病家，见症甚暴，疑而未决。余谓五行之速，莫如风火，盖因气血凝滞，始发痈毒，未经疏散，气血不宣，加以寒冷抑遏，致令邪气内攻。凡阳气被郁之症，必当疏通经络，启发皮毛，庶几肺气宣达，外则腠理舒畅，内则水道通调，原肺主一身之气化也。今肺气窒塞，与消导利水理脾行湿何与。疏方以人参败毒散加苏叶、防风、杏仁，助以热稀粥，令其皮肤津津，连服二剂而消。蒙称奇治。窃笑世医一见肿症，辄称肿症多湿，咸趋利水。见余发汗，便觉诧异。曷知《内经》治肿诸法，有开鬼门之例乎。

人参败毒散

方见卷一伤寒门湿热内伏。

表虚下陷

余玉堂幼郎，因患疮敷药，疮愈发肿，饮食二便如常。延医数手，调治多日，不识为疮蛊之症，无非五苓、平胃之药。渐至下肿尤甚，囊若水晶，形似鱼泡，呼吸不利，求治于余。余思邪气内陷，必当提出于表，又思病甚于下者，当从举之之义，乃与升阳益胃汤。按投二剂，寒热顿起，若有疟状，其家惊怖。余曰：向者邪气内陷，今已提出，乃得表里交争，方有寒热相战，不致内结，正佳兆耳。仍令再进，共计十剂始消。噫！世人但知热退为病愈，抑知发热亦为病愈乎！

按：二症邪俱在表不在里，故饮食二便无恙，一则表实上壅，一则表虚下陷，表实非发汗不解，表虚非提邪不达，故治尔获效。非寝馈东垣者，曷克臻此。

男澍谨识

人参败毒散

方见卷一伤寒门湿热内伏。

升阳益胃汤

方见前本门阳气不升。

湿邪内陷二条

傅乃谦，先感风寒，犹不自觉，继以饮食不节，遂至腹胀，面足俱浮，上半身时潮，下部足膝常冷，目黄尿闭，本属寒湿结聚，因重与柴苓汤加苏叶治之，连进数剂，小水便利，面部及两手略消，而下半身及腹愈加肿胀，气愈急促，水囊光亮，肿若鱼泡。因思明是风寒外郁，食饮内伤，理宜和解利湿，合乎开鬼门、洁净府之意，何上消而下愈肿。沉思良久，恍然悟得，斯症虽属外郁内积，实由脾胃失健运之权，中焦无升发之机，药味渗泻过重，胃阳下降至极。必当升举其阳，合乎下者举之之义，方为至理。然理法虽合，而方药难定。曾记东垣书有自病小便不通，谓寒湿之邪，自外入里而甚暴，若用淡渗以利之，病虽即已，是降之又降，复益其阴而重竭其阳也。治以升阳风药，是为宜耳。斯症寒湿内聚积结，胃阳下降不化，法当用其方，名曰升阳益胃汤。善哉，方之名也，不升阳何以能益其胃乎。斯症药品方名符合，殆所谓有是病即有是药也。一剂即效，连剂而安。

升阳益胃汤

方见前本门阳气不升。

吴乐伦，时当盛暑，陆路归里，中途发疟。其疟每日夜发，寒少热多，汗出口渴，小水短赤，面目浮黄，舌苔堆积如粉，大腹阴囊及腿胫一带悉皆浮肿。又发旧痔，每日零星去血，约在升余。凡凉血消肿治疟方之，俱历尝不效。按脉属虚，而症似湿热。窃疟、肿、便血三症，皆虚中挟热，正合内经气虚身热、得之伤暑之旨。盖病者原因途中暑热，渴而啜瓜，湿热蕴蓄于胃，三焦不化，四海闭塞，以致营卫失常，而成斯疾。必须先洁净府，以少杀其暑热之炽，顺趋水道，令膀胱气化先行，然后再提阳陷于阴之疟邪从鬼门而出，则腠理自和，俾卫分有气化之机，营中无扰乱之苦，而便血不治可自止矣。于是以轻清微寒之味，解暑渗湿之品，方用西瓜、滑石、石韦、丹皮、通草，服至二剂，小便甚长，身肿消退。随以清暑益气汤除苍术，连服旬日，果然三症顿愈。所谓病变虽多，法归于一之验也。

清暑益气汤

方见卷一伤寒门一得集伤暑自汗。

脾肾阳虚二条

傅孔怡，病缠服药，十有余载。初起，腹痛时胀，得食身重，时愈时发，渐次而甚。旧冬足跗有浮气，至春通身浮肿，腹皮胀满，腹中鸣响，上气喘急，胸前塞紧，食饮不运，左肾睾丸吊痛，遍身之病，自难名状。三楚名剂，历尝不瘳。买舟归里，待毙而已。邀余告曰：今请先生为我决一逝期耳。余曰：此为单腹胀证，古贤皆曰难治，病源本深。但今诊其脉尤有和缓之意，可知胃气以及真阳尚有微存，是为先天禀赋之厚，急进大药，尚属可治。经曰：阳气者，若天与日，失其所，则折寿而不彰。今阳气所存无几，全是一团阴气混扰其中，所以腹中鸣响，哇哇之声，皆阴气漫弥也。阴气盛，则中州无光，土被浸润泥滑矣，所以饮食不运胸紧腹鼓者，皆土病也。至于吊疝跗肿，乃命门火衰之微。而上气喘，急由乎肾阳为阴所迫，无根之气，端往上奔。为症如此，安之固之，尚且不暇。何医者见病治病，不明塞因塞用之法，希图目前之快，任行攻伐。使非先天禀赋之厚，真阳早已扑灭矣。吾今许以可治者，以崇土为先，而土赖火生，又当以治火为急。火旺则土自坚，土坚而万物生矣，火旺则阴自消，阴消而阳自长矣。方既立，何孔翁疑药之重，畏术之补。余曰：前被劫药之误，岂可犹陷前辙，今反留残喘，岂能迁延时刻，比之黄河坝倒，岂担石培土所能竖立。而用燥药者，譬之贼兵鼓众，虽选强与敌，使非铳炮为之前，焉能直突营围。因亲验其药，面视其服，而犹药轻病重，三服始验。告余曰：服白术之拦阻，胸前反宽，腹中之气，竟走肛门而出。余曰：此正云开雾散，日将出也。以后服五十剂毫不改味，而腹胀足肿始消，七十剂遂奏全效。可见阳气存留，得于先天禀赋之厚者，终克有济也。

附方

白术　巴戟　附子　干姜　熟地炭　当归　故纸　萌巴　澄茄　小茴香　肉桂　沉香

余毓贤，堪舆为业、冒暑登山，因而疟痢交发。医者不究其劳，惟责其暑，凡胃苓、香薷、芩连之药，数手雷同，乃致疟痢未已，而气急肿胀日增。延余治时，败症百出，忙以补中益气、金匮肾气，日夜交斟。按治三日，疟邪不至，痢转滑泄，似乎大有起色。然细揣尚有三不治焉。盖水肿症脉宜洪大，今见沉细，一也；且囊与茎俱肿，二也；又滑泄而肿不消，三也，以此告辞。求治不已，勉力处治。潜思火土伤败，非大剂破格，何能逆挽，用六味回阳饮加白术、故纸、肉蔻，兼进硫黄丸，日进三剂。按法不歇，五日之久，病全不减。扶至十日，附、术各进两觔，硫黄丸已下九两，始觉气急略平，便转溏粪。再经旬日，进药不辍，方可着枕，便坚溺长，脉稍有力，皮肤始露皱纹。旋以归脾汤吞八味丸，再经月余，始克起死而回生也。

归脾汤

方见卷二虚寒门误表亡阳。

八味丸

方见卷二虚寒门寒毒中脏。

六味回阳饮

方见卷二内伤门寒热如疟。

脾虚肺壅

汪廷选，秋间患疟，发表后叠进附桂理中汤，已获小安，惟疟邪未曾全止，急求止截。余晓以养正邪自除之义。竟私取截疟膏药贴背，疟邪虽止，渐加浮肿腹胀，玉茎肿亮，状似鱼泡，咳嗽气促，呻吟不已。视形容面色舌苔脉象，俱属大虚，拟以火土伤败，与术、附、姜、桂。按服数日，色脉如原，茎肿尤甚。改进五皮饮，重加苡仁、桑皮与服，俾得溺倍于常，茎肿乃消。此症原是脾肺两脏气化不行，水壅经络，泛溢皮肤。徒然益火燠土，与皮肤无涉，故诸症自若，而茎囊原为聚水之地，故肿尤甚。水溢皮肤，以皮行皮之义，故肿乃消。可见医贵圆通，不可执一也。

五皮饮

五加皮　地骨皮　桑白皮　大腹皮　生姜皮

肾虚水泛

陈敬斋先生，年逾八十，身体坚强，声音洪亮，耄年尚御女不辍，旧冬曾举一子，其先天禀赋之厚可知。迩值春升，面足带浮，语言不利，惟眠食犹安。诸郎君各延一医调治，咸称脾肾之虚，理中、肾气诸方叠投益甚，渐加气促不能着枕，遂谓高年重症，无药可治。停药数日而病益进，托友转请于余。余至扶诊，脉颇浮大，遍身肿而面部尤甚，语言壅塞，涎唾自流。予想从来肿症，未闻有言蹇流涎之例，言蹇流涎惟中风有之，奈何肿症亦有之乎。默思《内经》病机篇云：有病肾风者，面跗庞然，壅害于言。缘邪之所凑，其气必虚，大凡水病多有由于肾虚者。况高年禀赋虽厚，而下元已衰，或加房劳惊恐，俱伤肾气。值此春升，风木司令，下虚不纳，肾液奔腾升越于表，适逢风袭中于廉泉。舌根下两旁穴。故面跗庞然，而兼壅害于言也。处以归、杞、附、桂、白芍，抑风而制肾水，微加辛、防、独活，用之流利经络，稍开鬼门以逐邪。一剂下咽，竟获熟睡，小水倍常。再剂肿消，语言清爽，流涎亦止。可见圣人之法，不可不熟而深求也。

食停中焦

聂锦章乃郎，八岁，体素坚实，荤腻杂进，以至面浮、腹胀、脚肿、喘促。犹然恃其强盛，惜金勿药。迨至鼻血谵语，便艰溺短，付医施治，屡用连翘、茯苓、枳壳轻套之药，胸前愈紧，胀满愈加，四肢倦怠，奄奄一息，乃延余诊。知为停食中焦，转输未能，以至肺气壅塞。盖脾主运行，肺主治节，二脏俱病，势非轻渺。奈何医者病重药轻，全无相涉。今五实全具，非下不除，于是以小承气汤推荡脏腑壅塞，加以疏肺泻热之药，数剂始消。后因误食索面，胀满复作，喘促仍加，与木香槟榔丸，数服即清。随以六君子汤加草果、枳壳调理而愈。

附方

熟军　厚朴　枳实三味名小承气汤　苏子　芥子　杏仁　黄芩　栀仁　莱菔子

木香槟榔丸

木香　槟榔　青皮　陈皮　枳壳　黄柏　黄连　莪术　三棱　大黄　丑牛　香附　芒硝

一得集

截疟成胀

杨志荣躬勤力作，感冒风寒，变成疟疾，自取截方服之果愈。越三日，胸腹饱闷，时现寒热，更医数手，崇事消导，延至胸高气急，胀痛交迫，后不可触，卧不安枕，始请余诊。视其色，如饥，闻其声，先重后轻，问其苦，晚间尤甚，切其脉，浮大无力，知为苦寒攻伐伤中，谓曰：尔必先服槟榔、枳壳，其时痛尚可忍，后服大黄、枳实，胀不可当。荣曰：先生何以知之？余曰：合症与脉而知之也。近世见病治病，不用破气攻下者鲜矣。疏以治中汤，而重其剂。服下半日，胀痛未减，亦不觉增，然肠胃间已渐渐稍舒。继进二剂，即可安睡，二便通快如常。越日复视，惟四肢无力，胸喜推摩，更方以附子理中汤数剂痊愈。又以附子理中丸数两而健。此正嘉言先生所谓健脾中阳气第一义也。

理中汤

人参　白术　干姜　甘草

本方加青皮、陈皮，名治中汤，治腹满痞闷兼食积者。

脾肾虚寒

织郎侄，长兄之次子也。素有腹满食少之因，然行动如常，未曾加意调摄，偶因饮食不节，延成疟疾。医以伤食治之，更加下痢红白，又以柴、芍、芩、连、木香、地榆之属叠进，转至里急后重，疟则间日夜发，痢则一昼夜数十次，兼之噤口不食，额冷时汗，恶症丛生。予见逆症纷更，攻补两难，惟凭唇淡舌白，足征脏腑阴寒，径用理中加芍、桂，一剂如故，再剂仍然，但药虽未效，而病情已中。适侄岳翁程邀一医来，用补中益气法，意欲以升举脾胃，疟痢交治，未始不无卓见，只置阴阳之理、刚柔之用不讲耳。姑从权进一剂。是夜疟发虽轻，而下痢后重尤甚，岂此升举一端可尽耶。予于是又拟理中，重姜、桂，加白芍、吴萸，一日二剂，俾得大势稍减。按服二日，疟亦不至，饮食渐进，惟下痢纯白而已。验唇舌淡白如故，口仍不渴，毫不为辛热所偏，窃喜此病，思过半矣。越日傍晚，骤然神疲气怯，胸腹鼓满，两胁俱胀，充斥腰围。因思仲景有经病暴变之文，法皆秘而不宣，《内经》有暴病非阳之旨，俱指阴邪而言，仍推原意用理中，去参加附、桂、苓、泽以进如故，再用肉桂研末调服。迨至子丑时，腹中呱呱作声，泻下秽水二三阵，诸胀渐消，神爽思食。足征腹中之患，皆阴邪弥漫之气，虽藉药之辛温，犹待天之阳辟，始克有济也。于此益悟嘉言先生所谓地气混天之理，非臆说矣。古称痢病转泻是肾病传脾，为向愈之机，善后果未杂他歧，到底辛热温补成功，非不治疟而疟自止、不治痢而痢自愈乎。

愈后半月，始闻病变之日竟吃柑橘、豆腐等物，忘而弗告，使余背地苦想。幸获苟全，差免不恭之咎也。愿医者鉴诸。

卷 四

冲逆门 噎膈 呕呃 气急冲咽

七情郁结 三条

吴发明，得噎食病，咽喉阻塞，胸膈窄紧，每饭必呕痰水，带食而出，呕尽方安，遍尝诸药，竟无一效，粒米未入者月余。审其形气色脉，知为痰火素盛，加以七情郁结，扰动五志之阳，纠合而成斯疾，疏与四七汤合四磨饮而安。盖察其形瘦性躁，色赤脉滑，且舌旁虽红，而白苔涎沫，如粉堆积其中也。次年复发，自以前方再服不应，余以四七汤除半夏加石斛、桑叶、丹皮、蒌皮，数剂复安。盖察其脉虽滑而带数，且唇燥舌赤，故取轻清之味，以散上焦火郁也。越年又发，又将旧方服之，病益加甚，余于五磨饮中用槟榔、乌药加白芍，七气汤中用厚朴、苏梗，加入旋覆花、郁金、橘红、淡豉、山栀治之，二剂而安。盖察其脉来浮滑，加以嘈杂胸痞，知其胃之上脘，必有陈腐之气与火交结也。后因七情不戒，饮食不节，药饵不当，调理不善，逾年仍发，自与知医者相商，谓余之治无非此意，遂将连年诸方加减凑合服之，愈服愈殆，余又用苏子、芥子、莱菔子、巨胜子、火麻仁擂浆取汁，合四磨饮服之顿安。盖察其脉转涩，而舌心燥粉堆积，加以气壅便秘也。吴问曰：世云古方难以治今病，谓今病必须今方，今以今方今病，且本症本人，而取效不再者，其故何哉？余曰：本症虽同，兼症则异，此正谓景因时变，情随物迁耳。夫药犹兵也，方犹阵也，务在识机观变，因地制宜，相时取用，乘势而举，方乃有功。若不识地势，不知时宜，敢任战伐之权哉！吴恍然曰：若是，真所谓胶柱不可鼓瑟，按图不可索骥矣。因请立案，以为检方治病之鉴。

四七汤

《局方》亦名七气汤。以四味治七情也。

人参　官桂　半夏　甘草　姜

七气汤

《三因》亦名四七汤。

半夏　厚朴　茯苓　苏叶　姜　枣

四磨饮

一方人参易枳壳，一方去人参加枳实、木香，白酒磨服，名五磨饮子，治暴怒猝死，名曰气厥。

人参　槟榔　沉香　乌药

等分，浓磨煎三四沸，温服。

吴敬伦先生，年近六旬，得噎食病，每食胃中病呕，痰饮上泛，欲吐甚难，呕尽稍适，久投香砂六君、丁蔻、理中等药，毫无一效，计病已五阅月矣。诸医辞治，肌肤削极，自分必毙，其嗣君姑延一诊，欲决逝期。诊得脉无紧涩，且喜浮滑，大肠不结，所解亦顺，但苦吞吐维艰，咽喉如有物阻，胸膈似觉不开。因谓之曰：此症十分可治。古云：上病过中，下病过中，皆难治。今君之病，原属于上，数月以来，病犹在上，故可治耳。以四七汤合四磨饮，一服而胸膈觉开，再服而咽嗌稍利，始以米汤，继以稀粥，渐以浓粥，进十余剂，始得纳谷如常，随以逍遥散间服六君子汤，调理两月，形容精彩视素日而益加焉。门人疑而问曰：自古风劳蛊膈四大重症，法所不治，而吴翁噎病，先生一视，极言可治，用药不奇而取效甚捷，何也？答曰：昔先君尝诲余曰：人身有七门，唇日飞门，齿曰户门，喉间会厌曰吸门，胃之上口曰贲门，胃之下口曰幽门，大小肠之会口曰阑门，肛肠之下曰魄门。凡人纳谷，自飞门而入，必由魄门而出。原噎食一症，始则喉间阻塞，继则胸膈不舒，涎食涌吐而出，推其原，多由七情气结，或酒色阴伤，或寒热拒隔，或蛔虫贯咽，或凝痰死血，或过饮热酒，虽所因不一，而见症则同，以贲门上至飞门俱病矣。由是津液日涸，肠胃无资，幽阑渐窄，粪结弹丸者势所必至。脉或弦数劲指，甚则紧涩坚搏，无非阴枯而阳结也。至此不究所因，而不治则一，以贲门下至魄门俱病矣。故善治者，必先乘其机，察其因，而调其上，务期速愈为工，倘贲门一废，虽有灵芝，亦难续命，而况庶草乎。此千古未发之旨，独先君悟彻病情，不以五脏六腑定安危，而以七门决生死，更分可治不可治之例，其亦神矣。今吴翁之病，喉间若塞，胸膈若闭，而脉来浮滑，大便甚快，是病尚在贲门之界，故许其可治。余乘机投以辛温流利，舒气降逆，则阴阳自为升降，七门运用如常，亦先君乘机速治遗意也。至吞之不入，吐之不出，此七情气结，方书所称梅核症耳。张鸡峰先生云：噎症乃神思间病，惟内观善养者可治。

四七汤

四磨饮

二方俱见本门前案。

逍遥散

方见卷一伤寒门阴阳易症。

傅光廷令堂，年逾七旬，时微发热，躁扰呻吟，大扇扇之，或可稍安，口渴饮汤，辄呕稠痰。医以发汗药治之，遂时热时汗，饮食药物，入口即吐，大便阻格。又以攻下药治之，反得一解，仍然秘塞，面浮腹胀，胸紧气促，心烦口苦，日夜不寐，身软难支。有议下者，有议补者，其家惶惑无主，求正于余。诊其脉，流利平和，余曰：用补者，因其年老已经汗下也，用攻者，因其腹胀便秘也，究属见病治病，不察其因，不辨其症。其因者，内因、外因、不内外因是也，其症者，六淫、七情之属是也。夫其初起之际，时微发热，已非外感热甚可知，身可受扇，其骨蒸内热又可预拟兼之先病呕吐，后加汗下之劫剂，宜乎困倦神昏，口淡无味，而心烦口苦日夜不寐者，知其肝胆相火上升也。

又病缠日久，表里俱伤，脉宜细数短涩，今流利平和，其先天之厚可知。由是推之，其所以脉流利者，痰也；心烦口苦者，火也；胸紧呕吐者，痰也；腹胀便闭者，气也；发热受扇者，内热也；口渴饮汤者，痰逢冷则愈凝，遇汤则暂开也。合观诸证，显系内因七情之病，必因素有思虑郁结之情。盖思虑则火起于内，郁结则痰聚于中，而五志厥阴之火，早已与痰饮结为一家。夫火动则阳亢，痰聚则阴涸，乃病势所自然。今阳气结于上，所以呕吐不食，阴液衰于下，所以腹胀便秘。若误补，则阳愈亢；误攻，则阴愈涸，此定理也。然则治之当何如。余思病既由于七情郁结，痰火内生，下秘上吐，九窍已属不和。经曰：九窍不和，都属胃病。但胃属阳土，较治阴土不同，盖太阴脾土，喜刚喜燥，阳明胃土，宜柔宜和，故阳明无壅补之条，太阴有忌下之禁，此阴土阳土最紧疆界，世医不察者多。斯疾阴枯阳结，呕吐、便秘、发热、不寐，凡此皆阳明不和之本症，法当清胃和中。但久病阳气亦备，是清胃又忌苦寒滞腻，老年阴精已竭，故和中尤非香散可施。惟有温胆汤可用，内加乌梅一味，取其和阴敛痰。一剂呕吐略止，稍能纳粥，大便亦通，腹胀顿减。再剂食已渐进，夜寐亦安。后以生津济阴药洋参、麦冬、石斛、萎蕤之属频进而痊。

温胆汤

方见卷一伤寒门误治传经。

肝木克土

聂镜章，呕吐拒食，时平时笃，已十载矣。今春丧子忧愁，病益日进，每食气阻格咽，翻拥而吐，甚至呕血数口，肌肉枯槁。众议劳伤噎食不治。余曰：非也。此人全因操劳性急，稍拂意必怒，怒则伤肝，所以日久欠明者，皆肝病也。至于每食气阻，乃肝木克土之象，此属七情中病，当以七情之药治之。仿古四磨饮以治气结，气结必血凝，以玄胡、郁金破宿而生新，久病实亦虚，以归、芍养肝而补血，合之成剂，气血交治，盖气病必及于血，血病必及于气。并嘱静养戒怒，竟以此方服至半月，告余曰：向者胸前觉有一块，今无之，何也？余曰：木舒而郁散耳。服至一月，食饮倍常，形体充盛，此则揆之以理，并因其人而药之之一验也。

附　方

乌药　槟榔　枳壳　木香　沉香

上四味，浓磨汁，各一匙，冲入后药。

当归童便洗　白芍各三钱　郁金　延胡索各一钱五分

水煎，去滓，和入前汁同服。

痰火上攻

傅定远，得痰膈病，发时呃逆连声，咽喉如物阻塞，欲吞之而气梗不下，欲吐之而气横不出，摩揉抚按，烦惋之极。医治两月，温胃如丁、蔻、姜、桂，清胃如芩、连、硝、黄，绝无寸效。延余诊，视其气逆上而呃声甚厉，咽中闭塞，两肩高耸，目瞪口张，俨然脱绝之象，势甚可骇。然脉来寸口洪滑，上下目胞红突。辨色聆音，察脉审症，知为痰火上攻肺胃，其痰也，火也，非气逆不能升也。遂处四磨汤，加海石、山栀、芥子、瓜蒌、竹沥、姜汁，连投数剂，俾得气顺火降痰消，再以知柏地黄汤，加沉香以导其火而安。

肺气不降

黄达生食犬肉，大热腹痛，服巴霜丸数次，潮热不退，口渴妄言。更医进柴、葛、石膏、大黄、芩、连之属，忽发呃逆，又用丁香柿蒂汤，呃逆愈甚。前医束手，延余视之。目赤、舌干、便闭，本属实火，正思议间忽闻大呃数声，睁目直视，满面红赤，昏不知人，举家大哭。适悟天气不降，地道不通之旨，惟有苦辛开降肺气一法，乃用杏仁八钱、枇杷叶三钱，忙煎与服。下咽未久，嗳气一声，腹内雷鸣，再与前药，二便通利遂安。窃思此症暴厉惊人，若非胸有定见，殊难下手。《内经》云：伏其所主，必先其所因，可使气和，可使必已。一段经旨，不正可为此治之明证乎。

肝火上僭

黄大亨先生乃郎，忽患嗳气上冲，似呃逆之象。医进藿香、二陈之属，更加呕逆不已，又用柿蒂、香、砂、丁、蔻之药，遂至嗳逆不休。余诊之曰：吾一剂立愈，以左金加大黄、柴胡、丹皮，药下果平，次除大黄，重加石斛而安。此诸逆冲上，皆属于火，所谓欲求南风，须开北窗也。

左金丸

方见卷二痿证门阳缩不伸。

阴火上冲

梅生莀臣，得冲气病，医人不识，自分必死，每发气上冲，咽喉窒塞，一身振战不已，耸肩目突，不能出声。家人意拟为脱，一日数发，延医丛集，亦称气脱，日进理中、黑锡，缠绵数月，竟服黑锡丸斤许，其病愈进，诸医辞治。予诊其脉，右尺数盛，人迎亦大。因思《内经》有诸逆冲上、皆属于火之例，遂制滋肾丸，煎金匮肾气、麦门冬汤吞服，旬日始见微功，一月乃奏全效，未尝更变药味也。

滋肾丸

方见卷二痿证门阳缩不伸。

金匮麦门冬汤

麦冬　半夏　人参　大枣　甘草　粳米

金匮肾气丸

方见卷二内伤门咳嗽喘促。

阴浊上干

周维友，高年体盛，素多酒湿，时值严寒，饮食未节，湿邪不走，始则胸紧咳嗽，医以陈、半、枳、桔消导之剂，继则气急痰鸣，更医又谓年老肾气不纳，而姜、附、沉、术、二香之类叠进，病渐日笃。延余视时，气急上冲，痰响窒塞，阻隘喉间，日夜不能贴席。尤可畏者，满头大汗如雨，气蒸如雾，时当大雪之际，不能著帽。问其二便。大解数日未通，小水涓沥难出，满舌痰沫，引之不透。及诊其脉，沉而劲指，知为阴浊上攻，雷电飞腾之兆，正《内经》所谓阳气者，若天与日，失其所，则折寿而不彰。法当通阳泄浊，连进半硫丸，俾得冷开冻解，二便稍利，阳光复辟，阴浊下行，胸膈始舒，而痰壅头汗气蒸诸急，不觉如失，亦阳气得所则寿考彰明之验也。后与冷香饮数服而安。

冷香饮

附子生用　草果　橘皮　甘草炙各一钱　生姜五片

水煎，冷服。

述　治

述治咳呛经候愆期

龚俊翁乃内，未诊问方。据述咳呛口苦，咽喉如有物阻，时呕清涎，卧难安枕，兼之经候愆期，紫黑成块。余断以肝火痰饮。经曰：诸逆冲上，皆属于火。以此观之，虽经停三月，难断有孕，前医所用杏、芥、枳、桔，法非不善，但徒有开金化痰之力，却无清火伐木之能。兹以病因大旨，兼以经义酌方，大抵此症根原，多由情怀抑郁，必须怡情开怀，庶可速愈。

附方

当归　胆草　黄连　赤芍　枳实　蒌仁　茯苓　黄芩　半夏　姜汁

按：此乃小半夏汤合当归龙荟丸之意，以夏、苓、枳、姜去饮劫涎，以归、芍、芩、连、胆草入血分而清火，加蒌仁以润下，庶几金安木平而愈。

男澍谨识

一得集

中虚气怯

余启初，捕鱼为业，患呃逆病，医以丁香柿蒂汤叠服如故。复就原医诊曰：丁香柿蒂汤为止呃神方，连服数剂，毫不见效，且脉已离根，病在难治，因而辞去。始请余诊。诊得脉来迟细，重按乃得，满面浮气，状如通草糊成，呃声甚长，似空器中出，谓曰：此症之可望生者，正得脉之迟细耳，且细玩有神，毋容惧也。遂用旋覆代赭汤与服，药方下咽，呃声即止。继进二剂，呃声复起。越日又诊，脉症如前，呃则抬肩，声类牛吼。溯仲景设旋覆代赭汤，原为重以镇怯立意，今声如牛吼，中虚可知，故一服呃止者，乃得重镇之力；再服又呃者，足征中州之虚，而仓廪空乏，尤恍然悟矣。因详诘之。启曰：始因感冒风寒，来求先生数次未遇，向药铺问服一剂，寒已除清，后因胸前不舒，得食身重，复问一剂，不识何药，只见有花色如槟榔者，服下未久，五脏翻裂，有如刀割肠断之苦。始知已往之误，于是以理中加赭石、当归，镇中安脏，日进两剂，呃渐休，脉渐充。按方再服，诸症皆平。惟面部尚浮，以脾虚失统治之而安。按此症因胸不舒，得食身重，理当健运脾阳，或辛温助胃，亦可奏效。夫呃逆，一总名也，有因寒、因热、因虚、因实者，治以清火、温寒、降气、理虚之法，种种不同，敢曰柿蒂一方，遂足以毕斯症之能事乎。

诸痛门手足肩臂肘膝腰胁心腹

四肢肿痛

王氏妇年近三十，孀居十载，今春四肢肿痛，手掌足跗尤甚，稍一触动，其痛非常，迨俯仰转侧不敢稍移，日夜竖坐者业经两旬，身无寒热，二便略通，但痛经数月，而面色不瘁。阅前医之药，尽是养血驱风，服至茸附，亦不见燥，惟是肿痛渐加。余诊两尺弦数，两颊赤色，且肢体关节近乎僵硬，而痛楚彻骨，手不可摸。若果气虚血少，安得不可摸触乎，且数月之苦，而神色不为病衰耶。此必热伤营血，血液涸而不流，正丹溪所称败血入经之症，名为痛风是也。缘寡居多郁，郁则少火变壮火，壮火食气，郁火焚血，恶血结而不行，失其周流灌溉之常，故关节肿痛。处龙胆泻肝汤，加桃仁、泽兰清火遂瘀，同入竹沥、姜汁通经入络，外以泽兰兜捣敷肿处，内服外敷，按治十日，肿痛乃除。然尚关节不利，步履维艰，日与清肺之药。缘秋令将至，恐燥气焚金，痿软无力。且肺主周身之气，必得肺气清肃，则关节清利矣。又肝强劲急，藉金以制之也。调治半月，乃得全瘳。

龙胆泻肝汤

方见卷二痫厥门肝火生风。

肩胛腋痛

汪纶诏，患左肩胛疼痛，自肩入腋至胁，觉有一筋牵引作痛，昼夜叫喊无少休息，凡攻风逐痰，历尝不应。延余视时病已极，然虽痛闷口不能言，脉尚不停，且弦大洪数之至，明明肝火为病。曾记丹溪云：胛为小肠经也，胸胁胆经也。此必思虑伤心，心脏尚未即病，而腑先病，故痛起自肩胛，是小肠经已先病也。及至虑不能决，又归之于胆，故牵引胸胁作痛，是胆经又病也。乃小肠火乘胆木，子来乘母，谓之实邪。与以人参、木通煎汤吞当归龙荟丸，应手而愈。

当归龙荟丸

方见卷二痫厥门肝火生风。

肘膝酸痛

王国翁，少年嗜酒过度，致经随凝痰，近来嗔怒频生，木火炽盛。今春肝阳暴升，肘膝痛楚重坠，寐难成睡，面白而光，舌黄而裂，鼻煤，眼泪，腹痛，便秘，旧痔复作，恶寒鼓栗，玉茎痿缩。脉得关弦尺数，洪而有力，固非阳绝，亦非阴虚。细按诸症丛杂，由乎肝阳拂逆，木盛生火生风，《内经》病形篇曰：诸禁鼓栗，皆属于火。于是以左金丸为君，加入山栀、苍术、白芍、瓜蒌，连进十剂，接服搜风顺气丸而愈。

搜风顺气丸

大黄　牛膝　火麻仁　郁李仁　山药　独活　山萸肉　菟丝子　防风　槟榔　车前

子　枳壳　蜜丸。

左金丸

方见卷二痿证门阳缩不伸。

腿缝肿痛

胡墉生，初起寒热交作，次日右胯腿缝肿胀，状如腰子，痛闷难忍。自疑痈毒，延外科治。疡医云：外须用药烂开，内服解毒之剂。墉生母子惶惑，不敢用伊敷药，惟服其败毒之方，是夜彻痛非常。次早邀视。余晓以横痃之疾，乃酒醉入房忍精不泄之因，以致精血凝结，挟有肝经郁火而成，决非毒也。授以龙胆泻肝汤，加山甲、桃仁、肉桂，连服数剂乃消。此症若淹缠日久，用药外敷，不为解散内结，必成鱼口便毒矣。

龙胆泻肝汤

方见卷二痫厥门肝火生风。

湿热腰痛

徐伯昆，长途至家，醉饱房劳之后，患腰痛屈曲难行。延医数手，咸谓腰乃肾府，房劳伤肾，惟补剂相宜，进当归、枸杞、杜仲之类，渐次沉困，转侧不能，每日晡心狂意躁，微有潮热，痛楚异常，卧床一月，几成废人。余诊之，知系湿热聚于腰肾，误在用补。妙在有痛，使无痛，则正与邪流，已成废人。此症先因长途扰其筋骨之血，后因醉饱乱其营卫之血，随因房劳耗其百骸之精，内窍空虚，湿热扰乱，血未定静，乘虚而入，聚于腰肾之中。若不推荡恶血，必然攒积坚固，后来斧斤难伐矣。以桃仁承气汤加附子、玄胡、乳香数剂，下恶血数升而愈。

桃仁承气汤仲景

桃仁　大黄　芒硝　甘草　桂枝

蓄血腰痛

黄绍发，腰屈不伸，右睾丸牵引肿痛，服补血行气之剂，病益日进。余诊脉象弦涩带沉。询其二便。小便长利，不及临桶，大便则数日未通，知为蓄血无疑。处桃仁承气汤，加附子、肉桂、当归、山甲、川楝，下黑粪而愈。

肝郁胁痛二条

刘氏妇，青年寡居多郁，素有肝气不调之患。今秋将半，大便下坠，欲解不出，医用疏导之药，并进大黄丸。重闭愈增，气虚可验。两胁满痛。非补中可投。诊脉浮大而缓，是风邪确据。饮食不进，四肢微热，中虚可知。小水甚利，月经不行。又是蓄血之症。据此谛审，不得其法。细思独阴无阳之妇，值此天令下降之时，而患下坠之症，脉来浮大且缓，系中气久伤，继受风邪入脏无疑。两胁满痛，肝气郁而不舒。惟有升阳一着。四肢独热，亦风淫末疾之义。月经不行，乃风居血海之故。执此阳气下陷，用三奇散，加升麻以提阳气，复入当归，少佐桃仁，以润阴血，果然应手而痊。

三奇散

黄芪　防风　枳壳

万海生，腹胁胀痛，或呕或利，而胀痛仍若。医者不察，误与消食行滞之剂，遂腹胁起块有形，攻触作痛，痛缓则泯然无迹。自冬迄春，食减肌削，骨立如柴，唇红溺赤，时寒时热。诊脉两手弦数，似属木邪侮土之证，究归阴阳错杂之邪，正《内经》所谓胃中寒、肠中热，故而且泻。处仲景黄连汤加金铃、吴萸、白术、川椒，数剂而安，随进连理汤乃健。

黄连汤

黄连　干姜　人参　桂枝　半夏　甘草　大枣

连理汤

方见卷三吐泻门胃寒肠热。

少腹胀痛

汪慎余，由苏州归，时当酷暑，舟中梦遗，旋因食瓜，继以膏粱，致患小溲淋痛。此湿热乘虚入于精道之据。途次延医，投利湿清火之药，淋痛虽减，又加少腹胀急。舟至许湾，左睾丸偏坠，胯胁牵痛，而少腹之胀日益甚，小水清利，大便不通。连延数医，俱以五苓散合疝气方，更增车前、木通，颠连两日，少腹胀不可当，左肾肿大如碗，烦躁闷乱，坐卧不安。急切邀治，脉得沉弦。遂处桃仁承气汤，重用肉桂，加当归，一服大便下瘀黑二升而愈。夫邪结膀胱少腹胀急之症，原有便溺蓄血之分，在气在血之辨，盖溺涩症小便不利、大便如常，蓄血症小便自利、大便黑色，此气血之辨，古训昭然。今者少腹胀急，小便自利，则非溺涩气秘，显然明矣。独怪市医既不究邪之在气在血，且已知小便自利，反以利水耗气之药，其何以操司命之权耶。

此症愈后，继以后一方连服数剂，以杜其根。

附方

当归　附子　肉桂　山甲　元胡　桃仁

按：《伤寒论》云：蓄血症，少腹硬满，小便自利，大便黑色，桃仁承气汤主之。水气症，头汗出，大便如常，小便不利，五苓散主之，十枣汤亦主之。燥粪症，腹满痛，大小便俱不通利，承气汤主之。

男澍谨识

冷积腹痛

江发祥，得痃癖病，少腹作痛，左胁肋下有筋一条高突痛楚，上贯胃脘，下连睾丸，痛甚欲死，或呕或利，稍缓若无，呕利则痛苦迫切，连宵累日，绝粒不进，或得腹中气转，稍觉宽舒。医人不识，辄以治疝常法，苦辛之味，杂投不已。有以肾气不藏者，或以冲任不固者，而金匮肾气、青囊斑龙，叠投益甚。误治两载，疾已濒危。视其形瘦骨立，腹胁贴背，知为误药减食所致。按脉滑沉，且觉有力。审病经两载，形虽瘦而神不衰，拟是肝胃二经痼冷沉寒，积凝胶聚，绸缪纠结，而为痃癖之症。盖痃者，玄妙莫测之谓，癖者，隐辟难知之称，察脉审症，非大剂温通，何以驱阴逐冷。于是以附、术、姜、桂、故纸、葫巴、丁蔻大剂，稍加枳实、金铃，以为向导，兼进硫黄丸火精将军之品，用以破邪归正，逐滞还清，冀其消阴回阳生魂化魄之力，日夜交斟。按治半月，病全不减。再坚持旬日，势虽稍缓，然亦有时复增，且沉滑着指之脉，仍然不动。因谓之曰：病虽减，而积未除，尚非愈也，此症颇顽，姑忍以待之，所喜者倾心信治，余益踌躇。因思冷积不解，欲与景岳赤金豆攻之。然恐久病体衰，断难胜任其药，只得坚守前法。再进旬日，忽然大便大通，所出尽如鱼脑，其痛如失。姑减硫黄丸，仍与前药，稍加黄柏，每日出鱼脑半瓯。再经半月，前药不辍，鱼脑方尽，冷积始消，前此腹肋高突之形，决然无迹，厥后露出皱纹一条，如蛇蜕之状。乃知先贤人身气血痰水之积，均有澼巢窠臼之说，为有征矣。

血寒腹痛

蒋振辉乃室，向有腹痛带下之疾，用通经去瘀之药获效，医者病家，辄称用药之妙。讵痛虽暂止，而经水自此失常，迨至旬日一下，又旬日点滴不断。累延半载，腹痛仍作，痛时少腹有块，触之则痛愈增，痛缓则泯然无迹。旧医犹引旧例，更指拒按为实之条，用尽通瘀之药，以为通则不痛，而有形无形，置之弗论。自此胀痛愈增，无有缓时，及加呕逆不止，大便不通，医复于桃仁，灵脂药中，更加大黄、枳实。服下腹中窒塞，气急上冲咽嗌四肢冷汗时出。迫切之顷，夤夜邀视，病家绝不怪前药之误，尚问巴霜丸犹可及否。余曰：补之不暇，尚可通乎。况腹中真气悖乱，愈攻愈散。于是以丁、蔻、附、桂、小茴、川楝，猛进二剂。所幸少年形体尚旺，俾浊阴迷漫之逆，藉以潜消。后加紫石英、枸杞、当归、苁蓉亟进，间以归脾汤吞滋肾丸一月方健。缘此症多由房劳过度，冲任损伤所致。医者不知专固奇经，反行破气耗血，致有此逆。最可恨者，医与病家不知定乱反正之功，谓余为偶然之中，且议少年妇女，服此补剂，必难叶孕。嗣后每一临月，辄用通行之药，致令果不叶孕，可胜慨哉。

归脾汤

方见卷二虚寒门误表亡阳。

滋肾丸

方见卷二痿证门阳痿不举。

积热腹痛

吴妪，初起心腹间微痛，越二日，痛苦异常，汗大如雨，水米不入，口不作渴，小水清利，神昏懒言，坐难片刻，俨然虚极之象，自云素属中寒，难以凉剂。诊得六脉时伏，内外一探，虚实难决。因思痛症脉多停指，况阳明痛极必汗，若三阴之痛，必面青背曲，何得汗大如雨。势必内有积热，所以饮食加痛，病方入里，所以口不作渴，痛难支持，所以神昏懒言，乍观虽惑，细究无疑。于是君以芩、连、白芍、平肝清火，臣以槟榔、厚朴，下气宽中，佐以油归润肠，使以泽泻下行，三剂通利而痊愈。盖此症极多，治不一法，倘大便旬日未解，及壮实之体，宜承气汤攻之，正所谓痛随利减，通则不痛之意也。

宿食腹痛

傅妇，素属阴亏，常宜斑龙丸。无病求诊，冀余写补剂。余曰：脉来弦紧而沉，有凝滞之状，腹中必有宿食，秋深恐成痢疾，目今调治，昔药非宜。况邪气久居肠胃，其脏气之虚实可知。但伏邪未溃，岂可暴攻。譬之贼兵方聚，未张其势，我等只宜先固城郭，以示其威，令其自散可耳。以四君子汤加枳壳一剂，服下腹中略响，正邪气缓散之征。讵妇女辈闻余言有滞积，竟私煎服浓姜茶二汤一碗，下咽之后，腹中绞痛难堪，下利数十行，头身大热，十指微冷。时值傍晚，急延余视。初不知其服姜茶汤也，谓曰：四君逐邪，果有如此之暴耶。因述所误。盖微积久伏，肠胃素薄可知，得此姜茶刮决之物，岂不大张其势。然至圊虽勤，所下甚少，余邪尚存未尽，而既已误治惹动其邪，无如乘其元气未败，再与疏通尽驱其邪，更以小剂行气之品一剂，泻下腹痛略减，但潮热指冷不除。次早复诊，问所下何物。视之，一围白沫，隐然秋深肠澼之征。此时人事困顿，脉仍弦紧，是知当理阳气，投建中汤以建立中气，弗投理中以复削其阳气，与金匮小建中汤一剂，其症悉痊。愈后，余不禁自笑，盖初因未病，余寻病治之，中因自误，余即以误治之法治之，末因脾阳衰弱，余全不以补药补之，见亦奇矣。而非见之奇，实见之先耳。

小建中汤

芍药　桂枝　甘草　饴糖　姜　枣

一得集

胸脘胁痛

吴鼎三，形禀木火之质，膏粱厚味，素说不节，患胁痛冲脘之病，绵缠两载，痛时由左直上撞心，烦惋莫耐，痛久必呕稀涎数口，方渐安适。始则一日一发，继则一日数发，遂至神疲气怯，焦躁嘈杂，难以名状。医者不从正旁搜求，用控涎、导痰诸方，治之毫不中窍，延磨岁月。迨至春升，一日痛呕倍甚，吐血两碗红白相间，结成颗粒，是阳明离位之血留久而为瘀者，所当审辨也，神昏气涌，目瞪如毙。即进人参、当归二味，渐渐苏回。嗣后神容顿萎，杜门静坐，不乐对客交谈。而气上撞心，胸胀脘闷诸症，仍是一日一发，守不服药，以攻补两难，惟日进参汤而已。值余道经其门，邀入诊视，细询其由，始知原委。问曰：伤症乎：余曰：非也。曰：痨症乎？曰：非也。曰：非伤非痨，请先生明示何症。余曰：肝气病也。诊得脉来弦大。弦为肝强，大则病进。记读《灵枢·经脉篇》云：足厥阴所生病者，胸满、呕逆。又仲景云：厥阴之为病，消渴，气上撞心，心中疼热，饥不欲食。故见嘈杂焦躁等症，窃意焦躁嘈杂，即古人所谓烦冤懊侬之状。知肝气横逆，郁火内燔。仿仲景治胸中懊侬例，用栀子淡豆豉汤以泄郁火，参入叶天士宣络降气之法，以制肝逆。

酌投数剂，诸症渐愈。

附方

栀子　淡豉　郁金　当归须　降香　新绛　葱管　柏子仁

厥后诊云：前进泄郁降逆之法，虽两载痼疾；数剂而痊。然拟暂行之法，未可久恃，缘甘平之性少，苦辛之味多，反使中病即已，勿过用焉。亟当善为转方，所谓用药如用兵。更订四君子加白芍、远志，续服多多益善。

复舅父治腹痛书

昨接来谕，藉知仁台旧病，尚未全愈。晚遍考方书，兼参尊体素禀，互相酌筹，总由命门火衰，不能熏蒸脾胃。请试饮食，恶寒喜暖，而脾胃之阳虚可验。更征腹痛绵绵不绝，而脏腑之阴寒可凭。药当温固中焦，宣通肾气，但固中勿令壅闭，宣肾毋耗真元。如附子、故纸、葫巴、鹿茸、益智等类，殆所必需。阴味宜减，阳味宜加，审度于可否之间，因应于化裁之内。务令真阳健旺，阴气潜消，俾中焦丕振，脾胃运化有权，下焦温暖，肾元开阖有职。则身中元气，浑然太和，奚患腹痛之不愈也。辱承下问，谨陈大略如左。

与长兄治气痛书

屡接来书，频为病累，急欲图治，以保天年。弟于手录中，查阅甲辰秋有来书，偶因醉酒激怒，心悸难支，服参数钱，遂好如故。自后每逢喧闹之地，则惕然而惊，至幽静之处，方渐安适。连年所服之药，无非养心生血。近月以来，怔忡尤甚，动静无分。所幸时惊时止，故不服药尚可耐过，以虑作文之时，心悸难以完卷。现在精神，似实为惊所困，时爽时滞，难以名状，望为斟酌云云。余思兄之旧病根源，良由将息失宜，耽酒多怒，扰动五志之阳，下元水亏，风木内震，肝肾阴耗，故多怔忡。连年所进汤丸，悉责心虚为患，是故终难杜绝耳。弟于时惊时止之情，悟出肝风内震之旨，仿叶氏养肝育阴方法，佐以潜阳为治，服之已获大效。奈停药半载，心悸虽觉如失，而气痛之累渐至矣。已酉春，气痛尤甚，横攻两胁，直冲上咽作噎呃声，进清肝凉血，及五磨、降气诸法，仍无实效。迨至庚春，不惟诸款未减，而胸脘肩髃间更加痛胀交迫，噎症之状又渐著矣。古称喉间如物阻，咯之不出，咽之不下，曰梅核症。又饮食之际，如有物梗阻塞之状者，名曰噎。兄于此症，殆有暗符。夫噎与梅核之由，皆因七情郁勃，或纵情恣欲，或偏嗜酒食，令人气结痰聚，阴阳不得升降故也。今兄之病，既非噎膈，又非梅核，形症虽异，而其因则一也。据述胸胀脘痹诸症交迫之时，饮酒一瓯，似觉渐减，饮至数瓯，则渐如失者，盖缘平日之偏造为坚垒，必藉酒引转为输导，乃同气相求之义也，故饮之甚快，而不知病之所造益深矣。原夫曲麦之性，极能升腾，横纵难制，亦为各归五脏而受之，故有喜怒忧悲恐五者之不同。更有禀阳脏者，伤于懔悍之性，而终于咳嗽、吐血、痿胜、偏枯之疾也。禀阴脏者，伤于清冽之气，而终于肿胀、关格、脱肛、噎膈之类也。至于偏注肝经而为病者，不一而足。每观酒后多言好怒，则酒偏投肝，已有明征。然酒性虽反投肝为胀为痛，而浊气必输于肺为壅为痰，是以金失其刚，转而为柔，木失其柔，转而为刚，横逆上冲之势，实基于此。去春大人用清金之法，其心思处治，已见一斑。故喉间如有物阻，皆气与火互相交成也。欲杜此患，先宜节酒，次宜节烟，再以药饵，参以静功，俾肝无助虐，肺有清肃，则浊邪不致上升，肝阳抑之而下。谨调半载，可望全安。弟搜尽枯肠，愿兄留意。

谨复

淋浊门

败精阻窍

潘绍辉，得淋浊病，溺则管痛艰涩，茎口时有败精溢出，凡利湿清热养阴制火诸法，久治不效。视其形肥年壮，溺出浑浊，停久底有膏积。据比精溺同出之症，决非小肠湿热。细思溺管与精管外窍虽同，而内窍各别，若果湿热壅塞溺管，则前药岂无一效者。此必少年欲心暗萌，或房劳强忍，精血离位，忍而不泄，古云如火之有烟焰，岂能复返于薪哉。其离位之精，出而不出，日久必聚为腐秽胶浊，且牵引新精妄动，故溺欲出而败精先阻于外，是以管痛艰涩也。若不急驱精管腐浊，徒然渗利溺管，岂非南辕北辙乎。爰拟宣通窍随瘀腐之法，以牛膝、桃仁、黄柏、山甲、金铃、远志、琥珀、白果、鹿角屑，合煎服之，秽浊果通，溺出如鸦胆子大者六七粒，每粒红白相间，更有精裹血者，共服四剂始痊。须知精道之浊，亦有肾虚不摄之症，然必滑而不痛耳。

肝经热结

傅瑞廷之女，年十龄，时值六月，发热口渴，小便淋秘，溺则号痛不已。延医以利水之药，渴热不减，而阴户肿胀。又以三黄散、马齿苋敷之，遂至溃烂不堪，臭秽之极。更延疡医，概以解毒之药，因而益剧。腿胯结核，稍欲解溺，则号痛日甚，畏解不解，而少腹胀满难当。内服外敷，百治不效，危急之间，请决死生，以余非外科也。余视斯症，内外脉色，悉皆火象，独唇舌不燥，尚有可疑。因思阴器属肝，此必湿热下陷，聚于肝经血分，故唇舌不显燥象。若湿热在于气分，则唇舌必燥也。故清利无效。但十龄稚女，冲任未通，亦无热入血室之症。因询食桃子颇多。盖未熟之桃，最能助肝燥血，热结肝经故耳。处龙胆泻肝汤，兼龙荟丸，大便下血一瓯，小便乃利，阴溃自愈。

龙胆泻肝汤

当归龙荟丸

二方俱见卷二痫厥门肝火生风。

按：集中各门，淮淋浊一症，案仅二条，慨由兵燹之后纂辑故也。前凡例中独于此条病机阐发尤详，语虽不伦，理或非诬，学者当合观之。倘博览之士更能搜采补入，则幸甚。

男澍谨识

杂症门

颊颐浮烂

许静堂内人，年近六十，素多劳虑，患口疮唇裂，顶生痱疹，久服祛风清火药，渐至两颊满颐浮烂淋滴，愈治愈剧。时值寇氛，静堂商楚被劫，家计萧条，疡医亦束手辞之，始延余诊，决一逝期，非求治也。余视所患处悉白色，水液流注，并无秽脓，自口颊延及胸项，亦无漫肿，且喜脉象不大，肉食不呕，身亦凉，便亦利，因谓此症七恶不见，五善备陈，十分可治，但取效甚迟耳。其家甚喜。及见疏方用薛氏加味归脾法，戚友皆蹙眉，诸郎君亦咸缄口，察其必不能用，姑与在庠季子论曰：尊堂颊项浮烂，孰不谓之毒火。夫火犹贼也，贼至则驱之，固也。然有邪盛正虚之时，不但贼不受驱，且驱之而正反伤，此安民攻寇之法，即医家攻补兼行之法，况养正之法可转为驱贼之方。当今之世，乘正之虚，寇盗蜂起，孰知乱世之寇匪，即治世之良民。古之良帅，奉行坚壁清野之法，以养正安民为怀，首逆潜消，而胁从归顺。通之于医，正所谓养正则邪自除，未有伐正而能保身者也。况《内经》原有少火壮火之分，后贤更详有形无形之辨，乌可混施而不讲乎。尊堂禀赋虚弱，素多劳虑，离宫自燃，心火外炎，此本身之元气外越，收之养之不暇，尚可视为毒火而清之驱之乎。考古明贤之论，谓无形之火，生生息息，窈窈冥冥，为先天之化，为后天之神，为死生之母，为玄牝之门，又岂于形迹所能摹拟者哉。夫形迹不能摹拟，则虽外显火象，不可断为真热，概行攻伐，然亦非谓无实火也，惟在察其真假耳。故曰有形之火不可纵，无形之火不可残，若能知火之邪正，而握其盈虚伸缩之权者，则神可全而病可却，是生道在我矣。试观疡科痈疽溃后。气血已耗，每以补药收功，如八珍、十全、养荣归脾之法，历历不爽，此岂余之创见乎。季子长揖钦服，其昆季与戚友谓曰：此老用药似非，而所谈却是，命煎药当余面进，服后果安。余归时，嘱临夜再进一剂。旬日中竟服二十剂，其烂始敛，服至五十剂其功始半。但苦流注不干，促余外药。疡科余素不娴，敷贴之方未备，姑与古矿灰傅之，转进十全、保元，间服而痊。季子感余再造，蒙赠诗联，余亦领笑曰：此秀才人情也。因忆向年朱叔岳母太夫人孀居有年，焦劳忧郁，虚火外炎，患口舌糜烂，日进清凉，虚火愈炽。复延外科包治，愈增糜烂，延及唇外。适余归里招视，其色甚白，脉息亦微。余谓并非外症，实皆心脾郁结，虚火铄金，夫心主血脉，脾主肌肉，肺主皮毛，故皆受累，急当调养气血，则虚火自藏。疏与归脾汤，兼进天王补心丹，嘱其多服，讵意只服数剂。余转浒湾，而前医复至，总认热毒攻注，谤余为火上添油。岳家地所依治，汤医日进丸药，外用膏丹，乃至牙宣颊裂，爪脱发落而逝。因思疡医之药，必是丹铅之毒，方有如此之酷，深堪悼惋。若知乱世之寇匪，即治世之良民，通于壮火食气、气食少火，壮火散气、少火生气之理，何至生灵荼毒，玉石俱焚耶。此余耿耿于衷，深为感悼，因并志之。

记读《张氏医通》，石顽曰：尝读《内经》有脱营失精之病，方书罕言，近惟陈毓仁痈疽图形，仅见失营之名，究无方论主治，故粗工遇此，靡不妄言作名，为害不浅。夫脱营者，营气内夺，五志之火煎迫为患，所以动辄烦冤喘促，五火交煽于内，经久始发于外，发则坚硬如石，毓仁所谓初如痰核，久则渐大如石，破后无脓，惟流血水，乃百死一生之证，是以不立方论，良有以也。其形著也，或发膺乳腋胁，或发肘腕胫膝，各随阴阳偏阻而瘕聚其处。久而不已，五气留连，病有所并，则上下连属如流注。然不可泥于毓仁之耳，前后及颈间方目之为失营也。以始发之时，不赤不痛，见证甚微，是以病者略不介意，逮至肿大硬痛，盘根错节已极，岂待破后无脓，方为百死一生之证哉。原夫脱营之病，靡不本之于郁，若郁于脏府，则为噎膈等症，此不在脏腑，病从内生，与流注结核乳岩同源异派。推其主治，在始萌可救之际，一以和营开结为务，而开结全赖胃气有权，方能运行药力，如益气养荣之制，专心久服，庶可望其向安。设以攻坚解毒消火消痰为事，必至肿破流水，津复外渗。至此日进参芪，徒资淋漓。其破败之状，如榴子之裂于皮外，莲实之嵌于房中，与翻花疮形象无异，非若流注结核之溃后，尚可图治，亦不似失精之筋脉痿躄也。详脱营失精，经虽并举，而死生轻重悬殊。脱营由于尝贵后贱，虽不中邪，精华日脱，营既内亡，瘕复外聚，攻补皆为扼腕，良工无以易其情志也。失精由于先富后贫，虽不伤邪，身体日瘦，内虽气结，外无瘕聚，投剂略无妨碍，医师得以施其令泽也。然二者之病，总关情志，每每交加，而有同舟敌国，两难分解之势，故毓仁以失营二字括之。惜乎但启其端，而肯启示人之术，则隐而不发。何怪粗工谬言为道，妄用砭石，宁免五过四失之咎欤。愚窃思石顽之论，足与是案互相发明，故并录之。

男澍谨识

归脾汤

人参　白术　茯神　茯苓　黄芪　当归　远志　枣仁　木香　甘草　龙眼　或加丹皮、山栀、柴胡、白芍

天王补心汤

生地　人参　元参　丹参　桔梗　远志　枣仁　柏仁　天冬　麦冬　当归　五味

一方有菖蒲，无五味。

咽喉肿痛

陈继曾尊堂，体素清癯，高年无病，旧冬患伤风咳嗽，疏解已痊，随患咽喉微肿，小舌垂下，盐点无益，守不服药之戒，渐至喉间窒塞，饮食维艰，始延医治。投疏风化痰之药，口舌糜烂，啜芩连知梗之属，喉痛愈增，吐出蛔虫二条，人事大困，肌肤发热。医者群至，俱称风火，然见高年形衰色败，究竟不敢下手。余视牙关甚松，会厌口舌一带俱白。细思咽主胃，喉主肺，今肺家无恙，故呼吸无碍，其舌吐甚艰，是病在于咽，而不在于喉也。又赤色为阳，白色为阴，今满口色白，其为阴火明矣。若果阳火为患，咽喉出入之地，岂能久待累月乎。必高年脾胃既衰，中土聚湿，新进水谷之湿不能施化，

与内中素蕴之湿，挟身中生生之气，郁蒸如雾，上冲咽嗌，故作痛楚。延于口舌则糜烂，浮于肌肤则身热，是少火变为壮火，良民变为匪类矣。奈何反进苦寒戕胃，致中土湿而且寒，故蛔虫外出，而成种种危候。急与理中丸五钱，青黛为衣，令其口含噙化。是夕咽痛减半，竟得安睡。继进连理汤数剂而安。其病愈后，同道咸议余为补医，以咽痛烂舌之症，从无参、术、干姜之治。岂知凡病有阴有阳，有虚有实，法当随症施治，岂独咽喉口舌为然哉。

连理汤

方见卷三吐泻门胃寒肠热。

颈项生疽

黄荣青，项外结喉之间，忽生硬疽。延疡医调治，与疏风化痰之剂，疽形渐长，按之坚而不痛。将欲敷药，就正于余。余曰：岂有不寒不热不痒不疼之毒乎。此症由于思虑郁结，营卫留滞，以致气结不行。当进益气和营之药，不治而治也。连服归脾数十余剂，其核疽自化而消。

归脾汤

方见前本门颊项浮烂。

下唇生疮

詹盛林，冬月由远地言旋，沿途下唇燥裂，进忽干痛，谓为霜风所侵，屡以猪膏涂润，而掣痛反增。质之医者，皆称风火，日与清凉之药，因而糜烂。至家就诊于余，许以一剂可效，再剂可痊，遂疏椒梅附桂连理汤去甘草。盛闻余功限甚速，坦然服之，果验。门人疑而问曰：唇烂不受寒凉之药，愚辈知为虚火矣。既举附桂理中，何以复加黄连，又何以更用川椒、乌梅乎？答曰：此正所谓下唇生疮，虫蚀其肛其名为狐。若是虚火，岂有下唇已烂，上唇安然，且口舌无恙乎？门人退而喜曰：毫厘千里，良不巫也。

考狐惑症，谓狐惑、狐疑不决之状，内热生虫之候也。上唇生疮，则虫食其脏，曰惑。下唇生疮，则虫蚀其肛，名曰狐。雄黄丸主之。按先君临治斯症，不以雄黄丸，而投与椒梅理中汤，殆医之不可尽以成法拘者也。

男澍谨识

火衰目盲

黄荣青，年近六旬，形体素虚，今秋忽患目视不清，至晚直不见物，来寓索补水之方。余视其面色萎黄，形容憔悴，知由忧思抑郁，损伤心脾所致。夫水仅能鉴物，而火则能烛物，今至夜不见，则无火不能烛物可知。夫心为阳而居上，心火过亢，则多妄见，心火衰微，则不能烛照，故至夜如盲也。与理中加故纸、益智，间进归脾汤数十剂，乃获复旧。

归脾汤

方见卷二虚寒门误表亡阳。

目赤羞明

金绍裘内人，患两目红赤，畏日羞明，左眼尤甚。延目科医治，日进清火散寒，目愈难开，饮食日减，形体日瘦，始延余治。余于目科素所未娴，谛思经旨有云：五脏精毕，皆上注于目，禀气于脾。合于色脉，当推中气久虚，五脏失禀，精不注目，虚火上炎。此内因之疾，既非发散可解，更非沉寒可清，当从甘温泻火之法，授以归脾汤加柴胡、丹皮十余剂，目赤渐退，光明如旧。且从此气充血盛，已叶孕矣。

消　中

喻廷锦，能食而疲，时饥嘈杂，小便赤涩，胸膈间微若有痛，诸医咸谓消中，误认为火，连服生地、麦冬、芩、连、知柏数月不辍，遂至时欲得食，旋食旋饥，面黄形瘦，小水愈赤。有进竹叶石膏汤者，疑而未服。余诊得脉息属虚，曰：君几误死。能食而疲，此乃脾弱胃强，法当扶脾抑胃，奈何认为实火耶。其昆季咸知医理，群起而问曰：小便赤涩，岂非火乎？余曰：曷不闻经云中气大虚，溲便为之变耶。且从来大小二便，岂定为虚实之确据耶。今诸君以便赤即认是火，则天下皆医矣。遂疏六君子吞左金丸，数日稍愈，后除左金，独用六君子汤，百余剂而安。

左金丸

方见卷二痿证门阳缩不伸。

脚　气

聂义远之妻，病始畏寒发热，两足僵硬，微肿疼痛，步立不能。医者不知为脚气之病，误与发表，渐至气急上冲，腨皮红赤，热痛难耐。又疑为毒气所致，遂付疡科医治，而气冲热痛，愈觉不支。急迫之间，求治于余。诊得右脉洪而无力，左脉伏而不见，形羸唇白，声微舌润。询其体格，又属素虚，理宜调补气血。但气冲、便秘、足腨红肿热痛之极，此属气实明征。且脚气古称壅疾，是又不可遽补。从此酌量先后缓急诸法，当先治其标，而后其本也。缘按症以气血虽虚，而经络必滞，宜先与疏通经络，而后调补气血，方为事法。于是将古方鸡鸣散除苏叶，恐再散也；加生芪，以固表也；入桑皮，以下气也；减桔梗，恐载浊也。面嘱只服一剂，次日当视症定方。服后大便亦通，肿痛少除，气冲大减，寒热悉瘥。其家见药已效，更进一剂，亦觉相安。越日，疡医适至，意在侥图诈取，谬谓毒气未化，当用敷药，更仿余方加防己、苍术，内服外敷。是夜寒热顿起，汗出衣发俱湿，神魂飘荡，气上冲心。余复视时，张口瞑目，危险至极。急进十全大补汤，二剂始得稍安，又数十剂方全安。原此症《内经》所言因于气为肿，四维相代，阳气乃坏，只因气冲便秘，订一剂之方者，势不得已也。乃病家轻命图便，违嘱投药，而疡医复贪功射利，罔识忌讳。嗟嗟！此当世通弊，独聂氏哉。

十全大补汤

方见卷一伤寒门同病异治。

鸡鸣散

苏叶　吴萸　桔梗　木瓜　橘红　槟榔　生姜

鸡鸣时冷服。

肠　痈

文定辉，病苦少腹胀满，肛门重坠，欲解不解，时下脓血。诸医咸称休息痢，百治不愈，淹缠半载，延余施治。视其神色不衰，少腹按之愈痛，所下或尽是白脓，然亦有时污血。诊脉举按皆滑，沉候略带微数。疏方与黄芪、防风、银花、山甲、丹皮、瓜蒌、连翘、白芷、甘草，一剂下白脓带黑污而出，腥秽不堪者一勺，少腹始舒，后重乃除。再剂除瓜蒌加薏苡而痊。此肠痈之症，因用排脓之药也。

卷 五

产后门

腹胀便闭二条

孙康泰内人，产后一日，畏寒发热，恶露不下，满腹作胀，手不可按，二便俱闭，胸紧气迫，危急邀视，知为产后受寒所致。盖血得寒则凝泣而不行，非温不通。先与失笑散二钱，次进黑神散，重用姜、桂，加漆渣、山楂，急煎与服。顷刻小水先利，污水随下，腹始稍宽，气始稍平。是晚再进一剂，大便甚通。次日泄泻不止，腹痛口渴。当斯时也，于泄宜补，于痛宜通，是通补两难立法。询知临产食鸡汤过多。缘腹中所蓄瘀血，今得温通，腹中宣畅，恶露已从前阴而下，食滞又从后阴而出，津液暴失，宜乎口渴。然喜脉无洪大，神不昏迷，许以无忧。但身中之津液下泄，精气不腾之症，当从釜底暖蒸，庶几氤氲彻顶。疏与苓、桂、故纸、姜炭、木瓜、甘草，投之渴泻腹痛俱止。

黑神散

地黄　当归　赤芍　蒲黄　桂心　干姜　甘草　黑豆　童便

失笑散

蒲黄　五灵脂等分醋调服

周秋帆茂才之内人，产后恶露甚少，腹大如箕，自言作胀，小水甚长，大便不通，俨似蓄血之症。但口虽渴，喜饮热汤，两尺脉亦饮濡，可知血寒凝滞。投以黑神散不应。更医用大黄、红花、枳壳之药，腹胀愈甚，腹坚如石。再求余治，知为寒邪凝结，必当温通，连进附、桂、干姜、归、芍，似胀稍宽。叠投二日，已经四剂，而恶露不下。窃思舍此温通之法，决无破血可进，然非血行，胀何由消，考古治虚损吐血逐瘀之法，有花蕊石散之例，能化瘀血为水，不动脏腑，可引以为用。遂煎米饮调服二钱。少顷腹中气响，前阴出秽水甚多，大便亦通。叠进前药，胀消一半。惟腹右稍坚，十指挛急，足亦时僵，此气血虚寒，今始大露。改进理阴煎，重加附子，诸症悉瘥。后进养荣汤数十剂调理全安。

人参养荣汤

方见卷二虚寒门误表戴阳。

花蕊石散《局方》

花蕊石五两产硫黄山中，状如黄石，有黄点如花之心，故名。近世皆以玲珑如花乳者伪充。欲试真伪，煅过置血上，血即化水者真　硫黄二两上二味，同入炀成罐内，盐泥封固，煅一伏时，研如面。每用二钱，食远童便调服。

按：花蕊石散治气虚血凝，瘀积壅聚，胸膈作痛，宜用重剂竭之。妇人产后血逆血晕，胞衣不下，或子死腹中，俱宜服之。瘀血化为黄水，然后以独参汤调之。

男澍谨识

少腹绞痛

周吉人先生内人，冬月产后，少腹绞痛。诸医称为儿枕之患，去瘀之药，屡投愈重，乃至手不可触，痛甚则呕，二便紧急，欲解不畅，且更牵引腰胁俱痛，势颇迫切。急延二医相商，咸议当用峻攻，庶儿通则不痛。余曰：形羸气馁，何胜攻挛。乃临产胎下，寒入阴中，攻触作痛，故亦拒按，与中寒腹痛无异。然表里俱虚，脉象浮大，法当托里散邪。但气短不续，表药既不可用，而腹痛拒按，补剂亦难遽投。仿仲景寒疝例，与当归生姜羊肉汤，因兼呕吐，略加陈皮、葱白，一服微汗而愈。得心应手之妙，不知其然而然者有矣。

当归生姜羊肉汤

黄芪　人参　当归　生姜　羊肉煮汁煎药

如恶露不尽，加桂行血。

潮热腹痛二条

吴元初室人，产后三日，潮热腹痛，八珍、五积之属，辄投不效，反致潮热愈盛，腹痛愈增，至第七日，口疮唇烂。有以为实火者，投芩、连不纳，有以为虚火者，用附、桂亦呕，遂至呃哕神昏，人事大危，诸医袖手。余谓此症唇口虽烂，然喜饮热汤，脐腹虽痛，而手可重按，显系内寒外热。第寒热拒格，药当偷关而过，所谓求其属也。宜与理中先调其胃，法取小丸二两，拌青黛为衣，石膏为衣，或呷或吞，任其缓进，盖仿长沙白通加人尿、猪胆之遗意也。药下果得胃安不呕。随选八味地黄汤以导阴火，热收痛止而安。

八味地黄汤

方见卷二虚寒门寒毒中脏。

吴显余内人，小产后腹痛，夜热咳嗽。医者作瘀血治之，遂两腰屈不伸，痰多食减。又以理中、四物之属投之，致今夜热大作，少腹极痛，脉来迟紧带弦。因谓之曰：此中虚而血寒也。四物泥腻，非痰多食减者所宜，理中壅燥，岂夜热咳嗽者能任？遂疏黄芪建中汤，叠进而安。

黄芪建中汤

方见卷二内伤门泄泻不食。

呕吐胁痛

陈飞云学博之女，产后两月，忽然战栗，左胁微痛，胸中窒塞，屡进表散之剂，寒栗愈盛，呕吐清水。时值天气炎热，诸医莫辨虚实。招予视之。诊其面色，红中带青，脉象甚微，久按觉弦。细揣知为久寒在血。其左胁微痛，是肝气郁而不伸。肝挟相火，是以面色青红。木邪侮土，是以胸中窒塞，呕吐清水。因思厥阴中寒，相火内寄，非发表温经，病必不解。但发表宜兼养血，温经最忌助阳。宗仲景治厥阴久寒之例，与当归四逆加吴萸、生姜，药下立安。

当归四逆汤

方见卷二虚寒门寒毒中脏。

寒热如疟

萧洪元室人，产后偶然寒热如疟，医以外感，投五积散，不效。洪元自知医理，又与黑神散，不应。更医以为血虚，进八珍汤，是夜潮热烦躁，次早口干舌裂，又用归、芍、芩、连。服后火势愈腾，唇口愈燥，咽喉窒痛，胸腹胀迫，燥渴异常，脉来洪数，按之亦皆鼓指，内外一占，俨然大热之象。但临产艰难，神气固丧，且血下甚涌，阴营亦伤，思人身阴阳相抱，始得资生，今阴精内竭，孤阳外扰，若非滋液敛神之法，势必阴亡阳灭而已。因处大剂理阴煎，加附子、五味，另用龙眼二斤，熬汤才服。服后寒战，重复不减，唇舌俱淡，乃阳微之状已彰。但明知产后血枯阴涸，且脉形未敛，尚不敢偏行辛温，确守前意滋液敛神甘温到底而安。

按：妇人产后血虚发热燥渴诸症，愚曾用理阴煎重加姜炭而安，盖产后血夺，阳无所依，浮散于外，姜炭散虚热之上品，引血药以生血之灵丹也。

男澍谨识

理阴煎

方见卷二虚寒门误表戴阳。

谵语发狂二条

戴琪圃室人，小产后业已越月，忽然浑身战栗，卒倒无知，目瞪手散，半晌略醒，旋发强言，或骂或笑或歌或哭，一日两发。驱风养血之药，投之无算，而病不少衰。延余视之，见其产后久病，犹气旺神充，因笑曰：病之情由，吾深得之。戴曰：何谓也？余曰：令正之禀，必素多肝火，前之小产，必因多进补剂，以致血得热则沸腾而下。产后身中之火未熄，冲任之血未安，胞宫之秽未尽，则污瘀之血，势必从火势而冲心包，以致神魂狂乱，稍顷火降而人事清，移时火升而神机似乱矣。故病发时浑身战栗者，正《内经》所谓诸禁鼓栗，如丧神守，皆属于火。病经两旬，若谓血虚风动，安得久病而神不衰耶。用铁落饮合当归龙荟丸，加漆渣、桃仁、花蕊石，下污血一片，而神清病愈。世知药能治病，抑知药能治鬼乎。近时通弊，尤属可笑，故记之。

周捧书乃室，小产后数日，恶露如崩，胸紧腹胀，气迫窒塞，怒目而视，人事大困，自言见鬼于前。余临其帷，犹用法师敕符喷水，燃火叫喊。余见之大为惊骇，盖知其心阳将脱也。急以芪、术、鹿茸、姜炭、枣仁、五味、龙齿，约重斤余。捧兄以产后瘀血，且因天令亢热，疑不敢用。因面令煎服。进药时神气愦乱，目已半合，身已将僵，余为惊怖，盖恐其药之不及也。亟为灌完，随命复煎一剂更服，毫不为动，于是又煎一剂，服之而神少醒，自云：身非已有，渺茫不知所从，盖神魂尚未归宅之验耳。更加五味一倍，又服一剂。是晚神魂略安，犹然时惊时惕，时恐时昏，不敢开目。次早脉犹未敛，按之豁大如空，下血淡少。仍与前方连进一剂，始敢开目，饮食大进。忽然腹中作痛，下血水，腥臭不堪，意者果有瘀乎。于是原方加泽兰、益母、生蒲黄、肉桂一剂，下出朽腐白肉一团。众妇不知何物，余曰：此变胎也，妇视之果然，痛始除，胀始消。随以归脾汤加鹿茸、姜炭、肉桂，连进十剂而健。初视时，舌白胀满塞口，外以蒲黄、干姜末搽舌，遂缩如原。

谵语自汗

黄杏帘先生之媳，体气孱弱，素禀肝火，且针黹书画，日夕劳神。今秋产后，即下榻如常，因目中觉燥，自取旧方，药只熟地、白芍二味，立时恶露顿止，目瞪反张，逾时方醒，醒而复发。昏夜邀视，合室惊惶，坐视片刻，连发二次，醒时忽言见鬼，一身战栗。余诊两脉，幸无洪大，知为神魂不藏，隔壁喊叫，闻之则发，探病客至，见之亦发，立时怒目上视，十指紧撮，牙关随闭，面若涂朱，汗出如雨，片时之久，稍呕微涎，人事复清。余坐二时之久，已发三次。家人咸称邪祟，又议恶露上攻。余曰：闻声则惊，见生人则惕，显属正气大伤，因生惧怯。且恶露虽止，腹无着痛，实因芍地酸寒凝滞之故。惟有收敛温通一法，尚何恶露可破，邪祟可驱哉？重用参、归、姜、桂、龙齿、五味、茯神、钩藤、龙眼，叠进不辍，其势渐缓，恶露随下而痊，或问曰：病因血止而变，今用补血而反通者，何耶？答曰：《素问·病机篇》云："血气者，喜温而恶寒，寒则凝而不流，温则消而去之"耳。

腹痛自汗

吴应新内人，产后寒热腹痛，诸医以芎归加入行瘀之药，两投愈痛，人事困顿。余以血虚腹痛，当温养血液，疏以理阴煎，畏而弗服。明是血虚发热气虚生寒之症，误以时行疟症之治，以致大汗如洗，衣被皆透，举室慌乱，复延余至。原知产后津脱之症，未敢轻许可治，所喜脉无躁扰，神明未乱。亟以大剂人参养荣汤，叠进三剂，外以五棓末津调敷脐，其汗稍收，而寒热乃除。惟腹痛既非瘀血，必是内寒无疑。但血去液伤，辛温难进。爰拟交骨未缝，寒入阴中，仿仲景产后腹中疞痛属寒疝之例，与当归生姜羊肉汤，服下腹痛果除。后数日，又因换衣触寒，寒热复起，舌心灰黑。与理阴煎加附子一剂，寒热虽熄，而大汗仍来。重进养荣汤，三剂不应，外以荞麦粉扑之，汗亦不止，余甚踌躇。其家以为尸汗，咸称不治。余曰：药虽未效，症尚未变，且脉亦甚微，亦属吉象，仍将原订养荣汤用五味子八钱，外以龙骨、牡蛎粉扑之，其汗稍息。复将原方昼夜三剂，其汗始收，舌黑始退。自云心多惊怖，犹是血去液伤，重进归脾、养心，数十剂始健。

养心汤

黄芪　茯苓　茯神　当归　川芎　半夏　柏仁　甘草　枣仁　远志　五味　人参　肉桂

当归生姜羊肉汤

方见前本门少腹绞痛。

口渴自汗

吴鹤皋乃室，是临川陈祥光之女，产后两旬，忽然汗出二日，医治数日，身热烦扰，口干发渴。祥光因鉴媳妇之误命也，请诊而任其治焉。视其舌光如镜，边刺红燥，身热烙指，汗出粘手，口虽渴而热汤不畏，脉虽洪而重按无力，可知汗血同源，内液枯涸之故。非收神敛液，势必神丧而亡。急用黄芪、桑叶、麦冬、五味，四味同煎，不杂他味者，盖仿血生于气，水生于金之意也。直进十余剂而康。祥媳误案，附虚寒门误表气脱。

五更泄泻

吴乐伦乃室，年近四旬，素患小产，每大便必在五更，服尽归脾、四神、理中之药，屡孕屡坠。今春复孕，大便仍在五更，诸医连进四神丸，不仅解未能移，并且沉困更甚，商治于余。诊毕，乐兄问曰：拙荆虚不受补，将如之何？余曰：此乃八脉失调，尾闾不禁，病在奇经。诸医从事脏腑肠胃，药与病全无相涉。尝读《内经·骨空论》曰：督脉者，起于少腹以下骨中央，女子入系庭孔。又曰：其络循阴器，合纂间，绕纂后，别绕臀。由是观之，督脉原司前后二阴，尊阃督脉失权，不司约束，故前坠胎而后晨泻也。又冲为血海，任主胞胎，治之之法，惟有斑龙顶上珠，能补玉堂关下穴。但久病肠滑，恐难以尽其神化，当兼遵下焦有病人难会，须用余粮赤石脂。如斯处治，丝毫无爽。五更之泄，今已移矣。十月之胎，今已保矣。《内经》一书可不读乎。

按：四神丸原为五更火衰泄泻而设，今施于下虚关滑，宜乎不中肯綮。矧五更为诸阳之会，八脉之聚，非专固奇经，乌乎有济。而余粮、石脂二物，人皆泥为重坠伤胎，今反不然者，《内经》所谓有故无殒，亦无殒也。

男澍谨识

阴菌下坠

桂煜堂内人，因取乳服药，患阴菌下坠，足腹肿满，又误治半载，忽变口噤舌缩，诸医无从措手。延余诊脉，六部按之全无，似属不治，盖心主血脉，舌为心苗，有内外交绝之象。然呼吸调匀，神明未乱，面无杂色，均非死候。因原其始而求其理，妇人两乳，乃冲任所关，故乳汁与月水相应。误投下乳之药，冲任大伤，以致子宫脱出。又因误治，肾气散越而为肿满。按少阴肾脏，位虽居下，然其脉常萦舌本。今气已坠散，脉道不能上朝，故脉不至而舌本不能萦也。此际收摄之法，有断然必用者矣，遂处大剂人参养荣汤，重加鹿茸、艾叶。频进旬日，新旧诸恙，统护痊安。噫！医可不求其理哉。

人参养荣汤

方见卷二虚寒门误表戴阳。

崩　　漏二条

丁桂兰内人，年近五十，得崩漏之病，始则白带淫溢，继则经行不止，甚则红白黄黑各色注下，绵绵不绝，迁延五载，肌肤干瘦，面浮跗肿，胸胁作胀，谷食艰进，所下已有腥秽，自分必死。所喜脉无弦大，可进补剂。然阅前方十全、归脾之药，毫无一效。窃思妇人久崩，调补气血不应，必是冲脉损伤。考《内经·逆顺篇》以冲称血海，又为五脏六腑之海，又云：冲脉起于胞中，而胞中原属命门，因推人身自头至足，腹前背后无不禀承于命门，以海为百脉之宗，经络发源之地，然非独血海为然也，即气海、髓海、水谷之海，亦皆禀承于命门，与人身气血之盛衰，大有关系。再考《内经》于胸胁支满、妨于食、时时前后血，必因少时有所大脱血，或醉入房，气竭肝伤。此症虽非醉犯房劳，必当年产后胞户未扃，房室不慎，损伤冲脉可知。夫冲既不蓄，则诸脉皆废不用，有职无权。由是任脉不为之承任，带脉不为之带束，督脉不为之统督，阴阳跻维不为之拥护。故身中之精华，散漫无统，无所禀承，不及变化，所以诸般颜色之物，注于冲路而下，譬之漏卮，不竭不已也。所服参、芪、归、术，计非不善，但甘温守补，岂能趋入奇经。仿《内经》血枯血脱方法，特制乌鲗丸，义取咸味就下，通以济涩，更以秽浊气味为之引导，参入填下之品，立成一方，似于奇经八脉，毫无遗义。且令其买闽产墨鱼，间日煮服，亦是同气相求之意。如此调理两月，按日不辍，五载痼疾，一方告痊。后黄鼎翁之内，悉同此症，但多有少腹下坠，未劳思索，迳取前方加黄芪而痊。

附方

熟地　枸杞　苁蓉　鹿角霜　故纸　茜草　牡蛎　锁阳　海螵蛸　桑螵蛸

鲍鱼汤煎

按：《内经》四乌鲗骨一藘茹丸，《素问》治气结肝伤，脱血血枯，妇人血枯经闭，丈夫阴痿精伤。

乌鲗骨四两即乌鲗骨　藘茹一两本草作茹藘，即茜草

丸以雀卵，大如小豆，以五丸为饭后饮以鲍鱼汁，利肠中及伤肝也。窃忆《内经》之方不多见，除此方外，惟有治心腹满，旦食则不能暮食，名曰鼓胀之鸡矢醴，一剂知，二剂已。其方用羯鸡矢干者八合，炒香，以无灰酒三碗，煎至一合，滤汁，五更热饮，则腹鸣，辰巳时行黑水二三次，次日觉足面渐有皱纹，又饮一次，渐皱至膝上，则愈。及阳气盛、阳跻之脉、不得入于阴、阴虚故目不瞑之半夏汤以千里长流水扬万遍，取五升，半夏五合，煮为升半，饮一小杯，稍益，以知为度，覆杯则卧，汗出则已。而已。一剂知，谓药病相知，犹言药与病合。二剂已，谓病已除也。

男澍谨识

一得集

妄见妄言

傅补轩内人，产后匝月，忽患四肢僵痹，呼号鬼神。众惊以为邪祟，祷之不灵，召余往诊。脉得右大左伏，面青唇白，舌苔边白中黑，兼之久未更衣，小便短少。按此症舌心带黑，便闭溺短，当推实热例治，然无口渴痞满之患。舌黑而滑，四肢僵冷，当推虚寒例治，而脉候又非微细迟弱。复于色窍细审，面青目瞪，似属肝邪为患居多，且左脉隐伏，应有绸缪郁结之情。原肝为刚脏，体阴而用阳，魂被火迫外游，故探病客来，未至先知。虚症亦有肝不藏魂，能知宅外之事，而妇人产后血虚，尤多此证，宜养荣汤之类者。况肝主筋，热盛筋急，故目瞪上视，四肢僵痹也。又肝主疏泄，脏病联腑，故便闭不通也。此则肝气膹郁，足为明征。补轩与余素契，执前医方来阅，皆参、甘、归、杞守补之味，大概泥于左脉不见，惑于丹溪产后当补气血一语，似于凭症审视之道，尚未尽善。补轩信余甚笃，并述右乳肿痛，已经数日。原乳房属阳明，乳旁属厥阴。经曰：营气不从，逆于肉里，乃生痈肿。故见症于阳明厥阴之部分，又肝之为病，足为明验。直疏以逍遥散合龙荟丸进退酌用。是夜连进二剂，谵语肢痹俱止。惟于天晓时，前症欲萌，旋尔又止，是得前方叠进之力。设认症不确，小剂暂试，势必病重药轻，前症复萌，定归咎于药之不当，又作更方之想，则失之远矣。其前症欲萌于天明时者，乃肝木旺于寅卯故也。后又将原方加疏肝导气一剂，诸症潜消。视其乳房果红肿进迫，欲作脓溃之势，继将原方加公英、香附、白芷托里排脓，果得出脓一碗，肿痛悉瘥。只经数日，尚未更衣，渠母促用通剂。余以下不嫌迟，遵王道之治立方，用五仁以代通幽，连进数日，大便渐通，末症亦渐以除，未费调补而安。此虽余临症审治之不差，实补轩信余之不差也。倘补轩任前医参甘稳当之方，势必肝气愈结，四肢渐变厥逆，指甲皆青，神识愈见昏愦，舌卷乳缩有之，而参、附、姜、桂，又安能禁之不用。值此错乱纷更，则余亦无所适从矣。

逍遥散

方见卷一伤寒门阴阳易症。

当归龙荟丸

方见卷二痫厥门肝火生风。

卷　六

痉厥门

太阳伤风

熊继先乃郎，半岁，肌肤娇嫩，笑舞爱人，继先常与余言可喜。余曰：凡娇嫩之物，最忌风霜，当预防之。继因见其易于抚养，乃私议余言之非。一日患伤风小恙，鼻塞咳嗽。医以二陈、苏、阴防之属，因而得汗，即至嗽声不出，气急神扬，尚以不嗽为效，盖不知外感以有嗽为轻，以无嗽为重。又误进苏子、枳壳之属。下咽未久，忽然目珠上瞪，四肢抽掣。又误进镇惊丸。诸医见其小水短少，更与疏风之药，加入淡渗之味。继因见病急未服。危迫之顷，先自谢罪，恳余治之。遂疏桂枝附子汤与服，尔时变症愈出，忙煎灌之，一剂而风痉自止，再剂而诸恙悉痊。嗟嗟！药只一方二剂，而成功旦夕者，原有自耳，此正分经用药之妙也。仲景云：太阳病发汗，遂漏不止，其人恶风，小便难，四肢微急，难以屈伸者，桂枝附子汤主之。盖此儿阳气素微，汗之有亡阳之变。夫汗为心之液，四肢为诸阳之本，小便为阳气之化。误发其汗，阳越于表，津弱于里，营卫将离，机关大乱，是皆太阳阳亡之象，亦诚危矣。欲返太阳之阳，必当循经引治，故以桂枝色赤属火入心之品，用附子以补心肾之阳，元府不密，赖白芍酸以敛之也，津弱筋急，处甘草以缓之也，营卫不谐，藉姜枣以和之也。一方之中，如此妙用，乃仲景之深心，正为太阳救逆之法。举世不察，徒事惊风之说，千中千死，执迷不悟，总由不究六经之议耳。

夹食伤寒

吴聚群令爱，发热头昏，目珠上视，四肢逆冷，然唇燥溺短，病情已露于外。而医者泥其发厥，更见其软弱困倦，欲以灯火姜附急施。适余至而切止之。因辨之曰：此夹食伤寒症也。虽四肢为诸阳之本，因食停胃中，加以新寒外入，以致胃气抑郁不能四达，故发厥而昏沉，乃大实有羸状，即此类也。且既无吐泻之因，又非汗下之后，此先热后厥，明是热深厥深之病，安得认为阴症耶。以槟榔丸一剂，下出胶黏之物一团，而人事遂醒。但厥回复厥，更以四逆散升散表邪推泄里热，复微热微汗，而诸逆悉解。似此人鬼关头，不过先攻后和两法，未费周张，二剂以生。此阴阳疑似之症，最宜详辨。

四逆散

柴胡　白芍　枳实　甘草各等分

槟榔丸

方见卷三肿胀门食停中焦。

表里不和三条

姜德华之子，二岁，潮热不退，胸紧气促。诸医用尽柴、前、陈、半、枳、芩、连之属，毫无一效。遂尔手足抽掣，角弓反张，烦扰啼哭，夜间尤甚。灯火汤药，杂投无数，皆言已成惊风必死之症。德华来寓邀治。视其体肥面白，唇焦齿燥，舌苔灰白，黏涎满布，舌尖略有红刺，胸紧气促，七窍干燥，小水短赤，大便通而不燥，潮热异常，四肢指尖微冷。细详此症，乃风、热、痰三字合为病也。觉前医之药颇是，何故更加抽掣反张也，此中宜急讲矣。夫医只执迷清火化痰之方，而不知有下痰泻热之法。盖柴胡发散，而于驱风无益。陈、半、枳、桔，虽称化痰，今施风热之症，岂非愈燥痰涎乎。芩、连只能清火，却无泻热磨刮之功。延缠日久，风无出路，痰愈胶黏，而热愈甚。小儿筋骨柔脆，身中风热既久，津液必然受灼，机关愈阻，经络如焚，安得不为抽掣反张耶。考古惟防风通圣散正为分清表里，兼能驱风泻热，使风仍从外解，热从下出，其痰不治自除，其风不截自止。定见如是，直许可治。姑与通圣散，开水调灌，大解一次，其哭稍定，反张略止。随进通圣散，方除麻黄、白术，加蒌仁、槟榔，二剂，遂下胶痰数块如鸡子大，黏结腥臭异常，乃身中津液痰涎，愈蒸愈结之物也。病随药愈，众称神治。此症小儿颇多，皆由在表失表，在里失里，延缠多日，遂成此候。医者病家多执牛黄、苏合、抱龙等丸，外用灯火乱烧，概不知此取用。余治斯疾，颇有所悟。今录之，可为小儿另开生门之法，后之幼科得览是编，未必非临症之一助云。

防风通圣散

方见卷二痿证门表里风热。

郭大兴之子，因食桃李甚多，腹痛口渴，四肢厥冷，泄泻半日，饮水即吐，以后大便不通，人事虽困，然吐声甚洪，痛声甚厉，舌虽不燥，而唇极焦。一医不明先泄后闭之义，更不细审内伏之情，且不知沉涩之脉，妄谓无脉，迫以附子理中急投。余见而止之。与左金合四逆散，加元明粉五钱，下秽物甚多而痊。盖桃李生硬难化之物，最能助肝犯土，阻格中焦，以致胃气抑遏，故腹痛而厥，乃阳不能舒布之象。起先腹痛下利，不过热结旁流之泄。究竟燥结未下，故虽利而痛不减。后因水入即吐，肠中槁而无下利矣。古云：食不得入，是有火也。且因吐泻甚频，舌虽不燥，而唇已焦，势虽笃而声甚厉，种种明证，如宝炬当空，幽怪悉显。奈何其医匆匆不察，遂有毫厘千里之差。古谓医者医也，如操舟之工，如对敌之将，其可不尽心乎。

左金丸

方见卷二痿证门阳缩不伸。

四逆散

方见前本门夹食伤寒。

吴启明之子，甫及周岁，发热呕吐，泄泻进迫，烦躁不能少睡，大渴饮水不休。医者误为脾胃不足之呕，虚阳发外之热，津液下陷之渴，与七味白术散一服，遂至两目上吊，角弓反张，肢体痉强，牙紧气促，唇口齿舌干燥而不可解。余知此症乃疫邪传胃，未经清解，以致协热下利，直以葛根黄芩黄连汤。一服，病气大退。再以小柴胡汤去半夏加花粉，二剂而安。盖哑科之病，人皆详其外而略其内，所以头疼身痛，胸中膨满，小便涩痛，大便热泄，人所不知。而医者又不详为谛审，徒执白术散为渴泻圣药一语，致令疫邪愈炽，熇热偏强，小儿筋骨柔脆，极为难耐，欲其不筋脉牵引变为痉症，其可得乎。余因解肌清热，将表里两症，外内合邪，一同并解。记此一案，不仅协热下利之绳墨，尤为幼科疫疾之鼓钟矣。此症着眼处全在泄泻迸迫，唇口齿舌干燥，而不可解上谛审。

葛根黄芩黄连汤仲景

葛根　黄芩　黄连　甘草　或加姜、枣

小柴胡汤仲景

人参　柴胡　黄芩　半夏　甘草　姜　枣

风湿相搏

吴德华之子，十岁，藜藿之儿，血燥之体，忽然发热恶寒，小水短赤，腹中甚痛。医者误认食积，端行消导，次日足不能移，并无红肿，抚之甚痛，痛声惊人，甚至口㖞反张。医者又称惊风，连进镇惊、抱龙等丸，病日渐重。余曰：素禀血燥，其筋易急，先必涉水湿入内，继必伤风，寒湿相搏，客于经络，名为痛风，非病痉也。当与导湿、疏风、清燥之药。如法治之，果愈。此亦治病相体之一验也。

附方

苍术　黄柏　桂枝　白芍　灵仙　防风　荆芥　山栀　防己　寒水石　甘草　生姜　大枣

热疟似惊三条

黄应保之子，四岁，潮热不退。医以消导发散，渐变昏睡露睛，默默不食。医者不知有热甚神昏之例，谬认为脾土虚败，误投参术之剂，愈加昏睡，目瞪上视。又以牛黄、抱龙等丸迭进，益趋于危。余揣其遍身熇热内炽，舌苔满布，此是温疟确据。因谓此症乃温疟之属，未得分清，故变痉耳。与达原饮一剂，是夜得汗，熇热渐减。次早仍热如前。又与达原加元明粉一剂，方得表里两和，汗利热退身安。举家咸议病愈不药。余曰：未可。明日疟至，必然又热，但少轻耳。转方以清脾饮，药方煎时，果然又热，傍晚汗解。次日更加乌梅而退。原此症余治经多人，成效可纪。盖小儿稚阳之质，三阳之邪发热、头痛、畏寒、胸满、口苦之症，概不能言。医者不加详审，误治而致死者，不知几许。考古法惟夏禹铸有热疟似惊风之说，诚足补前人之未发也。后黄培苏先生乃郎，悉同此症，医以发散消导，养阴理脾，误治变痉。余视其神昏热炽，舌苔堆积如粉，且有齘齿咬牙，明是温疟确据，阳明胃热已极。奈其家信任前医，执迷不悟，犹以养阴理脾之药。疟邪愈闭，出路无由，为可惜也。

达原饮

槟榔　花粉　草果　白芍　黄芩　知母　甘草

清脾散

青皮　陈皮　厚朴　柴胡　黄芩　茯苓　白术　甘草　草果　生姜

一方加槟榔，大渴加麦冬、知母。

吴月山乃孙，体肥痰盛，暑月发热呕吐，昏迷不醒，目往上视，角弓反张，一二时久，汗出略醒，醒后微热不息，人事昏沉，每日皆然。前医所用之药，一概镇惊祛风，化痰行气。数手雷同，其病愈重。余视其面色黄滞，舌苔浮黄，虽呕吐发热，反张上视，然而发作有时，知病在脾胃，以脾主信故也。仿夏禹铸热疟似惊之例，连进清脾饮而安。须知痉症痫症，断非发作有时耳。

脾虚痫搐

傅芬圃之子，忽尔眼翻抽搐，喉内痰鸣，胸紧气促，发热汗出，盖不知为虚风之病，乃归咎于神煞所害，医巫杂治，合室惶惑。余至其厅，锣鼓宣扬，男妇杂集，声满房中，急为视之，面色黄白浮浮，两眼白珠纯青，一老妇擎杯灌药。余将药嗅，乃麝、片之香，因掷其杯，大声曰：此等治法，真属可笑。先令将锣鼓停止。盖病全是虚怯，正当安神为上，锣鼓声动，惊则气散，其药虽云截风，内有麝片，皆能散气耗神。且天气暑热，加以人气满房，熏蒸逼炽，仓迫之际，纵有明者主张，医者高见，亦当怵惕塞机。将何恃以望生耶。品翁敬服，辞巫散人。诊其额热气冷，胸紧痰鸣，便泄尿短，黑珠上吊，角弓反张，此乃脾虚痫搐之证。诚由胃气久弱，不能运化乳食，痰涎凝滞于胸，阻塞灵窍为病。盖阳明胃者，主束骨而利机关，饮食入胃，游溢散精，上归转输宣布洒陈之义，全赖胃气运行之力。今胃气既困，机关不利，运行失常，所以反张直折。治之之法，全以助胃扶脾为主。但使胃气旺，便能复其稼穑之常，运行之旧，其风岂非不截而自止乎。先与理中丸调灌，随以星附六君子汤加天麻、钩藤数剂而安。

厥阴腹痛

王志耕乃郎，半岁，夜半腹痛，啼哭不已，以热手重按其腹，似觉哭声稍可，久之仍否。延诸幼科，无非行气消食，误治两日，目珠上瞪，四肢微搐。余视其面色赤中带青，目中白珠颇蓝，手足指尖略厥，小水直无，指纹透甲。危急之顷，静神默悟，详推此症原是寒邪入里，与方脉寒症无异，意拟姜、桂通阳。然细察面色唇舌二便，又非无阳可比，倘辛热误用，而稚阳之质，势必血燥津涸，愈增筋挛瘛疭。因思肝藏血、寒伤营，非养血通脉，寒何由解，痛何以除。先以灯火焠腹，疏通凝寒，以仲景厥阴篇当归四逆汤，一剂霍然。

肺窍壅塞

陈调元之子，五岁，忽然昏倒，目瞪鼻扇，咽喉气壅，两手握拳，举家大哭。时已傍晚，同辈环视，莫敢用药。余用通关散吹入鼻中，连搐二管，始得一嚏，又搐一管，连得二嚏。复用红棉散葱汤调服一钱，令其裹取微汗，立时即瘥。此幼稚肺气娇薄，腠理不固，感阴物恶毒之气，阻塞肺窍，清道而不宣者。取其嚏，发其汗，则塞者开而壅者通矣。

红棉散

白矾二钱　胭脂一钱烧灰存性

通关散

细辛　皂角等分

霍乱门消渴　哮喘　目盲　啼哭附

风热内蕴五条

许静常乃郎，素禀阳脏，形骸骨立，暑月焦哭不安，渐至烦渴，因而吐泻。医不察其吐泻由烦渴而来，并不察其烦渴为阳脏所生，误以藿、砂燥胃，参、术补脾，乃至手足搐搦，角弓反张。余视其头毛作穗，独左脑侧隐隐觉高，知为火毒内攻热盛生风之候，所喜危迫之际，其肿色隐隐尚红，许以可治。时有同道在旁，私议余之张大其词也。疏方以石斛为君，合麦冬、知母、桑叶、枇杷叶、丹皮、薄荷、荆芥之药，服下而风痉大缓，吐泻顿止，随加生黄芪、金银花，再剂其左脑侧果然高肿耸突，神识清爽，乳食寤寐如常，尚有微热微渴，更以清胃疏风排脓托毒之药，服至十余日外，脓出而安，五弟启明问曰：烦渴吐泻之病，本属夏月霍乱之症，详考幼科诸书，并无此等治法，其中原委，请明示之。答曰：此症盖察其阳脏为患，而阳脏多火，与焦哭之症相合，渐至烦渴吐泻，较之阴脏猝然吐泻者，大不侔也。经云：暴病非阳，久病非阴是已。且小儿风火内伏之症，吾尝悟出治法，成效可纪，盖仿仲景热邪下陷、嘉言逆流挽舟之法而变通也。须知一病当前，纵然变态千般，必有所以致病之情，既得其情，病斯起矣。试观小儿夏月之病虽多，然有疮疖者少病，无疮疖者多病，况疮疖出则吉，不出则凶乎。夫书不尽言，言不尽意，惟在后人神而明之。

许先廷之孙，暑月吐泻发热，肢冷躁扰口渴，诸医以藿、砂、陈、半、乌梅、扁豆之属，不知辛温之药，已为扬汤止沸，再加乌梅、扁豆，固涩郁火，迨至反张直视，已无生机。余细视面色，既非虚寒，亦非实热，无从逆挽，只得辞治。其家坚留。察其满头疖毒，概已靥陷，惟左脑后大疖，尚隐隐若红，且脑侧及项漫肿颇阔。主脑在此。余谓此子生机，或在于此。盖风热内蕴，未得外达，势必内陷扰乱肠胃，以致吐泻交作，而为霍乱之症也。医者不知风为阳邪、寒为阴邪之理，概以风寒称之，更不究辛凉辛温之别，风火之病，误以辛温治寒之药，邪火内迫，筋膜干急，则反张抽掣，近世不察者多，更治以抱龙、牛黄等丸，势不竭绝不止。疏方与连翘、干葛、防风、薄荷、知母、丹皮、木通、山栀、灯心、甘草、灶土与服。乃孙不知药苦口渴之故。立时服毕，顷刻安睡，吐泻渐稀，风痉亦息。次早复视，两疖悉皆高耸。仍与前药，二剂，小水甚长，吐泻顿止。

其家见头项愈肿为虑。余曰：两疖必俟透脓，其肿方消，前方除栀子加参、芪、贝母二服，果得大脓，头项肿处皆消。后以清养胃阴之药洋参、石斛、苓、薏、桑叶、麦冬、甘、枣之属而痊。

附　家满春之孙，亦是吐泻交作，发热肢冷。医以藿、半辛温之药，致发刚痉。察其舌刺唇裂，皮肤隐隐带红，余谓此症风火伏于血分，名为流丹，不达，内攻脏腑，告变最急。亦同前意加丹皮、荆芥，果得遍身红赤，更与疏风凉血而安。

许秀翁之子，半岁，时届大暑，发热呕吐，泄泻色青，口渴饮水，温凉补泻杂投，渐次沉困。视之舌时外舐，苔现黄滑，唇红带绉，喘急气促，且通面火光炎炎，时忽惊怖，显属热症，理宜前医清剂可效，为何不应。更视其泻色纯青，知有风邪夹杂其中，其实热蕴于表，风陷于里，所以挥霍撩乱，而为上吐下泻。理宜从感冒而治，法当使风邪达之于表而出，令热邪归之于里而下，则表里清而上下和，不治吐而吐自止，不治泄而泄自止，表邪清则热可退，里邪清则渴可除。遂疏防风、干葛、连翘、赤芍、苏叶、白芷、半夏、黄连、甘草、灯心、灶土。一剂下咽，遍身发出红块如丹瘾，甚痒，此名疙瘩风，乃风热久客内蕴成毒之验也。再服二剂，诸症悉痊。然此症若不如此体认，为之解肌清热，其丹决不能出，必致闭毒而死，虽死不明其故。记此一案，后之他者，其知所取用焉。

许永茂之子，三岁，六月吐泻口渴烦躁。医以藿香正气之属，烦热愈炽，吐泻愈急。可知不受辛温之药。余视其面色皮肤俱苍黑，二便苗窍俱有热象，而脑后数疖，色晦不红，已有陷状，遍身虽热，而指尖略有厥意，此是热深厥深。唇干齿燥，扬手掷足，热邪确据。其家以为惊风，欲与抱龙、牛黄等丸，强为止之。余知为风火扰胃，疖毒因吐泻内陷，急以辛凉疏风解表清热之药，嘱其必有红丹外出，便是佳兆。服后躁扰不安。复延余至，仍将原方加入生芪、石斛，重用防风、连翘。再剂，脑后疖毒悉皆高突出脓，俾得安睡。再与甘露饮二剂，吐泻顿止，热退而安。须知风火内蕴，扰乱胃中，故见吐泻交作。必使风火外达，庶几中土安谧，胃气一清，吐泻自息。此症颇多，古罕发明，宜留意焉。

附　庄生之子，周岁，暑月烦渴吐泻。医以柴、葛、藿、半之药，症变四肢厥逆，角弓反张。余视其满头疖痱，已将靥陷，且颈项胸膈攒发天疱，大如龙眼，小如豆粒，俱皆平陷，知为毒气内攻，辞不可治。病家再四拘留。惟左耳一疖尚属鲜红，余拟生机仅在于此，疏以参、芪、荆、防、翘、芷、木通、甘草、灯心、灶土之剂。药下四肢渐温，耳疖出脓，烦渴吐泻减半。是晚复视，令前方重参、芪再进。次早又视，烦渴吐泻顿止，天疱略起，生气勃然，许以无忧，盖风火透于外，肠胃得安也。然肝木尚旺，经络不舒，故四肢搐掣未息。复将前方除荆芥、白芷，加钩藤、羚角、米仁、绿豆壳疏风清热，嘱其再服。其家见霍乱已愈，风痰未息，意仅当祛风，自取牛黄抱龙蜡丸与服，天疱一时自破，原此二丸俱有麝、片。角弓复震，促余再视。昏沉不醒，小蝇丛集，拂之不去，事不可为。嗟嗟！余焦思劳神，功亏一篑，惜哉。

杨鸿超乃郎，阳脏多火，烦渴吐泻，病因乳母冒暑赴席。医以夹食伤寒治之，乃至大热躁扰而成危候。盖暑邪内攻之恙，反以辛散温胃之药，而火愈炽耳。视其头面疖疡已变平黑，气急神昏，蹢齿咬牙，舌苔黄刺，口渴不止，所泄迸迫如箭。余知为阳热拂郁于胃，与甘露饮，日夜频进二剂，诸病大减。再加黄芪、银花，遂疖疡奋起，仍转红润而安。然疖疡变色，有阴邪内盛之黑，气血内衰之黑，其颜色苗窍，与此不同。

甘露饮

生熟地黄　茵陈　黄芩　枳壳　麦冬　枇杷叶　石斛　甘草　天冬

木邪克土六条

黄杏帘孝廉侄女，烦渴吐泻，昏睡露睛。医以丁、蔻、理中治之，反变手足厥冷，时静时扰，神形惊怖，风木侮土之据。面色㿠白，唇红带绉，满舌白苔心中黄燥。此脾虚有火，表邪内陷，阳气抑遏，不能敷布于四末，风木肆侮于脾家。与四君子加柴、葛、知、芩，服下遍身瘙痒，风邪外达之征。再剂而安。

傅兼金乃孙，夏月吐泻，视其神慢眼大，白珠带青，发热口干，所泄澄澈青色。知其脾虚胃弱，进香砂六君。连服数剂，其症不减。复视之，更用柴芍六君加防风，三剂而愈。此风泄之证，乃土虚肝风侮脾，所以其色青绿，非补土制木兼用，宜乎不应。可见用意用药，毫厘之不可忽也。

李贯英乃郎，四岁，于季夏月，初则泄泻不以为意，致加呕吐口渴，时言腹痛泄泻甚至满床皆污，泻后又言腹痛，自始至此，并无寒热。有云是霍乱者，有云是食积者，究未能审其病情，愈治愈笃。迨余至，云：时下霍乱，虽有呕吐泄泻，必有寒热之表见，今儿始终无之，固非霍乱也。若云食积，固有腹痛泄泻，然泻后腹痛必减，今泻后而痛不减者，知非食积也。此儿脾气久虚，肝木得以乘之，责之土败木贼，是以吐泻不止，使非补土制木，何以匡一时之急乎？泻久胃中必虚，虫无所养，诸多蛔虫必贯膈间吸其津液，为之拒食，所以呕吐口渴有之。今仿刘氏所制痛泻要方，加以制虫之味，岂非病药相当乎。以白术补脾燥湿为君，白芍泻肝缓痛为臣，陈皮利气为佐，防风引经为使，加以乌梅之酸，川椒之辣，既有安虫止吐之妙，又有生津醒脾之功，方成药就，数剂而安。

周祉华乃孙，向有疝疾，今秋痢后泄泻，已获小愈，而食物未节，忽又溏泄，身热呕渴，烦扰躁急，乳食不进，察其神色，均属脾胃大虚，十指梢冷，右手尤甚，外肾右睾丸胀大红赤。诸医咸称当以疝气为治，药宜辛散。余曰：此症脾胃大虚，土受木克，治当大培土气，兼制肝木，否则厥阴阳明合病，最防吐蛔而生变。以苓、术、姜、桂、连、柏、乌梅酸苦辛热之剂。药方煎时，竟果吐虫，急以药进，始获略睡。再与前药加入川椒一味，是晚安卧，热渴呕泄顿止，睾丸胀大遂消。愈后其医谓余畏姜、桂之热，故以连、柏监之。岂知厥阴之症，每多寒热错杂之例，用药安得不如是乎。

杨协胜之女，寒热咳嗽，腹痛泄泻。医者未知痛一阵泻一阵属火之例，木强反克之理，妄用消耗之剂，渐至面浮气促，食减羸瘦。又误用芪、术之药，潮热愈重，痛泄愈多，延绵两月。众谓童痨难治，乞余诊之。先与戊己丸作汤，二剂痛泄顿止，继以泻白散合生脉汤，二剂潮嗽皆安。

戊己丸

黄连　吴萸　白芍各等分

生脉散

方见卷二虚寒门误表戴阳。

泻白散

方见卷一伤寒门温热传变。

邓维明之子，暑月呕吐泄泻。视其面色青白，粪色清澄，乃木强土弱，肝气乘脾。用益黄散一服，兼进六君子加白芍，二剂而痊。

益黄散飞霞

治食积盗汗。

陈皮五钱　青皮四钱　诃子肉四钱　甘草四钱　丁香二钱

暑邪入里

周庆华乃孙，因乳母冒暑哺乳，暑邪入胃，一时吐泻交作。医以夹食伤寒治之，投以正气散辛温发散，以致大热躁渴。更医见热势升腾，又以白虎汤治之，大寒重坠，以致热邪入里，而成四肢厥逆。又复更医，匆匆一视，见其肢厥，即与附子理中服之，殆至奄奄将息，冷过肢肘，不食不呕不哭不便。复延群医环视，咸称不治。弃之一日，未见其死，始延余治。视其四肢虽厥，而肌肤尚隐隐微红，唇齿干燥，满头犹热，且眼眵干燥，溺出极臭，知为暑邪入里，与传经热症相同，所热深厥深、热微厥微之症也。意拟解肌清热，使邪气分消。但四肢厥逆已久，胃阳抑遏已极，不能敷达于四末，先当和解表里，宣通胃阳，然后解肌清热，方为合法。即煎四逆散，以柴胡发少阳生气，枳实疏阳明抑遏，芍药敛阴和血，甘草和中补土，更煎米饮和服，取其助胃生津。服之片时，果然四肢温和，神气清爽，大便亦通，立时吮乳食粥。复与防风、干葛、连翘、赤芍、灯心、灶土之属，果然遍身红赤，瘙痒之甚。再剂而安。门人问曰：此症暑邪入胃，吐泻交作之时，不识何药可治？答曰：暑令吐泻，必先辨脏腑阴阳，次审阳暑阴暑，以及风寒食滞之有无，苗窍便溺之症据，烦渴之真假，病因之传变，所谓必先议病，而后议药也。但此症初起即知阳暑，若与四味香薷饮服之，岂不冰解乎。而四肢厥逆一症，原有阴厥阳厥，自古分析甚明。奈时医一见肢热，辄投寒剂，若遇肢冷，靡不温燥，遗害不可胜纪，皆由不究阴阳真假之疑似耳。考薛立斋治小儿吐泻之症，亦以手足并热为阳，手足并冷为阴，教人如此认症，未免千虑一失，蒙害至今未已。可见立言之难，非敢驾过前人也。

春伤于风

傅彩凤之子三岁，自春至夏，肌肤熇热，形体瘦极，惨惨不乐，大便泄泻，每多鲜红。诸医用凉血之剂，泄泻愈频。又与四君子汤，潮热愈大，口愈渴。余视其惨惨不乐，似属阳气不舒，且潮热无汗，面虽白而带青，舌虽淡而颇红，再视所泄之粪，逾时变青，此必风邪郁于土中，正春伤于风、夏生飧泄之症。因风邪内扰，则营卫不固，而血液进流，致阳气愈陷矣。仿经旨下者举之之义，与升阳益胃汤，数服而安。

升阳益胃汤

方见卷三肿胀门阳气不升。

冷热互伤

黄锦阶先生乃孙，饮食未节，又误啜冷水，因而吐泻交作，发热口渴。前医已进藿香正气散，服后躁扰不安，扬手掷足，号哭不已，稍静则气急目闭，转瞬间仍呕渴交作，躁扰之极。深夜邀视，细看苗窍颜色，尚非虚象，然而情形张惶，躁扰可畏。窃思此症，内伤饮食之寒热，外感不正之邪气，阻遏中焦，寒热交进，上下奔迫，腹中绞痛不安，故尔躁扰号叫，方书称为湿霍乱，俗名绞肠痧是也。以寒热邪气交迫，药当寒热解散互用，于是取胡椒二十粒，绿豆四十粒，一寒一热，捣碎煎水一瓯，用以和其阴阳，另以棉纱一扎，取其一转一旋，足解其绞结，一煎水一瓯，二汤和匀，原口渴不知所辣，下咽亦受，啜尽乃安。次早复视，面色淡白，舌苔浮黄，尚有微热微泄，知脾胃虽伤，而虚中挟火，当用清补无疑，与六君加石斛、桑叶而愈。按此症急时不得其药，而竟捡俗方用者，所谓礼失而求诸野也。

三焦郁火

胡永隆之子三岁，其弟久隆之子四岁，时当夏季，患烦渴吐泻之症，俱付幼科医治，病势转剧。惟永隆求治于余。视其汗出烦躁，饮水即吐，泄泻进迫，小水短赤，舌干芒刺，中心黄苔甚厚，时时将舌吐出。因干刺故也。细为思之，与仲景所谓太阳中风，发热六七日，不解而烦，有表里症，渴欲饮水，水入即吐，名曰水逆，治与五苓散者相符。但此症烦热蓄盛，三焦有火，宜加苦寒之味，引之屈曲下行。妙在剂中之桂，为膀胱积热化气之上品，又合热因寒用之旨，庶几小便通而水道分清矣。以猪苓、茯苓、泽泻、白术、肉桂、黄连、栀仁二剂而愈。

脾胃困惫

久隆见余治效之速，始投余治。抱出一视，大为惊骇，面现五色，惟目中神采尚存，生机只在于此。谓曰：此症全因克伐过伤脾胃，中土困惫。其唇红口圈青黑者，即脾胃败也。鼻准黄而两颧独白者，肺气败也。败症丛生，本属不治。幸得五色之中，尚有润泽，真脏尚未枯槁，兼之目中精光了然，虽有呕吐，犹时可纳粥，即有泄泻，尚未至于鸡口牛后，通盘揆之，犹在方败未绝之界，所以许为可治。但非参、术叠进，固不能起。久隆问曰：昨舍侄之病，苦于烦渴吐泻，小水不通，而先生乃用栀子、黄连凉之。今小儿之症，历历皆然，而先生乃称重用参、术者，何相反若是？曰：令侄之病，全因胃中伏火，势如燔燎，焰扰诸经，为之挥霍撩乱，故用苦寒之药，直清其肠胃之火，使由小便而出，而诸经自安，是以烦渴吐泻立止。今令郎之症，相隔天渊。先天之体质不足，后天之脾胃更虚，乃因饥饱乳食致伤，复因药饵攻伐，是虚上加虚矣。脾胃一虚，便失其传运之职，关门失禁，所入水谷，进走肛门而出，遂使津液下陷，不能上升，所以口干烦渴。脾失传运，肺亦言伤，失其治节下输之道，而小水无矣。此与虚阳发外之症，同类并称。值此之际，亟宜大固中州，兼以保肺生津，庶中土安而诸经健运有常，此必然之理也。倘误认为火，妄用苦寒，定然神机寂灭，成慢脾厥逆不治之症。渠竟不信，遂曰：姑看晚间何如，明早再请先生可也。余曰：医有好生之心，吾不忍其觳觫，疏与四君子加附子合生脉散一方，并嘱勿复疑迟。及余回寓，旋延二医，或曰寒，或曰火，商进一派辛散寒凉之药，至以参术为不可服，同声而和之。迨鸡鸣，阴阳交界之时。果变厥逆。至黎明，木旺之时。中土告尽，木克土也。忽变角弓反张而殒。姑笔之以为择医者戒。

脾胃阴虚二条

王启元之子，夏月烦渴吐泻，唇红舌赤，尿短烦躁，启元自知医理，疏就香薷、扁豆、车前、滑石、黄连一方，未服，商治于余。视其面白神慢，气急多痰，脉息微细，显系脾虚，非暑热之燥。谓曰：分利止泄，解暑除烦，固医门之法则也，然必因人而授，因证而施。今苗窍脉色，脾胃大虚，与此法全不相涉。斯疾唇红舌赤者，津液由吐而上亏也。尿短烦渴者，津液由泄而下亏也。与七味白术散，二剂，烦渴略减，再进六神散加枸杞十余剂而安。凡泄泻脾阴亏者，当仿此。若脾阳亏者，六神加干姜，为至稳之法。用者详之。

七味白术散

人参　白术　云苓　木香　藿香　葛根　甘草

六神散

人参　白术　茯苓　山药　扁豆　甘草

吴某，三岁，时值夏月，患烦渴吐泻。医以消食利水之剂，愈治愈剧，急延余治。视其面色青白，两目神陷，初泄进迫如箭，白沫甚多，四肢虚软，时忽惊叫。似此寒热虚实错见，必须错杂之药，仿古香连丸清火以逐垢，加熟地补肾生水，用白术健脾燥湿，以早米扶胃生金，有金水相生之妙，脾胃交治之法。服之渴止烦减，神清泄住，人事大清。随令再进，毋饮茶汤。次日病减大半，但时干呕不止，胃虚发哕何疑，微渴微泄，津液下陷未升之故耳。以前方加入参麦汤，正甘酸生津养胃之品，加竹茹、柿蒂，止呕清火，二剂痊愈。后以六神散调理胜旧。此症近今颇多，因笔记之。

胃气不和

李惟贵，举子甚迟，今春末得子颇肥，奈乳食缺乏，夏中天气燥热，乳母不慎口腹，致儿受病，患烦渴吐泻之症。付幼科医治，通用清暑利水生津消食之剂，病转危笃，迨至慢惊之候，目瞪声直，四处干枯，是夜来寓请救。视其气息奄奄，面唇青白，问其泻下甚稀，只是乳食入口即吐，不能少停片刻，遍身如火，指尖略冷，小水短少，口渴不止，一切败症，殊难逆挽。然此症重处，正在呕吐口渴为急，至于目瞪声直，都是津枯筋急之故。虽用生津之药，奈胃不能受，将如之何？窃舍安胃一法，决无生理，仿仲景所谓汗下后、噫气不除、食不能下者、用旋覆花代赭石汤之例，方中有赭石之重坠，乃安胃之最妙者，有旋覆花旋转于上，诚为胃虚客气上逆之症而设，合之生津解烦，允为定法。疏方与服，其吐泻烦渴略止，二剂不复吐矣。仍与安胃理脾之剂，调理而痊。后临症此病颇多，悉以此法加减治之，皆获全安。孰谓幼科治法为易易耶。

初方

人参　白术　葛根　茯苓　乌梅　半夏　赭石　覆花　早米

次服

人参　白术　山药　薏苡仁　乌梅　石斛　扁豆　粉葛　地骨皮　甘草　早米

阴阳两虚二条

熊惟谦，晚年举子，甫及半周，体肥面白，先患吐泻，医以二陈、藿香、扁豆之属，继加烦渴，更医进七味白术散，入口即吐，人事大困。请余视之。时静时扰，静时气急目闭，动时角弓反张，遍身如火，四肢独厥，唇红舌光，干燥之极，囟沉睛白，头项青筋累累，此乃阴阳虚竭，本属不治。熊君素知医理，曰：虽有灵丹，奈胃不能受何。余曰：吾虑亦此耳。因思此症外显假热，内本真寒，四肢发厥，元阳亦败，舌燥无津，元阴亦损。但求阴无速功，回阳宜急治，各药不入，可见中寒已极，必得反佐向导之法，庶克有济。遂将人参白通加猪胆汁徐徐与服，入口不吐，乳食亦受，四肢渐和，余即回寓，仍嘱是夜再进一剂。熊君虑其胆汁苦寒，遂减胆汁，仍然吐出，因加日间所剩胆汁数滴，下咽即受。次早邀视，身体温和，舌已生苔，尚有微泄未除，连服八味地黄汤加花椒而愈。

八味地黄汤

二方俱见卷二虚寒门寒毒中脏。

杨甸成之子，夏月发热溏泄，医治两旬，气短神倦，其热夜重日轻，其泄日多夜少，毛发枯槁，囟沉枕陷，唇舌干燥。余曰：阴阳两虚也。杨曰：曾服石斛、麦冬，其泄愈多而食不进，服人参白术之药，其烦愈重而口愈干。余曰：皆错也。病属阴阳两虚，药当刚柔并进，麦冬甘寒，非阳虚久泄所宜，白术苦燥，岂阴虚久渴可投。酌为一方，连进而愈。

附方

熟地　附子　枸杞　怀山　扁豆　山萸　石脂　甘草　龙眼

慢脾风三条

聂秀章之子，三岁，尚不能行，皆由体禀素弱，时值长夏，患烦渴吐泻之症。医者不究其脾胃之虚，执用外感之治，误投知、连、陈、半之属，延经十日，愈治愈危。商请于余，冒暑视之。神已大败，呼吸将绝，视其眼生翳膜，肌肤削极，吐泻交作，脾胃败也。小水赤涩，泄多亡阴也。口中时渴，津液亏也。声微息促，气不相接也。昏睡露睛，脾败不能合也。四肢厥逆，阳气竭绝也。手足微搐，喉内痰鸣黏涎无统也。脑后上发热，虚阳外越也。通计诸状，皆由脾肾两败，真慢脾风症，然喜尚能饮乳不辍，但不能久乳。因其虚而乏力之故。众曰：此症患者皆死，何治之有。余亦蹙额踌躇。然慢惊之证，固由脾肾之虚，至古人所制金石脑麝之方，后贤已辟其谬，今极重之症，非取后贤所选理中、六君之药，大剂急投，鲜克有济。遂将古方十全、理中、六君、胃关之意，加入祛风之品，酌为一方，每剂十两之重，每日夜令进三剂，缓缓与服，如灌溉之法，欲其周身空虚之地，无处不到，每药嘱其戚人聂方兄督进，毋令稍减。如此三日，败症稍回，神已渐醒。四日内白珠赤脉贯眼，口舌糜烂，白垢满布，状似积粉，如月内小儿鹅口之形。众嗟热药之误，急欲更医。聂方兄委曲周旋，邀余再视。众持改用凉药之见。余曰：服补剂而眼红口烂，不但世俗谓之燥，即医者亦多谓之燥矣。殊不知虚火上冲，阳气将回，游移不定，扰攘于外，尚未归宅，斯正岐伯先师所称阴病见阳者生，正属可喜。此时若改用凉药，势此前功悉废。遂将开水拭去口中白垢，仍令原方加熟地三钱以和其阴，再进日夜三剂。次早视之，口中润滑，眼内俱清，遂减一剂，每日令服二剂，逐日渐愈，不一月，前后共计药三十斤，肌肉充盛，遂能趋步行走，众始钦服。余尝叹小儿之死于慢惊者，多由于此。即如此证，设认定其虚，或知用其药，而不能以重剂多剂救之，是为病重药轻，延绵复死，即进此方后，多有阳回而现阳证者，咸疑为热，稍无定见，每多意乱心迷，乃至大变其法，改用凉剂，无不立毙。余每于斯证临治之时，苦心体察，深恨世医所治小儿吐泻之证，无分寒热虚实，专守辛散清凉之药，实者侥幸得功，虚者脾肾两败，露睛厥逆，吐舌抽搐，遂曰惊风。复不分急慢虚实等情，更以凉散香疏汤药丸散灯火杂投，以致二便不禁，四肢冰冷，五脏竭绝而死，至死不明其故，良可悲也。近时人体禀气浇薄，夏月极多此症，堪为痛心。是以愈加精研，博览古训，参以拙见，似有寸长，久欲与同道勘破，恐管窥之见，有不尽然。近年阅历稍深，凡治慢惊，悉用此法，屡验不爽。敢望同志之士，共明夏月伏阴在内之理，当先顾脾胃为主，后察其六淫兼证，战战兢兢，毋伤其正，庶几得焉。因名其方曰大回生汤。

大回生汤

专治小儿夏月吐泻及杂病误治成慢脾风症，一切脾肾虚寒，发痫惊风，实有起死回生之功。

人参　白术　黄芪　附子　枣仁　枸杞　干姜　茯苓　肉桂　丁香　白蔻　钩藤　全蝎　甘草

用水一碗，煎至不见水，提起入夏布巾内取汁，调赤石脂，缓缓服后，如吐不止，加赭石调服，姜、夏同煎。肝木旺者，羚角汁调服。痰盛者，加泡星、天麻。肾阴亏者，加熟地、枸杞，不炒。泄止厥未回者，加当归引药入于血分。服数剂后，或眼内翳膜不能退清，加冬瓜仁二三十粒，以润肝燥。小便利者，去茯苓。方内只有干姜之性，取其大能补火生土，阴虚者未免有劫水之弊，用者量之。肺气虚及津不生者，加五味。

傅锦翁乃孙，端阳后时忽吐乳，未曾介意，二十日外，其吐愈多。一幼科用藿香正气散一剂，开肠洞泄，大热发渴。延余视之，面色浮白，两目无神，虽吐次多，而无秽气，泄泻频而澄彻清冷，唇虽燥而无皱纹，热虽重而指尖冷，口虽干而热汤不畏，诊得脉息沉微，最防慢脾。遂疏理中附子、丁香一方。服后诸症渐减，但有微渴微烦未除。更用七味白术散一方，嘱进数剂，勿图速效，俟其清阳升而渴可止，脾阳健而热自除。适余他往，只服二剂。更医大罪吾药，用柴胡、知母、乌梅、花粉、藿香、半夏之属，连服数剂，人事默默，干呕身冷。医者病家，咸以安静为功。偶于途间遇余述及。余曰：尔以默默为快耶，岂不闻人事不醒，神识昏迷为重乎。尔以呕吐无物为快耶，岂不闻呕吐有物为轻，哕无胃气为重乎。尔以身冷无热为快耶，岂不闻身温为和，肢冷厥逆为重乎。此虚风内养，慢脾之证，已显危候。言未毕，其家端人来报云：此儿手足牵动，睡则露睛，喉中痰鸣。复延余视之，昏迷不醒，掐之不哭，睡不交睫，翳膜遮睛，二便长流，四肢厥冷，时忽抽搐，喉如曳锯，内外一探，阳气竭绝。因其无阳，药可偏恃，但救危须在顷刻，药饵一时难回，令研胡椒五钱，津唾调敷于脐，立时身动，似觉微烦，口中闻有椒气，哭声渐出。随调扶阳丹一两，徐徐灌下，大呕一声，胶痰旋出，随吐随灌随灌随吐，约吐胶痰半碗，其色青碧，系由无阳津液冷凝所致。随进大回生汤一剂，计十两之重，每日夜三剂，连服二三日，败证皆回。尤有奇者，不过一周之儿，服乳后自能以手探吐，余甚讶之。但胃中全赖乳食充养，因束缚其手，仍以回生汤加赭石以安其胃，前后共服回生汤五十剂，厥病方瘳。愈后专理脾阳，两旬而健。

扶阳丹自制

专治小儿夏月吐泻、致成慢惊、脾肾阳衰之证，兼治男妇中寒、呕吐腹痛、一切火衰等证，并皆神验。

白术　附子　干姜　砂仁　丁香　肉桂　甘草　胡椒　川椒　澄茄

米糊为丸。

附　陈蕃宗之子，烦渴吐泻，医治两日，延余诊治。视其眼沉囟陷，面色青黄，唇深红如艳朱，舌深红而干刺，脉得急数无伦，睡时烦扰。此胃败津伤，五脏精华尽发于外，中无所蓄，乃阴阳两竭之候，诚为死证。救阴碍阳，两不能受，直辞无治。随延别医，是夜果卒。然此症倘遇相信之士，竭力挽救以尽人工，当用理中、附子、猪胆汁，从阳引阴，从阴引阳，及胃关、理阴二煎，阴阳两救之法，或可回生于万一也。

许受基乃郎，时值六月，病烦渴吐泻之症，尝清凉补泻之药，渐至四肢冰冷，额腹发热，手如数物，足忽抽掣，眼皮连劄，目珠�动，吐泄交作，所下白冻甚多，小便赤涩，时欲饮水。一时数医咸至，有疏竹叶石膏汤者，有疏黄连解毒汤者，有疏洁古芍药汤者，有谓惊风不可治者，议论纷纷，毫无定见。余揣势在竭绝，本不可治，但细视其两目尚黑白分明，生机犹在，因再三辟其差谬。遂疏理中加附子、枸杞与之，即令购药面煎，灌完回寓。次早复视，病势如前，因加黄芪，大剂面令煎服，自早至晚，灌药不辍。按治一日，诸风皆熄。四肢温和，小水已长，吐泻已止。次日烦躁之极，发出唇肿口疮舌赤等症。众议药燥之误，急欲清凉。余曰未可。更用八味地黄汤，导其阴火而愈。数日后复发遍身红肿。其家复议附子之毒，急于清解。余曰：未可。更进理中加丹皮、桑叶，收其浮火而痊。许兄问曰：先生之见，与众不同，其理安在，请略言之。答曰：夫药之寒热，全在虚实之分，症之疑似，关乎真假之异，若非于此道洞彻始终，值此垂危之际，焉能枯木回春乎。

八味地黄汤

方见卷二虚寒门寒毒中脏。

消　渴二条附

林寿之子，三岁，脾胃素亏，今夏发热口渴。医者不知其脾虚发热，误用外感之药，其热愈盛，其渴愈加，小便甚多，大但甚艰。更医又不究其津液前阴已泄，致后阴津枯便艰之理，误投破气润肠之药，陡泄数次，肌肉消瘦，面唇俱白，舌光如镜，饮水无度，小便不禁，饮一溲二，喜食酸碱之物。亟求余视。谓曰：此消渴之候，遍身肌肉血脉津液，皆从二便消泄，而上愈渴，若不治其消，何以止其渴，且败证种种，阴阳两损，前贤已无治法，愚何敢任。所喜两目精彩尚存，声音犹响，生机或在于此。但未审能舍此三分之命，服吾十分之药否。曰：无不信从。遂酌裁一方，阴阳两补之意，加以涩精秘气之药，连服三十剂而愈。以后连遇数症，消渴泄泻，诸医执用滋火之方。一经余治，悉用此法加减出入，皆获痊愈。以龙眼、莲子汤代茶。

附方

熟地　人参　白术　干姜　枸杞　黄芪　菟丝　牡蛎　五味　肉桂　鹿茸　甘草　附子　桑螵蛸

萧占春乃郎，自恃体质坚强，日食桃李，因患疖毒，头项及身大如卵者十数枚。及疖毒大溃，脓血交进，理宜身凉安静，反加身热躁扰。医者不以清金润燥，日与柴、葛、知、芩，胃气益削，口渴饮水，小溲无度，用尽滋水制火之法，消渴愈炽，形羸骨立。始延余治。余曰：痈疽溃后，气血耗泄，非补气养血，渴不能止，处黄芪六钱、甘草一钱、银花三钱。盖黄芪补气，忍冬养血，气血充溢，渴何由作。服之半月，果获痊愈。

哮　喘附

黄含宇乃郎，忽然喘嗽气促。医用解表之药，其气愈紧，又加汗大，鼻扇胸高。其家惊怖，追前医复视，误认气脱，忙以人参、五味之属，下咽胸高喘迫，不能出声，目瞪上视，汗大如雨，痰声如雷。促余治之。知为胸膈积热，心火凌肺，肺胀喘急，变幻最速，幼科称为马脾风者，即此是也。以集成牛黄夺命散加苏子以疏肺，又入莱菔子以反参，急煎与服，危状皆平，更与清肺药而愈。窃此症目不常睹，医者学而不思，不亦罔乎。

牛黄夺命散

黑牵牛半生半炒取头末五钱　锦庄黄酒润晒干　陈枳壳麦麸炒各一两

目　盲附

聂恒兆乃郎，四岁，忽眼生翳膜，延目科医治，说寒说热，内服外点，其翳愈厚，遮满黑珠，直不见物。其家意为目已瞎定，安心不治。奈焦烦啼哭，昼夜不安，始延余治，不过欲少止其焦哭耳。细为审之，病虽久而声犹大，形虽瘦而腹甚高，知为热积生虫之候。所幸白珠尚有红赤血丝，因慰之曰：不仅病可愈，且目可明。遂以胡连、黄连、胆草、栀仁、雷丸、鹤虱、臭荑、鸡内金、君子、石决、厚朴，一派清火杀虫之药，研为细末，每日用鸡肝一具，如无，以猪肝两许代之，入药末三钱，蒸熟与服。所喜伊子不以药饵为苦，且日争服之。服至三日，下虫十余条，目翳渐消，遂大安。阅半月，虫下数十条，果然眼内俱清。后以扶脾和胃之剂，加清肝之品，饮食渐进，形肥于旧也。

啼　哭二条附

聂秀章，举子甫及旬日，苦于啼哭不乳，或时惊怖，或时搐搦，或胸紧气急，或目瞪头摇。众云惊风之候，已服金石脑麝之药。余视之曰：误也。夫脐风一症，月内之儿固有之，但虽啼哭不乳，必兼撮口噤口之类。今儿之病，苦于啼哭不止为急，至于他证，不过时有之，所为更缓耳。尝考方书所谓口中之啼，多因腹中之痛，正所谓月内小儿盘肠气痛是也。因视其腹，已果胀满，肚上青筋累累，随用灯火焠之，其哭稍定。更悟此儿因乃父秀章自患气阻之病，曾效四磨汤饮者，余前案中已发明之。斯儿亦禀受此根，仍与四磨饮以散结气，更因大便甚坚，用酒大黄水磨，以下其腹中之气，不致久羁脏腑，一服悉安。后数日，治许发科之子，方月，悉同此证，但多有呕乳一病，乃脏腑阴阳不和，升降未顺，是胎寒之属，以指迷七气汤，母子同服而愈。

指迷七气汤

青皮　桔梗　半夏　益智　甘草　陈皮　莪术　肉桂　丁香　藿香　香附　生姜　红枣

上㕮咀，水三碗，煎至一碗，母子同服。

陈庶凡之子，素禀木火阴亏体质，及周时当季夏，每多夜啼，渐至口糜舌烂，唇红齿燥，面白颊赤，小便赤短，时忽惊叫，微有搐掣，用尽石膏、竹叶、芩、连、木通之药，苦寒叠进，其火愈盛，前医束手辞去。庶凡来寓请救。余视之，果属火症，并无他歧，前医之药，种种皆是，然凉之不效，乃太仆所谓大热而甚，寒之不寒，是无水也，当滋其肾。况此儿阴亏之质，纯阳之姿，内火发外之症，岂六淫外入之疾者比。以六味地黄汤、生脉散，数服而安。

答问附

门人问曰：昨视一小儿起自烦渴吐泻，他医误认为火，妄用芩、连、栀子之药，已服两剂，其泄稍止，更加厥逆昏睡，脉得沉涩，面唇俱白，明是无火之症，投附桂理中，下咽反大泻如倾不止即毙，岂苗窍脉息，不足以为据耶。答曰：连服寒药，其泄既减，若果热症，自当人事清爽，安得厥逆昏睡耶。明是阳气竭绝。由此可明寒药太过，窒塞中焦，所进寒药，未能转输，如天寒地冻，水不流行。今骤进热药，阳气通行，如开冰解冻，决江疏河，促之而下。奈气已先亏，不能上吸，宁不随泻而下脱乎。此寒则凝、热则流，乃医门之要义也。

一得集

消渴腹胀

徐心田乃郎，年仅七龄，时值六月，患消渴病，日夜不宁。诸医称为实火，叠进芩、连、膏、知之属，渴愈甚，溺愈多。更医见小溲清利，唇舌亦淡，连投八味地黄汤，燥渴愈甚。延余视时，病势已深，望其四肢消瘦，腹胀如鼓。因思三消水火之病，断无腹鼓之症，此必脾胃病也。幼读濒湖《纲目》，曾引夷坚志治奇疾，有消渴因虫之患。询之此儿素啖瓜果，内必生虫，虫在胃脘，吸其津液，故口中发渴，饮水致多，土困弗制，小溲遂多。理当补土制虫。处方以白术为君，间以使君、金铃、胡连、川椒、乌梅、厚朴酸苦辛辣之味。只服二剂，下虫十有余条，消渴顿止，腹鼓亦消。以异功散调理而安。

呕吐泄泻

傅凤翔之子，夏月吐泻口渴，身热无汗，手足时冷，余知脾胃素虚，连投六君子汤，更加烦躁唇红舌刺，四肢发厥，所泄迸迫如箭，粪色形如鹜溏。余思此症唇红舌刺，身热似火，而粪溏肢厥，又类于寒，寒热错杂之症，其中必有伏匿之情，决非一途可治。再为详审，见其躁时似有惊惕，粪色逾时变青，乃知脾胃久虚，加以风热内炽，不能外达，以致抑郁不邹，肝风乘虚侮土，而为挥霍撩乱，致成此候。若非补土解肌，势必强者莫制，弱者将绝，不变痉逆不已也。于是以四君子汤补脾扶胃为主，佐以葛根、防风、丹皮、灶土诸味，解肌疏风，升阳散火。是日连进二剂，果然遍体红赤，喜人搔痒，发热如烙，时忽战栗。其家见儿躁扰不宁，议为药病不对，天未晓，复专人来寓，请余易方。余曰：病已愈矣。此症先是风邪内攻，今已外达，正为可喜，当用原方再进一剂，诸症必除。随进一剂，果然微汗热退红消，及睡醒时，则诸恙如失。此与先君治陈元东风火内伏一案相同。见风火门首案。

述治慢脾

李阳升幼子，方六岁，疟后恶食，医以伤食治之，遂至颗粒不入，聊以糕饼度日，渐至肌肤瘦削，始延余治。见其面色浮黄，唇舌白，指纹淡淡，推之不动，确知脾胃大伤，慢症已成，以六君子加干姜二剂，服之如故，再以原方重用白术，二剂，饮食渐进，神气稍爽。越三日复视，头垂涎流，呻吟不已，安危只在呼吸。余愕然问故。渠母下泪谓曰：数月以来，时现寒热，总因疟未尽除，近日腹痛，必因糕饼之滞，昨进神曲一盏，干呕作泄，腹痛尤甚，自此呻吟不已，不识尚可治否。余曰：脾胃已困，仓廪久虚，温补尚恐不及，反用神曲苦辛开降，呕泄安得不至乎！姑以大剂附子理中汤，希图救援。

即于方末批云：小儿脾胃久败，火土交伤，呕唠厥逆，难许生机。渠家见余言急切，复延幼科。谓唇红腹痛，火积为患，用胡连、使君一派苦寒破气之药。是夜神气壮旺，腹痛求食，食方下咽，喉响痰鸣而殇。嗟嗟！此儿如已落井，而又下之以石，岂慈幼保赤之心哉！夫唇红者，脾败真形露也，头垂者，真阳衰竭也，种种败症，目所共睹，奈何以唇红之假症，立火积之妄名，唠泄呻吟，置之不讲，头垂涎流，置之不究，可胜叹哉！请详幼科夏氏之论，以时斯症之误，始见余言之不谬也。

跋 一

基自弱冠受业映庐夫子门下，学夫子学，心夫子心，宜有以传夫子也。顾赋性鲁钝，自少至壮，迄无所成。迨夫子云亡，学愈荒，心愈塞，直不啻置身门外者。昨岁，杏园三世兄纂集夫子医案，而以抄录委任于基。基既乐夫子医学可永其传，又乐杏园兄善为继述，有以慰夫子于地下。于是孜孜研习，穷再岁之力，凡其岁迹剥蚀难辨者，悉为揣摩添补，八易稿而书成。呜呼！以夫子医学之精，治验之神，当此兵戈扰攘，而得成其书，以传于后，谓是天之厚爱吾夫子固也，而岂徒厚爱吾夫子已哉！

受业刘绍基谨跋

跋　二

映庐夫子，珩姨表叔父也。珩兄弟九，珩行二，先父特钟爱，知夫子精医理，俾珩受业门下。其时夫子季弟启明者，与珩同笔砚，读《灵枢经》夜辄数十行，夫子亦深夜督课不问寒暑。珩羡启叔之敏，而感夫子之勤，益奋力于经旨，恒偕启叔挑灯彻晓，夫子为之欢甚。亡何，启叔体弱肝强，因劳致疾，遂以不起。夫子大恸曰：是天丧予也。

自是珩独侍门下，阅三十余载。有延珩治病者，夫子示曰：病欲十全，入门只先求无过，肱当三折，斯时莫道学有功。呜呼！斯语也，岂独珩当永志哉！

间尝观夫子临症，始或蹙额，继乃舒颜，其慎重为何如也。

迨道光辛卯，始有《得心集》之著，每一临症，必书之册，置诸箧中，不下盈千累万。咸丰丁巳，惨遭兵燹，夫子悲愤弃世，集亦散佚过半。

大嗣君时若专举子业。惟三嗣君甘澍，侍学有年，克承先业。惧夫子著述湮没，爰与珩及同门绍基汇集抄出，取其已效于世堪为准绳者，编成六卷，并附甘澍《一得集》数十余案于后。我夫子失之弟而得之子，天何尝丧夫子哉。珩既沐夫子训迪深恩，又忝襄校之末，敢附数语，以志渊源一脉耳。

受业汪士珩谨跋

跋　三

窃忆丁巳遭乱，先君忧愤弃世，检点行囊，医案累累。呜呼！音容杳矣，手泽犹存，幸耶？悲夫？

夫医凡利于人者可以传，矧利人奕世[①]，宜奕世并传。霖家自先曾大父士骏公弃儒就医，兼通数学，著有《医学数学说》；先大父职夫公继其业，亦善卜，著有《医卜同源论》；迨先君映庐府君，医阅三世，著述益富，《得心集》，其初稿也。先君尝谓霖曰：异日者，是集可附祖父，称《医学三世录》。意深远矣。

亡何，兵燹叠至，时事顿非。向所谓《三世录》者，先曾大父之《医学数学说》失矣，先大父之《医卜同源》又失矣，存者惟府君是集耳！顾亦散逸过半，棼如乱丝，并此久而湮没，霖罪滋大。

霖兄弟四，其二与四皆新故，惟三弟甘澍侍学有年，克守先业。去年春，亟命纂辑编次，而请勘于金溪孝廉姜真吾、明经赵省庵，皆博学通医，与霖为世交，知先君深，先君亦雅契之，固知责有难谢，亦心所乐从也。十阅月而稿确定，十一阅月而门类标题告成。案计二百五十余首，兼述治答问，按类分附。缮写既竣，三弟甘澍亦参差附《一得集》于分类之末，以为流泽一证。呜呼！奕世医学利人多矣！既合先代，并传合负，顾只此戋戋劫灰余烬，慰府君万分之一于地下，幸耶？悲夫！

男甘霖谨识

---

① 奕世：累世，代代。

跋　四

医案者，医士据证议病，治验昭著，可为法于后世，犹老吏断狱，理法兼备，可永著为例也。先考映庐府君，承先代两世医学之传，托业五十余年，临症四十余载，读医书三百余家，一折衷于经旨，不以偏僻任其治，不以坚执行其意，故凡经验之症，无不洞情中理，动合古法。然亦有非古法所能囿者，殆所谓读书能化，因时以制其宜乎？

道光辛卯岁饥，时疫大作，诸医专事发表攻里，多致不起。先君独谓荒年肠胃空虚，何堪攻伐，宜于温补托邪，一时活人无算。金溪邑侯胡惺夫先生，尝亟称之曰：谢公能得病情，而医理通彻，故治皆合法。厥后解组，以妙手仁心四字榜其室，所以志爱慕者綦至。是知医贵学问，尤资通变，而又非可轻心为也。

澍幼侍先君，日受望闻问切之训，及察其审病决治，如士子为文，必将前后反正，推勘无遗，而后直捣中坚，勘落群言，用心亦良苦哉。先君座右铭云：下笔虽完宜复想，用心已到莫多疑。其自勗也正可自见。

今者叠遭兵燹，先代著述，遗失殆尽，惟先君《得心集》尚存，然亦散佚过半。长兄甘霖，惧其久而湮没，谓澍仰承先业，略知先君医学渊源，命纂集案稿，已经裘葛[1]再更，裒然成帙，固将藏之家塾，以示孙子，未敢遽以问世。然而道之所寄，无微弗彰；业之所成，有目共赏。是案也，其可法于后世否也，果如断狱者之可永著为例否也，当必有能辨之者。

男甘澍谨识

① 裘葛：裘，冬衣；葛，夏衣。借指寒暑时序之变化。

跋 五

上《得心集》六卷，先伯父映庐府君遗稿也。伯父幼颖异，好读书。家落弃儒术，继先代业，遂肆力于岐黄诸书。问医者日踵其门，治之辄奏奇效。暇则取所得于心者，悉编之册。兵燹后，惧散佚不复存，三兄叶园谋梓于世。棠蒙伯父爱，幼善病，五六岁体尤弱，种痘时，伯父多投参附诸药，体为之变。尤喜棠读书，每于解馆归，辄课棠以诗文，其玉成夫棠者盖如此。今《得心集》告成，棠可无一言哉！敢附数语于简末。

侄甘棠谨识

费氏医案

清·费伯雄　著

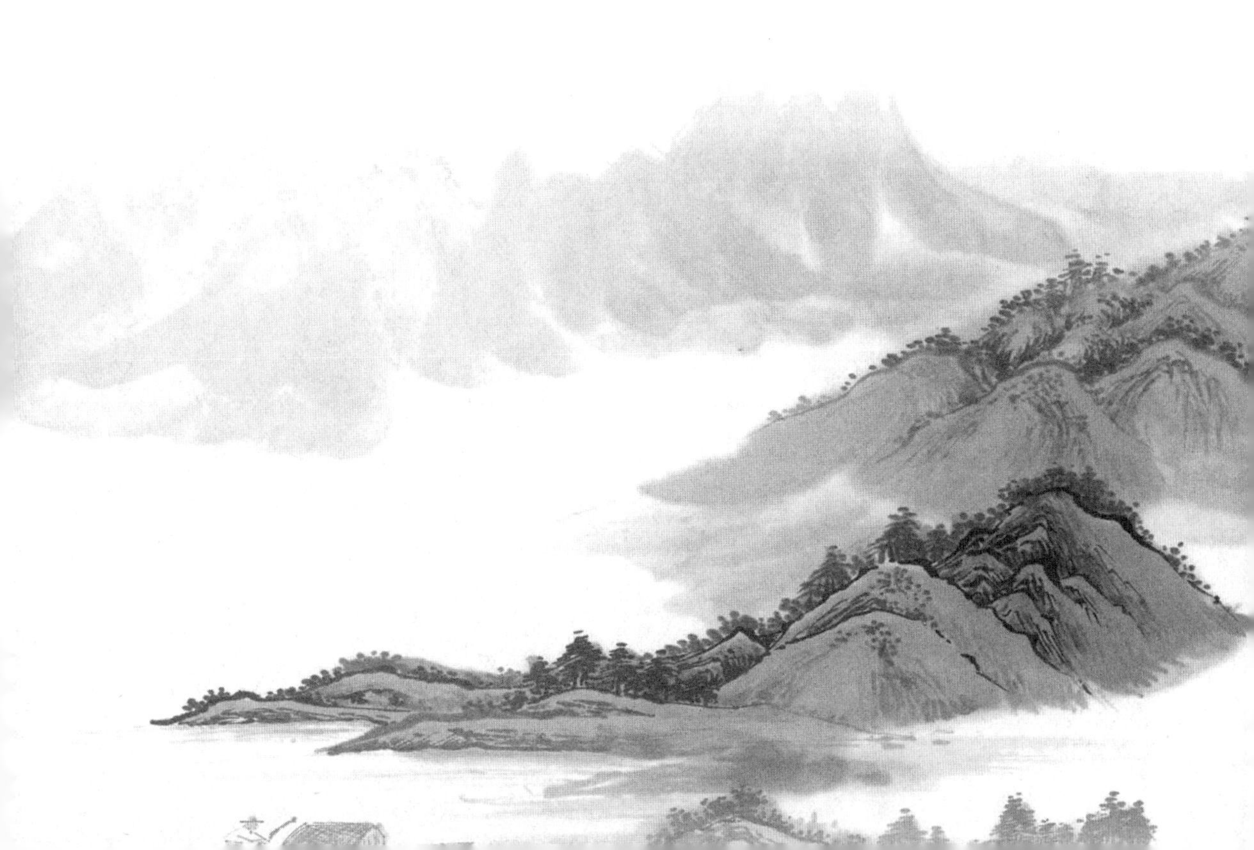

目　录

一、时病

营分受寒，治宜温里。

全当归　酒白芍　上肉桂　金香附　覆盆子　小茴香　小青皮　大丹参　台乌药　怀牛膝　煨姜　荞饼

风热上壅，先宜疏解。

老苏梗　薄荷叶　粉葛根　白茅根　荆芥穗　赤茯苓　新会皮　白蒺藜　连翘壳　香豆豉　甘菊花　夏枯草　淡竹叶

时毒重症，姑拟清解。

酒川连四分　紫马勃六分　粉葛根二钱　大力子二钱，打　赤茯苓青黛拌，二钱　白茅根五钱　连翘壳二钱　夏枯草一钱　天花粉二钱　生姜皮二钱　竹叶十张

祖怡注：此症偏身发斑，大者如拳，小者如豆，舌本老黄，边尖黄色。

夹滞春温，姑拟和解。

川雅连　车前子　粉葛根　粉丹皮　广藿香　淡吴萸　连翘壳　瓜蒌仁　青防风　陈广皮　荸荠　白茅根　薄荷叶　细青皮

春温重症，先宜疏解。

广藿梗一钱　车前子二钱　制半夏一钱　细青皮一钱　陈广皮一钱　粉葛根二钱　焦谷芽三钱　淡豆豉三钱　薄荷叶一钱　赤茯苓三钱　净连翘一钱半　佛手片五分　白茅根五钱

时邪发呃，宜降逆和中。

酒炒黄连四分　淡吴萸三分　赤茯苓三钱　广藿梗一钱　新会皮一钱　制半夏一钱半　广木香五分　春砂仁一钱　佩兰叶一钱　白蒺藜三钱　粉葛根二钱　佛手片五分　姜竹茹五分

邪滞结胸，壮热，神昏谵语，舌焦起刺，面目红赤。此热入包络，滞郁胃中所致，症陂沉重。姑拟清神导滞，以望转机。

大丹参二钱　真琥珀一钱　柏子仁二钱　川雅连五分　江枳壳一钱　黑山栀一钱　薄荷叶一钱　川厚朴一钱　连翘壳一钱半　细青皮一钱半　灯心三尺　荸荠三枚

二、疟

疟疾余邪未清，尚宜和解。

广藿香　赤茯苓　苡仁　老苏梗　威灵仙　陈橘红　制半夏　春砂仁　薄荷叶　粉前胡　荷叶　粉葛根　川贝母　鲜姜皮

三、中风

风门有四，首重偏枯。就偏枯一门，又有中络、中经、中脏、中腑之别。恙起于右

体不仁，大筋软缩，手指屈而不伸，风痰流窜经络，其脉两尺虚细，关左弦右滑。急宜养血去风，化痰涎，利关节。

大生地　当归身　杭白芍　生白术　川独活　甜瓜子　化橘红　姜半夏　川断肉　汉防己　嫩桑枝　怀牛膝　虎胫骨　生姜　红枣

人之一身，大俞十有二经，络三百五十三溪，全赖营血灌输，方能转运。操劳太过，营分大亏，外风乘虚袭入内络，以致作痛，不能屈伸；积湿着脾，故两腿尤重着。痛风大症，不易速瘳。宜养血去风，化痰通络，渐望轻减。

大生地四钱　当归身二钱　酒白芍一钱半　金毛脊二钱　甜瓜子三钱　化橘红五分　制半夏一钱　怀牛膝二钱　酒独活一钱　广木香五分　川断肉二钱　晚蚕砂三钱　苡仁一两　红枣五枚

脉来右部细弦而滑，营血不足，肝风内动，驱脾经之湿痰上升，流窜筋节，大有中风之势。急宜养血祛风，化痰利节。

炙生地　川断肉　云茯苓　法半夏　新会皮　冬白术　杭白芍　左秦艽　当归身　广木香　冬瓜子　晚蚕砂　苡仁　生姜　红枣

祖怡注：先生云：中风之症，皆由气血损亏，外风乘隙而入，便当着意调营，使风从卫出。又或痰火内蕴，外风乘之，便当清营化痰，息风理气。是以诸案皆用血药，一法着意调营，使风从卫出；一法清营化痰，息风理气。其治肢节痛，亦复如是。治肝亦用血药。

四、痿

营血不足，脾有湿痰，腿足无力，久延成痿。宜养血舒筋，化痰利湿。

炙生地　全当归　杭白芍　怀牛膝　金毛脊　川独活　左秦艽　川续断　法半夏　化橘红　广木香　甜瓜子　嫩桑枝　生苡仁　生姜　红枣

先天本亏，血不养筋，风入节络，足趾下垂，不能步履。痿躄大症，不易速瘳。姑拟养血去风，壮筋利节。

炙生地　当归身　杭白芍　川断肉　炙虎胫骨　川独活　金毛脊　左秦艽　汉防己　晚蚕砂　怀牛膝　甜瓜子　丝瓜络　红枣

虚体夹风，下部瘫痿。宜培肝肾，兼和筋节。

炙生地　当归身　杭白芍　肉苁蓉　川断肉　川独活　金毛脊　怀牛膝　虎胫骨　广木香　川杜仲　红枣　汉防己　嫩桑枝　荞饼

五、诸痛

肝胃气疼，宜和营畅中。

全当归　云茯苓　焦白术　玄胡索　台乌药　白蒺藜　细青皮　陈广皮　春砂仁　怀牛膝　金橘饼　生姜　广木香　佩兰叶

营血久亏，肝气上升，犯胃克脾，胸腹作痛。治宜温运。

当归身　杭白芍　上瑶桂　玄胡索　焦白术　云茯苓　佩兰叶　广郁金　细青皮　白蒺藜　广木香　春砂仁　降香片　佛手片

胸腹作痛，为时已久，常药罔效，权用古方椒梅丸加味主之。

当归身二钱　杭白芍一钱　真安桂四分　荜澄茄一钱　瓦楞子三钱　小青皮一钱　玄胡索二钱　广木香五分　春砂仁一钱打　乌药片一钱　新会皮一钱　刺蒺藜三钱　焦乌梅一粒　花椒目廿四粒

祖怡注：此用古方而不泥于古方，宝之。

六、肝气肝风

肝风上升，头目不爽；肝气犯胃，中脘不舒。宜柔肝息风，兼调胃气。

当归身　杭白芍　香抚芎　白蒺藜　川郁金　明天麻　甘菊花　细青皮　石决明　广木香　春砂仁　佩兰叶　陈广皮　佛手片　降香

营血久亏，肝气上升，犯胃克脾，胸腹作疼。治宜温通。

当归身　白蒺藜　春砂仁　玄胡索　杭白芍　广郁金　广木香　云茯苓　上官桂　焦白术　细青皮　佩兰叶　佛手片　降香片

脾为湿土，以升为健；胃为燥土，以降为和。肝木横亘于中，上犯胃经，下克脾土，以致胸腹不舒，甚则作吐作泻。宜柔肝和中化浊。

当归身　白蒺藜　陈橘皮　川厚朴　广郁金　焦白术　春砂仁　台乌药　云茯苓　细青皮　佩兰叶　广木香　白檀香　金橘饼

祖怡注：以上各方皆用血药，此先生治肝之法也。

营血久亏，肝风内动，头目作眩。宜调营柔肝。

炙生地　当归身　杭白芍　香川芎　陈橘红　明天麻　杭菊花　石决明　春砂仁　川断肉　制半夏　川独活　嫩桑枝　荞饼

肝者将军之官，其体阴，其用阳，故为刚脏。水不滋木，肝阳上升，头眩心悸，有时怔忡，实为肝病。宜滋肾柔肝，息风化痰之治。

炙生地　青龙齿　制半夏　杭菊花　嫩桑枝　柏子仁　大丹参　杭白芍　石决明　红枣　潼蒺藜　白蒺藜　当归身　云茯神　陈橘红　金橘饼

营血久亏，肝风内动。宜养阴调营。

潼蒺藜　霜桑叶　左牡蛎　杭菊花　石决明　白蒺藜　云茯苓　春砂仁　当归身　荷叶　南沙参　杭白芍　怀山药　合欢皮　金橘饼

肝阳上升，肺胃不和，不时呛咳，头角作痛。姑拟柔肝息风，兼清肺胃。

羚羊角　杭菊花　象贝母　桑白皮　潼沙苑　南沙参　云茯苓　苡仁　全当归　生石决　大丹参　霜桑叶　白蒺藜

营血大亏，肝风内动，不时呛咳，头目作眩。宜养阴调营，息风化痰。

南沙参　白苏子　女贞子　甜杏仁　潼蒺藜　石决明　化橘红　杭菊花　白蒺藜　云茯苓　苡仁　当归身　象贝母　桑白皮

肾水久亏，肝阳上僭，肝营不足，发脱目昏。宜养阴调营，以滋肝木。

南沙参四钱　怀山药四钱　杭白芍一钱　炙生地四钱　石决明六钱　杭甘菊一钱　霜桑叶一钱　黑芝麻三钱　当归身一钱半　净蝉衣一钱　云茯神三钱　谷精草一钱半　福橘饼三钱

两尺虚细，左关独弦，右部浮滑，水不滋木，肝阳上升，肺胃不和，脾土困顿。先宜培土生金，后再峻补。

南沙参　柏子仁　潼沙苑　黑料豆　全当归　云茯苓　夜合花　大丹参　川石斛　女贞子　怀山药　陈皮白　金橘饼

营血大亏，肝阳太旺，四肢枯燥。宜养阴调营。

全当归　大丹参　怀牛膝　广木香　陈广皮　川厚朴　江枳壳　瓜蒌仁　广郁金　佩兰叶　细青皮　合欢皮　降香片　金橘饼

脉来左弦右滑，肝风内动，驱痰上升，不时呛咳，入夜则厥。抱恙日久，不易速瘳。急宜养血去风，化痰通络。

南沙参　大丹参　云茯神　石决明　麦门冬　川贝母　天竺黄　法半夏　明天麻　甘菊花　炙僵蚕　化橘红　光杏仁

胃之大络，名曰虚里，入脾而布于咽。肝气太强，上犯虚里，中脘不畅，作哕舌灰，职是故也。至于肢节流窜作痛，甚则发厥，肝风所致。宜养血柔肝，和胃通络。

当归身　杭白芍　大丹参　玫瑰花　化橘红　制半夏　白蒺藜　春砂仁　川断肉　川独活　怀牛膝　左秦艽　川厚朴　晚蚕砂　佛手片　甜瓜子

七、不寐

肝营久亏，肝阳渐动，风火上升，心神烦扰，夜寐不安。盖人卧则魂藏于肝，肝阳不平，则寐不安也。拟真珠母丸加减，渐望安适。

石决明　青龙齿　大丹参　大生地　云茯苓　春柴胡　南薄荷　沉香片　柏子仁　夜合花　橘皮白　佩兰叶　白蒺藜　台乌药　毛燕窝　荠饼　鲜藕

人卧则魂藏于肝，魄藏于肺。肝阳鼓动，则肺气不清，夜寐不安，心神烦扰，乃肝肺不相接洽，非山泽不交之例。拟柔肝肃肺，安养心神，渐冀痊可。

真珠母　苍龙齿　云茯神　炙生地　川贝母　夜合花　柏子仁　上降香　川石斛　大丹参　薄荷叶　瓜蒌皮　红枣　鲜藕　荠饼

两天不足，心肾失交，夜寐不宁，动则头汗，甚则作渴。脉右强左弱，或时五至，似数非数。久虚之质，峻补不受，偏胜亦忌，参以开合法，煎丸并进，渐可安康，久服延年，良非诬说也。

天门冬　炙生地　云茯神　焦白术　大丹参　云茯苓　潞党参　白归身　生牡蛎　煅龙齿　新会皮　春砂仁　夜合花　福橘饼　奎红枣

如作丸，以橘饼、红枣二味煎汤泛丸，气分药可加重。

八、虚损

水不滋木，肝阳上升，肺胃受克。失血之后，不时呛咳，饮食不加，势将成损。姑拟壮水柔肝，清肃肺胃。

天门冬　麦门冬　怀山药　茜草根　象贝母　海蛤粉　南沙参　生龟板　参三七　女贞子　苦杏仁　北沙参　潼沙苑　黑料豆　桑白皮　莲子肉

水不滋木，肝火克金，呛咳咯血，势将成损。急宜介类以潜阳。

天门冬　麦门冬　败龟板　左牡蛎　茜草根　甜杏仁　潼沙苑　南沙参　象贝母　女贞子　毛燕窝　瓜蒌皮　海蛤粉　桑白皮　怀牛膝

肝阳上升，肺金受克，呛咳漫热，症入损门。姑拟清养。

南沙参　北沙参　怀山药　白归身　女贞子　潼沙苑　杏仁泥　川贝母　陈橘红　合欢皮　麦门冬　毛燕窝　莲子肉

肝火克金，咽痛音喑，呛咳日久，损症渐成。姑拟清养。

南沙参　天门冬　麦门冬　鲜首乌　瓜蒌皮　甜川贝　女贞子　海蛤粉　潼沙苑　桑白皮　石决明　杭菊花　杏仁泥　淡竹叶　鸡子清

一水能济五火，肾是也；一金能行诸气，肺是也。肾为下渎，肺为上源，金水相涵，方能滋长。今诊脉象二尺虚细，左关独弦，右部浮芤，水不滋木，肝阳上升，肺金受克，呛咳漫热，甚则咯血，势将成损。姑拟壮水柔肝，清养肺肾。

天麦冬　川贝母　女贞子　南北沙参　杏仁泥　茜草根　怀牛膝　瓜蒌皮　毛燕窝　川石斛　潼沙苑　鲜藕

肝火上升，肺金受克，咳嗽音暗，症入损门。急宜清养。

南沙参　瓜蒌皮　川贝母　女贞子　北沙参　杏仁泥　桑白皮　潼沙苑　生龟板　天门冬　麦门冬　怀山药　淡竹叶　鸡子清

一水能济五火，一金能行诸气，肾为下渎，肺为上源，金水相涵，方能滋长。今诊脉象两尺虚细而数，左关细弦而数，右部浮芤而数。失红之后，呛咳漫热，大肉消瘦。盖肾水久亏，肝阳无制，熏灼肺金，损症已成，实非轻浅。勉拟壮水柔肝，清养肺胃之法，竭力挽救。

天门冬　麦门冬　北沙参　潼沙苑　败龟板　旱莲草　左牡蛎　生甘草　川石斛　怀山药　女贞子　毛燕窝　川贝母　莲心

九、调养

营卫平调，化痰调气。

人参　云茯苓　生白术　当归身　黑料豆　杭白芍　川杜仲　陈橘红　制半夏　春砂仁　广郁金　玫瑰花　夜合花　金橘饼　广木香

养阴调营，兼化痰软坚之治。

南沙参　云茯苓　大丹参　陈橘红　制半夏　左牡蛎　象贝母　柏子仁　夜合花　全当归　炙僵蚕　金橘饼　红枣

营血久亏，肝胃不调，宜养阴调营之治。

南沙参　云茯苓　苡仁　当归身　白蒺藜　潼沙苑　川石斛　怀牛膝　柏子仁　象贝母　甜杏仁　大丹参　合欢皮　莲子肉

祖怡注：此症脉多弦硬，去年曾经吐血。肝胃不调与肝胃气痛方中，皆用血药。此方治肝虚，故不用破气药。

养阴调营，参以清肃。

鲜首乌　天门冬　麦门冬　白玉竹　光杏仁　南沙参　瓜蒌皮　女贞子　象贝母　桑白皮　北沙参　黑料豆　海蛤粉　去心莲子

清滋太过，胃气反伤，拟培土生金，兼和营调胃之治。

南沙参　云茯苓　冬白术　苡仁　化橘红　女贞子　潼沙苑　合欢皮　全当归　怀牛膝　杏仁泥　莲子肉　桑白皮　川贝母

十、风湿痰

风湿相乘，遍身发痒。宜养血祛风，兼以利湿。

南沙参　全当归　杭白芍　大生地　五加皮　地肤子　梧桐花　赤茯苓　怀牛膝　嫩桑枝　生白术　生熟苡仁　红枣

风湿相乘，流窜四末。宜和营息风，兼以利湿。

全当归　赤茯苓　大胡麻　豨莶草　怀牛膝　赤白芍　茅苍术　五加皮　地肤子　梧桐花　嫩桑枝　川黄柏　生甘草

风痰上升，筋脉牵掣。宜柔肝息中，兼化痰通络。

生石决八钱　紫丹参三钱　麦门冬一钱半　云茯神三钱　炙僵蚕一钱半　甘菊花二钱　明天麻八分　象贝母二钱　天竺黄六分　制半夏一钱　陈橘红五分　左秦艽一钱　双钩藤二钱

风痰上升，阻塞灵窍，不能语言。宜清养心神，息风化涎。

天竺黄六分　大丹参三钱　云茯神二钱　杭麦冬一钱半　胆南星六分　陈橘红一钱　杭甘菊二钱　光杏仁三钱　白蒺藜三钱　大贝母二钱　石决明八钱　灯心三尺　鲜竹沥二大匙

祖怡注：肝风之上升者，皆用决明、杭菊以熄风。

脉来左弦右滑，风与痰乘。宜固本中参以化浊。

当归身　云茯苓　冬术　光杏仁　嫩桑枝　甘菊花　川贝　陈橘红　佩兰叶　荷叶　生熟苡仁

肺气不降，脾有湿痰，上为呛咳，下则溏泄。宜培土生金，参以和中化浊。

当归身 冬白术 云茯苓 台乌药 桑白皮 白苏子 象贝母 江枳壳 小青皮 陈橘红 车前子 生苡仁 生姜 冰糖

肺气不降，肾气不纳，脾有湿痰。治宜培土生金，降纳肾气。

南沙参 桑白皮 象贝母 苦杏仁 川杜仲 黑料豆 当归身 怀牛膝 黑沉香 紫苏子 陈橘红 苡仁 莲子肉 云茯苓

十一、咳

初诊脉来左弦右滑，肝风驱痰上升，呛咳气逆，喉闷作梗，系阴分不足故也。宜清泄上焦法。

南沙参 桑白皮 苦杏仁 甘菊花 麦门冬 制半夏 象贝母 杭白芍

二诊脉来弦象渐平，呛咳亦减。宜宗前法，更进一筹。

南沙参 陈橘红 瓜蒌皮 川杜仲 全当归 云茯苓 左牡蛎 川贝母 旋覆花 桑白皮 怀牛膝 冬白术 甜杏仁 莲子肉

肝营不足，肝气太强，上犯肺胃，呛咳日久。经治虽已获效，旋以疟后失于调养，肝营更亏。急宜调营柔肝，兼治肺胃。

当归身 川贝母 杏仁泥 大丹参 杭菊花 石决明 怀山药 合欢皮 潼沙苑 莲子肉 云茯苓 桑白皮 陈橘红 柏子仁

营血大亏，肝风内动，不时呛咳，头目作眩。宜养阴调营，息风化痰。

南沙参 云茯苓 苡仁 当归身 潼白蒺藜 女贞子 甜杏仁 象贝母 陈橘红 杭菊花 桑白皮 石决明 白苏子

水不滋木，肝阳上升，不时呛咳，头目不清，腰膝乏力。急宜壮水柔肝，佐以清肃。

桑白皮 怀牛膝 净蝉衣 金毛脊 南沙参 肥天冬 杏仁泥 川杜仲 陈橘红 炙生地 女贞子 瓜蒌皮 杭菊花 谷精草

肺肾阴亏，肝阳独旺，上升犯肺，呛咳夹红，久延入损，急宜清养。

南沙参 桑白皮 怀山药 光杏仁 潼蒺藜 云茯苓 茜草根 女贞子 瓜蒌皮 怀牛膝 麦门冬 象贝母 生藕节

肺胃不和，脾多痰湿，失血之后，呛咳而喘。宜培土生金，参以肃降。

南沙参 云茯苓 苡仁 麦门冬 桑白皮 瓜蒌皮 参三七 怀牛膝 茜草根 杏仁泥 川贝母 陈橘红 旋覆花 莲子肉

十二、肿胀

脾湿成胀，脐突筋青，背平腰满，腹大如鼓，症极沉重。姑拟温运脾阳，和中化浊。

全当归 广木香 云茯苓 降香片 炮附子 佛手片 小厚朴 怀牛膝 新会皮

大丹参　车前子　细青皮　苡仁　冬瓜子　冬瓜皮　川通草

脾有湿热，腹肿囊肿，症势极重。姑拟健脾分消。

连皮苓　大腹皮　细青皮　新会皮　广木香　大砂仁　佩兰叶　台乌药　焦茅术　川牛膝　川厚朴　车前子　佛手片　煨姜

本属虚体，积湿下注，阴囊肿。宜调养中参以分利。

全当归　苡仁　五加皮　梧桐花　京赤芍　地肤子　细青皮　川牛膝　赤茯苓　豨莶草　台乌药　怀牛膝　车前子

本属虚体，积湿下注，阴囊肿痛。宜调中参以分利。

全当归　赤芍药　赤茯苓　生苡仁　梧桐花　豨莶草　五加皮　小青皮　车前子　嫩桑枝　川牛膝　怀牛膝　地肤子　台乌药　荠饼

十三、呕吐呃

肝胃呕吐。治如时邪呕吐，加减出入。

川雅连　白蒺藜　川厚朴　云茯苓　广木香　淡吴萸　广藿香　佩兰叶　陈广皮　春砂仁　广郁金　佛手片　细青皮　淡竹茹

胃之大络曰虚里，入于脾而布于咽。肝气太横，虚里受病，不时作吐。宜调营柔肝，兼和胃气。

当归身　焦白术　云茯苓　陈广皮　佩兰叶　广郁金　制川朴　春砂仁　白蒺藜　台乌药　白檀香　佛手片　玫瑰花

营血久亏，肝木太强，克脾犯胃，脘腹作痛，食入作吐，久延有噎膈之虞。宜养血柔肝，调和胃气。

全当归　大丹参　杭白芍　怀牛膝　广郁金　白蒺藜　川厚朴　降香片　制半夏　陈广皮　春砂仁　广木香　玫瑰花　大橘饼

时邪发呃，宜降逆和中。

川雅连四分　淡吴萸三分　赤茯苓三钱　新会皮一钱　制半夏一钱半　广木香五分　佩兰叶一钱　白蒺藜三钱　粉葛根二钱　姜竹茹五分　广藿梗一钱　春砂仁一钱　佛手片五分

十四、大小腑

下利日久，肠胃失和。宜固本中参以化浊。

炒党参　云茯苓　苡仁　全当归　新会皮　台乌药　江枳壳　大丹参　合欢皮　车前子　福橘饼　赤芍药　柏子仁　红枣　荷叶

中脘较舒，惟大便硬结。宜和营化浊。

全当归　大丹参　怀牛膝　广木香　川厚朴　江枳壳　瓜蒌仁　川郁金　小青皮　合欢皮　福橘饼　降香片　陈广皮　佩兰叶

湿热下注，治宜清利。

天门冬　小生地　大丹参　粉萆薢　瞿麦穗　苡仁　怀牛膝　粉丹皮　细木通　车前子　天花粉　福泽泻　灯心

营血本亏，夹有湿热。宜和中利湿。

全当归　杭白芍　赤茯苓　苡仁　地肤子　梧桐花　陈广皮　春砂仁　茅苍术　怀牛膝　川黄柏　佩兰叶　赤芍药　嫩桑枝　红枣

阴分本亏，夹有湿热。宜调养中夹以分利。

全当归　川黄柏　大胡麻　苡仁　豨莶草　赤茯苓　肥玉竹　地肤子　赤芍药　茅苍术　生甘草　梧桐花　槐枝

湿浊壅于州都，气不宣化，小溲难涩。宜和营理气，兼化湿浊。

当归身　上肉桂　小青皮　川郁金　赤茯苓　瞿麦穗　怀牛膝　车前子　陈广皮　冬瓜子　佛手片　大丹参　川通草　降香　苡仁煎，代水

阴分久亏，湿热下注，溲溺作痛。治宜清利。

南沙参　天门冬　赤茯苓　生苡仁　粉萆薢　鲜首乌　车前子　瞿麦穗　川石斛　天花粉　甘草梢　怀牛膝　细木通　粉丹皮

脾肾两亏，小溲淋漓。宜固本和中，兼纳下元。

潞党参　川杜仲　焦白术　桑螵蛸　补骨脂　全当归　陈广皮　云茯苓　杭白芍佛手柑　黑料豆　佩兰叶

营血不足，肝木太旺，上犯肺胃，下克脾土，积湿下注，致成石淋。宜养阴运脾，兼以分利。

天门冬　细生地　云茯苓　车前子　女贞子　南沙参　川萆薢　柏子仁　川通草　生苡仁　全当归　怀牛膝　红枣

十五、妇科

男以肾为先天，女以肝为先天。盖缘肝为血海，又当冲脉，故尤为女科所重。营血久亏，肝气偏胜，冲脉受伤，每遇行经，尻胯作痛。抱恙日久，不易速瘳。急宜养血柔肝，和中解郁。

全当归　杭白芍　茺蔚子　大丹参　玫瑰花　制香附　黄郁金　台乌药　云茯苓　冬白术　怀牛膝　蕲艾绒　合欢皮　降香片　荠饼

女以肝为先天，肝为血海，又当冲脉，故为女科所重。营血久亏，风阳内动，宜养阴调营，柔肝息风。

南沙参　广皮白　甘菊花　苍龙齿　云茯苓　白归身　夜合花　白蒺藜　怀山药　大丹参　生石决　川郁金　莲子肉　毛燕窝

调营理气，兼暖子宫。

白归身　香抚芎　小胡麻　陈广皮　杭白芍　覆盆子　大丹参　广木香　白蒺藜　白茯苓　蕲艾绒　制香附　福橘饼　降香片

祖怡注：此症血分干虚。

初诊　血亏脾弱，寒阻气分，胸腹屡闷，内热日甚，头目重着，肢节酸疼。治宜祛寒利气。

酒炒当归二钱　酒炒牛膝二钱　酒炒独活一钱　连皮茯苓三钱　焙青蒿子三钱　炒甜瓜子三钱　酒炒丝瓜络三钱　酒炒羌活一钱　功劳叶露一两，冲服　紫大丹参二钱　粉牡丹皮二钱　生香谷芽三钱

二诊　肝气渐舒，寒邪已透，内热肢酸减半。惟血亏脾弱，脘闷头晕，夜半体燥，节络酸软。尚宜养血柔肝，兼培脾土。

前方去二活、茯苓，加香川芎一钱、海蛤粉四钱、川贝母三钱、川石斛三钱、竹茹一钱。

祖怡注：妇人咳嗽潮热，纳谷不香，痨象已见，经血尚未闭者，伯雄先生有一治验方，余曾用之，屡试屡验。吾邑王植卿夫人患骨蒸痨病，一年有余，遍请名医诊治，迄无效验。改延先生，前后共服此方二十余剂，病即霍然。方案如上。

初诊　怀孕八月，气郁阻中，暑风外迫，猝然发厥，神昏不语，目闭口噤，柔痉不止，卧不着席，时时龂齿。《金匮》云：痉为病，胸满口噤，卧不着席，脚挛急，必龂齿，可与大承气汤。但系胎前身重之际，当此厉病，断难用大承气法。然不用承气，症属难挽。如用承气而胎欲下动，亦断无生理。势处两难，但不忍坐视。先哲云：如用承气，下亦毙，不下亦毙，与其不下而毙，不若下之，以冀万一之幸。既在知己，不得已而勉从古法立方，以慰病家之心，亦曲体苦衷矣。

川纹军四钱，生，磨汁　净芒硝二钱　酒炒当归三钱　姜炒川厚朴一钱　炒枳实一钱　大丹参片五钱　盐水炒杜仲一两　高丽参四钱　陈仓米一合

二诊　昨方进后，幸胎未动，诸症悉退。盖前方乃系涤热，而非荡实，故孕安而邪亦净。但舌色微红少津，是因暴病大伤，未能骤复。法宜养心和中。能恬惔自畅，调摄得宜，则可也。

青蒿梗　佩兰梗　炙甘草　大丹参　白归身　香白薇　怀山药　真建曲　法半夏　广陈皮　南沙参　川杜仲　赤茯苓　乳荷梗　红枣　陈仓米

祖怡注：此道光廿六年东下塘探花第刘宅二十六岁右案。

阴分久亏，肝阳上僭，乳中起核，呛咳头痛。宜养阴调营，柔肝保肺。

南沙参　瓜蒌皮　杭白芍　桑白皮　云茯苓　象贝母　潼蒺藜　降香片　苡仁　左牡蛎　白蒺藜　荠饼　白归身　夜合花　杭菊花

水不滋木，肝阳上升，乳中起核。宜培土生金、化痰软坚之治。

南沙参　怀山药　象贝母　炙僵蚕　云茯苓　白归身　陈橘红　黑料豆　女贞子　制半夏　瓜蒌皮　左牡蛎　红枣　荠饼

十六、儿科

小儿肺痈，症势甚笃，姑拟清肃。

蒸百部　合欢皮　生苡仁　陈橘红　石决明　瓜蒌皮　麦门冬　桑白皮　南沙参　怀牛膝　象贝母　甜杏仁　竹叶

两天不足，风阳上升，致成解颅，筋节酸软。宜调营和中，兼以息风和络。

全当归　杭白芍　云茯苓　焦白术　金毛脊　川续断　川独活　左秦艽　怀牛膝　嫩桑枝　甜瓜子　甘菊花　川杜仲　生姜　红枣

两天不足，致成龟背。宜调营卫，兼利经络。

潞党参　云茯苓　冬白术　杭白芍　春砂仁　白归身　川独活　金毛脊　川断肉　左秦艽　嫩桑枝　陈广皮　黑料豆　荞饼

十七、外科

火毒上攻，治宜清降。

鲜首乌　天门冬　生蒲黄　人中黄　南沙参　杏仁泥　象贝母　桑白皮　生石决　天花粉　甘菊花　粉丹皮　瓜蒌皮　淡竹叶

虚人夹湿热，久患脏毒，肛旁有管不合，宜常服丸方。

晒生地一两　晒当归八钱　炒怀山药一两半　胡黄连五钱　生甘草八钱　灯心拌琥珀屑六钱　象牙屑八钱　炙刺猬皮一张

上血竭五钱　生苡仁一两半　净白占五钱

依法取末，糯米一合煮饭，和黄牛胆一个糊丸。每早淡盐汤送下三钱。忌姜椒葱蒜，江鲜发物，慎房帏尤妥。

洗痔疮方，脱肛亦可用。

全当归四钱　炙甘草八分　江枳壳三钱　绿升麻一钱半　荔枝草四两

祖怡注：绳甫先生以银花三钱易荔枝草，因该草不易得也。炙甘草、升麻增至各三钱。

治湿火炽甚广疮，煎方。兼治面部。

人中黄八分　炙冬花三钱　大杏仁三钱　大贝母三钱　天花粉三钱　粉丹皮一钱半　大力子二钱　夏枯草二钱半　马勃六分　金银花二钱　瓜蒌皮三钱　土茯苓二两　淡竹叶廿张

常服加减八珍化毒丹。

大濂珠二钱　真牛黄二钱　真琥珀二钱　大梅片二钱　人中白二钱　飞朱砂一钱　真川贝三钱　白飞面四钱

相任注：上二方皆名贵良药，至堪珍视。

十八、瘀伤

伤力受寒，和中利节。

全当归　云茯苓　焦白术　广陈皮　广木香　川断肉　左秦艽　怀牛膝　金毛脊　川独活　春砂仁　金橘饼　生姜

伤力停瘀，夹有湿热。宜和营通络之治。

全当归　大丹参　怀牛膝　苡仁　云茯苓　佩兰叶　川续断　川独活　左秦艽　台乌药　陈广皮　春砂仁　佛手片　嫩桑枝

扶土和营，去瘀伤，利筋节，兼畅气机。

全当归　云茯苓　冬白术　怀牛膝　川断肉　骨碎补　金毛脊　杜红花　陈广皮　广木香　左秦艽　生姜　红枣

右腿跌伤已久，迄今作痛，每遇阴雨节令殆甚。宜养营卫，兼利节络。

潞党参　云茯苓　焦白术　怀牛膝　炙生地　川断肉　川独活　杭白芍　广木香　金毛脊　当归身　杜红花　嫩桑枝　生姜　红枣

肺胃两伤，治宜清养。

南沙参　甜杏仁　象贝母　刘寄奴　北沙参　生苡仁　怀牛膝　麦门冬　瓜蒌皮　茜草根　女贞子　云茯苓　藕节　桑白皮

祖怡注：此症曾见吐血。刻虽不吐，尚有积瘀在胃。

肺胃两伤，姑拟清养。

鲜首乌　云茯苓　光杏仁　陈橘红　瓜蒌仁　象贝母　桑白皮　白苏子　青蒿　半夏　石决明　荷叶

肺胃两伤，筋节不利。宜养阴，参以通络。

南沙参　云茯苓　苡仁　光杏仁　桑白皮　瓜蒌皮　怀山药　怀牛膝　女贞子　川断肉　甜瓜子　象贝母　金毛脊

十九、眼耳

二天并培，化痰明目。

人参　冬白术　云茯苓　川杜仲　当归身　杭白芍　怀牛膝　川续断　谷精珠　净蝉衣　甘菊花　象贝母　仙半夏　陈橘红　红枣

水不涵木，肝阳上升，两目肿痛。宜养阴调营，明目发光。

羚羊角　生石决　净蝉衣　谷精珠　南沙参　炙生地　怀山药　云茯苓　全当归　赤芍药　粉丹皮　象贝母　女贞子　黑料豆

肾水久亏，肝营不足，风阳上僭，发脱目昏。宜养阴调营，壮水涵木。

南沙参　怀山药　蝉衣　石决明　当归身　炙生地　杭白芍　黑芝麻　霜桑叶　杭

甘菊　白蒺藜　云茯神　谷精珠　福橘饼

正在妙龄，二天不足，瞳神散光，视物两歧。宜壮水柔肝，明目发光。

炙生地　粉丹皮　女贞子　黑料豆　青龙齿　左牡蛎　净蝉衣　谷精珠　南沙参　川贝母　全当归　怀山药　茯神苓六曲浆拌

水不涵木，肝阳上升，头目不清，不时呛咳，腰膝乏力。急宜壮水涵木，清肃肺胃。

南沙参　炙生地　天门冬　女贞子　川杜仲　怀牛膝　谷精珠　净蝉衣　金毛脊　杭菊瓣　桑白皮　瓜蒌皮　陈橘红　杏仁泥

耳为肾窍，肝阳上扰，肾穴受伤，聆音不聪，夹有脓血。先宜滋肾柔肝，参以清越，六味丸加味主之。

女贞子　粉丹皮　福泽泻　白蒺藜　杭甘菊　云茯苓　净蝉衣　石决明　川百合　福橘饼　黑芝麻　红枣　大生地　霜桑叶　怀山药

又转方，加大白芍，去蒺藜，或去泽泻，常服有效。

二十、喉科

水不滋木，肝阳上升，挟三焦之火，上窜咽喉，蒂丁缩短作痛，巅顶亦作痛。宜滋肾柔肝，息风化火。

明天麻　甘菊花　炙生地　净蝉衣　海蛤粉　黑山栀　瓜蒌皮　夏枯草　京玄参　粉丹皮　霜桑叶　川石斛　竹叶　荠饼

祖怡注：此人肝肾虚弱，故不用过于寒凉之味。

王旭高临证医案

清·王泰林　著

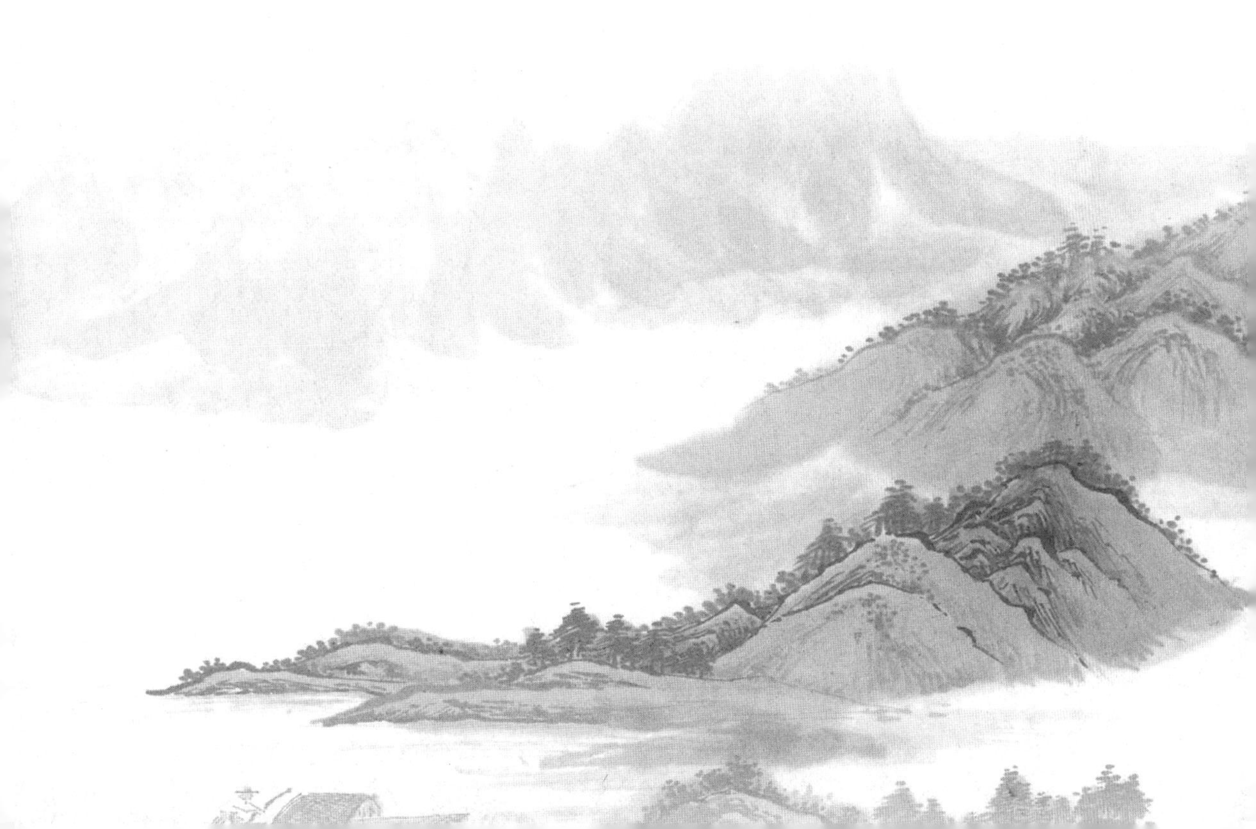

序

临证医案，非古也。古人视病不立案语，但书方药。迨宋后医生诊病，始相沿先立案语，后书方药，但随作随弃，无有辑之者。如宋之许知可①、张季明②，明之薛立斋③、陈维宜④、孙文垣，以及清初喻嘉言⑤、徐大椿⑥辈，虽有医案，类皆因治疗效验，笔诸于书。其文乃记事，非临证也。良以病多转变，方难一定，恐泥学者眼目，故作者恝置⑦之。

然余谓医之有方案，犹名法家之有例案，文章家之有试牍。对病书方，因题立义，相对斯须，人之性命系焉，己之得失亦系焉。虽不足为根柢之学，而病者之情形，医者之学识心思，尽在于是。苟能溯其脉证，观其变化，奚啻与病者医者一堂共语，不大可触发手眼哉！故叶氏《临证指南》，海内风行。然叶案语意高深，方多平淡，学者践其迹，未必入其室。因叶负一时重名，所视者非富室膏粱，即病深气竭，贫寒初病者寥寥焉。盖气体不同，方法即异，读其书而得其用者鲜矣！

余旧得无锡王泰林旭高先生方案二卷，爱而藏之，以篇页无多未梓。更求二十余年，不可得。客春游梁溪，访老友刘君石香。石香出十卷示余，云新得于李氏者。亟假归读之，其心思之敏，见识之超，清华而不高深，灵变而有矩矱，视叶案易于学步。且复诊甚多，前后推究，考其得失，尤足以资助学者。因并余所藏者，去其重复，合而选之。间有字句冗沓率意处，略为删整。依类编次，分二十六门。每门附以拙论，略见大意。其有精警与未惬意者，复随案指出，正之有道，非敢有意毁誉也。原书十卷，约得五六，厘为四卷，命儿辈录出。不敢自私，付之梓人，以公同学焉。

光绪二十三年丁酉孟春耕霞方氏序于倚云吟馆

---

① 许可知：许叔微，字知可。
② 张季明：张杲，字季明。
③ 薛立斋：薛己，号立斋。
④ 陈维宜：陈桷，字文垣。
⑤ 喻嘉言：喻昌，字嘉言。
⑥ 徐大椿：原名大业，字灵胎。
⑦ 恝置：淡然忘之，不加介意。恝，音 jiá。

目　录

卷 一

温 邪

某 久患三疟未愈，劳力更感风温，而发时证。及今八日，壮热烦躁，汗不能出，疹不能透，热郁蒸痰，神糊呓语，两胁疼痛，难以转侧，胸闷气粗，动则欲厥。所以然者，邪热与瘀伤混合，痰浊与气血交阻，莫能分解，以致扰乱神明，渐有昏喘之险。

豆豉五钱 苏梗一钱 郁金一钱 赤茯神三钱 连翘三钱 丹皮钱半 当归三钱 杏仁三钱 天竺黄钱半 木通一钱 猩绛七分 菖蒲五分 青葱 枇杷叶

渊按：郁金、杏仁解气郁，当归、葱、猩解血郁，豆豉、苏梗从里达表，尤宜佐黄芩、鲜地等以解热郁。否则热不解而诸郁亦不开，势蒸痰阻，陷入胞络易易。

宋 湿温过候，斑疹并见，心胸烦懊，神识模糊，脉数混混而不清，舌心苔干而不腻，湿蕴化热，热渐化燥。气粗短促，目赤耳聋，阴精下亏，风阳上亢。虑其内陷昏痉，拟生津达邪，兼芳香逐秽。

鲜斛 淡豆豉 竹茹 连翘 橘红 赤苓 天竺黄 黑山栀 菖蒲 郁金 羚羊 陈胆星 牛黄 清心丸五分 加犀黄三厘

复诊 湿温邪在太阴、阳明，湿胜于热，太阴为多；热胜于湿，阳明为甚。日晡烦躁，阳明旺时也。口虽渴，苔仍白腻，乃湿蕴化热，余湿犹滞，气火熏蒸，蒙蔽清窍，故斑疹虽透而神识时糊，脉沉小而数疾，皆邪郁不达之象。倘若热甚风动变劲，便难措手。

半夏 赤苓 鲜石斛 连翘 川连姜汁炒 菖蒲 通草 豆豉 郁金 益元散 竹茹 茅根 黑山栀

渊按：宜参凉膈散缓缓通下，不致下文化燥内陷耳。盖湿温虽不可早下，而热胜挟滞者，不下则热邪挟滞不去，湿邪亦从热化燥化火也。

三诊 湿温旬日，脉数较大于昨，热势较盛于前，所谓数则烦心，大为病进，并非阴转为阳，自内达外之象。舌苔白厚，上罩微灰。面红目赤，阳盛之征；头昏耳聋，阴虚之象；小溲窒塞，气化不及也。当生津以彻热，利窍以化湿。救阴不在肾而在生胃津，去湿不可燥而在通小便。盖汗生于津，津充汗出而热解；小肠为心之府，小便通利，心火降而神清。

羚羊角 赤苓 菖蒲 天竺黄 泽泻 益元散 知母 鲜石斛 通草 竹叶 鲜薄荷根 另用珠子五分，血珀五分，为末，调服。

渊按：名言谠论，勿草草读过。

四诊　湿热郁蒸，如烟如雾，神识沉迷，脉时躁时静，静则神倦若寐，躁则起坐如狂，邪内陷矣。虽便不通，而腹鸣不满，肠胃不实，其粪必溏，未可骤攻下之。大凡温邪时症，验舌为先。今尖苔白，上罩微霉，邪在营气之交。叶氏云：邪乍入营，犹可透热，仍转气分而解，如犀、羚、元、翘等是也。从此立方，参以芳香宣窍。

犀角　羚羊角　鲜石斛　天竺黄　元参　连翘　益元散　赤苓　竹茹　至宝丹一粒

五诊　前方加鲜地、瓜蒌仁、枳实。

六诊　舌黑而干，湿已化燥。频转屎气，脘腹按痛，邪聚阳明。肠胃已实，当商通腑。但小便自遗，肾气虚也。正虚邪实，津枯火炽，惟有泻南补北，勉进黄龙汤法。

鲜地　人参　生大黄　元参　元明粉　菖蒲　天竺黄　连翘　竹叶　甘蔗汁代水煎药

渊按：蔗汁生饮最妙。代水煎药，不但腻膈，且失凉润之性矣。

七诊　下后舌黑稍退，而脉反洪大，神识仍昏，阳明火旺也。清阳明燔灼之火，救少阴涸竭之阴，用景岳玉女煎。

鲜地　元参　鲜斛　知母　天竺黄　麦冬　石膏　竹叶　芦根　蔗汁一杯冲

八诊　津回舌润，固属休征；风动头摇，仍为忌款。温邪虽退，元气大虚，虚风上扰不息，又防眩晕厥脱。今当扶正熄风，参以生津和胃。

生洋参　钩钩　天麻　茯神　制半夏　石决明　秫米　陈皮　麦冬　竹茹　甘蔗皮

渊按：热滞虽从下而松，肝家阴液早为燥火所伤，故见证如此，迟下之累也。

胡　素有肝胃病，适挟湿温，七日汗解，八日复热，舌灰唇焦，齿板口渴，欲得热饮，右脉洪大数疾，左亦弦数，脘中仍痛，经事适来。静思其故，请明析之。夫肝胃乃腹中一藏一府，木乘土则气郁而痛。若不挟邪，安得寒热？即有寒热，断无大热。以此为辨也。又询大便坚硬而黑，是肠胃有实热，所谓燥屎也。考胃气痛门无燥屎症，惟瘀血痛门有便血，然此症无发狂妄喜之状，则断乎非蓄血，此又一辨也。渴喜热饮，疑其为寒，似矣。不知湿与热合，热处湿中，湿居热外，必饮热汤而湿乃开，胸中乃快，与阴寒假热不同。再合脉与唇，其属湿温挟积无疑。《伤寒大白》云：唇焦为食积。此言诸书不载，可云高出前古。

豆豉　郁金　延胡　山栀　香附　赤苓　连翘　竹茹　蒌皮　外用葱头十四个，盐一杯，炒热，熨痛处。

按：病本湿温挟食，交候战汗而解，少顷复热，为一忌。汗出而脉躁疾者，又一忌。适值经来，恐热邪陷入血室，从此滋变，亦一忌。故用豆豉以解肌，黑栀以清里，一宣一泄，祛表里之客邪。延胡索通血中气滞、气中血滞，兼治上下诸痛。郁金苦泄以散肝郁，香附辛散以利诸气，二味合治妇人经脉之逆行，即可杜热入血室之大患。瓜蒌通府，赤苓利湿。加竹茹、连翘，一以开胃气之郁，一以治上焦之烦。外用葱、盐热熨，即古人摩按之法，相赞成功。

渊按：此虽有食积，亦不可下。以胸痞脘痛，渴喜热饮，中焦湿饮郁遏不开，寒热错杂，阳明之气失于顺降，若遽下之，轻则痞隔，重即结胸矣。同一湿温夹滞，其不同有如此者。

复诊服药后大便一次，色黑如栗者数枚，兼带溏粪，脘痛大减，舌霉、唇焦俱少退，原为美事。惟脉数大者变为虚小无力，心中觉空，是邪减正虚之象，防神糊痉厥等变。今方九日，延过两候乃吉。

香豉　青蒿　沙参　赤芍　川贝　郁金　黑山栀　竹茹　稻叶　金橘饼

渊按：大便通而痛减，乃葱、盐按摩之功也。葱能通气，咸能顺下，阳明之气得通，胃气自然下降；胃气通降，大便无有不通者。夫便犹舟也，气犹水也，水流顺畅，舟无停滞之理。若但知苦寒攻下，不明中气之逆顺，是塞流以行舟耳！

秦　温邪十二日，斑疹遍透，神识仍糊；大便屡行，齿垢未脱。舌尖红，中心焦，阴津灼也。左脉大，右脉小，元气弱也。昨投清泄芳开，是从邪面著笔；今诊脉神委顿，当从元气推求。要知温属阳邪，始终务存津液；胃为阳土，到底宜济甘凉。所虑液涸动风，易生痉厥之变；胃虚气逆，每致呃忒之虞耳。

羚羊角　沙参　生草　天竺黄　菖蒲　鲜石斛　犀角　元参　洋参　泽泻　茯神　芦根　蔗汁　另用濂珠粉三分，上血珀末三分，开水调服。

复诊　昨用甘寒生津扶正，病势无增无减。然小便得通，亦气化津回之兆也。症交十三日，是谓过经，乃邪正胜负关头。从此而津液渐回，神气渐清，便是邪退之机；从此而津液不回，神糊益甚，便是邪进之局。正胜邪则生，邪胜正则重。仍以生津救液，冀其应手。

羚羊　鲜石斛　沙参　洋参　麦冬　泽泻　赤苓　元参　蔗汁　芦根　珠黄散　又加知母、川贝。

三诊　甘寒清润，固足生津，亦能滋湿。向之舌绛干焦者，今转白腻，口多白沫，是胃浊上泛也。小便由于气化，湿滞中焦，气机不畅，三焦失于输化，故不饥，不思纳，小便不利也。法宜宣畅三焦。

豆卷　赤苓　猪苓　泽泻　生苡仁　杏仁　通草　竹茹　陈皮　半夏曲　谷芽　血珀五分研末冲服

渊按：帆随湘转，妙于转环。脾肾阳气素虚，阳邪一化，阴湿即来。在脉神委顿时早防之，庶免此日波变，然不料其变之如是速耳。古方大豆卷治筋挛湿痹，苏地用麻黄汤浸，借以发汗，与此症总不相宜。

四诊　瘀热畜[①]于下焦，膀胱气痹不化，少腹硬满，小溲不利。下既不通，必反上逆，恐生喘呃之变。开上疏中渗下，俾得三焦宣畅，决渎流通。

---

① 畜：通“蓄”。

紫菀　杏仁　桔梗　川朴　陈皮　赤苓　猪苓　泽泻　苏梗　血珀　通草　又照方加参须五分，煎汤调下血珀五分。外用田螺二枚，葱白一握，桃仁三钱，曲少许，麝香五厘，肉桂五分，合打烂，炖温，敷脐下关元穴。

五诊　温邪甫退，少腹板硬，膀胱气化无权。昨议疏泄三焦，小便仍不畅。今少腹硬满过脐，其大如盘，按之不痛，脉沉小，舌白腻，身无热，口不渴，所谓上热方除，中寒复起是也。夫膀胱与肾相表里，膀胱气化赖肾中阳气蒸腾。肾阳不足，膀胱水气凝而为瘕，须防犯胃冲心，呃厥等变。急急温肾通阳泄水，犹恐莫及。

肉桂五苓散送下金匮肾气丸三钱。

渊按：须此方解下焦之围，再佐葱、盐按摩更妙。

六诊　通阳泄水，与病相投，虽未大减，已奏小效。腹中觉冷，中阳衰弱显然。

照方加木香、炮姜。

尤　症交十二日，目赤耳聋，舌白烦渴，脉洪大而汗出。当辛凉以彻气分之热邪，甘凉以救肺胃之津液。

北沙参　麦冬　知母　天竺黄　元参　生石膏薄荷同打　滑石　竹叶　芦根

七诊　目张不语而神慧，与汤则咽，身能转侧，舌苔灰白，脉形洪滑。并非邪闭心包，乃肝阳夹痰火，阻塞清明之府。勿再芳香开达，开则邪反内陷矣。慎之！

羚羊角　川贝　郁金　茯苓　胆星　石决明　远志　鲜石斛　竹油　姜汁　北沙参

渊按：清火熄风，豁痰通窍，丝丝入扣。惟沙参可斟酌，以其补肺也。舌苔灰白，痰火征兆。

八诊　目张不语，多汗脉大。阳盛阴虚，防其厥脱。急救其阴，希图万一。

生洋参　石决明　沙参　茯神　麦冬　川贝　五味子

九诊　目已能合，口已能言，但舌蹇而言涩。汗多稍收，脉大稍敛，似有一线生机。所嫌两臂动强，恐其发痉。拟存阴熄风法。

羚羊角　鲜地　生地　洋参　沙参　石决明　麦冬　钩钩　蔗汁

渊按：几乎类中。大抵平素肺肾阴气不足，肝阳有余，年过四十者，每有是证。

华　温邪八日，神识模糊，斑色红紫，脘腹拒按，结热旁流，舌红干燥，目赤唇焦，而又肤冷汗出，脉伏如无。邪热内闭，阴津外泄，颇有内闭外脱之虑。勉进黄龙汤法。

大生地　参须　生大黄　枳实　连翘　天竺黄　元参　菖蒲　鲜石斛

渊按：肤冷汗出脉伏，非虚象，乃闭象也，从斑色红紫上看出。参须可斟酌。

某　久病元气未复，又感湿温，已逾旬日。解表、疏中、通下之药，皆已服过。现脉仍数，舌白腻，头汗多，身热不解，咳嗽不扬，小溲不爽。且以分泄三焦，再看转机。

豆卷　杏仁　赤苓　腹皮　川朴　桔梗　蒌皮　苏梗　泽泻　滑石　通草

高　舌白，口渴，咽痛。湿温化热，症方四日。年高正虚，势防战汗。冀其无变为佳。

薄荷　桔梗　射干　滑石　牛蒡子　橘红　杏仁　枳壳　蔻仁　芦根

复诊　温邪挟积化燥。昨服药后战汗不透，大热虽减，里热仍炽。舌霉边白，脉形不显。高年恐其内陷。

大力子　香豉　鲜石斛　连翘　黑山栀　薄荷根　滑石　枳实

三诊　胸脘板痛拒按，此属结胸。舌心燥边白，此挟痰水、挟气积。症交七日，温邪内伏，将燥未燥，将陷未陷。昨午投生津达邪一剂，今结胸症已具，势不容缓，再进小陷胸法。

川连　半夏　枳实　蒌仁　香豉　黑山栀

渊按：仲景小陷胸以枳实佐川连，瓜蒌佐半夏，苦泄辛润，开中焦之痞，以化痰水热邪。方名陷胸，与诸泻心汤出入，并非下剂。今人以蒌、枳为通府之药，殊属可笑。

顾　温邪得食则复。舌心尖焦黄而干，边苔白腻，心胸痞闷，此挟积、挟气、挟痰、挟水。大便已十二日不通，其势不得不下。

半夏　茯苓　泽泻　川连　枳实　川朴　蒌仁　大黄　元明粉

杨　胸闷头痛，寒热往来，邪在少阳。有汗而热不解，是伤于风也。舌薄白，边色干红，阴亏之体，邪未外达，而津液暗伤，渐有化燥之象。症交七日，中脘拒按，似欲大便而不得出，少阳之邪传及阳明，胃家将燥实矣，防其谵语。拟少阳、阳明两解法。

柴胡　淡芩　半夏　枳实　甘草　香豉　黑山栀　蒌仁　桔梗　滚痰丸钱半

渊按：从大柴胡、陷胸变化，不用大黄、黄连，以阴亏液伤，拒按在中脘，不在大腹也。借滚痰丸以微通之，心灵手敏。

复诊　得汗得便，邪有松机，是以胸闷、心跳、烦躁等症悉除，而头痛略减也。虽自觉虚馁，未便多进谷食，亦未可就进补剂，但和其胃、化其邪可耳。

香豉　豆卷　半夏　川贝　赤苓　陈皮　郁金　川斛　通草　竹茹

三诊　用和胃化邪法，一剂颇安，二剂反剧。良以畏虚多进谷食，留恋其邪，不能宣化，郁于心胸之间，湿蕴生痰，热蒸灼液，烦躁，恶心，错语，两手寸关脉细滑数，两尺少神，舌边干红，心苔黄腻，皆将燥未燥，将陷未陷之象。拟导赤、泻心各半法，生津化浊，和胃清心。

犀角　川连　鲜石斛　枳实　半夏　赤苓　连翘　黑山栀　橘红　生甘草　通草　郁金　竹茹　芦根　万氏牛黄清心丸五分

渊按：阳明痰热未清，遽进谷食，致有下文如是大变。宜仿仲景食复法，佐大黄以微下之。

四诊　症交十三日，身热不扬，神昏，舌短苔霉。邪入膻中，闭而不达。急急清泄芳开，希冀转机。

犀角　连翘　枳实　天竺黄　芦根　菖蒲　黑膏　牛蒡　元参　薄荷根　郁金　鲜石斛　紫雪丹五分，另调服

五诊　神情呼唤稍清，语仍不出，邪欲达而不达；胸胁红点稍现，迹稀不显，斑欲透而不透。口臭便秘，时觉矢气，阳明燥实复聚；舌短心焦边绛，膻中之火方炽。芳开清泄之中，参以生津荡实。

前方加沙参、细生地、磨大黄。

六诊　口臭喷人，胃火极盛，斑疹虽见，透而未足，目赤神糊，脉洪口渴。急急化斑为要。古法化斑以白虎为主，今仍参以犀地清营解毒，再复存阴玉女煎。

犀角　黑膏　麦冬　天竺黄　大生地　知母　沙参　洋参　菖蒲　人中黄　芦根　石膏薄荷打

渊按：前方未知下否，若未通，可再下之，所谓急下以存阴也。有犀地、白虎清营救液，见证有实无虚，不妨放胆。

七诊　目能识人，舌能出口，症渐有生机。当大剂存阴，冀其津回乃吉。

大生地　鲜石斛　麦冬　洋参　元参　生甘草　鲜生地　石膏　犀角　沙参　蔗汁

八诊　黑苔剥落，舌质深红，阴津大伤，燥火未退，左脉细小，右脉洪大，是其征也。际此阴伤火旺，少阴不足，阳明有余，惟景岳玉女煎最合，一面存阴，一面泻火。守过三候，其阴当复。

鲜生地　生石膏　元参　洋参　大生地　黑山栀　生甘草　知母　沙参　连翘　芦根

渊按：右脉洪大，阳明热结夹滞显然。

九诊　频转屎气，咽喉干燥，燥则语不出声。此阳明火势熏蒸，津不上承。重救其阴，兼通其腑，再商。

大生地　鲜生地　麦冬　生大黄　海参　北沙参　生甘草　元参　元明粉

渊按：从前欠下，尚是实热见象，海参嫌腻膈。

十诊　下后液未回，急当养阴醒胃。

生洋参　茯苓　橘红　麦冬　蔗皮　大生地　石斛　沙参　元参　谷芽

十一诊　耳聋无闻，舌干难掉，阴津大伤。用复脉法。

大生地　麦冬　元参　洋参　阿胶川连三分，拌炒　生甘草　鸡子黄

十二诊　迭进滋阴大剂，生津则有余，泻火则不足。今交三候，齿垢退而复起，神识已清，非阴之不复，乃燥火未清耳。今当法取轻灵。

洋参　枳壳　川贝　橘红　赤苓　枣仁猪胆汁炒　川连　雪羹汤煎。

十三诊　诸恙向安。每啜稀粥，必汗沾濡，非虚也，乃津液复而营气敷布周流也。小溲涩痛，余火未清，惟宜清化。

冬瓜子　鲜石斛　通草　黑山栀　生谷芽　甜杏仁　甘草梢

十四诊　病退，日间安静，至夜发热神昏，乃余热留于营分也。小溲热痛，心火下趋小肠。仿病后遗热例，用百合知母滑石汤合导赤散。

木通　甘草梢　竹叶　知母　鲜生地　滑石　百合　泉水煎服。

范　阴虚挟湿之体，感受时令风温，初起背微恶寒，头略胀痛，欲咳不爽，发热不扬，舌白腻，大便溏。峻投消散，暗劫胃津，以至饥不欲食，嗜卧神糊，呃忒断连，斑疹隐约。症方八日，势涉危机。阅周先生方，洵尽美善，僭加甘草一味以和之，具生津补中之力，未始非赞襄之一助也。若云甘能滋湿，甘能满中，孰不知之？须知苔薄光滑，胸不满而知饥，乃无形湿热，已有中虚之象，此叶氏所以深戒苦辛消克之剂，幸知者察焉！

牛蒡子　前胡　橘红　天竺黄　郁金　刀豆子　桔梗　神曲　菖蒲　连翘　薄荷叶　竹茹　甘草　枇杷叶

渊按：此痰呃也。中虚挟痰，胃气通降不顺所致。

复诊　症逾旬日，系温邪挟湿，病在气营之交。苔白腻而边红，疹点透而不爽，寐则谵语，寤则神清，呃声徐而未除，脉象软而小数。周先生清营泄卫，理气化浊，恰如其分。

羚羊角　连翘　天竺黄　川连　橘红　牛蒡子　半夏　丁香　柿蒂　竹茹　薄荷根　通草　茅根

渊按：寐昏寤明，痰火阻塞上中焦显然。方较上首好。

三诊　热处湿中，神蒙嗜卧，呼之则清，语言了了，舌白腻，脉软数。知非邪陷膻中，乃湿热深漫于上焦，肺气失宣布耳。呃尚未除，胃浊未化。拟从肺胃立法。

射干　杏仁　郁金　橘红　代赭石　川贝　沙参　桔梗　通草　旋覆花　茅根　冬瓜子

渊按：开肺降胃，更为得旨，所以呃除神清。

四诊　呃除，苔稍化，欲咳不扬。仍从前法加减。

前方去代赭石，加蛤壳、赤苓。

五诊　去旋覆花、射干、桔梗，加豆卷。

六诊　便泄数次，黏腻垢污。胃浊以下行为顺，故连日沉迷嗜卧，昨宵便惺惺少寐，且屡起更衣，愈觉神烦倦乏耳。今便泄未止，舌苔仍白，身热已和，酒客中虚湿胜。拟和中化浊，仿子和甘露饮。

生洋参　於术　赤苓　泽泻　滑石　鸡距子　广藿　木香　葛花　橘红　通草　竹茹

渊按：痰从便去，热亦随之，中焦之浊清，上焦之热亦降，故诸恙若失，转惺惺少寐耳。然苔未化，余湿未清，脾胃转运未复也，不可早补。

七诊　病已退，湿未楚。前方加减。

前方加参须、於术、神曲、谷芽。

孙　温邪袭肺，肺失清肃，湿挟热而生痰，火载气而逆上，喘息痰嘶，舌干口腻。

昨日之脉据云弦硬，现诊脉象小而涩数。阴津暗伤，元气渐馁，颇有喘汗厥脱之虑。夫温邪为病，隶乎手经，肺胃位高，治宜清肃。痰随气涌，化痰以降气为先；气因火逆，降气以清肃为要。姑拟一方，备候高明酌夺。

鲜石斛 射干 杏仁 象贝 沙参 苏子 桑皮 沉香 芦根 竹油冲服 冬瓜子 枇杷叶 姜汁

渊按：议论明晰，最宜学步。方中沉香易黄芩则善矣。盖热化肺清，不患不降，凡诸清肺药皆能降气，沉香属木，降肝不降肺耳。

黄 舌干而绛，齿燥唇焦，痰气喘粗，脉象细数。无形邪热熏蒸于膻中，有形痰浊阻塞于肺胃，而又津枯液燥，正气内亏，恐有厥脱之变。拟化痰涤热治其标，扶正生津救其本，必得痰喘平、神气清，庶几可图。

羚羊角 旋覆花 葶苈 杏仁 川贝 鲜石斛 元参 茅根 竹油 沉香 代赭石 苏子 姜汁 枇杷叶 滚痰丸三钱 人参汤送下。

复诊 头汗淋沥，痰喘不止，脉形洪大，面色青晦，舌红干涸，齿板唇焦。此少阴阴津不足，阳明邪火有余，火载气而上逆，肺失降而为喘，症势危险，深虑厥脱。勉拟救少阴之津，清阳明之火，益气以敛其汗，保肺以定其喘，转辗图维，冀其应手乃妙。

大生地海浮石拌捣 洋参 牛膝 五味子 石膏 桑皮 川贝 炙甘草 麦冬 人参一钱，另煎，冲 陈粳米煎汤代水。

渊按：脉形洪大，合之头汗面青，上实下虚大著。从补下纳气之中，想出清热救津之法，故能应手。人参、石膏、粳米救肺清热，亦所以救肾也。

三诊 汗稍收，喘稍平，脉大稍软，但气仍急促，心中烦躁，舌红干涸，齿垢唇焦。津液犹未回，虚阳犹未息，上逆之气犹未降，虽逾险岭，未涉坦途。今少腹似有透痦之象，是亦邪之出路。仍拟救少阴、清阳明，再望转机。

大生地蛤粉炒 洋参 沙参 元参 麦冬 鲜生地 牛膝 通草 豆卷 五味子 竹叶 枇杷叶 陈粳米煎汤代水。

渊按：前方应手，此即头头是道。通草、豆卷淡渗泄表，恐其耗津，不必虑邪之不去，津气回而邪自不容矣。

四诊 阴津稍回，气火未平。仍宜步步小心，勿致变端为幸。

大生地 洋参 沙参 元参 泽泻 麦冬 天竺黄 鲜石斛 石决明 茯神 芦根

张 温邪两候不解，脉形洪大中空，神昏蒙而如醉，舌淡红而无苔。与汤亦不却，不与亦不讨。呓语如呢喃，叮咛重复道。昨日用芳开，神情略觉好。然凭症而论之，乃津枯而液燥。是必甘寒润燥生津液，俾得气化津回方保吉。

大生地 鲜石斛 沙参 茯苓 麦冬 羚羊角 鲜生地 天竺黄 甘蔗汁 芦根尖

渊按：案语清华，方法简洁，非学识兼到者不能。

许 温邪内蕴，痰浊上泛，壮热无汗，神识模糊，气逆痰多，舌腻尖红，大便不通，势防厥脱。

羚羊角　葶苈　杏仁　川贝　天竺黄　黑山栀　蒌仁　枳实　豆豉　菖蒲　滚痰丸三钱　此方效。

渊按：实热夹痰，滚痰丸甚合，煎方亦好。

吴　温邪五日，舌苔干黄，壮热无汗，胸腹板满硬痛，手不可近，此属结胸。烦躁气喘，口吐涎沫，防其喘厥。

黑山栀　豆豉　蒌仁　川连　杏仁　生大黄　葶苈　柴胡　枳实　淡芩　元明粉　皂荚子

凡结胸症烦躁气促者死。此方是大柴胡汤、大小陷胸、栀豉合剂。

渊按：烦躁无汗而有气喘者，柴胡不可用。用柴胡仍蹈前人治伤寒之故辙也。幸有硝、黄、连、杏主持其间，否则坏矣。

复诊　下后结胸之硬满已消，而烦躁昏狂略无定刻，舌苔干燥，渴欲凉饮，壮热无汗，邪气犹在气分。以苦辛寒清里达表，冀其战汗无变为妙。幸其壮热无汗，可冀战汗；若汗出而仍壮热，则内陷矣。

三黄石膏汤、鸡苏散与栀豉合剂。

三诊　战而得汗，脉静身凉，邪已解矣。舌黄未去，胃中余浊未清，尚宜和化。

川贝　赤苓　豆豉炒　连翘　黑山栀　通草　滑石　枳壳炒　竹茹

凡战汗后脉静身凉，用方大法不外乎此。

严　病后元气未复，温邪乘虚窃发。初起即便壮热神糊，舌干，肩膊胁肋疼痛。今方二日，邪未宣达，已见津涸之象，其为重候可知。当此论治，是宜达邪以解其表。然叶氏云：初起舌即干，神略糊者，且急养正，微加透邪之药。若昏愦而后救里，有措手不及之虞矣。

北沙参一两　牛蒡三钱　杏仁三钱　焦曲三钱　黑山栀钱半　豆豉三钱　连翘三钱　天竺黄一钱　枳壳一钱　茅根一两　鲜薄荷根五钱

渊按：深得叶氏心传。

孙　营阴素亏之体，感受温邪，病起肢麻寒热，旋即便泄神糊。今交七日，脉数而洪，舌燥齿干，心荡气促，阳明之火方炽，少阴之阴已涸。又腹硬痛，大便三日不通，积聚于中不下，气火尽浮于上。似宜通降为先，然阴津大涸，不得不先养其津，姑拟一方备商。

鲜生地一两四钱　北沙参二两　磨苏梗五分冲　杏仁三钱　天竺黄钱半　茯神三钱　麦冬五钱　川贝三钱　雪梨汁一杯，冲　枇杷叶三片

渊按：先养正救津，斯为老眼无花。

复诊　津回舌润，汗出甚多，热势亦退。惟心烦不寐，大便不通。仍以前方加减。

前方去苏梗，加细生地一两，天冬三钱，麻仁三钱。

蔡　温邪发斑透疹，总在肺胃两经。邪热郁蒸，从里达外，血分热炽则发斑，气分热炽则发疹。邪从外入，由气传营；热自内出，由营达气。此症胸前先发斑点，身未觉热；数日之后，始发寒热，续布痧疹。似乎营分先有伏热，而后温邪凑集，肺胃受病，始见咳嗽寒热等症。然斑已将化，疹已透齐，即有余邪，清之解之可已。乃反脘痞烦闷，气升恶心，喉痛难咽，其故何欤？良以怀孕八月，适当太阴、阳明养胎之候，邪热甚于肺胃，胎气失荫而上逆，繇是胸高气逆，烦躁不得卧，岂非病虽由热，而实乃胎气上冲所致也。为今之计，清解肺胃温邪，以化斑疹热毒，是为正治。然燎原之下，液灼津伤，亦必养其津液；胎气上升，为变最速，尤要先平胎气；肺主一身之气，又必降其肺气。肺气降而得卧，胎安不上冲，庶无喘厥之虞矣。

鲜生地一两　淡豆豉三钱，同鲜地研　川贝三钱　磨苏梗五分，冲　磨犀角五分，冲　磨郁金五分，冲　元参二钱　白薇三钱　竹茹一钱　野苎根五钱　枇杷叶三片，去毛

复诊　温邪上受，自气传营；而化火上炎，由胃及肺。喉属肺经，咽属胃经，凡咽喉之症，属实火者多，因肺胃之阳盛；肾脉循喉，肝脉绕咽，系虚火者，始关肝肾之阴亏。是其大略也。此症乃斑痧之后，喉痛色赤，全由邪火炽张。图治之方，犀角地黄，不出甘寒清解。昨吐红痰，无非气火熏蒸；今观脉色，已觉神情爽朗。立夏恰今朝，病能减而即是退，胎不动而即是安。大便才通，亦是转机之兆。小心调理，冀无欲速之讥。

犀角　羚羊角　川贝　鲜石斛　元参　知母　鲜生地　麦冬　枇杷叶　金银花露、绿豆皮煎汤，与燕窝汤相和频饮。

三诊　夫温邪燔亢之余，余热固未能净；肺胃燎原之下，阴津必受其戕。养阴不在血而在津与汗，叶氏之名言；安胎须顺气，阴火忌上冲，妇科之要论。此症几及两候，温痧既退，安得邪火复炽？喉肿既消，何以燥痛复盛？所以然者，胎当七八月之间，正肺与大肠司养之际，肺肠相为表里，肺主气而大肠主津，肺受火淫，燥热移于大肠，大肠当养胎之际，遂移热于胞络。《内经》云：人有重身，九月而喑，是胞之络脉绝也。胞脉者，系于肾而络胞胎。今热上迫肺，故音哑、咳嗽而喉复痛也。按此段经文，明指胎中阴火，当九月之期有此音哑一症，教人勿亟治之，惟恐伤其胎气耳。兹方八月，即得音哑咳频，岂非殃及池鱼之谓欤！今以甘凉生津治其上燥，参入咸寒以降阴中伏火，经所谓热淫于内，治以咸寒是也。须知治病要察机宜，养阴而火自降，指久病虚羸而言；火退而阴自充，乃暴病未虚之症。先辈有提其要曰：暴病多实，久病多虚。是其义也。然欤否欤，仍候华先生裁正。

北沙参一两　川贝去心，勿研，三钱　元精石三钱　知母三钱，秋石煎汤，拌浸　蝉衣一钱，去翅足　大豆卷三钱　元参三钱　天花粉三钱　枇杷露一杯，冲服　野苎根三钱　赤苓三钱　生甘草四分

改方加羚羊角钱半，鲜生地七钱，黑山栀钱半。

渊按：伏温由内达外，由里传表，从少阴而出太阴，所以退而复来，轻而再重，不

尽由乎胎热。疹属肺，肺主一身之表；斑属胃，胃为万物所归。温邪每从两经而达也。胞络者，乃胞门子户之胞，非心包络。胞络系肾，少阴之脉贯肾，上入喉中，热邪由少阴上干喉中，故音哑，甚则喉痛。

鲍　半月不大便，症交十二日，神昏舌煤，齿垢干枯，阳明邪火极炽，少阴阴液已亏，肠中宿垢不下，邪热靡有出路。不下恐火盛劫液而痉厥，下之恐亡阴而呃脱。极难著笔，姑备一方。

犀角　鲜生地　生大黄　茯神　当归　菖蒲　大生地　连翘　枳实　麦冬　天竺黄　元明粉

渊按：一面养阴彻热，一面通府，最稳当。硝、黄宜轻用。

复诊　便解三次，神气稍清，舌煤已化。今拟生津。

鲜石斛一两　川贝二钱　茯神三钱　元参三钱　生甘草五分　麦冬三钱　天竺黄钱半　竹茹一钱　北沙参一两　大生地一两　甘蔗皮一两

沈　阴虚之体，感受温邪反复。今交九日，神识时迷，舌满碎腐，脉象渐沉，防其昏厥。备方候致和先生哂政。

犀角四分，磨冲　连翘三钱　丹皮钱半　瓜蒌仁三钱　鲜生地五钱　元参三钱　天竺黄钱半　鲜薄荷根一两　另珠子三分，血珀四分，研细末，芦根汤送下。

复诊　照前方去蒌仁，加大生地、生洋参、沙参、麦冬。

三诊　阴津大亏，痰火炽盛，内风暗动，痉厥将至。煎药不肯沾唇，姑以汤方备试。

参须一钱　川贝二钱　石决明八钱　杏仁三钱　芦根一两　竹油三十匙，冲　麦冬三钱　羚羊角钱半，先煎　雪梨汁一杯，冲　蔗汁一杯，冲

四诊　症势稍转机。仍候济慎先生裁正。

羚羊角　鲜生地　大生地　天冬　麦冬　鲜石斛　北沙参　石决明　西洋参　钩钩　芦根　竹油　茯神　蔗汁　梨汁　淡姜汁　生甘草　元参二味，济慎先生加

渊按：数方养阴则有余，泻火尚不足，致有下文邪热逗留之弊。

五诊　照前方加减。备候济慎先生裁正。

大生地　川贝　鲜石斛　石决明　元参　丹皮　麦冬　生洋参　北沙参　芦根　甘蔗汁

六诊　腑气不通，阳火不降，阴津不升。元气虽虚，不得不通其腑。

大生地八钱　鲜石斛五分　北沙参一两　元参三钱　知母钱半　生大黄三钱　当归三钱　生洋参三钱　麦冬三钱　芦根一两

洪　温邪初起，胸闷头痛，发热有汗。先宜凉解。

牛蒡子　豆豉　黑山栀　连翘　桔梗　橘红　荆芥　杏仁　薄荷　芦根

秦　发汗太过，津液内夺。昨日生津以达邪，汗虽未出而疹点已化，热虽未退而脉象稍和，是佳兆也。苔煤而不甚燥，神糊而有时清。犀角地黄虽可用，然大势无变，方

亦无事更张，仍照前方加味。

北沙参一两　天竺黄钱半　鲜石斛一两　连翘三钱　麦冬三钱　茯神三钱，朱拌　生甘草四分　元参三钱　茅根一两，去心　灯心三尺，朱拌　九节菖蒲八分

渊按：神糊苔煤，鲜石斛可用，北沙参不可用。虽养肺阴，究嫌补肺助痰，麦冬亦然。此老好用二物，瑕瑜并见。

张　久患便血，阴气先伤于下。今感温邪挟积，肺胃之气阻窒，上喘下泄，发热口渴，舌绛如朱，额汗不止，遍体无汗，脉小数疾，厥脱险象。勉拟一方备正。

葛根一钱　黄芩钱半　石膏三钱，薄荷同研　赤苓三钱　黄连四分　杏仁三钱　牛蒡元米炒，三钱　生甘草四分　枇杷叶三片　上药用水两盏，煎至一盏。另用人参一钱，麦冬钱半，五味子五分炒，生地四钱，阿胶二钱蛤粉炒，用水两盏，另煎，煎至半盏，冲和前煎，徐徐服下。

此为复方法。病系温邪，而阴虚欲脱，故立此法。凡暴喘多实，而壮热舌干，宜从清解。惟久患便血，今更下泄不止，所谓喘而不休，泄痢不止，水浆不入者不治，故不得不救其阴，希图万一。

渊按：阴血既耗于下，脾气复伤于中，故一感温邪而上喘下泄。泄为脾陷，喘为肾逆，两藏不守，厥脱易易。头汗者，阴不守而阳越也。身无汗者，阴液虚而气不能化也。舌绛如朱，胃阴亏而心火炽。脉小数疾，阴血虚而邪火伏。两方颇有心思，惟葛根嫌升发，牛蒡嫌泄肺。盖阴阳两虚，中气不守，气虽陷不可升，汗虽无不可发，急急顾虑中气阴液，犹恐不及。然肯用心如此，敬服之至。

幼　阳明热邪充盛，遍体发出紫斑，鼻血龈碎。急与清解，防内陷。

犀角　石膏　薄荷　茜草　丹皮　鲜生地　连翘　紫草　元参　茅芦根

仁渊曰：温邪一证，前人每与伤寒混同论治。自喻嘉言始力辨其非，然犹不能跳出。至叶天士乃别开生面，吴鞠通继之，温热之治始大昌明。然非前人之误，前人亦为古人所误也。一误于《内经》热病者伤寒之类也，遂谓伤寒即温病，温病即伤寒，漫无分别。再误于王叔和集仲景《伤寒论》，以温病搀入伤寒之中，以为温热乃伤寒之变证。至后人有春变为温，夏变为暑之说。其实伤寒与温热相去霄壤。然温病亦非一端，有冬温、春温、冬温春发、风温痧疹、湿温之别。风温痧疹即春温一类，以感春令贼风，伤其皮毛，内合于肺，引动伏温，故见证咳窒气粗，或发痧疹，病在肺胃气分，宜辛凉轻泄上焦，不可用重剂及血分药。若冬温、春温，轻者亦在肺胃，咳窒气促；重者或发自少阳、少阴，甚有涉厥阴者，由其阴精先虚，邪热蓄伏于虚处，其机一发，少阴阴精先已告困，液涸劫津，昏痉颤振接踵而至，起而腰痛胁痛有汗不解者，不可轻视。盖腰为肾府，胁乃少阳经络游行之地，肾水不足，木火炽张故也。吾吴地处湿下，湿动最先，冬温夹湿者少，春温已有夹痰夹湿，湿温乃湿热相合。清其热尤须开其湿，清热用苦泄凉润，开湿不得不佐辛通淡渗，而化燥者即不合。盖湿从热化，见热而不见湿矣。温邪以验舌为

先，不可动辄发汗。有汗固不可再发，即无汗亦宜视其津液何如。若热盛液亏，妄汗最易昏痉，轻则咳窒气促，重则口鼻出血。辨六经与伤寒同，治法与伤寒大异。自汉唐及元明，多以伤寒之方治温热，虽经叶天士等大畅厥旨，然乡曲之士，遵师传而日读《汤头》《医宗必读》等书，仍以羌、独、柴、前为发表套剂，其祸尚未息也。

暑 邪

温　暑邪挟积，身热腹痛，先与疏达。

香薷　川朴　花槟榔　砂仁　藿梗　苏梗　赤苓　焦六曲　陈皮　通草

复诊　腹痛拒按，当脐有块，壮热无汗，舌苔黄腻，气升烦懊，防其发厥。法以表里两解。

柴胡　淡芩　枳实　赤苓　赤芍　半夏　元明粉　生大黄

三诊　投大柴胡汤法，下出碎块溏粪两次，腹痛不减，烦懊不安，气升呕逆，舌苔黄燥。食积填塞阳明，暑邪内走厥阴，防其昏厥。拟以泄厥阴、通阳明。

川连吴萸炒　楂炭　淡豆豉　黑山栀　瓜蒌仁　当归龙荟丸三钱，包煎　枳实　苏梗　木香三味磨冲

外敷方

葱一杷，盐一杯，丁香一钱，飞面三钱，打烂，敷痛处。

此四磨饮合小陷胸、栀豉、左金合剂，疏通气分，泄肝化积，再用外敷法，其气有不通行者乎！

渊按：暑必挟湿，湿为阴邪，最能阻碍阳气，故暑湿病多脘腹痞痛。积滞内阻，暑湿之不化，实由气机之不通。下而痛仍不减，乃未得辛通之药，中焦痞滞未去耳。

丁　暑乃郁蒸之热，湿为濡滞之邪。暑雨地湿，湿淫热郁，惟虚者受其邪，亦惟素有湿热者感其气。如体肥多湿之人，暑即寓于湿之内；劳心气虚之体，热即伏于气之中。于是气逆不达，三焦失宣，身热不扬，小溲不利，头额独热，心胸痞闷，舌苔黄腻，底绛尖红，种种皆为湿遏热伏之征。邪蕴于中，不能外达，亦不下行，颇虑内闭之变。拟以栀豉上下宣泄之，鸡苏表里分消之，二陈从中以和之，芳香宣窍以达之，冀其三焦宣畅，未识能奏功否。

淡豆豉　黑山栀　通草　半夏　菖蒲　鲜荷叶　六一散　薄荷　赤苓　竹茹　蔻仁研，后下

吴　劳碌之人，中气必虚。暑湿热秽浊之气，自口鼻吸入气道，满布三焦。虽舌苔满布，而胸无痞闷，非邪伏膜原之比。重浊之药，徒伤中气，与湿热弥漫之邪无益。今交五日，神气似清而浑，恐其过候有耳聋、神迷、呃逆等变。为治之法，且以芳香理气逐秽再议。

刀豆子　郁金　泽泻　石菖蒲　杏仁　瓜蒌仁　陈皮　滑石　香薷　桔梗　北沙参

赤苓　藿香　佛手　鲜荷叶　鲜佩兰叶

顾　久处南方，阳气泄越，中脏常寒，惯服温补。现患温疟，及今旬日，舌尖已红，根苔满白，便泄稀水，兼有蛔虫，渴不欲饮，口中甜腻，皆是湿遏热伏之象。就锡邑治法，葛根芩连是主方。若合体质而论，似宜温中渗下，清上解肌。拟用桂苓甘露法，试服之以观验否。

生石膏三钱　猪苓三钱　泽泻钱半　肉桂三分　滑石三钱　生茅术一钱　茯苓三钱　藿香一钱　通草八分　木香四分

复诊　照前方加北沙参五钱。

丁　咳嗽已久，近患时温之后，原气未复，又感暑风，闭其汗孔，身复发热。法当先理暑风，用轻剂宣上。

桑皮　苏梗　杏仁　川贝　橘红　茯苓　冬瓜子　竹茹

此虚而挟邪，暂用轻扬表法，未便著手。

蒋　三疟日久，又感暑风，咳呛痰血，热势变乱。且以解暑，清肃肺胃。

香薷一钱　北沙参五钱　冬瓜皮三钱　六一散四钱　神曲三钱　青蒿钱半　杏仁三钱　丹皮钱半　桑叶钱半　白扁豆三钱　枇杷叶二片

渊按：咳呛痰血，肺阴肺气已伤，虽有表邪，香薷用宜斟酌。

李　暑邪内闭，恶寒发热，脉象不达，口不能言，先有咳嗽。此肺气闭塞，拟开而达之。

射干五分　桔梗一钱　连翘三钱　豆豉三钱　杏仁三钱　象贝三钱　香薷一钱　橘红一钱　菖蒲五分　竹茹一钱　牛蒡子二钱　玉枢丹四分，磨冲

安　连日烦劳忧虑深，暑邪伤气易归心，神昏脉数细而沉，病危甚！邪闷心包，如火如焚。舌色干黄唇齿燥，耳聋便泄津枯了！三焦皆病须分晓，究治疗，河间热论宜参考。

鲜石斛　天竺黄　连翘　菖蒲　赤苓　北沙参　通草　益元散　茉莉花　竹茹　薄荷叶　芦根　鲜荷叶　紫雪丹另调服

李　暑湿阴氛之气，从口鼻肌表而入，寒热便泄头胀。拟芬芳逐秽，分消湿热方法。

藿香　川朴　焦六曲　半夏　茯苓　陈皮　泽泻　大腹皮　砂仁　通草

仁渊曰：两日相合而成暑字，暑为阳邪。受天地炎热之气而病者，名曰伤暑。至于餐凉袭冷，乘风露卧，皆因避暑而感受寒风冷湿之邪，虽病在暑天，名曰暑湿。其与伤炎热之暑不同，不得以暑邪名之。前人有阴暑、阳暑之论，皆蛇足也。然盛暑之时，反多阴寒之病者何？盖天地之化，盛极则变，六阳尽泄，一阴早寓乎其中，地上则热，地下已寒，人身小天地，何莫不然！且湿土司令，湿浊为盛，热蒸湿腾，湿热相合，最易感病。故四时之病，惟盛夏为杂，寒湿、热湿、霍乱、泻痢、痧秽、暑风，名目不一，随其所感与其人之本体而变焉。要皆暑天兼有之证，非伤暑热之正病也。然证虽夹杂，

要不离太阴阳明脾胃两经。试思夏令用药，不外芳香、辛淡、苦泄，虽有治心、治肺、治肝胆膀胱，用寒、用热之不侔，莫不为中焦脾胃开脱，不但湿土司令主气使然，以脾胃属土，喜燥恶湿，暑天之病，无有不夹湿耳。

伏暑

李　暑湿先伏于内，凉风复袭于外，交蒸互郁，皆能化火；湿遏热伏，其热愈炽。故其为疟也，先寒后热，日轻夜重，喻氏所谓阴日助阴，则热减而轻；阳日助阳，则热甚而重也。夫疟之发，必从四末始，既必扰及中宫，故心胸烦躁，中脘痞塞，又必先呕吐而泄泻，泻已乃衰，腹中犹胀。所以然者，热甚于中，蒸熏水谷之湿，上泛而复下泄，热势得越，烦躁乃安，余湿复聚，故仍作胀也。今当疟退，脉弦带数，舌苔白腻，小溲不爽，本有胃寒，痰浊素盛，虽从未得汗，表邪未解，而病机偏重于里，法从里治。大旨泄热为主，祛湿兼之，解表佐之，是亦表里分消，三焦并治之意。

葛根　淡芩　川连　甘草　苍术　川朴　橘皮　藿香　菖蒲　赤苓　泽泻　薄荷　滑石　郁金　竹茹

渊按：泄泻呕吐，乃兼有之症，非必有之症。由暑湿秽浊郁遏中宫，太阴失升，阳明失降，不克分化使然。

杨　年过花甲病逾旬日，远途归家，舟车跋涉，脉沉神昧，舌强白，中心焦，身热不扬，手足寒冷，气短作呃，便泄溏臭。是属伏邪挟积，正虚邪陷之象，深虑厥脱。

大黄　人参　制附子　柴胡　半夏　茯苓　陈皮　淡芩　泽泻　当归　枳实　丁香　柿蒂　竹茹

渊按：虚象实象杂沓而至，立方最宜斟酌。如无实在把握，还从轻面着笔，否恐一误不可收拾。

复诊　症尚险重，再望转机。

桂枝　柴胡　人参　白芍　川连　半夏　枳实　丁香　陈皮　蔻仁　炙甘草　竹茹

三诊　伏暑化燥，劫津动风，舌黑唇焦，鼻煤齿燥，神昏，手指牵引。今早大便自通，据云病势略减。然两脉促疾，阴津消涸，邪火燎原，仍属险象，恐其复剧。

犀角　羚羊角　鲜生地　元参　芦根　钩钩　鲜石斛　六一散　沙参　连翘　通草　天竺黄　枇杷叶　竹叶　珠黄散另调服

陆　外有寒热起伏之势，里有热结痞痛之形，上为烦懊呕恶，下则便泄溏臭。此新邪伏邪，湿热积滞，表里三焦同病也，易至昏呃变端。拟从表里两解，佐以芳香逐秽。

柴胡　生大黄　淡芩　枳实　半夏　川连　瓜蒌皮　赤苓　郁金　菖蒲　蔻仁

复诊　投两解法，得汗得便，竟安两日。昨以起床照镜，开窗看菊，渐渐发热，热甚神糊，两目上视，几乎厥脱。逮黄昏，神渐清，热渐减，脉沉不起。据述热时舌色干红，热退舌色黄腻。此乃湿遏热炽，将燥未燥，将陷未陷，但阳症阴脉，相反可虞。勉拟河间甘露饮，涤热燥湿之中，更借桂以通阳，苓以通阴，复入草果祛太阴湿土之寒，知母清阳明燥金之热。

甘露饮去滑石、白术，加茅术、草果、知母、姜汁、葱白头。

某　暑邪内闭不达，神糊舌白。恐其昏厥，芳香透达为宜。

鲜藿香　天竺黄　菖蒲　赤苓　连翘　益元散　郁金　竹茹　泽泻　另至宝丹一丸，菖蒲汤化下。

复诊　暑湿内蕴，热势起伏，胸痞泄泻，神糊心跳，经行未止。乃正虚挟邪，虑其晕厥。据云腹胀恶心，且宽中理气。

太无神术散去草，加茯苓、泽泻、苏梗、葛根、淡芩、党参、柴胡、砂仁、通草、竹茹。

某　怀孕六月，感暑热伏邪，恶心懊侬。炎天居舟，防其晕厥堕胎。

青蒿　大腹皮　半夏　赤苓　川朴　淡芩　焦六曲　苏梗　陈皮　鲜佛手

某　暑湿热阻滞阳明，积垢虽下，尚未尽净。夜间热甚，神识沉迷，所虑津伤化燥等变。今以生津、泄热、化浊佐之。

鲜石斛　赤苓　连翘　香豉　瓜蒌仁　天竺黄　淡芩　山栀　菖蒲　竹茹

某　伏暑为病，湿热居多；阴虚之体，邪不易达，此其常也。然阴虚大有轻重之分，须知此症虚亦不甚，邪亦不多。耳鸣眩悸，口渴胸痞，微寒微热，脉形弦数。未便大补，亦不可重剂攻邪。但得脉情无变，可保无虞。

洋参　半夏　茯神　甘菊花　蔻仁　青蒿　陈皮　钩钩　刺蒺藜　秫米　豆卷　竹茹

胡　伏暑三候，神糊呃逆，手肢微痉，痰多舌白，渴不多饮，音低，脉大而虚，殊属棘手。今日忽周身干燥而痒，烦躁不安。细询病原，从未得汗。按仲景云：汗出不彻，身痒如虫行皮肤中，久虚故也。吴又可云：发根燥痒，心烦如灼，名曰药烦，中气虚也。经云：声如从瓮中出，是中气之湿也。又谓言微音低，谓之夺气。由此推之，明是中虚浊恋，液涸痰蒙，势极凶危。惟有和中宣化，听其胃气自为敷布，以冀万一生机。

洋参三钱　橘饼三钱　甜杏仁三钱　豆卷五钱　蜜梅一枚　北沙参三钱　麦冬三钱　枇杷叶蜜炙，二片　姜汁少许

上方取辛甘化浊，酸甘化液。考又可药烦条中重用人参、生姜，和中宣化法有来历。

某　营阴素亏，伏邪晚发，热势起伏，心嘈胸闷，舌心光红，边薄白。疟邪初起，势防加重。

豆豉　赤苓　半夏　沙参　桑叶　青蒿　黑山栀　陈皮　淡芩

某　症经九日，热势起伏，神糊，舌干黑。此伏邪壅遏，劫液入营之势也。高年最易昏痉之变。

鲜生地　天花粉　黑山栀　犀角　菖蒲　香豆豉　鲜石斛　薄荷叶　连翘　芦根

天竺黄

吴　暑湿伏于太阴，中焦阳气不化，神蒙若寐，身热不扬，肢冷脉濡。手指牵引，舌根牵强，风痰阻络之象。曾用通阳益阴，云蒸化雨之法，病亦无甚增损。然舌苔灰白厚掯，口泛甜味极甚，中宫有浊，阳不舒化。仿缩脾饮醒中化湿浊，浊化则口甜减，阳舒则蒙昧清。

党参　乌梅　淡干姜　草果　炙甘草　砂仁　茅术　大生地　茯苓　生姜　大枣

渊按：据舌苔口甜而论，湿痰阻遏中宫，阳不舒化无疑。党参、乌梅、生地酸甘助阴腻膈，大不相宜，矛盾一至此乎！手指牵引，虽属木燥土虚，肝风内动，当此上中焦湿痰蒙闭，肺胃气机不能舒布，即欲养阴，如胃气不化何！治病当先急者大者，若头痛医头，便为庸手。

赵　高年元气素亏，未病以前先已倦怠乏力，微觉咳嗽。五六日来加以发热，热势起伏，是有新邪乘虚而袭，引动伏邪晚发也。今诊脉小数而虚，干咳欲呕，舌边光红，根苔白掯，热甚无汗，津枯邪恋，虑其化燥神昏。

北沙参　苏子　青蒿　杏仁　川贝　牛蒡子　前胡　橘红　通草　枇杷叶

吴　伏邪内蕴为瘅疟，外发为流注，入于肺则喘咳，注于肠则便溏。正虚不克支持，幼孩当此，易致成惊。

青蒿　杏仁　淡芩　泽泻　荆芥　象贝　桔梗　橘红　赤苓　六一散　双钩钩

童　伏邪晚发，朝凉暮热，头痛胸闷，舌白无汗，似宜疏达。至于腰痛眼花，其阴内亏，邪不易达，恐致淹缠，宜小心为是。

秦艽　赤苓　青蒿　苏梗　杏仁　甘菊花　枳实　杜仲姜汁炒　豆豉　桑叶

顾　病方三日，外无大热，而虚烦懊憹，反复不安，寐则神思扰乱，舌苔白腻，恶心欲呕，腹中鸣响，大便溏泄秽臭，邪积在里，气机不达。用栀、豉以发越其上，陈、朴以疏理其中，葛以散之，苓以泄之，夏、秫和胃而通阴阳，阴阳交则得寐。明日再议。

渊按：起病即是湿痰挟滞，阻遏中宫，热郁不达之象，勿谓外热不扬而轻视之。

复诊　伏暑至秋而发，其发愈晚，其伏愈深。故其为病也，大起而大伏，热一日，退亦一日，既非间疟，又非瘅疟。瘅疟则但热不寒，间疟则寒热往来。此症微寒发热，热一昼夜而退，退亦不清，名之伏暑，其说最通。夫暑必挟湿，湿蕴则化热蒸痰，痰不易出，热盛劫津也。身重属湿，烦躁属热，热来口渴，渴不多饮，仍是湿遏热炽见象。舌苔白而干枯，是湿邪在于气分，气虚故湿不易化也。叶氏云：舌白而薄者，肺液伤也。病方八日，邪未宣达，刻下用方无庸深刻，但须解表而不伤正，去湿而不伤阴，清热而不助湿，生津而不碍浊，中正和平，耐心守服，扶过两候，始冀渐安。

黑山栀　连翘　茯苓　川贝　通草　北沙参　滑石　泽泻　豆豉　枇杷叶　鲜薄荷根

渊按：伏邪深重，脾肺气弱，力不足以化达之，故大起大伏耳。

马　幼稚伏湿挟积，阻滞肠胃，蒸痰化热，肺气窒痹，是以先泻后咳，继以发热。今便泄已止，更气急痰嘶，肺气阻痹尤甚。法当先治其肺，恐肺胀生惊发搐，其变有莫测耳。

葶苈子三钱　莱菔子三钱　六一散三钱　枇杷叶三片

渊按：着重消痰泻肺，清热化积即在其中。

复诊　痰气喘逆，平其大半。热势起伏，退而复作。时下多疟，须防转疟。

白萝卜汁一杯　鲜薄荷汁半杯　二味略煎，去渣，加入冰糖三钱，烊化，再以姜汁一滴冲服。

渊按：此方更妙。

何　伏暑挟积，寒轻热重，已经月余。舌心焦黄，舌边白腻，阳明积热，化火劫津，炼浊成痰，将至蒙闭。至于脘痛拒按，两经攻下，痛仍不减，苔犹未化，非清化不能荡其实，拟用凉膈散加味。

凉膈散　鲜石斛　川连

两下之后，舌心犹然焦黄，故仍可用下法。然舌边白腻，必挟水气，凉膈散中再加半夏亦可。

陆　伏邪挟积，但热不寒，头痛鼻血，便泄稀水，热甚于里。拟清里解表法。

葛根芩连汤　豆豉　连翘　枳实　黑山栀

鼻血，便泄稀水，知其为热。不用犀角者，其舌苔白也。不用大黄者，其脘腹按之不痛也。

李　伏邪湿热内蕴，三焦气机不达。午后发热，胞闷头胀，尿少无汗。舌苔白腻，脉象软细。拟开上疏中渗下，仿河间法。

豆卷　杏仁　陈皮　藿梗　滑石　赤苓　桔梗　半夏　焦六曲　川朴　通草

胡　素有痰饮咳嗽，今夏曾经吐血，是肺受热迫也。兹六七日来伏暑内蕴凉风外袭，病起先寒栗而后大热，热有起伏，表之汗不畅，里之热不退。所以然者，痰饮阻于胸中，肺胃失其宣达故耳。舌色底绛，望之黏腻，心苔白厚如豆大者一瓣，此即伏暑挟痰饮之征，而况气急痰嘶乎！据云廿六日便泄数次，至今大便不通，按腹板窒，却不硬痛，小溲先红浊，今则淡赤不浑，乃湿热痰浊聚于胸中，因肺金失降，不能下达膀胱，故湿浊上逆，为痰气喘嗘之候。病机在是，病之凶险亦在是。法当从此理会，涤痰泄热，降气清肺，乃方中必需之事，但清肃上焦尤为要务耳。

葶苈子　郁金　川贝　杏仁　枳实　羚羊角　胆星　连翘　赤苓　竹油　枇杷叶　滚痰丸入煎，绢包

陈　余邪余积，留恋未清；元气元阴，消耗欲竭。暂停苦口之药，且投醒胃之方。化气生津，忌夫重浊；变汤蒸露，法取轻清。效东垣以化裁，希弋获以图幸。

清暑益气汤　荷叶　香稻叶　蒸露，每晨温服四五杯。

渊按：汤丸膏散，古人各有意义，非徒具虚文。若变汤为露，法取轻清，惟大邪去而胃气不胜苦药者宜之，此处恰合。

徐　热伏心胸，湿蕴脾胃，病起如疟，延今两月。胸中热闷，饮食不思，从未得汗，舌色底绛，苔如酱瓣，此即湿遏热伏之验也。无汗者津液亏，徒发其汗无益也。生津彻热，化湿开胃，胃气敷布，其汗自来。

川连　黑山栀　豆豉　广皮　香薷　麦冬　赤苓　薄荷　生姜　六一散　此药煎好，露一宵，早起温服。

浦　伏邪挟积，阻塞中宫。疟发日轻日重，重则神糊烦躁，起卧如狂。此乃食积蒸痰，邪热化火，痰火上蒙胞络，怕其风动痉厥。脉沉实而舌苔黄，邪积聚于阳明。法当通下，仿大柴胡例。备商。

柴胡　淡芩　川朴　枳实　生大黄　瓜蒌仁　半夏

复诊　下后热净神清，竟若脱然无恙。惟是病退太速，仍恐变幻莫测。拟方再望转机。

川连姜汁炒　陈皮　半夏　淡豆豉　淡芩　枳实　郁金　瓜蒌仁　六神曲　竹茹

病退太速，仍恐变幻，老练之言宜省。

凡下后方法，总以泻心加减，仍用瓜蒌、枳实，何也？盖因胸痞未舒，舌苔未化故耳。

三诊　昨日疟来，手足寒冷，即腹中气撑，上塞咽喉，几乎发厥，但不昏狂耳。此乃少阴疟邪，内陷厥阴，上走心包为昏狂，下乘脾土为腹撑。脾与胃为表里，前日昏狂，病机偏在阳明，故法从下夺；今腹胀、舌白、脉细，病机偏在太阴，法当辛温通阳，转运中气为要。随机应变，急者为先，莫道用寒用热之不侔也。

淡芩　半夏　陈皮　茯苓　熟附子　川朴　丁香　槟榔　草果　白蔻仁　通草

前方用寒，后方用热，随症用药，转换敏捷，不避俗嫌，的是一腔热血。

渊按：少阴阴邪，上凌君火，下乘脾土，经所谓气有余则制己所胜，而侮所不胜。案亦老练，必如此转语，方不为病家指摘。否则虽有热肠，亦招谤怨。

四诊　投姜附、达原、神香、二陈合剂，喉中汩汩痰声顿时即平，腹胀遂松。今脉缓大，神气安和，腹中微觉胀满，痰多黏腻，脾脏阳气虽通，寒热痰涎未化。仍宗前法，轻减其制。

前方去附子、槟榔，又加大腹皮。

五诊　腹中之气稍平，湿热余邪未尽，所以微寒微热，仍归疟象。头胀身痛，知饥能食。法拟疏和，兼调营卫。

二陈去甘草　豆卷　青蒿　秦艽　焦六曲　谷芽　生姜　红枣

仁渊曰：暑邪与温邪异，伏暑亦然。当暑感而即发者，为暑邪。暑天受暑湿之邪不即发，秋后复感凉风，闭其汗孔，欲发不能速发，外则形寒，内则发热，寒热起伏无已，有类乎疟，为伏暑。古人谓往来寒热属少阳，余谓暑湿伏邪，往来寒热，全由脾胃为病。少阳胆甲，因脾胃失化，波及之耳。盖脾为阴土，恶湿喜燥，燥则升化，湿郁之而不得升；胃为阳土，恶热喜凉，凉则顺降，热阻之而不得降。升降窒滞，故多胸腹痞闷。木寄土居，土失温凉，木不条畅，必然之势。湿重者多寒，势甚者多热。热则消水而口渴；湿郁于中，又渴不多饮。湿热互蒸，胃浊不化，舌苔每布白腻。底绛者，热为湿遏也；淡白者，湿胜也；化黄、化燥、化灰，热胜于湿，湿亦化燥、化火也。胸腹痞满，板硬拒按，或挟痰挟食，视其人之本体及所感之轻重而为变迁。论治：初病以苦辛芳淡为正轨，徒为发汗无益。盖苦能泄热，辛能通气，芳可解郁，淡可利水，使中宫郁遏通解，不汗自汗，不便自便，为邪在气分治法。入营则不然。若初入营分，犹可透营就气，仍从气分而解。已陷营分，昏蒙狂呓，犀地、牛黄、至宝之类，亦所必需。劫津化燥，痞结硬满，邪实阳明，救阴通府，与温邪同治。但温邪从温化火，火退而病解；伏暑从湿化燥，燥去而湿或再来。所以然者，湿虽化燥，终属阴邪，且湿最伤中，中虚而阴湿易生，故清到六七，须为审顾。下法亦有不同。温邪可下宜速，伏暑可下宜缓。温邪下之邪清，伏暑下之邪未必清。温属火，为阳，性速；暑夹湿，多阴，性迟。温邪阳明兼少阴者多，伏暑兼太阴者多也。甚有大便半月不通，胸腹痞满，仍属无形湿热而不可下者，总宜验舌。若厚白而未化黄燥者，虽满亦未可下。下之不但邪势不服，中气大伤，更为难治。须识气通病解四字，其于治伏暑，思过半矣。再者热虽灼而汗少，苔虽燥而灰黄，若渴饮不多，或多而胸痞，凉苦可用，须佐芳香。若龟板、鳖甲、鲜石斛、生地等，清滋沉降宜慎，每见愈投愈燥者矣。其故由暑必夹湿，中气不升化，清滋抑遏而邪愈不化也。

疟 疾

严　年届六旬，元气素弱，向有肝气，近患三疟。两月以前，先受伏暑；小愈之后，三疟遂作。脉弦，肝胃尤甚。木胜胃土，恶谷厌纳，痰多呕恶，心跳少寐，便闭溺赤。盖胃气一虚，百病丛生矣。高年虽大便两旬不通，未可以通阳为务。培养中气，启胃化痰，是为扼要。调和营卫，退其寒热佐之。

党参　冬术　茯苓　半夏　陈皮　当归　桂枝　淡芩　枣仁　泽泻　谷芽　鹿角霜　生姜　红枣

上方以六君子汤坐镇中宫，补脾健胃，气运则痰湿自化，气旺则津液自生。合入当归、桂枝，和营散邪。更复鹿角霜之通阳者以治背独恶寒。再加黄芩以泄热，监制桂、鹿之辛温，使无偏畸，不失调和之义。枣仁安神，泽泻去湿，谷芽醒胃，姜枣调和营卫，皆佐使之助耳。

某　大疟百日，营卫两虚。胃为卫之本，脾乃营之源。胃阳虚则胸腹时痛而吞酸，脾阴虚则经事愆期而盗汗。补脾胃以化其疟痰，和营卫而退其寒热。营卫一和，盗汗自止。

党参姜汁炒　冬术土炒　半夏　茯苓　陈皮　川连吴萸三分，煎汁，拌炒　制首乌　白芍桂枝三分，煎汁，拌炒　煨姜　红枣

吴　三疟一载有余，经停将及两载。腹中胀满，有块作痛。是血先凝结于前，气复阻滞于后，加以寒痰积聚，中气失运。法当先运其中。

六君子去甘草加木香、当归、川朴、生姜、茺蔚子、红枣。

石　三疟久而痰涎聚，肝胆逆而郁火盛，以致发狂。今狂已退，痰火犹未全除。拟化胃经之痰，平肝胆之火。

半夏　茯苓　橘红　牡蛎　淡芩　川贝　牛膝　鳖甲　白术土炒　竹茹　钩钩

徐　盗汗便溏，心脾之病也。脾气不运则便溏，心阴不守则盗汗。大疟日久，寒热仍作，营卫不调。补心脾，和营卫，归脾汤加减治之。

党参　黄芪　冬术　熟地　白芍　砂仁　六曲　枣仁　归身　茯神　木香　牡蛎　浮麦　红枣

渊按：运脾气，补脾阴，和营卫，温督脉，前数方皆虚疟、久疟治法。

营　久患疮疥，湿热浸淫，复因外感暑湿为疟，缠绵不已，变为三疟。诊脉濡小，其湿仍恋，而元气渐伤。虑加腹满，宜早图之，然须安逸忌口为要。

白术　半夏　赤苓　陈皮　大腹皮　川朴　神曲　藿梗　蔻仁　通草　鸡距子

此用正气散去甘、桔、苏、芷，加通草、蔻仁，疏通气分之湿，用鸡距子以解酒湿。

朱　厥阴过升，阳明失降，疟成烦闷痞呕，当变柴胡制而为泻心法，和阳明即所以和少阳也。

川连姜汁炒　半夏　广皮　藿梗　白蔻仁　竹茹姜汁炒

此人舌苔半边白如水晶粉团，必有痰饮。后于此方中加生姜三片，其呕即止。

渊按：本不当去生姜。若去之，便失南阳制方之义矣。

庄　但热不寒，此为牡疟，柴胡桂枝汤主之。

柴胡　桂枝　半夏　茯苓　陈皮　川朴　草果　炙甘草　生姜　红枣

复诊　疟发间日，但热不寒，口腻多涎，乃寒痰郁于心下，阳气不得宣越故也。

蜀漆　桂枝　半夏　陈皮　茯苓　羌活　菖蒲　另独头蒜六枚，黄丹六分，雄黄五分，共研末，为丸。清晨分五服，开水送。

三诊　舌白胸闷，背寒独甚。拟宣通阳气，以化痰浊。

麻黄汤合二陈汤，加鹿角霜、石菖蒲。

四诊　疟止，当调胃气。

半夏　茯苓　炙甘草　陈皮　白蔻仁　生姜　红枣

孙　间疟变为大疟，其寒也三日一作，其热也日无间断。此卫气不得疏通，邪痹不达，是属卫实而营虚，营虚故内热不止也。拟和营卫以祛邪。

桂枝　白芍　柴胡　半夏　赤苓　天花粉　淡芩　陈皮　生姜　红枣

徐　左脉细弦，肝肾亏也；右脉软弱，脾胃虚也。三疟之后，气血两亏。补肝肾，调脾胃，养气血，必得安逸少劳而后可也。

党参　大熟地　杜仲　枸杞子　冬术　茯神　归身　陈皮　白芍　生姜　红枣

王　三疟止作，延及五年，营卫之不调，脾胃之不和，肝肾之不足，不言可知矣。近今月经频至且多，而有血块，腹反胀满，何也？夫血之与气，犹权衡也。和则平，偏则病，一胜必一负。血去多则血虚，血虚则气旺。非真气之旺也，气无血以涵之，则气肆横而有似于旺耳。盖疟久必伤脾，脾伤则肝亢。脾统血，肝藏血，肝亢则血不藏，脾虚则血失统，故经事频来。而仍有血块者，肝亢则火炽下焦，冲任之血受其迫燥，欲下而不尽下，故凝而为瘀，瘀则结块也。图治之方，藏统肝脾之血，而固冲任之经，一层；调其气之肆横而致和平，又一层。是治月事与腹满之法。至于理脾胃，调营卫，又为三疟久缠之治。合而成剂，不出求本之图。

党参元米炒　冬术川朴五分，拌炒　香附醋炒　丹参　陈皮　茯苓　乌药　鳖甲　当归炭　白芍桂枝三分，拌炒　茜草炭　乌鲗骨漂淡　鲜生地渣姜汁炒焦　姜渣鲜生地汁炒焦　鳖甲煎丸十五粒，药汁送下。

渊按：因脾气伤而血失统，血去舍空，其气更失所依，故腹益胀满。调养脾气，治胀即所以摄血；润养肝阴，固血即所以涵气。妙在交加散清血热而不寒滞，通营气而不辛散，其心思识力，超越寻常。若辛香耗气以治胀，苦涩凉腻以治血，则失之远矣。

叶　疟为少阳病。少阳者，胆与三焦也。胆失清宁，则烦而不寐；三焦失其输转，故胸闷而大便带溏，口腻味甜。热甚烦闷，热处湿中，故热愈甚也。拟温胆法。

半夏　茯苓　陈皮　枣仁　枳壳　天竺黄　川朴　青蒿　秫米　佩兰　竹茹

曾　浴出当风，腠理闭塞，水气舍于皮肤之内，与卫气恋而不化，变为三疟。疟发不透，湿热内走筋络，四肢无力，微微内热，是半虚半实之症。和脾胃，化湿热，通筋络，达肌表，标本兼治。

茅术　半夏　香薷　茯苓　秦艽　独活　泽泻　防风　川朴　陈皮　通草　姜皮　生苡仁

奚　三疟发于夜，而渐移至日中，原有自阴出阳之象。今届春深，阳气升发，当助其升举，参以化痰为法。

柴胡　防风　茯苓　丹皮　杜仲　冬术　制首乌　半夏　陈皮　牛膝

黄　大疟十番，寒热虽轻，而邪陷入于三阴。治必从中以达外。体质虽虚，未可便投补药，仿王晋三加减达原饮。

柴胡　川朴　半夏　茯苓　当归　草果　川贝　花槟榔　陈皮　红花

童　大疟日久，小愈复作，寒热虽轻，其根不断。根者何？水饮痰涎是也。欲治其根，必温中土，用四兽饮加减。

六君子汤加乌梅、草果、蜀漆炭。

尤　久疟之后，脾虚木郁，痰阻气滞，胸闷恶心，头眩心馩[1]，经事不调。拟舒木郁，兼以化痰。

柴胡　石决明　半夏　陈皮　当归　炙甘草　茯苓　丹皮　砂仁　薄荷

复诊　投逍遥合二陈法，木郁稍舒，痰气稍化。今从前法加减。

柴胡　炙甘草　杏仁　冬术　陈皮　半夏　焦山栀　茯神　砂仁

吴　疟不离乎少阳，即兼阳明、太阳，亦必使其还返少阳而后已。今预于疟发之前，先用柴胡引入少阳之界，则邪气从枢转出矣。

小柴胡汤去参、枣，加知母、草果、陈皮。

渊按：仲景小柴胡治伤寒往来寒热，非治风疟往来寒热。风疟与伤寒判若天渊，后人往往借用，积习深矣！风疟早用柴胡，必纠缠难愈，须中焦湿热半化，或秋深邪深乃合。

复诊　疟脉自弦，弦大者为阳，其邪易达。今疟来热势稍轻而短，邪有退机矣。仍从前法。

照前方加沙参、茯苓、通草。

三诊　疟势渐衰，当和中气以化痰浊，养心阴，合病体标本而施治也。

沙参　陈皮　麦冬　炙甘草　冬术　半夏　扁豆　枣仁　茯苓　生姜

渊按：疟病最忌扁豆，想未之知耳。

奚　三疟变为日作，延来两月有余。今则热发于夜，口干汗少，邪恋营分，其阴已亏；而又胃弱纳少，怀孕半身，恐其正虚不克支持。姑拟和胃、扶正、达邪。

党参　制首乌　冬术　茯苓　川朴　天花粉　柴胡　防风　陈皮　淡芩

丁　三疟久延，营卫两伤，复因产后，下焦八脉空虚。今病将九月，而疟仍未止，腹中结块偏左，此疟邪阻于血络，聚于肝募，是属疟母。淹缠不已，虑成疟劳。夏至在迩，乃阴阳剥复之际，瘦人久病，最怕阴伤。趁此图维，迎机导窍，和阳以生阴，从产后立法。稍佐搜络，以杜疟邪之根。

制首乌　冬术　白芍　杞子　当归　地骨皮　青皮　川芎　香附　乌梅　另鳖甲煎丸，每日服十粒。

用四物去地，换首乌，从产后血分立脚。

渊按：产后阴血固属虚耗，然久疟而至结块，必湿热痰涎伏膜原未化，此方宜斟酌之。

复诊　三疟日久，腹中结癖。夏至前和阳生阴，通调营卫，参入搜络方法，节后三疟仍来，但热势已减，癖块略小。然口干心跳，营阴大亏，情怀郁勃，多令化火伤阴。木曰曲直，曲直作酸。疟来多沃酸水，盖肝木郁热，挟胃中之宿饮上泛使然。夫养营阴

---

① 馩：饥饿。心馩，胃内饥饿感，嘈杂。

须求肝润，理肝郁必用苦辛。久疟堪截，癖块宜消。惟是体虚胃弱，诸宜加谨为上。

党参　冬术　鳖甲醋炒　当归　茯神　枣仁　香附　三棱醋炒　川连吴萸炒　牡蛎　陈皮

渊按：膜原所伏之邪见矣。

三诊　丸方。

川贝　半夏　知母　共研细末，姜汁、醋各半泛丸。每朝三钱，开水送。

曹　劳疟，因劳碌而发。寒热似疟，淹缠不已，虑变疟劳。舌苔白而干燥，胃燥气伤也。法当益气生津，用益气补中意。

党参　黄芪　冬术　炙甘草　麦冬　归身　陈皮　青蒿　五加皮　生熟谷芽

张　间疟，寒热，舌苔满白。用柴胡达原饮。

柴胡　黄芩　半夏　青皮　花槟榔　草果　川朴　茯苓　生姜

舌苔满白，邪伏膜原，必用槟榔、草果。若舌苔白而燥者忌用。

仁渊曰：疟证甚多，所感不同，命名各异，《内经》言之详矣。而诸疟中风疟最多。经谓夏暑汗不出者，秋成风疟。乃暑天喜当风取凉，露卧湿地，受冷湿风热之邪，不使随汗泄出，秋后凉风闭其汗孔，疟始发矣。前哲云：疟不离少阳。其实不然。夫伏暑与疟，同一邪耳。寒热间断者为疟，不断者为伏暑。但伏暑虽重于疟，其伏较浅；疟虽轻于伏暑，其伏较深。伏暑邪在太阴、阳明，不涉膜原者多；疟疾涉膜原者多，惟邪伏膜原，所以纠缠不清。膜原二字，古人多未讲明。夫膜在藏府之外，肌肉之里，乃肌肉之里层皮也，俗名膜壑。原乃经穴，六府皆有之。经谓横连膜原，言不但邪在藏府，并横及于肌肉之里，而伏于膜壑之原，伏甚深矣。亦太阴、阳明所主。所谓少阳，亦犹伏暑之寒热往来，脾胃升降失职，木郁不达耳。惟脾胃失化，湿浊阻遏，所以疟必有痰，痰即湿饮。故疟发时能呕出黄涎苦水，其愈较易。治能开其中焦，化其湿饮，最为先著。观古人清脾、休疟、四兽等方，无不为开中化痰立法。即久而为疟母，为黄疸、中满，皆湿热痰浊纠结不化，伤其脾胃所致。即各种疟疾所因不同，所治各异，要不离太阴阳明脾胃也。脾胃一病，痰湿自生。谚云：无痰不作疟。其信然欤！

痢　疾

马　高年下痢，一日夜百余次。舌苔白掯[①]，身热恶心，诊脉细，饮食不纳，痢下五色，皆为忌款。败毒散法初起的是，然须人参扶正和胃。若喻氏痢疾门中，五色噤口不治者多。尚祈商政是荷。

参须　败毒散　陈米荷叶包　石菖蒲

苗　湿伤于下，风伤于上，热处于中。湿夹热而成痢，痢下红血，湿热伤血分也。

① 白掯：掯，音 kèn，勒掯，勒紧。白掯，当为白而致密之意。

风夹热而咳嗽，痰稠舌白，风热伤气分也。从手太阴、阳明一脏一腑立法。

豆豉　荆芥炭　黄芩　薄荷　焦六曲　桑叶　黑山栀　杏仁　桔梗　薤白头　赤芍　通草

孙　湿温邪陷厥阴，下痢色紫后重，左脉沉小，右脉弦大，舌黄，晡热。是阳明积热内恋，而木来乘土。高年体虚神怯，防其厥脱。

沙参　川连　白头翁　升麻　淡芩　焦六曲　川朴　通草　楂肉　秦皮　葛根　金银花　白芍　砂仁

复诊　前方升阳明，泄厥阴，以提下陷之邪。今改用败毒法，祛其邪从表解，即喻氏逆流挽舟之意也。

人参败毒散去薄荷、生姜，加神曲，陈米煎汤代水。

三诊　舌苔灰黄，腹痛下痢，是阳明湿热积滞。而倦怠音低，正气大虚，饮食不纳，虑延噤口重症。仍以苦辛寒化肠胃之湿热，而开通其气，冀其谷进，热和痢减为妙。

北沙参　川石斛　川连　木香　石菖蒲　川朴　枳实　滑石　白芍　淡芩　焦楂肉　陈皮　荷叶　鲜藕

四诊　下痢不减，胃气略开。病将半月，高年元气内亏，湿热未化，深恐生变。

沙参　淡芩　川连　川朴　枳实　白芍　广木香　木瓜　西洋参　茯苓　通草　荷梗

五诊　痢将半月，色如败酱，腹痛后重，舌苔灰黄。湿热胶滞，肠胃不和，纳谷殊少，高年防其虚脱。

西洋参　川连　陈皮　六神曲　谷芽　青皮　当归　白芍　地榆炭　淡芩　砂仁　茯苓皮

六诊　考治痢方法，因于暑湿热阻滞肠胃者，不出苦辛寒药疏通理气。若胃不纳者，谓之噤口痢，实九死一生之症。今高年体弱，胃不纳谷，舌色灰黄，身热腹痛，既不可补，又难用攻，只得宣通化滞，开其胃气。

白头翁汤　枳实　红曲　白芍　青皮　楂肉炭　木香　荷叶蒂　茉莉花蒂　砂仁半生半熟，炒，研　稻叶

某　红痢日久，脾气必虚，营气必耗。前方理中汤下驻车丸，颇验。奈轻听人言，服红曲、滑石末，致痢复剧。脉迟缓而涩，舌薄白而底绛，渴不贪饮，口恶甜味。素体多湿，今脾阳失运，湿又动于中矣。徐灵胎云：血痢挟湿者，胃风汤最妙。《医归·痢疾门》亦采是法。

八珍汤去地、草，加肉桂、升麻、粳米。

渊按：理中汤温运中阳，驻车丸分导湿热，从脉象迟涩看出。红曲、滑石适与相反。

李　久吸洋烟，脉沉而细。病方三日，微寒微热，头略胀痛，昼不痢，痢在夜。是属寒邪，而反色赤者，寒伤营也。当以和营散寒，温通阳气为法，勿与常痢同治。

防风根　白术　陈皮　木香　白芍桂枝三分，煎汤，炒　炮姜　砂仁

服二剂愈，应手之至。

渊按：脉细肢寒，昼不痢，痢在夜，乃脾阳不能统摄营阴也。

蔡　右脉细弦，木侮土也；左脉细弱，肾水亏也。病由肝气而起，水不涵木也。兹患下痢赤白，木胜土衰，湿热不化也。华先生用补中升阳，参入育阴，从本求治，极有见地。鄙意再参温化，乃兼顾脾肾之阳气也。

党参　茯苓　冬术　归身　阿胶　杜仲　白芍　炮姜　木香　川连　神曲　菟丝饼

尤　伏暑挟积，湿热内蕴。胸痞呕恶，发热舌燥。通腑之后，变为下痢，痢色红白腻冻，饮食不纳，虑成噤口。须得胃开谷纳，痢减不呕为妙。高年颇为重症。

川连　淡芩　白芍　陈皮　青皮　茯苓　焦楂肉　川朴　沙参　砂仁　谷芽　玫瑰花

此病两脉虚濡，脾胃元气大弱，似宜参入扶正为善。然下痢古称滞下，起于湿热居多，早补早敛，往往受累。此河间苦辛宣通腑滞之法，所以为痢门必采之方。若补阴阳、治脾胃，多为久痢而设也。

宋　远行伤饥，饮酒伤胃，而成休息下痢，痢经两载不愈。许学士香茸丸最妙，今师其意，变汤服之。

杜仲　菟丝饼　丁香　当归　白芍　炮姜　鹿角霜　木香　茯苓　砂仁

陆　《脉经》云：代则气衰，细则气少。多指阳气为言。今下痢而得促脉，脾胃之阳微特著。况形衰畏冷，而小便清长者乎！惟是下痢赤者属血分，腹中痛者为有积。立方从此设想，寻其罅而通之补之，亦治病之机巧也。

附子枳实理中汤送下驻车丸。

薛　先患红痢，续加以疟，又变泄泻，泻止仍痢，两月有余。脉弦硬。昼无小便，每交子后至辰便痢数次，小溲亦得稍通。此伏暑湿热蕴于肠胃及厥阴，厥阴之表便是少阳，故先见热痢，后兼疟象，乃厥阴、少阳表里同病也。疟后大便溏泄者，少阳木邪侮土也。泻止而疟痢仍作者，胃气强旺，土不受邪，仍还厥、少两经也。小便少者，阴气亏则渗愈少，当滋其化源也。今清厥阴之热而举清阳，兼益肾之阴，运脾之湿，从白头翁合胃风汤意。

白头翁汤　防风　白术　白芍　五味子　大熟地　茯苓　神曲　谷芽　北沙参

渊按：议论如秋月寒潭，开后学心思不少。方亦精妙。

王　厥阴有寒，肠中有热。少腹冷痛，下痢红黏，身热肢寒，汗出舌腻，恶心不食，虑成噤口。拟辛通厥阴之寒，苦泄肠中之热，用姜萸当归四逆汤加香、连、芩、楂主之。

桂枝　白芍　吴茱萸　炮姜　炙甘草　木通　当归　川连　木香　黄芩　楂肉炭　砂仁

渊按：有热深厥深之象，乃湿热积重遏肠胃，气机不得通化。宜佐通因通用法，使

胶黏之邪速去。

范　肝胃不和，湿热积滞为痢。痢延半载，仍脘腹胀痛，恶心。治以苦辛泄肝和胃，佐以分消运化。

川连　茯苓　川朴　木香　楂肉　青皮　陈皮　砂仁　赤芍　白芍　另用驻车丸三钱，乌梅丸一钱，相和服。

复诊　痢减腹仍痛，肝胃未和也。现值经来，脉弦寒热。血虚木郁，拟养血疏肝。

八珍汤去草，加香附、木香、陈皮、神曲、砂仁。另驻车丸、乌梅丸、归脾丸各一钱，相和服。

张　便痢白腻，如水晶、鱼脑色，小便不利，少腹偏右板窒。诸医以为肠痈，固亦相似。然考肠痈为病，有寒有热。《金匮》并出二方，如大黄牡丹汤、薏苡附子败酱散，概可见矣。但此症则属寒积，脉弦紧而数，面色青而不渴，宜用温通。

肉桂五苓散加楂肉、砂仁。

复诊　温通已效，仍从前方加炮姜、木香。

三诊　欲溺不爽，溺后气向下坠，便痢白腻虽稀，然腰尻酸痛如折，全属阳虚气陷之象。仿东垣，参入前法。

西党参　升麻　冬术　肉桂　茯苓　泽泻　炮姜　木香　诃子煨　砂仁　生鹿角

此方连服三剂，大便白腻全无，脾胃已开。按此症并非肠痈，乃寒积下痢耳。因诸医皆云肠痈，只得委曲周旋，但从肠痈有寒有热轻轻转笔，折入温通方法，既不碍医，又与病相合，不得不然之事也。故志之。

某　休息痢将及五年，腹中块垒时痛，痢下仍兼干粪。脉弦迟，苔灰白。此虚而有寒积也。《本事方》云：痼冷在肠胃，泄泻腹痛，宜先取去，然后调理，不可畏虚养病。此症的是。姑拟一方备采。

参须三钱　熟附子三钱　干姜二钱，炒　甘草钱半　当归钱半，酒炒　大黄三钱，酒炒　川朴三钱　枳实三钱，土炒　元明粉二钱　共研细末，蜜水泛丸。每日三钱，砂仁汤送下。

渊按：痢疾湿热未清，早服兜涩，往往延成休息，用温下法颇为合拍。但大黄分量宜重一倍，否则不但积不去，且不敌姜、附之温燥耳。

张　症有变迁，治无一定。痢疾多由积滞，而烟客中气素亏，肾气亦损。小溲不利，肾虚阳气不化也；舌红无苔，肾虚阴津不升也。腹不痛，无积可稽；气下注，清阳下陷。种种虚象，所以淹缠不易奏功。夫有胃则生，古人是训；而大烟伤气，剥削可虞。故烟痢一症，医家难以著手。诸宜自爱，谨慎为上。

熟地炭　白芍　川芎炭　肉桂　泽泻　归身炭　党参元米炒　冬术　茯苓　蜜炙粟壳

渊按：熟地不宜炒炭。

某　泄痢白腻，腹不痛，脉沉细。此寒也，宜温之。

吴茱萸　茯苓　木香　陈皮　炮姜　六神曲　焦白术　诃子　乌药　砂仁

李　河间论痢属热者多，而景岳论痢属寒者不少。此症腹不甚痛，但肛酸且胀，脉紧肢寒，并不发热，兼素有寒疝，苔白不渴，寒象为多。宗景岳论治之。

吴茱萸　茯苓　炮姜　木香　炙甘草　焦六曲　陈皮　砂仁

邢　休息痢必有积，延来两月，近今发热，湿热郁蒸于肠胃，痢色或白或赤。化湿热以运中州，疏积滞以和气血。勿以为日既久，遽投固涩也。

白术　川连　白芍　木香　当归　茯苓　广皮　楂炭　升麻　泽泻　防风　另资生丸、补中益气丸、驻车丸等分，相和一处。每朝服三钱，开水送下。

徐　红痢匝月，仍腹痛后重。据云先曾发热三次。此属中虚表邪传里。现今脉细肢寒，太阴阳气已弱；小便艰难，膀胱气化又钝。拟开其中焦，化其湿热，兼升阳解表，亦表里双解之法也。

柴胡　桂枝　茯苓　泽泻　川连　木香　白术　党参　砂仁　炮姜　炙甘草

张　疟后劳碌感寒，疟邪复发，更加红痢后重，此中虚气陷，湿热未楚也。用败毒散。

活人败毒散加神曲、楂炭、陈皮。

许　热伏营中，久痢纯血，腰疼腹痛。舌苔薄白，底绛兼有紫点。此属湿热挟瘀之候。病将一载，法以咸苦通涩兼施。

杜仲盐水炒　阿胶川连炒　川断盐水炒　黄柏盐水炒　地榆灰　白芍　防风根　炙升麻　当归　生熟砂仁

复诊　投咸苦通涩之剂，诸恙皆减。仍宗前法增损。

原方去黄柏、防风，加熟地、淡芩（醋炒）、荷叶蒂。

高　三疟汗少，邪不外达，饮食不节，变增泄泻，今竟下痢红白黏腻。自来体质气虚多湿，最怕淹缠。急宜忌口为要。

羌独活　柴胡　前胡　川芎　花槟榔　莱菔子　陈皮　炙甘草　茯苓　山楂炭　焦六曲　木香　砂仁

金　红痢三年，腹左结块板硬不移，按之则痛，辘辘作声，即便下痢。此瘀凝寒积，久留于肠腑。当以温药下之。

苍术炭　川熟附　枳实炭　地榆炭　茯苓　当归　通草　桃仁炒黑，研　大黄酒炒

仁渊曰：洁古芍药汤亦治痢要方，湿热积郁结肠胃甚者，宜通下以开壅塞，使邪不久留，正气不致大伤，何数十证无一及之者，或未遇此等耳。夫痢疾古名肠澼，夏秋湿热居多。邪壅肠胃重而经络轻者成痢，肠胃轻而经络重者为疟疾、伏暑。亦有经腑同病，寒热痛痢并作者。初宜苦辛芳淡，通而化之。挟表则活人败毒散；积重痛甚者，因而竭之，洁古芍药汤。病有寒热虚实，药有补泻温凉，非一法所能概也。若噤口不纳者难治，乃湿热伤胃，邪势捍格，绝不思谷。治法虽多，须中气尚有根柢，犹或可治。烟痢亦难治，因久吸洋烟，肾精脾气先已告困，迨痢疾一发，势即不支，故诸药不效耳。初起视

其正尚可支，急为逐邪，切勿彷徨。辗转三五日后，脏真伤而津气竭，欲攻不能，欲补不可，即棘手矣。若邪正并急，尤宜舍邪顾正，或温补脾肾，或清补气液，佐御邪一二味，能受即是生机，否恐邪未化而正已脱。但不可早用兜涩，无益而害之。苟元气津液可恃，邪自不容，痢中亦自去邪，邪化痢止，必然之理。虚不受补者死，且胃气亦不可恃。平人能纳谷者，虽重可治。烟痢脾肾脏真受伤，虽能纳谷，不过稍延时日，待胃败则死耳。盖脾为仓廪，后天之本，肾为先天，二阴锁钥故也。根柢一坏，神丹莫挽矣。论脉弦急大者死，缓弱者生。须看其所下何如。若虚坐努责，或紫水败酱，虽腹痛后重，虚象大著矣。切勿再进苦寒伤胃，宜温运脾肾，疏达肝木。木达气升，其痛自止；痢随痛减，胃气亦醒。达木用肉桂最妙，盖甘缓辛通发散为阳，最能畅达郁结也。

黄　疸

王　两目身体皆黄，小便自利色清。此属脾虚，非湿热也，名曰虚黄。

黄芪一两　白芍三两　茯苓二两　地肤子二两　酒浸服。

周　伏暑湿热为黄疸，腹微痛，小便利，身无汗。用麻黄连翘赤小豆汤表而汗之。

麻黄　连翘　杏仁　淡豆豉　茵陈草　赤苓　川朴　枳壳　通草　六神曲炒　赤小豆一两，煎汤代水。

朱　湿热内走太阴，遍体发黄，肌肤粟起，小便黄赤。与茵陈栀子柏皮汤。

茵陈　连翘　赤苓　大黄　泽泻　黑山栀　黄柏　淡芩　通草

曾　脉形乍大乍小，面色暗晦不泽，似有一团阴气阻遏于中。苔黄而湿，腹满足肿，小便黄赤，又有湿遏热伏之形。色症合参，是属女劳黑疸。变为腹满，在法难医。姑拟泄肾热以去脾湿，仿《金匮》法。

冬瓜皮　桑白皮　地骨皮　生姜皮　黄柏　川朴　茵陈　陈大麦柴煎汤代水。

施　三疟止而复作，腹满平而又发。今目黄脉细，面黑溺少，防延黑疸。然疸而腹满者难治，姑与分消。

制附子　大腹皮　陈皮　麦芽　绵茵陈　赤苓　滑石　焦山栀　通草　瓜蒌皮

渊按：疸而腹满，前人未言其故。余谓肝脾脏气两伤，木土相克也，故难治。

复诊　面色黧黑，腹满足肿，脉沉而细。此脾肾之阳不化，水湿阻止于中，证势甚重。且与通阳燥湿。

四苓散　肉桂　川朴　陈皮　大腹皮　焦六曲　细辛　香橼皮　麦芽

黄　面黄无力，能食气急，脱力伤脾之证也。用张鸡峰伐木丸。

皂矾一两，泥土包固，置糠火中，煨一日夜，取出。候冷，矾色已红。去泥土净　川朴五钱　茅术一两，米泔浸，切，炒　制半夏一两　陈皮二两，盐水炒　茯苓一两炙　甘草五钱　共研细末，用大枣肉煮烂为丸。每服二钱，开水送，饮酒者酒下。此方颇效。

仁渊曰：黄疸亦湿热郁遏之病，与伏暑、疟疾同一来路。古人谓如盦酱，湿热壅遏不泄所致。但有阴黄、阳黄、女劳、谷、酒之分。同是湿热，阳黄则黄色鲜明，脉大口渴，其证多实。治如茵陈五苓、平胃、栀子柏皮等，甚则茵陈大黄之类，开化中宫，分泄湿热从小便而出，其黄自退。阴黄则脾肾阳气素虚，不能分化其邪，黄色暗晦，脉细皮寒，口不渴。分化湿热，宜佐通阳理脾，如茵陈五苓佐理中、真武之类。谷疸则食伤脾胃，酒疸则酒伤肺脾，皆湿热阻而不化，各有所主。女劳黑疸最为难治，乃内伏湿邪，更伤女劳而得。肾精大伤，根本已坏，湿热之邪深伏厥、少，正气不能胜任故也。又有虚黄一证，并非黄疸，乃中虚木胜，土色发见于外，其黄色淡白，小便不变，脉弱口淡，能食而无力，俗名懒黄，乃劳倦内伤之症。宜崇土疏木，调补中气，如补中益气之类。诸黄证虽以分泄湿热为主，尤须察其阴阳虚实，有无兼证而调之，始为尽善。

卷　二

中　风

钱　类中五年，偏痱在右。元气不足，痰流经络。近今两月谷食大增，虽为美事，亦属胃火。火能消谷，故善食而易饮也。调治方法，不外补养精血，熄风通络，和胃化痰。

制首乌　当归　大熟地　刺蒺藜　三角胡麻　桑寄生　茯苓　半夏曲　麦冬肉　新会皮

渊按：此肝肾水亏而虚火盛者，故以滋水熄风为治。

赵　风中廉泉，痰阻舌本，口角流涎，舌蹇而涩，右肢麻木，仆中根萌。拟熄风和阳，化痰泄络。

羚羊角　石决明　胆星　法半夏　茯苓　甘菊炭　远志　煨天麻　橘红

渊按：痰火用事，故泻火化痰，通络熄风。甘菊不宜用炭。

某　口歪于左，手废于右，肝风胃湿，互相牵掣。舌强而蹇，痰留心脾之络也。类中显然。

党参　当归　半夏　茯神　钩钩　石决明　川断　秦艽　胆星　桑枝

渊按：脾虚生痰，肝虚生风。运脾即是化痰，养肝佐以熄风，为虚实参半之治。

王　两手关脉皆见一粒厥厥动摇之象，此脾虚木胜，内风动跃之候也。左半肢体麻木不仁，头眩面麻，此属偏枯，虑延仆中。

制首乌　当归　白芍　茯苓　陈皮　煨天麻　秦艽　石决明　刺蒺藜　池菊　钩钩　桑枝

复诊　两关脉厥厥动摇之象大减，其内风有暗熄之机。左手屈伸稍安，左足麻木未愈。今拟补肾生肝，为治本之计。

地黄饮子去桂、附。

渊按：去附、桂，水中之火尚不虚也。

金　左手脉沉弦而涩数不调，乃血虚而肝风暗动也；右关脉独缓滑，胃有湿痰；尺寸俱弱，金水两虚。症见耳聋，两肩膊酸而难举，痰多，口中干腻，是其征也。

大生地　麦冬　归身　石决明　半夏　蒺藜　钩钩　橘红　牡蛎　元参　指迷茯苓丸

丁　脉左弱为血虚，右弱为气虚，气血两虚，上为头眩，半身以下皆形麻木而成痱痪，甚则心乱神昏，此肝风挟痰所致。法当清上补下。

淡苁蓉　大生地　天冬　牛膝　元参　菖蒲　天麻　萆薢　茯苓　陈皮　黄柏　洋参

渊按：清阳明以利机关，养肝肾以滋阴血，运脾气以化湿痰，丝丝入扣。

孙　血不养筋，肝风走络，左臂酸痛，或止或作。法当养血通络。

制首乌　当归　杞子　稆豆衣　丹参　蒺藜　苡仁　茯苓　秦艽　桑枝　红枣

蒋　酒客中虚嘈杂，木胜风动，头旋掉眩，兼以手振，此内风挟痰为患。须戒酒节欲为要。

天麻　冬术　茯苓　杞子　沙苑子　钩钩　制首乌　当归　白芍　半夏　石决明　池菊

谢　久患肝风眩晕，复感秋风成疟。疟愈之后，周身筋脉跳跃，甚则发厥。此乃血虚不能涵木，筋脉失养，虚风走络，痰涎凝聚所致。拟养血熄风，化痰通络。

制首乌　紫石英　白蒺藜　半夏　茯神　洋参　陈皮　羚羊角　石决明　煨天麻　枣仁　竹油　姜汁

渊按：疟后脾气必虚，风动虽由木燥，痰聚由于脾虚。若舌苔浊腻，运脾化痰尤不可少。

薛　年已六旬，肾肝精血衰微，内风痰涎走络，右偏手足无力，舌强言涩，类中之根萌也。温补精血，兼化痰涎，冀免偏枯之累。然非易事，耐心调理为宜。

苁蓉干　巴戟肉　茯神　木瓜　半夏　杞子盐水炒　远志肉甘草汤制　海风藤　萸肉酒炒　牛膝　杜仲盐水炒

复诊　肾藏精，肝藏血，肾肝精血衰微，筋骨自多空隙，湿热痰涎乘虚入络，右偏手足无力，舌根牵强，类中之根。温补精血，宣通经络，兼化痰涎，守服不懈，加以恬养安泰，庶几却病延年。

苁蓉干　党参元米炒　牛膝　半夏　杞子盐水炒　陈皮　续断　茯苓　巴戟肉　桑枝

又丸方

苁蓉干二两，酒煮烂，捣入　党参三两，元米炒　熟地四两，砂仁末、陈酒拌、蒸烂捣入　麦冬二两，去心，元米炒　枣仁三两，炒，研　巴戟肉三两，盐水炒　归身二两，酒炒　萆薢三两，炒　制首乌四两，炒　茯神三两　牛膝三两，盐水炒　天冬二两，去心，元米炒　半夏二两　陈皮二两五钱　杜仲三两，盐水炒　虎骨三两，炙　菖蒲一两　杞子四两，盐水炒　上药各选道地，如法制炒，共研细末。用竹沥四两，姜汁三两，捣入，再将白蜜为丸，如黍米大。用磁器装好。每朝服五钱，开水送下。

唐　风痰入络，脑后胀痛，舌根牵强，言语不利，饮食减进。久防痱中。

羚羊角　防风　制僵蚕　生甘草　羌活　远志肉　川芎　桔梗　桑叶　薄荷　钩钩

复诊　颈项胀是风，舌根强属痰，风与痰合，久防类中。

熟地　白芍　续断　杞子　杜仲　秦艽　当归　牛膝

渊按：实多虚少，前方恰合。后方太补，与痰阻舌本者不宜。

费　类中之后，手足不遂，舌根牵强，风痰入络所致。防其复中。

党参　大生地　制南星　白芍　秦艽　冬术　制首乌　羚羊角　虎骨　归身　牛膝　海风藤　沙苑子　茯苓　枣仁　杜仲　生苡仁　陈皮　川贝　半夏　上药煎浓三次，加竹沥二茶杯，姜汁二十匙，白蜜二杯，阿胶四两，烊化收膏。

某　劳碌伤气，肝风阳气弛张；肥体气虚，湿热痰火扰动。忽然瞌睡，几乎跌仆，舌强言謾，右偏肢痱。此属偏中，犹幸神识尚清，痰涎未涌，或可图幸。治以熄风化痰，安神清火，冀其得效为妙。

羚羊　决明　天麻　天竺黄　茯神　菖蒲　川贝　胆星　半夏　橘红　嫩钩　竹沥　淡姜汁

范　惊动肝胆，风阳与胃中之痰浊交互入络。营卫运行之气，上下升降之机，阻窒碍滞。周身皮肤、肌肉、关节麻木不仁，胸脘不畅，饮食无味，口多涎沫，头昏心悸。风阳抑郁不伸，痰浊弥漫不化。苔白而裂，大便干燥。胃虽有湿，而肠液已枯矣。拟清火熄风，化痰渗湿，参以养血滋液。

羚羊　苁蓉干　天麻　决明　半夏　麻仁　制南星　泽泻　橘红　茯神　当归　嫩钩　姜汁　竹沥

渊按：饮食不化精微而化痰浊，致胃湿肠燥，由气秘不行，中焦升降失其常度耳。

何　右关脉独滑动如豆，此有痰浊在中焦也。中脘皮肉觉厚，手足筋脉时或动惕，痰走经络之象。法当攻补兼施。

朝服香砂六君丸三钱。夜服控涎丹十四粒，朱砂为衣。

陆　素有痰饮咳嗽，土弱金虚。金虚不能制木，并不能生水；土弱不能御木之侮，并不能生金而化痰。病情有似风痰瘫痪，足软难行，口流涎沫，舌左半无苔，口常不渴，脉虚弦滑，大便坚燥。种种见症，皆显金土水不足而风痰有余。病根日久，调之不易，姑拟一方备采。

苁蓉干　半夏　五味子　牛膝盐水炒　麦冬元米炒　巴戟天　麻仁　熟地　茯神　陈皮　肉桂　竹沥　姜汁

吴　体肥多湿，性躁多火。十年前小产血崩，遂阴亏火亢，肝风暗动，筋络失养，其根已非一日。去秋伏暑而成三疟，疟久营卫偏虚，遂致内风夹痰扰络，右半身麻痹而似偏痱，调理渐愈。今但右足麻辣热痛，痛自足大趾而起，显系血虚肝经失养。据云腿膝常冷，足骱常热，并非足骱有火而腿膝有寒也。想因痛处则热，上腿之处气血不足，故寒也。至于左胫外廉皮肉之内，结核如棉子，发作则痛甚，此属筋箭，是风痰瘀血交凝入络而成，与右足之热痛麻辣不同。今且先治其右足，姑拟一方请正。

大生地　萆薢　茯苓　阿胶　天麻　五加皮　归身　牛膝　冬术　独活　丝瓜络

木瓜

渊按：筋箭之名甚新。

仁渊曰：中风一证，昔河间言火，东垣言气，丹溪言痰，各持其说。以余观之，要不外阴精阳气不能转输布化，或痰或火或气得以乘间窃发，阻其窍隧经络，致无故昏仆，或口噤语蹇，手足偏废。虽有藏府经络之分，总是本虚标实。惟本虚故容易受邪，而风也，火也，痰也。虽名外邪，其实风即逆气所化，痰即饮食所生，火亦阳气偏胜，乃化兰蕙为莠草耳。《内经》曰：人年四十而阴气自半。阴气者，乃五藏之精气也。精气暗亏，三邪易发，故病者每在四十以后，少壮者鲜焉。王清任《医林改错》谓全属虚证，治以大剂黄芪，虽属偏见，不为无因。而细想病情，若非真藏大虚，安有如是猝暴！与外感伤风、中风，岂可同年而语！彼则贼自外来，此则衅由内起。古人以小续命加减治一切中风，余每疑焉。盖以辛温发散之方，而治内伤精气之病，朱丹溪曰：西北方气寒土燥，或有真中风；东南则因湿生痰，痰生火，火生风耳。若然，则西北之病仍是外感风邪而名为中风，与猝然昏仆偏废，大相悬绝，岂可混同论治！余生长东南，未见西北之病，读书至中风一篇，每不满意于古人焉。

肝风痰火

王　血虚肝风上逆，痰涎走络。头眩心跳，干咳痰少，右肩臂不能举，足热无力。养阴以熄风阳，化痰以调脾胃。

党参元米炒　生地浮海石同拌　半夏　决明　沙苑盐水炒　茯神　枣仁　蛤壳　茯苓　陈皮　嫩钩　竹二青

复诊　治风先治血，血行风自灭；治痰先化气，气化痰自失。

生地　茯神　嫩钩　陈皮　沙苑　决明　蛤壳　枣仁　竹茹

张　头痛巅疾，下虚上实，过在足少阳、厥阴，甚则入肾，眴蒙昭尤①。经文明指肝胆风阳上盛，久痛不已，必伤少阴肾阴。肾阴一衰，故目䀮䀮无所见，而腰痛复起也。前方清镇无效，今以育阴潜阳镇逆法。

生地　龟板　杜仲盐水炒　牡蛎　茯神　枣仁　磁石　阿胶米粉炒　女贞盐水炒　沙苑盐水炒　石决明

渊按：此厥阴头痛也。三阴经皆至颈而还，惟厥阴上额交巅。甚则入肾者，木燥水必亏，乙癸同源也。

杨　郁火内燔，气血消灼，湿热不化，酿成疡毒；四肢麻痛，眼鼻牵引，肝风内动，脾胃受戕，虑延败症。姑先清气血之燔，佐以熄风通络。

羚羊角　连翘　木防已　苡仁　滑石　黑山栀　赤苓　丝瓜络　丹皮　钩钩　通草

---

① 眴蒙昭尤：《素问·五藏生成论》："徇蒙招尤，目冥耳聋。"

藿香叶

渊按：湿热风火内盛，故以清火化湿，通络熄风。不涉虚，故不用补。

荣　病起肝风，继增痰饮吐酸，所以口目筋掣，而胸膈不利也。近因暑热上蒸，咽喉碎痒，暂投凉剂，喉患即解，而胸脘愈觉撑胀。夫肝风之动，由于阴血之亏；而痰饮之乘，又系胃阳之弱。病涉两歧，法难兼用。今且宣化胃湿以祛痰，稍佐平肝降热。

法半夏　茯苓　陈皮　麦冬　杏仁　旋覆花　川贝　山栀　姜汁炒　郁金　丹皮　白蔻仁　竹茹

渊按：此等病最难看，其实在中焦脾胃也。盖饮生于脾，聚于胃，苟能治得痰饮，肝风无有不愈。脾气既升，肝自不郁；胃气既降，肝自清宁。何风之有？

朱　五脏六腑之精气皆上注于目，目之系上属于脑，后出于项，故凡风邪中于项，入于脑者，多令目系急而邪视，或颈项强急也。此症始由口目牵引，乃外风引动内风。内风多从火出，其源实由于水亏，水亏则木旺，木旺则风生。至于口唇干燥赤碎，名铦唇风，亦由肝风胃火之所成也。治当清火熄风养阴为法。

大生地　丹皮　沙参　钩钩　桑叶　羚羊角　石决明　白芍　川斛　芝麻　元参心　蔗皮　藜皮

顾　血不养筋，筋脉牵掣，昼日则安，暮夜则发，不能安卧。病在阴经，宜养血以和经脉。

大生地　党参　黄芪　川芎　茯苓　柏子仁　当归　白芍　枣仁　桑枝

何　肝风阳气上冒，头左偏痛，连及左目难开；胸脘气胀，肝木乘胃。法以泄降和阳。

羚羊角　蔓荆子　川连　刺藜　池菊　钩钩　石决明　神曲　茯苓　半夏　桑叶

施　久遗下虚，肾水不足，肝风暗动，上升则头痛眩晕，乘中则或吐或泻。近来夜寐出汗，左目锐眦赤肿，少阳木火上盛也。法以上熄风阳，下滋肾水，中和脾胃，外实腠理，用汤丸并进。

磁朱六味丸淡盐汤送下　石决明　怀药　白芍　元参　牡蛎　沙苑子　茯神　党参　芡实　红枣　浮麦

潘　情怀郁勃，肝胆风阳上升，右目昏蒙，左半头痛，心嘈不寐，饥而善食，内风掀旋不熄，痛势倏忽无定，营液消耗，虑其痉厥。法以滋营养液，清熄风阳。务宜畅抱，庶克臻效。

大生地　元精石　阿胶　天冬　池菊　羚羊角　石决明　女贞子　白芍　钩钩

复诊　服滋阴和阳法，风阳稍熄。第舌心无苔，心嘈善饥，究属营阴消铄，胃虚求助于食。议滋柔甘缓。

大生地　石决明　麦冬　阿胶　白芍　大麻仁　女贞子　橘饼　洋参　茯神

渊按：舌心无苔，胃阴虚也。加炙草守中壮水更妙。

李　肝风阳气施张，兼挟湿热，上混清窍，左耳常流清水，时或作痒，右鼻燥而窒塞，头晕沉沉。法以熄风和阳。

羚羊角　石决明　池菊　钩钩　粉丹皮　黑山栀　磁石　蒺藜　赤苓　通草　稆豆衣　左慈丸三钱

吴　上年夏季痰火迷心，神呆语乱。愈后至今复发。现诊脉浮小弱，舌心红而苔白，语言错乱，哭笑不常。凭脉而论，似属心风。盖由风入心经，蕴热蒸痰所致。用《本事方》独活汤。

独活　防风　淡芩　山栀　元参　鲜地　茯苓　甘草　橘红　竹叶　石菖蒲　胆星

渊按：心脾有伏痰积热，故见症如是。

宋　营血内亏，不能涵木，加以恼怒，肝风暗动，不时头昏脚软，防其跌仆。今宜养血熄风。

党参　当归　白芍　川贝　陈皮　茯神　枣仁　香附　橘叶　砂仁　石决明　刺蒺藜

渊按：营虚由脾不化，心不生。党参、当归补脾以生营，砂仁、橘叶快脾以疏肝，余亦清金制木，利气养营者也。

徐　少腹之块已平，小便已利而反不禁。素有肝风脾泄宿恙，近增右手麻木。脉象弦大而滑，时觉痰多气升。此中气已虚，精血不足，内风走络，脾湿生痰。法当兼顾。

制首乌　怀山药　冬术　归身　白芍　菟丝子　沙苑子　茯苓　党参　半夏　陈皮　桑枝

朱　血与津液，其原皆禀于胃。胃气虚则血少而风动，风煽胃中，则精液亏而火炎。夫胃与大肠同属阳明，故上为牙痛，左肩亦痛，下则便艰而痔痛也。头眩心跳，血虚故也。拟养阳明气血，以滋津液为法。

制洋参　柏子仁　归身　麦冬　升麻　新会皮　元精石　黄芪　於术　茯神　荷蒂

渊按：胃气虚未必风动。惟胃虚不能布化精微，营阴失其资生灌溉，始木燥风生。上有牙痛，下有痔痛，津枯金燥，风火交煽矣。

复诊　补气血以止痛，生津液以润肠。

制洋参　熟地　黄芪　於术　当归　柏子仁　陈皮　麦冬　麻仁　生谷芽

钱　外风引动内风，头偏右痛，不能着枕。用清空膏。

羌活　柴胡　防风　川连酒炒　甘草　焦山栀　黄芩　桑叶　丝瓜络　钩钩

薛　头风痛偏于右，发则连及牙龈，甚则呕吐痰涎。肝风袭于脾胃，寒痰流入筋络。温补泄化为法。

竹节　白附子　黄芪　羌活　刺蒺藜　半夏　吴萸　制僵蚕　钩钩

渊按：头痛牙痛，属热者多，而亦有寒痰流络用温散者。

胡　少腹胁肋，肝之部也。腰，肾之府也。年老则精血枯而络脉空，肝气乘虚入络，湿热又从之为患。补养精血，疏肝通络，兼化湿热以治之。

川楝子　香附　乌药　当归　茯苓　旋覆花　延胡　新绛　陈皮　苁蓉干　青葱管

复诊　补养精血，疏通脉络，胁肋之痛稍减。惟小溲短少，夜半以后脘腹觉胀，是浊气不化也。前方加通阳泄浊之品。

川楝子　吴萸　乌药　杞子　当归　延胡索　茯苓　车前　橘叶　苁蓉干　九香虫　两头尖　小麦芽

苏　肝阴久亏，风阳上扰不熄，头顶目珠皆痛，痛则心嘈难过，漾漾欲呕，多烦少寐，大便燥结。高年当春分节阳升勃勃之际，自宜育阴熄风，镇逆宁神。

生地　茯神　阿胶　沙参　鲜首乌　麻仁　沙苑子　枣仁　甘菊　石决明　炙甘草　麦冬

复诊　耳目昏花，初起多由风热，次则因于肝火，久则必致阴虚。此证已及半年，其为阴虚阳亢无疑。毓阴以和阳，壮水以制火，是定法也。

大生地　麦冬　丹皮　磁石　茯神　石决明　焦山栀　元参　枣仁　沙苑子　北沙参　另磁朱丸二钱，每朝盐花汤送下。

华　病久正虚，阴阳两弱，坎离不交，夜不成寐，久卧于床，不耐烦劳。兹因舟行跋涉，远道就诊，忽然神糊不语，两手不定，遮睛捋发，烦躁不安。诊脉促乱，饮食不进。想由舟中热闷，鼓动风阳，扰乱神明，卒然生变。姑拟熄风和阳，安神定志，冀得神清谷进，或可再商。

生洋参　茯苓　丹皮　沙苑　石决明　天竺黄　竹茹　枣仁　嫩钩　远志肉

渊按：痰浊为风阳煽动，堵塞神明，猝然不语，须豁痰开窍。豁痰如羚羊、胆星、竹沥之类，开窍如牛黄、至宝、苏合之类，随证用之，或者有济。

苏　肝风上升于巅顶，原属阴亏；痰浊弥满于中宫，多因脾弱。目痛头疼，心嘈便结，阴亏阳亢之征；舌苔浊厚，纳少恶心，胃虚浊泛之象。高年久病，图治实难，勉拟一方备参。

人参　半夏　天麻　橘皮　元明粉　茯神　沙苑盐水炒　磁石　黄柏　元精石　干姜

复诊　头痛减而得寐，苔薄白而带灰。火降则神安，湿化则燥显。前方加减，再望转机。

前方去干姜、黄柏，加知母、北沙参、姜竹茹。

三诊头痛虽减，风阳犹未全平。舌苔灰白，痰浊仍未全化。心跳若饥，营阴亏而有火。闻喧欲晕，阳上亢而下虚。拟养营阴以降火，和胃气而化痰，参以镇逆，佐以宁神。

制洋参　牡蛎　茯神　沙苑　石决明　大生地　半夏　陈皮　杏仁　元精石　竹茹

某　军事倥偬，劳心劳力，眠食无暇。感冒风邪，引动内风，犯胃凌上，半边头痛，呕吐黄水。拟去外风以熄内风，兼和胃气而化痰湿。

荆芥　秦艽　防风　天麻　石决明　陈皮　茯苓　白芷　甘菊　钩钩　半夏　竹茹　白蔻仁

某　情怀郁抑，元气内亏，心中难过，虚火肝风上逆，唇口肿痛，头眩耳鸣，食少无力，时常太息。防其痰火神蒙之变，非轻证也。

羚羊角　沙苑子　川石斛　天竺黄　石决明　嫩钩藤　枣仁　甘菊花　元参　丹皮　灯心

复诊　痰火神烦不寐，防患疯癫。

枳实　天竺黄　石决明　茯神　羚羊角　胆星　川连　竹沥　姜汁　枣仁　竹沥达痰丸三钱，开水送

朱　水亏不能涵木，阳升阴不上承。时际春深，木旺阳升之候，是以寒热、头痛、胸痞、少寐、便结等症见也。仿赵养葵法。

大生地砂仁拌　茯神　丹皮　柴胡盐水炒　枣仁　女贞子　麦冬朱砂拌　归身　陈皮　生姜　石决明　红枣

渊按：从逍遥散参入滋水养肝，颇有巧思。

陈　脉诊左关独弦滑，风阳挟痰上扰阳明，头额偏左连及腮齿皆痛。拟熄风阳，兼清痰火。

羚羊角　制僵蚕　桑叶　丹皮　嫩钩钩　甘菊花　石决明　鲜银花藤　刺蒺藜　另细辛三分，荆芥钱半，生石膏五钱，共研精末，泡汤漱口。另乳香一钱，没药一钱，生南星一钱，生半夏一钱，僵蚕一钱，冰片三分，共研细末，和入陈酒、干面，调敷。

徐　丧弟悲哀太过，肝肠升动无制。初起病发如狂，今则心跳少寐，头晕口干，略见咳嗽。拟安神养阴，清火降气为法。

石决明　丹皮　枣仁　茯神　川贝　北沙参　广橘红　麦冬　元参　竹茹　枇杷叶

章　经曰：上虚则眩。丹溪云：无痰不作眩。病机论曰：诸风掉眩，皆属于肝。是眩晕不出虚、风与痰三者为患。健忘筋惕，虚与肝之病也。吐痰干腻，津液所化也。从三者治之，虽不中，不远矣。

生洋参　天麻　天竺黄　川贝　茯神　制南星　石决明　牡蛎　甘菊花　牛膝　女贞子　嫩钩钩

复诊　眩晕虚风兼夹痰，前方布置已成斑；病来心悸宗筋缩，养血清肝理必参。

生洋参　天竺黄　天麻　川贝　嫩钩钩　羚羊角　石决明　菖蒲　茯神　大补阴丸

诸　外风引动内风，头两边及巅顶俱痛。咳嗽，舌苔白，身热，能食知味，病在上焦。古方治头痛都用风药，以高巅之上，惟风可到也。

荆芥一钱　川芎八分，酒炒　杏仁三钱　防风钱半　甘菊花一钱　淡芩钱半酒炒　枳壳一钱　羌活钱半　藁本一钱　上药研粗末，外加松萝茶叶三钱，分三服，开水泡服。

另细辛三分，雄黄一分，研末，搐鼻取嚏。

渊按：古方清空膏一派升散，全无意义，可用之证甚少。

唐　肝风太旺，肝阴又虚。气旺则火动而风生，阴虚则液亏而血弱。血弱则心跳，液亏则口干。火动故发热，风生则头痛。拟佐金以平木，培土以熄风，养血以柔肝，益阴以退热。

归身　丹皮盐水炒　北沙参吴萸三分，拌炒　枣仁　陈皮　冬术土炒　刺蒺藜　稆豆皮　茯神　白芍　橘叶

陆　阳升头痛，心虚善忘，痰火迷心，若昧若狂。安神定志，人参可用，而腻补且缓，以其纳少痰多也。舒郁化痰，川贝最妙，而燥劫须忌，以其舌苔干白也。潜阳熄风，须参重镇，而收涩当戒，恐反敛其痰也。

人参　茯神　川贝　石决明　蛤壳　枣仁川连三分，拌炒，研

复诊　脉细数，懒言倦卧，其为精气神三者皆虚。然舌苔白腻，有痰且有饮。再察神情，静则气息而若虚，动则气上而自乱，是虚而有痰兼有火也。火伏而痰不上升则静，静则虚象现；火动而痰升则躁，躁则虚象隐。非不虚也，痰火为之起伏也。治不越十味温胆加减。临症各有心思，悉关根柢。

参须　川贝　茯神　枣仁　石决明　橘红

三诊　阴遏于外，阳伏于内。阴如迷雾，阳若日光。今阳为阴遏，故沉沉默默而蒙昧，脉亦为之不显。有时阳光见晛，则起坐而神清，脉亦为之稍起。顷之阴霾四合，阳气复翳，则仍昏昏如寐。前案谓有痰饮郁于其中，十味温胆屡投不应。再思病源起于头眩心悸，苔白多痰，常服苍术见效。近因冲乱若痴，多从事于痰火，清滋重镇，阴胜于阳，以致变幻。然欲开阴雾，法必通阳，譬离照当空，而后阴雾始散。议进仲景苓桂术甘汤加味。

苓桂术甘汤加远志。

渊按：此从喻氏《寓意草》得来。昧者见神乱若痴，从事于痰火，不思心主阳神，痰为阴物，以阴邪遏其阳气，灵明为之蒙闭颠倒。《内经》云：重阳则狂，重阴则颠。颠狂二证，未可混治。世医一见神志昏乱，多从事于痰火，由不读《内经》耳。

仁渊曰：肝风痰火，乃类中之渐也。故次于中风之后。原夫肝之所以生风，由肾水不足灌溉，致木燥火生，火生风起。脾弱不能运化饮食精微而生痰浊，痰浊为风阳煽动，上盛下虚，轻则眩晕摇颤，气升呕逆，重则颠狂昏仆，与中风同类。案中治法，大都上熄风阳，下滋肾水；痰多者以化痰为主，虚多者以养阴为主；虚而寒者宜温，虚而热者宜凉。亦有本虚标实，痰火上盛，不得不先泻火开痰，俟标邪退而再图其本。见证虽属肝胆，而病根全在脾肾。盖木之生也，栽培在土，滋灌赖水。苟土厚水润，燥湿得宜，虽有大风，枝叶动而根干不摇。惟土薄水亏，始根露干枯。无风且萎，有风宁不摇动乎？且脾土既虚，肺金失恃，金虚不能制木，火升转欲焚金。将军之性，非可直制，惟咸苦

甘凉，佐微酸微辛，经所谓：火淫于内，治以咸寒，佐以甘苦，以酸收之，以苦发之；风淫于内，治以辛凉，佐以甘苦，以甘缓之，以辛散之。夫咸苦酸甘，益阴泻火，以柔济刚；辛味虽阳，以能通散，助金而制木也。

虚 劳

赵　血不养心，则心悸少寐。胃有寒饮，则呕吐清水。虚火燥金则咽痛。肝木乘中，则腹胀。此时调剂，最难熨帖。盖补养心血之药，多嫌其滞；清降虚火之药，又恐其滋；欲除胃寒，虑其温燥劫液；欲平肝木恐其克伐耗气。今仿胡洽居士法，专治其胃。以胃为气血之乡，土为万物之母，一举而三善备焉。请试服之。

党参　冬术　茯苓　半夏　枣仁　扁豆　陈皮　怀山药　秫米

渊按：土虚木燥，积饮内生。原木之所以燥，由脾不运化精微而生营血以养肝木耳。治胃一言最扼要。

复诊　阴虚则阳不藏，水亏则木自旺。金衰不能制木，脾弱更受木刑。久病不复，便谓之损。调补之外，何法敢施。

党参　茯神　枣仁　熟地　冬术　当归　陈皮　川贝　神曲　五味子　龙眼肉

三诊　阳明为阳盛之经，虚则寒栗。少阴为相火之宅，虚则火升，咽喉燥痛、耳鸣、颧赤所由来也。至于腹中撑胀，虽为肝旺，亦属脾衰。心跳少寐，咳嗽短气，心营肺卫俱虚矣。虚者补之，是为大法。虚不受补，谓之逆候。

党参　怀山药　神曲　元参　白芍　茯神　大生地　枣仁　陈皮

侯　病已两月，外皮不热，而脉微数急，是里有热也。里热属阴虚，非关表邪，并无头痛恶寒。愈散其邪，愈虚其表，故反增咳嗽也。若谓湿热，亦似是而非。夫湿热蕴于中焦，必有胸痞恶心见症。此证无之，其非湿热明矣。近来数日腹中不和，大便溏。且以和中为主，兼理其脾肺，再商治本可耳。

党参　茯苓　木香　广皮　砂仁　冬术　神曲　川贝　款冬花

复诊　和补相投，诸恙俱减。惟脉数未静，究属元气真阴亏损。但前之补在肺脾，再参入肾药，兼养其阴，以观动静。

党参　冬术　白芍　稆豆皮　莲肉　首乌　归身　茯苓　沙苑子　谷芽

丁　营阴虚则风阳易逆，脾胃弱则肝木易横。心嘈、头眩、耳鸣，液涸阳升之兆；腹胀、脘痞、厌食，脾虚气滞之愆。今吐泻之余，实系肝强脾弱。宗越人肝病缓中论治。

人参　茯苓　冬术　竹茹　麦冬　半夏　陈皮　橘叶　刺蒺藜鸡子黄拌炒

薛　阴亏营损，风木之脏失涵；木胜风淫，仓廪之官受制。是以头痛肢麻、腹满嗳气、心跳少寐、掌热腰酸等症见也。所虑水土俱弱，肝木独强。强者难于骤服，弱者宜急扶持。今再益营阴以抚绥之，实仓廪以堵御之，佐金气以制治之，亦剿抚兼行之法也。

大生地　归身　白芍　谷芽　怀山药　潞党参　神曲　茯神　陈皮　刺蒺藜　红枣

川连吴萸炒

张　气虚则脾弱，肝强侮其所胜，食即饱胀，腹中气冲作泄也。扶土泄木，一定法程。

炙甘草　防风根　砂仁　陈皮　冬术川朴五分，煎汁拌炒　焦神曲　茯苓　炮姜　白芍吴萸三分，煎汁拌炒

薛　便泄半载，脾肾两亏；脉沉细涩，阴阳并弱。阳痿不举，精伤特甚；面白无华，气虚已极。足跗浮肿，阳虚湿注于下；纳食嗳气，胃虚气逆于中。调治之方，自宜脾肾双补，阴阳并顾。然刚热补阳，恐劫其阴；滋腻补阴，恐防其胃。刻下节届清明，木旺土衰之候。脾者土也，肾属坎水，一阳藏于二阴之中。当于补土中兼顾肾藏阴阳为是。

怀山药　炮姜　炙甘草　党参　五味子　菟丝子　砂仁　茯苓　冬术　鹿茸霜

如不效，党参换人参，鹿茸霜换鹿茸。

复诊　脾肾双补，略见小效。今腹中鸣响，气向下坠，属脾虚气陷。舌心光红，脉沉细数，为肾藏阴伤。用补中升阳法。

高丽参　怀山药　冬术　炙甘草　肉果　五味子　陈皮　菟丝子　沙苑子　川断　鹿角霜　白芍

丁　养心营以济肾阴，清肝热以安相火。

生地　茯神　丹皮　黑山栀　稆豆衣　枣仁　麦冬　北沙参　五味子

吴　气血两虚，心跳头眩。肝郁不舒，胸中痞胀。用景岳逍遥饮参入丹溪左金丸。

大熟地　香附　当归　陈皮　白芍　茯神　枣仁　砂仁　白术　吴萸炒川连

渊按：熟地恐碍膈。头眩属痰阻中脘最多。

冯　夜凉昼热，热在上午，此东垣所谓劳倦伤脾也。上午热属气虚，用补中益气汤补气升阳。

补中益气汤加神曲、茯苓。

李　病将半载，寒热淹缠。前方补营，兼以疏郁，心悸腹胀仍然。兹更便溏足肿，是脾气虚弱也，脉缓无力，当补其脾，进归脾加减法。

防风根　党参　黄芪　冬术　茯苓　大腹皮　归身　白芍　枣仁　木香　荷叶蒂

渊按：可参入桂枝、姜、枣。

赵　心肾虚而不交，脾肝虚而不调。内风上扰，头眩心跳；中土式微，不寐纳少。交济坎离，须借戊己以为媒；欲平肝风，亦宜培土。

党参　归身　白芍　冬术　茯神　远志　枣仁　神曲

沙苑子

钱　心脾营阴内亏，肝胆风火上逆。内热头眩，项间结核。脉虚形弱，治以养营。然病由内生，不易速效。

大生地　洋参元　参归身　白芍　石决明　茯神　嫩钩钩　稆豆衣　香附　广皮

川贝　十大功劳

汪　肾水不足，君火上炎，相火下炽，心中如燔，舌光如柿，阳事易举，阴精易泄。拟清君以制相，益肾以潜阳。所虑酷暑炎蒸，亢阳为害耳。

川连　淡芩　黄柏　阿胶　甘草　大生地　鸡子黄一枚，搅和冲服　另鸡子一个，破头，纳大黄三分，蒸熟。每日服一个。

复诊　投咸苦坚阴降火，以制亢阳，心中之燔灼、舌色之光红，已减三分之一，然上午之身热如燎者未退。幸纳食颇增，苦寒可进，再望转机为吉。

川连　大生地　淡芩　元参　蛤壳　阿胶　元精石　甘草　鸡子黄一枚，冲服

三诊　舌干红，知饥善食。水亏阳亢，土燥于中。咸苦坚阴之剂，虽衰其燔亢之势，未能尽除其焰。犹畏炎暑，湿热相火蒸腾。复入清中固下，仍不出咸苦之例。

洋参　甘草　川连　生石膏　蛤壳　知母　麦冬　阿胶　大生地　黄柏末，猪胆汁丸三钱。每朝开水送下一钱。

渊按：胃气未败，可任苦寒咸润，直折其炎上之火，然亦须防胃败。虚损之所以难治者，大都如此。

金　骨格瘦小，先天元气不足。夏秋寒热，至今不已。脉细数弱，气血两亏。头不痛而但身疼，或口沃清水，此胃气虚寒也。当商温补，仿东垣法。

党参　茯苓　陈皮　桂枝　柴胡　黄芪　半夏　神曲　当归　干姜　砂仁

渊按：中气虚寒，少阳胆木之气抑遏，故寒热纠缠。升阳益胃汤恰合，尤妙在加干姜。

复诊　补中益胃，温卫气，开腠理，诸恙皆减。仍从前法。

前方去神曲、干姜，加白术、白芍。

张　劳碌内伤脾，倦怠而无力，凛凛畏寒频，淅淅盗汗出，咳多痰带红，食少身无热。土衰金不生，卫虚营不摄，延来半载余，劳损难调适。

炙甘草　当归　白芍　冬术　党参　怀山药　黄芪　麦冬　茯神　五味子　红枣

渊按：此非劳倦伤中，乃劳损伤精也。所因不同，见证亦异，勿得混治。

复诊　益元气，补脾土，土旺而金自生，气足而力自足。

前方去甘草，加陈皮、生熟谷芽。

陈　先后天俱不足。痰多鼻血，阴亏阳亢之征；纳少腹疼，土衰木横之兆。是以年将弱冠，犹然幼稚之形；面白无华，具见精神之乏。治先天当求精血之属，培后天须参谷食之方。

党参　茯苓　冬术　陈皮　黑芝麻　怀山药　白扁豆　炙甘草　砂仁　建莲肉　粳米　上药为末，米饮汤调服，加白糖少许。枣汤调服亦可。

附丸方　精不足者补之以味，当求精血之属，治其肾也。

熟地　菟丝子　牛膝　白芍　鹿角霜　山药　五味子　归身　川柏　杜仲　茯苓

甘杞子　泽泻　天冬　龟板　丹皮　山萸肉

上为末，用鲜紫河车一具，洗净，煮烂，将上药末杵和，为丸如梧子大。每朝盐花汤送下三钱。

温　卫气虚则洒洒恶寒，营气虚则蒸蒸发热。营卫并出中焦，总以脾胃为主。补脾胃则金有所恃，不必治肝而肝自驯矣。

党参　冬术　当归　川贝　玫瑰花　黄芪　茯苓　白芍　陈皮

某　咳嗽发热日久，前投补益脾胃之药六七剂，谷食加增，起居略健。但热势每交寅卯而盛，乃少阳旺时也。少阳属胆，与肝相为表里。肝胆有郁热，戕伐生生之气，肺金失其清肃，脾胃失其转输，相火日益炽，阴津日益涸，燎原之势，不至涸竭不止也。其脉弦数者，肝胆郁热之候也。刻下初交夏令，趁其胃旺加餐。拟进酸苦，益阴和阳，清彻肝胆之郁热。考古有柴前梅连散，颇有深意。

柴胡猪胆汁浸，炒　白芍　乌梅　党参　炙甘草　淡秋石　前胡　麦冬　川连　薤白头

徐　肺脾两虚，心营亏损。咳嗽气塞，骨蒸夜热，脉形软数，面白无华。劳损根深，夏至防剧。

怀山药　茯苓　枣仁　川贝　党参　五味子　扁豆　苡仁　款冬花　橘饼

复诊　脉软数为气虚；骨蒸心跳为血虚；咳嗽头眩，面色萎黄，脾肺两虚之候也。

党参　扁豆　陈皮　五味子　款冬花　茯苓　枣仁　川贝　炙甘草　红枣

奚　阳虚生外寒，阴虚生内热。热气熏于肺则咳嗽，咳久则音哑。肺遗热于大肠，则肛门结疡，皆阴虚之为病也。至于阳虚之说，一则卫外之阳，一则胃中之阳。惟胃中阳虚，呕酸水痰涎。症成劳损。今当扶土生金。

党参　五味子　川贝　半夏　金石斛　茯苓　麦冬　扁豆　陈皮　炮姜　地骨皮　十大功劳

复诊　投扶土生金法，谷食反减，夜热增重，乃胃阴失降，虚阳外浮也。夫脾宜升则健，胃宜降则和。胃为阳土，生肺金。今诊左脉数疾，为心肝阳亢之象。肝火戕胃，心火铄金，宜其食减热增。夏令防剧。

金石斛　党参　谷芽　陈皮　川贝　石决明　川连　麦冬　半夏　沙参　五味子　茯苓

三诊　前方退心肝之火，养肺胃之阴，其热稍减而咳未平。然此为肺虚而咳，本非易治之症。再从前法加减。

党参　川贝　桑白皮　五味子　沙参　麦冬　炙甘草　地骨皮　石决明　粳米

四诊　咳嗽内热俱减，惟脉之细数不退，仍为可虑。

党参　地骨皮　茯苓　白芍　川贝　麦冬　五味子　沙参　炙甘草　每晨服八仙长寿丸三钱，开水送。

张　左寸关搏指，心肝之阳亢；右关小紧，脾胃虚寒。是以腹中常痛，大便不实。

病延四月，身有微热，是属虚阳外浮；近增口舌碎痛，亦属虚火上炎，津液消灼，劳损何疑。当以温中为主，稍佐清上，俾土厚则火敛，金旺则水生。

党参　炮姜　麦冬　茯苓　炙甘草　白术　五味子　灯心

渊按：坤土不能坐镇中宫，虚阳因而上浮，未可以口舌碎痛，辄进清降。腹痛便溏，脾土虚寒已著，不得不温矣。

王　病后胃气不醒，脘腹饱胀。近增寒热恶心，痰升气逆，咳呛口干，阻塞咽嗌，大便艰难，小便短涩，左胁有块，大如复杯，撑攻作痛。此因脾胃不足，肝木亢逆，清气不升，浊气不降，攻消克伐，元气愈伤，纳谷大减，津液日枯，虚火内炽，戕及肺胃，渐见火升颧赤、脉数内热之象，当成劳损。宜以扶土为主，升清降浊，佐以泻火清金，俾得中气安和，自然饱胀渐解。

党参　升麻　川连　怀山药　延胡　茯苓　柴胡　白芍　杏仁　枳壳　通草　陈皮　半夏　川楝子　苏梗　蔷薇露　枇杷叶

渊按：痰升气逆咳呛，虽有寒热，升、柴不可用。因攻克而元伤胃减，仍以连、楝苦寒，延、枳破气，毋乃矛盾。欲望中气安和，其可得乎！法虽从东垣得来，但东垣不是如此用法。用古人方，须会其意，若徒袭其貌，适为所误耳。

杨　先咳嗽而四肢无力，肺脾两虚。加以怒动肝木侮脾，土益受戕，脘腹胸胁撑攻。曾经吐血，乃心火乘胃，胃中瘀血上溢。大便溏薄，每月必发寒热数次。姑拟扶土生金，佐以平木。

异功散　白芍　川贝　麦冬　神曲　川连吴萸炒　川朴　沉香　五味子

渊按：乃土虚木横而胀也。川连、川朴益其胀耳。

复诊　就脉数内热、咳嗽、脘胁仍痛而论，乃阴虚肝郁成热。肺失清肃，仍防吐血。

北沙参　陈皮　川贝　延胡　白芍　金铃子　茯苓　丹皮　橘饼　麦冬　藕汁冲服

朱　阴虚肝郁，郁火刑金，咳嗽痰中带血，乳房颈间皆结疬痰，心空嘈杂，头眩目花，腰酸腿软，劳损之根。治主养阴，佐以化痰。

大生地　归身　白芍　阿胶　茯神　稆豆衣　玉竹　香附　枣仁　沙参　石决明　丹皮　紫菀　川贝　钩钩　女贞子　藕节　橘叶　红枣

王　脾虚气陷，肛门先发外疡。疡溃之后，大便作泻，迄今一月有余。自云下部畏冷，而两脉弦硬不柔，此谓牢脉，症属阴虚。法以温中扶土，升阳化湿。

党参　防风根　炮姜　陈皮　冬术　川芎　破故纸　砂仁　神曲　四神丸一两，资生丸二两，和服。日三钱，开水送。

渊按：虽从阴虚而起，目前脾虚阳弱，不得不先治之。

冯　病延半载，骨热不已，鼻血时流，周身骨痛，营阴大亏，虚火内亢。脉沉搏数，口燥渴饮。劳损根深，入夏防剧。拟滋少阴，清阳明。

大生地　知母　元参　地骨皮　鳖甲　胡黄连　石膏　党参　炙甘草　麦冬　佩

兰叶

丁　营阴内亏，头眩心嘈，下午微寒内热。能食无力，胃中有热则消谷，脾虚气弱则无力也。

党参　沙苑子　茯苓　川连　枣仁　知母　女贞子　白芍　冬术　麦冬　竹茹

王　左脉空大，肾水亏也；倦怠无力，脾气弱也。食少则阴虚，阴虚生内热，症属内伤。

补中益气加黑山栀、白芍。朝服六味丸四钱。

渊按：阴虚有二，有营中之阴虚，有肾中之阴虚。营阴虚故从东垣，六味地黄则治肾阴虚。

徐　二月间吐痰带血，血止之后，略兼干咳。交清明节，咳嗽渐甚。四月初，身加发热。今诊脉细数，形容消瘦，行动气升。此属肾气先亏于下，复因劳碌感邪，延绵不已。虑成劳损，静养为佳。

阿胶　牛蒡子　炙甘草　茯苓　杏仁　川贝　款冬花　南沙参　蛤壳　枇杷叶

孙　久有咳嗽血痰之恙，今复肛门结疡，是肺遗热于大肠。脉数音哑，劳损之根。时当夏令，火旺金衰，颇有气逆血沸之虑。

沙参　地骨皮　阿胶　白芍　麦冬　杏仁　白扁豆　川贝　枇杷叶　丹皮　白蜜二匙，药汁调服

高　脉沉取数，其阴内亏，其热在里，劳损之候。症见咳吐白痰，心腹不时疼痛，痛则气满，得矢气则稍宽，病兼肝郁。据云咳嗽已及三年，初无身热，则病从痰饮而始，宜从痰饮气郁例治之。

法半夏　炙甘草　桂木　茯苓　冬术　陈皮　川贝　神曲　归身　丹皮　白芍　香附　沉香　橘饼

复诊　痰饮咳嗽发热，肺肾两亏，湿热不化。用苓桂术甘合二陈治其肺脾，都气丸兼治其肾可也。

苓桂术甘汤合二陈，加沉香、杏仁、川贝。都气丸四钱，盐花汤送下。

石　行动短气而喘，头眩心跳，得食则胀。肝肾虚而气不纳，脾胃虚而气不运。用补中益气送下六味丸。

补中益气汤加茯神、半夏、神曲、砂仁煎汤，送六味丸四钱。

某　费心太过，中气不足，湿热内蕴。咽下至胸，常若空空，行动无力，臀发湿疮。宜自安逸，防其心跳头眩。

冬术　半夏　茯苓　陈皮　归身　砂仁　党参　香附　苡仁　萆薢　桑枝

赵　脉沉数，手足冷，胸闷食少，脾胃衰弱。大便干燥者，肠中之津液枯也。法当温中土，润大肠，仿菟丝子丸加减。

吴茱萸　淡苁蓉　花槟榔　怀牛膝　砂仁　柏子仁　川熟附　陈皮　菟丝子　茯苓

怀山药

渊按：槟榔一味，取其沉降，直达下焦，引领辛润诸药至大肠耳，非欲其破滞气也。

复诊　前方加火麻仁、郁李仁、当归。

穆　思虑伤脾之营，劳碌伤脾之气。归脾汤，补脾之营也；补中益气汤，补脾之气也。今将二方并合服之。

党参　黄芪　冬术　茯神　归身　炙甘草　砂仁　枣仁　升麻　柴胡　制半夏　木香　陈皮

薛　肾气虚逆，非滋不纳；脾弱运迟，滋则呆滞。然则如何而可？曰：补肾之阳，即可以转运脾气。从仲景肾气丸化裁。

大熟地附子三分，炒　五味子　茯苓　怀山药　肉桂心　麦冬元米炒　牛膝盐水炒　山萸肉　陈皮　紫石英　破故纸盐水炒　胡桃肉

丁　病本阳虚土弱，而乏生生之气，故脾胃大惫。时当夏暑，温药难投。补脾虽不若补肾，然酷暑郁蒸，湿热用事，不若补脾胃为稳。

高丽参　陈皮　冬术　炮姜　茯苓　白扁豆　益智仁　谷芽

羊　病本阴虚，时当酷暑，潮热干咳，渐入损途。养阴冀其退热，然药宜轻不宜重，恐过滋反伤脾胃也；健脾可以加餐，然亦不宜燥，恐燥则劫铄肺阴也。姑拟一方备正。

生洋参　白扁豆　五味子　丹皮　麦冬肉　地骨皮　生苡仁　怀山药　沙参　茯苓　枇杷叶

奚　黄昏咳嗽，肺热也；黎明气升，肾虚也；纳食倒饱，脾虚也。补肾纳气治其下，清金化痰治其上，运脾培土治其中，三焦并治。

大生地　沙苑子　麦冬　川贝　茯苓　怀山药　六神曲　沙参　牛膝　枇杷叶

冯　久咳痰稠，上午发热，面色青黄，左脉细数，右脉软弱。病属上损，幸大便不溏，尚未过中及下。加谨调养，交夏至节无变再议。

党参　炙甘草　怀山药　麦冬　五味子　青蒿酒炒　白芍桂枝三分，拌炒　川贝　茯苓　白扁豆　枣仁　煨生姜

复诊　咳嗽，脉细数。前上午发热，今下午亦热，阴气渐伤。大便间或带血，脾气虚也。从景岳理阴煎例。扶过夏至节，一阴来复，病无增变，庶几可延。

四君子汤合生脉散，加生地、怀山药、白芍、白扁豆、川贝、阿胶、红枣。

赵　漏疡日久，阴津暗渗。加以咳嗽气耗，考试劳神，于是咳甚气升、便溏内热、音哑喉痛等等，接踵而至。脉象细数。已成劳损。夫精气神为人身三宝，一有所伤，便为大患，况三者皆虚乎！敢谢不敏，幸熟察焉。

沙参　甜杏仁　麦冬元米炒　生甘草　川贝　茯苓　白扁豆　怀山药　十大功劳

童　年已十七，天癸未通，骨骼瘦小，先天不足也。不时鼻衄，虚火上炎也。腹痛绵绵，中虚木横也。曾见蛔虫，木横则虫动也。此属童损。先天不足之症，以后天补之，

难矣！

茯苓　怀山药　陈皮　当归　茜草炭　乌药　冬术　白芍　丹皮　川椒　乌鲗骨

廉　肾阴虚而气升喘逆，心阴虚而心跳少寐，胃气虚而痰饮留恋，肝风动而头眩震掉，肠液枯而大便坚干。经云：肾苦燥，急食辛以润之。心苦缓，急食酸以收之。肝苦急，急食甘以缓之。肠胃津枯，当滋气血，拟都气丸意。

大生地蛤粉炒　茯神辰砂拌　半夏　炙甘草　五味子　沉香　柏子仁　石决明　怀山药　麦冬　西洋参

李　阴亏于下，气逆于上，抑塞于中，煎熬津液，气急痰凝，病成煎厥。本属为难，而药必清滋，效非容易。所虑酷暑将临，外受炎蒸之热，内无宁静之期，则有甚加剧耳。

鲜生地　枣仁猪胆汁炒　元参　茯神　牡蛎　女贞子　石决明　羚羊角　远志甘草汤制　竹茹

渊按：煎厥证，《内经》述之，世不多见。大抵水亏木燥，肝家风阳挟痰上扰，阻气机，塞窍隧，与肝风痰火有同类耳。

朱　心跳少寐，是血虚也。气攻作胀，是肝虚也。头眩筋惕，是肝风也。食少便溏，是脾虚也。平肝气，熄肝风，养营阴，补脾土，是其治也。

制香附　青陈皮　茯苓赤白各半　归身　白芍　沙苑子　制首乌　神曲　砂仁　姜枣

倪　据述有时惊悸，有时肌肉顽木，或一日溏泄数次，或数日一大便，坚干难出，惟小便常红。此心气郁结，脾气失运。失运则生湿，郁结则聚火。火则耗精，湿则阻气，而气机不利矣。拟荆公妙香散加味，补益心脾，通达气机立法。

西洋参　黄芪　茯神　桔梗　远志　怀山药　麝香调服　辰砂　木香　川连盐水炒　炙甘草　麦冬元米炒

共为末，藿香、陈皮汤泛丸。每朝三钱，开水送下。

徐　昔立斋治病，每定一方，令人服数十剂，非心精识果，乌能若此！然非病家信之真，任之专，亦乌能若此！林也不才，何敢妄希前哲。然审病既的，药当不谬。从此加鞭，以图进益。

天冬　麦冬　生地　熟地　怀山药　沙参　茯神　枣仁　牡蛎　白芍　洋参　阿胶　红枣　浮麦

此妇年三十四五，从未生育，因惊恐患怔忡头昏，耳鸣火升，发热汗出，食少便坚，将及百日。服此方三十帖，见效。即将此方加重，煎膏常服，几及一年，全愈。后生一子。

谢　汗多表虚，便泄里虚，腹痛中虚，气升肾虚，经停肝虚，多梦神虚。三焦皆病，五脏无一不虚。姑拟培土为主，以土为万物之母也。

党参　冬术　茯苓　沙苑子　怀山药　白芍　枣仁　陈皮　五味子　白扁豆　丹皮

红枣　浮麦

渊按：五脏皆虚，独治后天脾胃，诚为扼要。然便泄腹痛，宜少佐温脾更妙，以阳虚甚于阴虚也。

仁渊曰：此编集痰饮咳嗽、五脏阴阳偏虚之证，非尽属虚劳也。若虚劳证，经谓：有所劳倦，形气衰少，谷气不盛，上焦不行，下脘不通，胃气热，热气熏胸中，故内热。言努力劳倦，伤其中气，致中气衰少，不能布化水谷，肺经治节不行，热气蕴于胸中，不得发越而生内热，乃伤脾胃氤氲之气也。治曰劳者温之。《金匮》曰：男子平人脉大为劳，极虚亦为劳。遗精、失血、盗汗，劳之病也，治以桂枝龙牡、小建中、黄芪建中等汤，即祖《内经》劳者温之之法。圣圣相传，后人莫得异议。然余窃有疑焉。盖《内经》之所谓劳，乃劳伤其中气也。故以酸甘温煦之药，温之补之，使卫旺生营，脾胃阴阳之气有所依赖，则虚可补，劳可复。若《金匮》则相火旺而遗精，阴精虚而火升失血，热蒸于营而盗汗，亦用甘酸温煦以养之，一则伤其中气，一则损其精血。病不同而治则同，此何故也？近世治法，于劳倦伤中者，祖仲景、东垣。于遗精失血者，不敢祖桂枝、建中等法，都从事于朱丹溪、葛可久滋阴之法，亦始效而终不效。良以苦寒滋降，能平炎上之火，易伤中焦之气。胃气一伤，百药莫治，故越人有上损及中，下损及中皆不可治之说。然则丹溪、可久既不可恃，《金匮》方究竟可用否？曰：仲景为千古医祖，非贻误后人者。若内伤劳倦，于仲景、东垣法不得异议。若遗精失血，自元明后诸贤无敢用其方者。诚以相火方炎，阴血上溢，投以刚热，恐益其势耳。昔人聪明才智，岂逊于今，必有试而不合者矣。议者多疵丹溪，余则不敢出违心之论。盖滋降之法，可暂用，不可久用。审其胃气元气可任，暂投以平炎上之火，止其逆流之血，亦治之必须。否则温既助火，凉则伤中，日从事于轻描淡写，坐以待毙，亦何取乎！俟血止火降后，以甘平味厚，固精纳气之药以补养之。经曰：损者益之，精不足者补之以味。《难经》曰：损其肾者益其精，损其肺者养其气。病伤精气者，仍从精气求之，庶于病情有益耳。

吐　血

叶　血止咳不已，脉沉带数，其根犹未去也。盖气犹风也，血犹水也，咳则气逆不顺，血亦逆而不顺矣。经络不和，血不宁静，必降其气而后血不复升，亦必充其阴而后火乃退耳。

大生地　紫菀　丹皮　川贝　赤苓　元精石　甜杏仁　沙参　赤芍　枇杷叶

渊按：此喻妙极，从《内经》天暑地热悟会得来。

尤　血止干咳，阴虚也。急以生津救肺。

沙参　丹皮　麦冬　茯神　五味子　桑白皮　蛤壳　川贝　鲜藕　甜杏仁

侯　脉数血涌，胃气大虚，胸中痞塞，大便带溏，是痞为虚痞，数为虚数。咳血三月，今忽冲溢，唇白面青，断非实火。大凡实火吐血，宜清宜降；虚火吐血，宜补宜和。

古人谓见痰休治痰，见血休治血，血久不止，宜胃药收功。今援引此例。

人参一钱　白扁豆一两　川贝三钱　茯苓三钱　藕汁冲，一杯　好墨汁三匙冲

复诊　脉数退，血少止，而反恶寒汗出。盖血脱则气无所依，气属阳，主外，卫虚则不固也。最怕喘呃暴脱。犹幸胸痞已宽，稍能容纳。仿血脱益气例。经曰：阳生阴长。是之谓耳。

人参　炒扁豆　五味子　炙甘草　炮姜炭　怀山药　藕汁

三诊　血脱益气，前贤成法。今血虽大止，而神气益惫，唇口面青，怕其虚脱。欲牢根底，更进一层。

人参　炮姜　陈皮　大熟地砂仁拌炒　麦冬　冬术　炒扁豆　五味子　附子秋石汤制　灶心黄土煎汤代水。

四诊　肝肾之气从下泛上，青黑之色见于面部。阴阳离散，交子丑时防脱。勉拟镇摄，希冀万一。

人参　大熟地　紫石英　五味子　麦冬　肉桂　茯苓　青铅　坎炁

五诊　血止三日，痰吐如污泥且臭，是胃气大伤，肺气败坏而成肺痿。痿者，萎也，如草木萎而不振，终属劳损沉疴。《外台》引用炙甘草汤，取其益气生津，以救肺之枯萎。后人用其方，恒去姜、桂之辛热。此症面青不渴，正宜温以扶阳。但大便溏薄，除去麻仁可耳。

人参　炙甘草　麦冬　阿胶　大生地　炮姜　五味子　肉桂　紫石英

六诊　病势仍然，从前方加减。

前方去炮姜，加制洋参。

七诊　连进炙甘草汤，病情大有起色。但咳呛则汗出，肺气耗散矣。散者收之，不宜再兼辛热，当参收敛之品。

人参　大熟地沉香末拌炒　炙甘草　阿胶　五味子　黄芪　粟壳　大枣

渊按：如此险证，一丝不乱。景岳所谓非常之病，非非常之医不能治。

某　久咳失血，精气互伤。连进滋补，颇获小效。但血去过多，骤难充复。从来血症肺肾两虚者，宜冬不宜夏。盖酷暑炎蒸，有水涸金销之虑。今交仲夏，宜日饵生津益气，大滋金水之虚，兼扶胃土，则金有所恃。且精气注成于水谷，久病以胃气为要也。

制洋参　大熟地　麦冬　黄芪　怀山药　大生地　五味子　茯苓　陈皮　炙甘草　白扁豆　党参

复诊　血止，胃稍醒。仍守前法。

前方加粟壳蜜炙。另用白及一味为丸，每朝服三钱。

朱　中气素虚，兼患痰饮，冬必咳嗽。近劳碌感寒，忽气升吐血，微寒发热，汗则心嘈。其血必三日一来，寒热亦三日一作。盖热邪内炽，逼血上行，病在三阴之枢，恐其下厥上竭，冲溢喘脱。

麻黄　西洋参　白芍　麦冬　五味子　归身　炙甘草　黄芪　川贝　荆芥炭　茅根　藕汁

渊按：汗出心嘈，营阴虚矣。麻黄总属不宜。

邢　先天不足之体，曾发虚痰，溃而将敛。交春阳气升发，渐觉喉痒咳嗽。二三日来，忽然吐血。今又大吐血，色鲜红。诊脉细促，心嘈若饥。一团虚火，炎炎莫御。用药虽宜清降，亦当预顾真阴。否则恐血脱阴伤而晕。

生地　沙参　丹皮炭　茜草炭　小蓟炭　阿胶　麦冬　五味子　朱茯神　京墨汁三匙　童便冲，一杯

复诊　照原方加川贝、茅根。

三诊　节届春分，阳气勃勃升动。血证际此，稍平复盛。良以身中之肝阳，应天时之阳气，上升无制，故又忽然大吐。急当休养其阴，兼以清降。所恐火愈降而阴愈伤耳。

羚羊角　元参　鲜生地　丹皮　大生地　茯神　麦冬　阿胶　茜草炭　石决明　侧柏叶汁　茅根　藕汁

渊按：降火滋阴，亦不得不然之势。

张　阴虚内热，咳嗽痰红，脉数无神，渐延劳损。

沙参　白芍　川贝　丹皮　白扁豆　麦冬　甜杏仁　茯神　丹参　茜草炭　百合一两，煎汤代水。

吴　血色紫而有块，此属肝火乘胃，瘀凝上泛也。仿缪仲醇法。

阿胶蒲黄炒　丹皮　白芍　苏子　鲜石斛　降香　大黄醋炒成炭　藕汁　黑山栀　白扁豆　枇杷叶

程　咳嗽而至于失血音哑，津液枯槁，劳损成矣。脉形细弱，精气两亏。《内经》于针药所莫治者，调以甘药。《金匮》遵之而立黄芪建中汤，急建其中气，俾饮食增，津气旺，阳生阴长，而复其真阴之虚，盖舍此别无良法也。今仿其意而损益之。

黄芪秋石三分，化水，拌，炙焦　茯神　白芍　麦冬　川贝　生甘草　炙甘草　玉竹　沙参　橘饼

顾　酒客湿热熏蒸，肺受火刑而失清肃之令。咳嗽音哑，吐血痰红，喉痹干燥，是皆肺火见证，尚非全属阴虚。虽然，火亢不息，久必伤阴，究宜戒酒为上。治以清肃高源，兼养胃阴为法。

沙参　甜杏仁　丹皮　元参　山栀　川贝　茜草炭　鸡距子　藕汁　茅根

某　始由寒饮咳嗽，继而化火动血。一二年来血证屡止屡发，而咳嗽不已，脉弦形瘦，饮邪未去，阴血已亏。安静则咳甚，劳动则气升。盖静则属阴，饮邪由阴生也；动则属阳，气升由火动也。阴虚痰饮，四字显然。拟金水六君同都气丸，补肾之阴以纳气，化胃之痰以蠲饮。饮去则咳自减，气纳则火不升。

大生地海浮石拌炒　半夏青盐制　麦冬元米炒　五味子炒　紫石英煅　丹皮炒成炭　牛膝盐水

炒　怀山药炒　蛤壳打　诃子　茯苓　青铅　枇杷叶蜜炙

渊按：咳血一证，非尽由阴虚。若痰饮久咳，乃胃络受伤，胃气不降，血从气逆而来。治痰饮，降胃气，血自止矣。徒事滋阴，恐气愈逆而血愈多也。

范　脉虚数，两尺愈虚。心肝脾胃俱受其病，惟肾独虚，心肝火亢，肺胃受戕。痰由湿生，血随气逆，咳嗽黄痰带血，掌中觉热。法宜养肾之阴，以清心肝之火，而肃肺胃之气。

大生地海浮石拌　丹皮炭　沙参　川贝　白扁豆　甜杏仁　茜草炭　生苡仁　阿胶米粉炒　茯苓　藕节　枇杷叶

顾　头痛呕血，皆在上午，阳经之火无疑。法以清降。

犀角　羚羊角　麦冬　石决明　生石膏　知母　丹皮炒焦　竹叶　钩钩

复诊　清泄阳明之火，头痛已减。仍用前法。

羚羊角　元参　生石膏　麦冬　泽泻　知母　石决明　淡芩　生甘草

许　形寒饮冷则伤肺，两寒相感，中外皆伤，故气逆而咳嗽也。咳而欲呕曰胃咳。加以用力劳动，阳络受伤，痰中带血，久而不已，易入损门。

旋覆花　代赭石　杏仁　丹皮　郁金　半夏曲　款冬花　橘红　紫菀　茯苓　枇杷叶

某　咳嗽吐血，晡热便溏，腹中有块攻痛。肺肾阴伤，脾阳复弱，肝木横于中矣。饮食少纳，仓廪空虚，心如悬罄[①]，何恃不恐？

党参　白芍吴萸三分，拌炒　怀山药　枣仁　新会皮　川贝　款冬花　丹皮炒焦　茯神　沙苑子　生谷芽

某　饥饱劳伤，其病在胃。胃为多气多血之乡，胃伤则血从吐出。拟和胃降气化瘀法。

沙参　生苡仁　丹皮炒焦　茜草炭　杏仁　郁金　炙甘草　桃仁泥　白扁豆　茯苓　藕节

某　咳嗽成劳最难治，《十药神书》传葛氏，生津顺气化痰浊，补血安神分次第。病经一载元气亏，节届春分恐危殆。安谷则昌古所言，姑拟一方补脾胃。

玉竹　怀山药　生苡仁　白扁豆　川贝　茯苓　甜杏仁　款冬花　生谷芽　沙参

朱　操劳思虑，阴津元气内亏，脾失运而生痰，肺失降而为咳。痰中带红，时生内热。劳损之根，勿得轻视。

大熟地　川贝　生苡仁　怀山药　丹皮炒焦　甜杏仁　麦冬　茯神　半夏　枇杷叶

吕　脉数，左寸独锐，心经有火。吐血不止。法宜清养。

犀角　鲜生地　淡芩　阿胶蒲黄炒　丹皮炒焦　山栀　杏仁　茜草炭　茅根　藕节

---

① 悬罄："罄"通"磬"。悬罄，形容心中空虚。《国语·鲁语上》："室如悬磬，野无青草，何恃而不恐。"

庞　去秋咳嗽，些微带血，已经调治而痊。交春吐血甚多，咳嗽至今不止，更兼寒热，朝轻晡甚，饮食少纳，头汗不休。真阴大亏，虚阳上亢，肺金受铄，脾胃伤戕，津液日益耗，元气日益损。脉沉细涩，口腻而干。虚极成劳，难为力矣。姑拟生脉六君子汤，保肺清金，调元益气，扶过夏令再议。

生洋参　沙参　麦冬　五味子　白扁豆　制半夏　茯神　陈皮　炙甘草　枇杷露一小杯，冲服　野蔷薇露一小杯，冲服

生脉散保肺清金。六君子去术嫌其燥，加扁豆培养脾阴，土旺自能生金也。不用养阴退热之药，一恐滋以腻肠，一恐凉则妨胃耳。从来久病总以胃气为本，经云有胃则生，此其道也。

雷　久咳带血，今又音哑咽痛，此怒动肝火，肺失清肃，所谓金破不鸣。宜培土生金，稍佐降火。

沙参　甜杏仁　白扁豆　元参　茯苓　桔梗　生苡仁　蝉衣　川贝　玉竹　白蜜　猪板油同蜜烊化，冲服

薛　吐血，鼻血，牙血，发斑，斑中出血，阳明之火极炽。而腹满濡软，少阴之气不运。病已三月，血有间断，有瘀血在腹中故也。食少，身热，脉数，其阴已虚。拟养阴化瘀，清胃和中。

大生地　五灵脂醋炒　归身炭　犀角　白芍　炮姜炭　茜草炭　茯苓　丹皮炭　焦山栀　荆芥炭　延胡索醋炒　陈皮盐水炒　鲜藕

复诊　血上下溢，责之中虚，而邪复扰之。血去既多，余热上炽，鼻血时流，便血时下，中州之扰犹未已也。安中州，清热邪，理中汤加味治之。

西洋参元米制　白术炭　牛膝炭　黄芩　炙甘草　茜草炭　丹皮炭　炮姜炭　赤苓　百草霜　伏龙肝

渊按：脾阴虚而伏热扰血分，黑归脾、黑地黄最合。

某　吐血时发自止，阳络受伤，或夹瘀凝而然，不足虑也。血止之后，喉痒干咳，却不相宜。夫干咳则气热而火动，火动则难免其血之不来。倘加内热，易入损途。刻下胃纳甚少，先议养胃阴一法。

川石斛　丹皮　郁金　茯苓　炙甘草　生苡仁　麦冬　沙参　川贝　白扁豆　鲜藕

薛　痰饮久咳，咳伤肺络，失血。脉不数，舌苔白。不必过清，但顺气化痰，气顺则血自归经，痰化则咳嗽可止。

苏子　杏仁　川贝　茜草炭　郁金　桑白皮　丹皮　蛤壳　冬瓜子　藕节　枇杷叶

渊按：非但不可过清，直不宜清耳。仲景云：痰饮须以温药和之。可谓要言不繁。

华　咳嗽内伤经络，吐血甚多，脉不数，身不热，口不渴。切勿见血投凉。法当益胃，拟理中加味。

党参元米炒　白扁豆炒焦　炙甘草　炮姜　白芍　归身炭　血余炭　丹皮炭　杏仁　藕

节　陈粳米

李　伤酒吐血，血出于胃。虽属无妨，其阴久亏。拟和胃降火法。

鲜石斛　川贝　丹皮　白扁豆　茯苓　山栀　白芍　沙参　炙甘草　元参　茅根　鲜藕

钱　内则阴虚有火，外则寒邪深袭。失血咳嗽，又兼三疟，病已数月。疟来心口酸痛，胸腹空豁难过。经云：阳维为病苦寒热，阴维为病苦心痛。此阴阳营卫之偏虚也。拟黄芪建中法，和中藏之阴阳而调营卫；复合生脉保肺之阴，复脉保肾之阴。通盘合局，头头是道矣。

归身炭　炙甘草　大生地砂仁炒　五味子　鳖甲　黄芪　青蒿　沙参　白芍桂枝三分，拌炒　阿胶　麦冬　煨生姜　红枣

渊按：三疟寒热，并非阳维为病。心口酸痛难过，乃胃有寒痰，肝有蕴热，肺胃失顺降之常，再袭寒邪而咳血矣。腻补之方，恐不相合。

殷　肝胃不和，脘痛呕酸，兼以酒湿熏蒸于胃，胃为多气多血之乡，故吐出瘀血甚多。血止之后，仍脘中作胀，呕吐酸水。法宜调和肝胃，切戒寒凉。

制半夏　陈皮　郁金　乌药　桃仁泥　炮姜炭　延胡　茯苓　香附　鸡距子　苏梗

孙　热在中脘部分，时吐红痰带臭，不甚咳嗽。病在于胃，留热伏于中宫。法当清泄。

犀角　冬瓜子　射干　当归　桃仁　苡仁　元明粉　川贝　连翘　大黄酒浸，炒　金银花

复诊　不咳嗽，但吐红痰如脓，自觉灼热在胃脘之中，将及二月。此非肺痈，乃瘀伤湿热留胃中故也。当以清化。

川贝　冬瓜子　当归　苡仁　沙参　连翘　川石斛　金银花　赤豆　芦根

郁　历春夏秋，血症屡发。诊脉虚弱，形容清瘦。年方十七，精未充而早泄，阴失守而火升。异日难名之疾，恐应褚氏之言。治宜滋水降火，须自保养为要。

大生地　生洋参　丹皮炭　茯神　白扁豆炒焦　怀山药　茜草炭　阿胶蒲黄炒　麦冬　茅根　莲肉　鲜藕

仁渊曰：少年咳血，多起于遗精，遗精多由于妄想。夫男子二八精道通，情欲念起；起而不遂，则相火时动；动而不已，致精关不得闭固，则梦交精滑；阴精下虚，相火上炎，迫其血府，咯血之症生焉。中年之辈，由劳碌伤阴，阴气内虚，最易怒动肝火；火迫其血，血遂上溢。始也咯血不咳嗽；既而胃气失降，肺藏为相火煽灼，或稍感微邪，渐增咳嗽，劳损成矣。夫咯血易治，咳嗽难医。所以然者，咯血为火炎迫血，气逆血溢，寻其源而清之降之养之和之，或不因火迫而吐者，亦随其证而调之，无有不止者。若咳嗽则下焦阴气既虚，胃气逆而肺气亦耗，阴火时时上炎，肺无宁静之日，愈咳愈伤，愈伤愈咳，不至水涸金枯土败不已。故咯血证一加咳嗽，往往使病势严重。亦有先咳嗽而

后带血者，此先损其肺，后及其肾也。其寒热者，营卫虚而金火相争也。盗汗者，肺气虚而卫不固，营为热迫也。咽痛者，肺阴枯而虚火上冲。便溏者，脾不守而金绝土败，死期至矣。即越人上损下损及中不治之谓，盖后天之生生亦绝矣。此论阴虚咳血则然。若不由阴虚者，如痰饮久咳，胃气逆而络伤，过饮过饱，疾行伤其胃络，郁热壅于肺胃，负重努力，斗殴伤络，更有妇人肝经壅热，经不顺行，皆有咯血呕血证，未可见血即事滋阴凉降，须求其本而治之。夫治血莫若顺气，气为血帅，气降而血自降，气顺而血自归经。即咳嗽一证，切勿沾沾治肺。盖咳虽属肺，其致咳不在肺而在肾。夫肾，藏精者也。肾藏精虚，肾气无所依恋，上冲阳明，煽动肺藏，胃气逆不得降，肺欲不咳，安可得乎？古人谓肺犹钟也，钟不自鸣，有击之而后鸣。医者不去其鸣钟之具，而日磨沙其钟，钟破而鸣如故。此言深有至理。王应震云：见痰休治痰，见血休治血。喘生毋耗气，遗精不渗泄。明得此中趣，方是医中杰。当三复斯言。

鼓胀水肿

陆　经停一载有余，肝气不时横逆，胸脘胁肋疼痛，呕吐酸水，大腹日满，青筋绽露，此属血臌。盖由肝气错乱于中，脾土受困，血海凝瘀，日积月大，状如怀子，而实非也。今病已极深，药力恐难见效。

川楝子　丹参　归尾　香附盐水炒　延胡索　五灵脂醋炒　陈皮　砂仁　红花　淡吴萸

朱　肿胀已退，脉象较前稍大，汗出至膝而止。阳气有流通之象，阴湿有消化之机。今以温理中州，中州得运，庶几决渎流通，寒转为温，否转为泰矣。然须调养百日，庶无反复之虞。

熟附子　冬术　茯苓　通草　桂枝　焦六曲　牛膝　陈皮　泽泻　姜皮

复诊　肿胀由乎脾肾，阳虚水湿偏淫。通阳化湿水邪平，方法原为对证。面目四肢俱瘪，单单大腹膨脝，更兼遗泄再伤阴，久病恐难胜任。

桂枝　陈皮　冬瓜皮　益智仁　姜皮　另六味丸三钱，药汁送下。

王　湿热素伏下焦，皮肤顽癣。近感风邪着腠理，陡然寒热，面目上部先肿，蔓延中下。今大腹、阴囊、足胫悉肿。据云阳物暴缩，足冷，似属阴寒；然鼻中热气上冲，此乃阳被湿郁，气不宣通，非阳衰可比。夫诸湿肿满，皆属于脾，而肺主一身气化，俾得肺气宣通，斯风与湿自然而解。

射干　杏仁　大腹皮　苡仁　茯苓　泽泻　桑白皮　冬瓜子　通草　丝瓜络　沉香　琥珀　枇杷叶

渊按：阳被湿遏，肺气不得宣通，乃麻黄连轺赤小豆汤为的对。五皮饮虽加杏仁、射干，恐仍不能开泄肺表。

复诊　鼻头色微黑者，有水气。腹满足浮囊肿，水泛而侮土也。腹中气攻胀痛，土虚则木横也。欲泄水，必崇土；欲平气，必疏木。

吴萸炒川连　沉香　白术　葶苈子　茯苓　大腹皮　香附　陈皮　川朴　泽泻

渊按：中焦阳气伤矣，左金非崇土之方。肺失通调，膀胱不化，何不用桂枝，且能疏木。

三诊　面黧腹肿，脉沉而细。此脾肾之阳不化，水湿阻滞于中。症防加剧，姑且渗湿通阳。

肉桂炒白芍　茯苓　猪苓　白术　大腹皮　细辛　泽泻　川朴　陈皮　焦六曲　麦芽　香橼皮

金　风湿相搏，一身悉肿，咽痛发热，咳而脉浮。拟越脾法。

麻杏甘石加赤苓、腹皮、通草。

复诊　风水者，在表之风邪与在里之水湿合而为病也。其症头面肢体浮肿，必兼咳嗽，故为风水。更兼食积，其腹必满。三焦不利，法当开上疏中达下治之。

羌活　防风　枳壳　杏仁　大腹皮　川朴　茯苓　橘红　泽泻　莱菔子　桑皮　青葱　生姜

渊按：羌、防不如麻黄，专开手太阴之风水。故古人有越婢、麻黄赤豆等治表实肿胀，无羌、防等方也。细参本草，自无此等杂治。

冯　产后数十日，忽发肝风，心荡不寐，继以血崩。今周身浮肿，气逆不得安卧，头眩，口不渴，病势夜重，血虚气胜，木旺土弱也。土弱不制水，水反侮土。土既受木克，又被水侮，是为重虚。欲培土，先补火，佐以泄木，即《内经》虚者补之，盛者泻之之义。

肉桂　冬术　茯苓　泽泻　大腹皮　木香　陈皮　炮姜　神曲　通草　血珀

渊按：温而不燥，补而不滞，和养肝脾之气，以招失亡之血，其胀自消。

秦　腹胀足肿，纳食则胀益甚。湿热挟气，填塞太阴，臌胀重症。

川朴　赤苓　大腹皮　青皮　泽泻　枳壳　黑丑　山楂炭　甘遂面包煨　通草　生姜

复诊　腹胀稍宽，足仍浮肿。运脾化湿，冀其渐平。

川朴　赤苓　大腹皮　川椒目　苍术　泽泻　陈皮　焦六曲　黑丑　通草　枳壳　生姜

渊按：二方乃湿热实胀治法。

三诊　腹满月余，得食则胀甚。两进攻消运脾之法，胃脘之胀已松，大腹之满未化，再议疏通消导。

旋覆花　五加皮　赤苓　泽泻　槟榔　黑丑　鸡内金　木香　通草　砂仁

朱　腹满，面黄，足肿。近因戽水受寒，又加疝痛。脾虚有湿，肾虚有寒。防其疝气上攻，大腹益满。平胃散去甘草，加茯苓、小茴香、神曲、吴茱萸。

杨　脉沉，小便不利，面目、肢体、大腹、阴囊悉肿，病属里水。鼻中流血，喉间略痛，肺家有郁热也。拟越脾汤。

蜜炙麻黄　杏仁　甘草　石膏　白术　赤苓　泽泻　陈皮　防己　淡苓

复诊　水湿侵于经络，外溢肌肉。发汗利水诸法，效而不愈。今拟通阳渗泄。

五苓散加巴戟肉、川朴、车前子、陈皮、牛膝、五加皮、大腹皮、姜皮。

王　病后脾虚气滞，浮肿食少，大便溏泄。法当温脾。

党参　茯苓　泽泻　木香　冬术　炮姜　茯神　神曲　砂仁　谷芽

张　痢后阳虚，水湿不化，腹满面浮足肿，而色青黄，脉来虚细。虑延臌胀重症。

川熟附　猪苓　茯苓　白术　党参　上肉桂　泽泻　陈皮　神曲　砂仁

复诊　温通脾肾之阳，疏利决渎之气，冀期胀消肿退。

熟附子　肉桂　白术　猪苓　泽泻　茯苓皮　冬瓜皮　川朴　陈皮　通草

渊按：两方治半虚半实，乃通阳泄水法。

尤　脾虚木横，腹中结癖，寒热似疟，延及半载。惟脾虚则营卫不和，故寒热；惟肝横则气血凝滞，故结瘕。今食少便溏，舌红口渴，大腹日满，足跗浮肿，形肉瘦削，脾肾阴阳两伤。际此火亢金衰之候，火亢则阴益虚，金衰则木无制，深秋水土败时，虑其增剧。急宜健运和中，稍兼消暑。喻嘉言所谓刚中柔剂，能变胃而不受胃变，此法是矣。冀其脾胃稍醒为吉。

连理汤加陈皮。

朱　时令水湿内袭，与身中素有之湿热相合，骤然浮肿，充斥上下三焦。拟宣表泻里之法，以消其水。

香薷　川朴　通草　大腹皮　赤苓　泽泻　杏仁　滑石　车前子　莱菔子　葶苈子　葱白头

某　痞块由大疟日久而结，多因水饮痰涎与气相搏而成。久则块散腹满，变为臌胀，所谓癖散成臌也。脉细如丝，重按至骨乃见弦象，是肝木乘脾也。口干，小便短少，是湿热不运也。匝月腹日加大，急宜疏通水道，泄木和中。

五苓散　川朴　姜汁炒川连　青皮　陈皮　大腹皮　木香　车前子　通草

附厚朴散

川朴姜汁炒，三钱　枳壳三钱，巴豆七粒合炒黄，去巴豆　木香晒干，研，三钱　青皮醋炒，三钱　陈皮盐水炒，三钱　甘遂面包煨，三钱　大戟水浸，晒干，炒，三钱　干姜炒黄，三钱　共为末，每服一钱，用砂仁、车前子泡汤调下。是治癖块散大成臌之妙剂。

渊按：此方诚妙，但可施于正气不虚者。若久病及老年气血衰弱之人，恐目前稍松，转瞬而胀益甚，将不可治。用者宜审慎之。

僧　水肿自下而起，腿足阴囊，大腹胸膈，泛滥莫御。今先从上泻下。肺主一身之气，又曰水出高源，古人开鬼门、洁净府，虽从太阳，其实不离乎肺也。

葶苈子　杏仁　川朴　陈皮　茯苓　川椒目　生姜　大枣　控涎丹，每日服五分。

渊按：水肿实证，治法如是。经云：其本在肾，其末在肺。葶苈泻肺，椒目泻肾。

控涎丹不及舟车丸合拍。

某　暑湿伏邪挟积，阻滞肠胃，中州不运，大腹骤满，腹中时痛，痛则大便黏腻，色红如痢，小水短少，脉沉滑数，是积之征也。拟大橘皮汤送下木香槟榔丸。

四苓散　橘红　大腹皮　木香　木通　滑石　砂仁末　川朴　煎汤，送木香槟榔丸三钱。

复诊　气与水相搏，大腹骤满，脉沉，小便不利，大便欲泄不泄。法以疏气逐水。

香薷　大茴香　泽泻　莱菔子　赤苓　大戟　甘遂　枳壳　黑白丑　生姜

王　内有湿热，外着风邪，风与水搏，一身悉肿。此属风水，当发汗。

羌活　香薷　陈皮　防风　赤苓　焦六曲　通草　葱白　生姜

某　腹但胀而不满者，属气，乃木乘脾土也。

川连姜汁炒　香附　砂仁　川朴　青皮　焦六曲　怀山药　茯苓　陈皮　泽泻

渊按：黄连治胀，乃开中州湿热也。土虚木乘之胀，大非所宜。

陆　疟后湿热内蕴，脾胃之气不利，为口糜，为腹胀。姑先和中清化为法。

川朴　川连　焦六曲　赤苓　大腹皮　枳壳　泽泻　黑山栀　陈皮　砂仁

渊按：连、朴此证甚合。

张　木旺乘脾，腹胀如鼓，形瘦脉细，症属痺胀。法当温通。

淡干姜　茯苓　川朴　砂仁　怀山药　吴茱萸　陈皮　泽泻　大腹皮　金匮肾气丸五钱，开水送。

渊按：虚胀治法，川朴易党参则善。

陶　年甫十三，断无忧郁之理，而腹满如鼓，微微内热，将及两月，其义何居？良以童心太甚，饥饱不调，冷热不节。向有胃寒呕酸之疾，今反不呕，腹渐胀大，饮食不纳，内热时生，是非劳碌伤脾而失运，乃寒饮停聚而腹胀也，脾虚故内热生。单单腹胀，名之单胀，然治法不同也。今以温利中州，稍佐苦泄，取柔中之刚，能平胃而和脾。

党参　茯苓　半夏　陈皮　白芍　川连吴萸炒　炮姜　泽泻　川朴　冬瓜皮

渊按：饮食不节伤脾胀，宜佐消导，如鸡金、谷虫之类。

孙　疮疥平面浮起，渐至腹满胸闷气塞，小便不利，肿势日甚。水湿之气，一无出路，证成疮臌，防加气急。发汗而利小便，是两大法门。

麻黄　杏仁　白术　泽泻　茯苓　猪苓　葶苈子　川朴　通草　车前子　姜皮

复诊　肿势已平，小便通利。前方加减。

防风　白术　半夏　茯苓　陈皮　泽泻　杏仁　川朴　通草　葶苈子　车前子　葱白头　姜皮

孙　脾虚胀满，面浮足肿，小便不利，脉形细数，元气大亏，虑其喘急之变。

党参元米炒　牛膝　茯苓　巴戟肉　陈皮　泽泻盐水炒　车前子　冬术土炒　怀山药　苡仁　杞子炭　生熟谷芽

沈 先泄泻而后目盲。服单方，目明而渐腹满，是脾虚木横。又服草药，寒性伤中，病成臌胀。其根已久，恐难骤效。

焦白术 冬瓜皮 川朴 茯苓 陈皮 焦六曲 大腹皮 泽泻 砂仁 苡仁 陈香橼皮

杨 两尺脉滑，湿热积滞在于下焦。小便不利，大腹胀满，是下焦不利，中焦气不通也。

肉桂 赤苓 猪苓 白术 泽泻 大戟 神曲 陈皮 冬瓜皮 姜皮

冯 风水相搏，一身面目悉种，咳嗽，气升不得卧，症势险重。用越脾法。

麻黄 生甘草 杏仁 石膏 赤苓 泽泻 陈皮 葶苈子 大腹皮 生姜 大红枣

复诊 用越脾法，虽得微汗，手肿稍退，余肿未消，咳嗽气急。良由劳碌之人，脾胃不足，气不行运。今以扶脾和中理气，宣达三焦，冀其气化流通。

冬术 生芪皮 大腹皮 防己 陈皮 防风 茯苓皮 冬瓜皮 姜皮

何 内有湿热生疮，外受风寒浮肿，风湿相搏，症成疮臌，防加喘急。

防风 羌活 杏仁 大腹皮 橘红 赤苓 桔梗 荆芥 川朴 桑叶 通草

杜 风水相搏，一身暴肿，上则咳嗽，喉有痰声，下则溏泄，小便不利。发汗而利小便，是其大法。计不出此，迁延匝月，节近清明，天气温暖，肺胃久蕴之风，从中暗化为热。反服肾气汤方，意欲通阳化水，阳未通而阴先劫，水未化而火反起矣。于是舌燥唇焦齿黑，心烦囊缩，胸腹肤红，危险之象，已造极中之极。勉拟清肃肺胃，存阴泄热，以冀转机为幸。

生石膏 杏仁 通草 茯苓皮 豆豉 北沙参 麦冬 川贝 丹皮 芦根 鲜薄荷根 绿豆汤代水。

复诊 肺得热而不降，肝有火而上升，胃居于中，受肝火之冲激，欲降不能，而反上逆，由是呕吐不纳矣。昨用清金以通决渎，幸水道已通，高原得清肃之令。然中焦格拒，良阳失游溢之权，似宜转运其中。但肝火炽甚，徒运其中无益也。当清肝之亢，以衰木火之威，胃不受肝之克，而中气得和，则呕可以宁矣。

川连姜汁炒 黄芩姜汁炒 半夏 泽泻 陈皮 黑山栀 竹茹姜汁炒 茯苓皮 川贝 芦根 枇杷叶 当归龙荟丸三钱，绿豆、生姜汤送下。

渊按：风水坏证也。两方应变俱佳。

尤 疟止之后，腹胀足肿，湿热内归太阴，防成疟臌。但小便清利，是属脾虚。拟厚朴温中汤加味。

川朴 茯苓 陈皮 干姜 草豆蔻 木香 半夏 冬瓜皮 姜皮

廉 脾有湿热积气，渐渐腹满足肿，纳食则胀，证成气臌。

白茯苓 川朴 白术 苡仁 苏梗 五加皮 泽泻 陈皮 砂仁 通草

奚 湿热内阻肠胃之间，横连膜原。膜原者，脏腑之外，肌肉之内，膈膜之所舍，三焦决渎之道路，邪留不去，是为肿胀。胀属气，肿属水。是必理气而疏决渎，以杜肿胀之萌。

黑白丑各五钱　莱菔子一两　砂仁二两　用葫芦大者一枚，将三味纳入，再入陈酒一大杯，隔汤煎一炷香，取出葫芦中药，炒研为末，再以葫芦炙炭，共研和。每晨服二钱。

惠　湿伤脾肾之阳，先腰痛而后足肿，脘中作痛，口沃酸水。用甘姜苓术汤合五苓散加味。

甘草　干姜　茯苓　白术　猪苓　泽泻　肉桂　半夏　陈皮　通草　五加皮

渊按：沃酸一证，《内经》言热，东垣言寒，究竟辛通药最效。

复诊　前用辛温通阳，甘淡祛湿，脘痛、足肿、呕酸等证皆除，惟跗肿未退。减其制以调之。

白术　茯苓　泽泻　川断　苡仁　牛膝　陈皮　通草　桑白皮　五加皮

薛　先足肿而后腹满面浮，寒湿伤于下而渐上攻也。通阳化湿以利小便立法。

桂枝　泽泻　陈皮　川朴　桑白皮　莱菔子　五加皮　茯苓皮　半夏　大腹皮　姜皮

骆　疮之湿热与肝之气郁互结于里，近感风温，寒热咳嗽，骤然浮肿，证属疮臌。

苏梗　杏仁　川朴　桔梗　赤苓　泽泻　枳壳　橘红　大腹皮　茯苓　莱菔子　姜皮

复诊　湿夹热而生疮，风合湿而为肿。风从外入，故寒热而咳嗽；湿自内生，故腹满而气急。用仲景麻杏苡甘汤加味。

麻黄　杏仁　苡仁　甘草　川朴　滑石　连翘　淡芩　枳壳　莱菔子　元明粉　薄荷叶

共研粗末，滚汤泡服。

三诊　四肢面目肿退，而腹满未宽。在表之风寒虽解，在里之湿热未治。今拟宽中理湿。

赤苓　苡仁　陈皮　大腹皮　杏仁　泽泻　莱菔子　川朴　通草　枳壳　姜皮

白　火炎于上，水溢高原，肺金受邪，面红浮肿，唇鼻俱赤，而有皮烂之形，腹部腿足亦肿，三焦俱受其病矣。行步咳喘，邪在手太阴无疑。用吴鹤皋麦门冬汤，泻火泄水为法。

麦冬　冬瓜皮　通草　姜皮　桑白皮　丝瓜络　枇杷叶　陈粳米

渊按：此水肿之变证也。用轻清宣化上焦，所谓轻可去实。

范　下有湿热，上受风温，初起寒热，即便周身浮肿，咳嗽气塞，似与风水同例。拟越脾加术汤。

麻黄　葶苈子　半夏　赤苓　焦白术　桑白皮　射干　通草　杏仁　大腹皮　冬瓜皮　姜皮

诸　面肿曰风，足胫肿曰水。盖风伤于上，湿伤于下，气道蕴塞，肺失宣降，脾失转输，上则咳喘，下则溲涩，中则腹满，而水肿成焉。证名风水，载于《金匮》。病在肺脾，法以开上疏中渗下，从三焦分泄。

二陈汤　前胡　射干　川朴　泽泻　车前子　羌活　桔梗　桑白皮　大腹皮　通草　姜皮

范　伏邪湿热，内蕴太阴阳明。身热腹满，面浮足肿，两膝酸痛，小便短少。拟通经络以解表，燥湿热以清里。

羌独活　防风　川朴　陈皮　大腹皮　苡仁　柴胡　前胡　泽泻　赤苓

渊按：湿热作胀，病在太阴阳明脾胃，从败毒散加减，以分疏其内伏之邪。既有身热，宜佐苦寒一二味泄之，所谓苦辛通降，甘淡分利之法也。

仁渊曰：《内经》言胀者，皆在脏腑之外。排脏腑而郭胸胁，此气胀也。其本在肾，其末在肺，此水胀也。五脏六腑皆有胀，统气与水而言之也。石瘕、肠覃，女子血凝气滞而病胀也。后贤分虚实寒热，在气在血，法已大备，似无庸再议。然余观劳损者病在精，肿胀者病在气，无论气臌、水臌、血臌，最重在肺脏。盖肺主一身治节，管领五脏六腑之气。肺气一伤，周身治节不行，于是脾失健运，肝木横逆而为气臌；肾失枢转，膀胱水道不利而为水臌；肝失疏泄，气滞血凝而为血臌。谓非皆由肺气伤残，不能化水、化血、自化之病乎？虽然，所因甚多，所病各异。从外感而得者多暴多实多热，从内伤而得者多缓多虚多寒。水肿多实证，其来也暴；气肿多虚证，其来也缓；湿热肿在虚实之间，其来不暴不缓，必先见别证而后胀满。若水肿之咳逆喘呼，非大实，即大虚，不可不辨。实则肺气壅塞不降，虚则肾气奔逆不纳。虚证固宜温补，实证必须泻降。如水肿实证，即舟车、禹功，亦不为峻，但不可过剂。经云：大毒治病，十去其六。或从虚实间进之法，投峻药一服，续投调理药三二日，再进一服，最稳，余验过数人。至单腹胀，乃脾肺肾真气败坏，全属虚证。血臌、肠覃、石瘕，虽病在血分，不可专求之血，宜导气以通血。气为血帅，古人明训，不可不知也。

卷 三

积 聚 附虫积

孙 厥阴寒气乘胃，直犯中州，虫动不安，腹痛如刀之刺，口吐酸水清涎。法宜辛温，佐以酸苦，泄之通之。

川楝子 延胡索 川连 青皮 吴茱萸 川椒 焦楂炭 乌药 使君子 竹二青

金 少腹两旁结块，渐大渐长，静则夹脐而居，动则上攻至脘，旁及两胁，已八九年矣。据云始因积经半载，疑其有孕，及产多是污水，后遂结块。想是水寒血气凝聚而成。

甘遂面包煨，三钱 香附盐水炒，一两 三棱醋炒，一两 蓬莪术醋炒，一两 桃仁炒，五钱 肉桂另研，一钱 川楝子五钱，巴豆七粒合炒黄，去巴豆 五灵脂醋炒，五钱 地鳖虫酒浸，炙，廿一个

共研为末，炼白蜜捣和为丸。每服十丸，日三服。

渊按：水寒血气凝聚冲脉之分，果是实证，此方必效。

金 脐以上有块一条，直攻心下作痛，痛连两胁。此属伏梁，为心之积，乃气血寒痰凝聚而成。背脊热而眩悸，营气内亏也。法当和营化积。

当归 半夏 瓦楞子 香附 丹参 茯苓 陈皮 木香 延胡索 川楝子 砂仁

渊按：眩悸亦寒痰为患，未必即是营虚，否则背脊之热何来。

复诊 投化积和营，伏梁之攻痛稍缓，背脊之热亦减。仍从前制。

前方去茯苓、瓦楞子、木香，加茯神、玫瑰花。

王 腹中癖块，渐大如盘，经事不来，腰酸带下。此属营虚气滞，瘀积内停。近日水泻，伤于暑湿。当先治其新病。

平胃散去甘草，加芍药、香附、吴茱萸、焦六曲。

复诊 腹块如覆盘，上攻则痛，下伏则安。足跗浮肿，时时沃酸。从肝脾胃三经主治。

川楝子 延胡索 吴茱萸 川椒 木香 蓬莪术 制香附 陈皮 茯苓 川连姜汁

三诊 腹中结块，内热微寒，四肢无力，口沃酸水。肝脾气郁，营卫两亏，劳损之象。

党参 香附 当归 丹参 川楝子 川椒 延胡索 冬术 干姜 青蒿梗 神曲 大枣

渊按：内热微寒，乃肝脾郁结，肺金治节不行，营卫不调也。宜参逍遥、左金法。

丁　肝之积，在左胁下，名曰肥气。日久撑痛。

川楝子　延胡索　川连　青皮　五灵脂　山楂炭　当归须　蓬莪术　荆三棱　茯苓　木香　砂仁

复诊　左胁之痛已缓。夜增咳嗽，寒痰走于肺络。宜肺肝同治。

旋覆花　杏仁　川楝子　荆三棱　茯苓　款冬花　半夏　新会皮　蓬莪术　新绛　青葱管

蒋　少腹结块，渐大如盘。此属肠覃，气血凝滞而成。拟两疏气血。

香附　五灵脂　红花　当归　泽兰　桃仁　延胡索　丹参　陈皮　砂仁　大黄䗪虫丸，每服二十粒，开水送。

金　气从少腹上冲咽嗌，则心中跳，胁中痛，初起寒热而呕，此奔豚气之挟肝邪者也。半月以来，寒热虽止，气仍上逆。脉沉弦小。宜宗《金匮》法。

二陈汤去甘草，加当归、白芍、吴茱萸、香附、川朴、槟榔、苏梗、沉香、姜汁、东行李根。

复诊　奔豚之气渐平，脘中之气未静。当从肝胃求治。

淡吴萸　半夏　香附　川楝子　延胡索　茯苓　焦六曲　陈皮　白芍　蔻仁

丁　久患休息痢，止数日后，气攻胸脘板痛，上下不通，几至发厥，须大便通始减其痛。匝月大便仅通三次。板痛者聚而成块，偏于右部，是脾之积也。脉沉紧而细，当与温通。

熟附子　淡干姜　川朴　陈皮　茯苓　香附　大腹皮　延胡索　沉香化气丸　东垣五积丸

米　右关尺牢弦，腰腹有块攻痛，是肝肾之积在下焦也。用缓消止痛法。

肉桂　雄黄　尖槟榔　共研细末，用独头蒜捣丸。早晚服各五丸，开水送。

渊按：雄黄散结，槟榔破滞，肉桂温散下焦沉寒痼冷，又能温脾疏肝。丸以独蒜，以浊攻浊，深得制方之妙。

唐　经停十月，腹微满，脉沉细涩，脐上心下块长数寸。是属伏梁，因七情恚怒，气郁痰凝所致。经曰：大积大聚，其可犯也，衰其大半而止。洁古谓：养正积自除，不得过用克伐。今拟开郁正元散法，理气行血，和脾化痰，寓消于补之中。

二陈汤　归身　川芎　冬术　山楂炭　延胡索　香附　麦芽　苏梗　砂仁　茺蔚子

钱　少腹有块，痛则经来如注，气升如喘。冲脉久伤，肝木肆横。

香附醋炒　紫石英　当归　白芍酒炒　木香　三棱醋炒　大熟地　牛膝　小茴香盐水炒　青皮醋炒

某　前年秋季伏暑症中，即结癥瘕，居左胁下。春来下午必发微热，晨必吐痰，食面必溏泄。此当时热邪未清，早进油腻面食，与痰热互相结聚于肺胃之络，当以攻消为主。

柴胡三钱，酒炒　青皮一两，巴豆五钱同炒，去豆　三棱五钱，醋炒　蓬莪术五钱，醋炒　雄精一两　大黄一两，皂荚子三粒合炒，去皂荚子　上药为丸，每服一钱。下午服六君子丸三钱。

渊按：柴胡、青皮疏肝胆而升清，莪、棱破滞气而消块，大黄攻热积，巴豆逐寒积，皂子去油腻之积，雄精开结化痰也。无坚不破，无攻不利，正气不虚者可用。

陈　病起逢食则呃，食入则胀。今脐上至心下一条胀痛，坐久则知饥，行动则饱胀。此属伏梁。胃为心之子，故胃亦病也。仿东垣五积治例。

川连　吴茱萸　干姜　陈皮　香附　半夏　茯苓　丁香　延胡索　五灵脂

渊按：所谓食呃也。病在肠胃。

钱　脉微细，阴之象也。少腹有块，上攻及脘，自脘至嗌一条气塞，发作则大痛欲厥，头汗如雨。用方大法，固宜以温通为主矣。惟舌有黄腻浊苔，便泄臭秽，必兼湿热；而块痛得按稍减，中气又虚。方法极难调顾，尚祈斟酌是荷。

川楝子　乌药　肉桂　乌梅　木香　淡吴萸　泽泻　延胡索　茯苓　川连酒炒

复诊　下焦浊阴之气，上干清阳之位，少腹胸胁有块，攻撑作痛，痛甚发厥。昨用温通，病势稍减，脉仍微细，泄仍臭秽，恶谷厌纳，中气大亏，阴气凝结，当脐硬痛。恐属脏结，攻之不可，补之亦难，诚为棘手。

肉桂　吴茱萸　炮姜　枸杞子　乌药　木香　延胡索　金铃子　白芍　茯苓　泽泻　萱花　金橘饼

丁　小肠遗热于大肠，为伏瘕，腹中微痛。用圣济槟榔丸。

槟榔炒　桃仁　当归酒炒　青皮酒炒　沉香　火麻仁　党参元米炒　茯苓烘　木香烘　乌药烘　大熟地砂仁拌炒　白芍酒炒

上药为末，用神曲三两，煮糊为丸。每朝三钱，开水送。

伍　胸脘有块，大如碗，每午后则痛，甚于黄昏，连及背胀，时沃清水，诸药无效。

枳壳九枚，纳入阿魏三钱，炙焦　牡蛎二两　肉桂三钱　白蛳螺壳二两　共炙为末。每痛发时服一钱，开水送。

渊按：枳壳破气。阿魏佐肉桂散寒，以浊攻浊。牡蛎软坚。白蛳螺壳始用于丹溪，云化伏痰，消宿水。

周　食填太阴，肝气欲升而不得，胃气欲降而不能，气塞于中，与食相并，脘胁疼痛，气攻有块，汤饮辄呕，上不得纳，下其得出。法当疏运其中。

半夏　橘红　青皮　莱菔子　川朴姜汁炒　吴茱萸　赤苓　白蔻仁研冲　另苏梗、枳壳、槟榔三味摩冲。

丁　脉迟细，脘中有块，纳食撑胀，腹中辘辘作声，嗳腐吞酸，大便坚结。此脾胃有寒积也。当以温药下之，仿温脾法。

附子制　干姜　枳实　大黄　桂木　陈皮　半夏

洪　结癖累累，久踞腹中。年逾六旬，元气下虚，中气已弱，肝气肆横，腹渐胀满。

脉沉弦细，细而沉为虚为寒，沉而弦为气为郁。病关情志，非湿热积滞可比，攻消克伐难施。拟商通补，补者补其虚，通者通其气。

六君子汤　苏梗　肉桂　香附　川朴姜汁炒　白芍　生姜

冯　脉右关滑动，舌苔黄白而腻，是痰积在中焦也。左关弦搏，肝木气旺，故左肋斜至脐下有梗一条，按之觉硬，乃肝气入络所结。尺寸脉俱微缓。泄痢一载，气血两亏。补之无益，攻之不可，而病根终莫能拔。根者何？痰积、湿热、肝气也。夫湿热、痰积，须借元气以运行。洁古所谓养正积自除，脾胃健则湿热自化，原指久病而言。此病不谓不久，然则攻消克伐何敢妄施。兹择性味不猛而能通能化者用之。

人参　茯苓　於术　青陈皮　炙甘草　泽泻　枳壳　神曲　茅术　当归土炒　黄芪　白芍吴萸三分，煎汁，炒　防风根

又丸方

制半夏三两，分六分：一分木香二钱，煎汁拌炒；一分白芥子二钱，煎汁拌炒；一分乌药三钱，煎汁拌炒；一分金铃子三钱，煎汁拌炒；一分猪苓二钱，煎汁拌炒；一分醋拌炒。炒毕，去诸药，仅以半夏为末，入雄精三钱，研末，麝香一分，独头蒜三个，打烂，用醋一茶杯，打和为丸。每晨服一钱五分，开水送。

渊按：制法极佳，通化肺脾之痰，疏利肝胆之结。丸法亦有巧思。诸凡与此证相类者，皆可用之。

曹　寒饮痰涎气血凝结成癖，踞于脘肋，下及腰间，久必成囊而为窠臼。如贼伏于隐僻之处，一时难以攻捣。昔许学士有此论，法当内和脾胃，外用攻消，今仿其意。

半夏　茯苓　乌药　白芥子　当归　青皮　泽泻　吴茱萸　延胡索　桂枝　杜仲姜汁炒　生木香　生熟谷芽

华　脾虚胃弱，则湿热不运而生痰。痰停中脘，则食不化而成积。胃脘结块，按之则痛，面色青黄，木乘中土。饮食少纳，虑延胀满。

党参姜汁炒　半夏　陈皮　川朴　茯苓　白芥子　山楂肉　砂仁　六曲　鸡内金

丁　血虚木横，两胁气撑痛，腹中有块，心荡而寒热。病根日久，损及奇经。经云：冲脉为病，逆气里急；任脉为病，男疝女瘕。阳维为病苦寒热；阴维为病苦心痛。合而参之，谓非奇经之病乎？调之不易。

黄芪　党参　茯神　白薇　枸杞子　沙苑子　白芍　当归　陈皮　香附　紫石英

复诊　和营卫而调摄奇经，病势皆减。惟腹中之块未平。仍从前法增损。

前方去枸杞子，加砂仁、冬术。

孔　病由肝气横逆，营血不调，腹中结瘕，脘胁攻痛，渐致食减内热，咳嗽痰多，当脐动跳，心悸少寐，口干肠燥，而显虚劳血痹之象。极难医治。姑仿仲景法。

党参　茯苓　枣仁　乳香　没药　桃仁　当归　川贝　香附　白蜜　地鳖虫酒炙

复诊　前方养营化瘀，下得血块两枚，腹满稍软，内热咳嗽未减。今且和营启胃，

退热止咳，再望转机。

西党参　茯苓　丹参　广皮　血余炭　川贝母　杏仁　当归　阿胶　地鳖虫

三诊　气滞血瘀，腹满有块攻痛，内热已减，咳嗽未平。拟两和气血方法。

党参　香附　郁金　茯苓　山楂肉　延胡索　当归　杏仁　阿胶　桃仁　沉香　血余炭

四诊　咳嗽不止，腹仍满痛。肝肺同病，久延不已，终成劳损。

桃杏仁　车前子　川贝　当归　丹皮　阿胶蒲黄炒　旋覆花　苏子　茯苓　新绛

许　腹痛，大便泄出细虫，延来已久，中气渐虚，此胃中寒积也。法当温中补中。

川连盐水炒　炮姜　木香　白芍　白术　使君子　吴茱萸　乌药　川椒　伏龙肝煎汤代水

某　阅病源是属虫病无疑。虫由湿热所化，脾土不运而生。其发于月底之夜，原由脾胃虚寒，寒属阴，故夜发也。寒久化热，土虚木强，其发移于月初，必呕吐胸热，两乳下跳，虫随酸苦痰涎而出，多寡不一，或大便亦有，腹中微痛，虽口渴甚，不能咽水，水下复呕，呕尽乃平，至中旬则康泰无恙矣。所以然者，月初虫头向上，且病久呕多，胃阴亏，虚火上炎，故胸中觉热。虚里跳动，中气虚也。中气者，胸中大气，脾胃冲和之气，皆归所统。脾胃中气虚甚，故跳跃也。病延一载有余，虫属盘踞，未易一扫而除。图治之法，和中调脾，杜生虫之源；生津平肝，治胸热口渴；化湿热，降逆气，以治呕吐。久服勿懈，自可见功。欲求速效，恐不能耳。

川楝子　芜荑　党参元米炒　白术　青皮　制半夏　白芍　茯苓　焦六曲　干姜　陈皮　榧子　蔻仁　使君子肉

渊按：病从脾胃寒湿而来，湿郁生热，热郁生虫，变成本寒标热。本寒则藏真伤而气结生积，标热则湿热阻而虫属内踞。

吴　喜食生米，积聚生虫。腹痛面黄，口流涎沫，虫之见症无疑。先拟健脾化虫。

茅术米泔水浸　青皮　鹤虱　榧子炒，打　芜荑　尖槟榔　陈米炒黄　共研为末。每朝调服三钱，略用砂糖少许。

马　心之积，名曰伏梁，得之忧思而气结也。居于心下胃脘之间，其形竖直而长。痛发则呕吐酸水，兼夹肝气、痰饮为患也。开发心阳以化浊阴之凝结，兼平肝气而化胃中之痰饮。

桂枝　石菖蒲　延胡索　半夏　川连吴萸炒　茯苓　川楝子　陈皮　蔻仁　郁金　瓦楞子

未　久有伏梁痞痛呕酸之患，是气血寒痰凝结也。自遭惊恐奔波，遂至脘腹气撑，旁攻胁肋，上至咽嗌，血随气而上溢，甚至盈碗盈盆。两载以来，屡发屡止，血虽时止，而气之撑胀终未全平。近来发作，不吐酸水而但吐血，想久伏之寒化而为热矣。立方当从气血凝积二字推求，备候商用。

郁金　香附醋炒　丹参　茯苓　炒黑丹皮　苏梗　延胡索醋炒　韭菜根汁一酒杯冲　童便冲　鲜藕　另用云南黑白棋子二枚，研细末。用白蜜调，徐徐咽下。

渊按：血从惊恐而来，所谓惊则气乱，恐则气下。气乱血逆，必然之理。棋子治何病未详。

复诊　肝郁化火，胃寒化热，气满于腹，上攻脘胁，则血亦上出。前方疏理气血之壅，病情稍效。今以化肝煎加减。盖肝胃之气，必以下降为顺，而瘀凝之血，亦以下行为安。气降而血不复升，是知气降而火降，瘀化而血安，必相须为用也。

郁金　三棱醋炒　延胡索　川贝　青皮　桃仁　泽泻　焦山栀　茯苓　苏梗　丝瓜络　鲜藕　鲜苎麻连根叶

范　素有肝胃气痛，兼挟寒积。脘腹胀满，痛及于腰，咳不可忍。舌苔白腻，渴不欲饮。大便似利不利。脉沉弦而紧。恐属脏结，颇为险候。非温不能通其阳，非下不能破其结，仿许学士温脾法。

制附子　干姜　肉桂　川朴姜汁炒　生大黄　枳实

渊按：咳不可忍，上焦之气亦闭矣。所谓五实证非耶?

复诊　脘腹胀满，上至心下，下连少腹，中横一纹，如亚腰葫芦之状。中宫痞塞，阴阳结绝，上下不通，势濒于危。勉进附子泻心一法，温阳以泄浊阴，冀其大便得通。否则恐致喘汗厥脱，难以挽回。

制附子　川连姜汁炒　川朴姜汁炒　生大黄酒浸　长流水煎。再服备急丸七粒，砂仁汤送下。

三诊　两投温下，大便仍然不通，胸腹高突，汤水下咽辄吐，肢渐冷，脉渐细，鼻煽额汗，厥脱可忧。按结胸、脏结之分，在乎有寒热、无寒热为别。下之不通，胀满愈甚，乃太阴脾脏受戕，清阳失于转运。崔行功有枳实理中一法，取其转运中阳，通便在是，挽回厥脱亦在是。惟高明裁酌之。

此证死。

仁渊曰：五积六聚，积属脏而不移，聚属腑而无定。又曰癥瘕，癥者真也，其块不散；瘕者假也，聚散不常。夫五积虽分属五脏，不过分其部位病形，使学者有所遵循耳。究在脏腑之外，乃寒痰、汁沫、瘀血凝结于膜壑曲折之处，因脏气不能运化，积年累月，受病非一途。先宜观其虚实，即形气实者，亦不可专于攻伐，况夫虚多实少！且痞气、肥气，多于奔豚、伏梁，即今之癖块居脘胁之下，因久疟而生者十七八，又名疟母。由服药不当，或早用堵截，或饮食不节，致湿热痰浊漫无出路，郁于膜原之分，中气不化，日久成积。初宜开化其邪，兼调营卫，中虚者先调其中，湿热化而块自消，中气和而块亦消。养正逐邪，各有分寸。六聚较积轻浅，病在气分，营卫不和，气聚有形，必挟肝邪，疏肝和脾以调气机，自效。积聚之证，大抵寒多热少，虚多实少。桂枝、肉桂、吴茱萸为积聚之要药，能温脾疏肝，使气机通畅故也。盖气温则行，血寒则凝，运行其气，流通其血，为治积第一法。有热再佐连、柏之类，参以活变。若虫积乃由湿热食滞而生，或寒邪郁其湿热，肠胃之气不化，而九虫生焉。《千金方》分属五脏，不过分病形以定治法耳，未免凿空。虫积既从湿热食滞而生，固多实证，治无补法。即久虚亦必先去其虫而后调补之，不可泥养正积除之说也。

脘腹痛

胡　腹中雷鸣切痛，痛甚则胀及两腰，呕吐酸苦水。此水寒之气侮脾，乃中土阳气不足也。温而通之。

附子理中汤去草，加川椒、吴茱萸、水红花子。

复诊　脾脏虚寒，宿积痰水阻滞，腹中时痛，痛甚则呕。仿许学士法。

附子理中汤加当归、茯苓、吴茱萸、枳实、大黄。

渊按：温下之法甚善，惜以后易辙耳。

三诊　腹痛，下午则胀，脉沉弦。此属虚寒挟积。前用温下，痛势稍减。今以温中化积。

川熟附　党参　干姜　花槟榔　茯苓　当归　青皮　陈皮　乌药

四诊　腹痛三年，时作时止，寒在中焦，当与温化无疑。然脉小弦滑，必有宿积。前用温下、温通两法，病虽减而未定。据云每交午月其痛倍甚，则兼湿热，故脉浮小而沉大，按之有力，此为阴中伏阳也。当利少阴之枢，温厥阴之气，运太阴之滞，更参滑以去着法。

柴胡　白芍　枳实　甘草　吴茱萸　茯苓　木香　白术　另用黄鳝三段，取中七寸，炙脆，共研末。分三服。

渊按：既知宿积，何不再进温下？三年之病，谅非久虚。脉浮小沉大，乃积伏下焦。盖痛则气聚于下，故脉见沉大。此论似是而非。

五诊　腹痛，左脉弦，木克土也。仲景云：腹痛脉弦者，小建中汤主之。若不止者，小柴胡汤。所以疏土中之木也。余前用四逆散，即是此意。然三年腹痛，痛时得食稍安，究属中虚；而辘辘有声，或兼水饮。今拟建中法加椒目，去其水饮，再观动静。

老桂木　白芍　干姜　炙甘草　党参　川椒目

渊按：此寒而有积，为虚中实证，与建中甘温不合，故服之痛反上攻，以甘能满中，胃气转失顺下也。

六诊　用建中法，痛势上攻及胃脘，连于心下，左脉独弦滑，是肝邪乘胃也。姑拟疏肝。

金铃子　延胡索　吴茱萸　香附　高良姜　木香　白檀香

沈　肝胃气痛，发则呕吐酸水。治以温通。

二陈汤去草，加瓜蒌皮、吴茱萸、白胡椒、当归、香附、川楝子。

时　脘痛不时发作，曾经吐蛔，兼见鼻血。女年二七，天癸未通。想由胃中有寒，肝家有火。

金铃子散加五灵脂、香附、干姜、川连、使君子肉、乌药、乌梅、茯苓。

复诊　肝胃不和，脘胁痛；得食乃安，中气虚。拟泄肝和胃。

二陈汤去草，加川连、六神曲、乌药、高良姜、香附、砂仁。

殷　呕而不食，病在胃也；食而腹痛，病在脾也；痛连胸胁，肝亦病矣。气弱血枯，病已深矣。和胃养血，生津益气为治。

淡苁蓉　枸杞子　归身　火麻仁　大麦仁　茯苓　半夏　陈皮　沉香　砂仁

谭　脘痛欲呕，甚则防厥。

党参　陈皮　茯苓　川椒　吴茱萸　蔻仁　生姜

冯　脾胃阳衰，浊阴僭逆，每至下午腹左有块，上攻则心嘈，嘈则脘痛，黄昏乃止，大便常艰。拟通胃阳而化浊阴，和养血液以悦脾气。

淡苁蓉　陈皮　吴茱萸　茯苓　柏子仁　郁李仁　沙苑子　乌梅　川椒　制半夏

复诊　脘痛呕酸，腹中亦痛。非用辛温，何能散寒蠲饮？

二陈汤去草，加肉桂、制附子、干姜、吴茱萸、川椒、白术、蔻仁。

冯　当脐腹痛，呱呱有声。此寒也，以温药通之。

二陈汤去草，加淡苁蓉、当归、干姜、吴茱萸、乌药、砂仁。

复诊　温肾通阳以散沉寒之气。久服腹痛自已。

前方去当归，加川熟附、胡芦巴。

顾　当脐硬痛，不食不便，外似恶寒，里无大热，渴不多饮，寒食风热互结于脾胃中。用《局方》五积散合通圣散，分头解治。

五积合通圣，共为末。朝暮各用开水调服三钱。

复诊　用五积合通圣温通散寒，便通而痛未止，脉迟，喜食甜味，痛在当脐，后连及腰，身常懔懔恶寒。此中虚阳弱，寒积内停。拟通阳以破其沉寒，益火以消其阴翳。

四君去草，加肉桂、制附子、木香、元明粉、乌药、苁蓉。

三诊　温脏散寒，腹痛已止。今当温补。

淡苁蓉　杞子　熟地　当归　茯苓　陈皮　吴茱萸　制附子　乌药　砂仁

渊按：尚嫌腻滞，仍从四君加减为妙。

袁　三四年来腹痛常发，发则极甚，必数日而平。此脾脏有寒积，肝经有湿热，故痛则腹中觉热拟温脾，兼以凉肝。

金铃子散　陈皮　茯苓　干姜　白术　川朴　白芍　神曲　砂仁

复诊　腹中寒积错杂而痛，古今越桃散最妙，变散为丸可耳。

淡吴萸　干姜　黑山栀　白芍　炙甘草　另神曲末一两，煮糊为丸。每朝服三钱，开水送下。

夫越桃散惟姜、栀二味；吴萸、白芍者，复以戊己法；加甘草，取其调和也。

某　中气不足，溲便为之变。腹中结瘕，亦气之不运也。

二陈汤去草，加白术、沙苑子、焦神曲、苡仁、泽泻、砂仁、通草。

复诊　肝胃不和，脘腹作痛，呕吐酸水痰涎，经来则腹痛。先与泄肝和胃。

川连　半夏　陈皮　茯苓　瓜蒌皮　薤白头　干姜　蔻仁　猩绛　旋覆花

三诊　腹中久有癖块，今因冷食伤中，腹痛泄泻，呕吐不止，心中觉热。拟苦辛通降，先止其呕。

二陈汤去草，加黄芩、川连、川朴、苏梗、藿梗、蔻仁、泽泻。

改方加神曲。

某　自咸丰四年秋季，饱食睡卧起病，今已五载。过投消积破气之药，中气伤戕。脘间窒痛，得食则安，不能嗳气，亦不易转矢气，脉迟弦。肝胃不和，阳虚寒聚于中。拟通阳泄木法。

苓桂术甘汤加陈皮、白芍、吴茱萸、干姜、大枣。

复诊　胸背相引而痛，症属胸痹。

二陈汤去草，加瓜蒌仁、制附子、桂枝、干姜、吴茱萸、蔻仁、竹茹。

孙　中虚土不制水，下焦阴气上逆于胃，胃脘作痛，呕吐清水，得食则痛缓。拟温中固下，佐以镇逆。

四君子汤去草，加干姜、乌药、白芍、熟地、紫石英、代赭石、橘饼。

渊按：土虚水盛，用熟地未合。若欲扶土，不去草可也。

秦　悬饮居于胁下，疼痛，呕吐清水。用仲景法。

芫花　大戟　甘遂　白芥子　吴茱萸各三钱　大枣二十枚

将河水两大碗，上药五味，煎至浓汁一大碗，去滓，然后入大枣煮烂，候干。每日清晨，食枣二枚。

渊按：此十枣汤、葶苈大枣泻肺汤之变法也。以吴萸易葶苈，颇有心思。

某　寒气凝聚，少腹结瘕，时或上攻作痛。法以温通。

小茴香　吴茱萸　木香　青皮　乌药　延胡索　三棱　砂仁　香附

钱　脉微细，阴之象也。少腹有块，上攻及脘，自脘至嗌一条气塞，发作则块攻大痛欲厥，头汗如雨。用方大法，温通无疑。惟舌黄腻浊苔，便泄臭秽，必兼湿热；而块痛得按稍减，又属虚象。

金铃子散　人参　乌梅　乌药　泽泻　破故纸　吴茱萸　木香　肉桂　枸杞子　五味子　茯苓　肉果

复诊　水饮痰涎与下焦浊阴之气盘踞于中，中脘腹胁有块，攻撑作痛，痛甚发厥。昨用温通，痛势稍减。但脉仍微细，泄仍臭秽，谷食厌纳，中气大虚，阴气凝结，当脐硬痛，恐属脏结。攻之不可，补之亦难，仍为棘手。

前方去人参、五味、乌药、故纸、肉果，加白芍、干姜、萱花、橘饼。

某　腹中有寒，疼痛不止，法当温通。

金铃子散　干姜　吴茱萸　当归　枸杞子　官桂　木香　乌药　紫石英

张　寒气稽留，气机不利，胸背引痛，脘胁气攻有块。宜辛温通达。

二陈汤去草，加瓜蒌皮、薤白头、干姜、吴茱萸、延胡索、九香虫。

某　肝胃不和，腰胁胸背相引而痛。舌光无苔，营阴内亏。大便溏薄，脾气亦弱，并无呕吐痰涎酸水等症。宜辛温通阳，酸甘化阴。

陈皮　茯苓　苏梗　吴茱萸　沙苑子　枸杞子　薤白头　白芍　橘饼

渊按：脾肾虚寒宜甘温，营阴内虚宜柔缓，故不用姜、附刚燥之药。

某　饮停中脘，脘腹鸣响，攻撑作痛。大便坚结如栗，但能嗳气而无矢气，是胃失下行而气但上逆也。和胃降逆，逐水蠲饮治之。

二陈汤去草，加代赭石、旋覆花、神曲、干姜、白芍、川椒、甘遂、泽泻。

某　丹田有寒，胸中有热，中焦不运，湿甚生虫。与黄连汤。

川连　肉桂　吴茱萸　干姜　砂仁　使君子　半夏　青皮　乌药　花槟榔

复诊　虫痛，面黄吐涎。拟苦辛法。

川连　桂枝　川椒　蔻仁　乌梅　芜荑　焦六曲　香附　合金铃子散。

张　脘痛两载，近发更勤，得温稍松，过劳则甚。块居中脘，患处皮冷。法以温通。

二陈汤去草，加炮姜、吴茱萸、木香、川朴、归身、神曲、泽泻、生熟谷芽。

复诊　腹痛有块，肝脾不和，食少面黄。治以疏和。

丹参　白芍　怀山药　茯苓　茯神　冬术　神曲　香附　砂仁

仁渊曰：脘痛属胃，腹痛属脾。吞酸呕苦，俗名肝气，乃积饮病也。或得之喜餐生冷，或忧思郁结。夫肝胆属木而喜升达，寄根于土。今脾胃为生冷忧思伤其阳和之气，布化转运失职，肝胆无温润升达之机，郁久而肆其横逆，侮其所胜，脾胃受克，气机与痰饮凝滞于中脘，故作痛耳。其吞酸呕苦者，脾寒不化，胃中之水饮停积，如食物置器中不动，其味变焉。稼穑味甘，今胃不能化，木乘其胜，而齐木之味，化而为酸；齐胆火之味，化而为苦。木气冲逆，泛呕不已，久久积饮成囊，亦生癖块。由餐凉而起者，尚可治；由七情而起者，每成噎膈。盖忧思既久，中阳受伤，呕多胃汁槁枯，始则阳气伤，继则阴津竭，营卫少生化之源，胃管干瘪，肠液不充矣。徒恃医药无益，须怡神静养。治法喻氏进退黄连汤，最有深意，辛以化胃，苦以降逆，所谓能变胃而不受胃变也。罗谦甫治中汤亦合，用金以制木。若南阳之瓜蒌薤白等，或辛或苦，或通或润，皆可用。务在通中焦阳气，使脾胃之阴凝开，肝木之郁结达，其痛自已。若腹痛须分部位：当脐太阴，脐旁少阴，少腹厥阴。尤宜辨寒热虚实：大抵寒多热少，虚多实少；热者多实，虚者多寒。《内经·举痛论》：寒者八九，热者一二，须从脉证细辨焉。湿郁之年，亦多是证，亦脾胃为寒湿所郁，阳气不得宣化耳。

噎膈反胃

王　痰隔中焦，食入脘痛，口沃清水，呕吐黏痰。大便坚结，肠液枯也；时多空嗳，胃失降也。拟化痰和胃，降气润肠法。

旋覆花盐水炒　代赭石　杏仁　半夏　橘红　瓜蒌皮　瓦楞子　苏子　白芥子　莱菔子　姜汁　地栗汁

胡　气郁中焦，得食则呕，已延匝月，虑成膈证。

川连吴萸炒　白术　半夏　藿香　陈皮　焦六曲　香附　茯苓　郁金　白蔻仁

张　营阴虚，故内热少寐；气火逆，故咽喉哽塞。拟四物以养其阴，四七以理其气。

大生地砂仁拌　苏梗　茯苓　当归　川朴　北沙参　白芍　半夏　枣仁　姜竹茹　枇杷叶

陈　营虚火亢，胃枯食噎，心膈至咽，如火之焚，有时呱呱作声，此气火郁结使然也。病关情志，非徒药饵可瘳。宜自怡悦，庶几可延。

旋覆花　代赭石　沙参　黑山栀　茯苓　川贝　焦六曲　麦冬　杏仁　竹茹　枇杷叶

复诊　气火上逆，咽喉不利，胸痛食噎，膈症已成。况年逾六旬，长斋三十载，胃液枯槁，欲求濡润胃阴，饮食无碍，还望怡情自适。

前方加西洋参、半夏。

丁　脉形弦硬，春令见此，是即但弦无胃。纳食哽痛，大便坚燥，已见木火亢逆，胃汁肠液干枯。治之不易。

旋覆花　杏仁　火麻仁　桃仁　苏子　青果　荸荠　芦根

复诊　前方润燥以舒郁结，今拟下气化痰之剂。

麦冬　半夏　杏仁　橘红　川贝　茯苓　竹茹　芦根　荸荠　海蛇　枇杷叶

渊按：两方清润可喜，洵属名家。

秦　痰气阻于胸中，故痰多而胸闷，纳食或呕，两太阳胀痛。清气不升，浊气不降。久延不已，恐成膈症。

半夏　橘红　赤苓　吴萸汁炒川连　党参　泽泻　藿香　旋覆花　枳壳　川贝　蔻仁　肉桂　大腹皮　冬术　生姜　来复丹一钱，药汁送下。

陈　丧子悲伤，气逆发厥，左脉沉数不利，是肝之气郁，血少不泽也；右关及寸滑搏，为痰为火。肺胃之气失降，肝木之火上逆，将水谷津液蒸酿为痰，阻塞气道，故咽喉胸膈若有阻碍，纳食有时呕噎也。夫五志过极，多从火化，哭泣无泪，目涩昏花，皆属阳亢而阴不上承。目前治法，不外顺气降火，复入清金平木。

苏子　茯苓　半夏　枳实　杏仁　川贝　竹茹　沙参　橘红　麦冬　海蛇　荸荠

此方系四七、温胆、麦冬三汤加减，降气化痰，生津和胃。病起肝及肺胃，当从肺肝胃为主。

秦　七情郁结，痰气凝聚，胸膈不利，时或呕逆。症将半载，脾胃大虚。前用四七、二陈，降气化痰；今参入理中，兼培中土，当顾本也。

四七汤合二陈汤、理中汤，加丁香、木香、蔻仁。

徐　气郁于胸为膈，气滞于腹为臌。饮食不纳，形肉顿瘦。阴气凝聚，阳气汩没，脉细如丝。姑与培土通阳化气一法。

党参　肉桂　白术　大腹皮　熟附子　泽泻　茯苓　来复丹

渊按：伤胃则膈，伤脾则臌。膈多郁火，臌多阳衰。肺金治节不行，肝木起而克贼。

周　胸痛吐清水，自幼酒湿蕴蓄胃中，阳气不宣，浊气凝聚。遽述前年又得暴喘上气，额汗淋漓，发作数次。今又增心嘈若饥。此皆胃病。用小半夏汤。

半夏　茯苓　陈皮　竹茹　生姜

渊按：暴喘额汗，肺肾亦病，不独胃也。

复诊　停饮生痰，呕吐酸水，胸中板痛。前用小半夏汤，所以蠲其饮也。今风邪伤肺，咳嗽内热，拟金沸草散宣风降气，仍寓祛痰蠲饮，肺胃兼治之方。

金沸草　半夏　陈皮　茯苓　款冬花　杏仁　荆芥　前胡　竹茹　枇杷叶

赵　气水郁结成痰，咽噎碍食，食入辄呕清水米粒，病在胃之上脘。降气化痰之药，须择不燥者为宜。

瓜蒌仁　半夏曲　川贝　橘红　丁香　蛤壳青黛三分，同研，包　白蜜　枇杷叶　竹茹　芦根　生姜汁冲服

复诊　诸逆冲上，皆属于火。食入即吐，是有火也。

川连　半夏　苏梗　制大黄　竹茹　枇杷叶

渊按：《内经》病机十九条，都有不尽然者。注者不敢违背，随文敷衍，贻误后学。其实是是非非，明眼自能别白。即如诸逆冲上之证，不属于火者甚多，未可一概论也。读经者知之。

祝　胃阳虚则水饮停，脾阳虚则谷不化。腹中辘辘，胸胁胀满，纳食辄呕酸水清涎，或嗳腐气。法以温导，崇土利水。

炮姜　陈皮　苍术　半夏　熟附子　白术　党参　泽泻　枳实　瓜蒌仁　蔻仁　谷芽

沈　食下则饱胀，作酸呕吐，病属反胃。胃脉浮按则紧，沉按则弦。弦者木侮土，紧者寒在中。

党参　干姜　半夏　陈皮　茯苓　丁香　焦六曲　荜茇　蔻仁　陈香橼

许　吐血后呃逆，迄今一月。舌白腻，右脉沉滑，左脉细弱。其呃之气自少腹上冲，乃瘀血挟痰浊阻于肺胃之络，下焦冲脉相火上逆，鼓动其痰，则呃作矣。酌方必有济，幸勿躁急为嘱。

半夏　茯苓　陈皮　当归　郁金　丁香　柿蒂　姜汁　藕汁　水红花子　东垣滋肾丸一钱，陈皮、生姜泡汤下。阴寒呃者用肉桂五分，坎炁二条，沉香六分，分两服。

渊按：所谓气呃、痰呃是也。与虚寒不同。

某　疟后痰气阻滞胃脘，清阳不升，作呃，纳食辄呕，防成膈症。且与仲景化痰镇逆再商。

旋覆花　代赭石　淡干姜　法半夏　赤苓　制香附　丁香　柿蒂

秦　纳食辄呕清水涎沫米粒，病在胃也。曾经从高坠下，胁肋肩膊时痛，是兼有瘀伤留于肺胃之络，故呕有臭气。拟化瘀和胃，降逆止呕为治。

旋覆花　归须　广郁金　杏仁　半夏　炒丹皮　茯苓　焦楂肉　橘红　蔻仁

渊按：佐韭、姜、藕三汁更妙。

复诊　止呕必以和胃，气升必须降纳。

半夏　茯苓　白术　蔻仁　藿香　陈皮　老桂木　神曲　干姜　沉香　伏龙肝

李　寒热咳嗽，一载有余。咳痰带血，饮食沃噎，胸膈阻窒，又成噎膈。此必兼挟气郁而成。今且和胃降气，冀其血止噎减为妙。

旋覆花　半夏　杏仁　丹皮　橘红　茯苓　郁金　瓜蒌霜　蔻仁　竹茹　枇杷叶

陈　卒然心痛，纳食哽塞，粥饮犹可。此心气郁结，防变膈证。

瓜蒌仁　薤白头　旋覆花　川贝母　茯神　半夏　桔梗　远志肉　竹茹

朱　脉滑大，食入哽噎不下，舌腻。此属痰膈，大肠燥火凝结。拟清痰火，佐以宣通。

旋覆花　麦冬　六神曲　黑山栀　赤苓　半夏　豆豉　陈皮　杏仁　竹茹　海蛇　荸荠　枇杷叶

吴　情志郁结，阳明津液内枯，少阴之气上逆，少腹气上冲咽，咽喉觉胀，纳食哽噎。拟温养津液，以降浊阴之气。

旋覆花　代赭石　苁蓉干　枸杞子　橘红　茯苓　川贝　半夏　沉香　鸡冠蛇　地栗

盛　气郁痰凝，胸中失旷，背寒脊痛，纳少哽噎，甚则吐出。膈症之根。

旋覆花　桂枝　瓜蒌皮　杏仁　竹茹　代赭石　薤白头　半夏　茯苓

复诊　诸恙仍然，痰稍易出。

桂枝　瓜蒌皮　干姜　薤白头　陈皮　杏仁　旋覆花　生鹿角　竹茹　枇杷叶

三诊　服温通阳气之药，呕出寒痰甚多，未始不美，惟纳食哽噎之势未除。仍以温通，再观动静。

川熟附　桂枝　薤白头　半夏　陈皮　杏仁　桃仁　瓜蒌仁　姜汁　韭菜根汁

四诊　上焦吐者从乎气，中焦吐者因乎积。此纳食哽噎，少顷则吐出数口，且多清水黏痰，是有痰积在中焦也，然究属膈症之根。

川熟附　半夏　瓦楞子　陈皮　苏子　莱菔子　旋覆花　白芥子　桃仁　荜茇

高　坤土阳微湿胜，腹中不和。用平胃、理中合剂。

平胃散合理中汤。加延胡者，因有瘀凝也。

某　迭进温中运湿，腹中呱呱有声，朝食则安，暮食则滞，卧则筋惕肉瞤，时吐酸水。中土阳微，下焦阴浊之气上逆，病属反胃。温中不效，法当益火之源，舍时从症，用茅术附子理中合真武法。

附子理中加茯苓、陈皮、生姜。

渊按：水谷不化精微而生酸痰，肝木失于濡润，筋惕肉瞤，是肝有燥火也。徒事温燥无益。

张　胃汁干枯，肠脂燥涸，上焦饮食尽生为痰，不生津血，纳食则吐，痰随吐出。膈症之根渐深。高年静养为宜。

鲜苁蓉一两　青盐半夏三钱　茯苓　当归　陈皮　沉香　枳壳

复诊　津枯气结噎膈，苁蓉丸是主方。

照前方加炒香柏子仁、陈海蛇、地栗。每日用柿饼一枚，饭上蒸软，随意嚼咽。

盛　背为阳位，心为阳脏。心之下，胃之上也。痰饮窃踞于胃之上口，则心阳失其清旷，而背常恶寒，纳食哽噎，是为膈证之根。盖痰饮为阴以碍阳故也。

熟附子　桂枝　杏仁　神曲　薤白头　瓜蒌皮　旋覆花　蔻仁　豆豉　丁香　竹茹枇杷叶

渊按：温中化饮，降逆润肠，不失古人法度。惟豆豉一味，不解是何意思。

孔　先曾呕血，胃中空虚，寒饮停留，阳气不通，水谷不化，食入呕吐酸水，谷食随之而出。脉细肢寒，阳微已甚。证成翻胃，虑延脾败难治。

熟附子　干姜　丁香　橘饼　苁蓉干　九香虫　二陈汤其中甘草炙黑

渊按：噎膈、反胃，从呕血而起者甚多。盖血虽阴物，多呕则胃阳伤而不复，不能运水谷而化精微，失其顺下之职，始则病反胃，久则肠液枯槁，而为膈证矣。

严　噎膈、反胃，胃脘之病也。上焦主纳，中焦司运，能纳而不能运，故复吐出。朝食暮吐，责其下焦无阳。拟化上焦之痰，运中焦之气，益下焦之火，俾得三焦各司其权，而水谷熟腐，自无反出之恙。然不易矣。

旋覆花　代赭石　熟附子　茯苓　枳壳　沉香　半夏　新会皮　益智仁　淡苁蓉地栗　陈鸡冠　海蛇

仁渊曰：噎膈证，昔张鸡峰谓神思间病，而有不尽然者。过于谋虑忧思，脾阴伤而肝火起，固有是证。而得之呕血过多，或餐凉食冷者不少，是皆脾胃阳伤也。胃阳伤则不化而失其顺降，脾阳伤则不运而失其升腾，饮食到胃，精微不化气血津液而变酸水痰涎。中土既失温和松燥，肝胆失其条达，郁结不舒，横克脾胃，气结而为痛，逆升而为吐，将稼穑甘味化为木火酸苦之味呕出，胸膈稍快，明日再积再呕。久之中焦之气日伤，津液日竭，胃管之口缩小，纳食哽嗌作痛。胃气既失顺降，二肠自少灌溉，渣滓留滞不行，加以肝胆郁结之火日加煽灼，大便自然燥而不通，甚至经旬始通。通下如羊矢黑粒者，不可治矣。夫噎膈固属难治，而古人治此者亦少精妙之方。云岐子九方，劫霸攻克，固不足道。《局方》过于香燥。近惟喻嘉言黄连汤进退之议，深中窾要。此外如丹溪五汁安中饮、左金丸等，尚可取法。若大便不通，断不可以硝、黄硬下。要知阳明气降，始二肠津液流润，不通自通矣。若夫反胃，即噎膈之根。古人谓食不得入是有火，食入反出是无火。盖肝胆相火，郁于胸中，清旷之地，变为燎原之场，胃口被灼，气不得降，致食不能下。此不独噎膈，噤口痢亦是此意。若噎膈证如此，则五液被焚，不可为矣。至食入反出，虽属无火，乃中宫失温运之职，升降不灵，木火更从而为患，与火不生土，土虚阳衰之无火大异，未可以温燥从事。仲景论胸中有寒，丹田有热，与此相近。喻氏黄连汤，即仿其意为之进退。治此者能想明孰寒孰热，孰虚孰实，得其机巧，则为良工矣。

三　消

李　稚龄阳亢阴亏，一水不能胜五火之气，燔灼而成三消，上渴中饥，下则溲多，形体消削，身常发热。法当壮水以制亢阳。

大生地　川连　麦冬　知母　五味子　茯苓　生甘草　生石膏　牡蛎　花粉

复诊　夫三消，火病也。火能消水，一身津液皆干。惟水可以胜火，大养其阴，大清其火，乃治本之图。病由远行受热，肾水内乏，当救生水之源。

大生地　沙参　五味子　麦冬　牡蛎　生洋参　桑白皮　蛤壳　天冬

侯　脾胃虚而有火，故善饥而能食。肝气盛，故又腹胀也。甘寒益胃，甘温扶脾，苦辛酸以泄肝，兼而行之。

玉竹　川石斛　麦冬　党参　冬术　白芍　吴萸炒川连　茯苓　乌梅　橘饼

渊按：深得古人制方之意，而又心灵手敏。

查　脉沉细数而涩，血虚气郁，经事不来。夫五志郁极，皆从火化。饥而善食，小溲如脓，三消之渐。然胸痛吐酸水，肝郁无疑。

川连　麦冬　蛤壳　鲜楝树根皮一两，洗　建兰叶

复诊　服药后，大便之坚难者化溏粪而出，原得苦泄之功也。然脉仍数涩，郁热日盛，脏阴日消。舌红而碎，口渴消饮，血日干而火日炽。头眩、目花、带下，皆阴虚阳亢之征。当寓清泄于补正之中。

川连　淡芩　黑山栀　大生地　当归　阿胶　川芎　白芍　建兰叶　大黄䗪虫丸，早晚各服五丸。

渊按：建兰叶不香无用，徐灵胎论之矣。

三诊　诸恙皆减，内热未退，带下未止，经事未通。仍从前法。

川连　当归　洋参　白芍　女贞子　茯苓　麦冬　丹参　沙苑子　大生地

四诊　经曰：二阳之病发心脾，女子不月，其传为风消。风消者，火盛而生风，渴饮而消水也。先辈谓三消为火疾，久必发痈疽，屡用凉血清火之药为此。自六七月间足跗生疽之后，消症稍重，其阴愈伤，其阳愈炽。今胸中如燔，牙痛齿落，阳明之火为剧。考阳明气血两燔者，叶氏每用玉女煎，姑仿之。

鲜生地　石膏　知母　元参　牛膝　大生地　天冬　川连　麦冬　茯苓　生甘草　枇杷叶

钱　古称三消为火病，火有余，由水不足也。十余年来常服滋阴降火，虽不加甚，终莫能除。然年逾六旬，得久延已幸。今就舌苔黄腻而论，中焦必有湿热。近加手足麻木，气血不能灌溉四末，暗藏类中之机。拟疏一方培养气血之虚，另立一法以化湿热之气。标本兼顾，希冀弋获。

大生地　当归　山萸肉　麦冬　洋参　怀山药　龟板　建莲肉　猪肚丸三钱，另服，开水下

朱　脉左寸关搏数，心肝之火极炽。口干，小溲频数而浑浊，此下消症也。久有脚气，湿热蕴于下焦。拟清心肝之火，而化肾与膀胱之湿。

大生地　川连盐水炒　牡蛎　黄芪　茅术　麦冬　赤苓　黄柏盐水炒　蛤粉　升麻　猪肚丸每朝三钱，开水送。

庞　胃热移胆，善食而瘦，谓之食㑊。大便常坚结而不通者，胃移热于大肠也。胆移热于心，故又心跳、头昏。今拟清胃凉胆为主，安神润肠佐之。

鲜石斛　淡芩　郁李仁　火麻仁　枳壳　枣仁　瓜蒌皮　龙胆草　茯神　猪胆汁另更衣丸一钱，淡盐花汤送下。

此病服此方五六剂后，用滋阴如二地、二冬、沙洋参等煎胶，常服可愈。

渊按：此似消非消之证。胆腑郁热移胃，传所不胜，故用苦寒，直泻胆火。

方　脾阴虚而善饥，肾阴虚而溲数。肝气不舒，则腹中耕痛；胃气不降，则脘中痞窒。此二有余二不足也。然有余不可泻，不足则宜补；肾充则肝自平，脾升则胃自降耳。

党参　怀山药　五味子　茯神　麦冬　冬术　大熟地　枸杞子　陈皮　红枣

仁渊曰：三消为火证，人尽知之。而古人治火之方，如人参白虎、竹叶石膏、门冬饮子、玉女煎、大补阴等法，多有不应者，其火固非实火，亦非寻常虚火可比。愚意谓肺肾真阴耗损，肝肾龙相之火浮越无制，以故寻常泻火清火之药，不能治其燔灼。多饮而不能润其烦渴，多食而不能充其肌肤者，固为邪火不杀谷，实由肺金治节无权，脾土虽转输运化，肺不能洒陈散精，以充灌六腑五脏，营卫失滋生之本，致愈食愈瘦；并不能通调水道，膀胱气化失其常度，小便如膏如油，致愈饮愈渴。夫肺为相傅，主一身治节。饮食转运，虽赖脾胃，而宣洒通调，则在相傅。今饮不支渴者，乃气不化津以蒸溉上焦也；饥不充肠者，乃气不化液以周灌脏腑百骸也。金病而水绝其源，火益炽而消益

甚。夫肾为水脏，为阴阳之窟宅而藏五液。五液既损于前，母气复伤于后，一伤再伤，而病独重焉。是以仲圣肾气丸最有深意焉。《金匮》云：饮水一斗，小便亦一斗，肾气丸主之。不治其肺燥，而治其肾燥；不独治其肾之阴，并治其肾之阳。盖肾之阴不化，由肾之阳不腾。熟地、丹皮滋肾之阴，而佐以附、桂蒸肾之阳，使肾阴充而肾阳升，中焦上焦均得其蒸化之力，所谓云腾致雨，品物流行，治肾即所以治肺也。若夫上中下之分，在肺脾所伤之浅深多少。肺伤重则多上消；脾伤重则多中消；而下消则无乎不在，盖三消以肾为主也。

痰　饮

吴　饮停中脘，脘腹鸣响，攻撑作痛。大便坚结如栗，但能嗳气，不能矢气，是胃失下行，而气但上逆也。和胃降逆，逐水蠲饮治之。

半夏　淡干姜　陈皮　茯苓　泽泻　白芍　旋覆花　代赭石　甘遂去心，面包煨　川椒炒出汗　焦六曲

潘　肛有漏疡，阴津先损于下。兼以嗜酒，湿热又盛于中。继因劳碌感寒，寒入肺经，与胸中素盛之痰湿相合，咳嗽，呕吐清水，而成痰饮为患。仍饮烧酒祛寒，宜其血溢矣。况内热脉数，阴津已亏。欲蠲痰饮，恐温则劫其阴；欲除内热，恐清则加其咳。宜和胃降气。

生苡仁　紫菀　白扁豆　茯苓　款冬花　川贝母　郁金　杏仁　蛤壳　十大功劳

复诊　阴虚痰饮，逢暑既不可温，又不可清。舌苔黏腻。当和中化痰，兼以摄纳肾气。二陈汤加杏仁。肾气丸一钱，都气丸一钱，相和，开水下。

渊按：暑天何尝不可用温？惟痰饮见吐血，以为阴虚，不敢温耳。其实血从烧酒伤胃而来，尚非真正阴虚。

三诊　咳呕清水，乃痰饮之病。脉细数，内热，为阴虚之候。治痰饮则宜温，治阴虚则宜滋，药适相背。肝肾为子母之脏，不妨补母以益子；而胃土又为肺金之母，又当和胃以化痰。拟滋燥兼行，仿东垣法而不碍。

大熟地　冬术　阿胶　五味子　淡干姜　泽泻　茯苓　半夏　肾气丸

某　痰饮咳嗽，脾胃两亏。柯氏云：脾肾为生痰之源，肺胃为贮痰之器。近增气急，不得右卧，右卧则咳剧，肺亦伤矣。素患肛门漏疡，迩来粪后有血，脾肾亏矣。幸胃纳尚可，议从肺脾肾三经合治。然年近六旬，爱养为要，否则虑延损症。

熟地砂仁末拌炒　半夏　陈皮　五味子　川贝　阿胶蒲黄拌炒　炮姜炭　冬术　归身炭　款冬花

此金水六君煎合黑地黄丸，加阿胶、款冬、川贝三味，补金水土三虚，上能化痰，下能止血。虽有炮姜，勿嫌温燥，有五味以摄之。

周　饥饱劳碌则伤胃，寒痰凝聚，气血稽留，阻于胃络，而胃脘胀痛，呕吐黏痰，

殆无虚日。倘不加谨，恐成胀满。

异功散去甘草，加炮姜、熟附子、良姜、蔻仁。

复诊　温胃化痰，从理中、二陈、平胃三方化裁。

六君子合附子理中，加川朴。

三诊　寒积中焦，胃阳不布，痰饮窃踞。为胀为痛，为吐为哕。法当温运中阳。但病根日久，必耐服药乃效。

六君子合附子理中，去草，加川椒、白蔻仁。

四诊　中虚非补不运，寒饮非温不化。益火生土，通阳蠲饮，苓桂术甘汤主之，附子理中汤亦主之。

苓桂术甘汤合附子理中，去草，加半夏、陈皮、蔻仁。

五诊　病有常经，方有定法。药已见效，无事更张。袁诗云：莫嫌海角天涯远，但肯扬鞭有到时。

附子理中合二陈汤，加老生姜、老桂木。

渊按：倜傥风流，足征读书功夫。

徐　痰饮伏于胸中，遇寒则咳而喘，心嘈气塞，头眩腰酸。年逾五旬，天癸当去而不去，是气虚不能摄血也。夫气本属阳，阳气日衰，痰饮日盛，法当通阳气以袪水饮之寒。仲景云病痰饮者，当以温药和之是也。

二陈合苓桂术甘，加款冬、杏仁、蛤壳、沉香。朝服都气丸二钱，肾气丸一钱，开水送下。

秦　痰饮咳喘，脘中胀满，时或微痛。虽肺胃肾三经同病，而法当责重于脾。盖脾得运而气化，则痰饮有行动之机也。

半夏　陈皮　泽泻　茯苓　杏仁　川朴　破故纸　干姜五味子同研　胡桃肉

渊按：痰饮病轻则治肺脾，重则治肾。数方皆治饮正轨。

复诊　痰饮停于心下，上则喘咳，下则脘胀。多由清阳失旷，痰浊内阻。转胸中之阳以安肺，运脾中之阳以和胃，咳喘与胀满当松。

瓜蒌皮　茯苓　陈皮　薤白头　川朴　半夏姜汁炒　干姜　泽泻　枳实麸炒

胡　痰饮久留于肺胃，或咳，或喘，或胀满，皆痰气之为病也。化胃中之痰宜苓、半，化肺中之痰宜橘、贝，从此扩充以立方。

茯苓　橘红　桂枝　紫菀　白术　半夏　川贝　炙甘草　杏仁　蛤壳

顾　阅病原，知由痰饮久留，肺脾肾三脏交伤，下则肾虚不能纳气，中则脾虚不能运气，上则肺伤不能降气，由是咳喘不得卧，肢肿腹膨，神气疲惫，虚亦甚矣。治上无益，当治中下。

大熟地海浮石拌炒　五味子炒　破故纸盐水炒　牛膝盐水炒　蛤壳打　沙苑子盐水炒　紫石英煅　怀山药炒　麦冬元米炒　茯苓　黑锡丹每朝服三钱，淡盐汤送下。

渊按：治下固是，然五味无干姜，熟地、牛膝无肉桂，肺肾之气仍不能纳降。赖有黑锡丹主持，可以取效。

秦　悬饮踞于胁下，疼痛，呕吐清水。用仲景法。

芫花　甘遂　大戟　吴茱萸　白芥子各二钱　将河水两大碗，入上药五味，煎至浓汁一碗，去渣，然后入大枣五十枚，煮烂，俟干。每朝食大枣五枚。

渊按：此五饮之一，乃实证也。用之得当，其效如神。

赵　寒入肺底，咳喘而呕，水饮停于心下也。腰胁痛而经停，肝肾已虚。拟开上、温中、补下。

麻黄　细辛　淡干姜　五味子　茯苓　陈皮　杏仁　炙甘草　大熟地海浮石拌　半夏　沉香　枇杷叶

复诊　痰饮咳呕清水，而致停经发热，带下淋漓，营阴虚而肝肾亏矣。脘中胀满，大便偶利则胀觉松，仍是饮邪见症。夫痰饮宜温宜化，而阴虚宜补宜清。所虑热久停经，恐成干血劳损。

半夏　陈皮　茯苓细辛拌炒　生地姜汁炒　干姜五味子同炒　沙苑子　白芍　当归　川芎　款冬花

渊按：经停发热，未必即属虚证；惟带下过多，营液虚矣。脘胀便通则松，乃肺脾气分不化也。

尤　痰饮咳嗽，朝晨必吐清水。本拟温药以化之，但时当酷暑，兼有臂痛，且以和胃化痰。

半夏　陈皮　茯苓　款冬花　苏子　杏仁　莱菔子　白芥子　指迷茯苓丸每朝服三钱，开水送下。

许　寒咳交冬则发，兼以颈项强急不舒。

大熟地二两　麻黄二钱，煎汁浸一宿，炒松　川贝一两　党参一两，元米炒　陈皮一两　茯苓一两　细辛二钱，煎汁浸一宿，晒烘　款冬花一两　制首乌一两　苡仁一两　五味子五钱　干姜二钱，同炒　杏仁霜六钱　归身一两，酒炒　胡桃肉一两　上药共为细末，炼蜜丸。每朝三钱，开水送下。

王　脉弦迟，脐以上连胃脘胀痛，此有寒饮。《脉经》云：迟则为寒。仲景云：口不渴而脉双弦者，饮也。

香砂六君汤去草，加炮姜、神曲、干姜。

复诊　当脐腹痛，痛则气塞胸中，气嗳不得语，脉弦大而迟。此胃中阳气不足，而有寒饮也。当以温药通之。

照前方去神曲，加香附、川熟附。

吕　阴虚挟痰饮为病。痰饮内留，故咳嗽背寒，心胸着冷则痛。阴虚，故内热也。金水六君煎加减治之。

大熟地　半夏　陈皮　沉香　蛤壳　款冬花　苏子　杏仁　沙参　茯苓

顾　头眩心悸，脉沉弦者，饮也。病发则呕吐酸水，满背气攻作痛，得暖则痛松，此浊阴之气上攻阳位。当以温药和之。

熟附子　桂木　半夏　陈皮　冬术　川椒　茯苓　沉香

强　中气不足，湿化为痰，气逆不降，喘息不安，夜重于昼。脉象弦滑，滑主痰饮，痰饮属阴，故病甚于夜也。拟降气化痰，兼扶中气。

半夏　苏子　陈皮　茯苓　前胡　旋覆花　神曲　竹茹　雪羹　枇杷叶

盖　夫邪之所凑，其气必虚；留而不去，其病则实。留饮久踞不去，亦由中气之虚。欲逐其饮，先补其中。丹溪云：补完胃气，而后下之为当。兹议先补中气一法。

六君子汤去甘草，加干姜。

复诊　甘遂半夏汤，用甘遂五分。

三诊　照前方，用甘遂七分。

四诊　照前方，用甘遂一钱。

虽大便仍未泻，而腹中已觉甚安，即停药三日。

某　春脉当弦而反微，是肝虚也。肝虚魂不藏，夜不得寐；昼日当寤而反寐，是胃虚也。胃为两阳合明[1]之府，胃虚则阳气失明，故昼日反寐。补肝之虚以藏魂，益胃之虚以补气。

生熟枣仁　茯神　新会白　党参　半夏　生熟谷芽　秫米　白芍　炙甘草

渊按：此等方案在古人亦不可多得。

某　水饮去后，中气大虚，胃液枯涸，难为力矣。夫中气大亏，非建中不可；而胃阴枯涸，非养胃阴又不可。然则黄芪建中但补中气，而不能养其胃阴，仍非计之善也。今拟十全大补，阴阳气血双调，加入麦、夏、苁、附，即十四味建中法，并建其脾中肾中之阴阳，或者其有济乎！

人参须　黄芪　大熟地附子三分，煎汁炒　川芎　茯苓　半夏　白芍肉桂一分，煎汁炒　苁蓉　炙甘草　麦冬　冬术土炒　归身　金橘饼

复诊　肝虚无直补之法，补肾即所以补肝；中虚有兼补之方，补火而更能生土。前投十四味建中，两建其脾中肾中之阴阳。证既大虚，药宜加峻；虚能受补，便是生机。

人参须　党参　黄芪　炙甘草　大熟地　附子一分，拌炒　肉桂　麦冬　归身　冬术　枸杞子　半夏　茯苓　枣仁　山萸肉酒炒　苁蓉

单　痰饮久留，咳喘不已。痰多黏腻，脾肾两亏。脾虚则痰不化而食减，肾虚则阳气衰而水泛，以致腹满足肿面浮，病成溢饮。《金匮》云：病溢饮者，当发其汗，小青龙汤主之。然脉细阳衰，便难液涸，肾气久虚，何堪更投发泄，耗阴伤阳之剂！拟进附子

---

① 两阳合明：《素问·至真要大论》："阳明何谓也？岐伯曰：两阳合明也。"

都气丸。裁去熟地者，以其痰多痞塞也。

淡苁蓉　枸杞子青盐炒　茯苓　泽泻　半夏　五味子　制附子　牛膝炭　胡桃肉

孙　风邪久恋肺中，寒饮停留胃脘。风能化热，咳久伤阴；积饮生痰，胃阳失布。肺之子，肾也；胃之妻，脾也。肺伤肾亦亏，胃虚脾亦弱。脾弱故便泄，肾亏故左尺脉弦而大也。咳将一载，虽曾吐血，而时呕清水，其为寒饮无疑。今从饮门例治。

大熟地海浮石拌　麦冬元米炒　生苡仁　五味子　陈皮　焦六曲　茯苓　半夏　干姜　紫石英　细辛　沉香

吴　喘咳多年，近加咳呛，形消肉瘦，正阴大亏。虽有痰浊法，法当补纳。

大熟地　党参　半夏　陈皮　牛膝　款冬花　麦冬　茯苓　紫石英　五味子　胡桃肉

许　痰饮流落心中，心痛彻背，大便干燥，饮食哽噎。肠胃液枯，法当温润。

淡苁蓉　麦冬　茯苓　桂木　薤白头　枸杞子　半夏　陈皮　瓜蒌霜　白蔻仁

渊按：积饮久而伤胃，将成噎膈。桂、蒌、薤白治痰饮，亦可以治噎膈。盖二证皆上中焦阳微不化所致。

范　寒痰留于胃，则脘痛而吐清水；入于肺，则咳嗽而多白沫。宜仿小青龙法，辛温开达上焦。

淡干姜　茯苓　白芍　细辛　橘红　桂枝　半夏　五味子　款冬花　杏仁

顾　嗜酒多湿，湿蕴生痰。体质阴虚，烦劳伤气。去冬咳嗽，须微带血，行动气升，至今不愈。诊脉虚小，恐加喘急。兹以金水六君煎加味。

大熟地　半夏　陈皮　茯苓　款冬花　杏仁　蛤壳　五味子　麦冬　胡桃肉　另金水六君丸，每朝服三钱，淡盐花汤送下。

金　痰饮停胸，清阳失旷，咳嗽眩悸。与苓桂术甘汤加味。

茯苓　桂枝　白术　炙甘草　紫石英　五味子　陈皮　半夏　蛤壳　胡桃肉

方　向有心痛呕吐之病，得食则安，明系中虚而有痰饮伏留于心下也。上年春季，头痛寒热，从此咳嗽喉有痰声。当时设遇明眼，用小青龙发汗散水，表邪与痰饮悉解，何至淹缠不愈耶！迨至酷暑，邪郁化热，咳痰带臭，肺气受伤。交白露节，秋金得令，肺气清肃而后渐愈。至冬阳气少藏，其咳复作。交春入夏，咳频不已，病延一载有余。诊脉双弦，形肉瘦削，口不干渴，身不发热，头眩心悸。肝肾之阴已虚，脾胃之气亦弱，痰饮恋而未化，自浅及于深矣。昔贤谓外饮治脾肺，内饮治肾。今自外而至于内，从肺脾肾三经立法，前后绾照，以冀各得其所。

款冬花　苏子　杏仁　川贝　茯苓　陈皮　半夏　干姜五味子五粒，同炒　大熟地海浮石拌炒　炙甘草　牛膝盐水炒　蛤壳　马兜铃　姜汁　胡桃肉　枇杷叶

渊按：外饮治肺脾，非杏、贝等清润之药可治，当求之于《金匮》。想病已棘手，方药错杂，有不得不然耳。

费　痰饮伏于胸中，咳嗽喘促。其标在肺，其本在肾。此症本虚未甚，标实有痰，法当两顾。

大熟地　茯苓　蛤壳　川贝　牛膝　半夏　陈皮　杏仁　桑白皮　枇杷叶

郝　仲景云：风舍于肺，其人则咳。又云：胸中有留饮，背寒冷如掌大。此症是也。

麻黄　桑白皮　象贝　橘红　黄芩姜汁炒　杏仁　半夏　生甘草　茯苓　款冬花

胡　痰饮咳嗽，饱则安，饥则甚，乃胃虚也。

黄芪　炙甘草　冬术　陈皮　白芍　玉竹　茯苓　杏仁　桔梗

李　胃有寒侵，肺有寒侵，两寒相得饮邪停，咳而喘呕为痰饮。气亦宜平，痰亦宜平，病痰饮者药宜温，仲师方法细详审。

二陈汤　老桂木　吴茱萸　川椒　苡仁　生姜

罗　干咳阴虚痰火盛，丹溪方法主生津。此由脘痛兼痰饮，烟体须当温化遵。

苁蓉养阴温润，咸能下降　枸杞子甘温益血　制半夏燥湿痰　茯苓清金燥湿　陈皮盐水炒，理气　水红花子饮停腹痛　白螄螺壳痰停脘痛　白蜜润燥，调服　姜汁豁痰，冲服

复诊　烟体阴虚，兼夹痰饮，干咳无痰，脘痛微闷。前方咸降，兼以温润，咳虽稍缓，痰仍内蕴，唇燥舌腻。原方加味。

苁蓉　枸杞子　旋覆花　半夏　茯苓　陈皮　白螄螺壳　海参漂淡，去砂　姜汁冲入　地栗汁冲入

渊按：海参入煎剂，始于叶氏。脘痛胸闷，明系痰饮。体虽阴虚，仍不相宜。

陈　宗台先生认此症为痰饮，卓识起群，曷胜佩服！窃思饮痰久踞，中土必受其戕；而脏气亘伤，穷究必归于肾。肾为五脏之根，土为万物之本。脾土弱则清阳失旷，而气化无权；肾水亏则真阳失藏，而源泉消涸。夫以痰饮之病，久卧不起于床，加以寒热神疲，其为水土俱败明矣。节届春分，木旺阳升之候。木旺则土益弱，阳升则水益亏。清明节后，百花齐放，将奈之何？为今之计，崇脾土而转旋清阳，以治其中；补肾水而蛰藏真阳，以治其下。守过清明，若得病情安稳，有减无增，或者其克济乎！

苓桂术甘合二陈，上午煎服。金匮肾气丸三钱，暮服。

胡　寒饮伏留于胃脘，清阳失旷于心胸。脘中微痛，腰背牵掣觉酸，时吐清水。与苓桂术甘汤清胸中之阳气，理中汤理脾中之阳气，阳气复则胃脘之寒饮自化矣。

照二方加陈皮、砂仁、半夏。

复诊　前方通胸中脾中之阳，此方兼通肾中之阳。阳气得通，三焦气机自畅，胃中寒饮自化矣。

照前方加清和丸。

萧　腹满，口舌干燥。仲景云：此肠间有水气。渴欲饮水，水入即吐，名曰水逆。食已即吐，名曰格塞。今兼此三者，是寒饮水气伏留于肠胃也。病已四五年，非一旦可

去。即宗仲景法，汇集而加减之。

防己　赤苓　川椒目　泽泻　川连　大腹皮　桂木　焦白术　干姜　猪苓　半夏　白蔻仁

孙　水停心下则悸，气郁胸中则痛，痛甚则痞塞而吐白沫，得食则宽。此中虚夹痰饮为患也。

六君子汤加川朴、干姜、桂木、沉香。

杨　心胸觉冷，经事数月一来，食入则腹中胀痛，寒痰气郁凝滞不通。当以辛温宣畅，遵熟料五积意。

半夏　桂枝　茯苓　苍术　白芍　川芎　川朴　当归身　丹参　炙甘草　陈皮　枳壳　高良姜

复诊　苦辛温通之剂，而能调经散痞，用之而效，益信古人言不妄发，法不虚立，在用者何如耳。

前方去良姜，加茺蔚子、砂仁。

胡　阳微浊聚于胃，寒饮窃踞中宫，脘痛连胁，腹鸣辘辘。法当转运中阳，以却寒饮。

旋覆花　干姜　半夏　茯苓　泽泻　陈皮　水红花子　白蛳螺壳　生姜

复诊　脘胁之痛虽除，脾胃之气大惫。面浮足肿，土衰水泛，脉细少神，虑其腹满。急宜温补中阳以消水湿，又当自知节爱为上。

六君子汤去草，加炮姜、熟附子、神曲。另金匮肾气丸，朝暮各服一钱五分。

某　肾中之元阳不足，胆中之火用不宣。痰饮伏留于心下，故心胸如盆大一块，常觉板痛，背亦常寒。三四年来每交子后则气喘，乃阳气当至而不至，痰饮阻遏，阳微阴胜故也。天明则阳气张，故喘平。至心悸咳嗽，易于惊恐，属阴邪窃踞胸中为病。其常若伤风之状者，卫外之阳亦虚也。图治之法，当祛寒饮而逐阴邪，斡旋阳气，如离照当空，阴邪尽扫。用仲景苓桂术甘汤，先通其胸中之阳气，再议。

茯苓细辛一分，煎汁炒　冬术附子二分炒　党参姜汁炒　甘草麻黄一分，炒　桂木　半夏　干姜　五味子五粒炒　破故纸青盐炒　紫石英　陈皮　胡桃肉　白蛳螺壳洗

贾　病已两月，先呕而后咳，多吐清涎，口不渴，心胸痛而痞闷，此痰饮停于心下也。虽微有寒热，并非外感风邪。当从胸痹痰饮门中求之。

半夏　茯苓　瓜蒌皮　橘红　杏仁　生姜

渊按：仲景治胸痹，用蒌皮须同薤白，治痰饮须同桂枝，否则不效。盖胸脘之阳不化，饮痹皆不去耳。

施　背筋常冷，胸腹有块，时吐酸水。此寒痰阻于胃而太阳之气不宣，温之通之。

苏梗　桂枝　陈皮　茯苓　半夏　制附子　川椒　老生姜

仁渊曰：《内经》无痰饮证，并无痰字。痰饮之病，始于仲景，详于《金匮》。其论

痰饮有四，曰痰饮、悬饮、支饮、溢饮。《千金》有五饮丸，治留饮、痰饮、溢饮、流饮、澼饮。明李时珍即《金匮》四饮加伏饮为五饮。古人以胸胃肠间有水饮内积，即名曰饮，不必尽有咳嗽也。今人以咳嗽气逆，倚息不得卧，名之曰痰饮，乃《金匮》之支饮也。其余或已更名，如脘痛吐酸，即古之悬饮也；饮水不化，不得汗出，身体疼重浮肿，古之溢饮也。去古渐远，其名遂更。夫五饮之生，总由肺脾阳虚，致水饮入胃不能布化通调，停蓄胃肠之间，遂生种种病情：射肺则咳，凌心则悸，犯肝则胁痛眩冒，入肾则喘逆，侮脾则胀满痞闷，皆中上阳气不能布化之过也。然肺脾之阳虽虚，肾中之阳尚旺，其病犹可支持，故痰饮病有积延岁月而不死者。如此篇，亦以咳嗽气逆为痰饮。然即以咳嗽气逆而论，其因多端，未必尽属痰饮也。大抵痰饮咳嗽，其痰多沫，其气多逆，其脉多弦多滑，其心多悸荡，其头多眩冒，其表畏寒，冬发夏愈，其口不渴，其舌苔多白，此痰饮咳嗽之状也。治法，《金匮》要言不繁，曰：须以温药和之。盖无论何饮，化其中上焦之阳气为先。而肾气丸一方，即开后人内饮治肾之门。故后人有外饮治肺脾，内饮治肝肾之说。盖饮邪久延，穷而伤肾，肾阳虚而肾气上奔，非温纳补摄不效。后贤之人参蛤蚧、黑锡丹、天真丸等，都从肾气丸得来，为温纳肾气之法。若得病之由，或冒冷雨，或卧而受凉，或过饮伤其肺脾，非一端耳。

痰喘

高　寒入肺底，久而化热，同一痰喘，先后不同矣。初病在肺，久必及肾，虚实不同矣。补肾纳气，清金化痰，是目下治法。

大熟地海浮石拌　麦冬　川贝　蛤壳　五味子　牛膝　杏仁　沙参　地骨皮　枇杷叶　雪梨皮

卢　肾司纳气，开窍于二阴。病发每因劳碌之余，先频转矢气，而后气升上逆，短促如喘，饮食二便如常。其病在少阴之枢，宜补而纳之。

六味地黄合生脉散，加青铅。

陆　喘哮十二年，三疟一载。疟止复来，喘发愈勤。中虚痰饮不化，虽痰中带血，而不可以作热治也。拟六君子加杏仁、旋覆、姜、桂方法。

六君子汤　杏仁　旋覆花　桂枝细辛同炒　干姜五味子同打，炒

渊按：痰中见血，仍用姜、桂，非老手不辨。

冯　年逾七旬，伏暑挟湿，湿能生热。病起微寒微热，咳嗽痰稠，曾经吐血，今血虽止而咳仍然，脉涩而数，舌苔灰白而渴，乃湿热痰浊恋于肺胃。病将匝月，元气大伤。脾胃不醒，谷食少进。初起大便坚，今则软而带溏矣。病在肺脾胃三经，治在化痰降气和中。

甜杏仁　茯苓　款冬花　蛤壳　沙参　紫菀　川贝母　苡仁　陈皮　雪羹　另用人参、珠子、血珀、沉香、礞石，研细末，匀和一处，再研极细。分四服，日一服。

复诊　夫咳嗽痰喘之病，浅则在肺胃，深则属肝肾。凡用方之法，由浅而深。按脉察色，知其虚中挟实，实者痰浊也。故先以化痰降气和中为法。两剂咳嗽稍平，惟气之喘而短者，有出多纳少之意，则其本虚矣。左脉细微，肝肾之虚大著。虽舌苔黄浊不化，亦当以摄纳为要。且额上汗冷，胃泛不纳，将有虚脱之虑。

人参一钱五分　五味子八分　麦冬钱半，元米炒　山萸肉二钱　泽泻一钱　茯苓二钱　大熟地六钱，附子三分，煎汁浸片时，炒成炭　紫衣胡桃肉不去皮，二个　紫石英三钱　怀牛膝三钱　怀山药五钱，炒　另用好肉桂三分，上沉香三分，坎炁二条，三味各研末，和一处，再研细，分作二服。今晚一服，燕窝汤调下；明日再进一服。若得额汗收敛，左脉稍起，犹有生机可理。若不应手，难为力矣。

杜　咳嗽有年，每遇劳碌感寒即发，并无痰涎，此属气喘。据述病起受寒，早用麦冬清滋之药，遂至邪恋于肺，曾服麻黄开达见效。然病根日久，肺气亦虚。虚而不治，累及子母。今三焦并治，乃肺脾肾三脏兼顾也。

杜苏子　淡干姜五味子合捣　甜杏仁　橘红　半夏　款冬花　炙甘草　早服附桂八味丸一钱，金水六君丸三钱，开水送。

复诊　久咳肺脾肾交虚，前用温纳相安。今交夏令，肾气丸中桂、附嫌刚，改用都气丸可也。

都气丸三钱，朝服。金水六君丸三钱，晚服。俱盐汤下。

三诊　肺为贮痰之器，肾为纳气之根。肾虚不纳，则气逆而生喘；肺虚失降，则痰贮而作喘。前方辛通肺气，补摄肾气，服下相安，而病莫能除。良以多年宿恙，根深蒂固。然按方书内饮治肾、外饮治肺，不越开上填下之意。

法半夏　茯苓　橘红　杏仁霜　款冬花　干姜　白芍　五味子　炙甘草　上药为末，用麻黄三钱，白果肉三十粒，枇杷叶二十片，煎浓汁，泛丸。每服一钱，朝晚并进，与都气丸同。

王　高年烘火，误烧被絮，遭惊受寒，烟熏入肺，陡然喘逆痰嘶，神糊面浮，防其厥脱。

旋覆花　前胡　杏仁　川贝　代赭石　茯神　苏子　沉香　桑白皮　款冬花　竹油冲　姜汁冲

渊按：此火邪伤肺而喘也。与寻常痰喘不同，故不用温纳。

徐　喘哮气急，原由寒入肺俞，痰凝胃络而起。久发不已，肺虚必及于肾，胃虚必累于脾。脾为生痰之源，肺为贮痰之器。痰恋不化，气机阻滞，一触风寒，喘即举发。治之之法，在上治肺胃，在下治脾肾，发时治上，平时治下，此一定章程。若欲除根，必须频年累月，服药不断。倘一暴十寒，终无济于事也。此非虚语，慎勿草草。

发时服方

款冬花　桑皮　紫菀　苏子　沉香　茯苓　杏仁　橘红　半夏　淡芩

平时服方

熟地　五味子　陈皮　苡仁　胡桃肉　紫石英煅　半夏　蛤壳　杜仲　茯苓

复诊　喘哮频发，脉形细数，身常恶寒。下焦阴虚，中焦痰盛，上焦肺弱。肺弱故畏寒；阴虚故脉数；喘之频发，痰之盛也。有所感触，则病发焉。病有三层，治有三法，层层护卫，法法兼到，终年常服，庶几见效，否恐无益也。

发时服方

桂枝生，晒干　款冬花蜜炙　橘红盐水炒　杏仁霜　莱菔子　桑皮蜜炙

共研末，用枇杷叶十片，去毛，煎汤。再用竹油半茶杯，姜汁一酒杯，相和一处，将上药末泛丸。发喘时每至卧时服二钱，苡仁、橘红汤送下。

平时服方

大熟地砂仁拌　丹皮盐水炒　茯苓　牛膝盐水炒　泽泻盐水炒　肉桂　山萸肉酒炒　怀山药炒　五味子盐水炒　磁石　上药为末，用炼白蜜捣和，拈作小丸，丸须光亮。俟半干，再用制半夏三两，陈皮二两，炙甘草一两，研极细末，泛为衣。每朝服二钱，发时亦可服。

叶　喘之标在肺，喘之本在肾。脉迟者寒也，舌白者痰也。以金水六君煎加味。

大熟地蛤粉炒　半夏　陈皮　茯苓　杜仲　款冬花　桂枝　紫菀　杏仁　五味子　胡桃肉

复诊　喘发已平，咳嗽不止，吐出浓痰。今宜降气化痰。

苏子　旋覆花　当归　款冬花　桑白皮　橘红　半夏　茯苓　杏仁

金　痰气声嘶，面仰项折，久而不已，防有鸡胸、龟背之变。盖肺气上而不下，痰涎升而不降，上盛则下虚，故病象若此。宜清肺以降逆，化痰而理气。

生石膏　紫石英　半夏　茯苓　橘红　石决明　川贝　蛤壳　紫菀　杏仁　竹油　姜汁

另不蛀皂荚三枚，去皮弦子，煎浓汤一饭碗，用大枣三十枚，将汤煮烂，晒干，将汁再浸，再晒干。每日食枣五六枚。

某　汗出不休，气短而喘，是气血阴阳并弱也。足常冷为阳虚，手心热为阴虚。营不安则汗出，气不纳则喘乏。法当兼顾。

大熟地附子三分，拌炒　黄芪防风一钱，拌炒　归身　白芍　五味子　紫石英　茯苓　党参　冬术　浮麦　红枣

渊按：此劳损虚喘也。金受火刑，经所谓耐冬不耐夏。夏令见之，都属不治。黄芪为汗多而设，若喘而无汗，即不相宜。

复诊　汗出减半，气尚短喘。今当大剂滋阴，再参重以镇怯。

人参固本丸　龟胶　磁石　紫石英　白芍　五味子　胡桃肉

三诊　周身之汗已收，头汗之多未敛。气喘较前觉重，交午愈甚。掌心觉热，脉形细数，饮食减少。阴津大亏，肺气伤戕。兹当炎暑，水衰火旺，金受其灼，咳嗽痰黄，

渐延损症。拟清金利水，冀其应手为妙。

沙参　麦冬　大生地　龟板　川贝母　五味子　知母　西洋参　川黄柏

仁渊曰：痰喘之因不一，须分虚实两途。实者因风寒痰火，大都病在肺胃，从外感而来，或寒热无汗，或不热有汗，咳嗽痰浓，便溺短赤，舌苔厚，脉数浮滑不空，乃风温痰热壅于肺胃不得降化也。宜宣通肺络，清降胃气，有汗葶、杏、橘、贝、芩、翘、石膏等剂，无汗麻杏、甘、石、桑、贝、橘、桔之类。若形寒表热不扬，咳窒不爽，脉浮而紧，乃风寒闭其肺络，元府不宣，肺气不利，不得肃降也，宜麻、杏、苏、桔，或防风通圣等开其腠理。虚者乃平素肺肾内虚，肃降摄纳无权，脾胃气弱，不克化饮食精微，即痰饮之类。痰留肺系胃络，一触外邪，肺胃即失顺降，肾气即为奔逆，喉间㕭吼有声，倚几布息，甚至自汗淋漓，无表热外感见证，脉浮滑空豁，或形瘦浮肿，种种虚象，宜温纳镇摄。又有半虚半实之证，如素有痰饮，感寒遇劳即发，咳嗽痰沫，喘逆倚息，仿痰饮例治之。若久病金属虚证。更有无痰而喘，火迫而喘，糖哮盐哮而喘，俱伤其肺气使然，当求其因。古人谓实喘治肺，虚喘治肾，确有见地，然不可执一。实喘治肺，须兼治胃；虚喘治肾，宜兼治肺。如肾气丸、黑锡丹治肾，人参蛤蚧汤治肺，人参胡桃汤肺肾兼治也。大抵痰多、脉空弦者，以肾为主；痰少、脉虚不甚大者，以肺为主。痰稀多沫者宜温纳，痰少色黄厚者宜平降，一则肾阳虚，一则肾阴虚而肺有火也。夫熟地最能消虚痰，以其能填补肾气而化无形之痰也，勿嫌腻膈而畏之。

卷 四

咳 嗽

卜 心咳之状，咳则心痛，喉中介介如梗状，甚则咽肿喉痹。盖因风温袭肺，引动心包之火上逆，故治法仍宜宣散肺经风邪，参入宁心缓火之品。仲景方法，略示其端，但语焉而未详，后人未细审耳。

前胡 杏仁 象贝 桔梗 射干 远志甘草汤制 麦冬 沙参 小麦一两，煎汤代水。微妙在此一味。

渊按：非深入仲景堂奥不能道。用宣散肺金风温之方，加小麦一两，清心热，即补心虚，何等灵敏。

胡 咳嗽呕吐，痰浓头痛。风热上蕴，肺胃失降。

前胡 杏仁 苏子 橘红 款冬花 桑白皮 防风 桑叶 冬瓜子

丁 形寒饮冷则伤肺，两寒相感，中外皆伤，故气逆而为咳嗽。自秋冬历春夏，每每夜甚，气升不得卧。近来吐血数口，是伏寒化热，而阳络受伤矣。祛其伏寒，退其浮热，必兼降气化痰。

紫菀 杏仁 款冬花 橘红 川贝 茯苓 桂枝 淡黄芩 桔梗 半夏 桑白皮 枇杷叶

胡 肺有风邪则咳，胃有湿痰则满；肾虚则腰痛，肝虚则目花。既不可徒散，亦未可徒补，拟两顾法。

苏子降气汤去桂枝，加茯苓、玉竹、稆豆衣、桑叶、胡桃肉、枇杷叶。

某 素有寒嗽，时发时止。上年岁底发时，寒热六七日方止。至春初喉痛三日，声音遂哑，而咳嗽作。总因风温袭于肺部，宜宣邪降气，冀勉喘急。

旋覆花 荆芥 杏仁 款冬花 前胡 苏子 枳壳 川贝 川芎 桔梗 蛤壳 枇杷叶

许 寒嗽交冬则发，兼患颈项强急。

大熟地六钱，麻黄一钱煎汁浸，炒松 茯苓三钱，细辛五分煎汁浸，炒 胡桃肉四钱 五味子八分，淡姜一钱同炒 陈皮二钱，盐水炒 半夏钱半，炒川贝三钱 款冬花三钱 苡仁四钱 杏仁霜三钱 归身三钱，酒炒 党参三钱，元米炒 上药为末，炼蜜为丸。每晨开水送下三钱。

渊按：久嗽宜此方。若颈项强急，未免有外风袭三阳经也，何不以汤剂兼治之？

僧 咳嗽七八年，咳甚必汗出。近半年以来痰中见血两次，肺气肾阴亏损矣。虑加内热，延成劳怯。

大熟地　归身　蛤壳　北沙参　麦冬　川贝　甜杏仁　苏子　桑白皮　炙甘草　枇杷叶

复诊　久嗽肺肾交虚，犹幸胃气尚旺。法以金水同治，冀精气渐生。

大熟地　归身　炙甘草　潞党参　桂枝　款冬花　炮姜　麦冬　半夏　阿胶　蛤壳

此仿炙甘草合麦门冬汤。病由寒伏肺底，致成咳嗽，日久伤及精气，故于滋补中兼化痰。

三诊　久嗽汗出，诸药不效。用宁肺散。

粟壳一两六钱，醋炒　炙乌梅肉四钱　共研末，每服三钱，下午开水调服。朝服金水六君子丸四钱，开水送下。

张　十年前三疟之后，盗汗常出，阴津大伤。去秋咳嗽气升，痰中带血。至今行动气喘，内热多汗，食少无力，脉虚细数。劳损根深。

四君子汤　五味子　熟地　焦六曲　粟壳　紫石英　熟附子　黄芪　白芍　麦冬

复诊　肺主出气，肾主纳气。肾虚不能纳气，气反上逆而喘。痰饮留中，加以汗出阳虚，咳血阴虚，内热食少，肺肾虚劳之候。

四君子汤　麦冬　紫石英　熟附子　丹皮　大熟地　半夏　白芍　沉香　五味子　粟壳　乌梅

渊按：夺血毋汗，夺汗毋血。血阴也，汗亦阴也。何以言阴虚阳虚？盖汗出为阳气失卫，咳血为阴火所迫，故有阴阳之分。

三诊　盗汗气喘，咳嗽脉细。精气两虚，舍补摄肺肾之外，更将何法以治！景岳云：大虚之症，即微补尚难见效，而况于不补乎？

前方加归身、牡蛎、龙骨、黄芪。

姚　咳嗽将及一年，阴阳之气各造其偏。阳虚则外寒，阴虚生内热。夏令湿热用事，迩日寒暄不调，脾胃伤戕，恐致成劳，毋忽！

沙参　茯苓　五味子　麦冬　黄芪　川贝　苡仁　沙苑子　玉竹　枇杷叶

复诊　脉数未退，阴虚未复。咳嗽不止，肺气日虚。夏暑将临，病尚未稳，仍宜小心安养为要。

大生地　生洋参　麦冬　川贝　玉竹　五味子　黄芪　沙参　茯苓　枇杷露

唐　七旬有六之年，面色红润，脉形坚搏，外似有余，里实不足。屡患咳嗽，娇脏暗伤。本月初旬，微感风温，咳嗽又作，舌苔薄白，底有裂纹，饮食略减。风温久恋，劫胃津，灼肺阴。不可再投辛散，当以甘润生津。

花粉　沙参　玉竹　麦冬　苡仁　杏仁　川贝　桑叶

李　咳嗽喉痒，痰或稀或浓，浓则腥臭。脉象右弦而滑，左弦小数。肝经有郁勃之热，肺家有胶黏之痰。此痰为火郁而臭，并非肺痈可比。当以平肝开郁，参清金化痰。

沙参　橘红　苏子　杏仁　石决明　川贝　茯苓　丹皮　蛤壳　枇杷叶　陈海蛇漂淡　地栗

许　咳嗽面白为金伤，脉数而洪属虚火，是脉克色而火胜金也。夏至一阴生，正属火令，为剥极则复之际。倘若剥而不复，颇有火灼金销之虑。

党参　黄芪　炙甘草　茯苓　怀山药　麦冬　沙参　五味子　紫菀　陈皮

此生脉散合六君子汤加紫菀。夫四君去术加黄芪、山药、陈皮，亦名六君，在《医方集解》中。

王　暑风从背俞而内薄于肺，湿热从胃脉而上注于肺，外内合邪，其气并于胸中，气不得通，因而上逆，气升作咳，舌苔薄白，口腻不渴。治属饮家。

半夏　陈皮　枳壳　马兜铃　杏仁　射干　通草　冬瓜子　枇杷叶

渊按：宜佐开泄暑风之药一二味，如香薷、苏梗之类。

阙　体弱素亏，频年屡患咳嗽。今春产后悲伤，咳嗽复作，背寒内热，气逆痰多，脉虚数，大便溏。延今百日，病成蓐劳[①]。按产后血舍空虚，八脉之气先伤于下，加以悲哀伤肺，咳嗽震动，冲脉之气上逆。经云：冲脉为病，逆气里急。阳维为病苦寒热。频进疏风清热，脾胃再伤，以致腹痛便溏，食减无味，斯皆见咳治咳之弊。越人谓上损及脾、下损过胃，俱属难治。姑拟通补奇经，镇摄冲脉，复入扶脾理肺。

大熟地砂仁炒炭　当归小茴三分，拌炒　紫石英　白芍桂枝三分，拌炒　白茯苓　川贝　牛膝盐水炒

张　稚龄形瘦色黄，痰多食少，昼日微咳，夜寐则喉中嘤吼有声。病已半载，性畏服药。此脾虚湿热蒸痰阻肺也。商用药枣法。

人参　炙甘草　冬术　茯苓　制川朴　苍术　宋半夏　陈皮　川贝　榧子　上药各研末，和一处。用好大枣一百枚，去核，将药末纳入枣中，以线扎好。每枣一枚，大约纳药二分为准。再用甜葶苈一两，河水两大碗，将枣煮，候枣软熟，不可太烂，取出，晒干。候饥时，将枣细嚼一枚。一日可用五六枚。余枣汤去葶苈，将汤煎浓至一茶杯，分三次先温服。此平胃、六君子汤加川贝、榧子也。制法极好，治脾虚湿热蒸痰阻肺，喉中痰多者，从葛可久白凤膏化出，颇有巧意。服之遂愈。

渊按：心思巧妙，触发后学不少。

毕　劳心苦志，耗损营阴。阴虚生内热，热胜则风动，由是心悸少寐，头眩咳嗽，晡热朝凉，种种病情，相因而至。前议甘凉生津，微苦泄热，服后热减咳稀，原得小效。而或谓外感，改投辛散，杂入消导苦寒，以致咳频汗多。犹云邪未尽达，再欲发汗，岂非痴说！余今仍用甘凉之剂。

沙参　玉竹　麦冬　地骨皮　茯苓　川贝　稆豆衣　茯神　钟乳石　雪梨肉　红枣

---

① 蓐劳：《妇人大全良方》："夫产后蓐劳者，此由生产日浅，血气虚弱，气血未平……时有盗汗，潮热如疟，背膊烦闷，四肢不举，沉重著床，此则蓐劳之候也。"

奚　风邪袭肺，肺气失宣。一月以来，咳嗽上引头痛，乃振动肝胆之阳也。幸胃旺能食，邪未延及于中。第久恋于肺者，势必渐化为热，乃咳而喉痛音哑，肺阴为热耗矣。宣风散热，润肺化痰，是其治法。然非数剂所能治。盖风入肺系，祛之亦不易也。

牛蒡子　马兜铃　川贝　桔梗　杏仁　生甘草　海浮石　蛤壳　阿胶　桑叶　枇杷叶　另蛤粉一两，青黛二钱，蝉蜕七分，共三味，研为细末。分七服，药汁调下，每日一服。

肺阴已伤，引动肝阳，咳作头痛，青蛤散颇合。皂荚子不可用，恐劫液也。

戴　五脏皆有咳，总不离乎肺。肺为娇脏，不耐邪侵，感寒则咳，受热则咳，初起微有寒热，必夹表邪。邪恋肺虚，脉形空大。前方降气化痰，保肺涤饮，俱无少效。据云得汗则身体轻快，想由肺气虽虚，留邪未尽。补虚而兼化邪，亦一法也。用钱氏法。

牛蒡子元米炒　马兜铃　杏仁　阿胶蛤粉炒　苏子　桑白皮　款冬花　炙甘草　茯苓　桑叶　枇杷叶

沈　脉虚软而似数，内伤虚弱奚疑！夫邪之所凑，其气必虚；虚处受邪，其病则实。咳嗽虽由外感，而实则因于气虚。以为风寒固不可，以为虚损未必可。玉竹饮子主之。

玉竹　杏仁　苏子　桑白皮　款冬花　旋覆花　沙参元米炒　象贝　橘红　枇杷叶

岑　烦劳罢极则伤肝，肝伤则气逆而上迫，为胁痛，为咳嗽。秦氏所谓先胁痛而后咳者，肝伤肺也。治法不在肺而在于肝。夏令将临，恐有失血之虞。

旋覆花　桃仁炭　杏仁　川贝　苏子　冬瓜子　黑山栀　丹皮　郁金　苡仁　枇杷露

祝　咳嗽夜重，风寒伤于肺，劳碌伤于肾。肾气上逆，故重咳于夜也。

前胡　杏仁　象贝　橘红　半夏　旋覆花　紫菀　茯苓　沉香　沙苑子

渊按：治风寒则可矣，治肾虚则未也。

某　咳嗽白痰味咸，是肾虚水泛为痰也。小便黄，阴虚内热。初起虽有风寒，日久亦从热化，而元气渐虚矣。今从肺肾图治。

沙参　玉竹　橘红　甜杏仁　茯苓　川贝　紫菀　蛤壳　金狗脊　十大功劳

平　病起伤风咳嗽，邪留肺系。久咳伤阴，火起于肾，上冲于心，心中热痒则咳甚而肤热，迨火降则热亦退而稍平。其所以发热者，由于阴虚也。惟胃纳甚少，滋阴之药不宜过，当以金土水三脏皆调。立夏在前，冀其热减为妙。

大生地蛤粉拌，捣　阿胶米粉拌，炒　怀山药　炙甘草　川贝　五味子　茯苓　牛蒡子　丹皮炒焦　橘红　紫菀　枇杷叶

仁渊曰：咳嗽一证，最为难治。外感固不可擅用清滋，即内伤之咳，亦未可擅用冬、地，须察其病因在何脏腑而施治。疗久咳必先顾其胃气，未有胃不顺而咳可愈者。经谓：十二经皆有咳，非独肺也。皮毛者，肺之合也。皮毛先受邪气，邪气以从其合也。其寒饮食入胃，则肺寒，肺寒则内外合邪，因而客之，则为肺咳。此言外感之咳，从感寒饮

寒而起，邪由皮毛而内合于肺，或散或温或凉，从肺主治。其饮热受热者，亦可隅反。若内伤之咳，则五脏十二经皆有，断不可专治其肺。盖咳在肺，所以致咳不在肺。五脏六腑苟有一气之逆，触动肺气，即能作咳。绎[①]经旨聚于胃、关于肺二语，深得咳嗽要言。夫水谷入胃，渣滓由下脘传小肠，水液即从旁窍而出，传布三焦，由中焦蒸化，至上焦为津液，渗下焦为便溺。今脏腑之气失顺，逆击于肺作咳。胃窍之水饮不能尽化津液，聚于上脘而为痰涎，寒则痰稀，热则痰浓。前人论脾乃生痰之源，肺为贮痰之器，至聚于胃三字，多未论及，岂《内经》此言漫无着落耶？至何脏何腑之逆，虚实之辨，当详参脉证。经文于此尤为精细，不难按证用药。兹集外感内伤为一编，读者宜细绎之，勿混治也。

疝气

某　先天不足，肾气虚寒，膀胱失化，肾囊胀大，疝气上攻，呕吐不止。防其发厥。

肉桂　金铃子　乌药　巴戟肉　胡芦巴　半夏　吴茱萸　泽泻　小茴香　荔枝核

又末药方

棉子肉四两，炒　小茴香二两，盐水炒　糯米半升，炒黄　共研末，砂糖调服。

渊按：水盛凌土之象，须崇土御水为主。

曾　嗜酒之人多湿，湿注下焦而成㿗疝，肿胀久而不已，虑其变酿囊痈、湿漏等疾，是属淹缠。

萆薢　橘核　桃仁　茯苓　焦白术　海藻洗清　昆布洗清　泽泻　延胡索　川黄柏　川楝子炒打　通草

附丸方

金铃子一两，炒，打　萆薢一两，炒　茯苓一两，烘　泽泻一两，炒　防己一两　焦山栀一钱　白术八钱，炒　黑白丑各二钱，炒　黄柏五钱，炒　川连三钱，吴萸二钱，煎汁，炒　苡仁一两，炒　茅术八钱，米泔水浸　昆布一两，洗淡，炒　橘核一两，炒，打　海藻五钱，洗淡，炒　上药共研细末，用老丝瓜筋三两，砂仁三钱，通草三钱，煎汤泛丸。每朝三钱，开水送下。

秦　湿热素盛，下注小肠厥阴之络，囊肿，胯筋胀痛，小有寒热，已经匝月。拟泄肝络，兼通小肠。

金铃子散　柴胡　青皮　穿山甲　全蝎　龙胆草　枳壳　山楂肉　黑山栀　沉香　吴茱萸　橘核

复诊　疝本属寒，久则化热。其热为标，其寒为本。当标本兼治。

金铃子散　木香　乌药　吴茱萸　橘核　小茴香　车前子　川黄柏　枸杞子　胡芦巴

① 绎：解析，研讨。

吴　子和论七疝都隶于肝。近因远行劳倦，奔走伤筋，元气下陷，其疝益大。盖筋者肝之合也，睾丸者筋之所聚也。大凡治疝不越辛温苦泄，然劳碌气陷者，苦泄则气益陷。今先举其陷下之气，稍佐辛温，是亦标本兼治之法。

补中益气汤　茯苓　茴香　延胡　全蝎　木香

又丸方

党参　白术　茯苓　吴茱萸　乌药　木香　小茴香　当归　枸杞子　川楝子　淡苁蓉　上药研末，用荔枝半斤，去壳煮烂，取肉捣烂，另将核炙脆，研末，连前药末共捣成丸。朝暮用盐花汤送下三钱。

周　中气不足，湿热下注厥阴之络，胯凹肾囊之间，每逢劳碌必发疝气攻痛，兼有寒热。前用搜络方法，未获效验。今用补中益气汤加搜络清里之药。

补中益气汤去黄芪、炙草，加黄柏、茴香、全蝎、吴茱萸、黑山栀、川楝子、橘核、丝瓜络。

又药酒方

枸杞子　沙苑子　茴香　仙茅　川楝子　熟地　菟丝子　吴茱萸　杜仲　巴戟肉　党参　烧酒十斤浸，夏五、冬十日。饮勿醉。

王　肝经久有湿热，伏于下焦经络之中。疝气交春而发，夏甚秋衰，至冬而平，发时每有寒热。是属湿火无疑，断非寒疝可比。去冬迄今患疟，兼以咳嗽。舌底红裂而苔黄揹[1]，此疟湿热伤阴之象。法以养阴化痰，和胃泄肝为治。

制首乌　鳖甲　陈皮　杏仁　桃仁　川楝子　青皮　延胡索　川贝　沙参　红枣　生姜

仁渊曰：古人谓七疝都隶于肝，以少腹前阴皆厥阴经脉部位故也。湿热寒邪袭郁厥少而成疝，此言诚是。然余谓病标在肝，病本在脾肾。盖厥阴风木，寄体在土，滋灌赖水。苟日暄雨润，燥湿得宜，欣欣向荣，何疝之有？惟水寒土湿，木失其荣，藏舍空而经络虚，始寒湿热湿之邪乘虚袭入，邪郁不化，木不条达，愈郁愈横，于是将军之性猝发难遏，其气不得升达，横塞本位经脉之间而作疝也。所以不涉他部者，他脏尚不虚耳。冲心则死，亦以心阳大虚，寒邪得以直犯君主耳。气体实而标邪盛者，其治尚易。惟积年累月，邪虽不重，而脏真大虚，一切苦寒辛通之药，未可径施，施亦未必效验，最为难疗。若治疝都用辛通温散入方者，不独散其寒，亦所以通其气耳。通则不痛，痛则不通。是之谓乎！

遗精淋浊

严　淋浊三年不止，肾虚湿热不化，阴头碎痒，筋骨微疼。六味补肾，能化湿热。

---

① 黄揹：黄而致密。

耐心久服，莫计效迟。

大生地　怀山药　茯苓　山萸肉　五味子　麦冬　益智仁　丹皮　泽泻　湘莲肉

须　精浊连年不断，兼有血块淋漓。肝肾大虚，八脉无以固摄，湿热混乱不清。舌苔白腻。法当脾肾双补，固摄下焦。

怀山药　茯苓　菟丝子　阿胶赤石脂炒　血余炭　五味子　杜仲　沙苑子　金樱子　莲须　旱莲草

渊按：肝肾八脉之虚，由湿浊混淆，精血频下。若不先清湿热以宁相火，徒事补肾固精，所谓不清其源而欲塞其流，能乎否乎?

顾　遗精无梦为肾虚，咳嗽寒热乃风邪，腹胀纳少兼肝气。此三者当先何治？曰：咳嗽盗汗出，不宜治肺；肝气横，不宜伐肝；然则治其肾乎！

六味丸去泽泻，加陈皮、白芍、沉香、牡蛎、芡实、湘莲肉。

复诊　遗精属肾，不寐属心。心火刑金则咳，心阳下陷则遗。阴虚则盗汗，肝虚则结瘕。法当交济坎离。

大生地　远志　芡实　茯苓　白芍　党参　龙齿　枣仁　怀山药　龟板　六神曲　麦冬　牡蛎　五味子　丹皮　建莲肉

丁　水窍精窍，异路同门，二窍不并开。水窍开则湿热常泄，相火常宁，精窍常闭。若水窍为败精瘀浊阻塞不通，则湿热不泄。病已二载，颇服滋补，使湿热败浊漫无出路，致下焦浊气上攻及胃，时时嗳气，腹中不和，二便不爽，失下行为顺之理。诊脉细肢寒，肾阳与胃阳不布。法宜通阳渗湿，益肾化浊。

破故纸　韭菜子　茯苓　萆薢　小茴香　菟丝子

复诊　症势仍然，前方加减。

照前方加桂枝、白芍、龙齿、牡蛎。

三诊　杂药乱投，诸病不除，中气早戕，故腹中不和，大便不畅。至于本病精浊淆混，亦脾虚湿热所致。

萆薢　益智仁　半夏　陈皮　党参　黄柏　石菖蒲　乌药　砂仁

四诊　九窍不和，肠胃病也。胃以下行为顺，肠以传道为职。肠胃失司，则嗳气肠鸣，头眩，大便难，小溲浑浊，肛门溺窍皆痒。

白术　苦参　茯苓　陈皮　香附　泽泻　六神曲　桃仁　火麻仁　槟榔　青皮　茵陈草

五诊　湿热浊邪，混入清气之中，无路可出，外则肌肤生瘰，如粟且痒；上则头眩；下则溺窍后阴俱痒，精浊时流，大便艰涩。三焦俱受其邪，虚实混淆之病也。疏泄浊邪从下而出，复入交济坎离，虚实同治。

朝服控涎丹十四粒，陈皮汤送下。暮服磁朱丸三钱，沙苑子汤下。

渊按：借控涎丹以泻中焦湿热痰浊，磁朱丸以交济坎离，可谓善于腾挪。

王　病起膏淋，变为石淋，今又成血淋矣。盖肾虚精不藏聚，湿热相火蒸灼，致精化为浊，浊凝成块。阴伤日久，血亦下注，故见血块也。填补阴髓以化湿热，法当滑涩兼施。

大熟地　阿胶　龟板　天冬　血余炭　芡实　秋石　沙苑子　冬葵子　韭菜子炒　湘莲肉

李　北门之龠[1]得守，则阳气固；坤土之阳得运，则湿浊化。湿浊化则精旺，阳气固则精守。所嫌肌肉尽削，夫肌肉犹城垣也，元气犹主宰也，城垣倾颓，主宰困穷。然则非大补元气不可。

大熟地　西党参　冬术　枸杞子　厚杜仲　麦冬　炙甘草　怀山药　淡苁蓉　当归　半夏　陈皮　茯苓　谷芽

萧　据述病情多系情怀郁勃，肝肾下虚，小溲频数澄脚，遍体机关骨节不利，头面觉麻。此由阴液内亏，风阳绕络，源泉不足，膀胱不化使然。养阴液以熄风阳，救源泉以通气化，又须怡情安养，庶几可瘳。

大生地　二冬　龟板　沙苑子　五味子　川断　茯神　沙参　覆盆子　家韭子

渊按：既从七情郁结而来，乃心火不能下交于肾水，致肾关不固，似宜心肾兼治。

张　男子十四发身太早，保真不固，究竟外丰内亏，不时内热，身倦乏力，恐其延成劳损。培补先天，兼理后天，尤宜自知爱惜为上。

党参　大熟地　怀山药　丹皮　茯苓　陈皮　沙苑子　苡仁　杜仲　金狗脊

薛　左尺极细，寸关微而似数；右三部俱弦滑。下有遗精暗疾，肛门痒而出水，上则头眩耳鸣，舌苔粉白。以脉合症，肾阴下亏，湿热相火下淫上混，清窍为之蒙闭。法当补肾之阴而清相火，清金和胃，分利膀胱以化湿热。

萆薢　大生地蛤粉炒　知母　泽泻　龟板　麦冬　黄柏　赤苓　半夏　丹皮　牡蛎　怀山药

又丸方

大生地砂仁、陈酒拌蒸　冬术土炒　黄连盐水炒　苦参　天麻　怀山药　丹皮盐水炒　川芎　芡实　龟板酥炙　牡蛎煅　泽泻盐水炒　黄柏盐水炒　知母盐水炒　半夏　萆薢盐水炒　赤苓　麦冬元米炒

上药为末，用建莲粉四两，神曲四两，煮糊捣丸。

渊按：此方治肾虚湿热遗精极妙，然须胃纳尚旺者。若谷食式微，连、柏等苦寒宜斟酌。

高　淋浊而兼遗滑，耳聋目花。肝肾大虚，不宜渗利，法当固摄。

沙苑子　怀山药　破故纸　茯神　家韭子　芡实　龙骨　牡蛎　朝暮服威喜丸三钱。

---

① 龠：同“钥”。

渊按：纯属虚象，宜加熟地、山茱萸。

蒋　肾藏精，肝藏血，膀胱主疏泄，故前阴一物也，而有二窍。二窍不并开，水窍开则湿热常泄，相火常宁。若房事过度，则相火旺而精血不藏，混入水窍，为血淋窍痛焉。

大生地　元精石　丹皮　龟板　五味子　川黄柏　血余炭　沙参　知母　麦冬　茯苓　阿胶

高　脉细固属阴虚，若下垂尺泽，是相火下淫，故精血下流，小溲频数，溺窍疼痛，大便干结也。补养肾阴，兼清相火为法。

大生地　龟板　黄柏　大黄酒炒　木通　小蓟炭　阿胶蒲黄炒　焦山栀　甘草梢　知母　茯苓　元明粉　车前子　牛膝

陈　遗精无梦，不特阴虚，阳亦衰矣；干咳无痰，不特肺虚，胃亦弱矣。补精纳气，温煦真阳，治其肾也；补土生金，清肃高源，治其肺也。若夫救本之图，在于息心无妄。无妄二字所该者广，心君镇定，自无震撼之虞。

大熟地　党参　五味子　枸杞子　茯神　菟丝子　龙骨　沙苑子　怀山药　牡蛎　龟板　丹皮　杜仲　芡实

华　病由丧子，忧怒抑郁，肝火亢甚，小溲淋浊，渐至遗精，一载有余，日无虚度。今年新正[①]，左少腹睾丸气上攻胸，心神狂乱，龈血目青，皆肝火亢盛莫制也。经云：肾主闭藏，肝司疏泄。二脏皆有相火，其系上属于心。心为君火，君不制相，相火妄动，虽不交会，亦暗流走泄矣。当制肝之亢，益肾之虚，宗越人东实西虚，泻南补北例。

川连　焦山栀　延胡索　鲜生地　赤苓　沙参　川楝子　知母　黄柏　龟板　芡实

另当归龙荟丸一钱，开水送下。

附丸方

川连盐水炒　苦参　白术米泔浸，晒　牡蛎

共研末，用雄猪肚一枚，将药末纳入肚中，以线扎好，用水酒各半煎烂，将酒药末共捣，如嫌烂，加建莲粉拌干作丸。每朝三钱，开水送下。

张　操觚莲幕，形逸心劳。肾水下亏，不能上承于心；心阳内亢，而反下趋于肾，即坎离之不交也。不交则诸病生，由是而下为淋浊尿血，宗筋绊痛；上为眩晕咳嗽，心中震跃。诊脉左小右大，内伤虚症何疑！今远道初归，跋涉劳顿，且拟和平补益，庶无畸重畸轻之病。

马料豆　甘草梢　茯神　怀山药　麦冬　建莲肉　沙参　红枣　鲜藕　枇杷叶

复诊　心阴耗损，君不制相，相火妄动，强阳常举，精浊时流，肛门气坠，大便溏薄，心中嘈辣，干嗽无痰。右脉空大，两尺皆虚。法宜补心阴以制相火，益肾气以固

① 新正：农历正月初一。

元精。

西洋参　黄柏　五味子　知母　牡蛎　大生地　龟板　麦冬　另破故纸盐水炒，韭菜子盐水炒，研末炼蜜为丸。每服三钱。

渊按：相火旺而肾阴亏极矣。二味为丸，专助肾阳，恐于此证不合。

包　劳碌气虚，湿热随之下陷。淋浊初起觉痛，今而不疼，但觉气坠，小便频数，色黄而浑浊不清。仿东垣补脾胃去湿浊，泻阴火升清阳方法。

黄芪盐水炒　柴胡　升麻　沙参　茯苓　芡实　萆薢　黄柏　知母　灯心　食盐冲服一捻

仁渊曰：遗精、淋、浊，古人每连类称之，其实三者因不同，病不同，治亦不同，未可一概论也。夫遗精乃精关之病。少年者多起于意淫，或色欲过度；中年者或由用心太过，心火不能下交，致肾精下溜，不梦而泄，甚则不寐亦泄。亦有湿热阻中，致肝木生阳之气不能上达，郁陷于至阴之下，蒸煽精关而病。古人以有梦无梦分虚实，未必尽然。大抵从湿热来者多实，从意淫多欲、用心太过来者多虚。惟同一虚也，须分阴虚、阳虚及阴阳两虚、虚中夹实。今世医治此多不效者，由来辨明阴阳虚实，一味以补肾固精了事，及病者未能养心寡欲耳。盖相火妄动致遗精，肾阳不能固摄亦致遗精。试观古方，其义自明。若淋证全由膀胱溺窍为患，虽分五证，半由湿热而来，前人辨之甚详。即劳淋、虚淋，或从色欲起见，乃败精阻于溺管，溺管伤损；或淋久膀胱气虚，致肾亦虚。乃由标及本，由腑及脏，非病起于肾也。至浊证则肾与膀胱脏腑兼病，然脏病多而腑病少。小便短赤，塞而不通者，为膀胱湿热；小便清通，脓浊时流者，为肾虚精不固。浊色黄厚为虚热，色白而清为虚寒。小便清通，但短数，时时欲便，亦属肾气虚寒。前人于淋、浊二证，不甚分别，都以为湿热。余少时执其说而治之，多不验。今阅历有年，始知淋属膀胱溺窍，浊属肾脏精窍。浊证虽有夹湿热，兼膀胱病者，总属脏多腑少，脏主腑宾。俟湿热清而小便畅，即专益气固精。若阳气虚者，佐扶阳升阳。盖浊证大都色欲时忍精不泄，精管受伤，致精关不固，肾液与阴精同下，病久则阴伤及阳，阳不摄阴耳。前案兼病俱多，方亦不能一例，读者神而明之。

痉厥

陈　呕恶数日，止而发痉，每日必三五次。此肝逆犯胃，聚液成痰，内风阳气弛张，痰亦从之为患。拟以和胃熄风。

羚羊角　钩钩　半夏　陈皮　黑山栀　石决明　池菊花　元参　竹茹

复诊　痉厥日数发，口噤不能言，而心中了了，病不在心而在肝。夫心为君主，肝为将军。当其气火风相煽之际，一如将在外，君命有所不受，则君主虽明，安能遽禁其强暴哉！况胃为心子，胃家之痰与肝家之风相助为虐，舌红碎痛，一派炎炎之势莫遏。欲化胃痰，先清肝火。

羚羊角　大生地　犀角　茯苓　生山栀　天竺黄　石决明　元参　钩钩　金箔　枣仁川连炒　竹油冲服　姜汁冲服

钱　肝苦急，急食甘以缓之。

生甘草一斤，研末　红枣一斤　将枣煮烂，去皮核，与甘草打和为丸。每服三钱，开水送下。

此人并无表证，又不内热，一月数十痉，服此二料即愈。

仁渊曰：胃虚生痰，肝旺生火，火煽其痰，胃不能御，必至上逆而为呕吐。吐极而胃益虚，肝益强，不至风动痉厥不已。夫所谓胃虚者，胃之降气不顺也；肝旺者，肝之郁热上升也。气逆化火，呼之为肝风、肝火、肝气者，以肝属巽木，为生风生火之脏，其性急暴，为将军之官，凡逆升之气都主于肝故也。治以凉降者，以秋金之气，逆折其春木之太过也。夫痉厥之证，不止呕吐一端。若痉厥为木旺贼土，霍乱多有之。外如温邪液涸，中风痰阻关窍，小儿痰热蒙闭。吴鞠通有《痉因质疑》，论《内经》诸痉项强皆属于湿，谓湿字乃风字之误。余谓风不得痰，尚不至痉，《内经》湿字当作痰字解者甚多。然痰不得风，亦不为痉。大抵风火痰三者相因为患。今时痉厥与瘛疭不分。夫痉则角弓反张，戛齿吐沫；瘛疭则筋络抽掣，四指搐捻。痉乃风火痰交煽，闭其机关，多实证；瘛疭则液涸血空，筋络失养，多虚证。补泻不同，治法大异，不可不详辨之。

杂病

某　风邪入络。

小续命汤

此症病后一日数次不能言语。只要自己捏肩背，即可渐渐而言也。

某　久虚不能统血，并不能转运其气，是以便血时作，而又腹微满也。吐出之痰结硬，此为老痰，乃湿热所结，法当兼理。

四物汤去川芎，加党参、冬术、怀山药、陈皮、龟板、蛤壳、荸荠、海蛇。

渊按：不能统血，不能转运其气，腹微满，皆脾虚也。

某　久病之躯，去冬常患火升。交春木旺，肝胆升，阳无制，倏忽寒热，头面红肿，延及四肢，焮热痒痛，殆即所谓游火、游风之类欤！匝月以来，肿势大减。四五日前偶然裸体伤风，遂增咳嗽，音哑痰多，口干舌白，续发寒热，胃气从此不醒，元气愈觉难支。风火交煽，痰浊复甚；阴津消涸，阳不潜藏。清火养阴，计非不善，抑恐滋则碍脾；化痰扶正，势所必需，又恐燥则伤液。立法务取轻灵，定方必求无过。

北沙参　知母　鲜生地　蛤壳　蝉衣　海浮石　豆卷　青果　海蛇　地栗　百合　另珠粉，朝晨用燕窝汤下三分。

上方《金匮》百合知母地黄汤合《本事》神效雪羹，取其清火化痰，不伤肠胃；生津养液，不碍痰湿。酌古参今，归于平正。

袁 疡脓之后，气血必虚。奔走烈日之中，汗出招风，与热毒舍于皮肤脉络之间。至秋凉气外束，热郁于皮中，遂觉遍体瘙痒，几及两月。近来面色带黑而浮，少腹略满。据云奇痒之时，唇舌俱麻，是外风引动内风也。经云：面肿曰风。夫风行必燥，木胜克土，此症现为风癞，久防腹满，理势所必然也。

羚羊角 秦艽 地骨皮 陈皮 通草 北沙参 丹皮 苡仁 黄芪 防风

又洗方

紫背浮萍 杜牛膝 侧柏叶 巴豆壳 煎汤洗。

渊按：面黑腹满，乃脾肾两虚见症。

复诊 古有风癞一症，周身瘙痒。拟用《千金》法。

生石膏 防风 麻黄 茯苓 生甘草 白术 鲜生地 百部

沈 肾为欠[1]，胃虚亦欠。欠之一症，属肾胃二经。大抵阳气欲升阴气欲降，肾虚则阳欲升而迟，胃虚则阴欲降而缓。故《内经》曰：阴阳相引，故数欠。此兼胸背多汗，足跟时胀。气血两亏，法当兼顾。

西党参 归身 黄芪 冬术 茯神 大熟地 枸杞子 麦冬 川石斛 蛤壳

胡 脉软无力属气虚，便溏食少属脾虚，干咳无痰属肺虚，时觉口苦属心热移脾也。宜十补一清。

四君子汤 川连 防风 怀山药 陈皮 泽泻 六神曲 砂仁

潘 年近六旬，天癸久去而反频来，是谓脱营。脱营者，元气极虚不能固摄，血从外脱也。又名下竭，故腰痛如折。下竭必上厥，故面赤、火升、发热也。血属阴，阴虚则阳亢，故脉弦硬无情。其脉愈数，其阴愈虚。夏令一交，阳亢无制，恐致水涸龙飞，难为力矣。

阿胶赤石脂拌炒 牡蛎 海参 线鱼胶米粉炒 元精石 沙苑子 贡菜洗淡 猪腰子酒洗 茯神 龟板胶余粮石拌炒 生洋参元米炒 朝服震灵丹二钱，暮服威喜丸二钱。

渊按：吴鞠通法也。妙以咸降有情之物，补下焦精血。

舒 乳房属胃，乳汁血之所化。无孩子而乳房膨胀，亦下乳汁，非血之有余，乃不循其道为月水，反随肝气上入乳房，变为乳汁，非细故矣。夫血犹水也，气犹风也，血随气行，如水得风而作波澜也。然则顺其气而使下行，如风回波转，不必参堵截之法，涩其源而止其流，此可与知者道也。

元精石 赤石脂 紫石英 牡蛎 乌药 寒水石 郁李仁 大生地 白芍 茯神 归身 焦麦芽

某 茹素精枯液涸，更兼便血伤阴。去冬骨骱疼酸，今又心悬如坠，时或口不能言，心中恐怖，必大声惊叫而后醒。此风阳内扰，震动君主，火溢冲激也。病出于肝，关于

---

[1] 肾为欠：《素问·宣明五气论》："五气所病，心为噫，肺为咳，肝为语，脾为吞，肾为欠为嚏。"

心，乘于脾，故又腹胀也。拟养阴柔肝而熄风阳，佐安神和中。久病宜缓调，又宜常服膏滋方。

大生地八两　茯神三两　陈皮一两五钱　炙甘草一两　归身二两，炒　天冬二两，去心　柏子仁三两，炒，研　沙苑子三两　龙齿三两，煅　枣仁三两，炒，研　洋参三两　枸杞子三两　石决明六两，煅　焦六曲三两　红枣四两　桂圆肉四两　五味子一两五钱，炒，研　牡蛎三两，煅

上药煎浓汁，用川贝末二两，莲心粉二两，白蜜四两，收膏。朝暮开水冲服一羹勺。

渊按：精血两枯，肝燥火动，故见证如是。

妇人

王　经来半月不止，有紫血块，少腹疼痛，气坠阴门，诊脉沉涩，下午恶寒。阳陷入阴，营虚失守。法以升阳，收摄其阴。

党参　熟地　黄芪　升麻　归身　阿胶蒲黄炒　冬术　白芍　柴胡　淡苓　血余炭

陆　营分有热，则经至淋漓；卫分有寒，则脉小而迟缓。脾为营之本，胃为卫之源。经至而舌苔反布，胸无痞闷，是胃阳虚而无气以化浊也。拟醒胃阳以摄脾阴为法。

归芍六君子加神曲。

复诊　经行过多，血气两衰，肝肾失固，丽翁所论包括尽矣。然治病之道，有相机从事之权。夫舌白多痰，胃有浊也；咽干色红，阴虚而火浮也；脉细迟缓，中气不足也。考古人肾虚有痰浊者，金水六君煎；气虚而上有浮火者，生脉四君子。合而参之，似觉不可擅易，还祈哂政。

大熟地　半夏　五味子　归身炭　陈皮　於术　茯苓　麦冬　人参　谷芽　建莲肉

三诊　肝肾与脾胃同治，经漏仍然不止。左脉稍觉有力，原得归、地之功；右脉更觉细微，脾气虚衰不振。许学士谓补肾不若补脾，盖谓脾胃虚者言之。今心跳食少，心脾不足可知。经血如漏卮[1]不息，冲任不得不固；腹中微痛，气虚且滞，不得不补，不得不通。仿黑归脾法。

熟地炭　黄芪炒焦　茯神　枣仁　白芍　广木香　归身炭　冬术　人参　陈皮　炙甘草

渊按：既云固冲任，而无固冲任之药，仍用归脾，恐漏仍不止。古人治崩漏急证，自有专方，如血余、棕炭、百草霜、倒挂尘等，殊有效验。且脉小迟缓，其漏未必属热，或脾肾阳虚，不能固摄其血，尤非固而兼温不效，未可见血即以为热也。

张　营虚不足，经事愆期。肝气有余，瘀凝停滞。心荡头眩，腹鸣胀满，是其征也。胀满能食，病在肝而不在脾。拟疏肝化瘀，和营养阴方法。

金铃子　吴茱萸　当归　延胡索　陈皮　沙苑子　茯苓　香附　大麦芽　青皮

---

① 漏卮：底下有孔的酒器，喻无益之外溢。

曹　经事来多去少，似崩非崩，是血虚有热也。所谓天暑地热，则经水沸溢。用白薇汤加阿胶主之。

女贞子　白薇　阿胶米粉炒　淡芩炭醋炒　黄柏　沙苑子盐水炒　白芍　莲心　归身炭　旱莲草

奚　肝为藏血之脏，脾为生血之源。肝气郁则营血失藏，脾气弱则生源不足。腹中结瘕，肝气所结也。经事先期，肝血失藏也。饮食少纳，脾气弱也。便后带血，脾失统也。气弱血虚，宜乎不孕矣。调补肝脾，则冲任充足，自然有孕。

西党参　大熟地　冬术人乳拌　白芍　香附醋炒　杜仲盐水炒　茯神辰砂拌　菟丝子　归身　木香　川断　艾叶炭　阿胶米粉炒　乌鲗骨

丁　经事参前而色淡，淡则为虚，参前属热，是血虚而有热也。

四物汤　香附　阿胶　党参　冬术　丹皮　炮姜炭　玫瑰花

渊按：佐炮姜以行四物之滞，非温经也，可谓得旨。

朱　痛而经来，肝气横也。经事参前，血分热也。色黑有瘀，和而化之可也。

金铃子　延胡索　香附　当归　丹皮　山楂肉　泽兰叶　白芍　木香　茯苓　砂仁

陆　营虚发热，瘀阻经停。心中若嘈，饮食厌纳，时吐酸水，是脾胃不足而夹痰饮者也。夫心生血，脾统血，肝藏血，胃为气血之总司。故调治之方，必以和脾胃为第一。脾胃健则营血自生，停饮自运，瘀凝自化。

半夏　陈皮　川连吴萸炒　茯神辰砂拌　桃仁　旋覆花　新绛　丹参　野蔷薇花　白扁豆

孙　经期一载不来，大便时常秘结，每月胸中不舒数日，此肝血虚而胃气不和也。理气之方，不在平肝而在养血；和胃之法，不在破气而在补气。气血充而肝胃自和矣。

西党参　熟地砂仁拌　枣仁　陈皮　归身　制半夏　丹参　於术人乳拌炒　茯苓　白芍　沙苑子　橘饼　谷芽

复诊　肝肾素亏，气郁胃气不舒，脾阴不足，饮食知味而不能多进，经事不来，二便时常不利，肩膝酸疼。舌苔或黄或白，此有湿热夹杂其中。补养气血之方虽稳当，然无理气化浊之品，未能奏效。今拟一方，以观验否。

制首乌　怀山药　枣仁　牛膝　焦山栀　柏子仁　茅术炭　陈皮　半夏　建莲肉

常服苡仁、红枣，煮食。

某　经停少腹痛，小溲淋塞有血缕。此肝火与瘀凝交阻，当通而导之。

龙胆草　小蓟炭　车前子　丹皮　桃仁　大黄酒炒　冬葵子　海金沙　延胡索　焦山栀

徐　咽干干咳，全由津液之亏；内热经停，已见虚劳之候。设欲生津降火以养其阴，而饮食减少者适以伤脾。计惟调其中气，俾饮食增而津液旺，以复其真阴之不足。盖津液生成于水谷，水谷转输于脾胃，舍此别无良法也。

白扁豆　茯苓　白芍　玉竹　炙甘草　怀山药　苡仁　金石斛　玫瑰花　枇杷叶

陆　惊恐饥饱劳碌，内伤气血。血凝气滞，经停不来，已及八月。内热食少，虑成干血劳损。

肉桂一钱二分　桃仁二钱三分　川断一钱　麝香五厘　当归二钱五分　大黄醋炒，一钱三分　砂仁四分　牛膝酒炒，三钱　乳香去油，五分　没药一钱　五灵脂醋炒，一钱五分　共研细末，分五服。每日一服，陈酒送下。

渊按：此调经散加减法，颇得古人遗意，元气可支者用之。

徐　经行后奔走急路，冷粥疗饥，少腹疼痛连腰胁，兼及前阴。此肝肾受伤，又被寒侵而热郁也。经云：远行则阳气内伐，热舍于肾。冷粥入胃，则热郁不得伸，故痛也。遵寒热错杂例，兼腹痛治法。

川连酒炒　炮姜炭　桂枝　白芍吴萸三分，煎汁炒　木通　全当归　香附　山楂炭　焦山栀　旋覆花　新绛屑

王　经后少腹痛连腰股，肛门气坠，大便不通，小便赤涩热痛。拟宣肝经之郁热，通络脉之凝涩。

柴胡　川楝子　焦山栀　郁李仁　延胡索　新绛　旋覆花　归尾　龙胆草　青葱管

渊按：此经未尽而行房过度所致，乃经血乘虚入络，冲任八脉受伤也。

张　形壮，面色紫黑，经事或数月或数十日而后来，来亦色淡不多。今经行后少腹攻痛，痛在左则左股酸而无力，痛在右亦如之。兼有淋带如膏。此瘀凝化浊，冲任失调也。通络泄浊治之。

五灵脂　香附　丹参　金铃子　延胡索　当归尾　冬葵子　吴茱萸　旋覆花　新绛　青葱管

何　漏下淋沥不断，少腹板痛，微寒微热，口渴不欲饮。此有瘀血着于脐下。拟化瘀生新法。

小生地　当归　丹参　桃仁泥　泽泻　延胡索　旋覆花　柴胡　大黄炭酒炒　地鳖虫酒浸

复诊　漏下淋漓，少腹板痛。化瘀和营，未能奏效。食少无力，微寒微热。治在肝脾，缓之调之。

柴胡　当归　丹参　茯苓　泽泻　赤芍　白术　香附　地鳖虫　山楂炭

某　寒热无序，脉促数，下有淋带，上则心跳，又少腹痛，大便坚，面色萎黄，血瘀之候也。虑延劳损。

大生地　桃仁　茯苓　冬葵子　当归　柏子仁　丹参　白芍　稆豆衣　玫瑰花

王　向有淋带，月前血崩，崩止淋带不断，少腹板痛，脉象细数，身发寒热。脾胃大虚。此血瘀未尽，复兼肝气夹寒也。法当通补。

鲜生地渣姜汁炒焦　当归炭　荆芥炭　杜仲　陈皮　生姜渣鲜地汁炒焦　香附炭醋炒　香

谷芽

渊按：鲜地、生姜互炒，名交加散，能通瘀调气，和寒热，而不伤血耗气，女科之妙方也。

陈　经行作呕，血虚肝旺也。呕止而腹中结块，经事四五月不来，当脐跳动，疑为有孕。恐其不然，想由瘀凝气聚与痰涎互结成块耳。《内经》肠覃、石瘕二证，状如怀子，病根皆在乎血。虽不敢大攻，当气血兼理，仿妇科正元散法。

党参　白术　川芎　茯苓　陈皮　半夏　当归　砂仁　木香　枳壳　香附

有孕无孕，最难辨别。此症断乎非孕。服此二十余帖，至八九月而经始行。

李　妇人之病，首重调经。经事初起不来，状如怀子。以后来而略少，但腹渐胀大，三载有余，岂得尚疑有孕？《内经》谓肠覃、石瘕皆腹大如怀子，石瘕则月事不来，肠覃则月事仍来，而提其要曰：皆生于女子，可导而下。夫岂徒有虚文而无斯症哉！余曾见过下红白垢圬如猪油粉皮样者无数，调理得宜，亦有愈者。借曰不然，则天下尽有高才博学之医，就有道而正焉，无烦余之多赘也。

大黄䗪虫丸，每朝三十粒，炒大麦芽泡汤送下。

苏　石瘕生于胞中，寒气客于子门，子门闭塞，气不得通，恶血当泻不泻，血不以留止，日以益大，状如怀子。此段经文明指石瘕一症，由于寒气瘀凝夹阻而成。今腹痛泄泻食少，脾胃虚寒，肝木横逆，病延半载，元气已衰。理脾胃，兼温中下，尚恐莫及。备候主裁。

肉桂　冬术土炒　陈皮　木香　金铃子　诃子　茯苓　干姜　泽泻　延胡索　生熟谷芽

吴《内经》有石瘕、石水之证，多属阳气不布，水道阻塞。少腹有块坚硬者为石瘕，水气上攻而腹满者为石水。此症初起小便不利，今反小便不禁，而腹渐胀满，是石水之象。考古石水治法，不越通阳利水，浅则治膀胱，深则治肾，久则治脾。兹以一方备采。

四苓散去猪苓，加大腹皮、陈皮、川朴、桑白皮、乌药、桂枝、鸡内金。朝服肾气丸三钱。

仁渊曰：妇科首重调经。夫经乃心血与肾液相合而成，为天一之真水，故名天癸。按月而下，犹月魄之有盈虚，故名月信。不差时日，犹海水之有潮汐，故名月潮。夫月也，潮也，癸也，皆阴类也。然月魄不得日光丽照则不明，潮汐不得阳气鼓荡则不盛，其质虽阴，其用则阳。妇人经水之盛衰，亦犹是耳。叶天士云：妇女以心脾为立命之本。心生血，脾统血，心气旺则阴血自足，脾气盛则统驭有权，无愆期崩塞之病。今世医调经，动曰冲任八脉，皆言末而忘其本耳。夫冲为血海，任主胞胎，在女科原不可不讲，而经水之所以盛衰通塞，其根源不在乎是。《内经》言奇经之于十二经，犹江河之于沟渠也。江河充足，沟渠自盈溢。可知江河不充足，则沟渠涸竭窒塞矣。又可知江河充足，沟渠偶有不通不足，欲通之足之亦甚易矣。能知此理，断不以通瘀养血套剂了事。即带下一证，虽有阴虚、湿热之辨，亦莫非心脾之气不通不化而来。即癥瘕、癖疝、鬼胎、肠覃等疾，虽由痰凝血滞，风寒闭塞，肝胆生阳不能布化，其因甚多，其根亦莫非心脾郁结所致。盖男子用阳而体阴，女子用阴而体阳；男子以肾为先天，女子以心为先天。心阳足则脾阳亦旺，阳生阴长，血气充沛，乃康强之征。若心阳不振，则脾阳亦弱，肝木生生之气少布，饮食少化，聚湿生饮，肝气郁陷而逆升，为气撑胞胀，为脘痛作呕，或错经妄行而鼻衄，或脾气下陷而漏崩，或风寒瘀污客于子门冲任，为鬼胎、石瘕，种种病情，相引而至。盖有形之病皆属阴邪，大抵阳气不化而生，断非通瘀行血所能了事也。

产后

丁　因疟小产，瘀凝未尽，冲任受伤，少腹结瘕，上攻疼痛，大便常溏，内热不已，迄今半载。不渴不嗽，病在下焦。通补冲任，和营化瘀，不越产后治例，与阴亏劳损有歧。

当归小茴香炒　川楝子　延胡索　香附　肉桂心研，冲　白芍吴萸炒　紫石英　砂仁　茺蔚子　玫瑰花

渊按：从疟而起，脾气先伤。大便常溏，即其征据。徒治下焦血分无益。

复诊　产后蓐劳，已经八月。内热瘕痛，病在冲任。

当归酒炒　白芍桂枝三分，炒　桃仁泥　丹参　党参　炒丹皮　稆豆衣　广皮　玫瑰花

张　寒气客于下焦，瘀凝停于小腹中央，乃膀胱之部也。寒气瘀凝，阻塞胞门，膀胱阳气失化，以致癃闭。产后八日而小溲不通，脉细肢寒，腹中觉冷，恐其气逆上攻发厥。法以温通下焦，化瘀利水。

全当归八钱　川芎四钱　山楂炭五钱　炮姜五分　桃仁三钱　车前子五钱　益母草汤、陈酒各一碗煎药。另研桂心五分，血珀五分，甘遂三分，为末，药汁调下。

渊按：从生化汤加通瘀祛寒药，可法。

复诊　小溲癃闭已通，恶露瘀凝未下，少腹板痛。再以温通。

肉桂　延胡索　红花　桃仁　丹参　归尾　山楂炭　牛膝　炮姜炭　冬葵子　两头尖　车前子

张　产后营虚发热，已经数月。多汗心跳，营阴大亏也。

大熟地　党参　黄芪　茯神　归身　酸枣仁　冬术　陈皮　玉竹　白芍　砂仁

某　产后营虚，内热日久，近感风邪，发热更甚，胸闷心跳。气滞血亏，显然可见。

香豆豉炒　黄芪　防风　全当归　白芍　白术　枣仁　茯神　玉竹　桑叶

渊按：虚多邪少，从补营方中加轻散药一二味，即可祛邪。重加发散，邪转不服，反多变证。

赵　病后小产，产后感邪咳嗽，寒热似疟。服解散疏和药五六剂，邪退未尽，夜犹

微热。然头晕心跳，寐则惊惕，虚象见矣。拟养营化邪法。

四物汤合二贤，加苏子、苏梗、苏叶、川贝、杏仁、枳壳、茯苓、款冬花。

用三苏、二贤、四物，意在泄血分之风，和血中之气。加化痰止咳药，佐使之耳。

复诊　补肺阿胶合金水六君，去半夏，加川贝、款冬花。

某　左脉细数，营阴亏也；右脉细软，脾气虚也。产后不能安息，反加劳碌，气血伤而不复，致身常内热，心荡若嘈。久延虑成劳损。人参养营汤加减。

党参　大熟地　冬术　白术　丹参　香附　远志甘草汤制　砂仁　归身酒炒　陈皮　茯神　枣仁

孙　前年小产，恶露数日即止，因而腹中作痛结块，心神妄乱，言语如癫，此血风病也。胞络下连血海，上系心包，血凝动火，火炽生风，故见诸症。诊脉弦搏，肝阳有上亢之象，防加吐血。为治之法，当以化瘀为先，清火化痰为佐。

川贝　赤苓　丹参　蒲黄炭　五灵脂　川连　香附　延胡　焦山栀　茺蔚子　另回生丹一粒，开水化服。

渊按：血风病有数种，此因产后瘀凝而得，病在冲任血海，上及心包，不脱产后着笔。

毛　产后腹痛，一载有余。营虚木郁，脾胃受戕，时作恶心，时吐酸水。用《千金》当归建中汤法。

当归　炮姜炭　炙甘草　肉桂　川椒　白芍吴萸炒　橘饼　南枣

复诊　前投建中法，腹痛已止。复因经行之后，劳碌受寒，腹中又痛。加以晡热，饮食减少，舌苔干白。此属血虚肝郁，脾虚木横。用归脾法加减。

黄芪　党参　冬术　茯苓　砂仁　炮姜　木香　陈皮　归身　白芍吴萸炒　橘饼

胡　小产半月，感邪发热，又遭惊恐，冲任受伤，少腹胀痛，白带淋浊，眼花口苦，腰膝拘挛。证逾半月，饮食不纳，虑其昏厥。姑仿以浊攻浊法，兼达邪化瘀，备商。

淡豆豉　白前　泽兰叶　延胡索　焦山栀　当归　丹参　焦楂肉　竹茹　交加散　两头尖

章　先痉厥半日而后产，产后厥仍不醒，痉仍不止，恶露稀少，汤水不能纳，纳则仍复吐出，面赤身温，脉洪而荒。肝风炽张，营虚气耗，虚阳外越，冷汗遂出，恐其厥而不返，奈何奈何！姑拟一方，希冀万一。

肉桂五分　当归三钱　煎汤冲童便一杯，化下回生丹一丸。

渊按：脉荒者，乱也。究属杜撰。虚风挟痰上逆，化痰降火，冲入童便最妙。

复诊　前方勉灌三分之一，恶露稍多，面赤稍退，脉大稍软，而厥仍不醒，舌色灰黄，时沃涎沫，两日饮食不进，营虚气滞，胃虚浊泛。必得温通化浊，以冀阳回厥醒为妙。

肉桂　炮姜　半夏　全当归　丹参　山楂肉　陈皮　茯苓　紫石英　童便冲入

三诊　厥醒进粥半盏，诸无所苦，惟周身疼痛，不能转侧。舌苔白，口不渴。拟温养气血，兼和胃气。

肉桂　炮姜　黄芪　半夏　当归　丹参　茯苓　陈皮　桑枝

丁　产后瘀凝未尽，新血不生，身热日久，少腹疼痛，小溲淋浊，带下血筋。此肝经郁热，兼夹瘀凝为患，殊非小恙。姑拟泄肝化瘀和营为法。

鲜地渣姜汁拌，炒焦　金铃子　延胡索　丹参　焦山栀　生姜渣鲜地汁拌，炒焦　龙胆草　当归　赤苓　甘草梢　青葱管　新绛屑

范　产未满月操作，猝遇大雨淋身，水寒之气自毛窍而入于骨节，内舍于肾，外达太阳、阳明，是以始病腰疼，继而上攻头痛，遍体机关不利也。脉沉而寒热，寐少而恐惧，纳少而恶心，邪气留连于胃肾。据云头痛甚则汗出，太阳之表虚矣。用许学士法。

香豆豉　牛蒡子　豆卷　杜仲　磁石　藁本　白芷　川芎　金狗脊　赤苓　半夏　甘菊花

渊按：太阳表虚，风药未免太过，况得之产后乎！

复诊　前投益肾通经，和胃泄湿，头项腰脊之痛原有松机。今产后两月有余，经水适来，而心跳恐惧，是营气虚而不摄也。拟和营止痛，仍佐理胃泄湿。

党参　桂枝　秦艽　枣仁　杜仲　豆卷　半夏　赤苓　苡仁　金狗脊　归身　陈皮　桑枝酒炒

三诊　产后营虚，雨湿寒气袭入，经络机关不利。前投宣通养血两法，俱无少效。虽头痛略松，而右半之腿臂转增痛热。犹幸脾胃稍旺。今恶风、发热、口干，是寒湿渐化为热矣。拟疏泄湿热以通经络，再议。

羚羊角　丹参　防风　秦艽　苡仁　陈皮　羌活　丝瓜络　防已　当归　白芷　木通　桑枝　忍冬藤

王　产未百日，骨蒸发热，淹延匝月，热势渐加，迄今五十日矣。诊左寸关轻取虚小，中按之数，重按数而且坚，知其热在阴中，心肝之火独亢；右寸关虚软而数，则知脾肺气虚；两尺皆虚，肾阴亏也。阴虚阳盛，热气熏于胸中，蒸动水谷之湿上泛，故舌苔反见浊厚耳。耳鸣而聋者，肾虚肝阳上逆也。据述服参、芪则热势愈甚，投胶、地则胃气益惫。节近清明，地中阳气大泄，阴虚阳亢莫制，恐其交夏加剧。刻下用药，以脾胃为要。土旺四季各十八日，清明节后土气司权，趁此培土，冀其脾胃渐醒，饮食渐加。佐以清金平木，必须热退为妙。

北沙参　地骨皮　丹皮　归身　怀山药　白扁豆　茯苓　白芍　生熟谷芽　白蔷薇露

仁渊曰：产后病最难治，最多变证，难以殚述。朱丹溪云：产后以大补为主，虽有别证，从末治之。此言虽是，亦未可泥。有少壮之妇素体不虚，或兼外感六淫，内阻瘀滞，当见证治证。若执产后须补之论，不但本病不退，势必转增他变。盖新产百脉虽虚，

感邪则实，急去其邪，即所以养其正也。倘遇可攻可下之证，即白虎、承气不为过。胎前亦然。惟下笔切宜仔细，未可率意轻忽。心中须念此产后虚体，若一击而中，便与轻松调理。果是纯虚，自当大补，补之有方，不可集几味养血套剂便为了事。再者，胎前温药宜慎，产后凉药宜慎。谚云：胎前一把火，产后一块冰。虽未尽然，却也不差。盖胎前多实，实者多热；产后多虚，虚者多寒，理固然也。

幼 科

李　胎惊之病，得之于母腹胎孕之后，其母有所大惊，气应于胎，惊气入肝，故数月婴孩即有胎惊之患，往往不能愈。姑拟一方备采。

羚羊角　天竺黄　陈胆星　石菖蒲　大黄　共研末。竹油或钩钩汤调服五分。

许　音哑喘咳，痰声嘎咯，风痰袭肺，肺胀夹惊险候。

麻黄　杏仁　射干　桔梗　桑白皮　菖蒲　枳壳　前胡　白前　紫菀　白萝卜汁冲服

朱　痧后夹积，移热于大肠，腹中热痛，每交寅卯二时则痛甚。拟开肺金之郁，仿丹溪论参越桃意。

高良姜　桔梗　川连　通草　滑石　焦山栀　山楂炭　焦六曲　砂仁

复诊　痧后腹痛，甚于黎明。阳气为阴寒凝遏，欲升而不得升，故痛甚于黎明也。前用温寒并进见效，今仍前法加减。

桂枝　炮姜　吴茱萸　木香　延胡索　香附　山楂炭　花槟榔　赤苓　焦山栀　白蔻仁

方　痧后肺火不清，移热于大肠之络，腹痛便溏，手腕内外肿痛。防发痧毒，治以清解。

升麻　葛根　赤芍　焦山栀　甘草　高良姜　丹皮　桔梗　忍冬藤

渊按：此方匪夷所思。庸者必与清肺健脾，化积解毒套剂矣。

复诊　前方已效，轻减其制。

防风　焦楂肉　银花　砂仁　桔梗　甘草　陈皮　赤芍

仁渊曰：幼儿不能明告病情，脉亦难凭，虽以一指按寸口，惟得浮沉迟数大略而已，故称哑科。四诊只得其二，惟察声望色，询之乳母，得其梗概，最为难看。而难中亦有易焉。易者何？乃三因之中绝少内因，大都外感六淫，内伤乳食而已。即有内伤，亦因病致虚，非七情六欲因虚致病者可比。苟仔细详审，不难得其要领。近世风气之最坏者，莫若挑惊[1]。不问外感内伤，概以惊风呼之，非推即挑，继以牛黄、脑、麝香开之药。明理之家亦蹈此习，不知冤杀多少婴儿矣。夫惊病偶亦有之，儿体脆弱，魂魄未坚，猝见异言异服及奇怪之物，惊恐惶骇，此必有因。须将惊风二字拆开，惊自惊，风自风，断

① 挑惊：以挑刺法治疗惊风。

不可混治。夫惊乃惊骇受病，风为温热所化，或感触风邪，治判天渊。喻氏云：幼科与大方一理，苟请伤寒名家视之，断无错误。此乃见道之言。夫六淫之邪，皆能化火。幼儿病热者多，病寒者少。由阴气未充，生阳正旺，化火尤易耳。为父母者，每未寒先衣，未饥先食，食不化即变为痰，痰与风热相并，最易痉厥。俗医即呼为惊风，病家亦认为惊风，非一日矣。吾愿同志相与挽此颓风。

外疡

吴　足大指属厥阴肝经，太阴脾经由此起。今足大指干烂，乃肝经血枯，脾经湿热也。延及数月，防成脱疽。兼上唇麻木，亦脾虚风动。殊非易治。

萆薢　当归　牛膝　枸杞子　苡仁　丹参　川断　茯苓　桑枝

孙　痧回热减，温邪初退之余，咽喉反腐，虚火又从而起。良由久患喉痹，阴虚火亢，热淫摇动，亢焰复张。用方最宜加谨，过清恐伤脾胃，早滋恐恋余邪。姑拟甘凉，平调肺胃，冀其上焦清肃。

鲜石斛　大贝母　元参　生甘草　丹皮　沙参　羚羊角　扁豆　稆豆衣　雪梨

刘　偏脑疽自右延及于左，三候有余。偏右穿溃脓少，偏左木肿未腐，头顶平塌，根脚散漫。此气虚不能引血化腐成脓，托毒外出，高年殊虑内陷。至舌苔白腻，大便闭结，在疡科指为火毒内闭，湿热上蕴，而用内疏黄连等法。阅倪先生方案，谓内夹杂气，邪伏膜原，引用达原、三消数剂，异想超出寻常。今大便已通，舌苔稍化，然右脉软弱，胃气残惫，疡不甚肿，色不甚红，深恐阳变为阴。大凡外疡起发脓腐，须赖元气承载。所谓元气者，卫外捍御之气，胃中冲和之气，三焦升降之气也。亏则脓腐不克依期，从此生变。故黄芪为外疡托毒之圣药，即兼别症，再参他方。古法有攻补兼施，补泻同用者。拙见欲托毒，必扶正。

生黄芪　当归　赤苓　陈皮　藿梗　法半夏　香附　谷芽

复诊　脑疽将四候，起发脓俱迟。欲问真消息，阴阳各半推。阳多方是吉，阴长便生危。顶不高兮根不束，皮不腐兮脓不足。凡此皆因气血衰，顺逆安危有结局。乃若疮流鲜血，即为变陷之端；况夫年逾六旬，尤宜加谨为要。兹当补托，佐以疏通。补其正而托其毒，疏其气而通其壅。俾胀满宽而加谷，期阳毒化而收功。

黄芪　当归　制僵蚕　皂角刺　陈皮　川朴　赤苓　法半夏　香附

某　暑邪热毒，走入营中，遍身紫黑烂斑，鼻血龈腐。此发斑牙疳之险症也。倘至壮热神昏，不可挽矣。

犀角地黄汤　羚羊角　连翘　鲜石斛　黑山栀　银花　淡黄芩　芦根

某　疟久阴伤，项发痰核，头倾不举，腹中有块。年逾二八，天癸未通，虑延劳损。

大生地　制首乌　茯苓　丹皮　怀山药　软柴胡　白芍　当归　陈皮　十大功劳

某　肝经郁火，乘犯阳明，牙龈痒痛出血则发牙疳。舌红碎裂，头眩心烦，营阴内亏。而纳谷气撑，又属脾气虚也。犹喜大便燥结，可用清滋，先平其炎上之火。

羚羊角　鲜生地　鲜石斛　元参　麦冬　茯苓　石决明　女贞子　枣仁

某　阴亏火亢，绕颈生痰，寒热似疟，而实非疟也。少阴水亏不能涵木，少阳火亢更来灼金，金木交战，乃生寒热。饮食少，脾胃弱，虑延劳损。

六味地黄汤　牡蛎　党参　麦冬　柴胡　白芍　五味子

某　结喉痈生于咽喉之上，视之不见，胀塞不通，汤水难进，极为险重。急以化痰宣窍，开通肺气方法。

射干　牛蒡子　僵蚕　薄荷　荆芥　桔梗　山豆根　贯仲　生甘草　茅柴根

渊按：吹喉之药必不可缺。

某　对口生疽，足根发疔，此二处皆属太阳膀胱之络。湿热内聚，风热外侵，勿得轻视。

羌活　防风　连翘　归尾　萆薢　乳香　没药　土贝母　银花　甘草梢　桑枝

某　牙龈渗脓，二载不愈。此属牙漏，肾虚胃有湿热所致。

六味丸三钱　资生丸二钱　相和。每朝服四钱，淡盐汤送下。

某　马脾风极重险症，危生倏忽。姑与牛黄夺命散。

大黄生切，四钱　槟榔一钱五分　黑牵牛三钱　共研末。分二服，白萝卜汁温调服。

某　肺痈咳吐脓痰，肺叶已伤，势属重候。

羚羊角　冬瓜子　桔梗　葶苈子　苡仁　生甘草　桃仁泥　野茭根　川石斛　芦根

复诊　痰臭虽减，咳嗽未除。

羚羊角　川贝母　杏仁　苡仁　桃仁　桔梗　苏子　甘草　冬瓜子　芦根　野茭根

张　怒则肝气逆而血菀于上，章门结块硬痛，寒热脉数，小便短少。症属肝痈，防其内溃，咳吐脓血而剧。

紫菀　郁金　新绛　柴胡　天花粉　桃仁　旋覆花　当归　穿山甲　忍冬藤　降香　青葱管

缪　病起微寒微热，右肋章门穴酸疼。两月后痛处略肿，食少便溏，面浮足肿，腰脊酸痛。脉附骨极细而锐。此脾家有湿热瘀伤，症属脾痈。日久正虚胃弱，恐其不克支持。

党参　炙甘草　陈皮　白术　川朴　木香　吴茱萸　干姜　当归　川芎　白芍　六神曲　茯苓　肉果　砂仁

敷方

官桂　吴茱萸　干姜　川乌　生半夏　独活　乳香　没药　南星　白芥子　当归各一钱，研末。用陈酒、干面调和，炖温，敷痛处。

某　盘肠痈腹痛已久，二三日来骤然胀满，连及腰胁，小便茎中亦痛，势已有脓。拟用牡丹汤排脓逐毒，从大肠导下之。所虑饮食极少，胃气不克支持耳。

丹皮　桃仁　皂角刺　冬瓜子　红花　大黄制　延胡索　广橘皮　山楂肉　赤苓　归尾

复诊　盘肠痈已成脓，不得不从大肠导下之法。

生黄芪　皂角刺　归尾　桃仁　红花　土贝母　金银花　甘草　丹皮　山甲片　冬瓜子　广皮

三诊　肠内痈脓将足，脉细食少。治以托里，冀其外溃为妙。

黄芪　银花　穿山甲　肉桂　当归　赤苓　泽泻　皂角刺　苡仁　广皮　血珀屑

许　寒气入于厥阴，湿热随经下注。睾丸肿胀，少腹结硬肿痛。防成缩脚小肠痈重症。

川楝子　吴茱萸　枳壳　归尾　焦楂肉　橘核　小茴香　萆薢　黑山栀　葱白头

某　环跳臀股之间，从前曾患外疡。今戽水伤筋，受水寒之气，袭筋骨之中，臀股胯凹腓腨酸痛，大便燥结，小便不利，气坠尻酸。病在太阳、少阴二经，防发附骨阴疽。

六味地黄汤去山药，加细辛、麻仁、独活、川熟附。另东垣资肾丸二钱，开水送下。

渊按：辛、独二味，发少阴之寒从太阳而散，佐附子以温之，六味以补之泄之。

任　湿热伏邪内蕴，引动宿毒，遍发广痘，亦曰广风。恐其肢节酸强，殊难速效。

防风　当归　赤芍　皂荚子　银花　天花粉　连翘　甘草　陈皮　土茯苓

许　肾岩翻花，法在不治。怡情安养，带疾延年。

鲜首乌　马料豆　银花　生甘草　朝服六味丸三钱，淡盐花汤送。

刘　肾俞漫肿色白，脉虚微热，此肾俞发也。属三阴亏损，湿热入络，气血凝滞而生，最为淹缠。姑与消散法。

当归　防风　杜仲　秦艽　金狗脊　丹参　广皮　萆薢　独活　胡桃肉　桑枝

胡　胃脘生痈，脉虚形瘦。初起寒热，延今四十余日，晨必泄泻无度。是中气大虚，不胜攻消之任也。今与内托法。倘仍作泻，则难矣。

党参　木香　法半夏　茯苓　枳壳　砂仁　当归　冬术　干姜　陈皮

某　面颧毒，乃阳明郁火所结，今已穿溃，孔如豆大。虽比颧骨疽较轻，然收功亦迟。须忌一切发风动火之物。

羚羊角　白芷　茯苓　土贝母　广皮　党参　连翘　丹皮　银花　甘草

刘　平日豪饮，胃湿必甚。去冬龈肿咳嗽，仍不节饮，以致音哑龈腐，蔓延及唇，此沿牙毒也。虽非牙岩之比，然亦不易收功。

甘露饮去甘草、天冬，加赤苓、鸡距子、葛根、蝉衣、茅柴根。

渊按：阳明湿火所致。

陆　本原不足，兼挟风温发热，颈间结核成痰，二十余日，不红不肿，不消散，亦不作脓，属半虚半实。慎柔方有良法，用四君子加牛蒡子。世所未知，余曾验过。

四君子加牛蒡子、象贝、桑叶。

渊按：四君补虚，佐蒡、贝以消风痰，桑叶清肺通络。从补虚中想出祛邪之法，心思灵敏。

复诊　昨用慎柔方，是托散法。服下若汗出热退，则数剂可消；若汗不出，仍发热，则数剂成脓，且易溃敛。前方加钩钩。

三诊　三岁孩童，但哺乳汁，不进谷食，脾胃虚弱可知。颈结痰核而有寒热，必挟风温，属半虚半实。今将一月，热退复热，其块不消，不作脓，大便溏，脾胃不足，气血两虚。

党参　冬术　陈皮　荆芥　黄芪　归身　防风　葛根　砂仁　桑叶

周　立斋云：外疡经久不消散，亦不作脓，气虚也。徒用攻消，恐无所益。

黄芪　党参　防风　归身　泽兰叶　穿山甲　僵蚕　丹参　广皮　桑枝

朱　结毒穿破不敛，在于当额眉棱，俱属阳明部位。已及半载，当养气血以化毒。

大熟地　党参　川芎　皂荚子　茯苓　土贝母　黄芪　当归　生甘草　银花　土茯苓

陈　本体阴亏，四月间湿热成疡，溃脓而愈。愈后正虚，肝风升动，眩晕跌仆，以致腿股环跳受伤，漫肿色白，而生附骨痰疽。今二便阻塞，少腹胀满，将有肠痈之变。

忍冬藤　丹皮　桃仁　延胡索　鲜首乌　车前子　归身　牛膝　血珀五分，研末，药汁调下

某　湿热积聚，阻于少阳。病起发热，便少腹偏右板痛，足屈不伸，小肠痈也。身热不止，防其成脓。

甘草　桔梗　枳壳　苏梗　赤苓　土贝母　砂仁　延胡索　焦楂肉　川楝子　泽兰叶

许　肝胆郁火，凝结成痰。腮颊硬肿，牙关不开，此骨槽痰也。脉象郁涩，气失利畅，药力不易见效。

柴胡　黑山栀　香附　秦艽　制僵蚕　石决明　土贝母　丹皮　桑叶　郁金　骨碎补　刺蒺藜　钩钩

某　鼓槌多骨流痰，脓孔甚多，手掌及腕皆肿硬，而色紫不痛。已出过多骨，出骨之处已敛，而余外仍肿。此风毒湿热锢结手经。延来五月，收功不易。

当归　防风　苡仁　丹皮　连翘　广皮　生甘草　红花　桑枝　另蜣螂虫炙五钱，研末，掺。

汪　《内经》云：一阴一阳结，谓之喉痹。指少阴君火合少阳相火，上逆而为病也。病由内生，非关外感风温，故治之不易速效。养阴降火化痰，每相须为法。惟嫌脉息太细，系素禀六阴，真阳不足。然清药亦宜酌用，恐阴未足而阳先伤耳。慎之。

沙参　石决明　白扁豆　元参　怀山药　蛤壳　川石斛　生甘草　茯苓　川贝　桔梗

另元明粉一钱，朱砂五厘，冰片二分，研细末，吹。

某　肾主骨，膝者，骨之溪谷也。肾虚则骨髓空，而寒湿乘之，两足跟痛及于膝。久而不已，防成鹤膝风痹。

大熟地　萆薢　苡仁　牛膝　桂枝　枸杞子　川断　防风　独活　另虎潜丸，每朝三钱。

某　心火与湿热交结而成痰核。上则舌下，中则脘间，下则阴头，皆结小核如棉子。此皆火郁之所致。

川连二钱，酒炒　陈皮一两，盐水炒　甘遂三钱，面包煨，去心　半夏一两五钱　茯苓二两　泽泻一两　蛤壳二两，研粉　红芽大戟三钱，洗淡，炒　上药共研细末，水泛为丸。每朝一钱，开水送下。

渊按：直捣其巢，非胆识兼优不能。然虚者未可漫试。

某　风毒内攻入脑，走入耳窍，疼痛出脓，脓出不爽，盘及耳后颈间，硬肿不消，此盘耳痈也。已延两月，症无头面，牙关不痛，恐滋蔓骨槽等变，殊非易治。

羚羊角　元参　磁石　甘菊花　细生地　牛蒡子　制僵蚕　菖蒲　钩钩　葱白头

某　舌根边僵木不痛，已经数月，防变舌疳。此属心脾郁火。治以清养营阴，稍参苦降。

鲜生地　川连　元参　丹参　麦冬　生甘草　丹皮　桔梗

复诊

川连三分　蒲黄一钱　冰片二分　五灵脂一钱　人中白四分，煅　共研细末，吹舌根。

吴　暑热蒸迫，心火暴甚。喉舌肿痛，及今旬日，势防成脓。用凉膈散加犀、羚，解上焦以泄君火之燔。

牛蒡子　犀角　连翘　焦山栀　生大黄水浸　大贝母　元明粉　竹叶　芦根　薄荷

复诊　消管丸。

胡黄连一两　刺猬皮一两，炙　象牙屑一两　五倍子一两，炙　蟾酥酒化，三钱　陈硬明角灯[①]二两，炙

上药为末，炼蜜丸。用上好雄精三钱，泛上为衣。每朝三钱，金银花汤送下。

渊按：方极佳。惟蟾酥大毒走窜之品，每日服分余，未知可否减半，则稳当矣。此治外症久而成管者。

某　足丫碎烂，南方湿热之常病也，患者甚多。今足指碎烂，掌心皮厚而燥，非徒湿热，血亦枯矣。经云：手得血而能握，足得血而能步。碎烂不愈，恐成风湿。夫治风先治血，血行风自灭；祛湿先治脾，脾旺湿自绝。所谓治病必求其本也。

杨　一阴一阳结，谓之喉痹。一阴者，厥阴也；一阳者，少阳也。相火寄于肝胆，

① 明角灯：用羊角熬制的半透明的薄片做罩子的灯。

君火一动，相火随炽，上炎灼金，痹喉之症作矣。

鲜生地　元参　麦冬　焦山栀　大生地　石决明　沙参　桔梗　生甘草　稆豆衣　梨肉

王　寒痰凝阻，颊车不利，高而肿硬，色白不红。此属阴寒骨槽，与色红身热者不同。

大熟地　麻黄　桂枝　秦艽　防风　制僵蚕　当归　白芥子

赵　脾虚湿热入络，两手指节手腕皆木肿。此乃鼓槌流痰，不易速愈。

黄芪　白术　防风　秦艽　川贝母　当归　茯苓

冯　脐风由乎脾肾湿热而成。今腹痛便泄，先运其中。

白术　赤芍　茯苓　陈皮　木香　当归　六神曲　龙齿　砂仁

某　营行脉中，卫行脉外。体肥湿胜之人，卫恒虚冷，营多盛热。故肥人当暑，往往肌肤常冷，而易生外疡也。疡发背脊三候，内脓已结，外腐未透。营中之火极炽，卫弱失于敷布，不能引血化腐，载毒外出，渐显内陷之机，颇为可虑。非温不能助卫阳以鼓舞，非清不能解营热以化毒。经曰：血实宜决之，气虚宜掣引之。此法是矣。

黄芪附子煎汁，炒　鲜生地　穿山甲　地丁草　连翘　皂角刺　制僵蚕　金银花　另以三角风熏。

渊按：三角风，未详是否三角胡麻。

赵　咽喉肿及上腭，的属喉痈。汤水难咽，痰多便闭。症交四日，邪火炽张。秀翁主以清化涤痰，极是。鄙意竟用凉膈散通彻表里，尤为简净。仍候裁正。

凉膈散　牛蒡子　桔梗　芦根

仁渊曰：欲为疡科名家，须多读内科方书。盖外科之难治，在内伤阴证。然亦不外表里阴阳虚实寒热八字。能明此八字，生死难易，胸中自然了了。夫人身营卫，环周不息，一有壅逆，即肿硬作痛，而生外疡。外科书分五善七恶，以定吉凶，无非在阴阳两字推求。谓五善不宜少四，七恶不宜有三。阳多即吉，阴盛即凶。若善恶兼见，可死可生，是在善治者得治则生，失治则死。即奇怪之证，方书师传所未及，苟学问精深，定其六经部位，审其阴阳虚实，生死吉凶，胸中自有把握。而膏丹敷掺之药，宜按法合制，自可应手取效也。

陈莲舫医案秘钞

清·陈莲舫　著

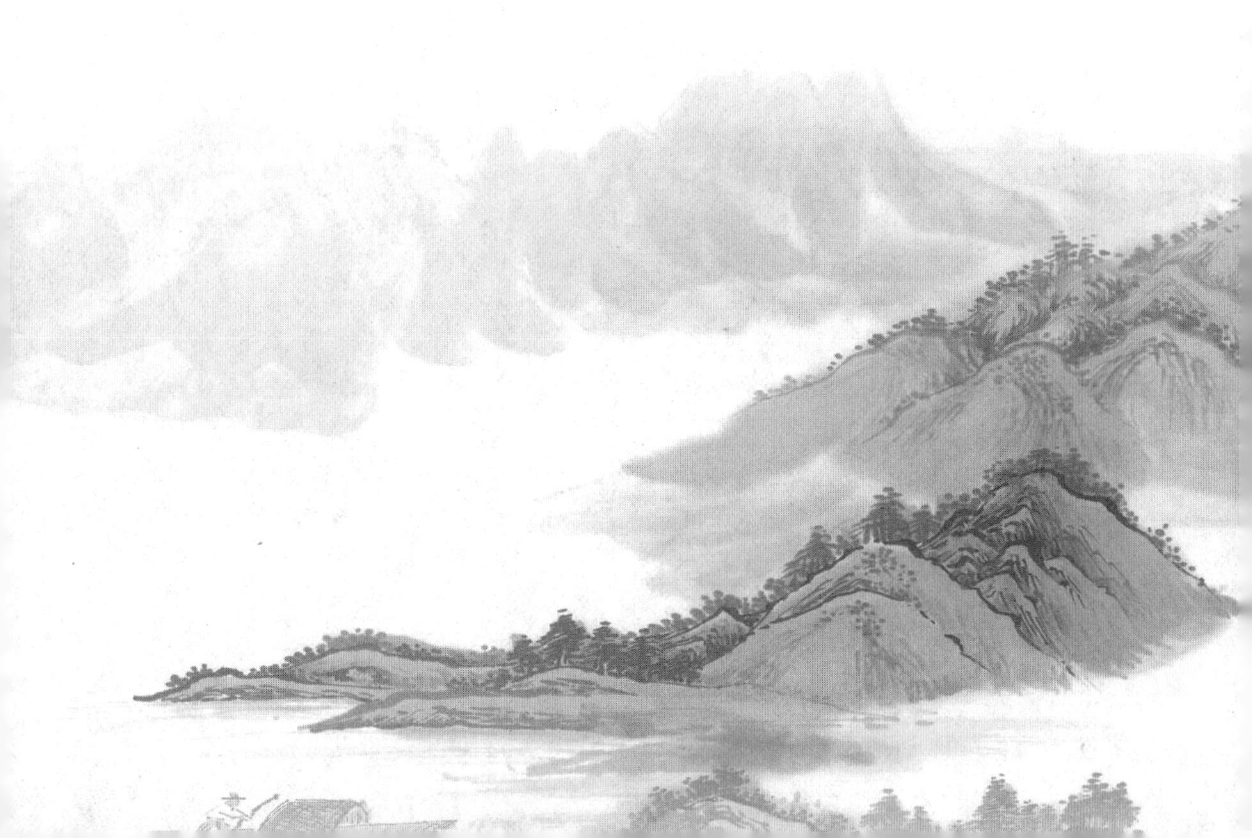

序　一

医之为技，盖甚难者也。有属于己者，有属于人者。古书难读，且多错简讹脱，欲技术之精，首在读书，文学不深造，不能读也。病情万殊，决于俄顷，生理神秘，辄多疑似，不明决不足肆应。必学识兼到，方可与言明决也。吾生有涯，而知无涯，故曰业精于勤荒于嬉。然非有道之士，以名山自期者，不足与言无逸也。言医者，尚师承，所贵乎师者，不惟其名，惟其学而拾取一二成方享盛名者比比，盖非聪明绝世，不能自得师也。凡此皆所谓难也。虽然，此属于己者，苟刻苦自励，未尝不求仁得仁；其属于人者，则权不我操矣，其事乃不胜更仆。如猝病之危者，一日恒数变，而病家日延医一次，而医之技穷；病室宜清洁，而病者所居湫隘，秽气充塞，而医之技穷；病忌劳服食服，病者屡犯之，而医之技穷。尤无可如何者，病家挟成见，医以为宜补也，而病者畏参如虎；医以为宜汗下也，而病家以为虚甚。附子、麻黄则减其分量，人参、白术无故增益之，而医之技愈穷。其有病者，喘息待毙，医者三五七人，从客议药，言人人殊，病家不知所可，则决之诊金多寡，与医者衣饰舆马之丰啬，而医之技乃无不穷之又穷。准此以言，医贫人难医，富人尤难也。而先生之医案，自天子以至王公大臣，居全书之泰半，吾所视为最难者，先生盖行所无事焉。夫岂无故而然邪？至其案语之中庸，用药之渊博，于长沙以下，乃至金元四家，乃至王海藏、张隐庵诸大家之外，别开生面，全无剑拔弩张面目，使病家望之生畏者，则其所学，宁可量邪？闻之沪人陈氏，治医至先生凡十九世。呜呼！如是其久远也，不惟于医学，即人情世事，阅历之深，谁出其右者！宜乎无美不臻也。犹忆十数年前，曾一亲先生杖履，并拜珍物之赐。今何幸而得拜观遗著也。吾知此篇一出，其必风行海内也夫。

辛酉孟夏无锡丁福保识于沪上

序　二

往者光绪庚子，予迁沪始识莲舫先生。时先生以户曹①家居，由珠溪来沪，屡相过从，纵谭医理甚惬。先生每慨世宙日新，古学不振。壬寅之岁②，因与予及李君平书、黄君春圃等，创设上海医会，俊彦云集，一时称盛。无何景皇③不豫④，先生奉诏入都，诊治颇能称旨。以年老惮居北土，乞归。岁余卒，年逾七十矣。先生生平喜谭医理，而不乐著书。其及门高足董君韵笙，录存医案若干，编为二卷，吉光片羽，洵可珍也。予读之，觉先辈典型犹存，弥切高山景行之慕已。

共和十年辛酉夏四月嘉定余伯陶识于素盦

---

① 户曹：掌管民户、祀祠、农桑的官署。

② 壬寅之岁：1902 年。

③ 景皇：光绪帝，谥号景皇帝。

④ 不豫：皇帝有病的讳称。

序　三

古人用药，苟非宿病痼疾，其效必速。《内经》云：一剂知，二剂已。又云：覆怀而卧。《伤寒论》云：一服愈者，不必尽剂。可知古人治病，审病精，用药审，未有不一二剂而即获效者。故治病之法，必宜先立医案，指为何病，所本何方，方中用何药；主治何病，其论说本之何书，服药后，于何时减去何症，或反增他症，应加减何药。如此则审症处方，自无不合病情之患矣。

然而近世能造斯诸者，厥惟陈莲舫征君[①]。征君系青浦珠街阁名医，学有根柢，术有渊源。为人治病，常切中病情，十全八九；所立医案，传布于国内者不鲜。

兹得董君韵笙编辑成帙，鲁君云奇刷印行世。披诵之下，知征君所立方案，无一病不穷究其因，无一方不洞悉其理，无一药不精通其性。遇大病，以大药制之；遇小病，以小方处之。施治有时，先后有序，大小有方，轻重有度，纯而不杂，整而不乱。所用之药，所处之方，极精极当，而寓以巧思奇法，深入病机，不使扞格[②]。故是书一出，则医家能藉此以自考，而病家亦得以此考医者，而不为庸医所误矣。寿世福民，无有善于此编者，故不嫌不文而为之序。

中华民国十年五月松江天马山镇士雄陈雄谨识

① 征君：不就朝廷征聘之士，亦称“征士”。
② 扞格：格格不入。

序　四

治世在良法，治病在良方，此良医之功，所以侔于良相也。吾师陈莲舫征君，由儒而医，家传十九世，代出名医，迨吾师而道乃大行。德宗皇帝，五次征召，无不称旨。于是王公大臣，封疆大吏之患疾病者，或踵门求治，或驰书敦聘，吾师制方配药，靡不著手成春。当时声誉之驰，几遍全国。而国中患病之人，向吾师乞方索药者，亦如山阴道上，络绎不绝。恒见呻吟而来，踊跃以去，治病神妙，盖有如此。

鉴久侍绛帐[①]，随同门诸贤后，择经验诸方，录而珍之，视为枕中之宝，未尝流传于世。庚申孟冬，鲁君云奇偶过余，见案头置有吾师方案，读而赏之，请付梨枣，以惠医林。夫吾师方案，精而渊博，与神而妙化，为群弟子收藏者良多，此特鳞爪耳。然而零缣碎玉，岁久易湮，秘而不传，终且散佚，亦复可惜，乃从鲁君之请。编订既竣，于是乎拜而书之。

民国十年辛酉孟夏门人董人鉴拜撰

① 绛帐：后汉学者马融讲课时，坐高堂，设绛纱帐（红色帐帷），后世以绛帐为师长或讲座的代称。

目 录

光绪皇帝医案

戊申四月十七日

请得皇上脉弦数均减，重按轻按无力而软。以脉议证，头为诸阳之会，足为至阴之部，虚阳少潜，耳窍堵响未平，又为眩晕；真阴不充，足胫酸痛就轻，又移腰胯。先天之本虚，后天之气弱，胃之容物，脾之消滞，升降失度，清浊每易混淆，所以脘宇膜胀作嗳，更衣溏结不调。处方用药，谨拟阴不能不养，藉以解热息风；气不能不调，藉以运滞化湿。

生於术一钱　杭菊花钱半　炒夏曲钱半　金毛脊去毛三钱　金石斛三钱　生白芍钱半　黑稆豆三钱

引用干荷叶边一圈，酒炒嫩桑枝三钱。

四月二十二日

请得皇上脉细软如前，又起数象带弦。弦属阴虚火旺，数属阳不潜藏，所以诸恙纷叠而来，耳响作堵，骤为眩晕，足跟尚痛，又觉酸软，种种上盛下虚，由于肾真亏弱，腰俞疼痛尤甚，咳嗽转动，皆为牵引。应当填补相宜，惟以中虚气滞，纳食消运尚迟，大便溏结不定，向来虚不受补，斟酌于虚实之间，谨拟镇肝息热，安中和络。

大生地三钱　煅龙齿三钱　扁豆衣三钱　炒夏曲钱半　炒川断三钱　白蒺藜三钱　炒桑梗三钱　抱茯神辰砂拌，三钱

引用丝瓜络钱半。

四月二十七日

请得皇上脉左三关均细软无力，右寸关独见濡浮，此阴虚阳旺所致。经云：阴在内，阳之守也；阳在外，阴之使也。阴不敛阳，浮阳上越，阳不引阴，阴失下贯，遂至耳窍蒙听，鸣响不止，足跟酸痛，筋络时掣。阴阳本互为其根，其禀承悉由于肾，封藏内虚，精关因之不固，遗泄后腰痛胯酸，有增无减，诸恙亦未见平，头晕，口渴，纳食泛酸，大便溏泄。按证调理，谨拟运水谷之精华，调气营之敷布，则令阳平阴秘，精神乃复。

野於术钱半　黑料豆三钱　西洋参钱半　炙甘草四分　双钩藤钱半　炒川断三钱　潼蒺藜三钱　杭菊花钱半

引用酒炒桑枝三钱。

五月初九日

请得皇上脉左右皆软，两尺尤甚。由于夏季损气，气失运行。经云：百病生于气。表虚为气散，里滞为气阻。冲和之气致偏，气火上升则耳病，气痹不宣则足病。气之所以亏者，又归肾，肾关久不为固，所谓精生气，气化神之用有所不足，腰胯之痛有增少

减，且神倦无力，心烦口渴，食物运迟，大便见溏。总核病机，按以时令，参以柔肝养心。

潞党参二钱　生白芍钱半　野於术钱半　白茯神三钱　焦夏曲钱半　炙甘草五分

引用桑寄生三钱，陈橘络五分。

初十日

请得皇上脉右寸濡细，左寸细小，属心阴之弱；左关属肝，右属脾胃，见为细弦，系木邪侮中；两尺属肾，一主火，一主水，按之无力，当是水火两亏之象。三焦俱及，诸体欠舒，所以腰胯痛胀，大便溏稀，上起舌泡，下发遗泄，无非阳不潜藏，生风郁热，现在耳窍蒙堵鸣响更甚。再谨拟和阳清阴之法。

潞党参三钱　辰茯神三钱　寸麦冬钱半　扁豆衣钱半　白蒺藜三钱　原金斛三钱　生白芍钱半　双钩藤钱半

引用路路通三枚，桑寄生三钱，莲子心七根，阳春砂仁三分。

十一日

请得皇上脉左右六部如昨，两尺细软更甚。肾为先天之本，肾家之症，虚多实少。肾为胃关，少宣行，则纳食运迟也。肾司二便，少蒸化，则大便不调也。且腰为肾府，耳为肾窍，现在腰痛尚可支持，而耳堵日甚一日。古贤论耳病，实者在肝胆，虚者在肝肾。肝阳不潜，由于肾水不足。所有胯酸、筋跳、心烦、口渴，亦关封藏为主。谨拟三才封髓丸，滋肾水息肝火。汪昂云：合天地人之药饵，为上中下之调理。其推重如是。

天门冬糯米炒，一两　川黄柏盐水炒，六钱　炙甘草四钱　潞党参三钱　大生地炒，二两　阳春砂仁七钱

上药先粗捣，再研细末，水泛为丸，每用三钱，早晚分服，亦可开水送下。

十二日

请得皇上脉六部细软，今日略有数象。以脉论证，诸恙勿增勿减，吃紧者又在耳患。耳内由响而蒙，由蒙而堵，甚至听音不真。古人以《内经》详病，精虚则为蒙，属肾；气逆则为堵，属胆。胆与肝为表里，肾与肝为乙癸，所以肝火化风，一时俱升，至于腰俞酸重，胯筋跳痛，脘满运迟，大便不调，神倦口渴种种见证。谨拟煎丸分调，丸以补下，煎以清热。

制萸肉钱半　远志肉钱半　石决明三钱　霍石斛三钱　细菖蒲四分　冬桑叶钱半　辰茯神三钱　钩藤勾钱半

引用荷叶边一圈，路路通三枚，红枣五个，炒麦芽谷芽各三钱。

瘟疫论及方治

壬寅春，瘟疫流传，几遍大江南北。我师陈征君视证寓沪，目击症情，因系之以论，并示用药次序。

寒暖不匀，时行厉气，谓之瘟；证情相似，传染一方，谓之疫。现在瘟疫几遍江苏，于沪地为尤甚。新春盛宫保行辕亦患是证，上下数十人，幸获全者多。宫保亦沾染，其间不数日而愈。愈后检及诸方，垂询于余。余答曰：疫名有异，疫证不同。考仲圣论疫，以清浊两邪互中为言，未详治则。所以后人言疫，仅随一时之证，立处方之法。东垣以劳役、内伤言，主升补；又可以肠胃溃烂言，主攻下。他如罗谦甫、喻嘉言、王宇泰、刘松峰、戴麟郊、秦皇士诸人，亦各有议论，未尝无见。但此次之疫，是热湿之疫也。去冬不寒而暖，无雪少雨，向春仍然晴燥，所以为病。初起有寒有热，一日间即但热不寒，用辛凉法；二日间即烦躁非常，满闷欲绝，神志恍惚，或谵语，口颊干燥，或糜痛，仍辛凉而加咸寒；三四日间证势最为吃紧，用辛凉咸寒，犹杯水车薪，加入苦寒解毒诸品，一星之火变为燎原，非此无以扑减；病证大定，善后之法用甘寒。疫来如豕突狼奔，用药须长枪大戟，若迟迴瞻顾，其间即难挽救。顾雁庭云：脉证不必大凉，仍服大凉之药，似有害而终无害者，疫也。脉证可进温补，而投温补之剂，始似安而渐不安者，疫也。喉烂虽重，不死。有汗虽重，不死。脉弦脉数亦不死。所怕者阳证阴脉，上呕逆，下泄泻，阳邪发于阴分，阴虚者十中难全一二，所以断不可用香燥、升散、攻下种种诸剂。当参南阳遗意。疫病有清浊两邪之分，目前之疫以天之戾气流行，非地之秽气蒸腾也。若浊邪而非清邪，又须别有方药焉。余近因目击证情，故敢缕悉言之，以冀知医者匡我不逮，不知医者广为劝喻。幸甚幸甚！

瘟疫初起，或先寒热，咽喉赤痛，或起烂起腐，脉弦或浮，略有数，或不数，泄表清里取汗为要。得汗，或疹痦痧斑不等渐见，或透或不透，用桑叶、连翘、银花、桔梗（须轻，或八分多，或加至一钱）、薄荷叶、淡豆豉、牛蒡子、鲜芦根、竹叶、马勃、杏仁、象贝，再重加羚羊角、知母、花粉等（不嫌其早清，惟到底用凉药，不出牛蒡、霜桑叶、薄荷等药，恐其汗闭故也）。二日起，至三日，身热无寒，咽痛，或肿或腐，身热甚壮，口燥，或饮或不甚多饮，神烦满闷，或谵语，或目赤口腐，即用犀角八分磨冲，或片用一钱半，生石膏八钱，牛蒡子三钱，桑叶、薄荷各一钱，象贝四钱，连翘、丹皮、马勃、知母各三钱，银花四钱，芦根二两，竹叶三十片，鲜生地二两。如上之犀角、鲜生地，即为咸寒。再喉腐壮热，烦闷不退，目赤口干，无汗或微汗，照上加黄连六分，黄芩二钱，仍用犀角、石膏、象贝、连翘、知母、马勃、银花、薄荷、牛蒡、桑叶、芦根、竹叶，再加甘中黄，最好用金汁。

病重在三四五六日，至七日已过，总可无变，只须见症用药，不同寻常用药，尽可凉透，如犀角、石膏、竹叶、芦根、甘中黄、连翘、银花、元参（元参一味，亦是要药）等，不可早为撤去。至于用到甘寒，如南沙参、北沙参等，不关系矣，仍须偏清一面。

论中言辛凉，即桑菊饮；言咸寒，白虎汤、犀角地黄并用；言解毒，即将白虎、犀角汤加金汁及甘中黄；多痰，加竹沥一两，不用姜汁。

喉咙红肿，用明月石六分，人中白六分，薄荷叶三分，猴枣三分，冰片五厘，濂珠一分，西牛黄一分，同研细末，吹喉咙间。

喉咙腐烂，用象牙屑、珍珠各三分，飞青黛六分，冰片三厘，壁蟢窠二十个，西黄、人指甲各五厘，同研细末吹，即锡类散。

痰壅喉阻，用土牛膝根汁，或探吐，或灌服。

喉痰难吐，用竹沥六成，青果汁四成，和匀温服，外用斑蝥糯米炒四钱，血竭、制乳香、制没药、麝香、元参、冰片、全蝎各六分，研末，酌用三五厘，上于膏药上，贴于结喉两边，起泡挑破之，即异功散。

痰饮

盛杏荪宫保

饮脉自弦，痰脉自滑，左关弦滑甚者，又系乎肝，右三部弦滑而兼大者，属肺。中伤咳嗽多年，由乎积痰蓄饮。厚为痰而艰出，薄为饮而易吐。血虽经年未发，其中不足可知。中伤者肝，必为强风，从内生痰饮，随之走窜，由络脉而入经隧，以致足肿酸软，膝盖为甚，上及肩臂，下及足髓，风淫四末，触处皆应，所以肢骱咸为乏力。总核病机，太阴肺为起病之原，厥阴肝为受病之所。每每腹旁窒塞，放空则松，即肝气得泄也；咳嗽发动，小溲较少，即肺气勿降也。所幸者，封藏根蒂未为摇动，否则肺与肝日为困乏，必防痰饮挟湿而生，有肢体浮肿之虞。向来用药，总多牵制，滋阴则气不宣通，补气则阴为燔灼，轻方则病难兼顾，重方则药难运行，铢两于轻重之间，拟两方轮流进服，附呈加减候政。

北沙参　生绵芪　法半夏　炒杜仲　云茯苓　冬瓜子　竹二青　东白芍　光杏仁　川贝母　桑寄生　新会皮　伸筋草　丝瓜络　血燕根

又方

炒党参　嫩鹿筋酒洗　川贝母　炒杜仲　杭菊花　冬桑叶　枇杷叶　野於术人乳拌　法半夏　冬虫草　炒当归　甜杏仁　新会皮

有血，去半夏，加炙紫菀。

肌肤燔灼，加秦艽、人参须，去嫩鹿筋。

如用炙虎骨一钱，同炙龟板二钱，并用，为相辅而行。

现在两方，与去年方意义不同。失血勿发，痰少沫多，其中营液受伤，内风走窜，所以轻方兼和络脉，重方兼和经隧，大半着重在肢体酸软等证，咳嗽气怯亦调理其间。请为试服，除感冒停滞，尽可多服。

又方

气虚之体，平常善嚏多痰，气不摄营，曾发痔血。现在虽痔消血止，而心肾大受其亏，心失君主之权，肾少摄纳之职，艰寐频仍，尾闾酸痛二者，一似怔忡，一似虚损，合脉细涩，左弦滑，不得再动，肝之内风，脾之痰湿乘虚走窜，为上重下轻，或左右偏痹。当先为护持，拟温煦其气，固摄其阴，合丸调理，于上半年至中秋最妥，不至助痰生湿也。

制首乌三两　淡苁蓉一两五钱　桑寄生三两　苍龙齿一两五钱　生於术一两五钱　新会皮一两　炒党参三两　黑芝麻一两五钱　冬桑叶一两五钱　远志肉一两五钱　生白芍一两五钱　生绵芪三两　炒杜仲三两　抱木神三两　炒丹参一两五钱　法半夏一两五钱

上味各研细末，并和再研，水泛为丸如桐子大，每日服二三钱，开水送下。

又方

脉六部偏弦，左关尤甚，属心肾不足，肝阳有余。所以将睡未睡，随处掣动，偶有头眩，又复痰多。向属痰湿禀体，调理用药滋阴，不用腻补，气不助火，多服自效。

制首乌　杭菊花　法半夏　白蒺藜　抱木神　苍龙齿　黑料豆　新会皮　焙甘杞　光杏仁　川贝母　潼蒺藜　炒丹参　左牡蛎　生白芍　竹二青　红皮枣

又方

阴虚挟湿，湿复化热，入于营阴，遗泄频仍，有梦主心，无梦属肾，心肾两亏，湿热交迫，以致体发虚疖，结痂流滋，绵绵不已。禀体脉藏不见，反诊横诊均不应指，尽可舍脉从证，拟和阴固窍，并清湿热。惟湿不用分利，热不用苦降，与体尤合。

西洋参　元金斛　桑螵蛸　黑料豆　抱木神　生甘草　元生地　川黄柏　花龙骨　制女贞　怀山药　忍冬藤　肥玉竹　炒丹皮　白莲须　潼蒺藜　生苡米　绿豆皮

上味晒燥，不经火炒，研末，用大鱼肚三两，加酒炖化，薄泛为丸，如桐子大。每日服三钱，开水送下。

朱厚甫兄

痰饮之症，莫详于《金匮》，但治虚为少，治实为多，不能尽步成法。叶氏详义，亦言外饮治脾，内饮治肾，言饮而未言痰。拙见以为饮从肾出，痰从肺生，所以治法略有变通，不能尽用燥药。为肺为娇藏，专从辛温甘缓调治，入后必为失血，不能不预为防维。惟尊体见证，既不能用燥，而一切滋养之品亦在所不受，且中宫窒塞，发病必纳谷减少，脐间胀满，大便艰涩，小便不利，脾胃升降无权，清浊相干，尤为概见；且寤而艰寐，或手足抽搐，或心绪烦满。而关系之见证仍在肺肾。肺主腠理，劳顿即出汗不止；肾失作强，阳刚失振，不能久持。将病原再三推详，拟三方次第调复，当卜获效，尚请法家政行。

第一方　如停滞受感，脘腹胀满，两便失利，痰饮初发，服此方五六剂，不等平即服后方。

生於术　焦建曲　白茯苓　川石斛　生白芍　陈佩兰　竹二青　法半夏　新会皮　佛手花　焦米仁　炒蒌皮　生谷芽　白檀香

第二方　如胀满稍减，两便通利，轻浅调理，服此方一二十剂。

潞党参　白茯神　关虎肚　炒远志　生白芍　黑芝麻　红皮枣　生於术　法半夏

新会皮　甘枸杞　炒当归　炒丹参　竹二青

第三方　如无停滞感冒诸症，痰饮亦不见重发，尽可服之此方，藉以养心肾、协肝脾，并可卜得麟之庆。如艰寐、沫多、心烦、神倦、阳刚不振，均能照顾，此补剂之重者也。合式服至春二月为止。

吉林须　淡苁蓉　炒菟丝　炒夏曲　抱茯神　生首乌　南枣　血蜡鹿茸　甘枸杞　生白芍　新会皮　炒丹参　炙甘草　竹二青　磨冲沉香汁一分

筱斋先生

示及舌苔带黄，口有冷气，似有饮象。饮乃寒也，肠间作鸣，凡辘辘有声，亦是饮。惟木火相激者，亦响，且牵连上则牙痛、耳鸣，下则煽动肛门。又属肝邪充斥。肝主火生风，饮属阴生寒，互相牵制，用药亦须两顾，拟以柔肝温中。

吉林须　法半夏　抱茯神　甘杞子　潼蒺藜　制丹参　生於术　东白芍　苍龙齿　杭菊花　炙甘草　广陈皮　竹茹　红皮枣

痰湿内风证

濮紫泉廉访

历年操心，心阴不足，每每假用于肝，肝阳化风，煽铄络脉，痰邪湿邪随之走窜，臂指发酸，指节弛软，右肢麻而且酸，左肢酸而不麻，总不外营气两虚所致。考麻属气虚，酸属营虚。大致营不能灌溉，气不能通调，所以有络痹之象。且心之营注于肝，肝之气通于心，肝邪愈炽，心神愈伤，因之积劳、过食、多语、躁烦，往往寤不成寐，如怔忡然，疑虑交乘，恐怖并作。经旨脉滑主痰，脉弦主风，现在不见滑弦两端，而见濡软，于根柢无损，只以痰湿内风互扰，其间枢机若有失利，神明若有欠振，仍须痰从上咯而解，湿从大便而行。中焦升降，既宜清浊无干，则内风自能潜移默化。议证用药，请候政行。

备春冬两季调理方

九制首乌　淡苁蓉　西洋参　法半夏　炒丹参　左秦艽　甘枸杞　海风藤　生绵芪　抱茯神　杭菊花　新会皮

加嫩桑梗、竹二青、红皮枣。

或加吉林参五六分，另煎随服。

备霉令夏令两季调理方

生於术　杭菊花　法半夏　白蒺藜　焦苡米　夜交藤　黑芝麻　甘杞子　新会皮　全当归　云茯神　云茯苓　金石斛

加竹二青、丝瓜络。

或加吉林须，或用条参五六分，另煎冲服。

有备无患诸方

万一感冒风热，如肌热头疼，脘满咳痰等恙。

冬桑叶　杭菊花　川通草　冬瓜子　淡豆豉　光杏仁　嫩白薇　粉前胡　川贝母

万一感冒风寒，如头重骨酸，脘满泛恶，咳呛，大便溏稀等恙。

西羌活　粉前胡　大豆卷　佛手片　新会红　黄防风　制川朴　范志曲　大腹绒

万一湿痰阻中，如脘闷恶心，肢酸头重，饮食减少等恙。

法半夏　干佩兰　焦苡米　新会皮　焦建曲　制川朴　佛手柑　川郁金　白茯苓

备不寐调理诸法

——多食不寐，用真福建神曲三五钱，煎汤去渣，乘热冲牛乳，或冲人乳服。

——用心多，言不寐，用濂珠粉一二分，开水冲服。

——过劳不寐，用法半夏一钱五，陈秫米三钱，西洋参八分，吉林参五钱，煎汤服。

——或因虚而挟湿痰，当霉令不能成寐，用天王补心丹钱五煎汤服。

备肢臂酸麻，手指弛软，调理诸法

——或服董文敏公延寿丹，每日二三钱许，开水送下。

——用清阴搜风，和阳通络，服虎潜丸，每服钱五，开水送下。

——常用野梧桐花（自采晒干），泡服代茶。

——或用真桑寄生，熬膏调服，每服三四钱，开水冲。

——夏季天热，用十大功劳叶，蒸露，每日一二中杯，炖热服。

备消痰诸方

——消痰雪羹汤，用去皮荸荠、浸淡海蜇等分，煎汤服，一二中杯。

——消痰用荆沥，以荆树叶捣汁，熬浓，开水冲服，一中杯。

添备不寐调理一法

——心肝郁结，挟热生风，每晚用鸡子黄一枚调散，或杵百数，或杵千数，以成数为式，用开水冲服。

备出汗调理诸法

——随常止汗，照正方内加入糯稻根五钱，炒淮麦三钱，重则加麻黄根钱五，轻则加瘪桃干钱五，夏季加冻蒲扇叶三钱。

——随便加入方内，和养加用柏子仁三钱，炒枣仁三钱；潜育加用左牡蛎三钱，花龙骨钱五；固腠理加用生芪皮三钱，黄防风钱五。

痰湿气滞证

三世兄

示及病由大约痰湿禀体，所以平常多痰，气滞后重，大便屡带红白，升降失运，清浊相干，拟和中气而化痰湿。

潞党参　范志曲　白茯苓　制丹参　焦米仁　焦山楂　饭蒸天生术　生白芍　法半夏　广陈皮　炙甘草　煨木香　红皮枣

风痰胁痛肤痒证

季翁　二十九年九月十六日

胁旁掣痛，肌肤内外之间若有痒象，推摩又及于背。病情总在络脉，有时手臂搐搦，有时两足不和。偏左者总属于肝，肝为风藏，从中挟痰郁湿，所以右脉弦滑，左偏滑细。屡屡咯痰，大便艰涩，痰邪湿邪随风走窜。拟煎膏并调膏，用养营以息内风，补气以化痰湿，煎则随时调理，并非调治外感也，候政。

煎方

吉林须　杭菊花　生白芍　晚蚕砂　桑寄生　伸筋草　竹沥夏　炒当归　全福花　光杏仁　抱茯神　白蒺藜　乌芝麻　宣木瓜　炒杜仲　甘杞子　丝瓜络　甜橘饼　竹二青

膏方　养离明以安坤土，滋坎水以息巽风。

制首乌三钱　潞党参三钱　甘杞子钱半　竹沥夏钱半　炒丹参一钱　元生地三钱　宣木瓜一钱　炒杜仲三钱　左牡蛎三钱　晚蚕砂三钱　生於术一钱　潼蒺藜三钱　生白芍一钱　杭菊花一钱　天仙藤钱半　生绵芪盐水炒，三钱

五帖，并煎三次，去渣存汁，以陈阿胶一两二钱，文火收膏。每日酌进三瓢许，开水冲服。服后妥适，再煎再服。

风湿孔窍出虫证

俊翁　甲辰十二月十一日

痰湿禀体，冲疝愈后，呕泛亦止，惟肾气愈虚，肝邪愈炽，挟心经之热，挟脾家之痰与湿。厥阴之肝，从此发动，习习生风，风从丹田而起，散漫毛孔，随处内煽，自下而上，以致胸次，常时孔窍出虫，虫亦风生。脉细而濡带滑，舌根糙，尖红。内不关于脏腑之损坏，外不涉于六淫之感冒，邪在皮里膜外，牵动络脉。用药之义，温凉不受，补散皆拒。至于大便数十日一行，亦属风势煽铄，小溲亦不甚通利，当从燥邪调治，应无不合。

西洋参钱半　梧桐花钱半　白蒺藜三钱　鲜生地三钱　黑料豆三钱　杭菊花钱半　松子肉十四粒　黑芝麻三钱　郁李仁三钱　潼蒺藜三钱　京元参钱半　左秦艽钱半　抱木神三钱　辰灯心十寸

复方　十二月十五日

丹田为蛰藏要害，封而不泄，泄即挟肝升腾，化为内风，属虚风而非实风。体禀痰湿，痰邪湿邪与风互扰。考古书云：痰多怪变。又云：风生虫，湿生虫，常时孔窍出虫。

现在风势攻胀走窜，随处煽铄，无时停歇，自下走上，皮肉之间若痛若痹，上重下轻，无非气失宣行，阴无所纳，所以有时便难，有时溺闭。照例用药，肾非温不纳，肝非清不宁，与内风有裨，与痰湿亦为无损。

滋肾丸

炒夏曲　杭菊花　生白芍　海贝齿　元金斛　炒竹茹　淡苁蓉　潼蒺藜　抱茯神　炒丹参　石决明　梧桐花　连心莲子

湿热口舌糜烂

张香涛宫保

心之脉系于舌本，脾之络系于舌旁，脾亦开窍于唇，所以唇舌为病者，无不关于心脾两经。心经之热，脾家之湿，湿热混淆，由湿化火，由火成毒，以致唇口腐烂，舌质剥潭，饮食言语稍有妨碍。病起指疮痔患之后，淹缠三月，似乎邪势未去，遂至艰寐、神烦、心悸、火升，合脉弦大，病久致虚，虚中挟实。现在调理先从实治，用药大致白虎只能折轻浮之热，不能解郁结之火；承气只能攻有形之滞，不能去无形之滞。进而筹之，犀角通灵，解心经之热，且平相火；黄连色黄，去脾家之湿，并能解毒；佐使二三味。未知有当宪意否？并请诸高明政之。

乌犀角　金银花　西洋参　蔷薇根　上川连　净连翘　竹叶芯

湿热鼻臭眼花

叶慕周兄

素体营阴郁热，湿邪随去随生，湿入营分为患，皆由乎此，以致大便不利，有时溏稀，有时干结成粒，晨起咳痰，曾凝血两天，皆系肺大肠主病，亦关营阴湿邪。前方本有风动之说，湿热生风，血燥生风，因之瘰痒大发。虽属营阴更伤，而湿与风实有出路，鼻臭眼花亦由此来也。就病奉复，拟方候政。

西洋参　蜜豨莶　制女贞　东白芍　白茯苓　白鲜皮　侧柏叶　元生地　虱胡麻　左秦艽　炙甘草　光杏仁　炒丹皮　梧桐花

尊命不用旱莲、地榆，其实凉血解热，并非涩血破血。心有所疑，可以不用。现用洋参、女贞，略带清阴，须得照方多服。趁此冬令，兼养阴为相宜。至于询及野於术，略嫌其燥。如大便不利，鼻观臭秽，庶与黑芝麻拌蒸，芝麻十成，於术五成，九蒸九晒，去芝麻，只服术，尚可用得。

暑湿内趋证

黄琴南方

病前是否夺精，身热不退，有汗有寒，口渴，唇白，色晄，溺数，手指微凉，恶心，言蹇，神迷发笑，暑湿两邪夹杂内趋，脉息濡细兼滑，似瘖未能尽透，恐其闭脱。考古成方与见证，未能丝丝入扣，踌躇再三，拟仲景白虎汤加减，请酌进候政。

川桂枝四分　肥知母去毛，钱半　生甘草四分　嫩白薇钱半　生石膏四钱　连翘心钱半　川郁金八分　新会皮一钱　广藿香钱半　连皮杏仁三钱　生白芍钱半　宋半夏钱半　加玫瑰露炒竹茹钱半。

第二方

服药后身热不甚，手指颤动，神志时清时迷，现在便溏不作，小溲甚长，白瘖微见，左脉静，右脉弦数。能否里邪达表，尚少把握，再以前方，法稍为变更，候高明政之。

西洋参三钱　嫩白薇钱半　生白芍钱半　金石斛三钱　生石膏四钱　连皮杏仁三钱　新会红八分　香薷花四分　连翘心钱半　肥知母去毛，钱半　川郁金野蔷薇露代水冲磨，八分　加荷叶一角、炒竹茹钱半，稻叶煎汤代水。

黄桐林方

薄寒外来，暑湿内触，邪势勿从外发，反从内趋，身热不扬，大便溏稀，有黏腻之象，近乎自利，纳谷呆钝，少寐多梦，有时谵语，脉来细滑，舌光。属嗜烟久虚，受邪不易外达。拟以清阴调中，扶其本以化其邪。

西洋参钱半　生白芍钱半　生熟谷芽各三钱　益元散包，三钱　扁豆叶钱半　上川连四分　焦苡米三钱　白茯苓三钱　金石斛三钱　鲜莲肉钱半　炒夏曲钱半　野赤豆三钱　嫩白薇钱半　新会白八分

第二方

体羸太虚，郁邪不里不外，表里交攻，身热晡甚，无力发瘖，大便溏稀，又若利象，前诊脉情细滑。邪炽正虚，能否支持，再拟清热保阴，和中调气，以冀标本兼顾。

西洋参钱半　金石斛三钱　白茯苓三钱　厚朴花八分　香青蒿钱半　益元散包，三钱　新会白八分　炒夏曲钱半　生白芍钱半　石莲肉钱半　白荷花瓣七片　淡黄芩姜汁炒，钱半

湿温证

王兰坡方

湿温两旬，湿邪温邪混淆不解，久溏而里未通，发瘖而表不化，氤氲弥漫，渐及三焦。舌苔灰黄，耳聋咬牙，此上焦热也；便秘复溏，小溲自遗，此下焦虚也。上热下虚，中焦邪势不得升降分化，遂致神志模糊，手足倔强，言语似清非清，面色油亮，且复青黯，种种病机已入厥少两经。考手少阴燔灼，必吸足少阴阴精，手厥阴迷蒙，必连足厥阴风火，所以错综变化，无可捉摸，实出于寻常湿温病之外，无从援例处方，脉左细，右濡软，只得依脉合证。阴不承则热不息，气不鼓则湿不走，参以复脉，佐以清宫。

吉林参五分　麦冬心三钱　霍石斛三钱　陈胆星一钱　抱木神三钱　元生地三钱　连翘心三钱　炙鳖甲三钱　莲子心三钱　东白芍钱半　嫩勾藤钱半　新会络一钱　加玫瑰露炒竹二茹钱

半，辰灯心二十寸。

用新鲜稻露代水煎药。

风温证

蒋泉堂方

风温之邪，首犯太阴，郁热蒸痰，煽铄不解，咳嗽喉鸣，气逆胁痛。关系尤在舌苔罩灰，质红起腐，势将劫津为变，脉两手弦数。拟以清解。

南北沙参各二钱　粉蛤壳四钱　光杏仁三钱　全福花包，钱半　新会络一钱　方通草五分　鲜石斛五钱　川贝母去心，钱半　蜜炙桑叶钱半　代赭石钱半　瓜蒌仁三钱　白茯苓三钱　加玫瑰露炒竹茹钱半，蜜炙枇杷叶去毛，三片，冲荸荠汁、萝葡汁各一小杯。

冬温证

尤浜徐　六十五岁

冬温郁蒸，表里解而不解，有汗不多，大便旁流，呃忒口渴，当脘胀满，邪势方张，津液渐为劫铄，舌苔质红，色灰薄如烟煤，脉两手滑大，左右寸重按模糊。温邪愈趋愈深，犯胞络已有神昏，动肝风又将痉厥，高年正虚邪炽，势防外脱内闭。拟清阴泄邪，以图弋获。

西洋参钱半　冬桑叶钱半　全瓜蒌六钱，元明粉二钱同打　光杏仁三钱　黑山栀钱半　羚羊尖钱半　鲜石斛四钱　淡竹叶钱半　炒枳实钱半　朱茯苓三钱　干荷叶一角　鲜生地三钱，淡豆豉三钱同打

加活水芦根去节，八钱。大解后炒枳实换用小青叶一钱。

风热耳鸣牙痛兼腰足酸痛证

蒋澜江方

肝营肾液两为受伤，皆由下焦关门致虚，所以液亏生热，营亏生风，风热煽铄，上扰清空，头响耳鸣，牙肿颊痛，下窜经隧，腰股酸软，手足引痛，脉尚静软，右寸独数。拟两方次第调服。

西洋参钱半　伸筋草钱半　白蒺藜去刺，钱半　左秦艽钱半　功劳叶去刺，七片　羚羊尖钱半　炒杜仲三钱　潼蒺藜钱半　生甘草四分　酒桑梗三钱　元生地三钱　炙龟板三钱　黑料豆三钱　炒归身三钱

第二方

西洋参钱半　生於术钱半　桑寄生三钱　左秦艽钱半　二至丸煎入三钱　制首乌三钱　乌芝麻钱半　左牡蛎三钱　东白芍钱半　功劳叶去刺，七片　炙龟板三钱　炒杜仲三钱　杭菊花钱半　炒淮膝三钱　丝瓜络三寸

头胀兼马刀痈证

李卓如

木火心阳煽铄不息，两日来头顶发攻，目眩项胀，增而不减，因之夜寐维艰，精神亦困。其内风为搐搦，内痰为凝聚，脉今诊浮而兼眩。再拟清阴息风，和络化痰。

西洋参　上川连元米炒　杭菊花　川贝母　制女贞　桑麻丸煎入　黑料豆　石决明　抱木神辰砂拌　生白芍　竹沥夏　明玳瑁

冲濂珠粉一分，鸡子黄一枚。

少火不足，壮火转为有余，清空胀势有增少减，牵连不寐，必至起坐胀觉较松，龙雷跃跃为升，内风内痰与之扰攘，脉尚偏于弦，舌糙而腻。用潜阳育阴，参以熄风化痰。

吉林须另煎　元武板炙　左牡蛎　白蒺藜去刺　宋半夏　寸麦冬去心　竹二青　陈阿胶　生白芍　杭菊花　潼蒺藜　抱木神　海贝齿　鸡子黄调冲

头胀如前，疮势亦如前，连进数剂，一无小效。心为君主之权，肝为将军之职，脏病不同腑病，七情不同六淫，自难指日奏效。脉劲大病进，细软病退。病易变勤，由于风痰起伏故也。

西洋参　杭菊花　炙龟板　煅龙齿　白蒺藜　广橘络　洋青铅　陈阿胶　煅牡蛎　天竺黄　抱木神　沙苑子　海贝齿　竹二青　鸡子黄调冲

数十年宦途操心，心气不足，假用于肝，肝为罢极之本，遂至生风，挟痰扰攘头项。巅顶之上惟肝可到，所以胀势更凶。肝与胆为表里，肝火煽铄，胆汁为痰，凝住坚块，属马刀痈，未至石疽。肝通于心，则为艰寐。心不交肾，小便反多。气火有升，津液内枯，大便容易艰燥。历治旬余，尚少把握，由于脉之早晚不定，起伏不定，大致弦滑为多，细软为少，种种气虚生痰，阴虚生风，痰热互郁，郁火内生。不能凉化者，为少火内亏也；不能温补者，为壮火内炽也。虽主潜阳育阴，而熄风化痰，必得配合其间，方无偏胜。大致夏热秋燥，与病不甚合一。大转机者，入中秋以后以冀向安。饮食起居，尤须加意于服药之外。未识高明以为然否？

轻方

西洋参钱半　海贝齿钱半　广橘络一钱　炒丹参钱半　丝瓜络三寸　元生地三钱　明玳瑁八分　东白芍钱半　川贝母去心，钱半　抱茯神三钱　杭菊花钱半　白蒺藜去刺，三钱　合欢皮三钱

重方

吉林须八分　煅牡蛎三钱　抱木神三钱　梧桐花钱半　丝瓜络三寸　陈阿胶蛤粉炒，钱半　东白芍钱半　海贝母钱半　伸筋草钱半　炙龟板三分　炒丹参钱半　白蒺藜去刺，三钱　新会络一钱　濂珠粉一分　竹二青玫瑰露炒，钱半

未来之证：

便溏、汗多、气喘、溺数、潮热、头眩、足肿。

现在之证：

艰寐，疮势抽痛胀大，头部胀甚。

有备无患：

便溏加夏曲钱半，扁豆皮三钱。轻方去生地、玳瑁。重方去龟板、阿胶。

汗多，加炒淮麦三钱。

稻根一札，洗。用糯稻根为要。

气喘，加广蛤蚧炙，去首足，八分，淡秋石八分。

溺数，加覆盆子三钱，桑蛸螵炒，钱半。

潮热不服，重方但服，轻方加青蒿子钱半，柔白薇钱半。

头眩而加汗多，心神恍惚，不得已，服黑锡丹五分，一天三服，只服一天而止。

口干舌绛，加寸麦冬去心，钱半，霍石斛三钱。足肿，加生於术钱半，白茯苓三钱，焦米仁三钱。轻方去玳瑁，重方去龟板、牡蛎。艰寐，加夜交藤钱半，炒枣仁三钱。

现在两方加减：

疮热胀大，加晚蚕砂三钱，醋炒青皮一钱，光杏仁三钱，白海粉三钱，白归须钱半，海藻钱半。阳和汤不能服。

头胀甚，加大熟地三钱，灵磁石三钱。或嫌重坠，用元精石三钱，虎头骨钱半。

以上之证，方中早已照顾，姑备数味参用。

旱莲草　霍石斛　萹蓄草　制女贞　竹三七　淡秋石　不得已，服童便。

不用诸方：

阳和汤　归脾丸　大活络丹　指迷茯苓丸　人参再造丸　都气丸

可酌用丸方：

天王补心丹　生脉散　酸枣仁汤　首乌丸

夏天感冒风热，如身热、咳嗽、头项更胀、口干，服二三剂不等，平即不服。

冬桑叶钱半　新会红一钱　焦米仁三钱　佛手花四分　柔白薇钱半　光杏仁三钱　嫩钩藤钱半　川石斛三钱　左秦艽钱半　竹二青钱半　川贝母去心　杭菊花钱半　荷叶一角　香青蒿钱半

感冒暑湿：

佩兰叶钱半　新会红一钱　益元散三钱　炒夏曲钱半　白茯苓三钱　竹二青钱半　厚朴花四分　黄防风钱半　焦米仁三钱　川通草四分　荷梗三寸

食物酌用：

燕窝或白或毛　莲子　绿豆汤　稻叶露　白木耳　芡实　荷花露　鲜藕　梨　苹果　吉林参逢节用荷花露煎服

冬天宜服：

鱼肚　红旗参

嗳泛咳呛证

杨绍澄兄　三十年三月初十日

肠风遗泄，止而不发，精与血似得收摄，阴虽稍复，气分仍亏，嗳泛未除，小便仍多，咳呛，时心有不安。从中挟湿郁痰，在所不免。种种见证，与膏滋必得变通，冬季宜填养，春夏间当调气，不用辛燥和阴，不用滋腻。用药处方，所谓无伐天和，方为合式。

西洋参　覆盆子　抱茯神　梧桐花　蜜豨莶　料豆衣　炒竹茹　宋半夏　生白芍　炒丹参　生於术　乌芝麻　新会皮　红皮枣

试加吉林须五分，另煎，随服。服后满闷，请缓服之。

汁饮方　治痰塞气急，元虚迷厥等症。

人参汁四分　台乌药汁四分　白芍汁四分　老姜汁三分　伽楠香汁四分　老苏梗汁四分　水梨汁三钱　竹沥汁一两

上汁和匀，如黏腻难服，可冲开水调服。

酒客呃逆证

刘信宝先生

气旺饮酒，则行气亏，饮酒则停，停与行皆能伤中。胃既有病，肝肺乘之，于是痛胀交作，行则痛无定处，停则多在胸胁。左胁属肝，胸次属肺属胃。大约阴液不足，气火有余，所以口喉干燥，属少火而非壮火。食甘凉之梨，仍不能多。种种见证，防咯血再发。万一溢血屡见，恐加潮热咳嗽。现在调治，不调气不能治呃逆，不和阴不能承津液。惟调气不宜辛燥，和阴不用滋腻，较为周到。请质高明。

西洋参　炒丹参　白茯苓　炒杜仲　元金斛　制女贞　竹二青　红皮枣　全福花　代赭石　新会络　生白芍　粉葛花　橄榄核　枇杷叶　丝瓜络

第二次转方

酒病多年，呃忒频作，口喉发燥，遂至血不循络，痛势频仍，胸胁均为牵引，又为溢血。考气有余便是火，火有余便伤阴，证属阴虚气痹，夏令炎热，与病不合。最恐金囚木旺，胃阴不复，胃气有升。宜预为调摄，拟抑其气而不伤气，和其阴而不滞阴，从前方进一步，候政。

吉林须　新会络　炒丹参　白归须　川贝母　炒阿胶　丝瓜络　淡秋石　全福花　东白芍　粉葛花　元金斛　仙鹤草　炒竹茹

关　格

王方

关格之象，渐得轻减，大约上不为泛，下得便通。惟向有遗泄，诸虚叠见，腰肩酸痛，耳鸣肢倦。拟养阴以固精，补气以运中。

党参檀香汁炒　生白芍　生首乌　法半夏　远志肉　川杜仲　松实　炒於术　覆盆子　当归身　白莲须　抱茯神　沙苑子　姜竹茹　炒桑枝　制丹参

如受补，加吉林须五分，十贴后加甘枸杞二钱，淡苁蓉三钱。

晕眩兼足弱证

罗少耕观察方

久病痰体，痰邪随伏随起。自病以来，阴虚于下，阳冒于上，早有耳蒙，又有溺数。近复晕眩骤作，两足不能自持，步履维艰，大似上重下轻之势。上重者属热，心肝必有郁火；下轻者属寒，脾胃又为两亏。用药遂极其牵制，非铢两病端，实不易落笔。拟煎丸并用，煎主熄养其上，丸主温纳其下，调理分服，可通西法所为上为压力，下为吸力是也。

煎方

大生地三钱　西洋参二钱　潼蒺藜三钱　白蒺藜三钱　黑料豆三钱　宋半夏钱半　川贝母二钱　桑寄生三钱　炒杜仲三钱　淡苁蓉钱半　东白芍钱半　杭菊花钱半　梧桐花钱半　化橘红五分　宣木瓜钱半　竹二青钱半　丝瓜络钱半　灵磁石飞辰砂拌打，三钱

参茸丸方但能丸服，不能煎服；但能朝服，不能晚服；但能空肚服，不能饱肚服。

吉林人参五成去芦，切片，研末，血蜡鹿茸五成先刮去毛，酥油拌烘，切片，研末。

上味对半搭配，各研细和匀，再研以龟板胶，炖烊，酌量多少为丸，如梧桐子样大小。每晨空肚吞服八分，多至一钱，随即压以食物，俾药下趋，不为上僭。此丸自冬至起服，至交春止，以四十五天为度。

复少耕观察病由

承示敬悉，病在心肝之热，脾肾之虚，病后劳顿，经义谓之劳复，水亏木旺，习习生风，忽为头眩，两足轻飘，不能自持，中焦痰邪与之俱发，脉前诊屡歇，歇象见于浮部，病根本外强中弱，上重下轻。现届冬至节令，调理之法，宜与前法变通，上焦宜清不宜温，下焦宜温不宜清，中焦必得升降其间，令痰邪得有出路，不与风火互扰，乃与诸病均有关涉。拙拟煎丸两方，次第服之，应有小效也。

又方

湿痰禀体，无不阳虚，阳主气又主火，气不蒸液，火转上炎，每每口舌干燥，以致不受辛温摄纳。入春少阳相火司令，力疾从公，触发肝阳，内风早动，又袭外风，风火交迫，蒸痰郁热，呜呜更甚，舌黄为之灰黑。得疏泄，继甘凉，痰为爽利，热潮平复，诸恙就轻。惟尾闾仍然软酸，左臂右足不甚利便，抽搐之势并无定处。合之脉情，两尺细软，右濡而迟，左关弦而不敛，属两肾真阴真阳俱为亏损，而肝邪独炽，化风化热，流走经隧，肺之痰、脾之湿与内风相互扰，深虑痱中之势。以气虚之体，为阴伤之证，

辛温之药则碍风阳，滋清之品则碍痰气，拟和营养络，通阳宣痹。

生绵芪　竹沥夏　木防己　炒菟丝　焙甘杞　左牡蛎　嫩桑梗　广陈皮　海风藤　梧桐花　二蚕砂　炒补骨　炒杜仲　川桂枝　丝瓜络

肝木侮土腹痛证

紫封先生

夏秋间，候脉两次，深悉操劳过度，事事每多躬亲，心阴早亏，因之借用肝阳，遂至厥阴充斥，脾胃受其所侮，久有腹痛，彻上彻下，虽痛势有时得止，仍随时举发，甚则肌目发黄，肤体发痒。赋禀未常不厚，花甲尊年，未免由下虚上，种种见证，无非肾不涵肝，肝邪侮土，积湿生风，太阴阳明为所受困。用药之义，胃主容纳，脾主输运，调补中须化湿滞，肾主蛰藏，肝主柔顺，养阴须熄风燥。候法家正之。

清理方

生白术　范志曲　焦苡米　白茯苓　川楝子　生白芍　炒丹参　厚朴花　金石斛　新会白　生谷芽　嫩白薇　加白檀香、西砂仁、干荷叶、红皮枣。

上方或停顿食滞，或感受风寒，腹痛又起，酌服二三剂不等，平复即不服，仍服调理方。

调理方

饭蒸於术　制首乌　白蒺藜　法半夏　炒丹参　九香虫　潞党参　范志曲　潼蒺藜　元金斛　炒杜仲　土炒归身　生白芍　白茯苓　炒菟丝　黑料豆　蜜豨莶　酒炒金铃子　加红皮枣、甘杞子。

上方腹痛小发可服，不发亦可服，大合四季调理，二三日酌服一剂，最为稳妥。

心虚艰寐证

郑晓翁

连日候脉，两尺寸皆静软无疵，惟两关屡见不和，或为弦，或为滑，且右大于左。大致运谷失职，输精无权，每每积痰郁热，触动肝邪。两三日必发艰寐之疾，发则彻夜不寐。胁间跳动，本阳明大络也，偏右为甚，属厥阴冲犯也。考血不归肝则不卧，胃不和则卧不安，其本虽在心肾，其为病之由，仍关肝胃。所以将睡未睡之时，倏而攻扰，倏而烦躁，且头亦发眩，耳亦发鸣，其为龙雷升而不降，即为神志合而复离。经云：水火者，阴阳之征兆也；左右者，阴阳之道路也。尊年水火失济，左右失协，若是则潜育为正宗，无如舌苔或白或腻，有时花剥，中焦运化不灵，用药当照顾其间，拟方候政。

吉林须另煎，五分　生白芍钱半　煅龙齿钱半　杭菊花钱半　石决明三钱　抱木神三钱　野蔷薇三分　黑芝麻钱半　法半夏钱半　炒丹参钱半　夜交藤钱半　新会络一钱　竹二青玫瑰露炒，钱半　龙眼肉二枚，内包柏子仁七粒，外滚金箔半张尊体之证，重在阳不交阴，不全属阴不纳阳。虽不寐之证以阴阳混言，用药尤须分重在阴重在阳。用阳药忌温燥、忌升举，为照顾阴分也；用阴药忌滋腻、忌填纳，为照顾阳分也。又亏损欲补，须照顾痰热；痰热欲平，须照顾亏损。虽方药清虚，而功效可卜。自夏至秋，藉此调理，《灵》《素》所谓阴平阳秘，精神乃治，以颂无量福寿。

附加减：

——吉林须或用淡秋石一二分泡汤，或与西洋参钱半同煎，盛夏可用白荷花露代水煎。

——吉林须久而能受，可换用吉林参六分。

——大便通润，可加湖广於术钱半，用人乳九蒸九晒，不受不服。

——大便燥结，不用於术，加火麻仁杵，三钱。

——痰凝热炽，加珠母粉六钱，或用白濂珠粉一二分，调入药内服。

——头眩较甚，加潼蒺藜三钱，白蒺藜去刺，三钱。

——小便太多，加白莲须钱半。

——有汗太多，去石决明，加煅牡蛎三钱。

——十余帖后，去野蔷薇，加淡秋石八分。

——胁跳太过，加全福梗钱半，鸭血炒丝瓜络三寸。

——烦躁较重，不得已，加明玳瑁一钱，冲服濂珠粉一分。

进一步调理方：

吉林须另煎，五分　沙苑子三钱　法半夏钱半　炒枣仁钱半　陈阿胶蛤粉炒，钱半　金石斛三钱　抱木神三钱　合欢皮钱半　黑料豆三钱　左牡蛎煅，三钱　新会络一钱　竹二青玫瑰露炒，钱半　大丹参鸭血拌炒，钱半　龙眼肉一枚，内包柏子仁七粒，外滚金箔半张

郑晓翁

连示病由心应艰寐，肝旺胁痛，夏秋来不至大发，而痰邪湿热因时作虐，更衣甚至十余日一解，三日五日亦不定，渐至头眩、耳鸣、神疲、脘闷，大致脾使胃市[①]失司清升，浊降愆度，痰与湿用事，气与阴益亏，上焦肺失宣化，下焦肠液就枯，确是虚闭，而非实闭可知。阴液无以涵濡，且阳气无以传送，半硫丸通阳宣浊，温润枯肠，而久服似非王道。并序及左脉细弱，右较大，现在已属深秋，邪势当亦默化潜移。拟方附加减。

西洋参钱半　鲜首乌三钱　晚蚕砂钱半　柏子仁三钱　金石斛三钱　淡苁蓉三钱　远志肉钱半　东白芍钱半　法半夏钱半　陈秫米钱半　大丹参钱半，猪心血炒　抱木神三钱，辰砂拌　加盐水炒竹二青钱半，白木耳三分，洗去沙。

此方为大便艰滞难行而设，素患心阴受伤，屡屡寤不安寐，肝阳易炽，屡屡胁痛气阻，均能兼顾。如大便转溏，或口喉发燥，皆停服。

① 脾使胃市：《素问·刺禁论》："藏有要害，不可不察，肝生于左，肺藏于右，心部于表，肾治于里，脾为之使，胃为之市。"王水注："营动不已，糟粕水谷，故使者也。水谷所归，五味皆入，如市杂，故为市也。"

如服数剂后大便仍然数日一行，坚燥难下，将五仁汤用光杏仁、郁李仁、火麻仁、瓜蒌仁、松子仁各一两，同捣破而不烂，浓煎汤，代水煎药，自无不效。通即停服。如欲少少通润，不用五仁汤，单服煎方。

调理方

西洋参钱半　淡苁蓉三钱　真川贝钱半　抱茯神三钱　佛手花四分　东白芍钱半　九制首乌三钱　宋半夏钱半　白归身三钱　杭菊花钱半　新会络一钱　大丹参猪心血炒，钱半　加玫瑰露炒竹二青钱半，甜杏仁十粒，去皮尖。

如溏稀，去苁蓉，白归身改用土炒。

如满闷，去首乌。此方专治艰寐，属心肾虚。又治胁痛，属肝气滞。至于中满停滞，头眩耳鸣，痰湿虚阳内风，无不可以兼顾。未进寒冬，可随时调理。

膏方

九制首乌三两　焙甘杞两半　潼蒺藜二两　酸枣仁炒，不碎，二两　佛手花五钱　元生地三两　淡苁蓉三两　川杜仲盐水炒，三两　白蒺藜去刺，三两　新会络八钱　潞党参三两　抱茯神辰炒拌三两　范志曲[1]两半　宋半夏两半　西洋参二两　沉香屑四钱　寸麦冬去心两半　大丹参猪心血炒，三两

加红旗参酒漂，四两、龙眼肉七十枚、湘莲子去心，百粒、白木耳洗去沙，两二钱，以陈阿胶三两、龟板胶三两收膏。

膏方药释义：

尊恙大致属气阴两亏，心肝脾三经同病。艰寐属心气不宁，心阴就损；胁痛属肝气有余，肝阴不足；至脾气少运，则为旧病之停滞，而脾阴又虚，则更为近病之便艰。方用茯神、丹参、枣仁、龙眼、湘莲，以补心阴而益心气，首乌、杞子、潼蒺、白蒺、杜仲、橘络、沉香、佛花，以调肝气而养肝阴。不特艰寐胁痛两者可除，即头眩耳鸣无不可兼顾。若党参主在培中益气，佐半夏之辛，合范曲之消，脾之痰湿由此分化。独是停滞屡发，固当责之脾气之虚；而大便少行，又未可专责诸脾阴之弱，不得不以肺胃为关键也。考肾为藏精之所，且为二便之司，肺为生水之源，复属大肠之里，以生地、苁蓉、红旗、阿胶、龟板温肾滋肾阴，洋参、麦冬、白木耳清肺气和肺阴，而后肾可作强也，肺可司钥也，则心肝之病，两有裨益，而仓禀而传道，诸官亦无旷职之虞矣。

癣疾兼腰痛肛患证

四川主考吴蔚若垂询病由诸条

——癣疾，考陈实功云：癣患有风、热、湿、虫四种。每每虫之一种，由风、热、湿酝酿而成，所谓风生虫，热生虫，湿生虫。但此虫在腠理之间，极微极细，须用西人

① 范志曲：即建神曲。

数百倍显微镜窥之目见。虽云纤介之患，未免营阴受伤，气液就枯。落白屑者，属风也；皮坚而厚者，属湿也；或事烦，或便燥而发者，属热也。三者相因而至，相并而来，论中国法，但治风湿热，不能用杀虫之药。若外治，则加以祛虫，亦无不可。

——腰痛，肾俞一穴，左为真水，右为命火，总之腰为肾府，其为肾病可知。腰间裹结如带紧束，服鹿茸确最合式，灵异之物加以气血有情，更为的当。惟癣患多年，风湿血热恐多服必为结毒，由癣变疮，不能不预为防维。不如服温润之品，祛血中之风热，调气中之湿邪，且与大便结燥、肛脱、痔坠亦可照顾。

——肛患痔有十八种。疙疙瘩瘩，其形不一，属樱桃痔，又名莲子痔，俱可以类得名。若无疙瘩而光大圆绽者，属脱肛。而脱肛在大肠之下为直肠，即是直肠之头，其直肠内有别窍，见血即由此出，日后必流滋水患。此者往往大便结燥，若溏润最妥。现在虽不甚发，而去根甚难。若论虚实，则虚中挟实，实中挟虚，须标本兼顾，特不宜温燥耳。

——尊体终年不病，大约病从表去，从癣发也；病从里去，从痔发也。考肺主皮毛，又肺与肠为表里，所以感冒必咳嗽而后已。至于吸烟口干，属热也；不喜茶，属湿也。

——大烟，莺粟[①]酿成，虽主收敛，而气坠益甚，似属实而不属虚。

——精气神三者皆从本原而出，不够用者，其虚可知。劳心之人心阴不足，必借于肝，肝阳因之有升少降，面部火浮，遂至便亦结，而癣亦痒也。

——风与热由阴虚而发，湿与滞由气虚而来。湿多者无不肿满，早食尚易运动，晚食磨化更难，所以腹中作膨。若服熟地，必须连茅术服；若服黄芪，必须与防风服，诸恙方有关涉。

——燕制补丸，不得已而服之，确服后极灵。实在三五日不通，偶服之，不如用铅司楷辣西葛利达八字译出之音，亦是洋药。前李文忠公天天服之。现在盛旭人封翁三五日不便，即服一饼或两饼，亦颇见效，并无损伤。

煎方可随时调理，与诸病尚有关涉，既有丸与膏重剂，只须轻淡煎方：

蜜豨莶　白鲜皮　炒杜仲　炒丹参　金狗脊　炒知母　炒扁柏　梧桐花　料豆衣　粉萆薢　抱茯神　炒槐米　炒泽泻

膏丸通用方

茅山术两二钱　生绵芪三两　白蒺藜三两　炒归身三两　杭菊花两半　野於术两半　黄防风两半　潼蒺藜三两　淡苁蓉两半　抱茯神三两　元生地四两　潞党参三两　梧桐花两半　金狗脊两半　炒丹参两半　怀熟地半两　西洋参两半　乌芝麻三两　焙甘杞两半　炒泽泻两半　东白芍两半　左牡蛎四两　生熟甘草各三钱　新会皮一两

上方或丸或膏听便。如秋季合丸，将各药生打粗末，晒燥，不经火炒，磨为细末，

① 莺粟：即罂粟。

水泛为丸。每日吞服二三钱许，不拘早晚，开水送下。如冬季作膏滋调理，将上味浓煎三次，去渣存汁，以陈阿胶三钱，鹿角胶三钱，龟板胶三钱收膏，每日酌进一二瓢许，开水冲服。合丸照方分两减半，煎膏照方全料配合。

揩癣方

侧柏叶二两　金银藤三两　百部三钱　白鲜皮两半　川黄柏一两　苍术两二钱　川连四钱　黄防风两半　山栀皮两半

上味煎汤揩洗。

洗痔方

凤尾草二两　金银花一两　鱼腥草二两　野青蒿一两　葵花壳二两　生槐米一两　生甘草四钱　生地榆两半

上味煎汤洗净。

擦癣药

大枫子肉一两　上川连三钱　生大黄三钱　绿矾三分　生石膏六流　川黄柏三钱　木鳖子钱半

上味研极细末，用稀夏布包药，擦于痒处。如不嫌沾染衣服，用生猪油去衣，同捣如膏，随时擦用。方主泄风化湿，杀虫解热，不同一扫光之法遏毒入里，转有流弊。

吴蔚若侍郎

久不候脉，脉虽濡软，而呼吸尚调。要知表里无甚感受，根蒂尚为坚固。素有癣患遍体，从中湿与热，藉此可以出路。惟以粗裂干枯，营液未免受伤，以致痔为之坠，便为之燥。考肝主营，肾主液，内风因之暗动，尾闾间举动欠利，起坐仰易而俯难，伏兔间搔搦频仍，着热即为作痛。下焦本肝肾之乡，若龙相失潜，仍防发头晕旧恙。现风生热炽，又挟湿邪，所以不见扰于清空，转为流于支络。用药大致补气，须兼潜阳，阳平则风热与湿不为患；养阴必参和血，血行则络脉与筋自得调。候政。

西潞党　元生地　炙虎胫　梧桐花　宣木瓜　抱茯神　西洋参　制首乌　元武板　蜜豨莶　桑寄生　炒怀膝　甘杞子　杭菊花　左牡蛎　白蒺藜　炒丹参　炒杜仲

上方除感冒，或煎或膏或丸，请为尊裁。如合膏丸，照方用十倍料，如一钱用一两。

——足部发热甚，去虎胫骨，并去元武板，加蛤粉、炒阿胶。

——癣不大发，去豨莶草、梧桐花，加料豆衣。

——大便不润，加乌芝麻、火麻仁。

——头晕发作，加元精石、潼蒺藜。

——痔患如有血来，加炒槐米、黑地榆。

——腿部痛热较甚，加羚羊片或石决明。

——腰痛甚，加炒菟丝、金狗脊。

——服参茸法另录于后。

——洗方前备，兹再补洗足一方：用八角符、侧柏叶、臭梧梗、伸筋草、丝瓜络、全当归，浓煎，加戎盐二三分，陈酒二三杯。八角符诸味均用等分。

附参茸丸方

吉林参五成去芦底　鹿麋茸五成酥油拌烘，刮去毛

上味对半搭配，各研细末，和匀，再研，以龟板胶炖烊，酌量多少拌和为丸。每服多则一钱，少则八分，服于空肚，开水送下，压以食物。自冬至服起，至立春为止，四十五天不可间断。

肿胀偏中

周介眉方苏州

肿胀、偏中两症绵延太久，气阴两为不足。气痹生痰，阴虚生风，风与痰皆从本原而发。以夏季酷热，既伤气又铄阴，似乎发动时邪，脘闷呕吐，大便艰涩。当时服行军散，未免孟浪，遂至头眩目花，汗泄肢冷，复发厥逆，醒后下行大便，溏稀见血，血紫凝块，脐腹作痛，甚至呃忒。正当脾胃司令，清浊相干，恐有中气不支之势。血必由脾不统而来，厥必由肝内扰而至，平素风痰亦由两经而发。又述左脉沉细，右兼滑数，深虑内闭外脱，用药甚为牵制，补不受，攻不胜，辛泄填摄又为窒碍，拟潜阳育阴，接续生气。

吉林须　左牡蛎　抱茯神　黑料豆　东白芍　新会皮　红皮枣　炙龟板　原金斛　杭菊花　花龙骨　炒丹参　竹二青

泄泻不止，眩晕不平，再服黑锡丹五分，一日两服。

复诊

《难经》云：气主煦之，血主濡之。煦者流利之谓也，濡者灌溉之谓也。失其流利则气痹酿痰，失其灌溉则血自为瘀。瘀注于下，便后溢血，色紫而黑；痰凝于上，胸次窒塞，非胀即闷；气血交病，即升降愆度，遂至嗳而不爽，转矢不利，脘腹颟顸，胁肋引痛。所虑者纳食呆钝，水谷少化，精华气血更无从滋长。脉两手弦滑，左部较大，舌苔灰腻，尖带光剥。拟调气不用辛燥，和营避其滋腻，旧病偏枯之象，亦须早顾其间。

戊己丸[1]　白归须　新会叶　宋半夏　丝瓜络　瓦楞子　猩绛屑　佛手花　侧柏炭　竹二青　炒丹参　玉蝴蝶　绿萼梅　全福花　冲藕汁

示及证由辗转不已，浮肿轻重勿定，肢体屈伸欠利。一为肿胀旧根，一为偏中骤起，从中诸病牵连，咯痰不爽，欲嗳不通，大便不畅，小便不利。上通下达无权，中焦更为抑塞，纳谷式微，漾漾欲吐，泛恶频仍。脾失其使，胃失其市，肝邪转为猖獗，侮脾犯胃。所难者阴分有热而不能滋养，气分虚寒而不能温通，舌苔有黄有灰，脉前诊或滑或

① 戊己丸：方出《太平惠民和剂局方》，药用黄连、吴茱萸、白芍。

数，用药不易设法。将病之原委，参体之虚实，录方候政。

北沙参　绿萼梅　新会络　海桐皮　丝瓜络　瓦楞子　全福花　东白芍　炒丹参　竹二青　玉蝴蝶　左金丸　桑寄生　云茯苓

足肿多年，春间又复，肢节酸软皆偏右部，是内风挟痰挟湿，早为发动。考诸风之动都出于肝，痰湿之盛都归于脾，脾气失振，肝气转旺，从中痰邪湿邪又为阻遏，以至上嗳不通，下便不利，中宫抑塞异常，得食即胀，有时泛恶，有时发鸣。关系者尤在曾发厥象，目瞪口噤，头汗淋漓，久防虚而为脱。脉息弦滑，左部较右部为甚，舌苔黄腻罩灰。目前调理，拟调气化痰为主，佐以清热和营，于便后溢血，艰寐耳鸣，头眩火升，一切均有关涉。

左金丸　制胆星　炒丹参　炒当归　代代花　竹沥夏　抱茯神　全福花　绿萼梅　竹二青　川贝母　远志肉　新会络　真獭肝

瘫痪之象无甚增减，于夏季来湿邪助虐，湿复化水，泛滥肌肤，肿势胀象更为加剧，两足浮亮，势竟过膝。由于肺气清肃，不能下注膀胱，溺道因之阻滞。筋络肌肉两为受伤，阴囊骨旁起瘰，发痒不痛，即属水邪湿邪，藉以出路。无虑外症纠缠，断不可敷药贴膏。所难者尊体虚不受补，实不可攻，胃纳又为减少，种种肺有积痰，脾有积湿，皆能酝酿成水，病情大致如此。现在调理治法，须理肺和脾，冀其小水通调，肿势逐次退解。

生白术　野赤豆　海桐皮　新会皮　千年健　萹蓄草　炒淮膝　光杏仁　连皮苓　桑白皮　木防己　川贝母

用金匮肾气丸钱半煎汤，去渣煮药。此方诸药甚轻，吃紧在肾气丸。

偏中之象，自数日调理以来，虽无甚增减，今日细察外形，曲池、盖膝两穴上下肌肉甚为消瘦，正骱则为浮肿，不似外风而似内风。所以体非肥胖，本少类中，其为风息，亦属有据。风之作由于阴虚，痰之多由于热蒸，往往咯痰不利，舌腻属灰。服清热消风，和络活气不见错误，而滋养营阴之药尚少，经络未免枯槁，机关自为不灵。脉因之左偏弦数，至于滑象，或见于左，或见于右。肝营肾液，虚非一日，现调治不得专主清热豁痰。凡治气血虚者，补气则易，营则有形有质，非培养不可。惟痰有窒碍，有气不调，当次第服之，以希功效。拟三方，附加减法。

第一方　服十余帖，接服第二方，加鳖血炒丝瓜络钱半。

梧桐花　炒归身　左秦艽　制女贞　白茯苓　桑寄生　杭菊花　血燕根　川贝母　新会络　冬瓜皮　干风斛　荆树叶　羚羊角先煎，钱半

第二方　主养阴清热，以息内风。

元生地　炒归身　左秦艽　生白芍　元武板　炒杜仲　杭菊花　梧桐花　炒桑梗　北沙参　肥玉竹　白蒺藜　黑料豆　新会络　川贝母　炒丹参　干风斛　丝瓜络鳖血炒

去生地、玉竹，加西洋参一钱，服四帖，接服第三方。

第三方

冬桑叶　川贝母　全福花　新会络　生白芍　粉蛤壳　白蒺藜　炒丹皮　左秦艽　杭菊花　云茯苓　霍石斛　枇杷叶　竹二青玫瑰露炒

此方服十余帖后，仍用羚羊片一钱，又服十余帖，加鳖血炒丝瓜络钱半，北沙参钱半，生谷芽三钱。

足肿

恽中丞方

经云：水火者，阴阳之征兆也；左右者，升降之道路也。水火失济，火上炎则牙龈发胀，水化湿则踝胭为浮；升降无权，清气虚则纳谷减少，浊邪阻则更衣艰涩。诸证皆起于吐血之后，不特心肾为亏，肝肺不调，中焦之受伤尤甚，遂至脾不为使，胃不为市，不克输精而转化为湿。考胃主机关，脾主四肢，所以两足浮肿，朝轻暮重，推摩揩洗，每见红晕。气为之陷，阴亦为亏。因之，气陷而化湿，阴亏而生热。正与邪自当理气，与营亦当兼顾。脉参差不同，有时静软，有时滑弦。又随时邪之动静为转移，望于霉令前纳增肿退，日渐向安。拟两方候政。

先服方

木防己　左秦艽　西洋参　东白芍　炒淮膝　光杏仁　京元参　霍石斛　焦苡米　野於术人乳拌　炒泽泻　冬瓜皮　白茯苓　金狗脊　粉丹皮　桑寄生　丝瓜络　竹二青　夜交藤

三四帖后，试加吉林参须，不见口干，不增牙肿，尽可服。

饮食呆钝，去防已、苡米，加谷芽、橘白。

口干牙胀较减，去元参、丹皮，加黑料豆、天仙藤、制女贞。

小便太多，去泽泻、白茯苓，换用茯神。

足部红色退尽，去秦艽，加水炒杜仲。

接服方

吉林参须　炒菟丝子　淮牛膝　云茯苓　金石斛　新会皮　黑车前　生白芍　生归身　黑芝麻　水炒杜仲　野於术人乳拌

服三四帖，气亦能调，阴不为滞，加炒党参、大生地砂仁末拌打

足肿未退，加海桐皮、天仙藤。

夜寐不稳，加柏子仁、炒枣仁。

大便艰涩，加火麻仁、京元参。

脘满少纳，加六神曲、生谷芽。

口喉干燥，加连心麦冬。

咳呛，加川贝母，或竹沥、半夏。

大便溏稀，去黑芝麻，并不用所加火麻仁、元参等。

小便太多，去车前，将茯苓换用茯神，加煨益智、宣木瓜，将参须换用人参。大便燥结，可服白木耳。

咳嗽可服燕窝。

牙肿口干，梨汤、二至丸、生地露均可服。

足肿，赤小豆、冬瓜子代茶。

气虚神倦，服人参。

艰寐心烦，服珠粉、鸡子，不拘多少。

恽观察方

体禀痰湿，与五志之火互扰。湿为下注，足带浮肿，有时股筋不舒；痰从上凌，卧发魇压，先为口舌干燥。其痰与湿每挟火生。所恐足肿逢霉令而加，魇压防日间亦来。且脉情屡见歇象，虽非三五不调，亦非一定次数。而气虚阻痰湿而不调，阴亏生浮火而不潜，已有见端。似宜气营两调，不必偏阴偏阳，从中化痰湿、熄浮热，实不可缺。请禹翁饬采。

潞党参　竹沥夏　石决明　苍龙齿　淮牛膝　川杜仲　潼蒺藜　炒当归　九制首乌　制胆星　云茯神　炒丹参　桑寄生　天仙藤　杭菊花　云茯苓　东白芍

上味分两，照煎方加十倍，用竹沥四两、藕汁四两，再加开水泛丸，每日三钱，开水送下。

煎服方

西洋参　炒党参　法半夏　霍石斛　云茯苓　全福花　冬瓜皮　焦神曲　京元参　野於术人乳拌　陈秫米　焦苡米　炒怀膝　新会络　东白芍　炒泽泻　丝瓜络　红皮枣

梦遗自遗

孙炳森方

曩患腰疽，脓血过溢，营阴从此受伤，加以梦泄频乘，每每逢节而发，遂至肝营肾液不主涵濡，脉见细软，两足屈而难伸，左甚于右。关系者，又在背脊板滞，艰于俯仰。防久成虚损，有脊以代头，尻以代踵之虑。

九制首乌三钱　桑寄生三钱　炒丹参钱半　炒当归三钱　梧桐花钱半　炒杜仲二钱，盐水炒　宣木瓜钱半　炙龟板三钱　东白芍钱半　白莲须钱半　西洋参钱半　炙虎胫钱半　加丝瓜络三寸。

某君

示及两足软弱，抽搐稍减，未能久立健行，上盛下虚，所以耳鸣不息，小便频数，且为自遗。肝肾大虚，关键失固，非温气补味不可。

毛鹿角四分　大熟地五钱　桑螵蛸三钱　抱木神三钱　覆盆子三钱　高丽参钱牛　花龙骨三

钱　菟丝子三钱　大麦冬三钱　元武板五钱　淮山药三钱　新会皮一钱　加湘莲肉三钱、炒桑枝三钱。

癫　疝

严芝楣先生

癫疝多年，冬春间积劳太甚，胸次窒塞不开，大便竟失次序。由阴伤气，气不化津而化水，下焦无决渎之权，太阳失通降之职，遂至水邪泛滥，统体浮肿，凌于心则艰寐，犯于肺则喘促，水势停聚中焦，懊侬无度。服金匮肾气丸后，小溲仍未通长，转形口渴。种种病机，本虚邪实，清浊相干。再拟阴阳两顾，邪正兼施。

吉林参　怀牛膝　东白芍　宋半夏　新会皮　光杏仁　陈麦柴　滋肾丸　野赤豆　陈橼皮　胡芦巴　伏龙肝

尿　血

高淳县知县李方

谨读证情，当是尿血，与血淋诸证不同。考此证多属腑病，由小肠之热瘀注膀胱。惟多年久病，由腑及脏，心与小肠，肾与膀胱皆属表里相关，以致数年来溺血频仍，种种调理，有验有不验。大约心阴不复，肾关失司。现在血色不一，紫黑鲜血，日夜无度，紫块中又裹鲜血。大致紫者出于管窍，鲜者随溢随下。精、溺管异路同门，所以有混淆之势，有似精遗，有似溺进，甚至茎梗发酸，毛际隐痛。至于头眩目花，胁胀腰酸，亦为应有之义。心与肝本通气，肾与肝本同源，从中肝邪煽铄不靖。用药之义，腑泻而不藏，脏藏而不泻，极为牵制。照病处方，温气须兼潜阳，滋阴须得利窍，与中虚呃逆，亦有照顾。想高明久药，明医必有卓见，请为政行。

西赤芍钱半　白莲须钱半　冬葵子钱半　凤凰衣钱半　东白芍钱半　云茯神三钱　鸭血炒丹参钱半　西琥珀研末，三分　潼蒺藜三钱　生熟甘草各三分　九制熟地四钱，与琥珀同打　吉林参八分，另以盆秋石代水煎　安肉桂三分，去粗皮后入　加乱头发一团皂荚水洗净，黄绢一方，约三寸，化灰冲。

脘闷泻泄

某君

胸次饱闷，饮食甚少，肛门不收，作泻多次，确是火土两虚，水亏木强。大约受补易愈，不受补较难调理。趁此冬令蛰藏，从金匮肾气丸合黑地黄丸加减。悬拟恐未确切，倘希政行。

怀熟地　上肉桂　焦茅术　制萸肉　炒泽泻　黑车前　炮黑姜　熟附子　北五味　新会皮　白茯苓　野赤豆　红皮枣　霞天曲

久血久泻调理方

庞元翁方

吉林参五分，另煎冲　炒丹参钱半　煨木香八分　潼蒺藜三钱　抱茯神三钱　野术钱半，人乳拌　熟附子四分　焦建曲钱半　炒菟丝三钱　炒泽泻钱半　陈阿胶钱半，蛤粉炒　东白芍钱半　焙甘杞钱半　补骨脂三钱　新会皮二钱　炙甘草四分　加伏龙肝三钱、红皮枣三枚。

附释方义

人参、於术为补气大宗，阿胶、丹参为养营主脑，补气即止泻，养营即止血。气不温则无以运行，以附子佐之；营不摄则无以流动，以白芍佐之。病情久血初定，久泻未和，从中醒脾健脾，加入木香、建曲；柔肝养肝，加入杞子、潼蒺。现在胃纳虽强，并不知饥，有时少腹胀满，其肝脾不协，实为显然。菟丝、补骨藉命火以蒸化，非补肾也；茯神、泽泻藉丙肠以分解，非渗膀胱也。和诸药则用炙草，仗化原则用陈皮，引伏龙肝，合红皮枣辅佐其间。屡诊脉情，或滑或濡，弦总不退。大致肝为血藏，脾为输精，其精神欠振，肌肉不充，皆由是来也。此方可服二三十帖，当卜微效。再三思索，可无须加减。未识高明以为然否，尚请政行。

以上男科。

痰　饮

陈太太　二十三年十一月二十九日方

历年病深，上损下损，吃紧在势欲过中。中者脾胃也，胃失其市，脾失其使，水谷不化，精华酿痰蓄饮，按之辘辘有声，是其明征。肝邪乘虚，横逆更甚，脾胃日为受伤，胃受之则或泛或呕，脾受之则或溏或结。又复牵连心肺两经，肺病为呛痰，心病为惊悸。诸病丛集，元气益虚，以致气之室塞，腹痞又复攻胀；风之窜络脉，肢麻又复搐搦。种种上为虚阳，下为虚寒，因之头眩、口燥、肌瘦、腰酸，无虚不至。现在用药，偏滋阴必为气滞，偏补气必为阴灼，所以取效较难，流弊甚易。将所示诸方及证由反复推详，拟保肺以制肝，并柔肝以养心，肝能有制而得养，脾胃可以醒复，而痰邪饮邪亦可潜移默化，以冀上下摄而营卫和。

元米炒西洋参　鸭血炒丹参　人乳汁炒香附　蛤粉炒阿胶　化橘红　玉蝴蝶　真獭肝　沙蒺藜　辰茯神　云茯苓　炒夏曲　酸枣仁　煅龙齿　炙甘草　竹二青　红皮枣　生东白芍　冬虫夏草　盐水炒杜仲

如用吉林须，不连於术服，当无胀满。如仍胀满，调入伽楠香磨汁五厘服。如口喉发燥，用盆秋石三分泡汤，煎吉林须服。每用吉林须约五六分。

上方配合，义在能升能降，有通有补，清不用寒，温不用燥，温而甘者，无损其阴，清而通者，无害其气，虽属平淡，尚为紧凑。如服后合式，作膏滋，用十倍料，如一钱用一两，提出方内之炒阿胶收膏。

如调理，将方常服，四季皆合。

二十四年十一月初一日方

肝邪素不能平，上扰为热，咳痰口燥；下陷为寒，腹膨作痛；诸虚杂出，艰寐心悸，四肢麻痹，脉来弦涩，右兼滑。拟调肝肺而和心脾。

西洋参　炒杜仲　炒夏曲　制女贞　炒丹参　川贝母　红皮枣　橘叶　金石斛　真獭肝　远志肉　佛手花　丝瓜络　制香附　抱茯神

煎方不计帖数。如服膏滋，仍照上年十一月二十九日煎方，以十倍料作膏。

二十七年十二月二十日方

示及之恙，早有腹痞，或膨或痛，肝脾素为不和，肝失疏泄，脾失输运，气愈阻滞，痛胀复作，痞亦时升，甚至凉汗淋漓，鼻管空洞。大约中气久虚，不受辛通。诸害纷沓而来，腹腿酸痛，头顶抽搐，心悸肢麻，并述及舌苔灰糙且干，中有郁火。用药甚为牵制，阴有热宜清，气为滞宜温，调停二者之间，拟苦辛通降，与旧咳亦无窒碍。

调理方

吉林须　潼蒺藜　炒杜仲　炒夏曲　白蒺藜　川贝母　代代花　抱木神　生白芍　制香附　新会皮　炒丹参　炒归身　红皮枣

如服参须或胀满或燔热，仍用西洋参钱半。

又方腹胀且痛尚未平，复服此方

左金丸　炒丹参　杭菊花　法半夏　抱木神　佛手花　红皮枣　玉蝴蝶　炙甘草　九香虫　生白芍　炒川楝　新会皮　竹二青

三十年三月初十日方

示及近时病由，病在肝肺。左肝右肺，为升降道路。向有积痞，左行于右，左块较软，右部时升。肺能制肝，是胜其所胜；肝反制肺，是胜其所不胜，所以左减而右增也。夙昔诸虚毕集，吃紧总在咳嗽多痰，痞块攻动，病本纷沓，药多牵制，拟肝肺两和。

吉林须　新会络　川贝母　生白芍　炒丹参　炙甘草　丝瓜络　全福花　炒杜仲　宋半夏　炒川楝　醋炒延胡　佛手花

痰　湿

陈太太

时邪已清，仍扰动痰湿，旧病湿不由便而达，痰不上咯而松，以致口淡脘闷，神疲纳少。痰邪湿邪阻遏气道，气有余便是火，热迫冲脉，每每先期而至。现当瘀后，又天气未凉，未可峻补。再清热以宣痰浊，调气以化湿滞。从前调补之法，尚须变通。

西洋参　盐半夏　抱茯神　杭菊花　炒蒌皮　叭杏仁　北秫米　川贝母　海贝齿

生白芍　炒丹参　绿萼梅　竹二青　鲜荷叶

咳嗽潮热

吴太太敬修太史夫人

诊脉多次，无非咳嗽在肺，灼热在肝，不外肝肺两经，咳嗽或轻或重，潮热旋平旋作。久而不愈，必及于中，中者脾胃也。病境到此，药之偏阳偏阴皆为窒碍，越人所以有过中难治之论。纳谷不见运，所谓胃失其市也；更衣屡见溏，所谓脾失其使也。遂至阳明机关失利，太阴敷布无权，腹腰作胀，四肢亦胀，诸症蜂起。近来咳痰，且复带血，便溏，有时艰涩，种种阴阳造偏。水升火降失其常度，凌于心，气冲惊悸，汗出艰寐；迫于下，经水仍行，带脉失固。且小溲畅利较安，少则发病，肺虚不能通调水道也；气若有不摄，目赤牙痛，肝虚不能驯驭龙雷也。脉息右手弦大，属木扣金鸣；左关肝脉反小，经言肝为罢极之本。自后夏热秋燥，与病不合，风消息贲，尤为吃紧。曷勿用复脉汤，较四物、蒿甲、清骨、泻白诸方，自有力量，而尚灵动。候质高明。

吉林参　元生地　生白芍　左牡蛎　元金斛　陈阿胶　炙甘草　抱茯神　炒丹参　新会白　川贝母　生谷芽　加红皮枣、枇杷叶。

咳逆痞胀月枯带多

王太太方

种种见证，都起于肝。前则肝邪侮胃，脘胀结痞；兹则肝邪刑肺，咳嗽气逆。肺阴愈弱，肝气愈旺，时刻懊侬，痞为上升，胀甚神迷，脉来弦细。奇经亦损，月枯带多。最恐由虚成损。拟肝肺两和，候政。

西洋参钱半　法半夏钱半　东白芍钱半　抱茯神　苓各三钱　二竹茹钱半，玫瑰露炒　真獭肝八分　真川贝八分，去心　左金丸八分　炒丹参钱半　代代花七朵　四制香附三钱　枇杷叶去毛，三片　新会白八分　炒杜仲三钱　瓦楞子三钱，煅

第二方

西洋参钱半　佛手花四分　炒丹参钱半　新会白八分　二竹茹钱半，玫瑰露炒　宋半夏钱半　东白芍钱半　抱茯神　苓各三钱　金石斛三钱　枇杷叶三片，去毛　川贝母钱半，去心　炒杜仲三钱　合欢皮钱半　沙苑子钱半　红皮枣三枚

膏方

调左右之升降，摄上下之气营。

潞党参三两　瓦楞子两五钱　野於术两五钱　新会皮一两　西绵芪三两，生熟各半　法半夏两五钱　黑芝麻两五钱　佛手花四钱　花百合两半　川贝母一两五钱，去心　炒丹参一两五钱　叭杏仁三两，去皮尖　甘杞子一两五钱，焙　炒当归三两　炒杜仲三两　沙苑子一两五钱　大熟地三钱　东白芍一两五钱　白燕窝四两　上南枣二十枚　北五味四钱　抱茯神二两　苓三两　二竹茹一两五

钱，玫瑰露炒　上湘莲四钱

上味浓煎三次，去渣存汁，以陈阿胶三两五钱收膏。每日酌进一二瓢许。临服时，和入另煎吉林参须五分，另磨沉香五厘同服。

潮热痰涎带红

某小姐

潮热许久不退，兼有凛寒，且不甚退清，痰涎带红，或发或止，痰黏颇多，甚于巳午之间。总以三阴失调，心脾既弱，肝邪并炽。所以气逆上攻，膨胀之势，窜腰上膈，纳谷甚少，有时作咳，有升少降，大便艰涩，小溲短少。夏热秋燥已过，能否热退纳强，转危为安，用药仍清热以和阴，调中以顺气，气不用燥，阴不用腻。至于营阴枯竭，本非一时所能获效。

青蒿子　女贞子　制丹参　川贝母　广橘络　霍石斛　北沙参　绿萼梅　抱茯神　东白芍　叭杏仁　嫩白薇　枇杷叶　藕节

咳嗽失血兼惊悸艰寐

李小姐罗店

女子以肝为先天，经云肝为罢极，遂至营阴不足，气火有余。两胁攻胀，有时刺痛，属肝之横逆；当脘懊侬，有时烦灼，属肝之冲犯。甚至口无津液，两耳发鸣。凌于心则为惊悸，艰寐，刑于肺则为咳嗽喉涩，连次咯血，且为痰为沫，胶黏难吐。心与肺之见证，无非由肝而发。肝为将军之官，脘腹间升而少泽，扰攘不安。久病不复自觉，力不能支，神不能振。奇经遂失禀丽，居而忽至毫无色泽，似经非经。种种证情，虚热多而实寒少。虽膏肓发冷，足亦不暖，汗多怯寒，无非营卫不协，所致挟痰挟火。所以实不能攻，虚不受补，偏于凉则碍痰，偏于温则碍火。从本虚标实调理，拟备轻重两方。

轻方

北沙参　寸麦冬　合欢皮　新会络　瓦楞子　抱茯神　宋半夏　东白芍　黑料豆　全福花　绿萼梅　海贝齿　竹二青玫瑰露炒　灯心飞青黛末拌打　冲濂珠粉二分

重方

吉林须　东白芍　炒丹参　佛手花　冻秫米　淡秋石　炒阿胶　抱茯神　苍龙齿　川贝母　黑料豆　叭杏仁　冲濂珠粉二分　鸡子黄一枚　煎入龙眼肉二枚内包川连，外滚金箔、竹二青玫瑰露炒。

如心中懊侬难过，或两胁刺痛作胀，姑备急治法。若连诸症，仍服一轻一重正方。

人参磨汁　沉香磨汁　水梨打汁　白芍磨汁　地栗打汁　人乳汁　甘蔗打汁　藕汁

如腹痛，去梨汁；脘嘈，去地栗汁；倘泄泻，诸汁均不服。

汁饮内人参磨汁，不同煎剂，发胀。

诸汁调匀温服。如嫌胶黏，略冲开水，徐徐酌服。

病情较前略有增减，痰血不发，黑涕渐平，心里懊侬觉减。惟近来见证，仍属肝邪为多，扰于胃则脘胀纳减，得嗳为舒；侮于脾则气攻便燥，下屁为松。肝气之旺，必由肝营之亏，气无营养，走散无度。其气之逆而上升，又复散而横窜，腹部两胁皆为膨胀，及于腰俞，牵于尾闾，无所不至。其心旁辘辘痛响，小溲短赤。挟动龙雷，内热外寒，左颧发热，背俞愈寒。起病总在于肝，连及于心，牵及脾胃，从中必有挟痰郁火。其不能受补者，为肝病本来拒补。所以用药极为细腻，恐黄连、肉桂名进退汤，苏梗、参须名参苏饮，实在不敢轻试。再拟调其气而潜其阳，和其营而清其阴，参以熄风豁痰。候玫。

轻方如洋参不合，改用北沙参

西洋参　苋麦冬　玉蝴蝶　合欢皮　东白芍　珠母粉　宋半夏　炒丹参　京元参　抱茯神　柏子仁　佛手花　竹二青　莲子心　煎入左金丸。

重方

北沙参　宋半夏　抱茯神　霍石斛　夜交藤　炒丹参　东白芍　鲜橘叶　炒阿胶　北秫米　远志肉　绿萼梅　合欢皮　柏子仁　叭杏仁　加竹二青。另煎吉林参须三分，冲。另研濂珠一分，冲。

复诊　近示病情，反复甚多。大约春分大节，厥阴当令正旺，所以气攻尤甚，甚至上升欲呕。升之太过，降更无权，扰胃刑肺，失血复发，痰中连次带溢，或为懊侬，或为膨胀，潮热时来数次，皆无一定，并有形寒之象。见证如此，恐交夏先为吃紧。用药以肝为纲领，苟得肝火肝气平淡，不特肺胃不为其侮，而心气亦藉以镇慑。并叙大经先生论脉：弦大而缓，恐似脉小病退，脉大病进。是否，候政。

北沙参　玉蝴蝶　竹三七　元金斛　炒丹参　川贝母　糯稻根　佛手花　抱茯神　东白芍　炙甘草　沙苑子　新会络　红皮枣

示及病由，服紫河车后，既有膨胀，又出汗淋漓，又似不为服药而起。仍时寒时热，口苦发热，小便频数且短，舌苔尖缝起刺，且有时腹痛，有时气不接续，种种见证，仍属心肝致虚，中焦复失输运。读方先生方，潜阳育阴，确是正治，实因病情辗转不定，未必即能取效。拙拟叠次服药，虽不多，而亦有过无功，然不能不敬遵尊命议药。目前腊尾春头，厥阴又属当令，本为虚不受补，当从轻浅调治，以养心止其汗，柔肝和其热，佐以运用脾阳，化湿浊，鼓中气，并开胃纳。拟方候政。

北沙参　白茯神　绿萼梅　炒丹参　生谷芽　炒淮麦　糯稻根　元金斛　法半夏　玉蝴蝶　新会白　麻黄根　夜交藤　炒竹茹　红皮枣

细读病情一半，跃跃欲用肉桂，读至末条，与拙见相同。所以用桂者，为现在病情懊侬欲呕，腹痛且膨，属上热下虚，有欲过中之势。中者，脾胃也，被肝来克，脾升胃降无权，胃阴伤，口唇干燥，脾阳困便干后溏。奇脉亦损，经耗带多。女科门本有寒热往来，皆由肝出，万无用截疟诸品，最合十全大补之法。倘不敢轻服，一剂分三日服，请为试之。大约有裨无损，未识能首肯否？以方案代书札，祈为鉴政。

安肉桂　元生地　抱茯神　炒丹参　炙甘草　红皮枣　炙阿胶　炒夏曲　淡乌鲗　新会白　代代花

某三小姐

示及病情，表为之虚，内为之实，因感冒发散太过，容易嚏喷。拟实表清里，用玉屏风散法。

西芪皮　北沙参　冬瓜子　新会皮　川贝母　嫩白薇　黄防风　光杏仁　白茯苓　冬桑叶　东白芍　竹二青

头眩兼心悸

熊太太

就述证情，大致肝病为多。经言：诸气之升，皆属于肝。肝体阴而用阳，侮犯中焦，铄灼上冲。苦主火，酸主肝，其为肝火无疑。甚至上蒙清空之部；为头眩，逼近宫城之处，为心悸。考诸脏附于背，营枯不能受热；冲脉镇于下，血损不能高枕。女科本以肝为先天，由悲伤起因，由肝而及心脾，总之三阴皆虚。虚不受补，肝病拒补也。愈虚而愈不受补者，所以前能受补而今不能受也。发时若形外脱，其亏损可知。拟上两方，一为发病服，一为调理服，进退其间，服无不效。病发时如热升上冲，吝酸口苦，若欲脱象诸证，服三五剂不等，服之应效，多服亦无不可。

西洋参　法半夏　玉蝴蝶　真獭肝　石龙齿　北橘叶　竹二青　左金丸　生白芍　佛手花　辰茯神　制丹参　炒远志　红皮枣　受补可加吉林须五分。

调理方　大约十月、十一月天寒，必能受补，不计帖数。

生白芍　抱茯神　炒归身　佛手花　橘叶　宋半夏　煅龙齿　制女贞　玉蝴蝶　竹茹　盐水炒杜仲　蛤粉炒阿胶　吉林参须　潼蒺藜　白蒺藜　煎入龙眼肉三枚，内包黄连二分，外滚金箔一张。

肝　厥

吴太太

女科以肝为先天，所以诸病无不关肝。因产育多次，肝营为虚，肝气偏旺，遂有厥逆之象，遂至舌质发热，神明失主，气冲流涎，闭目流泪，无虚不至。近来肝常为逆，肺失为降，木扣金鸣，咳嗽随时举发，或稠痰或稀沫，大致中挟痰邪饮邪。凡痰饮化燥者，必多失血。肺本制肝，肝反刑金，经旨所谓胜其所不胜，不胜其所胜。因之诸虚纷沓，五心烦灼，脘宇懊侬，气窜作痛，并无定处，无非络脉空虚，气营偏胜。奇经无从禀丽，带脉不固，近复偏产有形。连诊脉情，或浮濡，或细滑，幸数不现，舌常光滑。能否向春不加潮热盗汗，以免由虚成损。拟肝肺两调，肝为刚藏，济之以柔；肺为娇藏，济之以养。而痰邪饮邪停留，大都湿注中焦，中者脾胃也，甘缓之品亦不可少，与纳谷甚呆、大便易溏两者，亦有裨无损。

吉林须　生白芍　炒丹参　花百合　新会络　川贝母　枇杷叶　淡秋石　炙甘草　冬虫草　炒阿胶　桑寄生　白茯苓　红皮枣

附加减诸法：

——十帖后去吉林须，可用吉林参五分。如身灼喉燥，加西洋参钱半。

——腹痛便溏，去秋石，加人乳拌蒸於术钱半。

——胸闷，去阿胶，五六日后仍加入。

万一盗汗自汗，加炒淮麦钱半，糯稻根三钱。

万一气喘痰饮，加全福花钱半，紫石英钱半，不得已加姜汁炒五味子四分，蜜炙广蛤蚧去头足八分。

万一中宫窒塞，纳呆面浮，加佛手花四分，元金斛三钱，生谷芽三钱，冬瓜皮三钱。

万一恶寒多，发热少，加西芪皮钱半，黄防风钱半。

万一络脉窜痛尤甚，加鳖血炒丝瓜络钱半，新绛屑四分。

万一喉痛音嘶，加寸麦冬钱半，白柿霜三钱。

万一又为失血，加酒炒旱莲草三钱，炒藕节两个，炒丹参钱半。

万一月事趱前，加沙苑子三钱，煅龙骨钱半。

万一带下淋漓，加淡乌鲗钱半，湘莲肉三钱。

示及厥逆、惊悸两平，口内潮润，惟营阴不足，气火有余，每夜潮热，脘宇嘈杂，所谓气有余便是火，营不足多变痰，且与内风内湿互为扰攘，食后发胀，牵连两胁，上冲即吐酸水，白沫杂来，皆属肝邪为逆，心肝两虚，肢体转侧皆麻，寤不安神，喉甜舌黄，面色青晄，种种见证，虚多实少。拟柔肝以熄内风，和脾养心而化痰邪湿热，候政。

西洋参　生白芍　煅龙齿　宋半夏　新会络　绿萼梅　杭菊花　抱茯神　银柴胡　陈秫米　炒丹参　玉蝴蝶　冲濂珠粉二分　加炒竹茹、红皮枣。

示及视事稍劳即不感冒，肝邪顿起，咳嗽未止，属肺不制肝，能胜反为不胜。两次厥逆，膝冷手灼，气涌痰哽。现在嗜卧目重，气促鼻煽，脘宇嘈杂，小溲不畅。大致发热仍关潮热，气涌仍关咳嗽，从中痰邪饮邪因肝发动，有升少降。拟轻重两方，候政。

轻方

北沙参　生白芍　光杏仁　川贝母　宋半夏　白茯苓　枇杷叶　粉蛤壳　白蒺藜　佛手花　新会白　元金斛　杭菊花　炒竹茹　红皮枣

轻方先服三剂。如不见效，服重方数剂，必有应验。

重方

吉林须　生白芍　宋半夏　白茯神　冬虫草　淡秋石　枇杷叶　石决明　元金斛　川贝母　煅龙齿　叭杏仁　新会络　炒竹茹

肝风证

杭州王太太

痧发之后，营阴受伤，生风生热，走窜络脉，手足偏右，疼痛绵延未止。风本属肝，头痛耳鸣，夜寐发热，舌苔红裂，种种营阴不足，气火有余，风势煽铄所致。拟清阴和络养肝为主，兼顾心脾，较为周到。

西洋参　白蒺藜　桑麻丸　东白芍　左秦艽　厚杜仲　女贞子　潼蒺藜　寸麦冬　梧桐花　黑料豆　制丹参　丝瓜络

无胸闷等症，可加元生地三钱；能受滋阴养血，再加蛤粉、炒阿胶三钱；不嫌升提，再加吉林参须五分。照此调理，有益无损。

肝病多怒

女科以肝为先天，善怒而多火，厥阴冲犯太阴、阳明，当要脘宇作痛，痛势自午至夜半为甚，属气痹营虚也。由胃及脾，阴稀为脾泄，结燥为脾约，种种脾升胃降失司，中无砥柱，郁火内炽，嘈杂一发，纳食即呆，病久渐损，肌肉瘦削，遇事多怒。照述拟方，治肝木以柔克刚，调脾胃以通为补。

野於术　东白芍　川青皮　合欢皮　制丹参　沙苑子　绿萼梅　沉香曲　西党参檀香汁炒　桑寄生　姜半夏　西洋参　竹二青

脘痛善怒

陶太太

女科以肝为先天，善郁而多火，厥阴冲犯阳明、太阴，当道脘宇窒痛，自午至夜半作痛者，都属气痹营亏。由胃犯脾，更衣结燥为脾约，溏薄为脾泄，皆自脾升胃降失司，中无砥柱。郁火为炽，心中每发嘈杂。壮火不能运谷，所以谷纳更呆，肢体瘦削，遇事善怒。照述处方，拟柔肝调中，佐以苦辛通降，应无不合。

西洋参　生白芍　新会叶　左金丸　四制香附　沙苑子　炒竹茹　炒夏曲　佛手花　玉蝴蝶　抱茯神　炒杜仲　合欢皮　红皮枣　随服吉林须五分。

腰痛泛酸

许太太

连病损及三阴，渐及奇经，经水久居不行，遂至营卫偏胜，寒热每每发作，诸虚杂出，肢腰酸痛，络脉拘牵。心脾既虚，肝邪偏旺，脘宇胀满，纳少泛酸，气升口干，种种营虚气痹。趁此冬令，治须培养。

吉林参　四制香附　鸡血藤膏　川贝母　生白芍　玉蝴蝶　炒竹茹　炒阿胶　潼蒺

藜　炒夏曲　抱茯神　佛手花　新会叶　红皮枣

万一感冒，如寒热咳痰，气喘脘满，或肝气重发，脘痛骨酸等，服三五剂。

冬桑叶　光杏仁　佛手花　左金丸　川贝母　杭菊花　姜竹茹　嫩白薇　焦米仁　生白芍　炒夏曲　新会红　炒丹参　干荷叶

脘闷胀有时泛恶

四太太

胃阴既伤，脾湿未清，病后当脘嘈杂减而未除，有时泛恶，有时作胀。脉历证细软为多，舌黄边白，总未退尽。再从清养以和胃，芳香以醒脾。

第一方

干佩兰　川通草　新会皮　川郁金　青荷梗　炒黄芩　赤茯苓　香青蒿　炒枳壳　红皮枣　生米仁　鲜佛手　炒蒌皮　益元散　鲜稻叶

第二方

北沙参　广藿香　新会白　益元散　环粟子　柔白薇　生熟谷芽　生苡米　红皮枣　野蔷薇　川石斛　云茯苓　鲜佛手

泛恶兼腹胀

王奶奶

营失养肝，肝气侮中，犯胃为泛恶，侮脾为腹胀。肝脾机关失利，四肢皆为酸痛。肝气本通于心，梦多艰寐。遂至虚及奇经，期愆色淡，带脉不固。再拟调气和营。

西洋参　沙蒺藜　东白芍　淡乌鲗　苍龙齿　宋半夏　生於术　佛手花　抱茯神　川杜仲　北秫米　制香附　竹二青　红皮枣　煎入左金丸八分。十帖后受补，加吉林参须五分。

腹泻后头眩痛发热

罗少耕大姨太太

肝体不足，肝用偏旺，早有脘胀头眩，入夏来郁湿复[1]滞中焦，脾胃受困，加以肝木来侮，勃发呕泻。现在呕止泻平，并无寒热，惟胃纳总未见旺。着紧者尤在头部发热，热而痛，痛而晕，日轻夜重，其热势痛势上及巅顶。旁及眉棱。合之脉弦滑，舌苔光红，中心少液。证情似虚而非实，本而非标，虽属外因，当从内因调理。录方候政。

西洋参　风霍斛　制女贞　蜜炙桑叶　荷叶边　杭菊花　抱茯神　元精石　白蒺藜　竹二青　东白芍　炒丹参　苍龙齿　生熟谷芽　红皮枣

① 复：原作"扶"，据文义改。

复方

风从肝出，热从心生，属内风而非外风，虚热而非实热。所以上扰清空则为头部眩晕，煽铄娇脏则为气冲发呛。牵连诸恙，两耳时鸣，神志恍惚，有时出汗，有时泛痰。脉弦滑较减，仍细实少力；舌红势渐淡，仍光剥少液。虚非一藏，心肝两亏，肺脾亦为受病。须得持久调理，以冀次第复元。

西洋参　夜交藤　炒怀膝　东白芍　甜橘饼　红皮枣　灵磁石　抱木神　风霍斛　白蒺藜　糯稻根　全福花　炒丹参　冬青子　滁菊花　枇杷叶

再复方

手三阳之脉受风寒仗留而不去，则名厥。头痛入连在脑者，则名真头痛。此《难经》之论头痛，专从外感立说也。兹则并无外感，都属内虚，虚则生风，上扰清空。向有头晕，晕甚为痛，有根屡发。现在发而较平，痛或仍晕，耳鸣亦未平复，肝风之外又挟肝气。侮于脾，早有脘胀；刑于肺，近为胸闷。甚至欲嗳不出，得食作酸。脉两手细突，舌光剥少液。再从熄养，于和阴之中参以调气。是否有当，即候政行。

西洋参　珠母粉　夜合花　奎白芍　新会叶　风霍斛　绿萼梅　抱茯神　炒丹参　炒淮膝　滁菊花　白蒺藜　竹二青　荷叶边

三复方

诸风掉眩，皆属于肝。肝气挟痰刑于肺，屡发咳呛，胸次窒塞。肝阳为热扰于心，神烦不安，彻夜少寐，欲嗳不利，得太息较松，食入即胀。脉息弦减仍滑，舌苔红退转润。再拟清养。

北沙参　川贝母　抱茯神　玉蝴蝶　东白芍　炒淮膝　竹二青　红皮枣　合欢皮　金石斛　远志肉　炒丹参　夜交藤　新会红　代代花　鲜莲心

四复方

北沙参　刀豆子　全福花　玉蝴蝶　光杏仁　鲜莲子心　金石斛　抱茯神　代赭石　川贝母　竹二青　枇杷叶　佛手花　远志肉　夜交藤　淮牛膝　红皮枣

五复方

风气通于肝，高巅之上，惟风可到，是头痛属肝风为多。然痛连眉棱者，张子和谓属足阳明胃经，似不得专责诸肝，又当兼责诸胃。夫胃与肝为表里，胃之经与胃之府亦表里也。病情由表及里，即由经及府。头痛止后，纳食从此呆钝，口中并为乏味。土愈虚者木愈强，胃系既属上逆，肝气从胃内侮，自脘宇上至胸膈，抑塞鲜通，欲嗳不出，转为呃忒，食物至咽，似乎格格不下。至于艰寐频仍，牵连而发，虽属心阴不足，心阳有余，亦未始不关肝火之旺。肝，经不云乎入卧则血归于肝，胃不和则卧不安，以肝主藏魂，血虚则魂失安藏，惊悸不能交睫；胃居乎中，气弱则中愆常度，上下因之失济。历诊脉情弦滑略减，六部皆见细软，舌苔红剥已平，略形滋润。目前调理，偏温燥恐碍营虚，偏滋腻有妨气滞。铢两于两营之间，拟柔肝和胃为主，佐以养心，兼以保肺，于干呛少痰亦能关涉。候政。

第一方

北沙参　全福花　佛手花　夜交藤　枇杷叶　红皮枣　川贝母　代赭石　真獭肝　金石斛　竹二青　鲜莲子心　陈秫米　抱茯神　绿萼梅　炒淮膝　鲜橘叶

附加减：

如呃忒已平，去全福、代赭，加炒丹参、奎白芍。

如头痛发热平而复作，加元精石、杭菊花。

如咳呛较甚，吐痰不利，加光杏仁。

如自汗盗汗，汗出甚多，加炒淮麦，或加糯稻根。

第二方

西洋参　炒淮膝　夜交藤　新会红　红皮枣　元金斛　奎白芍　抱茯神　川贝母　忘忧草　潼夕藜　炒丹参　佛手花　北秫米　竹二青

附加减：

如屡屡火升，夜寐不合较甚，加珠母粉。

如头部眩晕，行动即来，加明玳瑁。

如呃忒时来，喉间气逆，加全福花、代赭石。

如干呛少痰，胸次窒塞，加枇杷叶、光杏仁。

如口中不渴，呕吐清水，当脘懊侬，加仙露半夏。

如嗳气不爽，每每上泛作酸，舌苔不见光剥，口中不喜引饮，试加左金丸入药同煎。如见口渴舌剥，此丸即不能用。

第三方

吉林须　潼夕藜　抱茯神　奎白芍　竹二青　西洋参　白夕藜　海贝齿　炒归身　代代花　滁菊花　合欢皮　新会皮　炒丹参

附加减：

如服后作胀，气升发嗳，用参须代水磨乌沉香一分，冲药内服。服沉香后胀势仍少平复，只得不用参须，并沉香亦无须加入。

如服后面部火[1]升，眩晕复来，方内亦去参须，加入盐水煅石决明八钱。

如大便四五日不解，用瓜蒌仁三钱，不应再加入火麻仁三钱。若大便畅解，即当除去不用，恐太过反为便溏也。少食者便自少，与寻常停滞腑闭不同，一切攻下之剂均在禁例。

备感冒风寒挟滞方　如头痛头寒，脘胀泛恶，便溏纳呆，舌白脉细等证，暂服此方一二剂，平即不服。

黄防风　川郁金　白茯苓　粉前胡　老苏梗　新会皮　姜竹茹　佛手柑　厚朴花

① 火：原作“大”，据文义改。

焦建曲

备感冒风热挟痰方　如咳嗽头疼，身热汗少，口渴引饮，脉浮舌黄等证，暂服此方一二帖，平即不服。

冬桑叶　光杏仁　柔白薇　杭菊花　方通草　川贝母　白茯苓　蜜炙前胡　薄荷梗　枇杷叶

骨节酸痛艰寐谵语

张方复诊

示及病情，似乎轻减，尚未可恃。胸背早损，损则气营内亏，不能灌溉经隧，所以肢骱酸痛，屈伸不利，夜烦少寐，汗出谵语，面皏带青，舌苔青黑，种种营阴不足，气火有余，肝肾为虚，必肾精不摄挟痰。再驯龙雷而和络脉。

元生地　潞党参　黑料豆　川贝母　抱木神　川北仲　九制首乌　西洋参　左牡蛎　桑寄生　川续断　淮小麦　制丹参　淮山药　女贞子　潼夕藜　红皮枣　竹二青　炒龟板胶　陈阿胶收膏

积饮气痛经阻带下

某太太

大腹膨满，属气痹阴伤，中有积饮，挟肝气为扰，痛则块见，不痛块隐，面浮目糊，小溲短少，如气痛作甚，一饮一食，俱不能下，种种虚不受补，而食补又难复元。现在经水涸阻，带下不断，未识向春能有减无增否。再拟调气和营。

制香附　陈橼皮　白茯苓　生杜仲　沉香曲　福泽泻　鸡血藤胶　生白芍　炒怀膝　淡乌鲗　佛手花　海桐皮　试服金匮肾气丸，每日二钱。

头痛腹痛月经趱前

小姐膏方

禀体素虚，中西之学兼营并进，心气心阴未免受伤，主宰为虚，肝肺因之亦弱。头痛腹痛属肝，涕多色皏属肺。前诊脉弦数，月事趱前，必致肝升太过，肺降无权，日后防潮热咳嗽。拟气阴并调。

元生地　潞党参　炒丹参　川贝母　沙苑子　白蛤壳　野於术　炒延胡　湘莲肉　怀熟地　四制香附　抱茯神　佛手柑　川杜仲　苍龙齿　西绵芪皮　炙草　燕窝　阿胶　西洋参　合欢皮　生白芍　寸麦冬　制女贞　制萸肉　黄防风　陈皮　南枣

泻泄月经不行

俞山太太　甲辰十月初四日

屡诊[1]脉情，细清为多，且泄泻频仍，胃纳不开，气虚于阴，确是明证。但肺气已弱，肺阴亦亏，气阴两伤，遂至月事失行，明热形重，喉音不亮，损怯情形已见一斑。目前吃紧总在脾胃两经，而咳嗽尤为此症之纲领。拟阴气并调，养阴不用滋腻，补气不用湿惨[2]，用药不求有功，但求无过。

吉林参　人乳拌於术　炒夏曲　炒丹参　川贝母　西芪皮　枇杷叶　米粉炒阿胶　生白芍　炙甘草　新会白　冬虫草　黄防风　竹二青

风热喉痹

宪太太方

禀体肝旺，肝邪为热，煽铄娇藏，又复挟痰挟风，以致喉痹多年，屡平屡发，轻则咽喉干燥，重则红肿作痛。肺不制肝，肝阳益炽，有升少降，头眩目花，两耳鸣响。其风痰热邪，又复走窜络脉，肢节麻痹。脉息弦滑，甚于左关；舌苔有黄有白，每每厚腻非常。主以柔肝保肺，佐以息风而化痰热。

羚羊尖　粉蛤壳　冬桑叶　苍龙齿　竹沥汁　炒佳蚕　川贝母　杭菊花　橄榄核　枇杷叶　块马勃　光杏仁　抱茯神　瓜蒌仁　鲜荷边

积　聚

某少太太

向有积聚心下脐上，正当脘宇之间，夏秋必发。胀满由于脾胃升降失司，清浊为于中伤者，厥阴必有气火，所以牙痛频仍，头常发晕。因虚为热，月事反为趱前。拟丸方，用调气和营，藉以养三阴而和八脉。

炒夏曲　全当归　川杜仲　抱茯神　沙苑子　西潞党　制女贞　绿萼梅　东白芍　川续断　甘枸杞　西洋参　墨旱莲草　西砂仁末拌炒元生地　玫瑰花十朵炒於术　人乳拌制香附

上味生打粗末，晒燥，再研细末，水泛为丸。每服三钱，不拘早晚，开水送下。

某姨太太膏方

考有形为癥，无形为瘕。界于癥瘕之间，每每腹劳攻胀。女科以肝为先天，所以病

---

① 诊：原作“珍”，据文义改。
② 湿惨：疑当作“温燥”。

仍在于肝，凌心则心悸，侮胃则脘嘈，甚至纳谷式微，懊侬[1]胀满。营气出于中焦，奇经因之枯少，转月后期者多。夏秋诊脉并无感冒，入冬更可进补。拟调气和营中，参以血肉有情者，可涉八脉而益三阴。

血蜡鹿茸　上红花　甘杞子　合欢皮　龙眼肉　吉林参　生白芍　川杜仲　元生地砂仁末打　月季花　鸡血藤胶　千张纸　沙苑子　桑寄生　干鲍鱼　四制香附　绿萼梅　抱茯神　新会络　毛燕窝

足　肿

某太太

就述足部肿痛，有形高起，着热尤甚，恐是紫云风，又防脚肝气，总之血燥生风。拟清营阴化痰熄风。

梧桐花　大生地　黄防风　川杜仲　宣木瓜　竹沥夏　香独活　羚羊片　怀牛膝　炒当归　五加皮　牛蒡子　丝瓜络

洗方

扁柏叶　川黄柏　生大黄　紫荆皮　络石藤　西赤芍　加陈酒一杯，同煎，洗患处。

以上女科。

中　风 附风痰酸痛

中风偏左，左者为瘫，手足屈伸不利，抽搐无度，舌音不清，按脉细弦。治以温降息风。

川桂枝　炙虎胫　天仙藤　伸筋草　梧桐花　羚羊片先煎　炙龟板　炒杜仲　竹沥夏　丝瓜络　全当归　海风藤　晚蚕砂　酒桑枝

中风门，痱与懿，合风痹、偏枯，为四大证，多主温补。以外风病，温凉补泻，无不可行。现在见证，本非中脏中腑，而邪在筋络，所以足力弛软，腰不能支，手难提高，指有颤动。究之肝肾两经，无不见虚，以腰为肾府，肝主搐搦。惟痰湿禀体，又当夏令，滋腻温纳，确属难进也。

西党参　法半夏　生白芍　虎胫骨炙　左秦艽　九制首乌　梧桐花　炒当归　元武板炙　片姜黄　炒杜仲　桑寄生　千年健　功劳叶去刺

久有风患，屈伸虽利，步履欠稳。湿由脾生，风从肝发，两者互扰，外则走窜经络，内则阻遏中宫。外偏于风，内偏于湿，新旧病皆根于此。

生白术　桑寄生　采芸曲　厚朴花　焦苡米　宋制夏　木防己　香独活　晚蚕砂　新会皮　鲜佛手　功劳叶　干佩兰　千年健

① 侬：原作“怀”，据文义改。

复诊　气虚生痰，营虚生风，风邪挟痰，走窜经络，偏左肢骱酸痛，手则不能高举，足则开步不利，脉右部滑大，左部细弦，舌苔黄腻，纳食欠旺，秉体丰腴，气分早亏。以脉合证，又属气虚于营。经云：卫气虚则不用，营气虚则不仁。拟宗此旨，立方调理，谅[①]无不合。

生於术　竹沥夏　晚蚕砂　梧桐花　海风藤　炒归身　桑寄生　炒杜仲　新会皮　木防己　炒怀膝　抱茯神　丝瓜络　玫瑰露　炒竹茹

肝阴不足，肝阳有余，阳化内风，上扰清空，两目起星，渐近失明。关系者又在头眩屡发，厥阴冲犯阳明、太阴，呕逆泛痰，每每牵连并作。脉见细弦，舌苔中剥。气与阴亏，风与痰盛，久防类中。拟以和养。

西洋参　东白芍　杭甘菊　煅龙齿　白潼蒺藜去刺　宋半夏　元精石　抱木神　炒丹参　炒怀膝　甘杞子　荷叶边　玫瑰露炒竹茹

左臂瘦削，屈伸不利，酸痛延及肩项，甚至上连头额，属营虚生风，风入于络，久防偏枯，脉息细弦。治以和养。

炒当归　桑寄生　五加皮　厚杜仲盐水炒　杭菊花　香独活　梧桐花　海风藤　白蒺藜去刺　嫩钩藤　宣木瓜　威灵仙　丝瓜络　十大功劳

痿　痹

风寒湿合而成痹，寒胜者为痛痹，痛势由环跳及于盖膝，步履不仁，脉息沉弦。治宜疏和。

香独活　炙虎胫　天仙藤　生白芍　炒杜仲　桑寄生　酒当归　川桂枝　炒川断　五加皮　淮牛膝　新会络　丝瓜络

劳　伤

咳嗽肉落，潮热，肢肿失血，由阴伤气，渐入劳怯。

炒党参　扁豆皮　川石斛　紫石英　川贝母　炙甘草　北沙参　白茯苓　东白芍　全福花包　炒夏曲　新会皮　枇杷叶　红皮枣

环跳酸痛，背脊酸软，尾闾尤甚，脉见弦数，最恐由损径而入劳径，有人身缩短之虞。

吉参须另煎冲　生白芍　炙龟板　炒丹参　炒杜仲　桑寄生　九制首乌　炙虎胫　宣木瓜　炒当归　金狗脊炙去毛　广陈皮　丝瓜络

肝升太过，肺降无权，当脘作胀，有时发嗳，咳嗽潮热，有时失血，脉见弦数，舌苔光剥。阴为伤而气为痹，由损成劳之势。拟以和养。

---

① 谅：原作“亮”，据文义改。

大沙参　冬虫草　炒丹参　东白芍　真獭肝　忘忧草　川贝母　合欢皮　光杏仁　绿萼梅　全福花[①]　炒怀膝　新会皮　枇杷叶

脾肺两伤，上为咳嗽，下为便血，渐至肉削纳少，形寒潮热，势将由伤成劳，脉见弦滑。和养主之。

炒党参　炒丹参　炙款冬　焦楂炭　炒扁柏　白茯苓　炒红曲　生白芍　炙紫菀　炒杜仲　炙苏子　陈广皮　红皮枣

潮热出汗，咳嗽不已，进劳颇为直径。治以清降。

北沙参　生白芍　白茯苓　血燕根　粉蛤壳　光杏仁　西芪皮　冬瓜子　白石英　旋覆花　炒怀膝　枇杷叶　新会红　肺露

脉六部弦数，属禀体阴虚，则生热，肌灼口渴，舌苔光红。治以和养。

西洋参　东白芍　制女贞　炒丹参　炒杜仲　川牛膝　川石斛　黑料豆　银柴胡　抱茯神　桑寄生　新会皮　红皮枣

痰血后咳嗽不甚，吃紧在形寒潮热，一日数阵。属营卫造偏，营争为寒，卫争为热，防由虚入损。脉息滑数。拟以和养，养肺可以和肝，脘胀亦能照顾。

北沙参　川贝母　炒怀膝　生白芍　新会络　合欢皮　银柴胡　川石斛　金沸草　炒丹参　绿萼梅　枇杷叶　光杏仁　代代花

咳嗽为病之主脑，日晡潮热，汗出淋漓，目如火出，胸胁引痛，种种肝肺大伤。关系者又在纳呆便溏，越人所谓过中难治。秋分前后，能否支持。拟鼓舞中州，以和营卫而摄上下。

吉参须另煎，冲　人乳拌茯苓　原金斛　煅牡蛎　沙苑子　炙甘草　淡秋石　东白芍　炒淮麦　炒丹参　炒夏曲　枇杷叶　川贝母　上南枣

干咳起因，肺管受伤，喉咽哽痛，失音失血，渐至纳呆盗汗，肉随痰削，脉息弦数。春末夏初，与病尤为吃重。治以和养，能否由损出劳。

北沙参　冬虫草　淡秋石　叭哒杏　川石斛　生白芍　川贝母　白柿霜　青果核　血燕根　冬瓜子　红皮叶　粉蛤壳　红皮枣　鸡子青冲

劳伤中气，表里不摄，表为汗出，里为溺多，脉象沉弦。和养主之。

生绵芪　炒淮麦　覆盆子　桑螵蛸蜜炙　炒川断　抱木神　东白芍　炒丹参　炒杜仲　花龙骨　沙苑子　新会皮　红皮枣

脱力挟湿，纳呆肢倦，按脉沉弦。治以疏和。

法半夏　焦建曲　白蔻仁　川郁金　佛手柑　新会皮　制小朴　粉萆薢　焦米仁　白茯苓　干佩兰　酒桑梗　西砂仁

积年劳伤，肝脾疏运无权，腹旁结痞，渐及当脘，每发痛势为甚，脉息细弦。拟以

① 全福花：即旋覆花。

温通。

淡吴萸　九香虫　炒当归　焦建曲　陈橼皮　佛手柑　东白芍　川楝子　大腹皮　炒香附　新会皮　白茯苓　西砂仁

肺肾两虚，且咳且喘，脉息细软。治以和养。

生绵芪　广蛤蚧　炙款冬　旋覆花　白石英　冬瓜子　北沙参　炙苏子　光杏仁　炒淮膝　东白芍　银杏肉

气逆为喘，痰升为咳，喘重于咳，清晨为甚，按脉濡细。现在体发瘾疹，虽有余邪，理无表散。治当清肺纳肾，于痔血亦能顾及。

生西芪　北沙参　叭杏仁　白石英　东白芍　白茯苓　广蛤蚧　川贝母　旋覆花包　炒怀膝　冬瓜子　新会皮　藕节炭

阳明之血，假道于肺，失血又发，夹痰而出，吐时牵连咳呛，脉见弦滑。治以清降。

大沙参　旱莲草　粉蛤壳　竹三七　冬虫草　生白芍　川贝母　茜根炭　冬瓜子　炒淮膝　川石斛　光杏仁　藕节

失血后肝肺两伤，咳呛绵延，痰胶肉削，脉息沉弦。防入怯门，亟宜保脉清阴。

北沙参　川贝母　全福花包　冬瓜子　血燕根　冬虫草　炒淮膝　叭杏仁　白石英　生白芍　新会红　川石斛　枇杷叶蜜炙　丝瓜络

喘而咳，咳而血，由肝肺内伤所发，脉弦大。治宜和养。

北沙参　旱莲草　白石英　川贝母　参三七　仙鹤草　炒淮膝　旋覆花包　生白芍　冬瓜子　光杏仁　新会络　藕节

失血后肝肺大伤，咳呛绵延，肉随痰削，属由损进劳之势。脉弦滑。治以和养。

北沙参　川贝母　冬瓜子　炒淮膝　白石英　冬虫草　光杏仁　东白芍　旋覆花包　新会皮　血燕根　粉蛤壳　枇杷叶蜜炙

鼓胀

肝脾内伤，已成鼓胀，两便失利，上逆为咳，脉息细弦。治以和降。

安肉桂　黑牵牛　光杏仁　大腹绒　炒香附　黑车前　生白芍　炒川楝　陈橼皮　焦建曲　生怀膝　粉萆薢　陈麦柴

鼓胀伤气易治，如耗阴者最不易调。膨脝[1]脐平，二便少行，脉左弦数，舌剥口渴。拟通关导水。

安肉桂去皮后入　肥知母　野赤豆　焦建曲　炙鸡金　水炒川柏　生白芍　白茯苓　新会皮　炒川楝　炒丹参　炒淮膝　陈麦柴

膨胀受温，温则气通逐水，脉细弦，肝脾久伤。治以温通。

---

① 膨脝：膨，原作“臌”，据文义改。膨脝，腹膨大貌。

生於术　陈橼皮　汉防己　熟附子　粉萆薢　大腹绒　川椒目　生怀膝　炒泽泻　野赤豆　白檀香　陈麦柴

表里同病，膨胀外再有寒热，发喘，不纳不便，如何支持。

茅术皮　绵茵陈　生白芍　黑车前　炒黄芩　炒川楝　焦建曲　冬瓜皮　大腹皮　制小朴　焦米仁　粉萆薢　野赤豆　陈麦柴

痞散成鼓，大腹发热，愈热愈大，脉芤无度，阴伤气痹，治之不易。

生於术　炙鳖甲　东白芍　陈橼皮　焦建曲　连皮苓　大腹绒　黑车前　炒淮膝　粉萆薢　新会皮　丝瓜络　野赤豆　荸荠干

单腹膨胀，属脾肾受伤，不同积邪水湿，通行即解。脉见沉弦。治以疏降。

制香附　小枳实　焦白术　九香虫　生怀膝　当归须　野赤豆　陈橼皮　连皮苓　炒川楝　新会皮　东白芍　陈麦柴

气鼓渐成，肝脾受伤，属气痹营亏。若两便不走，恐鼓满日增，拟疏降法。

制香附　炒川楝　新会皮　大腹皮　陈橼皮　焦建曲　东白芍　野赤豆　粉萆薢　炒泽泻　九香虫　连茯苓　陈麦柴

腹胀成鼓，两便少行，积水上泛，又有咳呛。脉细弦。拟以通降。

川桂枝　焦建曲　大腹绒　川椒目　炙苏子　黑白丑　陈橼皮　车前子　九香虫　炒泽泻　生怀膝　连皮苓　陈葫芦壳　生姜皮

肿胀伤阴，痰多带血，茎囊俱肿，肿势上行颏下，须得两便通畅为吉，脉细弦。拟以疏导。

煨石膏　炒川楝　川贝母　炙[1]桑皮连　皮苓　甜葶苈　生白芍　光杏仁　大腹绒　粉萆薢　炒泽泻　汉防己　荸荠干　红皮枣

向有哮嗽，饮邪化水外溢，肿势下部为甚，脉息濡细。治以温通。

川桂枝　汉防己　生怀膝　淡干姜　黑车前　焦建曲　连皮苓　川椒目　胡芦巴　法半夏　陈橼皮　陈麦柴

皮水屡发，溺闭即肿，肿势上中下三焦俱到，脉沉。治以通降。

生白术　焦苡米　光杏仁　粉萆薢　炒泽泻　连皮苓　嫩滑石　广陈皮　汉防己　黑车前　茅术皮　炒黄芩[2]　鲜荷梗

肿胀渐及肢面部，胸次窒塞，大便艰涩。现在痰湿逗留，阻遏气道。若小溲通行，不至积水。急图疏化。

川桂枝　甜葶苈　制小朴　连皮苓　东白芍　新会红　法半夏　光杏仁　海桐皮　焦瓜蒌　生怀膝　陈麦柴　炒泽泻　生姜皮

---

① 炙：原作“灸”，据文义改。
② 芩：原作“苓”，据文义改。

水势狂溢，肿胀渐成，膨满腹大，囊肿色亮，泛滥之势，上及高原，气喘有痰。脉见沉弦。拟通导沟渠。

川桂枝　炙[1]苏子　白茯苓　炒淮膝焦　建曲　光杏仁　陈橼皮　生白芍　炒泽泻　广陈皮　焦苡米　甜葶苈　大腹皮　生姜皮

鼓胀筋露脐平，囊茎皆肿，积水不化。治以分导。

川桂枝　陈橼皮　大腹绒　炙桑皮　生白芍　黑白丑　连皮苓　川椒目　炒川楝　汉防己　炒泽泻　黑车前　磨冲沉香　陈麦柴　地栗干

气鼓渐成，膨脝作胀，由气积水，再防肢肿溺短，脉息沉细。治以温通。

淡吴萸　制香附　川楝子　焦建曲　佛手柑　生白芍　九香虫　陈橼皮　大腹绒　炒当归　白茯苓　新会皮　西砂仁

痞散成臌，膨脝作胀，筋露溺短，脉细弦。肝脾内伤，难许调复。

制香附　九香虫　川楝子　黑车前　煨木香　焦楂肉　陈橼皮　大腹皮　新会皮　淡吴萸　生白芍　西砂仁

腹满肢肿，形黄神倦，按脉细弦。治以疏和，兼顾咳呛旧根。

川桂枝　连皮苓　生怀膝　川椒目　炙款冬　东白芍　汉防己　炒香附　炙苏子　新会皮　焦建曲　大腹皮　西砂仁　生姜皮

复诊　两足仍肿，肿势由下升上，咳呛不爽，舌苔粉白，按脉濡细。再以温通。

熟附子　生白术　炙款冬　茯苓皮　法半夏　炙苏子　川椒目　甜葶苈　白芥子　新会皮　木防己　淮牛膝　西砂仁

寒热食荤，肢腹浮肿，将成河白。治以清泄。

木防己　连皮苓　大豆卷　川通草　粉萆薢　紫浮萍　黑车前　炒泽泻　黄防风　赤小豆　新会皮　焦建曲　地栗干　陈麦柴

噎　隔

随食随呕，名曰上隔。脉见细弦。治以通降。

旋覆花　左金丸　法半夏　焦建曲　炒当归　抱木神　代赭石　荜澄茄　戌[2]腹粮[3]　煨益智　生白芍　关虎肚　姜汁炒竹茹　红皮枣

随食随吐，谷粒不能下咽，酒客中气失司，有升少降。拟以苦辛通降法治之。

紫官桂　高丽参须　炙苏子　戌腹粮　炒当归　生白芍　元米炒川连　荜澄茄　淡干姜　代赭石　广陈皮　范志曲　伏龙肝　红皮枣

---

① 炙：原作“灸”，据文义改。

② 戌：原作“戍”，据文义改。下同，不另注。

③ 戌腹粮：《本经逢原·狗》：“狗屎中米，名戌腹粮，又名白龙砂，主噎膈风病。”戌腹，狗属戌，故称狗腹为戌腹。

得食即呕，将成酒膈。

法半夏　焦建曲　荜澄茄　东白芍　粉葛花　左金丸　抱木神　远志肉　戌腹粮　枳椇仁　炒香附　陈广皮　玫瑰露炒竹茹

阴耗阳结，谓之关格，随食随吐，更衣艰涩，攻补不受，大致气与液两亏，痰与饮用事。脉见细涩。调理为难。

吉参须　关虎肚　生当归　荜澄茄　生谷芽　戌腹粮　宋半夏　炒丹参　新会皮　东白芍　范志曲　佛手花　姜竹茹　红皮枣

肝邪侮中，中有积饮，当脘作痛兼胀，吞酸吐沫，按脉细弦。中焦升降失调，厥阴遂为充斥，更衣不利，上格下关之势也。

淡吴萸　姜半夏　生当归　焦建曲　戌腹粮　上川连　生白芍　新会皮　荜澄茄　煨益智　炒丹参　抱木神　姜竹茹

肝邪内扰，积饮蓄痰，阻遏脾胃升降气道，谷食艰下，吞酸吐沫，必得大便通行，渐觉松动，属上格下关之象。高年患此，必须调理，尤宜颐养为功。

吉参须　关虎肚　生白芍　抱木神　法半夏　生当归　左金丸　戌腹粮　炒丹参　远志肉　荜澄茄　新会皮　炒竹茹　红皮枣

上格为呕逆，下关为便闭，上下不和，由于中焦窒塞，当脘满闷，时发懊侬。脉见弦涩，弦主阴耗，涩主气痹。大衍恐难调复。拟以通降。

左金丸　生当归　抱木神　炒丹参　戌腹粮　关虎肚　瓦楞子　远志肉　法半夏　东白芍　范志曲　竹二青　广陈皮

上呕不止，下便不利，是为关格。脉沉弦。老年阴耗阳结，难计调复。

左金丹　关虎肚　远志肉　炒丹参　白归须　戌腹粮　抱木神　新会皮　川楝子　炒香附　沉香曲　生白芍　姜竹茹

有出无入曰格，有入无出曰关。关格之象，上则咽哽不利，得食难下，下则大便不畅，数日一行。按脉沉弦。拟从调降。

吉参须　橄榄核　炒丹参　全福花包　炒淮膝　关虎肚　戌腹粮　抱木神　代赭石　东白芍　川贝母　新会皮　玫瑰露炒竹茹

咳　嗽

久有咳嗽，清肃为虚，以致卫分无权，有感即发。脉见细弦。治以清养。

北沙参　黄防风　川贝母　血燕根　白茯苓　西芪皮　炙苏子　光杏仁　冬瓜子　款冬花　冬虫草　东白芍　枇杷叶　银杏肉

咳嗽痰沫，务辰而生虚症，良医棘手，无补也。

北沙参　炙苏子　白石英　冬瓜子　新会红　生西芪　旋覆花包　川贝母　白茯苓　光杏仁　粉蛤壳　花百合　炙款冬　枇杷叶　红皮枣

年轻最忌咳嗽，痰不利，气复逆，脉濡细，中气受伤，盖膝浮肿，虚中挟感。治宜兼理。

北沙参　炒夏曲　川通草　东白芍　冬虫草　川贝母　盐水炒苡米　冬桑叶　新会红　连皮杏仁　川朴花　白茯苓　炒竹茹　枇杷叶　红皮枣

因感起咳，咳而无痰，胁痛气逆，脉弦细。症情将转入内因，最防失血。拟以和养。

北沙参　川贝母　东白芍　淮膝炭　冬虫草　旋覆花包　甜杏仁　冬瓜子　粉蛤壳　白石英　血燕根　新会皮　枇杷叶蜜炙

复诊　咳呛较减，痰中转为带血，如丝如缕。属肝络所出，不独肺阴伤也。脉弦滑。再从清降。

大沙参　冬虫草　白石英　旱莲草　茜草根　真川贝　旋覆花包　新会红　血燕根　冬瓜子　淮膝炭　甜杏仁　丝瓜络　鲜荷叶

劳汗当风，风入肺脏，咳呛喉鸣，痰不爽吐，或寒或热，在清晨为多。脉沉弦。治以分泄。

甜葶苈　光杏仁　炙苏子　白茯苓　冬桑叶　细白前　炙款冬　新会络　淡豆豉　冬瓜子　白通草　薄荷梗　枇杷叶

咳呛之势，有减无增，脉濡细。再调肝肺而和升降。

北沙参　冬虫草　炒淮膝　旋覆花　白石英　川贝母　川石斛　扁豆衣　奎白芍　冬瓜子　新会络　合欢皮　枇杷叶　红皮枣

潮热频仍，逢节必发咳嗽，肉随痰削，气逆纳呆，脉息弦滑。肝肺不和，势防失血。拟以和降。

北沙参　川贝母　炒淮膝　旋覆花　川石斛　炒杜仲　冬虫草　冬瓜子　白石英　银柴胡　叭杏仁　新会皮　丝瓜络　红皮枣

酒客郁热，肝肺两脏受伤，咳血虽平，两胁仍为引痛。脉象弦滑。再从清营和络。

北沙参　川石斛　制女贞　甜杏仁　粉蛤壳　血燕根　旱莲草　新会皮　冬虫草　川贝母　全福花　炒淮膝　丝瓜络

咳呛绵延，音嘶痰沫，肉落气逆，脉左细右弦，气虚见症为多。拟从和养。

北沙参　川贝母　光杏仁　新会络　冬瓜子　生西芪　冬虫草　炒淮膝　全福花包　白石英　白茯苓　奎白芍　枇杷叶蜜炙

风邪挟饮，肺失宣化，咳呛痰沫，吐而不利，每每呕逆。脉濡细。治以和降。

细白前　旋覆花包　炙苏子　炙款冬　甜葶苈　黄防风　代赭石　新会红　白茯苓　光杏仁　西芪皮　冬瓜子　银杏肉

肺与大肠为表里，上下不摄，咳呛气逆，每每遗矢。脉濡细。再以调养。

生西芪　广蛤蚧　炙苏子　冬虫草　炒杜仲　北沙参　炙款冬　奎白芍　新会红　川贝母　半夏曲　薄荷尖　胡桃肉　红皮枣

久咳不已，三焦受之，上为气逆，下为足肿，中为腹膨。脉濡细。治以开降。

甜葶苈　川桂枝　东白芍　沉香曲　川椒目　白芥子　炙苏子　生淮膝　大腹皮　茯苓皮　汉防己　新会皮　生姜衣

肝升太过，肺降无权，咳呛绵延，气逆无痰，两胁每每引痛，痛时面部火升，势防天热失血。脉沉弦。治以清降。

北沙参　炒怀膝　白石英　新会红　新绛屑　粉蛤壳　川贝母　全福花包　叭杏仁　冬瓜子　生白芍　冬虫草　丝瓜络　肺露冲

咳嗽气逆，痰凝畏寒，骨节酸楚，脉弱。金水交亏，已臻衰象。节力少食为要。胡鸿舫诊

潞党参　五味子　炒苏子　广木香　炮黑姜　广陈皮　制於术　款冬花　炒枳壳　瓦楞壳　白茯苓　莱菔子　炙甘草　姜竹茹

肺主降气，肾主纳气，而脾为气之关键。肺肾两亏，降纳失职，咳呛不止，痰多而粘，五心烦灼，夜出盗汗，脉濡细。久恐成怯，静养为要。胡鸿舫诊

川贝母　川石斛　炙龟甲　湖丹皮　香青蒿　炒苏子　地骨皮　北沙参　仙半夏　白茯苓　炒泽泻　款冬花　枇杷膏冲

吐　血

咳呛绵延，失血狂来，从此气怯痰沫，咽喉痛哽。脉濡细。治从和养。

北沙参　光杏仁　东白芍　金沸草　冬虫草　西芪皮　川贝母　炒淮膝　代赭石　冬瓜子　白茯苓　金石斛　枇杷叶　炒竹茹

咯血复发，肝脾为伤，属虚多邪少。治以清降。

番降香　旱莲草　参三七　光杏仁　炙苏子　川石斛　炙桑皮　生白芍　新会络　炒淮膝　白茯苓　炒藕节　炒丹参　丝瓜络　枇杷叶

咳久络伤，痰中失血，脉细弦。再从通降。

北沙参　番降香　炙苏子　川贝母　新会红　白茯苓　冬虫草　全福花包　石白英　光杏仁　仙鹤草　枇杷叶　炙桑皮　肺露冲

咳嗽绵延，血随气沸，近复呛吐溢甚，脉细弦。肝肺既伤，胃络亦有所损。治以清降。

北沙参　冬虫草　旋覆花包　光杏仁　淡秋石　新会红　生白芍　白石英　川贝母　石决明　炒淮膝　枇杷叶　粉蛤壳　红皮枣　肺露冲

勃然吐血，两胁作痛，脉象沉弦。治从和降。

番降香　仙鹤草　竹三七　炒丹参　光杏仁　淮膝炭　东白芍　旋覆花包　新会络　白茯苓　旱莲草　炒藕节　白归须　丝瓜络

血随气沸，勃然吐血，当脘发进，两胁引痛，属内伤胃络显然。脉沉弦。拟从和降，

兼顾腹痞多年。

番降香　旋覆花包　猩绛屑　淮膝炭　参三七　白归须　仙鹤草　炒丹参　奎白芍　鹿衔草　白茯苓　新会络　焦藕节　丝瓜络

阳络受伤，鼻衄狂溢，薄而色红者，属热为多。脉弦。治以清降。

北沙参　竹三七　侧柏炭　生白芍　旱莲草　白茅花　茜草根　池菊炭　新会皮　炒荆芥　淮膝炭　炒丹参　焦藕节

鼻衄狂溢，营伤气痹，两胁作胀，当脘发进。按脉沉弦。治从和养。

番降香　全福花包　淮膝炭　白归须　仙鹤草　猩绛屑　炒丹参　新会络　东白芍　桑寄生　光杏仁　白茯苓　焦藕节　丝瓜络

营阴不足，气化有余，鼻衄间发，咳嗽耳鸣，脉偏弦数。拟以清降。

西洋参　炒淮膝　叭杏仁　海贝齿　黑料豆　杭菊花　东白芍　制女贞　抱木神　粉蛤壳　新会络　炒丹参　藕节　枇杷叶

鼻衄屡发，颐肿咳呛，脘闷肢倦，脉细弦。治以清泄。

冬桑叶　炒天虫　粉前胡　瓜蒌仁　白茆花[1]　薄荷梗　光杏仁　炒荆芥　新会红　象贝母　柔白薇　方通草　枇杷叶　鲜荷叶

阳络受伤，鼻衄倾注，甚至痰中亦有，脉细弦。不加咳呛，总可调复。

北沙参　白茅花　仙鹤草　鹿衔草　新会络　番降香　竹三七　淮膝炭　丹参炭　生白芍　光杏仁　池菊炭　丝瓜络　炒藕节

上为失血，下为经漏，两患绵延，或此作彼平，或相因而发，营阴大耗，不主养肝，肝升太过，肺降遂为无权，咳嗽朝甚于暮，气逆痰黏，每每形寒潮热，自汗火升，脉六部芤弦。炎夏酷热，与病情不合，势防由损成劳。拟从和养。

北沙参　参三七　莲房炭　甜杏仁　旋覆花包　冬虫草　川贝母　花龙骨　生白芍　白石英　旱莲草　冬瓜子

复诊　第二方

西洋参　花龙骨　川贝母　奎白芍　光杏仁　炒阿胶　蚕茧炭　抱茯神　陈棕炭　全福花　白石英　参三七

阳明为多气多血之经，血随气沸，忽然倾吐，先紫后红，皆属整口。久防损及肝肺，传为咳呛。脉弦滑。治宜清降。

细生地　黑地榆　制女贞　新会络　参三七　川石斛　旱莲草　东白芍　抱木神　盆秋石　粉蛤壳　光杏仁　鲜藕肉

鼻衄未止，腹痞胀满渐减，脉沉弦，内伤肝脾。再从疏和。

炒当归　九香虫　番降香　炒丹参　陈橼皮　炒香附　川楝子　奎白芍　炒荆芥

① 白茆花：白茅花。

炒川断　新绛屑　炒杜仲　炒侧柏　西砂仁　鲜藕肉

酒客肝肺郁热，升降不调，咳呛痰胶，气逆进痛，早经失血。脉弦滑。拟以清降。

北沙参　川贝母　旋覆花包　冬瓜子　冬虫草　光杏仁　炒淮膝　白石英　粉蛤壳　鸡棋仁　新会皮　生白芍　枇杷叶蜜炙

哮喘

哮嗽有根，与年俱进，每发先为寒热①，属气虚积饮，肺失卫外，以致气喘痰沫，屡屡发呕。脉沉弦。治从和降。

炙苏子　黄防风　炒淮膝　旋覆花包　川贝母　西芪皮　炙款冬　白茯苓　代赭石　宋半夏　新会皮　光杏仁　枇杷叶　姜竹茹

封藏久虚，与心不交为艰寐，与肺不纳为咳呛。现在怔忡较轻，喘逆转甚，脉细弦。拟以清上摄下。

北沙参　生西芪　广蛤蚧炙，去头足　旋覆花包　紫石英　新会红　炒淮膝　淡秋石　川贝母　东白芍　炒丹参　抱木神　沉香磨冲　枇杷叶　紫胡桃肉

肺肾两虚，喘重于咳，痰薄不利，胸痹气逆，按脉濡细。姑拟和降法。

生绵芪　北沙参　白石英　炙苏子　新会红　广蛤蚧　旋覆花包　炒淮膝　炙款冬　光杏仁　冬瓜子　白茯苓　沉香末冲　枇杷叶　银杏肉

痰沫涌吐，哮嗽日进日深，脉细弦。拟从和降。

细白前　光杏仁　白石英　沉香屑　甜葶苈　炙苏子　金沸草　新会红　白茯苓　炙桑皮　川贝母　制小朴　海浮石　枇杷叶　红枣

哮嗽重发，即为肺胀，喉痰鸣鸣，未能爽吐。脉沉弦。治以疏降。

甜葶苈　炙苏子　川贝母　新会红　炙款冬　莱菔子　光杏仁　白茯苓　白芥子　冬桑叶　冬瓜子　白通草　红枣

复诊　肺胀频乘，咳痰稍松，脉沉细。宣肺气而豁痰饮。

甜葶苈蜜炙　真川贝　白茯苓　炙款冬　莱菔子　杜苏子蜜炙　细白前　方通草　新会络　光杏仁　冬瓜子　红枣

遗泄 附淋浊、尿血及小便不利

遗泄有梦属心，无梦属肾。心虚于肾，梦泄频乘，有时艰寐，有时惊悸。诸恙交集，多属心肾两亏。脉弦滑。拟以清养。

西洋参　夜交藤　乌芝麻　连心麦冬　黑料豆　白莲须　生白芍　制女贞　辰茯神　煅龙骨　煅牡蛎　新会皮　炒丹参　红枣

① 热：原作“熟”，据文义改。

精关不固，梦泄复发，甚至小便不禁，脉细弦。治以和养。

西洋参　白莲须　黑料豆　抱木神　煅龙骨　生白芍　川石斛　炒丹参　广陈皮　煅牡蛎　制女贞　炒苑子　红枣

有梦属心，无梦属肾。遗泄阴伤，阳虚上冒，头蒙口渴，肢体酸软。拟从和养。

西洋参　川石斛　白莲须　法半夏　煅牡蛎　夜交藤　制女贞　白茯苓　陈秫米　煅龙齿　生白芍　辰灯心　红枣　金樱膏冲

肾关不固，昼夜皆滑，属气不摄精，最关系尤在咳嗽。治宜和养。

白生术　云茯神　川石斛　生谷芽　杭菊花　炒夏曲　盐水炒米仁　夜交藤　黑料豆　新会皮　炒丹参　制女贞　二竹茹　红枣

遗泄屡发，内热溺赤，脉见弦大。治以清养。

西洋参　生白芍　煅牡蛎　白莲须　炒丹参　川黄柏　煅龙骨　抱木神　新会皮　黑料豆　制女贞　金樱子　红枣

五淋中之劳淋，劳伤气逆，发为淋浊，赤白交下，每解痛苦非常。脉沉弦。治以和养。

生绵芪　凤凰衣　炒丹参　血余灰　炒侧柏　元生地　甘草梢　小蓟炭　蒲黄炭　白茯苓　新会皮　生白芍　净瞿麦　丝瓜络

溺数无度，卧着即流，不特膀胱为患，属肾失关键。

生西芪　炒菟丝　炒苑子　东白芍　炒夏曲　煨益智　抱木神　覆盆子　夜交藤　炒川楝　炒丹参　黑料豆　荷蒂　沉香磨冲

精溺未得分清，小便色浊，每解似有阻隔。脉弦。拟用清解。

西洋参　炒知母　抱木神　白苡米　川石斛　白莲须　生白芍　煅牡蛎　制女贞　黑料豆　炒丹参　鸡肫皮　海参肠　红枣

进伤为淋，便痛茎肿，囊筋牵制，脉弦细。治以清养。

粉萆薢　萹蓄草　嫩滑石　川黄柏　净瞿麦　龙胆草　焦山栀　白茯苓　生甘草　嫩石韦　忍冬花　新会皮　辰灯心

精溺混淆，小便不禁，且带白垢，脉弦滑，虚多邪少。治宜和养。

生西芪　东白芍　花龙骨煅　煅牡蛎　制女贞　西洋参　抱木神　覆盆子　黑料豆　潼蒺藜　白莲须　广陈皮　金樱膏冲　红枣

尿血与血淋诸症有别。考此证多属腑病，由小肠之热瘀注膀胱。惟病久而由腑及脏，心与小肠，肾与膀胱，本关表里，故致数年来溺血频仍，血色不一，紫黑鲜红，日夜无度。大致紫黑者出于管窍，鲜红者随溢随下。精、溺管异路同门，势当混淆。甚至茎梗发酸，毛际隐痛，或似精泄，或似溺进。至于头眩目花，胁胀腰酸，亦为应有之义。心与肝本同气，肾与肝本同源，从中肝邪尤为之煽铄，用药之义，腑泻而不藏，脏藏而不泻，极多牵制。照病处方，温气兼以潜阳，滋阴更须利窍，与中虚呃逆亦有照顾。

九制熟地　安玉桂　生甘草　凤凰衣　东白芍　吉参须　西琥珀　熟甘草　冬葵子　西赤芍　抱木神　白莲须　黄绢灰冲　乱头发

高年阳盛阴热，向来便血，近复血渗膀胱，渐成尿血，连发未止。脉细数。治从清养。

小蓟炭　沙苑子　川石斛　东白[1]芍　煅牡蛎　西洋参　炒丹参　煅龙骨　抱木神　黑料豆　旱莲草　炒侧柏　制女贞　鲜藕汁

膀胱气进，小便不利，防成癃闭。

萹蓄草　粉萆薢　生草梢　新会皮　炒川楝　冬葵子　白茯苓　黑车前　炒香附　梗通草　炒泽泻　焦米仁　西砂仁

怔　忡

气喘肢肿，中挟痰湿，湿去痰留，心脾两损，夜不能寐，将成怔忡。治以和养。

法半夏　东白芍　苍龙齿　生於术　炒丹参　新会皮　陈秫米　杭甘菊　夜交藤　珠母粉　抱木神　竹二青　远志肉　红枣

艰寐频仍，惊悸多梦，心肾不交。由黄婆不能谋合，所以纳食甚少，脘满作胀。脉细弦。防成怔忡。拟从和养。

法半夏　炒丹参　抱木神　新会叶　制胆星　炒牛膝　陈秫米　夜合花　远志肉　珠母粉　东白芍　炒竹茹　真獭肝　竹沥代水磨冲沉香

心阴不足，肝阳有余，两耳发鸣，头蒙肢麻，多梦少寐，心悸肉瞤，证属怔忡。脉左弦细，右滑。从中积蓄饮。拟以镇养。

西洋参　制胆星　潼白蒺藜　宋半夏　海贝齿　新会皮　珠母粉　夜交藤　抱木神　陈秫米　生白芍　苍龙齿　炒丹参　玫瑰露　炒竹茹

艰寐心悸，言语喃喃，甚则奔走不定，久防癫狂。脉弦滑。治以清镇。

生磁石　制胆星　抱木神　夜交藤　西洋参　黑料豆　块辰砂　煅龙齿　炒丹参　珠母粉　生白芍　新会皮　玫瑰露炒竹茹

病经匝月，心气大伤，每每神烦无主，夜寤少寐，且自言自笑。言为心声，心虚则语言庞杂。脉沉弦。治以和养，以冀不成怔忡。

法半夏　生白芍　夜交藤　陈胆星　煅龙齿　炒丹参　北秫米　抱木神　珠母粉　炒淮膝　真獭肝　新会皮　玫瑰露炒竹茹

癫　痫

癫痫复发，仍言语喃喃，有时默默，彻夜不寐，脉细弦。属痰热内蒙，机关失利。

[1] 白：原作“石”，据文义改。

治以镇养。

辰砂拌磁石　明玳瑁　抱木神　夜交藤　生白芍　炒丹参　宋半夏　陈胆星　远志肉　陈秫米　新会皮　石决明　洋青铅　玫瑰露炒竹茹

界乎痴狂谓之痫。有根屡发，发则神迷喉鸣，言语反常。属痰邪挟热，蒙蔽机关。脉弦滑。拟从镇养，先冀艰寐得和。

法半夏　磁朱丸　制丹参　生白芍　夜交藤　杭甘菊　陈秫米　抱木神　远志肉　制胆星　珠母粉　新会皮　炒竹茹

癫症将成，神呆不语。宜以宣窍开痰。

法半夏　细菖蒲　抱木神　青礞石　开口花椒　白佳蚕　制胆星　路路通　远志肉　天竺黄　炒丹参　新会皮　玫瑰露炒竹茹

痫厥向有旧根，每发则神迷手痉，喉鸣痰涌，脉弦滑，属五痫之一。治宜熄风开痰，以宣心窍。

青礞石　路路通　炒枳实　白佳蚕　杭菊花　川贝母　瓦楞子　天竺黄　莱菔子　白蒺藜　抱木神　竹卷心　远志肉　荷叶边

消　渴

饮一溲二，上渴下消，从此肉落肌灼。脉舌红。治宜清养。

西洋参　煨石膏　寸麦冬　左牡蛎　桑螵蛸　元生地　川石斛　黑料豆　生白芍　制女贞　京元参　肥知母　糯米　红枣

消渴绵延，饮无度，溺亦无度，脉数。拟清上以和阴，摄下以固窍。

原生地　寒水石　生白芍　白莲须　淡天冬　寸麦冬　西洋参　川石斛　左牡蛎　桑螵蛸　黑料豆　制女贞　红枣

痞　满

少腹结痞，左攻作痛，脉细弦。治以疏和。

淡吴萸　制小朴　白茯苓　炒当归　新会皮　姜川连　炒川楝　焦建曲　白蔻仁　制香附　炒丹参　九香虫　佛手柑　丝瓜络

咳嗽稍减，胀满未除，脘腹结痞，膨脝，脉沉弦。疏和主之。

生於术　东白芍　大腹绒　炒淮膝　连皮杏仁　炒枳壳　佛手花　炙苏子　沉香曲　白茯苓　川贝母　新会皮　姜竹茹

左胁结痞，当脘胀满，且痛，脉沉弦。治以温通。

紫官桂　生白芍　炒当归　炒丹参　煅瓦楞　姜半夏　九香虫　新会皮　范志曲　煨益智　炒香附　姜竹茹　白檀香

痢伤肝脾，少腹从此起痞，攻胀且痛，形寒潮热，汗出肢清，脉细弦。治宜和养。

高参须　炒当归　鸡血藤膏　炒丹参　九香虫　野於术　东白芍　佛手花　制香附　广陈皮　炒杜仲　姜竹茹　白檀香

左胁之下，进结若痞，脱力气痹。治以疏和。

淡吴萸　焦建曲　炒川楝　桑寄生　炒当归　东白芍　炒香附　香独活　九香虫　青木香　川杜仲　新会皮　丝瓜络

积年劳伤，久有腹痞，形黄神倦，肢腰酸软，腹部胀满，纳食作胀。正虚邪实，势将痞散成臌。按脉细弦。拟先温通。

淡吴萸　制香附　焦建曲　陈橼皮　酒桑梗　姜半夏　奎白芍　九香虫　炒川断　大腹皮　新会皮　炒杜仲　西砂仁

腹痞偏左，攻动作痛，便中并带血溢，肝脾内伤。治从疏和。

炒香附　炒红曲　炮姜炭　九香虫　地榆炭　焦楂炭　煨木香　生白芍　新会皮　川楝子　淡吴萸　大腹皮

中焦气痹，积痰蓄饮，当脘屡屡作痛，两痞交攻，溏泄亦因之而发，脉息沉细。久防痰饮常扰，再加呕吐。拟以温通。

法半夏　荜澄茄　范志曲　奎白芍　抱木神　川楝子　九香虫　新会皮　炒香附　远志肉　煨木香　陈橼皮　姜竹茹　西砂仁

肝脾肺三者俱伤，肝为胁痛，脾为痞胀，肺为咳呛，脉沉弦。拟疏和法。

炒香附　焦建曲　奎白芍　新会皮　款冬花　猩降屑　九香虫　陈橼皮　川楝子　炙苏子　大腹皮　白归须　丝瓜络①　西砂仁

诸　痛

头痛，目蒙带赤，脉细滑。拟从熄养。

原生地　黑料豆　苍龙齿　冬桑叶　草决明　石决明　杭菊花　元精石　黾胡麻　白蒺藜　钩藤钩　蔓荆子　生白芍　荷叶边

胃脘痛，嘈杂发呕，脉沉弦。治以和养。

左金丸　生白芍　远志肉　焦建曲　九香虫　法半夏　抱木神　荜澄茄　新会皮　炒丹参　炒当归　炒香附　姜竹茹

腰胁及臀，皆为疼痛，脉细弦。治以疏和。

金沸草　香独活　白归须　五加皮　木防已　新绛屑　宣木瓜　新会皮　川郁金　佛手柑　白茯苓　丝瓜络

肝阳胃热，挟风扰动，牙痛甚，发连及头额。现在痛势虽平，尚牙龈浮肿，齿亦动摇。脉弦数。半虚半实，虚属阴分素亏，实为余邪未净。拟以清泄。

---

① 丝瓜络：原为“丝络瓜”，据文义改。

西洋参　旱莲草　白蒺藜　蜜炙桑叶　黑料豆　杭甘菊　制女贞　霍石斛　新会皮　炒佳蚕　生白芍　卷竹心　荷叶

头风眩蒙，呕逆无度。治以镇养。

法半夏　桑麻丸　煨天麻　炒淮麦　白藁本　生白芍　白潼蒺藜　元精石　黄菊花　双钩藤　石决明　新会皮　姜竹茹　荷叶边

少阴不足，阳明有余，牙痛屡发，齿浮剥落，按脉细弦。属虚多邪少，兼有脘胀肝邪。治宜和养。

西洋参　炒夏曲　真獭肝　二至丸　生白芍　杭甘菊　黑元参　炒丹参　炒川楝　佛手柑　新会皮　抱木神　姜竹茹　荷梗

心悸头蒙，最关系腰痛屡作，营亏气痹。脉细弦。治以和养。

西洋参元米炒　金狗脊　制香附　抱木神　炒丹参　法半夏　东白芍　炒菟丝　炒杜仲　炒当归　焙杞子　炒竹茹　新会皮　丝瓜络　龙眼肉

胃脘痛，痛久中伤，厥阴浊邪，有升少降，更衣失利，遂至纳食减少。脉息沉弦。拟以通降。

米炒洋参　荜澄茄　焦建曲　煨益智　炒丹参　左金丸　戌腹粮　东白芍　全当归　九香虫　制香附　新会皮　姜竹茹　伏龙肝

头风犯中，漾漾欲吐，形寒手麻，血虚挟风。和养主之。

香独活　法半夏　东白芍　白藁本　双钩藤　桑寄生　杭菊花　白蒺藜　煨天麻　新会皮　抱木神　煅龙齿　姜竹茹　荷边

真水素亏，肝邪上扰，头痛与牙痛常时作而时伏。脉左弦于右。属木凌土位，纳呆神倦，有由来也。拟以和养。

桑麻丸　东白芍　川贝母　旱莲草　杭甘菊　西洋参　黑料豆　煅龙齿　川石斛　双钩藤　新会皮　抱木神　荷叶边　湘莲肉

左颊酸痛，牙床开阖不利，脉细滑。治以和养。

石决明　黑料豆　杭菊花　炒僵蚕　白蒺藜　北沙参　川石斛　蜜炙桑叶　制女贞　生白芍　新会皮　煅龙齿　嫩钩藤　荷边

腹痛便溏，脉息濡细，舌白。拟从温养。

淡吴萸　酒炒白芍　广木香　焦建曲　佛手柑　淡姜渣　法半夏　制香附　炒川断　炒陈皮　九香虫　炒杜仲　西砂仁

风冷入腹，绕脐作痛，痛无定时，脉象濡细。治宜和养。

生白术　酒白芍　炒香附　沉香曲　炒当归　川桂枝　九香虫　新会皮　川楝子　陈橼皮　大腹皮　炒丹参　西砂仁

诵读太严，肝脾受伤。向有头眩耳鸣，屡屡发动。近加脘胀腹痛，时平时作。属肝阳上升，脾失健运。合脉细弦，治以调降。

白蒺藜去刺　炒杭菊　抱木神　法半夏　佛手柑　苍龙齿煅　双钩藤后入　生白芍　沉香曲　白僵蚕　炒香附　新会皮　荷边

痰　饮

脉二手弱滑，属肝邪犯中，中焦积痰蓄饮，气痹失宣，当脘胀满，轻则吞酸泛沫，重则呕逆无度。绵延两年，未得平复。其痰饮之邪，由胃凌肺，清晨又加咳嗽。拟以和养。

左金丸　川贝母　旋覆花包　炙苏子　沉香曲　法半夏　炒丹参　代赭石　光杏仁　炒淮膝　抱木神　远志肉　玫瑰露炒竹茹

下虚生饮，气虚生痰，喘肿多年，痰不从咳而化，饮不从便而达，以致肢面皆肿，先为胁痛，由络脉泛滥肌肤。高年防气不归元也。

木防己　光杏仁　冬瓜子　粉萆薢　天仙藤　茅术皮　川贝母　炙桑皮　焦米仁　白茯苓　新会皮　炙苏子　生姜皮　陈麦柴

下焦生饮，上焦生痰，痰饮内扰，咳嗽有重有轻，甚则喘逆，脉细滑。属阴虚而生。拟以培养。

吉参须　北五味　白茯苓　冬瓜子　光杏仁　广蛤蚧　明玳瑁　炒淮膝　川贝母　冬虫草　东白芍　新会皮　磨冲沉香

肝邪犯中，中焦升降失职，积痰蓄饮，当脘窒塞，屡屡痛胀。痰饮之邪，由中扰上，近加咳呛，呛甚发喘，坐卧皆为不宁。关系者尤在两脉弦大。病在气分，虚在营热。防向春肝旺肺弱，再为失血。拟以和养。

北沙参　光杏仁　白石英　奎白芍　玉蝴蝶　川贝母　全福花包　炒淮膝　冬虫草　新会络　抱木神　远志肉　姜竹茹　枇杷叶　人乳磨沉香冲

痰体本虚，感受寒邪，肺叶积饮发胀，哮嗽始重，痰如曳锯，咽喉窒塞。入[①]后防失血。治以开降。

蜜炙麻黄　炒牛膝　川贝母　旋覆花包　白茯苓　煨石膏　光杏仁　新会红　白石英　炙苏子　炙桑皮　生白芍　银杏肉　枇杷叶　磨冲沉香

肝为起病之源，肺脾为受病之所。脾失健运，肺失清肃，每每当脘痛胀，近复咳呛痰多。皆由肝邪充斥，挟痰挟饮，既为刑肺侮脾，又复冲气失镇，以致行动喘促，头痛牙痛，此平彼作。脉细弦，右部较大。久防失血成损。拟清上摄下，参以鼓舞中州，冀其纳食渐增。

北沙参　炒淮膝　川贝母　白石英　杭菊花　冬虫草　海贝齿　东白芍　金沸草　抱木神　光杏仁　新会叶　姜竹茹　枇杷叶　人乳磨沉香冲

① “入”字下疑有脱字。

肺肾不纳，痰饮内扰，凌于上则为咳嗽喘，注于下则为足肿。脉象濡细。治以和降。

吉参须　菟丝子　紫石英　川贝母　光杏仁　广蛤蚧　旋覆花包　炒淮膝　云茯苓　冬瓜子　炒杜仲　炙款冬　枇杷叶

肺虚生痰，肾虚生饮，痰饮内扰，咳嗽绵延，渐加气怯，上下摄纳无权，中焦亦少砥柱，纳食欠旺，两足浮肿。脉息沉弦。拟以和养。

野於术　川贝母　紫石英　炙苏子　原金斛　法半夏　旋覆花包　炙款冬　炒白芍　新会皮　炒杜仲　冬瓜子　枇杷叶　银杏肉

封藏有亏，水不涵木，木邪扰中，中焦积痰蓄饮，以致脐腹间似痞非痞。有时下陷，转而上升，即为胸次窒塞。又复凌心，心悸艰寐。迫肾为之梦遗。种种升降失调，阴阳造偏，头眩耳鸣，鼻衄疝坠。脉细弦，舌苔滑腻。虚中挟实，实即痰饮。拟交坎离而调木土。

法半夏　煅瓦楞　乌芝麻　生於术　代赭石　秫陈米　夜交藤　西洋参　旋覆花包　大丹参鸭血炒　炒白芍　新会皮　竹二青

脾胃病

脘痛多年，肝邪充斥，胃受之则吞酸吐沫，脾受之则临晨作泻。脉细弦。和养主之。

西党参　范志曲　炒白芍　戌腹粮　佛手花　野於术　制香附　左金丸　荜澄茄　新会皮　煨益智　姜半夏　炒竹茹　磨沉香冲

脘胀腹痛，形黄肢痛，霉令侮中，脾胃又为积湿，纳呆神倦。治先和中。

生白术　白茯苓　焦米仁　佛手花　炒白芍　川朴花　法半夏　川石斛　越鞠丸　新会皮　川郁金　全当归　姜竹茹

能食无力，大便屡解，有时当脘作痛，痛行臀部，行一转矢气，较为松爽。脉沉细。治以调养。

生白术　姜半夏　炒香附　炒杜仲　左金丸　炒党参　广陈皮　焦建曲　九香虫　煨益智　荜澄茄　炒白芍　姜竹茹　老檀香

经云："水火者阴阳之征兆也，左右者升降之道路也。"水火失济，火炎上则牙龈发胀，水化湿则髁骨为浮；升降无权，清气虚则纳谷减少，浊邪阻则更衣艰涩。诸症均起于吐血之后，不特心肾为亏，肝肺不调，中焦之受伤尤甚，遂至脾不为使，胃不为市，不克输精，而转化湿。考胃主肌肉，脾主四肢，所以两足浮肿，朝轻暮重。推摩揩洗，每见红晕。气为之陷，阴亦为虚。因之气虚而化湿，阴虚而生热。正与邪自当兼理，营与血亦当兼顾。脉参差不同，有时静软，有时弦滑，又随时邪之动静为转移。能于霉令前纳增肿退，日渐向安。拟二方候正。

木防己　粉丹皮　光杏仁　桑寄生　西洋参　霍[1]石斛　京元参　左秦艽　炒泽泻　冬瓜皮　夜交藤　焦苡米　金狗脊　白茯苓　炒竹茹　野於术　丝瓜络

第二方

吉参须　原金斛　炒杜仲　生归身　云茯苓　野术　黑车前　东白芍　炒淮膝　炒菟丝　乌芝麻　新会皮

寒热之后，胃阴不复，为舌光；脾阳不复，为肢倦。邪实渐清，拟以和养。

生於术　原金斛　炒杜仲　奎白芍　桑寄生　炒夏曲　环粟子　新会皮　炒丹参　抱木神　木防己　生谷芽　炒竹茹　红枣

脾气胃阴，两属受伤，气不振则纳呆，阴不足则口渴。脉象濡细，舌苔光滑。拟和养法。

北沙参　黑料豆　炒杜仲　炒当归　制女贞　川石斛　抱木神　生谷芽　炒牛膝　桑寄生　新会白　炒白芍　党参胶

寒热已止，纳食渐旺，舌苔略带微白，合脉濡细。拟以调中，兼化余湿。

生於术　法半夏　酒桑梗　炒川断　干佩兰　新会皮　炒党参　炒杜仲　白茯苓　木防己　焦六曲　鲜佛手　姜竹茹　鲜荷叶

疟　疾

间日发疟，寒热满闷，咳嗽恶心，脉细弦。治以分疏。

大豆卷　焦建曲　干佩兰　白蔻仁　粉前胡　制小朴　焦米仁　新会皮　柔白薇　光杏仁　方通草　鲜佛手　姜竹茹　荷叶

间日发疟，寒少热多，烦闷非常。表未解则汗不多，里不达则大便结，九窍不和多属胃病，胃不和则卧不安也。至于骨痛、肢麻、舌剥等症，且从缓治。姑拟以分疏先之。

大豆卷　炒淡芩　制小朴　范志曲　干佩兰　香青蒿　炒蒌皮　炒枳壳　川石斛　鲜佛手　白通草　抱木神　荷叶

旧疟未清，新疟重感。寒热汗多，脘满肢倦，瘖斑更甚，脉有弦象。治以分泄。

香青蒿　焦米仁　生谷芽　川郁金　省头草　炒淡芩　制小朴　粉萆薢　范志曲　新会皮　柔白薇　方通草　荷叶　红枣

疟母攻胀，肢酸脘满，脉息细弦。治以疏和。

焦茅术　戈半夏　连皮苓　川萆薢　川郁金　制小朴　焦建曲　广陈皮　焦米仁　白蔻仁　大腹皮　鲜佛手　荷梗

疟母内捐，头眩肢倦，便溏带血，按脉细弦，恐其成劳。

生白术　大腹皮　楂肉炭　干佩兰　炒米仁　焦建曲　制小朴　新会皮　佛手柑

[1] 霍：原作“藿”，据文义改。霍石斛，霍山石斛之谓。下同，不另注。

东白芍　野赤豆　炒泽泻　荷蒂　红枣

三疟阵乱，寒少热多，盗汗纳少，脉沉弦。治宜和养。

法半夏　炙龟甲　炒米仁　银柴胡　左秦艽　柔白薇　真甜茶　炒当归　白茯苓　川朴花　范志曲　新会皮　姜竹茹

三疟绵延，寒多热少，盗汗淋漓，关系者尤在腹痛便溏，渐加足肿，脉细弦。营卫既属失协，脾肾又为两亏。拟和养主之。

生芪皮　生於术　范志曲　煨木香　柔白薇　黄防风　新会白　炒谷芽　法半夏　炒杜仲　白茯苓　奎白芍　西砂仁　红枣

三疟后营卫受伤，形寒潮热，盗汗淋漓，脉濡细，虚多邪少。拟和脾调肺，以顾咳嗽便溏。

西芪皮　生白术　白茯苓　川贝母　川石斛　黄防风　炒白芍　炙款冬　炒夏曲　柔白薇　炒淮麦　新会皮　荷叶　红枣

三疟阵乱，呕泻仍作，脉沉细。治以疏和。

法半夏　焦建曲　新会皮　白蔻仁　佛手柑　制小朴　大腹绒　川郁金　焦米仁　川桂枝　白茯苓　炒白芍　姜竹茹

发疟三日一班，邪势乘虚而入封藏，遗泄频仍，脉细，色晄肢酸头痛。治宜疏和。

西芪皮　川朴花　法半夏　连皮苓　白莲须　黄防风根　生白术　焦建曲　新会皮　佛手花　川贝母　川石斛　姜竹茹

劳倦成疟，是为劳疟。微寒微热，盗汗纳少，按脉濡细。拟和表里，并顾咳嗽。

西芪皮　光杏仁　柔白薇　炙苏子　新会红　黄防风　酒当归　银柴胡　炙款冬　白茯苓　焦米仁　方通草　姜竹茹

劳疟阵发，寒热不重，咽红失血，旧伤与新邪并作。治以分泄。

蜜炙桑叶　焦米仁　炒丹参　白茯苓　川石斛　柔白薇　北沙参　新会皮　生谷芽　仙鹤草　炒白芍　方通草　荷叶　红枣

三疟五年，劳动即发，寒热从中，营卫受伤，脉来濡细。属虚而非实，拟从和养。

西芪皮　生白术　半贝丸　银柴胡　炒川断　黄防风　酒当归　柔白薇　炒杜仲　新会皮　炒丹参　酒桑梗　元红枣　生姜

久疟脉细，虚而非实，属营卫偏胜，营争为寒，卫争为热，与寻常感冒不同。当调营卫而和表里，兼化中州痰湿。

法半夏　炒当归　西芪皮　炒丹参　柔白薇　川贝母　银柴胡　黄防风　细甜茶　新会白　抱木神　盐水炒竹茹

痢 疾

酒客湿热伤营，每便干结，滞[1]下赤痢，脉来濡细。由阳明而损肝脾，渐为腹痛，形黄。拟从和养。

脏连丸 炒红曲 大腹绒 炒荆芥 黑车前 炒侧柏 焦楂炭 煨木香 黑地榆 炒香附 新会皮 炒泽泻 野赤豆

复诊 赤痢渐止，便干渐润，惟肛门气坠未和，脉细弦。再和阳明而调肝脾，虚实均可照顾。

生白术 脏连丸 炒荆芥 炒侧柏 生白芍 黑车前 炒红曲 焦楂炭 黑地榆 野赤豆 广陈皮 煨木香 焦荷蒂

肝脾内伤，赤白痢久而未止，脉来细弦。治以和养。

生白术 生白芍 大腹皮 焦楂炭 炒香附 炒党参 焦红曲 炮姜炭 黑地榆 炒杜仲 炒川断 煨木香 焦荷蒂 红枣

肝脾失协，赤痢屡发，少腹进痛，得食欠运，脉来细弦。治以疏和。

香连丸 制香附 粉萆薢 黑地榆 新会皮 东白芍 焦赤曲 大腹绒 炮姜炭 炒泽泻 楂肉灰 炒荆芥 扁豆花

霍乱后痢淡，又发痢疾，舌剥噤口，如何支持。

西洋参 忍冬花 白赤芍药 新会皮 抱木神 黑地榆 甘中黄 霍石斛 焦赤曲 绿豆衣 野赤豆 炒丹参 卷竹心 鲜稻叶

休息久痢，新积色白，脉沉弦。拟以苦辛固养。

驻车丸 东白芍 侧柏炭 扁豆衣 焦米仁 焦楂炭 黑地榆 白茯苓 炒川楝 方通草 新会皮 福泽泻 红枣

赤白痢减，肛坠里急，脉来细弦。拟升清降浊。

炒党参 元米炒川楝 炙升麻 焦建曲 炒泽泻 焦茅术 白茯苓 东白芍 野赤豆 广木香 广陈皮 楂肉炭 炒荷蒂 红枣

赤痢久则不止，腹痛肛痛，肢肿纳少，脉细弦。拟以温养。

生白术 炮姜炭 煨木香 炒杜仲 炒菟丝 炒党参 淡吴萸 黑地榆 补骨脂 炒香附 酒白芍 黑车前 焦荷蒂 红枣

休息痢有赤无白，腹痞攻痛，按脉濡细，阴虚之体，舌苔光剥。拟以和养。

生於术 制香附 艾绒炭 黑地榆 煨木香 炒党参 炮姜炭 炒丹参 炒杜仲 东白芍 炒红曲 炒侧柏 炒黑荷蒂 红枣

---

[1] 滞：原作“带”，据文义改。

肠　风

便燥带血，属肠风为多。久则损及肝脾，形黄腹痛，脉沉弦。拟从和养。

元生地　地榆炭　东白芍　炒扁柏　炒杜仲　黑料豆　川石斛　荆芥炭　焦红曲　新会皮　白茯苓　炙甘草　焦荷蒂　红枣

早有痰血，脏热移府，传为肠风，血下如注，大便艰涩。由阴伤气，渐至纳少神疲，气逆肢倦。脉弦滑。虚多邪少，和养主之。

珠儿参　黑地榆　制女贞　东白芍　广陈皮　川石斛　黑稆豆　乌芝麻　炒侧柏　熟生谷芽　白茯苓　炙甘草　红枣

痔血受伤，营虚热炽，阳明传送无权，大便坚结，数天一行，行而不畅，脉来弦大，舌苔光红。拟以清养。

珠儿参　旱莲草　生当归　黑地榆　瓜蒌仁　火麻仁　黑料豆　东白芍　炒丹参　制女贞　京元参　新会皮　松子肉

复诊　阳明郁热，痔血频仍，大便每每艰行，脉弦。虚多邪少，再从清养。

西洋参　黑料豆　旱莲草　东白芍　生当归　乌芝麻　川石斛　黑地榆　新会皮　炒丹参　柏子仁　制女贞　松子肉

肝脾久伤，便血无度，形黄纳少，肢面俱为浮肿，脉弦。治以疏和。

淡吴萸　炒红曲　炮姜炭　黑地榆　焦楂炭　东白芍　炒香附　炒杜仲　炒川断　广陈皮　煨木香　黑车前　西砂仁　焦荷蒂

便血绵延，脱肛腹痛，脉息濡细。拟疏和法。

制香附　东白芍　生於术　煨木香　炒扁柏　炒红曲　西党参　新会皮　炒丹参　炮姜炭　黑地榆　焦楂炭　西砂仁　焦荷蒂

肝脾内伤，便溏带血，腹膨作胀，脉来沉细。拟疏和法。

淡吴萸　九香虫　川楝子　炒红曲　黑地榆　炒白芍　炒香附　焦楂炭　炮姜炭　大腹皮　煨木香　广陈皮　西砂仁

劳倦伤中，能食无力，血从便出，脉濡细。治以清养。

生白术　炒红曲　焦楂炭　炮姜炭　吴茱萸　炒党参　炒香附　煨木香　黑地榆　东白芍　炒川断　新会皮　西砂仁

便血无度，形黄肢倦，脉见濡细。当温煦肝脾。

淡吴萸　炒香附　炒白芍　焦楂炭　炒杜仲　炮姜炭　黑地榆　生白术　炒川断　新会皮　煨木香　炒红曲　荷叶　红枣

复诊肝脾内伤，便血减而未和，腰酸肢软。再从和养。

生白术　炮姜炭　炒木香　炒红曲　炒香附　炒党参　紫官桂　黑地榆　新会皮　炒白芍　炒杜仲　炒川断　焦荷蒂　西砂仁

泄泻

久泻不止，由脾及胃，胃纳作胀，土衰关乎火弱，舌剥肢肿，咳呛气急，脉细弦。治以疏和。

生於术　制香附　炒菟丝　连皮苓　炒粟[1]壳　补骨脂炒　焦建曲　石莲子炒　大腹绒　黑车前　炙甘草　新会皮　伏龙肝　红枣

腹痛泄泻，经月未止，脉见细弦。拟之和脾化湿。

生白术　范志曲　白茯苓　福泽泻　大腹皮　制小朴　煨木香　黑车前　干佩兰　炒谷芽　新会皮　鲜佛手　扁豆花

久泻不止，大腹膨满，得食作胀。向有遗泄、便溏，由阴伤气，现在病寓中焦。脉细弦。拟从调养。

生白术　炒白芍　范志曲　黑车前　生谷芽　金石斛　白茯苓　煨木香　炒泽泻　焦米仁　炒香附　广陈皮　荷蒂　红枣

由血转痢，由痢转泻，纳呆舌光，脉沉弦。拟从和养。

生白术　东白芍　生谷芽　新会皮　大丹参　川石斛　白茯苓　焦苡米　炒泽泻　干佩兰　焦楂炭　鲜佛手　扁豆花　焦荷蒂

脘满作泻，腹痛肢倦。治以疏和。

西羌活　黄防风　大腹绒　川郁金　炒川楝　制小朴　鸡苏散　干佩兰　炒白芍　白茯苓　焦米仁　新会皮　荷叶

洞泻无度，舌糙如苔，寒湿水毒，一时充斥阳明。拟疏和法。

焦茅术　连皮苓　广藿香　大腹绒　粉萆薢　制小朴　黄防风　焦建曲　黑车前　福泽泻　鲜佛手　广陈皮　扁豆叶

脘痛未止，便溏神倦。宗《内经》劳者温之。

生於术　酒白芍　炒香附　酒桑梗　炒杜仲　淡吴萸　煨木香　炒川断　九香虫　焦建曲　川楝子　新会皮　西砂仁

腹痛便溏，头眩咳呛，诸恙未见平腹，脉细弦，舌苔滑腻。再从疏和。

生白术　炙款冬　广蛤蚧　川贝母　炒党参　炒淮膝　炒夏曲　新会络　炒杜仲　制香附　云茯苓　姜竹茹　生熟谷芽　西砂仁

生冷伤中，中焦积滞，腹部隐痛，便溏纳呆。防转为痢疾。脉来沉细。治宜疏和。

炒香附　大腹绒　煨木香　白蔻仁　新会皮　制小朴　焦建曲　炒米仁　干佩兰　川郁金　白茯苓　方通草　荷叶

小孩暑邪内蕴，风邪外束，寒热而兼泄泻。治以分疏。

① 粟：原作“栗”，据文义改。

黄防风　天水散荷叶包　干佩兰　五谷虫　黑车前　荆芥穗　炒麦芽　炙鸡金　大腹皮　白扁豆花

泄泻渐止，脘闷纳呆，脉沉细，属半虚半实。拟以调中化邪，兼顾纳食呆钝。

生白术　制小朴　大腹绒　煨木香　佩兰叶　炒香附　法半夏　焦建曲　鲜佛手　生熟谷芽　新会皮　白通草　鲜荷叶

汗　症

自汗盗汗，久而未止，脉见细弦。治以固养。

西芪皮　麻黄根　炒丹参　煅龙骨　防风根　炒白芍　炒夏曲　煅牡蛎　抱木神　炙龟甲　左秦艽　炒淮麦　新会皮　红枣

脚　气

脚气属脾肾两虚，寒湿内滞。两足浮肿，颇有上行之势，二便少行，最恐冲心犯胃，手指麻痹。拟从和解，藉以通利机关。

生白术　花槟榔　粉萆薢　海桐皮　白茯苓　川桂枝　汉防己　五加皮　建泽泻　野赤豆　天仙藤　新会皮　生姜皮

脚气疲软，朝退暮重，少腹发麻，气已上升，脉见沉弦。拟以通阳益气。

西党参　安肉桂　木防己　炒菟丝　生於术　生牛膝　黑车前　五味子　蜜炙干姜　白茯苓　炒苡米　白茯苓　干松节　酒桑梗　磨沉香冲

干脚气，两足软不能行，手亦发麻，颇有上升之势，犯肺冲心，皆能传变。脉见沉细。急须调理。

川桂枝　生白术　粉萆薢　炒杜仲　北细辛　川牛膝　木防己　制小朴　五加皮　新会皮　天仙藤　丝瓜络　炒当归　姜皮

脚气疲软难行，两手亦麻，脘闷纳呆，脉细弦。属脾肾致虚，风寒湿袭入络脉。仍从温养。

川桂枝　花槟榔　宣木瓜　天仙藤　老苏梗　木防己　川萆薢　海风藤　法半夏　新会皮　五加皮　丝瓜络　制小朴　杉木节

脚气将成，恐上升为变，脉见细弦。拟去寒湿。

九制茅术　生牛膝　粉萆薢　汉防己　川桂枝　宣木瓜　天仙藤　五加皮　海桐皮　千年健　炒苡米　丝瓜络　花槟榔　黄松节　制小朴　海风藤

脚气暴起，两足已见肿亮，手麻腹麻，有积水上冲之势。右脉浮弦。拟先开降。

川桂枝　粉萆薢　汉防己　生怀膝　甜葶苈　连皮苓　生瓜蒌　花槟榔　炙桑皮　炒泽泻　炒枳壳　生姜皮　光杏仁　陈麦柴

足膝酸软，神疲纳少。治以疏和。

西羌活　酒桑皮　川萆薢　五加皮　天仙藤　晚蚕砂　香独活　木防己　炒杜仲　炒淮膝　法半夏　丝瓜络

脚气将升，软弱不知，少腹手指皆为发麻，恐有上冲为变。脉见沉细。治以和养。

香独活　青木香　生淮膝　花槟榔　桑寄生　炒当归　嫩苏梗　五加皮　木防己　新会络　宣木瓜　丝瓜络　天水散包　杉木节

疝　气

狐疝，出没无常，少腹牵引痛，痛而且胀。脉象沉弦。治以疏和。

全当归　炒川楝　甘杞子　炒杜仲　鹿角霜　小茴香　制香附　九香虫　荔枝核　山楂核　炒丹参　焦茅术　炒橘核　炒白芍　丝瓜络

右部睾丸，坚结不和，渐成㿗疝。惟目赤屡发，肝家素有郁热。一切过温之药，似在禁例。脉见弦滑。拟以清养。

左金丸　炒丹参　广橘核　东白芍　炒当归　炒杜仲　川楝子　川青皮　桑寄生　西洋参　山楂核　九香虫　荔枝核　丝瓜络龟血炒　炒枳壳

七疝中之狐疝，出没无常，其声呜呜然。属肝肾内虚，气为下陷。脉弦。治以和养。

西党参　菟丝子　炒白芍　淡吴萸　酒桑皮　炒当归　焙甘杞　炒杜仲　制香附　广橘核　荔枝核　山楂核　丝瓜络

狐疝旧根，出没无常，立则坠而卧则收。温养主之。

西党参　炒菟丝　炒杜仲　安肉桂　白茯苓　炒当归　焙杞子　炒白芍　沙苑子　广橘核　荔枝核　山楂核　丝瓜络

水疝胀大出水，脉见濡细。治以疏和。

生白术　淡吴萸　制香附　鹿角霜　焙杞子　制半夏　连皮苓　焦建曲　紫官桂　煨木香　酒白芍　新会皮　青荷叶

疝气二月未止，恐成㿗疝。尾间结核，亦属湿痰。脉象细弦。拟用疏和。

川楝子　九香虫　荔枝核　炒杜仲　炒枳壳　制香附　焙杞子　全当归　川萆薢　炒夏曲　煨木香　广陈皮　丝瓜络

冲疝下坠至囊，上冲呕逆，冲甚欲厥。拟以温养。

安肉桂　制香附　川楝子砂　沉香曲　荔枝核　炒白芍　炒当归　九香虫　煨木香　炒杜仲　白茯神　新会皮　丝瓜络

疝胀屡发，色红而热，七疝中之血疝。拟从和养，一切内热，盗汗，口渴，便艰，均须照顾。

左金丸　炙龟甲　银柴胡　山楂核　九香虫　炒川楝　炒当归　广橘络　川青皮　炒党参　炒枳壳　炒白芍　丝瓜络

肾囊肿痛，疝气起因，将变子痈，形寒形热，蒸脓之势。脉沉弦。治宜疏和。

炒川楝　炒牛膝　炒延胡　广橘核　青木香　西赤芍　川青皮　当归尾　炒枳壳　制香附　炒桃仁　晚蚕砂　丝瓜络

肝　气

躁烦过度，肝邪偏旺，虚阳化气化风，上扰为头痛，偏左耳鸣。火升旁窜，为两足麻痹，肢骱不和，且牵连脘痛胸痛。必得上为发嗳，下即矢气，始形松动。脉弦滑。拟柔肝之体，和肝之用。

西洋参　东白芍　煅龙齿　川贝母　抱木神　杭菊花　元精石　法半夏　瓦楞子　远志肉　白蒺藜　桑寄生　代代花　炒竹茹　荷边

肝体不足，肝用有余。阳扰于上，头痛耳鸣。气侮于中，脘胀发嗳。又复化风入络，两足麻痹，有时舌根亦为发麻。种种见症，皆偏左部为多。按脉弦滑，舌苔滑腻。从中又挟痰饮。治宜兼顾。

西洋参　法半夏　潼蒺藜　杭菊花　煅龙齿　左金丸　白蒺藜　川贝母　抱木神　东白芍　双钩藤　佛手花　竹二青玫瑰露炒

营失养肝，肝邪偏旺，冲犯中焦，似痞非痞，无形胀满。气复化风，上扰清空，头目为之眩晕。劳窜经坠，肢节为之麻跳。甚至神迷口噤，似乎厥逆。脉见弦滑。由产后而起，营亏气郁，厥阴尤为鸱张，心脾亦失营养，胃纳欠旺，有时艰寐。拟养阴以息内风，调气以和络脉。

西洋参　煅龙齿　白蒺藜　抱木神　合欢皮　梧桐花　白蒺藜　桑寄生　杭菊花　炒丹参　远志肉　新会皮　代代花　丝瓜络　荷边

气攻无度，上至当脘，下及少腹，甚至旁及腰背，便溏嗳腐，辘辘腹鸣。属肝邪充斥，脾胃两受其侮。拟用疏和。

炒香附　荜澄茄　炒杜仲　炒丹参　抱木神　法半夏　佛手柑　桑寄生　东白芍　远志肉　新会皮　玉蝴蝶　西砂仁

呕逆与咳呛渐减，惟当脘仍为窒塞，时痛时胀，按之坚结，脉息濡细。再调肝肺而化痰饮，兼理肝邪。

法半夏　炒淮膝　沉香屑　旋覆花包　制香附　川贝母　抱木神　远志肉　代赭石　新会皮　荜澄茄　炙苏子　姜竹茹　西砂仁

气郁动肝，肝邪充斥，中焦受侮，当脘作痛，痛势扰腰及背，皆为牵引，脉细弦。治以调降。

左金丸　合欢皮　炒丹参　抱木神　玉蝴蝶　炒杜仲　东白芍　佛手花　远志肉　桑寄生　新会皮　玫瑰露炒竹茹

劳伤肝肺，头眩咳呛，两目昏花，脉息弦大。治以清降。

北沙参　杭菊花　川贝母　黑料豆　制女贞　石决明　苍龙齿　淮牛膝　抱木神

光杏仁　白蒺藜

呃　逆

当脘满闷，屡屡发嗳，多纳即为作胀，属脾失其使，胃失其市。中焦升降失职，水谷不化精华，而生痰饮，久防反胃。脉沉弦。治以调降。

左金丸　生白芍　炒丹参　代赭石　远志肉　法半夏　佛手花　金沸草　抱木神　范志曲　荜澄茄　新会皮　制小朴　玫瑰露炒竹茹

风　温

身热不解，头痛口渴，温邪郁蒸，势将发痦。脉见浮弦。治以分泄。

冬桑叶　薄荷尖　粉前胡　净蝉衣　光杏仁　淡豆豉　荆芥穗　淡竹叶　杭菊花　柔白薇　新会皮　白通草　干荷叶　红蔗皮

风温之邪，首先犯肺，郁热蒸痰，煽铄不解，咳呛喉鸣，气逆胁痛。关系尤在舌苔罩灰，质红起腐，势将劫津为变。脉两手弦数。拟以清解。

南北沙参　粉蛤壳　川贝母　蜜炙桑叶　鲜石斛　瓜蒌仁　光杏仁　全福花包　代赭石　新会络　白茯苓　方通草　莱菔汁　荸荠汁　枇杷叶

身热微寒，汗少脘闷，脉浮舌红，势防昏陷变端。拟以分泄。

淡豆豉　冬桑叶　荆芥穗　柔白薇　淡竹叶　黑山栀　薄荷尖　黄防风　川通草　北沙参　鲜石斛　白茯苓　荷叶

身热有汗，脘痛便秘，表解而里未通，仍防神志昏迷。脉浮。拟从清泄。

淡豆豉　冬桑叶　光杏仁　炒枳壳　川通草　黑山栀　粉前胡　炒瓜蒌　荆芥穗　柔白薇　淡竹叶　辰茯神　荷叶

身热无汗，咳呛口渴，入夜谵语，防冬温内陷为变。脉浮弦。治以辛凉。

淡豆豉　薄荷尖　连皮杏仁　白茯苓　蜜炙桑叶　冬桑叶　粉前胡　川通草　冬瓜子　净蝉衣　蓬大海　炙款冬　枇杷叶

冬温郁蒸，表里解而不解。有汗不多，大便旁流，呃忒口渴，当脘胀满。邪势方张，津液渐为劫铄。舌苔质红色灰，薄如烟煤。脉两手滑大，左右寸重按模糊。温邪愈趋愈深，入犯胞络，已有神昏之象；引动肝风，又将痉厥。高年正虚邪炽，势防内闭外脱。拟清阴泄邪，以图弋获。

西洋参　冬桑叶　光杏仁　淡竹叶　羚羊尖　鲜石斛　鲜生地淡豆豉同打　全瓜蒌元明粉拌　朱茯神　炒枳实　活水芦根　黑山栀　干荷叶

温邪袭肺，咳嗽痰黏，口渴，脉弦滑。治以清泄。

南沙参　川贝母　白茯苓　杭菊花　蜜炙桑叶　光杏仁　川通草　淡竹叶　净蝉衣　薄荷梗　新会红　红蔗皮　粉蛤壳　干荷叶

湿温

脱力感邪，寒热常常发作，头蒙肢酸，脉弦滑。伏湿着留气分，治以分泄。

大豆卷　制小朴　焦米仁　炒泽泻　新会皮　干佩兰　白茯苓　鸡苏散包　川通草　原金斛　柔白薇　炒夏曲　荷叶　红枣

湿热郁遏，寒热不扬，溺赤便闭，形黄脘满，脉见沉细。分泄主之。

大豆卷　干佩兰　制小朴　焦苡米　法半夏　炒蒌皮　块滑石　川通草　柔白薇　白茯苓　川通草　新会皮　荷叶

身热少汗，五日不解，胸脘满闷，并作恶心，神昏谵语，舌胖言强。外受风寒，内热湿温，郁邪无从出路。表汗不多，里便不爽，三焦弥漫，势防痉厥。脉息濡细。若瘾疹不透，证非稳当。

大豆卷　法半夏　连翘心　全瓜蒌　细菖蒲　制小朴　川郁金　抱木神辰砂拌　肥知母　光杏仁　干佩兰　益元散包　炒竹茹　辰砂拌灯心　荷叶露冲

脱力郁湿，湿复挟风，身热有汗，肢骱酸痛，咳呛纳呆，脉浮弦。治以疏和。

冬桑叶　粉前胡　省头[1]草　川郁金　新会皮　光杏仁　川通草　制小朴　柔白薇　范志曲　炒米仁　鲜佛手　荷叶

湿郁表里，身热不扬，脘闷气逆，脉见沉弦。拟疏和法。

法半夏　干佩兰　佛手柑　川郁金　大豆卷　制小朴　焦建曲　白蔻仁　焦米仁　新会皮　薄荷尖　黄防风　省头草　竹二青　粉前胡

疹瘖

疹瘖化毒，粒粗发痒，油汗，脉弦。治以分化。

香青蒿　焦米仁　九制茅术　川通草　川石斛　淡黄芩　白茯苓　新会皮　益元散包　西芪皮　防风根　川郁金　荷叶

白瘖连发，肺胃受伤，脉见细弦，脘满咳呛。以分疏主之。

香青蒿　大豆卷　干佩兰　白茯苓　川通草　炒淡芩　新会皮　焦米仁　佛手柑　光杏仁　川朴花　姜竹茹　枇杷叶

瘖后内热未除，口渴纳少，脉息沉弦。治以和养。

北沙参　柔白薇　炒淡芩　生谷芽　川石斛　香青蒿　白茯苓　川通草　环粟子　黄防风　焦米仁　荷叶　西芪皮　红枣

痢后感邪，寒热发瘖。拟用分泄。

大豆卷　炒黄芩　干佩兰　山楂炭　益元散包　制小朴　东白芍　焦苡米　广陈皮

---

① 头：原作“豆”，据文义改。

粉萆薢　川通草　柔白薇　鲜连叶

身热出痦，脘闷便溏，脉浮弦。治以分泄。

柔白薇　焦苡米　川通草　大豆卷　焦建曲　干佩兰　川郁金　白茯苓　制小朴　新会皮　鲜佛手　益元散包　扁豆花

身热白痦，先起呕逆，脉见细弦。肺胃受病，拟以分泄。

柔白薇　光杏仁　川朴花　白蔻仁　冬桑叶　焦苡米　炒黄芩　白茯苓　新会皮　焦麦芽　焦建曲　炒竹茹　荷梗

疹痦密布，脘闷神烦，寒热或轻或重，按脉细弦。治宜分泄。

冬桑叶　焦蒌皮　益元散包　焦苡米　川石斛　肥知母　柔白薇　光杏仁　连翘心　川通草　连皮苓　炒竹茹　鲜佛手　荷叶

寒热连日未解，脘闷气急，上为呕逆，下为溏稀。邪势仍未宣化。脉数而滑，两寸独不应指。上焦不能宣扬，虽有疹痦，未能由里达表。治宜清泄。

大豆卷　制小朴　连皮杏仁　新会红　焦苡仁　鲜佛手　冬桑叶　益元散包　川郁金　柔白薇　川通草　炒竹茹　黄防风　洋佩兰

身热有汗，痦毒满布，邪从肺达，又有咳呛。拟以分泄。

冬桑叶　荆芥穗　淡竹叶　块滑石　新会红　光杏仁　净蝉衣　川通草　赤苓皮　淡豆豉　炙牛蒡　象贝母　荷叶

红疹白痦，夹杂而出，当脘仍有满闷，舌苔黄腻未化，脉六部芤弦，细软为多。余邪未清。正气久虚，防其变端。治以和化。

柔白薇　连皮杏仁　川通草　生谷芽　干佩兰　冬桑叶　净蝉衣　焦米仁　赤苓皮　薄荷尖　新会皮　川郁金　鲜佛手　荷叶

时　疫

上吐下泻，汗冷肢清，脉细兼弦。治以疏和。

制小朴　连皮苓　焦建曲　白蔻仁　佛手柑　新会皮　广藿香　焦苡米　大腹绒　益元散包　黄防风　姜汁炒川连　荷梗

挥霍扰乱，泻下而兼呕，脉息细弦。治以苦辛通降。

姜汁炒川连　姜半夏　连皮苓　川通草　益元散　干佩兰　制小朴　焦建曲　大腹绒　焦米仁　鲜佛手　姜竹茹　宣木瓜　扁豆花

挥霍扰乱，勃然上吐下泻，当脘懊侬，汗多肢清，脉见沉细。分疏主之。

法半夏　焦建曲　连皮苓　白蔻仁　鲜佛手　炒香附　制小朴　干佩兰　大腹绒　焦苡米　川郁金　姜竹茹　新会皮　方通草

呕泻后胃液受伤，里邪虽从表达，有寒有热，不能作汗，脉来弦数，舌苔淡灰，口渴无度。拟和阴泄邪。

北沙参　鲜石斛　淡竹叶　冬桑叶　连皮杏　净蝉衣　柔白薇　块滑石　连皮苓　薄荷尖　荆芥穗　杭菊花　红蔗皮

调　经

经事向来后期，忽又先期，总由冲任不摄，未能生育。脉见细弦。治宜和养。

四制香附　炒夏曲　焦艾绒　炒川断　黑料豆　炒川芎　东白芍　炒当归　炒杜仲　银柴胡　炒丹参　新会皮　丝瓜络

尊年奇脉不摄，月事转旺，带脉不固，皆由肺虚而发，肝脾为损，虚火有升少降，吐血频作，渐至口干头蒙，心悸足瘰。牵连者均属虚而偏热。拟以清养。

大生地　黑料豆　东白芍　新会红　桑寄生　白茅花　北沙参　淡乌鲗炙　抱木神　金石斛　煅龙齿　炒扁柏　制女贞　红枣

昔肥今瘦，中有痰饮，遂至肝升肺降，两失所司。久有脘痛，经事又艰，咳呛沉弦，形寒潮热。恐转入怯门，拟从调降。

左金丸　玉蝴蝶　远志肉　炒杜仲　炒淮膝　代代花　绿萼梅　抱木神　桑寄生　法半夏　全福花包　新会皮　合欢皮　枇杷叶

气痹营滞，腹部胀满，经事五月未行，脉弦。治以疏和。

制香附　焦建曲　鸡血藤膏　远志肉　新会皮　法半夏　炒丹参　茺蔚子　抱木神　鲜佛手　陈橼皮　西砂仁

经事不调，或一二月一行，或四五月一行，营滞由于气痹，脘胀腰楚，形黄肢肿，脉来濡细。拟用疏和。

制香附　炒延胡　炒当归　炒川断　炒川芎　新会皮　炒夏曲　制丹参　茺蔚子　炒杜仲　抱茯神　月季花　远志肉　西砂仁

形寒潮热，纳少咳呛，由营卫而兼肺脾，虚非旦夕。脉细弦。治以和养。

北沙参　炒当归　川石斛　西芪皮　冬瓜子　光杏仁　银柴胡　炒丹参　抱木神　黄防风　东白芍　淮小麦　元红枣

腹痛减而未止，欲除痛根，庶几通经。脉沉弦。拟以疏和。

炒香附　九香虫　茺蔚子　炒川楝子　炒当归　新会皮　元红花　炒延胡　陈橼皮　炒丹参　炒淮膝　东白芍　西砂仁

月事虽属准期，色淡后块，到时少腹坠痛，到后当脘作胀，纳呆泛水，脉濡。治以疏和。

炒香附　炒当归　炒丹参　新会皮　炒杜仲　桑寄生　川抚[1]芎　抱茯神　远志肉　法半夏　炒川断　炒延胡　东白芍　西砂仁

① 抚：原作“扶”，据文义改。

肝阴不足，中气不和，脘痛腹胀，瘕筑上攻，作恶纳少，经行不畅，脉来紧滞。治宜辛养和中。

左秦艽　炒丹参　茺蔚子　左金丸另服　炒川楝　砂仁壳　当归身小茴同炒　东白芍　炒延胡　台乌药　四制香附　代代花　白茯苓　陈香橼　姜竹茹

淋　带

奇经内亏，大约三阴为损，经崩带多，连连不止，肢酸腰楚，平常又为胀满，脉细弦。治以和养。

吉参须　东白芍　沙苑子　炒丹参　玉蝴蝶　制香附　炒杜仲　焦建曲　抱木神　陈棕炭　新会皮　佛手花　焦荷蒂

水湿入于营分，经漏之后，又放白带，前阴翻大，遂至膨胀，有增无减。脉见细弦。宜虚实兼顾。

生於术　煅牡蛎　炙乌鲗　胡芦巴　黑车前　野赤豆　新会皮　炒川楝　酒桑梗　冬葵子　凤凰衣　陈橼皮　炒泽泻　川萆薢　玫瑰露炒竹茹

复诊　经漏兼带，零零落落，甚至子宫下坠，外翻有形，膨胀依然。攻补两难措手。

生白术　陈橼皮　东白芍　炒当归　九香虫　金铃子　西洋参　姜竹茹　炒夏曲　白茯苓　炒杜仲　柔白薇　制香附　酒桑梗

带下致虚，腰酸肢倦，脉见沉弦。治以和养。

生白术　抱木神　炒夏曲　东白芍　炒杜仲　淡乌鲗　煅龙骨　炒川断　沙苑子　川石斛　桑寄生　新会皮　玫瑰露炒竹茹

崩　漏

连次崩放，现在头眩肢酸，脉息细弦，治以和养。又产后久肿，亦宜兼顾。

西羌活　制小朴　陈棕炭　东白芍　炒苡米　炒扁柏　川郁金　焦荷蒂　黄防风　法半夏　新会皮　炒当归　佛手柑　红枣

操劳过度，有伤奇经，经漏三月，绵延不止，以致统藏不摄，血海愈涸。脉见细弦。当温养八脉，兼补气血；栽培火土，以固其根本；涵养乙癸，以充其渊源。俾得阴顺阳和，天癸有恒。拟以温养。

安肉桂去粗皮　西党参　蕲艾炭　炒杜仲　煅龙骨　陈阿胶蒲黄炭炒　东白芍　新会皮　抱木神　赤石脂醋煅包　陈棕炭　血余炭　红枣

崩热少停，零零落落，红白交见，奇经大损，肢腰酸痛。和养主之。

炒阿胶　沙苑子　煅龙骨　陈棕炭　制香附　西党参　炒夏曲　炒白芍　新会皮　艾绒炭　煅牡蛎　炒侧柏　红枣

停经见红，数日未止，似小产而不下，头眩腰痛，腹亦进痛。治以和养。

大生地　东白芍　炒川楝　炒艾绒　炒荆芥　新会皮　炒丹参　炒荷蒂　鸡血藤膏　黑料豆　炒当归　炒菀子　抱木神　红枣

小产后血放不止，牙痛亦宜兼顾。

蒲黄炒阿胶　羚羊尖　陈棕炭　扁柏炭　蜜炙桑叶　西洋参　血余炭　池菊炭　荆芥炭　炒丹参　法半夏　新会皮　炒藕节

停经见红，每日不止，恐非偏产，而为崩漏。治宜和养。

制香附　炒当归　炒杜仲　炒菀子　川石斛　抱木神　大生地　鸡血藤膏　炒艾绒　黑料豆　东白芍　新会皮　藕节炭

经漏三月，腰酸腹痛，心跳头蒙，种种营亏气痹。脉沉弦。治以和补。

炒党参　炒阿胶　陈棕炭　炒丹参　炒莲房　东白芍　制香附　血余灰　焦楂炭　煅龙骨　炒侧柏　炒川断　抱木神　焦荷蒂

小产后少腹攻痛，且带下赤白，脉弦滑。营亏气痹，治宜调养。

左金丸　炒杜仲　炒当归　九香虫　沉香曲　新会皮　炒丹参　炒白芍　制香附　炒川断　真獭肝　合欢皮　丝瓜络

奇经不摄，崩放后又为经漏，应月淋漓多日，遂至营阴受伤，诸虚杂出，头眩耳鸣，心悸腰楚。脉见弦滑。治宜和养。

炒党参　炮姜炭　煅龙骨　陈棕炭　炒莲房　炒侧柏　炒阿胶　炒白芍　血余炭　川杜仲　抱木神　广陈皮　炒香附　吉林须另煎

老年崩放，绵延不止，脉见濡细，冲海不摄，气营两亏，脘胀气怯，咳呛纳呆。和养主之。

炒党参　炒香附　抱茯神　沙菀子　血余炭　炒白芍　炒阿胶　莲房炭　煅龙骨　炒杜仲　炒侧柏　陈棕炭　新会皮

复诊　崩放减而未止，向有失血，老年营阴不摄，内络已损，脉见芤细。炎夏最宜调和。

炒阿胶　莲房炭　煅龙骨　炒香附　炒杜仲　炒侧柏　炒党参　抱木神　蚕茧炭　陈棕炭　血余炭　新会络　炒白芍　藕节炭

护　胎

营阴素亏，亏则生热，大肠为津液之腑，遂为结燥艰行，每每五六日一解，解时脱而外翻。脉见细滑。怀孕值脾胃司胎。拟以清养。

西洋参　郁李仁　生当归　炒地榆　桑寄生　陈广皮　火麻仁　脏连丸　炒蒌皮　炒槐米　原金斛　制女贞　松子肉

痈　症

肠痈将成，少腹肿痛，大便不行，按脉沉弦。治以通降。

败酱草　炒枳壳　炒建曲　牛蒡子　炒桃仁　炒川楝　花槟榔　川青皮　西赤芍　当归尾　生米仁　广陈皮　丝瓜络

肠痈脐凸红肿，腹膨作痛，大便已通，能否不为外溃。脉数。内热，治以清降。

炒川楝　花槟榔　冬瓜子　炙鸡金　生米仁　推车虫　生当归　新会皮　全瓜蒌　败酱草　炒枳壳　川青皮　陈橼皮　榧子肉

腿痈蒸脓，势难消退。

生西芪　当归尾　西赤芍　生牛膝　新会皮　牛蒡子　川青皮　生甘草　炙甲片　细角针

肛门结块，痛时发坚，将成肛痈。能否消退。

珠儿参　炒槐米　制女贞　炒米仁　白茯苓　黑料豆　黑地榆　炒泽泻　焦山栀　川萆薢　炒黄芩　新会皮　松子仁

咳嗽暴起，娇藏顷刻腐烂，秽气直冲，红痰不止，肺痈之象。拟从清降。

马兜铃　生米仁　光杏仁　川贝母　生白芍　白茯苓　冬瓜子　地骨皮　枇杷叶　新会皮　炒竹茹　粉蛤壳　炙桑皮　茜草根　肺露冲

肺痈溃烂，先血后脓。现在虽减未除，最恐炎夏反复。

北沙参　炙桑皮　地骨皮　川通草　白茯苓　生甘草　新会皮　活芦茎去节　冬瓜子　光杏仁　白苡米　真川贝　粉蛤壳　肺露冲

久嗽伤肺，痰有黄沫，且带血溢，肺痈渐成。治以清降。

北沙参　冬瓜子　旱莲草　川贝母　生白芍　炙桑皮　光杏仁　茜草根　新会皮　粉蛤壳　竹三七　地骨皮　枇杷叶

吐血连次，肺热移于大肠，痈象将成。治以清养。

珠儿参　黑料豆　炒槐米　川石斛　瓜蒌仁　生甘草　黑地榆　东白芍　川贝母　光杏仁　新会红　枇杷叶　火麻仁　炒藕节

小肠痈，腹胀溺短。能否消退。

败酱草　川青皮　西赤芍　赤茯苓　粉萆薢　木防己　炒川楝　炒香附　当归尾　大力子　青木香　炒枳壳　丝瓜络

乳痈蒸脓，色红兼肿，脉浮舌白，并有表症，微寒微热。治以疏和。

黄防风　牛蒡子　当归尾　生麦芽　川青皮　薄荷尖　荆芥穗　炙山甲　西赤石　王不留行　焦米仁　新会皮　炒藕节

牙　疳

咬牙疳，满口腐烂，并有寒热。治以辛凉。

淡豆豉　薄荷尖　荆芥穗　炒天虫　黄防风　经霜桑叶　牛蒡子　生甘草　忍冬花　干荷叶

腿部青色退而未尽，现在牙疳腐烂，或轻或重，总未平。脉象数滑，舌苔滑腻。拟清阴而化湿热。

西洋参　杭菊花　白茯苓　黑料豆　生苡仁　白茅花　南花粉　绵茵陈　二至丸　肥知母　广橘络　川石斛　木防己　白灯心

咽喉病

喉痹将成，头眩肢麻，包罗病情太多。治以清泄。

冬桑叶　川贝母　生白芍　天花[①]粉　大黑豆　生甘仁　光杏仁　杭甘菊　新会皮　白柿霜　制女贞　川石斛　枇杷叶

咽红发哽，脉息浮弦。治以清养。

北沙参　粉蛤壳　瓜蒌仁　冬桑叶　块马勃　净蝉衣　光杏仁[②]　象贝母　白茯苓　杭菊花　金果榄　山豆根　枇杷叶

将成喉痹，咽哽音嘶，脉见弦滑。治以和养。

北沙参　橄榄核　冬瓜子　淡秋石　白茯苓　东白芍　白柿霜　光杏仁　粉蛤壳　川贝母　瓜蒌仁　炙桑叶　枇杷膏冲

喉关较通，蒂丁未曾收敛，肝肺不和，脉见细弦。郁热尚未清楚，所以汗出津津。拟从和养。

西洋参　生白芍　粉蛤壳　橄榄核　光杏仁　血燕根　川贝母　冬虫草　生甘草　白茯苓　川石斛　广陈皮　枇杷叶　红枣

湿去热存，阴分受伤，咽喉为之痛哽，得饮冲鼻，肺阴伤而蒂丁病。拟以清降，再调补心悸头眩。

北沙参　橄榄核　代赭石　光杏仁　新会皮　白柿霜　金沸草　川贝母　冬瓜子　炙桑叶　川通草　白茯苓　枇杷叶

鼻病

鼻渊屡发，洋人所谓伤脑气筋也。清降主之。

经霜桑叶　白茅花　川通草　炙紫菀[③]　黑料豆　光杏仁　东白芍　川贝母　炒荆芥　鱼脑石　枇杷叶　杭菊花　红枣

鼻渊复发，风邪挟湿，上蒸清窍。治以清降。

嫩辛夷　北沙参　白茯苓　炒川柏　双钩藤　金石斛　鱼脑石　焦山栀　枇杷叶　生甘草　绿豆衣　湖丹皮　薄荷尖　荷边

---

① 花：原作“化”，据文义改。

② 杏仁：原作“仁杏”，据文义改。

③ 炙紫菀：原文下重出“炙紫菀”，衍文，删。

复诊　鼻渊少减，咳嗽有痰，头蒙腰楚，脉息细弦。治以清养。

西洋参　南花粉　鱼脑石　黑山栀　益元散包　川贝母　陈广皮　嫩辛夷　枇杷叶　肥知母　生甘草　双钩藤　川通草　荷边

耳　病

五聤者，脓分五色，总名谓之耳聤。现在并无血出，青脓白脓交溢，脑髓受伤，肝阳为炽。渐至颊车闭而难开，颈项头目皆牵引为痛，清空之虚，难于着枕。脉细弦。体本丰腴，内痰与内风有升少降。拟以镇养。

西洋参　东白芍　白潼蒺藜　抱木神　炒僵蚕　杭菊花　鱼脑石　煅龙齿　炒丹参　黑料豆　象牙屑　荷边

耳聤溢血，血止又复溢脓，脓薄如水，或多或少，以致清空受伤，头部鸣响，额间作痛，牵连诸虚，喉痹哽痛，脘满纳少，有时腹痛，有时便溏。脉弦滑。治宜和养。

西洋参　鱼脑石　炒白芍　海贝齿　象牙屑　川贝母　元金斛　杭甘菊　抱木神　白蒺藜　合欢皮　橘叶　橄榄核　荷边

耳菌溃烂，脓血交溢，久防失聪，脉见细弦。治以清化。

石决明　炒天[1]虫　净连翘　炒丹皮　冬桑叶　新会皮　杭菊花　炒川柏　炒泽泻　焦米仁　嫩滑石　赤茯苓　卷竹心

目　病

目属肝窍，眼眶上下发红，属脾湿肝风所致。脉来细弦。治以清泄。

霜桑叶　妙丹参　左秦艽　石决明　白茯苓　川石斛　黑料豆　北沙参　焦苡米　生白芍　新会皮　制女贞　卷竹心　荷叶

两目蒙赤，属肝风所致。拟以镇养。

石决明　青葙子　左秦艽　连翘心　黑料豆　钩藤钩　霜桑叶　谷精珠　夜明砂　元精石　白蒺藜　辰灯心　蕤仁霜　荷边

劳伤肝肺，头眩咳呛，两目昏花，脉见弦细。治以清降。

北沙参　生白芍　抱木神　川贝母　黑料豆　白蒺藜　石决明　煅龙齿　炒淮膝　光杏仁　制女贞　杭甘菊

舌　病

重舌形小而尖，现在舌底胀大，屡破涎血浮胖，时平时作。久恐成为郁火毒，坚结翻大，即属难治。早有腹膨作泻，转而上扰心脾为患，挟湿火内燃。治以宣化。

---

① 天：原作“夭”，据文义改。

北沙参　光杏仁　白茯苓　淡竹叶　煅瓦楞　妙丹参　天竺黄　冬瓜子　川贝母　炙桑叶　连翘心　生白芍　新会皮　枇杷叶

瘰　疬

禀体阴虚，郁热蒸痰，阻于络脉，项筋牵引。结核虽小，防久而成瘰。脉见弦滑。治以清养。

西洋参　白海粉　新会皮　抱木神　淡昆布　夏枯花　天竺黄　桑寄生　淡海藻　炒佳蚕　盐水炒杜仲　杭甘菊　丝瓜络

操劳过度，舌久发剥，现复心生热，肝生风，风热蒸痰，颈项起瘿，似乎发胀。入①后风痰用事，防为中累。

西洋参　煅瓦楞　橄榄核　白茯苓　白潼蒺藜　白柿霜　川贝母　生白芍　血燕根　光杏仁　广陈皮　炒竹茹　枇杷叶　鸡子清冲

湿热挟风，外达肌表，发为游风，起瘰发痒，脉见沉弦。治以泄化。

炙桑叶　炙豨莶　赤苓皮　炒扁柏　地肤子　黄防风　净蝉衣　焦米仁　新会皮　白鲜皮　荆芥穗　杭菊花　西砂仁

流　痰

痰注不一，眼细中空，久而不敛，渐至营卫受伤，营争为寒，卫争为热。寒热频仍，防成疮劳。脉见弦滑。治以和养。

西洋参　黄防风　黑料豆　炒当归　川石斛　西绵芪　银柴胡　制女贞　东白芍　青蒿子　炒丹参　新会皮　丝瓜络

腰为肾府，肾俞流痰，蒸蒸已熟，势将穿溃。所恐者纳呆肉削，元气难支。

西党参　全当归　法半夏　炙龟甲　煨葛根　生绵芪　川青皮　牛蒡子　生甘草　白茯苓　生白术　新会皮　细角针

流痰发于臂部，高肿色变，势难消退。脉见弦滑。治以疏和。

香独活　晚蚕砂　大力子　炒当归　木防已　竹沥夏　桑寄生　川青皮　西赤芍　粉萆薢　青木香　广陈瓜　丝瓜络

流注溃处不一，现存两眼未收。疮由虚发，营液从此受伤，两足软弱，络脉拘挛。脉见弦滑。治以和养。

西洋参　宣木瓜　炒杜仲　东白芍　桑寄生　黑料豆　炒当归　炒淮膝　新会皮　川石斛　制女贞　左牡蛎　丝瓜络

流注三处，曲池已溃，腋下臂上，亦欲蒸脓。按脉细弦。治以宣化。

---

① “入”字下疑有脱字。

西羌活　小青皮　玉桔梗　生甘草　象贝母　大力子　西赤芍　当归尾　新会皮　丝瓜络

环跳流痰，高肿之势，潜滋暗长，久防蒸脓穿溃。脉见细弦。治宜疏化。

香独活　西洋参　生甘草　川青皮　竹沥夏　炒杜仲　桑寄生　炒当归　新会皮　大力子　晚蚕砂　西赤芍　丝瓜络

环跳流痰，筋骨发赤，成则累月难痊。治以疏和。

竹沥夏[①]　九制熟地　白芥子　新会皮　大力子　丝瓜络　汉防己　川萆薢　青木香　川石斛　炒黄芩

股阴毒，右面结核，按之作痛，步履皆为不利。属气痹凝痰，痰留于络。疏和主之。

香独活　晚蚕砂　当归尾　竹沥夏　木防己　淮牛膝　酒桑梗　西赤芍　炒牛蒡　法半夏　天仙藤　粉萆薢　丝瓜络

① 竹沥夏：即竹沥半夏，系清半夏用鲜竹沥淋洒拌匀，待竹沥被吸尽，晒干而成。既往上海地区多用。

张聿青医案

清·张聿青　著

例言

——是编次序，先外感，次内伤，次杂病。古则取法《金匮》，近则以《准绳》《医通》诸家为准。

——每病以主病为纲，而相类者附之，如类中附于中风门是。

——六经病总名伤寒，而东南之区，真伤寒少，温病为多。《内经》云：热病者，皆伤寒之类也；南阳于中风伤寒后，即继以温病、风温两条；《难经》则云伤寒有五。窃谓伤寒与温病，南北对峙，伤寒可以该温病，温病亦可以该伤寒。在冬为冬温，在春为风温，在夏为温热，长夏为湿温，交三伏后则为伏暑，在秋为秋燥，俗亦谓秋温，此就时令言之也。南阳则以温病之重者为风温，今人亦或谓之伏温，故以风温为温病之提纲，而冬温、温热、秋燥皆附之。惟湿温与伏暑截然不同，另立专门。鄙陋之见，向所得诸师承，加以数年之涉猎，略述编次之意如下。

——平时论著及改窜门下之作，先师向有编订付刊之志，而未竟厥功。原稿为哲嗣借出，去岁哲嗣云亡，追寻不得，姑将旧抄若干篇，附于本案之后。片鳞半爪，不忍抛弃，汇而集之，不屑贻讥于大雅也。

张聿青先生传

门下士常熟萧蜕撰

三吴古多良医。明清之世，松江李中梓、常熟缪希雍、吴江徐大椿、吴县叶桂、元和陆懋修，闻望著述，后先辉映，虽所诣有纯驳，可谓卓然能树立者矣。

其后乃有无锡张聿青先生。先生讳乃修，父工医，先生少承家学，益孟晋[①]。醰思[②]博稽，以仲景之书为宗，而斟酌刘、李、朱、薛诸家之说。论病处方，变化万端，非姝姝[③]守一先生之言者。

平生论述甚多，散佚不存，仅得其绪论一二。其论霍乱云：霍乱热多寒少，孟英固自言之。但其论寒热二证，有一定之据。如热病则于未病之前数日，先有目中溜火，肛门灼热等象。然历见患病者，一吐一泻，无不肢冷黏汗，脉伏不起，大烦大渴，螺文缩陷，甚则失音目陷，虽投白虎得生之热证，未必于未病之前如孟英所云也。而投理中、四逆得生之寒症，未必不烦不渴，神情狂越，与热证相似也。村医每见肢冷脉伏，不问口渴，不验舌色，妄投四逆而霍然向愈；亦有肢冷脉伏，大烦大渴，渴而能饮，投白虎、地浆而竟毙者。余以三十年阅历，始知热证于未病前先见火象之说，殊难为信。惟一经芳开，热象发现，对病用药，方无误治。盖热证有湿邪外遏，寒证为阳气闭塞，芳开之法，亦分温清。然热证而投以温开，亦可透发；寒证而投以清开，则反凝涩，此大害也。尤可恶者，随意呼名，如绞肠、吊脚、瘪螺之类。霍乱之甚者，螺文无不瘪。经云：卫气者所以温分肉，充皮肤，肥腠理，司开合者也。霍乱则卫气闭塞，譬如纳手于水，湿气抑遏，卫气不行，亦致螺陷，即此意也。

其论燥曰：秋分以后，或病咳热，或渴或否，其变险也，气喘痰鸣，痰厚而稠，毙者甚多，论者目为风温，此燥症也。秋令久燥，金乘所胜，所不胜来复，其克金也，势若燎原。壮火食气，则肺气伤。火烁津液，则肺阴伤。黏痰，即被熬之津液也。然痰色多黄，则又挟湿。火为燥之复气，湿即燥之化气也。吴鞠通谓：伏气为火，化气为湿，复而且化，故痰兼湿黄。化少复多，故湿不能济其燥。是知复气伤肺，由内而起之枯燥，与天气清冷之燥，判若霄渊，有舌可验，有脉可凭，有象可稽也。

晚年居沪上，名益重，远方求治者踵相接。当是时，天下大医，群萃上海，青浦陈

---

① 孟晋：努力进取。

② 醰思：喻医学修养更为醇厚。

③ 姝姝：自满貌。

莲舫、武进费绳甫尤著。其人善夤缘冒进，借声势，或称御医以撼庸俗、饵高糈①。然其术亦浅，无虑内伤外感，虚实寒热，一切以不关病之药，羼叠②成方，以尝试而已。

先生初至，少知者。一日林某喘作，人有言先生至，御医陈莲舫在焉，慢不为礼。视其方，皆玉蝴蝶、溷沌衣③、厚朴花等一派似药非药者。先生曰：下材浅薄，请有所问，厚朴花性味何等也？陈曰：本草详之耳。曰：本草多矣，若某某，若某某，吾皆诵习之，未见有此药也，敢问何出？陈语塞，久乃言曰：大约与厚朴相似耳。先生正色曰：愿君诫之，治病非儿戏。陈唯唯不能答。先生遂定方，用熟地、肉桂等。陈与病家皆难之。先生毅然曰：如不信，啜二之一。夜半知，明日继进。失事抵吾命可也。如其言，尽剂而安。由是论者翕然，佥谓先生之学，实有本矣。

今略述其他治案，以备观览。朱葆三病脘痛吐涎水，脘中漉漉，得呕而快。西医治之不效。先生曰：此水饮伤胃也，乘其元气未虚，尚可攻逐。用半夏、黄连、干姜、腹皮、茯苓、枳实、竹茹、控涎丹，服后泻出冷水，呕即平复。用苓桂术甘加椒目数剂，脘舒溲行。尚有嘈杂，用芩、连、橘、半、桂、芍、蒺藜、杏仁，通降抑木而瘳。丁姓，温邪大热大渴，烦躁神昏，红疹隐约，医用羚羊、牛黄等剂不应。先生视其目不瞑，知有痰浊，加远志、竺黄，病不减。再诊舌绛中有薄白，时嗳气，肢冷，知为湿遏热伏，改用三仁去朴，加黄芩、知母、菖蒲，躁闷大退，红斑遍发。用化斑汤重用犀角、石膏而愈。龚氏妇，咳嗽吐血，咽痛失音，内热口燥，诸医投养阴法无效，日羸削。先生询其病得之感寒，瞿然④曰：此谚所谓寒包火也。投麻、杏、甘、膏、蝉衣、象贝、桑叶、茯苓、黑归、藕节，咳退音清，继进清咽宁肺而安。劳某，不寐经年，某名医谓虚阳不敛，投养阴法及珠粉，屡服二十剂，胸闷胃钝，仍不得寐。先生曰：此痰火也。予温胆汤而瘳。杨子萱，湿温三候，汗瘖不得畅，背脊恶寒，热势起伏，群医束手。先生曰：此宜坚壁清野法，勿犯谷气。以郁金、杏仁、桔梗、藿香、薏苡、通草、滑石、半夏等连服，使邪与湿分，气行汗畅而愈。粤商林，不纳不饥，便闭四旬一行。医谓阳虚，进苁蓉、肉桂及半硫丸，仍不效。先生曰：此胃阴虚也。投甘凉而痊。巨商丁，剧饮后醉而不醒，搐搦痉厥，医谓挟阴伤寒。先生曰：此酒热引动肝阳耳。与咸降法，一剂知，二剂已。龙湛霖患不寐，他医初投温补，继以育阴，皆不验。先生曰：此痰热内阻，心肾不交也。用玳瑁、珠母、龙齿、羚羊、胆星、半夏、瓜蒌、竹茹，二剂病失。方维卿，痢剧发呃，七日夜不止，将治木矣。先生诊其脉沉弦，审知有脘痛病，用泻心加黑白丑、丁香，一剂呃止。复用清六饮加二苓、薏、滑、香、砂、琥珀，痢亦止。凡先生治验，就所知者止此。及门百人，或更有悉其详及神于此者。要其剖析豪芒，洞彻癥结，原本

① 高糈：糈，精米，粮饷。高糈，喻高额诊金。
② 羼叠：羼，音 chàn，错乱搀杂。叠，众多。
③ 溷沌衣：紫河车，胎盘。
④ 瞿然：惊视貌。

经论，超然神解，不外乎此。

先生卒年六十余，至今称张氏医法。

萧蜕曰：予二十七岁时，负笈先生门。观其丰神清峻，音词朗鬯①，辄心仪之。以为近世杰士隐于艺者，岂偶然也。医虽小道，非有高世拔俗之想，轻财重义之风，不可以言深造。先生治病，遇贫贱者不取一钱，皆随手效。昆季八九人，皆早世。卵翼②群从，各有名业。清光绪间诏征天下名医，诸贵人推毂③，先生力却之。凡此皆人所难，即其志可以审其艺矣。

① 朗鬯：明白畅述。又作“朗畅”。鬯，音 chàng，通“畅”。

② 卵翼：鸟从翼护卵，孵出小鸟，喻养育、庇护、培养。

③ 推毂：推车前进，推动、协助。

目　录

卷 一

中 风 附类中

黎左 气虚多湿之体，加以劳顿掣动阳气，致阳气挟痰上升。清旷之区，灵明之府，悉为浊所弥漫，以致神情呆顿，迷沉多睡，右手足运行不利，口眼㖞斜，脉弦而滑，苔白质腻。此由肝气挟痰，阻于心脾之络，为类中之症。刻在鸱张之际，恐阳气复上而不语神昏，痰从内闭。姑先开窍涤痰，以备商进。

制半夏二钱 枳实一钱五分 广橘红一钱 广郁金一钱五分 菖蒲七分 赤白苓各二钱 炒远志五分 白僵蚕炒，打，二钱 白蒺藜三钱，炒 制南星七分 人参再造丸一丸，先化服

二诊 神情略为灵爽，沉迷多寐之象，亦觉稍退，脉象柔和，未始不为起色。但右手足不能运用自如，口眼㖞斜，舌强言蹇，不饥不纳，时见嗳噫，似呃非呃，右关脉沉滑有力，舌苔白腻，中心焦黄。浊痰之弥漫，心窍之闭阻，固得稍开，而火风鼓旋之势，尚在炽盛。总期药能续效，风火庶可敉平耳。方草商之。

制半夏一钱五分 瓜蒌仁六钱，打 远志肉甘草汤炒，七分 枳实一钱五分 制南星七分 甜广皮一钱 风化霜冲，一钱五分 九节菖蒲七分 郁金用明矾三分，化水磨冲，七分 人参再造丸一丸

三诊 昨云火风尚在炽盛之时，今面色带红，时欲起坐，即痰郁化火，火从内扰之象。正虚火风互煽，此际大有出入。再当清化痰火，以制其势。

羚羊片一钱五分 天竺黄三钱 枳实一钱 茯苓四钱 九节菖蒲五分 粉丹皮一钱五分 广郁金一钱五分 制半夏一钱五分 广橘红一钱 白僵蚕一钱五分 竹沥一两，滴入姜汁少许

四诊 昨卧甚安，起坐不宁之状已定，面色红赤较退，火象得以渐平。惟右半不遂，神呆不慧。其清旷之地，为痰湿弥漫，窍络被阻，神机不运。不能一时开豁，惟徐以图之而已。

制半夏三钱 茯苓神四钱 天竺黄三钱 白僵蚕炒，打，三钱 橘红一钱 远志肉甘草汤炒，五分 陈胆星七分 白蒺藜去刺，炒，三钱 九节菖蒲六分 枳实一钱二分 竹沥八钱，滴入姜汁少许 杜合苏合丸一丸，两次化服

五诊 神情渐清，稍能言语，病势大为转机。然寐不甚长，心中稍觉躁热。还是痰郁化火内扰之象，未能欲速图功。

制半夏 竹茹 远志肉 茯神 天竺黄 枳实 陈胆星 瓜蒌仁 橘红 菖蒲 礞石 滚痰丸三钱，先服

六诊 大便畅行，神情较爽，言语亦清，寐亦安稳。药既应手，再以退为进。

陈胆星　九节菖蒲　橘红　竹茹　茯苓　白蒺藜　制半夏　枳实　广郁金　远志　煨天麻　白金丸四分，先服

七诊　脉症相安，病势逐日减退，幸矣幸矣。但饮食起居，急宜加意谨慎。若稍有感触而至复中，则非才疏者所敢许治。

胆星　远志　广橘红　制半夏　天竺黄　枳实　九节菖蒲　广郁金　竹茹姜汁炒　雪羹汤煎汤代水

八诊　咳嗽大减，新感之邪渐解。言语亦渐能如旧，右手稍觉有力。治此者已觉应手，患此者未能满意。所以李士材云：外邪解，内邪已除，而言语蹇涩，半身不遂，未能即愈，宜久服六君，兼补气养阴之品，使气旺血盛，气行而血灌注经络，经络既充，则举动自若矣。第体丰者多湿多痰，所以治痰在先。今湿痰渐化，则以养血补气之品，收效于后。拟方商正。

台参须　当归　潞党参　云茯苓　制半夏　台白术　白芍　炙绵芪　广橘红　桑枝酒炒　竹沥滴入姜汁少许

冯右　肝风挟痰，中于府络，骤然手足偏左不遂，口眼歪斜，言蹇舌强。若以中络而论，尚无关于大局。但心中烦懊，烙热如燎，时索凉物，有时迷睡，神识时清时昧，呃忒频频，脉弦大而数，舌苔白腻。府络既阻，而痰火风复从内扰，神灵之府，为之摇撼，所以懊侬莫名。痰在胸中，与吸入之气相激，所以频频呃忒，饮食不得下咽。若再复中心络，必至神昏不语，诚极险又极可虞之际也。勉拟清镇护神，以御其痰火风之直入，再参降胃化痰熄肝，即请商酌行之。

制半夏一钱五分　天竺黄三钱　旋覆花绢包，二钱　九节菖五分　陈胆星一钱　代赭石四钱　煨天麻一钱五分　茯苓神各二钱　竹茹水炒，二钱　净双钩二钱　濂珠三分　西黄四厘。二味研末，梨汁先调服

二诊　神迷转清，烦懊较定，痰得咯吐而出，未始非松动之象。然心胸之热，虽减于前，而犹团聚不化，时带呃忒，脉形弦滑，舌苔厚浊，眩晕不能转侧。火风挟痰上旋，犹恐发痉发厥。再泄木火，以清痰热。

川雅连吴萸一分，煎汁，炒，四分　白芍酒炒，二钱　制半夏一钱　代赭石三钱　黄芩酒炒，一钱五分　广皮一钱　炙柿蒂三个　煨天麻一钱五分　旋覆花绢包，一钱五分　鲜竹茹二钱　生姜打汁，三滴

三诊　心中热炽，日见轻松；舌强短缩，已能伸出牙关，略能进食；身体转动，略为轻便；呃忒亦减，种种转机之象。泄热凉肝化痰，固属一定之理。但头昏眩晕，略一转侧，辄昏昏欲厥。脉形弦大。肝火风鸱张不熄，恐阴分劫烁，而舌起糜腐。

羚羊片先煎一钱　元参三钱　黑豆衣三钱　瓜蒌皮三钱　石决明五钱　池菊二钱　鲜生地洗，打，六钱　鲜竹茹一钱五分　陈关蛰一两，洗淡　大荸荠三枚，拍碎。二味煎汤代水

四诊　昨诊痰火风劫阴，恐舌起糜腐，实症变成虚症。今诊脉弦大，渐转细弱，舌

苔果起白腐，上腭两腮，均布糜点，呃忒虽止，而多言妄笑。五志之火，尽从上亢，而真水欲竭，不能相济。一波未平，一波又起，恐药力不足抵制。勉拟救阴泄热，清护神明。

阿胶珠蛤粉炒松，三钱　细生地四钱　川贝母二钱　西洋参一钱　生牡蛎打，先煎，五钱　大麦冬去心，三钱　东白芍酒炒，一钱五分　朱茯神三钱　濂珠粉四分，分两次服

五诊　糜腐较化，多言妄笑稍定，略思纳谷，而食入中脘作痛，脉细弦转大。阴分稍复，而火风鸱张之下，风木干土。再育阴化痰，兼平肝木。

金石斛四钱　半夏曲一钱五分，盐水炒　白蒺藜去刺，炒，三钱　钩钩三钱　女贞子三钱　大天冬三钱　川贝母二钱　石决明先煎，五钱　左金丸包煎，七分　橄榄膏三钱，冲　濂珠粉三分，先服

六诊　导心胃之热下行，口糜大退，然犹未尽化，口舌作痛。每交阴分，辄心胸烦懊，无非阴亏火旺，火挟痰湿，上蒸胃口。得食则呃，亦食入与胃中之火相激耳。小溲热痛，不能即出，大便七日不行，再导热下行。

大生地二钱　甘草梢六分　川石斛三钱　煨蛤粉三钱　青竹叶二十片　细木通一钱　白茯苓三钱　鲜竹茹一钱五分　凉膈散包煎，四钱

七诊　糜腐已退，口舌作痛亦减。胃口熏蒸之火，得以渐平，殊出望外。但肝气甚旺，中脘不舒，甚至有形攻突，气冲作呃，大便不行。再拟平肝调气。

金铃子一钱五分　白芍土炒，一钱　刀豆子磨，三分，冲服　左金丸包煎，七分　炒枳壳一钱　干橘叶一钱　煨天麻一钱　竹茹一钱　炙柿蒂三枚

八诊　糜腐既退，未经复起，舌红色亦渐转淡，痛亦渐轻，眩晕、多言妄笑、舌强、发厥诸忌款，次第而退。岂人力所能致，此天相之也。但胸中气机未宣，吸入之气，与冲气相激，时犹作呃。胃气不降，则腐气不行，大便不解。调气降胃，冀谷食渐增，府气渐通，庶可徐图恢复耳。

川楝子一钱五分　干橘叶一钱　旋覆花绢包，一钱　刀豆子五分，磨，分二次冲　蒌仁炭五钱　甜杏仁三钱　延胡索一钱　煅赭石四钱　炒枳壳一钱　车前子一钱五分　鲜竹茹一钱　炙柿蒂三枚

九诊　中脘渐舒，诸恙亦日见起色。然至暮辄作呛咳，还是肝气逆而犯肺。大便未行。拟清金平木法。

川贝母二钱　光杏仁三钱　茯苓神各二钱　鲜竹茹一钱五分　蛤黛散绢包，三钱　瓜蒌皮四钱　广郁金一钱　夜交藤四钱　干橘叶一钱　金铃子一钱五分　干枇杷叶去毛，三片　更衣丸先服一钱五分

十诊　得食则呃，是胃火与食相激。用黄连温胆汤法。

川连酒炒，三分　法半夏一钱五分　竹茹盐水炒，一钱五分　柿蒂三枚　橘皮盐水炒，一钱　枳实八分　白茯苓三钱　枇杷叶去毛，两片，淡姜汁炒

十一诊　胃纳稍起，呃逆亦减。前法参以镇逆。

川雅连吴萸汤炒，三分　枳实七分　鲜竹茹一钱五分　海风藤三钱　煅赭石三钱　橘皮盐水炒，一钱　云茯苓三钱　制半夏一钱五分　桑寄生酒炒，三钱　木防己一钱五分　白僵蚕炒，打，一钱五分

十二诊　平素偶服参苓，辄胃纳加增，神情振卓，其阳明中气之虚，未病先露。此次病发，忽然眩晕，左肢不遂，病发于左，口歪于右，一时神识昏乱，多言妄笑，不时目窜发厥，呃逆频频，显系火风挟痰上旋，乘阳明脉络之虚，抵隙而入。首方言中于府络者，即阳明大府之络也。叠进降火消痰熄热，火之内扰者渐平，风之上旋者自熄，眩晕由此而定，神情由此而清，发厥亦由此而止。岂知痰热甫平，而虚火挟湿上腾，壅于胃口，以致通口糜腐，危险之境，较前更甚。遂导热下行，兼用外治，糜腐次第而退，脉弦滑得以渐柔，饮食渐次而进。惟左手足不能举动，不知痛痒。吾人左半属血，右半属气。左半之血，还行于右，是为气中之血；右半之气，还行于左，是为血中之气。今风火郁阻络中，左血虽得右行，而右气不能左入，则偏左半身有血无气，所以望之如常，抚之无异，欲举而动之，则无气以运也。无气以运，欲动得乎？其祛风舒筋活络之品，似为必用之药。殊不知风不自生，血不行然后生风也。筋络不自病，有所以阻之者，然后筋不舒而络不宣。则是病在经络，而病之本实在阳明之络空，火风阻之。经云：治病必求其本。拟通补阳明，化痰清络。

台参须另煎，冲，七分　制半夏一钱五分　白茯苓三钱　羚羊片先煎，一钱　白僵蚕一钱五分　生於术一钱　薄橘红一钱　煨天麻一钱　生熟草各二分　竹沥七钱　姜汁三滴

十三诊　类中大势已定，而偏左不遂，肩胛作痛。此由肝火风挟痰入络，直者为经，横者为络，邪既入络，易入难出，势不能脱然无累。病重之时，早经谈及。然既庆得陇，自宜望蜀。拟甘凉益胃，宣络化痰。

台参须六分　生甘草三分　煨天麻一钱五分　茯苓神各二钱　生蒺藜三钱　大麦冬三钱，去心　制半夏一钱五分　陈胆星七分　黑豆衣三钱　晚蚕砂三钱　女贞子三钱　竹沥一两　丹皮二钱

徐左　体丰于外，气弱于内。气弱则饮食酿痰，阻于心脾之络，风阳挟痰，乘势内煽，遂致舌强难言，右手足运行不利，神呆悲感，不能自主，喜笑无常。苔胖质腻，脉左弦右滑，而不分明。痰得风而愈炽，风挟痰而益旺，类中之渐，势恐复中，变生不测。姑拟补气之不足，泻痰之有余，佐以熄风宣络，冀神清为幸。

台参须　制半夏　远志肉　郁金　九节菖蒲　明天麻煨　天竺黄　制南星　橘红　白僵蚕炒，打　净双钩　苏合香丸

陈右　年近古稀，气血亏损，虚风暗动，心胸牵及咽喉热辣，环口作麻，四肢运用不便，脉象虚弦，舌光无苔。为类中根源。惟有培养气血，作保守之计。

阿胶珠二钱　归身二钱　炒杞子三钱　黑豆衣三钱　天麻一钱，煨　大生地四钱　白芍炒，一钱五分　大麦冬三钱　女贞子酒蒸，三钱

朱右　先自肝阳犯胃，呕吐不止，继则神昏发厥，左手足弛纵不仁，右手引动不止，

目开手撒遗溺，舌伸不收，脉象虚弦。此由呕吐太过，阳明胃液耗残，遂致肝风乘阳明脉络之虚，猝然中络，胃脉通心，神机因而不运。类中之症，虚多实少。勉用救阴熄风，以尽人力。

大生地四钱　大麦冬去心，二钱　川石斛四钱　煅蛤粉三钱　丹皮二钱　大天冬二钱　大玄参三钱　川贝母二钱　阿胶珠二钱　梨汁一两　珍珠三分　金箔三张。二味另研，调服

转方用鲜地、鲜斛、天麦冬、元参、萝卜、青果、梨等汁。

某　偏右不遂，舌强言蹇，脉象弦滑少力。此气虚挟痰，化风中络。

党参　炒於术　广橘红　当归　菊花　黄芪　天麻　制半夏　白芍　茯苓　竹沥　姜汁

左　左半不遂，舌强言蹇。肝风挟痰，类中心脾之络也。

左秦艽　远志　僵蚕　橘红　青防风　石菖蒲　天麻　川芎　独活　制半夏　人参再造丸一丸

某　类中大势虽定，而两足仍难步履，头晕偏左。气虚挟痰，蕴于阳明。防其反覆。

制半夏　野於术　枳壳　白蒺藜　左秦艽　川独活　奎党参元米炒　天麻　桑寄生　杜仲　炒牛膝　广橘红

王左　四肢不遂，言语蹇涩，脉濡而滑。此气虚而湿痰入络。类中之症，难望近功。

奎党参三钱　九节菖五分　制半夏三钱　远志肉五分　广藿香三钱　苍术麻油炒黄，一钱五分　广橘红一钱　川萆薢二钱　薏仁四钱，生　炒於术二钱　人参再造丸一粒

二诊　中湿之后，络隧未和。温通和络泄湿，脉症相安，守效方出入，再进。

制半夏　枳壳　独活　萆薢　泽泻　桑枝酒炒　橘红　杏仁　防己　薏仁　桂枝　蒌皮炒

何左　痰湿素盛，于五日前陡然口眼㖞斜，左手指伸屈不利，左关脉弦，右关脉滑。此痰湿阻于阳明之络，类中之先声也。急宜戒饮，以酒性上升而热故也。

制南星　白僵蚕　煨天麻　广皮　桑寄生　木防己　左秦艽　独活　指迷茯苓丸

复诊稍好，改用人参再造丸。

二诊　脉症相安，然手仍带肿，经谓湿胜则肿。究之诸病之作，皆风火之所为也。

炙绵芪　威灵仙　青防风　桂枝　制南星　野於术　羚羊片　左秦艽　汉木防己　生薏米　木猪苓　建泽泻　桑枝膏

尹左　语言蹇涩，脉象左弦，右关带滑。此惊痰入络，机窍被阻，中厥之先声也。

制半夏　枳实　橘红　郁金　僵蚕　煨天麻　茯苓　远志　菖蒲　竹沥　姜汁

陈左　遗浊之后，湿袭经络，以致四肢牵强，胸次不舒。久则为风痱之类。

秦艽　桑寄生　防风　川萆薢　汉防己　独活　生薏仁　当归　白僵蚕　丝瓜络

陈右　高年精血亏损，肝风鸱张，头晕，心中震痉，脉细弦尺涩。为类中之渐，图治非易。

大生地　茯蓉　归身　菊花　木瓜皮　黑豆衣　杞子　白芍　杜仲

二诊　右足弛强不仁，头晕心中震痉，神烦不寐，舌色润而自觉干燥无津。良由精血亏耗，厥少二阴之火上炎。前法参以育阴降火。

阿胶珠三钱　川雅连鸡子黄拌炒，三分　煅龙齿三钱　甘杞子三钱　厚杜仲三钱　大生地四钱　炒枣仁三钱　干苁蓉二钱　朱茯神三钱　炒萸肉一钱五分

左　脉象弦滑，左臂作麻。此湿痰过盛，营卫之气，为之阻蔽，有痱中之虞。

桂枝　焦枳实　羌活　云茯苓　白僵蚕　防风　制南星　天麻　广橘红　制半夏　二妙丸

某　眩晕耳鸣，四肢麻木，脉形弦滑。此胃有湿痰，胆木不降，有类中之虞。

制半夏　枳实　天麻　竹茹　秦艽　净双钩　陈胆星　石决明　广橘红　山栀　磁朱丸一钱五分

左　左半主血。然血中无气，则血不流。今左臂作麻，脉形弦滑，无非痰湿阻遏，荣卫不宣。仿石顽法。

苍术八分　黄柏姜汁炒，一钱　羌活一钱　天麻一钱五分　当归酒炒，二钱　桑寄生酒炒，三钱　制半夏一钱五分　白僵蚕二钱　橘皮一钱　左秦艽一钱五分　桂枝五分

过右　右臂不能举动。高年血虚，风阳入络，为痱中之根。

秦艽一钱五分　当归酒炒，二钱　桑寄生三钱　天麻一钱五分　独活一钱　白僵蚕一钱五分　白芍酒炒，一钱　木防己一钱五分　桂枝四分　丝瓜络三钱，炒　大活络丹一丸

左　外疡之后，风与湿合，流入络隧，以致遍体烦疼，手足软弱，恐成类中。

秦艽　焦苍术　黄柏　半夏　丝瓜络　独活　桂枝　生薏仁　萆薢　桑枝酒炒　汉木防己

二诊　两次得汗，湿郁稍宣，遍体烦疼大退。药既应手，无容更张。

於术一钱五分　陈皮一钱五分　泽泻一钱五分　络石藤三钱，炒　杜仲二钱　制半夏一钱五分　茯苓四钱　秦艽一钱五分　炙绵芪二钱　焦苍术二钱，研末，米饮作丸，药汁送下

三诊　投剂之后，脉症相安。然四肢酸软，筋惕少寐，良由痰湿阻络，甲木之气，不能下降。前法出入再进。

桂枝五分　秦艽一钱五分　独活一钱　桑寄生酒炒，三钱　木防己一钱　茯苓三钱　制半夏一钱五分　萆薢二钱　枳实一钱　生薏仁四钱　白蒺藜三钱　木瓜一钱　鲜生茹一钱

某　浮游之火渐平，而食入辄作反逆。此胆胃不主下降，肝阳从此独升。再降胆胃。

制半夏　枳实　甜广皮　杏仁　白蒺藜　茯苓　茯神　黑山栀　陈胆星　竹茹　生姜汁二滴　陈关蛰　大荸荠二味煎汤代水

右　脉濡滑，左关微弦，面色浮黄，四肢酸软，心悸少寐。此由中气不足，湿土生痰，郁阻络隧，为痱中之根。

野於术一钱五分　广皮一钱　泽泻一钱五分　络石藤三钱，炒　焦苍术一钱，研末，米饮为丸，烘

干，药汁送下　制半夏一钱五分　茯苓四钱　秦艽一钱五分　厚杜仲三钱　炙绵芪二钱

某　舌强，右半不用。气虚挟痰，治无近功也。

制半夏　橘红　炒菊花　石菖蒲　远志肉　白僵蚕　左秦艽　煨天麻　竹油　再造丸开水先服

风　温 附冬温、温热、秋燥

陈右　风温八日，身热咳嗽，左胁作痛，日来神昏不宁，甚则迷昧，气升痰嘶，痰色稠黄，齿垢黴红，自汗渴饮，脉数浮弦，舌红苔黄。日前痰中屡屡见红。此由风邪化热，灼烁肺胃，所有津液，尽为火热熬炼，皆化为痰。肺为热炎所熏，肺叶煽动，有喘厥之虞。用竹叶石膏汤加味。

麦冬去心，三钱　石膏五钱，煨　桑白皮二钱，炙　天花粉二钱　梨肉二两　制半夏一钱五分　北沙参四钱　马兜铃一钱五分　淡竹叶十六片

二诊　情神之迷昧较清，舌苔亦化，气升较轻，然痰仍黄厚，痰声如潮，脉数弦滑。肺胃为热所灼，津液尽化为痰，痰随气升，气随痰逆。前意参上病下取法。

马兜铃一钱五分　光杏仁去尖，打，四钱　炙桑皮三钱　冬瓜子五钱，打　瓜蒌皮四钱　川贝去心，三钱　海浮石三钱　薏仁五钱　枇杷叶去毛，一两　风化霜七分　苇茎一两五钱　竹沥达痰丸三钱，竹茹汤先送下

三诊　上升之气大为平定，谵语亦退，烦懊亦减。虽已出于望外，但脉象滑数而软，舌苔浮糙，上腭糜腐星布。痰热化火灼阴，一波未定，一波又起矣。再化痰热，参入甘凉。

马兜铃一钱五分　冬瓜子五钱，打　风化硝八分　瓜蒌仁五钱，研　杏仁泥三钱　海浮石三钱　茯苓四钱　苇茎一两五钱　鲜竹茹水炒，二钱　梨汁一酒杯，温，另服　荸荠汁半酒杯，同冲　上濂珠三分　真川贝母去心，五分。二味研极细末，先送下

四诊　痰喘渐平，热亦大减，而白腐渐多，却不甚作渴，脉形软滑。阴分亏损，浊随气火上浮，虚多而实少矣。急和其阴，而参清化气热。

南北沙参各二钱　川贝母去心，二钱　冬瓜子四钱　川石斛三钱　滑石块四钱　淡天冬一钱　猪茯苓各二钱　二泉胶蛤粉拌炒，一钱五分　香豆豉二钱，炒　竹茹水炒，一钱五分　泽泻一钱五分　苇茎七钱　上濂珠三分　川贝母四分。二味研为极细末，先调服

五诊　痰喘全平，腐糜忽少忽多，舌质呆紫，苔淡黄而揞，望之干毛，欲不燥渴，胸次如哽如阻，脉形软滑。此的属阴分伤损，浊蒸不化。治多棘手，勉再以清化并行法，以图万幸。

南沙参四钱　青盐半夏一钱五分　竹茹姜汁炒，二钱　枇杷叶去毛，一两　瓜蒌霜三钱　滑石块五钱　杏仁泥三钱　金石斛四钱　川贝母三钱　香豆豉三钱　芦根去节，一两　陈关蛰洗淡，一两　大荸荠拍碎，四枚。二味煎汤代水

六诊　糜腐大化，胸中痞满。阴多渐复，而胃浊仍阻。犹恐治浊伤阴，动多窒碍。

法半夏一钱五分　金沸草一钱　杜苏子炒，研，三钱　茯苓四钱　豆豉三钱　橘红盐水炒，一钱　杏仁泥三钱　竹茹姜汁炒，二钱　玫瑰花去蒂，三朵

七诊　一险于喘呼神昧，再险于阴伤糜腐，又险于浊阻膈痞，证象错综，治多窒碍。何幸清凉润燥，补泻粉更，应如桴鼓，履夷出险，殆天授非人力欤。

法半夏一钱五分　云苓四钱　猪苓一钱五分　薤白头二钱　玫瑰花去蒂，三朵　上广皮盐水炒，一钱　枳壳一钱　甜广皮炒香，三钱　瓜蒌仁姜汁炒，研，三钱　生熟谷芽各一钱

祝十五岁　饮食内伤，时邪外感，从泄泻而至发热，热势甚炽，纤毫无汗，神情懊烦，频渴不多饮，脉象郁数，舌红苔黄罩灰。此由邪湿相合，三焦均受。恐邪湿交蒸，邪化为火，而湿化为燥。用薛氏升泄法。

煨葛根一钱五分　生甘草三分　淡芩一钱五分　滑石三钱　米仁三钱　大豆卷二钱　上广皮一钱　苦桔梗一钱　通草一钱　泽泻三钱

二诊　用薛氏升泄之法，便泄稍减，咳嗽增多，热势渐减，苔灰大化。虽属转轻之象，而未得汗，邪无出路，所以热仍不解，心中时觉嘈烦。病起之际，即耳窍闭塞，良由脾土素弱，所以感受风邪，上阻清窍，下趋大肠。但风脉必浮，今脉不以浮应，似非风象。殊不知风在表则浮，今风入肠胃，病既入里，则脉不以浮应矣。仿喻嘉言先生逆流挽舟法。

前胡一钱　川羌活一钱　白桔梗一钱　郁金一钱五分　云茯苓三钱　柴胡四分　青防风一钱　炒枳壳七分　米仁三钱　蔻仁四分　淡芩七分

三诊　引邪外达，正气虚微，不能托送，未能得汗，便泄有黏腻，色白带赤，热势得见退轻，而迷沉欲寐，有时夹杂谵语，脉象糊滑，重按少力，苔黄，近根仍带灰润。此由中气不足，外感之风，氤氲之湿，熏蒸之热，炼液成痰，弥漫神机。里虚内陷之象，恐神昏发痉。拟扶助中阳，兼清湿热而化浊痰。

台参须七分　川连五分　制半夏一钱五分　陈胆星一钱　竹茹一钱五分　竺黄二钱　茯苓三钱　干姜四分　橘红一钱　生薏仁三钱　蚕砂三钱

四诊　昨进扶助中阳，兼清热而化浊痰，热势发扬于外，表热稍甚，迷蒙较退，时觉懊烦。自病起至今，耳窍闭塞，今则时兼谵语，口渴欲饮。舌红，后半灰霉，脉象稍起，而软数微弦。风燥之气，上阻清窍，而风与湿合，遂成熏蒸之局，神机为之弥漫。恐邪不外越，复从内窜。拟清化法。必得邪从外越，方是退步，然不易也。

黑豆衣三钱　连翘三钱　郁金一钱五分　鲜石菖二钱　鲜竹叶二十片　绿豆衣三钱　桔梗一钱　薄荷一钱　南沙参三钱　荷叶边三钱　甘草四分

五诊　便泄已止，咳嗽增多，邪势欲从肺经外泄。而每至正午阳旺之时，转烦懊不宁，言语错乱，颧红面赤，下午仍多眠睡。皆风邪化火，劫烁阴津。昨投泄热和阴，舌苔深黄稍化，而边仍红，前半红点满布，后半灰霉。津伤热炽。拟泄热救阴，稍为扩充。

羚羊片二钱　鲜铁斛七钱　大麦冬三钱　花粉二钱　竹叶心二十片赤茯苓三钱　黑山栀皮三钱　西洋参一钱五分　连翘壳三钱　真川贝母去心，二钱　光杏仁三钱

六诊　疏泄风邪，清化气热，便泄渐定，解出溏粪带黑，热之象也。风为阳邪，不从外越，从中化热，热灼肺胃，咳嗽不爽，懊烦不宁。热扰神明，言语妄乱。热劫津液，神机不运，所以不为烦懊，即为迷睡。阳明热胜，则目赤颧红，口渴欲饮。脉数微弦，舌红苔色深黄，根带霉黑。种种见端，皆风邪化火，劫烁阴津之象。症方一候，邪势鸱张，恐阴津日干，而神昏发痉。拟救阴泄热。

羚羊片二钱　大麦冬三钱　广郁金一钱五分　连翘壳三钱　甘草五分　鲜铁斛七钱　真川贝二钱　石菖蒲二钱　黑山栀皮三钱　北沙参四钱　竹叶心二十片

七诊　脉象沉细软弱，较昨稍起，神志较清，懊烦略定，迷睡略退，咳嗽增多，痰出黏腻，舌红稍淡，灰霉略化，阴津渐回。而喉有痰声，良由津液为热邪所炼，即化为痰。前贤谓痰即有形之火，火即无形之痰，非虚语也。拟凉肝泄热，兼清肺胃，以保阴液。

羚羊片一钱五分　西洋参一钱五分　鲜铁皮斛六钱　肥知母一钱五分　川贝母二钱　连翘三钱　玉泉散三钱　大麦冬三钱　桑叶一钱，炙　冬瓜子三钱　竹叶心二十片

八诊　脉渐起，咳嗽较爽。内陷之邪，还于肺胃，所以神志渐清，热势递减，口渴稍定，舌苔灰霉较化。惟仍眠多醒少，还是神机欠运，胸中之热弥漫。再泄热和阴，兼宣肺气，以引邪外出。

玉泉散　连翘　铁皮斛　光杏仁　薄荷　象贝　牛蒡子　霜桑叶　黑栀皮　天冬　前胡

九诊　口渴渐定，热势渐轻，舌红渐淡，舌黄转白，灰霉渐退，右脉稍起，皆热化津回之象。理应神清气爽，而眠多醒少，仍复如前，耳聋不爽，大便不解。病之初起，原属风温夹湿，邪既化热，劫烁阴津，虽有湿邪，亦成燥火。今津回热化，燥仍为湿，余热与湿，弥漫胸中，如雾氤氲，所以眠多醒少。拟清泄火风，参以化痰。

连翘三钱　黑栀皮三钱　天竺黄二钱　桔梗二钱　广郁金一钱五分　前胡一钱五分　晚蚕砂三钱　薄荷一钱　陈胆星七分　象贝母二钱　桑叶二钱　白金丸五分，入煎

十诊　昨进化痰泄热，咳嗽稍甚，痰不甚多，而痰中带红，左颊红赤，苔霉近根全化，而舌心黄又带霉黑，大便不行，脉数右大，还是肺胃热胜。痰既得出，仍守清胃养津。即请商裁。

玉泉散五钱　鲜生地五钱　黑栀皮三钱　川贝母二钱　肥知母二钱　铁皮斛八钱　连翘三钱　天花粉三钱　生甘草六分　粉丹皮二钱　雪梨汁一两　白茅根肉一两

十一诊　迷睡稍退，胸中弥漫之热，略得扩清。大便欲解不出，脉象右大。再参增液，以望便行。

鲜生地八钱　大麦冬三钱　玉泉散四钱　象贝母三钱　黑栀皮三钱　淡芩一钱五分　冬瓜子

三钱　大玄参三钱　连翘三钱　粉丹皮二钱　雪梨汁一两　白茅根肉一两

十二诊　大便畅行。然津液为热所耗，木火升动，懊烦口渴，左颊红赤，耳鸣窍闭，咳嗽咽痒，脉数，重按微弦。风温之邪，化火劫津。幸数日以来，舌未焦燥，神未昏糊。泄热存阴，似难更动。

羚羊片一钱五分　鲜生地六钱　川贝母二钱　杏仁三钱　炙桑皮二钱　玉泉散五钱　鲜铁皮斛六钱　天花粉二钱　连翘三钱　荷叶边三钱

十三诊　多眠渐退，两次得汗，咳嗽渐轻，痰亦渐少。内陷之邪，仍还于表，是为正色。但热仍未解，耳聋不聪。脉数，舌质淡红，苔淡黄，灰霉未尽。肺胃余热，未能遽澈。存阴泄热，并不表汗而汗自出。良以津液来复，所以液能化汗。拟乘此疏风泄热，以望邪有出路。

冬桑叶一钱五分　杏仁三钱　连翘壳三钱　前胡一钱　川贝母二钱　池菊花二钱　薄荷一钱　黑山栀三钱　桔梗一钱　荷叶边三钱

十四诊　内陷之邪，还于肺胃。咳嗽身热，耳聋，音声雌腻，脉数右大，舌质淡红，淡黄灰霉之苔逐步化轻。病既由深而浅，宜再辛凉散风，微苦泄热。

桑叶二钱　菊花二钱　薄荷一钱　黑栀皮二钱　赤茯苓一钱五分　桔梗一钱　云茯苓一钱五分　粉前胡一钱　大力子三钱　连翘壳三钱　郁金一钱五分　荷叶边三钱

改方加杏仁三钱，豆豉三钱，枳壳一钱五分。

十五诊　身热渐轻，舌苔灰霉已化，烦懊亦定。阴津既回，内陷之邪，还于肺胃，其多眠应当立退，乃神情安静；仍复多眠，皆由风邪入于上焦，上焦之气，闭而不行，卫气行于阴而不得出于阳。开泄上焦，使上焦气宣，为目前要务。

杏仁三钱　桑叶二钱　淡豉二钱　枳壳八分　桔梗一钱　薄荷一钱　橘红一钱　郁金一钱五分　青防风一钱　干荷叶边三钱

十六诊　胸背皆经得汗，风邪稍得开泄，耳窍略聪，卫气渐开，且能知味，然仍时多眠睡。舌黄灰霉既化，而反觉白腻。上焦之气不行，谷气过多，恐其酿湿生热，不可不防。

光杏仁三钱　淡豆豉二钱　广橘红一钱　丝通草八分　生薏仁三钱　炒枳壳一钱　桔梗一钱　防风一钱　云茯苓三钱　广郁金一钱五分　干荷叶边三钱

十七诊　内陷之邪，还于肺胃，而从汗出。耳窍闭塞已开，身热亦退，脉静苔化，大局已定。宜和中醒胃。

青盐半夏一钱五分　茯苓三钱　桔梗一钱　郁金一钱五分　防风一钱　薄橘红一钱　米仁三钱　枳壳一钱五分　范志曲一钱五分　谷芽二钱

十八诊　脉静苔化，胃开思食。久热之下，阴津不能遽复。宜和阴益肾。

炙生地三钱　炙甘草四分　白芍一钱　橘白盐水炒，一钱　麦冬炒，一钱五分　阿胶珠一钱五分　甜杏仁炒香，三钱　生熟谷芽各一钱

十九诊　滋水和阴，胃气渐复，多眠亦退。风为阳邪，温乃热气，其所伤者，无非阴液。但柔腻之药，不能久进。宜甘凉和养。

西洋参一钱五分　生玉竹三钱　广橘白一钱　生熟谷芽各一钱　川石斛四钱　生甘草三分　生山药三钱　甜杏仁三钱　范志曲一钱

陆左　咳嗽不爽，发热汗出不解，气从上逆，大便溏泄，脉数右大，苔厚心黄。风温袭于肺胃，症方七日，为势甚炽。

牛蒡子三钱　川贝母二钱　甜广皮一钱　杏仁三钱　竹茹水炒，二钱　生甘草四分　炙桑皮二钱　大连翘三钱　茯苓三钱

二诊　苔黄稍化，仍然腻浊，大便不利，每至日晡，辄仍凛热。外风引动湿热，郁阻营卫。再为宣化。

杏仁三钱　蔻仁五分　淡芩一钱　滑石三钱　鲜竹茹水炒，一钱　米仁三钱　广郁金一钱五分　通草一钱　赤茯苓三钱　鲜佛手一钱

三诊　轻宣肺气而化湿邪，每晨汗出。上焦之湿，理当从汗而解，乃日晡仍然似疟，便不畅行，腹膨脘痞欲呕，频转矢气。脉形滑数，此必有形之积，阻而不化。拟导滞兼清湿热。

南楂炭三钱　缩砂仁五分　云茯苓三钱　青陈皮各一钱　泽泻二钱　范志曲二钱　莱菔子炒，研，三钱　木香槟榔丸三钱，先服

恩左　温邪将及两候，发热有汗不解，夜甚无寐，胸闷不舒，烦渴而不欲饮。脉数，右部沉郁，左部弦大。舌红苔黄，根带灰霉。无形之邪，有形之湿，熏蒸不化，遂致清津不能上供，阴液由此渐亏。恐化燥而神机不运，渐成昏蔽。拟退热泄湿，即请商裁。

羚羊片一钱五分　淡芩一钱五分　光杏仁三钱　赤苓三钱　生米仁三钱　连翘壳三钱　广郁金一钱五分　滑石块三钱　通草一钱　生梨汁一两　芦根打汁调，一两　白蔻仁三分，先服

二诊　流湿润燥，参以退热，热势外扬，能得微汗，口渴大减。然大便不行，大腹满痛，频转矢气，脉象滑数，正合阳明病频转矢气之条。以丸药缓下，即请商裁。

豆豉三钱　郁金一钱五分　滑石二钱　赤苓三钱　杏仁三钱　楂炭三钱　淡芩酒炒，一钱五分　通草一钱　枳实导滞丸三钱，先服

三诊　热势递减，仍然起伏，大腹满痛，频转矢气，大便不行。脉数左弦，舌尖红绛。阴伤热恋，宿滞不达。再泄热利湿，参以磨滞。

连翘壳三钱　细生地五钱　滑石块三钱　黄芩一钱五分　瓜蒌仁五钱　黑山栀三钱　光杏仁三钱　通草一钱　枳实一钱五分　芦根一两　青竹叶二十片

改方停药，饮白残花露、佛手露各二两。

四诊　大便畅行，热痰悉化，然频渴欲饮，舌红苔白，根带灰黑。阴阳不复，再泄热和阴。

生地　川连　花粉　青蒿　竹叶　阿胶　连翘　滑石　杏仁　芦根

谢右　辛凉疏泄，汗未畅达，热仍不解，头胀耳鸣，脉数右大。风温袭于肺胃，不能外达，三日正炽。

淡豆豉三钱　薄荷一钱　连翘二钱　池菊花二钱　枳壳一钱，炒　牛蒡子三钱　桔梗一钱　桑叶一钱五分　光杏仁三钱　广郁金一钱五分　宋半夏一钱五分

二诊　疏泄肺胃，得汗甚畅，邪从汗解，热势大减，胀痛渐松，苔黄较化，脉亦略缓。然炉烟虽熄，余烬未消，身热尚未尽退，还宜疏泄余邪。

桑叶一钱五分　杏仁三钱　郁金一钱五分　山栀二钱　池菊花一钱五分　粉前胡一钱　苦桔梗一钱　连翘壳三钱　枳壳一钱　雪梨切片入煎，一两　象贝母二钱

包左　温邪将及二候，上焦之热，移入大肠，发热便泄，懊烦不寐，频渴欲饮，耳窍失听。舌光无苔，干燥无津。脉左大，重按无力。邪热不从外达，灼烁于内，阴津损伤，往往有液劫而神昏者，不可不知。拟养津泄热。

鲜石斛六钱　连翘三钱　黑栀皮三钱　香豉三钱　淡黄芩一钱五分　鲜生地六钱　滑石三钱　桔梗一钱　桑叶一钱五分　芦根一两

二诊　便泄已止，热势虽不甚盛，而仍神烦少寐，口渴欲饮，舌燥无津，既干且腻，右目红赤作痛，脉数左大。风温夹湿化热，由大肠还于肺胃，气燥津伤。拟流湿润燥，开泄风热。

桑叶　薄荷　荆芥　连翘壳　朱茯神　桔梗　甘菊花　鲜石斛　晚蚕砂　辰灯心　蔻仁末三分，另用鲜芦根二两，打汁调服

左　时病八日，始则发热便泄，继而呃逆频频，便泄虽止，而表热入里，遂致里热神烦，频渴欲饮，面色浮红，舌苔焦黑无津，脉象细数。此由邪热不从外达，转从内陷，劫烁阴津，所以满舌焦干，气火上冲，吸气不得入，所以频频呃逆，将有神昏发痉之变。勉拟存阴救津，兼清龙相，以平其冲逆之威。能否应手，非敢所知也。

大生地四钱　阿胶珠二钱　赤茯苓三钱　大麦冬三钱　生草五分　鲜竹茹一钱五分　柿蒂五枚　枇杷叶去毛，一两　大补阴丸三钱，先服

方左　风温两候，风化为火，火风内旋，由壮热懊烦而致瘈疭。叠经泄热和阴，火风渐平，烙热亦定，乃大便通行之后，频见溏泄，咽痛鼻红，咳嗽痰多稠黄，耳窍闭塞，脉象数大，重按带弦，舌红苔黄。沸腾之风火虽熄，而气分之热，何能遽化。风痰为热所灼，自然色变黄稠。气燥则清窍不利，自然两耳失聪。咽通于胃，喉通于肺，今肺胃两经，为风热渊薮，自然咽中作痛。大肠与胃相联续，与肺相表里，热盛之下，府气失通，肺胃之热，乘热下移，再以牛乳横助其虐，所以大便为之频泄。为今之计，惟有清化肺胃，以清肠热。与式训仁兄大人同议方。

射干六分　桔梗一钱　川斛五钱　黑山栀三钱　细木通五分　前胡一钱　淡芩一钱五分　连翘三钱　六一散三钱　茅根一两　竹叶十二片

浦左　咳嗽头胀发热，寤难成寐，知饥欲食，脉数而弦。风温袭于外，肝火炽于内。

姑疏风泄热。

桑叶一钱五分　薄荷一钱　前胡一钱　黄芩酒炒，一钱五分　竹茹水炒，一钱五分　菊花一钱　象贝二钱　黑山栀三钱　粉丹皮二钱　枳实一钱，炒

二诊　辛凉散风，微苦泄热，邪势不达，未能得汗，咳嗽头痛，恶风。邪尚在表，再进辛凉。

桑叶二钱　炒枳壳二钱　前胡一钱五分　牛蒡子三钱　光杏仁三钱　菊花二钱　白桔梗一钱　象贝二钱　薄荷一钱　竹茹水炒，一钱五分

秦左　发热烦渴，胸闷气逆，频咳痰多，神烦少寐，脉数糊滑。此风温挟湿，郁蒸肺胃。症逾两候，恐致昏喘。

桑叶　制半夏　桔梗　冬瓜子　水炒竹茹　青芦管　前胡　橘红　生薏仁　光杏仁　通草

二诊　气逆稍定，热亦渐减，而脉仍滑数。还是肺胃之湿未楚也，再为降化。

光杏仁　生薏仁　制半夏　赤茯苓　云茯苓　炒苏子　橘红　冬瓜子　生香附　丝通草　旋覆花　炒枳壳　水炒竹茹

顾左　发热咳嗽多痰，喉间霍霍有声，胸闷神烦，脉数而滑。此温邪挟湿，蒸于肺胃，七日正炽。

甜葶苈　光杏仁　制半夏　炒枳壳　炒苏子　金沸草　薄橘红　赤茯苓　云茯苓

居童　先是口碎作痛，四日前忽然热起，势甚炽张，胸闷懊烦，鼻衄便泄，兹则咽中作痛，舌红苔白，脉数滑大。此风邪先袭于上，复以时令之邪与湿相合，致一阴一阳之火，俱结于上。病属风温，方在五日，邪势炽甚之际，当是易进难退之时也。

泡射干六分　广郁金六分，冲　马勃一钱五分　荆芥一钱　牛蒡子三钱　炒银花一钱五分　连翘壳三钱半　玄参三钱　桔梗一钱　杏仁泥三钱　竹叶心十六片

竹叶心　桔梗二味代茶

改方加黄芩、酒炒秦艽。

二诊　前进辛以散风，苦以泄热，汗出，邪势从外而泄。而肺胃之热蕴结，痧疹并发而不少衰，痛不少减。脉数滑大，舌红边绛。喉关以内，白腐满布，喉肿并小微咳。此炉烟甫熄，余烬复燃，肺胃之热，冲斥于中，喉痹重症，出入极为迅速。恐火烁肺金，而致气喘。商请专门名家酌夺。

郁金一钱五分　山豆根三钱　京玄参三钱　羚羊片先煎，二钱　连翘三钱　大贝母三钱　桔梗一钱五分　生石膏七钱，打　牛蒡子三钱　射干七分　茅根去心，一两　芦根去节，一两　鲜荷叶七钱

三诊　昨进大剂泄热，热势大为轻减，喉肿较退，痛势大轻，涎水之自涌者，至此渐能下咽，脉洪大略收。火风之灼铄肺胃者，已退三舍，当乘胜而助鼓再进。

羚羊片二钱　玄参肉三钱　牛蒡子三钱　鲜石斛六钱　连翘三钱　生石膏七钱，泡　射干六分

荆芥一钱　黑山栀三钱　苦桔梗二分　鲜荷叶络七钱　茅根去心，一两　芦根去节，一两

某　气喘不定，痰多稠厚，苔白转黄，舌边尖红绛，唇朱颧赤，脉数至六至以外。夫风为阳邪，阳邪易于化火，所有痰浊，尽从阳化，华盖之脏，独当其炎，所以清肃之令不行，右降之权尽失。痰鸣气喘，谵如梦语，将有耗气伤阴等变矣。

磨犀尖四分　杏仁泥三钱　桑白皮二钱　冬瓜子四钱　生石膏五钱　肥知母二钱，炒　马兜铃一钱五分　川贝母二钱，炒　生薏仁四钱　瓜蒌霜三钱　茯苓三钱　连翘三钱　青芦管一两　枇杷叶去毛，一两

某　风温大势已解，而痰热未清，咳恋痰稠黄厚，火升少寐，右寸脉独大。良以邪热灼肺，手太阴清肃无权，则足太阴转输失职，致热蒸而炼液成痰，痰火因而内炽。鼻准清冷，乃气机之闭郁，以兼症之中，别无元阳衰脱之见端也。拟清化痰热而肃肺气。

茯苓三钱　黑山栀一钱五分　海浮石三钱　炒蒌皮三钱　川贝母二钱　杏仁泥三钱　冬瓜子五钱　风化硝五分　新绛五分　枇杷叶去毛，四片　竹茹一钱五分，盐水炒　灯心盐水拌，三尺

贾左　症起四日，壮热无汗，肢体烦疼，头胀作痛，痰多口腻，脉数右部浮大。夫热重而至炙手，自必懊侬烦闷。此时尚无烦懊情形，其热之尚在肌表，显然可见。考太阳为六经之首，主皮肤而统卫气。今风邪在表，阳气屈曲不伸，故发热头疼。其所以不能作汗者，良由湿痰素盛，内壅不宣，则表邪难达。吴又可先生所谓水注闭其后窍，则前窍涓滴，此正发汗之义也。肢体之痛，左胁为甚，肝藏居左，风气通于肝也。拟于疏解之中，参入化痰，必得汗泄，方能推散，然不易也。

荆芥穗一钱五分　霜桑叶一钱五分　羌活一钱　广郁金磨，冲，六分　旋覆花绢包，二钱　制半夏一钱五分　橘红一钱　赤白苓各二钱　光杏仁三钱　真猩绛六分　枳实一钱五分　竹茹一钱　桔梗一钱

改方去羌活、猩绛，加香附、橘络、秦艽。

二诊　汗出，肌表之邪，由此外达，热势大退，遍体烦疼亦止，神情亦觉爽适。但脉仍带数，热退未楚，偏左瘕积阻滞，气道失宣，气短腋痛，脉数微滑。邪势渐去，湿热未清，再舍其标而治其本。

杏仁三钱　蔻仁三粒　橘红一钱　豆卷三钱　制半夏一钱五分　云茯苓四钱　广郁金一钱五分　薏仁四钱　炒枳壳一钱　炒蒌皮三钱　炒苏子三钱

某　风温之后，恣食甜腻，酿湿生痰，肺降痹阻，以致热退不清，痰鸣气急，不能安眠。苔白不渴，脉左大，右部软滑。心胸不舒，气弱生寒，阳不旋转，恐喘甚汗脱。

葶苈子五分　杏仁泥三钱　茯苓三钱　制半夏一钱五分　方通草一钱　炒苏子三钱　橘红一钱　白前一钱五分　旋覆花一钱五分　生米仁三钱

邹右　天燥太过，肺胃风热内烁，更兼肝火凌金，咳痰带血，沉迷多睡，脉数而滑。盖阴虚则火炽，其热势内蕴胸中，如烟雾弥漫，所以沉迷而多睡也。恐昏痉等变。从云瞻兄方中，参入扩清胸中之热。

黑山栀三钱　瓜蒌霜三钱　海浮石三钱　篾竹叶一把　真川贝五分　上濂珠三分。二味研极细末，调服

左　风温袭于肺胃，咳嗽壮热神烦，更兼天气亢燥，温燥之邪，化气为湿，以致肺热脾湿相蒸，痰黄而稠。日来热恋不解，咳亦不止，形色瘦削。脉数小软。营气日亏，邪势留恋，若再缠绵，必生变局。治法惟有泄化邪湿，庶可保全元气耳。

大豆卷　杏仁泥　生薏仁　前胡　川贝母　桔梗　通草　滑石　炒瓜蒌皮　枇杷叶去毛

徐右　咳剧身热，痰稠，头目昏晕，胁痛，神烦不寐，脉数弦滑。此风温袭肺，化热内灼。适值经来，有暴喘之虞。

连翘三钱　天花粉二钱　桑叶一钱　光杏仁打，三钱　广郁金一钱五分　牡山栀三钱　川贝母二钱　甘菊花一钱五分　丝瓜子打，三钱　丹皮炭二钱　枇杷叶去毛，炙，四片

二诊　咳嗽大减，而仍凛寒身热，汗不多达，痰色黄厚，脉数带滑，苔白心黄。邪热郁于肺胃，夹经未净，还恐神昏气喘之变。

炙麻黄后入，四分　光杏仁三钱　丝瓜子研，四钱　连翘三钱　枳壳一钱　煨石膏四钱　生甘草二分　紫丹参二钱　桔梗一钱　郁金一钱五分

杨右　外感风邪，内停饮食，身热头疼，腹痛。时病情形，三日正炽。

池菊一钱五分　桑叶一钱　枳实一钱五分　范志曲二钱，炒　牛蒡子三钱　莱菔子炒，研，三钱　桔梗一钱　焦楂炭三钱　苏薄荷一钱　杏仁三钱，打　广郁金一钱五分

二诊　身热已退，而脐上作痛，大便不行，脉象沉弦。寒滞内阻，宜小承其气。

川朴一钱　橘皮一钱　缩砂仁后入，五分　乌药一钱五分　焦楂炭三钱　枳实一钱　茯苓三钱　制香附二钱　生锦纹后入，二钱　煨生姜二片　佛手一钱

改方　砂仁五分　云茯苓三钱　制香附三钱　酒炒延胡一钱五分　枳壳一钱　煨瓦楞子五钱　金铃子一钱五分　陈香橼皮一钱五分　青皮一钱

锦翁　由咳嗽咽痛，而致身热不解，汗出不能透渥，胸闷神烦少寐。脉象数滑，舌红苔白质腻。此风热之邪，与湿相合，蒸腾于肺胃之间。症属风温，恐其化热。

泡射干七分　郁金一钱五分　黑山栀三钱　连翘三钱　范志曲二钱，炒　光杏仁三钱　枳实一钱　马勃一钱　桔梗一钱　莱菔子生，研，三钱　大力子三钱　冬桑叶一钱五分

二诊　热势大减，苔亦稍化，然仍咳嗽不爽。湿邪留恋肺胃，再为疏化。

光杏仁三钱，打　郁金一钱五分　桔梗一钱　枳壳一钱　赤白苓各二钱　生薏仁四钱　粉胡一钱　薄橘红一钱　炒蒌皮三钱　滑石三钱　枇杷叶去毛，四片

张左　初起伤食吐泻，风温之邪，乘势而发，平素内伏之痰，与热相合，熏蒸于肺胃之间，以致热不外扬，咳嗽痰稠。上中两焦，为痰气所遏，则清津不能上升，口渴舌干少津，中心灰炱，小溲作痛，脉数而滑。症属风温挟痰，化热伤阴。今方旬日，恐转候之际，痰热内闭而致神昏发痉。拟清化痰热，参以救阴。即请商裁。

天花粉二钱　光杏仁去尖，打，三钱　海浮石三钱　真川贝炒黄，二钱　北沙参四钱　冬瓜子四钱，打　大天冬三钱　白萝卜切片，一两五钱　肥知母二钱，炒　鲜芦根去节，一两　陈关蛰洗淡，一两　干枇杷叶去毛，四片

二诊　清化痰热，舌苔炱燥转润，中心霉黑亦化，溲痛已退，气逆亦平，脉亦稍缓。然内热未楚，还宜清化。

北沙参三钱　橘红盐水炒，一钱　鲜竹茹一钱五分　冬瓜子三钱　通草一钱　青盐半夏一钱五分　茯苓一钱　光杏仁三钱　薏仁四钱　枇杷叶去毛，炙，四片

三诊　咳嗽气逆已定，胃纳亦得稍起。然肺胃之间，痰热未化，气不流布，津液不行，以致口燥舌干欲饮。右脉滑大。虚火挟痰，熏蒸胃口，恐起口糜。再引津上升，而导热下行。

细生地四钱　细木通四分　天花粉二钱　竹沥半夏一钱五分　海蛤粉三钱，包　细甘草三分　真川贝炒黄，二钱　冬瓜子三钱，打　白茯苓三钱　鲜竹茹盐水炒，一钱　活水芦根去节，一钱　青竹叶十片

四诊　和阴降火，清化痰热，痰爽，舌干转润。的属津气不行，与津枯者有间。

南沙参四钱　竹沥半夏一钱五分　海蛤粉三钱，包　橘红盐水炒，一钱　川石斛四钱　川贝母炒黄，一钱五分　生薏仁四钱　茯苓三钱　炒竹茹一钱　枇杷叶去毛，四片

五诊　痰气渐化，津液流通，口渴已定，胃亦渐起。足见燥乃假燥，湿乃真湿，病之变态，足以惑人如此。

白茯苓三钱　制半夏一钱五分　海蛤粉五钱，包　炒蒌皮三钱　甜杏仁三钱，炒　薄橘红一钱　炒川贝一钱五分　生薏仁三钱　生熟谷芽各一钱　枇杷叶去毛，四片

顾右　冬温九日，发热懊烦无汗，胸膺发出赤斑，不克透露，神识迷糊，指节引动。邪郁不达，挟湿蒸腾，神机为之弥漫。脉形细数，苔白心黄质腻。有内窜昏痉之虞，勉拟泄化邪湿，芳香宣窍，即请商裁。

豆豉三钱　光杏仁三钱　半夏竹沥拌，一钱五分　炒枳壳一钱　赤茯苓三钱　生薏仁三钱　白桔梗一钱　鲜石菖四分　牛黄清心丸一丸，开水化服

某　冬温十一朝，邪化为热，炼液为痰，郁阻肺胃，以致甲木不降，乙木独升，烦热火升颧红，气从上冲，则恶心欲吐，胸次窒闷异常，寤难得寐，惊惕耳聋，四肢有时震动。脉数弦大，舌红苔白心灰。时邪引动本病，恐风火内旋，而神昏痉厥。经云：上焦不行，则下脘不通。拟开展气化，仍不失清金可以平木之意。

豆豉　杏仁　枳实　竹茹　钩钩　枇杷叶　山栀　郁金　丹皮　桔梗　海蜇

左　肺热津亏，理宜燥渴，昨诊并不口渴，显系肺虽燥热，脾胃仍有湿邪遏伏，所以流化湿邪，俾清津可以上承，喻氏所以有流湿可以润燥之谈也。无如风化为火，尽壅于肺，叠进清肺育阴，竟如杯水车薪。热循肺系，内犯膻中，以致时为谵语。火郁于内，发现于外，则两颧红赤，唇口朱红，红极发紫，脉数竟在六至以外。此时为之清金泄热

存阴，固属定理。殊不知火从风化，其热也，釜中之火也，其风也，釜底之薪也，蒸热之势稍衰，釜底之薪未撤，薪在即火在，所以日前历历转轻，仍云不能把握者为此。刻下脉数，气口虽属带浮，按之似属少情。如欲解散其风，而撤其薪，以缓其燎原之势，救者自知不逮。不得已，再拟清肺饮合清宫汤，以尽绵力。

犀尖磨冲，五分　连翘心三钱　大麦冬连心，三钱　赤茯苓神各二钱　川贝母二钱　光杏仁三钱　广郁金一钱五分　北沙参五钱　桑白皮二钱，炙　枇杷叶去毛，一两　白茅根一两　濂珠三分　川贝四分。二味研极细末，调服

方后原注云：刻下所怕肺热循系入心，心肺同病，气喘神昏，便是危境。或问：前日如救肺阿胶之类，治之当效，何以不续进，使水来制火耶？曰：舌腻白不渴，如湿盛生痰，更难措手，不得已而退步，非临阵而畏缩也。又此症乃冬温绵延入春，久不能愈，盖被庸工用白芍至四钱，川连至五钱，五味子至二钱，至惊蛰而病更剧，惊蛰阳动也。初用喻氏清燥救肺汤，后用竹叶石膏汤。前案已遗失，故附志于此。清儒志

邱右　症逾两候，先发红疹，继透白瘖，又复经行，邪势未始，不从疹从瘖而稍泄，所以数日前病有退机，烦热口渴已得大定。然既疹既瘖，营气两液，必然暗虚。而方寸愁虑，木火升动，邪热从而转炽，烦热复盛，耳鸣，耳窍闭塞，喉有痰声，俨如梦语，手指引动，少腹气坠作胀。脉数滑带弦，舌红苔黄。邪湿未化，木火暗升，炼液成痰，神机不运，有神昏发痉之虞。勉拟透热凉肝，化痰宣窍。

羚羊片三钱　赤茯苓三钱　竹茹盐水炒，一钱　益元散三钱，加辰砂七厘，绢包　大连翘三钱　陈胆星六分　黑山栀三钱　光杏仁三钱　郁金一钱五分　橘叶一钱五分　银花露一两

二诊　透热凉肝，化痰宣窍，烦懊大减，寐亦略安，四肢引动较定，少腹作胀亦松，红疹略为化淡。脉弦稍柔，舌红黄苔化薄。今晨咯痰三口，颇觉爽适，自觉胸中尚有痰黏之状。的是肝胆之火与邪热交炽，炼液成痰，遂令痰火相煽，神昏发痉，岌岌可虞。前药进后，未及一周，未便操之太激，拟清化邪热，参以化痰。

连翘三钱　粉丹皮二钱　广郁金一钱五分　陈胆星五分　白蒺藜三钱　山栀三钱　瓜蒌皮三钱　光杏仁三钱　益元散三钱，加辰砂七厘，绢包　青竹叶二十片　活水芦根一两　银花露一两

冯左　温邪七日，热炽神迷，肢节引动，脉见歇止，舌黑质红，颧颊红赤，喉间霍霍痰鸣，气粗短促。此热炽于内，而痰湿抑郁，热不得泄，转从内窜之象，有痰涌昏喘之虞。

羚羊角　陈胆星　天竺黄　竹茹　九节石菖蒲　大连翘　杏仁泥　旋覆花　枳实　至宝丹一丸，两服

周左　进泻肺开痰，导热下行，上升之气，十退三四，痰亦稍爽。然热势仍不见衰，左肋痛减，而痰色黄稠，频渴欲饮，神烦胸闷，舌质转红，边尖大有绛意，谵如梦语，两颧红赤。脉数滑大，左部小濡，右部搏指。良由蕴结之气分渐开，而霍霍痰鸣，肺胃之邪热尚炽。火与痰激，故霍然有声。热灼津亏，故频渴而欲饮。症势较前略定，而鸱

张之下，非大有起色，不足以全大局。刻下所急者，痰鸣气逆，最关重系。然邪势不泄，液即为痰，古人所谓痰即有形之火，火即无形之痰，正此意也。拟清金肃肺之中，参以辛凉重剂，必得应手，始臻妥洽耳。

杏仁泥三钱　广郁金磨冲，六分　桑叶二钱，炙　石膏六钱，煅　竹茹一钱　法半夏一钱五分　炒知母一钱五分　赤白苓四钱　广橘红盐水炒，一钱　枇杷叶去毛，六片　芦根六钱

左　邪势不解，热日以炽，咳嗽痰多，频渴引饮，神识有时迷糊。邪湿痰交蒸，有神昏气喘之虞。

瓜蒌仁四钱，研　杏仁泥三钱　乌犀尖磨冲，四分　广郁金磨冲，四分　天竺黄三分半，磨冲　淡黄芩一钱五分　滑石块四钱　辰砂一分，二味同研，绢包　川贝母二钱　马兜铃二钱　冬瓜子五钱　煨石膏四钱　青芦管一两　万氏牛黄清心丸五分，开水先送下

左　咳嗽身热，痰鸣音哑，吸气短促，汗出发润。金伤已极，喘脱之虞，行将立至。勉用喻氏法，以尽人力。

煨石膏五钱　北沙参六钱　玄参三钱　阿胶二钱　生甘草五分　牛膝炭三钱　川贝二钱　炒麦冬三钱　枇杷叶去毛，六片

风温一门，附以冬温、温热、秋燥，例言中虽曾声明，实因方案遗佚，抄存过少，故仅蝉联附后，未能逐条分列。校对之下，愧同伯玉，缺憾良深。质之吾友某君，曰：编案与作书体例，截然不同。著作之家，分门别类，毫发不容紊乱。至编订方案，不过依次排比，若欲皎然划一，厘然大备，诸多为难之处。涵以某君阅历有得，深知编纂复杂之繁，且以见读书之贵变通也，姑附志之。同门旧友若有存稿，盼望惠下，再版时当补辑改定也。文涵志

卷　二

湿　温

杨左　湿温已届三候，不特汗瘖均不获畅，而且四肢背脊尚觉恶寒，阳气不能敷布？与阳气之衰微者，大相悬殊也。阳何以不布，湿阻之也；湿何以不化？饮食水谷资之助之也。为敌助粮，引虎自卫，非计也。拟开展气化，使湿随气行，则白瘖及汗，可以通畅。

光杏仁　郁金　桔梗　藿香　滑石　生米仁　制半夏　通草

此症经陈医屡投厚朴、佛手花、茵陈等，致有棘手之象。先生嘱以勿妄食，勿进补，一以宣化气湿法治之，果获渐瘳。案语卓然名论，不易多得。文涵志

某　昨投泄热透邪，今午续得微汗，烦渴较昨略退，面色浮赤较淡。然天气乍冷，阳气阻郁，赤色瘀滞不匀。邪湿羁留，未能遽解，上焦之气不展，胸中窒闷不舒，口腻苔白舌红，脉数糊滑。化湿泄邪，固属定理。但除感冒带病酬应外，热甚不退者九日，邪湿熏蒸之势，尚在鸱张，总望转候大得退机耳。

郁金二钱　九节石菖蒲四分　桔梗一钱五分　香豉三钱　制半夏三钱　牛蒡子三钱　橘红一钱五分　光杏仁三钱　蔻仁七分　黄芩酒炒，一钱五分　川通草一钱　滑石块三钱

二诊　叠得自汗，胸中之窒闷稍开，尚未安寐，口燥而腻，脉数舌红，苔白淡黄。胃中之浊与湿交蒸，不能遽化。症经旬日，惟有泄之化之，俾免内蒙为幸耳。

制半夏二钱　炒竹茹一钱五分　橘红一钱　郁金一钱五分　泽泻一钱五分　赤猪苓各二钱　炒枳壳一钱　黑山栀二钱　杏仁泥三钱　陈胆星五分　生薏仁四钱　炒蒌皮三钱

三诊　疏泄太阴，兼以通腑，宿滞下行，胸痞腹满较舒。然热势仍起，下午为甚，面色晦黄，口渴而复黏腻，咳嗽较退，寤难成寐。脉数而带糊滑，舌边绛赤，中心依然白腻。足见邪势由浅而深。然从无不可达之邪，亦从无不可泄之热，其所以解之不汗，清之热不泄者，以夹杂湿邪，相持于内也。再以泄化为主，冀邪与湿分，不致蒸痰从中弥漫为上。

广郁金三钱　光杏仁三钱　滑石三钱　薏仁五钱　炒竹茹一钱五分　炒香豉三钱　淡黄芩一钱五分　赤猪苓各二钱　广橘红一钱五分　桔梗一钱　通草一钱　制半夏二钱

陈左　湿温热势起伏，湿包热外，热处湿中，热胜于湿，挟滞蒸腾，太阴之邪，还并于阳明之分，舌红苔黄，中心微燥，便阻频转矢气，阳明之湿热，渐化燥热矣。

淡黄芩　川连　光杏仁　通草　郁金　生薏仁　滑石　竹叶心十二片　枳实导滞丸通

草、佛手汤下

二诊　两投苦泄，热势仍然起伏，起则烦渴欲饮。湿热蒸腾，津不上布。盖热如釜中之沸，邪之与湿，犹釜底之薪。仍以泄化主之。

香豉　广郁金　光杏仁　桔梗　通草　制半夏　淡黄芩　连翘　泽泻　滑石　生薏仁　赤猪苓　竹叶心

周左　花甲之年，兼嗜紫霞，其命火之衰，湿痰之盛，不问可知。昨食甘寒之物，脾胃之阳为之暗伤，致湿痰弥漫三焦，旋转运行之阳，为湿所遏，以致发热在里，热势不扬。湿胜则脾土不能分化，其水液应入于膀胱者，至此而淆入于大肠，所以便注下迫。气愈内闭，则毛窍外开，所以淋淋汗出矣。湿痰停阻，就使引动伏邪，亦不过湿热之常病。而舌无华色，脉沉细涩，右脉略大而混数不扬，一派正不胜邪之象。病在初起，又无遽培元气之理。方拟分理三焦，勿以发散攻消为事，以湿与痰皆不可力制，惟有化之为宜。

川朴　通草　泽泻　佛手　郁金　赤猪苓　藿香　滑石　蔻仁　生薏仁

二诊　湿遏气津，渴甚。用流化法。

金石斛　炒黄川贝　滑石　郁金　枇杷叶　辰茯苓　光杏仁　炒香豉　薏仁　白蔻仁三分，研，用芦根二两打汁，先调服

以翁　昨诊内窍欲蒙，及服药之时，神已糊乱。今日竟尔神昏，手暖足厥，脉糊滑并不甚数，苔白腻并不焦黑，身热并不炽甚。此由湿盛之极，中阳不运，致湿蕴成痰，痰蒙清窍。与火热之甚，扰乱神明，而致神昏者不同。勉拟芳香通神，辛开苦降，为背城之一。谋事在人，成事在天。

天竺黄三钱　制半夏三钱　远志肉一钱　明雄精一钱五分，甘草汤拌炒　陈胆星一钱　白僵蚕三钱　茯苓三钱　广郁金六分，明矾三分化水磨　九节菖蒲八分　竹沥一两，滴入姜汁少许

转机用至宝丹一丸，橘红汤送下。一剂而神稍清，仍照服减半。

再方

川雅连重姜汁炒，三分　制半夏三钱　九节菖蒲八分　橘红一钱五分　广郁金一钱五分　淡干姜六分，迷甚干姜用二钱，打　制南星三分　煅礞石三分　白明矾三分　炙牙皂三分　麝香五厘　明雄黄二分。后六味研细末，用竹沥先调服

案师云：此症紧要关头，全在表热外扬，邪方透达。复诊由门下郁闻尧代去，云热已起而厥渐转。先是师命方如前意开泄。郁世兄回禀云：湿已化燥，舌绛中带焦黑而干。师曰：尚不可言化燥，燥化未足也。再用开泄，冀其化热化火，须十分透澈乃妙。药大意如前，制南星用六分，加紫雪六分，灯心汤下，尚欲其热显扬。据郁世兄本意，拟用牛黄丸、犀角地黄汤，或鲜石斛及清宫汤加减。谓化燥而无大热，书无明文，疑惑不定。师云：化燥而无大热，非真燥也，热未透也。不可滋腻，须仍泄化，微带甘辛法。清儒志

张左　湿温旬日，烦热无汗，赤疹隐约不透，胸次窒闷异常，咳不扬爽，时带谵语，

频渴不欲饮，饮喜极沸之汤。脉数糊滑，苔白心黄，近根厚揩。此由无形之邪、有形之湿，相持不化，邪虽欲泄，而里湿郁结，则表气不能外通，所以疏之汗之，而疹汗仍不能畅。热与湿交蒸，胸中清旷之地，遂如云雾之乡，神机转致弥漫。深恐湿蒸为痰，内蒙昏痉。

三仁汤去滑石、川朴、竹叶，加豆豉、橘红、郁金、枳壳、桔梗、菖蒲、佛手。

二诊　昨进辛宣淡化，上焦之气分稍开，熏蒸之热势稍缓，神识沉迷转清，谵语指搐已定，烦闷亦得略松，舌苔较退。但气时上冲，冲则咳逆，脉数糊滑。良以郁蒸稍解，而邪湿之势，尚在极甚之时，虽有退机，犹不足济。肺胃被蒸，气难下降，所以气冲欲咳，仍未俱减也。前法之中，再参疏肺下气。

甜葶苈五分　通草　光杏仁　制半夏　冬瓜子　广郁金　薄橘红　滑石块　炒枳壳　枇杷叶　桔梗　竹茹

三诊　胸闷懊烦，气冲咳逆，次第减轻，咯吐之痰，亦觉爽利，舌苔亦得大化，但脉仍不扬。其肺胃之间，尚是熏蒸之地，表不得越，邪无出路，还难恃为稳当也。

光杏仁　广郁金　淡黄芩　桑叶　甜葶苈　桔梗　白蔻仁　生薏仁　制半夏　炒香豆豉　橘红　枇杷叶

四诊　咳嗽气逆大退，痰亦爽利，谵语热烦亦得渐减，特小溲清而不爽，大便不行，频转矢气，脉数糊滑，苔化而中独厚，犹是湿痰内阻，邪难泄越。再导其滞。

郁金　橘红　桔梗　制半夏　赤茯苓　生薏仁　滑石　通草　萆薢　竹沥达痰丸三钱，佛手、通草汤先送下

五诊　大便畅行，懊烦大定，热亦较轻，口渴亦减。但赤疹虽布，甚属寥寥，汗不外达。脉象较爽，舌根苔白尚揩。邪湿之熏蒸，虽得渐松，而未能透泄。须望其外越，方为稳妥也。

光杏仁　郁金　橘红　生薏仁　枳壳　滑石块　炒蒌皮　葶苈子　桔梗　通草　木通　制半夏　赤白茯苓

六诊　熏蒸弥漫之势虽松，而湿性黏腻，不克遽行泄化，里气不宣，表气难达，汗瘖不得发越，咳嗽气逆，小溲不爽，脉数滑，苔白。邪湿互相犄角，尚难稳当。

郁金　光杏仁　橘红　冬瓜子　桔梗　鲜佛手　制半夏　生薏仁　蔻仁　赤猪苓　通草　苇茎

七诊　热势递减，咳亦渐松。然湿从内搏，邪从外越，是以热势恋恋不退，不能外达，而欲从内化，非欲速可以从事也。

豆卷　滑石　光杏仁　郁金　制半夏　通草　新会红　猪苓　桔梗　枳壳　生薏仁　鲜佛手

八诊　清理余蕴方

豆卷　生薏仁　制半夏　通草　广皮　福泽泻　光杏仁　鲜佛手　白蔻仁　真佩兰

如胸闷加桔梗、郁金，甚者川朴、枳壳、藿香，头胀加蒺藜、天麻、僵蚕，理胃加生熟谷芽、沉香曲、玫瑰花。

按　此症湿温胸闷，始起即有谵语。张骧云先诊，以其高年神志不清，案有防其内闭痉厥之语。首方用青蒿、橘络、猩绛之类，继用豆卷、牛蒡、赤芍、前胡、竺黄、朱翘、茯神、玉雪救苦丹之类，不效。续请巢崇山，案载咳不爽，渴欲饮热，由气分内陷厥少，谵语风动之险象，方用豆卷、蝉衣、生薏、前胡、光杏、郁金、青蒿、桔梗、翘心、至宝丹。既而热势仍炽，案有邪火内窜心包之势，倘其势甚，防动内风，改用羚羊、芦根、紫雪之属，仍不效。乃请师去，诊其脉糊数，苔白腻，审其神，则沉迷。投开展气化，轻描淡写，服一剂后，即有松机。窃观此案，何以沪上诸名家于湿温一症，尚亦茫然；无怪偏僻之区，悉以青蒿、黄芩、鲜斛等一派阴柔之品，为自保声名唯一之妙术也。不竟为之怃然三叹。清儒附志

蒋右　流化湿痰，以开郁结，热势大减，烦懊亦定，神识亦得爽慧。脉较缓和，舌红转淡，边尖转润，惟中心仍属干燥，而又觉甜腻。邪退三舍，湿痰有欲化不化之意，而气机遏伏，津液犹难流布。稍稍经行，治当兼顾。

制半夏三钱　郁金五分，磨冲　瓜蒌仁一钱五分　橘红一钱　陈胆星五分　石菖蒲一钱五分　黑山栀三钱　杏仁泥三钱　滑石三钱　泽兰一钱五分　枇杷叶三片　风化硝六分　煅青礞石五分　明矾一分五厘　血珀三分。上四味研匀，调服

改方去瓜蒌仁、风化硝、泽兰，加川贝，炒黄，一钱五分，竹沥五钱。

二诊　昨晚热势又起，湿被热蒸，胸中为之弥漫，神情不如昨日之爽慧，脉数糊滑。清空之地，悉皆秽浊所占。泄化之中，参以芳化。

光杏仁　方通草　淡黄芩　广郁金白明矾三分，化水磨冲　炒竹茹　白蔻仁　滑石块　赤白苓　晚蚕砂　佛手　至宝丹

改方去至宝丹，加制雄丹一分五厘，用通草汤调下，徐徐服之。

杨右　症属两候有余，热势并不甚重。夫病至半月，邪虽不化为火，断无不化热之理，亦断无化热而热不甚之理。其所以淹淹者，邪轻于湿，湿重于邪也。湿蕴肺胃，胃气不降，所以饮汤入口，似有噎塞之状，并作恶心。热蒸则口渴，而湿究内踞，所以仍不欲饮。湿为水属，得暖则开，所以喜进热饮。大便一日数次，皆是稀水，《内经》所谓湿胜则泄也。湿郁之极，阴阳不通，以致振寒而战。郁极而通，得以汗泄，肌表之风，随湿外越，发为白疹，虽属邪湿之出路，然肌肤分肉之事，于三焦之熏蒸，依然无益。耳窍不聪，浊邪之害清也。鼻起烟霉，是熏蒸之炎，有诸内形诸外也。刻下神情呆钝，时带错语，若以热扰神明，灵机被塞，自必有一种昏愦情形。今似糊非糊，似爽非爽，皆是无形之邪，与有形之湿，蒸腾弥漫，其胸中清旷之地，遂成烟雾之区，大有蒙闭之虞。脉象沉细不爽，舌苔淡黄捎腻，尤为湿郁热蒸之确据。兹拟辛以开，苦以泄，芳香以破浊，淡渗以引湿下行。

川雅连姜汁炒，五分　制半夏三钱　郁金磨冲，六分　九节石菖蒲八分　陈橘皮一钱五分　赤白苓各二钱　淡干姜五分　竹茹一钱五分，姜汁炒　香豉三钱　白蔻仁入煎，四粒　生薏仁四钱　通草一钱

改方去川连、干姜，加滑石块三钱，广藿香三钱，石菖蒲减二分。

二诊　投药之后，神情大为灵爽，耳窍略聪，便泄亦减。湿之如雾迷蒙者，得化稍开。而蕴蓄之热，亦于此勃发，所以午后甚为烦热，不若日前之沉迷罔觉也。脉象较爽，苔亦略化，然中心黄掯。脐下作痛拒按，频转矢气，口渴欲饮。良由湿积交蒸，不能泄化，远恐昏燥等变。

制半夏一钱五分　黄芩酒炒，一钱　石菖蒲五分　竹二青一钱五分，姜汁炒　广郁金磨冲，六分　白蔻仁入煎，四粒　赤猪苓各二钱　光杏仁勿研，三钱　滑石块三钱　方通草一钱　香豆豉三钱　木香槟榔丸三钱，先服

改方去木香槟榔丸，加芦根一两，滑石加重二钱。

三诊　丸药缓下，便泄已止，而腹中依然满痛，频转矢气。热势叠次轻退，而胸次不舒，格格欲嗳，屡涌酸涎，其为湿积交阻，了然可见。所可异者，口渴欲饮，不能稍缓。若系津枯，则内既燥涸，其酸涎何由而至？所以然者，都由积阻于下，湿郁于上，清气不能上行，则虽有清津，无从流布，所以愈燥则愈饮，愈饮而更燥也。再拟疏化三焦，参以导滞。

香豆豉三钱　广郁金一钱五分　制半夏一钱五分　淡干姜炒松，三分　通草一钱　生薏仁四钱　川朴五分　石菖蒲五分　上湘军三钱，后下　杏仁泥三钱　猪苓二钱　枳实磨冲，五分

改方去川朴、上湘军，加滑石块三钱、白蔻仁入煎，两粒、西血珀研，先服，五分、上沉香三分，磨，先服。

四诊　以燥治燥，津液果回，其为气湿郁遏，清津无以上供，固无疑义。复下数次，腹胀已松，少腹偏左之痛已退，偏右按之仍痛。脉细沉数，舌心干毛。幸边道已润。良由郁蒸渐解，气机渐得施化，津液渐得通行，而余滞积湿，犹未尽达。将及三候，元气支离，未便叠次峻攻，暂为退守，待稍能安谷，再商续下可耳。

川雅连一分　香豆豉三钱　杏仁泥三钱　赤猪苓各三钱　泽泻一钱五分　白蔻仁入煎，三粒　广郁金一钱五分　淡干姜四分　枳实炒成炭，一钱　制香附二钱　通草一钱　枇杷叶去毛，四片

方有白痦，以燥治燥，津回而舌心干毛，肺胃之津液已亏，宜于此际酌用甘凉，后案统宜删削，此先生检点存案自批于后者也。先生于湿温一门，具有心得，以燥化燥，生平之效果，历历不爽。独于此案不自满意，记此数语。先生之虚心如此，详慎如此。从可知症变万端，毫厘千里，断不可坚于自信，而孟浪投方也。文涵志

张右　病经一候，形寒已罢，热势不解，汗出不及下体，膈间烦闷特甚，呕恶时作，卧寐不安，小溲赤少，大便不爽。寸关沉按弦数，左更上溢寸外。舌尖赤燥，近根黄腻带浊。此皆湿热之邪，心肝之火，搏结于胸膈之间，阳明之分，气机被阻，阴液暗耗。

其所以渴不喜饮者，挟痰湿故也。势恐肝阳化风，有痉厥昏蒙之变。议泻胸膈之邪热，清心肝之火。冀得躁平安寐，庶免变端。录方明裁。

羚羊片先煎，七分　郁金一钱五分　囫囵连翘二钱　制半夏一钱五分　木通八分　细川连姜汁炒，五分　香豉三钱　薄荷八分　瓜蒌仁三钱，打　枳实五分，元明粉八分，化水磨冲　丹皮酒炒，一钱五分　竹茹一钱　芦根去节，八钱

蒋左　神识已清，热亦大减，然频频呃忒，胸脘不舒。舌苔炱黑，脉数糊滑。内闭之热已开，而痰湿滞交阻不化，虽略转机，尚不足恃也。商进。

郁金磨冲，五分　川雅连姜汁炒，四分　杏仁泥三钱　刀豆子磨冲，五分　制半夏一钱五分　滑石块四钱　冬瓜子四钱，打　炒竹茹一钱五分　方通草一钱　九节石菖蒲五分　新会皮一钱　青芦管一两　竹沥达痰丸三钱，开水先送下

杨左　外感风寒，卫阳被郁，先发微寒，阳郁暴伸，遂发壮热，汗出邪泄，阴阳洽和，得以脉静身凉。惟热气一蒸，里湿悉动，邪虽外达，蕴湿未清，所以胃纳不复，舌苔未化。宜理湿和中。至于头痛昏眩，腹满心悸，乃平素肝阳之偏亢，由于血虚不能养肝而来。当置缓议。

制半夏一钱五分　赤茯苓神各二钱　生薏仁四钱　大豆卷三钱　川朴一钱　猪苓一钱五分　白蒺藜去刺，炒，三钱　建泽泻一钱五分　广皮一钱　佛手一钱五分

某　呕吐已止，而气湿不化，烦热仍然不退，耳聋不聪，时带谵语，脉糊数不扬。此湿邪弥漫，清窍被阻，有神昏发痉之虞。拟方即请商正。

光杏仁　郁金　桔梗　赤茯苓　蔻仁　制半夏　香豆豉　橘红　枳壳　晚蚕砂　九节菖蒲　万氏牛黄清心丸七分，灯心汤先送下

夏左　大邪已退，余蕴宿积未清，便不行而频转矢气。病已多日，本不敢浪用重药，叠为推荡。然以姑息为心，实蹈引虎自卫之弊，不可不察也。

豆卷　广皮　杏仁泥　生薏仁　通草　郁金　苦桔梗　赤猪苓　制半夏　枳实导滞丸佛手、通草汤下

二诊　流畅三焦，气机宣通，内蕴之浊，得以上越，呕出痰涎甚多。里气既通，表当自达，随后尚有微汗而热解也。

制半夏　南星　豆卷　泽泻　桔梗　通草　橘红　枳实　广郁金　杏仁　薏仁　淡黄芩

薛金棡　湿痰素盛，复感时邪，邪与湿蒸，发热不解，湿邪相持于内，表气不能外通，旬日已来，未经畅汗。邪势正炽之际，更兼误食面包，胃口为之壅实，湿痰因而弥漫，清津被抑，不能上供，以致神识迷糊，舌干无津，苔黑而舌质淡白，斑点隐约不透，大便不行，脉形滑数。邪湿化燥，弥漫神机，内窜昏厥，指顾间事也。与子范仁兄大人同议宣通郁遏，以望神机通灵，清津流布，然恐难得也。

枳实六分，磨　广郁金二钱　滑石块四钱　天竺黄三钱　陈胆星八分　川雅连五分，炒　光

杏仁去尖，打，三钱　瓜蒌仁七钱，打　鲜石菖蒲连根叶洗，打，三钱　白萝卜汁一两，冲　陈关蜇洗淡，二两　活水芦根二两

二诊　昨进开通蕴遏，流湿润燥，舌干转润，迷糊稍清，面色稍淡，郁遏较开。清津得以上供，所以舌燥转润。表气渐得外通，斑点略为透露。然仍大便不行，迷蒙如睡。脉象糊滑，舌苔灰滞垢腻。胃中之浊邪，闭郁尚盛，胃脉通心，还恐昏痉。与子范兄同议苦辛泄化，参以劫痰。大敌当前，成败非所知也。即请商裁。

川雅连姜汁炒，五分　瓜蒌仁五钱　光杏仁三钱　淡黄芩酒炒，一钱五分　淡干姜二分　佩兰叶三钱　豆蔻花四分　制半夏三钱　陈胆星七分　莱菔子四钱，炒　竹茹一钱五分　郁金四分　菖蒲二分　明矾二分　明雄精二分。以上四味同研极细末，先调服

三诊　苦辛通降，参以化痰，神识略为清爽，而仍迷蒙如寐。日前神情安静，今则时揭衣被，颇有懊烦之意。清津既回之后，津液复劫。舌苔焦黑，舌质深红，脉弦滑而数。良由痰湿积蕴遏，渐化为火，火劫阴津，胃脉通心，深恐热入胞络，症极郑重。勉与子瞻仁兄大人同议急下存阴法。即请商裁。

鲜首乌洗，打，六钱　连翘三钱　天花粉二钱　光杏仁去尖，打，三钱　广郁金一钱五分　元明粉冲，一钱半　枳实一钱　竹茹一钱，水炒　生广军一钱五分　礞石滚痰丸三钱，开水先化服

至宝丹一丸，服煎药后，隔二点钟用灯心汤化服

四诊　投剂之后，大便畅行，神情大为清爽，痰亦爽利。而日晡后又复渐见迷蒙，脉形转细。舌干质红苔黑，以汤润之，则浮糙浊苔满布。齿垢唇焦。斑点虽渐透露，而未畅达。良由邪浊化火，遂令阳明热炽，劫烁阴津。仍恐热从内窜，而神昏痉厥。勉拟泻南补北，泄热透斑。留候子范仁兄酌夺。

镑犀角先煎，四分　川贝母二钱　阿胶珠三钱　镑羚羊角先煎，二钱　连翘三钱　大天冬三钱　鲜石菖蒲连根叶洗，打，三钱　细生地五钱　芦根一两五钱　竹沥滴入姜汁少许，一两　濂珠粉三分，灯心汤先调服

五诊　泻南补北，泄热透斑，斑点渐畅，神识较清，脉亦稍起，舌津稍回，稍稍饮汤，舌质即腻。清津虽回，而痰浊昏蒙，气不能化，津不上升。与子范仁兄大人共议，乘此津液稍回之际，急急流化气分，以通津液，仍以化痰宣窍参之。

香豆豉二钱　光杏仁去尖，打，三钱　川贝二钱，炒　活水芦根去节，一两　滑石块四钱　广郁金一钱五分　瓜蒌皮三钱　陈胆星一钱五分　鲜石菖蒲连根叶洗，打三钱　干枇杷叶去毛，三钱　天竺黄三钱　竹沥一两，用明矾四分，磨极细末，和入冲服

六诊　神识较清，而烦热复盛，欲揭衣被，不时谵语。脉象弦数。舌苔黑质红，仍然少津。斑点未畅，而已经化淡。邪热内郁，与浊交蒸，化火劫津，所谓火必为烦也。还恐内窜。以透热救阴，仍参化痰。留候子范兄商政。

羚羊片先煎，三钱　黑山栀三钱　大天冬三钱　细生地五钱　元参三钱　连翘心三钱　天竺黄三钱　阿胶珠三钱　鲜石菖蒲连根叶洗，打，三钱　滑石块重加辰砂拌，三钱　青竹叶二十片　活

水芦根去节，一两五钱

七诊　神识渐清，舌黑稍化。而邪热尚盛，阴津劫夺不复。舌质尚觉干燥。邪热内扰，神烦不宁。心与小肠，表里相应，内扰之热，从上下趋，所以神明渐清，而小溲痛甚，囊胯之间，时作奇痒。为今之计，泄热救阴，所不能缓。前人有上病而下取之法，与子范仁兄同议泻下焦湿热。

细生地五钱　大麦冬去心，四钱　光杏仁去尖，打，三钱　广郁金一钱五分　龙胆草六分　车前子三钱　木通七分　黑元参六钱　青竹叶二十片　益元散重加辰砂拌，绢包，四钱　黑山栀三钱

八诊　用增液兼清下焦湿热，大便未行，小溲作痛，涓滴不爽，气粗颧红，懊烦不宁。脉沉实。舌干苔黑，中心有断纹。邪热挟积，复聚阳明，劫烁津液，有昏厥之虞。拟调胃承气以抽釜薪。留候子范仁兄商政，并请高明裁夺。

生广军后入，四钱　生甘草五分　大麦冬去心，三钱　元明粉冲，一钱五分　滑石块四钱　细生地四钱　黑玄参三钱　活水芦根去节，一两　车前子三钱　青竹叶二十片

九诊　昨用调胃承气合增液法，小便已通。而积热仍聚阳明，不能曲折而下，大便仍然未行，腹满拒按作痛，频转矢气。舌干苔黑。脉沉，重按有力。大肠与胃相联属，阳明胃脉上通于心，肠胃为积所阻，则阳土之气，尽化燥火，劫液烁津。热气自胃上冲，则心胸之间，遂成氤氲之地，所以不为烦躁，即为迷蒙。病中盗食面包，前次畅下，似不应再有余积。殊不知大肠之垢滞虽行，而后进之食，为热熏蒸，自然燥结于中，不克盘旋而下，所以前人有复下之法也。前法再展一筹。留候子范仁史裁夺，并请高明商之。

广郁金二钱　光杏仁打，三钱　鲜石斛洗，打，一两　鲜首乌细切，洗，打，八钱　枳实一钱　桔梗一钱　瓜蒌皮四钱　鲜生地洗，打，一两　元明粉三钱，冲　车前子三钱　滑石块四钱　生广军三钱，水浸，绞汁冲服　干枇杷叶去毛，绢包，三钱　活水芦根去节，一两五钱

十诊　下后仍未行，液枯故也。备用。

金汁　竹沥　梨汁　青果汁　芦根汁五味频频服之。此日回绍兴

陈幼　湿温逗留日久，湿蒸阳明，微寒里热，脉数糊软，苔白。邪湿日恋，原气日伤，将延入损途。

炒杏仁　赤猪苓　泽泻　生薏仁　通草　广郁金　炒青蒿　制半夏　上广皮　豆卷　蔻仁

二诊　宣泄肺气，表气自通，不表而汗，不透而痦，肌表之风，太阴之湿，因之外解。然脉仍带数。余烬尚恋，虽得转机，犹不足恃也。

制半夏　白蔻仁　赤猪苓　通草　泽泻　光杏仁　生薏仁　炒地骨皮　广皮　蔷薇露一两，温冲

三诊　小溲黄赤，湿热外泄之兆，所以热势得以渐减。药既应手，再为扩充。

制半夏　通草　薏仁　蔻仁　木猪苓　光杏仁　广皮　泽泻　竹茹　地骨皮　蔷薇露一两

鲍左　时病之后，湿热未清，熏蒸阳明，晡后微热，有时凛寒，胸中欲咳稍舒。湿郁而荣卫不宣。宜轻宣肺气，气化则湿亦清也。

杏仁　蔻仁　赤白苓　竹茹　橘皮　鲜佛手　薏仁　通草　猪苓　白残花

二诊　宣化气湿，暮热顿退。而昨晚又觉微热，咳嗽痰不爽。湿热未清，兼感新风，宜为疏化。

前胡　杏仁　橘红　赤猪苓　象贝　炒白薇　蒌皮　生薏仁　豆蔻花四分

三诊　胸中渐舒，咳亦递减，然暮热时退时来。阳明湿蒸，再为清化。

制半夏　蔻仁　木猪苓　通草　冬瓜子　生薏仁　杏仁　赤白茯苓　滑石块　野残花

四诊　湿蒸阳明。湿邪旺于阴分，至暮身热。宣肺气，淡渗湿，熏蒸既解，暮热已退。拟和中醒脾，谷气既旺，津气自复。

制半夏一钱五分　茯苓三钱　通草八分　藿香二钱　生熟谷芽各三钱　生於术一钱五分　薏仁三钱　猪苓一钱五分　白残花七分　橘白一钱

五诊　培土和中，胃纳稍起。前法再为扩充。

奎党参二钱　法半夏一钱五分　黑豆衣三钱　炒於术二钱　茯苓三钱　橘白一钱　炒白薇一钱五分　女贞子三钱　生熟谷芽各二钱　佩兰叶一钱五分

陈左　热势不扬，恶心胸闷，汗不畅达。感邪挟湿交蒸，三焦为之阻窒，一候正炽之际也。

香豆豉三钱　广郁金一钱五分　制半夏一钱五分　白蔻仁七分　枳实一钱　光杏仁三钱　干佛手一钱五分　广皮一钱　桔梗一钱　制川朴一钱　竹茹一钱

凌左　类疟数次，少阳之邪，并归阳明，遂致不寒但热，发疹发痞，唇口牵动，谵语神乱，风动之后，继以发厥。今大势虽定，而热恋不解，大便经月不行，酸涎上涌，胸脘不舒，吐出酸水，略觉稍适，渴不多饮。舌红苔白花糙。左脉弦大，右脉濡滑，俱重按少力。久热之下，肝胃阴伤，胃失通降，所有湿邪，不能旋运。恐虚中生变。拟甘凉育阴，酸苦泄热，复入辛燥为之反佐。即请诸高明商进。

霍石斛　生白芍　青盐半夏　大麦冬　云茯苓　水炒竹茹　盐水炒陈皮　蒺藜　左金丸　枇杷叶

二诊　甘寒育阴，酸苦泄热，复入辛燥为之反佐，酸涎上涌已定，左脉弦大稍收。而苔白花糙，退而复起，竟是糜腐情形。不饥不纳，稍进糜饮，胸脘辄觉难过，而又并非被阻。小溲结滞不爽，临溲之际，往往中止。大便不行。无非肝胃阴伤，肺津并损，致虚火挟膀胱湿热，熏蒸胃口。既为虚火湿热熏蒸，则不纳不饥，胸脘不适。小肠与膀胱手足相应，膀胱之湿热，既随虚火上蒸胃口，则小肠火府，自然秘结，大便因而不行。深入重地，聊明其理，以尽人力。即请诸高明商进。

细生地　甘草梢　细木通　北沙参　川石斛　白茯苓　天花粉　青竹叶　外用姜柏

散搽口。

三诊　糜腐稍化，热邪减轻，小溲略爽，脉亦较缓。然仍不饥，稍进糜饮，仍觉气冲。气阴并亏，何能遽复，浊蒸胃口，何能遽化；惟有循理按法，以觇其后。

细生地　北沙参　川贝母　木通　滑石　茯苓　川石斛　甘草梢　竹茹　竹叶

四诊　小溲色红且浊，湿热之气，稍得下行，而大敌不能摧散，熏蒸之炎，仍不克平。糜腐退者自退，起者仍起，胸中梗阻，欲噫不爽。足见糜布于舌，而糜之源，实在于胃，源之不清，流安能洁。大肠与胃相连属，勉再通导府气，而泄胃热，以降胃浊。即请商之。

导赤加黄连、黄芩、滑石、竹茹、茯苓、荷花露，外用猪胆汁导法。

五诊　大府得通，并有黏腻之物带出，糜腐较昨大化，口渴较数日前大减。然中州郁郁不舒，时有痰涎随气上冲，饮喜暖热。右脉糊滑。阴液虽虚，而胃中之痰湿郁结不化，遂令清津转难上升，气火无从下降。病至于此，首尾无从兼顾。非辛不开，非苦不降，拟泻心法。虚家善变，势不暇顾矣。即请商进。

青盐半夏一钱五分　白蒺藜三钱　川雅连四分　鲜竹茹姜汁炒，二钱　细木通七分　橘红盐水炒，一钱　车前子一钱五分　白茯苓三钱　老姜衣七分

六诊　病久阴气兼亏，木火夹浊蒸腾，胃糜舌腐。阴液既亏，则不化气，浊不得化，气火内烁，热从内陷。左脉弦细急促，右脉濡滑，不耐重按。深入重地，勉与崇山先生同议方，以尽人力。

洋参三钱　细生地四钱　金石斛四钱　橘红盐水炒，五分　大麦冬三钱　川贝三钱　蛤壳八钱　竹茹水炒，一钱五分　真玳瑁四钱　濂珠一钱　金箔一大张。三味研极细末，调服

某　湿温旬日，有汗不解，胸闷不舒，甚至气逆塞至咽喉，呼吸难于流利，脐旁按之漉漉，今日忽又便泻，小溲不通。脉数糊滑。舌苔薄白，而底质甚腻。此湿郁三焦，恐其转痢。

川朴　白蔻仁　滑石块　通草　橘红　生香附　木香　广郁金　沉香片　竹茹　枳实　鲜佛手

洪左　湿温七日，烦热胸闷恶心，汗出至颈而还，脉沉细涩，苔黄罩灰。邪湿郁蒸，湿遏热伏，有内闭神昏之虞。

制半夏　光杏仁　广郁金　淡黄芩　九节菖蒲　上广皮　白蔻仁　范志曲　炒枳实　炒香豉　玉枢丹四分，研末，鲜佛手汤下

二诊　发出斑瘀，而烦热仍然不减，至暮神昏谵语。脉糊不爽。苔霉虽化，而底质白揩。还是邪湿郁蒸，欲泄而不能即泄。恐内闭昏痉。

制半夏二钱　白桔梗一钱　川雅连三分　干姜四分　九节菖蒲六分　光杏仁三钱　白蔻仁四分　川通草八分　枳实一钱　上广皮一钱　赤猪苓各二钱　太乙丹五分，研细，先调服

三诊　汗出颇畅，身热遂解，但脉形不爽。蕴湿未清，还当泄化。

大豆卷　制半夏　赤白苓　泽泻　川朴　木猪苓　生薏仁　鲜佛手

林幼　水痘之后，邪虽外达，余热未清。饮食频进，胸中之余热，与谷气交蒸，热绵不退，渐至愈蒸愈重。湿邪遏伏，津不上布，曾见舌苔干白，而并不渴饮。旬日以来，热势转有起伏，手清时暖，耳聋不聪。脉象右部糊数，左部弦大。当午火升，而热势夜重。舌红温甚，苔白湿甚。咳不扬畅。此由湿热熏蒸，湿多热少，湿在胃中，阳明少降，致少阳之木火，挟浊上腾，遂令清窍为之蒙阻，若蒙闭内窍，便成棘手重证。然火升暮热，神烦耳聋，釜中之沸也；如烟如雾，蕴酿熏蒸，釜底之薪也。拟流化三焦，以分其清浊，作抽薪之计，暂观动静。诸高明以为然否？

香豆豉三钱　晚蚕砂三钱　广郁金一钱五分　前胡一钱　光杏仁三钱　白蒺藜三钱　赤白苓各二钱　通草一钱　白桔梗八分　生薏仁四钱　鲜竹茹一钱五分

二诊　当午火升稍微，沉迷较昨清爽，鼻干转润，迷蒙之气，似为渐开。然蕴酿熏蒸，一时难已，热势仍然不退。前法略参苦泄，再望转机。

香豆豉　光杏仁　广郁金　橘红　前胡　生薏仁　通草　赤猪苓　白蔻仁三分　淡芩　桔梗　晚蚕砂

三诊　流化气机，气通表达，发出白痦，背部为多，背俞属肺，肺气先得宣泄。然阳明之热，太阴之湿，不克遽化；熏蒸之势，犹然难解。热仍起伏，伏则迷蒙多寐，胸中清旷之区，竟为湿热熏蒸之地，神机自难转运。舌淡红，苔白腻，右脉糊数。还是邪湿溷处之象。再从流化之中，参入芳香，以破秽浊。即请商裁。

香豆豉　白蔻仁三分　蝉衣　鸡苏散　光杏仁　淡子芩　佩兰叶　通草　广郁金　牛蒡子　生薏仁　野蔷薇花六分　芦根

四诊　白痦随汗透露，色颇津湛，颗粒均匀，肌肤润泽。喻氏谓上焦之湿宜汗，又谓化里可以达表。气通表达，上焦氤氲之湿，随汗痦外泄，熏蒸自衰，热因递减，神情爽慧，浊气渐开，则清窍渐通，耳聋稍聪。舌苔前半较化，后半尚觉黏腻。大便旬余不行。从宣肺之中，参以润府，冀其湿从下达，彼此分泄，病势自孤耳。

制半夏一钱五分　蔻仁三分　炒蒌皮四钱　光杏仁三钱　牛蒡子三钱　薄橘红一钱　通草八分　生薏仁三钱　滑石块三钱　炒枳实一钱　淡子芩一钱五分　芦根一两

王左　症交八日，热重汗不畅达，红疹发而未透，邪难外泄。热蒸湿动，湿阻气机，恶心脘痞，稍进汤饮，自觉停聚中州。里湿相搏，表气更难开泄。神情懊烦，苔白不渴，脉象糊数。恐邪湿交蒸，而致内蒙昏痉。拟宣化开泄。

川朴一钱　橘皮一钱　桑叶一钱　牛蒡子三钱　制半夏一钱五分　杏仁三钱　桔梗一钱　枳实一钱　薄荷六分　炒竹茹一钱五分　蔻仁五分　佛手一钱

二诊　宣化开泄，汗出甚畅，热势大减，并能得寐，烦懊因而大定，胸痞转舒，恶心亦止。但脉仍糊数，热犹未解，舌红苔薄白。气分之邪，依然留恋。再为宣化。

杏仁三钱　上广皮一钱　茯苓三钱　制半夏一钱五分　广郁金一钱五分　蔻仁五分　炒枳实一

钱　薏仁三钱　竹茹一钱五分　猪苓二钱　通草一钱

三诊　热势递减，寐亦稍安，脘痞已舒。然不悲而泣，不恐而惊，痰稠色带灰黑，脉象糊滑而数，苔白质红，腹中攻撑，便带溏薄。邪从外达，痰被热蒸，蕴而不化，胆胃之气从而失降，以致胆木漂拔。再从宣化之中，参清气化痰。

杏仁三钱　橘红一钱　郁金一钱五分　云苓三钱　竹沥半夏一钱五分　胆星五分　枳实一钱　范志曲二钱　薏仁四钱　通草一钱　竹茹一钱五分

四诊　脉静身凉，稠痰渐少，思谷知味，胃气渐开，悲泣惊恐亦定。宜和中以清余蕴。

温胆除枳实、甘草，加天麻、钩钩、白蔻仁、藿香、胆星。

五诊　苔白已化，胃开思纳。惟脉形左大，头重眩晕，肝阳挟痰上逆。再熄肝化痰。

制半夏一钱五分　白蒺藜三钱　石决明五钱　池菊花一钱　上广皮一钱　煨天麻一钱五分　陈胆星四分　白金丸五分　钩钩三钱　盐水炒竹茹一钱

丁左　热不外扬，神情烦闷，中脘痞阻，哕恶呕吐，不能容纳，头目晕眩，渴喜沸饮。左脉弦滑，右部糊滞。此肝阳上逆，挟停饮窒塞气机。恐发痉发呃。

制半夏　炒竹茹　广藿香　郁金　川朴　枳实　白蔻仁　煨天麻　生熟香附　玉枢丹三分，研末，先调服

江苏抚军吴　病湿温下虚，缠绵两月有余，仆以病近膏肓，恐药石难于奏效，以未便立方辞。主人坚恳至再，不得已勉尽绵力，将病脉症因，方治宜忌，变方案之式，为之分列各条，备诸方家及主政采择之。

——久病湿热，化燥化火，而藏气虚微，脉至少神，症属难治。循例告辞者为此。

——病既沉重，不能袖手，惟有细究其理，勉为调治。

——口燥舌黄带灰，时喜凉饮，非胃中热甚，安得有此。

——谵语错语，病涉于心。盖阳明胃脉，上通于心，胃热上乘，则心神为之扰乱。

——胃中燥火，原从湿热所化。夫湿热何以致燥？盖津之与液，清浊攸分，升降异致，浊之清者为津，清之浊者为液，液从上而下降，津从下而上升，滋养涵濡，悉赖津液敷布。今湿邪抑郁，则津液不布，燥是其标，湿是其本。

——救阴即是润燥，降火即是清心。无如津不上承，清之养之，仍苦扬汤止沸。

——大腹饱满，按之而软，谓之虚膨。虚者何？脾虚也。脾有气血，有阴阳，虚膨不运，脾虚其阳，确有可见。

——胃有燥火，而脾虚其阳，勉欲挽回，动辄矛盾。

——泻胃热而仍顾虑脾阳，前人有连理汤一方，兹仿其意。

——连属苦燥，姜属辛燥，似有抱薪救火之弊。但火从燥化，燥从湿化，燥为假燥，湿为真湿，正治从治，例得权宜。

——养阴救津，甘凉之品，有益于胃，即损于脾。再仿前人药露之法，专取其气，

以润其津，于脾无损。

川雅连五分，炒　炮姜三分　生熟甘草各二分　以上三味煎服。

上濂珠三分　西黄一分　辰砂二分，飞　三味研细末，先调服。

西洋参五钱　元参八钱　细生地一两　北沙参一两五钱　麦冬一两　生甘草二钱　白芍四钱

上药七味，加荷叶二两，用蒸壶取露，随意温服。

此案变通旧式，罗列条例，精警透辟，得未曾有。药露方尤为奇特。方中丞病甚时，苏沪诸名医遍治罔效，御医陈某亦束手无策。先生为处此方，旋获效果。盖先生成竹在胸，原非幸获。而犹以未便立方辞，是先生之谦德也。此案已见《医界镜》（又名《卫生小说》），群相称赏。涵当时不获随侍，未知其详。今春编印医案，而先生侄孙绍曾以此稿抄示，并面述一切。涵读此案，可法可传，洵足突过前贤，而为后学之津梁也。故乐为记之。文涵志

温疫说补

《说文》：疫，民皆病也。从疒。役，省声。《内经·素问·遗篇》论司天在泉，升降不时，五运暴郁，刚柔失守，三年化疫。故曰五疫之至，皆相染易，无问大小，病状相似。即仲景所谓一岁之中，长幼之病，多相似者是也。至宋元时则不名为疫，而名曰瘟。近贤喻嘉言曰：四时不正之气，伤人致病，初不为疫也，因病致死，病气尸气，混合成疫。以故鸡瘟死鸡，猪瘟死猪，牛马瘟死牛马。推之于人，何独不然？如世俗所称大头瘟者，头面腮颊，肿如瓜瓠者是也。所称捻颈瘟者，喉痹失音，颈大腹胀，如虾蟆者是也。所称瓜瓤瘟者，胸高胁起，呕汁如血者是也。所称杨梅瘟者，遍身紫块，忽发如霉疮者是也。所称疙瘩瘟者，发块如瘤，遍身流走，旦发夕死者是也。所称绞肠瘟者，肠鸣干呕，水泄不通者是也。小儿痧痘，传染犹多。此外刘松峰有葡萄瘟、鸬鹚瘟等种种名目，无足深究。陈素中谓：凶暴大病，死人在数日间。戴天章谓：中人人病，中物物伤。张石顽云：时疫之邪，皆从湿土郁蒸而发，不异障雾之毒，或发于山川原陆，或发于河井沟渠。杨栗山云：毒雾之来也无端，烟瘴之出也无时。凡疵疠旱潦之气，禽兽草木往往不免，或数年而一见，或数十年而一见。不明证治，咸委劫运，良可伤悼。前人论疫，至精至详。

今人但闻西人有黑死病之说，又有鼠疫之新论，一若中国之医，并疫症而不知者。夫中医未尝不言疫也。中医言瘟疫，有大头瘟、捻颈瘟种种之区别。所述情状，如腮颊肿硬结核，以及喉痹、失音、呕汁如血等，颇与鼠疫情形，仿佛相同。近时中医之研究西说者，亦出有鼠疫专书，互相发明。鼠疫之类，又有一种名肺炎疫。夫炎者热也，肺炎者肺热之谓也。香岩叶氏云：温邪上受，首先犯肺。其症身热咳嗽，甚则气喘神昏，或斑疹吐衄等候，与肺热之症吻合。谓之风温，俗谓冬温春发是也。拙于东西学说，茫无头绪，故就中医界限言之，悖谬与否，不能知也。

夫温之与瘟，音同义别。瘟即是疫，陆九芝既详论之。喻氏又云：盛夏湿温之症，即藏疫疠在内，一人受之则为湿温，一方受之则为疫疠。伤寒、温热感四时之正邪，疫病由于天地不正之疠气，伤寒温热邪由外廓而入，疫邪从口鼻膜原而入，直行中道，流布三焦，议论最为扼要，治法具详本书中。

然温热湿寒之气，皆能为疫。吴又可《温疫论》主达原饮，治湿疫也。余师愚《疫论》主清瘟败毒饮，治热疫也。东坡圣散子，治寒疫也。近时通用者，如普济消毒饮、玉枢丹、紫雪丹、甘露消毒丹、炼雄丹、神犀丹，古方今方，皆可取用。余师愚《疫症条辨》，既属精详，王孟英《温热经纬》，尤为可采。甘露消毒丹治暑湿热疫之邪尚在气分，神犀丹治温暑直入营分，清瘟败毒饮为十二经泄火之药。犹忆清光绪二十八年，岁在壬寅，沪上疫症大作。吾师谓少阳司天，运值风木，风火交煽，合用辛凉镇重之剂，以三石汤为主方，治效大著。当时门下按法用之，皆奇验。惜其案散失，无从搜辑。民国七年，方将抄存之案，次第排印。而南京鼠疫之恐慌特甚，既以前说登之日报，贡社会之采择；又因同学何永清君述师门之事，惜疫案之缺，爰拟此以补之。续貂之诮，所不免尔。方涵志

卷 三

伏 暑

谈左 热势日轻暮重，热起之际，懊烦闷乱，神识模糊，目赤颧红，而所饮之汤，独喜沸热，烦甚则气逆似喘。脉闷数不扬，舌红苔白厚而罩灰黑。此暑热之气，从内熏蒸，而湿热之气，从外遏伏。所以暮重者，以湿为阴邪，旺于阴分也。湿性弥漫，清窍被其蒙蔽，是以神情糊乱。肺为华盖，热蒸湿腾，肺当其冲，是以气逆似喘。深恐热势复起，而神昏暴喘。勉拟辛开其湿，苦泄其热，参以豁痰。总望抑郁之邪湿得开，方为转机之境。

制半夏一钱五分 生薏仁四钱 南星二分 赤猪苓各二钱 橘红一钱 川连三分，干姜五分，同炒 光杏仁三钱 蔻仁七分 枳实炒，一钱五分 瓜蒌仁四钱 玉枢丹二分 石菖蒲须九节，四分 广郁金六分。后三味研极细末，薏仁、橘红汤送下

二诊 昨日热起势较平定，神识亦未昏糊，今晨及午自觉甚舒，下午渐又烦闷。所最甚者，中脘之上，心胸之间，似觉一团结聚，于是欲呻不能，欲嗳不得。将寐之际，辄作惊跳。频渴欲饮，虽极沸之汤，不嫌为热。此痰湿蕴结，上焦之气，郁痹不宣。脉较数，苔略化，似有松动之机。但极盛之时，虽略转机，尚难足恃。神昏发痉，当预防也。

淡干姜五分 广皮 蔻仁 槟榔皮 赤白苓 枳实 川连二分 香附 竹茹 薏苡仁 制半夏 川朴

另胆星五分，菖蒲五分，郁金二钱，黑丑二分，研为细末，两次调服。如服药后仍昏，加郁金、菖蒲、桔梗、滑石、通草。

三诊 胸膺臂膊，发出赤疹隐约，尚是发泄于外者少，郁结于里者多，所以热势减轻而仍起伏。烦闷频渴，渴不多饮，虽极沸之汤，不嫌为热。良以湿热郁遏，津液不能布散于上，不得不引外水以济其急，与热烁津枯者不同。脐下板满，按之作痛。痰气阻府，里气郁遏，表气难宣，势不能以斑疹忌下为例。脉数糊滞，苔白罩灰。还恐内闭神昏，而发痉厥。再辛以开，苦以泄，缓下痰积，以备商进。

干姜五分，川连三分，同炒 广郁金明矾三分，化水，磨，七分，冲 制半夏一钱五分 枳实一钱五分 桔梗 光杏仁二钱 竹二青生姜汁炒 荆芥 橘红 香豉 礞石滚痰丸三钱，佛手、薏仁汤先服

滚痰丸服下，仍然四肢发冷，大便未解。用竹沥达痰丸三钱，橘红一钱，胆星三分，

二味煎汤送下。

盛幼　暑与湿合，湿重暑轻者为湿温。身热起伏，屡次得汗，热仍不解，口腻渴不多饮，渐致迷蒙多睡，耳窍不聪，胸项间痱痧密布。脉形糊滑。苔虽不厚，而舌质滑白。似属邪与湿蒸，熏蒸之气，弥漫胸中，所以时多迷睡。浊占清位，清窍不宣，所以耳聋不聪。恐由湿而蒙，由蒙而闭。即请商裁。

香豉三钱杏仁三钱　广郁金一钱五分　制半夏一钱五分　生薏仁三钱　桔梗一钱　白蔻仁三分　滑石块三钱　猪苓二钱　云茯苓三钱　僵蚕二钱　鲜佛手一钱　通草七分

某左　热盛之时，心胸窒闷，则呼吸之气，有出无入，呼吸烦扰，刻刻欲厥。而脉虽数，甚觉沉细。苔虽浊多半白腻，舌心黑，仍属浮灰。安有如此烦热，已经旬日，而不克化火者。显系中阳不足，而痰湿郁遏。叠进辛开，胸间喘呼，虽得稍平，脉转糊滑，苔白转黄，颧红目赤，稍一交睫，辄觉惊跳。此湿蒸成痰，热郁成火。亟为清泄，参以化痰，俾免痉厥。事济与否，非所敢知也。

羚羊角先煎，二钱　黑山栀三钱　广郁金明矾水磨，五分，冲　枳实一钱，炒　九节石菖蒲五分　制半夏三钱　益元散三钱，包　鲜竹茹一钱五分　陈胆星七分

二诊　前进直清肝胆，大势稍定，略能安寐，懊烦扰乱，亦稍退轻。脉数较爽，舌苔焦黄亦化。但热仍起伏，起则依然烦扰，面赤目红，舌绛苔黄，赤疹密布。肌表之风，三焦之暑，太阴之湿，悉经化火，充斥三焦。非大苦不足以泄热，非大寒不足以胜热也。

雅连五分　犀尖五分，磨　连翘二钱　郁金一钱五分　竹叶心三十片　益元散三钱，包　淡黄芩一钱五分　粉丹皮二钱　黑山栀三钱　杏仁三钱　瓜蒌仁三钱　鲜荷梗二尺

夏左　风热感受于上，伏暑窃发于内，胃气闭郁，阳郁不伸，发热甚重。暑蒸湿动，热与湿合，熏蒸肺胃，遂致咳嗽气逆如喘，痰多稠厚，有时带红，左胁肋作痛，唇焦口渴欲饮。舌红苔黄，隐然有霉燥之意。脉数浮弦。风为阳邪，本易化火，伏暑既深，尤易化热，两邪相并，化热生火，上迫肺金，阴伤络损，所以左胁为之作痛也。症方五日，邪势正炽，有昏喘之虞。拟和阴肃肺，导热下行。即请商裁。

煨石膏五钱　盐半夏六分　川贝母二钱　光杏仁三钱　大天冬三钱　冬桑叶一钱五分　冬瓜子五钱　生薏仁四钱　通草一钱　滑石三钱　芦根一两　竹叶十六片

以滑石、芦根汤代茶。

二诊　和阴肃肺，导热下行，唇焦舌霉口渴俱减，热势略和。而气逆咳嗽，仍然不定；痰红青绿之色虽退，而痰多盈碗；胸膺胁肋俱觉作痛，不能转侧。火迫金伤，液滞为痰，络气因而不宣。症起六日，热方炽甚，恐络气闭阻，降令不行，而喘甚生变。拟降肺化痰宣络。即请商裁。

广郁金四分　盐橘络一钱　光杏仁去尖，打，三钱　滑石三钱　通草一钱　马兜铃一钱五分　旋覆花二钱，猩绛包扎　冬瓜子四钱，打　枳壳四钱　生薏仁四钱　青葱管二茎　青芦尖一两

以冬瓜子煎代茶。

金童　外感风邪，引动伏暑，发热得汗不解，面色带红，微作恶心，胸闷不寐，脉数糊滑，苔白黏腻。外感之邪，才从汗解，而伏暑内发，夹湿熏蒸，蕴于肺胃。症方两日，势甚炽张。以泄化为法。

光杏仁去尖，打，三钱　六一散三钱，包　桔梗一钱　枳壳一钱　通草一钱　薄橘红一钱　大连翘三钱　制半夏一钱五分　广郁金一钱五分　范志曲二钱，炒　生薏仁四钱　炒竹茹一钱　鲜佛手一钱

温明远　微寒热甚，热在心胸，肌表并不炙手，一味烦懊，邪气交会于中宫，恶心欲呕，脉忽大忽小忽歇，舌苔白措。此伏暑之邪，为湿所抑，不能泄越。虽有津气，不克上承，所以恶燥喜润也。与云瞻先生议流化气湿，参以芳香破浊法。

郁金磨冲，七分　白桔梗一钱　制半夏三钱　广藿香三钱　橘红一钱　大腹皮三钱　杏仁泥三钱　白蔻仁七分，研后入　炒竹茹一钱　玉枢丹四分，研，先调服

二诊　稍稍得寐，胃府略和之象。烦闷虽甚，较昨稍安。但脉仍歇止，频渴欲饮，饮则呕吐。气湿未能流化，清津安能上供。燥也，皆湿也。从昨法参入苦辛合化。

制半夏三钱　橘红一钱　蔻仁七分，后入　郁金一钱五分　石菖蒲五分　川雅连姜汁炒，一分　赤白苓三钱　香豆豉三钱　淡干姜四分，炒黄　桔梗一钱　木猪苓二钱　广藿香一钱五分

三诊　辛开苦降，气通汗出。其郁遏亦既开矣，其脉气宜如何畅爽，而乃闷细如昨，右部仿佛沉伏。汗收则烦懊复盛，汗出之际，肌肤发冷。足见闭郁欲开而未能果开，卫阳已经亏损。内闭外脱，可虞之至。勉拟连附泻心法，以备商榷。

人参须另煎，冲，四分　川雅连五分，炒　制半夏三钱　益元散三钱，绢包　茯苓三钱　制附子三分　淡黄芩一钱五分　竹茹姜汁炒，一钱

四诊　昨进连附泻心法，烦懊大定，渴亦大退，汗稍出不至淋漓，肤冷较温。六脉皆起，但仍歇止。足见正虚邪郁，营卫几不相续，虽为转机，还怕里陷。

川雅连五分，炒　黑草三分，炙　吉林大参一钱　制半夏一钱五分　熟附片三分　淡黄芩酒炒，一钱五分　茯苓三钱　白粳米一撮，煎汤代水

按　师云：此际舌苔，业已抽心，中虚极矣。清儒附志

五诊　同汪艺香合参方，案未录。

人参须另煎，冲，一钱　炙黑草五分　炒白芍三钱　辰拌块滑石五钱　龟板六钱，炙，打　制半夏三钱　陈皮一钱　熟附片五分　鲜佩兰一钱五分　辰拌茯苓神各三钱　姜汁炒竹二青二钱　僭加姜汁炒川连五分　淡干姜三分

此际舌苔，不特抽心，而且色绛，气虚阴亦虚矣。

六诊　此方服后，脉之细涩，转为弦滑，舌之剥痕，已被浊苔满布，未始不为退象。同汪君议方。

人参条一钱　茯苓神各三钱　炙黑草六分　龟板六钱，炙　广皮一钱　制半夏三钱　鲜佩兰一钱五分　川熟附五分　辰拌滑石块五钱　炒白芍一钱五分　姜汁炒竹茹一钱　加姜汁炒川连

五分

七诊　服后寒热日重，起伏依然，痰黏舌腻。气阴渐复，暑湿究未达化故耳。

人参须一钱　茯苓神各三钱　陈皮一钱五分　制香附三钱　藿香三钱　淡干姜五分　制半夏三钱　粉猪苓二钱　姜汁炒竹二青一钱　建泽泻一钱五分

八诊　寒热虽不甚盛，而仍有起伏。大波大折之余，邪热与湿，不能遽楚，不问可知。所可异者，脉又转细，神情亦少爽利，胸闷不舒，时仍有烦懊情形。当其脉见歇止，甚至隐伏，其时进以连附泻心，脉即顿起，数日甚属和平。撤龟甲，脉未变。撤草撤芍，脉亦未变。昨方之中，补中气，扶中阳，并未撤防，而脉情转异。谓是气不足而不能鼓舞，则参须虽为大参之余气，其时隐伏之脉，尚足以鼓之而出，今竟不足以保守旧地，于情于理，有所不通。细询其今日咯吐之痰，不及昨日之多，倦睡较昨为甚，是否上中两焦之湿热未清，弥漫于中，遮蔽脉道，不能鼓舞。质之艺香先生，以为何如。并请云瞻老宗台定夺。

制半夏三钱　广藿香三钱　淡干姜六分　大腹皮二钱　广橘红一钱　猪茯苓各二钱　白蔻仁研末，三分冲服，四分后入　川雅连重姜汁炒，二分　郁金一钱五分　泽泻一钱五分

九诊　气湿开通，脉歇及数象皆退，大便畅行。胃气将起，惟祈谨慎。艺香先生商定。

赤白苓辰砂拌，各三钱　粉猪苓二钱　香豆豉一钱五分　佩兰叶一钱五分　制半夏二钱　广藿香二钱　泽泻一钱五分　新会皮一钱　生米仁三钱　杏仁泥三钱　檀香二钱，劈

改方去豉、檀，加益元散四钱，枳壳一钱五分，炒竹茹一钱。

陈右　伏邪晚发，湿重邪轻，邪从汗泄，湿蕴未化，热退胸宽之后，黏腻之痰未净，饮食不慎，浊痰蕴聚，熏蒸复热，中脘痞满难舒。昨忽于脐上脘下突起一条如梗，作痛异常，按之摩之，其形较软。刻下痛势暂定，而形梗之处，按之跳动。心胸之间，汩汩作酸。滴水入口，亦觉阻碍。脉象弦滑，舌红苔白而浮。良由脾胃为浊痰所遏，胃土不能通降，脾土不克运旋，遂致肝藏之气，不能疏泄，浊气阻而不行，突起一条，以冲脉起于气街，而贯于胸中故也。胸中作酸，以曲直作酸也。今水湿之邪，干犯土位，肝木之气，郁于土中，诚恐气郁之极，而暴伸为喘，不可不虑。兹拟苦辛通降法，疏其土滞，而木之郁者，或由此条达，然不易也。备商。

川雅连三分　制半夏一钱五分　云茯苓三钱　炒黄淡干姜五分　薤白头三钱　整砂仁四粒　姜汁炒竹茹一钱　盐水炒橘皮一钱　生姜汁二匙，冲

二诊　苦辛合化，通降阳明，中脘略舒，稍能安谷。然脐之偏右，有形攻筑，心中嘈杂，呕吐痰涎。询悉日前曾吐青绿之色。今诊左寸细弱，关部弦滑，尺中小涩，右寸濡软，关尺虚弦，重取竟空豁无根。此中气虚微之兆。中无砥柱，肝木之气，自得摇撼其中州，此所以为嘈为杂也。木无土御，肝浊自得上泛，所以呕恶，为吐青绿之色。木郁土中，故肝病而聚形偏右。种种见端，皆由病伤根本而来。右脉空豁，即是木无胃气。

大为可虑。勉拟六君以扶持胃气，合梅连煎出入，以泄胃浊而柔肝木。备商。

人参须　制半夏　川雅连　开口川椒　於术炭　新会红　云茯苓　广木香　炙乌梅肉　砂仁末

三诊　扶持胃气，兼泄胃浊而柔肝木，胃纳略有起色，吐水嘈杂，较前大减，结块攻撑已定。特饮食仍难多进，多进则中州仍觉痞满，痰犹上涌。脉象稍觉黏指，然仍涩数。此胃气既已空乏，胃阴亦已耗伤，虽见转机，尚难深恃也。仿戊己汤出入，参入甘寒益阴之品。备商。

人参须　东白芍　上广皮　杏仁　白蒺藜　於术炭　金石斛　制半夏　茯苓　鲜竹茹　左金丸

四诊　呕吐嘈杂已止，稍能安谷。特块之攻撑虽定，而不能泯然无形，所以于聚形之处，气分总觉窒滞。脉象濡细而涩，舌光无苔。良由气阴并亏，肝木之气，与平素之饮气互结。大便两旬未行，亦脾土不能鼓舞运旋耳。衰羸之症，尚未稳当。

人参须　甜杏仁　整砂仁　金石斛　橘白　半夏曲　云茯苓　白蒺藜　白芍　於术　上瑶桂研末饭丸，先服

五诊　呕恶全定，大便亦行，胃纳渐次加增，聚形已泯然无迹，攻撑亦止，音声稍振。虽属转机之象，但小溲作酸，脉尚细涩，舌苔薄白而揩，时犹嘈杂。良以中气未复，肝虚撼扰，肾阴亦亏，气化不及州都。大节恰临，还有意外之虞。

人参须　白归身　厚杜仲　川断肉　炒杞子　姜汁炒大熟地　上瑶桂　炒山药　淮小麦　黑大豆　萸肉炭　牛膝炭

六诊　诸恙已退，惟尚有嘈杂之意，谷食较寻常所少无几。然匝月以来，仅能转侧不假于人，而仍未能起坐，偏左头颊作痛，脉濡而滑，左部细弱，舌淡少华，频渴。正合《内经》谷入多而气少之例。其为血液衰脱，不及告复，确然可见。仿复脉法。

人参须　大麦冬　火麻仁　上瑶桂　牛膝炭　炙甘草　炒杞子　淮小麦　制洋参　炒生地　真阿胶　炮姜炭　萸肉炭

某　伏邪晚发，热甚寒微，经水适来适断，冲脉气阻。夫冲脉起于气街，布散于胸中，此响彼应，遂致中州痞满，痰湿停聚，哕恶呕吐，自觉中脘之间，似有一团凝结，滴水入口，皆聚于此。心火下降，肾水上升，水火交通，才得成寐。今中州阻痹，则水火相济之道路，阻隔不通，坎离不接，彻夜不能交睫。脉象滑大而数，沉取濡软。舌淡红，苔白且揩。邪湿痰气，交会中宫，而正气渐虚。所虑神昏发呃。气湿之结，前人谓非辛不能开，非苦不能降，拟泻心为法。

川连姜汁炒，三分　制半夏三钱　赤白苓各四钱　鲜佛手一钱五分　淡干姜四分　陈皮一钱　白蔻仁七分，后入　大腹皮二钱　藿香三钱　竹茹姜汁炒，一钱　生姜三片

改方加郁金一钱五分，枳实一钱，石菖蒲五分，玉枢丹三分先调服。

某　口鼻吸受暑邪，内藏于骨髓，外舍于分肉之间，至旬前感触秋凉，内伏之邪，

由此而发。不寒但热，热则懊烦胸闷，索饮瓜水，而口渴仍喜暖饮，纤毫无汗，频带哕恶，中脘板痛，齿垢唇焦，而舌红苔白干毛，脉象糊数不扬。此邪湿滞交蒸，伏邪欲从外达，而气湿相持于内，所以叠经疏解，而未能作汗。暑必归心，所以懊烦闷乱。将及转候，深恐内闭神昏，发痉发厥。

杏仁　方通草　炒枳实　薄橘红　九节石菖蒲　白蔻仁　制半夏　香豆豉　广郁金　生薏仁　槟榔　藿香　竹茹　桔梗

改方加川连、干姜。

荣左　三疟已久，复感暑邪，旬日来热势起伏，初起尚觉微寒，今不寒但热，热甚之时，烦懊不堪，思吃瓜水以救燎原，而所进汤饮，仍喜暖热，胸闷哕恶频频，脉数糊滑，苔白糙腻异常，汗不畅达。此由暑邪与湿痰相合，三焦之气，尽行窒塞。痰湿相持于内，则里气不能外通于表，所以不能作汗。湿阻中州，则为哕恶。暑必为烦，所以懊侬不堪。湿与暑相蒸，暑与湿交煽，若不从外达，即从内闭，将至神昏发痉发厥。急化其里，使蕴遏之湿痰开展，暑邪从湿中外透，是为大幸。

制半夏　蔻仁　川朴　香豆豉　九节石菖蒲　佛手　广藿香　桔梗　知母　广郁金　广皮　草果仁　姜汁炒竹二青　磨槟榔冲

二诊　烦闷大减，热之起伏亦得稍衰，哕恶较定，神情亦得爽慧。日前屡屡发厥，自昨至今，厥亦未作，不可不为转机。但脉数犹带糊细，舌苔大化，白色渐次转黄，近根微霉。湿痰之郁遏稍开，而暑湿相蒸，何能遽化。上中二焦，犹是邪湿交炽。将及两旬，还恐化燥昏厥之类。请正。

光杏仁　白蔻仁　广橘红　生薏仁　制半夏　赤猪苓　苦桔梗　益元散　川通草　鲜佛手　广郁金　淡黄芩　大腹皮

孙左　头痛遽见退轻，而每至热蒸，其痛辄甚，咽中牵腻，频作恶心，窒闷尤甚，脉数糊大。良以暑湿内蒸，火风随之上旋，肺胃之气，不能开降。病起即发白痦，气分素虚，恐湿热交蒸，致内窜昏厥。再从三焦宣化，参以清泄。

光杏仁　郁金　制半夏　赤猪苓　鲜佛手　通草　橘红　白蔻仁　淡黄芩　竹茹

改方加防己、枇杷叶、丝瓜叶、西瓜翠衣、荷叶梗。

沈幼　症起十七朝，热甚于里，屡经汗出，而烦懊不宁，夜甚无寐，小溲数而且多，频渴欲饮。曾发飞浆赤痦。舌红苔黄，中心略罩微黑。此由吸受暑邪，邪留气分，虽经表散，而暑乃无形之气，与外感风寒不同，屡表屡汗，而暑热之气仍然未化，以致气分热迫。一饮一勺，为热所迫，则建瓴而下，所以溲数且多。暑喜归心，所以暑必为烦。大肠与胃相联续，与肺相表里，肺热下移于肠，则大便泄泻。恐暑邪不化，从暑化热，从热化火，而动风生惊。拟以轻剂清化，候专家商进。

光杏仁去尖，打，三钱　川石斛三钱　水炒竹茹一钱　橘红盐水炒，一钱　益元散三钱　黑山栀三钱　肥知母去毛，炒，二钱　大连翘壳三钱　朱茯神三钱　青竹叶二十片

二诊　轻清泄化，热势微轻，懊烦较定，大便通行，并不溏泄，极为正色。但舌苔稍化，而中心仍觉黄掯。暑湿蒸腾于胃，湿蕴为热，肺脉通心，所以时作懊烦。前方已经应手，宜再扩充。候专门名家商用。

川雅连三分　光杏仁一钱五分　广郁金一钱五分　制半夏一钱五分　橘红八分　益元散三钱　生薏仁三钱　黑山栀二钱　连翘壳三钱　竹叶十二片

三诊　大热虽退，余蕴未清，至暮神烦口渴，肢倦发热，热愈甚则小溲愈多。良由暑湿热熏蒸，肺当其炎，遂令津液不能约束。拟泻火生津法。

川雅连二分　天花粉一钱五分　藕汁一酒杯　活水芦根八钱

李右　每至下午，辄凛寒而热，热势不扬于外，而甚于里，胸闷中脘痞阻，恶心呕吐，渴不多饮，少腹作痛，脉数沉郁不扬，咳嗽痰多，苔黄质腻。暑邪夹湿，郁阻气分，肺胃之气，不克下行，开合因而失度。症起旬日，病邪方盛，恐再转剧。姑开泄气机，以通三焦而致开合。即请商裁。

制半夏一钱五分　炒枳实一钱　上广皮一钱　白蔻仁五分　竹茹一钱　粉前胡一钱　淡干姜二分　广郁金一钱五分　川连三分　杏仁三钱　鲜佛手一钱

二诊　中脘痞阻已舒，恶心亦减，凛热退轻，咳亦稍松，故气逆因而大定。然下午仍有微寒，痰多胶腻。脉象稍扬，而带糊滑。舌红苔白不匀。上焦微通，而湿蕴成痰，弥漫肺胃。再参清化。

香青蒿一钱五分　杏仁三钱　杜苏子三钱　冬瓜子三钱　云茯苓三钱　竹沥半夏一钱五分　瓜蒌皮一钱五分　旋覆花一钱五分　竹茹一钱五分　枇杷叶去毛，三片

三诊　似疟已止，中州亦舒，咳嗽亦减。然仍痰多黏腻，痰气秽浊。舌苔前半稍化，后半尚觉白腻。少阳阳明之邪，早经泄化，而湿热熏蒸于肺胃之间，浊酿成痰，肺胃少降。拟降肺化痰。

甜葶苈　制半夏　冬瓜子　炒竹茹　生薏仁　炒苏子　瓜蒌仁　橘红　茯苓　枇杷叶

荣右　木郁已久，兹兼暑湿内伏，风邪外束，脾胃受困，骤然吐泻。伏暑风邪，乘此而发，不能外泄，郁于肺胃之间，以致咽赤作痛，肌痒发痧，烦热不解。热迫下注，大便频泄。胃热上冲，咽中牵腻，干恶连绵。又当天癸临期，经行不爽。脉细弦数，舌红无苔。热郁阴伤，势多变局。拟清咽滋肺汤进退。

大连翘三钱　川雅连五分　大元参三钱　炒牛蒡三钱　泽兰叶二钱　酒炒淡黄芩一钱五分　青防风一钱　泡射干六分　细木通六分　滑石块三钱　枳实八分　桔梗一钱　紫丹参二钱　薄荷一钱，后入

二诊　利膈清咽，热态稍安，而咽中赤碎痛甚，环口发出热泡，两腮碎痛，烦渴欲饮，经色紫黑，左脉弦紧，舌红边尖绛刺。邪热化火，熏灼肺胃，阴津暗伤。恐热入血室，而致昏喘。

磨犀尖六分，冲　鲜生地一两，洗，打　大元参三钱　柴胡五分　丹皮二钱　细生地四钱　大天冬三钱　连翘壳三钱　肥知母二钱　人中黄五分　泽兰叶二钱　青竹叶三十片

三诊　凉营泄热和阴，咽赤碎痛稍减，渐能得寐，痰稍爽利。舌绛赤转淡，中心似苔非苔，颇觉黏腻。火得水而渐衰，湿得水而仍浊，浊火蒸腾，仍是熏蒸肺胃之局。拟泄热化浊。

羚羊片三钱，先煎一炷香　白茯苓四钱　黑山栀三钱　碧玉散三钱，包　连翘壳三钱　净蝉衣六分　柴胡五分　枳实七分　水炒竹茹二钱　青竹叶三十片　竹沥一两，冲　鲜橄榄去核，五枚，打汁冲

四诊　咽痛略定，气逆较平，痰稍爽利，烦热亦轻，而肌肤仍然作痒，口渴喜凉饮，咽中白腐不退。左脉细弦而数，右脉细数微弱。舌白质红，舌尖满布红点。火热劫烁肺胃，阴津大伤。咽通于胃，喉通于肺，肺为辛金，在色为白，金因火旺，其腐为白，金之色也。还恐火刑金烁，而致肺喘。再清肺胃之热，而救肺胃之阴。

北沙参五钱　大麦冬三钱　生石膏六钱　真川贝三钱　冬桑叶一钱　鲜生地洗，打，八钱　鲜铁斛洗，打，七钱　元参肉三钱　天花粉三钱　甘中黄五分　粉丹皮二钱　生赤芍一钱五分　冬瓜子三钱，打　金汁一两，冲　青芦管一两五钱

五诊　另定方服。

龙胆草二钱　杭白芍二钱　大元参八钱　生甘草二钱　生山栀二钱　大生地一两　川黄柏一钱五分　全瓜蒌三钱　生石膏三钱　马兜铃二钱　板蓝根三钱

六诊　咽痛白腐布满，项侧耳后肿胀作痛，热势不衰，肝胆之火，势若燎原。大苦泄热，大寒胜热，咽痛略减，白腐略退。然热势仍炽，经紫色不净，脐下按之板滞，脉象弦数，舌红起刺。肝胆之火风，交炽于上；欲行未行之血，凝滞于下，营郁则热，亦属定理。再从清泄之中，兼和营滞，以备商酌。

大生地七钱　龙胆草一钱五分　黑山栀三钱　桑叶二钱　生甘草七分　板蓝根三钱　生赤芍二钱　丹皮二钱　酒炒延胡索一钱五分　单桃仁三钱，去皮尖，打　另上濂珠二分　上西黄四厘　西血珀四分。三味研末，蜜水调服

七诊　清泄肝胆，兼化营滞，热势减轻，咽痛碎腐大退，略能安谷。人之一身，营卫阴阳而已矣，周流贯通，无一息之停。卫者阳也，所以卫闭者则生寒；营者阴也，所以营郁则生热。盖营郁则阳气屈曲，自然生热。热重复轻，其势起伏，以营郁而阳不得宣，屈曲而热，郁极而通，热即转轻。迨周流至营郁之处，阳气复阻，屈曲复热，此热势起伏之情形也。昨进药后，少腹微微攻动，旋即大便，坚而且黑，甚觉安舒，未始非滞血之所化。然少腹尚觉板滞，项侧耳后，肿硬渐甚，外疡大有起发之势。其肿硬之处，营血亦必停阻，肝胆之火亢甚，夫人而知之矣。而营气不宣，阳气屈曲，积薪助火，安得而不燎原乎。再从和阴泄热，兼化营滞。

羚羊片三钱，先煎　粉丹皮二钱　人中黄五分　大生地六钱　元参三钱　霜桑叶二钱　龙胆

草一钱五分　泽兰叶二钱　大贝母三钱　丹参三钱　生赤芍一钱五分　十大功劳叶二钱

八诊　辛凉重剂，原为清热解毒，救液熄风而设，何以喉间更痛者？曰：红炉泼水，烈焰飞腾也。何以少腹痞硬者？大气欲泄而不泄，肠间之气，反为痹阻也。经云：其始则异，其终则同。斯之谓欤！今诸款见松，喉腐亦定，痛势且缓，独是遗毒胀痛，更甚于前。脉小数弦，口干作渴，唇吻燥痛，分明郁伏之邪火，由脏出腑，由腑出经，痛虽不堪，而症则由此转顺矣。所嫌者本质阴虚，又当邪火燔灼之余，气伤液耗，热犹未已，而遗毒之痛，亦起心火，则火化风而劫液，实为可虑。急急存阴清热，导腑解毒，安内攘外之法，未识当否。

羚羊片三钱，先煎　桑叶二钱　银花三钱　元参三钱　连翘二钱　丹皮二钱　人中黄五分　赤芍一钱五分　石膏八钱　川贝母二钱　枯芩一钱五分　铁皮斛五钱　知母二钱　猴枣二分　金汁一两，冲　芦根一两

王右　伏暑感新凉而发，凛寒而热有起伏，胸闷恶心欲呕。适及经来，少腹不舒。脉细数而滞，舌苔白腻。此伏邪夹湿，郁阻气机，深恐内闭昏痉。

大腹皮二钱　川朴一钱　郁金一钱五分　赤猪苓各二钱　泽兰二钱　制半夏二钱　橘红一钱　延胡一钱五分　光杏仁三钱　桔梗一钱　炒枳壳一钱　羌活一钱　竹茹一钱　玉枢丹四分，佛手汤先化服

二诊　热势起伏不减，胸闷恶心，每至热起，辄觉头昏晕冒，汗不获畅。脉滞数不扬。舌苔淡黄，而中带干毛。无形之暑，有形之湿，交蒸不化，心胸遂成氤氲之乡。更以经来涩少，血因热滞，深虑内窜昏厥。

炒香豉　广郁金　广杏仁　五灵脂酒炒　桔梗　上广皮　制半夏　延胡　竹二青盐水炒　丝瓜络荷叶边　西血珀四分　上西黄三厘，二味研细，先调服

三诊　今日热起，大为减轻，恶心亦得较定，昏晕烦渴，与昨迥殊。足见伏气与湿交蒸，心胸即如云雾矣。但脉仍糊数，邪势尚甚，还恐起伏生波也。

连翘　乌药　光杏仁　赤苓神　淡子芩　南楂炭　天水散　延胡　泽兰　制半夏　郁金　竹叶心

四诊　热势虽未大起，而犹恋恋未退，胸闷恶心，脐上作痛。经事已净，较诸寻常尚觉涩少。脉左关弦大。良以暑湿交蒸于气分，肝胃之气，亦由此失和。再参调气。

半夏　香附　广皮　郁金　枳壳　泽泻　赤苓　杏仁　竹茹　佛手　左金丸佛手汤先服

张　热势起伏，起则烦扰不宁，语言错杂，胸闷频渴欲饮，汗多不解，舌红苔白，脉濡。此暑从内发，暑为天之热气，所以一经熏灼，即乱神明。经水适来，深恐热入血室，而致昏厥。

光杏仁　益元散　郁金　煨石膏　桔梗　炒竹茹　川桂枝　通草　制半夏　泽兰　元胡索　鲜佛手

疟

翰臣　症起七日，先寒后热，寒则震战，热则烦渴，恶心胸闷，汗出溱溱，而气味甚秽，脉象弦滑，苔白质腻。病起之际，适值失精，若论邪势直入阴经，则喻氏治黄长人房劳后伤寒，论极详细。此盖由时感之邪，与湿混合，阻遏于少阳阳明，名曰湿疟。所恐少阳之邪，并入阳明，而转但热不寒，或热而不退，便多变局。以少阳主半表半里，无出无入；而阳明胃络，上通于心也。若有寒有热，当无大患耳。用小柴胡以和解表里，合达原饮以达募原之邪。即请商政。

净柴胡五分　草果仁五分，炒　花槟榔八分　赤茯苓三钱　橘红一钱　黄芩酒炒，一钱五分　制半夏一钱五分　枳壳一钱，炒　制川朴一钱　竹茹一钱五分，姜汁炒

周江阴　久咳屡次见红，痰阻营卫，阴阳不能交通，寒热三日而至，其营卫郁勃之气，欲借阳经泄越，间有衬交，气血由此凝滞，偏左有形。脉象弦滑而带微数。阴气有渐伤之虑。欲和阴阳，当通营卫之痹。拟白虎加桂法，参宣通搜络之品。

川桂枝四分　肥知母一钱五分　生甘草三分　云茯苓三钱　枳实一钱　杏仁泥三钱　广郁金一钱五分　石膏煨，研，五钱　粉当归一钱五分　龟甲煎丸九粒，开水先送下

某　大疟而转寒热叠来，汗多而气酸带秽。右脉濡软，左部细弦。此由痰湿不运，熏蒸阳明，营卫阴阳，亦为之阻。宜和中化痰，兼通营卫。

制半夏二钱　枳实二钱　川桂枝五分　炒冬术二钱　石膏煨，研，四钱　橘红一钱　泽泻一钱五分　白茯苓四钱　竹二青姜汁炒，一钱

正蒙　暑湿先伏膜原，兹从少阳外达，热壮烦恶，热退汗畅，舌苔中黄边赤，恐成瘅疟。拟方即请正之。

肥知母二钱　茯苓皮四钱　黑山栀二钱　广郁金一钱　大豆卷三钱　白蔻仁五分　益元散四钱　淡黄芩酒炒，一钱五分　香青蒿一钱五分　荷梗六钱

二诊　畅汗热达，痰热未净，夜寐不安，苔根黄腻，脉弦滑转甚。拟加味温胆法。候正。

半夏青盐水炒，二钱　川石斛先煎，三钱　广皮一钱　川毛连姜汁炒，四分　益元散包，四钱　丹皮炭一钱五分　瓜蒌皮三钱　朱茯神各三钱　小枳实一钱　黑山栀一钱五分　竹二青盐水炒，一钱半　荷梗五钱

贾左　寒热间作，脉糊不爽，此湿疟也。和以化之。

制半夏一钱五分　上广皮一钱　柴胡五分　枳实一钱　淡黄芩一钱五分　大腹皮二钱　川朴一钱　草果四分

二诊　寒热仍来，汗不获畅。邪势为湿所遏，不得外越。再和以化之。

柴胡　炒杏仁　制半夏　淡黄芩　草果仁　广皮　郁金　赤猪苓　枳实　竹茹

萧左　寒热间作，汗不获畅，暑湿阻于表里之间。先为和化。

白蔻仁　大豆卷　柴胡　淡黄芩　川朴　半夏　青陈皮　赤白苓　大腹皮　炒枳实

沈左　久疟屡止屡发，刻虽止住，而食入不舒，左胁下按之板滞，胃钝少纳，脉濡，苔白质腻。脾胃气弱，余邪结聚肝络。拟和中运脾疏络。

於潜术二钱，炒　陈皮一钱　川朴一钱　制半夏一钱五分　沉香曲一钱五分　焦楂炭三钱　茯苓一钱　炒竹茹一钱　龟甲煎丸一钱五分，开水先服

二诊　脉濡滑，苔白质腻，胃钝少纳，形体恶寒，饮食入胃，命火蒸变，则胃如大烹之鼎，旋入旋化。今湿有余阳不足，胃气呆钝，亦所不免。拟化湿和中，温助阳气。脾胃能得转旋，则络邪亦归默化也。

奎党参三钱　炒於术一钱　茯苓三钱　煨益智仁六分　藿香三钱　炒沉香曲一钱五分　制半夏一钱五分　生熟谷芽各一钱　玫瑰花二朵

王左　少阳间疟。而少阳胆为肝之外府，疟虽止住，肝木纵横，腹痛甚剧。拟疏泄木郁。

杭白芍一钱五分，川桂枝四分同炒　柴胡醋炒，五分　香附醋炒，二钱　茯苓三钱　焦楂炭三钱　青皮醋炒，一钱　缩砂仁五分　煨姜二片

二诊　腹痛大减。肝邪横扰，络滞不宣。效方进退。

杭白芍一钱五分，川桂枝五分同炒　柴胡醋炒，五分　金铃子一钱五分，炒　香附醋炒，二钱　延胡索一钱五分　青皮醋炒，八分　茯苓三钱　楂炭三钱　龟甲煎丸二钱，先服

某　寒热稍减，寒势甚微，而热则五心烦躁，喜得凉饮。脉细数，左部微弦。营卫阴阳不和，皆由阴虚而木火内炽。再和阴而参酸苦涌泄。

制首乌四钱　淡黄芩七分　香青蒿一钱五分　当归炭一钱五分　炒木瓜一钱　炙鳖甲四钱　炒白芍二钱　生熟甘草各二分　大南枣二枚

周左　疟症必有黄涎聚于胸中，故曰无痰不成疟也。脉弦主痰饮，故曰疟脉自弦。疟疾湿痰未清，以西药止截，遂致腹满肤肿面浮。为疟胀重症，未可轻视。

川朴一钱　广皮一钱　木猪苓二钱　五加皮三钱　生姜衣三分　白术一钱　腹皮一钱五分　泽泻一钱五分　薏仁四钱　炙内金研末调服，一钱五分　范志曲二钱

陈左　大便通行。热仍起伏，汗出即解。脉象�数，苔腻心黄。有形之积，虽已下达，而湿热氤氲，极难泄化。从泄化之中，参入辛温寒，以通营卫。

制半夏一钱五分　生薏仁四钱　赤白苓四钱　知母二钱　通草一钱　草果仁五分　上广皮一钱　川桂枝三分　石膏煨，打，三钱

二诊　昨晚寒热分明，阳明之邪，并归少阳，极为正色。阳明胃脉，上通于心，而少阳胆经，无出无入，虽有邪居，不能蔓延藏府，从此不虑病变矣。

制半夏一钱五分　淡黄芩酒炒，一钱五分　建泽泻一钱五分　细柴胡五分　橘皮一钱　通草一钱　蔻仁五分　生薏仁四钱　茯苓三钱

三诊　疟未复来，苔未净化。拟和中利湿。

制半夏一钱五分　白茯苓一钱　陈皮一钱　猪苓二钱　佛手七分　白术二钱　川朴七分　泽泻一钱五分　生熟薏仁各二钱

张左　寒热五日一来，脉形左大。邪在表里之间，宜为和化。

制半夏　淡黄芩　川朴　草果仁炒，研　花槟榔　白术　茯苓　柴胡　广皮　老生姜

张左　喻氏谓疟必有黄涎聚于胸中，疟而截止，涎安能尽？大泻数次，痰湿当由此而发泄矣。再和中为主。

沉香曲　上广皮　藿香　川朴　赤白苓　泽泻　炒薏仁　煨木香　制半夏

某　由寒热而至瘅疟，少阳之邪，并归阳明。从三焦宣化。

广郁金　大腹皮　蔻仁　通草　赤猪苓　淡黄芩　桔梗　杏仁　制半夏　鲜佛手

原注：少阳之病寒战，故用柴胡。此转但热，则在阳明。阳土蕴热，宣三焦之气可奏功。

某　疟母结聚，寒热不期而来。营卫阴阳痹阻，再为宣通。

川朴一钱　归须一钱五分　桂枝五分　冬术二钱，炒　青蒿鳖血拌炒，三钱　广皮一钱　乌药一钱五分　槟榔一钱五分　焦麦芽四钱　焦楂炭三钱　延胡索一钱五分

二诊　邪结于营络之中，聚形坚硬，满而不化。未可过于攻克，以防其散漫等变。

当归尾　蓬术　焦麦芽　西潞党　南楂炭　川桂枝　延胡　炒於术　制川朴

杨左　大疟虽止，漫热不退，中脘不舒。痰湿内聚，营卫开合失常。阳气宣畅，其热自退。

川桂枝四分　干姜四分　制首乌三钱　炙鳖甲先煎，五钱　制香附二钱　熟附片五分　当归酒炒，二钱　炒沉香曲二钱　制半夏一钱五分　茯苓三钱

某　温疟不止。宜两和阴阳。

川桂枝　肥知母　橘红　广郁金　冬术　茯苓　泽泻　煨石膏　炒枳实　制半夏

诸寒热

左　痰多，自觉身热，而脉不甚数。此痰湿有余，郁遏阳气。

制半夏　炒竹茹　川桂枝　广橘红　云苓　制香附　砂仁末　生熟薏仁　二妙丸二钱，开水先下

二诊　辛通苦泄，痰气之郁遏者开，则阳气之勃蒸自化。胃气既苏，内热亦退。阴虚生内热，虽属古圣明训，实与此证异歧。前法扩充之。

焦苍术一钱　泽泻一钱五分　广皮一钱　姜汁炒黄柏一钱五分　制半夏一钱五分　桂枝五分　云苓三钱　炒黄野於术一钱五分　炒竹茹一钱　炒谷芽三钱　生熟米仁各二钱

周左　每至日晡，辄作漫热，热不退清，汗出稍松，痰多，脉濡滑。气虚痰阻，遂致阴阳开合失其常度。年近花甲，不宜见此。拟苦辛寒合方，以开阴泄热。

川桂枝五分　光杏仁三钱　橘红一钱　制半夏一钱五分　竹茹一钱五分　煨石膏三钱　茯苓

块三钱　枳实七分　生姜二片　红枣一枚

二诊　苦辛寒合方，而开痰饮以通阴阳，日晡漫热已退，如鼓应桴，其为开合失度，可以概见。以退为进，拟蠲饮化痰。

制半夏一钱五分　茯苓三钱　竹茹一钱　猪苓一钱五分　南星三分　上广皮一钱　枳实一钱　薏仁四钱　老姜二片

三诊　脉象濡滑。运化迟钝，便溏不实。舌苔中心黑润。痰湿不运，脾阳不克鼓舞。拟温中而蠲饮。

川桂枝五分　云茯苓三钱　上广皮一钱　姜竹茹一钱　霞天曲二钱　炒於术二钱　制半夏一钱五分　生熟薏仁各二钱　老生姜三片

左　久嗽不止，痰稠厚腻，甚则色带青绿，寒热往来，脉软而数。此肝肾素亏，而脾胃之痰热，熏蒸于肺，阴阳开合之机，悉为痰阻，此所以为寒为热也。将入劳损之门，不易图治。

川桂枝　杏仁泥　制半夏　橘红　炒黄川贝　生石膏　肥知母　海蛤粉　郁金　云苓

二诊　湿痰稍退，而营卫流行，不能和协。再拟和中化痰。

人参须另煎，冲，五分　制半夏　橘红　茯苓　川桂枝　炒枳实　干姜四分　郁金　野於术　煨石膏

三诊　开饮化痰和中，阴阳交并，寒热已止，纳增痰爽。足见痰阻营卫，与阳虚生外寒，阴虚生内热者迥异也。再从前法扩充。

人参须八分　云苓　制半夏　炒枳实　砂仁　野於术　橘红　川桂枝　石膏煨

某　气虚多痰之质，偶食黏腻窒滞之物，气由此不行，湿由此不运，痰由此不化，营卫由此而阻，阴阳由此而乖，遂至阴阳相争，先寒后热。郁极而通，两次大汗，阴阳稍得协和，热势因之渐缓。然脾肺升降，仍为痰气所阻，右胁作痛，痰鸣带咳。盛纳在胃，运化在脾，所谓窒滞者阳明也。气之不行，胃气之不行也。湿之不运，胃湿之不运也。脾为生痰之源，胃为贮痰之器，肺为出痰之窍，痰之不化，是胃中之痰不化也，阻于斯，滞于斯。寒热交争之下，热虽循减，而胃中之痰湿，已被熏蒸，于是随其阳土之性而欲化燥，舌苔为之焦黑。舌色如此，而不甚热，不烦闷，不口渴引饮者，独何欤？以痰湿熏蒸，化燥化热，皆由气机郁遏，津液不行。不若时邪之症，温气化热之后，烁液劫津而成燥也。阳明胃络，上通于心。今胃中为痰湿弥漫之区，所以神机为之不运，神倦如寐，中脘板硬。脉象左寸微浮，关部溷滑，尺部沉细；右寸细滞，关弦尺弱。证由痰湿食停阻，传变化燥，以平素气弱，而致化火不足，化燥不足。惟恐里气一虚，而湿痰内陷，以致神迷。拟疏化痰湿，参入苦降辛开，即阳土宜清阴土宜温之意。备诸方家采择。

制半夏二钱　旋覆花一钱五分，包　光杏仁三钱　赤白苓各二钱　磨枳实三分　白蔻仁三分冲

广橘红一钱　淡干姜四分　川雅连三分　生香附一钱五分

二诊　疏降胃府，苦辛开通，脉数稍退，舌焦黑顿化十七。郁蒸之热，已退三舍。大便虽未通行，而中脘略软，频转矢气，亦属府气欲通之象，不可不为起色。但热仍未退，右胁仍痛，痰鸣欲咳，还是痰湿交蒸，不可遽化，所谓伤食类伤寒者，即此是也。再拟疏化一法，而步步顾其中阳，以防内陷神昏之变。备方家采择。

制半夏二钱　橘红一钱　生香附一钱五分　淡干姜四分　磨枳实三分　雅连二分　光杏仁三钱　旋覆花二钱　炒苏子三钱　竹茹八分　白蔻仁三分，冲　豆卷三钱

右　阴分久亏不复，阴虚生内热，经训昭垂，固无疑义。特内热无已时，兹则间数日或旬日即热，显与寻常之内热迥殊。所以然者，良由喉证之后，余热袭入营分，营中有热，至数日而其热郁勃，故发热，热则气泄郁解，故复能退。拟于养营之中，参以清营。

镑犀尖二分，先煎　炙生地四钱　炒归身一钱　十大功劳叶一钱　西赤芍一钱五分　炒山药三钱　软白薇二钱　粉丹皮一钱五分

二诊　凉营泄热，大便饮食如常。守前法以觇动静。

生地炭四钱　磨犀尖二分，冲　香青蒿二钱　十大功劳叶一钱五分　粉丹皮二钱　炒白芍一钱五分　当归二钱，酒炒　炒白薇二钱

三诊　每至身热辄口碎，阳明营分之热无疑。

炙生地四钱　犀角尖二分，磨冲　粉丹皮一钱五分　玉泉散一钱五分，包　川石斛三钱　白茅根五钱，去心

四诊　此次热轻且短，惟口糜作痛。再清胃热。

生甘草三分　煨石膏二钱　黑山栀一钱五分　粉丹皮一钱五分　广藿梗二钱　川石斛三钱　制半夏一钱五分　青防风八分

五诊　叠进凉营泄热，热退未楚。然两目尚涩，还是余热之象也。

粉丹皮一钱五分　青防风一钱　广藿香三钱　黑山栀一钱五分　煨石膏四钱，研　生甘草三分　炒菊花一钱

六诊　脉象和缓，但小溲有时仍痛，还是余热未尽。再清泄以澈之。

镑犀尖三分　熟石膏三钱　细木通四分　车前子一钱五分　甘草梢三分　竹叶心十二片

霍　乱

朱左　吐泻交作。中州阻窒，恐至内闭。

川朴一钱　槟榔一钱　制半夏二钱　青陈皮各一钱　鲜佛手一钱五分　川雅连吴萸汤拌炒，三分　木香五分　范志曲二钱　赤白苓各二钱　淡干姜六分　广藿香三钱　枳实磨冲，五分　鲜生姜二钱　伏龙肝一两，煎汤代水　玉枢丹一锭，用佛手、藿香汤旋磨旋冲旋饮

童　吐泻交作，心胸窒蔽。气湿交阻，清浊不司升降，恐其内闭。

制半夏　新会皮　炒竹茹　赤白苓　嫩苏梗　川朴　大腹皮　陈香薷　鲜佛手　煨木香　伏龙肝　玉枢丹

陈左　痛泻之后，继以呕吐，中州不舒。脉形沉细。此寒湿内阻。

川朴　枳实　大腹皮　广皮　南楂炭　制半夏　蔻仁　赤白苓　鲜佛手

郁左　带病入闱，病邪未澈。昨复啖饭二次，复食冷柿三枚，寒食交阻，胸中阳气逆乱，阴阳之气，一时挥霍变乱，泄泻稀水，继而复吐。阳气闭郁，肢厥脉伏，汗出不温，目陷音低，频渴欲饮，中脘不通，胸中大痛。中阳毫无旋转之权，有内闭外脱之虞。拟黄连汤以通胃中阴阳，参以芳化而开闭郁。

台参须一钱　甘草四分　淡干姜七分　枳实一钱　制半夏二钱　川雅连七分　川桂枝七分　焦楂炭三钱　车前子三钱　橘皮一钱　辟瘟丹七分

二诊　用仲景黄连汤以和胃中阴阳，参以芳化而开气机，六脉俱起，肢厥转温，胸痛亦止，泄泻亦减。病虽转机，而湿热何能遽楚，以致湿化为热，劫烁阴津，舌苔干黄，毫无津液，频渴欲饮，时带呃忒，小溲全无，神识迷沉，极为危险。勉拟辛咸寒合方，参以芳开。

生石膏一两　滑石四钱　官桂六分　茯苓三钱　寒水石三钱　猪苓二钱　於术一钱五分　泽泻一钱五分　鲜荷梗一尺　紫雪丹六分

姚左　外寒束缚里热，致寒热互阻，三焦清浊相干，吐泻交作，中脘不通。宜苦辛以开三焦。但霍乱时症，未可与寻常并论。

制半夏二钱　川朴一钱　淡吴萸三分　川雅连五分　云茯苓三钱　晚蚕砂三钱　藿香三钱　炒竹茹一钱五分　白蔻仁五分　广皮一钱　香薷一钱　太乙丹五分

题臣　饮食内停，寒热杂感，致清浊相干，三焦闭塞。始则上吐下泻，今则欲吐不出，欲泻不爽，腹笥板滞，按之满痛，噫出卵臭，脉伏肢厥，螺瘪目陷。清浊溷淆，湿食停阻，吐泻虽得稍停，而浊积更加闭塞，气道不宣，阳不敷布，危险已极。勉与显卿仁兄先生同议苦辛开通，降泄浊积。即请高明商进。

川雅连姜汁炒，七分　上川朴一钱　枳实一钱五分　木香五分　橘皮一钱　淡吴萸七分　姜半夏二钱　白蔻仁五分　大腹皮二钱　范志曲二钱　备急丸三分，佛手汤送下

丹　痧 附烂喉痧

金左　春温疫疠之邪，从内而发，发热咽痛，热势甚炽，遍身丹赤，痧点连片不分，咽痛外连颈肿。右脉滑数，左脉弦紧。舌红，边尖满布赤点。此由温疫之邪，一发而便化为火，充斥内外，蔓延三焦。丹也，痧也，皆火也。刻当五日，邪势正盛，恐火从内窜，而致神昏发痉。拟咸寒泄热，甘凉保津。

犀尖五分，磨　鲜生地七钱　粉丹皮二钱　大青叶三钱　金银花二钱　霜桑叶一钱五分　大力子二钱　黑玄参三钱　薄荷五分　金汁五钱　鲜茅芦根肉各一两

二诊　咸寒泄热，甘凉保津，丹痧较化，热亦稍轻。然咽中仍然肿痛，左耳下结块作胀，亦属火风所结。大势稍定，未为稳当。

大连翘　黑山栀　粉丹皮　淡黄芩　白桔梗　人中黄　大玄参　大力子　荆芥　芦根

金右　头胀恶风发热，头面四肢已透痧点，咽中微痛，脉数，苔白。风温之邪，袭于肺胃。适值经来，恐热入血室，不可与寻常并论也。

霜桑叶一钱　牛蒡子三钱　射干五分　象贝母二钱　广郁金一钱五分　嫩前胡一钱　炒杏仁三钱　蝉衣八分　丹参二钱　南楂炭三钱　枳壳一钱，炒

二诊　热势稍减，痧亦畅透，咽痛略轻。经事通行，并无少腹坠满等象。再从肺胃清泄，参以和营。

大力子　嫩前胡　荆芥穗　生甘草　连翘壳　紫丹参　象贝母　白茯苓　白桔梗　青蒿梗

三诊　痧虽畅透而不肯化，经事淋沥未已，舌燥咽中干痛，脉象细数。此由经水适来，血室空虚，血分暗为热迫。再泄热凉营。

细生地　黑玄参　川石斛　牛蒡子　粉丹皮　青蒿梗　紫丹参　冬瓜子　粉前胡　川贝母　生梨肉　枇杷叶

金　痧点较昨稍透，兼有起浆白疹，咽赤作痛，偏左起腐。肺胃蕴热，未能宣泄。病起三朝，势在正甚。

连翘壳　马勃　荆芥　薄荷叶　桔梗　射干　牛蒡子　蝉衣　广郁金　灯心

二诊　痧点虽布，面心足胫，尚未透发，烦热胸闷咽痛，舌苔黄糙少津。肺胃之邪，不克宣泄，夹滞不化，恐化火内窜。

净蝉衣　牛蒡子　连翘壳　麻黄蜜炙，三分　苦桔梗　苏薄荷叶　广郁金　炒枳壳　煨石膏　茅根肉

三诊　咽痛稍轻，肌肤丹赤，投辛温寒宣泄肺胃，热势大减，苔黄大化，而舌边红刺。邪欲化火，再为清泄。

连翘壳　广郁金　滑石块　炒枳壳　煨石膏　黑山栀　淡豆豉　杏仁　牛蒡子　竹叶心

四诊　肌肤丹赤，而痧点未经畅透。肺胃蕴热不能宣泄，邪势化火，劫烁阴津，舌绛干毛。恐邪热内传，而神昏发痉。

犀尖三分，磨　丹皮二钱　鸡苏散四钱　玄参三钱　杏仁三钱　荆芥一钱　鲜生地五钱　牛蒡子三钱　连翘三钱　广郁金一钱五分　茅根肉八钱　竹叶二十片　灯心三尺

五诊　丹痧渐化，而火风未能尽泄，咽痛甚重，大便不行，舌绛无津。拟急下存阴法。

犀尖三分，磨　丹皮二钱　玄参肉三钱　防风一钱　元明粉一钱五分　生广军三钱　鲜生地五

钱　大贝母二钱　荆芥一钱　黑山栀三钱　生甘草五分　桔梗一钱

六诊　大便畅行，咽痛大减。然仍热甚于里，舌红尖刺无津。痧化太早，邪势化火，劫烁阴津，未为稳当。

玄参肉　细生地　连翘壳　桔梗　银花　郁金　天门冬　山栀　生甘草　竹叶　鲜芦根

七诊　咽痛渐定，热势大减。舌绛刺亦退，然舌心尚觉干毛，还是阴津未复也。

细生地四钱　连翘三钱　银花一钱五分　鲜石斛五钱　天花粉二钱　大玄参三钱　生甘草五分　天门冬三钱　绿豆衣三钱　山栀三钱　芦根一两五钱　竹叶三十片

八诊　脉静身凉，履夷出险，幸甚幸甚。拟清养肺胃，以澈余炎。

大天冬　大玄参　连翘　白银花　茯苓　绿豆衣　川贝母　竹叶心　鲜芦根

金　热势甚重，咽肿作痛，丹痧透露未畅，胸闷神烦，脉形紧数而弦。时疫之邪，郁于肺胃。恐邪化为火，致生枝节。

荆芥　炒牛蒡子　连翘壳　玄参　薄荷　枳实　郁金　生甘草　范志曲　淡子芩　黑山栀

二诊　痧瘖畅达，兼发起浆白疹，其风火热毒之重可知。再拟利膈清咽，而导热下行。

连翘壳　川雅连三分　防风　淡芩　玄参　丹皮　人中黄四分　牛蒡子　防风通圣散三钱

某　春温疫疠之邪，由募原而入胃腑，邪化为灭，熏蒸于肺，充斥上下，蔓延内外，以致热炽丹痧密布，上则咽赤肿痛，下则协热下利。脉象紧数，舌红无苔。今则渐增气喘，危象已著。勉拟黄连解毒汤出入，即请高明商榷行之。

川雅连五分　生山栀二钱　大青叶三钱　犀尖五分，磨　丹皮二钱　川黄柏三钱，炒　大麦冬三钱　淡黄芩一钱五分　鲜芦根去节，二两　竹叶三十片

张左　外风引动温邪，邪从内发，即化为火。喉风发痧，舌心焦黑。黏痰缠扰咽中，咯吐不尽。脉数弦滑。时行急病，变端不测。

紫背浮萍一钱五分　大元参四钱　桔梗一钱　马勃一钱　光杏仁三钱　生石膏六钱　生甘草五分　连翘三钱　射干七分　广郁金一钱五分　白茅根肉一两　竹沥一两

二诊　痧疹畅发，咽中黏痰稍利，痛势略轻。舌苔焦黑已化，而里质绛赤，干燥无津。喉关之内，白腐星布。肺胃之火，灼烁阴津，恐其暴窜。

磨犀尖五分　鲜生地一两，洗，打　细生地五钱　大麦冬三钱　桔梗一钱　粉丹皮二钱　炒知母二钱　煨石膏四钱　大玄参二钱　金汁七钱，冲　茅根肉一两　鲜芦根一两　银花露一两，冲

原注：已后未来看，病亦渐松矣。

严右　咽痛红肿，丹痧已透三朝，上至头面，下至足胫，是为透足。邪从痧出，热随邪达，理当病退十七，乃热势仍然不减。咽痛稍轻，仍然赤肿。脉象滑数，舌红无苔。

足见邪势太重，半发丹痧透露于外，半化火热郁于肺胃。况当经水适行，若肺胃之热，乘血分之虚，袭入营中，便是热入血室。今当出入之际，治法不可不细论也。经云：火郁发之，则开泄之药，在所必用。又云：热者寒之，则清化之药，在所难缓。而白喉忌表，殊不知白为金色，火热亢盛之极，金受火刑，所以喉间结成白点，甚者起出白条。凡表药之性，皆带升泄，恐升动火热，所以忌用。即非白喉，如喉风、喉痹、喉蛾之甚者，往往亦有白腐，其为火甚刑金，则一也。刻下咽痛较前昨稍轻，白点似有若无，喉症之势已得稍缓。而痧点渐化，热势不减，其火热之渊薮，不在喉间，而蕴于肺胃，显然可见。肺主皮毛，则开泄肺气，是散邪即散火也。清泄上中，是化热，即防其入血室也。拟清泄一法，即请商榷行之。

川郁金一钱五分　淡黄芩一钱五分　大连翘壳三钱　黑山栀三钱　紫丹参三钱　大力子三钱　泽兰叶二钱　白桔梗七分　薄荷八分　白茅根一两

二诊　辛凉解表，微苦泄热，参以和营，遍身痧点畅发，邪从痧透，怫郁之热自得稍松，喉间赤肿大退，热势略得减轻。然脉仍滑数，舌红无苔，不时恶心，还是胃火逆冲，胃气不降。良由邪势太重，泄者虽泄，留者仍留，总望痧退之后，继之以汗，热势步退，方为正色。再拟清化法，即请商裁。

大连翘三钱　紫丹参二钱　赤茯苓三钱　盐水炒橘皮六分　牛蒡子三钱　黑山栀三钱　苏薄荷一钱　水炒竹茹一钱五分　淡黄芩一钱五分　广郁金一钱五分　桑叶一钱五分　白桔梗七分　茅根肉一两

改方去薄荷、桔梗，加芦根一两，竹叶三十片。

三诊　热势递减，咽痛亦轻。然痧点出而不化，寤难成寐，多言而时有错语，脉数细弦，舌红无苔，边尖皆布红点。此由热甚之时，经水适行，血海空虚，邪热乘虚而入血室，神藏于心，魂藏于肝，而心主血，肝藏血，今热扰血中，所以神魂不能安贴，灵明渐次为之扰乱。二十二日案中早经提及，正为此也。恐致神昏痉厥，不得不为预告也。拟养血凉营，以宁神志。即请商榷行之。

大生地四钱　磨犀尖三分　粉丹皮二钱　紫丹参二钱　朱茯神三钱　川贝母二钱　生赤芍一钱五分　水炒竹茹一钱五分　辰灯心三尺　上濂珠三分　西血珀四分　真玳瑁三分。以上三味研极细末，蜜水调服

顾童　风温发痧，痧邪太重，邪热与风，半从外出，半从里陷。痧邪本在肺胃二经，然肺与大肠表里相应，大肠与胃，又系手足阳明相合，所以陷里之邪，直趋大肠，以致泄痢无度，痧点欲回未回，咳嗽不爽，遍身作痛。脉数，重按滑大，舌红无苔。上下交困，极为恶劣。勉用薛氏升泄一法，即请明贤商进。

煨葛根一钱五分　苦桔梗一钱　生甘草五分　白茯苓三钱　淡枯芩酒炒，一钱五分　大豆卷三钱　羌活七分　炒黄荷叶三钱

二诊　昨用升泄之法，陷里之邪，略得升散，脾之清气，稍得升举，泄泻大减，白

冻亦退，神情亦略振作，舌红绛较淡，脉滑大稍平，种属转机之象。守前法扩充，续望应手。即请商裁。

羌活一钱　防风根一钱，炒　广木香三分　酒炒淡芩一钱五分　枳壳八分　苦桔梗一钱　大豆卷二钱　煨葛根一钱五分　生甘草五分　白茯苓三钱　干荷叶炒黄，三钱

三诊　下痢稍疏，然昼夜当在二十次之外，所下黑黄居多，肛门烙热，肌表之热，并不甚盛。而脉数竟在七至以外，舌红起刺。良以陷里之邪，与湿相合，悉化为火。仿《金匮》协热下痢法。即请商裁。

炒黄柏二钱　北秦皮一钱　滑石块三钱　炒雅连四分　生甘草三分　白头翁一钱　金银花三钱　白茯苓二钱　金石斛二钱　龙井茶一钱五分

金幼　时疫七日，丹痧回没太早，火热内灼，口疳咽痛，热胜则肿，面目肢体虚浮，脉象弦数。恐变肿胀，急导火下行。

鲜生地五钱　玄参三钱　茯苓皮三钱　细甘草五分　元明粉一钱　车前子一钱五分　木通五分　丝瓜络二钱　金银花二钱　上湘军二钱

二诊　身热已退，口疳稍轻，四肢仍带肿胀。火风阻闭，脾湿因而不运，随风流布。恐肿胀日甚，再理湿祛风。

大腹皮二钱　宣木瓜一钱　冬瓜皮四钱，炒　茯苓皮三钱　泽泻一钱五分　生米仁四钱　汉防已一钱五分　猪苓二钱　青防风一钱　左秦艽一钱五分

原注：服后渐愈。

卷　四

虚　损

陈右　久咳根蒂不除，去秋燥气犯肺，咳而失血，金水由此而亏，连绵内热，肉脱形瘦，脉细数而促。理宜壮水救阴，清金保肺。然舌淡少华，中气薄弱，稠腻之药，不能多进。症入劳损之途，不能许治。勉拟《金匮》麦门冬，备质高明。

人参须另煎，冲，四分　云茯苓四钱　桑白皮二钱，炙　甜杏仁三钱　川贝母二钱　麦冬门炒，去心，三钱　生甘草三分　地骨皮二钱，炒　白粳米一把，煎汤代水　枇杷叶去毛，四片

二诊　用《金匮》麦冬门汤，咳嗽稍减，然清晨依然咳甚，脉细弦数。盖寅卯属木，金病而遇木旺之时，病势胜矣。药既应手，未便更章。

人参须五分，冲　生甘草五分　茯苓三钱　淡芩炒，一钱五分　地骨皮二钱　法半夏一钱五分　川贝炒，一钱五分　桑白皮二钱　知母炒，一钱五分　枇杷叶去毛，四片　肺露一两，冲

三诊　神情稍振，胃亦渐起。然咳嗽仍然未定，甚则哕恶欲呕，上午清晨为甚。辰巳之交，往来寒热。脉细数，舌红苔黄。还是肝肾阴虚，气难摄纳，自下及上，阴阳不能和协。虽略转机，不足为恃。

人参须一钱　生扁豆衣三钱　桑白皮二钱，炙　蛤黛散三钱，包　大麦冬去心，三钱　霍石斛三钱　代赭石三钱　法半夏一钱五分　生甘草四分　地骨皮二钱　茯苓神各三钱　粳米汤代水。

某　《金匮》云：心下悸者有水气。未病之先，心下先悸，水饮早已停阻。复因感邪，遂起咳嗽。邪虽渐解，三焦气伤，以致形色淡白，咳恋不止，甚至形寒内热。盖肺为相傅，有分布阴阳之职，肺气一虚，阴阳之分布失其常度，是以寒热往来。金所以制木也，金病则木无所制，所以气撑不和，得矢气则松，肝藏之气，不能扶苏条达，有可见者。脉象虚弦，舌白少华，苔腻。此伤风激动伏饮，邪去而饮复阻肺，肺气日虚，肝邪日旺，将成虚损之症。冠翁先生不降肺而和胃乎肝，隔一隔二之治，所以卓卓人上。无如病久根深，未克奏效。兹勉从经旨久咳不已则三焦受之之意，用异功为主。管窥之见，深恐贻笑于方家耳。尚乞斧正是荷。

人参须一钱　上广皮一钱　炙黑草五分　整砂仁四粒　茯苓四钱　川贝炒黄，二钱　白芍土炒，一钱五分　海蛤粉四钱　生熟谷芽各一钱五分

胡左　肺感风邪，邪郁肺卫，以致咳嗽不已，身热连绵。肺合皮毛，肺邪未泄，所以凛凛畏风。因邪致咳，因咳动络，络损血溢，日前咯血数口，血止而咳逆如前。脉细而数，右寸关微浮。此即伤风成劳是也。咳因邪起，因咳成劳，兹则去其邪而保其正，明

知鞭长莫及，然人事不得不尽。备方就质高明。

前胡　象贝　鲜薄荷　桔梗　茯苓　生熟莱菔子　连翘　牛蒡子　杏仁泥　桑叶　梨皮　炒黑丹皮

陈左　失血之后，久嗽不止。每交节令，辄复见血，面色桃红，时易怒火。然每至天寒，即恶寒足厥。脉形沉细而数，颇有促意。其为血去阴伤，龙雷之火不能藏蛰，阴火逆犯，肺降无权。清肺壮水益阴，固属一定不易之法。然药进百数十剂，未见病退，转觉病进。再四思维，一身之中，孤阳虽不能生，而独阴断不能长，坎中之一点真阳不化，则阴柔之剂不能化水生津，阴无阳化，则得力甚微。意者惟有引导虚阳，使之潜伏，为万一侥幸之计。拙见然否？

龟甲心八钱　粉丹皮二钱　大麦冬去心，三钱　阿胶蛤粉炒，一钱五分　泽泻一钱五分　大生地一钱　萸肉炭三钱　西洋参元米炒，三钱　生熟白芍各一钱　上瑶桂研末，饭糊丸，二分，药汁先送下

二诊　壮水益肾，兼辛温为向导，脉数稍缓，火升之际，足厥转温。但交节仍复见红，龙相之火尚未安静。前方出入，再望转机。

西洋参　川贝母　云茯苓　炙紫菀肉　北五味　牛膝炭　阿胶珠　肥知母　蒲黄炭　煅牡蛎　太阴元精石　金色莲须

某　痰饮多年，加以病损，损而未复，气弱不运，饮食水谷，尽化为痰，以致气喘肿发，两月方定。今神情痿顿，肢体疲软，吸气则少腹触痛，脉细濡而苔白无华。呼出之气，主心与肺，吸入之气，属肝与肾，一呼一吸，肺肾相通之道，必有痰阻。诚恐损而不复。

川桂枝　炒苏子　制半夏　厚杜仲　旋覆花　生香附　云茯苓　炒牛膝　杏仁泥　煅蛤壳　广橘红　菟丝子盐水炒

朱左　先自经络抽掣，继而吐血盈碗，血从脘下上升。今血虽渐定，而呛咳气逆。脉象虚弦。肝肾阴虚，虚火载血上行，遂至阴不收摄。恐咳不止而致入损。

大生地四钱　怀牛膝盐水炒，三钱　杭白芍一钱五分　川贝母二钱　煅磁石三钱　青蛤散三钱，包　丹皮炭一钱五分　淡秋石一钱五分　侧柏炭三钱　藕节炭两枚

二诊　吐血仍未得定，血散鲜赤，食入胀满，气冲作呛，脉象虚弦。阴虚木火上凌，激损肺胃之络，络损血溢。再降胃凉营止血，参以降气，所谓气降即火降也。

侧柏炭三钱　代赭石煅，五钱　杭白芍酒炒，二钱　丹皮炭二钱　瓜蒌仁五钱，研　上广皮盐水炒，一钱　竹茹水炒，三钱　藕汁一两，冲　沉香乳汁磨，二分

原注：胃血，血夹水而散。肝血凝厚，外紫内红。心血，细点如针。

郑右　由咳嗽而致见红，咳嗽由此更甚，内热连绵，春间复发肛痈，月事由此停阻，心中烦懊，咳甚咽中微痛，脉细弦而数，舌红心剥。肺肾并损，不能许治。以金水双调法，聊作缓兵之计而已。

北沙参三钱　白芍酒炒，二钱　蛤黛散四钱，包　女贞子酒蒸，三钱　炙生地四钱　茯神三钱

川贝母去心，二钱　生山药三钱　枇杷叶去毛，炙，三钱　都气丸四钱，开水分二次服

二诊　脉稍柔缓，内热略减，咽痛亦轻，胃气稍振。然咳嗽时轻时重。金水并损，何能遽复。姑踵效方，以观其后。

大生地　生甘草　蛤黛散　川贝母　云茯苓　大天冬　生山药　杭白芍　扁豆　都气丸

三诊　内热咳嗽递减，胃气渐振，纳食之后，胸脘亦舒，足见冲气逆上，则胸中必致填塞。滋养之剂，在所必进。

大生地四钱　天冬三钱　白芍酒炒，二钱　海蛤壳五钱，打　云茯苓三钱　阿胶珠二钱　生甘草三分　山药三钱　生扁豆三钱　川贝母一钱五分　怀牛膝盐水炒，三钱　都气丸五钱，分二次服

四诊　饮食渐增，适交节令，咳仍轻减，时带恶心。肺肾并虚，中气亦弱。盖中气下根于肾，自必此响而彼应也。前法参以补气。

大生地四钱　阿胶珠二钱　川贝二钱　党参二钱　茯苓三钱　蛤壳五钱　炙甘草三分　怀牛膝盐水炒，三钱　生扁豆三钱，研　白芍酒蒸，一钱五分

五诊　肺肾并调，兼养肝阴，呛咳递减，呕恶未止。药既应手，宜再扩充。

奎党参三钱　生熟甘草各三分　杭白芍一钱五分　怀牛膝盐水炒，三钱　白茯苓三钱　蛤黛散三钱，包　大麦冬去心，三钱　大生地四钱　川贝母二钱　款冬花二钱　车前子三钱　生山药三钱

六诊　脾肺肾三藏并亏，脾不能运则生痰，肺不能降则呛咳，肾不能收则气逆。虚损不复，痛泄咽疼诸恙，时轻时重。脉数细急。聊望缓兵耳。

麦冬三钱　生甘草六分　扁豆衣三钱，炒生　山药三钱　阿胶珠三钱　桔梗三分　白芍二钱　川贝母二钱　木瓜皮炒，一钱五分　八仙长寿丸四钱

周左　温胆以致开合，形寒已退。而气阴并亏，咳嗽痰多，左胁肋气觉上逆。脉细，关弦。一派虚损情形，不敢许治也。

奎党参二钱　制半夏一钱五分　怀牛膝三钱，炒　竹茹水炒，一钱　广橘红一钱　白茯苓三钱　海蛤粉三钱，包　川贝母二钱　金水六君丸三钱，开水先送下

二诊　痰渐减少，咳亦退轻。然稍一举动，仍然气逆。下虚不摄，难许稳妥。

大生地砂仁炙，四钱　紫蛤壳五钱　补骨脂盐水炒，二钱　云茯苓三钱　牛膝炭三钱　菟丝子盐水炒，三钱　山药三钱，炒　川贝母一钱五分　杞子三钱　紫衣胡桃肉研细，过药

李左　肝肾阴虚于下，嗜饮肺损于上，虚火上凌，曾吐紫黑厚血。今于秋燥行令，更起呛咳。金水两伤，恐入损途。

阿胶珠三钱　白芍酒炒，一钱五分　蛤黛散三钱，包　金石斛三钱　丹皮炭一钱五分　大生地四钱　川贝母三钱　生山药三钱　女贞子酒蒸，一钱五分　枇杷叶去毛，炙，四片

二诊　呛咳稍减，脉亦稍缓。药既应手，再为扩充。

北沙参四钱　大生地四钱　川贝母二钱　女贞子三钱　生山药三钱　阿胶珠二钱　大天冬三钱　蛤黛散三钱，包　白薇炒，一钱五分　白芍酒炒，一钱五分　枇杷叶去净毛，蜜炙，四片

三诊　呛咳已止。再金水并调。

党参二钱　川贝二钱　生山药三钱　海蛤粉三钱，包　橘红盐水炒，一钱　於术炒，一钱五分　白茯苓三钱　生熟甘草各二分　金水六君丸四钱，开水二次分服

又膏方　阴分素亏，嗜饮激动阳气，肝肾之血，随火上逆，曾吐紫黑厚血，由此顿然消瘦。兹于秋燥行令，忽起呛咳，数月不止。投金水双调，呛咳竟得渐定，其为虚火凌上烁金显然。脉细而数，舌苔黄糙。真阴安能遽复。培养下元，更须保养，或可徐徐复元耳。

大生地三两　奎党参三两　真川贝去心，一两　生牡蛎四两　麦冬二两　大熟地五两　西洋参二两，制　金石斛劈开，一两　杭白芍酒炒，一两五钱　生熟甘草合一两　甘杞子三两，炒　茯苓神各一两　紫蛤壳六两　女贞子酒炒，三两　肥玉竹二两　厚杜仲二两　天冬一两　生山药二两　当归炭一两五钱　冬虫夏草八钱　炒萸肉一两五钱　潼沙苑盐水炒，三钱　建泽泻盐水炒，二两　五味子蜜炙，七钱　粉丹皮一两五钱，炒　牛膝炭三两　甜杏仁二两，打

上药如法宽水煎三次，再煎极浓，用真阿胶三两，龟板胶二两，鱼鳔胶二两，溶化冲入收膏。每晨服大半调羹，下午服小半调羹，俱以开水冲挑。

胡左　伤风夹湿，而致损肺。咳嗽不已，痰色稠黄，不时见红。兹则痰血日甚，脉数内热，肛门漏管。此阴虚挟湿，湿热熏蒸，肺胃之络，为之所损，痿损情形，聊作缓兵之计而已。

赤白苓　海浮石　冬瓜子　青蛤散　瓜蒌霜　建泽泻　生米仁　光杏仁　盐水炒竹茹　藕节　青芦管

二诊　带病经营，阳气内动，肝火凌金。咳甚带红，深入重地。急宜安营，以循阳动阴静之道。

北沙参　丹皮炭　川石斛　炙桑皮　琼玉膏冲　炒麦冬　青蛤散　冬瓜子　川贝母

三诊　痰红虽减于前，而咽中隐隐作痛。咽喉虽属肺胃，而少阴之脉系舌本循喉咙，则是咽痛一层，其标在肺，其本在肾也。肾为先天之本，恐非草木之功，所能挽狂澜于既倒也。

阿胶珠二钱　青蛤散五钱　北沙参五钱　猪肤煎，去沫，冲，一钱五分　鸡子黄一枚　炙生地四钱　白蜜一匙　白粳米炒黄，一钱五分

四诊　虚火上炎，咽中碎痛，卧不能寐。而时令之湿，侵侮脾土，以致似痢不止。急者先治之。

砂仁盐水炒　生熟米仁　煨木香　生冬术　连皮苓　建泽泻　炒扁豆衣　炒莲子

吴左　经云：面肿曰风，足胫肿曰水。先是足肿，其为湿热可知。乃久久方退。足肿甫退于下，咳嗽即起于上，痰色带黄，稠多稀少，未几即见吐血。此时湿热未清，风邪外乘，所以风邪易入难出，为其湿之相持也。邪湿久滞，咳而损络，络血外溢。迨血去之后，阴分大伤，遂令金水不能相生，咳不得止。兹则声音雌暗，咽痛内热，所吐之痰，

黄稠居多。脉细数，有急促之意，而右关尚觉弦滑。所有风邪，悉化为火，肾水日亏，肺金日损，胃中之湿热，参杂于中，熏蒸于上。深恐咽痛日甚，才疏者不能胜任也。

光杏仁　冬瓜子　青蛤散　生薏仁　枇杷叶　黑元参　炙桑皮　蝉衣　茯苓　青芦管　水炒竹茹

二诊　风湿热相合，熏蒸损肺。前方引导湿热下行，缓其熏蒸之炎，即所以救其阴液之耗损。脉症尚属相安。姑踵前意，以尽人力。

北沙参　赤白苓　生米仁　青蛤散　鲜竹茹　光杏仁　黑元参　金石斛　冬瓜子　青芦管　生鸡子黄冲　枇杷叶

三诊悬拟　湿热化燥伤阴，而致虚火上炎。症属难治，务即就正高明。

北沙参四钱　阿胶珠二钱　大生地四钱　西洋参二钱　生山药三钱　光杏仁三钱　川贝母二钱　茯苓四钱　大麦冬三钱　青蛤散五钱　白蜜二钱，冲　白粳米一撮　猪肤五钱，煎汤去沫，代水煎药

沈左　嗜饮伤肺，屡次见红，久咳不止，脉数微促。金水并亏，症入损门，虽可苟安于目前，难免颓败于日后也。

南沙参　地骨皮　青蛤散　光杏仁　青芦管　生米仁　川石斛　川贝　冬瓜子　枇杷叶　桑叶

吴左　嗜饮湿热蒸胜，损伤肺胃，致吐血之后，咳久音哑。金为水母，未有金损不复而水源独裕者，其涸也可立而待也。症入损途，不能许治。

光杏仁　生薏仁　冬瓜子　青蛤散　青芦管　云茯苓　桔梗　川贝　蝉衣　炒蒌皮　竹茹水炒

右　咽痛大减，口渴亦觉稍退，胃纳亦起，药病如桴鼓相投。但频带呛咳，时仍呕吐。肝肾之阴，亏损已极，以致水不涵木，木火凌金则呛咳，木乘土位则呕吐。舌腐虽退，中心灰黑。时易汗出，还是欲脱之象。岂草木之功，能与造化争权哉。勉从前意扩充。

台参须五分　生白芍一钱　川贝炒黄，二钱　大麦冬四钱　女贞子三钱　西洋参三钱　大生地四钱　金石斛四钱　牡蛎四钱，煅　梨汁一两，冲　稆豆衣三钱

二诊　肝阴肾水，亏损已极，致肝风上翔，冲侮胃土，风翔则浪涌，以致呕吐复作。营液既亏，气分亦耗，两腋下发出白痦。脉虚苔腐。此欲脱之兆也。勉拟补气育阴，亦尽人事而已。

台参须　煅牡蛎　西洋参　黑豆衣　梨汁　大麦冬　大生地　金石斛　女贞子　生白芍　血燕根三钱，绢包，煎汤代水

江左　咳嗽不减，内热口渴便赤，脉象细数，饮食少思。肺金肾水交亏，将恐不支。

北沙参　川石斛　川贝母　光杏仁　炒蒌皮　海蛤粉　橘红盐水炒　云茯苓　款冬花　建泽泻　冬瓜子

二诊　久咳气逆难卧，脉细如丝，舌苔腐烂。肾虚之极，肾火挟浊上浮。危在旦夕，勉方图进。

麦冬三钱　西洋参一钱五分　真阿胶三钱　橘白盐水炒，一钱五分　海蛤粉四钱　北沙参五钱　大生地四钱　牛膝炭三钱　云茯苓四钱　吉林参另煎，冲，一钱　白荷花露温冲，七钱　竹沥一两，姜汁少许，冲　上濂珠四分　川贝母五分，二味研细末，分两次服　枇杷叶去毛，炙，三片

三诊　气喘大定，痰亦略爽，而糜腐时退时来。脉形虚弦，关部独大。饮化为痰，痰化为燥，燥化为火，所有阴津，尽行劫夺。虽略转机，尚不足恃。

西洋参三钱　海蛤粉四钱　北沙参八钱　海浮石三钱　川贝母三钱　大麦冬三钱　云茯苓三钱　竹沥一两，姜汁少许，冲　金石斛四钱　陈关蛰一两　大荸荠四枚。二味煎汤代水　上濂珠五分　真川贝一钱。二味研极细末，分两次服

改方　阴由火劫，火由痰化。虽宜以救阴为急，而仍宜顾其痰火。竹油、雪羹之类，宜频频兼进。

黄左　吐血之后，剧咳多痰，痰皆稀白。脉细沉，苔白无华。三焦之气已虚，劳损根深，鞭长莫及。

川桂枝　云茯苓　光杏仁　炙绵芪　煨生姜　炒苏子　旋覆花　炙甘草　新会皮

二诊　建立中气，咳嗽气逆渐松，音哑转亮，胃纳亦起。虽从失血蔓延致损，而叠进甘温，并不见红，足见久咳而三焦气虚。药既应手，安能坐视，姑从前意扩充，以观造化。

川桂枝　光杏仁　云茯苓　广橘红　牡蛎盐水炒　茯神　炙绵芪　炙甘草　牛膝炭　东白芍　淮小麦　煅龙齿

某　本是先天不足，肾藏空虚，湿热下注，发为漏疡，理宜培补之不暇矣。乃肺感风邪，邪恋不澈，遂致咳久不止，咽痒痰多音闪，脉数内热。本虚表实，竟是劳损情形，非学浅才疏者，所敢许治也。勉拟化痰润肺，以备商用。

川贝炒黄，二钱　云茯苓四钱　光杏仁三钱　荆芥一钱，炒　橘红蜜炙，一钱　瓜蒌皮三钱　海蛤粉四钱　肺露一两，冲　霜桑叶炙黄，研末，先调服，二钱　枇杷叶去毛，七片用蜜炙，十四片用姜汁炙，煎汤代水

某　天下无倒行之水，故人身无逆上之血，水有时而倒行，风激之也；血无端而逆上，火激之也。体无端而有火，木所生也；木何以生火，郁则生火也。血阴气阳，吐血之后，阴虚阳旺，必然之道。此时滋助水源，即是治血治火之正道。盖火有虚火，非若实火可以寒胜，可以凉折也。乃以凉治热，血止热平，而阴分不复，因耗成损，因损成虚，遂致金水不能相生，肾气不能收摄，呼吸之气，渐失其肺出肾纳之常。咳嗽气逆，内热连绵，液被热蒸，尽成胶浊，痰多盈碗。脉象数，左关细弦，尺部缓急不齐。舌红苔薄白。肺津肾水，中气脾阳，一齐亏损。金为水母，养肺必先益肾；中气下根于肾，治脾胃亦必先治肾也。拟金水并调法。即请商裁。

北沙参三钱　川贝母二钱　白茯苓三钱　金石斛三钱　海蛤粉三钱　生地炭四钱　煅磁石三钱　车前子一钱五分　盐水炒牛膝三钱　炙款冬花一钱五分

杨右　产后久咳，复产更甚，吐血时止时来，不能左卧，甚至音声雌暗，左胁漉漉有声，咽痒有时呕吐。脉细弦数，舌红少苔。阴虚木旺，木叩金鸣。证入损门，不敢言治。

阿胶珠三钱　金石斛四钱　生扁豆三钱　大天冬二钱　青蛤散四钱　生白芍一钱五分　生甘草四分　怀牛膝三钱　冬虫夏草二钱　琼玉膏二次，冲，五钱

周左　屡次吐血，渐至久咳不止，内热火升，右颊红赤，脉细弦而数，音闪不扬。阴虚木火凌金，金被火铄，生化不及，即水源日涸。恐损而难复。

大生地五钱　炙桑皮一钱五分　冬瓜子三钱　青蒿子三钱　大天冬三钱　地骨皮二钱　青蛤散四钱　川贝母二钱　阿胶珠三钱　生甘草三分　枇杷叶四片　都气丸三钱，晨服

二诊　音闪渐扬，咳仍不减，内热火升，舌红，苔糙白，脉细弦数。吐血之后，阴虚已甚，冲阳挟龙相上炎。再金水并调。

大生地五钱　川贝母二钱　生白芍一钱五分　炙款冬二钱　大麦冬三钱　青蛤散三钱　粉丹皮一钱五分　牛膝炭三钱　冬虫夏草二钱　都气丸三钱

顾右　心悸，肢节作痛，皮寒骨热，脉象细弦。营血亏损，遂致营卫失和，营血不能濡养经络。宜养血和营。

全当归三钱　炙黑草五分　柏子霜三钱　甘杞子三钱　龙眼肉五枚　白芍酒炒，二钱　茯神三钱　枣仁二钱，炒　阿胶珠二钱　大南枣四枚

二诊　心悸稍定，胃纳如常。的是营血不足，心阳不能下降。效方扩充。

大生地四钱　辰麦冬三钱　枣仁二钱，炒　白归身一钱五分　阿胶二钱　白芍酒炒，一钱五分　辰茯神三钱　柏子霜三钱　龙眼肉四枚　天王补心丹三钱，清晨先服

又膏方　营阴亏损，营血不足，不克与卫俱行，遂致营卫不和，皮寒骨热。血不养经，则肢节作痛。血不养肝，风阳上旋，则头痛耳鸣心悸。滋水以涵肝木，育阴而和营血，一定之理。

大生地六两　池菊花一两　杭白芍酒炒，三两　柏子仁二两　川断二两　大熟地四两　白归身酒炒，三两　厚杜仲三两　奎党参四两　茯神二两　西洋参一两　女贞子酒蒸，二两　天麦冬辰砂拌，各一两五钱　黑豆衣二两　白薇二两，炒　生熟甘草各五钱　肥玉竹二两　泽泻一两　杞子二两　怀牛膝酒炒，三两　青蒿一两五钱　枣仁二两，炒　於术乳蒸，一两　炒萸肉一两　炒木瓜一两　石决明四两

阿胶三两，龟胶二两，鹿胶一两，溶化收膏。

韩左　抑郁阳升不寐，木火刑金，而致吐血复发。血止之后，营阴亏损，营卫循环失度，倏寒倏热，头晕火升，口渴，舌红少苔，脉象细弦，皆阴虚不复之象。急为和阴，以冀渐复。

阿胶珠二钱　杭白芍一钱五分　金石斛四钱　茯神三钱　生牡蛎三钱　天冬三钱　生山药三

钱 龙齿三钱，煅 川贝去心，一钱五分 枣仁炒，研，二钱

庄左 吐血之后，阴分未复，操劳动作，阳气升腾，头目昏晕，寐中辄轰然而热，有汗出之意。脉形左大。宜育阴熄肝。

阿胶珠三钱 生牡蛎五钱 女贞子三钱 茯神三钱 甘菊花一钱五分 生鳖甲五钱 生白芍一钱五分 粉丹皮一钱五分 生地四钱 淮麦三钱

二诊 头目昏晕稍减，然寐中仍轰热汗出，血吐未复，操劳动阳，阳气不收。再敛阴潜阳。

大生地四钱 生牡蛎七钱 黑豆衣三钱 柏子霜三钱 枣仁二钱，炒 生鳖甲四钱 生白芍三钱 女贞子三钱 茯苓神各三钱 淮小麦五钱 大红枣三枚

三诊 眩晕稍减，寐中轰热汗出略定。的是吐血之后，阴虚阳气不收。再育阴摄阳。

龟板五钱 牡蛎五钱 枣仁三钱 黑豆衣三钱 大红枣三枚 鳖甲四钱 白芍二钱 青蒿三钱 大生地四钱 淮小麦五钱

四诊 寐得酣沉，轰热汗出已定，眩晕渐轻，胃纳递增。阳气渐得收摄。但虚而不复，非滋养难收全功也。

生龟板四钱 杭白芍一钱五分 黑豆衣三钱 生牡蛎四钱 川贝二钱 生鳖甲四钱 枣仁二钱，炒 大生地四钱 白茯苓三钱 海蛤粉三钱 橘红盐水炒，一钱

内伤劳倦

王右 先是肝胃不和，木郁土中，中脘作痛，痛势甚剧。至仲春忽尔面目肢体发黄，小溲红赤，漩脚澄下，则黄如柏汁。至今时痛时止，口吐涎沫。脉沉弦带涩。考中脘为胃土所居之地，阳明又为多气多血之乡。今久病而气滞于络，气多血多之处，气亦留阻，血亦瘀凝，相因之理，有必然者。夫至血凝气滞，则流行之道，壅而不宣，木气横行，土气郁阻，所以为痛为黄，实与黄疸有间。拟宣络化瘀法。

当归须 延胡索 乌药 单桃仁 瓦楞子 广郁金 制香附 甜广皮 川桂木 旋覆花 猩绛 青葱管

二诊 中脘较舒，痛亦未甚，未始不为起色。然面目色黄不减，脉仍弦涩，无非络阻气滞，气血不行。药既应手，宜守前意出入。

旋覆花 瓦楞子 南楂炭 当归尾 建泽泻 单桃仁 广郁金 真猩绛 沉香曲 香附 青葱管

三诊 病势稍疏，遍体黄色略退。然中脘气滞，痛势虽轻，仍不能脱然无累。络气被阻，营气不行，再化气瘀而通络隧。

延胡索 瓦楞子 单桃仁 青皮 炒杭白芍 旋覆花 制香附 当归尾 猩绛 木猪苓 建泽泻 青葱管

沈右 产后气血亏损，不能制伏肝木，以致木乘土位，饮食稍一过节，辄作便泄，中

脘作痛，噫出腐气。脉象细弦，舌苔腻浊。肝强土弱。拟温中运中，所谓将欲升之，必先降之也。

炒木瓜皮一钱五分　云茯苓二钱　上广皮一钱　炒杭白芍一钱五分　白蒺藜三钱　煨益智仁八分　炒薏仁三钱　砂仁四钱　川朴一钱

二诊　温中运中，脉症相安。肝强土弱，脾胃升降失常，所以上则噫腐气，下则便溏泄。脾宜补，胃宜通，拟养藏疏府。

整砂仁盐水炒，二粒　炒於潜术二钱　炒东白芍一钱五分　炒半夏曲二钱　炒木瓜皮一钱　上广皮一钱　白蒺藜三钱　白茯苓三钱　黑大枣三枚

金左　肝木素旺，木来克土，胃气失于通降，不纳不饥，寐则汗出，少腹有时痛胀。宜通补阳明，参以平木。

奎党参二钱　白茯苓三钱　制半夏一钱五分　藿香一钱五分　砂仁四分　炒木瓜一钱　炒於术一钱　炒白芍一钱五分　陈皮八分　炙黑草三分

周左　湿寒内伏，脾胃健运迟钝，胃呆少纳，形体恶寒。非寒也，卫气之阻也。

炒於术二钱　川桂枝四分　广皮一钱　生熟薏仁各二钱　猪苓二钱　制半夏一钱五分　白茯苓三钱　砂仁壳五分　炒谷芽一钱五分　玫瑰花二朵

二诊　胃纳稍起，痰多微咳。再温脾胃阳气。

制半夏一钱五分　煨益智七分　橘皮一钱　生熟薏仁四钱　藿香二钱　炒於术二钱　白茯苓三钱　炒竹茹一钱　炒谷芽二钱　玫瑰花二朵　老生姜二片

陈左　中虚夹痰，胆胃失降，甲木升浮，头胀眩晕，有时火升，身体似觉升浮，四肢作麻，脉形濡滑，虚里跳动。宜化痰而扶持中气。

人参须另煎，冲，七分　陈胆星五分　煨天麻一钱五分　制半夏一钱五分　茯苓三钱　炙绵芪二钱　生薏仁四钱　川萆薢一钱五分　海蛤粉三钱　大淡菜二只　白金丸四分，先服

沈左　中虚湿阻，不纳不饥。脾土不运，胃土不降，二土气滞，木气遂郁。如种植然，其土松者其木荣，其土坚者其木萎，土病及木，大概如此。今诊六脉细弦，均有数意；舌红苔黄，微带灰霉。谷食不进，气冲哕恶。若以痰浊上泛，则脉象应当滑大，今细弦而数，其为土虚木乘无疑。夫土中有木，木土相仇，虽饮食倍常者，且将由此而减，而况先从脾胃起点乎？欲求安谷，必先降胃；欲求降胃，必先平肝。《金匮》厥阴篇中每以苦辛酸主治，即宗其意。以观动静如何，方草即请厚甫先生商政。

台参须另煎，冲，一钱　雅连四分　杭白芍二钱　橘白一钱　佩兰叶一钱　淡干姜三分　淡黄芩一钱　制法夏一五分　茯苓三钱　炒麦芽一钱　泽泻一钱　水炒竹茹一钱

二诊　哕恶少定，胃纳略觉增多，寐稍安稳。舌红略淡，灰霉已化。脉象细弦，仍有数意。中脘微痛，土中有木，即此可知。中气素虚，胃浊素重，然浊虽中阻，而缠绵二月，和中化浊，屡投频进，而何以浊不得化，胃不得和？良以木火犯中，浊被火蒸，则胶滞难化，胃中之浊气不降，则胃中之清气不升，不纳不饥，势所必至。前投扶土熄

木，尚合机宜。再拟扶持中气，化浊和中，仍参熄木，以望肝胃协和，清升浊降，胃气从此鼓舞，然不易也。方草即请商裁。

小兼条参一钱五分，另煎，冲　制半夏一钱五分　炒香甜杏仁二钱　云茯苓三钱　煅代赭石三钱　佩兰叶一钱　盐水炒竹茹一钱　旋覆花包，一钱五分　焦麦芽二钱　广橘白一钱　枳实一钱　左金丸七分，入煎，另四分开水先送下

三诊　扶中熄木，哕恶又得稍减，舌心揩白之苔，亦得全化。胃中之浊，有渐化之机，肝木亦得稍平。惟胃纳仍未馨增，胃气虚而不复，胃中之清气，不能鼓舞。再扶持中气，养胃化浊，即请商裁。

小兼条参另煎，冲，二钱　炙甘草四分　水炒竹茹一钱五分　茯苓三钱　炒木瓜皮一钱五分　制半夏一钱五分　橘皮一钱　炒香甜杏仁三钱　炒谷麦芽各一钱　炒焦秫米一钱五分　佩兰叶一钱五分　玫瑰花去蒂，三朵

四诊　气虚脾弱，湿热留停，不能旋运，以致湿气泛溢，入于肌肤，由足肿而致肤胀面浮。恐延蔓入腹。

大腹皮二钱　茯苓皮二钱　通草一钱　泽泻一钱五分　五加皮二钱　广陈皮一钱　猪苓二钱　生姜衣二分　生熟薏仁各五钱　炒冬瓜皮一两。以上二味，煎汤代水

荣左　气虚脾弱，旋运失常，胃纳不馨，咽中不爽。宜和中化痰，以裕其生化之源。

人参须七分　益智仁一钱　茯苓四钱　制半夏一钱五分　僵蚕一钱五分　野於术一钱五分　白蒺藜三钱　橘皮一钱　天麻一钱五分　泽泻一钱五分　玫瑰花二朵　生熟谷芽各一钱五分

子厚兄　人之一身，气血阴阳而已。血阴气阳，气中之血，阳中之阴也；血中之气，阴中之阳也。病从暑温而起，变成外疡，其湿热之盛，不问可知。乃疡肿而溃，溃而不敛，脓水去多，气中之血既虚，血中之气亦损，以致肌肉瘦削，便泄无度。刻下泄虽渐定，而二便不固，痰气上升，胸次窒闷，口渴而不欲饮，舌苔糜腐，质淡白，小溲带黑，并无热痛情形。四肢虽属温和，而自觉恶寒，知味而不能食。脉左寸细数，关部弦搏，尺部细而带涩；右部濡弱，重按微滑，尺部细沉。手太阴之津，足阳明之气，足少阴之水，一齐耗亏，而湿痰留恋于胃之上口，致补益之品，不能飞渡胃关，气血从而日耗。勉同蓉舫先生议气血并补，汤丸并进，勿壅滞胃口。即请商政。

南沙参炒黄，三钱　橘红盐水炒，五分　水炒竹茹八分　霍石斛三钱　青盐半夏一钱五分　生薏仁三钱　炒扁豆衣三钱　白茯苓三钱　生谷芽一钱五分　佩兰叶一钱

丸方

吉林参一钱，烘，另研和入　生於术一钱　杭白芍一钱五分，川芎一钱，煎汁收入　生熟绵芪各一钱　大熟地砂仁炙，四钱　上瑶桂四分，另研，和入　生熟草各二分　云苓三钱　当归炒透，一钱

上药研为细末，浓粳米汤打糊为丸，绿豆大。每服三钱，药汁送下。

二诊　昨进气阴并补，痰涌稍定，寐醒之时，汗出亦止，胸次亦觉快畅，舌苔糜腐较化，未始不为起色。无如湿热逗留，津气遏伏，不能上布，虽不引饮，而频觉口渴，舌质干光少津，懊侬里急，小溲涩少，脉弦搏稍收，而均带细数。气血并亏，方虑草木

无情，不能相济；乃湿热隐伏，致培养之剂，动多窒碍。勉与蓉舫先生同议，肾为肺子，金为水母，益水之上源，参以和中流化之品。即请商政。

吉林参一钱，咀作小块，药汁送下　海蛤壳八钱，打　云苓三钱　木猪苓二钱　冬瓜子三钱　半夏曲一钱五分　炒松天冬三钱　白扁豆花一钱　霍石斛四钱　生薏仁三钱　建泽泻一钱五分　干白荷花瓣六片

华左　劳倦内伤，背肋作痛。不能急切图功。

白术　赤白苓　白蒺藜　川桂枝　泽泻　秦艽　丝瓜络　桑寄生　川独活　范志曲

钱左　食入运迟，肢困力乏。脾阳为湿所遏，宜祛湿崇土。

广皮　枳壳　赤白苓　猪苓　生薏仁　沉香曲　砂仁　泽泻　小川朴　制半夏　莱菔子三钱　焦麦芽

左　劳倦伤脾，湿土化风，其来也渐，其去也难。

炒白术　蒺藜　猪苓　生薏仁　半夏　焦麦芽　赤白苓　僵蚕　泽广皮　天麻　苍矾丸百粒

薛左　涌涎较定，形寒而仍恶心。还是胃中阳气有亏，不足以约束津液。踵前法以觇其后。

制半夏　广藿香　广皮　奎党参　生熟草　炒冬术　云茯苓　炮姜　益智仁

程左　大便或结或溏，小溲时带黄赤。此由脾虚湿胜，土困于湿，则旋运失常。祛湿所以崇土也。

白术　川朴　生薏仁　陈皮　泽泻　赤白苓　猪苓　制半夏　生熟谷芽

左　温助命阳，欲其蒸变，使其胃中之痰默化。而咽舌俱燥，未便过进辛温。据述平素嗜饮。再从中阳损伤不能转旋例治。

奎党参　范志曲　砂仁　赤白苓　蜜干姜　白术　白蔻仁　葛花　青陈皮　泽泻

左　饮食在胃，运化在脾，然所以运化者，阳气之鼓舞也。湿温之后，多进甘寒，致湿邪日见其有余，阳气日形其不足，所以纳食之后，动辄胀满，脘中微觉坚硬。脉细而沉。胃府失其通降之权，宜温运和中，使脾胃之气，旋运鼓舞，则不治其满而满自退也。

上川朴　於术　连皮苓　草果仁　焦麦芽　川椒目　泽泻　公丁香　上广皮　生姜衣

陈左　劳倦伤脾，脾病则四肢不用矣。

焦苍术二钱　范志曲二钱，炒　川朴一钱　晚蚕砂三钱　上广皮一钱　制半夏一钱五分　萆薢三钱　白蒺藜三钱　秦艽一钱五分　焦麦芽四钱　酒炒桑枝五钱

又　神情稍振，再守效方出入。

焦白术一钱　范志曲二钱，炒　川朴一钱　秦艽一钱五分　上广皮一钱　制半夏一钱五分　川萆薢二钱　泽泻一钱五分　生薏仁四钱　赤猪苓各二钱　焦麦芽三钱　桑枝酒炒，五钱

张左　神情不爽，头目昏晕，起居动作，甚属畏葸。此湿困脾阳，弗作虚诊。

制半夏　猪苓　赤白苓　生熟薏仁　酒炒桑枝　台白术　泽泻　川萆薢　白蒺藜

卷　五

咳　嗽

简左　感风入肺，肺失清肃，咳嗽痰色黄厚，夜重日轻，脉象带数。宜肃肺化痰。

粉前胡一钱　马兜铃一钱五分　牛蒡子三钱　茯苓三钱　橘红一钱　炒杏仁三钱　竹沥半夏一钱五分　冬瓜子三钱　象贝二钱　肺露一两

二诊　咳仍不止，痰黄而厚，咽痒头胀。风温外薄，肺胃内应，气热而肺失肃耳。肃肺以清气热。

山栀皮三钱　川贝母二钱　粉前胡一钱　花粉二钱　桔梗一钱　冬瓜子四钱　马兜铃一钱五分　炒杏仁三钱　枇杷叶去毛，四片

三诊　咳渐减疏，口燥咽干轻退。再清金润肺，而化气热。

北沙参四钱　川贝母二钱　光杏仁二钱　炒枳壳一钱　桔梗一钱　冬瓜子四钱　马兜铃一钱五分　炒竹茹一钱　枇杷膏五钱

宋媪　冬藏不固，感召风邪，肺合皮毛，邪袭于外，肺应于内，咳嗽咽燥。宜清肃太阴，俟咳止再商调理。

川贝母二钱　桔梗一钱　杏仁泥三钱　花粉二钱　茯苓三钱　桑叶一钱　冬瓜子三钱　前胡一钱　川石斛四钱　菊花一钱五分　枇杷叶去毛，四片

二诊　清肃太阴，咳仍不减，液重日轻，舌干咽燥。肺肾阴虚，虚多实少。宜兼治本。

北沙参三钱　川贝母二钱　甜杏仁三钱　川石斛四钱　青蛤散四钱　茯苓三钱　前胡一钱　桔梗八分　枇杷叶去毛，四片　琼玉膏四钱，二次冲服

秦童　风温袭于肺胃，咳嗽气逆，身热头胀，脉数右大。肺本清虚，今为风邪所阻，则降令无权。宜清肃太阴，疏泄肌表。

牛蒡子三钱　光杏仁三钱　薄荷一钱　炒枳实一钱　广郁金一钱五分　粉前胡一钱　广橘红一钱　茯苓三钱　象贝母二钱　冬桑叶一钱五分

陈右　肾本空虚，封藏不固，暴凉暴暖，感于肌表，肺辄内应，痰饮因而复发，气喘胸闷，痰不得出。痰从偏左而来，以肝用主左，肝气挟痰上逆，所以其势尤甚。药饵之外，务须怡情以条达肝木，使气不上逆，勿助痰势，其病自然少发也。

代赭石四钱　杜苏子三钱　制半夏一钱五分　橘红一钱　川桂枝四分　旋覆花二钱　杏仁泥三钱　煨石膏四钱　枳壳一钱　郁金一钱五分

陆左 肺有伏寒，至冬寒水行令，阳气不化，以致寒饮停于肺下，咳嗽右胁作痛。宜温疏太阴之表，以觇动静如何。

不去节麻黄三分，另煎，去沫冲 制半夏二钱 茯苓四钱 冬瓜子四钱 不去皮尖杏仁三钱 生香附一钱五分 橘红一钱 旋覆花一钱，包 不去节甘草三分 炒苏子三钱 枳壳一钱 磨郁金五分，冲

二诊 温疏太阴之表，咳略减轻，而脉象微数，营液不足之征。论病宜续进苦温，然肺虽恶寒，心则恶热，脉沉带数，未便耗伤营分。再出之以和平。

粉前胡 广橘红 制半夏 云茯苓 旋覆花 杏仁泥 炒苏子 炒黄川贝母 蜜炙紫菀

另附梨膏方

麻黄四钱，蜜炙，去沫 茯苓四两 煨石膏二两 桔梗八钱 枳壳八钱 姜汁二钱 大荸荠八两 甜杏仁七两，荸荠同打汁，冲 杜苏子绞汁，冲，四两 白莱菔打汁，冲，一斤 竹沥四两，冲 荆沥二两，冲 雪梨一斤

上药熬膏，每日服一调羹，开水送下。

鲍左 久咳而痰滞肺络，痰为阴类，所以每至暮夜，则凝聚郁塞，窒碍肺气，气逆咳频，至日中阴得阳化，咳即大减。若非祛尽宿痰，则根株不能杜截。但为病已久，不易祛逐耳。

制半夏 炙紫菀 茯苓 炒黄川贝 苦桔梗 海蛤壳 炒枳壳 橘红 苦杏仁 桑叶络 生甘草 苏子霜

水泛为丸，每服三钱。

邵左 肺感风温，复以熬夜受寒，寒束热郁，由咽痛而致呛咳，痰不爽出，头胀恶寒，脉象沉弦。邪郁太阴，金失降令。拟辛温寒合方，以彻肺邪。

蜜炙麻黄四分 生甘草四分 蜜炙橘红一钱 茯苓三钱 前胡一钱 煨石膏二钱 光杏仁三钱 炒枳壳一钱 老生姜三片

二诊 辛温寒以彻肺邪，咳仍不减。脉弦微数，热郁于肺。再宜清金肃肺。

炙桑皮二钱 生甘草五分 淡芩一钱五分 茯苓三钱 冬瓜子四钱 地骨皮二钱 肥知母二钱 前胡一钱 川贝母二钱 枇杷叶膏五钱

周左 航海感风而咳剧，虽经养肺而咳止住，然肺络之中，邪未尽泄。所以稍一感触，辄喉痒咳剧。疏其新感，咳即渐减。腠理日疏，邪仍内踞。金病则不能制木，木火自必刑金。然右脉浮滑，病仍在肺。前贤谓邪在肺络，或邪未楚而适投补益，以致邪伏难泄者，三拗汤主之。然苦温疏散，恐伤肺体。兹拟肺露而变其法，作日就月将之计，庶几疏不碍表，补不滞里耳。请备方家正之。

不落水猪肺一只 不去节麻黄六钱 不去皮尖杏仁三两 不去节甘草一两

三味与猪肺一同蒸露，随意温服。

王左 降化温疏，脉证相安。久病而投猛剂，行险侥幸，固知者所不为。然邪与正不能并立，不去其邪，何以保全其正气。则和平缓治，是犹畏疡溃之痛而养毒也。再作背水之计。

粉前胡 光杏仁 制半夏 广橘红 茯苓 炙紫菀 荆芥穗 炒蒌皮 苏梗子 梨肉

二诊 肺感风邪，不为疏解，反为补益，以致邪恋而不得泄，咳久不止。脉濡而气口独浮。既从外感而来，虽经日久，不得不为疏泄也。

不去节麻黄 不去节甘草 不去皮尖杏仁 炒蒌皮 炒枳壳 炒苏子 广郁金 茯苓 蜜炙橘红 桔梗

杨左 咳嗽气逆痰多，遍身作痛，脉象弦滑。痰饮阻肺，肺失降令，络隧因而不宣。姑辛温寒以开饮邪。

川桂枝五分 白茯苓三钱 光杏仁三钱 炒苏子三钱 煨石膏三钱 广橘红一钱 甜葶苈五分 制半夏一钱五分

二诊 辛温寒合方，咳嗽气逆，十退五六。的是肝气挟饮上逆。再以退为进。

姜半夏二钱 炒苏子三钱 白茯苓三钱 猩绛五分 炙黑草三分 广橘红一钱 川桂枝四分 旋覆花二钱 上川朴七分 青葱管三分

三诊 痰喘大退，咳嗽未定，两胁作痛亦止。再为温化。

白芥子四分，炒，研 广橘红一钱 茯苓三钱 旋覆花二钱，包 光杏仁三钱 制半夏一钱五分 炒苏子三钱 枳壳一钱 广郁金一钱五分 猩绛五分

马左 肺有伏寒，感风咳逆。且疏新感，俟咳减再商。

制半夏 光杏仁 白茯苓 枳壳 砂仁 炒苏子 前胡 桑叶

又 咳嗽稍减，的是肺有伏寒，而肺气暗虚。前法出入再进。

光杏仁 橘红 制半夏 款冬花 生薏仁 炒苏子 薄橘红 茯苓 炒黄川贝 炙紫菀肉

另方

川贝母一两，去心 炒莱菔子四两 豆腐锅巴八两 白果肉一两 白冰糖四两

五味研为细末，每服四钱，开水调糊送下。或稍加糖霜。

张左 音塞不扬，两年之久，遂起呛咳，却不见红。脉象气口不调。寒热互阻于肺，然肺为水之上源，恐肺金日损，而变假为真。

不去节麻黄三分 杏仁三钱，不去皮尖 煨石膏三钱 炒苏子三钱 不去节甘草三分 制半夏一钱五分 枳壳一钱 橘红一钱 茯苓三钱

二诊 用麻杏甘膏并不汗出，咳嗽音塞，尚复如前。肺邪伏匿既深，恐变假为真。拟重药轻服法，麻杏甘膏加细辛、前胡、橘红、茯苓、枳壳。其人竟服七剂未见过节。

三诊 用辛温寒合方，音塞较开，咳嗽大减。然天气温燥，呛咳复甚。脉象左大。

伏匿之邪，虽得渐解，而肺气阴液，早为并损。再清金养肺。

南沙参四钱　光杏仁三钱　炒天冬三钱　白茯苓三钱　生甘草三分　川贝母二钱　生扁豆衣三钱　水炒竹茹一钱　生鸡子白一枚，冲服

魏左　肺有伏寒，稍一感冒，咳嗽即甚。兹当天气渐寒，更涉重洋，咳嗽因而尤甚，动辄气逆。脉沉弦，重按少力。舌红苔薄白，并不厚腻。此风寒痰饮有余于上，而肾本空虚于下。用雷氏上下分治法。

炒苏子三钱　制半夏一钱五分　川朴八分　橘红一钱　白茯苓三钱　熟地炭四钱　嫩前胡一钱五分　当归炒透，一钱五分　老生姜三片

二诊　上下兼治，喘嗽稍减。的是上实下虚。前法扩充。

制半夏一钱五分　菟丝子盐水炒，三钱　巴戟肉三钱　白茯苓三钱　广橘红一钱　怀牛膝盐水炒，三钱　紫蛤壳四钱　炒於术二钱　炒苏子三钱　附子都气丸三钱，晨服

吴左　咳逆得食即定，中虚显然。咳甚于晨，痰在肺下，因卧而不旋运，所以至阳气初展之时，而为之咳也。下虚上实。拟补气立方。

奎党参　炒苏子　炙甘草　制半夏　粉前胡　薄橘红　川桂枝　福泽泻

徐左　汗出略减，而咳嗽仍然不定，甚则呕涎。脉细濡软，舌黄苔白，时有凛寒之象。经谓：久咳不已，则三焦受之。三焦者，气之海也。进黄芪建中法。

川桂枝　炙绵芪　炙甘草　白芍　茯苓　郁金　煨姜

张左　肺邪未彻，复感新风，与浊相合。头胀咳嗽身热，痰气带秽。宜以疏化。

池菊一钱五分　橘红一钱　牛蒡子三钱，生，打　光杏仁三钱　桑叶一钱五分　冬瓜子三钱　荆芥穗一钱　枳壳一钱五分　前胡一钱五分　生薏仁三钱　广郁金一钱

二诊　疏泄肺邪，咳仍不减，痰气带秽。脉大。风邪与浊交蒸，肺胃热郁。厥阴之病，在藏为肝，在色为苍，而风气通肝，所以痰带青绿也。

冬瓜子三钱　生薏仁四钱　云茯苓三钱　桔梗六分　桑叶一钱　光杏仁三钱，打　甜葶苈四分　粉前胡一钱　水炒竹茹一钱

三诊　咳嗽不减，痰不爽利，色带青绿。下虚上实。再清金润肺。

川贝母二钱　光杏仁三钱　蜜炙桑叶一钱　炒蒌皮三钱　冬瓜子三钱　生薏仁三钱　黑栀皮一钱五分　白茯苓三钱　青芦管八钱　枇杷叶膏五钱，分二次服

四诊　痰色仍带青绿，心中空豁，脉象虚细，舌红苔心霉黑。痰热上盛，真水下虚。再上下分治。

玉泉散三钱　川贝母二钱　光杏仁三钱　炒蒌皮三钱　桑叶一钱五分　冬瓜子三钱　阿胶珠二钱　水炒竹茹一钱　枇杷叶四片，炙去毛

五诊　心中空豁较退，苔霉痰绿呛咳俱减。的是风热痰郁于肺胃，遂有火烁金伤之势。再用喻氏清燥救肺法。

阿胶珠三钱　生甘草三分　光杏仁三钱，打　浮石四钱　桑叶一钱五分　煨石膏三钱　冬瓜

子三钱　川贝母一钱五分　枇杷叶去毛，四片　芦根一两

六诊　用喻氏法，病退十六，效方再望应手。

阿胶珠三钱　桑叶一钱五分　生甘草三分　地骨皮二钱　煨石膏三钱　川贝母二钱　冬瓜子三钱　干枇杷叶三片　肺露一两，冲

七诊　咳嗽较定，而痰阻肺之支络，欲咳稍舒。舌心灰润。再开痰降肺。

光杏仁三钱　冬瓜子三钱　海浮石二钱　炒蒌皮三钱　郁金一钱五分　枳壳一钱　桔梗一钱　茯苓三钱　池菊一钱五分　桑叶一钱　枇杷叶四片

朱右　每至经来，辄先腹胀，兹则感风咳嗽痰多。先治新感，再调本病。

牛蒡子三钱　前胡一钱五分　橘红一钱　茯苓三钱　桔梗八分　桑叶一钱　光杏仁三钱　白蒺藜三钱　象贝二钱　丹参二钱　池菊花一钱五分

二诊　咳嗽稍减，音仍带涩，还是肺邪未清。经来腹胀。再商。

前胡一钱　橘红一钱　茯苓三钱　大力子三钱　丹参二钱　苏梗三钱　杏仁三钱　川贝二钱　蝉衣一钱　制香附二钱

三诊　音涩渐开，咳未全止。再拟清金润肺。

川贝母二钱　白茯苓三钱　炒蒌皮三钱　桔梗一钱　前胡一钱　光杏仁三钱　冬瓜子三钱　生甘草四分　生梨肉一两

孙孩　咳嗽甚则呕吐，脉濡滑，舌白。童质泄泻之后，脾运不及，生痰聚湿。复感暑风，邪与痰合，肺胃因而失降。宜降宜下。

制半夏一钱五分　广橘红一钱　白茯苓三钱　枳实三分　光杏仁三钱，打　大力子二钱　粉前胡一钱　炒竹茹一钱　六一散荷叶包，三钱　鲜佛手一钱

二诊　大便畅行，所下秽浊甚多，凝痰乳食，从此而达，发热因而大退。然肺胃邪恋未清，咳咳呕吐未止。再从疏肺之中，参以甘辛法。

前胡一钱　制半夏一钱五分　茯苓三钱　杏仁二钱　橘红一钱　薄荷七分，后入　炒竹茹一钱　薏仁三钱　姜汁三滴　枇杷叶二片，去毛　活水芦根六钱

三诊　发热已退，咳亦递减，大便数日方行。再疏肺化痰，. 气降则大府自通也。

前胡一钱　橘红一钱　制半夏一钱五分　牛蒡子一钱五分　炒竹茹一钱　杏仁三钱　茯苓三钱　桑叶一钱　枇杷叶去毛，二片　芦根五钱　姜汁二滴

董左　邪恋肺损，咳久不止，大便艰涩。损而难复。

蜜炙麻黄二钱，另煎去沫，冲入　白莱菔汁一汤碗　荸荠汁半茶杯　杜苏子八两，水浸，打，绞汁　光杏仁八两，去尖，浸水绞汁　竹沥一茶杯　雪梨汁二中碗　姜汁一调羹

上药同熬，将桔梗一两五钱，桑叶一两煎汁加入，白蜜二两，冰糖一两五钱收膏，每服半调羹。

邵左　夜卧受寒，咳嗽发热，即服酸收之品，肺邪因而不泄，咳经三月，仍然不止，痰出觉冷。伏寒不泄，恐致损肺。

不去节麻黄三分　不去皮尖杏仁三钱　白茯苓三钱　不去节甘草三分　炒杜苏子三钱，研　制半夏一钱五分　枳壳七分　橘红一钱　老姜二片

二诊　用三拗汤以搜太阴深伏之寒，咳嗽大退。然脉形仍然沉细。不入虎穴，焉得虎子。

不去节麻黄三分　炒苏子三钱　新会红一钱　不去皮尖杏仁三钱　制半夏一钱五分　白茯苓三钱　不去节甘草五分　砂仁末三分，研冲　蜜生姜八分

三诊　咳嗽递减，十退七八，而仍痰多稀白。前法改进化痰。

制半夏二钱　炒苏子三钱　白茯苓三钱　光杏仁三钱　生薏仁三钱　广橘红一钱　旋覆花一钱五分　台白术一钱五分　糖生姜一钱

四诊　搜散太阴伏寒，咳嗽渐定。然三日来不寒而热，汗不畅达。脉数，右寸关独大。此外感新邪，与本病两途。拟用疏泄，不致引动伏气为上。

淡豆豉三钱　橘红一钱　荆芥穗一钱　炒苏子三钱　生薏仁三钱　光杏仁三钱　桑叶一钱　制半夏一钱五分　白茯苓三钱　鲜佛手一钱

马左　寒束于外，热伏于中，咳嗽痰黄。脉形滑大。拟辛温寒合方。

生麻黄五分，后入　光杏仁三钱，打　橘红一钱　前胡一钱五分　煨石膏四钱　制半夏一钱五分　茯苓三钱　生甘草三分　马兜铃一钱五分　冬瓜子三钱

又　感邪已解，而晨昏之咳，仍然未止。再降气化痰。

光杏仁　川贝母　冬瓜　海蛤粉　白茯苓　炒苏子　蜜炙橘红　蜜炙款冬花　肺露

孙左　咳嗽已退，然肺气一时难复，有无之间，尚带微呛，时或耳鸣头痛，咽中火冲，脉细虚软。良以金令不行，木邪易动。补其不足，此时正属机缘也。仿介宾金水六君法。

炙生地四钱　制半夏一钱五分　川贝母二钱　炙款冬二钱　茯苓四钱　白归身二钱，炒　新会红一钱　杏仁泥三钱　粉丹皮二钱　桑叶一钱

左　咳逆痰色稠黄，其状如脓。邪袭于外，湿蒸于内。

杏仁泥三钱　炒蒌皮三钱　马兜铃一钱五分　赤白苓各二钱　橘红一钱　炒枳壳一钱　淡黄芩一钱五分，酒炒　炒苏子三钱，打　生薏仁四钱　葶苈子五分

陈　久咳不已，肺金无权，不足以制服强肝，腹中作痛。姑拟平肝疏木法。

金铃子切，一钱五分　青陈皮各一钱　砂仁七分，研后入　桑叶一钱　制香附三钱，研　广木香五分　郁金一钱五分　楂炭三钱　镑沉香三分，后入　茯苓三钱

支左　嗜饮过度，肺胃湿热蒸腾，至暮咳嗽痰多，痰厚色带青绿。精水下枯，痰热上扰，不易言治。

炒香玉竹三钱　炙紫菀一钱　冬瓜子四钱　生薏仁四钱　炒黄川贝二钱　白茯苓四钱　光杏仁三钱，打　炙桑叶二钱　水炒竹茹一钱　青芦管七钱　枇杷叶去毛，四片

贾左　大失血后，瘀血散入肺络，咳嗽凛寒发热，腹满作痛，脉象细弦。病实本虚，

恐传入损途。

磨郁金五分，冲　当归炭二钱　猩绛五分　川贝一钱五分　旋覆花一钱五分　光杏仁三钱　白芍一钱五分　楂炭二钱　枳壳一钱　南枣二枚

陆右　咽痒呛咳，日久不止，屡次见红，甚至盈口。今血虽暂定，左卧咽痒气冲，暮热少寐，脉细弦微数。肝火内烁，阴分日亏，阳气偏亢。金水并调，参以滋肝。

北沙参三钱　天麦冬各一钱五分　生白芍二钱　黑豆衣三钱　阿胶珠三钱　女贞子三钱，酒蒸　川贝母二钱　生山药三钱　大生地四钱　蛤黛散三钱，包

萧左　久咳曾经见红，两月前吐血盈碗。今血虽止住，而咳嗽暮甚，必致呕吐而咳方减，音塞不扬，脉形细数。经云：胃咳之状，咳而呕。良由肺肾并伤，中气亦损，损而难复，不可不防。

台参须另煎，冲，六分　盐半夏一钱　生扁豆三钱　生山药三钱　大麦冬三钱　生甘草三分　蛤黛散三钱，包　北沙参三钱　川贝母二钱　白粳米一撮，煎汤代水

二诊　甘以益胃，咳嗽大减，呕吐亦减。然大便泄泻，临圊腹痛。偶然饮冷，损伤脾土，一波未平，一波又起。再参培土生金法，复入分消，以理水湿。

奎党参三钱　泽泻一钱五分　生熟草各二钱　砂仁五分　白茯苓三钱　炒扁豆三钱　炒山药三钱　生熟薏仁各二钱　木香四分　木猪苓二钱

三诊　水泻渐轻，便仍溏泄，胸脘痞满不舒。脾清不升，则胃浊不降。久病之体，未便遽投重剂。

陈皮一钱　生熟薏仁各二钱　木猪苓二钱　泽泻一钱五分　鲜佛手一钱　砂仁五分　白茯苓三钱　煨木香四分　楂炭一钱五分

卫右　上则咳嗽气逆，喉有痰声，不时眩晕；下则大便不实，甚则带泄。脾为生痰之源，主健运而司磨化。古人治痰八法，理脾原属首务，特王道无近功耳。

奎党参三钱　白茯苓三钱　白蒺藜去刺，炒，三钱　制半夏一钱五分　炒於术二钱　炙黑草二分　缩砂仁四分，研，后入　生熟谷芽各一钱　广橘红一钱五分　老生姜八分。以后二味用白蜜一钱化水，同煎至干存性

二诊

玉竹三钱，炒香　川贝一钱五分　光杏仁三钱，打　炙紫菀一钱　白茯苓三钱　桔梗四分　枳壳四分　橘红一钱二分　老姜八分，后三味蜜炙

唐左　咳嗽半载不愈，咳则火升轰热，曾经见红，脉形虚细，不能收摄。其标在上，其本在下。拟金水双调法。

大生地　冬瓜子　川贝母　云茯苓　蛤黛散　甜杏仁　广郁金　都气丸

二诊　火升轰然已定，咳嗽略减。然每晨必咳尽稠痰，方得舒畅。脉象虚细。肾虚液炼成痰，上阻肺降。再作缓兵之计。

川贝母　蛤黛散　薄橘红　女贞子　炒竹茹　冬瓜子　茯苓块　炒苏子　粉前胡

都气丸

三诊　身热已退，咳嗽大减。然肺胃运化不及，水谷生痰，每晨必咳吐痰尽，方得舒畅。摄下之中，兼调脾胃。

奎党参　茯苓　制半夏　煅蛤壳　炒枳壳　野於术　橘皮　炒苏子　炒玉竹　都气丸

四诊　咳虽递减，而每至清晨，其咳必甚，寐则口干咽燥。脉形濡细，苔黄中心浊腻。阴虚于下，痰甚于上。拟和阴清金，兼化痰热。

细生地四钱　川贝母二钱　云茯苓三钱　冬瓜子三钱　北沙参三钱　海蛤粉三钱，包　水炒竹茹一钱　甜杏仁三钱　炙枇杷叶三钱　肺露一两，冲

顾右　燥气化寒生热，蒸痰酿饮，上阻肺降，咳嗽气逆痰多。恐传入损途。

葶苈三分　广橘红一钱　制半夏一钱五分　炒苏子三钱　缩砂仁四分　杏仁三钱　白茯苓三钱　旋覆花一钱五分　生熟薏仁各二钱

倪右　向有肝气，腹胀内热。兹感风燥，肺金失肃，致肝火逆犯于肺，咽中热冲，即作呛咳。舌红苔糙霉底。木叩金鸣，恐致入损。

栀皮　冬瓜子　蒌皮　竹茹　茯苓　蛤黛散　川贝母　川石斛　冬桑叶　地骨皮　枇杷叶

二诊　清气热而肃肺金，咽中热冲稍平，咳嗽大减。舌红苔糙霉底如昨。阴分耗残，再兼清养。

川石斛　南花粉　川贝母　细生地　丹皮　大天冬　北沙参　蛤黛散　枇杷叶

三诊　清肺气而化燥风，天时寒暄，封固不密，咳嗽转甚。脉形虚细，舌红苔糙。阴分亏损，不问可知。宜舍其标而治其本。

细生地四钱　蛤黛散三钱　甜杏仁三钱　白茯苓三钱　生白芍一钱五分　冬瓜子三钱　生甘草三分　都气丸三钱，先服　川贝母二钱　炙枇杷叶三片，去毛

张左　哮喘多年，肺伤吐血，渐至咳嗽痰多，痰色黄稠，兼带青绿。有时腹满，运化迟钝。脉形濡细，左部带涩。肺胃并亏，而湿滞中州。且作缓兵之计。

海蛤粉三钱　川贝母二钱　冬瓜子三钱　炙款冬二钱　淡秋石一钱　炙紫菀一钱五分　牛膝炭三钱　云茯苓三钱　煅磁石三钱　金水六君丸六钱，二次服

二诊　痰饮凭凌于上，肾阴亏损于下，饮聚则成痰，阴虚则生热。热痰交蒸，所以咳血频来，痰黄青绿。热蒸痰郁，痰带臭秽。脉细濡数。腹中不和。将成肺痿重症，再作缓兵之计。

南沙参三钱　川贝母二钱　橘红盐水炒，八分　冬瓜子三钱　海蛤粉三钱　炒枳壳一钱　沉香曲一钱五分　炙款冬二钱　清阿胶二钱　炒天冬二钱　生谷芽一钱五分

沈左　咳嗽不时带血，缠绵数载，肺肾久虚。兹以感受风温，咳遂增剧。今身热已退，而每至寅卯之交，辄咽痒咳甚，口渴咽干，舌燥痰稠厚，纳少胃呆。脉形虚细，舌

红苔糙。风邪虽解，而肺肾更虚，遂致冲阳挟痰上逆，证属本原，与痰饮攸殊也。拟金水双调法。

阿胶　川贝　炙生地　甜杏仁　枇杷叶　杭白芍　茯苓　青蛤散　橘红　都气丸

二诊　寅卯之交，咽痒呛咳已止，然胃气呆钝，脉象濡弦，口燥咽干，犹未全定。肾阴不复，中气下根于肾，所以肾愈虚则胃愈弱也。

阿胶珠二钱　橘白盐水炒，一钱　川贝二钱　甜杏仁三钱，炒香　金石斛三钱　海蛤粉三钱　茯苓三钱　杭白芍一钱五分，酒炒　肥玉竹三钱　生熟谷芽各一钱　七味都气丸三钱，分二次别服

丁左　咳嗽时轻时重，肺气久伤，以致窃盗母气，脾土因而不振，大便不时溏泄。脉细，苔白少华。拟培土生金法。

奎党参三钱　云茯苓三钱　炒扁豆三钱　生熟薏仁各二钱　炒於术二钱　炒山药三钱　炙黑草三分　炙款冬花二钱

夏左　痰饮阻于肺胃，胸次闷窒，痰多咳逆，甚则四肢不温。阳气为阴所阻，宜为温化。

制半夏一钱五分　广皮一钱　茯苓三钱　瓜蒌霜四钱　桔梗七分　薤白头三钱　桂枝四分　枳壳一钱　炒莱菔二钱，研

二诊　胸次窒闷稍舒，四肢亦稍温和。然仍痰多咳逆。还是痰饮内阻，肺胃之气不宣。再化痰而开展气化。

制半夏一钱五分　瓜蒌霜四钱　桔梗七分　白蒺藜三钱　薤白头三钱　广郁金一钱五分　枳壳一钱　光杏仁三钱　枇杷叶去毛，炙，四片　白金丸四分，开水送下。

三诊　四肢渐觉温和，痰亦稍利，然胸次时仍窒闷。还是痰饮伏而不化，恐难杜绝根株。

制半夏　枳实　霞天曲　茯苓　陈南星　上广皮　郁金　薤白头　杏仁　白金丸五分

四诊　肢厥转温，咳嗽虽属和平，而胸次尚觉窒闷，无非痰气之阻。前法扩充，用千缗汤出入。

陈皮　竹茹　光杏仁　制半夏　茯苓　枳壳　郁金　薤白头　皂荚子

五诊　胸次窒闷稍舒，然仍不时呵欠。的是胸有伏痰，以致阴阳相引。再化痰以通阴阳。

制半夏　橘红　广郁金　茯苓　龙骨　陈胆星　炒枳壳　竹茹　姜汁

六诊　胸中之伏痰渐开，阴阳交通，呵欠大退，咳嗽痰多较盛，此痰饮之本态也。宜化痰和中降肺。

制半夏一钱五分　炒苏子三钱　光杏仁三钱　前胡一钱　郁金一钱五分　广橘红一钱　白茯苓三钱　陈胆星五分　枳壳一钱　姜汁二匙

七诊　外感寒邪，寒饮复聚，咳嗽复盛，胸又窒闷。再辛润滑利，以化痰降浊。

薤白头三钱　橘红一钱　制半夏一钱五分　郁金一钱五分　砂仁五分　瓜蒌仁四钱，生姜汁炒，

研　茯苓三钱　炒枳壳一钱　干姜三分　佛手一钱

肺痿肺痈

夏左　湿热熏蒸不解，化火伤阴，虚火挟浊上炎，咳嗽暮甚，痰色青绿，而其气甚秽。脉数，两关滑大，不能重按。清化不应，勉拟壮水以制阳光，以希造化。

北沙参　大麦冬　炙桑皮　大生地　冬瓜子　煨石膏　炙款冬　地骨皮　川贝母　川百合　肥知母

某　咳嗽日轻夜重，痰黄稠厚，便坚带黑，脉数，舌光。无非阴虚火炎，金水并损。惟痰厚而带黄色，胃中必有湿热留恋。再从清养之中，兼导湿热下行。

北沙参　大麦冬　细生地　光杏仁　川贝母　冬瓜子　炙桑皮　青蛤散　地骨皮　青芦管　枇杷叶

陈左　肺痿之后，蕴热未清，咳嗽痰黄，时发时止。不易图愈。

地骨皮　茯苓　炙桑皮　郁金　生米仁　冬瓜子　煨石膏　肥知母　淡芩　杏桃仁　青芦管　枇杷叶

彭左　嗜饮伤肺，稍一感触，辄作咳逆，甚则带出粉红。此湿热之气，蒸于胃而注于肺也，恐致痿损。

冬瓜子　生薏仁　碧玉散　云茯苓　枇杷叶　水炒竹茹　葛花　瓜蒌仁　青芦管

陈左　肝郁气滞，病从左胁作痛而起。加以火灸，络热动血。屡进阴柔之药，阴分固赖以渐复，然湿热由此而生，发为浊症。湿热逗留，风邪外触，遂致咳嗽。先以燥药伤气，致气虚不能鼓舞旋运，饮食悉化为痰。又以柔药滋其阴，酸寒收涩，痰湿之气，尽行郁遏，以致痰带腥秽，色尽黄稠。黄为土色，是湿痰也。今内热咳嗽，痰仍腥秽。脉数濡弦，左部虚弦，舌苔薄白而滑。此气阴两亏，而湿热逗留之象。从实变虚，从假变真，殊难措手。前人谓因虚致病者，补其虚而病自除；因病致虚者，去其病而阴自复。八年之病，虽有成例可遵，恐鞭长之莫及耳。拟导其湿热下行，而不涉戕伐，俾得熏蒸之焰息，即所以保其阴气之消耗也。

光杏仁　冬瓜子　生薏仁　炙桑皮　枇杷叶　云茯苓　青蛤散　泽泻　青芦管

方右　咳嗽痰秽，内痈重症。遗毒已深，难遽言治。

冬瓜子　杏仁　茯苓　黑山栀　煨石膏　桔梗　生薏仁　枇杷叶　青芦管

先生问：吐出之痰，有如糊粥黄色者盈碗否？曰：然。肺已成痈，而将穿破，咳痰臭甚，吐出后秽味不退者，病尤深也。正蒙附志

顾左　引导湿热下行，效如桴鼓。邪气既尽，正气自复，少安而毋躁也。

广橘皮　生薏仁　制半夏　泽泻　枇杷叶　水炒竹茹　光杏仁　冬瓜子　茯苓　苇茎煎汤代水

某　咳痰臭秽，并兼粉红。肝火盛极，恐其成痿。

磨犀尖　丹皮　川贝母　青蛤散　冬瓜子　炒蒌仁　桔梗　炙桑皮　生薏仁　煨石膏　北沙参　芦根　枇杷叶

复诊　加杏桃仁。

彭左　咳嗽痰带秽臭。肝火蒸腾肺胃，将成内痈，不可轻视。

葶苈子　炒枳壳　冬瓜子　光杏仁　青芦管　赤白苓　白桔梗　生薏仁　橘红

服此方二剂而减，其效如神。按此症或起于酒，或由乎火。此人自谓气郁久闷，故致木火旺而刑及肺金也。正蒙志

杨左　大病之后，湿热未清，熏蒸肺胃，咳嗽痰黄，不能着卧。恐成痈痿重症。

冬瓜子　枳实　瓜蒌霜　光杏仁　旋覆花　炒竹茹　生薏仁　郁金　制半夏　茯苓　枇杷叶　青芦管

复诊　泻肺之湿热，喘减能卧，痰稠转稀。但咳热未除。前法再冀应手。

杏仁泥　海浮石　生薏仁　瓜蒌霜　冬瓜子　郁金　橘红盐水炒　茯苓　桔梗　水炒竹茹　枇杷叶　青芦管

左　咳嗽痰红，痰气腥浊，内热连绵，脉数而滑。此痰热内迫，势成痈痿，鞭长莫及。

冬瓜子四钱　生薏仁四钱　川贝母二钱　光杏仁三钱　炒丹皮二钱　青蛤散二钱　款冬花一钱五分　竹茹一钱　炙桑白皮二钱　苇茎一两

顾左　咳嗽不退，甚则带血，右胸胁肋俱痛，秽臭之气，直冲而上。此由痰热郁滞肺络，痿损重症。姑导其温热下行。

冬瓜子　杏仁泥　海浮石　旋覆花　丝瓜子　生薏仁　玉泉散　丹皮　磨郁金　青芦管

又　咳嗽痰秽吐血，脉象急数。湿热蒸腾伤肺，肺痿情形也。病在高年，难以许治。

南沙参　冬瓜子　杏桃仁　桑白皮　粉丹皮　川石斛　生薏仁　川贝母　款冬花　青芦管

姚左　血未复来，痰仍灰黑。还是湿郁热蒸，再为清化。

制半夏　茯苓　郁金　海蛤粉　冬瓜子　广橘红　瓜蒌皮　杏仁　海浮石　生薏仁

喘

顾石泉　肺感风邪，久恋不解。前月中旬作课熬夜，凉气复袭，卫气为邪所阻，以致阳气屈曲不舒，而为身热。热则痰湿尽行蒸动，营卫循环失度，以致寒热纷争，有如疟状。痰即阻遏，则浊气不能下降，清津不能上升，以致津乏来源，舌光口渴。痰湿熏蒸，以致溱溱汗出。胃为十二经之总司，主束筋骨而利机关，所以《内经》治痿有独取阳明之说。今湿痰蕴遏，阳明不主流利筋骨，所以两足忽然痿强。此皆未发气喘时之情形也。今咳嗽反止，而气喘难卧，冷汗直出，四肢厥冷，是肺气但主于出，而不能下纳，

自然有此等一虚难挽之象。然所以致虚者喘也，其所以致喘者何哉？盖肺主右降，胃府居于肺下，肺胃之分，久为痰湿占踞之区，一朝而塞其右降之路，所以暴喘不止，而所吐之痰，反不若平日之多矣。一嗳则喘略松，即是胃实。丹溪云：气有余便是火。气火上逆，浊邪化燥，口起白腐矣。脉象无神，脱兆已著。至于治法，则李士材云：因虚致病者，当治虚，其病可退；因病致虚者，当治病，其虚可保。挥蚊掠汗，作此梦语，以备商榷。

川桂枝五分　淡干姜五分　煨石膏七钱　光杏仁四钱　生薏仁五钱　冬瓜子五钱　枳壳一钱　青芦管一两

右　肾虚不克收藏，每至冬藏之令，辄发痰喘。去冬天暖之极，收藏不固；再以春令，地气发泄，根气失于摄纳，喘呼不能坐卧。黑锡丹招纳肾阳，虽属中病，而肾阴久亏，不能胜任温纳，致虚阳上浮，脱帽露顶，唇焦颧红。六脉细涩，苔淡黄，心毛而糙。气不摄纳，有汗脱之虞。拟补肾阴以摄肾气，能否应手，恐难必也。

生熟地炭各三钱　牛膝四钱　云茯苓三钱　丹皮二钱　煅磁石五钱　紫口蛤壳五钱　大麦冬三钱　怀山药三钱　坎炁漂净，炙，一条　秋石二钱，洗　五味子三分，炙

左　肾本空虚，闭藏不固，冬令气不收摄，燥气外袭，干咳无痰。去冬阳气升动，由咳而喘，不过行动气逆，片时即定，初未尝太甚也。乃春分节令，阳气发泄已甚，肾气不能藏纳，气喘大剧。耳聋作胀，咽中如阻，二便不利，口渴咽干，形神消夺，偶有微痰咯吐，色带灰黑，脉细少情，舌红苔白干毛。冲阳挟龙相上逆，遂令肺气不能下通于肾，肾气不能仰吸肺气下行，所谓在肾为虚也。恐阳气泄越，再加汗出。勉拟交通肺肾，参以丸药入下，以免腻药壅滞胃口。即请商裁。

磁石五钱，煅　淡秋石二钱　天麦冬各二钱　紫蛤壳七钱　茯苓三钱　怀牛膝三钱　车前子三钱　粉丹皮三钱　肥知母一钱五分　都气丸五钱，分二次服

二诊　交通肺肾，丸药入下，耳聋转聪，小溲通利，气喘稍有休止之时。然仍口渴咽干，身体不能行动，动则依然喘甚。脉象细数少情，右尺尤觉细涩。其为根本空虚，不能摄纳，略见一斑。昨药进后，不觉滞闷。勉从前意扩充。但草木之功，未识能与造化争权否。

熟地炭四钱　生白芍一钱五分　粉丹皮二钱　煅磁石三钱　茯苓三钱　天花粉三钱　萸肉炭一钱　肥知母二钱，炒　紫蛤壳六钱　牛膝三钱　天麦冬各二钱　炙桑皮三钱　囫囵五味子三分，开水分二次另吞服

陈左　肺合皮毛，毫有空窍，风邪每易乘入。必得封固闭密，风邪不能侵犯。谁为之封，谁为之固哉？肾是也。经云：肾者主蛰，封藏之本，精之处也。则知精气闭蛰于内，表气封固于外。所以肾本空虚，往往一至秋冬，气不收藏，为咳为喘者多矣。今稍一感触，即觉伤风，表气不固已甚。肺在上主气之出，肾在下主气之纳，肾虚藏不固，则肾气不能仰吸肺气下行，气少归纳，所以体稍运动，即觉气急。素有之痰饮，为冲气挟之

而上，咽痒咳嗽，甚至见红，特是肾之阴虚，与肾之阳虚，皆令气不收藏。左脉弦大，且有数意，断无命阳不振，寒饮上泛，而脉不沉郁，转见弦大之理。所以脉大而左部为甚，以肝肾之脉皆居于左，其为肾阴虚不能收摄无疑。况所吐之痰，牵丝不断，并非水饮。饮之所以为痰者，热炼之也。仲景小青龙汤、真武汤，为痰饮之要方。汤曰青龙，为其行水也。真武，水神名，为其治水也。足见饮即水类，与痰浊绝不相同。下虚如此，断勿存观望之心，而使根蒂日近空乏。用介宾先生左归饮法。

紫口蛤壳四钱　生地炭四钱　怀山药三钱　长牛膝三钱　萸肉二钱，炒　白茯苓三钱　车前子二钱

顾童　寒入肺腧，稍涉感寒，则外寒与伏寒相触，遂致哮喘咳嗽频发，甚则见红。良由喘咳激损肺络，与吐血实属两途。伏寒既深，肺热不解，而肺为娇藏，过进辛温，恐转损肺。拟辛温寒合方，而用重药轻服法。

麻黄蜜炙，三分　川桂枝三分　石膏煨，打，一钱五分　生熟甘草各二分　白茯苓三钱　淡干姜二分　光杏仁三钱，打　冬瓜子三钱

某　痰喘劳碌，感寒触发，呀呷有声，胸膺先觉不舒而病作，其痰阻气坠，已非一日矣。阅苔满白，脉来沉弦，于法当宗小青龙加减。姑宗仲景之意，不拘其方，俾得肺气宣通，则痰自下降。

麻黄二分，炙　杜苏子盐水炒，二钱　前胡一钱五分　白芥子炒黄，三分　南沙参三钱　生甘草二分　旋覆花一钱，包　桂枝二分　煨生姜一片　瓜蒌仁姜汁炒，二钱　白芍土炒，一钱五分　橘红盐水炒，六分　枇杷叶两片，去毛

右　阴虚木郁，冲气挟痰水上升，左少腹烙热，则其气从下直上，头痛面红，咽中如阻，以少阳之脉循喉咙，而胆为肝之外府也。阳气逆上，阳络被损，渐致吐血频来，肢困力乏。然吐血屡发，则喘发转疏，以郁阳从血发泄，则冲逆之威稍平，亦属定理。脉濡弦，苔白质红。肝肾阴虚，为致病之源；冲阳逆上，为传病之地。若作痰饮主治，则青龙、苓桂、真武等方，无一与症情恰合。惟有滋水养肝，摄纳肾阴，水不上泛，则痰即为津为液，不可不知。拟介宾左归饮加味。

大生地四钱　山萸肉二钱，炙　怀牛膝盐水炒，三钱　白茯苓三钱　蛤黛散五钱，包　麦冬三钱　炒黑当归一钱五分　车前子盐水炒，二钱　咸秋石六分　生白芍二钱　女贞子三钱　丹皮炭一钱五分

严　辛温寒合方，气喘大减，的是寒热互阻于肺。不入虎穴，焉得虎子，效方进退。

炙麻黄后入，五分　生甘草三分　橘红一钱　枳壳炒，一钱五分　茯苓三钱　光杏仁三钱，打　石膏三钱，煨　广郁金一钱五分　生姜汁三滴

二诊　哮喘复发。暂用重药轻服。

麻黄蜜炙，三分　生熟草各二钱　淡干姜三分　五味子四粒，打　茯苓三钱　石膏煨，打，一钱五分　白芍酒炒，一钱五分　川桂枝三分　制半夏一钱五分　北细辛三分　杜苏子三钱

三诊　用喻氏法，初服甚验，再服气喘复甚，其喘时重时轻。经月已来，浊精自出。脉沉弦，右部虚软。下虚上实，用雷少逸法。

制半夏一钱五分　熟地炭四钱　杜苏子炒，打，三钱　车前子盐水炒，二钱　上川朴七分　前胡一钱　白茯苓三钱　牛膝炭三钱　紫口蛤壳五钱　橘红一钱

四诊　标本并顾，气喘大定，精浊亦减。的是上实下虚，虚多实少。前法扩充。

制半夏一钱五分　苏子炒，研，三钱　川桂枝四分　车前子盐水炒，三钱　粉前胡一钱　橘红一钱　奎党参二钱　怀牛膝盐水炒，三钱　熟地五钱，炙　胡桃肉一枚，打，入煎

五诊　投剂之后，气喘未发，而胃气呆钝，形体恶寒。肾气不收，痰饮上踞。拟上下分治。

制半夏一钱五分　苏子炒，研，三钱　白茯苓三钱　粉前胡一钱　橘红一钱　车前子盐水炒，二钱　旋覆花绢包，二钱　光杏仁三钱　怀牛膝三钱　都气丸五钱，分二次服

六诊　恶寒已退，痰喘未发，上实下虚无疑。再上下分治。

制半夏一钱五分　茯苓三钱　车前子盐水炒，三钱　怀牛膝盐水炒，三钱　杞子三钱，炒　苏子三钱　橘红一钱　紫蛤壳六钱　怀山药三钱，炒　萸肉二钱，炒　枇杷叶去毛，四片　都气丸六钱，分二次服

七诊　肾阴渐得收摄，而阳升头胀少寐。阳之有余，阴之不足也。前法扩充。

生地四钱　山药三钱　牛膝盐水炒，三钱　生白芍二钱　云茯苓二钱　萸肉二钱，炒　车前子盐水炒，二钱　生牡蛎五钱　夜交藤五钱　龙骨三钱，煅　都气丸五钱，分二次服

又补方　痰饮停于肺胃，肾本空虚，稍一感触，辄引动内饮，而为喘为咳。喘咳不已，肾气从而上逆。所以极重之际，用滋肾归纳法，如鼓应桴，则是虚中有实，而实少虚多也。当以根本为重。

大熟地姜汁炙，十二两　怀牛膝盐水炒，一两五钱　补骨脂盐水炒，二两　白茯苓三两　上绵芪盐水炙，三两　甘杞子三两　制半夏一两五钱　巴戟肉二两　杭白芍酒炒，一两五钱　萸肉炒，一两五钱　制首乌四两　车前子盐水炒，一两　於术二两，炒　菟丝子盐水炒，二两　山药三两　陈广皮一两　胡桃肉三两，打　奎党参三两　紫口蛤壳五两　芡实三两，炒　炙黑草五钱　潼沙苑盐水炒，三两

上药煎三次，收干，以龟板胶一两，鹿角胶二两，阿胶二两，溶入收膏。每服七八钱，开水冲服。

过左　喘之一证，在肺为实，在肾为虚。此指气而言，非仅关于痰也。今痰多盈碗，喘咳声嘶，背脊恶寒，口腻不渴，脉象右部细弱而滞，左部弦大。良由气弱生痰，肝肾素亏之人，木失涵养，因于启蛰之时，气上升发，宿饮停痰，尽从上逆，肺降之道路蔽阻，出纳皆失其常。深恐其上愈实，其下愈虚，阴阳有离决之虞。夫痰浊水沫，皆属阴类，所以饮家有当以温药和之之例。然浊阴弥漫，断无霾红能食之理。则是肺欲其温，而肾欲其清也。拟辛温寒合方。

川桂枝四分　白茯苓三钱　淡干姜四分　海蛤粉五钱，包　煨石膏三钱，研　炒麦冬二钱　北沙参五钱　杏仁泥三钱　五味子六粒，同干姜打　二泉胶蛤粉炒松，一钱

邱左　痰湿素盛，而年过花甲，肝肾日亏，木少滋涵，于一阳来复之后，骤然气喘，痰随气上，漉漉有声。其病在上，而其根在下，所以喘定之后，依然眩晕心悸，肢体倦乏，肝木之余威若此。下焦空乏，不足以涵养肝木，略见一斑。脉象左大少情，右濡细软。诚恐摄纳失职，复至暴厥。

炙熟地四钱　海蛤粉五钱　朱茯神三钱　煅龙骨三钱　炒杞子三钱　牛膝炭三钱　煨磁石三钱　白归身酒炒，二钱　炒白芍一钱五分　沙苑子盐水炒，三钱

二诊　补纳肝肾，症尚和平，然左脉仍觉弦搏。下焦空乏，根本之区，不易图复，理所宜然。

龟甲心五钱　牛膝炭三钱　沙苑子三钱　炙河车三钱　茯苓神各二钱　炙生地四钱　海蛤壳六钱　煅龙齿三钱　炒白芍二钱　建泽泻一钱五分

三诊　左脉稍敛，心悸眩晕俱减。再摄纳下焦。

龟甲心五钱　牛膝炭三钱　紫河车三钱　海蛤壳四钱　川断肉三钱　生熟地炙，各三钱　煨龙骨二钱　粉丹皮二钱　炒白芍一钱五分　沙苑子盐水炒，三钱　泽泻一钱五分

四诊　脉象较前柔静，饮食亦复如常。虚能受补，当扬鞭再进。

龟甲心七钱　辰茯苓三钱　泽泻秋石拌炒，一钱五分　生熟地四钱，炙　紫河车三钱　海蛤壳一两　沙苑子盐水炒，三钱　杭白芍一钱五分　粉丹皮二钱　龙齿三钱，煨　牛膝三钱，炒　厚杜仲三钱

五诊　滋填甚合，再参补气，以气为统血之帅，无形能生有形也。

人参须七分　黑豆衣三钱　女贞子三钱　厚杜仲三钱　白归身二钱　生熟地炙，各四钱　元武板八钱　杭白芍酒炒，一钱五分　粉丹皮二钱　西潞党元米炒，三钱　煨龙骨三钱　泽泻一钱五分

用紫河车一具，微炙研末为丸，每日服三钱。

某　肝肾素亏，脾土亦弱，水谷之气，生痰聚饮，饮阻肺下，气喘痰多盈碗。脉象沉弦，舌苔白腻。五饮中之支饮也。仲景云：饮家当以温药和之。仿此立方。

麻黄蜜炙，三分　炒白芍一钱五分　川桂枝三分　五味子二分　橘红一钱　北细辛三分　制半夏一钱五分　淡干姜三分　炙黑草三分

侯左　先感风寒，既饮火酒，寒热互阻于肺，痰饮因而上升，致肺气不能下通于肾，气喘痰鸣，胸次窒闷异常，卧着尤甚。脉象沉弦，左尺尚觉有神。尚非肾气不能仰吸肺气下行之劣症。时自汗出。拟开太阳之表。弄斧班门，即请主裁。

川桂枝八分　淡干姜五分　煨石膏三钱　光杏仁三钱　甜葶苈五分　白茯苓三钱　制半夏一钱五分　生莱菔子一钱五分　生熟草各一分　枳壳七分

陈　向有痰饮，咳嗽痰多，习为常事。兹以感冒新风，肺气失肃，发热咳甚。兼以肝木郁结，风气通肝，肝木从而勃动，腹痛泄泻。此初起之情形也。乃热减痛止泻定，

转见神志模糊，喉有痰声，而不得吐，气喘不能着枕，四肢搐动，面色红亮，汗出溱溱。舌苔灰滞，而脉象濡滑。良由痰饮之邪，随外感所余之热，肝经郁勃之气，蒸腾而上，迷蒙清窍，阻塞肺气。清窍被蒙，则神机不运，而神识模糊。肺气阻塞，则出纳失常，而气喘不能着枕。肺气不能下通于肾，则肾气立见空虚，肾为封藏之本，肾虚则封固不密，而为汗出。本虚标实，恐成必败之局。勉拟扶正化痰，降胃纳肾。即请商裁。

吉林参七分，切小块，开水吞　旋覆花三钱，包　怀牛膝盐水炒，三钱　陈胆星一钱　焦远志肉五分　炒苏子三钱　车前子盐水炒，二钱　天竺黄二钱　煅磁石四钱　广蛤蚧尾一对　竹沥姜汁五滴，冲　白金丸一钱，包，入煎

又　补泻兼施，上下兼顾，如油如珠之汗已止，神志稍清，痰出较多，而稠腻如胶，牵丝不断，汗虽止而不时懊烦。脉见歇止，舌苔浊腻灰滞。无形之气火，有形之浊痰，蕴聚胸中，肺出肾纳之道路，为之阻塞，肾气虽欲仰吸肺气下行，而无路可通。此时欲降肺气，莫如治痰。标实本虚，元气能否胜任，实非人事所能为也。勉再议方。

白前三钱　白茯苓四钱　炒苏子三钱　旋覆花三钱，包　蜜炙橘红一钱　陈胆星一钱五分　炒蒌皮三钱　竹沥半夏三钱　紫口蛤壳一两　白果肉四粒，打烂　礞石滚痰丸一钱，开水先服　雪羹汤代水

郭左　幼时即有痰喘之症，今年二十余，喘发复盛，痰聚胸膈，胸膈窒闷，欲吐不得，四肢少暖。投以小青龙下控涎丹，不吐不泻，改投此方。

皂荚子一分五厘　明矾三分　黑丑四分　上湘军三分　四味研细，淡姜汤送下。

杨右　感邪失表，邪伏肺腧，以致稍一感触，辄作哮喘。除访择针灸好手按穴针灸外，进以梨膏，以开通肺络，而润肺金。

蜜炙麻黄五钱，另煎去沫，冲入　川贝母一两五钱，去心　冬瓜子一两五钱　云茯苓四两　光杏仁三两　洋糖拌石膏五两　苏子水浸，打烂绞汁，四两

上药煎为浓汁，用秋梨四斤，去核切片绞汁，同以上诸药汁及苏子汁，炭火收膏，将成时加入白冰糖三两，以滴水成珠为度。每服一调匙，晚间或临卧服。

卷　六

吐　血

某　天下无倒行之水，因风而方倒行；人身无逆行之血，因火而即逆上。湿热有余，肝阳偏亢，肺胃之络，为阳气所触，遂致络损不固，吐血频来。时易汗出，阳气发泄太过，不言可喻。脉象弦，两关微滑，亦属火气有余之象。清养肺胃，益水之上源，方可不涉呆滞而助湿生痰，特王道无近功耳。

金石斛　茜草炭　女贞子　茯苓神　黑豆衣　北沙参　牡蛎盐水炒　炒白薇　川贝

某　吐血时止时来，胸脘作痛，时易火升。此由努力任重，伤损肺胃之络。缪仲醇谓宜降气不宜降火，宜行血不宜止血，旨哉言乎！

磨郁金　侧柏炭　丹皮炭　磨三七　茜草炭　瓜蒌炭　黑山栀　代赭石　生赤芍　醋炒当归炭　鲜藕煎汤代水

此症经陈莲舫治过，用止血药，故案有隐射语。正蒙附志

曹左　内伤营络，吐血盈碗者再。涌溢之际，血难骤出，以致瘀血散入肺中，肺之降令不行。咳嗽气逆，将入损途。

旋覆花二钱，包　延胡索一钱五分，酒炒　赤芍一钱五分，炒　红花四分，酒炒　锦纹大黄一钱五分，酒炙成炭　桃仁泥二钱　川郁金一钱五分　桂枝尖二分　土鳖虫三枚，去头足，炙

又　咳嗽稍减，气升略定。大便解出带黑，瘀从下行之征。然猛药不能频进，再降肺化痰。

旋覆花三钱，包　桃仁泥二钱　炒苏子三钱，炒，研　紫丹参二钱　冬瓜子三钱　局猩绛五分　川郁金一钱五分，切　白茯苓四钱　红花四分，酒炒　枇杷叶去毛，炙，四片

汪右　幼时曾有血症，血膜已有破绽。去秋燥气加临，咳嗽不已，金气暗伤，不能制木，当一阳来复之际，厥阳从而上逆，失血满碗而来。数月之中，或涌或夹带，竟无全止之时，胸中隐隐掣痛。脉象细弦，右部兼滑。良以厥阳逆冲，肺胃之络，为之激损，一时络难扃固，所以夹杂而不能净尽也。若不急急图治，深恐络之损处日甚，而致暴涌，不可不慎。

钉头赭石四钱，煅　郁金五分，磨冲　川贝母二钱　百草霜二分，包　茜草炭一钱　丹皮炭二钱　金石斛四钱　桑叶一钱三分　瓜蒌霜四钱　降真香一钱，劈　竹茹一钱五分，盐水炒　苏子三钱，炒，研　鲜藕节一两，煎汤代水

俞左　吐血四日不止，昨晚胸闷恶心，有似痧秽之象。非痧也，木旺而清肃不行，肺

肝气逆故也。人身之津液，流布者即为清津，凝滞者即为痰湿。痰湿内阻，升降之机，不循常度，气火上逆，载血逆行，是失血之因于胃中寒湿，原属至理。特寒湿而致阻塞升降，甚至失血盈碗，则是非寻常之湿矣。可疑者，初无痞满等象，而此时转觉气阻脘痞，呃忒频频，连宵不寐，脉象细数不调，而右关独见弦滑。良由肝升太过，胃府之气，为之耸涌，不能通降，所以血之出于胃者，愈出愈多，浊之聚于胃者，愈聚愈满。自觉胸中有物窒塞，大便不行，九窍不和，皆属胃病。经云：六府以通为补。前方专主通降者为此。拟方如下，以急降其胃气，总期呃止血止，方可续商。

代赭石四钱　杏仁泥三钱　茯苓五钱　枳实一钱　上湘军一钱　竹茹一钱五分，盐水炒　瓜蒌炭六钱　莱菔子四钱　西血珀三分　侧柏炭七分　白蒺藜去刺，炒，三钱

又　吐血之症，或出于肺，或出于肝，各经不同。人身喉属肺，主气之出；咽属胃，主气之入。所以各经之血，其出于口也，莫不假道于胃，而溢于喉。今吐血九日不止，左脉并不浮露，病非肝肾而来。虽倾吐之时，足冷面赤，未始无龙相上越之象。然倾吐之时，气血紊乱，虽有见象，难为定凭。多饮多溲，其肺气能通调水道，下输膀胱，其病不由于肺可知。间有一二呛咳，亦由肝火上烁，木叩之而金偶鸣耳。下不由于肝肾，上不由于心肺，推诸两胁不舒，中脘自喜挫磨等象，则是病之由于肝胃，已可显见。良由平素郁结，郁则伤肝，木为火母，阳明胃府居肝之上，为多气多血之乡，肝郁而气火上浮，则阳明独当其冲，胃络损破，血即外溢。胃府以通为用，九日以来，所进实胃滞胃之品多，降胃通胃之物少，胃不降而独欲其气之与血皆从下行，不能也。于此而曰血无止法，医无确见，遂曰天也命也，岂理也哉！曰：前论未及于心，而不关心肺，何所见而与心无涉哉？夫心为君主，凡血出于心，断无成口之多，虽有不寐，则胃不和耳。世无伯乐，何必言马，子诚真伯乐也。言者谆谆，未识听者何如。

代赭石四钱　炒竹茹一钱五分　郁金六分，磨冲　茯苓六钱　杏仁泥三钱　丹皮炭一钱五分　枳实七分　苏子盐水炒，三钱　山栀三钱　侧柏炭四分　降香一钱五分，劈　百草霜三分　湘军七分，酒炒　三七三分，磨冲

从来吐血三大法，宜行血不宜止血，宜降气不宜降火，宜养肝不宜伐肝，特此附识。此先生自注于方后者也。先生于吐血一门，特有心得，故案语尤有独到之处，可法可传。文涵志

胡左　痰带血点，痰稠如胶，心中有难过莫名之状。此本水亏于下，痰热扰上，切勿以其势微而忽之也。

海浮石三钱　煅决明四钱　川石斛四钱　丹皮炭一钱五分　藕节二枚　黑山栀二钱　钩钩三钱，后入　竹茹一钱，水炒　瓜蒌霜三钱　蛤黛散四钱　煅磁石三钱

又　痰血已止，痰稠稍稀，的是肝火上撼心肺。再为清化。

海浮石三钱　煨决明四钱　川石斛四钱　丹皮炭一钱五分　瓜蒌霜三钱　煅磁石三钱　川贝母二钱　海蛤粉四钱　茯神辰砂拌，三钱　麦冬一钱五分，辰砂拌

又　血止而心阴未复。再平肝养阴。

朱茯神　拣麦冬辰砂拌　当归炭　柏子仁　磁石煅　金铃子　醋炒枣仁　丹参炭　煅龙骨　代赭石　香附盐水炒

某　湿热熏蒸，面色油晦，小溲浑赤，咯血鲜红。再淡以渗之，苦以泄之。

碧玉散　冬瓜子　生薏仁　郁金　盐水　炒竹茹　泽泻　丹皮炭　杏仁泥　赤白苓　川黄柏　枇杷叶

某　心中似有气冲，则咯吐全红。今血虽止住，而气冲未定。脉来弦大。肝火撼胃，胃气逆，血因之而上矣。

代赭石　丹皮炭　竹茹　牛膝炭　藕节　枳实　云苓　黑山栀　瓜蒌炭　磨郁金

祝左　血仍不止，头胀少寐，吸气短促，脉象左弦。无非阳气上逆，载血妄行。还恐涌溢。

羚羊片　磨郁金　炒赤芍　代赭石　丹皮炭　墨汁旱莲草　磨三七　牛膝炭　百草霜　细生地　鲜藕二两，煎汤代水

又　血虽渐少，而腹满不舒。良由肝脏之气不和，肝火不能藏蛰。前法参以调气，气降即火降也。

磨郁金　乳汁磨沉香　炒赤芍　太阴元精石　炒黑丹皮　黑山栀　白蒺藜　墨汁旱莲草　茜草炭　藕节

顾左　风温袭肺，由咳而致见红，至今时来时止。脉象浮芤。恐其复涌。

丹皮二钱　瓜蒌霜三钱　川贝四钱　石斛四钱　青黛五分，包　山栀三钱　生扁豆衣四钱　郁金五分，磨冲　连翘三钱　竹茹一钱五分，盐水炒　藕节二枚

左　本是风湿留络，遍体酸楚。二旬以来，由咳而致痰红。风伤阳络，与水亏金损者有间也。

蜜炙桑叶　象贝母　丹皮炭　光杏仁　连翘壳　广郁金　荆芥穗　川贝母　炒蒌皮　紫菀肉　藕节

顾左　咽痛过食甘寒，风热内郁，激损肺络，由呛咳而致带红，痰稠而厚，颧红火升，血来每在清晨。脉象数大。宜泄膈热。

甘草三分　防风七分　薄荷五分　海蛤粉三钱　天花粉一钱　柿霜一钱　桔梗八分　磨犀尖二分　贝母一钱五分

顾左　咳经数月，渐至吐血盈盆，至今仍然夹带。脉象细弦，舌红少苔。阴虚木火上凌，营络损破，而气火仍然不平。还恐暴涌。

大生地五钱　大天冬三钱　侧柏炭三钱　茜草炭一钱五分　藕汁一杯　竹茹一钱五分，水炒　生白芍二钱　丹皮炭一钱五分　蒲黄炭八分　阿胶珠三钱

又　滋肾水以制木火，血已止住，而呛咳仍然不减。金水并调，一定之理。

大生地四钱　川贝母二钱　蛤黛散四钱，包　阿胶珠二钱　大天冬三钱　生白芍一钱五分

茜草炭二钱　怀牛膝盐水炒，三钱　枇杷叶去毛，炙，三钱　都气丸四钱，开水先服

王右　吐血大势虽定，痰中仍然带红，气冲呛咳，脉细弦而数。阴虚木火凌金，冲气从而上逆。拟育阴以制冲阳上逆之盛。

阿胶珠二钱　生甘草三分　怀牛膝盐水炒，三钱　茜草炭一钱五分　川石斛三钱　生白芍一钱五分　川贝母三钱　蛤黛散三钱　生山药三钱　藕节三枚

二诊　痰红已止，咳亦略减，脉细弦数稍缓。冲阳稍平，肺肾阴伤不复。再金水双调。

炙生地四钱　川贝母二钱　生白芍一钱五分　茜草炭一钱五分　白茯苓三钱　北沙参四钱　蛤黛散四钱　生山药三钱　冬瓜子三钱　藕节炭三枚　都气丸三钱，先服

陈左　屡次失血，渐致呛咳咽痒，气从上升，而痰中时仍带红，痰稠而厚。脉细弦数。是肾水不足，木火上凌损肺，遂令络血外溢。血去阴伤，气不收摄，出纳因而失常。恐入损门。

冬瓜子四钱　生薏仁四钱　炙桑皮二钱　车前子三钱　青芦尖一两　光杏仁三钱　川贝母二钱　怀牛膝盐水炒，三钱　茜草炭一钱五分　都气丸五钱，二次服

二诊　血已止住，略能右卧，然仍咽痒呛咳，气从上升。脉细弦数，气口独大。血去既多，肾阴安得不伤？然上焦定然未肃，再清其上。

冬瓜子四钱，打　生薏仁三钱　丝瓜络一钱五分　炒蒌仁三钱　鲜荷叶三钱　鲜桑叶络三钱　象贝母二钱　光杏仁三钱，打　炒栀皮三钱　鲜枇杷叶一两，去毛　活水芦根一两，去节

三诊　偏右能卧，气升大退。然呛咳不爽，痰不易出。肺气不克清肃，再清其上。

瓜蒌皮三钱　光杏仁三钱　炒苏子三钱　象贝母二钱　冬瓜子四钱　鲜桑叶络三钱　生薏仁四钱　盐水炒橘红一钱　白茯苓三钱　青芦尖八钱　枇杷叶露一两

四诊　偏右虽能着卧，呛咳气升，减而不止，痰出不爽，日晡发热。肺热阴伤，再润肺清金。

瓜蒌仁三钱　炙桑叶一钱五分　生甘草五分　冬瓜子四钱　川贝母二钱　甜杏仁三钱　生薏仁三钱　北沙参三钱　山栀皮三钱　青芦尖八钱　肺露一两，冲

五诊　清金润肺，暮夜呛咳已定，而每晨咳甚，痰不爽出，色带青绿，脉数内热。血去过多，阴伤难复，阳升凌犯肺金。拟育阴以平阳气之逆。

阿胶珠二钱　生甘草五分　蛤黛散三钱　雪梨膏五钱　炙生地四钱　川贝母三钱　甜杏仁三钱

六诊　呛咳时轻时重，气火之升降也。频渴欲饮，咳甚则呕，肺胃阴伤难复，气火凌上不平。从肺胃清养。

大天冬三钱　生甘草五分　炒蒌皮三钱　冬瓜子三钱　川石斛三钱　北沙参四钱　川贝母二钱　黑山栀皮三钱　蛤黛散四钱　琼玉膏五钱，冲

王左　水亏木旺，虚火上凌，咳嗽不已，吐血时止时来。冲阳逆上，咳甚则呕，以冲

脉在下，而布散于胸中也。症入损门，何易言治。

大生地四钱　阿胶珠三钱　淡秋石一钱五分　牛膝炭三钱　丹皮炭二钱　大麦冬三钱　生白芍三钱　青蛤散三钱　生山药三钱　冬虫夏草二钱　金石斛三钱

二诊　血未复来，咳嗽递减，呕吐亦止，而腰府作酸。肺肾皆亏，显然可见。药既应手，姑守前意，再望转机。

大生地　生甘草　阿胶珠　青蛤散　生山药　大麦冬　生白芍　牛膝炭　川贝母　都气丸

三诊　咳嗽大退，腰酸稍减，脉亦渐和。然肺肾皆虚，何能遽复，调理之计，非旦夕间事也。诸宜自卫。

清阿胶溶化，冲，三钱　大麦冬三钱　青蛤散三钱　怀牛膝三钱　生白芍一钱五分　大生地五钱　川贝母二钱　厚杜仲三钱　茜根炭一钱　冬虫夏草一钱五分　都气丸四钱，二次服

四诊　滋肾养肝保肺，咳嗽十退四五，血亦未来，惟根蒂不除。虚损之症，本无遽复之理，仍从金水两调主治。

大生地四钱　生山药二钱　海蛤粉三钱　茯苓三钱　怀牛膝三钱　阿胶珠三钱　川贝母二钱　生白芍一钱五分　杜仲三钱　枇杷叶去毛，炙，三钱　琼玉膏五钱，二次冲

五诊　金水双调，脉症相安，惟胸次时觉窒闷。冲脉气逆，亦属阴亏所致。

大生地四钱　生白芍三钱　白茯苓三钱　川贝母二钱　甘杞子三钱　牛膝盐水炒，三钱　炒萸肉一钱五分　白芍一钱五分　青蛤散四钱　枇杷叶去毛，蜜炙，四钱

六诊　膏方。吐血之后，久咳不止，投滋肾养肝保肺，咳减大半。然血去之后，肺肾皆虚，安能遽复，所以咳嗽根蒂不除，损而未复。病情尚有出入，本难作简便之计，然道远往还非易，姑迁就拟定膏方，不用大剂，以留出入地步。

大生地四两　生白芍一两五钱　川石斛二两　怀牛膝盐水炒，二两　川贝母二两　白茯苓二两　大熟地三两　肥玉竹二两　青蛤散三两　天麦冬各一两五钱　西洋参一两　炒萸肉一两　当归炭一两　奎党参二两　生甘草七钱　生山药二两　冬瓜子一两五钱　丹皮炭一两　炙紫菀一两　阿胶三两　龟板胶一两　枇杷膏二两

三胶溶化收膏。晨服七八钱，午后饥时服五六钱。

金　类疟之后，湿热未清，蕴结膀胱，溲血两次，咳恋不止，旋即咯吐见红。今虽止住，咳嗽仍然未尽。脉濡微数。良由湿热熏蒸肺胃，遂致络损血溢。拟开肺气以导湿热下行。

冬瓜子三钱　薏仁三钱　象贝母二钱　丝瓜络一钱五分　绿豆衣二钱　杏仁三钱　茯苓三钱　竹茹一钱　鲜荷叶络三钱　生扁豆衣二钱　枇杷叶四片，去毛　活水芦根一两

又　咳嗽咯血之后，元气未复，阳虚肝旺，脐下漉漉鸣响，两目干涩。脉沉而弦，苔白而腻。膀胱之湿，为风所激，所以鼓动成声。宜分利水湿，参以养肝。

生於术一钱五分　木猪苓二钱　泽泻一钱五分　炒白芍一钱五分　橘叶三钱　白茯苓三钱　野

黑豆三钱　女贞子三钱，酒炒　池菊花一钱五分

钱左　屡次失血，血止之后，神色淡白，动辄气逆带咳，大便溏行，脉形沉细。夫脾为统血之脏，以阳为运，脾阳不振，则统摄无权，血遂得而妄行矣。病久不复为损，损久不复为劳，恐涉不复之虞耳。

生地炭四钱　牛膝炭三钱　炮姜炭二分　茜草炭一钱　厚杜仲三钱　炒於术一钱五分　茯苓神各二钱　橘白盐水炒，一钱

左　失血盈口而来，血止之后，腰背作酸，火时上升，脉象两关弦滑。此由中气不足，痰湿内阻，胆胃之气不能下降。宜调中降胃，而益肝肾。

人参须另煎，冲，五分　炒麦冬一钱五分　川石斛四钱　茜草炭一钱五分　煅赭石四钱　桑叶一钱　厚杜仲三钱　川断肉三钱　牛膝炭三钱　丹皮一钱五分　橘白盐水炒，一钱

又　阳本上升，阴从下吸则降；阴本下降，阳从上挈则升。阳降则为蒸变生化之源，阴升则为滋养濡润之助。今水亏于下，火升于上，其阴津之不能下吸，阳气才得上浮。滋益之品，无不黏滞，湿痰素盛之躯，势必有碍胃纳。再以清养胃气，补益肝肾而参咸化。

人参须别煎，冲，五分　金石斛四钱　生扁豆三钱　茜草炭一钱五分　龟甲心刮白，炙，先煎，四钱　煅蛤壳四钱　厚杜仲三钱　牛膝炭三钱　秋石二分　泽泻一钱五分　橘白盐水炒，一钱

戴左　吐血成盆成碗，今虽大势已定，而仍气冲咽痒。脉形沉细，舌淡苔白，胃钝纳减。据述临涌之际，四肢厥逆。良由感寒不解，与湿相合，脾阳遏郁，遂致统摄无权。还恐涌溢。

生於术二钱　丹皮炭一钱五分　茜草炭一钱五分　白茯苓三钱　炮姜炭五分　炙黑草六分　磨三七三分　侧柏炭二钱　藕节二枚

尤左　喘咳者久。兹则肺胃络损，血来如涌。脉气口浮弦。有涌溢之虞。

炒苏子三钱　代赭石四钱　广郁金五分，磨冲　沉香乳汁磨，三分　杏仁泥三钱　侧柏炭二钱　蒲黄炭一钱　旋覆花二钱，包　川贝母二钱　磨三七三分，冲　牛膝炭三钱　百草霜一钱，包

又　昨宗缪仲醇宜降气不宜降火之说立方，气降即火降，如鼓应桴，吐血顿止。无如咳延已久，劳损根深，虽解目前之危，仍难弥后日之虑也。得寸则寸，已为幸事矣。有仓扁其人者，尚宜就而正之。

旋覆花二钱　代赭石四钱　炒苏子三钱　沉香乳汁磨，冲，三分　藕节二枚　杏仁泥三钱　牛膝炭三钱　郁金五分，磨，冲　百草霜一钱　茯苓三钱　蒲黄炭五分

孙左　失血一症，由于阴虚阳亢者多。而此症血来盈口，继发痧疹，其风温迫损肺胃，显然可见。脉细而不耐重按。伏风未清，则新风易入。急宜微苦辛凉，以澈其根蒂。若漫投育阴补益，恐犯薛氏成劳之例，不可不辨。

粉前胡一钱五分　象贝母二钱　桑叶一钱　丹皮炭二钱　薄荷四分，后人　杏仁泥三钱　连翘三钱　桔梗一钱　牛蒡子三钱　梨肉一两

右 血之涌溢者已定。然咯吐犹然带红，色兼紫晦，离宫之物也。气逆较定，脉象亦略柔敛，种属转机之兆。无如心中仍有灼热之意，咳嗽随气而来。舌红，苔白而糙。此由肝升太过，肺降无权。所恐血止之后，咳不得定，而缠入损门。拟清金平木，降气育阴。

南北沙参各三钱 川贝母三钱 炙桑皮二钱 沉香乳汁磨，二分 川石斛五钱 紫菀蜜炙，二钱 肥知母一钱五分 郁金五分，磨，冲 地骨皮二钱，炒 竹茹一钱五分，水炒 赤白芍各一钱 苏子盐水炒，三钱 藕节四枚，煎

改方去知母，加丹皮一钱五分，黑山栀二钱。

首方服犀角地黄汤案未录。

又 清养肺胃，平肝降气，咳嗽稍减。然血室尚未扃固，痰中夹带粉红；热势虽退，心中尚觉热辣；纳食之后，仍复饥嘈，寐中汗出。脉细软弱，而两寸动数。体稍转动，气辄上冲。大势较前虽称平定，而阳气犹升动不息。其上愈甚，其下愈虚，所以摄纳无权，肺降失职。非有情有质之物，不足以达其病所也。从前法进而扩充之。

龟甲心炙，先煎，八钱 代赭石四钱，煅，打 煅牡蛎四钱 丹皮炭二钱 生赤白芍各一钱 真阿胶蛤粉拌，二钱 郁金五分，磨冲 川贝二钱 炒麦冬三钱 枇杷叶一两，去毛 藕汁一杯，冲

左 失血盈碗而来。今发热不退，咳甚则血仍上涌。节令之交，深恐复溢。

丹皮炭 瓜蒌皮 水炒竹茹 磨犀角尖 茜草炭 黑山栀 代赭石 磨郁金 单桃仁 藕节

又 投剂之后，症属和平，而稍涉行动，血又随气上升。恐致再溢。

磨犀尖三分 丹皮炭一钱五分 炒赤芍一钱五分 茜草炭一钱五分 郁金磨，冲，五分 三七二分，磨，冲 生地炭四钱 单桃仁打，一钱五分 炒麦冬一钱五分 川贝母二钱 藕汁一杯，冲 南沙参五钱

吴右 向是肝胃不和，发则嗳噫胸痞。日前忽然吐血，甚至盈盂而来。今血止而至暮身热。此由肝火上凌肺胃，血去阴伤，肝火不能敛静也。

川石斛四钱 丹皮炭二钱 茜草炭一钱 黑豆衣四钱 郁金五分，磨冲 生扁豆衣三钱 水炒竹茹一钱 代赭石四钱 炒苏子三钱 降香一钱 女贞子三钱

左 痰饮而致咯血，中州痞满不舒，噫出腐气。脉象沉弦。此脾土为湿痰困乏，不能统血。恐损而难复。

川雅连姜汁炒，三分 制半夏二钱 上广皮一钱五分 焦白术一钱五分 郁金磨，冲，五分 炮姜五分 白茯苓五钱 炒竹茹一钱 炒枳实一钱 沉香曲炒，一钱五分

某 肺感风邪，胃停湿热，风湿热交迫，肺胃渐损，络血外溢。血从咳中而来，咳从邪起。若不急散其邪，必至延损。

制香附 光杏仁 橘红 生薏仁 茯苓 黑山栀 炒枳壳 前胡 丹皮炭 泽泻

左 肝肾素亏，分节之后，阳气上升，鼓击损络，络血外溢，以致吐血盈口而来。

今血虽止住，而腰府作痛。此由血去之后，肝肾愈形空乏。脉象细弱，尤属不足之征。宜益肝肾而清肺胃。

牛膝炭三钱　厚杜仲三钱　炒川断三钱　橘红盐水炒，一钱　茯苓四钱　金毛脊去毛，炙，三钱　茜草炭一钱五分　炒苏子三钱　丹皮炭一钱五分　泽泻一钱五分

又　腰痛稍减，脉象稍振。的是吐血之后，肝肾空虚。效方再为扩充。

金毛脊去毛，炙，四钱　菟丝子盐水炒，三钱　炒牛膝三钱　泽泻一钱五分　茯苓三钱　茜草炭一钱五分　川断肉盐水炒，三钱　藕节二枚　杜仲三钱　潼沙苑盐水炒，三钱　八仙长寿丸三钱，清晨服

俞左　失血之后，火升内热，而脐下自觉有形坚满，脉数细沉，足膝欠暖。此由气虚而脾不统摄，阳气不能转旋于下，则虚火尽越于上。将入损途。

炮姜四分　当归炭二钱　牛膝炭三钱　侧柏炭三钱　茜草炭一钱五分　茯苓三钱　炙黑草六分　单桃仁打，一钱五分　丹皮炭二钱

又　药进之后，胃纳稍增，然脐下仍然坚满，食入脘痞。脾阳不司旋转。再从前方出入。

生地炭　炮姜炭　茜草炭　牛膝炭　当归炭　炙黑草　单桃仁　侧柏炭

又　腹偏左较舒，然结块未化。脉形濡细。太阴无旋运之权。效方出入主治。

生地炭四钱　炮姜炭五分　茜草炭一钱五分　南楂炭三钱　当归炭二钱　炙黑草三分　茯苓神各二钱　生熟谷芽各二钱

陈左　吐血数载不止，色淡不鲜。此湿热袭入营分，血中有湿也。血室不靖，用介宾法。

丹皮炭　炒蒌皮　赤白苓　荆芥炭　二妙丸　黑山栀　半夏曲　防风根　炒广皮

原注：此人吐血已七八年矣，其色淡红，血少而夹湿也。

张左　先自木火刑金吐血，继而火郁胸中，胃口刮痛，旋至木克土而脾虚发胀，甚至吐血频年，迄无止期。良以脾土虚极，不能统摄，致谷气所生之血，渐长渐吐，所以吐血无止时，而亦并未冲溢也。兹以温助命火，致肝火逆上，血溢盈口，由此而脾土益衰，大便作泻。六脉细涩，按之无神。苔红黄糙露底，重地深入。勉拟仲圣柏叶汤意，合理中、理阴两方，以备采择。

侧柏叶三钱　大熟地五钱　生於术二钱　炮姜炭五分　蕲艾炭五分　生熟草各三分　热童便半茶杯，乘热和药冲服

此案能发前人所未发之旨。文涵志

又　土中泻木，痛已全止，便泄亦减大半，未始不为转机。无如胃仍不起，中气虚耗，不能推送，中脘之上，咽嗌之下，似有黏腻窒塞之状，动辄恶心，由此而饮食更多窒碍。再从前意参以和胃，即请正之。

野於术枳实煎汁，炒　青盐半夏　茯苓　广皮盐水炒　台参须另煎，冲，一钱　金石斛　杭

白芍防风煎汁，炒　薏仁　竹茹盐水炒　香稻根须五钱

左　温邪两候，热迫阳明，屡投辛甘寒合方，大热甫定。而素体木旺阴虚，昨晚偶触怒火，遂致肝火逆冲，肺胃络损，今晨呕吐鲜血，竟有盈碗之多。胃与大肠，两相联续，所以呕吐之后，继以便血。今血虽暂定，而心中漾漾，尚有欲涌之势。寐则汗出。脉形左大，寸浮关弦尺涩，右部濡弱，气口带搏，舌干无津。皆由木火久郁，触之即发，以致急速之性，损络动血。阳浮阴弱，肾水不能滋涵，封藏因而不固，所以寐则汗出。中气下根于肾，肾水愈亏，则木火愈旺，而中气愈弱，所以胃呆少纳。病中变病，花甲之年，何堪经此一波再折也。勉与叔涛先生共议养肝滋肾，兼益水之上源，略参凉营收固。即请崇山先生裁夺。

大生地四钱　阿胶珠三钱　天麦冬各二钱　鲜竹茹一钱五分　磨犀尖三分　代赭石五钱　生牡蛎八钱　生白芍二钱　大元参三钱　丹皮炭二钱　浮麦一两五钱　藕汁一酒杯

二诊　养肝滋肾，木得水涵，气火之逆冲者已平，阳气之泄越者渐固，血未复来，汗出大减。舌边尖转润，然中心仍然干燥。胃为阳土，藏阴皆虚，胃液安得不耗。有气无液，胃气安得调和，所以胃纳仍然不旺，实与中气不振者迥然不同。脉左弦大，右部大而濡软。肾水肺津，肝阴胃液，一齐耗损。然胃府以通为用，再拟滋水养液，而择其不滞者投之。即请叔涛先生商进。

大生地五钱　天麦冬各二钱　生甘草四分　茯苓神各一钱五分　丹皮炭一钱五分　川贝母二钱　阿胶珠三钱　金石斛四钱　生白芍二钱　生牡蛎八钱　天花粉二钱　浮小麦五钱

三诊　滋肾养肝，胃气渐舒，渐能安谷，舌燥渐润。药即应手，无庸更章。即请商进。

金石斛　天麦冬　天花粉　生白芍　炒木瓜　生牡蛎　川贝母　生甘草　粉丹皮

每日晨服六味地黄丸，用阿胶珠三钱，金石斛三钱，大麦冬二钱，煎汤送下。

四诊　胃气渐振，饮食馨增。经谓：中焦受气，取汁变化而赤是为血。气者何？谷气是也。谷气既旺，血去虽多，不虞其不复。舌心干毛，再滋肾水，水足津自升矣。留候叔涛先生商进。

大生地　生山药　粉丹皮　茯神　金石斛　天麦冬　清阿胶　生白芍　花粉　川贝母

五诊　清津渐回，舌质润泽，寐醒燥渴亦定。然平素痰多，此届病后，咯吐之痰，绝无仅有。今日形体恶寒，沉沉欲寐，脉濡微滑。良以谷气渐增，水谷之气，生痰酿浊，弥漫胸中，以致阳气不能流布，神机不能转运。前法参以化痰。留候商进。

大生地五钱，炒松　阿胶珠三钱　竹茹一钱，水炒　生白芍一钱五分　川贝母二钱　瓜蒌皮三钱，炒　白茯苓三钱　海蛤粉二钱　天冬三钱　陈关蜇七钱

六诊　痰稍爽利，神情略振，然胸次气郁不舒，前番呕血之始，亦由此而起。脉形右大，舌干少津。良以气分久郁，上焦不行，则下脘不通。拟开展上焦气化，参以甘凉

救津。即请叔涛先生商进。

炒香豉　炒蒌皮　光杏仁　川贝母　枇杷叶　黑山栀　川郁金　金石斛　大天冬　梨汁

某　溢血之后，未及三日，即起咳嗽，晨汗，不寐内热，渐至痰多盈碗，痰味带咸。脉细弱而数，左关微弦，尺中小涩。此血去太多，火来克金；肾本空虚，失于摄纳。恐延入损途。

熟地炭　青蛤散　五味子　川贝　丹皮　泽泻　紫菀肉　生山药　茯苓神　牛膝炭　款冬花

又　前法未见松减。然咳嗽之所由，当是肺络杂有凝瘀。

生熟牛膝　单桃仁　延胡索　上湘军酒炒黑　土鳖虫去头足

某　血未复来，痛亦稍安，火之上升者，亦得稍平，脉两关略柔，不可不为起色。无如气口之脉，大于关部，咳嗽较血涌之时反觉增甚。昨日本已虑及。所以然者，都缘血溢之时，血多喉小，卒不得出，以致瘀血散入肺络之中，肺气逆而不降。恐由此而入损途。

茜草炭　川贝　光杏仁　当归须　磨三七　川郁金　延胡　代赭石　单桃仁　上湘军

改方加土鳖虫五枚，去头足，赤芍二钱，桂枝一分，煎汁拌炒。

案语新奇。阅历之精深，心思之警辟，不可多得。文涵志

杨左　努力损伤肺络，络血外溢，不时见红，左胁作痛，咽燥舌干。宜清养肺胃，以和脉络。

川石斛四钱　全当归二钱，醋炒成炭　鲜竹茹盐水炒，二钱　降香片三分　丹参炭二钱　大麦冬三钱　冬瓜子三钱　杜苏子盐水炒，三钱　丹皮炭二钱

许左　每至着卧，辄反不寐，坎水离火，不能相济，略见一斑。春升之际，阳气上升，鼓激损络，遂至咯血。火灼金伤，渐至咳嗽。至金水不能相生，血既时止时来，咳嗽更无底止。中气日薄，旋运力乏，时涌痰涎。脉细涩而沉，左关带弦。内伤重症，若得息心静养，或能带病支持。

南沙参三钱　光杏仁三钱　青蛤散四钱　牛膝炭三钱　川贝母二钱，炙　紫菀肉二钱，炙　云茯苓四钱　冬虫夏草三钱　生鸡子白一枚，调服　白蜜一钱五分，冲　藕节三枚　八仙长寿丸三钱，先送下

陈左　血生于心，藏于肝，统于脾。善奕构思，思中有虑，既思且虑，脾土必伤，以致统摄无权，血液外溢，咯吐带红。以其为血之液也，所以血不鲜赤。心中有难以明言之状。此由少阴心经而来，未可以其势微也而忽之。拟补益心脾，导血归脾。

炙绵芪　奎党参　朱茯神　远志肉　野於术　炒枣仁　当归尾　广木香

此案血液之论，体会入微，突出前贤，虽使西人见之，亦当折服。文涵志

唐右 小产之后，肝肾损伤不复，腰足软弱少力，白带绵下，甚则咯血凝厚，外紫内红，肝络暗损。治病必求其本。

阿胶珠 生白芍 厚杜仲 旱莲草 生山药 煅牡蛎 炒牛膝 丹皮炭 女贞子 潼沙苑盐水炒

又 养肝益肾，脉症相安，带下腰足酸弱，咯血凝厚，有时气冲作呛。肝肾阴虚，奇脉不固。仍守肝肾并调，兼固奇脉。

阿胶珠三钱 白芍三钱，酒炒 厚杜仲三钱 金毛脊四钱 生山药三钱 生地炭四钱 煅牡蛎四钱 潼沙苑盐水炒，三钱 女贞子四钱，酒蒸 鸡头子三钱

陆右 吐血时止时来，今则凝厚，色带紫殷，此由肝络而来者。肝病先厥后逆。肝主乎左，所以左卧则咽痒气冲。非静养不能回复。

大生地五钱 生白芍三钱 丹皮炭二钱 海蛤粉三钱 阿胶珠三钱 生甘草五分 旱莲草二钱 川贝母二钱 女贞子三钱 天麦冬各二钱

朱左 吐血频来，不时嗳噫，大便数日方行。未吐之先，觉胸腹作痛；既吐之后，其痛转定。脉濡而弦。踊跻损伤肝胃之络。拟降胃而除陈补新。

煅赭石五钱 鲜竹茹三钱，水炒 磨三七三分 干橘叶一钱五分 丹皮炭二钱 瓜蒌炭五钱 炒白芍三钱 当归炭二钱 枳实七分 牛膝炭三钱 藕节三枚

严左 性情躁急，肝经之气火上凌，吐血屡屡，气升呛咳，脉象细弦。气为血帅，降血尤当降气也。

炒竹茹 蒌皮炭 贝母 郁金 降香 丹皮炭 炒苏子 代赭石 杏仁 赤芍 黑山栀 枇杷叶

二诊 熄肝降气，呛咳较平，脉亦略缓。此无根之木，上凌肺金。前法参以育阴。

阿胶珠 大天冬 赭石 炒苏子 生赤芍 金石斛 淡秋石 川贝母 丹皮炭 黑山栀 茜草炭

三诊 血渐止住，气冲亦减。效方出入，再望应手。

生地 龟板 牡蛎 白芍 牛膝炭 茜草炭 代赭石 淡秋石 川贝母 白蒺藜 炒苏子

四诊 血虽止住，血络未扃。气火上凌不平，气每上冲，甚则胸中霍霍有声。非声也，火也。非火也，阳也。阳一日不平，则干系一日难释，不可不知。

代赭石 白芍 牡蛎 光杏仁 炒蒌皮 旋覆花 生地 川贝 黑山栀 枇杷叶

衄血

潘左 咳嗽鼻衄，腰酸肢重。肝肾空虚，恐延衰症。

丹皮炭 杜仲 当归 生地炭 炙黑丝瓜络 川断肉 白芍 川贝母 牛膝炭 海蛤粉 白茅花 炒麦冬

二诊　补肾清金，衄血未来，咳减纳加。的是水亏而虚火上炎，载血逆行也。乘此善调，以图恢复为要。

生熟地三钱　杜仲三钱　炒麦冬三钱　川贝母二钱　杭白芍一钱五分　生山药三钱　茯神三钱　牛膝炭三钱　龟甲心五钱，先煎　代赭石四钱

王左　涎涕带血，血从呼出，风邪湿热上蒸。

玉泉散三钱　马兜铃二钱　广郁金一钱五分　桑叶一钱　薄荷五分　苍耳子一钱　象贝母二钱　白桔梗八分　枇杷叶去毛，四片

李左　鼻衄盈碗而来，脉形弦大。此肝火积于内，风热袭于外，以致阳络损破，不能扃固，还恐有复涌之势。

丹皮一钱五分　青黛五分　煨石膏八钱　黑山栀三钱　赤芍一钱五分　麦冬三钱　鲜石斛八钱　白茅花一两　鲜藕三两

李左　鼻衄如注，脉象弦大，肺胃风热内迫，恐致厥脱。

犀角尖五分　细生地三钱　炒丹皮一钱五分　生赤芍一钱五分　绿豆衣五钱　麦冬三钱　黑山栀三钱　大黄二钱，酒蒸　藕汁一杯　元参肉三钱　白茅花一两五钱

吴右　向有鼻衄，势不甚盛。兹以不禁辛辣，以至三次衄血，皆有盈盂之多，阳络损伤也。

侧柏炭三钱　丹皮炭一钱五分　鲜竹茹一钱五分　当归炭一钱五分　白茅花一钱　细生地四钱　白茯苓三钱　大麦冬三钱　藕汁半杯　鲜荷叶络三钱

蓄　血

朱左　任重受伤，营血瘀滞，蓄而暴决，呕血盈盆，大便紫黑。由此面黄力乏，腹中结块。脉涩两关独弦。蓄者虽去，新者复瘀，势必复为呕下。临时汗脱，不可不虑。

於术　乌药　当归炭　五灵脂酒炒　炒赤芍　蓬术　楂炭　桃仁　奎党参　焦麦芽　延胡　制香附

蓄血呕血，急饮韭汁、童便。若时有冷汗及大便血下无度者，死症也。正蒙志

左　呕吐紫瘀，中州之痞满转舒，其为血蓄阳明，以通为顺，略见一斑。但神情困顿，由血虚而气阴并伤。治宜补气养阴，以图恢复。六府以通为用，阳明为多气多血之乡，补则滞，滞则涩不能流，安保气血之不复蓄乎？夫气血精神，藉资五谷，惟裕生化之源，斯不言补而补已在其中矣。

金石斛　甜杏仁　赤白芍　半夏曲　茜根炭　川牛膝　云茯苓　橘白　生熟谷芽　白蒺藜　盐水炒竹茹　泽泻

邵左　呕出紫瘀，气撑脘痞较退。深恐根蒂未除，而致复聚。

生锦纹一钱五分，酒炙，后下　延胡　竹茹　炒赤芍　茯苓　韭汁半杯　当归炭　瓦楞子　白蒺藜

二诊　逆上之血，已从下行，然脘腹仍觉不舒，脐下作满。蓄血未清，还恐变胀。

炒当归一钱五分　瓦楞子五钱　丹参炭三钱　川桂木五分　郁金一钱　炒赤芍一钱五分　元明粉一钱，冲　参三七一钱　生锦纹一钱，酒炙，后入　桃仁一钱五分　延胡索一钱五分

三诊　便解色黄，瘀血已楚。再和中而运旋脾胃，以裕其生化之源。

当归炭　炒赤芍　野於术　茯苓　参三七　磨郁金　丹皮炭　牛膝炭　枳实　白蒺藜

左　脘痛之后，面目带黄，此营滞也。

当归炭　桃仁　旋覆花　黑山栀　泽泻　猩绛　泽兰叶　白蒺藜　炒牛膝　川郁金　延胡

左　少腹偏右作痛，曾经泻下紫瘀，当时痛减，今复渐甚。良由气中血滞，当为宣通。

楂炭　金铃子　制香附　延胡　赤芍　乌药　当归炭　沉香三分　大黄四分　木香二分　琥珀四分。以上四味研末，药汁调服

便　血

周左　湿热未愈，肠红又至，腹痛便血，血块紫殷。良以湿蒸热腾，血遂凝结。未便止遏，宜和营化瘀。

当归炭　粉丹皮　炒槐花　川连炭　荆芥炭　南楂炭　延胡索　炒赤芍　血余炭　泻青丸　上湘军酒炒，后入

二诊　辛以燥湿，苦以泄热，并以丸药入下，使直达病所。湿热既退三舍，则凝瘀自然默化，所以腹痛渐定，便血大减。然肝为藏血之海，为神魂之舍，血去则肝虚，怒火则木动，此少寐多梦之所由来也。纳不馨旺，木气盛则土气衰也。但阴络未扃，恐血再渗漏，仍须务其所急。

生於术七分　川连炭四分　荆芥炭一钱五分　大红鸡冠花炒黑，四钱　防风炭一钱　赤白苓各二钱　茅术一钱，麻油炒黄　制香附炒透，一钱五分　黄柏炭二钱　泽泻一钱五分　猪苓一钱五分　煅龙齿三钱　夜交藤四钱

席左　向是肠痔，兹则大便之后，滴沥下血，此湿热蕴结肠中。

侧柏炭　枳壳　炒槐花　荆芥炭　制半夏　丹皮炭　泽泻　炒竹茹　黄柏炭　炒防风　当归炭　广皮

陈左　肠红日久不止，脉细濡弱，而右关独觉弦滑。此风湿热袭入大肠营分，非沉阴苦降，不足以达肠中也。

焦苍术一钱　炒荆芥一钱五分　黄柏炭三钱　秦艽一钱五分　丹皮炭二钱　生白术一钱五分　川连炭五分　泽泻一钱五分　炒防风一钱　大红鸡冠花炙黑，三钱

远血为脾不统血，黄土汤。近血乃肠胃湿热，赤小豆当归散。此人数月便血，精神

如旧。师以为非身所藏之血，其血自痔中来，与遗泄属湿同。正蒙志。

陆左 下血如注，面色浮黄，中州痞满。此风邪入于肠胃，迫损营分。风性急速，所以血来如矢。拟凉血宽肠，和中利湿。

侧柏炭 黄柏炭 苍术 枳壳 川朴 泽泻 荆芥炭 炒槐花 广皮 制半夏 白茯苓

二诊 血仍如注，气仍秽臭，散者鲜赤，瘀者如胶。良以脾土气虚，藏寒府热。拟温藏清府。

参须一钱 黄柏炭三钱 当归炭二钱 炮姜炭三分 炒於术二钱 茯苓四钱 川连炭五分 丹皮炭二钱 血余炭一钱 炒槐花二钱 黄芩炭一钱五分 上湘军一钱五分，酒炒透，后入

某 便血四溅如筛，脉形浮大。此风邪袭入肠胃，所谓肠风是也。宜泄热化风。

侧柏炭 炒防风 当归炭 炙黑大红鸡冠花 炒槐花 炒丹皮 荆芥炭 枳壳 桔梗

某 下血如注，用断下渗湿法。

薏仁 黄柏炭 炒荆芥 苍术 炒黑樗白皮 猪苓 丹皮炭 炒防风 陈皮 地榆炭

许 大便带血，肛门作痛。湿热损伤大肠血分，宜宽肠凉血。

侧柏炭三钱 炒槐花一钱五分 酒炒白芍一钱五分 左秦艽一钱五分 丹皮炭二钱 黄芩炭一钱五分 大红鸡冠花炙黑，二钱 枳壳一钱 阿胶珠二钱

某 风伤卫阳，咳剧自汗，今忽便血。风邪陷入肠胃，表里合病，势多变局。

荆芥炭 侧柏炭 炒槐花 茯苓 炒黄桑叶 防风炭 丹皮炭 杏仁泥 泽泻 枳壳

某 便血复发，每至圊后，气即下坠，坠则小溲欲解不爽。此气虚统摄无权，清阳沦陷也。

党参 黄柏炭 槐花炭 炙黄芪 醋炙柴胡 炙草 丹皮炭 炮姜炭 地榆炭 醋炙升麻 於术 当归炭

郑左 阴有二窍，一窍通精，一窍通水，水窍开则精窍常闭。无梦而泄，二十余年，而起居如常。其兼证也，上则鼻红，下则便血。其脉也，滑而实。其苔也，白而腻。此皆湿热盛极，致湿扰精宫，渐至阴络内伤。经云：阴络伤则血内溢，血内溢则后血。其病虽殊，其源则一。

苍术 防风炭 炒荆芥 川连炭 川萆薢 米仁 黄柏炭 炒槐花 丹皮炭 猪苓 泽泻 大淡菜

黄左 肠红止而复来，腹中疠痛，良由湿热未清。再从苦泄之中，兼和营卫。

当归炭一钱 荆芥炭一钱 左秦艽一钱五分 炙黑红鸡冠花三钱 血余炭三钱 炒丹皮二钱 炒枳壳一钱五分 苍术麻油炒黄，一钱 黄柏炭三钱 炒槐花二钱 於术一钱五分 川连炭三分

洪左 肛门烙热稍退，然便血仍然不止。脉象细数。的是湿热损伤营分，阴络内伤。再拟养肝滋阴壮水。

生地炭五钱　丹皮炭二钱　黄柏炭一钱五分　酒炒白芍一钱五分　川连炭四分　地榆炭二钱　当归炭一钱五分　炒黑樗白皮三钱　清阿胶二钱　炒槐花二钱

二诊　育阴泄热，便血递减。药既应手，当为扩充。

炙生地四钱　丹皮炭二钱　炒槐花二钱　炙黑樗白皮三钱　清阿胶二钱　黄柏炭二钱　当归炭二钱　炙元武板三钱，先煎　泽泻一钱五分　白芍二钱　茯神三钱

三诊　便血递减。再养血育阴，而固阴络。

清阿胶三钱　丹皮炭二钱　樗白皮一钱，炒黑　炙龟甲心六钱　大生地四钱　地榆炭二钱　建泽泻一钱五分　酒炒白芍二钱　炒槐花二钱　蒲黄炭一钱　赤小豆二钱　藕节二枚

叶右 向有肠红，春末夏初，渐觉肿胀。日来肠红大发，血出稀淡，脘痞腹胀，难于饮食。脉形沉细，苔白质淡。肝为藏血之海，脾为统血之帅，今脾阳不能统摄，所以血溢下注。脾难旋运，恐肿胀日甚。

生於术一钱　炙黑草三分　砂仁后入，五分　生熟谷芽各二钱　制茅术一钱　炮姜五分　大腹皮二钱　百草霜一钱

二诊　用苍术理中，便血大减，而便泄腹痛，胸脘痞满，气分攻撑，腹膨肤肿。脉沉细，苔淡白。脾稍统摄，而旋运无权，遂致肝木偏亢，气湿不能分化。前法再参以分化。

茅术一钱五分　木香五分　陈皮一钱　川朴四分　白芍一钱五分，吴萸二分同炒　连皮苓四钱　炮姜五分　炙草三分　砂仁五分　大腹皮一钱五分

三诊　便血已止，而脘腹仍然胀满，大便泄泻，小溲不畅。脾虚不能旋运，气湿不行，升降失司。再运土利湿。

大腹皮二钱　连皮苓四钱　猪苓一钱五分　生熟米仁各二钱　上广皮一钱　广木香五分　泽泻一钱五分　炙鸡内金一钱五分　制香附二钱　生姜衣三分

四诊　运土利湿，便血未来，而脘腹满胀，仍然不减，小溲不利，大便泄泻，两足厥逆，脉形沉细，肢体虚浮。阳气不能敷布，以致水湿之气，泛溢肌肤。再宣布五阳，以望转机。

熟附片五分　淡吴萸五分　泽泻二钱　薄官桂六分，后入　炙内金二钱　公丁香三分　白茯苓四钱　猪苓二钱　台白术二钱

五诊　胀由于气，肿由于湿，宣布五阳，肿胀稍定，仍然不退，咳嗽气逆。肺主一身气化，再疏肺下气，参以理湿。

砂仁五分　甜葶苈六分　大腹皮二钱　花槟榔一钱　青陈皮各一钱　木香五分　炒苏子三钱　制香附二钱　连皮苓二钱　炙内金一钱五分　姜衣三分

溲血

倪左 小便浑浊如泔，有时带出血条，却不作痛。此肾虚而湿热袭入肾与膀胱，宜泄热利湿。

海金沙三钱 当归炭二钱 川萆薢二钱 泽泻一钱五分 生地四钱 滑石块三钱 丹皮炭二钱 赤白苓各二钱 鲜藕三两，煎汤代水

二诊 尿血不止，尿管并不作痛，脉形细弱。肾虚湿热内袭，实少虚多之象也。

炙生地四钱 当归炭二钱 蒲黄六分 牛膝炭三钱 炒萸肉一钱五分 生甘草三分 丹皮炭二钱 山药四钱 藕节炭三枚

三诊 膀胱湿热稍化，血稍减少，小溲仍然浑浊。前法再进一筹。

大生地四钱 当归炭二钱 蒲黄炭五分 沙苑盐水炒，三钱 生山药三钱 丹皮炭二钱 牛膝炭三钱 炒萸肉一钱五分 淡秋石一钱 藕汁一杯，温冲

四诊 尿血渐减，脉亦稍缓。痛者为火，不痛者为虚。再益肾之阴。

大生地三钱 粉丹皮一钱五分 白芍一钱五分 大熟地二钱 山药三钱 旱莲草三钱 炒萸肉一钱五分 泽泻一钱五分 潼沙苑三钱 藕节二枚

五诊 尿血递减，尚未能止。脉象微数。肾虚而虚火内迫，再育阴泄热。

大熟地四钱 炒五味三分 茯神三钱 旱莲草三钱 淡秋石一钱 大麦冬二钱 炒萸肉二钱 丹皮二钱 生山药三钱 白芍一钱五分 藕节炭三枚

六诊 尿血渐退。再壮水益阴。

生熟地各三钱 粉丹皮二钱 炒萸肉二钱 炙五味三分 麦冬三钱 杭白芍一钱五分 淡秋石二钱 生山药三钱 泽泻盐水炒，三钱 藕节三枚

七诊 尿血之后，肾阴不复，再壮水育阴。

生熟地各三钱 生山药三钱 白芍一钱五分 大天冬二钱 党参三钱 生熟草各三分 炙五味三钱 泽泻一钱五分 大麦冬一钱五分

八诊 溲血之症，原由肾水内亏，虚火郁结，迫损血分。前投壮水制火，诸恙得平。调理之计，自宜扩充前意。兹参入清养上中，以肺阴在上，而为水之上源也。

西洋参二两 奎党参四两 生山药三两 生於术二两 炒萸肉一两 炒扁豆三两 云茯苓三两 川石斛四两 粉丹皮二两 肥玉竹三两 怀牛膝盐水炒，三两 生熟地各二两 天麦冬各三两 甘杞子三两 白芍酒炒，一两五钱 生熟草各五钱 当归炭一两五钱 女贞子酒炒，三两 潼沙苑盐水炒，三两 厚杜仲盐水炒，二两 炒知母二两 泽泻一两

用清阿胶三两，龟板胶三两，鱼鳔胶二两，冰糖三两，四味溶化收膏，每日晨服一调羹。

某 尿血并不作痛。

益元散 黑山栀 龙胆草 制香附 黄柏盐水炒 甘草梢 川萆薢 赤白苓 车前子

泽泻

左 尿血而不作痛。叠投壮水益肾，诸恙渐平。无如平素多湿，水得补而渐复，湿得补而渐滞，所以目眦带黄，而食不馨香也。急宜流化湿热。

制半夏二钱 制香附一钱五分 大腹皮二钱 生熟薏仁各二钱 上广皮一钱 建泽泻一钱五分 西茵陈二钱 猪茯苓各二钱

又 小溲渐清，而面目尚带浮黄，还是气滞湿郁情形。

前方去茵陈、香附，加於术、砂仁、玫瑰花、广藿香。

左 溲血已止，而脉象尚觉弦硬。的是肝肾两亏，不能固摄，湿热乘袭其地。再从壮水之中，参以坚阴。

生地炭四钱 生牛膝五分 黑丹皮一钱 龟甲心五钱 茯苓三钱 黄柏炭一钱五分 黑山栀三钱 泽泻一钱五分 淡竹叶一钱五分 鲜藕一两 黄茧壳二钱。二味煎汤代水

右 由牙疳而至鼻衄，兹则溲血作痛甚剧，此湿热蕴遏膀胱。

海金沙三钱 黑山栀三钱 木通五分 滑石四钱 黄柏盐水炒，二钱 丹皮炭二钱 侧柏炭三钱 小蓟一钱 鲜生地七钱 淡竹叶三钱

卷七

痰饮

许左　天气温和，头晕辄剧，曾经见红，知系火风。甘凉频进，以胃药治肝，火风虽得稍杀，而脾阳为之暗损，旋运不及，遂致胃中之水湿停留，胃脘痞阻，甚则呕吐。脉象沉弦，停饮之兆。久恐延膈。

制南星　赤白苓　淡干姜　制半夏　煨天麻　川雅连　白蒺藜　炒枳壳　竹茹姜汁炒　白金丸三分，先服

薛左　腹中漉漉，饮象也。口吐涎沫。良以胃气虚寒，津液不能约束。其来也渐，则其愈也难。拟以丸药缓调。

陈半六君丸，每晨服三钱，益智仁一钱，生姜三片，煎汤送下。

杨左　停饮内阻，火被水抑，不能蒸变，以致谷食不化，涌吐而出。土为火子，命火不治，则脾土不运，大便频泄。脉沉细，右尺更甚。宜理中汤。

潞党参一钱五分　炮姜五分　制附片五分　炒於术二钱　炙甘草三分　白茯苓三钱　煨木香四分

虞左　水饮停留，控之不出，攻之不行。刻下食入倒饱，中脘痞胀，汩汩作酸，欲吐不吐，小溲短少，便不畅行，脉象濡软。良由久病脾胃气虚，不能运旋，水谷之气，不能变化，清浊不克分渗。用介宾先生五君子煎，以补脾胃而振中阳，参分化清浊，以观动静。

吉林参一钱　云茯苓四钱　炙甘草七分　炒於术二钱　淡干姜七分　来复丹一钱五分，药汤送下

二诊　温运脾胃，而分清浊，痛胀不退，欲吐不吐，胸中有窒闷莫名之状，大便不行，小溲涩少，脉沉细微数，舌红，前半少苔。停饮日聚于上，胃液日耗于下，攻之不行，执是之故。木为水子，用刚体柔，营液既虚，则木失涵养，横暴之气，挟痰攻冲，脾胃皆受其困。再养营液，参苦辛酸以制强肝，冀其气平而痰饮默化。

干苁蓉三钱　炒萸肉二钱　制半夏一钱五分　甘杞子三钱　茯苓三钱　白芍土炒，二钱　安胃丸三钱，分二次服

三诊　痰饮结聚于上，肝气纵横于下，以手探吐，痰出略舒，而仍腹满作胀。经谓浊气在上，则生䐜胀。又谓在上者因而越之。姑再遵此立方。

炒於术二钱　陈皮二钱　石菖蒲一钱五分　川朴二钱　生熟草各三分　广藿梗四钱

六味研末，每服三钱。甜瓜蒂一两，赤小豆一两，二味微炒黄色，研细，另服三钱。均开水调送下。

四诊　肝气挟饮内阻，吐出痰涎甚多。所有痰涎，当从涌出，而胸膈仍然不舒，噫出腐气。脉象濡弱。良由屡次挖之使呕，胃中之气阴安得不亏。谷气不能变化，酿为腐气。未可漫投消导。用《金匮》大半夏汤，以通补阳明，而推扬谷气；参重以镇逆，咸以软痞。

吉林参八分　代赭石四钱　蜜炙干姜三分　炙甘草五分　制半夏二钱　旋覆花三钱，包　炒木瓜皮一钱五分　橘白一钱　南枣三枚　白蜜一钱五分，入煎

朱左　停饮感寒复发，由脘痛而致呕吐，间日必发，发则脘中不舒，或觉作痛，呕出涎水，方得暂舒。胃无通降之权，饮食因而递减，肌肉因而消瘦。脉象沉弦，舌苔白腻，中心浮浊。水饮不化，阳气不能旋运。拟分化清浊，兼通胃阳。

制半夏三钱　茯苓五钱　大腹皮二钱　广皮一钱　干姜盐水炒，五分　白蔻仁五分　公丁香三分　猪苓二钱　来复丹一钱五分，开水先送下

二诊　分化清浊，药进之后，呕出涎水甚多。此病聚于中，不能不出者。既呕之后，至今三日，食未反出，药病不可谓不投。水饮之气，非温不化，再参马元仪法。

上瑶桂五分，去粗皮，药汁另煎　制半夏二钱　云茯苓五钱　公丁香三分　淡干姜七分　大腹皮二钱　建泽泻一钱五分　淡吴萸五分　来复丹三钱，开水先送下

三诊　呕吐暂定，而水气不化，中阳不旋，中脘作痛。脉沉细，苔白质腻。温理中阳，固是定局，然水饮盘踞，阳气何由得宣。再从温化之中，稍寓攻逐之意。

淡吴萸五分　陈皮一钱　茯苓四钱　大腹皮二钱　制半夏二钱　公丁香三分　淡干姜七分　白蔻仁六分，研，后入　制香附二钱　上沉香三分　黑丑四分，二味研细末，生姜汤分二次下

四诊　温理中阳，兼逐饮邪，阳气转旋，脘痛已止。然正气暗亏，气不得化，小溲不畅。再参扶持中气，以期气化则水湿亦化。

吉林参另煎，冲，八分　茯苓四钱　川桂枝六分　白蔻仁六分，研，后入　淡干姜七分　泽泻一钱五分　公丁香五分　高良姜五分　老姜三片

改方仍呕　良姜七分　广皮一钱　公丁香三分　制半夏二钱　制香附三钱，打　干姜七分　白蔻仁六分，后入　茯苓四钱　上沉香三分　黑丑三分。二味同研细末，先服

五诊　饮阻于中，复经吐下，脘痛已止。然小溲未畅，水难外泄。恐饮再停聚，宜分化清浊，再利膀胱，以开支道。

制半夏二钱　茯苓四钱　干姜六分　建泽泻一钱五分　台白术二钱　陈广皮一钱　薄官桂六分　公丁香三分　木猪苓二钱　老姜一钱　来复丹一钱，开水先服

六诊　呕吐未作，胃纳渐增。然中脘时仍作痛，大便六日不行，脉行沉细。脾为阴土，主健运而恶湿，今水久停，则脾土不能运旋，腐气因而阻痹。当再通阳。

制半夏三钱　白蔻仁六分　制香附二钱　泽泻一钱五分　云茯苓五钱　丁香三分　干姜五分

猪苓二钱　老姜一钱五分　半硫丸一钱五分，先服

七诊　助阳气以资鼓舞旋运，大便通行。然水饮之气，旋去旋停，皆因脾胃之阳，久为困遏，不克转旋。温中蠲饮，参以分利。

制半夏三钱　丁香三分　白蔻仁五分　建泽泻一钱五分　云茯苓五钱　淡吴萸八分　广橘皮一钱　木猪苓二钱　老姜片二钱　公丁香二钱，另研，饭丸，姜汤送下

八诊　水饮根蒂未除，旋去旋停，得呕始宽。燥土利湿，可以通阳，而不能撤水。乘元气未漓，而为攻逐。叔涛先生所见相同，即行照用。

川桂枝七分　茯苓六钱　制半夏二钱　橘皮二钱　淡干姜七分　白术二钱　大腹皮二钱　生甘草二分　控涎丹一钱，姜汤下

九诊　水饮既去，中气不足，旋运不及，去者自去，停者自停。病至则攻，病去则补。

川桂枝七分　制半夏二钱　大腹皮二钱　公丁香二分　茯苓三钱　川朴一钱　老姜一钱五分　控涎丹五分，姜汤先服

又诊　水行后，另服补方。

吉林参一钱五分　炙上芪二钱　桂枝七分　川椒目四分　木猪苓二钱　炒於术二钱　干姜七分　茯苓五钱　赤石脂一钱，研末，饭糊为丸，先服

毛　向有肝气旧恙，秋季肢厥，胸闷头晕，有似发痧。盖气道闭塞，阳气上升，即肝木勃动之先声也。平复未久，忽复身热腹痛，右半胸腹尤甚。当脐坚硬跳动，缠绵已久。咳嗽痰多，经日盈碗。今痛势虽定，而遍右尚觉不舒。所最甚者，中宫窒塞，谷食难容，大便不解。六脉濡软，沉候俱弦，右关尤甚，寸细尺沉，左尺小涩。此肝木纵横，挟内伏之痰饮，乘于土位。肝藏居左，而土位居右，木既乘土，所以痛甚于右也。中脘属胃，胃为戊土，脐居一身之中，亦土位也，《金匮》当脐动气，有水邪干土之例，正与痰饮一层吻合。夫土中之木，木即气也，气乃无形之物，饮为有质之邪，事楚事齐，则是有形者急，无形者缓。欲治有形，可攻可下，可燥可劫，但可施之于壮实之躯，断难施之于尺脉小涩之体。今食喜暖热，舌苔薄白，而色淡质腻。长沙云：饮家当以温药和之差。饮为阴邪，阴霾闭塞，非阳光煦照，安能雾散云收。况胃为阳土，水谷至此，顷刻即消，吾身之一丹灶也。今气停于是，湿停于是，痰停于是，饮停于是。然则水谷之海，岂是停气停湿停痰停饮之所，特温以煦之。其气既虚，血亦不足，刚燥之品，未免伤阴。拟用长沙瓜蒌薤白汤出入，取辛润滑利，以开胃阳。而辛温大热之品，另制为丸，飞渡上焦，免致伤液。药能应手，尚有可为。特气弱年高，胜负之数，不能预决耳。管窥所见，尚乞高正。

薤白头三钱　制半夏二钱　霞天曲炒，一钱五分　瓜蒌仁五钱，姜汁炒，研　广皮一钱五分　云茯苓三钱　煅白螺蛳壳二钱　生姜汁两茶匙，冲　上瑶桂三分，研细末，饭包丸，姜汤送下

服药前先服白酒一小杯，药后再服一杯。

二诊　伐肝通阳，脐腹之痛大减，中脘痞胀略松，稍思纳谷，大便畅行，然每至食后，中州仍觉不舒。数日之间，先寒后热者，再以胆主开合，为肝之外府，藏病于内，府应于外，则开合为之失度，胆病实肝病也。高年久病，断无破泄之理。然食能知味，非无胃也；食入必胀，土中有木也；木在土中，则有胃若无胃矣。胃府以通为用。又肝无补法，前人谓泻肝即所以补肝，则是破泄一层，未便过馁。今右关弦滑，尺脉较前稍起，左关仍弦，沉候尚觉有力。伐肝泻木，虽经病久，尚在急需。拟从辛通之中，参以化痰调气。正之。

半夏曲二钱　炒枳壳一钱　广皮一钱　茯苓五钱　白蒺藜去刺，炒，三钱　白芍土炒，一钱五分　囫囵砂仁四分，盐水炒，后入　野蔷薇花七分　苏啰子磨，冲，四分　薤白头三钱　上瑶桂五分，研末饭丸，姜汤分两次送下

翁妪　痰饮内阻，肺气失降，咳嗽痰多气逆，卧着尤甚，食入胀满。脉象沉弦，舌苔白腻。宜温开饮邪，用重药轻服法。

麻黄蜜炙，后入，三分　淡干姜三分　北细辛二分　长牛膝盐水炒，三钱　白芍酒炒，一钱　桂枝三分　五味子同干姜打，四粒　炙草三分　茯苓三钱

二诊　辛温以开太阳，喘咳稍轻，痰略见少。再用三子养亲汤以温肺蠲饮。

白芥子五分，研　生莱菔子二钱　广橘红一钱　炒於术一钱五分　淡干姜三分，五味子四粒同打　炒苏子三钱　茯苓三钱　炒枳壳一钱　制半夏一钱五分

陈左　素体湿盛，日前感受风寒，致风在于上，湿袭于下，上为咳嗽，下为足肿。兹则寒湿之邪，蔓延及上，中脘痞满，胸中作痛，中州格截，上焦之气尽壅于上，不能下降。日来咳甚气升，不能着卧，痰多成块，肌肤带肿，面色黄浮。脉细沉弦，舌苔薄白。三焦升降之机，悉为寒痰所阻，深恐升降不通而喘甚致脱，不得不为预告也。勉拟开降上中，作背城之一战。

甜葶苈　橘红　苏子　连皮苓　枳实　川朴　制半夏　连皮槟　砂仁　沉香三分　黑丑三分　皂荚子一分。后三味另研末，调服

陈左　肺有伏寒，咳绵不止者已经两载。去秋复感凉燥，咳遂日剧，气逆不平，不能着枕。数日以来，更带中脘作痛，小腹胀满，大便六日不行。脉形弦滑，苔白口腻。此痰气交阻，土滞木郁，肝木从而不平。深恐元气难支。

薤白头　制半夏　新会皮　白蒺藜　缩砂仁　制香附　炒枳壳　云茯苓　瓜蒌仁姜汁炒，研　上瑶桂四分，饭丸，分两次服　沉香化气丸四钱，绢包入煎

朱左　停饮凝痰，聚于胃府，胃府之气，升多降少，五七日辄呕黏痰涎水，二便不利，脉象沉弦。夫痰之与津，本属同类，清气化则随气布而上供，清气不化则液滞为痰而中阻。气之化与不化，悉视脾阳之转运如何，所以《金匮》有饮家当以温药和之之例也。然刚燥之药，多服劫阴，攻逐之剂，正虚难任；惟有分其清浊，使清津上升，浊液下降，虽难霍愈，或可减轻耳。

制半夏二钱　云茯苓八钱　老生姜一钱　来复丹一钱，药汁送下

二诊　用半夏茯苓汤以行水降胃，兼进分利清浊之品，清升浊降，所以不治呕而呕自止，不攻荡而便自行。惟中脘时有上涌之意，痰气未能悉化，前治稍为扩充。

制半夏三钱　云茯苓一两　薤白头三钱　老生姜四钱　来复丹一钱，药汁送下

王左　昔肥今瘦，病发则吐呕痰水，倾盆而出，呕至竭尽，往往微呕而带出紫血。夫饮食不为肌肤，而凝聚痰水，及时而发，其为蓄饮，略见一斑。惟是痰饮之证，都成于中气虚微，脾阳不运。夫既阳虚气弱，何至呕辄见红。若谓阳明为多气多血之乡，呕动胃络，而血从络溢，亦顷刻间耳，何至随动随出之血，而辄变紫瘀哉？先哲有言，人受气于水谷，水谷之气，流则为津为液，滞则为饮为痰。盖流者气化之流，滞者气化之滞也。尊体丰伟，断非阳虚之比。参诸脉象，左部柔和，右部沉弦而滑。此由肝木之气，失于条达，木郁则土滞，土滞而水湿不行，渐成蓄饮，呕则胃逆，胃逆则肝藏郁勃之气，挟火冲胃，胃络之血溢出，已经火烁，色即变瘀，此实饮病而兼木郁者也。主治之法，《金匮》云：心下有支饮，小半夏汤主之。又云：呕吐心下痞，膈间有水，眩悸者，小半夏加茯苓汤主之。盖取半夏散结除湿，茯苓益脾消水，生姜利气止呕，今以此方为君；以半夏厚朴汤分其浊气下出而为之臣；参入橘皮疏胃，合以上诸药，即寓二陈之意，而为之佐；气降即火降，参入沉香调和中气，降气平肝，而为之使。二十剂后，则于晚间服本方，清晨服香砂六君子丸三钱，以微顾其本。当否正之。

制半夏二钱　上川朴四分　橘皮一钱　云茯苓四钱　磨苏梗三分，冲　磨沉香二分　生姜汁一茶匙，冲

钟左　心下虚悸，脉细濡而右关滑。此由痰水聚于胸中，阴湿弥漫于下，则心阳浮越于上。长沙独得其旨，故《玉函经》中一则曰心下悸者为有水气，再则曰水停心下则心下悸。近医每以心营不足目之，未知圣训耳。

制半夏一钱五分　炒杏仁三钱　云茯苓四钱　橘皮一钱五分　薤白头三钱　瓜蒌仁炒，研，三钱　生姜汁二匙，冲

某　胃有停饮，胃阳不展，至暮辄作呕吐，脉象沉弦。恐延反胃之证。

制半夏　淡吴萸　猪茯苓　橘红　老生姜　白蔻仁　太乙丹　伏龙肝煎汤代水

某　中脘漉漉，不为呕吐，即为泄泻，饮停胃府。不入虎穴，焉得虎子。

制半夏三钱　广陈皮一钱　公丁香三分　大腹皮二钱　淡吴萸四分　上瑶桂四分　云茯苓三钱　控涎丹一钱，姜汤送下

二诊　泻水甚多，中州稍舒，然仍食入嗳气。再温中助阳。

上安桂五分　橘皮一钱　制半夏一钱　茯苓四钱　猪苓二钱　淡干姜炒黄，五分　吴萸四分　公丁香三分　泽泻二钱　大腹皮二钱

丁左　停饮虽未复发，然胃失通降，上焦之气火不能下行，以致痰红鼻衄。欲化其在上之热，当祛其在下之寒。

制半夏一钱五分　公丁香三分　炒枳实一钱　白蔻仁研，后入，七分　云茯苓四钱　陈广皮一钱　大腹皮二钱　姜汁炒竹茹一钱　伏龙肝一两，煎汤代水

李右　中脘不舒，按之漉漉，于结聚之处自觉寒冷，肢厥，头面畏风。脉象沉弦。此由寒饮停于胃府，阳气窒塞不宣，阳气所不到之处，即畏风厥逆之处也。症属停饮，饮家当以温药和之。

川桂枝　广皮　木猪苓　炙黑草　白蒺藜　制半夏　茯苓　淡干姜　焦白术　大腹皮

刘左　痰饮根深，脾阳不运，津液凝滞酿痰，阻于肺下，发则喘咳。肺气不降，甲木上逆，眉棱骨痛。脉象沉细濡软。饮家本当以温药和之，但本质既亏，未便过投猛剂。疏理痰气，取其减轻，勿期霍愈可耳。

制半夏三钱　炒苏子三钱　陈胆星四分　炒枳壳一钱　白金丸三分　广橘皮一钱　煨天麻一钱五分　白茯苓三钱　白前胡一钱五分　旋覆花包，一钱五分

江左　三疟之后，脾阳损伤，以致运旋不及，酿湿生痰，蕴于胃府，水火交通之道阻，而为脘痞不寐。肺气欲降不得，时易气逆，肢体疲软少力。治宜化痰和中。

制半夏三钱　枳实八分　泽泻一钱五分　杏仁泥三钱　白蒺藜三钱　野於术一钱五分　茯苓四钱　广陈皮一钱　姜汁炒竹茹一钱二分

王左　久咳痰多，数日来中脘结聚有形，食入痞阻，痰喘气逆。脉象沉弦，舌苔淡白。此带病感寒，寒湿痰交阻肺胃。大节在迩，有喘脱之虞。用《金匮》桂枝加厚朴杏子汤。

川桂枝五分　川朴一钱　海蛤壳一两　炒苏子三钱　橘红一钱　白芥子三分　砂仁四粒　磨沉香四分　白茯苓四钱　枳壳四分　杏仁泥三钱　杭白芍一钱，炙草二分，炒入

薛左　迭经温化痰饮，咳逆已止，然脉象尚带沉弦。脾为生痰之源，以阳为运。再补其气而助其鼓舞运旋。

制半夏一钱五分　川桂枝四分　茯苓四钱　野於术一钱五分　人参须六分　泽泻一钱五分　猪苓二钱　淡干姜炒黄，四分　广橘红一钱　炙黑草三分

某　痰饮而致咯血，中州痞满不舒，噫出腐气，脉象沉弦。此脾土为湿痰困乏，不能统血。恐损而难复。

川雅连　茯苓　橘皮　焦白术　广郁金　制半夏　炮姜　枳实　炒竹茹　沉香曲

某　痰饮已久，向则每发必喘，兹则不时呕吐，吐后神始清爽。脉象沉弦。此饮邪泛逆，驾熟走轻，势难杜截，惟有相机行事而已。

制半夏一钱五分　茯苓三钱　旋覆花一钱五分　控涎丹八分　白芥子三分，研　橘皮一钱　老生姜一钱五分　野於术　煨牡蛎　赤石脂上三味为末，蜜丸，服三钱

陆左　痰饮化燥，经治渐愈。而屡饮蔗汁甘寒，胃阳阻遏，以致痰湿阻肺，气逆而痰不易出。湿痰蒙蔽，气火郁而不宣，自觉胸腹之间，炽热难受。是谁之过，试细思之。

冬瓜子　杏仁泥　瓜蒌霜　蜜炙橘红　黑山栀　炒竹茹　生薏仁　海蛤粉　炒黄川贝　枇杷叶

某　六府以通为用，胃有湿痰，则阳气痞塞。辛温以开其痰之结，如鼓应桴，再从前法进治。

人参须七分　厚杜仲三钱　茯苓三钱　野於术一钱　制香附二钱　川断肉三钱　广皮一钱　制半夏一钱五分　砂仁七分，后入　上瑶桂二分，研末，饭为丸

胡左　脉缓有力，颇得充和，惟右关部稍见滑象，是得天独厚，痰湿亦属有余。大便常带溏行，是中气足以鼓舞，不能僭踞，与火衰脾泄迥殊。至于阳道不兴，花甲之年，已不为病，而况古稀者乎。津液二字，俗每并称，殊不知浊中之清者，上升而为津；清中之浊者，下行而为液。寐醒辄觉口渴，然并不引饮，片刻即回，若以清津有亏，何以不饮而渴自解？亦何以除寐醒之余，并无燥渴之见象？盖湿随气化，卧则气闭而湿聚，阻遏清气，不能上升，虽有清津，无从供给；醒则气行湿散，浊者不阻，清者自得上行矣。宜补气运湿，以杜其湿盛生痰，痰热生风之渐。然古稀之年，阴分亦不能不预为之地。仿古①匮药法，上下分治。即请指正。

龟板胶一两，蛤粉拌，炒松　大生地三两，姜汁拌，炒松　鹿角胶一两，牡蛎粉炒　炒杞子一两　炒白芍七钱　真阿胶一两，蛤粉拌，炒松

上药研极细，蜜水泛作小丸，如痧药大，候干用。

制半夏三两　野山别直参三两　枳实一两五钱　炒於术一两五钱　云茯苓三两　广皮一两五钱　泽泻一两五钱　猪苓一两五钱

共研为细末，蜜水将小丸洒湿，照泛丸法，以后各药渐渐包上，如梧子大为度。每日服二三钱，清晨开水送下。

王左　经云：饮入于胃，游溢精气，上输于脾，脾气散津，上归于肺，通调水道，下输膀胱，水精四布，五经并行。此于后天生化之机，宛然如绘者也。脉象濡细，而右部软滑。其平时伏有痰饮，发必致喘，投《金匮》苓桂术甘汤，屡如鼓桴。是内饮治脾之主方，自必投之辄效。特辛温之品，久恐伤阴，则必有和平中正之方，为先事预防之计。窃维精神气血，所以奉生，其次则津与液焉。何为津？浊中之清而上升者也。何为液？清中之浊而下降者也。然津不自生，得气化而口鼻濡润；液不自降，得气化而水道宣通。气化者，足太阴脾气、手太阴肺气也。体丰则中虚，中虚则气弱，气弱则脾土少鼓旋之力，肺金乏清肃之权，于是而向之流布为津为液者，遂凝滞而酿湿为痰，隐匿于中，乘机而发。虽喘咳不过偶作，未必为目前之累，实足为后日之忧也。调理之策，维有补脾降胃，鼓动气机，使气得流化，则不治痰而痰默消，不理湿而湿胥化。经旨之上输于脾而归于肺者，即此意也。兹从《外台》茯苓汤、六君、资生等参合丸剂，当否政之。

① 古：疑当作“金”字。

野山别直参另研，一两五钱　白蔻仁另研，八钱　盐水炒枣仁一两五钱　制半夏三两　盐水炙大有黄芪二两　木猪苓一两五钱　盐水炒菟丝子二两　远志肉六钱，生甘草三钱，煎汁收入　炒范志曲二两　枳实一两五钱　广藿香二两　甜杏仁霜二两　杜仲三两　泽泻一两五钱　广皮一两五钱　广木香七钱　浙茯苓三两　土炒野於术二两

上药如法研为细末，用生姜五钱，焦谷芽四两，煎浓汤泛丸，如小梧桐子大。上午半饥时用橘红汤过下，每服二钱。

痰湿痰气

左　湿盛多痰之体，感冒风邪，袭于肺胃，以致由咳而引动伏饮，咳日以剧，右胁肋作痛。浊痰弥漫，神机不运，神识迷糊。叠化浊痰，神情转慧。至于痰湿之变态，如阻塞营卫而为寒为热，郁蒸中气而苔起灰霉，困乏脾阳，脾土不能运旋鼓舞而大便燥结，清中之浊不降，浊中之清不升而转干燥，传变种种。虽肌表之风，化疹外达，而湿痰究仍内困。所以病退之后，而疲惫自若，渐至气阻湿坠，少腹之满，顿从上僭，不特入腹过脐，而且上及胸脘，食入攻撑。右寸细涩，关部弦滑，尺部沉弱，左部俱见小弱。都由脾为湿困，阳气不能运行。土滞而木不扶疏，遂令湿之流于下者，随左升之气而逆从上行，肠胃流行之机，悉为之阻，为撑为胀之所由来也。下病过中，图治非易。拟条达肝木，泄府浊而运脾阳，冀得小溲渐畅，湿流气宣，方是好音耳。

淡吴萸三分，蜜水浸后，取出候干，盐水炒　霞天曲二钱，炒　麸炒枳壳一钱　广陈皮一钱，蜜水浸后，陈壁土炒　川楝子一钱五分　连皮茯苓五钱　盐水炒香附一钱五分　木猪苓二钱　泽泻一钱五分　不落水鸡内金一个，炙，研，调服　小温中丸三钱，开水先调服

沈左　向有痰饮，兹于春夏之交，神情委顿，形体恶寒，胃呆少纳。右脉濡滑，舌苔滑润。此由湿痰蕴阻，脾阳不能鼓舞，所以阳气敷布不周。以六君加味。

小兼条参另煎，冲，八分　上广皮一钱　茯苓三钱　淡干姜四分　炒於术一钱五分　制半夏一钱五分　炙草三分　焦麦芽一钱

二诊　中虚湿痰内阻，缠绵日久，胃气既虚，胃阴亦损。脾为阴土，胃为阳土，阴土固非阳不运，阳土则非阴不和。今不纳不饥，恶心欲吐，痰黏而稠；脉细弦，右部较大于左，左部略觉细软，且有数意；舌少苔，中心光红，良由病久胃气不复，胃阴连累而虚，遂致阳明不和，失于通降。拟甘凉益胃法。

西洋参一钱五分，元米炒　甜杏仁三钱　茯神三钱　半夏曲盐水炒，二钱　金石斛三钱　生扁豆衣三钱　盐水炒竹茹一钱　活水芦根七钱

师云：若浅视之，似人参益智、半夏泻心、橘皮竹茹之证。今舌见光红，脉见弦数，胃阴之虚显然，故宜甘凉养胃矣。正蒙志

徐右　阴分不足于下，虚火浮越于上，单声呛咳，痰带青绿。宜育阴以制伏阳气，阳气平则眩晕自定也。

细生地四钱　粉丹皮二钱　川贝母二钱　黑豆衣三钱　白蒺藜三钱　淡天冬三钱　海蛤粉三钱　池菊花一钱五分　陈关蜇六钱

左　相火行令之时，虚火时降时升，升则炼液成痰，熏蒸肺胃，咽痛时作，痰多牵腻。深入重地，恐难图治。勉拟化痰以衰其熏蒸之势。

北沙参四钱　海蛤粉三钱　生牡蛎五钱　茯苓三钱　陈关蜇一两　川石斛四钱　川贝母三钱　天花粉二钱　竹沥一两　大荸荠四枚

吕左　癖染紫霞，日久伤气，气弱不能输运，聚饮生痰，上阻肺降，咳嗽痰多盈碗。脉象沉弦。虽属饮象，每先干咳，然后痰多。肺金渐燥，将成痰火之症。

川贝母三钱　桔梗二钱　苏子三钱　竹沥半夏一钱五分　枳壳七分　肥玉竹三钱　茯苓三钱　白蜜一钱五分　橘红一钱　老姜一钱五分。后二味少冲水炒干入煎

二诊　用石顽老人法，咳嗽痰多，尚复如是，寅卯为甚，甚则心烦汗出。脉象甚弦，而带微数。阴精不足于下，痰气凭凌于上，冲阳挟痰上升，所以寅卯为甚。然腻药难投，宜上下分治。

玉竹三钱　车前子一钱五分　冬瓜子三钱　炒苏子一钱五分　贝母一钱　怀牛膝盐水炒，三钱　白茯苓三钱　海蛤粉三钱　济生肾气丸三钱，淡盐汤送下

三诊　补水中之阴，助水中之火，利水中之滞，寅卯咳嗽已减，痰亦渐少。再上下分治。

制半夏一钱五分　炒苏子一钱　怀牛膝三钱，酒炒　车前子盐水炒，二钱　薄橘红一钱　白茯苓三钱　紫蛤壳五钱　炒香甜杏仁三钱　济生肾气丸三钱，淡盐汤送下

四诊　痰嗽渐轻，的属肾虚不能仰吸肺气下行。介宾先生谓熟地为化痰之圣药，其说虽偏，不为无意也。

炒萸肉二钱　白茯苓三钱　车前子盐水炒，三钱　炒香甜杏仁三钱　怀山药三钱　紫蛤壳五钱　怀牛膝盐水炒，三钱　七味都气丸三钱　济生肾气丸二钱。二丸和合，分二次服

陈右　一阳将复，阳气上升，木来克土。便痢之后，气分不和，有时嘈杂神糊，痰多稠腻。肝木之余威未平，痰气之迷蒙不化。拟平肝化痰。

金铃子一钱五分，切　广皮一钱　炒竹茹一钱　海蛤粉三钱，包　制香附二钱，研　云茯苓三钱　陈胆星五分　竹沥半夏一钱五分　淡吴萸二分　川雅连五分。二味同炒

二诊　肝热上腾，时仍嘈杂。清旷之地，为痰热弥漫，所以甚觉迷沉。再泄热化痰。

青盐半夏一钱五分　广橘红一钱　黑山栀三钱　炒竹茹一钱　炒瓜蒌皮三钱　粉丹皮二钱　白茯苓三钱　淮小麦三钱　炒香甜杏仁三钱　冬桑叶一钱　川雅连四分　谷芽二钱

某　痰气交阻阳明，纳食中脘痞胀，每至病发，诸气闭郁，上不得吐，下不得便，脉象弦滑，口燥烦渴。火从气化，气由痰阻。宜化痰开郁。

豆豉三钱　广郁金一钱五分　杏仁泥三钱　枳实一钱　黑山栀二钱　茯苓四钱　盐水炒竹茹一钱　白金丸五分　蒌皮四钱　枇杷叶四片

病发时用当归龙荟丸一钱，礞石滚痰丸二钱，开水送下。

某 肝肾空虚，不能藏纳，阴精未复，中气复虚，以致旋运无权，湿痰难运，阻于肺下，气逆短促。痰阻于上，湿趋于下，两胫为之肿胀。频进补肾镇纳之方，病不少退。良以归纳之药，不能化痰，肾欲纳而肺不降，殊多掣肘之处。如竟改投降肺化痰之剂，深恐开其上者，更虚其下。脉象虚弦，右部濡滑。正与石顽先生所云痰火之症吻合，深恐介于两大，不克制其滋蔓耳。

炒玉竹三钱 生甘草七分 云茯苓四钱 广橘红二钱 生米仁七钱 川贝母去心，三钱 苦桔梗一钱 紫菀肉蜜炙，二钱 鲜生姜蜜炙，三钱 冬瓜皮一两，炒。二味煎汤代水

邱左 感风渐解，停饮宿痰，陆续而出。然气不足不能推送，液不足不能滑利，张介宾谓熟地乃化痰之圣药，即此意也，不然安有地黄而化痰者乎。前法小有出入，未便更张。

上党参元米炒，三钱 炙生地五钱 茯苓神各二钱 车前子一钱五分 生於术二钱 炙鳖甲五钱 海蛤粉三钱 厚杜仲三钱 粉丹皮二钱

李左 据述病恙起初乏力，渐至失音。经云：脾病则四肢不用。不用者无力也。由乏力而渐渐失音，似非脾病矣。殊不知湿困于脾，蕴于胃，湿热之气上蒸于肺，肺热则音不能扬，其时似宜与金被火烁则不鸣之例相比。足又软弱，似宜与脾胃湿热上蒸，肺热叶焦，则生痿躄之例相比。虽非的症，然亦可以意会。阅方中一用白芍，音即低微，为其收守也。肺脾同病，肺为燥金，故湿热者当进燥烈，当此之际，似宜流化气机，清化湿热，扩清其上蒸之炎。而参芪叠进，冬地频投，湿热之气，滞而不行，渐至一身之营卫皆郁，七八天一更衣，胸腹绊结，少腹成块，摩则无形，囊足皆肿，呼吸不利。变变奇奇，皆卫气郁结之所为。盖郁则气滞，气滞则不行，能无所见如上乎？麻黄开肺气，故小效。然无清理脾胃湿热之功，故始效而终不效。星半祛痰湿，又有耗伤肺阴之弊，故服之觉燥。吾人肝合脾升，胆合胃降，卫气既郁，胃土安能通降？胃土不降，则胆经之气，不能独向下行，于是但有肝木之升，而无胆木之降，所以目昏头晕，肝阳大动也。后用《金匮》等法，似觉心思渐入角尖，恐有暴厥暴绝之患。不如且行停药，半月之后，将拙拟方进七八剂，观其动静何如。总之，与其错服一剂，不如停服一剂；有切当万稳之法则用，无切当之法则已。问病付药，殊觉渺茫，未识知己以为何如。抗直不讳之处，必为同道所恶，不得已借一纸之书，以当面谈。

土贝母三钱 天花粉二钱 真建曲二钱 川抚芎一钱 桑霜叶一钱 广郁金三钱 制香附三钱 粉丹皮二钱 盐水炒广橘红一钱五分

气 郁

金右 抑郁伤肝，肝强土弱，胃失通降。食入胀满，漾漾欲吐，腹中偏右聚形，月事不行，往来寒热，脉细弦而数。胆为肝之外府，木旺太过，则少阳之机杼不转。宜平肝

调气，参以散郁。

柴胡五分，醋炒　白芍一钱五分，酒炒　制香附二钱　白茯苓三钱　陈香橼皮一钱　当归二钱，酒炒　金铃子一钱五分　粉丹皮二钱　延胡酒炒，一钱五分　炒枳壳一钱　干橘叶一钱五分

二诊　两和肝胃，参以开郁，便行稍畅。而中脘气滞，胃失通降，食入胀满。开合失度，寒热往来。再和肝胃以舒木郁。

香附二钱　豆蔻花五分　炒枳壳一钱　女贞子三钱，酒炒　焦麦芽二钱　广皮一钱　佛手花六分　沉香曲一钱五分，炒　当归一钱五分，酒炒　逍遥丸四钱，分二次服

金左　先自木郁土中，中脘有形作胀。脾与胃以膜相连，胃土受侮，脾土亦虚，渐致腹笥胀大，肢肿面浮，目眦带黄，如是者已经数月。兹交立冬节令，忽然下利，澼澼不爽，脓血相杂，上则恶心呕吐，呕出亦带黑色，四肢厥逆。脉沉如伏。肝强土弱已极。肝为藏血之海，肝经之气纵横逆扰，则肝经之血，不克归藏，有发厥之虞。《金匮》厥阴篇中每以苦辛酸合方，即师其法，能否应手，非敢知也。

乌梅五分　川雅连五分，淡吴萸七粒同炒　白芍三钱　黄芩一钱五分　干姜四分　甘草四分　茯苓三钱　佛手花四分　干橘叶一钱五分

再诊　前用《金匮》苦辛酸法，脓血已退，便利大减，卧得安眠，胃亦略起，胀势稍得宽松。而气仍下坠，呕痰仍黑，目畏火光，小溲红赤，舌干口燥，两手稍温，两足仍厥，脉稍起而细弦无力。阴虚木旺，气火尽越于外，经谓热胜则肿也。虽见转机，尚未足恃。拟养肝柔肝，以平气火，气行火平，治肿治胀之道，寓乎其中矣。

陈阿胶二钱　炒天冬三钱　生甘草七分　当归炒黑，二钱　泽泻一钱五分　生地炭四钱　生白芍三钱　云茯苓三钱　木瓜皮二钱，炒　车前子三钱　佛手花四分

三诊　四肢转温，面肿大退，胀势亦减，上冲之气亦平，小溲渐畅，然便利仍然不止。昨日停药一天，今又脓血相杂。脉象细弦。肝强土弱，营不收摄，湿热蹈暇乘隙，更复伤营。再养血和营，兼清湿热。

当归炒黑，二钱　杭白芍三钱，甘草二分，同炒　生地炭四钱　车前子二钱　茯苓三钱　木瓜皮三钱　大腹皮二钱　淡芩一钱五分　丹皮炒黑，二钱　驻车丸三钱

酌改方　淡芩一钱五分　甘草三分　干姜二分　丹皮二钱，炒　木瓜皮一钱，炒　白头翁二钱　川连五分　白芍三钱，与甘草同炒　秦皮一钱五分　黄柏炭三钱

四诊　改方参用白头翁汤，脓血大为减少，便利较舒，胀松呕退，痰色转白，略能进谷。然利仍不止，两足肿胀尤甚，有时恶心，脉象细弦。肝强土弱，湿热伤营，虽屡见转机，而于大局终无所济，不得不预告也。再泄脾胃湿热，参以分化。

制半夏二钱　川雅连六分　淡芩一钱五分　广橘红一钱　淡干姜三分　猪苓二钱　茯苓三钱　滑石三钱　木通八分　生熟薏仁各五分　泽泻二钱　白头翁三钱　陈胆星一钱

左　情志久郁，肝木失疏。冲脉为肝之属，冲脉起于气街，夹脐上行，至胸中而散，以致气冲脘痞咽阻。姑舒郁结而苦辛降开。

老川朴一钱　老山檀三分，磨，冲　川雅连五分　茯苓三钱　炒竹茹一钱　磨苏梗四分　郁金一钱五分　淡干姜四分　橘皮一钱

左　痛抱西河，肝气抑郁，腹中疠痛，肌热口苦舌干。急宜开展襟怀，以靖气火。

桑叶一钱五分　金铃子一钱五分　川石斛四钱　半夏曲一钱五分，炒　丹皮二钱　蜜炙香附一钱五分　大麦冬二钱　山栀皮三钱，炒　枇杷叶二钱，去毛

陈右　肝气抑郁不舒，左胁下又复作痛，牵引胸膈，口鼻烙热，目涩头胀。肝气不舒，肝火内亢，肝阳上旋。平肝熄肝，兼开气郁。

郁金　金铃子　制香附　炒枳壳　丹皮　木香　延胡索　干橘叶　冬桑叶　池菊

徐右　情怀郁结，胸中之阳气，郁痹不舒，胸次窒塞不开，不纳不饥，耳胀头巅烙热，大便不行，脉细弦微滑。仿胸痹例治。

光杏仁三钱　郁金一钱五分　生香附二钱　白茯苓三钱　瓜蒌皮三钱　川贝母一钱五分　山栀二钱　鲜竹茹一钱五分　炒枳壳一钱　枇杷叶去毛，一两

金右　情怀郁结，肝木失疏，以致肝阳冲侮胃土，中脘有形，不时呕吐，眩晕不寐，脉细弦，苔白质红，全是风木干土之象。拟两和肝胃法。

金铃子一钱五分，切　制半夏一钱五分，炒　炒枳壳一钱　川雅连五分　白芍一钱五分，土炒　制香附二钱，研　延胡一钱五分，酒炒　代赭石四钱　白蒺藜去刺，炒，三钱　淡吴萸二分，与雅连同炒　旋覆花二钱，绢包

转方去川连、吴萸，加茯苓、竹茹。

再诊　气分攻撑稍平，中脘聚形亦化，呕吐亦减，寐亦渐安，略能安谷。但胸中有时微痛，所进水谷，顷刻作酸，眩晕带下，脉两关俱弦，肝胃欲和未和。再从厥阴阳明主治。

制半夏一钱五分　广皮一钱　青皮四分，醋炒　白芍一钱五分，土炒　茯苓三钱　制香附二钱，研　川楝子一钱五分，切　白蒺藜去刺，炒，三钱　干姜二分　川雅连五分　代赭石四钱　炒竹茹一钱

三诊　呕吐已定，攻撑亦平，渐能安谷，肝胃渐和之象也。但少腹仍觉有形攻撑，心悸眩晕，小溲之后，辄觉酸胀。肾气已虚，不能涵养肝木。再从肝肾主治。

制半夏一钱五分　青陈皮各一钱　白归身一钱五分，酒炒　白蒺藜三钱　煅决明四钱　金铃子一钱五分　杭白芍一钱五分，酒炒　阿胶珠一钱五分　朱茯神三钱　煅牡蛎四钱　炒枣仁一钱

四诊　呕吐已定，而少腹攻撑，似觉有形，每至溲便，气觉酸坠，眩晕汗出，肝体渐虚。再平肝熄肝。

金铃子一钱五分　香附二钱，醋炒　朱茯神三钱　生牡蛎五钱　白芍二钱　甘杞子三钱　当归炭二钱　炒枣仁二钱　阿胶珠二钱　淮小麦五钱

毕左　抑郁伤肝，肝气纵横，木来克土，上吐下泻，有似痧气。如此严寒，何来痧秽，其为木土相仇，显然可见。匝月以来，腹中有形，不时攻筑，肝藏郁怒冲突之气也。

此时极宜舒郁，而失于调治，以致气滞腹满，脾土不能运旋，浊痰因而难化，遂令弥漫神机，神情呆钝。脉象沉郁，重取带弦，而尺中无力。深入险地，不能言治。勉拟化痰以通神机，木旺正虚，无暇过问矣。

制半夏二钱　瓜蒌仁五钱，蜜汁炒，研　炒枳壳一钱五分　九节菖蒲五分　远志肉五分　薤白头三钱　陈胆星一钱　桔梗一钱　生姜汁三茶匙　白金丸七分，开水先送下

改方去白金丸，加白蜜。

曹右　咳不甚盛，而咽中哽阻，痰出成粒。此气郁痰滞，所谓郁痰是也。

老川朴一钱　磨苏梗五分　制半夏一钱五分　炒姜皮三钱　茯苓四钱　光杏仁三钱，打　香豆豉一钱五分　生香附二钱，打　炒竹茹一钱　郁金一钱五分　炒枳壳一钱　枇杷叶四片，去毛

再诊　痰多咳嗽如昨。痰在胸中，气火上逼，故口碎而痛。

制半夏三钱　甜葶苈五分　云茯苓三钱　光杏仁三钱　竹茹水炒，一钱　苏子炒，研，三钱　冬瓜子四钱　炒枳壳一钱　生薏仁四钱　苇茎八钱

王右　营阴不足，厥气有余。腹中有形，发则嗳噫痛胀。阳气上旋，耳鸣眩晕。经事不调。气为血帅，调血当先调气也。

全当归　朱茯神　天麻　整砂仁　上广皮　制香附　白蒺藜　枳壳　香橼皮　金铃子

张右　胆为甲木，肝为乙木，胃为戊土，脾为己土。五行之中，木本土之所胜。人身内景，胆附于肝叶之内。惊动胆木，又以年迈正虚，不能制伏，遂致肝藏之气，亦随之而动。抑而下者为气，气克己土，则撑满不和，甚至便溏欲泄。浮而上者为阳，阳犯戊土，则呕吐痰涎，甚至有气逆行至巅，为酸为胀。脉象弦滑，按之少力，苔白质腻。此皆厥阳犯脾胃致病，胃中之浊，悉行泛动。若久缠不已，恐入衰惫之途。治之之法，补则恐滞而气壅，平肝又恐迂阔而远于事情。惟有先降其胃府，和其中气，能得呕止安谷再商。正之。

制半夏二钱　煨天麻一钱五分　制香附一钱五分　白茯苓四钱　新会皮一钱　白蒺藜三钱，炒　煨生姜一钱五分　白粳米一合　姜汁炒竹茹一钱五分。二味煎汤代水

陈右　肝气不和，横逆入络，腹痛牵引腰际，心悸耳鸣。再平肝泄肝。

金铃子切，一钱五分　橘红络各一钱　制香附二钱，打　厚杜仲三钱　白芍一钱五分　春砂仁七分，后入　杞子三钱，炒　甘菊花一钱五分

左　心中热辣，少腹有气上冲，至胸而散则尤甚。经云：冲脉者起于气街，并少阴之经，挟脐上行，至胸中而散。龙相不潜，冲脉不和，良有以也。

金铃子　杭白芍　广皮　盐水炒竹茹　白茯苓　炒杏仁　木香　大补阴丸

姚左　禀先不足，木失涵濡，冲气逆行，上干肺藏，单声作呛，腹中有气攻冲，头巅体震。拟滋水养肝清肺。

丹皮二钱　阿胶珠二钱　生白芍二钱　青蛤散三钱　川贝母二钱　煅磁石三钱　白蒺藜三钱

炙生地四钱　酒炒女贞子三钱　枇杷叶去毛，四片

二诊　腹中有气攻冲，则头巅体震，单声作呛。日来寒热兼作，此兼新感。先治其表，再治其本。

霜桑叶一钱五分　青蒿二钱　黛蛤散四钱　女贞子三钱　代赭石三钱　茯神三钱　丹皮二钱　川贝母二钱　炙龟甲五钱　枇杷叶四片，去毛

孙左　血虚不复，木燥生风，经络不时抽掣，腹胀带下，冲气不平，气冲至脘，则中脘胀满。宜养血熄肝，参以和胃。

阿胶珠　牡蛎　金铃子　桑螵蛸　砂仁　炒白芍　佛手　潼沙苑　枇杷叶

二诊　脉症相安，然中脘不时痞满，经络抽掣，脉细关弦。营血不足，肝阳冲侮胃土。再育阴熄肝，参以调气。

阿胶珠三钱　白归身二钱　香附一钱五分，蜜水炒　茯苓神各一钱五分　土炒白芍一钱五分　半夏曲二钱，炒　金铃子一钱五分　炒山药三钱　潼白蒺藜盐水炒，各一钱五分

另备服方

川楝子一钱五分　广郁金一钱五分　干橘叶一钱五分　炒蒌皮三钱　延胡索一钱　制香附三钱　白蒺藜三钱　光杏仁三钱　黑山栀一钱五分　枇杷叶四片，去毛

倪右　肝胃不和，挟痰内阻。中脘不舒，甚则呕吐痰涎。脉形弦滑，重按空虚。血虚胆火犯中，姑和中而泄胆木。

桑叶　金石斛　制半夏　海蛤粉　炒杞子　丹皮　白蒺藜　云茯苓　钩钩　水炒竹茹

二诊　和中气，泄少阳，脉象相安，舌苔薄白，底质带红，痰多中脘不舒，迷沉欲寐，甚则呕吐，其痰更觉胶腻。胃为水谷之海，胃受谷气，则化津化气，以调和于五藏，洒陈于六府也。西河抱痛，则木郁生火，木火扰中，则脘痞不舒。水谷之气，为火所炼，则不能化津化气，而反凝浊成痰，阳明遂失其通降之常，太阴亦失其清肃之令，所以呛咳痰多，咽中干毛也。伤寒六经中惟少阴有欲寐之条，既非肾阳虚而浊阴弥漫胸中，即是肾阴虚而真阴不能上潮于心矣。所以一则主以四逆，一则主以复脉也。姑循序进之。

金石斛四钱　制半夏一钱五分　茯苓三钱　广皮一钱　桑叶一钱五分　丹皮二钱　白蒺藜三钱　磨枳实二分　钩钩三钱　远志肉五分　炒竹茹一钱五分　姜汁二匙

张左　身热已退，而咽次仍然哽阻。脉象弦滑。还是痰气交滞，再为清化。

香豆豉三钱　枳实一钱　云茯苓四钱　白檀香一钱五分　炒竹茹一钱　光杏仁三钱　川朴一钱　制半夏二钱　磨苏梗五分，冲　枇杷叶四片

另附噙化丸方　瓜蒌二钱　黑山栀三钱　风化硝一钱五分　杏仁霜三钱　桔梗三钱　广郁金三钱

上药六味，研细末，用淡姜汁、白蜜为丸如弹子大。每服一丸，噙化细细咽下。

卷 八

肝火肝阳

康右　木郁生火，肝火散越，内热日久不退，咽中热冲，头目昏晕，脉弦大而数，舌红无苔，满布裂纹。肝火灼烁，阴津日耗，水源有必尽之势。草木无情，恐难回情志之病。拟黄连阿胶汤以救厥少二阴之阴，而泻厥少二阴之火。

清阿胶溶化，冲，二钱　川连五分，鸡子黄拌炒　生白芍三钱　地骨皮二钱　大生地五钱　丹皮二钱　女贞子三钱，酒蒸　川石斛四钱　萱花三钱

二诊　内热稍轻，而咽喉胸膈仍觉干燥难忍。舌红无苔，裂纹满布。心火劫烁，阴津消耗。惟有涵育阴津，为抵御之计。

大生地四钱　阿胶三钱　煨石膏三钱　石决明五钱　黑豆衣三钱　大麦冬三钱　花粉二钱　炒知母二钱　双钩钩三钱

三诊　内热大减，而仍头目昏晕，舌燥咽干。气火内烁，阴津消耗。再和阴泄热。

大生地五钱　生甘草五分　粉丹皮二钱　阿胶三钱　大麦冬三钱　生白芍三钱　地骨皮二钱　钩钩三钱　石决明五钱　川雅连三分，鸡子黄拌炒

四诊　咽喉胸膈燥痛稍减，神情稍振。然仍口渴无津，厥少二阴之火，劫烁胃阴。再救阴泄热。

西洋参二钱　青盐半夏一钱五分　生甘草五分　花粉二钱　大麦冬三钱　煨石膏五钱　黑豆衣三钱　池菊一钱五分　川石斛四钱　女贞子三钱，酒蒸

五诊　咽喉胸膈燥痛大减。然耳窍闭塞，眼目昏花，大便不行。少阳郁勃之火，上升不靖。甘养之中，再参清泄。

西洋参一钱五分　花粉二钱　丹皮二钱　黑山栀三钱　黑豆衣三钱　大麦冬三钱　桑叶一钱五分　池菊二钱　更衣丸一钱，开水先送下

六诊　胸膈燥痛递减。目昏耳闭，还是郁勃之升。再泄少阳而和胃阴。

西洋参　麦冬　黑山栀　黑豆衣　桑叶　南花粉　淡芩　川石斛　池菊花　丹皮

七诊　肝木偏亢，上升则为风为火，下行则为郁为气，所以舌红俱淡，燥渴俱减，而胀满气逆也。疏其有余之气，养其不足之阴。

金铃子二钱　沉香二分，乳汁磨冲　白芍三钱　川石斛三钱　大天冬三钱　香附蜜水炒，二钱　干橘叶一钱五分　煨磁石三钱　阿胶珠二钱

胡右　诸恙较前稍轻，而阳气化风，鼓动不熄，唇口蠕动，即颊车牵掣，舌强难言。

左脉弦大，右脉濡细。夫脾胃开窍于口，唇为脾之华，阳明之脉，环口而交于人中。今肝风所犯部位，皆脾胃两经所辖之区。经云：邪之所凑，其气必虚。苟非脾胃气虚，何致肝阳独趋其地。拟归芍六君，以补脾胃而御肝木，仍参介类以滋水潜阳。

吉林参一钱　白茯苓三钱　朱茯神三钱　杭白芍三钱　阿胶珠二钱　白归身一钱五分　生於术二钱　炒枣仁二钱　生鳖甲五钱　生牡蛎八钱　煅龙齿三钱　上濂珠三分　上西黄三厘。二味研细，分两次蜜水调服

钟左　少腹居中为冲脉，两旁属肝。少腹胀满，按之坚硬，大便旬日方得一解，坚燥异常。每至午后，先厥后热，气从上冲，冲则痰涎上涌，头痛苦厥，刻许方苏。脉细弦而数，舌红苔白少津，寐醒则口燥咽干。此由气质薄弱，水不涵木，冲气从而上逆，气火升动，则液炼成痰，所以痰升苦厥。恐瘛疭发痉。拟养肝之阴，柔肝之体，以平冲气。

生鳖甲六钱　杭白芍三钱　火麻仁二钱　粉丹皮二钱　白归身二钱　阿胶珠二钱　甘杞子三钱　大元参三钱　金铃子一钱五分　更衣丸三钱，先服

二诊　大便通行，然冲气时仍上逆，气冲则中脘聚形，恶心痰涌，头痛发厥。厥则肢强不语，心中仍然明事，良久方苏。腹中烙热，饮食不思。脉形弦数，苔黄质红。冲气逆上，皆化为火，气火上升，煎熬津液，悉化为痰，所谓痰即有形之火也。拟直清气火，以望厥定胃开，再商调理。

川连六分，吴萸一分同炒　生芍一钱五分　玳瑁片三钱　川楝子三钱　淡芩一钱五分　丹皮二钱　大元参三钱　瓜蒌皮五钱　蛤粉三钱　川贝二钱　水炒竹茹一钱五分　陈关蜇一两　濂珠三分　青黛一分　川贝母三分　真金箔一张。四味研末，另服

贾左　气喘不止，厥气尽从上逆，无形之火亦随之而上，火冲之时，懊侬欲去衣被。金无制木之权，姑清金平木。

瓜蒌霜四钱　杏仁泥三钱　川贝母二钱　郁金一钱五分　海浮石三钱　风化硝七分　黑山栀二钱　蛤粉四钱　粉丹皮一钱四分　竹茹盐水炒，一钱　枇杷叶六片

二诊　大便未行，灼热依然不退，寅卯之交，体作振痉，而脉并不数。无非肝胆之火内炽，不得不暂排其势。

杏仁泥三钱　羚羊片一钱五分　郁金一钱五分　丹皮二钱　竹茹一钱　瓜蒌仁五钱　法半夏一钱五分　川贝母二钱　青黛五分，包

三诊　火热之势稍平，略近衣被，不至如昨之发躁，咽喉气结稍舒。的属痰滞阻气，气郁生火。再展气化而清熄肝胆。

瓜蒌霜　夏枯草　羚羊片　郁金　川贝　橘红　鲜菊叶　松罗茶　黑山栀　杏仁　枳实

四诊　火热渐平，然两胁胀满气逆，甚至发厥。良由气郁化火内炽，火既得熄，仍还于气。再平肺肝之逆，而开郁化痰。

郁金　杏仁　竹茹　山栀　丹皮　蒺藜　橘红　枳壳　枇杷叶　皂荚子一钱五分，重蜜

涂炙，研末，每服分许，蜜水调

五诊　中脘不舒，两胁下胀满，妨碍饮食，不能馨进，气逆不平，脉象沉弦。此肝藏之气，挟痰阻胃，胃气不降，则肺气不能独向下行，所以气逆而如喘也。

整砂仁　广皮　杏仁　旋覆花　制半夏　炒枳壳　香附　苏子　瑶桂二分，研末，饭丸

六诊　中脘渐松，两胁胀满亦减，气逆火升略定。的是寒痰蔽阻，胃气欲降不得，肺气欲降无由。一遇辛温，阴霾渐扫，所以诸恙起色也。再从前法进步。

桂枝　制半夏　瓦楞子　茯苓　薤白头　枳实　广郁金　瓜蒌仁　橘皮　干姜

蒋右　肝火痰热未平，开合失度，又作寒热，热则阳气挟痰，浮游上扰，神明为之不治。清化痰热，参以熄肝，自当徐愈也。

郁金一钱五分　陈胆星四分　黑山栀二钱　西血珀五分，蜜水先调服　炒远志五分　天竺黄三钱　丹皮一钱　桑叶一钱　九节石菖蒲五分

左　病后自汗，咽中牵腻，有时火从上升，则肌肤灼热。脉数软滑。此由甲木与戊土不降，而乙木独升。恐损久不复。

制半夏一钱五分　广皮一钱五分　地骨皮三钱，桂枝四分，煎汁收入　瓜蒌皮一钱五分　蛤粉三钱，包　竹茹一钱五分，姜汁炒　茯苓四钱　建泽泻一钱五分　枇杷叶四分，去毛　淮小麦一两，煎汤代水

费统帅　肾虚则生火，木燥则生风，水亏木旺，肝风鸱张，风乃阳化，故主上旋。阳明胃土，适当其冲，所以中脘不时作痛。木侮不已，胃土日虚，而风阳震撼，所以左乳下虚里穴动跃不平。肝风上旋至巅，所以头昏目重，一身如坐舟中。肝为藏血之海，肝藏既病，则荣血不和，遍体肌肤作麻。吾人藏府阴阳，一升必配一降。肝，脏也，本主左升；胆，腑也，本主右降。升者太过，则化火化风；降者太过，则生沦陷诸疾。必得升降控制，而后可以和平。今肝升太过，则胆降不及，胆木漂拔，所以决断无权，多疑妄恐。面色并不虚浮，而自觉面肿，阳气壅重于上故也。舌苔白腻，冷气从咽中出，以肝胆内寄相火，阳气升腾，龙相上逆，寒湿阴气，随风泛动。倘实以寒湿盛极，而致咽中冷气直冲，断无能食如平人之理。丹溪谓上升之气，自肝而出，中挟相火。夫邪火不能杀谷，而胃虚必求助于食，可知胃虚乃胃之阴液空虚，非胃之气虚也。脉象细弦而带微数，亦属阴虚阳亢之征。为今之计，惟有静药以滋水养肝，甘以补中，重以镇摄。阳气得潜，则阴气自收，盗汗亦自止也。特内因之症，不能急切图功耳。

玄武板六钱，炙　煅龙骨三钱　块辰砂三钱　大生地四钱　生牡蛎六钱　白芍二钱　天冬二钱　茯神三钱　生熟草各三分　洋青铅六钱　淮小麦六钱　南枣四枚

赵左　命火向来不足，火不生土，土弱生痰，原属痰饮之类，虽有咳嗽，亦无足异。乃于去夏偶感风邪，邪与痰合，咳愈不止。猝受惊恐，震动胆木，胆为肝之外府，附于肝叶之内，此响彼应，肝火上犯，致咳剧而吐稀痰。斯时当作痰治，导肝火湿热下行。乃漫进参芪壅补，肝火痰热，阻肺不出，如油入面，莫之能泄。咳热痰稀，经年以来，

日就沉困，脐上有形动跃。夫脐上为太阴脾土部位，此时肺金久损，金水无由相生，炎上之火日炽，似非壮水滋其化源，不足以制其燎原之势。然水邪干犯土位，脐上如此悸动，稠腻之药，势难尝试。脉右寸小涩，关部带滑，尺部细沉，而左寸关俱弦，尺部微弱。病属肝火挟痰蒸肺，蔓延而至气阴皆虚。滋肾益肺，则碍于脾土；理湿化痰，则碍于肝木。勉拟益水之上源，而兼泄热化痰。请正。

南北沙参　炒麦冬　海蛤粉　炒蒌皮　冬瓜子　海浮石　云茯苓　鲜竹茹　枇杷叶肺露

陈子岩　向有肝阳，时发时止。兹则少腹胀硬，大腹胀满，中脘胀痛，势不可忍，恶心泛呕，其味甚酸，心胸嘈杂，大便不行，脉象细弦而数，苔黄质腻，骨热皮寒，气逆短促。少腹居中为冲脉，两旁属肝。考冲脉部位，起于气街，夹脐上行，至胸中而散，足见下则少腹，上则胸脘，皆冲脉所辖之区。今冲气逆行，冲阳逆上，胃为中枢，适受其侮，所以为痛为嘈杂为恶心，诸恙俱作矣。胆为肝之外府，为阴阳开合之枢纽，肝病则少阳甲木开合失常，为寒为热，似与外感不同。所虑者气冲不已，致肾气亦动，转成奔豚之候。兹议两和肝胃，参以镇逆。方备商裁。

川雅连五分　淡干姜四分　川桂枝四分　制半夏二钱　代赭石四钱　旋覆花二钱　金铃子二钱　延胡索一钱五分　陈皮一钱　土炒白芍一钱五分　姜汁炒竹茹一钱

二诊　两和肝胃，参以镇逆，中脘胀痛已止，恶心嘈杂吞酸亦定。然大便未行，痰气欲降无由，遂致气窜入络，两季胁异常作痛，牵引腰膂背肋，不能转侧。更加烟体失瘾，气不运行，其势益甚，竟至发厥。幸吐出稠痰数口，方得稍定。脉象细弦，重按带滑。络气痹阻，恐其复厥。勉与荫棠先生同议逐痰通府宣络。非敢率尔，实逼处此也。方备商裁。

薤白头三钱　瓜蒌仁三钱　竹沥半夏一钱五分　旋覆花二钱　猩绛六分　橘皮络各一钱　冬瓜子三钱　茯苓三钱　青葱管三茎　控涎丹五分，橘络汤先送下

三诊　投剂后季胁腰膂痛止，大便一次甚畅，日前之所谓痛胀阻隔，快然若失，不可不为转机。惟气时上逆，甚至如喘，胸闷酸涎上泛，头昏眩晕。虽频频吐痰，自觉欲出未出者尚多。脉象弦滑而数，重按少力。络气之滞，虽得宣通，而木火不平，与浊痰相合，蒸腾于上，消烁阴津，所以舌苔黄揹干毛，恐起糜腐。拟清泄木火，化痰救津。留候荫棠兄裁夺。

黑山栀三钱　炒黄川贝二钱　光杏仁去尖，三钱　大麦冬三钱　瓜蒌皮三钱　海蛤粉三钱　霍石斛四钱　鲜竹茹二钱　鲜枇杷叶一两　左金丸八分，包煎　白金丸五分，先吞服

四诊　清泄木火，化痰救津，颇能安寐。舌苔边尖较化，干毛转润，脉数较缓，神情略为振卓。但时带呛咳，咳则气从上升，两季胁吊痛；略闻食臭，辄增嘈杂头晕。丹溪云：上升之气，自肝而出。经云：诸逆冲上，皆属于火。良由厥气纵横之余，余威尚盛，遂至气化为火，逆犯肺金，消烁津液，其水源之不能涵养肝木，略见一斑。若肝胆

之火，挟龙雷上逆，便是喘汗之局。兹与荫棠先生同议滋水养肝，兼泄气火。前人谓痰即有形之火，火即无形之痰。冀其火降，痰亦自化，然非易事也。

陈阿胶珠二钱　大麦冬三钱　霍石斛四钱　粉丹皮二钱　生白芍一钱五分　黑山栀一钱五分　炒瓜蒌皮三钱　炒黄川贝三钱　海蛤粉三钱　秋石一钱　煅磁石三钱

五诊　舌黄大化，润泽有津，口渴自减，渐能安谷。但气火不平，挟痰上逆，肺为华盖，适当其冲，频频呛咳。痰虽欲出，碍于两胁之痛，不能用力推送，致喘呼不宁。欲寐不得，神情烦懊。脉象细弦。咽中燥痛。一派气火升浮之象，非济之以水，不足以制其火。然壮水之品，无不腻滞，痰热阻隔，不能飞渡而下。经谓：虚则补其母。肺金者，肾之母气也。拟益水之上源，仍参清泄气火，而化痰热。

北沙参四钱　西洋参一钱五分　霍石斛四钱　川贝母一钱五分　冬瓜子四钱　瓜蒌皮三钱　海蛤粉四钱，包　旋覆花一钱五分，包　猩绛六分　青葱管三茎　鲜枇杷叶一两，去毛　陈关蜇一两　大地栗四枚，三味煎汤代水　濂珠三分　川贝母五分。二味另研末，先调服

六诊　益水之上源，参以化痰，胃纳渐起，诸恙和平。然时仍呛咳，咳嗽引动，气即上冲，咽中微痛。脉象细弦。肝经之气火升浮，遂致在上之肺气不降，在下之肾阴不摄。拟益肾水以涵肝木，使阴气收纳于下，略参化痰，使不涉呆滞。

炒松生地四钱　霍石斛三钱　青蛤散五钱，包　车前子盐水炒，三钱　煅磁石三钱　大麦冬二钱　生白芍二钱　怀牛膝一钱五分，盐水炒　川贝母二钱　秋石一钱五分　琼玉膏四钱

唐右　湿痰素盛，每至春升之际，往往神情迷倦。平时精神不振，耳鸣如蝉。脉象细弦。虽有湿痰，而营分更虚，风阳上逆，所以舌心剥脱也。拟养营而不涉柔腻。

白归身二钱，酒炒　黑豆衣三钱　土炒奎白芍一钱五分　海蛤壳五钱　制首乌四钱　奎党参三钱　潼白蒺藜各二钱，盐水炒　云茯苓三钱　竹沥半夏一钱五分

二诊　补气以助健运，则湿痰不化而自化。养营以助滋涵，则肝阳不熄而自熄。前方已见和平，仍守前意。

奎党参三钱　白归身一钱五分　白茯苓三钱　海蛤粉四钱　炒於术二钱　竹沥半夏一钱五分　广橘红一钱　制首乌四钱　潼沙苑盐水炒，三钱　六君子丸三钱

周右　便泄虽止，腹仍攻鸣，眩晕气逆，冲阳上升，脾土失和。宜育阴以制阳气上逆之威，抑木即所以安脾也。

阿胶珠二钱　土炒白芍一钱五分　白蒺藜三钱　池菊花一钱五分　炙黑草五分　炒木瓜皮一钱五分　黑豆衣三钱　海蛤粉三钱　茯苓三钱　盐水炒竹茹一钱

孙左　向有遗精，肾水空乏，肝阳上升，扰神则心悸，外越则为汗，上升则头眩耳鸣。脉象虚弦。非壮水不足以涵木也。

元武板六钱，先煎　煅磁石三钱　麦冬辰砂拌，三钱　女贞子三钱，酒蒸　生牡蛎六钱　生白芍三钱　黑豆衣三钱　阿胶珠二钱　辰茯神三钱　大补阴丸二钱，淡盐汤晨服

程右　肝阳上升不熄，眩晕目昏，四肢作酸，脉弦而滑。此肝风与湿相合，风主动

摇，所以身如舟行也。

於术炭　茯苓　桂枝　炙甘草　煨天麻　蜜炙干姜　泽泻　二妙丸

二诊　足膝软弱稍退，而寐不能酣，合眼则光明异景叠呈，此阳气乘于阴位。前法再进一层。

朱茯神三钱　白蒺藜三钱　菊花一钱五分　秦艽一钱五分　川桂枝四分　煨天麻一钱五分　制半夏一钱五分　焦秫米二钱，包　二妙丸二钱

徐左　中脘之下，有形攻撑跳动，寤难成寐，脉象左弦。此由肝气抑郁，肝阳上扰。急宜开怀颐养，不可专恃药力。

酸枣仁二钱，研　煅龙齿三钱　金铃子一钱五分　夜交藤四钱　朱茯神三钱　制香附二钱　杭白芍一钱五分，酒炒　陈广皮一钱　炒枳壳七分　左金丸四分，先服

二诊　上冲之气已平，而仍心悸少寐，牙龈胀痛，大便不行。还是肝阳撼扰，走窜胃络也。

辰天冬三钱　朱茯神三钱　石决明五钱　元参三钱　川石斛四钱　煅龙齿三钱　夜交藤四钱　钩钩三钱，后入　活水芦根一两，去节　青果三枚，打

严左　体丰湿痰素盛，熬夜劳神，阳不收藏，致肝阳挟痰上升，头昏眩晕，恶心欲呕，胸闷不舒。脉象糊滑，关部带弦。舌苔浊腻。痰火交炽，恐风旋不熄，而致发痉。

制半夏三钱　枳实一钱　煨天麻一钱五分　白茯苓三钱　制南星七分　橘皮一钱　炒竹茹一钱　白蒺藜三钱　白僵蚕一钱五分　白金丸一钱，开水送下

二诊　化痰熄肝，眩晕恶心已定，热亦退楚。前法入出，以清邪薮。

制半夏二钱　茯苓三钱　煨天麻一钱五分　牛膝三钱　白蒺藜三钱　陈胆星五分　上广皮一钱　炒竹茹一钱五分　蛤壳五钱　大地栗三枚

张右　产后月事不来，血虚火炽，春升之际，忽发呕吐，味带酸苦，口渴咽燥，气从上升，少腹先满，中脘气冲。脉细弦少力。血不养肝，遂致冲气肝阳逆上。拟和肝胃之阴。

金石斛三钱　大天冬二钱　生熟白芍各一钱五分　阿胶珠二钱　白蒺藜三钱　盐水炒牛膝三钱　煅磁石三钱　大生地四钱　紫蛤壳六钱　车前子三钱

二诊　上升之气稍平，恶心亦减，咽燥较润，的是冲阳上逆。再育阴养肝，以平冲逆之威。

大生地四钱　生白芍三钱　生熟甘草各二分　川贝一钱五分　阿胶珠三钱　紫蛤壳五钱　炒木瓜皮一钱五分　牛膝盐水炒，三钱　大天冬三钱　生山药三钱　车前子一钱五分

三诊　上升之气渐平，胸次窒闷已开，咽燥恶心，仿佛全定，惟稍带呛咳。还是阴分未复，冲阳逆上，肺失降令。从效方出入。

大生地四钱　生白芍三钱　生熟甘草各二分　牛膝三钱　阿胶珠三钱　紫蛤壳五钱　炒木瓜皮一钱五分　山药三钱　川贝母一钱五分　牡蛎六钱

四诊　滋肾育阴，以制冲阳，气升既平，渴亦大定，痰亦渐少，胃纳较进。效方扩充，再望应手。

大生地五钱　大天冬三钱　炒山药三钱　生熟草各二分　阿胶珠三钱　生白芍三钱　紫蛤壳五钱　白茯苓三钱　煅牡蛎六钱　八仙长寿丸四钱，二次服

五诊　滋水育阴，以制冲阳，胃纳渐增，以中气下根于肾也。气逆既定，稍涉劳勋，犹觉冲逆，虚而未复，必然如此。起居寒暄，当格外珍卫。

大生地五钱　盐水炒牛膝三钱　炒山药三钱　酒炒白芍三钱　阿胶珠三钱　紫蛤壳三钱　大天冬三钱　白茯苓三钱

陈右　营血不足，肝气有余。中气痞阻，眩晕耳鸣，心悸少寐。宜养血熄肝。

制香附　金铃子　白归身　杭白芍　清阿胶　炒枣仁　朱茯神　煅决明　白蒺藜　煨天麻　甘菊花

二诊　向有肝厥，肝气化火，劫烁阴津，致营液不能营养，遍身筋骨作痛，眩晕心悸耳鸣，颧红火升。热熏胸中，胸次窒闷。肾水不能上潮于心，时常倦睡。脉细弦，尺涩。宜滋肾之液，以熄风木。

阿胶珠　生地　天冬　黑豆衣　元参　白芍　女贞子　朱茯神　生牡蛎　白归身　淮小麦

三诊　《生气通天论》曰：阳气者精则养神，柔则养筋。又曰：阳气者烦劳则张，精绝，辟积于夏，使人煎厥。《内经》极言阳火内燃，气血煎熬，阴不含抱，阳火独炎，一时阴阳几离，遂为煎厥。经义如此，原属大概。今诊脉象细弦，左尺小涩，右尺不藏。病起于数年前，屡屡发厥，旋即经事迟行，甚至一年之中仅来两次，其阳气之吸灼，阴液之消耗，略见一斑。兹则肩背腰膂股腨皆痛，火时上升，心悸耳鸣头晕。据述操持烦劳，甚于平人。显由烦劳激动阳气，壮火食气，遂致阳明络空，风阳乘虚入络，营血不能荣养筋络，是失其柔则养筋之常也。心为阳，心之神为阳中之阳。然神机转运，则神气灵明；神机不运，则神气蒙昧。所以离必中虚。其足以转运阳神者，阴津而已矣。今风阳亢盛，阴津日亏，虽有阳神，而机枢不运，所以迷沉善寐，是失其精则养神之常也。舌苔或黄或白，或厚腻异常，有似阴虚之中，复夹湿邪为患。殊不知人必有胃，胃必有浊，浊随虚火升浮，舌苔自然变异，从可知浊乃假浊，虚乃真虚也。治之之法，惟有甘以益胃，滋肾祛热，以熄风木。然必安静勿劳，方能奏功，不可不知。

大生地六两　白归身酒炒，二两　木瓜皮炒，一两五钱　杭白芍酒炒，二两　大熟地四两　黑元参三两　朱茯神三两　黑豆衣三两　肥玉竹三两　大天冬三两　金石斛劈开，四两　潼沙苑秋石水炒，二两　女贞子酒蒸，三两　大麦冬三两　西洋参三两　野於术人乳拌蒸，一两　甘杞子秋石水炒，三两　柏子仁去油，三两　厚杜仲秋石水炒，三两　小兼条参秋石水拌，另煎冲入，八钱　生熟甘草各七钱　粉丹皮二两　生牡蛎八两　陈阿胶溶化，冲，四两　龟板胶溶化，冲，四两

上药煎三次，去渣，再煎极浓，以溶化二胶，兼条参汤冲入收膏。每晨服七八钱，

渐加至一两余，开水冲化。

杨左 阴分久虚，下虚上实，风阳上逆，腹中极热，眩晕火升，精水不固。脉象细弦，尺部带涩。水亏木旺，宜介类潜伏阳气。

元武板一两，先煎 生牡蛎六钱 阿胶珠三钱 生甘草五分 大生地四钱 生白芍三钱 黑元参三钱 大淡菜二只

二诊 阳升不寐，风阳鼓动则心悸。火之不降，由于水之不升；水之不升，由于水之不足。

生鳖甲五钱 生龟板一两 生山药三钱 块辰砂三钱 茯苓三钱 生牡蛎七钱 生白芍三钱 粉丹皮三钱 大淡菜二只 金器一件

吴右 血虚木旺，肝阳上升，头胀眩晕。发则嘈杂易饥，心神扰乱。脉濡细，关弦尺涩。养肝以和阳气。

阿胶二钱 酒炒白芍二钱 黑豆衣三钱 牛膝盐水炒，三钱 池菊一钱五分 酒炒归身三钱 炙黑草五分 杜仲盐水炒，三钱 茯神三钱 炒枣仁二钱 淮小麦五钱 大南枣三钱

李左 脉渐耐按。头晕似有漂浮之意。阳升不熄，当助其所以制伏阳气者。

白归身 龟甲心 党参 煅龙骨 茯苓神 磁朱丸 生地炭 煅牡蛎 白芍 煅决明 制半夏

方右 呕吐已止，嘈杂亦减，然左胁下闪闪若动，身体有飘浮之意。无非阳气之升逆太过也。

制半夏 白蒺藜 磁石 茯苓神 参须 橘红 煨蛤壳 龙齿 块辰砂 金器

褚右 体丰多湿，湿盛生痰，痰在胸脘，甚则呕吐。吾人肝胆表里相应，肝上升则化心营，胆下降则化相火。胃居于中，为升降之中道。胆宜降，胃亦宜降。今胃中为痰气所阻，胃气不能通降，则胆木之气不能独向下行，于是但有肝之升，而无胆之降，遂成一有升无降之局，所以一身如坐舟中，有似虚空提起。目常带赤，即是胆中之气火，挟命阳浮逆于上也。脉象弦滑，为中风之根。所进一派黏腻阴柔之药，是抱薪而救火也。吾见愈者亦罕矣。

制半夏 煨天麻 橘红 枳实 制南星 云茯苓 白蒺藜 炒竹茹 白金丸 磁朱丸

又 脉稍柔缓，躯体之升浮荡漾，亦减于前。水不涵木，固令阳气上升；殊不知胃胆不降，亦能使之上逆。药既应手，无庸更章。

制半夏 制南星 枳壳 广陈皮 杏仁泥 瓜蒌皮 泽泻 竹茹 钩钩 磁朱丸

某 由脘胁阻窒，而致火冲不寐，肌肤发疹，面目带肿。脉细弦滑。此肝火挟痰内阻，水火升降之道不通，坎离不相交济。宜清气化痰。

制半夏 制南星 酸枣仁 炒枳壳 橘红 川雅连 粉丹皮 茯苓神 炒竹茹 桑叶

凌右　便血之后，血虚不复，肝阳上僭，眩晕心悸，面浮肢肿，带下连绵，经事涩少，一派内亏见证。拟养肝熄肝，兼摄奇脉。

生地　牡蛎　山药　桑螵蛸　潼沙苑　阿胶　於术　茯神　黑豆衣　湖莲肉

二诊　经来稍畅，胃亦略起。然仍眩晕心悸，面浮肢肿，血虚木旺阳升。效方踵进。

全当归一钱五分　紫丹参一钱五分　池菊花一钱五分　桑螵蛸三钱　黑豆衣三钱　煅牡蛎三钱　阿胶珠三钱　潼沙苑三钱　湖莲肉三钱

虞左　自幼风痰入络，每至发痉，辄呕出痰涎而愈。兹当一阳来复，肝阳暴升，肝气横逆，发痉之后，气撑脘痛呕恶。风木干犯胃土，胃土不能下降，肝经之气，渐化为火，以致发热头胀，连宵不能交睫，口渴欲饮，大便不行。脉细弦数，舌红苔白浮糙，中心带灰。木犯胃而胃阴暗伤之象，恐复致厥。拟甘凉益胃，参以平木。

金石斛四钱　白蒺藜三钱　川楝子三钱　左金丸八分，先服　半夏曲一钱五分　佛手花八分　延胡索一钱五分　枇杷叶去毛，三片　橘叶一钱　活水芦根五钱

王右　向有痰饮，兹则心悸不宁，遍身筋脉动跃，背脊寒冷，渐即汗出。脉象弦滑，舌胖苔腻。此肝阴不足，脾胃湿痰悉随肝阳鼓舞，君火为水气所干，以致摇撼震动。无性命之忧，有频年之累。

茯苓神　石菖蒲　制半夏　广橘红　真武丸　远志肉　块辰砂　煨天麻　指迷茯苓丸

高右　两和肝胃之阴，肃肺以通肠痹，肺与大肠本相表里，清肃之令一行，府气自然通降，所以药进之后，如鼓应桴，大便即解。甘以养胃，阳土得和，风木之气，不能动辄摇撼，所以烦嘈之状已定，身热退清，面红赤转淡，脉弦大转柔，舌苔浮腐顿化。惟不易酣寐，而易汗出，还是阳不藏敛之兆。其为伏邪之后，肝胃阴伤，可谓毫发不爽矣。若踵余邪蕴湿论治，则阴愈伤而热愈甚，热愈甚则邪愈不敢撤，真有不堪设想者。今药既平反应验，无庸再事更章。方草正之。

金钗石斛　鲜竹茹　炒杞子　茯神　火麻仁　淮小麦煎汤代水　半夏曲　地骨皮　钩钩　白蒺藜　煅龙齿

肝　风

张左　外风已解，内风暗动，睡卧心神昏乱稍定，而时易汗出。阳气不收，再和阴摄阳。

金石斛四钱　炒枣仁二钱　煅牡蛎四钱　川贝母二钱　茯神三钱　地骨皮二钱　生甘草三分　海蛤粉三钱　淮小麦五钱　糯稻根四钱

二诊　心神渐清，汗出亦止。然肢体无力，口渴欲饮，胃呆少纳。再和肝胃之阴。

金石斛四钱　白蒺藜三钱　黑豆衣三钱　茯苓三钱　池菊一钱五分　半夏曲二钱，炒　橘白一钱　生甘草三分　生熟谷芽各一钱

李左　头晕而四肢厥逆，欲吐不吐，欲泻不泻，半月之中，连发两次。厥逆既回，而头晕汗出不定。此由肝风上旋，与时行之病不同。拟熄肝和阳。

炒枣仁　煅龙骨　茯神　白芍　地骨皮桂枝二分，同炒　黑豆衣　白蒺藜　煅牡蛎　池菊花　淮小麦

王左　心胸灼热既退，寐亦稍安，而时仍眩晕。痰热化火，上旋头巅，肺胃交通之路，为痰所阻，阳出而阴不得入，所以动辄气逆也。

光杏仁　青盐半夏　蜜炙橘红　白蒺藜　炒川贝　海蛤粉　天麻　薤白头　瓜蒌仁　泽泻　云苓

胡左　用龙牡救逆法，肌肤甲错大退，四肢厥冷，筋惕肉瞤俱减，而仍悸晕耳鸣。还是阳气少藏，恐尚周折。

白蒺藜　龙骨　朱茯苓　稆豆衣　钩钩　煨天麻　炒枣仁　牡蛎　淮小麦　金器

服此方诸症皆减，惟眩晕耳鸣异常，以苔腻为胃有浊痰，用胆星白金丸，寐安，余不应。曰：少阳胆火不泄。用桑皮、丹、栀、夏、枯、决明加磁朱丸，乃应。耳仍不聪，加用龟甲，耳渐聪。又增带下，曰：亦是阳不上升。用盐水炒柴胡、青葙子、炒椿根皮、萆薢、白芍、牡蛎、伏龙肝，乃定。可谓怪证也。正蒙附志

杨左　向有肝阳，迩来神气不能自持，言语错杂，健忘善悲。脉弦虚大，右部歇止。此心肾交亏，水火不能交接。八秩大年，何敢言治。

龟甲心　生地炭　远志肉　盐水炒　牡蛎　朱茯神　辰麦冬　九节菖蒲　砂仁　上濂珠　西血珀二味研细，先服

蒋右　左腹向有积聚，每至一阳将复，辄心悸耳鸣，四肢烙热，一阴来复，诸病渐安。今咳逆虽止，四肢烙热如昨，食不馨增，肢体困乏。脉象沉涩，右关独弦。此由肝气失疏，肝阳逆犯，阳气未能遽敛。拟和中醒胃，兼养肝阴，阴生则阳自长也。

制首乌　黑豆衣　青葙子　川石斛　朱茯神　女贞子　制半夏　白蒺藜　白芍　竹茹盐水炒　浮小麦一两，煎汤代水

左　偏枯三载，饮食如常。五六日前大拇指忽发疔疮，阳明湿热之盛，略见一斑。前晚恶热，欲去衣被，昨晨复食面包，胃气壅实，甲木之气，不能下降，遂致肝风挟痰上升，清窍为之蒙闭，神昏不语，喉有痰声，脘腹饱满，头汗溱溱，而汗有秽气。脉象弦滑，舌红苔黄，中心霉黑。唇口蠕动，痰火蒙闭于内，湿热熏蒸于上。恐蒙闭不开，风阳震动，而致厥脱。勉拟清泄痰火，芳开蒙闭。请商。

乌犀角五分，磨，冲　天竺黄二钱　白蒺藜三钱　粉丹皮二钱　胆星八分　钩钩三钱　菖蒲根三钱　瓜蒌皮三钱　竹半夏一钱五分　至宝丹一丸，菖蒲汤化服

胡右　肝木纵横，腹中胀满。络隧气阻，肩臂作痛。再疏肝之用，养肝之体，而以养血和络兼之。

川断肉　金铃子　柏子仁　桑椹子　白芍　川玉金　木防己　橘皮络　香橼皮　砂

仁　香附　当归

另常服史国公药酒。

右　营阴不足，肝火风上旋，由头痛而至口眼㖞斜，舌强言蹇。脉细弦数。此风火蒸痰，袭入少阳阳明之络。拟化痰平肝泄热。

冬桑叶一钱　远志肉三分　白僵蚕三钱　池菊花一钱五分　粉丹皮一钱五分　黑山栀三钱　石菖蒲三分　煨天麻一钱五分　钩钩三钱　松罗茶一钱　青果三枚

王左　向有肝阳，一阳来复之时，加以情怀怫郁，以致甲木不降，乙木勃升，心悸不寐，肉瞤筋惕，肢震头摇。脉细而沉取弦搏，苔浊厚腻。此由肝火风震撼，津液凝痰，痰转化热，遂与风火彼此相煽，而有莫御之势矣。拟化痰熄风，参以宁神镇肝。

胆星六分　天麻一钱五分　钩钩三钱　稆豆衣四钱　茯苓神各二钱　竺黄三钱　半夏一钱五分　橘红一钱　珍珠母五钱　大淡菜二只　金器一件，悬煎　童便半杯，每日另服

二诊　化痰熄肝，脉证相安。然仍筋惕肉瞤，悸眩不寐。脉象弦滑，舌苔腻浊。痰火风鼓旋不熄，再化痰熄肝。

制半夏二钱　橘红一钱　茯苓神各二钱　胆星三分　煅磁石三钱　龙齿三钱　牡蛎五钱　珍珠母一两　天麻一钱五分　块辰砂三钱　大淡菜二只　鸡子黄一枚

任左　咳嗽大退，火从上冲亦平。足见痰病贯珠，皆少阳胆火挟痰流窜，木叩金鸣也。

粉丹皮二钱　羚羊片一钱，先煎　菟丝子四钱　川贝母一钱　天花粉二钱　黑山栀三钱　青蛤散五钱　杏仁泥二钱　郁金一钱五分　桑叶一钱　枇杷叶三片，去毛

某　向有肝气，不时胀满。兹则头眩旋晕，心悸火升不寐，痰多嘈杂，脉细而沉取带滑。此气弱生痰，胆胃不降，肝木独升。欲平其肝，当降其胆；欲降其胆，当降其胃；欲降其胃，当化其痰。

制半夏一钱五分　天竺黄二钱　桑叶八分　橘红一钱　珍珠母三钱　海蛤粉三钱，包　黑山栀一钱五分　丹皮一钱五分　胆星四分　瓜蒌霜三钱　制香附二钱，研　陈关蜇洗淡，一两

马右　疏肝化痰，脘胁痛胀未止，竟至神识迷乱，两手引动，频转矢气，大便不行。良由气滞不宣，浊痰因而弥漫，神机被阻，胆阳上逆，风阳勃动，有昏痉喘厥之虞。疏府涤痰，势不容缓。脉象弦滑而濡。病实正虚，恐成必败之局，然人力不能不尽。非敢孟浪，聊竭割股之忱。录方备商，立候荫棠先生正是。首案未录

制半夏　薄橘红　茯苓　白蒺藜　陈胆星　石菖蒲　煨天麻　白僵蚕　礞石滚痰丸二钱，开水先服　濂珠粉三分，另服

三诊　投剂之后，呕出黏痰，继以畅解，皆属胶黏稠腻之物，其为痰积下达，确然可征。蒙阻由此得开，神识迷乱大退，脘胁胀痛亦松。但时多倦寐，遍身作痛，背腧尤甚。脉象弦滑，舌苔满布白腻，渴不欲饮，还是浊痰弥漫之象。年及古稀，正虚病实，虽得转机，恐不足恃。再拟化痰而宣泄气火之郁，以防化燥生风。方备商裁，并候荫棠

兄正是。

制半夏三钱 陈胆星一钱五分 石菖蒲五分 枳实一钱 生姜汁一分，冲 瓜蒌仁四钱 郁金一钱五分 光杏仁三钱 煨天麻一钱五分 鲜枇杷叶去毛，四片 白金丸一钱，吞服 濂珠粉三分，另服

四诊 疏气之滞，泄火之郁，而开浊痰，神情清爽，迷睡较退，痰吐爽利，大便续解，脘胁胀痛全定，右脉稍觉有力，舌苔大化，皆转机之象。但火时上升，升则两颧红赤，遍身作痛，有时恶心。良由痰积虽达，而胃土少降，阳明脉络失和，胆阳从而上逆。再降胆胃而化痰浊。

陈胆星八分 广皮一钱五分 枳实一钱 桑叶一钱 杏仁去尖，打，三钱 制半夏三钱 茯苓四钱 炒竹茹二钱 丹皮二钱 炒蒌皮三钱 鲜枇杷叶四片，去毛

五诊 神情慧爽，火升较平，恶心亦止。然时带呛咳，咳则胸膺背肋牵掣作痛，头旋眩晕，目不能开，胸中似有冷物搏聚。脉象弦滑，舌苔前半已化，根尚厚腻。还是痰邪未清，甲木少降，肝风上旋，络气阻痹。再拟化痰熄肝宣络。

制半夏三钱 旋覆花二钱 局猩绛五分 茯苓三钱 橘红络各一钱 白蒺藜三钱 煨天麻一钱五分 钩钩三钱 冬瓜子三钱 炒竹茹三钱 青葱管寸许，两茎

六诊 遍身掣痛已定，眩晕大减，渐能安谷。惟胸中时仍窒闷，呛咳痰多。脉象弦滑。胆胃之气下降，则风阳自平，痰气之郁渐开，则脉络自和。然肺胃之间，痰饮不能遽澈，所以咳逆痰多。再和中降气化痰。

制半夏一钱五分 炒苏子三钱 旋覆花一钱五分 橘红一钱 茯苓三钱 煨天麻一钱五分 白蒺藜三钱，鸡子黄拌炒 砂仁四分 生熟谷芽各一钱 玫瑰花二朵

郭右 清化痰热，育阴和阳，神渐守舍，怔悸大减，嘈杂亦定。虚里仍然动跃。脉弦滑而软。阳明脉络空虚，厥阳上扰未熄。前法出入。

炙黄芪三钱 杏仁泥三钱 粉丹皮一钱五分 炒苏子三钱 黑山栀三钱 法半夏二钱 枳实一钱 茯苓五钱 盐水炒竹茹一钱五分 枇杷叶四片

严右 腹时疠痛，眩晕头昏，心中跳荡，带下舌光，脉象虚弦。此液虚不能涵养，致阳气升腾不熄。拟平肝而熄风木。

杭白芍一钱五分，酒炒 醋炒香附二钱 煅磁石三钱 阿胶珠三钱 川楝子一钱五分 炒川雅连三分 石决明四钱 朱茯苓三钱 潼白蒺藜盐水炒，各一钱五分

二诊 腹痛已止，眩晕亦减。然心中时仍跳荡，荡则神觉昏糊，还是肝阳撼扰。再宁神和阳养肝。

阿胶珠二钱 杭白芍一钱五分 茯神三钱 煅龙骨三钱 大生地四钱 炒枣仁二钱，研 生牡蛎五钱 块辰砂三钱 钩钩后入，三钱 金器一件，悬煎

孙左 忿怒抑郁，肝火风内炽，肩臂头项面颊自觉热气注射，甚则舌麻肢厥。宜化痰泄热。

制半夏一钱五分　白蒺藜三钱　瓜蒌皮三钱，炒　黑山栀三钱　陈胆星五分　广橘红一钱　粉丹皮二钱　光杏仁三钱　淡黄芩一钱五分，酒炒　白茯苓三钱

龚右　热气随处攻注，经脉跳动，脘胁皮肤板滞，木旺阳升气滞。再和阴以涵肝木，兼化热痰。

阿胶珠三钱　煅牡蛎五钱　木瓜皮一钱　炒枣仁二钱　淮小麦五钱　大生地四钱　白芍二钱，酒炒　炙黑草三分　大南枣三枚　糯稻根五钱

陈幼　案遗失。

陈胆星　竹沥半夏　郁金　菖蒲　竹茹　枳实　云茯苓　川石斛　礞石滚痰丸一钱，化服

二诊　大便解出黏痰，烦扰顿然宁静，恶心口渴亦止。乃日晡又复烦渴，吮乳口中虽热，却不甚盛，涕泪俱无，头摇不定，面有青色，舌光无苔，脉象细软。胸中之结痰稍开，而脾气胃阴并虚，肝风因而震动。慢惊情形，仍在险境。姑养肺胃之阴，而培脾土以熄肝木。

西洋参　生於术　云茯苓　土炒白芍　钩钩　大麦冬　生甘草　川石斛　生山药　回春丹

三诊　舌燥转润，热势渐退，而四肢搐动，甚则手足拘挛，头摇反张，便泄腥酸。自夏徂冬，不时身热。童真不足，阴分未病先虚。兹以风温外薄，痰气结聚，散邪达痰，病邪虽退，元气愈加亏损，以致真水不能涵濡，真气不能伏制，肝风鸱张，经所谓曲直动摇，风之象也。慢惊重症，恐难图治。拟理中地黄汤大意。

台参须一钱　土炒白芍三钱　炮姜五分　生牡蛎一两　熟地炭四钱　炙甘杞二钱　大麦冬三钱　五味子三分　怀山药三钱　炙绵芪三钱

四诊　补气养肝，安土熄风，便泄大减。然仍肢搐风动，涕泪俱无。肝风鸱张，窍络闭阻，深入重地。勉拟标本并治法。

台参须五分　生牡蛎六钱　炒怀药三钱　煨天麻一钱五分　天竺黄二钱　金石斛三钱　土炒白芍一钱五分　阿胶珠三钱　石菖蒲五分　全蝎去毒，炙，二分　牛黄清心丸一丸，分两次化服

五诊　补气养阴，以涵肝木，惊搐之象渐轻，面青较退，便泄已止。涕泪虽无，而干燥颇渐转润。的属阴虚木旺。从效方再望转机。

台参须五分　炙生地三钱　杭白芍一钱五分　炒怀药三钱　大麦冬二钱　西洋参一钱　阿胶珠二钱　生牡蛎五钱　煨天麻二钱　白蒺藜三钱　抱龙丸半丸，化服

六诊　惊搐已定，面青色续退，然犹涕泪不下。舌上转润，而上下唇犹然干燥。脉象细数。其为阴虚气弱，木旺生风，显然可见。既略转机，自宜从效方扩充。

台参须五分　阿胶珠三钱　土炒白芍一钱五分　生牡蛎五钱　煨天麻一钱　西洋参一钱　金石斛三钱　川贝母一钱五分　炒怀药三钱　白茯苓三钱　盐水炙橘红五分

七诊　惊搐之象已定，啼哭渐有涕泪，便泄亦止，惟面色带浮。还是脾虚木旺之象，

所谓面肿日风也。再拟培养气阴。

台参须五分　生於术一钱　大麦冬三钱　炙草三分　生牡蛎五钱　盐水炙黄芪一钱五分　炙生地四钱　炙甘杞二钱　怀药三钱，炒　煨天麻一钱五分　酒炒白芍一钱五分

八诊　扶正气以御肝木，益荣血以涵肝木，风木已平，惊搐自不复发，津液回而涕泪下，面青既退，脉亦柔缓。足见慢惊究属虚症，然又有阳衰阴弱之辨耳。

台参须五分　大生地　白茯苓　阿胶珠　生山药　盐水炙绵芪　生於术　杭白芍　大麦冬　生牡蛎　甘杞子　淮小麦

急惊属阳，慢惊属阴。急惊属实，慢惊属虚。而属虚之中，又有阳衰阴弱之辨。此又心思独到之处也。慢惊诸药罔效，用一分五厘散或有获效者。方用活蟾蜍一只，将阳春砂仁末由口纳入其腹，以腹膨为度。用泥周围涂满，不使泄气，砻糠火中煨烧，至泥红焦烈，则蟾蜍亦必枯矣。去泥研成末，用开水先调服一厘，次服二厘，限一昼夜服五次，每次增一厘，计共一分五厘，故名之曰一分五厘散。是方并治水鼓，以蟾蜍有行水之攻，砂仁有开气之能，气开水行，则鼓症可消矣。文涵志

眩　晕

右　调气熄肝，眩晕不定。左脉弦大，尺部空虚。下虚上实。拟介类潜阳，为进一层治。

生龟板七钱　煅磁石三钱　杭白芍一钱五分，酒炒　阿胶珠二钱　生牡蛎五钱　朱茯神三钱　池菊花一钱五分　黑豆衣三钱　钩钩三钱　淮小麦五钱

钱左　肾水不足，不能涵养肝木，肝经之气，横扰不平，则腹胀胸闷，在下则为气，上旋则为风。风阳上旋，则为眩晕。今大势虽定，而根柢不除，牙龈胀痛，亦属风阳阻于胃络也。脉象细弦。宜为柔养。

川石斛四钱　大麦冬三钱　生牡蛎六钱　生白芍二钱　白蒺藜三钱　小黑豆衣三钱　酒炒女贞子三钱　阿胶珠一钱五分　干橘叶一钱

某　头目旋晕，经久不愈，投滋纳减，此痰阻中宫。痰能作眩，古人之言，岂欺我哉。

温胆汤加蚕砂、蒺藜、僵蚕、天麻、蒌仁、杏仁。另白金丸五分先服。

李右　气血两亏，木失涵养，致阳气不和，头昏眩晕，皮寒骨蒸，时易汗出。阳气不能外卫，非偏热所能常进也。

川桂枝五分　地骨皮二钱，桂枝同炒　杭白芍一钱五分，酒炒　白茯苓三钱　白归身二钱　炙黑草三分　橘白一钱　淮小麦五钱　大南枣三枚

叶右　但寒不热，渐致腹满作痛，头昏目眩，饮食少思。脉弱而弦。气滞于下，阳升于上。宜调气熄肝。

醋炒香附二钱　当归二钱　金铃子一钱五分　白蒺藜三钱　酒炒白芍一钱五分　钩钩三钱

半夏曲一钱五分　干橘叶一钱　甘菊花一钱五分　佛手花七分　生熟谷芽各一钱

二诊　眩昏少减，食入仍满。再和协肝脾。

制香附二钱　广陈皮二钱　朱茯神三钱　冬白芍一钱五分　缩砂仁五分，后入　炒枳壳一钱　炒枣仁三钱，研　香橼皮一钱　金铃子一钱五分　沉香曲二钱，炒　焦麦芽二钱

梁右　每交阴分，火升眩晕颧红，阳气尽从上凌，两足不温，头发脱落。宜导阳气下行。

生牡蛎四钱　炙龟板三钱，先煎　池菊一钱五分　云茯苓三钱　石决明四钱　白蒺藜去刺，炒，三钱　钩钩三钱　粉归身一钱五分　滋肾丸一钱五分，盐汤先服

茅右　脉细濡而右关带滑。叠进育阴潜阳，昏晕依然不定，有时汩汩作酸。良以清津为阳气所炼，渐欲成痰，致浊阻清位，所以昏晕不能定也。再以退为进。

制半夏　晚蚕砂　云茯苓　杭菊　广橘红　煨天麻　白蒺藜　白金丸三分

二诊　阳气浮越在上，时时昏冒。在上之阳气日浮，在下之阳气日乏，所以叠进潜阳，而病不少退。拟《金匮》附子汤以导阳气下行。

台参须一钱，另煎　野於术一钱五分　云茯苓三钱　熟附片四分　煨牡蛎四钱　杭白芍一钱五分，酒炒　白蒺藜三钱　老生姜二片

金右　眩晕呕吐，舌本牵强，脉滑苔腻，火升右太阳作痛。肝阳挟痰上升，宜化痰熄肝。

桑叶一钱五分　山栀三钱　僵蚕二钱　茯苓三钱　制半夏一钱二分　丹皮一钱　蔓荆子一钱　橘红一钱　竹茹一钱　白金丸五分，分二次先服

杨左　白疹已化，热亦渐轻，而四肢欠温，痰多频咳，有时自觉热冲至巅，则头昏眩晕。脉象沉弦。良由痰饮内阻，阳气不克宣通，所谓无痰不作眩也。拟化痰以通阳气。

制半夏一钱五分　橘红一钱　炒苏子三钱　白蒺藜三钱，去刺　僵蚕二钱　白茯苓三钱　制南星四分　川桂枝四分　煨天麻一钱五分　煨姜二片

二诊　头晕恶寒已退，痰多欲咳。的是痰饮内动，阳气郁阻。再化痰降气。

於术二钱　川桂枝三分　补骨脂盐水炒，一钱　干姜三分　炙草二分　橘红一钱　白茯苓三钱　制半夏一钱五分　五加皮二钱

三诊　昨吐痰涎甚多，饮邪上泛也。今吐痰尚作恶心，胃气已经虚馁，况吐出带黑。拟四逆法。

台参须另煎，冲，八分　上广皮一钱　生熟薏仁各二钱　茯苓三钱　制半夏一钱五分　熟附片五分　淡干姜五分　竹茹姜汁炒，一钱　生熟谷芽各一钱五分

四诊　投附子四逆，呕吐已止，痰亦渐少，咳嗽较定，而咽中觉燥，舌仍淡白。本质阴亏，未便温燥过节。拟六君以治脾胃为主。

台参须八分　制半夏一钱五分　炒於术一钱五分　上广皮一钱　生熟草各一分　竹茹姜汁炒，一钱　佩兰叶一钱五分　白茯苓三钱　生熟谷芽各一钱五分

五诊　祛痰补气，咳嗽痰多俱减，咽燥转润。的是寒饮内阻，脾胃气虚。药向效边求。

台参须一钱　制半夏一钱五分　炒陈皮一钱　姜汁炒竹茹一钱　炒於术二钱　生熟草各二分　云茯苓三钱　生熟谷芽各一钱　玫瑰花二朵　真武丸三钱，先服

六诊　痰多咳逆气喘。脉象沉弦，左部细弱。脾胃肾皆虚，气不收摄。拟摄纳阳气。

台参须　补骨脂　厚杜仲　云茯苓　车前子　菟丝子　怀牛膝　济生肾气丸

七诊　温摄脾肾，气喘已平，痰亦渐少。可见脾虚不运则生痰，肾虚不纳则气逆。药既应手，宜再扩充。

台参须一钱　炒於术一钱五分　牛膝盐水炒，三钱　车前子三钱　上广皮一钱　制半夏一钱五分　沙苑盐水炒，三钱　菟丝子盐水炒，三钱　茯苓三钱　巴戟肉三钱　杜仲三钱　补骨脂盐水炒，三钱

八诊　气喘已平，每至戌后阴分，痰辄上逆。再以温药和之。

台参须一钱　茯苓三钱　炒於术二钱　桂枝四分　炙甘草二分　制半夏一钱五分　杜仲三钱　巴戟肉三钱　橘红一钱　菟丝子盐水炒，三钱　济生肾气丸三钱

丸方　脾虚则生湿，气虚则生痰。痰饮内踞，为喘为咳为眩晕。温脾所以燥湿化痰，而脾土之阳，化生于命火。历投温补脾肾，颇形康胜。此次喘发甚重，守前意进退施治，渐得平定。惟衰年气血皆亏，阴腻之药，必助寒饮，惟血肉有情之品，斯温不涉燥，柔不涉腻。

炙上芪四两　煨天麻一两　巴戟肉三两　白茯苓三两　炙甘草八钱　奎党参六两　炒山药三两　广郁金三两　川桂枝八钱　炒於术三两　甘杞子三两　厚杜仲三两　炒萸肉二两　制半夏二两　广橘红一两　泽泻一两五钱　肥玉竹二两　补骨脂盐水炒，二两　白蒺藜去刺，炒，二两　菟丝子盐水炒，二两　蜜炙淡干姜六钱　炒霞天曲一两　胡桃肉十二枚，打碎

上药各炒研为末，用鲜河车一具，漂净酒煮打烂，捣药糊丸，每服三钱。

痉　厥

林右　营血久亏，肝木失养，风阳大动，窜入经络，遍身酸楚。兹当风木司令，阳气弛张，叠次痉厥，厥回而神识昏迷，脉细涩如丝，深有阴阳相决之虞，未可视为惯常也。拟护神潜阳法，备请商定。

块辰砂绢包，三钱　茯神三钱　煅龙骨三钱　龟甲心五钱，刮白，先煎　丹皮二钱　秦艽一钱五分　女贞子三钱　稆豆衣四钱　炒远志四分　濂珠四分　川贝四分　真金箔一张。三味研末，先调服

二诊　痉厥已定，神情亦清，然心中悸荡，音低气怯。虚损之极，聊为敷治而已。

人参须另煎，冲，一钱　块辰砂三钱，包　茯神三钱　煅牡蛎四钱　煅龙骨三钱　稆豆衣四钱　橘红一钱五分　潼沙苑盐水炒，三钱　女贞子三钱　金器一件

三诊　痉厥之后，身发白瘖，是病久中虚之极也。屡次发热，脉象虚微，阴不足而

阳有余。当气阴兼顾。

台参须一钱，冲　女贞子三钱，炒　煅牡蛎四钱　小黑豆衣四钱　炒枣仁二钱　朱茯神三钱　煅龙骨三钱　龟甲心炙，先煎，四钱　潼沙苑三钱，炒　炙鳖甲四钱

徐左　内风挟痰，弥漫心窍，神情果钝。还恐内闭昏痉。

制半夏　天竺黄　茯苓神　胆星　生熟谷芽　枳壳　郁金　钩钩　竹沥　天麻　菖蒲

某　不时痉厥，厥则四肢搐搦，人事不省。此肝风挟痰。宜祛风化痰。

羌防风各一钱　煨天麻一钱五分　钩钩三钱　茯苓三钱　制南星四分　橘红一钱　僵蚕三钱　川芎八分　甘菊花一钱五分　制半夏一钱五分

蒋右　体质素亏，春升之际，风阳大动，以致骤然痉厥。甲木不能下降，胆无决断之权，惊悸善恐。有形之痰，为之鼓动，所以脉弦而滑，舌红而苔黄浊也。拟化痰宁神，潜阳熄肝。

丹皮　茯苓神　竺黄　九节石菖蒲　盐水炒橘红　远志　山栀　制半夏　淡芩　上濂珠三分　金箔一张　辰砂三分。三味研末，蜜水先调服

二诊　渐能安寐，而神情尚觉呆钝。苔黄腻浊，中心霉黑。还是肝火痰热未清。再化痰熄肝，宁神定志。

制半夏二钱　枳壳一钱　白蒺藜去刺，炒，三钱　天竺黄三钱　橘红一钱　远志肉六分　郁金一钱五分　陈胆星五分　滚痰丸二钱，开水送下

某　气从上冲，则胃脘阻塞，而痰涌发厥。此厥气挟痰扰胃，不能急切图功。

制半夏三钱　川朴一钱　茯苓三钱　制香附二钱　上沉香磨冲，三分　苏梗五分，磨　枳实一钱五分　郁金二钱　槟榔三分，磨　竹茹一钱五分

高童　镇肝潜阳，痉厥未发，饮食如常，并无呆滞情形。守前法以觇动静。

龟板　白蒺藜　鳖甲　橘红　茯苓神　丹皮　青葙子　牡蛎　半夏　金器

二诊　自潜阳镇肝，痉厥似痫，足见痰藉风升，风因火动，火从木生，木燥水亏，火风时起。药既应手，宜再扩充。

生鳖甲　炙龟板　白蒺藜　丹皮　生熟甘草　生牡蛎　黑豆衣　青葙子　金器

三诊　痉厥虽经复发，来势已减十七。再潜阳熄肝。

炙龟板先煎，五钱　生牡蛎一两　阿胶珠一钱五分　生鳖甲打，先煎，四钱　杭白芍二钱　煅磁石二钱　白蒺藜三钱　茯苓三钱　金器一件，悬煎

吴左　木郁不条达，肝气滞而不疏，腹中不舒，脐下气觉滞坠。胆为肝之外府，主阴阳之开合，肝病则胆经开合之枢纽失灵，所以先厥而后热也。气郁则化火，火凌肺金，日前吐血两口。拟清养之中，参以舒郁。

金石斛四钱　生白芍一钱五分　延胡索酒炒，一钱五分　金铃子一钱五分　干橘叶一钱　女贞子三钱　大天冬二钱　郁金一钱五分　炒枳壳七分　逍遥丸三钱，分二次服

唐右　每至心悸，辄气冲至咽喉，呛咳呕吐，顿即色夺出汗，有欲厥之状。发厥之后，耳鸣头晕。脉尺涩关弦。此厥阳上升太过，拟调气而潜伏之。

制香附　炒枳壳　煅磁石　土炒白芍　炒枣仁　朱茯神　左牡蛎　金铃子　上广皮　炒竹茹

复诊　前日又至欲厥，呛咳气冲，呕出涎水方定，其为肝阳逆冲犯胃无疑。风翔则浪涌，此呕吐所由来也。虽药进而其厥仍发，然为势稍轻，未始不为起色。再潜伏其阳，而运化其饮。

制香附　茯苓神　制半夏　上广皮　砂仁末　煅磁石　煅龙骨　炒枳壳　左牡蛎盐水炒

某　酒性既升且热，醉酒太过，复当君火行令之时，心火肝阳，为之鼓动，致火风热尽行内闭，神昏口噤不语，甚则搐搦发痉。虽痉定而仍昏闭不省，手足扬掷，目赤颧红便闭。脉数弦大。火风热内炽，此厥症也，急险之至。急应泄热降火，兼通络窍。

羚羊片　元参　连翘　川贝　石菖蒲　丹皮　磨犀尖　麦冬　生甘草　金汁　上濂珠三分　上西黄四厘　西血珀三分。三味研末，蜜水调服

二诊　痉定而阴必伤。用潜阳法。

龟板　石决明　女贞子　大白芍　粉丹皮　方诸水

三诊　厥阳已平。宜和中清养，以图徐复。

北沙参　炒当归　橘红　茯苓　左牡蛎盐水炒　白蒺藜　金石斛　法半夏　生谷芽

四诊　昏厥既平以后，阴分无不耗损。再咸以育阴降热。

黑玄参　丹皮　白蒺藜　龟甲心　左牡蛎盐水炒　茯苓神　橘红　法半夏　大淡菜

潘左　睡卧之中，辄发痉厥，腹满气撑脘阻。此肝阳挟痰震动，拟熄肝和阳。

陈皮　白芍　石决明　钩钩　制半夏　枳实　茯神　白蒺藜　天麻　炒竹茹

痰　火

某　素有痰喘旧证，前以辛温开饮，极著成效。又以劳勩感邪，于九日前忽先寒后热，继但热不寒。刻今热势虽衰，而淋淋汗出，欲寐未寐之际，谵如梦语，肢搐引动，咽中作痛，喉关偏右白糜星布。脉数濡滑，舌绛赤，苔黄罩灰。此由邪湿内蒸，所有浊痰，悉化为火，致肺胃之阴津消灼。阴分愈亏，则火热愈炽，有虚脱之虞。勉拟泄热和阴一法。谋事在人，成事在天。

金石斛四钱　朱茯神三钱　北沙参五分　大元参三钱　光杏仁三钱　冬瓜子三钱　煨石膏三钱　制半夏一钱五分　炒黄川贝一钱五分　枇杷叶四片　青芦管八钱　竹沥四钱　濂珠三分　川贝五分　犀黄三厘。三味研末，吹喉　枇杷叶并鲜竹茹代茶

二诊　泄热和阴，而清肺胃，咽痛糜腐大退。的属痰热化火烁阴。药既应手，姑宗前法扩充。

北沙参五钱　大麦冬三钱　煨石膏三钱　川贝母二钱　生薏仁三钱　炒蒌皮三钱　光杏仁三钱　冬瓜子四钱　青芦管八钱　竹沥四钱

雷左　脾肾两亏，饮食生痰，痰阻为喘者久。兹值春升之际，痰凭木火之势而化为热，以致竟夜不能交睫。脉左尺不藏，苔黄舌红。龙相亦动。拟潜阳和阴，参以苦泄。

川雅连四分，酸枣仁三钱，同炒　肥知母三钱　炒枳壳七分　制半夏一钱五分，盐水炒　鲜竹茹一钱五分　茯苓神各二钱　上濂珠三分　真川贝五分。二味研细末，调服

左　平素痰多，交夏君火行令，火与痰合，遂致弥漫心窍，言语不能自如。今神识虽清，而健忘胃钝，左关脉滑。此痰阻于中，心肾不相交通。欲交心肾，当祛浊痰。

参须一钱　制半夏一钱五分　陈胆星五分　橘红一钱　瓜蒌仁三钱，炒　远志八分　茯苓神各二钱　九节菖蒲五分　枳实一钱　姜竹茹一钱　竹沥六钱，滴入姜汁少许

某　中虚挟痰，痰热化风，撼扰神舍。心中跳动，则火从上升。脉象虚弦。填补其下，以涵濡肝木，碍于在上之痰热，而利不胜弊，惟介类以潜之。

生牡蛎　煅决明　白蒺藜　块辰砂　法半夏　朱茯神　煅磁石　钩钩　橘红　鸡子黄　大淡菜

王左　眩晕足麻，甚至昏仆。肝阳挟痰上逆，恐成痫厥。

制半夏　枳实　天麻　白僵蚕　独活　茯苓　薄橘红　竹茹　钩钩　炒菊花　秦艽

某　素有痰火，一二年一发，发则詈人掷物，自以为痫也。曰：非痫也。夫痫者，发则暴仆，不知人事，口吐涎沫，声如猪羊鸣也。

制南星六分　辰茯神　煨天麻　橘红　盐炒竹茹　天竺黄　白蒺藜　九节菖蒲　郁金　镇心丸一丸，化服

盛右　凡虚里之穴，其动应衣，宗气泄越之征。中流无砥柱之权，肝阳从而撼扰，神舍因而不宁。拟补中气以御肝木。

盐水炙绵芪　吉林参　云茯苓　阿胶珠　土炒白芍　远志肉　块辰砂　左牡蛎　龙齿　金器

又　补中以御木，育阴以柔肝，神呆如昨，时多恐怖，心中自觉窒而不开。脉左寸沉滞，关部细弦，尺中小涩；右寸滑而濡软，关部滑而带弦，尺脉较劲。皆中气脏阴有亏，挟痰内蔽之象。夫既亏矣，何复生痰。盖肝禀将军之性，其刚柔之用，正施之则主一身之生发，逆施之则为火风之厉阶。今当产后未满百日，血虚气弱，肝木偏亢，遂为虚里跳动。厥阳上旋，则清津浊液，悉为阳气所炼，凝结成痰。心为离火，火本下降，与水相交者也。今阳气且从上旋，心火何能独降，心胸清旷之区，转为阳火燔蒸之地，窒闷之由，实在于此。譬如酷暑之时，独居斗室，虽旷达之士，亦且闷不能堪。所谓闷者，皆阳之闷也。夫至阳闷于中，灼液成痰，神明为痰火所扰，便是不能自主之局。所最难者，阳可以熄，火可以降，痰可以豁，而三者之药，无不戕贼元气。今以水亏不能涵濡，气虚不能制伏，然后有肝阳之升，痰热之蔽。消之降之，前者未定，后者又来。若补之涵之，则远水不能济急也。大药之似乎虚设者为此。兹从补养之中，参入治痰之

品，标本并顾。未识勃然欲发之阳，能得渐平否。备正。

吉林参一钱　煅龙齿五钱　九节菖蒲五分　块辰砂三钱　茯苓神各二钱　清阿胶二钱　焦远志八分　辰砂拌麦冬三钱　川贝二钱　炒松生地四钱　马宝先化服，一分

又　每至动作，虚里辄大跳动，《内经》谓：其动应衣，宗气泄也。病之着眼处，当在于此。所以前诊脉细弦而并不洪大，与病相应，直认其为中气虚而不能制木，致魂不安谧，神不守舍。欲遵经训，似非补其中气，交其心神不可也。乃投之罔效，其中必有曲折。此次偶服攻劫之方，大吐大下。今诊右部之脉转滑微大，寸脉依然细滞。因思肝用在左，在于胠胁，肝郁之极，气结不行，由肤胁而蔓及虚里。气郁则痰滞，滞则机窍不宣，是神机不运，在乎痰之多寡。痰踞机窍之要地，是以阻神明、乱魂魄。然而吐下之后，神志而未灵爽者，盖肠胃直行之道，积痰虽一扫而空，至窍络纡回之处，非郁开气行，痰不得动也。今才经吐下，理应休息数日，乘此以四七汤开其郁结，参入芳香以宣窍络，旬日之后，再用攻法。即请裁夺行之。

上川朴一钱二分　磨苏梗一钱　广郁金三钱　制半夏三钱　茯苓四钱　九节菖蒲七分　姜二片　枣二枚

又　心虚胆怯，神不自持，多疑寡断，痰火之药，无一不进，迄无应效。即心肾不济一层，亦经小试，未见寸功，几成棘手难明之局。深究其理，虚里之跳动，究系病起之根，若非宗气之泄，即是肝气之郁，可不待言。吾人肝主左升，胆主右降，肝升则化为心血，胆降则化为相火。今肝经之气，郁而不舒，则左升失其常度，而心血无以生长；当升不升，肝木愈郁而愈实。肝为藏魂之地，又为藏血之海，经行血降，郁塞稍开，神魂稍定。而木气之升泄，仍难合度，心血日少，所以心虚若怯。无理处求理，如以上所述，似与病情不能为谬。拟升泄肝木，使上化心血，而心虚或能渐复；木升则郁解，而肝实或可渐疏。苟心神可以自持，魂能安宅，便是佳境也。

柴胡七分　生甘草三分　杭白芍二钱　茯苓神各二钱　酒炒当归二钱　野於术二钱　抚川芎一钱　丹参二钱　煨姜二片　西血珀五分　上沉香二分　上湘军六分。三味研细，用炒茺蔚子四钱，煎汤调服

方左　头胀眩晕火升，频带燥渴，痰多脉滑。此痰湿化火生风，与阴虚阳亢者有间也。

瓜蒌仁三钱　煨天麻　甘菊花　白蒺藜　枳实　石决明　茯苓神　姜汁　竹沥五钱　白金丸四分

徐左　阅病单皆痰火为患。痰一日不去，则火一日不宁，即神色一日不楚。邵筱村龙虎丸，内有信石之猛。询诸其弟，云服之虽解似痰非痰之物，痰即下行，神识理宜立楚，而犹呆钝如昨。此必因痰浊入于心包络中，猛攻之药，不能屈曲搜剔故也。拟方如下。

上濂珠一钱　陈胆星四分　明玳瑁四分　西血珀七分　明雄黄四分　巴霜六厘，去净油

研为细末，每服四分，空心服。

左　昨进化痰护神，多言呼唱，较昨稍定，然犹未能寐，腹中气满不舒。脉两关弦

滑。良以肝火挟痰内扰，肝经之气，亦散漫不平，心神为之摇撼。既得应手，再守前意出入。

朱茯神　陈胆星　香附　橘红　真珠母　川楝子　制半夏　煅龙齿　当归龙荟丸一钱　礞石滚痰丸二钱，二丸和合先服　上濂珠二分　西血珀二分　辰砂七厘。三味研末，临卧服

复诊　便解神清得寐。前方去二丸，加块辰砂、竹茹。

左　清化痰热，心胸烙热稍平，胃纳略起，头晕亦减，然行动气仍上逆。痰火内踞，本虚标实，治愈不易，聊作缓兵之计而已。

炒玉竹　海蛤粉　炒蒌皮　桔梗　茯苓　川贝母　光杏仁　炒竹茹　广橘红一钱五分　生姜五分。二味用蜜水一杯同煎至干，微炒入煎

某　痰火交炽，曾经糊乱。今神识虽清，而左脉弦大。肝胆之火，尚未宁静。

朱茯神三钱　竺黄三钱　制半夏一钱五分　陈胆星三分　杏仁泥三钱　郁金一钱五分　炒枣仁一钱五分　钩钩三钱，后入　煨决明四钱　橘红一钱　粉丹皮一钱五分　远志肉五分

顾左　向有痰饮，兹感风温，先发咽痛，风化为火，与痰相合，以致痰火交炽，肺肾之气不能相通。气喘难卧，痰声漉漉，心胸烦闷异常，常欲露胸泄闷，两颧红赤。而脉象濡细，舌苔浮红罩霉。气阴已亏，而痰火独盛，恐难以草木为功。勉拟育阴化痰，以通肺肾。即请商裁。

阿胶珠三钱　天冬三钱　灵磁石四钱，煅　川贝一钱五分　茯神三钱　生地炭四钱　秋石五分　海蛤粉四钱　陈海蜇一两　珠粉三分　川贝三分。二味研末，先调服

李右　痰火时升时降。再开展气化，良以气有余即是火也。

光杏仁三钱，打　郁金一钱五分　丹皮二钱　枳壳一钱　山栀三钱，姜汁炒黑　瓜蒌二钱　泽泻一钱五分　桔梗一钱　炒竹茹一钱　车前子三钱　枇杷叶一两，去毛

张左　中脘渐舒，痰多脉滑。由湿生痰，由痰生火，由火生风，以知痰为火之本，风为火之媒。治病必求其本。

制半夏一钱五分　煨天麻一钱五分　广皮一钱　猪苓二钱　蚕砂三钱，包　陈胆星五分　白茯苓三钱　白术二钱　泽泻二钱　清气化痰丸三钱

吴左　惊动胆木，木火蒸痰，窒碍灵府，怔忡不宁，神情呆钝。化痰宣窍，参以镇坠。

制半夏一钱五分　广橘红一钱　广郁金一钱五分　块辰砂三钱，包　陈胆星五分　白茯苓三钱　远志肉五分　炒枣仁二钱，打　九节菖蒲二分　金器一件，悬煎

某　神情昏愦，言语无伦，唇朱兼紫，脉滑而弦，此痰火肝阳交炽。拟泄热化痰。

羚羊片二钱　菖蒲五分　橘红一钱　当归一钱五分　陈胆星五分　远志五分　枳实一钱　天麻一钱五分　天竺黄三钱　丹皮一钱　竹沥一钱，冲　龙荟丸四钱

江右　怒火如狂，六脉弦数，肝火扰攘，心神为之不宁。拟护神化痰熄肝。

竺黄　决明　丹皮　块辰砂　川贝　山栀　胆星　茯神　生铁落　金器　濂珠三分　玳瑁一分五厘。二味研末，先服

卷　九

头　痛 附头风

某左　头痛止而复发，肝肾阴亏，虚风上僭。补其不足，泻其有余，理所当然也。

生地炭　滁菊花　粉归身　川芎　煨决明　东白芍　白僵蚕　藁本　粉丹皮　黑山栀

某右　头痛不止，甚则心胸懊侬。肝火风壅于阳络，恐致失明。

桑叶　黑山栀　防风　淡子芩　羌活　丹皮　甘菊花　藁本　石决明　僵蚕

某右　头痛甚剧，右目翳障。肝火风上旋，势必损明。

川芎　白僵蚕　连翘　羚羊片　干荷边　白芷　甘菊花　丹皮　松萝茶　焦山栀

某右　头痛偏右，痰时带红。二者今虽暂安，然眩晕心悸，火从上逆。脉弦带滑。无非肝肾之阴精不足，而脾胃之痰湿有余，胆胃之气，不克下降，则肝脏之阳，上升太过。拟熄肝和阳。

白蒺藜　黄芩　青防风　炒枣仁　石决明　朱茯神　羌活　白归身　稆豆衣　制半夏

邵右　头偏作痛，心悸怔忡不寐，时觉恶热。阳升太过，致心火不能下行。拟宁神和阳。

炒枣仁二钱　茯神三钱　粉丹皮一钱五分　酒炒杭白芍一钱五分　石决明五钱　黑豆衣三钱　柏子仁三钱　龙齿三钱　炒知母一钱五分　金铃子一钱五分　天王补心丹三钱，先服

二诊　寐得稍安，轰热亦减，然仍头偏作痛。左关脉大。还是阴涵不足，阳升有余。前法再参和阴。

生龟板四钱　酸枣仁二钱，川连二分煎汁，炒，研　酒蒸女贞子三钱　酒炒白芍一钱五分　醋煅珍珠母四钱　滁菊花一钱五分　煅龙齿三钱　黑豆衣三钱　丹皮二钱　辰灯心三尺

三诊　略能就寐，而热气时从上冲，脉象细弦。阴分不足，阳气不潜。前法再进一筹。

阿胶珠三钱　茯神三钱　煅龙齿三钱　酒炒白芍一钱五分　酸枣仁二钱，川连三分煎汁，炒　夜交藤四钱　酒炒女贞子三钱　醋煅珍珠母四钱　辰灯心三尺　濂珠粉二分，先服

张左　头痛眩晕，苔白厚腻，脉濡缓微滑。肝阳挟痰上腾，拟熄肝化痰。

制半夏一钱五分　白蒺藜三钱　炒竹茹一钱五分　煨天麻一钱五分　甘菊花二钱　薄橘红一钱　净钩钩三钱　石决明四钱　茯苓三钱　白金丸七分，分二次服

二诊　化痰泄热，眩晕稍减未止，脉象细弦。经云：头痛巅疾，下虚上实。原因肾水内亏，阳气上冒。再拟育阴潜阳法。

龟板六钱，先煎　牡蛎八钱　白菊花一钱五分　白蒺藜三钱　杞子三钱　生地四钱　黑豆衣三钱　粉丹皮二钱　煨天麻一钱五分

邵右　头晕渐致作痛，痛引耳后，恶心欲吐，两关脉弦。少阳阳明不降也。

柴胡四分　炒竹茹一钱　法半夏一钱五分　酒炒白芍一钱五分　丹皮一钱　黑山栀二钱　白茯苓三钱　川芎五分　蔓荆子八分

二诊　头痛大减，耳后作胀，的是甲木之升腾有余。

桑叶一钱五分　黑山栀三钱　白蒺藜三钱　滁菊花一钱五分　钩钩三钱　丹皮一钱五分　蔓荆子一钱　石决明三钱　连翘壳三钱　干荷叶三钱

刘右　经云：真头痛，头痛甚，脑尽痛，手足寒至节，不治。头痛连脑一症，从来殊少专方。前诊脉象细沉，久按带弦。据述病剧之时，头脑苦痛，痛则遍身经络抽掣，数日渐退。夫脑为髓之海，病入骨髓，已属不可救药，何况乎苦痛之地，而在于髓之海乎！病及髓海，则虽疗治，尚苦无方，安有数日而能渐退之理乎？其所以如此者，必有至理存乎其中，在临症者未之深思耳。考十二经中，维太阳膀胱经为水府，其脉络脑。又痰与湿皆水类也，痰湿遏伏，则水寒而脉道不行，脑痛之由，实出于此。刻下头痛虽不甚发，而每晨辄心中泛泛漾漾，至午才得如常。盖卧则气闭，气闭则痰湿不行，清晨初起之时，正是痰湿欲行未行之际，阳气浮越于上，故体为之疲软，心胸为之不舒。夫营出于中焦。又中焦受气，取汁变化而赤，是为血。今中焦所受水谷之气，不化为血，而酿为痰，故未至七七之年，而经水断绝。拟药如下，即希高正。

盐水炒潼沙苑二两　橘红八钱　泽泻一两　炙黄芪二两　茯苓二两　制半夏二两　炒於术二两五钱　盐水炒黄柏一两　焦茅术一两五钱　炒杞子三两　煨天麻一两　杜仲三两　范志曲一两五钱　当归炭二两　川断肉二两，炒　白芍一两　炒酸枣仁二两　炒麦芽二两　炒干姜七钱

上药如法研为细末，水泛为丸，如绿豆大。每晨服三钱，开水送下。另研参须一两五钱和入。

孙右　头痛减而复盛。昨进清震汤以泄木火之势，痛势随退，大便亦行。无如脚膝腿股之间，随处刺痛。脉缓而关部仍弦。还是火风未熄，流窜经络。犹恐上腾致变，拟清泄以锉其锋。

黑山栀　淡子芩　鲜竹茹　苦丁茶　连翘壳　夏枯草　碧玉散　鲜菊叶　粉丹皮　代赭石　鲜荷边

王左　始由太阳内伏寒邪，乘阳气发泄而动，头痛如破，甚至神情迷乱。幸松云先生随症施治，大势得平。经月以来，独胃气未能稍苏，浆粒全不入口。历投和中化湿、温理中阳、导浊下行诸法，于胃纳一边，无微不至，独胃气仍然不醒。今细察病情，除不食之外，惟苦头晕不能左转，吞酸恶心，中脘有气攻撑，腹中疞痛。脉微数，右关带弦，

尺中较柔略大，舌苔黄浊。此盖由头痛之余，肝木未平，胃土为之所侮，致阳明失通降之权。兹与松云先生议定，依前法参入理气平肝。当否即请正之。

制半夏　云茯苓　川雅连　制香附　新会皮　金铃子　炒枳壳　土炒白芍　磨沉香　白蒺藜去刺，炒　竹二青盐水，炒

某右　头痛如破，一转机于消风，再转机于升发。发者何？发其火之郁也。风以何据？龂肿是也。岂以消风之剂，始效而终不效，乃度其为火乎，非也。初次头痛，神识清灵；继而痛甚，时兼谵语。惟火足以乱我神明，风虽甚，不能扰我之方寸。经谓：火郁者发之。升柴之所以敢于尝试也。幸皆应手，实堪相庆。特头痛虽定，而遍体游行作痛，若系血不濡经，则痛有定，痛势亦略缓；今游行甚速，还是风火之余威，窜入于络隧之间。脉数，重按细弦，轻取微浮，与所审证据，亦属相符。拟泄热祛风，以消余烬。

秦艽　僵蚕　桑寄生　独活　青防风　丹皮　淡芩　黑山栀　连翘　青果　芦根

左　颈项牵引头脑作痛，耳窍发胀，肝火风郁于少阳阳明。

桑叶一钱五分　黑山栀三钱　荆芥一钱　淡芩一钱五分，酒炒　菊花二钱　丹皮二钱　苦丁茶三钱　元参三钱　连翘壳四钱　荷叶边三钱

钱右　向有胃痛，不时举发，偏左腹硬，头痛右甚，甚则引及目痛，脉形尺涩。肝火风上旋。宜清以泄之。

冬桑叶一钱　黑山栀三钱　池菊花一钱五分　白芍一钱五分，酒炒　粉丹皮二钱　细生地四钱　青葙子三钱，酒炒　蔓荆子一钱　肥玉竹三钱　荷叶边三钱

二诊　脉弦尺涩。偏右头痛，引及目珠。稍涉辛劳，咽中燥痛。肝火风不熄。养不足之阴，泄独胜之热。

细生地四钱　杭白芍一钱五分，酒炒　池菊花二钱　丹皮二钱　蔓荆子一钱五分　青葙子三钱，酒炒　淡芩一钱五分，酒炒　玉竹三钱　黑山栀三钱　野黑豆三钱　荷叶边三钱

张左　土郁稍舒，头痛时作时止。土位之下，燥气承之也。

郁金　羌活　白术　泽泻　制半夏　上广皮　炒米仁　赤猪苓　晚蚕砂包　范志曲　白蒺藜

右　喉疳之后，风火未清，风气通肝，以致火风游行经络，头痛如破，甚则随地结块，所谓热甚则肿也。

川芎　羚羊片　丹皮　蔓荆子　秦艽　山栀　白僵蚕　防风　香白芷　菊花

二诊　头痛减，而少腹有气上冲，直抵咽喉，寤难成寐。脉洪大稍敛，而关脉仍弦。肝火风未能尽平，厥气从而附和。前法再参调气。

白芷　白芍　丹皮　藁本　金铃子　鲜菊花　山栀　当归　香附　青皮　枇杷叶

右　导火下行，寐得略安，而头痛仍盛，呕吐咳逆。脉细涩，左部带弦。无非阳气未能下潜。再反佐以进。

羚羊片一钱，先煎　广橘红一钱　煅白石英三钱　陈胆星五分　左牡蛎盐水炒，八钱　茯苓神

各三钱　炒瓜蒌皮三钱　石决明五钱　竹沥一两　姜汁少许

某右　老年偏左头疼。产育过多，血亏则肝乏营养，阳气僭上也。

酒炒当归　蜜炙白芷　池菊花　白僵蚕　蜜炙川芎　酒炒白芍　蔓荆子　龟甲心　生地炭

孙左　头痛在额为甚，鼻窍不利，右脉弦大。阴分素亏，外风引动内风。用选奇汤进退。

淡豆豉三钱　淡芩一钱五分　黑豆衣三钱　川石斛四钱　青防风一钱　池菊二钱　藁本一钱　水炒竹茹一钱　干荷叶边三钱　葱白头二枚

脘痛

俞左　寒饮停聚胃中，胃阳闭塞。中脘作痛，甚至有形，按之漉漉。不入虎穴，焉得虎子。

薤白头　大腹皮　公丁香　白茯苓　川朴　制半夏　老生姜　白蔻仁研，后入　黑丑三分　交趾桂一分　上沉香一分。后三味研细末，先调服

二诊　温通胃阳，兼逐停饮，中脘作痛大退，的是寒饮停于胃府。从此切忌寒冷水果，勿再自贻伊戚。

制半夏一钱五分　木猪苓一钱五分　大腹皮一钱五分　泽泻一钱五分　公丁香三分　制香附二钱　白茯苓三钱　川朴一钱　高良姜四分　橘皮一钱　生姜二片

某　中脘有形漉漉，攻撑作痛。厥气郁于胃中也。

杭白芍一钱五分，淡吴萸四分，同炒　酒炒延胡索一钱五分　炒枳壳一钱　广郁金一钱五分　台乌药一钱五分　香橼皮一钱五分　沉香片四分，后入　金铃子切，一钱五分　砂仁七分，后入　制香附研，一钱五分

某　脉象沉弦，中脘有形作痛。此中阳不足，寒浊阻于胃府也。

薤白头三钱　广皮一钱　茯苓三钱　高良姜四分　沉香曲二钱　干佛手一钱　半夏一钱五分　制香附二钱　瓦楞子五钱，打　丁香一钱五分　蔻仁一钱二分。二味研细末，每服五分，盐汤下

沈右　中脘有形，食入痞阻。苔白罩霉，脉沉弦细。此痰气郁结胃中，当为宣通。

广郁金一钱五分　建泽泻一钱五分　沉香曲二钱，炒　川桂枝三分　制半夏一钱五分　薤白头三钱　瓜蒌仁三钱　茯苓三钱　广皮一钱　制香附二钱

二诊　苔霉全化，中脘渐舒，然脉象尚带沉弦。宜肝胃两和，疏通痰气。

制半夏一钱五分　炒沉香曲二钱　白蒺藜去刺，炒，三钱　枳实一钱　制香附二钱　广郁金一钱五分　香橼皮一钱　整砂仁四粒，入煎　上广皮一钱

左　胃痛虽减，然左关颇觉弦硬，得食则痛稍定。良以因寒致郁，因郁生火。以连理汤出入。

雅连五分，吴萸三分，同炒　奎党参二钱　淡干姜五分　延胡索一钱五分　金铃子一钱五分　炒

冬术二钱　制香附二钱　香橼皮一钱五分　缩砂仁五分

许右　温通而痛仍不定。谅以节令之交，阴阳转换之时，气机难于畅达。勿以为药之罔效，而变计焉。

薤白头　半夏　香附　乌药　砂仁　青皮　瓦楞子　陈皮　上安桂三分，去粗皮，研，后入

二诊　吃面食果，气寒肝横。防厥。

吴萸　青皮　金铃子　白芍　砂仁　香附　枳壳　沉香片　陈皮

三诊　中脘作痛，得温即定，此中阳为湿寒所阻。经云：温则消而去之。

高良姜　广皮　郁金　陈香橼皮　乌药　半夏　香附　公丁香　白蔻仁二味研细末，先送下

杨左　中脘作痛，每至呕吐，寒热交作。脉象关滑，而沉候濡缓。此饮停于内，遂致土滞木郁。难杜根株。

川桂枝　炙甘草　茯苓　广皮　香附　淡干姜　制半夏　枳壳　姜汁炒竹茹

某　脉形细弱，背腧作胀，中脘作痛，不纳不饥。此由先天不足，气弱失运，运迟则生湿，气弱则生寒，寒湿交阻，宜乎其脘痛不纳矣。急则治标，宗此立方。

制香附　九虫香　瓦楞子　广皮　白蔻仁　香橼皮　公丁香

洪左　中脘作胀，而且剧痛，呕吐涎水，脉象沉弦。此寒饮停阻胃中，恐致痛厥。

上安桂七分，后入　荜茇六分　赤白苓各一钱　香附三钱　公丁香三分　制半夏三钱　广皮一钱五分　香附三钱　薤白头三钱　上沉香三分　黑丑一分。后二味研细末，先调服

二诊　剧痛欲厥，业已大定，出险履夷，幸矣幸矣。前法再进一步。

上安桂　半夏　广皮　薤白头　老生姜　瓦楞子　香附　乌药　香橼皮　茯苓

徐左　中脘作痛，腹满气撑，便阻不爽。脉两关俱弦。厥气挟痰，阻于胃府，久则成膈。

薤白头三钱　瓜蒌仁四钱　酒炒延胡索一钱五分　青皮一钱　瓦楞子五钱　制香附二钱　淡吴萸五分　枳壳一钱　沉香二分　公丁香三分　黑丑三分　湘军四分。后四味研细，先服

二诊　脘痛微减。然稍有拂逆，痛即渐至。还是肝胃不和，再为疏泄。

赤芍吴萸四分，同炒　制半夏　香附　乌药　薤白头　陈香橼皮　砂仁　青皮　延胡　瓦楞子

席右　中脘作痛。脉形弦滑，独尺部濡细而沉。此由命火衰微，在下之蒸变无力，在上之痰气停留。遍体作酸，以胃病则不能束筋骨而利机关也。宜辛以通之。

枳实　赤白苓　半夏　广皮　香橼皮　香附　瓦楞　薤白头　姜汁炒蒌仁

虞右　木郁土中，中脘作痛，胃脘之间，时有烘热之象。脉细关弦。肝经之气火，冲侮胃土。急宜开展襟怀，使木气条达。

醋炒柴胡　杭白芍　金铃子　广郁金　当归身　制香附　青陈皮　麸炒枳壳　粉丹

皮　姜汁炒山栀

二诊　中脘烙热较退，痛亦略松。然每晨面肿，头晕耳鸣。无非火气生风蔓延所致。

金铃子　制香附　川雅连淡吴萸同炒　麸炒枳壳　白蒺藜　东白芍　蜜水炒小青皮　十大功劳叶　桑叶

三诊　气注作痛渐轻，而咽中仍然如阻，时仍潮热。还是气火之郁。

磨苏梗　朱茯神　生香附　炒枳壳　磨郁金　炒枣仁　煅龙齿　白蒺藜　粉丹皮　钩钩　逍遥丸

沈左　辛通气分，中脘痞阻较定，痛呕泄泻，的是木乘土位。经云：寒则湿不能流，温则消而去之。

白芍一钱五分，吴萸四分，同炒　沉香曲二钱　茯苓三钱　枳壳一钱　砂仁七分　香橼皮一钱五分　上瑶桂三分，饭丸，先服

左　胸阳旋转而痛止，浊痰留恋而未清。欲使其气分宣通，当问其谁为阻我气分者。

炒潜於术一钱五分　公丁香三钱　炮姜炭四分　橘红一钱　制半夏一钱五分　白蔻仁七分　炒枳实一钱　香橼皮一钱五分　川桂枝五分　云茯苓三钱

照方十帖，研末为丸，每服三钱。

某　痛势大减，然气冲至脘，则痛仍剧，大便不行。肝胃不和，气浊内阻。再为疏通。

青皮　金铃子　郁金　整砂仁　木香　槟榔　白蒺藜　制香附　川雅连淡吴萸同打

二诊　大便已行，并呕涎水，痛势递减，而仍未止。再辛通胃阳。

薤白头　制香附　沉香片　砂仁　上瑶桂　制半夏　青陈皮　瓜蒌仁　茯苓

某　胃脘作痛，痛久气血凝滞，中脘坚硬。恐结聚不散，而变外疡。

延胡索　瓦楞子　蓬莪术　当归尾　南楂炭　制香附　川郁金　台乌药　青陈皮　磨沉香　旋覆花　青葱管

尤右　脘痛气撑腹满，肢体震动，大便不解。厥气纵横，恐致发厥。

川楝子切，一钱五分　制香附三钱　白蒺藜三钱　炒白芍一钱五分　淡吴萸五分　郁金一钱五分　醋炒青皮一钱　陈香橼皮一钱五分　磨沉香四分　煨天麻一钱五分　川雅连四分，吴萸同炒，入煎　砂仁七分

左　中脘有形作痛，痛引背脊。痰气交阻阳明，势难杜截根株。

薤白头三钱　瓜蒌仁三钱　制半夏一钱五分　乌药一钱　瓦楞子四钱　制香附二钱　延胡索酒炒，一钱五分　砂仁七分　淡吴萸四分，赤芍一钱五分，同炒　香橼皮一钱五分

范右　中脘不时作痛，痛则牵引背肋，甚至呕吐痰涎，肤肿面浮，往来寒热。肝胃不和，夹饮内阻。拟辛润通降法。

薤白头三钱　制半夏一钱五分　白蒺藜三钱　白僵蚕三钱　橘红一钱　瓜蒌霜四钱　白茯苓三钱　煨天麻一钱　紫丹参二钱

二诊　脘痛已止，胸闷呕吐亦减。两关脉弦。还是肝阳犯胃未平也。

制半夏一钱五分　代赭石三钱　旋覆花包，一钱五分　白蒺藜三钱　炒竹茹一钱　白茯苓三钱　橘皮一钱　川雅连二分，淡干姜二分，同炒

胸胁痛

左　胸痛脉弦，当舒气郁，用葛仙翁颠倒木金散法加减主治。

木香五分　旋覆花一钱五分　炒瓜蒌霜三钱　陈香橼皮一钱五分　橘皮二钱　炒枳壳一钱　广郁金一钱五分　猩绛四分　生香附二钱　薤白头三钱　青葱管三茎

钱左　腹痛渐定，目黄略退。胸痛甚而气滞于络隧，以致气血不行。药既应手，再当扩充。

旋覆花　当归尾　单桃仁　广郁金　青葱管　五加皮　金铃子　生薏仁　制香附　真猩绛　醋炒青皮

钟左　右胁作痛，脉象沉弦。饮悬胁下，脾肺之络在右也。

广郁金　赤白苓　广皮　旋覆花　生香附　制半夏　炒苏子　枳壳　真猩绛　青葱管

二诊　胁下之痛，仍然未定。左脉弦大，右关带滑。气湿郁阻不宣，再为宣通。

制半夏　制香附　杭白芍　川萆薢　川芎　橘皮络　旋覆花　真猩绛　广郁金　葱管　醋炒柴胡

阙左　烟体痰浊素盛，痰湿下注，发为泻痢。痢止而痰湿不行，升降开合之机，皆为之阻，以致右胁作痛，痛势甚剧，按之坚硬有形。中脘板滞，不时呃忒。气坠欲便，而登圊又不果行。苔白罩霉，脉形濡细。此痰湿气三者互聚，脾肺之道路，阻隔不通，以致流行之气，欲升不能，欲降不得，所以痛甚不止矣。气浊既阻，中阳安能旋运，挟浊上逆，此呃之所由来也。在法当控逐痰涎，使之宣畅。然脉见濡细，正气已虚，病实正虚，深恐呃甚发厥，而致汗脱。拟疏通痰气，旋运中阳，以希万一。即请明哲商进。

生香附二钱，研　真猩绛七分　公丁香三分　橘红一钱　橘络一钱五分　磨刀豆子四分，冲　姜汁拌炒竹茹一钱五分　炒枳壳一钱　旋覆花三钱，包　磨郁金七分，冲　青葱管三茎

改方　服一剂后痛势大减。去郁金，加苏子三钱，炒白芥子一钱，乳没药各二分，黑白丑各三分，六味研极细末，米饮为丸如绿豆大，烘干，开水先服。其内香附、旋覆花用一钱五分。

原注：服后右胁不痛，但便泄不止，改用连理汤出入。师云此乃不治之症。正蒙附志

腹　痛 附小腹痛

徐左　气虚脾弱生痰。脾为湿土，喜温恶寒，燕窝清肺养阴，清肺则伤脾土，养阴愈助脾湿，所以服食既久，而得腹痛便泄之证。拟和中温运，清利水湿，以善其后。

台白术　制半夏　生熟薏仁　川朴　煨姜　云茯苓　木猪苓　土炒陈皮　泽泻

柳右　腹痛脉沉，气寒而肝横也。

制香附　砂仁　桂枝　磨木香　炮姜　小青皮　沉香　乌药　枳实炭　楂炭

二诊　腹痛稍减，脉形沉细。前年大便解出长虫。良由木失条达，东方之生气，挟肠胃之湿热，郁而生虫矣。调气温中，参以劫虫。

广郁金一钱五分　使君子一钱五分　金铃子一钱五分　制香附二钱，打　白蒺藜三钱　川桂枝五分　朱茯神三钱　陈皮一钱　焦楂炭三钱　砂仁七分　炙乌梅一个

三诊　脉症相安，但腹痛仍未全定。前法进退，以图徐愈。

金铃子一钱五分　使君子一钱五分　延胡索一钱五分　广皮一钱五分　制香附二钱　砂仁七分　广郁金一钱五分　鹤虱一钱五分　楂炭二钱　乌梅八分

某　腹痛难忍，大便解出长虫，腹胀坚满，此蛔蚀而肝木失疏。恐致痛厥。

使君子三钱　花槟榔一钱　炒鹤虱三钱　炙苦楝根三钱　川雅连四分　臭芜荑二钱　广郁金一钱五分　淡吴萸四分　乌梅丸一钱五分，开水送下

某右　疏通气机，痛势不退，良由产后恶露未清，营卫流行为之所阻。再为宣通。

延胡索　五灵脂　蓬莪术　乌药　丹参　泽兰　乳香三分　没药去油，三分　上沉香三分　西血珀四分。上四味研末，先调服

二诊　月事稍行，少腹之痛，由此而减。的是恶露未清。再为宣通，务使其营气畅达。

延胡　乳香　制香附　当归须　生熟谷芽　没药　郁金　南楂炭　台乌药

左　当脐作痛。前投疏通不应，再仿塞因塞用法。

熟地炭　萸肉炭　丹皮　福泽泻　杭白芍　云茯苓　炒山药　砂仁　龟甲心五钱，瓦上炙成炭，开水先调服

王右　当脐作痛，面色浮黄。湿食寒交阻不运，急为温化。

台乌药一钱五分　制香附二钱，打　缩砂仁七分　焦楂炭三钱　枳实炭一钱　云茯苓三钱　沉香片四分　香橼皮一钱五分　上安桂四分，饭糊为丸，先服

二诊　当脐作痛稍减。再为辛通。

白芍　楂炭　砂仁　沉香片　上安桂四分，饭丸　郁金　青皮　制香附　金铃子

三诊　加熟地黄四钱，龟甲心四钱，炙枯成炭，陈酒先调服。

王左　痛从少腹上冲，日久不止。脉细虚软。夫少腹两旁属肝，居中为冲脉，冲脉布散胸中。今自下冲上，显属奇脉空虚，厥气肆扰也。

酒炒当归四钱　老生姜二钱　炒杞子三钱　川断肉三钱　炙黑甘草二分　杭白芍一钱五分　上安桂四钱，饭糊为丸，先服　精羊肉一两五钱，煎汤，去尽油沫，代水煎药

左　气从少腹上冲则腹满，甚至干犯心胸则懊侬难忍。此冲气上逆。姑调气熄肝。

盐水炒香附　白蒺藜　金铃子　杭白芍　盐水炒青皮　钩钩　整砂仁　淡吴萸　天

麻　金匮肾气丸

左　少腹痛，冲及脘。当治肝胃。

淡吴萸　制香附　炒枳实　南楂炭　整砂仁　炒白芍　制半夏　青皮

左　气虚湿滞，气虚则肌肉不充，湿滞则少腹撑满。拟补中寓泻。

大有芪四钱　奎党参四钱，同芪研极细末　制半夏一钱五分　云茯苓三钱　生熟草各三分　广皮一钱。四味煎汤，送参芪末

左　宣通营络，大便频泄，腹痛顿止。泄则滞通，所以痛止极速。效方出入主政。

延胡索一钱五分　台乌药一钱五分　广郁金一钱五分　橘络一钱　赤白苓各二钱　当归须一钱五分　制半夏一钱五分　楂炭三钱　佩兰叶一钱五分　单桃仁二钱　广陈皮一钱　瓦楞子四钱

腰　痛

左　肝肾两亏，风与湿袭入经络，肩背腰膂俱痛。再宣络而理湿祛风。

桂枝　秦艽　独活　橘皮络　威灵仙　萆薢　薏仁　防风　桑寄生　二妙丸

沈左　由胁痛而致吐下皆血，血去之后，络隧空虚，风阳入络，胸膺腰膂两胁皆痛，时或眩晕。脉象虚弦。宜育阴以熄肝，养营以和络。

阿胶珠二钱　柏子霜三钱　煅龙齿三钱　甘杞子三钱　细生地四钱　杭白芍一钱五分　白归身二钱　炒萸肉一钱五分　云茯苓三钱　厚杜仲三钱

左　疏补兼施，气分尚属和平，而腰膂酸楚，颇觉板胀，肝肾虚而湿走入络。再益肝肾，参以制肝。

上瑶桂四分　厚杜仲三钱　盐水炒菟丝子三钱　甘杞子三钱　血鹿片三分　怀牛膝三钱　盐水炒潼沙苑三钱　云茯苓三钱　土炒东白芍一钱五分　小茴香五分　别直参另煎，冲，一钱

二诊　体重腰脊作痛。肝肾空虚，所有湿邪复趋其地。用肾着汤出入。

淡干姜四分，炒　广橘红一钱　生熟甘草各二分　独活一钱　焦白术二钱　云茯苓一两　制半夏一钱五分

右　腰府作痛，脉形沉细，肝肾虚而湿寒乘袭也。

川萆薢　黄柏　当归须　赤猪苓　泽泻　川桂枝　独活　延胡索　生米仁

邹左　肝肾不足，闪挫气注，腰府不舒。当益肝肾而和络气。

川桂枝五分　杜仲三钱　炒牛膝三钱　炒丝瓜络一钱五分　川独活一钱　猩绛五分　旋覆花二钱，包　生熟薏仁各二钱　橘红一钱五分　青葱管三茎

某　腰背作痛，右腿股不时麻木。气虚而湿热袭流经络。恐成痿痹。

炙绵芪　木防己　制半夏　广橘红　焦冬术　赤白苓　白僵蚕　桑枝　左秦艽　川萆薢　川独活

席左　痛胀退而复甚，腰膂作废，大便不调。痰湿之闭阻虽开，而肝肾之络暗损。宜舍标治本，而通和奇脉。

干苁蓉二钱　杜仲三钱　盐水炒菟丝子三钱　炒萸肉一钱五分　甘杞子三钱　酒炒白芍一钱五分　川桂枝三分　酒炒当归二钱　柏子霜三钱　橘络叶一钱五分

二诊　通和奇脉，脉症相安，惟腰府仍然作酸，大便涩滞。营络不和。前法进退。

干苁蓉三钱　川桂枝四分　柏子霜三钱　盐水炒厚杜仲三钱　酒炒白芍二钱　粉归身二钱　酒炒怀牛膝三钱　川断肉三钱　火麻仁三钱　甘杞子三钱

三诊　脉症相安，腰府作酸。还是络虚气滞。效方扩充。

川桂枝四分　甘杞子三钱　干苁蓉二钱　柏子霜三钱　火麻仁三钱　酒炒当归身二钱　酒炒杭白芍一钱五分　盐水炒菟丝子三钱　炒萸肉一钱五分　盐水炒补骨脂三钱

四诊　腰痛作酸递减，痰带灰黑，肾寒肺热。前法参以化痰。

竹沥半夏一钱五分　酒炒怀牛膝三钱　厚杜仲三钱　菟丝子三钱　广橘红一钱　海蛤粉三钱　川桂枝四分　火麻仁三钱　甘杞子三钱　干苁蓉二钱　炒竹茹一钱

五诊　肝肾空虚，络气不宣，腰酸气阻，痰带灰黑。再益肝肾而宣络气。

厚杜仲三钱　甘杞子三钱　柏子霜三钱　白茯苓三钱　干苁蓉三钱　制香附二钱，打　橘红络各一钱　旋覆花二钱，包　海蛤粉三钱　冬瓜子三钱

六诊　肝肾不足，湿痰有余，时分时开时阻，络隧因而不宣。再调气化痰，以宣络隧。

制香附二钱　炒枳壳一钱　半夏一钱五分　旋覆花一钱五分　橘红络各一钱　海蛤粉三钱　杜仲三钱　越鞠丸三钱，先服

身　痛

某左　便解带溏，湿热虽得外泄，然遍体作痛，至暮发热。是痰湿内郁，络隧不宣，肿病之先声也。

独活　威灵仙　秦艽　丹皮　炒白薇　防己　桑寄生　萆薢　泽泻　生薏仁

孙右　体丰多湿，湿郁经络，体时酸痛。湿土化风，头作眩晕。拟袪湿和络。

白蒺藜　木猪苓　广皮　独活　制半夏　生薏仁　左秦艽　通草　白术　桑白皮　建泽泻　川萆薢

某右　身半以上，痛虽渐减；身半以下，痛未蠲除；肌肤赤疹，时起时伏。风湿留恋不解，前法再进一步。

苍术一钱　秦艽一钱五分　酒炒当归二钱　酒炒豨莶草三钱　萆薢二钱　独活一钱　汉防己三钱　粉丹皮二钱　海桐皮四钱　赤白苓各二钱

某左　节骱虽仍作痛，咯吐之痰，较前稍多，痰湿有泄越之机。

独活　威灵仙　秦艽　制半夏　指迷茯苓丸　广皮　桑寄生　萆薢　白僵蚕　云茯苓

卷　十

呕　吐 附吞酸吐蛔

陶左　胃有停饮，不时呕吐。水为阴类，非阳气旋运，不能消化。拟半夏茯苓汤、苓桂术甘汤两方出入。

制半夏三钱　上广皮一钱　川桂皮四分　公丁香三分　广藿香三钱　淡干姜四分　白蔻仁七分，后入　白茯苓五钱

右　身热气冲呕吐，木不条达也。

冬桑叶　粉丹皮　金铃子　制半夏　生薏仁　新会红　制香附　赤白苓　白蔻仁　砂仁

沈右　脾虚木旺，木侮胃土，中脘作痛，甚则呕吐，大便时泻时止，脉左关弦。木郁土中，久恐延膈。

上瑶桂四分，饭丸，先服　缩砂仁　茯苓　白蒺藜　枳壳　上广皮　制半夏　煨天麻　香橼皮

左　和胃中阴阳，呕吐仍来。苔灰舌白。从苦辛进退之。

制半夏一钱五分　川桂枝四分　炙黑草二分　人参须七分　枳实八分　淡干姜五分　川雅连五分　白茯苓三钱　生姜汁一匙

左　镇逆平肝，诸恙暂退。而日来气复上冲，甚则呃忒，间有呕吐。风木上干，再壮水以涵风木。

熟地四钱，炒松　煅牡蛎五钱　土炒白芍一钱五分　茯神三钱　橘白一钱　大麦冬三钱　煅磁石三钱　半夏曲一钱五分，盐水炒　白蒺藜三钱

陈左　食入辄作呕吐，脉两关俱弦。肝阳冲侮胃土，久恐成膈。拟苦辛通降法。

制半夏一钱五分　淡干姜三分　茯苓三钱　土炒白芍一钱五分　川雅连五分　代赭石三钱　橘红一钱　旋覆花一钱五分，绢包　枳实一钱　炒竹茹一钱五分

二诊　脉弦稍平，呕吐略减，的属肝阳逆犯胃土。再和中镇逆，苦降辛开。

制半夏一钱五分　白蒺藜去刺，炒，三钱　代赭石四钱　土炒白芍一钱五分　沉香曲一钱五分，炒　旋覆花二钱，包　淡吴萸一分五厘　川雅连五分，同吴萸炒　炒竹茹一钱五分

三诊　呕吐虽减，仍未能止。木克胃土，以致清浊混淆。不入虎穴，焉得虎子。

制香附一钱五分　枳实一钱　炒香甜杏仁三钱　沉香曲一钱五分，炒　炒竹茹二钱　橘皮一钱　白蒺藜三钱　来复丹八分，开水另下

四诊　大便通调，三日未经呕吐。胃中之清浊，渐得分化。药既应手，再守前意。

川雅连五分　炙黑草二分　广皮一钱　淡干姜四分　制半夏一钱五分　川桂枝四分　白茯苓三钱　枳实一钱　炒竹茹一钱　来复丹六分，先服

五诊　苦降辛开，分化清浊，胃中之阴阳渐和，呕吐渐定。药既应手，未便更章，但猛剂不宜久投耳。

制半夏一钱五分　炙黑草四分　川雅连四分　枳实七分　川桂枝四分　白茯苓三钱　淡干姜三分　竹茹一钱，水炒　白芍一钱五分，土炒　来复丹六分，先服

另拟一方备服。

制半夏一钱五分　川雅连四分　炙甘草三分　茯苓三钱　橘皮一钱　杭白芍一钱五分　淡干姜四分　吉林参另煎，冲，七分　焦麦芽二钱

右　呕吐大减，涌涎亦定。的是高年五液皆涸，三阳并结也。前方踵进。

南沙参　川贝母　生扁豆　藕汁　活水芦根　川石斛　天花粉　甜杏仁　梨汁

二诊　交节又复呕吐。三阳并结，既入重地，不易履夷也。

川石斛　白蒺藜　北沙参　半夏曲　单桃仁　扁豆衣　梨汁　藕汁　姜汁　韭汁　牛乳　盐水炒竹茹

右　浮游之火渐平，而食入辄作反逆。此胆胃不主下降，肝阳从而独升。再降胆胃。

制半夏　炒枳实　甜杏仁　白蒺藜　陈胆星　茯苓神　上广皮　竹茹　山栀姜汁炒　陈关蜇　大荸荠

左　中阳不足，阳气不旋。呕吐复作。再辛温以助阳气，而运浊邪。

制半夏三钱　橘皮一钱　鲜生姜二钱，打　川桂枝四分　淡吴萸四分　茯苓四钱　炒於术一钱五分　炒枳实一钱　竹茹一钱五分　伏龙肝八钱，煎汤代水

二诊　攻下之后，中阳不复，痰水渐次复聚，间数日仍作呕吐。只宜缓以图之。

於术炭二钱　茯苓五钱　竹茹一钱　制半夏一钱五分　橘皮一钱　淡吴萸四分　猪苓二钱　盐煨姜二钱　来复丹一钱，药汤送下

左　中脘作痛，甚则呕吐，脉象沉弦。此水饮停聚胃府，当缓以攻之。

二陈去甘草　制香附　延胡索　白蒺藜　高良姜　瓦楞子醋炒　红芽大戟八分　白蔻仁一钱三分　公丁香一钱　黑白丑各一钱。五味研末为丸

右　体丰多湿，湿盛生痰，痰阻胃府，中州窒痹，呕吐痰涎。宜苦辛通降。

川雅连姜汁炒，三分　制半夏三钱　淡干姜六分　云茯苓五钱　广陈皮一钱　薤白头三钱　炒枳实一钱　竹二青一钱，生姜汁炒　上湘军四分　公丁香三分　黑白丑各二分　白蔻仁四分。五味研末，分二次服

二诊　呕吐不止，中脘板滞，脉象沉弦。还是痰阻胃府，不能通降。再拟苦辛开降，参以芳香化浊。

川朴一钱　川雅连四分　炒竹茹一钱　白蔻仁七分　茯苓五钱　橘皮一钱　制半夏三钱　淡

干姜五分　生姜汁一匙　太乙丹三分，磨，冲

左　胃有停痰，胃阳不展，至暮辄作呕吐，脉象沉弦，恐延反胃之证。

制半夏　淡吴萸　白蔻仁　云茯苓　猪苓　广陈皮　鲜生姜二钱，打　太乙丹三分，磨冲　伏龙肝煎代水

缪左　呕吐止而复作，胸中之阳气不克转旋。再进辛温。

川桂枝五分　制半夏三钱，醋炒　茯苓七钱　白蔻仁七分　公丁香三分　广藿香三钱　淡干姜五分，炒　橘皮一钱　猪苓二钱　伏龙肝一两，煎代水

缪左　呕吐时作时止。舌苔薄白，并不厚腻。大便数日方行。脾得阳始运，胃得阴乃和，高年液亏，胃阴不足，所以宜通宜降者，转滞而转逆矣。

人参须一钱五分　白茯苓三钱　炒香甜杏仁三钱　白檀香一钱　制半夏一钱五分　白蒺藜三钱　竹二青盐水炒，五分　白蜜二钱

右　食入片刻，即吐出酸水，面现青色。询系失恃后悲苦所致。肝火郁极，故作酸也。

桑叶　丹皮　郁金　制香附　山栀姜汁炒　左金丸

张左　脉证相安。至暮腹满，酸水上涌。营滞不行，土郁湿困。不能急切图功。

制半夏　白蒺藜　台白术　公丁香　茯苓皮　广皮　淡吴萸　晚蚕砂　炒蒌皮　建泽泻　禹余粮丸一钱五分，开水先服

吴媪　风阳较平，眩晕大减，而余威未靖。吞酸涌涎，时止而仍时作。再养肝熄肝，参苦辛以制心火，而佐金气以平肝木。

阿胶珠　杭白芍　黑豆衣　池菊　茯神　炒杞子　女贞子　潼沙苑　左金丸

李左　经云：心为汗，肺为涕，脾为涎，肝为泪，肾为唾，是为五液。今起居如常，而时吐涎沫，胃纳不旺，显属脾胃两虚，不能约束津液。以丸药缓调。

炙绵芪三钱　炙黑草五钱　缩砂仁四钱　煨益智七钱　广陈皮七钱　奎党参四两　厚杜仲三两　炒於术二两　炒山药三两　炒杞子三两　制半夏一两五钱　炒淡姜渣四钱　炒范志曲一两　广藿梗一两五钱　泽泻一两五钱　白茯苓三两　焦麦芽二两　炒扁豆二两　炒萸肉一两五钱

上药研为细末，水泛为丸，每服三钱。

姚右　头痛眩晕，甚则呕吐涎水，腰胁酸楚，脉濡左滑。此肝阳挟上冲胃土也。

制半夏　天麻　甘菊　白蒺藜　丹皮　钩钩　广皮　炒枣仁　茯苓神　石决明　水炒竹茹

虞右　头痛较退，而呕吐之后，涎沫上涌，长沙所谓肝病吐涎沫者是也。风翔浪涌，都缘肝阳上升，胃土被克，致胃中不能约束津液。再和肝胃。

金石斛　杞子　代赭石　白蒺藜　炒半夏曲　茯苓　钩钩　桑叶　丹皮　盐水炒竹茹

涎清因肝阳者用代赭，与胃寒涌涎者异。若肝气呕吐，又必痛也。清儒附志

某 口吐涎沫，胃气虚不能约束津液也。吐沫而仍口渴，胃阴虚而求救于水也。舌萎苔黄，胃气不治而虚浊反行攒聚也。气阴益亏，又复夹浊，用药顾此失彼，且恐动辄得咎，惟仲景大半夏汤取人参以补胃气，白蜜以和胃阴，半夏以通胃阳，试进之以觇动静。

人参一钱　自蜜五钱　半夏三钱

廉左　呕吐数日，至昨忽然偏右胀满，上则中脘，下则少腹，尽行板硬，一时之间，气从上逆。幸未几即平。然食入仍呕，并吐出蛔虫，口渴频饮。舌苔糙白，脉象虚弦。肝木横逆之余，胃土有升无降，阳明之液暗亏。恐呃忒致厥。

川连五分　炒乌梅五分　炒川椒二分　金石斛五钱　金铃子一钱五分　吴萸二分　杭白芍二钱，酒炒　制半夏三钱　白蒺藜三钱　红石榴子百粒　枇杷叶二片，去毛　鲜竹茹盐水炒，一钱

噎膈 附反胃

宋左　呕血之后，食入哽阻。瘀滞胃口。恐成噎膈。

延胡索一钱五分，酒炒　五灵脂三钱　制香附二钱，研　单桃仁三钱　炒枳壳八分　瓦楞子五钱　炒苏子三钱，研　炒竹茹一钱五分　降香一钱五分，劈　上湘军一钱五分，好酒浸透，炙枯，后入

左　食入哽阻，痰涎上涌，胃阳不运。噎膈重证，势难治也。

薤白头三钱　川雅连四分　制半夏一钱五分　橘皮一钱　白檀香三钱　淡干姜六分　广郁金一钱五分　竹茹一钱　上沉香三分　公丁香三分。二味研末，先调服

沈左　中脘作痛，食入哽阻，去冬曾解坚黑大便，良由瘀滞胃口。势成噎膈。

延胡索一钱五分，酒炒　薤白头三钱　乌药一钱五分　荆三棱一钱　瓦楞子五钱，打　单桃仁三钱，打　蓬术一钱　黑白丑各七分　旋覆花二钱，包　五灵脂三钱

左　脘痞者久，食入哽阻。涌涎气瘀交阻，噎膈重证也。

延胡索一钱五分，酒炒　瓦楞子一两　制香附二两，研　薤白头三钱　旋覆花二钱，包　制半夏三钱　五灵脂三钱，酒炒　益智仁一钱　乌药一钱五分　生姜汁一匙，冲

胡云台方伯　年逾花甲，阴液已亏，加以肝气不和，乘于胃土，胃中之阳气不能转旋。食入哽阻，甚则涎沫上涌。脉两关俱弦。噎膈根源，未可与寻常并论。姑转旋胃阳，略参疏风，以清新感。

竹沥半夏一钱五分　炒竹茹一钱　川雅连五分　淡黄芩一钱五分　淡干姜三分　白茯苓三钱　桑叶一钱　池菊花一钱五分　白蒺藜一钱五分　白檀香一钱，劈

二诊　辛开苦降，噎塞稍轻。然左臂作痛，寐醒辄觉燥渴。脉细关弦，舌红苔黄心剥。人身脾为阴土，胃为阳土，阴土喜燥，阳土喜润。譬诸平人，稍一不慎，饮食噎塞，则饮汤以润之，噎塞立止，此即胃喜柔润之明证。今高年五液皆虚，加以肝火内燃，致胃阴亏损，不能柔润，所以胃口干涩，食不得入矣。然胃既干涩，痰从何来？不知津液凝滞，悉酿为痰，痰愈多则津液愈耗。再拟条达肝木，而泄气火，泄气火即所以保津液

也。然否即请正之。

香豆豉　光杏仁　郁金　炒蒌皮　桔梗　竹茹　川雅连　干姜六分，煎汁收入　枇杷叶　黑山栀　白檀香

三诊　开展气化，流通津液，数日甚觉和平，噎塞亦退。无如津液暗枯，草木之力，不能久持，所以噎塞既退复甚。五藏主五志，在肺悲，在脾为忧，今无端悲感交集，亦属藏躁之征。再开展气化，兼进润养之品。

光杏仁三钱　广郁金一钱五分　黑山栀三钱　竹沥七钱，冲　姜汁少许，冲　炒姜皮三钱　白茯苓三钱　枳壳五分　炒苏子三钱　大天冬三钱　池菊花一钱　白檀香八分　枇杷叶去毛，四片

四诊　开展气化，原所以泄气热而保津液也。数日来舌心光剥之处稍淡，然左臂仍时作痛，噎塞时重时轻，无非津液不济，胃土不能濡润。咳嗽多痰，亦属津液蒸炼。肺络被灼，所以藏躁 乃生悲感。再化痰泄热以治其标，润养津液以治其本。

白蒺藜三钱　黑山栀三钱　光杏仁三钱　淮小麦六钱　池菊花一钱五分　广郁金一钱五分　炒蒌皮三钱　生甘草三分　大南枣四枚，劈，去核　盐水炒竹茹一钱

接服方　鲜生地五钱　天花粉一钱五分　大麦冬三钱　甜杏仁三钱　生怀药三钱　白蒺藜三钱　焦秫米二钱　青果三枚，打　梨汁一两，温冲

蒋　嗜饮损伤中阳，气不施化，食入哽阻，痰涎上涌。脉滞，苔白质腻。噎膈重证，图治维艰。

代赭石四钱　白茯苓三钱　广郁金一钱五分　竹茹盐水炒，一钱　旋覆花一钱　炒苏子三钱　白桔梗八分　枳实八分　左金丸七分，入煎　竹沥八钱，姜汁三滴冲

郭左　肠红痔坠日久，营液大亏。食入于胃，辄哽阻作痛。脉两关弦滑。此胃阴枯槁。噎膈重证，何易言治。

金石斛　北沙参　杭白芍　生甘草　焦秫米　白蒺藜　半夏曲　活水芦根

师云：另取小锅煮饭，饭初收水，以青皮蔗切片铺于米上，饭成，去蔗食饭。清儒附志

二诊　脉滑而弦，舌心作痛，食入胃中，仍觉哽痛。胃阴枯槁，未可泛视。再拟《金匮》大半夏汤法。

台参须另煎，冲，七分　制半夏三钱　白蜜二钱，同煎，与参汤冲和服

此方服七剂。煎成以滚水炖，缓缓咽下。汤尽再煎二次，煎蜜用一钱五分。

三诊　脉左大于右，阴伤不复之证。食入哽阻，胃阴尤为枯槁，未可泛视。前拟《金匮》大半夏汤法，当无不合，即其意而扩充之。

台参须　制半夏与白蜜同煎，与参汤和服　左金丸四分，煎汤送下

四诊　食入哽痛渐定，脉弦稍平，而肠红连日不止。肝火内燃，胃阴枯槁，肝胆内藏相火，肾开窍于二阴，铜山西鸣，洛钟东应矣。

台参须一钱　制半夏二钱　白蜜三钱，同上法　细生地四钱　龟甲心五钱　地榆炭三钱　炒槐花三钱　泽泻一钱五分　丹皮炭二钱　左金丸四分

孙右 中脘不舒，按之坚硬胀满，甚则气逆如喘。脉两关弦滑。此抑郁动肝，肝气冲入胃中，将成噎膈重证，非旷怀不能为功。

钉赭石 炒苏子 制香附 淡吴萸 旋覆花 薤白头 炒枳壳 砂仁 沉香三分，磨，冲 槟榔二分，磨，冲

殷左 食入之后，气辄上冲，遂即呕吐痰水。询知前曾呕吐紫黑。便有血水，痰或青色。乃自下焦肝肾而来，胃之下口，痰瘀阻之。防膈。

制半夏 川连 单桃仁 台乌药 当归须 土炒赤芍 干姜 川桂枝 酒炒延胡索

二诊 薤白头 橘皮 制半夏 旋覆花 茯苓 延胡索 枳实 代赭石 台乌药 扁鹊玉壶丸一钱二分，先服

三诊 膈食不下，中脘有形，数日以来，呕吐紫黑瘀血，大便亦解黑物，前云瘀血阻塞胃口，于斯可信。无如瘀虽呕出，而中脘偏左，按之仍硬，足见结滞之瘀，犹然内踞，是血膈大证也。治之之法，若瘀一日不去，则膈一日不愈，兹以化瘀为主，以觇动静。

山甲片一钱，干漆涂炙，令烟尽 五灵脂三钱，酒炒 瓦楞子四钱 延胡索二钱 山楂炭三钱 台乌药一钱五分 当归尾二钱 桃仁二钱 土鳖虫五枚，去头足，炙

又 湿痰瘀滞，聚于胃口，以致饮食不能入胃。前进化血行瘀，胸肋胀满。良以瘀阻不宣，行之不能，则两相阻拒，所以转觉胀满也。血膈大证，极难图治，拟以丸药入下。

五灵脂二钱，酒炒 川郁金一钱五分 西血珀七分，另研 大黄二钱，酒炒 土鳖虫十六枚，去头足，炙 单桃仁一钱五分 生蒲黄一钱 延胡索二钱 山甲片一钱

上药共研细末，以韭汁糊丸，如绿豆大。每服三钱。

右 朝食暮吐，物不变化。脉沉细，苔白质腻。中阳不旋，反胃重证也。

制半夏 淡吴萸 公丁香 橘皮 竹茹姜汁炒 云茯苓 炮黑姜 广藿香 伏龙肝七钱，煎汤代水

泄 泻

章左 向有肠红，兹则每晨便泄之后，仍见干粪，胃气日行困顿。脉左虚弦，右濡滑，关部三十余至一动。此由肝阴不足，脾气虚损，肝不足则血不收藏，脾亏损则鼓旋乏力，由是而水湿之气，不能分泄，混入肠中，所以每至黎明，阳气发动之时，水湿之气，傍流而下。脾与胃以膜相连，脾虚则胃弱，理固然也。拟连理汤出入。

野於术土炒，二钱 上广皮土炒，一钱 云茯苓四钱 川雅连姜汁炒，二分 防风根一钱，炒 炒薏仁四钱 炮姜五分 滑石块三钱 泽泻一钱五分 荷叶边二钱

二诊 温藏清府，注泄已止，右脉濡滑较退。的是中气虚而脾土之阳气不足，肝阴亏而大肠之湿热有余。刻下大便溏燥不调，脾气未复耳。前法参入分消，盖祛湿即所以

崇土也。

野於术土炒　炒薏仁四钱　整砂仁四粒　真建曲二钱　防风根一钱，炒　云茯苓五钱　木猪苓二钱　泽泻一钱五分　炮姜三分，川连一分五厘，炖，冲入

三诊　右脉滑象渐退，溲亦渐利，湿热有外泄之机。特胃纳不醒，当和中芳运。

炒於术　制半夏　真建曲　生熟薏仁　炒谷芽　云茯苓　上广皮　广藿梗　省头草　泽泻

乔左　停饮日久，清浊升降不行，胃中窒塞。向有呕吐，兹则便泄，色必深酱，是水饮之气，郁而化热，在胃上则兼辛金之化，其水兼寒，在胃下则兼丙火之化，其湿兼热，亦定理也。降阳和阴，冀其升降清浊，各循常度。是否，即请裁用。

制半夏　云茯苓　淡干姜　瓦楞子　川雅连　生熟草　人参须　川桂枝

某　迷睡已退，然大便溏泄，此痰泄是也。

制半夏　南楂炭　炮姜　木猪苓　熟附片二分　上广皮　范志曲　泽泻　焦白术

又　少阴气至，但欲寐。进理中加附，大便亦渐坚实。前法再参补气。

西党参　炮姜炭　猪茯苓　熟附片　泽泻　野於术　炙黑草　玫瑰花　生熟谷芽

某　便泄气撑，以泄为快。脾弱则木旺，土衰则木贼。恐非草木可以为功。

吴萸　金铃子　南楂炭　广皮　郁金　砂仁　杭白芍　白蒺藜　广木香　香橼皮　青皮醋炒

左　外寒束缚里热，挟积不化。由头痛发热，而至腹痛水泻，每在清晨。至今泻虽暂定，而腹痛未止，浊积必然未化。脉细关弦。拟调气运中以磨化之。

制川朴　上广皮　云茯苓　范志曲　砂仁末　制半夏　枳实炭　广木香　焦白术　香薷　川连　炮姜

右　久泻不止，足胫带肿，舌心光剥无苔，寐则干咳，心悸健忘。心脾两虚，旋运无权，致传化失职。恐成肿胀。

西党参三钱　扁豆衣三钱　白茯苓三钱　炮姜三分　炙黑草三分　野於术二钱　益智仁八分　炒薏仁四钱　猪苓二钱

左　头痛身热便泄。邪郁而气机下陷也。

煨木香五分　泽泻一钱五分　川芎一钱　羌独活各一钱　茯苓三钱　上陈皮一钱　砂仁后下，七分　桔梗一钱　前胡二钱五分　柴胡五分

二诊　头痛已止，身热便泄未定。再调气泄湿。

川朴一钱　蔻仁七分　藿香三钱　猪茯苓各二钱　生熟薏仁各二钱　广皮一钱　通草一钱　滑石四钱　枳实炭一钱　木香一钱　泽泻一钱五分

三诊　身热已退，便泄亦减。再为疏通。

制川朴　范志曲　南楂炭　台乌药　茯苓　青陈皮　枳实炭　煨木香　炒薏仁

某　嗜饮多湿，湿困脾阳，大便泻利，脉象濡软，舌苔淡白。宜理脾温中。

於术土炒，二钱　范志曲一钱　茯苓三钱　泽泻一钱五分　炒黄干姜四分　葛花一钱五分　白蔻仁三粒　砂仁三粒　煨木香五分

右　脉滑便泄如前，小溲欲解不爽。湿郁腑中，水液渗入大肠。再参分利。

葛花一钱五分　於术二钱　羌活一钱　广皮一钱　滑石三钱　煨木香五分　泽泻一钱五分　通草一钱　云苓四钱　防风一钱　猪苓二钱　生熟薏仁各二钱

二诊　便泄稍减，小溲亦畅，腰府作酸。湿犹未清，而脾胃之气，久已暗损。再为兼顾。

野於术一钱五分　破故纸盐水炒，三钱　云茯苓四钱　羌活一钱　煨肉蔻五分，研　菟丝子盐水炒，三钱　泽泻一钱五分　猪苓二钱　生熟薏仁各二钱　防风一钱

右　上则嗳噫，下则便泄。厥气不和，克制脾土。协和肝脾，即所以固其胎息也。

砂仁　制香附　淡吴萸　苏梗　茯苓　杭白芍　防风　炒香橼皮　木香　广皮

某　每至阴分，则肠鸣便泻，此脾虚而湿郁气滞。恐变胀病。

大腹皮　生熟薏仁　川朴　木香　泽泻　煨姜　炒椒目　广皮　草果仁　炒冬瓜皮　猪茯苓

某　胃主盛纳，脾司运化，脾虚湿热内蕴，失健运之权，合夜腹满，清晨得泄方适。湿热无彻底之日，则脾土无再复之期，可虞也。

白术炭　整砂仁　泽泻　范志曲　生熟薏仁　白茯苓　木猪苓　广皮　川雅连姜汁炒

某　木郁不克条达，气分攻撑不平。土被木克，运化无权，寅卯之交，依然便泄内热。脉细弦数。营液日耗，恐入损途。

制香附　土炒白芍　沉香片　上广皮　砂仁　白蒺藜　生熟木香　淡吴萸　川雅连吴萸同炒

杨童　便泄不止，时带红腻，临圊不爽，脾虚湿热郁阻肠胃。再苦辛通降。

生於术一钱　淡黄芩酒炒，一钱　酒炒白芍一钱　六一散三钱，包　白茯苓三钱　生熟草各二钱　土炒陈皮一钱　香连丸四分，入煎　广木香四分　炒枳壳七分

汪幼　久泻不止，阳气不运，以致四肢逆冷，神迷如寐，呕吐咬牙。脉形沉细。土虚木旺，将成慢惊，切勿轻视。方请儿科先生商政。

台参须另煎，冲，五分　橘红八分　炙黑草二分　煨天麻一钱　炒於术一钱五分　熟附片四分　炮姜炭四分　白茯苓三钱

屠右　腹痛甚则便泄，泄甚热。气有余，便是火，洵哉。

金铃子　香附　辰茯神　钩钩　炒酸枣仁　白蒺藜　天麻　炒白芍　砂仁　沉香片

金右　暑湿浸淫脾土，土不运旋，气湿不能分化，水泻口渴，舌淡白而喜热饮，中脘不舒。宜调气分化。

川朴一钱　六一散三钱，包　缩砂仁五分　藿香三钱　白茯苓三钱　广皮一钱　鲜佛手一钱五分　煨木香六分　猪苓二钱

二诊　调气分化，水泻已止，口渴亦减。再调气以通津液。

六一散三钱，包　生於术一钱　猪苓一钱五分　沉香曲一钱五分　建泽泻一钱五分　薄官桂三分　鲜佛手一钱　鲜荷梗去刺，尺许　茯苓三钱　砂仁盐水炒，研，后入，四分

聂左　素体湿甚，兹则由胀满而致便泄，色如败酱，得泄转松。然中脘有形，气冲嗳噫，胃呆少纳，时易汗出。脉象濡软而滑，苔白质腻，口味带甜。此由湿热内蕴，脾土不能转旋，水谷不能分化，尽注于肠，肝木从而暗动。恐致呃忒。拟和中运脾，兼泄府浊。

六一散三钱，包　省头草二钱　炒红曲一钱　土炒陈皮一钱　生熟薏仁各二钱　白茯苓三钱　广木香四分　小温中丸三钱　川雅连四分，吴萸二分，煎汁拌炒

二诊　投剂之后，解出极为秽臭，府中之浊，得从外泄，而自利仍不稀疏。昨尚和平，今又腹中胀满，甚至有形上冲，直抵中脘，则恶心嗳噫，最为难堪，抚之摩之，其形方能降下。口甜干腻，苔白转黄，脉象转滑，关部独弦。湿热内蕴，清浊之气，不司升降，土气既滞，木气遂郁，致横暴之气，肆逆莫制。望六之年，恐正不胜病。《金匮》厥阴篇中每用苦辛酸，即遵其旨。

川雅连六分　生甘草三分　淡子芩酒炒，一钱五分　车前子一钱五分　杭白芍三钱　白茯苓三钱　生熟木香各二分　土炒广皮二钱　淡干姜三分　省头草二钱

许右　脘痞嗳噫已退。大便带泄，气坠于下也。

广木香五分　砂仁后入，七分　泽泻二钱　郁金一钱五分　香橼皮一钱五分　广陈皮一钱　白芍一钱五分　吴萸三分，白芍同炒　茯苓四钱　枳实一钱

二诊　中州已舒，腹痛便利。再理气分消。

砂仁后入，七分　木香五分　茯苓四钱　生熟薏仁各二钱　泽泻一钱五分　乌药一钱五分　广皮一钱　吴萸五分　鲜佛手一钱五分　范志曲二钱　川朴一钱　猪苓二钱

王右　少腹胀满，腹中不和，痛泄止而复作，面色微浮，足跗带肿。肝强土弱，木乘土位。拟柔肝培土，以御肝木。

於潜术一钱五分，木香三分，煎汁，炒　炒木瓜皮一钱五分　炒黑当归二钱　土炒白芍一钱五分　炒防风七分　炙黑草五分　菟丝子盐水炒，三钱　上瑶桂去粗皮，研，后入，三分

二诊　面浮已退，色稍华泽，腹中痛胀略松，而便泄不止，泄时气甚酸秽。肝为刚藏，在五行为木，在五味为酸，木旺土衰，即此可见。再培土抑木。脾弱则生痰，以化痰参之。

奎党参三钱　炙甘草四分　广陈皮一钱　炮姜五分　炒於术二钱　淡吴萸四分　云茯苓三钱　制半夏三钱　杭白芍三钱，与吴萸同炒　伏龙肝七钱，煎汤代水

林少筠太守　肾泄又名晨泄，每至黎明，辄暴迫而注者是也。然肝病亦有至晨而泄者，以寅卯属木，木气旺时，辄乘土位也。疑似之症，将何以辨之哉？盖肾泄是命火衰微，而无抑郁之气，故暴注而不痛；肝病而木旺克土，则木气抑郁，多痛而不暴注。以

此为辨，可了然矣。诊见脉象右尺细弱，左尺小涩，两关右弱左弦，两寸右微左部略搏，是水亏木旺，心肺阴液不足之象。数载以来，常带晨泄，泄必作痛。今泄止而至寅卯木旺时，犹尚作痛。此以近时借烟性提挈，肝木虽不致克土，而气虚不克鼓舞，故肝木升发之令，未复其原，仍是一屈曲抑郁之局。人身法天地，水火阴阳升降而已。阴中无阳，是谓独阴；阳中无阴，是谓独阳。独阴不生，独阳不长，所以藏阴而府阳，藏升而府降。肝，藏也，阴也，体阴者其用阳，故其气宜升。脾，藏也，亦阴也，惟肝升而脾藏之气得与俱升。肝藏之气上升，则与少阳胆木交合，而心血以生；脾藏之气上升，则与阳明胃土交合，而胃液以长。于是胆府之气，下交于厥阴肝藏，而相火以化；胃府之气，下交于太阴脾土，而脾阳以资。今木克脾土，日以郁陷，升生之令不行，其气不能上交于少阳，而反抑伏于太阳。太阳膀胱为寒水之府，水中有木，其屈曲郁勃之气，与寒水之气相激，宜为痛矣。然木不升发而抑伏太阳，似不当有头晕耳鸣目昏肝阳上升之候。曰：不然。肝木之气，不能上升，而与胆交，则胆不降矣。胆为甲木，甲木逆，亦化风也。总之，木不升发，则心血不生，脾不能为胃行其津液，胆不能下化相火，胃不能下降而资盛纳。心血亏，胃液薄，脾阳虚，相火微，能无于腹痛而外，诸病百出哉！调治之计，必使水中之木遂其升发，上与少阳交合，于是藏府之升降，皆复其常，而生生之机不息。拟以青皮引至厥阴之分，而以柴胡升发木郁，使肝经之气条达上行：而又恐升动胆木，故以白芍酸收之品，摄入肝经。青皮引之入其地，白芍摄之不使出其地，自与胆无涉矣。青皮破气，柴胡散气，故以人参坐镇，制其破性散性。第取青皮之引入厥阴，柴胡之升发木气，俾之扶疏条达，而无偏胜之弊。当否正之。

柴胡　青皮　人参　白芍

痢

沈右　痛泄者久。今年风木在泉，秋冬以来，正当旺气在木，痛痢日剧。自夏徂冬，泄痢辄带鲜血。五日来腹痛尤甚，痛起之时，竟有不能支撑之势。饮食入胃，上则痞阻，下则欲泄，心中怔悸，有难以名言之苦。其尤甚之时，似觉心神蒙混，耳鸣头晕。其痛于少腹为重。脉细而两关俱弦。按少腹两旁属肝，居中为冲脉。今冲气不和，肝木偏亢，其横暴之气，郁怒冲突于中，所以一痛而其重若此也。夫抑而下者为气，升而上者为阳，阳气鼓荡，则心神为之摇撼，所以有懊侬莫名之状也。惟于夏秋之间，便中带血，此必有湿热参杂其间。此时痛势剧盛若是，惟有伐肝和营，或足以制其暴戾之性。向有喉证，药难飞渡。仿徐氏上下分治之法，汤丸并进，冀其不致痛极发厥为幸。

杭白芍二钱，甘草三分煎收　白蒺藜三钱　甜广皮一钱　炒当归二钱　醋炒青皮一钱　黄柏炭八分　川连炭三分　上瑶桂五分。后三味研细，米饮为丸，烘干，开水下

二诊　昨投温藏清府，伐肝和营，自夜间至午，痛稍和平，而不能大定。其痛甚之时，以手按之，则势稍缓，显不在实痛之列。大便自利，犹然带血，心中热辣，时有难

名之苦，嘈杂而不能食。脉两关俱弦，左寸虚微，尺部细涩，苔白浮糙。良以血去太多，木失涵养，致虚肝肆横，下克脾土，上撼神舍，中流渐无砥柱，木乘土位，久而不复，延致入损之症也。再拟柔肝之体，而以和胃兼之。

清阿胶二钱　乌梅肉五分　半夏曲二钱　茯苓三钱　淮小麦五钱　生地炭四钱　怀山药四钱　当归炭二钱　橘白一钱　大枣劈开，四枚　雅连三分，吴萸汤炒　杭白芍二钱，炙草三分，煎汁炒

三诊　投阿胶梅连汤出入，痛势减轻，利下较爽，圊数亦疏。苔虽稠厚，而苔上之糙尽化。脉缓热退。其为脾阴亏损，肝木势横，可以概见。药既应手，再扩充之。

清阿胶二钱　茯苓神各二钱　炙乌梅五分　生熟谷芽各一钱五分　当归炭二钱　川雅连醋炒，三分　炒山药四钱　石榴皮炙，一钱五分　煅牡蛎三钱　泽泻一钱五分　龙眼肉四枚　杭白芍二钱，炙草三分，煎汁，炒　橘白一钱

四诊　投药之后，下利已减至二次。然未及二日，圊数又至五七次之多，色仍紫赤。良以湿热之邪，留恋于肠府屈曲之处，不能得楚，而脾阴早已暗伤。差幸肆横之木渐平，剧痛大定。惟心中一痛，辄下鲜赤，心脾兼亏，致营液渗溢。再参补益心脾。

吉林参七分　广木香三分　半夏曲盐水炒，二钱　盐水炒橘白一钱　朱茯神三钱　炙乌梅三分　远志肉甘草汤炒，五分　生熟谷芽各二钱　当归炭二钱　酸枣仁二钱，炒　真阿胶一钱五分　土炒白芍二钱

五诊　叠进补益脾阴，柔和肝木，下痢顿止，痛亦若失，胃亦渐开。半载病魔，却于旬日，殊出望外，可庆可庆。惟舌苔未化，心中仍似有烦热之意，脉细弦微数，还是湿热未清之象。再从育阴之中，兼清湿热。

炒丹皮二钱　黑豆衣三钱　炒女贞子三钱　蔷薇露一两　茯苓四钱　金石斛四钱　广橘红一钱　炒半夏曲二钱　鲜谷露温冲，一两　川雅连四分，干姜二分，煎汁炒

金左　疹回之后，饮食过节，致腹痛泄泻，身复发热。转痢则重。

淡黄芩一钱五分　煨葛根八分　桔梗五分　生甘草四分　南楂炭三钱　枳壳炭一钱　范志曲二钱　木香五分　白茯苓三钱　炙内金一钱五分　广皮一钱

二诊　升泄陷里之邪，痛痢仍然不止，里结后重，色白如冻，间带赤腻，脐下拒按，不纳不饥，热退不楚。脉象滑数，舌红苔白。停食阻气，遂令风邪湿热，尽趋于下，转成痢疾。两次病伤，何堪经此波折。再拟苦辛开通法。

淡芩一钱五分　白芍一钱五分　广郁金磨，冲，二分　真建曲三钱　楂炭三钱　枳实一钱　茯苓三钱　磨木香三分　生草三分　香连丸七分，先服，分二次

三诊　疏通府气，兼清湿热，解出碎杂散粪。有形之积，已得疏化，理应痛止痢减。乃痢稍减疏，而少腹作痛，有加无已，且从白转红，黏腻之血，鲜紫杂下，火升颧红，唇色如朱，神情委顿，谷粒不食。脉滑数转为细弱，舌红苔黄，近根脱液。有形之积虽化，而风湿热从气入血，血液耗残，木失柔养，虚肝肆横，所以少腹作痛更甚。以少腹居中为冲脉，两旁属肝也。拟酸甘柔润养血。

生地炭四钱　当归炭二钱　阿胶珠一钱五分　生熟草各三分　川连炭五分　丹皮炭二钱　金银花各一钱五分　杭白芍三钱　隔年香稻根须五钱，如无隔年者，用香粳米百粒，煎汤代水

四诊　酸甘柔润养血，痛势稍缓，而下利不减。每交阴分，辄后重气坠，频痢不爽，其营液耗残，略见一斑。然不纳不饥，红积之外，复有深黑如酱之物杂下。营液既亏，而肠胃湿热郁阻，不克宣通。前法再参苦辛开通，以冀湿热宣化，而肠胃怫郁开通是幸。

当归炭二钱　炒丹皮二钱　淡黄芩一钱五分　赤白苓各三钱　杭白芍二钱　炒川连五分　炒红曲一钱五分　香粳稻须五钱　滑石块三钱　上瑶桂研，后入，二分

五诊　开通大肠怫郁，痢数稍减，红腻略退。但临圊仍然腹痛，后重气坠，不纳不饥。脉数不爽，舌红苔黄，唇口糜碎。肠胃湿热郁阻，胃浊蒸腾于上，所以不思纳谷。肠中屈曲之处，亦为湿热所阻，府气不能宣通，所以后重气坠不爽也。再苦辛通以开肠胃怫郁。

川朴七分　广皮八分　枳壳一钱　淡芩一钱五分　香稻根须五钱　木香五分　槟榔八分　茯苓三钱　川连酒炒，五分

六诊　疏通肠胃，胸中闭结之浊稍开，渐思纳食，痢亦减疏。然仍腹痛后重，色赤仍如膏冻。脉象细数。厥阴伏热乘脾，肠胃气机皆阻。再拟苦辛开通，而泄厥阴伏热。必得逐步退轻，方为顺象也。

上广皮一钱五分　上川朴七分　炮姜炭二分　杭白芍一钱，甘草煎汁炒　制半夏一钱半　炒丹皮二钱　淡黄芩一钱五分　川雅连姜汁炒，五分　茯苓三钱　槟榔六分，磨

七诊　赤积大退，痛坠略减。所下黄腻起沫者居多，沫属于气，黄属于湿，还是湿热怫郁，欲开不开，蒸腾于胃。发热颧红，小溲浑浊，脉数，舌红苔黄。泄化湿热，疏通肠胃怫郁，是目前之定局也。

川雅连五分　制半夏一钱　广木香五分　淡干姜二分　苦桔梗一钱　淡芩一钱五分　葛根一钱五分　杭白芍酒炒，一钱五分　赤白苓各一钱五分　豆卷三钱　炒红曲一钱五分　六一散三钱，包　鲜荷叶边炒黄，三钱

八诊　赤积渐退，腹痛稍轻，痢数略减，后重气坠亦松，胃气苏醒，颇思饮食，山根青色亦退，皆属转轻之象。然痢虽减轻，身复发热，一二昼夜不能熟寐。脉数右大，舌红苔黄。痧后少腹先觉不舒，山根色青，遂借饮食过节而成下痢，厥阴必有伏热，其上中湿热，因内虚而陷入于下。今肠胃怫郁稍开，而湿热充斥于三焦，所以熏蒸为热。再仿协热下痢治之。

白头翁二钱　北秦皮一钱五分　朱茯神三钱　益元散包，一钱五分　杭白芍一钱　川黄柏一钱五分　川雅连四分　淡黄芩一钱五分　辰灯心三尺

九诊　邪从上中陷入于下，仍使邪还上中，不表而汗，热势因而大退，痢亦大减，后重已松，腹痛渐止，胃纳大起，种属转机。守效方再望应手。

白头翁二钱　川雅连五分　淡芩一钱五分　川黄柏一钱五分　茯神三钱　生薏仁三钱　辰灯

心三尺　益元散三钱，包　北秦皮一钱五分　白芍八分

左　便利虽止，而肛门如坠，进迫不舒。服升补之药，下坠不退。脉濡且滑。此湿热压滞，府气下坠。宜苦泄法。

台白术　枳壳　赤白苓　泽泻　桔梗　防风　制半夏　猪苓　上瑶桂三分，炒　黄柏七分　川连三分。三味研末为丸服

章左　痢经数月，而临圊仍然腹痛，当脐动跃，足厥不温，痢色虽赤，而殷淡不鲜。良以脾阳暗伤，湿积未楚。拟补藏疏府。

於术　白芍　炙草　奎党参　木猪苓　当归炭　枳实　茯苓　炮姜　木香　泽泻　木香槟榔丸

冯右　下痢稍疏，而腹痛仍甚。气湿郁阻，将成噤口。

川朴　砂仁　炒红曲　六一散　赤砂糖炒枯，研细，入煎　木香　白芍　广皮　乌药　茯苓　泽泻　荷叶

此方专治血痢，妙在赤砂糖。师云：小肠火府，砂糖入之。糖性黏滞，故炒枯用之。正蒙志

赵左　下痢气坠后重略松，右脉结代较和。其色犹带赤腻。的属湿热之邪倘盛。虽见转机，尚不足恃。

台参须　滑石　白芍　淡干姜　川连　香稻根须　当归炒　淡芩　猪苓　砂仁　木香

席左　疏补兼施，百次以外之痢，渐减至二十余行，脐下按痛，已得全化，不可不谓起色。无如气怯懒言，频频哕恶，不能饮食。脉细无神，大有雀啄之意。良以食滞通行，而暑湿热冲斥三焦，致胃气遏伏不宣，脾气因而涩滞。较昨虽有起色，正虚病实，犹于大局无裨。

台参条一钱　炒川连五分　广陈皮一钱　水炒竹茹一钱　广木香五分　生姜汁一匙　茯苓三钱　藕汁一两，隔汤炖热，冲　白粳米一撮，煎汤代水。呕恶甚，先用石莲、川连以止呕。

二诊　病稍起色。用生姜泻心汤。

三诊　痢渐减疏，肛门涩滞，亦已爽利，里急亦松，恶心亦定，脉亦起。

川雅连五分　半夏一钱五分　砂仁七分　鲜竹茹一钱　赤白苓各二钱　甜广皮一钱　淡芩一钱五分　滑石三钱　鲜生姜四钱　香稻根一两五钱　藕一两五钱，煎汤代水

此证至后，痛痢均减，竟仍不起，正虚也。清儒附注

邱左　向有痔坠里急，兹则下痢不爽。此暑湿热郁阻肠中，而成滞下。癖染紫霞，未可与寻常并论。

广皮　砂仁　枳壳　白芍　生草　香连丸　木香　滑石　川朴　黄芩　生薏仁

袁左　下痢伤阴，湿热尽行化燥。便利虽不甚盛，而口舌糜腐满布。将至虚脱。拟救阴之中，兼清湿热。

清阿胶　炒松生地　金石斛　茯苓　橘红　川雅连　水炒竹茹　白荷花露　佛手露各

温热过口　上濂珠三分　川贝四分　上西黄四厘。三味研细，吹口

某　下痢虽不甚盛，而肛门火热，所下之物，臭秽异常，白腐满布，今白色皆转深黄。此皆湿热化燥，阴津告竭，车杯怀水，势难与造化争权也。

西洋参三钱　北沙参六钱　生扁豆三钱　淡黄芩一钱五分　大麦冬三钱　金石斛四钱　粉丹皮二钱　川雅连七分　白荷花露　佛手露各一两，冲

左　疟后下痢，腹痛甚剧，脉细，苔白质揹。有形之积，无形之气，郁阻府中。宜为温通。

范志曲　川朴　砂仁　木香　上湘军　青陈皮　楂炭　附片　茯苓

高　痢疾之后，脾虚湿滞，腰脊不舒，面带微肿。兹则食入运迟，时多沉睡。脉细不爽。此皆脾为湿困，脾土旋运不及。久恐有胀满之虞。

川朴一钱　枳实一钱　白术一钱，枳实同炒　连皮苓五钱　砂仁七分　广皮一钱　香附二钱　泽泻一钱五分　小温中丸三钱

徐左　痢后气滞下坠，每至小溲，辄漏粪水。此中气不足，清阳沦陷。拟升补之。

大有芪　於术　茯苓　炙升麻　生熟谷芽　上安桂　党参　广皮　白芍

此补中益气也，服之效。后用三奇散加砂、苓、薏、泽、术、木香，续用五苓散方全愈。正蒙附志

邵左　下痢之后，湿热未清，暑湿蒸动，致下痢复作，色赤黏腻，临圊腹痛，休息情形也。势难急切从事。

枳壳　广皮　川朴　广木香　当归炭　泽泻　砂仁　茯苓　酒炒白芍

朱右　久痢不止，临圊仍痛，湿热伏留肠胃屈曲之处，休息情形也。

台冬术　川连炭　白芍　陈皮　上湘军酒炒，后入　当归炭　丹皮炭　木香　泽泻　茯苓

王左　数年前曾经下痢，虽经治愈，然每至夏秋，湿热蒸动，其痢辄发。脉沉而滑。此湿热伏留肠胃，根蒂未清，所以触之即动也。当以通为止。

广木香　泽泻　川朴　川连　生熟薏仁　赤白苓　广皮　砂仁　炮姜

裘右　休息痢迁延数载，临圊作痛，此湿热伏留肠胃屈曲之处。血液由里耗损，天癸自然不行，恐难以此而便为孕象也。脉细不爽。先为疏通。

丹皮　砂仁　香附　炮姜　泽泻　赤白苓　当归炭　广皮　木香　川连　白芍

邹左　痢成休息，色赤黏腻。脉濡微滑，苔白心黄。此湿热郁阻大肠屈曲之处。病久邪深，不能一蹴而就也。

炙绵芪　奎党参　醋炙升麻　诃黎勒　广皮　当归炭　野於术　醋炒柴胡　驻车丸三钱

陈右　痢成休息，临圊仍痛。脉濡而滑。此湿积伏留大肠屈曲之处。暂为疏通。

炒川连五分　於术一钱五分　党参二钱　枳实一钱　湘军二钱，炒　当归炭一钱五分　白芍一钱

五分　云苓四钱　炮姜三分

二诊　疏通肠胃，临圊仍然腹痛，脓血稠腻，而大便依然结燥。良以久痢阴伤，藏阴愈亏，则府阳愈燥。和阴之中，仍开湿热。

当归炭二钱　生地炭三钱　火麻仁三钱　白芍甘草汤炒，一钱五分　地榆炭二钱　丹皮炭二钱　瓜蒌仁四钱　阿胶一钱五分　上瑶桂三分　川黄柏一钱五分　川连三分。三味研细末，米饮为丸，晒干，先服

三诊　养藏之阴，开府之结，大便减少一次，脓血亦稀。其为藏阴不足，府阳有余，可无疑义。前法再进一步。

炒阿胶二钱　当归炭二钱　地榆炭二钱　炒槐花二钱　火麻仁三钱　大生地四钱　丹皮炭二钱　瓜蒌仁三钱　白芍一钱五分，甘草二分同炒

方维卿　投剂之后，合夜甚安，至今午后呃忒又盛，下痢肛门火热滞坠，小溲热痛。脉数左尺坚硬，苔白质红。痰滞较化，故得胃中之热气暂平。而下焦之火，挟热上冲，所以肺胃之气，欲从下降而不能降，至成彼此鼓激之局。忌款未退，仍在危地也。

生熟白芍各一钱　广皮一钱　砂仁七分　炒竹茹一钱　滋肾丸三钱　生熟木香各三分　川连五分　吴萸一分，川连同炒　磨刀豆子四分

二诊　宣肺气之痹，原欲行其上而下脘通降也。乃呃忒仍然不止，中脘结痹不舒，沃出痰涎，呃方暂定。下痢频频。脉数，右关沉糊。良以暑湿热三气郁阻肠胃不化，热迫于下，致湿热之气，俱结于上，胃中之阳气不通。痢证之忌象频见，敢云治乎？不得已仿附子泻心法。

熟附子五分　川连姜汁炒，五分　木香五分　橘皮一钱　炙柿蒂四个　公丁香三分　赤白苓各二钱　干姜五分　猪苓二钱　泽泻一钱五分　竹茹一钱

三诊　呃逆较疏，仍然不止，下痢较爽，溲略通利，脉象稍稍有神。木邪素旺，暑湿热郁阻肠中，胃府失于通降，遂失清升浊降之常。仍在险途。

台参须另煎，冲，八分　炒川雅连四分　制半夏三钱　刀豆子磨，冲，三分　茯苓四钱　枳实一钱　炒淡干姜五分　橘皮一钱五分　竹茹姜汁炒，一钱　公丁香三分　上瑶桂三分　柿蒂二枚。三味共研细末，饭丸，药汤送下

按　师常云：维卿之恙，后审知其有停饮，用沉香、黑丑二味见功，此法外之法也。下方丁香、瑶桂、黑丑三味，固以有酸水泛出而用。然治法之神，殆得子和氏三昧者矣。清儒附注

四诊　呃忒下痢俱减，神情亦略起色，脉沉略起。然脘中时仍阻塞，并有酸水泛出。良以平素所有之寒，阻遏中阳，致气血鼓激，胃气逆冲。既稍有转机，不得不竭人力，以希造化。

台参须另煎，六分　鲜生姜洗，切，一钱　制半夏三钱　茯苓五钱　煨木香五分　公丁香三分　上瑶桂四分　黑丑三分。后三味研细末，饭丸，姜汤下

五诊　呃止两日，而下痢仍然不减，腹痛溲少，糜黄甚臭，脉微数。上寒下热，而又未便苦寒，姑以轻剂扩清火府。

炒红曲二钱　砂仁七分　猪苓二钱　滑石四钱　赤白苓各二钱　鲜荷叶一角　甘草二分　广皮一钱　木香五分　沉香三分　血珀五分。二味研细，先服

六诊　胃纳稍起，小溲略通。昨药进后，其痢甚畅，旋即止住，有数时之久，至晚又痢不爽。良以湿热之郁阻者，既开复痹，姑再开通。

广皮　砂仁　木香　薏仁　花槟榔　赤白苓　泽泻　川朴　香连丸药汁送　炒枯赤砂糖四钱　松萝茶三钱　白萝卜汁半杯，冲　陈关蜇七钱。上四味煎汤代茶

七诊　胃气渐开，痢亦渐疏，而时有欲痢之意。还是湿热之郁，气机不能开通。再苦辛开通。

赤白苓　木猪苓　木香　砂仁　泽泻　陈皮　生薏仁　滑石块　上瑶桂三分　炒川奎三分　炒黄柏一钱。三味研细末，米饮糊丸，药汁送下

某　苦辛以合化，淡渗以导湿，亥子之交，小溲即多，且极清利，独后重仍不能除。良以气虚之甚，清阳之气，沦坠不举。非然者，何以宣通府气，导滞祛湿，并不足以挫其压坠之势，而后重于子后必甚。惟向有麻瞀昏晕之本病，非方家意会之所及，断不敢言升举耳。其实上越之阳，起于肝木，而沦陷之阳，出于脾胃，风马牛不相及也。用东垣先生法，以觇动静，姑勿过剂，以留余地。

上有芪二钱　生於术一钱五分　炙升麻三分　炙草三分　白归身二钱　大兼参条一钱　炙柴胡四分　广皮七分

改方加戊己丸。

左　休息痢疾，每因湿热逗留而成。其红赤之物，都缘湿热迫伤营分。然邪郁大肠，安有久而不去，不腹痛、不后重之理。今并不身热，不腹痛，不后重，其血液时止时来，而脉象常带细数，又安有不发热而脉数之理？所以然者，以痢伤脾阴，脾为统血之帅，脾阴不能统摄，血液渗溢，其红腻之物，即随时而见。前用补益藏阴，服之颇适，药既应手，毋庸更张。

当归炭一钱五分　人参须另煎，冲，七分　生姜二钱，打汁，炒生地渣　炙草四分　茯苓神各二钱　木瓜皮炒，一钱五分　怀山药二钱　白芍土炒，一钱五分　大生地四钱，打汁，炒生姜渣　黑大枣二枚

荣右　交节痢数增多。气虚而湿热留恋，补泻两难。姑用七补三泻，以觇动静。

炙绵芪二钱　茯苓四钱　广木香五分　升麻醋炒，四分　炒於术一钱五分　诃黎勒三钱　广皮一钱　柴胡醋炒，五分　党参二钱　生熟草各一分

二诊　痢数稍减，其为气虚可见。前法再进一步。

炙绵芪三钱　诃黎勒二钱，煨　党参三钱，炒　炮姜三分　炒川连三分　归身炭二钱　野於术二钱，炒　泽泻一钱五分　真阿胶一钱五分，蛤粉炒　生熟草各二分　茯苓三钱

三诊　脉症相安，再守效方出入。

炙上芪　党参　炒於术　茯苓　驻车丸　菟丝子　柴胡　炙升麻　广皮

四诊　下痢虽减，而有时仍带黏腻。肠胃湿热留恋，脾阳不能升举。前法再进一步。

炙绵芪三钱　阿胶珠二钱　党参三钱　炮姜四分　诃子肉煨，二钱五分　炒川连四分　於术炭二钱　茯苓四钱　炙草三分　当归炭一钱五分

张右　气撑腹痛下痢，湿热化燥伤阴，脉虚，喉舌起腐。深入重地，图治为难。

炒川连三分　当归须一钱五分　川石斛五钱　炒松麦冬一钱五分　北沙参五钱　淡黄芩酒炒，一钱　云茯神三钱　丹皮炭一钱五分　戊己丸一钱五分，二露送下　野蔷薇露一两　白荷花露一两

二诊　糜腐大退，痢亦略疏，而腹仍作痛。湿热稍化，阴液渐能上升，而有形之积，犹然内阻。虽见转机，未为稳妥。

磨枳实六分，冲　酒炒淡芩一钱五分　炒北沙参四钱　川雅连土炒，三分　川石斛四钱　土炒白芍一钱五分　炒范志曲三钱　磨槟榔三分，冲　鲜佛手露一两，冲　野蔷薇露一两，冲

左　下痢兜涩太早，以致湿热伤营，便痢紫黑。蒸湿成痰，痰多咳嗽。上下交困，久虚之体，恐不能支。

丹皮炭　南楂炭　炒槐花　前胡　葶苈子　川连炭　延胡索　白桔梗　茯苓　泽泻

二诊　紫黑之血已退，而下痢仍然不止，的是湿热伤营。前法兼益脾肾。

野於术　茯苓　川连炭　破故纸　生熟木香　丹皮炭　广皮　炮姜炭　菟丝子　莲子

某　噤口大势，较前虽减，然临圊依然痛坠，节骱作烧，糜饮入口，辄欲反出，上腭、两腮、唇口糜腐满布，然又并不甚浊，脉数滑，久按少情。此湿热内郁，下则压坠府气，上则熏灼伤阴，有厥脱之虞。拟清燥并行，甘苦合化法。备请商进。

南沙参炒黄，四钱　金石斛三钱　淡芩一钱五分　法半夏一钱五分，盐水炒　赤白苓各二钱　广橘白一钱　滑石块三钱　川连五分　方通八分　白荷花露一两　佛手露一两。二味温过药

某　至冬而成下痢，湿热蕴伏之深可知。大肠迂回曲折，湿热在是，不易泄化，欲成休息淹缠之证。可以治而愈，不可以治而遽愈也。耐心善调为上。

炙绵芪　当归炭　炙升麻　野於术　西党参　诃黎勒　炙柴胡　广陈皮　驻车丸二钱

某　痢久而根未除，赤白互见，后重起沫，脾虚而湿热郁阻肠中。烟体当此，极恶劣也。姑为温藏清府。

炮姜　焦冬术　生熟木香　范志曲　生熟陈皮　泽泻　川雅连　生熟薏仁　猪茯苓　淡黄芩

章左　下痢赤腻，里急后重，苔黄糙揹，脉滞不爽，暑湿热郁阻肠胃。烟体当此，未可与寻常并论。

整砂仁四枚　磨木香四分，冲　陈皮一钱　白芍一钱五分，甘草三分，煎汤收入　黄柏炭一钱　川雅连酒炒，五分　枳实一钱　茯苓三钱　炮姜三分

二诊　下痢已止，而便尚未调。再和中清理湿热，以清邪薮。

上川朴　猪茯苓　南楂炭　生熟谷芽　川雅连　野於术　广陈皮　泽泻

庞左　下痢不止，所下皆属紫瘀之色，口燥舌干，脉细数，舌苔灰滞。湿热伤营，清津不司流布。恐元气难支，虚中生变。

黄柏炭二钱　北秦皮一钱五分　杭白芍二钱，甘草二分，煎汁收入　橘白一钱　当归炭二钱　丹皮炭一钱五分　川连炭四分　炒扁豆衣三钱　白头翁三钱　炒槐花二钱

二诊　下痢大减，血亦大少，然仍赤腻色鲜，口燥舌干。湿热迫伤营分。再参养血和营。

川连炭五分　白头翁三钱　白芍一钱五分　北秦皮一钱五分　丹皮炭二钱　扁豆衣三钱　驻车丸四钱　茯苓三钱

三诊　下痢已止，然阴分损伤不复，口燥，多梦纷纭。再养血和阴。

阿胶珠三钱　丹皮炭二钱　甘草二分　川雅连二分　杭白芍一钱五分　金石斛三钱　当归炭二钱　茯神三钱　炒枣仁二钱　生山药三钱

左　每至便后，辄下血淋漓。脉形濡滑。湿热郁于大肠。宜苦燥湿，寒胜热。

川连炭四分　黄柏炭二钱　白茯苓三钱　制茅术一钱五分　荆芥一钱　炒於术一钱　丹皮炭二钱　炒防风一钱　大红鸡冠花三钱　泽泻一钱五分

王左　休息痢虽愈，肠胃必有留邪，夏湿熏蒸，下痢复发，临圊腹痛，色赤黏腻。舌苔近根霉黑。肠中尚有留滞，先为疏通。

川朴一钱　枳实一钱　砂仁五分　白芍一钱五分　范志曲二钱，炒　陈皮一钱　茯苓三钱　木香五分　香连丸六分，分二次，开水送

二诊　舌根霉黑已化，下痢较疏，临圊稍爽，赤色亦退。再理气以宣府热。

广木香五分　广皮一钱　赤白苓各三钱　生熟谷芽各一钱五分　缩砂仁五分　於术一钱　生熟薏仁各二钱　炒范志曲一钱五分　泽泻一钱五分　枳壳二钱

三诊　下痢已止，大便未实。再培土而参调气。

炒於术八分　煨木香四分　扁豆衣三钱　生熟薏仁各二钱　砂仁五分　白茯苓三钱　广皮土炒，一钱　炒山药三钱　泽泻一钱五分　煨生姜二片

四诊　大便未实，临圊仍有声。湿热未能尽澈，气滞因而不宣。再导气理湿。

川朴八分　陈皮土炒，一钱　生熟木香各三分　川连五分　焦谷芽三钱　炮姜五分　泽泻一钱五分　生熟米仁各二钱　砂仁五分　茯苓三钱

五诊　圊后带红，色虽不鲜，而甚觉黏腻，还是湿热所化。前年曾患休息，脾气藏阴已虚。拟升脾养藏清府。

奎党参二钱　炒於术一钱五分　升麻醋炙，三分　驻车丸三钱，开水送，分二服　炙绵芪二钱　生熟草各二分　柴胡醋炙，三分　广皮一钱　砂仁五分

龚左　痢经二月有余，从白变赤，腹痛不起于初起之时，而起于从白变赤之后。湿热损伤营分，恐成休息缠绵之证。

当归炭二钱　广木香三分　杭白芍一钱五分　枳壳一钱　白茯苓三钱　川连炭五分　广陈皮一钱　生熟草各二分　桔梗一钱

二诊　腹痛后重俱减，红赤亦退。效方再进一筹。

炒黄芩一钱　当归炭二钱　白芍酒炒，一钱五分　泽泻一钱五分　白茯苓三钱　生甘草三分　丹皮炭一钱五分　枳壳五分　补中益气丸一钱五分　驻车丸一钱五分，二丸，开水先服

郁左　久痢不止，临固腹痛，脓血稠腻，肢面带浮。脾虚肠实，营液损伤。不易图治也。

当归炭二钱　杭白芍一钱五分　白头翁二钱　川连炭五分　防风炭一钱　生於术一钱五分　白茯苓三钱　炮姜炭三分　泽泻一钱五分　阿胶珠一钱五分

二诊　红腻大退，痢数稍减。守效方再望应手。

当归炭二钱　煨诃子肉一钱五分　炙升麻四分　驻车丸三钱，开水先服　白茯苓三钱　杭白芍酒炒，一钱五分　炙柴胡四分　炒於术一钱五分　奎党参三钱　泽泻一钱五分

三诊　休息势稍减轻，临圊仍然作痛。大肠曲折之间，必有留阻。

奎党参三钱　枳实炭七分　川雅连五分　炮姜三分　生熟草各二分　炒於术二钱　当归炭二钱　白芍一钱五分　锦纹大黄二钱，酒炙成炭，后入

四诊　通因通用，痛痢大减，的属湿热郁阻大肠屈曲之间。不入虎穴，焉得虎子。

炮姜三分　当归炭一钱五分　生熟草各二分　大黄二钱，酒炙成炭　枳实一钱

五诊　下痢大势渐退，而肢面带浮，每至夜卧，气辄上逆。卧则气上，下虚不摄可知。再镇摄其下。

当归炭二钱　怀牛膝三钱　补骨脂三钱　杭白芍二钱　炙黑草四分　苁蓉一钱五分　白茯苓三钱　菟丝子盐水炒，三钱　紫衣胡桃肉二枚

某　感受暑热，热与湿合，阻于肠胃，发为痢疾。乃不为清热，误投姜附，致热伤营分，下血盈盆。其大势虽得循定，而至今时仍解出瘀块，腹中疞痛，胸次窒塞不舒，欲呕难爽。苔色黄薄干腻。此由血去过多，冲气逆上，而肠胃中湿热仍然未清。补泻两难，为棘手重证。勉拟养肝以平冲气，兼以丸药入下，以坚阴泄热，为上下分治之法。即请明哲商用。

阿胶珠二钱　炒黑豆衣三钱　杭白芍一钱五分　生熟甘草各二分　大天冬三钱　炒木瓜皮一钱　炒川贝一钱五分　盐水炒竹茹一钱　大补阴丸二钱，二次服

金左　红痢后重，肛脱不收。诸医用运气消食磨积之品，不效。宗前贤养阴清热法。

炙生地三钱　茯苓三钱　炒槐花二钱　侧柏炭二钱　白芍酒炒，一钱五分　阿胶珠二钱　杞子三钱　炒丹皮二钱　当归炭二钱　黄柏一钱五分　川连四分　肉桂二分。三味研细末，饭丸，作二次，先服

蒋左　痰湿盛极，趋入大肠，肠澼不止。舌红苔黄。宜运脾理湿泄热。

制半夏二钱　生熟薏仁各二钱　枳壳一钱　丹皮炭二钱　台白术二钱　白茯苓三钱　桔梗一

钱　防风根一钱　香连丸五分，开水送下

二诊　湿热旁流，势稍减轻。药既应手，宜扩充之。

制半夏一钱五分　煨葛根一钱　桔梗一钱　戊己丸一钱五分，开水先送下　防风根一钱，炒　陈广皮一钱　枳壳一钱　泽泻一钱五分　茯苓三钱　薏仁四钱

三诊　湿热旁流不止，肠红色如猪肝，还是湿热熏蒸之象。再于培土之中，兼清湿热。

炒於术二钱　黄柏炭二钱　生薏仁四钱　川连炭四分　制茅术八分　炒槐花二钱　丹皮炭二钱　白茯苓三钱　防风炭一钱　泽泻一钱五分　炙黑大红鸡冠花三钱

四诊　肠澼不止，肛门下坠，脉象滑大。此湿热不化，大肠府气压坠。拟和营兼清湿热。

当归炭二钱　炒槐花二钱　杭白芍一钱五分　驻车丸三钱，开水先送下　丹皮炭二钱　白茯苓三钱　宋半夏一钱五分　淡黄芩一钱五分　广橘白一钱

卫左　向有便血，阴分久亏。复以寒饮伤脾，脾不统摄，肠澼日久不止，藏阴愈亏，则府阳愈燥，所以时有燥粪杂下。脉象虚弦。养阴之中，参以培脾，兼清湿热。

奎党参三钱　炙黑草三分　扁豆衣三钱，炒　酒炒白芍一钱五分　生於术二钱　白茯苓三钱　当归炭一钱五分　炒半夏曲一钱五分　橘白一钱　驻车丸三钱，开水分二次服

二诊　胃纳渐起，肠澼亦减。再扶持中气，除湿升阳。

白茯苓三钱　扁豆衣三钱，炒　生於术一钱　小兼条参另煎，冲，一钱　炒山药三钱　生熟薏仁各二钱　炒谷芽二钱　盐水炒橘白一钱　泽泻一钱五分　建莲子去心，三钱

三诊　肠澼之后，食入饱闷，溲少足肿。良以大肠湿热虽化，而脾土气虚，不能运湿。所以在昔为湿热，在今为湿寒，在昔为府实，在今为藏虚。拟脾肾双调法。

盐水炒菟丝子　炒真建曲　炙绵芪　炒薏仁　盐水炒补骨脂　炒扁豆衣　云茯苓　炙黑草　酒炒杭白芍　奎党参　炒谷芽　土炒於术　土炒怀山药　炒杞子　煨益智　橘白另煎汤，俟诸药汁浓稠，然后加入

后加胡桃肉五两，煨姜四两，大枣百枚，收膏。

便　闭

左　大便闭阻，时辄少寐。藏阴亏损，则府阳转燥矣。

鲜苁蓉七钱，洗　瓜蒌仁二钱　火麻仁二钱　杏仁泥三钱　白芍一钱五分　茯神三钱　风化硝一钱五分　炒枣仁二钱　油当归三钱　白蜜二钱，冲

左　大便闭结，身热痰多，脉象弦大，舌干无津。此由痉搐之后，痰热内滞，清津不升，浊液不降。衰羸情形也。

淡豆豉三钱　制半夏一钱五分　白桔梗一钱　杏仁泥四钱　黑山栀三钱　广郁金一钱五分　炙紫菀一钱　瓜蒌仁七钱　风化硝七分　枇杷叶去毛，四片

左 偏右腹板不舒，大便闭阻不行。湿滞而脾土不能鼓舞运旋也。

光杏仁 紫菀肉 广郁金 制香附 南楂炭 焦麦芽 炒枳壳 皂荚子 枇杷叶

某 久痢藏阴损伤，府阳转燥，便艰不爽。

火麻仁 光杏仁 生山药 白芍 黑芝麻 瓜蒌仁 油当归 鲜苁蓉 生甘草

某 年近古稀，腿股软弱，兹则大便不解。六脉细涩。血液枯燥，宜养血润肠。

鲜苁蓉一两，洗 火麻仁三钱 甜杏仁三钱 松子仁三钱 当归二钱 柏子仁去油，三钱 炒牛膝三钱 鲜首乌六钱 生山药二钱

二诊 便虽畅行，而肠液枯燥，但食而不便者，又三日矣。再滋润咸降。

火麻仁三钱 杭白芍一钱五分 生熟草各一分五厘 当归二钱 生山药三钱 炒麦冬一钱五分 鲜苁蓉六钱，洗 炒杞子三钱 黑元参二钱 炒牛膝三钱 枇杷叶去毛，四片

三诊 大便渐调。再润肠养血，参以补气。

西党参 当归 生山药 火麻仁 生熟谷芽 野於术 白芍 柏子仁 炒杞子 炒牛膝

邱右 形寒里热，腹膨不舒，腰酸气坠，大便坚硬，欲解不解。木旺肠枯，拟养营润肠。

鲜苁蓉七钱 瓜蒌仁四钱 甘杞子三钱 怀牛膝三钱 白蜜二钱，冲 大麻仁三钱 光杏仁三钱 金铃子一钱五分 杭白芍一钱五分

二诊 大便渐通，腹膨较舒，而少腹偏左仍觉板滞。的是木旺气化为火，藏阴日亏，则府阳日燥。再养血润肠，以清气火。

细生地四钱 大麦冬三钱 生白芍二钱 郁李仁三钱 白蜜二钱，冲 大元参四钱 火麻仁三钱 柏子仁三钱 甘杞子三钱 更衣丸先服，二钱

三诊 大便通行，腹胀板滞已化。肝木纵横之气，化而为火，暗铄阴津，频带口渴。宜甘凉清养。

杭白芍一钱五分 川石斛四钱 生甘草三分 白茯苓三钱 青果二枚 川楝子一钱五分 大天冬二钱 干橘叶二钱 白蒺藜二钱 左金丸五分

四诊 口渴稍定，大便仍然艰燥，还是气火有余。

川石斛四钱 甜杏仁三钱 川楝子一钱五分 茯苓三钱 南花粉二钱 大天冬三钱 干橘叶一钱五分 白芍酒炒，一钱五分 更衣丸三钱，先服

五诊 大便已经畅行，胀满已退，口渴大减，然舌苔仍然花糙。气化为火，劫烁阴津，不能遽复。再降气火，而育阴津。

阿胶珠二钱 细生地四钱 生甘草三分 大天冬三钱 橘叶一钱五分 川雅连三分 天花粉二钱 川楝子一钱五分 杭白芍一钱五分

翁 便不畅行，虽解溏薄，依然胀满不舒。此府浊不泄，与燥结者有间。

砂仁 郁金 磨沉香 广皮 藿梗 紫菀 枳壳 桔梗 光杏仁 小温中丸

此方不用瓜蒌，因湿结也。不用白蜜、麻油，非热结风结也。清儒附志

贾左　便不畅行，胸次不舒，每至便阻，头面辄发瘩瘰。脉濡不爽。此湿热有余，脾土不能鼓舞运旋。拟和中泄浊，参以分利。

制半夏　广皮　泽泻　赤猪苓　小温中丸三钱　广郁金　蔻仁　沉香　大腹皮

右　营血素亏，肝火湿热蕴于大肠，大便坚燥。暂用子和玉烛意。

大生地　当归炭　炒丹皮　火麻仁　生山药　炒白芍　缩砂仁　左金丸　润肠丸

奚　用介宾先生化肝煎法，原欲其化气化火，化有为无也。乃下坠之气，依然不松。脉关弦，右部微滑。良以浊在府中，浊不得泄，致肝木之气不能和协。暂为破泄府浊，以觇动静如何。

冬瓜子　光杏仁　生薏仁　青芦管　小温中丸三钱，药汤送下

二诊　胀气稍舒，大便未解。

冬瓜子　云茯苓　光杏仁　盐竹茹　青芦管　枇杷叶　小温中丸

三诊　气之攻筑，虽退十三，而胀坠不舒，仍所不免，大便艰涩。浊得渐泄，而肾虚木旺。再进《金匮》润补法。

炒全当归三钱　生姜三片　精羊肉一两五钱，煎汤，去油沫，代水煎药

四诊　泄浊之后，坠气较松，然肛门微觉不能收摄，气冲作呛，脉细带涩。府浊虽得稍泄，而病久。肾虚，阴不固摄，以此而呛咳不退。再摄其阴。

炒熟地　五味子　光杏仁　当归　砂仁　盐水炒菟丝子　青蛤散　制半夏　广皮

卷十一

肿 胀

冯右　面浮足肿，朝则面甚，晚则足甚，产后营虚，阳气挟湿上行也。先治其标。

炒苏子三钱　杏仁泥三钱　炒枳壳一钱　粉归身二钱　羌活一钱　磨沉香三分，冲　云茯苓三钱　炒於潜术二钱　青防风一钱　越鞠丸三钱，开水先服

储左　胀势既松之后，适交春令，肝藏之气，勃然升发，流行之机，皆为之阻。大腹仍胀，寅卯木旺，气觉攻撑。脉细而弦。恐成气胀大症。

酒炒白当归二钱　广皮一钱　土炒东白芍二钱　炒川椒四分　制香附二钱　建泽泻一钱五分　猪苓二钱　金铃子一钱五分　砂仁七分　连皮苓四钱　上瑶桂五分，研末，饭为丸，先服

二诊　辛温以通阳气，寅卯胀觉略平。据述露坐受寒而起，经谓：藏寒生满病。再守温藏为法。

制香附二钱　新会皮一钱　泽泻一钱五分　云茯苓四钱　木猪苓二钱　广郁金一钱五分　上沉香二分　上瑶桂三分　木香四分　砂仁四粒　酒炒湘军四分。后五味研末为丸

左　温补脾肾，胀满递减，神情亦振。药既应手，再当扩充。

西潞党三钱　野於术三钱　川桂木五分　炮姜五分　泽泻一钱五分　炙绵芪三钱　熟附片四分　淡吴萸四分　茯苓三钱　牛膝三钱

二诊　宣布五阳，胀势渐退，然中脘按之作痛。此饮食伤滞，当补脾之不足，疏胃之有余。

党参　枳实　猪苓　熟附片　公丁香　炮姜　泽泻　於术　青皮　上广皮　鸡内金

左　至暮不能纳食，食即胀满，至天明其满始退。脉象沉弦。此由脾阳不振，所以至暮则阳无以化，而胀满辄甚。鼓胀根源，未可忽视。

上川朴　连皮苓　建泽泻　大腹皮　炒於潜术　草果仁　炒枳实　熟附片　木猪苓　炙鸡内金　老姜衣

冯左　肿势不增不减，气急痰鸣，大便溏行，小便涓滴，心中灼热懊烦。脉沉弦，重按带滑。此水气逆射于肺，而痰火交炽于胸中，势恐喘脱。

葶苈子一钱　大腹皮三钱　炒苏子三钱　花槟榔一钱　猪苓二钱　光杏仁三钱　桑白皮二钱　建泽泻二钱　舟车丸一钱五分　竹沥达痰丸一钱五分，二丸，和匀，通草汤下

周左　由肢体疲软，渐至食入运迟，腹笥胀满，脐下尤甚，咳嗽痰多。脉形沉细，苔白少华。此由脾肾阳衰，不足以运旋鼓舞。土为火子，真阳不治，则土德愈衰，木邪愈

肆。补火生土，一定之理也，特王道无近功耳。饮食一切，必须谨慎，以盛纳在胃，运化在脾也。知者当能察之。

别直参二钱　制半夏三钱　炒椒目五分　炮姜四分　炙内金一钱五分　土炒野於术二钱　茯苓七钱　川桂木四分　炒苏子三钱　橘红一钱　熟附片八分　泽泻一钱五分

某　湿热随风流布，水湿之气，上溢高源，面色带浮。宜分利湿热，略佐祛风。

制半夏　通草　防风　白僵蚕　羌活　茯苓　生薏仁　泽泻　陈皮

某　气喘略定，而水湿之邪，仍不得泄，两足肿大。的属水气横溢，势非轻小。

葶苈　大腹皮　瞿麦　焦苍术　猪苓　茯苓皮　泽泻　新会皮　炙内金　车前子　炒冬瓜皮

周左　足肿稍退，面部仍浮，腹笥膨急，而不自觉胀，其湿热横溢于皮肤肌肉可知。上则痰多，下则便闭。运脾利湿泄浊，再望应手。

大腹皮二钱　茯苓皮三钱　建泽泻一钱五分　五加皮二钱　猪苓二钱　范志曲一钱五分　上广皮一钱　炙内金一钱五分　老姜衣三分　小温中丸三钱，先服

二诊　体半以下，肿势渐消；而体半以上，仍肿不退。脉沉细，舌苔黄滑。湿热溢于皮肤肌肉。用《金匮》越婢汤，以发越脾土之湿邪。

生甘草三分　茯苓皮四钱　炙内金一钱　煨石膏二钱　大腹皮二钱　生麻黄五分，另煎，去沫后入　陈橘皮一钱　老姜三片

三诊　太阳膀胱为六经之首，主皮肤而统卫，所以开太阳之经气，而膀胱之府气自通，小溲较畅，面浮肤肿略退。再风以胜湿，淡以渗湿，温脾土以燥湿。

青防风一钱　川芎一钱　木猪苓二钱　泽泻一钱五分　川羌活一钱　大腹皮二钱　连皮苓三钱　川朴一钱　广皮一钱　姜衣四分

朱幼　遍体虚浮，肿满窒塞，小溲不利，气逆喘促，脉沉，苔黄质腻。此脾虚而湿热泛滥莫制，将至喘脱。

大腹皮二钱　广陈皮一钱　赤小豆三钱　细木通一钱　羌活一钱　制川朴一钱　川椒目七分　云茯苓皮三钱　建泽泻二钱　舟车丸三钱，开水先服

二诊　肿势虽减，腹仍胀满，腿股晶澈溃烂，胃呆厌食。湿热充斥，尚在险途。

大腹皮三钱　汉防己酒炒，三钱　生薏仁五钱　川通草一钱　广皮一钱　黑山栀三钱　连皮苓五钱　滑石块四钱　光杏仁三钱　枇杷叶四片

师云：溃烂不致伤命，险在腹胀厌食。炒冬瓜泥可服。水果甜物忌。盐大忌，以秋石代之。清儒附志

三诊　浮肿已退，而湿热下趋，两足糜烂。急延疡科商治。

西茵陈　赤白苓　泽泻　生薏仁　车前子　台白术　制半夏　广皮　木猪苓　粉当归

范左　目窠先肿，渐至腿足俱胀，脘腹不舒，脉细沉迟。此湿寒泛滥，水气重症，方

兴未艾之际也。

川朴　泽泻　广皮　大腹皮　防风　羌活　川芎　猪苓　防己　五加皮　桂枝　姜衣　炙内金一钱五分，研，先调服

经云：水之始起也，目窠上微肿，如新卧起之状。观于此益信。清儒志

二诊　脘腹胀舒，足肿未退。

苍术　川朴　五加皮　连皮茯苓　炒冬瓜皮　广皮　薏仁　大腹皮　建泽泻　木猪苓　姜衣　鸡内金炙，研，调服

三诊　肿势已退，偏右头痛。湿渐解而风未解也。

炒冬瓜皮　青防风　连皮茯苓　川芎　白术　生熟薏仁　川羌活　白僵蚕　猪苓　泽泻

以上三方，初剂腹肿退，三剂全愈矣。清儒志

吴左　遍体虚浮，气逆难卧，水气逆射于肺。未可忽视。

葶苈子八分　光杏仁三钱　大腹皮二钱　炙桑皮二钱　广皮一钱　香附子二钱　炒苏子三钱　茯苓皮四钱　川朴一钱　生姜衣四分　鸡内金一钱五分，炙，研，先调服

二诊　导水下行，气喘虚浮，一毫不退。脉沉细如丝。此由命火式微，水气泛滥，而逆射于肺。恐逆甚而喘而厥而脱，不可不慎。

熟附片五分　炒冬瓜皮五钱　酒炒杭白芍一钱五分　云茯苓三钱　川桂枝五分　台白术一钱五分　川朴一钱　杏仁三钱　老姜一钱五分

王　由足肿而至遍体虚浮，两胫红赤，二便不利，脉形沉滑。此脾虚而湿热泛滥，水气重症。为势正盛也。

苍术一钱五分　防风一钱五分　茯苓皮五钱　广皮一钱五分　五加皮三钱　大腹皮三钱　川芎一钱　酒炒汉防己一钱五分　黑丑四分　湘军一钱　炙内金一具。后三味研细，先调服

荣右　胎前作肿，产后未消，兹将三月有余，反觉面浮腹满。此脾阳虚而不能旋运，水湿泛滥莫制也。势在正盛。

土炒於术一钱五分　大腹皮二钱　炙黑草二分　炮姜五分　广皮一钱　炒冬瓜皮四钱　连皮苓四钱　生熟薏仁各二钱　建泽泻一钱五分　官桂五分，后入　炙内金一钱半，研末，调服

二诊　腹胀消，肤仍肿，微带呛咳。产后脾虚，湿不旋运。再运湿温中，以参调气。

土炒於术　猪苓　茯苓皮　泽泻　葶苈子　生熟薏仁　炮姜　广皮　光杏仁　五加皮　官桂　炙内金研末，调服炒冬瓜皮

曹左　胃脘作痛，渐至腹大。泄泻之后，痛势虽止，面目肢体俱肿，朝则面甚，暮则足甚。脉细沉弦。此水饮之气，郁遏脾阳，水从泻去，而脾以泻虚，致水气泛溢，水胀根源也，不可轻视。

苍於术各二钱　川朴一钱　制半夏二钱　猪苓二钱　羌活一钱　防风一钱　连皮苓五钱　陈皮一钱　磨沉香三分　泽泻一钱五分　藿香三钱　川芎一钱　杜苏子三钱

某 养肝之体，疏肝之用，参以苦辛而泄肝浊，胀势仍然不减，以前偏左为甚，今则中脘偏右为甚，恶心频呕痰水，喉间痰声漉漉。左脉细弦，右脉滑大。此由肝横太过，无形之气，挟停痰积水内阻，致脾肺升降之道，窒塞不通耳。再拟行水气，散痞结，参入芳化，以流气机而开郁阻。

橘皮　旋覆花　白芥子　茯苓　老姜　薏仁　制半夏　大腹皮　玉枢丹五分，磨，冲

凡肿胀气升，宜降其气，惟足肿不可降气，代赭亦宜留意。清儒附志

邹左 由气逆痰升，而致面浮足肿，朝则面甚，暮则足甚。脉滑，苔白质腻。此外感风邪，与内湿相合，遂致风湿相搏，风旋则面浮，湿坠则足肿。恐成肿胀之症。

羌活一钱　藿香一钱五分　橘红一钱　茯苓三钱　川朴五分　前胡一钱　防风一钱　西党参二钱　制半夏一钱五分　杜苏子炒，研，三钱　茅术一钱五分

二诊　降气除湿合方，两胫肿胀大退，而足跗仍肿，面色带浮，脉象濡滑。风旋于上，湿坠于下。再培土利湿。

炙绵芪二钱　汉防己一钱五分　炒木瓜皮一钱五分　生熟薏仁四钱　上瑶桂四分　白茯苓三钱　炒冬瓜皮三钱　炒於术一钱五分　大腹皮二钱

邵 由足肿而致遍体虚浮，二便不利。脉象沉弦，舌苔白滑。脾虚湿邪不运，溢入肌肤，名曰饮肿。恐水气逆射而致气喘。拟开鬼门法。

炙麻黄五分　北细辛三分　煨石膏四钱　制半夏一钱五分　橘红一钱　桂枝四分　淡干姜四分　光杏仁三钱　生甘草二分　大腹皮二钱

陈岳林 平人清气上升，浊气下降，气机施化，无一息之停者也。吸烟之体，湿痰必盛。况食百合，百合性寒黏腻，寒则伤脾，腻则助湿，脾土不运，湿滞不行，清浊升降，因而失司。浊气在上，则生䐜胀，以致大腹胀满，绷急如鼓。中脘尤甚，常觉火热，以湿郁则生热也。浊气不降，则清津不升，所以湿热甚而转生口渴，小溲红赤，且觉热痛，大便不克畅行，所以胀满更甚，噫气酸浊。良由土滞则木郁，土中有木，方能为胀，前人有肿属于脾，胀属于肝之说为此。脉象沉郁，而且带数。一派湿热闭郁情形，鼓胀之症也。为今之计，惟有泄化湿热，以舒脾困，兼泄府浊，以望气机流行。

川雅连四分，吴萸一分，同炒　云茯苓三钱　炒杏仁三钱　大腹皮二钱　方通草一钱　绵茵陈二钱　上川朴一钱　生薏仁四钱　广皮一钱　炒神曲二钱　滑石三钱　鸡内金一钱，炙，研末，调服　小温中丸三钱，开水先送下

孙左 情志抑郁，气机不运，湿热从而闭阻，三焦升降失司，以致大腹胀满，腿股肿胀，肢体面目发黄。脉糊滑，苔白罩灰。鼓胀重症。勉拟辛开淡渗苦泄。

上川朴一钱　大腹皮三钱　炒杏仁三钱　海金沙三钱　绵茵陈二钱　上广皮一钱　范志曲二钱　炙内金二钱　焦麦芽三钱

储左 似疟之后，湿恋未清，而服血肉大补之剂，致令湿热壅滞，压坠府气，少腹作胀。再服养血以助湿，甘寒以伐气，遂致湿热充斥三焦，大腹膨胀，延及胸脘，二便不

利。脉数，舌红苔腻。鼓胀重症也。欲止其胀，当疏其气；欲疏其气，当运其脾；欲运其脾，当泄其湿，以脾为坤土，土恶湿也。特谋事在人，成事不在人耳。

上川朴　茵陈　光杏仁　广藿香　大腹皮　建泽泻　陈皮　赤猪苓　范志曲　焦麦芽　通草　小温中丸

二诊　胀势轻退，而中脘仍然痞满，食入不舒，溲少便阻。肠中之流行稍畅，而胃中之气湿结滞，不能通降。虽略起色，尚难深恃。

川雅连　整砂仁　炙内金　广陈皮　上川朴　炒枳壳　制香附　淡干姜　连皮槟　越鞠丸

汤左　冬温之后，继以便血，旋即大腹胀大，二便涩少。此湿热内滞，流行不宣。鼓胀重症也，未可轻视。

上川朴二钱　木猪苓二钱　大腹皮二钱　西茵陈二钱　方通草一钱　陈皮一钱　杏仁三钱　范志曲二钱　桃仁三钱　建泽泻二钱　鸡内金四个，炙，研细末，调服

二诊　胀势大减，溲亦稍利，然大腹仍然胀大。虽见转机，尚不足恃也。

杏仁　范志曲　茯苓皮　连皮槟　瞿麦　猪苓　桃仁　西茵陈　新会皮　川椒目　通草　小温中丸

三诊　胀势大退，脐突稍收，按之亦渐觉软。既得叠见转机，当仿效方进退。

制川朴一钱　木香五分　广藿香一钱　大腹皮一钱五分　上广皮一钱　木猪苓一钱五分　泽泻二钱　杏桃仁各二钱　范志曲三钱　瞿麦三钱　白茯苓三钱　砂仁七分，后下　西茵陈一钱　小温中丸开水送下

宣左　脉象弦大，久按濡滑。腹满不舒，而并无胀大情形，足跗带肿。此气虚脾不运旋，湿寒内阻。中满之症，图治非易。

西潞党二钱，木香四分，煎汁收入　杭白芍二钱，炙甘草三分，拌炒　连皮茯苓五钱　野於术一钱，枳壳六分，煎汁收入　上瑶桂四分，去粗皮，后入　泽泻二钱　猪苓二钱　制香附三钱　淡吴萸五分　姜衣三分　鸡内金一具，炙，研细末，调服

二诊　投剂之后，脉症尚属和平，未便遽事更张。

野於术二钱　砂仁四粒　制香附三钱　生熟薏仁各二钱　木香三分　土炒广皮一钱　炒白芍一钱五分　茯苓皮五钱　上瑶桂四分　瞿麦二钱　生姜衣三分　陈米蛀屑三钱，包

三诊　胀满较松，欲嗳不爽，右关脉尚带弦搏。木旺则衰，木旺则其气冲突，土衰则运化无权。再疏肝之用，柔肝之体。

制香附二钱，青皮一钱，同炒　焦秫米三钱，包　炒白归身二钱　炙乌梅肉一枚　炒木瓜皮一钱五分　酒炒杭白芍二钱　金铃子切，一钱五分　干橘叶一钱五分　陈米蛀屑绢包，三钱

四诊　脉象柔软，左关部久按才见弦象。两日内胸腹舒泰，并不胀满，起病以来，未有之境。药既应手，踵效方消息之。

川连三分，吴萸五分，同炒　酒炒白芍一钱五分　金铃子一钱五分　乌梅一个　醋炒青皮一钱五

分　焦秫米三钱，包　炒木瓜皮一钱五分　酒炒归身二钱　醋炒香附二钱　陈米蛀屑绢包，三钱

某　大腹胀满，筋露脐突，小溲涩少。脾虚而湿热壅滞。鼓胀重症，鞭长莫及。

於术炭　广皮　制香附　木香　猪苓　茯苓皮　砂仁　建泽泻　舟车丸

原注：服后便溏三次，腹中自觉宽舒。

薛御之　湿盛多痰之体，感冒风邪，袭于肺卫，以致由咳而引动伏饮，咳日以剧，右胁作痛。浊痰弥漫，神机不运，神识模糊。叠化浊痰，神情转慧。至于痰湿之变态，如阻营卫而为寒为热；郁遏中气，苔起灰霉；困乏脾阳，脾土不能运旋鼓舞，而大便燥结；清中之浊不降，浊中之清不升，而转干燥，传变种种。肌表之温风，化疹外达。而湿痰究仍内因，所以病退之后，而疲惫自若。渐至气阻湿坠，少腹之满，顿从上僭，不特入腹过脐，而且上支胸脘，食入攻撑，大便涩少。右寸细涩，关部弦滑，尺部沉微，左部俱见小弱。都由脾为湿困，阳气不能运行，土滞而木不扶苏，遂令湿之流于下者，随左升之气而逆从上行，肠胃流行之机，悉为之阻，为胀为撑之所由来也。下病过中，图治非易。拟条达肝木，泄府浊而运脾阳。冀得小溲渐畅，湿流气宣，方是好音耳。

淡吴萸三分，蜜水浸后，取出焙干，盐水炒　陈皮一钱，蜜水浸后，取出焙干，陈壁土炒　连皮苓五钱　盐水炒香附一钱五分　炒枳壳一钱　木猪苓二钱　川楝子切，一钱五分　霞天曲二钱，炒　鸡内金一枚，要不落水者，研，调服　泽泻一钱五分　小温中丸三钱，开水送下

孙右　向有痰喘，经月以来，腿足肿胀，渐至腹亦坚满，喘更加甚。肺气不能下输，水湿因而泛溢，深入重地，有喘脱之虞。勉从先胀于下而复满于上者，亦必先治其上而后治其下之意立方。

桂枝　炙麻黄　光杏仁　大腹皮　制半夏　广皮　煨石膏　连皮苓　炒苏子　炒枳壳

二诊　开经气以通膀胱，犹然不减。鼓胀重症，为势正盛，有喘厥之虞。

葶苈子　汉防己　磨槟榔　磨沉香　香附　光杏仁　防风　茯苓皮　广皮　炒苏子　大腹皮　莱菔子　炙内金

改方加黑锡丹一钱，先服。

童左　遍体浮肿，身半以上为甚。脾虚水湿泛溢，风与湿搏也。鼓胀重症，未可忽视。

蜜炙麻黄五分　防风一钱　大腹皮二钱　泽泻一钱五分　茯苓皮五钱　猪苓二钱　川芎一钱　陈皮一钱　羌活一钱　瞿麦三钱　姜衣三分　炒冬瓜皮一两　生薏仁七钱。二味煎汤代水

左　肿退甚速，而杂食甜腻以助湿，甘寒以损脾，以致肿势复起。急宜谨慎口腹，以免自贻伊戚之讥。

大腹皮　新会皮　木猪苓　葶苈子　茯苓皮　杏仁泥　黑山栀　白通草　香豆豉　建泽泻　生熟薏仁　枇杷叶

龚左　面色目眦带黄，腹笥胀大，渐至便利色赤，半载有余，胀势并未以利见消，脉

数带滑，良以湿热充斥三焦。鼓胀重症，不能许治也。

生熟薏仁　藿香　上广皮　木猪苓　建泽泻　赤茯苓　上川朴　茵陈　范志曲　杏仁　大腹皮　方通草

陈左　瘕块久而散漫，大腹胀大如鼓，二便不利，脉滞，苔白。此脾虚而湿热壅滞三焦。鼓腹重症，勉方图幸。

川朴　茵陈　连皮苓　连皮槟　杏仁　通草　木香　砂仁　炙蟾皮　上广皮　於术　甘遂二分，煨透　黑丑四分　炙内金一具。以上三味，研末，先调服

原注：此方服后泻下，胀退十之三。呕吐，乃甘遂未煨透之故。

二诊　泻下甚畅，大腹亦觉宽畅，但小溲不畅。虽见转机，仍不足恃。

前方去甘遂、黑丑，加范志曲、姜汁，单用炙内金一钱五分，研末调服。

陆左　大腹胀大，按之坚硬，阴囊肿胀，脉形濡滞。此脾虚木旺，鼓胀重症，恐难以人力而与造化争功。勉仿经旨工在疾泻之意。谋事在人，成事在天。

炙蟾皮五钱　大腹皮二钱　川朴一钱　缩砂仁七分　连皮苓三钱　野於术一钱五分　广皮一钱　炙内金一具　红芽大戟三分　甘遂三分　千金子三分。四味研细，开水先服

二诊　肿胀稍松，然仍膨大如鼓，小溲不利，阴囊肿胀。鼓胀重症，未可以暂时取效，而便为足恃。

大腹皮　广陈皮　川朴　泽泻　炙蟾皮　猪苓　舟车丸三钱

马右　中空无物者曰鼓，实中有物者曰蛊。少腹有形，盘踞日久，兹则其形渐大，腹胀如箕，按之坚硬。此气血阻滞不行，致脾土不克旋运。蛊胀重症，不能许治。

酒炒当归须　延胡索　台乌药　南楂炭　沉香曲　蓬莪术　制香附　上广皮

二诊　胀势稍松。姑守前意，以觇动静。

金铃子　制香附　台乌药　延胡索　两头尖　当归须　炒蓬术　川桂木　南楂炭　葱白

三诊　胀势较松。然蛊胀重症，仍难图治。

两头尖三钱　台乌药一钱五分　鹤虱二钱　单桃仁去皮，打，三钱　制香附二钱　使君子肉二钱　楂炭三钱　雷丸一钱五分　槟榔一钱　耆婆万病丸三钱，先服

范左　身热大势虽退，脉仍未静。溏泄之后，转为便闭，腹笥胀满，按之不柔。此邪少湿多，邪去湿留，湿困脾土，鼓舞运旋不及，则大肠传化失司，所谓湿闭是也。宜调气泄浊。

川朴　广皮　大腹皮　郁金　小温中丸　桔梗　枳壳　光杏仁　砂仁

江左　痰饮咳逆多年，气血逆乱，痰每带红。日来兼感风邪，风与湿合，溢入肌肤，面浮肤肿，喘咳不平，腹胀脘痞，小便不利。脉数浮滑，舌苔白腻。有喘胀之虞。

前胡一钱五分　荆芥一钱　光杏仁三钱　橘红一钱　茯苓皮四钱　葶苈五分　防风一钱　制半夏一钱五分　白前一钱五分　大腹皮二钱　生姜衣四分　川朴一钱

二诊　痰喘稍平，浮肿亦减，然中脘仍然作胀。肺胃之气，升多降少，致风与湿横溢肌肤。效方再望应手。

大腹皮二钱　川朴一钱　杏仁三钱　生薏仁四钱　煨石膏三钱　制半夏一钱五分　炙麻黄四钱　陈皮一钱　枳壳一钱　茯苓皮三钱，炒　生姜二片　冬瓜皮三钱，炒

三诊　开上疏中，适交节令，痰气郁阻不开，痰出不爽，腹胀面浮足肿，小溲不利，脉形细沉。夫痰饮而致随风四溢，都缘脾肾阳虚，不能旋运，所以泛滥横行，有喘胀之虞。拟千缗汤出入以开痰，真武以温肾而行水。

制半夏一钱五分　橘红一钱　大腹皮二钱　生姜衣四分　真武丸三钱　皂荚子蜜炙，二粒　枳实一钱　连皮苓三钱　炒於术一钱五分

改方去皂荚子，加葶苈。

四诊　开肺之气，温肾之阳。肺合皮毛，遍身自汗，水气因而外越，面浮肤肿大退，胸闷较舒，胀满大退，痰亦爽利。然大便不行，足肿未消。还是水气内阻，不得不暂为攻逐之。

大腹皮二钱　姜衣四分　白茯苓三钱　冬瓜皮四钱，炒　泽泻一钱五分　上广皮一钱　於术一钱　生熟薏仁各二钱　制半夏一钱五分　禹功散先调服，一钱

五诊　痰化为水，泛溢肌肤，先得畅汗，水湿之气，从汗外溢；继以缓攻，水湿之气，从而下达，故得腹胀面浮俱减。拟运土分化，再望转机。

葶苈五分　橘红一钱　冬术二钱　大腹皮二钱　炒范志曲二钱　光杏仁三钱　茯苓皮三钱　猪苓二钱　泽泻一钱五分　生熟薏仁各二钱　枳壳七分　生姜衣四分

施芷园　嗜饮湿热素盛，湿酿为浊，浊阻清道。先起鼻塞，经治而愈。于是湿酿成饮，饮阻肺胃，呛咳多痰；停饮在胃，中州痞阻；壅极而决，上吐下泻者屡。然虽经吐泻，而饮邪之根蒂未除。脾肺胃二藏一府之气，已是暗损，遂致痰饮化水，渗入肌肤。火必炎上，水必就下，所以先从足肿，渐及胫股，玉茎阴囊，一皆肿胀。今则腹满脘硬，食入发喘，脉象沉弦，此痰饮而变成水气之症也。花甲之年，舌光无苔，病实正虚，恐水气逆射于肺，而致喘势暴盛。拟降肺疏胃，运脾利湿，兼进牡蛎泽泻散，使之入下。

甜葶苈七分　大腹皮二钱　五加皮二钱　生薏仁四钱　泽泻一钱五分　川朴一钱　连皮苓四钱　鸡内金三钱　车前子三钱　炒冬瓜皮五钱　牡蛎泽泻散三钱

附录牡蛎泽泻散方并方解

牡蛎　泽泻　蜀漆　葶苈　栝蒌根　商陆根熬　海藻洗去咸。各等分

凡肿胀日甚，能得畅泻，病必转轻。然病久元虚，恐气不运药，虽进猛剂，徒然频利，水仍不下。曾见频利而水不下者，服昆山丸药，依然下水而愈。同一泻下，不如择善而行，非畏葸也。湿热壅遏，前人有牡蛎泽泻散一方，专治水蓄于下。上焦之气，不能下化，故用商陆、葶苈，从肺及肾，开其来源之壅；而后牡蛎、海藻之软坚，蜀漆、泽泻之开泄，方能得力。用栝蒌根者，恐行水之气过驶，有伤上焦之阴，仍使之从脾吸

阴，还归于上。其方下注云：小溲大畅，即止后服。以商陆行水，有排山倒岳之势也。又，三白散专治囊肿肤肿腹胀。如牡蛎泽泻散仍未得效，然后服神祐丸，此方专下水气之重者。然恐但利而不泻，宜以重药而轻服之，所谓缓攻是也。此二方皆生平每投辄效者。倘得肿势大退，清其渊薮，不外五皮、五苓之类。扶正可以祛邪，而祛邪即能保正，所以泻下之后，不在补药中求针线也。所虑者，既泻既利，病仍不退，不虑其虚脱也。三白散用白牵牛。其用黑牵牛者，合茴香二味，名禹功散，亦属屡用屡验，但力量较三白、神祐两方不如远甚。管见所及，聊备呈阅。

邱景林　痰饮多年，痰多咳嗽，气从上升。迩来两足虚肿，纳减无味，小溲短少，寐中汗出，而往往遗尿不禁。脉沉弦，重按少力，苔白质腻。脾肺肾三藏均虚，命阳不能化水外出，遂致水溢肌肤；蒸变无权，致胃纳日以呆顿。开太阳，逐痰水，原属痰饮必效之方。惟久病多虚，姑以阳气为重。

元米炒党参三钱　菟丝子三钱　制半夏一钱五分　茯苓三钱　熟附片三分　煨益智一钱　补骨脂三钱　陈皮一钱　炒於术一钱　炒谷芽二钱　玫瑰花二朵

又　温助命阳，以生脾土，遗尿得定，而足仍虚肿，胃呆少纳，小溲短少。水溢肌肤，原系脾肾两虚，不能化水外出。舌白转黄，口腻而苦，湿中生热，遂成湿热壅遏之局。恐变延入腹，拟《金匮》防己茯苓汤法。

炙绵芪一钱五分　茯苓四钱　汉防己三钱　泽泻二钱　猪苓二钱　大腹皮二钱　制苍术二钱　宣木瓜一钱五分　通草一钱　生薏仁一两　炒冬瓜皮一两。二味煎汤代水

黄　瘅

华左　遍体面目俱黄，中脘痞满。湿热蕴遏，恐其由标及本。

西茵陈　制川朴　赤白苓　泽泻　青蒿　山栀　广橘皮　制半夏　木猪苓　上湘军二钱，好酒浸透，后下

二诊　脘痞稍减，黄瘅略退。药既应手，守前法再望转机。

茵陈二钱　冬术炒炭，二钱　泽泻二钱　砂仁七分　黑山栀二钱　上湘军二钱　橘皮一钱　猪苓一钱五分　川朴一钱　官桂五分　制半夏一钱五分　焦麦芽三钱

三诊　面目色黄稍退，而热退不清，还是湿热壅遏熏蒸之所致也。再淡以渗之，苦以泄之。

官桂五分，后入　豆豉三钱　黑山栀三钱　制半夏一钱五分　猪苓二钱　郁金一钱五分　茵陈三钱　冬术炭二钱　赤白苓各二钱　杏仁二钱　泽泻一钱五分

四诊　黄瘅已退。然形色瘦夺，脾土无不虚之理。当为兼顾。

野於术二钱，炒　广皮一钱　猪苓二钱　云苓四钱　茵陈二钱　泽泻二钱　焦麦仁四钱　官桂五分，后入　制半夏一钱五分　枳实一钱　竹茹一钱

五诊　黄瘅大势虽退，而湿热未能尽澈，小溲未清，足跗带肿，还是湿热坠下。再

培土而分利湿邪。

於术一钱五分　大腹皮二钱　川通草一钱　茯苓三钱　炒冬瓜皮一两　泽泻一钱五分　木猪苓二钱　焦苍术一钱　生熟米仁各三钱　茵陈一钱五分

六诊　诸病向安，惟气色尚滞。宜鼓舞脾土，土旺自能胜湿也。

人参须五分　茵陈二钱　云茯苓四钱　猪苓一钱五分　制半夏一钱五分　野於术二钱　炮姜三分　焦苍术一钱　泽泻一钱五分　广皮一钱

七诊　补气运脾渗湿，证情又见起色。再为扩充。

人参须五分　苍术一钱　於术二钱　茵陈二钱　猪苓一钱五分　云茯苓三钱　炒冬瓜皮五钱　炮姜炭四分　泽泻一钱五分　生熟薏仁各三钱　谷芽三钱

蒋左　四肢面目俱黄。脉形糊滑。此湿热蕴遏，为五瘅中之谷瘅。

官桂　赤白苓　黑山栀　泽泻　绵茵陈　瞿麦　上湘军　白术炭　猪苓

二诊　黄瘅大退，前法以清其渊薮。

官桂　黑山栀　焦麦芽　范志曲　陈皮　川朴　猪茯苓　泽泻　茵陈

左　湿热蕴遏为黄瘅。

制半夏一钱五分　炒青蒿三钱　茵陈三钱　川朴一钱　上湘军三钱　赤白苓各二钱　黑山栀三钱　广皮一钱　猪苓二钱　焦麦芽三钱　泽泻一钱五分

二诊　黄瘅大退。再淡以渗湿，苦以泄热。

黑山栀　赤白苓　猪苓　川朴　大腹皮　泽泻　枳壳　制半夏　麦芽　广皮　上湘军　茵陈

三诊　营卫不通，忽生寒热。欲和阴阳，当调营卫；欲调营卫，当祛其所以阻我营卫者。

制半夏　范志曲　赤猪苓　郁金　焦麦芽　上广皮　绵茵陈　建泽泻　官桂五分

四诊　黄瘅大退，湿热未清。

川朴　郁金　赤猪苓　半夏曲　橘红　泽泻　茵陈　官桂　整砂仁　大腹皮　焦麦芽

赵右　痧疹之后，风恋未澈，挟湿内郁，脾运失司，以致面目肢体俱黄。黄瘅之证，不能欲速图功。

茵陈　黑山栀　泽泻　神曲　大腹皮　青蒿　官桂　赤白苓　川朴　广皮　焦麦芽

金左　腹满气滞，小溲浑黄，湿郁三焦。拟调气理湿。

制川朴一钱　陈皮一钱　杏仁三钱　范志曲二钱　泽泻一钱五分　大腹皮二钱　茵陈二钱　通草一钱　焦麦芽三钱　鲜佛手一钱

章右　谷多气少，面色浮黄，肢倦体乏，脉涩，舌淡。产后劳伤，血虚营滞不和也。

炒白术　制半夏　秦艽　泽泻　晚蚕砂　猪苓　云茯苓　焦麦芽　白蒺藜　禹余粮丸二钱

许左　脘腹痛胀已定，而面目身体俱黄。气滞营郁，恐变胀满。

广皮　桃仁　延胡索　广郁金　制半夏　生薏仁　归尾　猩绛　焦枳实　旋覆花　青葱管

右　久病经滞，气血不行，面目俱黄。与寻常湿热有间也。

归尾　桃仁　泽泻　猩绛　赤猪苓　旋覆花　青葱管

吴　黄瘅大势虽退，气仍未开，缠绵两月，兹则便泄不爽。良以湿困已久，脾阳损伤。拟培土温脾分化。

於术　生熟薏仁　干姜　陈皮　范志曲　茯苓　绵茵陈　砂仁　泽泻

二诊　气分稍开，时仍便泄。的是湿热困乏，脾阳因而损伤。药向效边求。

西茵陈二钱　茯苓三钱　上广皮一钱　泽泻一钱五分　生熟薏仁各二钱　炒干姜四分　猪苓二钱　煨木香三分　理中丸一钱五分，开水先服

左　劳倦内伤，面色无华，胸中吊痛，肢困力乏，胃钝纳减。当以胃为主治。

白术　赤白苓　郁金　木香　生熟谷芽　广皮　生薏仁　藿香　蔻仁　白檀香　三丰伐木丸

杭左　面黄力乏，便泄溲黄，湿热在下，正与经旨谷多气少之文符合。

台术　猪云苓　泽泻　生薏仁　焦麦芽　茵陈　范志曲　广皮　酒炒桑枝　砂仁

痞　气

江左　嗜饮中虚，气失旋运，水谷之气，不化为津，转化为痰。痰阻营卫，寒热交作，必得便解黏腻，痰尽方舒。食入后中脘久痞，脉形濡弱。脾胃愈亏，则浊痰愈甚，前人有见痰休治痰之说，宜以脾胃为本。

别直参另煎，冲，一钱　炒於术二钱　陈橘皮一钱　炒竹茹一钱　制半夏一钱五分　白茯苓三钱　生薏仁三钱　炒枳实一钱　缩砂仁五分，后下　生熟谷芽各一钱五分

李左　肝木不和，腹胀脘痞不纳，时发时止，甚则心神恍惚，脉左关独弦。此厥气失疏，风阳扰攘也。

金铃子　白蒺藜　广郁金　广皮　砂仁　白芍　制香附　炒枳壳　朱茯神　炒枣仁　香橼皮

袁右　痞满大退，而少腹滞坠不舒。此气湿不泛于上，而压于下。再为疏通。

制香附　薤白头　云茯苓　陈皮　沉香片　整砂仁　制半夏　建泽泻　煨天麻　猪苓

二诊　少腹滞坠已舒，而右胁胀满。无非痰气窒塞。

制半夏　制香附　瓜蒌仁　淡干姜　川雅连　云茯苓　炒竹茹　薤白头　白金丸

姜左　气虚湿痰内阻，营卫不克宣通。往来寒热，误投阴腻之物，寒热虽止，而脘痞少腹满，腿肢作酸。此阳气不克运行，恐成胀病。

上安桂三分，饭丸　制香附二钱　制半夏二钱　薤白头三钱　连皮苓三钱　山楂炭四钱　半硫丸八分，药汤送下

陆左　胃气渐开，而食入后每觉痞满，片刻即舒，平日往往涌吐酸涎。舌苔虽渐化薄，而尚嫌黄厚。良以中阳不足，湿痰不克运化。拟温理中阳。

奎党参二钱　蜜炙干姜三分　生薏仁三钱　橘白一钱　泽泻一钱五分　炒於术一钱五分　云茯苓三钱　制半夏一钱　玫瑰花去蒂，二朵

二诊　补气温中，舌苔化清。的是中虚湿热不克旋运。但时为不寐，良以胃有湿痰，胆寒肝热也。

台参须八分　制半夏一钱五分　橘皮一钱　广藿香一钱五分　炒枳实八分　姜竹茹一钱　白茯苓三钱　生熟谷芽各一钱　缩砂仁四分　玫瑰花二朵

某　不纳不饥，稍稍纳食，中焦如阻，泛酸欲吐，寤难成寐，脉细濡，关部带滑。此湿热郁阻中州，致脾清不升，胃浊不降。六府以通为用，宜辛以开之。

制半夏　干姜　茯苓　焦麦芽　竹茹　上广皮　川连　泽泻　佩兰叶

二诊　辛开苦降，中脘较舒，泛酸呕吐之势稍缓。然犹杳不思纳，略进稀糜，尚觉胀满，腹中攻撑不和，大便不解，寤难成寐，脉右部弦滑。胃府之气，略得通降，而肝肠暗动，遂令木郁土中。前法再参平肝泄木。

川雅连淡吴萸同炒　制半夏　茯苓神　金铃子　延胡索　广陈皮　炒枳壳　炒竹茹

三诊　胀满较舒，痞阻稍松，吐出稠痰，寤得成寐，饮食得以渐进。但脉象尚带弦滑，舌红苔黄。肝胃不能和洽。从效方再望应手。

川楝子　制香附　茯苓神　制半夏　鲜竹茹　延胡索　小青皮　薤白头　左金丸

四诊　两和肝胃之气，似觉稍和。而胸脘仍然胀满，心胸之间，时觉烙热，痰中带红。脉左寸关带弦，尺部数细；右寸关弦滑，尺部坚硬。舌苔白腻，而底质带红。前人谓气有余便是火，所以心胸烙热者，良由肝胃之气不和，气郁生火，气之所在，即火之所在也。再理肝胃之气，而和肝胃之阴。

金石斛　白蒺藜　蜜炒青皮　黑山栀　郁金　半夏曲　金铃子　土炒白芍　炒杏仁　竹茹

五诊　脉左寸关弦象稍退，右关脉弦滑亦稍柔和，胀满渐舒，略能安谷。再从肝胃调和。

金石斛　制半夏　杭白芍　茯苓　炒香豉　金铃子　广陈皮　白蒺藜　山栀　降香

六诊　两关弦象稍柔，胃纳亦日见起色，胀满已舒。但舌苔中心厚掯，微带黑色。仍当从于肝胃议治。

制半夏　金石斛　白芍　白茯苓　黑山栀　薄橘红　沉香曲　丹皮　炒杏仁　炒竹茹

某　中气虚弱，不饥不纳，二便不利，中脘痞阻，卧难成寐，脉细而滑，口腻苔浊。

湿热郁阻，升降失司。拟开上焦。

制半夏　郁金　川雅连　光杏仁　炒枳实　广陈皮　干姜　薤白头　佩兰叶　瓜蒌皮　炒竹茹

二诊　中脘痞阻，饮食不进，口腻痰多，脉象濡滑。浊阻胃中。先为通降。

藿香　制半夏　金石斛　广皮　茯苓　佩兰叶　川朴　大腹皮　瓜蒌皮　枳实　鲜佛手　竹茹

三诊　通降胃府，仍然不纳，略一进谷，辄中脘不舒，味变酸浊。脉象濡滑。痰湿闭阻胃口。再降胃化痰，而宣气郁。

香豆豉　炒杏仁　黑山栀　瓜蒌皮　降香屑四分　上川朴　制半夏　炒枳壳　生姜汁

四诊　脉象濡细，重按少力，舌苔白腻不化，不纳不饥。中气不足，不能化浊。再扶持中气，而展胃阳。

人参须　制半夏　橘白　佩兰叶　炒谷芽　益智仁　云茯苓　玫瑰花　鲜竹茹　砂仁二粒

五诊　扶持中气，而展胃阳，稍能知饥安谷。药既应手，宜再扩充。

人参须八分　淡姜渣三分　茯苓三钱　佩兰叶八分　玫瑰花二朵　益智仁六分　制半夏一钱五分　橘白一钱　焦麦芽一钱

六诊　胃气虽得稍醒，然略一多纳，气辄上冲。脉濡细，右关带滑。中气不足，不能运化，以致湿热结聚，通降无权。拟苦辛开通。

制半夏一钱五分　川连四钱　藿香一钱五分　枳实一钱　佩兰叶一钱　橘皮一钱　干姜二分　茯苓三钱　竹茹一钱

积　聚附癥瘕

左　中脘聚形，形如覆碗，按之作酸，至卧则气从上逆。此痰气结聚，阳明太阴之滞，阻而难降，不易图治也。

制半夏　连皮苓　瓦楞子　橘红　九香虫　大腹皮　淡干姜　薤白头　枳壳　砂仁

某　左胁下聚形，窒碍气机。甚则攻冲入脘，胀满不舒，似觉气自左升，不能右降；而仍还于左，冲入胸中，则似觉火逆，所谓火而不泄为阳，抑而不舒为气也。

制香附　杭白芍　朱茯神　川石斛　青皮　金铃子　白归身　白蒺藜　香橼皮

马左　少腹偏左聚形，食入胀满，色夺形衰，脉迟苔白。此情志抑郁，木不条达也。致气湿瘀滞，酒积不行，名曰积聚。恐元气耗损而入损门。

上官桂　制香附　金铃子　楂炭　延胡索　砂仁末　广陈皮　连皮苓　泽泻　猪苓

左　少腹结聚有形，按之坚硬。脉沉而弦。此气寒交阻，恐成胀病。

酒炒归须二钱　乌药一钱五分　楂炭三钱　酒炒赤苓一钱五分　制香附二钱　郁金一钱五分　桂枝五分　酒炒延胡一钱五分　金铃子一钱五分　炒蓬术一钱五分

徐右 结块坚大如盘，推之不移。气寒血滞，与肠胃汁沫相抟，未可轻视。

川桂木 延胡 香附 白术 炒蓬术一钱五分 两头尖 归须 乌药 楂炭 野水红花子

二诊 结块稍软，而频咳气逆。此兼感新邪，药宜兼顾。

桂木 金铃子 延胡 苏梗 当归须 乌药 楂炭 两头尖 前胡 蓬术 荆三棱 杏仁 香附

某 中脘结块，按之不甚痛。脉象沉滑。此痰湿流入分肉之间。

制香附 制半夏 广皮 台白术 青葱管 白茯苓 旋覆花 猩绛 指迷茯苓丸

郁左 时病之后，左胁下癖块胀大，腹满不舒。脉弦滑，苔白。脾土不运，胃络阻滞。拟宣通气血，参以运土。

川桂木六分 焦麦芽四钱 猪苓二钱 范志曲二钱，炒 南楂炭三钱 广陈皮一钱 茯苓三钱 当归炭一钱五分 台白术二钱 延胡索一钱五分

二诊 癖积稍收，腹仍胀满。胃络不宣，生化因而不及。再宣通胃气，运土理湿。

川桂木五分 台白术二钱 范志曲二钱，炒 猪苓二钱 泽泻一钱五分 南楂炭三钱 焦麦芽四钱 川郁金一钱五分 茯苓三钱 炒枳壳一钱

贾右 瘕聚有形，甚则上冲胸脘，寒热往来。恐延入损途。

醋炒柴胡四分 归尾一钱五分 延胡索一钱五分，酒炒 制香附二钱，打 白芍一钱五分 金铃子一钱五分，切 广皮一钱 柏子仁三钱 砂仁七分 台乌药一钱五分

右 腹中作痛，少腹聚形，经事当至不至，面色萎黄，脉形沉迟。此寒入胞门，与肠外之汁相抟，石瘕之属也。须耐心善调，勿得急切攻夺。

当归须 川桂 广郁金 台乌药 韭菜根七钱 南楂炭 金铃子 制香附 延胡索醋炒 两头尖三钱 野水红花子三钱

某 胁下结块。

香附五钱 吴萸三钱 青皮五钱 乌药五钱 木香五钱

上五味研粗末，麸皮一升，姜三片，葱三茎，同炒，火起用陈酒喷，炒干，置洋布包内熨痛处，稍冷再炒，至焦而弃。

卷十二

痿

潘左 两足软弱，步履不便，肌肤作麻，中脘痞满，恶心欲呕，脉象糊滑，苔白微腻。湿郁胃中，胃为十二经之总司，胃病则不能束筋骨而利机关，所以足膝软弱，痿症之情形也。当取阳明。

制半夏一钱五分　生熟薏仁各二钱　云茯苓三钱　川萆薢二钱　汉防己一钱五分　台白术一钱五分　焦苍术一钱五分　上广皮一钱

二诊　寒湿停阻胃中，呕吐恶心，频渴欲饮，咳嗽则少腹两旁牵痛，四肢脉络不舒。盖寒湿内阻，则清津不升，故口渴。阳明病则脉络不和。再温运湿邪，而降阳明。

制半夏二钱　木猪苓二钱　台白术一钱五分　川桂枝五分　白茯苓四钱　建泽泻二钱　炒竹茹一钱　老生姜一钱，先切　玉枢丹五分，研末，先调服

三诊　脉络稍和，略能安卧，恶心呕吐口渴俱觉减轻，胸中如有物阻，脉象沉弦。寒湿停饮，阻于阳明，大便不行，不得不暂为控逐也。

制半夏二钱　台白术一钱五分　上官桂五分　泽泻一钱五分　云茯苓四钱　大腹皮一钱五分　陈皮一钱　老生姜一钱　木猪苓二钱　控涎丹八分，先服五分，不行再服三分，姜汤下

四诊　脉沉弦稍起，呕吐大减，施化得行，口渴较定。然胃病则土难御木，风木大动，机关脉络失和，四肢痿软。急为柔养脉络，而和营液。

土炒杭白芍三钱　炒宣木瓜一钱五分　酒炒当归身二钱　鲜苁蓉酒洗淡，六钱　炙黑甘草五分　天冬三钱　肥玉竹三钱　阿胶珠三钱　火麻仁三钱

左 呕吐痰涎，泄泻甚多，府中郁阻之湿，得以开通，水气一层，今可幸免。而两足仍然肿胀，足膝痿软。诚恐在下之湿，延成痿症。再取阳明。

生薏仁　赤白苓　陈皮　制半夏　猪苓　炒黄柏　汉防己　泽泻　川桂枝

某 腿股烙热，不能步履，手指作麻。此肝火陷下，阳乘阴位，痿症情形也。

全当归　黑豆衣　泽泻　生薏仁　虎潜丸　汉防己　女贞子　白芍　粉丹皮

邵左 大病之后，湿恋阳明，身热不退，腿足痿软，不能步履。有难复之虞。

汉防己　大豆卷　泽泻　米仁　独活　桂枝　川萆薢　赤白苓　制半夏　杏仁泥　二妙丸

二诊　身热口渴俱减，步履略能自如。再祛湿泄热。

大豆卷　生薏仁　秦艽　木瓜　川桂枝　制半夏　光杏仁　独活　汉防己　萆薢

建泽泻　酒炒桑枝　二妙丸

风痹

曾左　由面肿而发赤瘰作痒，渐致腿股带肿，恶心呕吐，手臂筋脉抽掣。此风湿相搏，阳明脉络失和。拟祛风理湿。

炒白僵蚕三钱，打　川朴七分　酒炒木防己一钱五分　制半夏一钱五分　煨天麻一钱五分　青防风一钱　茯苓三钱　茅术一钱　酒炒桑枝五钱　橘红一钱

二诊　脉象糊滑，苔白心黄，恶心呕吐，频渴欲饮，随饮随吐，手臂筋脉抽掣。湿痰蕴阻胃中，致清津不升，浊液不降。拟苦辛通降法。

制半夏二钱　川连五分　旋覆花二钱　茯苓三钱　竹茹一钱五分　橘皮一钱　干姜五分　赭石三钱　太乙丹六分，研，先服

三诊　呕恶大减，未能尽止。形体恶寒，头巅觉冷，自汗淋漓，筋脉抽掣，脉形沉细。湿寒郁阻阳明，阳气不能敷布，而从外卫。再温化湿寒。

桂枝五分　公丁香三分　茯苓三钱　橘皮一钱　竹茹一钱五分　熟附片四分　制半夏一钱五分　蔻仁五分　老姜一钱

四诊　温化湿痰，呕吐复盛，中脘胀满，痞阻不舒，恶风自汗，筋脉抽掣。沉细之脉，两关转大，颇带弦象。良由胃病则土难御木，风阳从而扰胃。再从肝胃主治。

土炒白芍一钱五分　制半夏二钱　川连五分　橘皮一钱　桂枝五分　干姜四分　旋覆花二钱，包　枳实一钱　白蒺藜三钱　炒竹茹一钱五分　代赭石四钱

开方后，再问饮食所喜，因换后方。

又　温化湿痰，呕吐不定，频吐频渴，想吃甘甜，自汗恶风。右脉转大而觉濡软。良由频吐损伤胃阴，湿寒成燥。再甘凉以和胃阴。

大有芪一钱五分，防风七分，同炒　盐水炒半夏曲二钱　甜杏仁三钱　金石斛四钱　甘杞子三钱　土炒白芍一钱五分　白蒺藜三钱　钩钩三钱　淮小麦一钱五分　黑大枣四枚

五诊　气冲呕吐大减，口渴较定，四肢肌肤作麻大退。的是频吐之后，胃液损伤，阳明络空，风阳从而阻络。前法扩充之。

白蒺藜三钱　大生地四钱　金石斛四钱　酒炒杭白芍一钱五分　大天冬三钱　甘杞子三钱　淮小麦五分　茯神二钱　双钩钩三钱　黑枣四枚

六诊　呕吐口渴已定，筋掣肌麻亦轻。的是阳明络空，肝风乘袭。效方扩充。

阿胶珠三钱　大天冬三钱　酒炒杭白芍一钱五分　厚杜仲三钱　怀牛膝盐水炒，三钱　大生地四钱　甘杞子三钱　金毛脊三钱　淮小麦五钱　大枣二枚

洪左　湿热淋浊之后，髀关不时作痛，遍身作痒，脉象滑数。湿热流入络隧，恐成痿痹。

酒炒桑寄生三钱　白蒺藜去刺，炒，三钱　独活一钱　川萆薢二钱　汉防己一钱五分　仙灵脾

一钱五分　左秦艽一钱五分　生薏仁四钱　建泽泻一钱五分

二诊　髀关仍然作痛，步履不健，肌肤作痒，肝肾虚而湿热阻络。不能欲速图功。

酒炒汉防己一钱五分　川萆薢二钱　酒炒怀牛膝三钱　川桂枝三分　防风一钱　当归三钱　白蒺藜去刺，炒，三钱　生薏仁三钱　羌活一钱　独活一钱　二妙丸二钱，开水先下

三诊　脉症相安，然屈伸行动，髀关仍痛。风寒湿阻络未宣。

汉防己一钱五分　川萆薢二钱　酒炒怀山药三钱　独活一钱　左秦艽一钱五分　生蒺藜三钱　酒炒全当归二钱　木瓜一钱　酒炒红花一钱　仙灵脾一钱五分　桑寄生三钱　生薏仁三钱　陈松节一两，劈

刘右　痛痹复发。拟祛风理湿宣络。

仙灵脾三钱　川萆薢三钱　左秦艽一钱五分　酒炒全当归二钱　川桂枝四分　白茄根三钱　汉防己一钱五分　炙地龙去泥，六分　虎胫骨二钱，酥炙，研细末，先调送下

二诊　痹痛稍减。再宣通脉络，理湿祛风。

汉木防己各一钱　酒炒全当归各一钱　左秦艽一钱五分　羌独活各一钱　酒炒桑寄生三钱　陈松节三枚，劈　怀牛膝三钱　厚杜仲三钱　白茄根三钱　酥炙虎膝盖一对，研细末，分三帖调服

钱左　风湿痰阻络，营卫之气，滞而不行，右半不遂，遍身作痛。宜温通经络。

川桂枝五分　左秦艽一钱五分　木防己一钱五分　炙绵芪二钱　酒炒桑寄生三钱　制半夏一钱五分　酒炒粉归身一钱五分　独活一钱　防风一钱　络石藤三钱　酒炒丝瓜络二钱

二诊　遍身作痛渐平，而右腿骱仍然酸痛，脉象沉细。风寒湿三气内袭，遂致经络阻痹，营卫气不宣通，不通则痛，势必然也。

酒炒桑寄生三钱　左秦艽一钱五分　川萆薢二钱　川桂枝五分　酒炒怀牛膝三钱　炒仙灵脾二钱　厚杜仲三钱　川独活一钱　当归二钱　活络丸一粒，酒化服

席左　每至寅卯之交，辄腹中胀满，蔓及腰膂，髀关亦觉重着作痛。脉沉而滑，苔白腻浊。此肝气夹痰内阻。用太无神术散法。

苍术　陈皮　藿香　香附　赤白苓　川朴　甘草　菖蒲　薏仁　炒枳壳

二诊　胀满大退，然髀关仍然作痛。湿滞渐开，络痹未宣。再宣络而理湿邪。

萆薢　茯苓　独活　防己　菖蒲　薏仁　秦艽　桂枝　藿香　桑寄生　平胃丸

三诊　胀满已舒，髀关作痛亦减，然身重力乏气短。病渐退，气渐虚，调理之品，恐助邪势，且缓补救。

桂枝　汉防己　生薏仁　郁金　橘皮络　川萆薢　秦艽　白茯苓　杜仲

四诊　髀关尾闾作痛稍减，其痛尾闾为甚。还是湿痰所阻。

苍术　制半夏　陈皮　薏仁　泽泻　黄柏　川桂枝　茯苓　猪苓　萆薢

五诊　尾闾作痛，而腰膂髀关经脉牵掣，步履不便。脉象沉郁，重按带滑。湿痰留络，恐成痹症。

制半夏二钱　左秦艽一钱五分　建泽泻一钱五分　生薏仁四钱　川萆薢二钱　白茯苓三钱

橘皮络各一钱　丝瓜络酒炒，一钱　指迷茯苓丸三钱，先服

六诊　腰膂髀关牵掣已舒，腹中又复胀满。络气已宣，而气湿究未得出。再理湿化痰，开郁行滞。

制半夏　茯苓　生薏仁　橘皮络　制香附　川萆薢　泽泻　木猪苓　左秦艽　越鞠丸

七诊　气滞已宣，胀满已退，而腰府仍觉不舒。还是湿阻络隧。再和中理湿。

制半夏一钱五分　薏仁四钱　旋覆花二钱　风化硝八分　建泽泻一钱五分　川萆薢二钱　真猩绛五分　青葱管二茎　左秦艽一钱五分　乌药二钱　白茯苓三钱

八诊　尾闾作痛递减，左腰膂气觉滞坠。再流化湿滞，以宣络气。

制香附　半夏　茯苓　枳壳　焦苍术　广皮　川萆薢　薏仁　泽泻　二妙丸

林右　两臂作痛难忍。湿寒风袭入络隧，痛风之渐也。

蜜炙麻黄　白芍　生甘草　川芎　苍术　桂枝　当归　木防己　茯苓　秦艽

李左　遍身络隧不舒，动辄作痛，脉形沉滑。感寒夹湿，阻痹络隧。宜为温通。

川桂枝　木防己　茯苓　旋覆花猩绛包扎　左秦艽　蔓荆子　独活　酒炒丝瓜络　桑寄生　橘红络　青葱管　酒炒桑枝

左　痰湿有余于上，肾水空虚于下，木失水涵，横暴之气，克脾则胀。营卫不克宣通，四肢脉络不和，阳气上升，神不归舍，将寐之际，心中难过，胸膺甚觉不舒，亦由卫气上逆，清肃之令不行。先降胆胃，使神能归舍再议。

制半夏二钱　广皮一钱　川楝子一钱五分　海蛤粉三钱　炒枳实一钱　陈胆星六分　茯苓三钱　白蒺藜三钱　水炒竹茹一钱五分　川连四分　瑶桂一分。二味研细末，饭丸，先服

毕万花膏方　始则湿毒流入筋骨，继则邪去络空。叠投肝肾并调，通补脉络，渐次而愈。惟每至卧着，则肢节作痛。人身气血周流贯通，本无一息之停。气中有血，血所以丽气也；血中有气，气所以统血也。卧着肢节作痛，是血中之气不行。宜养血和络，仍参宣通祛风之品。

砂仁　炙大熟地　酒炒桑寄生　肥玉竹　制半夏　盐水炒菟丝子　酥炙虎胫骨　川断肉　厚杜仲　酒炒片姜黄　干苁蓉　甘杞子　独活　海风藤　酒炒牛膝　海蛤粉　煨天麻　橘红　奎党参　酒炒汉防己　炙绵芪　炒於术　泽泻　左秦艽　酒炒当归尾　白茯苓　生蒺藜　炙黑甘草　酒炒杭白芍

加清阿胶、桑枝膏、冰糖收膏。

孙右　腰膂、髀关、腿股俱觉作痛，肩臂难以举动，脉象弦滑。血虚肝风入络，络热则机关为之不利，不易图治也。

酒炒桑寄生三钱　左秦艽一钱五分　川桂枝五分　木防己二钱　光杏仁三钱　煨石膏四钱　生甘草五分　生薏仁四钱　萆薢二钱　酒炒桑枝五钱

二诊　宣络以清蕴热，仍难步履，腰膂髀关，酸多痛少。病从血崩之后，由渐而来。

的属血虚奇脉纲维失护。再通补奇脉，而益肝肾。

酒炒白归身二钱　盐水炒菟丝子三钱　干苁蓉二钱　酒炒怀山药三钱　盐水炒潼沙苑三钱　金毛脊四钱　甘杞子三钱　厚杜仲三钱　仙灵脾二钱

三诊　症属相安。的是肝肾空虚，纲维失护。效方进退。

干苁蓉二钱　杜仲三钱　生蒺藜三钱　甘杞子三钱　炒萸肉一钱五分　盐水炒菟丝子三钱　酒炒怀牛膝三钱　酒炒白归身二钱　酒炒桑寄生三钱　海风藤三钱

四诊　来函云舌苔光剥已润，腰膂髀关，酸多痛少，胸背作痛。从调摄肝肾之中，参以祛风宣络。

干苁蓉二钱　厚杜仲三钱　酒炒桑寄生三钱　白茯苓三钱　酥炙虎胫骨四钱　酒炒怀牛膝三钱　粉萆薢一钱五分　甘杞子三钱　木防己二钱　左秦艽一钱五分　川独活一钱　海风藤三钱

经右　遍体经络作痛，头旋掉眩，鼻流清涕，脉细弦而数，时辄不寐。血虚肝风袭入络隧，热气上冲，逼液为涕。拟养血荣经。

全当归二钱　柏子霜三钱　苍耳子三钱　阿胶珠三钱　大天冬三钱　粉前胡一钱五分　生熟甘草各二分　滁菊花二钱　川贝母二钱　酒炒杭白芍一钱五分

二诊　节骱仍然作痛，头旋掉眩，少寐多涕，频渴欲饮，脉象细弦。皆由营血不足，肝风袭入经络。拟养血化风。

酒炒全当归二钱　苍耳子三钱　酒炒杭白芍一钱五分　酒炒桑寄生三钱　木防己一钱五分　左秦艽一钱五分　海风藤二钱　阿胶珠二钱　辛夷一钱五分　酒炒丝瓜络二钱

三诊　节骱作痛，痛有休止，音声有时雌喑，口渴欲饮。血虚不能营养经络，胆火上逆，气热肺燥。宜泄胆木而清气养津，益营血而祛风宣络。

酒炒全当归二钱　秦艽一钱五分　麦冬三钱　酒炒白芍一钱五分　生扁豆衣三钱　甘杞子三钱　独活一钱　丹皮二钱　炒木瓜一钱五分　桑寄生三钱　桑叶一钱

四诊　脉弦稍柔，经络掣痛较退。再养血宣络。

酒炒全当归二钱　杞子三钱　川贝二钱　柏子霜三钱　酒炒桑寄生三钱　橘络一钱　冬瓜子三钱　金石斛三钱　酒炒丝瓜络二钱　枇杷叶四片　炒木瓜一钱五分

王右　营血久亏，血不养经，手足经络作痛，脉弦头晕。养血熄风为治。

酒炒白归身二钱　酒炒杭白芍一钱五分　滁菊花一钱五分　酒炒木防己一钱　肥玉竹三钱　独活七分　干苁蓉一钱五分　酒炒桑寄生三钱　秦艽一钱五分

苏右　由腹中作痛胀，而致经络作痛，腿膝尤甚，大便不行，脉象细数。阳明脉虚，风阳乘入。宜养血熄肝。

酒炒全当归三钱　酒炒木防己一钱五分　酒炒杭白芍一钱五分　酒炒桑寄生三钱　甘杞子三钱　火麻仁三钱　大生地四钱　桑椹子三钱　柏子霜三钱

经右　节骱作痛，两膝尤甚，背腧板胀，必得捶久方舒。人之一身，必赖气血营养，惟营血不足，斯络隧空虚，而诸病俱作。背腧为诸脉所辖。皆由木旺水亏，少阴之真阴愈少，则少阳之木火愈盛，逼液为涕，烁金则喑。其病虽殊，其源则一。

酒蒸女贞子三两　生甘草五钱　大麦冬二两　生白芍一两五钱　酥炙虎胫骨三两　甘杞子三两　大生地一两　白归身一两五钱　酒炒怀牛膝三两　大天冬二两　大熟地四两　干苁蓉一两五钱　盐水炒菟丝子三两　白茯苓三两　炒萸肉一两　泽泻一两　盐水炒潼沙苑三两　粉丹皮二两　川石斛四两　厚杜仲三两　西洋参二两　黑豆衣二两　奎党参三两　黑玄参肉一两五钱　肥知母二两　玉竹一两五钱　炒木瓜一两

加清阿胶三两，龟板胶二两，鹿角胶二两，溶化收膏。

陈左　熄风养血，臂痛稍轻。脉缓微弦，重按少力。从前法兼补阳明。

炙熟地　阿胶珠　於术　归身　云茯神　甘杞子　炙绵芪　白芍　玉竹　夜合花

二诊　脉渐柔软，臂痛略轻。仍守调补气血，气血一充，则调理自和。

大生地四钱　炙绵芪三钱　奎党参三钱　杭白芍酒炒，一钱五分　阿胶珠三钱　甘杞子三钱　生於术二钱　白归身酒炒，二钱　干苁蓉一钱五分　川断肉三钱　肥玉竹三钱

高左　髀关作痛，以天晴霾为加减，湿也。

二妙丸独活寄生、二陈两汤煎汤送下

某　尻痛。

二妙丸用二陈汤送下

叶右　向有偏左头痛。兹则背脊恶寒，遍身作痛。营血不足，风阳乘虚入络。暂为宣通。

川桂枝二分　左秦艽一钱五分　桑寄生酒炒三钱　酒炒防己一钱　全当归二钱　白蒺藜去刺，炒，三钱　嫩桑枝酒炒，三钱　橘皮络各一钱　丝瓜络酒炒，一钱五分

二诊　身痛稍减，偏左头疼渐止。再和营血而熄肝阳。

粉全归酒炒，二钱　炙黑草四分　桑叶一钱　元参三钱　杭白芍酒炒，一钱五分　池菊花一钱五分　丹皮二钱　南枣三枚　白蒺藜去刺，炒，三钱　黑豆衣三钱

顾右　遍身酸痛稍减，而腿股仍觉恶寒。前法参以辛温。

桂枝三分　川萆薢二钱　左秦艽一钱五分　茯苓三钱　炒桑枝四钱　防己一钱五分　桑寄生三钱　煨天麻一钱五分　薏仁三钱

二诊　遍身酸痛大退。然仍肝阳上升，嘈杂气冲，经脉抽掣，四肢厥逆。良以阳明脉络空虚，肝阳乘袭。再通补阳明，参以熄肝。

奎党参三钱　制半夏一钱五分　炙黑草四分　归身二钱　淮小麦五钱　麦冬三钱　白芍土炒，一钱五分　炒杞子三钱　茯神三钱　龙眼肉四枚　大南枣四枚

程左　苦温辛烈，燥胃强脾，口中津液转滋。盖湿流气化，则清津方能上供。惟足肿身痛未松。良以风湿相搏，不能遽化。再作日就月将之计。

苍术八分，麻油炒黄　连皮苓三钱　五加皮三钱　生薏仁四钱　猪苓二钱　泽泻一钱五分　汉防己五钱　川独活一钱　牡蛎泽泻散三钱，开水先服

麻木

谢左 风痰未清，络隧未和，手指常觉麻木。前法扩充。

於术一钱五分，枳实同打 制苍术一钱五分 煨天麻一钱五分 制半夏一钱五分 左秦艽一钱五分 茯苓三钱 白僵蚕二钱 酒炒桑枝五钱 防风八分

二诊 起居如常，手指尚觉麻木，膝膑微痛。再化痰宣络。

制半夏一钱五分 煨天麻一钱五分 酒炒桑寄生三钱 白蒺藜三钱 上广皮一钱五分 左秦艽一钱五分 海风藤三钱 白僵蚕二钱 指迷茯苓丸三钱，先服

三诊 手指麻木渐退。化痰宣络祛风，参以补气，气旺则痰行水消也。

潞党参三钱 云茯苓三钱 制半夏一钱五分 煨天麻一钱五分 野於术二钱 白僵蚕一钱五分 广橘红一钱 白蒺藜三钱 清气化痰丸三钱，先服

左 肩项四肢麻木，麻少木多，脉形濡滑，舌心灰润。胃中湿痰闭郁。拟二术二陈进退。

制茅术一钱五分 制半夏一钱 煨天麻一钱五分 云茯苓三钱 炒於潜术一钱五分 上广皮一钱 薤白头三钱 炒枳壳一钱 白僵蚕二钱，炒，打

张右 高年营血既亏，中气复弱。血虚则木失涵养，而虚风内动。气弱则阳明络空，风阳遂得袭入筋络。筋络既阻，则营卫之气，滞而不行，四肢麻木不遂，腹中板滞不和。盖脾主运旋，木旺则脾土不能旋运，所以气机从而凝滞也。脉象濡而带弦，舌胖心剥。湿痰素盛。宜通补阳明，舒筋养血，而不涉呆滞。古稀之年，聊冀得尺得寸而已。

白归身二钱 奎党参三钱 甘杞子三钱 桑寄生三钱 大麦冬三钱 桑椹子三钱 阿胶珠二钱 粉丹皮三钱 杭白芍一钱五分 女贞子三钱 制半夏一钱五分

费左 人之一身，营卫气血而已。血所以丽气，气所以统血。非血之足以丽气也，营血所到之处，则气无不丽焉；非气之足以统血也，卫气所到之处，则血无不统焉，气为血帅故也。经云：卫气昼日行于阳，夜行于阴，行于阳二十五度，行于阴亦二十五度，其所以能二十五度者，为其营能行，卫亦能行也。今年逾大衍，气血暗衰，风寒湿久伏，乘瑕蹈隙，袭入经络，遂令营卫之气滞而不行，四肢酸麻，厥逆恶寒。营不行则营不足用，有营若无营矣；卫不行则卫不足用，有卫若无卫矣。譬之久坐倚着，则麻木不得行动，此理甚明。脉细沉濡，舌胖质腻，尤为风寒湿之明证。为今之计，欲治酸麻，必先行其营卫之滞而后可。欲行营卫之滞，必先祛其所以阻我营卫者而后可。谁阻之？风寒与湿是也。拟理湿祛风法。风湿既去，营卫自行，则厥热恶寒，不治自愈。但邪湿既久，其来也渐，其退也必迟。知者以为然否？

制半夏 左秦艽 炒於术 川羌活 甜广皮 川桂枝 焦苍术 酒炒桑枝煎汤代水

某 偏左麻木不用，咳嗽气逆痰多，脉形软滑。痰湿阻肺，兼袭经络，图治不易也。

苏子 白芥子 茯苓 杏仁 制半夏 枳壳 旋覆花 郁金 橘红 桂枝

杨左 偏左麻木，不能运动，胸腹常有热气注射，脉形弦滑。此气虚而痰热内阻，类中之根也。

制半夏一钱五分　天竺黄三钱　粉丹皮二钱　橘红一钱　炒竹茹一钱　陈胆星五分　瓜蒌仁五钱　海浮石三钱　山栀二钱　枇杷叶四片　陈关蜇漂淡，一两　大荸荠拍碎，四枚。二味煎汤代水

谭左 向有气撑，兹则胸次作闷，中脘不舒。右关脉滑。此胃中之痰气交阻。阳明为经脉之长，阳明病则四肢作麻矣。

薤白头三钱　炒枳实一钱　制半夏二钱　炒竹茹一钱　上广皮一钱　广郁金一钱五分　左秦艽一钱五分　白蒺藜去刺，炒，三钱　云茯苓四钱　煨天麻一钱五分　越鞠丸二钱

二诊　咯出紫瘀，四肢麻木转减，的是痰瘀阻胃。前法再进一步。

延胡索酒炒，一钱五分　当归须二钱　紫丹参三钱　台乌药一钱五分　炒赤芍一钱五分　白蒺藜去刺，炒，三钱　酒炒黑锦纹大黄三钱　瓦楞子五钱　生牛膝三钱　炙土鳖虫五枚　韭菜汁半酒杯，冲

吴左 遍身麻木，小溲结而不爽，中州不舒，目盲失明，脉象糊滑。此湿痰内滞，络隧不宣，藏府之精气，不能上注也。

苍术一钱五分　陈皮一钱五分　晚蚕砂三钱　赤白苓各二钱　制半夏二钱　白蒺藜三钱　川羌活一钱　川桂枝四钱　川黄柏二钱　木猪苓二钱　泽泻二钱　防风一钱

吴左 麻木大退，渐能步履，两目略能隐约见物，不可不为转机。但脉仍弦滑，湿痰尚盛。再祛湿疏风。

川桂枝五分　防风一钱　制半夏二钱　晚蚕砂三钱　车前子二钱　川羌活一钱　独活一钱　云茯苓五钱　白蒺藜三钱　橘红一钱　二妙丸三钱，另服

右 肢节作麻，气虚而湿痰内阻，为风痱之根。

半夏　茯苓　煨天麻　白蒺藜　上广皮　钩钩　炒枳实　白僵蚕　炒竹茹　清气化痰丸

左 右足搐动，肌肤麻木。痰湿化风，风主动摇故也。

川桂枝　青防风　羌独活　白蒺藜　煨天麻　制半夏　左秦艽　磨沉香　广橘皮　白茯苓　钩钩　二妙丸

二诊　右足搐动略定。再化痰熄风。

川桂枝　川黄柏　羌独活　左秦艽　白僵蚕　焦苍术　明天麻　木防己　制半夏　桑枝　全蝎炙，去毒，三分

三诊　右足搐动，既退之后，遇凉又剧，盖血气喜温而恶寒。再温经和络祛风。

煨明天麻一钱五分　羌独活各一钱　当归身二钱　青防风一钱　西潞党三钱　川桂枝五分　桑寄生二钱　北细辛三分　川芎一钱　白术二钱

某 痛势稍定，热亦减轻。而右脐傍有气攻冲，冲则牵引经络作痛。大便不行。此风湿热郁结，脾土气滞不能运旋。再参通府。

桂枝四分　焦苍术二钱　酒炒威灵仙二钱　制香附二钱　防已二钱　川黄柏一钱五分　龙胆草三分　金铃子一钱五分　磨沉香四分，冲　当归龙荟丸三钱，开水下

周左　外感湿热后，湿困不化，神疲体软，绵延二月，方得渐复。而每晨痰出不爽，四肢有时作麻。营卫不宣，亦由湿阻。拟补气化痰。

奎党参三钱　制半夏一钱五分　茯苓神各三钱　生熟谷芽各二钱　炒於术二钱　木猪苓二钱　炒枳壳一钱　广皮一钱　缩砂仁五分　姜汁炒竹二青一钱五分

二诊　脉濡而滑，痰不爽利，每至睡卧，四肢作麻。气虚夹湿夹痰，营卫流行为之所阻。再补气化痰，所谓气旺则痰行水消也。

炒透霞天曲三钱　炙绵芪二钱　炒於术二钱　茯苓三钱　生熟谷芽各二钱　奎党参三钱　广橘红一钱　猪苓二钱　蜜炙老生姜一钱　制半夏二钱　炒枳壳一钱

许右　痛虽减而肢麻色黄。气血窒痹不行，姑再宣通。

制香附　旋覆花　陈皮　砂仁末　广郁金　当归尾　猩绛　沉香片　炒桃仁　炒枳壳　清半夏　葱管

钱　体麻作痛，时发时止者久。日来发热自汗，胸膺作痛。此风湿交蒸，恐成湿温时症。

桂枝　羌活　橘皮络　酒炒桑枝　秦艽　防风　旋覆花　地骨皮

左　两足有麻木之意，风与湿内阻也。

独活　桑寄生　秦艽　茯苓　当归　防风　僵蚕　萆薢　生姜　二妙丸生薏仁煎汤下

叶右　四肢作麻大退。其为风湿相合，确然可见。当助鼓再进。

川桂枝　青防风　羌活　建泽泻　生甘草　明天麻　川芎　二妙丸　白芍　川萆薢　白僵蚕

俞右　四肢作麻，脉形细弱。营卫不足，风与湿袭留不解。势难急切图功。

川桂枝　焦苍术　明天麻　川芎　赤白苓　青防风　左秦艽　制半夏　白芍　羌活　姜汁炒黄柏

柴左　肢冷发麻，麻后身热纳减。还是湿阻情形。

川朴　赤白苓　白蔻仁　制半夏　郁金　广皮　建泽泻　大腹皮　沉香曲　猪苓

谢左　起居如常，惟手小指常觉麻木，右膝膕微痛。素体丰盛，湿痰有余。考小指之端，为手太阳之脉起处，而足太阳之脉从外廉下合膕中，循京骨至小指外侧，则是所病之地，皆太阳部位。良以太阳为寒水之藏，痰湿有余，则太阳之经气不宣。东垣有丸药养之之法，即宗其意，而参太阳引经之药。

奎党参三两　制半夏一两五钱　白蒺藜二钱　潜於术二两，土炒　白茯苓三两　青防风一两五钱　白僵蚕一两　怀牛膝二两，酒炒　川桂枝四钱　煨天麻一两五钱　甘杞子三两　杭白芍一两，酒炒　上广皮一两　川羌活一两五钱　炙绵芪三两　桑寄生二两，酒炒　制首乌四两　炙黑甘草三钱　炒当归一两　别直参二两　生山药二两　厚杜仲二两

上各研末，用桑枝膏糊丸。晨服三钱，下午服二钱。

费左 每至睡卧初醒，辄四肢懈怠作酸，两足欠温。气虚湿盛，卫气不宣。宜通补阳明，以宣卫气。

炙绵芪三钱 酒炒白芍一钱五分 制半夏一钱五分 桑螵蛸二钱 川桂枝六分 炙甘草五分 上广皮一钱 生姜二片 大枣二枚

二诊 补气以宣卫阳，四肢作酸较退，小便渐能收束，肢节有时作麻，皆营卫气滞。再为宣通。

酒炒白芍一钱五分 煨天麻一钱五分 煨益智七分 川桂枝四分 炒香玉竹三钱 桑螵蛸三钱 炙黑甘草四分 炙绵芪三钱 生姜三片 大枣三枚

消渴

某 渴而溲赤，肺消之渐也。

煨石膏 元参 冬瓜子 空沙参 地骨皮 活水芦根

王左 消渴虽减于前，而肌肉仍然消瘦，舌干少津，溲多浑浊，脉象沉细。水亏之极，损及命火，以致不能蒸化清津上升。汤药气浮，难及病所，宜以丸药入下。

附桂八味丸每服三钱，淡盐汤送下，上下午各一服

杨左 膏淋之后，湿热未清，口渴溲浑酸浊，为肾消重症。

天花粉二钱 川萆薢二钱 蛇床子一钱五分 川石斛四钱 秋石三分 天麦冬各一钱五分 覆盆子二钱 海金沙二钱 炙内金一钱五分，入煎 川连二分

再诊 小溲稍清，口渴略减。再清下焦湿热。

寒水石三钱 淡竹叶一钱五分 海金沙一钱五分 赤白苓各二钱 泽泻二钱 龟甲心五钱 炒黄柏二钱 车前子三钱 滑石三钱 大淡菜两只

三诊 脉症俱见起色。效方出入，再望转机。

海金沙三钱 秋石二分 滑石块三钱 茯苓神各二钱 龟甲心五钱 福泽泻一钱五分 车前子三钱 炒牛膝三钱 川柏片一钱 大淡菜二只 鲜藕汁一杯，冲

左 频渴引饮溲多。湿热内蕴，清津被耗，为膈消重症。

煨石膏四钱 甜桔梗一钱 杏仁泥三钱 黑大豆四钱 黑山栀二钱 瓜蒌皮三钱 川贝母四钱 炒竹茹一钱 枇杷叶二片

左 频渴引饮，溲多浑浊，目昏不寐。此肺胃湿热熏蒸，将成膈消重症。

煨石膏四钱 瓜蒌皮三钱 煅磁石三钱 黑山栀三钱 川贝母二钱 酸枣仁二钱，川连二分，拌炒 茯苓三钱 黑大豆四钱 夜交藤四钱 淡竹叶一钱

左 频渴溲多。膈消重症，不能许治。

天花粉三钱 煨石膏六钱 淡天冬二钱 大麦冬二钱 川萆薢二钱 肥知母二钱 云茯苓四钱 淡黄芩一钱五分 甜桔梗三钱 枇杷叶去毛，四片

又　渴饮稍退。的是气火劫烁津液。消渴重症，还难许治。

煨石膏　肥知母　大麦冬　覆盆子　枇杷叶　淡天冬　天花粉　川楝子　甜桔梗

唐左　消渴略定。的属中焦之气火过盛，荣液亦为煎灼。药既应手，效方续进。

天花粉一钱五分　鲜生地六钱　川雅连三分　黑大豆四钱　肥知母一钱五分　茯神三钱　甜桔梗二钱　枇杷叶去毛，四片

又　小溲略少，再踵前法。

鲜生地　甜桔梗　川雅连　黑大豆　肥知母　茯神　炒松麦冬　天花粉　枇杷叶去毛

卷十三

遗精

陈左 败精失道，精浊久而不止。兹则旧咳复发，每至寅卯，气辄上升，不能着卧，痰色有时灰黑。脉形濡细。肾水不足于下，痰热凭凌于上。尚可抵御，难望霍全。

玉竹三钱 阿胶二钱 川贝母二钱 云茯苓三钱 菟丝子盐水炒，三钱 潼沙苑三钱 海蛤粉三钱 白果三枚，打 都气丸三钱，开水送下

二诊 每至寅卯，气辄上升，不能着卧。脉象细弦。肾虚冲阳挟痰上逆，并有精浊。法宜兼顾。

细生地四钱 女贞子盐水炒，三钱 炒萸肉三钱 青蛤散三钱，包 川贝母二钱 潼沙苑盐水炒，三钱 厚杜仲三钱 白芍一钱五分 白果三枚，打 都气丸三钱，先服

三诊 咳嗽气逆，寅卯为甚，痰多盈盂，精浊绵下。肾虚不能固摄。前法进一步治。

大生地四钱 玉竹三钱 菟丝子盐水炒，三钱 萸肉二钱 补骨脂三钱 奎党参三钱 川贝二钱 潼沙苑盐水炒，三钱 山药三钱 厚杜仲三钱

四诊 精浊稍减，咳嗽稍松。的属肾虚不能收摄。效方扩充。

大生地四钱 炒山药三钱 菟丝子盐水炒，三钱 潼沙苑盐水炒，三钱 炒萸肉三钱 巴戟肉三钱 补骨脂盐水炒，三钱 厚杜仲三钱 胡桃一枚，蜜炙，打烂，入煎

周左 无梦泄精，腰府作酸，脉象虚濡。精道滑而不固，宜固精益肾。

熟地炭三钱 补骨脂盐水炒，三钱 煅牡蛎五钱 潼沙苑盐水炒，三钱 怀山药三钱 菟丝子盐水炒，三钱 煅龙骨三钱 厚杜仲三钱 淡苁蓉二钱 新莲须一钱

陈左 肾气不能收摄，临圊辄带精浊。宜补气固肾。

党参三钱 杞子三钱 潼沙苑盐水炒，三钱 怀山药三钱 茯神三钱 杜仲三钱 菟丝子盐水炒，三钱 制首乌四钱 建莲三钱 金樱子三钱

二诊 神情稍振，每至临圊，辄有精浊带出。肾气虚而不振也。

党参二钱 云茯苓三钱 怀山药三钱 金樱子二钱 建莲三钱 於术二钱 潼沙苑三钱 煅牡蛎四钱 菟丝子三钱

三诊 固肾气而益脾胃，脉证相安。前法扩充之。

炙上芪三钱 制首乌三钱 西潞党三钱 土炒於术三钱 炙黑草三分 厚杜仲三钱 炒山药三钱 潼沙苑三钱 金樱子三钱 肥玉竹三钱

膏方 每至小便，辄有精浊遗出。此精病，非浊也。肾虚不摄可知。脾胃多湿，气

虚不运可知。拟补气以健脾胃，益肾以摄阴精。

炙绵芪四两　山药三两，炒　制首乌六两　炙黑草五钱　厚杜仲三两　奎党参六两　扁豆子三两　於术二两，炒　剪芡实三两　肥玉竹三两　白茯苓三两　炒萸肉二两　大生地姜汁炒，八两　潼沙苑盐水炒，四两　甘杞子三两　巴戟肉二两　大熟地砂仁炙，六两　补骨脂盐水炒，三两　干苁蓉三两　西洋参二两　白归身酒炒，二两　杭白芍酒炒，二两　金樱子去核，四两　菟丝子盐水炒，三两　天麦冬各二两　清阿胶三两　龟板胶三两　鹿角胶二两　线鱼胶二两。以上四味酒化收膏

王幼　先后不充，肾气失固，精浊时渗，形体渐瘦。正在童年起发之时，何堪经此漏泄。急宜固肾。

炒於术二钱　补骨脂盐水炒，三钱　菟丝子盐水炒，三钱　生山药三钱　潼沙苑盐水炒，三钱　杞子三钱　剪芡实三钱　煅牡蛎四钱　莲子三钱

柴幼　童年而精关不固，暂用固精而分利水湿。

萆薢　广皮　制半夏　煅龙骨　潼沙苑盐水炒　泽泻　山药　赤白苓　煅牡蛎　剪芡实

陈左　精滑一感即泄，心肾并虚，遗泄不寐。前药再为扩充。

党参　茯神　炙草　杭白芍　炒枣仁　远志　於术　菟丝子盐水炒　潼沙苑盐水炒　补骨脂盐水炒　莲子十二粒

左　遗精头昏，痰黑不寐，此水亏也。

煅龙骨　炙龟板　炒枳实　珍珠母　竹茹　煅牡蛎　潼沙苑　孔圣枕中丹

王左　肾为阴主藏精，肝为阳主疏泄，肾之阴虚则精不藏，肝之阳强则气不固。久病气阴皆虚，精不能藏，不时滑泄。少阴为开阖之枢，枢病则开阖失度，往来寒热。肾主骨，骨髓空虚，腰酸足软。大便艰难，以藏阴愈亏，则府阳愈燥也。脉虚形虚，虚损之证，何易言治。且先固摄其下，以节其流。

炒熟地三钱　煅牡蛎四钱　菟丝子盐水炒，三钱　潼沙苑三钱　厚杜仲三钱　煅龙骨三钱　补骨脂盐水炒，三钱　生山药三钱　奎党参三钱　剪芡实三钱　甘杞子三钱　莲子肉三钱

二诊　摄肾固精，精气稍固，饮食略为馨旺。但精髓空虚，开阖失度，藏阴不足以济燥金，倏寒倏热，大便旬日不行，阳升筋掣。脉形虚大。前法参滋润养藏。

生地姜汁炒，三钱　杞子三钱　炙熟地二钱　龙骨五钱，煅　补骨脂三钱　鲜苁蓉八钱　潼沙苑盐水炒，三钱　天麦冬各一钱五分　金樱子去核，三钱　萸肉三钱　火麻仁三钱　莲须一钱

三诊　滋肾固精养藏，大便颇通，滑泄之期稍远，胃纳略觉馨旺，脉神较振。药既应手，无用更章。

生熟地各二钱　龙骨三钱，煅　萸肉二钱　牡蛎五钱，煅　归身一钱五分　台参须另煎，冲，一钱　苁蓉二钱　杜仲三钱　杞子三钱　山药四钱　潼沙苑盐水炒，三钱　莲须一钱

四诊　遗泄渐疏，大便艰难较润，往来寒热亦定。从效方再展一筹。

大熟地五钱　人参须另煎，冲，一钱　酒炒归身二钱　干苁蓉三钱　生於术二钱　沙苑子盐水

炒，三钱　炒枣仁二钱，打　朱茯神三钱　甘杞子三钱　山萸肉二钱　煅龙骨三钱　煅牡蛎五钱

五诊　脉虽细弱，渐觉有神，形色亦渐华泽，然遗泄有时仍作。还是肾气不固，再为固补。

大兼条参另煎，冲，一钱　茯神三钱　潼沙苑盐水炒，三钱　大熟地五钱　生於术一钱　干苁蓉三钱　补骨脂三钱　煅牡蛎五钱　煅龙骨三钱　菟丝子盐水炒，三钱　湘莲肉三钱　怀山药三钱

六诊　饭食坚硬，损伤脾土，食入时觉胀满。虚损之证，全凭上药温养。脾土不运，安能峻补？从此宜慎食物。

於术土炒，二钱　真建曲二钱　奎党参二钱　砂仁四分，后入　陈皮一钱　连皮苓三钱　南楂炭三钱　焦枳实四分　焦麦芽二钱

七诊　胀满已舒，舒则嗳噫。阳明既虚，客气上逆也。

奎党参三钱　旋覆花包，一钱五分　橘皮一钱　茯苓三钱　姜渣六分　代赭石三钱　制半夏一钱五分　炒竹茹一钱　黑大枣二枚

八诊　脾胃气弱，旬日之后，健运不复。拟六君出入。

小兼条参另煎，冲，一钱　半夏曲炒，一钱五分　茯苓三钱　砂仁壳五分　土炒於术一钱　广陈皮一钱　广木香二分　生熟甘草各二分　生熟谷芽各一钱五分

九诊　脾胃稍得健运。脾土以阳为用，前法再参温补下焦。

奎党参二钱　白茯苓三钱　菟丝子三钱　炒山药三钱　甘杞子三钱　生於术一钱五分　补骨脂三钱　砂仁末四分，后入　生熟谷芽各一钱

十诊　中焦受气，受谷气也。少火生气，以蒸变于下，气生于上也。中州运化呆钝，良由蒸变无力，谷难化气。再益阴中之阳，以助少火之蒸化。

台参须另煎，冲，一钱　生於术二钱　破故纸盐水炒，三钱　甘杞子三钱　菟丝子盐水炒，三钱　煨益智八分　潼沙苑盐水炒，三钱　湘莲肉三钱　茯神三钱

陈左　咯血以来，不时遗泄，腰府作酸，心肾俱病也。

茯神三钱　潼沙苑三钱　炒山药三钱　煅龙骨三钱　煅牡蛎五钱　炒枣仁三钱　厚杜仲三钱　菟丝子盐水炒，三钱　金色莲须八分

严　摄纳肾阴，脉证相安。然无梦泄精，亦属肾阴不固。前法参以固摄。

生熟地　怀山药　海蛤壳　牡蛎　白芍　炒萸肉　潼沙苑　茯神　五味子四分，先服

华左　梦遗而苔白腻，此湿热混淆也。

焦白术一钱五分　神曲一钱五分　川萆薢二钱　川朴一钱　生薏仁四钱　白茯苓三钱　泽泻一钱五分　木猪苓二钱　广皮一钱　滑石块三块

左　溲痛递减，溲黄赤较退。然屡次遗泄，还是湿热扰攘也。

细生地四钱　车前子　甘草梢　淡苓　知母　赤白苓　龙胆草五分　川萆薢　泽泻

左　遗泄频来，溲热而赤，湿热盛极可知。

广皮　泽泻　制半夏　川黄柏盐水炒　淡苓　萆薢　猪苓　生薏仁　猪肚丸

左 肾藏精而主纳，膀胱藏水而主出。肾虚湿热内扰，湿不得泄，精不得藏。欲固其肾藏之精，当祛其膀胱之湿。

生於术 川萆薢 煅牡蛎 猪苓 泽泻 生米仁 川黄柏 茯苓神 大淡菜

左 不时遗泄，眩晕耳鸣腹痛。肾虚则木旺，木旺则气滞，气滞则风生。其病虽殊，其源则一。

制香附 新会皮 煅牡蛎 砂仁末 金色莲须 白蒺藜 煅龙骨 炒山药 稆豆衣 大淡菜

左 遗浊相兼。昨投分利湿邪，脉仍濡滑。若水湿不克分清，其精窍何从扃固？但湿为黏腻之邪，非一蹴所能几耳。拟汤丸并进，上下分治。

制半夏三钱 广皮一钱 生米仁四钱 猪苓二钱 茯苓三钱 泽泻一钱五分 川萆薢二钱 野於术一钱五分 制香附一钱五分 威喜丸二钱，药前先服 五日后服猪苓丸二钱，方见《医通》

郁左 梦遗频来。脉象濡细，左尺涩弱，左寸浮大。心肾两亏，水火不能相济。从心肾主治。

朱茯神三钱 潼沙苑盐水炒，三钱 生山药三钱 杭白芍酒炒，一钱五分 炒枣仁二钱 菟丝子盐水炒，三钱 奎党参三钱 柏子仁去油，三钱 远志肉五分 湘莲肉三钱

俞左 有梦而遗，渐至咳嗽，往来寒热，汗出方解。脉细数少力。此由气血并亏，阴阳不护，恐损而不复。用仲圣二加桂枝龙牡汤，以觇动静如何。

桂枝 牡蛎盐水煅 炒地骨皮 白芍 白薇 煅龙骨 远志 茯神 淮小麦 南枣

淋 浊

钱左 浊经两月，小溲甚畅，而马口不净，时有渗溢。脉大不耐重按。此气虚矣。

别直参另煎，冲，一钱 野於术二钱 炙柴胡四分 沙苑子三钱 泽泻一钱五分 炙绵芪三钱 炙升麻四分 广皮一钱 煅牡蛎四钱 威喜丸二钱，药汁送服

施左 淋浊而于溲毕作痛，阴虚湿热下袭也。

秋石四分 牛膝梢三钱 生薏仁四钱 官桂四分 磨沉香四分，冲 萆薢二钱 甘草梢五分 车前子三钱 藕汁一酒杯，冲

二诊 淋痛稍退。再清下焦湿热。

制半夏一钱五分 云茯苓三钱 牛膝梢三钱 泽泻一钱五分 广皮一钱 甘草梢五分 车前子三钱 龟甲心炙，先煎，五钱 二妙丸开水先服

李左 血淋四载有余，尿管作痛。湿热留恋膀胱血分，不易图治。

海金沙三钱 细木通一钱 炒小蓟一钱五分 甘草梢五分 山栀三钱 丹皮炭二钱 滑石块三钱 当归炭二钱 牛膝梢三钱 细生地四钱 上沉香五分 西血珀五分。二味研细，先调服

左 病后湿热未清，袭入下焦为浊。当为分清。

炒於术二钱 益智仁七分 制半夏二钱 沙苑子盐水炒，三钱 川萆薢二钱 泽泻一钱五分

赤白苓各二钱　橘皮一钱　二妙丸一钱五分　威喜丸一钱五分。二丸开水先服

赵左　持重远行，气虚湿陷。小便了而不了，足跗带肿。叠经分利，气虚未复，所以沦陷者自若也。拟分利湿邪，参入补气。

西潞党　茯苓　白术炭　生薏仁　炒枳壳　炙绵芪　猪苓　茅术炭　制半夏　泽泻

周左　小溲浑浊如膏。肾虚而湿热内袭，膏淋重证也。

海金沙三钱　建泽泻一钱五分　白茯苓三钱　淡秋石三分　滑石块三钱　磨沉香三分　潼沙苑三钱　大淡菜二只

左　血淋不退，尿管涩痛。湿瘀内阻，不得不为宣通。

海金沙　滑石块　黑山栀　当归须　粉丹皮　车前子　泽泻　淡竹叶　当门子一分，用杜牛膝汁半杯，先调服

左　小溲结块如脂，膏淋重证也。

海金沙三钱　块滑石三钱　木猪苓二钱　泽泻一钱五分　淡秋石六分　赤白苓各三钱　黑山栀一钱五分　磨沉香四分，冲　大淡菜二只

又　结块已退，而溲带血。

车前子三钱　炒丹皮二钱　甘草梢五分　海金沙三钱　泽泻一钱五分　牛膝炭三钱　赤白苓各二钱　块滑石三钱　淡竹叶一钱

徐左　向有淋证，兹则马口不净，临溲作痛。湿热并阻膀胱，势难欲速图功。

车前子三钱　茯苓三钱　泽泻一钱　甘草梢八分　细木通八分　制半夏一钱五钱　橘皮一钱　瞿麦三钱　牛膝炭四钱　淡竹叶一钱五分　朴硝一钱

又　阴柔苦泄，胃纳如常，然大便带红。藏阴虽亏，而府中之湿热未清。以退为进。

侧柏炭二钱　炒槐花二钱　茯苓三钱　丹皮炭一钱五分　生牛膝四钱　橘白一钱　泽泻二钱　当归炭一钱五分　大补阴丸三钱，分两次，开水下

徐左　淋浊之证，痛者为火，不痛者为湿。小溲之后，马口不净，其为湿流于下，显然可见。

萆薢　橘皮　生薏仁　猪茯苓　制半夏　块滑石　建泽泻　二妙丸

二诊　小溲虽不甚痛，而马口不净。还是湿热混淆，驾轻就熟。再利水而固精宫。

制半夏　焦苍术　川萆薢　川黄柏　猪苓　生熟薏　车前子　上广皮　赤白苓

王左　由发热而致溲结不爽，甚至带出血块。此热结膀胱，高年之所忌也。

细木通　滑石块　牛膝梢　赤猪苓　丹皮　车前子　甘草梢　泽泻　瞿麦　淡竹叶　上沉香三分　西血珀四分。二味研细，先调服

左　小溲淋浊，阴茎作痒，肝火湿热蕴遏。宜淡渗苦泄。

细木通七分　龙胆草五分　滑石块三钱　柴胡四分　瞿麦二钱　车前子三钱　甘草梢五分　泽泻一钱五分　淡竹叶一钱五分

左　小溲淋痛，痛甚则闭结不宣，欲解难解。脉数洪滑。此湿热蕴结膀胱，膀胱不

能化气，所谓气淋者是也。

秋石　磨沉香　滑石块　瞿麦　牛膝梢　官桂　细木通　黑山栀　木香　甘草梢

左　淋痛已止，少腹坠闷亦减，但溲仍频数。膀胱湿热不能遽清，再为分清。

炒麦冬三钱　牛膝梢三钱　黑山栀二钱　木通五分　赤白苓各二钱　滑石块三钱　广木香五分　炙紫菀二钱　川柏片盐水炒，二钱　泽泻一钱五分

左　淋痛虽减于前，而脘腹作痛，小溲频数。肾虚湿热逗留，肝气不和。驾轻走熟，图治非易。

细木通七分　块滑石三钱　黑山栀二钱　甘草梢五分　车前子三钱　牛膝梢三钱　制香附二钱，研　磨沉香四分，冲　整砂仁四粒，入煎

左　淋痛已止，溲仍频数，脘下结块仍痛。下焦之湿热稍清，肝胃之气，不相和协。再为调气。

制香附二钱　砂仁七分，后入　广皮一钱　川萆薢一钱　沉香片四分　广木香五分　泽泻一钱五分　白芍一钱五分，吴萸三分，拌炒　香橼皮一钱五分　金铃子打，一钱五分

陈左　小溲淋痛，甚至带血。膀胱不司化气。其病也久，其愈必难。

官桂　磨沉香　甘草梢　赤苓　泽泻　秋石　生薏仁　牛膝炭　藕汁

徐左　下坠之气，仍不见松，气一下注，直入尿管，辄痛不能忍。有时由尿管而抵及肛门，亦然作痛。小溲滴沥不爽。右脉濡滑，左部细弱无力。良以肾气亏损，不能收摄。再咸润摄下。

干苁蓉三钱　大茴香盐水炒，八分　厚杜仲三钱　炒黑当归一钱五分　炒杞子三钱　菟丝子盐水炒，三钱　川断肉三钱　炒青盐一分五厘

二诊　盐润摄下，注痛稍退，而小溲仍涩不爽。肾气既虚，病根愈难澈也。

两头尖炒，包　生蒲黄　当归尾　赤白苓　泽泻　柏子仁　生牛膝　川萆薢　韭菜根

三诊　小溲尚觉塞滞。水道之中，必有凝瘀内阻。再排湿化瘀，分清精水。

川萆薢　滑石　冬葵子三钱，研　细木通　牛膝梢　泽泻　石菖蒲盐水炒　甘草梢　西血珀三分　酒炒湘军五分。二味先调服

四诊　小溲已能约束，惟水道尚在窒塞，理宜逐步进逼。然天暑脉虚，不若暂为退守，乘机进治。

川萆薢　泽泻　生米仁　细木通　车前子　南楂炭　制半夏　黑山栀　牛膝梢　淡竹叶

五诊　湿浊瘀腐不化，小溲仍然窒滞，漩脚浊腻。再利水而排湿化瘀。

川萆薢二钱　白茯苓三钱　益智仁八分　瞿麦二钱　车前子二钱　萹蓄五分　牛膝梢三钱　泽泻一钱五分，盐水炒　石菖蒲盐水炒，三分　木通五分　两头尖一钱五分，炒，包

改方加单桃仁一钱五分，酒炒大黄二钱。

六诊　溲后每有牵腻之物渍于马口，为湿浊未楚之征。然小溲数而难固，心火陷入

于肾，肾阴不摄。从心肾主治。

台参须八分　云茯神三钱　生山药三钱　潼沙苑盐水炒，三钱　细生地四钱　柏子霜三钱　远志肉七分　带心莲子三钱，打

左　小溲淋痛，脉形弦滑。此肝火湿热，郁阻膀胱。先为疏泄。

柴胡　黑山栀　淡芩　萆薢　甘草梢　龙胆草　泽泻　车前子　淡竹叶

附注：小溲热赤，泻青丸。淋溲痛甚，用麝、珀、军应手。

王左　浊虽减少，而尿管有时作痛，还是湿热未清。再拟分利之中，参以苦泄。

川萆薢　福泽泻　赤白苓　焦白术　甘草梢　滑石　陈皮　车前子　制半夏　三妙丸盐汤下，三钱

陈左　湿热蕴遏膀胱，淋痛日久不愈，有时带红，痛于溲毕为甚。此气化不及州都，驾轻走熟，不易图治也。

薄官桂四分　盐秋石七分　生米仁四钱　川萆薢二钱　甘草梢五分　上沉香二分　滑石块三钱　白茯苓三钱　泽泻一钱五分　淡竹叶一钱五分

李左　脉证相安，惟小便仍有牵腻之物，良以瘀腐未清。宜重药轻投。

制半夏　赤白苓　生薏仁　川萆薢　泽泻　猪苓　当门子七厘，杜牛膝汁半小酒杯调，温服

此病已用通利数次矣。乃入房忍精，注于夹膜，故用此法祛之。清儒附志

二诊　服药后果有白物牵腻纠纠，离马口而下，惟隔日仍然。前方出入。

麝改五厘，牛膝汁一调羹入调。

张左　淋浊之后，瘀腐湿热未清，腐蓄于中，每至夏令，湿热蒸动，与腐相合，精之与水，混淆不清，以致白物时下，小溲作痛。欲固其精，当利其水。

川萆薢　车前子　云茯苓　苍术麻油炒　滑石块　泽泻　制半夏　广皮　湘军三分　沉香一分　血珀三分。三味研细，开水送下

某　小肠有气则小便胀，有热则小便痛，有血则小便涩，此定理也。今淋浊大势虽退，而水道仍有梗阻之状。良以肝火湿热有余，瘀浊不能悉化。再理湿热参以化瘀。

细木通　滑石块　瞿麦　黄柏片　车前子　黑山栀　泽泻　知母　上沉香　西血珀二味先服

某左　小溲尚觉涩赤，马口不净，腿股足心俱痛。无非湿热逗留于下。

制半夏　陈皮　泽泻　於术　猪苓　黄柏盐水炒　川萆薢　赤白苓　生薏仁　车前子　清宁丸

左　肛门迸逼稍松，小溲滞而不爽，欲溲不溲，欲便不便。无非湿热郁坠，府气为之所抑。再苦辛开通，仍以分利。

桔梗　生薏仁　木猪苓　福泽泻　制半夏　广皮　赤白苓　川萆薢　磨沉香　滋肾丸

吴左　淋减而浊未定，下焦湿热未清。

苍术麻油炒　萆薢　广皮　制半夏　车前子　黄柏盐水炒　泽泻　赤白苓　生米仁　龙胆草五分　淡竹叶

左　溺有余沥。

制半夏　白术　萆薢　上广皮　赤白苓　生薏仁　泽泻　猪苓　二妙丸

金左　体丰多湿，湿郁生热，热与湿合，注于下焦，致阴茎皮碎，并不腐溃，其非蕴毒可知。湿热熏蒸，咽辄作痛，目赤遍身瘖瘰。由热生风，耳鸣头晕。急宜清其湿热下行。

制半夏　广皮　泽泻　羌活　淡芩　赤白苓　苦参　肥知母　丹皮　防风　山栀　二妙丸

曹左　腰背作痛稍退，而口腻痰多，马口包皮渗湿，时发时止。其为痰湿热有余，确然可见。再理湿和中。

制半夏　赤白苓　广皮　萆薢　泽泻　竹茹　炒枳实　生熟薏仁　酒炒桑枝一两　酒炒丝瓜络煎汤代水

丁左　脉象濡弱，腰府作酸，久而不止，每晨咽喉作痛。夫腰为肾府，少阴之脉循喉咙，参合病情，是肾气虚、肾阴衰、阴阳交亏之象，理宜填补下元。然而淋浊之后，必有湿热，当于补药中仍带流利可耳。

炙生地四钱　元参肉三钱　潼沙苑盐水炒，三钱　金石斛四钱　炒牛膝三钱　川断肉三钱　菟丝子盐水炒，三钱　杜仲三钱　青蛾丸三钱，盐汤先送下

钱右　淋痛之后，肾虚湿热内恋，以致稍涉劳顿，其淋辄发，所谓劳淋是也。姑补肾而泻膀胱。

大生地姜汁炙，四钱　萸肉炭二钱　山药三钱　炙紫菀三钱　麦冬三钱　丹皮二钱　茯苓神各二钱　泽泻一钱五分　五味子四粒　车前一钱五分

某　小溲作痛，甚至见血。湿热蕴结，渗于膀胱血分，血淋重证也。

生地炭　海金沙　龙胆草　萆薢　瞿麦　泽泻　丹皮炭　草梢　上沉香　西血珀二味研细末，蜜水先调服

某　高年溲赤漩脚，有黏腻血点。大非所宜。

萆薢分清饮去乌药，加淡菜、四苓之类。后用六味丸、生於术作汤，及大补阴丸、蜜炙紫菀汤下。

左　小数而结滞不爽，并有黏腻红赤之物随溲而下。此肾虚而热结于下，膏淋之象。拟石顽法。

都气丸改汤，加紫菀、麦冬、半夏、淡菜，惟熟地改生地，茯苓加茯神。

毛左　淋痛溲浊，下焦湿热郁遏。从泻肝法。

细生地姜汁炒，四钱　龙胆草四分　车前子三钱　细木通一钱　川柏片姜汁炒，四分　甘草梢八分　泽泻片二钱　炒当归二钱　海金沙一钱五分，包　牛膝梢三钱　川萆薢二钱

应左　尿血之后，转成白浊。辛以化痰，苦以泄热，浊遂止住。今起居如常。调理之计，宜益肾而调脾胃，参以补气和中。

吉林参一两　肥玉竹二两　炒於术二两　陈广皮一两　大生地五两　甘杞子三两　白茯苓二两　炒山药一两　炒扁豆三两　制首乌五两　制半夏一两五钱　女贞子三两，酒蒸　杜仲盐水炒，三两　白归身一两，酒炒　杭白芍一两五钱　生熟草各三钱　怀牛膝三两，酒炒　车前子一两五钱　丹皮二两　泽泻一两五钱　潼沙苑盐水炒，三两　建莲肉二两

共研末，以阿胶四两，熔化为丸。每服三钱。

廖左　久浊色带黄稠，茎中有时作痛，每晨目带红赤，腿股酸楚，步履维艰。脉细弦微滑。肾虚湿热伏留未楚，精水混淆不分，精关遂难扃固。拟理湿泄热，而化败浊。

制半夏　生薏仁　益智仁　石菖蒲　川萆薢　上广皮　白术　茯苓　白果肉打　二妙丸二钱，先服

秦左　温化湿寒，淋痛逐渐减轻。然稍涉劳顿，辄复作痛。再兼劳淋法治。

熟地炭四钱　大麦冬三钱　丹皮二钱　茯苓一钱五分　泽泻一钱五分　生山药三钱　五味子五粒　萸肉三钱　生熟谷芽各一钱五分

戴左　向有精浊旧恙，湿热内盛，湿注于肠，致大便泄浊，小溲黄赤，精浊泛而更盛，内热胃钝。恐湿热熏蒸，致有身热之类。

制半夏三钱　川萆薢二钱　川朴一钱　腹皮二钱　猪赤苓各二钱　泽泻一钱五分　广皮一钱　生熟薏仁各二钱　滑石四钱　二妙丸二钱，先服

戴左　脉濡不滑，右尺鼓指。小溲虽不作痛，而马口仍带干结。下焦湿热逗留，驾轻就熟，不能霍全者为此。

黑山栀三钱　车前子二钱　肥知母二钱　泽泻一钱五分　龙胆草四分　滑石四钱　瞿麦二钱　木通六分　猪苓二钱　淡竹叶一钱五分　猪肚丸盐汤下，二钱

秦左　肾虚逗留湿热，小溲淋痛，时作时止。前贤谓：小肠有血则小便涩，小肠有气则小便胀，小肠有火则小便痛。分清火府，以图徐退。

大生地　甘草梢　黑山栀　赤白苓　建泽泻　细木通　车前子　滑石　淡竹叶　知柏八味丸

左　高年气虚，湿热下注为浊。宜从补气之中，参以分利。

人参须　野於术　广皮　赤白苓　生熟米仁　制半夏　川萆薢　猪苓　杜仲　生熟谷芽

左　小溲漩脚起沫，有时作痛。脉象左大。此肾虚而湿热留恋。拟苦以泄之，咸以化之。

秋石三钱　煅牡蛎三钱　车前子二钱　茯苓神各二钱　大贡菜二只　大补阴丸四钱，分二次服

左　淋痛甚剧，此湿热蕴结也。

木通一钱　滑石四钱　瞿麦二钱　炒丹皮二钱　黄柏一钱五分　草梢六分　川萆薢二钱　车

前子三钱　龙胆草五分　黑山栀三钱　清宁丸三钱，另服

左　由白浊而转溲血，尿管作痛。此肾虚湿热，未可轻视。

生地炭　蒲黄炭　丹皮炭　海金沙　甘草梢　滑石块　黑山栀　当归炭　淡竹叶　藕汁　西血珀四分，研末，藕汁调服

左　溲涩作痛，咳嗽痰多。湿热蕴阻膀胱，当疏风利湿。

前胡　木通　橘红　瞿麦　车前子　牛蒡子　杏仁　枳壳　萹蓄　萆薢　石菖蒲　清宁丸三钱

左　血淋痛剧，湿热蕴结膀胱。

海金沙　丹皮炭　黑山栀　淡芩　甘草梢　车前子　生地炭　炒小蓟　赤苓　淡竹叶　上沉香　西血珀二味，研细，先调服

癃　闭

唐左　小溲淋痛，闭癃不爽，甚至涓滴不通。脉细而沉候弦硬。此湿热蕴结膀胱，恐至癃闭。

滑石块　甘草梢　泽泻　瞿麦　磨湘军三分　黑山栀　车前子　萹蓄　滋肾通关丸盐汤送下

二诊　涩痛大退，而尿管气坠难忍，无形之热稍化，而有形之湿压滞府气。再标本并顾。

炙黄芪三钱　於术一钱五分　党参三钱　炙升麻七分　炙柴胡七分　甘草三分

西血珀五分，上沉香二分，生湘军一钱五分，三味研细末，用茯苓五钱，煎浓汁作丸，微烘令干，药汁送下。

师云：此湿与气并坠，又以身之火与热与湿与气交注膀胱，药难突围而入，未有不为气湿火热恋注者。用三味外，复以升柴提之，如滴水器开其上而下自注也。清儒附志

三诊　呕吐以提其气，泄泻以泄其湿，滞坠顿退，而仍闭癃不爽。膀胱之气不化，还难许治。

桔梗　赤白苓　猪苓　冬葵子　车前子　木通　甘草梢　泽泻　滋肾通关丸

四诊　闭癃已通，而尿管时仍作痛，小溲亦时通时阻。膀胱湿热未清，再为疏利。

木通　萹蓄　甘草梢　车前子　磨湘军三分　瞿麦　滑石　黑山栀　牛膝梢　泽泻

五诊　小便时通时阻，总由膀胱蕴结未清。再为分利，而参苦辛开通。

黑山栀　木猪苓　甘草梢　车前子　牛膝梢　福泽泻　茯苓　萹蓄　冬葵子　滋肾通关丸

六诊　癃淋之证，本由湿热蕴结而来，不为清利，而以针导，湿热依然蕴结，元气陡伤，辗转而致成损，奈何！

上安桂后入　川黄柏盐水炒　肥知母　滑石　泽泻　车前子　细木通　萹蓄　甘草梢

黑山栀

西人用银针针进尺许，尿血俱出，随后复闭，邪不得楚，元气转伤矣。正蒙志

溲数

朱左　肾气不足，暮夜溲多，脾胃气虚，纳少胃钝，脉濡，苔白少华。宜补气益肾。

台参须一钱　炒於术二钱　煨益智仁八分　菟丝子盐水炒，三钱　白茯苓三钱　炒山药三钱　土炒广皮一钱　潼沙苑盐水炒，三钱　生熟米仁各二钱　玫瑰花二朵

邱左　小溲频数而不作痛，脉滑，苔黄质腻。此痰湿有余，膀胱之气，为湿所压。证已年余，驾轻走熟，恐难一蹴而几。

川萆薢　益智仁盐水炒　赤白苓　广皮　猪苓　石菖蒲盐水炒　制半夏　白蒺藜　泽泻　天麻　大淡菜

某　大便仅下坚黑一粒，小便多而不爽，是名频数。皆由湿热蕴阻，宜用分利。

木猪苓　萹蓄　制半夏　木通　泽泻　生米仁　广皮　甘草梢　滋肾通关丸

阳痿

庄左　命门相火，为生身之本，真阳亏损则火衰。湿痰郁遏，火不用事，则火亦衰。脉滑而大。痰多阳痿，火之式微，湿之有余也。取舍之间，自有明辨。

冬术炭二钱　制半夏一钱五分　生米仁四钱　炒蒌皮三钱　广皮一钱　泽泻一钱五分　赤白苓各二钱　川萆薢二钱　杏仁泥三钱　姜汁炒竹茹一钱

二诊　流化湿邪，相火得展，而腹笥膨满。还是湿郁气滞，再调气泄湿。

冬术炭　大腹皮　生薏仁　枳实炭　制香附　赤猪苓　泽泻　广皮　木香　砂仁　焦麦芽

左　体丰多湿，加以大病之后，余蕴未清，以致湿邪流行入络，髀关及左腿膝作酸，麻木不仁，艰于步履，腰背作痛，卧着尤甚。湿邪久困，则相火为之郁遏，阳道不举。脉象濡滑，苔白微黄，质腻。皆由络隧之中，为湿所阻，则无形之气，有形之血，不能宣畅流布。而历来所服之药，皆是补滞之品，未免为敌树帜。名曰中湿，非久药不为功。

川萆薢三钱　汉防己一钱五分，酒炒　左秦艽一钱五分　上广皮一钱　制半夏二钱　威灵仙一钱五分，酒炒　焦苍术一钱五分　川桂枝五分　生米仁五钱　川独活一钱五分　泽泻一钱五分　桑枝酒炒，一两五钱，煎汤代水

二诊　祛湿和络，脉象稍觉流畅，相火有燃动之机。足见湿邪抑遏，虽有真阳，无从发露。药既应手，再扩充以进。

焦苍术一钱五分　川萆薢二钱　汉防己一钱五分，酒炒　威灵仙一钱五分　赤白苓各二钱　制半夏二钱　泽泻一钱五分　独活一钱　木猪苓二钱　新会皮一钱　川桂枝五分　白僵蚕一钱五分　生薏仁四钱　红花三分，酒炒

潘左 前年二次眩晕，几至发厥。兹则腿股作酸，阳道痿顿。脉形濡滑，舌苔白腻。湿痰郁遏，致命火不能用事。欲助命阳，当先去其遏我命阳者。

姜半夏 猪赤白苓 广皮 炒枳实 制南星 生熟薏仁 泽泻 炒竹茹

疝 气

某左 子和论七疝都隶于肝，以少腹前阴，皆厥阴经部位故也。盖筋者肝之合，睾丸者筋之所聚也。偏左者，肝生于左也。劳倦奔走，则元气下陷，所以肾囊之间，筋肿甚大，每觉上冲心胸，非攻心也。夫中脘季胁，乃肝脉游行之地也。大凡治法，不越辛温苦泄。然劳碌气陷者，苦泄则气益陷。今先举其陷下之气，稍佐辛温，是亦标本兼治之意。另案，请方家正之。

台参须另煎，冲，八分 炙绵芪二钱 蜜炙升麻四分 炙甘草二分 野於术一钱五分，土炒 净柴胡四分 酒炒当归二钱 广木香三分 炒小茴五分 陈皮二钱 延胡索二钱 白茯苓四钱

左 湿寒内阻为狐疝。

盐水炒香附 台乌药 南楂炭 木猪苓 木香 小青皮 炒小茴 赤白苓 炒橘核

左 大病之后，脉象时常带数，右三部微滑，左三部并无数象。此气分湿热逗留，湿热润下，压坠府气，所以有疝气情形。拟理气泄湿。

盐水炒香附 制半夏 生米仁 金铃子 泽泻 黑山栀 川萆薢 炒枳壳 木猪苓

徐左 右脉濡细，左脉细弦。少腹偏右筋突痛胀，必得平卧，痛胀方平。考少腹两旁属肝，居中为冲脉，冲任虚寒，湿压气坠，所以为痛为胀。至平卧则压坠之势稍衰，所以其痛略减。拟导湿外泄，湿得泄则不坠，水窍常开，则精窍常闭，而遗泄亦可以免矣。

萆薢二钱 吴萸盐水炒，四分 乌药一钱五分 黑山栀二钱 磨木香五分 米仁四钱 猪茯苓各二钱 泽泻一钱五分 炒小茴五分 炒橘核三钱 荔枝核三钱，炙

李左 寒痰内阻，络气不宣，胸胁肋游行作痛，睾丸痛胀。经云：冲脉为病，男子内结七疝。又云：冲脉者，起于气街，并少阴之经，挟脐上行，至胸中而散。所以上则胸痛，下则疝痛，病虽悬殊，其源则一。

生香附 小青皮 归须 橘络 枳壳 乌药 旋覆花 金铃子 磨郁金五分 真猩绛六分 青葱管

荣左 由睾丸痛胀，而致从上攻冲，直抵中脘，痛不可忍，恶心呕吐，倏寒倏热，大便不行，小溲浑赤，舌红苔白。湿热流入厥阴，而冲隶于肝，又属阳明，起于气街，而布散胸中，所以肝病不退，冲脉之气，夹湿热之气，上冲犯胃，的属冲疝重症。拟苦辛酸合方。

川雅连五分，炒 淡干姜三分 川楝子三钱 制香附二钱 延胡索二钱 盐水炒陈皮一钱 淡芩酒炒，一钱五分 杭白芍酒炒，三钱 白茯苓三钱 生薏仁三钱 姜汁炒黑山栀三钱 泽泻一钱五分

二诊　苦辛酸合方，呕吐稍减，痛势略缓。然腹中时觉攻撑，愈撑愈痛；痛处以热物摩熨，其势即缓；而热汤入口，其痛即甚，吐出均系痰涎。脉左部细弦，右部沉郁。肝经之气，横扰充斥，标热本寒。与甘仁先生同议温藏而泄气火之郁，化痰而降胃府之气。逸山先生意见相同。录方以备商用。

川雅连五分　淡吴萸三分，川连同炒　制香附二钱　黑山栀三钱　金铃子三钱　广皮二钱　熟附片三分　制半夏一钱五分　延胡索一钱五分　白茯苓三钱　白蛳螺壳二钱　粉丹皮二钱　上沉香二分　黑丑三分。二味研细末，先调服

三诊　苦降辛通，痛势渐轻，大便虽行未畅，呕恶不止，吐出之物，气甚酸秽。右脉沉郁稍起，渐见滑象。肝木之纵横肆扰，虽得略平，而厥气逆冲，胃土不降，气即为火，痰即为浊，酿成酸秽之味，逆从上出。与逸山、甘仁两兄同议清泄郁结，降浊镇逆。

黑山栀三钱　制半夏三钱　块辰砂三钱　鲜竹茹三钱　炙紫菀肉二钱　香豆豉二钱　茯苓五钱　柿蒂四个　郁金一钱五分　旋覆花二钱，绢包　金铃子二钱　鲜枇杷叶一两，去毛，绢包，煎汤代水

四诊　痛势大减，略能安寐，大便不行，仍然恶心呕吐，吐出不堪秽臭，胃中窒闷异常，面色晦浊，目有红光，脉左弦右滑。良由疝气上冲，胃之下口，即小肠上口，火府之气，不克下行，转从上逆，令糟粕从胃底翻出，胃浊不降，痰聚胸中，胆阳上逆，面晦目红不寐，宜有种种现象矣。夫大肠居小肠之下，与肺相表里。兹与逸山、甘仁两先生同议，控逐胸中之结聚，使肺气下通于大肠，肠痹得开，则火府之气，或从下行，冀糟粕亦转旋顺下。未识能如愿否。

制半夏三钱　块辰砂四钱　细木通一钱五分　炙紫菀肉四钱　旋覆花二钱　白茯苓五钱　姜汁炒山栀三钱　鲜竹茹三钱　柿蒂五个　控涎丹八分，开水先调服

五诊　攻逐胸中结聚之痰，使肺气下通于大肠，大肠居然开通，屡次畅下，糟粕之逆出于胃者，亦从下行，呕吐臭秽已定，胸中窒闷亦开，疝气痛胀大减，渐能安谷，脉数转缓。出险履夷，诚为幸事。再拟调和中气，疏泄肝木，分化湿热，以善其后。同逸山、甘仁两兄商用。

制半夏一钱五分　鲜竹茹一钱　干橘叶一钱五分　泽泻二钱　生薏仁三钱　白茯苓三钱　金铃子一钱五分　荔枝核三钱　猪苓二钱　炒谷芽三钱

顾左　囊肿较退，睾丸仍然肿硬，还是湿压气坠，气湿不行。再运脾渗湿，而温元藏。

连皮苓五钱　吴萸盐水炒，四分　木猪苓二钱　大腹皮二钱　楂炭二钱　广木香五分　炒橘核三钱，研　炒小茴五分　炒枳壳一钱　冬瓜子五钱　炙干蟾四钱

二诊　睾丸作痛殊甚，又复身热。湿热内阻，营卫不宣，恐变外证。

青陈皮　萆薢　延胡索　枳壳　大腹皮　炒橘核　香附　金铃子　泽泻　猪苓

徐　疝气而觉气上冲，心中热辣作呕吐象，此冲心也。

天台乌药散加盐水炒香附，猪胆汁二匙冲。急不可得，以川连代之

钱左　睾丸偏左作痛，牵引腰府，中脘不舒，脉濡而滑。此肝肾湿热内伏，先调气利湿。

制香附二钱，打　川萆薢二钱　泽泻二钱　青皮一钱　台乌药一钱五分　金铃子一钱五分　炒橘核三钱　猪苓二钱　楂炭三钱　炒小茴五分　延胡索一钱五分，酒炒

支左　少腹偏右作胀，大便艰涩，时常紫黑，卧难成寐，气冲嗳噫，脉细弦数。此湿热内郁，致血气结滞不宣，癞疝情形也。极难图治。

川楝子一钱五分　单桃仁三钱　制半夏二钱　延胡索一钱五分，酒炒　炒橘核三钱，研　海藻一钱五分　淡昆布一钱　赤白茯苓各二钱　炙荔核三钱，研　楂炭三钱　木香四分　焦秫米三钱

朱左　少腹有气上冲，支脘作痛，脉沉而弦。肝肾湿寒，治宜温化。

淡吴萸盐水炒，四分　台乌药一钱五分　赤白苓各二钱　泽泻一钱五分　盐水炒青皮一钱　金铃子一钱五分　苏子梗各二钱　前胡一钱五分　制香附三钱　光杏仁三钱　楂炭三钱

痔

左　每至大便，辄痔随便出，甚则带红，必睡卧良久，方得渐收。湿热压坠大肠，宜清府理湿，以望轻减。

秦艽一钱五分　粉丹皮二钱　炙猬皮一钱　防风炭六分　当归炭二钱　炒槐花二钱　白茯苓三钱　侧柏炭三钱　鲜首乌五钱　槐角丸三钱，开水先服

尹左　肛门痔坠，脘痞不舒，食入腹满。此痰湿有余，湿压府气，不易图治也。

焦白术　赤白苓　防风根　猪苓　泽泻　砂仁　制半夏　上广皮　煨葛根　制香附　生熟米仁

二诊　肠痔下坠，肛门作痛。苟非湿热有余，则气坠何致作痛？然卧着之后，肛仍不收，中气亦未必实。拟汤丸并进，上下分治。

野於术　川黄柏姜汁炒　泽泻　赤白苓　生米仁　制半夏　苍术麻油炒黄　猪苓　补中益气丸三钱，开水晚服

师曰：肛坠有二，一则气虚，一则湿坠。气虚不痛，此则作痛，故曰湿热也。清儒志

某　阳络伤则血外溢，血外溢则衄血；阴络伤则血内溢，血内溢则后血。此主便血而言其来于藏府者也。便血频年累月，安有复能支持之理？此盖由湿热内郁，结成肠痔，血即由此而来，与所谓远血者有间。

炒於苍术各一钱五分　炒防风一钱　川连炭五分　丹皮炭二钱　炒荆芥一钱五分　川柏炭一钱五分　赤猪苓各二钱　炒槐花二钱　泽泻一钱五分　大红鸡冠花三钱

左　痔坠便血身热。风邪在表，湿热在府。

冬桑叶一钱　炒槐花二钱　川连炭五分　秦艽一钱五分　防风一钱　丹皮炭二钱　川柏炭三钱　荆芥炭一钱　炒枳壳一钱　皂荚子一钱，五分蜜炙

二诊　便血已止，肝门灼热，湿热不楚也。

川柏　炒槐角　秦艽　泽泻　地榆炭　黄芩炭　蜜炙皂角子

李左　咳嗽渐定，肛门痛胀，虚火郁于大肠也。

炒槐花　淡芩　象贝母　冬瓜子　粉丹皮　炒杏仁　甘草　天花粉　枇杷叶膏三钱

二诊　肛门痛胀大减，每至清晨，气冲欲咳，日间则干呛无痰。阴分日亏，还恐传损。

生地炭四钱　粉丹皮二钱　象贝母二钱　甜杏仁三钱　甘草三分　炒槐花二钱　青蛤散三钱　冬瓜子三钱　枇杷叶三钱，蜜炙　都气丸三钱，先服

郑左　肛门胀硬作痛，海底穴筋掣，肾囊牵引，髀关疼痛，大便不畅，肉色不变。此由痰湿结聚，势成外疡，宜求专门名家商治。

炒小茴五分　川萆薢三钱　制半夏一钱五分　泽泻二钱　没药四分，去油　鹿角霜三钱　广橘红一钱　左秦艽一钱五分　云苓三钱　桑枝七钱，酒炒

迟左　便血仍然不止，其血滴沥而下。风湿热郁于大肠，肠痔情形。前法再进一筹。

荆芥炭一钱　黄柏炭三钱　丹皮炭二钱　防风炭一钱　细生地四钱　柏叶炭三钱　地榆炭三钱　木耳炭二钱　炒槐花二钱　泽泻一钱五分　当归炭一钱五分　赤白苓各二钱

二诊　加川连炭、血余炭、二妙丸。

郑左　大便之后，血遂注下。湿热结于大肠，肠痔情形也。

苍术一钱，麻油炒黄　荆芥炭一钱　茯苓三钱　当归炭二钱　炒防风一钱　泽泻一钱五分　川连炭五分　黄芩一钱五分　黄柏炭三钱　白术一钱　陈大红鸡冠花三钱，炙

二诊　血下稍止。再大苦泄热，使直透肠中。

黄柏炭　秦艽　炒槐花　炒丹皮　台白术　川连炭　泽泻　猪茯苓　防风炭　炒荆芥

右　痔坠便血，肝火湿热下注于肠。不宜急切图功。

黄柏炭二钱　炒槐米二钱　炒丹皮二钱　地榆炭二钱　川连炭三分　火麻仁一钱五分　龟甲心七钱，先煎　荆芥炭一钱五分　润肠丸一钱五分

二诊　痔坠下血大减。再凉血宽肠。

白术炭　煨天麻　白蒺藜　钩钩　煅石决明　茯苓神　丹皮炭　火麻仁　泽泻

邵左　肺痈之后，湿热下趋大肠，每至大便，痔坠下血。日来胃钝少纳，中脘不舒。脉象微滑，舌苔黏腻。似不在阴虚之极、阴络损伤之例。良以湿热伤营，营络不固。非苦温不足以胜湿，非大苦不足以泄热而入肠中也。

泽泻一钱五分　丹皮炭二钱　炒槐花二钱　防风炭一钱　於术土炒，钱半　苍术八分，麻油炒黄　黄柏炭三钱　白茯苓三钱　红鸡冠花三钱

二诊　培土燥湿泄热，下血稍减。若是阴虚而阴络不固，断不能如此和平也。前法再进一步。

苍术一钱二分　防风炭一钱　黄柏炭三钱　丹皮炭二钱　荆芥炭一钱　当归炭一钱五分　土炒於术二钱　大红鸡冠花三钱　脏连丸二钱

三诊　血色渐淡，大肠湿热稍清，而脾阳不能固摄之象也。再温藏清府。

苍於术各一钱五分　丹皮炭一钱五分　川连炭三分　黄柏炭三钱　炮姜炭六分　云苓三钱　防风炭一钱　生薏仁四钱　泽泻一钱五分　大红鸡冠花三钱

四诊　温藏清府，肠红大退。的是大肠湿热有余，而脾土真阳不足，非大苦不足以泄肠中之湿，非大温不足以复脾藏之阳气也。

川连炭三分　黄柏炭二钱　焦茅术一钱五分　丹皮炭二钱　茯苓三钱　炮姜炭五分　泽泻一钱五分　炒於术一钱五分　大红鸡冠花三钱　黑地黄丸三钱

五诊　血已止住。然血去阴伤，诸虚杂出。既节其流，再开其源。

朱茯神三钱　女贞子三钱　柏子仁三钱　当归炭二钱　白芍一钱五分　旱莲草二钱　池菊花二钱　黑稆豆衣三钱　黑地黄丸三钱

六诊　肠红之后，气觉上逆。再导湿热下行，而引入膀胱。

冬瓜子　光杏仁　生米仁　通草　滑石　云茯苓　白蒺藜　池菊花　青芦尖

七诊　阳气上逆不平，面色浮黄，筋脉跳跃。此由血去阴伤，不能涵养。再培土养肝。

生於术　白茯苓　白蒺藜　黑豆衣　冬瓜子　生米仁　晚蚕砂　海蛤壳　炒竹茹

八诊　神情稍振，面色浮黄稍退。再培土养肝，仍参理湿。

於术　黑豆衣　女贞子　茯苓　生薏仁　泽泻　蚕砂　海蛤壳　炒竹茹　白蒺藜　生山药

卷十四

惊　悸

王左　阴虚夹痰，胆胃失降，肝阳暗动，每至将寐，辄作惊惕。拟介类以镇肝潜阳。

炙龟板五钱　煅磁石三钱　茯神三钱　酒炒杭白芍一钱五分　生牡蛎四钱　煅龙齿三钱　黑豆衣三钱　薄橘红一钱　金器一件，悬煎

某　上年眩晕心跳，甚至心气昏糊，经壮水涵木而化肝热，诸恙较前大退，惟心悸仍未霍全，时觉胆怯。肝胆皆木也，肝木上升，胆木下降，是为和平。惟肝升太过，则胆降不及，胆木漂拔，自然气馁，胆病实肝病也。经云：虚则补其母。木之母，水也。所以降胆必先熄肝，熄肝必先滋肾。

炙龟板十二两　炒枣仁三两　朱茯神三两　丹皮二两　石决明五两　女贞子酒蒸，三两　潼沙苑酒炒，三两　白归身酒炒，二两　炒萸肉一两五钱　炙鳖甲十两　生山药三两　柏子霜三两　奎党参五两　远志肉六钱　大生地六两　熟地二两　煅磁石四两　肥玉竹三两　杭白芍酒炒，三两　生於术一两五钱，木香二钱，煎汁收入　辰天冬二两　辰麦冬三两　杜仲三两　西洋参一两　生甘草七钱　干橘叶一两　龙眼肉三两

以清阿胶四两，酒化收膏。每晨服一调羹，开水冲化。

杨媪　心悸跳荡，时为不寐，偏左头痛，腰股作酸，脉弦尺涩。阳升不熄，拟熄肝宁神。

朱茯神三钱　煅龙齿三钱　酒炒杭白芍一钱五分　黑豆衣三钱　炒枣仁二钱　夜交藤三钱　柏子霜三钱　滁菊花三钱　天王补心丹三钱，先服，另五钱包煎

经左　精水不足，肝阳上升，头晕，有时恶心，寐中往往惊跳。宜育阴熄肝。

大生地四钱　酒炒杭白芍一钱五分　钩钩三钱　滁菊花一钱五分　朱茯神三钱　黑豆衣三钱　生牡蛎五钱　白蒺藜三钱　丹皮二钱　金器一件，悬煎

二诊　育阴熄肝，阳升不熄，头疼耳痛震鸣，寐中惊跳，溲后辄带精浊。肾阴不足。欲制其阳，当育其阴。

大生地四钱　生牡蛎五钱　粉丹皮二钱　黑豆衣三钱　生龟板四钱　生白芍一钱五分　生山药三钱　女贞子酒蒸，三钱　潼沙苑盐水炒，三钱　茯神三钱　莲须一钱

三诊　素体湿盛，阴腻之药，不能任受。头痛耳鸣，寐中惊跳。既不能壮水和阳，宜清泄甲木。

桑叶一钱　滁菊花二钱　白蒺藜盐水炒，三钱　女贞子三钱，酒蒸　制半夏一钱五分　丹皮二钱

橘白一钱　白茯苓三钱　黑豆衣三钱　石决明四钱　谷芽檀香汁炒，二钱

严右　风阳不平，心悸多恐。乙木过升，甲木不降也。

阿胶珠二钱　辰麦冬三钱　炒枣仁二钱　酒炒杭白芍一钱五分　女贞子三钱，酒蒸　钩钩三钱　辰茯神三钱　黑豆衣三钱　柏子霜三钱

居左　惊动胆木，神情扰乱，幸而循止。脉形左大。肝火尚未平靖，重以镇之，清以泄之。

桑叶　山栀　炒枣仁　白芍　白蒺藜　煅龙齿　丹皮　钩钩　朱茯神　石决明　金器　天王补心丹

原注：病由半夜睡中，经人唤醒，变惊而起。

某　胸中如阻，时或恐怖。此痰阻胃中。

温胆汤加炒瓜蒌、白蒺藜、蛤壳、石决明、姜汁、竹沥。不愈加濂珠、辰砂、血珀三味，研末调服。

某　每至睡醒，辄作惊跳，甚则神情迷钝，良久方清。风痰交炽也。

导痰汤去甘草，加竹茹、茯神、白蒺藜、僵蚕、明天麻、蛤粉。

某　脉症相安，然阳气仍复上升，皆由木失滋涵。再滋肾养肝，宁神熄木。

阿胶二钱　夜交藤四钱　黑豆衣三钱　炒枣仁二钱　煅龙齿三钱　酒炒女贞子三钱　酒炒杭白芍一钱五分　滁菊花一钱五分　海蛤粉三钱　淮小麦五钱　糯稻根五钱　天王补心丹三钱，晨服四钱，包煎

二诊　寐得稍安，饮食如常。育阴熄肝，再望应手。

阿胶珠三钱　朱茯神三钱　夜交藤三钱　酒炒杭白芍一钱五分　酒炒女贞子三钱　炒枣仁二钱　煅青龙齿三钱　柏子霜三钱　淮小麦五钱　金器一件

三诊　腰为肾府，腿股为奇脉所辖，腰股作酸，肾虚已著。厥阴之脉上额交巅，肝用在左而主血，偏左头痛，血虚木旺，亦属显然。心悸跳荡，时为不寐，水亏风阳撼扰，所谓曲直动摇，风之象也。滋肾水以熄风，治之定理。

生熟地　粉归身　滁菊花　肥玉竹　奎党参　酒炒杭白芍　潼沙苑　盐水炒泽泻　柏子霜　辰麦冬　生於术　生甘草　黑豆衣　西洋参　朱茯神　川石斛　炒枣仁　煅龙齿　夜交藤　厚杜仲　甘杞子　生山药　煅磁石　粉丹皮　石决明　酒炒女贞子　菟丝子盐水炒　清阿胶四两　龟板胶三两　鹿角胶一两

以三胶溶化收膏，每晨服七八钱，开水化服。

不　寐 附多寐

沈右　便泄稍减，土中之木稍泄，而肝木究未疏和，左脉沉弦，腹仍痔痛。木旺则胃土失降，胸脘窒闷。入夜不寐，所谓胃不和则寐不安也。

杭白芍二钱，防风一钱，煎汁，炒　制香附炒透　半夏曲　炒枳壳　木瓜皮　广木香　广皮

白蒺藜　辰茯神

邵右　脘腹胀满，面浮肌肿，寤难成寐。木旺脾虚，湿随气溢。拟调气运湿，宁神熄肝。

大腹皮　茯苓皮　砂仁　炒枣仁二钱　生薏仁三钱　上广皮　金铃子　香附　冬瓜子四钱，炒　炙内金一钱五分

又　脘腹胀满稍舒，面浮较退，而气从上冲，则神烦不寐，口渴舌燥。冲气上逆，再育阴养肝。

阿胶珠三钱　川雅连三分　煅磁石三钱　炙生地四钱　朱茯神三钱　干橘叶一钱五分　白芍二钱，土炒　香附二钱，醋炒　鸡子黄一枚，调冲

又　气火稍平，逆气上冲大减，寐亦略安，脘腹略觉宽舒。再育阴以平气火，参泄木调气。

阿胶珠三钱　川雅连三分，淡吴萸七粒，同炒　炙生地四钱　炒枣仁二钱　金铃子一钱五分　香附二钱，醋炒　白芍一钱五分，土炒　橘叶一钱五分　朱茯神三钱　鸡子黄一枚，调冲

李左　抱痛西河，木失条达，肝胃不协，由嗳噫泛酸而致咽中如阻，寤不成寐，心烦火升作厥。阳神扰攘，拟宁神熄肝，参以化痰。

竹沥半夏二钱　橘红一钱　煅龙齿三钱　枳实一钱　茯苓神各三钱　酸枣仁二钱，川连二分，煎汁，炒　竹茹一钱　陈胆星七分　黑山栀三钱　夜交藤四钱　竹沥七钱　姜汁少许

又　化痰宁神，仍难安寐，咽中如阻，气撑嗳噫，频转矢气。阳升不熄，脾胃气弱。拟扶土抑木，育阴宁神。

奎党参三钱　大熟地砂仁炙，四钱　朱茯神三钱　煅龙齿三钱　杭白芍一钱五分　法半夏一钱五分　炙黑草五分　炒枣仁二钱　远志肉五分　夜交藤三钱　橘红一钱

翁左　心肾两虚，神不守舍，多梦纷纭。每至暮夜，溲数且多。宜从心肾并调。

炙龟板五钱　茯苓神各二钱　石菖蒲二分　党参三钱　煅龙骨三钱　炙螵蛸三钱　白归身酒炒，二钱　远志肉五分　炒枣仁二钱　柏子霜三钱　龙眼肉四枚

右　经云：阳入于阴则寐，阴出之阳则寤。胃有湿痰，甲木不降，肝阳暗动，将寐之际，体辄跳动，以阳入于阴，而胆阳不降，致阳欲入而不能遽入也。痰在肝胃，拟化痰通降，阳气自潜入阴中。

制半夏　炒枳实　茯苓神　白蒺藜　泽泻　橘红　陈胆星　海蛤壳　白僵蚕　姜汁

左　痰饮客于胆府，自汗不能眠。

制半夏　川连　干姜　炒秫米　远志肉　炒枣仁

右　痰火不寐。前意出入，以觇动静。

粉丹皮　炒枳实　天竺黄　上广皮　陈胆星　羚羊片　云茯苓　黑山栀　制半夏　炒竹茹

经莲山太守　体丰于外，气瘠于内，气弱则脾土少运，生湿生痰。痰生于脾，贮于

胃，胃为中枢，升降阴阳，于此交通。心火俯宅坎中，肾水上注离内，此坎离之既济也。水火不济，不能成寐，人尽知之。不知水火之不济，非水火之不欲济也，有阻我水火相交之道者，中枢是也。肝木左升，胆木右降，两相配合。今中虚挟痰，则胃土少降，胆木不能飞渡中枢而从下行，于是肝木升多，胆木降少，肝升太过矣。太过而不生风、不鼓动阳气也得乎！胆木升浮，上为耳聋等症。病绪虽繁，不越气虚挟痰也。脉左弱缓大，右关带滑。问与切亦属相符。治法当务其要，不寐是也。经云：胃不和则卧不安。古圣于不寐之病，不曰心肾，独曰胃不和，岂无意哉！中枢之论，非臆说也。明者当能察之。

台参须　炒枳实　甜广皮　煅牡蛎　晚蚕砂　茯苓神　炒竹茹　炒枣仁　煅龙齿　白蒺藜　上濂珠三分　西血珀二分　川贝母一钱五分。三味研末，蜜水调服

左　心，火也，居于上；肾，水也，居于下；火炎上，水吸之而下行；水沦下，火挈之而上溉。心肾两亏，水不能吸火下行，而纷纭多梦；火不能挈水上溉，而精辄自出。再交心肾。

朱茯苓　炒枣仁　左牡蛎盐水炒　柏子霜　块辰砂　煅龙骨　潼沙苑　珍珠母　天王补心丹晨服三钱

又　惊动胆木，致乙木上升，甲木不降。一身之气，升多降少，则离火不能下行，自致坎水不能上承，离不中虚，坎不中满，是为未济，未有水火不济而能安寐者。风阳既盛，所有湿痰，鼓击上行，袭入脾络，言语蹇涩，以脾脉散舌下故也。前法兼化风痰。

台参须　炒枣仁　远志肉　白蒺藜　茯苓神　煅龙齿　大麦冬　九节菖蒲　广橘红　白僵蚕　淮小麦　金器悬煎

龙宗师　人有阳气，阴之使也；人有阴气，阳之守也。故阳气常升，水吸之而下行，阳气无炎上之忧；阴气常降，阳挈之而上升，阴气无下泄之患。心为离火，肾为坎水，离在上而坎在下，离抱坎而中虚，坎承离而中满，太过者病，不及者亦病。阴阳配合，本不得一毫偏胜于其间也。姜附过剂以耗阴气，则在下之水，不克吸阳以下行，病遂以不寐始。阳胜于阴，由此而基。夫阳乃火之属，容易化风，经谓：风善行而数变，阳之性毋乃类是。阴伤不能制伏其阳，致阳气游行背部及腹，时有热气注射，而热却不甚，但觉温温液液。以阳邻于火，而究非火也，故曰背为阳，腹为阴，以阳从阳，背热宜也。而涉于腹也何居？则以阴弱而阳乘之也。惟逢得寐，其热暂平，以水火既济，阴阳相纽，足以收其散越也。若阳气久亢无制，从阳化风，恐贻痱中之忧。差喜右脉濡缓，左寸关虽弦大，左尺细微，沉候有神，乃阴气足以内守之征。历进育阴酸收之品，所见甚高。惟是花甲之年，肾经之水，能保不虚，已属不易，何易言盈。况阳之有余，即是阴之不足，以酸收之，阳虽暂敛，未必常能潜伏。兹拟前人取气不取味之法，专以水介至阴之属，吸引阳气下行，使升降各得其常，病当循愈。特春升雷且发声之际，势难遽奏全功，一阴来复，当占勿药也。

玳瑁　珍珠母　龟甲心　炙鳖甲　煅牡蛎　煅龙齿　海蛤粉　白芍　女贞子　朱茯

神　泽泻

复诊　昨引阳气下行，原欲其阳伏阴中，而成既济。乃地气升发，咋为惊蛰，阳气正在勃动，晚间依然未睡，胸中不舒，稍稍咳痰，顿觉爽适。阳气两昼一夜未潜，右寸关脉顿洪大，沉取甚滑。夫以阳升之故，脉象遽随之而大，此阳系是虚阳无疑。而关部独滑，滑则为痰，盖津液为阳气所炼，凝成胶浊，胃中有痰，一定之理。心在上，肾在下，上下相交，惟胃中为交通之路，然后可以接合。今潜之而未能潜，必以交通之路，有所窒碍。拟从前意兼泄痰热，通其道以成水火既济之功。

玳瑁　煅龙齿　珍珠母　瓜蒌皮　川贝母　胆星　羚羊片　海蛤粉　夜合花　制半夏　焦秫米　竹沥

某　卫气行于阳则寤，行于阴则寐。寐少寤多，卫之气偏于阳分，不入于阴，阴虚不能恋阳，阳不下潜。舍补阴别无他法。

黑归脾汤加龟板、制半夏、秫米，另服磁朱丸。

郁左　夜不成寐，脉细，左关微弦，右关带滑。心，离火也，肾，坎水也，离在上，坎在下，上下交通，其枢在胃，胃中为湿痰所据，则坎离相交之道路阻梗，遂致水火不能相媾，所有湿痰，悉借肝火而鼓动。欲媾阴阳，当通胃府，欲通胃府，当化湿痰，特黏腻之物，断难立予荡除，探手成功耳。

制半夏　广皮　枳实　煅龙齿　知母　茯苓　白蒺藜　竹茹　上瑶桂二分　川雅连四分。二味研细，饭糊为丸，开水先下

复诊　惊动胆木，甲木漂拔，乙木过升，致阳气有升无降。日久不寐，脉弦肤肿，经所谓热胜则肿也。升降乖违，而欲其水火相济也得乎？拟专降胆木，使升降各得其常。

制半夏　广皮　茯苓　枳实　竹茹　辰砂　天竹黄　珍珠母　煅龙齿　煅磁石

另濂珠二分，辰砂一分，川贝三分，三味研末调服。

孙左　脾肾两虚，饮食生痰，痰阻为喘者久。兹值春升之际，痰凭木火之势而化为热，以致竟夜不能交睫。脉左尺不藏，苔黄舌红，龙相亦动。拟潜阳和阳，参以苦泄。

川雅连酸枣仁同炒　制半夏　竹茹盐水炒　知母　茯苓神　炒枳实　上濂珠三分　川贝母五分。二味研末，调服

廉右　胆胃不降，水火不能交合。不寐眩晕，足膝软弱。下虚上实，图治不易。

人参须　广皮　茯苓神　炒牛膝　煅龙齿　炒竹茹　制半夏　枳实　煨天麻　金毛脊　夜交藤　杜仲

又　阳气时升时降，不寐时重时轻。法不外乎交合水火，熄肝化痰。

人参须　砂仁　炒枣仁　茯苓神　钩钩　炒枳实　橘皮　煅龙齿　制半夏　天麻　上瑶桂　川连二味研末，饭丸

某　体丰多湿，湿土生痰，痰盛则水火之升降被阻而为不寐也。

制半夏三钱　橘皮一钱　炒竹茹一钱　煅龙齿三钱　焦秫米二钱　枳实一钱　茯苓神辰砂拌，

各二钱　夜合花三钱　远志甘草汤拌炒，五分

杨左　肾水不足，耳常虚鸣，寤难成寐，痰多欲咳，行动气辄上逆。肾虚水火不能相济，火越于上，炼液成痰，所以痰多而欲咳也。拟升降水火，兼化痰热。

朱茯神　夜交藤　川贝母　冬瓜子　炒枣仁　煅龙齿　海蛤粉　天花粉　天王补心丹五钱，绢包入煎，三钱，开水先服

又　寐得稍安，耳鸣腰背酸楚，稍涉劳勃，遗精复发，多思妄虑。皆由肾水不足，肝木上升太过，胆木决断无权。拟滋肾养肝，交合心肾。

生龟板六钱　茯神三钱　煅龙齿三钱　厚杜仲三钱　沙苑盐水炒，三钱　稆豆衣三钱　大生地四钱　炒枣仁二钱　生牡蛎六钱　川贝母二钱

又　阴虚气弱，气不运旋。阴柔之药，尚觉呆滞，宜以退为进。

大生地砂仁炙，四钱　新会皮一钱　炒枣仁二钱　杭白芍一钱五分　潼沙苑三钱　生山药三钱　茯苓神各二钱　沉香曲二钱，炒　厚杜仲三钱　生熟谷芽檀香汤炒，各一钱五分

又　滋水宁神，脉症相安。前法扩充之。

大生地砂仁炙，四钱　潼沙苑盐水炒，三钱　制半夏一钱五分　茯神三钱　生牡蛎四钱　柏子霜二钱　炙龟板四钱　炒枣仁二钱　甘杞子三钱　厚杜仲三钱　杭白芍一钱五分，酒炒　上广皮一钱　女贞子三钱，酒蒸

又　神能守舍，而肺感风邪，咳虽不甚，咽痒痰出不爽。药宜以退为进。

杏仁泥三钱　川贝母二钱　池菊花一钱五分　橘红一钱　冬瓜子三钱　茯苓三钱　桔梗八分　桑叶一钱　生梨肉一两　枇杷叶四片

某　大病之后，元气未复。兹以惊动肝胆，心悸少寐。脉细左弦。宜宁神以潜阳气。

人参须另煎，冲，一钱　於术炭一钱五分　炒枣仁二钱　茯苓重辰砂拌，三钱　白归身二钱　煅龙齿三钱　川断肉三钱　炒牛膝三钱　厚杜仲三钱　炒白芍一钱五分　橘皮络各一钱

左　身发瘔瘖，竟夜不能交睫。此痰湿热蕴于胃中，胃不和则卧不安。

煅龙齿　山栀　竹茹　制半夏　僵蚕　赤白苓　地骨皮　丹皮　知母　炒枣仁　广皮

周左　肾本封藏不固，秋冬收藏之令，阴气不能收摄，辄痰多咳嗽。兹以外感湿热之后，痰多咳甚，寤难成寐。脉象弦滑。此由病后湿化为痰，痰在胃中，则胆寒肝热。拟化痰宁神。

制半夏一钱五分　炒竹茹一钱五分　白茯苓三钱　广橘红一钱　夜交藤四钱　陈胆星六分　炒枳实一钱　炒枣仁二钱　炒苏子三钱　竹沥七钱　姜汁少许

又　化痰和中，以温胆气，寐得稍安，痰亦略少。再降胆胃而蠲痰饮。

陈胆星四分　炒枳实一钱　炒苏子三钱　广橘红一钱　云茯苓三钱　旋覆花二钱，绢包　炒枣仁二钱　炒於术一钱五分　炒竹茹一钱五分　制半夏一钱五分　远志肉五分

杨左　阳升不潜，介类所以潜阳，升水即以降火，投剂之后，竟能安睡。肾为封藏之

本，腠理不密，动辄多汗。偶或遗泄，即发腰痛，以腰为肾府也。恶寒两足尤甚。阳甚于内，逼阴于外，自觉汗者，非真汗也。自幼头痛目疾，禀先不足。久坐尾闾作痛，尾闾为督脉起处，肾虚则空及奇脉，亦属定理。但痰湿素盛，宜从阴柔药中，参以和平蠲饮。

大熟地八两　粉丹皮一两　夜交藤二两　炙绵芪三两　白茯苓三两　大生地四两　潼沙苑盐水炒，二两　厚杜仲二两　金毛脊去毛，切，二两　制半夏一两五钱　白归身一两，酒炒　杭白芍三两，酒炒　海蛤粉三两，包　生山药一两　甜广皮一两　川贝母一两　生鳖甲十两　枣仁炒研，一两　鸡头子一两　煅龙齿二两　生牡蛎八两　奎党参三两　炒於术二两　女贞子一两，酒炒　甘杞子二两

以清阿胶三两，龟板胶六两，酒化收膏。

黄左　头目昏蒙，恶心胃钝。连宵不寐，阳升不平，胃土失和。治以和胃熄肝。

制半夏一钱五分　上广皮一钱　炒秫米二钱，包　茯苓神各二钱　炒竹茹一钱　煅龙齿三钱　白蒺藜三钱　炒枣仁二钱　夜交藤四钱

又　寤不成寐，头目昏蒙。皆由真水不足，水不济火。前法再扩充之。

炒枣仁　辰茯神　杞子　柏子霜　辰麦冬　珍珠母　辰灯心

又　寐得稍安，而水火不易交接。再参升降水火法。

朱茯神三钱　夜交藤四钱　川雅连三分　焦秫米二钱　辰灯心三分　炒枣仁二钱　煅龙齿三钱　上瑶桂去粗皮，研，后入，一分五厘　制半夏一钱五分

李左　向有肝阳，兹以情志拂逆，更兼一阳来复，肝阳上升，连宵不寐。症属内因，急宜开展襟怀，以遂其肝木条达之性。

枣仁炒，研，二钱　煅龙齿一钱　白芍一钱五分　石决明四钱　夜交藤四钱　朱茯神三钱　甘草三分　柏子仁三钱，去油　朱砂安神丸三钱，开水先下

二诊　上升之阳渐平，寤得成寐。然肝体已虚，再从下柔养。

龟板　白芍　生熟草　黑豆衣　夜交藤　生地　茯神　女贞子　粉丹皮　谷芽

朱左　咸寒育阴，苦泄降火，连宵得寐，遗泄未来。药既应手，宜再扩充。

枣仁胆汁炒，二钱　煅龙齿四钱　龟甲心炙，先煎，六钱　珍珠母醋煅　半夏胆汁炒，二钱　生牡蛎四钱　丹皮二钱　桑叶七分　百合心辰砂拌，四钱　朱砂安神丸二钱，开水先下

王右　隔宿之事，尚能记忆，神不昏也。神既不昏，而终日酣眠，呼之不应，断无如此睡状也。面青，脉左大，舌无华。此中气无权，阳气尽从上冒，则肾阴不能上交，阳气浮而少阴病矣。《金匮》惟少阴有但欲寐之条，兹用桂枝汤以和阳，参介类潜伏。但阴不与阳交，阳不与阴接，再进一层，即是阴阳脱离之局，可忧者在此。

桂枝七分　杭白芍三钱，炙甘草三分，煎汁拌炒　煅龙齿三钱　左牡蛎七钱　制半夏二钱　老生姜二片　大枣二枚

二诊　蒙昧稍清，面青较退，左脉稍敛，而仍神迷如睡，时带错语。阳气上冒未平，

炼液成痰，神机愈蔽。拟潜阳之中，参开郁化痰，必得续效，方能许治。

桂枝三分，白芍一钱五分，同炒　左牡蛎一两　郁金五分，磨，冲　香附研，一钱五分　炒范志曲一钱五分　茯苓五钱　煅龙骨三钱　炒枳实一钱　橘红一钱　淮小麦七钱

三诊　阳气稍潜，上则耳鸣大减，下则大便通行，坎离稍济，蒙昧略清，面色青晦稍退，舌稍华泽。惟中脘尚觉作痛，右关脉稍觉沉实。中虚宿垢未清，阴阳稍通，坎离仍未互抱。拟从阳引阴，从阴引阳，仍参磨滞之品，合于胃府以通为降之旨。

人参须另煎，冲，四分　橘红一钱　郁金五分，磨，冲　炒范志曲一钱五分　枳实五分，磨，冲　生香附一钱五分，研　牡蛎一两　茯苓三钱　制半夏二钱　煅龙骨三钱　孔圣枕中丹三钱，先服

四诊　蒙混迷睡大退，目光渐觉灵动，面色青晦亦渐转华。其为阳气上冒，不能下交于阴，致少阴之气不能上承，确然可见。中脘拒按已化，虽属积滞下行，未始非土中之木得泄而然也。惟遍身作痛，良由营血失于涵养，肝风入于筋络。再用参归桂枝汤出入，仍参介类潜阳。

人参须另煎，冲，八分　川桂枝三分　橘络红花汤拌炒，一钱　煅龙齿三钱　左秦艽一钱五分　白芍一钱五分　煅牡蛎八钱　桑寄生三钱，炒　当归二钱，炒　孔圣枕中丹三钱，开水送下，先服

五诊　蒙昧已退，胃亦略起。然言语间有错杂，心中懊烦。当属阳气撼扰，再参宁神。

云茯神三钱　辰砂三钱，包　白蒺藜去刺，炒，三钱　枣仁炒，打，二钱　制香附二钱　缩砂仁研，后入，七分　石决明四钱　龙骨炒，打，三钱　白芍一钱五分，与桂枝三分同炒　人参须五分　龙眼肉四个　左牡蛎五钱

六诊　神气渐得如常，胃亦渐醒，浮冒之阳既得下潜，所以大便不攻自下者屡矣。但遍体作痛，是血虚风行入络。宜养血和络，所谓治风先治血也。

川桂枝四分　白芍一钱五分，炙甘草三分，煎汁拌炒　白蒺藜去刺，炒，三钱　人参须另煎，冲，七分　桑寄生三钱，酒炒　川断肉三钱　炒秦艽一钱五分　橘红一钱，红花汤炒　全当归三钱，酒炒　桑枝七钱，酒炒　丝瓜络二钱，酒炒

七诊　大便甚艰，究之不攻而能畅解，肝火得以下行，面色已转，神渐灵慧。惟腹中作痛，遍体酸疼。络中为风所阻，肝气亦未疏和。再养其体，勿疏其用。

白归身三钱　炒杞子三钱　香附二钱，醋炒　潼沙苑三钱　火麻仁二钱　金铃子一钱五分　整砂仁七分，后入　杭白芍二钱，酒炒　青皮一钱，醋炒　桑寄生三钱

服二帖后，去青皮、归身，加枣仁二钱，辰茯神三钱，煅龙齿四钱，夜交藤四钱。

汗

曹子藩　六脉濡细，而模糊不爽。舌苔薄白，中心带黄，而颇觉黏腻。稍一动作，辄易汗出。若果阳虚，何得酬应纷繁，不存畏葸。岂卫外之阳，与运用之阳，一而二耶？无此理也。所以然者，汗为心液，液贵收藏。今体中之湿有余，兼复嗜饮，酒性升热，

遂致胃中之湿热熏蒸，迫液外泄，汗出过多，实不在自汗盗汗之例。如护卫其阳，固表益气，则湿不能泄。若敛摄其阴，壮水益肾，则湿滞不行。两者皆足以生他变也。治汗之法，惟祛其热不使熏蒸，兼引导其湿热下行，使熏蒸于胃者，从膀胱而渗泄，则不止其汗而汗自止矣。

地骨皮三钱，桂枝三分，煎汁收入　滑石四钱　茯苓四钱　泽泻一钱五分　猪苓二钱　枇杷叶四片，去毛　浮小麦一两，煎汤代水

梁左　叠进黄芪建中汤，咳嗽盗汗俱减。然痰涩不爽，每至半饥，其咳即甚，形体恶寒，脉象细弱。阴伤及阳，以甘药补中。

炙绵芪三钱　生甘草七分　甜杏仁三钱　茯苓三钱　橘红一钱　奎党参三钱　淮小麦五钱　胡桃肉一枚　南枣四枚

二诊　吐血之后，阴伤及阳，盗汗虽止，而形体恶寒，咽中如阻，即欲呛咳，胃纳不起。投以建中，中气仍然不振，脉象细弱。良由阴阳并虚，少阴之脉贯喉，中气下根于肾，所以肾阴虚而咽中不舒胃气不振也。汤丸并注，上下分治。

炙绵芪三钱　炙黑草四分　菟丝子盐水炒，三钱　怀牛膝盐水炒，三钱　奎党参三钱　白茯苓三钱　炒萸肉二钱　都气丸四钱，二次服

三诊　久虚不复，稍饥则咳甚，胃气不能振作。拟以麦门冬汤养其肺胃，仍以丸药入下，以摄肾阴。

台参须一钱　青盐半夏一钱　海蛤粉三钱　车前子盐水炒，二钱　大麦冬三钱　生熟草各二分　白茯苓三钱　牛膝盐水炒，三钱　左归丸三钱，先服

四诊　脉细弱少神，咳甚不减，痰多白腻，食入运化迟钝。阴伤及阳，肺脾肾俱损。再摄其下。

桂枝四分　巴戟肉三钱　车前子二钱　五味子三分　左归丸三钱，先服　茯苓三钱　牛膝三钱　菟丝子三钱　炙草四分。二味另服

张　向有肝气，腹时胀满。春升之际，更起呛咳，痰黏而稠，寐则泠泛汗出。脉数细弦。肝藏之气，逆犯太阴，肺为水之上源，恐水源失化，而入损门。

阿胶　东白芍　牡蛎　玉竹　生草　蛤黛散　川贝母　碧桃干　淮小麦　南枣　枇杷叶

二诊　养肝保肺，固表和阳，咳嗽减疏，盗汗大退。的是肝木冲突之余，木叩金鸣，阳不固摄。效方扩充。

肥玉竹　川贝母　生白芍　青蛤散　生甘草　阿胶　生地　牡蛎　南枣　淮小麦　炙枇杷叶

三诊　咳嗽盗汗俱减，脉仍细数，阴虚不复。效方进退，再期应手。

大生地　杭白芍　蛤黛散　肥玉竹　煅牡蛎　阿胶珠　川贝母　大麦冬　淮小麦　南枣　枇杷叶蜜炙

右 潜阳宁神，轰热盗汗犹然不退，手指带肿，口燥欲饮。适在经前，乳房作痛。脉数而弦。阳气不收，再育阴泻火固表。

生於术 柏子仁 煅牡蛎 麻黄根四分 法半夏 炙五味 炒枣仁 北沙参 浮小麦一两，煎汤代水 当归六黄丸

陈左 伏暑之后，湿邪久恋，熏蒸阳明，汗出不止，遗泄频来。亦属湿扰精宫耳。

地骨皮三钱，桂枝三分，煎汁拌 赤茯苓 生米仁 建泽泻 滑石块 沉香曲 木猪苓 淡黄芩 川萆薢 制半夏 川通草 上广皮 淮小麦一两五钱，煎汤代水

二诊 汗泄得减，时仍遗泄。湿热熏蒸于上，复扰于下也。

地骨皮三钱，桂枝同炒 猪苓二钱 生米仁四钱 泽泻一钱五分，盐水炒 川萆薢二钱 黄柏盐水炒，一钱 砂仁七分 广皮一钱 大淡菜二只 浮小麦一两

吴左 病后自汗，咽中牵腻，有时火从上升，则肌肤灼热。脉数软滑。此甲木与戊土不降，而乙木独升。恐损久不复。

制半夏一钱五分 云茯苓四钱 海蛤粉三钱，包 地骨皮桂枝四分，煎汁收入 福泽泻一钱五分 广皮一钱 瓜蒌皮三钱 枇杷叶去毛，二片 鲜竹茹一钱五分，姜汁炒 淮小麦一两，煎汤代水

某左 口腻舌浊苔白，而中心光剥。中气不足，水谷之气，化津者少，化湿者多，有诸内则形诸外矣。湿蒸为汗，与阳虚表不固者有殊。

人参须四分 制半夏一钱五分 枳实一钱五分 橘皮一钱 茯苓三钱 广藿香二钱 野於术一钱五分 泽泻一钱五分 白蔻仁七分，后入 川桂枝四分 地骨皮二钱，桂枝同炒

嘈杂

徐右 先发肝厥，既而嘈杂脘痛，涌涎少寐。皆木郁之极，致肝阳冲胃。刻当经行之后，带下如注，以奇脉隶于肝，肝病则奇脉不能固摄矣。先从肝胃主治。

制香附二钱 炒枳壳一钱 潼沙苑四钱 左金丸五分 豆蔻花五分 朱茯神三钱 煅牡蛎四钱 炒白芍一钱五分 金铃子一钱五分

右 涎下略少，仍然不止，嘈杂易饥，足软腰酸，腹时胀满。冲气不和，冲脉不固。再摄奇脉，兼参调气。

炒松熟地 当归炭 炙艾叶 乌贼骨 茯苓 酒炒白芍 阿胶珠 公丁香 旱莲草 淮小麦

右 产后血虚不复，收藏不固，不时咳嗽。兹则寅卯之交，咳呛更甚，心嘈头晕腹满。脉虚弦，左尺细涩。阳气升多降少，拟育阴封固。

南沙参四钱 炙生地三钱 川贝母二钱 潼沙苑盐水炒，三钱 阿胶珠二钱 杭白芍酒炒，一钱五分 海蛤粉三钱 黑豆衣三钱 生熟草各二分 淮小麦五钱

左 不时嘈杂，头晕心悸，足胫带肿。此经血不足，肝阳有余，木撼中州，土德暗损。宜从肝胃主治。

朱茯神　炒枣仁　白蒺藜　土炒白芍　珍珠母　五加皮　左金丸

居右　中州痞阻，吞酸嘈杂。木郁土中，宜和肝胃。

金铃子　赤白芍　炒枳壳　甜广皮　左金丸　制半夏　白蒺藜　香橼皮　淮小麦

周右　火时上升，不寐头痛嘈杂，甚则脘痛，脉弦舌光。阳升不熄，拟宁神和阳。

炒枣仁二钱，研　煅龙齿三钱　杭白芍一钱五分，酒炒　女贞子三钱，酒蒸　朱茯神三钱　珍珠母四钱　夜交藤四钱　木瓜皮一钱，炒

宋女　脘痛偏左为甚，时为嘈杂，脉象细弦。肝胃不和，当平肝和胃。

香附二钱　白芍一钱五分，土炒　砂仁五分　茯神三钱　金铃子一钱五分　干橘叶一钱五分　炙草五分　炒枣仁二钱　大南枣三枚　淮小麦五钱

又　脘痛不止，有时嘈杂涌涎。肝阳冲侮胃土，致胃中阳气不旋。前法扩充之。

青皮一钱，醋炒　制香附二钱　淡吴萸三分　白蒺藜三钱　炒枣仁二钱　白芍二钱，土炒　川楝子一钱五分　延胡索一钱五分　炙黑草三分　茯神三钱　淮小麦五钱　大南枣三枚

许右　中脘作痛，两胁胀满，嘈杂而不能食，两关脉弦。肝胃不和，拟平肝调气和胃。

制香附二钱　延胡索一钱五分　川雅连三分，淡吴萸四分，同炒　橘皮一钱　炒枳壳一钱　川楝子一钱五分　白芍一钱五分，土炒　砂仁五分　香橼皮一钱

癫　痫 附悲哭喜笑

某　眩晕跌仆，涌涎肢搐，发则不及备，过则如常人。此风痰入络，痫厥情形，势难杜截。

制半夏　茯苓　僵蚕　白蒺藜　钩钩　远志　橘红　陈胆星　天麻　九节菖蒲

郑　惊风之后，风痰入络，舌强不语，步履举动，状如傀儡。兹则不时痉厥，厥则颧红火升，目斜口开手撒，四肢厥逆，脉细弦少力。络隧之中，虽有风痰内阻，而肝阴肾液已亏，以致风邪升动。拟育阴潜阳。

生龟板六钱　白芍二钱　川贝母二钱　茯苓三钱　大淡菜酒洗，二只　生牡蛎八钱　磁石三钱　橘红一钱　阿胶二钱　金器一件

二诊　介类以潜阳气，厥仆不止。风痰入络，痫疾也。方宜以退为进。

竹沥半夏一钱五分　陈胆星七分　郁金一钱五分　僵蚕三钱　竺黄三钱　煨天麻一钱五分　白茯苓三钱　白蒺藜三钱　镇心丹一丸

三诊　脉象弦滑，痫厥仍至。风痰入络，不易图治。

陈胆星五分　天竺黄三钱　制半夏一钱五分　僵蚕三钱　白蒺藜三钱　煨天麻一钱五分　广橘红一钱　茯苓三钱　石菖蒲四分　钩钩四钱　远志五分

另服末药，制南星八分，炙蝎尾二条去毒，辰砂二分，金箔两张，犀黄四厘，巴霜三厘，研极细末，每服一分，开水调。

汤左　稍涉忿怒，肝阳逆上，阳气不入于阴，寤不成寐。脉弦，苔白心黄。恐浊痰随时上逆，而致癫痫也。

制半夏三钱　炒枳实一钱　煅青龙齿四钱　炒肥知母二钱　酸枣仁二钱，猪胆汁炒　橘红一钱　陈胆星八分　夜交藤四钱　朱砂安神丸二钱，开水送下

二诊　降火化痰，寐得稍安。然胸次尚觉窒闷，时作烦嘈。脉象弦滑。阴分素亏，而少阳之火挟痰内扰，春升之际，势多周折也。

竹沥半夏二钱　广橘红一钱　黑山栀三钱　焦秫米绢包，二钱　朱茯神三钱　胆汁炒枣仁二钱，研　炒知母一钱五分　鲜竹茹一钱　珍珠母三钱，研

三诊　不寐嘈杂大退，脉象亦觉柔和。的是痰热内扰。效方再进一筹。

竹沥半夏三钱　陈胆星六分　茯苓四钱　胆汁炒枣仁三钱　夜交藤三钱　知母二钱　枳实一钱　焦秫米三钱

朱左　不寐神烦大退，脉亦稍觉柔和。然左寸尚觉弦大，还是心火未宁。再宁神泄热，心火下行，则肾水自固。

猪胆汁炒酸枣仁二钱　粉丹皮二钱　黑山栀三钱　竹沥半夏二钱　块辰砂绢包，三钱　夜交藤三钱　茯苓神各二钱　细生地四钱，炒松　川雅连三分　灯心五尺

左　气从上升，则辄哭泣而痰如涌。此肝气挟痰犯肺，非旷怀不能为功也。

代赭石四钱　钩钩二钱　煅牡蛎四钱　旋覆花二钱　东白芍一钱五分　生香附二钱　橘叶一钱　煅龙骨三钱　白蒺藜三钱　炒竹茹一钱

此证甚奇，证发则悲泣，泣甚则渐愈。盖木火犯肺，肺主悲，悲甚木气泄，故愈。

某　湿热之后，痰湿未清，肝火挟痰上升，哭泣发厥，厥回脉仍弦数。痰火尚未平靖，宜清以泄之。

制半夏　茯苓神　珍珠母　广郁金　南星　炒枳实　炒竹茹　块朱砂　青果汁

左　寐中辄作喜笑而不自知，一言不合，辄作忿怒。此厥少二阴之火有余。

辰麦冬　朱茯神　炒蒌皮　青蛤散　光杏仁　粉丹皮　广郁金　风化硝　枇杷叶

呃　忒 附嗳噫

费右　寒热日作，热势甚重，苔腻质红，渴不多饮，咽痛颧红，鼻窍两目火出。此恼怒动肝，肝火挟湿热熏蒸少阳阳明，则寒热往来。肝胆之火，与吸气相触，呃忒声彻户外，其为气火无疑。

香豆豉三钱　炒杏仁三钱　白桔梗一钱　橘皮一钱　竹茹一钱　黑山栀三钱　广郁金二钱　金铃子一钱五分　柿蒂三枚

顾左　病后湿留阳明，郁蒸凛热，耳鸣目黄神倦，逆气上冲，呃忒旬日不止，凌晨盗汗。此皆湿热见证，医用镇摄温化，其呃愈甚。殊不知清化湿热，热平呃自止耳。

橘皮一钱　茯苓三钱　白蔻仁五分　枳实一钱　佛手一钱　竹茹一钱　杏仁三钱　制半夏一

钱五分　通草一钱　柿蒂三枚

杨左　疟后肿胀，攻下之后，胀退成痢，两日来更兼呃忒。中阳欲败，有厥脱之虞。

台参须　熟附片　公丁香　云茯苓　泽泻　广木香　制半夏　重姜汁炒竹茹　粳米一撮

二诊　下痢呃忒，投温补中阳，呃仍不止，沃出涎水，脉象弦滑。胃中夹杂痰食，勉方图幸。

公丁香　制半夏　木香　楂炭　陈皮　泽泻　台乌药　云茯苓　砂仁　猪苓　炙柿蒂

三诊　满腹作痛，不时呕吐，气冲呃忒。肝木犯胃，恐至暴厥。

川连　乌梅　金铃子　代赭石　砂仁　吴萸　香附　延胡索　旋覆花　香橼皮　磨刀豆子

郭左　呃忒时发，胃虚而冲气逆行。七年之病，三年之艾，不易得也。

旋覆花　橘皮　制半夏　淡干姜　炒枳壳　代赭石　竹茹　云茯苓　大枣　磨刀豆子三分

右　脘痛投温而止。恶心不纳，投以苦辛，致酸涎呃忒，胃阴不能转旋也。

代赭石　公丁香　橘皮　制半夏　云茯苓　香附　旋覆花　上川朴　炙柿蒂　炒竹茹　蜜炙干姜

某　呃忒每至咳痰，呃即稍止。脉浮带滑。此肺气闭郁，清阳不展，恐致变痉。

制半夏二钱　广郁金七分　射干七分　桔梗一钱　橘皮一钱五分　香豆豉三钱　杏仁泥三钱　通草一钱　竹茹一钱五分　鲜枇杷叶一两

又　呃忒稍减，然有时气从上冲，直至巅顶，则身体震动。痰气内阻，清阳不展，有厥脱之虞。

代赭石　磨沉香　方通草　香豆豉　茯苓　刀豆子　旋覆花　广郁金　白蒺藜　杏仁　射干　枇杷叶

王左　嗳气略减，浊痰稍得泄化。再降胆胃，胃府通降，则益肾补心之药，方能任受也。

煅龙骨　九节菖蒲　块辰砂　远志肉甘草汤拌炒　竹茹　炒枣仁　甜广皮　制半夏　炒枳实　龟甲心

二诊　寐稍得安，仍然多梦，气冲嗳噫。胆胃之气，不克下行。前法再参降胃。

块辰砂　石决明　制半夏　炒枣仁　甜广皮　茯苓　泽泻　枳实　生薏仁　姜汁炒竹茹

左　气坠已舒，大便亦调，而噫出卵臭，还是宿滞不化。

川朴　青陈皮　莱菔子　花槟榔　砂仁　枳实　范志曲　台乌药　焦楂肉　焦麦芽

曹左　久虚不复，肾气不能收摄，气觉短促，冲气上逆，嗳噫作呛。病由遗滑而来。

脉象细弦。拟气血并调，以图徐复。

台参须八分　茯苓三钱　蛤壳五钱　生牡蛎五钱　生於术一钱五分　熟地四钱　白芍二钱　煅磁石二钱　炒萸肉一钱五分　丹皮一钱五分　怀山药三钱

二诊　久虚不复，气短自觉上下不续，虽能安谷，实非馨进。脉象细弱如丝，舌滑少苔。中气肾阴皆虚，所以俯仰失职，胃气不能鼓舞。拟气阴并调。

炙绵芪　生於术　砂仁炒熟地　白芍　坎炁　党参　怀山药　炒萸肉　茯苓

某　嗳噫得食则满。木土失和，宜于土中泻木。

土炒白芍　代赭石　制香附　白蒺藜　砂仁　制半夏　旋覆花　煨天麻　茯苓神　左金丸　陈皮

卷十五

咽　喉 附失音

鲍右　咽喉作痛，遇劳即发，颧红目涩。此心胆火郁，恐成喉痹。

连翘壳三钱　净蝉衣一钱　黑山栀二钱　生甘草三分　射干五分　元参肉三钱　桔梗一钱　荆芥一钱　细生地四钱　郁金一钱五分

二诊　昨进甘凉，中脘痞阻，而目痛火升咽痛，足厥不温。气火尽从上浮。再反佐以进。

广郁金　煅磁石　半夏曲炒　白蒺藜　光杏仁　炒枳壳　香豆豉　茯苓　滋肾丸三钱，分二次，用淡盐汤下

三诊　咽痛稍减，足厥转温，然中脘仍然不舒。还是气郁火难下降，前法再进一步。

制半夏　炒枳壳　广郁金　橘皮　生熟　香附　茯苓　川连二分，干姜四分，同炒　滋肾丸三钱

四诊　苦辛开降，中脘稍舒，咽痛略减，颧红稍退。水性常降，宜使之升；火性常升，宜使之降；中焦为升降之总道。再拟苦辛合化，引导火热下行。

制半夏　炒枳实　广郁金　肥知母　黄柏　云茯苓　广皮　竹茹　上瑶桂三分，去皮，研末，饭糊丸，桐子大，先服

五诊　胸次稍舒，饭食稍增，然足仍厥逆，咽喉仍痛，还是虚阳上逆。用《金匮》法。

漂净猪肤六钱　白蜜二钱　生甘草三分　桔梗一钱　炒黄粳米粉二钱　茯苓三钱　滋肾丸三钱，药汁送下

鲍右　经治诸恙稍退。春升木火燃动，不为乳胀，即为咽痛矣。

广郁金　桑叶　白蒺藜　朱茯神　瓜蒌皮　钩钩　黑山栀　胡黄连　黑豆衣　吴萸

二诊　节令之后，木火不熄，咽中热痛，豆胀牙痛。前法再参育阴。

元参　山栀　丹皮　石决明　灯心　豆豉　郁金　桑叶　滁菊花　青果

三诊　昨兼清泄，咽痛牙疼稍减，然咽次仍有哽塞之象。气郁痰滞，木火欲降无由。再开展气机，气行痰利，火自降也。

香豆豉　黑山栀　竹茹　白茯苓　甜杏仁　灵磁石　瓜蒌皮　郁金　炒枳壳　枇杷叶

孙左　向有痰嗽，去冬感受风温，以致热与痰合，蒸腾损肺，咽喉作痛，音喑声嘶，内热连绵，痰稠如胶而色带青绿。脉象细数。气火尽从上凌，太阴肺津，悉为痰热所耗。

金水不能相生，肾藏之水，日形亏乏。虚劳喉痹，恐非草木可以为功。

元参　花粉　桔梗　川贝母　白莱菔绞汁，半杯，温冲　杏仁　郁金　茯苓　海浮石　青果打汁，冲，五枚　玉泉散　陈海蜇漂，一两五钱　大荸荠打汁，冲，五枚

二诊　清化痰热，咽痛音喑，仍然不减。脉象细数，颇有促意。足见痰热虽壅于上，而肾水内亏，虚阳亦从上逆。再上下分治，以觇造化如何。

大生地炭　生甘草　丹皮　蝉衣　黑元　参肉　川贝母　桔梗　山栀

某　不时咽痛，甚则吐血。脉气口带浮。此风热迫损肺络，宜微苦辛凉。

连翘　射干　杏仁　黑山栀　京元参　郁金　茯苓　桑叶　荆芥炭　白茅根

左　春升之令，肝火升腾，咽中痛痒复发，口鼻热冲。恐成喉痹。

黑元参　射干　黑山栀　广郁金　玉泉散　白桔梗　连翘　粉丹皮　炒蒌皮　枇杷叶

王左　音喑咽燥作痛，便艰带血，风湿化火，灼烁肺胃。前投凉解，不能应手，拟通地道而开天气，肺与大肠相表里故也。

黑元参四钱　鲜生地一两　玉泉散三钱，包　连翘壳三钱　射干七分　大麦冬三钱　鲜石斛四钱　天花粉二钱　牛蒡子三钱　白桔梗一钱　上湘军三钱煎，三钱磨冲　梨汁一两，冲

吕左　喉症之后，痰滞未清，以至喉间肿胀如核，久而不化。宜化痰开郁。

制半夏二钱　水炒竹茹一钱　郁金一钱五分　茯苓四钱　象贝母二钱　广橘红一钱　杏仁泥三钱　炒枳壳一钱　桔梗一钱　陈海蜇一两　大荸荠四枚。二味煎汤代水

某　石蛾遇劳辄发，发则咽痛，耳后筋胀，鼻窍不利。此喉蛾之后，遗毒未清，不易杜截也。

射干五分　黑元参三钱　冬桑叶一钱　黑山栀三钱　广郁金一钱五分　桔梗一钱　大贝母三钱　粉丹皮二钱　盐水炒橘红一钱　梨肉一两　茅根肉七钱

龚右　头痛内热俱减，然咽中仍然作痛。喉痹情形，极难调治。

北沙参五钱　细生地四钱　川石斛四钱　射干五分　粉丹皮二钱　川贝母二钱　大麦冬三钱　竹衣一分　天花粉二钱　黑元参三钱　郁金一钱五分　青果二枚

二诊　咽痛音喑稍减，而咽中哽阻，肺胃燥痰未化也。

北沙参　川贝母　云茯苓　青果　川石斛　郁金　光杏仁　竹沥　炒蒌皮　黑元参　陈关蜇　地栗

三诊　诸恙皆减，而咽燥甚，则喑亦随之俱甚。气液之耗伤，即此可见。

北沙参　川贝母　元参肉　青蛤散　郁金　川石斛　天花粉　光杏仁　大麦冬　青果　梨片

四诊　咳喑而且吐血。据述病由受寒而起，投补而剧。于无治处求治，姑从此着眼，以希天幸。

炙麻黄五分　光杏仁三钱　象贝母一钱五分　炙桑叶一钱　藕节二枚　净蝉衣一钱五分　炒

当归一钱五分　煨石膏六钱　云茯苓三钱　生甘草五分

五诊　辛温寒合方，咳嗽递减。肺伤邪伏，再尽人力以待造化。

炙麻黄五分　生甘草五分　元参肉三钱　射干五分　煨石膏六钱　炒蒌皮三钱　净蝉衣一钱五分　竹衣二分　北沙参五钱　川贝母二钱　梨肉一两五钱

六诊　久喑久咳，本无发越之理。病从受寒而起，所以辛温之药，叠见应效。药向效边求，从前法进退。

炙麻黄　光杏仁　茯苓　元参　青果　煨石膏　生甘草　花粉　梨肉

七诊　稍感新凉，咳嗽顿剧。太阴伏寒，非温不化也。

炙麻黄三分　北细辛三分　橘红一钱　五味子六粒，老姜二片，同打　川桂枝三分　光杏仁三钱　炙黑甘草三分　制半夏一钱五分　云茯苓三钱

八诊　叠进辛温，咳退十六，姑守前法以希天幸。

炙麻黄四分　光杏仁三钱　炙橘红一钱　云茯苓三钱　竹衣一分　北细辛三分　炒苏子三钱　生熟甘草各二分　桔梗一钱

九诊　音声稍爽。再清金润肺，以觇动静。

天花粉　川石斛　桔梗　水炒竹二青　北沙参　黑元参　生甘草　梨肉　光杏仁　云茯苓　竹衣

十诊　心中炙热，致音爽复喑。良以痰热上凌，再清金化痰。

瓜蒌皮　桔梗　生甘草　竹沥　生鸡子白一枚，冲　北沙参　麦冬　云茯苓　郁金

十一诊　经云：人卒然无音者，寒气客于会厌，则厌不能发，发不能下，其开合不致，故无音。夫卒然者，非久之之谓也。今喑起仓卒之间，迁延至两年之久，揆诸久病得之为津枯血槁之条，似属相殊。不知其得此喑病之时，并非久病而得之，实以暴而得之，绵延日久不愈，虽久也，实暴也。但寒久则与暴客究有不同，以寒久则化热，所以心中有时热辣，而咽中有时作痛。前人谓失之毫厘，谬以千里，不可不辨而漫为施治也。拟消风散以治其内客之邪。至火邪遏闭，咽干声嘶而痛，古法往往宁肺清咽，即参此意。

台参须一两　苦桔梗一两三钱　松萝茶一两五钱　广皮一两三钱　大麦冬四两　川羌活一两五钱　生甘草一两三钱　防风一两五钱　炙款冬三两　荆芥穗一两五钱　牛蒡子三两　川芎一两五钱　白僵蚕二两　川贝母三两　光杏仁四两　云茯苓四两

共研细末，淡姜汁泛丸，如凤仙子大，不可过大，大则力下行，恐过病所也。临卧服三钱，食后服一钱五分，青果汤下。

邵左　冬令过温，少阴之热循经而发，喉痛数日，势虽不甚，今交戌亥时，肢节筋脉，忽作牵掣两次，而无表邪见症。夫少阴属肾，内藏相火，相火寄于肝胆，胆为少阳而属风，木火动则风生，风煽则火炽。经云：一阴一阳结，谓之喉痹。即风火相合之意。今肢节掣引，少阳之风从内而鼓，诚恐火势因之暴炽，胡可再投表散，以张其焰！惟有甘凉镇润，为合古人治法。

细生地　大麦冬　白蒺藜　桑叶　生甘草　大白芍　元参肉　黑山栀　钩钩

二诊　投剂后喉痛大定，筋脉牵掣亦未复作，饮食自调。诚以火风从内而发，镇之则风平，润之则火熄。火与风合，其来也勃然；火与风分，其去也倏然。脉形沉弱，面色青黄。《脉经》谓：营气不足面色青，卫气不足面色黄。肝为营之源，肾为卫之本，平日肝肾之不足，略见一斑。仍从前法出入。

细生地　稆豆衣　粉丹皮　元参　甘草　大麦冬　滁菊花　大白芍　钩钩

三诊　喉痛既平数日，忽于戌亥之交，梦在凉月中行，陡然惊寤，肢体又作震战。夫阳气藏于阴中，阴气敛之，则阳方静谧。戌亥为至阴之际，少阴之敛藏不固，则阳气从阴中勃然而出，经谓肾之变动为栗者此也。拟大剂育阴，以助蛰藏之令。

大生地　怀牛膝　云茯神　大麦冬　钩钩　稆豆衣　白蒺藜　东白芍　元参肉

四诊　投剂之后，震战以次渐平，肾之变动为栗，经训确然无疑。夫肾何至于变动哉？良由冬令过温，少阴不主潜藏，阴中之火从而升动。阴火者，犹雷电之火也，故其发也，作为战栗之状。药既应手，自宜叠进，以期阴平阳秘。

大生地　东白芍　云茯神　金石斛　怀山药　怀牛膝　大麦冬　钩钩

荣左　冬暖阳气不藏，交春阳气更加发泄。肾水亏损，不能制伏阳气，以致内火亢盛，上蒸肺胃，喉间肿痛，喉关之内，已布白点白条，头胀恶寒发热，遍体不舒。津液为火所蒸，变成痰沫，以致痰涎上涌，正所谓痰即有形之火，火即无形之痰也。白喉风症，为时行险恶之疾。姑清肺胃之热，益肾之水以制火。

生石膏五钱，薄荷头一钱，同打，绢包　大生地五钱　大元参三钱　知母二钱　大麦冬三钱　瓜蒌仁六钱　川贝母二钱　绿豆衣三钱　生甘草五分　金银花二钱　鲜芦根去节，一两五钱

二诊　喉间白条已退，肿胀稍定。然仍凛寒发热，汗出则松，大便六日不解，火热结闭，舌红苔黄。李先生釜底抽薪法，陆先生泄热化痰法，从两方之中，参合并用，未识然否。

鲜生地七钱　大连翘三钱　黑山栀三钱　元参肉三钱　苏薄荷一钱　大力子三钱　川贝母二钱　生广军三钱　淡黄芩一钱五分　元明粉一钱，冲　竹叶心二十片　活水芦根一两五钱

三诊　釜底抽薪，便行两次，蕴热稍得下行，咽喉肿痛大退。然仍作胀多痰，凛寒发热。邪风蕴热未楚。拟清咽利膈法。

川雅连四分　生山栀一钱五分　黑元参三钱　竹叶十二片　白桔梗一钱　大力子三钱，打　连翘壳三钱　青防风一钱　广郁金一钱　荆芥穗一钱

四诊　咽赤肿痛大退，脉静身凉。邪势已解，出险履夷，幸至极矣。但腹中气觉呆钝，热化湿动。再清余炎，兼理湿邪。

大力子三钱　白桔梗八分　通草七分　滑石三钱　连翘三钱　范志曲一钱五分　黑山栀二钱　赤苓三钱　枳壳一钱

改方去连翘，加瓜蒌仁五钱，光杏仁三钱，黑山栀一钱。

费毓卿夫人 由瘀化水，水性就下，流入足三阴经，郁而生热，遂致腿股赤肿。肝胆之火，亦因之而起，火既用事，阴分愈烁，不特分利泄湿，不能却病，即育阴之剂，未见全功。足肿赤痛，口碎咽疼，知是阴虚之极，阴不藏阳，阳气炽于阴分之中，而浮越于外。随进金匮肾气以导火归原，散越之火，应手而伏，两足赤痛顿定，肿大如瓜之状，十消五六，可谓冒险逢生。理宜渐渐和平，徐徐图复。岂期散越之火，一扫而尽，而咽中之痛，稍缓复盛。脉数右寸关较大，而不耐重按。窃思少阴肾藏，是藏精之地，为乙癸之源。考少阴之脉系舌本，循喉咙，诸经之火既收，何独咽痛不与偕退。良由肾液燥涸之甚，阴气不能下吸，则虚阳难以潜伏。诚恐糜腐大起，阴阳不相抱负，而致虚脱。兹与屐莓仁兄先生商用仲景猪肤汤，以救少阴之燥，合阿胶鸡子地黄汤，以救肝肾之阴。转变百出，而致于此，得失之数，在此一举，若得应手，便是转危为安也。

真阿胶 生山药 熟地 鸡子黄 白粳米 麦冬 炒黄川贝 川石斛 猪肤 白蜜

复诊 诸火渐收，而少阴大亏，阴不下吸，虚阳依然上炎，已申明于前案中。夫阴不下吸，为水亏也，猪肤汤以救肾燥，胶地以滋水源。无如虚阳既从上炎，肺金受烁，肺为水之上源，源头不生，则滋育之品，自为杯水车薪，无从应手。遂以崔氏八味为之反佐，而口糜仍然不退，壮水而水不能壮，导火而火不能归，转觉口腻涎黏，胃中生浊，独何故欤？盖一饮一食，皆赖脾胃为之磨化，然后化津化气，足以养生。而脾胃之磨化；尤赖肾中之一点真阳蒸变，炉薪不熄，釜爨方成也。今虚阳尽从上越，则命火之蒸变，反属无权，脾胃之旋转失职，胃本无浊，而浊自生矣。此时虚阳挟得些微之浊，流露于外，则结糜尤易。若投化浊，则燥药更易伤阴。若叠壮水源，则胃中之浊，必拒而不受，即复能受，虚浊必愈堆愈满。若大队引导，则阴不下吸，导之必不能下。兹拟以极轻之品，益水之上源，金为水母，所谓虚则补其母也；芳以泄浊，以避燥也；复以纯阴之品，以制阳光。然否，正之。

炒黄北沙参 盐水炒竹茹 炒焦豆豉 炒黄枇杷叶 金钗石斛 盐水炒橘白 炒黄白粳米 炒麦冬 茯苓神 上濂珠 川贝母二味研极细，先调服，用白荷花露冲

目 疾

右 面发泡疮，目胞赤肿，身热，脉大而数。此风湿热壅于阳络，先为清泄。

荆芥 薄荷 连翘 黑元参 大力子 丝瓜络 马勃 银花 青黛 夏枯草 荷叶梗 绿豆衣 鲜菊叶

郁左 左目红赤，目胞肿胀，泪下多眵，脉形浮滑。风热内郁，先为清解。

粉丹皮 荆芥 白蒺藜 连翘壳 甘菊花 淡黄芩 防风 晚蚕砂 石决明 黑山栀 夏枯草

陈左 小溲灼热，右目骤然失明。经云：五脏六腑之精气不能上注于目，与阴虚而木旺者有间也。

制半夏　广皮　赤白苓　白蒺藜　龙胆草　炒菊花　泽泻　车前子　晚蚕砂

某左　两目并不红赤，多眵模糊，视物少神，睛脉不清。素体湿痰，此非风火为恙。

左秦艽　煨天麻　白蒺藜　晚蚕砂　木防己　炒菊花　建泽泻　生薏仁　净钩钩　独活　香附　桂枝　陈皮

徐右　目为肝窍，为脏腑精气之所聚。目疾之后，眦痒多泪，脉数微弦。此风热未清，风为阳邪，其气通肝，所以风即为热。拟养血清肝熄风，俾不致伤精气为上。

制首乌四钱　蜜炙桑叶一钱　滁菊花一钱五分　炒地骨皮二钱　决明子四钱　晚蚕砂三钱　炒荆芥一钱　桔梗八分　黑豆衣四钱　赤芍一钱五分

二诊　脉症相安，但右目不赤不痛，不因见风亦时常流泪。是肝胆气弱，肾水不足，虽有风邪，不能自越。以丸药缓图之。

大熟地三两，川椒二钱，煎汤蒸制　上桂一钱，去皮另研，和入　建泽泻一两五钱　蜜水炒川芎一两　粉丹皮一两五钱　熟附片一钱　萸肉炭一两　炒山药二两　茯苓二两

周左　五脏六腑之精气，皆上注于目，而为之睛。阴虚于下，痰湿上盛，精气不能贯注而上，浊火转从上蒸，气轮翳膜遮睛。拟化浊熄肝。

制半夏一钱五分　白蒺藜三钱，去刺　赤白芍各二钱　决明子三钱　木贼草三分　生薏仁三钱　广橘红一钱　晚蚕砂三钱　青葙子三钱　木猪苓二钱

二诊　化浊熄肝，脉症相安。前法出入，再望应手。

熟地炭三钱　盐水炒菟丝子三钱　白茯苓三钱　制半夏一钱五分　决明子三钱　煅磁石四钱　甘杞子三钱　潼沙苑三钱　黑豆衣三钱　酒蒸青葙子三钱

三诊　一阳来复，肝阳走入胃络。暂为清养，参以熄肝。

川石斛三钱　白蒺藜三钱　粉丹皮一钱五分　酒炒女贞子三钱　甘菊花一钱五分　石决明四钱　黑豆衣三钱　大麦冬三钱　钩钩三钱　鲜活水芦根六钱

四诊　羞明稍减，而偏左牙痛头痛。肝经之火，袭入少阳阳明之络。再为清养。

细生地四钱　大麦冬二钱　西洋参二钱　桑叶一钱五分　晚蚕砂三钱　大天冬二钱　川石斛四钱　粉丹皮二钱　黑山栀二钱　荷叶边三钱

程左　湿痹经久才愈，至今阴茎尚时碎痒，其湿热之盛，即此可知。乃于去冬旋觉眼目昏花，如蒙云雾。夫目者五脏六腑之精也，土郁则木郁，精气不能上承，风湿热转从目系上注，将成内障之症。拟拨云退翳法。

蔓荆子五钱　滁菊花四钱　白蒺藜五钱　荆芥穗四钱　薄荷一钱五分　木贼草五钱，去节　川雅连三钱，酒炒　楮实子一钱五分　生甘草一钱五分　川芎三钱　蜀椒一钱三分　蛇蜕炙，一钱三分　密蒙花五钱　蝉蜕一钱五分　当归一两

研末为丸，每服三钱。

牙　痛

姚右　营分久虚，木失涵养，阳气上逆，乘于胃络，牙痛牵引颊际。宜养血而引导阳

气下行。

白归身　白僵蚕　大麦冬　女贞子　炒地骨皮　上安桂　肥知母　川柏片　黑豆衣

二诊　前拟桂柏等方，原为引导虚阳而设。夫齿属于肾，龈属于胃，牙肉常肿，是阴气乘入胃络。特刚药可以制病，不能生水，改进和阳熄风法。

大天冬　煅决明　生牡蛎　大生地　女贞子　川石斛　旱莲草　广皮白　真二泉阿胶　蜜水炒香附

左　辛温以开寒饮，舌痛牙疼俱退。足见饮邪内阻，则气火上浮。再以重药镇之。

煅赭石　旋覆花　橘红　白蒺藜　炒苏子　海蛤粉　白茯苓　竹茹　制半夏　炒枳壳

金右　头晕耳窍失聪，牙龈作胀。肝阳上升，宜和肝胃之阴。

金石斛三钱　白蒺藜三钱　半夏曲一钱五分　钩钩三钱　橘白一钱　阿胶珠二钱　云茯苓三钱　滁菊花一钱五分　酒炒杭白芍二钱　石决明四钱

左　左脉虚弦，牙疼胸闷，肝阳走于胃络也。

金石斛四钱　大天冬三钱　白蒺藜去刺，炒，三钱　炒香玉竹二钱　西洋参二钱　石决明四钱　甘菊花一钱五分　净双钩钩三钱　滋肾丸二钱，淡盐汤下

右　产后而更经多，营血亏损。木失水涵，牙痛头疼舌痛。木叩金鸣，咳嗽不止。再拟清金平木，兼和营气。

北沙参　川贝母　甜杏仁　砂仁　枇杷叶　金石斛　青蛤散　石决明　钩钩　肺露

王左　左偏齿痛微肿，先觉脚冷，火升则其痛益剧，其为阴虚火痛无疑。脉滑而数，苔薄白。治宜养阴降火，略参清疏之法。

酒蒸女贞子三钱　米泔炒旱莲草三钱　盐水炒灵磁石四钱　大玄参三钱　白蒺藜三钱　法半夏一钱五分　冬桑叶一钱五分，盐水炒　石决明生打，先煎，四钱　朱茯神三钱　丹皮炭一钱五分　夏枯草酒炒，五分　酒炒淡苦参一钱

江右　阴分素亏，虚阳上亢，牙缝出血，时觉浮动，脉弦带数。虚热走于胃络，此谓齿衄，又谓牙宣。当育阴以制其阳。

炙甘草　泽泻　杭白芍　炒麦冬　盐水炒骨碎补　牛膝炭　茯神　黑大豆　炒丹皮

李右　牙龈肿胀，牙缝出脓，畏风肢体疲软。脉象细涩，关部独弦。厥阳走于胃络，拟清胃泄肝。

川石斛四钱　炒白归身一钱五分　金铃子一钱五分　海蛤粉三钱，包　川雅连三分，鸡子黄拌炒　朱茯神三钱　炒杭白芍一钱五分　蛤粉拌炒真阿胶一钱五分　半夏曲二钱　潼白蒺藜盐水炒，各二钱

耳　鸣

沈左　下则遗精，上则眩晕，甚致呕吐欲仆，耳鸣失聪。脉弦尺虚。此肾本空虚，木

失涵养，致阳气化风，尽从上越。拟滋水潜阳法。

炙龟板六钱　大生地四钱　酒炒杭白芍一钱五分　滁菊花二钱　生牡蛎六钱　黑豆衣三钱　粉丹皮二钱　盐水炒潼沙苑三钱　磁朱丸二钱，先服

二诊　遗精眩晕，耳鸣渐聋，右目翳障，脉弦尺涩且数。阴虚火盛，拟滋水清肝。

生龟板四钱，先煎　羚羊片一钱五分　石决明六钱　甘菊花二钱　大生地三钱　野黑豆三钱　黑山栀三钱　粉丹皮二钱　蛇蜕七分　白金丸五分，药后服

三诊　左耳稍聪，右耳仍闭，头胀眩晕，目翳障不化。水亏木旺，前法出入。

炙熟地四钱　粉丹皮二钱　建泽泻一钱五分　酒蒸青葙子三钱　野黑豆三钱　密蒙花二钱　炒萸肉一钱五分　山药三钱　蛇蜕七分　石决明五钱

四诊　耳鸣窍闭，头胀眩晕，滋肾养肝。脉弦且带滑数。稠痰灰黑，目翳障不化。肾水不足，木火上腾，炼液成痰，痰随火生，清空之地，遂为痰火所占。急则治标，缓则治本，经训如此。

黑山栀三钱　桑叶一钱五分　川雅连三分　广橘红一钱　粉丹皮二钱　淡黄芩一钱五分　制半夏二钱　陈胆星一钱二分　晚蚕砂四钱　煨明天麻一钱五分　白蒺藜去刺，炒，三钱　竹沥一两，滴入姜汁少许

五诊　清火豁痰，脉弦滑转为细弱，浊火已退三舍，而眩晕呕吐，咽燥口干。经谓：头痛巅疾，下虚上实。再填实其下，以治其本。

炙龟板一两　生牡蛎八钱　黑豆衣三钱　酒炒杭白芍一钱五分　大熟地五钱　粉丹皮二钱　甘杞子三钱　白茯苓三钱　磁朱丸包，入煎，三钱

六诊　目障翳稍退，光明较开，耳鸣略定，然眩晕仍然不止。阴腻之药，并不碍胃，其下虚可以概见。效方扩充之。

炙龟板一两二钱　甘杞子三钱　杭白芍三钱　酒蒸女贞子三钱　大熟地五钱　肥玉竹三钱　生牡蛎八钱　元参三钱　黑豆衣三钱　磁朱丸三钱　炒萸肉二钱　陈关蜇一两，煎汤代水

七诊　滋水填阴，眩晕大退，耳鸣亦减。药既应手，再为扩充。

炙龟板一两　炙熟地五钱　生牡蛎五钱　炙鳖甲六钱　甘杞子三钱　炒萸肉一钱五分　盐水炒潼沙苑三钱　酒炒杭白芍一钱五分　酒炒青葙子三钱　密蒙花二钱　元参三钱

洪左　耳鸣不止，耳窍闭塞，脉象弦滑。此肝风挟痰上逆，致浊邪阻塞清窍。病已经年，恐草木不能遽然奏效。

桑叶一钱五分　丹皮二钱　山栀三钱　郁金一钱五分　枳壳一钱　制半夏三钱　胆星五分　橘红一钱　白蒺藜三钱　茯苓三钱　僵蚕一钱五分　礞石滚痰丸三钱

左　耳后牙床牵引头痛。此由脘痛之后，风阳窜入少阳阳明之络。

粉丹皮　香橼皮　代赭石　钩钩　桑叶　旋覆花　淡黄芩　滁菊花　枳壳　炒竹茹

右　眩晕递减，而步履有时欹斜，上实下虚。再凉肝熄风。

黑山栀三钱　滁菊花二钱　炒牛膝三钱　石决明八钱　野黑豆三钱　朱茯神三钱　煅龙齿三

钱 粉丹皮二钱 净双钩四钱 甘杞子三钱 酒炒女贞子三钱

沈右 产后营血不足，血不养肝，阳气不和，多梦少寐，头晕耳鸣，冲气不和，胸中窒闷。宜养血熄肝宁神。

阿胶珠二钱 白归身二钱，酒炒 茯神三钱 煅龙齿三钱 黑豆衣三钱 大生地四钱 酒炒白芍一钱五分 炒枣仁三钱 生牡蛎四钱 干枇杷叶三钱

鼻渊

范左 肝火熏蒸，上逼于脑，致鼻渊久漏不止，气味臭秽。脉细弦，左尺小涩。深恐脂液枯槁，而致难支。

煨石膏 生薏仁 山栀仁 北沙参 炙升麻二分 西洋参 肥知母 赤白苓 藿胆丸以藿香末和胆汁为丸

张左 痰多脘痞，甚则呕吐，浊涕从脑而下。此脾胃气虚，生痰酿浊，难杜根株。

制半夏 苍耳子 海蛤粉 干姜 川桂枝 旋覆花 煨石膏 云茯苓 葛花 松萝茶 炒竹茹 广皮

杨左 浊涕从脑而下，脉象细弦。此阳明湿热，熏蒸于肺。姑导湿下行。

苍耳子一钱五分 马兜铃二钱 苦桔梗一钱 松萝茶一钱五分 生米仁四钱 煨石膏三钱 冬瓜子四钱 辛夷三钱 升麻三分 碧玉散三钱

左 头胀作痛，浊涕自下，风邪湿热上攻也。

川芎一钱 防风一钱 苍耳子一钱五分 辛夷三钱 炒菊花一钱五分 荆芥一钱 白芷一钱 白僵蚕一钱五分 钩钩二钱 松萝茶叶一钱五分

郑左 向有嘈杂脘痛，兹则浊涕自下，气带臭秽。此肝火湿热，上蒸于脑。驾轻就熟，难杜根株。

苍耳子 赤猪苓 制半夏 辛夷 生薏仁 建泽泻 松萝茶 上广皮 水炒竹二青 枇杷叶 山栀仁姜汁炒，以脘痛故也

左 鼻窍窒塞，而咳嗽却不甚盛，脉形滑大。此肺热内郁，浊火上蒸也。

黑山栀 桔梗 香豆豉 郁金 嫩苏梗 光杏仁 枳壳 粉前胡 荆芥 葱白头

卢左 火风已解，而平素动辄鼻塞，脉气口独大。此浊火上蒸于肺，宜清宜泄。

赤白苓 郁金 生薏仁 桔梗 枇杷叶 碧玉散 盐水炒橘红 泽泻 冬瓜子

金左 浊涕结聚，鼻窍不通。肺胃湿热熏蒸，浊气闭塞清窍，名曰鼻鼽，久必至衄。

炒黑山栀仁三钱 桔梗一钱 马兜铃一钱五分 酒炒淡芩一钱五分 冬瓜子三钱 广郁金一钱五分 生薏仁四钱 茯苓三钱 泽泻二钱 干枇杷叶三片

二诊 浊涕稍减，鼻窍仍然窒塞。湿热熏蒸于上，上病而下取之。

炒黑山栀仁三钱 冬瓜子三钱 生熟薏仁各二钱 煨石膏四钱 马兜铃一钱五分 桔梗七分 木猪苓二钱 炙升麻三分 礞石滚痰丸三钱，开水先送下

三诊　湿热上攻，不克下达。再清泄其上。

炒山栀仁三钱　苍耳子一钱五分　白茯苓三钱　淡黄芩一钱五分　冬瓜子四钱　生薏仁四钱　元参肉三钱　苦桔梗一钱　干枇杷叶三钱　藿胆丸每日卧服八分，开水先送下

龙井茶炭八分，橄榄核炭二钱，二味研细代鼻烟。

陈左　鼻衄年余，时作时止。浊火上占清位也。

山栀仁　桔梗　苍耳子　北沙参　枇杷叶　冬瓜子　云苓　白蒺藜　盐水炒竹茹

卷十六

肩臂背痛

右　阳明脉络空虚，风阳窜络，背痛不止，偏右头痛。去年咯吐见红，亦属木火亢甚。平肝泄热，勿望一蹴而就也。

粉丹皮　黑山栀　白蒺藜　甘菊花　炒香玉竹　细子芩　乌贼骨　当归炭　地榆炭

右　脘痛已止，腰背不舒。

旋覆花汤加橘皮络　郁金　丝瓜络　香附　炒枳壳　白蒺藜　缩砂仁　土炒白芍　川断肉　厚杜仲

二诊　腰背作痛，其为痰湿热入络，确然可见。

制半夏　赤白苓　炒枳实　川萆薢　建泽泻　上广皮　生熟薏仁　水炒竹茹　酒炒桑枝　丝瓜络

胡左　背脊作痛，牵引腰膂不舒，不时寒热。此肝肾不足，络隧失和。

川桂枝　炙绵芪　生於术　酒炒桑枝　左秦艽　木防己　全当归　泽泻

孔左　背腧牵掣不舒，不时眩晕。脉象细弦，舌红苔白而渴。阳明络虚，风阳上僭。宜通补阳明，参以熄肝。

炙绵芪二钱　酒炒当归一钱五分　白蒺藜三钱　滁菊花一钱五分　石决明四钱　川石斛四钱　生甘草五分　酒炒女贞子三钱　钩钩三钱　黑豆衣三钱

王左　膺肋作痛已止，然肩臂又复痛楚，络隧尚未宣和。再拟宣通，参以和络。

川桂枝　秦艽　旋覆花　桑寄生　酒炒桑枝　川萆薢　独活　真猩绛　丝瓜络　青葱管

恽左　肝气偏旺，湿痰复盛，以致肝气挟痰入络，左肩臂酸痛。脉象弦滑。宜化痰以宣络隧。

制半夏二钱　川桂枝三分　白僵蚕一钱五分　左秦艽一钱五分　白蒺藜三钱　橘红络各一钱　茯苓三钱　酒炒木防已一钱五分　指迷茯苓丸五钱，分二次服

二诊　宣通络隧，搜逐湿痰，浊气下行，大便畅解，右肩臂酸痛大退。脉弦稍柔。药既应手，宜再扩充。

炒於术二钱　海风藤三钱　白茯苓三钱　川独活一钱　秦艽一钱五分　橘红络各一钱　制半夏一钱五分　木防已一钱五分　白僵蚕一钱五分　片姜黄四分，酒炒　指迷茯苓丸五钱，分二次服

三诊　肩臂作痛渐定，而湿痰不能悉化，肺气为痰所阻，行动气觉短促。脉象沉弦。

痰饮内盛，不流于彼，即聚于此，其病虽殊，其源则一。

制半夏一钱五分　川桂枝五分　煨石膏二钱　炒於潜术一钱五分　广橘红一钱　白茯苓三钱　甜葶苈四分　淡干姜四分　桑寄生三钱　指迷茯苓丸三钱，先服

四诊　辛温寒以开饮降肺，肺肾之气，已得交通，肩臂作痛亦觉稍退。然肌肉有时跳动，《内经》谓风胜则动；河间谓曲直动摇，风之象也；丹溪谓治风先治血，血行风自灭。血本流行，所以不行者，痰阻之也。故治风必当治血，治血仍当化痰。

制半夏二钱　广橘红一钱　桑寄生三钱　白茯苓三钱　炒於术二钱　白僵蚕一钱五分　左秦艽一钱五分　川桂枝三分　酒炒桑枝四钱　指迷茯苓丸三钱，先服

程左　摄纳其下，行动仍然气逆痰多，左肩臂痛。肾水空虚于下，肾阴不收，痰气凭凌于上，流窜经络。摄下之中，参以化痰。

制半夏　归身　茯苓　怀牛膝　都气丸　大生地　橘红　苏子　车前子

二诊　肾藏封固失职，冬令收藏，气不收摄，遂至痰饮凭凌于上，肾气不收于下，络隧为痰所阻，肩臂为之作痛。再标本并顾。

制半夏一钱五分　苏子三钱　海蛤粉三钱　盐水炒车前子三钱　橘红一钱　茯苓三钱　猩绛五分　盐水炒牛膝三钱　旋覆花三钱　青葱管三茎　都气丸四钱，分二次服

三诊　气逆咳嗽，尚属和平，左肩臂作痛未止。下虚上实，痰饮流入络中。仍标本并治。

竹沥半夏一钱五分　白茯苓三钱　紫蛤壳五钱　炒萸肉一钱五分　盐水炒橘红一钱　炒苏子三钱　酒炒牛膝三钱　巴戟肉三钱　盐水炒车前子二钱　都气丸三钱，空心服　指迷茯苓丸三钱，下午服

四诊　向有肠红，此次兼肛门热痛。历投和阴泄热，肠红肛痛虽止，而天气骤寒，封藏不固，气不收藏，咳嗽气喘复发。肾阴不足于下，而痰气则有余于上，左肩臂作痛。上实下虚，宜虚实兼顾。

奎党参三两　制半夏一两　炙生地十两　酒炒桑寄生一两五钱　於术二两，炒　紫蛤壳五两　炙甘草四钱　牛膝盐水炒，三两　白茯苓二两　厚杜仲三两　萸肉三两，炒　全当归酒炒，一两　制首乌四两　甘杞子三两　川贝母一两　东白芍酒炒，二两　生山药三两　苏子二两，炒　海风藤二两　丝瓜络酒炒，七钱　车前子盐水炒，二两　橘红八钱　杏仁泥一两五钱　玉竹一两五钱　缩砂仁七钱，另煎汤，收膏时冲入

加阿胶三两，龟板胶二两，鹿角胶二两，收膏。

腿膝痛

杨左　平素每易呕痰，兹则腿股作痛牵掣，腰膂亦觉不舒。两关脉滑。此痰湿流入经络。

制半夏　川桂枝　制南星　橘红　白僵蚕　炒枳实　威灵仙　煨天麻　云茯苓　指

迷茯苓丸

倪右　不时内热，热在腿股为甚，形神并不消瘦。此肝火挟湿，郁陷于下也。

粉归身　泽泻　杭白芍　青防风　制香附　羌活　赤白苓　二妙丸

孙左　热势递减，头痛仿佛止住。然右足作痛异常，色带赤肿。脉数细弦。肝火湿热袭入足三阳经，脚气情形，况从湿温传变而来，恐有冲心等患。

川萆薢　粉丹皮　汉防己　宣木瓜　生薏仁　当归身　丝瓜络　赤白茯苓　盐水炒川柏　龟甲心炙，先服

左　肝火郁于足三阴经，足心作痛，按之愈甚。

广郁金　杭白芍　阿胶　黑山栀　小青皮　龟甲心

左　膝肿且痛，恐成鹤膝。

左秦艽　生薏仁　独活　酒炒红花　汉防己　川桂枝　萆薢　建泽泻　威灵仙　赤白苓　当归　二妙丸

荣左　左足膝仍然作痛，脉数滑，苔白质腻。风湿热袭入足三阳之络，为势尚盛。

苍术　酒炒防己　萆薢　威灵仙　赤白茯苓　独活　姜汁炒黄柏　秦艽　上广皮　木瓜　泽泻　制半夏　桂枝

改方加桑寄生、当归，活络丸一粒，陈酒化服。

赵左　大便已实，咳嗽胸痛亦止。惟膝膑酸楚，足心刺痛，皆肾虚见象。

生地炭四钱　白茯苓三钱　炒山药三钱　怀牛膝三钱　泽泻二钱　粉丹皮一钱五分　扁豆衣三钱，炒　川贝母二钱　海蛤粉三钱　虎潜丸三钱，分二次服

邵左　上春两膝作痛，几成鹤膝。今则外寒束缚里热，致风湿热袭入络隧，腿前廉两肩臂作痛，不能举动，痛后经络烙热，《内经》所谓脉痹，即热痹也。拟辛温寒以通络泄热。

川桂枝五分　光杏仁三钱　左秦艽一钱五分　射干五分　生甘草五分　煨石膏五钱　木防己三钱　酒炒丝瓜络二钱　桔梗一钱

梁左　足心烙热，每至睡醒，辄腰府作痛，运动即定，两太阳亦时作痛。皆湿痰内阻，络隧不宣，甲木从而少降。宜化痰宣络。

制半夏二钱　陈胆星六分　制香附二钱　上广皮一钱　茯苓三钱　川萆薢一钱　炒枳壳八分　白僵蚕二钱　丝瓜络二钱，酒炒　清气化痰丸三钱，另服

毛右　左半腰腿仍痛，痛处自觉火热，风湿热乘虚入络。病在产后，势难急切从事。

川桂枝五分　炙乳没各三分　秦艽　当归　桑寄生　羚羊片八分　川芎　桑枝　丝瓜络

脚　气

左　两足肿胀，按之坚硬，肌肤麻木不仁，肢体头面亦觉微肿，脉弦微滑。此风与湿袭入脾藏，急宜疏泄。

苍术　大腹皮　广皮　香附　五加皮　猪苓　连皮苓　生熟薏仁　泽泻　汉防己

另煅牡蛎七钱，葶苈五钱，商陆根七钱，蜀漆四钱，海藻五钱，泽泻五钱，瓜蒌根五钱，七味研为细末，每晨开水下三钱。即牡蛎泽泻散

钱左　两足肿胀，肌肤不红，脾虚而湿热下注。不能急切从事。

汉防己　炙绵芪　连皮苓　白术　生熟　薏仁　五加皮　木猪苓　建泽泻　苍术　炒冬瓜子　上官桂后入

左　脚气肿痛。

汉防己　生薏仁　川萆薢　全当归　泽泻　木瓜　茯苓　虎潜丸五钱，分二次服

风　疹

邵左　遍体风疹，营中郁热也。

粉丹皮二钱　豨莶草二钱　当归二钱，酒炒　白僵蚕三钱，炒，打　地骨皮二钱　海桐皮二钱，炒　杭菊花一钱五分，炒　夏枯草三钱　白茅根去心，打，七钱

左　风疹时发时止者数月，节骱作痛。肝火游行于肌肉，而化风入络也。

全当归二钱　粉丹皮二钱　干菊花一钱五分　炒赤芍一钱五分　白僵蚕二钱，炒，打　黑山栀三钱　秦艽一钱五分　独活一钱　羚羊片一钱，先煎　地骨皮二钱　白茅根去心，打，七钱　三角胡麻三钱

右　体发赤疹，肿痒难忍。此由风热袭入血分，宜凉营养血祛风。

白僵蚕　地骨皮　粉丹皮　香白芷　川郁金　全当归　淡黄芩　菊花叶一钱五分　白茅根一两

岚　瘴

荣左　久处海隅，感受岚瘴。治患未形，明哲者所以保身也。拟方如下，五日一服，作弭患之谋可耳。

制半夏　赤白苓　广陈皮　猪苓　焦苍术　生熟薏仁　泽泻　白芷　大腹皮　姜枣

虫

左　腹痛甚剧，大便解出长虫，此湿热蕴结而蛔蚀也。

雷丸一钱五分　芜荑三钱　使君子肉三钱　炒川椒三分　鹤虱二钱　乌梅肉三分　槟榔一钱　淡芩一钱五分，酒炒　乌梅丸一钱五分，开水晨服

二诊　腹痛稍减。再苦辛酸合方。

使君子三钱　乌梅肉三分，炙　炒川椒三分　芜荑二钱　淡干姜三分　花槟榔一钱　苦楝根三钱，炙　川雅连三分　鹤虱一钱五分　乌梅丸一钱五分，开水送下

江女　蛲虫自从肛出，大便坚燥不畅，此由湿热蕴遏。宜苦辛酸法。

川雅连五分　鹤虱一钱五分　使君子二钱　金银花二钱　云苓三钱　淡干姜三分　泽泻一钱五分　乌梅肉三分　炒川椒七粒

幼　面色青黄，唇口白点，腹痛时止时来，曾经便解长虫。此湿寒蕴于胃中，虫遂以生。拟汤丸并进。

公丁香　金铃子　淡吴萸　芜荑　生薏仁　使君子　花槟榔　制半夏　鹤虱　乌梅丸

某　腹痛甚剧，时痛时止。脉关弦，右部带滑。此由湿热内郁，肝木不克疏泄，蛔动情形也。

川雅连四分　香附二钱　使君子一钱五分　槟榔一钱　乌梅肉三分　淡干姜四分　桂枝四分　金铃子一钱五分　鹤虱一钱

童　损

巫左　先后并亏，任督俱损，胸凸背耸，童损情形也。

生地炭四钱　厚杜仲三钱　茯苓神各二钱　川桂枝三分　橘红一钱　炙绵芪二钱　川断肉三钱　制半夏一钱五分　生熟谷芽各一钱五分

二诊　脉象虚软，气口及左关俱带浮弦，其为气血亏损，风邪乘虚而入，略见一斑。前法参以祛风。

川桂枝五分　炙绵芪二钱　川独活一钱　厚杜仲三钱　西党参二钱　香白芷一钱　川断肉三钱　白归身二钱　防风二钱　生熟谷芽各一钱五分

内　痈

某　少腹作痛有形，腿股屈伸不利。湿郁气滞，恐成内痈。

制香附二钱　锦纹大黄酒炒，后入，三钱　生薏仁四钱　台乌药一钱五分　败酱草三钱　南楂炭三钱　丹皮一钱五分　蓬术一钱，炒

梅　毒

梁左　湿热流入筋骨，遍身作痛。脉象弦紧。宜祛风理湿。

白鲜皮三钱　皂荚子二钱　生薏仁四钱　左秦艽一钱五分　土茯苓一两　生甘草五分　白僵蚕三钱　防风一钱　绿豆衣五钱　银花五钱。二味煎汤代水

二诊　脉弦紧稍柔，肩胛腿膝酸楚，步履疲软。湿热未楚，肝肾已虚。再从厥少二阴主治。

淡苁蓉　潼沙苑　怀牛膝　金毛脊　甘杞子　云茯苓　川萆薢　虎潜丸

三诊　培补肝肾，兼清湿热，脉证相安，然两手腿股广痘未消。前法仍参清化。

海风藤　苁蓉　白鲜皮　生甘草　左秦艽　桑寄生　杞子　土茯苓　川萆薢　虎潜

丸 银花五钱 绿豆衣五钱。二味煎汤代水

四诊 腰腿仍然酸软，四肢广痘未化。湿热未清，而肝肾已经亏损。再补泻并行。

干苁蓉三钱 菟丝子盐水炒，三钱 桑寄生三钱，酒炒 怀牛膝三钱，酒炒 甘杞子三钱 秦艽一钱五分 生甘草五分 绿豆衣五钱 仙灵脾三钱 厚杜仲三钱 金银花五钱 鲜土茯苓用木器打汁，一两

五诊 广痘渐化，腰足酸软。仍益肝肾。

干苁蓉三钱 於术一钱五分 当归二钱 厚杜仲三钱 仙灵脾三钱 甘杞子三钱 菟丝子三钱 牛膝三钱 生甘草三分 桑寄生三钱 金毛脊四钱 绿豆衣三钱

六诊 肝肾虚而湿热未清。腰足酸软，小溲不爽，广痘渐化渐发。再清湿热，兼益肝肾。

白鲜皮三钱 金银花三钱 川萆薢二钱 怀牛膝三钱，酒炒 茯苓三钱 甘草梢五分 绿豆衣三钱 生薏仁三钱 虎潜丸三钱，先服

左 湿毒不化，龙相上凌，神烦不寐，玉茎破碎。化毒泄热，亦定理也。

盐水炒黄柏二钱 川萆薢二钱 夜交藤二钱 建泽泻一钱五分 醋煅珍珠母四钱 炒知母二钱 云茯神三钱 煅龙齿三钱 酸枣仁二钱，川连三分，煎汁，炒 盐水炒灯心三尺

余左 脉细弱，重按微滑。下疳虽愈，而阴茎短缩，近根带肿，溺有余沥。此湿热袭入肝肾，易入难出，不易图治，拟以丸药入下。

虎潜丸五钱，每日服二次 嘱服半月定方。

陈左 湿毒深伏于肾，曾经淋浊，横痃下疳。虽经治愈，而喉间糜碎，经久不除，舌下肿胀。脉细而左尺坚硬鼓指。以少阴之脉系舌本，循喉咙，此响而彼应也。拟方请专门名家采择。

上濂珠 上犀黄 西血珀 人中黄四味研细吹喉 滋肾丸三钱，淡盐汤下

祝左 下疳之后，湿毒未清，遍身瘖瘰密布。疠风重证，须请专门名家诊视。

秦艽 桑寄生 防风 僵蚕 萆薜 生薏仁 防已 土茯苓 泽泻 三角胡麻

程 湿热流入筋骨，不时身痛，左膝破碎。病深在下，极难清澈。

白鲜皮一钱五分 陈松节五钱 海蛤粉三钱，包 川贝母二钱 左秦艽一钱五分 川萆薢二钱 赤白苓各二钱 瓜蒌皮三钱 建泽泻一钱五分 车前子二钱 甘草节四分 丹皮二钱

二诊 筋骨不时作痛，左膝破碎虽敛，而眼目昏花。良以湿毒流入筋骨，肝热生风。轻剂育阴，以觇动静。

龟甲心五钱，先煎 元参肉三钱 炒当归二钱 酒炒白芍一钱五分 池菊花一钱五分 白蒺藜三钱 炙甘草三分 陈松节五钱，劈 绿豆衣三钱 金银花二钱

黄 喉痹染毒。前服药方进百帖甚效，原意治之。

细生地三钱 银花二钱 牛膝一钱 人中白一钱 川连三分 鲜贯众三钱 黄柏一钱 甘草四分

左　湿火深伏于肾，少阴之脉上循喉咙，以致咽辄哽痛，背脊轰热，直至头巅。脉象细弦。极难奏效，以病久而且深也。

甘中黄五分　知母一钱五分　元参三钱　茯苓三钱　黄柏一钱五分，盐水炒　细生地四钱　贝母一钱五分　绿豆衣三钱　金银花三钱　竹茹一钱五分

左　横痃虽经消散，而湿毒未清，营卫因而闭阻。寒热往来，舌心灰霉，胃呆少纳。湿毒之气中人，最难图治之证也。

制半夏一钱五分　香青蒿一钱五分　绵茵陈二钱　泽泻一钱五分　淡黄芩一钱五分　广郁金一钱五分　川萆薢二钱　车前子三钱　川雅连三分　杏仁三钱　滑石三钱　银花三钱　绿豆衣三钱

瘰疬

唐左　气血两亏，肝火挟痰，窜入少阳阳明之络，颈项结核坚硬，按之不移。脉虚弦滑。恐虚痰不化，而延入损途。

桑叶　海藻　制半夏　川贝母　郁金　茯苓　丹皮　桔梗　生香附　炒枳壳　雪羹汤煎。

二诊　痰核软，加生於术。

某　颈有疬痰，眩晕心悸，身体似觉震动。此浊痰内蕴，痰热化风上旋也。

甘菊花　云茯苓　海蛤粉　白僵蚕　石决明　净双钩　制半夏　煨天麻　白蒺藜　橘红　燥渴者雪羹汤。

张左　盘颈疬痰已久，兹则内热连绵，时见咯血，胸膺酸痛，日来腹痛便泄。脉细弦而数。阴虚木旺，虚火上炎，木乘土位。虚损情形，何易言治。

金石斛四钱　黑豆衣三钱　淡秋石一钱　炒木瓜皮一钱五分　女贞子三钱　炙黑草五分　侧柏炭二钱　炒白芍一钱五分　大天冬二钱　海蛤粉三钱

二诊　酸甘制木，以养脾阴，腹痛便泄已止。然虚火上炎，血虽未来，而咽痛音闪。脉数细弦。藏阴皆损，何易言治。

大生地三钱　大天冬二钱　生熟草各二分　杭白芍一钱五分，酒炒　大熟地二钱　大麦冬一钱　女贞子三钱，酒炒　海蛤粉三钱，包　川贝母二钱　毛燕汤代水煎。

三诊　音声已开，咽痛亦止，而中脘犹复作痛。脉象细弦，舌质纹裂。疬痰既久，气血并亏，不能制伏肝木，致强肝克土乘脾则腹痛便泄，犯胃则脘痛呕吐。急者先治之。

香附二钱　金铃子一钱五分　半夏曲一钱五分，盐水炒　茯苓三钱　白芍二钱，土炒　白蒺藜三钱　橘白盐水炒，一钱　盐水炒竹茹一钱　左金丸五分，先服

四诊　痛泄已止，脘痛亦减，而右胁犹复作痛。肝木克土之余，肝风入络。再标本兼顾。

阿胶珠二钱　醋炒香附二钱　柏子霜三钱　炒木瓜皮一钱　生草三分　白茯苓三钱　橘叶一钱五分　金铃子一钱五分　酒炒白芍一钱五分

五诊　便泄既止，脘痛亦定，而右胸膺常觉作痛，舌苔纹裂。痰疬既久，阴伤则肝风入络。还恐损而难复。

阿胶珠二钱　白茯苓三钱　川贝母二钱　真猩绛五分　海蛤粉三钱　柏子霜三钱　旋覆花三钱，酒炒　白芍一钱五分　青葱管三茎

六诊　脘痛便泄，原属肝阳克犯脾胃。红炉泼水，则烈焰飞腾，所以两进柔药，火冲咽痛，随药而来。然火之有余，阴之不足也。再参辛燥之品，以反佐之。

阿胶珠二钱　粉丹皮二钱　海蛤皮三钱　柏子霜三钱　白茯苓三钱　女贞子三钱，酒炒　白芍一钱五分，酒炒　制半夏一钱五分　大天冬一钱五分

七诊　胸膺作痛稍轻，不自觉热，而脉形带数，阴伤火炽。然痰核随处结聚，恐其流窜。再熄少阳木火，参以化痰而和藏络。

炙生地四钱　海蛤粉三钱　桑叶一钱　炒白薇一钱五分　白茯苓三钱　柏子霜三钱　丹皮二钱　女贞子三钱　川贝母三钱

八诊　脉象稍缓，舌红苔腻。左胸膺作痛，牵引背肋，络隧不和。再宣通化痰和中。

川贝母二钱　当归一钱五分，酒炒　白茯苓三钱　粉丹皮二钱　桑叶一钱　海蛤粉三钱　制香附一钱五分　川断肉三钱　盐水炙橘红一钱　生熟谷芽各一钱

某　少阳木火，挟痰流窜经络，肝木从而不和，少腹时有气聚。前法参以调气平木。

香附一钱五分　川贝二钱　海蛤粉三钱　粉丹皮一钱五分　郁金一钱五分　橘叶一钱五分　桑叶一钱　川石斛三钱　金铃子一钱五分　白芍一钱五分，酒炒

二诊　脉数转缓，内热已退，而滑泄频来，环口常发疹瘖。阴虚挟湿，混淆精窍。前法参以分清。

桑叶一钱　川贝母二钱　干橘叶一钱五分　生薏仁三钱　川萆薢二钱　香附二钱　丹皮一钱五分　猪茯苓各二钱　大淡菜二只

三诊　分清精水，滑泄未来，而右半体仍觉牵掣。良由痰阻络中，脉络从而不和。拟化痰宣络。

川贝母二钱　制香附一钱五分　生薏仁四钱　真猩绛五分　丹皮二钱　云茯苓三钱　橘红络各一钱　炒玉竹三钱　旋覆花一钱五分，绢包　桑叶一钱

四诊　神情稍振，遗泄未来。再拟化痰以宣络隧。

川贝一钱　香附一钱五分　黑豆衣三钱　郁金一钱五分　橘红络各一钱　枳壳八分　海藻一钱五分　白蒺藜二钱　白茯苓三钱　浮小麦一两　红枣二枚

五诊　舌纹裂渐满，红色较淡，而腿脱作酸，即发遗精，腹中漉漉。湿热下行，精窍遂为混淆。再化痰而分清精水。

制半夏一钱五分　茯苓三钱　橘红一钱　海藻一钱五分　浮小麦一两　川贝母一钱五分　萆薢一钱　薏仁三钱　猪苓二钱　大淡菜二只

卷十七

调 经

王右　屡次滑胎，兹则经事先期，色紫不泽，临行痛楚。姑宜畅营卫。

全当归酒炒，二钱　白蒺藜三钱　紫丹参二钱　杭白芍酒炒，一钱五分　橘络红花汤炒，一钱　蕲艾炭四分　炒川断三钱　菟丝子盐水炒，三钱　炒牛膝三钱　制香附二钱

二诊　气血不固，屡屡滑胎。治法惟有调气养营，作日就月将之计。

大熟地砂仁拌，炙成炭　泽泻一钱五分　细子芩酒炒，一钱五分　橘皮一钱　白芍酒炒，一钱五分　萸肉炭一钱五分　茯苓神各四钱　炒山药三钱　生熟谷芽三钱　粉丹皮二钱　制香附二钱

谢右　中脘作痛，腹中不舒，经事一月再至，腰酸带下。气血不固，肝胃失和。先调气和胃，再商培补。

金铃子一钱五分　香附一钱五分　砂仁五分　炒白芍一钱五分　佛手一钱　乌贼骨三钱，炙　茯苓三钱　当归炭二钱　八珍丸绢包，入煎，四钱　广皮一钱

陈右　久痛久呕，中脘板硬，月事两月不来。此必有形之滞，郁阻胃中。拟宣通气血。

延胡索酒炒，一钱五分　瓦楞子四钱，煅　炒赤芍一钱　台乌药一钱五分　楂肉二钱　土鳖虫去头足，炙，三枚　单桃仁去皮尖，打，三钱　归须酒炒，二钱　降香片五分

二诊　宣通营卫，大便解出，凝而色红，脘痛势减，板硬较软，呕吐未发。再为宣通。

五灵脂酒炒，三钱　制香附二钱　炒枳壳一钱　焦麦芽三钱　陈皮一钱　薤白头二钱　延胡索酒炒，一钱五分　砂仁末五分　土鳖虫去头足，二枚　广郁金一钱五分

三诊　宣通营滞，大解带黑，脘痛呕吐俱藏。然咽中常觉哽阻，中脘仍然坚硬。脉象弦紧。效方扩充，再望应手。

上桂心五分　炒桃仁三钱　薤白头二钱　干漆炒烟尽，三分　橘红一钱　土鳖虫三枚　延胡索酒炒，一钱五分　制半夏一钱五分　湘军酒炒，八分

龚右　每至将寐，辄觉震痉，头昏作胀，时易汗出，中脘胀满。肝风鸱张，木强土弱。拟养血熄肝，参以凉营，盖经愈前则血愈虚也。

阿胶三钱　丹皮二钱　大生地四钱　黄芩酒炒，一钱五分　女贞子酒炒，三钱　朱茯神三钱　白芍酒炒，一钱五分　香附二钱　金铃子一钱五分　橘叶二钱　黑豆衣三钱　生决明六钱

二诊　咽中如阻，中脘不舒，筋脉跳动，甚至欲厥，经一月再行。营血久亏，风阳

震动。再育阴以涵肝木。

阿胶珠三钱　天冬三钱　豆蔻花四分　潼沙苑盐水炒，三钱　丹皮二钱　大生地四钱　干橘叶一钱五分　炒白芍一钱五分　煅牡蛎三钱　生山药三钱　茯苓神各二钱　淮小麦五钱

三诊　每至气冲，中脘胀满，按之作痛，甚则汗出。冲气逆上，拟镇坠滋养柔和。

代赭石四钱，煅　炙鳖甲四钱　生熟草各二分　金铃子一钱五分　火麻仁三钱　煅牡蛎五钱　淮小麦五钱　橘皮一钱　糯稻根四钱　白芍酒炒，一钱五分　大南枣四枚

四诊　火从上升，则溱溱汗出，头面为甚，足心烙热，经不及期，左肩臂酸痛。冲阳逆上，皆由阴虚木失滋涵。

阿胶珠三钱　柏子霜三钱　炙甘草四分　地骨皮二钱　旱莲草三钱　煅牡蛎五钱　生白芍一钱五分　乌贼骨三钱　淮小麦五钱　南枣三枚　女贞子酒炒，三钱　糯稻根五钱

五诊　经事一月再期。肝阴愈虚，肝气愈旺，肝阳愈盛，头昏作胀，寐则头汗溱溱，心中震痉，胸膺作胀，咽中如阻，肩臂作酸。宜滋肾养肝，参以凉营。

大生地十两　粉丹皮二两　生牡蛎八两　大天冬三两　黑豆衣三两　朱茯神三两　奎党参四两　白归身二两　旱莲草三两　炙鳖甲十两　炒枣仁二两　肥玉竹三两　炒木瓜二两　制首乌五两　炒萸肉二两　火麻仁三两　柏子霜三两　甘杞子二两　干橘叶二两　香附醋炒，二两　杭白芍酒炒，三两　生熟草各三钱　淡黄芩一两五钱　女贞子酒炒，三两

加阿胶四两，龟板胶三两，鹿角胶一两，溶化收膏。每晨服一调羹。

陈右　结块坚硬稍软，咽中哽阻略舒。然仍气时上冲，冲则头胀。木郁土中，气阻营滞。再调气化痰，以宣营滞。

制半夏一钱五分　橘皮一钱　薤白头三钱　缩砂仁五分　瓦楞子四钱　香附二钱　茯苓三钱　焦麦芽四钱　鳖甲煎丸另服，一钱五分

董右　少腹作痛，经事不行，脉形不爽，面部丹赤成片，不时发露。营气不宣，宜为宣通。

全当归酒炒，二钱　台乌药一钱五分　延胡索酒炒，一钱五分　制香附二钱　杭白芍酒炒，一钱　茺蔚子三钱　炒桃仁去皮尖，打，三钱　降香片七分　楂炭三钱

二诊　经停少腹作痛，营气滞而不宣，当通和奇脉。

川桂枝四分　当归酒炒，二钱　制香附二钱　乌药一钱五分　茺蔚子三钱　泽兰二钱　延胡索酒炒，一钱五分　川芎一钱　炒赤芍一钱五分　楂炭三钱

三诊　宣通营滞，而理气机，腹仍作痛。血中气滞，气行则血行，故曰调经以理气为先也。

制香附三钱　紫丹参二钱　台乌药一钱五分　川芎一钱　炒枳壳一钱　全当归酒炒，三钱　延胡索酒炒，一钱五分　鸡血藤膏一钱五分　桂枝四分　白芍一钱五分，酒炒　红花酒炒，七分

四诊　血虚气滞，经阻不行，面发痦瘰，腹中疞痛。宣通气滞，以望经行，再商调理。

当归酒炒，二钱　牛膝三钱　卷柏二钱　丹参二钱　苏梗三钱　红花酒炒，一钱　川芎一钱　炒川断三钱　泽兰二钱　香附二钱　鸡血藤膏一钱五分　杏仁三钱

王右　木旺脾虚，肝木克土，土不运旋，以致腹笥板硬，时为痛泄，月事不来，胸次痞闷。脉象弦硬。气血郁滞。拟宜畅气血，必得月事通行，方为稳妥也。用严氏抑气散合逍遥法。

制香附二钱　花槟榔八分　广皮一钱　川断三钱　砂仁五分　卷柏三钱　生牛膝三钱　炒枳壳一钱　紫丹参二钱　逍遥散先服，三钱

张右　每至经行，辄先少腹作胀，初来色淡，渐次转红。气滞不宣，则营血从而失和。宜调气和营。

制香附二钱　苏梗二钱　丹参三钱　乌药一钱五分　川芎一钱　楂炭二钱　全当归二钱　川断一钱五分　藿香正气丸先服，三钱

沈右　阴虚气弱，脾不运旋，封藏不固。每至冬令，辄易感风，大便或结或溏，经事愆期，不时带下。脉濡细，苔薄白。拟气阴并调。

党参三钱　茯苓三钱　炒山药三钱　白芍酒炒，一钱五分　炒扁豆三钱，研　潼沙苑盐水炒，三钱　於术一钱　炒木瓜皮二钱　菟丝子盐水炒，三钱　杞子三钱　六味地黄丸晨服，一钱五分

二诊　脾虚则大便或结或溏，肾虚则封藏不固。收藏之令，辄易感冒咳嗽，经不应期，时为带下。脉象濡细。气阴并调，从前法扩充。

炒萸肉一钱五分　大熟地砂仁炙，四钱　杭白芍酒炒，一钱五分　橘白一钱　奎党参三钱　炒於术二钱　生山药三钱　炙甘草三分　茯苓三钱　潼沙苑盐水炒，三钱

三诊　脾虚则不运，肾虚则不藏。脾不运则大便时溏，肾不藏则封固不密。每至冬令，易召外感，而为喘咳，经事遂不应期，带脉从而不固。宜从脾肾并调。

炙绵芪三两　炒萸肉一两　炒山药二两　奎党参四两　远志肉五钱　炒扁豆二两　川断肉二两　炒於术二两　白茯苓三两　炙黑草五钱　制首乌四两　菟丝子二两　破故纸二两　巴戟肉二两　甘杞子二两　制香附一两五钱　潼沙苑盐水炒，三两　广皮一两　大熟地砂仁炙，四两　制半夏一两五钱　粉归身酒炒，一两五钱　杜仲三两　杭白芍酒炒，一两五钱　紫丹参一两五钱　钱泽泻一两　大生地姜汁炙，四两　炒枣仁一两，研

清阿胶三两，鹿角胶二两，龟板胶二两，以上三胶溶化收膏。晨服七八钱。

胡右　十二经之血，注于冲脉，从冲脉而下者，谓之月经。冲为肝之隶脉，情怀抑郁，木土失和，中脘作痛。冲脉之气，因而阻滞，经事数月方行，面色浮黄。唇白舌淡无华，脉象细涩。气血皆滞，当为宣通。

川桂枝五分　制香附二钱　炒枳壳一钱　紫丹参二钱　单桃仁二钱　白芍酒炒，一钱五分　全当归酒炒，二钱　砂仁末五分　茺蔚子三钱　香橼皮一钱

二诊　宣通营滞，脉细稍起，经事未来，脘腹作痛。久病营血必滞。仍为宣通。

川桂枝五分　单桃仁二钱　制香附二钱　紫丹参二钱　川断肉三钱　延胡索酒炒，一钱五分

台乌药一钱五分　炒赤芍一钱五分　茺蔚子三钱　归身二钱　川芎一钱

陈右　火从上升，升则头晕且痛，目涩肌热，经事一月数至。皆由木郁生火，姑清以泄之。

龟甲心　粉丹皮　黑豆衣　女贞子　石决明　白归身　杭白芍　乌贼骨　左牡蛎盐水炒　炒白薇

席右　经事一月数至，至则如涌。营热之甚，恐致血崩。

大生地　当归炭　制香附　丹皮炭　细子芩　乌贼骨　老苏梗　元参　鲜藕煎汤代水

二诊　经不及期，色鲜甚多，头胀作痛。风热袭入营分也。

细子芩　炒防风　当归炭　丹皮炭　茯神　制香附　生地炭　旱莲草　炙乌贼骨

姚右　肝肾素亏，风阳上升，时为头痛。经事迟行，将至之前，足酸腹胀，既至之后，淋漓不止。此皆营气不主宣畅，所谓气滞则血亦滞也。故调血以理气为先。

粉全归　砂仁　制香附　川断肉　老苏梗　降香　丹参　川芎　广皮

某右　经来淋漓，少腹作痛，腿股牵引不舒。冲瘀未清，则冲脉转难固摄，恐壅极而致崩败。

淡吴萸三分　炒当归　苏梗　延胡索　降香　生熟蒲黄各四分　南楂炭　香附　炒赤芍

张右　经来淋漓，脘痛少腹滞坠，辄成块作片而下。气乱则血亦乱，不能循行经络。

制香附　生熟蒲黄　白芷　川朴　大腹皮　茜草炭　藿香　乌贼骨　茯苓　广皮　苏梗　半夏曲

朱右　经来淋漓，少腹作痛。脉弦尺涩。冲气不调，则冲脉不固矣。

制香附　生熟蒲黄各四分　砂仁　当归炭　茯神　乌贼骨　茜草炭　磨苏梗　广皮　台乌药

二诊　调气和营，未尝止血而止痛也。然淋漓已定，腹痛亦止。可见血为气之配，气和则妄行者循经而不乱矣。前法再参养营。

磨苏梗　杭白芍　首乌　当归　广皮　香附　炒枣仁　砂仁　茯神

姚右　气为血之帅，经前胀满，经至淋漓，皆气滞不宣。调经以理气为先，旨哉斯言也。

全归　白芍　制半夏　上广皮　川断　香附　紫丹参　老苏梗　藿香正气丸

谈右　每至经行，辄块攻痛胀，甚则呕吐。气瘀交阻。姑为宣通。

当归　川芎　延胡　蓬术　乌药　橘络红花汤炒　楂灰　桂枝　香附　青皮　猩绛　炒赤芍

陈右　经事临期，腹痛难忍。血之下也，未来则胀，将来则痛，既来则痛渐定。血虚气滞，宜补血之不足，疏气之有余。

炙熟地　炒杞子　香附　全归　乌药　砂仁　川断肉　白芍　楂炭

陈右　气上迫肺，心气不能下通，且事不来，所以起居如常，腹无痛胀之苦。用武叔卿加味导痰之法。

中朴一两　云苓三两　制半夏二两　枳实一两　川芎一两二钱　雅连三钱　广皮一两二钱

研细末，以姜汤泛丸如绿豆大。每晨服三钱。

某右　经停十五月之久，而起居如常，脉缓苔薄白。此名为歇，不治自愈，但须徐以待之耳。

全当归　橘白　土炒白芍　白蒺藜　制香附　半夏曲　茯苓　生熟谷芽　甜杏仁炒香

林右　诸经之血会于冲脉，从冲脉而下者，谓之月经。冲气不调，经来血聚，冲气不通，所以胀势每甚。仿《金匮》温经法。

人参须一钱　泽泻一钱五分　炙黑草三分　粉丹皮二钱　炒麦冬三钱　粉归身二钱　炮姜四分　真阿胶一钱五分　上瑶桂二分，研末，饭丸，烘干，先服

右　每至经行，辄腰腹作痛。迩来中脘不舒，食入泛漾，头痛眩晕，凛热无时。此气滞血虚，肝胃失协。先从肝胃两和。

制半夏　朱茯神　制香附　白蒺藜　香橼皮　滁菊花　广皮　杜仲　桑叶　丹皮　干荷叶边　盐水炒竹茹

奚右　由脘痛而致腹中胀满，得泄则松。肝脾不和，气湿不运。气为血帅，月事因而不行。以调气为先。

制香附二钱　砂仁五分　丹参二钱　苏木一钱五分　枳壳一钱　茯苓三钱　鲜佛手一钱　上广皮一钱　木香三分　降香五分

二诊　腹满较舒，中脘窒痛。再从肝脾胃主治。月事不来，且勿过问。

制香附二钱　陈皮一钱　金铃子切，一钱五分　前胡一钱　鲜佛手一钱　缩砂仁五分　延胡索酒炒，一钱五分　光杏仁三钱，打　紫丹参二钱　苏梗二钱

钱右　经事愆期，腹痛脐下滞坠，按之尤痛。冲脉气滞。姑为宣通。

熟地炭三钱　赤白芍酒炒，各一钱　制香附二钱，打　台乌药一钱五分　南楂炭三钱　全当归二钱　川芎一钱　降香片七分　上瑶桂四分，饭丸

二诊　少腹作痛未止，经事未行。再宣通气血。

制香附二钱　乌药一钱五分　川桂木五分　茺蔚子三钱　小茴香五分　延胡索酒炒，一钱五分　缩砂仁五分　泽兰叶二钱　降香片七分　楂炭三钱

三诊　经来而仍未畅，少腹仍然作痛。营气阻滞，再为宣通。

全当归酒炒，二钱　乌药一钱五分　炒小茴香五分　炮姜五分　川芎一钱　川桂枝三分　香附二钱　紫丹参二钱　茺蔚子三钱　益母草六钱

解右　产后血虚气滞，腹时胀满，每至经来，血行甚多。气为血帅，宜调其气。

当归二钱　炒枣仁二钱　黑豆衣三钱　厚杜仲三钱　茜草炭一钱五分　潼沙苑三钱　池菊花一钱五分　乌贼骨三钱　藿香正气丸先服，三钱　茯神三钱

二诊　此次经来未至过多，然腹中尚觉张满，有时气冲至脘。还是冲气未平，缓商

调补。

制香附三钱　土炒白芍一钱五分　炒枳壳一钱　广皮一钱　茯神三钱　炒枣仁三钱　金铃子三钱　砂仁壳五分　四制香附丸清晨服，二钱　木瓜皮一钱，炒

三诊　一阳将复，肝阳不平，腹满中脘作痛，头昏眩晕，平日经事过多。皆肝经气火有余，再熄肝木。

川楝子一钱五分　土炒白芍一钱五分　黑豆衣三钱　黑山栀一钱五分　制香附二钱　菊花一钱五分　橘皮一钱　炒枳壳一钱　干荷叶边三钱　女贞子三钱

朱右　经前腹胀，带下腰酸，悸眩少寐，心中作痛。气滞血少，血不养肝。奇经之脉，隶于肝木，木旺则阳气升浮于上，带脉不固于下。拟补血之不足，疏气之有余。

奎党参五两　黑豆衣二两　炙生地三两　大天冬二两　新会皮一两　全当归三两　炙黑草七钱　川石斛三两　池菊花一两　川断肉三两　炒山药三两　潼沙苑三两　厚杜仲三两　川芎片一两　云茯神三两　大熟地砂仁炒，五两　菟丝子盐水炒，三两　野於术二两，木香五钱，煎汁，炒　炒萸肉一两五钱　鸡头子一两五钱　杭白芍一两五钱　干苁蓉一两五钱　制香附三两，另煎冲入　泽泻片一两　炒枣仁一两，研　甘杞子三两　砂仁末七钱，研细，收膏时和入　鹿角胶一两　龟板胶三两　真阿胶三两

上药煎净浓汁，加三胶溶化收成老膏。每晨服一调羹。

周右　经来甚畅，瘀露得以通化，少腹痛坠已止。然积瘀虽通，而新血与之并下，自不免于玉石俱焚，所以风阳上升，耳鸣头晕。莨莠既去，当植嘉禾。

白归身二钱　乌贼骨三钱　川断肉三钱　女贞子三钱　旱莲草三钱　黑豆衣三钱　阿胶珠二钱　潼沙苑盐水炒，三钱　茯神三钱　苏梗二钱　蒲黄炭五分　生於术二钱

王右　经事愆期，腰酸带下，形体恶寒，血色淡白不泽。气血不足，宜养血温经。

全当归二钱　川断肉三钱　煅牡蛎四钱　紫丹参二钱　白芍一钱五分　厚杜仲三钱　炒山药三钱　川芎一钱　十全大补丸三钱，开水分二服

右　经事先期，至则淋漓。冲任不固，不能急切从事。

生地炭四钱　当归炭二钱　茯神三钱　远志肉五分　乌贼骨三钱，炙　西潞党元米炒，三钱　炒冬术二钱　炒枣仁二钱　龙眼肉四粒　老姜二片　补中益气丸三钱，晨服

右　经事先期，寒凛火升，嗳噫眩晕。苔黄，脉弦尺涩。此肝阴不足，胆胃之气少降。拟通降阳明，参泄肝木。

制半夏　云茯神　煅决明　生山栀　炙鳖甲　钩钩　丹皮　广皮　盐水炒竹茹

丁右　经事愆期，虚寒为多。然虚则肢体必形软弱，或微微身热。寒则腹中痛，脉必沉细。今经来日迟，诸如平人，惟四肢作酸。脉象濡滑。此痰湿占于血海，营卫之气不得宣通。宜理气化痰驱湿，不治血而治其所以病血者。

粉全归　秦艽　制半夏　独活　川断肉　白蒺藜　泽泻　制香附　茯苓　川芎

朱右　天癸当至而不至，适当久热，营血干涩，以致内热火升，肌肉羸瘦，为干血劳

重证也。

炒全当归二钱　银柴胡五分　炒赤芍一钱五分　炙鳖甲四钱　桑叶一钱　紫丹参一钱五分　延胡索一钱五分　炒白薇一钱五分　粉丹皮一钱五分

朱右　经来淋漓不止，少腹酸痛，偏右痞块攻筑，血色紫殷。卫脉气滞，宜调冲任而宣气滞。

阿胶珠三钱　川芎一钱五分　炙艾叶七分　制香附二钱　川断肉三钱　生地炭三钱　酒炒白芍一钱五分　干橘叶一钱五分　酒炒当归二钱　公丁香三分

二诊　淋漓仍然不止，中脘痞闷，少腹酸坠。冲气不和，冲脉不固。拟和营平木。

乌贼骨三钱　鸡血藤膏三钱，冲　阿胶珠二钱　土炒白芍一钱五分　橘皮一钱　茜草炭一钱五分　干橘叶一钱五分　半夏曲一钱五分，盐水炒　制香附二钱　左金丸二次服，五分

带　下

江右　曾经血崩，营血亏损，不能养肝，肝木克土。不时便泄，脐下气聚不舒，四肢节骱痰核结聚，咽中如阻，心悸带下。脉虚弦，舌心光剥。水亏木旺，土弱肝强。养血柔肝，为治本之道。

阿胶珠二钱　土炒白芍一钱五分　炒黄川贝一钱五分　生山药三钱　炒木瓜皮一钱　海蛤粉三钱　炙甘草三分　生牡蛎五钱　杜仲三钱　潼沙苑盐水炒，三钱　盐水炒竹茹一钱

梁右　带下腰酸，小便不禁，心悸火升。带脉不固，肝肾空虚，阳气上逆也。

奎党参三钱　生山药三钱　潼沙苑盐水炒，三钱　菟丝子盐水炒，三钱　阿胶珠二钱　生牡蛎五钱　桑螵蛸二钱，炙　杜仲三钱　杞子三钱　芡实三钱

二诊　带下大减，小便亦能约束，心悸火升的是阳升而奇脉不固。效方进退。

阿胶珠三钱　潼沙苑盐水炒，三钱　甘杞子盐水炒，三钱　煅牡蛎五钱　厚杜仲三钱　桑螵蛸三钱，炙　莲须八分　菟丝子三钱　於术一钱五分　肥玉竹三钱

三诊　带脉渐能约束，火升亦定。然寐醒舌干口燥，阴液耗损不复。前法参入甘凉。

石斛四钱　牡蛎五钱　天冬二钱　山药三钱　莲须八分　炒阿胶二钱　沙苑三钱　杞子三钱　桑螵蛸炙，一钱五分　菟丝子盐水炒，三钱　杜仲三钱

莫右　从少腹作痛，以致带下腰痛。冲气不和，带脉因而不固矣。

公丁香三分　炙艾叶七分　潼沙苑盐水炒，三钱　酒炒白芍一钱五分　香附盐水炒，二钱　菟丝子盐水炒，三钱　炒小茴香五分　炒山药三钱　杜仲三钱　干橘叶一钱五分

王右　淋带不止，气撑腹痛，里急而欲解不解。冲任损伤，不能固摄，图治不易也。

白芍一钱五分　乌贼骨四钱　阿胶珠二钱　川断肉三钱　当归炭二钱　生地四钱　茯苓三钱　艾炭五分　丁香三分　砂仁五分

二诊　带下不止，气撑而下坠则痛，大便闭阻。再温润大府，疏泄肝木，略参固涩法。

乌贼骨四钱　金铃子一钱五分　当归炭二钱　香附三钱　光杏仁三钱　炒椿皮一钱五分　鲜苁蓉六钱，洗　瓜蒌仁四钱，打　磨沉香五分　砂仁五分

顾右　赤带绵下，遍体作痛，小便烙热。甚则微痛，头空昏晕。脉象带数，肝火湿热沦陷于下，带脉从而不固矣。

吉林参五分，研末，麦冬汤下　白茯苓三钱　川雅连三分　池菊花一钱五分　生於术二钱　车前子盐火炒，二钱　黑豆衣三钱　酒炒白芍一钱五分　愈带丸二次服，三钱

刘右　带下色黄，恶心欲呕。脾胃湿热沦陷，拟和中而化痰湿。

制半夏一钱五分　广皮一钱　赤白芍各二钱　萆薢一钱五分　竹茹一钱　炙艾叶五分　公丁香三分　白蔻仁七分

汪右　带下如注，腹满不舒。脾胃湿热，尽行下流。深恐元气难支。

制半夏　金铃子　海蛤粉　赤白苓　炒椿皮　广皮　泽泻　萆薢　生薏仁　伏龙肝一两，煎汤代水　愈带丸

二诊　和中分利湿热，带下仍然不减，遍体作痛。虚肝纵横，脾胃亏损，不能收摄。勉拟柔和肝木，双培脾肾。

当归　川断肉盐水炒　菟丝子　芡实　醋炒青皮　白芍　潼沙苑盐水炒　破故纸　莲子　伏龙肝

三诊　带下稍减，而肝气纵横胀满，右乳作痛。再益脾肾而疏肝木。

香附　破故纸　白芍　菟丝子盐水炒　潼沙苑盐水炒　枳壳　川断肉　木香　金铃子　杜仲　伏龙肝八钱，煎汤代水

张右　肝火时升时降，头胀目涩，带下赤白相兼。再清化湿热，兼泄肝火。

元参　川雅连吴萸二分，煎汁炒　香附　白芍　柴胡盐水炒　丹参　龟甲心先煎　椿根皮炒黑　青皮　泽泻　牡蛎盐水炒

严右　肝脾肾并亏，摄纳无权，经淋带下，血虚阳升，腰酸悸眩。湿热尽从下溜，不能急切图功。

西潞党元米炒　茯苓神　炒椿皮　厚杜仲　香附醋炒　菟丝子盐水炒　女贞子　金毛脊　於术炭　愈带丸

右　久带不止，腰府酸楚，脉形滑大。此肝火湿热沦下，恐损而难复。

法半夏二钱　川石斛四钱　海蛤粉四钱，包　女贞子三钱　橘白一钱　茯苓神各二钱　潼沙苑盐水炒，三钱　椿根皮三钱，炒　稆豆衣三钱　愈带丸先服，三钱

右　久带液虚，头晕心悸腰楚。惟有暂时调理而已。

炒於术二钱　潼沙苑盐水炒，三钱　椿白皮炒黑，二钱　炒菊花一钱五分　炒枣仁二钱，研　钩钩后下，三钱　朱茯神三钱　煨天麻一钱五分　厚杜仲三钱

汤右　带下腰楚，中脘作痛，脉象濡软。八脉不固，湿热沦下也。

海蛤壳四钱　川萆薢二钱　泽泻一钱五分　厚杜仲三钱　煅决明四钱　茯苓神各二钱　炒菊

花一钱五分　钩钩后下，二钱　椿根皮炒黑，三钱　伏龙肝一两，煎汤代水

右　淋带不止，小溲作痒，肝火湿热内郁也。

龙胆草　泽泻　细生地炭　川萆薢　当归炭　车前子　黑山栀　甘草梢　赤白苓

右　带下稍减。血不热，何至淋漓，而且先期。木无火，何至生风。凉营熄肝为法。

桑叶一钱　炒白薇二钱　樗白皮炒黑，二钱　煅决明四钱　黑豆衣四钱　金铃子一钱五分　女贞子酒炒，三钱　炒菊花一钱五分　炒地骨皮二钱　丹皮二钱　愈带丸三钱

右　不时气喘，喘则欲厥。偏右头痛，带浊绵下。脉象弦滑。此饮阻肺下，痰水之气上则逆射于肺，下则沦陷于脾。用丹溪法。

於术炭　枳实　柴胡　焦苍术　制半夏　炙升麻　猪苓　广陈皮

右　半产之后，继以血崩，崩则八脉损伤。带脉不固，带下连绵。按月经来甚多，维护皆失其职，不能急切从事也。

西党参　乌贼骨炙　破故纸盐水炒　茯苓神　莲子　阿胶珠　菟丝子盐水炒　潼沙苑盐水炒　巴戟肉

右　肝经之脉环阴器。所见之象，形非枣核，似未可作阴茄论，仍是阴肿痛而已。按方书皆外治之法居多，至于内服之方，未必大备。今臆拟逍遥散法以舒木郁，略参宣畅气血之品，以备商榷。

柴胡五分　炒赤芍一钱五分　没药五分，去油　枳壳一钱　当归二钱　茯苓二钱　橘皮一钱

阴肿一门，目录未列，姑附录于此。

崩　漏

袁右　经来淋漓，满腹痛胀，甚则四肢肩背攻注作痛。厥气纵横，气行入络。当正其气。

橘皮一钱　砂仁五分　香橼皮一钱　川朴一钱　大腹皮二钱　枳壳一钱　香附二钱　藿香三钱　苏梗三钱

金右　淋带漏下，少腹自觉冷气结聚，气分攻撑。此冲气不和，冲脉不固，为崩败之先声也。

党参　阿胶　吴萸　炮姜　炙草　茯神　当归　白芍　香附

某右　崩下之势，尚算和平，而呕吐恶心，滴水不能容纳。脉细弦，苔浊质腻。此由血去过多，木失涵养，致厥阳冲侮胃土，胃中之浊阻而不降，恐致痉厥。

台参须　炒竹茹　茯苓神　干姜　川连连姜同炒　血余炭包　陈皮　制半夏　旱莲草　茜草炭　炙乌贼骨　炒黑蒲黄一钱五分　藕节

徐右　崩带日久，脉形濡大。年近花甲，中气虚而不摄。恐难以草木奏功。

党参　黄芪　冬术　生地炭　茯神　当归炭　阿胶　炙枣仁　炙椿皮　蕲艾炭三分　公丁香三分

严右 久咳痰多气逆，脉象沉弦，苔白黏腻，此饮邪阻肺。而天癸当止反多，恐有崩坏之虞。

党参 茯苓神 炙乌贼骨 土炒於术 炙黄芪 茜草炭 蒲黄炭 当归炭 远志肉 炒苏子 枣仁 藕节

某右 经至如崩，腹胀已舒，心悸头晕。统藏失职，再益心脾。

炙黄芪二钱 野於术一钱五分 血余炭一钱 阿胶珠三钱 党参三钱 炒枣仁三钱 乌贼骨三钱 蒲黄炭八分 朱茯神三钱 龙眼肉三枚

某右 崩淋不止，腰府作酸，其血即下。奇脉暗损，再参固摄。

生地炭四钱 乌贼骨四钱 茜草炭一钱 厚杜仲三钱 旱莲草三钱 地榆炭二钱 丹皮炭二钱 血余炭一钱 百草霜一钱，与血余炭同包藕二两，煎汤代水

刘右 经积九月而崩，崩后又停年余，腹满不和，脐下气坠，胸脘灼热，脉形沉滞。此血因气滞，冲脉阻闭。若壅极而决，必至复崩，不可不慎。

延胡索 粉全归 茺蔚子 炒赤芍 粉丹皮 制香附 降香片 丹参 川芎 郁金

右 半产之后，淋漓不止，去冬竟至崩败，崩止而漏下咳频。冲任俱损，兼感风邪，宜为兼顾。

当归炭二钱 炙乌贼骨四钱 前胡一钱 沙苑子三钱 震灵丹二钱 象贝母二钱 川断肉一钱五分 杜仲三钱 杏仁泥三钱

右 屡次血崩，由崩成漏，少腹作痛。冲任奇经失束，恐复崩致厥。

蕲艾炭 真阿胶 制香附 厚杜仲 公丁香 乌贼骨 沙苑子 菟丝子 川断肉 震灵丹二钱

范右 崩漏数日不止，始则少腹作痛，今则痛止而觉作酸，间数日辄成块作片而下，头晕耳鸣，面色浮黄，饮食少思，中脘不舒。脉数濡软，舌苔浮白无华。此久崩之下，肝脾并亏，统藏失职，恐血复下而致晕厥。

台参须另煎，冲，七分 远志肉甘草汤拌炒，五分 朱茯神三钱 炮姜四分 炒山药三钱 血余炭一钱 熟附片三分 野於术一钱五分 木香四分 当归炒透，一钱五分 潼沙苑盐水炒，三钱 川断肉三钱 震灵丹莲子汤送下

张右 漏经不止，成块作片而下。迩则胸脘不舒，涎涌作恶，气撑腹满。脉细，关部弦劲。此由阴血失营，致厥气冲侮胃土。恐虚中生变，不可不慎。

广皮 制半夏 茯苓 旋覆花 煅赭石 金铃子 金石斛 砂仁 盐水炒竹茹 左金丸

又 调气镇逆，而和肝胃之阴，作恶较定，复下血块，气撑胸满，由此而松。良以冲为血海，其脉从气街夹脐上行，而散于胸中，冲瘀既行，则胸中之气自展。特口中黏腻，津液悉成涎沫，不能下咽，频吐之余，喉舌转燥。舌边白糜星布。脉虚左大，右关无情。胃阴耗残之甚，恐虚火挟浊上蒸，而糜腐大布，所谓虚中生变者，即此而是。

西洋参　麦冬　赤苓神　制半夏　橘皮　乌贼骨　茜草炭　赭石　竹茹　枇杷叶

又　昨进降胃之逆，和胃之阴，口腻恶心顿减。其为胃阴耗残，略见一斑。脉象较敛，舌糜已化。药既应手，宜再扩充。

前方去赭石，加细子芩、北沙参、金石斛。

胎　前

石右　腹中胀满，嘈杂欲呕，脉象弦滑。经停二月有余，恶阻而兼肝气不和之象也。

豆蔻花四分　广皮一钱　炒白芍一钱五分　半夏曲一钱五分　茯苓三钱　佛手花七分　檀香片一钱　炒竹茹一钱　老苏梗磨，冲，四分

陆右　感风咳嗽，脉象弦滑而浮。怀孕在身，勿犯其下。

前胡一钱　大腹皮二钱　磨苏梗五分　茯苓三钱　砂仁五分　木香三分　桑叶一钱五分　光杏仁三钱　甘菊花一钱五分

某右　孕及半期，小溲淋痛，日来少腹胀满，而且滴沥不通。气闭火郁，恐成癃闭。

金铃子　制半夏　缩砂仁　赤白苓　磨沉香　泽泻　益元散包　滋肾丸淡盐汤下

焦右　怀孕七月，时淋时止。太阴肺经司胎，肺气不能下输膀胱。下病却宜上取。

淡芩　紫菀　白芍　泽泻　当归　郁金　光杏仁

此人七年八胎，自云每至七月辄淋，求止胎之法。闻之师曰：有一善法，候产后，木耳炙末服，然亦不能尽效。清儒附志

金右　怀孕八月，腹痛异常，呕吐不止，腰府酸痛如折。胎从下注，有坠脱情形。

川断　杜仲　党参　白术　归身　白芍

呕而不受，即用黄连汤，宗仲景法。通降胃府，呕吐即止，胎坠身安。清儒附志

右　胎息稍固，前此滑胎之期，已过月余。还须培补气血，参以理气，盖安胎以理气为先也。

西潞党　野於术　炒白芍　细子芩　蕲艾叶　制香附　炙熟地　阿胶珠　茯苓神　砂仁　木香

右　怀孕两月有余，劳勚损动胎元，淋漓见红。有胎坠之虞。

炙黄芪　茯神　细子芩　野苎根　上党参　菟丝子　於术　白芍　阿胶　乌贼骨　蒲黄炭　藕节

某右　经停三月，每月淋漓，色正赤且鲜，气攻漉漉，脉弦而滑。此气分不和，致血紊乱，胎漏之象也。

熟地黄四钱　炒萸肉二钱　粉丹皮二钱　炒山药三钱　细子芩二钱　香附二钱　茯苓神各二钱　砂仁七分　泽泻一钱五分

某右　大腹胀大，脐下动筑。气滞不宣，先调气以觇其后。

砂仁　广皮　苏梗　细子芩　土炒白芍　茯苓　香附

按　此症已五六年，师云：有七八年者，六味地黄丸。清儒附志

盛右　月前曾下黄水，胎元不能固摄。才有渗漏之事，适又劳动，胎系震损，今晨又复见红，腰酸腹满。脉缓急不调。急为安固，参以理气，盖安胎以理气为先也。

台参须另煎，冲，七分　阿胶一钱五分　於术一钱五分　木香五分　砂仁五分　磨苏梗七分　淡子芩一钱五分　乌贼骨三钱　杜仲三钱　川断肉三钱　杭白芍二钱　荷蒂四枚

穆右　经停五月有余，不时漏下，饮食起居，悉如平人，脉缓微滑，胎漏见象。宜和阴泄热，参以调气。

阿胶珠二钱　粉丹皮二钱　地榆炭二钱　广木香三分　当归炭二钱　炒於术一钱五分　杭白芍酒炒，一钱五分　细子芩一钱五分　鲜荷蒂三枚

二诊　漏下已止，脉缓微滑，起居如平人。良由血热不固，仍从胎漏主治。

细子芩一钱五分　老苏梗一钱五分　缩砂仁后下，五分　川贝母一钱五分　阿胶珠二钱　粉丹皮二两　细生地四钱　地榆炭二钱　鲜荷蒂三枚　杭白芍酒炒，一钱五分

右　肝气纵横，食入不舒者已经多月。至昨偶食瓜水，寒气不运，脘腹胀满异常，流行皆阻，水气更郁，致面色清淡，卫气阻窒，肌表凛凛恶寒，脉细沉弦，而呼吸仅得四至，舌色淡白。此气分寒滞，气机闭塞，正当心胆脉养之际，深恐损动胎元，致生意外之变。

淡吴萸　老苏梗　广皮　连皮苓　广木香　佛手　砂仁　老姜衣　公丁香　白蔻仁二味同研细，调服

右　向有痰饮，咳嗽痰多，习为常事。兹则怀孕七月，肺经养胎之际，咳嗽增盛，渐至遍体浮肿，气升不能着卧，转侧向左，气冲更甚，大便溏行，凛凛恶寒，头胀目昏，脉象沉弦，舌苔白腻。病从烦恼而来，肝气挟痰饮上逆，肺气不能下降，则脾土失其运旋，遂致水气泛溢于肌肤分肉之间，名曰子肿。恐肿甚生变。拟越婢汤发越脾土之湿邪，参以化痰降气。

蜜炙麻黄四分　生甘草三分　制半夏一钱五分　茯苓皮三钱　煨石膏二钱　橘红一钱　炒苏子三钱　大腹皮二钱　老生姜三片

沈右　妊娠素体阴亏，泄泻久延，脾阳损伤，而复汗多亡阳，肝肾之阴，愈加耗损。经崇山先生叠投温摄，泄泻顿止。然阴分既耗，何能遽复。遂致木失涵养，风阳大动，每至欲寐，辄梦魇纷纭，唇燥口噤，四肢牵强，不能举动，忽笑忽哭，所谓风善行而数变也。虚火风上浮，津液为之蒸炼，则凝滞为痰。痰阻肺胃之间，甲木更难下降。是直两木同升，所以吐出凝痰，则诸恙稍减。胎系于脾，而养胎者血也。今病久而致血虚风动，腰酸胎坠，亦所必至。脉象虚弦，舌绛无苔。若不期而产，虚之再虚，定有不堪之境。为今之计，惟有养阴以潜伏阳气，补气以固胎息，而以镇护化痰参之。能否应手，留候崇山先生商定。

生龟板　生牡蛎　杭白芍　朱茯神　阿胶珠　生鳖甲　台参须　杜仲　酸枣仁川连二

分，同炒　女贞子　上濂珠　川贝母二味研细，先服

产　后

右　产后数载，经事不行。然于当至之期，辄腰腹作痛，有欲行不行之势。此冲气不和，冲脉不利，理宜宣通营卫。兹以喉证之后，余毒未清，不得不为兼顾也。

磨郁金五分　光杏仁三钱　生牛膝三钱　炒川断肉三钱　射干四分　蜜炙香附二钱　大贝母二钱　卷柏一钱五分　延胡索一钱　桃仁二钱　橘络二钱，红花汤拌炒

右　胎前痛痢，因病而产。产后痢仍不止，里急后重，黏腻色赤而黑。气瘀交阻，极重之证。备方以冀造化。

延胡索一钱五分　砂仁后入，七分　茯苓四钱　楂炭三钱　乌药一钱五分　煨木香五分　广皮一钱　赤砂糖五钱。上三味，同炒枯，研末，绢包入煎　泽兰二钱　伏龙肝一两，煎汤代水

另用楂炭三钱，赤砂糖六钱，二味同炒枯研末，米饮为丸，如桐子大。每服三钱，药汁送下。

复诊　痛坠已退，腹满亦减，然痢数仍在十次以外。气瘀未化，而脾虚气弱，不克分清。虽见转机，尚不足恃。

於术土炒，二钱　煨木香五分　延胡索酒炒，一钱五分　土炒陈皮一钱　泽泻一钱五分　茯苓四钱　桂枝五分　赤芍土炒，一钱五分　泽兰叶二钱　伏龙肝一两五钱，煎汤代水　仍用前法楂炭砂糖丸。

三诊　恶露稍畅，痛痢渐止。出险履夷，殆所谓天授，非人力也。

土炒於术二钱　酒炒延胡一钱五分　楂炭三钱　炮姜五分　砂仁七分　泽兰叶二钱　茯苓三钱　丹参二钱　降香一钱五分　桂枝五分

右　产后不慎，营卫气血不宣。势入损途，有鞭长莫及之虞。

延胡索二钱　蒲黄二钱　桃仁二钱　酒炒红花一钱五分　炒赤芍二钱　泽兰叶二钱　瑶桂一钱　川芎一钱

上药醋浸一宿煎。另用西血珀二分，空心先服。

右　产后不时发热，腹中作痛。营虚挟滞未清，久恐延损。

延胡索　广郁金　乌药　楂炭　降香　砂仁　炒青蒿　西血珀　制香附

刘右　产后两月，下痢不止，色黄而腻，身热脉濡。气湿不宣，恐成休息。

广皮　煨木香　泽泻　南楂炭赤砂糖三钱，同炒枯，研末，绢包入煎　茯苓　炒枳实　乌药　生薏仁　赤芍甘草三分，煎汤收入　砂仁

右　产后恶露未清，营气阻滞，营失流畅，气聚成形，腹中痛胀，寒热往来，脉数而弦。恐从实变虚，而至难复。

醋炒柴胡　延胡索　金铃子　台乌药　焦麦芽　当归炭　炒赤芍　川郁金　南楂炭　震灵丹

马右 新产之后，气逆如喘，痰多白腻，不能着卧，心悸汗出，耳鸣头晕，悉与气逆之轻重而为出入。夫产后发喘，历代名贤咸以为阴虚虚火克金，肺气欲绝，最为危险之候。救援之法，则有生脉。阅前方按法施治，应验不验。详询起居，知胎前与初产之时，曾以湿巾揩身，窍毫疏泄，百脉弛张之际，其水寒之气，袭于外则应于内。《内经》谓：形寒饮凉则伤肺，以其两寒相感，中外皆伤，故气逆而上行。经文如此，与病大致相符。今诊六脉虚微，右寸关沉弦。半身以上，疹瘔密布。外无感触，安得有此？云翁先生所见独精，药归平淡，转比生脉等方稍有起色。兹从其意，略再扩充，作背城之一。但病在危急，平反前方，济与不济，非所计也。方草商之。

旋覆花二钱　光杏仁三钱　川桂枝五分　地骨皮一钱五分，与川桂枝同炒　紫丹参二钱　僵蚕一钱五分　茯苓四钱　橘红一钱

王右 产后旬日，外感风邪，头痛发热，得汗不解。两日来恶露涩少，少腹作痛，按之微硬，牵引腰尻，动辄作痛。脉数浮大，左部沉迟。风邪袭于外，气瘀阻于内，恐成时证。姑疏风而宣通营卫。

全当归　酒炒荆芥　川芎　五灵脂　蓬莪术　台乌药　延胡索　紫丹参　泽泻　楂肉炭　乳香　没药　益母草煎汤代水

某右 产后腹痛有形，临圊更甚，自汗便秘。此恶露未清，营郁气滞也。

延胡索　金铃子　焦楂炭　炒赤芍　火麻仁　乌药　香附　归尾　香橼皮　上瑶桂饭丸

凡产后瘀行之期，男胎约半月，女胎须一月，恶露方清。稍稍自汗，不妨。汗即血之所化，自汗而并无烦扰之象者，不必治其汗也。清儒附志

韦右 小产之后，气血两亏，胃呆少纳，头痛眩晕心悸，腰酸带下。拟补气和营熄肝。

奎党参三钱　炒木瓜皮一钱五分　杭白芍酒炒，一钱五分　厚杜仲三钱　炙甘草三分　酒炒当归二钱　茯苓神各二钱　生熟谷芽各二钱　黑豆衣三钱　玫瑰花二朵

二诊　甘以益胃，酸以制木，胃纳稍起，心悸眩晕亦减，然带下不止。前法再参固摄。

奎党参三钱　生山药三钱　黑豆衣三钱　炙黑草三分　厚杜仲三钱　炒木瓜皮一钱五分　煅牡蛎五钱　潼沙苑盐水炒，三钱　池菊一钱五分　茯神三钱

三诊　心悸已定，胃纳不馨，带下眩晕。再和中健脾，以退为进。

制半夏一钱五分　范志曲炒，一钱五分　陈皮一钱　砂仁五分　莲须一钱　炒山药三钱　炒於术三钱　潼沙苑盐水炒，三钱　资生丸四钱，二次服　煅牡蛎四钱

王右 怀孕七月，忽然头痛发痉，神昏不语，名曰子痫。都缘胎热有余，火风鸱张，胎受热迫，竟至胎坠。乃小产之后，恶露不行，神糊妄语。脉象弦紧。此由败血上冲，极为危险。拟方请商。

丹参二钱　酒炒荆芥一钱五分　五灵脂酒炒，三钱　全归三钱　泽兰三钱　川芎一钱　延胡索酒炒，一钱五分　赤苓三钱　西血珀末蜜调，冲，六分　生蒲黄一钱五分　热童便半杯，冲　益母草煎汤代水

周右　产后恶露未行，气血凝滞，腹中有形作痛，临圊更甚，脉细关弦，气升汗出不止，此营滞阻气，气滞为液，液泄为汗。宜宣通和化，所谓通则不痛也。

延胡索　金铃子　焦楂炭　炒赤芍　火麻仁　乌药　香附　归尾　香橼皮　上瑶桂饭丸

汗为血之液。夺血者无汗，此指脱血者言也。产后瘀露，乃有余之血，非脱血可比。初产百脉沸腾，阴虚阳亢，啜热汤饮而津津汗出者，此卫气流通，阳从汗泄，身体自觉舒和。《金匮》云：亡阴血虚，阳气独盛，故当汗出，阴阳乃复，此之谓也。若绝无汗，则卫气闭塞，必将有发热之症矣。所以产妇宜微汗而不宜无汗，宜有汗而不宜多汗。案中荣滞阻气数语，得古圣之精髓而融化之，言言金玉，字字珠玑，直足与《金匮》相颉颃矣。文涵志

二诊　上逆之气稍平，而临圊仍然腹痛，大便艰涩，血燥气滞。前法参入子和玉烛散出入。

炙生地　酒炒归身　制香附　金铃子　延胡索　川朴　缩砂仁　炒赤芍　酒炒上湘军后入，二钱　瑶桂饭丸

三诊　脉弦稍收，便稍转润，临圊作痛亦减。足见血燥气滞，府浊因而不泄。前法再参破浊。

金铃子　九节菖蒲　川朴　郁金　藿香　延胡　磨沉香　炒赤芍　香附　砂仁　火麻仁

四诊　痛势已定，惟临圊尚觉不爽。的是血凝气滞，不能上交少阳，而反下陷于太阴也。前法再进一筹。

醋炒柴胡五分　金铃子一钱五分　楂炭三钱　香附二钱　杭白芍三钱　醋炒青皮一钱　当归二钱　砂仁五分　乌药一钱五分

卢右　胃痛日久不止，经来淋漓，少腹坠痛，两足酸楚，不能步履。营血不足，营滞未楚。调治不易。

生熟蒲黄　延胡索　茜草炭　乌贼骨　制香附　白蒺藜　全当归　川断肉　川芎　乌药　降香

服此方后，下血球形如长芋，坠痛乃减，盖小产也。小产亦宜服苦草汤。正蒙附志

二诊　热势渐退，少腹痛坠亦定。再和营而除陈布新。

当归　川芎　桑寄生　酒炒荆芥　白蒺藜　秦艽　丹参　炒川断　茯神　泽兰

三诊　少腹坠痛渐定，营卫渐通，手足酸痛大退。再除陈布新，宣通络坠。

怀牛膝　酒炒荆芥　当归　秦艽　川芎　桑寄生　酒炒红花　川断　丹参　泽兰

四诊　小产仅二旬耳，当风纳凉，视同儿戏。言者谆谆，听者藐藐，岂值头疼身热

而已哉。姑以轻剂疏之。

川芎　当归　秦艽　续断　丹参　桑寄生　牛膝　僵蚕　玉竹　苏子　酒炒荆芥

李右　胎前感风，产后不御，咳嗽三月有余，痰多口腻，凛寒内热，汗出不能左卧，脉象细数微滑。久咳损肺，阴阳之二气有偏，气即为火，液即为痰。证入损门，非才疏者所能言治也。

南沙参三钱　光杏仁三钱　煅蛤粉三钱　炒苏子三钱　炙紫菀一钱　川贝母一钱五分　旋覆花二钱　白茯苓三钱　盐水炒橘红一钱

二诊　咳嗽虽减，然仍不能左卧，大便旬日方行，心悸目昏，凛热汗出。皆属损象，不敢言治。

北沙参四钱　川贝母二钱　光杏仁三钱　炒枣仁三钱　生山药三钱　大天冬三钱　生白芍一钱五分　当归炭一钱五分　炒怀牛膝三钱　炙款冬二钱　茯神三钱　都气丸三钱，开水先送下

朱右　产后匝月，少腹坠痛，腿股腰尻作酸，带下阵阵，向来并有结块同下，腹满不舒，胃钝少纳，脉象弦紧。此由旬日之间恶露停留，旋虽复至，而脉络已滞，遂令瘀浊化带，恐其崩败。

全当归酒炒，二钱　川断肉三钱　茜草炭一钱　白蒺藜三钱　茯神三钱　川贝一钱　乌贼骨三钱　紫丹参二钱　泽兰叶一钱五分　南枣三枚

改方加炒熟地四钱，乌药一钱五分，香附二钱。

二诊　带下稍减，少腹仍痛，还是瘀浊未清。

全当归二钱　白蒺藜三钱　制香附二钱　乌贼骨三钱　川断肉三钱　紫丹参二钱　台乌药一钱五分　茜草炭一钱五分　生熟谷芽各一钱　鲍鱼片酒洗，二钱

三诊　稍下紫瘀，少腹坠痛已定，带下亦减。然胃仍少纳，头巅作痛。再参和中泄木。

白蒺藜三钱　乌贼骨三钱　全当归酒炒，二钱　川芎一钱　黑豆衣三钱　茜草炭一钱五分　佩兰叶一钱五分　池菊一钱五分　生熟谷芽各一钱　鲍鱼酒洗，二钱

四诊　瘀露通行，带下已止，而外感风邪，咳嗽痰多音塞。肝气郁发，胸脘作痛。再平肝调气，参以疏风。

粉前胡一钱　象贝二钱　乌贼骨二钱　冬桑叶一钱　陈香橼皮一钱　炒杏仁三钱　橘红一钱　牛蒡子三钱　制香附二钱　砂仁壳五分

郑右　因痢而产，后痢仍不止，腹痛里急后重，恶露不行，少腹按之硬痛，所下之色，夹杂瘀黑，杳不思纳，胸脘不舒，脉滞而硬。此暑湿热三气郁阻肠中，瘀露不行，府气更加郁结。胎前下痢，产后不止之条，古人言之郑重，非虚语也。勉拟通化一法，以希天佑。

木香七分　乌药一钱五分　泽兰二钱　土炒白芍二钱　五灵脂酒炒，二钱　生蒲黄五分　乳香去油，六分　延胡二钱　山楂四钱，赤砂糖七钱，拌炒，绢包　赤白苓各二钱　炮姜五分　伏龙肝一两

五钱，煎汤代水

又　楂肉四钱　赤砂糖七钱。二味拌，炒枯，研细，为丸，每服三钱

二诊　投剂之后，屡下紫黑瘀块，少腹亦舒，圊数顿减其半。然临圊犹然后重，气坠不爽，全不思纳，胸中似乎有物哽塞，由此而饮食更觉妨碍。脉虚无力，苔白少华。恶露既通，府中之阻滞稍宣，而中阳结痹。虽得转机，尚不足恃也。

台参须六分　乌药一钱五分　广皮一钱　苏木五分　酒炒延胡一钱五分　赤砂糖五钱　楂炭二钱，与砂糖同炒，包煎　熟附片五分　公丁香二分　茯苓二钱　乳香五分　粳米一两，包煎　伏龙肝一两，煎汤代水

改方　服方哽塞处觉灼热微痛，去参须、丁香。

三诊　头面遍身发出赤痦，口渴较前稍定。暑热之气，藉得外越。无如少腹结块虽消，而按之尚觉作痛；下痢虽大减疏，然昼夜犹然在二十次左右。少腹之痛松，则胸中之痛甚，上下互相联络。良以冲瘀未清，则冲气逆上。盖冲脉起于气街，而布散于胸中，所以此响而彼应也。鼓棹迎风，茫茫涯岸。再为宣瘀，以冀冲脉得通，胸中得旷，若能安谷则昌。

细生地姜汁炒炭，四钱　酒炒归尾二钱　生牛膝三钱　五灵脂酒炒，三钱　炙乳香五分　单桃仁去皮尖，打，三钱　台乌药一钱五分　延胡索一钱五分　生蒲黄七分　赤白苓各二钱　生米仁四钱　生熟木香各三分　人参回生丹一丸，分二次化服

改方去回生丹，加橘白一钱，香稻根须五钱，玫瑰花二朵，得效。正蒙附志

陶右　产后血虚气坠，肛前结痔，大便妨碍。宜育阴润肠。

炙龟甲　丹皮炭　白蒺藜　火麻仁　紫丹参　光杏仁　当归　秦艽　泽泻　白芍

吴右　半产之后，恰经二月，即食瓜果，脾阳损伤，致健运无权，大便泄泻，泻则脘腹稍舒。寒湿伤阳，治宜温化。

焦白术一钱五分　川朴一钱　草果仁四分　连皮苓四钱　泽泻一钱五分　熟附片三分　广皮一钱　炮姜五分　猪苓二钱　煨木香五分

某右　温通气机，运旋脾土，胀势仍然不退，少腹滞坠不舒，小溲不利。脾虚不运，营血虚微，水中之火，不能生土。产后当此，图治为难。

云茯苓　丹参　猪苓　泽泻　泽兰　上广皮　砂仁六粒　金匮肾气丸六钱，分二次服

某右　产后旬余，偏左头痛，恶露通行，频有带下，脉形弦细。此血虚生风，而阳气上升。姑养血熄肝。

白蒺藜　阿胶珠　赤芍　丹皮　蜜水炒川芎　全当归　石决明　菊花　川断　益母草煎汤代水

某右　新产九朝，甫产之后，血从上冒，幸半时之久，即得安定。而肝阳由此上逆，冲胃则为呕吐，乘脾则为泄泻，扰神则为不寐。今胃逆之极，甚而作呃。脉左倍于右，按之鼓指。深恐阳升太过，而致发厥。急为镇逆，参以宁神。

半夏曲二钱　旋覆花一钱五分　炒枣仁二钱　丹参二钱　上广皮一钱　煅赭石三钱　朱茯神三钱　磨刀豆子四分　泽兰二钱　煅龙齿四钱　煨生姜二片　姜汁炒竹茹一钱　益母草煎汤代水

改方　呃止，加砂仁四分。

储右　产后恶露淋漓，偏右肢体络隧不舒。人身左半主血，右半主气。右半不舒，似属气病。殊不知左半虽血为主，非气以统之则不流；右半虽气为主，非血以丽之则易散。今脉象坚细，重取带弦，系陈者不除，新者不布之象。拟和营调气，俟漓止后再商。

当归炭二钱　炙乌贼骨四钱　生熟蒲黄各四分　茯苓神各二钱　橘络红花汤拌炒，一钱　郁金一钱五分　左秦艽一钱五分　炒赤芍一钱五分　紫丹参二钱　制香附炒黑成炭，研，二钱　降香二钱

右　新产之后，恣食冷物，以致恶露不行，腹中结块作痛。姑拟宣通，以觇造化。

延胡索酒炒，一钱五分　当归须二钱　五灵脂酒炒，三钱　炒赤芍一钱五分　干漆炒令烟尽，一钱五分　炒蓬莪术一钱五分　南楂炭三钱　乌药一钱五分　山甲片一钱五分

又　结块已化，腿足作痛，是必瘀流络隧。寒热交作，阴阳争战。再为宣通。

延胡索一钱五分　制半夏二钱　郁金一钱五分　青蒿二钱　南楂炭三钱　大豆卷三钱　酒炒当归二钱　乌药一钱五分　红花汤炒橘络一钱

徐右　小溲畅利，腹胀满不舒，心背掣痛。阳气不能流畅，致阴气凝聚，内藏外腧皆阻。产后当此，险如朝露也。

大熟地四钱　老生姜二钱，与熟地同炒　制川乌四分　延胡索酒炒，二钱　炒蜀椒二分　川郁金一钱五分　全当归酒炒，二钱　单桃仁去皮尖，打，三钱　熟附片四分　制香附二钱，研　人参回生丹一丸，分二次服

二诊　心胸作痛已止，恶露亦得稍通，是分娩至今未有之事也。但腹胀如前，虽得稍稍宣通，还是车薪杯水，尚难恃为稳当。

炮乌头四分　酒炒蜀椒三分　大熟地四钱　老生姜二钱，与熟地同炒　炒全归二钱　川郁金三钱　熟附片四分　延胡索酒炒，二钱　川芎一钱　五灵脂酒炒，四钱　泽兰叶三钱　炒茺蔚子四钱　人参回生丹半丸，药汁送下

黄右　向有肝阳，营阴虚亏，而以多食桂圆，辛甘温热，血热内迫，胎息不固，遂致四月而坠。胎下之前，与胎下之后，血来如涌，营血暴亏，风阳上逆，一时头晕耳鸣，神识昏乱，幸即平定。然神情倦怠，言语有时错乱，目从上窜，手足搐动，频渴引饮，二便皆热，阴户碎痛。脉象虚弦，舌苔浮糙。皆由血虚之极，不能荣养肝木，木燥生风，有厥脱之虞，不可泛视也。拟滋肾养肝。

大生地六钱　生牡蛎一两　大麦冬三钱　块辰砂三钱　鳖甲五钱　清阿胶四钱　炒白薇三钱　丹参二钱　茯神三钱　炙龟板五钱　杭白芍一钱五分　淡菜一只　热童便半茶杯

乳　症

邵右　腹满不舒，中脘痞胀，肝气郁于胃中也。乳尖属肝，乳房属胃，气滞胃络，乳

中结核。气郁生火，内热连绵，咽中时痛，膝膑起块，无非气火之有余，或炎于上，或窜于络耳。脉弦而数，亦属木旺之征。病绪繁多，而图治必从要处着手。《内经》谓气有余便是火。宜从肝胃两和，能使气机宣通，郁热自退三舍也。

金铃子　冬桑叶　制香附　粉丹皮　姜汁炒栀子　白蒺藜　砂仁　枳壳　炒白芍　醋炒青皮　逍遥丸

右　乳房痛胀稍减，的是厥气火郁于胃络。

胡黄连三分，吴萸二分拌炒　白芍一钱五分　郁金一钱五分　金铃子一钱五分　丹皮二钱　香附二钱　山栀姜汁炒，三钱　降香一钱五分　柴胡醋炒，四分　川芎一钱

施右　乳房痛胀，咽燥恶心，舌光无苔。此肝气郁于胃络，而阴气暗耗也。

制半夏一钱五分　白蒺藜三钱　胡黄连三分，吴萸二分拌炒　金石斛三钱　炒枣仁二钱，研　茯苓神辰砂拌，各四钱　上广皮盐水炒，一钱　煅决明四钱　炒椿根皮二钱　炒竹茹一钱

右　乳房结核痛胀，当疏肝木而和气机。

青皮　郁金　香附　枳壳　砂仁　蒲公英　川芎

附方　用活鲫鱼同山药打烂，稍入麝香，和敷，七日一易。

右　乳房痛胀，推之即移。此厥气挟痰，凝滞胃络。

青皮一钱　郁金一钱五分　蒲公英二钱　香橼皮一钱五分　制香附二钱　川芎一钱　枳壳一钱　白芷一钱　制半夏一钱五分

右　结核不化，肝藏之气挟痰阻滞胃络。再从肝胃疏和。

制香附　炒枳壳　黑山栀　沉香曲　香白芷　白茯苓　砂仁　川芎　炒黑当归

张右　肝木纵横不平，胸脘牵及乳房，胀痛难忍。病在肝胃，再为疏通。

金铃子　延胡索　薤白头　沉香片　上湘军　香附　枳壳　青皮　郁金　皂荚子去弦，蜜炙，打

杨右　足胫作肿已退，乳房结核稍松，其气郁不行，显然可见。但气为血帅，恐血因气滞，致酿痈脓。

制香附二钱　蒲公英一钱　炒竹茹一钱　全当归二钱　小青皮一钱　川芎一钱　枳壳一钱　广郁金一钱五分　紫丹参二钱

王右　乳房结核，按之坚硬，而推之不移。此痰气郁于肝胃之络。

制半夏　白蒺藜　青皮　香附　枳壳　云茯苓　川贝母　香橼皮　郁金　砂仁

钱右　脉证相安。两乳房结核，时作微胀，经迟涩少。此气郁而营分失和，再调气和营。

紫丹参　杭白芍　小青皮　当归炭　川断肉　炒枳壳　白蒺藜　川芎　香附　郁金

卷十八

丸　方

李左　脾虚则生湿，气弱则生痰。然中气空虚，何至胆阳上逆而为眩晕。脉滑，重取濡软。良以脾虚胃实，脾虚则液滞为痰，胃实则胆逆为晕。拟《外台》茯苓法出入。

人参须一两，另研，和入　广陈皮一两五钱　苦杏仁霜三两　白僵蚕一两　海蛤粉二两，水飞　炒野於术二两　煨天麻一两五钱　云茯苓五两　焦枳实一两二钱　白蒺藜炒，去刺，二两　猪苓一两　制半夏三两　建泽泻一两五钱　姜汁炒鲜竹二青一两

上药研为细末，用生姜五两，煎汤泛丸如小桐子大。每晨服三钱，下午服一钱，橘红汤送下。

林左　经云：卫气者，所以温分肉，充皮肤，肥腠理，司开合。足见阳气流行，断不容有所留阻。气虚生痰，痰湿内伏，流行被阻，卫气不能敷布，四肢每欠温和，神情难于振卓，而脉形沉弦带滑。有似阳衰，其实阳气不能从中用事耳。拟补气化痰，宣畅阳气。

人参须一两，另研，和入　野於术二两　制半夏三两　川断肉炒，一两五钱　川桂枝六钱　白蔻仁三钱，另研，和入　白蒺藜一两五钱，炒，去刺　枳实七钱　厚杜仲一两五钱　炒杞子一两五钱　广藿香一两　猪苓一两　泽泻一两　云茯苓三两　橘红一两　苦桔梗八钱

上药如法研为细末，水泛为丸。

秦左　大凡伏暑之症，必兼湿邪，以热蒸则湿动也。热盛而投以瓜水，热恋而投以甘寒，致脾困于湿，胃失通降；脾受困则四肢懈惰，胃失降则纳少微眩，面油目赤，正与大实似虚之旨恰合。故得以橘半而夺参芪之效，苓术而掩胶地之长。稂莠既除，嘉禾自植，调理之策，于此推求可耳。

炙绵芪三两　远志肉五钱　陈广皮三两　炒杞子二两　广木香五钱　当归炭一两五钱　炒野於术二两　炒酸枣仁一两　沉香曲一两五钱　白蒺藜炒，去刺，二两　枳实一两三钱　云茯苓四两　整砂仁七钱，另研，和入　制半夏四两　泽泻一两五钱　人参须一两三钱，另研，和入

上药研末，水泛为丸如桐子大。橘皮、薏米汤送下。

薛左　脘胁肋攻撑，甚则作痛，脉象沉弦，为饮气内伏。曾用控逐之法，泻水甚多，然气分仍难舒展。夫中脘属胃，两胁属肝，胃喜通降，肝喜条达。脾胃失于健运，则胃中之水湿停留，中土气滞，木难疏泄，以致厥气郁滞，与土相仇，攻撑痛满之类纷至矣。从肝胃疏和。

淡吴萸四钱　郁金五钱　范志曲一两五钱，炒　制香附二两　茯苓二两　公丁香五钱　白蒺藜一两五钱　麸炒枳壳一两　东白芍一两五钱，炒　小青皮八钱　制半夏二两　抚川芎七钱　炙甘草五钱　广陈皮八钱　茅山苍术一两三钱，米泔浸，同芝麻炒，去芝麻　白蔻仁六钱

上研细末，水泛为丸如绿豆大。每晨服二钱，下午服一钱五分，砂仁汤送下。

某　尾间为督脉所过之处，为二阴关键之区。淋浊止涩，湿热内留，遂致尾间作酸。诸药罔效，日久不瘳。甚至投以参茸，犹未能却病。湿压气坠，少腹似胀似痛，湿胜而脾运不及，大便既溏，而且带泄。及至利气调中，苦温合化，如鼓应桴，诸恙若失。刻当初愈，似须补其真阴，调其督脉。殊不知补阴之药，性多呆滞，若漫行尝试，湿热复壅，所得不偿所失也。兹拟于调中利气，苦温合化之中，参以补而不滞之品。当否正之。

人参须一两五钱，另研，和入　云茯苓三两　制半夏兰两　川断肉一两五钱　野於术二两五钱　广陈皮一两五钱　炒川黄柏三两　厚杜仲一两五钱　泽泻一两　茅山苍术二两，米泔浸，同芝麻炒，去芝麻　枳实七钱　炒枣仁一两　蜜炒香附一两五钱　炒牛膝一两五钱　广郁金七钱　焦秫米八钱

上为细末，水泛丸如绿豆大。每服三钱，开水送下。

过左　心痛彻背，本有成法可遵，无如宿有喉症，辛热之药，不能飞渡。所以攻逐痰水，以展其胸中之阳气；辛润滑利，以通其胸中之阳气；复以辛温大热之品，匮以进之。喉无所苦，其为阴邪厥逆上干，可以显见。故喉痛一层，确是阴盛逼阳于上。若是阴虚火炎，断无一腔之内而相反若是者。进遵《金匮》成法，似不为过。

人参须五钱，另研，和入　野於术八钱　整砂仁五钱　制乌附片五钱　云茯苓二两　广木香四钱　炙黑草四钱　炒蜀椒四钱　赤石脂五钱　炒淡干姜五钱

上药研为细末，蜜丸如桐子大。每空心服二钱。

江右　肩背作痛，脊强腰折。夫腰为肾之府，背为阳明之府，腰背皆痛，而脉浮弦，良由肾本素亏，风与湿郁，遂致太阳之经气不行。宜于养营和络之中，参以胜湿而宣畅气分。

杭白芍一两，淡吴萸三钱，同炒　炒西潞党二两　左秦艽一两　羌活七钱　青防风七钱　野於术一两三钱　蔓荆子五钱　台乌药一两　独活七钱　川断肉二两　白归身二两，酒炒　熟地炭三两　炒杞子二两　川芎七钱　金铃子一两五钱　制首乌三两　制香附一两五钱　藁本七钱

上为细末，水泛为丸。每服三钱。

沈云卿夫人　脉象常数，左部带弦。绕耳前后，痰疬重叠，遇劳即发。发则似痛似胀，幸按之不坚，根脚尚带浮动。四肢不时灼热，心悸不宁，气分攻撑，头旋眩晕，腰酸带下。夫耳之前后，为少阳部分，肝主生发，若一遇怫郁，即不能遂其畅茂之性，气郁则生火，火郁则生痰，肝火挟痰上升，而胆经之气，偏主下降，欲升不能，欲降不得，于是横行漫溢，流入于少阳之经，凝而不散，所以垒垒然有形矣。木火既盛，则营阴被烁，以致阴分日见其亏，气分日见其旺，气撑肢热火升等象，皆出于此。阳气震撼，故心神怔悸，而眩晕头旋。木郁不调，脾清沦陷，津液随之渗泄，故带下连绵，液耗肾虚，

腰府酸楚矣。拟泄木养营，和阴凝神，参以消散痰疬。当否即请云卿正之。

龟甲心五两，刮去白，酥炙　黑元参三两　霜桑叶一两　酒蒸女贞子三两　粉丹皮二两　真阿胶三两，蛤粉炒松　川贝母三两，去心　白归身二两，酒炒　夏枯草二两　天花粉二两　海蛤粉三两，水飞　生熟香附各一两五钱　朱茯神二两　炒滁菊一两五钱　大贝三两　广郁金二两　小黑豆衣四两　杭白芍一两五钱，酒炒　炒香枣仁一两五钱

上药如法研极细末，用吉林参七钱，微烘另研和入药内，竹沥泛丸如绿豆大。每晨服二钱，下午半饥时服二钱，开水送下。

李左　平时咯吐灰黑稠痰，渐致吐血。叠投清养上中，以平浮热；复入辛温，而血得止。今诸臻平适，黑痰亦不多见。脉象沉细，右寸关滑大。确系湿痰内盛，水寒之气，迫热上行，损于肺胃之络，不然安有血症而可投辛温之理，且投辛温而可奏效之理。药既应手于前，法当遵循于后。

生地炭三两　西潞党三两　云茯苓三两　炒山药三两　炒於术一两　牛膝炭二两　川贝母一两　茜草炭一两　甜杏霜二两　苏子霜二两　海蛤粉三两，水飞　炮姜六钱　橘红一两　旱莲草一两五钱　蜜炙紫菀一两　上沉香三钱，勿见火，另研和入

上为细末，藕汤泛丸。

潘左　痰多稠黏，甚至带出粉红，咽中作痛。叠投清化，痰渐转稀，粉红亦退。夫痰为胶浊，惟湿盛液滞者才得有此。继进育阴之剂，食饮如常。足见湿化然后痰消，气行然后湿化，阴虚不能化气，气不运湿，而痰自内生。张介宾先生谓熟地为化痰之以圣药，即此之谓矣。不然，清化之下，继以育阴，二者必有一失矣。今既和平，宜守育阴化气为法。

制洋参一两五钱，炒　海蛤粉一两五钱，水飞　桔梗五钱　海浮石一两五钱　炒黄川贝一两二钱　冬瓜子二两　广郁金一两　盐水炒橘红一两　生薏米二两　甜杏仁泥二两　生地炭三两　百合心二两　山药三两　云茯苓三两　法半夏一两五钱　福泽泻一两五钱

上药如法研为细末，用二泉胶一两五钱，溶化打糊为丸。每服二钱，渐增至三钱。

窦左　少阴之脉系舌本，循喉咙。喉有石鹅，不时身热。夫手少阴心，火也；足少阴肾，水也。惟火旺斯水愈亏，惟水亏则火愈旺，两者相因也。童真未足，所见症象如前，其为阳有余阴不足何疑。补其不足，泻其有余，不易之定理也。

大生地二两，炙　大有芪炙，二两　杭白芍炒，一两五钱　炙鳖甲三两　大熟地二两，炙　川黄柏盐水炒，七钱　西潞党参一两五钱，元米炒　龟甲心四两，炙　生山药一两五钱　大麦冬一两，炒　制首乌二两，切　粉丹皮一两　小黑豆衣一两五钱　制洋参炒，一两五钱　福泽泻一两　茯神一两　女贞子一两五钱，酒炒　煅龙骨一两，飞

研细蜜丸，淡盐汤送。

张左　胃痛日久，曾呕涎水凝瘀。盖胃为阳明，阳明为多气多血之乡，停饮留阻，痛则不通，无形气滞之极，有形之血，亦因而痹阻。凝积为瘀，壅极而决，决则通，通则

不痛也。所虑者，胃府虽通，而畴昔之凝滞于络中者，必然未尽，是即涓涓之流，星星之火也。兹以丸药温通胃阳，而培脾土，冀其二土旋运，庶停留于络中者，潜消而默化耳。

人参须一两，另研，和入　高良姜四钱　上瑶桂二钱，去粗皮，另研，和入　白蔻仁三钱，另研，和入　野於术二两，炒　延胡索酒炒，一两　云茯苓三两　土炒白芍一两　制香附二两　瓦楞子四两，醋煅，水飞　甜杏仁霜二两　炙甘草四钱　新会皮一两　公丁香三钱　制半夏二两　猪苓一两五钱

上为细末，水泛为丸。每服二钱，米汤送下。

陈左　右脉微滑，左关脉独弦，弦为风木偏亢之征。据述别无他恙，惟有时冒眩。夫阴虚木旺，木燥生风，亦令眩晕。若系阴虚，安得于眩晕之外，别无兼症。吾人藏阴而府阳，藏升而府降。体之阴者其用阳，是谓阴中有阳；体之阳者其用阴。是谓阳中有阴，故离虚其中，坎满其中也。肝为乙木，胆为甲木，肝为藏而胆为府，一藏一府，表里相应，与脾藏胃府相附而升，相附而降。故肝合脾升，而心血以生；胆合胃降，而命火以长。今右脉微滑，胃有湿痰，而胃欠通降。胃降不及，则胆经之气，安能独向下行。于是肝脾之升也有余，而胆胃之降也不及，有余不及，即是偏胜之肇端。阳偏于升，而为眩为晕，亦固其宜。若壮水以涵养肝木，而潜其阳气，惟阴虚阳亢者，有阴以制阳之效。若胆胃少降者，得阴柔之品，则胃府愈窒，胆愈难降，斯肝愈上升。欲平其肝，当降其胆；欲降其胆，当降其胃。管窥之见，未识有当否。

制半夏三两　广陈皮一两五钱　粉丹皮一两　枳实一两五钱　茯苓四两　滁菊花一两五钱　海蛤粉四两，飞　黑山栀一两五钱　稆豆衣三两　桑叶一两五钱

上药晒干勿见火，研为细末，用水竹茹四两煎汤泛丸。每晨服一钱五分，下午半饥时服二钱。

巫左　陡然发厥，厥后不时嘈杂，然得食又复痞满不舒，脉来弦滑。此由痰气内滞，甲木升浮，遂致一时之间阴阳闭塞，胃失通降之权，木邪从而摇撼。宜通补之中，参以化痰熄肝。

人参须八钱，烘，研细，和入　制半夏一两五钱　制南星五钱　新会皮一两　白僵蚕一两，炒，打　真野於术一两五钱　山栀七钱，姜汁炒黑　煨天麻一两　焦苍术八钱　枳实一两　上川朴五钱　云茯苓二两　沉香曲一两五钱　白蒺藜二两　整砂仁七钱　郁金七钱

上药研细末，水泛为丸。

孙右　胃痛呕吐者久，叠从肝胃主治，旋止旋发，数年以来，未得大效。脉象沉弦。夫肝虽横暴，无刚锐无穷之理；胃虽被犯，无终始不和之理。盖由胃有痰滞隐伏，虽曾攻逐一鼓而下，其胶稠凝聚者，依然内踞，特猛剂断非久病所宜。拟以胃苓法，寓猛于宽，以觇其后。

茅山苍术七钱，米泔浸一宿，取出，同芝麻炒，去芝麻　茯苓一两五钱　上川朴五钱　生熟於术各

四钱　广陈皮七钱　猪苓一两　生熟甘草各二钱　官桂四钱　泽泻七钱　白螺蛳壳五钱，煅

研末为丸，每空心服五钱。

陈左　类中之后，诸恙渐复。然历投之剂，并非气血交补之方，其属风痰为患，已有明征。今大势已退，惟络隧不能流利，什一之病，断无即为更章之理，略参顾本可耳。

人参须一两　制半夏二两　白僵蚕一两　防风八钱　杭白芍一两五钱　东洋参五钱，炒　制南星六钱　左秦艽一两五钱　炒野於术二两三钱木防已一两　煨天麻一两二钱　炙绵芪三两　广橘红八钱　独活一两　川桂枝四钱　云茯苓二两　桑寄生二两　蜜炙麻黄三钱

上研细末，用姜汁一分。竹沥九分泛丸。每晨服三钱，渐加至四钱，下午亦服二三钱。

丁右　经事愆期，虚寒为多。然虚则肢体必形软弱，或微微身热，寒则腹中痛，脉必沉细。今经来日迟，诸若平人，惟四肢作酸，脉象濡滑。此痰湿占于血海，营卫之气不克宣通。宜理气化痰祛湿，不治血而治其所以病血者。

炒全当归二两　左秦艽一两五钱　制半夏三两　白蒺藜去刺，炒，一两　抚川芎一两三钱　云茯苓四两　川断肉一两五钱　杭白芍酒炒，一两五钱　制香附三两　蕲艾叶三钱　橘白一两五钱　独活一两　泽泻一两　焦苍术八钱　粉丹皮二两

上研细末，水泛为丸。上午半饥时服三钱，下午半饥时服二钱，橘皮汤送下。

李右　血得热则妄行，所以经事参前，多属于热。特热迫血行，何至腹痛。惟血虚则不固而气胜，气胜则滞，滞则为痛矣。气为血帅，宜正其气。

香白芷一两　生甘草五钱　全当归三两，酒炒　老苏梗三两　川朴一两　野於术炒，一两五钱　大腹皮二两　制香附三两　缩砂仁六钱，另研，和入　广陈皮一两　茯苓四钱　川芎一两五钱　广藿香一两五钱　广木香五钱　半夏曲三钱炒　桔梗一两

上研极细末，姜枣汤泛丸。每晨三钱，下午服一钱五分。

周右　经，常也，不失其时，其来有信，故谓之经。然必冲脉通流，心脾生化，源源相济，自无阻滞之虞；今月事每数月而来，临行并无痛胀涩少之类，惟于清晨阳旺之时，腹中微微而热。脉濡细，左关微弦。此营血不足，虽至一月，冲脉未满，所以迟迟其来。拟调气以生血。煎方恐不耐性，而浅尝辄止，用以丸药缓调，丸药尽再觇动静投药。

西党参元米炒，三两　炒野於术一两五钱　云茯苓二两　川断肉二两　生熟甘草各三钱　杜红花七钱，酒炒　全当归二两，酒炒　紫丹参二两　抚川芎一两五钱　女贞子一两五钱　大熟地三两，砂仁拌炙　制香附三两　大生地一两，姜炙　杭白芍一两五钱，酒炒　丹皮一两五钱　茺蔚子二两　小黑豆一两五钱

上研细末，水泛为丸。

宣右　经事愆期，腹并不痛，惟来反过多。脉小软左涩。良以气血不足，营卫流行迟钝，八脉拥护无权。拟补气益血，参以升清。

大熟地五两，炙　抚川芎八钱　人参须一两三钱，另研，和入　炙绵芪三两　全当归三两，炒

杭白芍一两七钱，酒炒　西潞党参三两　炙升麻七钱　广陈皮一两二钱　野於术二两

研为细末，水泛为丸，如绿豆大。晨服三钱，下午服一钱五分。

孙右　气行则血行，气滞则血滞，气热则血热，气寒则血寒，故曰气为血帅，调经以理气为先也。平素经每预期，来辄过多。腹满气滞痛胀。良以气滞则壅，壅极则厥也。前人往往以正气散先正其气，兹仿此意。

上川朴七钱　苦桔梗七钱　香白芷七钱　广陈皮八钱　川断肉二两　白茯苓二两三钱　大腹皮一两五钱，酒洗，炙　白蒺藜二两，鸡子黄拌炒，去刺　野於术二两三钱，枳实五钱，煎汤，收入　广藿香二两二钱　半夏曲炒，一两五钱　炒枣仁一两五钱　厚杜仲二两　老苏梗二两　生熟甘草各一钱五分　制香附三两　全当归三两，炒

上药研末，姜枣汤泛丸。

徐左　色白者多气虚，苍瘦者多血虚。至于体既丰伟，色复华泽，述其病则日头晕而刺痛也，鼻塞也，鼻渊也，颔下结核也，飘飘乎其若虚也。何哉？盖人身之阴阳，如权衡之不可偏胜。由湿生痰，由痰生火，阳太旺矣。阳旺则升多而头痛作，痰阻清窍而鼻塞作，浊火熏蒸而鼻渊作，火袭经络而结核作。阳形其有余，故阴形其不足，非真有所不足也。惟有削其有余，以就其不足而已。不然，与色白色苍之说，岂非大谬乎哉。维知者能识之耳。

制半夏三两　山栀仁三两，炒黑　夏枯草一两五钱　白蒺藜去刺，炒，二两　瓜蒌仁压去油，四两　陈胆星八钱　淡黄芩一两五钱，酒炒　广橘红一两　桑叶一两五钱　泽泻二两　苦杏泥三两　煨天麻二两　甘菊花一两五钱　云伏苓三两　大有黄芪四两，重盐水浸透，炙　枳实二两　郁金一两五钱　炒白僵蚕二两

上药研为细末，用松萝茶三两，鲜枇杷叶四两，去毛，绢包，一同煎汤，去渣，将汤略略收浓，再用鲜首乌八两打绞汁，与前汤相合，拌药为丸如桐子大。每食后隔时许用开水服二钱，晚上弗服。禁食动火生湿之物。

裘右　头痛起于新产。前人于头痛，都以眉骨之痛否，辨外感之有无。今额作辛胀，而眉骨却不作痛，且脉见细软，其为血虚风壅阳络，略见一斑。仿竹林子玉露散法。

人参须一两，另研，和入　川芎二两　桔梗二两　生熟草各五钱　赤苓一两　全当归一两八钱，酒炒　香白芷二两　炒玉竹三两　赤芍一两五钱

上药如法研末为丸，每食后半饥时服二钱。

沈右　暴厥之名甚多，总不外乎阴阳逆乱，升降失常，气道闭塞而成。稚年无七情之感，阳气渐充，阴气不摄，风激痰升，故屡次发厥而不省人事也。

川黄柏一两五钱，盐水炒　白芥子三钱，炒　煨天麻一两　炒党参二两　淡干姜五钱　制南星五钱　白蒺藜一两五钱，炒，去刺　制半夏一两五钱　炒於术一两　茯苓一两五钱　白僵蚕一两五钱　枳实一两　木猪苓三两　煅磁石七钱，水飞　郁金一两　牡蛎粉一两五钱　广橘红一两

上药为末，陈关蜇煎汤泛丸。每晨服二钱。

程左　目糊不明，并不红赤肿胀。历投药饵，凡属阴滞之剂，即觉欠适，余则如化湿祛风豁瘴之品，尚属和平。脉象沉细而糊。经云：五脏六府之精气，皆上注于目，而为之睛。又云：瞳子黑眼法于阴。故目疾由于阴精不足者多。然经文又云：阴阳合传而精明也。足见阴虚而阳火离散，与气滞湿郁而真火无光，皆足为障碍之缘起。拟药如下，备质专门名家。

川椒二两，去目　金铃子二两　熟附片一两　白蒺藜三两　白茯苓四两　巴戟肉二两　左秦艽一两五钱　大茴香一两　制半夏一两五钱　广郁金一两五钱　泽泻一两五钱

上为细末，用干山药四两，酒煮打糊为丸。每服十六七丸，渐加至二十二三丸，盐汤下。

左　膈消之症，叠投清金益阴，制伏君火，大势已退，而口渴终不能全愈，苔黄心糙。良以肺热来自少阴，而胃府浊痰，郁即生热，胃脉通心，故令君火日动不已，则必移肺。兹拟开展气化，弗令胃中有所蕴郁，即是不治热而治热之法也。

炒香豆豉二两　炒半夏曲三两　南沙参四两　紫口蛤壳二两，水飞　广郁金一两五钱　天花粉二两　北沙参三两　炒黄川贝母二两　光杏仁三两　炒麦冬二两　粉丹皮一两　茯神二两

上药研细末，用枇杷叶膏打糊为丸。每服三四钱。

王左　失血往往盈盆而至，然屡经大吐，未几一切如常。若论阴亏，则火且由虚而起，何况血去之甚多乎！今诊右关脉滑大有力，两尺俱觉敛静。其血之上冲，由于胃之湿热蒸燔，迫而使涌，不言可喻。所以血去多而一切如常者，以阳明多气多血故也。刻下左胁时觉霍霍有声，盖胃热上蒸，则肺肝气逆。调理之策，惟宜清降胃土，而平肺肝，勿犯实实虚虚之戒。

广郁金二两　泽泻一两五钱　木猪苓一两五钱　川连炭四钱　枳实一两　川贝母一两五钱，去心　炒黑丹皮一两二钱　杏仁霜二两　苏子霜二两　钉赭石一两五钱，煅透，研，水飞　橘白盐水炒，七钱　生薏仁二两　茯苓三两　瓜蒌仁压去油，二两　降香屑四钱　牛膝炭三两　茜草炭一两五钱

上为细末，用水炒竹茹三两，煎浓汤，帚洒泛丸。每服二钱，每日二次。

虞左　曲直动摇，风之象也。因有是言，故世俗凡遇心中震荡之疾，莫不以为心血之亏，肝液之耗也。殊不知动摇虽系风象，而仲景痰饮门中，则曰心下悸者，为有水气。足见悸荡之疾，有虚有实，全在临症辨认之耳。脉象沉弦，面色晦黄，全无阳气有余之象。而每遇操劳，或暮夜临卧之时，心中辄悸，平素多湿之人，正与《金匮》水停为悸之条符合。用药不宜呆补，温理脾胃，即是补中寓泻，泻中寓补之法也。

上党参元米炒，二两　广陈皮八钱　泽泻一两五钱　白蒺藜去刺，炒，二两　东洋参元米炒，三两　淡干姜五钱　藿香梗一两五钱　川断肉一两五钱　酒炒杭白芍一两五钱　野於术三两　制附子七钱　白蔻仁三钱，另研，和入　云茯苓四两　炙黑草四钱　生熟薏仁各八钱　炒沉香曲一两　制半夏一两五钱　炒牛膝一两五钱　厚杜仲二两　炒枣仁一两五钱　炒杞子一两五钱

上药为末，水泛为丸。

鲍右 经云：阳气者，所以温分肉，充皮肤，肥腠理，司开合者也。病后而四肢常欠温和，似属病伤阳气，阳虚则分肉不温，所以肢为之厥。经又云：阳气者若天与日，失其所则折寿而不彰。足见阳气一失其所，尚如此之可畏，何况实系阳虚，而至于四肢厥逆哉！细察脉情，濡而带滞，谓为病后湿郁，阳气不能敷布于四末则可；谓为阳气式微，不能充达于四肢则不可。盖一由于阳气之衰竭，一由于阳气之不治，不可不辨也。若执阳气温分肉之例为言，则与失其所折寿不彰之条刺谬矣。以意会之，自有至理存乎其中。拟补气运湿，以宣其阳气运行之道路。

西潞党元米炒，三两　煨天麻一两五钱　香白芷一两　光杏仁泥三两　川桂枝六钱　野於术二两，炒　白僵蚕二两，炒　生熟薏米各一两　郁金一两五钱　草果仁五钱，炒　云茯苓三两　新会皮一两　泽泻二两　白蔻仁七钱，另研，和入　中川朴六钱　制半夏二两　藁本八钱

上为细末，水泛为丸。

陈右 经闭之症，大旨为生化不及而营血日枯，或郁滞不宣而营血以痹。则是枯竭之候，形瘦羸弱，内热骨蒸；痹塞之症，寒热往来，咳逆腹痛。一症有一症之见端，断无闭阻数年，仍复起居如常之理。盖经漏淋漓之后，冲任内伤，血虚生热，热复耗血，生化与所耗相抵，故月信为之不行。有所耗亦有所生，故数载之久，起居尚能如旧。仿近贤补气益血，作日就将之计。

西党参四两　全当归二两五钱，酒炒　山茱萸去核，炒，一两　川断二两　生甘草五钱　大生地五两，炙　粉丹皮二两，炒　川芎一两二钱，蜜水炒　炙绵芪三两　泽泻一两五钱　炒松麦冬二两　酒炒杭白芍一两五钱　野於术一两五钱，炒　香附童便制，三两　炒青蒿一两五钱　生山药三两

上为细末，水泛为丸。

张建侯 大病之后，继以失血，失血之后，虚象毕集，或恶寒，或恶热，痰多喘促，痰至盈碗，而复火从上升，动辄不寐。前以痰喘之甚，进以小青龙去麻辛，顿退十七。辛温之药，并未动血，苟非饮阻肺降，安能若此。而痰喘甫轻，连宵不寐，此由脾胃之阳气薄弱，营液亦亏，致肝经之阳气，转觉有余。治之之法，清之养之，必碍脾胃；温之化之，必碍营液。夫肝自左升，胆从右降，则木火自熄，然胆不能自降也，必胃降而胆木之气方得下行。计惟有补其脾土，降其胃土，化其浊痰，俾得肺肾交通，胆木不致漂拔，似为一以贯通之道。管窥之见，请质之明敏者，以为然否。

奎潞党三两　云茯苓四两　枳实一两五钱　白蒺藜去刺，炒，二两　炒玉竹三两　陈胆星八钱　炒於术二两　绵芪盐水炒，二两　陈广皮一两二钱　制半夏一两五钱

上为细末，水泛为丸。

尹右 中脘不时作痛，月事不调，白带绵下，甚则头疼眩晕，遍身经脉抽掣，骨节作痛。肝为风木，必得真水涵濡木火，遂其生生之机，自不致有化火生风之弊。今带下频仍，脂液耗损，木失涵养，则厥气冲胃，胃脘作痛。抑则为气，升则为风，风主动摇，所以脉络抽掣，甚而作痛也。宜养血调气，兼益脾肾。至于孕育一层，苟得气血充和，

自有造化天然之理。

奎党参三两　川断肉三两　厚杜仲三两　生山药二两　熟地炭三两　桑寄生二两，酒炒　绵芪一两五钱，盐水炙　生胡麻仁二两　川芎一两五钱　木防己一两，酒炒　炒香玉竹二两　制首乌五两，切　白归身三两，酒炒　炒粉丹皮一两五钱　金铃子切，一两五钱　野於术一两，枳实七钱，二味同炒　延胡索一两，酒炒　紫丹参二两　制香附三两　生熟草各三钱　白芍二两，酒炒　左秦艽一两　制半夏一两五钱　茯苓神各一两　炒杞子三两　潼沙苑盐水炒，三两　砂仁七钱，另研，和入

上药研为细末，用鸡血藤膏一两煎汤，和入白蜜，捣药为丸如桐子大。每晨服二钱，下午半饥时服二钱，俱用开水送下。照方合三分之二。

李左　阴阳者，万物之纲纪，变化之父母。左右者，阴阳之道路也。阴阳相贯，如环无端，故太过者病，不及者病。经旨如此。忆自初诊之时，腿股厥而欠温，继则每有重着之处，辄觉脉络不舒。如谓腿股欠温，阳气必虚，虚则不能旁达，理亦近是。岂知阳气衰微，必肌肤淡白而少华色，一经温补，必精神焕发，百病蠲除。而见症如前，容光华泽。补阴而至于血肉之品，则龟甲为阴之极也；补阳而至于血肉之品，则鹿茸为阳之极也。乃服鹿茸在前，诸病杂出在后，脉象濡而带滑，因知阳气并无所损，而有似乎损者，阳气之有所不通也。补泻之关键，毫厘之千里，于此而分。所以并无补养之品，药辄应手，于以知阴阳相贯，则变化生生，自无太过不及之弊。今病象已得减轻，是善后之计，乃及今要务。夫阳气运行，本无所阻，所以阻者湿也。湿土之下，燥气乘之，所以湿郁之甚，而风即暗生，脉络不和，诸象皆由此致。及今之计，惟有运化浊痰，分消湿热。然分化太过，未免戕伐，因以补气之药参之，务期阴阳相生，道路交通，太过不及，各得其平，即是颐养天和之道。爰拟补气培脾养肝，以作调摄之资。而上则宣肺，中则和胃，下则分利膀胱，三焦流畅，湿痰自无容足之地，譬如一室氤氲，洞开前后，顷刻干洁。拙见所及，质之高明者，以为如何。

炙绵芪　土炒野於术　广藿香　郁金　制半夏　别直参另研，和入　苍术米泔浸，麻油炒黄　白蔻仁另研，和入　泽泻　川雅连　猪苓　制首乌炒，切　炒霞天曲　奎党参　云茯苓　生熟薏仁　白归身　陈广皮　苦杏仁去皮尖，炒　左秦艽　酒炒杭白芍　桑寄生　枳实　桔梗

上药如法研为细末，水泛为丸如绿豆大，丸粒稍大为妙。每晨服三钱，下午半饥时服一钱五分，开水送下。

祝左　膝膑后屈伸不利，病在阳明有余，阳明病则不能束筋骨而利机关。无如嗣续尚虚，精滑不固，固其精气，必致湿热壅闭。然精欲其固，湿欲其泄，精之与水，本属两途。即从此意，用通涩并投之法。即请正之。

制半夏三两　炒於术二两　潼沙苑盐水炒，二两　覆盆子二两，酒浸，九蒸　广陈皮一两五钱　川萆薢二两　山萸肉一两，酒蒸　泽泻二两　芡实一两　川断肉一两　生米仁三两　白茄根一两五钱　甘杞子二两　莲须三钱　木猪苓二两　菟丝子二两，酒蒸

上药研为细末，用金樱子膏打糊为丸如桐子大。上下午半饥时各服二钱，淡盐汤

送下。

某 脉右关独大，饮食起居如平人，而面色无华，口有秽气，时觉口渴。夫口臭者，胃热也，口秽且渴，胃热明矣。经云：心者生之本，神之变也，其华在面。今面色无华，又似心经主病。良以心主血，营出中焦，今胃中常被热灼，胃液常不能自养，而欲求救于水，水谷之气，化血微少，血液不充，自不能上华其面。治之之法，清胃热即所以裕其生血之源，非无理蛮补所能塞责者。

西洋参三两 生甘草七钱 炒当归一两 炒杞子三两 大天冬二两 肥玉竹二两 奎党参三两 厚杜仲三两 大麦冬二两 炒山药三两 大生地四两 大熟地三两 泽泻一两五钱 粉丹皮二两 白茯苓三两 淡黄芩一两，酒炒 柏子仁二两，去油 生於术一两五钱 生扁豆衣二两 炒枣仁一两五钱 竹沥半夏一两五钱 橘红盐水炒，一两 生薏仁二两

上药研为细末，用川石斛五两煎浓汤，糊丸如绿豆大。每晨服三钱，开水送下。

荣左 右肩臂作痛，前言阳明络虚，风痰入络，化痰宣络，如鼓应桴。调理之计，似可执守成法，无俟更章矣。岂知有不然者。病有标本，标可从治，化痰宣络是也。病标既退，自当及本。即如气喘曾发数次，至今行动每苦气逆，如果因痰而喘，于痰邪之外，别无所因，则于喘过之后，平日必有咯出之痰，何能泯然无迹。吾人呼出之气，出于心肺，吸入之气，入于肝肾，所以肺在上主气之出，肾在下主气之纳。惟下虚斯肾虚，不能仰吸肺气下行，气至中途，即行返出，此其所以为喘也。所以发而止，止而不轻复发者，以下虽空乏，无所触引，尚堪收摄，惟行动触之，几不能摄耳。肝为肾子，水亏不能涵木，木燥生风，肌肉跳动，时而眩晕，皆风木亢盛之象，故曰病标既退，自当及本。拟益肾阴而不涉腻滞，助肾气而不涉刚燥，仍参蠲饮以治其上。

制首乌四两，炒 阿胶珠二两 大生地姜汁炙，四两 杭白芍一两五钱 炒杞子三两 云茯苓二两 厚杜仲二两 广橘红一两 生蒺藜二两 酒炒白归身一两五钱 小胡麻一两五钱 川断肉一两五钱 煨天麻一两 大有芪二两，防风三钱，煎汁炒 盐水炒潼沙苑二两 龟板胶二两，牡蛎粉炒 吉林小兼条参一两，另研，和入 生牡蛎二两，另研，和入 大天冬一两五钱 大麦冬一两五钱 炒萸肉一两五钱 牛膝炭一两 滁菊花一两 桑寄生二两 炙黑草五钱 炒於术一两五钱 制西洋参二两

上为细末，用桑枝膏打糊为丸。每晨空心服三钱，下午半饥时服一钱五分，开水送下。

某 夙有哮喘，肺气不克下降，脾土不主运旋，始则生痰聚饮，继则气机凝滞，不能通泄，以致少腹疝瘕，脐下有形，小腹胀满，按之坚硬。少腹两旁属肝，居中为冲脉，经谓：冲脉为病，男子内结七疝，女子带下瘕聚。良由冲气不调，则脉络皆阻，为积为聚，由是来矣。宜宣通脉络。勿谓冬季膏丸，须藉滋补以养生却病，邪之不去，正与何有？

全当归一两，酒炒 制香附一两 薄橘红八钱 泽泻七钱 炒小茴三钱 川芎蜜水炒，五钱

制半夏一两　炒薏仁一两五钱　柏子仁一两五钱，去油　吴萸盐水炒，三钱　楂炭一两五钱　白茯苓一两五钱　酒炒杭白芍七钱　甘杞子一两五钱　生熟草各一钱　台乌药八钱　酒炒延胡索八钱　上瑶桂一钱五分，另研，和入　金铃子一两　干苁蓉一两

上药研为细末，用青葱连根叶三十茎，打烂糊药为丸。如药末嫌干，可加浓米汤，每晨服二钱，下午半饥时服一钱，俱用开水送下。

钱左　卧则气逆，大便兼旬方解，四肢不时厥冷，甚则胸中热辣，似线上冲，得呕酸水则松，腿股筋掣，遗精频发，脉沉弦，苔白。此由痰饮内伏，上阻肺气则气逆，下困脾运则脾约，阳气之流行为之不宣。胃土失降，胆木漂拔，精关为之混淆。徒事呆补无益也。拟补气蠲饮，分化泄浊法。

别直参一两五钱，另研，和入　炙绵芪三两　炒杞子二两　干苁蓉一两五钱　炒於术二两　炙黑草五钱　枳实八钱　霞天曲二两，炒　浙茯苓四两　干姜七钱，蜜炙　白蒺藜二两　厚杜仲二两　制半夏三两　川桂木七钱　川萆薢二两　泽泻一两五钱　煨天麻一两　木猪苓二两　左秦艽一两　广陈皮一两五钱

上药研为细末，水泛为丸。每日下午服二钱，晚间服二钱，俱用开水送下。如大便不通，每日空心服玉壶丹八分，亦用开水送下。服三四日后即停，不可常服。

葛右　通则不痛，痛则不通，理之常也。中脘作痛，显属肝木冲侮胃土，而头目昏晕，心下怔悸。仲圣云：心下悸者为有水气。则知胃少通降，浊邪攒聚，疏和肝胃，尤必以祛逐浊邪为主。

制半夏一两五钱　高良姜五钱　淡姜渣三钱　茯苓三两　炙黑草四钱　甜广皮一两五钱　公丁香四钱　藿香梗三两　吴萸三钱　广木香六钱　炒枳壳一两二钱　台乌药一两五钱　缩砂仁七钱，另研，和入　白蒺藜二两　炒枣仁二两　杭白芍一两　炒杞子三两　野於术八钱　东洋参二两　制香附三两

上药如法炮制，研为细末，用薤白头一两打烂，水煎取汁，打糊为丸，如绿豆大。每半饥时服三钱。

俞左　疟后忽起遗泄，旋至多梦纷纭，体软力乏。夫心实则梦可惊可忧，心虚则纷纭多梦。今脉象浮滑，且进分清之剂，遗泄转减。此盖由脾湿有余，扰动精关，心胆气浮，故有似心虚见象也。

炒党参二两　制半夏二两　海蛤粉三两　白蒺藜二两　甜冬术三两　川萆薢一两五钱　茯苓三两　辰砂五分　泽泻一两五钱　粉丹皮一两五钱　生甘草四钱　远志肉六钱　生薏仁八钱　橘红一两　桑皮七钱　枳实一两　金箔三张

上药研细，用大淡菜三两，打糊为丸如桐子大。每日早晚各服二钱。

卷十九

膏方

蒋右　形体苍瘦，阴虚多火之质。春升之令，忽然发厥，当时神情迷愦，顷之乃醒。前诊脉弦微滑。良以相火风木司年，又当仲春升泄之时，阴虚之人，不耐升发，遂致肝藏之阳气，一时上冒，故卒然而厥也。调理之计，惟益其阴气，使之涵养肝木，参鳞介之属，以潜伏阳气。

炙熟地三两　西党参四两　小黑豆三两　煅龙骨三两　炒牛膝二两　炙生地三两　煅牡蛎三两　生鳖甲六两　煅决明四两　泽泻一两五钱　龟甲心刮去白，炙，八两　白归身二两，炒　杭白芍酒炒，一两五钱　粉丹皮一两五钱　女贞子三两，酒炒　炒於术一两五钱

上药如法共煎浓汁，滤出，渣入水再煎，去枯渣，独取浓汁，炭火收膏，藏磁器内。每晨服一匙，开水冲挑。

王左　劳伤中气，火载血行，血从上溢，失血成杯而至。治以清理胃气，和营降火，血得循止。然一涉劳勚，又复带红，此络未坚固，中气未复，故一经火动，血即随之。拟益其中气，清其肺藏，补其肾水，中气足则火莫能犯，肺气清则木不妄动，肾水足则火有所制矣。

炙绵芪二两　炙生地五两　茜草炭一两　赤白芍各八钱　泽泻二两　西潞党参三两　龟甲心刮去白，炙，五钱　川石斛四两　炒黑丹皮一两　制西洋参二两　炒牛膝三两　生山药四两　生扁豆衣四两　炒麦冬二两　川贝母二两　茯苓神各二两　真阿胶二两，溶化冲入

上药共煎浓汁收膏，每晨服一调匙。

毕右　咽中灼热者久，渐至头旋眩晕，甚则人事不省，片时乃复。脉细左弦。此由肝肾并亏，厥阳尽从上逆。宜育阴而熄肝镇肝。

生地炭四两　煅龙骨三两　稆豆衣三两　煅牡蛎三两　炒菊花一两　制首乌三两　女贞子二两　煅决明四两　远志肉五钱　煅磁石二两　白归身一两五钱，炒　粉丹皮一两五钱　炒枣仁一两五钱　朱茯神二两　炒麦冬一两五钱　川贝母一两五钱　沙苑子盐水炒，二两　炒杞子三两　炒白芍一两五钱　西党参元米炒，四两　龟甲心刮去白，炙，八钱　钩钩另煎，冲入，三两

上药共煎浓汁，用真阿胶溶化冲入收膏。每日服一调匙，开水冲挑。

张右　泄肝木，益肝阴，身热循退。夫肝为刚藏，必得血以濡之，血充则肤泽而发长。特素体湿盛，未便一味滋填耳。

真阿胶二两，溶化，冲入　大生地重姜汁拌，炙，四两　炒牛膝二两　广皮一两　西党参一两

炒杞子三两　制香附二两　沙苑子三两　炒菊花一两　金铃子一两五钱　川断肉三两，炒　茯苓神各一两五钱　厚杜仲三两　白归身一两五钱　生於术一两五钱　炒白芍一两五钱　制半夏一两五钱　木香五钱

上药共煎浓汁，加白蜜少许收膏。

孙右　久带不止，液耗阳升，头旋眩晕，肝肾空乏，足膝作废。带脉者，如带之围绕，为一身之约束。带脉有损，则脾胃之湿，由此渗溢，脂液由此俱耗。宜补益中气，兼摄脾肾。

炙绵芪三两　炙熟地五两　菟丝子盐水炒，三两　破故纸盐水炒，二两　西党参四两　茯神二两　煅牡蛎四两　野於术二两，炒　厚杜仲三两　制首乌四两　潼沙苑盐水炒，三两　稆豆衣三两　炒山药二两　白归身酒炒，二两　酒炒杭白芍二两　金毛脊去毛，切，四两　炒杞子三两　法半夏二两　炒川断肉三两　土炒新会皮一两　炒菊花一两五钱

共煎浓汁，溶入真阿胶三两收膏。

鲍左　遗泄频来，数年不愈。每至遗后，饮食转增。若暂止之时，饮食转退。盖脾胃之运化，原藉命火之蒸变而为出入，肾水有亏，坎中之阳，不能潜藏。拟以介类潜之。

生地炭三两　炒鸡头子二两　酒炒女贞子二两　元米炒西党参三两　熟地炭四两　旱莲草二两　炒山药二两　朱茯神三两　煅龙骨三两　牡蛎盐水煅，四两　潼沙苑二两　炒於术一两五钱　金色莲须六钱　龟甲心刮去白，炙，八两　柏子仁勿研，二两　远志肉七钱　大淡菜三两

上药煎汁收膏。

张右　凡属丸剂膏方，俗每以补益上品汇集成方。然此症关键，全在经事后期色淡一层，用药似宜专究于此。仿石顽先生法。

大熟地十两　上党参三两　升麻五钱　炒杞子二两　醋炙艾叶三钱　全当归三两　别直参一两，另煎，冲入　广陈皮一两　杭白芍酒炒，一两五钱　抚川芎一两二钱　野於术二两　潼沙苑盐水炒，二两　川断肉二两　炙绵芪二两　茯神二两　制香附二两，打

共煎浓汁，用白冰糖四两参入收膏，每晨服三四钱。

秦左　阴亏不能制木，木旺化风，风壅阳络，头痛时作时止，风性鼓荡，心中怔悸。冲龄正在生发之秋，何至阴亏致疾？盖其阳气日充，禀先不足之躯，阴即不能配合阳气，相衡之下，不能相偶者，即形其相绌也。宜壮水之主，以配阳光。

大熟地三两　川芎一两　茯苓二两　酸枣仁炒，打，二两　石决明三两，打　大生地三两　炒杞子二两　泽泻一两五钱　元武板十两　生甘草三钱　炒香玉竹二两　酒炒杭白芍一两五钱　桑叶一两二钱，另煎，冲入　广皮一两　上党参三两　炙鳖甲七两　炒菊花一两　黑山栀二两　煅牡蛎三两　白归身二两　大有芪盐水炙，二两　粉丹皮二两　野於术一两五钱　盐水炒潼沙苑三两　黑大豆二两　龙眼肉二两

共煎浓汁，加真阿胶三两，溶化冲入收膏。

鲍左　自幼即有哮咳，都由风寒袭肺，痰滞于肺络之中，所以隐之而数年若瘳，发之

而累年不愈。今则日以益剧，每于酣睡之中，突然呛咳，由此而寤，寤而频咳，其咯吐之痰，却不甚多。夫所谓袭肺之邪者，风与寒之类也。痰者，有质而胶黏之物也。累年而咳不止，若积痰为患，何以交睫而痰生，白昼之时，痰独何往哉？则知阳入于阴则卧，阴出之阳则寤，久咳损肺，病则不能生水，水亏不能含阳，致阳气欲收反逆，逆射太阴，实有损乎本元之地矣。拟育阴以配其阳，使肺金无所凌犯，冀其降令得行耳。

炒黄南沙参四两　炒松麦冬一两五钱　云茯苓四两　海蛤壳五两，打　川贝母去心，二两　款冬花蜜炙　蜜炙橘红一两　炒香玉竹三两　蜜炙紫菀肉二两　甜杏仁五两，去皮尖，水浸，打，绞汁冲入　代赭石四两，煅　川石斛三两　牛膝炭二两　杜苏子五两，水浸，打，绞汁冲入　百部蜜炙，二两

共煎浓汁，用雪梨汁二斤，白蜜二两，同入徐徐收膏。

徐左　任行于前，督行于后，又督脉者所督护气血经络者也。龟背高凸，先天禀赋有亏。两膝膑时作酸痛，肝肾之空乏已甚。神疲力少，时或凛热，亦固其宜矣。治宜大益肝肾，并补八脉。

大熟地姜汁炒，四两　炒杞子二两　茯苓二两　炒牛膝二两　炙草三钱　大生地姜汁炒，三两　大有芪三两　制半夏二两　金毛脊去毛，切，三两　白归身酒炒，一两五钱　杭白芍酒炒，一两　东洋参二两，炒　川断肉二两　新会皮一两　干苁蓉一两　泽泻一两五钱　野於术二两　厚杜仲二两　熟附片三钱　粉丹皮一两　炒山药二两　山萸肉一两　制首乌三两　盐水炒菟丝子二两

上药煎浓汁，加龟板胶二两，真阿胶一两，鹿角胶三两收膏。

张右　高年气血两亏，营卫之气，不得宣通，遍身脉络抽掣，四肢不遂。腹为至阴，藏阴亏损，则藏络不和，运动之机，不能灵转，腹中常常拘急。下虚不摄，冲阳逆升，痰饮泛逆，气喘痰多，有时并发。营气不行，虚风自动。气可以补，血可以养，脉络可以宣，痰饮可以化，无如古稀之年，气血有亏无长，惟有循理按法，尽力之当尽而已。

大生地姜汁炒　刮白炙元武板八两　大元参二两　粉丹皮一两　大天冬三两　炒杞子三两　生杜仲三两　奎潞党三两　薄橘红一两　虎胫骨二两，酥炙，研细末，和入　生蒺藜去刺，三两　杭白芍酒炒，一两五钱　炒萸肉一两五钱　酒炒怀牛膝三两　炒络石藤二两　制西洋参二两　煅磁石三两　酒炒丝瓜络一两五钱　酒炒全当归一两五钱　白茯苓三两　咸秋石六钱　炒宣木瓜一两五钱　海蛤粉包煎，四两　川贝母去心，二两　煨天麻一两五钱　制半夏一两五钱

上药宽水煎三次，滤去渣，再煎极浓，用陈阿胶三两，桑枝膏五两，溶化冲入收膏。每晨服六七钱，开水冲挑。

附常服煎方

二原地三钱　咸秋石五分　白茯苓三钱　络石藤三钱，炒　橘红一钱　炒萸肉一钱　元武板炙，先煎，四钱　制半夏一钱五分　宣木瓜一钱五分　煅磁石三钱　怀牛膝三钱，炒

王左　肾为阴，主藏精；肝为阳，主疏泄。故肾之阴虚，则精不藏；肝之阳强，则气不固。所谓阳强者，即肝藏所寄之相火强耳。乙木之阳不潜藏，甲木之阳乃漂拔，怵惕

恐怖，甚至遗精。进以滋阴八味，病之大势遂定，以阴中伏热，由此而泄耳。然诸恙虽平，而遗精数日必发，发必有梦。皆由病盛之时，肝阳相火内吸，致肾阴虚而真水不能上承，心气虚而心阳辄从下坠。阳性本上，宜使之下；阴性本下，宜使之上。今阳下而阴不上，遂令阳不能收，阴不能固，遗精之来，大率为此。拟补气以收心阳，壮水以升肾阴。即请正之。

炙绵芪四两　炙熟地三两　鸡头子二两　煅龙骨三两　煅牡蛎四两　台参须一两三钱，另煎，冲入　炙生地四两　生山药三两　龟板胶三两，化入　奎党参三两　潼沙苑盐水炒，三两　桑螵蛸二两，炙　於潜术二两，炒　茯苓神各二两五钱　大天冬二两　萸肉炭一两五钱　柏子仁去油，二两　清阿胶三两，化入　甘杞子三两　生熟草各四钱　杭白芍酒炒，一两五钱　大麦冬去心二两　酸枣仁二两　肥知母去毛，炒，二两　远志肉八钱　益智仁一两　龙眼肉三两

上药共煎浓汁，入水再煎，连煎三次，去枯渣收膏。或加白冰糖三四两，熬至滴水成珠为度。每晨服一调羹，开水冲挑。

裴右　产育频多，营血亏损，木失涵养，阳气升浮。夏月阳气泄越之时，往往头胀眩晕胸闷。若系痧胀，无动辄即发之理。其所以屡发者，亦由阳气之逆上也。兹又当产后，营气更亏，少阳之木火勃升，胸闷头晕汗出，手足烙热，咽痛音喑。盖少阴之脉，少阳之脉，皆循喉也。育阴以涵阳气，是一定不易之道。但泄少阳清气热之药，不能合入膏方，另以煎药参服为宜。

大生地四两　西洋参三两　大天冬二两　金石斛三两　远志肉七钱　山萸肉一两五钱　酸枣仁炒，研，二两　生熟草各五钱　女贞子酒蒸，三两　大熟地四两　黑豆衣三两　肥玉竹三两　制首乌五两　大麦冬二两　甘杞子三两　石决明八两，打　白归身酒炒，二两　潼沙苑盐水炒，三两　奎党参四两　制香附三两，打　生山药三两　生牡蛎八两　茯神三两　杭白芍酒炒，二两　新会皮一两五钱

上药如法共煎浓汁，去渣，用清阿胶三两，龟板胶二两，溶化冲入收膏。或加白冰糖三四两亦可。每晨服一调羹，开水冲挑。

附煎方　如音喑之时服此方。

桑叶一钱　丹皮二钱　郁金一钱五分　川贝母二钱　水炒竹茹一钱　瓜蒌皮三钱，炒　生甘草五分　桔梗八分　生鸡子白一枚，冲

刘左　肺为华盖，位在上而其气主降；肾主封藏，位在下而其水宜升。所以升降相因，肺肾交通，而呼吸以匀也。胃为中枢，为十二经之长，主束筋骨而利机关。脾弱湿困，胃为渊薮，中州湿盛，则肺降被阻，此稍一感触辄发咳嗽之微理也。胃湿蕴聚，则胃气不和，胃病则机关脉络不和，时为身痛。湿不自生，脾失运化而始生；脾不自运，气机鼓舞而始运。然则致病者湿也，生湿者脾也，脾之不运而生湿者气也。吴仪洛云：脾健运则湿自除。又云：气旺则痰行水消。洵哉斯言也！拟补气运湿为主。但调摄之方，自当顾及肝肾，择其不滞者投之，方为妥善。

炙绵芪四两　制首乌四两，切　杭白芍酒炒，一两五钱　龟板胶一两二钱　别直参另煎，冲，二两　大生地姜汁炒成炭，四两　扁豆子二两　枳实一两　奎党参三两　炒杞子三两　炒山药二两　厚杜仲三两　云茯苓四两　於潜术三两，炒　生姜汁三钱，冲入　霞天曲二两，炒　鹿角胶一两五钱　川断肉三两　海蛤粉三两　炙黑草五钱　冬瓜子二两　木猪苓二两　生熟薏仁各二两　怀牛膝酒炒，三两　巴戟肉一两　左秦艽一两五钱　制半夏四两　泽泻一两五钱　潼沙苑一两五钱，盐水炒　桑寄生酒炒，三两　陈广皮二两

上药共煎浓汁，文火收膏。每晨服一调羹，开水冲挑。

魏右　经事无故，而不受孕，平日间亦无他恙，惟时为昏晕，或四肢烙热而酸楚，少腹时满，脉大有力。盖气郁则生热，热从内吸，则子宫枯燥，不能摄精；热盛则生风，风阳鼓旋，则头旋眩晕，脉络不和。养血益阴，固属要图；而泄热调气，尤为急务。非大剂补益便为良法也。

大熟地砂仁炙，五两　黑元参三两　大连翘三两　白蒺藜炒，去刺，三两　大生地姜汁炙，五两　稆豆衣三两　黑山栀三两　四制香附四两，研　大麦冬二两五钱　制首乌五两，切　晚蚕砂包煎，三两　全当归二两五钱　制洋参三两　奎党参四两　炒杞子三两　粉丹皮二两　淡天冬二两　滁菊花二两　干荷边二两　缩砂仁另煎，冲，一两　杭白芍二两五钱　半夏曲二两五钱，盐水炒　松萝茶二两　桑寄生三两

上药共煎浓汁，用清阿胶三两，龟板胶二两，白冰糖三两，溶化冲入收膏，以滴水成珠为度。每晨服一调羹，开水冲挑。

梁右　左脐旁瘕聚已久，发则攻筑，为痛为胀，偏右头疼，略一辛劳，辄绵绵带下。良以木郁不条达，厥阴之气滞积成形，下为瘕聚，上为乳疬。木旺而阳气上升，是为头痛。冲气不和，则奇脉不固，以致脂液渗泄。木郁宜舒，而肝为刚藏，其体宜柔，从养血之中，参疏肝调气法。

大熟地五两　奎党参四两　清阿胶四两，溶化冲入　大生地六两　炒杞子三两　青皮一两五钱，蜜水炒　白蒺藜炒，去刺，三两　全当归酒炒，二两五钱　黑豆衣三两　小茴香八钱，炒　制香附一两，研　杭白芍酒炒，二两　制首乌五两，切　麸炒枳壳一两　柏子仁去油，三两　川芎一两　金铃子一两，切　茯神三两　山栀姜汁炒，二两　滁菊花一两　厚杜仲三两　肥玉竹三两　炙甘草七钱　龙眼肉四两　淮小麦四两　酸枣仁炒，研，二两　大南枣五两

上药共煎浓汁，加白蜜三两冲入收膏。每晨服一调羹，开水冲挑。

黄左　痰热有余，甲木少降，乙木过升，致痰生热，热生风，为耳鸣，为重听。胃为中枢，凡风阳必过阳明而后上旋，阳明为十二经之总司，所以肩臂背肋不时注痛，所谓下虚而上实也。拟壮水育阴，以涵肝木，而以清化痰热参之。

大生地八两　净柴胡七钱，另煎汤，收膏时冲入　白蒺藜三两　生山药二两　西洋参四两　龟板胶四两，溶化冲入　清阿胶二两，溶化冲入　炒杞子三两　橘红盐水炒，一两　竹沥五两，滴入姜汁三分，冲　茯苓神各一两　枳实一两　大麦冬四两　橄榄膏五两，冲入　上绵芪盐水炒，二两　半夏二

两　稆豆衣三两　粉丹皮二两　奎党参四两　黑山栀二两　煅磁石四两　怀牛膝盐水炒，三两　杭白芍酒炒，三两　泽泻一两五钱　秦艽一两五钱

上药共煎浓汁，加白蜜三两冲入收膏。每晨服一调羹，开水冲挑。

薛　平素痰多，渐起眩晕。始清痰热，未能速效。继进育阴以潜阳气，眩晕才得退轻。盖脾为生痰之源，胃为贮痰之器。升降之机，肝合脾，主左升，胆合胃，主右降。惟胃有蕴聚之痰，斯胆失下行之路。于是甲木生火，火即化风，久之而水源亦耗，所以育阴之剂，获效于后也。宜循经验之法调理。

炙生地五两　奎党参三两　粉丹皮二两　滁菊花一两　黑玄参二两　生於术一两　杭白芍酒炒，一两五钱　广橘红一两　竹沥半夏一两五钱　生甘草五钱　萸肉炭一两　川石斛三两　生牡蛎四两　茯苓块二两　南花粉一两五钱　川贝母去心，一两五钱　海蛤粉三两，包煎　大天冬二两　石决明四两，打　煨天麻一两五钱　肥玉竹二两　白蒺藜去刺，炒，三两　泽泻一两五钱

上药宽水煎三次，去渣，再煎极浓，用清阿胶、龟板胶溶化冲入收膏。每晨服一调羹，开水冲挑。

杨右　气滞则腹满，阳升则偏左头痛，而眩晕耳鸣。气何以滞？生升之性，不能遂其扶苏条达也。阳何以升？刚藏而失涵濡，所以在下则为气，在上则为阳矣。宜养其体之不足，而疏其用之有余。

大生地砂仁炙，四两　制首乌六两，切　制香附打，二两五钱　泽泻一两　大熟地砂仁炙，五两　奎党参四两　桑叶一钱五分，另煎，冲入　厚杜仲三两　白归身酒炒，二两　生於术一两五钱，木香五钱，煎汁收入　白蒺藜炒，去刺，三两　炒山药三两　粉丹皮二两　川断肉二两　黑豆衣二两　朱茯神三两　杭白芍酒炒，三两　金铃子二两，切　川芎蜜水炒，一两　新会皮一两二钱　生熟甘草各三钱　滁菊花一两　酸枣仁炒，研，二两　麸炒枳壳一两　炒杞子三两

上药如法宽水煎三次，再煎极浓，用清阿胶三两溶化冲入，白冰糖二两，文火收膏。每晨服一调羹，开水冲挑。

盛左　脉象濡滑，左尺少力，右尺沉细。壮盛之年，虽不至疾痛缠绵，而审神情疲弱，时多迷睡。考伤寒六经，惟少阴篇有欲寐之文。良由命阳不振，阴浊弥漫，胸中阳气失旷。宜于调摄之中，仍寓扫荡阴霾之意，庶与少阴篇之章旨符合也。

炙绵芪四两　制半夏三两　别直参二两，另煎，冲入　菟丝子盐水炒，二两　炒杞子三两　厚杜仲三两　潼沙苑盐水炒，二两　大生地姜汁炒，三两　奎党参三两　熟附片七钱　杭白芍酒炒，一两五钱　破故纸盐水炒，三两　广橘红一两三钱　淡苁蓉一两五钱　制首乌六两，切　炒於术二两五钱　山萸肉一两五钱　淡干姜五钱　白茯苓三两　炙黑草六钱　枳实八钱　肥玉竹二两　泽泻一两五钱　霞天曲二两，炒　陈阿胶二两，溶化冲入　血鹿片三钱，另煎，冲。渣焙干，研末，和入

上药宽水煎三次，去渣再煎极浓，加白冰糖二两收膏。每晨服一调羹，开水冲挑。

林右　阴分久亏，木失涵养，肝强木燥，生火生风。阴血为热所迫，不能固藏，经水反多，甚至一月再至，营血由此更亏。阳气化风，上旋为头晕，撼扰神舍为心悸，为火

升轰热，诸虚象杂陈。脉形弦细，左部涩弱，且有数意。阴弱阳强，急宜养血益阴，以配合阳气，庶不致因虚致损，因损不复耳。

大生地五两　西洋参三两　酸枣仁炒，研，二两　厚杜仲三两　茯神二两　大熟地三两　奎党参四两　潼沙苑盐水炒，三两　樗白皮炒黑，一两五钱　制首乌三两　生於术二两　大天冬二两　川石斛四两　生山药三两　柏子仁去油，三两　乌贼骨四两，炙　当归炭一两五钱　粉丹皮一两五钱　炒萸肉二两　大麦冬二两　旱莲草二两　池菊花七钱　地骨皮二两　杭白芍酒炒，二两　细子芩一两五钱，防风七钱，煎汁收入　香附一两五钱，蜜水炒　黑豆衣三两　橘白七钱　女贞子酒蒸，三两　生熟草各四两

上药宽水煎三次，去渣再煎极浓，加清阿胶三两，龟板胶三两，溶化冲入收膏，以滴水成珠为度。每晨服一调羹，开水冲挑。

吴右　产育频多，木失涵养，风木上干胃土，中州不舒，胃纳因而日少，甚则涎沫上涌，有似湿从上泛之象。非湿也，正与厥阴篇中肝病吐涎沫之文相合。时辄不寐，所谓胃不和则卧不安也。然阳明之气不衰，风木虽从上干，胃气自能抵御，何至土为木乘乎！阳明以通为用，则是通补阳明，平肝和胃，为开手第一层要义。宜先用通补煎剂以治肝胃，俟胸宽纳谷渐增，再以膏剂养肝之体。煎方并附。

人参须另煎，冲入　制首乌　厚杜仲　阿胶珠　枳实　制半夏　白归身酒炒　川断肉　炙黑草　广陈皮　炒杞子　木瓜皮炒　左牡蛎　煅龙齿　生於术　酒炒杭白芍　白茯苓　白蒺藜炒，去刺　炒枣仁打　奎党参

上药宽水煎三次，滤去渣，加文冰三两收膏。每晨服一调羹，开水冲挑。

先服煎药方，俟胸膈舒畅，饮食渐增，然后服膏。拟煎方如下。此方不拘帖数，如得效，不妨多服数帖。

人参须七分，另煎，冲入　陈广皮一钱　川雅连三分　杭白芍酒炒，一钱五分　沉香曲二钱，炒　白茯苓三钱　淡干姜二分　制半夏一钱五分　枳实一钱　炒谷麦芽各二钱

吴左　向有遗精，有时气从上冲，则心悸惊怖，不由自主，甚则头晕，满面作麻，牵及四肢。叠投壮水潜阳，甚合病机，足见阴精内亏，坎中之阳不藏。少阳内寄相火，冲阳上逆，则胆木撼动，阳得化风上旋。宜以柔养镇静之品，俾水中之火，不致飞越，阴精自臻固摄耳。

大熟地六两　奎党参三两　湖莲肉二两　大生地四两　生於术二两　甘杞子三两　炒芡实二两　大麦冬二两　潼沙苑三两　煅龙骨二两　金石斛劈开，三两　粉丹皮一两五钱　女贞子酒蒸，二两　生熟草各三钱　山萸肉炒，一两五钱　柏子仁去油，一两五钱　生牡蛎八两　建泽泻一两　杭白芍酒炒，一两五钱　缩砂仁七钱，另煎和入　生山药二两　淡秋石四钱

鱼鳔胶二两溶化冲入，加白冰糖三两收膏。每晨服一调羹。

沈右　肾水不足，厥阳有余，上冲胃土，则胃气不降，中脘痞满。历投苦辛通降及镇逆诸法，渐得舒畅。夫六府以通为用，似不宜更进阴柔。然胃之不降，木犯之也；木之

所以上犯，刚太过也。涵木者水也，肾为起病之源，胃乃传病之所，所以胃既通降，即进柔养，其少寐易汗等症，次第而退也。服食调摄，宜踵此扩充。

大生地姜汁炒，五两　制首乌五两　炙熟地三两　白蒺藜盐水炒，一两　生於术一两五钱，用木香四钱，煎汤冲入　煅龙骨三两　潼沙苑盐水炒，一两　小兼条参另煎，冲，七钱　柏子仁去油，二两　缩砂仁六钱，另研，调入　川贝母一两五钱　光杏仁三两，打　酒炒归身二两　木瓜皮一两，炒　夜交藤三两　橘皮一两　酒炒白芍一两五钱　干枇杷叶去毛，包，三两　甘杞子三两　煅牡蛎四两　炒山药三两　茯神二两　干苁蓉一两五钱　姜半夏一两五钱　生熟草各三钱　炒枣仁二两，研　厚杜仲三两　炒枳壳八钱　泽泻一两五钱

上药煎三次，去渣再煎极浓，用阿胶三两，龟胶二两，鹿角胶八钱，溶化冲入，加白冰糖收膏。清晨服六七钱，渐渐加至一两，开水冲挑。

任左　上则眼目昏花，下则阳道不通，有时火升面热，稠厚之痰，从喉中咯出。或谓真阳式微，阳道闭塞，则眼目昏花，火升面热，又系阴虚阳升明证。如以阳道不通与火升目花分为两途，则欲养其阴，必制阳光，欲助阳光，必消阴翳，未利于此，先弊于彼矣。或者阴阳并虚，水火皆乏，庸有是理。然果水火皆乏，安能形气皆盛，起居无恙乎？细察阳道不通，断非阳衰不振，实缘肾水不足，虚阳尽越于上，阳不下降，所以阳道不通，与阳气衰乏者，判如霄壤也。脉象弦大，尤为阳气有余之征。拟每晨进育阴以潜伏阳气，每晚进咸化痰热。备方如下。

大生地六两　制首乌四两　生甘草七钱　大熟地四两　黑豆衣三两　大天冬二两　生牡蛎四两　煅磁石三两　大麦冬二两　海蛤粉四两　川石斛四两　奎党参四两　生山药三两　浙茯苓三两　川贝母二两　西洋参二两　甘杞子三两　大元参三两　生於术二两　粉丹皮二两　女贞子酒蒸　石决明四两，打　池菊花一两五钱　橘红盐水炒，一两　酒炒白芍一两五钱　潼沙苑盐水炒，三两　牛膝盐水炒，三钱　泽泻一两五钱

上药煎三次，去渣，用清阿胶三两，龟胶三两，鱼鳔胶二两，溶化冲入收膏。每晨服一调羹。

再另加陈关蜇三斤，洗极淡，用清水煎烊，渐渐收浓，加荸荠汁六两冲入，更加白冰糖二两收膏。每晚将卧时服半调羹。俱用开水冲挑。

董左　心火炎上，水从下吸，斯火不上腾，肾水就下，火从上挈，斯水不下沦，水之与火，两相交济者也。每至心事急迫，辄气从下注，有似阴精欲泄之象，皆由心肾两虚，不能相济。时为眩晕，亦阴不足而阳上升也。拟交补心肾，参以熄肝。

人参须五钱，另煎浓汤，和入　大熟地七两　远志肉六钱，炒　柏子霜二两　奎党参五两　元武板十两，炙　潼沙苑盐水炒，三两　山萸肉一两五钱　生熟於术二两　煅龙骨三两　鸡头子三两，炒　杭白芍酒炒，一两五钱　黑豆衣三两　制首乌四两　炙绵芪三两　生牡蛎四两　池菊花一两　炒山药三两　炙黑草七钱　当归炭二两　甘杞子三两　白茯苓三两　炒枣仁研，一两五钱　泽泻盐水炒，一两

加阿胶三两，冰糖三两，收膏。

蒋右　心主灵明，胆主决断。灵明所至，虽虚幻之境，可以意构；惟有胆木决断乎其间，一举一动，方能合节。今诊脉象细弦，关部坚硬，人迎浮露，舌苔薄白。良以营分不足，木少滋濡，厥阳上升，甲木漂拔，失其决断之职，神情为之妄乱，目不交睫。刻下虽臻平定，而腹撑头晕，还是木旺见端。拟平肝宁神，交通水火。

大生地四两　制洋参二两　玄武板三两　金铃子二两　白归身二两　煅龙齿二两　制香附四两　制半夏三两　缩砂仁八钱　白蒺藜二两　上党参三两　新会皮一两　小青皮一两　厚杜仲三两　炒牛膝二两　川断肉三两　沉香曲三两　远志肉五钱　石菖蒲四钱　朱茯神二两　杭白芍一两五钱　野於术一两二钱，枳实一两，二味同炒　辰砂拌麦冬一两五钱　菊花一两

上药如法共煎浓汁，连煎三次后去渣，将药汁徐收，再用真阿胶三两溶化冲入收膏。每日清晨冲服三钱。

卷二十

论　著 附评改门下各论

质疑篇庚寅之岁，时疫流行。夏秋之交，霍乱大作，死亡甚多。至秋分以后，四境稍安，而又起咳嗽发热之症。夫咳嗽发热，其病在肺，肺主皮毛，其邪甚浅，似无丧生之理。然往往由此而气喘痰鸣，卒至不起。

门人问曰：伤寒温病之异，近贤叶氏唱之，薛氏和之，可了然于心目矣。风温为温病之一，前人谓必身热咳嗽烦渴，则是风温无不烦、无不渴者。若劫液后变现之症，则神昏耳聋，鼻鼾发痉。然则未至神昏发痉，断无遽尔危亡之理。而今岁时气流行，秋分以后，咸病咳热，或渴或不渴，其变险也，必气喘痰鸣，痰厚而稠，多至盈碗，毙者甚多，论者皆目之为风温。夫风温之症，多起于冬季；今不在冬季，而发在秋分以后。其始也，无风温必有之见症；其毙也，又不在发痉神昏，而在痰鸣气喘。薛氏《风温条例》中，未见痰喘之例足以毙人之症。生窃有疑，敢以相质。曰：此燥症也。知其为燥症，而曰风温者，习俗也。当今之世，病者既属聋盲，医者亦类多粗鄙。风温之说，时有见闻；秋燥之症，转难入耳。谁登喻氏之堂，入喻氏之室者，必曰是燥症，非风温也耶。夫风为阳邪，盛则生火，火则生风，风火相煽，津液无不被劫，神明无不扰乱，故多眠鼻鼾，发痉神昏，是风温变险必有之症。惟今岁风木在泉，而秋令久燥，燥金克盛木，盛木生化，甚于寻常，故木生火而火气来复。其克金也，势若燎原，壮火食气，则肺之气伤，火烁阴津，则肺之阴伤，能不喘乎？火炼津液，而成胶腻，是以痰多稠黏。火激其痰而上升，故喉间霍霍有声。痰之声，即火之声也。火即无形之痰，痰即有形之火。曰：燥火为患，已知之矣。然所起之症，类吐黄痰，考黄痰为湿痰，岂其既燥而复湿乎？曰：金病克木，而木生火，火即燥之复气也；土为金母，湿即燥之化气也。故鞠通吴氏谓：复气为火，化气为湿，复而且化，故痰兼湿黄。化少复多，故湿不能济其燥也。若风温则风火内旋，此则燥热伤肺，故彼之变险，则发痉神昏；此之变险，则痰鸣气喘。治而愈者，类进甘寒清气，润燥清金。盖金受天气之燥而克盛木，复气伤肺，由内而起之枯燥，与清凉未寒，天气爽燥之燥，判若霄渊。有脉可凭，有舌可验，有象可征，临症推求，深有望于明敏者。

左肝右肺说

《刺禁论》曰：肝生于左，肺藏于右；心部于表，肾治于里；脾为之使，胃为之市；鬲肓之上，中有父母；七节之旁，中有小心。是确然肝左肺右，百世以来，孰敢非之者。

迨西人入华，剐心剖腹，实见夫肺在左而肝在右，于是共议轩歧垂训之误。夫轩歧既误，则后之作者，自仲景以下皆误矣。夫左肺右肝之说，似乎创自西人，然国朝张格尔谋叛伏法时，并剖其腹，王玉田贿刽子检视其肺腑，遂著《医林改错》，极言左肝右肺之误，则是议前皇之错者，西人之先有人矣。物必无据，然后可以力争。今左肺右肝，佐证确凿，何从置辨。且西人检视明确，万不能议其非；而前皇垂训之文，又安得而议其舛。夫日起于东，而光照于西；日沉于西，而光返于东。光者日之用也。于以知肝不必不在右，而其用终在于左；肺不必不在左，而其用终在于右。如肝生于左之生字，作生成之生读则误矣。春生而升，明明生升之生也。生升在左，肝之用也。肺藏于右，明明肺藏之气其用在右也，藏字读作去声则可，读作平声，为安藏之藏则误矣。议前皇之错者，实将经文生字藏字死读，而未之深解耳。或曰秦火之后，上古之书，或经后人补述，而致谬误，亦未可知。不知此篇经文，呵成一气，且系衍说内景，岂后人所能伪托。曰肝右而生升之用在左，肺左而藏气之用在右，譬诸日之体在东，而日之用转在西也。然斯理渺茫，仍难取信。今即以浅近之理言之，并即西人之事言之。譬如电灯，机房不明也，而光发于外；炮位于南，而命中在北，此即肝在右而其用在左，肺在左而其用在右之明证矣。肺气不化于上，则小便不通于下；肾气不纳于下，则痰气冲逆于上。他经皆然，何独肺肝如是。谓西人之误不可也，谓前皇之误更不可也。

历来治验，左甚之病，肝药多效；右甚之病，肺药多效。如其不然，则与治验不符矣。并志

费若卿都督病源问答

或问曰：《内经》云：目受血而能视，掌受血而能握，指受血而能摄。又云：目者五脏六腑之精也。由此观之，人必精气内充，而后能神采流露。何子治若卿费都督之疾，而以风药主之，曾亦思夫风药皆燥哉。答曰：子但知夫归地杞菊之可以补水养血而明目乎？岂知都督身列戎行，风霜雨露之所感，浸淫其外，蓄伏其中。数年之前曾患鹤膝风症，鹤膝者，风寒湿之痹于膝者也。嗣虽目赤多泪羞明，发则眉骨作痛，谓之为水亏木旺，虚火肝阳上旋，固近似矣。不知人身一腑一脏，各相配合，脏阴腑阳，阳升阴降。所以阳本升而必使之降，不降则有散越之忧；阴本降而必使之升，不升则有沦陷之虑。故脾为阴土，其气上行，所以升其清；胃为阳土，其气下行，所以降其浊。故肝脏之气，合脾脏之气上升，而心血以生；胆腑之气，合胃腑之气下降，而命火以化。都督每发目疾，辄脉细濡而模糊，舌厚腻而色白。合诸前番鹤膝等症，吾知其胃有湿寒，阳明不降，胆经之气，不能依附胃气下行，肝木犹然上升，胆木忽失下降。至但有肝升而无胆降，则肝之升也，不足以为化生心血之源，适足以成掀越鼓旋之害。目为肝窍，故欲愈其目，必熄其肝；欲熄其肝，必降其胆；欲降其胆，必降其胃。胃何以不降？湿阻之也。风药所以胜湿，而能疏其鼓旋掀越之势，所以经验屡屡也。又问曰：病发之时，全无痞满呕

逆之类，何以为胃病，而了无所疑乎？曰：大便必阻。所谓九窍不和，皆胃病也。况病至则苔腻而浊，病退则浊苔全化，此见之于外者，为可据也。阴虚者曾若是乎？又问曰：药既中病矣，何其频发而不获断绝其根蒂耶？曰：胃病传胆，胆病传肝，本非肝脏之自病。而其始发数次，医以凉药折之，滋药补之，致鼓旋掀越之邪，深匿于络，所以根蒂难除。一经外风而亦发者，即此意耳。又曰：曾闻风药不应，以柴胡愈之，何耶？曰：风药只能疏其掀越之势，不能泄热。迨鼓旋于上，郁而生热，柴胡散胆经之专药，既能散其郁勃之气，复能解其郁结之热。郁中有热，故风药不能治，而柴胡能治之也。又问曰：尝闻目疾之外，曾发胃痛，子以何法止之乎？曰：未之止也。初发时理其气不应，温通不应，因忆五饮中之悬饮能作痛，投以星半劫之，大便畅行，而其痛自止，此又胃病之一证矣。又问曰：曾闻胃痛之外，大发眩晕，岂能凡有疾苦，俱得谓之痰湿乎？曰：无痰不成眩。吾以导痰汤下白金丸，如鼓应桴，非痰湿而何？或曰：吾喻之矣。子以目疾之发，非为肝虚，实因胃有湿痰，阻其胆降，而肝升之太过也。胃痛者，胃为湿痰阻其气之通降也。眩晕者，即所谓胃痰聚而胆逆也。其病虽殊，而其源则一。吾喻之矣。

述都督夫人病原

或又曰：若卿都督之病，予略闻之矣。而其夫人就医远地，常从事于药饵，询其状则曰胸胁痛也，气升也，寒热也，精神疲惫，气力衰微。丹溪云：上升之气，多从肝出。且两胁隶于肝，胆附于肝叶之中，而为开合之枢纽。吾意木郁则痛，亢极则气升，肝病胆亦病，枢纽不灵，开合失常，则为寒为热，此即俗所称之肝气是也。及至病退而精神气力衰微，元气已为病魔所伤。此时顾虑元气，窃恐气得补而愈滞，转触动其肝邪。疏泄肝邪，窃恐气以破而愈虚，更戕贼其根本。而子漫以橘、半、星、枳、杏、郁、藿、朴投之，所效亦幸耳。答曰：子所言是也，而实非也。子所论者，木郁气滞也。余所诊者，饮蓄肺胃也。初诊之时，见其脉弦，亦以为木郁致之，而投药罔效。嗣察弦脉，沉候愈搏，因思沉弦为饮，则知此症实因饮阻肺胃之分，气不得通，故胸胁作痛。肺右旋而下降，饮阻其下降之令，故发为气升。饮阻则营卫循环失度，故为寒为热。精神气力衰微，由病而致，能却其病，则精神气力，不补而自复矣。所以导痰、温胆、四七、二陈、越曲、大和中饮、正气散等汤专主疏利痰气，痰气化而胸阳以通，故痛止。痰去则肺气得降，故喘宁。营卫无所窒碍，故寒热愈也。精力不补自复者，譬如人身负物，则手足沉重，一旦释其重负，岂不手足轻便，快然自如哉。所以昔常偃卧，而今俨如平人。虽经一月或数十日，必倦怠嗜卧，而肌肤凛凛然，似寒非寒，吾知其饮食又酿湿痰于内，脾阳受困，阳气不通，不能敷布，所以仍如前治，辄应手效验也。或又曰：然则通阳而独不投附桂，何也？曰：阳虚不布者，当用附桂人参之属以助其阳。此则阳气无损，不过为湿痰所遏，不能敷布，非真正阳虚之比，所以化其痰、和其中、理其气，阳气一通，便爽适矣。或曰：谚有云千方易得，一效难求。子治此疾，吾窃非之，而历数年来投药辄效者，究非无故也。医可忽乎哉。

覆夏楫甫贰尹示《救时要略》

承示《救时要略》一书，久欲奉还，以便刊布，然有难焉者。方至刊布，人必深信，设有差池，则辗转贻误。必得于寒热两症，一见即可人人了然，然后可以活人而全生命。即如《救时要略》一书，其方法审症，悉遵王孟英《霍乱论》原文，删繁就简，并未窜改。《霍乱论》云：热症多，寒症少。若寒症不过十中之一二耳。孟英原有一定之据，如热症则于未病前数日，先有目中流火、肛门灼热等象预先知觉，则既病之后，更无论矣。然溯同治元二三四年间，修在常熟之梅里镇，后又迁于荡口镇。此处人烟幅集，四月至八九月，霍乱之症，沿门阖境，每日多则治二三十人，少则十数人。历见发作之时，一吐一泻，无不四肢厥冷，冷汗黏指，脉伏不起，大烦大渴，罗纹绉陷，甚则目陷失音。虽投白虎得生之热症，未必于未病之前，先显火象，既病后亦未必皆目中流火、肛门灼热也。投理中、四逆得生之寒症，未必不烦不渴，神情未必安静，与热症亦相近似。孟英辨寒热二证，笔之于书，深觉其简明之极矣。然竟有村医见肢冷脉伏，不问其口渴如何，舌色如何，乱投四逆而霍乱向愈者；亦有肢冷脉伏，大烦大渴，渴而能饮，一派火热之状，投白虎及地浆而竟毙者。三十年亲经阅历，则知热痧于未病之前，先见有火象之说，殊难为信。惟一经芳开，热象发现，然后按热痧用药，此言最确。特热象未必门门见到，有数项即足为据耳。盖热症必有湿邪外遏，寒症本属阴寒闭塞阳气，如行军散、红灵丹、苏合丸、紫雪、玉枢丹等芳开之品，一遇病起即脉伏肢冷，或汗出淋淋，即急选用。虽有清开温开之异，设逢热症，投以苏合之温开，亦能见效。夫以温治热，固属抱薪救火，然能开发其抑遏，则火热可以透露，故以热治热，亦可回生。寒症而投以清开，则阴邪凝涩，便使开药不能应手，大能为祸也。大抵初起之时，不问寒热，概用芳开，芳开之后，随所见之象治之，是当生者能使起矣。施送药饵，似宜备以上所列温开之药，使火热之气，透于湿外，阴凝之气，宣畅运行。然后给以病情单一纸，单上开明服开药之后，若见书中所载诸热象，是为热痧，轻则以地浆水调六一散不时服，重则以理中白虎汤，或白虎汤，或竹叶石膏汤进之，方药即载于病情之后。若见书中所载诸寒象，则以理中汤，或附子理中汤、吴茱萸汤、四逆汤进之，方药亦载于病情之后。或即以病情单作包纸，与开药相附送人亦可。最可恶者，随便呼名，如绞肠痧、烂喉痧、吊脚痧、瘪螺痧之类。霍乱之甚者，罗纹无有不瘪。经云：卫气者所以温分肉，充皮肤，肥腠理，司开合者也。既经霍乱，则卫气闭塞，自致分肉不温而肢冷，皮肤不充而罗纹瘪陷，开合失司而汗出淋淋，万病一律。譬如以手入水浸多时，湿气抑遏，则卫气闭阻，罗纹即瘪矣。而妄立瘪螺、吊脚等名目，苟司命者识见不定，即为所惑，临症而无所折衷，以为一年有一年之时症。殊不知霍乱二字，统概一切。凡医能究心于此，辨认无差，自可十全为上。臆见如下，不揣愚昧，敬以缕陈。

阴阳离决精气乃绝论改侄梅生稿

盖闻阳为阴逼，不走即飞；阴遇阳消，非枯即槁。是以阴不交阳，阳不交阴，上下几如两截，枢机失政，精岂能独居乎？然而阴不孤生，阳不独长。阳气闭密于外，则阴精完固于内。阳根于阴，阳欲脱而阴从下吸；阴根于阳，阴欲走而阳从上嘘。上下环抱，阴阳何自而脱？故精者神之本，气者神之用，形者神之宅。形之有生者，以其有神也，神之有托者，以其有气也；是以神太用则歇，精太摇则竭，气太劳则绝。比之于薪，薪尽则星火不传；方之于崖，崖溃则洪水不治。是即阴阳离决之比矣。然则阴阳离决之见证奈何？仲圣云：寸脉下不至关为阳绝，尺脉上不至关为阴绝。此阴阳离决之脉也。《难经》云：阴脱者目盲，阳脱者见鬼。此即阴阳离决之证也。《内经》又曰：精脱者耳聋，气脱者目不明。此精气两绝之明证也。扁鹊治虢太子尸厥之病，曰：上有绝阳之络，下有破阴之纽。此非常之变之起于仓猝者。善摄生者，胡可不审夫阴平阳秘之道欤。

人身藏府布置饮食溲便呼吸说改子念恃稿

语云：天为一大天，人为一小天。四时行焉，百物生焉。天有不可测度者。即人身藏府运动变化，亦有不可悬想者。然细究之，则藏府自有布置，饮食溲便呼吸，亦自有至理。夫藏有五，心肝脾肺肾也。府有六，胆胃大肠小肠膀胱三焦也。饮食入口，由咽至胃，脾附于胃，横掩太仓，闻声则动，故胃司受纳，脾主转运。小肠在胃之下口，物之出于胃者，则小肠之上口仰承之。大肠在小肠之下口，皆相接者也。经云：小肠者，受盛之官，化物出焉。大肠者，传道之官，变化出焉。于以知小肠之化物，化其完谷而已。迨入传道之地，则变化物质而为糟粕。肠胃接壤之区，谓之阑门，化食为便，由此而趋后阴；化饮为溲，由此而入膀胱。其糟粕水液之毫无混淆者，特以膀胱但有下口，上无孔窍，只有微丝管通于三焦膜网之中，故糟粕欲入而无从也。同入异出，可略见矣。曰：心肝脾肺肾胆与三焦如何？曰：五藏中惟心肺之位最高，肺为华盖，心居盖下，心包络如宫城以护君主。肾则当脊之十四椎，为藏精之所。肝隶于左胁之下，胆附于肝叶之中。肝属风木，性动而急，其气虽强，非胆不断，故肝为将军之官，胆有决断之职。三焦有上中下之分，形如脂膜，包乎藏府之外，其所谓腔壳者类是。然则呼吸之义若何？《难经》曰：呼出心与肺，吸入肾与肝。盖呼主出气，心肺浮而在上，浮者主出也；吸主入气，肝肾沉而在下，沉者主入也。经云：上焦开发，宣五谷味，熏肤充身泽毛，若雾露之溉，是谓气。又云：谷入气满。由此观之，呼吸之气，非饮食不能生。况肺主气，为五藏六府之盖，胃为水谷之海，五味入口，藏于胃，其清气上注于肺，以成呼吸，即藏府亦无不受其灌溉之功。人以水谷为本，岂不然哉。

阳气发泄，民病温者为温病，夹湿者为湿温。温热湿温，何者为分别，何者为证据，试详其说改侄桂生稿

凡人之病，有同类相应者，有似是实非者。今举温病与湿温而言，温即热之渐，湿乃阴之类。由温化热，治之者自当以水制火。而湿生于脾，脾为阴土，温而夹湿，固明明湿而热，不若湿而寒者矣。然投以甘寒，甘即动湿。是必明乎温乃阳气发泄而成，一起即热，或表里有所缚，亦不过初起时凛凛微寒，一二日后便觉但热，表里一辙者是也。其烦也，如天暑之极，而不可忍。其渴也，如天暑之极，饮凉辄尽。其神昏也，神乱语错，或至狂越。其溲也赤而短，其便也结而硬，其溏也迫而泄，其舌也绛而刺，其燥也焦而裂，其舌黑也干而枯，其脉也洪而大。迥不若湿病于多日之后，依然凛寒，湿之郁遏，里热而表不甚热。其烦也，闷甚而非热甚。热则伤津，亦必索饮。而中究多湿，每饮不过沾唇。湿性善凝，特喜热饮以开凝结。其神昏也梦寐迷沉，其溲也赤而浊，其便也泄而不注，其秘也结而不燥。间亦有燥者，脾湿不能鼓舞运旋。其舌绛也只在边尖，其燥也质多润，其枯黑也底质多有白苔，或无底苔，舌必淡萎，甚至干枯如镜。其脉也数而细，或滑而混。盖温病自有灼烁伤阴，燎原莫扑之见端。夹湿自有郁阻气机，弥漫熏蒸之的据。执此而分温病湿温之名目，随证立法，虽曰未中，亦不远矣。

其二改门人过子春稿

外感不外六淫，民病当分四气，若不辨其源流，安能分其名目。如阳春发泄，民病多温，是温即热之渐，热即火之本，以寒治热，千古常经。独是火必为烦，而又有阴极发躁之类乎烦者，而烦不能凭；热必致燥，而又有氤氲抑遏，津不上供之类乎燥者，而燥不足据。热必逼乱神明，神识昏昧，而又有熏蒸蒙蔽之昏昧，有类乎逼乱神明者，而昏昧不堪信。殊不知阴极之燥，必足冷戴阳；抑遏而津不上供之燥，必渴而不能饮。蒙蔽之昏昧，必有一种迷沉之状。惟是其烦也壮热，其渴也能饮，苔黄或焦或红，以致神昏发痉，其昏痉之至，皆如前状，由渐而来，是非连翘、犀角、羚羊、玄参、菖蒲、至宝之类不为功。或曰：温热之状，固已知其大概矣。湿之与温，本不相类，独是化热化火化燥之后，便与温病无异，不有确证，何以诊断？曰：湿性蒸腾，多汗出而热不解。湿每阻气，烦则必兼胸闷恶心。热耗清津，而脾胃仍苦湿渍，必渴而不能任饮，舌燥干霉，必饮仍喜暖，或不索饮。其神昏也，必类迷沉。夫以有汗不解辨其热，以胸闷辨其烦，以不能饮辨其渴，以喜暖或不索饮辨其燥，以沉迷辨其昏乱，按此审察，又何虑临症而眩惑哉！况乎同一齿垢也，温邪之齿垢，自有唇朱舌绛便秘之相兼；湿温之齿垢，绝无数症之毕现，虽有舌绛，而近根或两边必有一种垢滞之形，如坑砂之牵固牢结，习俗相沿，谓之揩苔。盖一由水涸于火，火极而似水；一由湿裹其热，熏蒸而浊结，浊结成瓣，齿亦垢矣。同一舌燥也，温邪则欲求救于饮，湿温则无藉乎饮。同一汗出也，温

邪则汗出而热解，或汗出而大渴大热；湿温则汗出而热蒸蒸。有一定之见象，自有一定之主名；有一定之主名，自有一定之治法耳。

按 本篇指当作牵，牢固之意。前原案中沿抄已久，悉仍其旧。补录于此，以备参考。文涵志

痉论改门人包镜澄稿

痉者，强直反张之象也。《内经》云：诸痉项强，皆属于湿。《金匮》曰：太阳病发热无汗，反恶寒者，曰刚痉。太阳病发热汗出而不恶寒者，曰柔痉。此明言痉之初起，必由太阳而发。以太阳主一身之表，其脉起于目内眦，从头下后项，连风府，行身之背，并循督脉而行。故痉之见证，必有颈项强急，口噤背反。其所病之位，皆经脉所过之处。刚痉无汗，以表实也；柔痉有汗，以表虚也。表实者邪不能出，表虚者邪即能入，此得之于外而有余者也。又曰：太阳病发汗太多，因致痉。盖太阳为肾之外府，若太阳之邪，过于发汗，以致津液外脱，则少阴水亏，木少敷和，遂燥而生风，风生则伤筋，筋失血养，而亦成痉。此戕伐于内而不足者也。又曰：风病下之则痉。盖太阳之接壤，即是阳明，若太阳之邪，误于攻下，以致阴亡阳亢，则阳明土燥，土失培化而变热，热盛则灼筋而亦成痉。此又涸竭其内而不足者也。既言风寒在表之有余，复言汗下伤阴之不足，仲景于此，可谓反复推详，补泻之法，流露言外。然与《内经》皆属于湿之旨意似相悬异，何欤？吾见夫湿伤寒水，而痉起于湿寒；湿郁生热，风淫火炽，而痉起于湿热。寒热悬异，而其湿则一，非所谓皆属者欤。夫至湿郁生热，火炽风淫，其脱液伤津，亦在所必至，则是《内经》不言燥而言湿，言湿而燥已囊括乎其中。若能推广其义，则是产后之去血过多，孤阳无依，大伤冲任督奇经之脉，以致反张强直，口噤拳挛；小儿之体禀纯阳，阴分未充，重感外邪，以成急慢惊风，噤口不语诸症，无不在范围之内矣。

冬伤于寒，春必病温，何以伤于寒者而病？又何以冬所伤者而春必病？评改门人江菊人稿

冬令闭塞，其用为藏；春令宣发，其用为动。盖伤于寒而不即病者，以其令闭塞，而彼亦闭塞于内；既伤于寒而春必病者，以其令宣发，而彼亦宣发于外。得之于寒而反病温者，非寒极生热之谓乎！且夫水之无声，风荡之鸣；五行之中，冬，寒水也，春，风木也；冬伤于寒，犹安然无事者，以阳气未动耳。殆至春气发越，阳气微上而刚强，阴气微下而柔弱，俨然有阳刚阴柔之气象，而风得阳气，发于外而荡于中，昔之所伤于寒，皆为之吹嘘而出，至此而所谓寒者，宜变而为温矣。或有冬不藏精而病温者。夫不藏精则肾气内亏，一触春令时气，即易内染。凡春病温者，谓由于少阴之伏寒可，谓冬伤寒水之藏，至春易染时气，而不尽由于冬时之伏寒也亦可。彼拘于一说，谓春之温病，必由于冬之伏寒，因而执伤寒法以治之者，其失在于泥古。至叶香岩氏有病温始于上焦之论，一以轻清辛凉，为治时感温病之法。然伏气之说，叶氏《幼科要略》亦常言之。

陈平伯、吴鞠通辈，立论专主时感，而于伏气之理，泯然罔知，殆庸陋疏谬之甚者矣。

时邪便泄，有热泄，有湿陷而泄，有气不化积滞而泄，有热结旁流而泄，何以明辨，各详其说评改门人吴玉纯稿

伤寒下利为病深，温邪下利为病浅。盖伤寒寒伤于外，利则外者陷里，有结胸痞硬之变；温邪热蒸于内，不得外解，必从下泄，泄则热有出路，而不能为大患。特是泄利之中，有但热者，有热而挟湿者，有热而挟积者，有热结而水旁流者，苟非辨之于先，何以当机立断。大抵泄之由于热者，必溏薄鲜黄，肛门灼热，直注难忍，经所谓暴注下迫，皆属于热也；泄之由于湿陷者，则必浑浊如黑豆之汁，如酱之色，迥不若热之出黄如糜也；其气不化积者，则频转矢气，或腹胀作痛，或欲解不爽，不似热泄之暴下如注，湿泄之肠鸣贲响也；至热结旁流而泄者，则纯利稀水，并无粪杂，或兼热炽，或兼拒按，更不似热之稠黄，湿之黏腻，更不似气不化积之欲解不畅也。其病之主于藏府奈何？曰：热泄属肺，肺热遗于大肠也。湿热属脾，脾湿下溜也。气不化积，热结旁流者，皆属肠胃，肠胃之燥粪郁塞，而邪热胶固也。若夫邪入，少阴而自利清水，色纯青，咽干口燥，胸满心烦，咳呕不眠诸症，义蕴精深，尚有未易缕析者。

吞酸一症，河间持论为火，景岳持论为寒，孰是孰非，各详其说评门人吴玉纯稿

医学代有名贤，而著述每相排讦，故诸论有似是而实非者，有似非而实是者。考吞酸一症，刘河间之言曰：酸者肝木之味也，由火盛制金，不能平木，则肝木自盛而为酸也。夫稼穑作甘，本属于土，木反乘之，挟浊上升，遂冲于咽而为酸。以吞酸为肝病，河间之识，可谓卓卓千古矣。而必以火盛为训，则以河间详于论火，其见不无稍偏，宜景岳深以为非，必持东垣属寒之论以相质耳。景岳之言曰：人之胃阳旺而健运如常，何酸之有？惟火力微则健运迟，必停积不行而为酸为腐。景岳宗尚东垣，以虚寒立说，其见诚有是无非也。而独不及于肝者，毋亦过非河间，并其肝木自胜之说而弃之乎。夫人饮食入胃，清津上升，浊液下降，非有湿寒停聚，不能为吞也。然即湿寒停聚，而肝木不郁于土中，不过涎沫上泛，沃出清水，不能为吞酸也。惟是脾胃之所恶者湿，病吞酸者，必先有湿浊停于胃中，遏抑肝木之性，而无以上达，则清津不升，清津不升，则浊液反从上逆，胃中之物，不从命阳之蒸变而化为精微，尽从肝木之郁结，而酿成酸味。故河间肝木自盛之说，诚足垂法于后世；而景岳脾阳虚寒、积停气闷之言，尤足以补河间之阙略，而发明东垣之奥义也。况乎肝性宜凉，河间寒泻之治，例所当用。土旺而金生，金生而木有所制，不能乘土，则景岳温脾运胃之治，理所应投。读薛立斋之言，而知夫《内经》以为火者，指其病形而言也；东垣以为胃寒者，指病本而言也。综二子之说而互通之，知古人之论，要各有精意存乎其间，既不容妄指古人为非，亦不可阿谀古人为是，而不深求其所以是也。

陷胸泻心二方合论评门人吴玉纯稿

结胸及痞二症，前贤以结胸为实，痞为虚，注释分明，可无疑矣。而于义尚有未尽者，则以陷胸之方，峻于承气，而方名泻心，亦必别有取意，不可不深思而详辨之也。考陷胸之症曰心下硬痛，曰从心下至少腹，硬满而痛不可近；小结胸症曰正在心下，按之痛；痞则曰心下痞，曰心下痞硬。故究其地位，实在膈膜之中；察其病源，实系痰饮与热互结不解。痰饮者，水类也，热者，火象也，水之与火，相结于膈膜之中，其气深，其道远，其病根牢固。且痰饮之质牵腻异常，凡汤药之轻者，非惟不能荡涤，且反与其质黏合为患。故大陷胸汤用承气之硝黄，易枳朴以甘遂，峻烈猛厉，可以直捣水饮之巢而无抵拒。至小陷胸症，其水饮之停结较轻，然水饮为热所蒸，化而成痰。故用黄连为君，以治热盛蒸湿之源，半夏消痰为臣，瓜蒌导痰热下行，为之佐使。若夫痞症，虽属无形之气，然亦必有或湿或热，或湿热二者交阻于膈中。故泻心汤以芩连为主，心属离火，泻心者，泻火之谓也。离卦中虚，外阳而内阴，火中有水，热能蒸湿，且既在膈膜，固非芩连之苦寒而燥，不足以直达病所。其痰湿盛者，必佐姜半；阳气虚者，主以附子；中气弱者，助以参甘，方法可谓备矣。然则陷胸、泻心皆治膈病，而长沙不以治膈名者，何也？曰：膈内拒痛，客气动膈，长沙亦已言之。只以膈膜之义，《内》《难》二经尚少发明，且膈者所以遮护心肺，不使浊气上熏者也。今膈膜有病，而上焦空旷之区，悉为水饮痰热之所占踞，非急与扫荡廓清，则君主宫城，岌岌乎有震动之险。譬如剿寇之道，必先除其暴，然后可以安其良也。推此而寒实结胸之用三物白散，藏结之不可治，按之自濡为气痞，不在泻心例者，均可条分缕晰。其外胸痹痞气，宜用瓜蒌薤白，湿温胸痞，宜用杏朴橘半等，临症分辨，均在读书者之会通耳。

赤白痢腹痛后重，在气在血，属寒属热解评门人吴玉纯稿

痢之见证不一，有但赤者，有但白者，有赤白兼见者，而不外乎腹痛后重。其受病之始，必由于寒。当夏日酷暑熏蒸，贪凉食冷，寒气入于肠胃，至秋阳气内入，与之相争，腹痛后重，气之病也。由气病而致血病，理之常也。寒则伤气，热则伤血，气血俱伤，寒热错杂，则赤白互下。此折衷之论，亦模棱之论也。河间专主湿热，丹溪以大小肠分主气血。然湿之与热，本是对举，未可言热而忘湿。且气壮而伤于天者，郁热居多；气弱而伤于人者，阴寒为甚。石顽张氏谓血色鲜紫者，信乎属热。若瘀晦稀淡，或如鱼脑，如紫草汁，或如玛瑙色者，为阳虚不能制阴。此外脉症之间，辨别多端，未遑枚举。诚因当世多以痢属于热，峻用苦寒，故不惮反覆详论也。继之曰：非温理其气，则血不清。理气如炉冶分金，最为捷法。明乎气为阳，血为阴；阳可以统阴，阴不可以兼阳；气可以统血，血不可以包气。故痢之始起，白多赤少，调气为主，误用血药，必致引邪入于血分。其后赤多白少者，虽宜活血养血，仍宜兼理其气，以和其血。此外噤口五色

诸痢，及妇人妊娠下痢，皆当以调气之法，操纵而进退之。惟实系气壮而伤于天者，其热毒直入营分，肠胃如焚，喻氏有大黄黄连甘草法，苦寒直清其阴，不可再用芳香之品，以动其火也。学者诚能于气血之孰轻孰重，寒热之为真为假，详晰而明辨之，不但可以治痢，其于诸病之治法，可一以贯之矣。

白喉养阴忌表论评门人吴玉纯稿

或问白喉一书，养阴忌表，专以大剂甘凉镇润，然则治喉之法，果尽于此，而从前表散之方，皆可废弃乎？曰：治病之要，在乎辨症；辨症之道，求其精确。凡喉症之宜暂表者，必头疼板痛，鼻塞流涕，音声重浊，此为外寒包热，实喉症之轻浅者，辛凉散之即愈。近人以其辛散有效，于喉症之重者，亦必用之。用而不效，以为辛凉尚轻，继以辛温。口耳相传，并无他法。考之于古，无是理也。医书之中，《伤寒》《金匮》，最为近古。其论咽痛，独详于少阴之经。以少阴之脉，上循喉咙，为津液往还之道路也。首条症见胸满心烦，用猪肤白蜜，清润甘养之意，毕露于此。其但咽痛而无烦满者，少阴之热不盛，则甘草汤平调之。挟有外感不差者，加桔梗为桔梗汤。必不差而始加，其慎表之意若此也。其非少阴炽热，而由寒热杂沓为疮者，方书所谓乳蛾之类，苦酒汤主之。其寒犯肾中之痛，则又有半夏散及汤之方。后贤详其证状，谓猝然而起，不红不肿，但觉大痛异常，暴喑无音，脉多弦紧，或数疾无伦，此大寒犯肾也，用麻附细辛汤。然此症百不得一，姑备其法而已。惟是猪肤汤一方，实与白喉书中养阴清肺汤后先相望。诚以白喉一症，火热自内而发，燔灼于少阴经中，少阳之风，亦因之而动，火乘风势，风助火威，少阴天一之源，几乎有涸绝之势。求其属以济之，非壮水之主，不足以制阳光，养阴清肺者，求其属以济之也。是故其初起也，咽中干涩，咽物窒碍而痛，心中烦热，口鼻面上，皆觉烘热，绝无表寒之症象。然病犹在少阴本经，火未得风，势未炽也。至盛极而动少阳之风，则目眩昏花，胸胁不和，经络焦灼，或作掣引之状，而风与火相合而暴煽矣。煽及阳明，则蒸灼胃中之浊为腐，煽及肺金，则熬炼阴中之液，尽化为痰。肺胃清旷之区，已成燎原之势。肺败而鼻塞音喑，喘逆痰升矣。胃败而衄流臭腐，神明糊乱矣。病至此，虽有智者，不能与谋。曰：不然。白喉之重者，其初起往往骨节疼痛，大寒大热，状类伤寒，苟不挟外感，何以若是？曰：白喉之外感者，感冬春温热之邪，郁伏少阴而成温毒，非风寒也。即病起之时，或触微邪，只足以鼓动少阳之风，少阳者，人身内生之风也，内风动而外风已不知何往，而少阴之火，乃因之愈炽矣。故伤寒之寒热，必先凄清怯冷，肢节疲倦，由寒而生热；白喉之寒热，必先肢肤焦燥，肢节烦疼，热极而生寒。曰：热极生寒，经训有之，然其理尚惝恍而无凭也。曰：阴阳之亢战，观于天地之风雷而知之矣。譬如盛夏之令，炎熇燔热，郁蒸不解，而后日月为之晦冥，万窍为之怒号，雷电为之大作。人身亦犹是也，阳亢之极，一线之阴气，欲承而不得承，乃作寒热交战之象，安得与伤寒之寒热相提并论乎！然则喉痹、缠喉二症，果有异于此乎？曰：喉痹红肿为实火，厥阴之火也；缠喉肿闭为痰火，阳明之火也；白喉色带淡白，初起不甚肿痛为虚火，少阴之火也。本书中猛将之，神仙活命汤方，即可治厥阴阳明之火。此外又有烂喉丹痧一症，其痧未透时，必须表散，本书除瘟化毒汤中有葛根、薄荷，大可胜任。盖少阴伏邪，达于少阳，必须归于阳明，从肌肉而出。故《伤寒论》云：阳明者土也，万物所归。若与麻、桂、羌、防等类，必至毒热四窜，奔腾莫制。况葛根薄荷辛凉甘润，与辛温燥烈之品，自有分别。《伤寒论》少阴篇中，先猪肤而次桔梗。此书首生地而殿葛根，三方鼎峙，直追南阳心法，未可仅以乩，谶之语观之也。苟凡有医书，皆能如是之规绳划一，禁忌分明，庶几一病有一定之方，而无杂药妄投之虑矣。

条分缕析，推阐靡遗，是熟精南阳书而神于变化者，不独为白喉一症作功臣也。《玉机微义》论喉痹谓：一言可了者，火是也。又谓：君火者犹人火也，相火者犹龙火也，人火焚木其势缓，龙火焚木其势速。其急于治火，同也。

跋

医之有案，昉于史传，附载于诸子百家，所以纪治验、彰学术也。降及近世，乃多专刻，若喻氏嘉言、徐氏洄溪、王氏孟英等，皆扼其要略，作为论断。至以完全方案刊行者，惟叶氏《临证指南》。夫叶氏天姿明敏，见解超脱，治案颇多可采。然肤浅通套，实开后世庸流简便之门，耳食之士，奉为掌中珠、枕中秘。晚近叶派之称，毁誉盖参半焉。先生于是书尝三购而三焚之，其高尚之志趋，即此可见一斑。

然则医案之刻，非先生志也。曰：不然。先生以毕世精神，消耗于诊治之事，常思老而退休，本生平之阅历，专心著述。天不假年，未遂厥志，著作阙如。行道而未暇明道，诚憾事也。然先生之诊病也，必先澄心凝虑，而后下笔立案。故本经论以抒心得，隐微曲折之处，实足发前人所未及发，言众人之不能言。论证既精，处方更确，议病议药，一以贯之。行道在是，明道在是，断非抄袭敷衍，陈陈相因之方案所可比拟，讵能任其湮没而不传哉！

涵负笈先生门，尚在锡邑，两阅寒暑，亲炙无多，存有方案论说若干卷。后邵正蒙君从游沪上，抄得巨册，携归示涵，读之狂喜雀跃，以为可法传之稿，具在于是。茫茫数载，正蒙君已仙化，稿交郭级嵌君珍藏什袭[①]。丙辰秋，涵与郭君谋公诸世，郭君欣然出稿，爰重行检阅，分类排比，两载告成，付之剞劂。其中缺点，尚祈诸同学有道者匡正焉。

民国七年戊午秋受业吴文涵敬识

戊午长夏，张氏医案排印将蒇事[②]，追维钞辑之始及其成功，而不禁有余慨焉。泰幼侍先君读，先君尝与人谈医，亟称聿青先生审病之精、处方之当不置，以吾乡就诊先生，获睹其方案也。

岁甲午，先君弃养，遗命从子安家叔习医，居常欲搜求张氏案而不得。既而同里邵先生正蒙受业张氏门下，曾致书同门，征集方案谋汇刊，搜罗特广。讵丙午春邵公谢世，事遂寝，稿本托泰收藏。

叶先生立庵，儒而好医，下榻邵氏，尝手录此稿，谓泰宜相机刊印。尘事牵迫，未有宁晷[③]。越十年丙辰，赴常熟晤吴先生玉纯谈刊案事，乃云与邵公有宿约，时谋付刊，乏同志赞助耳。泰闻言欣然，怂恿即出原稿，由吴先生详加编次，泰任誊正之责。恐藏稿尚非全豹，邮函四达，借阅增补，冀成完璧。应之者有包君镜澄、张君绍曾。泰与吴

① 什袭：重重包裹，郑重收藏。
② 蒇事：完成。
③ 宁晷：安定之时。

先生邮筒往还越两载，始告厥成。今春复由吴先生付印出版，一切手续，独任其难，热忱毅力，洵为当今希有。顾溯编钞至今阅十余年，商印成书又三四年，其迟迟也如是，因慨天下事之类此者不少矣。至是编之手眼高妙，蹊径独开，传序已详言之，兹不赘。

后学江阴郭汇泰谨跋

诊余集

清·余景和　著

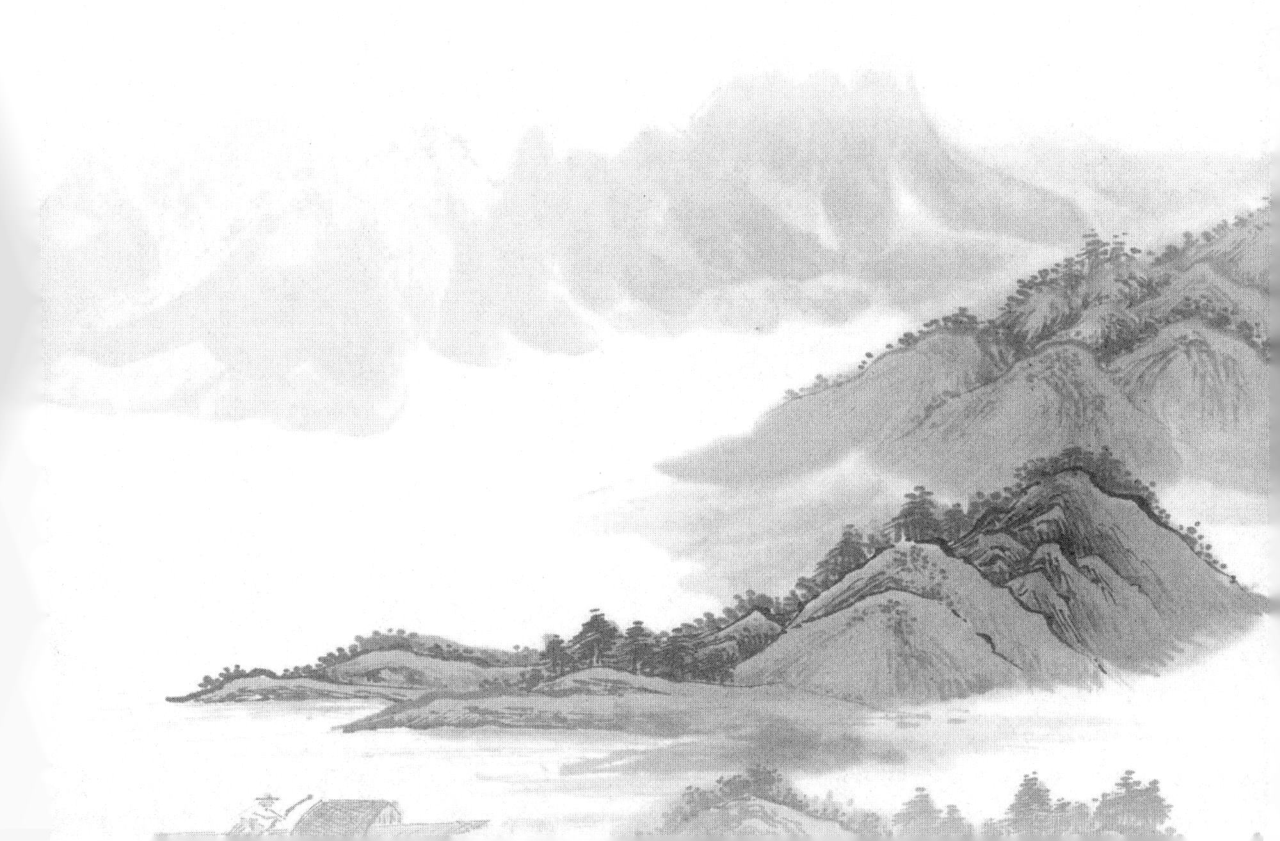

序

予闻听鸿先生名，自游学孟河时。厥后拜读所注《伤寒论翼》及《外科医案》两书，始得窥先生所学。岁辛亥，继鸿世兄又以其先人遗著《诊余集》相示。以余之陋，所见医案亦数十家，类皆罗列群方，而略药物重量与其剂数，卒无如先生所为书者。反复低徊，如获鸿宝，遂彻夜竟读之。

先生为费公兰泉高弟。费通百氏，学有渊源，抑予所佩羡于先生者，不仅于所学，且于其所受学。集中所载王九峰、马省三、费士源、贾某、沙某，皆前辈中最著者。

清道咸间，孟河医学最盛。诸前辈治医，恒穷年兀兀，刻苦自励，以故能卓然成家，举世称道之，后学矜式之。今亡是矣。

古之闻人，尝不惮间关跋涉，求胜己者而师事之。昔丹溪谒罗太无，太无倨甚，数谒不见，至冒风雨拱立于其门，卒至尽得所学以归。是故医学者，非可闭户造车者也。吾侪苟不能自得师，徒劳皓首耳。

后之读是集者，苟得先生所得，斯先生为不朽矣。甲寅秋，继鸿世兄索序于余，因就所欲言者，书而归之。

武进后学逸山薛元超拜撰

序

余外舅听鸿先生，为医数十年，有等身著作，本编独未刊。中所有者，虽寥寥短章，殆集众长，所谓取诸人以为善者也。人言先生操业，不断之于报酬，以为蔼然仁者。不知以术济人，其范围犹狭；著书立说，使后之学者，知所折衷，其为仁乃大也。

元彦丁年荒嬉，虚糜岁月，不获负剑辟咡[①]，亲承教诲。今者谬膺诊务，阅历略广，而所学乃益形不足。独居深念，辄凛虎尾春冰[②]之惧。而先生则已为古人，仅得于遗编，寻绎绪余，不及亲炙，是可憾也。

家大人尝诏元彦曰：汝曹不知为学之甘苦，以有荫庇也。吾与汝岳皆以乱离之余，戛戛独造，忧患人事，百端纷集，而卒底于成。然自古之有成者，罔不如此，不独医道为然。而蒙荫庇者，辄终身不闻道，可知荫庇之不足恃也。退而自维，弥复自疚。而于外舅之为人，乃低徊往复不能去怀，不独于其书珍惜有加也。

内兄继鸿，将以付梓，余亟怂恿之，固欲以永吾外舅之手泽，而亦愿使天下人共见之。书之传否，所谓文章公器，非戚族阿好所能左右。惟读是编者，知先生之用心，因知为医之当潜心研求，不因人事纷扰而中辍，不故步自封，而乐取于人以为善，则先生为不朽矣。

医，仁术也，然非操此业者之为仁，乃能孳孳为学，自立立人之为仁。孟子谓函人仁于矢人。其实今之为医者，不免以函人而为矢人之事。因于此书之付梓，谨述庭训所闻，及元彦对于是书之感想，以就正于世人之嗜此编者。

戊午孟冬子婿丁元彦谨识

---

① 负剑辟咡：《礼记·曲礼上》："负剑辟咡诏之，则掩口而对。"郑玄注："负，谓置之于背。剑，谓挟之于旁。"孔颖达疏："负剑辟咡诏之者，岂但在行须教正，在抱时亦令习也。"意指对孩子从小的教育。

② 虎尾春冰：极危险的境地。《书·君牙》："心之忧危，若蹈虎尾，涉于春冰。"

目　录

关 格

琴川赵姓女，年十九，面色如常，毫无病容，脉见左弦右弱。余曰：木强土弱，肝木犯胃克脾，饮食作吐否？其父曰：然。即进疏肝扶土降逆之剂。明日又至。其父曰：昨日所服之药，倾吐而尽。余即细问其病之始末。其父曰：此病有一年半矣。余曰：何不早治？其父曰：已服药三百余剂。刻下只能每日饮人乳一杯，已月余未得更衣。余乃细询其前服之方，皆进退黄连汤、资液救焚汤、旋覆代赭汤、四磨饮、五汁饮、韭汁牛乳饮，俱已服过。又云：不但服药，而川郁金磨服已有三斤，沉香磨服亦有四五两。余曰：今之郁金，实即莪莛之子，大破气血。伽南香虽云理气，其质是木，有气无味。二味多服，津液愈亏，胃汁愈枯，脏腑日见干涩。此乃杂药乱投，大伤津液而成关格也。余细细思之，取大半夏汤加淡苁蓉、怀牛膝，金匮肾气丸绢包同煎。以取半夏之辛开滑降，甘草、人参生津养胃，生蜜甘润，甘澜水取其引药下行，增肉苁蓉之滑润肠腑滋膏，牛膝之降下而潜虚阳，再以金匮肾气丸温动真阳，云蒸雨施，藉下焦之阳，而布上焦之阴。服后仍倾吐而尽，余颇焦灼。问曰：人乳何以饮？其父曰：一杯作四五次方能饮尽。惟金匮肾气丸干者三四粒，亦能下咽。余曰：得之矣。将原方浓煎，或置鸡鸣壶[①]内，终日墩温，频频取服。令病人坐于门前，使其心旷神怡，忘却疾病之忧。将肾气丸四钱干者，每次三四粒，用药汁少些送之。一日夜尽剂，就余复诊。余曰：别无他治，仍将蜜作肾气丸干咽，以原方药汁送之。服三四剂，忽然神气疲倦，面色转黄。一月余未得更衣，忽下燥粪两尺，卧床不能起矣。举家惊惶。余曰：下关虽通，上关仍闭，饮食仍不得下。幸而干者能咽，尚有一线生机。将肾气丸四钱，和入蒸饭四钱捣丸，将前方去苁蓉、牛膝，遵前法渐渐吞之。后仍前法再加蒸饭四钱，照法吞之。数日后，胃得谷气，食管渐润。肾气丸每日加服一钱，渐加至饭三四两，皆用大半夏汤吞之。后以饭作丸，用清米饮吞之。一日能进饭丸四两，再食以干饭。上格已开，腑气亦润。后用润燥养阴之品，调理三月而愈。所以仲圣之法，用之得当，如鼓应桴。人云仲圣之法能治伤寒，不能治调理者，门外汉也。关格皆属津枯，倘用香燥以取一时之快，此乃暗藏利刃，杀人于无形之地耳。余于此症，焦劳两月，始能治痊，亦生平一快事也。

琴川东周墅顾姓，年三十余，素性好饮纵欲，肾虚则龙火上燔，呕血盈益，津液大伤。他医以凉药遏之。后年余，大便秘结，匝月不解，食入即呕，或早食暮吐。又经他医投以辛香温燥，呕吐更甚。就余寓诊。余曰：大吐血后，津液已伤，又经辛香温燥，更伤其液。肝少血养，木气上犯则呕。肠胃干涩，津不能下降，则腑道不通，故而便坚阴结也。即进进退黄连汤，加苁蓉、枸杞、归身、白芍、沙苑、菟丝、柏子仁、麻仁、牛膝、肉桂、姜、枣等温润之品。服四五剂，即能更衣，其呕亦瘥。再加鹿角霜、龟板

---

① 鸡鸣壶：壶用铜、锡或陶瓷制成，下配可以燃烧煤炭的底坐，以保持壶中茶水不凉。

胶，又服二十余剂乃痊。至今已八年矣。或有发时，服甘温滋润数剂即愈。此症如专以香燥辛温，耗铄津液，关格断难复起。汪讱庵曰：关格之症，治以辛温香燥，虽取快于一时，久之必至于死。为医者当如何慎之。

关格兼痿

庚午，余治琴川孝廉邵君蔓如，生平嗜饮过度，且有便血证，便血甚多，始则饮食渐少，继则四肢痿软，后即饮食不得入，手不能举，足不能行，邀余诊之。询其巅末，每日只能饮人乳一杯，米粉粥一钟而已。看前医之方，皆服芳香温燥。诊脉弦涩而空，舌津燥。余曰：此乃血不养肝，津液干涩，食管不利。夫格症皆属津枯，刚燥之剂，亦在所禁。痿属血少不能荣养筋络，多服燥烈芳香，胃汁枯，津液伤，痿症已成，格亦难免。即进以养血润燥之品。服五六剂，格症渐开。余思草木柔润之剂，难生气血，亦不能入络。因其好酒，便血太多后起此症。即进以血肉有情之品，虎骨、鹿骨、龟板等胶、牛筋、蹄筋、鹿筋、羊胫骨、鸡翅及苁蓉、线鱼胶、枸杞、归身、巴戟、猪脊筋大队滋补重剂。服十余剂，关格大开，渐能饮食，后足痛势已舒，手略能举，步稍能移。后即将此方加羊肾、海参、淡菜共十七味，约四五斤，浓煎收膏。服四五料，步履如常，饮食亦复，手亦能握管矣。古人云：精不足者，补之以味。其言洵不诬也。

痿

琴川小东门王姓，年约十七八，素有滑泄遗精，两足痿软，背驼腰屈，两手扶杖而行，皮枯肉削。彼云：我有湿气，已服三妙汤数十剂，罔效。余曰：瘦人以湿为宝，有湿则肥，无湿则瘦。观其两腿大肉日削，诊脉两尺细软。《难经》曰：下损于上，一损损于肾，骨痿不能起于床。精不足者，补之以味。损其肾者益其精。如再进苦燥利湿，阴分愈利愈虚，两足不能起矣。进以六味地黄汤，加虎骨、龟板、鹿筋、苁蓉，大剂填下滋阴。服十余剂，两足稍健。再将前方加线鱼胶、鹿角霜等，服十余剂。另服虎潜丸，每日五钱。两足肌肉渐充，步履安稳。

治痿诸法，《证治准绳》各书，言语甚为纷繁。以余思之，用法当简，惟干湿二字足矣，如花卉菜蔬，过湿则痿，过燥则痿。人之痿而不振，亦惟干湿二字尽矣。看痿之干湿，在肉之削与不削，肌肤之枯润，一目了然。如肉肿而润，筋脉弛纵，痿而无力，其病在湿，当以利湿祛风燥湿；其肉削肌枯，筋脉拘缩，痿而无力，其病在干，当养血润燥舒筋。余治痿症甚多，今忆两条，未尝不可为规则也。治翁府船伙钱姓，至上海骤然两足痿软无力，不能站立，就诊于余。诊其脉带涩兼数，按之数更甚，口中臭气不堪，小便短赤，茎中涩痛。问其上海宿妓否。答曰：住宿两宵。可会受湿否？曰：因醉后在船篷上露卧半夜，即两足痿软，不能起立。余见其两足微肿，扪之微热。余曰：此乃酒湿之热内蒸，露湿之寒外袭，化热难出。又房事两宵，气脉皆虚，湿毒流注于经络。即进以萆薢、猪苓、赤苓、泽泻、薏仁、木通、黄柏、牛膝、土茯苓、丹皮、草梢、桑皮等。服三剂，两足渐能起立。后以北沙参、麦冬、石斛、薏仁、甘草、茯苓、萆薢、牛膝、知母、黄柏、桑皮、桑枝等，再服四五剂，步履如常。此治湿热流注之痿也。又治一干痿：常熟小东门外东仓街程筠章，自四月寒热，经他医治至九月，先以牛蒡、豆豉、枳壳、厚朴等，至夏以藿香正气之类，至秋以厚朴、枳壳、赤苓、腹皮等，均系燥湿淡渗之品，服百余剂，以致遍身肌肉削脱，筋脉拘挛，四肢拳缩不能伸，手不能举，足不能立，十余日未能饮食，月余不能更衣，王姓医仍进以香燥淡渗。后邀余诊，见其口唇上吊，齿露舌干，不能吸烟，烟膏从齿缝中吞之，饮以稀粥，噎而难入，匝月不更衣。众皆谓不起之症。余笑曰：此症最易治，断断不死。众问故。余曰：精不足者，补之以味。损者益之，燥者润之。当先用老肥鸭一只，水海参一斤，猪蹄一斤，三物用大沙罐煨之糜烂，以布滤去渣滓，吹去油质，将此汁加以葱姜汁少许，酱酒和好炖温，随其量饮之。使其食管腑道润滑，再论服药。依法制服，饮之数日，似乎喉间稍爽，能下稀粥。再以大剂虎潜法去锁阳，服四剂，其热已平。再立一方：熟地一两，淡苁蓉五钱，牛膝三钱，龟板一两，虎骨五钱，蹄筋五条，麦冬五钱，石斛五钱，陈酒二两，芝麻五钱，煎浓汁饮之。以鸭肉、海参汁助之。服十余日，大便更燥矢数尺，胃纳渐醒。服至四十天，肌肤润滑，两足渐能起立行走。服至百余剂，胃气大苏，两手渐能举矣。后调理二百余天，手指仍然无力，尚不能握管作小楷，肌肉虽充，肢尚少力。今已七年，尚未复元。如不以大剂滋润，藉灌溉之功，此症不死何待。服燥药百余剂，滋膏竭尽，医家病家，两不醒悟，岂非奇闻。余将痿症之干湿两条，录之以质高明，未识然否。

虚　胀

朱云卿，洞庭山人，年三十六七，在琴川老吴市典为业。有气从少腹直冲胸膈，腹胀如鼓，坚硬脐突。屡服槟榔、枳壳、五皮等消导克伐之品，愈服愈胀，匝月未得更衣。两足渐肿，小便不爽，面上色泽渐枯，胃气日惫，欲回籍袖手待毙矣。吾友松筠张君，偕至余寓就诊。余曰：脉迟涩而肌肤枯黯，腹硬而坚，不得更衣，此乃冲任足三阴肝脾肾阳虚，阴气之所结也。冲脉起于气街，挟脐而上。任脉起于中极之下，循腹里，上关元。足三阴之脉，从足走腹。冲脉为病，气逆里急。任脉为病，男子内结七疝。肝脉为病，有少腹肿满。少腹气冲于上，此乃冲疝之类也。阳气虚不能运行，阴寒之气，蟠结于中，结聚不消。况下焦阴气上升，非温不纳。中宫虚馁，非补不行。投以东洋参、白术、鹿胶、附、桂、茴香、巴戟、苁蓉、枸杞、菟丝、姜、枣等温补滑润之品。服一剂，胀更甚。余曰：此气虚不能运药也。若更他法，则非其治。强其再服一剂，胀益甚，且气阻不爽。余再强其服一剂，忽然气从下降，大解坚粪甚多，其腹已松，气归于少腹角，一块如杯。余曰：当将此方购二十剂，煎膏缓缓服之。服尽而愈。所以治胀病当分虚实脏腑，为最要。此症若疑实胀，投以破气攻伐，断无生理矣。然不能辨之确，断之的，见投剂不效，即改弦易辙，有不致偾事者乎？故治病以识症为第一。按此胀属肝脾肾。

常熟西门俞义壮俞濂洲先生之少君瑞舒世兄，年二十三四。时正酷暑，邀余诊之。腹胀如鼓，足肿卧床。余问其病由，素有便血症。按脉极细，小便短赤。余曰：此乃久痢便血，脾肾两虚，土败之症也。观前医之方，大约槟榔、枳、朴、五皮、香砂、苓、泻之类。余曰：此症非大用温补助火生土，断难有效。使其向虞山言子坟上取黄色泥土百斤，将河水搅浑澄清，煎药炊茶煮粥，均用此水。若水尽，再换泥一石，搅水两石，用尽再换，取土可补土之义。进参、术、附、桂、补骨脂、益智、黄芪、枸杞、巴戟、杜仲、熟地等大剂。腹上系绳紧束。服大补药三剂，以绳验之，约松三指许。后余恐其太补，方中稍加枳壳，所系之绳，仍紧如故。以此验之，破气之药一毫不能用也。专以温补大剂，服百余剂，其胀已消。约用去熟地四五斤，参、芪各四五斤，杞、仲、术等称是。起床后服金匮肾气丸并补剂而痊。至今六年，惟行路常有气喘耳。下焦之虚，不易填也。按此胀属脾肾。

常熟青果巷吴铸庵先生，年五十余，平素有便溏，清晨泄泻，后腹胀脐突，腰平背满，囊茎腿足皆肿，两臂胁肉渐削。余曰：便泻伤及脾肾，非温补不可。后进参、术等补剂，服三剂，腹胀仍然。二次邀余诊，见其案头有《临证指南》《医方集解》等书。余曰：阁下知医，莫非更吾方乎？彼曰：实不相瞒，将方中略加枳、朴、香、砂等味耳。余曰：既然同道，若不依余，断难取效。余存之方，切不可更动。约服四五十剂，即可痊愈。仍进参、术、芪、草、益智、巴戟、仙灵脾、补骨脂、姜、枣、桂、附等。服四五十剂，便溏已止，胀势全消。至今四年；强健如昔。所以辨虚胀、实胀，大约在便溏、便坚之间，亦可稍有把握，庶不致见胀即攻伐克消乱投也。按此胀属脾肾。

常熟西弄少府魏葆钦先生之媳，因丧夫悒郁，腹大如鼓，腰平背满脐突，四肢瘦削，卧则不易转侧。余于壬午秋抵琴川，季君梅太史介绍余至魏府诊之。面色青而脉弦涩。余曰：弦属木强，涩为气滞，面色青黯，肢瘦腹大，此乃木乘土位，中阳不运，故腹胀硬而肢不胀也，中虚单腹胀症。虽诸医束手，症尚可挽。以枳、朴、槟榔等味，治木强脾弱中虚之症，如诛罚无罪，岂不偾事。恐正气难支，急宜理气疏肝，温中扶土抑木，进以香砂六君汤，加干姜、附子、刺蒺藜、桂枝、白芍、红枣、檀香等。服五六剂，仍然。然终以此方为主加减出入，加杜仲、益智、陈皮等。服四五十剂，腹胀渐松，肢肉渐复。服药百余剂而愈。再服禹余粮丸十余两，金匮肾气丸三四十两，腹中坚硬俱消，其病乃痊。今已十五年，其健如昔。吾师曰：胀病当先分脏胀腑胀、虚胀实胀、有水无水等因，寒凉温热、攻补消利，方有把握。若一见胀症，专用枳、朴、楂、曲、五皮等味，无故攻伐，反伤正气，每致误事耳。按此胀属肝脾。

常熟东门外颜港桥老虎灶内小童，年十岁，先因肾囊作胀，常熟俗名鸡肫臌，觅单方服之。延四十日后，肢瘦腹胀，脐突而高，作喘，肾囊胀亮，茎肿转累，如螺如索，小便六七日未通，奄奄一息。余诊之，思如此危症，难于下手，急进济生肾气汤大剂，附、桂各一钱，倍车前、苓、泻。服两剂，小便渐通，一日数滴而已。后服之五六剂，小便渐畅，茎亦直而不转矣。再以原方减轻，服二十剂，腹胀亦消，惟形瘦不堪，后以参苓白术散调理而痊。将近十龄之童，前后服桂、附各两余，所谓小儿纯阳一语，亦不可拘执也。按此胀属肾。

肿 胀

常熟县南街面店内某童，年十六七，冬日坠入河中，贫无衣换，着湿衣在灶前烘之，湿热之气侵入肌肉，面浮足肿，腹胀色黄，已有三年。友怜其苦，领向余诊。余以济生肾气汤法，熟地一两，萸肉二钱，丹皮二钱，淮药三钱，泽泻二钱，茯苓三钱，牛膝钱半，车前二钱，附子一钱，肉桂一钱。余给以肉桂一支，重五钱。时正酷暑，人言附、桂恐不相宜。又云：胀病忌补，熟地当去。余曰：此方断不可改。服六剂，小便甚多，猝然神昏疲倦，人恐其虚脱。余曰：不妨。服六剂，有熟地六两，一时小便太多，正气下陷，未必即脱。待其安寐，至明午始苏，而肿胀全消。后服参苓白术散十余剂而愈。

治病之方法，先要立定主见，不可眩惑，自然药必中病。有一方服数十剂，一味不更而病痊者，非老于医者不能也。余在师处见一童年二十，尚未通精，身长仅三尺余，面黄色萎，腹胀脐平足肿。有戴姓偕来。吾师诊之，问曰：此是何人？戴姓曰：是寒舍之牧牛佣也。问曰：工钱一月若干？戴姓曰：三百文。吾师曰：不必开方，回去待毙可也。戴姓曰：此岂绝症耶？吾师曰：家贫不能服药，孙真人云，亦不治也。若要病痊，非药资十千文不可。其工价每月止三百文，何得不死？戴姓曰：病若可痊，吾代出十千文，亦周全一命。吾师曰：吾当代赊，如十千之外，吾代偿可也。即进以济生肾气汤原方，熟地六钱，山萸肉二钱，丹皮钱半，山药二钱，茯苓四钱，泽泻二钱，车前二钱，牛膝钱半，肉桂一钱，附子一钱。服二十剂，面色转红，腹肿渐消。吾师曰：再服前方二十剂。而腹膨足肿，俱已退尽，诸恙霍然。吾问师曰：小儿童身，纯阳之体，前后共服桂、附八两，如炭投冰，四十剂不更一味，而病霍然，神乎技矣！师曰：胀之一症，宜分虚实、脏腑、上中下，最为准的。若健脾利水，是崇土制水法。脾土不能制水，土被水淹，水泛滔天，一息真阳，被其淹没。用济生肾气，水中取火，蒸动肾阳，而消阴翳，保真阳而泄水邪，为开渠水泄法。水去而土稍旺，火旺土得生气，自然胃气苏，脾运健，而水有所制矣。若专以崇土筑堤，恐堤高水溢，涨至胸膈，水无出路，气喘不休，其症危矣。所以方药对病，如指南之针，心中断不可疑惑。倘服三四剂不效，即更他方，病深药浅，往往误事。吾令其服四十剂而病可痊，胸中早有成竹也。

湿 温

常熟灵公殿杨府一小使，周姓，无锡人，年十八九。壬午七月间病后，至八月间，又劳碌反复，发热面红，脉沉气促。有汪姓医以为虚阳上脱，服以参、附，热更甚，脉更沉，汗出不止。邀余诊之，以脉沉面赤气促论之，却似戴阳。视其正气，断非虚脱。太常杨公曰：虚实惟君一决。余曰：待余再诊，方可直决。再诊之，面目俱红，口中气臭，小便短赤，脉沉滞而模糊不清。余曰：此乃湿温化热，被参、附阻于气机，热郁不能分泄，逼阴外出，故反汗多气促。杨公曰：实热有何据？余曰：仲景试寒热在小便之多少赤白。口中气臭，断非虚热。温凉执持不定，必致偾事。若不用寒凉药，症必危矣。杨公不能决。余即书黄柏、木通、栀皮、郁金、薏仁、通草、苓皮、竹叶、滑石、杏仁、藿香，令服之。明日复诊，热退汗止而神倦。余即以香砂、白术、二陈之类令服之。杨公曰：昨寒凉，今温燥，何也？余曰：湿温症热去湿存，阳气即微，再服凉药，必转吐泻。昨以寒淡渗热，今以苦温化湿。服三剂，湿亦退。后服香砂六君五六剂而痊。症非危险，若执持不定，因循人事，仍用参、附，不死何待？

曹秋霞，即余习药业之师也，颇知医理。庚申移居于太平洲，其母年逾六旬，发热不休，面红目赤，进以芩、栀等，热仍不解，再以生地、石斛大剂寒凉，其热更甚，彻夜不寐，汗出气喘，症已危险。邀吾师诊之。吾师曰：治病宜察气候土宜。此处四面临江，低洼之乡，掘地不及三尺，即有水出，阴雨日久，江雾上腾，症由受湿化热，湿温症也。如物受潮，郁蒸化热，当曝以太阳，其湿一去，其热自清。进以寒凉，是湿蒸之热，沃以凉水，添其湿，即助其热矣。《内经》云：燥胜湿，寒胜热。湿淫所胜，平以苦热，以苦燥之，以淡泄之。进以茅术二钱，干姜一钱，厚朴一钱，赤苓一两，薏仁一两，黄柏钱半，猪苓三钱，桂枝一钱，车前二钱，滑石五钱。必须多服尽剂，方能退热。病家因热甚，不敢服。吾师曰：热而不烦，渴而不饮，舌苔黄腻而润，脉来模糊，滞涩不利，皆湿热之明征也。若再服寒凉，必致发黄，或吐呕，或下利，则不可救药矣。促而饮之。日晡时饮尽一大碗，至天明，热退身安，即能安寐。吾师曰：五方异治，地有高下，湿温一症，风高土燥之处，未曾见惯，苦燥温热之品内，有味淡泄热，苦寒化热以制之，即丹溪二妙法也，虽重剂亦无妨。有几分病，进几分药，并非孟浪乱投重剂也。盖药必中病而已。

呃 逆

常熟慧日寺伤科刘震扬，始因湿温发疹，其人体丰湿重，医进以牛蒡、山栀、连翘等，已有十余日。邀余诊之，脉来涩滞不扬，舌薄白，神识如蒙，冷汗溱溱不断，身有红疹不多，溲少而赤，呃逆频频，症势甚危。余曰：肥人气滞，湿邪化热，弥漫胸中，如云如雾，充塞募原，神识昏蒙。况呃之一症，有虚、实、痰、气、湿、血、寒、热之分，不可专言是寒。鄙见看来，上焦气机阻逆，断不可拘于丁香、柿蒂之法。先立一清轻芳香，先开上焦，佐以降逆泄热。进以苏子梗、藿香梗、通草、郁金、沉香屑、杏仁、茯苓、薏仁、佩兰、半夏、橘皮、姜竹茹。另研苏合香丸汁，频频呷之。服后神气日清。诊七八次，皆进以芳香苦泄淡渗法，而热退呃平，乃愈。此症若误疑呃逆为虚寒，投以温补，立毙。所以看病当看全局，遇兼症并病，宜先立一着实主见，自不致眩惑彷徨。然非临证多者，不克臻此。

暑风痉厥

常熟大东门外余义大店伙，余姓，年五十余，因暑天到浒浦，舟中受热受风，是晚回店，发热极盛。至晨，脉伏肢厥，二便皆秘，遍体无汗，项背几几，体寒。邀余诊之，曰：风袭太阳之表，暑湿热郁于里，急宜开表通阳，迟则恐成刚痉。叶天士曰：通阳莫如通小便。使膀胱一开，一身之阳气皆通。即进以五苓散，每服五钱，煎沸汤一大碗饮之。饮两次，小溲通畅，而汗出脉起厥回，体转热矣。此症虽轻，如作热深厥亦深，投以沉寒凉药，危矣。故志之以示后学。

暑　温

暑温风温热病，最忌大汗伤阴、苦温伤液、温补助热，俱可化火，为害最烈。叶天士曰：温邪伤液，急则变为痉厥，缓则变为虚劳。前辈屡试之言，洵不诬也。余见一某姓子，平素阴虚内热，是年壬午，君火司天，温邪极甚，六月间得热病。琴川有一四时风寒通套之方，豆豉、牛蒡、山栀、厚朴、枳壳、连翘、陈皮、山楂、半夏、赤苓、通草、蝉衣、杏仁之类，热甚者加入鲜石斛、鲜生地等品，不大便则加瓜蒌仁、元明粉，或加凉膈散两许，无论四时六气，皆从此方加减。某医即以此方加减进之。然暑必夹湿，燥则化火，凉则湿凝，而甘淡微苦之法，全然不知。以致病人津干舌绛，脘阻便溏汗多。见其因表致虚，某又进参、芪、熟地、杞子、杜仲等温补之品。不知补则碍气助热，聚湿填中，病在垂危。延月余，邀余诊之。脉虚细而芤，舌绛如猪肝，汗出气促，不得平卧，手指战振，灼热津干不渴，咳嗽痰多，溲涩，已有缓变虚劳之势。余曰：此症古人云不服药为中医，若再服药，危矣。病家曰：此不治之症耶？余曰：非也。暑为阳邪，湿为阴邪，天地之气也。清邪先中于上，肺先受之，暑湿交阻，蒸化为热。用药若凉，则依湿一面而化为寒，必转便溏痞满冷汗。用药若温，则依暑一面而化为火，必转唇焦舌黑痉厥等症。故前辈治暑邪之方，最难着笔，要清热而不碍湿，化湿而不碍热者，惟有刘河间之天水散、三石汤，吴鞠通之清络饮、三仁汤。如补而不助热、不聚湿，则孙真人之生脉散。此诸方皆暑症之要方也，虽然平淡，却能消息于无形之间，以轻能去实也。又以甘凉淡渗、清热存阴、微苦泄热等轻剂，服五六十剂。之后病家问曰：若专于清轻之剂，病人正气恐难支持，亦可服大补否？余曰：人之养生，最冲和者，莫如谷食。既然热清胃苏，饮食大增，不必拘于温补。然热病不服温补，断不能收全功，直至十一月，方能服异功散、归脾汤之类而愈。

暑犯厥阴

人言医不认错。医岂有不错之理，错而合于理，情犹可恕；错而不合于理，不徒不自知其错，反自信其不错，斯终身陷于错中而不悟，其罪尚可问乎？余治常熟水北门叶姓妇，素有肝气胸痹，发时脘痛，屡进瓜蒌、薤白、半夏、枳实，一剂更衣即平，屡治屡验。是年夏杪，此妇雇船下乡，回城受暑湿而见寒热，胸脘阻格作呕。戴姓医进以胃苓汤，加藿香、苏梗。此方亦属不错，而服之反甚。邀余诊之，脉滞而沉，汗冷作哕，脘中作硬，按之甚痛而拒按。余视此症乃热邪挟湿内陷，为小陷胸症无疑，进小陷胸汤法一剂。明日更重，诊脉仍滞不起，舌灰润，作哕频频，汤液不入，胸中格如两截，拒按作痛，且谵语言涩不出，汗冷撮空。余竟不解，问病家曰：大便何如？曰：大便已溏数日。余思小陷胸汤已错，又属太阴症矣，即进四逆加人参。余思此症下利虚痞，作哕肢寒，显然浊阴上犯，虽不中病，谅亦不远，即将此方与服。余归即细心思之，因忆《温病条辨》下焦篇中，有暑邪深入厥阴，舌灰，心下板实，呕恶，寒热下痢，声音不出，上下格拒者，有椒梅汤法，此症颇切。黄昏病家至寓云：服药似乎肢温汗少，神识仍蒙，作哕，便溏不止。余曰：将二次药煎好，以仲景乌梅丸四钱，将药汁煎化灌之。服后胸膈渐开，利止哕平，而能安寐。明午复诊，神清言爽。余即将乌梅丸原方改作小剂，服两剂痊愈。医学一道，岂易谈哉。戴姓之胃苓汤，似未必错，胸中拒按；余之小陷胸，亦切病情，乃皆不合。四逆加参，似错而反不远。合以乌梅丸，竟克两剂而痊。药不中病，百剂徒然；药能中病，一剂而安。仲景书岂可不读哉？

战汗

常熟旱北门外孙祠堂茶室妇，始因温邪未能透彻，延之四十余日。邀余诊之，脉细数，郁于内，着骨始见，肌枯肉削，干燥灼热无汗，热亦不甚，耳聋舌强，言语涩蹇不清，溲少，大便泄泻如酱色，舌色底绛而上有烟煤之色，眼白珠淡红，鼻干不欲饮，手足痉动。余曰：此乃温邪深入于里，汗未透彻。此症当战汗于骨髓之间，若不战汗，热不得泄，阴液铄尽亦死，若战汗不出亦死。且先以甘凉重剂养肺胃之阴，以作来日助其战汗之资。故先进生地、麦冬、元参、石斛、梨汁之类一剂，肌肤较润，泄泻亦稀。复诊，进以大剂复脉汤，加鸡蛋黄二枚调服，生地黄一两，阿胶三钱，麦冬六钱，生白芍三钱，炙甘草二钱，石斛六钱，生牡蛎一两，煎浓汁服。余曰：此药服下，令其安寐，不可扰乱。到天明时如能冷汗淋漓，手足厥冷，目反口张，遍体冷汗，切勿惊慌呼唤。倘战不透，亦死症也。若服此药汗不出，腹膨无汗，此正不胜邪，战汗不出，亦不治矣。日晡服下，至四鼓，果然遍体冷汗，脉静肢冷，目反不语。举家因余预嘱，故静以待之。直至日中，汗收神醒，热退泻止。后服甘凉养胃，存阴泄热，数剂而愈。所谓战汗者，热伏于少阴厥阴肝肾之间，要从极底而出，故服大剂甘凉咸寒，使其下焦地气潮润，而雾气上腾为云，肺气滋润，天气下降为雨矣。若遇此等症，专于止泻发汗清热，必不能保全也。

冬温咳痰

常熟瞿桥倪万泰染坊何司务，于庚寅除夕得病，寒热咳嗽痰多。他医进以豆豉、栀子、杏仁、蒌、贝、蛤壳、茅根之类，更剧，一日吐出稠腻之痰数碗。辛卯正月初四，邀余诊之。脉紧肌燥无汗，咳喘痰白如胶饴，日吐数碗，胁痛。余曰：此乃寒饮停胸，再服凉药，即危矣。进小青龙汤原方，略为加减，重加桂、姜。服三剂，症忽大变，猝然神识如狂，舌红口燥，起坐不安，即食生梨两枚。明晨又邀余去诊，症似危险，诊之脉紧已松，口渴舌红，又已化火，阳气已通，可保无虞。后转服化痰润肺之剂，仍每日吐稠腻白痰碗余，十余日后，再服六君子等和胃药十余剂而愈。庚寅冬温，愈于温药者多，死于凉药者广。然亦要临症活变，断不可拘执也。

湿　痹

常熟大市桥王姓，年二十五六，面色青黄，足肿如柱，胀至腰，腰重不能举，足软不能行，其父背负而至。余问曰：此症起于何时？答曰：已一年有余，服药近二百剂，鲜效。余诊其脉，涩滞不利，下体肿胀，足弱不能行，腰重不能举。余曰：此症虽未见过，揣其情，即黄帝所谓缓风湿痹也。《金匮》云：着痹，湿着而不去，腰中如带五千钱。《千金》云脚弱病。总名谓之脚气。甚则上冲心腹，亦能致命。此症服补剂，往往气塞而闭者甚多，服表药而死者，未之有也，断不可因久病而补之。余进以活命槟榔饮方，橘叶四钱，杉木片一两，陈酒三两，童便二两，水二碗，煎至一碗，调入槟榔末二钱。服后将被温覆而卧，遍身汗出如洗，肿退一半。再服一剂，汗后肿即全退，足渐能步履。复诊，更《本事》杉木散方加味：杉木片五钱，大腹皮二钱，槟榔二钱，橘皮、橘叶各二钱，防已二钱，附子四分，酒二两，童便二两。服三剂，病痊。其父曰：药价极廉，不及百文，四剂即能愈此一年余之重症，神乎技矣。余曰：药贵中病，不论贵贱，在善用之而已。古人之方，不欺后学，所难者中病耳。如病药相合，断无不效验者。

久痛入络

诸痛之症，当分气血、寒热、脏腑、经脉，断不可笼统而混治之。邵镜泉，浙江会稽人，在常熟南门开合泰槽坊。始以正坐，有友与之嬉，猝自后压其背，当时无所苦。后数月，咳嗽吐痰，其痰似乎从背脊上行，由肺咳吐而出也。旋腰间络脉如束带，收紧作痛。继则腹中攻痛，已而筋松痛舒。以手按之，不拘腰腹，其气即阻于掌下，而痛更甚。按久则掌下高突，气聚不散，而痛势更甚。伊服七厘散伤药之后，自此痛势不休，手按于何处，掌下即痛。腰中收束之痛，一日夜十余次。已有年余。后有医进以附、桂、杞子、鹿角、杜仲、党参等，服二十剂，不热不胀，痛势依然。邀余诊之，述其病情。余曰：气攻腹中，痛后即散者，《难经》云：气之不通，为聚为瘕。瘕者假也，或有或无。聚者气之所聚，或聚或散。久痛则入络，气窜于络，被瘀阻不通则痛。用手按之，掌下高突者，络中气至不能流通，其气聚于掌下，似觉皮肤高突也。手去则气道通而痛平。腰间如束带，收之则痛，松之则舒，此乃久痛伤络，累及奇经带脉之隧道，被气血阻滞，气行至此，不能通达，故脉络俱收紧，引东牵西也。吐出之痰，似乎在背脊胸胁肩臂诸经络出者，络虚则津液渗入，多服热药，则煎熬成痰，此经络病也，躯壳病也，气血病也，与中宫脏腑毫不相干。若服热药，反助火为痰，呆滞气血，以余鄙见，当从仲景虫蚁搜剔之法。细审鳖甲煎丸，即知其法。当先服指迷茯苓丸二两，作六天服，先去络中之痰。服后痰咳渐少。后以地鳖虫一个，地龙一条，虻虫一个，蜣螂一个，僵蚕三条，鼠妇六个，六物炙脆为末；以丝瓜络一钱，橘络一钱，络石藤钱半，三味炙炭为末；以别直参一钱，沉香三分，降香三分，檀香三分，木香三分，郁金三分，六味俱用酒磨汁；又以青葱管一尺，韭菜根五钱，二物捣汁；又以红花五分，当归二钱，新绛五分，怀膝尾钱半，四味煎浓汁；用陈酒二两，将各汁和透炖温，冲服前末。服三剂，痛去其半。后以原方加穿山甲钱半同煎，又加黄鳝血二钱冲和服。服四五剂，痛减八九。后以理气和荣通络之剂，调理而愈。

戴　阳

常熟东门外叶泳泰布行一童子，名锦兰，年约十二三，吐泻止后，即就余诊。两尺皆伏，惟寸关脉浮，汗多气促。余曰：此症大有变局。进以和中分清，芳香淡渗之品。至明日又邀余去诊，汗如珠下，面红目赤，肢厥脉伏，口中要饮井水雪水，烦躁不休。余曰：此症阳已外脱，若认为热症，一服寒凉即死。若畏其死，即无法矣。病家人曰：听君所为，死不怨也。余曰：吾开方后，不可再请他医。因他医以余方为是，死则归罪于彼；若以余方为非，而更立一方，死则其罪愈不能辞。症既危险，死生不如余独肩其任。即以干姜一钱，附片一钱，肉桂八分，猪胆汁一钱，童便二两，三物先煎，将汁滤清，和入胆汁、童便，沸一二次冷服。此症本可用白通四逆加人尿、猪胆汁为是，因症已危险，故去参、草之甘缓，恐其夺姜、附之功。加以肉桂之辛，如猛将加以旗鼓，万军之中，以夺敌帜。不料时已在晡，胆汁、童便，俱无觅处。病家先以姜、附、桂三味煎而饮之，欲将胆汁、童便明晨再饮。余闻而大骇，即送字与其父，曰：姜、附、桂阳药，走而不收，一误犹可；胆汁、童便阴药，守而不走，再误不可，一服即死。明晨速即将原方照服，或可挽回万一。明晨果照方服一剂。至午，余又去诊之，汗止，口渴亦止，面目红色亦退，脉细如丝而已见。余曰：脉已微续，可无虑矣。即进四逆加人参、人尿，再一剂而病霍然。吾友曰：如此酷暑，十余岁小童，服如此热药，倘一挽回不转，其咎何辞？余曰：不然。为医者当济困扶危，死中求生，医之责也。若惧招怨尤，袖手旁观，巧避嫌疑，而开一平淡之方以塞责，不徒无以对病者，即清夜[1]自问，能无抱惭衾影[2]乎？

脱 症

吾幼时在孟河天宝堂药铺曹焕树先生之门下习业。其弟鲁峰，素有咯血症。是年十月，忽起寒热，头痛身疼。治以桂枝、葛根汗之，寒热已尽，渐能饮食。停一日，忽然面红，汗出如珠，神静，脉浮而无力。即请马培之先生诊之，服药依然，至晚汗出更甚，莫可为计。至二更，余看《医宗金鉴》少阴戴阳一条，即谓焕树先生曰：鲁峰叔之病，与戴阳相合，急宜引火归元。焕树恍然悟曰：此阳脱症也，非温纳不可。因其素昔吐血，最惧阳药，故畏缩而不敢专用，倘一差失，杀吾弟矣。余曰：阳无阴不敛，当阴阳并观，与其不治而死，不如含药而亡。即以熟地四两，党参四两，黄芪四两，附子三钱，肉桂三钱，煎汁，加以童便三两，分三服。先进一服，静待半时，无所变；再服亦然；三服已尽，汗仍不收，面赤不退，不寐不烦不胀。后治法已乱。曰：既能受补而无他变者，恐病重药轻故也。再浓煎别直参二两服之，又不胀。再以紫河车一具，东洋参二两，煎浓汁服之。约一时许，汗收，面红渐退而安寐。至明日始醒，宛如无恙。后费伯雄、丁雨亭先生诊之，曰：此等治法，出乎医理之外，非自己为医不可。费伯雄先生曰：昨日阳脱而救阳，今日阳回当保阴。即服甘凉咸寒养阴之品，十余剂而愈。余见古书有云服参数斤者，于此益信古人之自有此法也。

阴阳并脱

丹阳贡赞溪，在琴开豆腐店。始以温邪，有王姓医专以牛蒡、豆豉、柴胡、青蒿等，已服十余剂，阴液已尽，阳气欲脱，狂躁咬人，神识昏愦，痉厥皆至，舌黑而缩，牙紧不开，病已阴绝阳亡。余即进以复脉法，去姜、桂，加鸡蛋黄大剂灌之。不料明晨反目瞪口张，面青肉僵，脉沉而汗出如珠，四肢厥冷。余曰：阴回战汗，阳不能支，欲脱矣。不必诊脉，先炊炉燃炭，急以桂枝龙骨牡蛎救逆法大剂：别直参三钱，白芍三钱，甘草一钱，龙骨四钱，牡蛎一两，淮小麦一两，红枣三钱，茯神二钱，煎之。先灌以粥汤，含不能咽。即将药煎沸灌之，稍能咽，缓缓尽剂。不料至晡，汗收而遍体灼热，狂躁昏厥，舌黑津枯。余曰：阳回则阴液又不能支矣。仍进复脉去姜、桂法：生地一两，阿胶三钱，麦冬五钱，白芍三钱，炙草一钱，麻仁四钱，鸡蛋黄二枚。服后至明晨，依然汗冷肢厥脉伏，目瞪口张不言语。余曰：阴回则阳气又欲脱矣。仍服前方桂枝救逆汤。至晡依然舌黑短缩，脉数灼热，仍用复脉去姜、桂法。如是者三日，症势方定。此症阴脱

---

① 清夜：清净的夜晚。

② 衾影：即“衾影独对”，独自一人。

救阴，阳脱救阳，服药早温暮凉。若护阴和阳并用，亦属难救，故不得不分治也。后服甘凉养胃二十余剂而愈。治此症余挖尽心思。余素性刚拙，遇危险之症，断不敢以平淡之方，邀功避罪，所畏者苍苍耳。

上下并脱

同道徐宾之，金陵人，住常熟西门。始而寒热，继则下痢红白，三四日后重不爽，小便少而涩。自服药数剂，不效，邀余治之。舌面白，舌心舌边俱剥而红燥，脉来滞而不扬。进以胃苓汤意，理气而泄湿热。一剂，溲涩后重俱爽，红积止而见薄粪，猝然遍体汗出如珠，自寅至酉，而起坐言语饮食，一如平人。惟大便溏薄，日泻二三次，并不后重。自戌至寅，四时中烦躁汗多，额与指尖均冷，撮空呓语，喜怒之状不一。或以为祟。余曰：此乃阳脱之症。躁而不烦，是阳气虚竭。即以附子理中合桂枝加龙骨牡蛎法，急守中阳，以固表阳：人参三钱，於术四钱，附子一钱，白芍一钱，桂枝二钱，龙骨三钱，牡蛎一两，炙草一钱，干姜一钱，红枣五枚。服之，入夜仍拈衣摸床，呓语汗出。明日原方再加重三成，加五味子五分。一服后汗收神清，阳回痢止，即饮食渐进，已能出外。因药贵停服六七日。后服乱方黄芩三钱，白芍三钱，服两剂，仍烦躁不休，冷汗淋漓，大便水泻，遍体如冰。再服扶阳固表，已无救矣。噫！生死虽曰天命，岂非人事？医究有理可评，黄芩苦寒，白芍泄脾，既自为医，反服乱方，其死宜哉。

虚斑亡阳

常熟阁老坊范云亭，是年暑天，先因寒热，遍体红斑满布。延某医治之，进以牛蒡、山栀、豆豉、厚朴、枳壳、凉膈散、石斛、生地、沙参等，琴川所谓三鲜汤加减是也。服五六剂，遍体冷汗淋漓，神识尚清，脉沉细，目珠上反，喉间痰声辘辘，气促咳嗽痰多，项背反折。是日请医七人，有用鲜生地、石斛、大黄、芒硝者，有用豆豉、牛蒡、山栀、连翘者，有用草果、厚朴、苍术、陈皮者，有用附子、人参、熟地、阿胶者，各有主见，议论纷纷。七人之中，余不在焉。余至，各医均散。余诊之，曰：脉微欲绝，冷汗淋漓，阴凝于内，阳脱于外。舌底绛，白润而灰，下焦浊阴水气，皆泛于上。再拘执红疹宜服寒凉，阳即脱矣。若进枳、朴、苍术香燥者，亦决无是理。惟温补似乎合符。然熟地、阿胶，有痰饮阻格，决不能入。不如以甘温固表扶阳，参以酸敛之品收之。服一剂，明日邵聿修先生到琴，应有卓识。立方用党参、茯神、枣仁、桂枝、白芍、炙草、炒淮麦、五味子、煨姜、红枣。病家及旁人，皆不肯用党参。余曰：此症当大服人参，既不相信，改北沙参可也。服一剂，如故。至晨，邵君到，即书字来寓，邀余并诊。余曰：先将昨方换人参，加龙骨、牡蛎，再服一剂，诊脉可也。聿翁曰：龙骨、牡蛎，前方已加，服过一剂，人参未也。余曰：何以不用人参？邵君笑而不答。余曰：君乃常昭之仰望，若亦依顺人情，而仍用北沙参者，云亭无生理矣。岂可比余之人微言轻乎。聿翁曰：用人参若干？余曰：此症人参宜以两计，然方上却难写，不如先用一钱，余使病家渐渐增进。即将原方去沙参，换人参一钱。服一剂，罔效。聿翁要往梅里，委余代看一日。余曰：代理一天犹可，如日久恐病家不信，岂不误事。邵君去后，明日病人大汗如雨，痰升作厥。余曰：即服独参汤一味，以救其脱。另用五味子、枯矾二味，研细末，以人涎唾调烂，纳入病人脐中，用膏药盖之。是日共服人参七钱，并未作胀。明晨汗稍收，气渐平，口中白糜布满。明日聿翁到琴，并诊之，斟酌一方，当舍表救里，不能顾其红斑，拟十四味建中加减主之：人参一钱，黄芪三钱，茯神二钱，炙草一钱，五味子五分，於术二钱，附子一钱，肉桂八分，干姜五分，白芍钱半，熟地四钱，杜仲四钱，杞子三钱，红枣五枚。煎服一剂，无效。原方再服一剂，忽觉泄泻，脉变外浮。聿翁曰：此症难矣。脉浮汗出，阳从上脱；又见泄泻，阴从下脱；阴阳两脱，又加白糜满口，痰塞咽喉，不死何待？余曰：病势虽危，尚有一线生机。能服人参两许，兼以大补之剂而不胀，服姜、附、桂而不燥，尚有正气能支，有阴分可铄。今脉沉而转浮者，乃阴脉转阳脉也。大便溏泄者，乃服温药行动先所服凉药之积也。仲景太阳篇，有寒积太阴，阳动则腐臭秽不能内留而下者，即仲景桂枝加芍药条之文。然寒积遇温而下，不过两三日，若下之三日不止，汗更出，脉仍沉濡肢冷，则死定矣。如下之能汗收脉缓思饮，至第三日而痢止，即有生机矣。乃谓云亭之弟仲和曰：余二人之力，不胜此病，宜再请高明。仲和曰：医祷俱穷，二公再推诿，无他望矣。生死由命，决不怨也。即将前方去熟地，加白芍二钱，干姜五分，再进一剂，口中化燥，脉仍浮而痢更甚。以原方再服一剂痢止，略思饮食，精神稍振。即将前方桂、附、姜、芍减半，加熟地、萸肉，另服独参汤。又两日，病已大有起色。聿翁回支塘，余为调理月余而痊。所调理之方，皆归脾、四君、生脉、桂枝加龙骨牡蛎、小建中诸法加减出入。此事已有五六年，刻下聿翁已作古人。今夏初有人来邀云：云亭病重。即过诊之，病已七八日，一日数医，所服皆牛蒡、山栀、豆豉、连翘、琴川三鲜汤、枳、朴之类。诊其脉沉而下痢，痰声辘辘，汗冷，瞳神无光，阴躁。余曰：前次为凉药所误，不料今次又依样葫芦，惜哉。即写别直参三钱，附子一钱，干姜一钱，於术三钱，炙草一钱等服之，如水投石。余曰：难矣！即起聿修于地下，亦无济矣。如此阳虚烟体，正虚邪陷，用清凉克伐而有生理者，未之有也。延三日而逝。

阴斑泻血

壬午七月，余至琴川，吾友沈芝卿劝余施诊。八月间，温热大行，病诊甚多，每日应接不暇。至腊月初五，因年事催迫，欲回孟河度岁。是晚与芝卿同饮于醋库桥。芝卿曰：吾腿上起红斑已有两日，并无所苦。余视之，两股两胫及手腕等处，起红斑如豆如粟，视肌肤稍高，色微紫而不鲜泽，有时作痒，谅由冬天温暖，风热所致。当时开一辛凉解肌之方。初六早解缆启行，过扬库之西塘市，河冰，泊舟五日冻解，一路耽搁。至十九日到常州，接得吾友胡少田之信，云芝卿病重。余半载未归，归心如箭。至二十日，又接到少田信，云芝卿病危，即速回琴。斯时雪深冰坚，余即寄装于怡芬泰茶行，负絮被一条，趁航至锡山，连夜过航至琴川，到已十二月廿三日午后矣。一见芝卿，形容十分狼狈，囚首丧面，色亦黧黑，发根上逆，大便血利滑泻，手足拘束，如同桎梏，身上红斑，皆聚成块，大骨骱处及肩胛、尺泽、足膝、环跳、足胫等处，俱结红色一块，坐不能卧。余亦为酸鼻，即细问其病之始末。病家曰：初六日身起红斑，亦无所苦。至十一日，即胸中痞闷而呕，且有寒热。延裴姓医，进以高良姜、两头尖、吴萸、红豆蔻、官桂、香附、干姜等味，两剂后觉胸中更阻，大便秘结。至十五日，大便后猝然下血甚多。自此每日下血下利，斑疹渐收，聚于骨骱，而手足拘曲，寒热亦止，至今七八天，日夜下利无度。余诊其脉细而弦紧，舌苔白滑而润。余细思之，斑由冬温而来，热阻胸中，肺气不宣，则气逆而呕。被裴姓医辛热大剂，劫动血络，阴络受伤，血从下溢。大便血后，血不能养筋，则筋拘束不伸。正气下陷，则斑疹随之而收束，聚于骨空节骱之处而成片。检近日所服之方，皆槐花、地榆、山楂、银花、枳壳之类。余思此症，乃失表症也，若以人参败毒散服之，逆流挽舟，冀其斑透而痢止。服人参败毒散后，果能得汗，斑疹结聚，散布满体，痢仍不止。再服依然。虽属知己，余亦难自专主，即邀王简修诊之，用当归赤小豆散加槐花、地榆之类。又邀沈心田诊之，进以阿胶、地黄之类。皆在阴分一边，方俱难以惬意。余再诊其脉，仍如前，舌白不化，下利清谷。血脱则气亦脱，血脱先固气，当服温补，似乎合符，故王沈二君之方，俱未敢服。彻夜思维，服温补又恐有碍红斑，然阴斑虚疹，亦不忌温热，况事已如此，完谷不化，汤药入腹，即滑而出，断无再服阴药之理，当舍表救里为是。先进以四君子汤，加木瓜、萸肉等消息之，调以赤石脂、米汁。服后即滑脱而下，亦无所苦。惟面红目红，夜不能寐，舌滑口和，俱少阴之见症。他医皆云下血太多，阴不敛阳，不如清热养阴。余专主此事，总不能听各医眩惑，若不升阳固气，利断难止。余进以重剂附子理中汤：党参五钱，白术三钱，干姜一钱，附子一钱，炙草一钱，红枣五枚。煎汁服之，虽无所苦，而舌转干黄，渴而不能饮。各人皆谓药不对症。余曰：治病当有药主，其权在我。若再服寒凉，岂有生理？再服原方一剂，舌苔又转焦黑，扪之如炭，脉仍沉迟不浮，面红目赤，夜仍不寐。余心焦灼，即着人请支塘邵聿修先生。时正天寒雪厚，邵先生不能来城。廿六日，年事匆匆，再服理中汤一剂，黑苔皆剥，舌变干绛色，胃气稍苏，利亦稍稀。余曰：阳分已回，稍顾其阴，原方加入生地、阿胶。服后利又甚，舌转薄白。余曰：阴药不能进，阳回而无依，如之奈何？二十八九日，又加呃逆，仍服附子理中，加以丁香、代赭，去阴药不用，而利稍减。访得东乡丁姓医，颇有名望，遣人请之。是日已大除夕矣，余思元旦无市，即开单买药十余种，参、术、附、桂、苓、草之类，配而与服。服三剂，至正月初二，利已止。丁姓医到，看前诊诸君之方，无一不错，惟用山栀、连翘、桑叶、杏仁、蝉衣、芦根之属，谓此症极轻，服两剂，再邀复诊可也。病家亲戚辈，见此症面红目赤，舌绛而干，凉药最宜，心中反咎余用温热之药，口虽不言，而色见于面。余曰：

既请丁君到此，不服其药，心必不甘。况丁君之言，津津有味，姑且煎好，服少些试之。先服一杯，便觉寒战，舌转白润，作哕不休，利下又甚。余即进以理中汤，哕止。病家仍不信余，再服丁药半杯，舌仍转润薄白，而呕又至。余曰：虚阳上戴，假热无疑。至初三夜，邵聿修先生到，诊之曰：舌干而绛，下血极多，血脱则气亦脱。若专服阳药，阴液何存？阳无所依，阴躁即见，岂能久持。斟酌一方，用归脾汤合黄土汤去黄芩，阴药少而阳药多，可保无妨。余亦以为然。邵先生即时返棹。照方煎服，病人云：觉背脊中寒凉。而药仍从大便流出。余曰：聿修先生为常昭两邑医生之冠，无出其右者，投剂无效，真束手无策。然既能纳温补，只能仍归温补，即进以鹿角、杜仲、枸杞、附、桂、党参、冬术、炙草、干姜、巴戟、红枣大剂。服三剂，利止，面红目赤仍不退，夜仍不寐。至初六卯刻，猝然冷汗如浴，呃逆频频，连续不止，已见欲脱之象。余曰：难矣。按脉仍沉而不浮，汗出如冰，此时亦无可奈何。余即以附子三钱，别直参一两二钱，煎浓汁，作三次服，巳刻服一次，不觉胀热。申刻服二次，汗稍收，呃亦减。亥刻服三次，尽剂。又另煎潞党参四两，终日饮之，至尽剂，汗收呃止，而能安寐，面目红色亦退，从此转机。后嗳气不休，是胃中新谷之气，与病之旧气相争，服仲景旋覆代赭汤十余剂而平。此症舌干而黑，目赤面红，且兼血利，能专主温补，一日夜服别直参一两二钱，党参四两，附子三钱者，幸病家能信余而不疑，而余亦能立定主见而不移。若一或游移，进以寒凉养阴之品，不死何待。虽雪深三尺，日夜踌躇，衣不解带者半月，亦劳而无功。此治病之所以当胸有成竹也。

阴斑热陷

常熟大河镇道士王少堂，六月初偕妻回里，十四日起寒热，遍体红疹满布。周姓医进以辛凉解肌之方，服后病增。至十七，病更剧。其岳母邀余诊之。脉极细而微，重按至骨，微见数象，神识颇清，遍体干燥，身无点汗，舌绛无津，而又不渴，言语轻微，躁不能寐，红斑密布无空隙之处。余思此乃正虚邪陷之阴斑也。余曰：初十晚到家，逐日所作何事，试一一述之。曰：十一至十三做法事，十四日忏事毕，结帐[1]后当夜即热。余曰：再去问之，初十有房事否？答言有之。初十日酷暑，坐船数十里，外风袭表，暑热逼蒸；至夜欲后，气脉皆虚，热邪即乘虚内伏。加之十一至十三，身为法官，终日厚衣，汗出不止，汗多则外阳已虚，津液亦涸，腠理空豁。又高叫敕令，中气亦虚，热邪易入，故见寒热。又被寒凉之药遏其阳气，故内热虽甚，无阳气蒸动，无津液化汗出表。若再服寒凉，表阳愈虚，热陷更深，阴斑无疑矣。用仲景桂枝汤加干姜、人参，重用甘草，服后再饮以米汤。余思汗多则阳弱阴伤，以桂枝汤和其表；以干姜合桂枝护其中阳；假甘草之多甘，合米饮之谷气，甘淡以助其胃津；得干姜之热，蒸动其胃津以上升；又

① 结帐：即“结账”。

赖桂枝之力推之出表。若得汗出，则中阳动而表阳和，内伏之邪亦可由外表而发。待其烦躁狂叫，或奔走越垣，方为佳兆。切不可与以凉药，恐火郁不能外达也。如服此药后，仍然不变，则难治矣。服药后，明午果然神识渐狂，声高而起坐不安，渴已能饮。病家惊惶，饮以蔗浆一碗，依旧静卧，声微脉细。至二鼓，余至其家，问之。曰：今午渐狂，声高渴饮，不料服蔗汁后依然如故。余曰：正欲其阴症转阳，由里出表，阳回而烦，方为佳兆。又为寒凉所遏，事属周折。仍从原方加台参须服之。明午，又见烦躁能饮，以温水饮之，汗出脉起矣。再进以甘凉之品，生胃阴而泄热助汗，托之外出，汗透而神静安寐，脉亦转和缓，能思饮食。余曰：汗后肌润，脉和思食，正能胜邪，病有转机矣。阳回以养阴为要，进以生脉法，加甘凉咸寒之品，数剂而痊。然症似少阴，究非伤寒可比。此是外邪内伏，无阳气阴液化汗以达表。所以读《伤寒》者，知有是病，即有是方，两言尽之矣。

腹痛肝厥

常熟西弄徐仲鸣幼女杏宝，年八岁，始以寒热腹痛痉厥，经某医以牛蒡、豆豉、枳实、槟榔等味，无效。又经一医以石斛、珠粉、钩藤、羚羊、石决等味，腹痛痉厥更甚，腹痛即厥而痉，痛平则痉厥亦止，一日夜三四十次，症已危险。黄昏邀余过诊。其脉细而微弦，舌心焦黑，舌边干白，目眶低陷，神倦音喑，两目少神，腹痛痉厥，时作时止，身无寒热。余细思热病痉厥，当神昏而腹不痛。若是寒厥，四肢厥冷，只有转筋而无痉。此乃腹痛痉厥并见，定是寒热阴阳杂乱于中。夫温病之厥，关乎手厥阴者，多宜寒凉。寒病之厥，关乎足厥阴者，多宜温凉并进。此症皆不离厥阴一经。先煎仲景乌梅丸三钱，连渣灌下，越一时即吐出白痰半碗。再服，又吐白痰半碗。再服再呕。约服药汁三分之二，而腹痛痉厥亦止，即能安寐。明日复诊，舌黑亦润，喜笑如常，惟腹中略痛而已。余即进以乌梅丸原法，再服小剂一剂，即饮食如常矣。

症犯厥阴

壬辰二月，余治常熟青龙巷口钱姓妇，始因肝气寒热，他医进以破气消导发散，而致呕吐，气上冲心，由下焦上升，即昏厥不知人事，气平则醒。邀余诊之。余曰：呕吐气上冲则厥，此是风邪犯于足厥阴肝经。破气温中，俱无益也。当以乌梅丸三钱，煎化连滓服。服后呕吐即止，气冲亦平。再调以平肝降逆之剂，二三剂而痊。大市桥孙姓妇，亦脘痛，气冲胸膈，则肢厥神昏，呕吐额汗。余以乌梅丸三钱煎化服之；气冲厥逆渐平。后服仲景黄连汤加吴萸，三剂即痊。此二症皆春天少阳风热之邪，误服破气消导寒凉等品而入厥阴者，所以病入于里，徒事发表消导，无益也。

厥阴伤寒

常熟署刑席沈鲁翁之仆人某，始因深冬受寒，猝然寒热身痛。某医与以消导发散药两剂后，即少腹气冲撞心，心中疼热，面红咽痛，夜间烦躁，呕吐痰涎黏腻，盈碗盈盆。据云已有六七日，腹痛上冲，即有欲厥之状。鲁翁邀余诊之，备述病情。余曰：厥阴伤寒无疑矣，无怪发表攻里俱罔效也。脉虽细弦，尚有微浮，兼有太阳未尽之表症。少腹气撞胸脘欲厥，呕吐黏涎甚多，心中疼热，咽痛面红烦躁，厥阴症已具，阳气被真寒外格。拟当归四逆汤加吴萸、生姜加味主之，立方：当归三钱，桂枝钱半，白芍二钱，细辛四分，半夏二钱，姜川连四分，吴萸四分，炙草五分，通草一钱，大枣六枚。先煎化仲景乌梅丸三钱，连滓服下，以平肝安胃而止厥，再服前方汤药散其寒。照方服两剂，诸症悉减。再以仲景黄连汤法吞乌梅丸，加减出入三四剂，病去六七。后以小建中加参、椒、梅等加减，服十余剂而愈。此症若因咽痛面红烦躁而服清凉，必死。即浮泛不中病之方，亦难保全。柯氏云：有是病即有是方。洵不诬也。

痉　厥

常熟百岁坊戴姓女凤凤，约十八九岁，在灵公殿前曾府为使女。时正酷暑，饮井水两碗后觉胸中痞闷，明晨忽腹中气上冲痛，痛则痉厥，目珠上反，角弓反张，四肢抽搐，时厥时苏，一日夜五十余次。前医作热厥，服以凉药，昏痉抽搐更甚。因贫不能服药，束手待毙。余曰：药资余不吝，然生死不能保也。病家曰：生死由天，求君救之。余心恻然。即进以至宝丹一粒，苏合香丸一粒，研细，菖蒲汁调服。再用针刺风池两穴，期门两穴，虎口两穴，肺俞两穴。无效，而痉厥更甚。余细思终夜，恍然悟曰：热时饮冷，阳气内伏，阴寒阻格于上，阳欲升而不能，阴欲散而不得，阴阳之气，逆乱于中，犯脾胃则为吐泻，犯肝胆则为痉厥。仲景肝胆同体，每以温凉并用。昏厥痉者，皆阴阳之气逆乱于中者多，用药亦须温凉驳杂，方克有济。此症在厥阴之表，少阳之里，着笔当在厥阴少阳二经，即拟桂枝一钱，羚羊二钱，干姜五分，川连四分，吴萸四分，钩藤三钱，木瓜二钱，天麻一钱，僵蚕三钱，竹沥一两，石决一两，姜汁五分。煎好缓缓服尽，气平痛止，即能安寐，痉厥抽搐俱平，后服调肝脾药二十余剂而痊。余贴药资三千余文，愈此危症，亦生平一快事也。

食　厥

常熟星桥石姓妪，晨食油条一支，麻团一枚，猝然脘中绞痛如刀刺，肢厥脉伏，汗冷神昏。余诊之曰：食阻贲门，不得入胃，阴阳之气，阻膈不通，清阳不能上升，浊阴不能下降，故挥霍撩乱，窒窒于中。宜用吐法，以通其阳。用生莱菔子三钱，藜芦一钱，橘红一钱，炒盐五分，煎之。饮后以鸡羽探喉吐之，再以炒盐汤饮之。吐二三次，痛止肢温，厥回汗收。惟恶心一夜，干呕不已。余曰：多呕胃气上逆，不能下降，以乌梅丸三钱煎化。服之即平。后服橘半六君子三四剂而愈。夫初食之厥，以吐为近路，其阳可通。若以枳实、槟榔等消食攻下，其气更秘，危矣。

气　厥

常熟大东门陶姓妪，暮年伤子，肝气久郁。又因有一人抵赖其子赊出之账，两相执持，陶姓妪猝然跌倒，气息全无。急邀余诊，脉来沉伏，目上反，口鼻之间，呼吸气息全无，手足厥冷，其势已危。余曰：此乃肝郁气秘，痰阻灵窍，药不得入。惟用至宝丹、苏合香丸各一粒，用竹沥、姜汁、菖蒲汁，藜芦煎汁一杯，将诸汁和入灌之，以鸡羽三四支探喉，吐出白腻痰甚多，气息稍通。片刻后，又气息全无，再饮再探再吐。如是五七次，痰虽多而气仍不转。余疲甚。直至五更，气渐转而能呼吸，天明已能言语，咽痛三四日，调理而愈。余思木郁则达之，吐即达之之意也。如此症不用吐法去其痰通其阳而能救者，吾不信也。又有百岁坊朱姓妪，因口角动怒，猝然昏厥不语，脉伏肢冷，呼吸不通。余即用炒盐汤，用鸡羽探吐，一哭即醒，醒则大哭不止，此郁极则发之也，如天地郁极，则雷霆奋发之义。余见肝厥、食厥、气厥等症，惟有吐为最速耳。所以吐之一法，不可弃而不用也。

肝阳吐血

常熟大东门外，吾友谢荫庭，辛卯六月间，忽大吐血，每日约有碗余，半月不止。某医进以犀角地黄汤，加羚羊角、山栀、生地、石斛大凉之剂，罔效。半月以来，已有气随血脱之状。饮以井水亦不止。是夕三鼓，邀余诊之。脉来沉细，目瞑声低，言语轻微，肢冷汗冷，面红烦躁，欲寐不能寐。余曰：事急矣。气随血脱，阳随阴脱，速宜引阳入阴，引气纳肾。先将陈酒十斤煮热，浸其两足两时许，再以生附子钱半，元寸五厘，蓖麻子肉七粒，捣如泥，贴左足心涌泉穴。立方以中生地一两，元参四钱，麦冬四钱，蒲黄炭二钱，阿胶四钱，生龟板一两，石斛六钱，生牡蛎一两，生石决一两，怀牛膝二钱，茜草炭二钱，煎好，再以鲜柏叶、鲜荷叶捣烂绞汁，入童便一茶杯，或秋石一钱化水同冲。一气尽服之，血即止。后服沙参、麦冬、梨、藕、石斛甘凉养胃，数剂而愈。其友问余曰：前医进犀角、羚羊角、生地、石斛等，可谓寒矣，何以半月不能止其血，今方服之即止，何也。余曰：实火宜凉，虚火宜补。此乃肝阳挟龙雷之火上腾，况吐血已多，阳随阴脱，下焦之阳不安其位。方书云：在上者当导之使下，陈酒、附子是也；咸可下引，介可潜阳，童便、阿胶、龟板、牡蛎、石决是也；甘凉泄热存阴，生地、麦冬、元参、石斛是也；清血络引血归经而止血，鲜柏叶、荷叶汁是也。若专服寒凉，是沸油中泼水，激之使怒，岂能望其潜降乎？

胆汁不清

浙江某大令彻夜不寐，已有年余，就诊孟河马省三前辈，用黄连八分，猪胆汁一钱拌炒山栀三钱，煎服，当夜即寐。大令曰：余服药近二百剂，安神养血，毫无效验，何以一剂而能平年余之疾乎？省三曰：此因受惊胆汁上泛而浑，少阳之火上升不潜，故不寐也。当用极苦之药降之，使胆汁清澄。故取黄连之极苦，降上僭之阳，取山栀清肝胆之热，以胆汁炒之者，欲使其直入胆中也。胆热清，则胆汁亦清，其理甚明，并非奇异。大令曰：疾果因受惊而起，夜与友手谈，梁上鼠忽跌落在盘，子散满地，散局而卧，即不成寐，先生真神医也。前辈医道，岂后学所能望其项背乎。此症丁坦庵先生亲目见之，今特志之。

热极似寒

夫热极似寒之症，最难辨别。余诊同乡赵惠甫先生之孙卓士，是年九月间，忽起呕泻，邀余诊之，进以芳香理气，淡以分泄。至明日，舌苔白而转红，脉滞而转滑，呕吐已止，再进以辛凉甘淡，存阴泄热。至黄昏忽然发狂，持刀杀人。至明日，阖家无策。余曰：热透于外，非泻不可。即进以三黄石膏法：黄连三钱，黄芩五钱，黄柏三钱，大黄二两，石膏二两，栀子五钱，淡豆豉五钱，煎浓汁两大碗。余曰：多备而少饮，缓缓作数次服之。服一杯，即泻稀粪。又服一杯，又泻稀粪。连服四杯，连泻四次，神识稍倦，狂躁略减，药已尽过半矣。扶之使睡，呓语不休，如痴如狂。即进以存阴清热之剂：生牡蛎四两，元参二两，麦冬二两，细生地二两，金石斛二两，鲜竹芯一两，石膏二两，竹沥二两，鲜沙参四两，大剂灌之，即能安寐。明日醒，仍呓语，神识或浑或清。后每日服竹叶石膏汤一剂，西洋参钱半，麦冬五钱，石膏一两，鲜竹叶四钱，姜半夏钱半，生甘草一钱，知母三钱，粳米二两。此方共服二十余剂，而神气亦清，呓语亦止。此症共服石膏二十余两而愈。病由呕泻而起，《内经》云：热迫下注则为泻，胃热上沸则为吐。所以呕泻一症，亦有热秘呕泻，不可不防也。壬寅年之吐泻，有服凉药冷水而愈者。治病贵看症用药，不可拘于成见。如时邪之吐泻，泥于仲景之三阴症，用四逆、理中等法，其误事尚堪设想乎。

热深厥深

常熟大东门庞家弄颜姓，因失业后室如悬磬[①]，有病不能服药。延六七日，邀余诊之。脉沉如无，四肢厥冷，无汗，神识昏蒙，呓语撮空，遍体如冰，惟舌底绛而焦黑干燥无津。余曰：此乃热深厥深，阳极似阴，热极似寒也。当时即进以银花露一斤，再进以大剂白虎汤加犀角、生地、人中黄。煎好，调服至宝丹、紫雪丹，罔效。明日再饮以银花露二斤，仍服原方：犀角八分，生地一两，石膏八钱，知母二钱，生草一钱，人中黄二钱，粳米汤代水，调至宝丹一粒，紫雪丹五分。服两剂，如故。余思既是热深厥深，有此两剂，亦当厥回；如果看错，寒厥服此两剂，无有不死，何以不变不动，正令人不

① 悬磬：空无所有，极为贫困。《左传·僖二六》：“空如县（悬）磬，野无青草，何恃而不恐。”

解。至明日复诊，神识已清，肢体皆温，汗出淋漓。问其母曰：昨日服何药？曰：昨日服黄霉天所积冷水五大碗，即时汗出厥回，神清疹透。余曰：何以能知服凉水可以回厥。其母曰：昔时先伯为医，每晚谈及是年热症大行，服白虎、鲜石斛、鲜生地等往往不效，甚至服雪水方解。吾见先生服以银花露三斤，大剂凉药二剂，如果不对，宜即死；今无变动者，必系病重药轻，吾故斗胆以黄霉水饮之，谅可无虞，谁知竟即时转机。噫！余给药资数千，不若其母黄霉水数碗也。孔子曰：学然后知不足。洵至言也。

治病之道，失之毫厘，谬以千里。余在师处，正值小暑之时，见一陈姓三岁儿，其母孀居，子系遗腹，偶有腹痛，不甚。请屠姓医治之，以为虫痛，书花椒、干姜、乌梅、吴萸、雷丸等。其母偕儿在药肆中买药，置小儿于地，儿将腹贴地，覆面而卧。余见之曰：此孩暑热入里，腹中热甚。其母不以为意。不料此儿服药后，即四肢面额俱寒冷，目睛上反，无汗，不啼不哭，脉伏气绝。其母哭之甚哀。他人曰：费兰泉先生看过否？其母曰：未也。即抱至吾师处，余代诊之。脉伏肢冷，遍体如冰，目反气绝，惟胸中尚热，牙关紧闭。余不能解，告吾师曰：昨见此孩覆地而卧，屠先生服热药，不料今日变症如此。吾师再三细视，曰：满目红丝，目珠上反，白珠属肺，火刑金也。瞳神属肾，目珠反白，肾阴竭也。此乃热深厥深之症。因西瓜尚早，若有西瓜，犹可一救。旁一人曰：戴姓庄房西席，有昨在常州带来西瓜。吾师即付钱二百，请其觅得西瓜一枚，即绞汁，将牙关撬开，频频灌入。约两时许，灌下瓜汁一碗，即进以人参白虎汤：西洋参三钱，生石膏八钱，知母二钱，生甘草一钱，粳米一两，麦冬三钱，五味子四分。曰：服西瓜汁后，可少缓进药。服后至四更，小儿始醒，啼哭数声，又厥。明晨仍抱至寓中，余诊其脉仍伏，目珠生翳，瞳神色白，惟四肢稍温，肌肤微热。吾师细看之，谓其母曰：再服两剂，可保无妨。即将前方去石膏，加鲜石斛一两，细生地五钱，元参三钱。服二剂，即厥回体和，瞳神转黑，饮乳如常矣。余问师曰：何以目白无光，断其不死？师曰：五脏六腑之津液，被热劫尽，精气不能上输于目，而无光矣。投以辛凉，火郁发之；佐以甘寒，保其津液胃汁；以五味子之酸，收其元神。故津液可复，精气上承，其目亦自明矣。吾师曰：不但此症。昔有小儿痢疾一年，他医专以枳、朴、槟榔、曲、楂等消导攻积，后痢久两目青盲，瞳神色白。以异功散、参苓白术散调理收功，后目光渐复，已二十余年，惟光线稍短耳。余至琴川张泾桥庙，有两儿，一七岁，一十三，痢已半年，两目青盲，瞳神色白，眼闭不能开，瘦削内热，眼科施以阴药，均不效。余曰：治痢为先，痢止则目亦可明。投以四君子，以党参换太子参、北沙参，加石斛、山药、莲子、红枣等，服二十余剂；兼服参苓白术散末，每日三四钱，匝月痢止。阴虚内热不清，服六味地黄丸，日久两目白而转黑，其光散而复收。治病必求其本，洵夫！

呕泻虚痞

常熟大步道巷余姓，年五十余，素嗜洋烟，时正酷暑，忽呕泻交作。邀余诊之，进以胃苓汤加藿香、半夏。明日呕泻均止，脉静身凉，毫无所苦，惟神倦好寐，脘中坚硬，按之作痛拒按。病家以为病愈。余曰：病人阴脏，微见干哕。即进大剂附子理中汤加生姜之法：党参五钱，白术二钱，干姜一钱，附子八分，炙草五分，姜汁冲服。一剂，觉脘中稍舒。再服一剂，而哕亦止，脘中已舒。吾友问曰：脘中拒按，何以反进参、术？实所未解。余曰：吸烟之人，素体本弱，又经大吐大泻，断无食滞内停。其脘中坚硬者，乃中虚浊阴蟠踞，虚痞于上也。霍乱之后，太阴必虚，法用理中，吐者加生姜，腹满加附子，腹痛加人参。故轻用术而加附子、人参、生姜，俾阴气充足，浊阴自散，哕可止而痞满自除。断无大吐大泻之后，而有实结胸者。

结胸

泰兴太平洲王姓妇，始而发热不甚，脉来浮数，舌苔薄白。因其初热，投以二陈、苏叶等，其舌即红而燥。改投川贝、桑叶等，其舌又白。吾师兰泉见其舌质易变，曰：此症大有变端。使其另请高明。王姓以为病无所苦，起居如常，谅无大患。后延一屠姓医诊之，以为气血两虚，即服补中益气两三剂，愈服愈危。至六七剂，即奄奄一息，脉伏气绝。时正酷暑，已备入木。吾师曰：王氏与吾世交，何忍袖手？即往视之。见病人仰卧正寝，梳头换衣，备入木矣。吾师偕余细看，面不变色，目睛上反，唇色尚红，其形似未至死。后将薄纸一张，盖其口鼻，又不见鼓动，气息已绝，按脉亦绝。吾师左右踌躇，曰：未有面色不变，手足尚温而死者。后再按其足上太冲，太溪，其脉尚存。曰：未有见足脉尚存，而手脉已绝者，必另有别情。即将其衣解开，按其脘中，石硬而板，重力按之，见病人眉间皮肉微动，似有痛苦之状。吾师曰：得矣，此乃大结胸症也。非水非痰，是补药与热邪搏结而成，医书所未载也。即书大黄一两，厚朴三钱，枳实三钱，莱菔子一两，芒硝三钱，瓜蒌皮一两，先煎枳、朴、莱、蒌，后纳大黄，滤汁，再纳芒硝，滤清。将病人牙关撬开，用竹箸两只插入齿中，将药汁渐渐灌入。自午至戌，方能尽剂。至四更时，病人已有气息。至天明，稍能言语，忽觉腹中大痛。吾师曰：病至少腹矣，当服原方。再半剂，腹大痛不堪，下燥矢三十余枚，而痛即止。后调以甘凉养胃。因胃气不旺，病家又邀屠姓医诊之，曰被苦寒伤胃，即进以姜、附等温补之品，又鼻衄如注。仍邀吾师诊之。曰：吾虽不能起死回生，治之转机，亦大不易，尔何听信他人乎。即婉言谢之而去。嗟乎！有功受谗，亦医家之恨事耳。

黄疸

阴阳黄疸，虽云难分，然细心辨之，最易分别。阴黄色淡黄而泛青，脉细肢倦，口淡舌白，小溲虽黄，而色不甚赤。阳黄如橘子色，脉实身热，舌底稍绛，苔腻黄厚，汗黄溲赤。虽诸疸皆从湿热始，久则皆变为寒湿，阴黄亦热去湿存，阳微之意也。惟女劳疸治法看法俱异耳。又有肝气郁则脾土受制，肝火与脾湿，为热为疸，又非茵陈、姜、附、栀子、大黄可治，此又在调理法中矣。余同窗邹端生患黄疸日久，孟河诸前辈，始从湿热治之，进以黄柏、茵陈、四苓之类，不效。余适有事至孟河，诊之，脉细，色淡黄而青，舌白口淡，进以姜、附、茵陈、五苓合香燥之品，数剂而愈。此余未习医之时也。后有茶室伙，黄疸三年，亦以前法服三十剂而愈。有肝郁黄疸，忽然呕吐发热，遍体酸痛，热退则面目俱黄，此宜从疏肝理气，利湿健脾自愈，又不可用温热也。又有脾虚气弱，面目淡黄，用参、苓、白术等，服十余剂自愈。夫黄疸之症，始则湿热，而湿为阴邪，最易化寒，湿家又最忌发汗。余治黄疸数百人，用大黄、栀子者，百中仅有一二。用苦温淡渗芳香之品，虽误无妨。余每见误服栀、黄，即恶心泄泻而胃惫。若误汗，即见气促汗多，因而偾事者多矣。治黄疸症，如欲汗欲下，当千斟万酌，方可一施耳。

脾泄

昭文广文杨镜翁云：其兄脾泄便溏日久，服药无效。后有医传一方，云以山芋一个，约半斤，用黄土调烂包好，置灶内煨熟，去泥去皮食之，每日一个。依法行之，约食三四月，而脾气已健，大便亦坚。余思山芋一物，色黄而味甘淡，气香，黄属土，甘入脾，淡去湿，以土包之，以土助土也，以火煨之，以火生土也。此等平淡之方而去疾者，妙在空灵，直在有意无意之间耳。为医立方，能到如此平淡，亦不易耳。

湿聚便血

常熟旱北门李姓妇，始以泄泻鲜红血，顾姓医进以白头翁汤，服后洞泻不止，纯血无度。邀余诊之，脉沉欲绝，冷汗淋漓，舌灰润，色如烟煤，肢冷畏热，欲饮不能饮，言语或蒙或清。余曰：下痢纯血，议白头翁汤，亦未尝不是。然厥阴下痢纯血，身必发热。太阴湿聚下痢纯血，身必发寒。太阴为至阴湿土，非温燥不宜，兼之淡以渗湿为是。拟胃苓汤加楂炭、炒黑干姜。一剂，尚未回阳，而神识稍清。再进白术二钱，猪苓二钱，赤苓二钱，炒薏仁四钱，楂炭三钱，泽泻二钱，桂枝一钱，炮姜五分，藿香一钱，蔻仁五分，荷叶蒂三枚，姜，枣。服之泄泻已止，痢血亦停，渐渐肢温汗收，神识亦清。后将原方更改，服二三剂而愈。此症本不甚重，此方亦不甚奇，若拘于方书，误用寒凉，难免呃逆、虚痞、呕哕、汗冷、肢逆，恶候丛生，往往不救。甚矣，辨症之难也。

便血伤脾

吾友邹培之，便血三年，脾土极虚，面浮足肿，色黄，胃气索然，精神极疲。稍服清剂则泻，稍服补剂则胀，稍服清利则口燥舌干，用药难于措手。丁雨亭先生曰：每日用黄土一斤，清河水五六碗，煎沸澄清，候冷去黄土，将此水煎茶煮粥。依法试行一月，脾土稍旺，饮食稍增，便血亦减。再服二三月，诸恙大减，浮肿俱退。后服健脾养血化湿等剂数十剂而愈。余问曰：黄土一味，此方出于何书？丁雨亭先生曰：仲景黄土汤治便血，重用黄土为君药。土生万物，脾土一败，诸药不能克化。取黄土色黄而味淡甘，以土助土，味甘入脾，色黄入脾，味淡渗湿，湿去则脾健，脾腱则清升。此乃补脾于无形之中，勿以平淡而忽之，盖平淡中自有神奇耳。

不食不便

太仓沙头镇陈厚卿，为人俭朴笃实，足不出户，身体肥胖。是年秋，觉神疲肢倦，胃纳渐减，平昔可食饭三碗，逐渐减至碗许。延医治之，进以胃苓汤、平胃散、香、砂、枳、术之类。后邀支塘邵聿修先生，以为胸痹，进薤白、瓜蒌等，不效。后又延直塘任雨人先生，进以参、苓、白术等亦无效。四十余日未得更衣，二十余日未食，脉见歇止。雨人曰：病久脉见结代，五日内当危。举家惊惶。吾友胡少田，即厚卿妹丈也，邀余去诊之。余见病人毫无所苦，惟脉三息一止，四息一止，而不食不便。余曰：人之欲死，其身中阳气，必有一条去路，或气促大汗，或下痢不休，或神昏陷塌。今病人一无所苦，五日之危，余实不解。脉之结代，以鄙见论之，系服燥药淡渗之品太多，肠胃枯涩，二十余日未食，四十余日未便，无谷气以生血脉，血脉干涩，不能流利，故脉见结代也，未必竟为死症。余立一方，以附子理中合建中法，通阳布阴，滑利肠胃：党参五钱，於术四钱，炙草一钱，干姜八分，附子四分，桂枝五分，当归四钱，白芍三钱，淡苁蓉五钱，枸杞子四钱，饴糖五钱，红枣五枚，鹿角霜五钱。旁人见方，哗然曰：此方非食三碗饭者，不能服此药。且四十余日未大便，火气热结，再服桂、姜、附，是益其燥也。余曰：因其不能食，自然要服补药；因其大便不通，自然要服热药。如能食饭，本不要服补药；能大便，本不要服热药。药所以治病也。岂有能食能便之人，而妄服药者乎？人皆以余为妄言。余曰：余在此候其服药，如有差失，自任其咎，与他人何涉。众始不言。照方服后，稍能食稀粥。旁人曰：昨日之方太险，宜略改轻。余诺之，将原方桂枝易肉桂，鹿角霜易毛角片①，党参换老山别直参。众人阅方曰：不但不改轻，且反改重。七言八语，余甚厌之。曰：延医治病，其权在医，旁人何得多言掣肘。又服两剂，再送半硫丸二钱，已觉腹痛，大便稀水淋漓，三日夜共下僵硬燥屎四十余节，每节二三寸。以参附汤助之，大便之后，服归脾汤而愈。后旁人问余曰：大便既四十余日未更，而服如此热药，反能通者，何也？余曰：人之大便不通，如河道之舟不行，气不畅者，如舟之无风，当服以理气药。如河中水涸，舟不得行，当进以养血润肠药。如河中草秽堆积，当服以攻积导滞药。如有碍阻塞，当服以软坚攻下药。此症乃河中冰冻不解，不能行舟，若不服以温药，使暴日当空，春回寒谷，东风解冻，其舟断不能通。阴结之症，非温药安能奏效。若云大便不通，即服攻下之品，此人人能为之，延医何为哉。

---

① 毛角片：鹿角基本骨化而毛还在，切成片后，称毛角片。

大便秘结

常熟西门虹桥叶姓妇，正月间血崩，经蔡润甫先生服以参、芪等补剂，血崩止。余于二月间到琴，邀余诊之，胸腹不舒，胃呆纳减。余以异功散加香、砂、香附等进之，胸膈已舒，胃气亦苏，饮食如常矣。有四十余日未得更衣，是日肛中猝然大痛如刀刺，三日呼号不绝，精神困顿。有某医生谓生脏毒、肛痈之类，恐大肠内溃。后邀余诊。余曰：燥屎下迫，肛小而不得出。即进枸杞子、苁蓉、当归、麻仁、柏子仁、党参、陈酒、白蜜之类，大剂饮之。明晨出燥屎三枚，痛势稍减。后两日肛中大痛，汗冷肢厥，势更危险。他医以为肛中溃裂。余曰：如果肛中溃裂，何以不下脓血？经曰：清阳出上窍，浊阴出下窍。此乃清气与浊气团聚于下，直肠填实，燥屎迫于肛门，不得出也。当升其清气，使清阳之气上升，则肠中之气可以展舒，而津液可以下布。蜜煎、胆汁虽润，亦不能使上焦津液布于下焦。进以大剂补中益气汤加苁蓉、杞子，煎浓汁两碗服之，又下巨粪如臂，并燥屎甚多，肛中痛已霍然。后服参苓白术散十余剂而愈。

小便癃閟[1]

常熟大河镇李姓妇，孀居有年，年四十余，素体丰肥。前为争产事，以致成讼，郁怒伤肝，后即少腹膨胀，左侧更甚，小便三日不通。某医进以五苓、导赤等法，俱无效，就余寓诊。余曰：此乃肝气郁结，气滞不化，厥阴之脉绕于阴器，系于廷孔，专于利水无益，疏肝理气，自然可通。立方用川楝子三钱，青皮二钱，广木香五分，香附二钱，郁金二钱，橘皮钱半，官桂五分，葱管三尺，浓汁送下通关丸三钱。一剂即通。明日来寓，更方而去。所以治病先求法外之法，不利其水而水自通，专于利水而水不行，此中自有精义存焉，非浅学所能领略也。

常熟西乡大市桥宗福湖，小便不通，延医治之，不外五苓、导赤、通草、滑石之类，无效，已十三日未能小便，少腹高硬作痛，汗出气促，少腹按之石硬。余进通关法，加地黄，重用肉桂，一剂而通，溲仍未畅，少腹两旁仍硬，脐下中间三指阔已软。余曰：此阳气未得运化也。进以济生肾气汤大剂，少腹以葱姜水熏洗，三日溲畅如前。《内经》云：膀胱为州都之官，气化则能出矣。若专于利水，而不挟以温药，则愈利愈塞矣。

遗 精

老吴市陆少云，遗精三四日一次，已有三年，养阴固摄俱罔效。余诊之，脉细肢倦，神疲形寒。曰：初起之遗在相火不静，日久之遗在气虚不固。而龙骨、牡蛎之固摄，但能固其精，未能固其气。治其病当固其气于无形之中。进以韭菜子二钱，杞子二钱，菟

① 閟：通“闭”。

丝子三钱，党参三钱，地术二钱，鹿角霜五钱，桑螵蛸三钱，黄芪三钱，仙灵脾钱半，巴戟肉二钱，炙草一钱，红枣五枚，煨姜两片。服三剂，觉身体轻健，四肢渐温，胃气亦旺。服至十剂，则遗精已止矣。

男子阴吹

女子阴吹，《金匮》治以发膏煎，即猪膏、乱发也。此因胃气下泄，阴吹而正喧，乃谷气之实也，故将此膏导之。此症《金匮》载在妇人杂病门。不料此症男子亦有之。孟河有一男，前阴茎中溺孔有气出，如转矢气而有声，两年余亦无所苦。前辈张景和先生诊之，曰：男子阴吹无须药，候猪行屠户杀猪时，去毛之后用刀刮下之皮垢，即名猪肤，将水漂净，曝干，将阴阳瓦用炭煅灰存性，研细，以陈酒每服三钱，三四服即痊。此方亦发膏煎所蜕化也。今之用猪肤者直用猪皮，误矣，其实肤外之垢也。

脱肛奇治

吴门某绅子，患脱肛载余，出二寸，不能收，痛苦万状，百药不效。就诊华墅姜姓医，将锈铁三斤，浓煎沸汤，置便桶内熏洗之；再将活吸铁石二两，煎浓汁饮之，其肛渐渐吸之而上。再服升提补托之品，调理月愈而痊。所以为医者，读书之余，又须广其见闻，此法可为巧夺天工矣。

温补成消

常熟南门大街衣店有某成衣，因暑湿疟愈后，经王简修专于温补，服鹿角、巴戟、参、术、附、桂之类数十剂，又将前方加参、芪、杞子、杜仲等大剂膏滋药一料，胃气甚强，一日能啖饭十八九中碗，约米二三升，身体丰肥，面色黯黑，大便燥结，小便黄赤，临卧食饭三四碗，至明晨又饥，已有一年。就诊于余，问其病由，因述始末，为啖饭太多，欲胃纳减少耳。余曰：此乃胃热杀谷，痰火盘踞其中，当以大剂甘凉清肺胃、豁痰热。此症为缓症，当以缓剂治之。温补聚热而成消，故消而不渴也。不须服药，每日服梨汁、蔗浆三中碗，大约以一斤半为度。服三四日，腹即作泻，泻出红水甚多，且热甚。连服连泻十余日，胃纳少减，再减梨浆、蔗汁一碗。又服十余日，连泻十余日，啖饭只有十余碗矣。余曰：以每日三餐，约一餐三碗，可止服。至月余，所啖每日不过八九碗矣。所以甘凉缓治之法，虽轻而不伤胃气，此等处不可不知。余亦从费伯雄先生食参目盲案中悟出耳。

食参目盲

人身无病，不可论药，一日服药，十日不复。余幼在孟河见有服参误事者，今志之以昭后戒。有一广东郑姓，在申营业，将上好人参二两，用老鸭一只洗净，以人参二两纳鸭腹中，煮而食之。五日后，觉目光模糊。十日后，即两目青盲，不能视物。就诊费伯雄先生，述其缘因。曰：五脏六腑之精上输于目，因食参太多，气机遏塞，清气不能上蒸，精气不能上注，故盲也。《内经》云：益者损之。时正在仲秋，孟城青皮梨甚多。伯雄先生曰：不须服药，每日服梨汁一碗，使大便每日利二三次。服十余日，两目见物。至一月，两目复元，能察秋毫矣。治法虽极平淡，非伯雄先生做不到。余后治常熟北乡某，年约十六七，体本丰盈，父母恐其读书辛苦，兑人参两余，服后，其童忽变痴状，所读之书，俱不能记忆。余诊之，脉弦实而滑，问其言，但微笑而已，面白体肥，不知何病。其父细述服参情由。余曰：能容各物者，其气必虚。其体本实，再充而益之，气有余即是火，煎熬津液为痰，精窍充塞不灵。即用化痰清热之品，以损其气，而其补自消。进以羚羊、川贝、竹黄、竹沥、胆星、山栀、菖蒲、远志、连翘、白金丸之类，再饮以蔗浆、梨汁等。服数十剂，神气日清，读书亦能记忆，然神情应对，总不若未服参前之玲珑也。噫！爱之适以害之，为父母者，不亦难哉。又顾吉卿子，自小在李军门长乐处，亦多服补药，至十六七岁，知识尚未大开，亦多服补剂之害也。又一人久疟，脾虚足肿，服别直参一两，当夜即毙。此脾弱不胜补也。又一女子发疟，口渴索饮，适有桂元参汤，即取半碗与饮，明日即毙。此皆补药之害也。故药能中病，大黄为圣剂；药不中病，人参亦鸩毒。服药者可不慎乎。

药　积

孟河有一人，面黄腹膨足肿，喜服药，每日服药一剂，方能安寐，无论寒热攻补之剂，服之皆宜。后孟河贾先生诊之，用茯苓八两，桂枝一两，煎汤十余碗，令其欲饮则饮，欲溲则溲，必一夜服尽。溲出如屋漏水，色兼红紫，而腹膨足肿俱消。再服异功散等健脾之剂，而病霍然。诸医不解，问之。贾先生曰：此药积也。问用苓、桂何意？贾先生曰：病积在腑，药为无形之积，当洗其肠胃，涤而去之，并非奇法也。此事费兰泉师亲目见之，故嘱余志之。

阳虚目疾

太平洲沈姓，以赌博为生，终年彻夜不寐，兼嗜烟色。后眼白泛淡红色，目珠少光，至清晨则如行云雾中。日晡至天明，灯光之中，视物明亮如故。就诊吾师。吾师曰：晨暗夜明，是阴盛阳衰，虚阳上僭。天地惟火能烛物，水能鉴物，晨暗而夜明，是火不能烛物，清阳之气，不能上升，当服补中益气汤。十余剂后，服归脾汤十余剂而愈。《内经》云：五脏六腑之气，上输于目，而为之精，精之精为瞳子。何脏虚，宜治何脏，徒退热清热无济也。

膈内生虫

余在师处，见吾师诊太平洲万安桥陈姓妇，年三十余岁，膈中时痛时止，痛时如针刺，止则亦无所苦，饮食如常，二便亦利，肌肉瘦削。吾师曰：上膈空旷之地，无有形质之物可停，寒食闭塞，又不能饮食如常。既饮食如常，又不当肌肉瘦削。若云寒气痛，痛在络中，未必时痛时止，且痛如针刺。一定是食管有虫粘住不下，在至高之处。杀虫等药，又不能及。若以末药，又恐粘入食窍，填塞不通，有妨饮食。宜设一涌吐之法，不知可能得效否。嘱病家停三日再来取方。吾师乃穷思三日，得一吐法。先令病人以鱼肉等佳味下饭，使其食之极饱。再以香油煎蛋，煎之极香，使病人坐在煎蛋之炉前，吸煎蛋之香气。又以葱汁熏之。再令病人将所煎之蛋食下，约三枚，病人饱不堪言。再以雄黄五分，花椒三分，藜芦五分，为细末，调服之后，饮以炒盐汤，以鸡羽搅喉探吐，使其胃中谷食倾涌而出。探三次，胃中所食水谷，探之净尽。以乌梅安胃丸一钱，煎汤止呕。所吐之水谷痰涎半桶，以清水淘净，拣出虫二十余条，形如年鱼[①]，头阔尾锐，色紫有黑点，旁有两目，中有一口。其虫软而能伸缩，见风片刻即死，究不知何名。吾师云：此由食马蝗子粘在食管而生，食人血肉，久则长大，阻塞食管，而成痛格。所语亦想当然耳。然食管生虫，余所目击，若非吾师之巧思，虽读书万卷，亦徒然耳。孟子曰：大匠能与人规矩，不能使人巧。诚哉是言也。

桃叶吐痰

余见吾师治一痰痫，终日喜笑怒骂，高歌狂喊，力能逾垣，走游街市，已有八九月。或时吐痰，神识稍清。吾师曰：痰久则坚而难出，虽消痰化热徒然。当用吐法以倾其痰窠，作痼疾治之。将鲜桃叶一二斤捣汁，和水灌之，用鸡羽探吐，吐出坚痰。连吐四五次，吐出黏痰数碗。又吐出痰块三枚，坚凝如卵，色青光亮。病人吐后，觉胸膈烦热，进以甘凉清热，化痰潜阳。二十余剂，神识大清。调理半月而愈。余患三疟，将近四月，服蜀漆及槟榔，亦吐出黏涎两三碗而愈。吾师用吐法最多，并不执于瓜蒂、栀子。虽吐法一例，而随证施法，巧夺天工。今人于吐法废而不用，仲景六法中已少一法矣。

尸　厥

常熟县署前星桥杨小溪妻，因母丧归宁，事毕而回，是日即神识如蒙，默默不语。语则所与言者，皆已亡人也。与食则食，与溲则溲，饮食二便如常，与其言则不知也。已有十日，邀余诊之。脉亦平稳，气色如常。余曰：此非病也，病人必有异梦，病名尸厥。先以苏合香丸研末，吹入耳鼻中；再调如糊，涂膏肓、胸膈之间；再饮以苏合香汁，使其安寐；再煎服后药，虎头骨、龙齿、鬼箭羽、朱砂、琥珀、腰黄、鬼臼之类，和入苏合香丸。明晨病人云：即速付轿钱，有人将轿送我回矣。遂醒，恙已霍然。《左氏传》膏肓之疾，鬼语与医语，如出一辙，其信有之耶。鬼神难知，医者只就病论病可矣。

---

① 年鱼：疑当作“鲶鱼”。

祟 病

常熟北门外抓扒湾李姓妇，先因风温，被某医进以枳、朴、槟榔之类，燥药伤阴，神识昏愦，耳聋烦躁。邀余诊之，进以甘凉咸寒存阴，芳香开泄。服三剂，神识已清，病已退。忽病人曰：即速做道场，我等无暇在此等候。语毕，即神昏不醒，忽然喜笑怒骂，或舌伸口外，或齿龂如食炒豆，或高声讴歌，或细语唧唧，千态万状，按其脉则乍大乍小。余曰：此祟病也。先以鬼箭羽、朱砂、降香焚之，后以至宝丹一粒，苏合香丸一粒，化开，菖蒲、郁金汁调灌尽剂，神识方醒，病若失。所以阳虚则阴气邪祟，乘虚凭之。《内经》立鬼床、鬼哭等穴，未必子虚也。

游 魂

庞金时部曹之夫人屈氏，述昔时病久神虚，魂常离壳，不得归舍。有日因其姑开吊，自觉房中飘然而出，至厅堂盘桓，厅中寂静无人，所悬挽联，细细读之。归房始觉身卧于床，所读挽章挽联，仍历历在目，以笔默之，一无差误。夫魂者阳气之精，正虚不能敛阳，神浮于外，不克内守。经曰：神去则死。若此魂不归，则成脱症矣。

子 痢

常熟寺前街李吉甫先生夫人，妊娠七月，痢下红白。他医治以利湿清热分消，痢更甚，肠滑后重，一日夜百余度。裴菊村前辈诊之，意欲治以补中益气汤，恐升提胎元；欲用温补，又恐胎前忌热。左右踌躇，邀余合诊。脉滑利而少力，腹中气机湿滞已通，舌绛滑无苔，头眩耳鸣，虚热。余曰：治病不在胎前产后，有病则病当之。《内经》云：陷者举之。当用升提。脱者固之。当用酸涩。若再用通套利湿之方，恐胎元滑脱矣。拟补中益气法，重用参、术，轻用升、柴，再以木瓜、肉果、煨姜，升提温涩。服数剂，略稀。余曰：滑脱太甚，非堵截之法不可。即以参附汤调赤石脂末，仍服前方。见其舌红渐渐转白，舌燥转润。余曰：清阳已经上升，而能布津于上矣。痢势渐减，再以五味子、木瓜、干姜等研末和赤石脂，饭糊为丸，每日用附子一钱，别直参三钱，煎汁送丸四钱。服药三十余剂，每日痢下仍有十余次，胃气亦苏。分娩时母子俱全，然痢尚有六七次，再服异功、参苓白术等收功。吉甫曰：此儿定然热体矣。余曰：母子同气，岂有母能服热药之寒体，而子乃为热体乎？此儿三四岁时，有痰哮喘病，非温不宜，母子同气之言，洵不谬也。

胞 阻

常熟长田岸某姓妇，妊娠四月，小溲点滴不通。某妇科进以鲜生地、龙胆草、青麟丸等寒凉之品，小溲秘之更甚，已有三日。余诊其脉，沉细而涩，少腹胀痛。余曰：此胞阻也。被寒凉凝滞膀胱，无阳不能化气而出。即将葱二斤，煎水熨洗少腹，略能小便。即进五苓散，桂枝一钱，猪苓、赤苓各二钱，泽泻二钱，白术二钱，研粗末，煎沸滤清饮之。仍不能通畅，而少腹痛势稍减，将前方去桂枝易肉桂一钱，服法依前，服后而小便大畅而愈。如曰胎前忌热，专用寒凉，杀人在反掌矣。

胞压膀胱

常熟花园浜王姓妇，妊娠九月，胞浆水已破之后，腹痛浆水沥尽，小溲不通，已有三日，少腹不动。稳婆谓胎死腹中，或欲试手法，或欲下死胎方。邀余诊之，见产妇神情恬淡，并无所苦，唇舌均红。使稳婆按其少腹，温而不寒。脉来流利，软而无力。诊毕，稳婆问腹中小儿能保全否。余曰：腹中小儿，酣睡未醒。稳婆曰：何以不动？余曰：因睡而未醒，故不动也。主人曰：腹痛三日，小便不通，小孩不动，恐胎已死矣。请先生一断之。余曰：此名胞压膀胱，此方书所不载，必定是负重或跌仆而损胎元。又因坐蓐太早，气挣于下，胞压膀胱，小溲不能出，溲阻而胀。兼之胎元下坠，两相挤轧，不能转动。如果子死，当唇红舌黑，少腹作冷。按脉未离经，未至临产之时，胎元断断不死。即问产妇，曾否有负重跌仆之事。妇曰：三日前因有安息香两支在地，俯之不能拾，乃跪而拾之，起时胞浆已破。余曰：胞压膀胱无疑矣。可先将灯草刺鼻中，令产妇喷嚏，嚏则肺气开，上窍通则下窍泄，而小便可通。再吸洋烟三筒，将其胎提起，以免挤轧子门。小便通后，可让出地面，使小儿可以转身，临盆即不难矣。问服何药。余曰：不须服药。主人曰：可服催生药否？余乃进以胃苓汤加苏梗，利水行气而已。喷嚏之后，吸洋烟三筒，果然小便通畅，药将沾唇，小儿已下矣。若依稳婆手法，或服下死胎方，母子岂能保全。主人曰：君之催生方极灵，将来可传之于人。余曰：胃苓汤是受湿泄泻之方，作催生方，误事不小。其功不在药，而在灯草、洋烟耳。

胎前吐泻

常熟支塘邵聿修先生，余忘年友也，医道之识见心思，超人一等，而喜《景岳》《医通》两书，偏于甘温。其生平为人，性直气爽，不谈人短，不攻同道，不恃已才，不耻下问，深可敬也。余每过之，作长夜谈，娓娓不倦。余有过，彼戒之；余有善，彼赞之。天不永其寿，丧我良友，余深惜之。前在范云亭处会诊，与余论医，谓治病贵乎镇静，不可轻投药石，治孕妇之病，尤宜加慎。前老妻妊娠七月，忽起吐泻，腹痛不堪，举家惊惶。即请稳婆，有曰欲小产矣。有曰欲坐草矣，有曰尚未及时，言语杂乱。余诊其脉，尚未离经，痛在胃脘当脐，并不在少腹，而腰亦不痛。令众人不必扰乱，且与洋烟吸三四筒，妊妇已醉，倦而酣睡。使人皆出房，听其安眠。至明午始醒，而诸恙霍然矣。过二月举一男，今已十一岁矣。故妊娠有病，断不可杂药乱投也。

滑胎

余在师处见一施姓妇，年未三旬，每受妊至三月，即小产，已经三次。是年受妊近三月，恐其又滑，就诊吾师。此妇面色㿠白，而略兼青色，口淡不渴，饮食不能克化，脉细濡而形寒。吾师以附桂八味汤，服十余剂，面色稍红，饮食稍进。谓其夫曰：不必服药，惟每日服附桂八味丸三钱，服至临产，自然母子俱安。后果无恙。余问师曰：方书所载，胎前忌热，产后忌凉，胎前忌泄，产后忌补，何以此妇胎前反多服热药？师曰：譬如瓜果结实，贵在天气之温和；人之养胎，亦贵阴阳调和。人之体热火旺而滑胎者，如瓜果方结，曝日亢旱，雨露少滋，自然叶萎而果落，故宜用凉药以润之，使热去而果自可保。寒体滑胎，如花后结果，阴雨日久，天气寒凉，无阳和之气，果亦不克长成，故服热药，使其阳舒发，阴寒去而果乃可保。若拘于成书治病，即无从下手矣。况安胎本无成方，热者清之，寒者温之，气血不足者固之补之，气血有余者，理之和之，所谓大匠诲人，能与人规矩，不能使人巧也。

产后咳痢

常熟大东门外万兴祥茶叶铺执事胡少田先生之妻，素未生育，至三十九岁始有娠，怀孕七月，始则咳嗽，继则下痢。初则不以为意，临产颇难，产下未育，心中悒郁，肝木乘脾，咳嗽下痢更甚。邀余诊之。余曰：虽云新产，年近四旬，气血本弱。况产前咳嗽，本属土不生金，子反盗母气，脾胃反虚，清气下陷，转而为痢。咳痢已有三月，又兼新产，名曰重虚。若多服益母草等味，再破血伤阴，《内经》所谓损其不足，且有无虚虚、无盛盛之戒。余进以十全大补汤，去肉桂，加枸杞、菟丝、杜仲、饴糖等味。众曰：产后忌补，断断不可。余曰：放心服之，如有差失，余任其咎。服后当夜咳痢均减。明日再进。其姑曰：产后补剂，胜于鸩毒，必致殒命。余谓少田曰：既令堂不信，君可另请妇科开方，暗中仍服补剂，免得多言，使产妇吃惊。同道董明刚曰：此计甚善。余即回城，托明刚依计而行。余回寓，使人赠少田人参二枝，曰：不服人参，下焦之气不能固摄。少田即煎人参与服。其母知之，执持不可。后将《达生编》与众人阅看，产后并不忌补，其母始信。服后安然无恙。后再服数剂，咳痢均愈。此症若泥于产后忌补，或惑于人言，冷眼旁观，以徇人情，免受人谤，将何以报少田之知己乎？然产后服人参败事者，亦复不少。惟药不论补泻，贵乎中病，斯言尽之矣。

产后中暑

昭文幕友张筱洲之妻，生产正在酷暑，新产两朝，猝然神昏颠倒，言语错乱。余诊之，见喘息气粗，脉洪数极大，汗出如珠，口渴烦躁。余曰：此乃热中于里，逼阴外出而大汗，仲景白虎症也。即将席置地上，令产妇卧于地，用盆置井水于旁，使其安卧片时，神识渐清，气亦渐平，脉亦稍静。即拟仲景白虎合竹皮、竹叶之意，进以石膏、竹茹、竹叶、知母、白薇、鲜石斛、益元散、绿豆衣、丹皮、花粉、青荷叶、西瓜翠衣、甘蔗汁，大队甘寒之品。服后至晡，神清热减。仍令其移卧于床，进以稀粥，仍以甘凉之剂调理而愈。若拘于产后不可见风，不得服药，此症岂能挽回？琴地风俗，新产之后，往往窗户密闭，帏幞重遮，酷暑不异严寒。以致产妇汗多伤阴，而变为郁冒痉厥者，或竟有触秽中热而死者，不亦大可异哉！

产后气脱

辛卯冬，余至五渠夏宅诊脉，回至舟中，有陆二官，余之仆也，其妻追至舟中，云家中侄媳病重，欲邀余诊。余因有别事，不能逗留。陆二夫妇匆匆回家。余亦反棹，已去里许。余在舟中忖之，看陆二夫妇惊惶失色，必病势危急，若袖手不救，于心何忍。即停舟步行至其家，见其家中聚集多人，病人势已临危。余即问其病情，因孖胎难产，去血过多，气脱矣。余即诊其脉已绝，目瞪直视，牙关紧闭，用火刀撬之，舌缩色白，面色如纸，肢体俱冷。余即将艾叶灸其小足指外两炷，稍能伸缩。余曰：未必竟死，此乃气随血脱也，若不急救，三四时气必绝矣。用黄芪四两，当归二两，炒枣仁三两，煅牡蛎四两，煅龙骨一两，炙甘草三钱，炒淮麦三钱，红枣三两，炒白芍六钱，桂枝钱半，桂圆肉二两，茯神二两，党参四两。给其药资一元。将大罐煎沸，以气熏其鼻，频频灌之。再添水煎，再熏再灌。共服十余碗，肢体渐渐转热，至四更始醒。此症若从市医产后忌补，聊将生化汤塞责，必死无疑。余之亲历产后，每每当补宜速补，决不敢因循误事，以致不救。

产后血脱

常熟塔前高姓妇，十一月二十九日生产，至十二月朔，下血甚多。请王姓医治之，进以当归、杏仁、冬瓜子等，又方加以肉桂。初五邀余诊之，脉芤而无力，面色晄白，唇舌俱白，毫无华色，神气疲乏已极，口唇掣动。余诊之曰：此气随血脱，血虚则内风煽动，宜遵血脱先固气之法，非大补不可。立方：党参一两，黄芪一两，枸杞一两，当归三钱，白芍二钱，桂枝五分，炙草六分，龙骨三钱，枣仁五钱，茯神三钱，红枣十枚，桂圆肉十粒。服后神气略清，精神渐振。照方减半，又服二剂，惟小便自遗，大便不更，此系神气不固，血液亏损，津液不能敷布大肠。又改方淡苁蓉三钱，杜仲三钱，杞子五钱，潼沙苑三钱，白芍二钱，菟丝子三钱，蒲黄炒阿胶二钱，红枣五枚，桂圆肉六枚。服后小便遗止，大便已通。后服和营理气，调养肝肾而痊。欲云产后忌补，不可执一而论也。

产后血晕

常熟吴恒和茶铺老太太云，其年轻时产后必要血晕，连生数胎皆然。诸方惟苏木煎汁，冲入陈酒、童便服之为最妙。因已亲试，故嘱余志之。

产后溲难

徐汉泉妻，新产后小溲涩少而艰难，邀数医治之，俱罔效。后请江阴周姓医，进以五苓加通草、瞿麦之类。服后小溲频数而极少，一夜数十行，出如箭速，而子门如烙，热痛非常，发热口渴烦躁，病势甚危。邀余诊之。余曰：仲景云，产后小溲少者，无血也。若以淡渗苦泄，更伤其阴液，则小便更少，而热更甚。急养其阴，自然溲长而虚阳亦潜。进复脉、增液合导赤汤法：生地一两，麦冬五钱，元参四钱，阿胶三钱，天冬二钱，石斛五钱，生草梢一钱，生牡蛎一两，生龟板一两，西洋参二钱，煎浓汁饮之。小溲频数渐减，烦躁发热渐安。服三剂，热痛已平，小溲清长。后服甘凉咸寒十余剂而愈。所以产后温邪热病，伤阴劫液，以致水源竭涸，为医者又复用淡渗利水，何异操刀杀人乎。临症时急宜留意焉。

血 分

常熟旱北门吴姓女，十九岁，经停四月余，饮食如常，脉亦不涩，肌肉不削，不内热，不咳嗽。其父母恐停经而成干血。余曰：饮食如常，肌肉不削，少腹胀硬，此乃水寒与血互相胶结于血室之中，若不趁其正气旺时攻之，待至日久，正虚难以再攻。即以瞿麦、桃仁、红花之类，罔效。再以归尾、红花、肉桂、山棱、莪术、延胡、五灵、炮姜、桃仁等品，服百余剂，不效。自六月至十月，少腹渐硬，诸药不效。至十二月，余适回孟河度岁，请某姓妇科，服以四物等汤，恐其血虚，经不能济，先养其血，少腹更硬。又延某医治之，曰：被余某破血太甚，急宜补之。进以四君、补中益气之类，少腹仍然。二月，余回琴，仍邀余诊。少腹胀硬，令其母扪之，其冷如冰，痛不可言，肢冷面青。余曰：水与血互结血室，下之亦死，不下亦死。既是血虚，岂有服山棱、莪术、归尾、桃仁等百余剂而不死者耶？余即进桃核承气汤：大黄四钱，桂枝一钱，炙草一钱，芒硝二钱，桃仁三钱，陈酒和水煎，分三次服。初次服下，小便中即下黄腻水。连服三次，连下三次，腹痛稍缓，神气极疲，少腹稍软。明晨，余恐其过下气脱，即进以活血理气之品，血仍不下，腹痛更甚。再进以桃仁承气汤，送下抵当丸，不料腹痛欲厥，即以艾叶煎汤，洗熨少腹，下黄腻水更多，又下紫血块数枚，而痛即止。两月后，信水如常。至九月出阁，强健如昔。余读《金匮》，仲圣有瘀血在少腹，或水与血结于血室，大黄甘遂汤、下瘀血汤、抵当汤，皆非大黄不可，因大黄是血分之下药也。此症若不遵古训而不用大黄，虽山棱、莪术千剂，亦徒然耳。所以仲景之书不可不读也。

黄 带

常熟东乡某姓妇，就寓诊云：带下黄腻水，终日淋漓甚多，且臭秽不可近。诊后椅垫皆湿，腥臭不堪。余思五脏五带，黄属脾经湿热，清气下陷，不能固摄。然病已半年，亦难速效。姑拟补中益气法，原方去当归，加菟丝、龙骨、牡蛎，使其清气上升，脾有约束；以菟丝、龙骨、牡蛎堵截其下焦，亦杜撰不经之见。不料服三剂，病已霍然。余亦不解其妙。

阴 痒

余在业师费兰泉先生处，见师治一妪，年约五十余，阴痒半载，服黑归脾汤，大剂三十余剂而愈。余不甚解，问之。师曰：治病所谓世传者，皆有祖父之遗法也。道光时，吾族中某太太，年近六旬，阴痒数月。此时吾孟医道正盛，每以利湿清热之剂，或以炙肝片夹之，其痒更甚，彻夜不寐。后延孟河北乡贾先生，即以党参四两，桂圆肉四两，煎浓汁，分申、戌、子三次服尽，即能酣寐。至明日日晡时始醒，其病霍然。众问故。贾先生曰：高年血燥生风，诸公用利湿之品，利去一分湿，即伤其一分阴，湿愈利而血愈虚，血愈虚而风愈甚，其痒岂能止息。治法无奇，惟养血而已。众皆佩服。吾今日之用归脾者，亦东施之效颦耳。余后遇高年二人阴痒，亦宗归脾汤治之，无不应验。故志之以为世用，不敢负吾师之苦心耳。

小儿初生撮口

小儿初生，或三四日，或一二日，牙龈忽硬，不能吮乳，是谓撮口。余大儿渭川初生三日，即牙龈僵硬，不能吮乳，以针刺牙龈上下数十针，用棉拭其血，稍能吮乳。明日牙龈仍硬，连刺四五日，出血甚多。初生小儿，受此痛楚，为父母者皆不忍。余故留心此症，后得一法，果有效验。次男渭耕初生亦然，即看小儿之两乳内，皆有硬块，如小荠大，可先将小儿之乳吮之，后即轻轻挤其乳，果有白色如米浆之乳汁并出，一日夜挤五六次，乳汁挤尽，牙龈肿硬亦平，即无患矣。余亲阅历之事，故志之以保婴儿也。

骨 槽 风

一妇三十余岁，气血素虚，痰饮喘咳时发。始以肝气入络，流走肢体，或痛或愈；后有气从左胁上窜颊车，引及项侧额角，抽掣极痛，按之焮热微肿，始皆疑体虚外风引及内风窜络，骨槽风之见症也。初服清解祛风化痰，胸中痰饮气逆咳喘俱甚。进以二陈、苓桂术甘、干姜、五味等服之，喘咳已平，胸膈舒畅，而颊颐作痛更甚，缠绵日久。余曰：肝为风脏，胆为相火，少阳之脉络，为水火升降之道路，阴分虚则肝热，虚风上扰，故升之则痛，降则痛止。肝血少，木失涵养，木旺克土，脾失运化，饮食积蓄，为停痰积饮。若顾此失彼，非其治也。当柔肝抑木，养荣健脾，治风先治血，血行风自熄之意。用人参、当归、蒺藜、潼沙苑、制首乌、阿胶、煅牡蛎、枣仁、白芍、广皮、半夏、茯神、炙僵蚕、炙草、乌梅之类，服五十剂而愈。

吾同道某，始起吐泻，服理中汤而止。惟舌绛，遍体气窜攻痛，背脊两旁痛更甚，抽掣项后作强，正在太阳之脉，服桂枝法无效。后窜至胁，舌绛口糜，服祛风平肝，养血通络，少效。后窜入牙龈颊车，项侧极痛，牙关拘掣不利，燥而不烦，精神疲倦，症颇危险。即服人参、归身、萸肉、白芍、龟板、熟地、阿胶、麦冬、石斛、女贞等滋阴之品，渐渐痛止。余语之曰：医无成法，此等症医书皆未经见，若作骨槽风治之，危矣。

瘰疬

琴川东乡周姓农妇，早寡无嗣。有田面四亩，夫兄争之不休，忧郁而胁脘作痛，项颈两旁，起核坚硬，就诊于余。余曰：忧愁则气闭不行，思虑则气结，忿怒则肝火上犯，久则生失荣马刀，难治之症也。幸经水仍来，虽少未绝，犹可挽回。余劝其将田面让于夫兄，纺织亦可度日。惟贫病相连，无资服药。余劝其无事行坐念佛，可解愁绪，而绝忿争之念，使肝气条达，虚火不升，而可苟延岁月。以鲜芋艿切片晒干二斤，川贝母二两，姜半夏三两，共为细末，用淡海藻二两，昆布三两，煎汁泛丸。临卧用雪羹汤：淡海蜇三钱，大荸荠五钱，煎汁送下三钱。再用归脾汤原方倍木香，加柴胡、白芍，三天服一剂。经三月余，项块渐消而软，胁痛已止，信水依时，诸恙霍然。若不劝其让产、念佛，终日扰攘不休，未必不死于郁症也。

横泾有王姓妇，因其夫私有外遇，不顾家事，有儿女各一，男六岁，女三岁，夫妻反目，吵扰不休。气郁日久，左项坚硬，呕吐腹痛，经阻三月，医皆疑为妊。就余诊之，按脉坚硬而涩，面色青黯无华，断无妊娠之理。彼细述家事，余曰：气血久郁，防延变内热咳嗽，则难治矣。问其夫偕来否。曰：在寺前买物，使之先来，稍停即至也。其夫来寓，余曰：症由郁怒伤肝，非妊娠，干血劳难治矣。察其夫面色略变，有彷徨之状，尚有不忍之心。余曰：若能依我三事，尚可挽回。若不能依，延他医治之。其夫问故。余曰：一要三月不出外，在家代其劳。二要顺其性，倘有加怒，不可违拗。三要殷勤服侍汤药，调理饮食寒暖。如能依此，一方可痊。其夫一一遵之。早服归脾丸三钱，晚服逍遥丸三钱，再用归芍六君汤加二陈、香附、柴胡，一月服十剂，用海蜇、紫菜等作羹食。调理三月余，项间肿硬已消，月事以时下，夫妻反好如初。后偕至余寓，拟一膏方。余见之欣喜。若七情郁症，不顺其性，十难愈一二耳。

常熟某，素性诚实俭朴，完姻数载，起马刀失荣，从耳后项左侧胀硬如臂，溃破脓水淋漓，咳嗽吐血，便溏，大肉皆削，皆谓不治。余曰：白发在堂，襁褓在抱，若弃而不治，于心何安。然贫病相连，窘不能服药，孙真人谓一不治也。有其内姊丈某，解囊助药资，余璧诊金，尽心调理。服甘温调脾，大便坚硬，咳甚痰多。即用甘凉清润，金土同调，咳减，便仍溏。更番金土而治。如斯者三月，脾胃渐旺，大便稍坚，纳增咳减。后以归脾法加疏通气血之品，再以和荣散坚丸兼服。卧床载余，项颈溃烂亦敛，坚硬全消，起复如故。倘医知难而退，亲戚不肯解囊，亦不治之症。所以为医当尽心，为亲戚当尽力，绝症亦可勉力挽回。

时　毒

常熟塔后孙姓妪，年六十余岁，始因寒热，子媳不暇问及。至六七日，头肿如斗，色红，满面水泡，大者如栗，小者如豆，两目合缝，舌黑神昏，撮空呓语，痉厥。皆欲以承气等下之。余曰：热邪温毒，先犯上焦，热熏膻中，如烟如雾，无质之邪，蒙蔽包络，苦寒直达，攻其肠胃，不能及上焦膈中之病，反使高年气弱，邪乘虚下陷，危矣。先将细磁碎块择锋利者，夹在箸头上扎好，将面上泡砭尽，用棉拭干滋水。将芙蓉叶、青黛、大青叶、人中黄研末，鲜菊叶捣汁调敷，干则以菊叶汁润之。先研至宝丹一粒，井水调服。再以犀角、羚羊角、赤芍、连翘、人中黄、栀皮、竹叶、石膏、紫草、忍冬花露等轻清之剂服之。一周时肿势全消，热去神清。再服白虎加人参汤、竹叶石膏汤数剂而愈。

时毒、风痰、痄腮、虾蟆胀、大头瘟等症，大江之南，春夏间最多。治亦不知凡几，绝无不救者。惟癸巳冬见一异症。是冬无雨雪，亢旱而热，甘宦上唇忽起一瘰，某医作疔治，用刀挑破，插以药条，痂结而愈，忽头面漫肿。群医毕集，有云大头瘟，有云游风毒，有云疔走黄，有云面游风，各执一见。病家疑惑不决，不敢服药。延数日，胃气日惫，烟谷不进。后又一医曰：此疔毒窜于络中，非大寒退热不可。进以犀角、羚羊、金汁、玳瑁等品，另服梅花点舌丹四丸。有友与余言及此症。余素不谙外症，曰无论大头瘟、疔毒、时毒、温毒，其病源则一也，不过以轻重之间分之耳。然人元气有虚实，体质有寒热，膏粱之体必虚，嗜烟之体必寒，梅花点舌丹香窜必耗散真元，寒药过度必损胃阳，热虽退，正气必不支矣。服药从头面肿渐退，元气日败，毒陷不起，两目出脓，耳鼻皆流血水，口吐血痰而毙。余思此症不知作何治法，留质高明。倘遇此症，立定治法，庶不致病者太惨耳。是冬疫痘盛行，种过牛痘者，皆出天花，服寒凉偾事者极多。吾同乡方孝廉令郎二人，一十九岁，一十八岁，余俱以温补，养元托浆，和脾胃，上浆结痂皆顺。虽云痘症当先去毒，余思年长及衰老出痘，非虚不能受此瘟邪，又兼深冬阳气潜藏，天寒秘蛰，非温补内托不可。若在春令阳气浮越之时，小儿体质强壮，有实热者，寒凉亦必需也。见病治病，随症立方，是为真的。专信陈言，拘执寒凉，偏于温补，即非上工。

齿　衄

常熟寺前毗陵人木梳店俞姓，年二十余岁，齿衄如注，血流盈碗，面红目赤，脉来虚浮兼数，重按无力，神静不烦，口不臭秽，言语轻微。余曰：此乃少阴龙火上燔，齿热则龈肉离脱，齿缝血出不止，手足清冷。急用肉桂五分，研末饭丸，先空心服下。食以糜粥，使其压之下焦。再进甘凉咸寒滋降，导龙入海。再将生附子、麝香作饼，贴左足心涌泉穴。一剂血止，两剂手足转温，脉渐敛，和平如常矣。

舌 疡

常熟东门老塔前卢姓太太，是晚至寓就诊。脉来浮数，满口出血盈碗，彼自谓出自齿缝。余灯下观之，血凝满口，不能清切。以齿衄治之，投以玉女煎，阳明少阴合治。明日出血更甚，邀余就诊其家。脉仍浮数，满口血糜模糊，吐血满盆。余令其用凉水漱口，将血拭净，细看其齿龈不胀，并无血出，见其舌上有血衣一层，用箸拨开，舌衄如注，舌上小孔无数，皆如针头。余曰：此乃心脾郁热，迫血妄行，舌衄也。急用蒲黄、槐花炭研末敷之，进犀角地黄汤加蒲黄炭、中白、青盐，咸寒滋降等品，合四生饮，一剂而愈。所以诊病苟不细心，仍作齿衄，治之不效，血出过多，难免危险。

常熟冲天庙贡某，先因湿温，漫热不寒，脉来滞涩，胸脘痞阻，溲赤作呕。邀余诊之，以温胆汤加入淡渗苦泄之品，不能速效。病家又延某，即病家之至友也。病者商于医曰：若能下去宿垢，腹中痞阻可松。某徇病人之请，即于方中加凉膈散数钱，及瓜蒌仁、元明粉等下之，皆稀粪。明日漫热不止，腹中仍痞阻不舒。某因下之不效，代延其师诊之，仍用瓜蒌、芒硝、枳实等下之，不效。后两颔作胀，舌涩言语不清，停二三日，汤饮不能下矣。举家惊惶。其兄某来寓，商之于余，再往诊之。已有疡科某诊过，方案中有云：舌卷囊缩，鞭长不及马腹，不治之症矣。余脱病人袴，视其肾囊，纵而不收，并不缩。燃灯细视其舌，肿而且厚，虽短不瘪。以指扪之，强硬无津，所以饮不能入，语不能出也。或曰：肾津告涸，非人参、五味不能救。或云非生地、阿胶不能滋。余曰：此症非津竭也。如津竭舌缩，其舌当瘪，皮皱色紫，颔下不胀。余扪其舌，强硬而厚，此乃热陷心脾，重舌、舌疔之类也。《内经》云：重舌，刺舌柱以披针也。《外科金鉴》曰：重舌等，将针刺其舌，血色红者生，色黑死。非针刺不可。阿胶、生地、人参、五味，有虚实霄壤之殊。他人皆云好刺更妙，非君不可。余曰：事急矣，余虽非外科，且从权耳。将针一枚，用竹箸一只劈开夹在其中，用绵扎紧，露锋二三分，按舌刺之，共七八处，以纸拭之，血色尚红。后再刺之，见舌上有白泡，以指掠出看之，脓也。再尽力按之，脓渐溃出。进清热消肿之方。当夜喉间渐松，渐能进饮。数日渐消，能进稀糜。后手臂、伏兔等处起流痰数块。余曰：即请疡科治之。疡科治月余，皆曰脓尚未成。有江阴戚彦卿先生来常熟，荐其诊之。曰：脓皆成熟，若不开泄，伤筋烂骨矣。彦卿一一开之，进以补托，数月而痊。所以内外兼症，内外科各相推诿，延宕时日，鲜有不误事者也。

咽 喉

常熟南门鸿源衣庄查姓女，九岁，素体柔弱，忽起喉风，痰如拽锯，声哑言不能出，目眶微陷，幸面色不青。他医治之，已有两日。邀余诊之，余曰：如急喉风，不过二三时，多者一日而已。既有两日，虽属危险，不致伤命，因其肺中未曾阻塞，尚有呼吸可通。急将开关散吹鼻数次，犹能得嚏二次。喷嚏之后，呼吸渐灵。再将白萝卜四两，鲜梨四两，鲜荸荠三两，鲜姜一钱，捣汁，竹沥五钱，和入风化硝一钱，频频呷之。用牛蒡、桔梗、甘草、人中黄、马勃、翘、栀、元参、芦根、竹沥、川贝等服之。时时用灯心捎[①]鼻管，使其喷嚏。吹以牛黄、人中白、风化硝等开泄化痰药。如此两日，痰声渐平，眼泪渐出，三日微闻其音。后以清宣肺气，养阴滋降，三四日痊。此乃喉风之轻者也。

余在师处，见治一施姓小儿，喉中声如拽锯，音哑，涕泪皆无。吾师曰：马脾风症也。鼻孔煽动不息，以麻黄、芥子、黑白牵牛、大黄、杏仁、石膏等下之而痊。太平洲藜藿农家之子则可，若吴中柔脆之孩，医虽能用，病家必不肯服，即病家肯服，医家亦不肯书也。所以吴中喉症不治者多，临证最难。若以此法使之轻病弱体，不堪设想矣。古人云药必中病，一言尽之矣。如百步穿杨，九十九步不及，百零一步太过矣。吾辈治病，若云药能中病，恐天下为医者，不敢言也。

喉症之始，苦寒之剂当慎。喉症在急，刀针不可不用。余同乡某宦使女喉痛，疡医进以苦寒直降，寒热猝止，喉肿秘塞不通。又以土牛膝汁等灌之，更不能入，饮不能入，言不能出，喉中痰鸣，已一日夜。是日邀余诊之，细视喉四围胀肿，无隙可通，呼吸将绝。与其饮，摇手而已。问其语，点首而已。药不得入，无法可施。余即将喉枪露锋一分半许，刺其两旁肿处十余刺，出其毒血。再用棉条，以筷两只将棉条头夹住卷紧筷上，用冷水湿软，拭去恶血。再将筷连湿棉条卷紧，探其喉作哕，吐出胶痰半碗。再刺再探吐，共刺三十余刀，探吐三次，共呕吐血痰一碗。以凉水漱口涤去血，饮以淡盐汤即可下，言语亦可出，肿亦渐消。此乃肿秘痰塞，若不动刀针探吐血痰，挨延半日，呼吸不通，痰涎涌塞，岂有生理。喉科刀针断不可缺，专恃汤药，点滴不入，无所用耳。

某宦女，素系寒体，中阳不足，便溏气弱，因染疫寒热，咽微痛。余进以辛凉微温开解法，觉发热略重，喉胀较甚。即更疡科，进以羚羊、山豆根、金锁匙、芩、栀等苦寒清热，寒热即止，脉细，红痧隐于皮肤之里，舌腻不渴，神烦昏愦，咽痛极甚，目珠上视，或目珠转旋，手足抽挛，背脊角弓反张，言语不出，已成痉厥之险。邀余诊之，即以至宝丹研细，以化痰开肺之品，合竹沥、姜汁调匀灌之，痉止厥平。后以化痰宣肺和解，缓缓治之，七八日喉中吐脓血而痛缓。始终二十余日，未能见一寒热，红痧隐隐，未得透发，此早服寒药失表之症。后传染数人，余急先开表，辛凉外解，使其得汗，用喉刀刺其胀处出血，三四日得汗后，痧透热止，咽痛亦平，未有遭如此危险者。所以瘟毒温邪之始，苦寒当慎，恐热遏不透，变厥症也。

余同乡某，假馆广东，至京都朝考。广东岚瘴湿热，疫毒熏蒸，又兼轮船煤气熏灼，

① 捎：放置，挖，探。

饮食皆需煤火，热郁咽喉肿痛。京中之医，治以玉女煎重剂，一服而平。朝考毕回南，咽喉又痛，两旁作肿。余以轻扬解散，普济消毒饮加减之，觉发热较甚，喉痛亦增。病人云素体阴亏，切不可服发散。因京中服玉女煎一剂而平，若不服生地、石膏等，断不得愈。余一时眩惑，徇病人之情，亦投以玉女煎，去牛膝加甘凉之品。自此寒热止，舌腻，痧疹隐隐不出，脉变滞，晨清晡甚，至夜呓语，烦躁不寐，咽喉更痛，双蛾作胀。温邪蒙蔽，有作痉之势。余曰：先误于京医之玉女煎，遏热于里；再误于余之玉女煎，更秘其热。湿邪上泛，病变湿温。一徇病人之情，即遭此危险。治病其权在医，不可徇情，致生疑惑。即进二陈、温胆法，加枳、朴、藿香苦温芳香，三四剂，亦无大效。再将喉刀刺出毒血，将前方加以苦温化湿，淡以泄热，药内冲生姜汁半酒杯，服后喉痛即止。后服燥湿泄热十余剂而愈。用药一误，挽回如此费力，用药可不慎哉。

发 背

孟河巢姓，巨富也。疽发背，大如覆盘，长尺余，阔七八寸。延沙达周先生治其外，延费士源先生治其内。士源，吾师之祖也。时正酷暑，疡症已溃，治之匝月，去腐生肌，颇为顺手，疮沿渐平，尚有尺余嫩红肉如珊瑚样。费先生所投之剂，皆和胃利湿清暑，极平淡之方。沙先生谓士源曰：君主治内。巢某年近耳顺，气血已虚，当服补药，何以数十剂皆系清热利湿之品，肌肉安能生乎？费笑曰：君虽疡科名手，内科尚欠功候。患者早食莲子、红枣一碗，午食海参、煨肉一碗，胃气如此，其生肌长肉之功，胜于补剂多矣。况方书所载，膏粱厚味过度，湿热痰滞，壅阻聚热而成痈疽。《内经》云：膏粱之变，足生大疔是也。又兼时正长夏，暑热湿三气熏蒸，每日为之利湿清热，尚恐不及，若再服温补，聚湿聚热，必致胃呆气滞，热闭神昏，疮肉泛紫塌陷，功败垂成矣。沙先生深佩服之。共服药百余剂，未服一剂温补而痊。孟河沙达周先生，疡科名重一时，尚未讲究内科，几致误治。幸费先生执定主见，始克成功。所以习外科者，不可不习内科也。

流 痰

孟河巢沛三先生，治一横桥开肉铺者，身上流痰十余块，久溃不愈，色紫黑而肉僵硬，不知痛痒，无脓流水，肌肉皆削，胃气索然。患者曰：我戒口多时，胃气惫败，不知能稍食荤腥否？沛三先生曰：思食，胃气尚旺，肉鸭亦可食之。患者曰：若能开荤，死亦瞑目。看其病情，系多服寒凉，气血凝结所致。投以金匮肾气汤，月余，肌肉转红，渐软作痒。至两月后，先生再至横桥，有一人体肥貌丰，叩谢。先生茫然，几不识其人，问其原委，从开荤之后，胃日健旺，一方服六十余剂，疮平肌复矣。所以外症以胃气为本，胃以食所喜为补。若各物禁之，再以寒凉克伐戕胃，或温补壅塞助火，则殆矣。孟子云：尽信书，则不如无书。临证变通，方为上工。

壬午后余至琴川，有张姓，身上数十孔，大如钱，色黯肉僵，流水无腥秽味，不知痛痒，肌肉削瘦。人皆谓杨梅疮，余曰寒凉凝结。出前医之方，俱苦参、黄柏、木通、翘、栀、芩、连、土茯苓等类。因戒口极净，胃气呆钝。余令其开荤，从先生金匮肾气法。十余剂后，服温通气血之品二十余剂而痊。后遇类此者数症，莫不应手，皆食先生之德，故记于此，聊志感仰之意。

胁痈

壬午，余治琴川兴福卖糕团者胁骨生痈。疡科谓外肺痈，开刀出毒，四十余日疮口不敛，时流稀脓。家窘，听其不治。余诊之，脉来虚弦兼数，呛咳白痰，咳则稀脓流出，渐成疮劳。幸里膜未穿，与蜡矾丸先护里膜，进以金匮旋覆花、千金苇茎汤，旋覆、新绛、枇杷叶、生冬西瓜子、薏米、淮山药、石斛、生扁豆、茯苓、川贝、鲜荷梗、橘叶、鲜百合、毛燕之类，肺胃并治。服三十剂，咳减纳增，脓出渐少而厚。先以提脓末药提之，再以生肌等药填之，两月余而愈。所以缓治平淡，久则自然有功。再服毛燕月余，咳止，疮口平复。如此症或医药寒凉温补乱投，或病家性急不信服药，每弃而不治者多矣。

肺痿

常熟西弄徐姓，金陵人，年五十余，因子不肖，动怒兼郁，咳嗽吐痰。延某医治之，进以木香、厚朴、豆豉、牛蒡等，咳更甚，面红，痰沫频吐，起坐不安。前医见其面红烦躁，进以鲜生地、鲜石斛、栀、翘、芩、连等，更甚。吾友仲鸣徐君，偕余往诊之。脉虚大无力，烦躁面赤，舌白底绛，频频吐痰，满地白腻如米饮，虽臭不甚。余曰：燥伤肺金，再进苦寒，中阳阻遏不通，肺无肃化之权，清阳不能上升，津液不能上承于肺，肺之蓄水不能下行，愈吐愈干，肺将痿矣。即用《千金》炙甘草汤原方，取姜、桂之辛散，开中宫阻隔之阳，引酸咸柔润之药下行，化津液，救上之燥；取参、草、枣培土壮气，使土气可以生金；麦冬、麻仁，润肺而柔阳明燥金；加薏仁泄上蓄之水下行，肺气清肃下降，津液方能上承。此方为《千金》治肺痿屡效之方，故补入《金匮》。后人用此方，每去姜、桂，畏其辛热也。不知大雨雪之前，必先微温，一派柔腻阴药，赖辛甘之味可以通阳，藉其蒸化之权，下焦津液上腾，肺之清气自可下降，云蒸雨施，始有效耳。照方服两帖，痰沫已尽，咳嗽亦止。后服甘凉清润，生黄芪、北沙参、百合、玉竹、川贝枇杷膏、甘草，壮气润肺清热，十余剂而痊。今已五六年，强健逾昔。古人之方，不欺后学。人言将古方治今病，如拆旧屋造新房，使后人拟古酌今，非使后学不用古方也。

肺痈

常熟鼎山高渭荣，春初咳嗽，至仲春痰中带血，味兼腥秽。延他医治之，进牛蒡、豆豉、枳壳、厚朴等，服后逾甚。邀余诊脉，细数无力，咳嗽痰血味臭。曰：肺痈将成。胸有隐痛，络瘀尚未化脓，尚有壅塞，肺叶所坏无几。急速开提，使脓外出，不致再溃他叶。拟桔梗甘草汤、金匮旋覆花汤合千金苇茎汤。因其脓成无热，用芦头管干者一两，煎汤代水。服三剂，每日吐血脓臭痰一茶盏。至四日，脓尽而吐鲜血，臭味亦减未尽。将前剂去桃仁、桔梗，加枇杷叶、绿豆皮等，服五六剂，血尽。再进以金匮麦门冬汤、千金甘草汤等，加沙参、石斛、百合等清肺养胃而愈。再以甘凉培土生金，调理一月，强健如故。

后有常熟白龙港某，与高渭荣为友，二人酒肆中回，同日咳嗽，亦生肺痈。至高渭荣病愈往探之，即邀余诊之。脉已伏，脓血臭甚，倾吐满地，裸体卧床，用扇扇之，口中闹要吃西瓜饮冷水。他人摸之，体若寒冰。众人询问何如。余曰：肺已烂尽，一身之阳气，俱从外泄，危在顷刻，卢扁再生，亦无治法。至夜而殁。仲景谆谆告诫，成脓不救，使人早治。然将成未成时，不治必死，治不得法，亦多死。

某寺和尚，冬温咳嗽，每日饮橄榄、芦根汤，数十日，咳呛日久，痰臭不出，就诊于余。脉右寸关数大而硬，时有鼓指。余曰：喉中痰少而臭，脉见右大鼓指，肺痈已经成脓。急宜开提，使脓倾出，免溃他叶。以甘草、桔梗、千金苇茎法。服后吐出臭腻黄色脓痰碗余。因其脓出太多，气短纳少，余曰，久咳脓多，肺叶败坏，欲痿之势，进炙甘草汤。他医见之，曰：此是酒劳，被其误治。先服桃仁，后服姜、桂，皆非治法。不知古人立方，有奇偶佐使。后延他医治之，迁延月余，吐脓不止而殁。

常熟东门某姓，年将周甲，素嗜饮，痰饮咳痰有年，余每以橘半六君、桂苓术甘等服之皆效。是年咳痰又发，有亲戚某略知医学，颇为关切，与服牛蒡、豆豉、枳、朴等六七剂，咳吐白痰不休，渐渐神昏目瞑呓语，拈衣摸床，舌薄白，不渴饮。是晚邀余诊脉，虚缓无力，痰如米粥盈碗。余曰：此肺液也，吐多则成肺痿。喻嘉言先生曰：肺痿见其舌白，恣胆用燥药，令其熇熇自焚而死者，医罪加等。即与千金炙甘草汤。服两剂，痰渐少，稍能言语进谷，神识亦清。后其亲至，因舌白不渴，腻药难进，投以芳香甘温，砂仁、枣仁、木香之类，两帖而逝。生死虽曰天命，岂非人事？甚哉，医道之难！我等既以是为业，为谋衣食计，无所推诿。遇一病必细心推敲，用药亦再三斟酌，尚恐不能取效。况稍涉猎医书，得其粗而遗其精，知其常而昧其变，未尝深思研究，阅历有得，病变百出，何从措手？虽云亲朋关切，岂堪轻试。语云，学医废人，能勿惧耶？徐灵胎先生医论中言之甚详，余不赘。

长田岸有孩六岁，正吃饭，被母打一下，大哭，饭正满口，有饭粒呛入肺窍中，后即咳嗽，无寒热，饮食二便如常。就余诊，服肃肺清散之品五六剂，见有寒热，饮食渐减。又停半月来诊，见痰中血丝，色殷而少，胸中隐痛，服苇茎汤合疏开气法，罔效。细询其病之始末，其母曰：吃饭大哭，呛咳而起，咳嗽月余，见血后口中臭秽。余细视血中有白点微黄，脓也。余思食物呛入肺管，壅塞为痈，将灯心刺鼻孔使其喷嚏，吹以皂角末。后得嚏，痰血稍多。再将旱烟喷之，使其咳更甚，咳甚大哭作呕，呕血块两枚，如蚕豆大，兼脓痰。余将血块拈起剔开，中有白色朽腐如饭米形。服以苇茎汤合《金匮》旋覆花意，另服皂荚丸，一日一粒。服药三剂，丸三粒，脓血清楚。再服麦门冬汤加枇杷叶、沙参、石斛之类而愈。故人饮食之间，不可多言喜笑。倘有物呛入肺管成痈，医不能知，自亦不知，酿成大患，可不慎欤。此孩幸是藜藿农家，听医所为。若绅宦之家，娇养柔嫩，即医肯尽心施治，病家未必信；即病家信，医家亦未必肯独任劳怨。治病之弊如此。故治病误于医者固多，病家自误者亦不少。余治肺痈，以宗《金匮》法为最多，芳香金石之品，从来未敢轻试。

痞　积

甘露镇华姓，年五十余，脘中痞硬，中脘穴高突，按之坚硬不痛。余曰：此气阻积滞壅塞，急宜化滞理气。用枳、朴、槟榔、麦芽、神曲、木香、瓜蒌、砂仁、青皮之类。服两剂，下燥粪甚多，脘中平软如故。后服参苓白术散十余剂，胃苏而愈。

李仪藩，常熟毛家桥人，胃脘中坚硬如盘，约有六七寸。他医皆谓胃脘痈，治之罔效。就余诊之，脉来坚涩，饮食二便行动如常。余曰：饮食二便如常，中宫无病，此非胃脘痈也，痞积症也。寒气夹痰阻于皮里膜外，营卫凝涩不通，况烟体阳虚，阴气凝结少阳，气失运化，非温补不可。进附、桂、鹿角、枸杞、杜仲、巴戟、茴香、当归、仙灵脾、参、术、木香、姜、枣等，温补通气活血。外用附子、肉桂、阿魏、丁香、细辛、三棱、莪术、水红花、麝香、鹿角粉、木香、麻黄等品研末，摊厚膏药贴之。服药五十余剂，贴膏药两月余，而硬块消尽，软复如旧。

胃　痈

福山塘谢姓，年逾知命，不咳嗽，吐脓血，不甚臭。余曰：此胃痈也。成脓之后，速达于下。用千金苇茎法，去苇茎，加瓜蒌、丹皮、酒制大黄、甘草。服后大便下脓血甚多。后进冬瓜仁、薏仁、丹皮、甘草、白术、橘白、生扁豆、石斛、竹叶等。待脓尽，服扶胃清热十余剂而愈。

邵镜泉，浙江宁波人，年五十余，在常熟设肆。壬午，因遍体络脉抽痛，余为愈之。二三年终日坐一小楼，饱食喜卧，日久胃脘阻硬不舒，延某姓医治之。云湿热，诊十余次，罔效。又延当时盛名之医治之，曰食滞湿热，立方服二十余剂，中脘高突。往苏省就马培之先生诊之，曰：胃脘痈也。当留苏十余日，服药十余剂，待脓成熟，穿针泄毒，可不穿膜腐肠。邵服药两帖，少效，旋常熟，五六日亦不服药，听其脘中高突。吾友松筠张君曰：既上年遍身络痛，是某治愈，何不邀诊。余诊其脉，来疾去迟，关寸见数，胃脘按之甚软，高突如覆杯。余曰：胃脘痈也。内脓已成，即向苏就马君处，或刀或针刺穿，待其毒泄，免穿里膜腐肠胃，若迟则膜穿胃腐不救也。病者以余言太甚，怒色曰：

胃若成脓，何以饮食二便如常，口中及大便何以不出脓血。余曰：脏腑不和，疮发于外，营卫稽留，经脉血泣热胜，恐肉腐脓向内溃，腐烂肠胃，若不早开外泄，必贻后悔。病者曰：脏腑未坏，先戳穿肚皮，不敢将命试马君之艺，君勿言之。余曰：忠言逆耳，良药苦口。敬谢不敏。后邀某外科治之无效。经四十余日，回宁波延医治之，不识何症。到宁波府城中请著名外科视之，曰胃脘痈脓成，二百金包治，病者亦愿。不料已经内溃，出头三处，出脓数碗，渐渐胃败而殁。呜呼！医学难全者，即此也。内科不能刀针，尚可饰说，有号称有名外科，一见内痈，刀针手法，毫无把握，聊将膏药敷药敷衍，酿痈成患，往往腐肠穿膜而毙，较内科方药误人何如耶。惟愿后贤于开内痈之法，能潜心考核耳。学内科者，内痈刀针，不能不学。若逢内痈，内外科各相推诿，遗误尚堪问乎？

肝 痈

余治胁痈肋痈等症甚多，皆肝之外候也。内消理气消瘀，虫蚁搜络俱可取效。惟肝之本脏生痈，未曾遇见。忆昔在业师处，施姓妇素有肝气，丧夫后因立嗣争产不能决，后胁肋刺痛，经吾师治愈。经阻三月不通，觉左肋内由脐旁引痛腰脊，肌肉不变，重按之内觉极痛。吾师曰：此肝痈也。用延胡、柴胡、川楝、青皮、归尾、木香，合桃核承气法下之。下紫血片如鸡肝。一剂后痛大减，再进消瘀理气，疏肝解郁数十剂，经通痛止而愈。吾师曰：若肝经络脉生痈，当用理气活血之轻药，取其轻可入络。若痈生于本脏，当用破血理气之重药，取药重力专，直攻本脏也。肝为藏血之脏，血壅气阻，叶胀成痈，故速下之，使肝中气血疏通，肿亦可消。治内痈虽属理气消瘀，同一治法，然各脏引经之药，必须用之。倘不用引经之药，反伤他脏气血矣。

丁亥六月，余治常熟大河镇某姓妇，早寡，上有老姑七十一岁，两代孀居，携子耕读安居。不料有某暗侵其产，事至成讼，幸邑尊剖断如神，产业保全。结案后左胁肋及少腹脐旁作痛，大便秘结，小溲不通。他医进以五苓、八正、导赤等渗利之品，罔效。就诊余寓，问病之始末。余曰：肝络系于二阴，肝主疏泄，少腹刺痛是郁怒伤肝，恐生肝痈，急宜疏肝达下。用川郁金、金铃皮、香附、延胡、柴胡、木香、橘叶、归须、瓜蒌、厚朴合逍遥散等一剂，另服通关丸三钱，大便已通，小溲亦畅。后原方增减服两剂，痛渐愈。因姑有疾，即开船回家。余思此症日久必成肝痈，幸争讼得直，屈有所伸，怒有所泄，肝气尚可展舒，未致酿成大患，否则其害尚堪问乎。

肠 痈

余临症五年，遇肠痈数人，始萌未成脓者，或理气消瘀温通，服药而消者，茫不记忆。有一人未能成功，自愧医学不精，刀针手法，缺少师承，听其内溃而死，至今顾影自惭，故录出为后日之戒。余乙酉三月间从孟河至琴川，余友仲鸣徐君过余寓，谈及其店中学生某，住南门外坛上切纸坊内，因腹痛已有三月未愈，烦子过一诊。余往诊之，脉来滑数，一身肌肉尽削，发热，少腹左角作痛，日夜哀号。余细将其少腹按之，少腹左角一处独痛，细按掌下，惟痛处肌肉最热。问其原由，云服热药热物更痛，服凉药凉饮稍舒。余细按其最热处，已郁郁有脓，涸涸有声。看其两足，能伸能屈。余曰：此乃内痈。经服药三月，未曾有言内痈者，吴萸、姜、附、桂热药过多，煅炼成脓。余不能刀针，使脓外泄。此脓在肠外膜里，若脓从大便出，肠必腐坏，若脓从脐出，里膜必穿。如有名手能开，脓从原处而出，可望生机。若脓从大便脐中出者，俱属不救。余写牡丹皮散合活肠散毒丹法主之，即辞曰：从速延疡科开之，尚有生机，迟则不救。当日即延著名疡科视之，逐日更医，皆束手。延至十余日，脐中溃脓，胃气渐败而逝。呜呼！疡科不能治内痈，其自溃而不早治，酿成大患，何异援兵任人居危城之中，罗雀掘鼠，不能济之以粮，又不能突围救之，听其自毙乎？余思之，扪心自愧未习刀针手法，误人性命。所以徐灵胎谓叶天士内科不知外科，得医术之半。余谓内科不能识症，外症不能刀针，一遇内痈，皆如云中观月，雾里看花，挨延日久脓成，听其自溃而死，医者能诿为无过乎。甚矣！医术之难全也。

凡治内痈，妇女较男子更难。余忆在师处，有丹徒某大族新妇，经停三月，皆谓有娠。至四月，少腹作胀而痛，皆云妊娠而挟肝气，服金铃、左金等，痛更甚。后邀吾师，因天雨不愿往，令余代之。坐车十余里，又渡江四五里，喘息未定，宅内请诊脉矣。上楼，楼窗紧闭，病人坐幔中，色不能望，音不能闻，问亦不答，手在幔中伸出，切脉迟紧，重按亦涩。余曰：此血气被寒凝滞。问曰：腹中痛乎？旁人代答少腹左边甚痛。舌又不能看。余又问曰：二便如何，少腹痛处可硬？旁人皆不言，病者羞涩不答，余亦无可如何。尚未午餐，枵腹已甚，手软无力。即请纸书方。余曰：少腹作痛，气滞血凝，日久防成内痈。即用桃仁承气去芒硝，加当归尾、延胡、香附等。闻有妇女在旁唧唧言曰：有妊四月，脉中尚看不出，反言内痈。明知此方决不服矣。饭毕回寓，与吾师述及情由，曰：望闻问切，四字皆无。孙真人未诊先问，扁鹊见色知病。如此隔靴搔痒，余实不能。后延他医，皆安胎养血，云产前宜凉，方皆不离黄芩、白术。至经停五月，见寒热，少腹硬肿，后脓窜入腿缝，延外科治之，有曰横痃，有曰便毒，杂药乱投，脓水淋漓，胃气日败而毙。所以病家如此，医家如此，鲜有不误者也。此误不在医家，而在病家。奉劝富贵之家，有病延医，望闻问切，当尽其技，病家受益多多矣。

肾俞发

余思肾俞发皆属虚症，实症则百无四五。或其人正气本实，或膏粱煎煿辛辣，饮食不节，瘀血积于肾经膜外，或有之，然余未见也。忆昔年在梁溪，遇王君者香邀余诊视，脉来虚数，咳嗽多痰，肾俞发平塌已溃两孔，脓稀黏腻，脂水淋漓，他医专以甘凉治肺止咳。余曰：水亏木旺，木叩金鸣，肾虚则水泛为痰，当先治肾。寒凉温补宜并用，一清相火，一通肾阳，坎离既济，阳随阴长，阴随阳生。以肾气丸加知、柏、猪脊髓为丸，每日三服，每服二三钱。另服甘温补剂。戒以屏劳绝欲，戒酒辛炙。至百日后，此痈肌肉已平，疮口亦合，胃气甚旺。后竟宴客纵欲，豪饮无度，旧疮复发，红肿，疮口溃裂。经疡科服牛蒡、银花等寒凉之品，疮色更红高突，以致胃惫，面红汗出，痢下腹痛而殁。肾俞发将及一年，服滋补而瘥，因其纵欲阴伤，龙雷外越。余未见龙雷之火而暴雨能制之者，服寒凉则虚阳更燔，戕脾胃生生之气，岂有不死者乎？

悬　痈

外症与内症看法虽异，其理则同。从中有假热假寒，最难明察。譬如伤寒之戴阳，寒极似热，面红目赤，口燥假渴，索饮冷水，仲景有通脉四逆加猪胆汁汤、白通加人尿猪胆汁汤。如温病之热深厥深，陷入营分，肤冷肢厥，喜热饮不喜凉饮，反用紫雪丹、至宝丹、犀角地黄、白虎、竹叶石膏等汤。此皆内科之假寒假热也。外科亦然，有一种皮色泛红，阴分不足，虚阳外越，服温补肿势渐平，红色渐退。亦有色白坚硬，平塌不起，外显虚象，乃是火毒凝结，气血不能通畅，一服凉散，皮色即红，肌肉渐松。此外症之假寒假热也。此等症最易误治，然细心者断不至误治，究竟有元气脉息见症虚实可凭。余忆十余年前，余姨岳母素有便血，本属早寡多郁，后起悬痈，生于谷道之前溺道之后，先起块作痛。即至孟河诊之，皆云湿热，服苦参、黄柏、薏仁、萆薢等苦寒渗利，数剂后日见其甚。再复诊，服数剂卧床不起，症势日剧。着余妇代看之，云：皮色泛红，光亮如梨，按之甚热。用田螺水磨番木鳖，调冰片搽之稍安，干则更痛，再搽。后邀疡科诊之，曰：悬痈溃后为海底漏，死症也。合家惊惶。正在岁终有事，无可如何。余曰：素有便血，本属脾虚，虽有肝气兼湿热，肝络系于二阴，补中益气汤最宜。此方之升麻、柴胡，即是疏肝之品，当归是养肝之品。东垣先生曰：治脾不若治肝。木气条达，土气自舒。参、草甘温助脾，白术、陈皮调胃祛湿。余将补中益气本方加茯苓，泄其已阻之湿，大剂三服，痛减红退而肿收。再服两剂，而饮食渐增，肿退尽，痛亦止。后服归脾汤五六剂，平复如故。至今十余年，强健如昔。所以补中益气汤人皆云升清，不知东垣先生方中有疏肝扶土之妙。鄙言以为何如？若依疡科，用苦寒淡渗，利湿清热，此症决致不起。

痔　漏

《内经》云：因而饱食，筋脉横解，房室劳伤，肠澼为痔。风热不散，谷气流溢，传于下部，故令肛门肿满，结如梅李核，甚者变而为瘘也。五脏切宜保养，勿令受邪。既成痔漏，当调饮食，寡欲节劳，皆可带病延年。余三十岁时，肛上如李，溃脓后深寸余，插药条逐日有脓，中按有孔，如豆大而深。余掺以海浮散，膏药盖之，内服调和气血之药，一月痊愈如故。后逢房室劳碌，即作胀流水。余即寡欲节劳，今已十五六年未发矣。

前　阴

外科刀针手法，虽有传授，然心思灵敏，各具禀赋。闻之吾师曰：孟河奚大先生，刀针治法，巧夺天工，不愧名医。有上海世家某姓女，受湿阴门溃烂，外科敷以生肌药，后俱长合，仅余一小孔，惟能溲溺，生育无望矣。又请医剖开，仍敷以止血生肌药，长合如故。连剖数次而俱长合，痛苦万状，闻者惨然。偕其兄特到孟河就医于先生，述病情始末。奚某曰：甚易，一月可完璧归赵。奈其事实难，不能治也。其兄问故。奚某曰：此症非父子母女夫妇不避嫌疑，不可施治。若欲吾治，当拜吾为义父。兄妹允诺。数日后将此女携入内室，先服健脾补气，养血利湿等调理药十余剂；后用白蜡和生肌药置火上熬溶，将油纸剪方，拖满药汁，作夹纸膏百张；再将女前阴用刀破开，上止血药，以夹纸膏双叠折好，命病人正卧，夹入前阴缝中，溲则去之，溲后拭尽再夹，日三四次。约用去夹纸膏七八十张，两旁俱已完全长好。其巧思非他人所能想到，奚某可谓绝世聪明矣。

截　臂

后汉华元化刮骨疗毒，传为千古绝技。吾孟河马氏之刀针手法，素有家传。余见马日初前辈，治一小童，年十五岁，因割草为土灰蛇咬伤手背，漫肿干瘪，皮皱肉黑，臭不可近，黑色渐近尺泽，踵门求治。先生曰：肌肉已死，治亦无益。若再延下，黑至肩腋，毒攻入心，必死无疑，不如去之。先用参一两，煎汤与服。待半日许，饮以麻药，用红带两条，一扎上白肉处，一扎下黑肉处，俱扎紧，中空一寸，乃黑白交界之处。以锋刃将肉割开，上止血丹。割至露骨寸许，骨亦青黑，即用锉将骨四围锉断，取下其手。以止血生肌药敷之，包以玉红膏。调理一月，其肉长复。此等手法，较之古人，亦无愧色，疡科中有几人能望其项背哉。

额上生虫

常熟东乡某，额上至发际，下至眉心，三四寸许，痒痛非常，搔之流水。以麻丝刮之，指甲掐之，如虮虱有声。就诊于余。余曰：物朽则生虫，虫生于湿。额上药力难及，宜以末药擦之。用苍术、黄连、乌梅等分研细末，痒时搔破，即擦以药末。十余日痒止结痂，半月余痂落，平复如常。此等症服药无效，非外用末药不可。是以学内科者，不可不兼明外科也。

菖蒲根洗痔

毗陵曹青岩先生，讳禾，著有《医学读书志》三卷，上始轩、岐、伊尹，由汉唐直至国朝，读书数百家，一一皆有评论。余读其书，深服先生无书不读，博学多闻，为医道中出类拔萃者也。阳湖赵惠甫，先生之老友也。言及幼时痔漏，治之无效，问先生。先生曰：前有一典中司帐者，肛漏有数十孔，穿肛穿臀，更穿及股髀，百药不效，求治于余，亦不能治。过数月，忽见典仪行走如常。问用何药，笑而不答。遍访其中使役之人，知是用水菖蒲根一味，逐日煎水熏洗而愈。赵公试之果验。因秘方不可湮没，故录之以俟后之试者。又一人用竹茹做椅垫，夏天坐之，亦验。又有一方，余屡试之亦验。用向东杨树根四两，白蜡一两，五倍子一两，槐花一两，生石膏末一两，胡桃壳四两，煎汤熏洗，亦效。但成漏管则无用耳。

外证医案汇编

清·余景和　著

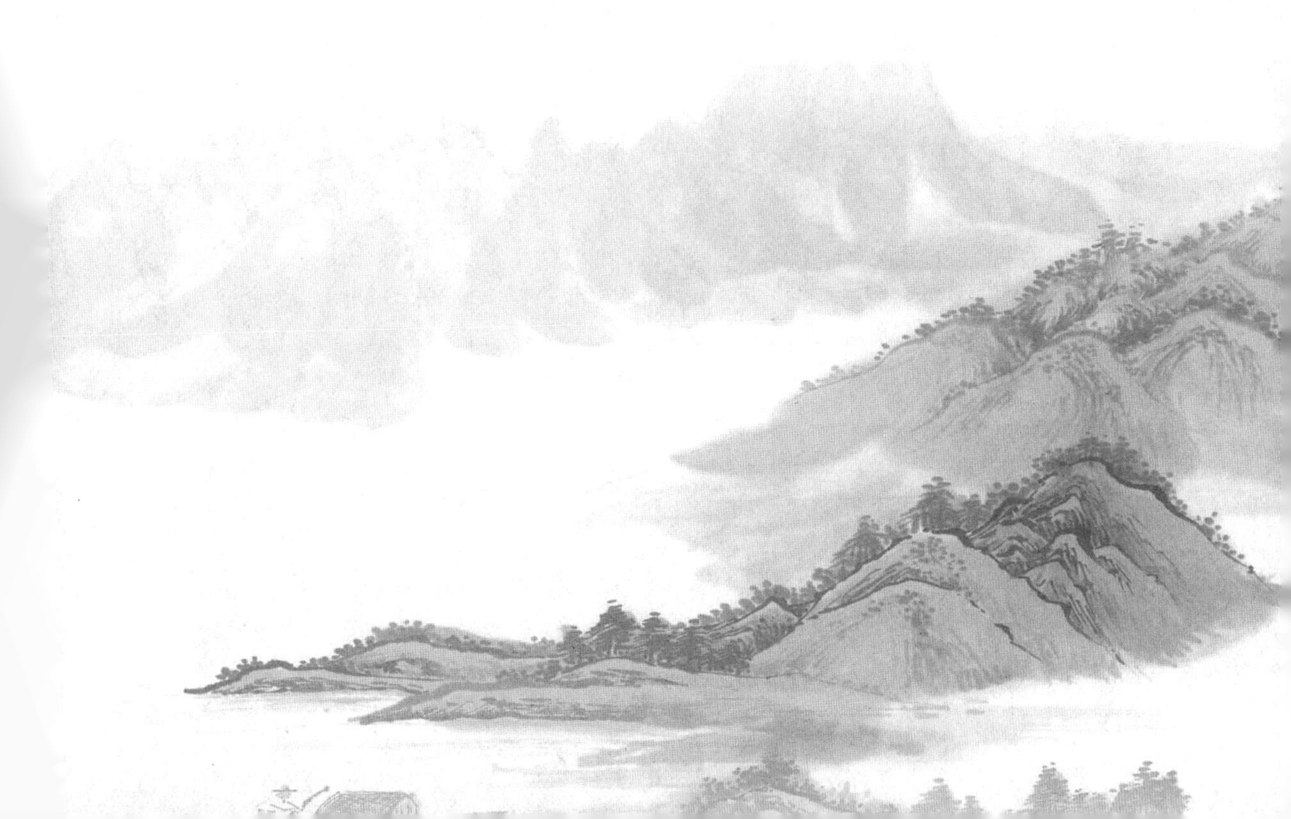

孙 序

谚云：不为良相，当为良医。良相治世，良医济世。道虽不同，其功则一也。

阳羡听鸿余君，挟岐黄术，壬午秋仲，来游虞麓。予过而访之，见其人朴诚温厚，绅宦乡民就诊者，慎思切问，毫不异视，无谄谀骄傲之容，绝时髦矜夸之习，知非寻常医佣所可拟，斯真有道之士也，企慕殊深，友交最笃。

见其曩时注有《伤寒论翼》一书，晰理辨疑，医家皆奉为圭臬。又读其《外证医案汇编》，名家会集，卓论纷披，方经验于前人，案皆征诸实事，繁博者分其门类，奥妙者阐以释词，碎玉零金，裒然成帙。知其济世之心，有流露于字里行间者矣。

二书经阳湖赵惠甫先生订正，加以评注。余君雅不欲刻，予力劝其梓行。去秋《伤寒论翼》刊成，已昭昭在人耳目。今春索其《外证医案汇编》以付手民，余君正色拒之者再，曰：一再刻书，形迹近于标榜，岂竟欲使方家贻笑吾等为好名者耶？予以济世之言，动其济世之念，责其济世之功。余君慨焉允许，遂出书命予执校雠之役。予不谙医理，何敢当此，但好行其德，予与余君夙有同情。余君著书济世，予劝其问世，又赞其寿世，存诸前辈流风遗泽于无涯。此书一出，定必纸贵一时，不胫而走，与《伤寒论翼注》二书并传不朽。枣梨刊竣，匠氏请序于予，予不得不以不文辞谢责，遂援笔志缘起于简端。

时在光绪二十年岁次甲午仲冬月上浣会稽孙思恭顺斋氏谨序

赵 序

同郡余君听鸿，以轩岐之术世其家。从父讳成椿，有声道咸间，即世所称麓泉先生者也，今阳羡士大夫犹能言之。君既嗣其绪，复执贽于费兰泉，艺益精。会兵燹，家中落。事平复理故业，侨居孟河。孟河故多良医，有声振寰曲，为名公钜卿所倒屣[①]者；有一时喧赫，舳舻衔接数十里者。然未尝以君幼忽之。

光绪初，君来游于虞[②]，始以施诊试其术，不数载而道大行。东北城乡居民，尤崇信之。辰午求诊，扶老挈稚，履阈[③]为之穿也。顾君自视欿然，虚衷好问，绩学靡倦。于书无所不读，心领神会，尽晰其理。尤乐表彰前哲，虽片楮只字，零珠碎玉，必搜求掇拾，择其精粹，加以诠释，椠版行世。先大夫恒称其好学谦受，为近时不多觏[④]。

往岁有《伤寒论翼注》之刻，先大夫既厘订其例而为之序，乃剞劂[⑤]未竟而先大夫不禄[⑥]，弗克见其成也。今兹复辑《外证医案汇编》四卷，将杀青[⑦]，乃以书谂[⑧]余曰：仆与子两世交矣！辱先公不弃，得侪群从间[⑨]，覃味[⑩]名论，今已不可再。而此卷实先公之所点定，且有评语在，不可以勿纪。子盍弁其端以竟先志，可乎？

余不敏，未尝知医，恒惟医之为书，自古逮今，浩如烟海，门径繁复，窾宧深邃，昔之所是，即今之所非，此之所宗，即彼之所诟，泛涉则靡所指归，精求则鲜有正的，《易》所谓失之毫厘，谬以千里者，奚敢以浮掠之见，妄论其得失也。顾稔君既久，不可以不文辞。又惟先大夫精究医理，著述满楹，咸未及裒辑，登诸梨枣，而此实手泽所寄，吉光片羽，首获寿世，感且不朽矣。爰不揣固陋，序其崖略如左，聊表其抱守之志，以答君请，抑亦稔余罪戾云尔。

光绪甲午七月既望阳湖赵宾旸

---

① 倒屣：急于出迎，将鞋穿反。
② 虞：江苏常熟的简称。
③ 履阈：履，鞋。阈，门槛。
④ 觏：见。
⑤ 剞劂：刻书。
⑥ 不禄：士人死亡的讳称。
⑦ 杀青：书籍定稿。
⑧ 谂：开导，劝导。
⑨ 侪群从间：众多同辈中得以接近。
⑩ 覃味：覃，音 tán，耳边欢语。味，品味。

自　序

医书虽众，不出二义。经文、本草、经方，为学术规矩之宗；经验、方案、笔记，为灵悟变通之用。二者皆并传不朽。

余幼遭兵燹，先人去世，孱弱多病，旧业尽弃。不能奋志诗书，继先人遗绪；嗜喜泛涉医集，养难后余生。读《汉书·艺文志》，医学方技，汉时尤尊重之。建安时，仲圣恐去古日远，学术渐歧，勤求古训，博采众方，删繁归简，成《伤寒杂病论》，为万世医方之祖。运移汉祚，典籍散亡，晋隋六朝并唐宋诸贤，维持医学，抱残守缺。略而言之，如王叔和、葛稚川、皇甫谧、吴普、徐文伯、陶弘景、李当之、巢元方、全元起、王冰、苏恭、孙思邈、王焘、高继冲、陈藏器、成无己、朱肱，皆抱经济之才，以经文、本草、经方、伤寒各专一家，笃学好古，述而不作。虽有名医经验等方，未尚以浮薄医案轻示后学，不敢自矜为独解也。宋置医书局于编修院，命儒臣校正历朝医书。春间设科考医，太医局程文，至今在人耳目。集《太平圣惠方》《圣济总录》《嘉祐本草》等，搜罗靡富，为医学大成，宋前医书赖其引征而存其目。所谓重学术不涉浮华，医之学术不衰。医案亦不多见。自后宋许叔微将经验方案汇裒成帙，名《本事方》，金元明诸家皆效之，著书繁杂，皆将前人经验、自己治验方案载于节末。甚至卷帙浩繁，各舒己见而为心得，夸富斗奢，遂成门户，医案渐多矣。至薛立斋专刻《医案》七十八卷，孙一奎《新都治验》《三都治验》《宜兴治验》，周子干《医案》《续刻医案》，缪仲淳之《广笔记》，喻嘉言之《寓意草》，笔记医案虽多，临证方案未见。

至国朝吴中叶天士先生杰出，具天纵才，无书不读，名振寰宇，终身未著书。虽有数种，皆后人书贾伪托其名。余读《唐书·许胤宗传》，胤宗陈隋名医，终身未著书，人求其著作，胤宗曰：医者意也，在人思虑出而，述别脉识症用药之难，不敢著书贻误后学。天士先生亦胤宗一流人耶？后锡山华岫云，辑其晚年门人所录方案，不载称呼，不夸效验，但冠姓于年，扫尽诸家浮习，分间别类，都为十卷，名曰《临证指南医案》。读其方案，审病处方，群慎简洁，不刻意于古，而自饶古趣。此所谓宗学术规矩，参以灵悟变通，随笔所著之书也。收入《四库全书》。

后仿其体例而刻医案者，接踵而起。张氏辑叶氏遗稿，合康作霖、王子接为三家。吴氏合薛雪、缪遵义，又为三家，其后裔辑其遗稿四卷，曰《医案存真》。王小林辑其遗稿两卷，曰《徐批叶案真本》。琴川曹仁伯《延陵弟子记》，如皋吴渭泉《临证医案笔记》，丹徒王久峰《日记医案》，海宁王士雄《医案》，如皋顾晓澜《吴门治验录》。

余居孟河廿余年，集马培之征君、费晋卿观蔡、益三马君、佩堂丁君、沛三巢君、日初马君、费兰泉先生、麓泉堂伯诸前辈旧方，至数万页，未得梓行。

余见医案虽多，惟外科临症方案，未曾见也。后得青浦陈学山先生《外证医案》读之，审病详慎，案句简洁，虽不能与叶氏相抗，聊可武①其后圣，余甚爱之。间有初学外科者，以成方而治新病，恐寒凉温补误投，外证未愈，内证蜂起，以致不可收拾，内外推诿，往往弃而不治，余实悯之。陈学山先生专于内而精于外，合叶氏《指南》涉于外症者，辑裒成帙，与初学外科者开灵活之机，化拘执之弊。稿成，乞赵惠甫乡丈阅之，加以评语，置之未行。

会稽顺斋孙君，余道义交也。去秋慷慨助资，刊余注《伤寒论翼》。今春见此稿，欲余问世。余曰：医之一道，灵素九经，文辞质奥，通人尚难章句，班固疾医之以热益热，以寒益寒，医之能辨寒热者鲜矣。淳于意自云：药方试之多不验。则十全者难矣。人每问余医理，惶愧不敢答。再一刻书，贻笑方家。孙君索之再。余笑曰：史迁云：君所谓富而好行其德者也。未便固却，倩孙君校正增删，都为四卷，名《外证医案汇编》，以付手民。是书孙君赞助而成，非余志也。枣梨告竣，索余弁言②于首。余恐医案日多，学术日衰，浮薄之风日盛，若剿袭辞句方案为行医之捷径，华其外而悴其内，恐不足恃耳。余髫年③失学，自愧不文，爰笔书此，惟顾吾道不涉浮华，当重学术为是。

光绪二十年岁次甲午十二月中浣荆溪余景和听鸿氏序于海虞寄舫

---

① 武：继承。

② 弁言：前言，序文。

③ 髫年：幼年。

凡　例

——上古方书，内外不分，《内经》有痈疽篇，《金匮》有疮疡篇，《千金》、《外台》、四子诸家，无不讲究外证。今时内外各专其科，外科专仗膏丹刀针，谙内症者少；内科专司脉息方药，谙外症者不多。病家每遇大症，或兼感冒寒热，疑外科不谙内病，延内科用药立方。每至内外两歧，彼此相左，当表反补，宜托反清，内症未平，外症变端蜂起，攻补错投，温凉误进，贻害匪轻。兹辑方案，内外兼证者多，俾司疡科留心体会，博考内症群书，如遇内外兼证，始终一手调治，医者可得心应手，病者亦受益多矣。

——《内经》曰：东方之域，其民食鱼而嗜咸，其病皆为痈疡，其治宜砭石，故砭石者亦从东方来。吴中地偏东南，海滨低洼之乡，湿卑之地，湿热熏蒸，食鱼嗜咸，疡症最多。兹专辑吴中名医方案，汇集成篇。经曰四方有异治。故他处名公佳作，一概未录。

——此案本为内外两科合同起见，惟青浦陈学山先生内外皆精，听存先生门诊医案草本，惜言外症者不多，今辑存四百六十八首。又《三家医案》内，辑吴门薛生白先生三首，缪宜亭①先生十八首。又《临证指南医案》内，辑叶天士先生二百三十七首。集成四卷，分一十三部，七十三门，以便阅者易于查核。夫外症从百会疽起，涌泉疽止，症名繁杂，听自愧不敏，有者采之，无则弃之，不敢私心自立一方，画蛇添足。外症名目虽多，医案本非全书，潜心默契，治法全神俱在，能治此，即能治彼。若刻舟守柱，岂能贯通其理？能意会于中，变通运用，决无固执之弊。黄帝曰：知其要者，一言而终；不知其要者，流散无穷。故外症无者，概不标出。

——附案四十六首，吴江徐洄溪先生于时最近，精于疡科，采入以广见闻。先哲疡症医案，刊之甚伙，齐、薛、张、王诸家，卷页浩繁，徒乱心目，况有原本可考，概不采录。听妄附治案数首，或见闻确实，或偶尔幸功，皆实事求是，不敢虚夸谎诞，希邀名誉，顾高明曲谅恕之。

——各部后附论，听愧幼年失学，鄙俚无文，本不敢轻于落笔，贻笑大方。因友相劝曰，医学与儒学稍异，不在措辞，治法颇繁，将诸经络，挈其纲领，略为叙述，以便阅者有绪，姑不揣谫陋，摭拾成篇。皆诊余抽暇，信手拈来，从中句读不明，字理错误，祈高明更正。初学之士，幸勿以句俚文浅忽之。

——此案虽云外科，方案之中，内证十有七八，如骨槽风、失荣、瘰疬、时毒、风

① 缪宜亭：缪遵义，字宜亭。与叶天士、薛生白齐名，号“吴中三家”。

痰、耳、目、鼻、唇、齿、舌、咽喉、乳疡、胁、肋、茎、囊、痔疮、肛漏、内痈、肺痈、胃痈、肝痈、大小肠痈、肾俞痈、肛痈、产后痈疡、溃疡变症，俱内外合治之症。病家求治，内外相左，病岂能愈？内外推诿，又非济世之道。内外同诊，和衷共济，刀针围贴，立方用药，融通斟酌，尽善尽美，按日奏功，自然声名日上，积德于后。若内外妒嫉，各执偏见，置病家性命于脑后，倘一败坏，谤毁蜂起，名声日下，不但损德，于己尤为无益。若遇不起之病，二竖深入，和缓[1]难疗，难免外人诽谤。今时总以成败论人，不白之冤，势所难免。决不可忿争怨尤，徒乱心思。只要仰不愧天，俯不愧心，外言又何足恤哉！余每遇此境，辄诵泷冈阡表，所云吏治岂不与医治同，实无法挽回，求其生而不得，死者与我皆无恨也之言，自然心地宁，魂梦安。若从中稍有生机，或识见不到，粗心浮气，同道妨功害能，求其生犹失之死，为医者岂无过欤！

——昔医以和缓得名，乃左氏寓意。医能和缓者，即为上工。今辑之案，皆疡症和缓之方，轻可去实，醇正神奇，故外科驳杂霸道单方，概未采入。惟顾同志，皆归醇正和平。王道缓治，虽无近功，不致一朝败事；若不中病，误亦不远。余愧不知疡科，思疡症与内症相同，症险者，用方不能不峻；症杂者，用药不能不杂。此等症，百中难见一二，如内科大承气、四逆加人尿、麻黄、升麻等，非常用之方。要平昔用功好学，临症有处稽考。若胸无把握，遇重症，妄施误投，反有病轻药重之弊，故驳杂霸道峻剂单方，一概不录。

——疡科刀针围贴，俱有衣钵相传；立方用药，不出内科之理；临证随录之方，皆临时从心所发；错综变化，皆宗先哲本源。如儒家时艺，皆从先圣之书而成，医学之《内经》《难经》《伤寒》《金匮》《本草经》，即儒家六经《语》[2]《孟》[3]；《脉经》《甲乙经》，即《左氏》[4]《公》[5]《谷》[6]《策》[7]《语》[8]；唐宋金元诸书，即两汉六朝唐宋之文。看临证之方，如看时艺一般，将其神理体会得到古书之上，自知学有根柢，临证取法用药，自有左右逢源之妙。若不细心玩索，摭拾辞句，剿袭方药，以病凑方，藉此为行医之捷径，大失辑书之意，贻误后学之罪，吾岂能辞！

——方案虽分门另类，每类之中，各症俱有兼病，或内痈而兼外感者，或外症而兼内伤者，或实症夹虚，或虚症夹实。或外症日久，而有感冒风寒、内停食滞，此外症虚内症实也；若久病体虚，骤发痈疡红肿，此乃外症实内症虚也。时令有寒暖，人体

---

① 和缓：指春秋时秦国名医医和、医缓。
② 语：《论语》。
③ 孟：《孟子》
④ 左氏：《春秋左氏传》。
⑤ 公：《春秋公羊传》。
⑥ 谷：《春秋谷梁传》。
⑦ 策：《战国策》。
⑧ 语：《国语》。

有强弱，年齿有老幼，或症同气血时令不同，岂能一一考核。以此类推，一方之中，自有一方之理法在焉。如作文以见症为题，单题、截题、搭题、虚小题、大典题、全章题、半节题、一字、两字、三章、四章等题，医临症时，必有兼病，能心领神会，看清题情，如作文平淡奇浓，心随意转，无不中窾。所以临症方案，如时艺不废之书也，为医者，岂可不阅哉！

——先哲存方案与后人读者本难，要读书、识症、立法、定方四事俱备，再合人事天时虚实，通融更改，遂能有至妥至当之方。后人读方案者，当知所立之方，宗何书，兼何症，用何法，辨其药之性，细咀其味，自然醇疵立辨，融会贯通，用之不尽，自为古人知己。若妄批误删，徐洄溪先生批叶氏案，尚不能知香岩先生底蕴，何况识浅者，不须言矣。

——吾友曰：所编方案，不知后人信否？不知当时效否？余曰：万事皆不出乎理。知医理者，自然能辨，自然能信；不知医理者，不但不能辨别，信亦徒然。况青浦陈学山先生之案，笔性简明敏捷，他人亦学不到此。有居处地名者，皆陈氏方案也。叶天士先生之方案，有《临证指南》可考。薛缪二公，亦有《三家医案》可证。每方之下，故不注出何人手笔，读者查对，明眼自能辨别也。

——听本不知医，岂敢妄编此案？因人以为外科易，每以成方而治兼病，余思阴阳虚实，总归内科一理，若肺肾阴虚者，温热岂可妄用？脾胃阳弱者，寒凉岂得误投？所以编集此案，而化初学拘执之弊，开灵活敏捷之机，与疡症中，未尝无小补尔。

辛卯仲冬上浣荆溪余景和听鸿氏识

目　录

卷　一

首　部

脑　疽 即对口

俞常熟　脑疽督脉所主，现象坚硬而不红活。恐流毒于下，延至棘手。姑宜温里托毒，以参消息。

鹿角霜　角针　川芎　土贝母　地丁草　生黄芪　银花　赤芍　甘草节

朱太仓　脑疽根坚平塌，药饵化毒兼提。

生首乌　紫草茸　羌活　泽泻　生黄芪　白茄蒂　鲜笋尖　川芎　陈皮

用笋尖、茄蒂提托，非俗笔所能。

茄蒂、生首乌治对口，见王履素《折肱漫录》。听注

施浏河　平素悒郁，阴分久虚，脑疽陡发，脉细不扬。症属阳陷阴微，加以年高胃弱，若欲消散，须延匝月。

制附子　嫩黄芪　生首乌　甘草　远志炭　炙僵蚕　石决明　鲜笋尖

复方　根盘虽缩，脓腐未除，四围红晕，仍恐毒邪复陷，未许竟入坦途也。

生黄芪　党参　枸杞子　陈皮　甘草　银花　炙黄芪　於术　皂角针　荷梗

黄芪生炙并用，大有意味。

再复方　毒去新生，纳谷稍健，生机有庆矣。

人参　金钗石斛　银花　水炙黄芪　云苓　制首乌　枸杞子　甘草

赵茜墩　脑疽五六日，高肿脓泄，甚属佳兆。肥人多湿，湿多痰盛而气虚，故脓色白滞不荣。皆由气衰，最防毒陷。姑拟提托，冀其脓稠纳增，便为松候。

半夏曲　甘草节　远志炭　生黄芪　僵蚕　生首乌　川贝母　皂角针　云苓　笋尖

钱周庄　脑疽平塌色暗，高年气血两亏，以致不能冲突高肿。蕴毒深厚，难以化腐成脓。姑拟托化，以冀转败为功。

生黄芪　生首乌　远志炭　甘草　红花　川贝母　白蔻壳　皂角针　桔梗　笋尖

复方　大势已松，疮头起发腐脱，脉大有力，大有转机，仍以提托治之。

制首乌　远志　甘草　党参　皂角针　生黄芪　茯苓　砂仁

再复方　寝食得安，脉象和协，新肌滋然，其痊可待矣。案语简明，惜墨如金，用药稳切，疡科明笔。

水炙黄芪　制首乌　茯苓　谷芽　水炙甘草　川石斛　党参　建莲

孙青浦　脑疽寒热胸闷听按：疡症又夹表邪，痛引腮项，红活高肿。症属顺候，与宽胸化毒治之。

半夏曲　陈皮　藿梗　厚朴　银花　白蔻壳　枳壳　桔梗　扁豆叶

李芦墟　脑疽偏发，是膀胱湿热上蒸听按：以太阳经脉言之，所喜焮肿作痛，皮色红活，可期易溃易敛。拟与清解之剂。

羌活　陈皮　土贝母　远志炭　生甘草　防风　桔梗　白蔻壳　荷梗　笋尖

接服方　老年重症，天气酷暑，客旅起居不便，归家调摄，自易向安。姑拟接服方。

生黄芪　土贝母　皂角针　白蔻壳　六一散　忍冬花　厚朴　半夏曲　僵蚕　扁豆叶

陈太仓　脑疽愈后，颈项忽起红晕，兼发水泡。此系毒未尽泄，法拟清凉解毒治之。

乌犀尖　西洋参　生甘草　远志炭　牡丹皮　天花粉　川石斛　鲜银花　鲜荷梗二方清正

某　颈项疼痛，腐烂高突，四围皆发细瘰。系积热上乘，太阳湿热，阳明湿痰，互结化火。姑拟清化上焦积热。

方缺

某　头巅热疖，未能泄邪，此身热皆成脓之象。辛凉兼理气血可愈。

连翘　犀角　银花　丹皮　元参　甘草　青菊叶

以上二案，俱首项之症，皆湿热风上乘，非脑疽对口也。附于首部，以便阅者。

对　口

金光福　湿热上壅，发为对口。幸其红肿高突，督脉所司，犹为易治。药剂调和，责惟余任；起居调养，总要自司，邪毒不致下陷。

羌活　陈皮　僵蚕　石决明　银花　防风　远志　笋尖　甘草节

毛黎里　偏对口，较正者尤重，是足太阳膀胱所主，毒易下注，最难起发。所喜红活高肿，可免内陷之忧。然调摄起居，尤宜自慎。

生黄芪　皂角针　甘草　羌活　远志炭　桔梗　僵蚕　防风

江唐栖　正对口，虽较偏易治，但平塌不高，根盘散漫。经所谓督脉经虚从项发，正此谓也。姑拟托化。

人参　毛鹿角　生黄芪　金银花　角针　川芎　甘草节　鲜笋尖

【附论】外症脑疽即是对口。对口者，脑疽之俗名，《外科金鉴》集于项部。脑烁、脑后发集于首部。《疡医大全》另将脑烁、脑后发、脑疽归一脑部，颇通。将对口另归一门，归项部矣。余思脑烁、脑后发、脑疽、对口，皆生于脑后发际之间，上下不逾分寸之径，症名虽异，所过足太阳、督脉，经络皆同，有何别焉？头为诸阳之首，非火不能煅炼成脓。骨多皮薄，无肉化脓。若化火太过，与脑门最近，肿甚脑气不得流通，脑为肾水之精华，最怕热灼，化热甚则髓热脑烁，神志愦乱，神去则死。此症外科中大险症也。余故将此方案编于首部之首，阅者遇此症，当慎重焉。辛卯仲冬余听鸿谨志

脑疽对口，发于正者反易治，何也？因督脉起下，贯脊行于上，故毒气得之，反能冲突高肿，使邪毒不致下流低陷，乃为外发，故多易治。督脉主一身之阳，阳主通，故易化易溃。生于偏，每谓难治，何也？因膀胱之脉起于额，上贯巅顶，两旁顺流，由项后而下，与疮毒交合下流，故疮多平塌易陷。因太阳膀胱主司寒水，其质多冷多沉，寒主凝塞，故疮难起难发，难化难溃。余听鸿注

夭疽 锐毒

吴青浦 夭疽生于左耳后，是七情所发，最忌毒不外达，多成内陷。急投内托，以冀红活高肿，为顺。

制附子 陈皮 皂角针 姜半夏 甘草 远志炭 僵蚕 白蔻壳

周长安 右耳后锐毒，形坚硬而头伏。是内发之症，颇非轻浅。倘怀抱悒郁，虽有参苓，亦奚以为？

鹿角片 澄香 黄芪 甘草节 远志炭 炮姜炭 陈皮 红花 半夏曲 角针 笋尖

复方 疽头得起，内脓已化，寒热亦解，大有松机。所嫌根盘散漫不收，此元气先虚，未能载毒而出。仍宜温托助阳，渐冀佳境。

鹿角尖 枸杞子 川贝母 甘草节 陈皮 远志炭 半夏曲 皂角针 笋尖

【附论】夭疽，生于左耳一寸三分高骨处。夭者，夭变之象，不得尽其天年，属肝。锐毒，生于右耳后一寸三分高骨处。锐者，锋利之器也，属肺。此二者，头多坚硬，未溃先黑，未脓先腐，臭秽易生，元气易败。此二者皆七情久郁，膏粱厚味，壅热而成。虽属肝肺，部位在太阳寒水之经，其脉从头下项，行身之背，终于足外踝，经脉下注，最易内陷。在骨高皮薄肉少空隙之间，又近脑髓，气多血少，无物成脓，毒不得泄，郁火内燔，煎烁脑髓。故《内经》曰：夭疽，痈大赤黑，不急治，热气下入渊液，循少阳之脉，下胸胁，前伤任脉，内熏肝肺。熏肝肺，十余日死矣。若疡科临症有决，急治得法，尚可十痊五六。倘狐疑不决，挨延时日，不救者多矣。余听鸿注

骨槽风

张上海 耳后腮项，痛引项骨，是骨槽风也。饮食难进，寒热时作。但此症初则坚硬难溃，久则疮口难合。宜先与灸法，继以清阳散火汤治之。

牛蒡子 防风 升麻 黄芩 连翘 荆芥 刺蒺藜 白芷 当归 石膏 甘草节

董江阴 腮颐坚肿，寒热作痛，牙关拘急。此系风邪深入骨髓所致，宜与疏解化痰

为治。

煨葛根　前胡　青皮　杏仁　僵蚕　牛蒡子　桔梗　甘草　薄荷　茅根

孟芦墟　骨槽风不敛，多骨显露，证已经年，愈非旦夕。

刺蒺藜　川贝母　川石斛　稆豆皮　夏枯草　生牡蛎　地骨皮　天花粉　鲜芦根

又　丸方

沙蒺藜　党参　川贝母　女贞子　旱莲草　生牡蛎　白芍　申姜汁泛丸

申姜即骨碎补，一名鲜毛姜，须刮去皮，拣白嫩者捣汁。生牡蛎当水飞用。余听鸿注

姚金泽　穿腮发破久，积脓成骨。证属肝胃二火所结。拟舒厥阴，兼清阳明治之。

北沙参　丹皮　黑山栀　花粉　甘草　旱莲草　元参　川石斛　知母　申姜

吴嘉定　颧颊抽掣，痛引腮项，此骨槽风之始也。且拟祛风化痰，令其内消为妙。

牛蒡子　防风　前胡　青皮　桔梗　荆芥　僵蚕　茅柴根

孙北坼　耳前腮颐坚肿，痛彻筋骨，此手少阳、足阳明风火所结，始成骨槽风也。拟搜风清火法。

方缺

王唯亭　颧颐时作抽掣，脉数而弦，此属肝风上扰。宜滋水柔肝，佐以祛风为治。

洋青铅　熟地炭　钩藤　怀牛膝　刺蒺藜　石决明　池菊

叶盛泽　骨槽风，久腐孔深，秽水不绝，以致腮穿齿落。是为疡家逆款，勉以刀圭，亦不过稍尽人事耳。

川石斛　白芍　川贝母　花粉　丹皮　知母　茜草根　料豆　银花

毛青浦　左颊漫肿坚硬，几经两月，渐知隐痛。此酒湿与肝胆之火，互相搏结而成，骨槽风之所由发也。治以清肝化痰法。

青黛　川贝母　苏子　天竺黄　甘草节　桔梗　远志炭　僵蚕　枳椇子

汪浏河　腮颐木肿隐痛，以致牙关不利，此肝胃之火，上循牙龈为疡，是为骨槽风也。

北沙参　川贝母　川石斛　生牡蛎　芦根　枇杷叶　桔梗　骨碎补

复方　药合病机，仍从前法。

北沙参　川石斛　骨碎补　生牡蛎　料豆　苦桔梗　枇杷叶　旱莲草　芦根

邱丹徒　骨槽风延久，流脓不绝，岂清凉散火所能疗治。老脓成骨，宜补托并施。

党参　茯苓　甘草　知母　元参　川贝　桔梗　瓜蒌仁

萧常熟　骨瘤疽经年，由五志郁结而成。春夏之交，每每出血。恬淡其心，自可延年。如计收功，必须仙手。

北沙参　党参　茯神　川贝　桔梗　海浮石　远志　牡蛎　紫菜

此症部位相同，故集与骨槽风内。

杨嘉禾　骨槽风肿破日久，不能尽消，内已酿脓。宜用中和汤托之。

党参　白芷　藿香　白术　麦冬　甘草　黄芪　桔梗　桂心　白芍　川芎　当归

陈南翔　骨槽风过投寒凉，以致肌肉坚硬肿胀，皮肤不仁。古人云，非理中汤佐附子不能回阳，非僵蚕不能搜风。即此谓也。如法治之，或可中的。

人参　甘草　制附子　於术　干姜　川贝母　僵蚕　蒺藜　艾叶

戈田泾　颊车穴坚硬不疼，此系少阴不足，阳明有余，久延难治，骨槽风之端也。

沙蒺藜　天竺黄　川石斛　桑椹子　旱莲草　女贞子　杜苏子　丝瓜络

某孩　周岁。未得谷味精华，温邪吸入，上焦先受，头面颐颔浮肿，邪与气血混处，刀针破伤经络，温邪内闭，热壅蔓延三焦，昏寐痰潮，舌刺卷缩，小溲点滴混浊，热气痼结在里。但膏、连、栀、芩，药性直降，竟由胃达肠，而热气如烟如雾，原非形质可荡可扫。故牛黄产自牛腹，原从气血而成，混处气血之邪，藉此破其蕴结，是得效之因由也。夫温热时疠，上行气分，而渐及血分，非如伤寒足六经顺传经络者。大抵热气鸱张，必熏塞经络内窍，故昏躁皆里窍之欲闭。欲宣内闭，须得芳香。气血久郁，必致疡毒内攻。谨陈大意，聊参末议。先用紫雪丹三分，微温开水调服。

此一案，本风温时毒症，因骨槽风有六淫外发，七情虚体内发，部位相近，集此条下并参。

【附论】夫骨槽风一症，有表有里，有虚有实，外感六淫，内作七情，膏粱厚味，肝胆火郁，俱能成之。初生之时，耳前及腮颊筋骨隐隐酸痛，牙关拘急，漫肿无头，或红肿焮热，皆少阳风邪深入，阳明热痰壅塞，水亏木旺，肝胆火郁而成。从表邪外发者，尤为易治，祛风化热，消肿化痰可愈。如七情体虚内发者，始则坚硬难溃，溃则疮口难合，多骨漏管易生，元气易败，臭秽脓水淋漓。治不得法，不救者多矣。细思其故，少阳少血多气，脉络空虚，为肝之外府。《内经》云：风气通于肝。胆附于肝叶之内，于手少阳合为相火，其脉皆行过颐颊之间，由颐下项，易招风邪入内。《内经》云：中于颊则下少阳是也。阳明常多气多血，阳明者热气盛大，上下牙龈属手足阳明，膏粱厚味，积热于中，壅塞血脉，不得流行，风火互结，脉热肉败，则脓成矣。二经之脉，从头走足，经脉下注，从阳入阴，或寒凉太过，凝结难以起发，久则腮穿齿落，莫可挽回。《内经》曰：痈肿筋挛骨痛，此病安生？曰：此寒气之肿，八风之变也。曰：治之奈何？曰：四时之病，以其胜治之愈也。此数语，治法皆在其中矣。况风之为物，遇隙即入，遇物则张其威，遇火助之，流金铄石，遇寒助之，裂地凌冰。所集案中，初起有清阳散火法，疏解化痰法；坚硬有隔姜艾灸法，舒厥阴清阳明法，祛风化痰内消法，搜风清火法；有虚阳上扰，滋水息风法；久延流脓，补托并施法；久延不消，和中托里法；过服寒凉凝结，回阳搜风法；内闭热壅，芳香开闭疏络法。方虽十七，治法皆备，所谓以其胜治愈也。虽治法皆宗《金鉴》，若不精于疡科，临证不眩，心如夜光之璧，笔如分水之犀，岂能心随意到。余之不敢为疡科者，知其难耳。余听鸿注

【附案】一妇三十余岁，气血素虚，内夹痰饮，咳喘时发。始以肝气入络，流走肢体，或痛或愈。后有气从左胁上窜颊车，引及项侧，左额角抽掣极痛，按之焮热微肿。

始皆疑体虚，外风引及内风窜络，骨槽风之见症也。初服清解祛风化痰，胸中痰饮气逆，咳喘俱甚。若以二陈、苓桂术甘、干姜、五味子等服之，喘咳可平，胸膈舒畅，而颊颐痛更甚，缠绵日久。余曰：肝为风藏，胆为相火，少阳之脉络为水火升降之道路，阴分虚则肝热，虚风上扰，故升之则痛，降则痛止。肝血少，木失涵养，木旺克土，脾失运化，饮食积蓄为停痰积饮。若顾此失彼，非其治也。当柔肝抑木，养荣健脾，治风先治血，血行风自息之意。用人参、当归身、白蒺藜、潼沙苑、制首乌、阿胶、煅牡蛎、枣仁、白芍、广皮、半夏、茯神、僵蚕、炙草、乌梅之类，服五十剂而愈。余听鸿注

吾同道某，始起吐泻，服理中止后，舌绛，遍体气窜攻痛，惟背脊两旁痛最甚，抽掣，项后作强，正在太阳之脉。服桂枝法，亦无效。后窜至胁，舌绛口糜，服祛风平肝养血通络，少效。后窜入牙龈，颊车项侧极痛，牙关拘掣不利，躁而不烦，精神惫倦，症颇危险。即服人参、归身、萸肉、白芍、龟板、熟地、阿胶、麦冬、川石斛、女贞等滋阴之品，渐渐痛止。后与余曰：医无成法，此等症医书皆未经见，若此症作骨槽风治之，危矣。余听鸿注

秃发疮

迮上海　发者血之余，血不上朝，以致发落，此谓秃发疮证。宜服补益之剂，方有裨益耳。

熟地　党参　麦冬　白芍　潼沙苑　女贞子　黄芪　玉竹　归头　稆豆　刺蒺藜

又　膏方

细生地一两　全当归一两　旱莲草五钱　踯躅花一两

用麻油十两，将前药入油内，熬至枯黑色，去渣，加黄蜡一两二钱，熔[①]化，收器内，用指蘸擦之。

又　洗药方

千脚泥二两　白头翁一两　皂荚五枚　黄连三钱　悬龙尾一团　胡荽子五钱　青松毛一两　锈钉七枚

用阴阳水煎数沸，布蘸药水揩之。

踯躅药即闹羊花，千脚泥即鞋底泥，悬龙尾即梁上尘。听注

章湖州　头皮瘙痒，津水淋漓，破结脓痂，此秃发疮也。宜搜风凉血治之。

川芎　桔梗　防风　山栀　天麻　荆芥　黄芩　池菊　连翘　甘草

李木渎　因剃发而成疮，此系腠理不密，外风袭入，渐渐毛发脱落，血不朝宗。理气补散并进，庶头童者而为黎首矣。

熟首乌　白芍　党参　归身　佩兰叶　白蒺藜　黄芩　荆芥　甘草　钩藤根

---

① 熔：原作“溶”，据文义改。

施横川　不甚痛痒，渐次发落，未老头童，岂仅血亏，亦属风燥。宜养血祛风。

羌活　菟丝子　归身　干桑椹　枸杞子　川芎　宣木瓜　熟地　明天麻　白芍

【附论】秃发疮一症，皆谓胃经积热生风，或谓肝经郁热生风，或谓血热生风，每以清热祛风杀虫之剂治之。实系皆属肝肾不足，三阳经督脉阳气皆虚。何也？肾者精之处，其华在发。女子七岁肾气盛；四七筋骨坚，发长极；六七三阳脉衰，发始白。丈夫八岁肾气实，发长；五八肾气衰，发堕；六八阳气竭于上，鬓发颁白。足少阳脉起目锐眦，上额角；足阳明脉起于鼻之交颏中，循发际，至额颅；足太阳脉上额交巅，其支从巅入络脑，还出别下项；足厥阴肝脉与督脉会于巅；督脉起少腹下，过阴器，反从脊上冲巅顶。《内经》曰：肾气盛则发长，肾气衰则发堕，阳气竭则发白。故秃疮发落，治在肾与三阳也。阳气虚不能卫外，腠理不密，外风凑袭，此为表症，凉血祛风，一法也；血不上朝，气血不得流通，物朽亦可生虫，大补肝肾，外以踯躅花油加润燥凉血杀虫，内外兼治，一法也；血虚风袭，补散并施，亦一法也；未老头童，养血祛风，一法也。四方之中，填补肝肾，俱夹升阳散风之品，养血分而兼通阳。若不考核《内经》，列方岂能如此。名人手泽，传后无惭。余听鸿注

项　部

猛　疽

徐濮院　颔下猛疽，由外感风热，内伤酒湿，势必酿脓。但此半月，其锋正锐，苟得小脓，便尔易治。

枳椇子　杏仁　川贝母　桔梗　牛蒡子　煨葛根　青皮　甘草　僵蚕　茅根

【附论】猛疽，俗名结喉毒，生于项前，结喉之上，呼吸之要道。皆属忧郁化热，或肝肺积热，膏粱炙煿，蕴热而成。其势不拘大小，先以散肿软坚，解肌化热，冀其速软速溃，脓泄可保。若误用寒凉，或成脓不针，或肿硬太甚，脓不得泄，咽喉闭塞，呼吸不通，汤饮不入，半日死矣。《内经》曰：发于嗌中，名曰猛疽。猛疽不治，化为脓，脓不写[1]，塞咽半日死。其化为脓者，写则合豕膏，冷食，三日已。《内经》取名猛疽者，因其来势太猛。倘猛不可遏，命立而倾也，岂可不慎欤！辑存一方，聊备治法。余听鸿注

夹喉痈

薛青浦　捧喉毒，漫肿无定，根盘红晕，胸闷不渴，似走散之意。勉拟疏解化毒，以图转重为轻。

① 写：通“泻”。

柴胡　前胡　煨葛　甘草　防风　桔梗　僵蚕　枳壳　茅根

复方　疏解后，虽溃破，胸闷依然，此内陷之机也。急宜宽胸，以望佳音。

苏子　瓜蒌子　桔梗　广皮　天竺黄　杏仁　白蔻壳　荷叶

再复诊　腐虽未脱，新肌已露，四围红晕略减，脉不数，无寒热，口渴，已见顺兆。一路调养得宜，可望全愈。

党参　川石斛　橘红　陈小麦　黄芪　枣仁　杜谷芽　牡蛎

【附论】猛疽，俗名结喉毒、夹喉痈，俗名捧喉毒，又名锁喉毒，治法相仿，其症大异，何也？猛疽在任脉之位，任脉起中极之下，从腹一直上冲咽喉，上颐入目，其脉夹肝肺之积热上升，来势猛烈，恐其阻塞呼吸饮食之险。较偏者易起易溃。捧喉毒生于喉之两旁，在手三阳、足少阳、阳明之位，又兼足厥阴、跻脉过其间。手太阳脉从缺盆循颈上颊，其病有颊肿、颔肿；手阳明脉过缺盆，上颈贯颊，其病有颈肿；手少阳脉出缺盆，上项，从耳后屈下颊，其病颊肿嗌肿；足阳明脉循喉咙，入缺盆，其病有颈肿；足厥阴脉循喉咙之后，上入颃颡；阴跻脉由足上缺盆，上出人迎之前颈旁夹喉动脉，入頄与阳跻而上，气并相还；足少阳之脉下耳后循颈，加颊车下颈，合缺盆，其病有颔肿。夹喉痈足厥阴、足阳明风热毒热攻上而成，因经过之脉太多，气血流散不聚，每坚硬漫肿无头，易于平塌。若外感风热，在表者易治。若膏粱厚味，积热于胃，或忧思郁结，厥阴肝血内亏，少阳胆热上升，在里者难治。与失荣、马刀、瘰疬、石疽等相似。若误服寒凉，平塌内限；误服补热，毒火壅塞，喉闭不通，变成危症。若寒凉凝结，坚硬难溃，溃则难合，脓水淋漓，延成疮怯，皆医之过也。今辑留一案，始以柴胡疏通少阳，葛根疏通阳明，加搜风解表，一法也；溃后余毒欲陷，轻剂化痰和胃，一法也；溃后毒尽，气血并调，清热化痰，和胃软坚，一法也。存方虽三，治法极密，勿以方轻平淡忽之。若不细考《内经》，临证熟悉，列此三方岂易哉！余听鸿注

风　痰

孙青浦　痰毒，势欲作脓，胸烦口渴，须防惊厥之变。又值酷暑相侵，纤小之躯，扶持不易，姑宜末药。

真珠　牛黄　天竺黄　川贝母　辰砂

为细末，钩藤汤下。

庞德清　风痰毒。

姜汁制天南星　竹沥炒陈半夏　天竺黄　桔梗　防风　荆芥　白蒺藜　荷叶蒂

吴无锡　风痰发于少阳，药以和解。

柴胡　钩藤　防风　归身　半夏　陈皮　杏仁　僵蚕　白芥子

刘女　年十六，天癸不至，颈项瘿痰，入夏寒热咳嗽。乃先天禀薄，生气不来，夏令发泄致病，阳气不肯收藏。病属劳怯，不治。

戊己汤去白术。

縻氏　颈项结核，腹膨足肿，肝木犯中，痰气凝滞。

牡蛎二两　泽泻一两五钱　夏枯草三两　半夏炒二两　厚朴一两五钱　橘红一两　神曲二两五钱　茯苓二两　生香附一两，水磨汁泛丸。

气郁痰核。

夏枯草　生香附　丹皮　山栀　连翘　赤芍　郁金　橘红

王十四　脉左数右长，颈项结瘿，时衄。

生地　丹皮　犀角　鲜夏枯草　钩藤　山栀炒　土贝母　薄荷

又　因嗔忿失血以来，致颈项左右筋肿，痛连背部。此郁伤气血，经脉流行失司，已经百日不痊，竟有流注溃脓延绵之忧。治在太阳少阳。

生香附　夏枯草　薄荷梗　钩藤　丹皮　黑山栀　鲜橘叶　郁金

【附论】颈项痰核，不外乎风邪入络，忧郁气结，气血失于流通，凝痰于络，俱在阳明少阳部位。故辑存治表三方，治里四方，质之高明参酌。余听鸿注

痄　腮

查苏州　风痰交滞，结于两颐，发为痄腮，肿痛几及匝月，其热必溃。用加减牛蒡子桔梗汤，以得脓为效。

葛根　僵蚕　桔梗　赤芍　牛蒡子　前胡　甘草　橘皮　茅根

【附】额上胀，鼻息不通，牙关颊车开合不利，颐肿。此乃足阳明交会之地，据述喉肿之后始起，宜从阳明治。而开合不利，是挟风使然。

葛根　犀角　生地　丹皮　杏仁　桔梗　连翘　山栀

【附论】痄腮，一名髭发，一名含腮毒。在二阳明之界，手太阳亦过其间。属足阳明胃经积热所致，或风热所乘，与时毒、风痰、骨槽风等症，同类异名也。若焮肿连耳下者，属足少阳经；若连颐及耳后者，属足少阴经。临症谅人之气血虚实，病之新久，宜散宜补，宜凉宜热，斟酌治之。立斋曰：此症而有不治者，多泥风热，执用寒凉之剂耳。采存二方，亦备一格，与项症中合而参之。余听鸿注

燕窝疮

莫句容　燕窝疮，色红，热痒微痛，搔破则黄水浸淫成片。由脾胃湿热而成。宜芩连平胃汤主之。

茅术炭　黄芩　生甘草　橘皮　川黄连　姜汁炒真川厚朴

【附论】　此即《外科金鉴》成方。色红热痒，芩连苦寒化湿热，又苦以化燥杀虫；合平胃、朴、术苦以燥湿；橘皮健脾；甘草调中解毒，兼和药性，恐苦寒伤胃。脾健湿去，热退痒止，湿尽滋水收矣。以案合之，不必加减，见是病即用是方，可见其用成方

之妙。能静注

失荣证

董元墓　失荣已溃，愈烂愈坚，不时渗流血水，脉形皆现虚象。是谓败症，但不可弃而不治。古人立和营散坚丸，最为洽妥，舍此别无他法矣。

人参　熟地　当归　桔梗　升麻　茯苓　白芍　陈皮　昆布　红花　白术　川芎　川贝母　海粉　甘草　香附

为末，夏枯草膏泛丸。

陈太仓　颈项痰核，推之不动，按之如石，失荣已成。

石决明　新会皮　滑石　甘草　连翘　川贝母

顾江阴　症系失荣，由肝气郁积而成。消之不易，全凭耐养为安。

甜葶苈　瓜蒌　川贝　杜苏子　澄香　橘叶

复方　证似轻松，仍以散坚开郁。

青橘叶　通草　蒌仁霜　苏子　川石斛　钩藤　川贝母　月石

又　丸方。

毛沉香　白芍　茯苓　甜葶苈　川贝母　天竺黄　海浮石　杜橘红

夏枯草汤泛丸。

【附论】　失荣一症，其名不可思议，大约与马刀、侠瘿类同名异也。失荣属少阳忧思郁结者多，外感风邪者少，内损症也。失荣者尝贵后贱，尝富后贫，处先顺后逆之境，失其尊荣，郁结而成，故名失荣也。鄙见是否，明家教正。《内经》曰：尝贵后贱，虽不中邪，病从内生，名曰脱营。贵时尊荣，贱时屈辱，心怀眷慕，志结忧惶，病从内生，血脉虚减，名曰脱营。尝富后贫，名曰失精，五气留连，病有所并，富而从欲，贫夺丰财，内结忧煎，外悲过物，然则心从想慕，神随往计，营卫之道闭以迟留，气血不行，积并为病。《内经》虽概言之，人处先顺后逆境，经曰思则气结，忧愁者气闭而不行，失荣等症成矣。方书所谓郁则达之，如木郁则达之也，达者通畅流利之义。不独木也，诸郁皆欲达也。其起之始，不在藏府，不变形躯，正气尚旺，气郁则理之，血郁则行之，肿则散之，坚则消之；久则身体日减，气虚无精，顾正消坚散肿；其病日深，外耗于卫，内夺于营，滋水淋漓，坚硬不化，温通气血，补托软坚。此三者，皆郁则达之义也。不但失荣一症，凡郁症治法，俱在其中矣。若治不顾本，犯经禁病禁，气血愈损，必为败症。故辑五方，质之疡科，须究心焉。余听鸿注

马刀疬

徐吴江　虚痰入筋络，项侧胀硬，形长如蛤，名曰马刀。证由不足而发，除根非易。兹与煎剂，冀其渐渐消磨。

半夏　昆布　甘草　元参　川贝母　夏枯草　左牡蛎　忍冬藤　白芥子

孟苏州　咳嗽遗泄，颈项结核，证属马刀，最忌腐溃。诊得脉寸关微软，尺脉如丝，其为阴虚可证。姑宜毓阴化痰治之。

生地　茯苓　麦冬　牡蛎　米仁　川贝母　北沙参　白芍　夏枯草

倪震泽　鼻渊已久，近加项下结肿如李，坚硬。此阴虚体质，又感风热所致。

牛蒡子　杏仁　荆芥　钩藤　元参　桑叶　川贝母　夏枯草

瘰　疬

李氏太仓　颈项结核，将成瘰疬。此症多因肝气不和，须情怀宽畅，庶几刀圭有益。

鳖甲　夏枯草　石斛　青黛　海浮石　川贝母　天竺黄　料豆　荷梗

缪高邮　项颈结核，沿窜胸胁之间，累累相连，没此起彼，敛而复溃。此乃肾阴亏，肝阳易动，致因脾土饮食渐少。宜调养性情，抑肝扶土，慢期奏效。若专于消克，必致虚怯矣。

党参　川贝母　牡蛎　谷芽　沙蒺藜　橘白　料豆　石斛　黄芪

谭嘉兴　疬破经久不敛，气血亏弱可知，理应益补。但胸间又见结肿，虚痰滋蔓，延久难图。当益补化痰兼治，庶溃者敛而肿者消矣。

半夏　橘白　石斛　甘草　竹茹　参须　麦冬　党参　枇杷

朱蠡野　燕窝疬，且与丸方。

京山棱　橘核　连翘　姜汁制南星　天竺黄　海浮石　澄香　白矾

用竹沥水泛丸，八角茶泡汤送下。

王氏唯亭　疬串破久不愈，经止五月，潮热脉数。此属血海空虚。丹溪谓瘰疬属胆，有相火，而且气多血少，妇人见此尤忌。若月事以时下，寒热不作，方保无虞。若变潮热，其症危矣。今拟滋养厥阴，以冀热退经至为愈。

鸡血炒丹参　茺蔚子　银柴胡　白归身　酒炒白芍药　地骨皮　金石斛　天竺黄　川贝母　紫菜

周青浦　疬在耳后，属少阳所司，开郁化痰为治。

羚羊角　元参　牡蛎　薄荷　海藻　夏枯草　蛤壳　川贝母　连翘

俞常熟　先后天交亏，以致表寒骨热，颈项串疬，防成虚劳。

地骨皮　海螺　鳖甲　米仁　石斛　天竺黄　海粉　茯苓　川贝母　元参　北沙参

叶南京　血证时止时来，呛咳忽缓忽甚，疬疡焉能得愈，所谓用药无效，一不治也。

北沙参　紫菀　石斛　茯苓　鲜藕　清阿胶　川贝母　麦冬　牡蛎　茅针花　瓜蒌皮

陆张墓　外体虽丰，内本不足，颈项结肿，近加膝胫酸楚，正合肥人多痰之论。痰盛而气必虚，风邪易凑，搏于肺经。肝主筋，故令筋缩而肿，初如豆粒，后若梅李，连续不一，成为串疬，药难旦夕取效，拟清肝化痰以消息之。

青橘叶　牡蛎　秦艽　茺蔚子　刺蒺藜　天竺黄　川贝母　丹参

【附论】　疬有三，曰痰疬，曰瘰疬，曰筋疬。筋疬为肝木不舒。此名筋疬。能静注

接服方

钩藤　橘皮　八角茶　橘叶　川贝母　桑椹子　秦艽　续断

吴盛泽　颈间痰疬，久咳不已，怯症渐成。

地骨皮　川贝母　牡蛎　元参　杜苏子　北沙参　杏仁　紫菜

李氏苏州　素患痰疬，有溃有不溃，总属虚症。今见寒热食减，经信久睽，足三阴并亏，耐养方得延年。

生地　元参　地骨皮　夏枯草　嫩钩藤　土贝母　丹皮　石决明　茅柴根

【附论】　妇人以血为主。足三阴者，太阴统血，厥阴藏血，少阴藏精。三阴精血不足，血脉干涩，经水不通，气郁不行，瘰疬成矣。余听鸿注

彭江宁　瘰疬有风热痰三毒之异，与结核、寒热有殊。其症多生于颈项胸腋之间，形名虽异，总不外恚忿郁热所致。遇怒胀甚，名曰气疬，宜息气调理。今见憎寒壮热，咽项强痛，结肿不消，宜散肿溃坚汤加减主之。

京山棱　昆布　当归　白芍　连翘　软柴胡　海藻　甘草　黄芩　花粉　左牡蛎

【附论】　此方用海藻、甘草之反，古人立方，每每有之。甘遂、甘草取其反者，可攻蟠踞内之坚痰，甘草、海藻取其反者，攻其凝外之坚痰也。如人参、五灵，取其相反，正虚血凝，五灵遇人参，其攻瘀之力更速，瘀去正安，恐正气不接，故赖人参之力续之。古人用药如用兵，此激将法也。激其怒，烈性起，万军坚垒之中捣其窟穴，斩旗枭帅，立建奇功，何惧坚硬不消也。此东垣散肿溃坚古方加减。能静注

袁德清　耳下子母瘰疬，窜至缺盆，推之动，按之有根，属手足少阳二经所发。症在阴分，又见潮热咳嗽，恐成劳怯。

北沙参　茯苓　瓜蒌皮　元参　昆布　甜杏仁　稆豆　地骨皮　牡蛎　橘皮

黄常熟　项后两旁结核，日月已深。属太阴寒水所司，外受风邪，与内湿凝结。初忽不知，后方知痛。皮色泛红，有酿毒之兆。理宜温托，不可专事寒凉。

法半夏　陈皮　香附　益智仁　川芎　制僵蚕　姜黄　甘草　夏枯草

钱瓜洲　脾虚失运，肝胆气滞，浊痰注于肌肉，成核成疬，消之不易。痰随气行，气顺痰消，宜通阳消浊法。

旋覆花　茯苓　半夏　於术　白芍　白芥子　海浮石　桂枝　归身　甘草

谢氏无锡　瘰疬寒热盗汗，脘中瘕聚，红潮失信，大便溏薄，咳嗽食减，春深至冬未痊。此乃郁损成痨，难治之症。

香附　丹皮　归身　白芍　牡蛎　川贝母　茯苓　夏枯草　橘叶　竹茹

胡氏光福　颈项结核，寒热盗汗。此乃忧郁不解，气血皆虚。倘若经阻，便难调治。

当归　白芍　甘草　橘皮　茯神　蒺藜　钩钩　南枣

谢胡两案，与叶案雷同，病症相符，未尝不可用成法也，故留之。听注

又　丸方。

生地四两　远志二两　川贝母一两五钱　白芍一两二钱　西洋参二两　蒺藜二两　川芎二两　茯苓一两五钱　归身二两

外用夏枯草八两，海浮石五两，海藻二两，蛤壳五两，干贝四两，生石决五两，煎液泛丸。

沈嘉禾　瘰疬丸方。

制首乌四两　元参四两　薄荷四两　党参三两　生地四两　归身二两　白芍二两　天麻一两五钱　嫩防风二两　草节二两　川芎一两五钱　肥皂三十锭，十锭炒黑，十锭熬膏，十锭醋炒

炼蜜为丸。

两丸方以古酌今，颇有意味。听注

某　瘰疬之生，胆汁不足也，而木火因之上升。失血咳嗽鹜溏，所谓上传及肺，末传寒中也。滋则碍脾，燥则碍肺，兼顾方稳。

人参　霞天曲　莲肉　谷肉　淡菜　沙参　米仁　鲜藕

陈十七　疬劳在出幼之年，形脉生气内夺。冬月可延，入夏难挨。由真阴日灼，救阴无速功，故难治。

两仪煎。

朱四三　瘰疬马刀，都是肝胆为病，病久延及脾胃，腹满便涩，舌黄微渴，非温补可服。泄木火以疏之，和脾胃以调之，冀其胀势稍减。

吴萸　川连　生於术　川楝子　炒山楂　厚朴　青皮　黑山栀　椒目

赵氏　瘰疬寒热盗汗，脘中瘕聚，经期不来，大便鹜溏，呛咳减食，春深至冬未痊。此乃郁损成劳，难治之症。

香附　丹皮　归身　白芍　川贝母　茯苓　牡蛎　夏枯草

胡氏　头项结核，暮夜寒热盗汗。此乃忧郁不解，气血皆虚。倘若经阻，便难调治。

炒当归　橘皮　白芍　炙草　茯神　钩藤　南枣

沈氏　素有痰火气逆，春令地中阳升，木火上引巅顶，脑热，由清窍以泄越。耳鸣鼻渊，甚于左者，春应肝胆，气火自左而升也。宜清热散郁，辛凉达于头为主治。

羚羊角　黑山栀　苦丁茶　青菊叶　飞滑石　夏枯草

又方　照方去滑石，加荷叶、生石膏。

又　性情躁急，阳动太过，气火上升，郁于隧窍，由春深病加，失其条达之性，经言春气病在头也。考五行六气，迅速变化，莫若风火，脑热暗泄，而为鼻渊，隧道失和，结成瘿核。夫东垣升阳散火，丹溪总治诸郁，咸取苦辛为法。然药乃片时之效，欲得久安，以怡悦心志为要旨耳。

连翘心　土贝母　海藻　昆布　黑山栀　川芎　香附　郁金

屠三四　秋痢半年未愈，瘰坚硬痛，疡脓郁久成热。府经病浅，可冀其愈。

夏枯草　香附　茯苓　苡仁　川贝母　丹皮

陈　躁急善怒，气火结瘿，灼筋为痛。热郁化风，气阻痹塞，则腹鸣脘胀。木已克土，当兼健脾开郁。听注　苟非开怀欢畅，不能向安。

土贝母　郁金　海藻　白芥子　夏枯草　瓜蒌皮　山栀　昆布

【附论】　瘰疬一症，其名虽多，不外乎外感六淫风寒暑湿之邪，内伤七情忧愁思虑之郁。外感者气血未亏，属表属经，阳症易治；内损者营卫已伤，属里属藏，阴症难愈。丹溪曰：瘰疬皆起于少阳一经。余细考《内经》，惟少阳经有马刀侠瘿，曰：其痈坚而不溃者，名曰刀挟瘿，急治之。细思其故，恍然而悟。少阳者，风火之腑也，而为相火，风气通肝，与少阳合，故风火先犯少阳也。如伤寒先犯太阳寒水，同气相求易合。因少阳属木，木最易郁，木郁不达，精血内消，水不涵木，相火易升，故瘰疬表里虚实，皆始起于少阳一经耳，《内经》一言尽之矣。虽则起于少阳，如伤寒起于太阳，藏府六经，皆可传徧，不独少阳一经也。故治疬当分六经，有少阳之风热气郁，太阳之寒湿凝结，阳明之湿痰壅热，太阴之腹胀便溏，少阴之咳嗽内热，厥阴之经阻腹痛，俱有兼症。外症皆由内发，治外当兼治内也。今辑三十余方，治法虽未尽，亦可见其大概矣。方书曰：不犯经禁病禁。如伤寒太阳寒热，误投少阳柴胡，引邪入里矣；太阴之下痢，误投少阴阿胶、黄连，即成败症矣。药一错误，岂堪设想。《内经》云：勿盛盛，毋虚虚。损其不足，益其有余，此二者，医杀之。即此意也。如病家调理，自犯经禁病禁，虽名医良药，亦难愈。若有所误，俱成败症，岂可不慎欤！如外治薄贴、针砭、围灸等法，各有师承，不在立方之内。不揣谫陋，聊作刍言，质之高明。余听鸿注

【附案】　琴川东乡，周姓农妇，早寡无嗣，有田面四亩，出钱承种完租者谓田面，业主收租者谓田底。夫兄争之不休，忧郁而成胁脘痛，项侧两旁起核坚硬，就诊于余。曰：忧愁气闭不行，思则气结，忿怒则肝火上犯，久则失荣马刀，成后不治矣，幸经水极少未绝，犹可挽回。余劝其将田面让于夫兄，勿因此多累也，纺织亦可度日。惜贫病相连，无资服药。余劝伊无事行坐，静心休养，以解愁绪，而绝忿争之念，使肝气条达，虚火不升，而可苟延岁月。以鲜芋艿切片，晒干二斤，川贝母二两，姜半夏三两，共为细末，用淡海藻二两，昆布三两，煎汁泛丸，临卧用雪羹汤淡海蜇三钱，大荸荠五枚，煎汁送下三钱。再用归脾汤原方，倍木香，加柴胡、白芍，三天服一剂。经三月余，项块消软，胁痛止，信水依时，诸恙霍然。若不劝其让产，怡养心情，终日扰攘不休，未必不死于郁症也。听鸿记

横泾有王姓妇，因其夫私有外遇，不顾家事，有儿女各一，男六岁，女三岁，夫妻反目，吵扰不休，气郁日久，左项坚硬，脘痞胁痛，呕吐腹痛，经阻三月，医皆疑为妊。

后就余诊之，按脉坚硬而濇[1]，面色青黯无华，岂有妊娠之理。后其细述家事，气血久郁，防延变内热咳嗽，不能治矣。问其夫偕来否，曰：在寺前买物，使之先来，停刻即至也。其夫来寓，余曰：症由郁怒伤肝，非妊娠，干血劳难治矣。察其夫面色略变，彷徨之状，尚有不忍之心。余曰：若能依我三事，尚可挽回。若不能依，延他医治之。其夫问故，余曰：一要三月不能出外，在家代其劳；二要顺其性，倘有加怒，不可违拗；三要殷勤服侍汤药，调理饮食寒暖。如能依此，一方可痊。其夫一一遵之。早服归脾丸三钱，晚服逍遥丸三钱；再用归芍六君汤加二陈、香附、柴胡，一月服十剂；用海蜇、紫菜等作羹食。调理三月余，项间肿硬已消，月事以时下。夫妻反好如初，后偕至余寓，拟一膏方，余见之欣喜。所以为医者，团人骨肉，口边功德，不可不积也。若七情郁症，不顺其性，十难愈一二耳。余听鸿志

常熟某，素性诚实俭朴，完姻数载，起马刀失荣，从耳后项左侧，胀硬如臂，溃破脓水淋漓，咳嗽，吐血，便溏，大肉皆削，诸谓不治。余曰：白发在堂，襁褓在抱，若弃而不治，于心何安？然贫病相连，家窘不能服药，孙真人谓一不治也。有其内姊丈某，解囊助药资；余璧诊金，尽心调理。服甘温调脾，便坚咳甚痰多；即用甘凉清润，金土同调，咳减，便仍溏；更番金土而治。如斯者三月后，脾胃渐旺，大便稍坚，纳增咳减。后以归脾法加疏通气血之品，再以和荣散坚丸兼服，卧床载余，项肿溃烂亦敛，坚硬全消，起复如故。倘医知难而退，亲戚不肯解囊，亦不治之症。所以为医当尽心，为亲戚当尽力，绝症亦可勉力挽回。亲戚中疾病相扶者，余甚义之。听鸿志

时　毒

崔震泽　风温热将两候，风阳上扰，以致面浮项肿。温热内炽，阳明热结，而大便不通。热蒸之气，上蒙清窍，神识不清。诊脉左弦而数，右关洪大，舌苔糙黄，略带灰色。此乃时毒大头瘟也。议以疏风清热，兼通阳明，以冀便通热减，是为松机。

羚羊片　连翘　花粉　黄芩　枳壳　牛蒡子　薄荷　黑豆　象贝母　知母　黑山栀　芦根　竹叶

复方　热势已减，脉象数而稍缓。惟头面红肿未退，舌色干红，有时鼻衄。初起邪在气分，热久渐入营分，风乃天之阳气，温乃化热之邪，两阳熏灼，上焦先病。大便已通，神识亦清，再当清心营，清肺卫，自然渐安。

犀角　鲜生地　花粉　连翘　菊叶　川贝母　牛蒡子　马勃　知母　芦根　桑根　忍冬花露

张荆溪　风温时毒，寒热，颐项肿痛，以冀一溃，证自松矣。

煨葛根　柴胡　杏仁　马勃　僵蚕　牛蒡子　前胡　桔梗　甘草　茅根

① 濇：原作“啬”，据文义改。

金上海　胸项俱肿，寒热无汗。此时毒也，宜祛风达邪为安。

荆芥　牛蒡子　前胡　青皮　防风　厚朴　贯众　甘草

徐黎里　发成时毒，胸膈不利，咳呛牵引则痛，痰热交滞。肺肝受伤，法宜达邪行瘀，佐以化痰托毒。

柴胡　枳壳　钩藤　苏梗　青皮　杏仁　桃仁　桔梗　葛根　茅根

秦枫泾　风毒已有十余日，毒尚不化，脉数无力。此正虚邪旺之故，宜散邪寓补。

党参　川石斛　僵蚕　生黄芪　桔梗　生甘草　角针　青荷叶

朱唯亭　病因耳项浮肿，是属风邪；寒热胸满，神识不清，是属里热。拟清散之法，以冀热退神清。

葛根　杏仁　防风　橘红　牛蒡子　前胡　桔梗　僵蚕

庞太仓　时毒，法以疏散之。

牛蒡子　荆芥　甘草　马勃　杏仁　豆豉　防风　桔梗　蝉衣　贯众　西湖柳　茅根

张　温邪自里而发，喉肿口渴，舌心灰滞，上焦热蒙，最怕窍闭昏痉。苦寒直降，攻其肠胃，与温邪上郁无涉。

连翘　黑栀皮　牛蒡子　杏仁　花粉　马勃　瓜蒌皮　夏枯草　金汁　银花露

史　头形象天，义不受浊。今久痛有高突之状，似属客邪蒙闭清华气血。然常服桂、附、河车，亦未见其害。思身半以上属阳，而元首更为阳中之阳，大凡阳气先虚，阴邪上入，气血瘀痹，其痛流连不息。法当宣通清阳，勿事表散，以艾焫按法灸治，是一理也。吾师曰：项之上为阳中之阳，不可轻灸。总要认病真切，可灸则灸之。听鸿志

熟半夏　北细辛　炮川乌　炙全蝎　姜汁

又　阳气为邪阻，清空机窍不宣。考《周礼》采毒药以攻病，藉虫蚁血中搜逐，攻通邪结，乃古法，而医人忽略者。今痛滋脑后，心下呕逆，厥阴见症，久症延虚，攻邪须兼养正。

川芎　当归　半夏　姜汁　炙全蝎　蜂房

史姓两方，因头肿高突，可知厥阴之脉，与督脉会于巅。恐见此症作风温，误投凉药，故特录之，以便临症与时毒并参，勿致温凉错误。听鸿志

某　风热毒闭项后肿。

竹叶　滑石　牛蒡子　芦根　马勃　薄荷　连翘　黑山栀　川贝母　生甘草

【附论】　经云：上焦如雾而象天。头为诸阳之首，诸阳之脉，皆聚于面。风与火为阳邪，上先受之。元首为阳中之阳，与风火同气相求易合。人在风中，如鱼在水中，呼吸出入，赖以养生，贼风虚邪，不能避也。时毒者，四时不正疠疫之气，随风而至。肺合皮毛，鼻为肺窍，天气通于肺，地气通于嗌，或皮毛受邪，或吸之于鼻，传之于肺。或亢热日久，水中之毒蕴之于胃。风气通于肝，少阳，风木外府，与三焦合为相火，风

毒郁于上焦，与诸阳之脉合而为热，天行时疫、大头瘟、项肿、时毒等症成矣。膻中者清虚之处，本不能受邪，而最易受邪者，何也？胞络之中，心肺居之，心为君主，肺为相传，心肺在上，行一身之营卫。风温先犯肺卫，热阻上焦气分，所谓清阳之邪中上是也，急宜轻清辛凉，解上焦之邪。若误投温燥，热邪相搏，或大汗伤阴，热邪内陷，传入营分，先犯心主宫城，陷入手厥阴，即神昏呓语，痉厥险症见矣。疫邪疠毒，随人体质而化，有夹热、夹寒、夹湿、夹风之殊，又有上中下三焦之分，传经虚实之辨。辑存一十二方，热在气分者，羚羊等彻之；传营分者，犀角、地黄等凉之；邪滞于膈，未化热者，厚朴、防风等开之；瘀滞者，桃仁、青皮等行之；正虚邪旺，参、芪等托之；热邪蒙秘，金汁、花露等泄之。附厥阴头肿二方，非时毒症，恐温凉误治也。如阳明之葛根，少阳之柴胡，桔梗之载药上浮，参入各有妙用。所以医如上马之将，操舟之子，无一定章程，全在临时变通也。

【附案】 常熟塔后孙姓妪，年六十余岁，始因寒热，子媳不暇问。及至六七日，头肿如斗，色红，满面水泡，大者如栗，小者如豆，两目合缝，舌黑神昏，撮空呓语痉厥。皆欲承气等下之。余曰：热邪温毒，先犯上焦。热熏膻中，如烟如雾，无质之邪，蒙蔽胞络。苦寒直达，攻其肠胃，不能及上焦膈中之病，反使高年气弱，乘虚下陷。何如先将细磁拷碎，择锋利者夹在箸头上，扎好，将面上之泡砭尽，用棉拭干滋水。将芙蓉叶、青黛、大青叶、人中黄研末，鲜菊叶捣汁调敷，干则以菊叶汁润之。先研至宝丹一粒，井花水调服；再以犀角、羚羊、赤芍、连翘、中黄、栀皮、竹叶、石膏、紫草、忍冬、花露等轻清之剂服之。一周时肿势全消，热去神清。再服白虎加人参汤、竹叶石膏汤，数剂而愈。余听鸿志

时毒、风痰、痄腮、虾蟆胀、大头瘟等症，大江之南，春夏间最多，治亦不知凡几，致命者犹未见。惟癸巳冬，见一异症。是冬无雨雪，亢旱而热，某宦上口唇忽起一瘰。某医以谓是疔，用刀挑破，折以药条，外痂结好后，忽面肿，漫延至头皆肿。群医集至，有云大头瘟，有曰游风毒，有曰疔走黄，有曰面游风，各执一见。病家疑虑不决，方亦不敢乱服。挨延数日，胃气日惫，烟谷不进。后又一医曰：此疔毒窜于络中，非大寒退热不可。犀角、羚羊、金汁、玳瑁等品，另服梅花点舌丹四丸。有友与余言及此症。余素不谙外症，曰：无论大头瘟、疔毒、时毒，温毒则一也，以轻重之间分之耳。然人元气有虚实，体质有寒热，膏粱之体必虚，嗜烟之体必寒。梅花点舌丹香窜，必耗散真元；寒药过度，必损胃阳。热虽退，正气必不支矣。服药后头肿渐退，元气日败，毒陷不起，两目出脓，耳鼻皆流血水，口吐血痰而毙。余思此症，不知如何治法，留质高明。倘遇此症，立定章程，不致病者太惨耳。是冬瘟痘盛行，种过牛痘者，皆出天花，服寒凉药偾事者多。吾同乡方孝廉令郎二人，一十九岁，一十八岁，余俱以温补养元托浆，和脾胃，上浆结痂皆顺。虽痘症要先去毒，余思年长衰老出痘，非虚不能受此瘟邪；又兼深冬阳气潜藏，天寒秘蛰，非温补内托不可。若

在春夏阳气浮越，小儿体质强壮，有实热，寒凉亦必需也。见病治病，随症立方，是为真的。专信陈言，拘执寒凉，偏于温补，非为上工，瘟毒亦然。余听鸿志

面部

目疡

鲍昆山　眼胞痰核，坚硬不痛，迁延已久，皮色不变，推之移动，在皮里肉外，由湿热痰气郁结而成。拟二陈化坚法，令其消散。

半夏　橘皮　甘草　石决明　僵蚕　茯苓　黄连　车前叶

曹菱湖　眼胞红肿，形如椒粒，名谓椒疮，系脾胃湿热所致。姑拟清脾凉血法。

防风　赤芍　白鲜皮　橘皮　厚朴　荆芥　元参　蝉蜕　连翘　甘草

贾金坛　目大眦睛明穴作痛，微肿。病出厥阴风火，发在太阳经穴。疮势虽小，根源甚深，溃破多致成漏。议疏风清肝，务令消散。

黑山栀　归尾　荆芥　薄荷　连翘　忍冬花　甘草　夏枯草

柳嘉善　睛明穴泪液过多，以致目干细涩，时作抽痛，差喜外皮未破。姑与丸药理之，除根不许。

沙蒺藜　北沙参　稆豆皮　潞党参　云茯苓　女贞子　象牙屑　荷叶蒂　九制首乌

崔芦墟　脾胃浊痰，肝经气郁，结于两眼胞，成为结痰，形如豆粒，不痛不痒。似乎小恙，然久积不治，损目之端也。

川贝母　天竺黄　苦桔梗　石决明　杜苏子　桑叶　夏枯草　法半夏　新会皮　海蛤粉

邓桐乡　漏睛疮，脓从大眦内出者，例难收口。

党参　归身　茯苓　炙草　熟地　白芍　於术　麦冬　丹皮　地骨皮　桑椹子

莫蠡墅　眼胞困毒，坚凝不痛，缠绵经年不愈，渐胀垂下，以致目不能视，属脾湿郁热而成。宜凉膈清脾饮主之。

生地　荆芥　连翘　黄芩　煅石膏　生栀　防风　薄荷　赤芍　甘草　灯心

【附】　清凉丸方，洗。

石菖蒲　归尾　羌活　杏仁　地肤子　赤芍　胆矾　川连

共为细末，以薄绸包之，如樱桃大，米泔水浸泡，乘热蘸洗擦之。勿见尘土为妙。

陈黎里　眉棱骨高肿，坚硬如石，名曰石疽。有失血之虑，宜听其自溃，可转逆为顺。

党参　川贝母　丹参　牡蛎　茜草　白芍　黄芪

【附】　围药方

三棱　白及　广木香　郁金　南星　蓬术　青木香　土贝母　半夏

复方　眉棱较前愈觉高肿，仍然硬而不软。即使得脓，难免损目之虞。

党参　川贝母　阿胶　黄芪　参山膝　白芍　枣仁　茯神　胆星　天竺黄

范氏嘉善　右脉弦数而滑，冲任不足，痰液凝滞空隙之地，溃则多致成漏。时值酷暑，且与丸药理之。

桑叶　川贝母　丹参　香附　阿胶　牡蛎　茯神　丹皮

袁同里　睛明成漏，旋发旋平。以属痘后余毒，最难绝源流。

西洋参　地骨皮　甘草　陈皮　夏枯花　川贝母　桔梗　银花

某　风温上郁，目赤脉左弦，当用辛凉散之。

桑叶　夏枯草　连翘　草决明　赤芍

某　失血后，复受灼热，左目赤痛，当以辛凉清之。

鲜荷叶　冬桑叶　生甘草　赤苓皮　绿豆皮　稆豆皮

鲍　秋风化燥，上焦受邪，目珠赤痛。

连翘　薄荷　黄芩　山栀　夏枯草　青荷叶　苦丁茶　桑皮

顾　头额闷胀，目赤。

羚羊角　夏枯草　草决明　连翘　生香附

潘　头面风肿，目起星，是气中热。

羚羊角　夏枯草　薄荷梗　谷精草　丹皮　小生地　望月砂　连翘　山栀

某　肝火上郁，目眶红肿。

连翘　赤芍　鲜菊叶　黑栀皮　苦丁茶　夏枯草

某　目胞浮肿，不饥不运。

桑皮　茯苓皮　大腹皮　广皮　姜皮　苡仁　通草

陈常熟　嗜烟太多，本属阳虚。喝雉呼卢，通宵不寐，阴阳倒置。两目晕红，色淡，昼昏夜明，视物有歧。《内经》云：目者心之使，神之舍也，营卫魂魄之所常营也。故神劳则魂魄散，志意乱，故阴阳不得合而精明也。治宜益气升阳，参固神志，安逸调理，可不致气脱失明之患。

党参　黄芪　柴胡　归身　炙甘草　远志　枣仁　木香　茯神　蔓荆子　制首乌

【附论】　问曰：圣人治病，本无专科。今人分科，反使各立门户，大失《内经》本旨。师曰：列方本从《内经》，刀针手法，各有师承。故咽喉、疡科、眼科，不得不分。答曰：《内经》《灵》《素》，先论九针，诸科之中，各有妙用。师曰：书者规矩也，刀针手法巧也，立方可循规蹈矩，刀针手法各有专归。古时仓公氏以诊圣，仲景氏以方圣，华佗氏以针灸杂法圣，即分专科之始也。大约治病立方，不出内科之范围。譬如治伤寒，不循六经，鲜有不误者也。目者，经曰五藏六府之精气，皆上注于目为之精。精之窠为眼，骨之精为瞳子瞳子属肾，筋之精黑眼黑眼属肝，血之精为络眼中之络属心，气之精为白眼眼白属肺，肌肉之精为约束眼胞属脾。故瞳子黑眼法于阴属下焦肝肾，白眼赤脉法于阳也属上焦心肺。此数言，五藏六府，阴阳虚实，寒热标本，皆在其中矣。若泥于五轮八廓，七十二问病，一百零八症，专于此科，徒乱心目。余所辑十九方，眼胞痰核坚硬，以二陈化坚；椒疮红肿，以清脾凉血；厥阴风火，以疏风清肝；泪液过多，目干抽痛，滋水养肝息风；肝脾结郁，眼胞痰核，疏肝化痰软坚；漏睛疮日久，填补肝肾；眼胞囷毒，清脾凉膈；石疽坚硬，补托软坚；疽后余毒，清肝养阴；有风温秋燥之辛凉；风热气分之清肺；肝火上郁之凉肝；目胞浮肿，运脾利湿；昼昏夜明，益气升阳。治法皆遵成书，临症自有把握。治外兼乎治内，专科贵乎兼科。所谓循规蹈矩，使人巧也，不但质之疡科于内科，即专科亦有裨益。刀针手法，余少师承，不敢与闻耳。余听鸿注

耳 疡

鲍宝山　肝气挟湿，右耳胀痛。以疏风胜湿治之。

羚羊角　薄荷　钩藤　连翘　滑石　刺蒺藜　荆芥　池菊　丹皮　竹叶

管吴江　虚阳上升，耳窍塞窒聤痛。是下虚上实，清窍不能流畅。用滋补下焦，使阴火潜伏。

制首乌　白芍　女贞子　灵磁石　料豆皮　沙蒺藜　青黛　怀牛膝　石决明

复方

前方加党参、牡蛎，除石决明、青黛。

史周浦　肾开窍于耳，心寄窍于耳，肝脉络于耳，总赖肾水滋养，耳得之而为聪。但年已七十矣，失聪不得为病。所患者抽痛，未免肝风内扰，上干清窍。今拟滋水柔肝，以安心神。

北沙参　青黛　茯神　蒺藜　白芍　洋青铅　远志　磁石　石决明　熟首乌

卢乍浦　眩晕耳鸣，水不制火之候。以育阴和肝法。

党参　茯苓　白芍　龙齿　料豆　枣仁　远志　磁石

萧青浦　稚年耳漏，防成聋疾。

生洋参　料豆　元参　石斛　粗药珠　夏枯草　川贝母　生甘草

项扬州　肾水虚怯，木郁生风，两耳模糊聤胀。先以清轻泄降，缓商毓阴。

煨葛根　橘红　青黛　石决明　半夏　刺蒺藜　磁石　鲜荷叶

李常熟　肾阴亏损，肝阳上扰，右耳干痛失聪。宜肝肾并治。

六味丸加黑山栀、新会皮、池菊、胆草、钩藤。

冯昆山　耳聋聤胀，是肾阴不足，肝胆郁热上蒸。清少阳郁热，兼以养阴为主。

北沙参　怀牛膝　稆豆皮　花粉　沙苑　制首乌　左牡蛎　荷叶

邵苏州　肾开窍于耳，胆络亦附于耳。凡元虚失聪，治在肾藏；邪蒙窍闭，治在胆府，乃一定之法也。今年逾六旬，脉形细数，属肾阴已亏，胆火肝风，又复上蒙清窍，致额痛耳聋，脓流不绝，成为聤耳。药非苦寒直降可效，治宜填补下元，滋水制木，徐

图见愈。

制首乌　钩藤　远志　怀牛膝　磁石　稆豆皮　茯神　荷蒂　潼沙苑

钱周庄　暮年耳痔，形如牛乳，触之则痛彻巅脑。系肝胃之火上结而成，宜栀子清肝汤主之。

黑栀　白芍　丹皮　甘草　黄芩　归身　川芎　柴胡　黄连　石膏

槐青浦　耳痔有年，难期速愈。

青黛　白芍　蒺藜　磁石　山栀　稆豆　石决明　菖蒲　荷叶

复方　耳痔努出耳外，胀痛破伤，犹恐失血，慎之。

生地　川斛　羚角　远志炭　丹皮　茜草　元参　川贝母

汤平阳　耳后缝间，皮色红裂，时出黄水津津，名为旋耳疮。此系肝胆湿热，拟轻清少阳，并渗脾土。

羚羊角　连翘　赤芍　青蒿　黄芩　池菊　丹皮　米仁　六一散

【附】　穿粉散

轻粉隔纸炒　炙甲片　铅粉　元黄丹

共研细末，香油调搽。

吴太仓　耳根肿痛，连及颈项，脉弦数。此肝胆之火，拟平降之法，佐以舒郁。

柴胡　栀子　连翘　归身　小香附　青皮　黄芩　元参　白芍　川郁金　抚芎

高南汇　耳门赤肿，痛引牙床。属上焦风热，宜清胃辛凉散主之。

荆芥　薄荷　升麻　甘草　大力子　防风　池菊　白芷　桔梗　白芦根

复方　耳门痛势稍缓，口干，脉细数。宗耳为肾之外候治之。

生地　元参　连翘　酒芩　麦冬　花粉　赤芍　黄连　麸炒枳壳

王平湖　耳内热痒，出水，属肝胆风热上壅，宜轻清凉散治之。

鲜薄荷　夏枯草　钩藤　连翘　青菊叶　石决明　鲜荷叶　丹皮

张陈墓　耳鸣失聪，小便赤涩。此属阴火妄动之候，宗《内经》肾气通于耳。

六味加知柏、肉桂。

秦石牌　耳垂后焮赤肿痛，状如伏鼠，寒热间发。此手足少阳二经风火搏结而成，名为耳根毒。拟仙方活命饮主之。

防风　赤芍　角针　甘草节　银花　白芷　新会皮　花粉　炒甲片　连翘　土贝母

复方　耳根毒起发易溃，本为顺证。今腐脱新生，理应补益。拟香贝养荣汤主之。

党参　熟地　白术　茯苓　甘草节　归身　白芍　川芎　新会　生香附　桔梗　川贝母

冯绍兴　脉弦，耳间肿连耳轮，痛生寒热，名为耳发。已经五六日，难以消散。姑拟托里透脓法。

角针　甘草　青皮　黄芪　白芷　桔梗　当归　银花

复方　耳发肿痛已减，寒热得解，病退之机。此处气多血少，最难腐溃。今疮头孔眼不一，形如蜂房，脓亦易泄，乃顺证也。当补益清毒兼治之。

黄芪　归身　茯苓　玉竹　广皮　甘草　白芍　银花　石斛　生地

沈嘉定　耳后毒失于托里，误投寒凉，则毒不能外发耳，遂攻耳窍，脓窜耳内，以致成漏。宜煎丸并进，可期全愈。

制首乌　女贞子　茯神　麦冬　北沙参　煅牡蛎　白芍　料豆　沙苑

再服十全大补丸。

姜本城　风温上郁，右耳聤胀。

薄荷　马勃　桔梗　连翘　杏仁　通草

陆浒墅关　风木之郁，耳胀欲闭。

羚羊片　夏枯草　苦丁茶　连翘　薄荷梗　黑山栀皮　生香附

毕高邮　气闭耳鸣。

鲜薄荷　杏仁　广皮　防己　苦丁茶　连翘　厚朴　木通

庄本城　暑热上郁，耳聤作胀，咳嗽。当清气分之热。

白沙参　杏仁　连翘　竹叶　六一散

吕震泽　头痛耳鸣，历经三载，脉来弦。肾阴亏损，肝阳上升。兼之梦泄，理宜潜镇。

蒺藜　牡蛎　青铅　钩藤　首乌　稆豆皮　川斛　莲须

某　湿温长夏最多，湿热郁蒸之气，由口鼻而入，上焦先病，渐布中下，河间所谓三焦病也。治与风寒食积迥异。仲景云：湿家不可发汗，汗之则痉。湿本阴邪，其中人也则伤阳。汗则阳易泄越，而邪留不解。湿蒸热郁，发现为黄，熏蒸气隧之间，正如罨曲之比。斯时病全在气分，连翘赤小豆汤可以奏效。今经一月，邪弥三焦，自耳前后，左肿及右，痈疡大发。夫痈者壅也，不惟气滞，血亦阻塞，蒸而为脓，谷食不思，陡然肉消殆尽，胃气索然矣。商治之法，补则助壅，清则垂脱，前辈成法，一无可遵。因思湿热秽浊，结于头面清窍，议轻可去实之法。选芳香气味，使胃无所苦，或者壅遏得宜，少进浆粥，便是进步。经云：从上病者治其上。《灵枢》云：上焦如雾。非轻扬芳香之气，何以开之。

青菊叶　荷叶边　金银花　象贝母　绿豆皮　马兜铃　连翘　射干

煎好露一宿，临服加金汁一小杯。

某　耳内流脓，昔人谓之肾疳，用六味丸加味治。今用其法，兼清少阳。

六味丸加　桑螵蛸　黄菊花　山栀　石决明　桑叶　黄柏盐水炒

猪骨髓、芡实粥为丸。

某　舌白，咳嗽，耳胀，口干。此燥热上郁，肺气不宜使然。当用辛凉，宜薄滋味。

鲜荷叶　连翘壳　大杏仁　白沙参　川贝母　绿豆皮

某　先起咳嗽，继而耳聤胀痛，延绵百日不愈。此体质阴亏，感受风温，未经清理，外因伤及阴分，少阳相火陡起，故入暮厥痛愈剧。当先清降，再议育阴。

苦丁茶　鲜菊叶　金银花　生绿豆皮　川贝母　益元散　鲜荷叶边

某　风温发热，左耳后肿痛。

干荷叶　苦丁茶　马勃　连翘　杏仁　黑栀皮

某　左耳聤痛，舌白，脉数。体质阴虚，挟受暑风，上焦气热。宜用辛凉轻药。

鲜菊叶　苦丁茶　黑山栀　飞滑石　连翘　淡竹叶

某　暑热上郁，耳聤作胀，咳嗽。当清气热。

杏仁　连翘壳　淡竹叶　川贝母　白沙参　六一散

宓　头痛，耳聤胀，目微赤。少阳相火上郁，以辛凉清解上焦。

连翘　羚羊角　薄荷梗　丹皮　牛蒡　桑叶

【附论】　《内经》曰：北方生寒，在藏为肾，在窍为耳。南方赤色，入通于心，开窍于耳。手少阳三焦之脉交出足少阳之后，上系耳后，直上出耳角，其支从耳后入耳中。足少阳胆之脉行手少阳之前，交手少阳之后，其支从耳后入耳中，走耳前。所以耳为肾窍，开窍于心，二少阳皆会于耳。心为离火，肾为坎水，三焦为水火之道路，肝胆为风木之枢机，二少阳合为相火。人为一小天地，火升水降，如日月之东升西没，周流不息也。火亢赖水滋涵，水沉藉火蒸动。离中虚，阳抱阴；坎中满，阴抱阳也。水火不得相离者也，水火升降不调，三焦水火道路秘塞，气机阻滞，云雾不收，龙雷上腾于天，少阳风从内煽，遇火势若燎原，遇水势如翻海。故风之性，助物为威，耳鸣、耳聤、耳胀、耳根毒等各症见矣。耳之疾，虚则治在心肾，实则治于风火，二言尽之矣。今辑三十六方，心肾风火俱备，虽曰外科，皆出内科手笔。若能心领神会，举一反三，临症未尝无小补耳。余听鸿注

鼻　疡

程崇明　手太阴蕴热，致生鼻疮，理宜清肺。

羚羊片　桔梗　桑白皮　甘草　黑山栀　石决明　黄芩　连翘　荆芥　白蒺藜

宋南浔　鼻瘜不利，按脉弦数。此肝阳扰肺，非小恙，最宜养性。

枇杷叶　桑叶　杏仁霜　通草　石决明　钩藤尖　苏子　桔梗　荷叶边

复方　鼻生旋螺，系属肺热。又增咳嗽气逆，脉仍弦大。夏令伊迩，须防咯血。

羚羊　苏子　杏仁　马兜铃　瓜蒌仁　青铅　橘皮　芦根　枇杷叶　鲜竹茹

叶青浦　鼻为肺之外候，风温客脑则额痛鼻渊，兼之痰火气逆，姑拟养阴肃肺。

北沙参　冬桑叶　辛夷　钩藤　石决明　白蒺藜　川石斛　料豆　枇杷叶

复方　鼻流黄色浊涕，有腥秽之气，是脑热未楚。仍从前法。但此症久延，必致虚弱，当以奇授藿香丸煎服之，庶几相须奏效。

羚角片　桑叶　辛夷　半夏曲　北沙参　生石决　石斛　蒺藜　枇杷叶　青荷叶

【附】　奇授藿香丸

鲜藿香八两，研极细末，雄猪胆汁和丸，如桐子大。每服三钱，苍耳子汤送下。

俞芦墟　鼻管焮肿，两旁色紫，脓汁浸淫，痒而不痛。此为鼻䘌疮，系风热客于肺络。姑拟辛散治之。

羚羊角　连翘　黄芩　生牡蛎　夏枯草　青荷叶　池菊　滑石　甘草

庄北拆　鼻痔形如榴子，渐渐垂下，窒塞孔中，有碍气息。此乃肺经风热郁久而成，宜辛夷散肺饮主之。

辛夷　生地　知母　百合　煅石膏　黄芩　甘草　升麻　麦冬　枇杷叶

金杭州　右脉洪数，面鼻起瘰，色紫肿痛。此属肺经血热，致发肺风。但来已久，一时难得痊愈。且与辛凉清解。

荆芥　防风　蝉蜕　白蒺藜　桑叶　桔梗　甘草　黄芩　牛蒡子　杏仁

复方　面鼻皮色稍淡，红瘰依然。宗风淫于内，治以辛凉。

羚羊角　黄芩　生石决　连翘　枇杷叶　生山栀　甘草　白蒺藜　桔梗　天花粉

杨无锡　肺风由手太阴血热上壅，发于面鼻，延及颈项，色赤而紫。热盛入血且深，姑拟祛风凉血之法。

生首乌　秦艽　白蒺藜　花粉　桑叶　大料豆　甘草　细生地

复方　肺风蔓延已定，色淡痛减。仿古人治风先治血，血行风自息之旨。

生地　桑叶　秦艽　川芎　花粉　当归　黄芩　赤芍　白蒺藜

顾枫泾　肺风兼挟湿热，治以凉渗。

制军　白蒺藜　连翘　玉竹　甘草　苦参　石决明　山栀　黄芩

王周庄　面鼻花刺，系肺热上熏，治宜清肃肺热。

冬桑叶　黄芩　白蒺藜　桔梗　枇杷叶　地骨皮　山栀　石决明　连翘

复方　粉刺搔破，结成白屑，形如黍米。宜枇杷清肺饮主之。

党参　黄连　甘草　黄芩　枇杷叶　鲜杷叶　鲜桑白皮

俞本城　咳嗽经时，脉躁。此系肝火射肺，鼻翅腐碎，并防咯血。

代赭石　苏子　地骨皮　桑白皮　瓜蒌霜　桔梗　枇杷叶

陈川沙　虚热上蒸，鼻渊已久，酷暑之令，难期速效。

北沙参　麦冬　花粉　桑皮　白蒺藜　玉竹　青铅　料豆

闵褚墅　肝火刑金，鼻窍郁热，久防腐烂，治以泻肝润肺，庶几见效。

枇杷叶　黄芩　山栀皮　花粉　石决明　桔梗　白芦根　甘草

储徽州　鼻属肺窍，又为气主，鼻中起瘤，妨碍气息。古人云：肺经湿热，上蒸于脑，入鼻而生瘜肉。犹如地得湿热，上生菌蕈也。治以辛夷散主之。

辛夷　白芷　防风　细辛　木通　升麻　藁本　川芎　甘草　茶叶

江　积瘀在络，动络血逆。今年六月初，时令暴热，热气吸入，首先犯肺，气逆血涌。强降其血，血药皆属呆滞，而清空热气，仍蒙闭于头髓空灵之所，诸窍痹塞，鼻窒瘜肉。出纳之气，都从口出，显然肺气郁蒸，致脑髓热蒸，脂液自下。古称灼物消物莫如火，但清寒直泄中下，清空之病仍然。议以气分轻扬，无取外散，专事内通，医工遇此法，则每每忽而失察。

连翘　牛蒡子　通草　桑叶　鲜荷叶汁　青菊花叶

临服，入生石膏末煎一沸。

【附论】　张会卿曰：鼻病无他也，非风寒外感，则内火上炎耳。外感治宜辛散，内热治宜清凉。知斯二者，治鼻大纲尽乎是矣。此治内症之大概也。惟治外科者，亦不能出此范围。鼻开窍于肺，五气入鼻，藏于心肺，心肺有病，鼻为之不利也。属阳明，位居中土，脾热病者，鼻先赤。伤寒二日，阳明受之，阳明主肉，夹鼻络于口，鼻为肺窍，胆移热于脑，则辛頞鼻渊，鼻渊者浊涕下而不止也。相火司天，鼽衄鼻窒。君火司天，鼽衄鼻窒。肺之外症，属火者多，风寒湿兼而有之，肺属金畏火，肺主气，风寒湿壅滞气机。至于鼻疽、鼻痔、鼻瘜、鼻痈，坚硬难除者，或风寒郁结，或喜食膏粱煿炙，阳明化热，经络壅塞而成，阳明主肉，故肉坚而不易化也，属阳明者多。肺𪒠疮、酒齄鼻、赤鼻、粉刺、肺风，或酒湿伤脾，脾经蕴热熏灼于肺，属脾肺者多。脑漏一症，其因有三，或伤于风，或伤于寒，或伤于热，或肝胆之热上移于脑。伤于风者太阳隐痛，其涕清；伤于寒者额隐痛，其涕浊；伤于热者其涕黄浊，腻而臭秽者也。亦有脑髓不固，淋下无度，精气不足，致成虚怯。今录之方，虽曰外症，皆属内因。故治鼻须辨三因，内因、外因、不内外因。辨于指掌，治鼻之法得矣。余听鸿注

卷 二

口 部

唇 疡

周角里　膏粱厚味，热遏阳明，发为茧唇，不治，则成中消之证，后难挽矣。

麦冬　银柴胡　甘草　石斛　黄芩　茵陈　知母　中生地　枳壳　犀角　枇杷叶

梦生草堂亦取此方，此即清凉甘露饮全方也。能静注

蒯荆溪　阳旺阴虚，膀胱寒水泛溢，脾湿与胃热互郁，郁久化热，热气熏蒸，满口糜烂，延及咽喉，兼以泄泻口臭。姑拟加味连理汤合导赤散治之。

人参　白术　干姜　生地　茯苓　黄连　炙草　木通　竹叶

【附论】　加味连理汤合导赤汤，虽成方，用之极难，脾胃寒热并治之法也。脾为太阴湿土，喜温喜燥；胃为阳明燥土，喜润喜凉。最妙一味黄连，苦降泄热，可以导赤下行而清胃热，苦以化燥，除湿而坚下。藉理中辛甘升阳助脾，泄泻可止。湿热尽则口糜可除。仲景之半夏泻心、附子泻心、黄连汤、生姜泻心等之脱化也。其中攻补兼施，寒凉并用，为医者能于此法中讲求其理而推广之，考究仲圣方解，操纵在我，用之如鼓应桴矣。余听鸿注

褚丹徒　小儿鹅口疮，乃心脾之热，兼挟胎热上攻，以致满口皆生白色斑点，作痛连络咽喉，重重叠起，难于哺乳。煎剂更属难投，且与冰硼散擦之，以去浊涎。

范绍兴　下唇发痒，色红作肿，日久破裂流水，渐起黑盖，去之仍生，旋平旋发。此名唇风，乃足阳明风火凝结而成。拟双解通圣散主之。

防风　当归　连翘　川芎　麻黄　荆芥　白芍　白术　薄荷　山栀　黄芩　桔梗　甘草　滑石　煅石膏

通圣双解中加当归。静志

蔡塘栖　下唇结肿如核桃。此系唇疽，乃心脾蓄热，宜与清凉。

犀角　丹皮　金钗石斛　远志　芦根　生地　白芍　茜草

潘东山　唇菌，由心绪烦扰，肝脾气郁而成。此证有失血之虞，不可妄动刀针，宜耐养为主。

川贝母　石决明　石斛　青黛　蒲黄　天竺黄　甘草

陈梅堰　阳明火毒，结肿在唇，已经两月，作痒，色黑腥秽，毒盛也，右脉洪数无

次。势必穿唇落齿，殊难收敛。勉拟清胃散主之。

生地　鲜石斛　黑山栀　知母　银花　黄连　旱莲草　生石膏　白芷　芦根

某　温邪发热，津伤口糜，气秽。

卷心竹叶　嘉定花粉　知母　麦心　金钗石斛　连翘

秦　久热疮痍五六年。环口燥裂，溺涩茎痛。

鲜生地　熟首乌　丹皮　丹参　茺蔚子　银花　地丁　紫草　共熬膏。

【附论】　唇疡属阳明太阴脾胃最多，心肝稍有兼之。经曰：手阳明之脉夹口。足阳明之脉环唇。阳明脉至啮唇也。脾为统血之藏而主肉，其荣在唇。阳明胃脉上入齿中，还出夹唇，下交承浆，下膈属胃络脾，为病有口㖞唇胗胗即疡之类也。唇反肉先死。太阴脾脉入腹，属脾络胃，上夹咽喉，连舌本。所以十二经三百六十五度，其浊气出于胃，走唇舌而为味。脾、胃、大肠、小肠、三焦、膀胱者，仓廪之本，营之居也，名曰器，能化糟粕，转味而出入者也，其华在唇四白，其充在肌。脾为湿柔之土，胃为燥刚之土，脾为之使，胃为之市。市者容受各物者也，使者转运各物者也。喜食膏粱厚味，容受仓廪之中，久郁，阳明壅热，太阴湿热，或夹风火，阻滞熏蒸，随经而发，唇疡成矣。亦有兼于心肝者，何也？督脉贯心，入颐环唇，厥阴之脉循喉咙环唇，肝脉上颊里环唇；心主血，肝藏血，脾胃饮食，中焦取汁变化而赤，是为血；脾胃热则血热，累及心与[①]肝也。今摘九方，阳明壅热，以清凉甘露饮；脾胃湿热，以连理导赤汤；小儿胎热，以冰硼散；阳明风火，以双解通圣；心脾积热，以犀角地黄；肝脾郁热，以清肝凉血；阳明火毒，以清胃散；温邪口糜，以甘凉清热；疮痍唇燥，以凉血解毒。治唇疡之法，不出脾湿胃热，风与火也。唇疡皆属内因，临症须考其根荄，立方定其法度。余愧不敏，理难尽宣，惟愿高明，将先哲存方，发其精义而正之。藏余之拙，鄙人之大幸也。余听鸿注

齿　疡

翁平望　风热发为牙痛，宜祛风清胃。

羚羊　石斛　丹皮　元参　鲜生地　黄芩　荆芥　薄荷　鲜芦根

袁南京　牙疳唇破，阳明毒盛之至，危如朝露。

香犀角　旱莲草　黄连　生地　黑栀　忍冬花　人中黄　骨皮　天花粉

张简村　牙龈肿胀，淡血渗流，虚阳上泛，法以滋降。

熟地　北沙参　石斛　旱莲草　麦冬　怀牛膝　茜草　丹参　炒白芍

杨太仓　牙漏未得痊，又起乳蛾，龈肉宣肿，喜热饮，恶凉，口不臭，右关脉大，两尺细软。此乃少阴不足，阳明有余，邪热稽留于龈肉之内，难免齿衄。当养性情，不可专取药力。

① 与：原作“于”，据文义改。

沙蒺藜　生地　石斛　麦冬　鲜芦根　旱莲草　丹皮　料豆　申姜

程山西　走马牙疳，黑腐内嵌，牙落无血。势必穿唇破腮，五不治中已见二三。勉拟桂苓甘露饮主之。

瑶桂　茯苓　猪苓　知母　地栗根　石膏　石斛　泽泻　骨皮

尤常州　少阴亏怯，阳明蓄热，致成牙漏。拟玉女煎。

熟地　怀牛膝　麦冬　旱莲草　煨石膏　沙蒺藜　川石斛　知母

石本城　走马疳，缘阳明毒盛，以致肉黑糜腐。经云：穿腮破唇，症属不治。勉拟煎剂。

犀角尖　牛蒡子　忍冬　煨葛根　鲜生地　鲜石斛　淡芩　薄荷叶　甘草　人中黄

某朱家角　癖积毒火，上攻牙龈，寒热腐臭。不数日间，遂致穿腮撼齿，现此恶款。且拟芦荟消疳饮以消息之。

银柴胡　羚羊角　胡黄连　牛蒡子　淡竹叶　元参　甘草　山栀　薄荷　桔梗　石膏

唐泗泾　牙根腐烂，秽涎不绝。此属走马牙疳，非轻症也。宜清疳解毒汤主之。

人中黄　银柴胡　知母　防风　犀角　石膏　牛蒡子　川黄连　连翘　元参　荆芥

王崇明　牙龈微痛，淡血时流，两手脉象沉数。参此脉证，不独胃火炽盛，而龙雷之火亦复上腾。愚意宗益火之源，以消阴翳之治。

安南桂　怀牛膝　泽泻　知母　石斛　竹叶　车前子　赤茯苓

复方　龈腐已定，衄血亦止，引导之法，甚为妥适。仍宗前法，佐以咸降。

申姜　车前　秋石　川石斛　怀牛膝　知母　青盐　淡竹叶

此二方大有斟酌。听注

倪木渎　牙宣迁延失治，腐溃渐开，喜凉饮，不喜热饮。此系邪风凝滞于龈肉之间，治宜清胃为主。

犀角尖　知母　粳米　甘草　人中白　血余　鲜生地　青黛　丹皮　石膏　鲜芦根

崔青浦　疳名走马之称，喻其速也，勿可缓治。

犀角尖　川石斛　麦冬　生地　知母　地骨皮　银花　枇杷叶

秦余杭　牙蕈形似核桃，坚硬如石。由心胃之火煎熬而成，不可针破，失血难痊。宜耐性调理，可免性命之忧。

鲜荷叶　远志炭　丹皮　白芍药　中生地　茜草根　丹参　川石斛

【附】　末药方

珍珠一钱　牛黄一分　黄连五分　茧灰五分　蒲黄灰五分　橄榄核灰三分

钟宝山　寒湿化热，致成牙疳，顽腐难脱，失血如泉，脉来细数。法当清渗阳明，佐以潜降。

煨葛根　滑石　荆芥　茵陈　薄荷梗　甘草　白前　丹皮

接服方

肉桂　石膏　茵陈　车前子　茅根　石斛　丹皮　知母　梧桐泪　淡竹叶

李昆山　钻牙疳，毒腐未尽，新肌略露，病退之机。拟清胃解毒法。

胡黄连　地骨皮　金石斛　车前子　知母　银花　山栀　甘草

许青浦　牙痈坚硬作痛，寒热口渴，以致腮颊浮肿，牙关不舒。系阳明热毒，与风火相搏而成。姑拟祛风凉胃，使其渐渐收束为妙。

防风　连翘　牛蒡子　石斛　荆芥　薄荷　煨葛　鲜竹叶　山栀　芦根

曹丹阳　牙痈余毒未楚，经年复发。不可苦寒凉胃，姑拟肾阴调治。

沙蒺藜　料豆　川石斛　申姜　甘草　旱莲草　生地　女贞子

刘南翔　牙床肿痛，身发寒热。此风火也，法以疏解。

煨葛根　防风　甘草　僵蚕　元参　花粉　荆芥穗　桔梗　橘皮　茅根

黄陕西　牙漏起已日久，失血过多。肝肾液亏，阳明积热未清。理宜培养肝肾，以解胃热，可图苟安。

怀牛膝　麦冬　女贞子　花粉　金石斛　大生地　白芍　沙蒺藜

陆青浦　牙衄。治以甘凉益胃，佐以滋降。

清阿胶　怀牛膝　白芍　川石斛　青盐　蒲黄炭　料豆皮　茜草　旱莲草　枣仁

张陈墓　牙疳月余，龈肉宣露。补益解毒，兼施之治。

党参　车前子　白芍　橘皮　川石斛　甘草　怀牛膝　茵陈　藕节

董浒墅关　牙漏久延，脉形弦涩。证系木旺水亏，阳明热蕴。当顾本为治。

远志　怀牛膝　天花粉　钩藤　料豆　青橘叶　金石斛　白芍

韩桑岩　牙衄不止。女子之血，禀于冲任，而冲任虚，绕于阳明，以致龈肉宣肿。治宜凉胃兼补纳之法，庶几血归其经，不致妄行矣。

怀牛膝　怀山药　茅根　川石斛　女贞子　北沙参　甘草　大生地

某　牙龈肿痛，左尺弦搏之象稍缓，水中之火渐戢。

大补阴丸加犀角、藕汁、生牡蛎、人中白、骨碎补、丹皮、芦根。

某　服药后血止，口中之热亦去，已稍见效矣，而食不加增，脓亦未除。询其所得之证，则自齿中出血之日始，则非一日矣。使投六七剂而扫除痼疾，恐扁鹊谢不敏也。今姑用王良诡遇之法以试之，何如？

炒熟地　夏枯草　黄柏　红曲　骨碎补　小赤豆　龟板　犀角　人中白　野菊根　芦根　白术　旱莲草　生牡蛎　楂炭　黄鳝

陆　肝风阳气，乘阳明之虚上冒，牙肉肿痛。议和阳息风。

生地　阿胶　牡蛎　天冬　茯神　石斛　旱莲草　女贞子

沈　脉细涩入尺泽，下元精亏，龙旺火炽，是口齿龈肿，皆下焦之虚阳上越。引火归窟，未尝不通。祗以形瘦液少，虑其劫阴，致有疡痈起患，当预虑也。

虎潜去广、归、锁阳，加山药、苁蓉、青盐、羊肉胶丸。

胡　厥阳上冲，心痛振摇，消渴齿血，都是下焦精损。质重味厚，填补空隙，可冀其效。

熟地四两　五味二两　茯神二两　建莲二两　芡实二两　山药二两　人乳粉二两　秋石一两

生精羊肉胶丸，早服四钱。

蔡　恶进谷食，舌干龈胀，不饥不知味，寤多寐少。皆由疟汗呕逆，都令诸阳交升，胃气不降则不食，阳不下潜则无寐，肝风内震则火升心热。法当和胃阳，平肝气，肝平胃醒，谷进能寝矣。

知母　北沙参　麦冬　新会皮　乌梅肉　新谷露冲

胡　脉左弦数，右偏头痛，左齿痛。

黑栀皮　羚羊角　夏枯草花　连翘　鲜菊叶　苦丁茶　鲜荷叶边　薄荷

张　太阳痛连颧骨、耳后、牙龈，夏令至霜降不痊。伏邪未解，治在阳明少阳。

连翘　羚羊角　牛蒡子　葛根　赤芍　白芷　鲜菊叶

某　阴亏体质，温热上蒸，齿痛连及头巅。

用玉女煎。

某　酒客牙宣，衄血痰血，形寒内热，食少。阴药浊味姑缓。

小黑豆皮　人中白　旱莲草　左牡蛎　川石斛　泽泻

某　火郁巅顶，属厥阴。项上结核，龈肿。

犀角　羚羊角　元参　生甘草　知母　连翘　黑山栀　银花　夏枯草

徐　脉细数上出，体属阴虚内热。牙痛后，颊车穴闭口不能张。其病在络，药饵难效。拟进宣通络痹方。

羚羊角　桂枝尖　僵蚕　煨天麻　粉丹皮　黑山栀　钩藤

汪　风热上蒸，龈肿头痛，当用轻清上焦。

鲜芦根　囫囵滑石　西瓜翠衣　生绿豆皮　连翘　银花

【附论】　齿牙之证，先究上下手足阳明及少阴之经，再考风火虫与湿热虚实之异。牙齿主少阴肾，牙龈主手足阳明。经曰：女子七岁，丈夫八岁，肾气盛，齿更。女子三七，丈夫三八，肾气平均，真牙生而长极。五八肾气衰，齿槁。八八阳气竭，精气衰，齿发不坚，则齿去矣。又云：骨寒热者，病无所安，汗注不休，齿未槁，取其少阴于阴股之络。齿已槁，死不治，骨厥亦然。齿者骨之所终也，邪客于足阳明之经，令人鼽衄，上齿寒。足阳明之脉下循鼻外，入上齿中，还出夹口环唇，下交承浆。手阳明之脉从缺盆上颈贯颊，入下齿中，还出夹口交人中，左之右，右之左，为病有齿痛颊肿。故齿牙虚症，属少阴者多；实症，属阳明者多。虚症者，少阴水亏木旺，龙雷上腾，龈肉宣露、牙衄、牙宣、牙漏、牙揺、牙菌之类。实症者，阳明湿火热毒蕴结牙床，骨槽风、走马疳、牙痈、牙疳、牙毒之类。所以虚症治在少阴，实症治在阳明。此二语，治齿之大概也。今摘存三十九方，风火之轻清解散，虚火之咸寒滋降，有清肝热而滋肾水，消阴翳而制阳光，有玉女煎清阳明而填少阴，甘露饮清胃热而渗蕴湿，清疳解毒，渗湿填阴。症候错杂，方法之中，兼治、合治、分治、从治、专治，各有妙用。虽云察其专科而任之，然不能出内科之范围。质之诸科，细考先哲治法，融会变通，斯诚善矣。余听鸿注

【附案】 常熟寺前，昆陵人，木梳店俞姓，年二十余岁，齿衄如注，血流盈碗，面红目赤，脉来虚浮兼数，重按无力，神静不烦，口不秽臭，言语轻微。余曰：此乃少阴龙火上燔，齿热则龈肉离脱，齿缝血出不止，手足清冷。急用肉桂五分，研末，饭米捣丸。先空心服下，食以糜粥，使其压之下焦。再进甘凉咸寒滋降，导龙入海。再将生附子、麝香作饼，贴左足心涌泉穴。一剂血止，两剂脉渐敛，手足转温，起复如常矣。听鸿志

舌 疡

马常州 心脾蓄热，循经上冲舌本，遂舌下血脉胀起，状如小舌，故名重舌。宜清胃散主之。

升麻 黄连 丹皮 生地 连翘

张桐乡 痰包由心脾不和，湿热上壅，生于舌下，形如水泡，软而微痛，针破出水如蛋清。以二陈汤主之。

陈皮 半夏 茯苓 甘草 黄连 黄芩 薄荷 生姜

《外科正宗》加味二陈汤，即此方。生姜乃学山先生所加也。梦生草堂亦此方。能静注

卜青浦 重舌系心脾蕴热上延舌本，以致舌下胀肿，有妨饮食。症属险候，外用针刺以泄血，内服凉剂以解热，漫冀转败为功。

犀角 生地 丹皮 连翘 山栀 牛蒡子 淡竹叶 甘草 人中黄

胡宝山 痰包久延不愈，先后天并亏，法当脾肾双补。

用六味、四君并进。

徐濮院 心脾有热，以致上腭生痈，形如梅核，微有寒热。此系实火，宜黄连解毒汤，佐以紫雪噙化。此证不可妄用刀针。

黄连 黄芩 黄柏 黑山栀 桔梗

龚青浦 舌疔由心脾火盛，舌发紫泡，形如豆粒，坚硬作痛彻心，寒热类疟。宜泻火清心为主。

黄连 黄芩 连翘 银花 黑栀 地丁草

王虎丘 舌菌之形，头大蒂小，突如莲子，状若鸡冠，舌不能伸缩，或裂出血，仍然坚硬，有妨饮食，难治之证也。因心绪烦扰则生火，思虑伤脾则生郁，郁极火盛，则怒芽逆发矣。今以导赤甘露饮，作支持之计。倘能悦性怡情，胜乞灵于药石也。

犀角尖　木通　生地　知母　石斛　银柴胡　茵陈　甘草　黄芩　麦冬　枇杷叶　淡竹叶

吴震泽　舌上生孔，细如针尖，大如筋头，孔色紫黑，失血如泉。此系心火上炎，血热横行，而致舌衄。急拟升麻汤，兼搽必胜散，可免腐烂之虑。

升麻　小蓟草　生地　炒黑侧柏叶　艾叶　寒水石　荷叶　茜草

【附】　必胜散方

炒蒲黄　螺青

共研细末，搽患处，用盐汤漱口。

此症《奇方类编》用淡豆豉三升，水三升，煮沸，服一升，日三服。又《葛氏方》，舌上血出如箸孔者，用巴豆一粒，乱发鸡子大，烧研细末，酒下。能静注

俞松江　心火妄动，痰随火结，舌下红肿作痛，生成痰包。以清火消痰为主。

川贝母　蒲黄炭　杏仁　桔梗　苏子　天竺黄　远志炭　石斛　竹茹

复方　舌下紫泡已瘪，惟胀痛不减，火结痰涎，骤难清楚。仍宗前法。

陈胆星　刮橘红　川石斛　苏子　川贝母　瓜蒌仁　车前子　蒲黄炭　射干

汪宜兴　平素好饮，湿热上壅，遂令舌肿，名曰紫舌胀。脉形弦大，温燥难投。且议生津滋降，未识妥否。

大生地　柏子仁　瓜蒌皮　石斛　车前子　枳椇子　莲子心　葛花

金盛泽　上腭痈，心脾郁结所致。成脓最易，收口极难，延久必成多骨。

川贝母　连翘　料豆　花粉　芦根　夏枯草　甘草　桔梗　石斛

陶荻塘　舌本属心，舌边属脾，二经郁热，则舌本作肿，发为舌菌，最难调治。姑拟清凉豁痰，未许必中病机。

石斛　天竺黄　川贝母　远志　茯苓　石决明　蒲黄

邱梅堰　上腭肿痛，缠绵半载，形如马乳下垂，坚硬不溃，系手足太阴湿热而成。延久，恐鼻中流红，便难治矣。

洋参　白芍　远志炭　茜草根　川贝母　珍珠粉　石决明　蒲黄炭

张嘉善　颔下肿痛，是风痰结聚，防发重舌。

防风　桔梗　前胡　杏仁　茅草根　荆芥　马勃　僵蚕　牛蒡子

蒋德清　木郁生风，舌本作痛。用柔肝苦泄之法。

羚羊角　连翘　石决明　杏仁　夏枯草　薄荷　黑山栀　池菊

【附】　末药方

珍珠　牛黄　青黛　灯草灰　茶箬灰

共研细末，抹患处。

张川沙　舌裂起泡，遇夏即发，属阴不制阳。

熟地　石膏　怀牛膝　麦冬　知母　金钗石斛

佘武康　舌下吊痛，痛引头角。乃心脾火郁上冲之症，最难调治。

沙蒺藜　天竺黄　车前子　远志　灵磁石　青荷蒂　怀牛膝　蒲黄

某妪　近交秋令，燥气如临，先伤于上，是为肺燥之咳。然下焦久虚，厥阴绕咽，少阴循喉，往常口燥舌糜，是下虚阴火泛越。先治时病，燥气化火，暂以清润上焦。其本病再议。

白扁豆　麦冬　玉竹　白沙参　甜杏仁　象贝母　卷心竹叶　冬桑叶

糯米汤煎。

复方　夏热秋燥伤津，阴液更伤，口齿咽喉受病，都属阴火上乘，气热失降使然。进手太阴清燥甘凉方法，甚安。其深秋初冬调理大旨，以清上实下，则风息液润，不致中厥。至冬至一阳初复，再议。

燕窝菜　甜梨　人参　九制熟地　天冬　麦冬　黄芪皮　五味子　炙黑甘草　云茯神

吴　脉弦小数，形体日瘦，口舌糜碎，肩背掣痛，肢节麻木，肤燥瘙痒，头目眩晕，耳鸣，已有数年。此属操持积劳阳升，内风旋动，灼筋损液。古有壮火食气，皆阳气之化。先拟清血分中热，继则养血，息其内风。安静勿劳，不致痿厥。

生地　元参　天冬　丹参　犀角　羚羊角　连翘　竹叶心

丸方

何首乌　天冬　生白芍　黑芝麻　冬桑叶　女贞子　茯神　青盐

张氏　失血，口碎舌泡，乃情怀郁勃，内因营卫不和，寒热再炽，病郁延久为劳。所喜经水尚至。议手厥阴血分主治。

犀角　金银花　鲜生地　元参　连翘心　郁金

季　老年情志不适，郁则少火变壮火，知饥，脘中不爽，口舌糜腐，心脾营损，木火劫灼精华，肌肉日消。惟怡悦开爽，内起郁热可平。但执清火苦寒，非谓情志内因郁热矣。

金石斛　连翘心　炒丹皮　冬桑叶　川贝　茯苓

接服方　养心脾之营，少佐苦降法。

人参　川连　炒丹皮　生白芍　小麦　茯神

许　厥阴少阴藏液干涸，阳升结痹于喉舌，皆心境失畅所致。药无效者，病由情怀中来，草木凉药，仅能治六气外来之偏耳。

熟地　女贞　天冬　霍山石斛　茯神　柏子仁

杨　渴饮频饥，溲溺混浊。此属肾消，阴精内耗。阳气上燔，舌碎绛赤。乃阴不上承，非客热耳。此乃藏液无存，岂是平常小恙。

熟地　萸肉　山药　茯神　牛膝　车前

唐　鼻煤，唇裂，舌腐。频与芩连，热不肯已。此病本轻，用药重于攻击，致流行之气结闭不行，郁遏不通，其热愈甚，上则不嗜饮，不纳食，小溲颇利，便必管痛，三焦皆闭，神昏瘈疭有诸。

连翘心　鲜石菖蒲汁　川贝母　杏仁　射干　淡竹叶

唐　脉左沉小，右弦，两足腰膝无力，舌本肿胀，齐颈轰然蒸热，痰涎涌出味咸。此肾虚收纳少权，督脉不司约束，阴火上泛，内风齐煽，久延痿厥沉疴。病根在下，通奇脉以收拾散越之阴阳为法。

虎潜去知、柏、归，加枸杞、青盐，羊肉胶丸。

何　脉沉，目黄舌肿，周身四肢疹发，胃痛，肢末皆肿强，遇冷饮凉即病。此久伏湿邪，阳气伤损。议温气分以通周行之脉。发疹舌肿能用热药，时医不多。

川乌头　生白术　桂枝木　茯苓　半夏　姜汁

艾　上焦之病，都是气分，气窒则上下不通，而中宫遂鬲，热气蒸灼，喉舌疳蚀。清气之中，必佐解毒，皆受重药之累瘁。

银花　川贝母　马兜铃　连翘心　川通草　白金汁　活水芦根汁

【附论】　治病先按经络虚实，如用兵先按纪律阵法，临时变化出入，皆在于人。《内经》云：经脉者，所以能决死生，处百病，调虚实，不可不通。夫舌者心之苗，脾之本也。心脾肾三经之脉俱走其间，此三经为病最多。手少阴心之别脉，名曰通里，循经入于心，系舌本。心气通于舌，心和则能知五味矣。脾气通于口，脾和则能知五谷矣。心与脾虽分二窍，实合为一窍也。足太阴脾脉上膈夹咽，连舌本，散舌下，为病有舌本强、舌本痛。足少阴肾之脉贯肾，系舌本，足少阴肾之脉上系于舌，络于横骨，终于会厌。足少阴为病有口热舌干，咽痛。舌者声音之机也，悬雍者声音之关也。重舌，刺舌柱以披针也。膀胱移热于小肠，鬲肠不便，上为口糜。故舌之症，皆从内发，为病最速，性命立倾。为内科者，岂能不慎重欤。今辑舌症三十二方，虽不能分条析缕，总不能离乎心脾肾三经。心经之热，以苦寒折之，肾经虚火，以咸寒降之，脾经湿痰之渗湿化痰，营分血热之清营凉血，在上焦者用药轻清，在下焦者用药柔腻，一方之中，有一方之妙用。先哲手泽，满纸玲珑。鄙人管窥之见，理难尽述。按经索治，割裂经文而为之论，惟愿高明心领神会，发其精义，斧削翻刊，亦鄙人之大幸也。余听鸿注

【附治验】　常熟东门老塔后卢姓太太，是晚至寓就诊。脉来浮数，满口出血盈碗，彼自谓出血齿缝。余灯下观之，血凝满口，不能清切。以齿衄治之，投以玉女煎，阳明少阴合治。明日出血更甚，邀余就诊其家。脉仍浮数，满口血糜模糊，吐血满地。余令其用凉水漱口，将血拭净，细看其齿龈不胀，并无血出。见其舌上血衣一层，用箸拨开，舌衄如注，舌上小孔无数，皆如针头。余曰：此乃心脾郁热，血热妄行，舌衄也。急用蒲黄、槐花炭，研末敷之。进犀角地黄汤，加蒲黄炭、中白、青盐，咸寒滋降等品，合四生饮，一剂而止。所以诊病若不细心，仍作齿衄，治之不效，血出过多，危险难说。

常熟冲天庙贡某，先因湿温，漫热不寒，脉来滞涩，胸脘痞阻，溲赤作哕。邀余诊

之，以温胆汤加入淡渗苦泄之品；不能速效。病家又延某，即病者之至友也。病者商于医曰：若能下去宿垢，腹中痞阻可松。某徇病人之情，即用凉膈散数钱，于剂中内瓜蒌仁、元明粉，下之皆稀粪。明日漫热不止，腹内伤痞不舒。某因下之不效，某代延其师诊之，仍用瓜蒌、芒硝、枳实等下之，不效。后两颔作胀，舌涩，言语不清。停二三日，汤饮不能下矣。举家惊惶。其兄贡某来寓，商之于余。余再往诊之，已有疡科某诊过。方案中云：舌卷囊缩，鞭长不及马腹，不治之症矣。余脱病人裤，视其肾囊，纵而不收，并不缩。燃灯细视其舌，肿而且厚，虽短不瘪。以指扪之，硬强无津，惟饮不能入，语不能出也。各人纷纷议论，或云肾津告涸，非人参、五味不可救，或云非生地、阿胶不能滋。余曰：此非津竭。如津竭舌缩，其舌瘪，皮皱色紫，颔下不胀。余扪其舌，强硬而厚，此乃热陷心脾，重舌、舌疔之类也。《内经》重舌，刺舌柱以铍针也。《外科金鉴》云：重舌等，将针刺其舌，血色红者生，色黑者死。非针刺不可。阿胶、生地、人参、五味有虚实霄壤之殊。他人皆曰：若云好刺，更妙，非君不可。余曰：事已在急，虽非外科，且从权耳。将针一枚，用竹箸一只，劈开，夹在其中，用线扎紧，露锋二三分，按舌刺之七八处。以纸拭之，血色尚红。后再刺之，见舌上有白泡，以指掠出看之，脓也。再尽力按之，脓渐溃出。进清热消肿之方，当夜喉间渐松，渐能进饮。数日渐消，能进稀糜。后起手臂伏兔等处流痰数块。余曰：即请疡科治之。后延疡科治月余，皆曰脓尚未成。有江阴戚彦卿先生，来常熟，荐其诊之。曰：脓皆成熟，若不开泄，伤筋烂骨。彦卿一一开之，进以补托，数月而痊。所以若遇内外兼症，内外科各相推诿，掏延时日，鲜有不误者也。余听鸿志

咽　喉

张苏州　肾阴素亏，肝阳上升，喉间红肿作痛，名曰喉珠。证属延绵，最难速愈。

北沙参　稆豆皮　烊硼砂　青铅　蔗浆　青橘叶　瓜蒌霜　黑山栀　川贝

复方　自服药以来，胃气颇健，喉痛得减。惟痰涎频吐，总属肾阴亏而痰涎上泛。当舍标治本，庶有愈期，不可作喉医治。

潼沙苑　洋青铅　真青盐　怀牛膝　川贝母　瓜蒌霜　稆豆皮　金石斛　烊化硼砂

陆蠡墅　咳嗽声嘶，咽干，舌绛无津，会厌不利，难耐酷暑，名曰喉癣。拟用汁饮法，以延交秋令生金，再商调补。

甜杏酪　糯米露　荷花露　梨汁　银花露　茅根露　枇杷叶露　蔗浆

陈高淳　乳蛾红肿，法宜清散。

前胡　防风　牛蒡子　花粉　杏仁　荆芥　桔梗　甘草

邹黄山　喉痹多年，反复不痊。当从肺胃清理，证可不复矣。

北沙参　麦冬　橘白　官燕　瓜蒌霜　川贝母　茯苓　烊化青盐

董南翔　喉间点蕾，舌底紫泡。此属君火不潜，虚阳上越所致。脉来并无数象，不可

苦寒直折，拟清养滋降法。

北沙参　柏子仁　车前子　龟腹板　瓜蒌霜　川石斛　莲子心　川贝母

田石门　远年足疡，营卫两亏，阴涸于下，阳炽于上，以致咽喉痛痹，妨碍纳谷，咳嗽音哑，脉来细数。拟以润降清肃，后商固本。

枇杷叶　竹茹　芦衣　甜杏仁　瓜蒌霜　石斛　苏子　川贝母

复方　阴损三年，入夏咽痛拒纳。润降清肃之后，声音稍亮，胃气渐苏。以开音润肺法。

南花粉　金钗石斛　苏子　北沙参　芦衣　囫囵川贝　杏仁　鲜枇杷

又复方　清肃后，咳呛喉痛，渐次平复。惟足疡未愈，乃血气未充之故。仿甘缓一法，使阴阳和协，外疡自愈。

北沙参　石斛　苡米　桑白皮　生地　麦冬　龟板　甘草　茯苓　糯稻根须

邵杭州　喉间痹痛，湿火上升。乃平昔嗜酒所致，拟醒酒利湿治之。

枳椇子　葛花　花粉　陈皮　麻仁　石决明　槐米　茯苓　泽泻

唐氏濮院　经漏带下绵绵，腰膝酸软，乃冲络虚。手少阳三焦之火上循于喉，结为喉癣。误投寒凉，痛反甚，食物有碍。当以温冲任，喉疾带下，可均治矣。

丹参　茺蔚子　川石斛　白芍　菟丝子　柏仁　女贞子　枸杞子　川贝母

张嘉善　喉痹遗泄，水亏木旺，当以甘凉益坎滋木。

生地　麦冬　茯苓　丹皮　北沙参　黄柏　芡实　知母　柏子仁

彭苏州　英年内亏，肾液不藏，君相之火上越，以致喉间红肿，蕾斑麻密，纳物不利，成为喉痹，最不易治。又兼课读勤劳，心志愈耗。即施咸降之法，亦不过片时之效。欲得全瘳，以怡悦心神为要旨。

北沙参　稆豆衣　花粉　官燕　柏子仁　人中白　青盐

张陈墓　喉痹。

苏子　川贝母　钩藤　姜汁　百药煎　马勃　竹沥　童便

周太仓　咳嗽喉痹。

人乳粉三钱　川贝母二钱　人中白三钱

梨汁送下。

倪震泽　肝气上逆，会厌不利，渐成梅核膈。

代赭石　远志炭　月石　钩藤　百药煎　杜橘红　苏子　花粉

王横泾　风痰结聚，咽嗌肿绕于外，喉间白粒，形如瑞雪，名曰肺花疮。治宜清理肺热。

羚羊角　连翘　花粉　牛蒡子　荆芥　薄荷　桔梗　甘草

卞芦墟　秽浊上受，咽喉肿痹，拟芳香逐秽。

佩兰叶　马勃　山栀　牛蒡子　青藿梗　卷竹心　连翘　桔梗

沈洋城　喉痹经年，药难奏效，全恃怡情，胜于苦口。

枇杷叶　青橘叶　杏仁　柏子仁　花粉　北沙参　瓜蒌仁　青盐

秦黎里　咽喉红肿微痛，不寒热，口渴。此属肝胃气逆，当以清胃平逆治之。

青葱管　新绛　元参　橘红　薄荷　白芦根　连翘

褚常熟　少阴之脉上循喉咙，虚阳上亢，水不制火，喉肿如虬，时现时伏，名为喉珠。此属浮游之火，姑拟滋水一法，俾龙潜火熄。

大生地　怀山药　茯苓　川贝母　人中白　柏子霜　北沙参　丹皮　麦冬

盛周庄　温痧咽痛，肺胃受毒，毒从风化，宜祛风肃肺。

牛蒡子　连翘　防风　马勃　甘草　山豆根　杏仁　桔梗　荆芥　茅根

毛青浦　咳嗽，微寒热，音哑喉痛。证属风热伏肺，法宜凉散。

牛蒡子　前胡　薄荷　杏仁　芦根　山豆根　象贝　元参　甘草

姚唐栖　咳嗽咽痛，风痰闭肺。

山豆根　薄荷　元参　黄芩　杏仁　紫苏叶　橘红　姜汁

张南浔　咽喉是少阴循经之处，干而不痛，是为喉痹。非外感之症，未易图治。

生地　熟地　甜杏仁　川贝母　麦冬　天冬　茯苓　瓜蒌霜　生鸡蛋清　糯稻根须

蔡苏州　风温咽痛，清散为主。

牛蒡子　荆芥　薄荷　杏仁　橘红　苏子　连翘　茅根

孟东山　咽喉肿痛，形似蚕蛾。是肺胃风热久延不愈，宜滋养清散，不可过凉抑遏。

北沙参　花粉　杏仁　橘红　连翘　绿豆芽　川石斛

徐吴江　双乳蛾较单虽易，然寒热头痛，脉浮胸闷，防发烂喉痧。

牛蒡子　花粉　荆芥　茅根　前胡　苦杏仁　防风　桔梗　甘草

王无锡　按尺脉无力，肾水亏损，虚阳逆冲于上，以致喉间肿痹，舌根芒刺。少阴脉循喉咙，系舌本，俱系心火所司。法拟滋水降纳虚阳，俾渐渐向愈。

北沙参　麦冬　炙橘叶　川贝母　柏子仁　茯苓　莲子心

【附】　吹药方

牛黄五厘　珍珠一钱五分　灯草灰五分　天竺黄五分　朱砂四分　川贝母一钱二分　人中白五分

吕青浦　喉蛾。

北沙参　麦冬　花粉　龟板　百药煎　稆豆衣　川贝母　丹参

【附】　继拟噙化丸方

珠粉五分　梅片三分　瓜蒌霜五分　孩儿茶五分　月石五分　青黛二分　灯心灰五分　乌药炭三分　橄榄炭五分

炼蜜为丸。

沈太仓　阴虚喉痹。

北沙参　麦冬　花粉　龟板　川贝母　稆豆皮　柏子仁　元参

汪新市　真阴虚弱，津液不能上供，咽干起瘰，妨碍饮食。是为喉癣，非轻候也。

中生地　麦冬　花粉　石斛　玉竹　百药煎　北沙参　柏子仁

张桐乡　下焦阴火，上灼肺金，以致咳嗽咽痛，酿成喉癣，故宜清肃降纳法。

紫菀　石斛　杏仁霜　苏子　通草　桔梗　芦衣　瓜蒌霜

陈蠡墅　阴火上浮，喉痹妨食。

沙蒺藜　川贝母　茯苓　知母　丹皮　瓜蒌霜　官燕　黄柏　苏子　川石斛

戴安庆　老年肝肾液涸，阳升无制，结蕈喉间，有翻花之势，并防失血。此系内伤心志，非宽解怀抱，难于奏捷。

制首乌　车前子　川贝母　远志　怀山药　石决明　稆豆衣　芦根

【附】　吹药方

珍珠四分　金果兰炭五分　黄绢灰四分　川贝母四分　牛黄二分　橄榄炭三分　蒲黄炭五分　青黛二分　冰片二分

共研细末。

鲍南翔　心脾实火，被外寒所遏，痰涎壅塞，咽喉作痛，音哑言謇，舌出不收，时时搅动，常欲以手扪之，名为弄舌喉风。外用针刺少商，内以清咽利膈为主。

连翘　薄荷　元参　大黄　防风　桔梗　荆芥　甘草　黄连　黄芩　芒硝　山栀　银花　牛蒡子

此凉膈散加味。

凌南京　口内生肉球，有根如线，长计五寸，吐之乃能纳食，掐之痛彻心臆。此属异症，治无成法，议清心开窍法。

犀角　连翘　薄荷　生地　丹皮　鲜石斛　当门子　甘草　人中黄

【附论】　此证载《奇方类编》。然则用麝香当门子一钱，研细，开水服之，三日自消。先生合犀角地黄意，加以清心解毒之品。云治无成法，先生胸中早有成竹，何其谦哉！使余读之，肃然起敬。听鸿注

陆嘉兴　咽喉生疮，层层如蛇蜕鱼鳞，不觉痛楚，日久有窍流出臭水，饮食渐减。证属怪异，本非顺候，姑拟煎剂，以探消息。

臭橘叶　山栀　青黛　荷叶

【附论】　臭橘，《纲目》名枸橘，是种为篱藩之橘橙。此证载夏子益《奇疾方》，用臭橘叶一味煎服。先生治病，每以成法成方，不敢私心自用。案中所云以探消息，不比今时症未看透，妄书一方，以探消息等语，大不相同。此二案先生学有本源，谦和谨慎，年高德进，岂虚语哉！余读之，赧颜汗背。听鸿注

易本城　肺胃蕴热，积久生痰，外受风邪，塞窒会厌，哑不能言，痛楚异常，渐渐牙关紧急。证属至险，风波莫测，且先通关，方能下药。

牛蒡子　射干　山豆根　防风　荆芥　瓜蒌仁　薄荷　苦杏仁　连翘　竹沥

陶震泽　风火相搏，咽喉卒然肿塞，痰涎上壅，声如拽锯，脉来洪数，名曰紧喉风，非肺绝喉痹也。法拟结者开之，郁者发之之义。

牛蒡子　连翘　防风　薄荷　甘草　青竹叶　桔梗　枳壳　荆芥

【附论】　此二案，风邪闭塞于肺，郁结不通，急喉风症也。治之在速，急宜宣肺化痰，祛风清热。中病者，十中难救二三。如拘疑不决，立刻而危。切不可信张景岳肺绝服参之论，岂有卒然而起有肺绝症者乎？或久病咳呛音哑，临危起痰肺绝，尚有一说。叶天士先生《景岳发挥》，言之已详，余毋庸多渎矣。听鸿注

史苏州　下痢咽痛，寒热不渴，脉来虚弱，此为肾著。拟半夏甘桂汤主之。

桂枝　甘草　茯苓　米仁　补骨脂　干姜　半夏　桔梗　泽泻

【附论】　半夏甘桂汤者，即仲景桔梗汤、半夏散及汤、茯苓甘草汤意也。肾为寒水之藏，膀胱为寒水之府，土为水之制，湿著于肾，土被水溢，土无生发之机，不得输精于肺，津液不能上承，虚阳阻格不潜，故不渴而咽痛也，水渍于肠间而为之痢。仲景桔梗汤治喉痛喉痹，取半夏辛滑通阳而降逆开痹；苓、泻、米仁渗利膀胱，泄表即安里也；取姜桂之温通寒水，蒸动内积之湿；甘草之益土和中，土旺可以制水。浊阴降，水去则痢可止矣；清阳升，津液上布，则咽痛可平矣。此乃少阴肾实之方，克之泄之，使其平也。与少阴肾虚之方，填之滋之者，两相对待也。先生立方，深得仲景之心哉。补骨脂虽云温肾，其性固涩，若易白术一味，扶土生津，止痢为醇。《外科正宗》治虚火上攻咽喉，干燥作痛，腹疼欲呕，用理中汤。《经验秘方》以桔梗汤加人参、黄芪，名人参甘草汤，治咽喉肿痛。若有肿痛，加生姜。《琐碎录》有病喉痛，且患河鱼之疾，一良医以紫雪裹理中丸服之，二疾皆愈。盖紫雪入喉即化，理中入腹而温也。咽喉呼吸之要，误之最险。专于喉科者，临症虚实寒热，上病治下，下病治上，隔二隔三等法，三复思之，治病立方，可无遗憾矣。听鸿注。

李慈溪　喉间窒塞，六脉虚数，系出水亏，津失上供。议以填阴咸降之法。

熟地　玉竹　人中白　百合　柏子仁　龟板　甘草　枸杞子　麦冬　鸡蛋黄

徐句容　咳久不已，喉痹音哑，日晡寒热，脉形细数。当此铄石流金之候，焉得不增重也。议仲景少阴咽痛法，用猪肤汤主之。

猪肤去净油　二泉驴皮胶　北沙参　麦冬　川贝母　知母　百合　花粉　建白蜜

胡长兴　湿热郁蒸于中，阴液不能上供，遂致咽中干燥窒塞，脉形沉细，当与开郁泄蒸化湿之品。

干佩兰　茯苓　陈皮　竹茹　瓜蒌皮　黑山栀　米仁　砂仁壳　川郁金汁

某　喉痹咳嗽，脉右大而长。

生扁豆　麦冬　北沙参　川斛　青蔗浆

周　怒动肝风，筋胀，胁板，喉痹。

阿胶　天冬　柏子仁　牡蛎　小麦

赵　右偏头痛，鼻窍流涕，仍不通爽，咽喉疳腐，寤醒肢冷汗出。外邪头风，已留数月，其邪混处，精华气血，咸为蒙闭，岂是发散清寒可解？头巅药饵，务宜清扬。当刺风池、风府。投药仍以通法，苟非气血周行，焉望却除宿病？

西瓜翠衣　鲜芦根　苡仁　通草

煎送蜡矾丸。

陈　喉痹，目珠痛，吸气短促，曾咯血遗精。皆阴不内守，孤阳上越诸窍。当填下和阳。

熟地　枸杞炭　旱莲草　菊花炭　女贞　茯苓

李　劳怯，形色夺，肌肉消，食减便滑，兼痰喉痛。知医理者，再无清咽凉肺滋阴矣。病人述心事操持病加，显然内损，关系藏真。冬寒藏阳，人身之阳气升腾，阴阳失交，收藏失司。岂见病治病，肤浅之见识。据述食进逾时，必有痛泻。经言食至小肠，变化屈曲，肠间有阻，常有诸矣。凡汤药气升，宜丸剂疏补，食后服资生丸。方列后。

人参　坎炁　茯苓　黑壳莲子　五味　芡实

山药浆丸。

史　轻浮苦辛治肺，咳呛颇减，咽痛红肿，塞窒即久，壅而成毒，嗌干不喜饮，舌色淡不红。仍清气分，佐以解毒。

鸡子白　麦冬　大沙参　金银花　蔗浆　绿豆皮

孙　脉搏大，阳不下伏，咳频喉痹，暮夜为甚。先从上治。

生鸡子白　生扁豆　玉竹　白沙参　麦冬　地骨皮

某　据血后咳嗽，咽痛音哑，少阴已亏耗，药不易治。

糯稻根须一两　生扁豆五钱　麦冬三钱　川斛一钱五分　北沙参一钱五分　茯神一钱五分

早服都气丸，淡盐汤送下。

某　失音咽痛，继而嗽血，脉来涩数，已成劳怯，幸赖能食胃强。勿见咳治咳，庶几带病延年。

细生地　元参心　麦冬　细川斛　鲜莲子肉　糯稻根须

范　气燥，喉痹失音，少阳木火犯上。

生鸡子白　冬桑叶　丹皮　麦冬　白扁豆皮

孙　久咳，失音喉痹。

陈阿胶　鸡子黄　炒麦冬　川斛　茯神　北沙参　炒生地　生甘草

毛　温邪热入营中，心热闷，胁肋痛。平素痰火与邪胶结，致米饮下咽皆胀，考老年五液已涸，忌汗忌下。

生地　麦冬　杏仁　郁金汁　橘红　炒川贝母

周　病起旬日，犹然头胀，渐至耳聋。正如《内经·病能》篇所云：因于湿，首如裹。此呃忒鼻衄，皆邪混气之象。况舌色带白，咽喉欲闭，邪阻上窍空虚之所，谅非苦寒直入胃中可以治病。病名湿温。不能自解，即有昏痉之变，医莫泛称时气而已。

连翘　牛蒡子　银花　马勃　射干　金汁

葛　嗔怒喧嚷，气火逆飞，致喉痹咽痛，食物厌恶，耳前后绕肩闪刺，议解少阳。

夏枯草　丹皮　桑叶　钩藤　山栀　地骨皮

吴　脉弦涩数，颈项结瘿，咽喉肿痛痹阻，水谷难下。此皆情志郁勃，肝胆相火，内风上循清窍。虽清热直降，难制情怀之阳，是以频药勿效也。

鲜枇杷叶　射干　牛蒡子　苏子　大杏仁　紫降香

某　燥火上郁，龈肿咽痛，当辛凉清上。

薄荷梗　连翘壳　生甘草　黑栀皮　桔梗　绿豆皮

某　肾厥，由背脊而升，发时手足厥冷，口吐涎沫，喉如刀刺，盖足少阴经脉上循喉咙，夹舌本，浊阴上犯，必循经而至，仿许学士椒附意，通阳以泄浊阴耳。

炮附子　淡干姜　川椒　胡芦巴　半夏　茯苓

姜汁泛丸。

此方当留意，切勿囫囵看过。能静注

陆　风火上郁，咽痛。

薄荷　连翘　射干　牛蒡子　马勃　绿豆皮

邵　风火上郁，咽痛头胀，宜用辛凉。

西瓜翠衣　滑石　连翘　桑皮　射干　杏仁

汪　左脉弦数，咽痛脘闷，阴虚体质，不耐辛温。当以轻药，暂清上焦。

桑叶　生绿豆皮　白沙参　川贝母　元参　川斛

徐　老劳咽疼。

生鸡子白　糯稻根须　甜北沙参　炒麦冬　川石斛　生甘草

杨　未病，阴气走泄为虚，秽浊上受则实。咽喉肿痹，上窍邪蒙；日暮昏烦，阴伤热炽；肌肤柔白，气分不足。此医药虽宜凉解清上，但不犯及中下。

连翘　郁金　马勃　牛蒡子　竹叶心　黑山栀　杏仁　橘红

孙　肾液不收，肝阳上越，巅胀流涕，咽喉微痛。

六味加牛膝、车前、五味。

伍　咽喉痛痹，发时如有物阻隔，甚至痛连心下，每晚加剧。是阴液日枯，肝藏厥阴，化风火上灼。法以柔剂，仿甘以缓其急耳。

细生地　天冬　阿胶　生鸡子黄　元参心　糯稻根须

陈　阴阳交虚，营卫倚斜，为忽冷忽热，周身骸骨皆病，百脉皆损。秋半天气已降，身中气反泄越，汗出喉痹。阳不入于阴，致自为动搏耳。夫咽喉之患，久则喉痹不宣，妨于受纳，最不易治。从少阴咽痛例，用猪肤汤。旬日喉痛得缓，对证转方。

张　阴损三年不复，入夏咽痛拒纳，寒凉清咽，反加泄泻。则知龙相上腾，若电光火灼，虽倾盆暴雨，不能扑灭，必身中阴阳和协方息。此草木无情难效耳。从仲景少阴咽痛，用猪肤汤主之。

又　阴涸于下，阳炽于上，为少阴喉痛，乃损怯之末传矣。用猪肤之甘凉益坎，有情之属而效。今肉腠消灼殆尽，下焦易冷，髓空极矣，何暇以痰嗽为理。议滑涩之补，味咸入肾可也。

牛骨髓　羊骨髓　猪骨髓　麋角胶各四两

用建莲肉五两，山药五两，芡实二两，同捣为丸。

某氏　气逆壅热于上，龈肿喉痹，胸闷腹肿。七月太阴司胎，法宜宣化清上。

连翘　苏梗　川贝母　杏仁　花粉　菊花　橘红　牛蒡子

烂喉痧

沈青浦　风热伏于肺胃，以致喉间红肿作痛，寒热，脉数。治宜辛凉，防成烂喉痧。

羚羊角　连翘　杏仁　薄荷　元参　马勃　牛蒡子　象贝母　山栀　芦根　鲜生地

查太仓　咽痛发疹，四日不解，是为烂喉痧。拟清透法。

牛蒡子　防风　杏仁　前胡　蝉蜕　淡豆豉　荆芥　桔梗　马勃　茅根

【附】　洗足方

青葱管　紫苏梗

煎汤，熏洗两足。

王光福　温邪内伏，痧发不透，咽喉痛腐。宜清肺胃之热。

甘草　葛根　杏仁　荆芥　牛蒡子　马勃　前胡　桔梗　淡豆豉　大豆黄卷

蒋浒墅关　时痧寒热不解，又增喉痛，防其腐烂，热邪内陷之象。姑与清理。

根生地即鲜生地　大豆卷　黄芩　天竺黄　元参　牛蒡子　马勃　银花　甘草　人中黄

陈南翔　素有喉痹，又感风温。风乃天之阳气，温乃化热之邪，两阳熏灼，蒸郁上焦，以致喉间肿腐，成为烂喉风。按脉浮数，热势正盛。拟祛风化痰法。

防风　杏仁　薄荷　葛根　马勃　前胡　茅根　桔梗　牛蒡子

疫疠喉痧

朱　疫疠秽邪，从口鼻吸受，分布三焦弥漫，神识不清。不是风寒客邪，亦非停滞里症，故发散消导，即犯劫津之戒。与伤寒六经，大不相同。今喉痛丹疹，舌如朱，神躁暮昏，上受秽邪，逆走膻中。当清血络以防结闭，然必大用解毒以驱其秽，必九日外不致昏愦，冀其邪去正复。

犀角　连翘　生地　元参　菖蒲　郁金　银花　金汁

姚　疫毒口糜，丹痧喉哑，治在上焦。

犀角　银花　元参　连翘　金汁　鲜生地　石菖蒲　至宝丹

谭　口鼻吸入秽浊，自肺系渐干心包。初病喉痛舌燥，最怕窍闭神昏之象。疫毒传染之症，不与风寒停滞同法。

元参　连翘　郁金　银花　石菖蒲　靛叶　射干　牛蒡

冲入真白金汁一杯。

顾　平昔肠红，阴络久伤，左胁下宿瘕。肝家风气易结，形瘦面青。阴虚阳易动，血络不得宁静。诸阳一并遂为厥，冲气自下犯胃为呃。症似蓄血如狂，奈脉细劲，咽喉皆痛，真阴枯槁，水液无有，风木大震。此刚剂强镇，不能息其厥冒耳。

生鸡子黄一枚　真阿胶二钱　淡菜五钱　龟板五钱　童便一杯，冲

某氏　气逆壅热于上，龈肿喉痹，胸闷腹肿。七月太阴司胎，法宜清化宣上。

川贝母　牛蒡子　连翘　苏梗　杏仁　花粉　菊花　橘红

某　喉痒痛未愈，下体有漏，时有梦泄。

炒熟地　麦冬　鱼线胶　黄明胶　地骨皮　人中白　山药　湘莲

鳖一个，泥涂，煅存性，研末，共前药末，生鸡子清为丸。

某　喉痛原属少阴，今痛止而犹肿，左关弦滑。阴虚有火，并挟热痰。须滋其化源，佐以清热之品。

熟地　山药　茯苓　泽泻　琥珀　濂珠　辰砂灯心　人中白　石决明　阿胶化开和

某　脉弦数，尺独大，咳而喉痛失音，乃数载失红之后，其阴虚火炎，不言可喻矣。唯有至静之品，引阳潜入阴中，庶近《内经》之旨。然须作静养工夫，使阴秘阳密，得坎离相交之力为妙。

熟地海石粉捣烂　金钗石斛　北沙参　茯苓　麦门冬　生白芍

某　素有喘症，形气怯弱，咽痛不肿，时咳。此新感风温在肺，气不下肃。尚宜清降。

桑叶　白沙参　块茯苓　川贝母　杏仁　南枣肉

【附咽喉总论】　咽喉其窍则一，其路两歧。经曰：咽喉者，水谷之道路也。咽喉小肠者，传送也。喉咙者，气之所以上下者也。又曰：天气通于肺，地气通于嗌。喉为肺之系，咽为胃之系。天之风寒暑湿燥火，从喉入肺；地之臊焦香腥腐，从咽入胃也。以此悟之，喉者，主气之上下，由肺入心，由心入脾，由脾入肝，由肝入肾，贯通五藏，藏而不泄，使呼吸者也；咽者，水谷之道路，由咽入胃，由胃入小肠，化糟粕，泌水谷，分入膀胱、大肠，贯通六府，泄而不藏，使传送者也。以此释经文，咽喉显然两途矣。《内经》三阴、三阳、督、任，各有喉症。先以经义述之于前，再以治法书之于后，庶几临症稍有把握。经云：足阳明之别，上络头项，合诸经之气，下络喉嗌，其病气逆、喉

痹、卒[1]喑。足阳明其支循喉咙，其病颈肿、喉痹。手阳明为病，颈肿、口干、喉痹。手阳明少阳厥逆，发喉痹嗌肿。喉痹不能言，取足阳明；能言，取手阳明。三焦，手少阳也，是动则病嗌肿、喉痹。邪客于手少阳之络，令人喉痹、舌卷、口干。少阳司天，三之气，喉痹、目赤、善暴死。少阳司天，客胜则丹胗外发，喉痹、颈痛、嗌肿。胆，足少阳也，肝中之将也，取法于胆，咽为之使。手太阳脉入缺盆，循咽下膈，为病有嗌痛。太阳在泉，寒淫所胜，民病嗌痛、颔肿。足太阴之脉上夹咽，连舌本，为病有舌本强、舌本痛。太阴在泉，嗌肿、喉痹。太阴之胜，喉痹、项强。厥阴所谓甚则嗌干热中者，阴阳相薄而热，故嗌干也。足厥阴之脉，循喉咙之后，为病有嗌干。手少阴脉出心系，上夹咽，为病有嗌干。足少阴之脉循喉咙，夹舌本，为病有口热、舌干、咽肿、嗌干及痛。少阴司天，嗌干肿上，干嗌，口中热如胶，取足少阴。邪客于足少阴之络，令人嗌痛。不可内食，无故善怒。冲任之脉起于胞中，循背里，为经络之海，循腹上行，会于咽喉，络于唇口。督脉为病嗌干。三阴三阳及奇脉，皆有咽喉之疾。十二经惟太阳行脑后从背，其余皆凑咽喉。《内经》独云一阴一阳结，谓之喉痹者，何也？少阴君火，一阴也；少阳相火，一阳也，因指火而言之也。君火者太阳离宫之火也，相火者龙雷坎宫之火也。手少阴心脉夹咽，足少阴肾脉系喉咙，三焦为水火之道路，君相二火，假道相通，坎离既济，水火平匀，咽喉本无疾病。二火独胜，气热火结，三焦道路闭塞，阴不能上承，阳不能下降，气热则结，结则肿，肿则痹，痹甚则不通而危矣。咽喉各症，头绪纷繁，治法总不出虚实两字而已。外来之火为实，内生之火为虚；有余之火为实，不足之火为虚。夫外来之邪为实，即风热犯上，温疫流行。治之在急，缓则伤人。外来暴热，若不倾盆暴雨，热势难消。治法不出辛凉解散，咸软化痰。如疫疠喉痧，芳香泄浊，解毒驱秽；烂喉痧，辛凉解肌，清透化热；风火郁结，以轻清凉解；急喉风、缠喉风，痰如拽锯，以通关化痰开郁；单乳蛾、双乳蛾，轻清滋养。此治外邪之大概也。内生之火为虚，寒气凝结，真阳闭郁，虚阳雷电上腾，若不离照当空，阴霾不能消散，龙雷断难潜伏。治法故以热药导之也。如肾著，不渴咽痛，以半夏甘桂汤；心事操劳，阳气升腾，以人参、坎炁；肾厥，喉如刀刺，以本事椒附汤。此治内生之火大概也。有余之火为实，何也？或酒湿熏蒸，肝气郁遏，厚味壅热，皆有余之火也。祗能因其病而治之。如嗜酒太过之醒酒利湿；心脾积热，痰涎壅塞，弄舌喉风之清咽利膈；湿热郁蒸，津不上供之开郁泄蒸；嗔怒喧嚷，气火逆飞之疏解少阳；气逆壅热，喉痹腹胀之宣化清上等法，皆治有余之火大概也。不足之火为虚，何也？或久咳喉哑、喉癣、喉痹、喉蕈、喉珠等是也。如水亏木旺，喉珠之甘凉咸寒；喉间点蕾，舌底紫泡之清养滋降；疡症气血未充，喉痛之甘缓和阴；经漏带下，喉癣之填纳冲任；英年内亏，君相上越之寒咸滋降；水不滋火，喉肿如虬之滋水潜阳；老年喉蕈翻花之心肾并治；阴不敛阳，久咳音哑之猪肤、

[1] 卒：原作“瘁”。据文义改。卒，通“猝”。

粉蜜；阴液日枯，厥阳化火之地黄、阿胶；热入营中，高年液涸之甘凉养阴，此等皆治不足之火大概也。鄙愧愚昧，妄列四条，再以喉癣会厌不利之花露轻扬，梅核膈之理气镇逆，肺花疮之清理肺热，肝胃气逆之清胃平逆，口生肉球之清心开窍，喉中如蛇蜕鱼鳞之臭橘叶，鼻塞咽喉疳腐之蜡矾丸，精髓空极喉痛之猪、羊、牛髓、麋胶，厚腻填精，肠红厥冲喉痛之鸡、驴、龟、淡菜，介类潜阳，此等者，四法中之变化也。先哲用笔灵活，难窥其奥。随方敷衍，略而述之。质之高明，细心研究，考博群书。若能加意搜求，咽喉治法，无余蕴矣。余听鸿注

【附治验】　常熟南门鸿源衣庄查姓女，九岁，素系柔弱，忽起喉风，痰如拽锯，声哑，言不能出，目眶微陷，幸面色不青。他医治之已有两日，邀余治之。曰：如急喉风，不过二三时，多者一日而已。既有两日，虽属危险，不致伤命。因其肺中未曾阻塞，尚有呼吸可通。急将开关散吹鼻数次，犹能得嚏二次。喷嚏之后，呼吸渐灵。再将白萝卜四两、鲜梨四两、鲜荸荠三两、鲜姜一钱捣汁，竹沥五钱，和入风化硝一钱，频频呷之。用牛蒡、桔梗、甘草、中黄、马勃、翘、栀、元参、蓝根、竹沥、川贝等服之。时时用灯心捎鼻管，使其喷嚏。吹以珠黄、中白、风化硝等开泄化痰等药。如此两日，痰声渐平，眼泪渐出，三日微闻其音。后以清宣肺气，养阴滋降，三四日痊。此乃喉风之轻症也。

余在师处，见治一施姓小儿，喉中声如拽锯，音哑，涕泪皆无。吾师曰：马脾风症也。两鼻扇而不息，以麻黄、芥子、黑白牵牛、大黄、苦杏仁、石膏等下之而痊。吾吴中膏粱柔脆之孩，医虽能用，病家不肯服；就病家肯服，医家亦不肯书也。所以吴中喉风不治者多，临证最难。若以此法使之，轻病弱体，不堪设想矣。古人云，药必中病，一言尽之矣。如百步穿杨，九十九步不及，百零一步太过矣。吾辈治病，若云药能中病，天下为医者，不敢言也。

余治常熟东门外柴场蔡姓女缠喉风，音哑，呼吸不通，痰如拽锯，面青目瞪，涕泪全无。吹以开关散，喷嚏全无。进以辛凉轻宣，咸软化痰，罔效。余思景岳肺虚用参等说，惟一日之恙，断非肺绝。反复审详，总要吐去痰，使其呼吸可通，能救。三更，自己叫开城，再去。用稀涎散、竹沥等吐之，吐出如胶之痰两碗，粘腻非常。明晨再诊，呼吸如丝，神气稍清，略能安寐。后延他医，亦以宣肺化痰法，一日而毙。喉风一症，轻者可救，重者十中难救一二。质之博雅高明，必中之法，能救苍生，传之于后，积德非浅。

余闻常熟东乡小孩，喉风痰上壅，声如拽锯，归姓医用桐油蘸鸡羽搅喉中，吐之而愈。此亦喉风之轻者也。真喉风他医亦用此法，虽吐而无效。所以咽喉专科，断不可缺。

喉症之始，苦寒之剂当慎。喉症在急，刀针不可不用。余同乡某宦使女，喉痛，疡医进以苦寒直降，猝然寒热止，喉肿秘塞不通。又以土牛膝汁等灌之，更不得入，饮不能入，言不能出，喉中痰鸣，已一日夜。是日邀余诊之，细视喉四围胀肿，无隙可通呼吸。与其饮，摇手而已。问其语，点首而已。呼吸不爽，药不得入，无法可施。余即将

喉枪露锋一分半许，刺其两旁肿处十余刺，出其毒血。再用棉条妇女纺纱用之棉条，用筷两只将棉条头夹住卷紧筷上，用冷水湿软，拭去恶血。再将筷连湿棉条卷紧，探其喉作哕，吐出胶痰半碗。再刺，再探吐，共刺三十余刀，探吐三次，共呕吐血痰一碗。以凉水漱口，涤去血，饮以淡盐汤，即可下，言语亦可出，肿亦渐消。此乃肿秘痰塞，若不动刀针探吐血痰，挨延半日，呼吸不通，痰涎涌塞，岂有生理。喉科刀针断不可缺，专恃汤药，点滴不入，无所用耳。

阅西医治喉肿秘塞不能通呼吸者，在颈旁喉管开一孔，插入银管，在颈旁可通呼吸。华人罕见少闻，以为奇谈。余谓呼吸不在喉而在肺，肺气通，喉虽肿秘，有鼻可通，一二日不妨。若肺气秘塞，鼻中亦无呼吸，虽颈旁开十孔，插十银管，亦徒然耳。然肺气之秘在痰，或热甚肺气不肃，寒郁肺气不开，津液不能散陈六府，润肌肤，泽皮毛，不能为汗为溺，皆化为痰上溢，肺胀叶举，呼吸不通，性命立倾。所以颈旁开孔插银管透气，有病之人痛不能受，未免偾事。喉肿秘塞，不若刺去毒血，探吐胶痰为稳。如能饮药，泻其肺中之水，痰气一降，呼吸可通，虽肿亦可无妨。所以外病治内，不可疏忽。

某宦女，素系寒体，中阳不足，便溏气弱。因染疫寒热，咽微痛。余进以辛凉微温开解法，觉发热略重，喉胀较甚。即更疡科，进以羚羊、山豆根、金锁匙、栀、芩等苦寒清热，寒热即止，脉细，红痧隐于皮肤之里，舌腻不渴，神烦昏愦，咽痛极甚，目珠上视，或目珠转旋，手足抽挛，背脊角弓反张，言语不出，已成痉厥之险。邀余诊之，即以至宝丹研细，以化痰开肺之品合竹沥、姜汁调匀灌之，痉止厥平。后以化痰宣肺和解，缓缓治之。七八日，喉中吐脓血而痛缓。始终二十余日，未能见一寒热，红疹隐隐，未得透发，此早服寒药失表之症。后传染数人，余急先开表，辛凉外解，使其得汗；用喉刀刺其胀处，出血，三四日得汗后，热止痧透，咽痛亦平，未有遭如此危险者。所以瘟毒温邪之始，苦寒当慎，恐热遏不透，变痉厥也。

余同乡某，假馆广东，至京都朝考。广东岚瘴湿热，疫毒熏蒸，又兼轮船煤气熏灼，兼之饮食皆需煤火，热郁咽喉肿痛。京中之医，治以玉女煎重剂，一服而平。朝考毕，回南，咽喉又痛，两旁作肿。余以轻扬解散，普济消毒加减饮之，觉发热较甚，喉肿亦增。病人云：素体阴虚，切不可服发散。因京中服玉女煎一剂而平，若不服滋阴生地、石膏等，断不得愈，定非温疫喉痧也。余一时眩惑，徇病人之情，亦投以玉女煎，去牛膝，加甘凉之品。自此寒热止，舌腻，痧疹隐隐不出，脉变滞，晨清晡甚，至夜呓语，烦躁不寐，咽喉更痛，双蛾作胀，湿邪蒙蔽，有作痉之势。余曰：先误于京医之玉女煎，遏热在里；再误于余之玉女煎，更秘其热不出。湿邪上泛，病变湿温。一徇病人之情，即遭此危险。其权在医，岂可徇情疑惑哉？即进二陈、温胆法，加枳、朴、藿香，苦温芳香，三四剂亦无大效。再将喉刀刺出毒血，将前方加以苦温化湿，淡以泄热，药内冲生姜汁半酒杯，服后，喉痛即止。后服燥湿泄热十余剂而愈。用药一误，挽回如此费力耳。余听鸿注。

卷 三

外 部

流 痰

张宜兴　高年营血不足，寒痰滞络，右臂漫肿无头，皮色不变。此属流痰。和营化痰法。

归身　羌活　橘红　瓜蒌　土贝　白芥子　姜夏　独活　钩藤　桑枝

复方　流痰根盘渐收，痰亦稍减，肋痛依然。乃高年血竭，不能营养经络所致。再拟和血消痰顺气之法。

归身　半夏　川斛　枸杞　旋覆花　钩藤　橘红　新绛　青葱　天花粉

翁平望　气阻流痰，由肝肺两络受伤，以致胸肋刺痛，不时气逆。治宜理肺和肝，佐以化痰，冀其松机，以免溃毒之虑。

春柴胡　青皮　旋覆花　枳壳　桑叶　半夏曲　乌药　广木香　苏梗　通草　鲜佛手

时无锡　勤劳不节，兼受六淫之气，血脉凝涩，成为流痰。脉芤涩，背臀痢疮，皆属逆款，勿轻视之。

附子　菟丝　石斛　广皮　红花　丹参　杜仲　木瓜

复方　病情前述，今不赘语。今脉形皆见虚象，转旋维艰矣。再拟生脉散意。

北沙参　川石斛　橘白　稆豆皮　谷芽　五味子　麦冬

韩宁波　阴虚内热，而患虚损流痰，脊椎六七节骨形突出。已现疮劳之象，收功难许。

人参　白芍　北沙参　黄芪　鳖甲　料豆　川石斛　浮小麦

朱濮院　手腕流痰。

党参　丹参　川贝母　川斛　枣仁　茯神　橘红　黄芪　浮淮陈小麦

王扬州　腰痛已久，按之有块，防成虚损流痰。

虎骨　杜仲　当归　党参　菟丝子　续断　制首乌　怀牛膝　枸杞子　胡桃肉

庞青浦　病后营虚，客邪乘入，肩背漫肿作痛。此属流痰，一经溃破，非计月可愈也。

云茯苓　金钗石斛　洋参　黑料豆　木瓜　鳖甲　橘红　沉香　大豆黄卷

任松江　劳伤筋骨，酸痛不已，延久必损。流痰顽证。

鹿角霜　木瓜　续断　广橘红　杜仲　原红花　茯苓

范浒关　寒热伤营，脉来弦滑，诚恐流痰复起。有根之病。一时难效。

茅术　广皮　萆薢　茯神木　秦艽　葛根　苦参　丝瓜络

王乍浦　重感时邪，致发贴骨流痰。但年小症重，恐难胜任。法当温通气血为主。

枸杞子　广木香　广皮　苏梗　丹参　半夏曲　钩藤

周金华　流痰肿坚且硬，日渐长大，皮色不变，起有两月有余。此系本原不足，风火挟痰，互结而成。治之最难消散。

鳖甲　夏枯草　昆布　茅菇　青蒿　莱菔子　海浮石　象贝母

梅七保　三阴虚弱，气机有阻，以致左腿漫肿，形如覆碗，成为虚损流痰。延绵半载，肌肉消瘦，节骨突出，已入疮痨之候。姑拟毓阴，聊作保持之计。

北沙参　鳖甲　黄芪　党参　女贞子　牡蛎　炙橘叶　沙蒺藜

孙阳春　内股流痰。

柴胡　青皮　土贝母　粉甘草　半夏曲　广皮　连翘　忍冬藤

宣黄浦　流痰。

鹿角霜　广皮　土贝母　连翘　青皮　当归须　生牡蛎

王湘潭　先断脊梁，后发流痰，势必溃腐。乃素系本原亏怯，痰凝气滞而成。诊得脉来细数，胃气呆钝，渐入疮痨之例矣。难治之证，莫斯为甚。

党参　茯神　焦神曲　鳖甲　川贝母　白术　料豆　川石斛　扁豆　大豆黄卷

唐吴江　流痰，由肝郁所致。木肿坚硬，迟延失治，且多反复。一经溃破，非计月所可愈也。

黄芪　广皮　川石斛　杜仲　党参　川贝母　甘草　川续断　煅牡蛎

陈柳桥　劳伤气血，致患流痰。正虚邪实，以消为难。

党参　黄芪　杜谷芽　川石斛　枣仁　茯神　宣木瓜　青藿香

复方　脉数身微热，胃气困惫。急须扶正，冀其溃后，胃气苏复，再无变证，方有回生之路。

黄芪　党参　料豆　五味子　炙鳖甲　枣仁　白芍　川石斛

朱兰溪　寒热胸闷，饮食渐减，左肩漫肿作痛，防生流痰。

半夏曲　枳壳　木瓜　石斛　钩藤　沉香　茯神　丝瓜络　川贝母

范震泽　流痰已成，破之难愈。

建曲　苏子　沉香　枳实　砂仁　柴胡　橘皮　乌药　川石斛

郝宛平　气血有亏，湿痰滞络，左腿漫肿作痛，皮色不变。此为流痰。宜补元渗湿，佐以消痰。

党参　炙黄芪　陈皮　半夏　木瓜　丹参　青木香　土贝母　川石斛

复方　痛缓肿减，颇有消兆。

黄芪　党参　赤苓　冬术　陈皮　土贝母　青木香　川石斛

顾青浦　流痰发于腰下，此属气阻，法宜通导。

老苏梗　楂炭　陈皮　钩藤　沉香　瓜蒌皮　橘叶　青皮　大麦芽

金杭州　先已脊断，继发流痰，内脓郁郁，听其自破。系先后天不足所发。刻论证参脉，见象极虚，纵乞灵药石，诚恐无补。

北沙参　川石斛　广皮　鳖甲　川贝母　淮山药　白芍　木香　扁豆

席东山　环跳漫肿隐痛，迁延已久。此三阴虚，浊痰凝滞，酿成虚损流痰。不可使溃，溃则难痊。

洋参　石斛　地骨皮　秦艽　川贝母　料豆　枣仁　蔻壳

凌金泽　虚损流痰，破经旬日，脓流脉数，郁热蒸蒸，盗汗淋淋，胃阳困顿，亢阳无制。又值酷暑之令，久病之躯，支持不易。且拟和胃涵阴，以博转机。

人参　川石斛　黄芪皮　橘白　谷芽　料豆　五味子　小麦　大豆黄卷

复方　胃气稍苏，盗汗略减，身热得凉，甚属佳兆。惟脉来仍数，脓色原清，肢节酸软，伸缩不如，未免津液消耗。当仍阴阳并顾，再候转机为妙。

人参　黄芪　制首乌　鳖甲　银柴胡　枣仁　甘草　川石斛　稆豆皮

郭上虞　流痰溃久，脂水淋漓，津液日耗。诊得左脉，关弦而细，两尺无神，甚属虚象。姑拟补元，徐图收效。

制首乌　川贝　北沙参　珍珠粉　料豆　女贞子　茯神　丹参

于黄柏坂　骨蒸鼻热，而患流痰，已属虚损之候。一经溃破，便难调治。

北沙参　川斛　鳖甲　青蒿梗　银柴胡　橘白　川贝母　稆豆皮

范朱家角　流痰，溃破在迩，宜补托兼施。

熟地　党参　川续断　白芍　归身　枣仁　黄芪　左牡蛎

沈兴化　背部漫肿色白，头发不一，症属流痰。脉来细软，盗汗不止，正虚邪实。急须补托。溃后如无变迁，徐图收功。

鹿角尖　枣仁　川斛　党参　枸杞　五味子　橘白　大麦芽　炙黄芪

方青浦　流痰绕臂漫肿，溃头不一。形脉皆虚，纵好调治，还须静养。收效之期，以待来年。

黄芪　米仁　赤苓　谷芽　车前子　橘白　白术　川斛

凌湖州　三阴虚热，腹痛，背脊渐高。恐发流痰。以平托治之，令其消散。

生白芍　谷芽　楂核　料豆　生鳖甲　川石斛　麦芽　藿梗　青蒿梗

柳青浦　素喜膏粱厚味，热聚于中，湿困于脾，痹阻经络。始起左肩臂痛，继则下引腿足酸楚，且难屈伸。昨因刺针后，痛势稍缓。顷诊脉象，右手细软，左手弦细兼数，似属气血两亏。痛久必成流痰。拟养血和络，佐以清热之法。

枳椇仁　茯神　木瓜　青木香　桑椹子　丹参　广皮　煨葛根

嵇陈墓　稚年弱质，左膝肿痛，步履艰难，有流痰之虑。宗大筋软短，小筋弛长之法为治。

北沙参　秦艽　丹参　菟丝子　广皮　怀牛膝　钩藤　杜仲　左牡蛎　茯神木

朱太仓　流痰发于背脊及环跳两处，势在作脓。法拟补托。

党参　枣仁　川斛　牡蛎　淮小麦　黄芪　白芍　鳖甲　料豆

舒青浦　短足流痰。

宣木瓜　钩藤　川石斛　白蔻壳　苏子　藿梗　橘白

复方

煨木香　丹参　木瓜　半夏曲　谷芽　杜仲　川续断

马长安　流痰，脉弦涩。营阴亏损，议以和营化痰。

菟丝子　桑椹子　钩藤　川石斛　生白芍

［附］　洗药方

全当归　五加皮　川芎　红花　木瓜　艾绒　萆薢　独活　桑枝　青木香

孟苏州　寒热久延，膝眼肿痛。膝为筋之府，能屈而能伸。系血虚不能荣养筋络，经脉空虚，寒湿著于肉里。防发流痰，先拟疏解，嗣商和益营卫。

羚羊角　川石斛　新会皮　青蒿梗　茯神木　忍冬藤　大豆黄卷

曹青浦　期门穴漫肿作痛，脉象滑。乃肝胆蕴热，浊痰凝滞而成。难以消散。

天竺黄　川贝母　钩藤　丝瓜络　陈皮　枳椇子　茯神

复方

苏子　天竺黄　茯苓　真橘叶　川贝母　新会皮　川石斛　丝瓜络　党参

顾虎丘　三阴亏损，虚热不已，脊梁渐曲如弓，环跳形肿如碗，皮色不变。已成流痰虚证，但期无溃为吉。溃则元气愈虚，便难收效矣。

制首乌　鳖甲　钩藤　桑椹子　川石斛　茯神　川贝母　料豆皮

复方　流痰高肿，缘正虚邪实，势必溃破，破后损怯堪虞。议毓阴补托法。

金钗石斛　黄芪　洋参　扁豆　川贝母　五味子　茯神　枣仁　牡蛎

沈　年岁壮盛，脘有气瘕，嗳噫震动，气降乃平。流痰未愈，睾丸肿硬。今入夜将寐。少腹气冲至心，竟夕但寤不寐。头眩目花，耳内风雷，四肢麻痹，肌腠如刺如虫行。此属操持怒劳，内伤乎肝，致少阳上聚为瘕，厥阴下结为疝。冲脉不静，脉中气逆混淆，气燥热化，风阳交动，营液日耗，变乱种种。总是肝风之害。非攻消温补能治。惟以静养，勿加怒劳，半年可望有成。

阿胶　细生地　天冬　茯神　陈小麦　南枣肉

万　诊脉数，左略大，右腰牵绊，足痿，五更盗汗即醒，有梦情欲则遗。自病半年，脊椎六七节骨形突出。自述书斋坐卧受湿。若六淫致病，新邪自解。验色脉推病，是先天禀赋原怯，未经充旺，肝血肾精受戕，致奇经八脉中，乏运用之力，乃筋骨间痛，内应精血之损伤也。

人参一钱　鹿茸二钱　炒杞子三钱　当归一钱　舶茴香炒黑一钱　紫衣胡桃肉两枚　生雄羊肉肾两枚

【附论】　流痰者，方书皆云流注。流者流行，注者住也。人之气血与天地合同，周流不息，循环无端。《内经》云：天宿失度，日月薄蚀，地经失纪，水道流溢，径路不通，五谷不殖，民不往来，巷聚居邑，则别离处。气血犹然，气滞血壅，则生痈肿。以痈疽概而言也，气血注而为痈，发无定处，随在可生，八九、四五、二三块不等。无穴可以立名，故曰流注。先哲已有深意焉。吾吴中皆曰流痰，更有精义。人之津液，灌溉肌肉、经络、筋骨之间。如天地之水，无微不及，遇隙即入，遇壑即归。一有壅滞，阻而不行。经脉涩而不通，卫气归之，不得复反。肌肉、脉络、骨节、骨空等处，一有空隙之处，津液乘虚渗入，如水之遇隙而入，遇壑而归也。如海道回薄之处，蓄则凝结为痰。气渐阻，血渐淤，流痰成矣。痰阻于皮里膜外，气多肉少之处，无血肉化脓，有形可凭，即成痰块、痰胞、痰核、痰疬等症。痰凝于肌肉、筋骨、骨空之处，无形可征，有血肉可以成脓，即为流痰、附骨阴痰等症。况流痰一症，脾虚湿痰，凝滞最多。或病后余毒，稽留肌肉之内；或欲后寒气，袭于经络之中。或因气阻，或因血凝。若正气盛，阳气宣通，随阻随散；正气虚，经脉涩滞，随注随壅。屡发屡止，或溃或愈。虽云外证，俱从内生。为内科者，不得不究心焉。立方无一定章程，何也？天有寒暑，地有燥湿，人有虚实，病有新久，部位有上下之分，经络有藏府之别，年有长幼强弱，症有阴阳浅深。今数百方中，采择妥善醇正之方四十九首。用药总总不同，寒者温之，热者清之，虚者补之，坚者软之，结者散之，损者益之，气滞理之，血瘀行之，痰凝消之，临时施治，随证变通。如作文之平淡奇浓，诸法悉备，潜心契默，满纸玲珑，开圆活灵动之法门，化拘滞偏执之津梁也。质之高明，勿以平淡而忽焉。余听鸿注

背　部

发　背

王东山　心火妄动，疽发于背。所虑疮不起发，形势平塌。法当内外疏通，使毒气分泄，庶不内陷。

党参　茯苓　甘草　赤芍　地丁草　黄芪　杜仲　银花　角针　连翘

朱同里　年逾六旬，背疽大逾径尺，殊属骇人耳目。幸脉数有方，腐亦易脱，确为顺候。调补得宜，指日可愈。

黄芪　茯苓　远志炭　党参　甘草　川斛　首乌　川贝母　谷芽　银花

卫金泽　背部平塌，坚硬不化，是属阴候。法拟助阳补托，以冀回阳续绝。

党参　枸杞　远志炭　石决明　黄芪　陈皮　甘草节　皂角针

秦常熟　发背如盆，气分大亏，所以脓不甚多，脉来细软。高年得此，决非轻候。

党参　冬术　黄芪　官桂　皂角针　熟地　茯苓　甘草　笋尖　淡苁蓉

尤西墩　耄年忽发背疽，但肿不红。此血气衰弱之征，非速愈之症也。姑拟补托以进之，再察端倪。

党参　茯苓　当归　银花　青蒿梗　黄芪　玉竹　甘草　角针　六一散

姜上海　背疽经旬，尚未化腐成脓，不甚焮肿，虑传阴分。治宜开泄回阳，以冀肿高毒化为转机。

羌活　广皮　厚朴　远志炭　防风　青皮　藿香　扁豆叶

接服方

熟地　沉香　广皮　白蔻壳　炮姜　艾绒　红花　藿梗

严横泾　劳力之体，风餐露宿，历中六淫之气。发疽于背，平塌不起，寒热胸闷，此乃邪毒内闭。法拟祛邪化毒，可望旦夕取效。

青蒿梗　远志肉　黄芪　广皮　白蔻壳　六一散　红花　甘草　银花　皂角针　天花粉

翁木渎　肝气内郁不舒，郁火内炽，致发背疽。肉色紫暗不荣，坚硬漫肿，不痛，无脓。破流血水，形如割鳝。兼发余疬不一。此乃肝阳受伤甚矣，治之棘手，殊费调停。

澄香　青皮　远志肉　石决明　广皮　甘草　银花　青藿梗　半夏曲

末药方

朱砂　珠子　牛黄　川贝母　绿豆粉

潘丹阳　胸闷不舒，脾不健运，乃生背疽。根脚散漫，外皮虽腐，内坚不溃，脓血腥秽不莹，纳少口燥。此属脾土困败，脾主肌肉，乏生化之源。姑拟培养脾胃，以食进肿消为泰兆。

人参　茯苓　金钗石斛　苡米　谷芽　黄芪　甘草　川贝母　广皮　笋尖

易青浦　年逾七旬，元气已亏。背疽阴陷不起，殊为可虑。

制附片　党参　茯神　角针　黄芪　鹿角霜　枸杞　广皮　甘草节　远志炭

吕平望　背疽伏隐，神怯脉软，溺痛淋沥。乃阴亏阳微，温邪与败精俱陷也。法拟滋肾丸意治之，未许必竟中机。

肉桂　熟地　琥珀　淡苁蓉　甘草梢　黄柏　党参　茯神　升麻炭　萆薢

蜂窝发 状如蜂房。听注

郑八坼　疽发于背，上至肩脊，下连腰胁，肿若瓜形，头如蜂房者十余处。按脉洪大，尚于证合，可为顺兆。拟托里消毒主之。

细生地　甘草　银花　角针　赤芍　生黄芪　连翘　丹皮　土贝　笋尖

冯昆山　背疽形如覆盆，始以忽视，遂致燎原莫遏。脉来细软无力，脓腐难脱，界陷未分，蜂窝未透，胃气颇钝。此藏阴亏，府阳易困矣。勉拟助阳化毒，纳食胃苏为转机。

党参　广皮　红花　枸杞　鹿角尖　黄芪　川贝母　半夏　笋尖　远志炭

复方　界限未半，蜂窝已现，脓腐略脱。按脉虽细有力，似有松兆。但胃气未苏，疽色深滞，乃毒邪深固，骤难载之使出。所谓舟在波中，收帆未定也。仍议温托，以望纳谷有加，方是佳音。

鹿角尖　生黄芪　炙黄芪　苏子　茯神　潞党参　枣仁　半夏　广皮　砂仁

鲜谷子露代水煎药。

再复方　肿收毒化，腐脱新生，饮食较前增纳，是为顺候矣。

人参　黄芪　茯神　银花　半夏　甘草　苏子　枳椇　砂仁　花粉

莲子发 即太阴疽，肺经积热为多，生肩髀内，以其形而言也。听注

何嘉善　搭手疽溃，冲突高肿，上至肩项，下连腰胁，腐脱成片，脓流作孔，形如莲子。溃虽半背，尚属顺候。拟清化中，寓以补法。

党参　甘草　谷芽　陈皮　花粉　黄芪　银花　土贝母　赤芍　白术

对心发 生于背，径对前心者是也。

褚青浦　对心发背，其势极重，所幸藜藿素居，可卜庆生有兆。

党参　红花　白蔻壳　陈皮　远志　羌活　青皮　石决明　角针　藿梗

搭　手 即偏发背。听注

戚周庄　年逾六旬，搭手疽不能高发。头虽腐而脓未成泄，神识昏愦，有内陷之兆。姑拟清里托毒，以参消息。

羌活　新会皮　藿梗　笋尖　石决明　甘草　远志炭　青皮　蔻壳

复方　疮形得起，神识得清，是乃佳兆。惟皮色不变，板滞不润，脓毒未见蒸化，邪毒留恋于内。必须温补化毒，方有松机。

黄芪　首乌　砂仁　远志　鹿角片　甘草　杞子　茯神　白芍　新会皮

再复方　新肌已露，腐亦尽脱。元气已亏，宜慎调理。

党参　黄芪　归身　五味子　茯神　白芍　砂仁　制首乌

肾俞发 即腰疽，又名连肾发。听注

袁方基　肾俞发由肾精亏损而成，喜其红活高肿，犹为顺候。拟养荣汤主之。

黄芪　茯苓　白芍　白术　陈皮　北五味　远志炭

下背疽 即对脐发。听注

唐青浦　下背疽平塌不起。法宜温化，以望转机。

沉香　陈皮　黄芪　炮姜　蔻壳　枸杞　红花　甘草　远志炭

丹毒发 此症多服丹药、膏粱、春方所致

钱周庄　背疽半腐半敛，根脚红晕。防发丹毒，切勿轻视。

黄芪　枣仁　陈皮　川石斛　砂仁　茯苓　甘草　荷梗　淮山药

张南翔　搭手腐未尽脱，毒尚未清。误投温补，以致寒热昏愦，幸起丹毒，不致内陷。拟清解营分。

忍冬花　赤苓　白芍　花粉　连翘　粉丹皮　犀角　山栀　紫花地丁　生地黄

肩井发 即上搭手。听注

池枫泾　肩井及外股两处发疽，头虽腐而毒未泄，是以红痛不减，又见红痢，腹痛后重，胃减脉软。此皆暑湿之邪，内干脾胃，外留经络所致。拟清暑和中，并兼托毒。

黄芪　赤苓　米仁　藿香　远志炭　陈皮　甘草　六一散

【附论】　背中属督脉，两旁属足太阳脉。督脉从尻骨后上行背脊中，直上巅顶。太阳脉从目内眦上额交巅，至耳上角，后行下项，循肩膊。内分二道：一道夹脊旁开寸半，抵腰中。从腰下贯臀，入腘中；一道从肩膊下，夹脊旁开三寸，下过髀枢，循髀外，合腘中，至足小指外侧而终。五藏六府之俞，皆在脊之两旁。足太阳之部位，发背生于正者易治，生于偏者难治。正者督脉，为十二经之脉，自下而上，主一身之阳，属阳证者多。气血上冲，易起易发。偏者属足太阳脉，为六经之首领，北方寒水之位，自上而下，气血下流，属阴证者多，易陷易塌。又兼藏府之俞皆在其间，背疽者皆由内而外发，五藏根本，皆系于背。唐太宗有免鞭背之刑，背上受伤，关系藏府。肺俞在第三椎，生于上者则伤肺。心俞在第五椎，肝俞在第七椎，胆俞在第八椎，生于中者则伤心与肝。脾俞在第九椎，肾俞在十二椎，生于下者则伤脾与肾。汪省之曰：背疽，令患者两手上下左右摸之，搭着者以搭手治，摸不着者正真发背。余以两手摸之，满背皆搭着，岂满背俱是搭手而无发背矣。发背者，背疽之总名也。搭手、对心、对脐、肾俞、莲子、蜂窝、椒眼者，背疽之别名也。临证之时，先验其偏正、上下、左右部位，即知属于何藏；再思其发于何因，或阴虚火盛，或醇酒厚味，或怒郁房劳，或丹石热毒，或风寒滞络；再辨其证之阴阳虚实，红活黯滞，高突陷塌；再诊脉之虚实，人之肥瘠，胃气强弱，神识清爽，烦闷昏愦，天时寒暑，内外并参，细心玩索，随证立方，循理用药。临时施治，辨症明了，如能丝丝入扣，巧自生矣。今辑二十七方，管窥之论，存待高明之士，更从而正之，鄙人之愿者矣。余听鸿注

【附案】　余习业费兰泉师处，谈及孟河巨富巢姓，年近耳顺，素喜醇酒厚味，身胖肉厚。正值酷暑，而发背疽，长尺余，阔七八寸。延费士源前辈，吾师之祖也，服药治内，延沙达周先生治外。治之匝月，脓溃腐脱，疮沿渐平，新肌如莲子，色嫩红如珊瑚，胃气甚强，惟疮口不能收束。服士源前辈药数十剂，皆和胃利湿清暑，极平淡之方。沙曰：疮口不收，非用大补，难以生肌奏效。费喏之，仍以苓、术、苡米、藿梗、二陈等类。沙急曰：若不用补，岂能速效？费笑曰：患者早食莲子红枣一碗，午饭海参煨肉一碗，正在湿盛之时，利湿清暑和胃尚且不及。倘服参芪温补碍气，气血壅塞，助火内燔，疮色泛紫，胃气一败，神识昏愦，变症眉睫，祸出不测矣。况二人兼治一症，功过平分，幸勿忧也。先生治外虽精，内科未能讲究。沙乃佩服。共服药百余剂，未服一剂温补而痊。孟河沙达周先生，疡科名重一时，尚未讲究内科。今时之疡科，未知考究内科何如耳。所以人以胃气为本，五谷为养，五果为助，五畜为益，五菜为充，五味调和，补益精气。不可不知。余听鸿志

孟河巢沛三先生横桥看一开肉铺者，身上流痰十余块，溃后口裂，黑色，根盘肉僵硬，不知痛痒，无脓流水，肌肉皆削，胃气索然。患者曰：我戒口多时，胃气日败，不知能稍食荤腥。沛三先生曰：思食胃气尚旺，肉鸭稍可食之。患者曰：若能开荤，死亦瞑目。看其病情，多服寒凉，凝结气血所致。投以金匮肾气汤。月余，肌肉转红，渐软作痒。至两月后，先生再至横桥，见一人体肥貌丰，叩谢，送番银廿枚，曰：再造之恩，终身不忘。先生腼面不识，问其原委。从开荤之后，胃日健旺，一方服六十余剂，疮平肌复。所以外症以胃气为本，胃以喜为补。若各物禁之，寒凉克伐戕胃，或温补壅塞助火。圣人云：尽信书不若无书。临症变通，方为上工。余壬午秋至琴川，有张姓，身上数十孔，大如钱，色黯肉僵，流水，无腥秽味，不知痛痒，肌肉瘦削，人皆谓杨梅疮。余曰：寒凉凝结出前医之方，俱苦参、黄柏、木通、翘、栀、芩、连、土茯苓等类。因戒口极尽，使其开荤。从先生金匮肾气法，十余剂后，服温通气血之品，廿余剂而痊。后遇数症应手，皆食先生之德。故记于此，聊志感仰之意。余听鸿志

苏州一小儿，甫九龄，颇聪慧，而患流注，肩背腰胁十余处，百端医治无效。余视之曰：此惟大活络丹能愈。服至三十余丸，未破者消，已破者收口。更服补气血之药而愈。盖流注一症，由风寒入膜所致。膜在皮中，旁通四达，初无定处，以所随处作患。此真络脉之病，故古人制大活络丹以治之。其余煎丸，皆非正治。所谓一病有一病之法，药不对证，总难取效也。徐洄溪

本邑刘近曾夫人，患虚痰流注，色㿠脉虚，发无定处，病极险危，非旦夕可奏功，余辞不能治。郡中一医，以百金包好，因留在家治之。闻余有不能治之说，笑曰：我医好后，更请徐君质之，当无言可对耳。月余，刘君之兄元谷，招余诊视。近曾出曰：流注之疾虽向愈，而未收口。托在相好，肯一观否？余因视之，肩后疮孔大如钱，内膜干空，与皮不连。气促脉微。诊毕而出，近曾求方。余笑不答，书危在顷刻四字，刘不信。少

顷，内呼刘父子入，已气绝矣。群执包好之医，欲加以无礼。余晓之曰：此病本不治，非药误也。但不知生死，为无目耳。乃释之。盖流注之证，其类不同。大段皆津液枯，而痰流膜内之症，当内外交治，而祛邪补虚。亦另有切病方药。蛮补无益也。徐洄溪

嘉善张卓，年未弱冠，患流注五年，自胁及腰腿连生七八孔，寒热不食，仅存人形。历年共服人参二三千金，万无生理。父先母亡，只有慈母。其伯悉收其田产文契，专待其毙而取之。其从兄汪千，造余家哀恳。余颇怜之，破格往视，半身几成枯骨。此乃虚痰流注，医者不能治其经络之痰，徒费重资，而一无中病者。则药之误，而非病之真无治也。余用大活络丹为主，而外敷拔管生肌之药。医者闻之，大笑曰：活络丹辛暴之药，岂可入口？盖彼惟知俗本所载乌头、蚯蚓之活络丹，而不知古方五十余味之大活络丹也。盖流注之痰，全在于络，故非活络丹不效。以后脓稀肉长，管退筋舒，渐能起立。不二年而肌丰肉肥，强健反逾于常。呜呼！不知对病，徒事蛮补，举世尽然，枉死者不知其几也。徐洄溪

王孟英曰：大活络丹治虚痰流注，深为合法，而外科不知也。若实痰，控涎丹最妙。《圣济方》五十味大活络丹如无《圣济方》，《徐洄溪医书六种》录存，查之。听注。

洞庭吴姓，从徐州经纪返棹，背起粟粒深紫色，而痛应心，周围软肉皆不仁。知非轻证，未至家而就余治。余辞不能，再三恳求。姑用围药束之，稍定。病者曰：我尚未到家，当归处分家事，求借一廛。如果不治，死无余憾。归二日而复来，其疮不甚大，顶微高而坚黑。当用刀挑破，方可上药。以洋刀点之，洋刀坚利非凡，竟不能入。用力挑之，刀头折。乃用金针四面刺之，以泄毒气。内托外敷，其方屡变。然后脓从四旁出，顽盖自落，约深半寸，脊骨隐露其尖。腐去，急以生肌散填补之，内服峻补之剂，两月而肉满皮完。此九死一生之证，不早为外束内托，则焦骨攻藏，无生理矣。徐洄溪

周庄陆姓，疽发背，周径尺余，一背尽肿，头以百计。毒气内攻，沉闷昏迷。医者以平塌无头，用桂附托之。余曰：此疮止宜收小。若欲加高，则根盘如此之大，而更加高，则背驮栲栳矣。此乃火毒，用热药必死。乃以束根盘提毒之药敷之。一夕疮头俱平，皮肤亦润，止有大头如杯，高起于大椎骨之下，大三寸许。尚不思饮食，惟求食西瓜。医吓以入口即死。余纵其所食，一日之内，连吃两个。明日知饥，欲求饮食，肉四两，饭半碗。明日更加。始终用托毒清火之剂，而脓成口敛。余嘱曰：此疽初起盈背，背中脂膜皆空。非填补里膜。必有他变。有庸医献媚曰：病已全愈，为此说者，图厚谢耳。我力能保之。病家利其省费，从之。至来年三月，忽旧疤中一细眼流血不止，放血斗余，两日而卒。盖其前一背尽肿，其中之脂膜俱化成脓，从大口出尽。庸医安知治法，贪利误人。富贵之家，往往最信此等人，可不察耶。徐洄溪

郡中唐廷发，偶过余寓，时方暑，谓背上昨晚起一小瘰，搔之甚痒，先生肯一看否？余视之，骇曰：此对心发也。唐不甚信，曰：姑与我药。余曰：君未信余言，一服药而毒大发，反疑我误君矣。含笑而去。明日已大如酒杯，而痛甚，乃求医治。余曰：此非

朝夕换方不可，我不能久留郡寓，奈何？因就医余家，旦暮易法，其中变迁不一，卒至收口。其收口前十日，忽头痛身热，神昏谵语，疮口黑陷，六脉参差。余适出门两日，归而大骇，疑为疮证变重，几无可药。细询其仆，乃贪凉当风而卧，疮口对风，膏药又落，风贯疮中，即所谓破伤风也。乃从外感治法，随用风药得汗而解，身凉神清，疮口复起。仍前法治而痊。若不审其故，又不明破伤风治法，则必无效，惟有相视莫解而已。徐洄溪

余幼时在孟河，见吾师曹秋霞先生三弟，名焕美，风寒虚痰入络，肢腿隐痛。彼因自开药肆，妄自立方，以参、芪、鹿胶、杞、仲、附、桂、熟地温补之品。服三四剂，痛甚。服至十余剂，四肢瘫痪不能动，肌肉如死，不知痛痒，二便遗之满床。后延马培之先生及其大少君逸亭兄诊视。曰：风寒虚痰阻络，被腻补碍塞气机，营卫不通，已成坏症，不治之病。后延之匝月，逢骨节大肉处，色皖白，内溃流粘水，肉如烂瓜而毙。所以药误比病死更速更惨。余因流注发背为外科大症，录医案数首以广见闻。然温补寒凉，细心斟酌，倘一误投，追悔莫及矣。余听鸿志

肩臂部

肩疽

黄丹徒　肩挑伤络，瘀凝为毒。与风湿治法不同。

柴胡　连翘　广皮　青皮　归须　半夏曲　土贝母　甘草　木瓜　丹参　桔梗

肩疽生于足少阳胆经，负重气血凝结而成。先生用药从少阳进步，所谓引经之药也。听注

乐疽

倪休宁　腋上坚肿，痛引乳络。由包络血热气郁而成，名为乐疽。月余不溃，颇属顽证。

党参　远志肉　川贝母　黄芪　川石斛　茜草　夏枯草　丹参　白芍　荷叶蒂

鱼肚发 鱼肚发生于心经之青灵穴

颜青浦　臑后垂肉，焮肿赤色，名鱼肚发。拟行瘀化毒。

柴胡　桃仁　厚朴　杏仁　青皮　桔梗　广皮　江枳壳

石榴疽

邱太仓　少阳相火与外风相搏，肘尖患疡，名曰石榴疽。以菊花清燥汤主之。

生地　当归　甘菊　麦冬　黄芩　川芎　白芍　知母　甘草　柴胡　升麻　土贝母

地骨皮　犀角尖

【附论】　肩臂疮疽甚多，有群书可考，从不出痈疽治法。如治内症，伤寒不出六经，温热须辨三焦。外症亦然。今采四方，一经之症，皆有引经之药，随症加之。徒使发散托里，诚恐无益。余听鸿注

【附案】　长兴周某之子，臂生疽，经年脓水不干，变为多骨。所食米粒，渐有从疽中出者，奄奄待毙。余为内托外敷。所服末药，从疮口出。继而脓渐减少，所出碎骨，皆脓结成。出尽之后，肌肉日长，口收痂结而愈。徐洄溪

乳胁腋肋部

乳　痈

徐光福　右乳红肿作痛，脉数有力，此乳痈欲作脓也。拟神效瓜蒌散。

全瓜蒌　连翘　漏芦　橘核　土贝母　蒲公英　甘草　银花　角针

杨太仓　乳房结核，由气血相搏，因而成癖。以调和气血，佐以清解为主。

当归　川贝母　陈皮　川芎　山慈菇　白芍　苏子　青皮　甘草　山楂核

钱周庄　乳房红肿势难全散。投以疏解，半托半化。

蒲公英　川芎　银花　土贝母　角针　青皮　甘草　橘叶

宋金泽　乳房作痛，恶寒发渴，此属厥阴气阻。

柴胡　赤芍　丹皮　蒌仁　黄芩　连翘　枳壳　橘叶　蒲公英

李陈墓　乳房木肿，已经半月，症属外吹。以橘叶散治之。

柴胡　山栀　橘叶　陈皮　连翘　青皮　川芎　甘草　黄芩　芦根

朱青浦　乳痈双发，寒热疼痛。但此霉令，以解毒利湿为主。

葛根　陈皮　厚朴　瓜蒌　枳壳　青皮　滑石　麦芽　扁豆皮

施黎里　乳块虽松，姑置弗治。泛泛欲呕，饮食渐减，是脾被肝戕，且以养胃和肝为主。

半夏　白芍　茯苓　陈皮　伏龙肝　益智　金石斛　蔗浆炒竹茹

周南翔　肝胃不和，乳汁壅滞，结为乳痈。昼夜胀痛，正在蒸脓之候。拟与清肝行乳，以冀脓泄痛减。

柴胡　新会皮　漏芦　青皮　山楂核　瓜蒌　蒲公英　麦芽　连翘

张嘉定　乳癖溃传囊络，穿头不一，是肝胃之火。治宜清凉通乳，指日可愈。

羚羊角　连翘　夏枯草　土贝母　瓜蒌仁　银花　大麦芽　甘草

蒋崇明　乳漏经年，脓水不绝，缠囊溃络，脉形细涩。系产后血虚，理宜补托，漏可愈矣。

洋参　石斛　丹参　川芎　茺蔚子　黄芪　归身　白芍　川贝母

许金泽　乳中结核两月，木肿不痛，名为乳癖。幸有哺乳，囊络疏通。法以化坚行瘀，核自消矣。

葛根　茺蔚子　青皮　夏枯草　麦芽　连翘　瓜蒌仁　陈皮　山楂核　川贝母

复方　前方已适，仍以此法继进。

党参　瓜蒌　川石斛　川芎　川贝母　黄芪　青皮　夏枯穗　橘白　香附

金上海　乳裂，愈而复发，发而仍愈。小儿吮乳，痛如针刺。乃肝胃受热之故。虽为小恙，治之非易。

生地　川芎　花粉　橘叶　羚羊角　当归　白芍　白芷　藕汁　蒲公英

吴泗泾　右乳疼痛经旬，阳明气阻，脉来弦急，欲作脓矣。拟托里托毒。

煨葛根　川芎　鲜莲房　王不留行　忍冬花　瓜蒌　蒲公英　角针

叶崇明　乳痈溃后，脓出未尽，寒热微作，属阴虚生内热。拟八珍汤主之。

党参　归身　白术　甘草　银柴胡　生地　白芍　茯苓　川芎　新会皮

沈芦墟　毓麟七月，乳上患痈，名曰内次。破溃一月，脓水淋漓，四围余肿未退，传囊又发。治宜安胎化毒。

生地　瓜蒌　淡芩　甘草　银花　荷叶　橘皮　川石斛

顾鸭村　怀妊六月，右乳焮肿作痛，名为内吹。宜安胎化毒。

柴胡　土贝母　橘皮　蒲公英　甘草　黄芩　川芎　生地　制香附

钱湖州　乳癖，是肝脾二经气凝血滞，结为痈毒，皮色不变，漫肿无头。宜和肝脾为主。

制香附　石斛　楂核　丹参　广皮　炙橘叶　川贝母　白芍　竹茹

陶七堡　乳痈，已久延不已，防其变漏。

黄芪　川芎　蒲公英　白芍　鲜荷叶　花粉　广皮　萱草根

周盛泽　乳痈作痛，肝火郁也。

瓜蒌皮　橘核　夏枯草　川贝母　枳壳　蒲公英　连翘　川楝皮　山栀　竹叶

沈震泽　肝气抑郁，宿患乳核。宜平肝解郁。

川楝子　薄荷梗　香附汁　丹皮　瓜蒌实　青橘叶　夏枯穗　山栀

某　情怀悒郁，肝气不舒，患乳生痈脓溃，血液大耗，气蒸上逆，咳嗽，左胁内痛，不能转侧。盖肝络少血内养，左右升降不利，清润治嗽无益。

炒桃仁　当归　茯神　丹皮　柏子仁　阿胶

某　咯血后，左乳旁胀，嗳气始宽。是左升太过，右降无权，肝络阻塞，气为之痹也。

旋覆花　枇杷叶　新绛　牡蛎　熟地炭　青葱管　阿胶

沈氏　肝气郁遏，宿痞乳痈。

川楝子　黑山栀　薄荷梗　香附汁　夏枯草　瓜蒌实　青橘地　丹皮

刘氏　乳房为少阳脉络经行之所，此经气血皆少，由情怀失畅，而气血郁痹，有形而痛。当治在络。恐年岁日加，竟成沉痼疾。非痈脓之症，以脉不浮数，无寒热辨之。

柴胡　夏枯草　归身　白芍　川贝母　茯苓　甘草

某氏　乳房结核是少阳之结。此经络气血皆薄，攻之非易。恐产育有年，酿为疡症耳。

青蒿　丹皮　香附　橘叶　青菊叶　泽兰　郁金　当归须

乳　岩

冯浏河　左乳结核，积久方痛，肝郁成岩。宜襟怀宽解，庶可带病延年。姑拟益气养荣汤，以观机宜。

人参　茯苓　陈皮　川贝母　当归　川芎　黄芪　熟地　白芍　桔梗　於术　甘草　制香附

许盛泽　乳中结核多年，不疼不痒，日渐高肿。脉来细涩，左关弦甚。此乃肝脾气郁而成，难以消散。且以归脾汤常服，庶不致溃。

党参　冬术　归身　陈皮　远志　黄芪　茜草　川贝母　甘草　茯苓

林嘉定　乳疡之中，岩为难治。

党参　白芍　茅菇　川贝母　归身　天葵　苏子　蒌仁　夏枯草

许枫泾　乳岩之症，皆由情志不遂，肝脾积郁而成。现在溃烂，失血如墟，治之颇属掣肘。倘能怡养性情，即延年上策。乞灵药石，诚恐无补。

清阿胶　合欢花　枣仁　黄绢灰　金石斛　北沙参　茯神　白芍

孙浒关　乳房为少阳行经之地，气血皆少，加以情怀失畅，气血痹郁，有形而痛。治当在络。脉涩，无寒热，非痈脓之候。恐年齿日加，必成岩症。

柴胡　佩兰　川贝母　夏枯草　当归　茯苓　甘草　白芍

徐吴江　乳岩溃腐，勉拟补益，聊作支持之计。

党参　黄芪　川贝母　远志　川郁金　白芍　当归　冬术　茯苓　甘草

张常熟　三阴疟后，两乳坚肿。此由肝脾气郁，防成岩症。

柴胡　威灵仙　归身　川石斛　白芍　制首乌　牡蛎　木樨叶

秦无锡　乳岩多由肝脾气郁所致，不疼不痒。似乎小恙，然非轻浅之症。宜情怀宽解，庶几免溃烂之虞。

党参　枣仁　丹参　茜草　清阿胶　黄芪　川贝母　续断　白芍

俞荆溪　乳岩四十载，溃烂如墟，秽水淋漓，甚则出血。证属棘手，殊难图治。且以止血。

黄绢灰　地榆灰　陈棱灰　丝绵灰　藕节灰　蒲黄灰　艾叶灰　马尾灰　血余灰　莲房灰

各药醋炙为末，糯米汤下。

王昆山　年已五旬，乳岩经久，不能全消。宜涤虑除烦，胜于苦口药石。

全香附　川贝母　山楂核　广皮　白芍　山慈菇　当归　煅牡蛎

宋南浔　肝胃不和，乳中结核。始以澹然，渐致狂獗。书云：岩无愈理。况素有气恼，肝阳尤盛。宜屏开家务，希图渐消。

制香附　陈皮　党参　白芍　山慈菇　川石斛　当归　川贝母

陈黎里　乳房结核，在少阳之络。此经气血皆薄，攻之非易。恐迁延岁月，酿为岩证耳。

川郁金　香附　丹皮　泽兰　鲜菊叶　青橘叶　当归　青蒿　蒺藜　鲜竹茹

沈震泽　乳房结核如拳，青筋暴露，脉来细涩。此因气血不和，郁结成岩。证属顽硬，无求速愈。拟煎剂以和营卫之乖违，进丸剂以攻结核之坚顽，庶几得中病机。

生洋参　茯苓　川芎　冬术　白芍　炙橘叶　归身　甘草　生地　牡蛎

【附】　丸方

制香附　神曲　茯苓　甘草　川芎　白术　黑山栀　厚朴　橘红　楂肉

【附论】　乳症，皆云肝脾郁结则为癖核，胃气壅滞则为痈疽。乳头属肝，乳房属胃。男子乳房属肾。此乃先哲大概言也。大匠诲人，与规矩而已。况乳疡证名甚多，有群书可考。然治法之巧，在临证施治之人。余细思之，胸中所过经络甚多，其症之始，各有其源。若不知经络、病因、虚实，如治伤寒不辨六经，茫无头绪。聊将经络、病因录之，幸乞高明指正。《内经》曰：脾之大络，名曰大包，出渊腋下三寸，布胸胁。胃之大络，名曰虚里，贯膈络肺，出左乳下，其动应衣。脾胃之大络，皆布于胸中。足太阴脾脉，络胃，上膈。足阳明胃脉，贯乳中，下膈，属胃络脾。脾胃二经之脉，皆过其间。足厥阴肝脉，上贯膈，布胁肋。足少阳胆脉，合缺盆，下胸中，络肝，循胁里。手厥阴心包之脉起于胸中，循胸出胁，下腋。手太阴肺脉，循胃口，上膈，横出腋下。经云：冲脉任脉皆起于胞中。任脉循腹里，上关元，至胸中。冲脉夹脐上行，至胸中而散。乳房之部位属脾胃，乳之经络属肝胆。胸中空旷之地，而行气血。心主一身之血，肺主一身之气，心肺皆在胸中。谷入于胃，以传于肺。五藏六府皆以受气，清者为营，浊者为卫。营气行于经隧之内，卫气行于皮肤分肉之间。乳汁生于脾胃之谷气，故其味甘。疏泄主于肝胆木气，肝主疏泄是也。乳汁厚薄，主于冲任之盛衰。冲任为气血之海，上行则为乳，下行则为经。妇人哺乳则经止。男子之乳房属肾，何也？男以气为主，女以血为先。足少阴肾之脉络膀胱，其直者从肾上贯肝膈，入肺中。水中一点真阳，直透三阴之上。水不涵木，木气不舒，真阳不能上达，乳中结核，气郁，无血液化脓，比女子更甚。虽云肝病，其本在肾。鄙见治乳症，不出一气字定之矣。脾胃土气，壅则为痈。肝胆木气，郁则为疽。正气虚则为岩。气虚不摄为漏。气散不收为悬。痰气凝结为癖、为核、为痞。气阻络脉，乳汁不行，或气滞血少，涩而不行。若治乳，从一气字着笔。无论虚实新久，温凉攻补，各方之中，挟理气疏络之品，使其乳络疏通。气为血之帅，气行则血行。阴生阳长，气旺流通，血亦随之而生，自然壅者易通，郁者易达，结者易散，坚者易软。再辨阴阳虚实。譬如内吹、外吹、乳痈、乳疽，属阳者多；乳岩、乳悬、乳痞、乳劳等，属虚者多；乳核、乳癖等坚硬，属气郁者多。何经之症，参入引经之药。今采四十方，皆内科手笔，平淡中自有神奇，当细心参而玩之，采以群书，加以巧思。临症操纵有权，治法自然可得。余听鸿注

【附案】 徐洄溪先生东洞庭刘某夫人，患乳疖，医者不能消散。成功之后，又用刀向乳头上寸余出毒，疮口向上，脓反下注，乳囊皆腐，寒热不食，将成乳劳。内外二科聚议无定，群以为不治矣。延余诊之。曰：此非恶证，治不如法耳。尚可愈也，但须百日耳。其家戚族，皆少年喜事。闻余言，欲塞群医之口，向病家曰：我辈公恳先生，留山中百日，必求收功而后已。如欲归家，备快船以迎送。余初不允，继勉承之。多方治之，至九十日而未见功。病者柔弱畏痛，既不敢于乳下别出一头，而脓水从上注下，颇难出尽，故有传囊之患。忽生一法，用药袋一个，于乳头之下，用帛束缚之，使脓不能下注。外以热茶壶熨之，使药气乘热入内。又服生肌托脓之丸散。于是脓从上泛，厚而且多，七日而脓尽生肌，果百日而痊。后以此法治他证，无不神效。可知医之为术，全赖心思转变。刻舟求剑，终无一验也。徐洄溪

余少时，在太平洲治施姓，先有寒热，后右耳后红肿如核桃。延外科某治之，谓耳后发，将耳后用刀挑穿。十余日，脓不能出。因其疮口向上，脓从下注，渐渐灌注于项，至肩如负一囊，肌肉日削，胃气日败。后到吾师药肆中买药，余见悯之。问其情形，曰：外科某要包医，索五十金。因雇佃长工，每月七百文，亦则能待毙而已。言之泪下。余忿极，曰：富贵之人轻医，亦不可；贫窘之人，索重谢亦可恶。余虽未习外科，与你治之。按其疮软如绵，郁郁皆脓，内中洄洄有声。若再迁延，内伤里膜。即用钉书铁钻，用纸卷紧，露锋六分，灯盏火烧红，在项后近肩井处另烫一孔，使其脓可下出。当时插入纸捻，吞蜡矾丸，用围药，将醋调束其根，服提脓内托之药。明日将纸捻拔出，脓出流之满背，有碗许。惜其新开之孔太小，出之不尽。再用旧絮卷好，卧后垫于项下，将枕头抽去，上下两孔脓渐出。内有腐肉，塞口不能出，用银匠之铁钳夹之不能出。再从新孔之旁，离三分，另开一孔，药线穿过，系之。溃开，将腐肉取尽。再将生肌之药用纸条插之，围以敷药，吞琥珀蜡矾丸，服补托之剂，匝月而痊。因一时之愤，数十日不安。幸藜藿之躯，能受此痛楚。若柔肌嫩肉，断难收功。此余二十七岁之事。今十有九年，未敢与人治一疡症，知疡科不易为也。余听鸿志

胁 痛

沈东山　胁痛由郁怒而成。七情为病，难以调治，不可以外证忽之。议与柴胡清肝汤。

柴胡　川芎　当归　白芍　川郁金　山栀　陈皮　甘草

韩德清　咳呛久延，左偏胁肋高肿。色紫作痛。系咳伤肝肺两络，遂发痈疡。此症最忌内溃穿膜，难以图治。切勿轻视。

枇杷叶　杏仁　川贝母　苏子　天竺黄　瓜蒌仁　桔梗　桑叶　芦根　冬瓜仁

复方　胁痈破后，旦夕流脓无息。抑且腥秽，此元气衰也。如以咳呛不减，胃气困顿，甚非佳兆，当另图谋。

党参　白石英　生谷芽　桑叶　五味子　黄芪　陈淮麦　北沙参　橘白

张苏州　胁次作痛，须防成痈。拟运行之法。

澄香　丝瓜络　陈皮　青皮　蒌仁　半夏曲　川郁金　归须

卞南浔　气逆胁肋作痛。治从气分络分。

枇杷叶　新绛　澄香　青皮　通草　炙橘叶　苏梗　陈皮

吴　右胁有形高突，按之无痛。此属瘕聚，非若气结痰凝，难以推求。然病久仅阻在脉，须佐针刺宣通。正在伏天，宜商。

真蛤粉　白芥子　半夏　郁金　瓜蒌皮　黑栀皮　橘红　姜皮

王　骑射驰驱，寒暑劳形，皆令阳气受伤。三年来右胸胁形高微突。初病胀痛无形，久则形坚以硬。是初为气结在经，久则血伤入络。系于藏府外廓，犹堪勉强支持。但气钝血滞，日渐瘀痹，延为癥瘕。怒劳努力，气血交乱，病必旋发。故寒温消克，理气逐血，总之未能讲究络病工夫。考仲景于劳伤血痹诸法，其通络方法，每取虫蚁迅速飞走诸灵。俾飞者升，走者降，血无凝阻，气可宣通。与攻积除坚，徒入藏府者有间。录法，备末议。

蜣螂虫　䗪虫　当归须　生牡蛎　煨木香　川芎　生香附　夏枯草

用火酒曲末二两，加水稀糊丸，无灰酒送下三钱。

此从仲景大黄䗪虫丸、鳖甲煎丸化出。轻者，《金匮》旋覆花汤加味亦妙。能静注

葛　酒客大便久泻，胁上曾发痈疡。春夏胁下有形，腹形满胀。此久蕴湿热痈脓，自利未能泄邪。肠胃气壅，利频不爽。法当分消以去湿热。若攻劫太过，必伤脾胃。议用丹溪小温中丸，早进二钱五分，晚进二钱五分①。

腋痈

钟香山　腋痈漫肿无头，疼痛寒热，皮色不变，系肝脾二经气凝血滞而成。投以柴胡清肝汤。

柴胡　连翘　防风　当归　山栀　川芎　黄芩　甘草　瓜蒌仁

程奉贤　有时鼻衄，此热在营分也。加以两腋肿痛，皮红高起，内已酿脓。但虚体未

① 此处下有“三两”二字，疑为衍文，删去。

便针刀，待其缓破，俾一拥而出，易于收功。

稆豆皮　鳖甲　川贝母　川石斛　地骨皮　牡蛎　陈皮

肋 痈

朱太仓　左肋硬肿，痛引右肋，绵延两月，脓势将成。近加哕呕，饮食少纳。此痛伤胃气，以培中土为先，外疡在次。

党参　瓜蒌仁　甘草　川郁金　茯苓　黄芪　半夏曲　陈皮　焦白术　竹茹

陈黎里　肋痈属厥阴经，故小便近阴囊处抽掣引痛，皆属肝络也。理宜和肝化瘀为治。

柴胡　苏梗　桃仁　元胡索　制香附　青皮　茯苓　归须　甘草节

【附论】　腋胁肋皆在身之侧。手厥阴包络之脉过腋。足少阳胆、足厥阴肝、足太阴脾、足阳明胃四经之脉，皆行于胁肋之间。骨疏肉薄之处，与里膜最近。腋胁肋生痈，皆由肝脾郁积，气滞血壅，或肝胆火毒，郁怒而成。每生于体虚之人。先哲云：始终最忌寒凉。或云：始终当禁温热。鄙意思之，各有其因。身之侧者，躯壳经络之病也。寒凉温热直入中宫：与经络不得相关。脾为至阴，湿土之藏，寒凉易于败脾戕胃，而伐生生之气。脾胃一败，哕呕泄泻，变症百出。肝为风木，胆为相火，风性喜窜，火性善炽，误投温热，不异抱薪救火。风火相搏，易窜易溃。倘里膜一穿，立见其危。古人治法，壮胃气者，藉谷气而生气血，即内托之法也；疏络者，使其血气流通，即外消之法也。今采十一方，皆疏肝理气，清热消瘀，和胃化痰等法，不犯温热寒凉之弊。再兼虫蚁之搜求络中之凝滞，小温中之利湿分消，皆出神入化之思。临症潜心体认，治法自有进阶矣。

【附案】　壬午，余至琴川，有一兴福卖糕团者，胁骨生痈。疡科谓外肺痈，开刀出毒，四十余日，疮口不敛，时流稀脓。家窘，听其不治。余诊之，脉来虚弦兼数，咳呛白痰，咳则稀脓流出，渐成疮劳，幸里膜未穿。与服蜡矾丸，先护里膜。进以《金匮》旋覆花、《千金》苇茎法，旋覆、新绛、枇杷叶、生冬西瓜子、苡米、淮山药、石斛、生扁豆、茯苓、川贝母、鲜荷梗、橘叶、鲜百合、毛燕之类，肺胃并治。服三十剂，咳减纳增，脓出渐少而厚。先以提脓末药提之，再以生肌等药填之，两月余而愈。所以缓治平淡，久则自然有功。再服毛燕月余，咳止，疮口平复。如此症，或医药寒凉温补乱投，或病家性急不信服药，每弃而不治者多矣。余听鸿

腹 部

小腹痈

王浒墅关　小腹漫肿坚硬，皮色不变，此腹痈也。系七情郁结，脾虚气滞而成。拟和

气养营汤主之。

党参　陈皮　白术　黄芪　茯苓　当归　熟地　沉香　甘草　丹皮

田丹阳　小腹痈。

官桂　艾绒　山楂核　炮姜　木香　神曲　丹皮　薤白头　枳壳

董南浔　小腹隐痛，木肿不散，脉来细数，便秘食少，殊属虚候。须得脓泄，方保无虞。

黄芪　杏仁　生大黄　青皮　桃仁　角针　芒硝　大腹皮　苡米

【附论】　少腹痈一症，在脐下关元、丹田等穴。陈远公云：此处必无阳症，因其属阴部位也。一用阳药，立可成功。《心法》曰：小腹痈由七情火郁而生。又不能用热药，不若见证治证为妥。如漫肿坚硬，皮色泛红有热，为阳，七情郁火所结，当以清化。无热不红者，属阴寒凝结，血阻气滞而成，当以温通。若膏粱煎煿，或喜服丹砂，郁热内壅，苦咸速下，亦不可少。余采三方，虚者补之，秘者下之，寒者温之。先生用药变化，已见大概矣。然腹部痈疽各症，当用卧针，直针易穿里膜耳。听鸿志

腹皮痈

姚嘉定　咳嗽，血色瘀浊不鲜，此肺经伏热。加以脐旁皮里膜外隐痛不止，日久肿发于外，结成腹皮痈。脉来沉数而细。拟清解肺胃，佐以双解贵金丸下之，以参消息。

苏子　紫菀　茜草　桑叶　杏仁　桔梗　冬瓜仁　茅根

【附】　双解贵金丸

生军五钱　白芷二钱五分

研末为丸，葱酒送下，服之药前。

脐　痈

吕苏州　手少阴火毒移于小肠，以致神阙肿痛，高突若铃，皮色不变，并无寒热。外用隔蒜灸，内服清凉之剂，以望消散。

黄连　连翘　山栀　黄芩　槟榔　木香　甘草　赤芍　银花

脐　漏

杨盛泽　脐痈破后，时流秽水，面色皖白，脉软无力，疮怯之渐也。拟固本育阴为主。

生熟地　天冬　茯苓　山药　黄芪　骨碎补　女贞子　麦冬　丹皮　泽泻

此脐漏伤阴，肾火外越。

脐中出水

朱吴江　脐中不痛不肿，搔痒则黄津流出。此属肠胃湿热，宜黄连平胃散主之。

黄连　苍术　甘草　黄芩　厚朴　陈皮　米仁　赤苓

少腹脐部五方，如腹皮痈兼肺热，丸煎并行。丸药过胃至下焦而化，下其已壅之瘀而不伤胃；汤剂轻浮治上，不犯下焦。内中一味桔梗，更有深意。

【附论】　脐痈，心为火藏，小肠火府，火郁于内，寒气凝于外。芩连苦先入心泄热，加以行滞理气解毒，再以隔蒜外灸通阳，治法极密。脐漏伤阴，固本育阴之六味滋肾水，则火焰自熄矣。脐中瘙痒出水，以黄连平胃散除湿化热。虽遵古法施治，若不平时用功，岂能到此。腹部之疡，用药须保脾胃，佐行经活血之品。倘用寒凉克伐，脾胃一败，肿陷难溃。溃后难敛，里膜一穿，多致不救。余听鸿注

前后阴部

前　阴

某　酒客淋浊，必系湿热之邪著于气分，故五苓、八正俱用通利。病数年不愈，必由情欲致伤，败精血阻于内窍。溺与精异路同门，茎中因败精腐阻居多。必通败精，一定之理。

杜牛膝一两五钱

捣汁冲入麝香三分即虎杖散

某　寒入厥阴之脉，结为气疝，痛则胀升，气消绝无踪迹。疝气下元已亏，不可破气攻疝。尿管痛，或溺阻。温养下元，佐以通窍。

鹿茸　麝香　韭菜子　蛇床子　茴香　归身　覆盆子　青盐

某　脉象和缓。小便时，茎中痛连及上。若溺长，则不病也。此系阴中有火。宜以养荣合导赤，用东垣法。

熟地　黄芪　白芍　於术　归身　陈皮　炙草　茯苓　生草梢　木通　淡竹叶

沈常熟　茎头红肿，溺管涩痛，小溲点滴难出。系肾水不足，阴中伏热，故暑天则发，秋冬则瘥。是内阴不胜外也。拟知柏八味滋水泄热。

生地　丹皮　黄柏　知母　泽泻　淮山药　茯苓　麦冬　荷梗　绿豆皮

高　脉数汗出，身热吐血。五日，胸脘不舒，舌色白。此阴虚本质，暑热内侵营络。渐有时疟之状，小溲茎中作痛。宜通府经为宜。

鲜生地　连翘　滑石　竹叶　郁金汁　甘草梢

褚福山　茎头腐烂作痛，小溲混浊，溺管涩痛，舌白口秽。脾经湿热下注。拟利湿清热。

白术　黄柏　苡米　猪苓　赤苓　忍冬藤　滑石　通草　甘草梢　鲜荷梗

子　痈

某　疝本肝肾为病，又挟湿热下注，以致睾丸肿痒。昔子和分导湿热，丹溪利气辛

芳。以二者兼治之。

萆薢　白鲜皮　茯苓　米仁　通草　生草梢

囊　痈

陈　脉沉弦，舌灰边白，腰胯气痛，肾囊睾丸肿大。此湿热为病，乱吃发散消导，湿邪下坠为疝。治当分消。

萆薢　黄柏　山栀　茯苓　丹皮　防己　猪苓　泽泻

汤　囊肿腹胀，此属疮虫。

茯苓皮　海金沙　白通草　大腹皮　厚朴　广皮　猪苓　泽泻

汪　昨进分消方，热势略减，小溲略通。所有湿热秽浊，混处三焦，非臆说矣。其阴茎囊肿，是湿热甚而下坠入腑，与方书茎肿款症有间。议河间法。

飞滑石　石膏　杏仁　厚朴　猪苓　寒水石　泽泻　丝瓜叶

又

川连　淡黄芩　生白芍　枳实　六一散　广皮白　生谷芽

【附论】　《内经》曰：足三阴之脉逆行，皆从足走腹。湿气自下先受。《内经》曰：三焦者决渎之官，水道出焉。上焦如雾，中焦如沤，下焦如渎。渎者蓄泄之谓也。下焦者，别回肠，注于膀胱而渗入焉。下焦不治，水蓄膀胱。肾为水之藏，膀胱为水之府。茎为泄水之路，精之道也。脾为湿土，脾虚湿积，水蓄不能泄。肝主疏泄，茎为筋之宗，热壅不能泄。肾为胃之关门，浊阴闭而不能泄。所以茎头、溺管、肾囊之症，先以利湿为先。譬如脾藏湿热者，五苓散等取术以健脾泄之；肝藏湿热，龙胆泻肝等苦而泄之，肾经之湿，以通关滋肾知、柏、地黄等，兼养阴而泄之。所以下疳囊痈，湿热病也，先通水道，使壅塞之湿热、腐精、败血涤而清之，不致为患。倘踌躇不决，发表攻里，不能及病。如水回薄，瘀蓄不通，渗入囊中，则囊穿；阻于茎中，则茎腐。若能早使其下泄，羌决岸溃堤之患。虽生痈，难于成功。如囊痈下刀烫火针，囊肿成脓，皮厚须先按定头在何处，用墨画线，将针用纸卷好，露锋几许，将睾丸推开，卧针刺之，可不损睾丸里膜，易于收功，屡治皆验。余听鸿注

肛　漏

王氏　凡女科书，首篇必论调经，既嫁必究孕育。结婚十载，未能得胎。病在至阴之藏，延及奇经八脉。述经迟晨泄，心若摇漾，得食姑缓。肛疡久漏，都属下损。

人参　紫石英　当归　茯苓　鹿茸　补骨脂　枣艾汤泛丸。

徐　虚损四年，肛疡成漏，食物已减什三，形瘦色黄。当以甘温培中固下，断断不可清热理嗽。

人参　茯苓　山药　炙草　芡实　莲肉

陈　春病至夏，日渐形色消夺。天地大气发泄，真气先伤，不主内守，为损怯之证。不加静养，损不肯复。故治嗽治热无效。交节病加，尤属虚象。脉左数甚，肛有漏疡，最难调治。

熟地　炒山药　茯苓　建莲　猪骨髓

曹　肌肉苍赤，脉小数疾。童年真阴未充。囊下肛前，已有漏卮。阳升失潜，巅窍如蒙。常与壮水制火，犹虑变幻损怯。

六味去萸肉，加生白芍、黄柏、知母、人中白，蜜丸。

王　少年阴火直升直降，上则失血咳逆，下坠肛疡延漏，皆虚劳见端。食减至半，胃关最要。非可见热投凉，以血嗽泥治。肺与大肠为表里，肺移热于下则成肛漏。培土生金，把握中宫之法。

熟地炭　建莲　霍石斛　茯神　炒山药　芡实

郑　虚损四五年，肛漏未愈。其咳嗽失血，正如经旨精不主上奉，阳气独升降。奈何见血投凉，治嗽理肺，病加反复，胃困减食。夫精生于谷，中土运纳，则二气常存。久病以寝食为要，不必汲汲论病。

生黄芪　诃子肉　黄精　白及　苡仁　南枣

淡水煎膏，不用蜜收。略饥用五钱，参汤送。

杨　惊惶忿怒，都主肝阳上冒。血沸气滞瘀浊，宜宣通以就下。因误投止涩，宿瘀不清，新血又瘀络中。匝月屡屡反复。究竟肝胆气血皆郁，仍宜调达宣扬。漏疡在肛，得体中稍健设法。

旋覆花　新绛　青葱管　炒桃仁　柏子仁

【附论】　肛漏者，皆属肝脾肾三阴气血不足。何以肛漏在三阴者，足三阴、任、督之脉，皆走前后二阴之间。肺与大肠为表里，肛者肺之使，大肠之门户也。始因醇酒辛辣，醉饱入房，疾奔久坐，筋脉横解，藏府受伤。经云：陷脉为瘘。气虚湿陷为痔。痔破久漏，气血皆虚。肺主一身之气，赖无形约束有形。三阴渐虚，肺亦随之而弱。肺实则温，温则内气充而有所蓄。肺虚则寒，寒则内气馁而不能收蓄有形滋膏。肺为五藏之首，布精诸藏。诸藏一虚，肺反受诸藏之敌。何也？脾虚土不生金，子不能受母之益。肾虚水不养金，子反盗虚母气。金堪伐木，肝阴不足，木火反来刑金。肺之一藏，受诸藏之创，气虚不能收束，肛漏滋水淋漓。若不杜渐防微，如一蚁溃堤，沧海漏卮难实。脾气不固则泄泻，肾气不固则遗精。肝火刑金，吐痰呛咳。久积成劳，如针之空，竟可伤身。所以治漏之法，如堤之溃，如屋之漏，不补其漏，安能免乎？治漏者先固气血为先，气旺内充，而能收蓄。使其不漏，可无害矣。津液日增，虚损可复。若专顾其疮，插红升白降，或线穿翦割，使其小而致大，大而致溃。虚弱柔嫩之躯，痛苦万状，怆地呼天，莫之能救。将内之新肉，做成腐脓败血。再服苦寒戕胃，利湿伤津，致成内热，肌削喘促，腹膨泄泻而死者，谁误之也？呜呼！病者为一线之孔，愿受剐割之刑；医者竟将号痛极惨之刑，而神其伎。名重者比比皆然，致人于死地。庸庸者无须言矣。今存六方，奇脉久漏空虚者，以有情之品填之；久漏胃弱，以甘温之品固之；阴虚阳亢，滋阴药中，佐苦以坚之；土不生金者，甘温培中，兼酸以收之。各方之中，莲子、芡实、诃子、中白固摄真元者，皆补漏之法也。质之诸贤，不以鄙言为迂谈乎。余听鸿注

痔疮

曾五二　脉弦动，眩晕耳聋，行走气促无力，肛痔下垂。此未老欲衰，肾阴弱，收纳无权；肝阳炽，虚风蒙窍，乃上实下虚之象。质厚填阴，甘味息风，节劳戒饮，可免仆中。

虎潜去锁阳、知母，加大肉苁蓉，炼蜜丸。

某六二　冬季咳嗽吐痰，渐至卧则气冲，喘急起坐，今三载矣。经以肺肾为俯仰之藏，是肺主出气，肾主纳气。老年患此，按脉左弦右沉，为肾气不收。主治不必因痔患而畏辛热。

肾气丸去牛膝、肉桂，加沉香，蜜丸。

徐三一　失血能食，痰嗽色苍，脉数。可与甘凉，养胃中之阴，胃和金生。痔血便燥，柔药最宜。

生扁豆　生地　天冬　麦冬　银花　柿饼灰　侧柏叶

祝五四　中年已后，瘦人阴亏有热，饮酒湿热下坠，精浊痔血。皆热走入阴，则阴不固摄。前方宗丹溪补阴丸，取其介类潜阳，苦味坚阴。若用固涩，必致病加。

水制熟地　咸秋石　天冬　茯苓　龟板胶　黄柏　知母　猪骨髓　捣丸。

徐　五旬又四，劳心阳动，阴液日损。壮年已有痔疡，肠中久有湿热。酒性辛温，亦助湿热。湿热下注，为癃为淋。故初病投八正、五苓，疏气中之壅也。半年不痊，气病渐入于血络。考古方惟虎杖散最宜。

虎杖散即土牛膝、麝香

江　脾宜升则健，胃宜降则和。盖太阴湿土得阳始运，阳明燥土得阴始安，以脾喜刚燥，胃喜柔润。仲景急下存阴，治在胃也；东垣大升阳气，治在脾也。今能食不运，医家悉指脾弱。是病，但诊脉，较诸冬春盛大兼弦。据经论病，独大独小，斯为病脉。脾藏属阴，胃府属阳，脉见弦大，非藏阴见病之象。久病少飧，犹勉强支撑。兼以大便窒塞，泄气不爽，坐谈片刻，嗳气频频，平素痔疮肠红未向安，适此脉症，全是胃气不降，肠中不通，府失传导变化之司。古人九窍不和，诸属胃病。六府为病，以通为补。经年调摄，不越参、术、桂、附，而毫乏应效。不必再服汤药，议仿丹溪小温中丸。服至七日，俾三阴三阳一周，再议治之义。

小温中丸二两一钱

每日三钱，清晨开水服。

某　能食肠血，脉细色萎，肛漏下坠。议酸苦息风坚阴。

萸肉炭　黄柏炭　地榆炭　禹粮石　五味炭　赤石脂

某　凡有痔疾，最多下血。今因嗔怒，先腹满，随泻血，向来粪前，近日便后。是木郁于土中，气满为膨，气走为泻。议理中汤，泄木佐之。

人参　附子　炮姜　茅术　厚朴　地榆　升麻醋炒　柴胡醋炒

某三七　内热肠红发痔，当清血分之热。

生地　炒丹皮　酒炒黄芩　黑山栀　元参　柿饼灰　炒黑槐花　银花

支五六　痔血久下，肌肉痿黄，乃血脱气馁。渐加浮肿喘促，再延腹胀，便不可为。此症藏阴有寒，府阳有热，详于《金匮》谷疸篇中，极难调治。

人参　焦术　茯苓　广皮　炒菟丝子　木瓜　益智

徐六七　冬月呕吐之后，渐渐巅顶作痛。下焦久有积疝痔疮，厥阴阳明偏热，凡阳气过动，变化火风，迅速自为升降，致有此患。

连翘心　元参心　桑叶　丹皮　荷叶汁　黑栀皮

戴十几　痔疮下血，湿热居多。今色衰微，显是虚寒，无速效法。则当补脾胃，因痔疮犹痛，肿势尚存，佐以淡渗通府。

生於术　生菟丝粉　生象牙末　生白蜡

某　诊脉右弦左濡，久痔注血，致纳食不易运化。此脾营先伤，胃阳继困，府气不能宣畅，大便不爽。温补未能通调府气，疏滞更损脾胃生阳。东垣每以治土必先达木，不宜过投燥剂。仿古治中汤法，佐以疏肝解郁。

人参　青皮　黑槐米　楂肉　茯苓　木瓜　陈皮　益智仁

叶　微寒，汗大出，下有痔漏，左眼眶疼痛。此阴伤火郁，不可作时邪泛治。

六味去萸肉，加芍、蔓荆子，丹皮重用。

【附论】　痔漏者，名异类同。始则为痔，久则成漏。先哲或云当大补气血，或云足三阴不足。风湿热下注，先祛风热湿热。余以医本不能拘执成法。若拘于书，反被其困。如作文，千万题目，洞悉题情，见题作文，不解思索。医家亦然，能洞悉病源，见病治病，心手相应。此皆平昔工夫，书亦不可少也。今采之方，先贤治病，节节玲珑。如未老欲衰之虎潜法，甘味息风；肾气不纳之肾气法，温纳下焦；肺胃阴虚之三才法，甘凉养阴；中年阴亏，大补阴之苦味坚阴。如湿热入于血络之虎杖散，湿热阻于肠胃之小温中丸。久痔下血之禹粮、石脂，堵塞阳明，佐酸苦息风；木克中土，便血腹膨，理中汤佐以升清泄木；内热肠红，清血分之热；藏寒府热之利湿温中；肝胃偏热，痔血日久，用象牙、白蜡填塞肛中之漏；脾伤胃困，用治中汤之扶土疏肝。方虽十二，无一雷同。若非平日考核群书，岂能到此。足启后人心智。较动辄苦寒伤胃，线系翦割拔药者，不啻如霄壤之殊矣。顾为疡科者，平昔专心内科，舍末求本而治，苍生之幸也。

【附案】　《内经》曰：因而饱食，筋脉横解。房室劳伤，肠澼为痔。风热不散，谷气流溢。传于下部，故令肛门肿满，结如梅李核，甚者而变成瘘也。五藏切宜保养，勿令受邪。痔漏者，当调饮食，寡欲节劳，皆可带病延年。如插烂药、刀割、剪剪、线系，余见已多，收功者鲜少。余三十岁时，肛侧外如李，溃脓后，深寸余。插药条，逐日有脓。中按有孔，如豆大而深。余即以海浮散膏药贴之，内服调和气血之药，一月痊愈如故。后逢房室劳碌，即胀流水。余即寡欲节劳，今已十五六年未发。若使外治，穿肛溃臀，亦未可知。听志

股腿胫足部

环　跳 附脊梁尻骨

廉三二　诊脉论体，从遗精漏疡，继而环跳穴痛，遂不堪行走。藏阴伤及府阳，阳气日加窒塞，经脉不司舒展，食入壅脘欲吐，大便旬日不通，痞阻日甚，而为痿症。《内经》论治痿独取阳明，无非流通胃气。盖胃脉主平，约束筋骨，利机关窍也。议用加味温胆汤。

又　大便旬日不通。用更衣丸，取意小肠火府非苦不通，非下不夺也。

涂六二　痛起肩胛，渐入环跳髀膝，是为络虚。

黄芪五钱　於术三钱　当归三钱　茯苓二钱　防己八分　防风根五分　羌活五分

又

照前方去防风、羌活，加杞子、沙苑。

何四七　腰痛，环跳穴痛痹。

桂枝木　沙苑　小茴　茯苓　炒杞子　桑寄生

胡氏　怀妊六月，阳明司胎，闪动络脉，环跳痛连腰膂，最防胎气。

归身　桂枝木　炒杞子　炙草　羊胫骨　茯苓

庄三四　督虚背疼，脊高突。

毛鹿角切片，三钱　鹿角霜一钱五分　杞子三钱　归身一钱　生杜仲一钱五分　沙苑一钱　茯苓一钱五分　青盐三分，调入

某　尾闾骨痛，以异类有情者补之。

猪尾骨　归身　木瓜　新绛

【附论】　环跳穴痛，疡科皆云附骨阴痰，又云附骨痈疽。实系足三阴经、少阳气宣通，体虚之人，寒湿所袭，流注骨骱之间，气痹血阻所致。日久不治，寒郁化热为脓。先宜温通气血，无不效验。或夹风，或夹痰，参入祛风消痰，下焦温则寒凝自散。余治亦不少，未见有酿成内溃者。至于脊痛尻痛，皆属于督脉不足，以异类有情之品补之。若兼症，前温胆汤、更衣丸，皆治法之变化也。此皆内症录入疡科者。恐疡科一见，即谓阴痰，或以大剂阳和汤，温热助火；或发表攻里，戕贼正气；火针乱刺，致成劳怯者

亦多。若能内外两科，水乳交融，深思好学，笔无滞机，即内科之明哲，疡科之上工也。余听鸿注

膝　胫

蒋七岁　足膝肿疼，久不止，内热。

生虎骨　炒牛膝　萆薢　金毛狗脊　仙灵脾　当归

又

照前方加生鹿角、黄柏。

汪二三　脉涩，腰髀环跳悉痛，烦劳即发。下焦空虚，脉络不宣，所谓络虚则痛是也。

归身　桂枝木　萆薢　木防己　牛膝　沙苑　生杜仲　小茴

曹三九　湿郁，少腹痛引腰右，脚酸。

木防己　飞滑石　茯苓皮　厚朴　晚蚕砂　草果　萆薢

某　诊脉右部虚软无力，左足内踝肿渐大。此足三阴经脉所行之处，藏真亏损何疑。议用峻补方。

六味丸加河车、杜仲、牛筋、鹿筋、菟丝子、川续断、麦冬、黄柏。

用黄牛骨髓、羊骨髓、猪脊髓、精羊肉煎汤，入淡菜同熬膏丸。

足　指

某　遗由精窍，淋由溺窍，异出同门，最宜分别。久遗不愈，是精关不摄为虚。但点滴痛痒，少腹坚满，此属淋闭。乃气坠不通，未可便认为虚。况夏秋足指先腐，下焦蕴有湿热。气不流行，膀胱撑满，遂致坚满耳。五苓散主治。

五苓散

某　呕逆吐涎，冲气攻心，足大拇指硬强而痛。

淡吴萸　熟附子　独活　北细辛　当归　汉防己

脚　气

某氏　脚气，古称南地多因湿热，医用苦辛宣通，开气渗湿。久进病未祛除，而血液反耗，心热气冲，目黄呕涎，烦躁头痛，昏厥，四肢筋纵掣痉，大便坚涩。显然肝血衰涸，内风掀越。此风乃阳气之化，非外来八风同例而治。分经辨治，病在肝藏，扰动胃络。由气分湿热延中，血中枯燥。静摄小安，焦烦必甚。盖内伤情怀，草木难解，斯为沉痼。

石决明　稆豆皮　天冬　生地　阿胶　茺蔚子

丸方

生地　白芍　天冬　丹参　杞子　阿胶　麦冬　知母　稆豆皮　茺蔚子　桂圆肉

某　脚气行痹，左右更代而痛。宜温通方。

桂枝　独活　秦艽　贝齿　茯苓　防风　附子　木瓜　萆薢　米仁　晚蚕砂　海桐皮

倪妪　湿热脚气，上攻心胸，脘中满胀呕逆。乃湿上甚为热化。与苦辛，先治在上之满胀。用泻心法。

川连　黄芩　枳实　半夏　姜汁　杏仁

【附论】　吾吴地偏东南，水多土少，湿盛土虚。湿邪为害最多。《内经》云：中于湿者，下先受之。下焦如渎，水湿易积。足三阴之脉从足走腹，足三阳之脉从头走足。湿之有余从阳化者，为湿热。湿之三阴虚者凝涩，从阴化者，为寒湿。外来之湿夹风者，利湿中兼祛风之品。脾肝肾三阴不足，血燥亦可生风，温补肝肾，亦佐祛风。足少阳、足厥阴脉皆在足，故易于生风也。脚气亦有寒热虚实，皆要认清，不可混治。倘补泻一误，立见冲心闷绝者，有群书可考，鄙亦不琐言耳。余听鸿注

【附案】　余于壬午至琴川，治大市桥吴姓成衣匠，二十五岁，面色青黄，腰重足肿至股，软而无力，两人掖之而行。病起一年有余，服药将及二百剂，罔效。按脉涩滞气促。余曰：此症却未见过。想其情，即黄帝云缓风湿痹；《金匮》云着痹，湿着而不去，腰中如带五千钱；《千金》所云脚弱病也。俗名湿脚气。甚则上冲心腹，亦能致命。湿脚气误投补剂，气闭死者最多。即进《活人》槟榔饮一剂。服后遍体汗出，直至足心。两剂肿势皆退。复用《本事》杉木散，三剂霍然。药不值百文，愈此大症。古人立方，决不欺后学。用之的当，如鼓应桴。今将二方录后，高明鉴政。

活人槟榔饮

槟榔末一钱五分　橘叶四钱　杉木片一两　陈酒三两　童便二两

河水两大碗，煎之一大碗，滤清，调槟榔末饮尽剂。覆以被，汗出为度。

本事杉木散加味方

杉木片四钱　大腹皮一钱　橘叶二钱　橘皮二钱　槟榔二钱　防己二钱　附子四分　陈酒二两　童便二两

卷四

内部

内痈

唐江宁　咳嗽久延，肝肺络伤，时吐秽痰，脉来洪数，防成内痈。际此酷暑，有日重之势。

旋覆花　苏子　蒌皮　桑叶　代赭石　新会白　杏仁　紫菀　生西瓜仁

复方　脉数稍缓，胃气较前苏复，金水有生生之兆。呛咳亦稀，吐痰仍秽，不可专治其肺。理宜培土，佐以清肃，可渐臻佳境矣。

紫菀　橘白　川贝母　蒌仁　桔梗　米仁　苏子　槟榔　梨皮　西瓜仁

施青浦　腹痛呕逆，蛔虫盘踞中焦，兼夹积滞，防成内痈。

使君子　槟榔　臭芜荑　山楂　藿梗　芦粟子　麦芽　六神曲　广皮　枳壳

谢枫泾　腹痛气逆，脐旁微肿，延久不散，恐成内痈。拟疏肝降气，以图徐效。

沉香　乌药　檀香　川郁金　苏梗

上药为末，薤白泡汤送下。

缪上海　平昔食物，恣意膏粱，以致火热与寒湿交阻，肠胃气机不通，火郁成痈，自内发外，痛牵胸肋。防伤内膜，殊为堪虞。用疏导之法，以便通积下为松候。

官桂　沉香　建曲　陈皮　冬瓜子　厚朴　枳壳　赤苓　槟榔　薤白头

倪震泽　肝气横逆，脾土受戕，不能运行，左偏胁肋作痛，时作时止。但久痛必伤血络，防其成痈。宜导瘀开泄，以望转机。

炙橘叶　新绛　钩藤　归须　米仁　远志炭　沉香　广皮　苏梗　桃仁

复方　瘀下痛减，病去七八。惟饮食甚微，理宜扶胃，佐以宣通。

枇杷叶　陈皮　谷芽　苏子　木瓜　威灵仙　麻仁　川石斛

李濮院　内伤肝络，脐旁作痛，较生痈更甚，不可轻视。

延胡　沉香　枳壳　青皮　陈皮　归须　丹参　新绛

袁金坛　气滞，少腹迸痛经旬，防成内痈。

焦神曲　苏子　沉香　陈皮　青皮　炒楂核　枳壳　木香　槟榔　葱管

【附论】　今另立内痈一门，在于腹部皮里膜外，或在络脉，或六府壅滞。因其病在将成未成之间，无名可征，故总言曰内痈。经云：五藏不和，七窍不通。六府不和，留积为痈。藏府不和，而疮发于外也。荣卫稽留于经脉之中，则血泣而不行。不行，卫气从之而不通，壅遏不行，故大热不止。热胜肉腐，腐则为脓。人之胸腹，有十一募。募者，各藏府阴会之所。发内痈内疽在何经，本经募上肉必浮肿，募中时时隐痛。浮肿为痈，隐痛为疽。根浅者为痈，根深者为疽。鄙以治痈疽者，痈者血之壅也，疽者气之阻也，故痈色红属阳，疽色白属阴，气血壅阻。六府以通为补，六府之症，宜先通之。五藏属阴，血之壅者，宜温以消之。内痈初起，治法不出理气消瘀通络。今辑九方，皆内痈始起之时，不在藏府痈疽已溃之例。若乃因循不治，恐其成脓内攻，腐肠烂胃，穿膜溃腹，不可救矣。余听鸿注

【附治验】　常熟钟楼头潘姓，卖熟火腿、爊鸡者。是日阴雨，挑担进东门，路滑跌仆，环跳作痛。延伤科治之，投附、桂、炮姜等大热药，三剂痛稍缓。更方，仍进附、桂等一剂，少腹猝然绞痛如刀刺，皆拟发痧。就余寓诊之，脉数有力，少腹大痛。余曰：此谓大热不止，热胜肉腐。若不速下，肠胃腐烂矣。即用调胃承气汤，大剂服后，下五六次，肛门灼热不甚，腹痛已减七八分。明日又服大黄三钱，原方减半，下三四次，病已霍然。

常熟县南街朱益大火腿腌腊店内一童，十三岁，在楼上失足坠下，当时闷绝，后延伤科治愈。停八九日，渐起寒热。延他医治之，进芩、翘、栀、豉等，服后腹膨如鼓，气促冷汗，欲脱之状。邀余诊，询病始末。余曰：瘀停气阻，被寒冷凝结，不可迟下，然下之又恐骤脱。进以桃核承气汤，重桂，用大黄四钱。余曰：若不下，恐气阻不通，危在顷刻。若下，又恐骤脱。已属两难之势。服后不下，再进一剂，下三四次，气平腹舒，病已霍然。所以治病不但药误，就对症进药，病重药轻，非为不误。此两症皆属气血壅阻，一因热阻，一因寒阻，一方寒下，一方温下，如此，皆在临症权变也。余听鸿志

肺痈 附痿

徐唯亭　肺痈延久，其将痿矣。

北沙参　冬瓜仁　茯苓　谷芽　丹皮　生米仁　地骨皮　鲜藕

李湖州　肝阳内炽，肺金受灼，以致咳呛绵绵，吐痰臭秽，正属肺痈。时值炎暑，有日重之势。幸纳谷仍健，脉不数，大可恃，可以无恐。且与清肃之法。

白石英　瓜蒌皮　川贝母　米仁　花粉　紫菀茸　款冬花　西瓜仁　橘白

周江宁　咳嗽经久，今交冬令，气不降纳，反伤阳络，痰中带血，瘀浊不鲜，脉来洪数，两颧赤色。此由素常好饮，湿热内蕴，又加夏秋暑热夹滞，肺藏受伤。症为肺痈重候，勉拟清肃止血，后商补益。

洋参　怀牛膝　冬瓜仁　杏仁　米仁　茯苓　清阿胶　生蛤壳

叶太仓　风邪久郁，肺藏蕴热，咳吐秽痰腥臭，胸内中府穴隐隐作痛听按：此言其穴，是

属肺痈。乘脓未成，急与疏散法。

煨葛根　丹参　杏仁　花粉　大豆黄卷　地骨皮　蒌仁　蛤壳　薄荷　桑皮

王樟堰　咳伤肺藏，隐隐作痛，频吐秽痰，成为肺痈，脉见洪大。理宜清肃，佐以培土为主。

粉沙参　麦冬　米仁　茯苓　蔗浆炒竹茹　地骨皮　玉竹　杏仁　蒌仁　稆豆皮

周木渎　咳吐久缠，痰色黄腻，上膈隐隐作痛听按：以位言，痰带血腥，右寸脉浮芤听按：此以肺气虚言，明系肺痈。脾为肺母，急治其母，俾土旺金生听按：因脉浮芤补土，庶几肺也有附。

党参　茯苓　川石斛　黄芪　川贝母　冬术　广皮　甜杏仁　桑皮　桔梗

汤无锡　咳吐秽痰，肺痈已成。胃惫声嘶，深为可虑。

代赭石　苏子　槟榔　通草　紫菀茸　旋覆花　杏仁　花粉　竹茹

盛巴城　久咳伤肺。肺为娇藏，居于至高，中有二十四窍，行列分布诸藏之气，司清浊之气运化。清肃不能下行，遂致肺中清窍蒙蔽，蕴热成痈，臭秽脓痰，绵吐不已。夏秋深为可虑，所喜胃阳未困听按：看肺痈，胃气最要紧，犹余一线生机。

白石英　紫菀　瓜蒌仁　桑叶　芦根　马兜铃　川贝母　冬瓜仁　竹茹

梁江阴　咳嗽痰稠，咽干肤燥，腹肋刺痛，肝肺两络气分受伤，发为肺痈。宜清肺镇肝，冀咳减痰少，不致咯血，可望向安。

旋覆花　桑皮　蒌仁　紫菀　杏仁　代赭石　苏子　白前　沉香

王唐栖　咳出脓血，气口脉数听按：此以脉言，非肺痈而何耶？

淮小麦　甘草节　桃仁　米仁　天冬　冬瓜仁　芦根须　白前

宋横泾　久嗽音哑咽痛，近复恶寒头痛，风热复伤肺络，肺气不清。防成肺痈。

北沙参　桑叶　橘红　丹参　苏叶　牛蒡子　黄芩　元参　杏仁　茅根

丁南浔　咳呛，胸膈不舒。厥阴内炽，又值炎夏，金奚堪炽？所致腥秽脓痰，吐之不已，成为肺痈重候。喜其胃阳未困，治之犹可奏功。

金沸草　苏子　桑叶　橘叶　藕　西瓜仁　瓜蒌　枇杷叶

史金泽　咳逆，胸膈隐痛不舒。肺气闭郁，郁盛则热，热久成痈，吐痰臭秽，兼之咯血。虚怯之症，难取效于药力。

北沙参　川石斛　川贝母　蒌仁　花粉　马兜铃　枇杷叶　桑叶　嫩竹衣

复方　声音稍亮，咳嗽略减，饮食渐进，颇有松机。惟痰血仍吐不已，晡热未退，不外肺郁膹满之故。呆补有妨气机，再拟汁饮法，冀其转旋。

甜杏酪　蔗浆　鲜斛汁　藕汁　梨汁　枇杷露　谷露　鲜斛汁　茅根汁

【附论】　肺居至高，其形象天，重药不能及。用药轻者，上也。露汁，药中最轻者，治其最高之藏。肺金滋润，则胃土柔和，胃亦能输津于肺。所谓天气下降为雨，地气上腾为云，金土生化有机，转旋不息之妙。后人不可以其平淡，将金玉之方，弃如瓦砾也。

杨北拆　肺痈自春至夏，丙火灼金，所以脓痰愈吐，肤燥咽干，右寸脉芤，纳谷渐少。脾土蹭蹬，顾肺无能，另有变证，仓猝祸起矣。

紫菀　地骨皮　茜根　蒌仁　川石斛　米仁　冬桑叶　苏子　川贝母　藕

张嘉兴　风温袭肺，咳呛两月，未曾畅汗，胸膈隐痛，吐痰腥秽，肺痈之象已成。拟清理肺热。

马兜铃　米仁　荆芥　橘白　苏子　大豆卷　川贝母　杏仁　石斛　竹茹

卜芦墟　咳嗽胁痛，风温久郁肺胃，防成肺痈。宜清热解表主之。

杏仁　薄荷　滑石　芦根　枳壳　荆芥　连翘　赤苓　牛蒡子

屠东山　病因肝肺不和。去年夏季，曾患癫痫之疾。入秋咳嗽，自冬至春，胸满气急，吐痰黄腻，兼带臭秽，证属肺痈。所幸脉不细数，形质不尪羸。就病拟方，从肝肺主治。

桑叶　杏仁　川贝母　苏子　橘红　茯苓　玉竹　甘草　竹茹　旋覆花

李周庄　风热伤肺，咳嗽痰臭，音哑，防成肺痈。

牛蒡子　薄荷　苏叶　桑叶　杏仁　海浮石　川贝母　橘红　米仁　茅根

蔡唯亭　肺痈稍愈，复起水肿。子令母虚，金土两伤，勿轻视之。

煨葛根　新会皮　扁豆皮　冬瓜皮　桑白皮　车前子　地骨皮　地栗根　生谷芽　赤苓

施浦东　神怯胃减，痰喘气急，盗汗脉软，肺液衰矣。治拟顺气生津。

紫菀　马兜铃　米仁　石斛　川贝母　杏仁　白石英　橘红　茯苓　糯秧

【附】　代茶方

枇杷叶　西瓜翠衣　茅根　鲜擎荷叶　扁豆皮　糯稻秧　芦根　藕汁

上药吊露，代茶常服。

复方　形神稍健，胃气渐开，咳减痰清，可有向愈之期。拟与调补。

党参　黄芪　炙草　川贝母　甜杏仁　於术　茯苓　橘红　麦冬　五味子

曹崇明　劳倦失力，咳嗽咽痛，防成肺痈。

旋覆花　杏仁　蒌仁　桔梗　桑白皮　桃仁　苏子　通草

朱宜兴　肺痈痰中见血，胸闷胁痛，肝肺络伤，寒热欲呕。暑邪互结于胸，正虚邪实，怕血倾吐。

青藿梗　陈淮麦　厚朴　槟榔　橘红　代赭石　旋覆花　葛根　杏仁　藕

复方　服药安适，暑邪已去，胁痛亦止，咳减痰清，渐臻佳境。胸闷仍然不舒，此亦肺热未楚。拟滋水清金，佐以降纳，可免失血之虑。

北沙参　杏仁　桑皮　通草　苏子　白石英　枳壳　沉香　血余　赭石

卫金泽　痰喘气逆，咳嗽膈痛，肺痈之兆已见。法拟苦以泄之，酸以收之之义。

桑皮　杏仁　川贝母　橘红　百合　白芍　苏子　枳壳　知母　芦根

盛乌镇　痰气交阻，咳呛气短，所吐之痰色绿而臭，右肋作痛，是肺痈之重证也。

半夏　蒌仁　新绛　枇杷叶　橘红　杏仁　通草　苏子　青葱管　桑叶

段蠡墅　风热是外感，湿热是内伤。咳嗽痰中带血，气腥而臭，系风温闭郁，湿热熏蒸，成为肺痈内症矣。平昔嗜饮，今当痛戒。

米仁　冬瓜仁　茯苓　芦根　桑叶　桃仁　苦杏仁

朱吴江　肺热咳嗽，痰腥气秽，防成肺痈。姑拟清燥热之治。

羚羊角　薏苡仁　桑叶　芦根　茯苓　白蒺藜　橘红　川贝母

卫洙泾　痎疟未愈，又见呛咳，痰腻腥秽，防成肺痈。理宜润肺清肃之治。

老苏梗　瓜蒌霜　桑叶　茯苓　钩藤　杏仁霜　炒苏子　橘红　枇杷叶

某　气郁单胀，中空无物，卧则气塞，浊饮上冲，渐有不得安卧之象。问其起病之由，多是恼怒动肝。为肝木郁伤脾土，脾失健运，气阻成胀。延及百日，正气愈虚，浊更坚凝。逆走攻肺，上咳气逆欲喘，脘中蕴热，咳出脓血，病根固在肝脾，今已传及肺部。丹溪曰：养金制木，脾无贼邪之害；滋水制火，肺得清化之权。目下至要，务在顺气，胸中开爽，寝食不废，便可从容论治。不然，春分节近，更属难调矣。先用宣通上焦法。

大腹皮　蒌皮　厚朴　紫菀　黑山栀　茯苓皮　桑皮　杏仁　郁金

服两剂后，早服肾气丸，晚服四君子汤。

某　久咳痰秽，脓血交作。并非肺痈，此褚氏所谓难名之疾也。病涉少阴，而阴火甚炽，以饮食消息之。

猪肤　蛤壳　海参　川贝母　梨汁　米仁根

某　缺盆右痛，肺络受伤。宜清补兼施。

生地　瓜蒌藤　川斛　川贝母　白及末　阿胶　侧柏叶　苏梗　牡蛎　大麦冬　沙参　藕节炭

用梨汁拌药三次，柿饼捣丸。

吴　失血在五年前，咳频呕哕，气上冲逆。乃下元精血之虚，非外邪寒热之咳，痰出腥气亦从里出。节欲勿劳力，胃壮可免劳怯。

都气丸

某　脉数咳血，曾咯腥痰，若作肺痈。体质木火，因烦劳阳升逼肺，肺热不能生水，阴愈亏，阳愈炽，故血由阳而出也。当金水同疗为主。

熟地四两　生地二两　海参胶二两　石斛膏四两　女贞一两五钱　龟板三两　麦冬二两　旱莲草一两五钱　淡菜胶二两　天冬二两　茯神二两　北沙参二两　胶膏丸。

陆　脉数，血后咳甚，痰腥肢肿。阳升内风鼓动，最属难治。

生地　阿胶　天冬　麦冬　白芍　茯神

孙　用力，气逆血乱，咳出腥痰浊血。用千金苇茎汤。

某　邪郁热壅，咳吐脓血，音哑。

麻杏石膏汤加桔梗、苡仁、桃仁、紫菀。

褚　温邪中自口鼻，始而入肺，为咳喘，继传膻中则呛血，乃心营肺卫受邪。然邪在上焦，壅遏阻气，必聚为热。痰臭呛渴，是欲内闭。惜不以河间三焦立法，或谓伤寒主六经，或谓肺痈专泄气血，致热无出路，胸突腹大，危期至速矣。即有对症药饵，气涌沸腾，势必涌吐无余，焉望有济。夫温热秽浊，填塞内窍，神识昏迷，胀闷欲绝者，须以芳香宣窍，佐牛黄、金箔，深入藏络，以搜锢闭之邪。今危笃若此，百中图一而已。此案最易作肺痈误治，特此录出，须知风温热壅于肺一条。

紫雪丹

丙戌冬，大温无雨雪。丁亥春，起咳呛，常熟专以芦根橄榄汤多服，后咳呛音哑，咳吐臭秽腥痰。余以麻杏石膏汤合千金苇茎等汤治愈最多，惟膏粱之家不肯服。

马培之先生与余言曰：肺痈切勿用《外科全生集》之犀黄丸，服者多死。余思肺痈成脓，芳香易于窜络，倘脓溃之后，填补之剂恐不及，多服芳香，窜通里膜，气泄肺瘪而死。或者王鸿绪因风温壅塞，偶用应手，故传于后。然徐洄溪先生亦喜用。余以用在将成之时还可，若用于成脓已溃之后，无有不死者。愚者千虑，或有一得。

肺　痿

洪三二　劳烦经营，阳气弛张。即冬温外因，咳嗽亦是气泄邪侵。辛以散邪，苦以降逆，希冀嗽止。而肺欲辛，过辛则正气散失。音不能扬，色消吐涎喉痹，是肺痿，难治矣。仿《内经》气味过辛，主以甘缓。

北沙参　麦冬　饴糖　南枣

查二四　脉细心热，呼吸有音，夜寤不寐。过服发散，气泄阳复，为肺痿之疴。仲景法以胃药补母救子，崇生气也。

金匮麦门冬汤

徐　肺痿频吐涎沫，食物不下，并不渴饮，岂是实火？津液荡尽，二便日少。宗仲景甘药理胃，乃虚则补母，仍佐宣通脘间之扞格。

人参　熟半夏　生甘草　南枣肉　麦冬　白粳米

沈　积劳忧思，固是内伤。冬温触入，而为咳嗽，乃气分先虚，而邪得凑。辛散斯气分愈泄，滋阴非能安上。咽痛音哑，虚中邪伏。恰值春暖阳和，脉中脉外，气机流行，所以小效旬日者，生阳渐振之象。谷雨暴冷骤加，卫阳久弱，不能拥护，致小愈病复。诊得脉数而虚，偏大于右寸，口吐涎沫，不能多饮汤水，面色少华，五心多热，而足背浮肿。古人谓金空则鸣，金实则无声，金破碎亦无声，是为肺病显然。然内伤虚馁为多，虚则补母，胃土是也。肺痿之疴，议仲景麦门冬汤。

孙濮院　内外热蒸，咳嗽，脉细而数，舌绛渐光。肺液暗耗，延成肺痿，非小恙也。

银柴胡　地骨皮　蛤壳　谷芽　甜杏仁　浮淮麦　枇杷叶　石斛　橘红

王　溃疡流脓经年，脉细色夺，声嘶食减，咳嗽，喉中梗痛。皆漏损脂液，阴失内守，阳失外卫。肺痿之疴，谅难全好。

人参　黄芪　苡仁　炙草　归身　白及

顾　久咳，神衰气促汗出，此属肺痿。

黄芪蜜炙，八两　生苡仁二两　白百合四两　黑甘草二两　白及四两　南枣四两　水熬膏，米饮汤送。

汤　肺气不降，咳痰呕逆。

鲜芦根　桃仁　丝瓜子　苡米

【附论】　肺痈肺痿，虽同一肺经，治法大异。痈者壅也，壅则不通；痿者萎也，萎而不振。痈为邪实，痿为正虚。如肺痈之症，咳必暴，来必速，膈中隐痛，气粗，脉数洪实，吐痰脓血，腻厚如豆汁，臭秽不堪。肺痿之症，咳必渐，来必缓，膈中不痛，气馁，脉数虚大，吐痰白腻，柔如米粥，虽臭不甚。看肺痈肺痿，总以胃气为先。有胃气纳谷，谷者肺之谷也，米色白属肺，味甘属胃，藉土生金，子有母依，虽重可治。若胃气一败，面红膈热，烦躁不宁，喘促，呕脓不休，或精神极倦，俱属难治。《金匮》云：始萌可救，成脓必死。仲景使后人肺痈早治，勿致成脓延久，肺痿叶败，多致不救。然肺痈成脓之后，能胃气不惫，正可支持。用药谨慎，调理得法，十中可全四五。余见已多，未必竟为死症。治肺痈之法，如始萌之时，将一通字着力。通则壅去，壅去可消，肺叶虽坏无几。元气未伤，愈之亦速。故仲圣戒后学，即速通之。然通之一法，全在临症之人。若风寒积饮壅塞，以小青龙汤彻之；水气溢肺壅塞，以葶苈大枣汤泻之；火热之毒结聚壅塞，以皂荚丸攻之；痰血相裹壅塞，以泽漆汤吐之；风寒袭肺，痰凝饮阻，气机壅塞，以射干麻黄汤开之；脓已将成，以桔梗汤提之；风郁化热，积饮化热壅塞，肺胀而喘者，以越婢加半夏、小青龙加石膏汤驱之逐之；痰阻脓欲将成壅塞，以三物白散下之。以上之法，皆各分其因，从上从下，从表从里，即速通之，通则不壅之义也。如成脓已溃，治法亦要变更。溃后元气已伤，肺叶渐坏，若专于通，攻穿里膜，气泄肺瘪而死矣。故治法不得不从缓而变更也，与肺痿之法相近矣。若已溃之后，脓血不尽，以千金苇茎汤，桃仁消渐积之瘀，苇茎清肺热而通肺窍，苡米泄肺热，消久积肺中之水饮，瓜瓣能生朽腐中之生气，不致再溃，渐可暗生其肌。如余热未尽，胃气不苏者，《金匮》麦门冬汤，取半夏滑利，佐以甘凉，肺窍中瘀血余脓可去，助胃土以生金。如气已虚，热毒未解，千金一味甘草汤，甘以培土，而兼解毒。此治肺痈之大略。肺痿者，萎而不振之象。痿属气虚而津少，如草卉之萎，烈火熏蒸而萎，寒凛凝结亦能萎，或汗，或吐，或利小便，或亡津液，肺燥则痿，《金匮》麦门汤、《千金》甘草汤。如肺中冷，多涎沫，上不能制，下焦阳气不能上承，少蒸化之权，肺不能布精诸藏，下焦反不能蒸化津液上供于肺，肺冷故也，以甘草干姜汤。如气阻涎凝，《千金》桂枝芍药加皂荚汤。肺中冷，津液极少者，《千金》炙甘草汤。气虚欲痿，黄芪甘草汤。肺冷气虚胃弱，《千金》生姜甘草汤。肺痈溃后，若不固正，亦可成痿。痿症始起，若蛮补，亦可成痈。痈痿两症，虽有虚实之分，实中夹虚，虚中夹实，临时变化，用药精当。如一有不慎，祸不旋踵矣。此皆《金匮》肺痈肺痿之大概也。然《金匮》方法，先圣之规模，方症合符，投之如鼓应桴，如针刺芥。若方症不合，误用则有毫厘千里之殊。后贤无此力量，不敢轻用先圣之方，大有更异。余思肺为娇藏，居于至高，外合皮毛，六气之邪，肺先受之。肺被邪阻壅塞，皆可为痈；咳久肺虚，皆可为痿。痈痿始起，各有其因。若风温袭肺，壅塞不通，以辛凉解之；风寒郁于肺中，辛温散之。桑菊饮、银翘散、麻黄杏子石膏汤、芎苏饮、杏苏散、大青龙汤、麻黄汤、苏子降气汤之类，择而用之。若火热刑金，肺热叶举，壅塞不通，治以辛凉，参以甘凉，清之泄之。白虎汤、泻白散、竹叶石膏汤、苇茎汤、生脉散、二母散、桔梗汤、三石散之类。若水气上停，积饮溢肺，壅塞不通者，治以苦温淡泄。小青龙汤、葶苈大枣汤、厚朴杏子汤、小半夏加茯苓汤、桂苓术甘饮、越婢汤、二味麦门冬汤、清肺饮之类，俱可斟酌用之。若燥气伤金，津液煎熬，胶结为痰，黏滞肺窍，壅塞不通，治以清之润之。《金匮》麦门冬汤、清燥救肺汤、炙甘草汤、三才汤、桑麻丸、三子汤、琼玉膏、清燥汤、五汁饮、桑白皮等汁十味煎、《千金》姜蜜丸、玉竹麦冬汤、玉女煎、牛乳饮、百合汤、贝母瓜蒌散、百花膏、滋阴清化丸，与久咳肺痿合而择用之。此等皆避重就轻，杜渐防微早治之法，因病进药，不致成痈。倘成痈之后，虽用《金匮》各法，不亦晚乎？若肺痈始萌之时，又不能辨症，拘延时日，听其成脓内溃，岂不更晚乎？余愧不敏，随录各方，治于未成之前，惟愿高明参酌。今辑四十八方，皆见症施治，不拘《金匮》成法，避重就轻，实皆从古法中脱化而出。初学之士，能将此篇方论潜心默契，再博考群书肺经痈痿，虽不求有功，先可保其无过，莫笑鄙言迂拙。治病不求有功，不如不治。然今看内痈者，能六气虚实，痈痿将成已成，辨别清楚，药必中病，能有几人。若能细心审症，用药的当，虽不能见速功，而无大过者，亦医之上工矣。余听鸿注

瓜瓣说

瓜瓣即瓜子。总而言之，余以内痈之要药，不独治肺痈一症。何也？如瓜子在瓜中日久，瓜已朽腐，其瓜子生全，能存朽腐溃烂中生生之气。余内痈溃后，无所不用。肺痈用西瓜子，取其形似肺，天生白虎汤，可清肺金肺痈。胃痈用冬瓜子，取形象腹，肺属金，胃属阳明燥金，俱色白。肝痈用丝瓜子，肝色青，主筋络，丝瓜取其色青有络也。肠痈用甜瓜子，取其质直色白，大肠燥金色白，质亦直而通也。其余内痈，瓜蒌子均可酌用。

苇茎说

芦、苇一物两种，苇粗大而质松，芦细硬而质坚，皆中空。后人俱用芦根，取其色

白味甘，清肺胃之正药。如肺胃热甚，可用。如肺痈溃脓之后，正气已虚，热势已退，多服寒凉，败脾戕胃。肺之小管，最多余脓，胶粘其中，搜剔不净。《千金》用苇茎，取其性中通，可入通肺之小窍，搜剔管内余脓，通其筋络之气道，不致壅塞，酿成后患。若再用芦根，使虚阳上腾，胃气更弱。余治肺痈溃脓之后，正气已虚，余脓不尽，以干苇梗顶上花下嫩管，去节用。如脓将成，热尚未尽，用鲜苇梗顶上嫩管，取其上者上也，肺位最上。苇性中空善通，领桃仁入肺中，搜剔瘀血败脓，使苡米泄其已蓄之水，肺之清肃可行，秽浊朽腐可去；藉瓜瓣生气可生。喻嘉言先生曰：千金苇茎汤，此方堂堂正正之师也。吾师曰：苇茎汤，诸内痈成脓俱可治，不独肺之一藏也。

此肺痈肺痿及瓜瓣、苇茎等说，皆先师费兰泉先生之庭训，今随笔录之，质之高明削正。芦释名苇，苇者伟也，芦之大者也。其叶附于茎。治肺痈用苇上嫩梗，即苇茎耳。颇是。能静注

【附案】　苏州钱复庵咳血不止，诸医以血证治之，病益剧。往视，见其吐血满地。细审之，中似有脓而腥臭者。曰：此肺痈也，脓已成矣。《金匮》云：成脓则死。然有生者。遂多方治之，病者亦始终相信，一月而愈。盖平日因此证甚多，集唐人以来治肺痈之法，用甘凉之药以清其火，滋润之药以养其血，滑降之药以祛其痰，芳香之药以通其气，更以珠黄之药解其毒，金石之药填其空，兼数法而治之，屡试必验。今治钱君，兼此数法而痊，强健逾旧，几二十年矣。徐灵胎

按徐氏存案，有法无药，比比皆然。此亦先生藏拙处，免得后人吹毛求疵。然后人无从立法。不若叶香岩先生《临证指南》，方案兼备，可采其意，可师其法。

常熟西弄徐姓，金陵人，年五十余。因子动怒兼郁，咳嗽吐痰。延戴姓医治之，进以木香、厚朴、豆豉、牛蒡等，咳更甚，面红，痰沫频吐，起坐不安。前医见其面红烦躁，进以鲜生地、鲜石斛、翘、栀、芩、连等，更甚。吾友仲鸣徐君，偕往诊之，脉虚大无力，烦躁面赤，舌白底绛，频频吐痰满地，白腻如米饮，虽臭不甚。余曰：燥伤肺金，再以苦寒，中阳阻遏不通，肺无肃化之权，清阳不能上升，下之津液不能上承于肺，肺之水蓄不能下行，愈吐愈干，肺将痿矣。即用《千金》炙甘草汤原方，取姜、桂之辛，速开中宫阻隔之阳，引酸咸柔润之药下行，化津液上之燥；取参、草、枣培土壮气，使土气可以生金；麦冬、麻仁润肺，而柔阳明燥金；加苡米泄上蓄之水下泄，清肃下降，津液上承。后人畏用姜、桂，何也？不知大雨雪之前，天必先温，一派柔腻阴药，赖辛甘之味可以通阳，藉其蒸化之权，下焦津液上腾，肺之清气自可下降，云蒸雨施，故无疑耳。照方服两帖，痰沫已尽，咳嗽亦止，后服甘凉清润，生黄芪、北沙参、百合、玉竹、川贝母、枇杷膏、甘草壮气润肺清热，十余剂而痊。今已五六年，强健逾昔。古人立方，不欺后学。人言将古方治今病，如拆旧屋造新房，使后人拟古酌今，非使后学不用古方也。余听鸿志

常熟鼎山高渭荣，始春初咳嗽。至春仲，痰中带血，味兼腥秽。延他医治之，进牛

蒡、豆豉、枳壳、厚朴等，服后愈甚。邀余诊，脉细数无力，咳呛痰血，味臭。曰：肺痈脓成，胸有隐痛，络瘀尚未化脓，尚有壅塞，肺叶所坏无几，急速开提，使脓外出，不致再溃他叶。拟桔梗甘草汤、《金匮》旋覆花汤，合《千金》苇茎汤。因其脓成无热，用芦头管干者一两煎汤代水。服三剂，每日吐血脓臭痰一茶盏。至四日，脓尽而吐鲜血，臭味亦减，未尽，将前剂去桃仁、桔梗，加枇杷叶、绿豆皮等。服五六剂，血尽。再进以《金匮》麦门汤、《千金》甘草汤等，加沙参、石斛、百合等清肺养胃而愈。再以甘凉培土生金，调理一月，强健如故。后有常熟白龙港某与高渭荣友，二人酒肆中回，同日咳嗽，亦生肺痈。至高渭荣病愈，往探之，即邀余诊之。脉已伏，脓血臭甚，倾吐满地，裸体卧床，用扇扇之。口中闹要食西瓜，饮冷水。他人摸之，体若寒冰。众人询问何如。余曰：肺已烂尽，一身之阳气俱从外泄，危在顷刻。卢扁再生，亦无治法。至夜而殁。仲景谆谆诫之，成脓不救，使人早治。然成脓日久，不治必死；治不得法，亦死者多。余听鸿志

丙戌冬温不寒，常熟风气，终年喜食芦根橄榄。至春初骤寒，冬温内伏，经春咳嗽音哑，咳痰不能出，渐渐痰味变腥臭，脓血甚多。此症皆以麻黄甘草杏子石膏汤、大青龙汤加半夏，得效极多。有富贵之体畏不敢服，延久俱成痈者，皆病家自误耳。

某寺和尚，冬温咳嗽，每日饮橄榄芦根汤。数十日，咳呛日久，痰臭不出，就余寓诊。脉右寸关数大而硬，时有鼓指。余曰：喉中痰少而臭，脉见右大鼓指，肺痈已经成脓。急宜开提，使脓倾出，免溃他叶。以甘草桔梗、千金苇茎法。服后，吐出臭腻黄色脓痰碗余。因其脓出太多，气短纳少。余曰：久咳脓多，肺叶败坏，欲痿之势。进炙甘草汤。他医见之，曰：此是酒劳，被其误治。先服桃仁，后服姜、桂，皆非治法。不知古人立方，有奇偶佐使。后延他医治之，迁延月余，吐脓不止而殁。

常熟东门某姓，年将周甲，素喜酒，痰饮咳疾有年。余每以橘半六君、桂苓术甘等服之，皆效。是年咳疾又发，有其某亲者亦读书，实为关切，与服牛蒡、豆豉、枳、朴等六七剂，咳吐白痰不休，渐渐神昏目瞑，呓语，拈衣摸床，舌薄白，不渴饮。是晚邀余诊，脉虚缓无力，痰如米粥盈碗。余曰：此肺液吐多，肺已痿矣。况喻嘉言先生曰：肺痿见其舌白，恣胆用燥药，令其熇熇自焚而死者，医罪加等。即与《千金》炙甘草汤。服两剂，痰渐少，稍能言语，进谷，神识亦清。后其亲至，因舌白不渴，腻药难进，投以芳香甘温，砂仁、枣仁、木香之类，两帖而逝。凡涉猎医书之人，若不深思研究，病变百端，岂堪轻试。所云学医费人，能勿惧耶！徐灵胎先生医论中言之已详，余不敢质言矣。余听鸿

长田岸有孩六岁，正吃饭，被母打一下，大哭，饭正满口，有饭呛入，后见咳嗽，无寒热，饮食二便如常。就余诊，服肃肺清散之品。五六剂，见有寒热，饮食渐减。又停半月来诊，见痰中血丝，色殷而少，胸中隐痛。服苇茎汤合疏开肺气，罔效。细询其病之始末，其母云：吃饭大哭，呛后，起咳嗽，月余见血，后口中臭秽。余细视血中白

点，微黄脓也。余思食物呛入壅塞为痈，将灯心刺入鼻孔，使其喷嚏，吹以皂角末，后得嚏，痰血稍多。再将旱烟喷之，使其咳更甚。咳甚，大哭作呕，呕血块两枚，如蚕豆大，兼脓痰。余将血块拈起剔开，中有白色朽腐如饭米形。服以苇茎汤合《金匮》旋覆花意，另服皂荚丸一日一粒。服药三剂，丸三粒，脓血清楚。再服麦门冬汤加枇杷叶、沙参、石斛之类而愈。故人饮食之间，不可多言喜笑。倘有物呛入成痈，医不能知，自不能知，酿成大患。此孩幸是藜藿农家，听医所为。若绅宦之家，娇养柔嫩，就医肯如此，病家不愿，病家肯如此，医亦避嫌不施。治病之弊如此，误于医者多，而误于病者亦多。余治肺痈，皆宗《金匮》法最多，芳香金石之品，从未敢轻试耳。

鲜车前草捣汁服，肺胃痈咳臭脓，最效。余听鸿注

胃痈

柳丹阳　寒热类疟，中脘穴隐痛听按：最扼要处，微肿，不咳嗽，咯吐脓血听按：与肺痈有别即此，是胃痈也，脉沉而数。仿立斋壮胃气为先法。

川石斛　谷芽　米仁　黄芪皮　冬瓜子　冬桑叶　蒌仁　橘皮

屈田泾　中脘穴肿痛不可忍，此食积与七情之火互结阳明，不得宣通，成痈有兆。拟理气消积，以冀痛减。

半夏曲　槟榔　青皮　葛根　大麦仁　范志曲　厚朴　蒌皮　草果

姜枫桥　寒热延久，胸脘隐痛不已听按：此以位言，系食滞阻气不宣，并无咳嗽听按：此以病言，呕吐脓血，酿成胃痈矣。误认肺痈，愈治愈剧。尤恐毒气内攻肠胃，其害非浅。

沉香　焦曲　枳壳　槟榔　陈皮　厚朴　瓜蒌　蔻壳　大麦仁

张绍兴　脘痛作呕，寒热不解。此热阻胃口，须防成痈。

煨葛根　槟榔　草果　青皮　厚朴　青藿梗　瓜蒌仁

【附】　熨方

江枳壳　枳实　麸皮　酒药

上药为末，共炒热，绢包熨痛处。

韩　酒湿类聚，例以分利。诊脉微，阳气已败，湿蕴生热，致胃痈脓。清热则阳亡即死。苓术运中祛湿，佐附迅走气分，亦治湿一法。

茯苓　熟附子　生白术　左牡蛎　泽泻　车前子

【附论】　胃痈一症，《内经》《甲乙经》《东垣十书》《冯氏锦囊》《金匮要略》《立齐医案》《丹溪心法》《外科正宗》诸书，论症论脉已详，毋须琐述。然能识症知脉者甚少。《内经》曰：当候胃脉，其脉当沉细，沉细者气逆《甲乙经》作沉涩，逆者人迎甚盛，甚盛则热。人迎者胃脉也，逆而盛则热聚于胃中而不行，故胃脘为痈也。脉息微茫，最难辨别。鄙见内痈，隐而不见，手不能近，所为至难。若全凭脉息，指下辨明，七尺之躯，九分之脉，能分内痈，非易谈也。惟《内经》云，本经募原隐痛浮肿，即为何痈。如此辨

之，稍有二三分把握。然到此，痈势已成。经云：六府不和，留积为痈，壅遏不通则热，热胜则肉腐为脓。惟胃之为痈，更甚于他府。经云：胃为之市，百物聚集之所。《太素》曰：胃者太仓也，咽、大肠、小肠、膀胱，胃之闾里门户也。市仓所积，赖脾气之运。闾里门户，转运通调，太仓不致壅塞，市不致阻滞。胃实则肠虚，肠实胃虚，更实更虚，气得上下，自然无病。经云：饮食不下，肠塞不通，邪在胃脘也。鄙意思之，致胃脘痈者，各有其因。或酒湿壅热，或浓厚太重，或热药过度，或七情郁火，或饱食奔走，或饱食喜卧，或扰攘动怒，俱可热郁气逆，壅塞成痈。胃为人之根本，人以胃气为先，饮食药饵，若有不宜，无不先伤于胃。胃属中虚，两头门户最小，上口为贲门，下口为幽门，物聚类杂，最易壅塞。胃痈有上下之分：壅于贲门，脘中阻硬成脓，则吐脓血；壅于幽门者，近脐隐痛，成脓则便脓血。治胃痈之法：将成之时，以通气消积为先。六府以通气为补，通则壅去，先保其不成。如热胜已经成脓，以清热排脓达下。清热则保其未受伤之地，攻下脓血，不致溃腐肠胃。脓溃之后，保养胃气为先。倘胃气一败，饮食渐减，药杂运化，延成危症。若胃脘穴外生痈高突，按之有脓，即用火针，或用刀卧而刺之，使脓从外泄，不致内溃里膜，腐烂藏府。若酿脓日久，穿膜腐肠，多致不救。今辑七方，未成脓之前，理气攻积，一法也；已成脓之后，壮胃气，一法也；湿壅生热，运中祛湿，一法也；胃痈初起，外熨温通，一法也；其余排脓、清热、攻积、消滞、达下诸方，有群书可考，不惮烦言矣。余听鸿志

【附治案】 余叔岳祖陈顺贵，年五十余，是日家中会期，将衣饰向孟河典中质钱七八千，负之奔归，约十二三里。到家正会酒坐席，负重狂奔之下，腹已饥饿，酒肉杂物，大啖之后，饮食加倍，肠胃已伤，饱食迎风卧后，觉胃脘气阻不爽。停数日，胃脘隐痛，即就马培之先生诊之。曰：胃脘痈也。服药数剂，渐高大。培之先生曰：脓已成。再服内托等药数帖，脘中如覆碗，即将火针刺之，插以纸捻，过一宿，拔出纸捻，泄脓碗余。后服壮胃化湿生肌等药，调理两月而愈。余听鸿注

邵镜泉，浙江宁波人，年五十余，在常熟南门外开合兴槽坊。壬午，因遍体络脉抽痛，余与其治愈之后，其二三年，终日坐一小楼，饱食喜卧，日久胃脘阻硬不舒。延某姓医治之，云湿热，延诊十余次，罔效。又延当时盛名之医治之，日食滞湿热，立方服药，二十剂，中脘高突。往苏省就马培之先生诊。曰：胃脘痈也，当在苏耽停十余日，服药十余剂，待脓成熟，针穿泄毒，可不穿膜腐肠。邵服药两帖，少效。旋常熟五六日，亦不服药，听其脘中高突。吾友松云张君曰：既上年遍体络痛是某治愈，何不邀诊。余诊其脉，来疾去迟，关寸见数。胃脘按之甚软，高突如覆杯。余曰：胃脘痈也，内脓已成。即向苏就培之马君处，或刀或针刺穿，待其毒泄，免穿里膜腐肠胃。若迟则里膜穿，胃腐不救也。病者以余言太甚，怒色曰：胃若成脓，何以饮食二便如常？口中何以不出大便脓血？余曰：藏府不和，疮发于外，营卫稽留，经脉血泣，热胜恐肉腐，脓向内溃，腐烂肠胃。若不早开外泄，不免后悔。病者曰：藏府未坏，先戳穿肚皮，不敢将命试马

君之艺，君勿言之。余曰：忠言逆耳，良药苦口。事有定数，谢之不敏。后邀著名外科，治之无效。经四十余日，回宁波，延医治之，不识何症。到宁波府城中，著名外科视之，曰：胃脘痈脓成，二百金包治。病者亦愿。不料已经内溃，出头三处，出脓数碗，渐渐胃败而殁。呜呼！医学难全者，即此也。内科不能刀针，尚可饰说；有一等著名外科，一见内痈，刀针手法，毫无把握，聊将膏药敷药敷衍，酿痈成患，往往腐肠穿膜而毙，较内科方药误人何如耶！惟愿后贤开内痈之法，不得不潜心考核耳。惟学内科者，内痈刀针，不能不学。若逢内痈，内外科各相推诿，遗误者不堪胜数矣。

甘露镇华姓，年五十余，脘中痞硬，中府穴高突，按之坚硬不痛。余曰：此气阻积滞壅塞，急宜化滞理气。用枳、朴、槟榔、麦芽、神曲、木香、瓜蒌、砂仁、青皮之类，服两剂，脘中渐平。再将原意加郁李、麻仁、桃仁、制大黄，服两剂，下燥粪甚多，脘中平软如故。后服参苓白术散，十余剂胃苏而痊。听志

李仪藩，常熟毛家桥人，城中庞氏戚也。胃脘中坚硬如盘，约有六七寸。他医皆谓胃脘痈，治之罔效。就余诊之，脉来坚涩，饮食二便行动如常。余曰：饮食二便如常，中宫无病。此非胃脘痈也，痞积症也。寒气夹痰，阻于皮里膜外，营卫凝涩不通。况烟体阳虚，阴气凝结，少阳气运化，非温补不可。进附、桂、鹿角、枸杞、杜仲、巴戟、茴香、当归、仙灵脾、参、术、木香、姜、枣等温补通气活血，外贴附子、玉桂、阿魏、丁香、细辛、山棱、莪术、水红花子、麝香、鹿角粉、木香、麻黄等品，研末摊厚膏药贴之。服药五十余剂，贴膏药两月余而痊，消尽软复如旧。听志

福山塘谢姓，年五十余，不咳嗽，吐脓血不甚臭。余曰：此胃痈也。成脓之后，速达于下。用千金苇茎法，去苇茎，加瓜蒌、丹皮、制大黄、甘草。服后大便下脓血渐稀，后进冬瓜仁、苡仁、丹皮、甘草、白术、橘白、生扁豆、石斛、竹叶等。待脓尽，服扶胃清热十余剂而愈。听志

和按：胃痈、胃脘痈，本有两种。胃脘痈生于中脘穴皮里膜外，气血壅塞肌肉之中。胃痈生于胃之上口或下口，在贲门幽门之间。饮食不节，膏粱厚味壅热，或饮食过饱壅塞，不能展舒化热，皆能成脓。治法保住里膜为要务。胃脘痈成脓者，即速用针刀开之，脓泄于外，勿使内溃。胃痈成脓，即速排脓达下，勿使外溃。始终能护住里膜不穿，虽重可以挽回。若里膜一破，多致不救。

肝　痈

范东山　寒热延久，左偏胁肋结肿作痛，时发时止，脉数而弦。此风热与肝气相并为患，虑成肝痈。宜疏肝清热，标本并治。

旋覆花　延胡　川楝子　新绛　丹皮　黑山栀　黄柏　青葱管　当归

徐青浦　咳呛久缠，交冬令来，左胁肋隐痛听按：此以部位言，期门微肿听按：此以穴言，两胁胀满，侧卧则惊听按：《素问》曰：肝痈两胠满，卧则惊，不得小便，便溺艰涩听按：肝络击于二阴，

显系肝痈之症。议与疏肝泄肺为治。听按：学山先生之案，简而切实者此也。

枇杷叶　苏子　紫菀　钩藤　通草　广橘红　新绛　竹茹　瓜蒌

周嘉善　胁下结肿色白，不能转侧，重按觉痛，此肝痈也。大便燥而秘，有瘀血在内。理宜疏降。

柴胡　桃仁　青皮　木香　生军　归须　香附　黄芩　延胡索

王　痈久，屈伸不得自如听按：徐灵胎先生评曰：肠痈，在此句中拟之，经脉络脉呆钝，气痹血瘀，郁蒸化热，旬日频频大便，必有血下，复喘促烦躁，不饥不食，并无寒热汗出。全是锢结在里，欲作内痈之象。部位脐左之上，内应乎肝。痈者壅也，血结必入于络。吐痰口气皆臭，内痈已见一斑矣。

炒桃仁　新绛　降香末　野郁金汁　冬瓜子　紫菀　金银花

【附论】　肝痈一症，因不常有，人皆罕见，故诸书少详。经云：期门隐隐痛者肝疽。其上肉微起者肝痈，期门穴又名肝募，在乳旁一寸半，再直上一寸半。《素问》曰：肝痈两满，卧则惊，不得小便。余思肝为厥阴，内藏相火，胆属相火，火与木，连膜同脂。肝为风藏，为将军之官，谋虑出焉。胆为中正之官，决断出焉。肝之谋虑，取胆之决断。人有谋虑不决之事，肝郁则气结血凝，胆不能决。火愈炽，风愈煽，气血凝结，郁则火生，肝气不能宣通，火郁则化成脓。胁肋期门者，皆肝之外候。肝络布于胁，少阳胆络行身之两旁，胁肋作痛生痈，皆在肝之络脉，非肝之本藏也。华真君曰：肝痈不可针刺，须用内消法。鄙意肝气逆于络中，壅塞成脓，此乃外候躯壳之病，胁肋为肝胆行经之所，期门肝之穴。若听其内消，不得外溃，反溃入里，攻穿里膜，腐及肠胃，岂有不早刺外泄，听其内溃之理？若生躯壳之内，肝之本藏痈成，速用内消之法。断无在躯壳之外刺穿里膜，能及于肝者，未之有也。故治内痈之法，一层里膜，如用兵之一座城垣。生于外者，始起之时，如暴寇初至，当先散其众，不能待其痼结。理气消瘀之药，用之在速，使其络脉宣通，自然消散。若已痈脓，如贼已成垒，城中之军不能敌，不得不求救于外，虽服内消内托，亦属无益。急用刀针卧刺，使毒外溃，如救至攻开贼垒，城中军心自安矣。生于内之本藏者，如左右之亲近内引为患，暗伏其中，急宜搜之逐之。倘一时懈怠失察，滋蔓难图。故内痈针不可及，手不可近，若不杜渐防微，致成危症。陈远公曰：肝遂痈脓，其势似缓，然肝性最急，痈成而毒发甚骤，焉有胁痛数日而死者。此痈已久成脓，溃毒而死，如左右之患起于不测，偾军败事，此皆医不能预治而迁延，病家疏忽不治而死者，不能杜渐防微，预治其患也。余以治内痈，腹部之痈，先保里膜，如用兵始终保住城垣，万军不致溃散，生死关头即此矣。肝痈虽属罕见，肝非金石，岂有不生痈者乎？摭拾成议，质之高明，临症之时，未尚无小补耳。余听鸿注

【附治验】　余治胁痈、肋痈、胁痛等症已多，皆肝之外候也，内消理气消瘀，虫蚁搜络，俱可取效。惟肝之本藏生痈，极少见。忆昔在业师处见施姓妇，素有肝气，丧夫后，因应嗣爱嗣争产不能决，后胁肋刺痛。吾师治愈后，经阻三月不通，觉左肋内由脐

旁引痛腰脊，肌肉不变，重按之内中极痛。吾师曰：此肝痈也。用延胡、柴胡、川楝、青皮、归尾、木香，合桃核承气法下之。下血紫片如鸡肝，一剂后痛减。再进消瘀理气疏肝解郁数十剂，经通痛止而愈。吾师曰：若肝经络脉生痈，当用活血理气之轻药，取其轻可入络。若痈生于内中本藏，当用破血理气重药，取药重力专，直攻本藏也。肝为藏血之藏，血壅气阻，叶胀成痈，故速下之，使肝中气血疏通，肿亦可消。治内痈，虽属理气消瘀，同一方法，然各藏引经之药必须用之。倘不用引经之药，反伤他藏气血矣。余听鸿志

丁亥六月，余治常熟大河镇某姓妇，早寡，上有老姑七十一岁，两代孀居，携子耕读安居。不料有某暗侵其产，事至成讼，姑媳上堂质审。结案后，左胁肋及少腹脐旁作痛，大便秘结，小溲不通。他医进以五苓、八正、导赤等渗利之品，罔效。就诊余寓，问病之始末。余曰：肝络系于二阴，肝主疏泄，少腹刺痛，是怒郁伤肝，恐生肝痈，急宜疏肝达下。用川郁金、金铃皮、香附、延胡、柴胡、木香、橘叶、归须、瓜蒌、厚朴，合逍遥散等一剂，另服通关丸三钱，大解已通，小溲亦畅。后原方增减服两剂，痛渐愈。据述，其姑审后到家，即起痢疾甚重，即晚开船回去。余细思之，此症日久，亦肝痈。幸讼胜，屈有所伸，怒有所泄，肝气尚可展舒。若屈无所伸，怒无所泄，孤孀嫠妇姑媳之命，未尝不以此而危。所以与闻公门之事者，当三思行之，培德无涯矣。余听鸿志

肠痈

孙浏河　去年产后，瘀积未楚，入春腹渐作痛，两手脉来涩滞。此系络脉有阻，隧道阻塞，以致腹形渐大。关元穴微肿，按之急痛。乃成痈之兆。法宜消积通络为治。

制香附　柏子仁　延胡　米仁　麦芽　旋覆花　青葱管　赤芍　归须　丹参　新绛

宋南浔　素患肥气，近加少腹绕脐而痛。盖厥阴脉络并于小肠，又为水分穴之所，虑成肠痈。形脉皆现虚象，恐难支持。

党参　琥珀　麻仁　黑芝麻　淡苁蓉　红曲　人乳　青橘叶

复方　水分穴较前更肿，脐腹疼痛更甚，正属酿脓之候。仍拟清润，不致毒从脐出也。

党参　大腹皮　橘红　竹茹　谷芽　饴糖　伏龙肝　石斛　蔻壳

徐常州　产后败瘀阻于肠募，少腹作痛，肠痈之所由作也。且拟温通之法，以冀瘀下积消，堪免成脓。

肉桂　蕲艾绒　丹参　麻仁　炮姜　琥珀　茺蔚子　红曲　薤白头

复方　积瘀稍下，一时未能荡涤，腹痛依然，按脉细涩，元气甚虚。扶元则积瘀难下，疏导则元气愈虚，攻补两难，平章不易。勉拟温通，再候转机。

肉桂　党参　神曲　陈广皮　苡米　丹参　艾绒　麻仁　威灵仙

杨丹徒　冲任脉虚，天癸不准，来时腰腹作痛。此系肝虚血滞，阻于肠膜，以致少腹

结硬，疼痛不已，有肠痈之兆。姑拟温通导滞，以望红潮准信，为分消之法。

制附子　花蕊石　桃仁泥　茺蔚子　败酱草　楂炭　丹参

【附】熏方

小白菜　棉花核　车前根　青葱管　大蒜头　艾蓬头

复方　腹痛得缓，瘀浊已下，诚为佳兆。惟少腹肿块依然未退，此积瘀未净之故也。仍以前法治之。

制附子　肉桂　陈皮　楂核　新绛　花蕊石　丹参　茺蔚子

【附】摩汁代茶方

沉香　乌药　降香　苏梗　枳壳　郁金　槟榔

张青浦　寒食互结，少腹迸痛，脉沉滞。非惟厥闷，防其成痈。

沉香　艾绒　槟榔　藿香　炮姜　椒目　草果　厚朴　泡淡吴茱萸

朱吴江　寒凝气滞，少腹作痛，此肠痈之基也。

厚朴　苏梗　枳壳　广皮　葛根　槟榔　藿梗　青皮　楂肉　葱管

欧余杭　小肠痈延迟诒误，内脓已成，破后必费曲折。急与补托，勿一误再误。向作痞治，何异隔靴搔痒。

党参　瓦楞子　丹参　枣仁　米仁　黄芪　稆豆皮

汤梅堰　小肠痈破后，秽脓夺脐而出，盗汗脉软，形体尪羸。疮怯已成，难许无虞。

党参　北沙参　枣仁　五味子　木香　黄芪　范志曲　浮麦　稆豆皮　广皮

沈芦墟　小肠痈内溃，小便下蛔十计。此乃内膜有伤，治之非易。

制附子　琥珀　冬瓜子　苡仁米　败酱草　川连　广皮　瓜蒌仁

复方　脓蛔如故，药石无功。

党参　乌贼骨　陈皮　菟丝子　米仁　丹参　菩提珠　谷芽

闵嘉定　产后瘀阻，自冬经夏，少腹作病，痛无着迹。急疏营络，免成肠痈。

制香附　茺蔚子　艾绒　当归　苏梗　延胡索　泽兰　丹参

孟昆山　蓐后体虚多卧，以致败血失隧，流注肠中，酿成内痈。拟和以导之之法。

香附　陈皮　当归　丹参　煨木香　白芍　艾叶　茺蔚子

张同里　微寒微热，脉细而数，少腹急肿，脐突，转侧有水声。内痈已成，拟温以通之。

肉桂　茺蔚子　陈皮　澄香　艾叶　薤白　花蕊石

钱苏州　恒业轿夫，急于奔走，致肠胃传送不能舒展，败血浊瘀，壅遏肠中，而成内痈。与薏苡仁汤治之。

赤小豆　防己　薏苡仁　甘草　桃仁　粉丹皮　蒌仁

比丘尼嘉定　小肠痈溃后，虚热不已，脐中时流败水浊瘀。此症起于素志不舒，经闭为病，难于调治。

党参　米仁　谷芽　甘草　赤苓　丹参　花粉　陈皮

钱金泽　少腹攻痛，小便涩滞，兼以后重，防成小肠痈。

澄香　陈皮　枳实　艾叶　青皮　苏子　乌药　薤白　川楝子

【附】熏方

大蒜梗　青葱管　艾叶

李唯亭　脐腹隐隐作痛，痛则气冲于上，便秘脉芤，小便赤淋涩痛。显系肠痈，非奔豚也。宜大黄汤下之，瘀去，痛即缓矣。

大黄　朴硝　桃仁　丹皮　青皮　苡仁　丹参　木通　赤苓　茺蔚子

王蠡墅　蟠肠痈，前拟导瘀开泄法，未见松机，瘀滞府络，未能荡涤。再以排瘀润肠，佐以降气。

沉香　郁李仁　麻仁　新会皮　苏梗　川断　菟丝子　蒌仁　青葱管　丹参

朱太仓　恶寒发热，少腹肿痛，脉有芤象，左脚屈不能伸，名缩脚肠痈。宜破瘀行气治之。

延胡　陈皮　木香　归尾　青皮　枳壳　红花　焦山楂

周洙泾　脐腹绞痛，转侧有声，肠痈已成矣。

焦神曲　官桂　枳壳　艾叶　炮姜　山楂核　川楝

张吴江　肠痈。

川楝子　澄香　白芍　乌药　苏梗　山楂核　陈皮　艾叶

陈朱家角　少腹气逆，便秘脉芤，防成蟠肠痈。

葛根　沉香　青藿梗　厚朴　楂核　艾叶　槟榔　扁豆叶　枳壳　陈皮

冯横泾　半产后，五十余日，恶露流入小肠，以致腹痛且肿，肠痈之渐也。拟失笑散主之。

五灵脂　蒲黄　川楝子　川连　茺蔚子　延胡索　丹参　薤白头　楂核

袁青浦　脾虚不能统血，败瘀渗入肠胃之间，以致脐突腹肿，痛势日加，此肠痈欲作脓也。法拟健脾行瘀，以冀勿溃为妙。

茺蔚子　菟丝子　谷芽　丹参　竹茹　川楝子　新会皮　白芍

缪太仓　肠痈，在将成未成之际，拟运行以消散。

川郁金　延胡　归尾　申姜　陈皮　丝瓜络　红花　桃仁　苏梗　新绛

倪平望　腹中作痛，胀满难食，小便涩滞，此肠痈也。遵古法，以薏苡仁汤主之。

米仁　瓜蒌　丹皮　白芍　桃仁泥

毕　湿热由府滞及肠中，大便不爽，食入不适。平昔肝木易动，厥阴不主疏泄，少腹形胀，无非滞气之壅，久则凝瘀日踞。

小温中丸三钱

十服。

某　脐旁紫黑，先厥后热，少腹痛如刀刮，二便皆涩，两足筋缩，有肠痈之虑。

老薤白　两头尖　小茴香　当归须　炙山甲

某　舌焦黄，小腹坚满，小便不利，两足皆痿，湿热结聚，六府不通，有肠痈之虑。

川楝子　丹皮　山栀　通草　青皮　小茴香

某　壮热旬日，周身筋脉牵制，少腹坚硬，小便淋滴，忽冷忽热，欲痈脓血，乃肠痈为病。仿孙真人牡丹皮大黄汤主之。

大黄、牡丹皮、芒硝、瓜子、桃仁，《金匮》《删繁》《刘涓子》《肘后》俱用此方。听注

蒋氏　带下不止，少腹内踝连痛至足，不能伸缩，络脉不宣。最有结痈缠绵，不可不虑。医云肝气，岂有是理。

桂枝　远志　当归　杞子　茯苓　鹿角霜　生沙苑

朱四十　产后冬月，右腿浮肿，按之自冷。若论散血，半年已成肠痈。针刺泄气，其痛反加。此乃冲任先虚，跻维脉不为用。温养下元，须通络脉，然取效甚迟，恪守可望却病。此案本非痈，最易误治，故特录出，以便临症核对。

苁蓉　当归　肉桂　小茴　牛膝　茯苓　鹿角霜　鹿角胶熔酒蜜丸。

吴　产后十二朝，先寒战，后发热，少腹疞痛，腹膨满，下部腰肢不能转侧伸缩，小溲涩少而痛。此败血流入筋络，延及变为疡症。议用交加散。

小生地　炒楂肉　生姜　车前　牛膝　五灵脂

调入琥珀末一钱。

又　十六朝，诸症稍减，每黄昏戌亥时冲气自下而上，至胸中即胀闷，肢冷汗出，右腹板实。此厥阴肝藏，因惊气逆。今恶露未清，重镇酸敛，均为暂忌。拟和血调血为稳。

炒桃仁　归须　香附　延胡　小茴　炒楂肉　官桂　川楝

又方

人参　当归　白芍　炙草　茯神　香附　桂心　广皮

【附论】　经曰天枢隐隐痛者，为大肠疽。其上肉微起者，为大肠痈。天枢穴即大肠募，在脐旁开二寸。关元隐隐痛者，小肠疽。其上肉微起者，小肠痈。关元穴即小肠募，在脐下三寸。此指募穴而言也。余思致大小肠痈，各有其因，或膏粱厚味，湿热壅塞而成；或终日急奔，气血阻于下焦；饱食奔走，肠胃失于展舒；负担重物，迸伤肠胃；醉饱房劳，致伤精液；湿滞痰凝，肠胃痞塞；饥饱劳役，肠胃受伤；饱食喜卧，食积停滞；受寒气，阳气不能宣通；或脾虚湿壅，湿滞流入小肠；或跌仆停瘀肠膜，或妇人分娩用力太过，气陷阻滞不升；产后喜卧，瘀流入络；或肝气郁结，暴怒忧愁，气结不通；车马疾奔，震动肠胃膜络；尼姑孀妇室女干血停阻；有心经火毒流入小肠；肺经之热移于大肠。以上皆可成痈。大小肠痈，不外乎血瘀气阻，寒凝热壅，已溃未溃，兼虚兼实。若能一见

便明，治肠痈不难矣。寒者温之，热者凉之，气滞者理之，瘀阻者行之，此治大小肠痈始萌之大纲领也。其中利湿、消滞、化痰、排脓、清热、温通、解毒、固正、和中、养阴各法者，四法中之变化也。虽有群书可考，余今辑四十一方，潜心参玩，亦可增一隙之明。余听鸿注

【又论】 余思大小肠痈之治法，诸先哲辨之极明，不如简略，后人可取为法。鄙见小肠上口，即胃之下口，曰幽门。大肠上口，即小肠下口，曰阑门，又为水分穴。泌糟粕，化精液，溲便即在此分清，糟粕归大肠，溲溺归膀胱。屈曲变化之处，最易壅塞。如市井路狭人众，门巷之间易壅易阻。肠痈者生此二处为多。痈生于大肠，易治。大肠为传道之官，变化出焉，阳明多气多血，魄门为五藏使，水谷不得久藏，其气本主下达，泻之其毒脓与糟粕而出。生于小肠，治之较难。小肠为受盛之官，化物出焉，有毒难泄。太阳多血少气，与心火合为表里，虽泻则热从溺溲而出也。看肠痈之法，先从少腹按之。皮肉轻按痛者，痈生于外，腹痈也。若轻按不甚痛，强按之内中痛甚，肠痈也。若小便淋沥，有恶寒发热，身皮甲错，少腹肿状，在一处痛者，脚屈难伸，肠痈也。若少腹皆不痛，一处独痛，痈已成，若独痛之处按之热，他处不热，脓已成。若脉来迟紧者，气滞血瘀，未成脓也。脉见数滑，有寒热，已成脓也。服热药更痛者，已成脓也。服热药而痛缓者，脓未成也。脓非火煅炼不能成，故服热药痛更甚。生肠痈者，要卧清静之室。倘猫鼠响器，哄吓之言，幼孩跌仆，使其惊跳，则肠断不救，此皆屡次试验而得之。未成脓之前，要分气阻血凝，虚实寒热诸治法，有群书可考，兹不多赘。然成脓之后，下之不得，吐之不能，不得不开之使脓外泄。迁延腐烂肠胃，或脓夺脐而出，或少腹内溃出脓，或大便便脓，或呕脓，妇女前阴出脓，内中肠胃无有不坏者。吾友少田胡君曰：以子所言，内痈先保里膜为要务。如此说来，肠痈开刀动针，里膜必穿，岂不误人性命？余曰：君言却是有理。然刺火针，肉未受伤。如针灸之法，焉有不伤里膜，然其孔小，易于收敛。若其内溃，其中腐烂已多，收敛不易。迁延日多，正气已败，生长更难。然刀针手法，各有秘传。惟见孟河马氏、巢氏，余屡见之，此皆衣钵相传。惟烫火针为最速，救人甚众。其余能开内痈者，未曾见耳。若无师传授，点穴不真，认证不准，乱针乱刺，孙真人云肠痈妄治，必杀人，即此也。余不能刀针，惟疡症不敢旁质一言。今有无师传授，以外科较内科易，置书数种，合药数方，竟为疡科。倘遇内痈大症，如之奈何？今聊质鄙言，疡科高明，务必考核内痈，为救人之要事。诸公责我罪我，余不敢辞也。余听鸿志

【附治验】 余临症五年，遇肠痈数人。始萌未成脓者，或理气消瘀温通，服药而消者，茫不记忆。有二人未能收功者，自愧医学不精，刀针手法缺少师承，听其内溃而死，至今顾影自惭，故录出为后日之戒。余乙酉二月初六日，由孟河至琴川，余友仲鸣徐君过余寓，谈及其店中学生某忘其姓名，住南门外坛上切纸坊内，因腹痛已有三月未愈，烦子过一诊。余即往，诊得脉来数滑，一身肌肉尽削，发热，少腹左角作痛，日夜哀号。

余细将其少腹按之，少腹左角一处独痛。细按掌下，惟痛处肌肉最热。问其原由，云服热药热物更痛，服凉药凉饮稍舒。余细按之，最热处郁郁有脓，洄洄有声，看其两足能伸能屈。余曰：此内痈。经服药三月，未曾有言内痈者，吴萸、姜、附、桂热药过多，煅炼成脓。余不能刀针，使脓外泄。此痈在肠外膜里，若脓从大便出，肠必腐坏；若脓从脐出，里膜必穿。如有名手能开，脓从原处而出，可望生机。若脓从大便脐中出者，俱属不救。余写牡丹皮散，合活肠败毒丹法主之。即辞曰：速延疡科开之，尚有生机，迟则不救。当日即延著名疡科视之，逐日更医，皆束手。延至十余日，脐中溃脓，胃气渐败而逝。呜呼！疡科不能治内痈，听其自溃而不早治，酿成大患，何异用兵听人居危城之中，罗雀掘鼠，不能济内之粮，又不能冲突救人性命于顷刻，听其自毙一般。余思之，扪心自愧，未习刀针手法，误人性命。所以徐灵胎先生言，叶天士先生曰：内科不知外科，得医术之半。余谓内科不能识症，外科不能刀针，一遇内痈，皆如云中观月，雾里看花，挨延日久脓成，听其自溃而死。医术之难全，徐灵胎先生已言之，余何敢质言，今志之自警耳。余听鸿

凡治内痈，妇女较男子更难。余忆在师处，丹徒界某姓大族有新妇，经停三月，皆谓有娠。停至四月，少腹作胀而痛，皆云妊娠挟肝气，服金铃、左金等，痛更甚。后邀吾师，因天微雨，不愿过江，使吾代之。坐车十六七里，再江面坐船，颠簸三四里，喘息未平，宅门内呼请诊脉矣。上楼，窗亦四面紧闭，病人坐在帏幔之中，色不能望，音不能闻，问不能答。将手在幔中伸出，切脉迟紧，重按亦涩。余曰：此血气被寒凝滞。问曰：腹中痛乎？旁人代答曰：少腹左边甚痛。舌又不能看。余再问曰：二便如何？少腹痛处可硬？旁人皆不言，病者羞涩不答，余亦无可如何。况枵腹汗出，手软无力，即请纸书方。余曰：少腹作痛，气滞血凝，日久防成内痈。即用桃仁承气去芒硝，加归尾、延胡、香附等。闻得旁有妇女唧唧言曰：有妊四月，脉中尚方不出，反言内痈。余亦反疑惑不定，明知此方，决不服矣。饭毕回寓，与吾师述及情由。曰：望闻问切，四字皆无，孙真人未诊先问，扁鹊见色知病，如此隔靴搔痒，余实不能。后延他医，皆安胎养血。云产前宜凉，方皆不离黄芩、白术。至经停五月，见寒热，少腹肿硬。后脓窜入腿缝，延外科治之，有曰横痃，有曰便毒，杂药乱投，脓溃淋漓，胃气日败而毙。所以病家如此，医家如此，鲜有不误者也。此误不在医家，误在病家。奉劝富贵之家，有病延医，望闻问切，当尽其技，病家受益多多矣。余听鸿志

徐洄溪治长兴朱季敏少子啸虎官，性极聪明，年九岁。腹痛脚缩，抱膝而卧，背脊突出一节。遍延内外科诊视，或云损症，或云宿食，或云发毒，当刺突出之骨以出脓血。其西席茅岂宿，为荐余治。往登其堂，名医满座。岂宿偕余诊视，余曰：此缩脚肠痈也，幸未成脓，四日可消。闻者大笑。时季敏为滦州牧。其夫人孔氏，名族之女，独信余言。余先饮养血通气之方，并护心丸，痛遂大减。诸医谓偶中耳。和按：同道妒嫉，可丑之态。明日，进消瘀逐毒丸散。谓曰：服此又当微痛，无恐。其夜痛果稍加。诸医闻之，哗然

曰：果应我辈之言也。听按：此等医士，幸灾乐祸，皆欠学问之处。明早，又进和荣顺气之剂，痛止八九，而脚伸脊平，果四日而能步。诸医以次辞去。中有俞姓者，儒士也，虚心问故。听在师处，师曰：若见同道，可问则问，不可问则不问。自己当缄口少言，何也？我等寒士，今人或稍有家资，鄙尔贫士；或捐职衔者，鄙尔布衣；或高抬身价者，鄙尔卑贱；故作匆忙者，厌尔纠缠；欺世盗名者，恐尔辩驳。各有习气。若谦虚下问，人疑尔诈，反俯首受辱于人，故不必问。若果有长者风，是吾三益之友，道同志合，何可不问。先哲云：我百事知，惟一事不能知，吾问于人。彼百事不知，惟我一事不能知，彼能知者，即吾师也。余至琴川五载，道同志合，有问必言，有长者风，温厚和平，支塘邵聿修先生，老成持重，直言不讳，每逢同诊，受益已多。惜天不永其寿，丧吾益友，故谨录之，以志感慨。今读徐案之儒士俞姓医，虚心问故，知洄溪先生直言不讳，长者而问之。知前群医之中，不可问而不问也。余谓杂药乱投，气血伤矣。先和其气血，自得稍安。继则攻其所聚之邪，安能不痛？既乃滋养而通利之，则藏府俱安矣。

又治南濠徐氏女，经停数月，寒热减食，肌肉消灼，少腹之右，下达环跳，隐痛微肿。医者或作怯弱，或作血痹，俱云不治。余诊其脉洪数而滑，寒热无次。谓其父曰：此瘀血为痈，已成脓矣。必自破，破后必有变症。宜急治。与以外科托毒方，并丸散，即返山中。越二日，天未明，叩门甚急。启视，则徐之戚也。云脓已大溃，而人将脱矣。即登其舟往视，脓出升余，脉微肤冷，阳随阴脱。余不及处方，急以参附二味煎汤灌之，气渐续，而身渐温。然后以补血养气之品，兼托脓长肉之药，内外兼治。两月而漏口方满，精神渐复，月事以时。大凡瘀血久留，必致成痈，产后留瘀及室女停经，外症极多，而医者俱不能知。至脓成之后，方觅外科施治，而外科又不得其法，以致枉死者比比皆然。徐洄溪

肾俞痈

史松江　肾俞痈，灸后肿收痛减，大有消意。此当坎位，地冷多寒，自宜温补。

肉桂　延胡　茯苓　青盐　熟地　枸杞　杜仲

尤宜兴　肾俞痈延久不愈，恐成疮怯。

西洋参　川石斛　车前　茯苓　鳖甲　北沙参　大豆卷　白芍

苏青浦　背脊先曲，次发肾俞。其势必溃，真阳虚损之极，加以脉数胃困，最难治疗。

党参　川石斛　茯神　料豆　扁豆皮　冬术　五味子　神曲　鳖甲　川贝母

李南汇　肾俞色白漫肿，防其成痈。此空隙之穴，非比他处。能令消散为首务，先理寒热，后商外疡。

葛根　藿梗　蔻壳　苏梗　木香　青蒿　陈皮　厚朴　丹参　扁豆

查青浦　肾俞发，肿收肿化，可卜向安。另有变迁，未敢预决。

北沙参　忍冬花　黄芪　石决　花粉　制首乌　杜谷芽　广皮

马乍浦　肾俞内发，由真元亏损而成，勿泛视之。

北沙参　人参　茯苓　神曲　黄芪　女贞子　甘草　淮麦　料豆

复方　进补托之剂，平塌依然，神思昏颓，胃气困惫，甚非佳兆。再拟补托，以决成败。

人参　白芍　女贞子　黄芪　甘草　冬术　杜仲　大生地　茯苓

程淮安　肾俞坚硬如石，形如大桃，绵延半载，皮色泛红，已有穿象。流脓为吉，出血为凶。此血瘿之流亚也。听按：此症即是石疽，寒气夹痰凝结所致。因皮色泛红，故不能用温药。

川贝母　牡蛎　紫菜　远志　连翘　苏子　广皮　夏枯草

【附论】　俞为阳之穴，募为阴之会。诸经之俞在背，诸经之募在腹。藏府不和，病发于外，发于阳者在俞，发于阴者在募。发于本藏府者在内，发于府者属阳，治之稍易；发于藏者属阴，治之极难。何也？《内经》云：六府者，所以化水谷而行津液者也。五藏者，所以藏精神血气魂魄者也。又云：六府传化物而不藏，故实而不能满也。五藏者，藏精气而不泻，故满而不能实也。六府之气本通，虽壅阻易于通达。五藏生痈，肺本中空，主气之呼吸出入，较他藏治之较易。其余脾肝肾三藏之痈，生于本藏，腹内者针不可至，药不可及，手不可近，内科不识其症，外科不得其法，妄治而误者，比比然也。夫肾俞痈者，名曰连肾发，此肾经之外痈也。生于命门穴，脊之十四椎，自下至上第七椎，即七节之旁中有小心处是也。此处其方在北，其卦在坎，本为寒水之地。内藏相火，如水底暗蛰龙雷，阴阳相抱，为先天之本，性命之根，精气神聚藏之所，生生化育，寿夭荣枯，皆在于斯。又在骨多肉陷空隙之处，靠里膜最近，与肾为比邻，此处生痈，故一经溃后，先自彷徨矣。先哲皆云，房劳过度，致伤肾水。鄙思耄耋襁褓，高僧节妇，皆有生此痈者，岂皆房劳乎？其中各有其因，寒郁则化火，阴虚则火生；或者操劳思虑，有动乎中，必摇其精；或小儿先天不足；或房后肾经受寒，寒郁化火；或强制亢阳，阳精内消；或春方丹石，忍精入房，欲火内燔；或房劳不节，淋浊不休，梦遗滑泄，妇人淋带过度，脂液内竭；或膏粱厚味煿炙，热郁于中；或跌挫停瘀肾膜；或妇人漏经血崩，产后亡血过多，阴津内涸；或肝阳独旺，内灼肾阴，种种皆可肾俞生痈。然此症治法最难，天地水向东流，肾本难实。未溃之时，难起难发。已溃之后，疮怯易成，元气易败。此处督脉，属阳上行，太阳寒水之脉下行，二肾之中，命门在焉，真水之中，相火藏焉。若不补阴，专治其毒，则肾水更伤，毒难速化；若专补阴而不通阳，则阴无以生，毒且深藏不能外泄。今辑八方，譬如肾俞痈灸后肿消，温补之中，夹熟地之填阴，青盐之引药入肾，参延胡消其已阻之瘀，此阴阳并补兼消之法也。虚损疮怯之渐，温补养阴之中，参以茯苓、车前、神曲、豆卷暗泄肾邪，去脾胃之温，防其胃困，亦一法也；如夹外邪，先理寒热，后商外疡，亦一法也；疡症平塌，神识昏颓，胃气困惫，专于补托，毫不夹消导渗泄之品，亦一法也；坚硬如石，皮色泛红，化痰软坚凉血，亦一法也。先生疡科调理之法，俱有层次，丝丝入扣。不但疡科，内科有几人能望及先生之项背与。余听鸿志

【附治验】　余思肾俞痈，皆属虚症。实症百中则有三四，或其人正气本实，或膏粱煎煿辛辣，饮食不节，瘀血积于肾经膜外，或有之，然余未见也。忆昔年在梁溪，遇王君者香，邀余诊视，脉来虚数，咳呛多痰，肾俞痈平塌，已溃两孔，脓稀粘腻，滋水淋漓。问其年将二十，又无昆仲，尚未得子。他医专以甘凉治肺止咳。余曰：水亏木旺，木扣金鸣，肾虚则水泛为痰，当先治肾。寒凉温补宜并用，一清相火，一通肾阳，坎离既济，阳随阴长，阴随阳生。以肾气丸加知、柏，猪脊髓为丸，每日三服，每服二三钱。另服甘温补剂。戒以屏劳绝欲，戒酒辛炙。后至百日后，此痈肌肉已平，疮口亦合，胃气甚旺。后竟宴客纵欲豪饮，旧疮复发，红肿，疮口溃裂。经疡科服牛蒡、银花寒凉之品，疮色更红，高突，以致胃惫面红汗出，痢下腹痛而殁。肾俞发将及一年，服滋补而瘥；因其纵欲阴伤，龙雷外越。余未见龙雷之火，暴雨而能制之；服寒凉，虚阳更燔，戕其脾胃生生之气，岂有不死者乎。余听鸿志

【附悬痈治案】　余思外症与内症看法虽异，理则同。从中有假热假寒，最难明察。譬如伤寒之戴阳，寒极似热，面红目赤，口燥假渴，索饮冷水，仲景有通脉四逆加猪胆汁汤、白通加人尿猪胆汁汤。如温病之热深厥深，陷入营分，肤冷肢厥，喜热饮不喜凉饮，反用紫雪丹、至宝丹、犀角地黄、白虎、竹叶石膏等汤。此皆内科之假寒假热也。外症亦然，有一等皮色泛红，阴分不足，虚阳外越，服温补肿势渐平，红色渐退；亦有色白坚硬，平塌不起，外显虚象，乃是火毒凝结，气血不能通畅，一服凉散，皮色即红，肌肉渐松，此外症之假寒假热也。此等症最易误治。然细心者，断不致误治，究竟有元气脉息虚实可凭。余忆十余年前，余姨岳母，素有便血，本属早寡多郁。后起悬痈，生于谷道之前，溺道之后。先起块作痛，即至孟河诊之，皆云湿热，服苦参、黄柏、苡米、萆薢等苦寒渗利。数剂后，日见其甚。再复诊，服数剂，卧床不起，日剧。着余妇代看之，云皮色泛红，光亮如梨，按之甚热。用田螺水摩番木鳖，调冰片搽之，稍安。干则更痛，再搽。后邀疡科诊之，曰：悬痈溃后，为海底漏，死症也。合家惊惶。正在岁终有事，无可如何。余曰：素有便血，本属脾虚。虽有肝气兼湿热，肝络系于二阴，补中益气汤最宜。此方之升麻、柴胡，即是疏肝之品；当归是养肝之品，东垣先生云：治脾不若治肝，木气调达，土气自舒；参、草甘温助脾；白术、陈皮调胃祛湿。余即将补中益气本方，加茯苓泄其已阻之湿。大剂三服，痛减红退而肿收。再服两剂，而饮食渐增，肿渐收尽，痛亦止。后服归脾五六剂，平复如故。至今十余年，强健如昔。所以补中益气汤，人皆云升清，不知东垣先生内有疏肝扶土之妙。鄙言以谓何如。若依疡科，用苦寒淡渗，利湿清热，此症决致不起。余听鸿志

肛痈

倪　肛疡溃脓虽愈，阴气已经走泄，当阳气弛张发泄。今加嗽血痰多，胃纳减于平昔，脉数促，喘逆脘闷。姑清肃上焦气分。

苏子　杏仁　香豉　蒌皮　降香　郁金　桔梗　黑栀皮

魏　脉数，垂淋浊，愈后，再发肛胀，大便不爽，余滴更甚。

萆薢　猪苓　泽泻　白通草　海金沙　丹皮　黄柏　晚蚕砂

复方　滞浊下行，痛缓，议养阴通府。

阿胶　生地　猪苓　泽泻　山栀　丹皮

王　病人述病中厚味无忌，肠胃滞虽下，而留湿未解。湿重浊，令气下坠于肛，肛坠痛不已，胃不喜食，阳明失阖，舌上有白腐形色。议劫肠胃之湿。

生茅术　人参　厚朴　广皮　炮姜炭　生炒黑附子

【附论】　肛痈者，即藏毒之类也。始起则为肛痈，溃后即为痔漏。病名虽异，总不外乎醉饱入房，膏粱厚味，煿炙热毒，负重奔走，劳碌不停，妇人生产努力。以上皆能气陷阻滞，湿热瘀毒下注，致生肛痈。今另立肛痈一条，何也？肛痈藏毒，来之速，痛之甚，若不速治，溃后即成痔漏痼疾。倘有不慎，即此殒命者多矣。肛痈何由而生？肛者直肠也。肛门，即直肠之门户也。肠胃自贲门之下，一过幽门，气皆下降。饮食入胃，随之下趋，直灌小肠。小肠下口为之阑门屈曲之处，泌糟粕，化津液，即在斯矣。如能水谷分清，本无疾病。若厚味酒湿热毒，壅滞气机，阻塞膀胱，或负重疾奔，气陷血凝，小肠少运化之权，蓄积小肠，膀胱湿热壅阻，不能从溺道而出，反趋于大肠之中，灌注肛中。魄门为五藏使，启闭有时，不比溺孔，可时时而泄也，湿热愈壅，气机愈滞，肛之门户更闭而不通矣。湿热久留，经云气血壅阻，即生痈肿，热盛则肉腐为脓，肛痈生矣。若生于内而不早治，脓溃则肠穿，则成痔漏痼疾。生于外者，热壅肛门，肛门外翻，秘结不通。若不早治，寒热大作，口渴烦躁，竟有丧生者也。若能预早防范，用药使其壅塞速通，能保内消不溃者，为上工。既溃之后，肛门之肉，有纵有横，行走牵动，大便不时出入，最难收敛。能即填其孔窍，早使肌肉生长完固，亦良工也。若用刀针系线，安能遽长肌肉哉。日久渐虚，致成劳怯而死者多矣。惟愿疡科，始萌之时，辨其阴阳虚实，当攻当补，理气利湿，清热解毒温通等法，俱有群书可考，皆在临证之权宜，非笔能罄述也。今辑四方，粗具规模，治之得法，皆在临证之人变通焉。余听鸿志

【附案】荆溪张渚镇余君天培，四十未有子，体颇丰，嗜饮食，好厚味。余虽非同族，有三世旧交。后余就孟河为家。同治癸酉，天培余君偕一妾，仆从数人，来孟河就诊于马培之先生处，肛门已有漏卮四五。余因同乡，过其寓，问询其起病之始末。据云，是年八月初旬，天气尚暖，乡人死羊，售肉于酒肆中。余最喜羊肉，饱啖，饮以膏粱火酒。当夜睡后，觉有寒热。明日，觉肛中大痛如刀刺，壅阻秘塞不通，辗转床褥，呼号七日夜，治之罔效。至第八日，有某医曰：湿热壅阻肛中，速宜下之。即与大承气汤下之，下燥粪之后，即下脓血矣。不料藏毒内已成脓，肛已溃穿，后渐穿肛外，未及三月，已成四五漏矣。在孟河调理数月，已收三孔，行坐如常。后旋乡，仍嗜酒纵欲，烦劳不节，疮漏渐溃，窜至八九孔。停一年余，再至孟河。余看其肛中穿及肛外，竟能穿至臀，

穿至股，滋水淋漓，不能起矣。是年，余在荆溪运茶至苏属，秋仲至孟河。一见其腹硬便溏，四末作肿，余谓其妾曰：即速雇舟回籍，脾气已绝，途中恐不及也。逾二三日，培之先生唤余到彼寓，当夜雇舟送伊回籍，到奔牛镇而殁。所啖羊肉烧酒一次，竟能殒命，人之饮食起居，岂可不慎欤！故录出，与纵饮火酒，喜食浓厚，贪口腹者戒。余听鸿志

【附腹内痈论】 古之医者，无分内外，又学有根柢，故能无病不识。后世内外科既分，则显然为内症者，内科治之；显然为外症者，外科治之。其有病腹中，内外未显然者，则各执一说，各拟一方。历试诸药，皆无效验，轻者变重，重者即殒矣。此等症，不特外科当知之，即内科亦不可不辨明真确。知非己责，即勿施治，毋至临危束手，而委他人也。腹内之痈有数症，有肺痈，有肝痈，有胃脘痈，有小肠痈，有大肠痈，有膀胱痈。惟肺痈咳吐腥痰，人犹易辨。余者或以为痞结，或以为瘀血，或以为寒痰，或以为食积，医药杂投。及至成脓，治已无及。并有不及成脓而死者。病者医者，始终不知何以致死，比比然也。今先辨明痞结、瘀血、寒痰、食积之状。凡痞结、瘀血，必有所因，且由渐而成；寒痰则痛止无定，又必另现痰症；食积则必有受伤之日，且三五日后，大便通即散。惟外症则痛有常所，而迁延益甚。《金匮》云：诸脉浮数，应当发热，而反淅淅恶寒，若有痛处，当发其痈。以手按肿上，热者有脓，不热者无脓。此数句，乃内痈真谛也。听按：《金匮》之文，简而易明，真金科玉律，惜疡科不留意者多。又云：肠痈之为病，身甲错，腹皮急，按之濡，如肿状，腹无积聚，身无热是也。若肝痈则胁内隐隐痛，日久亦吐脓血。小肠痈与大肠痈相似，而位略高。膀胱痈则在少腹之下，近毛际，着皮即痛，小便亦艰而痛。胃脘痈有虚实二种。其实者易消，若成脓，必大吐脓血而愈。惟虚症则多不治，先胃中痛胀，久而心下渐高，其坚如石，或有寒热，饮食不进，按之尤痛，形体枯瘦。此乃思虑伤脾之症，不待脓成即死。故凡腹中有一定痛处，恶寒蜷卧[1]，不能食者，皆当审察，防成内痈。慎勿因循求治于不明之人，以至久而脓溃，自丧其生也。徐洄溪

听按：方书五藏六府具有痈。然心为人身君主而藏神，心虽有痈，将成即死。心一生痈，即时神昏志乱，故即死。脾为转运水谷之藏，脾一生痈，胃不能克化，亦死。胆为清净之府，不出不纳，外裹脂膜，内藏青汁，不能生痈。况藏在肝叶，胆痈与肝痈治法同例，仲景治肝必治胆。膀胱外所一壳，脂膜不厚，内藏溲溺，时满时虚，虽有其名，从未见过，治法与大小肠痈大同小异。三焦包络，本无定体。三焦皆属人身躯壳之病，虽有其俞募，不得作内痈，故有其名而无其症。余今辑腹内痈，惟肺痈、胃痈、肝痈、大肠痈、小肠痈、肾俞痈、肛痈而已，其余前辈未曾见过，无临证之方，余亦不敢妄为臆说，故概未录。

---

① 蜷卧：原作“倦卧”，据文义改。

发无定处部

疔

王　疔毒，咯血失血，都是暑入阴伤。

竹叶心　元参心　鲜生地　黑稆豆皮　麦冬　知母

疮　痍

某　足筋不舒，为湿邪所阻，以致络脉壅滞。今发疮，即是湿邪疏泄处。此方余不欲取，备存一格。

熟地　阿胶　桑叶　当归　甘菊　木瓜　新绛　牛筋　牛酥　血余　丝瓜络　白麻骨　黑芝麻　人乳粉　石决明

猪骨髓、阿胶烊化为丸。

胡六六　脉右劲，因疥疮，频以热汤沐浴。卫疏易伤冷热，皮毛内应乎肺，咳嗽气塞痰多。久则食不甘，便燥结，胃津日耗，不司供肺。况秋冬天降，燥气上加，渐至老年痰中之象。此清气热以润燥，理势宜然。倘畏虚，日投滞补，益就枯燥矣。

桑叶　甜杏仁　白沙参　麦冬　天花粉　玉竹　甘蔗浆　雪梨浆　熬膏。

钱二十　脉来右弦左垂，阴虚湿热，遗精疮蚀。

黄柏　知母　熟地　萆薢　茯苓　远志　蜜丸。

吴二四　久疮不愈，已有湿热。知识太早，阴未生成早泄，致阳光易升易降，牙宣龈血，为浊为遗。欲固其阴，先和其阳。仿丹溪大补阴丸，合水陆二仙丹，加牡蛎，金樱膏丸。

汪　肿自下起，胀及心胸，遍身肌肤赤瘰，溺无便滑，湿热积水，横渍经隧，气机闭塞，呻吟喘急。湿本阴邪，下焦先受，医用桂、附、芪、术，邪蕴化热，充斥三焦，以致日加凶危也。

又　湿邪留饮，发红瘰，胸聚浊痰，消渴未已。用木防己汤。

木防己一钱　石膏三钱　杏仁三钱　苡仁二钱　飞滑石一钱五分　寒水石一钱五分

通草煎汤代水。

薛十九　腹满下至少腹，三阴都已受伤，而周身疥疮数年不断，脉络中必有湿热。就腹痛泄泻，府阳不通，不独偏热偏寒之治。常用四苓散。

猪苓三钱　茯苓三钱　泽泻一钱五分　生於术一钱　椒目五分

何　烦劳之人，卫气少固，雾露雨湿，伤其流行清肃，疮痍外发，脘胁反痹。乃经脉为病，无关藏府。

白蒺藜　钩藤　郁金　桑叶　橘红　白蔻仁

复方　气窒热郁，仍治上，可以通痹。

瓜蒌皮　郁金　香附　苏梗　杏仁　黑山栀

孙　寒郁化热，营卫气窒，遂发疮痍。食入即吐，胃中热灼。当忌进腥油。先用加味温胆汤。

鲜竹茹一钱五分　半夏一钱五分　金钗石斛三钱　茯苓一钱五分　广皮白一钱五分　枳实一钱　姜汁一匙调。

单　疮毒内攻，所进水谷不化，蒸变湿邪，渍于经隧之间，不能由肠而下，膀胱不利，浊上壅遏，肺气不降，喘满不堪着枕。三焦闭塞，渐不可治。议用中满分消之法，必得小便通利，可以援救。

葶苈　苦杏仁　桑皮　厚朴　茯苓皮　通草　大腹皮　猪苓　泽泻

程　暑风必挟湿，湿必伤于气分，断疟疮发，即湿邪内发之征。湿伏热蕴，致气壅塞咽底脘中。及至进谷无碍，二便通调，中下无病显然。

白通草　西瓜翠衣　鲜芦根　苡米

张　三疟之邪在阴，未经向愈，春季洞利不食。想春雨外湿，水谷内聚亦湿，即湿多成五泄之谓。疮痍仅泄经隧，湿邪未驱，长夏及受暑邪，上蒙清空诸窍，咳嗽耳聋。的系新邪，非得与宿病同日而语。

连翘　杏仁　飞滑石　嫩竹叶　荷叶汁　桑叶　象贝　黑山栀

张　疮家湿疟，忌用表散。

苍术白虎汤加草果。

黄　久泻兼发疮痍，是湿胜热郁，苦寒必佐风药，合乎东垣脾宜升胃宜降之旨。

人参　川连　黄柏　广皮　炙草　於术　羌活　防风　升麻　柴胡　神曲　麦芽

吴二十　雨湿泛潮外来，水谷聚湿内起，两因相凑，经脉为痹。治病继以疮痍，渐致痿系软筋弛，气隧不用。湿虽阻气，而热蒸灼及筋骨，久延废弃有诸。

大豆黄卷　飞滑石　杏仁　通草　木防己

李　痿躄在下，肝肾居多，但素饮必有 湿热。热瘀湿滞，气血不行，筋缩肌肉不仁，体质重着难移，无非湿邪深沉也。若论虚，不该大发疮痍。但久病非速攻，莫计效迟，方可愈疾。

细生地　当归须　牛膝　黄柏　萆薢　咸苁蓉　生刺蒺　川石斛

吴　下焦痿躄，先有遗泄湿疡，频进渗利，阴阳更伤。虽有参、芪、术养脾肺以益气，未能救下。即如畏冷阳微，几日饭吐食，乃胃阳顿衰，应乎外胃失职。但下焦之病，属精血受伤。两投柔剂，温通之补，以肾藏恶燥，久病宜通，任督通摄兼施，亦与古贤四斤、金刚、健步诸法互参。至于胃药，必须另用。夫胃府主乎气，气得下行为顺。东垣有升阳益胃之条，似乎相悖。然芩连苦寒，非苦降之味乎？凡吐后一二日，暂停下焦血分药，即用扶阳理胃二日，俾中下两固。经旨为阳明之脉，束筋骨以利机关，谅本病必有合矣。

鹿茸　淡苁蓉　当归　杞子　补骨脂　牛膝　柏子仁　茯苓　川斛　巴戟

杨　疮痍四肢偏多。长夏入秋，懒倦欲眠，干咳无痰，颇知味，所纳已少，此阳明胃阴内热致耗，即热伤元气之征。当与甘药养胃阴以供肺，如《金匮》麦门冬汤去半夏，加黄芪皮。

吴　脉不浮大，非关外风。初起右掌二指已不屈伸，头面身半以上常有疮泡之形，此乃阳明脉络内留湿热。若非疠气吸入，定然食物中毒。姑与宣解缓攻。

连翘　犀角　赤芍　酒煨大黄　片姜黄　荆芥

又　能食，二便通调，藏府无病。初因脓疮，疮愈有泡自面及肢体，至于右肢掌屈伸皆痛。为脉络留邪，以致隧道为壅。前方辛凉入血，先升后降，已得小效。今制清脉络壅热，藉酒力以引导通营卫，亦一法也。

银花　连翘　犀角　荆芥　生大黄　丹皮　黄芩　川芎　当归　羚羊角　泽兰　大豆黄卷

用无灰酒十斤浸。

吴　疮痍之后，湿热未去，壅阻隧道。水谷下咽，亦化为痰。中焦受病，故不知饥。痰气上下，渐至喘闷矣。但服药四十剂，纯是破气消克，胃阳受伤，痰气愈不得去矣。

半夏　茯苓　紫老姜　炒粳米

又　疮痍大发，营卫行动于脉中脉外，可免腹满之累矣。第谷尚未安适，犹是苦劣多进之故。胃阳未复，仍以通调利湿主之。

半夏　苡仁　金钗石斛　茯苓　泽泻

张　初因呕吐，是肝胃不和致病，故辛香刚燥愈剧。然久病必入血络，热则久疮不愈矣。夫木火皆令燥液，易饥易饱。间有呕逆，斯胃病仍在。凡呆滞药味，皆非对症。

冬桑叶　茯苓　杏仁　三角胡麻　佩兰叶　生首乌　苡米　郁金

熬自然膏。

杨　身瘦久疮，血分有热。精通之年，最宜安养。脉象非有病。

生首乌三两　细生地四两　地骨皮二两　金银花二两　生甘草一两　生白芍二两　丹皮二两　三角胡麻一两五钱，捣碎水洗

蜜丸，早服。

王　脉来濡浮，久疮变幻未罢，是卫阳疏豁，不耐寒暄。初受客邪不解，混处气血浸淫，仅在阳分肌腠之患。议升举一法，气壮斯风湿尽驱。

人参　川芎　当归　防风　僵蚕　蝉蜕　炙草　生姜　大枣　生黄芪

邹　痰因于湿，久而变热，变现疮疾疥癣，已酿风湿之毒，混在气血之中。邪正混处，搜逐难驱，四肢为甚。姑从阳明升降法。

连翘　防风　白鲜皮　酒浸大黄　赤芍　升麻　白僵蚕　滑石

汪氏　风湿既久未解，化成疮痍。当以和血祛风。

当归　赤芍　川芎　牛膝　牛蒡　夏枯草花　制僵蚕

某氏　两进柔润，清补颇投。询知病由乎悲哀烦劳，调理向愈，继因目病，服苦辛寒散太过。随经淋带，年前七八日始净，今则两旬而止。此奇脉内乏，前议非诬。据述周身累现瘾疹痦瘰①，瘙痒不宁。想脂液入渗，阴不内营，阳气浮越，卫怯少固，客气外乘。凡六淫客邪，无有不从热化。《内经》以疮疡俱病，皆属于火。然内症为急，正不必以肌腠见病为治。刻下两三日间，又值经至之期。议进固脉实下，佐以东垣泻阴火意。经至之先，用此方。

龟甲心　真阿胶　茯神　生白龙骨　旱莲草　桑螵蛸　人参

早上服。

脓　窠

某　初病湿热在经，久则瘀热入络。脓疡日多未已，渐而筋骨疼痛。《金匮》云，经热则痹，络热则痿。数年宿病，勿事速攻。

夜服白蒺藜丸，午服。

犀角　连翘心　丹参　野赤豆皮　元参　细生地　姜黄　桑皮

【附论】　疮疥者，《证治准绳》有大疥、马疥、湿疥、干疥、水疥五疥之分；《外科心法》有干、湿、虫、沙、脓五种之异，又有心、肺、脾、肝、肾五藏之发，风、热、湿、虚、实五字之辨。如此治疮疥微疾，不胜其繁。就有疮疥专科，治之不易。鄙意治疮痍者，干湿二字定之矣。若肌肤干燥，瘦削痒痛，搔破出血，或无血而起白屑，此乃血燥生风，风郁化热。经云：诸痛痒疮，皆属于心。心属火，肝属风。火微则痒，火甚则痛。惟风能消物，火能灼物，故肌肤干瘦痒痛也，治宜养血息风，清血中郁热。若肌肤肿胀，痒痛搔破，滋水淋漓，或酿脓窠，此乃风湿相搏，稽留化热。经云：热伤皮毛则痛，湿伤肌肉则肿。汗出见湿，乃生痤痱。劳汗当风，汗出为皶。郁为痤。如在表者，急宜解之。经云：汗出则疮已。湿热盛者，治宜利湿清热。疮有虫者属湿，物湿则朽，朽则虫生。湿热清则虫亦除矣。风湿热邪初来，脉旺正盛，先治其表。疮久正虚，脉弱当固其本。以上皆治疮疡之大概也。惟挟内证，更宜思索，或先治内，或先治外，兼治专治，临证须有把握，药剂误投，为害岂可胜言哉！前案中云，误投桂、附、参、术，邪蕴化热，充斥三焦，日致凶危；多服破气消克，胃阳受伤。疮痍轻症，立方不易。今辑二十九方，条分缕析，细心玩之，自然治外顾内之法，日有进阶矣。余听鸿注

热　毒

尹　环口燥裂而痛，头面身半以上，发出瘾疹赤纹，乃阳明血热，久蕴成毒，瘦人

① 痦瘰：原作“痦纍”，据文义改。

偏热，颇有是症，何谓医人不识。

犀角地黄汤

风疹块

某　风块瘙痒，咳嗽腹痛。邪着表里，当用双和。

牛蒡子　连翘　杏仁　桔梗　桑枝　象贝母

煎药送通圣丸。

陈　脉左数实，血络有热，暑风湿气外加，遂发疹块，壅肿瘙痒，是属暑疡。

晚蚕砂　杏仁　连翘　滑石　防己　寒水石　黄柏　银花

红　瘰

某　病湿夹风，身发红瘰。服搜风之剂，外燥里湿，外燥风愈烈，内湿水益聚，肤裂水渍，始觉微痒，岂非湿泄而卫气得行之据乎。此症以治湿为本，而禁风燥之品。

干首乌　石决明　生术　川斛　梨汁　黑芝麻　细生地　桑叶

李　发瘰热肿，独见正面。每遇九十月大发，五六月渐愈，七八年来如是。因思夏令阳气宣越，营卫流行无间，秋冬气凛外薄，气血凝滞，此湿热漫无发泄，乃少阳木火之郁，及阳明蕴蒸之湿，故上焦尤甚耳。法以辛凉，佐以苦寒，俾阳分郁热得疏，庶几发作势缓。

夏枯草　鲜菊叶　苦丁茶　郁金　苡仁　羚羊角　黑栀皮　鲜荷叶边

唐　麻木，忽高肿发瘰，必有风湿袭于皮膜。乃躯壳病，昔人每以宣行通剂。

羚羊角　片姜黄　川桂枝　白芥子　抚芎　姜半夏

白癜风

某　须眉白落，皮毛淖泽，脉来浮涩，此风也，非衰白也。三十六种，同出异名，非浅可之疾。夏月宜食香风蛇，俗名即黑风蛇，与鸡煮食之。此案耳食之学，吃蛇不知要吃几条。

白归身　茺蔚子　白麻　僵蚕　银花　旱莲草　夏枯草　赤芍　生地

【附论】　江南地卑湿蒸，疠疫之气最盛，蛇比他省高燥之处更毒。况乌梢蛇罕有，倘误食毒蛇，为害更烈，岂堪同鸡食乎。不若服蕲州白花蛇稳妥。此薛生白先生方也。细考《三家医案》，薛生白征君、缪宜亭进士二先生，薛吐词高古，笔力简净讥刻；缪用药专以血肉腥臭，炫奇示异。当时文人墨客，重其名者，文也。论治病之法，案语精切，用药遵古，惟叶天士先生为最。喻嘉言先生曰：虽医学通于儒学，实系医儒两不相关。徐灵胎、王孟英二先生论之已详，余不敢质言矣。余听鸿志

产后痈疡

吴　产后十二朝，先寒战，后发热，少腹疞痛，腹膨满，下部腰肢不能转侧伸缩，

小溲短少而痛。此败血流入经络，延及变为疡症。议用交加散。

小生地　炒楂肉　生姜　车前　牛膝　五灵脂

调入琥珀末一钱。

又　十六朝，诸症稍减，每黄昏戌亥时冲气自下而上，至胸中即胀闷，肢冷汗出，右腹板实。此厥阴肝藏因惊气逆。今恶露未清，重镇酸敛，均为暂忌。拟和血调血为稳。

归须　炒桃仁　延胡　小茴　川楝　官桂　炒楂肉　香附

又

人参　当归　白芍　炙草　茯神　香附　广皮　桂心

溃　疡

姚　溃疡久不膐，气血耗尽，中宫营液枯涸，气不旋转，得汤饮则痰涎上涌，势如噎膈。久病若是，药饵难挽。勉拟方：

人参　炒麦冬　代赭石　化橘红

某　服疡科寒凝之药，以致气冲作胀，喘急不卧。无非浊阴上攻，议来复丹。

某　疮疡服凉药，阳伤气阻，脘闷不运，腹膨。最怕疡毒内闭。急宜通阳。

连皮杏仁　广皮　泽泻　大腹皮　茯苓皮　姜皮　厚朴　桂枝木

程　疡毒热症，与参芪不效，即当清解为是，消导亦是非合。今者身热至晡，神识欲昏，便溏溺赤，烦渴，是暑气攻入，内侵肺胃，有痉厥之变。昨用宣肺解毒，虽与暑邪无益，然亦无害。若加黄芪，又属相反。大凡热气蒙闭清窍，都令神昏。当以牛黄清心丸清痰气之阻，使其窍开。况暑门中大有是法，与解毒勿悖矣。

照方看来，疡科治内症，毫无把握。先以参术，后以消导，再以宣肺解毒，又以黄芪补塞，乾隆时已经如是，何况今时之医道日衰也。

胡　纳食主胃，运化主脾。痈疡痛溃，卧床不得舒展，藏府气机呆钝，何疑外科守定成方，芪、术、归、地不能补托，气血反壅滞于里，出纳之权交失。且是症乃水谷湿气下垂，而致结于足厥阴、手阳明之界。若湿不为尽驱，藉补托以冀生机，养贼贻害，焉能济事。

外科守定成方，坚牢难破之疾。故外科方案，至今未传。就《薛立斋医案》，大半皆有妆饰。陈修园曰：薛氏案说骑墙，不若临症随记方案之晓畅。

金钗石斛　金银花　槐米　茯苓　晚蚕砂　寒水石

顾　脉微小，溃疡半月，余肿未消，浓水清稀，浮肿汗出，呕恶恶食。此胃阳垂败，痈毒内攻欲脱。夫阳失煦，则阴液不承，元气散[①]则毒愈弥漫。清解苦寒，究竟斲伐生阳。议甘温，胃受培植其本，冀陷者复振。余非疡医疡医立方，难脱内科范围，按色脉以推其

① 散：原作“撒”，据文义改。

理耳。

加桂理中汤

曹　因疡漏过进寒凉，遂患腰痛，牵引脊膂。今晨起周身不得自如，乃经脉络脉之中，气血流行失畅。久病谅非攻逐，议两和方法。

羚羊角　当归　黄芪　桂枝　桑枝　白蒺藜

顾　溃疡不合成漏，脂液渗去，必肠络空隙，内风暗动。攻胃则呕逆吞酸，腹痛泄泻不食，津液不升，舌焦黑，不渴饮。内外兼病，难治之症。

人参一钱，同煎　炒乌梅肉五分　生淡姜五分　茯苓三钱　白芍一钱五分　炒黑川椒三分　炒广皮一钱

某　疡溃脓血去多，元真大耗，脉无力。不嗜食，恶心，中州不振。寐则惊惕，神不守也。以养营法。

人参　熟术　广皮　茯神　炙草　归身　白芍　五味　枣仁

顾　久损漏疡，胃减腹痛。议用戊己汤意。

人参　茯神　白芍　甘草　炒菟丝子

某八岁　疡损能食身热。

六味汤加青蒿节。

徐　营伤心辣，纳食无味。此疡痛大虚，当调其中。

人参　归身　茯神　木瓜　炙草　熟术　广皮　炒白芍

某　脓血去多，痛犹未息。胃伤不嗜谷，口无味，左关尺细弱无力。正虚之着，据理进药，仍宜补托。

人参　熟地　玉竹　丹参　归身　茯神　枣仁　远志　柏子仁

【附论】　风热火，其性善行而数变。湿性属阴，善凝涩。外受风热，或雨露之湿中于表分，挟风热混处于气血之中，故热毒、风疹块、红瘰发矣。肌表受病尚浅，用药看其偏于风，偏于湿，偏于热，择其要而治之，自然易解。不必重药扰其里，反使表邪入里。今辑六方，参酣可得其深意焉。

白癜风一症，《内经·风论》简而易明。风气藏于皮肤之间，内不得通，外不得泄。此二语何等明白晓畅。寒客于脉中不去，名曰厉风。一厉字包括在表之风，轻重各症皆在焉。五藏五色风，肺风诊在眉上，其色白，肺色白主气。陈实功曰：紫白癜风，乃是一体而两种也。紫因血滞，白因气滞，总因热体风湿所侵，凝滞毛孔，气血不行所致。言分气血之滞，亦宗《内经》脱化。《金匮》风论亦云：风湿袭于营卫，经脉痹而不通之意。皆以理气养血之中，参祛风之品。仲圣有三味黄芪丸、黄芪防风汤、侯氏黑散、越婢等法，及各大家之方，参酌尽善，治风之法有余。多立名目，反致惑乱。《内经》除厉风之外，皆内症。五藏风、五色风、首风、漏风、内风、目风、肠风、泄风、胃风、偏枯等，皆于外科不涉。后人附会，立名更多，在外之风，曰大麻疯、蛇皮疯、邪魅疯、血疯、鹅掌疯、

鼓槌疯、血痹疯、糍糕疯、痛疯、癞疯、软瘫疯、鼓毛疯、历节疯《金匮》历节痛并不言风、紫云疯、干疯、刺疯、痒疯、白癜疯、泥壁疯、瘆疯、痖疯、冷疯、漏蹄疯、虾蟆疯、核桃疯、热疯、水疯、雁来疯、鸡爪疯、蝼蛔疯、弹曳疯、虫疯、疙瘩疯、疾疯、游疯、瞤疯、顽疯、顺疯、瘴疯，尚有内症雷头风、偏正头风、半边风、牵筋风、四柱风、绣球风、脚丫风，牵涉内外，提出许多名目。故病名愈多，治法愈乱。今日市上，另有疯科，专治七十二般疯气。虽云疯科，内外各风症皆能治者，实属寥寥，不过捕影捉风之法耳。孙真人曰：厉风尝治数百人，终于一人不免于死者。盖无一人能守禁忌耳。惟一妇人病愈后，服加减四物汤百余剂，半年之上，方得经行，十分痊愈。朱丹溪曰：治五人，亦惟一妇得免。以其贫甚且寡，无物可吃也。照此论之，他事当禁忌，忌口亦是要事。余皆越二三年，复作而死。以此观之，肌肉毒风，皆是恶疾。徐灵胎曰：更可骇者，疮疡之症，最重忌口。一切鲜毒，毫不可犯，无书不载。乃近人反令病者专服毒物，以为以毒攻毒。夫解毒尚恐无效，岂可反增其毒。种种谬误，不可殚述。治疯之方，不下数百。见牛黄搜风丸，三十八味中，有香蛇一条，去骨酒浸，作丸桐子大，每日服七十丸，服五日，表汗一次，忌牛、羊、猪、鸡、鹅等有毒及动风果品，远酒色，戒忧怒，慎寒暑等语。薛公尚然，白癜风之轻症，纵人食蛇食鸡，何况后人效而尤之矣。又恶病论，疾风有四百四种，更不能细言矣。从中一症分数名，重复可厌。如袁太史嘲作诗者，云关门闭户掩柴扉，即此类也。吾幼时看《三家医案》及此，吾师费兰泉先生言此一论。吾师已逝十四年矣，今雨窗无事，追忆录出，以志感慨。师曰：治风之法，名目虽多，将一风字放在心上。譬如肌肤之风初起，急宜解表取汗而驱其风。若滞于气，宜理气祛风；若滞于血，宜和血息风；若挟毒疠之气，宜解毒祛风；挟湿者利湿祛风；挟热者清热凉血祛风；气虚者壮其气，气盛则风自行；血虚者补其血，血行风自息。若中风亦要理会风字，或夹痰夹热等，亦不能动辄温补。风为阳邪，风火易于相煽，辛热之品，亦要谨慎。倘温补辛热误投，多致不救。吾师曰：只此数语，治内外诸风，见其大概矣。经云：知其要者，一言而终；不知其要者，流散无穷。此之谓也。师又云：治外疯各方，有用大蝮蛇、活虾蟆与火赤练过者食之杀人、火龙即死人蛆、生漆、斑猫等，又枫茄花、人牙齿、蜈蚣、樟脑、铅粉、麝香之类，不可轻用。恐病轻药重，中毒而死，或积毒藏府，致成痼疾。此等方误者亦多，效者亦广，究属是医学中杨墨之学，非孔孟之道。大枫肉多服，亦能伤目，何况毒物乎？此吾师谆谆训诲之语，质之高明，以为何如。

产后痈疡，本是内症。今录三方，亦备一格。

后录溃疡漏疡等十三方，案中言之已详，或过服寒凉，阳伤气阻；或误投芪术，继则消导，致暑内闭；或多进归地，补塞壅滞气机，此皆疡科误治，欲坏之症，就诊于内科，亦不能推诿。徐灵胎先生批叶氏案云：疮疡愈后，治法合度，方案和平纯正。因非专家，则尚无把握耳。专科一切丸散、外治，有一定之法。一有不备，即不能建愈功。内科精明，不知外科，得医术之半。余思内科辨症不明，无醪醴汤液、丸散丹、针摩、浴熨一定治法，外科治法不精，无刀针、围贴、消散、丸散丹一定治法，皆得医术半中之半不及耳。余揣摩半生，尚未得医术半中之半。每临症后，恐有错误，痛惩已过，抱影自惭。今辑斯书，欲内外两科合而为一，得医术之全体，苍生之幸也。此卷中胃痈肠痈门观之，自知医术之难全耳。

外科之有疯科，专治七十二种风气。今有专治伤寒科者，妄立伤寒许多名目，言之解颐，听之喷饭。有漏底伤寒、发斑伤寒、竖头伤寒、湿温伤寒、夹食伤寒、夹经伤寒、夹阴伤寒、发狂伤寒、夹郁伤寒、扣颈伤寒、刖足伤寒、瘟疫伤寒、夹惊伤寒、夹气伤寒、夹痧伤寒。医若不言此等伪名，医不得行。对病家不言此等伪名，病家不信。相沿成习，效而尤之。病家问医曰：病者何病？答曰：伤寒病。是何伤寒？见其稍有下痢者，曰：漏底伤寒。病家得意曰：先生高明，果然漏底伤寒。若初病邪阻于膈不舒，问曰何病，答以夹食伤寒，恐明日要变发狂伤寒，若发热呓语，倘热甚烦躁，起坐不安，曰发狂伤寒，今又变竖头伤寒矣，诸如此类。余读书不成，商贾无资，藉此小道，为衣食计，或出此言，识者可恕。有高明之士，竟言之于口，书之于方，岂非为识者笑乎。又有小儿病之伪名，有反弓惊、蛇舐惊、老鸦惊等数十种伪名。幼科之外，另立惊科，专治一切急慢惊风。病家问答，以此类推，即为行医之捷径，致富之良箴。惟愿急挽此风。若如三十六疯、数十种惊风等伪名，已刊版行世，倘各伤寒伪名附会成书行世，后日害不胜言矣。余听鸿志

疮疥不可多搽水银、硫黄。余幼时见邻孩搽，遍体焮肿，气阻而死。又有药肆伙，身上有虱，搽水银太多，后齿缝出血，腐烂臭秽不堪，一等解毒清凉罔效，五六日即毙。皮毛内应藏府，外治之药，不可不慎也。余听鸿志

附　徐洄溪疡科论

疡科之法，全在外治，其手法必有传授。凡辨形察色，以知吉凶，及先后施治，皆有成法。必读书临症二者皆到，然后无误。其升、降、围、点、去腐、生肌、呼脓、止血、膏、涂、洗、熨等方，皆必纯正和平，屡试屡验者，乃能应手而愈。至于内服之方，护心、托毒、化脓、长肉，亦有真传，非寻常经方所能奏效也。惟煎方则必视其人之强弱阴阳而为加减，此则必通于内科之理，全在学问根柢。然又与内科不同，盖煎方之道相同，而其药则有某毒主某药，某症主某方，非此不效，亦另有传授焉。故外科总以传授为主，徒恃学问宏博，无益也。有传授，则较之内科为犹易。惟外科而兼内科之症，或其人本有宿疾，或患外症之时复感他气，或因外症重极，内伤藏府，则不得不兼内科之法治之。此必平日讲于内科之道，而通其理，然后能两全而无失。若不能治其内症，则并外症亦不可救。此则全在学问深博矣。若为外科者不能兼，则当另请名理内科，为之定方，而为外科者参议于其间，使其药与外症无害，而后斟酌施治，则庶几两有所益。

若其所现内症，本因外症而生，如痛极而昏晕，脓欲成而生寒热，毒内陷而生胀满，此则内症皆由外症而生，只治其外症，而内症已愈，此又不必商之内科也。但其道甚微，其方甚众，亦非浅学所能知也。故外科之道，浅言之，惟记煎方数首，合膏药围药几料，已可以自名一家。若深言之，则经脉、藏府、气血、骨脉之理，及奇病怪疾千态万状，无不尽识，其方亦无病不全。其珍奇贵重难得之药，亦无所不备，虽遇极奇极险之症，亦了然无疑。此则较之内科为更难。故外科之等级高下悬殊，而人之能识其高下者，亦不易也。